MSD MANUAL

HANDBUCH
GESUNDHEIT

MSD MANUAL

HANDBUCH GESUNDHEIT

Medizinisches Wissen und ärztlicher Rat für die ganze Familie

Zweite, völlig neue und erweiterte Ausgabe

Herausgeber
Mark H. Beers, M.D.

Mitherausgeber
Andrew J. Fletcher, M.B., B.Chir.,
Thomas V. Jones, M.D., M.P.H., Robert Porter, M.D.,
Michael Berkwits, M.D., Justin L. Kaplan, M.D.

Mosaik bei
GOLDMANN

Titel der Originalausgabe:
The Merck Manual of Medical Information
Second Home Edition

Originalverlag:
Merck Research Laboratories,
Division of Merck & Co., Inc.,
Whitehouse Sation, NJ., USA

Umwelthinweis:
Dieses Buch und der Einband wurden auf
chlorfrei gebleichtem Papier gedruckt.
Die Einschrumpffolie (zum Schutz vor Verschmutzung)
ist aus umweltfreundlicher und recyclingfähiger PE-Folie.

1. Auflage
© Für alle Buchrechte der deutschsprachigen Ausgabe
2005 Wilhelm Goldmann Verlag, München,
in der Verlagsgruppe Random House GmbH

Übersetzung: Martin Arndofer, Beate Bettenhausen,
Imke Brodersen, Andrea C. Busch, Dr. Monika Niehaus-Osterloh,
Petra Sporbeck-Hörning, Pressebüro Norbert Treutwein

Fachredaktion: Vera Herbst
Korrektorat, Schlussredaktion, Register: Thomas Kröll
Illustrationen: Michael Reingold
Umschlaggestaltung: Eisele Grafik-Design, München

Satz: Filmsatz Schröter GmbH, München
Druck und Bindung: «La Tipografica Varese S.p.A.»
Printed in Italy
ISBN 3-442-39064-8
www.goldmann-verlag.de

VORWORT

Im derzeitigen »Informationszeitalter« ist es für interessierte Leser ein Leichtes, sich zu jedem Thema – vom neuesten Kinofilm bis zum Gebiet der Medizin – Informationen zu verschaffen. Geht es jedoch um gesundheitliche Fragen und Probleme, so spielt die *Qualität* der Informationen eine entscheidende Rolle. Ein Leser sollte sich fragen: Sind die verfügbaren Information korrekt, zuverlässig und aktuell? Sind sie vollständig, oder wurde etwas Wichtiges ausgelassen? Entsprechen diese Informationen wissenschaftlichen Ergebnissen, oder spiegeln sie vor allem die Meinung des Autors wider? Ist der Autor ein Experte seines Faches? Hat er einen guten Ruf? Solche Fragen sind keineswegs nebensächlich. Wer sich bei gesundheitsbezogenen Fragen auf falsche Informationen verlässt, geht ein großes Risiko ein.

Die neue Ausgabe des *MSD Manual Handbuch Gesundheit* soll der wachsenden Nachfrage nach besonders gründlichen, vollständigen und zuverlässigen medizinischen Informationen Rechnung tragen. Das Buch behandelt viele schwierige Themenkreise der Medizin in verständlicher Sprache.

Diese Neuausgabe ist mehr als eine Überarbeitung des ersten Buches, denn sie wurde vollständig neu geschrieben. Die Autoren und Herausgeber der Neuausgabe haben jedes Thema auf den neuesten Stand gebracht, viele weitere Punkte hinzugefügt, Erklärungen verbessert, neue Illustrationen eingefügt und bestimmte Abschnitte erweitert, um genauere Informationen zur Verfügung zu stellen.

Das *MSD Manual Handbuch Gesundheit* ist nicht der erste medizinische Ratgeber für ein breites Publikum. In den letzten zwanzig Jahren kamen viele Bücher auf den Markt, welche dem Bedürfnis der Leserinnen und Leser nach medizinischer Information Rechnung tragen. Unter diesen zeichnet sich das *MSD Manual Handbuch Gesundheit* durch besonders detaillierte Erläuterungen und sein ungewöhnlich breites Themenspektrum aus. Neben der eigentlichen Erkrankung wird erklärt, wer für sie anfällig ist, welche Symptome sich zeigen, auf welche Weise die Krankheit diagnostiziert und behandelt wird und wie man ihr vorbeugen kann. Sofern dies sinnvoll ist, finden sich auch Angaben über die Prognose. Um bestimmte Erkrankungen besser zu verstehen, gibt es Hintergrundinformationen zu Anatomie, Funktion, Diagnosemethoden und medizinischen Verfahren. Medizinische Fachausdrücke werden erläutert, damit Patient und Arzt einander besser verstehen können.

Das *MSD Manual Handbuch Gesundheit* basiert auf dem 1899 zum ersten Mal herausgegebenen Fachbuch *The Merck Manual* (in Deutschland: *MSD Manual der Diagnostik und Therapie*). Es liegt gegenwärtig in der 17. Auflage vor, ist der älteste, fortlaufend veröffentlichte medizinische Leitfaden in englischer Sprache und ist weltweit sicherlich zum meistgenutzten Nachschlagewerk für Ärzte geworden. Die hier vorliegende Neuausgabe des *MSD Manual Handbuch Gesundheit* deckt nahezu alle Themen ab, die auch in der 17. Auflage des *MSD Manual für Diagnostik und Therapie* behandelt werden. Wie alle *MSD Manuals* wird auch das *Handbuch Gesundheit* von den Merck Forschungslaboratorien, einer Abteilung von Merck & Co., Inc., USA, auf gemeinnütziger Basis herausgegeben.

Die besondere Stärke des *MSD Manual Handbuch Gesundheit* liegt im Wissen, in der Erfahrung und im Urteilsvermögen seiner über 300 Autoren, Fachberater und Herausgeber. Ihre Namen sind im Anhang aufgelistet. Der Dank, der ihnen gebührt, kann an dieser Stelle allenfalls ansatzweise ausgedrückt werden.

Die Leserschaft sollte sich einige Minuten Zeit nehmen, um die Hinweise auf den Seiten xxi/xxii durchzulesen. Gezielte Informationen sind im Allgemeinen am raschesten über das umfangreiche Register zu finden.

Kein Buch kann die Erfahrung und den Rat von Gesundheitsexperten ersetzen, die in direktem Kontakt mit dem Patienten stehen. Das *Handbuch Gesundheit* soll diese Beziehung ergänzen, nicht ersetzen. Es ist nicht zur Eigendiagnose oder Eigenbehandlung gedacht, sondern als zuverlässige Informationsquelle, die eine gute Verständigung zwischen Patienten und ihren medizinischen Behandlern bewirken soll. Wir hoffen, dass Sie sich beim Lesen bester Gesundheit erfreuen. Vorschläge für Verbesserungen des Werkes sind herzlich willkommen.

Mark H. Beers, M.D.
Herausgeber

Anmerkungen für Leserinnen und Leser

Die Verfasser, Lektoren, Redakteure und Herausgeber haben sich sehr bemüht sicherzustellen, dass die hier veröffentlichten Informationen stimmen und dem Stand medizinischen Wissens zum Zeitpunkt des Erscheinens dieses Werkes entsprechen. Durch fortlaufende Forschungen und neue klinische Ergebnissen sind diese Informationen jedoch einem ständigen Wandel unterworfen. Darüber hinaus bestehen auch unter Experten begründete Meinungsverschiedenheiten, und es gibt die jeweils einzelnen Aspekte individueller Krankheitsumstände und die nie auszuschließende Möglichkeit menschlicher Fehler bei der Bearbeitung eines so umfangreichen Werkes. Deshalb sollten die Leserinnen und Leser Entscheidungen mit Bedacht fällen und ruhig weitere Quellen zum Vergleich hinzuziehen. Insbesondere sollte niemand darauf verzichten, die Informationen, die er aus diesem Buch bezieht, mit dem Arzt, dem Apotheker oder anderen heilkundigen Personen zu besprechen.

Für Angaben über Anwendungsgebiete, Dosierungsanweisungen und Applikationsformen kann vom Verlag jedoch keine Gewähr übernommen werden. Jeder Benutzer ist gehalten, durch sorgfältige Prüfung der Beipackzettel der verwendeten Präparate und gegebenenfalls Konsultation eines Spezialisten festzustellen, ob die dort gegebene Empfehlung für Dosierungen oder die Beachtung von Kontraindikationen gegenüber der Aussage in diesem Buch abweicht. Eine solche Prüfung ist besonders wichtig bei selten verwendeten Präparaten oder solchen, die neu auf den Markt gebracht worden sind. Jede Dosierung oder Anwendung erfolgt auf eigene Gefahr des Benutzers. Autoren und Verlag appellieren an jeden Benutzer, dem Verlag etwaige Ungenauigkeiten mitzuteilen.

INHALT

Hinweise für Leserinnen und Leser

Das *MSD Manual Handbuch Gesundheit* ist in Abschnitte und Kapitel unterteilt. Wer diese Gliederung im Hinterkopf behält, findet sich im Buch leichter zurecht und entdeckt mehr über das gewünschte Thema. Über das Inhaltsverzeichnis oder das Register sind die verschiedenen Stichwörter rasch ausfindig zu machen.

Abschnitte

Im ersten Abschnitt – *Grundlagen* – werden viele allgemeine Themen behandelt, die zur Gesundheit dazugehören. Hierzu zählen der Alterungsprozess, das Gespräch mit Ärzten, Pflegepersonal und anderen Gesundheitsexperten, Vorbeugemaßnahmen gegen Krankheit und Behinderung, Bewegung und Fitness, Rehabilitation sowie Tod und Sterben. Der Abschnitt *Unfälle und Verletzungen* umfasst auch ein Kapitel über Erste Hilfe. Der letzte Abschnitt – *Sonderthemen* – vermittelt einen Überblick über die medizinische Entscheidungsfindung, Operationen, Komplementär- und Alternativmedizin, Gesundheit auf Reisen und anderes.

Die meisten Abschnitte im Buch stellen die Erkrankungen eines Organs oder Organsystems wie Auge, Haut oder Herz und Blutgefäße in den Mittelpunkt. Einige Abschnitte betreffen eine Erkrankungsform wie Hormonstörungen oder Infektionskrankheiten. Gesundheitsfragen für Männer, Frauen und Kinder werden in drei separaten Abschnitten besprochen.

Kapitel

Manche Kapitel behandeln eine einzelne Erkrankung. Andere befassen sich mit einer Gruppe verwandter Krankheiten oder Störungen. In jedem Fall beginnt die Abhandlung über eine Krankheit gewöhnlich mit ihrer Definition, die *kursiv* gedruckt ist. Die anschließenden Informationen sind gewöhnlich durch Oberbegriffe wie Ursachen, Symptome, Diagnose, Vorbeugung, Behandlung und Prognose gegliedert. **Fett gedruckte** Worte bzw. Wörter innerhalb des Textes weisen auf besonders wichtige Passagen hin.

In den Abschnitten über Erkrankungen eines Organs oder Organsystems wird im ersten Kapitel der Aufbau und die Funktion des jeweiligen Organs beschrieben. Wer beispielsweise nachliest, wie das Herz arbeitet oder die Zeichnungen des Herzens betrachtet, kann sich besser vorstellen, was bei einer bestimmten Herzerkrankung geschieht. Viele Abschnitte enthalten auch ein Kapitel über die Symptome und die Untersuchungsverfahren, die bei der Diagnose der dort besprochenen Krankheiten eingesetzt werden.

Verweise

Im Buch finden sich Verweise, die auf weitere wichtige oder verwandte Bereiche eines Themas aufmerksam machen. Diese Verweise werden im Text durch ein Symbol hervorgehoben (▲, ■, ★, ●, ◆, ▼). Die gleichen Symbole stehen zusammen mit der Seitenzahl, auf der man weiterlesen kann, am Fuß der jeweiligen Seite.

Medizinische Fachbegriffe

Die medizinischen Fachbegriffe werden gewöhnlich nach dem allgemeinsprachlichen Ausdruck in Klammern genannt. Auf Seite xxiii beginnt eine Liste der Vorsilben, Wortstämme und Nachsilben, die in der medizinischen Terminologie gebräuchlich sind. Diese Liste kann hilfreich sein, um die medizinische Fachsprache zu verstehen.

Illustrationen, Kästen und Tabellen

Das Buch enthält viele Illustrationen, Kästen und Tabellen. Sie sollen den Text besser verständlich machen oder ergänzende Informationen vermitteln. Um verschiedene Körperteile einordnen zu können und ihre Beziehungen zueinander zu verstehen, gibt es darüber hinaus acht Seiten anatomischer Zeichnungen.

Arzneimittelinformationen

Der Abschnitt über Arzneimittel enthält ausführliche Informationen über Arzneimittel, Pflanzenprodukte und Nahrungsergänzungsmittel. Darüber hinaus sind Tabellen zu Medikamenten über das ganze Buch verteilt. Diese Tabellen enthalten weitere Informationen über eine Medikamentengruppe.

Einzelne Medikamente werden in diesem Buch fast immer anhand ihres Wirkstoffs benannt, nicht mit Markennamen oder Handelsbezeichnungen. Anhang III enthält darüber hinaus eine gesonderte Tabelle mit Handelsbezeichnungen und dem zugehörigen Wirkstoff.

Im Buch sind keine Dosierungsangaben genannt, weil die Dosierung individuell sehr unterschiedlich sein kann. Die Dosierung eines Medikaments sollte beispielsweise Alter, Geschlecht, Gewicht, Größe, das Vorliegen anderer Erkrankungen und die Verwendung weiterer Medikamente berücksichtigen. Daher muss die Entscheidung über die Dosierung mit Blick auf das Individuum vom Arzt getroffen werden.

Untersuchungsmethoden

Immer wieder werden Untersuchungsmethoden erwähnt. Gewöhnlich wird eine Methode erklärt, sobald sie im entsprechenden Kapitel erstmals auftaucht. Darüber hinaus finden sich in Anhang II Diagnoseverfahren, die vielfach angewendet werden. Dort wird auch ihr Zweck erklärt, und es gibt Verweise zu den Stellen, wo bestimmte Tests oder Verfahren im Detail erläutert werden.

Information, Hilfe, Adressen

Anhang IV ist eine Liste mit Kontaktadressen zahlreicher Organisationen, die Menschen mit bestimmten Erkrankungen weiterhelfen. Diese Organisationen bieten weitere Informationen über eine Krankheit oder beraten Patienten, die gezielte Unterstützung suchen.

Medizinische Fachbegriffe verstehen

Die medizinische Fachsprache strotzt vor Fremdwörtern. Der Schlüssel zu ihrem Verständnis liegt häufig in ihren einzelnen Bestandteilen (Vorsilben, Wortstämme und Nachsilben). Zum Beispiel ist der Begriff *Spondylolyse* eine Kombination aus »Spondylo-«, was auf Griechisch Wirbel bedeutet, und der Nachsilbe »-lyse«, griechisch für Auflösung. Es handelt sich demnach um die Auflösung eines Rückenwirbels.

Solche einzelnen Wortbestandteile werden in vielen medizinischen Begriffen verwendet. »Spondylo-« in Kombination mit »-itis«, der Nachsilbe für Entzündung, ergibt *Spondylitis*, also eine Entzündung der Rückenwirbel. Dieselbe Vorsilbe zusammen mit »malaz«, was weich bedeutet, wird zu *Spondylomalazie* und bezeichnet somit die Erweichung der Rückenwirbel.

Die Kenntnis einer gewissen Anzahl an Wortbestandteilen kann bei der Übersetzung zahlreicher medizinischer Fachbegriffe helfen. Die folgende Liste führt viele gebräuchliche medizinische Vorsilben, Wortstämme und Nachsilben auf.

a(n)	un-, -los, -leer	enzephal(o)	Gehirn
aden(o)	Drüse	epi	auf, äußerlich, Oberfläche
aer(o)	Luft	erythr(o)	rot
aku	Gehör	eu	normal
alg	Schmerz	extra	außen
ämie	Blut		
andr(o)	Mann	gastr(o)	Magen
angi(o)	Blutgefäß	gen	werden, entstehen
ankyl(o)	gekrümmt, gebogen	gloss(o)	Zunge
ante	bevor	glyk(o)	Zucker, süß
anter(i)	vor, vorne	gram, graph	schreiben
anti	gegen	gyn	Frau
arteri(o)	Arterie		
arthr(o)	Gelenk	häm(ato)	Blut
artikul	Gelenk	hemi	halb
ather(o)	fett(haltig)	hepat(o)	Leber
audi(o)	hören	hist(o)	Gewebe
aur(i)	Ohr	hydr(o)	Wasser
aut(o)	selbst	hyper	hoch, viel
		hypo	niedrig, wenig
bi, bis	zwei, zweifach, doppelt	hyster(o)	Gebärmutter
brachy	kurz, klein		
brady	langsam	iatr(o)	Arzt
bukk(o)	Wange	infra	unterhalb
		inter	zwischen
chol(e)	Galle	intra	innen
chondr(o)	Knorpel	itis	Entzündung
daktyl(o)	Finger oder Zehe	kardi(o)	Herz
dent	Zahn	karzin(o)	Krebs
derm(ato)	Haut	kontra	gegen, entgegen
dipl(o)	doppelt	korpor	Körper
dors	Rücken	kost(o)	Rippe
dys	schlecht, fehlerhaft	krani(o)	Schädel
		kry(o)	Kälte
ektomie	Ausschneidung (Entfernung mittels Schnitt)	kut	Haut
end(o)	innen	lakt(o)	Milch
enter(o)	Darm, Eingeweide	lapar(o)	Bauch

latero	Seite		**poie**	machen, produzieren
leuk(o)	weiß		**poly**	viel, viele
lingu(o)	Zunge		**post**	nach
lip(o)	fett		**poster(i)**	zurück, hinter
lys(is)	Auflösung		**presby**	alt
			prokt(o)	Anus
mal	schlecht		**pseud(o)**	falsch
malaz	weich		**psych(o)**	Seele, Gemüt
mamm(o)	Brust		**pulmon(o)**	Lunge
mast(o)	Brust		**pyel(o)**	Nierenbecken
megal(o)	groß		**pyr(o)**	Fieber, Feuer
melan(o)	schwarz			
mening(o)	Häute, Membranen		**rachi(o)**	Wirbelsäule
my(o)	Muskel		**ren(o)**	Nieren
myel(o)	Mark		**rhag**	aufgebrochen, geborsten
myk(o)	Pilz		**rhe**	fließen
			rhin(o)	Nase
nas(o)	Nase			
nekr(o)	Tod		**skler(o)**	hart
nephr(o)	Niere		**skop**	Instrument
neur(o)	Nerven		**skopie**	visuelle Untersuchung
nutri	Ernährung		**somat(o)**	Körper
			spondyl(o)	Wirbelsäule
odyn(o)	Schmerz		**steat(o)**	Fett
okul(o)	Auge		**sten(o)**	eng, kurz
oma	Tumor		**steth(o)**	Brustkorb
onk(o)	Tumor		**stom**	Öffnung
oopho(o)	Eierstock		**supra**	oberhalb
ophthalm(o)	Auge			
opie	Sicht		**tachy**	schnell
opsie	Untersuchung		**therap**	Behandlung
orchi(o)	Hoden		**therm(o)**	Hitze, Wärme
osis	Zustand		**thorak(o)**	Brustkorb
osse(o)	Knochen		**thromb(o)**	Gerinnsel, Klumpen
oste(o)	Knochen		**tomie**	Einschnitt (Operation mittels Einschnitt)
ot(o)	Ohr		**tox(i)**	Gift
päd(o)	Kind			
path(o)	krank		**urie**	Urin
penie	Mangel			
peps, pept	Verdauung		**vas(o)**	Blutgefäß
peri	herum		**ven(o)**	Vene
phag(o)	fressen, zerstören		**vesik(o)**	Blase
pharmako	Arzneimittel			
pharyng(o)	Kehle		**xer(o)**	trocken
phleb(o)	Vene			
phob(ia)	Angst		**zephal(o)**	Kopf
plastie	Ersatz, Wiederherstellung		**zerebr(o)**	Gehirn
pleg(ie)	Lähmung		**zervik**	Hals
pneum(ato)	Atem, Luft		**zirkum**	rund, herum
pneumon(o)	Lunge		**zyan(o)**	blau
pnoe	Atmung		**zyst(o)**	Blase
pod(o)	Fuß		**zyt(o)**	Zelle

ABSCHNITT 1

GRUNDLAGEN

KAPITEL 1

Der Körper des Menschen

Der menschliche Körper ist ein hervorragend organisiertes Gebilde aus einzelnen Zellen, die zusammenarbeiten, um die zahlreichen Aufgaben zu erfüllen, die zum Erhalt des Lebens notwendig sind. Zur Wissenschaft vom menschlichen Körper gehören sein Aufbau (Anatomie) und seine Funktionen (Physiologie). Auf die Physiologie wird im ersten Kapitel jedes Abschnitts dieses Buches detailliert eingegangen.

In der Anatomie unterscheidet man verschiedene Ebenen, angefangen von den kleinsten Bestandteilen der Zellen bis hin zu den Organen und deren Beziehung zu anderen Organen. Unter makroskopischer Anatomie versteht man das, was man von den Organen mit bloßem Auge bei einer körperlichen Untersuchung und bei einer Eröffnung des Körpers im Rahmen einer Obduktion erkennen kann. Die Zytologie (Zelllehre) beschäftigt sich mit den Körperzellen und deren Bestandteilen. Dafür sind spezielle Techniken und Geräte erforderlich, z. B. Mikroskope. Die Molekularbiologie untersucht den Aufbau der kleinsten Bestandteile von Zellen auf biochemischer Ebene.

Zellen

Die Zelle wird oft für die kleinste Einheit eines Lebewesens gehalten, aber sie selbst besteht aus vielen noch kleineren Teilen, die alle eine bestimmte Aufgabe haben. Menschliche Zellen unterscheiden sich zwar in ihrer Größe, sind aber doch alle ziemlich klein. Selbst die Größte von ihnen, eine befruchtete Eizelle, ist mit bloßem Auge nicht sichtbar.

Menschliche Zellen sind von einer Membran umgeben. Diese Zellmembran ist jedoch nicht einfach eine Hülle, sondern enthält so genannte Rezeptoren, mit denen sich die Zellen anderen Zellen gegenüber ausweisen. Die Rezeptoren reagieren außerdem mit Substanzen, die der Körper produziert, oder ihm von außen zugeführt werden. Sie regeln, wie viel von diesen Stoffen die Zelle aufnimmt und abgibt. Oft verändern oder bestimmen die Reaktionen, die an den Rezeptoren ablaufen, die Funktionen der Zelle. Ein Beispiel dafür ist die Bindung von Insulin an Rezeptoren in der Zellmembran; als Reaktion darauf nimmt die Zelle Traubenzucker (Glukose) auf und hält so den Blutzuckerspiegel im richtigen Bereich.

Die beiden Hauptbereiche innerhalb der Zellmembran sind das Zytoplasma und der Zellkern. Das Zytoplasma enthält Bestandteile, die Energie umwandeln und verbrauchen und die Aufgaben der Zelle erfüllen. Im Zellkern befinden sich das genetische Material der Zelle und Strukturen, die für die Zellteilung zuständig sind. Jede Zelle enthält Mitochondrien, winzige Strukturen, in denen die Energie produziert wird, die die Zelle braucht.

Der Körper besteht aus vielen verschiedenen Zelltypen, die sich in Aufbau und Funktion unterscheiden. Manche, wie die weißen Blutkörperchen, bewegen sich frei, ohne festen Kontakt zu anderen Zellen. Andere, z. B. Muskelzellen, sind fest mit den Nachbarzellen verbunden. Hautzellen beispielsweise teilen sich häufig und bilden sich neu; Nervenzellen teilen und vermehren sich dagegen unter normalen Umständen gar nicht. Die Aufgabe von Drüsenzellen besteht in erster Linie darin, komplexe Stoffe wie Hormone oder Enzyme herzustellen. So produzieren Zellen in der weiblichen Brust Milch, in der Bauchspeicheldrüse Insulin, in der Lungenschleimhaut Sekret und im Mund Speichel. Andere Zellen haben andere Aufgaben; Muskelzellen z. B. ziehen sich zusammen und ermöglichen Bewegungen. Nervenzellen leiten elektrische Impulse weiter und sorgen für die Kommunikation zwischen dem zentralen Nervensystem (Gehirn und Rückenmark) und dem übrigen Körper.

Gewebe und Organe

Miteinander verbundene Zellen bezeichnet man als Gewebe. Die Zellen in einem Gewebe sind nicht alle gleich, aber sie arbeiten zusammen, um bestimmte Aufgaben zu erfüllen. Entnimmt man eine Gewebeprobe, um einen bestimmten Zelltyp unter dem Mikroskop zu begutachten, sind in der Probe immer auch andere Zelltypen enthalten.

Das feste, oft faserige Gewebe, das den Körper zusammenhält und stützt, heißt Bindegewebe. Es ist in fast jedem Organ vorhanden und bildet einen großen Teil der Haut, Muskeln und Seh-

Das Innere des Körpers

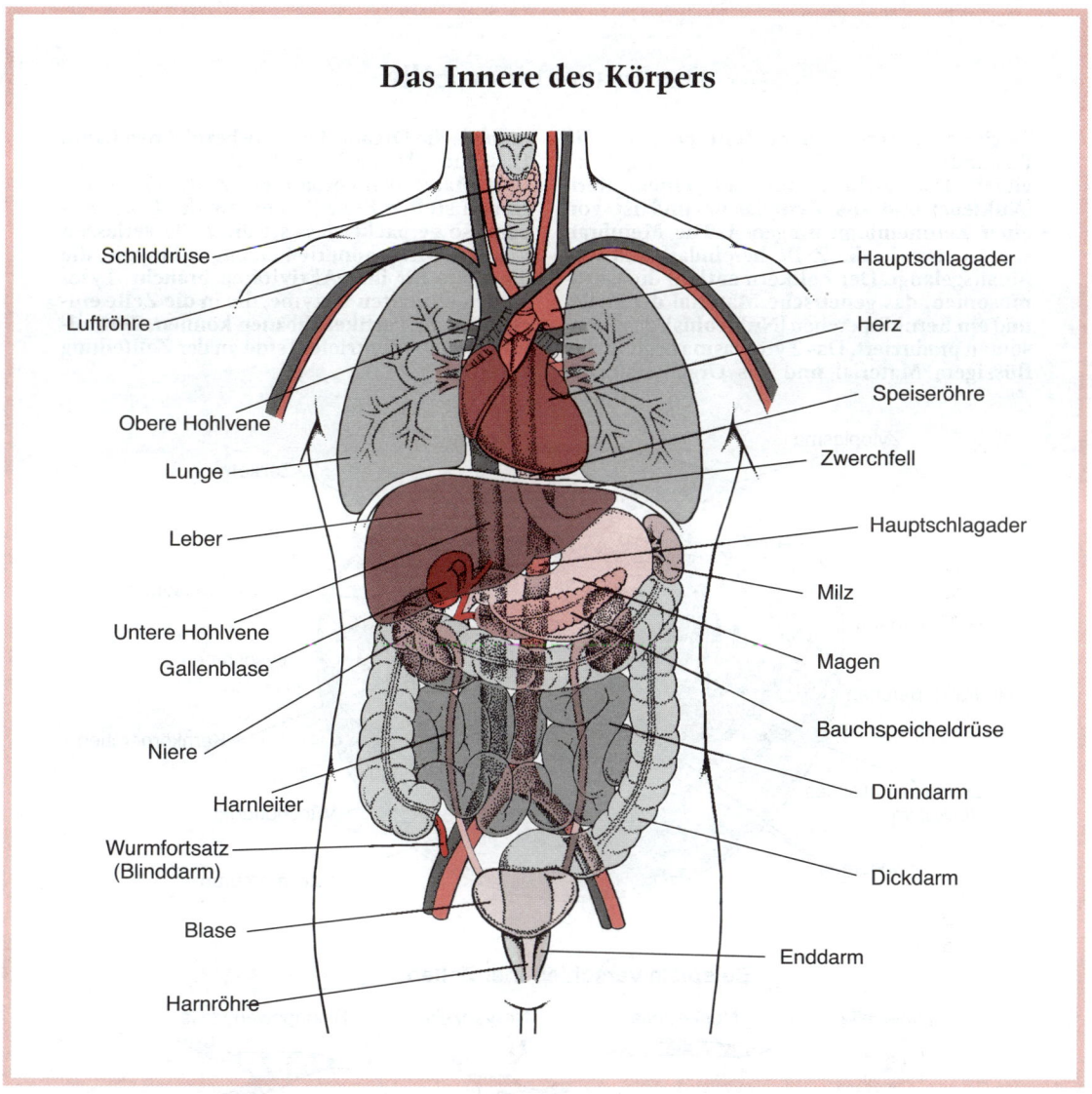

Schilddrüse

Luftröhre

Obere Hohlvene

Lunge

Leber

Untere Hohlvene

Gallenblase

Niere

Harnleiter

Wurmfortsatz
(Blinddarm)

Blase

Harnröhre

Hauptschlagader

Herz

Speiseröhre

Zwerchfell

Hauptschlagader

Milz

Magen

Bauchspeicheldrüse

Dünndarm

Dickdarm

Enddarm

nen. Die Eigenschaften des Bindegewebes und die darin enthaltenen Zelltypen hängen von der Position des Gewebes im Körper ab.

Die Organe führen die Funktionen des Körpers aus. Jedes Organ hat einen unverwechselbaren Aufbau und erfüllt ganz bestimmte, festgelegte Aufgaben.

Ein Organ ist aus verschiedenen Gewebearten und damit auch aus verschiedenen Zelltypen zusammengesetzt. Das Herz beispielsweise besteht aus Muskelgewebe, das sich zusammenzieht und Blut durch die Adern pumpt, aus Fasergewebe in den Herzklappen und aus besonderen Zellen, die Geschwindigkeit und

Rhythmus des Herzschlags steuern. Im Auge sorgen Muskelzellen dafür, dass sich die Pupille öffnet und schließt. Linse und Hornhaut bestehen aus durchsichtigen Zellen. Außerdem finden sich im Auge Zellen, die Flüssigkeit produzieren, Zellen, die Licht wahrnehmen, und Nervenzellen, die Impulse zum Gehirn leiten. Selbst ein scheinbar einfaches Organ wie die Gallenblase besteht aus verschiedenen Zelltypen, die z. B. eine Schutzschicht gegen die aggressive Gallenflüssigkeit bilden oder die faserige Außenwand der Blase formen, sowie Muskelzellen, die sich zusammenziehen und so die Gallenflüssigkeit ausstoßen.

Das Innere einer Zelle

Es gibt zwar verschiedene Zelltypen, aber die Bestandteile von Zellen sind weitgehend gleich. Eine Zelle besteht aus einem Kern (Nukleus) und aus Zytoplasma und ist von einer Zellmembran umgeben. Die Membran steuert, was in die Zelle hereindarf und was hinausgelangt. Der Zellkern enthält die Chromosomen, das genetische Material der Zelle, und ein Kernkörperchen (Nukleolus), das Ribosomen produziert. Das Zytoplasma besteht aus flüssigem Material und aus Organellen, die man als die Organe der Zelle bezeichnen kann. Das endoplasmatische Retikulum transportiert Material innerhalb der Zelle. Die Ribosomen stellen Eiweiße her, die der Golgi-Apparat so verpackt, dass sie die Zelle verlassen können. Mitochondrien erzeugen Energie, die die Zelle für ihre Aktivitäten braucht. Lysosomen enthalten Enzyme, die in die Zelle eingedrungene Partikel abbauen können. Zentralkörperchen (Zentriolen) sind an der Zellteilung beteiligt.

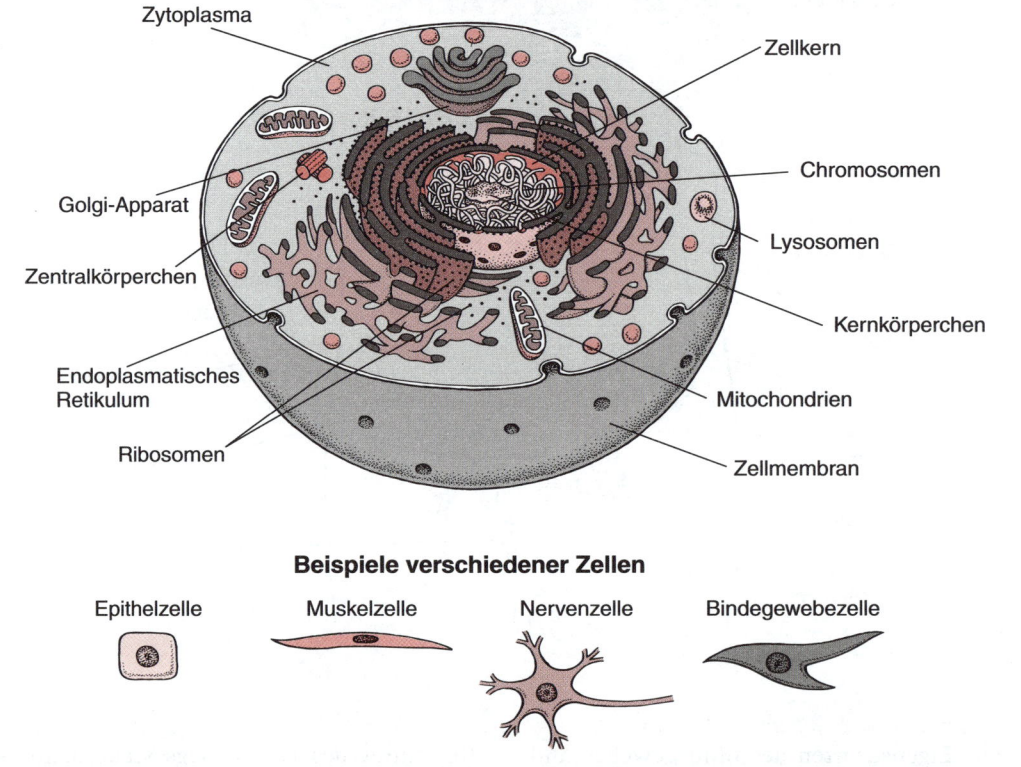

Zytoplasma

Zellkern

Chromosomen

Golgi-Apparat

Lysosomen

Zentralkörperchen

Kernkörperchen

Endoplasmatisches Retikulum

Mitochondrien

Ribosomen

Zellmembran

Beispiele verschiedener Zellen

Epithelzelle   Muskelzelle   Nervenzelle   Bindegewebezelle

Organsysteme

Jedes Organ hat eine eigene spezielle Aufgabe, ist aber gleichzeitig Teil eines Organsystems. Ein Organsystem ist die organisatorische Einheit, nach der die medizinischen Fachrichtungen unterteilt sind und nach der Krankheiten eingeteilt und Behandlungen geplant werden. Auch dieses Buch gliedert sich in weiten Teilen nach Organsystemen.

Ein Beispiel für ein Organsystem ist das Herz-Kreislauf-System, zu dem das Herz und die Blutgefäße gehören, die gemeinsam dafür sorgen, dass das Blut durch den Körper fließt. Das Verdauungssystem ist für Aufnahme und Verdauung von Nahrung und die Ausscheidung von Abbaustoffen zuständig. Es zieht sich vom Mund bis zum After und umfasst Magen, Dünndarm und Dickdarm, die die aufgenommene Nahrung weitertransportieren, ferner die Bauchspeicheldrüse, Leber und Gallenblase, die Verdauungsenzyme produzieren, Schadstoffe aus dem Blut filtern und für die Verdauung notwendige Substanzen vorrätig halten. Zum Bewegungsapparat gehören Knochen, Muskeln, Bänder, Sehnen und Gelenke, die den Körper stützen und bewegen.

Selbstverständlich funktionieren die Organsysteme nicht unabhängig voneinander. Beispielsweise benötigt das Verdauungssystem nach einer reichlichen Mahlzeit sehr viel Blut, um seine Aufgabe zu erfüllen. Dafür nimmt es die Hilfe des Herz-Kreislauf-Systems und des Nervensystems in Anspruch. Die Blutgefäße des Verdauungssystems weiten sich, um mehr Blut zu transportieren. Nervenimpulse informieren das Gehirn über die zusätzliche Arbeit. Das Verdauungssystem kann das Herz durch Nervenimpulse und chemische Stoffe, die ins Blut abgegeben werden, sogar unmittelbar beeinflussen. Das Herz reagiert darauf, indem es mehr Blut pumpt, das Gehirn reagiert mit Sättigungsgefühl und verringertem Bewegungsdrang.

Die Verständigung zwischen Organen und Organsystemen ist lebenswichtig. Nur so kann der Körper die Aufgaben jedes einzelnen Organs den Bedürfnissen des ganzen Körpers anpassen. Das Herz muss wissen, wann sich der Körper ausruht, damit es langsamer schlägt, und wann die Organe mehr Blut benötigen, damit es schneller pumpt. Die Nieren müssen darüber informiert sein, wann zu viel Flüssigkeit im Körper ist und verdünnter Urin gebildet werden kann und wann Flüssigkeitsmangel herrscht und Wasser zurückgehalten werden muss.

Durch Informationsaustausch sorgt der Körper für ein Gleichgewicht seiner Funktionen (Homöostase). Infolge dieser Selbstregulation arbeiten die Organe weder zu viel noch zu wenig und unterstützen sich gegenseitig.

Die Verständigung innerhalb des Körpers, mit der die Homöostase aufrechterhalten wird, läuft über das Nervensystem und über chemische Reize. Das vegetative Nervensystem steuert weite Teile des komplizierten Kommunikationsnetzwerks, das die Körperfunktionen reguliert. Dieser Teil des Nervensystems funktioniert automatisch und beinahe unmerklich, ohne dass sich der Mensch darüber Gedanken machen muss. Die chemischen Stoffe, die Nachrichten übermitteln, nennt man Botenstoffe (Transmitter). Botenstoffe, die von einem Organ produziert und mit dem Blut zu anderen Organen transportiert werden, heißen Hormone. Botenstoffe, die Nachrichten zwischen verschiedenen Teilen des Nervensystems übermitteln, bezeichnet man als Neurotransmitter.

Einer der bekanntesten Botenstoffe ist das Hormon Adrenalin. Wenn ein Mensch unter Stress steht oder Angst bekommt, sendet das Gehirn umgehend eine Botschaft an die Nebennieren, die sofort Adrenalin freisetzen. In kürzester Zeit versetzt dieser Stoff den gesamten Körper in Alarmbereitschaft. Diese Reaktion nennt man Kampf-oder-Flucht-Reaktion. Das Herz schlägt schneller und kräftiger, die Pupillen weiten sich, der Atem geht schneller, und das Verdauungssystem verringert seine Aktivität, damit den Muskeln mehr Blut zur Verfügung steht. Die Wirkung tritt sehr rasch ein und ist sehr stark.

Andere Verständigungsformen mittels Botenstoffen sind weniger heftig, aber ebenso wirkungsvoll. Leidet der Körper z. B. unter Flüssigkeitsmangel, zirkuliert weniger Blut im Herz-Kreislauf-System. Rezeptoren in den Halsarterien registrieren das verringerte Blutvolumen. Sie senden über Nervenbahnen Impulse zur Hirnanhangdrüse, die daraufhin antidiuretisches Hormon produziert. Dieses veranlasst die Nieren, den Urin stärker zu konzentrieren. Gleichzeitig erzeugt das Gehirn ein Durstgefühl, das die Person zum Trinken anregt.

Die Hauptaufgabe des Hormonsystems ist es, Hormone zu produzieren, die die Funktionen anderer Organe regulieren. Beispielsweise bildet die Schilddrüse Hormone, die den Grundumsatz steuern, also die Geschwindigkeit, mit der die Stoffwechselreaktionen im Körper ablaufen. Die Bauchspeicheldrüse stellt Insulin her, das die Verwertung von Zucker kontrolliert, und die Nebennieren produzieren Adrenalin, das viele Organe darauf vorbereitet, mit Stress fertig zu werden.

Äußere und innere Barrieren

Der Körper hat viele Oberflächen. Das Organsystem der Haut ist die äußere Barriere, die den Körper vor dem Eindringen vieler schädlicher Stoffe schützt. Das Verdauungssystem windet sich wie ein Schlauch durch den Körper; es hat seinen Eingang im Mund und den Ausgang am After. Befindet sich die Nahrung auf ihrem Weg durch diesen Schlauch nun aber innerhalb oder außerhalb des Körpers? Nährstoffe und Flüssigkeit haben das Körperinnere erst dann wirklich erreicht, wenn sie in den Blutkreislauf aufgenommen wurden.

Die Luft gelangt durch Nase und Rachen in die Luftröhre und von dort in die verzweigten Atemwege der Lunge. Wo auf diesem Weg ist der Übergang von außen nach innen? Der Körper

HAUPTORGANSYSTEME

SYSTEM	ORGANE IM SYSTEM	SYSTEM	ORGANE IM SYSTEM
Herz-Kreislauf-System	Herz Blutgefäße (Arterien, Kapillaren, Venen)	Verdauungsapparat	Mund Speiseröhre Magen
Atmungsapparat	Nase Mund Rachen Kehlkopf Luftröhre Bronchien Lunge		Dünndarm Dickdarm Enddarm After Leber Gallenblase Bauchspeicheldrüse (der Enzyme produzierende Teil) Blinddarm
Nervensystem	Gehirn Rückenmark Nerven (sowohl solche, die Impulse zum Gehirn leiten, als auch solche, die Impulse vom Gehirn zu Muskeln und Organen leiten)	Hormonsystem	Schilddrüse Nebenschilddrüsen Nebennieren Hirnanhangdrüse Bauchspeicheldrüse (der Hormone produzierende Teil) Magen (die Gastrin produzierenden Zellen) Zirbeldrüse Eierstöcke Hoden
Haut	Haut (umfasst nicht nur die Körperoberfläche, sondern auch darunter liegende Strukturen: Bindegewebe einschließlich Fett, Drüsen und Blutgefäße)	Harnorgane	Nieren Harnleiter Blase Harnröhre
Bewegungsapparat	Muskeln Sehnen und Bänder Knochen Gelenke	Männliche Geschlechtsorgane	Penis Prostata Samenbläschen Samenleiter Hoden
Blut	Blutzellen und Blutplättchen Plasma (flüssiger Teil des Blutes) Knochenmark (Produktionsort der Blutzellen) Milz Thymusdrüse	Weibliche Geschlechtsorgane	Scheide Muttermund Gebärmutter Eileiter Eierstöcke

kann den Sauerstoff in der Lunge erst dann nutzen, wenn er ins Blut gelangt ist. Dazu muss er eine dünne Zellschicht durchdringen, die die Lunge auskleidet. Diese Schicht dient als Barriere gegen Bakterien und Viren, die beim Einatmen in die Lunge gelangen können. Solange die Erreger nicht in die Zellen oder ins Blut eindringen, verursachen sie in aller Regel keine Krankheit. Da die Lunge über viele Abwehrmechanismen verfügt, z. B. Antikörper, die Infektionen bekämpfen, und Flimmerhärchen, die Überflüssiges aus den Atemwegen entfernen, lösen die meisten in der Luft befindlichen Erreger keine Krankheit aus.

Körperoberflächen trennen nicht nur innen und außen, sondern sorgen auch dafür, dass alle Strukturen und Stoffe im Körper am richtigen Platz bleiben und richtig funktionieren können. Beispielsweise befindet sich das Blut normalerweise in den Blutgefäßen. Tritt es aus den Gefäßen aus – kommt es also zu einer Blutung –, wird das Gewebe nicht mehr mit Sauerstoff und Nährstoffen versorgt und kann schweren Schaden nehmen. Im Gehirn kann bereits sehr wenig ausgetretenes Blut Hirngewebe zerstören, da der Platz im Schädel, der knöchernen Hülle des Gehirns, begrenzt ist. Fließt die gleiche Menge Blut hingegen in den Bauchraum, wird kein Gewebe zerstört, da sich die Bauchdecke ausdehnen kann.

Speichel, der im Mund so wichtig ist, kann Schaden anrichten, wenn er beim Einatmen in die Lunge gerät, denn Speichel enthält Bakterien, die in der Lunge zu einer Vereiterung führen können. Die vom Magen produzierte Salzsäure schadet dem Magen selbst nur in Ausnahmefällen. Fließt die Säure jedoch in die Speiseröhre hoch, kann sie Verätzungen hervorrufen, und bei einem Leck in der Magenwand können andere Organe durch die Säure Schaden nehmen. Stuhl, also die unverdauten Nahrungsbestandteile, die durch den After ausgeschieden werden, kann lebensbedrohliche Infektionen auslösen, wenn er durch die Darmwand in die Bauchhöhle gelangt.

Wechselwirkungen zwischen Körper und Psyche

Körper und Psyche beeinflussen sich gegenseitig sehr stark, und das wirkt sich auf die Gesundheit von Menschen aus. Das Verdauungssystem wird nachhaltig von der Psyche gesteuert; Nervosität, Depressionen und Angst haben starke Effekte auf die Verdauung ▲. Psychischer Stress kann viele verschiedene Erkrankungen auslösen oder verschlimmern, u. a. Diabetes mellitus, Bluthochdruck und möglicherweise auch multiple Sklerose. Allerdings ist der Einfluss psychischer Faktoren bei verschiedenen Menschen mit derselben Krankheit sehr unterschiedlich.

Die meisten Menschen sind entweder intuitiv oder aufgrund eigener Erfahrung überzeugt davon, dass emotionale Belastungen selbst schwere körperliche Krankheiten herbeiführen oder deren Verlauf verändern können. Wie diese Stressfaktoren genau wirken, weiß man nicht. Gefühle können bestimmte Körperfunktionen deutlich spürbar beeinflussen, z. B. Herzschlag, Blutdruck, Schweißbildung, Schlafrhythmus, Magensäureproduktion und Stuhlgang. Andere Wirkungen sind nicht so offensichtlich. Über welche Mechanismen und Reaktionen z. B. Gehirn und Immunsystem einander beeinflussen, weiß man erst ansatzweise. Bemerkenswerterweise kann die Psyche die Aktivität der weißen Blutkörperchen und damit die Immunreaktion beeinflussen, obwohl die weißen Blutkörperchen in Blut- und Lymphgefäßen im Körper zirkulieren und keinen Kontakt zu Nervenzellen haben. Dennoch ist es erwiesen, dass das Gehirn mit den weißen Blutzellen kommuniziert. Beispielsweise kann eine Depression das Immunsystem schwächen, sodass die betroffenen Personen anfälliger sind für Infektionen, z. B. gegenüber Viren, die eine gewöhnliche Erkältung auslösen.

Auf emotionalen Stress kann der Organismus mit körperlichen Symptome reagieren. Stress kann z. B. Ängste verursachen, wodurch das vegetative Nervensystem veranlasst wird, den Herzschlag zu beschleunigen und Blutdruck und Schweißproduktion zu erhöhen. Auch Muskelverspannungen, die zu Schmerzen im Nacken, Rücken, Kopf oder an anderen Stellen führen, können stressbedingt sein.

Die Wechselwirkung zwischen Psyche und Körper ist keine Einbahnstraße. So wie psychologische Faktoren dazu beitragen können, dass körperliche Erkrankungen ausbrechen oder sich verschlimmern, können umgekehrt körperliche Beschwerden Stimmung und Denken eines Menschen beeinflussen. Menschen, die an einer lebensbedrohlichen, einer wiederholt auftretenden oder einer chronischen Krankheit leiden, entwickeln häufig Depressionen. Diese können die Auswirkungen der körperlichen Erkrankung verschlimmern und das Leiden des Betroffenen vergrößern.

Eine mögliche Verbindung zwischen Psyche, Körper und Sterberisiko deutet darauf hin, dass sich pessimistische Menschen, die stets und überall Negatives sehen, eher hilflos und niedergeschlagen fühlen als vergleichsweise optimistische Personen. Das Gefühl von Hilflosigkeit und Hoffnungslosigkeit ist mit Krankheit in Zusammenhang gebracht worden, und pessimistische Menschen sind oft bei schlechterer Gesundheit und neigen zu Depressionen.

▲ siehe Seite 686

Anatomie und Krankheit

Die meisten Organe verfügen über erhebliche Reserven oder zusätzliche Kapazitäten und funktionieren auch dann noch ausreichend, wenn sie geschädigt sind. Beispielsweise treten erst dann schwere Folgen auf, wenn über zwei Drittel der Leber zerstört sind, und auch mit nur einem Lungenflügel kann man überleben, solange der andere normal funktioniert. Andere Organe können Schäden weniger gut ausgleichen und zeigen schneller Symptome. Wenn z. B. ein Schlaganfall einen kleinen Teil wichtigen Gehirngewebes zerstört, können Arm oder Bein gelähmt, das Gleichgewicht gestört sein oder die Sprechfähigkeit verloren gehen. Ein Herzinfarkt, bei dem ein Teil des Herzmuskels abstirbt, kann die Funktion des Herzens minimal beeinträchtigen, aber auch zum Tod führen.

Krankheiten beeinträchtigen oft den Aufbau des Körpers, und umgekehrt können anatomische Veränderungen Krankheiten bedingen. Wenn ein Gewebe kaum noch mit Blut versorgt wird, stirbt es ab (Infarkt) – das ist bei einem Herzinfarkt (Myokardinfarkt) oder Schlaganfall (Hirninfarkt) der Fall. Eine fehlerhafte Herzklappe kann Funktionsstörungen des Herzens verursachen. Verletzungen der Haut beeinträchtigen deren Barrierefunktion, sodass Infektionen auftreten können. Wucherungen, z. B. Krebs, zerstören das Gewebe entweder direkt oder erzeugen Druck und führen so zu Schäden.

Wegen des Zusammenhangs zwischen Anatomie und Krankheit sind Methoden, mit denen man in den Körper hineinsehen kann, eine wichtige Stütze für die Diagnose und Behandlung von Krankheiten geworden. Den Durchbruch brachten die Röntgenstrahlen, mit deren Hilfe Ärzte das Körperinnere und die Organe betrachten können, ohne zu operieren. Ein weiterer Fortschritt war die Computertomographie, bei der Röntgenstrahlen und Computertechnologie verknüpft werden. Eine Computertomographie liefert detaillierte zweidimensionale Querschnittbilder des Körperinneren.

Weitere Möglichkeiten, Bilder von inneren Organen zu erhalten, sind die Ultraschalluntersuchung mittels Schallwellen, die Kernspin- (NMR) oder Magnetresonanztomographie (MRT), die sich die Bewegung von Atomen in einem Magnetfeld zunutze macht, und die Szintigraphie, bei der radioaktive Substanzen in den Körper gespritzt werden ▲. All diese Methoden, mit denen man einen Einblick in das Körperinnere erhält, bezeichnet man als nichtinvasiv, im Gegensatz dazu ist eine Operation ein invasiver Eingriff.

Anatomie in diesem Buch

Da die Anatomie für die Medizin sehr wichtig ist, beginnt fast jeder Abschnitt dieses Buches mit der Beschreibung des Aufbaus eines Organsystems. Die Zeichnungen im Buch konzentrieren sich immer auf den Teil des Körperaufbaus, um den es im dazugehörigen Text geht.

Zusätzlich finden sich in einem abgeschlossenen Bereichen des Buches farbige Darstellungen, mit denen verschiedene Aspekte des menschlichen Körper veranschaulicht werden sollen.

KAPITEL 2

Genetik

Das Erbgut eines Menschen ist im Zellkern einer jeden Körperzelle enthalten; ein erwachsener Mensch besitzt über fünf Billionen Zellen. Das genetische Material besteht aus verknäuelter DNA (Desoxyribonukleinsäure), die auf komplizierte Weise angeordnet ist und die Chromosomen bildet. Jede menschliche Zelle enthält 22 nichtgeschlechtliche (autosomale) Chromosomenpaare und ein Paar Geschlechtschromosomen, insgesamt also 46 Chromosomen.

Die **DNA** besteht aus langen Molekülen, die wie eine spiralig gewundene Strickleiter aussehen. Man nennt diese Molekülstruktur DNA-Doppelhelix. Die Stufen der Strickleiter bestehen aus vier verschiedenen Molekülen, den Basen,

---

▲ siehe Seite 1710

die – mit anderen Bestandteilen zu einem so genannten Nukleotid verknüpft – einander paarweise gegenüberliegen. In jeder Stufe ist entweder Adenin (A) mit Thymin (T) oder Guanin (G) mit Cytosin (C) gepaart. Die Reihenfolge (Sequenz) dieser Basen in der DNA bestimmt den genetischen Code eines Menschen. Jeweils drei aufeinander folgende Stufen der Strickleiter bilden ein so genanntes Triplett; sie sind der genetische Code für die Produktion einer bestimmten Aminosäure. Aminosäuren sind die Bausteine der Eiweiße (Proteine). Die Basenfolge »GCT« z. B. kodiert die Aminosäure Alanin, »AAA« steht für die Aminosäure Lysin.

Ein **Gen** umfasst den Code, der für die Produktion eines Eiweißes nötig ist. Ein Gen ist also eine DNA-Sequenz, eine Sammlung von aufeinander folgenden Basen-Tripletts. Gene sind verschieden lang, so wie sich auch die Eiweiße, die sie kodieren, in ihrer Größe unterscheiden. Alle angeborenen Merkmale (Erbanlagen) werden von Genen kodiert, allerdings werden viele Merkmale von mehr als einem Gen bestimmt. In manchen genetisch bedingten Eigenschaften, z. B. der Haarfarbe, unterscheiden sich die Menschen voneinander; solche Unterschiede gelten als normal. Andere genetisch bedingte Eigenschaften sind dagegen entscheidend für die normale Struktur und Funktion des Körpers; Abweichungen bei den Genen, die solche Merkmale kodieren, können angeborene Krankheiten hervorrufen.

Ein **Chromosom** ist eine Sammlung von Genen. Die Gene sind in einer ganz bestimmten Reihenfolge auf den Chromosomen angeordnet. Die Lage eines speziellen Gens auf einem Chromosom wird als sein Locus bezeichnet.

Telomere sitzen wie winzige Kappen auf den Enden jedes Chromosoms und schützen sie vor Schäden. Bevor sich eine Zelle teilt, muss sie ihre gesamte DNA verdoppeln; diesen Vorgang nennt man Replikation. Die Replikation der Telomere (die ebenfalls aus DNA bestehen) ist schwierig, sie werden bei jeder Replikation etwas kürzer, bis sie schließlich völlig verschwunden sind. Das Verschwinden der Telomere führt anscheinend zum Tod der Zelle, eine Ursache für das Altern könnte also die allmähliche Verkürzung der Telomere sein. Bestimmten Krebszellen gelingt es hingegen, entweder die Telomere in ganzer Länge zu erhalten oder trotz eines Verlustes der Telomere zu überleben.

Die genetische Ausstattung eines Menschen nennt man **Genotyp**. Der Genotyp ist ein vollständiger Satz aller Anweisungen darüber, wie der Körper aufgebaut sein »sollte«. Mit **Phänotyp** bezeichnet man das körperliche Erscheinungsbild, also den tatsächlichen Aufbau des Körpers entsprechend des Genotyps.

Viele genetisch festgelegte Merkmale sind das Ergebnis des Zusammenwirkens mehrerer Gene. Die Körpergröße z. B. wird vermutlich von Genen bestimmt, die Wachstum, Appetit, Muskelmasse und Aktivität beeinflussen – gemeinsam mit einer Vielzahl nichtgenetischer Einflüsse. Daher ist es gar nicht so einfach, festzustellen, welche Erbeinflüsse den Phänotyp am meisten bestimmen.

Umsetzung der DNA-Information

Wenn ein Abschnitt der DNA aktiv Zellfunktionen steuert, trennt sich die DNA-Doppelhelix der Länge nach reißverschlussartig in zwei Stränge auf. Ein Strang ist inaktiv, der andere dient als Vorlage für die Herstellung eines komplementären RNA-(Ribonukleinsäure)Stranges. In diesem RNA-Strang sind die Basen in derselben Reihenfolge angeordnet wie in dem inaktiven DNA-Strang, nur tritt in der RNA die Base Urazil (U) an die Stelle von Thymin (T). Diese RNA, die man als Boten-RNA (mRNA, messenger RNA) bezeichnet, löst sich von der DNA und wandert aus dem Zellkern ins Zytoplasma. Dort lagert sie sich an ein Ribosom an. Ribosomen sind die Eiweißfabriken der Zelle. Die Boten-RNA gibt dem Ribosom Anweisungen über die Aminosäuresequenz des herzustellenden Eiweißes. Die Aminosäuren, die frei im Zellplasma schwimmen, werden durch so genannte Transfer-RNA (tRNA) zu den Ribosomen geschafft. Die Transfer-RNA ist eine viel kleinere Art von RNA. Jedes Transfer-RNA-Molekül trägt eine Aminosäure, die an die wachsende Eiweißkette angehängt wird. Durch den Einfluss von so genannten »Chaperon-Molekülen« in der Nähe faltet sich das Eiweiß in eine bestimmte Form.

Wenn sich Zellen teilen (entweder im Wachstum oder um absterbende Zellen zu ersetzen), verdoppelt sich ihre DNA. Die DNA-Helix entwindet sich, und Schritt für Schritt entsteht ein neues DNA-Molekül. Wenn alles planmäßig verläuft, ist das Erbgut in den beiden neu entstandenen Zellen identisch mit dem der ursprünglichen Zelle. Wenn ein Fehler auftritt, entsteht eine Mutation. Diese ist oft tödlich für die Zelle. In manchen Zellen ist sie unbedeutend und hat keine merklichen Folgen, in anderen führt sie zu einer Veränderung, die für die Zelle nachteilig oder vorteilhaft sein kann.

Geschlechtschromosomen

Die beiden Geschlechtschromosomen bestimmen, ob ein Fetus männlich oder weiblich wird.

DNA-Struktur

DNA (Desoxyribonukleinsäure) ist das genetische Material der Zelle. Es befindet sich als locker verknäueltes, fadenförmiges Material, Chromatin genannt, im Kern einer jeden Zelle. Unmittelbar vor einer Zellteilung verdichtet sich das Chromatin, und die Chromosomen werden sichtbar.

Menschliche Zellen enthalten 23 Chromosomenpaare. Vor der Zellteilung besteht jedes Chromosom aus zwei Chromatiden, die durch ein Zentromer zusammengehalten werden.

Ein Chromatid kann durch Färbetechniken in Banden unterteilt werden, die jeweils viele Gene enthalten. Ein Gen ist ein DNA-Abschnitt, der die Information für die Produktion eines Eiweißes liefert.

Das DNA-Molekül ist eine lange, gewundene Doppelhelix, die wie eine spiralig gedrehte Strickleiter aussieht. Die Seitenteile der Strickleiter sind aus Zucker- (Desoxyribose) und Phosphatmolekülen aufgebaut, die Stufen der Leiter aus je zwei von vier so genannten Basen. Diese Basenpaare bestehen immer entweder aus Adenin und Thymin oder Guanin und Cytosin und werden durch Wasserstoffbindungen zusammengehalten. Ein Gen besteht aus einer Abfolge von Basen, wobei immer drei aufeinanderfolgende Basen für eine Aminosäure codieren. (Aminosäuren sind die Bausteine der Eiweiße.)

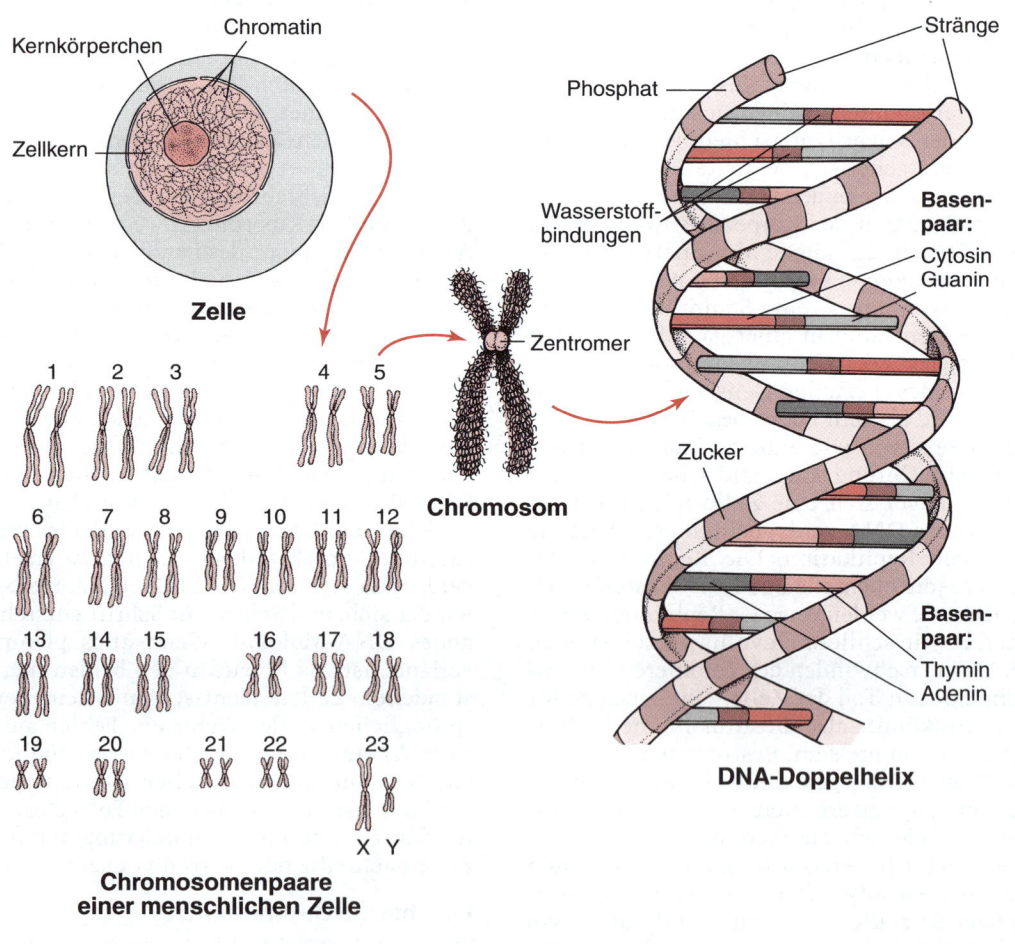

Kernkörperchen

Chromatin

Zellkern

Zelle

1 2 3 4 5

6 7 8 9 10 11 12

13 14 15 16 17 18

19 20 21 22 23

X Y

Chromosomenpaare einer menschlichen Zelle

Zentromer

Chromosom

Stränge

Phosphat

Wasserstoffbindungen

Basenpaar:
Cytosin
Guanin

Zucker

Basenpaar:
Thymin
Adenin

DNA-Doppelhelix

Männer haben ein X- und ein Y-Chromosom, Frauen zwei X-Chromosomen, von denen aber nur eines aktiv ist. Neben den geschlechtsbestimmenden Genen befinden sich auf den X- und Y-Chromosomen noch andere Erbanlagen. Allerdings enthält das Y-Chromosom nur relativ wenige Gene außer denen, die die Ausprägung des männlichen Geschlechts festlegen. Das X-Chromosom trägt wesentlich mehr Gene als das Y-Chromosom. Die Gene auf dem X-Chromosom werden als geschlechtsgebunden oder X-gebunden bezeichnet. Bei Männern treten alle auf dem X-Chromosom liegenden Gene, ob dominant oder rezessiv, auch im Erscheinungsbild auf, da ein zweites X-Chromosom fehlt, das die Instruktionen von rezessiven Genen auf dem einen X-Chromosom ausgleichen könnte.

Frauen verfügen – anders als Männer – über zwei Ausfertigungen jedes X-Chromosom-Gens. Vermutlich in einem sehr frühen Entwicklungsstadium vor der Geburt wird in allen Körperzellen eines der beiden X-Chromosomen lahm gelegt. Das inaktive X-Chromosom, das Barr-Körper genannt wird, erscheint unter dem Mikroskop als dichte Masse im Zellkern.

Die Inaktivierung eines X-Chromosoms erklärt einige Beobachtungen. So bewirken z. B. zusätzliche X-Chromosomen erheblich geringfügigere Fehlbildungen als zusätzliche andere (autosomale) Chromosomen, denn offenbar werden – egal, wie viele X-Chromosomen ein Mensch besitzt – immer alle bis auf eines stillgelegt. Frauen mit drei X-Chromosomen (Triplo-X-Chromosom) sind meist körperlich und geistig gesund ▲. Dagegen kann ein zusätzliches autosomales Chromosom schon in der frühen Embryonalentwicklung zum Tod führen oder zahlreiche schwere körperliche und geistige Störungen verursachen (z. B. Down-Syndrom ■). Das Fehlen eines autosomalen Chromosoms ist für den Embryo immer tödlich, während das Fehlen eines X-Chromosoms (Turner-Syndrom) vergleichsweise geringfügige Fehlbildungen hervorruft ★.

Genetische Abweichungen

Abweichungen bei einem oder mehreren Genen kommen relativ häufig vor, insbesondere bei rezessiven Genen. Im Durchschnitt sind bei jedem Menschen sechs bis acht rezessive Gene verändert. Veränderte rezessive Gene führen jedoch nur dann zu Funktionsstörungen, wenn beide Kopien des Gens betroffen sind. In der allgemeinen Bevölkerung ist die Wahrscheinlich-

BEISPIELE GENETISCHER ERKRANKUNGEN

GEN	DOMINANT	REZESSIV
Nicht X-gebunden	Marfan-Syndrom	Mukoviszidose
	Chorea Huntington	
X-gebunden	Angeborene Rachitis	Rotgrün-blindheit
	Angeborene Nierenentzündung	Hämophilie

keit sehr gering, dass eine Person zwei Kopien eines veränderten rezessiven Gens besitzt. Bei den Kindern naher Verwandter ist das schon eher der Fall. Auch bei Bevölkerungsgruppen, die vornehmlich untereinander heiraten (z. B. den Amish oder den Mennoniten), ist die Wahrscheinlichkeit höher.

Ein verändertes Gen kann geerbt worden sein oder spontan entstehen als Folge einer Mutation (einer plötzlichen Veränderung in einem Gen, die aus verschiedenen Ursachen oder ohne erkennbaren Grund auftritt). Eine Mutation in den Ei- bzw. Samenzellen wird unter Umständen an künftige Generationen weitergegeben, ansonsten verschwindet sie mit dem Tod der betroffenen Person.

Ob ein bestimmtes Gen »normal« ist oder nicht, kann Auslegungssache sein. Beispielsweise verursacht das Sichelzellengen die Sichelzellenanämie, schützt aber andererseits vor Malaria. Dieses veränderte Gen kann also in bestimmten Regionen der Welt von erheblichem Nutzen sein.

Ausprägung der Gene

Wie sich ein einzelnes verändertes Gen auswirkt, hängt davon ab, ob es dominant oder rezessiv ist. Bei einem dominanten Gen genügt eine Kopie des Gens, damit es ausgeprägt wird, also im Erscheinungsbild auftritt. Damit ein rezessives Gen in Erscheinung tritt, müssen beide Kopien betroffen sein. Manche Gene, ob dominant oder rezessiv, haben nur eine partielle Penetranz, d. h., auch wenn sie vorhanden sind,

▲ siehe Seite 1505   ■ siehe Seite 1502
★ siehe Seite 1503

setzen sie sich nicht immer oder nicht vollständig durch, bewirken also nicht unbedingt eine Veränderung. Sämtliche Gene, die auf dem X-Chromosom liegen, werden bei Männern ausgeprägt; bei Frauen hingegen werden nur dominante X-gebundene Gene ausgeprägt, es sei denn, das rezessive Gen liegt auf beiden X-Chromosomen, also in zwei Kopien vor.

Da jedes Gen die Bauanleitung für ein bestimmtes Eiweiß enthält, bewirkt ein verändertes Gen die Produktion eines fehlerhaften Eiweißes oder der falschen Eiweißmenge. Das wiederum führt zu Störungen in Zellaufbau und Zellfunktion, aus denen sich Defekte im Erscheinungsbild oder in den Körperfunktionen ergeben können.

Die Auswirkung (Merkmal) eines anormalen dominanten Gens kann eine Fehlbildung, eine Krankheit oder die Veranlagung zu bestimmten Krankheiten sein.

Die folgenden Regeln gelten im Allgemeinen für Merkmale, die von **dominanten, nicht X-gebundenen Genen** bestimmt werden:

- Bei Menschen mit einem bestimmten Merkmal hat mindestens ein Elternteil das gleiche Merkmal, es sei denn, die Ursache ist eine neue Mutation.
- Abweichende genetisch bedingte Merkmale sind oft eher auf neue Mutationen zurückzuführen als auf Vererbung von den Eltern.
- Hat ein Elternteil ein abweichendes Merkmal und der andere nicht, erbt jedes Kind mit 50 Prozent Wahrscheinlichkeit das Merkmal. Wenn der betroffene Elternteil das Gen für das abweichende Merkmal in doppelter Ausfertigung besitzt – was sehr selten vorkommt –, erben alle Kinder das Merkmal.
- Besitzt jemand das abweichende Merkmal nicht, obwohl seine Geschwister es aufweisen, ist er kein Träger des veränderten Gens und kann das Merkmal auch nicht an seine Nachkommen weitergeben.
- Frauen und Männer sind gleich häufig betroffen.
- Das veränderte Merkmal kann und wird gewöhnlich in jeder Generation auftreten.

Dominante Gene, die schwere Erkrankungen verursachen, sind selten. Solche Gene verschwinden in der Regel, weil Menschen mit diesen Genen oft zu krank sind, um Kinder bekommen zu können. Einige Ausnahmen gibt es jedoch, z. B. Chorea Huntington (Veitstanz), eine Krankheit, die mit einem schweren Abbau der Gehirnfunktionen einhergeht und meist nach dem 35. Lebensjahr beginnt. Wenn die ersten Symptome auftreten, haben die Betroffenen möglicherweise bereits Kinder.

Die folgenden Regeln gelten im Allgemeinen für Merkmale, die von **rezessiven, nicht X-gebundenen Genen** bestimmt werden:

- Bei so gut wie jedem mit einem bestimmten Merkmal tragen beide Elternteile das Gen für dieses Merkmal, auch wenn möglicherweise keiner von beiden das Merkmal aufweist (denn damit das abweichende Gen in Erscheinung tritt, muss es in zwei Kopien vorliegen).
- Es ist höchst unwahrscheinlich, dass Mutationen zu einer Ausprägung des Merkmals führen, da die Mutation bei beiden Eltern aufgetreten sein müsste.
- Wenn ein Elternteil das Merkmal aufweist und der andere ein rezessives Gen besitzt, aber nicht das Merkmal, wird rechnerisch eine Hälfte der Kinder das Merkmal zeigen, die andere Hälfte wird Träger eines rezessiven Gens sein. Fehlt dem Elternteil ohne Merkmal das rezessive Gen, wird keines der Kinder das Merkmal besitzen, aber alle haben ein rezessives Gen geerbt und können es an ihre Nachkommen weitergeben.
- Besitzt jemand das abweichende Merkmal nicht, obwohl seine Geschwister es aufweisen, trägt er mit großer Wahrscheinlichkeit eine Kopie des veränderten Gens.
- Frauen und Männer sind gleich häufig betroffen.
- Das veränderte Merkmal kann zwar in jeder Generation auftreten, aber gewöhnlich ist das nicht der Fall, es sei denn, beide Elternteile besitzen wenigstens ein rezessives Merkmalsgen.

Die folgenden Regeln gelten im Allgemeinen für Merkmale, die von **dominanten, X-gebundenen Genen** bestimmt werden:

- Betroffene Männer vererben das abweichende Merkmal an ihre Töchter, nicht aber an ihre Söhne. (Die Söhne betroffener Männer erhalten das väterliche Y-Chromosom, und das enthält das abweichende Gen nicht.)
- Betroffene Frauen mit nur einem abweichenden Gen übertragen dieses Merkmal statistisch gesehen auf die Hälfte ihrer Kinder, unabhängig von deren Geschlecht.
- Betroffene Frauen mit zwei abweichenden Genen übertragen das Merkmal auf sämtliche Kinder.
- Doppelt so viel Frauen wie Männer haben die Störung, es sei denn, sie ist für Männer tödlich.

Dominante, X-gebundene Krankheiten, die schwere Krankheiten verursachen, sind selten. Beispiele sind die angeborene Rachitis (familiäre hypophosphatämische Rachitis ▲) und das Alport-Syndrom (angeborene Nierenentzündung ■). Frauen mit einer angeborenen Rachitis haben weniger schwere Knochenprobleme als Männer. Frauen mit einer angeborenen Nierenentzündung haben meist keine Symptome, und ihre Nierenfunktion ist kaum beeinträchtigt. Betroffene Männer erkranken dagegen schon als junge Erwachsene an Nierenversagen.

Die folgenden Regeln gelten im Allgemeinen für Merkmale, die von **rezessiven, X-gebundenen Genen** bestimmt werden:

- Fast alle Betroffenen sind männlich.
- Alle Töchter eines betroffenen Mannes sind Träger des veränderten Gens.
- Ein betroffener Mann vererbt das Gen in keinem Fall an seine Söhne.
- Bei Frauen, die das abweichende Gen besitzen, zeigt sich das Merkmal nur dann, wenn beide ihrer X-Chromosomen das abweichende Gen enthalten. Sie vererben das Gen aber statistisch gesehen an die Hälfte ihrer Söhne, die in der Regel das Merkmal zeigen. Keine ihrer Töchter zeigt das Merkmal, die Hälfte von ihnen ist aber Überträger des Gens.

Ein Beispiel für ein verbreitetes X-gebundenes rezessives Gen ist die Rot-Grün-Blindheit, von der etwa zehn Prozent der Männer, aber kaum Frauen betroffen sind. Männer erhalten das Gen für die Farbenblindheit entweder von einer Mutter, die in aller Regel Farben erkennen kann, aber das Gen für die Farbenblindheit überträgt. Das Gen stammt keinesfalls vom Vater, der ja das Y-Chromosom beisteuert. Die Töchter farbenblinder Väter sind selten selbst betroffen, aber immer Träger des Gens für Farbenblindheit.

Intermediärer Erbgang und Penetranz

Bei einem intermediären Erbgang treten beide Kopien eines Gens in Erscheinung; die Gene nennt man daher kodominant. Ein Beispiel ist die Sichelzellenanämie. Hat jemand ein normales und ein verändertes Gen (Sichelzellenanlage), wird sowohl normaler als auch veränderter roter Blutfarbstoff gebildet. Die Erkrankung ist aber nicht so gravierend wie bei einem Menschen mit zwei veränderten Genen (Sichelzellenanämie).

Doch selbst ein dominantes oder kodominantes Gen (oder ein auf beiden Chromosomen vorhandenes rezessives Gen) tritt unter Umständen nicht in Erscheinung. Der Grund dafür ist die schwankende Penetranz, also die »Durchsetzungskraft«, die u. a. davon abhängt, wie häufig ein Gen abgelesen wird. Die Penetranz kann bei jedem Menschen anders sein.

Vererbung veränderter rezessiver Gene

Bestimmte Krankheiten sind auf ein verändertes rezessives Gen zurückzuführen. Damit die Krankheit zum Ausbruch kommt, muss ein Mensch zwei dieser Gene besitzen, von jedem Elternteil eins. Wenn beide Eltern ein normales und ein verändertes Gen haben, sind sie frei von der Krankheit, können aber das veränderte Gen an ihre Kinder weitergeben. Jedes Kind erbt mit einer Wahrscheinlichkeit von 25 % zwei veränderte Gene (und damit die Krankheit). Die gleiche Wahrscheinlichkeit gilt für die Vererbung von zwei normalen Genen. Die Chance, ein normales und ein verändertes Gen zu erhalten (also wie die Eltern Überträger zu werden), liegt bei 50 %.

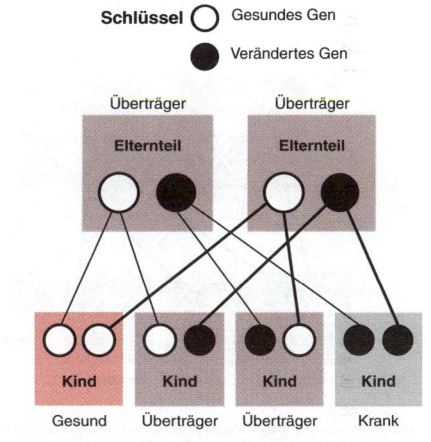

Veränderte Mitochondriengene

In jeder Zelle gibt es Mitochondrien, kleine Strukturen, die die Zelle mit Energie versorgen. Jedes Mitochondrium enthält ein ringförmiges Chromosom. Einige seltene Krankheiten sind auf veränderte Gene auf diesem Mitochondrium-Chromosom zurückzuführen. Ein Beispiel ist die Leber-Optikusatrophie, die meist in jungen Jahren zu einem unterschiedlich ausgeprägten Sehverlust auf beiden Augen führt. Ein anderes Beispiel ist ein Syndrom, das durch Typ-2-Diabetes und Taubheit gekennzeichnet ist.

Nur Mitochondrien aus der Eizelle sind nach der Befruchtung an der Entwicklung des Fetus

▲ siehe Seite 845   ■ siehe Seite 849

Vererbung veränderter rezessiver, X-gebundener Gene

Ein X-gebundenes Gen existiert nur auf dem X-Chromosom, nicht auf dem Y-Chromosom. Normalerweise sind nur Männer von Krankheiten betroffen, die auf veränderte rezessive, X-gebundene Gene zurückzuführen sind. Das liegt daran, dass Männer nur ein X-Chromosom besitzen. Frauen haben dagegen zwei, und auf einem befindet sich meist ein gesundes Gen. Das gesunde Gen ist dominant und bewahrt die Frauen vor dem Ausbruch der Krankheit.

Wenn auf dem X-Chromosom des Vaters ein verändertes rezessives Gen liegt und die Mutter zwei gesunde Gene besitzt, erhalten alle Töchter ein verändertes und ein gesundes Gen und werden zu Überträgerinnen. Keiner der Söhne erbt das veränderte Gen.

Wenn der Vater das gesunde Gen aufweist und die Mutter Überträgerin ist, vererbt sie jedem der Söhne mit 50 %iger Wahrscheinlichkeit das veränderte Gen. Bei den Töchtern steht die Chance 50:50, zwei gesunde Gene zu erhalten oder ein verändertes und ein gesundes Gen und damit Überträgerin zu werden.

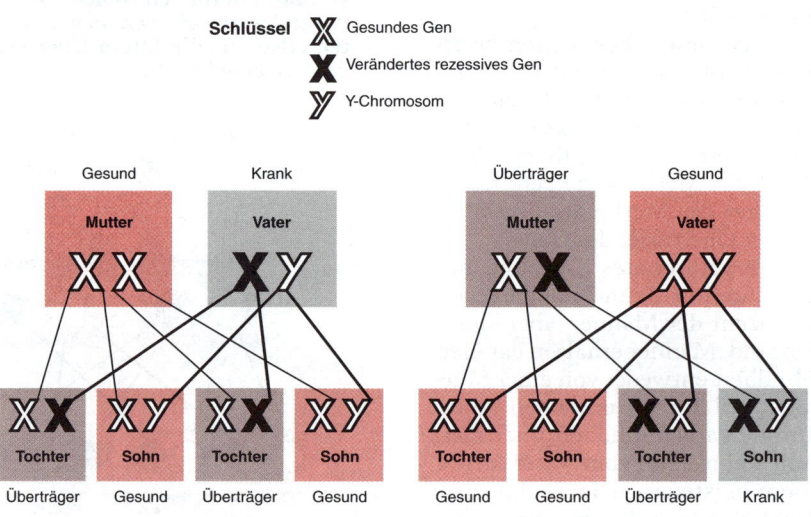

beteiligt; alle Mitochondrien der Samenzelle gehen verloren. Daher werden Krankheiten, die auf veränderten Mitochondriengenen beruhen, von der Mutter übertragen. Männer mit solchen Genen können keine dieser Krankheiten an ihre Kinder weitergeben.

Anders als das Erbgut im Zellkern unterscheidet sich die DNA in den Mitochondrien von Körperzelle zu Körperzelle. Selbst in den Mitochondrien einer einzelnen Zelle können Unterschiede vorkommen. Enthält also eine Körperzelle ein verändertes Mitochondriengen, so führt das in einer anderen Körperzelle nicht unbedingt zu einer Störung. Selbst eine anscheinend gleiche genetische Veränderung in den Mitochondrien zweier Menschen kann sich verschiedenartig äußern. Daher haben genetische Tests und Beratungen für Menschen, bei denen veränderte Mitochondriengene festgestellt oder vermutet werden, nur einen begrenzten Vorhersagewert.

Krebs auslösende Gene

Bestimmte Gene sind zumindest mitverantwortlich für die Entstehung und Vermehrung von Krebszellen. Diese Gene können die Zahl oder die Eigenschaften der Eiweiße verändern, die das Wachstum regulieren und die Zellteilung beeinflussen. Onkogene und Tumorsuppressorgene sind zwei wichtige Gruppen dieser Gene.

Onkogene sind veränderte Formen der Gene, die normalerweise das Zellwachstum steuern. In der Regel sind Onkogene inaktiv. Wenn sie aber aktiv werden und der Zelle das Signal zur Teilung geben – obwohl sich die Zelle nicht teilen sollte –, kann Krebs entstehen. Wie Onkogene aktiviert werden, ist noch nicht vollständig geklärt, aber u. a. spielen chemische Karzinogene (z. B. Tabakrauch) und Infektionserreger (z. B. Viren) eine Rolle. Außerdem können Umlagerungen im Erbmaterial, bei denen ein Stück DNA von einem Chromosom auf ein anderes gelangt, der Auslöser sein (z. B. bei chronisch-myeloischer Leukämie).

Tumorsuppressorgene unterdrücken die Entstehung von Krebs. Sie kodieren Eiweiße, die die Neubildung und Wachstum von Krebsgeschwülsten unterbinden. Treten in Tumorsuppressorgenen Veränderungen (Mutationen) auf, unterbleibt möglicherweise die angemessene Steuerung des Zellzyklus' (Vermehrung, Wachstum, Tod), sodass sich die betroffenen Zellen ungebremst vermehren können.

Gentechnik

Der technische Fortschritt hat den Nachweis genetisch bedingter Krankheiten vorangetrieben.

Das vor kurzem weitgehend abgeschlossene Humangenomprojekt verfolgt das Ziel, sämtliche Gene auf den Chromosomen des Menschen zu identifizieren und deren Position richtig zuzuordnen. Der gesamte genetische Code des Menschen ist jetzt im großen Ganzen bekannt. Damit verbunden ist die Hoffnung, mithilfe dieser Informationen Gesundheitsrisiken vorhersagen zu können und Therapiemöglichkeiten zu finden, die sich individuell anpassen lassen. Allerdings sind auch Bedenken laut geworden, dass diese Informationen missbraucht werden könnten, z. B. um Menschen mit besonders hohem Krankheitsrisiko vom Krankenversicherungsschutz auszuschließen.

Andere Forschungen beschäftigen sich mit einzelnen Genen und verfolgen das Ziel, mehr über bestimmte Krankheiten zu erfahren. Um für solche Studien eine ausreichende Zahl von Kopien des gewünschten Gens zu erhalten, gibt es verschiedene Laborverfahren. Meist wird das Gen in DNA-Ringe eingefügt, die sich in Bakterien vervielfältigen lassen. Jedes Mal wenn sich ein

Und plötzlich waren es zwei

Ein Klon ist eine Gruppe genetisch identischer Zellen oder Organismen, die von einer einzigen Zelle oder einem einzigen Individuum abstammen. Das Klonen, also die Herstellung von Klonen, ist seit vielen Jahren in der Landwirtschaft gang und gäbe. Pflanzen lassen sich einfach vermehren (klonen), indem man ein Stück der Ursprungspflanze einsetzt und daraus eine neue Pflanze wachsen lässt. Die neue Pflanze ist also eine exakte genetische Kopie (ein Klon) der ursprünglichen. Eine derartige Vermehrung ist auch bei niederen Tieren möglich: Teilt man einen Plattwurm, so wächst dem Schwanz ein neuer Kopf und dem Kopf ein neuer Schwanz. Bei höheren Tieren, wie Schafen oder Menschen, funktioniert solch eine einfache Methode natürlich nicht.

Bei den heute berühmten »Dolly-Experimenten« vereinigte man Zellen eines Schafes (Spenderzellen) mit unbefruchteten Eizellen eines anderen Schafes (Empfängerzellen), deren eigenes Genmaterial mikrochirurgisch entfernt worden war. Das Erbgut der Spenderzellen wurde also in die unbefruchteten Eizellen eingeführt, die daraufhin einen vollständigen Satz von Genen enthielten (so, als ob sie auf natürlichem Wege von Spermien befruchtet worden wären). Die Eizellen entwickelten sich zu Embryos, die einem weiblichen Schaf (der Ersatzmutter) eingepflanzt wurden. Einer der Embryos überlebte und wurde geboren. Dieses Lamm taufte man auf den Namen Dolly. Wie erwartet, war Dolly eine exakte genetische Kopie des Schafes, aus dem die

Spenderzellen stammten, und nicht des Schafes, das die Eizellen geliefert hatte.

Die Forschungen über das Klonen werden fortgesetzt; auch über Versuche, Menschen zu klonen, wurde bereits spekuliert. Derartiges dürfte jedoch zum Teil an technischen Schwierigkeiten scheitern, teilweise an ethischen Bedenken sowie an Gesetzesinitiativen zum Klonverbot bei Menschen – sofern sie nicht illegal umgangen werden. Klonierungstechniken können jedoch nicht nur zur Herstellung ganzer Organismen eingesetzt werden, sondern theoretisch auch zur Gewinnung von einzelnen Organen. Eines Tages könnte man also vielleicht jemandem »Ersatzteile« einsetzen, die unter Verwendung seiner eigenen Gene im Labor hergestellt wurden.

Bakterium teilt, kopiert es sämtliche DNA in seinem Inneren, also auch das eingefügte menschliche Gen. Da sich Bakterien sehr rasch vermehren, lassen sich in kurzer Zeit Milliarden von Kopien des Ursprungsgens gewinnen.

Ein anders Verfahren zum Kopieren von DNA ist die Polymerasekettenreaktion (PCR). Mit dieser Methode kann z. B. ein bestimmtes Gen im Reagenzglas vervielfältigt werden. Ausgehend von einem einzigen DNA-Molekül entstehen in nur wenigen Stunden durch 30 Verdoppelungen etwa eine Milliarde Kopien.

Um ein ausgewähltes Gen auf einem bestimmten Chromosom zu lokalisieren, verwendet man eine Gensonde. Dazu versieht man ein im Labor vervielfältigtes Gen mit einem radioaktiven Atom. Diese Sonde lagert sich an genau den DNA-Abschnitt, der wie ein Spiegelbild zu ihr passt. Die markierte Sonde kann man dann mit hoch entwickelten fotografischen Verfahren orten. Mithilfe solcher Gensonden lassen sich etliche Krankheiten diagnostizieren.

Häufig wird zur DNA-Analyse eine Technik benutzt, die man Southern-Blot nennt. Aus Zellen der Person, die untersucht werden soll, wird die DNA herausgelöst und mit bestimmten Enzymen (so genannten Restriktionsendonukleasen) präzise klein geschnitten. Die DNA-Fragmente werden in einem Gel durch das Anlegen von elektrischem Strom der Größe nach aufgetrennt, auf Filterpapier übertragen und mit einer markierten Gensonde zusammengebracht. Da sich die Sonde nur an DNA-Stücke heftet, die ihr wie ein Spiegelbild gleichen, lassen sich die gewünschten DNA-Fragmente so identifizieren.

Gentherapie

Gentherapie bedeutet, eine normale Kopie eines Gens in die Zellen eines Menschen einzuführen, der eine bestimmte genetisch bedingte Krankheit hat. Das normale Gen stammt aus der DNA einer anderen Person und wird mittels PCR im Labor kopiert. Da die meisten Erbkrankheiten auf rezessiven Genen beruhen, ist das eingeführte normale Gen in den meisten Fällen dominant und übernimmt die Funktion, die dieses Gen steuert.

Man unterscheidet die somatische Gentherapie und die Keimbahntherapie. Bei der somatischen Gentherapie wird der genetische Defekt bei einem Patienten behoben, ohne dass sich dieses auf seine Nachkommen auswirkt. (Somatisch bezieht sich auf die Körperzellen mit Ausnahme der Geschlechtszellen.) Bei der Keimbahntherapie wird die gewünschte genetische Veränderung auch in die Eizellen bzw. Spermien eingeführt, die für die Fortpflanzung verantwortlich sind. Die genetische Veränderung wird also an künftige Generationen weitergegeben. Allerdings besteht weitgehend Übereinstimmung darüber, dass die Keimbahntherapie nicht der richtige Weg ist, um genetisch bedingte Krankheiten zu behandeln. Gründe hierfür sind ethische Bedenken, hohe Kosten, fehlende Forschung beim Menschen, mangelndes Wissen darüber, ob die Veränderungen beim heranreifenden Fetus Bestand haben, und die im Vergleich dazu deutlich einfachere Möglichkeit einer somatischen Therapie. Nach dem derzeitigen Stand der Forschung verspricht die Gentherapie am ehesten Erfolg bei der Vorbeugung oder Behandlung von Krankheiten, die auf einzelnen Gendefekten beruhen, z. B. bei Mukoviszidose (zystische Fibrose).

Um die normale DNA in die zu behandelnden Zellen zu übertragen, kann man beispielsweise die normale DNA in ein Virus einbauen. Das Virus infiziert dann die zu behandelnden Zellen und überträgt dabei die DNA in deren Zellkern. Bei einem anderen Verfahren werden Liposomen eingesetzt, kleine Fetttröpfchen, in deren Innerem sich die DNA befindet. Die Liposomen werden von Zellen aufgenommen und können so die DNA am Zellkern abliefern. Eine dritte Methode ist die Injektion nackter Plasmid-DNA (eine besondere ringförmige Art von DNA) in einen Muskel.

Eine ganz andere Möglichkeit der Gentherapie ist die so genannte Antisense-Technik. Dabei werden veränderte Gene ausgeschaltet, indem der DNA-Bereich, der das veränderte Gen steuert, blockiert wird. Die Antisense-Technik wird derzeit bei der Behandlung von Krebs getestet und ist noch nicht ausgereift.

Die Gentherapie wird außerdem versuchsweise bei Transplantationen eingesetzt. Könnte man die Gene des transplantierten Organs verändern, müsste der Organempfänger keine Medikamente bekommen, die sein Immunsystem unterdrücken und schwere Nebenwirkungen auslösen.

KAPITEL 3

Alterserscheinungen

Der Prozess des Alterns vollzieht sich allmählich und ganz von selbst. In Kindheit, Pubertät und frühem Erwachsenenalter reift der Körper, in mittleren Jahren und im Alter bauen dann viele Körperfunktionen ab. Das Altern ist ein kontinuierlicher Vorgang, der schon bei der Geburt beginnt, und über alle Lebensabschnitte hinweg andauert. Damit verbunden sind sowohl der positive Aspekt einer Entwicklung als auch der negative eines Abbaus.

Es gibt kein bestimmtes Lebensalter, ab dem jemand zu einem »älteren« Menschen wird. Gewöhnlich spricht man ab dem 65. Lebensjahr davon, weil viele Menschen in diesem Alter meist in den Ruhestand gehen.

Der Alterungsprozess (die **Seneszenz**) umfasst zahlreiche Veränderungen, die aufgrund von biologischen und psychologischen Faktoren, Umwelteinflüssen und Lebensstil auftreten. Oft lassen sich die rein biologischen und daher kaum zu vermeidenden Aspekte der Seneszenz nur schwer von nichtbiologischen und damit vermeidbaren Aspekten trennen.

Die meisten Menschen entwickeln mit zunehmendem Alter Krankheiten und Beeinträchtigungen. Allerdings altern Menschen auch in dieser Beziehung auf sehr unterschiedliche Weise. Bei weitem nicht für alle Menschen bedeutet alt zu werden, krank, schwach und gebrechlich zu sein. Manche Menschen können bis zu ihrem Tod aktiv und gesund bleiben. Sie sterben an so genannter Altersschwäche.

Krankheit und Alter

Mit zunehmendem Alter bauen viele Körperfunktionen ab. Bleibt dieser Abbau im Rahmen des normalen Alterns, wird er nicht als Krankheit angesehen, allerdings ist die Abgrenzung nicht immer eindeutig.

Im Alter steigt nach einer kohlenhydratreichen Mahlzeit der Blutzuckerspiegel stärker als bei jungen Menschen; der enorme Anstieg bei Diabetes gilt jedoch nicht als normale Alterserscheinung ▲. Nachlassende geistige Fähigkeiten, wie größere Schwierigkeiten beim Erlernen einer neuen Sprache und zunehmende Vergesslichkeit, treten mit fortgeschrittenem Alter fast immer auf und werden als normale Alterserscheinung gewertet; der schwere geistige Abbau bei Demenz mit erheblichem Verlust des Kurzzeitgedächtnisses, der Lernfähigkeit und des Verständnisses für die Umwelt gilt hingegen als Krankheit ■. Die Alzheimer-Demenz ist kein normaler Vorgang und unterscheidet sich vom normalen Altern, wie Untersuchungen des Hirngewebes nach dem Tod belegen.

Lebenserwartung

Die durchschnittliche Lebenserwartung der Deutschen ist im letzten Jahrhundert erheblich gestiegen. Ein 1900 geborener Junge musste damit rechnen, nicht älter als 45 Jahre zu werden, ein Mädchen 48 Jahre. Ein heute geborener Junge kann davon ausgehen, mindestens 74 Jahre, ein Mädchen sogar gut 80 Jahre alt zu werden. Diese Zunahme lässt sich zu einem großen Teil auf den Rückgang der Kindersterblichkeit zurückführen, aber auch nach dem 40. Lebensjahr ist ein erheblicher Anstieg der Lebenserwartung zu verzeichnen. Beispielsweise kann ein 70-jähriger Mann heute damit rechnen, 83 Jahre alt zu werden, und eine 70-jährige Frau 85 Jahre.

Obwohl die durchschnittliche Lebenserwartung so gestiegen ist, hat sich die maximale Lebensspanne – also das höchste Alter, das Menschen erreichen können – kaum geändert. Länger als 125 Jahre scheinen Menschen kaum leben zu können. Zurzeit liegt die Wahrscheinlichkeit, 120 Jahre alt zu werden, bei eins zu zwei Milliarden.

Mehrere Faktoren beeinflussen, wie alt jemand wird. Ein Faktor sind die Erbanlagen, von denen es hauptsächlich abhängt, ob jemand eine chronische Krankheit entwickelt. Hat jemand z. B. die Anlage zu erhöhten Cholesterinspiegeln geerbt, verkürzt das meist das Leben, während genetische Anlagen, die vor Herzerkrankungen oder Krebs schützen, zumindest zu einem längeren Leben beitragen können. Ein weiterer entscheidender Faktor sind die Lebensgewohnheiten. Wer nicht raucht, keine Drogen nimmt, wenig Alkohol trinkt, sich ausgewogen ernährt, nicht zu viel oder zu wenig wiegt und für ausreichend Bewegung sorgt, trägt zu einem guten Gesundheitszustand bei. Selbst bei noch so guten Erbanlagen können Umweltgifte die Lebenserwartung senken. Eine gute medizinische

---

▲ siehe Seite 954   ■ siehe Seite 468

BEISPIELE FÜR KÖRPERLICHE VERÄNDERUNGEN IM ALTER

ORGANSYSTEM	NORMALE ALTERSBEDINGTE VERÄNDERUNGEN	FOLGEN
Gehirn	Verminderte Durchblutung	Ohnmachten treten häufiger auf
	Konzentration vieler chemischer Stoffe verändert sich	Verwirrtheit tritt häufiger auf
	Verminderte Funktion des zentralen Nervensystems	Geistige Leistungsfähigkeit nimmt ab, ebenso die Fähigkeit, das Gleichgewicht zu halten und zu gehen
Augen	Linse verhärtet sich	Schwierigkeit, nahe gelegene Dinge scharf zu sehen
	Netzhaut ist weniger lichtempfindlich	Sehprobleme in der Dämmerung
	Pupillen reagieren langsamer	Schwierigkeit, sich rasch auf veränderte Lichtintensität einzustellen
Ohren	Hörvermögen für hohe Frequenzen nimmt ab	Schwierigkeit, Stimmen zu verstehen
Mund	Weniger Geschmacksknospen	Viele Nahrungsmittel schmecken bitter oder weniger intensiv
Geruchssinn	Fähigkeit zur Geruchswahrnehmung nimmt ab	Viele Nahrungsmittel schmecken neutral
Herz	Geringere Beschleunigung des Pulses	Ohnmachten treten häufiger auf
	Maximales Pumpvolumen reduziert	Körperliches Leistungsvermögen nimmt ab
	Herzmuskulatur verliert Elastizität	Herzversagen tritt häufiger auf
	Geringere Reaktion auf bestimmte Stimulanzien	Geringerer Anstieg der Herzfrequenz
Lunge	Pro Atemzug wird weniger Luft bewegt	Körperliches Leistungsvermögen nimmt ab
	Weniger Sauerstoff gelangt ins Blut	Atemschwierigkeiten in großer Höhe
Leber	Leber schrumpft, wird weniger durchblutet	Medikamente wirken länger; Giftstoffe werden schlechter abgebaut
	Enzymsysteme sind weniger aktiv	Medikamente erreichen höhere Blutspiegel, damit steigt das Risiko von Nebenwirkungen
Nieren	Nieren schrumpfen; werden weniger durchblutet	Medikamente wirken länger; Giftstoffe werden schlechter abgebaut
	Harn ist verdünnter	Austrocknung tritt häufiger auf
	Reduzierte Salzausscheidung	Salzgehalt im Blut häufiger auffällig
Blase	Blasenwandmuskulatur wird schwächer	Schwierigkeiten beim Wasserlassen
	Harndrang wird stärker	Inkontinenz tritt häufiger auf
Dickdarm	Darmpassage ist erschwert	Verstopfung
Haut	Unterhautfettschicht wird dünner	Falten treten stärker hervor; Haut wird brüchiger; Überwärmung tritt häufiger auf

BEISPIELE FÜR KÖRPERLICHE VERÄNDERUNGEN IM ALTER *(Fortsetzung)*

ORGANSYSTEM	NORMALE ALTERSBEDINGTE VERÄNDERUNGEN	FOLGEN
Immunsystem	Antikörperproduktion nimmt ab	Infektionen treten häufiger auf, sind schwerer und breiten sich schneller aus
Stoffwechsel	Blutzuckerspiegel steigt nach dem Essen	Erhöhte Neigung zu Diabetes
	Körperfett nimmt zu	Erhöhtes Diabetesrisiko
	Vitamin-D-Spiegel sinkt, reduzierte Kalziumaufnahme; vermehrte Kalziumausscheidung	Osteoporose
Männliche Geschlechtsorgane	Prostata vergrößert sich	Harnverhalten tritt häufiger auf
	Niedrigerer Testosteronspiegel	Erektionsstörungen
	Verminderte Durchblutung des Penis	Erektionsstörungen
Weibliche Geschlechtsorgane	Geringere Östrogenproduktion (Gebärmutter und Eierstöcke schrumpfen)	Erhöhtes Risiko für Erkrankungen der Herzkranzgefäße, Osteoporose, Hitzewallungen, Abnahme der Gebärmutterwanddicke
Blut	Verringerte Produktion roter Blutkörperchen	Langsamere Reaktion auf Blutverlust und Sauerstoffmangel

Versorgung erhöht durch Vorbeugung und Behandlung von Krankheiten die Überlebenschancen, insbesondere wenn Krankheiten, wie Infektionen oder Krebs, geheilt werden.

Körperliche Veränderungen

Die ersten Zeichen des Alterns betreffen oft den Bewegungsapparat. Ab dem 35. Lebensjahr nimmt selbst bei Topathleten die Fähigkeit zu Höchstleistungen ab. Auch die Sinnesorgane verändern sich schon in mittleren Jahren. Beispielsweise stellt sich eine Alterssichtigkeit ein, aufgrund derer nahe gelegene Dinge nicht mehr wie früher scharf gesehen werden können. Dann wird eine Lese- oder Bifokalbrille notwendig. Eine weitere, gleichwohl später eintretende Entwicklung ist die Altersschwerhörigkeit, die sich anfangs nur bei sehr hohen Tönen bemerkbar macht, bis allmählich auch die Fähigkeit, niedrigere Töne zu hören, nachlässt. Dadurch kann es sein, dass ältere Menschen Geigenmusik nicht mehr als so bewegend empfinden wie früher. Außerdem haben ältere Menschen oft den Eindruck, die anderen würden nuscheln; der Grund ist, dass sie geschlossene Konsonanten (Laute wie k, t, s, p und sch) schlecht hören, weil dieses in der Regel hohe Töne sind.

Bei den meisten Menschen steigt der Anteil des Körperfetts in höherem Alter um mehr als ein Drittel. Auch die Fettverteilung ändert sich: Die Fettschicht unter der Haut nimmt ab, dafür lagert sich im Bauchraum mehr Fett ab. In der Folge wird die Haut dünner, brüchiger und faltiger, und die Figur verändert sich.

Auch bei den Funktionen im Körperinneren macht sich das Alter bemerkbar. Kurz vor dem 30. Lebensjahr sind die Organe in ihrer besten Verfassung, danach lassen ihre Funktionen langsam, aber stetig nach. Dennoch reicht die Funktion der meisten Organe das ganze Leben lang aus, da die meisten eine erheblich größere Kapazität haben als der Körper abfordert (Funktionsreserve). Wenn z. B. die Hälfte der Leber funktionsuntüchtig wäre, stünde dem Körper immer noch genügend Lebergewebe für die normalen Aufgaben der Leber zur Verfügung. Wenn Organe ausfallen, ist dafür weniger der Alterungsprozess verantwortlich als vielmehr ein Krankheitsgeschehen. Nachlassende Organfunktionen ziehen es aber nach sich, dass ältere Menschen mit größerer Wahrscheinlichkeit unter den unerwünschten Wirkungen von Medikamenten, Umwelteinflüssen, Schadstoffen und Erkrankungen leiden.

Die nachlassende Funktion mancher Organe kann sich auf Gesundheit und Wohlbefinden nachhaltig auswirken. Beispielsweise leistet das Herz bei einer Maximalbelastung nicht mehr so viel wie früher, obwohl sich die Blutmenge, die das Herz im Ruhezustand pumpen kann, kaum verringert. Daher sind ältere Sportler nicht mehr so leistungsfähig wie jüngere. Die nachlassende Nierenfunktion ist ein Grund, warum es bei älteren Menschen ▲ wesentlich länger dauern kann, bis bestimmte Arzneimittel vollständig ausgeschieden sind.

Welche Veränderungen allein auf den Alterungsprozess zurückzuführen sind und welche auf die Lebensweise des Menschen, ist nur schwer zu trennen. Bewegungsmangel, falsche Ernährung, Nikotinkonsum sowie Alkohol- und Drogenmissbrauch schädigen die Organe mit der Zeit oft mehr als der Alterungsprozess. Bei Menschen, die Schadstoffen ausgesetzt waren, lassen die Organfunktionen oft schneller oder stärker nach als bei anderen. Das gilt besonders für Nieren, Lunge und Leber. Wer am Arbeitsplatz Lärm ertragen musste, leidet häufiger unter einem starken Hörverlust. Mit einer gesunden Lebensweise lässt sich diesem Funktionsabbau teilweise gegensteuern. Mit dem Rauchen aufzuhören, ist in jedem Alter sinnvoll. Selbst bei über 80-jährigen Menschen verbessert sich dadurch die Lungenfunktion, und das Risiko von Lungenkrebs und Herzerkrankungen sinkt. Übungen mit Gewichten stärken unabhängig vom Lebensalter Muskulatur und Knochen und tragen dazu bei, Stürze und Bewegungseinschränkungen zu verhindern.

Krankheitsfolgen

Gerontologie ist die Wissenschaft vom Altern. Geriatrie ist die medizinische Fachrichtung, die sich auf die Versorgung älterer Menschen spezialisiert hat. Eine Reihe von Krankheiten tritt fast ausschließlich bei älteren Menschen auf. Man spricht deshalb von geriatrischen Syndromen oder geriatrischen Krankheiten. Andere Krankheiten betreffen zwar Menschen jeden Alters, rufen aber bei älteren Menschen unter Umständen andere Symptome oder Komplikationen hervor. Eine Schilddrüsenunterfunktion z. B. führt bei jüngeren Menschen gewöhnlich zu einer Gewichtszunahme und einem Trägheitsgefühl, bei älteren Personen kann dagegen anfangs oder als Hauptsymptom Verwirrtheit auftreten. Bei einer Überfunktion der Schilddrü-

se werden Jüngere meist überaktiv und nehmen ab, während ältere Menschen in sich gekehrt wirken und schläfrig, depressiv und verwirrt werden. Junge Menschen mit einer Depression ziehen sich zurück, weinen und sind ganz offensichtlich unglücklich. Bei älteren Menschen kann eine Depression eher zu Verwirrtheit, Gedächtnisstörungen und Teilnahmslosigkeit führen, ohne dass sich ein Gefühl von Traurigkeit einstellt. Die Verwirrtheit infolge dieser Krankheiten wird bei älteren Menschen oft als Demenz fehlgedeutet.

Akute Krankheiten wie Herzinfarkt, Oberschenkelhalsbruch oder Lungenentzündung, die bei älteren Menschen früher meist tödlich verliefen, lassen sich heute üblicherweise gut behandeln. Auch chronische Krankheiten führen nicht mehr zwangsläufig zu einer bleibenden Behinderung. Viele Menschen mit Diabetes, Nierenproblemen, Herzkrankheiten und anderen chronischen Erkrankungen können weiterhin ein aktives und unabhängiges Leben führen.

Für den Gesundheitszustand älterer Menschen spielen soziale Faktoren eine wesentliche Rolle. Wenn ältere Menschen soziale Kontakte pflegen, sei es mit einem Lebenspartner, mit Freunden oder durch außerhäusliche Interessen, haben sie erwiesenermaßen weniger gesundheitliche Probleme. So sind ältere Menschen, die verheiratet sind oder mit anderen Menschen zusammen wohnen, in der Regel weniger von Krankheiten betroffen als allein Lebende.

Auch der Bildungsstand beeinflusst die Gesundheit älterer Menschen. Statistisch gesehen werden Krankheiten bei gebildeten Menschen früher entdeckt und verlaufen günstiger, selbst wenn sie nicht im Frühstadium diagnostiziert werden.

Wirtschaftliche Faktoren sind für die gesundheitliche Versorgung älterer Menschen ebenfalls bedeutend.

Ältere Menschen leiden oft an mehreren Krankheiten gleichzeitig, die sich gegenseitig beeinflussen. Beispielsweise verschlechtert sich eine Demenz, wenn Depressionen hinzukommen, und eine Infektion kann einen Diabetes verschlimmern.

Bei älteren Menschen bestehen oft auch psychische Probleme, die Krankheiten verschlimmern können. So wird jemand möglicherweise depressiv, wenn er aufgrund einer Erkrankung vorübergehend oder dauerhaft seine Unabhängigkeit verliert oder wenn gleichaltrige Freunde oder Angehörige sterben. Geriater empfehlen deshalb häufig eine bereichsübergreifende Versorgung. Dabei stellt ein Team aus Ärzten, Kran-

▲ siehe Seite 73

KRANKHEITEN, DIE VORWIEGEND ÄLTERE MENSCHEN BETREFFEN

KRANKHEIT	ERKLÄRUNG	KRANKHEIT	ERKLÄRUNG
Alzheimer-Krankheit oder andere Formen von Demenz	Hirnerkrankungen, die zu einem fortschreitenden Verlust des Gedächtnisses und anderer intellektueller Fähigkeiten führen	Osteoporose	Verlust an Knochendichte; Knochen brechen leichter; beginnt in mittlerem Alter
Aortenaneurysma	Aufdehnung der Körperschlagader, kann unbehandelt zum Riss der Aorta und zum Tod führen	Parkinson-Krankheit	Langsam fortschreitende degenerative Hirnerkrankung, die zu Zittern, Muskelversteifung, Bewegungsschwierigkeiten und Gangunsicherheit führt
Arthrose	Schmerzhafte Gelenkbeschwerden; beginnt in mittlerem Alter	Prostatakrebs	Krebserkrankung der Vorsteherdrüse
Chronisch-lymphatische Leukämie	Eine Form von Blutkrebs, die meist lange Zeit nicht fortschreitet (schmerzlose Phase), aber viele andere Merkmale von Krebs aufweist (Bösartigkeit)	Prostatavergrößerung	Vergrößerung der Vorsteherdrüse, behindert den Harnabfluss
Grauer Star	Trübung der Augenlinse mit Verschlechterung des Sehvermögens	Schilddrüsenunterfunktion	Schilddrüse produziert zu wenig Hormone, kann unbehandelt zu Blutarmut, Absinken der Körpertemperatur und Herzversagen führen
Grüner Star	Erhöhung des Augeninnendrucks; kann unbehandelt zur Verschlechterung des Sehvermögens und zur Erblindung führen; beginnt meist in mittlerem Alter	Schlaganfall	Blockade in oder Blutung aus einem Blutgefäß im Gehirn, die zu Schwäche, Empfindungsstörungen, Sprachschwierigkeiten oder anderen neurologischen Problemen führt
Gürtelrose	Wiederaufflammen einer Infektion mit Herpes-zoster-Viren mit einem typischen Hautausschlag und lang anhaltenden Schmerzen	Schrumpfen von Harnleiter und Gebärmutter	Dicke der Wände von Harnleiter und Gebärmutter nimmt ab mit der Folge von Brennen beim Wasserlassen und Schmerzen beim Geschlechtsverkehr
Harninkontinenz	Verlust der Blasenkontrolle	Typ-2-Diabetes	Eine Diabetesform, die u. U. keine Insulingabe erfordert; beginnt meist in mittlerem Alter
Monoklonale Gammopathien	Verschiedene Erkrankungen, bei denen die Vermehrung eines einzelnen Zelltyps zur Produktion großer Mengen eines Immunglobulins führen kann	Wundliegen	Hautwunden durch lang anhaltenden Druck

kenschwestern, Sozialarbeitern, Therapeuten, Apothekern und Psychologen unter der Leitung des Hausarztes die Versorgung sicher, zu der auch eventuell notwendige soziale Dienste gehören können.

Krankheiten mit beschleunigter Alterung

Vorzeitige Vergreisung (Progerie-Syndrome): Bei diesen Syndromen setzt der Alterungsprozess bereits in sehr jungen Jahren ein, und die Lebenserwartung ist verkürzt. Auffälligstes Merkmal dieser Krankheiten ist der extrem beschleunigte Alterungsprozess. Die betroffenen Kinder weisen alle Anzeichen des Alters auf, u. a. Glatzenbildung, Buckel und trockene, faltige Haut. Anders als beim normalen Altern finden sich auch Merkmale wie fehlende Aktivität der Eierstöcke bzw. Hoden (mit Unfruchtbarkeit und ausbleibender Monatsblutung) und ein ungewöhnlich kleiner Körperwuchs. Progerie-Syndrome sind daher kein genaues Abbild einer beschleunigten Alterung.

Unterschieden werden das Hutchinson-Gilford-Syndrom (gemeinhin Progerie genannt), das in der frühen Kindheit beginnt, und das Werner-Syndrom, das in der Jugend oder im frühen Erwachsenenalter einsetzt. Beides sind angeborene Störungen. Die genaue genetische Ursache des Hutchinson-Gilford-Syndroms ist unbekannt; über die genetischen Grundlagen des Werner-Syndroms hat man kürzlich neue Erkenntnisse gewonnen. Das Hutchinson-Gilford-Syndrom führt zu Sklerodermie, Glatzenbildung und z. B. Herz-, Lungen- und Nierenerkrankungen. Beim Werner-Syndrom treten ebenfalls sklerodermieartige Hautveränderungen, Glatzenbildung und

sehr häufig Arteriosklerose auf. Das zentrale Nervensystem und die vom Gehirn gesteuerten Aktivitäten sind bei beiden Syndromen nicht beeinträchtigt, außer wenn es zu einem Schlaganfall kommt. Weitere Symptome des Werner-Syndroms sind vorzeitige Entwicklung eines grauen Stars, Muskelabbau und eine hohe Rate an Krebserkrankungen (auch sehr seltene Krebsformen).

Down-Syndrom ▲**:** Das Down-Syndrom tritt häufiger auf als die Progerie-Syndrome. Wie diese kann auch das Down-Syndrom bei jungen Erwachsenen Alterserscheinungen hervorrufen, u. a. Glukoseintoleranz, Gefäßerkrankungen, eine hohe Rate an Krebserkrankungen, Haarausfall und Knochenabbauerkrankungen. Die Lebenserwartung kann verkürzt sein. Im Gegensatz zum Werner-Syndrom kann beim Down-Syndrom das zentrale Nervensystem beeinträchtigt und die geistige Entwicklung verzögert sein. Später können im Gehirn Veränderungen auftreten, wie sie für die Alzheimer-Krankheit typisch sind ■.

KAPITEL 4

Verständigung mit Medizinfachleuten

Wer sich mit Ärzten und anderen medizinischen Fachleuten gut verständigen kann, erreicht in gesundheitlichen Belangen meist eher das, was für ihn angemessen ist, als Menschen, denen das nicht gelingt. Eine erfolgreiche Verständigung setzt aktive Mitwirkung an der eigenen Gesundheit voraus. Das bedeutet, sich über gesundheitsspezifische Themen zu informieren, regelmäßig zum Arzt zu gehen, notwendige Früherkennungsuntersuchungen durchführen zu lassen ★ und auf Anzeichen für Krankheiten und Veränderungen im Körper zu achten, z. B. auf Veränderungen bei Leberflecken und Knoten in der Brust. Aktive Mitwirkung heißt außerdem, bei einer Erkrankung den eigenen Ge

sundheitszustand zu überwachen. Wer z. B. an Bluthochdruck leidet, sollte regelmäßig seinen Blutdruck messen; wer an Diabetes erkrankt ist, muss regelmäßig seinen Blutzuckerspiegel testen.

Der Hausarzt

Die erste Anlaufstelle im Gesundheitssystem sollte der Hausarzt sein. Einen Hausarzt zu haben, hat viele Vorteile und bedeutet in der Regel eine gute medizinische Versorgung. Menschen, die keinen Hausarzt haben, suchen häufiger als andere Hilfe beim Notdienst oder in der Klinik.

Bei einer gefestigten Beziehung zwischen Hausarzt und Patient funktioniert die Verständigung meist recht gut. Auf dieser Grundlage fällt es leichter, medizinische Entscheidungen zu treffen, da man in einen bekannten Arzt meist größeres Vertrauen setzt und bei gesundheitli

▲ siehe Seite 1502   ■ siehe Seite 470
★ siehe Seite 25

chen Problemen weniger Angst hat. Gleichzeitig kann ein Arzt, der seinen Patienten kennt, diesen besser und kostengünstiger versorgen; unangemessene Entscheidungen kommen seltener vor. Hausärzte haben oft eine langjährige Beziehung zu ihren Patienten, kennen deren Wünsche und wissen, wie man ihnen medizinische Sachverhalte am besten erklärt, wie sie mit Schicksalsschlägen umgehen, und sie kennen die sozialen und familiären Verhältnisse.

Wann man einen Arzt aufsuchen sollte

Ganz allgemein sollten alle Menschen regelmäßig die Angebote zur Gesundheitsvorsorge bei Arzt und Zahnarzt nutzen ▲. Der Hausarzt kann darüber beraten, wie oft welche Untersuchungen erforderlich sind und warum. Die meisten Früherkennungsuntersuchungen finden in der Kindheit und ab dem mittleren Lebensalter statt. In welchen Abständen diese Untersuchungen empfohlen werden, hängt unter anderem von den persönlichen Risikofaktoren ab.

Beschwerden und Symptome können es erforderlich machen, den Arzt auch zwischen diesen Gesundheitschecks aufzusuchen. Allerdings lassen sich viele banale Erkrankungen zunächst erst einmal ohne ärztliches Zutun behandeln. So können die Symptome einer gewöhnlichen Erkältung mit Bettruhe und Hausmitteln oder auch mit frei verkäuflichen Medikamenten gelindert werden. Kleine Schnittwunden und Abschürfungen kann man zunächst mit Wasser und Seife reinigen und dann mit einem Pflaster abdecken ■.

Besteht Unsicherheit, ob ein Arztbesuch notwendig ist, kann ein Anruf beim Hausarzt das weitere Vorgehen abklären. Für Notfälle steht der lokale Rettungsdienst zur Verfügung, der einen Notarzt schickt und den Transport in die nächstgelegene Klinik organisiert.

Damit der Arztbesuch erfolgreich ist

Eine gute Vorbereitung auf den Arztbesuch hilft, die Zeit in der Sprechstunde sinnvoll zu nutzen. Beim ersten Kontakt ist es sinnvoll, den Arzt gegebenenfalls über persönliche, religiöse oder kulturelle Überzeugungen zu informieren, wenn diese die Entscheidungen über medizinische Behandlungen beeinflussen können. Wer bereits eine Patientenverfügung oder eine Vorsorgevollmacht ★ unterschrieben hat, sollte dem Arzt eine Kopie davon geben. Besteht keine solche Vorausverfügung, kann mit dem Arzt besprochen werden, ob und warum dieses sinnvoll sein kann und wie die dafür notwendigen Schritte ablaufen. Außerdem sollte sich der Patient

über die Praxisorganisation informieren, z. B. darüber, ob es weitere Ärzte gibt, die zeitweise die Behandlung übernehmen, und wie bei dringenden Beschwerden nachts oder am Wochenende verfahren wird.

Der Arzt sollte wissen, ob sein Patient schon einmal stationär behandelt worden ist und ob er derzeit bei anderen Fachärzten oder sonstigen Heilberuflern in Behandlung ist. Es erleichtert den Informationsaustausch zwischen diesen Behandlern, wenn der Arzt deren Name, Anschrift und Telefonnummer kennt. Auch über geplante Untersuchungen oder neue Behandlungen sollte offen gesprochen werden.

Bei einem neuen Arztkontakt ist genügend Zeit einzuplanen, um Fragen zur Krankenversicherung zu klären und gegebenenfalls Formulare und Fragebögen auszufüllen. Die gültige Versichertenkarte, evtl. eine Überweisung und Bargeld zur Zahlung von Gebühren, sollte man bei sich haben. Ebenso wie der Patient zu Pünktlichkeit verpflichtet ist, wird sich auch der Arzt darum bemühen, vereinbarte Termine einzuhalten, es sei denn, Notfälle führen zu Verzögerungen.

Vor jedem Arztbesuch ist es ratsam, eine Liste sämtlicher derzeit eingenommener Medikamente, zu denen auch pflanzliche Mittel, Vitaminpräparate und andere frei verkäufliche Arzneimittel gehören, anzulegen. Über aktuelle Symptome und Fragen zur Gesundheit macht man sich am besten zuvor Notizen, damit man in der Sprechstunde nichts Entscheidendes vergisst.

Im Gespräch mit dem Arzt ist es wichtig, aufmerksam zuzuhören und Fragen so vollständig und ehrlich wie möglich zu beantworten. Auch über die Einnahme der verordneten Medikamente muss offen und aufrichtig gesprochen werden. Wenn jemand z. B. ein Medikament nicht wie verordnet eingenommen hat, sollte er das dem Arzt mitteilen und die Gründe dafür angeben. Auch andere Themen, wie sexuelle Praktiken und die Einnahme von Alkohol und Drogen, erfordern Offenheit dem Arzt gegenüber.

Bei Labortests sollte sich der Patient erkundigen, wie und wann er über die Ergebnisse informiert wird. Insbesondere muss der Patient erfahren, ob er sich selbst um notwendige Folgeuntersuchungen kümmern muss oder ob der Arzt das erledigt. Beispielsweise rufen manche Ärzte den Patienten bei auffälligen Testergeb-

---

▲ siehe Seite 1263   ■ siehe Seite 1674

★ siehe Seite 51

nissen umgehend an, besprechen aber normale Ergebnisse erst beim nächsten Besuch.

Vor einer Behandlung sollten mit dem Arzt die verschiedenen Therapiemöglichkeiten, ihre Wirksamkeit und möglichen Nebenwirkungen besprochen werden. Auch Fragen über das Ziel der gewählten Behandlung und darüber, wie die Reaktion auf die Behandlung überwacht wird, müssen geklärt werden.

Wer etwas nicht verstanden hat, sollte umgehend nachfragen, eventuell auch um schriftliches Informationsmaterial zum Thema bitten. Eine Möglichkeit, Missverständnisse zu vermeiden, besteht darin, dass der Arzt dem Patienten schriftliche Anweisungen mitgibt und der Patient diese zum Schluss noch einmal vorliest. Für den Gang in die Apotheke, um die verordneten Medikamente abzuholen, gilt im Prinzip dasselbe.

Am Ende des Besuchs sollten Arzt und Patient die Liste mit Symptomen und Fragen noch einmal daraufhin durchsehen, ob alle Themen angesprochen wurden. Sind noch viele Fragen offen geblieben, muss möglicherweise ein neuer Termin vereinbart werden, oder der Arzt verweist den Patienten für weitere Informationen an entsprechend ausgebildete andere Fachleute.

Nach dem Gespräch mit dem Arzt sollte der Patient Termine für die empfohlenen Anschlussuntersuchungen ausmachen. Rezepte sollten bald eingelöst werden. Unter Umständen kann es sinnvoll sein, über den Verlauf gesundheitlicher Störungen und die Reaktion auf die Therapie Aufzeichnungen zu machen (z. B. kann man bei ständigen Kopfschmerzen aufschreiben, bei welchen Gelegenheiten und zu welchen Tageszeiten die Kopfschmerzen auftreten, wie lange sie anhalten und wie die Medikamente wirken).

Die persönliche Krankenakte

Unterlagen über seinen Gesundheitszustand zu sammeln, ist wichtig, da man sich nicht in jeder Situation auf sein Gedächtnis verlassen kann; zudem sind die ärztlichen Krankenakten nicht immer greifbar. Zu diesen persönlichen Aufzeichnungen gehören Angaben über Krankenhausaufenthalte (Zeitpunkt, Diagnosen, Name der Klinik und des behandelnden Arztes), über die familiäre Vorgeschichte und wichtige gesundheitliche Probleme.

Komplizierte Angaben zur Medikamenteneinnahme sollten auf einem separaten Blatt verzeichnet werden, das bei Änderungen aktualisiert werden kann. Kopien von Laboruntersuchungsergebnissen können für spätere Vergleiche nützlich sein. Wer Kopien von Rönt-

genbildern selbst archiviert, erspart sich möglicherweise doppelte Untersuchungen.

Der Impfpass, der gewöhnlich im Kindesalter angelegt wird, ist auch im späteren Leben wichtig und sollte gut aufbewahrt werden.

Der Arzt ist verpflichtet, über seine Tätigkeit am Patienten Aufzeichnungen zu machen, also alle wesentlichen Untersuchungen, Therapien usw. zu dokumentieren. Diese Krankenakte muss der Arzt mindestens zehn Jahre lang aufbewahren. Der Patient hat das Recht, seine Krankenunterlagen einzusehen. Außerdem kann der Patient verlangen, dass ihm Kopien von Laborbefunden, Röntgenaufnahmen und ähnlichem ausgehändigt werden; die Kosten dafür muss er allerdings selbst tragen.

Informationen über eine Krankheit bekommen

Nach der Diagnose einer Krankheit erhält der Patient manchmal vom Arzt ein Informationsblatt, in dem die wichtigsten Punkte zu dieser Erkrankung zusammengefasst sind. Möglicherweise weiß der Patient aus den Medien auch bereits etwas über die Krankheit.

Wer sich über seine Krankheit intensiver informieren will, kann – zusätzlich zu den Gesprächen mit dem behandelnden Arzt – auf weitere Informationsquellen zurückgreifen. Im Buchhandel und in Bibliotheken findet man zu vielen Themen etliche Bücher mit Informationen. Wie zuverlässig die Angaben in Büchern sind, lässt sich allerdings oft nur schlecht abschätzen.

Das Internet bietet eine Fülle von Informationen ebenfalls sehr unterschiedlicher Qualität. Internetseiten, auf denen bestimmte Produkte oder Dienstleistungen beworben werden, enthalten oft einseitig interessengeleitete oder unrichtige Informationen. Es empfiehlt sich daher, im Impressum einer Internetseite nachzusehen, wer die Seite betreibt. Bei Informationen von Institutionen wie der Bundeszentrale für gesundheitliche Aufklärung, der Hauptstelle gegen die Suchtgefahren, der Stiftung Warentest und ähnlichen, vom Bund (mit)getragenen Einrichtungen kann man weitgehend auf Unabhängigkeit vertrauen.

Selbsthilfegruppen bieten sowohl psychische Unterstützung als auch wichtige Informationen. Adressen von Selbsthilfegruppen findet man in Lokalzeitungen, im Telefonbuch, in Kliniken und Arztpraxen und im Internet, z. B. bei der Nationalen Kontakt- und Informationsstelle zur Anregung und Unterstützung von Selbsthilfegruppen (NAKOS). Menschen, die selbst von einer Krankheit oder Situation betroffen sind, können viele praktische und nützliche Informationen weitergeben, wie man im täglichen Leben mit einer chronischen Krankheit zurechtkommt, wo man z. B. bestimmte Hilfsmittel bekommt, welches Hilfsmittel am besten funktioniert und wie man mit Betroffenen umgeht bzw. sie pflegt. In Diskussionsforen im Internet können sich Menschen mit einer bestimmten Krankheit austauschen und mehr über ihre Krankheit und Hilfsmöglichkeiten erfahren.

Vorsorge

Die Präventivmedizin verfolgt das Ziel, Krankheiten zu verhüten oder in einem Stadium zu erkennen, in dem noch keine Symptome aufgetreten sind und eine Behandlung besonders aussichtsreich ist. Zur Gesundheitsvorsorge (Prävention) gehören breit gefächerte Maßnahmen, die die Gesundheit fördern und Risiken für Krankheiten, Behinderungen und vorzeitigen Tod verringern sollen. So kann z. B. das Trockenlegen von Sumpfgebieten in tropischen Ländern das Malariarisiko verringern. Als Vorbeugung (Prophylaxe) bezeichnet man jene Maßnahmen, die der Einzelne gezielt ergreift, um Gesundheitsrisiken abzuwehren. In diesem Beispiel wäre das die Einnahme von Tabletten, mit der ein Reisender sein persönliches Malariarisiko minimiert.

Was vorbeugend getan werden kann, hängt stark vom **Risikoprofil** des Einzelnen ab, d. h. vom individuellen Risiko eines Menschen, eine Krankheit zu bekommen. Dafür spielen Faktoren wie Alter, Geschlecht, familiäre Vorgeschichte, Lebensweise, Umwelt und soziale Umgebung eine Rolle. Sobald jemand auf der Basis dieses Risikoprofils seine persönlichen Risiken kennt, kann er etwas unternehmen, um seine Risiken zu minimieren.

Faktoren, wie Erbanlagen und die familiäre Vorgeschichte, lassen sich zwar nicht verändern, aber sie geben wertvolle Hinweise auf das Risiko, an einer bestimmten Krankheit zu erkranken. Gibt es in einer Familie beispielsweise mehrere Diabetiker, haben die übrigen Familienmitglieder ein höheres Risiko als andere Menschen, ebenfalls an Diabetes zu erkranken. Die Angehörigen sollten sich deshalb bemühen, ihre Risikofaktoren für diese Krankheit zu verringern und darüber hinaus ihren Blutzuckerspiegel regelmäßig prüfen lassen. Wenn in der Familie gehäuft Darmkrebs vorkommt oder jemand an einer Krankheit leidet, bei der das Darmkrebsrisiko erhöht ist (z. B. Kolitis ulzerosa), sollte er öfter eine Darmspiegelung vornehmen lassen, als es der Durchschnittsbevölkerung empfohlen wird ▲. Ebenso rät man Frauen, in deren Familie Brustkrebs eine Rolle spielt, schon in jüngeren Jahren vorsorglich Mammographien machen zu lassen.

Auch die **Lebensweise** ist für die Erstellung des Risikoprofils von Bedeutung. So spielt es eine Rolle, wie gut jemand mit Stress umgeht, denn weniger Stress bedeutet einen niedrigeren Blutdruck, wodurch wiederum das Risiko für Schlaganfall und Herzinfarkt sinkt. Wer raucht und sich nicht regelmäßig sportlich betätigt, hat ein erheblich höheres Risiko für viele tödliche Krankheiten – und dabei handelt es sich eindeutig um vermeidbare Faktoren. Wenn außerdem noch Herzkrankheiten in der Familie vorkommen, kann eine Beratung über die Risiken des Rauchens und den Nutzen von Sport angezeigt sein. Wer fettreich isst, hat unter Umständen ein erhöhtes Arterioskleroserisiko ■. In diesem Fall können eine Ernährungsberatung und häufigere Kontrollen des Cholesterinspiegels hilfreich sein ★.

Umweltfaktoren (z. B. Wasserrohre aus Blei, ein gefährlicher Arbeitsplatz) können die Gesundheit ebenfalls beeinflussen; sie müssen bei der Erstellung des Risikoprofils berücksichtigt werden. Wer z. B. mit Asbest arbeitet, hat ein erhöhtes Risiko für Lungenkrankheiten. Des-

▲ siehe Seite 766   ■ siehe Seite 183
★ siehe Seite 913

EINSCHÄTZUNG DER GESUNDHEITLICHEN RISIKEN

KATEGORIE	AUSGEWÄHLTE RISIKOFAKTOREN
Erbanlagen	Familiäre Anlage für bestimmte Krankheiten, z. B. Herzkrankheiten, Darmkrebs, Brustkrebs, Gebärmutterhalskrebs, Diabetes, psychische Erkrankungen
Geschlecht und Rassenzugehörigkeit	Weiße Männer: höheres Risiko für Herzinfarkt; schwarze Männer: höheres Risiko für Bluthochdruck
Gewicht	Fettleibigkeit (BMI über 30)
Ernährung	Unausgewogene, falsche Ernährungsweise
Körperliche Betätigung	Bewegungsmangel (weniger als 20 bis 30 Minuten dreimal wöchentlich)
Tabak	Rauchen von Zigaretten, Zigarren oder Pfeife oder Konsum von Kautabak
Stress	Stresssituationen wie neue Arbeitsstelle, Probleme im Beruf, Tod einer nahe stehenden Person, Schlafmangel, Hochzeit oder Scheidung
Psychische Gesundheit	Depressionen, rasche oder häufige Stimmungsschwankungen, Selbsttötungsgedanken, Schlafstörungen, Alkohol- oder Drogenmissbrauch
Soziales Umfeld	Risikoreiches Sexualverhalten (mehrere Partner, Nichtverwenden von Kondomen); Schwierigkeiten, mit anderen zurechtzukommen
Umgebung	Mangelnde Sicherheitsvorkehrungen, dazu gehören u. a. das Nichttragen von Fahrradhelmen und Sicherheitsgurten, keine regelmäßige Wartung von Heizungsanlagen. Für Kinder: Kinderautositz, Fahrradhelm, Fenster- und Treppensicherungen, sichere Aufbewahrung von Medikamenten und giftigen Stoffen. Für ältere Menschen: Schutz vor Stürzen, Feuer und anderen Gefahren
Impfschutz	Kein dem Alter entsprechender Impfschutz

▲ siehe Seite 1337

halb sehen die Arbeitsschutzvorschriften regelmäßige Lungenuntersuchungen vor. Weitere Empfehlungen sind u. a. Sicherheitsvorkehrungen am Arbeitsplatz, wie z. B. Atemschutzmasken. Ein anderes Beispiel sind Arbeiten mit wiederkehrenden Bewegungen mit ausgestrecktem Handgelenk, z. B. an einem Fließband oder an der Computertastatur. Derartige Bewegungen bergen die Gefahr eines Karpaltunnelsyndroms und anderer Verletzungen an Nerven, Bändern und Sehnen, die bei Überbelastung auftreten können. Arbeitsmediziner empfehlen dann möglicherweise mehr Pausen bei solchen Arbeiten und eine verbesserte Arbeitsplatzausstattung, um die Belastung der betroffenen Körperteile zu verringern.

Vorsorgenutzen

Präventivmedizinische Maßnahmen können den Gesundheitszustand insgesamt verbessern und gegebenenfalls Behandlungskosten reduzieren. Einer der größten Erfolge der Präventivmedizin ist die Entwicklung und Verbreitung von Impfstoffen. Infektionskrankheiten wie Diphtherie, Keuchhusten, Tetanus und Kinderlähmung kommen dort kaum noch vor, wo der Großteil der Menschen gegen diese Krankheiten geimpft ist.

Zur Präventivmedizin gehören außerdem Früherkennungsuntersuchungen, durch die die Zahl der Todesfälle bei bestimmten Krankheiten erheblich reduziert werden kann. Beim Gebärmutterhalskrebs hat die Früherkennungsuntersuchung, der so genannte Papanicolaou-Abstrich, sogar dazu geführt, dass weniger Krebserkrankungen auftreten, weil bereits Vorstadien entdeckt und behandelt werden können. Dadurch ist seit Einführung der jährlichen Abstrichuntersuchung 1971 auf Kosten der gesetzlichen Krankenkassen die Rate an Gebärmutterhalskrebserkrankungen um über 60 Prozent gefallen ▲.

Bemühungen, die Menschen zu einer gesunden Lebensweise zu bewegen, waren hingegen weit weniger erfolgreich. Die Haupttodesursachen – Erkrankungen des Herz-Kreislauf-Systems und Krebserkrankungen – hängen mit einer ungesunden Lebensweise zusammen, vor allem mit Rauchen, fett- und cholesterinreicher Ernährung und Bewegungsmangel. Wer diese Risikofaktoren meidet, kann dazu beitragen, dass die genannten Krankheiten erst möglichst spät oder besser noch gar nicht auftreten.

Vorsorgemaßnahmen bieten große Vorteile, aber sie tragen auch Risiken. Es geschieht zwar

STRATEGIEN ZUR VORBEUGUNG WICHTIGER GESUNDHEITLICHER PROBLEME

GESUNDHEITLICHES PROBLEM	VORSORGEMASSNAHME
Herzkrankheiten	Durch Ernährung, Sport und (falls nötig) Medikamente für einen normalen Fettstoffspiegel sorgen; durch Ernährung, Sport, Stressabbau und (falls nötig) Medikamente den Blutdruck im Normbereich halten; ausgewogene Ernährung mit hohem Ballaststoffanteil, wenig Fett und Cholesterin; Nikotin meiden
Krebs	Nicht rauchen (Lungenkrebs); ausgewogene Ernährung mit hohem Ballaststoffanteil, wenig Fett und Cholesterin (Brust- und Darmkrebs); regelmäßige Selbstuntersuchung der Brust (Frauen ab 20 Jahren) bzw. der Hoden (Männer zwischen 20 und 40 Jahren); starke Sonnenbestrahlung meiden, Sonnenschutzmittel mit hohem UV-Schutzfaktor verwenden (Hautkrebs); Haut auf Veränderungen und blutende Schädigungen kontrollieren, an schwer einsehbaren Stellen, wie auf dem Rücken oder hinter dem Ohr mithilfe einer anderen Person (Hautkrebs); auf ungewöhnliche Blutungen oder Blutungen aus dem Enddarm achten (Darmkrebs)*
Schlaganfall	Nicht rauchen; durch Ernährung, Sport, Stressabbau und (falls nötig) Medikamente den Blutdruck im Normbereich halten; durch Ernährung, Sport und (falls nötig) Medikamente für einen normalen Fettstoffspiegel sorgen; Stress und Müdigkeit vermeiden
Chronisch-obstruktive Lungenerkrankungen	Nicht rauchen; Kontakt mit giftigen Stoffen vermeiden (insbesondere im industriellen Bereich)
Verletzungen	Im Auto Sicherheitsgurt anlegen (Kinder in speziellen Autokindersitzen transportieren); Fahrrad- bzw. Motorradhelme aufsetzen; beim Inline-Skating Protektoren tragen; Medikamente und giftige Stoffe außerhalb der Reichweite von Kindern aufbewahren; Rauchmelder auf Funktionstüchtigkeit prüfen; nicht alleine schwimmen; Erste-Hilfe-Techniken erlernen, wie z. B. Mund-zu-Mund-Beatmung, Herzmassage oder den Heimlich-Handgriff zur Beseitigung von Fremdkörpern in den Atemwegen; lose Teppiche entfernen oder sichern, für ausreichende Beleuchtung sorgen, Handläufe/Handgriffe anbringen, um Stürze zu verhindern; in Absprache mit dem Arzt nicht mehr benötigte Medikamente absetzen oder auf die geringste wirksame Dosierung reduzieren; Sport treiben; Alkoholkonsum einschränken oder ganz einstellen
Diabetes	Regelmäßiger Sport; ausgewogene Ernährung; Übergewicht vermeiden; Gewicht kontrollieren und möglichst Idealgewicht halten; Blutzuckerspiegel prüfen
Lungenentzündung	Pneumokokkenimpfung, Auffrischung nach sechs Jahren
Grippe	Jährliche Influenzaimpfung
Zahnausfall	Zähne und Zwischenräume regelmäßig mit Bürste und Zahnseide putzen; häufigen Genuss von Süßigkeiten vermeiden; regelmäßige Kontrollen beim Zahnarzt
Sexuell übertragbare Krankheiten	Zahl der Sexualpartner limitieren; Kondome benutzen und Safer Sex praktizieren
Leberkrankheiten	Wenig Alkohol trinken; bei hohem Risiko Hepatitis-B-Impfung
Stress	Auf psychische Gesundheit achten, z. B. auf Symptome ungewöhnlicher Reizbarkeit, Ängstlichkeit oder Niedergeschlagenheit, auf Gedanken an Selbsttötung oder Gewalt und auf exzessiven Alkoholkonsum oder Drogenkonsum

* Zusätzlich zu diesen vorbeugenden Maßnahmen gibt es Früherkennungsuntersuchungen für Brust-, Gebärmutterhals-, Darm- und Prostatakrebs.

selten, aber dennoch kann z. B. bei einer Präventionsmaßnahme wie einer Darmspiegelung der Darm verletzt werden. Ein indirektes Risiko besteht z. B. darin, dass ein Befund fälschlicherweise auf eine Krankheit hindeutet. Dann folgen möglicherweise weitere – eigentlich unnötige – Untersuchungen, eventuell sogar solche, die mit größeren Risiken verbunden sind. Manchmal zeigen Früherkennungsuntersuchungen Auffälligkeiten, die nicht behandelt zu werden brauchen oder die nicht behandelt werden können. Das Wissen, eine solche Erkrankung zu haben, kann das Befinden dann erheblich beeinträchtigen. Deshalb ist es sinnvoll, die individuell nützlichen Untersuchungen aus der Vielzahl der möglichen herauszufinden.

Vorsorgemaßnahmen

Die Präventivmedizin stützt sich auf vier wesentliche Maßnahmen: 1. Impfungen zum Schutz vor Infektionskrankheiten (z. B. vor Kinderlähmung und Masern), 2. Früherkennungsuntersuchungen (z. B. auf Bluthochdruck, Diabetes und Krebs), 3. medikamentöse Vorbeugung (z. B. Cholesterinsenker zur Vorbeugung von Arteriosklerose, Azetylsalizylsäure zur Vorbeugung von Herzinfarkt und Schlaganfall) und 4. Beratung mit dem Ziel einer gesunden Lebensweise (z. B. nicht rauchen, gesunde Ernährung).

Diese Maßnahmen greifen auf drei Ebenen der Vorsorge und Vorbeugung an. Bei der **primären Prävention** wird die Entstehung von Krankheiten verhindert. Meist geschieht das, indem man Risikofaktoren beseitigt oder verringert. Zur primären Prävention gehören Impfungen, medikamentöse Vorbeugung und Beratung. Welche Maßnahmen geeignet sind, hängt vom Alter und Risikoprofil eines Menschen ab.

Bei der **sekundären Prävention** sollen Krankheiten frühzeitig entdeckt und behandelt werden, oft bevor sich Symptome zeigen, um einen schlechten oder gar gefährlichen Verlauf möglichst zu vermeiden. Zur sekundären Prävention gehören Früherkennungsuntersuchungen wie die Mammographie zur Diagnose von Brustkrebs und der Test auf prostataspezifisches Antigen (PSA) zur Erkennung von Prostatakrebs sowie bei sexuell übertragbaren Krankheiten die Ermittlung der Sexualpartner, um diese ebenfalls zu behandeln und die weitere Übertragung einzudämmen.

Bei der **tertiären Prävention** werden bereits vorhandene, meist chronische Krankheiten, behandelt, um weitere Funktionsstörungen zu verhindern. Bei Diabetikern besteht die tertiäre Prävention z. B. aus der engmaschigen Kontrolle des Blutzuckerspiegels, sehr guter Hautpflege und regelmäßiger Bewegung, um Herz- und Gefäßkrankheiten zu verhindern. Tertiäre Prävention kann auch unterstützende und wiederherstellende Maßnahmen umfassen, um eine möglichst hohe Lebensqualität zu erreichen, z. B. die Rehabilitation nach Verletzung, Herzinfarkt und Schlaganfall. Auch die Verhütung von Komplikationen gehört dazu, z. B. Maßnahmen gegen Wundliegen bei Bettlägerigkeit.

Vorsorge bei Kindern und Jugendlichen: Ein Teil der medizinischen Betreuung von Kindern dient der Früherkennung ▲. Die klassischen Untersuchungen (U1 bis J1) sind der primären Prävention zuzurechnen. Bei diesen insgesamt zehn Untersuchungen, die vom Neugeborenenalter bis zum 14. Lebensjahr in festgelegten Abständen durchgeführt werden, beurteilt der Arzt die körperliche und geistige Entwicklung des Kindes. Beispielsweise werden regelmäßig Körpergröße und Gewicht bestimmt, um das altersgerechte Wachstum zu überprüfen. Seh- und Hörvermögen werden mehrfach getestet, ebenso die altersgemäße Entwicklung motorischer Fähigkeiten wie Krabbeln, Sitzen und Laufen. Bei Bedarf werden weitere Untersuchungen veranlasst. Auch die meisten Impfungen erfolgen im Kindesalter. Außerdem berät der Arzt die Eltern bei den Früherkennungsuntersuchungen, wie sie die Gesundheit ihres Kindes fördern können und klärt z. B. über gesunde Ernährung und regelmäßige zahnärztliche Kontrollen auf, über die Bedeutung von ausreichender Bewegung, die Gefahren des Passivrauchens und über Sicherheitsvorkehrungen in Haus und Verkehr.

Bei Jugendlichen und jungen Erwachsenen steht ebenfalls die Prävention im Vordergrund. Impfungen werden aufgefrischt (z. B. Röteln) oder nachgeholt (z. B. Tetanus). Körpergröße, Gewicht und Blutdruck werden geprüft. Der Arzt beurteilt auch die psychische Gesundheit, um z. B. herauszufinden, ob eine Depression besteht. Weiterhin empfiehlt er bei jungen Mädchen eventuell einen Gebärmutterhalsabstrich oder überprüft, ob Rötelnantikörper im Blut sind.

Zur Gesundheitsberatung von Jugendlichen und jungen Erwachsenen gehört auch, dass über sexuell übertragbare Krankheiten und Methoden der Schwangerschaftsverhütung gesprochen wird sowie über die Gefahren von Nikotin, Alkohol und Drogen. Auch eine ausgewogene Ernäh-

▲ siehe Seiten 1465, 1519 und 1531

rung mit genügend Kalzium (insbesondere bei Mädchen) und die Bedeutung von ausreichend sportlicher Betätigung sollten Themen sein. Medikamentöse Vorbeugung spielt in diesem Alter meist keine große Rolle. Junge Frauen mit Kinderwunsch werden darauf hingewiesen, wie wichtig es ist, Folsäure einzunehmen.

Prävention bei Erwachsenen in jungem und mittlerem Alter: Auch für die Gruppe der 25- bis 64-Jährigen sind Früherkennungsuntersuchungen von Bedeutung. Die wichtigsten Risikofaktoren in diesem Lebensabschnitt werden durch regelmäßige Kontrollen von Blutdruck, Größe, Gewicht und Blutfettstoffspiegel erfasst. Eine Messung des Blutzuckerspiegels wird ebenfalls empfohlen. Darüber hinaus kann der Arzt nach Stimmung und Schlafrhythmus fragen, um möglichem Stress und Depressionen auf die Spur zu kommen. Auch Gesundheitsgefahren am Arbeitsplatz können besprochen werden.

Krebsfrüherkennungsuntersuchungen werden Frauen ab dem 20. und Männer ab dem 45. Lebensjahr angeboten und von den Krankenkassen bezahlt. Bei Frauen gehört dazu je nach Alter eine Untersuchung der Genitalorgane, ein Abstrich vom Gebärmutterhals (Papanicolaou-Test) und das Abtasten der Brust, das jede Frau zusätzlich selbst durchführen sollte. Bei Männern werden die äußeren Genitalorgane und die Prostata untersucht. Männern zwischen 20 und 40 Jahren rät man außerdem, die Hoden selbst nach Verhärtungen, Knoten und anderen Veränderungen abzutasten. Die Haut wird bei Frauen ab 30, bei Männern ab 45 Jahren auf bösartige Veränderungen untersucht. Die Früherkennungsuntersuchung von Darmkrebs erfolgt bei Männern und Frauen ab 50 Jahren durch einen Test auf nicht sichtbares (okkultes) Blut im Stuhl; ab dem 56. Lebensjahr kann auch eine Darmspiegelung durchgeführt werden, die nach zehn Jahren wiederholt werden kann.

Der Rat, mit dem Rauchen aufzuhören und den Alkoholkonsum zu begrenzen, erfolgt bei jedem, für den das ein Thema ist. Außerdem kann der Arzt über allgemeine Maßnahmen zur Gesundheitsvorsorge beraten, z. B. Sicherheitsvorkehrungen im Haus, am Arbeitsplatz, im Straßenverkehr und bei Freizeitaktivitäten.

Bei Bedarf wird der Arzt auch auf die Bedeutung ausreichender Bewegung sowie einer ausgewogenen Ernährung (Vollkornprodukte, frisches Obst und Gemüse, ausreichend Kalzium) mit wenig Fett und Cholesterin hinweisen. Das Sexualverhalten kann ein Thema sein, wobei der Schwerpunkt je nach Lebensweise auf der Verhütung von sexuell übertragbaren Krankhei-

ten oder von ungewollter Schwangerschaft liegen kann. Frauen mit Kinderwunsch wird geraten, ein Folsäurepräparat einzunehmen, nicht zu rauchen und wenig Alkohol zu trinken.

Bei den Impfungen sollte die gegen Tetanus und Diphtherie alle zehn Jahre aufgefrischt werden. Jährliche Grippeschutzimpfungen (gegen Influenzaviren) sind für stark infektionsgefährdete Personen ratsam und solche, bei denen die Gefahr von Komplikationen hoch ist. Eine Impfung gegen Pneumokokken, die Lungenentzündung hervorrufen können, wird für Menschen ab 60 Jahren empfohlen und soll im Abstand von sechs Jahren wiederholt werden. Eine Impfung gegen Hepatitis-B-Viren (HBV) empfiehlt sich für Personen, die aufgrund ihrer beruflichen Tätigkeit, Lebensweise und sexueller Praktiken gefährdet sind, sich mit diesen Viren zu infizieren. Bisher nicht geimpfte junge Erwachsene sollten die Hepatitis-B-Impfung ebenfalls erhalten.

Kalzium- und Vitamin-D-Präparate können der Osteoporosevorbeugung dienen ▲. Personen, die herzinfarkt- oder schlaganfallgefährdet sind, können vorbeugend Azetylsalizylsäure einnehmen; mit Fettstoffsenkern kann gegebenenfalls das Sterberisiko durch Herz-Kreislauf-Erkrankungen gesenkt werden.

Prävention bei älteren Menschen: Auch für die Gesundheit von Menschen über 65 Jahren ist Vorsorge bedeutsam. Dazu werden zahlreiche Untersuchungen empfohlen: Kontrolle von Blutdruck, Größe und Gewicht, Bestimmung des Blutzucker- und Blutfettspiegels, Seh- und Hörtests, Test auf nicht sichtbares Blut im Stuhl, Dickdarmspiegelung, bei Frauen Mammographie, Gebärmutterhalsabstrich und Knochendichteuntersuchungen, bei Männern Prostatauntersuchung und Test auf prostataspezifisches Antigen.

In der Beratung können Themen angeschnitten werden wie Rauchen, Alkoholkonsum, Verhütung von Unfällen durch Beseitigung von Gefahrenquellen in der Wohnung, z. B. um Stürze zu vermeiden, Verhütung von sexuell übertragbaren Krankheiten und die Notwendigkeit regelmäßiger Zahnarztbesuche.

Eine ausgewogene Ernährung mit wenig Fett und Cholesterin sowie mit ausreichend Kalzium, Vitamin D und K wird empfohlen, vor allem für Frauen zur Vorbeugung gegen Osteoporose. Auch in diesem Lebensalter ist regelmäßige körperliche Betätigung sinnvoll.

▲ siehe Seite 325

AUSGEWÄHLTE FRÜHERKENNUNGSUNTERSUCHUNGEN FÜR ERWACHSENE

TEST	ALTER (JAHRE)	HÄUFIGKEIT
Blutdruck	Ab 18	Jährlich oder bei jedem Arztbesuch
Größe und Gewicht	Ab 18	Größe: in größeren Abständen; Gewicht: jährlich oder bei jedem Arztbesuch
Cholesterin	Männer ab 35, Frauen ab 45	Alle 5 Jahre, wenn der Wert im Normbereich ist
Hörtest	Ab 65	In größeren Abständen
Mammographie	Zwischen 50 und 69	Alle 2 Jahre
Gebärmutterhalsabstrich	Frauen ab 20	Jährlich
Darmspiegelung	Ab 55	Wiederholung nach 10 Jahren
Test auf Blut im Stuhl	Ab 50	Jährlich
Brustuntersuchung	Frauen ab 30	Monatlich
»Gesundheits-Check« (Herz, Kreislauf, Nieren, Blut)	Ab 35	Alle 2 Jahre

Drei Impfungen werden dieser Altersgruppe empfohlen. Nach Erreichen des 65. Lebensjahrs sollte eine Pneumokokkenimpfung erfolgen, um der häufigsten Form der Lungenentzündung vorzubeugen, es sei denn, der Betroffene ist bereits vor weniger als fünf Jahren geimpft worden. Eine jährliche Grippeschutzimpfung ist ebenfalls empfehlenswert, und der Tetanus/Diphtherie-Impfschutz sollte weiterhin alle zehn Jahre aufgefrischt werden.

Für eine medikamentöse Prävention kommen Blutfettsenker zum Schutz vor Arteriosklerose infrage, Mittel zum Senken eines erhöhten Blutdrucks und zur Schlaganfallprophylaxe sowie Arzneimittel zur Verbesserung bzw. Erhaltung der Knochendichte, um Osteoporose vorzubeugen bzw. Knochenbrüche zu verhindern, wenn bereits eine Osteoporose vorliegt.

Hindernisse bei der Vorsorge

Die Hindernisse bei der Nutzung von Präventionsmaßnahmen lassen sich in drei Kategorien einteilen: solche seitens der Ärzte, der Patienten und des Gesundheitssystems. So könnte sich beispielsweise ein Arzt gegen die Überweisung zur Mammographie entscheiden, die Patientin geht möglicherweise aus Angst oder Vergesslichkeit nicht zur Mammographie, oder die Krankenversicherung bezahlt die Untersuchung nicht, und die Patientin kann die Kosten nicht selbst tragen. Ein wirkungsvolles medizinisches Präventionsprogramm muss solche Hürden überwinden und unter realen Bedingungen funktionieren.

Hindernisse seitens der Ärzte bestehen bei der Ausbildung von Ärzten und anderen im Gesundheitssystem Beschäftigten, da die Akutversorgung gegenüber der Prävention im Vordergrund steht. Weitere Hindernisse sind Unsicherheit infolge widersprüchlicher Empfehlungen, Zeitmangel, manchmal auch mangelndes Interesse, Vergesslichkeit vor dem Hintergrund zahlloser anderer zu lösender Probleme, wenig berufliche Befriedigung, da Präventionsmaßnahmen nicht unmittelbar zeigen, ob sie wirksam sind, und niedrige Honorare der gesetzlichen Krankenkassen für diese Leistungen.

Hindernisse seitens der Patienten umfassen fehlendes Wissen darüber, welche Präventionsmaßnahmen nötig sind und welchen Nutzen sie bringen. Manche Menschen bezweifeln, dass man Krankheiten entdecken kann, bevor sie Beschwerden hervorrufen, oder dass man dagegen etwas tun kann oder sollte. Die Massenmedien schüren die allgemeine Verunsicherung durch widersprüchliche Meldungen über Vorsorgemaßnahmen und den tatsächlichen Einfluss der Lebensweise. (Ist z. B. Rotwein der Gesundheit dienlich oder abträglich? Darf man gelegentlich Geräuchertes essen oder nicht?) Außerdem können andere Dinge für Patienten vordringlich sein, wie die Behandlung bestehender Beschwerden. Manche Patienten scheuen auch die mit der Untersuchung verbundenen Unannehmlichkeiten. Auch die Kosten können ein Hindernis darstellen, wenn die Krankenkasse vorbeugende Untersuchungen oder Behandlungen nicht bezahlt, sich die Patienten diese Leistungen aber nicht aus eigener Tasche leisten können. Außerdem schließen manche denkbaren Diagnosen den Betroffenen u. U. von bestimmten Leistungen von Kranken-, Lebens- oder Erwerbsunfähigkeitsversicherungen aus (wenn der Versicherungsschutz z. B. bereits bestehende Krankheiten ausschließt).

Die größten Hindernisse liegen jedoch in den Betroffenen selbst, weil diese ihren Lebensstil ändern müssen. Die Haupttodesursachen stehen nämlich in engem Zusammenhang mit der Lebensweise, z. B. mit dem Rauchen, zu wenig Bewegung, hohem Alkoholkonsum. Erwachsenen fallen solche Veränderungen schwer; die Gewohnheiten in Bezug auf Ernährung, Zigarettenkonsum und körperliche Bewegung werden schon in frühen Jahren geprägt.

Wenn Menschen wissen, welche Vorsorgemaßnahmen für sie infrage kommen und ihre Ärzte gezielt darauf ansprechen, bekommen sie mit größerer Wahrscheinlichkeit die notwenigen Leistungen. Viele Krankenkassen halten darüber hinaus Gesundheitsratgeber parat, in denen sich die Versicherten informieren können, welche Vorsorgeleistungen sie aufgrund ihres Risikoprofils benötigen.

Hindernisse seitens des Gesundheitssystems sind vielschichtig. Die Befunde eines Patienten sind unter Umständen in verschiedenen Arztpraxen und Kliniken verstreut, und die Patientenakte ist dadurch unvollständig. Ortswechsel erschweren das Ganze zusätzlich. Vorsorgemaßnahmen werden in manchen Praxen möglicherweise nicht systematisch angeboten, oder es ist nicht klar geregelt, welcher Patient welche Untersuchung benötigt. Viele Menschen haben keinen Hausarzt, der die verschiedenen Maßnahmen koordiniert.

Sport und Fitness

Sport ist regelmäßige körperliche Aktivität mit dem Ziel, fit zu werden oder zu bleiben. Fitness ist die Fähigkeit, körperlich aktiv zu sein. Regelmäßiger Sport gehört zu dem Besten, was man zu Vorbeugung von Krankheiten und zur Erhaltung der Gesundheit tun kann. Es gibt viele verschiedene Arten von Sport, die sich in ihrer Intensität unterscheiden. Deshalb kann sich fast jeder Mensch in irgendeiner Form sportlich betätigen.

Der Nutzen sportlicher Betätigung

Regelmäßiger Sport stärkt Herz und Lunge, setzt das Herz-Kreislauf-System in die Lage, den Körper mit jedem Herzschlag mit mehr Sauerstoff zu versorgen, und steigert die Sauerstoffmenge, die der Körper maximal aufnehmen und nutzen kann. Durch regelmäßigen Sport sinkt der Blutdruck und verbessert sich der Blutfettspiegel. Dadurch sinkt wiederum das Risiko für Herzinfarkt, Schlaganfall und andere Erkrankungen der Herzkranzgefäße. Wer regelmäßig Sport treibt, erkrankt außerdem mit geringerer Wahrscheinlichkeit an Darmkrebs und Typ-2-Diabetes.

Sport stärkt die Muskulatur, sodass jemand körperliche Leistungen vollbringen kann, zu denen er ansonsten nicht in der Lage wäre. Fast alle täglichen Verrichtungen erfordern Muskelkraft und eine gute Beweglichkeit der Gelenke. Durch regelmäßige sportliche Betätigung lässt sich beides verbessern.

Beim Sport werden Muskeln und Gelenke gedehnt und dadurch flexibler, was zur Vorbeugung von Unfällen beiträgt. Sport mit Gewich-

Sportlerherz

Als Sportlerherz bezeichnet man die Veränderungen des Herzens, die durch regelmäßiges anstrengendes aerobes Training auftreten (z. B. bei Leistungssportlern).

Das Sportlerherz ist größer und hat dickere Wände als das Herz eines untrainierten Menschen. Die Herzkammern, durch die das Blut gepumpt wird, vergrößern sich ebenfalls etwas. Aufgrund der Vergrößerung des Herzens und der Verdickung seiner Wände wird mit jedem Herzschlag erheblich mehr Blut durch den Körper gepumpt, ohne dass die Herzfrequenz steigt. Das größere Pumpvolumen des Herzens führt zu einem langsameren, stärkeren Puls und manchmal zu Herzgeräuschen. Diese spezifischen Geräusche entstehen, wenn Blut durch die Herzklappen strömt, und sind bei Sportlern völlig normal und ungefährlich. Der Herzschlag eines Menschen mit Sportlerherz kann in Ruhe unregelmäßig sein, wird aber beim Training regelmäßig. Der Blutdruck ist praktisch genauso hoch wie bei anderen gesunden Menschen.

Das vergrößerte Herz ist im Röntgenbild sichtbar. Im EKG sind verschiedene Veränderungen nachweisbar. Bei untrainierten Menschen wären diese Veränderungen bedenklich, bei Sportlern mit Sportlerherz sind sie dagegen normal.

Wenn ein Sportler mit dem Training aufhört, bildet sich das Sportlerherz langsam zurück, d. h., Herzgröße und Herzschlag entsprechen allmählich wieder denen eines Nichtsportlers.

Man nimmt an, dass das Sportlerherz die Gesundheit nicht beeinträchtigt. Plötzliche Todesfälle unter Athleten sind gewöhnlich auf bis dahin unerkannte Herzkrankheiten zurückzuführen und nicht auf das Sportlerherz.

---

ten stärkt die Knochen und hilft, Osteoporose vorzubeugen. Bei Arthrose kann Sport die Funktionstüchtigkeit der Gelenke verbessern, allerdings sollte man Aktivitäten vermeiden, bei denen die Gelenke übermäßig belastet werden, wie z. B. Jogging.

Beim Sport werden reichlich Endorphine ausgeschüttet. Endorphine sind Botenstoffe im Gehirn, die Schmerzen mildern und ein Wohlgefühl hervorrufen. Aus diesem Grund hebt Sport die Stimmung und kann sogar Depressionen bessern. Sport stärkt auch das Selbstwertgefühl, weil sich Gesundheit und Aussehen verbessern.

Menschen jeden Alters profitieren also in vielerlei Hinsicht von sportlicher Betätigung. Ältere Menschen können durch regelmäßige körperliche Übungen Stürzen und Knochenbrüchen vorbeugen und dadurch selbstständig bleiben. Selbst gebrechliche ältere Menschen in Pflegeheimen können mit Sport ihre Muskelkraft stärken. Darüber hinaus steigert Sport den Appetit, verbessert die Verdauung und wirkt schlaffördernd.

Die positiven Wirkungen von sportlicher Betätigung verschwinden innerhalb von Monaten, wenn man mit dem Training aufhört. Die Kraft von Herz und Muskulatur nimmt dann ab und der HDL-Spiegel (Lipoproteine hoher Dichte, das »gute« Cholesterin) sinkt, während Blutdruck und der Körperfettanteil steigen. Selbst bei ehemaligen Leistungssportlern, die das Training einstellen, ist kein langfristiger Effekt messbar. Weder sind ihre körperlichen Fähigkeiten besser, noch haben sie weniger Risikofaktoren für einen Herzinfarkt als Menschen, die nie Sport getrieben haben, und sie brauchen ebenso lange, um wieder körperlich fit zu werden.

Mit einem Trainingsprogramm beginnen

Viele Menschen können mit Sport beginnen, ohne zuvor ihren Arzt konsultieren zu müssen. Wer jedoch an Herz- oder Lungenerkrankungen, Diabetes oder anderen ernsten gesundheitlichen Problemen leidet, sollte erst mit seinem Arzt sprechen. Das gilt auch für ältere Menschen. Wenn Medikamente eingenommen werden, vor allem bei chronischen Krankheiten, sollte ebenfalls der Arzt zurate gezogen werden. Manche Medikamente schränken die körperliche Leistungsfähigkeit ein, z. B. senken Betablocker die Herzfrequenz ▲, und Beruhigungsmittel können schläfrig machen und die Gefahr von Stürzen erhöhen.

Wenn jemand bisher gar keinen Sport getrieben hat und körperlich überhaupt nicht in Form ist, ist es ebenfalls sinnvoll, mit einem Arzt zu

▲ siehe Seite 126

sprechen, bevor ein Trainingsprogramm begonnen wird. In bestimmten Fällen sollte das Training von cincm Physiothcrapeuten oder einem erfahrenen Sportlehrer überwacht werden.

Zu Beginn des Trainingsprogramm ist es am sichersten, die Übungen bzw. die Sportart zunächst mit geringer Intensität auszuführen, bis die Arme oder Beine wehtun oder sich schwer anfühlen. Wenn die Muskeln bereits nach wenigen Minuten schmerzen, sollte das erste Training auch nur so lange dauern. Mit zunehmender Fitness sollte man länger trainieren können, ohne dass Muskelschmerzen auftreten. Etwas Anstrengung ist allerdings nötig, um stärkere, längere Muskeln zu bekommen. Mit der Zeit kann man Intensität und Dauer der Trainingseinheiten erhöhen.

Sportarten

Wichtig ist der Unterschied zwischen aerobem (»mit Sauerstoff«) und anaerobem (»ohne Sauerstoff«) Sporttraining. Bei den meisten Sportarten sind beide Komponenten enthalten.

Aerobes Training: Diecser Begriff bezeichnet Übungen, bei denen Luftsauerstoff zu den Muskeln gelangen muss und Herz und Lunge daher kräftiger arbeiten müssen als sonst. Laufen, Radfahren, Schwimmen und Skaten sind Beispiele für aerobe Sportarten. Beim aeroben Training werden in der Regel ziemlich viele Kalorien verbrannt, und die Herzfunktion wird stärker verbessert als bei anaerobem Training. Zum Aufbau von Muskelmasse und -kraft ist es jedoch weniger geeignet.

Anaerobes Training: Dieser Begriff bezeichnet Übungen, bei denen für kurze Zeit intensive Anstrengung erforderlich ist. Gewichtheben und isometrische Übungen (Druck und Gegendruck zweier Körperteile) sind Beispiele. Bei dieser Trainingsform werden Energiequellen genutzt, die im Muskel gespeichert sind, und anders als beim aeroben Training ist dafür kein Sauerstoff aus der Luft erforderlich. Bei anaeroben Übungen werden weniger Kalorien verbrannt als bei aeroben. Für das Herz-Kreislauf-System haben anaerobe Übungen nur einen geringen Nutzen, dafür eignen sie sich gut, um Muskelkraft und -masse aufzubauen; dennoch wirken sie günstig auf Herz und Lunge. Auf lange Sicht trägt mehr Muskelmasse dazu bei, dass man Gewicht verliert und schlanker wird, da Muskeln viele Kalorien verbrauchen.

Intensität, Dauer und Häufigkeit

Training ist immer ein Gleichgewicht zwischen Intensität (wie anstrengend ist das Training),

Dauer (wie lange wird trainiert) und Häufigkeit (wie oft wird trainiert). In der Regel sollte die Intensität mit zunehmender Kraft des Trainierenden steigen, während Dauer und Frequenz ab einem bestimmten Niveau gleich bleiben.

Um das Herz zu stärken, muss das Training mit einigermaßen hoher Intensität ausgeführt werden. Die Intensität lässt sich mit verschiedenen Methoden messen. Bei einer Methode hält man die Intensität dann für ausreichend (d. h. hoch genug, um positiv zu wirken), wenn die Herzfrequenz um 20 Schläge pro Minute höher liegt als der Ruhepuls. Bei einer etwas komplizierteren Methode gilt die Intensität dann als ausreichend, wenn die Herzfrequenz bei 75 bis 80 Prozent der geschätzten maximalen Pulsfrequenz liegt, die mit 220 abzüglich des Lebensalters angegeben wird. Diese Berechnung ist allerdings etwas konservativ, vor allem für körperlich fitte Menschen. Ein anderer Ansatz geht dann von ausreichender Intensität aus, wenn man beim Training schwerer atmet als sonst und schwitzt, vorausgesetzt, die Umgebungstemperatur ist nicht außergewöhnlich hoch. Sehr schwere Atmung und starkes Schwitzen zeugen demnach von hoher Trainingsintensität. Eine andere Möglichkeit besteht darin, zu trainieren, bis man sich verausgabt hat. Beispielsweise wiederholen Gewichtheber eine Übung oft so lange, bis sie das Gewicht nicht noch ein einziges Mal mehr stemmen können.

Die meisten Menschen können anfangs nur einige Minuten trainieren, bis sie ermüden. In der Regel sollten sich die Trainingseinheiten bei maximal möglicher Intensität allmählich auf 30 bis 60 Minuten steigern lassen. Diese Zeitdauer gewährleistet eine optimale Wirkung sowohl auf die Muskulatur als auch auf das Herz-Kreislauf-System. Wesentlich längere Einheiten verbessern weder die Muskelkraft noch die Ausdauer entscheidend.

Drei bis vier Trainingseinheiten pro Woche sind in der Regel völlig ausreichend. Das Herz kann mehrmals täglich belastet werden, aber die Skelettmuskulatur leidet, wenn sie häufiger als jeden zweiten Tag intensiv trainiert wird. Am Tag nach einem angemessenen Sportprogramm lassen sich Blutungen und mikroskopisch kleine Risse in den Muskelfasern nachweisen, die sich als »Muskelkater« bemerkbar machen. Daher sollte man den Muskeln 48 Stunden Zeit geben, um sich zu erholen. Nach einem sehr anstrengenden Training kann es mehrere Tage dauern, bis sich einzelne Muskelgruppen völlig regeneriert haben. Wenn die Muskeln Zeit haben zu verheilen, werden sie kräftiger.

Verschiedene Übungen beanspruchen verschiedene Muskelgruppen. Beim aeroben Training wird z. B. beim Laufen vorwiegend die Unterschenkelmuskulatur belastet; beim Landen auf den Fersen und beim Abstoßen mit den Zehen wirken starke Kräfte auf die Knöchel. Beim Radfahren wird die obere Beinmuskulatur beansprucht, vor allem sind die vorderen Oberschenkelmuskeln (Quadrizeps) und die Hüfte gefordert. Rudern und Schwimmen beanspruchen den Oberkörper und den Rücken. Um Verletzungen zu vermeiden, kann man täglich zwischen diesen Sportarten wechseln. Beim anaeroben Training, z. B. an Kraftmaschinen, ist es am besten, abwechselnd verschiedene Muskelgruppen anzusprechen. In einem optimalen Trainingsplan wird z. B. an einem Tag der Oberkörper und am nächsten Tag der Unterkörper trainiert.

Außerdem sollte die Art des Trainings immer wieder variieren. Der Körper gewöhnt sich an Routine, deshalb lässt die Effektivität der Übungen in Bezug auf Muskelkraft und Herz-Kreislauf-Fitness mit der Zeit nach. Daher sollte der Übungsplan beim Training mit Gewichten alle paar Wochen verändert werden, und auch beim aeroben Training sollte man zwischen verschiedenen Sportarten wechseln.

Verletzungen vorbeugen

Mehr als sechs von zehn Menschen, die mit einem Trainingsprogramm beginnen, hören innerhalb der ersten sechs Wochen wegen einer Verletzung wieder auf. Verletzungen lassen sich vermeiden, indem man wie oben beschrieben zwischen den Trainingseinheiten eine Pause von 48 Stunden einplant. Außerdem sollte man das Training sofort abbrechen, wenn Schmerzen auftreten.

Nach dem Training können zwei verschiedene Arten von Muskelschmerzen auftreten. Der so genannte Muskelkater ist erwünscht. Ein Muskelkater macht sich erst Stunden nach einem intensiven Training auf beiden Körperseiten gleichermaßen bemerkbar, verschwindet nach 48 Stunden wieder und bessert sich beim nächsten Aufwärmtraining. Unerwünscht sind verletzungsbedingte Schmerzen, die sich im Augenblick des Geschehens bemerkbar machen, auf einer Körperseite stärker ausgeprägt sind, nicht nach 48 Stunden von selbst verschwinden und sich beim nächsten Training sogar verschlimmern.

Verletzungen lassen sich durch Aufwärmübungen vor dem eigentlichen Trainingsprogramm und eine Abklingphase nach dem Training vermeiden.

Aufwärmen: Anfängliche Übungen mit geringer Intensität (z. B. Gehen statt Laufen, Training mit leichten Gewichten) regen die Durchblutung an, dadurch steigt die Muskeltemperatur. Warme Muskeln sind geschmeidiger und weniger anfällig für Zerrungen als kalte, die sich nur schwerfällig zusammenziehen. Daher hilft das Aufwärmen, Verletzungen zu verhindern.

Dehnübungen: Bei Dehnübungen (Stretching) werden Muskeln und Sehnen in die Länge gezogen und dadurch dehnbarer. Längere Muskeln können mehr Kraft an den Gelenken entwickeln, wodurch man höher springen, schwerere Gewichte heben, schneller laufen und weiter werfen kann. Anders als bei Übungen gegen einen Widerstand (z. B. Training mit Gewichten) kräftigen Dehnübungen die Muskulatur nicht. Es gibt Anhaltspunkte dafür, dass Dehnübungen Verletzungen oder Muskelkater, der durch Muskelfaserschäden verursacht wird, vorbeugen. Dehnübungen sollten immer erst nach dem Aufwärmen oder nach dem Training durchgeführt werden, wenn die Muskeln warm sind und die Gefahr von Zerrungen geringer ist.

Abklingen (Cool-down): Das Training sollte langsam ausklingen, damit keine Kreislaufstörungen auftreten. Wenn sich die Beinmuskeln entspannen, sammelt sich das Blut in den Beinvenen. Damit das Blut zum Herzen zurückgepumpt wird, muss die Beinmuskulatur arbeiten. Bricht man das Training abrupt ab, staut sich das Blut in den Beinen, und das Gehirn wird nicht ausreichend durchblutet. Die Folge ist Schwindel. Eine Abklingphase verhindert das und beschleunigt außerdem den Abbau von Milchsäure, die sich nach dem Training in den Muskeln ansammelt. Milchsäure ist nicht für den Muskelkater verantwortlich, daher kann die Abklingphase auch keinen Muskelkater verhindern.

Eine geeignete Sportart wählen

Es gibt viele verschiedene Sportarten, und jede Sportart hat Vor- und Nachteile. Schnelles Gehen (Walking) z. B. ist relativ gelenkschonend, denn dabei ist immer mindestens ein Fuß auf dem Boden, sodass nie mehr als das Körpergewicht der Person auf einem Fuß lastet. Dafür werden beim Walking weniger Kalorien verbrannt als beim schnellen Laufen. Schwimmen führt nur selten zu Zerrungen, denn die Muskeln werden vom Wasser getragen. Da der Körper beim Schwimmen aber nur wenig Gewicht trägt, hilft es nicht, um Osteoporose vorzubeugen. Der gleichmäßige Bewegungsablauf beim Radfahren bewahrt die Muskeln vor Stößen, aber man muss dabei das Gleichgewicht halten können, und leider lässt sich dieser Sport nicht immer abseits vom Verkehr gefahrlos ausüben.

Es gibt noch weitere Trainingsvariationen. Manche Menschen gehen lieber in ein Fitnessstudio oder trainieren zu Hause, während andere die freie Natur bevorzugen. Manche Leute befolgen einen genau strukturierten Trainingsplan, während andere die sportliche Betätigung einfach in ihren Alltag integrieren und z. B. zu Fuß gehen, statt mit dem Auto zu fahren. Entscheidend ist, eine Sportart zu finden, die Spaß macht, ein geringes Verletzungsrisiko hat und auf Dauer ausgeübt werden kann.

Walking (schnelles Gehen) ist eine ausgewogene Bewegungsform, die unabhängig vom Alter ausgeführt werden kann. Viele ältere Menschen können sich durch regelmäßiges Walking körperlich fit halten. Langsames Gehen verbessert die körperliche Verfassung jedoch kaum. Um schneller zu werden, muss man längere Schritte machen und auch die Beine schneller bewegen. Die Schritte werden länger, wenn die Hüften mitschwingen, sodass die Füße weiter nach vorne kommen. Dabei zeigen die Zehen beim Aufsetzen des Fußes jedoch meist leicht nach außen, der Fuß streckt sich also nicht so weit nach vorn, als wenn die Zehen geradeaus zeigen würden. Deshalb sollte man beim Walking immer darauf achten, dass die Zehen nach vorne gerichtet sind. Bewegt man die Arme schneller, beschleunigt sich auch der Schritt. Dazu winkelt man die Arme an, um den Radius zu verkürzen und die Zeit zu verringern, die die Arme zum Vor- und Zurückschwingen benötigen. Bei instabilen Gelenken oder ernsten Gelenkerkrankungen kann Walking schwierig sein.

Schwimmen trainiert den ganzen Körper – Arme, Beine und Rücken –, ohne Muskeln und Gelenke zu strapazieren. Deshalb wird es oft bei Muskel- und Gelenkproblemen empfohlen. Schwimmer können sich langsam auf eine ununterbrochene Trainingszeit von 30 Minuten steigern, egal, wie schnell oder in welchem Stil sie schwimmen. Wenn man durch Sport an Gewicht abnehmen will, ist Schwimmen allerdings nicht die beste Wahl. Sportliche Aktivität außerhalb des Wassers ist wirkungsvoller, denn dadurch steigt die Körpertemperatur, und der Stoffwechsel wird bis zu 18 Stunden lang beschleunigt. Es werden also nicht nur während, sondern auch nach dem Training Kalorien ver-

KALORIENVERBRAUCH BEIM SPORT

AKTIVITÄT	DURCHSCHNITTLICHER KALORIENVERBRAUCH PRO STUNDE*	
	KÖRPERGEWICHT 57 KG	KÖRPERGEWICHT 80 KG
Aerobic	283	396
Radfahren	453	635
Skilanglauf	453	635
Abfahrtski	340	476
Golf		
Mit Golfwagen	198	277
Schläger tragen	311	436
Wandern	340	476
Eislauf	396	555
Inline-Skating	283	396
Laufen		
1,6 km in 8 min	708	992
1,6 km in 12 min	453	635
Schwimmen	453	635
Tanzen	226	317
Taek Won Do	283	396
Tennis (Einzel)	453	635
Walking	198	277
Krafttraining	170	238
Yoga	226	317

brannt. Wasser dagegen leitet die Wärme vom Körper weg, sodass weder die Körpertemperatur noch die Stoffwechselrate nach dem Schwimmen erhöht ist.

Radfahren trainiert Herz und Kreislauf und stärkt die Oberschenkelmuskulatur. Bei einem Fahrradergometer (Heimtrainer) sollte der Widerstand so eingestellt werden, dass der Fahrer 60 Umdrehungen pro Minute schafft. Mit zunehmender Übung kann man den Widerstand schrittweise erhöhen und 90 Umdrehungen pro Minute erreichen. Mit einem Straßenfahrrad kann man die Natur genießen und übt außerdem, das Gleichgewicht zu halten und auf verschiedenem Untergrund zu fahren, andererseits muss man mit den Gefahren des Straßenverkehrs zurechtkommen. Manche Menschen haben jedoch selbst auf einem Heimtrainer Probleme mit dem Gleichgewicht, andere empfinden den schmalen Sattel als unangenehm, weil er gegen das Becken drückt.

Ein Liegeheimtrainer ist sowohl sicher als auch bequem. Er hat eine geformte Sitzschale, in der auch Schlaganfallpatienten sitzen können. Wenn ein Bein gelähmt ist, können die Füße mit Riemen auf den Pedalen fixiert werden, sodass man die Tretbewegung auch mit nur einem Bein ausführen kann. Ein Liegeheimtrainer eignet sich besonders für ältere Menschen, die oft eine schwache Oberschenkelmuskulatur und deshalb Schwierigkeiten haben, aus der Hocke oder einem Sessel aufzustehen, ohne sich mit den Händen abzustützen, oder eine Treppe hochzugehen, ohne sich am Geländer festzuhalten.

Aerobic ist eine beliebte Sportart, die in vielen Fitnesscentern und Vereinen angeboten wird und den ganzen Körper trainiert. Erfahrene Übungsleiter kontrollieren die Bewegungen. Flotte Musik und vertraute Abläufe sorgen für Spaß, feste Übungszeiten und das Training mit Bekannten können die Motivation fördern. Mithilfe von Videos kann man die Übungen aber auch zu Hause machen. Das so genannte Low-Impact-Aerobic ist eine gelenkschonende Variante ohne Sprünge und Stoßbelastungen, sodass Knie- und Hüftgelenke weniger beansprucht werden. Allerdings steigt mit der Intensität der Übungen auch der positive Effekt, vor allem in Bezug auf Gewichtsverlust.

Step Aerobic ist eine Variante, bei der man im Takt der Musik in bestimmten Schrittfolgen auf eine Stufe steigt. Dabei werden hauptsächlich die vorderen und hinteren Oberschenkelmuskeln trainiert. Sobald diese Muskeln zu schmerzen beginnen, sollte man aufhören, andere Übungen machen und erst einige Tage später wieder Step-Aerobic trainieren.

Wasser-Aerobic (Aquafitness) ist ein hervorragendes Training für ältere Menschen oder bei schwacher Muskulatur, da das Wasser den Körper stützt und keine harten Stöße und Stürze vorkommen können. Es wird oft bei Arthrose empfohlen. Beim Wasser-Aerobic werden verschiedene Gymnastikübungen oder einfach Laufbewegungen in hüft- bis schultertiefem Wasser ausgeführt.

Skilanglaufgeräte (Crosstrainer) trainieren Oberkörper und Beine. Viele Menschen arbeiten gerne mit diesen Geräten, andere haben Probleme mit dem Bewegungsablauf. Da man bei diesen Geräten eine bessere Koordinationsfähigkeit haben muss als bei den meisten anderen, sollte man das Gerät vor dem Kauf unbedingt ausprobieren. Vielen Menschen macht Skilanglauf in der Natur mehr Spaß, dafür muss man aber mit der winterlichen Kälte zurechtkommen.

Rudern stärkt die großen Bein-, Schulter- und Rückenmuskeln und beugt bei gesundem Rücken Verletzungen vor. Rudergeräte sind verbreiteter als das Rudern auf dem Wasser. Beim Rudern im Freien muss man zusätzlich die Ruderschläge koordinieren und kann sich auf dem Boot an der Natur erfreuen. Wer Rückenprobleme hat, sollte erst mit einem Arzt sprechen.

Krafttraining gehört zu den anaeroben Trainingsformen und dient dem Aufbau von Muskelmasse und Kraft. Für diese Ziele eignet sich Krafttraining weitaus besser als andere Sportarten, andererseits ist aerobes Training in gleicher Intensität effektiver im Hinblick auf den Kalorienverbrauch (und damit Gewichtsabnahme) und eine Leistungssteigerung von Herz und Kreislauf. Da Muskeln mehr Kalorien verbrauchen als Fett, trägt eine höhere Muskelmasse auf Dauer dazu bei, schlanker auszusehen, obwohl sich das Gewicht dabei nicht verringern muss. Man kann die aerobe Komponente des Krafttrainings verstärken, indem man die Zahl der Wiederholungen an jedem Gerät erhöht und die Pausen zwischen den Übungen verkürzt.

Beim Training mit Gewichten ist die Verletzungsgefahr an Muskeln und Gelenken erhöht, wenn die Übungen nicht richtig ausgeführt werden. Wer mit Gewichtheben anfangen möchte, profitiert von einer guten Anleitung. Dazu gehören Anweisungen, wie Gewicht und Sitzposition eingestellt werden sollten und wie man bei den Übungen atmet (beim Drücken bzw. Ziehen ausatmen, beim Entspannen einatmen). In der Regel sollte das Gewicht so gewählt werden, dass jede Übung zehn- bis 15-mal wiederholt werden kann. Die verschiedenen Muskelpartien sollten im Wechsel von mehreren Tagen trainiert werden.

KAPITEL 7

Rehabilitation

Rehabilitationsmaßnahmen können nach schweren Verletzungen, oft infolge von Unfällen, nach einem Schlaganfall, einer schweren Infektion, einem Tumor, einer Operation und bei fortschreitenden Erkrankungen erforderlich sein. Bei chronisch obstruktiven Lungenkrankheiten ist oft ein spezielles Rehabilitationsprogramm für die Atemwege sinnvoll ▲. Auch wenn jemand nach langer Bettruhe, z. B. wegen eines Herzinfarkts oder einer Operation, körperlich sehr geschwächt ist, helfen Rehabilitationsmaßnahmen. Physiotherapie (Krankengymnastik), Ergotherapie und die Behandlung von Schmerzen und Entzündungen sind Schwerpunkte der Rehabilitation.

Eine Rehabilitationsmaßnahme kann in jedem Lebensalter erforderlich werden, allerdings unterscheiden sich Art, Umfang und Ziele. Menschen mit chronischen Beeinträchtigungen, oft handelt es sich um ältere Menschen, haben andere Ziele, brauchen weniger intensive Rehabilitationsmaßnahmen oder eine längere Zeit sowie andere Therapieformen als jüngere Menschen. So hat z. B. ein älterer Mensch mit schwerer Herzinsuffizienz, der einen Schlaganfall erlitten hat, vielleicht das Ziel, möglichst viele Fähigkeiten wiederzuerlangen, die ihm ein selbstständiges Leben ermöglichen (essen, ankleiden, baden, vom Bett in den Stuhl gelangen, Toilettengänge, Blasen- und Darmkontrolle). Das Ziel eines jüngeren Menschen, der einen Herzinfarkt oder einen Autounfall hatte, ist dagegen oft die vollständige uneingeschränkte Wiederherstellung aller Körperfunktionen. Trotzdem ist das Alter allein kein Grund, Ziele oder Intensität der Rehabilitation zu ändern, Krankheiten und andere Einschränkungen können jedoch begrenzend wirken.

Eine intensive Rehabilitation besteht aus mehreren Bestandteilen, wie Physiotherapie, Ergotherapie, Sprachtherapie, die meist als Einzeltherapien über Wochen fortlaufen, bis sie eine Wirkung zeigen. Manchmal müssen zunächst dringendere gesundheitliche Probleme behandelt werden, bevor eine Rehabilitation eingeleitet werden kann.

Rehabilitationsmaßnahmen müssen von einem Arzt verordnet und von der Krankenkasse genehmigt werden. Die Verordnung enthält Angaben über die Art der Krankheit oder Verletzung und die Ziele der Rehabilitation sowie eine Begründung für die Rehabilitationsbedürftigkeit. Außerdem schlägt der Arzt die Maßnahmen vor, z. B. Gehtraining oder Anleitung zu Verrichtungen des täglichen Lebens.

Wo die Rehabilitationsmaßnahmen stattfinden, hängt unter anderem vom Zustand des Patienten ab. Bei schweren Beeinträchtigungen ist u. U. ein stationärer Aufenthalt in einer Rehaklinik erforderlich, wo die Pflege gewährleistet ist. In diesen Zentren betreut ein Team von Fachleuten den Patienten. Neben Ärzten und Therapeuten gehören dazu Krankenschwestern, Psychologen und Sozialarbeiter. Auch die Angehörigen werden einbezogen.

Für jedes einzelne Problem des Patienten, z. B. eingeschränkter Bewegungsradius, Gangstörung, Unfähigkeit, ein Schraubglas zu öffnen oder selbstständig zu essen, legen das Rehabilitationsteam und die Therapeuten ein kurzfristiges Ziel fest. Der Patient wird ermutigt und dabei unterstützt, jedes dieser Ziele zu erreichen. Die Ziele werden im Lauf der Therapie der Situation des Patienten angepasst. Wenn zu Beginn ein langfristiges Gesamtziel vereinbart wird, weiß der Patient besser, was er von der Rehabilitation erwarten kann und wo er voraussichtlich in einigen Monaten stehen wird.

Benötigt der Patient nicht so viel Hilfestellung und Pflege, kann er z. B. selbstständig vom Bett in einen Stuhl gelangen und zur Toilette gehen, lassen sich die Rehabilitationsmaßnahmen oft ambulant durchführen. Dazu geht der Patient entweder in die Praxis des Therapeuten, oder der Therapeut macht Hausbesuche. In diesem Fall müssen allerdings Angehörige bereit sein, bei der Rehabilitation mitzuarbeiten. Eine Rehabilitation im häuslichen Umfeld ist sehr wünschenswert, kann aber für alle Beteiligten körperlich und psychisch belastend sein. Unter Umständen ist eine zusätzliche Unterstützung durch ambulante Pflegedienste möglich.

Unabhängig von der Schwere der Beeinträchtigung oder den Fähigkeiten des Therapeutenteams hängt das Ergebnis des Rehabilitationsprozesses letztendlich von der Motivation des Betroffenen ab.

▲ siehe Seite 244

Behandlung von Schmerzen und Entzündungen

Zur Behandlung von Schmerzen und Entzündungen setzt man Wärme- oder Kältetherapie, Elektrostimulation, Extensionsmethoden, Massage und Akupunktur ein. Ob Wärme oder Kälte zum Einsatz kommen, ist oft eine persönliche Entscheidung, aber bei akuten Schmerzen scheint Kälte besser zu wirken.

Wärmetherapie: Wärme fördert die Durchblutung und verbessert die Beweglichkeit des Bindegewebes. Außerdem vermindert Wärme Schmerzen, Muskelkrämpfe und die Steifheit von Gelenken. Entzündungen und Flüssigkeitsansammlungen im Gewebe (Ödeme) werden gelindert. Wärmetherapie wird bei Entzündungen sowie akuten und chronischen Verletzungen eingesetzt, z. B. bei Verstauchungen, Zerrungen, Muskelkrämpfen, Rückenschmerzen, Schleudertraumata und Gelenkentzündungen. Man unterscheidet zwischen oberflächlicher Wärmeanwendung und Tiefenwärme. Heiße Packungen, Infrarotlicht und Bäder führen zu einer oberflächlichen Erwärmung. Hochfrequenztherapie (Erzeugung von Wärme in Geweben durch elektrischen Strom, auch Kurz- oder Mikrowellentherapie genannt) und Ultraschall erwärmen tiefere Gewebeschichten.

Kältetherapie (Kryotherapie): Die Anwendung von Kälte kann Muskelkrämpfe, Lendenwirbelschmerzen und akute Entzündungen lindern. Kälte wird in Form von Eisbeuteln, kalten Packungen oder Flüssigkeiten bzw. Sprays, die beim Verdunsten Kälte erzeugen, aufgebracht. Die Ausbreitung der Kälte in der Haut hängt von der Dicke der Haut und des darunter liegenden Fett- und Muskelgewebes, dem Wassergehalt der Gewebe und deren Durchblutung ab. Der Therapeut achtet darauf, dass durch die Abkühlung das Gewebe nicht geschädigt wird.

Elektrostimulation: Muskeln, die von Nerven nicht richtig versorgt werden, können durch elektrischen Strom angeregt werden, um Muskelschwund und Spastik vorzubeugen. Bei einseitiger Lähmung (Hemiplegie, z. B. nach Schlaganfall), Verletzung peripherer Nerven oder Lähmung der Beine (Paraplegie) oder aller vier Gliedmaßen (Tetraplegie) nach einem Unfall kann eine Elektrostimulation, bei der Elektroden auf die Haut aufgebracht werden, helfen. Bei chronischen Rückenschmerzen, rheumatoider Arthritis, einem verstauchten Knöchel und

örtlich begrenzten Schmerzen kann eine so genannte transkutane elektrische Nervenstimulation (TENS) Linderung bringen, bei der geringe Stromstärken eingesetzt werden. Abhängig von der Stärke der Schmerzen kann die TENS mehrmals täglich für 20 Minuten bis zu mehrere Stunden eingesetzt werden. Das Verfahren verursacht ein Kribbeln, erhöht aber die Muskelspannung nicht. Patienten können die Therapie nach einer Schulung u. U. zu Hause nach Bedarf durchführen. Die meisten Menschen vertragen die TENS-Behandlung gut, aber die Wirksamkeit ist sehr unterschiedlich.

Extensionsmethoden: Bei einer Extensionsbehandlung werden die Gliedmaßen oder die Wirbelsäule gestreckt. Die Wirbelsäulenextension wird bei Muskelverspannungen eingesetzt und um heilende Knochenbrüche in der richtigen Position zu halten. Verwendet werden Flaschenzugsysteme mit Gewichten, das Körpergewicht des Patienten, manuelle Kräfte oder ein Motor. Bei chronischen Nackenschmerzen wird eine Nackenwirbelextension durchgeführt.

Massage: Massagen können Schmerzen lindern, Schwellungen reduzieren und verspannte Gewebe lockern. Bei Lendenwirbelschmerzen, Entzündungen von Gelenken, Nerven oder Schleimbeuteln, Weichteilrheumatismus, multipler Sklerose, Zerebralparese und anderen Lähmungen können Massagen hilfreich sein.

Akupunktur: Bei der Akupunktur werden an bestimmten Stellen, oft weit entfernt von der schmerzenden Stelle, dünne Nadeln in die Haut eingestochen. Sie werden einige Minuten lang mit Unterbrechungen schnell gedreht oder man legt einen schwachen Strom an. Man nimmt an, dass Akupunktur die Ausschüttung von Endorphinen anregt (körpereigenen schmerzhemmenden Stoffen) und dadurch schmerzlindernd und entzündungshemmend wirkt ▲.

Physiotherapie

Bei der Physiotherapie, auch Krankengymnastik genannt, werden unter Anleitung Übungen gemacht oder der Körper passiv bewegt. Die verschiedenen Übungen erhöhen die Beweglichkeit der Gelenke, kräftigen die Muskulatur, verbessern die Koordination und Kondition und trainieren z. B. das Gehen.

Beweglichkeitsübungen: Nach einem Schlaganfall oder längerer Bettlägerigkeit ist die Beweglichkeit der Gelenke häufig eingeschränkt. Dadurch kann es zu Schmerzen und Einschränkungen der körperlichen Funktion kommen,

▲ siehe Seite 1689

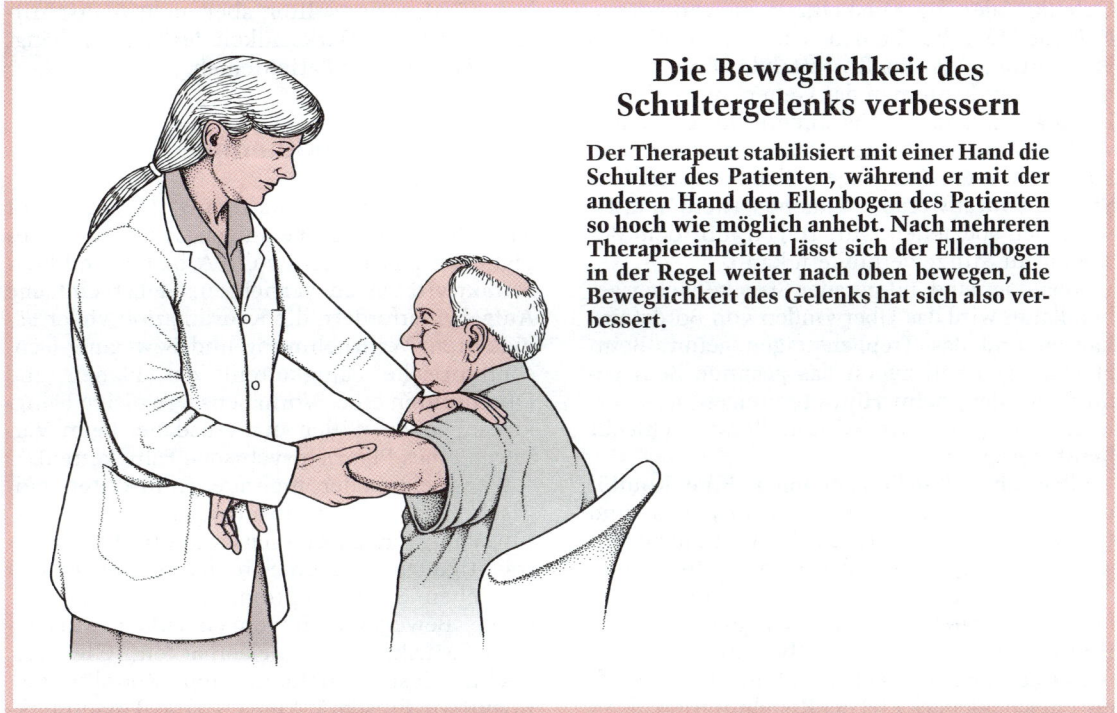

Die Beweglichkeit des Schultergelenks verbessern

Der Therapeut stabilisiert mit einer Hand die Schulter des Patienten, während er mit der anderen Hand den Ellenbogen des Patienten so hoch wie möglich anhebt. Nach mehreren Therapieeinheiten lässt sich der Ellenbogen in der Regel weiter nach oben bewegen, die Beweglichkeit des Gelenks hat sich also verbessert.

und es besteht die Gefahr des Wundliegens (Dekubitus).

Mithilfe eines Geräts, dem Goniometer, wird gemessen, bis zu welchem Winkel sich das Gelenk bewegen lässt. Die Beweglichkeit nimmt zwar mit zunehmendem Alter ab, aber gesunde ältere Menschen sind normalerweise dennoch in der Lage, sich selbst zu versorgen.

Bei aktiven Beweglichkeitsübungen bewegt der Patient einen Muskel oder ein Gelenk ohne Hilfestellung. Aktive unterstützte Übungen sind angezeigt, wenn der Patient Unterstützung bei den Übungen benötigt, weil seine Muskeln zu schwach sind oder weil die Bewegung Schmerzen verursacht. Wenn der Patient nicht aktiv mitarbeiten kann, werden die Übungen passiv ausgeführt. Unterstützung und passive Beweglichkeitsübungen werden sehr vorsichtig ausgeführt, um Verletzungen zu vermeiden, dennoch können sie etwas unangenehm sein.

Vor Beginn der Behandlung stellt der Physiotherapeut fest, ob die eingeschränkte Beweglichkeit auf einer Versteifung der Muskeln oder einer Verkürzung der Sehnen und Bänder beruht. Bei einer Versteifung der Muskulatur kann das Gelenk stärker gedehnt werden. Wenn verkürzte Sehnen oder Bänder die Ursache sind, ist u. U. eine Operation erforderlich, bevor man mit Be-

weglichkeitsübungen Fortschritte erzielen kann. Das betroffene Gelenk wird über den Schmerzpunkt hinaus bewegt, der Schmerz sollte jedoch nicht nach Ende der Übung anhalten. Längere moderate Dehnungen sind wirkungsvoller als kurze starke. Für länger andauernde Dehnungen setzt man etwa 20 Minuten pro Tag Flaschenzüge mit Gewichten ein.

Kräftigungsübungen: Viele Übungen kräftigen die Muskulatur, dabei wird immer gegen langsam steigenden Widerstand gearbeitet. Wenn die Muskeln kräftiger geworden sind, wird der Widerstand schrittweise erhöht, entweder durch den Einsatz von Latexbändern oder von Gewichten. Auf diese Weise werden Muskelmasse und -kraft erhöht und die Ausdauer verbessert.

Koordinationsübungen: Diese zweckorientierten Übungen eignen sich für Menschen mit Koordinations- und Gleichgewichtsstörungen, meist infolge eines Schlaganfalls oder eines Hirnschadens. Dabei wiederholt man eine zielgerichtete Bewegung, bei der mehr als ein Muskel oder ein Gelenk beansprucht wird, z. B. einen Gegenstand aufheben, ein bestimmtes Körperteil berühren.

Gehtraining: Ziel dieser Übungen ist es, allein oder mit Hilfestellung gehen zu können. Zuvor ist es u. U. nötig, die Beweglichkeit eines

Gelenks oder die Muskelkraft zu verbessern. Manche Menschen brauchen ein orthopädisches Hilfsmittel, wie ein Korsett oder eine Schiene. Anfangs kann man das Gehen an parallelen Handläufen üben, insbesondere bei Gleichgewichtsstörungen. Später können mechanische Hilfen, wie ein Gehwagen, Krücken oder ein Stock, benutzt werden. Manche Patienten müssen einen speziellen Gurt tragen, mit dem der Therapeut Stürze verhindern kann.

Sobald jemand auf gerader Strecke sicher gehen kann, wird das Überwinden von Bordsteinkanten und das Treppensteigen geübt. Beim Hochsteigen soll zuerst das gesunde Bein benutzt werden, beim Hinuntersteigen dass verletzte Bein. (Merksatz: »Gut heißt rauf, schlecht heißt runter.«)

Allgemeines Konditionstraining: Eine Kombination aus Beweglichkeits-, Kräftigungs- und Gehübungen wird gegen die Auswirkungen längerer Bettlägerigkeit oder Ruhigstellung von Gliedmaßen eingesetzt. Dadurch werden Kreislauf und Durchblutung gefördert und die Funktion von Herz und Lunge verbessert.

Transferübungen: Transferübungen sind oft ein entscheidendes Ziel der Rehabilitation, denn Menschen, die nicht sicher und selbstständig aus dem Bett in den Stuhl, aus dem Stuhl zur Toilette oder aus dem Stuhl in eine aufrechte Position gelangen können, brauchen meist eine 24-Stunden-Betreuung. Welche Techniken dafür eingesetzt werden, hängt davon ab, ob der Betroffene auf einem oder beiden Füßen Gewicht übernehmen kann, über einen intakten Gleichgewichtssinn verfügt oder einseitig gelähmt ist. Manchmal sind Hilfsmittel erforderlich. Hat jemand z. B. Schwierigkeiten beim Aufstehen aus einem Stuhl, kann eine Sitzflächenerhöhung oder ein sich automatisch aufrichtender Stuhl hilfreich sein.

Stehbrett: Patienten mit niedrigem Blutdruck oder Schwindel beim Aufrichten (orthostatische Kreislaufregulationsstörung ▲) können von einem Stehbrett profitieren. Ein Stehbrett ist ein gepolsterter Tisch mit Fußbrett. Der Patient liegt zunächst mit dem Gesicht nach oben und mit einem Gurt gesichert auf dem Brett. Dann wird das Brett sehr langsam aufgerichtet, bis der Patient fast in der Senkrechten ist. Dadurch erlangen die Blutgefäße wieder die Fähigkeit, sich zusammenzuziehen. Wie lange der Patient auf dem Stehbrett bleibt, hängt davon ab, wie gut er die Aufrichtung verträgt, ein- bis zweimal täg-

lich 45 Minuten sollten aber nicht überschritten werden. Die Wirksamkeit der Therapie hängt vom Zustand des Patienten ab.

Ergotherapie

Die Ergotherapie (Beschäftigungstherapie) dient dazu, Menschen zu befähigen, Aktivitäten des täglichen Lebens, sinnvolle Arbeiten und Freizeitaktivitäten zu verrichten. Selbst einfache Aufgaben erfordern die Koordination vieler Fähigkeiten: Wahrnehmung und Bewegung (sensomotorische Fähigkeiten), das Planen und Durchführen eines Vorhabens (kognitive Fähigkeiten) sowie Willen und Ausdauer beim Verfolgen eines Planes (psychische Fähigkeiten).

Wenn eine oder mehrere Fähigkeiten eingeschränkt sind, beeinträchtigt das die Leistungsfähigkeit. Zu den sensomotorischen Beeinträchtigungen zählen Schwierigkeiten in den Bereichen Sinnesempfindung und -wahrnehmung, Beweglichkeit von Gelenken, Muskelkraft, Muskeltonus, Belastbarkeit, Gleichgewicht, Geschicklichkeit und Koordination. Kognitive Einschränkungen sind Unaufmerksamkeit, Ablenkbarkeit, Konzentrationsstörungen, eingeschränkte Urteilsfähigkeit, Unschlüssigkeit, Gedächtnisstörungen und mangelhafte Fähigkeiten zur Problemlösung. Psychische Beeinträchtigungen sind Gleichgültigkeit, Depressionen, Ängste, empfundene Unfähigkeit, Frustration, fehlende Ausdauer und mangelnde Fähigkeiten, Aufgaben zu bewältigen. Ergotherapeuten erkennen Beeinträchtigungen durch direkte Beobachtung, bestimmte Tests und aufgrund der Informationen Dritter.

Welche Hilfestellung erforderlich ist, erkennen Ergotherapeuten, indem sie dem Patienten zusehen, während er eine Aufgabe unter realen Bedingungen erledigt. Außerdem beurteilen sie potenzielle Probleme im sozialen Umfeld (z. B. wie sich die Einstellung Familienangehöriger auf die Fähigkeiten des Betroffenen auswirkt) sowie den Einfluss der räumlichen Umgebung (z. B. nicht ausreichende Beleuchtung, Stolperfallen, wie Stromkabel und Teppiche, und andere Hindernisse, die eine Aufgabe erschweren).

Die Art der Hilfestellung hängt von der Beeinträchtigung ab. Patient und Therapeut erarbeiten gemeinsam, welche Ziele wichtig sind und welche Therapieform sinnvoll ist. Übungen zur Verbesserung der Feinmotorik (wie beidhändiges Arbeiten oder Stifte in Bohrungen stecken) können beispielsweise eingesetzt werden, um

▲ siehe Seite 133

die Koordination oder den Umgang mit Besteck beim Essen zu verbessern. Ein Memory-Spiel kann Erkennen und Gedächtnis schulen. Anpassungstechniken können dem Betroffenen helfen, Funktionsstörungen auszugleichen (bei einer Armlähmung kann man z. B. neue Möglichkeiten erlernen, sich anzukleiden, Schuhe zu binden und Knöpfe zu schließen). Mit sich verbessernder Leistungsfähigkeit wird der Schwierigkeitsgrad erhöht.

Ergotherapeuten wissen außerdem, mit welchen Hilfsmitteln Menschen mit Funktionseinschränkungen selbstständiger werden können. Beispielsweise kann eine Schiene Fehlbildungen verhindern oder die Funktion verbessern, z. B. den Druck, der zum Festhalten eines Werkzeugs nötig ist. Weit verbreitete Hilfsmittel sind Stöcke, Haltegriffe neben Badewanne und Toilette, Duschsitze, geformte Griffe an Besteck oder Schuhlöffeln und Greifhilfen, mit denen man Dinge vom Fußboden aufheben oder aus dem Regal nehmen kann. Werkzeuge mit geformten Griffen oder mit Federzug oder elektronischer Kontrolle gleichen eine verminderte Beweglichkeit der Hand aus. Erhöhte Toilettensitze und Stuhlbeinverlängerungen helfen bei Rücken- oder Beinproblemen. Für Menschen mit Lähmung aller Gliedmaßen (Tetraplegie) oder anderen schweren Funktionsstörungen sind durchdachte computergesteuerte Geräte entwickelt worden.

Andere Gerätschaften helfen Menschen mit Seh-, Hör- und Gedächtnisschäden. Das Telefon kann mit größeren Ziffern ausgestattet werden, das Telefonklingeln durch ein Blinklicht ersetzt werden. Gedächtnishilfen sind Telefone mit Wahlautomatik, Medikamentendosierer mit Zeituhr und kleine Geräte, auf denen man Mitteilungen (z. B. Anweisungen, Listen) aufzeichnen und zur richtigen Zeit abspielen kann.

KAPITEL 8

Sterben und Tod

Noch vor einem Jahrhundert starben Menschen mit einer schweren Verletzung oder Infektion in der Regel recht bald. Auch wer eine Herzkrankheit oder Krebserkrankung hatte, lebte nach der Diagnose meist nicht mehr lange. Von den Ärzten erwarteten die meisten Menschen kaum mehr als ein wenig Linderung.

Heute gilt der Tod oft weniger als ein Teil des Lebens, sondern vielmehr als ein Ereignis, das auf unbestimmte Zeit hinausgezögert werden soll. Menschen mit Erkrankungen wie Krebs, Herzkrankheiten, Schlaganfall, chronisch obstruktiven Atemwegerkrankungen, Lungenentzündung und Demenz können infolge der modernen medizinischen Verfahren häufig viele Jahre recht gut leben. Bei anderen lässt sich das Leben zwar verlängern, aber die Lebensqualität und die Körperfunktionen lassen nach.

Über den voraussichtlichen Verlauf einer Krankheit, einschließlich Sterben und Tod, zu reden, ist ein wichtiger Bestandteil der medizinischen Versorgung. Ärzte und Patienten verwenden dabei oft unterschiedliche Begriffe und fühlen sich bei solchen Gesprächen nicht immer wohl. Grundsätzlich sollten Menschen jedoch versuchen zu verstehen, wie es um sie und ihre Zukunft steht und Wünsche bezüglich der Behandlung und der Unterstützung durch Angehörige äußern ▲. Wer mit seinem Arzt nicht über Tod und Sterben reden möchte, sollte wissen, dass dann wichtige Entscheidungen möglicherweise ohne sein Zutun getroffen werden.

Zeitlicher Verlauf des Sterbens

Viele Menschen glauben, dass die Ärzte wissen, wie lange jemand noch leben wird, dass sie ihnen diese Information aber vorenthalten. Niemand kann jedoch wissen, wie lange ein kranker Mensch noch zu leben hat. Den Angehörigen sei geraten, nicht auf exakten Vorhersagen zu bestehen oder sich auf diese zu verlassen, wenn sie denn gemacht werden. Manchmal leben Schwerkranke noch Monate oder Jahre, weit län-

▲ siehe Seite 51

ger, als es jemals möglich schien. Andere Menschen sterben sehr bald. Wenn ein Patient möchte, dass eine bestimmte Person bei seinem Ableben anwesend ist, muss man diese Person möglicherweise auf unbestimmte Zeit in der Nähe unterbringen. Dennoch möchten viele Angehörige und manchmal auch die Betroffenen selbst wissen, wie hoch die Lebenserwartung mit der diagnostizierten Krankheit ist.

Für einen durchschnittlichen Patienten in einem bestimmten Krankheitsstadium können Ärzte eine Kurzzeitprognose abgeben, die auf der statistischen Auswertung einer großen Gruppe von Patienten im gleichen Zustand beruht. So kann man z. B. mit einiger Berechtigung sagen,

Mit einem sterbenden Menschen reden

> Viele Menschen haben Schwierigkeiten, mit einem sterbenden Menschen offen über den Tod zu sprechen, weil sie fälschlicherweise annehmen, dass er nicht über seinen Zustand reden will oder dadurch verletzt würde. Die Angehörigen sollten den Sterbenden aber weiterhin in Gespräche einbeziehen, auch in Entscheidungen. Folgende Empfehlungen können solche Gespräche erleichtern:
> - Hören Sie dem Betroffenen genau zu. Zu fragen »Was denkst du?« ist besser, als das Gespräch mit Kommentaren, wie »So darfst du doch nicht reden«, abzublocken.
> - Sprechen Sie darüber, was sich der Betroffene lange Zeit nach seinem Tod für seine Familie vorstellt, und nähern Sie sich dann langsam Ereignissen kurz nach dem Tod. Das erleichtert Gespräche über Wünsche in Bezug auf die Beerdigung und die Unterstützung der Angehörigen.
> - Erinnern Sie sich gemeinsam mit dem Betroffenen an zurückliegende Ereignisse; auf diese Weise zollen sie seinem Leben Anerkennung.
> Sprechen Sie auch dann mit dem Betroffenen, wenn er selber nicht mehr sprechen kann. Andere Formen der Kommunikation können ebenfalls sehr wohltuend sein, z. B. die Hand des Betroffenen zu halten, ihn zu massieren oder einfach in seiner Nähe zu bleiben.

dass fünf von 100 Patienten mit der gleichen lebensgefährlichen Krankheit überleben und aus der Klinik entlassen werden. Wesentlich schwieriger ist es jedoch vorherzusagen, wie lange eine bestimmte Person noch zu leben hat. Der Arzt muss sich dabei auf Wahrscheinlichkeiten verlassen. Wenn die Überlebenschance für die nächsten sechs Monate bei etwa zehn Prozent liegt, sollte man akzeptieren, dass der Tod relativ wahrscheinlich ist.

Wenn keine statistischen Daten vorliegen, können Ärzte keine Prognose abgeben, oder sie stützen sich auf persönliche Erfahrungen, was dann aber weniger zuverlässig ist. Manche Ärzte machen ihren Patienten lieber Hoffnung, indem sie von erstaunlichen Heilungen berichten und verschweigen, dass die allermeisten Menschen jedoch an dieser Krankheit sterben. Todkranke und ihre Familien haben jedoch einen Anspruch auf umfassende Information und eine möglichst realistische Prognose. Manchmal müssen sie allerdings deutlich machen, dass sie solche Informationen wirklich wünschen und nicht nur optimistische Darstellungen.

Das Sterben kann ein langsamer Prozess der Verschlechterung des Zustands sein, unterbrochen von Phasen mit Komplikationen und Störungen. Bei Krebskranken lassen Energie, Körperfunktionen und Wohlbefinden oft erst in den letzten ein oder zwei Monaten vor dem Tod substanziell nach. Der Mensch verfällt dann sichtlich und allen wird klar, dass der Tod naht. Das Sterben kann aber auch völlig anders verlaufen. Manchmal verschlechtert sich der Zustand eines schwer kranken Menschen, der sich im Krankenhaus einer aggressiven Therapie unterzieht, ganz plötzlich, und man weiß erst wenige Stunden oder Tage vorher, dass er sterben wird.

Zunehmend häufiger zieht sich das Sterben über lange Zeit hin, in der die Fähigkeiten langsam schwächer werden. In dieser Zeit können immer wieder schwere Komplikationen auftreten. Neurologische Krankheiten, wie die Alzheimer-Krankheit, verlaufen ebenso nach diesem Muster wie Lungenemphysem, Leber- und Niereninsuffizienz und andere chronische Erkrankungen. Ernste Herzkrankheiten beeinträchtigen die Betroffenen über lange Zeit und verursachen immer wieder schwere Symptome, doch der Tod tritt meist plötzlich aufgrund einer Herzrhythmusstörung ein.

Entscheidungen über die Behandlung treffen

Kranke Menschen und ihre Angehörigen fühlen sich einer lebensbedrohlichen Krankheit und deren Behandlung oft ausgeliefert und haben das Gefühl, die Geschehnisse überhaupt nicht beeinflussen zu können. Für manche Menschen ist dieses Gefühl des Ausgeliefertseins jedoch erträglicher, als Verantwortung dafür übernehmen zu müssen, was noch getan werden soll. Nicht alle Menschen wollen in gleichem Umfang informiert werden und in die Wahl der Behandlungsmethode einbezogen werden; das sollte in jedem Fall berücksichtigt werden. Die Familie muss davon überzeugt sein, dass alles Erforderliche getan wurde, damit der Sterbende in der verbleibenden Zeit so gut wie möglich leben und in Würde sterben kann.

Patient und Arzt sollten offen und ehrlich darüber sprechen, welche medizinische Versorgung sich der Betroffene während seines letzten Lebensabschnitts wünscht. Bei einer tödlich verlaufenden Krankheit ist das entscheidend für die Lebensqualität. Der Arzt teilt den Beteiligten mit, wie die Chancen und Risiken der verschiedenen Behandlungsmethoden einzuschätzen sind. Der Patient erklärt seiner Familie und dem Arzt, was er bereit ist, auf sich zu nehmen und was nicht. Dabei muss der Betroffene u. a. wählen, welcher Arzt ihn betreuen soll und wie und wo er gepflegt werden möchte, und entscheiden, welche Behandlung er wünscht und bis zu welchem Punkt diese durchgeführt werden soll. Außerdem sollte er sagen, wo er sterben möchte und was unmittelbar vor seinem Tod getan werden soll. Auch das Thema Organspende kann angesprochen werden.

Wahl des Arztes: Bei der Wahl des Arztes sollte man sich erkundigen, ob der Arzt ausreichend Erfahrung in der Begleitung Todkranker hat. Betreut er seine Patienten bis zum Schluss zu Hause und auch im Pflegeheim? Behandelt der Arzt sämtliche Symptome, insbesondere Schmerzen (Palliativmedizin) bis zum Lebensende? Kann der Arzt ambulante Pflegedienste sowie Physio- und Ergotherapeuten in der Nähe empfehlen? Kann er den Betroffenen und ihren Familien weiterhelfen, wenn die Pflege aufwändiger und mehr Hilfe notwendig wird? Eine langjährige vertrauensvolle Beziehung zu einem Arzt kann manchmal mangelnde Erfahrung aufwiegen. Der Arzt sollte dann aber bereit sein, andere Fachleute zurate zu ziehen.

Wahl des Versorgungssystems: Zum Versorgungssystem gehören die Heilbehandlungen in ärztlichen und therapeutischen Praxen und Krankenhäusern, die Sach- oder Geldleistungen der Pflegeversicherung, die Pflegeheime und ambulanten Pflegedienste. Auskünfte von Ärzten, Pflegepersonal, anderen Patienten und deren Angehörigen sowie von Sozialdiensten in Kliniken und Gemeinden können bei der Wahl des geeigneten Systems helfen. Welche Behandlungsmöglichkeiten sind in welchem System möglich (was ist z. B. zu Hause möglich, was nur in einem Krankenhaus)? Welche Informationen stehen über den Erfolg der Behandlung zur Verfügung? Kann der Patient mit anderen Betroffenen und Angehörigen über deren Erfahrungen reden? Welche noch in der Erprobung stehenden oder alternativen Behandlungsmethoden gibt es? Wie sind andere Patienten mit diesen Methoden zurechtgekommen? Werden diese Behandlungsmethoden von der Krankenkasse bezahlt?

Wahl der Behandlungsoptionen: Bei sehr schweren Krankheiten besteht die Wahl der Behandlung oft darin, dem Geschehen seinen natürlichen Lauf zu lassen und bis dahin den Umständen entsprechend gut zu leben, oder zu versuchen, das Leben mit einer aggressiven Therapie etwas zu verlängern und dafür erhebliche unerwünschte Wirkungen und die Abhängigkeit von medizinischen Einrichtungen in Kauf zu nehmen. Philosophische Überlegungen, Werte und der Glaube spielen bei solchen Entscheidungen eine nicht unerhebliche Rolle. Jeder Mensch sollte sich über seine Wünsche in Bezug auf die medizinische Versorgung am Lebensende Gedanken machen, bevor solche Entscheidungen aufgrund einer Krise notwendig sind.

Manchmal lassen sich schwer kranke Menschen bewegen, sich noch einem besonderen Therapieversuch zu unterziehen. Solche Behandlungsversuche sind jedoch skeptisch zu sehen. Wenn jemand im Sterben liegt, ist es vielfach angebrachter, die medizinische Versorgung ganz auf lindernde Maßnahmen auszurichten, damit der Betroffene ohne zu leiden aus dem Leben scheiden kann.

Manche Entscheidungen sind weniger bedeutungsvoll, als sie auf den ersten Blick erscheinen. Dazu gehört die Frage, ob der Patient wiederbelebt werden soll – im Krankenhaus geschieht das in jedem Fall. Viel wichtiger ist für sterbenskranke Menschen meist die Frage, ob und wie lange sie künstlich ernährt und mit Flüssigkeit versorgt werden wollen – sei es mittels Magensonde oder PEG (künstlicher Zugang zum Magen durch die Bauchdecke hindurch).

Andere Entscheidungen betreffen die Umgebung, in der der Sterbende seine letzten Tage

Möglichkeiten der Pflege

- **Häusliche Pflege** bedeutet, dass Pflegefachkräfte zu den Patienten ins Haus kommen und z. B. bei der Gabe von Medikamenten helfen, die Verfassung des Patienten überprüfen, ihn bei der Körperpflege unterstützen und andere pflegerische Maßnahmen durchführen.
- **Hospizpflege** findet in der letzten Phase des Lebens statt. Im Vordergrund steht, Symptome zu lindern und dem sterbenden Menschen und seiner Familie mitfühlend zu begleiten. Hospizpflege kann beim Patienten zu Hause erbracht werden, in einem Hospiz oder der entsprechenden Abteilung einer Klinik.
- **Pflegeheime** sind Wohneinrichtungen, in denen der Patient von Fach- und Hilfskräften pflegerisch und hauswirtschaftlich versorgt wird. Pflegeheime werden von der Heimaufsicht regelmäßig kontrolliert.
- **Kurzzeitpflege** kann in Anspruch genommen werden, wenn die Angehörigen die Pflege vorübergehend nicht leisten können, weil sie z. B. im Urlaub sind oder andere wichtige Dinge erledigen müssen. Die Kurzzeitpflege kann zu Hause oder in einer Pflegeeinrichtung stattfinden. Im Rahmen der Pflegeversicherung besteht insgesamt maximal vier Wochen pro Jahr Anspruch auf Leistungen der Verhinderungspflege.
- **Organisationen mit ehrenamtlichen Mitarbeitern** unterstützen Kranke und Angehörige auf verschiedene Weise. Oft konzentrieren sich diese Organisationen auf Menschen mit bestimmten Krankheiten.

verbringen wird. So möchte die Familie den Betroffenen vielleicht gerne zu Hause haben, in seinem vertrauten Umfeld, statt im Krankenhaus. Die Angehörigen sollten Ärzte und Pflegepersonal darüber informieren und darauf bestehen, dass diese Wünsche berücksichtigt und entsprechende Vorkehrungen getroffen werden.

▲ siehe Seite 438　　■ siehe Seite 437

Eine Einweisung ins Krankenhaus kann ausdrücklich abgelehnt werden.

Organspende: Wenn jemand an einer chronischen Erkrankung stirbt, eignen sich in der Regel nur die Hornhaut der Augen, Haut und Knochen für eine Organspende. Bei einem plötzlichen Tod jüngerer Menschen kommen auch Nieren, Leber, Herz und Lunge als Spenderorgane infrage. Dass man bereit ist, seine Organe für Transplantationen zur Verfügung zu stellen, lässt sich mit einem Organspendeausweis, den man zusammen mit anderen Ausweispapieren bei sich tragen sollte, dokumentieren. Bedenken hinsichtlich einer Organspende beruhen oft auf Fehlinformationen. So werden Organe grundsätzlich erst entnommen, nachdem der Hirntod von zwei Ärzten unabhängig voneinander durch bestimmte Untersuchungsverfahren eindeutig festgestellt wurde. Der Körper des Verstorbenen bleibt nach der Organentnahme äußerlich unverändert.

Symptome bei einer tödlichen Krankheit

Viele tödliche Erkrankungen verursachen ähnliche Symptome: Schmerzen, Atemnot, Verdauungsstörungen, offene Haut und Erschöpfung. Auch Depressionen, Ängste, Verwirrung, Bewusstlosigkeit und Behinderungen können auftreten.

Schmerzen

Wohl alle Menschen fürchten sich, mit Schmerzen in den Tod gehen zu müssen. Schmerzen lassen sich aber in aller Regel so weit dämpfen, dass die Betroffenen bei Bewusstsein bleiben, an ihrer Umwelt teilhaben können und sich wohl fühlen.

Manche Tumorschmerzen können durch Bestrahlungen gelindert werden. Gegen leichte Schmerzen helfen physikalische Therapien und Schmerzmittel wie Parazetamol oder Azetylsalizylsäure. Bei manchen Menschen helfen Hypnose oder Biofeedback ▲ – Methoden ohne nennenswerte Nebenwirkungen. Oft sind aber starke Schmerzmittel, wie Morphin oder Kodein, nötig ■. Mit der kontinuierlichen Anwendung solcher Mittel gelingt es meist, den Betroffenen schmerzfrei zu halten. Stark wirksame Opioide können in Form von Tabletten, Pflastern, Injektionen und Infusionen verabreicht werden. Eine mögliche Medikamentenabhängigkeit steht bei Schwerkranken nicht im Mittelpunkt der Überlegungen. Wichtig ist, dass Schmerzen frühzeitig und ausreichend behandelt werden, bevor sie unerträglich werden. Die erforderliche Dosis schwankt von Patient zu Patient.

Atemnot

Das Gefühl, keine Luft mehr zu bekommen, ist sehr beängstigend. Atemnot lässt sich aber meist gut behandeln. Verschiedene Mittel erleichtern das Atmen: Positionswechsel, die Gabe von Sauerstoff, das Absaugen von Flüssigkeit aus den Atemwegen und die Verkleinerung eines Tumors, der die Atemwege verengt, mithilfe von Bestrahlungen oder Kortison. Patienten mit ständiger leichter Kurzatmigkeit können starke Schmerzmittel (Opioide) helfen, auch wenn sie keine Schmerzen haben. Wenn die Schmerzmittel vor der Nachtruhe eingenommen werden, tragen sie dazu bei, dass der Patient durchschläft und nicht immer wieder mit Atemnot aufwacht.

Wenn diese Behandlungsmethoden nicht wirken, plädieren erfahrene Ärzte meist dafür, dem Patienten eine höhere Dosis Schmerzmittel zu geben, um das Gefühl der Atemnot zu lindern, auch wenn das seine Wachheit mindern kann.

Verdauungsstörungen

Verdauungsstörungen kommen bei Schwerkranken häufig vor. Dazu zählen trockener Mund, Übelkeit, Verstopfung, Darmverschluss und Appetitlosigkeit. Einige dieser Probleme sind Begleiterscheinungen der Krankheit, andere, z. B. Verstopfung, können Nebenwirkungen der Medikamente sein.

Einem **trockenen Mund** kann man mit feuchten Mundtupfern oder Bonbons abhelfen. Gegen aufgesprungene Lippen helfen verschiedene Pflegeprodukte. Die Zähne sollten regelmäßig mit einer Bürste geputzt werden; alternativ kann man Zähne, Gaumen, Wangeninnenseiten und Zunge mit einem Mundschwamm säubern.

Übelkeit und Erbrechen können unerwünschte Wirkungen von Medikamenten sein, aber auch durch Darmverschluss oder die fortgeschrittene Erkrankung verursacht werden. Der Arzt muss möglicherweise andere Medikamente verordnen oder zusätzlich ein Mittel gegen Übelkeit und Erbrechen. Beruht die Übelkeit auf einem Darmverschluss, helfen ebenfalls Antiemetika sowie andere lindernde Maßnahmen.

Verstopfung ist sehr unangenehm. Die geringe Nahrungsaufnahme, Bewegungsmangel und bestimmte Medikamente machen den Darm träge. Es können Bauchkrämpfe auftreten. Zur Behandlung sind Quellstoffe, die den Stuhl weicher machen, Abführmittel und Einläufe erforderlich, vor allem wenn Medikamente der Auslö-

ser sind. Eine Verstopfung zu beseitigen, wirkt sich in aller Regel positiv aus, auch in den letzten Krankheitsstadien.

Ein **Darmverschluss** kann eine Operation erforderlich machen. Abhängig von der Verfassung des Patienten, seiner Lebenserwartung und der Ursache des Darmverschlusses kann es angebrachter sein, stattdessen mit Medikamenten den Darm ruhig zu stellen und die Magensaftproduktion zu hemmen; wenn nötig, kann der Magensaft zusätzlich regelmäßig durch die Nase abgesaut werden, damit der Magen leer bleibt.

Eine **Schluckstörung** (Dysphagie) tritt bei manchen Menschen auf, vor allem nach einem Schlaganfall, bei fortgeschrittener Demenz oder Hindernissen im Rachenraum bei Krebserkrankungen. Manchmal kann der Patient das Schlucken wieder lernen, indem er z. B. in einer bestimmten Position isst oder Nahrungsmittel zu sich nimmt, die leicht zu schlucken sind. Wenn sich die Schwierigkeiten so nicht beheben lassen, muss entschieden werden, ob der Patient künstlich ernährt werden soll.

Appetitlosigkeit tritt am Ende bei fast allen sterbenden Menschen auf. Dass der Appetit nachlässt, ist normal, verursacht keine zusätzlichen körperlichen Beschwerden und gehört anscheinend zum Sterben dazu, auch wenn es die Angehörigen beunruhigen mag. Menschen, die im Sterben liegen, werden nicht dadurch kräftiger, dass sie sich zum Essen zwingen. Vielleicht freuen sie sich aber über kleine Portionen ihrer Lieblingsgerichte.

Ist der Tod nicht innerhalb von Stunden oder Tagen zu erwarten, kann man eine Zeit lang versuchen, ob eine künstliche Ernährung das Wohlbefinden des Patienten, seine geistige Verfassung oder seine Tatkraft verbessert. Viele Menschen möchten jedoch nicht auf diese Weise ernährt werden. Der Patient und seine Familie sollten in jedem Fall mit dem Arzt genau absprechen, was mit dieser Maßnahme erreicht werden soll und wann sie abgebrochen wird, falls keine Besserung eintritt.

Durch verringerte Nahrungs- und Flüssigkeitsaufnahme leidet der Erkrankte nicht. Wenn Herz- und Nierenfunktion nachlassen, verursacht schon die normale Trinkmenge Flüssigkeitsansammlungen in der Lunge und damit Atemnot. Werden weniger Nahrung und Flüssigkeit aufgenommen, muss eventuell seltener abgesaugt werden, weil sich weniger Flüssigkeit im Rachen befindet. Bei Krebskranken lassen manchmal auch die Schmerzen nach, weil das Gewebe in der Nähe des Tumors nicht so stark geschwollen ist. Möglicherweise werden

beim Fasten sogar mehr körpereigene schmerzlindernde Substanzen (Endorphine) ausgeschüttet. Deshalb sollten Menschen, die im Sterben
liegen, auf keinen Fall zum Essen oder Trinken
gezwungen werden, vor allem dann nicht, wenn
dazu Infusionen, Krankenhausaufenthalte oder
andere Einschränkungen erforderlich wären.

Inkontinenz

Viele Sterbende verlieren entweder aufgrund ihrer Krankheit oder einer allgemeinen Schwäche
die Kontrolle über Blase und Darm. In diesem
Fall sind Einmalwindeln oder -vorlagen und besondere Hygienemaßnahmen erforderlich.

Wundliegen

Sterbende bekommen leicht Druckstellen und
Hautwunden; das bezeichnet man als Wundliegen (Dekubitus). Offene Hautstellen sind unangenehm und können sich entzünden. Patienten,
die sich wenig bewegen, bettlägerig sind oder
die meiste Zeit sitzen, sind besonders gefährdet.
Schon die normale Belastung der Haut beim Sitzen oder beim Rutschen über das Bettlaken kann
die Haut aufplatzen lassen. Gute Hautpflege ist
deshalb sehr wichtig. Gerötete Stellen und Wunden sollten umgehend dem Arzt gezeigt werden ▲. Häufige Positionswechsel verringern die
Gefahr des Wundliegens.

Erschöpfung

Die meisten tödlichen Krankheiten führen zu Erschöpfung. Ein Todkranker wird versuchen, seine Energie für Tätigkeiten aufzusparen, die ihm
wirklich wichtig sind. Häufig sind ein Besuch in
der Arztpraxis oder krankengymnastische Übungen überflüssig. Das trifft vor allem dann zu,
wenn dem Patienten dadurch Energie verloren
geht, die er lieber anderweitig einsetzen möchte.
Manchmal helfen anregende Medikamente.

Depressionen und Angstzustände

Es ist ganz natürlich, dass ein todkranker Mensch
traurig ist. Diese Trauer sollte nicht mit Depression verwechselt werden. Depressive Menschen haben kein Interesse mehr an ihrer Umwelt, sehen nur die Schattenseiten des Lebens
oder spüren kaum noch Gefühle ■. Patient und
Familie sollten mit dem Arzt über solche Gefühle sprechen, damit eine Depression diagnostiziert und behandelt werden kann. Die
Behandlung umfasst gewöhnlich Medikamente

und psychologische Beratung und ist selbst in
den letzten Lebenswochen oft erfolgreich, sodass der Patient mehr von seinem letzten Lebensabschnitt hat.

Ein Patient mit Angstzuständen ist weit über
das normale Maß hinaus besorgt: Seine Ängste
sind so stark, dass sie seinen Tagesablauf beeinträchtigen ★. Angstzustände können entstehen,
wenn Patienten das Gefühl haben, nicht gut informiert zu werden oder überfordert zu sein.
Das Problem lässt sich u. U. lösen, indem man
das Pflegepersonal um Informationen und mehr
Unterstützung bittet. Wer in Stresssituationen
immer mit Angstzuständen zu kämpfen hat, ist
auch am Lebensende anfällig dafür. Der Betroffene kann dann vielleicht auf Verhaltensweisen
zurückgreifen, die ihm schon früher geholfen
haben wie z. B. seelische Unterstützung, Entspannungstechniken, Medikamente und Strategien, die Sorgen in produktive Tätigkeiten um-
zulenken. Todkranke, die unter Angstzuständen
leiden, sollten psychologische Unterstützung bekommen; eventuell benötigen sie Angst lösende Medikamente.

Verwirrtheit und Bewusstlosigkeit

Bei schwer kranken Menschen kommt es sehr
leicht zu Verwirrtheit. Auslöser können Medikamente, eine leichte Infektion oder auch eine
Veränderung der Lebensumstände sein. Oft genügt es, die Patienten zu beruhigen und ihnen
bei der Neuorientierung zu helfen. Trotzdem
sollte der Arzt informiert werden, damit er nach
behandelbaren Ursachen suchen kann. Stark
verwirrte Patienten benötigen u. U. ein leichtes
Beruhigungsmittel oder müssen ständig von einer Pflegekraft überwacht werden.

Ein verwirrter sterbender Mensch versteht
nicht, was Sterben bedeutet. Wenn der Tod naht,
haben verwirrte Patienten jedoch manchmal erstaunlich klare Phasen. Für die Angehörigen
können diese von großer Bedeutung sein, sie
dürfen aber nicht als Zeichen einer Besserung
missverstanden werden. Die Familie sollte wissen, dass solche Momente vorkommen können,
aber nicht unbedingt auftreten werden.

Fast die Hälfte aller sterbenden Menschen ist
während der letzten Lebenstage überwiegend
bewusstlos. Wenn die Angehörigen glauben, dass
der Betroffene sie trotz seiner Bewusstlosigkeit
hören oder auf andere Weise wahrnehmen kann,
können sie sich von ihm verabschieden. Aus
der Bewusstlosigkeit hinüberzuleiten, ist eine
friedliche Art zu sterben, vor allem, wenn Patient und Familie ihren Frieden gefunden haben
und alle Vorkehrungen getroffen sind.

▲ siehe Seite 1192 ■ siehe Seite 603
★ siehe Seite 593

Behinderungen

Im Laufe einer tödlichen Krankheit treten häufig fortschreitende Funktionseinschränkungen und Behinderungen auf. Die Betroffenen sind zunehmend weniger in der Lage, ihren Haushalt zu führen, Essen zuzubereiten, finanzielle Angelegenheiten zu regeln, zu gehen oder sich zu waschen. In den letzten Lebenswochen benötigen fast alle sterbenden Menschen Hilfe. Das sollte nach Möglichkeit vorher berücksichtigt werden, indem man z. B. eine rollstuhlgerechte Wohnung in der Nähe der pflegenden Angehörigen sucht. Auch bei fortschreitender Behinderung kann der Patient dann möglicherweise in seiner eigenen Wohnung bleiben, wenn ambulante Pflegedienste verfügbar sind und Ärzte und Therapeuten zu Hausbesuchen kommen. Die meisten Menschen möchten nämlich lieber in ihren eigenen vier Wänden bleiben, statt in ein Pflegeheim zu ziehen.

Finanzielle Angelegenheiten

Die Kosten für die Behandlung sterbender Menschen werden in Deutschland von den Krankenkassen übernommen, das gilt sowohl für die Versorgung im Krankenhaus als auch durch niedergelassene Ärzte. Dennoch fallen einige Kosten an, nach denen sich die Familie erkundigen sollte, z. B. Rezeptgebühren, Zuzahlungen zu Medikamenten, zu Therapien und Krankenhausaufenthalten, Kosten für Krankentransporte und für nicht verschreibungspflichtige Medikamente. Bei schweren langjährigen Erkrankungen kann das für die Betroffenen eine erhebliche finanzielle Belastung bedeuten.

Häufig übernehmen Familienmitglieder, meist Frauen, unentgeltlich die Pflege von Angehörigen. In Deutschland besteht die Möglichkeit, für diese Tätigkeit Leistungen der Pflegeversicherung zu beantragen. Dazu muss die Pflegebedürftigkeit des Patienten vom medizinischen Dienst der Krankenkassen festgestellt und von der Pflegekasse anerkannt werden. Patient und Angehörige können dann entscheiden, ob sie die Pflege gegen eine Geldleistung (ganz oder teilweise) selbst übernehmen oder sich von einem ambulanten Pflegedienst unterstützen lassen wollen. Allerdings reichen die Leistungen der Pflegekasse nicht immer aus, um im notwendigen Umfang einen ambulanten Pflegedienst in Anspruch nehmen zu können. Diese Fragen sollten im Gespräch mit dem Pflegedienst, dem behandelnden Arzt und der Pflegekasse möglichst vorab geklärt werden.

Über finanzielle Angelegenheiten zu sprechen, wenn der Tod naht, ist nicht leicht. Dennoch sollte sich die Familie darum kümmern und nach Möglichkeit auch mit dem Sterbenden über seine Vorstellungen reden. Der Sterbende hat so möglicherweise Gelegenheit, bestimmte Dinge noch nach seinen Wünschen zu regeln und die notwendigen Dokumente zu unterzeichnen. Für die Angehörigen kann das eine große Entlastung sein.

Rechtliche und ethische Angelegenheiten

Patientenverfügung: In einer Patientenverfügung kann man vorsorglich seine Wünsche in Bezug auf die medizinische Behandlung bzw. Nichtbehandlung im Falle einer tödlichen Erkrankung oder eines lebensbedrohlichen Notfalls festhalten ▲. In diesem Schriftstück können z. B. Wiederbelebungsmaßnahmen oder eine künstliche Ernährung in bestimmten Fällen oder gänzlich abgelehnt werden, wenn der Verfasser das wünscht. Neben der Patientenverfügung sollte auch eine Vorsorgevollmacht verfasst werden, in der man festlegt, wer medizinische Entscheidungen treffen soll, falls man selber nicht mehr dazu in der Lage ist. In Deutschland sind Ärzte und Pflegepersonal allerdings nicht verpflichtet, sich an eine solche Patientenverfügung zu halten ■; gleichwohl ist sie für die Ärzte eine Hilfe bei der Entscheidung, wie sie einen Sterbenden behandeln sollen.

Selbsttötung: Viele Sterbende denken über eine Selbsttötung (Suizid) nach – vor allem seit der öffentlichen Diskussion über Sterbehilfe. Es kann hilfreich sein, mit einem Arzt über solche Gedanken zu sprechen. Der Arzt kann sich dann verstärkt bemühen, Schmerzen ausreichend zu behandeln, dem Patienten und seinen Angehörigen seine Wertschätzung versichern und ihnen helfen, einen Sinn in der Situation zu finden. Dennoch würden manche Menschen lieber selbst bestimmen, wann und wie sie sterben, und möchten sich nicht einer für sie unerträglichen Situation gefangen fühlen. Sterbende können lebensverlängernde Maßnahmen wie künstliche Ernährung und Beatmung ablehnen. Solche Entscheidungen gelten nicht als Suizid. In Deutschland ist es jedoch strafbar, wenn Dritte jemandem helfen, seinem Leben ein Ende zu setzen.

▲ siehe Seite 52   ■ siehe Seite 51

Sich damit abfinden

Sich auf den nahenden Tod vorzubereiten, bedeutet vielfach, eine Lebensaufgabe abzuschließen, die Beziehung zu Familie und Freunden zu regeln und sich mit dem Unausweichlichen abzufinden. Für viele sterbende Menschen und ihre Familien haben religiöse und spirituelle Themen große Bedeutung. In Krankenhäusern und Hospizen sind fast immer auch Geistliche tätig. Pflegekräfte können den Betroffenen helfen, den gewünschten Beistand zu finden, wenn sie nicht bereits Kontakt zu einem Pastor, Pfarrer oder einem anderen spirituellen Menschen haben.

Gram und Kummer sind normale Reaktionen vor einem nahenden Tod. Nach Erkenntnissen der Sterbeforscherin Elisabeth Kübler-Ross durchlaufen Sterbende typischerweise fünf emotionale Stadien, meist in folgender Reihenfolge: Leugnung, Zorn, Verhandeln, Depression und Akzeptanz. In der Phase des Leugnens handeln, reden und denken Menschen so, als ob sie nicht sterben würden. Ursache des Leugnens sind Angst, die Kontrolle zu verlieren, von geliebten Menschen getrennt zu werden, ein ungewisses Schicksal vor sich zu haben und leiden zu müssen. Gespräche mit Ärzten und Pflegekräften können dem Patienten helfen zu erkennen, dass er die Kontrolle behalten kann und dass Schmerzen und andere Symptome ausreichend behandelt werden können. Zorn kann dem Gefühl von Ungerechtigkeit entspringen: »Warum gerade ich?« Verhandeln kann ein Zeichen für eine Auseinandersetzung mit dem Tod sein, im Sinne eines zeitlichen Aufschubs. Wenn dem Betroffenen bewusst wird, dass Verhandeln und andere Strategien nutzlos sind, kann eine Depression folgen. Möglicherweise gelingt es dem Betroffenen dann, mithilfe von Angehörigen, Freunden, Ärzten und Pflegekräften, seine Situation zu akzeptieren und sich dem Unausweichlichen zu stellen.

Sich auf den Tod vorzubereiten, ist sehr schwierig und mit vielen Gefühlsschwankungen verbunden. Für die meisten Menschen bedeutet es aber auch einen Erkenntnisgewinn und menschliches Wachstum. Viele Sterbende und ihre Angehörigen finden ihren Frieden, indem sie Kränkungen der Vergangenheit aufarbeiten und sich aussöhnen.

Wenn der Tod naht

Die Beschäftigung mit dem nahenden Tod wirft Fragen über den Sinn des Lebens und die Gründe für Leiden und Sterben auf. Auf diese Grundsatzfragen des Menschseins gibt es keine einfachen Antworten. Antworten können schwer kranke Menschen und ihre Angehörigen bei sich selbst suchen, in Religionen, bei psychologischen Beratern, bei Freunden und in der Wissenschaft. Sie können miteinander reden, an religiösen oder familiären Zeremonien teilnehmen oder Aktivitäten nachgehen, die ihnen etwas bedeuten. Das wichtigste Mittel gegen die Verzweiflung angesichts des nahenden Todes ist oft das Gefühl, von anderen Menschen geschätzt zu werden. Die zahllosen medizinischen Untersuchungen und Behandlungen dürfen wichtige Fragen und menschliche Beziehungen nicht in den Hintergrund drängen.

Häufig gibt es typische Anzeichen dafür, dass der Tod kurz bevorsteht. Der Patient kann immer häufiger bewusstlos sein. Die Gliedmaßen können kalt und eventuell bläulich werden oder Flecken aufweisen. Die Atmung kann unregelmäßig werden.

Sekret im Rachen oder die Entspannung der Rachenmuskulatur kann Atemgeräusche hervorrufen, die manchmal als Todesröcheln bezeichnet werden. Die Atemgeräusche lassen sich verringern, indem man den Patienten anders lagert oder Medikamente gegen die Sekretabsonderung gibt. Diese Maßnahmen gelten aber eher der Beruhigung der Familie und des Pflegepersonals, denn der Patient nimmt in diesem Stadium das Atemgeräusch selbst nicht mehr wahr. Die Atemgeräusche können über Stunden anhalten.

Im Augenblick des Todes können sich die Muskeln einige Male zusammenziehen, und die Brust hebt sich wie bei einem Atemzug. Das Herz schlägt möglicherweise noch einige Minuten weiter, nachdem die Atmung bereits ausgesetzt hat. Wenn der Sterbende nicht an einer gefährlichen ansteckenden Infektionskrankheit leidet, können ihn die Angehörigen ohne Bedenken anfassen, streicheln und im Arm halten, auch nachdem der Tod eingetreten ist. Nahe stehenden Menschen hilft es in aller Regel, den Toten zu sehen; das schützt sie auch vor der irrationalen Vorstellung, der Betroffene sei vielleicht gar nicht gestorben.

Wenn der Tod eingetreten ist

Der Tod, die Todesursache und -umstände müssen von einem Arzt festgestellt werden. Stirbt jemand in seiner Wohnung, muss die Familie sofort einen Arzt (Hausarzt oder ärztlichen Notdienst) rufen, der dann den Totenschein ausstellt.

Im Krankenhaus übernimmt das die Verwaltung. Anschließend ist ein eingetragenes Bestattungsinstitut zu benachrichtigen. Spätestens am nächsten Werktag muss der Todesfall beim örtlichen Standesamt gemeldet werden, das dann die Sterbeurkunde ausstellt. In der Regel erledigt das beauftragte Bestattungsinstitut diese und alle anderen notwendigen Behördengänge und Formalitäten. Um Versicherungsansprüche geltend zu machen, Witwenrente zu beantragen, Zugang zu den Konten zu bekommen, beim Grundbuchamt Immobilien überschreiben zu lassen und den gesamten Nachlass zu regeln, ist die Sterbeurkunde unerlässlich. Die Hinterbliebenen sollten sich daher genügend beglaubigte Kopien ausstellen lassen.

Die Angehörigen scheuen sich meist, sich nach einer Obduktion zu erkundigen oder dieser zuzustimmen. Eine Obduktion hilft zwar dem Verstorbenen nicht, sie kann aber möglicherweise der Familie und anderen Menschen nützen, die an der gleichen Krankheit leiden, da sie neue Erkenntnisse über den Krankheitsprozess zutage fördern kann. Nach der Obduktion wird der Leichnam vom Bestattungsinstitut für die Beerdigung vorbereitet.

Die Bestattung schon zu Lebzeiten zu planen und eventuell sogar vorzufinanzieren, kann für die Hinterbliebenen sehr hilfreich sein. Das gilt vor allem für Wünsche des Verstorbenen in Bezug auf die Form der Bestattung (Erd-, Feuer- oder Seebestattung). Meist findet eine Trauerfeier zum Gedenken an den Verstorbenen statt, bei der Angehörige und Freunde Gelegenheit haben, Abschied zu nehmen.

Wie das Leben nach dem Tod eines geliebten Menschen weitergeht, hängt davon ab, was für eine Beziehung man zu dem Verstorbenen hatte, wie alt der Verstorbene war, wie er gestorben ist, welche emotionale Stärke und finanziellen Mittel zur Verfügung stehen. Außerdem sollte die Familie das Gefühl haben, alles nur Mögliche für den Verstorbenen getan zu haben. Ein Gespräch mit dem Arzt einige Wochen nach dem Tod kann dazu beitragen, noch offene Fragen zu klären. Der Eindruck von Einsamkeit, Orientierungslosigkeit und Unwirklichkeit nach dem Tod verliert sich im Laufe der Zeit, aber das Gefühl des Verlusts bleibt bestehen. Über den Tod kommen die Hinterbliebenen auch dann nicht »hinweg«, wenn sie einen Sinn darin gefunden haben und ihr Leben weiterleben.

KAPITEL 9

Patientenrechte

Jeder Kontakt mit medizinischen Einrichtungen und ihrem Personal berührt die Grundrechte eines Menschen. Wer sichergehen will, dass seine Wünsche auch im Krankheitsfall und in medizinischen Notsituationen respektiert werden, sollte vorausschauend denken und handeln. Dabei ist zu bedenken: Bei einer plötzlich auftretenden Krankheit ist man vielleicht geschwächt oder verwirrt oder aus anderen Gründen nicht mehr in der Lage, bewusst zu entscheiden; eine chronische Krankheit kann einen so mitnehmen und empfindlich machen, dass man nicht mehr klar denken oder seine Wünsche durchsetzen kann. Wer seinen Hausarzt in gesunden Zeiten über seine persönlichen Vorstellungen informiert hat, kann erwarten, dass dieser im Zweifelsfall im Sinne des Patienten Auskunft gibt. Eine Absicherung darüber hinaus sind Patiententenverfügung und Vorsorgevollmacht, in denen man seinen Willen für den Fall dokumentiert, dass man selber nicht mehr in der Lage ist, sich zu artikulieren.

Behandlungsvertrag

Zwischen einem Menschen, der sich mit dem Wunsch nach Hilfe an einen Arzt wendet, und dem Arzt, der zu erkennen gibt, dass er diese Hilfe gewähren will, kommt ein Behandlungsvertrag zustande. Auch wenn in der Regel niemand ein Schriftstück unterschreibt und keiner von beiden ausdrücklich darüber spricht, wird stillschweigend ein Vertrag geschlossen, aus dem sich für beide Parteien Rechte und Pflichten ergeben.

Minderjährige Patienten

Bei der Entscheidung über die Behandlung eines minderjährigen Kindes treten die Sorgeberechtigten, in der Regel die Eltern, an die Stelle des kleinen Patienten. Dazu müssen sie hinreichend über die geplante Therapie aufgeklärt werden. Aber auch die jungen Patienten haben das Recht, vom Arzt zu erfahren, was mit ihnen geschehen soll.

Wenn die Eltern für ihr Kind eine Behandlung ablehnen, die für dessen Leben und Gesundheit unabdingbar notwendig ist, verletzen sie ihre Sorgepflicht dem Kind gegenüber. In diesem Fall kann das Vormundschaftsgericht an Stelle der Eltern entscheiden.

Als minderjährig gelten Personen unter 18 Jahren. Wer das 15. Lebensjahr vollendet hat, kann sich auch ohne die Zustimmung seiner Erziehungsberechtigten in ärztliche Behandlung begeben, und der Arzt kann den Betroffenen als unabhängigen Patienten annehmen. Diese Regelung bedeutet z. B., dass sich eine Sechzehnjährige die »Pille« verschreiben lassen kann, ohne dass ihre Eltern von dem Arztbesuch und der Verordnung erfahren müssen. Wenn der Arzt den Eindruck hat, dass die junge Frau die für ihre Entscheidung erforderliche Einsichtsfähigkeit und Urteilskraft hat, kann er sich gegenüber den Erziehungsberechtigten auf seine Schweigepflicht berufen.

Rechte des Patienten

In Deutschland besteht freie Arztwahl. Jeder kann innerhalb des Landes den Arzt aufsuchen, dem er vertraut. Ob der Patient zuerst zum Hausarzt geht oder sich gleich an einen Facharzt wendet, bleibt weitgehend ihm selbst überlassen. Soll allerdings die gesetzliche Krankenkasse die Kosten für die Behandlung tragen, muss sich der Versicherte an einen Arzt mit Kassenzulassung wenden. Darüber hinaus sehen die neuen gesetzlichen Bedingungen finanzielle Vorteile für diejenigen vor, die sich zuerst an ihren Hausarzt wenden, statt gleich zum Facharzt zu gehen.

In Bezug auf die Behandlungsart und -dauer und auf einen Arztwechsel wird dem Selbstbestimmungsrecht des Patienten ebenfalls großer Wert beigemessen. Jeder Patient kann jederzeit den Arzt wechseln. Innerhalb eines Quartals sollte ein Arztwechsel aber möglichst nur dann erfolgen, wenn ein triftiger Grund vorliegt, z. B. bei einem Umzug oder wenn der Patient seinem Arzt nicht mehr vertraut.

Auch das Krankenhaus können Patienten jederzeit wechseln oder es – auch gegen ärztlichen Rat – verlassen. In diesem Fall muss man jedoch unterschreiben, dass man das Krankenhaus auf eigene Verantwortung verlässt. Das bedeutet nicht, dass man in diesem Krankenhaus nicht mehr behandelt wird. Zur Behandlung eines Notfalls ist ein Krankenhaus auch bei Patienten verpflichtet, die sich vorher »selbst entlassen« haben.

Wie der europäische Gerichtshof entschieden hat, sind die Krankenkassen dazu verpflichtet, Gesundheitsleistungen zu bezahlen, die im europäischen Ausland erbracht worden sind – und zwar nicht nur bei einem Notfall, sondern auch bei regulären medizinischen Behandlungen und Produkten. Für Krankenhausbehandlungen im europäischen Ausland zahlen die Krankenkassen allerdings weiterhin nur im Notfall.

Wer im Vollbesitz seiner geistigen Kräfte ist, kann den Arzt jederzeit anweisen, die Behandlung abzubrechen oder eine Therapie komplett verweigern – selbst wenn anzunehmen ist, dass sich die Krankheit dann verschlimmert oder sogar zum Tode führen wird. Gründe für seine Entscheidung muss der Patient nicht angeben. Wenn allerdings jemand, dessen Leben gefährdet ist – z. B. ein schmerzgepeinigter Mensch mit unheilbarem Krebs – in ärztliche Obhut kommt, stehen u. U. zwei Interessen einander entgegen: die des Kranken, der nicht mehr länger leben will, und die des Arztes, der verpflichtet ist, Leben zu erhalten. In einem solchen Konflikt können Vorausverfügungen des Patienten sehr hilfreich sein.

Pflichten des Arztes

Mit dem Behandlungsvertrag geht der Arzt die Verpflichtung ein, seinen Patienten den Regeln der ärztlichen Wissenschaft entsprechend mit größtmöglicher Sorgfalt zu untersuchen und zu behandeln. Im Allgemeinen bedeutet das, dass er die Krankengeschichte erheben muss, eine körperliche Untersuchung durchführt, daraus eine Diagnose ableitet und eine Therapie vorschlägt.

Zu den Pflichten des Arztes gehört es weiterhin, den Patienten über seinen Gesundheitszustand und die geplanten Therapien umfassend zu informieren. Außerdem muss der Arzt seine Tätigkeit hinreichend dokumentieren. Über alles, was der Arzt über seinen Patienten erfährt, hat er Stillschweigen zu bewahren.

Aufklärungspflicht

Jeder Patient hat ein Recht auf umfassende Informationen über den Verlauf und das Risiko einer Untersuchung oder Behandlung. Daher ist der Arzt verpflichtet, ihn über die Folgen, Risiken und Heilungschancen des geplanten Vorgehens sowie die möglichen Nebenwirkungen umfassend und persönlich aufzuklären – und zwar in Worten, die für den Patienten verständlich sind, sodass er dem Vorgehen zustimmen oder es ablehnen kann. Besonders detailliert muss die Aufklärung sein, wenn eine neue oder unkonventionelle Methode angewandt werden soll.

Zudem muss der Arzt rechtzeitig vorher informieren, damit dem Patienten genügend Zeit bleibt, eine wohl überlegte Entscheidung zu treffen. Wie viel Zeit dafür nötig ist, hängt von der Dringlichkeit und auch von der Schwere des Eingriffs ab. Eine geplante Amputation z. B. erfordert mehr Bedenkzeit als das Entfernen einer Warze.

Diese Aufklärungspflicht gilt auch bei der Verordnung von Arzneimitteln. Dabei hat der Arzt über die therapeutische Wirkung und die Risiken und Nebenwirkungen zu informieren, die mit der Einnahme verbunden sind.

Schweigepflicht

Die Schweigepflicht ist ein sehr weit reichendes Gebot, das die Integrität und Selbstbestimmung des Patienten schützt. Selbst gegenüber Ehepartner und Familienangehörigen darf der Arzt ohne Zustimmung des Patienten keine Auskunft geben. Alle Informationen, die der Arzt von einem Patienten erhält, muss er streng vertraulich behandeln. Die Schweigepflicht gilt sogar über den Tod hinaus.

Ohne Einwilligung des Patienten darf der Arzt nur dann seine Schweigepflicht brechen, wenn er damit ein Rechtsgut schützt, das höher bewertet wird als das Persönlichkeitsrecht des Patienten. So muss der Arzt z. B. Geschlechtskrankheiten und bestimmte Infektionskrankheiten dem Gesundheitsamt melden – allerdings nur solche, die das Gesetz namentlich aufführt. Eine Syphilisinfektion z. B. ist meldepflichtig, eine HIV-Infektion dagegen nicht. In anderen Fällen kann es eine Ermessensentscheidung des Arztes sein, ob er z. B. der Verkehrsbehörde mitteilt, dass sein Patient trotz Aufklärung und Warnung nicht bereit ist, auf die Nutzung seines Führerscheins zu verzichten, obwohl er krankheitsbedingt für andere Verkehrsteilnehmer eine Gefahr darstellt. Der Arzt ist berechtigt, solche Informationen weiterzugeben, aber nicht dazu verpflichtet.

Dokumentationspflicht und Einsichtsrecht

Der Arzt muss über seine Tätigkeit an Patienten Aufzeichnungen machen. Diese Dokumentation dient ihm nicht nur als Gedächtnisstütze, sondern wird auch im Interesse des Patienten angelegt, damit die medizinische Behandlung nachvollziehbar ist. Darum hat der Patient auch das Recht, seine Krankenakte einzusehen – allerdings bezieht sich das nur auf objektive Feststellungen (Befunde u. Ä.) und nicht auf subjektive Eindrücke und Bemerkungen, die sich der Arzt möglicherweise notiert hat. Der Patient kann darüber hinaus verlangen, dass der Arzt Kopien von Röntgenaufnahmen, EKG-Blättern, Laborbefunden usw. anfertigt – die Kosten dafür muss der Patient tragen.

Patientenwillen

Viele Menschen ängstigt die Frage, ob mit ihnen am Lebensende etwas geschehen könnte, was sie nicht wollen und dem sie nicht zugestimmt hätten, wenn sie noch in der Lage gewesen wären, zu entscheiden. Eine aktive Sterbehilfe ist in Deutschland verboten und strafbar. Auch die Bundesärztekammer als Standesvertretung der deutschen Mediziner lehnt aktive Maßnahmen, die das Leben eines Menschen gezielt verkürzen, kategorisch ab, selbst für den Fall, dass der Patient danach verlangt. Allerdings akzeptiert sie unter bestimmten Umständen, wenn ein Arzt bei Sterbenden oder Todkranken lebensverlängernde Maßnahmen – dazu zählt auch die künstliche Ernährung – unterlässt, wenn dies dem erklärten oder mutmaßlichen Willen des Patienten entspricht.

Ein Instrument, mit dem man seinen Willen bezüglich einer medizinischen Behandlung für den Fall festlegen kann, dass man selbst nicht mehr in der Lage ist zu entscheiden, ist die Patientenverfügung. In einer Vorsorgevollmacht kann zudem eine andere Person dazu ermächtigt werden, für einen selbst solche Entscheidungen zu treffen.

Patientenverfügung

Die Patientenverfügung, manchmal auch Patiententestament genannt, gibt wichtige Hinweise auf den mutmaßlichen Willen des Patienten. In diesem Dokument kann man festhalten, ob und in welchem Umfang eine medizinische Behandlung in bestimmten, genau umrissenen Krankheitssituationen gewünscht wird. Der Arzt ist nicht grundsätzlich verpflichtet, sich so zu verhalten, wie es in einer solchen Vorausverfügung angegeben ist, er kann sie aber im Zweifelsfall zur Grundlage seiner Entscheidung machen.

Die Patientenverfügung sollte in schriftlicher Form vorliegen, muss aber nicht notariell beglaubigt sein. Die Verwendung von Mustervorlagen oder Textbausteinen kann hilfreich sein. Mit ihnen kann die Patientenverfügung individuell formuliert werden und sogar auf Lebenssituation und Wertvorstellungen eingehen, damit aus ihr hervorgeht, dass sich der Verfasser mit der Thematik eingehend beschäftigt hat. Die Wünsche bezüglich einer Behandlung oder Nichtbehandlung sollten möglichst konkret geäußert werden und auf bestimmte, genau umrissene Krankheitssituationen bezogen sein, damit später der Auslegungsspielraum begrenzt ist; das gilt vor allem dann, wenn bereits eine schwerwiegende Krankheit besteht. Es können Vertrauenspersonen benannt werden, die den Patienten vertreten sollen. Außerdem muss der Hinweis enthalten sein, dass der Verfasser die Verfügung im Vollbesitz seiner geistigen Kräfte geschrieben hat. Das Schriftstück muss die persönlichen Daten (Name, Geburtsdatum und -ort usw.) enthalten und vom Verfasser unter Angabe von Ort und Datum selbst unterschrieben werden. Durch eine jährliche Erneuerung der Unterschrift, gegebenenfalls unter Einarbeitung von Änderungen, kann man die weiter bestehende Gültigkeit der Verfügung dokumentieren.

Vorsorgevollmacht

Eine weitere Möglichkeit, Vorsorge für den Fall zu treffen, dass man krankheitsbedingt nicht mehr in der Lage ist, zu handeln oder seinen Willen zu äußern, ist das Ausstellen einer so genannten Vorsorgevollmacht. Darin kann eine Person dazu bevollmächtigt werden, für den Verfasser in ärztliche Maßnahmen einzuwilligen und/oder deren Unterlassung oder Beendi-

gung zu verlangen. Wenn der Bevollmächtigte allerdings eine Maßnahme veranlasst, die sehr wahrscheinlich zum Tod des Betroffenen führt, muss zuvor das Vormundschaftsgericht dieser Weisung zustimmen. Es ist sinnvoll, Patientenverfügung und Vorsorgevollmacht miteinander zu kombinieren.

Vorsorgevollmachten sind unter anderem sehr nützlich für Menschen, die in nichtehelicher Partnerschaft zusammenleben.

Betreuungsvollmacht

Wenn ein Mensch nicht mehr in der Lage ist, in bestimmten Bereichen (z. B. im Bereich Gesundheit) seine Angelegenheiten selbst zu regeln und niemanden als seinen Vertreter bevollmächtigt hat, kann das Vormundschaftsgericht eine Betreuung anordnen. Der Betreuer entscheidet dann im Rahmen des festgelegten Aufgabenbereiches für den Betreuten. In einer Betreuungsvollmacht kann man seinen Willen für diesen Fall äußern und Personen als Betreuer vorschlagen. Außerdem kann man Wünsche darüber äußern, wie der Betreuer seine Aufgaben wahrnehmen soll. Eine Betreuungsvollmacht kann unter anderem dann sinnvoll sein, wenn keine Angehörigen vorhanden sind.

Notfallbogen

Der Notfallbogen ist eine »komprimierte Patientenverfügung«, die den Notarzt im Fall eines Herz-Kreislauf-Stillstands auf einen Blick darüber informieren soll, ob der Patient eine Wiederbelebung wünscht und ob eine Patientenverfügung vorliegt. Der Patient äußert darin seine Zustimmung oder Ablehnung einer Herz-Lungen-Wiederbelebung. Der Notfallbogen kann nur nach dokumentierter ärztlicher Aufklärung des Patienten unterzeichnet werden. Eine derartige Vorausverfügung ist für Patienten geeignet, die im Sterben liegen.

ABSCHNITT 2

ARZNEIMITTEL

KAPITEL 10

Arzneimittel – ein Überblick

Das Gesetz liefert eine sehr komplexe Definition des Begriffs »Arzneimittel«. Vereinfacht kann man davon sprechen, dass es Produkte sind, die zur Diagnose, Heilung, Linderung und Behandlung einer Erkrankung oder zu ihrer Vorbeugung eingesetzt werden, oder die die Struktur oder Funktion des Körpers beeinflussen. Medizinische Geräte und Nahrungsmittel sind keine Arzneimittel. Damit etwas als Arzneimittel im Handel sein kann, muss der Hersteller dem Bundesinstitut für Arzneimittel und Medizinprodukte die notwendigen Unterlagen einreichen, aus denen unter anderem hervorgeht, welche gesundheitlichen Wirkungen das Mittel haben soll. Das Amt entscheidet dann, ob das Mittel zugelassen wird.

Das Arzneimittelgesetz unterscheidet verschreibungspflichtige und nicht verschreibungspflichtige Arzneimittel. Verschreibungspflichtige Mittel dürfen nur von einem Arzt, Zahnarzt oder Tierarzt verordnet werden, da sie nur unter ärztlicher Aufsicht verwendet werden sollen. Nicht verschreibungspflichtige Arzneimittel dürfen ohne Verordnung gekauft werden. Zu dieser Gruppe zählt z. B. Azetylsalizylsäure ▲. Das Bundesinstitut für Arzneimittel und Medizinprodukte entscheidet darüber, in welche Kategorie ein Arzneimittel gehört.

Grundsätzlich sind alle Arzneimittel apothekenpflichtig, das heißt, sie dürfen nur in Apotheken verkauft werden. Ausnahmen von dieser Regel sind gesetzlich festgelegt. Zu den nicht apothekenpflichtigen Mitteln zählen z. B. ein Reihe von Heilpflanzen, Hühneraugenmittel und Vitaminprodukte. In Apotheken verkaufte Heilkräuter haben geprüfte Arzneimittelqualität, was für Kräuter aus anderen Bezugsquellen nicht unbedingt gilt ■.

Pflanzliche oder tierische Erzeugnisse, die als Arznei verwendet werden, sowie die daraus hergestellten Präparate werden pharmazeutisch als *Drogen* bezeichnet. Daneben versteht man unter Drogen Substanzen, die die Gehirnfunktion auf eine Weise verändern, die viele als angenehm empfinden. Drogenmissbrauch – die übermäßige und anhaltende Verwendung bewusstseinsverändernder Substanzen ohne medizinische Notwendigkeit – begleitet den sinnvollen medizinischen Gebrauch dieser Mittel seit Menschengedenken. Manche Substanzen, die zu Missbrauch verleiten, haben einen klar umschriebenen medizinischen Nutzen, andere jedoch nicht ★.

Markennamen von Arzneimitteln sind leichter zu verstehen, wenn man etwas über ihre Entstehung weiß. Ein Arzneimittel hat in der Regel mindestens drei Namen – eine chemische Bezeichnung, einen Substanznamen (auch: generischer Name) und einen Handels- oder Markennamen.

Die chemische Bezeichnung beschreibt die Struktur der Atome oder Moleküle des Wirkstoffs. Dieser Name ist gewöhnlich zu kompliziert und zu lang für den allgemeinen Gebrauch. Deshalb legt ein offizielles Gremium normalerweise einen Substanznamen für einen neuen Wirkstoff fest. Substanznamen für Arzneimittel einer bestimmten Art (Klasse) haben in der Regel dieselbe Endung, so enden z. B. die Namen aller Betablocker, die u. a. zur Behandlung von Bluthochdruck eingesetzt werden, auf »-olol«.

Der Markenname wird von dem pharmazeutischen Unternehmen ausgewählt, das das Arzneimittel herstellt. Patentierte Arzneimittel werden normalerweise unter einem Marken- oder Handelsnamen verkauft. Generika dieser Handelsmarken – also Nachahmerprodukte mit demselben Wirkstoff, die nach Ablauf des Patents lizenzfrei hergestellt werden dürfen – können unter dem Substanznamen vertrieben werden, aber auch unter einem eigenen Markennamen.

Es ist auch nützlich, wenn man weiß, welcher Gruppe ein Arzneimittel zugeordnet ist. Grundsätzlich werden Arzneimittel danach eingeteilt, bei welcher Erkrankung bzw. welchem Symptom sie eingesetzt werden. So nennt man Medikamente zur Behandlung von hohem Blutdruck Antihypertensiva und Arzneimittel gegen Übelkeit Antiemetika (Emesis, medizin. f. Erbrechen). Innerhalb der therapeutischen Gruppen unterscheidet man wiederum Arzneimittelklassen. Manche Klassen basieren darauf, wie das Arzneimittel den Körper beeinflusst. Zum Beispiel senken Kalziumkanalblocker, ei-

▲ siehe Seite 86   ■ siehe Seite 93
★ siehe Seite 635

ne Gruppe der Antihypertensiva, den Blutdruck, indem sie verhindern, dass Kalzium in bestimmte Zellen eintritt. Kalzium ist für die Muskelkontraktion erforderlich, auch für die in den Wänden der Arterien. Kalziumkanalblocker hemmen die Kontraktion der Muskeln in den Arterienwänden; dadurch erweitern sich die Arterien, und der Blutdruck sinkt. Die Kontraktion des Herzmuskels wird von Kalziumkanalblockern weniger beeinflusst, die der Skelettmuskulatur überhaupt nicht.

Arzneimittelforschung und -entwicklung

Viele Arzneimittel wurden bei Versuchen an Tieren und Menschen entdeckt. Moderne Arzneimittel werden hingegen vielfach mit Blick auf eine bestimmte Erkrankung entwickelt: Man identifiziert die biochemischen und zellulären Veränderungen, die eine Krankheit hervorruft, und sucht dann nach Stoffen, die solche Störungen gezielt beheben. Eine neue Substanz, die Erfolg versprechend erscheint, wird in ihrer Struktur gewöhnlich viele Male verändert, bis sie den gewünschten Wirkort erreicht (Selektivität), genau dort bleibt (Affinität) und diesen bei größtmöglicher Sicherheit genau in der gewünschten Stärke (Potenz) und Wirkungsweise (Effektivität) beeinflusst. Untersucht wird auch, was der Körper mit der Substanz macht (Pharmakokinetik ▲) und was das Arzneimittel mit dem Körper macht (Pharmakodynamik ■).

Im Idealfall wirkt ein Arzneimittel praktisch nur am Zielort (hohe Selektivität) und beeinflusst den Rest des Körpers kaum. Damit ist die Gefahr unerwünschter Arzneimittelwirkungen weitgehend ausgeräumt ★. Darüber hinaus soll ein Arzneimittel wirksam und effektiv sein. Es sollte wirken, wenn es geschluckt wird (orale Einnahme), im Verdauungstrakt leicht aufgenommen werden und sich im Gewebe und den Körperflüssigkeiten so stabil verhalten, dass es möglichst nur einmal am Tag eingenommen werden muss.

Bei der Entwicklung eines neuen Medikaments wird die durchschnittliche Dosierung ermittelt. Aber Menschen reagieren unterschiedlich auf Arzneimittel. Die Reaktion auf ein Medikament ● hängt unter anderem von Alter ◆, Gewicht, genetischer Ausstattung und dem Vorliegen weiterer Erkrankungen ab. Diese Faktoren muss der Arzt berücksichtigen, wenn er einem Patienten die Dosierung angibt.

Plazebo: Ich werde gefallen

Das lateinische Wort *placebo* bedeutet »Ich werde gefallen«. Im Jahre 1785 tauchte es unter der Definition »eine alltägliche Methode oder Medizin« erstmals in einem medizinischen Wörterbuch auf. Zwei Ausgaben später war daraus bereits eine angeblich unwirksame und harmlose »Scheinmedizin« geworden. Heute weiß man, dass Plazebos ganz erhebliche Wirkungen haben können, sowohl gute wie schlechte.

Plazebo

Plazebos sind arzneiliche Produkte, die wie Arzneimittel aussehen, aber keine wirksamen Bestandteile enthalten.

Ein Plazebo gleicht dem richtigen Arzneimittel, besteht aber aus einer inaktiven Substanz, wie Stärke oder Zucker, und wird gewöhnlich in Arzneimittelstudien eingesetzt.

Plazebos können viel Erwünschtes oder Unerwünschtes bewirken. Dieser so genannte Plazeboeffekt scheint aus zwei Komponenten zu bestehen: der Erwartungshaltung bei der Einnahme eines Arzneimittels und der spontanen Veränderung. So manche Störung bessert sich nämlich auch ohne Behandlung. Wenn eine solche spontane Veränderung nach der Einnahme eines Plazebos eintritt, kann man sie fälschlicherweise diesem Mittel zuschreiben.

Manche Menschen scheinen leichter auf Plazebos anzusprechen als andere. Wer Arzneimitteln und Ärzten positiv gegenüber steht, reagiert voraussichtlich besser auf Plazebos als jemand mit einer negativen Einstellung. Menschen, die für Plazebos besonders empfänglich sind, neigen dazu, die Dosis des Mittels zu erhöhen, und sie entwickeln Entzugserscheinungen, wenn sie ihr Plazebo nicht bekommen.

Bei der Entwicklung eines neuen Medikaments werden Studien durchgeführt, in denen die Wirkung des Mittels mit der eines Plazebos verglichen wird, da jede Substanz unabhängig von ihrer Wirkweise auch einen Plazeboeffekt

▲ siehe Seite 58   ■ siehe Seite 64
★ siehe Seite 76   ● siehe Seite 68
◆ siehe Seite 73

VOM LABOR IN DIE APOTHEKE

Sobald eine Substanz, die zur Behandlung einer Erkrankung nützlich erscheint, gefunden ist, wird sie unter Laborbedingungen untersucht (präklinische Tests), wozu auch Tierversuche gehören. Vorklinische Tests liefern Informationen über die Wirkungsweise einer Substanz, über ihre Wirksamkeit und über ihre toxischen Wirkungen. Auch auf die möglichen Auswirkungen auf die Fortpflanzungsfähigkeit und die Gesundheit der Nachkommen wird geachtet.

Erscheint eine Substanz nach Abschluss der präklinischen Tests vielversprechend, beginnen die klinische Studien am Menschen. Diese Studien werden zunächst an gesunden Freiwilligen durchgeführt, später an Menschen, die an der Krankheit leiden, die mit dem Mittel behandelt werden soll. In diesen Studien werden die angemessene Dosierung ermittelt und auf die Art der Nebenwirkungen geachtet und wie häufig sie auftreten, sowie auf die Voraussetzungen, unter denen Nebenwirkungen gehäuft auftreten.

Wenn diese Untersuchungen belegen, dass das Arzneimittel wirksam und gut verträglich ist, wird bei der Zulassungsbehörde der EU oder beim Bundesinstitut für Arzneimittel und Medizinprodukte ein Antrag auf Zulassung gestellt, dem alle Informationen aus den Untersuchungen an Tieren und Menschen, über das beabsichtigte Herstellungsverfahren, die Packungsbeilage (Gebrauchsinformation) und den Produktnamen beigefügt werden. Nach Prüfung aller Unterlagen entscheidet die Behörde, ob das Arzneimittel auf den Markt kommt. Erst dann steht das neue Arzneimittel zur Behandlung von Patienten zur Verfügung. Der gesamte Ablauf dauert in den USA ungefähr zehn Jahre. Im Durchschnitt werden nur fünf von 4000 im Labor untersuchten Substanzen überhaupt am Menschen getestet, und nur eine von fünf am Menschen getesteten Substanzen wird zugelassen und gelangt somit irgendwann in die Apotheke.

Nach der Zulassung eines neuen Arzneimittels muss der Hersteller den Einsatz des Mittels überwachen und alle weiteren, zuvor nicht festgestellten Arzneimittelwirkungen sofort an die Zulassungsbehörde melden. Ärzte und Apotheker werden dazu aufgerufen, an der weiteren Beobachtung des Arzneimittels mitzuwirken. Diese Mitwirkung ist wichtig, denn vor der Markteinführung eines Arzneimittels können selbst umfangreiche Studien nur relativ häufige unerwünschte Arzneimittelwirkungen entdecken (die durchschnittlich einmal auf 1000 verabreichte Dosen auftreten). Wichtige unerwünschte Nebenwirkungen, die nur einmal auf 10 000 oder mehr Dosen auftreten, werden erst erkannt, wenn das Medikament von vielen Menschen verwendet wird, also nach der Markteinführung. Die Zulassung kann entzogen werden, wenn es Hinweise gibt, dass ein Arzneimittel schwere unerwünschte Wirkungen haben kann.

PHASE	TESTGRUPPE	ZWECK	DAUER
Präklinische Tests	Laborbedingungen (Zellkulturen, Tiere)	Bestimmung der chemischen und physikalischen Eigenschaften des Arzneimittels; Einschätzung der Verträglichkeit und der Wirkungen des Mittels im lebenden Organismus	2 bis 6,5 Jahre
Klinische Studien			
Phase I	10 bis 100 gesunde Freiwillige	Ermittlung der grundsätzlichen Verträglichkeit sowie der Konzentration im Blut, die bei unterschiedlicher Dosierung erreicht wird	1,5 Jahre
Phase II	Überprüfung an 50 bis 500 Erkrankten	Ermittlung der Wirksamkeit und der Spannbreite der Dosierung, Erforschung der Pharmakokinetik, Ermittlung von Nebenwirkungen	2 Jahre
Phase III	Überprüfung an 300 bis 30 000 Erkrankten	Bestätigung der wirksamsten Dosierung und Verordnung; weitere Informationen über die Wirksamkeit und Nebenwirkungen	3,5 Jahre
Überprüfung durch die Gesundheitsbehörde	Alle Informationen aus vorklinischen und klinischen Studien	Feststellung, ob sich das Arzneimittel als wirksam und verträglich erwiesen hat	0,5 bis 1 Jahr
Überwachung nach Freigabe	Alle Menschen, die das Arzneimittel einsetzen	Registrierung von Problemen, die nicht in Phase I, II oder III auftraten, einschließlich solcher, die erst nach langer Zeit oder nur selten auftreten	fortlaufend

hat. Die tatsächliche Wirkung des Arzneimittels muss sich jedoch vom Plazeboeffekt abheben. Daher erhält die Hälfte der Studienteilnehmer das echte Arzneimittel, die andere Hälfte ein identisch aussehendes Plazebo. Bei einer so genannten Doppelblindstudie wissen weder die Teilnehmer noch die behandelnden Ärzte, wer den Wirkstoff und wer das Plazebo erhält.

Nach Abschluss der Studie werden alle Veränderungen, die bei den Teilnehmern beobachtet wurden, die die aktive Substanz erhielten, mit denen der Kontrollgruppe verglichen, in der das Plazebo verabreicht wurde. Das Arzneimittel muss deutlich und statistisch gesichert (signifikant) besser abschneiden als das Plazebo, damit sein Einsatz gerechtfertigt erscheint. Wenn sich in der Studie die Symptome bei der Hälfte der Teilnehmer bessern, die das Plazebo erhalten, ist die Wirksamkeit der untersuchten Substanz schwer nachzuweisen.

Wirksamkeit und Verträglichkeit

Wichtige Ziele bei der Entwicklung neuer Arzneimittel sind Wirksamkeit (Effektivität) und Verträglichkeit. Weil alle Arzneimittel sowohl schaden als auch nutzen können, ist Verträglichkeit ein relativer Begriff. Der Abstand zwischen der üblicherweise wirksamen Dosis und der Dosis, die schwere oder gar lebensbedrohliche Nebenwirkungen hervorruft, bezeichnet man als therapeutische Breite. Je größer sie ist, desto leichter lässt sich das Arzneimittel einsetzen. Wenn schon die normale wirksame Dosis schädliche Nebenwirkungen auslöst, wird dieses Mittel nur eingesetzt, wenn es unumgänglich ist und es keine bessere Alternative gibt.

Die meisten Arzneimittel sind wirksam und weitgehend verträglich. Ein solches Mittel ist beispielsweise Penizillin. Abgesehen von den Menschen, die allergisch darauf reagieren, verursacht Penizillin auch in hoher Dosierung keine gefährlichen Nebenwirkungen. Barbiturate hingegen, die früher als Schlafmittel weit verbreitet waren, können die Atmung beeinflussen, den Blutdruck senken und bei Überdosierung sogar zum Tod führen. Neuere Schlafmittel, wie Temazepam und Zolpidem, sind breiter einzusetzen als Barbiturate.

Nicht immer stehen wirkungsvolle Arzneimittel mit großer therapeutischer Breite und wenig Nebenwirkungen zur Verfügung. Manche Arzneimittel müssen aber dennoch eingesetzt werden. Phenprocoumon z. B. soll die Bil-

Medikamente optimal nutzen

Patienten können zur größtmöglichen Verträglichkeit und Wirksamkeit ihrer Behandlung beitragen, indem sie:

- sich in medizinische Behandlung begeben, sobald ein Problem auftritt
- dem Arzt oder dem Apotheker mitteilen,
  - welches medizinische Problem vorliegt
  - welche Arzneimittel (verschreibungspflichtig bzw. frei verkäuflich) und Nahrungsergänzungsmittel sie in den vergangenen Wochen eingenommen haben
  - ob sie auf bestimmte Arzneimittel, Nahrungsmittel oder andere Substanzen allergisch oder ungewöhnlich reagieren
  - ob sie eine besondere Diät einhalten oder bestimmte Nahrungsmittel meiden
  - ob sie schwanger sind, eine Schwangerschaft planen oder stillen
- verschriebene Medikamente korrekt einnehmen
- verstehen, wofür ihnen ein Arzneimittel verschrieben wurde und welche unerwünschten Nebenwirkungen auftreten können
- die Beipackzettel von Arzneimitteln vor der Einnahme aufmerksam lesen, unabhängig davon, ob es sich um ein verordnetes oder ein nicht verschreibungspflichtiges Mittel handelt
- auftretende Nebenwirkungen dem Arzt oder Apotheker mitteilen
- bei der Verwendung von Arzneimitteln Alkohol meiden
- niemals Medikamente nehmen, die anderen Personen verschrieben wurden
- Arzneimittel entsorgen, deren Verfalldatum überschritten ist
- Arzttermine einhalten
- empfohlene Vorbeugemaßnahmen befolgen und an entsprechenden Kursen teilnehmen

dung von Blutgerinnseln verhindern, kann aber Blutungen verursachen. Es wird verordnet, wenn der erwartete Nutzen so hoch ist, dass das Risiko akzeptabel erscheint. Bei Patienten, die Phenprocoumon einnehmen, muss die Blutgerinnungsfähigkeit regelmäßig überprüft werden.

Clozapin ist ein weiteres Beispiel. Dieses Arzneimittel hilft häufig Schizophreniepatienten, bei denen andere Arzneimittel unwirksam bleiben. Doch Clozapin kann die Produktion von weißen Blutkörperchen, die vor Infektionen schützen, beeinträchtigen. Daher müssen sich Patienten, die Clozapin einnehmen, häufigen Blutuntersuchungen unterziehen.

Damit eine Behandlung möglichst verträglich und effektiv ist, sollten Patienten den Arzt über ihre Vorgeschichte, gegenwärtig eingenomme-ne Medikamente (auch nicht verschreibungspflichtige) und Nahrungsergänzungsmittel (auch Pflanzenmittel ▲) sowie über andere gesundheitlich wichtige Dinge informieren. Darüber hinaus sollte sich niemand scheuen, den Arzt oder Apotheker zu bitten, ihm die Behandlungsziele, die möglichen unerwünschten Wirkungen oder andere Probleme zu erläutern. Ebenso sollte darüber aufgeklärt werden, in welchem Maß ein Patient am Behandlungsplan teilhaben kann.

KAPITEL 11

Verabreichung von Arzneimitteln und Verarbeitung im Körper

*Arzneimittel werden auf unterschiedliche Weise **verabreicht**. Ihre **Verarbeitung im Körper (Pharmakokinetik)** beschreibt, welche Prozesse bei der Aufnahme (Resorption), Verteilung, Verstoffwechselung (Metabolismus) und Ausscheidung ablaufen, und wie lange diese Prozesse dauern.*

Eine Arzneimittelbehandlung setzt voraus, dass das Mittel den Bereich, wo es wirken soll, erreicht. Gewöhnlich gelangt das Arzneimittel fern von diesem Zielort in den Körper. Also muss es in den Blutkreislauf aufgenommen (Aufnahme, Resorption) und zu den Orten transportiert werden, in denen es gebraucht wird (Verteilung).

Manche Arzneimittel werden vom Körper chemisch verändert (Verstoffwechselung), bevor ihre Wirkung einsetzt, andere werden anschließend umgebaut, wieder andere verwandeln sich überhaupt nicht. Der letzte Schritt ist die Ausscheidung des Arzneimittels und seiner Stoffwechselprodukte durch die Nieren oder mit dem Stuhl aus dem Körper. Alle diese Prozesse können von vielerlei Faktoren, z. B. dem Alter und der genetischen Ausstattung des Menschen, beeinflusst werden ■.

Verabreichung

Arzneimittel gelangen durch den Mund (oral), durch Injektion in eine Vene (intravenös), in einen Muskel (intramuskulär), in den Rückenmarkkanal (intrathekal) oder unter die Haut (subkutan) in den Körper. Sie können unter die Zunge gelegt (sublingual), in den Enddarm (rektal) oder die Scheide (vaginal) eingeführt oder ins Auge getropft werden (okular). Man kann sie in die Nase sprühen und über die Nasenschleimhäute aufnehmen lassen (nasal), bis in die Lunge einatmen (Inhalation), auf die Haut auftragen (kutan), um eine örtlich begrenzte (lokale) oder körperweite (systemische) Wirkung zu erzielen, oder aber mittels eines Spezialpflasters durch die Haut eintreten lassen (transdermal), um ebenfalls eine systemische Wirkung zu erzielen. Jede Form der Verabreichung hat ihren besonderen Sinn sowie Vor- und Nachteile.

Orale Anwendung: Am häufigsten werden Medikamente geschluckt, denn das ist praktisch, einfach und kostengünstig. Doch die Möglichkeiten, Arzneimittel oral einzusetzen, sind begrenzt. Ihre Resorption kann bereits in Mund oder Magen beginnen, allerdings wird der größte Teil erst im Dünndarm aufgenommen. Das Arzneimittel muss erst die Darmwand und dann die Leber passieren, ehe es über das Blut zum Zielort gelangt. In der Darmwand und der Leber werden aber viele Substanzen bereits chemisch

---

▲ siehe Seite 93   ■ siehe Seite 68

Durch die Haut

Mitunter werden Arzneimittel durch die Haut verabreicht – als Injektion (subkutan, intramuskulär oder intravenös), durch ein Pflaster (transdermal) oder mithilfe eines Implantats.

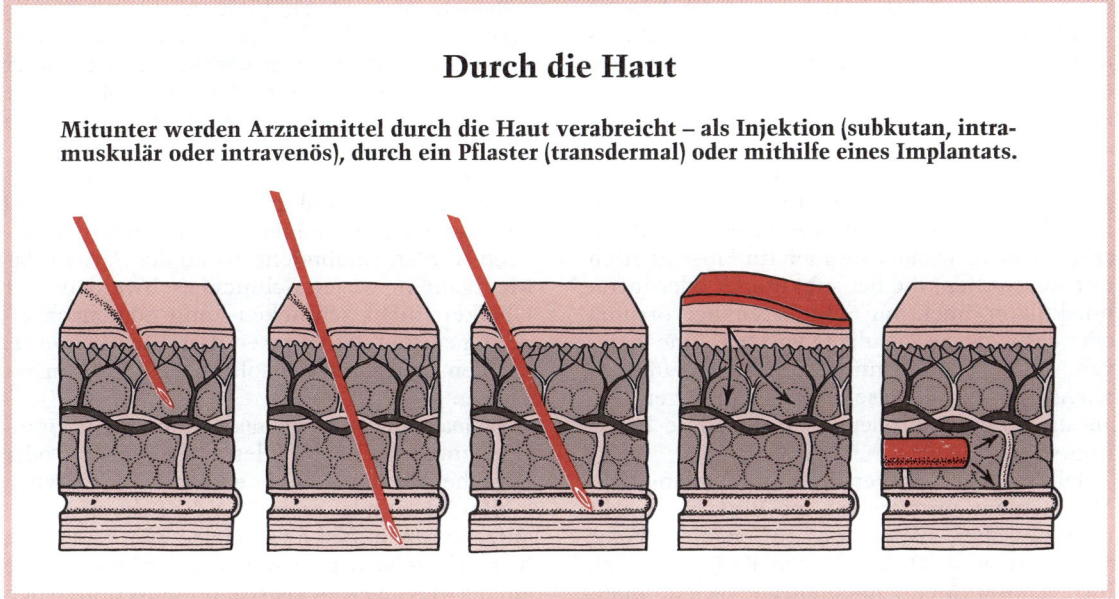

verändert; dadurch kann sich die Menge verringern, die tatsächlich den Zielort erreicht. Solche Mittel können oft geringer dosiert werden, wenn sie ins Blut gespritzt werden.

Bei oraler Aufnahme können zudem Nahrungsmittel und andere Arzneimittel im Magen-Darm-Trakt darauf einwirken, wie rasch und wie viel von dem Arzneimittel aufgenommen wird. Deshalb müssen manche Mittel auf nüchternen Magen, andere beim Essen geschluckt werden, andere dürfen nicht gleichzeitig mit bestimmten weiteren Medikamenten kombiniert werden, und wieder andere eignen sich überhaupt nicht für die orale Verabreichung.

Manche geschluckte Arzneimittel reizen den Magen-Darm-Trakt. Azetylsalizylsäure und nichtsteroidale Entzündungshemmer ▲ können die Schleimhäute von Magen und Dünndarm reizen, Geschwüre hervorrufen oder verschlimmern ■. Andere Arzneimittel werden vom Magen-Darm-Trakt schlecht oder unzuverlässig aufgenommen oder von der Säure und den Verdauungsenzymen im Magen zersetzt.

Wenn jemand nicht schlucken kann, wenn ein Medikament rasch, genau oder sehr hoch dosiert verabreicht werden muss oder wenn das Mittel im Magen-Darm-Trakt nur schlecht oder unzuverlässig aufgenommen wird, stehen andere Anwendungsarten zur Verfügung.

Injektionen: Injektionen sind eine parenterale Anwendung, d. h., sie umgehen den Magen-Darm-Trakt. Es kann subkutan, intramuskulär,

intravenös oder intrathekal injiziert werden. Ein Arzneimittel kann so hergestellt werden, dass sich die Aufnahme über Stunden, Tage oder noch länger hinzieht.

Bei subkutaner Injektion wird eine Kanüle ins Unterhautfettgewebe gestochen. Das Arzneimittel gelangt über kleinste Blutgefäße (Kapillaren) und die Lymphgefäße in den Blutkreislauf. Eiweiße, wie Insulin, müssen üblicherweise gespritzt werden, weil sie bei oraler Gabe im Magen-Darm-Trakt verdaut würden.

Medikamente wie das Verhütungsmittel Etonogestrel ★ können, eingebettet in einen speziellen Träger, unter die Haut (subkutan) eingepflanzt (implantiert) werden.

Üblicherweise wird intramuskulär injiziert. Da die Muskeln unter Haut und Fettgewebe liegen, benötigt man hierfür eine längere Nadel. Gewöhnlich wählt man den Oberarm-, Oberschenkel- oder Gesäßmuskel. Wie schnell das Medikament in den Blutkreislauf gelangt, hängt auch von der Durchblutung des Muskels ab: Je geringer die Blutzufuhr, desto länger dauert es; Muskelaktivität steigert die Durchblutung.

Für die intravenöse Gabe wird eine Nadel direkt in die Vene eingeführt. Dann wird das in Flüssigkeit gelöste Arzneimittel als Einzeldosis oder nach und nach über eine Infusion zuge-

▲ siehe Seite 434   ■ siehe Seite 708
★ siehe Seite 1397

führt. Bei einer Infusion gelangt die Lösung durch die Schwerkraft (aus einem sich zusammenziehenden Kunststoffbeutel) oder mittels einer Infusionspumpe durch einen dünnen, flexiblen Schlauch in den Katheter, der den Zugang zur Vene gewährt und meist am Unterarm gelegt wird. Die intravenöse Gabe ist bestens geeignet, dem Körper rasch und genau kontrolliert eine genaue Arzneimitteldosis zu verabreichen. Man verwendet sie auch für Flüssigkeiten mit Reizstoffen, die bei subkutaner oder intramuskulärer Injektion Schmerzen hervorrufen oder das Gewebe schädigen würden. Eine intravenöse Injektion kann besonders bei übergewichtigen Menschen schwieriger zu setzen sein als die subkutane oder intramuskuläre Injektion.

Bei intravenöser Verabreichung gelangt ein Medikament unmittelbar ins Blut und wirkt häufig rascher, als wenn es auf anderem Wege zugeführt wird. Daher werden Patienten nach intravenöser Medikamentengabe genau überwacht. Der Arzt will feststellen, ob das Mittel wirkt oder ob es unerwünschte Nebenwirkungen hervorruft. Außerdem hält die Wirkung des auf diesem Wege verabreichten Mittels häufig nicht sehr lange an.

Bei intrathekaler Injektion wird eine Nadel zwischen zwei Wirbel im unteren Bereich der Wirbelsäule in den Bereich um das Rückenmark eingeführt. Das Arzneimittel wird direkt in den Rückenmarkkanal gespritzt. Häufig wird die Injektionsstelle zuvor lokal betäubt. Dieser Weg wird gern gewählt, wenn ein Arzneimittel einen raschen oder lokal begrenzten Effekt auf das Gehirn, das Rückenmark oder die Hirnhäute haben soll, z. B. um eine Infektion dieser Gewebe zu behandeln. Auch Mittel, die die Schmerzempfindung ausschalten (Anästhetika), werden mitunter auf diesem Weg verabreicht.

Sublinguale Anwendung: Manche Arzneimittel werden unter die Zunge gelegt, damit sie unmittelbar in die kleinen Blutgefäße gelangen, die unter der Zunge liegen. Dieser Weg eignet sich besonders gut für Nitroglyzerin, das Angina-pectoris-Anfälle lindert (Brustschmerzen durch unzureichende Durchblutung des Herzmuskels), denn es findet eine rasche Resorption statt, und das Mittel gelangt ohne den Umweg über Darmwand und Leber direkt ins Blut. Für die meisten Arzneimittel ist dieser Weg jedoch ungeeignet, weil sie unvollständig oder unzuverlässig aufgenommen werden.

Rektale Anwendung: Viele Arzneimittel, die geschluckt werden können, eignen sich auch, um als Zäpfchen (Suppositorium) eingesetzt zu werden. Hierbei wird der Wirkstoff in eine wachsartige Substanz eingearbeitet, die sich nach Einführen in den Enddarm (Rektum) auflöst oder verflüssigt. Da die Schleimhaut des Enddarms dünn und gut durchblutet ist, wird das Medikament leicht aufgenommen. Zäpfchen werden verabreicht, wenn der Patient das Medikament wegen Schluckbeschwerden oder Übelkeit nicht schlucken kann oder nach einer Operation nichts essen darf. Medikamente, die den Darm reizen, sollten besser gespritzt werden.

Vaginale Anwendung: Frauen können bestimmte Arzneimittel als Tablette, Creme, Gel oder Zäpfchen in die Scheide einführen. Der Wirkstoff wird dann langsam über die Scheidenwand aufgenommen. Auf diese Weise können Frauen beispielsweise Beschwerden in der Scheide, die auf der verringerten Östrogenproduktion in den Wechseljahren beruhen ▲, mit Östrogen behandeln.

Okulare Anwendung: Arzneimittel zur Behandlung von Augenerkrankungen (z. B. grüner Star, Bindehautentzündung, Infektionen mit Herpes simplex, Verletzungen) können in einer Flüssigkeit gelöst oder zu einem Gel oder einer Salbe verarbeitet werden, damit sie sich am Auge anwenden lassen. Üblicherweise sollen Augenmittel nur am Auge selbst wirken, nicht im ganzen Körper. Augentropfen erfüllen diese Bedingung, denn für eine Wirkung, die über die lokale Anwendung hinausgeht, fließen sie meist zu rasch ab. Gels und Salben sorgen für einen längeren Kontakt des Arzneimittels mit der Augenoberfläche.

Arzneimittel, wie Betaxolol zur Behandlung des grünen Stars ■ und Phenylephrin zur Pupillenerweiterung, wirken, nachdem sie als Augentropfen angewendet wurden, an den tiefer im Auge liegenden Strukturen. Ein Teil dieser Medikamente gelangt anschließend in den Blutkreislauf und kann an anderen Orten im Körper unerwünschte Wirkungen hervorrufen.

Nasale Anwendung: Manche Arzneistoffe gelangen im Körper zur Wirkung, nachdem sie durch die Nasenschleimhäute aufgenommen wurden. Dazu muss die gelöste Substanz als ganz feiner Sprühnebel in die Nase gebracht werden. Nach der Aufnahme geht das Arzneimittel ins Blut über. Nasal applizierte Mittel wirken gewöhnlich rasch. Manche Mittel irritieren die Nasengänge. Zu den Mitteln, die auf diese Weise angewandt werden, zählen Nikotin

---

▲ siehe Seite 1342   ■ siehe Seite 1292

zur Raucherentwöhnung, Kalzitonin bei Osteoporose und Kortisone bei Allergien und Asthma.

Inhalation: Gase, die zur Vollnarkose eingesetzt werden, z. B. Lachgas, werden inhaliert. Bei einer Inhalation durch den Mund müssen Arzneimittel noch feiner zerstäubt werden als bei Verabreichung durch die Nase, damit das Mittel möglichst tief in die Lunge eingeatmet werden kann. Wie tief es in die Lunge gerät, hängt von der Größe der Tröpfchen ab; je feiner die Tröpfchen sind, desto tiefere Lungenbereiche erreichen sie. In der Lunge tritt der Wirkstoff ins Blut über. Diese Anwendungsart wird beispielsweise für Kortisone gewählt, die in der Lunge wirken sollen, z. B. vordosierte Aerosole bei Asthma.

Äußerliche Anwendung (kutan): Arzneimittel, die auf die Haut aufgetragen werden, wirken gewöhnlich dort und dienen üblicherweise der Behandlung oberflächlicher Hautprobleme, wie Schuppenflechte, Ekzeme, Infektionen durch Viren, Bakterien oder Pilze, Juckreiz und trockener Haut. Das Arzneimittel wird hierzu in wirkstofffreie Trägersubstanzen eingearbeitet. Je nach Konsistenz der Trägersubstanz bezeichnet man die Zubereitung als Salbe, Creme, Lotion, Lösung, Pulver oder Gel ▲.

Transdermale Anwendung: Manche Medikamente werden über ein Spezialpflaster auf der Haut in den Körper eingeschleust. Diese Mittel werden mitunter mit einer chemischen Substanz, z. B. Alkohol, versetzt. Aus einem solchen transdermalen therapeutischen System oder einem Matrixpflaster kann das Arzneimittel stunden-, tage- oder gar wochenlang allmählich in den Körper übergehen. Dadurch bleibt der Spiegel des Medikaments im Blut relativ konstant. Pflaster eignen sich besonders für Arzneimittel, die vom Körper rasch ausgeschieden werden, weil derartige Mittel bei einer Aufnahme auf anderem Wege sehr häufig verabreicht werden müssen. Sie sind vorteilhaft bei Substanzen, die nach oraler Aufnahme in der Leber sofort stark verändert werden, denn die aus dem Pflaster in den Körper aufgenommenen Wirkstoffe kreisen zunächst erst einmal durch den Körper und gelangen erst dann in die Leber. Pflaster führen bei manchen Menschen zu Hautreizungen. Zudem ist ihr Einsatz durch das Tempo, in dem das Arzneimittel die Haut durchdringt, begrenzt und nur bei Medikamenten, die in relativ geringen Tagesdosen verabreicht werden, sinnvoll. Zu diesen Arzneimitteln zählen z. B. Nitroglyzerin bei Angina pectoris, Skopolamin bei Reisekrankheit, Nikotin zur Raucherentwöhnung, Fentanyl bei starken Schmerzen und Östrogen und Gestagen zur Hormonbehandlung in den Wechseljahren.

Aufnahme

Die Aufnahme eines Arzneimittels beschreibt seinen Weg ins Blut.

Wo und wie schnell ein Arzneimittels in den Körper aufgenommen wird, beeinflusst seine Bioverfügbarkeit – wie rasch und in welchem Umfang es seinen Zielort erreicht. Zu den Faktoren, die die Aufnahme beeinflussen, zählen die Zusammensetzung und die Zubereitung des Medikaments, seine physikalischen und chemischen Eigenschaften sowie die körperlichen Merkmale der Person, die das Medikament verwendet. Zu den körperlichen Merkmalen, welche die Aufnahme eines geschluckten Mittels beeinflussen, gehören die Zeit, bis sich der Magen leert, der Säuregehalt des Magens (pH-Wert) und das Tempo, in dem das Medikament durch den Magen-Darm-Trakt geschleust wird.

Ein Medikament enthält meist eine Einzeldosis des Arzneistoffs in einer speziell abgeteilten Einheit, also z. B. eine Tablette, eine Kapsel, ein Zäpfchen, ein Hautpflaster oder ein Hub eines Dosieraerosols. Eine solche abgeteilte Einheit besteht jeweils aus dem Arzneimittel und Hilfsstoffen. Zum Beispiel können Tabletten aus dem Wirkstoff, Stabilisatoren und Stoffen bestehen, die dafür sorgen, dass die Tablette im Magen rasch aufplatzt. Diese Mischung wird granuliert und zu einer Tablette gepresst. Art und Menge der Hilfsstoffe und der Grad der Kompression beeinflussen, wie rasch sich die Tablette auflöst und das Arzneimittel aufgenommen wird. Gibt eine Tablette ihren Wirkstoff zu rasch ab, kann seine Konzentration im Blut zu schnell ansteigen und zu unerwünschten Wirkungen führen. Setzt die Tablette die Substanz hingegen zu langsam frei, wird womöglich der größte Teil gar nicht resorbiert, sondern mit dem Stuhl ausgeschieden. Arzneimittelhersteller passen diese Variablen so lange an, bis ihr Produkt die gewünschten Bedingungen erreicht.

Kapseln bestehen aus Wirkstoff und Hilfsstoffen, die in einer Gelatinehülle stecken. Sobald diese Hülle feucht wird, schwillt sie an, entlässt ihren Inhalt und löst sich normalerweise rasch auf. Die Größe der Arzneipartikel

▲ siehe Seite 1173

und die Eigenschaften der Hilfsstoffe entscheiden darüber, wie rasch sich die Kapsel auflöst und ihr Wirkstoff resorbiert wird. Aus Kapseln, die den gelösten Wirkstoff in flüssiger Form enthalten, gelangt der Wirkstoff im Allgemeinen schneller ins Blut als aus solchen, die ihn in fester Form enthalten.

Da Präparate mit demselben Wirkstoff unterschiedliche inaktive Bestandteile enthalten können, kann die Aufnahme des Wirkstoffs schwanken. Deshalb kann sogar dieselbe Dosis eines Wirkstoffs je nach Produkt unterschiedlich wirken. Präparate mit demselben Inhaltsstoff, die darüber hinaus im gleichen Zeitraum im Blut zu demselben Wirkstoffspiegel führen, gelten als bioäquivalent. Bioäquivalente Medikamente sind problemlos gegeneinander austauschbar.

Wenn ein geschlucktes Mittel die Magenschleimhaut schädigen kann oder im sauren Milieu des Magens unwirksam wird, kann man Tabletten oder Kapseln so zubereiten, dass sie sich erst im Dünndarm auflösen. Solche Substanzen zerfallen erst, wenn sie mit der alkalischen Umgebung im Dünndarm oder mit den dort vorhandenen Enzymen in Kontakt kommen. Sie lösen sich jedoch nicht immer optimal auf. Besonders bei älteren Menschen kommt es vor, dass solche Tabletten oder Kapseln mit dem Stuhlgang unverändert ausgeschieden werden.

Manche Präparate setzen aufgrund ihrer speziellen Zubereitung den Wirkstoff nur langsam oder in geringer Menge frei, gewöhnlich innerhalb von zwölf und mehr Stunden. Bei dieser Art der Verabreichung spricht man von einer zeitverzögerten Wirkstofffreisetzung. Die Produkte werden als Retard- oder Depotpräparate bezeichnet.

Verschiedene Nahrungsmittel, andere Arzneimittel und Verdauungsprobleme können die Aufnahme sowie die Bioverfügbarkeit eines Wirkstoffs beeinflussen. So können ballaststoffreiche Nahrungsmittel die Aufnahme mancher Arzneimittel verhindern. Abführmittel und Durchfall verkürzen die Verweildauer im Darm und können die Aufnahme beeinträchtigen. Ähnlich kann die chirurgische Entfernung von Teilen des Magens oder Dünndarms wirken.

Wie und wie lange ein Medikament gelagert wird, kann sich auf die Bioverfügbarkeit des Wirkstoffs auswirken. In manchen Produkten baut sich das Mittel bei falscher oder zu langer Lagerung ab und verliert seine Wirkung oder ruft unerwünschte Wirkungen hervor. Manche Mittel müssen im Kühlschrank oder an einem kühlen, trockenen, vielleicht auch dunklen Ort aufbewahrt werden. Hinweise zur Aufbewahrung und Haltbarkeitsdaten sind daher zu beachten.

Verteilung

Unter der Verteilung versteht man den Weg eines Arzneistoffs in das Blut und Gewebe und wieder zurück sowie den relativen Anteil des Arzneimittels in den verschiedenen Gewebearten.

Nachdem ein Wirkstoff in den Blutkreislauf eingetreten ist, zirkuliert es rasch durch den Körper. Das Blut durchläuft den Körper in durchschnittlich einer Minute. Aus dem Blutkreislauf tritt das Arzneimittel in das Körpergewebe über.

Die meisten Arzneimittel verteilen sich nach ihrer Aufnahme nicht gleichmäßig im Körper. Wasserlösliche Mittel, wie das blutdrucksenkende Atenolol, bleiben bevorzugt im Blut und in der Flüssigkeit, welche die Zellen umspült. Fettlösliche Substanzen, wie das Narkosemittel Halothan, erreichen im Fettgewebe höhere Konzentrationen. Andere Medikamente konzentrieren sich in einzelnen, eng begrenzten Körperteilen (beispielsweise sammelt sich Jod vor allem in der Schilddrüse an), weil das Gewebe dort diese Mittel festhält.

Arzneimittel durchdringen die Gewebe unterschiedlich schnell, je nachdem, wie gut das Mittel die Membranen passieren kann. So überwindet das Narkosemittel Thiopental, eine in hohem Maße fettlösliche Substanz, die Blut-Hirn-Schranke sehr rasch, das wasserlösliche Antibiotikum Penizillin hingegen gar nicht. Grundsätzlich können fettlösliche Substanzen leichter durch Zellmembranen hindurchtreten als wasserlösliche. Bei einigen Wirkstoffen unterstützen Transportmechanismen den Weg in das Gewebe und wieder heraus.

Manche Arzneistoffe bleiben sehr lange im Blut, weil sie sich fest an Eiweiße heften, die im Blut zirkulieren. Andere treten rasch aus dem Blut in andere Gewebe über, denn ihre Verbindung mit den Bluteiweißen ist wcniger stabil. Von einer Substanz können sich nahezu alle Moleküle oder nur ein Teil von ihnen mit Eiweißen verbinden. Der eiweißgebundene Teil trägt zur therapeutischen Wirkung zunächst nichts bei. Wenn der ungebundene Anteil dann ins Gewebe übergegangen ist und der Blutspiegel der Substanz sinkt, setzen die Eiweiße im Blut allmählich den bisher gebundenen Anteil frei. Auf diese Weise kann das im Blut gebundene Medikament wie ein Speicher wirken.

Manche Wirkstoffe reichern sich in bestimmten Gewebearten an und können dann ebenfalls wie ein Reservoir wirken. Diese Gewebe lassen das Medikament allmählich in den Blutkreislauf übertreten und sorgen somit dafür, dass der Spiegel im Blut nicht zu rasch abfällt. Dadurch verlängert sich die Wirkung des Medikaments. Manche Wirkstoffe, die im Fettgewebe gespeichert werden, verlassen dieses Gewebe so langsam, dass sie noch Tage nach Absetzen des Medikaments im Blut nachzuweisen sind.

Die Verteilung eines Arzneistoffs schwankt auch von Mensch zu Mensch. Übergewichtige Menschen können größere Mengen fettlöslicher Arzneimittel einlagern, sehr schlanke Menschen hingegen weniger. Ältere Menschen wiederum können selbst dann, wenn sie schlank sind, eine größere Menge fettlöslicher Substanzen speichern, weil der Anteil an Körperfett mit zunehmendem Alter steigt.

Verstoffwechselung und Abbau

Im Körper wird das Arzneimittel verstoffwechselt, eventuell um- und abgebaut, also chemisch verändert (metabolisiert).

Die meisten Arzneistoffe werden im Körper chemisch verändert (verstoffwechselt, metabolisiert). Die Substanzen, die dabei entstehen, nennt man Metaboliten. Sie können inaktiv sein, dem ursprünglichen Mittel ähnlich oder sich in ihrer therapeutischen Aktivität und Toxizität von der Originalsubstanz unterscheiden. Manche Arzneimittel – so genannte Prodrugs – werden absichtlich als inaktive Form verabreicht, die durch Verstoffwechslung aktiviert wird. Erst die entstehenden Metaboliten erzeugen den erwünschten therapeutischen Effekt. Metaboliten können vor ihrer Ausscheidung durch den Körper auch noch weiter umgebaut werden.

Die meisten Arzneimittel passieren zunächst die Leber, die sie um- und abbaut. Die P-450-Enzyme unterhalten den wichtigsten Mechanismus zur chemischen Veränderung von Arzneimitteln in der Leber. Der Spiegel der P-450-Enzyme bestimmt für viele Medikamente das Tempo, indem sie um- und abgebaut werden ▲.

Da diese Enzymsysteme bei der Geburt noch nicht voll entwickelt sind, können Neugeborene bestimmte Arzneimittel nur schwer verarbeiten. Auch Alterungsprozesse behindern die Enzymaktivität, weshalb auch ältere Menschen manche Arzneimittel nicht so gut umbauen

können wie jüngere Erwachsene und Kinder. Aus diesem Grund brauchen Neugeborene und ältere Menschen häufig eine kleinere Wirkstoffmenge pro Kilogramm Körpergewicht als Jugendliche und Erwachsene mittleren Alters.

Ausscheidung

Die Ausscheidung beschreibt, wie das Arzneimittel den Körper wieder verlässt.

Alle Arzneimittel werden entweder chemisch verändert (metabolisiert) oder intakt wieder ausgeschieden. Insbesondere wasserlösliche Substanzen und deren Metaboliten werden in erster Linie über die Nieren in den Urin abgeleitet.

Ob die Nieren in der Lage sind, Arzneimittel auszuscheiden, hängt u. a. von den Eigenschaften der jeweiligen Substanz ab. Voraussetzung ist, dass der Arzneistoff und/oder seine Abbauprodukte wasserlöslich und nicht nennenswert an Eiweiß gebunden sind. Der Säuregehalt des Urins, welcher von der Ernährung, Medikamenten und Nierenerkrankungen abhängt, kann das Tempo beeinflussen, in dem die Nieren bestimmte Mittel ausscheiden. Bei der Behandlung von Arzneimittelvergiftungen wird mitunter der Säuregehalt des Urins durch basische Substanzen wie Natriumbikarbonat oder saure wie Ammoniumchlorid verändert, um die Ausscheidung des Arzneimittels zu beschleunigen.

Ob und wie rasch die Nieren Substanzen ausscheiden können, hängt auch vom Harnfluss sowie von der Durchblutung und Gesundheit der Nieren ab. Bluthochdruck, Diabetes und wiederholte Niereninfektionen, der Kontakt mit hohen Dosen giftiger Chemikalien und altersbedingte Veränderungen können die Nierenfunktion beeinträchtigen. Die Nieren eines 85-Jährigen scheiden Arzneimittel nur halb so effektiv aus wie die eines 35-Jährigen.

Bei einer beeinträchtigten Nierenfunktion muss der Arzt die Dosierung von Wirkstoffen, die vorwiegend über die Nieren ausgeschieden werden, reduzieren. Besonders genau lässt sich die Dosierung bestimmen, wenn zuvor die Nierenfunktion überprüft wurde. Hierzu wird der Kreatininwert im Blut bestimmt, eventuell in Verbindung mit einer Urinuntersuchung, bei welcher die Kreatininmenge gemessen wird, die die Nieren innerhalb von 24 Stunden mit dem Urin ausscheiden können.

▲ siehe Seite 69

Manche Medikamente passieren die Leber und gehen unverändert in die Galle über, welche anschließend in den Verdauungstrakt gelangt. Von dort aus werden die Substanzen mit dem Stuhl ausgeschieden oder erneut ins Blut aufgenommen und verwertet. Andere Arzneimittel werden umgebaut und dann mit der Galle ausgeschieden. Diese Metaboliten können ebenfalls entweder mit dem Stuhl ausgeschieden oder erneut ins Blut aufgenommen und wiederum verwertet werden.

Wenn die Leberfunktion beeinträchtigt ist, muss die Dosierung von Arzneimitteln, die vornehmlich durch Umbau in der Leber ausgeschieden werden, angepasst werden. Meist bedeutet das, die Dosis zu verringern. Im Gegensatz zur Nierenfunktion ist jedoch schwer zu ermitteln, wie gut die Leber ihre Arzneimittel abbauende Funktion erfüllt.

Manche Arzneimittel werden über Speichel, Schweiß, Muttermilch und mit dem Atem ausgeschieden, gewöhnlich in kleiner Menge. Die Ausscheidung über die Muttermilch ist von Bedeutung, weil das Arzneimittel auf den Säugling übergehen kann. Die meisten Narkosemittel werden abgeatmet.

KAPITEL 12

Pharmakodynamik

Die Pharmakodynamik beschreibt, was ein Arzneimittel im Körper bewirkt.

Unter Pharmakodynamik versteht man die therapeutische Wirkung von Arzneimitteln (z. B. Schmerzlinderung und Blutdrucksenkung) und die unerwünschten Wirkungen, aber auch wo und wie ein Arzneimittel im Körper wirkt. Die Wirkung im Körper hängt von vielen Faktoren ab, beispielsweise dem Alter ▲, den Genen und den sonstigen Erkrankungen des Menschen ■.

Wirkungsort

Nach seiner Anwendung treten die meisten Arzneimittel ins Blut über und zirkulieren durch den Körper. Manche Mittel – wie z. B. Augentropfen – entfalten ihre Wirkung vornehmlich am Ort der Anwendung. Viele Medikamente sind nicht sehr selektiv; sie rufen an vielen Geweben und Organen Reaktionen hervor. So zeigt sich die entspannende Wirkung von Atropin, mit dem Krämpfe im Verdauungsapparat gelöst werden sollen, auch an den Muskeln von Augen und Atmungsorganen. Andere Medikamente wirken etwas spezifischer. Der nichtsteroidale Entzündungshemmer ★ Ibuprofen zielt beispielsweise vornehmlich auf Entzündungsvorgänge. Wieder andere Mittel sind hochgradig selektiv, indem sie in erster Linie ein einzelnes Organ oder System beeinflussen. Das Herzmittel Digoxin, das bei Herzinsuffizienz verordnet wird, erhöht vornehmlich die Pumpleistung des Herzens. Schlafmittel hingegen wirken an bestimmten Nervenzellen des Gehirns.

Rezeptoren

Die meisten Zellen haben auf ihrer Oberfläche verschiedene Rezeptoren. Ein Rezeptor ist ein Molekül mit einer spezifischen, dreidimensionalen Struktur, die nur den dazu passenden Substanzen gestattet, sich an ihn zu heften. Rezeptor und Substanz passen zueinander wie Schlüssel und Schloss. Rezeptoren erlauben es körpereigenen Substanzen, wie Botenstoffen und Hormonen, die Aktivität der Zelle von außen zu beeinflussen. Arzneimittel ahmen diese körpereigenen Substanzen gern nach und benutzen die Rezeptoren auf dieselbe Weise. Beispielsweise nutzen Morphin und ähnliche Schmerzmittel dieselben Gehirnrezeptoren wie Endorphine, körpereigene Substanzen, die die Schmerzempfindlichkeit regeln. Manche Arzneimittel heften sich nur an eine einzige Sorte Rezeptoren an; andere können sich wie ein Hauptschlüssel an viele verschiedene Rezeptoren im Körper binden. Die Selektivität eines

▲ siehe Seite 73   ■ siehe Seite 68
★ siehe Seite 434

Arzneimittels lässt sich häufig damit erklären, wie gezielt es bestimmte Rezeptoren beeinflusst.

Medikamente, die sich an Rezeptoren ankoppeln, werden in Agonisten und Antagonisten unterschieden. Agonisten aktivieren bzw. stimulieren ihre Rezeptoren, wodurch sie eine Reaktion auslösen, welche die Zellaktivität entweder verstärkt oder herabsetzt. Antagonisten blockieren den Zugang oder das Anheften von körpereigenen Agonisten, gewöhnlich Botenstoffen, an deren Rezeptoren. Damit verhindern oder reduzieren sie Zellreaktionen auf natürliche Agonisten.

Zur Asthmabehandlung können sowohl Agonisten als auch Antagonisten eingesetzt werden. Beispielsweise lässt sich Salbutamol zusammen mit Ipratropium verwenden. Salbutamol verbindet sich als Agonist mit spezifischen, adrenergen Rezeptoren an Zellen in den Atemwegen, wo es die glatte Muskulatur entspannt und damit die Atemwege erweitert (Bronchodilatation). Ipratropium hingegen, ein Antagonist, heftet sich an andere, cholinerge Rezeptoren. An dieser Stelle blockiert das Mittel die Anbindung von Azetylcholin, einem Botenstoff im Nervensystem, der die Kontraktion der glatten Muskulatur und damit eine Verengung der Luftwege einleitet (Bronchokonstriktion). Somit weiten beide Arzneimittel auf verschiedene Weise die Luftwege und erleichtern das Atmen.

Betablocker wie Propranolol sind eine verbreitete Gruppe von Antagonisten. Mit diesen Mitteln werden Bluthochdruck, Angina pectoris und bestimmte Herzrhythmusstörungen behandelt. Sie blockieren oder verringern die Stimulation des Herzens durch Epinephrin (Adrenalin) und Norepinephrin (Noradrenalin), die bei Stress freigesetzt werden. Antagonisten wie Betablocker wirken am besten, wenn sie dort, wo sie wirken sollen, hoch konzentriert sind. So wie eine Straßensperre im nachmittäglichen Berufsverkehr mehr Fahrzeuge zum Stocken bringt als in den frühen Morgenstunden, können Betablocker, die bei entsprechender Dosierung bei normaler Herzfunktion wenig Wirkung zeigen, bei einem abrupten Anstieg der Stresshormone stärker wirken und dadurch das Herz vor übermäßiger Stimulation schützen.

Enzyme

Manche Arzneimittel zielen nicht auf Rezeptoren, sondern auf Enzyme, die das Tempo chemischer Reaktionen regulieren. Diese Mittel werden in Inhibitoren oder Aktivatoren unterschieden. Zum Beispiel behindert das Cho-

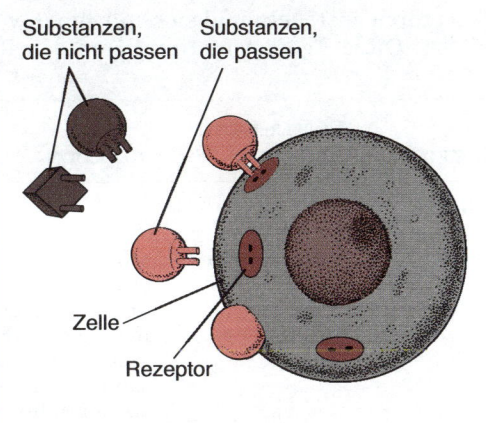

Wie ein Schlüssel zum Schloss

Ein Rezeptor auf der Zelloberfläche hat eine dreidimensionale Struktur, welche es einer spezifischen Substanz, z. B. einem Arzneimittel, Hormon oder Neurotransmitter (Botenstoff), gestattet, sich daran anzuheften, wenn die Struktur dieser Substanz zum Rezeptor passt wie der Schlüssel ins Schloss.

Substanzen, die nicht passen

Substanzen, die passen

Zelle

Rezeptor

lesterin senkende Mittel Lovastatin das Enzym HMG-CoA-Reduktase, das bei der körpereigenen Cholesterolproduktion die Hauptrolle spielt. Das Antibiotikum Rifampizin hingegen aktiviert Enzyme, welche die Hormone verstoffwechseln, die in der »Pille« enthalten sind. Wenn Frauen, welche die »Pille« einnehmen, nun mit Rifampizin behandelt werden, kann das Verhütungsmittel rascher umgebaut und ausgeschieden werden als gewöhnlich. Das kann die Verhütungssicherheit erheblich beeinträchtigen.

Wirkungsweise

Arzneimittel beeinflussen zwar das Tempo, in dem biologische Prozesse ablaufen, sie verändern aber weder die grundlegende Natur dieser Prozesse, noch schaffen sie neue Funktionen. Arzneimittel können also die biochemischen Reaktionen beschleunigen oder verlangsamen, sie können die Muskeln zur Kontraktion bringen, die Nieren zur Regulation des Wasser- und Salzhaushalts im Körper, Drüsen zur Sekretion von Schleim, Magensäure oder Insulin sowie Nerven zur Übermittlung von Impulsen.

ZIELE IM KÖRPER: REZEPTOREN AN DEN ZELLEN

Bestimmte körpereigene Substanzen, wie Neurotransmitter und Hormone, steuern spezifische Rezeptoren auf der Zelloberfläche an. Wenn sich diese Substanzen mit einem Rezeptor verbinden, regen sie ihn an, eine bestimmte Aktion der Zelle zu bewirken oder zu unterbinden. Derartige Substanzen nennt man Agonisten. Es gibt auch Medikamente, die solche Rezeptoren ansteuern und sich mit ihnen verbinden. Diese Agonisten stimulieren den Rezeptor auf die gleiche Weise wie die natürlichen Agonisten des Körpers.

Andere Mittel sind Antagonisten, welche die Verbindung des natürlichen Agonisten mit dem entsprechenden Rezeptor blockieren.

Jede Art von Rezeptoren hat viele Unterarten. Bei der Arzneistoffentwicklung bemüht man sich, Substanzen zu finden, die möglichst spezifisch nur eine Rezeptor-Unterart ansprechen.

REZEPTORART	KÖRPEREIGENER AGONIST	REAKTION	ARZNEIMITTEL, DIE DIESEN REZEPTOR ANSTEUERN
Adrenerg			
Alpha$_1$	Epinephrin und Norepinephrin	»Kampf-oder-Flucht«-Reaktionen: Verengung der Blutgefäße in Haut, Verdauungstrakt und Harnwegen; Glukoseabbau in der Leber (Freisetzung von Energie); reduzierte Magen-Darm-Aktivität; Zusammenziehen der glatten Muskulatur an Genitalien und Harnwegen	Agonist: Methoxamin und Phenylephrin / Antagonist: Doxazosin, Prazosin, Tamsulosin und Terazosin
Alpha$_2$	Epinephrin und Norepinephrin	Verringerung der Insulinsekretion, der Blutplättchenaktivität, der Zusammenziehung der Blutgefäße in Haut und inneren Organen sowie Freisetzung von Norepinephrin aus Nerven	Agonist: Clonidin / Antagonist: Yohimbin
Beta$_1$	Epinephrin und Norepinephrin	Erhöhung von Puls, Herzkontraktionskraft und Reninsekretion (das Hormon Renin ist an der Regulierung des Blutdrucks beteiligt)	Agonist: Dobutamin und Isoprenalin / Antagonist: Betablocker (zur Behandlung von Bluthochdruck und Herzerkrankungen), wie Atenolol und Metoprolol
Beta$_2$	Epinephrin und Norepinephrin	Erweiterung der glatten Muskulatur an den Blutgefäßen, Luftwegen, Harnwegen und im Verdauungstrakt; Abbau von Glykogen in der Skelettmuskulatur (Glukosefreisetzung für Energie)	Agonist: Salbutamol und Terbutalin / Antagonist: Propranolol
Cholinerg			
Muskarinrezeptor	Azetylcholin	Senkung von Puls und Herzkontraktionskraft; Verengung der Luftwege; Erweiterung der Blutgefäße im ganzen Körper; erhöhte Aktivität von Magen, Darm, Blase und Speichel-, Tränen- und Schweißdrüsen	Agonist: Bethanechol und Carbachol / Antagonist: Atropin; Ipratropium und Skopolamin
Nikotinrezeptor	Azetylcholin	Kontraktion der Skelettmuskeln	Agonist: kein Arzneimittel / Antagonist: Pancuronium und Tubocurarin

Die Tabelle wird auf der nächsten Seite fortgesetzt

REZEPTORART	KÖRPEREIGENER AGONIST	REAKTION	ARZNEIMITTEL, DIE DIESEN REZEPTOR ANSTEUERN
Histaminerg			
H$_1$	Histamin	Auslösung einer allergischen Reaktion, Kontraktion der Muskeln in Luftwegen und Verdauungstrakt, Erweiterung der kleinen Blutgefäße und Benommenheit (Sedation)	Agonist: kein Arzneimittel Antagonist: Cetirizin, Chlorpheniramin, Clemastin, Diphenhydramin und Loratadin
H$_2$	Histamin	Stimulation der Magensekretion	Agonist: kein Arzneimittel Antagonist: Cimetidin, Famotidin, Nizatidin und Ranitidin

Arzneimittel können keine Strukturen oder Funktionen wiederherstellen, die unwiederbringlich verloren gegangen sind. Dass ihre Wirkungsweise so grundlegend begrenzt ist, ist eine Hauptursache dafür, dass das Bemühen, gewebezerstörende oder degenerative Erkrankungen, wie Herzinsuffizienz, Arthrose, Muskeldystrophie, multiple Sklerose oder Alzheimer, zu behandeln, immer enttäuschend endet. Immerhin können manche Arzneimittel die Selbstheilungskräfte des Körpers unterstützen. Und wenn Antibiotika eine Infektion aufhalten, kann der Körper die Schäden reparieren, die die Infektion hervorgerufen hat.

Einige Mangelkrankheiten können Arzneimittel hingegen gut ausgleichen. So können Hormone, wie Insulin, Schilddrüsenhormone und Kortisol, als Medikament gegeben werden, wenn der Körper sie nicht ausreichend produziert.

Reversibilität

Die meisten Verbindungen zwischen Arzneimittel und Rezeptor oder Enzym sind reversibel: Nach einer gewissen Zeit löst sich das Arzneimittel wieder ab, und der Rezeptor bzw. das Enzym übt seine gewohnte Funktion wieder aus. Wird diese Bindung nicht gelöst, hält die Wirkung des Medikaments an, bis der Körper beispielsweise mehr von dem blockierten Enzym herstellt.

Ein Beispiel hierfür ist Omeprazol, das zur Behandlung von Sodbrennen und Magengeschwüren eingesetzt wird. Es hemmt ein Enzym, das an der Freisetzung von Magensäure beteiligt ist, irreversibel.

Affinität und intrinsische Aktivität

Die Wirkung eines Arzneimittels wird vom Grad der Anziehung (Affinität) zwischen der Substanz und seinem Rezeptor auf der Zelloberfläche bestimmt sowie – nach seiner Bindung an den Rezeptor – durch seine Fähigkeit, eine Wirkung zu erzielen (intrinsische Aktivität). Beide Eigenschaften sind je nach Mittel unterschiedlich ausgeprägt.

Arzneimittel, die Rezeptoren aktivieren (Agonisten), müssen sowohl eine hohe Affinität als auch eine hohe intrinsische Aktivität aufweisen. Sie müssen sich wirksam an ihre Rezeptoren binden, aber das gebundene Arzneimittel muss auch in der Zielregion wirken. Arzneimittel, die Rezeptoren blockieren (Antagonisten), müssen sich zwar wirkungsvoll anbinden können, entwickeln aber kaum oder gar keine intrinsische Aktivität. Sie sollen nur verhindern, dass ein Agonist mit seinen Rezeptoren interagieren kann.

Wirkungsstärke

Die Wirkung eines Arzneimittels lässt sich über seine Stärke (Potenz) und die Wirksamkeit (Effizienz) ermitteln.

Die Potenz bezieht sich auf die Menge des Arzneimittels (gewöhnlich in Milligramm ausgedrückt), die notwendig ist, um eine Wirkung zu erzielen. Wenn beispielsweise 5 Milligramm des Mittels A Schmerzen ebenso effektiv lindern wie 10 Milligramm des Mittels B, wirkt das Mittel A doppelt so stark wie Mittel B.

Die Effizienz bezieht sich auf die maximale therapeutische Wirkung, die ein Arzneimittel erzielen kann. Zum Beispiel kann das Diuretikum Furosemid die Nieren viel stärker veranlassen, Salz und Wasser mit dem Urin auszuschwemmen, als das Diuretikum Hydrochlorothiazid es kann. Furosemid ist also therapeutisch wirksamer. Dennoch ist das stärkere oder wirksamere Mittel nicht automatisch das Mittel der Wahl. Bei der Abwägung des relativen Nutzens eines Medikaments für einen bestimmten Patienten spielen viele Faktoren eine Rolle: Gegenanzeigen, Nebenwirkungen, potenzielle Toxizität, Wirkungsdauer, von der die Anzahl der Tagesdosen abhängt, und Kosten.

KAPITEL 13

Einflussfaktoren auf die Arzneimittelreaktion

Wie jemand auf ein Arzneimittel reagiert, hängt unter anderem von der genetischen Ausstattung, dem Geschlecht, der Körpergröße, dem Alter, der Verwendung anderer Medikamente, der Ernährung, anderen Erkrankungen sowie von Toleranzen und Resistenzen ab. Ein großer Mensch braucht für dieselbe Wirkung eine höhere Arzneimitteldosis als ein kleinerer Mensch. Auch ob das Arzneimittel vorschriftsmäßig eingenommen wurde ▲, spielt bei der Reaktion eine Rolle. Diese Faktoren können beeinflussen, was der Körper mit dem Wirkstoff macht (Pharmokokinetik ■) und was der Wirkstoff mit dem Körper macht (Pharmakodynamik ★).

Weil die Arzneimittelreaktion von so vielen Faktoren abhängig ist, müssen die Ärzte für den jeweiligen Patienten das passende Medikament finden und die Dosis sorgfältig anpassen. Dieser Vorgang ist schwieriger, wenn der Patient noch andere Medikamente einnimmt, weil Wechselwirkungen zwischen dem einen und dem anderen Präparat bzw. zwischen Medikament und Krankheit möglich sind. Für jedes Arzneimittel ist eine Standard- bzw. Durchschnittsdosis ermittelt worden. Das Konzept der Durchschnittsdosis entspricht jedoch Konfektionsware aus dem Kaufhaus: Sie passt einer Reihe von Menschen einigermaßen gut, aber bei fast keinem perfekt. Wenn bei einem Arzneimittel die Wirkstoffkonzentration sehr bedeutsam ist, können Blutkontrollen durchgeführt werden. Das ist z. B. bei Epilepsie und Asthma der Fall.

▲ siehe Seite 80   ■ siehe Seite 58
★ siehe Seite 64

Pharmakogenetik

Unterschiede in der genetischen Ausstattung beeinflussen, was der Körper mit einem Arzneimittel macht, und wie das Mittel auf den Körper wirkt. Die Untersuchung der genetisch bedingten Unterschiede auf die Reaktion auf Arzneimittel nennt man Pharmakogenetik.

Manche Menschen verarbeiten Medikamente aufgrund ihrer genetischen Ausstattung nur langsam. Dadurch kann sich ein Arzneimittel im Körper anreichern und toxisch wirken. Andere Menschen wiederum verarbeiten Arzneimittel so rasch, dass der Arzneimittelspiegel im Blut nach einer normalen Dosis nie hoch genug wird, um effektiv zu wirken. Wieder andere verarbeiten ein Medikament in der Standarddosierung normal, aber wenn sie eine hohe Dosis oder ein zweites Medikament erhalten, welches vom gleichen Enzymsystem umgebaut wird, kann dieses System überlastet werden, was dann die Konzentration des ersten Medikaments ungewöhnlich ansteigen lässt.

Bei einigen Menschen ist der Spiegel des Enzyms Pseudocholinesterase ungewöhnlich niedrig. Dieses baut z. B. Suxamethoniumchlorid ab, das zusammen mit einem Narkosemittel bei vielen chirurgischen Eingriffen eingesetzt wird, um die Muskeln zu entspannen. Wenn Suxamethoniumchlorid nun nur langsam inaktiviert wird, können die Patienten nach der Narkose unter Umständen nicht so schnell wieder eigenständig atmen und brauchen länger ein Beatmungsgerät.

Das Enzym Glukose-6-Phosphat-Dehydrogenase (G-6-PDH) schützt rote Blutkörperchen

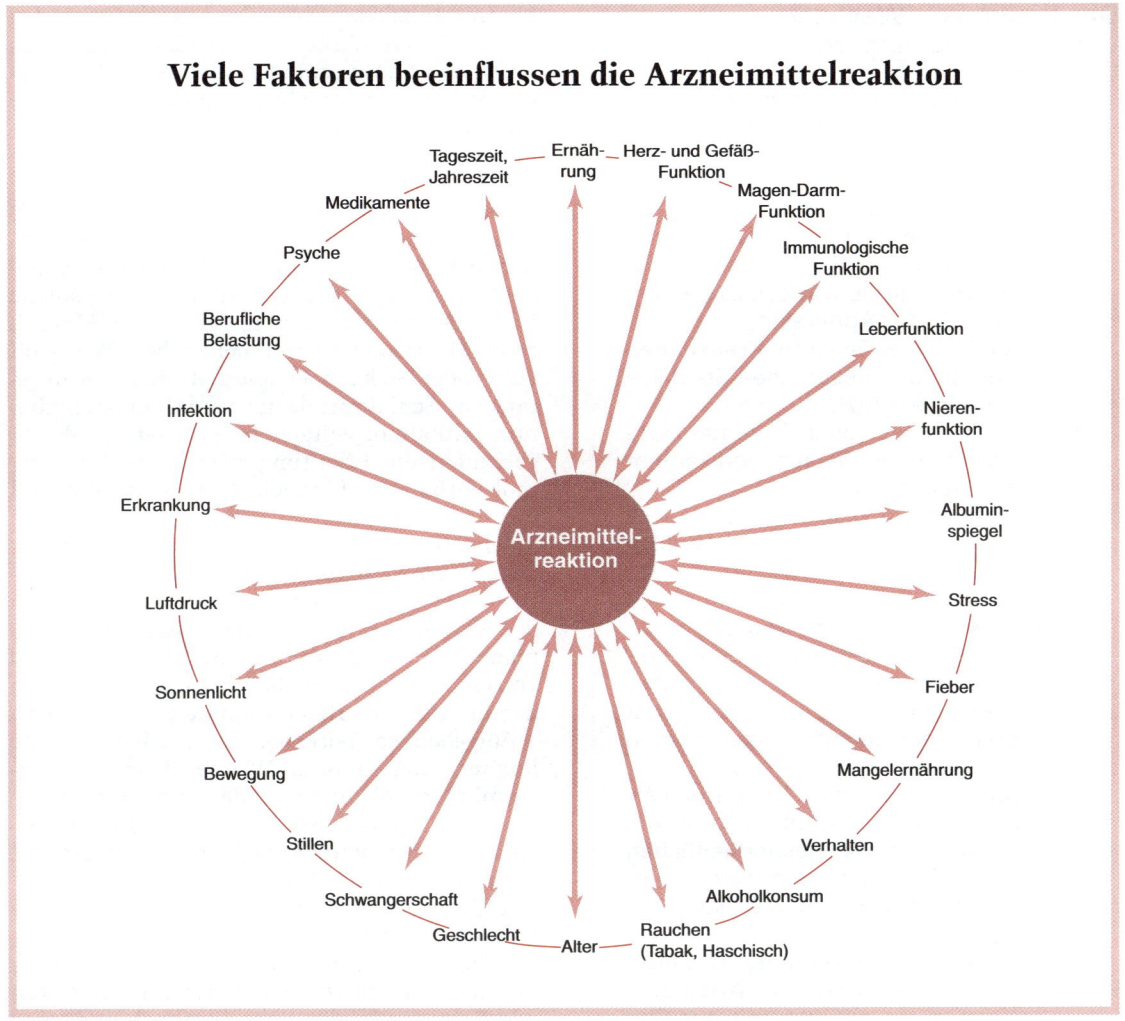

Viele Faktoren beeinflussen die Arzneimittelreaktion

vor bestimmten giftigen Chemikalien. Bei Menschen mit G-6-PDH-Mangel zerstören Medikamente, wie z. B. die Malariamittel Chloroquin und Primaquin, die roten Blutkörperchen und verursachen eine hämolytische Anämie ▲.

Bei einem von 20 000 Menschen liegt ein genetischer Defekt vor, der Muskeln überempfindlich auf Narkosemittel, wie Halothan, Isofluran und Sevofluran, reagieren lässt. Wenn solche Patienten eines dieser Mittel zusammen mit einem muskelentspannenden Mittel erhalten, kann sich daraus eine lebensbedrohliche maligne Hyperthermie entwickeln. Es kommt zu sehr hohem Fieber, Muskelversteifung, Herzrasen und Blutdruckabfall.

Manche Menschen produzieren nur wenig von den P-450-Leberenzymen, die viele Arznei-

mittel deaktivieren ■. Bei ihnen können Medikamente verstärkt und verlängert wirken, z. B. kann das Schlafmittel Flurazepam deutlich länger wirken als gewöhnlich, was dann zu Schläfrigkeit am Tag führt.

Wechselwirkungen zwischen Arzneimitteln

Von Wechselwirkungen zwischen Arzneimitteln spricht man, wenn sich zwei im selben Zeitraum eingenommene Medikamente gegenseitig in ihrer Wirkung beeinflussen.

▲ siehe Seite 977   ■ siehe Seite 63

Das Risiko von Wechselwirkungen verringern

- Sprechen Sie mit Ihrem Hausarzt, ehe Sie ein neues Medikament verwenden, auch wenn es ein frei verkäufliches Mittel, Nahrungsergänzungsmittel oder Pflanzenmittel ist.
- Stellen Sie eine Liste aller Medikamente zusammen, die Sie einnehmen, und besprechen Sie sie von Zeit zu Zeit mit Ihrem Arzt oder Apotheker.
- Stellen Sie eine Liste Ihrer Krankheiten zusammen, und besprechen Sie diese Liste mit Ihrem Arzt.
- Lassen Sie sich eine Patientenkarte ausstellen, in die Sie alle Medikamente eintragen lassen.
- Informieren Sie sich über den Zweck und die Wirkungsweise Ihrer Medikamente.
- Informieren Sie sich über mögliche Nebenwirkungen Ihrer Medikamente.
- Prägen Sie sich ein, wie Sie Ihre Medikamente nehmen sollen, zu welcher Tageszeit und ob sie gleichzeitig mit anderen Medikamente eingenommen werden dürfen.
- Besprechen Sie beim Kauf frei verkäuflicher Arzneimittel mit Ihrem Apotheker, welche gesundheitlichen Probleme Sie haben und welche verschreibungspflichtigen Medikamente Sie nehmen.
- Befolgen Sie die Verordnungshinweise.
- Teilen Sie Ihrem Arzt oder Apotheker alle Symptome mit, die mit der Einnahme eines Medikaments zusammenhängen können.
- Bei Behandlung durch mehrere Ärzte sollten Sie sich vergewissern, dass jeder Arzt von allen verwendeten Medikamenten weiß.

Wechselwirkungen kann es zwischen allen Arzneimitteln geben. Auch mit Alkohol gibt es Interaktionen, da auch er in Körperfunktionen eingreift.

Dass die Wechselwirkungen zwischen zwei Medikamenten therapeutisch genutzt werden, ist nur relativ selten der Fall. Viel häufiger kommt es zu unerwünschten Reaktionen, bei denen sich die Wirkungen verstärken, aufheben oder unabsehbar verändern. Diese Veränderungen beziehen sich nicht nur auf die Wirkstärke und die therapeutische Wirksamkeit, sie können auch das Spektrum der unerwünschten Wirkungen betreffen.

Verstärkte Wirkung: Werden zwei Arzneimittel mit derselben Wirkung eingenommen, können sich ihre therapeutische Wirksamkeit und die Nebenwirkungen intensivieren. Eine solche Reaktion kann auftreten, wenn ein Mensch zwei Medikamente mit demselben Wirkstoff verwendet. So kann jemand z. B. ein Erkältungs- und ein Schlafmittel, die beide Diphenhydramin enthalten, zeitgleich verwenden, oder er gebraucht ein Erkältungsmittel, das Parazetamol enthält, und zugleich ein Schmerzmittel mit Parazetamol.

Schwerwiegende Probleme können auftreten, wenn Medikamente mit ähnlicher Wirkung angewendet werden, weil der eine Arzt nichts von der Verordnung des anderen weiß. Erhält jemand z. B. von einem Arzt ein Schlafmittel und von einem anderen ein Beruhigungsmittel, kann daraus eine gefährliche Dämpfung resultieren.

Aufgehobene Wirkung: Zwei Medikamente können sich in ihrer Wirksamkeit gegenseitig mindern. Nichtsteroidale Entzündungshemmer ▲, wie Ibuprofen, können den Körper veranlassen, Salze und Flüssigkeit zurückzuhalten. Diuretika, wie Hydrochlorothiazid und Furosemid, unterstützen hingegen die Ausscheidung von Salzen und Flüssigkeit. Wenn jemand beide Mittel einnimmt, kann das eine die Wirksamkeit des anderen herabsetzen. Betablocker, wie Propranolol, die gegen Bluthochdruck und Herzerkrankungen eingenommen werden, setzen die Wirkung von beta-adrenergen Substanzen wie Salbutamol (ein Asthmamittel) herab. Beide Mittel steuern zwar die Beta-2-Rezeptoren an ■, doch während Propranolol sie blockiert, regt Salbutamol sie an.

Veränderte Wirkung: Aufnahme, Verteilung, Abbau und Ausscheidung eines Wirkstoffs können durch andere Arzneistoffe verändert werden. Manche Medikamente beeinflussen das P-450-Enzymsystem in der Leber, das viele Mittel deaktiviert. Dadurch kann ein anderes Medikament schneller oder langsamer als gewöhnlich unwirksam gemacht werden. Barbiturate, wie Phenobarbital, erhöhen z. B. die Aktivität von P-450-Enzymen. Hierdurch wird das Hormon Östrogen in der »Pille« schneller abgebaut; das kann die Verhütungssicherheit gefährden. Frauen, die solche Medikamente einnehmen

▲ siehe Seite 434   ■ siehe Seite 66

BEISPIELE FÜR WECHSELWIRKUNGEN ZWISCHEN ARZNEIMITTELN UND NAHRUNGSMITTELN

ARZNEISTOFF	NAHRUNGSMITTEL	WIRKUNG
Gerinnungshemmer	Nahrungsmittel mit viel Vitamin K (wie Brokkoli, grüne Bohnen, Spinat und Kohl)	Diese Nahrungsmittel können die Wirkung von Gerinnungshemmern (z. B. Phenprocoumon) herabsetzen. Ihr Verzehr sollte begrenzt werden und der tägliche Konsum annähernd konstant bleiben
Einige Benzodiazepine (wie Triazolam) Kalziumkanalblocker (wie Felodipin, Nifedipin und Nisoldipin) Ciclosporin Östrogen und die »Pille« Einige »Statine« (z. B. Atorvastatin, Lovastatin und Simvastatin)	Grapefruitsaft	Grapefruitsaft hemmt Enzyme, die an der Verstoffwechselung von Medikamenten beteiligt sind. Dadurch wird die Wirkung bestimmter Medikamente verstärkt. Die hier aufgezählten sind nur eine kleine Auswahl
Digoxin	Getreideflocken	Der Faseranteil in Hafer- und anderen Getreideflocken kann die Resorption von Digoxin beeinträchtigen
MAO-Hemmer (z. B. Selegilin, Tranylcypromin)	Tyraminreiche Nahrungsmittel. Hierzu zählen viele Käsesorten, Joghurt, Sauerrahm, Wurst, Salami, Leber, Trockenfisch, Kaviar, Avocados, Bananen, Hefeextrakt, Rosinen, Sauerkraut, Sojasauce, grüne Bohnen, Rotwein, Bier und koffeinhaltige Produkte	Bei Einnahme eines MAO-Hemmers (zur Behandlung von Parkinson-Krankheit und Depressionen) und Verzehr dieser Nahrungsmittel kann es zu starken Kopfschmerzen und einem lebensgefährlichen Blutdruckanstieg kommen (hypertensive Krise). Auf diese Nahrungsmittel muss verzichtet werden
Natrium-Alendronat	Jedes Nahrungsmittel	Jede Nahrungsaufnahme, selbst Orangensaft, Kaffee und Mineralwasser, kann die Resorption und Wirkung von Alendronat deutlich herabsetzen. Alendronat muss mit Leitungswasser mindestens eine halbe Stunde vor dem allerersten Verzehr von Nahrung, Getränken oder anderen Medikamenten eingenommen werden
Tetrazyklin	Kalzium und kalziumreiche Nahrungsmittel wie Milch und Milchprodukte	Diese Nahrungsmittel können die Aufnahme von Tetrazyklin einschränken. Das Medikament muss eine Stunde vor oder zwei Stunden nach dem Essen eingenommen werden

und mit der »Pille« verhüten, müssen entweder zu einem höher dosierten Produkt wechseln oder andere Verhütungsmaßnahmen ergreifen.

Chemische Substanzen im Zigarettenrauch können die Aktivität bestimmter Leberenzyme erhöhen. Daher verstärkt Rauchen die Wirkung bestimmter Arzneimittel, darunter des Asthmamittels Theophyllin.

Der H_2-Blocker Cimetidin, der zur Behandlung von Sodbrennen und gutartigen Magengeschwüren eingesetzt wird, kann ebenso wie die Antibiotika Ciprofloxazin und Erythromyzin die Aktivität der Leberenzyme drosseln und damit die Wirkung von Theophyllin verlängern.

Manche Arzneimittel verändern die Funktionsgeschwindigkeit der Nieren. Hoch dosiertes Vitamin C erhöht beispielsweise den Säuregrad des Urins und kann so die Ausscheidungsgeschwindigkeit und Aktivität bestimmter Medikamente verändern: Die Ausscheidung säurehaltiger Medikamente wie Azetylsalizylsäure kann verlangsamt werden, die von basischen Medikamenten wie Pseudoephedrin hingegen beschleunigt.

Vorbeugung

Das Risiko von Wechselwirkungen zwischen Medikamenten hängt von der Zahl der verwendeten Medikamente, ihrer Neigung zu Wechselwirkungen und der Menge des eingenommenen Wirkstoffs ab. Viele Wechselwirkungen werden bereits im Laufe der Entwicklungs- und Testphase entdeckt und sind dann im Beipackzettel des Medikaments aufgeführt. Etliche zeigen sich jedoch erst, wenn das Mittel längere Zeit von mehr Menschen angewendet wird.

Das höchste Risiko für Wechselwirkungen zwischen Medikamenten tragen Patienten, die von mehreren Ärzten betreut werden, von denen vielleicht nicht jeder von jedem eingesetzten Arzneimittel weiß. Hier können Patienten einen Beitrag zu ihrer eigenen Sicherheit leisten, indem sie jeden Arzt darüber informieren, welche Arzneimittel sie verwenden und gegebenenfalls das Angebot von Apotheken annehmen, sich eine Patientenkarte ausstellen zu lassen, auf der die Abgabe aller Arzneimittel gespeichert wird.

Toleranz und Resistenz

*Unter **Toleranz** versteht man ein vermindertes Ansprechen einer Person auf ein Arzneimittel. Derartiges tritt ein, wenn ein Mittel wiederholt angewendet wird und sich der Körper an den dauerhaften Einfluss des Mittels gewöhnt. **Resistenz** ist die Fähigkeit von Mikroorganismen, der Wirkung eines normalerweise erfolgreich eingesetzten Arzneimittels zu widerstehen.*

Bei wiederholtem Gebrauch eines Arzneimittels kann sich eine Toleranz des Patienten gegenüber diesem Mittel entwickeln. Wird beispielsweise das Schlafmittel Chloralhydrat für mehr als zwei Wochen angewendet, muss die Dosis immer weiter gesteigert werden, um noch schlaffördernd zu wirken. Normalerweise entsteht eine Toleranz, weil die Substanz rascher ausgeschieden wird. Das liegt oft daran, dass die Leberenzyme, die sie abbauen, vermehrt gebildet werden. Es kann aber auch die Zahl der Rezeptoren sinken, an die sich das jeweilige Mittel bindet, oder die Stärke der Bindung zwischen Rezeptor und Arzneimittel kann geringer werden ▲.

Bei Bakterien oder Viren spricht man von Resistenz, wenn die Mikroorganismen von einem normalerweise wirksamen Mittel nicht mehr abgetötet oder in ihrem Wachstum gebremst werden. Bei Bakterien entwickeln sich resistente Stämme durch Mutationen oder durch die Übertragung von Resistenzgenen von einem Bakterium auf das andere ■. Auch Krebszellen können durch Mutation eine Resistenz entwickeln.

Je nach dem Grad der jeweiligen Toleranz oder Resistenz können Ärzte die Dosis erhöhen oder zu einem anderen Mittel überwechseln.

▲ siehe Seite 65   ■ siehe Seite 1116

KAPITEL 14

Arzneimittel im Alter

Ältere Menschen leiden häufig unter mehreren, oft chronischen Erkrankungen; sie nehmen daher in der Regel mehr Arzneimittel ein als Jüngere. Im Durchschnitt wird in Deutschland jeder, der älter als 60 Jahre und in der gesetzlichen Krankenkasse versichert ist, mit 2,6 Arzneimitteln behandelt, die er dauerhaft jeden Tag einnimmt. Damit entfallen auf diese 25,8 Prozent der Versicherten 56 Prozent des gesamten Fertigarzneimittelumsatzes der GKV. Dabei sind ältere Menschen mehr als doppelt so oft wie jüngere von unerwünschten Wirkungen betroffen ▲, die zudem häufig schwerer ausfallen, die Lebensqualität beeinträchtigen und zu Arztbesuchen und Krankenhausaufenthalten führen.

Mit zunehmendem Alter sinkt der Wassergehalt des Körpers, und der relative Fettanteil im Vergleich zum Wasseranteil steigt an. Wasserlösliche Arzneimittel erreichen bei älteren Menschen höhere Konzentrationen, weil weniger Wasser zur Verdünnung vorhanden ist. Andererseits reichern sich auch fettlösliche Arzneimittel stärker an, weil es mehr Fettgewebe gibt, das sie speichern kann. Hinzu kommt, dass die Nieren älterer Patienten Medikamente weniger leicht in den Urin abgeben können und die Leber viele Arzneimittel nicht mehr so gut abbauen kann ■. Aufgrund dieser Veränderungen bleiben zahlreiche Mittel erheblich länger im Körper eines älteren Menschen als in dem eines jungen. Hierdurch verlängert sich die Wirkungsdauer des Arzneimittels, und das Nebenwirkungsrisiko steigt. Deshalb müssen bestimmte Medikamente bei älteren Menschen geringer dosiert werden. Wichtig ist auch, solche Substanzen zu wählen, die für ältere Menschen unproblematisch sind.

Ältere Menschen reagieren auf viele Arzneimittelwirkungen empfindlicher. Durch Schlafmittel und Angst lösende Mittel sind sie häufig tagsüber schläfrig und neigen zu Verwirrtheit. Arzneimittel, die die Arterien weiten und so das Herz entlasten sollen, lassen den Blutdruck bei alten Menschen oft sehr stark abfallen.

Für die anticholinergen Wirkungen vieler Medikamente, z. B. bestimmter Antidepressiva, sind ältere Menschen besonders anfällig; sie reagieren mit Verwirrtheit, verschwommenem Sehen, Verstopfung, Mundtrockenheit, Schwin-

Anticholinerg – was bedeutet das?

Anticholinerge Wirkungen werden von Medikamenten hervorgerufen, welche die Wirkung von Azetylcholin blockieren. Azetylcholin ist ein Neurotransmitter – ein körpereigener Botenstoff, der von einer Nervenzelle freigesetzt wird, um einen Impuls auf eine benachbarte Nervenzelle oder eine Zielzelle an Muskeln oder Drüsen zu übermitteln. Azetylcholin regt die glatte Muskulatur an, z. B. die Muskelzellen des Herzens oder der Luftwege, sich zusammenzuziehen. Viele verbreitete Arzneimittel wirken unerwünschterweise anticholinerg. Zu den anticholinergen Wirkungen zählen Verwirrtheit, verschwommenes Sehen, Verstopfung, Mundtrockenheit, Schwindel und Schwierigkeiten beim Wasserlassen bzw. Verlust der Blasenkontrolle. Wünschenswert ist die anticholinerge Wirkung auf Zittern (Tremor) und Übelkeit.

Ältere Menschen sind anfälliger für anticholinerge Wirkungen. Weil die Azetylcholinmenge im Körper mit zunehmendem Alter sinkt, blockieren anticholinerge Medikamente bei ihnen einen höheren Prozentsatz an Azetylcholin. Hinzu kommt, dass der alternde Körper das wenige vorhandene Azetylcholin schlechter nutzen kann.

del und Schwierigkeiten beim Wasserlassen bzw. einem Verlust der Blasenkontrolle. Manche dieser Wirkungen sind erwünscht, so z. B. das Abschwächen des Zitterns bei Parkinson-Krankheit und die Verringerung von Übelkeit, die meisten jedoch nicht.

Da ältere Menschen häufig mehrere Medikamente anwenden, gibt es häufiger Wechselwirkungen zwischen den verschiedenen Arzneimitteln. Auch mit Effekten auf die verschiedenen

▲ siehe Seite 76   ■ siehe Seite 63

EINIGE ARZNEIMITTEL MIT ERHÖHTEM RISIKO FÜR ÄLTERE MENSCHEN

GRUPPE	ARZNEISTOFF	PROBLEM
Schmerzmittel	Indometazin	Von allen nichtsteroidalen Entzündungshemmern beeinflusst Indometazin das Gehirn am stärksten. Mitunter ruft es Verwirrtheit oder Schwindel hervor.
	Pentazocin	Das Opioid Pentazocin führt leichter zu Verwirrtheit und Halluzinationen als andere Opioide.
Antidepressiva	Amitriptylin Doxepin	Amitriptylin und Doxepin wirken stark anticholinerg und müde machend.
Mittel bei Diabetes	Glibenclamid	Dieses Mittel hat eine lang anhaltende Wirkung, die bei älteren Menschen übermäßig stark auftritt. Es kann den Blutzuckerspiegel über mehrere Stunden hinweg senken (Hypoglykämie, Unterzuckerung).
Antihistaminika	Chlorpheniramin, Cyproheptadin, Pheniramin, Diphenhydramin, Hydroxyzin, Promethazin, Tripelenamin	Viele Antihistaminika wirken stark anticholinerg. Sie sind zwar mitunter hilfreich bei allergischen Reaktionen und jahreszeitlich bedingten Allergien, eignen sich jedoch im Allgemeinen nicht bei Schnupfen und anderen Symptome einer Viruserkrankung bei älteren Menschen. Wenn Antihistaminika notwendig sind, sollte ein Mittel ohne anticholinerge Wirkung vorgezogen werden (z. B. Loratadin, Astemizol). Husten- und Erkältungsmittel ohne Antihistaminika sind für ältere Menschen sicherer. Sie sollten außerdem auf Schlafmittel verzichten, die Diphenhydramin enthalten.
Blutdruck senkende Mittel	Methyldopa	Methyldopa kann den Herzschlag verlangsamen und Depressionen verstärken.
	Reserpin	Reserpin gilt als riskant, weil es Schwindel beim Aufstehen, Depressionen, Erektionsstörungen und Benommenheit bewirken kann.
Neuroleptika	Chlorpromazin, Haloperidol, Thioridazin	Neuroleptika eignen sich zur Psychosebehandlung. Für die Behandlung von demenzbedingten Verhaltensstörungen (Erregung, Herumwandern, wiederholtes Fragen, Lärmen, Herumwerfen von Gegenständen und um sich schlagen) ist ihre Wirksamkeit nicht erwiesen. Diese Mittel rufen Benommenheit, Bewegungsstörungen und anticholinerge Wirkungen hervor. Grundsätzlich sollten ältere Menschen Neuroleptika allenfalls in geringer Dosierung einnehmen. Ob die Behandlung noch notwendig ist, muss regelmäßig überprüft werden; die Medikamente sollten so rasch wie möglich wieder abgesetzt werden.

EINIGE ARZNEIMITTEL MIT ERHÖHTEM RISIKO FÜR ÄLTERE MENSCHEN

GRUPPE	ARZNEISTOFF	PROBLEM
Krampflösende Mittel bei Magen-Darm-Beschwerden	Belladonna-Alkaloide	Diese Mittel wirken stark anticholinerg. Ihr Nutzen ist – insbesondere in der geringen Dosierung, die ältere Patienten vertragen – fragwürdig.
Herzmittel	Digoxin	Es muss bei älteren Menschen geringer dosiert werden, weil ihre Nieren das Mittel weniger gut ausscheiden können.
	Disopyramid	Disopyramid dient zur Behandlung von Herzrhythmusstörungen, wirkt stark anticholinerg und kann bei älteren Menschen zu Herzversagen führen.
H_2-Blocker	Cimetidin, Famotidin, Nizatidin, Ranitidin	In der üblichen Dosierng können bestimmte H_2-Blocker (insbesondere Cimetidin, aber bis zu einem gewissen Maß auch Famotidin, Nizatidin und Ranitidin) Nebenwirkungen hervorrufen, besonders Verwirrtheit.
Eisenpräparate	Ferrosulfat	Eine Dosierung von über 325 mg pro Tag verbessert die Eisenresorption nicht maßgeblich, führt aber viel eher zu Verstopfung.
Muskelentspannende und krampflösende Mittel	Methocarbamol, Oxybutynin	Die meisten Muskelrelaxanzien wirken anticholinerg. Sie verursachen Benommenheit und Schwäche. Der Nutzen dieser Mittel ist in der geringen Dosierung, die ältere Menschen vertragen, fragwürdig.
Beruhigungsmittel, Schlafmittel, Angst lösende Mittel	Chlordiazepoxid, Diazepam, Flurazepam, Nitrazepam	Diese Medikamente sind Benzodiazepine zur Behandlung von Angstzuständen und Schlaflosigkeit. Ihre Wirkung hält bei älteren Menschen sehr lange an (häufig über 96 Stunden). Allein oder in Kombination mit anderen Arzneimitteln kann es zu längerer Benommenheit und einem erhöhten Risiko für Stürze und Knochenbrüche kommen. Benzodiazepine mit kürzerer Wirkung wie Alaprazolam und Lorazepam sind für ältere Menschen deutlich besser geeignet.
	Meprobamat	Dieses Mittel weist gegenüber Benzodiazepinen keine Vorteile auf, hat aber viele Nachteile. Es macht rasch süchtig und wirkt stark beruhigend.

bestehenden Krankheiten muss gerechnet werden. Patienten, Ärzte und Apotheker können dazu beitragen, dieses Risiko zu senken ▲.

Auf unerwünschte Wirkungen eines Arzneimittels oder ein verändertes Befinden zu reagieren, indem man das Mittel eigenmächtig absetzt oder seine Dosierung verändert, kann riskant sein ■. Jede derartige Veränderung sollte mit dem Arzt abgesprochen werden.

▲ siehe Seite 70   ■ siehe Seite 80

KAPITEL 15

Unerwünschte Arzneimittelwirkungen

Anfang des 20. Jahrhunderts beschrieb Paul Ehrlich das ideale Arzneimittel: Es würde gezielt den Ort der Erkrankung ansteuern, ohne gesundes Gewebe zu schädigen. Doch obwohl viele Medikamente inzwischen besser zielen als ihre Vorgänger, liegt die Treffsicherheit bisher noch bei keinem Mittel bei 100 Prozent.

Die meisten Arzneimittel haben verschiedene Wirkungen. Üblicherweise ist jedoch nur eine von ihnen als therapeutische Wirkung erwünscht. Die anderen werden als unerwünscht angesehen, ob sie nun harmlos sind oder nicht. Zum Beispiel schwächen Antihistaminika Allergiesymptome ab, die älteren dieser Substanzen können aber auch benommen machen. Nimmt man eine solche Substanz bei Schlaflosigkeit ein, wird die Müdigkeit als therapeutische Wirkung eingestuft. Soll das Mittel jedoch tagsüber allergische Symptome unterdrücken, ist die Müdigkeit eine unerwünschte Wirkung.

Die meisten Menschen sprechen bei unerwünschten Wirkungen von *Nebenwirkungen*. Sinnvoller erscheint jedoch der Begriff *unerwünschte Arzneimittelwirkungen*, denn er bezieht sich am ehesten auf Wirkungen, die unerwünscht, unangenehm, lästig oder gar schädlich sein können.

Unerwünschte Arzneimittelwirkungen treten recht häufig auf. Die meisten von ihnen sind leichter Natur; viele verschwinden, wenn das Medikament abgesetzt oder die Dosis angepasst wird. Manche geben sich allmählich, sobald sich der Körper auf das Medikament eingestellt hat. Andere unerwünschte Arzneimittelwirkungen sind ernster und dauern länger an. Verdauungsstörungen (Appetitverlust, Übelkeit, Völlegefühl, Verstopfung oder Durchfall) treten besonders häufig auf, da die meisten Arzneimittel geschluckt werden und daher den Verdauungstrakt passieren. Es kann jedoch fast jedes Organsystem betroffen sein. Bei älteren Menschen ist meist das Gehirn beteiligt, was oft zu Benommenheit und Verwirrtheit führt, und nicht selten als »Alterserscheinung« fehlgedeutet wird.

Arten unerwünschter Arzneimittelwirkungen

Viele unerwünschte Arzneimittelwirkungen kann man als allzu starke therapeutische Wirkung ansehen. Zum Beispiel kann einem Patienten, der ein Medikament gegen Bluthochdruck einnimmt, schwindelig werden, wenn der Blutdruck zu weit absinkt. Diabetespatienten reagieren mit Schweißausbrüchen, Zittern, Übelkeit und Herzklopfen, wenn ihr Blutzucker durch die Gabe von Insulin zu sehr absinkt. Solche unerwünschten Wirkungen sind vorhersehbar und mitunter unvermeidlich. Sie sind möglich, wenn das Medikament zu hoch dosiert ist, wenn jemand ungewöhnlich empfindlich darauf reagiert, oder wenn ein anderes Arzneimittel den Abbau des ersten Mittels verlangsamt, sodass dessen Konzentration im Blut ansteigt ▲. Diese Gruppe unerwünschter Arzneimittelwirkungen tritt relativ häufig auf.

Manche unerwünschten Arzneimittelwirkungen beruhen auf Mechanismen, die noch nicht ausreichend bekannt sind. Sie sind schwer vorherzusagen und umfassen Reaktionen wie Hautausschläge, Gelbsucht, Blutarmut, eine Verringerung der weißen Blutkörperchen, Nierenschäden und Nervenschäden, die das Seh- oder Hörvermögen betreffen. Solche Reaktionen treten normalerweise nur bei wenigen Menschen auf. Sie reagieren möglicherweise allergisch oder überempfindlich auf das Arzneimittel, weil ihr Körper aufgrund von genetischen Besonderheiten das Arzneimittel anders verstoffwechselt oder anders darauf reagiert als andere Menschen es tun.

Andere unerwünschte Wirkungen stehen nicht in Bezug zur therapeutischen Wirkung des Mittels, sind aber gewöhnlich vorhersagbar, weil die beteiligten Mechanismen weitgehend erforscht sind. So kommt es beispielsweise bei Personen, die häufig Azetylsalizylsäure oder herkömmliche nichtsteroidale Entzündungshemmer ■ einnehmen, häufig zu Magenreizungen und -blutungen. Dies liegt daran, dass solche Medikamente die Produktion von Prostaglandinen hemmen, welche zum Schutz der Magenschleimhaut vor Magensäure beitragen.

▲ siehe Seite 70   ■ siehe Seite 434

EINIGE SCHWERWIEGENDE UNERWÜNSCHTE WIRKUNGEN

UNERWÜNSCHTE WIRKUNG	GRUPPE	ARZNEISTOFF
Geschwüre im Verdauungstrakt und Magenblutungen	Geschlucktes und gespritztes Kortison (nicht bei äußerlicher Anwendung)	Hydrokortison, Prednison
	Nichtsteroidale Entzündungshemmer	Azetylsalizylsäure Diclofenac Ibuprofen Naproxen
	Antikoagulanzien	Heparin Phenprocoumon
Blutarmut durch verringerte Produktion oder vermehrten Abbau roter Blutkörperchen	Bestimmte Antibiotika	Chloramphenicol
	Einige nichtsteroidale Entzündungshemmer	Phenylbutazon
	Arzneimittel gegen Malaria und Tuberkulose bei Personen mit G-6-PDH-Enzymmangel	Chloroquin Isoniazid Primaquin
Verminderte Produktion weißer Blutkörperchen verbunden mit erhöhtem Infektionsrisiko	Neuroleptika	Clozapin
	Arzneimittel der Krebstherapie	Cyclophosphamid Mercaptopurin Methotrexat Vinblastin
	Mittel bei Schilddrüsenüberfunktion	Propylthiouracil
Leberschaden	Einige Schmerzmittel	Parazetamol (in hoher Dosierung)
	Einige Arzneimittel gegen Tuberkulose	Isoniazid Eisenpräparate (in sehr hoher Dosierung)
Nierenschaden	Nichtsteroidale Entzündungshemmer (wiederholte Überdosierung)	Diclofenac, Ibuprofen, Naproxen
	Aminoglykosid-Antibiotika	Gentamicin, Kanamyzin
	Einige Krebsmedikamente	Cisplatin
Verwirrtheit und Benommenheit	Beruhigungsmittel, einschließlich vieler Antihistaminika	Diphenhydramin
	Antidepressiva (besonders bei älteren Menschen)	Amitriptylin Imipramin

Schweregrad unerwünschter Arzneimittelwirkungen

Als leichte Reaktionen von untergeordneter Bedeutung gelten Verdauungsstörungen, Kopfschmerzen, Müdigkeit, Muskelschmerzen, Unwohlsein und Schlafstörungen. Trotzdem können solche Wirkungen die Betroffenen sehr irritieren und ihre Bereitschaft, das Mittel vorschriftsmäßig einzunehmen, beeinträchtigen. Das kann dann das Behandlungsziel gefährden.

Nebenwirkungen, die der Betroffene als ausgesprochen lästig, beunruhigend oder unerträglich empfindet, werden als mittelschwer eingestuft. Hierzu zählen auch Hautausschläge (insbesondere wenn sie großflächig auftreten und lange andauern), Sehstörungen (vor allem bei Kontaktlinsenträgern), Muskelzittern, Probleme beim Wasserlassen (ein häufiges Problem bei älteren Männern), merkliche Veränderungen der Stimmung oder der geistigen Verfassung sowie bestimmte Veränderungen des Blutbilds.

Bei leichten bis mittelschweren unerwünschten Arzneimittelreaktionen muss ein Medikament nicht unbedingt abgesetzt werden, insbesondere wenn es keine geeignete Alternative gibt. Dennoch wird der Arzt vermutlich die Dosis, die Häufigkeit und den Zeitpunkt der Einnahme überprüfen. Es können auch weitere Arzneimittel eingesetzt werden, um die unerwünschte Wirkung zu beherrschen (z. B. stuhlerweichende Mittel bei Verstopfung).

Zu den schweren Nebenwirkungen zählen potenziell lebensbedrohliche Reaktionen, wie Leberversagen und Herzrhythmusstörungen, sowie solche, die zu anhaltender bzw. erheblicher Behinderung, zu Krankenhausaufenthalt oder Geburtsfehlern führen. Solche Reaktionen sind verhältnismäßig selten. Patienten, bei denen Derartiges auftritt, müssen das Medikament gewöhnlich absetzen und behandelt werden. Die Schwere der Krankheit macht es jedoch mitunter erforderlich, auch Substanzen mit gravierenden und sehr belastenden unerwünschten Wirkungen anzuwenden. Dazu gehören beispielsweise Mittel der Chemotherapie ▲ zur Krebsbehandlung und solche zur Unterdrückung der Immunreaktion nach einer Organtransplantation ■.

Nutzen-Risiko-Abwägung

Vor der Verordnung eines Arzneimittels muss der Arzt zunächst die Risiken der Behandlung gegen die abwägen, die zu erwarten sind, wenn keine medikamentöse Therapie erfolgt. Geht diese Abwägung zugunsten der medikamentösen Behandlung aus, muss er als Nächstes den zu erwartenden Nutzen des gewählten Arzneimittels und das mögliche Risiko einander gegenüberstellen. Wenn der erwartete Nutzen das mögliche Risiko nicht übersteigt, ist der Einsatz des Mittels nicht gerechtfertigt.

In die Abwägung von Nutzen und Risiko einer Verordnung gehen der Schweregrad der Erkrankung und die Wirkung auf die Lebensqualität des Patienten mit ein. Bei Befindlichkeitsstörungen, wie Husten und Erkältungen, Muskelkater und gelegentlichen Kopfschmerzen, ist nur ein sehr geringes Nebenwirkungsrisiko gerechtfertigt. Demgegenüber wird bei schweren bis lebensbedrohlichen Erkrankungen, wie Herzinfarkt, Schlaganfall, Krebs und Abstoßungsreaktionen nach einer Organtransplantation, ein deutlich höheres Nebenwirkungsrisiko in Kauf genommen.

Risikofaktoren

Viele Faktoren machen es wahrscheinlicher, dass unerwünschte Arzneimittelreaktionen auftreten. Hierzu zählen insbesondere Mehrfachmedikation, Alter (sehr jung oder sehr alt), Schwangerschaft und Stillen. Manche Menschen sind aufgrund erblicher Veranlagung für die toxischen Wirkungen bestimmter Medikamente empfänglicher als andere. Einige Erkrankungen können die Resorption von Arzneimitteln, ihre Verstoffwechselung und Ausscheidung sowie die körperliche Reaktion auf Arzneimittel verändern. Auf welche Weise die Psyche durch die innere Einstellung, Hoffnung, Glaube an sich selbst und Vertrauen zu den behandelnden Personen unerwünschte Arzneimittelwirkungen beeinflusst, ist nicht ausreichend erforscht.

Mehrfachmedikation

Mehrere Medikamente gleichzeitig einzunehmen, erhöht das Risiko für Nebenwirkungen. Ihre Anzahl und der Schweregrad steigen unverhältnismäßig stark an, je mehr Arzneimittel verwendet werden. Auch der Konsum von Alkohol erhöht das Risiko. Solche Gefahren lassen sich vermindern, wenn Arzt oder Apotheker in

▲ siehe Seite 1038
■ siehe Seite 1074

regelmäßigen Abständen überprüfen, welche Medikamente eingenommen werden, und auf dieser Basis passende Empfehlungen geben.

Alter

Säuglinge und Kleinkinder haben ein höheres Nebenwirkungsrisiko, weil ihre Fähigkeit, Arzneimittel um- und abzubauen, noch nicht voll entwickelt ist. So können Neugeborene z. B. das Antibiotikum Chloramphenicol nicht verarbeiten und ausscheiden. Wenn sie mit diesem Mittel behandelt werden, kann es zum gefährlichen so genannten »Grey-Syndrom« kommen. Bei Kindern, die in der Zeit der Zahnentwicklung (bis ungefähr acht Jahre) das Antibiotikum Tetrazyklin erhalten, kann sich der Zahnschmelz dauerhaft entfärben. Kinder und Jugendliche unter 18 Jahren können am Reye-Syndrom erkranken, wenn sie bei einer Grippe oder bei Windpocken Azetylsalizylsäure erhalten.

Ältere Menschen haben aus verschiedenen Gründen ein höheres Nebenwirkungsrisiko ▲. Sie haben häufig mehrere gesundheitliche Probleme und verwenden daher oft auch mehrere Medikamente. Zudem ist die Leber mit zunehmendem Alter weniger in der Lage, Medikamente zu verarbeiten ■. Auch die Nieren können Arzneimittel weniger leicht ausscheiden. Hierdurch steigt das Risiko eines arzneimittelbedingten Nierenschadens und anderer unerwünschter Wirkungen. Hinzu kommt, dass betagte Menschen zu unausgewogener Ernährung und Entwässerung neigen, was die Probleme noch verschärft.

Ohnehin reagieren ältere Menschen auf viele Arzneimittel empfindlicher als jüngere. Es kommt bei ihnen z. B. häufiger zu Schwindel, Verwirrtheit und Koordinationsschwächen, womit ihr Risiko für Stürze mit Knochenbrüchen steigt. Zu den Arzneimitteln, die solche Reaktionen hervorrufen, zählen viele Antihistaminika, Schlafmittel, Angst lösende Mittel sowie Medikamente gegen Bluthochdruck und Depressionen ★.

Schwangerschaft und Stillzeit

Viele Arzneimittel gefährden Gesundheit und Entwicklung des ungeborenen Kindes. Schwangere sollten daher möglichst keine Arzneimittel einnehmen, insbesondere in den ersten drei Monaten ●. Bei manchen Arzneimitteln, z. B. solchen gegen Bluthochdruck wie ACE-Hemmer und Angiotension-II-Rezeptorenblocker, ist das Risiko im letzten Drittel der Schwangerschaft besonders hoch. Auch Alkohol und Nikotin und illegale Drogen, wie Kokain und

Heroin, gefährden die Schwangerschaft und den Fetus.

Arzneimittel und Pflanzenprodukte können mit der Milch auch den Säugling erreichen ◆. Manche Mittel sollten stillende Frauen darum nicht einsetzen, andere bedürfen ärztlicher Überwachung. Stillende Mütter sollten in jedem Fall ihren Arzt befragen, ehe sie Medikamente einnehmen.

Arzneimittelallergien

Im Gegensatz zu anderen Formen von unerwünschten Arzneimittelreaktionen hängen Zahl und Ausprägungsgrad allergischer Reaktionen in der Regel nicht mit der Menge der angewendeten Substanz zusammen. Wenn jemand auf ein Arzneimittel allergisch reagiert, kann schon eine geringe Menge davon eine solche Reaktion auslösen. Allergische Reaktionen können leicht und allenfalls störend, aber auch lebensbedrohlich sein ▼. Die Symptome sind Hautausschlag, Juckreiz, Fieber, verengte Atemwege und pfeifendes Atmen, die Atmung erschwerende Schwellungen an Kehlkopf und Stimmritze sowie Blutdruckabfall, mitunter auf gefährlich niedrige Werte.

Arzneimittelallergien sind nicht vorhersehbar. Die Reaktionen treten erst auf, wenn jemand bereits mindestens einmal Kontakt mit dem jeweiligen Mittel hatte, ohne dabei jedoch eine allergische Reaktion zu zeigen. Ob das Mittel auf die Haut aufgetragen, eingenommen oder gespritzt wird, ist bei allergischen Reaktionen unerheblich. Eine leichte Reaktion kann mit einem Antihistaminikum behandelt werden; eine schwere bis lebensbedrohliche Reaktion erfordert u. U. eine Injektion von Adrenalin und später einem Kortison.

Bevor der Arzt ein Arzneimittel verordnet, muss er wissen, ob der Patient schon einmal allergisch auf ein Arzneimittel reagiert hat. Wer bereits heftige allergische Reaktionen erlebt hat, sollte einen Notfallausweis mit sich führen. Die darin enthaltenen Informationen (z. B. Penizillinallergie) helfen Ärzten und Sanitätern, im Notfall richtig zu reagieren.

▲ siehe Seite 73 ■ siehe Seite 63

★ siehe Seite 74 ● siehe Tabelle Seite 1432

◆ siehe Kasten Seite 1434 ▼ siehe Seite 1059

Überdosierung

Eine Arzneimittelvergiftung ist eine schwere, oft ernste und mitunter tödliche Reaktion auf eine versehentliche oder absichtliche Überdosierung.

Wenn zwei Arzneimittel gleich gut wirken, wählt der Arzt gewöhnlich das Mittel, bei dem die Gefahr einer Vergiftung durch Überdosierung geringer ist.

Kleine Kinder sind besonders gefährdet, durch Medikamente zu Schaden zu kommen. Die bunten Tabletten und Kapseln, die gewöhnlich für Erwachsene dosiert sind, sehen für Kinder ausgesprochen verlockend aus. Um sie vor einer versehentlichen Medikamenteneinnahme zu schützen, haben Tropfen und Säfte einen kindersicheren Verschluss, der immer wieder festgedreht werden sollte. Aus dem gleichen Grund sind Kapseln und Tabletten gewöhnlich einzeln eingesiegelt.

Fragen nach der unbeabsichtigten Einnahme von Arzneimitteln oder Chemikalien können in Deutschland an die Vergiftungszentralen gerichtet werden. Legen Sie für Notfälle einen Zettel mit der Rufnummer ans Telefon oder programmieren Sie die Nummer im Rufnummernspeicher ein.

KAPITEL 16

Therapietreue bei der Arzneimittelbehandlung

Unter Therapietreue (Compliance) versteht man die Zuverlässigkeit eines Patienten, Arzneimittel nach ärztlicher Maßgabe anzuwenden.

Eine medikamentöse Behandlung setzt die zuverlässige Mitwirkung des Kranken voraus. Doch viele Patienten nehmen ihr Medikament nicht nach Vorschrift ein. Als häufigster Grund dafür wird Vergesslichkeit angegeben. Daher lautet die Schlüsselfrage: Warum vergessen die Patienten ihre Arzneimittel? Eine Erklärung kann sein, dass die Betroffenen unbewusst leugnen, krank zu sein und Hilfe zu brauchen; die Einnahme des Medikaments erinnert sie jedoch regelmäßig an ihre Erkrankung. Die bei der Behandlung möglichen unerwünschten Wirkungen können jemanden so sehr beunruhigen, dass er den Behandlungsplan nur ungern befolgt.

Folgen mangelnder Therapietreue

Die offensichtliche Folge einer unzureichenden Compliance ist, dass sich die Symptome nicht bessern oder die Erkrankung nicht ausheilt. Beispielsweise riskieren Patienten mit grünem Star Schäden am Sehnerv und in der Folge Blindheit, wenn sie ihre Augenmedikamente nicht weisungsgemäß anwenden. Wenn jemand ein Antibiotikum nicht wie angegeben bis zum Ende der Behandlung einnimmt, kann die Krankheit erneut aufflammen. Zudem kann ein solches Verhalten dazu beitragen, dass sich resistente Bakterienstämme entwickeln. Dann sind nachfolgende Erkrankungen schwerer zu behandeln.

Darüber hinaus treibt die mangelnde Therapietreue die Kosten des Gesundheitswesens in die Höhe. Jährlich werden in Deutschland rund 4 800 Tonnen Arzneimittel weggeworfen statt eingenommen. Die Gemeinschaft der Krankenversicherten kostet das jährlich schätzungsweise 1,5 bis 2,5 Milliarden Euro.

Therapietreue verbessern

Wer ein gutes Vertrauensverhältnis zu seinem Arzt oder Apotheker hat, hält sich eher an einen Behandlungsplan. Zu einer solchen Beziehung können beide Seiten beitragen.

Kommunikation beginnt mit einem Informationsaustausch. Durch Nachfragen können Patienten den Schweregrad ihrer Erkrankung begreifen, Vor- und Nachteile einer Behandlung abwägen und sich vergewissern, dass sie ihre Situation richtig einschätzen. Wer seine Bedenken äußert, erfährt eher, welche Folgen es haben kann, seinen Zustand zu leugnen und die Behandlung falsch einzuschätzen. Ärzte und Apotheker können die Therapietreue stärken, indem sie klar machen, warum und wie das Medikament angewendet werden soll und wie die Behandlung verläuft. Wenn Patienten wissen, was sie von einem Arzneimittel erwarten können – im Guten wie im Schlechten –, können sie besser einschätzen, wie gut es anschlägt und welche Probleme sich möglicherweise entwickeln. Schriftliche Anweisungen helfen, Fehler zu vermeiden, denn kaum jemand erinnert sich zuverlässig an das Gespräch mit Arzt oder Apotheker.

Ein guter Informationsaustausch ist besonders wichtig, wenn Menschen von mehreren Ärzten behandelt werden, denn jeder Behandelnde muss über alle Arzneimittel Bescheid wissen, die andere verordnet haben. Nur so kann die Behandlung so optimiert werden, dass die Nebenwirkungen und Wechselwirkungen gering sind.

Patienten, die bei der Erstellung des Behandlungsplans mitwirken, sind eher bereit, die Behandlung zu befolgen, denn sie fühlen sich eher mitverantwortlich. Zu dieser Eigenverantwortung gehört auch, die Auswirkungen der Behandlung aufzuzeichnen. Bedenken sollten mit Arzt oder Apotheker besprochen werden. Insbesondere unerwünschte und unerwartete Wirkungen sollten Arzt oder Apotheker mitgeteilt werden, bevor jemand eigenmächtig die Dosierung eines Arzneimittels verändert oder die Behandlung abbricht. Wenn jemand gute Gründe anführt, warum er die Behandlung nicht wie erwartet durchführt, kann sie gewöhnlich angepasst werden.

Die Therapietreue steigt auch, wenn der Arzt seinen Patienten das Gefühl vermittelt, dass ihm ihre Gesundheit am Herzen liegt. Das Gleiche geschieht, wenn der Patient seinem Arzt Sympathie entgegenbringt: Wer seinen Arzt mag, befolgt bereitwilliger dessen Behandlungsvorschriften.

Es kann auch hilfreich sein, sich in der Apotheke eine Patientenkarte anlegen zu lassen, auf der alle Arzneimittel gespeichert werden. Auf diese Weise lassen sich Doppelverordnungen und Wechselwirkungen zwischen Arzneimitteln überprüfen.

Selbsthilfegruppen für Menschen mit bestimmten Erkrankungen können andere darin bestärken, einen Behandlungsplan zu befolgen; sie geben Tipps bei eventuellen Problemen. Eine Auswahl solcher Gruppierungen findet sich im Anhang dieses Buches ▲.

Ursachen für mangelnde Therapietreue

- Die Einnahme wird vergessen
- Die Anweisungen werden nicht oder falsch verstanden
- Es treten Nebenwirkungen auf, sodass die Behandlung schlimmer erscheint als die Erkrankung
- Die Krankheit wird verleugnet, die Diagnose oder ihre Bedeutung verdrängt
- Die Patienten glauben nicht, dass ihnen das Arzneimittel helfen kann
- Die Patienten nehmen fälschlicherweise an, ihre Erkrankung sei bereits ausreichend behandelt (z. B. erscheint eine Infektion als überwunden, weil das Fieber gesunken ist)
- Angst vor unerwünschten Wirkungen oder Abhängigkeit von dem Medikament
- Die Behandlung gestaltet sich schwierig (z. B. Schwierigkeiten beim Schlucken von Tabletten oder Kapseln, schwer zu öffnende Flaschen)

Für vergessliche Menschen können Erinnerungshilfen nützlich sein. So kann man beispielsweise an bestimmten Orten in der Wohnung Erinnerungskarten auslegen. Oder die Einnahme wird mit einer täglich wiederkehrenden Handlung verbunden (z. B. Zähneputzen). Eine programmierbare Armbanduhr oder das Handy kann an die Einnahme erinnern. Vielleicht trägt auch das Pflegepersonal oder der Patient selbst Dosis und Zeitpunkt der Einnahme auf einem speziellen Kalender ein und hakt sie dort nach der Einnahme ab.

In der Apotheke gibt es Behältnisse, in die die Wochenration an Tabletten einsortiert werden kann. Manche Produkte sind in Blistern verpackt, auf denen jede Tablette mit einem Kalendertag bezeichnet ist. An den leeren Fächern erkennen die Patienten dann, ob sie ihr Medikament bereits genommen haben oder nicht. Man kann einen Aufkleber in der Farbe des Medikaments auf der Packung aufbringen, damit es dem Patienten leichter fällt, z. B. die rote Kapsel so zu nehmen wie es auf der »roten« Packung steht.

▲ siehe Seite 1714

KAPITEL 17

Originalpräparate, Generika, Importprodukte

Für Arzneimittel existieren oft mehrere Namen. Bei der Entdeckung erhält jede neue Substanz eine chemische Bezeichnung, welche die atomare bzw. molekulare Struktur der Substanz beschreibt. Diese chemische Bezeichnung ist aber normalerweise zu kompliziert und zu umständlich für den täglichen Gebrauch. Daher erhalten viele Substanz eine Kurzversion der chemischen Bezeichnung oder einen Kodename (z. B. RU 486), auf den sich Forscher gewöhnlich beziehen.

Die Substanzbezeichnung (generischer Name) entsteht auf Vorschlag der Herstellerfirma, muss aber von der europäischen bzw. den nationalen Gesundheitsbehörden genehmigt werden. Den Handels- bzw. Markennamen bestimmt die Herstellerfirma. Auf diesen eingetragenen Handelsnamen besitzt sie das Exklusivrecht. So ist beispielsweise Metoprolol der generische Name eines Blutdrucksenkers und Beloc der Handelsname für ein Präparat mit dieser Substanz.

Generischer Name und Handelsname müssen einzigartig sein, damit bei Verordnungen oder bei der Ausgabe von Arzneimitteln Verwechslungen möglichst ausgeschlossen sind. Daher müssen die Arzneimittelbehörden des jeweiligen Landes bzw. bei zentraler Zulassung die europäische Arzneimittelagentur in London jedem vorgeschlagenen Handelsnamen zustimmen.

Beamte, Ärzte, Forscher und andere, die sich über den neuen Wirkstoff austauschen, verwenden den generischen Namen eines Arzneimittels, weil er sich auf den Wirkstoff selbst bezieht, nicht auf ein bestimmtes Handelspräparat. Bei Verschreibungen benutzen Ärzte hingegen gewöhnlich den Handelsnamen, es sei denn, sie stellen es dem Apotheker frei, welches Präparat er mit der verordneten Substanz abgibt.

Generische Namen sind oft weniger einprägsam als Handelsnamen. Viele generische Namen sind Kurzbezeichnungen des chemischen Begriffs für ein Arzneimittel, seiner Struktur oder seiner Formel. Handelsnamen nehmen hingegen oft auch Bezug auf den beabsichtigten Einsatz, damit Ärzte das Mittel verschreiben und die Verbraucher gezielt danach fragen. Häufig stellen die Handelsnamen eine Eigenschaft des Arzneimittels in den Vordergrund: So ist Lopresor ein Mittel zur Blutdrucksenkung (von englisch »lowers pressure«: senkt den Druck), Klimonorm soll Beschwerden im Klimakterium normalisieren, und Duraglucon senkt einen hohen Blutzuckerspiegel (Glukose). Mitunter ist der Handelsname auch eine Abkürzung des generischen Namens, z. B. ASS-ratiopharm für Azetylsalizylsäure.

Der Begriff *Generika* beschreibt bei Arzneimitteln Präparate, die häufig kostengünstiger und meist genauso wirksam und von derselben Qualität sind wie das Markenpräparat, das als Erstes in den Handel kam.

Patentschutz

Ein Unternehmen, das ein neues Arzneimittel entwickelt, kann ein Patent auf das Mittel selbst anmelden, aber auch auf dessen Produktionsweise, auf die Art der Anwendung und sogar auf die Art und Weise, wie das Arzneimittel ins Blut gelangt. Infolgedessen besitzt ein Unternehmen häufig mehrere Patente auf dasselbe Arzneimittel. Patente garantieren dem Hersteller 20 Jahre lang ein Exklusivrecht auf das Arzneimittel. Mitunter kann der Patentschutz auch durch zusätzliche Patente ausgeweitet werden.

Zwischen dem Zeitpunkt der Entdeckung eines Wirkstoffs (zu dem das Patent angemeldet wird) und dem Zeitpunkt, zu dem das Mittel für den Einsatz an Mensch oder Tier genehmigt wird, vergehen allerdings gewöhnlich etwa zehn Jahre, in denen die notwendigen Prüfungen an dem Mittel stattfinden. Damit bleibt dem Unternehmern nur noch die Hälfte der Patentzeit für die exklusive Vermarktung eines neuen Arzneimittels. In der EU kann ein Unternehmen sich die alleinigen Vermarktungsrechte durch ein Schutzzertifikat um fünf Jahre verlängern lassen. Bei lebensbedrohlichen Krankheiten wie Aids oder Krebs, für die noch kein wirksames Gegenmittel gefunden ist, können die zuständigen Behörden das Genehmigungsverfahren für neue Medikamente abkürzen.

WAS STECKT DRIN?

CHEMISCHE BEZEICHNUNG	GENERISCHER NAME	HANDELSNAME (BEISPIEL)
N-(4-Hydroxyphenyl)acetamid	Parazetamol	Ben-u-ron
7-Chloro-1,3-dihydro-1-methyl-5-phenyl-2H-1,4-benzodiazepin-2-on	Diazepam	Valium
4-[4-(p-Chlorophenyl)-4-hydroxypiperidino]-4'-fluorobutyrophenon	Haloperidol	Haldol
5-Thia-1-azabizyklo[4.2.0]-oct-2-en-2-carbonsäure, 7-[(AminophenylAzetyl)amino]-3-methyl-8-oxo-, monohydrat	Cefalexin	Oracef
N''-cyano-N-methyl-N'-[2-[[(5-methyl-1H-imidazol-4-yl)methyl]thio]ethyl]guanidin	Cimetidin	Tagamet

Generika

Nach Ablauf eines Patents dürfen andere Firmen eine generische Version des Arzneimittels herstellen und verkaufen, die preislich meist deutlich unter dem Originalpräparat liegt. Auch Generika müssen vor ihrer Vermarktung von den Arzneimittelbehörden genehmigt werden. Generika dürfen unter dem generischen Namen oder unter einem Handelsnamen verkauft werden, nicht jedoch unter dem Handelsnamen des ursprünglichen Patentinhabers.

Nicht immer werden Generika angeboten, wenn ein Patent abgelaufen ist. Mitunter ist die Produktion zu schwierig, oder es gibt keine angemessenen Testverfahren für den Nachweis, dass das generische Mittel ebenso wirkt wie das Markenpräparat. Teilweise ist auch der Markt für den Wirkstoff so begrenzt, dass die Produktion einer weiteren Version wirtschaftlich nicht sinnvoll erscheint.

Für die pharmazeutische Firma, die ein Nachfolgeprodukt, also ein Generikum, auf den Markt bringen möchte, bestehen insofern erleichterte Bedingungen, als sie bei der Zulassung auf einen Teil der Unterlagen des Erstanbieters zurückgreifen darf. So braucht sie z. B. nicht noch einmal sämtliche klinischen Untersuchungen durchzuführen.

Ein Generikum muss selbstverständlich dem Anforderungsprofil des jeweiligen Originalprodukts vollkommen entsprechen. Seine Wirksamkeit und Verträglichkeit müssen mit denen des Originals vergleichbar sein, es muss die richtige Menge wirksamer Bestandteile enthalten und nach den gleichen Standards wie andere Arzneimittel hergestellt worden sein (Good Manufacturing Practice). Es muss dem Original also therapeutisch gleichwertig (äquivalent) sein.

Äquivalent bedeutet jedoch nicht identisch. Denn bei den so genannten Hilfsstoffen, die unter anderem dafür sorgen, wie viel Wirkstoff im Körper freigesetzt wird und wie schnell, kann es durchaus Abweichungen geben. Normalerweise sind solche inaktiven Bestandteile harmlos und beeinflussen den Körper nicht. Weil das aber nicht für alle Hilfsstoffe gilt, müssen sie bei der Zusammensetzung angegeben werden. Konservierungsstoffe beispielsweise, wie die Parabene, können allergische Reaktionen auslösen.

Die unterschiedliche Galenik der verschiedenen Fabrikate ist der Grund, warum sich die Wirkungen der verschiedenen Präparate im Einzelfall dann doch einmal voneinander unterscheiden können. Dennoch besteht die Forderung, dass Nachfolge- und Originalprodukte bioäquivalent sind, also im gleichen Ausmaß im Körper verfügbar sind und sich mit der gleichen Geschwindigkeit in den Körpergeweben verteilen und ab- und umgebaut werden.

Untersuchungen zur Bioäquivalenz, wie sie das Zentrallabor der Deutschen Apotheker regelmäßig durchführt, bestätigen immer wieder, dass die Abweichungen der Bioäquivalenz der verschiedenen Präparate derselben Substanz so gering sind, dass sie bei der üblichen Pharmakotherapie unberücksichtigt bleiben können.

Diesem Faktum trägt inzwischen auch die Sozialgesetzgebung Rechnung, indem es nun –

anders als vor Jahren – erlaubt ist, dass der Arzt den Wirkstoffnamen auf dem Rezept vermerkt und der Apotheker dem Patienten das preiswerteste Präparat mit diesem Wirkstoff aushändigt (so genannte »aut-simile-Regelung«).

Dennoch ist es mitunter nicht empfehlenswert, Originalpräparat und Generikum oder zwei Generika gegeneinander auszutauschen. Das gilt beispielsweise für Arzneimittel, bei denen der Blutspiegel sehr präzise und möglichst konstant eingestellt werden muss. Ein Beispiel dafür ist Digoxin, das bei Herzschwäche eingesetzt wird.

Importprodukte

Viele Pharmafirma agieren international. Sie liefern ihre Produkte mit demselben Wirkstoff und in derselben Zubereitung in die jeweiligen Länder, in denen sie am Markt vertreten sein wollen – zum Teil jedoch mit unterschiedlichen Handelsnamen. Dass sich das Gesundheitswesen der Staaten aber erheblich voneinander unterscheidet, wirkt sich auch auf den Arzneimittelmarkt und die Gestaltung der Arzneimittelpreise aus. So kommt es, dass innerhalb der Staaten Europas die Preise für ein Arzneimittel eines Herstellers merklich differieren können.

Diese Preisunterschiede, die vor allem bei Präparaten, deren Wirkstoff noch dem Patentschutz unterliegt, teilweise recht hoch ausfallen können, haben einige Firmen veranlasst, sich auf den Import derartiger Produkte aus dem Ausland nach Deutschland zu spezialisieren. Diese Produkte mögen oft ein vom deutschen Mittel abweichendes Äußeres haben – ihre Qualität entspricht der des hierzulande üblichen Präparats. Dieses wurde in einem Zulassungsverfahren geprüft.

Im Jahr 2004 waren in Deutschland etwa 5 200 Importarzneimittel zugelassen.

Der Arzneimittelmarkt in Deutschland

In Deutschland wurde das erste Arzneimittelgesetz 1961 verabschiedet. Es regelte, was Arzneimittel sind, und welche Vorschriften für ihre Herstellung, Kennzeichnung und ihren Vertrieb eingehalten werden mussten. Die Verantwortung für Qualität und Sicherheit der Produkte oblag dem Hersteller; einen Wirksamkeitsnachweis brauchte er nicht zu erbringen. Die Arzneimittel wurden unter Angabe ihrer Zusammensetzung amtlich registriert und als Zeichen dessen mit einer Reg.Nr. versehen.

Infolge des Contergan-Falls, bei dem die Einnahme des Schlafmittels Thalidomid durch schwangere Frauen zu Tausenden von fehlgebildet geborenen Kindern geführt hatte, wurde das Arzneimittelgesetz völlig neu gestaltet. Das neue Gesetz trat 1978 in Kraft. Danach müssen neue Medikamente nun einen Zulassungsprozess durchlaufen, in welchem sie vor ihrer Marktzulassung Qualität, Wirksamkeit und Unbedenklichkeit belegen. Die Zulassung wurde bis 1994 vom Bundesgesundheitsamt (BGA), ab dann vom Bundesinstitut für Arzneimittel und Medizinprodukte (BfArM) erteilt.

Die alten, bis dahin als registrierte Produkte im Handel befindlichen Arzneimittel mussten einen Nachzulassungsprozess durchlaufen, der eigentlich bis Ende 1990 hätte abgeschlossen sein sollen. Ab dann hätten nur noch Mittel angeboten werden dürfen, die nach dem neuen Arzneimittelgesetz zugelassen sind und somit auch ihre Wirksamkeit und Unbedenklichkeit belegt haben. Bis Mitte 2004 ist jedoch bei rund 16 100 der zirka 45 800 Arzneimittel, die in Deutschland im Verkehr sind, die Prüfung noch nicht abgeschlossen. Diese »Altarzneimittel« befinden sich noch im so genannten Nachzulassungs- oder Nachregistrierungsverfahren. Unter ihnen sind etwa 4 500 homöopathische und anthroposophische Mittel.

Produkte, die nach dem neuen Arzneimittelgesetz zugelassen sind, tragen auf ihrer Verpackung eine »Zul.-Nr.«. Solche mit einer »Reg.-Nr.« sind nicht nach dem derzeit gültigen Gesetz zugelassen.

Das Arzneimittelgesetz unterscheidet verschreibungspflichtige, apothekenpflichtige und frei verkäufliche Arzneimittel. Verschreibungspflichtige Mittel dürfen nur von Ärzten verordnet und nur in einer Apotheke gegen Vorlage eines Rezepts abgegeben werden. Über die Verschreibungspflicht entscheidet ein Expertengremium des BfArM. Sie wird vor allem für wenig erprobte Mittel verfügt und für solche, die stark wirken und viele und schwere Nebenwirkungen haben.

Apothekenpflichtige Arzneimittel dürfen zwar ohne Rezept, aber auch nur in der Apotheke abgegeben werden. Hierbei handelt es sich um Mittel, die sich bei jahrelangem Gebrauch als im Allgemeinen gut verträglich und ungefährlich erwiesen haben. Welche Mittel in diese Kategorie gehören, legt auch das BfArM fest.

Frei verkäufliche Produkte dürfen auch außerhalb von Apotheken verkauft werden. Zu ihnen gehören viele Stärkungsmittel, Pflanzenextrakte, Kräutertees, Vitamin- und Mineralstoffprodukte. Hierbei kann es sich um Arzneimittel handeln, für die im Arzneimittelgesetz Ausnahmeregeln festgelegt wurden, oder es sind Lebensmittel, Kosmetika, Medizinprodukte oder Nahrungsergänzungsmittel. Sie sind nicht zur Behandlung definierter Krankheiten vorgesehen; dementsprechend finden sich auch keine solchen Angaben auf der Packung.

Apothekenpflichtige Arzneimittel

Apothekenpflichtige Arzneimittel können zwar ohne Rezept, aber nur in der Apotheke gekauft werden.

Mit Arzneimitteln, die nicht der Verschreibungspflicht unterliegen, aber nur in Apotheken erhältlich sind, lassen sich manche Beschwerden und Störungen ohne vorherigen ärztlichen Kontakt lindern. Sie dienen der so genannten Selbstmedikation.

Diese Produkte sind im Allgemeinen gut verträglich und nebenwirkungsarm, dennoch sollten sie nur für begrenzte Zeit ohne ärztlichen Rat angewendet werden. Auch bei diesen Produkten ist zu beachten, bei welchen Begleiterkrankungen sie nicht eingenommen werden dürfen und dass es Wechselwirkungen mit anderen Medikamenten geben kann.

Überlegungen zur Verträglichkeit

Ein Arzneimittel kann nur dann von der Rezeptpflicht befreit werden, wenn die Verträglichkeit weitgehend gewährleistet ist. Alle Arzneimittel bergen Nutzen und Risiken, und gewöhnlich nimmt man zugunsten des Nutzens ein gewisses Risiko in Kauf.

Verträglichkeit besteht nur bei bestimmungsgemäßem Gebrauch eines Arzneimittels. Bei nicht verschreibungspflichtigen Präparaten hängt der bestimmungsgemäße Gebrauch häufig von der Eigendiagnose der Patienten ab, die natürlich fehlerhaft sein kann. So sind Kopfschmerzen beispielsweise meist ungefährlich. Dennoch können sie – wenn auch selten – das Warnzeichen eines Hirntumors oder einer Hirnblutung sein. Schmerzen, die als heftiges Sodbrennen erscheinen, können Vorbote eines Herzinfarkts sein. Letztlich entscheidet aber jeder Mensch für sich selbst, welche Beschwerden und Symptome geringfügig sind und wann er einen Arzt hinzuziehen will.

Wer Selbstmedikation betreibt, sollte sich bei der Wahl des geeigneten Medikaments in der Apotheke beraten lassen und vor der Verwendung stets die Packungsbeilage beachten. Sie hilft beim Verständnis von Nutzen und Risiko eines Mittels, aber auch beim richtigen Gebrauch.

Wenn der Beipackzettel auch oft eine erschreckend lange Liste unerwünschter Wirkungen aufführt, kann man dennoch nicht davon ausgehen, dass alles genannt ist, was sich mit dem Gebrauch des Präparats verbinden kann. So findet sich bei Schmerzmitteln nicht unbedingt immer der Warnhinweis, dass das Mittel Dauerkopfschmerzen auslösen kann, wenn es für lange Zeit in hoher Dosierung angewandt wird.

Mittel bei Schmerzen, Entzündungen und Fieber

Zu den nicht verschreibungspflichtigen Schmerzmitteln (Analgetika ▲) zählen Azetylsalizylsäure (ASS), Parazetamol und die nichtsteroidalen Entzündungshemmer Diclofenac, Ibuprofen, Ketoprofen und Naproxen. Solche Arzneimittel senken Fieber und lindern Schmerzen. Sie sind relativ gut verträglich, wenn sie für maximal sieben bis zehn Tage eingenommen werden. Sind die Symptome dann nicht besser geworden oder verschlimmern sie sich, sollte ein Arzt aufgesucht werden.

▲ siehe Seite 434

Richtlinien für Auswahl und Verwendung nicht rezeptpflichtiger Arzneimittel

- Vergewissern Sie sich, dass Ihre eigene Diagnose zutreffend ist. Geben Sie sich nicht damit zufrieden, dass eine Erkrankung »gerade grassiert«.
- Wählen Sie ein Präparat, weil die Inhaltsstoffe zu Ihrem Problem passen, nicht weil Ihnen der Markenname bekannt ist.
- Wählen Sie ein Präparat mit möglichst nur einem Inhaltsstoff. Präparate, die jedes denkbare Symptom lindern sollen, enthalten meist auch Wirkstoffe, die der Einzelne gerade nicht braucht. Damit steigt das Risiko für unerwünschte Wirkungen.
- Lesen Sie den Beipackzettel sorgfältig, damit Sie die korrekte Dosis und Sicherheitsmaßnahmen beachten können. Achten Sie auch darauf, bei welchen Erkrankungen Sie das Mittel nicht anwenden dürfen.
- Fragen Sie im Zweifelsfall Ihren Arzt oder Apotheker nach dem passenden Wirkstoff bzw. Präparat.
- Bitten Sie Ihren Apotheker, mögliche Wechselwirkungen mit anderen von Ihnen verwendeten Medikamenten zu überprüfen.
- Fragen Sie Ihren Apotheker nach möglichen Nebenwirkungen.
- Überschreiten Sie die empfohlene Dosierung nicht.
- Nehmen Sie ein rezeptfreies Mittel nicht länger ein, als auf der Packung bzw. in der Gebrauchsinformation vermerkt. Setzen Sie das Mittel ab, wenn sich Ihre Symptome verschlimmern.
- Bewahren Sie alle Medikamente, auch rezeptfreie, außerhalb der Reichweite von Kindern auf.

Azetylsalizylsäure und die nichtsteroidalen Entzündungshemmer können die Magenschleimhaut reizen und zu Verdauungsbeschwerden, Geschwüren und Blutungen im Magen-Darm-Trakt führen. Auch Nierenschäden sind möglich. In Einzelfällen kann es zu schweren allergischen Reaktionen wie Quaddelbildung, Juckreiz und erheblichen Atembeschwerden bis hin zum anaphylaktischen Schock kommen ▲. Solche Reaktionen erfordern sofortige medizinische Hilfe. Wer auf Azetylsalizylsäure oder andere Schmerzmittel dieser Gruppe allergisch reagiert, darf keines dieser Mittel mehr anwenden, weil massive Reaktionen möglich sind.

AZETYLSALIZYLSÄURE

Das älteste rezeptfrei erhältliche Schmerzmittel ist Azetylsalizylsäure (ASS). Die Substanz eignet sich, um Schmerzen zu lindern und Fieber zu senken. Kinder und Jugendliche mit Grippe oder Windpocken oder Verdacht auf eine solche Erkrankung dürfen Azetylsalizylsäure allerdings nicht einnehmen, weil der Wirkstoff bei ihnen das seltene, u. U. lebensbedrohliche Reye-Syndrom auslösen kann ■.

Dass Azetylsalizylsäure darüber hinaus die Blutgerinnung beeinflusst, ist eine unerwünschte Wirkung, die den Gebrauch des Mittels einschränkt. Menschen, die diese Substanz einnehmen, haben ein verstärktes Blutungsrisiko. Dieser Effekt hält noch Tage an, nachdem die letzte Tablette eingenommen wurde, und kann bei unerwarteten Verletzungen und operativen Eingriffen zu Problemen führen. Aus diesem Grund dürfen Menschen, die schon einmal eine Blutgerinnungsstörung hatten oder die einen unbehandelten hohen Blutdruck haben, Azetylsalizylsäure nur unter ärztlicher Aufsicht einnehmen. Die gleichzeitige Einnahme dieser Substanz und blutgerinnungshemmender Mittel, wie Phenprocoumon, kann lebensgefährliche Blutungen auslösen. Eine Woche vor einem geplanten operativen Eingriff muss Azetylsalizylsäure abgesetzt werden.

Die Einnahme von Azetylsalizylsäure über lange Zeit kann zu Magen-Darm-Beschwerden, Geschwüren und Blutungen führen. Sie kann Asthma verschlimmern. Eine Allergie gegen Azetylsalizylsäure kann zu Hautausschlag und starken Atembeschwerden führen. Hohe Dosen Azetylsalizylsäure können Ohrgeräusche (Tinnitus) verursachen.

DICLOFENAC, IBUPROFEN, NAPROXEN

Diese drei Wirkstoffe zählen zu den nichtsteroidalen Entzündungshemmern. Sie waren lange Zeit nur auf ärztliche Verordnung erhältlich, wurden aber nach und nach unter der Voraussetzung aus der Verschreibungspflicht entlas-

▲ siehe Seite 135   ■ siehe Seite 1549

sen, dass der Wirkstoffgehalt einer Tablette eine bestimmte Dosis nicht übersteigt und dass die Tagesdosis unterhalb einer definierten Grenze liegt.

Mit ihnen werden leichte bis mäßige Schmerzen gelindert und Fieber gesenkt. Naproxen eignet sich speziell bei Menstruationsschmerzen.

Ihre unerwünschten Wirkungen ähneln denen von Azetylsalizylsäure. Ihr Einfluss auf die Blutgerinnung ist aber ungleich geringer. Dennoch sollten auch diese Substanzen bei einer blutgerinnungshemmenden Therapie nur unter ärztlicher Aufsicht eingenommen werden. Wer auf Azetylsalizylsäure allergisch reagiert, tut dieses möglicherweise auch bei Einnahme dieser Substanzen.

PARAZETAMOL

Parazetamol lindert Schmerzen und senkt Fieber ähnlich gut wie Azetylsalizylsäure, wirkt aber kaum entzündungshemmend. Besonders beliebt ist sein Einsatz bei Kindern.

Parazetamol hat praktisch keine unerwünschten Wirkungen auf Magen und Darm, doch die Einnahme hoher Dosen über längere Zeit kann zu Leberschäden führen. Eine Einzeldosis von acht Gramm Parazetamol gilt bei gesunden Menschen als Grenzdosierung für einen Leberschaden. Bei Personen, die regelmäßig Alkohol trinken, kann diese Grenze deutlich niedriger sein.

Da viele nicht verschreibungspflichtige Medikamente, z. B. solche gegen Erkältungen, Husten und Grippe, ebenfalls Parazetamol enthalten, ist es wichtig, darauf zu achten, dass nicht gleichzeitig mehrere Arzneimittel mit Parazetamol eingenommen werden.

Mittel bei Erkältungen

Da eine normale Erkältung von mehr als 100 Viren hervorgerufen werden kann, ist ein Heilmittel dagegen schwer zu entwickeln. Der Volksmund sagt, dass eine Erkältung unbehandelt eine Woche dauert und mit Behandlung sieben Tage. Um die in Zusammenhang mit Erkältungen auftretenden Beschwerden zu lindern, wird eine ganze Reihe von Medikamenten angeboten.

Nach Möglichkeit sollte jedes Erkältungssymptom mit einem einzigen Wirkstoff behandelt werden. Viele Produkte enthalten allerdings mehrere Wirkstoffe, die sich auf eine ganze Spannbreite von Symptome richten: Solche, die die Schleimhäute abschwellen lassen, die

Überlegungen, bevor ein Arzneimittel aus der Rezeptpflicht entlassen wird

Verträglichkeit
- Welche schädlichen Nebenwirkungen (auch bei missbräuchlicher Verwendung) kann das Arzneimittel haben?
- Kann sich eine gewohnheitsmäßige Einnahme entwickeln?
- Kann der Nutzen bei Aufhebung der Rezeptpflicht die Risiken übersteigen?

Einfache Diagnose und Behandlung
- Kann der Durchschnittsverbraucher selbst diagnostizieren, bei welchen Beschwerden dieses Mittel einzusetzen ist?
- Kann der Durchschnittsverbraucher diese Beschwerden ohne ärztliche Hilfe behandeln?

Genehmigter Nachdruck aus: »FDA's Review of OTC Drugs«, Handbook of Nonprescription Drugs, zehnte Auflage, Seite 29, © 1993 The American Pharmaceutical Association

Schmerzen lindern, Schleim leichter abhusten lassen und Husten blocken. Wer Schnupfen hat, braucht jedoch weder einen Hustenblocker noch einen Schleimlöser oder ein Schmerzmittel. Umgekehrt braucht jemand, der hustet, kein Mittel, das die Schleimhäute abschwellen lässt.

Gelegentlich können Husten und Schnupfen Symptome einer ernsteren Erkrankung sein. Wenn Derartiges länger als eine Woche anhält, Brustschmerzen hinzukommen oder dunkler Schleim ausgehustet wird, sollte ein Arzt hinzugezogen werden. Fieber und Schmerzen sind gewöhnlich keine Begleiterscheinungen einer einfachen Erkältung. Sie können auf eine Virusgrippe oder eine bakterielle Infektion hinweisen.

ANTIHISTAMINIKA

Mit Wirkstoffen aus der Gruppe der Antihistaminika werden normalerweise allergische Reaktionen unterdrückt. Sie verhindern, dass die Schleimhäute anschwellen. Dieser Effekt soll auch bei Erkältungskrankheiten genutzt werden.

Eine wichtige Wirkung einer Gruppe von Antihistaminika ist, dass sie schläfrig machen und die Aufmerksamkeit herabsetzen. Während

Gebrauchsinformation verstehen

Bei Arzneimitteln müssen Nutzen und Risiken des Mittels in der Packungsbeilage beschrieben sein. Neben der Zusammensetzung und dem Hersteller werden Anwendungsgebiete, Gegenanzeigen, Wechselwirkungen, Dosierungsanleitung, Nebenwirkungen und sonstige Hinweise aufgeführt.

Zusammensetzung: Als »arzneilich wirksamer Bestandteil« wird der Wirkstoff genannt. Kombinationspräparate enthalten mehr als einen Inhaltsstoff. Es wird angegeben, wie viel von dem Wirkstoff bzw. den Inhaltsstoffen in jeder Tablette, Kapsel oder Dosiereinheit enthalten ist.

In diesem Abschnitt sind unter »Sonstige Bestandteile« auch die Hilfsstoffe genannt, die die Wirkung des Mittels zwar nicht beeinflussen, die aber manche Menschen dennoch nicht vertragen. Ein Beispiel hierfür sind bestimmte Konservierungsmittel.

Stoff- bzw. Indikationsgruppe oder Wirkungsweise: Hier ist die Gruppenbezeichnung des Arzneimittels angegeben, beispielsweise »Abführmittel«.

Anwendungsgebiete: Es sind die Symptome und Erkrankungen aufgeführt, für die dieses Präparat zugelassen ist.

Gegenanzeigen: Es werden die Zustände und Erkrankungen genannt, bei denen das Mittel nicht angewendet darf (absolute Kontraindikationen) oder bei denen es nur nach besonderer Abwägung von Nutzen und Risiko (relative Kontraindikationen) eingesetzt werden darf.

Wechselwirkungen: Es wird beschrieben, welche anderen Arzneimittel die Wirkung dieses Mittels und seine unerwünschten Wirkungen beeinflussen können und – umgekehrt – wie dieses Mittel andere Medikamente beeinflussen kann.

Dosierungsanleitung: Es wird die übliche Dosierung genannt, die über den Tag verteilt angewandt werden soll. Auch die maximale Dosierung für die Einzelanwendung und die Tageshöchstdosis sind angegeben. Gegebenenfalls sind Beschränkungen der Anwendung aufgeführt, also z. B. wenn ein Mittel nur eine begrenzte Zeit lang angewendet werden darf.

Nebenwirkungen: Alle im Zusammenhang mit der Anwendung des Arzneimittels bisher aufgetretenen unerwünschten Wirkungen müssen ausgeführt sein.

Hinweise: Der letzte Abschnitt gibt Hinweise für die Anwendung bei Schwangeren, Stillenden und Kindern.

Weitere Informationen: Es können Hinweise zur korrekten Lagerung gegeben werden.

---

dieses bei ihrem Einsatz als Allergiemittel oder als Zusatz zu Erkältungsmitteln unerwünscht ist, wird diese Wirkung andererseits genutzt, indem Antihistaminika in entsprechend hoher Dosierung als Schlafmittel angeboten werden.

Als unerwünschte Wirkung muss dieses beachtet werden, wenn jemand ein Erkältungsmittel mit einem solchen Inhaltsstoff anwendet, und dabei Auto fährt, Maschinen bedient oder anderes tut, was seine volle Reaktionsbereitschaft erfordert.

Zudem bewirken Antihistaminika bei manchen Menschen eine gegenteilige (paradoxe) Reaktion: Die Betroffenen werden nervös, ruhelos und aufgeregt. Kinder, ältere Menschen und Patienten mit Hirnschädigungen neigen eher zu paradoxen Reaktionen.

Andere unerwünschte Wirkungen von Antihistaminika sind weniger häufig. Zu ihnen zählen Sehstörungen, Schwindel, Kopfschmerzen, Magenschmerzen, Ohrgeräusche, Herzklopfen, Mundtrockenheit, Schwierigkeiten beim Wasserlassen bzw. beim Stuhlgang und Verwirrung. Ältere Menschen sind besonders empfänglich für die Nebenwirkungen von Antihistaminika ▲.

Daher sollten alte Menschen, schwangere und stillende Frauen den Arzt befragen, ehe sie ein Medikament einnehmen, das Antihistaminika enthält. Diese Vorsichtsmaßnahme gilt auch für Patienten mit Engwinkelglaukom, Herzerkrankungen, wie Angina pectoris und Herzrhythmusstörungen, Verstopfung und einer vergrößerten Prostata.

Produkte mit Antihistaminika dürfen nicht zusammen mit Alkohol, Schlafmitteln, Beruhigungsmitteln und anderen Arzneimitteln eingenommen werden, die ebenfalls müde machen und die Reaktionsfähigkeit herabsetzen. Eine solche Kombination kann die beruhigenden Wirkungen dieser Mittel verstärken.

▲ siehe Seite 73

MITTEL BEI SCHNUPFEN

Wenn Viren in Schleimhautzellen eindringen, insbesondere in die der Nasenschleimhaut, weiten sich die Blutgefäße. Dann schwillt das Gewebe an. Abschwellende Mittel verengen die Gefäße und verschaffen damit eine gewisse Erleichterung. Zu den abschwellend wirkenden Wirkstoffen, die geschluckt werden können, gehören Pseudoephedrin und Phenylephrin.

Nebenwirkungen abschwellender Mittel sind unter anderem Nervosität, Aufregung, Herzklopfen und Schlaflosigkeit. Da sich die Wirkstoffe im ganzen Körper verteilen, ziehen sich auch andere Blutgefäße zusammen, nicht nur die in der Nase; dadurch kann der Blutdruck ansteigen. Patienten mit hohem Blutdruck oder einer Herzerkrankung sollten abschwellende Mittel nur unter ärztlicher Aufsicht verwenden. Auch Diabetiker und Menschen mit Schilddrüsenüberfunktion müssen vor der Verwendung mit dem Arzt sprechen.

Nasentropfen und -sprays mit gefäßverengenden Inhaltsstoffen lassen die Nasenschleimhaut zeitweilig abschwellen, ohne andere Organsysteme zu beeinflussen. Diese Mittel sollten aber nicht länger als fünf bis sieben Tage lang eingesetzt werden. Ein längerer Gebrauch kann nämlich in einen Teufelskreis führen: Sobald die Wirkung des Mittels nachlässt, dehnen sich die kleinen Blutgefäße in der Nase wieder aus und erzeugen erneut das Gefühl einer verstopften Nase. Wird das Nasenmittel dann erneut eingesetzt, kann sich daraus eine Arzneimittelabhängigkeit entwickeln. Die Entwöhnung von einem solchen Langzeitgebrauch von Schnupfenmitteln muss unter Aufsicht eines Facharztes für Hals-, Nasen-, Ohren-Krankheiten stattfinden.

MITTEL BEI HUSTEN

Husten ist ein natürlicher Reflex auf eine Reizung der Lunge. Es befreit die Lunge von überschüssigen Sekreten und Schleim ▲. Diese Reaktion zu unterdrücken, ist nicht sinnvoll, solange der gestaute Schleim ausgehustet werden kann (produktiver Husten). Ein solches Auswurf förderndes Mittel ist Guaifenesin. Sein tatsächlicher Nutzen ist aber noch nicht abschließend erwiesen.

Ein trockener Husten kann besonders bei Nacht sehr störend sein. Hier kann ein Arzneimittel, das den Hustenreiz unterdrückt, die Nachtruhe sichern helfen. Besonders wirkungsvoll ist Dextromethorphan. Es ruft nur selten Nebenwirkungen hervor. Gelegentlich kommt es zu Magenverstimmungen und Müdigkeit.

Mittel bei Allergien

Gegen Allergien, die die Nase und die Atemwege betreffen (Heuschnupfen), gibt es apothe-

	SCHMERZMITTEL: APOTHEKENPFLICHTIG ODER VERSCHREIBUNGSPFLICHTIG*			
ARZNEISTOFF	MAXIMALE WIRKSTOFFMENGE IN REZEPTFREIEN TABLETTEN (MG)	TAGESHÖCHSTDOSIS DES REZEPTFREIEN MITTELS FÜR ERWACHSENE	MAXIMALE WIRKSTOFFMENGE IN VERSCHREIBUNGSPFLICHTIGEN TABLETTEN (MG)	TAGESHÖCHSTDOSIS FÜR ERWACHSENE BEI VERSCHREIBUNG (MG)
Parazetamol	500	4000		
Ibuprofen	400	1200	800	2400
Naproxen	250	750	500	1000

* Die Gebrauchsanweisung sollte bei apothekenpflichtigen Mitteln genau befolgt und die maximale Tagesdosis nicht überschritten werden. Bei Einnahme größerer Mengen ist ärztliche Überwachung erforderlich.

▲ siehe Seite 234

Antihistaminika erkennen

Zahlreiche rezeptfreie Arzneimittel, darunter Präparate gegen Erkältungen, Allergien und Reisekrankheit sowie Schlafmittel, enthalten Antihistaminika. Die meisten Antihistaminika beeinträchtigen die Reaktionsfähigkeit und haben viele andere Nebenwirkungen. Für Menschen mit bestimmten Vorerkrankungen können sie sogar gefährlich sein. Daher ist es hilfreich, wenn man selbst erkennen kann, ob ein Mittel Antihistaminika enthält. Zu den Antihistaminika, die entsprechende Nebenwirkungen hervorrufen können, zählen:

Diphenhydramin
Doxylamin
Pheniramin

kenpflichtige Mittel zum Einnehmen ▲. Beispiele für Substanzen aus dieser Stoffgruppe der Antihistaminika sind Cetirizin, Clemastin, Dimetinden, Doxylamin und Loratadin. Bei ihrer Einnahme gelten dieselben Hinweise, als wenn die Wirkstoffe in Erkältungsmitteln eingesetzt werden ■. Allerdings machen nicht alle Antihistaminika gleichermaßen müde.

Allergische Hautreaktionen lassen sich mit äußerlich aufzutragenden Produkten mit Antihistaminika lindern ★. Auch Externa mit Hydrokortison, einem Kortison, lindern den Juckreiz, der häufig mit allergischen Reaktionen einhergeht. Sie helfen bei Hautreizungen und Entzündungen.

Mittel bei Magenübersäuerung und Verdauungsstörungen

Sodbrennen, Verdauungsstörungen und Magenübersäuerung sind nur einige der Begriffe, mit denen Magen-Darm-Beschwerden umschrieben werden. Die Selbstdiagnose solcher Verdauungsstörungen ist nicht ungefährlich, weil die eigentliche Ursache vom harmlosen Ernährungsfehler über ein Magengeschwür bis hin zu Magenkrebs reichen kann. Mitunter werden auch Symptome einer Herzerkrankung als Ma-

genbeschwerden fehlgedeutet. Wenn Symptome länger als zwei Wochen anhalten, sollte man den Arzt aufsuchen.

Die Behandlung von Verdauungsstörungen zielt darauf ab, die Produktion von Magensäure einzuschränken oder die Säure zu neutralisieren. H_2-Blocker wie Famotidin und Ranitidin hemmen die Magensäureproduktion. Antazida können den ph-Wert des Magensafts von zwei (sehr sauer) auf einen Wert zwischen drei und vier anheben. Dabei werden fast 99 Prozent der Magensäure neutralisiert. Das lindert bei den meisten Menschen die Symptome ganz deutlich. Antazida helfen rascher als H_2-Blocker, doch die Wirkung von H_2-Blockern hält länger an.

Die meisten Antazida enthalten einen oder mehrere der folgenden Wirkstoffe: Aluminiumsalze, Magnesiumsalze, Kalziumkarbonat und Natriumbikarbonat. Alle Mittel wirken innerhalb von einer Minute, doch die Wirkung hält zwischen zehn Minuten und über eineinhalb Stunden an.

Zwischen Antazida und anderen Arzneimitteln gibt es vielfältige Wechselwirkungen, die vor der Einnahme abgeklärt werden sollten. Wer herzkrank ist oder unter hohem Blutdruck bzw. Nierenerkrankungen leidet, sollte den Arzt befragen, bevor er zu einem Antazidum greift.

ALUMINIUM UND MAGNESIUM

Eine Zeit lang galten Antazida, die sowohl Aluminium- als auch Magnesiumsalze enthalten, als ideal, weil die beiden Inhaltsstoffe einander ergänzen. Die langsam wirkenden Aluminiumsalze entfalten ihre Wirkung allmählich, verschaffen lang anhaltende Erleichterung, verursachen aber auch Verstopfung. Magnesiumsalze neutralisieren Säuren rasch und zuverlässig, wirken jedoch auch als Abführmittel. Antazida, die beide Wirkstoffe enthalten, sollten eine rasche, lang anhaltende Besserung herbeiführen und dabei weder Verstopfung noch Durchfall bewirken. Allerdings ist mittlerweile fraglich, ob Antazida mit Aluminium bei einer Langzeitbehandlung als sicher einzustufen sind. Eine Dauerverwendung könnte die Knochen schwächen, weil dem Körper Phosphor und Kalzium entzogen werden.

KALZIUMKARBONAT

Lange Zeit war Kalziumkarbonat (Kalk) der Hauptbestandteil von Antazida. Seine neutralisierende Wirkung setzt rasch ein und hält relativ lange an. Zudem ist es eine kostengünstige

▲ siehe Seite 1061   ■ siehe Seite 88
★ siehe Seite 1173

Kalziumquelle. Die Wirkstoffmenge liegt zwischen 500 und 1000 Milligramm pro Tablette bzw. Dosis. Kalzium kann jedoch überdosiert werden ▲. Ohne entsprechende ärztliche Verordnung sollte die Tagesdosis 2000 Milligramm nicht überschreiten.

NATRIUMBIKARBONAT

Eines der günstigsten Antazida dürfte in jeder Küche vorhanden sein: Natriumbikarbonat (Backpulver). Es neutralisiert Säure im Nu. Das Aufstoßen nach der Einnahme von Natriumkarbonat beruht darauf, dass bei der chemischen Reaktion zwischen Antazidum und Säure Kohlendioxid frei wird, das mit dem Aufstoßen aus dem Magen entlassen wird.

Natriumbikarbonat kann Verdauungsstörungen zwar kurzfristig beheben, doch zu viel von dem Mittel stört den Säure-Basen-Haushalt des Körpers und kann zur Stoffwechselalkalose führen ■. Der hohe Natriumgehalt kann zudem für Patienten mit Herzinsuffizienz und hohem Blutdruck problematisch werden.

Mittel bei Reisekrankheit

Viele Arzneimittel zur Vorbeugung gegen Reisekrankheit sind Antihistaminika ★. Mittel gegen Reisekrankheit wirken am besten, wenn sie 30 bis 60 Minuten vor Antritt der Fahrt eingenommen werden.

Mittel gegen Reisekrankheit machen Menschen häufig schläfrig und unaufmerksam. Manche Mittel enthalten das Antihistaminikum Diphenhydramin, das in höherer Dosierung als Schlafmittel eingesetzt wird. Wer aufmerksam und konzentriert arbeiten muss, sollte Mittel gegen Reisekrankheit meiden. Dasselbe gilt bei Alkoholgenuss und der Verwendung von Schlafmitteln, Beruhigungsmitteln und anderen Produkten, die ebenfalls Müdigkeit verursachen und die Aufmerksamkeit herabsetzen.

Andere Nebenwirkungen von Antihistaminika sind weniger häufig ●. Kleinkinder können sehr unruhig werden; sie sollten Mittel gegen Reisekrankheit nur unter ärztlicher Aufsicht erhalten.

Ältere Menschen, schwangere und stillende Frauen sollten mit dem Arzt sprechen, bevor sie Arzneimittel einnehmen, die Antihistaminika enthalten. Dasselbe gilt für Menschen mit Engwinkelglaukom, Herzerkrankungen, Verstopfung und einer vergrößerten Prostata. Sie leiden stärker unter den unerwünschten Wirkungen.

Mittel bei Schlafstörungen

Schlafmittel sind dazu bestimmt, gelegentliche schlaflose Nächte zu überbrücken. Zur Behandlung chronischer Schlaflosigkeit, die auf eine ernste Grundkrankheit hindeuten kann, sind sie ungeeignet ◆. Rezeptfreie Schlafmittel sollen nicht länger als sieben bis zehn Tage in Folge eingenommen werden.

Viele Schlafmittel enthalten Antihistaminika ▼, wie Diphenhydramin und Doxylamin. Diese Substanzen setzen die Aufmerksamkeit herab. Schlafmittel dürfen nicht zusammen mit Alkohol, Beruhigungsmitteln (Tranquilizer) und anderen Medikamenten eingenommen werden, die ebenfalls müde machen und die Aufmerksamkeit einschränken.

Diphenhydramin bzw. Doxylamin rufen bei manchen Menschen eine gegenteilige (paradoxe) Reaktion hervor. Diese Menschen werden nach der Einnahme unruhig, nervös und erregt. Ältere Menschen, Hirngeschädigte und kleine Kinder reagieren offenbar häufiger auf paradoxe Weise.

Ältere Menschen, schwangere und stillende Frauen sollten mit einem Arzt sprechen, bevor sie ein Mittel einnehmen, das Antihistaminika enthält. Diese Vorsichtsmaßnahme gilt auch für Menschen mit Engwinkelglaukom, Herzerkrankungen, Verstopfung und einer vergrößerten Prostata.

Besondere Vorkehrungen

Sehr junge, sehr alte und sehr kranke Menschen, aber auch Schwangere und Stillende sind besonders gefährdet für unerwünschte Arzneimittelwirkungen, auch von rezeptfreien Arzneimitteln. Vor dem Gebrauch von Arzneimitteln sollten diese Personen den Beipackzettel der Produkte sehr aufmerksam lesen und sich mit Arzt oder Apotheker besprechen.

KINDER

Der kindliche Körper verarbeitet Arzneimittel anders und reagiert anders auf sie als der von Erwachsenen. Es kann vorkommen, dass ein Arzneimittel Jahre lang von vielen Menschen verwendet wird, ehe seine gefährliche Wirkung

---

▲ siehe Seite 894   ■ siehe Seite 925
★ siehe Seite 87   ● siehe Seite 87
◆ siehe Seite 453   ▼ siehe Seite 87

auf Kinder entdeckt wird. Beispielsweise dauerte es Jahre, bis Forschungsergebnisse zeigten, dass das Auftreten des Reye-Syndroms mit der Gabe von Azetylsalizylsäure an Kinder mit Windpocken oder Grippe in Verbindung steht. Die meisten Arzneimittel sind nicht speziell bei Kindern geprüft worden, nicht einmal, wenn sie Dosierungsempfehlungen für Kinder geben.

Die Dosierung von Arzneimitteln bei Kindern ist nicht einfach. Häufig wird die Dosierung nach Altersstufen angegeben (z. B. Kinder von zwei bis sechs oder von sechs bis zwölf), doch ist das Alter nicht immer das sinnvollste Kriterium. Kinder gleichen Alters können sehr verschieden groß und schwer sein. Deshalb werden statt des Alters oft Gewicht, Größe oder Körperoberfläche zur Ermittlung der Arzneimitteldosis herangezogen.

Wenn bei einem Medikament keine Angaben für die Dosierung bei Kindern gemacht werden, sollten Eltern mit Arzt oder Apotheker sprechen. Dadurch ist gewährleistet, dass das Kind kein riskantes Arzneimittel oder eine gefährlich hohe Dosis eines sinnvollen Arzneimittels erhält.

Viele Arzneimittel für Kinder werden als Saft angeboten. Dabei liegt ein Problem in der Dosierung. Um sie exakt zu halten, liegen vielen Produkten Messlöffel bei, die speziell auf das jeweilige Produkt zugeschnitten sind. Diese sollten unbedingt verwendet werden. Säfte mit dem Tee- oder Esslöffel abzumessen, führt immer zu einer ungenauen Dosierung.

ÄLTERE MENSCHEN

Der Alterungsprozess verändert die Geschwindigkeit, aber auch die Art und Weise, mit der der Körper Arzneimittel verarbeitet ▲. Zudem haben ältere Menschen häufig mehrere Krankheiten und nehmen daher mehr als ein Arzneimittel ein. Daher besteht für ältere Menschen ein höheres Risiko für unerwünschte Wirkungen und Wechselwirkungen zwischen Arzneimitteln. Die Hinweise im Beipackzettel für ältere Menschen sollten daher unbedingt beachtet werden.

Die ohnehin bestehenden Risiken von Arzneimitteln können sich bei älteren Menschen oft schwerer auswirken als bei jüngeren. So können die unerwünschten Wirkungen von nichtsteroidalen Entzündungshemmern, wie beispielsweise ein blutendes Magengeschwür, bei älteren Menschen rasch lebensbedrohlich werden.

Antihistaminika, die in Mitteln gegen Erkältungen, Allergien und als Schlafmittel eingesetzt werden, bergen für alte Menschen ein besonderes Risiko. Diese Wirkstoffe können Erkrankungen verschlimmern, die bei älteren Menschen verbreitet sind, darunter das Engwinkelglaukom und die Prostatavergrößerung. Zudem können sie zu Schwindel oder Benommenheit führen und damit Stürze und Knochenbrüche nach sich ziehen. Besonders bei hoher Dosierung und in Kombination mit anderen Arzneimitteln können Antihistaminika Sehstörungen, Schwindel, Mundtrockenheit, Schwierigkeiten beim Wasserlassen, Verstopfung und Verwirrtheit hervorrufen.

Ältere Menschen sind auch empfänglicher für die möglichen Nebenwirkungen von Antazida. Aluminiumhaltige Mittel rufen häufiger Verstopfung hervor, die magnesiumhaltigen führen eher zu Durchfall und Austrocknung.

Bei Arztbesuchen sollten alte Menschen stets alle rezeptfreien Arzneimittel erwähnen, die sie einnehmen, auch Vitamine, Mineralien und Pflanzenextrakte. Mithilfe dieser Informationen kann der Arzt die gesamte Medikation überblicken und herausfinden, ob ein rezeptfreies Arzneimittel für bestimmte Symptome verantwortlich sein kann.

SCHWANGERSCHAFT UND STILLZEIT

Arzneimittel können von der schwangeren Frau auf den Fetus übergehen – in erster Linie über die Plazenta ■. Auch mit der Muttermilch können Arzneimittel den Säugling erreichen. Solche Medikamente können dem Kind schaden. Am besten meiden Schwangere während der Schwangerschaft alle Arzneimittel, die nicht ausdrücklich ärztlich verordnet sind. Stillende Frauen dürfen manche Arzneimittel verwenden, ohne dem Kind zu schaden. Dennoch sollten Schwangere oder Stillende mit Arzt oder Apotheker sprechen, bevor sie ein Arzneimittel einsetzen. Darüber hinaus sollten sie den Beipackzettel auf Warnhinweise überprüfen.

Bestimmte nicht verschreibungspflichtige Arzneimittelgruppen sind besonders problematisch. Hierzu gehören Antihistaminika, die häufig in Mitteln gegen Erkältungen, Allergien, Reisekrankheit und Schlafmitteln enthalten sind, und nichtsteroidale Entzündungshemmer. Letztere könne vor allem im letzten Drittel der Schwangerschaft dem Fetus schaden und zu Geburtskomplikationen führen.

▲ siehe Seite 73   ■ siehe Seite 1430

KAPITEL 19

Pflanzenmedizin und Nahrungs-ergänzungsmittel

*Der Begriff **Arzneipflanzen** bezieht sich gewöhnlich auf Pflanzenteile, die zermahlen, extrahiert oder auf andere Weise zubereitet und aus gesundheitlichen Gründen verwendet werden. Als **Nahrungsergänzungsmittel** sind nach dem Gesetz Produkte definiert, die grundsätzlich Lebensmittel sind und die die normale Ernährung ergänzen sollen.*

Alle Regionen der Welt kennen eine traditionelle Medizin, die seit Jahrtausenden praktiziert wird. Bestimmte alte Schulen wie die traditionelle chinesische Medizin (TCM), die indische Heilkunst des Ayurveda und die Tibetische Medizin sind noch immer sehr verbreitet. Seit einigen Jahren wächst nun auch in Europa das Interesse an diesen Therapiesystemen, besonders zur Behandlung chronischer Erkrankungen. Sie werden im Rahmen der Alternativ- oder Komplementärmedizin eingesetzt ▲. Sie sind mehrheitlich nicht nach den in der westlichen Welt üblichen Standards wissenschaftlich erforscht. Ihre Produkte sind in Deutschland nicht als Arzneimittel zugelassen. Teilweise werden sie aber als Nahrungsergänzungsmittel angeboten und aus dem Ausland importiert.

Viele Arzneipflanzen, die aus der traditionellen europäischen Medizin stammen, werden hierzulande als so genannte Phytopharmaka in Fertigprodukten angeboten. Hierbei handelt es sich um Arzneimittel, die nach den Richtlinien des Arzneimittelgesetzes zugelassen sind. Hinsichtlich des Wirksamkeitsnachweises gelten für sie allerdings im Vergleich zu synthetischen Arzneimitteln erleichterte Bedingungen.

Die getrockneten Pflanzen sind darüber hinaus in Apotheken und Drogerien erhältlich. Aus ihnen wird, wie in früherer Zeit, Tee aufgegossen und getrunken, Aufgüsse von ihnen werden für Inhalationen und als Badezusatz verwendet. Alkoholische Pflanzenauszüge, wie z.B. Baldriantinktur, werden als Tropfen eingenommen oder, wie Arnikatinktur, für Umschläge verwendet.

Was **Nahrungsergänzungsmittel** sind, ist im Rahmen der EU seit Mitte 2002 und seit Anfang 2004 auch in Deutschland geregelt. Dabei handelt es sich um Produkte, die grundsätzlich als Lebensmittel anzusehen sind, und die dazu gedacht sind, die übliche Nahrung zu ergänzen. Sie enthalten vornehmlich Vitamine, Mineralstoffe und Spurenelemente. Sie müssen in Fertigpackungen abgegeben werden, und sie dürfen nicht den Eindruck erwecken, als könne man mit ihnen Erkrankungen verhüten, behandeln oder heilen. Letzteres dient vor allem dazu, sie von Arzneimitteln abzugrenzen und den Verbraucher davor zu bewahren, dass er durch den Einsatz dieser Produkte infolge einer versäumten Behandlung zu Schaden kommt.

Die Dosierung der Inhaltsstoffe in diesen Produkten ist so begrenzt, dass sie bei bestimmungsgemäßem Gebrauch niemanden gefährden können. Dennoch ist daran zu denken, dass es sich auch hierbei um Stoffe handelt, die im Körper wirken und die mit anderen Substanzen in Wechselwirkungen treten können.

PFLANZENMITTEL (AUSWAHL)

Die folgenden Pflanzenmittel werden in Deutschland häufig gekauft und angewendet. Ihre Wirksamkeit ist durch Studien, die heutigen Ansprüchen genügen, nicht immer ausreichend belegt.

Baldrian

Hintergrund: Aus der getrockneten Wurzel des europäischen Baldrians ist eine Reihe von Inhaltsstoffen isoliert worden. Welche davon jedoch für die beruhigende und schlafanstoßende Wirkung verantwortlich sind, ist noch nicht geklärt.

Anwendungsgebiete: Baldrian wird seit altersher als Beruhigungs- und Schlafmittel eingesetzt. In einigen Studien erschien die Wirkung von Baldrian als schwach und kaum nachweisbar, in anderen schien er tatsächlich schlaffördernd zu wirken.

Mögliche Nebenwirkungen: Nennenswerte Probleme sind nicht bekannt.

▲ siehe Seite 1688

MÖGLICHE WECHSELWIRKUNGEN ZWISCHEN ARZNEIPFLANZEN UND ARZNEIMITTELN

ARZNEIPFLANZE	ARZNEIMITTEL	WECHSELWIRKUNGEN
Baldrian	Anästhetika	Baldrian kann die beruhigende Wirkung verlängern
	Barbiturate	Baldrian kann die Wirkung von Barbituraten verstärken und dadurch übermäßig beruhigen
Echinacea	Arzneimittel, die die Leber schädigen können (z. B. anabole Steroide, Amiodaron, Methotrexat und Ketoconazol)	Wird Echinacea länger als acht Wochen eingenommen, sind Leberschäden möglich. Wird gleichzeitig mit Echinacea ein anderes Arzneimittel, das die Leber angreifen kann, eingenommen, steigt das Risiko eines Leberschadens
	Immunsuppressiva (wie Kortisone und Ciclosporin)	Echinacea regt das Immunsystem an und kann dadurch die Wirkung von Immunsuppressiva aufheben
Ginkgo	Gerinnungshemmende Mittel, wie Phenprocoumon, Azetylsalizylsäure und nichtsteroidale Entzündungshemmer	Bei der gleichzeitigen Einnahme von Ginkgo und gerinnungshemmenden Mitteln erhöht sich das Blutungsrisiko
	Krampflösende Mittel (wie Phenytoin)	Ginkgo kann die Wirksamkeit krampflösender Mittel bei Epilepsie herabsetzen
	MAO-Hemmer (manche Parkinsonmittel, Antidepressiva)	Ginkgo kann die Wirkungen dieser Arzneimittel verstärken, allerdings auch das Risiko von Nebenwirkungen wie Kopfschmerzen, Zittern und manische Episoden
Ginseng	Gerinnungshemmende Mittel, wie Phenprocoumon, Azetylsalizylsäure und nichtsteroidale Entzündungshemmer	Bei gleichzeitiger Einnahme von Ginseng und gerinnungshemmenden Mitteln erhöht sich das Blutungsrisiko
	Arzneimittel, die den Blutzuckerspiegel senken	Ginseng kann die Wirkungen dieser Arzneimittel verstärken und so eine Unterzuckerung bewirken
	Kortisone	Ginseng kann die Nebenwirkungen von Kortisonen verstärken
	Digoxin	Ginseng kann den Digoxinspiegel erhöhen
	Östrogenbehandlung	Ginseng kann die Nebenwirkungen von Östrogen verstärken
	MAO-Hemmer	Bei gleichzeitiger Einnahme von Ginseng und MAO-Hemmern kann es zu Kopfschmerzen, Zittern und manischen Episoden kommen
	Opioide	Ginseng kann die Wirksamkeit von Opioiden herabsetzen
Ingwer	Gerinnungshemmende Mittel, wie Phenprodcoumon	Bei gleichzeitiger Einnahme von Ingwer und Gerinnungshemmern erhöht sich das Blutungsrisiko

MÖGLICHE WECHSELWIRKUNGEN ZWISCHEN ARZNEIPFLANZEN UND ARZNEIMITTELN *(Fortsetzung)*

ARZNEIPFLANZE	ARZNEIMITTEL	WECHSELWIRKUNGEN
Johanniskraut	Benzodiazepine	Johanniskraut kann die Angst reduzierende Wirkung dieser Medikamente herabsetzen und das Risiko von Nebenwirkungen, wie Müdigkeit, erhöhen
	Ciclosporin	Johanniskraut kann den Ciclosporinspiegel im Blut und damit seine Wirkung herabsetzen, was gefährliche Folgen haben kann (z. B. Abstoßungsreaktionen nach einer Organtransplantation)
	Digoxin	Johanniskraut kann den Digoxinspiegel im Blut und damit seine Wirkung mindern, was gefährliche Folgen haben kann
	Indinavir (zur Aids-Behandlung)	Johanniskraut kann den Indinavirspiegel im Blut und damit dessen Wirkung verringern
	Eisen	Johanniskraut kann die Aufnahme von Eisen beeinträchtigen
	MAO-Hemmer	Johanniskraut kann die Wirkung von MAO-Hemmern verstärken und den Blutdruck u. U. so stark erhöhen, dass eine Notfallbehandlung erforderlich wird
	Arzneimittel, welche die Lichtempfindlichkeit erhöhen (z. B. Lansoprazol, Omeprazol, Piroxicam und Sulfonamide)	Werden diese Arzneimittel zusammen mit Johanniskraut eingenommen, erhöht sich das Risiko einer Überempfindlichkeitsreaktion auf Sonnenlicht
	Selektive Serotoninwiederaufnahmehemmer (wie Fluoxetin, Paroxetin und Sertralin)	Johanniskraut kann die Wirkungen dieser Arzneimittel verstärken
	Warfarin	Johanniskraut kann den Warfarinspiegel im Blut und damit dessen Wirkung herabsetzen. Dadurch kann es leichter zu Blutgerinnseln kommen
Kamille	Gerinnungshemmende Medikamente, wie Phenprocoumon	Wird Kamille zusammen mit Gerinnungshemmern angewendet, erhöht sich das Blutungsrisiko
	Barbiturate (wie Phenobarbital)	Kamille kann die Wirkung von Barbituraten intensivieren oder verlängern
	Eisen	Kamille kann die Aufnahme von Eisen verringern
Knoblauch	Gerinnungshemmende Medikamente, wie Phenprocoumon	Wird Knoblauch zusammen mit Gerinnungshemmern eingenommen, erhöht sich das Blutungsrisiko
	Arzneimittel, die den Blutzuckerspiegel senken	Knoblauch kann die Wirkungen dieser Arzneimittel verstärken und zu einer Unterzuckerung führen

MÖGLICHE WECHSELWIRKUNGEN ZWISCHEN ARZNEIPFLANZEN UND ARZNEIMITTELN *(Fortsetzung)*

ARZNEIPFLANZE	ARZNEIMITTEL	WECHSELWIRKUNGEN
Knoblauch *(Fortsetzung)*	Saquinavir (bei HIV-Infektion)	Knoblauch kann den Spiegel von Saquinavir im Blut senken und damit seine Wirkung verringern
Mariendistel	Arzneimittel, die den Blutzuckerspiegel senken	Mariendistel kann die Wirkungen dieser Arzneimittel verstärken und so zu einer Unterzuckerung führen
	Saquinavir (bei HIV-Infektion)	Mariendistel kann den Spiegel von Saquinavir im Blut senken und damit seine Wirkung verringern
Süßholz (Lakritze)	Mittel gegen Bluthochdruck	Süßholz kann den Wasser- und Salzgehalt im Körper und damit den Blutdruck ansteigen lassen und so Blutdruck senkenden Mitteln entgegenwirken
	Mittel gegen Herzrhythmusstörungen	Süßholz kann das Risiko für Herzrhythmusstörungen erhöhen und damit einer entsprechenden Therapie entgegenwirken
	Digoxin	Süßholz erhöht die Urinproduktion. Dadurch kann der Kaliumspiegel absinken, da Kalium mit dem Urin ausgeschieden wird. Wenn Süßholz gleichzeitig mit Digoxin eingenommen wird, erhöht der niedrige Kaliumspiegel das Risiko toxischer Digoxinwirkungen
	Entwässernde Mittel (Diuretika)	Süßholz kann die Wirkung vieler Diuretika verstärken und zu einem vermehrten, raschen Kaliumverlust führen. Es kann auch die Wirksamkeit Kalium schonender Diuretika wie Spironolakton einschränken
	MAO-Hemmer	Bei gleichzeitiger Anwendung von Süßholz und MAO-Hemmern kann es zu Kopfschmerzen, Zittern und manischen Episoden kommen

Echinacea

Hintergrund: Extrakte aus dem Kraut oder der Wurzel des Sonnenhuts (Echinacea) werden medizinisch angewandt.

Anwendungsgebiete: Echinacea soll das Immunsystem anregen. Der Extrakt wird eingesetzt, um die Behandlung von Virusinfektionen der oberen Atemwege (Erkältungen) zu unterstützen. Als Bestandteil einer Salbe oder Lösung soll er die Wundheilung fördern.

Die Wirkungen von Echinacea wurden in vielen Studien untersucht. Keine dieser Studien war jedoch gut genug konzipiert, um abschließende Ergebnisse zu liefern. In wenigstens zwei relativ zuverlässigen Studien ließ sich die Wirksamkeit von Echinacea auf Infektionen der oberen Atemwege belegen: In der einen verkürzte Echinacea die Dauer der Erkältungen und den Schweregrad der Symptome; in der anderen kam es seltener zu Rückfällen. Am besten scheint Echinacea allerdings zu wirken, wenn das Immunsystem noch nicht durch Krankheitsprozesse geschwächt ist. Damit empfiehlt sich am ehesten seine vorbeugende Einnahme.

Mögliche Nebenwirkungen: Echinacea sollte nicht angewendet werden, wenn eine Autoimmunerkrankung vorliegt. Es besteht der Verdacht, dass sich solche Erkrankungen, zu denen unter anderem rheumatoide Arthritis, multiple Sklerose und Lupus erythematodes gehören, verschlimmern können.

Echinacea kann in Wechselwirkung zu Arzneimitteln treten, die Leberschäden hervorrufen können, und damit das Risiko für einen Leberschaden erhöhen. Es kann auch Arzneimitteln entgegenwirken, die das Immunsystem unterdrücken sollen (Immunsuppressiva). Solche Mittel werden z. B. eingesetzt, um bei einer Organtransplantation eine Abstoßungsreaktion zu verhindern.

Ginkgo

Hintergrund: Ginkgoextrakt wird aus den Blättern des Baumes Ginkgo biloba gewonnen. Sie enthalten eine Reihe verschiedener Inhaltsstoffe. Die Mittel werden von den Herstellern auf zwei Gruppen von Inhaltsstoffen, die so genannten Terpenlaktone und Ginkgoflavonglykoside, standardisiert.

Anwendungsgebiete: Ginkgo soll die Neigung der Blutplättchen, sich zusammenzuballen, verringern, die Blutgefäße erweitern und die Fließeigenschaften des Blutes verbessern. Es wird eingesetzt, um arterielle Durchblutungsstörungen zu bessern und bei Gedächtnisstörungen und Demenzerkrankungen. Auch Schwindel, Kopfschmerzen und Ohrgeräusche werden damit behandelt.

Manche dieser Einsatzgebiete sind wissenschaftlich belegt. Europäische Studien haben ergeben, dass standardisierte Ginkgopräparate bei Patienten mit verminderter Blutzufuhr im Gehirn oder in den Beinen die Symptome lindern kann. Bei einer Erkrankung der peripheren Blutgefäße konnte durch Ginkgoeinnahme die schmerzlos zurückgelegte Strecke verlängert werden. Eine große, zuverlässige Studie aus den USA ergab, dass Ginkgo die geistigen und sozialen Fähigkeiten von Menschen mit leichten bis mäßigen Demenzerscheinungen, einschließlich der Alzheimer-Krankheit stabilisieren oder verbessern kann. Eine andere Studie erbrachte eine Verbesserung der geistigen Fähigkeiten bei gesunden, älteren Menschen.

Mögliche Nebenwirkungen: Obwohl Extrakte aus Ginkgoblättern allenfalls leichte Verdauungsbeschwerden hervorrufen, sollte ihr Einsatz ärztlich überwacht werden. Es kann zu Wechselwirkungen mit gerinnungshemmenden Mitteln, Azetylsalizylsäure und nichtsteroidalen Entzündungshemmern kommen. Außerdem kann

Ginkgo die Wirksamkeit von Epilepsiemitteln herabsetzen. Ginkgobäume werden in Gärten und Parks gepflanzt. Die Früchte werden nicht genutzt, der Kontakt mit Fruchtfleisch kann aber zu schweren Hautreizungen führen.

Ginseng

Hintergrund: Ginseng gehört zu den traditionellen Heilpflanzen Ostasiens. Die Produkte enthalten üblicherweise die pulverisierte Wurzel von Panax ginseng oder einen Extrakt daraus. Als Wirkstoffe wurden die Ginsenoside isoliert.

Anwendungsgebiete: Ginseng soll die körperliche (auch sexuelle) und geistige Leistungsfähigkeit steigern, die Energie erhöhen und die schädlichen Auswirkungen von Stress und Alterungsprozessen abmildern. Ginseng scheint den Blutzucker senken und den Spiegel des »guten« HDL-Cholesterins anheben zu können. Außerdem soll Ginseng den Hämoglobin- und Proteinspiegel im Blut steigern können.

Der Nachweis mancher Ginsengwirkungen ist schwierig, weil ein Energiezuwachs und ähnliche Wirkungen auf die Lebensqualität schwer zu messen sind.

Mögliche Nebenwirkungen: Zu den häufigsten Nebenwirkungen zählen Nervosität und Erregbarkeit, die jedoch gewöhnlich nach wenigen Tagen wieder nachlassen. Die Konzentrationsfähigkeit kann zurückgehen, und der Blutzucker kann ungewohnt tief absinken (bis hin zur Unterzuckerung). Da Ginseng östrogenartige Wirkungen hat, sollten Schwangere, Stillende und Kinder Ginseng nicht verwenden. Vereinzelt wird von ernsteren Nebenwirkungen wie Asthmaanfällen, erhöhtem Blutdruck, Herzklopfen und Menstruationsblutungen bei Frauen nach den Wechseljahren berichtet.

Ginseng kann Wechselwirkungen mit gerinnungshemmenden Mitteln, Azetylsalizylsäure, nichtsteroidalen Entzündungshemmern, Kortisonen, Digoxin, östrogenhaltigen Mitteln, MAO-Hemmern (gegen Depressionen) und Blutzucker senkenden Medikamenten haben.

Ingwer

Hintergrund: Ingwer wird seit langem in Küche und Medizin verwendet. Der Ingwerwurzelstock enthält ätherische Öle, die dem Ingwer seinen Geschmack und Geruch verleihen.

Anwendungsgebiete: Ingwer scheint den Magen zu beruhigen, Darmkrämpfe zu lindern sowie Schmerzen und Entzündungen entgegenzuwirken. Unter Umständen wirkt Ingwer auch vorbeugend gegen Übelkeit, Erbrechen, Reisekrankheit und Schwindel. Ingwer kann die Behandlung übermäßigen Erbrechens während der Schwangerschaft unterstützen. Manche Studien deuten an, dass Ingwer Übelkeit verringert, andere Studien konnten dies nicht belegen.

Mögliche Nebenwirkungen: Mitunter irritiert Ingwer die Verdauung und führt zu einem unangenehmen Geschmack im Mund. Ingwer kann Wechselwirkungen mit gerinnungshemmenden Mitteln haben.

Johanniskraut

Hintergrund: Der Extrakt des Johanniskrauts (Hypericum perforatum) wird seit altersher eingesetzt, um die Stimmung allgemein auszugleichen. Welcher Inhaltsstoff diese Wirkung trägt, ist noch nicht sicher geklärt. Vieles spricht derzeit dafür, dass es sich um Hyperforin handelt.

Anwendungsgebiete: Aufgrund mehrerer Studien, die mit einem speziellen Extrakt durchgeführt wurden, geht man davon aus, dass Johanniskraut bei leichten bis mittelschweren depressiven Störungen ähnlich gut wirkt wie Amitriptylin. Es liegen aber noch nicht für alle Produkte derartige Studien vor, sodass diese nicht so geprüften Mittel derzeit nur zur Behandlung von leichter depressiver Verstimmung zugelassen sind.

Mögliche Nebenwirkungen: Johanniskraut macht die Haut verstärkt lichtempfindlich. Darüber hinaus kann es Wechselwirkungen mit zahlreichen Arzneimitteln geben. So ist die Sicherheit der »Pille« möglicherweise nicht mehr gewährleistet, und die Wirkung einiger anderer Medikamente kann ebenfalls abgeschwächt sein. Hierzu gehören das Herzmittel Digoxin, das Asthmamittel Theophyllin, die Blutverdünnungsmittel Phenprocoumon und Warfarin, einige Mittel, mit denen HIV-Infizierte behandelt werden, und Ciclosporin, mit dem Abstoßungsreaktionen nach einer Organtransplantation verhindert werden sollen.

Kamille

Hintergrund: Die getrockneten Blüten der Kamille werden zu einem Tee aufgegossen, oder es wird alkoholischer Kamillenextrakt verwendet.

Anwendungsgebiete: Verschiedene Inhaltsstoffe der Kamille wirken entzündungshemmend. Wegen ihrer ausgleichenden Wirkung wird Kamillentee gern getrunken, um Verdauungsprobleme zu lindern.

Mögliche Nebenwirkungen: Sehr selten kann Kamille allergische Reaktionen hervorrufen.

Knoblauch

Hintergrund: Knoblauch wird seit langem in der Küche wie in der Medizin verwendet. Beim Schneiden oder Pressen einer Knoblauchzehe wird Allicin freigesetzt. Allicin ist sowohl für den typischen Knoblauchgeruch als auch für die medizinischen Eigenschaften verantwortlich.

Anwendungsgebiete: Knoblauch senkt die Gerinnungsneigung der Blutplättchen. Die antiseptischen und antibakteriellen Eigenschaften von Knoblauch beruhen darauf, dass die Vermehrung von Mikroorganismen (z. B. Bakterien) gehemmt wird. In hoher Dosierung kann Knoblauch den Blutdruck und in geringem Umfang auch den Blutzucker senken sowie einen überaktiven Dünndarm beruhigen. Knoblauchanhänger versichern, dass Knoblauch den Blutspiegel von LDL-Cholesterin senkt. Zumindest eine zuverlässige Studie konnte diesen Einfluss jedoch nicht belegen. In den meisten Studien wurden Knoblauchextrakte untersucht. Ob Präparate, bei welchen der knoblauchtypische Körpergeruch eingedämmt oder verhindert sein soll, gleichermaßen wirksam sind, ist noch nicht ausreichend nachgewiesen.

Mögliche Nebenwirkungen: Normalerweise besteht die einzige unangenehme Nebenwirkung von Knoblauch in dem deutlichen Geruch von Atem und Körper. Der Verzehr großer Mengen Knoblauch kann Übelkeit und ein Brennen in Mund, Speiseröhre und Magen hervorrufen. Zwischen Knoblauch und gerinnungshemmenden Mitteln kann es Wechselwirkungen geben.

Mariendistel

Hintergrund: Der Hauptwirkstoff der Mariendistel, das Silymarin, findet sich in den Samen dieser stachelblättrigen Pflanze mit lila Blüten.

Anwendungsgebiete: Mariendistel wirkt in erster Linie auf die Leber. Sie erhöht die Eiweißproduktion der Leber und regt die Regeneration des Lebergewebes an. Angeblich schützt sie die Leber vor toxischen Substanzen (wie Viren, Alkohol und dem Gift des Knollenblätterpilzes) und den unerwünschten Wirkungen bestimmter Arzneimittel (z. B. des Schmerzmittels Parazetamol, des Antidepressivums Amitriptylin und des Antibiotikums Erythromyzin). Daher wird Mariendistel eingesetzt, um Pilzvergiftungen und Lebererkrankungen wie Zirrhose und Hepatitis C vorzubeugen bzw. diese zu behandeln.

Zwei gut überprüfte Studien zur Mariendistel bei Patienten mit Zirrhose erbrachten uneinheitliche Ergebnisse. Berichte, in denen Informationen über viele Patienten mit Pilzvergiftungen zusammengetragen wurden, ergaben, dass Mariendistel die Sterberate senken konnte.

Mögliche Nebenwirkungen: Außer kurzen Magenproblemen und leichten allergischen Symptomen wurden keine unerwünschten Nebenwirkungen gemeldet. Mariendistel könnte die Wirkung von Arzneimitteln, die den Blutzucker senken sollen, verstärken.

Mutterkraut

Hintergrund: Mutterkraut ist eine buschige, winterharte Pflanze. Zu ihren Wirkstoffen zählen vermutlich Parthenolide und Glykoside.

Anwendungsgebiete: Mutterkraut wird zur Vorbeugung gegen Migränekopfschmerz eingesetzt. Es hat entzündungshemmende Eigenschaften und senkt die Gerinnungsneigung der Blutplättchen (zellartige Teilchen im Blut, die durch Verklumpung Blutungen entgegenwirken). Zwei von drei eher kleinen, aber gut konzipierten Studien haben Belege für diese Wirkungen erbracht. Die Unterschiede in den Befunden können darauf beruhen, dass verschiedene Mutterkrautpräparate untersucht wurden. In Studien an Arthritispatienten konnte Mutterkraut die Symptome nicht lindern.

Mögliche Nebenwirkungen: Es kann zu Geschwüren und Hautentzündungen (Dermatitis) kommen. Auch die Geschmacksempfindungen

können sich verändern, und der Herzschlag kann sich beschleunigen. Mutterkraut kann Wechselwirkungen mit gerinnungshemmenden Mitteln, Migränemitteln und nichtsteroidalen Entzündungshemmern eingehen sowie die Eisenaufnahme behindern. Kinder, Schwangere oder Stillende sollten kein Mutterkraut einnehmen.

Sägepalme

Hintergrund: Sägepalmenextrakt ist als Tabletten, Kapseln und Flüssigkeit zum Einnehmen erhältlich.

Anwendungsgebiete: Sägepalmenextrakt wird zur Behandlung der gutartigen Prostatavergrößerung verwendet. In sieben von acht relativ gut konzipierten Studien konnte Sägepalme die Symptome einer vergrößerten Prostata (z. B. häufiger Harndrang) lindern.

Für Behauptungen, dass Sägepalme die Spermaproduktion, die Brustgröße oder den Sexualtrieb erhöht, gibt es keinen Beleg.

Mögliche Nebenwirkungen: Gelegentlich treten Kopfschmerzen und Durchfall auf.

Süßholz

Hintergrund: Süßholz ist ein Strauch, dessen Wurzeln für medizinische Zwecke verwendet werden. Es ist der Grundstoff für Lakritze.

Anwendungsgebiete: Süßholz soll Husten unterdrücken, Halsschmerzen lindern und bei Magenproblemen helfen. Äußerlich angewendet, soll es gereizte Haut beruhigen (z. B. bei Ekzem).

Mögliche Nebenwirkungen: Süßholz kann zu Wasseransammlungen im Gewebe führen. Der häufige Verzehr großer Mengen Lakritze kann den Blutdruck erhöhen.

ERKRANKUNGEN DES HERZENS UND DER BLUTGEFÄSSE

KAPITEL 20

Herz und Blutgefäße

Das Herz und die Blutgefäße bilden das Kreislaufsystem. Das darin zirkulierende Blut versorgt den Körper mit Sauerstoff und transportiert die Abbauprodukte aus den Geweben ab.

Das Herz

Das Herz, ein Hohlmuskel, liegt in der Mitte des Brustkorbs. Die rechte und die linke Seite des Herzens haben jeweils einen Vorhof (Atrium), in dem sich das Blut sammelt und in eine Kammer (Ventrikel) befördert wird, die es hinaus pumpt.

Damit das Blut immer nur in eine Richtung fließt, hat jede Kammer eine Einlass- und eine Auslassklappe. Die Einlassklappe an der linken Herzkammer heißt Mitralklappe, die Auslassklappe ist die Aortenklappe. An der rechten Kammer heißt die Einlassklappe Trikuspidalklappe und die Auslassklappe Pulmonalklappe. Jede Klappe hat Verschlüsse (Klappensegel), die sich wie Schwingtüren öffnen und schließen. Die Mitralklappe besitzt zwei Segel, die Trikuspidal-, Aorten- und Pulmonalklappe haben je drei. Die großen Einlassklappen (Mitral- und Trikuspidalklappe) sind mit warzenförmigen (papillären)

Ein Blick in das Herz

Der Querschnitt durch das Herz zeigt, wie das Blut normalerweise fließt

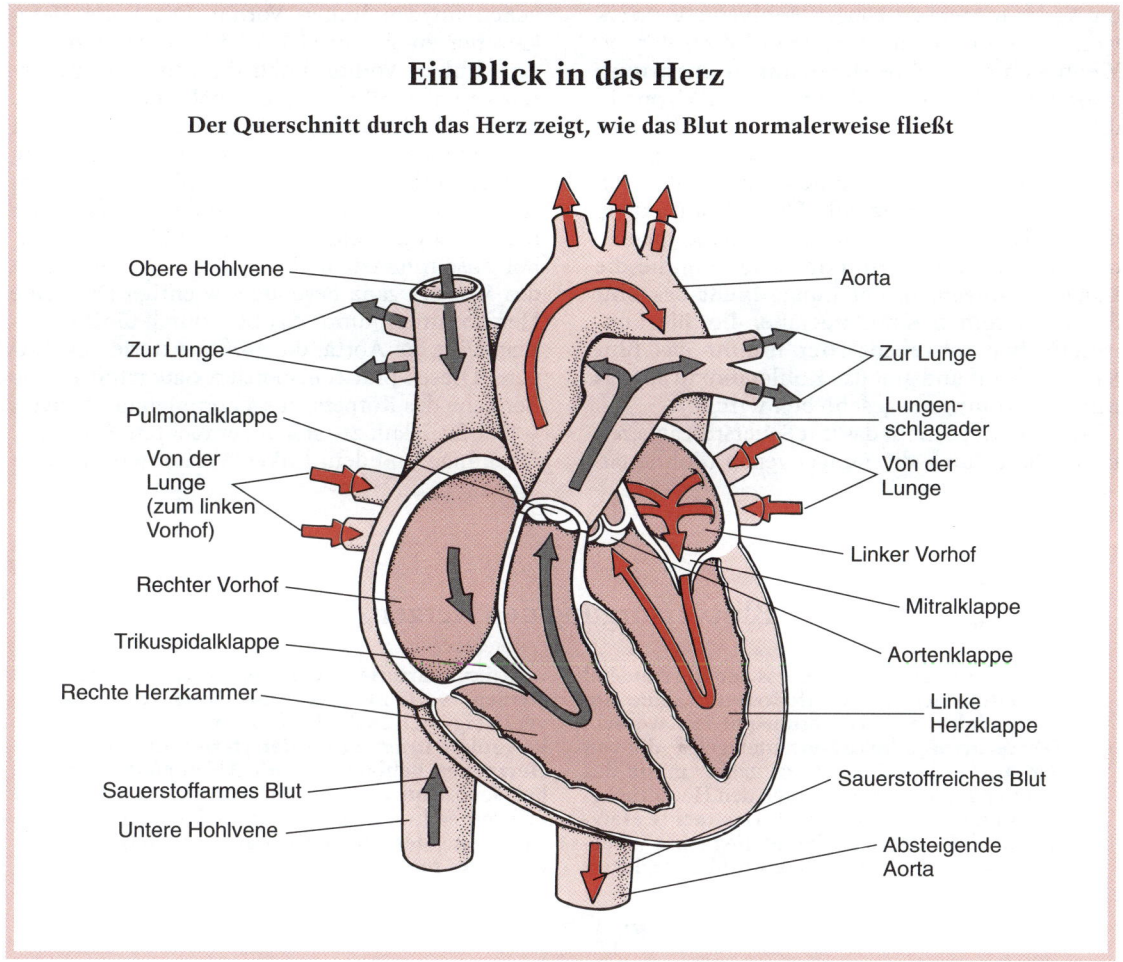

Obere Hohlvene

Zur Lunge

Pulmonalklappe

Von der Lunge (zum linken Vorhof)

Rechter Vorhof

Trikuspidalklappe

Rechte Herzkammer

Sauerstoffarmes Blut

Untere Hohlvene

Aorta

Zur Lunge

Lungen-schlagader

Von der Lunge

Linker Vorhof

Mitralklappe

Aortenklappe

Linke Herzklappe

Sauerstoffreiches Blut

Absteigende Aorta

Muskeln und Sehnen versehen, um zu verhindern, dass sie in den Vorhof zurückschwingen. Wenn ein Papillarmuskel beispielsweise durch einen Herzinfarkt beschädigt wurde, kann die Klappe nach rückwärts schwingen; dann dichtet sie die Kammer nicht mehr ab. Wenn die Kammeröffnung verengt ist, kann das Blut nicht mehr richtig durchfließen. Beide Störungen können an einer Kammer gleichzeitig auftreten.

Die Herzschläge lassen erkennen, dass das Herz pumpt. Der erste Ton entsteht, wenn sich die Mitral- und die Trikuspidalklappen schließen. Der zweite Ton zeigt an, dass sich die Aortenklappe und die Pulmonalklappen schließen. Jeder Herzschlag besteht aus zwei Abschnitten: der Diastole und der Systole. In der Diastole entspannen sich die Herzkammern und füllen sich mit Blut; der Vorhof zieht sich zusammen und drückt weiteres Blut in die Kammern. In der Systole ziehen sich die Herzkammern zusammen und pumpen das Blut heraus, während sich der Vorhof entspannt und erneut mit Blut füllt.

HERZFUNKTION

Die Aufgabe des Herzens ist es, das Blut zu pumpen. Die rechte Herzseite pumpt Blut in die Lunge, wo es mit Sauerstoff angereichert und von Kohlendioxid befreit wird. Die linke Herzseite pumpt das Blut in den Körper, um ihn mit Sauerstoff und Nährstoffen zu versorgen und gleichzeitig Abbauprodukte (z. B. Kohlendioxid) abzutransportieren, die in Organen wie Lunge und Nieren ausgeschieden werden.

Das Blut vollzieht folgenden Kreislauf: Aus dem Körper fließt sauerstoffarmes, mit Kohlendioxid angereichertes Blut durch die zwei größten Venen (untere und obere Hohlvene, Vena cava inferior und superior) in den rechten Vorhof. Wenn sich die rechte Herzkammer entspannt, strömt das Blut durch die Trikuspidalklappe in die rechte Herzkammer. Ist diese fast voll, zieht sich der rechte Vorhof zusammen und presst noch mehr Blut in die rechte Kammer, die sich daraufhin zusammenzieht. Diese Kontraktion drückt das Blut durch die Pulmonalklappe in die Lungenarterien (Pulmonalarterien), die die Lunge versorgen. In der Lunge fließt das Blut durch die feinen Kapillargefäße, die alle Lungenbläschen umgeben. Hier nimmt das Blut Sauerstoff auf und gibt das Kohlendioxid ab, das mit der Atmung ausgeschieden wird.

Aus der Lunge fließt das mit Sauerstoff angereicherte Blut durch die Lungenvenen (Pulmonalvenen) in den linken Vorhof. Die linke Herzkammer entspannt sich und lässt das Blut aus dem linken Vorhof durch die Mitralklappe hereinströmen. Wenn diese annähernd gefüllt ist, zieht sich der linke Vorhof zusammen, damit noch mehr Blut in die Kammer fließen kann, die sich daraufhin zusammenzieht. (Bei älteren Menschen füllt sich häufig die linke Herzkammer nicht mehr ausreichend, ehe sich der linke Vorhof zusammenzieht. Dann ist die Kontraktion des Vorhofs ganz besonders wichtig.) Die linke Herzkammer pumpt das Blut durch die Aortenklappe in die Aorta, die größte Arterie des Körpers. Dieses Blut transportiert Sauerstoff in alle Bereiche des Körpers, ausgenommen die Lunge.

Der Kreislauf zwischen der rechten Herzseite, der Lunge und dem linken Vorhof wird kleiner

Blutversorgung des Herzens

Wie jedes andere Organ muss der Herzmuskel sauerstoffreiches Blut erhalten und seine Abbauprodukte müssen abtransportiert werden. Das rechte und linke Herzkranzgefäß, die von der Aorta abzweigen, kurz nachdem sie das Herz verlassen hat, versorgen den Herzmuskel mit sauerstoffreichem Blut. Das rechte Herzkranzgefäß verzweigt sich in die rechte vordere Randarterie und die rechte hintere Interventrikulararterie, die an der Rückwand des Herzens verläuft. Das linke Herzkranzgefäß verzweigt sich in die Kranzarterie und die linke vordere Interventrikulararterie. Die großen Herzvenen nehmen das mit Abbauprodukten beladene Blut aus dem Herzmuskel auf und bringen es in eine große Sammelvene auf der Rückseite des Herzens; von dort fließt das Blut zum rechten Vorhof zurück.

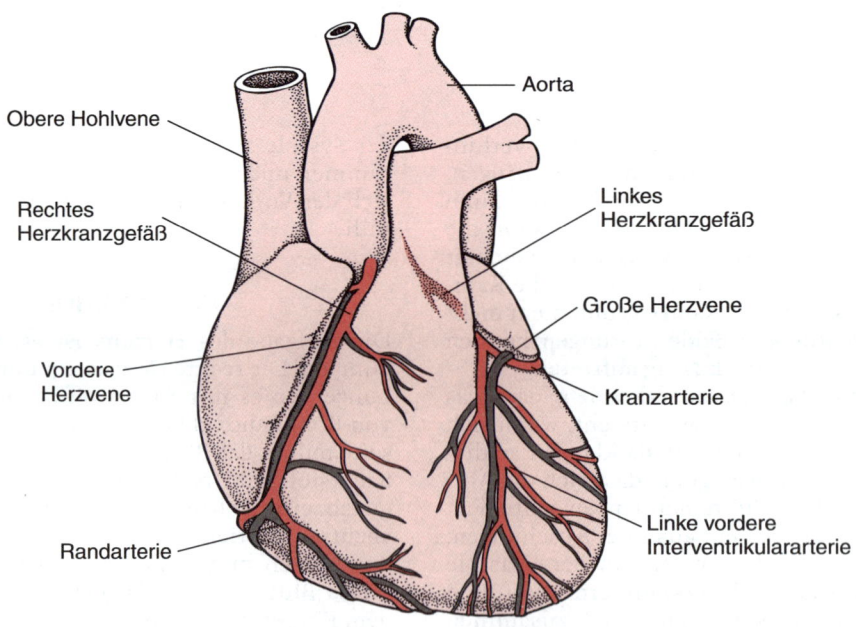

Obere Hohlvene

Rechtes
Herzkranzgefäß

Vordere
Herzvene

Randarterie

Aorta

Linkes
Herzkranzgefäß

Große Herzvene

Kranzarterie

Linke vordere
Interventrikulararterie

oder Lungenkreislauf genannt. Der Kreislauf zwischen der linken Herzseite zu nahezu allen Bereichen des Körpers und zurück in den rechten Vorhof nennt man den großen oder Körperkreislauf.

BLUTVERSORGUNG DES HERZENS

Wie alle Organe braucht das Herz Blut, das mit Sauerstoff angereichert ist. Ein System von Arterien und Venen, der Herzkreislauf, versorgt den Herzmuskel (Myokard) mit sauerstoffreichem Blut und leitet das sauerstoffarme Blut zum rechten Vorhof. Das rechte und das linke Herzkranzgefäß zweigen von der Aorta kurz hinter ihrem Austritt aus dem Herzen ab, um den Herzmuskel mit sauerstoffreichem Blut zu versorgen. Diese beiden Kranzgefäße verzweigen sich zu weiteren Arterien, einschließlich der Kranzarterie, die das Herz ebenfalls mit Blut versorgen. In den Herzvenen sammelt sich das Blut aus dem Herzmuskel und fließt in eine große Vene an der Rückseite des Herzens (Sammelvene, Sinus coronarius), die das Blut zum rechten Vorhof zurückleitet. Wegen des Druckes, der beim Zusammenziehen des Herzens entsteht, kann der größte Teil des Blutes den Herzkreislauf nur passieren, während sich das Herz zwischen den einzelnen Schlägen entspannt (während der Diastole).

STEUERUNG DES HERZENS

Die Kontraktion der Muskelfasern im Herzen ist sehr gut gesteuert und kontrolliert. Rhythmische elektrische Impulse (Entladungen) durchfließen das Herz auf genau vorgegebenen Pfaden mit exakt kontrollierter Geschwindigkeit. Diese Impulse gehen vom Herzschrittmacher, dem Sinusknoten oder Sinoatrialknoten – einem kleinen Gewebeknoten in der Wand des rechten Vorhofs, aus. Dieser erzeugt einen sehr schwachen elektrischen Strom. ▲

Der Abstand, mit dem der Schrittmacher seine Impulse aussendet, welche wiederum die Herzfrequenz bestimmen, wird von zwei gegensätzlichen Systemen gesteuert – der Sympathikus des Nervensystems erhöht die Herzfrequenz, der Parasympathikus setzt sie herab ■. Der Sympathikus funktioniert mithilfe eines Netzwerks aus Nerven und der Hormone Adrenalin und Noradrenalin, die von den Nebennieren und den Nervenenden abgegeben werden. Der Parasympathikus wirkt über einen einzelnen Nerv, den Vagus, der den Nervenbotenstoff Azetylcholin freisetzt.

Blutgefäße

Die Blutgefäße unterteilen sich in Arterien, Arteriolen, Kapillaren, Venulen und Venen. In ihnen fließt das gesamte Blut. Die Arterien sind belastbar, biegsam und elastisch. Sie befördern das Blut vom Herzen weg und können hohem Druck standhalten. Dank ihrer Elastizität können sich die Arterien verengen, wenn das Herz zwischen den Schlägen erschlafft; so halten sie den Blutdruck aufrecht. Die Arterien verzweigen sich in immer dünnere Blutgefäße; die dünnsten werden Arteriolen genannt. Arterien und Arteriolen haben muskulöse Wände, die ihren Durchmesser verändern können, je nachdem, ob mehr oder weniger Blut in bestimmte Teile des Körpers fließen soll.

Kapillaren sind winzige, sehr dünnwandige Gefäße, die eine Art Brücke darstellen zwischen Arterien, in denen das Blut vom Herzen wegströmt, und Venen, die es zum Herzen zurücktransportieren. Durch die Wände der Kapillaren können Sauerstoff und Nährstoffe vom Blut in die Körpergewebe übertreten und die Abbauprodukte aus den Geweben ins Blut.

Das Blut fließt aus den Kapillaren in die feinen Venulen, danach in die Venen, die es zurück zum Herzen leiten. Die Wände der Venen sind viel dünner als die der Arterien, da sie nur einen geringeren Druck auszuhalten brauchen. Mit der Menge der Flüssigkeit, die sie transportieren, können sich die Venen erweitern. Einige Venen, besonders die in den Beinen, haben Klappen, die den Rückfluss des Blutes verhindern sollen. Sind diese Klappen undicht, kann der Rückstau des Blutes die Venen übermäßig ausweiten. Solche überdehnten, geschlängelten Venen an der Körperoberfläche heißen Krampfadern (Varizen) ★.

Aus einem undichten oder verletzten Blutgefäß fließt Blut heraus. Dann entsteht eine sichtbare Blutung oder, wenn das Blut in Hohlräume um Organe oder direkt in sie hinein fließt, eine innere Blutung.

Alterserscheinungen

Im Alter vergrößert sich das Herz etwas, bekommt dickere Wände und etwas größere Kammern. Dieser Vorgang beruht hauptsächlich darauf, dass sich die Herzmuskelzellen vermehren.

▲ siehe Seite 150   ■ siehe Seite 419
★ siehe Seite 223

In Ruhephasen funktioniert ein älteres Herz fast so wie ein junges, nur die Schlagfrequenz ist etwas geringer. Bei körperlicher Anstrengung kann ein älteres Herz aber nicht so große Mengen Blut aus dem Herzen pumpen wie ein jüngeres. Die Wände der Arterien und Arteriolen werden dicker, und sie erweitern sich etwas. Das elastische Gewebe innerhalb ihrer Wände baut sich ab. Durch die Gesamtheit dieser Veränderungen verlieren die Adern an Elastizität.

Gealterte Arterien und Arteriolen können nicht mehr so schnell im Pumprhythmus des Herzens erschlaffen. Infolgedessen steigt der Blutdruck in der Systole, wenn sich das Herz zusammenzieht, stärker an als bei jungen Menschen, manchmal über den Normalwert. Hoher Blutdruck während der Systole und normaler Druck während der Diastole (isolierter systolischer Hochdruck ▲) kommen bei älteren Menschen häufig vor.

Viele der mit dem Alter einhergehenden Veränderungen am Herzen und an den Blutgefäßen lassen sich durch regelmäßige körperliche Bewegung verringern. Bewegung erhält die Gesundheit von Herz und Gefäßen ebenso wie die der Muskulatur. Die gesundheitlichen Vorteile sind unabhängig davon, in welchem Alter mit dem Sport begonnen wird.

KAPITEL 21

Symptome und Diagnose von Erkrankungen des Herzens und der Blutgefäße

Herz-Kreislauf-Erkrankungen werden üblicherweise in Herzkrankheiten und Erkrankungen der peripheren Blutgefäße eingeteilt. Eine Herzerkrankung betrifft das Herz und die Blutgefäße, die den Herzmuskel versorgen. Erkrankungen der peripheren Blutgefäße betreffen Blutgefäße in Armen, Beinen und Rumpf. Erkrankungen der Blutgefäße im Gehirn heißen zerebrovaskuläre Erkrankungen. Ein Beispiel dafür ist der Schlaganfall. ■

Symptome

Einzelne Symptome erlauben es nicht, zweifelsfrei auf eine Herzerkrankung zu schließen; allerdings weisen bestimmte Merkmale auf eine solche Krankheit hin. Treten mehrere gemeinsam auf, wird die Diagnose schon fast sicher. Dazu befragt der Arzt den Patienten über seine Krankengeschichte und untersucht ihn. Manchmal bleibt selbst eine schwere Herzerkrankung lange symptomlos und wird bei einer Routineuntersuchung oder einem Arztbesuch aus anderem Grund festgestellt.

Zu den Symptomen einer Herzerkrankung zählen Schmerzen, Atemnot, Müdigkeit, ungewöhnliches Herzklopfen (langsam, schnell oder unregelmäßig), leichte Benommenheit, Ohnmachtsanfälle sowie Schwellungen in Beinen, Knöcheln und Füßen. Allerdings müssen diese Anzeichen nicht unbedingt auf eine Herzkrankheit hindeuten. Beispielsweise können Schmerzen in der Brust auch auf einer Erkrankung der Atemwege oder des Verdauungstrakts beruhen.

Wie sich eine Erkrankung der peripheren Blutgefäße äußert, hängt davon ab, wo sich die betroffenen Blutgefäße befinden. Symptome können Schmerzen, Atemnot, Muskelkrämpfe, Muskelschwäche, leichte Benommenheit, Schwellungen, Taubheitsgefühle sowie eine Veränderung der Hautfarbe sein.

Schmerzen

Wenn Muskeln nicht ausreichend mit Blut versorgt werden (Ischämie), erhalten sie nicht genug Sauerstoff, und es sammeln sich Abbauprodukte an, die das Blut normalerweise abtransportiert. Als Folge können Muskelkrämpfe auftreten.

▲ siehe Seite 119   ■ siehe Seite 486

Eine mangelnde Blutversorgung des Herzmuskels kann ein Engegefühl in der Brust hervorrufen (Angina pectoris). Die Art und der Sitz der Schmerzen sowie ihre Stärke sind unterschiedlich. Manche Menschen haben trotz unzureichender Blutversorgung gar keine Schmerzen. Man spricht dann von einer stummen Ischämie.

Eine ungenügende Durchblutung anderer Muskeln, besonders in den Waden, bewirkt bei körperlicher Bewegung Ermüdung und krampfartige Schmerzen (intermittierendes Hinken, Claudicatio intermittens).

Die Schmerzen bei einer Entzündung des Herzbeutels (Perikarditis) verschlimmern sich im Liegen und bessern sich beim Aufsetzen und Vorwärtslehnen. Auch tiefes Einatmen verstärkt die Schmerzen. Diese können auch durch eine Entzündung des die Lunge umgebenden Brustfells hervorgerufen werden (Pleuritis).

Erkrankungen der Arterien können stechende Schmerzen hervorrufen, die unabhängig von körperlicher Bewegung schnell kommen und gehen. Bei einem Aneurysma (Gefäßausbuchtung infolge einer Schwachstelle der Arterienwand) oder einer Dissektion (Auftrennung des Inneren der Arterienwand) sind die Schmerzen plötzlich und heftig. Je nachdem, wo der Schaden auftritt, können die Schmerzen im Nacken, zwischen den Schulterblättern, im Rücken oder Bauchraum empfunden werden.

Die Mitralklappe zwischen dem linken Vorhof und der linken Herzkammer kann sich in den linken Vorhof zurückwölben, wenn sich die Herzkammer zusammenzieht. Dieser Mitralklappenprolaps verursacht manchmal kurze Perioden von schneidenden oder stechenden Schmerzen. Normalerweise treten sie in der Mitte der linken Brust auf, unabhängig von körperlicher Anstrengung oder der Haltung der Person.

Atemnot

Atemnot (Dyspnoe) ▲ ist ein häufiges Symptom bei Herzschwäche (Herzinsuffizienz). Sie ist darauf zurückzuführen, dass Flüssigkeit in die Lunge eindringt (Lungenstauung, Lungenödem). Dieser Zustand wird ähnlich empfunden wie Ertrinken. Im Frühstadium einer Herzschwäche tritt Atemnot nur bei körperlicher Anstrengung auf. Verschlimmert sich die Erkrankung, wird der Betroffene bei immer geringerer körperlicher Belastung kurzatmig, schließlich sogar im Ruhezustand. Die Beschwerden treten meist im Liegen auf, weil in dieser Position die Flüssigkeit durch das gesamte Lungengewebe sickert. Beim Aufsetzen sammelt sich die Flüssigkeit, bedingt durch die Schwerkraft,

im unteren Teil der Lunge und die Beschwerden lassen nach. Nächtliche Atemnot lässt sich verringern, indem man den Kopf hoch lagert oder sich aufsetzt und die Beine baumeln lässt.

Unter Atemnot leiden auch Personen mit Erkrankungen der Herzkranzgefäße. Normalerweise tritt sie bei körperlicher Anstrengung auf, aber sie kann auch bei minimaler Belastung und sogar im Ruhezustand vorkommen.

Atemnot kann auch bei Erkrankungen der Lunge, der Atemmuskulatur oder des Teils des Nervensystems, der die Atmung steuert, auftreten. Jede Störung des fein abgestimmten Gleichgewichts zwischen Sauerstoffbedarf und zufuhr kann zu Atemnot führen. Bei einer Blutarmut (Anämie) beispielsweise kann das Blut nicht genügend Sauerstoff transportieren.

Müdigkeit

Wenn das Herz zu schwach pumpt, wird die Muskulatur bei körperlicher Anstrengung unzureichend mit Blut versorgt. Das ruft ein Schwächegefühl und Müdigkeit hervor. Die Kranken versuchen gewöhnlich, ihre Beschwerden zu verringern, indem sie sich weniger bewegen, oder sie schieben ihren Zustand auf ihr fortgeschrittenes Alter.

Einschränkung körperlicher Aktivität

Eine Herzerkrankung kann die körperliche Belastbarkeit eines Menschen begrenzen. Diese Tatsache wird genutzt, um zu beschreiben, wie schwer eine Herzkrankheit ist. Dazu dient das von der New York Heart Association (NYHA) eingeführte Klassifizierungssystem. Bei einer leichten Herzerkrankung (Klasse I) ist die Belastbarkeit kaum beeinträchtigt. Bei Klasse II löst körperliche Aktivität bereits Symptome aus, bei Klasse III ist die Erkrankung so fortgeschritten, dass schon geringe körperliche Anstrengung zu Symptomen führt. Bei Klasse IV treten bereits im Ruhezustand Symptome auf und jede Art von körperlicher Belastung verschlimmert sie. Allerdings lassen sich nicht alle Erkrankungen damit beschreiben, denn wenn die Menschen sich ihrer Krankheit entsprechend verhalten, bemerken sie manchmal sogar bei schweren Herzerkrankungen keine Symptome.

Herzjagen

Normalerweise nimmt man seinen Herzschlag nicht wahr, es sei denn, man liegt auf der linken Seite. Bei großer körperlicher Anstrengung oder

▲ siehe Seite 235

einem tief greifenden emotionalen Erlebnis können gesunde Menschen ihren Herzschlag allerdings spüren. Ihr Herz schlägt dann sehr heftig oder besonders schnell oder unregelmäßig.

Üblicherweise müssen viele Fragen beantwortet werden, um zu klären, ob Herzjagen oder heftiges Herzklopfen krankhaft ist: Tritt es plötzlich auf oder allmählich? Ist eine Ursache denkbar? Wie stark und in welchem Ausmaß tritt es auf? Herzjagen, das von Atemnot, Schmerzen, Schwächegefühl, Ermüdung und Ohnmachtsanfällen begleitet wird, deutet auf Herzrhythmusstörungen oder eine andere ernste Erkrankung hin.

Benommenheit und Ohnmacht

Benommenheit, Schwächegefühl und Ohnmachtsanfälle (Synkopen) können auftreten, wenn das Herz aufgrund von Rhythmusstörungen nicht ausreichend mit Blut versorgt wird oder seine Pumpleistung herabgesetzt ist. Die Symptome können auf Erkrankungen im Gehirn und Rückenmark beruhen, können aber auch eine harmlose Ursache haben. So werden gesunde Soldaten ohnmächtig, wenn sie lange Zeit still stehen müssen (Exerzierplatz-Synkope), denn die Beinmuskeln müssen aktiviert werden, um das Blut zum Herzen zurückzupumpen. Starke Gefühle oder heftige Schmerzen, die Teile des Nervensystems aktivieren, können ebenfalls zu einem Ohnmachtsanfall führen. Zu rasches Hinsetzen und Aufstehen können ein Schwächegefühl oder einen Ohnmachtsanfall verursachen, weil das Blut in den Beinen bleibt und der Blutdruck plötzlich absackt. Normalerweise gleicht der Körper eine solche Blutdruckänderung sofort aus. Ist er dazu nicht in der Lage, spricht man von orthostatischer Hypotonie. Diese Erkrankung kommt bei älteren Menschen häufig vor.

Beim Aufstehen erleiden Menschen am ehesten Schwächezustände oder Ohnmachten. Sind sie in der Waagerechten, verstärkt das den Blutfluss zum Gehirn und beendet die Ohnmacht.

Der Arzt muss bei Ohnmachten unterscheiden zwischen solchen, deren Ursache eine Herzerkrankung ist, und denen, bei der die Bewusstlosigkeit durch eine Gehirnerkrankung, wie z. B. Epilepsie, ausgelöst wird.

Schwellungen, Taubheitsgefühle und Veränderungen der Hautfarbe

Schwellungen entstehen durch Flüssigkeitsansammlungen im Körpergewebe (Ödeme), etwa wenn Blut in den Beinvenen zurückbleibt und der Druck in diesen Venen ansteigt. Dadurch wird Flüssigkeit in das umgebende Gewebe gepresst. Solche Blutansammlungen können entstehen, wenn ein geschwächtes Herz nicht in der Lage ist, das gesamte Blut aus dem Körper zurückzupumpen, oder wenn eine tief sitzende Beinvene blockiert ist (tiefe Venenthrombose, Phlebothrombose). Allerdings treten solche Schwellungen auch häufig bei langem Stehen oder Sitzen auf oder bei altersbedingten Veränderungen der Beinvenen. Geschwollene Beine gibt es auch oft während der Schwangerschaft. Leber- und Nierenerkrankungen können ebenfalls Schwellungen nach sich ziehen.

Bei einer unzureichenden Blutversorgung kann sich der betroffene Körperteil taub anfühlen.

Die Haut kann bleich oder bläulich bzw. rötlich werden, wenn sie nicht richtig durchblutet wird oder wenn eine Vene nicht mehr vollständig entleert wird.

Diagnose

Der Arzt kann gewöhnlich aufgrund der Vorgeschichte und einer körperlichen Untersuchung sagen, ob jemand unter einer Erkrankung des Herzens oder der Blutgefäße leidet. Verschiedene Untersuchungsverfahren dienen dazu, die Diagnose zu sichern, um Ausmaß und Schweregrad der Erkrankung zu bestimmen und einen Behandlungsplan zu erstellen.

KRANKENGESCHICHTE UND KÖRPERLICHE UNTERSUCHUNG

Zuerst fragt der Arzt den Patienten nach seinen Symptomen. Brustschmerzen, Atemnot, Herzjagen und Schwellungen in Beinen, Knöcheln und Füßen oder im Bauchraum lassen eine Herzerkrankung vermuten. Fieber, Schwäche, Ermüdung, Appetitlosigkeit und ein generelles Krankheitsgefühl und Unwohlsein deuten ebenfalls darauf hin. Schmerzen, Taubheitsgefühle und Muskelkrämpfe im Bein sind vermutlich die Folge einer Erkrankung der peripheren Arterien in Armen, Beinen und Rumpf (ausgenommen die Herzarterien).

Der Arzt fragt nach früheren Infektionen, Belastungen durch chemische Stoffe, nach Medikamenten, Alkohol- und Tabakkonsum, nach der beruflichen und häuslichen Umgebung sowie nach Freizeitaktivitäten. Interessant ist außerdem, ob Familienmitglieder unter einer Herzerkrankung gelitten haben oder an Krankheiten, die das Herz und die Blutgefäße in Mitleidenschaft ziehen.

Wichtig sind das Gewicht des Betroffenen, seine körperliche Verfassung und Hautfarbe, Schweißausbrüche und Benommenheit. Seine Stimmung und sein Befinden werden ebenfalls mit einbezogen.

Blässe und eine Blau- oder Rotfärbung (Zyanose) der Haut können auf eine Blutarmut oder schlechte Durchblutung hindeuten. Sie kann auf einer Lungenerkrankung, Herzschwäche und auf Kreislaufstörungen beruhen.

Der Arzt fühlt den Puls an den Schlagadern am Hals, unter den Armen, an den Ellenbogen und Handgelenken, am Bauch, in der Leiste, in den Kniekehlen, Knöcheln und Füßen, um festzustellen, ob die Durchblutung ausreichend und auf beiden Körperseiten gleichmäßig ist. Der Blutdruck und die Körpertemperatur werden ebenfalls gemessen.

Des Weiteren untersucht der Arzt die Halsvenen, wobei der Patient liegt und sein Oberkörper im 45-Grad-Winkel aufgerichtet ist. Diese Venen sind direkt mit dem rechten Vorhof verbunden; die Untersuchung gibt Aufschluss über Blutvolumen und Blutdruck auf der rechten Herzseite.

Knöchel, Beine und manchmal auch der Bereich der Lendenwirbelsäule werden daraufhin abgetastet, ob sich im Gewebe Flüssigkeit angesammelt hat.

Mit einem Ophthalmoskop ▲ untersucht der Arzt die Netzhaut. Sie ist der einzige Ort, an dem der Arzt Venen und Arterien unmittelbar anschauen kann. Sichtbare Veränderungen kommen häufig bei Menschen mit hohem Blutdruck, Diabetes, Arteriosklerose und bakteriellen Infektionen der Herzklappen vor.

Bei der Untersuchung der Brust stellt sich heraus, ob Atemfrequenz und -tätigkeit normal sind. Beim Abklopfen der Brust mit den Fingern (Perkussion) kann der Arzt erkennen, ob die Lunge mit Luft oder womöglich teilweise mit Flüssigkeit gefüllt ist. Außerdem lässt sich feststellen, ob der Herzbeutel und die Häute um die Lunge Flüssigkeit enthalten. Mit einem Stethoskop prüft der Arzt die Atemgeräusche, ob die Atemwege frei sind und ob die Lunge Flüssigkeit enthält.

Mit einer Hand auf der Brust des Patienten fühlt der Arzt (Palpation), wo die Herzschläge am deutlichsten zu spüren sind. So kann er die Größe des Herzens bestimmen und Art und Kraft der Herzschläge erkennen. Manchmal verursacht das fließende Blut in den Gefäßen Turbulenzen und Vibrationen zwischen den Herzkammern, die mit den Fingerspitzen und der Handfläche fühlbar sind.

Die typischen Geräusche der Herzklappen beim Öffnen und Schließen kontrolliert der Arzt mit dem Stethoskop (Auskultation). Fehlbildungen der Herzklappen und im Herzgewebe rufen Turbulenzen im Blut hervor, die charakteristische Schallphänomene zwischen den Herztönen verursachen. Sie sind sehr typisch, wenn das Blut durch verengte und undichte Klappen fließt.

Allerdings treten nicht bei allen Herzerkrankungen solche Geräusche auf und nicht immer sind sie Indiz für eine Herzkrankheit. Beispielsweise haben schwangere Frauen Herzgeräusche infolge des verstärkten Blutstroms. Harmlose Herzgeräusche gibt es auch bei Babys und Kleinkindern. Wenn sich die Gewebe bei älteren Menschen verhärten, können ebenfalls harmlose Unregelmäßigkeiten im Blutfluss auftreten.

Zusätzlich hört der Arzt möglicherweise Klick- und Knackgeräusche, wenn sich eine verletzte Herzklappe öffnet. Ein galoppierender Rhythmus tritt oft bei Menschen mit Herzschwäche auf; in solchen Fällen ist ein Ton oder es sind zwei Töne zwischen den normalen Herztönen zu hören.

An anderen Stellen des Körpers setzt der Arzt das Stethoskop über Arterien und Venen an, um auf unregelmäßige Strömungsgeräusche (Bruits) des Blutes zu achten. Bruits können durch Verschluss einer Ader entstehen und durch verstärkten Blutstrom, auch durch eine ungewöhnliche Verbindung zwischen einer Arterie und einer Vene (arteriovenöse Fistel).

Der Arzt tastet den Bauchraum nach einer eventuellen Vergrößerung der Leber ab. Sie kann anschwellen, wenn sich Blut in den großen Venen, die zum Herzen führen, staut. Ein geschwollener Bauch kann auf eine Herzschwäche hindeuten. Mit leichtem Druck auf den Bauch prüft der Arzt Durchmesser und Puls der Bauchschlagader.

DIAGNOSEVERFAHREN

Für eine schnelle und genaue Diagnose steht eine Reihe von Untersuchungsmethoden zur Verfügung. Die meisten bergen nur ein geringes gesundheitliches Risiko, das allerdings mit dem Ausmaß der Untersuchungen und der Schwere der Herzerkrankung ansteigen kann. Derartige Risiken müssen allerdings in Kauf genommen werden, weil sich die Art der Erkrankung nur so feststellen lässt.

▲ siehe Zeichnung Seite 1268

Elektrokardiographie

Bei der Elektrokardiographie (EKG) werden die elektrischen Impulse, die das Herz durchfließen, gemessen und auf einem Papierstreifen aufgezeichnet. Das Elektrokardiogramm (EKG) liefert Informationen über jenen Teil des Herzens, der die Herzschläge auslöst, über seine Nervenbahnen sowie Herzfrequenz und Herzrhythmus.

Gewöhnlich wird ein EKG gemacht, wenn Verdacht auf eine Herzerkrankung besteht. In ihm kann der Arzt Herzerkrankungen erkennen wie einen Herzinfarkt, Herzrhythmusstörungen, mangelhafte Blut- und Sauerstoffversorgung sowie eine übermäßige Vergrößerung des Herzmuskels, was die Folge von zu hohem Blutdruck sein kann. Anhand des EKGs lassen sich außerdem Vorwölbungen (Aneurysmen) in geschwächten Bereichen der Herzwände feststellen. Solche Aneurysmen können die Folge eines Herzinfarkts sein.

Beim EKG bekommt der zu Untersuchende Elektroden auf Arme, Beine und Brust gesetzt.

EKG: was die Kurven bedeuten

Ein Elektrokardiogramm (EKG) zeichnet die elektrischen Ströme auf, die während des Herzschlags fließen. Sie werden in Bereiche aufgeteilt, von denen jeder im EKG mit einem Buchstaben benannt ist.

Jeder Herzschlag beginnt mit einen Impuls des Herzschrittmachers (Sinusknoten). Dieser Impuls aktiviert die oberen Herzkammern (Vorhöfe). Die P-Kurve zeigt die Tätigkeit der Vorhöfe.

Als nächstes fließt der elektrische Strom durch die unteren Herzkammern (Ventrikel). Der QRS-Bereich zeigt die Aktivität der Ventrikel.

Der elektrische Strom fließt dann über die Ventrikel zurück in die entgegengesetzte Richtung. Diesen Teil nennt man Erholungsphase, sie wird von der T-Kurve dargestellt.

Auf einem EKG lassen sich viele Veränderungen erkennen. Zum Beispiel kann der Herzrhythmus gestört sein: zu schnell, zu langsam oder unregelmäßig. Am EKG kann der Arzt gewöhnlich ablesen, wo im Herzen der gestörte Rhythmus anfängt, und er kann nach der Ursache forschen.

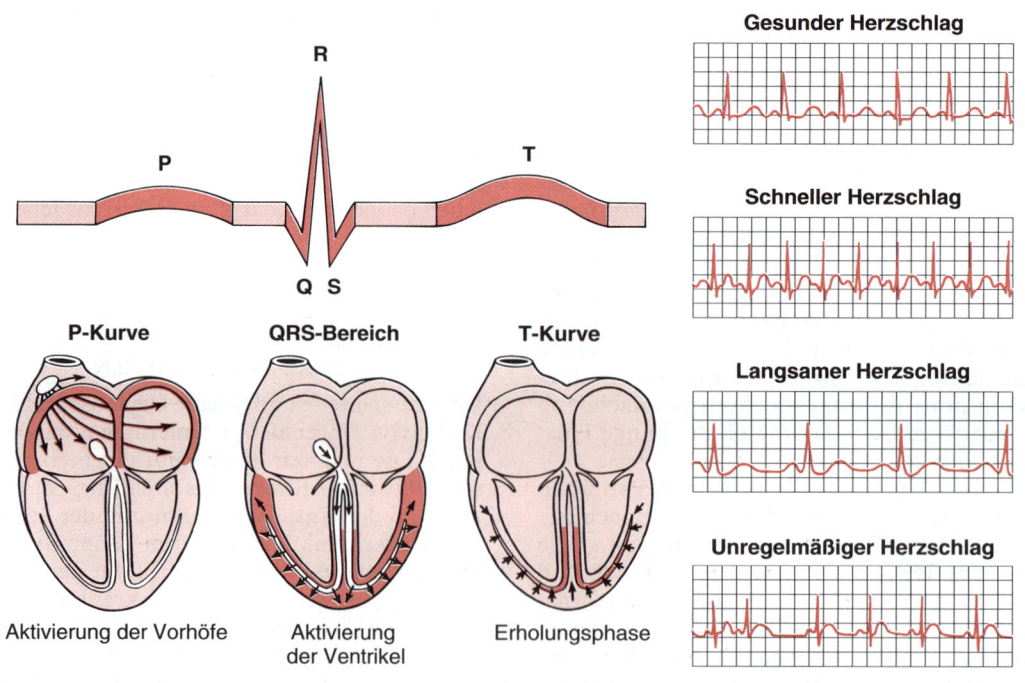

P-Kurve — Aktivierung der Vorhöfe

QRS-Bereich — Aktivierung der Ventrikel

T-Kurve — Erholungsphase

Gesunder Herzschlag

Schneller Herzschlag

Langsamer Herzschlag

Unregelmäßiger Herzschlag

Sie messen Stärke und Verlauf der elektrischen Ströme während jedes Herzschlags. Die Elektroden sind durch Drähte mit einem Gerät verbunden, das jeweils eine Kurve für jede der Elektroden aufzeichnet. Jede Kurve zeigt die elektrische Aktivität des Herzens unter einem anderen Gesichtspunkt. Zusammen ergeben die Kurven das Elektrokardiogramm. Die Prozedur dauert ungefähr drei Minuten, ist schmerzlos und ohne Risiko.

Belastungs-EKG

Wie jemand auf körperliche Belastung reagiert, hängt davon ab, ob und wie sehr er unter einer Erkrankung der Herzkranzgefäße, unter anderen Herzkrankheiten oder anderen Störungen (z. B. einer Lungenerkrankung oder Blutarmut) leidet und wie fit er insgesamt ist. Ein Belastungstest, der ein EKG und die Blutdruckmessung unter körperlicher Belastung kombiniert, kann Probleme aufdecken, die sich im Ruhezustand nicht äußern. Sind die Herzkranzgefäße teilweise verschlossen, kann die Blutversorgung des Herzens noch ausreichend sein, wenn sich der Patient in Ruhe befindet, nicht aber bei Bewegung. Da ein Belastungs-EKG die gesamte Herzfunktion darstellt, kann der Arzt erkennen, ob die Probleme von einer Herzerkrankung oder einer anderen Krankheit herrühren.

Für das EKG werden auf die Brust des Untersuchten Elektroden aufgesetzt. Während der Untersuchung läuft er auf einem Laufband, oder er tritt in die Pedale eines Standfahrrads. Für Menschen, die die Beine nicht bewegen können, gibt es Geräte, die mit den Armen angetrieben werden. Während der Untersuchung werden die Geschwindigkeit und die Kraft, mit der die Übung ausgeführt wird (Belastung), allmählich gesteigert. Das Elektrokardiogramm wird ununterbrochen aufgezeichnet, der Blutdruck wird in bestimmten zeitlichen Abständen gemessen. Gewöhnlich dauert der Test, bis die Herzfrequenz 80 bis 90 Prozent der Maximalbelastung der Person – je nach Alter und Geschlecht – erreicht hat. Nur wenn Atemnot und Schmerzen in der Brust zu stark werden und wenn schwerwiegende Abweichungen im EKG und beim Blutdruck auftreten, wird der Test früher abgebrochen. Ansonsten dauert die Untersuchung ungefähr dreißig Minuten. Das Belastungs-EKG birgt nur ein geringes Gesundheitsrisiko.

Bei Menschen, die sich nicht bewegen können, wird das Belastungs-EKG mithilfe von Medikamenten gemacht. Sie bekommen eine Substanz (Adenosin, Dobutamin) injiziert, die die Auswirkung von Bewegung auf den Kreislauf nachahmt.

Eine Erkrankung der Herzkranzgefäße lässt sich vermuten, wenn es im Belastungs-EKG bestimmte Abweichungen gibt, wenn Brustschmerzen auftreten und schlimmer werden oder wenn der Blutdruck absinkt.

Ein Belastungs-EKG kann falsche Resultate liefern. Es kann auf Störungen bei Menschen hinweisen, die nicht an einer Erkrankung der Herzkranzgefäße leiden (falschpositives Ergebnis), und es kann eine Erkrankung nicht erkennen, obwohl der Patient sie aufweist (falschnegatives Ergebnis).

Die Genauigkeit eines Belastungs-EKGs lässt sich beträchtlich steigern, wenn vorher eine winzige Dosis einer radioaktiven Substanz (Tracer) gespritzt wird, beispielsweise Thallium. ▲ Für Routineuntersuchungen ist dieses Vorgehen jedoch ungeeignet.

Langzeit-EKG

Herzrhythmusstörungen und eine unzureichende Blutversorgung des Herzmuskels treten meist unvorhergesehen oder nur kurz auf. Um solchen Problemen auf die Spur zu kommen, kann der Arzt ein Langzeit-EKG anlegen, das 24 Stunden lang Aufzeichnungen liefert, während der Untersuchte seinen normalen Alltag absolviert.

Der Untersuchte trägt eines kleines, batteriebetriebenes Gerät an einem Schulterriemen. Der Monitor misst die Stromimpulse des Herzens und zeichnet das EKG auf. Der Untersuchte trägt alle Symptome mit der jeweiligen Uhrzeit in ein Tagebuch ein. Anschließend wertet ein Computer das EKG aus. Er analysiert Herzfrequenz und -rhythmus, sucht nach Veränderungen der elektrischen Aktivität, die auf unzureichende Blutversorgung des Herzmuskels hindeuten, und protokolliert jeden Herzschlag in diesen 24 Stunden. Die im Tagebuch notierten Symptome können dann mit dem EKG verglichen werden.

Falls nötig, kann das EKG über eine Telefonleitung direkt mit einem Computer im Krankenhaus oder in der Arztpraxis verbunden werden, damit auftretende Symptome sofort erkannt werden können.

Wenn der Patient länger als 24 Stunden beobachtet werden muss, ist ein so genannter Event Recorder hilfreich. Er funktioniert ähnlich, zeichnet aber nur auf, wenn die Testperson ihn einschaltet, weil Symptome auftreten.

▲ siehe Seite 115

Langzeit-Blutdruckmessung

Wenn die Messergebnisse sehr unterschiedlich ausfallen, kann eine Blutdruckmessung über 24 Stunden sinnvoll sein. Sie erfolgt über ein batteriebetriebenes Gerät, das auf der Hüfte getragen wird, verbunden mit einer Blutdruck-Manschette am Arm. Der Monitor misst den Blutdruck am Tag und in der Nacht 24 bis 48 Stunden lang. Die Aufzeichnung dokumentiert dann die Höhe des Blutdrucks.

Elektrophysiologische Verfahren

Mit diesen Verfahren werden schwere Herzrhythmusstörungen und Störungen der elektrischen Reizleitung beurteilt. Im Krankenhaus wird bei örtlicher Betäubung durch einen kleinen Schnitt, gewöhnlich in der Leiste, ein dünner Kunststoffschlauch (Katheter) mit winzigen Elektro-

den an der Spitze in eine Vene oder Arterie eingeführt. Der Katheter wird direkt in die Herzkammern vorgeschoben. Unter Röntgensicht kann der Weg des Katheters durch die Blutgefäße kontrolliert werden. Innerhalb des Herzens werden mithilfe des Katheters ein EKG geschrieben und die Reizleitungsbahnen genau lokalisiert.

Gewöhnlich provoziert der Arzt bei der Untersuchung absichtlich eine Herzrhythmusstörung, um herauszufinden, ob ein bestimmtes Arzneimittel die Störung beseitigen oder ob eine Operation die gestörten Reizleitungen innerhalb des Herzens normalisieren kann. Wenn nötig, kann der Arzt das Herz mithilfe eines kurzen Elektroschocks (Kardioversion) wieder in den normalen Rhythmus bringen. Gewöhnlich dauert die Untersuchung eine bis zwei Stunden.

Tilt-Test (Kipptisch-Test)

Der Tilt-Test wird bei Menschen angewendet, die aus unbekannter Ursache in Ohnmacht fallen (Synkope), aber nicht an einer Herzkrankheit leiden. Beim Test wird der Patient 15 bis 20 Minuten lang auf einem motorbetriebenen Tisch in einem Winkel von 60 bis 80 Grad aufgerichtet, wobei fortwährend Herzfrequenz und Blutdruck gemessen werden. Wenn der Blutdruck dabei nicht abfällt, gibt man dem Patienten intravenös ein Medikament, das die Herzfrequenz um zwanzig Schläge in der Minute beschleunigt. Dann wird der Test wiederholt, um den Pulsanstieg bei der passiven Aufrichtung des Patienten zu ermitteln. Bei der Untersuchung kommt es häufig zu falschpositiven Ergebnissen; das heißt: Oft sind Anzeichen für eine Herzerkrankung vorhanden, obwohl gar keine vorliegt. Der Test dauert dreißig bis sechzig Minuten und birgt kein gesundheitliches Risiko.

Röntgenuntersuchungen

Beim Verdacht auf eine Herzerkrankung wird der Brustraum von vorn und von der Seite geröntgt. Die Aufnahmen zeigen Form und Größe des Herzens sowie die Umrisse der Blutgefäße in Lunge und Brust. Eine unregelmäßige Herzform oder -größe und Veränderungen wie Verkalkungen im Herzgewebe werden dabei gut wahrgenommen. Röntgenaufnahmen der Brust können auch über den Zustand der Lunge Aufschluss geben, besonders über die Verfassung ihrer Blutgefäße; sie zeigen auch Flüssigkeitsansammlungen in der Lunge und ihrem Umfeld.

Mit Röntgenstrahlen kann eine Vergrößerung des Herzens erkannt werden, die oft mit einer

Langzeit-EKG

Der kleine Monitor hängt an einem Gurt über der Schulter. Mit den Elektroden auf der Brust zeichnet der Monitor die elektrische Aktivität des Herzens auf.

Schultergurt

Elektrode

Holter-Monitor

Herzschwäche oder einem Herzklappenfehler zusammenhängt. Wenn die Herzschwäche auf einer konstriktiven Perikarditis beruht, bei der sich der gesamte Herzbeutel (Perikard) durch Narbengewebe verdickt, vergrößert sich das Herz nicht.

Das Erscheinungsbild der Blutgefäße in der Lunge ist oft aufschlussreicher für eine Diagnose als die des Herzens selbst. Sind z. B. die Lungenarterien (die Arterien, die das Blut vom Herzen zur Lunge führen) vergrößert und die Arterien im Lungengewebe verengt, deutet dies auf eine Verdickung der Muskelwände der rechten Herzkammer hin (die untere Herzkammer, die das Blut durch die Lungenarterien zur Lunge pumpt). Dies führt zu einem erhöhten Druck in den Lungenarterien.

Auch in anderen Bereichen des Körpers können Röntgenaufnahmen Verschlüsse der Blutgefäße zeigen.

Der Röntgenapparat wird so eingerichtet, dass die Strahlen nur auf den zu untersuchenden Körperteil gerichtet sind. Die Strahlenbelastung dauert dabei Bruchteile einer Sekunde.

Das früher übliche Röntgendurchleuchten wurde durch andere Methoden ersetzt.

Computertomographie

Die Computertomographie (CT) wird selten zur Diagnose einer Herzerkrankung eingesetzt. Doch man kann damit Abweichungen in der Herzstruktur, beim Herzbeutel (Perikard), bei den großen Gefäßen, in der Lunge und in den Stützgeweben der Brust erkennen.

Bei der Untersuchung liegt der Patient auf einer beweglichen Liege innerhalb des Geräts, das eine Reihe von Aufnahmen aus verschiedenen Richtungen macht. Wenn eine Aufnahmeserie beendet ist, fährt die Liege ein Stück weiter, und es werden die nächsten Bilder aufgenommen.

Der Patient soll während der Aufnahmen nicht atmen, damit die Bilder scharf werden. Die Computertomographie zeigt die verschiedenen Gewebeschichten detaillierter als normale Röntgenaufnahmen. Auf dem Bildschirm kann ein Querschnitt der gesamten Brust oder eines anderen Körperteils dargestellt werden. Durch diese Bilder kann der Arzt Veränderungen genau feststellen. Eine Aufnahmeserie dauert ungefähr dreißig Minuten.

Neuere besonders schnelle Verfahren liefern dreidimensionale bewegte Bilder des Herzens. Diese Methode dient dazu, Veränderungen in der Struktur und in der Bewegung der Herzwand zu erkennen.

CT-Angiographie ist eine Form der Computertomographie, um dreidimensionale Bilder der Hauptschlagadern im Körper, mit Ausnahme der Herzkranzgefäße, zu zeigen. Die Aufnahmen sind von ähnlicher Qualität wie bei der Koronarangiographie. ▲ Zum Beispiel kann damit ein Verschluss der Arterien, die die Nieren versorgen, entdeckt werden (Nierenstenose) oder Gerinnsel, die sich innerhalb einer Arterie gelöst haben und mit dem Blut zu den kleinen Lungengefäßen transportiert werden (Lungenembolie).

Anders als bei der Koronarangiographie ist bei der CTA kein Eingriff ins Körperinnere nötig. Gewöhnlich wird ein Röntgenkontrastmittel in eine Vene, seltener in eine Arterie, gespritzt. Die Untersuchung dauert normalerweise knapp dreißig Minuten.

Echokardiographie und andere Ultraschalluntersuchungen

In der Ultraschalldiagnostik werden hochfrequente Schallwellen von den Geweben im Körperinneren reflektiert und liefern so bewegliche Bilder. Dabei werden keine Röntgenstrahlen eingesetzt. Die Ultraschalldiagnostik (Echokardiographie) ist ein verbreitetes Verfahren, um Herzerkrankungen auf die Spur zu kommen: Sie erfordert keinen Eingriff ins Innere, ist harmlos und verhältnismäßig kostengünstig. Mithilfe von Ultraschall werden auch Erkrankungen der Blutgefäße in anderen Körperbereichen diagnostiziert.

Die Echokardiographie wird beispielsweise eingesetzt, um Unregelmäßigkeiten in den Bewegungen der Herzwand zu erkennen und um das Blutvolumen zu messen, das mit jedem Herzschlag aus dem Herzen gepumpt wird. Außerdem können Veränderungen der Herzstruktur entdeckt werden, beispielsweise schadhafte Herzklappen, Geburtsfehler sowie Vergrößerungen der Herzwände und -kammern, wie sie bei Herzschwäche und Kardiomyopathie vorkommen. Eine weitere Untersuchungsmöglichkeit bietet die Echokardiographie bei einem Perikarderguss, bei dem sich Flüssigkeit zwischen den Häuten des Herzbeutels (Perikard) ansammelt sowie bei konstriktiver Perikarditis, bei der sich das Gewebe des Herzbeutels narbig verdickt.

Zur Ultraschalldiagnostik gehören das Impulsechoverfahren (Time-motion oder M-Mode), das zweidimensionale B-Bild-Verfahren (Real-

▲ siehe Seite 117

Time-Verfahren), das Dauerschallverfahren (Dopplerverfahren) sowie das farbkodierte Dopplerverfahren. Bei der einfachsten Technik, dem Impulsechoverfahren, wird ein einziger Schallwellenstrahl auf den zu untersuchenden Teil des Herzens gerichtet. Das zweidimensionale B-Bild-Verfahren ist die am weitesten verbreitete Methode; hierbei erzeugt der Computer realistische zweidimensionale Bilder in »Scheiben«. Zusammengesetzt ergeben die Scheiben dann eine dreidimensionale Struktur.

Mit dem Dauerschallverfahren können Richtung und Strömungsgeschwindigkeit des Blutes untersucht werden. Dabei lassen sich Turbulenzen entdecken, die durch Verengung oder Verschluss von Blutgefäßen entstanden sind. Bei dem farbkodierten Dopplerverfahren werden die Blutmengen in verschiedenen Farben gezeigt. Zur Diagnose von Erkrankungen des Herzens, der Arterien und Venen im Rumpf sowie in Armen und Beinen werden das Dauerschallverfahren und das farbkodierte Dauerschallverfahren häufig angewendet. Mit diesen Untersuchungen kann der Arzt die Strömungsgeschwindigkeit und Blutmenge in den Herzkammern und Herzgefäßen beurteilen. Zum Beispiel kann er sehen, ob sich die Herzklappen richtig öffnen und schließen, ob und in welchem Maße sie undicht sind und ob das Blut regelmäßig fließt. Gestörte Verbindungen zwischen einer Arterie und einer Vene oder zwischen den Herzkammern können ebenfalls entdeckt werden.

Die Ultraschallwellen werden von einem beweglichen Schallkopf (Umwandler) ausgesandt. Bei der Echokardiographie streicht der Arzt ein Kontaktgel auf die Brust und bewegt den Schallkopf über diese Fläche. Die Sonde ist mit einem Bildschirm verbunden, auf dem die Aufnahme sichtbar gemacht wird. Die Bilder werden aufgezeichnet. Durch die Veränderung des Einsatzortes und -winkels der Sonde kann der Arzt das Herz und die umliegenden großen Blutgefäße aus verschiedenen Blickwinkeln sehen und bekommt einen genauen Überblick über die Herzstruktur und -funktion. Die Echokardiographie verläuft schmerzlos und dauert zirka zwanzig bis dreißig Minuten.

Weitergehende Informationen liefert die transösophageale Echokardiographie. Dabei wird der Schallkopf durch den Rachen in die Speiseröhre geführt. Von hier aus können Schallwellen auf die Rückseite des Herzens gerichtet werden. So werden die Aorta und die Rückseite des Herzens (besonders des linken Vorhofs und der linken Herzkammer) dargestellt. Die transösophageale Echokardiographie ist auch hilfreich, wenn der normale Ultraschall kaum durchführbar ist, weil der Patient stark übergewichtig ist, Lungenkrankheiten hat oder es technische Probleme gibt.

Kernspintomographie

Die Kernspintomographie (Magnetresonanztomographie, MRT) nutzt ein starkes Magnetfeld und Radiowellen, um detaillierte Bilder zu erzeugen. Dieses teure und aufwändige Verfahren wird in erster Linie genutzt, um sehr schwere Herzkrankheiten zu untersuchen, die meistens angeboren sind (kongenitale Herzerkrankungen).

Der Untersuchte liegt in einer großen Röhre, in der sich durch das Magnetfeld die Atomkerne im Körper parallel ausrichten. (Normalerweise sind sie in verschiedenen Richtungen ausgerichtet.) Ein starker Impuls von Radiowellen versetzt die Atomkerne in Schwingungen und sie verlassen dabei ihre gewohnte Anordnung. Wenn sie sich wie zuvor anordnen, geben sie charakteristische Signale ab, die sich in zwei- und dreidimensionale Ansichten der Herzstruktur umwandeln lassen. Gewöhnlich ist dafür kein Kontrastmittel notwendig. Gelegentlich wird aber doch ein spezielles Kontrastmittel in die Vene gespritzt, um schlecht durchblutete Bereiche des Herzmuskels besser sichtbar zu machen.

Die Kernspintomographie dauert länger als die Computertomographie, und die Bilder sind durch die permanenten Herzbewegungen verschwommener als bei der CT. Außerdem ertragen es manche Menschen nur schlecht, still in der engen Röhre einer riesigen Maschine liegen zu müssen. Ein neues Kernspingerät hat eine offene Seite; es bietet sich für Menschen mit Platzangst und großem Übergewicht an. Die bei diesen Geräten produzierten Bilder sind allerdings nicht so gut wie die bei dem herkömmlichen Verfahren.

Kernspinresonanzangiographie (Magnetresonanzangiographie, MRA) ist eine verwandte Form der Kernspintomographie, bei der eher die Blutgefäße als die Organe betrachtet werden. Bei dem Verfahren entstehen qualitativ ähnlich gute Bilder wie bei der Koronarangiographie. ▲ Mithilfe der MRA können Aneurysmen (Ausbuchtungen) in der Aorta entdeckt werden, Verengungen der Arterien, die die Nieren versorgen (Nierenstenose), und Verengun-

▲ siehe Seite 117

gen und Verschlüsse der Arterien, die das Herz versorgen (Herzkranzgefäße), sowie der Schlagadern in Armen und Beinen (periphere Arterien).

Die Magnetresonanz-Angiographie ist keine Untersuchung im Körperinneren. Das Aufnahmeverfahren der MRA ist das gleiche wie bei der Kernspintomographie; der Patient muss also auch hier ruhig in einer engen Röhre liegen. Eine MRA dauert gewöhnlich knapp eine Stunde.

Szintigraphie

Bei diesem Verfahren werden winzige Mengen einer radioaktiv markierten Substanz (Radionuklid), »Tracer« genannt (von engl. trace = Spur), in eine Vene gespritzt. Die radioaktive Strahlung ist dabei geringer als bei den meisten Röntgenuntersuchungen.

Die Substanz verteilt sich rasch im ganzen Körper. An der Menge, die ein Gewebe davon aufnimmt, zeigt sich, wie aktiv das Gewebe ist. Der Tracer schickt Gammastrahlen aus, die von einer Kamera aufgenommen werden. Ein Computer analysiert die Strahlen und gibt sie als Bild auf einem Monitor wieder. Jedes Bild wird einzeln aufgenommen. Die unterschiedlichen Farben auf den Bildern weisen auf die verschiedenen Mengen hin, die das Körpergewebe von dem Tracer gespeichert hat.

Die Szintigraphie ist besonders hilfreich, um Brustschmerzen unbekannter Ursache zu diagnostizieren. Bei verengten Herzkranzgefäßen kann geprüft werden, inwieweit die Verengung die Blutzufuhr zum Herzen und die Herztätigkeit beeinträchtigt. Ebenso kann mit der Szintigraphie festgestellt werden, ob sich nach einer Bypass-Operation und ähnlichen Eingriffen die Blutversorgung des Herzmuskels gebessert hat; außerdem dient sie dazu, die Prognose eines Patienten nach einem Herzinfarkt einzuschätzen.

Welche radioaktive Substanz gespritzt wird, richtet sich nach der vermuteten Krankheit. Um die Blutversorgung des Herzmuskels zu untersuchen, nimmt man gewöhnlich Technetium-99 oder Thallium-201; während der Untersuchung wird ein Belastungs-EKG gemacht. ▲

Wie viel radioaktive Substanz die Herzmuskelzellen aufnehmen, hängt von der Blutzufuhr ab. Bei der größten Anstrengung nimmt ein schlecht durchbluteter Bereich des Herzmuskels wesentlich weniger auf – und erzeugt dadurch ein schwächeres Bild – als ein benachbarter Muskelbereich mit ausreichender Blutversorgung. Patienten, die sich nicht bewegen können, bekommen intravenös Adenosin oder Dobutamin gespritzt, mit denen die Auswirkung von Bewegung auf die Blutversorgung simuliert wird. Diese Arzneimittel bewirken, dass das Blut von den erkrankten Gefäßen zu den gesunden umgeleitet wird und entziehen dadurch den schlecht durchbluteten Bereichen noch mehr Blut.

Nachdem der Patient sich ein paar Stunden ausgeruht hat, wird eine zweite Aufnahme gemacht und mit jener verglichen, die während des Belastungs-EKGs aufgenommen wurde. Der Arzt kann dann erkennen, ob in mangelhaft durchbluteten Bereichen des Herzmuskels die normale Durchblutung wiederhergestellt werden kann (meist rührt die Mangeldurchblutung von verengten Herzkranzgefäßen her) oder ob es sich um einen Zustand handelt, der nicht rückgängig zu machen ist (wenn nach einem Herzinfarkt das Gewebe narbig verdickt ist).

Wenn der Herzinfarkt nicht lange zurückliegt, wird Technetium-99 statt Thallium-201 verwendet. Mit Technetium kann Gewebe, das durch einen Herzinfarkt zerstört wurde, noch innerhalb einer Woche entdeckt werden. Anders als Thallium, das sich hauptsächlich in gesundem Gewebe einlagert, sammelt sich Technetium in erster Linie in zerstörtem Gewebe. Da sich Technetium jedoch auch in den Knochen ablagert, beeinträchtigen die Rippen etwas die Aufnahmen vom Herzen.

Eine besondere Form der Szintigraphie stellt die Single-Photon-Emissionscomputertomographie dar (SPECT). Mit ihr lassen sich rechnergestützte Querschnittbilder und dreidimensionale Aufnahmen anfertigen. SPECT liefert mehr Informationen als die herkömmliche Szintigraphie über Herzfunktion, Blutzufuhr und weitere Erkrankungen.

Positronenemissionstomographie

Bei der Positronenemissionstomographie (PET) wird ein für die Funktion der Herzzellen wichtiger Stoff, z. B. Sauerstoff oder Zucker, mit einer radioaktiven Substanz (Radionuklid) versehen, die Positronen (Elektronen mit positiver Ladung) abgibt. Der radioaktiv markierte Stoff wird in eine Vene gespritzt und erreicht innerhalb weniger Minuten das Herz. Dieses Verfahren zeigt, wie viel Blut die verschiedenen Bereiche des Herzmuskels versorgt und wie die einzelnen Muskelbereiche unterschiedliche Substanzen verstoffwechseln (metabolisieren). Wurde z. B. markierter Zucker injiziert, kann der Arzt die

▲ siehe Seite 111

schlecht durchbluteten Teile des Herzmuskels daran erkennen, dass diese mehr Zucker brauchen als die gesunden.

Das PET-Verfahren liefert klarere Bilder als andere nuklearmedizinische Verfahren. Es ist allerdings sehr kostspielig und nicht überall verfügbar. Es wird angewendet, wenn andere Verfahren keine überzeugende Diagnose ermöglichen.

Der Untersuchte befindet sich in einem ringförmigen Gerät, das die radioaktive Strahlung rundherum misst und Bilder der Herztätigkeit liefert. Je intensiver einzelne Bereiche des Herzmuskels arbeiten, desto mehr Positronen werden dort abgegeben und mit ihnen umso mehr radioaktive Strahlung. Unterschiedliche Farben demonstrieren die Aktivität der einzelnen Muskelbereiche. Ein Computer setzt daraus ein dreidimensionales Bild zusammen.

Herzkatheter und Koronarangiographie

Die Herzkatheterisierung ist gemeinsam mit der Koronarangiographie eine zuverlässige Methode, um Erkrankungen der Herzkranzgefäße zu diagnostizieren. Zusammen bieten die beiden Verfahren die einzige Möglichkeit, den Blutdruck in jeder Herzkammer einzeln festzustellen und die Herzkranzgefäße von innen anzuschauen. Eingesetzt werden diese Verfahren, um zu bestimmen, ob eine Operation der Blutgefäße (Angioplastie) oder eine Bypass-Operation durchführbar sind. Außerdem kann die Untersuchung andere Ergebnisse bestätigen; mit ihr lässt sich abschätzen, wie schwer eine Erkrankung des Herzens ist, und herausfinden, warum sich Symptome verschlimmert haben.

Herzkatheterisierungen und Angiographien bergen ein relativ geringes Risiko. Allerdings sind in seltenen Fällen Komplikation wie Schlaganfall oder Herzinfarkt nicht auszuschließen.

Herzkatheter: Mit diesem Verfahren werden Herzkrankheiten diagnostiziert und behandelt, die nicht auf einer Erkrankung der Herzkranzgefäße beruhen. Bei der Herzkatheterisierung kann das Blutvolumen gemessen werden, welches das Herz pro Minute auspumpt (Auswurffraktion), und es können Geburtsfehler am Herzen und Tumoren wie Myxome entdeckt werden.

Für die Herzkatheterisierung wird bei örtlicher Betäubung ein dünner, flexibler Schlauch (Katheter) durch einen kleinen Schnitt in eine Arterie oder Vene eingeführt und durch die großen Blutgefäße in die Herzkammern vorgeschoben. Die Untersuchung dauert vierzig bis sechzig Minuten.

Die Katheterspitze kann mit Instrumenten versehen sein. Dazu gehören Geräte, um den Blutdruck in jeder Herzkammer und den sich anschließenden Blutgefäßen zu messen, um die inneren Aderwände anzusehen und um Blutproben oder eine Gewebeprobe aus dem Herzen zu entnehmen. Der Druck in den Herzkammern wird mit einem speziellen Katheter mit einem Ballon an der Spitze gemessen (Swan-Ganz-Katheter).

Wenn der Katheter dazu dient, ein Kontrastmittel zu spritzen, das auf Röntgenaufnahmen sichtbar wird, nennt man das Verfahren Angiographie. Bei der Valvuloplastie wird eine verengte Herzklappe mit einem Ballonkatheter aufgedehnt. Als Angioplastie ▲ bezeichnet man es, wenn verengte oder verschlossene Arterien mit einem Katheter wieder frei gemacht werden.

Wurde eine Arterie für den Katheter eröffnet, muss, wenn alle Instrumente wieder entfernt sind, für zehn bis zwanzig Minuten eine feste Kompresse auf die Stelle gedrückt werden. Sie verhindert eine Nachblutung und einen Bluterguss. Gelegentlich blutet die Schnittstelle allerdings innerhalb der Ader und hinterlässt einen großen Bluterguss, der über mehrere Wochen bestehen bleiben kann, sich aber fast immer allmählich von selbst auflöst.

Ein Katheter, der direkt ins Herz gelegt wird, kann den Herzrhythmus stören. Deshalb wird das Herz bei dieser Untersuchung mittels Elektrokardiographie (EKG) überwacht. Gewöhnlich kann der Arzt den Herzrhythmus normalisieren, indem er die Lage des Katheters verändert. Bringt diese Maßnahme keine Besserung, wird der Katheter entfernt. Sehr selten kann beim Vorschieben des Katheters eine Herzwand verletzt oder durchstochen werden; dann ist eine sofortige Operation notwendig, um die Wunde zu verschließen.

Die Herzkatheterisierung kann auf der rechten oder linken Seite des Herzens erfolgen.

Der Rechtsherzkatheter liefert Informationen über die rechten Herzkammern (rechter Vorhof und rechte Herzkammer) und die Trikuspidalklappe, die sich zwischen diesen beiden Kammern befindet. Der rechte Vorhof erhält sauerstoffarmes Blut aus dem Körper, und die rechte Herzkammer pumpt dieses Blut in die Lunge, wo das Blut Sauerstoff aufnimmt und Kohlendioxid abgibt. Zur Untersuchung wird der Katheter durch eine Vene geführt, gewöhnlich

▲ siehe Seite 197

im Arm oder in der Leistenbeuge. Der Pulmonaliskatheter, bei dem ein Ballon an der Katheterspitze durch den rechten Vorhof und die rechte Herzkammer in die Lungenschlagader geführt wird, wird gewöhnlich mit dem Rechtsherzkatheter gelegt.

Ein Linksherzkatheter wird gelegt, um die linken Herzkammern (linker Vorhof und linke Herzkammer) zu untersuchen, außerdem die Mitralklappe, die den linken Vorhof von der linken Kammer trennt, und die Aortenklappe zwischen der linken Herzkammer und der Hauptschlagader. Der linke Vorhof erhält sauerstoffreiches Blut aus der Lunge, welches die linke Herzkammer in den Körper pumpt. Auf der linken Herzseite wird viel häufiger ein Katheter gelegt als auf der rechten, z. B. wenn eine Erkrankung der Herzkranzgefäße näher untersucht werden muss oder eine solche Erkrankung vermutet und die Diagnose bestätigt werden soll. Die Untersuchung wird meist in Verbindung mit einer Koronarangiographie durchgeführt.

Auf der linken Herzseite wird der Katheter durch eine Arterie im Arm oder in der Leiste geführt. Nur selten wird der Katheter durch eine Vene in der Leistenbeuge und durch die rechte Herzseite gelegt (wie bei dem Rechtsherzkatheter). Dabei wird der Schlauch durch die Scheidewand (Septum) zwischen dem rechten und dem linken Vorhof geführt.

Koronarangiographie: Bei diesem Verfahren werden die Herzkranzgefäße, die das Herz mit sauerstoffreichem Blut versorgen, untersucht. Die Koronarangiographie wird ähnlich durchgeführt wie die Linksherzkatherisierung; meist werden die beiden Untersuchungen gleichzeitig gemacht. Bei örtlicher Betäubung führt der Arzt einen dünnen Schlauch in eine Arm- oder Leistenarterie ein. Der Katheter wird von hier aus zum Herzen und in die Herzkranzgefäße vorgeschoben. Den Vorgang kann der Arzt mittels Röntgendurchleuchtung am Bildschirm kontrollieren, damit der Katheter an die richtige Stelle gelangt. Wenn die Katheterspitze ihr Ziel erreicht hat, wird ein Kontrastmittel durch den Katheter in die Herzkranzgefäße gespritzt, um die Arterien auf einem Bildschirm sichtbar werden zu lassen. Das Bild kann gespeichert werden, aber normalerweise werden bewegliche Bilder aufgezeichnet (Kineangiographie). Dabei entstehen klare Filmbilder von den Bewegungen der Herzkammern und Herzkranzgefäße.

Die Koronarangiographie dauert gewöhnlich dreißig bis fünfzig Minuten und wird üblicherweise ambulant durchgeführt.

Wenn das Kontrastmittel in die Aorta oder die Herzkammern injiziert wird, breitet sich vorübergehend ein Wärmegefühl im Körper aus, da sich das Mittel im Blut verteilt. Die Herzfrequenz kann sich erhöhen und der Blutdruck leicht sinken. Selten verlangsamt sich für kurze Zeit der Herzschlag oder setzt ganz aus. Der Patient wird deshalb gebeten, während der gesamten Prozedur kräftig zu husten, um solche bedrohlichen Probleme weitgehend zu vermeiden. In Einzelfällen kann es bei der Untersuchung zu Nebenwirkungen wie Übelkeit, Erbrechen und Husten kommen. Schwere Komplikationen wie Schock, ▲ Krampfanfälle, Nierenstörungen und plötzlicher Herzstillstand kommen sehr selten vor. Allergische Reaktionen auf das Kontrastmittel können von Hautausschlägen bis zu einer selten auftretenden lebensbedrohlichen Reaktion, dem anaphylaktischen Schock, reichen. ■ Das Ärzteteam, das die Koronarangiographie durchführt, ist darauf vorbereitet, eventuell auftretende Komplikationen sofort zu behandeln.

Das Komplikationsrisiko ist bei älteren Menschen höher, obwohl es auch da noch gering ist. Eine Koronarangiographie wird grundsätzlich gemacht, wenn eine Angioplastie oder eine Bypass-Operation an den Herzkranzgefäßen geplant ist ★.

Die **Ventrikulographie** ist eine Form der Angiographie, bei der Kontrastmittel in die linke oder rechte Herzkammer (Ventrikel) geleitet werden, um sie zu röntgen. Das Verfahren wird mit dem Herzkatheter gemacht. Dabei kann der Arzt die Bewegung der Kammern beobachten und Aufschluss über die Pumpleistung des Herzens erhalten. Je nach Leistung berechnet er die Auswurffraktion (die Blutmenge, die bei jedem Herzschlag aus der linken Herzkammer herausgepumpt wird). Anhand der Pumpleistung kann der Arzt beurteilen, inwieweit das Herz geschädigt ist.

Pulmonaliskatheter

Die Katheterisierung der Lungenschlagader (Pulmonalarterie) liefert Daten über die Herzfunktion bei sehr schwer kranken Patienten, insbesondere, wenn sie intravenöse Infusionen erhalten. Zu dieser Gruppe zählen Menschen mit schweren Herz- und Lungenerkrankungen (wie Herzschwäche, Herzinfarkt, Herzrhythmusstörungen und Lungenembolie, wenn Kom-

---

▲ siehe Seite 135   ■ siehe Seite 1069
★ siehe Seiten 197 und 198

plikationen hinzugekommen sind), Patienten kurz nach einer Herzoperation, nach einem Schock ▲ und nach schweren Verbrennungen.

Mit dem Pulmonaliskatheter kann der Druck in beiden Herzkammern gemessen werden. In der linken Herzkammer lässt sich auch die Blutmenge, die das Herz pro Minute herauspumpt (Auswurffraktion), bestimmen und der Kreislaufwiderstand und das Blutvolumen in den äußeren Arterien, die das Blut vom Herzen wegfließen lassen. Bei dieser Untersuchung können sich wichtige Hinweise auf eine Herzbeuteltamponade ■ und Lungenembolie ergeben. ★

Wie beim Rechtsherzkatheter wird ein Schlauch mit einem Ballon an der Spitze meistens in eine Halsvene (unter dem Schlüsselbein) oder in eine Armvene und dann weiter zum Herzen vorgeschoben. Die Katheterspitze kann durch die obere Hohlvene gezogen werden oder durch die untere, die das Blut aus dem Körper zum Herzen zurückführt, dann durch den rechten Vorhof und die rechte Herzkammer zur Lungenarterie. Der Ballon wird in der Lungenarterie platziert. Röntgenbilder sollen sicherstellen, dass die Katheterspitze die richtige Stelle erreicht.

Der Ballon wird aufgeblasen, um vorübergehend die Lungenschlagader zu blockieren, damit der Druck in den Kapillargefäßen der Lunge gemessen werden kann (pulmonalkapillärer Verschlussdruck, Wedge-Druck). Auf diese Weise wird indirekt der Druck im linken Vorhof gemessen. Es können dabei auch Blutproben entnommen werden, um den Sauerstoff- und Kohlendioxidgehalt im Blut zu bestimmen.

Das Verfahren kann selten eine Reihe von Komplikationen verursachen. Unter anderem kann Luft in die Pleurahöhle gelangen (Pneumothorax), außerdem können Herzrhythmusstörungen, Infektionen, Verletzungen und Verschlüsse der Lungenschlagader und Verletzungen anderer Arterien oder Venen auftreten.

Zentraler Venenkatheter

Mit diesem Verfahren kann der Druck in der oberen Hohlvene (Vena cava superior, die große Vene, durch die das Blut aus dem Körper zum Herzen fließt) gemessen werden. Dieser Druck gibt Hinweise auf den Druck im rechten Vorhof, wenn dieser mit Blut gefüllt ist. Die Messergebnisse geben dem Arzt Aufschluss darüber, ob der Patient unter Flüssigkeitsmangel leidet und wie gut sein Herz arbeitet. Dieses Verfahren wurde weitgehend vom Pulmonaliskatheter abgelöst.

Angiographie der peripheren Blutgefäße

Dieses Verfahren betrifft die Arterien in den Armen, Beinen und im Rumpf – außer jenen, die das Herz versorgen, – und ähnelt der Koronarangiographie. Diese Untersuchung kann beispielsweise eine Verbindung zwischen einer Arterie und einer Vene aufdecken (arteriovenöse Fistel).

Wenn mit dem Ultraschall-Dopplerverfahren oder beim Röntgen Probleme in einer peripheren Arterie zu erkennen sind, kann anhand der selektiven Angiographie bestimmt werden, ob eine Angioplastie oder eine Bypass-Operation ● nötig sind. Bei der selektiven Angiographie wird ein Kontrastmittel durch einen Katheter in die Arterie direkt an die Stelle gebracht, die betrachtet werden soll; das Mittel reichert sich dort im Gewebe an.

Die Angiographie der Aorta (Aortographie) kann Erkrankungen in der Hauptschlagader aufzeigen (z. B. ein Aneurysma, eine Ausweitung der Gefäßwand, und eine Aortendissektion, einen Riss in der inneren Gefäßhaut). Außerdem kann eine undichte Stelle in der Herzklappe zwischen der linken Herzkammer und der Aorta festgestellt werden (Aortenregurgitation).

Die digitale Subtraktionsangiographie kann vor der selektiven Angiographie durchgeführt werden, um Verengungen und Blockierungen von Arterien sichtbar zu machen. Dieses Verfahren reicht aber selten aus, um eine Entscheidung für eine Operation (mit oder ohne Angioplastie) treffen zu können. Auch zur Untersuchung der Herzkranzgefäße wird es nicht angewendet, da man klarere Bilder von diesen Arterien erhält, wenn ein Röntgenkontrastmittel direkt in die Herzkranzgefäße gespritzt wird.

Bei der digitalen Subtraktionsangiographie werden Bilder der Arterien gemacht – jeweils bevor und nachdem ein Röntgenkontrastmittel gespritzt wurde. Ein Computer legt diese Aufnahmen übereinander. Auf dem Bildschirm werden dann alle Gewebe außer den Arterien (wie z. B. die Knochen) ausgeblendet. So entstehen klarere Bilder der Arterien, es muss weniger Kontrastmittel eingesetzt werden und die Untersuchung ist möglicherweise sicherer als die herkömmliche Angiographie.

▲ siehe Seite 135   ■ siehe Kasten Seite 177
★ siehe Seite 268
● siehe Abbildungen Seiten 197 und 198

KAPITEL 22

Hoher Blutdruck

Als hohen Blutdruck (Hypertonie) bezeichnet man einen ungewöhnlich hohen Druck in den Arterien.

Viele Menschen verbinden mit dem Wort Bluthochdruck die Vorstellung von großer Anspannung, Nervosität und Stress. Medizinisch gesehen bezeichnet der Begriff die Tatsache, dass der Blutdruck erhöht ist – unabhängig von der Ursache. Da die Hypertonie gewöhnliche viele Jahre lang keine Beschwerden macht – bis ein lebenswichtiges Organ Schaden genommen hat –, wird sie auch »der leise Tod« genannt. Unkontrollierter hoher Blutdruck steigert das Risiko für Probleme wie Schlaganfall, Aneurysma, Herzschwäche, Herzinfarkt und Nierenerkrankungen.

Bei mehr als der Hälfte der 35- bis 64-Jährigen in Deutschland liegt der Blutdruck über der empfohlenen Höchstgrenze. Dabei sind häufiger ältere Menschen betroffen. Etwa 40 Prozent der Frauen hat nach den Wechseljahren erhöhten Blutdruck. Doch 20 bis 30 Prozent aller Betroffenen weiß nichts von der Störung. Insgesamt wird geschätzt, dass nur bei etwa einem Drittel der Blutdruck nach den gültigen Therapierichtlinien eingestellt ist.

Bei der Blutdruckmessung werden zwei Werte ermittelt. Der höhere Wert gibt den höchsten Druck an, der in den Arterien erreicht wird, wenn sich das Herz zusammenzieht (während der Systole). Der niedrigere Wert entspricht dem geringsten Druck in den Arterien. Dieser wird erreicht, kurz bevor sich das Herz erneut zusammenzieht (während der Diastole). Der Blutdruck wird systolisch/diastolisch dargestellt – zum Beispiel 120/80 mmHg (Millimeter Quecksilber). Man spricht dieses als »120 zu 80«.

Von hohem Blutdruck spricht man bei einem systolischen Durchschnittswert im Ruhezustand bei 140 mmHg oder darüber, bei einem diastolischen von 90 mmHg oder darüber, oder wenn beide Werte so hoch sind. Die gesundheitlichen Risiken können schon bei Werten beginnen, die noch innerhalb der Norm liegen – deshalb sind die Grenzwerte fließend. Je höher allerdings der Blutdruck steigt, desto größer sind die gesundheitlichen Risiken. Grenzwerte wurden deshalb festgesetzt, weil sich herausgestellt hat, dass oberhalb dieser Grenzwerte die Gesundheitsrisiken in jedem Fall ansteigen.

Bei den meisten Hochdruckkranken sind der systolische und diastolische Wert erhöht. Die Ausnahme bilden ältere Menschen, die gewöhnlich einen hohen systolischen Blutdruck haben (140 mmHg oder darüber) und einen normalen oder niedrigen diastolischen (weniger als 90 mmHg). Diese Erkrankung wird **isolierte systolische Hypertonie** genannt.

Ein Blutdruck von mehr als 180/110 mmHg ist immer dringend behandlungsbedürftig – auch wenn er keine Symptome verursacht.

Die **maligne Hypertonie**, eine besonders schwere Form des Bluthochdrucks, ist ein klinischer Notfall. Der Blutdruck kann dabei bis zu 210/120 mmHg steigen. Doch kommt das nur bei einem von zweihundert Menschen vor. Der maligne Hochdruck kann eine Reihe von schweren Störungen hervorrufen.

Blutdruckregulation

Der Körper hat zahlreiche Möglichkeiten, den Blutdruck zu regulieren: Er kann die Blutmenge verändern, die das Herz pumpen muss, er kann den Durchmesser der Arterien verändern und das Blutvolumen im Kreislauf. Um den Blutdruck zu erhöhen, kann das Herz kräftiger und schneller schlagen. Die kleinen Arterien (Arteriolen) können sich verengen, sodass das Blut bei jedem Herzschlag durch engere Adern fließen muss, was den Blutdruck erhöht. Die Venen können sich zusammenziehen und dadurch mehr Blut in die Arterien fließen lassen. Auch hier ist eine Erhöhung des Blutdrucks die Folge. Außerdem kann das Blut mehr Flüssigkeit aufnehmen und so das Blutvolumen vergrößern, was den Blutdruck ebenfalls steigen lässt. Umgekehrt kann das Herz die Kraft und Geschwindigkeit seiner Pumpleistung verringern, um den Blutdruck zu senken. Die Arteriolen und Venen können sich weiten, und dem Blut kann Flüssigkeit entzogen werden.

Diese Vorgänge werden vom sympathischen Teil des vegetativen oder autonomen Nervensystems (jenem Teil des Nervensystems, das die inneren Körperfunktionen steuert, die nicht dem Einfluss des Bewusstseins unterliegen) und den Nieren gesteuert. Das sympathische Nervensystem nutzt verschiedene Mechanismen, um den Blutdruck als Kampf- und Fluchtreaktion vorübergehend zu erhöhen. Es stimuliert die

Das Auf und Ab des Blutdrucks

Die Höhe des Blutdrucks verändert sich im Laufe des Lebens. Kinder und Jugendliche haben normalerweise einen niedrigeren Blutdruck als Erwachsene. Doch bei nahezu allen Menschen in den Industriestaaten wie Deutschland steigt der Blutdruck mit dem Alter. Der systolische Druck steigt wenigstens bis zum 80. Lebensjahr, der diastolische bis zum 55. oder 60. Lebensjahr; danach bleibt der Blutdruck bestehen, oder er sinkt.

Anstrengung beeinflusst den Blutdruck vorübergehend: Bei Bewegung ist er höher, in Ruhephasen sinkt er ab. Außerdem verändert sich der Blutdruck im Laufe des Tages: Am höchsten ist er am Morgen, am niedrigsten in der Nacht. Diese Unterschiede sind völlig normal.

Nebennieren, mehr von den Hormonen Adrenalin und Noradrenalin freizusetzen. Diese Hormone regen das Herz an, schneller und kräftiger zu schlagen, sie veranlassen die meisten Arteriolen, sich zusammenzuziehen, einige von ihnen jedoch, sich zu erweitern. Die sich erweiternden Arteriolen versorgen Bereiche, die eine vermehrte Blutzufuhr benötigen (wie die Skelettmuskulatur – jene Muskeln, die vom Bewusstsein gesteuert werden). Außerdem werden die Nieren vom sympathischen Nervensystem angeregt, ihre Salz- und Wasserausscheidung zu verringern und damit das Blutvolumen zu vergrößern.

Die Nieren regulieren den Blutdruck auch direkt. Wenn er ansteigt, scheiden die Nieren mehr Salz und Wasser aus, sodass sich das Blutvolumen verringert und der Blutdruck wieder normal wird. Umgekehrt halten die Nieren Salz und Wasser zurück, wenn der Blutdruck sinkt, sodass das Blutvolumen zunimmt und sich der Blutdruck normalisiert. Die Nieren können den Blutdruck ansteigen lassen, indem sie das Enzym Renin abgeben, was wiederum zur Produktion des Hormons Angiotensin II (Hypertensin) führt. Durch Angiotensin II ziehen sich die Arteriolen zusammen; dadurch steigt der Blutdruck an. Gleichzeitig steuert Angiotensin II die Freisetzung des Hormons Aldosteron; dieses stimuliert die Nieren, Salz und Wasser zurückzuhalten.

Immer wenn der Blutdruck ansteigt, beispielsweise bei großer körperlicher Anstrengung oder starker Gefühlsregung, wird im Körper auch ein Mechanismus ausgelöst, der dieser Veränderung gegensteuert und den Blutdruck auf ein normales Maß zurückführt. Wenn das Herz z. B. eine größere Blutmenge pumpt und dadurch der Blutdruck ansteigt, weiten sich gleichzeitig die Blutgefäße und die Nieren scheiden mehr Salz und Wasser aus, sodass der Blutdruck wieder fällt.

Ursachen

Ist die Ursache für den erhöhten Blutdruck unbekannt, spricht man von primärer oder essentieller Hypertonie. Sie trifft ungefähr neunzig Prozent der Hochdruckkranken. Verschiedene Veränderungen im Herzen und in den Blutgefäßen wirken beim Anstieg des Blutdrucks vermutlich zusammen. Zum Beispiel können die Blutmenge, die das Herz pro Minute pumpt (Auswurffraktion), und der Widerstand, der dem Blut entgegengesetzt wird, durch verengte Blutgefäße erhöht sein. Zusätzlich kann das Blutvolumen vergrößert sein. Die Gründe für solche Veränderungen sind noch nicht abschließend erforscht. Es scheint aber, als würde eine ererbte Veränderung die Arteriolen hindern, sich zusammenzuziehen, um so den Blutdruck zu regulieren.

Bluthochdruck mit bekannter Ursache wird sekundäre Hypertonie genannt. Viele Nierenerkrankungen können zu hohem Blutdruck führen, da die Nieren eine wichtige Aufgabe bei der Blutdruckregulation haben. Beispielsweise kann bei einer Nierenschädigung die Fähigkeit, dem Körper genügend Salz und Wasser zu entziehen, eingeschränkt sein; dies erhöht das Blutvolumen und den Blutdruck. Bei vielen Hochdruckkranken sind Nierenerkrankungen die Ursache. Zu ihnen zählen Nierenarterienstenose (die Verengung einer Arterie, die die Nieren mit Blut versorgt), Nierenentzündungen und -verletzungen.

Ein kleiner Teil sekundärer Hypertonien wird durch Hormonstörungen oder die Einnahme von Medikamenten wie der »Pille« (orale Kontrazeptiva) hervorgerufen. Zu den Hormonstörungen, die den Blutdruck ansteigen lassen, gehören das Cushing-Syndrom (dabei wird zu viel Kortisol produziert), Hyperthyreose (Überfunktion der Schilddrüse), Hyperaldosteronismus (Überproduktion von Aldosteron, oft durch einen Nebennierentumor hervorgerufen) und selten ein Phäochromozytom (ein Nebennierentumor, der zusätzlich Adrenalin und Noradrenalin produziert).

Blutdruckregulierung:
das Renin-Angiotensin-Aldosteron-System

Zum Renin-Angiotensin-Aldosteron-System gehört eine Reihe von Reaktionen, die den Blutdruck regulieren.

1. Wenn der Blutdruck fällt (z. B. der systolische auf 100 mmHg oder tiefer), setzen die Nieren das Enzym Renin frei.

2. Renin spaltet Angiotensinogen, ein Eiweiß, das im Blut zirkuliert, in seine Bestandteile. Einer davon ist Angiotensin I.

3. Angiotensin I wird vom Angiotensin-Converting-Enzym (ACE) aufgespalten. Ein Teilprodukt ist das sehr aktive Angiotensin II.

4. Angiotensin II regt die Muskelwände der kleinen Arterien (Arteriolen) an, sich zusammenzuziehen, was den Blutdruck erhöht. Angiotensin II steuert auch die Freisetzung des Hormons Aldosteron durch die Nebennieren.

5. Aldosteron regt die Nieren an, Natrium zu speichern und Kalium auszuscheiden. Das Natrium speichert Wasser, welches das Blutvolumen vergrößert und den Blutdruck erhöht.

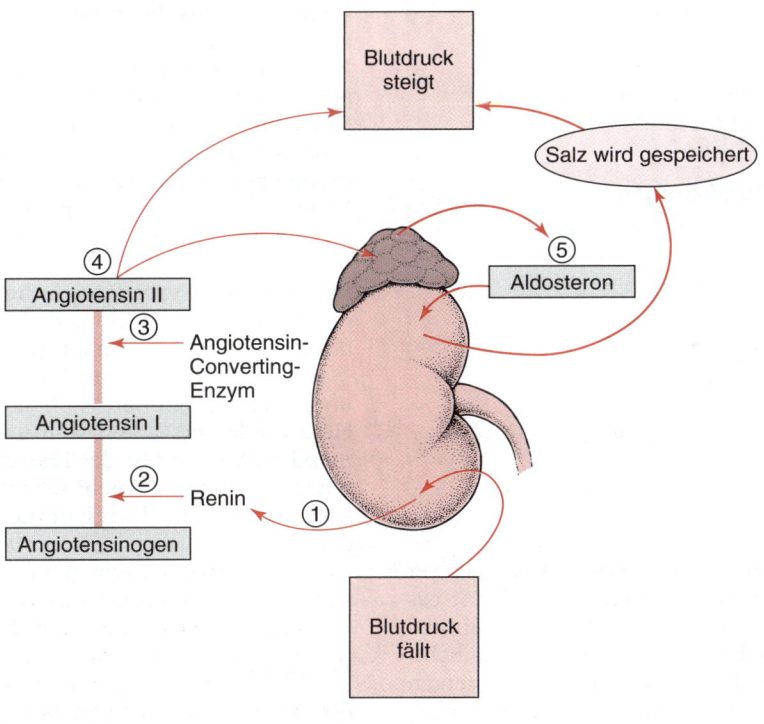

Arteriosklerose stört die körpereigene Blutdruckregulierung und erhöht das Risiko für zu hohen Blutdruck. Arteriosklerotische Arterien sind kaum noch elastisch, sodass sie sich nur noch schlecht weiten und verengen und so den Blutdruck regulieren können. ▲

Übergewicht, vorwiegend sitzende Tätigkei-

ten, Stress, Rauchen, übermäßiger Alkoholkonsum und eine salzreiche Nahrung können dazu beitragen, dass erblich vorbelastete Menschen einen hohen Blutdruck entwickeln. Stress lässt

▲ siehe Kasten Seite 184

Einige Ursachen von sekundärer Hypertonie

Nierenerkrankungen
Nierenarterienstenose
Pyelonephritis
Glomerulonephritis
Nierentumore
Zystenniere (meistens vererbt)
Verletzungen der Niere
Strahlentherapie, die die Nieren
schädigt

Hormonstörungen
Überfunktion der Schilddrüse
Hyperaldosteronismus
Cushing-Syndrom
Phäochromozytom
Akromegalie

Andere Erkrankungen
Verengung der Aorta
Arteriosklerose
Präeklampsie (eine Komplikation
in der Schwangerschaft)
Akute intermittierende Porphyrie
Akute Bleivergiftung

Arzneimittel und Drogen
Nichtsteroidale entzündungs-
hemmende Arzneimittel
Die »Pille« (orale Kontrazeptiva)
Glukokortikoide
Ciclosporin
Erythropoietin
Kokain
Alkohol
Lakritze (in extrem großer Menge)

zwar den Blutdruck vorübergehend steigen, er normalisiert sich aber wieder, sobald der Stress vorbei ist. Ein Beispiel dafür ist der »Weißkittel-Hochdruck«, bei dem die Anspannung beim Arztbesuch den Blutdruck so weit ansteigen lässt, dass er als Hypertonie diagnostiziert wird, obwohl der Betroffene sonst einen ganz normalen Blutdruck hat.

Von Menschen, die für diese Form von Bluthochdruck anfällig sind, wird angenommen, dass sie irgendwann einen bleibenden Hochdruck bekommen werden. Allerdings ist das bisher noch nicht wissenschaftlich bestätigt.

▲ siehe Seite 150   ■ siehe Seite 137

Symptome

Bei den meisten Menschen verursacht hoher Blutdruck keine Symptome. Allerdings werden manche Beschwerden oft fälschlicherweise damit in Verbindung gebracht: Kopfschmerzen, Nasenbluten, Schwindel, ein gerötetes Gesicht und Müdigkeit. Diese Symptome können zwar bei Menschen mit hohem Blutdruck auftreten, kommen aber genauso häufig bei normalem Blutdruck vor.

Erheblicher und lange Zeit anhaltender Bluthochdruck, der unbehandelt bleibt (besonders maligne Hypertonie), kann ernsthafte Beschwerden verursachen, da Gehirn, Augen, Herz und Nieren geschädigt werden können. Dadurch können Kopfschmerzen auftreten sowie Müdigkeit, Übelkeit, Erbrechen, Atemnot, Ruhelosigkeit und Sehstörungen. Gelegentlich lässt sehr hoher Blutdruck das Gehirn anschwellen, was zu Übelkeit und Erbrechen, unerträglichen Kopfschmerzen, Erschöpfung, Verwirrung, Krämpfen, Schläfrigkeit und sogar zum Koma führen kann. Dieser Zustand (hypertensive Enzephalopathie) erfordert eine medizinische Notfallbehandlung.

Beruht der Bluthochdruck auf einem Phäochromozytom (einem Tumor der Nebenniere), können starke Kopfschmerzen, Angstpsychosen, Herzrasen, heftige Schweißausbrüche, Zittern und bleiches Aussehen auftreten. Diese Beschwerden werden durch die Hormone Adrenalin und Noradrenalin hervorgerufen, die durch das Phäochromozytom ausgeschüttet werden.

Wenn der Druck in den Arterien 140/90 mmHg übersteigt, vergrößert sich das Herz und die Herzwände verstärken sich infolge der zunehmenden Pumparbeit des Herzens. Die verdickten Herzwände sind nicht sehr elastisch. Folglich können sich die Herzkammern nicht richtig dehnen und füllen sich schlechter mit Blut. Durch diese Veränderungen muss das Herz verstärkt arbeiten. Das kann zu Herzrhythmusstörungen ▲ und Herzschwäche ■ führen.

Diagnose

Der Blutdruck wird gemessen, nachdem man fünf Minuten gesessen oder gelegen hat. Er sollte nochmals gemessen werden, nachdem die Person ein paar Minuten gestanden hat, insbesondere bei älteren Menschen und Diabetikern. Ein Wert von 140/90 mmHg oder mehr gilt als hoch, aber die Diagnose kann sich nicht auf eine einzige Messung stützen. Manchmal reichen nicht einmal mehrere Messungen aus – beispielsweise wenn die Werte sehr unterschiedlich ausfallen. Zeigt die erste Messung einen

Blutdruckmessung

Üblicherweise wird der Blutdruck mit einem Gerät mit Manschette gemessen (Sphygmomanometer). Die Manschette ist mit einem Gummiball verbunden und wird mit diesem aufgepumpt. Dabei registriert ein Messgerät den Druck in der Manschette. Das Messgerät kann aus einem Zifferblatt oder einer Glasröhre mit Quecksilber bestehen. Die Maßeinheit des Blutdrucks wird in Millimeter der Quecksilbersäule ausgedrückt (mmHg).

Beim Blutdruckmessen sitzt man aufrecht. Der unbekleidete ausgestreckte Arm liegt auf einer Unterlage auf Höhe des Herzens. Die Manschette wird um den Arm gewickelt. Die Manschette muss die richtige Größe haben, denn ist sie zu klein, fällt der Blutdruck zu hoch aus, ist sie zu groß, zeigt das Gerät zu niedrige Werte.

Mit einem Stethoskop, das unterhalb der Manschette aufgesetzt wird, wird die Armschlagader abgehört. Dabei wird die Manschette mit dem Ball aufgepumpt, bis die Arterie so weit zusammengedrückt ist, dass kein Blut mehr durchfließt. Gewöhnlich ergibt sich dabei ein Wert, der etwa 30 mmHg höher liegt als der systolische Druck (der Druck, der entsteht, wenn das Herz schlägt), den der Patient normalerweise hat. Danach wird die Luft langsam aus der Manschette abgelassen. Der Druck, der beim ersten Ton in der Arterie zu hören ist, ist der systolische Druck. Wenn die Manschette weiter erschlafft, hört an einem bestimmten Punkt das Fließgeräusch des Blutes auf. Der Druck, der zu diesem Zeitpunkt herrscht, ist der diastolische Druck (wenn das Herz zwischen zwei Schlägen erschlafft).

Es gibt Geräte, die den Blutdruck automatisch, ohne Stethoskop und Gummiball messen. Sie können am Oberarm, Finger und Handgelenk angelegt werden. Bei Menschen über 50 Jahre ist die Messung am Oberarm am genauesten. Diese Geräte eignen sich besonders zur Selbstmessung.

Wenn eine besonders präzise Blutdruckmessung notwendig ist – beispielsweise bei Patienten auf der Intensivstation – kann der Druck mit einem Katheter, der in eine Arterie eingeführt wird, direkt gemessen werden.

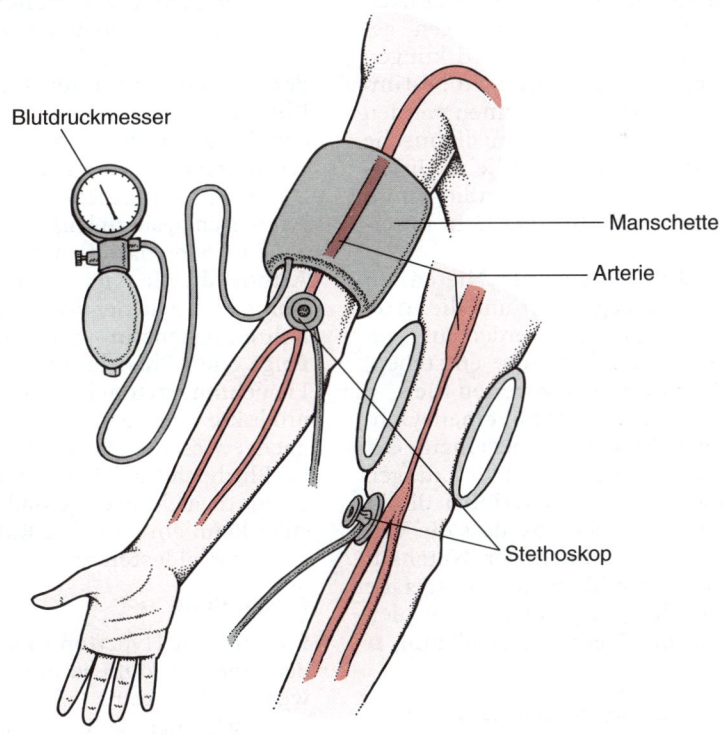

Blutdruckmesser

Manschette

Arterie

Stethoskop

hohen Blutdruck, sollte während desselben Arztbesuchs noch einmal gemessen werden und zusätzlich noch mindestens an zwei darauf folgenden Tagen, um sicherzugehen, dass es sich um dauerhaften Bluthochdruck handelt.

Bestehen dann immer noch Zweifel, kann eine 24-Stunden-Blutdruckmessung erfolgen. Dazu dient ein batteriebetriebenes Gerät, das an der Hüfte getragen wird und mit einer Blutdruckmanschette am Arm verbunden ist. Der Monitor zeichnet über einen Zeitraum von 24 Stunden die Blutdruckwerte auf. Die erhaltenen Werte machen nicht nur klar, ob ein Bluthochdruck besteht, sondern auch, wie schwer er ist.

Bei Menschen mit sehr starren Arterien (häufig bei älteren Menschen) kann unter Umständen ein hoher Blutdruckwert gemessen werden, obwohl der Druck normal ist. Dieses Phänomen nennt man Pseudohypertonie. Dazu kommt es, wenn die Arterie im Arm so unflexibel ist, dass die Blutdruckmanschette sie nicht ausreichend zusammendrücken und den Blutdruck nicht exakt messen kann.

Wenn ein Bluthochdruck festgestellt wurde, untersucht der Arzt die wichtigsten Organe, besonders die Blutgefäße, Herz, Gehirn und Nieren, ob sie durch den Hochdruck bereits Schaden genommen haben. Außerdem sucht er nach den Ursachen. Welche Untersuchungen gemacht werden, um Ursache und Auswirkungen des Bluthochdrucks auf die Organe zu bestimmen, ist verschieden. Im Allgemeinen werden bei allen Hochdruckpatienten die medizinische Vorgeschichte erfragt, eine körperliche Untersuchung durchgeführt, ein Elektrokardiogramm (EKG) aufgezeichnet und Blut und Urin untersucht.

Der Rumpf wird im Bereich der Nieren auf Druckempfindlichkeit abgetastet und die Arterien, die die Nieren versorgen, werden auf typische Geräusche hin abgehört, die entstehen, wenn das Blut durch verengte Arterien fließ.

Die Netzhaut des Auges wird mit einem Ophthalmoskop untersucht. ▲ Sie ist der einzige Ort des Körpers, an dem der Arzt die Auswirkungen des Bluthochdrucks auf die Arteriolen direkt sehen kann. Man geht davon aus, dass die Veränderungen an den Arteriolen der Netzhaut denen der anderen Arteriolen und Blutgefäße im Körper entsprechen, beispielsweise in den Nieren. Der Grad der Netzhautschädigung ■

sagt etwas darüber, wie schwer der Bluthochdruck die anderen Organe geschädigt hat.

Die Herztöne werden mit einem Stethoskop abgehört. Ein unnatürlicher, so genannter vierter Herzton ist eine der frühesten Folgeerscheinungen eines hohen Blutdrucks. Dieser Ton entsteht, wenn der linke Vorhof erhöhte Kraft beim Zusammenziehen aufwenden muss, um die vergrößerte und unflexibler gewordene linke Herzkammer mit Blut zu füllen.

Mittels Elektrokardiographie (EKG) ★ können Veränderungen im Herzen – besonders eine Herzvergrößerung – festgestellt werden. Im Frühstadium lässt sich diese allerdings am besten mit der Echokardiographie ● erkennen.

Urin- und Blutuntersuchungen decken eine Nierenschädigung auf. Der Gehalt an Blutzellen und Albumin (das am häufigsten im Blut vorkommende Eiweiß) im Urin kann auf eine solche Schädigung hinweisen. Symptome einer Nierenerkrankung (wie Schwäche, Appetitlosigkeit und Müdigkeit) treten gewöhnlich erst dann auf, wenn die Schädigung der Nierenfunktion 70 bis 80 Prozent beträgt.

Je höher der Blutdruck und je jünger der Patient ist, desto gründlicher wird nach möglichen Ursachen geforscht, auch wenn das bei weniger als zehn Prozent der Betroffenen erfolgreich ist. Dann werden möglicherweise Röntgen- und Ultraschalluntersuchungen, eine Szintigraphie der Nieren und ihrer Blutversorgung sowie Blut- und Urinuntersuchungen gemacht, um den Gehalt an Hormonen wie Adrenalin, Aldosteron und Kortisol zu bestimmen.

Ein ungewöhnliches Fließgeräusch in den Nierenschlagadern lenkt dann z. B. den Verdacht auf eine Nierenarterienstenose (Verengung einer Arterie, die die Nieren versorgt). Die Kombination verschiedener Symptome lässt einen erhöhten Adrenalin- und Noradrenalinspiegel als Folge eines Phäochromozytoms vermuten. Ein Phäochromozytom liegt vor, wenn Stoffwechselprodukte der genannten Hormone im Urin nachgewiesen werden. Andere seltene Ursachen für Bluthochdruck können bei bestimmten Routineuntersuchungen gefunden werden. Zum Beispiel kann ein zu hoher Kaliumspiegel im Blut auf Hyperaldosteronismus hindeuten. ◆

Behandlung

Eine primäre Hypertonie kann nicht geheilt werden, aber sie kann so unter Kontrolle gebracht werden, dass keine Folgeschäden auftreten. Da Bluthochdruck selbst keine Symptome verursacht, versucht der Arzt, Behandlungen zu vermeiden, die Nebenwirkungen verursachen und

---

▲ siehe Abbildung Seite 1268   ■ siehe Seite 1297
★ siehe Seite 110   ● siehe Seite 113
◆ siehe Seite 952

BLUTDRUCKEINTEILUNG BEI ERWACHSENEN

Der Blutdruck wird nach seiner Höhe in Klassen eingeteilt. Die Behandlung richtet sich zunächst einmal danach, wie hoch der Druck ist. Wenn der systolische und der diastolische Wert in unterschiedliche Kategorien fallen, wird die höhere gewählt. Zum Beispiel wird ein Blutdruck von 160/92 der Stufe 2 zugeordnet, 150/115 jedoch zur Stufe 3.

Der optimale Blutdruck, bei dem das Risiko für Herz-Kreislauf-Erkrankungen, wie Herzinfarkt und Herzschwäche, und Schlaganfall minimal ist, liegt unter 120/80 mmHg.

KATEGORIE	SYSTOLISCHER BLUTDRUCK (MMHG)	DIASTOLISCHER BLUTDRUCK (MMHG)	EMPFOHLENE MASSNAHME
Normaler Blutdruck	Unter 130	Unter 85	Alle zwei Jahre Blutdruck kontrollieren
Hoch-normaler Blutdruck	130–139	85–89	Jedes Jahr Blutdruck kontrollieren und Lebensstiländerung
Stufe 1 (leichter) Hochdruck	140–159	90–99	Nach einem Monat Blutdruckmessung wiederholen und Lebensstiländerung
Stufe 2 (mäßiger) Hochdruck	160–179	100–109	Innerhalb eines Monats ärztliche Untersuchung
Stufe 3 (schwerer) Hochdruck	180 oder höher	110 oder höher	Je nach Gesundheitszustand sofort in die Klinik oder ärztliche Untersuchung innerhalb einer Woche

das tägliche Leben des Betroffenen beeinträchtigen. Bevor er Medikamente verschreibt, soll der Patient gewöhnlich andere Maßnahmen ergreifen.

Übergewichtigen Personen mit hohem Blutdruck wird geraten abzunehmen. Für übergewichtige Menschen mit Diabetes und hohen Cholesterinwerten ist es besonders wichtig, ihre Ernährung umzustellen, um Herz- und Kreislauferkrankungen vorzubeugen. Das Rauchen sollte eingestellt werden.

Den Konsum von Alkohol und Kochsalz einzuschränken, dabei aber ausreichend Kalzium, Magnesium und Kalium aufzunehmen, kann manchmal eine medikamentöse Behandlung überflüssig machen. Bei einem Alkoholkonsum von weniger als 30 Gramm am Tag ist der Blutdruck um 2 bis 4 mmHg niedriger. Die Kochsalzmenge sollte fünf Gramm am Tag nicht überschreiten.

Maßvolles sportliches Training ist hilfreich. Menschen mit primärer Hypertonie brauchen ihre körperliche Aktivität nicht einzuschränken, so lange ihr Blutdruck unter Kontrolle ist. Regelmäßige körperliche Bewegung kann den Blutdruck und das Gewicht senken, für eine gute Herzfunktion und allgemeines Wohlbefinden sorgen ▲.

Für Hochdruckpatienten ist es hilfreich, regelmäßig den Blutdruck zu Hause zu messen.

Behandlung mit Medikamenten: Arzneimittel, die für die Behandlung von hohem Blutdruck bestimmt sind, werden Antihypertensiva oder Antihypertonika genannt. Mit der großen Auswahl von Antihypertensiva lässt sich bei fast allen Menschen der Bluthochdruck wirksam behandeln. Allerdings muss die Therapie auf die Bedürfnisse des Einzelnen abgestimmt sein. Sie ist am wirkungsvollsten, wenn Patient und Arzt bei der Therapie zusammenarbeiten.

Die Behandlung von Bluthochdruck muss auch

▲ siehe Seite 31

℞ ARZNEIMITTEL BEI BLUTHOCHDRUCK

GRUPPE	ARZNEISTOFF	UNERWÜNSCHTE WIRKUNG (AUSWAHL)
Diuretika		
Schleifendiuretika	Furosemid, Torasemid	Kalium- und Magnesiumverlust, vorübergehender Anstieg des Blutzuckers und des Cholesterinspiegels, erhöhte Harnsäurewerte, Potenzstörungen, Verdauungsbeschwerden
Kalium sparende Diuretika	Amilorid, Spironolakton, Triamteren	Bei allen drei Wirkstoffen hohe Kaliumwerte und Verdauungsbeschwerden
Durch Spironolakton kann sich bei Männern die Brust vergrößern (Gynäkomastie), Zyklusstörungen bei Frauen
Adrenozeptorenblocker		
Alpha-1-Rezeptorenblocker	Doxazosin, Prazosin, Terazosin	Kurze Bewusstlosigkeit nach der ersten Einnahme, Herzrasen (Palpitation), Schwindel, niedriger Blutdruck im Stehen (orthostatische Hypotonie), Wasseransammlungen im Gewebe (Ödeme)
Betablocker	Acebutolol, Atenolol, Betaxolol, Bisoprolol, Carteolol, Metoprolol, Nadolol, Penbutolol, Pindolol, Propranolol	Verkrampfungen der Atemwege (Bronchospasmus), sehr niedrige Herzfrequenz (Bradykardie), Herzschwäche, Verschleierung der Unterzuckerungssymptome bei Diabetes, Durchblutungsstörungen der peripheren Blutgefäße, Schlaflosigkeit, Müdigkeit, Atemnot, Depressionen, Raynaud-Krankheit, wirre Träume, Halluzinationen, Potenzstörungen
Bei einigen Betablockern kann der Triglyzeridspiegel steigen
Alpha-Beta-Blocker	Carvedilol, Labetalol	Niedriger Blutdruck im Stehen und Verkrampfung der Atemwege
Zentral wirkende Antisympathotonika		
	Clonidin, Methyldopa	Schläfrigkeit, Mundtrockenheit, Müdigkeit, sehr niedrige Herzfrequenz, Hochschnellen des Blutdrucks beim Absetzen des Medikaments (außer bei Methyldopa), Potenzstörungen
Durch Methyldopa Depressionen, niedriger Blutdruck im Stehen, Lebererkrankungen, Autoimmunkrankheiten
ACE-Hemmer		
	Benazepril, Captopril, Enalapril, Fosinopril, Lisinopril, Perindopril, Quinapril, Ramipril, Trandolapril	Husten (bis zu 20 Prozent), niedriger Blutdruck, erhöhter Kaliumspiegel, Ausschlag, Angioödem (Schwellung von Gesicht, Lippen, Luftröhre; behinderte Atmung), in der Schwangerschaft Schädigung des ungeborenen Kindes

℞ ARZNEIMITTEL BEI BLUTHOCHDRUCK (Fortsetzung)

GRUPPE	ARZNEISTOFF	UNERWÜNSCHTE WIRKUNG (AUSWAHL)
Angiotensin-II-Blocker		
	Candesartan, Eprosartan, Irbesartan, Losartan, Telmisartan, Valsartan	Schwindel, erhöhter Kaliumspiegel, Angioödem (selten), in der Schwangerschaft Schädigung des ungeborenen Kindes
Kalziumantagonisten		
Dihydropyridine	Amlodipin, Felodipin, Isradipin, Nicardipin, Nifedipin (nur Präparate mit verzögerter Wirkstofffreisetzung), Nisoldipin	Schwindel, geschwollene Knöchel, Hitzewallungen, Kopfschmerzen, Sodbrennen, Zahnfleischschwellungen, Herzklopfen (Tachykardie)
Nondihydropyridine	Diltiazem (nur Präparate mit verzögerter Wirkstofffreisetzung), Verapamil	Kopfschmerzen, Schwindel, Hitzewallungen, Wasseransammlungen, Herzrhythmusstörungen (einschließlich Herzblock), sehr niedrige Herzfrequenz (Bradykardie), Herzschwäche, Zahnfleischschwellungen Durch Verapamil Verstopfung
Vasodilatatoren		
	Hydralazin, Minoxidil	Kopfschmerzen, Herzklopfen (Tachykardie), Wasseransammlungen

berücksichtigen, welche Krankheiten der Betroffene sonst noch hat. Für die meisten ist das Ziel, den diastolischen Wert auf 70 mmHg zu senken. Bei Menschen mit koronarer Herzerkrankung oder Angina pectoris sollte der diastolische Wert nicht unter 80 mmHg liegen. Bei Diabetikern liegt der optimale Wert unter 130/80 mmHg. Für ältere Menschen gilt als Ziel ein Wert unter 140/90 mmHg.

Die verschiedenen Medikamente senken den Blutdruck auf unterschiedliche Weise; deshalb sind verschiedene Behandlungsstrategien möglich. Üblicherweise wird zunächst ein Hochdruckmittel angewendet und ein weiteres wird hinzugenommen, wenn dies nötig ist. Möglich ist auch, dass von einem Medikament, das den Druck nicht ausreichend senkt, zu einem anderen gewechselt wird. Bei der Auswahl des Arzneimittels werden Alter des Betroffenen, die Höhe des Blutdrucks und Erkrankungen wie Diabetes oder Fettstoffwechselstörungen berücksichtigt. Außerdem wird auf Nebenwirkungen geachtet, die von Medikament zu Medikament variieren.

Die meisten Menschen vertragen die blutdrucksenkenden Arzneimittel gut. Unerwünschte Wirkungen sollten dem Arzt mitgeteilt werden, damit die Dosis angepasst oder ein anderes Medikament verordnet werden kann. Blutdruckmittel müssen normalerweise dauerhaft eingenommen werden.

Ein **Thiaziddiuretikum** ist oft das erste Medikament, mit dem der Bluthochdruck behandelt wird. Diuretika regen die Nieren an, Salz und Wasser auszuscheiden; dadurch verringert sich die Flüssigkeitsmenge im Körper und der Blutdruck sinkt. Außerdem erweitern sie die Blutgefäße. Da durch Thiaziddiuretika vermehrt Kalium mit dem Urin ausgeschieden wird, muss zusätzlich Kalium zugeführt werden. Es können auch Diuretika verordnet werden, die die Kaliumausscheidung nicht erhöhen oder zusätzlich solche, die den Kaliumgehalt im Blut sogar steigern (Kalium sparende Diuretika). Gewöhnlich werden Kalium sparende Diuretika nicht allein gegeben, da sie den Blutdruck nicht so wirkungsvoll senken wie Thiaziddiuretika. Lediglich Spironolakton wird manchmal als alleiniges Mittel verordnet. Diuretika sind besonders geeignet für ältere Menschen, übergewichtige und solche mit Herzschwäche und Nierenerkrankung.

Adrenozeptorenblocker: Dazu gehören Alpha-1-Rezeptorenblocker, Betablocker und peripher wirkende Antisympathotonika. Diese Arzneimittel blockieren Rezeptoren im sympathischen Nervensystem, das auf Stress reagiert und den Blutdruck erhöht. Betablocker werden aus dieser Gruppe am häufigsten eingesetzt. Sie eignen sich besonders für jüngere Menschen, solche nach einem Herzinfarkt, bei erhöhter Herzfrequenz und Angina pectoris (Brustschmerzen als Folge einer verminderten Blutversorgung des Herzmuskels) und zur Migränevorbeugung. Bei älteren Menschen kann das Risiko für Nebenwirkungen erhöht sein.

Zentral wirkende Antisympathotonika senken den Blutdruck auf ähnliche Weise. Indem sie gewisse Rezeptoren im Hirnstamm stimulieren, hemmen sie die Reaktionen des sympathischen Nervensystems. Diese Medikamente werden heutzutage nur noch selten verordnet.

ACE-Hemmer (ACE = Angiotensin-Converting Enzym) senken den Blutdruck teilweise dadurch, dass sie die Arteriolen weiten. Dies gelingt, indem sie die Bildung von Angiotensin II hemmen, das die Arteriolen kontrahieren lässt. ACE-Hemmer blockieren insbesondere die Umwandlung von Angiotensin I zu Angiotensin II. ▲ Diese Medikamente sind sehr gut geeignet für Menschen mit koronarer Herzkrankheit und Herzschwäche, jüngere Menschen, solche mit Eiweiß im Urin als Folge einer chronischen Nierenerkrankung und einer Nierenschädigung infolge von Diabetes, sowie für Männer, die mit anderen blutdrucksenkenden Mittel sexuelle Funktionsstörungen entwickeln.

Angiotensin-II-Blocker: Sie senken den Blutdruck auf ähnliche Weise wie die ACE-Hemmer, allerdings blockieren sie direkt das Angiotensin II und verhindern dadurch, dass sich die Arteriolen zusammenziehen. Durch diese unmittelbare Wirkung können weniger Nebenwirkungen auftreten.

Kalziumantagonisten (Kalziumkanalblocker) erweitern die Arteriolen auf andere Weise. Sie sind besonders zu empfehlen bei älteren Menschen, Angina pectoris und bestimmten Arten von erhöhter Herzfrequenz. Es gibt Kalziumantagonisten mit kurzer und langer Wirkungsdauer.

Vasodilatatoren: Sie erweitern die Blutgefäße auf andere Art. Ein Medikament dieser Gruppe wird kaum je allein gegeben, sondern mit einem anderen Mittel kombiniert, wenn dieses den Blutdruck nicht hinreichend senken kann.

Behandlung der sekundären Hypertonie

Wenn möglich, wird die Ursache des hohen Blutdrucks behandelt. Wird eine Nierenerkrankung behoben, kann sich der Blutdruck wieder normalisieren oder zumindest so weit sinken, dass die Hochdruckbehandlung gelingt. Eine verengte Nierenschlagader kann mit einem Ballonkatheter geweitet werden (Angioplastie). ■

Eine verschlossene Nierenarterie kann mit einem Bypass umgangen werden.

Ein Phäochromozytom wird normalerweise operativ entfernt ★.

Blutdruckentgleisung und Notfallbehandlung

Eine Blutdruckentgleisung wird mit Clonidin behandelt.

Ein entgleister Blutdruck im Zusammenhang mit maligner Hypertonie oder Hypertensionsenzephalopathie muss schnellstens gesenkt werden. Dazu wird Nitroprussid-Natrium intravenös gespritzt.

Prognose

Ein unbehandelter Bluthochdruck erhöht das Risiko für Herzschwäche, Herzinfarkt und plötzlichen Herztod, für Nierenversagen und Schlaganfall. Hoher Blutdruck ist der wichtigste Risikofaktor für Schlaganfall und neben dem Rauchen und erhöhten Blutfettwerten einer der Risikofaktoren für Herzinfarkt, die sich durch den Lebensstil beeinflussen lassen. Eine blutdrucksenkende Behandlung verringert die Gefahr für Schlaganfall und Herzschwäche. Sie kann auch das Risiko für Herzinfarkt senken – wenn auch nicht in gleichem Maße.

▲ siehe Abbildung Seite 121

■ siehe Abbildung Seite 197

★ siehe Seite 953

KAPITEL 23

Niedriger Blutdruck

Von niedrigem Blutdruck (Hypotonie) spricht man dann, wenn er so niedrig ist, dass Symptome wie Schwindel und Ohnmacht auftreten.

Normalerweise hält der Körper den Druck in den Arterien konstant in einem engen Bereich. Wenn der Blutdruck steigt, kann er Blutgefäße schädigen und sogar reißen lassen; dadurch kann es zu Blutungen und anderen Komplikationen kommen. Ist der Blutdruck zu niedrig, werden nicht alle Körperregionen ausreichend mit Blut versorgt. Zellen erhalten dann nicht genügend Sauerstoff und Nährstoffe, und anfallende Abbauprodukte können nicht entsorgt werden. Dennoch ist ein niedriger Blutdruck weniger problematisch als ein hoher. Gesunde Menschen mit einem niedrig normalen Blutdruck haben tendenziell eine höhere Lebenserwartung als solche mit erhöhtem Blutdruck.

Der Körper kontrolliert den Blutdruck mit verschiedenen Regulationsmechanismen ▲. Die Venen und die kleinen Arterien (Arteriolen) können ihren Durchmesser verändern, das Pumpvolumen des Herzens (Auswurffraktion) kann sich verändern, ebenso das Blutvolumen in den Gefäßen. Diese Faktoren normalisieren den Blutdruck, wenn er während körperlicher Bewegung oder im Schlaf steigt oder fällt.

Die Venen können sich erweitern (Vasodilatation) und verengen, um ihr Fassungsvermögen zu verändern. Wenn sich die Venen zusammenziehen (Vasokonstriktion), fließt mehr Blut in die Arterien und der Blutdruck steigt. Erweitern sich die Venen, können sie mehr Blut fassen, es fließt weniger in die Arterien; der Blutdruck sinkt.

Die Arteriolen können sich ebenfalls weiten und zusammenziehen. Je stärker sie sich verengen, desto größeren Widerstand muss das Blut überwinden und umso höher steigt der Blutdruck. Wenn sich die Arteriolen verengen, steigt der Blutdruck, weil mehr Druck nötig ist, das Blut durch die verengten Gefäße zu pressen. Umgekehrt verringert eine Erweiterung der Arteriolen den Widerstand, der dem Blut entgegengesetzt wird; der Blutdruck sinkt.

Je mehr Blut das Herz pro Minute pumpt (je größer also die Auswurffraktion ist), desto höher steigt der Blutdruck – solange der Widerstand in den Arterien dabei konstant bleibt. Der Organismus kann die Blutmenge verändern, die das Herz pro Minute pumpt, indem er die Herzfrequenz verringert oder beschleunigt oder den Herzmuskel schwächer oder stärker kontrahieren lässt.

Je größer das Blutvolumen in den Gefäßen, desto höher ist der Blutdruck – solange der Widerstand in den Arterien konstant bleibt. Um das Blutvolumen zu vergrößern oder zu verringern, können die Nieren den Flüssigkeitshaushalt mithilfe der Urinausscheidung regulieren.

Diesen Mechanismus bewirken die so genannten Barorezeptoren. Sie befinden sich in den Arterien und kontrollieren den Blutdruck. Die Rezeptoren im Bereich der Hals- und Brustarterien sind besonders wichtig. Wenn sie eine Blutdruckveränderung registrieren, aktivieren sie den Regulationsmechanismus. Nerven übertragen die Signale der Sensoren und des Gehirns auf verschiedene Organe, die den Regulationsmechanismus steuern:

- Das Herz erhält Signale, die Geschwindigkeit und Stärke seiner Schläge zu verändern (dies verändert das Pumpvolumen). Das reguliert den Blutdruck sehr schnell.
- Die Arteriolen erhalten den Befehl, sich zusammenzuziehen oder sich zu weiten; dies ändert den Widerstand in den Blutgefäßen.
- Den Venen wird signalisiert, sich zusammenzuziehen oder sich zu weiten; dies verändert ihr Fassungsvermögen für Blut.
- Die Nieren werden angeregt, die auszuscheidende Flüssigkeitsmenge zu verändern; dies verändert das Blutvolumen in den Gefäßen. Bis diese Korrektur greift, dauert es relativ lange; dieser Mechanismus ist der langsamste, um den Blutdruck zu regulieren.

Wenn beispielsweise jemand blutet, verringert sich das Blutvolumen und der Blutdruck sinkt. Der Regulationsmechanismus verhindert nun, dass der Druck zu stark abfällt: Die Herzfrequenz nimmt zu, das Herz pumpt mehr Blut. Die Venen ziehen sich zusammen und verringern ihr Fassungsvermögen. Die Arteriolen verengen sich ebenfalls und erhöhen ihren

▲ siehe Seite 119

URSACHEN FÜR NIEDRIGEN BLUTDRUCK

VERÄNDERUNGEN IM REGULATIONS-MECHANISMUS	URSACHEN
Verminderung der Auswurffraktion	Herzrhythmusstörungen Verletzung des Herzmuskels oder Fehlfunktion (z. B. nach einem Herzanfall oder einer Virusinfektion)
	Erkrankung einer Herzklappe
	Lungenembolie
Weitstellung der Blutgefäße	Alkohol Einige Antidepressiva, beispielsweise Amitriptylin
	Blutdrucksenkende Medikamente (wie Kalziumantagonisten, ACE-Hemmer und Angiotensin-II-Blocker)
	Nitrate
	Bakterielle Infektionen
	Aufenthalt in Hitze
	Nervenschädigungen (zum Beispiel bei Diabetes, Amyloidose oder Verletzungen der Wirbelsäule)
Verminderung des Blutvolumens	Durchfälle
	Diuretika (wie Furosemid und Hydrochlorothiazid)
	Starke Blutungen
	Heftiges Schwitzen
	Extreme Harnausscheidung (häufig bei unbehandeltem Diabetes und Addison-Krankheit)
Störung der Blutdruck-Kontrollzentren im Gehirn	Alkohol
	Antidepressiva
	Blutdrucksenkende Mittel wie Methyldopa und Clonidin
	Barbiturate
Störung des vegetativen Nervensystems	Amyloidose
	Diabetes
	Multisystematrophie (Shy-Drager-Syndrom)
	Parkinson-Krankheit

Widerstand. Sobald die Blutung gestillt ist, tritt Flüssigkeit aus dem Gewebe in die Blutgefäße über und reguliert so das Blutvolumen und den Blutdruck. Die Nieren scheiden weniger Urin aus. Dadurch erhalten sie dem Körper Flüssigkeit, um die Gefäße aufzufüllen. Bei Bedarf produzieren das Knochenmark und die Milz neue Blutzellen, bis das normale Blutvolumen wieder erreicht ist.

Doch diesen Regulationsmechanismen sind Grenzen gesetzt. Wenn z. B. jemand in kurzer Zeit eine große Menge Blut verliert, können sie nicht schnell für Ausgleich sorgen und der Blutdruck fällt.

Ursachen

Erkrankungen und Arzneimittel können den Regulationsmechanismus des Körpers beeinträchtigen, sodass der Blutdruck trotz allem fallen kann. Zum Beispiel kann die Auswurffraktion infolge einer Herzerkrankung, wie einem Herzinfarkt, reduziert sein, desgleichen bei einer Erkrankung der Herzklappen, einer stark erhöhten Herzfrequenz (Tachykardie), sehr langsamem Herzschlag (Bradykardie) und Herzrhythmusstörungen. Dies alles beeinträchtigt das Pumpvermögen des Herzens. Die Arteriolen können sich bei einer Infektion mit Bakterien weiten. Das Blutvolumen kann als Folge von Flüssigkeitsmangel, Blutungen und Nierenerkrankungen abnehmen. Bei einigen Krankheiten lässt die Fähigkeit der Nieren nach, Flüssigkeit zurückzuhalten; dann werden mit dem Urin große Flüssigkeitsmengen ausgeschieden. (Umgekehrt kann es zu Nierenversagen kommen, bei dem die Nieren keine Flüssigkeit mehr aus den Blutgefäßen abziehen; dann vergrößert sich das Blutvolumen in den Adern und führt zu Bluthochdruck.) Durch eine Nervenschädigung kann die Signalübertragung zwischen den Blutdrucksensoren und den Organen gestört sein; dann funktioniert der Regulationsmechanismus nicht richtig. Schließlich verlangsamen sich alle Reaktionsabläufe im Körper mit zunehmendem Alter.

Symptome

Ein niedriger Blutdruck beeinträchtigt gewöhnlich zunächst das Gehirn, weil es sich ganz oben im Körper befindet und das Blut die Schwerkraft überwinden muss, um in den Kopf zu steigen. Aus diesem Grund fühlen sich die meisten Menschen mit niedrigem Blutdruck im Stehen schwindlig oder benommen, manche werden sogar ohnmächtig. Wer bewusstlos ist, fällt zu Boden und bringt das Gehirn auf die gleiche

Ebene wie das Herz. Dann kann das Blut das Gehirn wieder erreichen und es vor Schaden bewahren. Dennoch kommt es bei extrem niedrigem Blutdruck hin und wieder vor, dass das Gehirn geschädigt wird.

Gelegentlich treten durch niedrigen Blutdruck Atemnot und Brustschmerzen auf, weil der Herzmuskel nicht mehr genügend mit Blut versorgt wird (Angina pectoris).

Wenn der Blutdruck zu tief absinkt und so niedrig bleibt, beginnen die Organe zu versagen; dieses heißt Kreislaufschock ▲.

Eine Erkrankung, die den Blutdruck senkt, kann viele Symptome hervorrufen, die an sich keine Folge von niedrigem Blutdruck wären. Ein Beispiel ist Fieber bei Infektionen.

Manchmal kommt es zu Störungen, wenn der Regulationsmechanismus versucht, niedrigen Blutdruck auszugleichen. Beispielsweise fließt weniger Blut in die Haut und in Hände und Füße, wenn sich die Arteriolen zusammenziehen. Die Bereiche werden dann kalt und färben sich blau. Wenn das Herz schneller und kräftiger schlägt, kann sich Herzrasen einstellen.

Ohnmacht

Eine Ohnmacht (Synkope) ist eine plötzliche kurze Bewusstlosigkeit.

Gewöhnlich ist eine Ohnmacht das Zeichen, dass das Gehirn aufgrund eines vorübergehenden Blutmangels nicht genügend mit Sauerstoff und Nährstoffen versorgt ist. Die Blutzufuhr zum Gehirn kann beeinträchtigt sein, wenn der Körper dem Absinken des Blutdrucks nicht schnell genug gegensteuern kann.

Ursachen

Wenn das Herz nicht genügend Blut pumpen kann, um den Blutdruck stabil zu halten, kann es zu einer Ohnmacht kommen. Zum Beispiel können Herzrhythmusstörungen und eine beschädigte Herzklappe die Pumpfähigkeit einschränken. Menschen mit solchen Erkrankungen fühlen sich im Ruhezustand wohl. Wenn sie sich körperlich belasten, wird ihnen jedoch schwindlig oder sie fallen in Ohnmacht, weil das zu schwach pumpende Herz den erhöhten Sauerstoffbedarf des Körpers nicht ausreichend deckt. Diese Art Ohnmacht heißt Effort- oder DaCosta-Syndrom. Menschen mit dieser Erkrankung können auch nach körperlicher Belastung ohnmächtig werden. Während sie sich bewegen, kann der schnellere Herzschlag die Pumpleistung des Herzens so weit erhöhen, dass der Blutdruck gerade noch aufrecht erhalten wird. Hört die körperliche Belastung auf, verlangsamen sich die Herzfrequenz und das Blutvolumen nimmt ab. Die Gefäße in den Muskeln, die sich während der Bewegung geweitet haben, bleiben jedoch weit gestellt. Die Abnahme der vom Herzen gepumpten Blutmenge führt in Verbindung mit den nach wie vor erweiterten Arteriolen und Venen zu einem Blutdruckabfall und möglicherweise zur Ohnmacht.

Eine Herzmuskelerkrankung, die hypertrophische Kardiomyopathie ■, kann bei körperlicher Belastung ebenfalls zur Ohnmacht führen. Diese Krankheit kann sowohl bei jungen wie älteren Menschen auftreten, vor allem bei solchen mit hohem Blutdruck. Unbehandelt kann sie zum Tod führen.

Bei zu geringem Blutvolumen kann man das Bewusstsein verlieren. Eine nahe liegende Ursache sind starke Blutungen. Ohnmacht kann auch durch Austrocknung (Dehydration) ausgelöst werden, z.B. bei Durchfall, extremem Schwitzen, geringer Flüssigkeitszufuhr und starker Harnausscheidung (eine Folge von Diabetes mellitus ★ oder der Addison-Krankheit ●). Ältere Menschen erleiden durch die Einnahme von Diuretika oft eine Dehydrierung, besonders bei warmem Wetter und wenn der Körper bei einer Krankheit nicht genug Wasser zurückhalten kann oder durch Trinken nicht ausreichend aufgenommen werden kann. (Diuretika regen die Nieren an, Salz und Wasser auszuscheiden. Dadurch nimmt die Flüssigkeitsmenge im Körper ab.)

Eine Ohnmacht kann auch durch Stimulation des Vagusnervs eintreten, der Hals, Brust und den Magen-Darm-Trakt versorgt. Wird dieser Nerv angeregt, verlangsamt sich der Herzschlag, es tritt Übelkeit auf, die Haut wird kalt, man fröstelt. Diese Art von Ohnmacht nennt man vasovagale Synkope. Stimuliert wird der Vagusnerv durch Schmerzen, wie Darmkrämpfe, durch Angst, Aufregung, Erbrechen, starken Stuhlgang und Wasserlassen. Tritt die Ohnmacht während oder nach dem Wasserlassen auf, heißt das Miktionssynkope. Selten tritt eine Ohnmacht auf, wenn sich jemand heftig verschluckt und so den Vagusnerv reizt.

Große körperliche Anstrengung kann verhindern, dass genügend Blut zum Herzen zurückfließt – auch das kann zu einer Ohnmacht füh-

---

▲ siehe Seite 135   ■ siehe Seite 148
★ siehe Seite 954   ● siehe Seite 948

ren. Auf einer solchen Anstrengung beruht eine Ohnmacht, die bei starkem Husten, nach dem Wasserlassen, nach Stuhlgang und beim Verschlucken auftritt. Männer, die sich aufgrund einer vergrößerten Prostata beim Entleeren ihrer Blase anstrengen müssen, sind besonders gefährdet. Wenn eine Ohnmacht beim Heben von Gewichten auftritt (Gewichthebersynkope), liegt das daran, dass der Betreffende nicht ausreichend geatmet hat.

Manche Menschen werden ohnmächtig, wenn sie sich aus dem Liegen schnell aufsetzen oder aufstehen (orthostatische Synkope). Besonders häufig kommt dies bei älteren Menschen vor und beruht auf einer orthostatischen Hypotonie. ▲ Hierbei kann vor allem der Regulationsmechanismus, der für die Kontraktion der Blutgefäße und die Beschleunigung der Herzfrequenz zuständig ist, den Blutdruck nicht mehr normalisieren. Eine verwandte Form von Ohnmacht, die Exerzierplatzsynkope, kann eintreten, wenn jemand bei heißen Temperaturen lange Zeit still stehen muss. Wenn nämlich die Beinmuskeln nicht bewegt werden, wird das Blut nicht zum Herzen zurückgepumpt. Als Folge bleibt es in den Beinvenen und der Blutdruck fällt.

Bei älteren Menschen kann eine Ohnmacht nach dem Essen auftreten (postprandiale Hypotonie ■).

Kurze Bewusstlosigkeit kann auch bei sehr schnellem Atmen (Hyperventilation) eintreten, beispielsweise infolge einer Angst- oder Panikattacke. Diese Art Ohnmacht nennt man Hyperventilationssynkope. Bei sehr schnellem Atmen wird dem Körper viel Kohlendioxid entzogen. Die Gefäße im Gehirn ziehen sich bei Kohlendioxidmangel zusammen und man wird schwindelig oder ohnmächtig.

Selten kann eine Ohnmacht nach einem leichten Schlaganfall eintreten, wenn ein Teil des Gehirns plötzlich nicht mehr durchblutet wird. Dies passiert meist bei älteren Menschen. Viele andere Erkrankungen können ebenfalls zu einer Ohnmacht führen, wie etwa ein Mangel an roten Blutkörperchen (Anämie), Lungenkrankheiten, ein niedriger Blutzuckerspiegel (Hypoglykämie) und Diabetes, insbesondere wenn auch der Regulationsmechanismus gestört ist.

Auch Medikamente können eine Ohnmacht auslösen. Dazu gehören solche, mit denen hoher Blutdruck, Angina pectoris und Herzschwäche behandelt werden. Diese Arzneimittel müssen sehr genau dosiert werden, damit der Blutdruck nicht zu stark abfällt.

Symptome

Benommenheit und Schwindel können einer Ohnmacht vorangehen, besonders wenn der Betreffende lange steht. Ist die Person umgefallen, steigt der Blutdruck, teilweise auch, weil der Betroffene dann liegt, das Blut zum Gehirn fließen kann und damit die Ursache der Ohnmacht beseitigt ist. Steht die Person allerdings zu rasch auf, kann sie erneut ohnmächtig werden.

Sind Herzrhythmusstörungen schuld, tritt die Ohnmacht gewöhnlich plötzlich auf und endet ebenso schnell. Manchmal hat der Betroffene starkes Herzklopfen, bevor er das Bewusstsein verliert.

Die vasovagale Synkope kann beim Aufsetzen oder Aufstehen auftreten. Vorläufer sind oft Übelkeit, Schwächegefühl, Gähnen, Sehstörungen und Schweißausbrüche. Die Haut fühlt sich kühl und feucht an. Das Gesicht wird geisterhaft bleich, der Puls schlägt sehr langsam und der Betreffende fällt in Ohnmacht.

Eine Ohnmacht, die sich allmählich durch Warnsignale ankündigt und nur allmählich vergeht, lässt Störungen im Blut vermuten, etwa einen niedrigen Zuckerspiegel (Hypoglykämie) oder einen Mangel an Kohlendioxid (Hypokapnie). Einer Hypokapnie geht oft ein Gefühl wie von Nadelstichen in den Fingerspitzen und im Bereich der Lippen voraus.

Diagnose

Der Arzt wird versuchen, den Grund für die Ohnmachten zu finden, da einige Ursachen gefährlich sein können. Zum Beispiel können Herzrhythmusstörungen und eine Verengung der Aortenklappe (Aortenklappenstenose) tödlich verlaufen, während andere Ursachen weniger beunruhigend sind.

Anhaltspunkte für die Diagnose sind die Umstände, unter denen die Ohnmacht eingetreten ist, eventuelle Warnsignale vorher und die Dauer der Erholung. Hilfreich können die Aussagen von Personen sein, die Zeugen der Bewusstlosigkeit gewesen sind. Außerdem muss der Arzt um vorhandene Krankheiten und die Medikamente wissen, die der Betroffene einnimmt.

Ist die Ohnmacht in einer Stresssituation aufgetreten oder hat sie sich durch Symptome einer vasovagalen Synkope angekündigt (Übelkeit, Schweißausbruch, kalte Haut, Blässe), ist sie meistens nicht sehr bedrohlich; aufwändige Untersuchungsverfahren und Behandlungen sind dann selten notwendig.

▲ siehe Seite 133   ■ siehe Seite 135

Mit einem Elektrokardiogramm (EKG) kann eine möglicherweise zugrunde liegende Herzerkrankung festgestellt werden. Ein Langzeit-EKG kann nötig sein, um die Ursache für die Bewusstlosigkeit zu finden. Dabei trägt der Betroffene ein kleines batteriebetriebenes Gerät (Holter-Monitor) am Körper, das die Herzströme 24 Stunden und länger aufzeichnet, während er den üblichen Tätigkeiten nachgeht ▲. Wenn eine Herzrhythmusstörung mit einem Ohnmachtsanfall zusammentrifft, ist er höchstwahrscheinlich – aber nicht unbedingt – die Ursache für die Bewusstlosigkeit.

Weitere Untersuchungen, beispielsweise mit Ultraschall ■, können Fehler in der Herzstruktur oder -funktion aufdecken. Anhand von Bluttests lässt sich eine eventuelle Unterzuckerung und eine Blutarmut feststellen.

Verliert jemand bei einem epileptischen Anfall ★ das Bewusstsein, handelt es sich nicht um eine normale Ohnmacht; Ursache und Behandlung sind hier anders. Um herauszufinden, ob es sich um diese oder eine andere Form von Bewusstlosigkeit handelt, wird ein Elektroenzephalogramm (EEG) gemacht, das die elektrischen Ströme des Gehirns misst. ● Außerdem kehrt das Bewusstsein nach einem epileptischen Anfall nur langsam zurück. Danach fühlt sich der Betreffende noch mindestens zehn Minuten stark benommen.

Um eine vermutete Ursache zu bestätigen, lässt der Arzt unter Umständen die Ohnmacht unter sicherer Betreuung nachstellen. Zum Beispiel muss der Patient schnell und tief atmen. Oder der Arzt drückt leicht auf den Karotissinus (ein Teil der Hauptschlagader mit Sensoren zur Überwachung des Blutdrucks), während der Herzschlag im Elektrokardiogramm (EKG) aufgezeichnet wird.

Auf diese Weise wird vorübergehend der Blutdruck innerhalb des Karotissinus erhöht, was dem Körper den Eindruck vermittelt, der Blutdruck habe sich im ganzen Körper erhöht. Der Sinusknoten sendet daraufhin Signale an das Gehirn, um den Blutdruck zu senken; daraufhin fällt der Patient in Ohnmacht.

Der Kipptisch-Test ◆ wird häufig angewendet, um die Ursachen einer Ohnmacht zu bestimmen. Der Patient wird auf eine motorisierte Tischplatte geschnallt, die ihn aus der Rückenlage in eine fast stehende Position hoch kippt. In dieser Position muss er 45 Minuten lang verharren. Dabei werden der Blutdruck und die Herzfrequenz ununterbrochen beobachtet. Fällt der Blutdruck während dieser Zeit nicht, bekommt der Patient ein Medikament, das das Herz stimuliert, und der Test wird wiederholt. Mit dem Wirkstoff reagiert der Körper empfindlicher auf den Test.

Behandlung

Gewöhnlich kehrt das Bewusstsein wieder, wenn der Betroffene flach liegt. Liegen die Beine etwas höher, beschleunigt dies die Erholung, weil dadurch das Blut besser zurück zum Herzen und Gehirn strömen kann. Wenn sich der Betroffene dann aber zu rasch aufsetzt, aufstützt oder in eine aufrechte Position gebracht wird, kann eine erneute Ohnmacht folgen. Deshalb sollte er so lange liegen bleiben, bis er sich völlig erholt hat.

Bei einer zu langsamen Herzfrequenz kann ein Herzschrittmacher eingesetzt werden, der dem Herzen die Impulse gibt, damit es normal schlägt ▼. Eine zu schnelle Herzfrequenz lässt sich mit Medikamenten drosseln, besonders mit Betablockern wie Atenolol und Metoprolol. Ein Defibrillator kann implantiert werden, um Herzrhythmusstörungen zu beheben, sobald sie auftreten. ▶ Andere Ursachen einer Ohnmacht – wie Unterzuckerung und Blutarmut – können medikamentös behandelt werden. Ist das Blutvolumen zu gering, kann fehlende Flüssigkeit intravenös zugeführt werden. Bei einer Erkrankung der Herzklappen ist unter Umständen eine Operation nötig.

Orthostatische Hypotonie

Bei der orthostatischen Hypotonie fällt der Blutdruck stark ab, wenn die Person aufsteht; dabei wird das Gehirn nicht mehr ausreichend mit Blut versorgt. Die Folge sind Schwindelgefühl und Ohnmacht.

Diese Störung kommt besonders häufig bei älteren Menschen vor.

Bei der orthostatischen Hypotonie kann der Körper den Blutdruck nicht rasch genug an Veränderungen anpassen. Wenn jemand beispielsweise zu schnell aufsteht, bleibt etwa ein halber Liter Blut in den Venen der Beine und im Unterkörper zurück. Dadurch ist die Menge Blut verringert, die zum Herzen zurück und aus ihm wieder heraus gepumpt wird, und der Blutdruck

▲ siehe Abbildung Seite 112   ■ siehe Seite 113
★ siehe Seite 478   ● siehe Seite 428
◆ siehe Seite 112
▼ siehe Abbildung Seite 156   ▶ siehe Seite 153

fällt. Normalerweise antwortet der Körper darauf sofort mit einem Blutdruckanstieg: Das Herz schlägt schneller und kräftiger, um die ausgepumpte Blutmenge zu erhöhen, und die Arteriolen ziehen sich zusammen, um den Kreislaufwiderstand zu verstärken. ▲ Wenn diese Regulationsmechanismen nicht oder zu langsam funktionieren – was oft bei älteren Menschen der Fall ist – führt dies zur orthostatischen Hypotonie.

Ursachen

Die orthostatische Hypotonie wird durch Störungen der körpereigenen Blutdruckkontrolle verursacht. Hierzu gehören viele Erkrankungen, Arzneimittel und normale Alterserscheinungen.

Einige Störungen verursachen eine orthostatische Hypotonie, weil sie die Fähigkeit des Herzens beeinträchtigen, die Auswurffraktion im Stehen zu erhöhen. Dieses Problem kann auf einer Herzrhythmusstörung oder der Erkrankung einer Herzklappe beruhen. Auch im Alter verringert sich die Fähigkeit, die Herzfrequenz im Stehen zu erhöhen.

Manchmal tritt eine orthostatische Hypotonie als Folge eines verringerten Blutvolumens auf. Das kann zum Beispiel die Folge einer Hochdruckbehandlung mit Diuretika sein. Andere Ursachen für ein geringes Blutvolumen können starke Blutungen und hoher Wasserverlust durch schweres Erbrechen, Durchfälle, extremes Schwitzen und übermäßige Harnausscheidung sein (häufig bei unbehandeltem Diabetes und Addison-Krankheit). Bei älteren Menschen ist oft Flüssigkeitsmangel infolge einer Krankheit die Ursache. Kranke Menschen können ohne Hilfe unter Umständen nicht genug Flüssigkeit zu sich nehmen. Außerdem werden bei Krankheit die Beinmuskeln nicht genügend bewegt ■. Als Folge davon sammelt sich das Blut in den Beinvenen und wird nicht zurück zum Herzen gepumpt. Da diese Blutstauungen das Blutvolumen reduzieren, sinkt der Blutdruck.

Manchmal beruht die orthostatische Hypotonie auf erweiterten Arteriolen und Venen. Auch Arzneimittel, die die Arteriolen erweitern (Vasodilatatoren), können eine orthostatische Hypotonie zur Folge haben. Dazu gehören Nitrate, Kalziumantagonisten, ACE-Hemmer, Angiotensin-II-Blocker, Alpha-1-Blocker, Alkohol

und Antidepressiva. Krankheiten wie Diabetes, Amyloidose und Verletzungen der Wirbelsäule können die Nerven schädigen, die den Durchmesser der Blutgefäße regulieren. Zusätzlich können sich die Venen ausdehnen, wenn die Körpertemperatur an einem heißen Tag, in einem überhitzten Raum oder durch zu warme Kleidung ansteigt. Fieber verursacht den gleichen Effekt.

Müdigkeit, körperliche Anstrengung und eine schweren Mahlzeit, durch die sich das Blut im Verdauungstrakt sammelt, können zu einer orthostatischen Hypotonie beitragen.

Symptome und Diagnose

Menschen mit orthostatischer Hypotonie fühlen sich schwindlig, benommen und konfus, ihnen wird schwarz vor Augen, wenn sie schnell aus dem Bett oder nach längerem Sitzen aufstehen. Die Symptome verschlimmern sich bei Müdigkeit, nach körperlicher Anstrengung, Alkoholkonsum und einer schweren Mahlzeit. Eine starke Unterversorgung des Gehirns mit Blut kann zu einer Ohnmacht führen und sogar zu Krampfanfällen.

Diese Symptome lassen eine orthostatische Hypotonie vermuten. Die Diagnose bestätigt sich, wenn der Blutdruck im Stehen deutlich fällt, sich aber beim Hinlegen wieder normalisiert. Der Arzt wird versuchen die Ursache zu finden, da Behandlung und Prognose davon abhängen.

Behandlung

Selbst wenn sich die Ursache der orthostatischen Hypotonie nicht behandeln lässt, so lassen sich die Symptome doch lindern oder beheben. Beispielsweise sollten sich anfällige Personen nicht abrupt aufsetzen oder aufstehen und nicht lange Zeit still stehen. Hüftlange Stützstrümpfe zu tragen, kann Blutstauungen in den Beinvenen verringern. Nach langer Bettruhe kann es helfen, sich von Tag zu Tag etwas länger aufzusetzen.

Um das Blutvolumen normal zu halten, sollten Menschen mit orthostatischer Hypotonie reichlich Flüssigkeit, aber nur wenig oder gar keinen Alkohol zu sich nehmen.

Bei orthostatischer Hypotonie werden Sympathomimetika verordnet. Durch sie verengen sich die Blutgefäße und erhöhten sich Schlagkraft und Pumpfrequenz des Herzens ★.

▲ siehe Seite 129 ■ siehe Seite 218
★ siehe Seite 137

Niedriger Blutdruck nach dem Essen

Nach einer Mahlzeit kann der Blutdruck deutlich sinken (postprandiale Hypotonie).

Eine postprandiale Hypotonie tritt bei ungefähr einem Drittel der älteren Menschen auf, aber praktisch nie bei jüngeren. Die Störung betrifft allerdings eher Menschen mit Bluthochdruck und solche, bei denen ein Zentrum im Gehirn geschädigt ist, von dem das vegetative Nervensystem kontrolliert wird, das wiederum die Vorgänge im Innern des Körpers steuert. Beispiele solcher Krankheiten sind die Parkinson-Krankheit, Multisystematrophie (Shy-Drager-Syndrom) und Diabetes.

Der Verdauungstrakt benötigt große Mengen Blut, während die Nahrung verarbeitet wird. Wenn sich das Blut nach einer Mahlzeit in den Verdauungsorganen sammelt, beschleunigt sich die Herzfrequenz und die Gefäße in anderen Körperteilen ziehen sich zusammen, um den Blutdruck stabil zu halten. Bei einigen älteren Menschen funktioniert dieser Mechanismus jedoch nicht mehr richtig. Das Blut fließt zwar in die Verdauungsorgane, aber die Herzfrequenz erhöht sich nicht ausreichend und die Blutgefäße ziehen sich nicht genügend zusammen; der Blutdruck fällt.

Bei der postprandialen Hypotonie kann es zu Benommenheit, Schwindel und zu Stürzen kommen. Wenn eine ältere Person diese Symptome nach dem Essen bemerkt, misst der Arzt den Blutdruck vor und nach den Mahlzeiten, um zu erkennen, ob es sich um eine solche Art von Hypotonie handelt.

Bei manchen Menschen hilft es, wenn sie nach dem Essen spazieren gehen, um den Kreislauf anzuregen.

Kreislaufschock

Ein Kreislaufschock ist ein lebensbedrohlicher Zustand, bei dem der Blutdruck zu niedrig ist, um den Körper am Leben zu erhalten.

Zu einem solchen Schock kommt es, wenn der Blutdruck sehr viel stärker und für längere Zeit fällt als bei einer Ohnmacht (Synkope ▲). Bei sehr niedrigem Blutdruck werden die Körperzellen nicht mehr ausreichend mit Blut und somit nicht mit genügend Sauerstoff versorgt. Die Zellen können dabei schnell und unwiderruflich geschädigt werden und absterben; Organe wie Gehirn, Nieren, Leber und Herz hören auf, normal zu funktionieren. Schockpatienten benötigen eine sofortige Notfallbehandlung.

Ein Kreislaufschock kann verschiedene Ursachen haben: Ein zu geringes Blutvolumen, das einen Volumenmangelschock (hypovolämischer Schock) hervorruft; ungenügende Pumpleistung des Herzens führt zu einem kardiogenen Schock; auch eine extreme Erweiterung der Blutgefäße kann zu einem Schock führen. Diese Arten von Schock haben nichts zu tun mit dem psychischen Zustand, der ebenfalls Schock genannt wird und der auf starker emotionaler Erregung basiert.

Ein **geringes Blutvolumen** ist auf eine Unterversorgung des Herzens mit Blut zurückzuführen, das bei jedem Herzschlag zu wenig Blut in den Körper pumpt. Das Blutvolumen kann durch starke Blutungen, extremen Flüssigkeitsverlust und ungenügende Flüssigkeitszufuhr so gering sein. Ein hoher Blutverlust kann die Folge einer äußerlichen Blutung wie bei einem Unfall sein, oder die einer inneren Blutung, wie sie durch ein Magen- oder Darmgeschwür auftreten kann, einen Aderriss und eine durchgebrochene Eileiterschwangerschaft. Ein starker Verlust an Gewebeflüssigkeit ergibt sich bei starken Verbrennungen, einer Entzündung der Bauchspeicheldrüse (Pankreatitis), einer Perforation der

---

▲ siehe Seite 131

Darmwand, bei schweren Durchfällen, Nierenversagen und den übermäßigen Gebrauch von Schleifendiuretika, die die Urinmenge deutlich erhöhen. ▲ Zu wenig Flüssigkeit – trotz Durst – erhält der Körper, wenn jemand nicht in der Lage ist, ausreichend zu trinken und durch geistig bedingte Unfähigkeit (wie bei der Alzheimer-Krankheit).

Eine **ungenügende Pumpleistung des Herzens** kann die Blutmenge verringern, die mit jedem Herzschlag in den Körper gepumpt wird. Sie kann infolge eines Herzanfalls ■ so schwach sein, als Folge einer Lungenembolie, durch die Fehlfunktion einer Herzklappe (besonders einer künstlichen Klappe), durch einen Riss in der Herzwand (Septumdefekt) und durch Herzrhythmusstörungen (Arrhythmie).

Starke Erweiterung der Blutgefäße (Vasodilatation) erhöht die Aufnahmekapazität der Adern, sodass das Blut geringeren Widerstand überwinden muss, wenn es durchfließt. Die Blutgefäße können sich als Folge einer Kopfverletzung, eines Leberschadens, durch eine Vergiftung und Überdosierungen von Arzneimittel so stark weiten; auch eine schwere bakterielle Infektion kann schuld sein (septischer Schock ★). Die Gefäße weiten sich bei den genannten Umständen auf unterschiedliche Weise. Beispielsweise kann eine Kopfverletzung jenen Bereich im Gehirn stören, der für den Spannungszustand (Tonus) der Arterien zuständig ist; Giftstoffe oder Toxine, die von Bakterien ausgeschieden werden, können die Blutgefäße direkt erweitern.

Symptome und Diagnose

Die Symptome eines Kreislaufschocks ähneln sich, wenn dieser auf einem verringerten Blutvolumen oder auf einer schwachen Pumpleistung des Herzens beruht. Es kann mit Teilnahmslosigkeit, Schläfrigkeit und Benommenheit beginnen. Die Haut wird kalt und feucht, färbt sich oft blau oder wird bleich. Eine Druckstelle in der Haut bekommt nur langsam wieder ihre ursprüngliche Farbe. Unter der Haut wird ein bläuliches Netz von Linien sichtbar. Der Puls ist schwach und schnell, außer wenn ein zu langsamer Herzschlag den Schock ausgelöst hat. Gewöhnlich ist auch die Atmung beschleunigt, allerdings wird sie zusammen mit dem Puls immer langsamer, wenn der Tod kurz bevorsteht. Der Blutdruck fällt so weit, dass er oft mit einer Blutdruckmanschette nicht

mehr gemessen werden kann. Schließlich kann sich der Kranke nicht mehr aufsetzen, ohne bewusstlos zu werden.

Etwas anders sind die Symptome, wenn der Schock durch erweiterte Blutgefäße hervorgerufen wurde. Die Haut kann sich insbesondere am Anfang erwärmen und röten. Später jedoch, wenn die geweiteten Gefäße zum Schock geführt haben, wird die Haut kalt und klamm und der Betroffene verfällt in Lethargie.

Im Frühstadium besonders des septischen Schocks können einige Symptome fehlen oder unentdeckt bleiben, wenn nicht gezielt danach gesucht wird. Bei älteren Menschen kann das einzige Anzeichen eine Bewusstseinsstörung sein. Der Blutdruck ist dabei sehr niedrig. Es wird nur sehr wenig Urin ausgeschieden und die Abbauprodukte des Körpers sammeln sich im Blut.

Prognose und Behandlung

Unbehandelt kann ein Kreislaufschock tödlich verlaufen. Die Aussicht auf Besserung hängt von der Ursache des Schocks ab, von weiteren Erkrankungen, von der Zeit, die bis zum Behandlungsbeginn vergangen ist, und von der Art der Behandlung. Trotz aller Therapiebemühungen ist ein Schock ein sehr ernstes Ereignis, speziell bei älteren Menschen und vor allem, wenn er als Folge einer schweren Herzattacke auftritt oder wenn es sich um einen septischen Schock handelt.

Schon der erste Helfer kann viel für einen Schockpatienten tun – abgesehen davon, dass er Hilfe ruft. Der Betroffene sollte hingelegt und warm gehalten werden, die Füße etwa 30 bis 50 Zentimeter erhöht, damit das Blut zum Herzen zurückfließen kann. Blutungen müssen gestillt und die Atmung überwacht werden. Der Kopf wird zur Seite gedreht, damit der Betroffene eventuell Erbrochenes nicht einatmet. Ihm darf nichts eingeflößt werden.

Der Notarzt wird möglicherweise Sauerstoff über eine Atemmaske verabreichen oder die Atmung maschinell unterstützen. Medikamente werden intravenös gespritzt. Opioide Schmerzmittel und Beruhigungsmittel werden gewöhnlich nicht gegeben, da sie die Atmung beeinträchtigen. Um den Blutdruck zu erhöhen, kann eine so genannte Anti-Schock-Hose (MAST) eingesetzt werden, die Druck auf den Unterkörper ausübt und dadurch das Blut aus den Beinen in Richtung Herz und Gehirn befördert. Es werden große Mengen Flüssigkeit intravenös zugeführt. Flüssigkeit und Bluttransfusionen reichen manchmal nicht, die Folgen des Schocks aus-

▲ siehe Tabelle Seite 126   ■ siehe Kasten Seite 201
★ siehe Seite 1115

zugleichen; dies ist der Fall bei andauernden Blutungen und anhaltendem Flüssigkeitsverlust, bei einem schweren Herzinfarkt und wenn der Schock durch etwas ausgelöst wurde, was nichts mit dem Blutvolumen zu tun hat. Dann können Arzneimittel verabreicht werden, die die Blutgefäße verengen und den Bluttransport zum Gehirn und Herzen verbessern. Allerdings sollten solche Mittel so kurz wie möglich wirken, da sie gleichzeitig die Blutversorgung anderer Körpergewebe verringern.

Beruht der Schock auf einer schwachen Pumpleistung des Herzens, muss die Leistungsfähigkeit des Herzens wieder hergestellt werden. Die Herzfrequenz und der Herzrhythmus werden normalisiert und das Blutvolumen wird bei Bedarf vergrößert. Atropin kann die Herzfrequenz beschleunigen, andere Mittel können den Herzmuskel zu Kontraktionen anregen.

War ein Herzinfarkt die Ursache und hält der Schock auch nach der Notfallbehandlung an, kann ein Ballonkatheter in die Aorta eingeführt und dort aufgepumpt werden, um die Schock-folgen vorübergehend abzuwenden. Danach kann eine notfallmäßige Angioplastie (PTCA = perkutane transluminale koronare Angioplastie) oder eine Bypass-Operation nötig sein ▲. Dadurch wird ein verschlossenes Herzkranzgefäß frei gemacht, die PTCA kann die Pumpleistung des Herzens wieder verbessern und den Schock abwenden. Eine andere Möglichkeit ist, rasch ein Medikament zu geben, das Blutgerinnsel auflöst. Sie kommt nicht infrage, wenn sich dadurch andere Erkrankungen wie ein blutendes Magengeschwür verschlimmern können oder der Patient vor kurzem einen Schlaganfall erlitten hat.

Auch bei einem Schock infolge einer defekten Herzklappe oder bei einem Riss im Septum kann eine Operation nötig sein.

Sind sehr stark geweitete Blutgefäße die Ursache des Schocks, wird zuerst mit Medikamenten behandelt, die die Gefäße zusammenziehen, dann wird die Ursache der Erweiterung behandelt. Bei einer bakteriellen Infektion werden z. B. Antibiotika gegeben.

KAPITEL 25

Herzschwäche

Bei einer Herzschwäche (Herzinsuffizienz) pumpt das Herz nicht genügend Blut; dadurch verringert sich das Blutvolumen, das Blut staut sich in den Venen und in der Lunge, und es treten weitere Veränderungen ein, die das Herz noch mehr schwächen.

Eine Herzschwäche kann Menschen jeden Alters treffen – sogar kleine Kinder, wenn sie mit einem Herzfehler geboren wurden. Allerdings ist sie vornehmlich unter älteren Menschen verbreitet, denn diese leiden eher unter Krankheiten, die den Herzmuskel schädigen, und bei ihnen beeinträchtigten altersbedingte Veränderungen die Pumpleistung des Herzens. Etwa eine von hundert Personen leidet an einer Herzschwäche. Die Krankheit greift immer weiter um sich, da einerseits die Lebenserwartung der Menschen zunimmt, andererseits Risikofaktoren wie Rauchen, Bluthochdruck und erhöhte Blutfettwerte immer mehr Menschen betreffen.

Herzschwäche bedeutet, dass das Herz nicht mehr genug leisten kann. Diese Definition ist allerdings stark vereinfacht. Der Begriff Herzschwäche ist sehr komplex, und eine einfache Erklärung kann die vielen Ursachen, Aspekte, Krankheitsformen und Folgen nicht ausreichend beschreiben.

Das Herz hat die Aufgabe, Blut zu pumpen. Das geschieht unter zwei Gesichtspunkten: Das Herz pumpt das Blut in die Arterien, um Flüssigkeit in die Gewebe zu bringen, und es zieht das Blut aus den Venen wie eine Saugpumpe Wasser aus dem Keller, um dem Körper Flüssigkeit zu entziehen. Herzschwäche entsteht, wenn die Pumpleistung nicht mehr ausreicht. Dadurch verringert sich die Blutzufuhr in die Gewebe, und das Blut, das zum Herzen fließen soll, staut sich in den Venen. Deshalb wird eine

▲ siehe Seiten 197 und 198

Herzschwäche: Probleme beim Pumpen und Füllen

Normalerweise dehnt sich das Herz, wenn es sich mit Blut füllt (Diastole), danach zieht es sich zusammen, um das Blut herauszupumpen (Systole).

Bei Herzschwäche durch systolische Fehlfunktion kann sich das Herz gewöhnlich nicht mehr richtig zusammenziehen. Es füllt sich zwar mit Blut, kann aber wegen der Schwäche des Herzmuskels nicht mehr die gesamte Menge herauspumpen. Als Folge erhalten Körper und Lunge eine verminderte Blutmenge, und das Herz, speziell die linke Herzkammer, vergrößert sich.

Bei Herzschwäche durch diastolische Fehlfunktion versteifen und verdicken sich die Herzwände; deshalb kann sich das Herz nicht mehr ausreichend mit Blut füllen. Das Blut bleibt im linken Vorhof und in den Blutgefäßen der Lunge zurück und verursacht eine Blutstauung. Trotz allem kann das Herz noch fähig sein, eine normale Menge Blut herauszupumpen.

Da sich das Herz zusammenzieht, um das Blut einzuschließen, gibt es nie einen leeren Raum in den Herzkammern. Die unterschiedlichen Blutmengen, die in die Kammern herein- und herausfließen, sind durch die Dicke der Pfeile gekennzeichnet.

	Gesund	**Systolische Fehlfunktion**	**Diastolische Fehlfunktion**

Diastole (füllend)

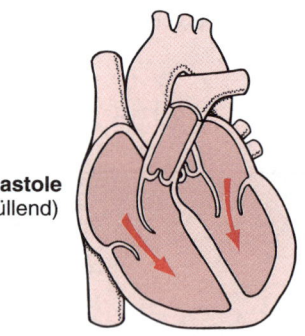

Die Ventrikel füllen sich normal mit Blut.

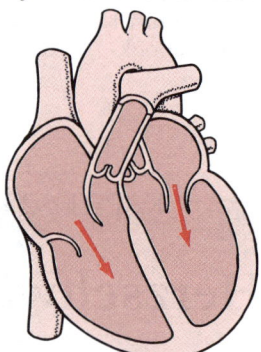

Die vergrößerten Ventrikel füllen sich mit Blut.

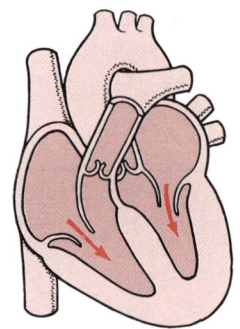

Die unelastischen Ventrikel füllen sich mit weniger Blut als normal.

Systole (pumpend)

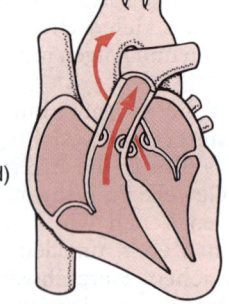

Die Ventrikel pumpen zirka 60 Prozent des Blutes heraus.

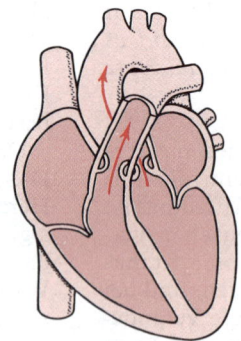

Die Ventrikel pumpen weniger als 40 bis 50 Prozent des Blutes heraus.

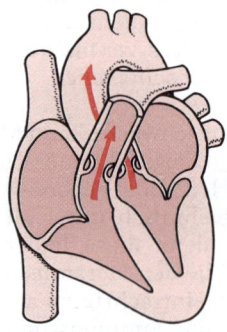

Die Ventrikel pumpen zwar ungefähr 60 Prozent des Blutes heraus, aber die Blutmenge ist insgesamt kleiner als normal.

Herzschwäche auch Kreislaufinsuffizienz genannt.

Eine Stauung des Blutes in der linken Seite des Herzens (das aus der Lunge kommt) ▲ verursacht eine Lungenstauung; das stört die Lungenfunktion und erschwert die Atmung. Staut sich das Blut auf der rechten Herzseite (das aus dem Körper kommt), sammelt sich z. B. Flüssigkeit in den Beinen (Ödeme) und die Leber vergrößert sich. Eine Herzschwäche betrifft gewöhnlich beide Seiten des Herzmuskels bis zu einem gewissen Grad. Manchmal kann jedoch eine Seite stärker betroffen sein als die andere. Dann spricht man von einer Rechts- oder Linksherzinsuffizienz.

Bei einer Herzschwäche kann das Herz nicht genug Blut in den Körper pumpen, um ihn ausreichend mit Sauerstoff und Nährstoffen zu versorgen. In der Folge ermüden Arme und Beine rascher und die Nierenfunktion ist gestört. Der Druck in den Arterien sorgt normalerweise dafür, dass die Nieren Flüssigkeit und Abbauprodukte aus dem Blut filtern und in den Urin leiten. Pumpt das Herz zu schwach, fällt der Blutdruck und die Nieren können nicht mehr richtig arbeiten: Große Mengen Flüssigkeit können sie nicht mehr aus dem Blut entfernen. Dadurch nimmt die Flüssigkeitsmenge im Kreislauf immer mehr zu und die Belastung des ohnehin geschwächten Herzens wird noch größer – ein Teufelskreis, in dem sich die Herzschwäche verschlimmert.

Es treten vornehmlich zwei Formen der Herzinsuffizienz auf: die systolische Fehlfunktion, die häufiger vorkommt, und die diastolische. Bei der systolischen zieht sich das Herz nicht kräftig genug zusammen und kann so das hereingeflossene Blut nicht vollständig wieder auspumpen. Dadurch bleibt mehr Blut in den Herzkammern zurück und sammelt sich anschließend in den Venen. Bei der diastolischen Fehlfunktion ist der Herzmuskel verhärtet und kann sich nach der Kontraktion nicht richtig entspannen. Auch wenn ein solches Herz genügend Blut aus den Ventrikeln herauspumpen könnte – die Kammern füllen sich nicht mehr ausreichend mit Blut aus den Venen. Wie bei der systolischen Fehlfunktion fließt nicht genug Blut in das Herz zurück, sondern sammelt sich in den Venen. Oft treten beide Fehlfunktionen gemeinsam auf.

Ursachen

Jede Krankheit, die das Herz betrifft, kann zu einer Herzschwäche führen; manche Krankheiten schädigen das Herz indirekt. Einige schwächen

das Herz sehr schnell, andere erst im Verlauf vieler Jahre. Krankheiten, die eine systolische Dysfunktion hervorrufen, vermindern die Fähigkeit des Herzens, Blut herauszupumpen; andere, die eine diastolische Dysfunktion verursachen, verringern die Fähigkeit des Herzens, sich mit Blut zu füllen. Krankheiten, wie Bluthochdruck und Erkrankungen der Herzklappen können beide Systeme schädigen.

Systolische Fehlfunktion: Erkrankungen, die eine systolische Fehlfunktion verursachen, können das ganze Herz oder Teile davon schädigen. In der Folge kann sich das Herz nicht mehr richtig zusammenziehen.

Häufig sind Erkrankungen der Koronararterien die Ursache. Dabei können große Bereiche des Herzmuskels geschädigt werden, weil er nicht mehr genügend sauerstoffreiches Blut erhält. Ein Verschluss der Herzkranzgefäße kann einen Herzinfarkt auslösen, durch den ein Teil des Herzmuskels zerstört wird. Dieser Teil kann sich dann nicht mehr normal kontrahieren.

Eine Herzmuskelentzündung (Myokarditis), die auf einer Infektion beruht, kann den gesamten Herzmuskel oder einen Teil davon schädigen und seine Pumpfähigkeit beeinträchtigen.

Erkrankungen der Herzklappen – eine Verengung (Stenose), die den Blutkreislauf durch das Herz behindert, und eine defekte Klappe, durch die das Blut in die Kammer zurückfließt (Regurgitation) – können zu Herzschwäche führen. Beide Erscheinungen können das Herz sehr stark belasten, sodass es sich mit der Zeit vergrößert und nicht mehr bedarfsgerecht pumpen kann. Durch eine unnatürliche Verbindung (Septumdefekt) ■ zwischen den Herzkammern kann Blut innerhalb des Herzens zurückfließen. Die Arbeitsleistung des Herzens nimmt zu, und es entwickelt sich eine Herzschwäche.

Störungen im elektrischen Leitungssystem des Herzens können zu Rhythmusstörungen und Herzschwäche führen (besonders bei zu schnellem und unregelmäßigem Herzschlag).

Ein arterieller Lungenhochdruck (pulmonale Hypertonie) ★ kann die Blutgefäße in der Lunge schädigen. Als Folge muss das Herz stärker pumpen, um die Arterien, die die Lunge versorgen, mit Blut zu versorgen. Ein Lungenhochdruck kann zum Cor pulmonale ● führen. Bei dieser Erkrankung vergrößert sich die rechte

---

▲ siehe Abbildung Seite 103
■ siehe Seite 1489 und Kasten Seite 1490
★ siehe Seite 304   ● siehe Kasten Seite 305

Herzkammer, die Blut zur Lunge pumpt, und es kann eine Rechtsherzinsuffizienz entstehen.

Ein plötzlicher, meist vollständiger Verschluss der Lungenschlagader durch mehrere kleine oder ein großes Blutgerinnsel (Lungenembolie) kann die Pumpleistung in die Lungenarterien ebenfalls erschweren. Ein sehr großes Gerinnsel kann lebensbedrohlich sein. Durch die zunehmende Anstrengung, Blut in die verschlossenen Lungenarterien zu pumpen, kann sich die rechte Herzseite vergrößern und die Wände der rechten Herzkammer verdicken sich. Daraus kann eine Rechtsherzinsuffizienz entstehen.

Zu den Erkrankungen, die indirekt die Pumpleistung des Herzens herabsetzen, gehören ein Mangel an roten Blutkörperchen oder Hämoglobin (Anämie), eine Überfunktion der Schilddrüse (Hyperthyreose), Unterfunktion der Schilddrüse (Hypothyreose) und Nierenversagen. Die roten Blutkörperchen enthalten Hämoglobin, das Sauerstoff aus der Lunge aufnimmt und die Gewebe im Körper damit versorgt. Bei einer Anämie ist der Sauerstoffgehalt des Blutes verringert, sodass das Herz stärker arbeiten muss, um den Sauerstoffbedarf des Körpers zu decken. Eine überaktive Schilddrüse stimuliert das Herz so stark, dass es sehr schnell pumpt und sich zwischen den einzelnen Schlägen nicht mehr völlig entleert. Bei einer Unterfunktion der Schilddrüse mangelt es an Schilddrüsenhormonen. Als Folge davon entwickelt sich eine Muskelschwäche, auch des Herzmuskels. Bei Niereninsuffizienz wird das Herz überlastet, weil die Nieren dem Blut zu wenig Flüssigkeit entziehen, sodass das Herz mehr Flüssigkeit pumpen muss. Schließlich kann das Herz diese Anstrengung nicht mehr leisten, und es kommt zur Herzschwäche.

Diastolische Fehlfunktion: Die häufigste Ursache für eine diastolische Dysfunktion ist unzureichend behandelter Bluthochdruck. Er überanstrengt das Herz, weil es das Blut kräftiger in die Arterien pumpen muss, um gegen den Widerstand, der durch den Hochdruck entsteht, anzukämpfen. Schließlich verdicken sich die Herzwände (Hypertrophie) und werden starr. Ein solches Herz füllt sich nicht mehr schnell genug oder ausreichend mit Blut, es pumpt dann bei jeder Kontraktion weniger Blut als ein gesundes Herz.

Auch im Alter verlieren die Herzwände an Elastizität. Herzschwäche kommt bei älteren Menschen besonders häufig vor, da diese oft hohen Blutdruck haben und dies dann mit dem altersbedingten Elastizitätsverlust der Herzwände zusammentrifft.

Herzschwäche kann auch die Folge von Krankheiten sein, die zu einer Versteifung der Herzwände führen, wie das Eindringen von Flüssigkeit oder Zellen in Körpergewebe oder Infektionen. Zum Beispiel dringt bei einer Amyloidose der Eiweißstoff Amyloid, der normalerweise im Körper nicht vorkommt, in viele Körpergewebe ein. Wenn das Amyloid in die Herzwände eindringt, werden sie unelastisch, und es kommt zur Herzschwäche. Eine Aortenklappenstenose hindert das Blut daran, aus dem Herzen herauszufließen. Der Herzmuskel muss dann stärker arbeiten und verdickt sich. Daraus kann zuerst eine diastolische, später möglicherweise auch die systolische Fehlfunktion entstehen.

Bei der konstriktiven Perikarditis verhärtet sich der Herzbeutel, wodurch selbst ein gesundes Herz nicht mehr richtig pumpen und sich ausreichend mit Blut füllen kann.

Ausgleichsmechanismen

Der Körper hat verschiedene Möglichkeiten, eine Herzschwäche auszugleichen. Bei einem Herzinfarkt setzt er beispielsweise sofort die Hormone Adrenalin und Noradrenalin frei. Sie lassen das Herz schneller und kräftiger pumpen, sodass sich die ausgepumpte Blutmenge (Auswurffraktion) vergrößert, manchmal sogar bis zum Normalmaß. Damit wird die gestörte Pumpleistung des Herzens zumindest teilweise und zeitweilig ausgeglichen.

Bei Menschen ohne Herzerkrankung reicht es gewöhnlich, wenn diese Hormone vorübergehend das Herz zur Mehrarbeit anregen. Bei einer chronischen Herzschwäche treiben die Hormone jedoch ein ohnehin geschädigtes Herz an. Dadurch verschlechtert sich mit der Zeit die Herzfunktion.

Die Nieren können eine Herzschwäche kompensieren, indem sie weniger Salz und Wasser ausscheiden. Dadurch erhöht sich das Blutvolumen in den Gefäßen und hält so den Blutdruck stabil. Die größere Blutmenge dehnt aber auch den Herzmuskel; dadurch vergrößern sich die Herzkammern, die das Blut aus dem Herzen herauspumpen müssen. Je stärker der Herzmuskel gedehnt wird, desto stärker werden auch die Kontraktionen des Herzens. Zuerst kann dies möglicherweise die Herzfunktion verbessern, allerdings hilft das ab einem bestimmten Punkt nicht mehr, sondern die Kontraktionen werden immer schwächer (wie bei einem überdehnten Gummiband). Als Folge davon verschlimmert sich die Herzschwäche.

Darüber hinaus können sich die Muskelwände der Herzkammern vergrößern (ventrikuläre

Hypertrophie). Wenn das Herz stärker arbeiten muss, verstärken sich die Herzwände und werden dicker, ähnlich wie sich Muskeln durch ein Krafttraining vergrößern. Zu Anfang können sich die dickeren Herzwände stärker zusammenziehen. Schließlich werden sie jedoch unelastisch und verursachen eine diastolische Fehlfunktion. Mit der Zeit werden die Kontraktionen des Herzens immer schwächer, und es kommt auch zu einer systolischen Fehlfunktion.

Symptome

Die Symptome einer Herzschwäche können plötzlich auftreten, besonders nach einem Herzinfarkt. Bei den meisten Menschen entwickeln sie sich jedoch allmählich innerhalb von Tagen oder Monaten. Die Erkrankung kann sich zwar über eine gewisse Zeit hinweg stabilisieren, verschlimmert sich aber meist langsam.

Menschen mit Herzinsuffizienz fühlen sich müde und schwach bei körperlicher Anstrengung, weil ihre Muskeln nicht ausreichend mit Blut versorgt werden. Bei älteren Menschen treten durch die Herzschwäche manchmal unspezifische Symptome auf wie Schläfrigkeit, Benommenheit, Störungen des Orientierungssinns sowie Schwächegefühl und Müdigkeit.

Die Rechtsherzinsuffizienz verursacht andere Symptome als die Linksherzinsuffizienz. Auch wenn beide Arten bestehen, dominieren oft die Symptome der einen oder der anderen. Bei der Herzschwäche auf der rechten Seite treten hauptsächlich Flüssigkeitsansammlungen und Schwellungen (Ödeme) in Füßen, Knöcheln und Beinen, in der Leber und im Bauchraum auf. Wo sich die Flüssigkeit sammelt, hängt von der Flüssigkeitsmenge und vom Einfluss der Schwerkraft ab. Im Stehen sammelt sie sich in den Beinen und Füßen. Wenn sich der Patient hinlegt, sammelt sich die Flüssigkeit gewöhnlich im unteren Bereich des Rückens. Ist die Flüssigkeitsmenge sehr groß, kann sie sich auch im Bauchraum ansammeln. Flüssigkeitsstauungen in der Leber und im Magen können Übelkeit und Appetitlosigkeit hervorrufen. Schließlich wird die Nahrung nicht mehr richtig verdaut, was zu Gewichtsverlust und Muskelschwund führen kann (Kachexie).

Die Linksherzinsuffizienz führt zu einem Flüssigkeitsstau in der Lunge und damit zu Atemnot. Zuerst zeigt sich die Luftnot nur bei körperlicher Anstrengung, aber bei fortschreitender Herzschwäche wird das Atmen immer beschwerlicher, sogar im Ruhezustand. Menschen mit ausgeprägter Linksherzinsuffizienz können unter heftiger Atemnot leiden, wenn sie sich hinlegen (Orthopnoe ▲), weil dann mehr Flüssigkeit in die Lunge fließt. Die Kranken wachen oft auf, schnappen nach Luft oder keuchen (paroxysmale nächtliche Dyspnoe). Wenn sie sich aufsetzen, fließt die Flüssigkeit in den unteren Teil der Lunge und das Atmen fällt etwas leichter. Die Linksherzinsuffizienz kann mit der Zeit zu einer Rechtsherzinsuffizienz führen.

Wenn sich plötzlich viel Flüssigkeit in der Lunge sammelt (akutes Lungenödem), fällt das Luftholen sehr schwer, die Atmung wird schnell, die Haut färbt sich bläulich, es treten Unruhe- und Angstgefühle sowie Erstickungsanfälle auf. Bei manchen Menschen verkrampfen sich die Luftwege sehr stark (Bronchospasmen) und sie bekommen keine Luft; dieses so genannte **Herzasthma** ähnelt zwar dem normalen Asthma, hat aber eine andere Ursache. Das akute Lungenödem ist eine lebensbedrohliche Erkrankung.

Bei fortgeschrittener Herzschwäche kann es zur Cheyne-Stokes-Atmung kommen. Dabei atmet der Kranke rhythmisch: Zuerst schnell und tief, dann langsam, dann einige Sekunden lang gar nicht. Die Cheyne-Stokes-Atmung kann sich entwickeln, wenn das Gehirn mit zu wenig Blut versorgt wird und das Atemzentrum im Gehirn nicht genügend Sauerstoff erhält.

Wenn das Herz nicht mehr genügend Blut aus seinen Kammern herauspumpt, können sich in dem träge fließenden Blut Blutgerinnsel in den Kammern bilden. Ein solches Blutgerinnsel kann sich ablösen (Embolus), mit dem Kreislauf wandern und sich in einer Arterie irgendwo im Körper festsetzen. Verschließt ein solches Gerinnsel eine Arterie im Gehirn, ist die Folge ein Schlaganfall.

Diagnose

Der Arzt wird bereits aufgrund der Symptome eine Herzschwäche vermuten. Die körperliche Untersuchung bestätigt die Diagnose, wenn unter anderem ein schwacher, oft schneller Puls zu fühlen ist, sich niedriger Blutdruck, ungewöhnliche Herzgeräusche, Flüssigkeitsansammlung in der Lunge, ein vergrößertes Herz, geschwollene Halsvenen, eine vergrößerte Leber und Schwellungen im Bauchraum und in den Beinen feststellen lassen.

Gewöhnlich überprüft der Arzt die Herzfunktion. Fast immer wird ein Elektrokardiogramm (EKG) ■ gemacht, um herauszufinden, ob der Herzrhythmus normal ist, ob die Ventrikelwän-

▲ siehe Seite 236   ■ siehe Seite 110

de verdickt sind und ob der Betreffende einen Herzinfarkt hatte.

Eine Echokardiographie ▲, bei der mithilfe von reflektierten Schallwellen ein Bild des Herzens entsteht, gehört zu den besten Untersuchungsverfahren, um die Herzfunktion, die Pumpleistung und die Funktion der Herzklappen zu überprüfen. Sie kann zeigen, ob die Herzwände verdickt sind, die Herzklappen richtig funktionieren, die Kontraktionen normal sind und ob sich ein Bereich des Herzens nicht ordnungsgemäß zusammenzieht. Mit Ultraschall lässt sich auch erkennen, ob die Herzschwäche zur systolischen oder diastolischen Fehlfunktion geführt hat, denn damit kann der Arzt die Dicke der Herzwand und die Auswurffraktion bestimmen. Die Auswurffraktion, ein wichtiger Anhaltspunkt für die Herzfunktion, benennt den Prozentsatz Blutmenge, die das Herz bei jedem Schlag herauspumpt. Eine gesunde linke Herzkammer pumpt etwa 60 Prozent des enthaltenen Blutes heraus. Bei einer verringerten Auswurffraktion liegt gewöhnlich eine systolische Fehlfunktion vor; ist sie normal oder zu groß, deutet dies eher auf eine diastolische Fehlfunktion hin.

Eine Röntgendurchleuchtung und eine Herzkatheteruntersuchung mit Angiographie ■ können genutzt werden, um die Ursache der Herzschwäche herauszufinden. Nur selten ist eine Biopsie nötig; meist dann, wenn der Arzt eine Infiltration vermutet (wie bei der Amyloidose), bei einer Herzmuskelentzündung und bei Infektionen.

Vorbeugung und Behandlung

Einige Erkrankungen, wie Bluthochdruck, Blutarmut und Über- und Unterfunktion der Schilddrüse, lassen sich behandeln, bevor es zu einer Herzinsuffizienz kommt. Durch eine rechtzeitige Behandlung der koronaren Herzkrankheit lassen sich ein Herzinfarkt und eine Herzschwäche vermeiden.

Die Behandlung der Herzschwäche konzentriert sich hauptsächlich auf die Krankheiten, die sie ausgelöst haben, auf Umstände, die sie verschlimmern könnten (Risikofaktoren), und schließlich auf die Krankheit selbst. Ziel ist, den Betroffenen körperliche Tätigkeiten zu erleichtern, die Lebensqualität zu steigern und das Leben zu verlängern.

Behandlung der Grunderkrankung: Wenn die Herzschwäche auf einer verengten oder undich-

ten Herzklappe oder auf einer fehlerhaften Verbindung zwischen den Herzkammern beruht, kann oft eine Operation das Problem beheben. Der Verschluss eines Herzkranzgefäßes kann durch Medikamente, Operation oder Angioplastie ★ beseitigt werden. Blutdruckmittel senken einen hohen Blutdruck. Infektionen werden mit Antibiotika bekämpft. Die Behandlung eines Magengeschwürs und die Einnahme eines Eisenpräparates kann eine Blutarmut beseitigen. Arzneimittel, Operation und Strahlenbehandlung können bei einer Überfunktion der Schilddrüse helfen, die Einnahme von Schilddrüsenhormonen bei einer Unterfunktion.

Begrenzung der Risikofaktoren: Mehrere Faktoren, die dazu beitragen, eine Herzschwäche zu verschlimmern, lassen sich verringern, indem der Betroffene seine Lebensweise ändert. Menschen mit Herzschwäche sollten sich körperlich so fit wie möglich halten, auch wenn sie keinen anstrengenden Sport treiben können. Bei einer leichten Herzschwäche sollte der Arzt ein durchführbares Trainingsprogramm erstellen. Bei fortgeschrittener Herzschwäche kann in einer Herzsportgruppe unter Anleitung eines erfahrenen Therapeuten trainiert werden.

Wenn sich übergewichtige Patienten mit Herzschwäche bewegen, muss das Herz stärker arbeiten als bei Normalgewichtigen; dies verschlimmert die Herzschwäche. Solche Patienten sollten versuchen, Gewicht abzubauen ●.

Rauchen schädigt die Blutgefäße und erhöht dadurch das Risiko für einen Herzinfarkt. Große Mengen Alkohol können auf das Herz unmittelbar wie Gift wirken. In beiden Fällen verschlimmert sich die Herzschwäche. Deshalb sollte das Rauchen eingestellt und das Trinken von Alkohol reduziert werden.

Sport, Gewichtsverlust und Rauchverzicht können das Risiko einer koronaren Herzkrankheit verringern, diese Maßnahmen sind auch geeignet, Diabetes zu verhindern und den Fettstoffspiegel zu senken.

Eine zu hohe Salzaufnahme kann dazu führen, dass der Körper zu viel Flüssigkeit zurückhält. Salz wirkt auch Medikamenten entgegen, die eingenommen werden, um vermehrt Wasser aus dem Körper auszuscheiden und Flüssigkeitsansammlungen zu verringern (Diuretika). Erhöhter Salzkonsum verschlimmert die Symptome der Herzinsuffizienz. Eigentlich sollte jeder Patient mit Herzschwäche seinen Salzverzehr einschränken. Der Arzt informiert darüber, wie das gelingen kann.

Durch tägliches Wiegen morgens nach dem Aufstehen in unbekleidetem Zustand, nach dem

---

▲ siehe Seite 113   ■ siehe Seite 116
★ siehe Seiten 193 bis 198   ● siehe Seite 878

Wasserlassen, aber vor dem Frühstück lässt sich einfach und zuverlässig erkennen, ob der Körper zu viel Flüssigkeit zurückhält. Am besten werden die Messdaten schriftlich protokolliert. Steigt das Gewicht um mehr als ein Kilogramm täglich, ist das ein frühes Warnsignal für Wassereinlagerungen im Körper. Eine solche Gewichtszunahme ist auch ein Anhaltspunkt dafür, dass sich die Herzschwäche verschlimmert.

Viele Menschen haben trotz eingeschränkten Salzkonsums Wasseransammlungen. Geschwollene Beine können beim Sitzen hochgelegt werden. In dieser Position kann der Körper das überflüssige Wasser ableiten. Manche Menschen müssen Stützstrümpfe tragen, die den Wasseransammlungen in den Beinen vorbeugen. Wenn sich das Wasser in der Lunge gesammelt hat, sollte der Betroffene Kopf und Oberkörper mit mehreren Kopfkissen beim Schlafen hoch lagern; dies erleichtert die Atmung.

Behandlung der Herzschwäche: Die Herzschwäche kann mit unterschiedlichen Arten von Arzneimitteln behandelt werden. Regelmäßige Arztbesuche und Untersuchungen sind dringend notwendig, da sich eine Herzschwäche plötzlich verschlimmern kann.

Wenn sich durch den eingeschränkten Salzkonsum allein die Wassereinlagerungen im Körper nicht verringern lassen, werden oft Diuretika angewendet. ▲ Diese Arzneimittel unterstützen die Nieren dabei, Salz und Wasser auszuscheiden, indem sie die Urinmenge erhöhen und dadurch das Flüssigkeitsvolumen im ganzen Körper verringern. Am häufigsten werden bei Herzschwäche so genannte Schleifendiuretika wie Furosemid und Torasemid verwendet. Sie werden meistens geschluckt, aber bei einem Notfall helfen sie am schnellsten, wenn sie gespritzt werden. Schleifendiuretika werden bei mittelschwerer bis schwerer Herzinsuffizienz gegeben; mit den schwächer wirkenden Thiazid-Diuretika werden Menschen mit geringfügigerer Herzschwäche behandelt. Da bei Schleifen- und Thiazid-Diuretika mitunter zu viel Kalium mit dem Urin aus dem Körper ausgeschieden wird, kann ein zusätzliches Kaliumpräparat gegeben werden; ähnlich gut helfen Diuretika, die keinen Kaliumverlust verursachen oder die sogar den Kaliumspiegel im Körper erhöhen (Kalium sparende Diuretika). Bei Menschen mit sehr schwerer Herzschwäche mit systolischer Fehlfunktion kann zusätzlich Spironolakton als Kalium sparendes Diuretikum verordnet werden. Es kann das Leben Schwerkranker mit Herzschwäche verlängern.

Diuretika können zwar eine Inkontinenz verschlimmern, doch lässt sich der Zeitpunkt der Einnahme gewöhnlich so gestalten, dass sie den Harndrang nicht gerade dann auslösen, wenn keine Toilette in der Nähe ist.

Medikamente der Wahl bei Herzschwäche sind ACE-Hemmer ■. Sie können nicht nur die Symptome verringern, sondern auch die Notwendigkeit von Klinikeinweisungen. ACE-Hemmer mindern den Gehalt des Blutes an Angiotensin II und Aldosteron, die den Blutdruck ansteigen lassen. ★ Sie hemmen die Freisetzung der Hormone und regen so die Arterien und Venen an, sich zu erweitern und veranlassen zugleich die Nieren, Wasser auszuscheiden. Dadurch wird dem Herzen die Pumparbeit erleichtert. Zusätzlich üben ACE-Hemmer möglicherweise einen positiven Einfluss auf die Wände des Herzens und der Blutgefäße aus.

Angiotensin-II-Blocker ● wirken ähnlich wie ACE-Hemmer. Bei manchen Menschen werden sie mit ACE-Hemmern kombiniert; sie werden bei den Menschen allein eingesetzt, die ACE-Hemmer nicht vertragen und Husten davon bekommen – eine Nebenwirkung der ACE-Hemmer. Allerdings ist die Wirkung der Angiotensin-II-Blocker bei Herzschwäche derzeit noch nicht ausreichend erforscht.

Medikamente, die die Blutgefäße erweitern (Vasodilatatoren), werden nicht so oft wie die ACE-Hemmer verschrieben, die eine bessere Wirkung zeigen. So können auch Menschen, die auf ACE-Hemmer nicht ansprechen oder sie aus irgendeinem Grund nicht nehmen können, gut mit Vasodilatatoren behandelt werden, beispielsweise mit Isosorbiddinitrat und Nitroglyzerin als Pflaster oder als Spray.

Betablocker werden mit ACE-Hemmern kombiniert gegeben, um Herzschwäche zu behandeln. Da sie die Herzfrequenz verlangsamen und die Kraft der Kontraktionen verringern, können sie die Symptome zu Beginn der Behandlung verschlimmern. Weil sie aber die Wirkung der Hormone Adrenalin und Noradrenalin hemmen (die das Herz zu schnelleren und kräftigeren Schlägen anregen), verbessern sie langfristig die Herzfunktion.

Digoxin, einer der ältesten Wirkstoffe gegen Herzschwäche, steigert die Kraft jedes Herzschlags und verringert die Herzfrequenz. Mit Digoxin werden die Symptome bei manchen

---

▲ siehe Tabelle Seite 126 ■ siehe Tabelle Seite 126
★ siehe Abbildung Seite 121
● siehe Tabelle Seite 127

℞ ARZNEIMITTEL ZUR BEHANDLUNG VON HERZSCHWÄCHE*

GRUPPE	ARZNEISTOFF	BEMERKUNG
ACE-Hemmer	Benazepril, Captopril, Enalapril, Fosinopril, Lisinopril, Perindopril, Quinapril, Ramipril, Trandolapril	ACE-Hemmer regen die Blutgefäße an, sich zu erweitern, dies erleichtert dem Herzen die Arbeit; sie können auch unmittelbar positiv auf das Herz wirken. Bei Herzschwäche sind diese Medikamente die Hauptstütze der Behandlung. Sie können die Symptome und Krankenhausaufenthalte weitgehend verringern und das Leben verlängern
Angiotensin-II-Blocker	Candesartan, Eprosartan, Irbesartan, Losartan, Telmisartan, Valsartan	Angiotensin-II-Blocker wirken ähnlich wie die ACE-Hemmer und sind wohl besser verträglich. Allerdings ist ihr Einsatz bei Herzschwäche noch im Erprobungsstadium Sie können mit einem ACE-Hemmer kombiniert werden und auch allein eingesetzt werden, wenn ACE-Hemmer nicht infrage kommen
Betablocker	Bisoprolol, Carvedilol, Metoprolol	Betablocker verringern die Herzfrequenz und verhindern eine extreme Stimulation des Herzens. Sie sind für einige Menschen mit Herzschwäche geeignet. Gewöhnlich werden sie mit ACE-Hemmern kombiniert und haben dann eine zusätzlich positive Wirkung. Vorübergehend können sie zwar die Symptome verschlimmern, langfristig verbessern sie aber die Herzfunktion
Andere Vasodilatatoren	Isosorbiddinitrat, Nitroglyzerin	Vasodilatatoren erweitern die Blutgefäße. Sie werden gewöhnlich bei Menschen eingesetzt, die nicht mit ACE-Hemmern oder Angiotensin-II-Blockern behandelt werden können. Nitroglyzerin ist besonders wirkungsvoll bei Herzschwäche und Angina pectoris
Herzglykoside	Digitoxin, Digoxin	Herzglykoside steigern die Kraft jedes Herzschlages und verlangsamen eine zu schnelle Herzfrequenz
Schleifendiuretika	Furosemid, Torasemid	Diese Wirkstoffe regen die Nieren zur Ausscheidung von Salz und Wasser an, dadurch verringert sich das Flüssigkeitsvolumen im Kreislauf
Kalium sparende Diuretika	Amilorid, Spironolakton, Triamteren	Da diese Diuretika einem Kaliumverlust vorbeugen, können sie in Kombination mit Thiazid- oder Schleifendiuretika geeignet sein, die einen Kaliumverlust bewirken Spironolakton ist besonders hilfreich bei der Behandlung einer schweren Herzschwäche

℞ ARZNEIMITTEL ZUR BEHANDLUNG VON HERZSCHWÄCHE*

GRUPPE	ARZNEISTOFF	BEMERKUNG
Thiazide und thiazidähnliche Diuretika		
	Chlorthalidon, Hydrochlorothiazid, Indapamid	Die Wirkung dieser Diuretika ist ähnlich, aber milder als jene der Schleifendiuretika. Besonders hilfreich sind die Mittel, wenn sie in Kombination gegeben werden
Antikoagulantien		
	Heparin, Phenprocoumon	Antikoagulantien werden angewendet, um der Entstehung von Blutgerinnseln in den Herzkammern vorzubeugen
Opioide		
	Morphium	Morphium wird verabreicht, um die Angstzustände zu beseitigen, die gewöhnlich ein Lungenödem begleiten, welches einen klinischen Notfall darstellt
Positiv inotrope Wirkstoffe (Medikamente, die Muskelkontraktionen stärken)		
	Dobutamin, Dopamin, Milrinon	Bei Patienten mit schweren Symptomen werden diese Medikamente intravenös gespritzt, um die Herzkontraktionen zu stimulieren und die Blutzirkulation anzuregen

* Ausgewählte Nebenwirkungen bei ACE-Hemmern, Angiotensin-II-Blockern, Diuretika und Betablockern sind in der Tabelle auf den Seiten 126 und 127 aufgeführt.

Patienten mit systolischer Fehlfunktion gelindert, speziell bei Vorhofflimmern.

Mit Gerinnungshemmern, wie Phenprocoumon, kann der Entstehung von Blutgerinnseln in den Herzkammern vorgebeugt werden. Bei Herzrhythmusstörungen helfen Antiarrhythmika ▲ oder es wird ein Defibrillator ■ implantiert.

Eine Option für ansonsten gesunde Menschen bietet die Herztransplantation bei sehr schwerer fortschreitender Herzschwäche, die auf keine medikamentöse Behandlung angesprochen hat.

Behandlung der akuten Herzschwäche: Wenn eine Herzschwäche plötzlich auftritt oder sich sehr rasch verschlimmert, ist eine Notfallbehandlung im Krankenhaus notwendig.

Bei einem akuten Lungenödem ★ muss über eine Atemmaske Sauerstoff zugeführt werden. Intravenös gegebene Diuretika und Arzneimittel wie Nitroglyzerin, intravenös verabreicht oder unter die Zunge gelegt, können die Beschwerden rasch bessern. Morphin lindert die Angstzustände, die ein Lungenödem gewöhnlich begleiten. Außerdem verlangsamen sie die Herzfrequenz, weiten die Blutgefäße und erleichtern damit dem Herzen seine Pumparbeit. Wenn alle diese Maßnahmen die Atmung nicht ausreichend verbessern, kann ein Beatmungsrohr in die Atemwege des Patienten gelegt werden, damit ein Beatmungsgerät die Atmung unterstützt.

Bei Patienten, die unter schweren Symptomen leiden und auf die bisherigen Behandlungen nicht gut angesprochen haben, können Medikamente mit ähnlicher Wirkung wie Adrenalin und Noradrenalin helfen (z. B. Dopamin und Dobutamin) oder Wirkstoffe, die die Muskelkontraktionen anregen. Diese Arzneimittel können für kurze Zeit die Kontraktionen des Herzmuskels stimulieren, sind aber nicht zur Langzeitbehandlung geeignet.

▲ siehe Tabelle Seite 154   ■ siehe Seite 153
★ siehe Seite 141

KAPITEL 26

Kardiomyopathie

Bei Kardiomyopathie werden Struktur und Funktion der Muskelwände der Herzkammern zunehmend beeinträchtigt.

Eine Kardiomyopathie kann durch viele Erkrankungen hervorgerufen werden, manchmal ist die Ursache nicht feststellbar. Am häufigsten treten die kongestive, hypertrophische und restriktive Form auf; diese können sich auch überschneiden.

Kongestive Kardiomyopathie

Zur kongestiven (dilatativen) Kardiomyopathie zählen Herzmuskelerkrankungen, bei denen sich die Herzkammern vergrößern, aber nicht genügend Blut in den Körper pumpen können; dies führt zur Herzschwäche.

Eine kongestive Kardiomyopathie kann in jedem Alter auftreten, allerdings betrifft sie am häufigsten Menschen zwischen 20 und 60 Jahren. Etwa zehn Prozent der Patienten sind älter als 65 Jahre. Die Krankheit tritt ungefähr dreimal so häufig bei Männern wie bei Frauen auf; jährlich erkranken zirka fünf bis acht von 100 000 Personen daran.

Die häufigste Ursache für eine kongestive Kardiomyopathie ist eine fortgeschrittene koronare Herzkrankheit. Sie ist die Folge einer unzureichenden Blutversorgung des Herzmuskels, die zu fortdauernder Schädigung und schließlich zum Tod von Herzmuskelzellen führt. Das Herz kann dann nicht mehr kräftig genug pumpen. Die abgestorbenen Herzmuskelzellen werden durch faseriges Narbengewebe ersetzt. Das verbleibende, gesunde Herzmuskelgewebe vergrößert sich (Hypertrophie), um die verloren gegangene Pumpfähigkeit auszugleichen. Je mehr sich der Herzmuskel erweitert, umso kräftiger pumpt er und zieht sich zusammen; das funktioniert allerdings nur bis zu einem bestimmten Punkt. Dann reicht die Vermehrung des Herzmuskelgewebes nicht mehr aus, und die kongestive Kardiomyopathie mit Herzschwäche entwickelt sich.

Die kongestive Kardiomyopathie kann auch durch eine akute Entzündung des Herzmuskels (Myokarditis) infolge einer Virusinfektion verursacht werden (infektiöse Kardiomyopathie). Die häufigsten Erreger dafür sind Coxsackie-B-Viren. Sie befallen und schwächen den Herzmuskel. Wie bei der koronaren Herzkrankheit dehnt sich das geschwächte Herz aus, um die nachlassende Pumparbeit auszugleichen. Dies führt zur kongestiven Kardiomyopathie und oft zu Herzschwäche. Gelegentlich kann auch eine bakterielle Infektion zu kongestiver Kardiomyopathie führen.

Andere Ursachen sind chronische Erkrankungen wie ein lange bestehender, schlecht eingestellter Diabetes und eine Schilddrüsenerkrankung. Auch durch reichlichen Konsum von Alkohol bei gleichzeitiger Mangelernährung, durch Kokain, Antidepressiva und bestimmte Chemotherapeutika kann die Krankheit entstehen. Selten tritt sie während einer Schwangerschaft auf und bei Erkrankungen des Bindegewebes wie beispielsweise bei rheumatoider Arthritis.

Symptome

Gewöhnlich sind die ersten Anzeichen einer kongestiven Kardiomyopathie Atemnot bei körperlicher Anstrengung und schnelle Ermüdung. Dies sind die Folgen einer verminderten Pumpleistung des Herzens (Herzschwäche ▲). Wenn sich die Kardiomyopathie als Folge einer Infektion entwickelt, können die Symptome in einem plötzlich auftretendem Fieber und grippeähnlichen Beschwerden bestehen. Unabhängig von der Ursache nimmt die Herzfrequenz mit der Zeit zu, der Blutdruck ist normal oder niedrig, Flüssigkeit staut sich in den Beinen, im Bauch und in der Lunge.

Da sich das Herz vergrößert, schließen die Herzklappen eventuell nicht mehr richtig. Undicht werden oft die Mitralklappe, also die Verbindung zwischen dem linken Vorhof und der linken Herzkammer, und die Trikuspidalklappe, die Verbindung zwischen dem rechten Vorhof und der rechten Kammer. Diese Lecks verursachen typische Geräusche, die der Arzt mit dem Stethoskop hören kann. Die Schädigung und Überdehnung des Herzmuskels kann zu Herzrhythmusstörungen (Arrhythmien) führen. Die undichten Herzklappen und die Herzrhyth-

▲ siehe Seite 137

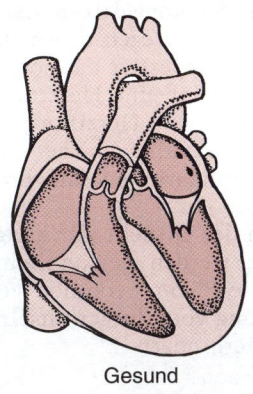

Gesund

Formen von Kardiomyopathie

Es gibt drei Hauptformen der Kardiomyopathie: kongestive, hypertrophische und restriktive. Bei der kongestiven Kardiomyopathie vergrößern sich die Herzkammern. Bei der hypertrophischen Kardiomyopathie werden ihre Wände stärker und unelastischer. Bei der restriktiven Kardiomyopathie werden die Wände unelastisch, verstärken sich aber nicht unbedingt.

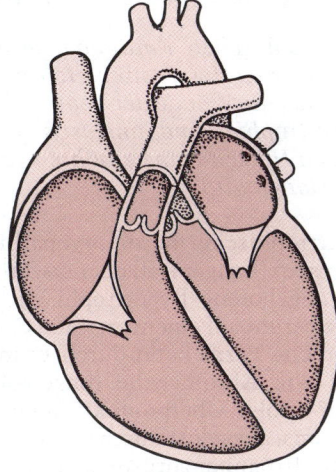

Kongestive
Kardiomyopathie

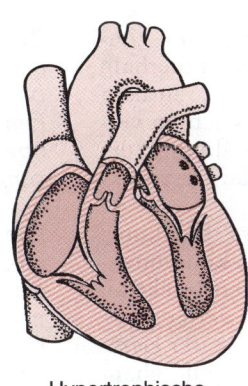

Hypertrophische
Kardiomyopathie

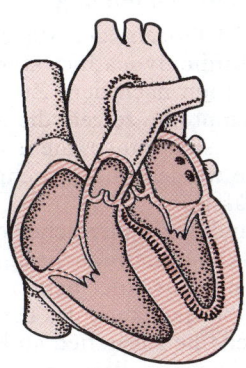

Restriktive
Kardiomyopathie

musstörungen können zusätzlich die Pumpleistung des Herzens beeinträchtigen.

In dem vergrößerten Herz bleibt Blut zurück, was das Risiko der Bildung von Blutgerinnseln an den Wänden der Herzkammern erhöht. Die Gerinnsel können aufbrechen und Emboli bilden, die vom Herz in die Blutgefäße im ganzen Körper wandern und sie schließlich verstopfen können. Wird dadurch die Blutversorgung des Gehirns unterbunden, kann dies zum Schlaganfall führen.

Diagnose

Die Diagnose stützt sich auf die Symptome und auf die Ergebnisse der körperlichen Untersuchung. Mit einem Elektrokardiogramm (EKG) ▲ lassen sich Störungen im elektrischen Reizleitungssystem des Herzens feststellen. Diese sind aber meist noch keine verlässliche Grundlage für eine Diagnose. Eine Ultraschalluntersuchung ■ ist das hilfreichste Verfahren, weil sich damit die Größe des Herzens und seine Pumpleistung feststellen lassen. Die Kernspintomographie, ★ die sehr genaue Bilder liefert, kann dazu dienen, die Diagnose zu erhärten.

▲ siehe Seite 110   ■ siehe Seite 113
★ siehe Seite 114

Ist die Diagnose immer noch zweifelhaft, kann die Herzkatheterisierung ▲ – eine invasive Methode – zusätzliche Informationen über die Pumpleistung des Herzens liefern. Mit einem Katheter, der direkt ins Herz eingeführt wird, werden die Druckverhältnisse in den Herzkammern gemessen. Außerdem kann mit dem Katheter eine Gewebeprobe für die Untersuchung unter dem Mikroskop entnommen werden (Biopsie). Manchmal kann eine solche Biopsie charakteristische, mikroskopische Veränderungen erkennen lassen, die zu einer kongestiven Kardiomyopathie führen können (beispielsweise eine Virusinfektion, die sich gerade entwickelt hat). Allerdings sind die Ergebnisse einer Biopsie gewöhnlich nicht spezifisch genug, um eine Diagnose zu sichern.

Prognose und Behandlung

Ungefähr 70 Prozent der Menschen mit kongestiver Kardiomyopathie sterben innerhalb von fünf Jahren nach dem Zeitpunkt, an dem sich die Symptome zeigen; die Aussichten verschlechtern sich umso mehr, je dünner die Herzwände werden und je mehr die Herzfunktion nachlässt.

Die Behandlung der Ursachen der Erkrankung, z. B. des Alkoholmissbrauchs durch konsequente Abstinenz oder einer bakteriellen Infektion durch Antibiotika, kann das Leben verlängern.

Menschen, die zusätzlich an koronarer Herzkrankheit leiden, sollten entsprechend behandelt werden. Es können Nitrate, Betablocker und Kalziumantagonisten eingesetzt werden. ■ Jedoch können Kalziumantagonisten die Kraft des Herzens bei den Kontraktionen reduzieren, was sich auch negativ auf die Herzschwäche auswirken kann, die eine kongestive Kardiomyopathie begleitet. Ausreichende Ruhepausen und das Vermeiden von Stress können helfen, die Belastung des Herzens zu verringern.

Bei Herzrhythmusstörungen können Antiarrhythmika verordnet werden ★. Die meisten dieser Arzneimittel werden niedrig dosiert und nur in kleinsten Schritten gesteigert; denn bei zu hoher Dosierung kann ein Antiarrhythmikum die Kraft des Herzens beim Zusammenziehen schmälern und dadurch die Herzschwäche verschlimmern.

Die Herzschwäche wird mit ACE-Hemmern, Betablockern, Digoxin und oft auch mit einem Diuretikum behandelt. ● Eine Herzschwäche kann jedoch tödlich verlaufen, sofern nicht die spezielle Ursache der kongestiven Kardiomyopathie behandelt wird. Wegen dieser ungünstigen Prognose ist die kongestive Kardiomyopathie der häufigste Grund für eine Herztransplantation. ◆ Eine erfolgreiche Herztransplantation beseitigt zwar die Krankheit, bringt dafür aber ihre eigenen Komplikationen und Einschränkungen mit sich.

Abgesehen von der Ursache der kongestiven Kardiomyopathie werden gewöhnlich Gerinnungshemmer wie Phenprocoumon verschrieben, um die Bildung von Blutgerinnseln an den Herzwänden zu verhindern.

Hypertrophische Kardiomyopathie

Zur hypertrophischen Kardiomyopathie wird eine Gruppe von Herzkrankheiten gerechnet, bei denen sich die Wände der Ventrikel verstärken (Hypertrophie) und unelastisch werden, obwohl dem Herzen keine erhöhte Arbeitsleistung abverlangt wird.

Die hypertrophische Kardiomyopathie kann angeboren sein (kongenital) oder erworben werden. Die angeborene hypertrophische Kardiomyopathie beruht auf einem ererbten Gendefekt. Die erworbene Form kann durch Krankheiten entstehen wie Akromegalie (ungewöhnliches Wachstum infolge Überproduktion des Wachstumshormons, ausgelöst durch einen gutartigen Tumor der Hirnanhangdrüse) oder Phäochromozytom (ein Tumor, der eine Überproduktion des Hormons Adrenalin verursacht). Die Erbkrankheit Neurofibromatose kann ebenfalls die Ursache für eine hypertrophische Kardiomyopathie sein.

Symptome und Diagnose

Zu den Symptomen zählen Ohnmacht (Synkope), Brustschmerzen, Atemnot und fühlbar unregelmäßiger Herzschlag (Palpitationen), der durch Herzrhythmusstörungen (Arrhythmien) hervorgerufen wird. Ohnmachten treten nach körperlicher Anstrengung auf, weil das Herz das Gehirn nicht ausreichend mit Blut versorgen kann. Es kann beispielsweise nicht genügend Blut pumpen, weil der Herzrhythmus unregelmäßig ist oder weil die steifen, verdickten Herzkammern sich nicht ausreichend mit Blut füllen können. Dadurch wird der Bluttransport vom Herzen behindert. Zur Ohnmacht kommt es deshalb eher nach der körperlichen Anstren-

---

▲ siehe Seite 116   ■ siehe Tabelle Seite 195
★ siehe Tabelle Seite 154   ● siehe Tabelle Seite 144
◆ siehe Seite 1078

gung als währenddessen, da bei der Bewegung die Herzfrequenz noch erhöht ist und mehr Blut aus dem Herzen herausgepumpt wird, was die behinderte Blutzufuhr in gewissem Grade ausgleicht. Ist der Körper wieder ruhig gestellt, verlangsamt sich die Herzfrequenz und die gepumpte Blutmenge ist nicht mehr groß genug, um die Behinderung der Blutzufuhr zu überwinden.

Atemnot entsteht, weil sich in der Lunge Flüssigkeit ansammelt. Dies geschieht, weil das verdickte und unelastisch gewordene Herz das Blut aus der Lunge nicht mehr restlos aufnehmen kann. Dadurch staut sich auch Blut in den Lungenvenen.

Da sich die Ventrikelwände verdicken, kann sich die Mitralklappe (die Klappe, die sich aus dem linken Vorhof in die linke Herzkammer öffnet) nicht mehr komplett schließen, sodass ein kleines Leck entsteht. Dadurch erhöht sich das Risiko einer infektiösen Endokarditis. ▲ Bei manchen Kranken blockiert der verdickte Muskel den Blutkreislauf aus dem Herzen unterhalb der Aortenklappe; diese Form wird hypertrophische obstruktive Kardiomyopathie genannt.

Der Arzt kann gewöhnlich schon aufgrund der körperlichen Untersuchung eine vorläufige Diagnose der hypertrophischen Kardiomyopathie stellen. Zum Beispiel hört er mit dem Stethoskop die für die Krankheit charakteristischen Herzgeräusche. Die Echokardiographie ■ ist der beste Weg, die Diagnose zu erhärten. Elektrokardiographie (EKG) ★ und eine Röntgenaufnahme der Brust sind ebenfalls hilfreich. Die Herzkatheterisierung ●, ein invasives Verfahren, wird zur Messung des Drucks in den Herzkammern nur eingesetzt, wenn eine Operation in Betracht gezogen wird.

Prognose und Behandlung

Wenn Akromegalie die Ursache der Krankheit ist, kann Octreotid, ein synthetisches Hormon, gegeben werden, um die Produktion des Wachstumshormons zu stoppen. Bei einem Phäochromozytom als Grunderkrankung kann die Behandlung in der Gabe von Alpha- oder Betablockern ◆ bestehen, um die Wirkung des Adrenalins einzuschränken. Alternativ dazu kann der Tumor, der das Hormon produziert, operativ entfernt oder durch Strahlentherapie bekämpft werden.

Die Behandlung der hypertrophischen Kardiomyopathie zielt in erster Linie darauf ab, das Unvermögen des Herzens zu verringern, sich zwischen den Schlägen mit Blut zu füllen. Betablocker und Kalziumantagonisten – einzeln

oder in Kombination – sind die Basis der Behandlung. Beide Wirkstoffe verringern die Stärke, mit der sich der Herzmuskel zusammenzieht, sodass die Kontraktionen weniger kräftig ausfallen. Dadurch kann sich das Herz besser mit Blut füllen, und – falls der verdickte Muskel den Blutfluss blockiert hatte, kann das Blut nun leichter aus dem Herzen abfließen. Zusätzlich verlangsamen Betablocker und einige Kalziumantagonisten die Herzfrequenz; das Herz gewinnt also mehr Zeit, sich zu füllen.

Die operative Entfernung von Schichten des verdickten Herzmuskels (Myektomie) kann den Blutfluss aus dem Herzen verbessern. Sie wird aber nur vorgenommen, wenn die Symptome durch die Arzneimitteltherapie allein nicht behandelbar sind. Die Operation kann zwar die Symptome lindern, verringert aber nicht das Risiko.

Vor einem zahnärztlichen oder operativen Eingriff ▼ werden gewöhnlich Antibiotika gegeben, um das Risiko einer infektiösen Endokarditis zu reduzieren.

Restriktive Kardiomyopathie

Zur restriktiven (obliterativen) Kardiomyopathie zählt eine Reihe von Herzkrankheiten, bei denen die Ventrikelwände steif werden, sich zwar nicht notwendigerweise verstärken, aber verhindern, dass sich das Herz zwischen den Schlägen ausreichend mit Blut füllen kann.

Die Ursache der restriktiven Kardiomyopathie ist gewöhnlich unbekannt. Diese am seltensten auftretende Form von Kardiomyopathie hat viele Merkmale mit der hypertrophischen Form gemeinsam.

Es gibt grundsätzlich zwei Formen der restriktiven Kardiomyopathie. Bei der einen Form wandelt sich der Herzmuskel allmählich in Narbengewebe um. Die Vernarbungen können die Folge einer Gewebeschädigung z. B. durch Strahlentherapie bei Krebs sein. Bei der anderen Form dringen Stoffe in den Herzmuskel ein oder sammeln sich in ihm. Zum Beispiel kann sich ein Überschuss an Eisen im Herzmuskel ansammeln (Hämochromatose ▶). Amyloid, ein Eiweißstoff, der normalerweise im Körper nicht

---

▲ siehe Seite 172   ■ siehe Seite 113

★ siehe Seite 110   ● siehe Seite 116

◆ siehe Tabelle Seite 126   ▼ siehe Kasten Seite 175

▶ siehe Kasten Seite 901

vorkommt, kann sich im Herzmuskel und in anderen Geweben anreichern und zu Amyloidose ▲ führen. Diese kommt bei älteren Menschen häufiger vor. Weitere Beispiele sind Tumoren und Granulome (Anhäufung bestimmter weißer Blutkörperchen infolge einer chronischen Entzündung), die sich bei Menschen mit Sarkoidose bilden. ■

Symptome und Diagnose

Die restriktive Kardiomyopathie führt zu Herzschwäche ★ mit Atemnot und Flüssigkeitsansammlungen in den Geweben (Ödemen). Brustschmerzen und Ohnmachtsanfälle (Synkopen) kommen seltener vor als bei der hypertrophischen Form, häufig treten aber Herzrhythmusstörungen (Arrhythmien) und Herzrasen (Palpitationen) auf. Gewöhnlich erscheinen die Symptome nicht in Ruhephasen, da in dieser Zeit das Herz den Körper mit genügend Blut und Sauerstoff versorgen kann, selbst wenn das versteifte Herz nicht ausreichend in der Lage ist, sich mit Blut zu füllen. Die Beschwerden treten bei körperlicher Aktivität auf, wenn das unelastische Herz nicht genügend Blut pumpen kann, um den erhöhten Bedarf an Blut und Sauerstoff zu decken.

Die restriktive Kardiomyopathie ist eine der möglichen Ursachen, nach denen bei Patienten mit Herzschwäche gesucht wird. Die Diagnose basiert weitgehend auf Ergebnissen der körperlichen Untersuchung, auf Elektrokardiographie (EKG) und Ultraschall. Das EKG kann typische Störungen im Reizleitungssystem des Herzens erkennen lassen; diese sind aber nicht verlässlich genug für eine Diagnose. Das Ultraschallbild zeigt, wenn die Vorhöfe vergrößert sind und das Herz nur normal funktioniert, wenn es sich zusammenzieht. Mit dem Magnetresonanzverfahren können unnatürliche Gewebestrukturen im Herzmuskel erkannt werden, die durch die Einlagerung oder das Eindringen von Stoffen wie Eisen oder Amyloid entstanden sein können. Eine präzise Diagnose erfordert gewöhnlich eine Herzkatheteruntersuchung, um den Druck in den Herzkammern zu messen oder eine Gewebeprobe des Herzmuskels zur Untersuchung unter dem Mikroskop (Biopsie) zu entnehmen, damit der Arzt die eingedrungene Substanz identifizieren kann.

Prognose und Behandlung

In einigen Fällen kann die Grunderkrankung der restriktiven Kardiomyopathie behandelt werden, sodass damit der fortschreitenden Herzschädigung Einhalt geboten wird oder sie sogar teilweise rückgängig gemacht werden kann. Zum Beispiel kann ein regelmäßiger Aderlass die Menge des eingelagerten Eisens bei Menschen mit Eisenüberschuss verringern. Kortison kann Patienten mit Sarkoidose helfen, weil es bewirkt, dass sich das granulöse Gewebe auflöst.

KAPITEL 27

Herzrhythmusstörungen

Herzrhythmusstörungen (Arrhythmien) entstehen durch Serien von Herzschlägen, die unregelmäßig, zu schnell oder zu langsam sind, oder sie werden durch eine fehlerhafte elektrische Reizleitung im Herzen ausgelöst.

Das Herz ist ein Muskelorgan mit vier Räumen, die so angelegt sind, dass sie ein Leben lang rationell, zuverlässig und pausenlos arbeiten. Die Muskelwände eines jeden Raumes ziehen sich in regelmäßigen Abständen zusammen, pumpen dabei so viel Blut in den Körper, wie er benötigt, und sie verbrauchen für jeden Herzschlag so wenig Energie wie nur möglich.

Die Kontraktionen der Muskelfasern im Herzen werden durch Elektrizität gesteuert, die in genau vorgegebener Weise auf bestimmten Bahnen und in einer kontrollierten Geschwindigkeit durchs Herz fließt. Der elektrische Strom, der jeden Herzschlag auslöst, wird von dem Herzschrittmacher (Sinusknoten) abgegeben,

▲ siehe Seite 1698   ■ siehe Seite 286
★ siehe Seite 137

der im rechten Vorhof sitzt. Die zeitlichen Abstände, mit der der Schrittmacher seine elektrischen Signale abgibt, bestimmt die Herzfrequenz. Diese wird von Nervenimpulsen und von dem Gehalt bestimmter Hormone im Blut beeinflusst.

Die Herzfrequenz wird vom vegetativen Nervensystem reguliert, ▲ das aus dem sympathischen und dem parasympathischen Teil besteht. Der sympathische Teil erhöht die Herzfrequenz durch ein Netzwerk aus Nerven. Der parasympathische Teil senkt die Herzfrequenz durch einen einzigen Nerv, den Vagusnerv.

Die Herzfrequenz wird auch von Hormonen beeinflusst, die durch das sympathische Nervensystem in den Blutkreislauf gelangen: Adrenalin und Noradrenalin, die die Herzfrequenz beschleunigen. Schilddrüsenhormon, das durch die Schilddrüse in den Kreislauf freigesetzt wird, erhöht ebenfalls die Herzfrequenz.

Ein Erwachsener hat in Ruhe gewöhnlich eine Herzfrequenz von 60 bis 100 Schlägen pro Minute. Jedoch können bei jüngeren Erwachsenen niedrigere Frequenzen normal sein, vor allem, wenn sie sich körperlich fit halten. Die Herzfrequenz variiert normalerweise in Abhängigkeit von der körperlichen Bewegung und von Reizen wie Schmerz und Ärger. Der Herzrhythmus wird nur dann als abweichend bezeichnet, wenn die Herzfrequenz übermäßig hoch (Tachykardie), sehr langsam (Bradykardie) oder irregulär ist oder wenn die elektrischen Impulse über falsche Erregungsbahnen geleitet werden.

Gesundes Reizleitungssystem

Der elektrische Strom vom Herzschrittmacher fließt zuerst durch den rechten und dann durch den linken Vorhof. Dadurch werden die Muskeln dieser Herzkammern angeregt, sich zusammenzuziehen und das Blut aus den Vorhöfen in die unteren Herzkammern (Ventrikel) zu pumpen. Danach erreicht das Signal den Atrioventrikularknoten (AV-Knoten) im unteren Teil der Vorhofwand in der Nähe der Ventrikel. Dieser Knoten stellt die einzige Reizleitungsverbindung zwischen den Vorhöfen und den Ventrikeln sicher; wenn nicht, wären die Vorhöfe durch nicht leitungsfähiges Gewebe von den Ventrikeln abgetrennt. Der AV-Knoten verzögert die Weiterleitung des elektrischen Signals, damit sich die Vorhöfe vollständig zusammenziehen können und die Ventrikel in der Lage sind, sich mit so viel Blut wie möglich zu füllen, bevor sie das Signal erhalten, dass sie sich zusammenziehen sollen.

Das elektrische Erregungsleitungssystem des Herzens

Der Sinusknoten (1) gibt einen elektrischen Impuls ab, der durch den rechten und linken Vorhof (2) wandert und beide stimuliert, sich zusammenzuziehen. Mit leichter Verzögerung erreicht er den Atrioventrikularknoten (3). Der elektrische Impuls wandert dann hinunter zum His-Bündel (4), das sich in den rechten Tawara-Schenkel für die rechte Herzkammer (5) und in den linken Tawara-Schenkel für die linke Herzkammer (5) teilt. Anschließend breitet sich der Impuls auf die Herzkammern aus und bewirkt deren Kontraktion.

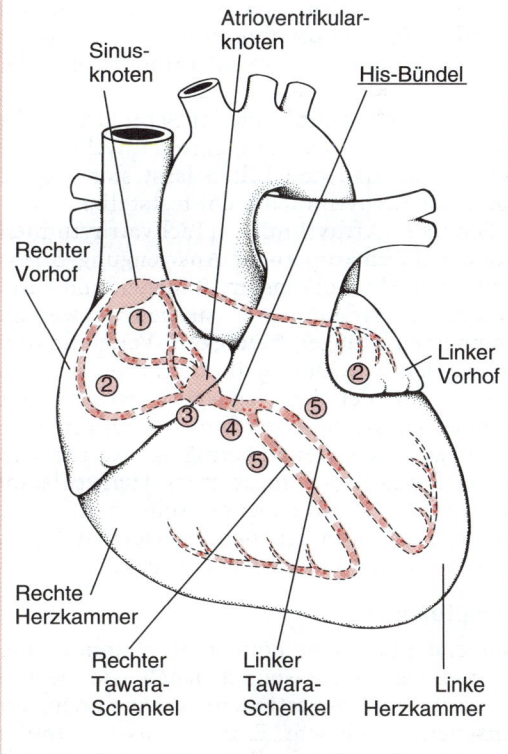

Nach der Passage durch den Atrioventrikularknoten wandert das elektrische Signal hinunter zum His-Bündel, einem Faserbündel, das sich in einen linken Zweig für den linken Ventrikel und in einen rechten Zweig für den rechten

▲ siehe Seite 420

Ventrikel teilt. Der elektrische Strom verteilt sich dann in vorgegebener Weise über die Oberfläche der Ventrikel, und zwar von unten nach oben. Dadurch regt es die Ventrikel an, sich zusammenzuziehen und das Blut aus dem Herzen herauszupumpen.

Ursachen

Die häufigsten Ursachen von Arrhythmien sind Erkrankungen des Herzens, vor allem koronare Herzkrankheit, Erkrankungen der Herzklappen und Herzschwäche. Auch viele Medikamente können zu Herzrhythmusstörungen führen. Einige Formen von Herzrhythmusstörungen entstehen durch anatomische Geburtsfehler. Altersbedingte Veränderungen im elektrischen Reizleitungssystem des Herzens lassen Arrhythmien häufiger auftreten. Eine Überfunktion der Schilddrüse (Hyperthyreose), bei der reichlich Schilddrüsenhormone freigesetzt werden, kann zu Rhythmusstörungen mit beschleunigter Herzfrequenz führen. Andererseits kann eine Unterfunktion der Schilddrüse (Hypothyreose) einen verlangsamten Rhythmus bewirken. In manchen Fällen lässt sich die Ursache für Arrhythmien nicht feststellen.

Schnelle Arrhythmien (Tachyarrhythmien) können durch körperliche Anstrengung, Stress, extremen Alkoholkonsum, Rauchen und durch anregende Arzneimittel ausgelöst werden. Schmerzen, Hunger, Müdigkeit, Verdauungsbeschwerden (wie Durchfall oder Erbrechen) und Schluckauf, der den Vagusnerv extrem reizt, können langsame Arrhythmien (Bradyarrhythmien) auslösen. (Eine übermäßige Reizung des Vagusnerves kann sogar zum Herzstillstand führen – dies kommt aber nur selten vor.) In den meisten Fällen bilden sich die Herzrhythmusstörungen von selbst wieder zurück.

Symptome

Manche Menschen können ihre unnormalen Herzschläge selbst spüren. Doch wie sie ihre Herzschläge (Palpitationen) wahrnehmen, unterscheidet sich sehr. Einige Menschen fühlen bereits ihren normalen Herzschlag, andere nehmen die Herzschläge nur wahr, wenn sie auf der linken Körperseite liegen.

Herzrhythmusstörungen können harmlos bis lebensgefährlich sein. Die Schwere der Arrhythmien ist nicht unbedingt mit der Schwere der Symptome gleichzusetzen. Einige lebens-

bedrohliche Formen von Arrhythmien machen keine Beschwerden, dagegen bewirken harmlose Arrhythmien manchmal recht schwere Symptome. Oft sind Art und Schwere der Grunderkrankung entscheidender für die Auswirkungen als die Arrhythmien selbst.

Wenn die Arrhythmie die Pumpleistung des Herzens beeinträchtigt, können sich Schwächegefühl, verringerte körperliche Leistungsfähigkeit, Schwindel, Gleichgewichtsstörungen und Ohnmacht (Synkope) ▲ einstellen. Eine Ohnmacht tritt auf, wenn das Herz nicht mehr so viel Blut pumpt, dass es für einen normalen Blutdruck reicht. Halten solche Arrhythmien an, kann das zum Tod führen. Herzrhythmusstörungen können die Symptome einer zugrunde liegenden Herzkrankheit verschlimmern, einschließlich Brustschmerzen und Atemnot. Arrhythmien, die Symptome verursachen, sollten umgehend ärztlich untersucht werden.

Diagnose

Oft kann der Arzt schon anhand der Symptome eine vorläufige Diagnose stellen und bestimmen, wie schwer die Arrhythmie ist. Wichtig ist, ob die Palpitationen schnell oder langsam, regelmäßig oder unregelmäßig, kurzzeitig oder lang dauernd sind, und ob sie Beschwerden verursachen. Der Arzt muss wissen, ob sich die Palpitationen während Ruhepausen zeigen oder nur bei anstrengender und ungewohnter körperlicher Aktivität, ferner ob sie plötzlich oder allmählich anfangen und aufhören. Oft sind aber Diagnoseverfahren nötig, um Art und Ursache der Herzrhythmusstörungen exakt zu erkennen.

Die Elektrokardiographie (EKG) ■ zeichnet die elektrischen Signale, welche die Herzschläge auslösen, auf – meist jedoch nur für eine sehr kurze Zeitspanne. Da Herzrhythmusstörungen aber oft nur gelegentlich auftreten, kann ein tragbares Langzeit-EKG-Gerät ★ verwendet werden; damit wird entweder der Herzrhythmus ununterbrochen aufgezeichnet oder der Träger schaltet ihn gezielt nur dann ein, wenn er den unregelmäßigen Herzrhythmus spürt. Dieser Monitor, der gewöhnlich 24 Stunden getragen wird, kann sporadisch auftretende Arrhythmien aufzeichnen, während der Betroffene seinen täglichen Verrichtungen nachgeht. Während des Langzeit-EKGs hält der Untersuchte Zeitpunkt und Art von Symptomen und Aktivitäten fest, die im Zusammenhang mit den Arrhythmien stehen können.

Menschen, bei denen Herzrhythmusstörungen vermutet werden, werden gewöhnlich ins Krankenhaus eingewiesen. Ihr Herzrhythmus wird

▲ siehe Seite 131   ■ siehe Seite 110
★ siehe Abbildung Seite 112

ununterbrochen kontrolliert. Dadurch können Probleme sofort erkannt werden.

Zu weiteren Untersuchungsverfahren gehören das Belastungs-EKG (EKG und Blutdruckmessung unter körperlicher Belastung) ▲ und elektrophysiologische Verfahren ■. Bei den elektrophysiologischen Untersuchungsverfahren werden Katheter mit winzigen Elektroden an der Spitze durch eine Vene bis ins Herz geführt. Die Elektroden stimulieren das Herz, dabei wird die Reaktion des Herzens beobachtet, sodass die Form der Arrhythmie und die beste Behandlungsmöglichkeit bestimmt werden können.

Prognose und Behandlung

Die meisten Herzrhythmusstörungen verursachen weder Symptome, noch beeinträchtigen sie die Pumpleistung des Herzens. Deshalb stellen sie gewöhnlich kaum ein Risiko dar, obwohl sie bei Menschen, die die Symptome spüren, erhebliche Angst auslösen können. Allerdings können sich harmlose Arrhythmien auch zu ernsthaften entwickeln. Ernsthaft sind Herzrhythmusstörungen, die das Herz beeinträchtigen, ausreichend Blut zu pumpen. Der Schweregrad hängt teilweise davon ab, wo die Ursache für die Arrhythmie zu suchen ist – ob im natürlichen Herzschrittmacher, in den Vorhöfen oder den Kammern. Generell sind Arrhythmien, die von den Kammern herrühren, ernster zu nehmen als jene der Vorhöfe, die wiederum schwerer sind als die Arrhythmien, die ihren Ursprung im Schrittmacher haben. Es gibt jedoch viele Ausnahmen.

Bei Menschen mit symptomatischen Herzrhythmusstörungen kann schon die Versicherung, dass die Krankheit harmlos ist, helfen. Manchmal verringern sich die Arrhythmien oder bleiben ganz aus, wenn die Medikamente gewechselt oder die Dosis verändert werden. Der Verzicht auf Alkohol, Koffein, Tabak und anstrengenden Sport kann ebenfalls helfen.

Antiarrhythmika sind hilfreich, um schnelle Arrhythmien zu behandeln, die unerträgliche Beschwerden bereiten oder ein Risiko darstellen. Kein Medikament kann jedoch jede Art von Arrhythmien bei allen Menschen beheben. Manchmal müssen mehrere Mittel ausprobiert werden, bis der Therapieerfolg zufrieden stellend ist. Ab und zu können Antiarrhythmika die Krankheit verschlimmern und sogar Herzrhythmusstörungen hervorrufen (Proarrhythmie). Antiarrhythmika haben auch weitere Nebenwirkungen.

Künstliche Herzschrittmacher sind elektronische Geräte, die die Aufgabe des herzeigenen Schrittmachers übernehmen. Diese Apparate werden unter die Haut implantiert, gewöhnlich unterhalb des Schlüsselbeins. Sie werden mit dem Herzen durch Drähte verbunden, die durch eine Vene geführt werden. Durch neue, gut programmierbare Technik und Energie sparende Batterien können diese Geräte inzwischen zehn bis 15 Jahre lang in Gebrauch sein. Die neue Technik schaltet das Risiko von Störungen durch Elektronik in Autos, Radar, Mikrowellen oder Sicherheitsdetektoren an Flughäfen fast vollständig aus. Einige Geräte können jedoch noch immer Herzschrittmacher stören. Beispiele dafür sind die Apparaturen bei der Kernspintomographie und bei der Diathermie (physiotherapeutisches Verfahren zur Wärmebehandlung).

Am häufigsten werden Schrittmacher bei langsamen Arrhythmien eingesetzt. Unterschreitet die Herzfrequenz eine bestimmte Schwelle, sendet der künstliche Schrittmacher automatisch elektrische Impulse aus. Seltener werden Herzschrittmacher bei schnellen Arrhythmien implantiert; sie senden dann eine Reihe von Impulsen aus, um die Herzfrequenz zu senken.

Manchmal kann ein Elektroschock am Herzen schnelle Arrhythmien stoppen und den normalen Herzrhythmus wiederherstellen. Dieses Verfahren heißt Kardioversion, Defibrillation oder Elektroversion. Die Kardioversion kann bei Herzrhythmusstörungen angewendet werden, die in den Vorhöfen oder den Kammern auftreten. Eine andere Möglichkeit bietet ein Defibrillator, der halb so groß ist wie eine Spielkarte und implantiert werden kann wie ein Herzschrittmacher. Der implantierbare Defibrillator reagiert automatisch auf den zu schnellen Herzrhythmus und löst einen Schock aus, um das Herz zum normalen Rhythmus zurückkehren zu lassen. Meistens werden diese Geräte bei Menschen eingesetzt, bei denen die Gefahr besteht, dass sie an ihren Herzrhythmusstörungen sterben würden. Da der implantierte Defibrillator aber nicht vorbeugend Herzrhythmusstörungen verhindern kann, müssen oft zusätzlich Medikamente genommen werden.

Bestimmte Formen von Herzrhythmusstörungen lassen sich durch invasive Verfahren behandeln. Beispielsweise können solche, die auf koronarer Herzkrankheit beruhen, durch Angioplastie oder eine Bypass-Operation ★ an den Herzkranzgefäßen beseitigt werden. Eine Ar-

---

▲ siehe Seite 111   ■ siehe Seite 112
★ siehe Seiten 197 und 198

℞ ARZNEIMITTEL BEI HERZRHYTHMUSSTÖRUNGEN (AUSWAHL)

GRUPPE	ARZNEISTOFF	UNERWÜNSCHTE WIRKUNGEN (AUSWAHL)	BEMERKUNGEN
Natriumantagonisten			
	Chinidin, Disopyramid, Flecainid, Lidokain, Mexiletin, Propafenon, Tocainid	Arrhythmien, die besonders bei Menschen mit einer Herzkrankheit tödlich sein können, Verdauungsbeschwerden, Benommenheit, Schwindelgefühl, Zittern, Harnverhalt, erhöhter Augeninnendruck bei Menschen mit Glaukom, Mundtrockenheit	Diese Medikamente verlangsamen die Leitung elektrischer Impulse im Herzen. Mit ihnen werden ventrikuläre Extrasystolen, ventrikuläre Tachykardie und Kammerflimmern behandelt sowie Vorhofflimmern, um zum normalen Rhythmus zurückzukehren (Kardioversion)
Betablocker			
	Atenolol, Metoprolol, Nadolol, Propranolol	Ungewöhnlich niedrige Herzfrequenz (Bradykardie); Herzschwäche; Verkrampfung der Bronchialmuskeln (Bronchospasmus); verringerte Wahrnehmung der Symptome bei Unterzuckerung; Kreislaufstörungen im Rumpf, in Armen und Beinen; Schlaflosigkeit; Atemnot; Depressionen; Raynaud-Krankheit; Halluzinationen; Potenzstörungen; Müdigkeit; bei einigen Betablockern Erhöhung der Triglyzeridwerte	Mit diesen Medikamenten werden ventrikuläre Extrasystolen, ventrikuläre Tachykardie, Kammerflimmern sowie paroxysmale supraventrikuläre Tachykardie behandelt. Sie werden außerdem bei Menschen mit Vorhofflimmern oder -flattern eingesetzt, um die Schlagfrequenz in den Kammern herabzusetzen. Asthmatiker sollten diese Arzneimittel nicht nehmen
Kaliumantagonisten			
	Amiodaron, Sotalol	Arrhythmien, Verhärtung des Bindegewebes in der Lunge (Lungenfibrose), niedriger Blutdruck. Zu Sotalol, das auch ein Betablocker ist, siehe oben	Diese Arzneimittel werden bei ventrikulären Extrasystolen, ventrikulärer Tachykardie, Kammerflimmern, Vorhofflimmern und -flattern eingesetzt. Da Amiodaron giftig wirken kann, wird es als Langzeitpräparat nur bei schweren Herzrhythmusstörungen angewendet
Kalziumantagonisten			
	Diltiazem, Verapamil	Verstopfung, Durchfall, niedriger Blutdruck, geschwollene Füße	Nur bestimmte Kalziumantagonisten wie Diltiazem und Verapamil sind wirksam. Sie werden bei Menschen mit Vorhofflimmern oder -flattern angewendet, um die ventrikuläre Schlagfrequenz herabzusetzen; ebenso zur Behandlung der paroxysmalen supraventrikulären Tachykardie. Diltiazem und Verapamil verlangsamen die Leitung der elektrischen Impulse durch den AV-Knoten. Patienten mit dem Wolff-Parkinson-White-Syndrom sollten Verapamil oder Diltiazem nicht einnehmen

℞ ARZNEIMITTEL BEI HERZRHYTHMUSSTÖRUNGEN (AUSWAHL)

GRUPPE	ARZNEISTOFF	UNERWÜNSCHTE WIRKUNGEN (AUSWAHL)	BEMERKUNGEN
Herzglykosid			
	Digoxin	Seltene Nebenwirkungen sind Gewichtsverlust, Übelkeit, Erbrechen und schwere Herzrhythmusstörungen; Überdosis kann zu Xanthopsie führen (dabei sehen alle Gegenstände grünlichgelb aus)	Digoxin verlangsamt die elektrischen Impulse in der Erregungsleitungsbahn durch den AV-Knoten. Es setzt die Schlagfrequenz in den Herzkammern bei Menschen mit Vorhofflimmern oder -flattern herab und wird zur Behandlung der paroxysmalen supraventrikulären Tachykardie eingesetzt. Das Medikament kann Kleinkindern und Kindern unter zehn Jahren mit dem Wolff-Parkinson-White-Syndrom gegeben werden; ältere Menschen mit dieser Krankheit sollten kein Digoxin einnehmen
Purin-Nukleosid			
	Adenosin	Verkrampfung der Luftwege und kurzzeitige Hautrötung	Adenosin verlangsamt die Weiterleitung der elektrischen Impulse durch den Atrioventrikularknoten. Es wird zur Behandlung der paroxysmalen supraventrikulären Tachykardie eingesetzt. Menschen mit Asthma dürfen kein Adenosin bekommen

rhythmie, die von einer lokalisierbaren Veränderung im Reizleitungssystem des Herzens ausgeht, kann behoben werden, indem der betreffende Bereich zerstört oder operativ entfernt wird. Meist wird dabei das Gewebe mittels Hochfrequenz-Ablation zerstört (eine Elektrode an der Spitze eines Katheters, die in das Herz geführt wird, liefert dafür Energie einer bestimmten Frequenz). Dieses Verfahren ist bei 90 bis 95 Prozent der Patienten erfolgreich, es dauert zwei bis vier Stunden und erfordert nur ein bis zwei Tage Krankenhausaufenthalt. In seltenen Fällen wird die Veränderung des Reizleitungssystems bei einer Operation am offenen Herzen zerstört oder entfernt.

Vorhof-Extrasystolen

Eine Vorhof-Extrasystole (vorzeitige Kontraktion des Vorhofes) ist ein zusätzlicher Herzschlag. Er wird durch eine fehlerhafte elektrische Anregung des Vorhofs ausgelöst, noch bevor der normale Herzschlag erfolgt.

Vorhof-Extrasystolen kommen bei vielen gesunden Menschen vor, machen aber selten Beschwerden. Häufig gibt es sie bei Lungenkranken, und ältere Menschen sind davon eher betroffen als jüngere. Die Extraschläge können durch Kaffee, Tee und Alkohol ebenso wie durch anregende Medikamente ausgelöst oder verstärkt werden.

Diagnose und Behandlung

Vorhof-Extrasystolen können bei einer körperlichen Untersuchung diagnostiziert und durch die Elektrokardiographie (EKG) bestätigt werden. Nur selten ist, wenn die Schläge häufig auftreten und unangenehmes Herzklopfen verursachen, eine Behandlung notwendig. Gewöhnlich sind Antiarrhythmika wirksam.

Stabilisieren den Herzschlag: künstliche Schrittmacher

Künstliche Schrittmacher sind elektronische Geräte. Sie geben an Stelle des natürlichen Herzschrittmachers (Sinusknoten) die elektrischen Impulse ab, die den Herzschlag auslösen. Schrittmacher bestehen aus einer Batterie, einem Impulsgenerator und Drähten (Elektroden), die den Schrittmacher mit dem Herzen verbinden.

Ein künstlicher Schrittmacher wird operativ eingesetzt. Bei örtlicher Betäubung werden die Drähte in eine Vene nahe des Schlüsselbeins eingeführt und bis zum Herzen vorgeschoben. Durch einen kleinen Schnitt wird der Impulsgenerator, der ungefähr so groß ist wie ein früheres Fünfmarkstück, unterhalb des Schlüsselbeins unter die Haut geschoben und mit den Drähten verbunden. Der Einschnitt wird zugenäht. Gewöhnlich dauert die Operation 30 bis 60 Minuten. Manchmal kann der Patient kurz darauf nach Hause gehen,

sonst bleibt er für ein paar Tage in der Klinik. Die Batterie des Schrittmachers hält normalerweise zehn bis 15 Jahre. Dennoch sollte sie regelmäßig überprüft werden. Das Einsetzen einer neuen Batterie geht schnell.

Es gibt verschiedene Arten von Schrittmachern. Einige übernehmen komplett die Kontrolle über die Herzfrequenz und überlagern so die elektrischen Impulse, die das Herz selbst aussendet. So genannte Demand-Schrittmacher erlauben dem Herzen seine natürliche Pumpfunktion, bis ein Schlag aussetzt oder das Herz mit einer falschen Frequenz zu schlagen beginnt. Programmierbare Schrittmacher können beides. Einige Typen sind in der Lage, ihre Frequenz auf die Aktivität des Trägers abzustimmen, indem sie die Herzfrequenz bei körperlicher Bewegung erhöhen und im Ruhezustand herabsetzen.

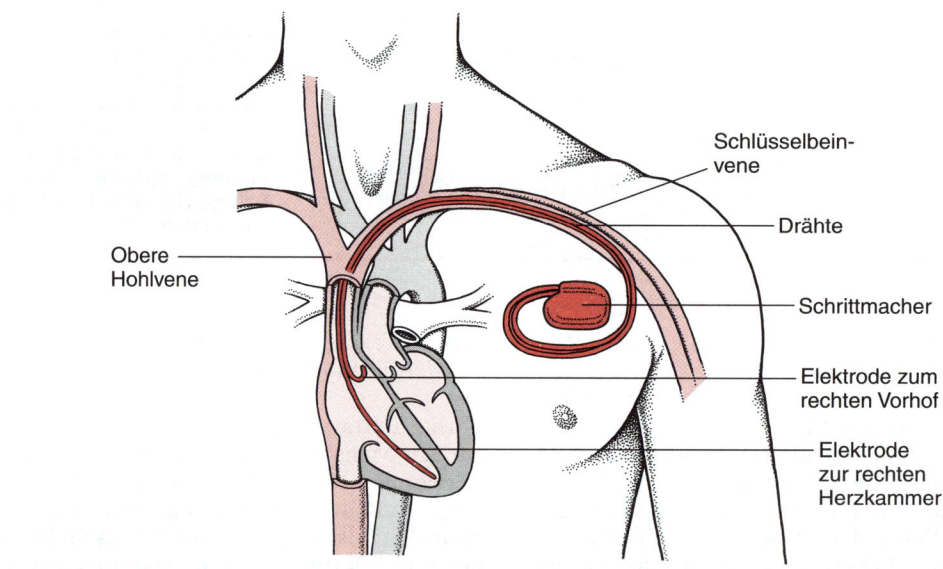

Schlüsselbein-
vene

Drähte

Schrittmacher

Elektrode zum
rechten Vorhof

Elektrode
zur rechten
Herzkammer

Obere
Hohlvene

Vorhofflimmern und -flattern

Bei Vorhofflimmern und Vorhofflattern handelt es sich um sehr schnelle elektrische Entladungsmuster, die die Vorhöfe zu sehr raschen Kontraktionen veranlassen. Ein Teil der elektrischen Impulse erreicht die Ventrikel und bewirkt, dass sich diese schneller, aber weniger wirksam zusammenziehen als bei gesunder Reizleitung.

Vorhofflimmern und -flattern kommen bei älteren Menschen häufiger vor als bei jungen.

Die Erscheinung kann gelegentlich auftreten oder dauernd bestehen. Während des Flimmerns oder Flatterns ziehen sich die Vorhöfe so schnell zusammen, dass die Wände zittern. In der Folge wird das Blut nicht ausreichend zu den Kammern gepumpt. Da außerdem der Rhythmus der Vorhöfe unregelmäßig ist, wird auch der der Ventrikel unregelmäßig. Während des Vorhofflatterns ist der Rhythmus der Vorhöfe regelmäßig; der Rhythmus der Ventrikel kann regelmäßig oder unregelmäßig sein. In beiden Fällen schlagen die Ventrikel langsamer als die Vorhöfe, denn der Atrioventrikularknoten kann die elektrischen Impulse nicht mit dieser Frequenz weiterleiten. Infolgedessen kommen nur einige Impulse durch. Doch obwohl sich die Ventrikel langsamer kontrahieren als die Vorhöfe, ist das immer noch zu schnell, um sich vollständig mit Blut füllen zu können. Das Herz pumpt also unzureichend, der Blutdruck kann fallen, und es kann zu Herzschwäche kommen.

Beim Vorhofflimmern und -flattern entleeren sich die Vorhöfe bei jedem Schlag nicht vollständig in die Ventrikel. Mit der Zeit staut sich ein Teil des Blutes in den Vorhöfen, und es können sich Gerinnsel bilden. Teile davon können sich ablösen, oft kurz nachdem sich das Flimmern gelegt hat und die Vorhöfe zu normalem Rhythmus zurückgekehrt sind – entweder spontan oder durch entsprechende Behandlung. Diese Gerinnsel können in die linke Herzkammer und von dort in den Blutkreislauf wandern (Emboli) und eine kleinere Arterie verschließen. Wenn sie eine Arterie im Gehirn blockieren, kommt es zum Schlaganfall.

Vorhofflimmern oder -flattern kann ohne Anzeichen einer Herzerkrankung auftreten, häufiger wird es jedoch von anderen Erkrankungen und Umständen verursacht. Dazu zählen rheumatisches Fieber, Bluthochdruck, koronare Herzkrankheit, Alkoholmissbrauch, Überfunktion der Schilddrüse (Hyperthyreose) und ein Geburtsfehler am Herzen. Durch rheumatisches Fieber (das zu Erkrankungen der Herzklappen führt) und Bluthochdruck vergrößern sich die Vorhöfe; dies lässt sie anfälliger für Flimmern oder Flattern werden.

Symptome und Diagnose

Die Symptome des Vorhofflimmerns oder -flatterns hängen davon ab, wie schnell die Ventrikel schlagen. Ein geringer Anstieg der Kammerfrequenz – bis höchstens 120 Schläge pro Minute – mag noch keine Symptome hervorrufen. Höhere Frequenzen verursachen unangenehmes Herzklopfen und Brustbeschwerden.

Bei Menschen mit Vorhofflimmern ist der Puls unregelmäßig und in der Regel schnell. Beim Vorhofflattern ist der Puls eher regelmäßig und schnell.

Die eingeschränkte Pumpleistung des Herzens kann Schwäche- und Ohnmachtsgefühle sowie Atemnot hervorrufen. Besonders ältere Menschen entwickeln Herzschwäche und Brustschmerzen. Nur ganz selten erleidet jemand mit Vorhofflimmern oder -flattern und einer sehr schweren Herzkrankheit einen durch sehr niedrigen Blutdruck verursachten Kreislaufschock ▲.

Die Symptome lassen meist schon ein Vorhofflimmern oder -flattern vermuten, die Elektrokardiographie (EKG) bestätigt sie.

Behandlung

Die Behandlung besteht vornehmlich darin, die Geschwindigkeit zu regulieren, mit der sich die Ventrikel zusammenziehen, den normalen Herzrhythmus wiederherzustellen, und die Grunderkrankung der Arrhythmien zu behandeln. Zusätzlich werden Arzneimittel eingesetzt, die der Bildung von Gerinnseln vorbeugen.

Oft wird als erstes Medikament Digoxin eingesetzt, das die Leitung der elektrischen Impulse auf die Ventrikel verlangsamen kann. Digoxin ist jedoch oft unwirksam. Dann kann zur Behandlung ein Betablocker, wie Propranolol oder Atenolol, oder ein Kalziumantagonist, wie Verapamil oder Diltiazem, eingesetzt werden.

Bei Vorhofflimmern oder -flattern kann der normale Herzrhythmus zwar spontan wiederkehren, meist muss er aber von außen beeinflusst werden. Antiarrhythmika wie Amiodaron, Propafenon und Sotalol können helfen. Die wirksamste Behandlung ist aber die Kardioversion oder Defibrillation (wobei ein Elektroschock auf das Herz abgegeben wird). Die Rückkehr zum normalen Herzrhythmus, egal auf welchem Weg, wird immer schwieriger, je länger die Rhythmusstörungen andauern (besonders nach sechs Monaten oder mehr), je mehr sich die Vorhöfe vergrößern und je schwerer die zugrunde liegende Herzkrankheit wird. Selbst wenn der Rhythmus wiederhergestellt werden kann, ist die Rückfallgefahr groß, sogar wenn medikamentös behandelt wird.

Wenn das Vorhofflimmern auf keine andere Behandlung anspricht, können Teile des Atrioventrikularknotens mit Hochfrequenz-Ablation zerstört werden (durch die Energie einer Elektrode, die mit einem Katheter ins Herz geführt wird). Dieses Verfahren kann bei Vorhofflimmern oder -flattern die ventrikuläre Frequenz verlangsamen. Bleibt das erfolglos, kann der gesamte AV-Knoten durch Hochfrequenz-Ablation zerstört werden, was die Verbindung zwischen den Vorhöfen und den Ventrikeln komplett

▲ siehe Seite 135

unterbricht. In solchen Fällen muss anschließend ein künstlicher Herzschrittmacher die Ventrikel aktivieren. Bei Menschen mit Vorhofflattern kann mit der Hochfrequenz-Ablation der flatternde Bereich stillgelegt und dadurch der normale Herzrhythmus wieder hergestellt werden. Bei zirka 85 Prozent der Betroffenen ist dieses Verfahren erfolgreich.

Gewöhnlich vermindert die Behandlung einer Grunderkrankung die Rhythmusstörungen in den Vorhöfen nicht. Jedoch kann die Therapie der Überfunktion der Schilddrüse ebenso wie die Operation einer defekten Herzklappe oder einer angeborenen Missbildung des Herzens helfen.

Wenn bei Vorhofflimmern oder -flattern wieder ein normaler Herzrhythmus herbeigeführt wurde, ist die Gefahr größer, dass sich ein Blutgerinnsel löst und einen Schlaganfall verursacht. Die meisten Patienten mit Vorhofflimmern oder -flattern und einem oder mehreren zusätzlichen Risikofaktoren für die Entwicklung von Blutgerinnseln müssen Gerinnungshemmer einnehmen. (Zu den Risikofaktoren für Blutgerinnsel gehören ein fortgeschrittenes Alter, Bluthochdruck, Diabetes, ein vergrößerter linker Vorhof und Veränderungen am Herzen, speziell Mitralklappenerkrankungen ▲.) Wenn der normale Herzrhythmus nicht unbedingt sofort wiederhergestellt werden muss, wird meist empfohlen, vier Wochen lang einen Gerinnungshemmer einzunehmen, bevor das Vorhofflimmern oder -flattern mit Kardioversion behandelt wird. Allerdings sprechen manchmal besondere Umstände gegen die Einnahme von Gerinnungshemmern. Zum Beispiel sollten Menschen mit einem unbehandelten Bluthochdruck oder die unter Blutungen leiden, keine Gerinnungshemmer einnehmen. Die Behandlung mit Gerinnungshemmern kann Blutungen auslösen; das kann zu einem Schlaganfall und anderen Komplikationen, etwa zu starken Blutungen bei Operationen, führen. Der Arzt wird deshalb bei jedem Patienten immer den möglichen Nutzen gegen das Gesundheitsrisiko individuell abwägen.

Paroxysmale supraventrikuläre Tachykardie

Bei der paroxysmalen supraventrikulären Tachykardie schlägt das Herz regelmäßig und schnell (160 bis 200 Schläge pro Minute). Sie beginnt plötzlich und hört ebenso wieder auf. Sie entsteht im Herzgewebe – anders als Tachykardien, die in den Ventrikeln auftreten.

Die paroxysmale supraventrikuläre Tachykardie kommt am häufigsten bei jungen Menschen vor und ist eher unangenehm als gefährlich. Sie kann beispielsweise auftreten, wenn anstrengender Sport betrieben wird.

Die paroxysmale supraventrikuläre Tachykardie kann durch einen vorzeitigen Herzschlag ausgelöst werden, der bei schneller Herzfrequenz immer wieder auftritt und das Herz antreibt. Diese wiederholte schnelle Aktivierung kann durch verschiedene Faktoren entstehen. Beispielsweise kann es zwei elektrische Reizleitungsbahnen im Atrioventrikularknoten geben (AV-Knoten-Reentry-Tachykardie). Es kann auch die Erregungsleitung zwischen den Vorhöfen und den Ventrikeln gestört sein (AV-Knoten-Tachykardie). Viel seltener geben die Vorhöfe falsche, schnelle oder kreisende Impulse ab (echte paroxysmale Vorhoftachykardie).

Die schnelle Herzfrequenz beginnt und endet meist plötzlich und kann von wenigen Minuten bis zu vielen Stunden andauern. Sie wird fast immer als unangenehmes Herzklopfen empfunden. Oft wird sie von anderen Symptomen begleitet wie Schwäche, Benommenheit, Atemnot und Brustschmerzen. Gewöhnlich ist das Herz insgesamt ansonsten gesund.

Behandlung

Die Anfälle können oft beendet werden, indem der Vagusnerv stimuliert und damit die Herzfrequenz herabgesetzt wird. Diese Behandlung wird gewöhnlich vom Arzt durchgeführt oder beaufsichtigt. Betroffene, die immer wieder an Arrhythmien leiden, lernen aber mit der Zeit, diese Maßnahmen selbst durchzuführen. Dazu gehören Pressen wie bei einem schweren Stuhlgang oder die Massage des Halses direkt unterhalb des Kiefergelenks (das stimuliert einen empfindlichen Bereich über der Halsschlagader, den Karotissinus), oder man taucht das Gesicht in eine Schüssel mit eiskaltem Wasser. Diese Maßnahmen sind kurz nach dem Beginn der Arrhythmien besonders wirksam.

Helfen diese Maßnahmen nicht, verursachen die Arrhythmien schlimme Beschwerden oder dauert der Anfall länger als 20 Minuten, sollten sich die Betroffenen in ärztliche Behandlung begeben. Der Arzt kann die Arrhythmie sofort stoppen, indem er ein Medikament intravenös spritzt, gewöhnlich Adenosin oder Verapamil.

▲ siehe Seite 165

Andernfalls kann eine Kardioversion (ein Elektroschock auf das Herz) notwendig sein.

Zu den am meisten verordneten Medikamenten gehören Betablocker, Digoxin, Diltiazem, Verapamil, Propafenon und Flecainid. Immer häufiger wird neuerdings die Hochfrequenz-Ablation angewendet (Energie einer speziellen Frequenz durch eine Elektrode, die auf einem Katheter ins Herz geführt wird), um den Gewebebereich zu zerstören, der für die paroxysmale ventrikuläre Tachykardie verantwortlich ist.

Wolff-Parkinson-White-Syndrom

Beim Wolff-Parkinson-White-Syndrom besteht von Geburt an eine zusätzliche Erregungsleitung zwischen den Vorhöfen und den Ventrikeln.

Das Wolff-Parkinson-White-Syndrom ist die häufigste Erkrankung, die durch eine zusätzliche Erregungsleitung zwischen den Vorhöfen und den Ventrikeln verursacht wird. (Solche Erkrankungen zählen zu den supraventrikulären Tachykardien.) Diese Extraleitung ist dafür verantwortlich, dass häufiger Arrhythmien auftreten. Sie betreffen gewöhnlich Jugendliche und Menschen bis zur Mitte des zweiten Lebensjahrzehnts. Allerdings können sie auch schon im ersten Lebensjahr oder erst im Alter von über 60 vorkommen.

Symptome und Diagnose

Das Wolff-Parkinson-White-Syndrom ist häufig der Auslöser einer paroxysmalen supraventrikulären Tachykardie. Äußerst selten führt sie dabei zu einer sehr schnellen, lebensbedrohlichen Herzfrequenz während eines Vorhofflimmerns.

Wenn Kinder durch die Krankheit Herzrhythmusstörungen entwickeln, können sie unter Atemnot und Lethargie leiden, sie haben keinen richtigen Appetit und ihr Brustkorb pulsiert schnell und deutlich. Mit der Zeit kann es zur Herzschwäche kommen.

Wenn Jugendliche oder junge Erwachsene Herzrhythmusstörungen aufgrund dieser Krankheit bekommen, handelt es sich um paroxysmale supraventrikuläre Tachykardien, die ganz plötzlich auftreten, oft während einer sportlichen Betätigung. Die Anzeichen können nach ein paar Sekunden wieder vorbei sein oder stundenlang andauern. Bei einem jungen und ansonsten körperlich gesunden Menschen verursachen die Anfälle gewöhnlich nur wenig Beschwerden. Dennoch kann eine sehr schnelle Herzfrequenz unangenehm bis quälend sein und zu einer Ohnmacht führen.

Wenn Anfälle von paroxysmalen supraventrikulären Tachykardien aufgrund des Wolff-Parkinson-White-Syndroms erst im späteren Leben auftreten, verursachen sie meist stärkere Symptome wie etwa Ohnmacht, Atemnot und Brustschmerzen.

Insbesondere kann Vorhofflimmern für Menschen mit dem Wolff-Parkinson-White-Syndrom gefährlich sein. Die zusätzliche Erregungsleitung gibt die schnellen Impulse mit einer viel schnelleren Frequenz an die Ventrikel weiter, als es die normale Leitung könnte. Das Resultat ist eine extrem schnelle Schlagfrequenz, die lebensbedrohlich werden kann. Nicht nur wird die Arbeit des Herzens uneffizient, sondern diese extrem hohe Herzfrequenz kann auch zum Kammerflimmern führen, was ohne sofortige Behandlung tödlich verlaufen kann.

Da das Wolff-Parkinson-White-Syndrom die Wirkungsweise der elektrischen Steuerungssignale im Herzen verändert, kann es mithilfe der Elektrokardiographie (EKG ▲), also einer Aufzeichnung der Herzstromkurve, diagnostiziert werden.

Behandlung

Anfälle von paroxysmaler supraventrikulärer Tachykardie aufgrund des Wolff-Parkinson-White-Syndroms lassen sich meist beenden, indem der Vagusnerv stimuliert und dadurch die Herzfrequenz gesenkt wird. ■ Diese Maßnahmen sind kurz nach dem Beginn der Rhythmusstörungen am wirkungsvollsten. Bleibt der Erfolg aus, werden gewöhnlich Medikamente wie Verapamil oder Adenosin intravenös gespritzt, um die Arrhythmien zu beenden. Die Antiarrhythmika können danach für unbegrenzte Zeit verordnet werden, um Anfälle von Herzrasen vorzubeugen.

Bei Kleinkindern und Kindern unter zehn Jahren kann vorbeugend Digoxin gegeben werden, um die Anfälle zu unterdrücken. Erwachsene sollten allerdings kein Digoxin bekommen, da es die bestehende Extraleitung aktivieren kann und damit das Risiko erhöht, dass Vorhofflimmern entsteht und zu ventrikulärem Kammerflimmern ausartet. Aus diesem Grund wird die Therapie mit Digoxin gewöhnlich in der Pubertät abgebrochen.

Die Zerstörung der zusätzlichen Reizleitung mithilfe der Hochfrequenz-Ablation (durch die

▲ siehe Seite 110   ■ siehe Seite 158

Energie einer Elektrode mit einer speziellen Frequenz, eingeführt an der Spitze eines Herzkatheters) ist bei 95 Prozent der Betroffenen erfolgreich. Sie ist gerade bei jungen Menschen hilfreich, da sie ansonsten ihr Leben lang Antiarrhythmika einnehmen müssten.

Ventrikuläre Extrasystolen

Eine ventrikuläre Extrasystole (vorzeitige ventrikuläre Kontraktion) ist ein zusätzlicher Herzschlag, der durch ungewöhnliche elektrische Impulse in den Ventrikeln entsteht, bevor der normale Herzschlag erfolgt.

Ventrikuläre Extrasystolen kommen besonders bei älteren Menschen häufig vor. Diese Art von Herzrhythmusstörungen kann durch Stress entstehen, durch Koffein, Alkohol und anregende Arzneimittel. Zu den weiteren Ursachen gehören die koronare Herzkrankheit (besonders während oder kurz nach einem Herzinfarkt) und Erkrankungen, bei welchen sich die Herzkammern vergrößern, wie Herzschwäche und Erkrankungen der Herzklappen.

Symptome und Diagnose

Einzelne ventrikuläre Extrasystolen beeinflussen die Pumpleistung des Herzens nur wenig; sie verursachen gewöhnlich keine Symptome, außer sie treten extrem häufig auf. Das Hauptmerkmal besteht in heftigem oder stolperndem Herzschlag. Für Menschen ohne Herzkrankheit sind ventrikuläre Extrasystolen nicht bedrohlich. Wenn sie jedoch häufig bei Menschen mit Herzmuskelerkrankungen auftreten, können sie gefährlichere Rhythmusstörungen nach sich ziehen wie ventrikuläre Tachykardie und ventrikuläres Kammerflimmern; dies kann den plötzlichen Tod bedeuten.

Die Elektrokardiographie (EKG) ▲ wird angewendet, um die ventrikulären Extrasystolen zu diagnostizieren.

Behandlung

Bei ansonsten gesunden Menschen ist keine Behandlung nötig, außer der Vermeidung von Stress, Alkohol und anregenden Arzneimitteln. Eine Behandlung mit Medikamenten wird erst dann nötig, wenn die Symptome sehr schwerwiegend sind oder wenn durch die Art der Extrasystolen das Risiko besteht, dass sich eine ventrikuläre Tachykardie oder ein Kammerflimmern entwickelt. Zum Beispiel bedeuten eine Herzmuskelerkrankung oder fortlaufende ventrikuläre Extrasystolen eine solche Gefahr. Zuerst werden normalerweise Betablocker versucht, da sie relativ sichere Medikamente sind.

Nach einem Herzinfarkt können Kranke mit häufig auftretenden ventrikulären Extrasystolen ihr Risiko eines plötzlichen Herztodes reduzieren, indem sie Betablocker einnehmen oder sich einer Angioplastie oder Bypass-Operation unterziehen ■, um die koronare Herzkrankheit zu behandeln. Antiarrhythmika können die ventrikulären Extrasystolen unterdrücken, sie können aber auch wiederum selbst das Risiko für Herzrhythmusstörungen erhöhen. Deshalb bleiben diese Mittel den Menschen vorbehalten, die nicht durch schwere Arrhythmien gefährdet sind.

Ventrikuläre Tachykardie

Bei der ventrikulären Tachykardie wird der Herzrhythmus durch die Ventrikel beeinflusst und eine Herzfrequenz von mindestens 120 Schlägen pro Minute erreicht.

Die ventrikuläre Tachykardie ist eine Serie von aufeinander folgenden ventrikulären Extrasystolen. Manchmal erfolgen nur wenige solcher Schläge hintereinander; dann kehrt das Herz zu einem normalen Rhythmus zurück. Eine ventrikuläre Tachykardie, die länger als 30 Sekunden dauert, wird anhaltende ventrikuläre Tachykardie genannt. Hierunter leiden gewöhnlich Menschen mit einer Herzmuskelerkrankung, die die Herzkammern schädigt. Meistens tritt sie Wochen oder Monate nach einem Herzinfarkt vorwiegend bei älteren Patienten auf.

Symptome und Diagnose

Patienten mit dieser Erkrankung haben fast immer starkes Herzklopfen. Die anhaltende ventrikuläre Tachykardie kann gefährlich sein, weil sich die Ventrikel nicht ausreichend mit Blut füllen und nicht normal pumpen können. Es kann zu niedrigem Blutdruck und zu Herzschwäche kommen. Bedrohlich ist der Zustand außerdem, weil er sich bis zum Kammerflimmern, einer Form von Herzstillstand, verschlimmern kann. Manchmal zeigt die ventrikuläre Tachykardie selbst dann nur wenig Symptome, wenn sie zu Herzfrequenzen von über 200

▲ siehe Seite 110
■ siehe Seiten 197 und 198

Schlägen pro Minute führt; dennoch kann sie sehr gefährlich sein.

Mit der Elektrokardiographie (EKG) ▲ kann die ventrikuläre Tachykardie diagnostiziert werden, und man kann prüfen, ob eine Behandlung erforderlich ist. Ein tragbares EKG-Gerät kann benutzt werden, um den Herzrhythmus 24 Stunden lang aufzuzeichnen.

Behandlung

Die ventrikuläre Tachykardie muss behandelt werden, wenn Symptome auftreten oder die Anfälle länger als 30 Sekunden dauern. Bei der anhaltenden ventrikulären Tachykardie kann oft eine Notfallbehandlung erforderlich sein. Sinkt der Blutdruck bei den Anfällen sehr stark ab, ist schnellstmöglich eine Kardioversion notwendig. Es können auch Medikamente intravenös gespritzt werden, um die Tachykardie in den Ventrikeln zu beenden. Die dabei am häufigsten eingesetzten Medikamente sind Lidokain, Prokainamid und Amiodaron.

Mit der Hochfrequenz-Ablation (ein Herzkatheter mit einer Elektrode an der Spitze, die Energie einer bestimmten Frequenz liefert) und einer Operation am offenen Herzen kann der Bereich in den Ventrikeln, der die anhaltende ventrikuläre Tachykardie auslöst, zerstört werden.

Wenn alle anderen Behandlungen erfolglos sind, kann ein automatischer Defibrillator implantiert werden (ein kleines Gerät, das Rhythmusstörungen registriert und automatisch Elektroschocks auslöst, um sie zu korrigieren). Diese Maßnahme wirkt ähnlich wie die Implantation eines Vorhof-Schrittmachers.

Kammerflimmern

Beim Kammerflimmern handelt es sich um eine potenziell tödliche, unkoordinierte Serie von sehr schnellen und nutzlosen Kontraktionen der Ventrikel; ausgelöst werden sie durch ein Chaos von elektrischen Impulsen.

Während des Kammerflimmerns beben die Ventrikel nur leicht und ziehen sich nicht wie normalerweise zusammen. Aus dem Herz wird kein Blut mehr herausgepumpt, sodass das Kammerflimmern eine Form des Herzstillstands ist. Ohne sofortige Behandlung kann es tödlich verlaufen

Der häufigste Anlass für Kammerflimmern ist die unzureichende Blutversorgung des Herzmuskels als Folge koronarer Herzkrankheit, wie sie beispielsweise während eines Herzinfarkts auftritt. Zu weiteren Ursachen zählen ein Kreislaufschock (sehr niedriger Blutdruck), ■ der von koronarer Herzkrankheit oder anderen Erkrankungen herbeigeführt wurde; dazu zählen auch Stromschlag, Ertrinken, ein sehr niedriger Kaliumspiegel im Blut (Hypokaliämie) und Medikamente, die die elektrischen Reizleitungen im Herzen beeinflussen (wie Natrium- und Kaliumantagonisten ★).

Symptome und Diagnose

Kammerflimmern führt innerhalb von Sekunden zur Bewusstlosigkeit. Ohne Behandlung treten Krämpfe auf und der Betroffene erleidet innerhalb von fünf Minuten irreversible Gehirnschädigungen, weil das Gehirn keinen Sauerstoff mehr erhält. Bald darauf tritt der Tod ein.

Einen Herzstillstand erkennt man, wenn eine Person plötzlich zusammenbricht, todesbleich wird, stark geweitete Pupillen hat und Puls, Herzschlag und Blutdruck nicht mehr feststellbar sind. Kammerflimmern als Ursache des Herzstillstandes wird mit einem Elektrokardiogramm (EKG) nachgewiesen.

Behandlung

Kammerflimmern ist ein Notfall. Es muss so schnell wie möglich mit der Herz-Lungen-Wiederbelebung begonnen werden – unbedingt innerhalb weniger Minuten. Kurz darauf muss eine Kardioversion oder eine Defibrillation (ein Elektroschock auf die Brust) folgen. Danach können Antiarrhythmika gegeben werden, um den normalen Herzrhythmus stabil zu halten.

Menschen, die nach einem Kammerflimmern reanimiert wurden, haben ein hohes Risiko, einen weiteren Anfall zu erleiden. Wenn das Kammerflimmern durch eine Krankheit verursacht wurde, wird diese therapiert. Sonst werden Medikamente eingesetzt, um Rückfällen vorzubeugen, oder es wird ein Defibrillator operativ eingepflanzt, um das Problem durch einen Elektroschock zu beheben, so bald es wieder auftritt.

Sinusknotensyndrom

Eine Fehlfunktion des Herzschrittmachers (Sinusknoten) kann zu einem dauerhaft langsamen Herzschlag (Sinusbradykardie) oder einem kompletten Stillstand der normalen Schrittmacheraktivität (Sinus-Stillstand) führen. Dann über-

---

▲ siehe Seite 110   ■ siehe Seite 135
★ siehe Tabelle Seite 154

nimmt gewöhnlich ein anderer Bereich im Herz die Aufgabe. Dieser Ersatzschrittmacher kann im unteren Teil des Vorhofs, im Atrioventrikularknoten, im Erregungsleitungssystem oder sogar in einer Herzkammer liegen.

Alle Arten von Schrittmacherfehlfunktion kommen bei älteren Menschen häufiger vor. Manche Arzneimittel und eine Schilddrüsenunterfunktion (Hypothyreose) können eine Fehlfunktion des Schrittmachers verursachen. Gewöhnlich ist die Ursache für die Störung aber unbekannt; dann wird die Erkrankung Sick-Sinus-Syndrom genannt.

Eine wichtige Variante des Sick-Sinus-Syndroms ist das Bradykardie-Tachykardie-Syndrom, bei dem sich Phasen von langsamem Herzrhythmus (Bradykardien) mit Phasen schneller Vorhofarrhythmien (Tachykardien), wie Vorhofflimmern und Vorhofflattern, abwechseln.

Symptome und Diagnose

Viele Formen der Schrittmacherfehlfunktion verursachen keinerlei Symptome. Eine anhaltend langsame Herzfrequenz führt oft zu Schwächegefühl und Müdigkeit. Wird die Herzfrequenz sehr langsam, kann es zur Ohnmacht kommen. Eine schnelle Herzfrequenz empfinden die Betroffenen oft als starkes Herzklopfen. Wenn die schnelle Herzfrequenz endet, kann eine Ohnmacht folgen, wenn der Schrittmacher den normalen Herzrhythmus nicht schnell genug wiederherstellen kann.

Eine Fehlfunktion des Schrittmachers wird vermutet bei langsamem Puls (besonders bei einem unregelmäßigen), ständig wechselndem Pulsschlag und bei einem Puls, der trotz körperlicher Bewegung nicht ansteigt. Der Arzt kann die Fehlfunktion gewöhnlich anhand der Symptome und der Ergebnisse des Elektrokardiogramms (EKG) ▲ feststellen, vor allem, wenn der Herzrhythmus im Langzeit-EKG aufgezeichnet wurde.

Behandlung

Menschen, die Beschwerden durch die Erkrankung haben, bekommen gewöhnlich einen Schrittmacher implantiert, um die Herzfrequenz zu beschleunigen. Wenn sie zwischendurch manchmal eine schnelle Herzfrequenz haben, brauchen sie zusätzlich Medikamente, wie einen Betablocker oder einen Kalziumantagonisten, um sie zu senken. ■

▲ siehe Seite 110   ■ siehe Tabelle Seiten 126/127
★ siehe Seite 286

Herzblock

Beim Herzblock ist die elektrische Erregungsleitung zwischen dem Atrioventrikularknoten, dem His-Bündel und den beiden Tawara-Schenkeln, die alle zwischen den Vorhöfen und den Ventrikeln liegen, verzögert.

Der Herzblock wird in drei Schweregrade eingeteilt. Beim ersten Grad ist die Erregungsleitung zu den Ventrikeln nur leicht verzögert; beim zweiten Grad setzt sie immer wieder aus; beim dritten Grad ist sie komplett unterbrochen. Diese Formen kommen häufiger bei älteren Menschen vor.

Beim Herzblock ersten Grades erreicht jeder elektrische Impuls aus den Vorhöfen die Ventrikel, aber jeder einzelne ist für den Bruchteil einer Sekunde verzögert, wenn er den Atrioventrikularknoten passiert.

Der Herzblock ersten Grades betrifft häufig durchtrainierte Sportler, Heranwachsende und jüngere Erwachsene sowie Menschen mit einem sehr aktiven Vagusnerv. Die Erkrankung kann auch bei Menschen mit rheumatischem Fieber, einer Sarkoidose ★, die das Herz betrifft, oder mit anderen strukturellen Herzerkrankungen vorkommen. Außerdem kann sie nach der Einnahme von Medikamenten auftreten, vor allem bei solchen, die die Leitung der elektrischen Impulse durch den Atrioventrikularknoten verlangsamen (wie Betablocker, Diltiazem, Verapamil und Amiodaron). Bei dieser Erkrankung treten keine Symptome auf. Sie kann im Elektrokardiogramm (EKG) entdeckt werden, das Verzögerungen in der elektrischen Erregungsleitung sichtbar macht.

Beim Herzblock zweiten Grades erreichen nur vereinzelte elektrische Impulse die Ventrikel. Der Herzschlag kann dadurch langsam, unregelmäßig oder beides sein. Einige Formen des Herzblocks zweiten Grades können sich zum dritten Grad verschlimmern.

Beim Herzblock dritten Grades erreichen keine elektrischen Impulse aus den Vorhöfen die Ventrikel, die Schlagfrequenz und der Rhythmus der Ventrikel werden durch den Atrioventrikularknoten, das His-Bündel oder die Ventrikel selbst bestimmt. Diese Ersatzschrittmacher arbeiten langsamer als der Sinusknoten, oft unregelmäßig und unzuverlässig. Dadurch schlagen die Ventrikel sehr langsam – mit weniger als 50 Schlägen pro Minute, manchmal sogar nur noch mit 30 Schlägen in der Minute. Der Herzblock dritten Grades ist eine schwere Rhythmusstörung, die die Pumpleistung des Herzens beeinträchtigt. Müdigkeit, Benommenheit und Ohnmachten treten dabei häufig auf. Wenn die Ventrikel schneller als 40-mal in der Minute schlagen, sind die Symptome weniger ernst.

Behandlung

Der Herzblock ersten Grades braucht nicht behandelt zu werden, auch wenn er auf einer Herzkrankheit beruht. Manche Menschen mit einem Herzblock zweiten Grades bekommen einen Schrittmacher. Diesen brauchen nahezu alle Patienten, die einen Herzblock dritten Grades haben. Im Notfall kann vorübergehend ein externer künstlicher Schrittmacher die Zeit überbrücken, bis ein ständiger Schrittmacher implantiert werden kann. Die meisten Menschen brauchen den Schrittmacher für den Rest ihres Lebens.

Schenkelblock

Unter Schenkelblock versteht man eine Form der teilweisen oder totalen Unterbrechung der elektrischen Reizerregungsleitung, die durch den rechten oder linken Tawara-Schenkel führt.

Das His-Bündel besteht aus einer Gruppe von Fasern, die die elektrischen Impulse aus dem Atrioventrikularknoten ableiten. Es teilt sich in zwei Schenkel ▲. Der linke Schenkel führt die elektrischen Impulse zum linken Ventrikel, der rechte Schenkel führt sie zum rechten Ventrikel. Die Leitungsbahn kann sowohl im linken wie auch im rechten Schenkel unterbrochen sein.

Ein Schenkelblock verursacht normalerweise keine Beschwerden. Der Rechtsschenkelblock ist an sich nicht gefährlich und kann bei offensichtlich gesunden Menschen auftreten. Jedoch kann er auch das Zeichen für eine gravierende Herzschädigung sein, etwa durch einen überstandenen Herzinfarkt.

Der Linksschenkelblock ist häufiger ernst. Bei älteren Menschen zeigt er oft Herzkrankheiten an, die durch Bluthochdruck oder Arteriosklerose entstehen.

Mit der Elektrokardiographie (EKG) ■ kann ein Schenkelblock diagnostiziert werden. Jede Form eines Blockes zeigt ein für sie charakteristisches Muster.

Gewöhnlich braucht keine der beiden Formen behandelt zu werden. Allerdings kann ein künstlicher Schrittmacher ★ bei Menschen implantiert werden, für die ein hohes Risiko für einen kompletten Herzblock besteht (beispielsweise bei einem Herzblock zweiten Grades), um die Herzfrequenz stabil zu halten, falls ein totaler Herzblock auftritt.

KAPITEL 28

Erkrankungen der Herzklappen

Die Herzklappen regulieren den Blutfluss durch die beiden kleinen, runden, oben gelegenen Vorhöfe (Atria) und die beiden größeren länglichen, tiefer gelegenen Kammern (Ventrikel). ● In jeden Ventrikel führt eine »Einbahnstraße« mit einer Einlassklappe hinein und eine »Einbahnstraße« mit einer Auslassklappe heraus. Die Einlassklappe der rechten Kammer ist die Trikuspidalklappe, die sich vom rechten Vorhof in die Kammer öffnet, während sich die Auslassklappe, die Lungen(Pulmonal-)Klappe zu den Lungenarterien hin öffnet. In der linken Kammer öffnet sich die Mitralklappe aus dem linken Vorhof, die Auslassklappe ist die Aortenklappe, die sich zur Aorta öffnet. Jede Klappe besteht aus dünnen Gewebeschichten (Segel oder Blättchen), die sich öffnen und schließen wie Schwingtüren, aber immer nur in einer Richtung.

Sind die Herzklappen undicht, verursacht dieses eine Regurgitation, einen Rückfluss des Blutes. Öffnen sie sich nicht vollständig, blockiert dieses teilweise den Blutfluss durch die Klappe und verursacht eine Verengung (Stenose). Beide Probleme können die Pumpleistung

---

▲ siehe Abbildung Seite 151

■ siehe Seite 110   ★ siehe Abbildung Seite 156

● siehe Abbildung Seite 103

Stenose und Regurgitation

Herzklappen können undicht sein (verursacht Regurgitation) oder sich nicht richtig öffnen und dadurch den Blutfluss durch die Klappe teilweise blockieren (führt zu Stenose). Stenose und Regurgitation können jede Herzklappe betreffen. Die zwei Erkrankungen werden hier am Beispiel der Mitralklappe dargestellt.

Gesunder Klappenmechanismus

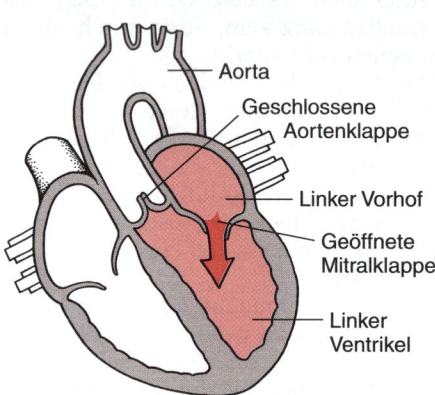

Aorta
Geschlossene Aortenklappe
Linker Vorhof
Geöffnete Mitralklappe
Linker Ventrikel

Geöffnete Aortenklappe
Geschlossene Mitralklappe

Normalerweise schließt sich die Aortenklappe, kurz nachdem die linke Herzkammer ihre Kontraktionen beendet hat (während der Diastole), und etwas Blut fließt aus dem linken Vorhof in die linke Herzkammer. Dann zieht sich der linke Vorhof zusammen und drückt damit mehr Blut in die linke Herzkammer.

Wenn sich der linke Ventrikel zusammenzieht (während der Systole), schließt sich die Mitralklappe, die Aortenklappe öffnet sich und das Blut fließt in die Aorta.

Mitralstenose

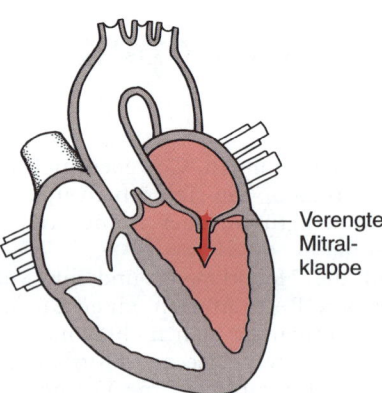

Verengte Mitralklappe

Mitralinsuffizienz

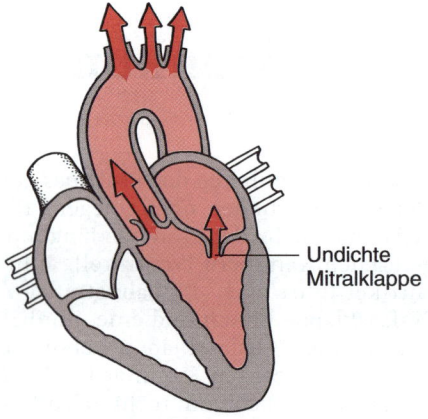

Undichte Mitralklappe

Bei der Mitralstenose ist die Mitralklappenöffnung verengt, und der Blutfluss aus dem linken Vorhof in die linke Herzkammer ist während der Diastole verringert.

Bei der Mitralinsuffizienz ist die Mitralklappe undicht, wenn sich der linke Ventrikel zusammenzieht (während der Systole), und etwas Blut fließt zurück in den linken Vorhof.

des Herzens erheblich beeinträchtigen. Manchmal ist eine Klappe von beiden Störungen zugleich betroffen.

Mitralinsuffizienz

Bei einer Mitralinsuffizienz (Herzklappenfehler mit Schlussunfähigkeit der Mitralklappe) fließt jedes Mal, wenn sich die linke Herzkammer zusammenzieht, etwas Blut durch die Mitralklappe zurück.

Wenn die linke Kammer Blut in die Aorta pumpt, sickert etwas davon rückwärts in den linken Vorhof und erhöht darin Blutvolumen und Blutdruck. Der Anstieg des Blutdrucks im linken Vorhof erhöht den Druck in den Venen, die von der Lunge zum Herz führen. Ist der Blutrückfluss groß, kann der steigende Druck zu Flüssigkeitsansammlungen in der Lunge führen.

Rheumatisches Fieber ▲ – eine Krankheit, die manchmal die Folge einer unbehandelten Streptokokkenangina in der Kindheit ist – ist die häufigste Ursache einer Mitralinsuffizienz. Heutzutage tritt rheumatisches Fieber in Nordamerika und Westeuropa nur noch selten auf, weil eine Streptokokkenangina hier üblicherweise mit Antibiotika behandelt wird. Allerdings kann eine Mitralinsuffizienz bei älteren Menschen noch auf rheumatischem Fieber beruhen, weil die Behandlung mit Antibiotika in ihrer Jugend noch nicht üblich war. In Regionen jedoch, in denen der Gebrauch von Antibiotika nicht verbreitet ist, tritt rheumatisches Fieber noch auf und kann eine Mitralinsuffizienz in allen Altersgruppen verursachen.

In den industrialisierten Staaten führt viel eher ein Herzinfarkt zur Mitralinsuffizienz, da er das Stützgewebe der Mitralklappe schädigen kann. Eine andere bekannte Ursache ist die myxomatöse Degeneration des Gewebes, eine ererbte Erkrankung, bei der das Bindegewebe zu einer gallertigen Substanz umgebildet wird. Die Herzklappe erschlafft dabei allmählich, in seltenen Fällen reißt sie.

Symptome

Eine leichte Mitralinsuffizienz muss noch keine Symptome verursachen. Schreitet sie fort, können die Betroffenen starkes Herzklopfen spüren, besonders wenn sie auf der linken Seite liegen; dann nehmen sie ihre Herzschläge heftiger als normal wahr. Die Herzschläge werden kräftiger, weil die linke Herzkammer mehr Blut pumpen muss, um den Rückfluss in den linken Vorhof auszugleichen. Die linke Kammer vergrößert und verdickt sich allmählich, um ihre Kraft für jeden Herzschlag zu steigern.

In ähnlicher Weise beginnt auch der linke Vorhof, sich zu vergrößern, da er sich der vermehrten Blutmenge anpassen muss, die durch den Rückfluss aus der Kammer in ihn hineinströmt. Ein stark vergrößerter Vorhof schlägt oft sehr schnell und unregelmäßig (Vorhofflimmern); dies verringert die Pumpleistung des Herzens. Beim Vorhofflimmern zittert der Vorhof nur noch, statt zu pumpen. Als Folge davon fließt das Blut nicht mehr normal durch, und es können sich Gerinnsel bilden. Wenn sich ein Gerinnsel löst (Embolus), kann es vom Herzen in eine Arterie gelangen und diese verschließen; unter Umständen führt dieses zum Schlaganfall.

Bei starkem Rückfluss des Blutes ist der Blutstrom nach vorwärts so weit reduziert, dass sich eine Herzschwäche entwickeln kann, wodurch Husten, Atemnot während körperlicher Bewegung und Schwellungen in den Beinen auftreten können.

Diagnose

Eine Mitralinsuffizienz wird aufgrund des charakteristischen Herzgeräuschs diagnostiziert, das mit einem Stethoskop zu hören ist. Es besteht aus einem typischen Laut, der entsteht, wenn das Blut in den linken Vorhof zurückfließt, sobald sich die linke Herzkammer zusammenzieht. Diese Störung wird gelegentlich bei ärztlichen Routineuntersuchungen festgestellt.

Im Elektrokardiogramm (EKG) und auf Röntgenaufnahmen der Brust ist die Vergrößerung der linken Herzkammer zu erkennen. Bei einer schweren Mitralinsuffizienz kann die Röntgenaufnahme der Brust auch eine Flüssigkeitsansammlung in der Lunge zeigen. Am aufschlussreichsten ist die Echokardiographie ■, bei der die Schallwellen ein deutliches Bild der defekten Herzklappe liefern. Das Verfahren kann die Größe von Vorhof und Kammer zeigen sowie die zurückfließende Blutmenge; dadurch kann auch der Umfang des Rückflusses bestimmt werden.

Behandlung

Ein Vorhofflimmern muss behandelt werden. ★ Außerdem wird mit Gerinnungshemmern der Bildung von Blutgerinnseln vorgebeugt.

▲ siehe Seite 1543   ■ siehe Seite 113
★ siehe Seite 157

Ersatz einer Herzklappe

Eine geschädigte Herzklappe kann durch eine mechanische Klappe aus Plastik und Metall ersetzt werden oder durch eine biologische Klappe aus organischem Gewebe, meist vom Schwein, die in einem Kunststoffring sitzt. Es gibt viele Arten von mechanischen Klappen; meistens wird eine St.-Jude-Medical-Klappe verwendet.

Über die Wahl der Klappe entscheiden mehrere Faktoren, unter anderem ihre Eigenschaften. Eine mechanische Klappe ist dauerhafter als eine biologische, macht aber die dauernde Einnahme von Gerinnungshemmern erforderlich, um der Bildung von Blutgerinnseln vorzubeugen. Bei einer biologischen Klappe ist das nur selten nötig. Ein wichtiger Gesichtspunkt ist also, ob jemand Gerinnungshemmer anwenden kann. Schwangere Frauen dürfen beispielsweise keine Gerinnungshemmer einnehmen, da sie die Plazenta passieren und das Kind schädigen können. Außerdem müssen das Alter des Patienten in Betracht gezogen werden, wie aktiv er sich körperlich betätigt, wie gut sein Herz arbeitet und welche der Herz-

klappen geschädigt ist. Bei jüngeren Menschen werden gewöhnlich mechanische Klappen bevorzugt.

Die Operation erfolgt in Vollnarkose. Da das Herz ruhig gestellt werden muss, wird der Patient an eine Herz-Lungen-Maschine angeschlossen, die während des Eingriffs das Blut durch den Kreislauf pumpt. Die defekte Herzklappe wird entfernt und die neue an dieser Stelle angenäht. Die Operationswunde wird geschlossen, die Herz-Lungen-Maschine abgenommen und das Herz reanimiert. Die Operation dauert zwischen zwei und fünf Stunden. In einigen medizinischen Einrichtungen kann bei manchen Patienten die Herzklappe mit einer weniger invasiven Operationsmethode ersetzt werden.

Nach der Operation wird der Patient ein oder zwei Tage lang auf der Intensivstation beobachtet, bevor er ins Krankenzimmer verlegt wird. Die Dauer des Krankenhausaufenthaltes variiert von Patient zu Patient. Bis zur Genesung kann es zwischen sechs und acht Wochen dauern.

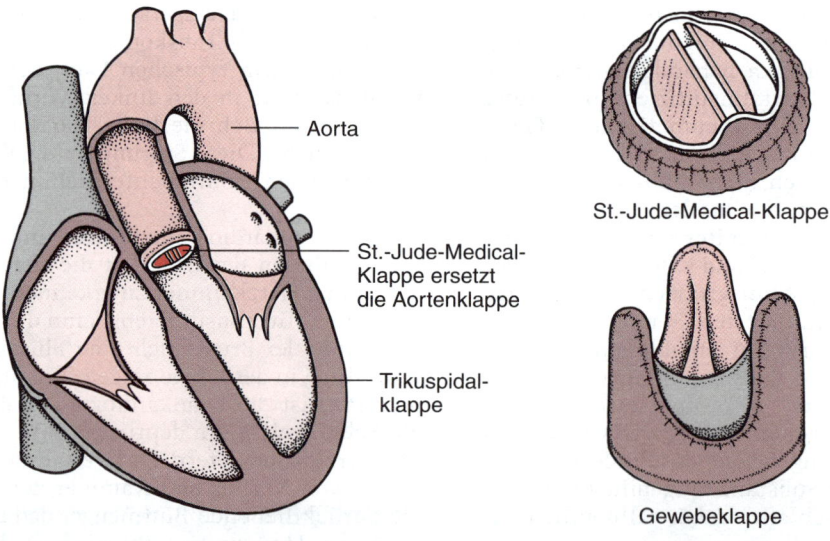

Aorta

St.-Jude-Medical-Klappe ersetzt die Aortenklappe

Trikuspidalklappe

St.-Jude-Medical-Klappe

Gewebeklappe

Bei geringem Rückfluss kann eine leichte Herzschwäche mit ACE-Hemmern wie Enalapril und Lisinopril behandelt werden, eventuell in Kombination mit Digoxin. Bei Patienten mit mäßiger Mitralinsuffizienz erhöht eine Operation die Chance auf Besserung und mindert das Risiko, dass sich die Herzschwäche verschlimmert.

Liegt starker Rückfluss vor, ist eine Operation notwendig. Sie muss erfolgen, bevor die linke Herzkammer allzu sehr geschädigt ist. Darum sollte in regelmäßigen Abständen per Ultraschall kontrolliert werden, wie schnell sich die linke Herzkammer vergrößert. Bei der Operation kann die Herzklappe repariert (Herzklappenplastik, Valvuloplastik) oder durch eine künstliche Klappe ersetzt werden (Prothese). Die Wiederherstellung der Klappe beseitigt den Rückfluss des Blutes oder reduziert ihn so weit, dass sich die Symptome in Grenzen halten und das Risiko einer Herzschädigung sinkt. Eine künstliche Herzklappe beseitigt das Zurückfließen des Blutes ganz. Die defekte Klappe kann durch eine mechanische oder biologische Prothese, die aus Teilen von Schweineklappen gewonnen wird, ersetzt werden.

Beide haben Vor- und Nachteile. Mechanische Klappen sind sehr effektiv und halten lange Zeit. Allerdings erhöhen die Fremdkörper das Risiko für Blutgerinnsel, sodass dauerhaft Gerinnungshemmer eingenommen werden müssen. Biologische Klappen sind ähnlich effektiv, vergrößern das Risiko für Blutgerinnsel nicht, funktionieren aber nicht so lange wie mechanische Klappen. Wenn eine künstliche Herzklappe funktionsuntüchtig wird, muss sie sofort ersetzt werden.

Geschädigte Herzklappen sind anfällig für eine bakterielle Infektion (infektiöse Endokarditis). Menschen mit einer kranken oder künstlichen Herzklappe sollten vor einer Operation und vor zahnärztlichen und anderen medizinischen Eingriffen Antibiotika einnehmen ▲, um das Risiko der Infektion einer Klappe zu senken.

Mitralklappenvorfall

Beim Mitralklappenvorfall wölbt sich das Klappensegel in den linken Vorhof hinein, wenn sich die linke Herzkammer zusammenzieht. Dabei entsteht manchmal eine Undichtigkeit (Regurgitation), die etwas Blut in den Vorhof zurückfließen lässt.

Ungefähr zwei bis fünf Prozent der Menschen leiden an einem Mitralklappenvorfall. Er verursacht selten ernste Herzprobleme.

Symptome und Diagnose

Die meisten Menschen haben keine Beschwerden durch diese Erkrankung. Andere klagen über Brustschmerzen, einen schnellen Puls, Herzklopfen, Migränekopfschmerzen, Müdigkeit und Benommenheit; doch lassen sich diese Beschwerden durch das Herzproblem allein nicht erklären. Bei einigen Betroffenen sinkt der Blutdruck, wenn sie aufstehen (orthostatische Hypotonie). Der Arzt erkennt einen Mitralklappenvorfall an dem charakteristischen Klick-Ton, der im Stethoskop hörbar wird. Das Geräusch entsteht, wenn bei der Kontraktion der linken Herzkammer Blut zurückfließt. Auf dem Ultraschallbild ■ kann er den Vorfall sehen und erkennen, wie viel Blut zurückfließt.

Behandlung

Die meisten Menschen brauchen bei einem Mitralklappenvorfall keine Behandlung. Schlägt das Herz zu schnell, kann ein Betablocker die Herzfrequenz senken und das Herzklopfen und andere Probleme mindern.

Liegt auch eine Mitralinsuffizienz vor, sollten vor einem operativen, zahnärztlichen oder sonstigen medizinischen Eingriff Antibiotika eingenommen werden, ★ da ein geringes Risiko für eine bakterielle Infektion der Herzklappe (infektiöse Endokarditis) besteht.

Mitralstenose

Bei einer Mitralstenose ist die Klappenöffnung verengt; dadurch erhöht sich der Widerstand, den das Blut bei seinem Weg aus dem linken Vorhof in die linke Herzkammer überwinden muss.

Durch den bei einer Mitralstenose verringerten Blutfluss durch die verengte Klappenöffnung steigen das Blutvolumen und der Blutdruck im linken Vorhof und der Vorhof vergrößert sich.

Die Mitralstenose ist fast immer auf rheumatisches Fieber zurückzuführen; diese Krankheit ist manchmal die Folge einer unbehandelten Streptokokkenangina ● oder von Scharlach. Das rheumatische Fieber ist in den industrialisierten Staaten selten geworden, weil diese Infektion meist mit Antibiotika behandelt wird. In Regionen, in denen der Gebrauch von Antibiotika nicht verbreitet ist, tritt rheumatisches Fieber noch auf und kann zu Mitralstenosen bei Erwachsenen, Jugendlichen und manchmal sogar bei Kindern führen. Wenn das rheumatische Fieber die Ursache für eine Mitralstenose ist, sind typischerweise die Klappenspitzen miteinander verbunden.

Eine Mitralstenose kann auch von Geburt an bestehen. Kindern, die mit dieser Krankheit geboren werden, muss eine Operation das Überleben sichern.

▲ siehe Kasten Seite 175   ■ siehe Seite 113
★ siehe Kasten Seite 175   ● siehe Seite 1543

Zwei andere Störungen rufen die gleichen Symptome hervor wie eine Mitralstenose: das Myxom (eine gutartige Gewebewucherung im linken Vorhof) und Blutgerinnsel, die den Blutfluss durch die Mitralklappe behindern.

Symptome und Diagnose

Bei schwerer Mitralstenose steigt der Blutdruck im linken Vorhof und in den Lungenvenen und führt zur Herzschwäche mit Flüssigkeitsstau in der Lunge. Wird eine Frau mit schwerer Mitralstenose schwanger, kann sehr schnell eine Herzschwäche entstehen. Menschen mit Herzschwäche werden rasch müde und leiden unter Atemnot. Die Luftnot tritt anfangs nur bei körperlicher Aktivität, später auch im Ruhezustand auf. Manche Menschen können nur richtig atmen, wenn sie aufrecht sitzen.

Schwere Mitralstenose kann zu hohem Blutdruck in der Lunge (pulmonale Hypertonie) und niedrigem Sauerstoffgehalt im Blut führen. Dadurch röten sich die Wangen (Mitralgesicht). Wenn durch den hohen Blutdruck in der Lunge eine Vene oder Kapillargefäße reißen, husten die Kranken eventuell Blut. Die Blutung in der Lunge ist nur selten massiv.

Der vergrößerte linke Vorhof schlägt oft sehr schnell und unregelmäßig (Vorhofflimmern). Dadurch ist die Pumpleistung des Herzens eingeschränkt.

Mit dem Stethoskop kann der Arzt das charakteristische Herzgeräusch hören, wenn das Blut gegen Widerstand durch die verengte Klappenöffnung vom linken Vorhof in die linke Kammer fließt. Die kranke Klappe verursacht oft ein Schnappgeräusch, wenn sie sich öffnet, um das Blut in die linke Kammer einzulassen. Gesichert wird die Diagnose gewöhnlich durch die Elektrokardiographie (EKG), eine Röntgenaufnahme der Brust, die den vergrößerten Vorhof zeigt, und eine Ultraschallaufnahme, die zeigt, wie das Blut durch die verengte Klappenöffnung fließt. Vor einer Operation muss eine Herzkatheteruntersuchung ▲ weitere Informationen über das Ausmaß der Störung liefern.

Vorbeugung und Behandlung

Einer Mitralstenose kann vorgebeugt werden, indem das rheumatische Fieber verhindert wird; das geschieht, indem Streptokokkenangina oder Scharlach mit Antibiotika behandelt werden.

Zur Behandlung der Mitralstenose gehören Diuretika und Digoxin. Diuretika, die die Harnausscheidung erhöhen, können den Blutdruck in der Lunge senken, weil sie das Volumen im Kreislauf insgesamt verringern. Digoxin ist nützlich, um ein begleitendes Vorhofflimmern zu behandeln. Das Mittel verlangsamt die Herzfrequenz; dadurch bekommt das Blut mehr Zeit, um durch die verengte Klappenöffnung zu fließen. Vorhofflimmern kann noch weitere Behandlungen erforderlich machen. ■

Wenn Medikamente die Beschwerden nicht zufrieden stellend lindern, muss die Klappe repariert oder ersetzt werden. Manchmal kann sie mit einer so genannten Ballonvalvuloplastie gedehnt werden. Bei diesem Verfahren wird ein Katheter mit einem Ballon an der Spitze durch eine Vene und schließlich weiter ins Herz geführt. ★ Ist er an der Klappe angelangt, wird der Ballon aufgeblasen und trennt die Segel voneinander. Als Alternative können bei einer Herzoperation die Segel getrennt werden. Ist die Herzklappe zu stark geschädigt, kann sie operativ durch eine künstliche Klappe ersetzt werden.

Patienten mit Mitralstenose sollten vor operativen, zahnärztlichen und sonstigen medizinischen Eingriffen Antibiotika einnehmen ●, um der geringen Gefahr einer Infektion der Herzklappe (infektiöse Endokarditis) vorzubeugen.

Aortenklappeninsuffizienz

Bei der Aortenklappeninsuffizienz gelangt jedes Mal, wenn sich die linke Herzkammer entspannt, etwas Blut durch die Aortenklappe.

Wenn sich die linke Herzkammer entspannt, um das Blut aus dem linken Vorhof aufzunehmen, fließt Blut aus der Aorta zurück und erhöht das Blutvolumen und den Blutdruck in der Kammer. In der Folge erhöht sich die Arbeitslast des Herzens. Zum Ausgleich verdicken sich die Wände der Herzkammer (Hypertrophie) und sie dehnt sich aus. Mit der Zeit nimmt die Fähigkeit des Herzens, den Körper ausreichend mit Blut zu versorgen, trotzdem immer mehr ab und es kommt zur Herzschwäche.

Rheumatisches Fieber und Syphilis waren in den industrialisierten Staaten die häufigsten Ursachen für Aortenklappeninsuffizienz. Beide Krankheiten sind durch den weit verbreiteten Gebrauch von Antibiotika selten geworden. In Regionen, in denen der Gebrauch von Antibiotika nicht verbreitet ist, tritt Aortenklappeninsuffizienz als Folge von rheumatischem

▲ siehe Seite 116   ■ siehe Seite 157
★ siehe Seite 116   ● siehe Kasten Seite 175

Fieber und Syphilis noch häufiger auf. Heute ist die Ursache einer Aortenklappeninsuffizienz meist die Folge einer myxomatösen Zerstörung des Fasergewebes (einer Erbkrankheit, bei der die Klappe allmählich erschlafft); auch Veränderungen der Klappe aus unbekannten Gründen, Aortenaneurysma und Aortendissektion können die Ursache sein. Oft ist auch ein sehr hoher Blutdruck der Grund für leichte Aortenklappeninsuffizienz oder ein Geburtsfehler, bei dem die Aortenklappe aus zwei Spitzen (Bikuspidalklappe) anstatt normalerweise aus drei (Trikuspidalklappe) besteht. ▲ Zu den weiteren Ursachen für Aortenklappeninsuffizienz gehören Bakterieninfektionen der Herzklappe (infektiöse Endokarditis) und Verletzungen.

Symptome und Diagnose

Einziges Zeichen einer leichten Aortenklappeninsuffizienz ist das charakteristische Herzgeräusch, das im Stethoskop jedes Mal zu hören ist, wenn sich die linke Herzkammer entspannt. Menschen mit schwerer Aortenklappeninsuffizienz können unter starkem Herzklopfen leiden, weil sich die linke Kammer kraftvoller dehnt und zusammenzieht. Sie vergrößert sich immer mehr, weil ihre Blutfüllung immer größer wird. Schließlich kommt es zur Herzschwäche mit Flüssigkeitsansammlung in der Lunge. Die Herzschwäche verursacht Atemnot während körperlicher Bewegung. Flaches Liegen erschwert die Atmung, besonders nachts. Beim Aufsitzen kann die Flüssigkeit aus dem oberen Teil der Lunge abfließen und erleichtert die Atmung. Ungefähr fünf Prozent der Patienten mit Aortenklappeninsuffizienz leiden unter Brustschmerzen durch die mangelhafte Blutversorgung des Herzmuskels (Angina pectoris), hauptsächlich in der Nacht.

Der Puls, der manchmal kollabierender Puls genannt wird, ist in einem Moment heftig, verschwindet aber plötzlich, wenn das Blut durch die Aortenklappe zurückfließt; dies lässt den Blutdruck abrupt absinken.

Der Arzt vermutet die Erkrankung meistens schon anhand der Symptome, der körperlichen Untersuchung und aufgrund des vergrößerten Herzens in der Röntgenaufnahme. Das Elektrokardiogramm (EKG) kann die Merkmale eines vergrößerten linken Ventrikels zeigen. Die Ultraschallaufnahme macht die defekte Klappe sichtbar und hilft, den Schweregrad der Insuffizienz zu ermitteln und zu entscheiden, ob eine künstliche Herzklappe eingesetzt werden soll. Vor einer solchen Operation sollte eine Koronarangiographie durchgeführt werden, weil

etwa 20 Prozent der Patienten mit Aortenklappeninsuffizienz zusätzlich unter einer koronaren Herzkrankheit leiden.

Behandlung

Eine durch die Aortenklappeninsuffizienz entwickelte Herzschwäche kann anfangs mit Arzneimitteln behandelt werden. Letztlich ist eine Operation aber meist unumgänglich. In den Wochen vor der Operation wird die Herzschwäche mit Digoxin und Diuretika behandelt, ferner mit einem Medikament, das die Blutgefäße weitet und dadurch dem Herzen die Arbeit etwas erleichtert, z. B. ein Kalziumantagonist, ein ACE-Hemmer oder Hydralazin und ein Nitrat. ■ Angiotensin-II-Blocker kommen infrage, wenn ACE-Hemmer nicht eingenommen werden können. Manchmal kann ein künstlicher Schrittmacher, ★ der die Herzfrequenz erhöht, die Beschwerden der Herzschwäche lindern helfen.

Die geschädigte Herzklappe sollte operativ ersetzt werden, bevor der linke Ventrikel irreversiblen Schaden genommen hat und die Herzschwäche bedrohlich wird. Regelmäßige Ultraschalluntersuchungen können zeigen, wie schnell sich die linke Herzkammer vergrößert, sodass eine Operation rechtzeitig geplant werden kann.

Patienten mit Aortenklappeninsuffizienz sollten vor jedem operativen, zahnärztlichen und sonstigen medizinischen Eingriff ● Antibiotika einnehmen, um das Risiko einer Infektion der geschädigten Herzklappe zu verringern.

Aortenklappenstenose

Bei der Aortenklappenstenose ist die Aortenklappenöffnung verengt; das behindert den Blutfluss von der linken Herzkammer zur Aorta.

Bei der Aortenklappenstenose verdicken sich gewöhnlich die Wände des linken Ventrikels, weil die Kammer kräftiger arbeiten muss, um das Blut durch die verengte Öffnung in die Aorta zu pumpen. Die verdickte Wand nimmt innerhalb der Kammer Platz weg und verkleinert den Innenraum. Der verdickte Herzmuskel hat einen erhöhten Bedarf an Blut aus den Herzkranzarterien, der aber mit der Zeit nicht mehr gedeckt werden kann. Wird er nicht mit genü-

▲ siehe Seite 1491   ■ siehe Tabelle Seite 144

★ siehe Abbildung Seite 156

● siehe Kasten Seite 175

gend Blut versorgt, kann er Schaden nehmen. Das kranke Herz kann dann den Körper nicht mehr ausreichend mit Blut versorgen, und es kommt zur Herzschwäche.

In den industrialisierten Ländern trifft die Aortenklappenstenose meist ältere Menschen und ist die Folge von Vernarbungen und Kalkablagerungen in den Klappenspitzen. Sie beginnt nach dem 60. Lebensjahr, zeigt aber gewöhnlich erst mit 70 oder 80 Jahren Symptome. Die Krankheit kann auch durch rheumatisches Fieber in der Kindheit verursacht werden. Wenn dies der Fall ist, wird sie meist von einer Mitralstenose, Insuffizienz oder beidem begleitet.

Bei jüngeren Menschen sind Geburtsfehler die häufigste Ursache; zu diesen gehören eine Klappe mit zwei anstatt drei Spitzen oder eine Klappe mit einer Trichterform. ▲ Die verengte Aortenklappe muss in der Kindheit kein Problem darstellen – es tritt erst auf, wenn der Betreffende heranwächst. Die Klappenöffnung behält dabei ihre Größe, aber das Herz wächst und vergrößert sich immer mehr, wenn es versucht, die zunehmende Menge Blut durch die kleine Öffnung zu pumpen. Nach Jahren wird die Öffnung einer defekten Klappe durch Kalkeinlagerungen oft steif und noch enger.

Symptome und Diagnose

Bei körperlicher Bewegung treten Brustschmerzen (Angina pectoris) auf, weil die Blutversorgung des vergrößerten Herzmuskels unzureichend ist. Mit der Zeit entwickelt sich eine Herzschwäche, die Ermüdung und Atemnot während körperlicher Aktivität hervorruft.

Menschen mit schwerer Aortenklappenstenose können ohnmächtig werden, wenn sie sich bewegen, da dabei der Blutdruck plötzlich fallen kann. Dieser plötzliche Blutdruckabfall geschieht, weil sich die Arterien in den Skelettmuskeln bei Bewegung erweitern, um mehr sauerstoffreiches Blut zu bekommen, aber die enge Klappenöffnung hindert die linke Herzkammer daran, genügend Blut zu pumpen, um den Mangel auszugleichen. Da eine schwere Aortenklappenstenose zum Tod führen kann, sollte eine Behandlung nicht aufgeschoben werden.

Die geschädigte Aortenklappe kann von Bakterien infiziert werden; daraus kann sich eine infektiöse Endokarditis entwickeln.

Der Arzt stützt seine Diagnose gewöhnlich auf das charakteristische Herzgeräusch, das er mit dem Stethoskop hört, auf Unregelmäßigkeiten des Pulsschlags und die Elektrokardiographie, die eine Verdickung der Herzwand erkennen lässt. Für Patienten mit Angina pectoris, Atemnot und Ohnmachten ist die Ultraschalluntersuchung ■ der beste Weg, um die Verdickung der linken Herzkammerwand zu messen. Mit dem Ultraschall kann man erkennen, wie schnell sich die Wand der linken Herzkammer verdickt. Der Farbdoppler zeichnet die unterschiedlichen Geschwindigkeiten des Blutstroms durch die verengte Klappenöffnung in verschiedenen Farben auf und kann Hinweise geben, wie stark verengt die Klappenöffnung ist. Die Herzkatheterisierung ★ zeigt exakt, wie eng die Klappenöffnung ist und gibt Aufschluss darüber, ob die Herzkranzgefäße durch eine koronare Herzkrankheit ebenfalls verengt sind.

Behandlung

Erwachsene mit einer Aortenklappenstenose sollten übermäßige körperliche Anstrengung vermeiden. In festgelegten Zeitabständen sollten Herzgröße und Klappenfunktion mittels Ultraschall kontrolliert werden. Wächst das Herz merklich oder verschlechtert sich die Funktion der Herzklappe, wird der Arzt eine Operation vorschlagen.

Leidet der Betroffene an Ohnmachtsanfällen, Angina pectoris und Atemnot bei Anstrengung, wird die Aortenklappe operativ ersetzt, am besten, bevor der linke Ventrikel irreversibel geschädigt ist. Mittels regelmäßiger Ultraschalluntersuchung lässt sich der Zeitpunkt der Operation planen. In der Zeit davor wird die Herzschwäche mit Diuretika ● behandelt. Eine Ersatzklappe ist die beste Behandlungsmöglichkeit bei Erwachsenen jeden Alters, und die Prognose mit der künstlichen Klappe ist ausgezeichnet. Patienten mit einer künstlichen Herzklappe sollten vor operativen, zahnärztlichen und anderen medizinischen Eingriffen ♦ Antibiotika nehmen, um dem Risiko einer Infektion der Klappe (infektiöse Endokarditis) vorzubeugen.

Bei Kindern mit schwerer Stenose ist eine Operation häufig schon erforderlich, bevor Symptome aufgetreten sind. Sichere und wirksame Alternativen zu einer Ersatzklappe sind die operative Reparatur einer Klappe und die Ballonvalvuloplastie. Bei diesem Eingriff wird ein Katheter mit einem Ballon an der Spitze durch eine Vene bis ins Herz geführt. ▼ Inner-

▲ siehe Seite 1491   ■ siehe Seite 113

★ siehe Seite 116

● siehe Tabelle Seite 144

♦ siehe Kasten Seite 175   ▼ siehe Seite 116

halb der Klappe wird der Ballon aufgepumpt, um die Klappenöffnung zu dehnen. Jedoch muss die Klappe meistens später, wenn die Kinder erwachsen sind, durch eine künstliche Klappe ersetzt werden. Bei Erwachsenen tritt die Stenose nach einer Ballonvalvuloplastie stets wieder auf; deshalb wird dieses Verfahren nur bei gebrechlichen älteren Menschen angewendet, die eine Operation nicht überstehen würden.

Trikuspidalklappeninsuffizienz

Bei der Trikuspidalklappeninsuffizienz sickert jedes Mal, wenn sich der rechte Ventrikel zusammenzieht, Blut durch die Trikuspidalklappe.

Wenn sich die rechte Herzkammer zusammenzieht, um Blut zur Lunge zu pumpen, fließt etwas Blut in den rechten Vorhof zurück und erhöht das Blutvolumen. Als Folge davon vergrößert sich der rechte Vorhof, und der Druck in den Venen, die in den Vorhof münden, erhöht sich. Dadurch entsteht ein Widerstand gegenüber dem Blut, das aus dem Körper zum Herzen fließt.

Eine Trikuspidalinsuffizienz entsteht gewöhnlich, wenn sich der rechte Ventrikel vergrößert und sich der Widerstand gegen den Blutfluss aus dem rechten Ventrikel zur Lunge verstärkt. Der Widerstand kann stark erhöht sein bei einer schweren, lange Zeit bestehenden Lungenerkrankung wie einem Emphysem oder Lungenhochdruck sowie bei einer Verengung der Pulmonalklappe. Zum Ausgleich vergrößert sich der rechte Ventrikel und verdickt sich, um kräftiger pumpen zu können, und die Klappenöffnung dehnt sich aus.

Andere, seltenere Ursachen sind eine Infektion der Herzklappen (infektiöse Endokarditis), angeborene Fehler an der Trikuspidalklappe, Verletzungen und myxomatöse Veränderungen (eine Erbkrankheit, bei der die Klappe allmählich schlaff wird).

Symptome und Diagnose

Die Trikuspidalklappeninsuffizienz kann unbestimmte Symptome zeigen wie Schwächegefühl und Müdigkeit. Sie entstehen, weil das Herz nur eine kleine Menge Blut pumpt. Gewöhnlich bestehen die weiteren Symptome in pulsierenden Zuckungen am Hals und in Beschwerden im rechten Oberbauch durch eine vergrößerte Leber. Diese Symptome entstehen, weil das Blut aus dem Herzen wieder in die Venen zurückfließt.

Eine Vergrößerung des rechten Vorhofs kann zu rasendem unregelmäßigen Herzschlag führen (Vorhofflimmern). Mit der Zeit kommt es zu Herzschwäche mit Flüssigkeitsansammlungen im Körper, vornehmlich in den Beinen.

Die Diagnose basiert auf der Krankengeschichte und der körperlichen Untersuchung, einem Elektrokardiogramm (EKG) und einer Röntgenaufnahme der Brust. Durch ein Stethoskop kann der Arzt das charakteristische Herzgeräusch hören, wenn das Blut durch die beschädigte Trikuspidalklappe zurückfließt. Der Ultraschall ▲ zeigt die undichte Klappe und das herausfließende Blut; damit lässt sich die Schwere der Insuffizienz bestimmen.

Behandlung

Normalerweise erfordert eine Trikuspidalklappeninsuffizienz keine Behandlung. Jedoch muss unter Umständen die zugrunde liegende Erkrankung wie Emphysem, Lungenhochdruck oder Pulmonalklappenstenose behandelt werden. Meistens ist bei der Behandlung des aus einer Insuffizienz entstehenden Vorhofflimmerns und der Herzschwäche keine Operation der Trikuspidalklappe vorgesehen.

Trikuspidalklappenstenose

Bei der Trikuspidalklappenstenose ist die Trikuspidalklappenöffnung verengt; dadurch wird der Widerstand erhöht, den der Blutstrom zwischen dem rechten Vorhof und der rechten Herzkammer zu überwinden hat.

Innerhalb vieler Jahre vergrößert sich der rechte Vorhof, da der Blutfluss durch die verengte Klappenöffnung teilweise blockiert ist und dadurch das Blutvolumen im Vorhof zunimmt. Dieses vergrößerte Volumen erhöht den Druck in den Venen, die das Blut aus dem Körper zurück in das Herz führen. Die rechte Herzkammer schrumpft, weil das Blutvolumen aus dem rechten Vorhof verringert ist. In seltenen Fällen entsteht auch eine Trikuspidalklappeninsuffizienz.

Fast immer ist die Ursache der Erkrankung ein rheumatisches Fieber, das in den industrialisierten Staaten aber mittlerweile selten geworden ist. Manchmal kann die Grunderkrankung ein Tumor im rechten Vorhof oder eine Erkrankung des Bindegewebes sein, oder – noch seltener – liegt ein Geburtsfehler am Herzen vor.

▲ siehe Seite 113

Die Symptome sind gewöhnlich leicht. Herzklopfen gehört ebenso dazu wie ein unangenehmes Zittern am Hals, kalte Haut und Ermüdungserscheinungen. Beschwerden im Oberbauch können die Folge des erhöhten Venendrucks sein, der zu einer Vergrößerung der Leber führt.

Durch das Stethoskop hört der Arzt das charakteristische Geräusch der Trikuspidalstenose. Eine Röntgenaufnahme der Brust lässt den vergrößerten rechten Vorhof erkennen. Eine Ultraschallaufnahme ▲ zeigt die verengte Klappenöffnung und die Blutmenge, die durch die Klappe fließt; so lässt sich die Schwere der Stenose bestimmen. Das Elektrokardiogramm (EKG) ■ lässt Veränderungen erkennen, die darauf hindeuten, dass der rechte Vorhof angespannt ist.

Die Trikuspidalklappenstenose ist selten so schwerwiegend, dass sie operativ behandelt werden muss.

Pulmonalklappenstenose

Bei der Pulmonalklappenstenose (Pulmonalstenose) ist die Pulmonalklappenöffnung verengt; dadurch wird der Widerstand erhöht, den das Blut zu überwinden hat, wenn es aus der rechten Herzkammer in die Lungenarterien fließt.

Die Pulmonalstenose kommt bei Erwachsenen selten vor und ist meistens auf eine angeborene Fehlbildung ★ zurückzuführen. Wenn sie bedeutend ist, wird sie schon in der Kindheit aufgrund eines lauten Herzgeräusches erkannt. Eine schwere Pulmonalklappenstenose kann gelegentlich in der Kindheit zu Herzschwäche führen, sie verursacht aber oft bis zum Erwachsenenalter keine Beschwerden.

Bei Kleinkindern ist bei dieser Erkrankung oft eine Herzoperation nötig. Bei Erwachsenen und älteren Kindern kann eine Ballonvalvuloplastie durchgeführt werden. Bei diesem Verfahren wird die Klappenöffnung aufgedehnt, indem ein Ballon an der Spitze eines Katheters durch eine Vene bis ins Herz geführt wird. Ist er in der Klappe angelangt, wird der Ballon aufgeblasen und trennt so die Klappenflügel voneinander.

KAPITEL 29

Infektiöse Herzinnenhautentzündung

Bei einer infektiösen Herzinnenhautentzündung (Endokarditis) sind die Herzinnenhaut (Endokard) und gewöhnlich auch die Herzklappen betroffen.

Die Erkrankung betrifft doppelt so viele Männer wie Frauen jeden Alters und achtmal mehr ältere Männer als ältere Frauen. Mehr als ein Viertel aller Krankheitsfälle betrifft Menschen, die älter sind als 60 Jahre.

Die infektiöse Endokarditis befällt zwar in erster Linie die Herzinnenhaut, kann aber auch die Herzklappen und oft den Herzmuskel in Mitleidenschaft ziehen. Es gibt zwei Formen von infektiöser Herzinnenhautentzündung. Die akute infektiöse Endokarditis tritt plötzlich auf und kann innerhalb weniger Tage lebensbedrohlich werden. Die subakute infektiöse Endokarditis entwickelt sich allmählich und unauffällig über mehrere Wochen bis Monate.

Bakterien (weniger oft Pilze) können in den Blutkreislauf gelangen. Diese Erreger können sich auf den Herzklappen ansiedeln und die Herzinnenhaut (Endokard) infizieren. Verformte oder geschädigte Klappen sind anfälliger für eine Infektion als gesunde. Die Bakterien, die eine subakute bakterielle Endokarditis verursachen, infizieren fast immer kranke oder geschädigte

---

▲ siehe Seite 113   ■ siehe Seite 110
★ siehe Seite 1492

Klappen. Allerdings können besonders aggressive Bakterien auch gesunde Klappen befallen.

Zu Risikofaktoren bei Kindern und Jugendlichen gehören angeborene Schäden, vor allem ein Defekt, bei dem Blut von einem Teil des Herzens in einen anderen fließen kann. Ein Risikofaktor für ältere Menschen besteht in Verkalkungen der Mitralklappe oder der Aortenklappe. Eine Schädigung des Herzens durch rheumatisches Fieber in der Kindheit (rheumatische Herzerkrankung) ▲ ist ebenfalls ein Risikofaktor. Rheumatisches Fieber ist in den Ländern als Gefahrenquelle zurückgegangen, in denen Antibiotika zur Verfügung stehen. In diesen Ländern ist rheumatisches Fieber nur noch ein Risiko für Menschen, die in ihrer Kindheit keine Antibiotika erhalten haben.

Personen, die sich Drogen spritzen, haben ein hohes Risiko für Endokarditis, weil sie sich mit verunreinigten Nadeln, Spritzen und Lösungen Bakterien direkt ins Blut injizieren. Bei Personen mit einer künstlichen Herzklappe ist die Gefahr ebenfalls groß. Aus noch unbekannten Gründen ist die Infektionsgefahr bei künstlichen Aortenklappen größer als bei künstlichen Mitralklappen und bei einer mechanischen Klappe größer als bei einer Klappe vom Schwein.

Ursachen

Die Bakterien können durch eine Verletzung der Haut, der Mundschleimhaut und des Zahnfleischs (sogar bei einer Verletzung durch Kauen oder Zähneputzen) in den Blutkreislauf gelangen. Auch durch eine Zahnfleischentzündung (Gingivitis) und sonstige Infektionen im Körper ist das möglich.

Operative und zahnärztliche Eingriffe sowie medizinische Verfahren können ebenfalls Bakterien in den Blutkreislauf schleusen. In seltenen Fällen gelangen sie bei einer Operation am offenen Herzen oder einer Herzklappenoperation ins Herz. Bei Menschen mit gesunden Herzklappen richten die Bakterien gewöhnlich keinen Schaden an, denn die weißen Blutkörperchen zerstören diese Erreger im Körper sehr schnell. Geschädigte Herzklappen dagegen können die Bakterien aufnehmen, die sich dann in der Herzinnenhaut niederlassen und sich dort vermehren. Bei Sepsis ■, einer schweren Blutinfektion, gelangt eine große Anzahl Bakterien in den Blutkreislauf. Überschreitet ihre Zahl eine bestimmte Größe, kann daraus eine Herzinnenhautentzündung entstehen – auch bei Menschen mit gesunden Herzklappen.

Wenn die Ursache einer infektiösen Endokarditis im Spritzen von Drogen oder im Ge-

Endokarditis ohne Infektion

Eine besondere Form der Herzinnenhautentzündung ist die nichtinfektiöse Endokarditis. Sie wird durch Blutgerinnsel verursacht, die sich an geschädigten Herzklappen bilden können. Die Schädigung kann durch einen angeborenen Fehler bedingt sein, durch rheumatisches Fieber und eine Autoimmunkrankheit, bei der Antikörper die Herzklappen angreifen. In seltenen Fällen werden die Herzklappen durch das Einführen eines Herzkatheters geschädigt. Das höchste Risiko haben Menschen mit systemischem Lupus erythematodes (einer Autoimmunkrankheit), Lungen-, Magen- und Bauchspeicheldrüsenkrebs, Tuberkulose, Lungenentzündung, Sepsis (eine schwere Blutinfektion), Urämie (die Asammlung von Abfallprodukten im Blut) und Verbrennungen. Nichtinfektiöse und infektiöse Endokarditis können eine Undichtigkeit an den Herzklappen verursachen, sodass sie sich nicht mehr normal öffnen. Es besteht ein hohes Risiko, dass sich ein Blutgerinnsel ablöst und zum Schlaganfall oder Herzinfarkt führt.

Die Unterscheidung zwischen nichtinfektiöser und infektiöser Endokarditis ist schwierig, aber wichtig, weil sich die Behandlungsmethoden unterscheiden. Die nichtinfektiöse Endokarditis kann durch die Echokardiographie diagnostiziert werden, wenn Besiedelungen auf den Herzklappen zu sehen sind, sich aber keine Bakterien in Blutproben finden lassen. Gerinnungshemmer können der Bildung von Blutgerinnseln vorbeugen, ihr Nutzen hat sich aber bei dieser Krankheit bisher nicht bestätigt.

brauch von Venenkathetern liegt, wird am häufigsten die Trikuspidalklappe infiziert. Sonst ist meist die Mitral- oder Aortenklappe betroffen.

Symptome

Akute bakterielle Endokarditis beginnt mit plötzlichem hohem Fieber von 39 bis 40 °C, mit

▲ siehe Seite 1543   ■ siehe Seite 1114

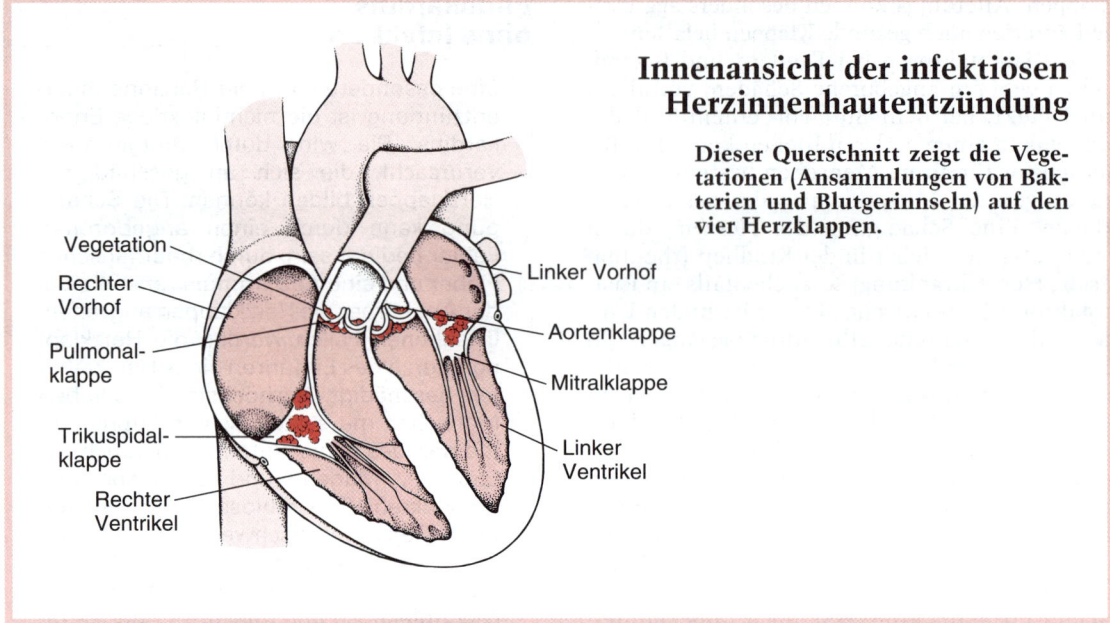

Innenansicht der infektiösen Herzinnenhautentzündung

Dieser Querschnitt zeigt die Vegetationen (Ansammlungen von Bakterien und Blutgerinnseln) auf den vier Herzklappen.

Vegetation

Rechter Vorhof

Pulmonal-klappe

Trikuspidal-klappe

Rechter Ventrikel

Linker Vorhof

Aortenklappe

Mitralklappe

Linker Ventrikel

Herzrasen, Müdigkeit sowie einer schnellen und umfassenden Schädigung der Herzklappe.

Subakute bakterielle Endokarditis bewirkt Symptome wie Müdigkeit, leichtes Fieber (37 bis 38 °C), mäßige Erhöhung der Herzfrequenz, Gewichtsverlust, Schweißausbrüche und eine verringerte Zahl roter Blutkörperchen (Anämie). Schon Monate bevor die Endokarditis eine Arterie verschließt oder Herzklappen schädigt, kann der Arzt diese Symptome erkennen.

Wenn sich zusammengeballte Bakterien und Blutgerinnsel von den Klappen (Vegetationen) lösen und mit dem Blut in andere Bereiche im Körper wandern, können sie sich in einer Arterie festsetzen und diese verschließen. Wird eine Arterie verschlossen, die zum Gehirn führt, kann das zum Schlaganfall führen, die Blockade einer Herzarterie bedeutet einen Herzinfarkt. Emboli können auch den Bereich infizieren, in dem sie sich festsetzen. An den befallenen Herzklappen und wo immer der infizierte Embolus anhaftet, können sich Eiteransammlungen bilden (Abszesse).

Befallene Herzklappen können innerhalb von wenigen Tagen löcherig und durchlässig werden (führt zur Insuffizienz ▲). Manche Patienten erleiden einen Kreislaufschock, ihre Nieren

und andere Organe stellen dann ihre Funktion ein (septischer Schock ■). Infektionen in den Arterien können die Arterienwände schwächen, sodass sie sich ausbeulen und reißen. Ein Riss kann tödlich verlaufen, besonders wenn er im Gehirn oder in Herznähe auftritt.

Weitere Symptome bei akuter und subakuter bakterieller Herzinnenhautentzündung können Schüttelfrost sein, Gelenkschmerzen, Blässe, schmerzhafte Knötchen unter der Haut und Bewusstseinsstörungen. Winzige rote Flecken, die Sommersprossen ähneln, können auf der Haut und im Weiß der Augen erscheinen. Unter den Fingernägeln können schmale rote Streifen zu sehen sein (Splitterblutungen). Diese Flecken und Streifen werden von kleinen Emboli verursacht, die sich von den Herzklappen gelöst haben. Größere wandernde Emboli können zu Magenschmerzen, Blut im Urin, Schmerzen und Taubheitsgefühl in Armen oder Beinen, schließlich auch zu Schlaganfall und Herzinfarkt führen. Es können sich Herzgeräusche entwickeln oder vorhandene können sich ändern. Manchmal vergrößert sich die Milz.

Endokarditis an einer künstlichen Herzklappe kann als akute oder subakute Infektion auftreten. Im Vergleich zur Infektion einer natürlichen Klappe greift die Infektion bei einer künstlichen Klappe eher an der Basis der Herzklappe auf den Herzmuskel über und kann auf diese Weise die Klappe lösen. Andererseits kann

▲ siehe Abbildung Seite 164
■ siehe Seite 1115

WELCHE MASSNAHMEN ERFORDERN ANTIBIOTIKA ZUR VORBEUGUNG?

Personen mit hohem Risiko für infektiöse Endokarditis bekommen bei bestimmten Eingriffen vorbeugend Antibiotika.

OPERATIVER EINGRIFF	ZAHNÄRZTLICHE BEHANDLUNG	MEDIZINISCHE VERFAHREN
Ersatz einer Herzklappe	Ziehen eines Zahnes	Legen von Kathetern oder Venenkathetern zur Einleitung von Flüssigkeiten, Nährstoffen und Medikamenten
Operation am offenen Herzen	Behandlungen am Zahnhalteapparat wie Zahnfleischoperation, Zahnsteinentfernung, Wurzelbehandlung und Bohren	Bronchoskopie
Entfernung der Gaumen- und Rachenmandeln	Zahnimplantationen	Blasenspiegelung
Lungenoperation	Wiedereinsetzen eines ausgebrochenen Zahnes	Erweiterung der Speiseröhre
Operationen an Darm oder Gallengang	Operation im Wurzelkanal im Kiefer	Erweiterung der Harnröhre
Prostataoperation	Einsetzen kieferorthopädischer Bänder unter das Zahnfleisch	Endoskopische retrograde Cholangiopankreatikographie (Endoskopie mit Injektion eines Röntgenkontrastmittels, um Gallensteine aus dem Gallengang zu entfernen)
	Injektion eines Betäubungsmittels in ein Gelenkband	Varizenverödung in der Speiseröhre
	Vorhersehbare Maßnahmen zum Blutstillen	

auch das elektrische Erregungsleitungssystem des Herzens unterbrochen werden, was den Herzschlag verlangsamt; dies kann zu plötzlicher Bewusstlosigkeit und sogar zum Tod führen.

Diagnose

Da viele Symptome uncharakteristisch sind, ist es für den Arzt schwierig, eine Diagnose zu stellen. Gewöhnlich werden Kranke mit Verdacht auf akute oder subakute infektiöse Endokarditis sofort ins Krankenhaus eingewiesen.

Der Verdacht besteht bei einem Patienten mit Fieber, der keine ersichtliche Ursache für eine Infektion hat, insbesondere wenn eine Herzklappenerkrankung vorliegt, vor kurzem ein operativer, zahnärztlicher oder sonstiger medizinischer Eingriff erfolgte oder wenn sich der Betroffene Drogen spritzt. Ein neu auftretendes Herzgeräusch und die Veränderung eines früher bestehenden Herzgeräusches unterstützen die Diagnose. Ein Bluttest auf Bakterien hilft dem Arzt, die Diagnose zu stellen. Da die Bakterien kontinuierlich von den Herzklap-

pen ins Blut wandern, werden mehrere Blutproben zu verschiedenen Zeiten untersucht. In einer Kultur werden die Bakterien identifiziert und das passende Antibiotikum ausgewählt. Wenn die Endokarditis nach dem Einsetzen einer künstlichen Herzklappe aufgetreten ist, können die Bakterien, die die Krankheit verursacht haben, gegen bestimmte Antibiotika resistent sein. Denn mit diesen Medikamenten wird vor der Herzklappenoperation einer Infektion vorgebeugt. Wenn diese Maßnahme wirkungslos war, sind die Bakterien, die die nachfolgende Erkrankung hervorrufen, vermutlich resistent.

Manchmal können die Bakterien aus der Blutprobe nicht kultiviert werden. Dann können Spezialtechniken erforderlich sein, um einen bestimmten Bakterienstamm zu züchten; es kann auch vorkommen, dass der Patient Antibiotika genommen hat, die die Infektion zwar nicht völlig beseitigt, aber die Zahl der Bakterien so weit reduziert haben, dass sie nicht mehr nachzuweisen sind. Möglich ist auch, dass der Patient keine Endokarditis hat, sondern an einer anderen Erkrankung, wie einem

Herztumor ▲, leidet, der ähnliche Symptome wie die Endokarditis hervorruft.

Mit der Echokardiographie ■ lassen sich eine Besiedelung der Herzklappen und die Schädigung des Herzens erkennen. Die transösophageale Echokardiographie, bei dem der Schallkopf durch den Rachen in die Speiseröhre direkt hinter das Herz geführt wird, kann bei mehr als 90 Prozent der betroffenen Patienten eine Endokarditis aufdecken.

Vorbeugung

Patienten mit verformten oder künstlichen Herzklappen und angeborenen Herzfehlern bekommen vor einem operativen, zahnärztlichen und anderen medizinischen Eingriff Antibiotika. Deshalb müssen Chirurgen, Zahnärzte und andere Ärzte erfahren, ob jemand eine Erkrankung der Herzklappen hatte. Obwohl das Risiko für eine Endokarditis bei solchen Eingriffen nicht sehr hoch ist und die vorsorglich gegebenen Antibiotika nicht immer wirksam sind, sind die möglichen Folgen einer Endokarditis doch so schwerwiegend, dass die meisten Ärzte die Einnahme von Antibiotika vor solchen Eingriffen für eine vernünftige Vorsichtsmaßnahme halten.

Behandlung und Prognose

Die Behandlung dauert mindestens zwei, oft bis zu sechs Wochen, wobei Antibiotika in hoher Dosis gespritzt werden. Die Antibiotikatherapie wird fast immer im Krankenhaus begonnen und kann nach der Entlassung zu Hause fortgeführt werden. Antibiotika allein beseitigen die Infektion nicht immer, besonders bei einer künstlichen Herzklappe. Eine Herzoperation kann nötig sein, um geschädigte Klappen zu reparieren oder zu ersetzen und die Bakterienbesiedelungen zu entfernen. Wird beispielsweise durch die Infektion eine künstliche Herzklappe gelöst, muss die Klappe in einer Notoperation ersetzt werden, da eine Herzschwäche als Folge einer starken Undichtigkeit einer Klappe tödlich verlaufen kann.

KAPITEL 30

Erkrankungen des Herzbeutels

Diese Erkrankungen betreffen den aus zwei beweglichen Blättern bestehenden Herzbeutel (Perikard), der das Herz einhüllt.

Der Herzbeutel hält das Herz in seiner Position, verhindert, dass es sich übermäßig mit Blut füllt und bewahrt es vor Schädigung bei Infektionen im Brustraum. Dennoch ist der Herzbeutel nicht lebensnotwendig; wird er entfernt, beeinträchtigt das die Herzfunktion nur geringfügig.

Normalerweise enthält der Herzbeutel genug Gleitflüssigkeit zwischen den beiden Blättern, damit sie leicht aneinander vorbeigleiten können. Der Abstand zwischen den beiden Blättern ist sehr klein. Dennoch sammelt sich bei manchen Krankheiten Flüssigkeit in diesem Zwischenraum (Perikardialraum) und dehnt ihn aus.

Mitunter fehlt der Herzbeutel von Geburt an, oder er hat Schwachstellen oder Löcher. Diese Defekte können gefährlich sein, weil sich das Herz oder ein großes Blutgefäß bruchsackartig durch dieses Loch ausstülpen und dabei abgeschnürt werden kann. In solchen Fällen tritt der Tod in wenigen Minuten ein. Solche Fehler werden gewöhnlich operativ behoben; ist die Reparatur nicht möglich, wird der gesamte Herzbeutel entfernt. Andere Erkrankungen des Herzbeutels können durch Infektionen, Verletzungen oder Krebsmetastasen verursacht werden.

Akute Entzündung des Herzbeutels

Die akute Entzündung des Herzbeutels (Perikarditis) beginnt plötzlich, ist häufig schmerzhaft und lässt Flüssigkeit sowie Blutbestandteile wie Fibrin und rote und weiße Blutkörperchen in den Perikardialraum eindringen.

Die akute Perikarditis ist gewöhnlich die Folge einer Infektion oder anderer Umstände, die den

▲ siehe Seite 180   ■ siehe Seite 113

Herzbeuteltamponade: die schwerste Komplikation der Herzbeutelentzündung

Eine Herzbeuteltamponade wird meist durch Flüssigkeit oder Blut verursacht, das sich zwischen den beiden Blättern des Herzbeutels angesammelt hat; sie kann die Folge von Krebs, einer Verletzung und einer Operation sein. Virus- und Bakterieninfektionen sowie Niereninsuffizienz sind weitere häufige Ursachen. Die Flüssigkeit drückt auf das Herz und verringert seine Fähigkeit, Blut zu pumpen. Dadurch fällt der Blutdruck rapide, wenn der Betroffene tief einatmet; auch der Puls wird schwach. Beim Ausatmen steigt der Blutdruck und der Puls wird stärker. Dieser extreme Wechsel von Blutdruck und Puls, der mit der Atmung zusammenhängt, wird paradoxer Puls genannt. Ein Echokardiogramm, das mittels Ultraschallwellen ein Bild des Herzens liefert, kann die Diagnose bestätigen. Dieses Verfahren zeigt die charakteristischen Veränderungen, wie den Druck auf das Herz und die Schwankungen des Blutkreislaufs im Herzen durch die Atmung.

Herzbeuteltamponade ist gewöhnlich ein medizinischer Notfall. Zur Behandlung wird mit einer Nadel oder einem Katheter die Flüssigkeit aus dem Herzbeutel abgezogen, um den Druck zu lindern (Perikardpunktion). Wenn die Zeit es erlaubt, wird die Flüssigkeitsdrainage im Echokardiogramm beobachtet. Die Flüssigkeit kann auch operativ abgeleitet werden, indem ein Ballon an der Spitze eines Katheters durch die Haut eingeführt wird (perkutane Ballon-Perikardiotomie), oder es wird ein Röhrchen durch einen kleinen Schnitt in die Brust geschoben (subxyphoidale Perikardiotomie). Ist die Ursache der Herzbeutelentzündung unbekannt, kann eine Flüssigkeitsprobe im Labor mikroskopisch untersucht werden. Bei verringertem Druck bleibt der Betroffene wegen der Rückfallgefahr gewöhn-

Flüssigkeit innerhalb des Herzbeutels drückt auf das Herz

Der Druck hindert das Herz daran, sich ganz auszudehnen und sich vollständig mit Blut zu füllen

Weniger Blut verlässt das Herz

Zu wenig Sauerstoff kommt in die Gewebe

- Schnellerer Herzschlag (Puls)
- Rapider Blutdruckabfall
- Schnellere Atmung
- Panikgefühl
- Geschwollene Halsvenen

- Bewusstlosigkeit
- Plötzlicher Tod

lich im Krankenhaus und wird 24 Stunden lang beobachtet. Die Dauer des Klinikaufenthalts richtet sich nach der Ursache der Tamponade. Wurde ein Drainageschlauch gelegt, bleibt der Betroffene so lange im Krankenhaus, bis keine Flüssigkeit mehr abläuft und der Schlauch entfernt worden ist. Bei einem Rückfall wird das Verfahren wiederholt, oder es wird eine andere Methode versucht. Dazu zählen die Injektion einer Lösung, die den Herzbeutel verödet, indem sie Narbengewebe bildet (Sklerotherapie) und die Entfernung des Herzbeutels (Perikardektomie).

Herzbeutel reizen. Die Infektion wird meist durch Viren verursacht; es können aber auch Bakterien, Parasiten (einschließlich Protozoen) und Pilze die Verursacher sein.

Bei Aids-Kranken kann eine Reihe von Infektionskrankheiten zur Perikarditis führen, z. B. Tuberkulose.

Darüber hinaus können Herzinfarkt, Herzoperation, systemischer Lupus erythematodes, rheumatoide Arthritis, Nierenversagen, Verletzungen, Krebs (wie Leukämie und bei Aids-Kranken das Kaposi-Sarkom), rheumatisches Fieber, Unterfunktion der Schilddrüse (Hypothyreose), Strahlenbehandlung und der Aus-

tritt von Blut bei einem Aortenaneurysma (einer Auswölbung in der Aortenwand) den Herzbeutel reizen und zu akuter Perikarditis führen. Nach einem Herzinfarkt tritt bei zehn bis 15 Prozent der Betroffenen während des ersten oder zweiten Tages eine akute Perikarditis auf, bei ein bis 13 Prozent nach zehn Tagen bis zwei Monaten. Die akute Herzbeutelentzündung kann auch eine Nebenwirkung von Medikamenten sein; dazu gehören Gerinnungshemmer (wie Phenprocoumon und Heparin), Penizillin, Prokainamid (bei Herzrhythmusstörungen), Phenytoin (bei Epilepsie) und Phenylbutazon (beim Gichtanfall).

Symptome

Meistens treten bei der akuten Herzbeutelentzündung Fieber und Brustschmerzen auf, die typischerweise in die linke Schulter und manchmal auch in den linken Arm ausstrahlen. Die Schmerzen ähneln jenen bei einem Herzinfarkt, verschlimmern sich aber beim Hinlegen, Schlucken, Husten und sogar beim tiefen Luftholen. Die angestaute Flüssigkeit im Perikardialraum setzt das Herz unter Druck und beeinträchtigt die Pumpleistung. Wird der Druck zu groß, kann es zu einer möglicherweise tödlichen Herzbeuteltamponade kommen. Akute Herzbeutelentzündung durch Tuberkulose beginnt schleichend, manchmal ohne ersichtliche Anzeichen einer Lungeninfektion. Es können Fieber und Symptome einer Herzschwäche auftreten. Möglicherweise kommt es zur Herzbeuteltamponade.

Eine durch Viren verursachte akute Perikarditis ist zwar vorübergehend schmerzhaft, verursacht aber keine anhaltenden Probleme.

Wenn die akute Herzbeutelentzündung kurz nach einem Herzinfarkt auftritt, werden ihre Symptome selten beachtet, weil der Herzinfarkt im Vordergrund steht. ▲ Entwickelt sich die Perikarditis erst ungefähr zehn Tage bis zwei Monate nach einem Herzinfarkt, wird sie gewöhnlich vom Dressler-Syndrom begleitet (Postmyokardinfarktsyndrom); dabei können Fieber, Perikarderguss (Flüssigkeit im Perikardialraum), Pleuritis (Entzündung des Brustfells, also der Membranen, die die Lunge umhüllen), Pleuraerguss (Flüssigkeit zwischen den beiden Schichten des Brustfells) und Gelenkschmerzen auftreten.

Diagnose

Die Diagnose erfolgt aufgrund der Beschreibung der Schmerzen und anhand der Töne, die im Stethoskop hörbar sind. Bei der Herzbeutelentzündung kann ein Geräusch, ähnlich dem Knarren eines Lederschuhs, entstehen oder ein scharrender Ton wie durch raschelnde trockene Blätter (Perikardreiben). Der Arzt kann eine Perikarditis Stunden oder Tage nach einem Herzinfarkt anhand dieser Geräusche diagnostizieren. Eine Röntgenaufnahme der Brust oder ein Echokardiogramm (Ultraschallbild) ■ sind hilfreich, denn sie können die überschüssige Flüssigkeit im Perikardialraum zeigen. Das Ultraschallbild kann auch auf mögliche Ursachen wie Krebs hinweisen. Auch die Elektrokardiographie (EKG) kann ein-

gesetzt werden. ★ Die Ergebnisse des EKGs können zwar eine Herzbeutelentzündung vermuten lassen, doch kann es schwierig sein, allein anhand des EKGs eine Perikarditis von einem Herzinfarkt zu unterscheiden. Blutuntersuchungen weisen auf einige Ursachen für Perikarditis hin – beispielsweise Leukämie, AIDS, andere Infektionen, rheumatisches Fieber und überhöhte Spiegel von Harnstoff im Blut wegen Nierenversagens.

Behandlung

Menschen mit Herzbeutelentzündung werden im Krankenhaus behandelt. Sie erhalten Medikamente gegen die Entzündung und die Schmerzen (Azetylsalizylsäure, Ibuprofen oder ein anderer nichtsteroidaler Entzündungshemmer ●). Die Überwachung gilt vor allem Komplikationen, besonders der Herzbeuteltamponade. Intensive Schmerzen können ein Opioid wie Morphin erfordern oder ein Kortison wie Prednison. Prednison verringert die Schmerzen, indem es die Entzündung bekämpft. Medikamente, die eine Herzbeutelentzündung verursachen können, werden abgesetzt, soweit dies möglich ist.

Die weitere Behandlung richtet sich nach der Ursache. Bei Menschen mit Niereninsuffizienz bessert sich die Erkrankung, wenn die Dialyse häufiger durchgeführt wird. Krebspatienten können Chemotherapie oder Strahlenbehandlung Besserung verschaffen, aber oft muss der Herzbeutel entfernt werden. Ist die Ursache eine Bakterieninfektion, besteht die Behandlung in der Einnahme von Antibiotika und operativer Ableitung des Eiters aus dem Herzbeutel.

Flüssigkeit kann aus dem Herzbeutel abgezogen werden, indem ein Ballon an der Spitze eines Katheters durch die Haut eingeführt und aufgeblasen wird. Dadurch entsteht im Herzbeutel ein Loch. Diese so genannte perkutane Ballon-Perikardiotomie wird vornehmlich bei Ergüssen angewendet, die durch Krebs verursacht wurden oder immer wieder auftreten. Alternativ wird ein kleiner Schnitt unterhalb des Brustbeins gemacht und ein Stück des Herzbeutels entfernt. Danach wird ein Röhrchen in den Perikardialraum eingeführt. Diese so genannte subxyphoidale Perikardiotomie wird oft bei bakteriell bedingten Ergüssen durchgeführt. Beide Methoden erfordern eine örtliche Betäubung, können im Krankenbett durchgeführt werden, sind wirksam und ermöglichen die dauerhafte Drainage der Flüssigkeit. Beim Rückfall einer durch Viren, Verletzung oder Erkrankung verursachten Perikarditis können Azetylsalizylsäure, Ibuprofen und Kortison helfen. Nützt die medikamentöse Behandlung nichts, wird der

---

▲ siehe Seite 198   ■ siehe Seite 113

★ siehe Seite 110   ● siehe Seite 434

Herzbeutel entfernt. Tritt die akute Herzbeutelentzündung kurz nach einem Herzinfarkt auf, kann meist schon die Grundbehandlung des Infarkts alle Beschwerden lindern.

Chronische Entzündung des Herzbeutels

Die chronische Entzündung des Herzbeutels beginnt allmählich, ist langwierig und führt zu Flüssigkeitsansammlung im Perikardialraum und zur Verdickung des Herzbeutels.

Es gibt zwei Hauptformen von chronischer Herzbeutelentzündung. Bei der **chronisch exsudativen Herzbeutelentzündung** sammelt sich Flüssigkeit im Perikardialraum, zwischen den beiden Blättern des Herzbeutels.

Chronisch konstriktive Herzbeutelentzündung ist eine seltene Erkrankung, die auftritt, wenn sich der Herzbeutel in narbiges (fibröses) Gewebe umwandelt. Das fibröse Gewebe zieht sich im Laufe der Jahre immer mehr zusammen und presst das Herz zusammen. Dadurch vergrößert sich das Herz nicht wie bei den meisten Herzkrankheiten. Da ein höherer Druck nötig ist, um das beengte Herz mit Blut zu füllen, erhöht sich vielmehr der Druck in den Venen, die das Blut ins Herz zurückbringen. In den Venen staut sich dann die Flüssigkeit, tritt schließlich durch die Wände aus und sammelt sich etwa unter der Haut.

Ursachen

Gewöhnlich ist die Ursache für die chronisch exsudative Perikarditis unbekannt; aber sie kann durch Krebs, Tuberkulose und eine Unterfunktion der Schilddrüse entstehen.

Auch die Ursache für chronisch konstriktive Perikarditis ist meist unbekannt. Am häufigsten kommen Virusinfektionen und Strahlentherapie bei Brustkrebs und Lymphom infrage. Die chronisch konstriktive Herzbeutelentzündung kann auch die Folge einer Krankheit sein, die eine akute Herzbeutelentzündung hervorruft, wie rheumatoide Arthritis, systemischer Lupus erythematodes, eine überstandene Verletzung, Herzoperation oder eine Bakterieninfektion. Früher war Tuberkulose die häufigste Ursache für chronische Perikarditis, heute macht sie nur noch zwei Prozent der Fälle aus.

Symptome und Diagnose

Zu den Symptomen bei Herzbeutelentzündung gehören Atemnot, Husten und Ermüdung. Der Husten wird durch den hohen Druck der Lungenvenen verursacht, mit dem sie Flüssigkeit in die Lungenbläschen pressen. Die Ermüdungserscheinungen treten auf, weil der kranke Herzbeutel die Pumpleistung des Herzens beeinträchtigt, sodass der Körper nicht ausreichend mit Blut versorgt werden kann. Weitere häufige Symptome sind Flüssigkeitsansammlung im Oberbauch (Bauchwassersucht) und in den Beinen (Ödeme). Manchmal sammelt sich Flüssigkeit in dem Raum zwischen den beiden Schichten des Brustfells, den Membranen, die die Lunge umgeben (Pleuraerguss). ▲ Chronische Perikarditis ist nicht schmerzhaft.

Chronisch exsudative Perikarditis verursacht nur wenig Symptome, da sich die Flüssigkeit langsam sammelt. Dann kann sich der Herzbeutel allmählich dehnen, sodass es nicht zu einer Herzbeuteltamponade kommt. Staut sich die Flüssigkeit jedoch rasch, kann das Herz zusammengepresst werden; die Folge davon ist die Herzbeuteltamponade.

Die Symptome liefern wichtige Hinweise auf eine chronische Herzbeutelentzündung, besonders wenn kein weiterer Grund für die nachlassende Herztätigkeit vorliegt – wie etwa hoher Blutdruck, koronare Herzkrankheit oder Erkrankungen der Herzklappen.

Oft wird die Diagnose mit der Echokardiographie ■ bekräftigt. Sie zeigt die Flüssigkeitsmenge im Perikardialraum und den Umfang des fibrösen Gewebes rund um das Herz. Auch eine eventuell vorhandene Herzbeuteltamponade kann man erkennen. Auf Röntgenaufnahmen lassen sich Kalkeinlagerungen im Herzbeutel erkennen. Sie entstehen bei fast der Hälfte aller Personen mit chronisch konstriktiver Herzbeutelentzündung.

Die Diagnose kann auf zweierlei Arten gesichert werden. Mit der Herzkatheterisierung kann der Blutdruck in den Herzkammern und in den großen Blutgefäßen gemessen werden. Diese Messergebnisse erlauben es, eine Herzbeutelentzündung von ähnlichen Krankheiten zu unterscheiden. Alternativ kann mittels Magnetresonanztomographie oder Computertomographie die Dicke des Herzbeutels gemessen werden. Normalerweise ist der Herzbeutel weniger als 0,3 Zentimeter stark, aber bei der chronisch konstriktiven Perikarditis ist er gewöhnlich mindestens doppelt so dick.

Eine Biopsie kann helfen, die Ursache für die chronische Perikarditis zu bestimmen, z. B. Tu-

▲ siehe Seite 296   ■ siehe Seite 113

berkulose. Dazu wird eine Gewebeprobe des Herzbeutels mikroskopisch untersucht.

Behandlung

Bekannte Ursachen einer chronisch exsudativen Perikarditis werden nach Möglichkeit behandelt. Bei normaler Herzfunktion kann erst einmal abgewartet werden. Treten durch die Erkrankung Beschwerden auf oder wird eine Infektion vermutet, kann eine operative Drainage durchgeführt werden. ▲

Bei Menschen mit chronisch konstriktiver Herzbeutelentzündung können Bettruhe, Salzreduktion und Diuretika (Arzneimittel, die die Flüssigkeitsausscheidung des Körpers erhöhen) Erleichterung verschaffen. Die einzige Heilungsmöglichkeit besteht jedoch in der operativen Entfernung des Herzbeutels. Die Operation behebt die Krankheit bei ungefähr 85 Prozent der Kranken. Da der Eingriff allerdings Risiken birgt, werden die meisten Patienten erst operiert, wenn die Krankheit sie in ihrer täglichen Aktivität erheblich einschränkt.

KAPITEL 31

Herztumoren

Als Tumor wird jedes übermäßige Wachstum bezeichnet, ob bösartig (maligne) oder gutartig (benigne). Tumoren, die sich im Herzen bilden, heißen primäre Tumoren. Sie können in allen Bereichen des Herzgewebes wachsen und sowohl bösartig wie gutartig sein. Primäre Herztumoren kommen etwa bei einem von 2 000 Menschen vor. Etwa die Hälfte aller gutartigen primären Herztumoren bei Erwachsenen sind Myxome. Bei Babys und größeren Kindern macht das Rhabdomyom etwa 40 Prozent aus, Fibrome sind am zweithäufigsten. Andere Tumoren sind extrem selten.

Myxome entwickeln sich gewöhnlich im linken Herzvorhof. Sie können aus Stammzellen entstehen, die sich in der inneren Schicht (Auskleidung) des Herzens einnisten. Rhabdomyome, die typischerweise in Gruppen entstehen, wachsen meist innerhalb der Herzwand und direkt aus den Herzmuskelzellen. Am häufigsten treten Rhabdomyome im Baby- und Kindesalter auf, oft als Teil einer seltenen Krankheit, der tuberösen Sklerose. Fibrome treten charakteristischerweise als einzelne Tumoren auf; sie bilden sich auf den Herzklappen aus Zellen des faserigen Bindegewebes.

Sekundäre Tumoren haben ihren Ursprung in anderen Bereichen des Körpers – gewöhnlich Lunge, Brust, Blut und Haut – und greifen auf das Herz über (metastasieren). Sie sind immer krebsartig. Sekundäre Herztumoren sind zwar 30- bis 40-mal häufiger als primäre Herztumoren, kommen aber dennoch selten vor. Ungefähr zehn Prozent der Kranken mit Lungen- oder Brustkrebs und etwa 75 Prozent der Menschen mit malignem Melanom haben Metastasen im Herzen.

Symptome

Herztumoren verursachen unter Umständen keine oder nur leichte Symptome. Allerdings können sich auch Symptome einer lebensbedrohlichen Herzfunktionsstörung zeigen – ähnlich denen anderer Herzkrankheiten, die aber plötzlich auftreten. Zum Beispiel können Tumoren zu Herzschwäche führen, zu Herzrhythmusstörungen und Blutdruckabfall, verursacht durch Blutungen in den Herzbeutel, der das Herz umgibt. Bei ungefähr der Hälfte der Kranken, die einen Tumor auf einer Herzklappe oder in ihrer Nähe haben, entstehen Herzgeräusche, weil das Blut die Klappe nicht normal durchfließen kann. Gutartige Tumoren können ebenso tödlich sein wie bösartige, da sie die Herzfunktion behindern.

Vornehmlich Myxome können entarten, sodass sich Teile von ihnen ablösen und mit dem Blutkreislauf wandern. Diese so genannten Emboli können in kleinen Arterien stecken bleiben und den Blutfluss blockieren. Die Symptome, die diese Emboli hervorrufen, hängen immer

▲ siehe Seite 179

davon ab, welche Gewebe und Organe nun nicht mehr ausreichend versorgt werden.

Diagnose

Primäre Herztumoren sind schwer zu diagnostizieren. Der Verdacht auf einen primären Herztumor kommt auf bei Menschen mit Herzgeräuschen, Herzrhythmusstörungen, unerklärlichen Symptomen einer Herzschwäche und unerklärlichem Fieber. Sekundäre Herztumoren werden bei Krebspatienten mit gestörter Herzfunktion vermutet.

Ein Tumor kann gewöhnlich im Echokardiogramm ▲ erkannt werden. Genügt die Ultraschallaufnahme durch den Brustkorb nicht, kann der Schallkopf auch durch den Rachen in die Speiseröhre geführt werden, um Signale von der Rückseite des Herzens zu erhalten (transösophageale Echokardiographie). Computertomographie ■ sowie Magnetresonanztomographie ★ können zusätzliche Informationen liefern. Die Koronarangiographie ● kann den Umriss eines Herztumors durch Röntgenaufnahmen sichtbar machen; aber diese Methode wird selten angewendet.

Liegt der Tumor auf der rechten Herzseite, kann mit einem Katheter, der gewöhnlich in eine Beinvene eingeführt und zum Herzen vorgeschoben wird (Herzkatheterisierung) ◆ eine Gewebeprobe zur mikroskopischen Untersuchung entnommen werden (Biopsie). Auf der linken Herzseite wird eine Biopsie nur selten durchgeführt, weil dabei das Risiko größer ist als der Nutzen.

Behandlung

Ein einzelner kleiner, gutartiger Herztumor kann operativ entfernt werden. Wenn ein großer, gutartiger Tumor den Blutfluss durchs Herz erheblich behindert, lässt sich die Herzfunktion verbessern, indem jener Teil des Tumors entfernt wird, der nicht mit der Herzwand verwachsen ist. Ist jedoch ein großer Anteil der Herzwand betroffen, ist eine Operation unter Umständen nicht möglich.

Bei ungefähr der Hälfte der Neugeborenen mit gutartigen Rhabdomyomen bilden sich die Tumoren ohne Behandlung zurück; bei der anderen Hälfte wachsen sie nicht weiter und erfordern auch keine Behandlung. Bei Kleinkindern und Jugendlichen kann ein Fibrom entfernt werden, wenn es nicht an der Scheidewand zwischen den Herzkammern sitzt. Tumoren dort beeinträchtigen gewöhnlich das elektrische Reizleitungssystem des Herzens und können nicht operiert werden. Kinder mit dieser Tumorform sterben gewöhnlich jung infolge Herzrhythmusstörungen. Wenn ein großes Fibrom den Blutfluss blockiert und mit dem gesamten umgebenden Gewebe des Herzens verwachsen ist, kann unter Umständen eine Herztransplantation nötig werden.

Primäre bösartige Tumoren können nicht operativ entfernt werden und sind fast immer tödlich.

Myxome

Ein Myxom ist ein gutartiger primärer Tumor, der unregelmäßig geformt und von gallertartiger Konsistenz ist.

Die Hälfte aller primären Herztumoren sind Myxome. Sie entstehen meist im linken Vorhof. Einige Arten von Myxomen treten familiär gehäuft auf. Von diesen sind meist junge Männer im Alter von Mitte zwanzig betroffen. Nicht erbliche Myxome entwickeln sich gewöhnlich bei Frauen im Alter zwischen 40 und 60 Jahren und betreffen meist den linken Vorhof.

Myxome wachsen im linken Vorhof oft auf einem Stiel und schwingen frei im Blutstrom. Dabei können sie sich durch die nahe gelegene Mitralklappe, die sich vom linken Vorhof zur linken Herzkammer öffnet, herein- und herausbewegen. Diese schwingende Bewegung kann die Klappe ununterbrochen verschließen und wieder öffnen, sodass der Blutfluss wechselweise gestoppt wird und wieder beginnt.

Symptome

Menschen mit einem Myxom im linken Vorhof können im Stehen Atemnot bekommen und in Ohnmacht fallen. Durch die Schwerkraft wird das Myxom nämlich im Stehen in die Öffnung der Mitralklappe gezogen; dadurch wird der Blutfluss durchs Herz blockiert. Diese Blockade verursacht eine vorübergehende Herzschwäche. Beim Hinlegen entfernt sich das Myxom wieder von der Klappe, was die Beschwerden lindert.

Teile des Myxoms und Blutgerinnsel von der Oberfläche des Myxoms können sich ablösen, als Emboli mit dem Blut in andere Organe wandern und dort Arterien verstopfen. Welche Symptome dabei auftreten, hängt davon ab,

---

▲ siehe Seite 113 ■ siehe Seite 113
★ siehe Seite 114 ● siehe Seite 116
◆ siehe Seite 116

welche Arterien blockiert werden. Zum Beispiel kann eine Embolie im Gehirn zum Schlaganfall führen; eine undurchlässige Lungenschlagader kann Schmerzen und Bluthusten zur Folge haben.

Zu den weiteren Symptomen von Myxomen zählen Fieber, Gewichtsverlust, das Raynaud-Syndrom (Finger und Zehen schmerzen bei Kälte), eine verringerte Zahl roter Blutkörperchen (Anämie), Vermehrung der weißen Blutkörperchen und ein verringerter Anteil Blutplättchen.

Diagnose und Behandlung

Der Verdacht auf ein Myxom ergibt sich aufgrund der Symptome. Mit dem Stethoskop hört der Arzt ein Herzgeräusch, das durch das durch die Mitralklappe zurückfließende Blut entsteht (Mitralinsuffizienz ▲). Die Ursache kann eine Schädigung der Mitralklappe durch ein Myxom sein (sehr selten) oder durch rheumatisches Fieber (verhältnismäßig häufiger). Aufgrund der Herzgeräusche und der Krankengeschichte lässt sich normalerweise unterscheiden, ob der Klappenschaden durch einen Tumor oder rheumatisches Fieber bedingt ist.

Die Diagnose wird durch Ultraschall bestätigt. Zusätzlich können manchmal Angiographie, Computertomographie, Magnetresonanztomographie und eine Biopsie nötig sein.

Nach der operativen Entfernung des Myxoms ist der Betroffene gewöhnlich geheilt.

Bösartige Tumoren

Bösartige primäre Herztumoren sind extrem selten. Am häufigsten sind Sarkome, die aus Gewebe der Blutgefäße entstehen. Sekundäre Herztumoren kommen häufiger vor.

Symptome

Bösartige Herztumoren verursachen die gleichen Symptome wie gutartige. Sie variieren je nach Bereich, in dem sie sich befinden. Allerdings verschlimmern sich die Symptome bei bösartigen Tumoren schneller als bei gutartigen, da jene viel schneller wachsen. Zu den Symptomen gehören plötzlich eintretende Herzschwäche, Herzrhythmusstörungen und Blutungen in den Herzbeutel; Letzteres kann die Herzfunktion einschränken und eine Herzbeuteltamponade ■ verursachen. Bösartige primäre Herztumoren können sich auf die Wirbelsäule, benachbarte Gewebe und Organe

---

Wie ein Myxom den Blutfluss im Herzen blockieren kann

Ein Myxom im linken Vorhof wächst oft an einem Stiel und schwingt frei im Blutstrom. Dabei kann sich das Myxom durch die nahe gelegene Mitralklappe, die sich aus dem linken Vorhof zur linken Herzkammer öffnet, herein- und herausbewegen. Diese schwingende Bewegung kann die Klappe immer wieder verschließen und öffnen, sodass das Blut wechselweise gestoppt wird oder durchfließen kann.

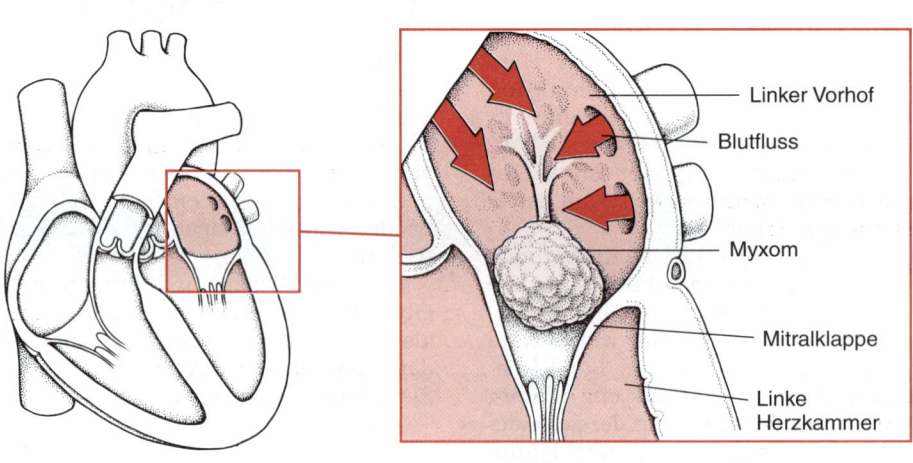

Linker Vorhof

Blutfluss

Myxom

Mitralklappe

Linke Herzkammer

▲ siehe Seite 165   ■ siehe Seite 177

wie Lunge und Gehirn ausbreiten (metastasieren).

Die Symptome eines sekundären Herztumors können die gleichen sein wie die des Originaltumors und die durch Metastasen in anderen Körperbereichen. Metastasen von Lungen- und Brustkrebs können sich direkt am Herzen ansiedeln, oft im Herzbeutel; dabei wird das Herz eingeengt, weil sich Blut und Flüssigkeit im Herzbeutel ansammeln. Die Krebsmetastasen können sich auf den Herzmuskel und die Herzkammern ausbreiten; diese Metastasen verursachen Symptome von Herzschwäche.

Diagnose und Behandlung

Bösartige Herztumoren werden mit den gleichen Untersuchungsverfahren diagnostiziert wie gutartige. Bei sekundären Tumoren wird nach dem Originaltumor gesucht.

Da bösartige Herztumoren fast immer unheilbar sind, zielt die Behandlung darauf, die Beschwerden zu mindern. Je nach der Art des Tumors wird Strahlentherapie oder Chemotherapie angewendet.

KAPITEL 32

Arteriosklerose

Bei der Arteriosklerose lagert sich in den Wänden mittelgroßer und großer Arterien fetthaltige Substanz (Atherome, arteriosklerotische Plaques) ab, die den Blutfluss behindert und blockiert.

Die Krankheiten, die infolge einer Arteriosklerose auftreten, stellen in den meisten westlichen Ländern die häufigsten Todesursachen dar. In Deutschland starben im Jahr 2001 fast 392 000 Menschen an Krankheiten des Herz-Kreislauf-Systems, das ist nahezu die Hälfte aller Todesfälle. Im Vergleich dazu starb etwa ein Viertel an Krebs; im Jahr 2002 gab es 6 842 Verkehrstote. Herzinfarkte als Folge der koronaren Herzkrankheit ▲ (Sklerose der Arterien, die das Herz mit Blut versorgen) und Schlaganfälle ■ (Arteriosklerose der Arterien zum Gehirn) sind für fast 13 Prozent der Todesfälle verantwortlich.

Arteriosklerose – ein Sammelbegriff für unterschiedliche Erkrankungen, bei denen die Arterienwände dicker werden und an Elastizität verlieren – kann die mittleren und großen Arterien in Gehirn, Herz, Nieren, anderen lebenswichtigen Organen und den Beinen betreffen.

Es gibt zwei hauptsächliche Theorien über die Entstehung der Arteriosklerose. Ein hoher Cholesterinspiegel im Blut schädigt die Innenwände der Arterien, und es kommt zu Entzündungsreaktionen. Als Folge lagern sich an diesen Stellen Cholesterin und andere fetthaltige Substanzen ab. Die andere Theorie besagt, dass die Arterienwände durch Reaktionen des Immunsystems oder Einwirkung von Schadstoffen geschädigt werden. In beiden Fällen treten Veränderungen auf, die die Bildung von Atheromen fördern. Vermutlich haben beide Theorien ihre Berechtigung; sie schließen sich jedenfalls nicht gegenseitig aus.

Die Arteriosklerose steht auch im Verdacht, Entzündungen zu begünstigen, da bestimmte weiße Blutkörperchen – Lymphozyten, Monozyten und Makrophagen – überall zu finden sind, wo sich eine Arteriosklerose entwickelt hat. Diese Zellen treten gewöhnlich nur in entzündeten Bereichen gehäuft auf. Eine Arteriosklerose beginnt, wenn Monozyten aktiviert werden und aus dem Blut in eine Arterienwand eindringen. Dort verwandeln sie sich in Schaumzellen, an denen sich Cholesterin und andere Fettstoffe sammeln. Mit der Zeit wachsen diese mit Fett angereicherten Schaumzellen an. Sie formieren sich zu Ablagerungen (Atheromen) an der Innenseite der Arterienwände und führen dort zu Verdickungen.

Möglicherweise spielen bei der Entstehung einer Arteriosklerose auch Infektionen eine

▲ siehe Seite 187
■ siehe Abbildung Seite 486

Was ist Arteriosklerose?

Arteriosklerose bedeutet eine Verhärtung (Sklerose) der Arterien (Arterio-): Sie ist der Sammelbegriff für mehrere Krankheiten, bei denen sich die Wand einer Arterie verdickt und an Elastizität verliert. Es gibt drei Formen: Arteriosklerose, Arteriolosklerose und Mönckeberg-Sklerose.

Bei Arteriosklerose, der häufigsten Form, beruht die Verhärtung der Gefäßwand auf Atheromen, das sind fettige Ablagerungen. Sie betrifft mittelgroße und große Arterien.

Arteriolosklerose bezeichnet die Verhärtung der Arteriolen, der kleinen Arterien. Dabei sind hauptsächlich die inneren und mittleren Schichten der Arteriolenwände betroffen. Die Gefäßwände verdicken sich und verengen die Arteriolen. Dadurch erhalten die Organe nicht mehr genügend Blut. Oft sind die Nieren betroffen. Unter dieser Erkrankung leiden meistens Menschen mit Bluthochdruck und Diabetes. Beide Krankheiten können die Wände der Arteriolen angreifen und den Prozess der Verdickung auslösen.

Die Mönckeberg-Sklerose betrifft kleine bis mittelgroße Arterien. Kalkablagerungen lassen die Arterienwände steif werden, aber die Adern verengen sich dadurch nicht. Diese im Wesentlichen harmlose Erkrankung tritt gewöhnlich bei Männern und Frauen auf, die älter als 50 Jahre sind.

Rolle. Eine solche Infektion kann auf Bakterien beruhen (z. B. *Chlamydia pneumoniae*, die Lungenentzündung verursachen können, oder *Helicobacter pylori*, die zu einem Magengeschwür beitragen) oder auf Viren. Die Infektion schädigt die Innenwand der Arterien und ermöglicht so der Beginn einer Arteriosklerose.

Atherome können in allen mittleren und großen Arterien vorkommen, bilden sich aber gewöhnlich an den Verzweigungen der Arterien – wahrscheinlich weil an diesen Stellen das verwirbelte Blut die Arterienwände stark beansprucht und sie dadurch anfälliger für die Bildung von Atheromen macht.

Sklerotische Arterien verlieren ihre Elastizität, was vermutlich einem erhöhten Blutdruck Vorschub leistet. Wenn sich die Atherome verdicken, verringert sich der Durchmesser der Arterien. Mit der Zeit lagert sich Kalk in die Atherome ein, die dadurch spröde werden und Risse bekommen. Dringt Blut in ein aufgerissenes Atherom ein, vergrößert es sich, und die Arterie verengt sich noch mehr. Außerdem kann ein aufgeplatztes Atherom seinen fettigen Inhalt in den Blutkreislauf entlassen. Dieser so genannte fettige Embolus wandert mit dem Blutkreislauf und kann irgendwo im Körper eine Arterie verschließen. Viel häufiger aber platzt ein Atherom und bildet ein Blutgerinnsel (Thrombus); dieses ist die Hauptursache für Herzinfarkt und Schlaganfall. Das Gerinnsel kann die Arterie noch weiter verengen und sogar verschließen; oder es löst sich, wandert mit dem Blut und blockiert eine weiter entfernte Arterie.

Risikofaktoren

Zu den Risikofaktoren für Arteriosklerose gehören Rauchen, ein hoher Cholesterinspiegel im Blut, Bluthochdruck, Diabetes, erhebliches Übergewicht, Bewegungsmangel und ein hoher Homozysteinspiegel (eine Aminosäure) im Blut. Diese Risikofaktoren lassen sich beeinflussen. ▲ Nicht beeinflussbare Risikofaktoren sind familiäre Vorbelastung (wenn ein naher Verwandter bereits in jungem Alter diese Krankheit bekommen hat), fortgeschrittenes Alter und männliches Geschlecht.

Rauchen: Einer der wichtigsten beeinflussbaren Risikofaktoren ist das Rauchen. Das Risiko eines Rauchers, eine koronare Herzkrankheit zu bekommen, hängt unmittelbar mit der täglich gerauchten Zahl der Zigaretten zusammen. Für Menschen, die bereits ein erhöhtes Risiko für eine Herzkrankheit haben, ist Rauchen besonders gefährlich.

Rauchen senkt den Blutspiegel des HDL-Cholesterins (HDL = high-density lipoprotein; Lipoprotein hoher Dichte) – des »guten« Cholesterins – und erhöht den Spiegel des LDL-Cholesterins (LDL = low-density lipoprotein; Lipoprotein niedriger Dichte) – des »bösen« Cholesterins. Durch Rauchen erhöht sich auch der Kohlenmonoxidgehalt im Blut; das kann die Gefahr für Schädigungen an den inneren Arterienwänden erhöhen. Durch Arteriosklerose verengte Arterien ziehen sich durch das Rauchen nochmals zusammen; das schränkt die

▲ siehe Seite 189

Wie Arteriosklerose entsteht

Die Wand einer Arterie besteht aus verschiedenen Schichten. Die innere Schicht (Endothel) ist normalerweise weich und glatt. Arteriosklerose tritt auf, wenn diese Auskleidung beschädigt wird. Dann werden bestimmte weiße Blutkörperchen, die Monozyten, aktiviert; sie verlassen den Blutstrom und dringen in die Innenschicht der Arterienwand ein. Innerhalb der Wand werden sie in Schaumzellen verwandelt, die fettige Substanzen – hauptsächlich Cholesterin – auf sich ansammeln. Mit der Zeit wandern glatte Muskelzellen aus der mittleren Schicht der Gefäßwand in die innere Schicht der Arterienwand und vermehren sich dort. Bestandteile von Bindegewebe und elastischem Gewebe sammeln sich ebenfalls an dieser Stelle, dies können Zellteile, Cholesterinkristalle und Kalzium sein. Diese Ansammlung von mit Fett beladenen Zellen, glatten Muskelzellen und anderen Substanzen bilden eine ungleichmäßige Masse, Atherom oder arteriosklerotische Plaque genannt. Wenn sie wachsen, verdicken die Atherome die Arterienwand und wölben sich in den Innenraum der Arterie. Sie können eine Arterie verengen und verschließen; dies kann den Blutfluss behindern und ihn ganz versiegen lassen.

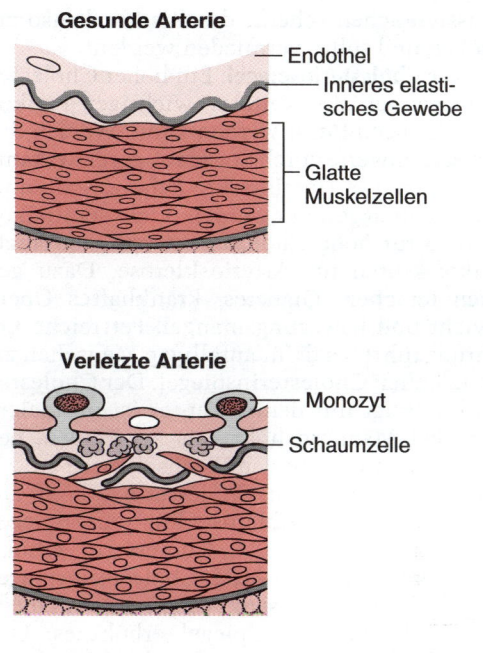

Gesunde Arterie
- Endothel
- Inneres elastisches Gewebe
- Glatte Muskelzellen

Verletzte Arterie
- Monozyt
- Schaumzelle

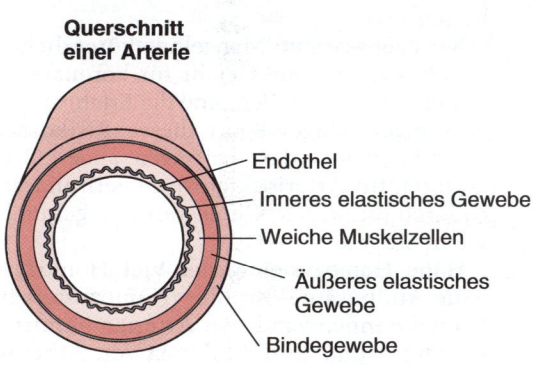

Querschnitt einer Arterie
- Endothel
- Inneres elastisches Gewebe
- Weiche Muskelzellen
- Äußeres elastisches Gewebe
- Bindegewebe

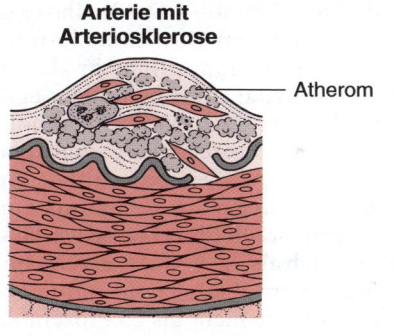

Arterie mit Arteriosklerose
- Atherom

Blutzufuhr in die Körpergewebe noch weiter ein. Zusätzlich erhöht das Rauchen die Gerinnungsneigung des Blutes, indem es die Blutplättchen anregt, aneinander zu haften. Dadurch erhöht sich das Risiko für eine periphere arterielle Verschlusskrankheit ▲ (Sklerose anderer Arterien als jener, die Herz und Gehirn mit Blut versorgen), für koronare Herzkrankheit ■ und Schlaganfall ★. Außerdem kann auch eine bei einer Bypass-Operation ● transplantierte Arterie verschlossen werden.

Menschen, die mit dem Rauchen aufhören, haben ein nur halb so großes Risiko wie jene, die weiterhin rauchen – ungeachtet der Zeit, die sie vor dem Verzicht geraucht haben. Der Rauchverzicht mindert auch das Sterberisiko nach einer Bypass-Operation bei koronarer Herzkrankheit und nach einem Herzinfarkt und senkt das Todesrisiko bei Menschen mit peripherer arterieller Verschlusskrankheit. Der Nutzen für Menschen, die mit dem Rauchen

▲ siehe Seite 203   ■ siehe Seite 187
★ siehe Seite 486
● siehe Seiten 198 und 207

aufhören, stellt sich sofort ein und nimmt mit der Zeit noch zu.

Passivrauchen scheint das Risiko ebenso zu erhöhen und sollte vermieden werden.

Hoher Cholesterinspiegel: Ein hoher Cholesterinspiegel ist ein weiterer wichtiger Risikofator, der beeinflusst werden kann. Werden die Cholesterinwerte durch Statine ▲ gesenkt, kann das Risiko für Herzinfarkt, Schlaganfall und Tod erheblich gesenkt werden. Viele der Risikofaktoren für hohe Cholesterinwerte sind auch Risikofaktoren für Arteriosklerose. Dazu gehören Rauchen, Diabetes, krankhaftes Übergewicht und Bewegungsmangel. Fettreiche Ernährung führt bei dafür anfälligen Menschen zu einem hohen Cholesterinspiegel. Der Cholesterinwert steigt mit dem Alter; er ist normalerweise bei Männern höher als bei Frauen; bei Frauen steigt er nach den Wechseljahren an.

Nicht jede Art von Cholesterin erhöht die Gefahr einer Arteriosklerose. Ein hoher Spiegel von (»schlechtem«) LDL-Cholesterin erhöht das Risiko. Ein hoher HDL-Cholesterinspiegel (»gutes« Cholesterin) senkt das Risiko, ein niedriger HDL-Cholesterinspiegel erhöht es. Der ideale Gesamtcholesterinwert, der LDL, HDL und Triglyzeride umfasst, liegt zwischen 140 und 200 mg/dl (3,6–5,1 mmol/l). Das Risiko eines Herzinfarkts ist bei einem Gesamtcholesterinwert über 300 mg/dl (7,7 mmol/l) mehr als doppelt so hoch. Das Risiko sinkt bei einem LDL-Cholesterinwert unter 130 mg/dl (3,3 mmol/l) und einem HDL-Cholesterinwert von über 40 mg/dl (1,0 mmol/l). ■ Der prozentuale Anteil von HDL-Cholesterin im Verhältnis zum Gesamtcholesterin ist allerdings ein zuverlässigerer Risikomaßstab als die Werte vom Gesamtcholesterin oder vom LDL-Cholesterin. Das HDL-Cholesterin sollte mehr als 25 Prozent des gesamten Cholesterins ausmachen. Hohe Triglyzeridwerte sind oft mit niedrigen HDL-Cholesterinwerten gekoppelt. Allerdings legt die Erfahrung nahe, dass hohe Triglyzeridwerte allein auch das Arteriosklerosesrisiko erhöhen können.

Verschiedene Erbkrankheiten, die zu erhöhten Blutfettwerten führen, vergrößern ebenfalls die Gefahr für Arteriosklerose. Beispielsweise verursacht familiäre Hypercholesterinämie, bei der extrem hohe Cholesterinspiegel auftreten, Atherome, in erster Linie in den Herzkranzarterien. Unbehandelt sterben Menschen mit dieser Krankheit in jungen Jahren.

Hoher Blutdruck: Unbehandelter hoher Blutdruck ist ein Risikofaktor für Herzinfarkt und Schlaganfall, die durch Arteriosklerose verursacht werden.

Diabetes mellitus: Menschen mit Typ-1-Diabetes ★ entwickeln Arteriosklerose in den kleinen Arterien, wie sie in den Augen und Nieren vorkommen. Einige Menschen mit Typ-1-Diabetes und die meisten mit Typ-2 bekommen Arteriosklerose in den großen Arterien. Bei diesen Personen entwickelt sich die Krankheit meist schon im jüngeren Alter und verläuft schwerer als bei Nichtdiabetikern. Das Arterioskleroserisiko ist bei Diabetikern zwei- bis sechsmal höher, besonders bei Frauen. Diabetikerinnen sind vor den Wechseljahren nicht wie Frauen ohne Diabetes vor Arteriosklerose geschützt.

Übergewicht: Fettleibigkeit, besonders am Bauch, erhöht das Risiko für koronare Herzkrankheit (Sklerose der Arterien, die das Herz mit Blut versorgen). Ein starker Leibesumfang verstärkt auch andere Risikofaktoren für Arteriosklerose wie Bluthochdruck, Typ-2-Diabetes und hohe Cholesterinwerte. Übergewicht abzubauen reduziert das Risiko für diese Krankheiten.

Bewegungsarmut: Mangelnde körperliche Aktivität scheint eine Gefahr für koronare Herzkrankheit darzustellen, und die Erfahrung zeigt, dass regelmäßiger Sport dieses Risiko senkt. Sport kann auch dazu beitragen, andere Risikofaktoren für Arteriosklerose zu vermindern, da dadurch Blutdruck, Cholesterinspiegel und Gewicht sinken.

Hohe Homozysteinwerte: Viel Homozystein (eine Aminosäure) im Blut (Homozysteinämie) kann die Innenwände der Arterien unmittelbar schädigen und so die Bildung von Atheromen fördern. Außerdem fördern erhöhte Homozysteinwerte die Bildung von Blutgerinnseln. Der Homozysteinspiegel erhöht sich im Alter, vornehmlich nach den Wechseljahren. Er kann durch Homozystinurie verursacht werden (einer Erbkrankheit, bei der große Mengen Homozystein mit dem Urin ausgeschieden werden). Menschen mit dieser Krankheit bekommen sehr schwere Arteriosklerose, oft schon in der Jugend. Dabei entstehen in vielen Arterien, und nicht in erster Linie in den Koronararterien, die das Herz versorgen, Atherome.

Wenn eine Homozysteinämie durch andere Ursachen als vererbte Homozystinurie hervorgerufen wurde, ist das Risiko für Arteriosklerose in den Herzkranzgefäßen ebenso wie in den Arterien zum Gehirn und den peripheren Arte-

---

▲ siehe Tabelle Seite 918   ■ siehe Tabelle Seite 914
★ siehe Seite 954

rien erhöht. Zu den Faktoren, die den Homozysteinspiegel ansteigen lassen, zählen Folsäuremangel und ein Mangel der Vitamine B_6 und B_{12}, einige Krebsarten (wie Brustkrebs), Psoriasis, starkes Rauchen und bestimmte Arzneimittel. Zu diesen gehören Medikamente, die Folsäure und den Vitaminen B_6 und B_{12} entgegenwirken, wie Methotrexat (bei rheumatoider Arthritis und Krebs) und die Epilepsiemittel Phenytoin und Carbamazepin; außerdem Medikamente, die die Aufnahme von Homozystein behindern, wie die Cholesterin senkenden Mittel Colestipol, Colestyramin und Nikotinsäure; darüber hinaus Mittel, die den Abbau von Homozystein hemmen, wie das Tuberkulosemittel Isoniazid.

Symptome

Gewöhnlich verursacht die Arteriosklerose keine Symptome bis das Innere einer Arterie um mehr als 70 Prozent verengt ist. Die Symptome sind immer davon abhängig, wo die Verengung oder Blockade liegt. Sind die Arterien verengt, die das Herz versorgen (Herzkranzgefäße), können Brustschmerzen (Angina pectoris) entstehen; sind sie ganz verschlossen, entsteht ein Herzinfarkt. Herzrhythmusstörungen und Herzschwäche können ebenfalls die Folge sein. Ein Verschluss der Arterien, die das Gehirn versorgen (Kopfschlagadern), kann zum Schlaganfall führen. Eine Verengung der Beinarterien ruft Schmerzen in den Beinen hervor (Claudicatio intermittens, intermittierendes Hinken ▲). Bei Über-55-Jährigen können die Arterien, die die Nieren versorgen, verengt oder blockiert sein; manchmal führt dies zu Nierenversagen oder gefährlich hohem Blutdruck (maligne Hypertonie ■).

Die Symptome treten auf, weil sich durch die Arteriosklerose die Arterien immer mehr verengen und die Gewebe nicht mehr ausreichend mit Blut und Sauerstoff versorgt werden. Die ersten Anzeichen können Schmerzen und Krämpfe sein. Zum Beispiel kann bei einer Person die Brust bei sportlicher Aktivität schmerzen, weil die Sauerstoffversorgung des Herzens unzureichend ist, beim Gehen können Krämpfe in den Beinen auftreten.

Typischerweise nehmen die Symptome in dem gleichen Maß allmählich zu, wie die Atherome eine Arterie verengen. Manchmal treten die ersten Symptome auch ganz plötzlich auf, weil ein Gefäß auf einmal verschlossen ist – z. B. wenn ein Blutgerinnsel sich in einer verengten Arterie festsetzt und dadurch einen Herzinfarkt oder einen Schlaganfall verursacht.

Vorbeugung und Behandlung

Wer sich der beeinflussbaren Risikofaktoren bewusst ist, kann der Arteriosklerose vorbeugen. Als Vorbeugemaßnahmen kommen dann infrage: Rauchverzicht ★, Senken des Cholesterinspiegels ●, Senken des Blutdrucks ◆, Verringern des Körpergewichts ▼ und Aufnahme eines Trainingsprogramms ▶.

Wenn eine fortschreitende Arteriosklerose Komplikationen verursacht, müssen diese eigens behandelt werden. Zu Komplikationen zählen Angina pectoris, Herzinfarkt, Herzrhythmusstörungen, Herzschwäche, Nierenversagen, Schlaganfall und Durchblutungsstörungen in den Beinen (intermittierendes Hinken).

KAPITEL 33

Koronare Herzkrankheit

Bei der koronaren Herzkrankheit ist die Blutversorgung des Herzmuskels verringert oder völlig unterbrochen.

Früher herrschte die Meinung, die koronare Herzkrankheit (KHK) sei eine reine Männerkrankheit. Im Durchschnitt entwickeln Männer diese Krankheit etwa zehn Jahre früher als Frauen, denn diese sind bis zu den Wechseljahren durch das Hormon Östrogen geschützt.

▲ siehe Seite 204   ■ siehe Seite 119
★ siehe Seite 189   ● siehe Seite 916
◆ siehe Seite 124   ▼ siehe Seite 912
▶ siehe Seite 32

Nach den Wechseljahren tritt die Krankheit unter Frauen jedoch zunehmend häufiger auf. Unter den Menschen, die älter als 75 sind, leidet sogar ein höherer Prozentsatz von Frauen unter KHK, da Frauen länger leben.

In Deutschland sind Herz-Kreislauf-Erkrankungen mit 47 Prozent die häufigste Todesursache. Die koronare Herzkrankheit ist dabei die häufigste Form von Herz-Kreislauf-Erkrankungen. Die Sterbehäufigkeit nimmt mit dem Alter zu und liegt vor allem in der Altersgruppe zwischen 35 und 55 bei den Männern höher als bei den Frauen. In der Altersgruppe über 55 nimmt die Sterbehäufigkeit bei Männern ab, dafür aber bei Frauen zu.

Fast immer beruht die koronare Herzkrankheit auf abgelagerten Fettstoffen (arteriosklerotische Plaques) an den Innenwänden von Herzarterien. Gelegentlich kann auch die Verkrampfung einer Arterie, seltener ein angeborener Defekt, eine Virusinfektion (Kawasaki-Syndrom), ein Lupus erythematodes, eine Arterienentzündung (Arteriitis) oder eine Gewebeschädigung durch Verletzung und Strahlentherapie die Ursache sein.

Fetthaltige Substanzen können sich allmählich in Arterien ablagern; diese so genannte Arteriosklerose ▲ kann verschiedene Arterien betreffen. Bei der koronaren Herzkrankheit entwickelt sich die Arteriosklerose in den Koronararterien und ihren Verästelungen (Gefäße, die das Herz umgeben und es mit Blut versorgen). Wenn die Plaques anwachsen, sacken sie zur Innenseite der Arterien hin aus, verengen so den Durchmesser der Arterien und blockieren teilweise den Blutfluss. Mit der Zeit lagert sich Kalzium in die Plaques ein. Eine solche Plaque kann aufreißen, das eintretende Blut kann die Ablagerung noch vergrößern, sodass die Arterie sich noch stärker verengt. Zusätzlich regt der Vorgang die Bildung eines Blutgerinnsels an (Thrombus). Dieses kann die Arterie weiter verengen und ganz verschließen; das Gerinnsel kann sich lösen und an anderer Stelle des Gefäßsystems eine Arterie verschließen.

Je weiter sich die Koronararterie verschließt, desto schlechter wird der Herzmuskel mit sauerstoffreichem Blut versorgt (Ischämie). Wenn das Herz nicht genügend Blut erhält, kann es sich nicht mehr normal zusammenziehen und Blut pumpen. Sobald ein Blutgerinnsel die

Arterie völlig verschließt, stirbt der von ihr versorgte Teil des Herzmuskels allmählich ab – daraus resultiert ein Herzinfarkt.

Die koronare Herzkrankheit ist die häufigste Ursache einer Ischämie des Herzens. Die wichtigsten Komplikationen einer solchen Mangeldurchblutung sind Schmerzen im Brustbereich als Folge der Ischämie des Herzens (Angina pectoris) und Herzinfarkt.

Risikofaktoren

Einige Faktoren, die zu einer koronaren Herzkrankheit führen, können nicht beeinflusst werden. Dazu gehören das Lebensalter, männliches Geschlecht und das gehäufte frühzeitige Auftreten von koronarer Herzkrankheit in der Familie.

Andere Risikofaktoren für koronare Herzkrankheit werden durch die Lebensweise bestimmt, die sich durchaus verändern lässt, um das Krankheitsrisiko zu senken. Hierzu gehören der erhöhte Cholesterinspiegel, Bluthochdruck, Rauchen (der wichtigste beeinflussbare Risikofaktor), fettreiche Ernährung, Bewegungsmangel und starkes Übergewicht.

Es ist wichtig, erhöhte Spiegel des Gesamtcholesterins und vor allem des LDL-Cholesterins ■ ebenso wie erhöhten Blutdruck ★ zu senken, denn diese Faktoren erhöhen das Risiko für koronare Herzkrankheit. Änderungen in der Lebensführung und Medikamente können bei beiden Störungen helfen.

Rauchen erhöht das Risiko, eine koronare Herzkrankheit zu entwickeln und einen Herzinfarkt zu erleiden, um mehr als das Doppelte. Auch Passivrauchen scheint das Risiko zu steigern; es sollte daher vermieden werden. Starkes Übergewicht ● erhöht ebenfalls das KHK-Risiko sehr stark, insbesondere, wenn das Fett hauptsächlich in der Bauchregion sitzt.

Hohe Spiegel von Lipoprotein A – einer weiteren Art des Cholesterins – und von Triglyzeriden – eines anderen Blutfetts – können das Risiko ebenfalls erhöhen. Hingegen können hohe Blutspiegel von HDL-Cholesterin (»gutes« Cholesterin) – das Risiko verringern. Dieser Wert lässt sich durch Veränderungen der Lebensweise erhöhen. Das Krankheitsrisiko kann durch eine Ernährungsweise ansteigen, die wenig Ballaststoffe und Vitamin C und E sowie wenig Pflanzeninhaltsstoffe enthält (die vor allem in Früchten und Gemüse vorkommen und als gesundheitsfördernd gelten). Für manche Menschen kann sich das Risiko durch eine Ernährung, die wenig Fischöl enthält (mehrfach ungesättigte Omega-3-Fettsäuren), erhöhen.

▲ siehe Seite 183

■ siehe Seiten 186 und 913

★ siehe Seite 119   ● siehe Seite 907

Das Risiko für koronare Herzkrankheit steigt auch bei hohen Homozysteinwerten im Blut (Hyperhomozysteinämie ▲), Diabetes und einem Mangel an Schilddrüsenhormonen. Vor allem Diabetes erhöht das Risiko erheblich. Viele Menschen mit Diabetes haben zusätzlich Bluthochdruck, hohe Cholesterinwerte, sind übergewichtig und körperlich wenig aktiv. Bei mehr als 80 Prozent der Diabetiker ist die Todesursache eine Herz-Kreislauf-Erkrankung.

Ob Infektionen ebenfalls die Entwicklung der koronaren Herzkrankheit fördern, ist noch zweifelhaft. Zu den verdächtigen Erregern zählen *Chlamydia pneumoniae* (die Lungenentzündungen hervorrufen können), *Helicobacter pylori* (die zur Entstehung von Magengeschwüren beitragen können) und Viren. Jede Art von Entzündung scheint die Entwicklung der koronaren Herzkrankheit zu fördern. Wenn sich eine arteriosklerotische Plaque entzündet, wird sie weicher und kann aufreißen; so wird auch die Bildung von Blutgerinnseln wahrscheinlicher.

Bei Männern wie Frauen kann die Einnahme von männlichen Hormonen (Androgenen) das Risiko einer koronaren Herzkrankheit erhöhen – ob es sich nun um das Hormon Testosteron oder synthetische Anabolika ■ handelt. Diese Medikamente senken die HDL-Cholerinspiegel (»gutes« Cholesterin) und lassen die LDL-Cholesterinspiegel (»schlechtes« Cholesterin) ansteigen, wodurch sich der Blutdruck erhöht. Alle diese Faktoren können dazu beitragen, in jungen Jahren Herzinfarkt und Schlaganfall auszulösen. Wie sich die Einnahme von Anabolika in frühen Lebensjahren auf spätere Lebensabschnitte auswirken kann, ist noch nicht geklärt.

Vorbeugung

Risikofaktoren zu verringern hilft, der koronaren Herzkrankheit vorzubeugen. Einige dieser Faktoren sind voneinander abhängig, sodass schon die Veränderung eines einzelnen Faktors andere beeinflusst.

Rauchen: Mit dem Rauchen aufzuhören, ist besonders wichtig. Wer das Rauchen einstellt, halbiert sein KHK-Risiko verglichen mit Menschen, die weiter rauchen. Wie viele Jahre eine Person geraucht hat, bevor sie aufhört, spielt keine Rolle. Nicht mehr zu rauchen verringert auch das Sterberisiko nach einer Bypass-Operation und einem Herzinfarkt.

Ernährung: Als gesundheitsfördernd gilt eine Begrenzung des Fettkonsums auf weniger als 30 Prozent der täglichen Kalorienzufuhr. Durch eine verringerte Fettzufuhr sinken die Werte des Gesamtcholesterins und des LDL-Choleste-

rins (des »schlechten«), eines weiteren Risikofaktors für KHK.

Entscheidend ist die Art der verzehrten Fette. Es gibt drei Fettarten: gesättigte, einfach ungesättigte und mehrfach ungesättigte. Gesättigte Fette kommen in Fleisch, fettarmen Milchprodukten und künstlich gehärteten Pflanzenfetten vor. Je fester die Konsistenz des Produkts, desto höher ist der Gehalt an gesättigten Fetten. Einfach ungesättigte Fette sind in Oliven- und Rapsöl enthalten. Zu den mehrfach ungesättigten Fetten gehören die Omega-3-Fettsäuren, enthalten in Seefisch (wie Makrele, Lachs und Tunfisch), und die Omega-6-Fettsäuren, enthalten in Pflanzenölen. Eine Ernährung mit einem hohen Anteil an gesättigten Fetten erhöht das Risiko für koronare Herzkrankheit, während ein höherer Anteil an einfach ungesättigten und Omega-3-Fetten diesen Prozess weniger fördert. Empfohlen wird, regelmäßig Seefisch zu essen.

Das Risiko einer koronaren Herzkrankheit lässt ich auch mindern, indem man jeden Tag wenigstens fünf Portionen Früchte oder Gemüse isst. Diese Nahrungsmittel enthalten viele so genannten sekundären Pflanzenwirkstoffe. Ob sie wirklich das KHK-Risiko senken können, ist noch unklar – denn Menschen, die sich so ernähren, pflegen auch insgesamt weniger Fett, mehr Ballaststoffe und bevorzugt Nahrungsmittel mit höherem Gehalt an Vitamin C und E zu verzehren. Allerdings scheint eine Gruppe der Pflanzenwirkstoffe, die Flavonoide (in dunklen Trauben, Rotwein und schwarzem Tee), besonders wirksam als Schutz vor KHK zu sein.

Empfohlen wird eine Ernährung mit einem hohem Anteil an Ballaststoffen. Dabei werden lösliche und nichtlösliche Ballaststoffe unterschieden. Erstere finden sich in Haferkleie, Hafermehl, Bohnen, Erbsen, Reiskleie, Gerste, Zitrusfrüchten, Erdbeeren und Äpfeln. Sie tragen zur Senkung von hohen Cholesterinwerten bei. Lösliche Ballaststoffe können hohe Blutzuckerwerte senken oder stabilisieren und zugleich niedrige Insulinspiegel erhöhen. Auf diese Weise können lösliche Ballaststoffe bei Diabetikern das Risiko für koronare Herzkrankheit senken. Nichtlösliche Ballaststoffe kommen in den meisten Getreidearten und -produkten, in Früchten und Gemüsen wie Apfel, Kohl, rote Bete, Möhren, Rosenkohl, weiße Rüben und Blumenkohl vor. Nichtlösliche Ballaststoffe unterstützen die Verdauung. Allerdings können allzu viel unlösliche Ballaststoffe

▲ siehe Seite 186   ■ siehe Seite 636

die Aufnahme bestimmter Vitamine und Mineralstoffe aus der Nahrung behindern.

Der Verzehr von Sojaprodukten wie Tofu scheint das Risiko für koronare Herzkrankheit ebenfalls zu verringern. Einem hohen Homozysteinspiegel kann man Nahrungsmitteln mit einem hohen Gehalt an Folsäure gegensteuern – beispielsweise durch Zitrusfrüchte, Tomaten, Gemüse und Getreideprodukte.

Insgesamt sollte jeder Mensch auf sein Normalgewicht achten und sich möglichst abwechslungsreich ernähren. Die so genannte mediterrane Kost, die viel Früchte, Gemüse, Nüsse und Olivenöl enthält, scheint das Risiko für koronare Herzkrankheit zu mindern.

Mit der Nahrung sollte auch die täglich empfohlene Menge an Vitaminen und Mineralstoffen zugeführt werden. Vitaminpräparate können eine gesunde Ernährung nicht ersetzen. Die Rolle von Nahrungsergänzungsmitteln bei der Verhütung der koronaren Herzkrankheit wird noch sehr kontrovers diskutiert. Bisher gibt es keinen Beweis, dass die Einnahme von Vitamin E und C vor koronarer Herzkrankheit schützt. Die Einnahme von Folsäure und der Vitamine B_6 und B_{12} kann den Homozystein-

Butter, Margarine oder Cholesterin senkende Margarine?

Die Empfehlung, Butter durch Margarine zu ersetzen, sollte helfen, den Cholesterinspiegel und damit das Risiko für koronare Herzkrankheit zu senken. Butter enthält gesättigte Fette, die die Cholesterinwerte ansteigen lassen; Margarine enthält dagegen ungesättigte Fette, von denen angenommen wird, dass sie den Cholesterinspiegel senken. Allerdings enthalten manche Margarinen so genannte Transfettsäuren, die das LDL (das »schlechte« Cholesterin) ansteigen und das HDL (das »gute« Cholesterin) sinken lassen. Ob das das Risiko für koronare Herzkrankheit erhöht, kann bisher nicht gesagt werden.

Mit »gesättigt« ist die Zahl der Wasserstoffatome in einem Fettmolekül gemeint. Gesättigte Fette enthalten so viele Wasserstoffmoleküle wie möglich. Bei Raumtemperatur sind sie fest. Ungesättigte Fette enthalten weniger Wasserstoffatome als sie eigentlich könnten. Einfach ungesättigte Fette können noch ein Wasserstoffatom aufnehmen. Sie sind bei Raumtemperatur flüssig und verfestigen sich bei Kühlschranktemperaturen. Beispiele dafür sind Oli-venöl und Rapsöl. Mehrfach ungesättigte Fette können mehr als ein Wasserstoffatom zusätzlich aufnehmen. Diese Fette sind bei Raum- und Kühlschranktemperatur flüssig und neigen dazu, ranzig zu werden. Dafür ist Maisöl ein Beispiel. Flüssige Fette wie Oliven- oder Rapsöl enthalten weniger gesättigte Fette als Butter und Margarine.

Wenn mehrfach ungesättigte Fette Wasserstoffatome hinzugefügt bekommen, entstehen feste Produkte wie Margarine. Diese wird nicht so schnell ranzig. Bei dieser so genannten Hydrierung fallen Transfettsäuren an (»trans« bezeichnet die Stelle, an der Wasserstoffatome dem Fettmolekül zugefügt wurden). Transfettsäuren finden sich auch in Fertigprodukten wie Keksen, Crackers, Doughnuts, Pommes frites und anderen gebratenen Speisen.

Es gibt Hinweise, dass der Cholesterinspiegel sinkt, wenn der Verzehr von transfettsäurehaltigen Nahrungsmitteln eingeschränkt wird. Dadurch ließe sich auch das Risiko für koronare Herzkrankheit mindern. Allerdings lässt sich kaum ausmachen, welche Nahrungsmittel Transfettsäuren enthalten. Man kann allenfalls davon ausgehen, dass ein Lebensmittel Transfettsäuren enthält, wenn bei den Inhaltsstoffen »gehärtete Fette« oder »teilweise gehärtete Fette« genannt werden. Außerdem sind umso weniger Transfettsäuren enthalten, je weicher das Fett bzw. Öl ist. Beispielsweise ist der Gehalt an Transfettsäuren von Margarine in Plastiktiegeln geringer als der von Stangenmargarine.

Einige Margarinen enthalten Phytosterole, die das Gesamtcholesterin ebenso wie das LDL-Cholesterin senken können. Phytosterole und -stanole wirken so, weil sie im Verdauungstrakt nicht gut aufgenommen werden können und weil sie zugleich die Aufnahme von Cholesterin verhindern. Solche Margarineprodukte haben sich als gesundheitsfördernd erwiesen, wenn sie dauerhaft Teil der Ernährung sind. Sie werden aus ungesättigten Fetten hergestellt, enthalten weniger gesättigte Fette als Butter und keine Transfettsäuren. Allerdings haben sie auch ihren Preis.

spiegel senken – aber der Beweis, dass dies bei der Mehrheit der Menschen funktioniert, ist noch unzureichend.

Bewegungsmangel: Menschen, die sich viel bewegen, sind weniger gefährdet, koronare Herzkrankheit und Bluthochdruck zu entwickeln. Vor allem Ausdauersportarten wie schnelles Gehen (Walking), Radfahren, Laufen (Jogging) und Krafttraining können helfen, der koronaren Herzkrankheit vorzubeugen ▲. Ungeübte Personen und solche, die längere Zeit nicht trainiert haben, sollten sich vor Beginn eines Übungsprogramms mit einem Arzt beraten.

Übergewicht: Eine Anpassung der Ernährungsweise in Kombination mit einem Bewegungsprogramm kann helfen, das Gewicht zu normalisieren. Vor allem der Alkoholkonsum sollte eingeschränkt werden, denn Alkohol enthält viele Kalorien. Schon ein um fünf bis zehn Kilogramm verringertes Körpergewicht senkt das KHK-Risiko deutlich.

Hohe Cholesterinwerte: Hohe Werte von Gesamt- und LDL-Cholesterin (das »schlechte«) lassen sich durch Bewegung, Einstellen des Rauchens und verringerte Fettzufuhr senken. Auch Medikamente (Lipidsenker) können eingesetzt werden ■. Am meisten kommt die Senkung der Blutfettwerte Menschen zugute, die noch weitere Risikofaktoren wie Rauchen, Bluthochdruck, Übergewicht und Bewegungsmangel aufweisen.

Die Werte des HDL-Cholesterins (des »guten«) anzuheben, kann ebenfalls das Risiko einer koronaren Herzkrankheit senken. Die Maßnahmen sind die gleichen, mit denen das Gesamt- und LDL-Cholesterin beeinflusst wird. Bei übergewichtigen Personen kann eine Gewichtsreduktion helfen.

Bluthochdruck: Den Blutdruck zu senken, verringert das Risiko für koronare Herzkrankheit. Die Behandlung eines erhöhten Blutdruckes beginnt immer mit einer Änderung der Lebensführung: gesunde, salzarme Ernährung, Gewichtsreduktion, wenn erforderlich, und verstärkte körperliche Bewegung. Auch eine medikamentöse Behandlung ★ kann erforderlich sein.

Diabetes mellitus: Ein gut eingestellter Diabetes verringert das Risiko einiger Spätfolgen dieser Krankheit; weniger klar sind noch die Wirkungen, die ein gut eingestellter Diabetes auf die Entwicklung der koronaren Herzkrankheit hat. Es kann durchaus sein, dass eine gute Einstellung das KHK-Risiko mindert.

Angina pectoris

Mit Angina pectoris werden vorübergehende Schmerzen im Brustraum oder Druckgefühle bezeichnet, die auftreten, wenn der Herzmuskel nicht ausreichend mit Sauerstoff versorgt wird.

Angina pectoris ist vor allem unter älteren Menschen eine weit verbreitete Krankheit. Dabei ist die Blutversorgung des Herzens gestört, weil Arterien durch Ablagerungen (arteriosklerotische Plaques) verengt sind, gelegentlich auch aufgrund anderer Störungen. Die mangelhafte Durchblutung des Herzens (Ischämie) führt manchmal zur Angina pectoris. Erstmals tritt sie meist während körperlicher Anstrengung und in Situationen auf, die dem Herzen größere Anstrengung abverlangen und dadurch seinen Sauerstoffbedarf erhöhen. Die verengten Arterien können diesen Bedarf aber nicht decken. Sind die Arterien zu mehr als 70 Prozent verengt, kann Angina pectoris schon im Ruhezustand auftreten.

Nicht jeder Mensch mit Ischämie leidet zwangsläufig unter Angina. Ischämien ohne Angina als Begleiterscheinung werden **stumme Ischämien** genannt. Warum manche Ischämien symptomlos verlaufen, ist noch nicht geklärt. Dennoch sind stumme Ischämien ebenso ernst zu nehmen wie solche, die von Angina pectoris begleitet sind.

Nächtliche Angina tritt nachts während des Schlafes auf.

Angina decubitus tritt ohne ersichtlichen Grund im Liegen auf (nicht unbedingt während der Nacht). Angina decubitus entwickelt sich als Folge der Beeinflussung der Körperflüssigkeiten durch die Schwerkraft. Um diesen Vorgang auszugleichen, muss das Herz kräftiger arbeiten.

Prinzmetal-Angina rührt von Verkrampfungen der großen Koronararterien auf der Oberfläche des Herzens her. Dabei treten die Beschwerden in Ruhe und nicht unter Belastung auf. Sie ist durch Veränderungen erkennbar, die im Elektrokardiogramm (EKG) während eines Angina-Anfalls auftreten.

Instabile Angina ist eine Form, bei der sich das Grundmuster der Symptome verändert. Da die charakteristischen Anzeichen einer Angina bei einem Betroffenen normalerweise immer die gleichen sind, muss jede Veränderung ernst ge-

▲ siehe Seite 33   ■ siehe Tabelle Seite 918
★ siehe Tabelle Seite 126

nommen werden: etwa das plötzliche Auftreten schwererer Schmerzen, häufigere Anfälle, das Auftreten in Ruhe oder bei geringerer Anstrengung als sonst. Solche Veränderungen deuten meist auf eine rapide Verschlechterung der koronaren Herzkrankheit mit zunehmender Verengung einer Koronararterie hin, weil etwa eine Plaque aufgerissen ist oder sich ein Blutgerinnsel gebildet hat. Die Gefahr eines Herzinfarkts ist dann hoch. Instabile Angina ist ein medizinischer Notfall.

Ursachen

Angina pectoris ist meist die Folge der koronaren Herzkrankheit.

Auch die plötzliche, vorübergehende Verengung einer Arterie (Koronarspasmus) kann durch die abrupte Minderversorgung mit Blut und Sauerstoff eine Angina hervorrufen. Eine schwere Blutarmut kann ebenfalls Angina auslösen. Bei einer Anämie ist die Zahl der roten Blutkörperchen (die mittels Hämoglobin Sauerstoff transportieren), eventuell auch die Gesamtmenge an Hämoglobin geringer als normal. Als Folge davon ist die Sauerstoffversorgung des Herzmuskels verringert.

Syndrom X ist eine Form der Angina, die weder durch Gefäßkrampf noch durch eine erkennbare Blockade in den großen Koronararterien zustande kommt. Möglicherweise spielt zumindest bei einem Teil der Betroffenen die Verengung sehr viel kleinerer Koronararterien eine Rolle. Die Ursachen für die vorübergehenden Verengungen sind unbekannt. Das Syndrom wird auch Herz-Syndrom X genannt, um es von dem metabolischen Syndrom X bzw. dem Syndrom der Insulinresistenz ▲ zu unterscheiden.

Ungewöhnliche Formen von Angina pectoris gehen mit extrem hohem Blutdruck einher, mit einer verengten oder undichten Aortenklappe (Aortenklappenstenose, Aortenklappeninsuffizienz), verdickten Kammerwänden (hypertrophische Kardiomyopathie), auch speziell mit einer Verdickung der Zwischenwand zwischen beiden Kammern (hypertrophe obstruktive Kardiomyopathie). Unter solchen Umständen muss das Herz mehr arbeiten und sein Sauerstoffbedarf erhöht sich. Überschreitet der Bedarf die Versorgung, tritt eine Angina auf. Bestimmte Fehlbildungen der Aortenklappe können den Blutfluss durch die Koronararterien behindern, da sich die Eingänge der Koronararterien genau unterhalb dieser Klappe befinden.

Symptome

Angina wird als Druck oder Schmerz unter dem Brustbein empfunden. Der Schmerz kann in beiden Schultern und auf der Innenseite beider Arme auftreten, er kann in Rücken, Hals, Kiefer und in die Zähne ausstrahlen. Viele Menschen beschreiben das Gefühl eher als unangenehm denn als richtigen Schmerz.

Bei älteren Menschen können andere Symptome auftreten, weshalb das Problem leicht fehlgedeutet wird. Der Schmerz tritt z. B. nicht so häufig unter dem Brustbein auf, sondern wird vielleicht nur im Rücken und in den Schultern gefühlt, was fälschlicherweise zur Diagnose Arthritis führen kann. Schmerzen in der Magengegend, besonders nach Mahlzeiten werden für Verdauungsstörungen gehalten oder auf ein Magengeschwür geschoben. Hinzu kommt, dass verwirrte oder demente Patienten Schwierigkeiten haben, ihre Schmerzen überhaupt mitzuteilen.

Auch bei Frauen können die Symptome irritieren. Bei ihnen treten beispielsweise häufiger ungewöhnliche Formen der Brustbeschwerden auf.

Ein Angina-Anfall wird typischerweise durch körperliche Anstrengung ausgelöst, dauert nicht länger als ein paar Minuten und klingt in Ruhe wieder ab. Manche Frauen können genau vorhersagen, bei welchem Grad körperlicher Belastung sie eine Angina bekommen. Bei anderen treten die Anfälle überraschend auf. Häufig verschlimmert sich die Angina, wenn nach körperlicher Anstrengung gegessen wird. Auch bei kaltem Wetter wird der Anfall heftiger. Ein Spaziergang bei Wind oder der Wechsel von einem warmen Raum in die kalte Außenluft kann eine Attacke auslösen. Das Gleiche gilt für seelische Belastungen. Manchmal bewirkt sogar eine heftige Gefühlsregung in Ruhe oder ein schlimmer Traum eine Angina.

Diagnose

Der Arzt wird die Diagnose Angina pectoris weitgehend aufgrund der Schilderung der Symptome durch den Betroffenen stellen. Eine körperliche Untersuchung und ein Elektrokardiogramm (EKG) ■ zeigen zwischen den Anfällen – manchmal auch während der Angina – meist wenig bis gar nichts Ungewöhnliches, selbst bei fortgeschrittener koronarer Herzkrankheit. Während des Anfalls können Herzfrequenz und Blutdruck etwas ansteigen und mit dem Stethoskop ist eventuell eine Veränderung des Herzschlags zu hören. Das EKG kann unter Umständen Veränderungen der elektrischen Signale des Herzens zeigen.

▲ siehe Kasten Seite 919   ■ siehe Seite 110

Die Art des Schmerzes und die Stelle, an der er auftritt, der Zusammenhang zwischen körperlicher Anstrengung, Mahlzeiten, Wetter und andere Faktoren helfen bei der Diagnose. Wenn bei jemandem während körperlicher Anstrengung Brustschmerzen auftreten, kann als Test eine Dosis Nitroglyzerin (ein Medikament, das die Blutgefäße erweitert) unter die Zunge des Betroffenen gegeben werden; Angina-pectoris-Beschwerden sollten dann innerhalb von drei Minuten nachlassen.

Die folgenden Maßnahmen helfen, eine unzureichende Blutversorgung des Herzmuskels (Ischämie) festzustellen und zu erkennen, ob eine koronare Herzkrankheit vorliegt und wie schwerwiegend sie ist.

Belastungs-EKG: ▲ Dabei läuft der Untersuchte auf einem Laufband oder fährt auf einem Standfahrrad, während ein EKG abgeleitet wird. Das Ergebnis hilft zu entscheiden, ob eine Koronarangiographie oder eine Bypass-Operation erforderlich ist. Bei Kranken, die nicht körperlich belastet werden können, wird der Test gemacht, nachdem sie ein Medikament gespritzt bekommen, das ihr Herz zu verstärkter Arbeit anregt.

Herzszintigraphie: ■ Bei dieser Untersuchung wird eine winzige Menge eines radioaktiven Stoffes in eine Vene gespritzt. Das Verfahren kann dadurch die Stelle und das Ausmaß einer Ischämie ebenso sichtbar machen wie die Blutmenge, die das Herz versorgt. Dieses Verfahren kann auch mit dem Belastungs-EKG kombiniert werden.

Echokardiographie: ★ Ein Ultraschallbild zeigt die Größe des Herzens, die Bewegungen des Herzmuskels, den Blutfluss durch die Herzklappen und die Herzklappenfunktion. Angewendet wird die Echokardiographie in Ruhe und bei körperlicher Belastung. Wenn eine Ischämie auftritt, ist die Pumpbewegung der linken Herzkammer erkennbar anders als sonst.

Koronarangiographie: ● Diese Röntgenkontrastaufnahme der Arterien gilt als die genaueste Methode, um eine koronare Herzkrankheit zu diagnostizieren. Sie ist Voraussetzung, um zu entscheiden, ob eine Bypass-Operation oder eine Ballondilatation gemacht werden soll. In der Angiographie können auch Koronarspasmen erkannt werden. Tritt während der Aufnahme von allein kein Krampf auf, kann ein Medikament gegeben werden, das dieses bewirkt.

Langzeit-EKG: Bei diesem Verfahren ◆ werden Veränderungen entdeckt, die auf eine symptomatische oder stumme Ischämie oder eine instabile Angina (die typischerweise im Ruhezustand auftritt) hinweisen.

Prognose

Fortgeschrittenes Alter, schwere koronare Herzkrankheit, Diabetes, zusätzliche Risikofaktoren (insbesondere Rauchen), starke Schmerzen und – am allerwichtigsten – eine verringerte Pumpleistung des Herzens verschlechtern die Aussicht auf Besserung für Menschen mit Angina pectoris. Für Personen mit stabiler Angina und normaler Pumpleistung des Herzens ist die Prognose recht gut; für Menschen mit dem Syndrom X unterscheidet sie sich nicht von der für Personen ohne koronare Herzkrankheit.

Behandlung

Die Behandlung setzt zunächst bei der Verringerung der Risikofaktoren an. Bluthochdruck und hohe Cholesterinwerte müssen gesenkt, das Rauchen eingestellt werden. Empfohlen wird eine fettarme, gesunde Ernährung und angemessene körperliche Aktivität. Wenn nötig, soll das Gewicht reduziert werden.

Die Behandlung der Angina pectoris hängt zum Teil von der Stärke der Symptome ab. Bei leichten bis mäßig starken Symptomen werden die Risikofaktoren verringert und Medikamente gegeben. Wenn sich die Symptome rasch verschlechtern, wird meist sofort ins Krankenhaus eingewiesen. Verbessert sich der Zustand trotz Lebensstiländerungen nicht nennenswert, kann eine Koronarangiographie Aufschluss geben, ob eine Bypass-Operation oder Ballondilatation erforderlich und möglich ist. Allerdings können chirurgische Eingriffe die Grunderkrankung nicht beseitigen. Um die Prognose insgesamt zu verbessern, müssen die Betroffenen ihre Risikofaktoren verändern. Beispielsweise kann das Absenken der Cholesterinwerte mit Medikamenten eine Angina pectoris für sechs Monate oder länger ebenso effektiv verringern wie eine Ballondilatation.

Fünf Arten von Medikamenten stehen zur Verfügung, um die Ischämien und die Symptome zu verringern: Betablocker, Nitrate, Kalziumantagonisten, ACE-Hemmer und Blutgerinnungshemmer.

Patienten mit Syndrom X erhalten gewöhnlich Nitrate oder Betablocker.

Patienten mit instabiler Angina sollten zu-

▲ siehe Seite 111   ■ siehe Seite 115

★ siehe Seite 113   ● siehe Seite 116

◆ siehe Abbildung Seite 111

nächst stationär behandelt werden. Sie erhalten Arzneimittel, die die Blutgerinnung herabsetzen. Dazu gehören Heparin, das gespritzt wird, und Azetylsalizylsäure (ASS). Eine Alternative zu ASS können Clopidogrel und Ticlopidin sein. Ein Glykoprotein-IIb/IIIa-Hemmer wie Abciximab oder Tirofiban kann ebenfalls gegeben werden. Betablocker und Nitroglyzerin sollen die Arbeitsbelastung des Herzens verringern. Ist die medikamentöse Therapie nicht wirksam genug, wird eine Koronarangiographie gemacht, wenn nötig auch eine Ballondilatation oder eine Bypass-Operation.

Arzneimitteltherapie

Betablocker beeinflussen die Wirkung von Adrenalin (Epinephrin) und Noradrenalin (Norepinephrin) auf das Herz und andere Organe. Diese Hormone regen das Herz an, schneller und kräftiger zu schlagen, und sie veranlassen die meisten Arteriolen, sich zusammenzuziehen (was den Blutdruck erhöht ▲). So verringern Betablocker die Herzfrequenz und den Blutdruck in Ruhe. Unter Belastung begrenzen sie den Anstieg der Herzfrequenz und des Blutdrucks und verringern so den Sauerstoffbedarf. Betablocker senken das Risiko für Herzinfarkt und plötzlichen Herztod und verbessern langfristig die Prognose für Patienten mit koronarer Herzkrankheit.

Nitrate wie Nitroglyzerin erweitern die Blutgefäße. Es gibt sie mit kurzer und langer Wirkung. Kurz wirkendes Nitroglyzerin bessert einen Angina-pectoris-Anfall innerhalb von einer bis drei Minuten; die Wirkung hält etwa 30 Minuten an. Nitroglyzerin kann als Tablette zerbissen oder als Spray durch den Mund inhaliert werden. Patienten mit stabiler Angina sollten immer Nitroglyzerin in Form von Tabletten oder als Spray mit sich führen. Manchmal kann es hilfreich sein, das Medikament schon vor einer körperlichen Anstrengung einzunehmen, wenn diese erfahrungsgemäß einen Angina-Anfall auslöst.

Lang wirkende Nitrate, wie etwa Isosorbid, werden täglich ein- bis viermal eingenommen. Wirksam sind auch Nitrat-Pflaster und -salben, aus denen der Wirkstoff viele Stunden lang über die Haut aufgenommen wird. Bei regelmäßiger Anwendung lässt die Wirkung lang wirkender Nitrate allerdings bald nach. Deshalb wird empfohlen, die Arzneimittel möglichst jeden Tag acht bis zwölf Stunden lang nicht einzunehmen

– am besten während der Nacht, falls dies nicht die Zeit ist, zu der die Angina-Anfälle gewöhnlich auftreten. Anders als Betablocker verringern Nitrate nicht das Risiko für Herzinfarkt und plötzlichen Herztod; aber sie verschaffen weitgehend Beschwerdefreiheit.

Kalziumantagonisten verhindern, dass sich Blutgefäße verengen und können so der Verkrampfung von Koronararterien entgegenwirken. Diese Medikamente sind auch bei Prinzmetal-Angina wirksam. Alle Kalziumantagonisten senken auch den Blutdruck. Verapamil und Diltiazem senken darüber hinaus die Herzfrequenz. Das kann vor allem bei den Menschen vorteilhaft sein, die keine Betablocker einnehmen dürfen.

ACE-Hemmer, wie etwa Ramipril, können das Risiko für Herzinfarkt und Tod als Folge der koronaren Herzkrankheit senken.

Gerinnungshemmer wie Azetylsalizylsäure, Clopidogrel und Ticlopidin verhindern, dass sich die Blutplättchen leicht an den Wänden der Blutgefäße anheften. Blutplättchen, die im Blut zirkulieren, fördern die Entstehung von Blutgerinnseln (Thrombosen), wenn ein Blutgefäß verletzt wird. Auf einer arteriosklerotischen Plaque an der Arterienwand kann das durch Blutplättchen ausgelöste Blutgerinnsel die Arterie verengen oder ganz verschließen und einen Herzinfarkt auslösen. Azetylsalizylsäure verändert die Blutplättchen dauerhaft und kann das Sterblichkeitsrisiko bei koronarer Herzkrankheit verringern. Um das Herzinfarktrisiko zu senken, sollen die meisten KHK-Patienten täglich 100 Milligramm Azetylsalizylsäure einnehmen. Alternativ können Clopidogrel und Ticlopidin verwendet werden.

Ballondilatation

Mit einer Ballondilatation – medizinisch PTCA, perkutane transluminale Coronar-Angioplastie – wird das Innere der Koronararterie aufgedehnt. Es ist ein weniger invasives Verfahren als die Bypass-Operation. Wenn der betroffene Bereich genau lokalisiert werden kann oder der Patient schwer krank ist, kann die Angioplastie auch im Verlauf einer Angiographie gemacht werden. Der Patient ist gewöhnlich während des gesamten Verfahrens bei Bewusstsein.

Die Angioplastie ist mit gewissen Risiken verbunden; unter anderem können während des Eingriffs Herzinfarkt und Schock eintreten.

Bei dem Verfahren wird eine Nadel in eine der großen peripheren Arterien eingeführt, häufig in die Hauptarterie des Oberschenkels (Arteria femoralis). Durch sie wird ein Führungsdraht in

▲ siehe Seite 128

℞ **ARZNEIMITTEL ZUR BEHANDLUNG DER KORONAREN HERZKRANKHEIT (KHK)**

GRUPPE	ARZNEISTOFF	UNERWÜNSCHTE WIRKUNGEN (AUSWAHL)	BEMERKUNGEN
Antikoagulantien			
	Enoxaparin, Heparin, Phenprocoumon	Blutungen, vor allem in Kombination mit anderen Arzneimitteln, die ähnlich wirken (Azetylsalizylsäure und nichtsteroidale Entzündungshemmer)	Diese Arzneimittel beugen Blutgerinnseln vor. Sie dienen zur Behandlung von instabiler Angina pectoris oder nach einem Herzinfarkt
Thrombozytenaggregationshemmer			
	Azetylsalizylsäure, Clopidogrel, Ticlodipin	Blutungen, vor allem in Kombination mit anderen Arzneimitteln, die ähnlich wirken (Antikoagulantien); Magenbeschwerden bei Azetylsalizylsäure; Verringerung der Zahl der weißen Blutkörperchen durch Ticlopidin, etwas weniger durch Clopidogrel	Diese Arzneimittel verhindern das Zusammenkleben von Blutplättchen und damit die Entstehung von Blutgerinnseln. Sie verringern auch das Risiko eines Herzinfarkts. Sie werden bei Angina pectoris oder nach einem Herzinfarkt eingesetzt. Azetylsalizylsäure wird beim ersten Verdacht auf Herzinfarkt eingenommen. Bei Unverträglichkeit können Ticlodipin und Clopidogrel zum Zuge kommen
Glykoproteinhemmer IIb/IIIa (eine Form von Thrombozytenaggregationshemmern)			
	Abciximab, Eptifibatid, Tirofiban	Blutungen, vor allem in Kombination mit anderen Arzneimitteln, die ähnlich wirken (Antikoagulantien und gerinnungshemmende Medikamente); Verringerung der Anzahl von Blutplättchen	Diese Medikamente verhindern das Zusammenkleben von Blutplättchen und die Bildung von Blutgerinnseln. Sie werden eingesetzt bei instabiler Angina pectoris und bei einer Herzkatheteruntersuchung nach Herzinfarkt
Betablocker			
	Acebutolol, Atenolol, Betaxolol, Bisoprolol, Carteolol, Metoprolol, Nadolol, Penbutolol, Propranolol	Verkrampfung der Atemwege (Brochospasmen), ungewöhnlich niedrige Herzfrequenz (Bradykardie), Herzschwäche, kalte Hände und Füße, Schlaflosigkeit, Müdigkeit, Kurzatmigkeit, Depression, Raynaud-Syndrom, lebhafte Träume, Halluzinationen, sexuelle Dysfunktion. In Kombination mit einigen Betablockern können die Triglyzeridwerte ansteigen	Diese Arzneimittel verringern die Arbeitsbelastung des Herzens sowie das Risiko eines Herzinfarkts und plötzlichen Todes. Sie werden bei Angina pectoris, Syndrom X und Herzinfarkt eingesetzt
Kalziumantagonisten			
	Amlodipin, Diltiazem, Felodipin, Isradipin, Nicardipin, Nifedipin (nur in retardierter Form), Nisoldipin, Verapamil	Benommenheit, Flüssigkeitsansammlungen (Ödeme) im Bereich der Knöchel, Gesichtsröte, Kopfschmerzen, Anschwellen des Zahnfleisches, Herzrhythmusstörungen; bei Verapamil Verstopfung; bei kurz wirkenden erhöhtes Risiko, durch plötzlichen Herzinfarkt zu sterben	Diese Arzneimittel verhindern das Verengen der Blutgefäße und wirken Arterienverkrampfungen entgegen. Diltiazem und Verapamil verringern die Herzfrequenz. Kalziumantagonisten werden bei stabiler Angina pectoris eingesetzt

R͓ͯ ARZNEIMITTEL ZUR BEHANDLUNG DER KORONAREN HERZKRANKHEIT (KHK) *(Fortsetzung)*

GRUPPE	ARZNEISTOFF	UNERWÜNSCHTE WIRKUNGEN (AUSWAHL)	BEMERKUNGEN
Nitrate			
	Isosorbiddinitrat, Isosorbidmono-nitrat, Nitroglyzerin	Gesichtsröte, Kopfschmerzen, vorübergehendes Herzrasen (Tachykardie)	Diese Medikamente lindern Angina-pectoris-Beschwerden, verhüten Angina-Anfälle und verringern das Herzinfarktrisiko und plötzlichen Tod. (Die Risikoverminderung ist aber geringer als bei Betablockern). Sie werden eingesetzt bei Angina pectoris und Syndrom X. Die Einnahme muss jeden Tag für acht bis zwölf Stunden ausgesetzt werden, um die Langzeitwirkung sicherzustellen
Opioide			
	Morphin	Niedriger Blutdruck beim Aufrechtstehen, Verstopfung, Übelkeit, Erbrechen und Verwirrtheit (vornehmlich bei älteren Personen)	Beim Herzinfarkt sind diese Medikamente geeignet, Angstgefühle zu mindern und Schmerzen zu lindern
Thrombolytika			
	Anistreplase, Plasminogen-Aktivator (Alteplase), Reteplase, Streptokinase, Tenecteplase	Blutungen nach Verletzungen, seltener Blutungen im Gehirn (intrazerebrale Hämorrhagien)	Diese Medikamente lösen Blutgerinnsel auf. Sie werden bei Patienten mit Herzinfarkt eingesetzt

die Arterie durch die Aorta bis in den verengten Bereich der Koronararterie geschoben. Über den Führungsdraht wird ein Katheter mit einem Ballon an der Spitze bis in den Bereich der Engstelle vorgeschoben und so positioniert, dass sich der Ballon genau in der Engstelle befindet. Dann wird der Ballon für einige Sekunden aufgeblasen. Das Aufblasen und Luftablassen kann einige Male wiederholt werden.

Der Betroffene wird dabei aufmerksam überwacht, denn das Aufblasen des Ballons unterbricht vorübergehend den Blutfluss in der Arterie. Das kann Schmerzen in der Brust hervorrufen, bei manchen Patienten auch Herzrhythmusstörungen (feststellbar im EKG). Der aufgeblasene Ballon presst die Plaque zusammen, die das Blutgefäß verengt hat, und erweitert so die Arterie. Eine erfolgreiche Angioplastie beseitigt die Engstelle weitgehend. Bei 80 bis 90 Prozent der behandelten Patienten

können die verengten Arterien wieder durchgängig gemacht werden.

Bei 20 bis 30 Prozent von ihnen verschließt sich innerhalb von sechs Monaten die Arterie erneut – häufig schon während der ersten Wochen nach dem Eingriff. Meist wird eine zweite Angioplastie gemacht. Um die Arterien offen zu halten, wird oft ein Röhrchen aus Drahtgeflecht, ein so genannter Stent, in die Arterie eingeführt. Das verringert das Risiko einer wiederholten Verengung an der gleichen Stelle deutlich.

Die Erfolgsraten der Angioplastie scheinen in etwa mit denen der Bypass-Operation gleichzusetzen sein. In einer Studie, die Bypass-Operationen mit Angioplastie verglich, ergab sich für die Angioplastie eine kürzere Genesungszeit; das Risiko, einen Herzinfarkt zu erleiden oder zu sterben war in der zweieinhalbjährigen Beobachtungszeit in etwa gleich. Bei Patienten, die gleichzeitig an Diabetes leiden, erschienen die Ergebnisse der Bypass-Operationen besser als die der Angioplastie.

Koronare Bypass-Operation

Eine Bypass-Operation ist sehr wirksam bei Patienten mit koronarer Herzkrankheit und Angina pectoris. Der Eingriff kann die körperliche Belastungsfähigkeit erhöhen, die Symptome lindern und die Menge der notwendigen Arzneimittel verringern. Die Bypass-Operation kommt vor allem Patienten zugute, die an sehr schwerer Angina leiden und deren Beschwerden medikamentös nicht gelindert werden können. Voraussetzung ist ein normal funktionierendes Herz, kein Herzinfarkt in jüngster Zeit und keine anderen Risiken für die Operation (etwa

eine chronisch obstruktive Lungenerkrankung). Für solche Patienten würde eine Bypass-Operation, wenn es nicht gerade eine Notfallmaßnahme ist, ein erhöhtes Sterberisiko und ein Risiko für Herzschädigung, etwa durch Herzinfarkt während der Operation, bedeuten. Bei 85 Prozent der Operierten sind die Symptome hinterher behoben oder zumindest erheblich verbessert.

Die Operationsrisiken sind größer für Patienten mit eingeschränkter Pumpleistung des Herzens, mit geschädigtem Herzmuskel als Folge eines überstandenen Herzinfarkts oder mit anderen Herz-Kreislauf-Problemen. Wenn solche Patienten die Operation jedoch gut überstehen, verbessern sich ihre Überlebenschancen.

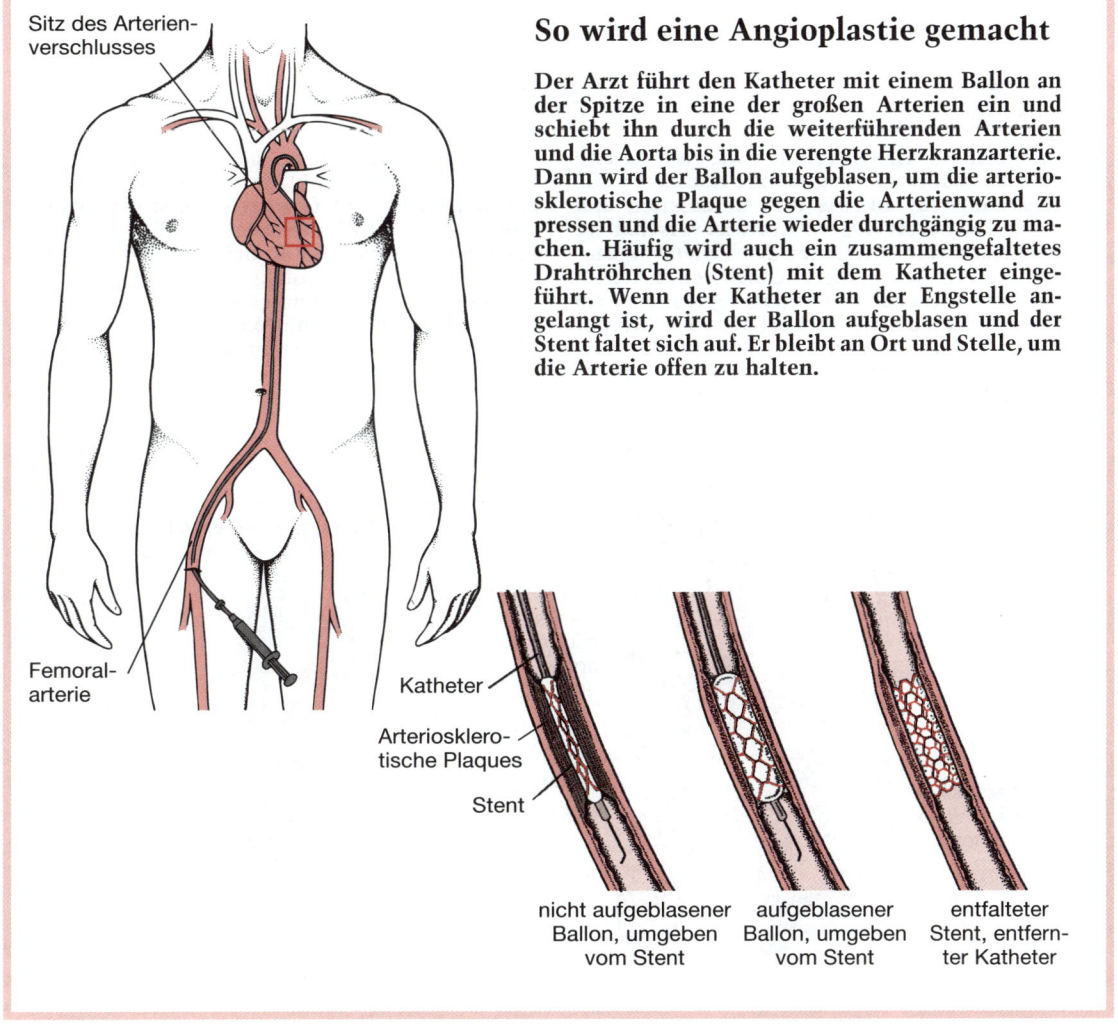

Sitz des Arterien-
verschlusses

Femoral-
arterie

Katheter

Arteriosklero-
tische Plaques

Stent

So wird eine Angioplastie gemacht

Der Arzt führt den Katheter mit einem Ballon an der Spitze in eine der großen Arterien ein und schiebt ihn durch die weiterführenden Arterien und die Aorta bis in die verengte Herzkranzarterie. Dann wird der Ballon aufgeblasen, um die arteriosklerotische Plaque gegen die Arterienwand zu pressen und die Arterie wieder durchgängig zu machen. Häufig wird auch ein zusammengefaltetes Drahtröhrchen (Stent) mit dem Katheter eingeführt. Wenn der Katheter an der Engstelle angelangt ist, wird der Ballon aufgeblasen und der Stent faltet sich auf. Er bleibt an Ort und Stelle, um die Arterie offen zu halten.

nicht aufgeblasener
Ballon, umgeben
vom Stent

aufgeblasener
Ballon, umgeben
vom Stent

entfalteter
Stent, entfern-
ter Katheter

Bei der Bypass-Operation werden Venen oder Arterien aus einem anderen Körperteil in eine Koronararterie oder die Aorta transplantiert. Damit wird die Engstelle oder der Verschluss umgangen (Umleitung = engl. bypass) und dem Blut ein neuer Weg geschaffen. Zu transplantierende Venen stammen gewöhnlich aus dem Bein, die Arterien aus dem Bereich unter dem Brustbein (Sternum) oder aus dem Unterarm. Verpflanzte Arterien entwickeln sehr selten eine koronare Herzkrankheit; mehr als 90 Prozent funktionieren auch zehn Jahre nach der Bypass-Operation noch einwandfrei. Transplantierte Venen können sich dagegen allmählich durch Ablagerungen verengen.

Herzinfarkt

Ein Herzinfarkt (Myokardinfarkt) ist ein medizinischer Notfall, bei dem die Blutversorgung des Herzens plötzlich erheblich verringert oder unterbrochen ist. Das nicht mehr mit Sauerstoff versorgte Gewebe stirbt ab.

In Deutschland sind im Jahr 2002 gut 65 000 Menschen am Herzinfarkt gestorben; davon waren 54 Prozent Männer und 46 Prozent Frauen.

Ein Herzinfarkt tritt auf, wenn ein Verschluss in einer der Koronararterien die Blutzufuhr zum Herzen stark verringert oder unterbricht. Sobald das länger als ein paar Minuten dauert, sterben Zellen des Herzmuskels ab.

Koronare Bypass-Operation

Bei einer Bypass-Operation wird eine Arterie oder der Teil einer Vene an eine Koronararterie angeschlossen, um das Blut umzuleiten und ihm einen neuen Weg zur Aorta zu verschaffen. Als Ersatz werden Arterien den Venen vorgezogen, weil sie sich weniger schnell verschließen. Bei einer Methode von Bypass-Operation wird eine der beiden Brustwandarterien durchtrennt und mit der Koronararterie jenseits des Verschlusses verbunden. Das andere Ende dieser Arterie wird abgebunden. Wenn keine Arterie verwendet werden kann oder wenn mehrere Verschlüsse überbrückt werden müssen, wird der Teil einer Vene benutzt – meist die Vena saphena aus dem Unterschenkel, die von der Leistenbeuge bis zum Knöchel verläuft. Das eine Ende des Venenstücks wird an die Aorta, das andere an das Koronargefäß hinter dem Verschluss angeschlossen. Manchmal wird zusätzlich zu der Brustwandarterie noch ein Venenstück eingesetzt.

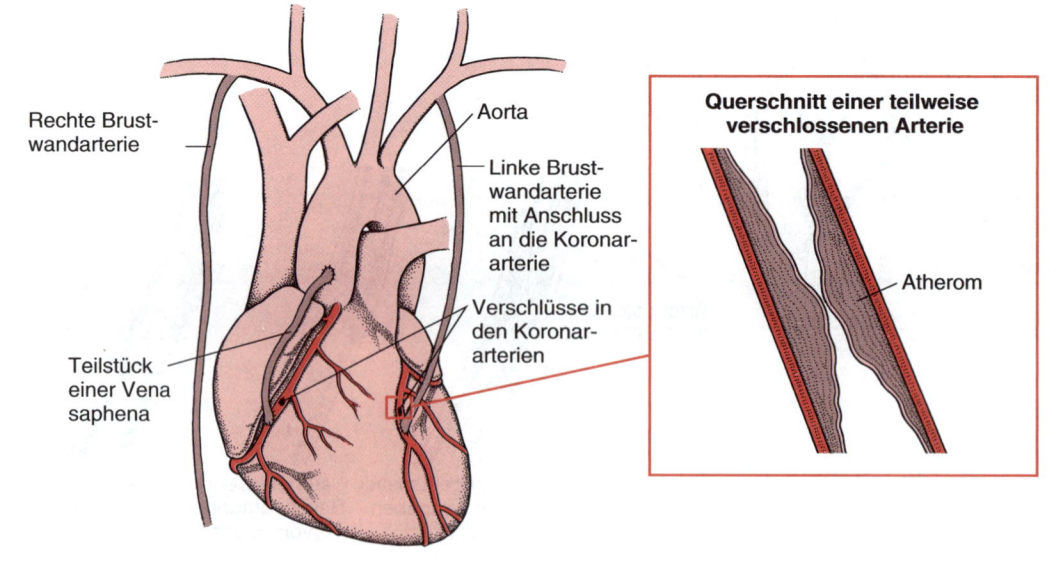

Rechte Brustwandarterie

Aorta

Linke Brustwandarterie mit Anschluss an die Koronararterie

Verschlüsse in den Koronararterien

Teilstück einer Vena saphena

Querschnitt einer teilweise verschlossenen Arterie

Atherom

Ursachen

Die häufigste Ursache des Verschlusses einer Koronararterie ist ein Blutgerinnsel. Für gewöhnlich ist schon vorher die Arterie durch arteriosklerotische Plaques teilweise verschlossen. Wenn eine Plaque aufreißt oder platzt, verengt sich die Arterie weiter und die Gefahr eines kompletten Verschlusses steigt. Das aufgerissene Atherom behindert nicht nur den Blutfluss durch die Arterie, sondern setzt auch Botenstoffe frei, die Blutplättchen anregen, sich zu Blutgerinnseln zusammenzuballen.

In selteneren Fällen kann ein Herzinfarkt dadurch entstehen, dass sich im Herzen selbst ein Blutgerinnsel bildet, loslöst und in einer Koronararterie stecken bleibt. Eine weitere seltene Ursache ist ein Koronarspasmus, bei dem der Blutfluss unterbrochen wird. Auch Medikamente können solche Verkrampfungen auslösen. Manchmal ist die Ursache für einen Herzinfarkt auch nicht feststellbar.

Symptome

Etwa zwei von drei Personen spüren wenige Tage oder Wochen vor dem Herzinfarkt zeitweilig Schmerzen in der Brust (Angina ▲), Kurzatmigkeit und Müdigkeit. Die Schmerzanfälle treten in immer kürzeren Abständen und nach immer geringerer körperlicher Belastung auf (instabile Angina ■).

Für gewöhnlich ist das deutlichste Zeichen eines Herzinfarkts ein Schmerz in der Mitte des Brustkorbs, der auf Rücken, Kiefer und in den linken Arm ausstrahlen kann. Seltener schmerzt der rechte Arm. Der Schmerz kann an einer oder mehreren dieser Stellen auftreten – er kann aber auch ausbleiben. Das Schmerzgefühl bei einem Herzinfarkt ähnelt dem der Angina pectoris, ist aber deutlich stärker, hält länger an und lässt sich durch Ruhe und Nitroglyzerin nicht verringern. Seltener wird der Schmerz im Bauch empfunden und als Verdauungsstörung missgedeutet, vor allem weil Aufstoßen oft Erleichterung bringt.

Etwa einer von drei Herzinfarktpatienten empfindet überhaupt keine Brustschmerzen. Hierzu gehören vor allem Frauen, Menschen über 75 Jahre, Personen mit Herzschwäche, Diabetes und solche, die einen Schlaganfall überstanden haben.

Weitere Symptome sind Ohnmachtgefühle, plötzliche starke Schweißausbrüche, Übelkeit, Kurzatmigkeit und ein heftiges Hämmern des Herzens.

Herzrhythmusstörungen kommen bei den meisten Menschen mit Herzinfarkt vor. Solche Arrhythmien sind sowohl unmittelbar nach dem Herzinfarkt als auch einige Tage danach ein häufiger Grund für eine unzureichende Pumpleistung des Herzens. Wenn die Störung von den Herzkammern herrührt (ventrikuläre Arrhythmien), können sie die Pumpleistung des Herzens erheblich beeinträchtigen und sogar zum Herzstillstand führen. Bewusstlosigkeit und Tod können die Folge sein. Manchmal ist eine Bewusstlosigkeit auch das erste Anzeichen eines Herzinfarkts.

Bei einem Herzinfarkt wird der Betroffene unruhig, schwitzt, verspürt Angst und Vernichtungsgefühle. Lippen, Hände und Füße können sich leicht bläulich färben.

Bei älteren Menschen ist das auffälligste Symptom oft Atemlosigkeit, und sie können die Orientierung verlieren. Die Beschwerden können denen einer Magenverstimmung oder eines Schlaganfalls ähneln. Doch zwei Drittel der älteren Herzinfarktpatienten haben wie die Jüngeren Brustschmerzen. Insbesondere ältere Frauen bringen ihre Symptome oft lange Zeit nicht mit einem Herzinfarkt in Verbindung.

Bei einer von fünf Personen, die einen Herzinfarkt erleiden, gibt es nur sehr leichte oder gar keine Symptome. Ein solcher stummer Herzinfarkt wird, wenn überhaupt, erst zufällig bei einem Elektrokardiogramm (EKG) festgestellt.

Komplikationen

Wie gut das Herz nach einem Herzinfarkt noch pumpen kann, hängt unmittelbar vom Ausmaß und dem Bereich des geschädigten und abgestorbenen Gewebes ab. Totes Gewebe wird allmählich durch Bindegewebe ersetzt, das sich nicht zusammenziehen kann. Wo die verschlossene Koronararterie sitzt, bestimmt, welcher Bereich des Herzmuskels geschädigt wird. Ist mehr als die Hälfte des Herzgewebes betroffen, tritt sehr wahrscheinlich eine schwere Behinderung oder der Tod ein. Es kann allerdings sein, dass das Herz schon bei geringeren Schäden nicht mehr in der Lage ist, bedarfsgerecht zu pumpen, was zu Herzschwäche oder gar Schock führen kann. Das geschädigte Herz vergrößert sich in dem Bemühen, die nachlassende Pumpfunktion auszugleichen. Eine solche Herzvergrößerung kann Rhythmusstörungen nach sich ziehen.

Innerhalb der ersten beiden Tage nach einem Herzinfarkt, manchmal auch später kann sich eine Herzbeutelentzündung entwickeln. Die Symptome einer früh auftretenden Perikarditis

▲ siehe Seite 191   ■ siehe Seite 191

werden meist von denen des Herzinfarkts überdeckt. Kennzeichnend für eine später auftretende Perikarditis, das so genannte Dressler-Syndrom oder Postmyokardinfarktsyndrom, sind Fieber, Flüssigkeitsansammlung zwischen den beiden Perikardschichten (Perikarderguss), eine Entzündung der beiden Membranen, von denen die Lunge eingehüllt ist (Pleuritis), eine Flüssigkeitsansammlung dort (Pleuraerguss) und Gelenkschmerzen.

Andere Komplikationen nach Herzinfarkt können sein: ein Muskelriss im Herzen, eine Aussackung in der Wand einer unteren Herzkammer (ventrikuläres Aneurysma), Blutgerinnsel und niedriger Blutdruck. Nervosität und Depressionen treten nach einem Herzinfarkt häufig auf; Letztere können bestehen bleiben.

Diagnose

Brustschmerzen lenken bei Männern über 35 und Frauen über 50 Jahre den Verdacht auf einen Herzinfarkt. Die Schmerzen können aber auch andere Ursachen haben: Lungenentzündung, ein Blutgerinnsel in der Lunge (Lungenembolie), Perikarditis, Rippenbruch, Verkrampfung der Speiseröhre, Verdauungsstörungen und schmerzempfindliche Brustmuskulatur nach Verletzung und körperlicher Anstrengung.

Die sichere Diagnose Herzinfarkt kann innerhalb weniger Stunden anhand eines Elektrokardiogramms (EKG) ▲ und verschiedener Bluttests gestellt werden.

Das EKG ist die wichtigste diagnostische Maßnahme beim Herzinfarkt. Meist zeigt es das Ereignis sofort, indem es die Veränderungen sichtbar macht, die durch den Umfang und den Bereich des Herzmuskelschadens auftreten. Hatte der Betroffene erst vor kurzem Herzprobleme, die sich auf das EKG auswirken, kann eine aktuelle Schädigung schwerer zu erkennen sein. Wenn das EKG über mehrere Stunden hinweg eine normale Kurve zeigt, ist ein Herzinfarkt unwahrscheinlich.

Auch so genannte Serummarker, die sich im Blut bestimmen lassen, dienen zur Diagnose. Diese Stoffe, die sich in den Herzmuskelzellen finden, werden nur dann ins Blut freigesetzt, wenn die Zellen geschädigt sind. Am häufigsten wird der CK-Wert bestimmt, das Enzym Kreatinkinase. Der Blutspiegel dieses Enzyms steigt innerhalb von sechs Stunden nach einem Herzinfarkt und bleibt etwa 36 bis 48 Stunden erhöht. Der CK-Wert wird gewöhnlich bei der Einlieferung ins Krankenhaus ermittelt und dann in sechs- bis achtstündigen Intervallen weitere 24 Stunden lang. Noch spezifischere Hinweise auf Schädigungen des Herzens liefern die Eiweißstoffe Troponin T und Troponin I. Sie sind an der Steuerung der Muskelkontraktion des Herzens beteiligt und werden ins Blut freigesetzt, wenn Zellen geschädigt sind.

Wenn EKG und die Serummarker keine ausreichenden Hinweise liefern, kann eine Echokardiographie oder Koronarszintigraphie gemacht werden. Die Echokardiographie kann z. B. zeigen, dass sich Teile der linken Ventrikelwand weniger bewegen. Dieses deutet auf einen Schaden als Folge eines Herzinfarkts hin. Die Szintigraphie kann sichtbar machen, dass die Blutversorgung eines Herzmuskelbereichs deutlich verringert ist, weil nach einem Herzinfarkt narbiges Bindegewebe gebildet wurde.

Eine Herzbeutelentzündung, die Tage bis Monate nach einem Herzinfarkt auftreten kann (Dressler-Syndrom), wird anhand der Symptome diagnostiziert.

Behandlung

Ein Herzinfarkt ist ein medizinischer Notfall. Je früher die Behandlung einsetzt, desto besser sind die Überlebenschancen. Jeder Mensch mit Symptomen, die auf einen Herzinfarkt hindeuten könnten, sollte sich unverzüglich in ärztliche Behandlung begeben. Der sofortige Transport mit dem Rettungs- oder Notarztwagen ins nächste Krankenhaus kann lebensrettend sein.

Im Krankenhaus werden Herzrhythmus, Blutdruck und der Sauerstoffpartialdruck im Blut engmaschig überwacht, um das Ausmaß der Herzschädigung einschätzen zu können.

Wenn innerhalb der ersten Tage keine Komplikationen auftreten, kann der Patient meist nach einigen Tagen das Krankenhaus verlassen. Treten Komplikationen, wie Herzrhythmusstörungen oder unzureichende Pumpleistung des Herzens, auf, dauert der Krankenhausaufenthalt länger.

Sofortmaßnahmen: Wer meint, einen Herzinfarkt zu haben, sollte sofort den Notarzt bzw. Rettungswagen benachrichtigen (Notruf 112) und danach eine aufgelöste Tablette Azetylsalizylsäure schlucken. Durch diese Maßnahme kann ein Blutgerinnsel in der Koronararterie verkleinert werden. Das Rettungspersonal kann statt Azetylsalizylsäure Clopidogrel oder Ticlopidin verabreichen. Ein Betablocker wird gewöhnlich gegeben, um die Herzfrequenz zu senken; da das Herz dann weniger kräftig ar-

▲ siehe Seite 110

Komplikationen beim Herzinfarkt

Bei einem Herzinfarkt können folgende Komplikationen auftreten: Einreißen des Herzmuskels; Bildung von narbigem Bindegewebe; Entwicklung einer Aussackung in der Ventrikelwand; Blutgerinnsel; Herzschwäche; niedriger Blutdruck▲; Herzrhythmusstörungen ■, die teilweise durch die Ventrikel bedingt sind (ventrikuläre Arrhythmien); Kreislaufschock★; Entzündung des Beutels, der das Herz umhüllt (Perikarditis ●).

Einreißen des Herzmuskels

In seltenen Fällen kann der geschädigte und geschwächte Herzmuskel durch den Druck bei der Pumparbeit einreißen. Derartige Risse treten gewöhnlich einen bis zehn Tage nach einem Herzinfarkt auf und betreffen am häufigsten Frauen. Besonders anfällig sind die Wand zwischen beiden Ventrikeln (Septum), die äußere Herzwand und die Muskeln, die das Öffnen und Verschließen der Mitralklappe besorgen.

Bei einem Septumriss gelangt übermäßig viel Blut in die Lunge, was zu Flüssigkeitsansammlung (Lungenödem) führen kann. Bei einem Riss in der äußeren Herzwand kommt es zu Blutansammlungen zwischen den beiden Schichten des Herzbeutels (Herzbeuteltamponade). Meist entwickelt sich dann auch eine Herztamponade. ◆ Ein Riss des Septums kann manchmal chirurgisch verschlossen werden, ein Riss in der Außenwand führt fast immer schnell zum Tod. Der Riss von Muskeln für die Mitralklappe führt zum Ausfall der Klappe – die Folge ist eine plötzliche und schwere Herzschwäche.

Narbiges Bindegewebe

Ein Infarkt schädigt den Herzmuskel so sehr, dass er sich nicht mehr richtig zusammenziehen kann. Die abgestorbenen Muskelzellen werden dann durch zähes Narbengewebe ersetzt, das sich gar nicht kontrahieren kann. In manchen Fällen kommt es bei der Kontraktion zu einer Aussackung oder Ausstülpung an Teilen der Herzwand. Betablocker und ACE-Hemmer können das Ausmaß dieser Schädigung begrenzen, indem sie die Arbeitsbelastung des Herzens verringern. Die Medikamente können dazu beitragen, das Herz in Form zu halten und annähernd normal funktionieren zu lassen.

Ventrikuläres Aneurysma

Der geschädigte Herzmuskel kann eine Aussackung (Aneurysma) an der Ventrikelwand bilden. Der Verdacht auf diesen Zustand besteht bei einem von der Norm abweichenden EKG; um sicherzugehen, wird dann noch eine Echokardiographie gemacht. Durch Aneurysmen kommt es zu Herzrhythmusstörungen, die Pumpleistung des Herzens verringert sich. Weil das Blut im Bereich eines Aneurysmas langsamer fließt, können sich in den Herzkammern Blutgerinnsel bilden. Wenn ein Aneurysma Herzschwäche oder Herzrhythmusstörungen hervorruft, kann es chirurgisch beseitigt werden.

Blutgerinnsel

Bei 40 bis 50 Prozent der Herzinfarktpatienten bilden sich im Bereich des abgestorbenen Muskelgewebes in den Arterien, die das Herz versorgen, Blutgerinnsel. Bei etwa fünf Prozent dieser Betroffenen lösen sich Teile davon ab, wandern mit dem Blut weiter und bleiben irgendwo im Körper in kleineren Blutgefäßen stecken. Sie können die Blutversorgung zu Teilen des Gehirns (Schlaganfall) oder anderer Organe blockieren. Eine Echokardiographie kann helfen zu erkennen, ob sich Blutgerinnsel im Herzen bilden, oder ob die Voraussetzungen vorliegen, dass sich solche Gerinnsel entwickeln. Beispielsweise kann ein Bereich der linken Herzkammer nicht so gut arbeiten wie er eigentlich sollte. Antikoagulantien wie Phenprocoumon und Heparin sollen die Bildung von Blutgerinnseln verhindern. Heparin wird gespritzt, Phenprocoumon wird dauerhaft eingenommen. Wenn mit Azetylsalizylsäure als Gerinnungshemmer begonnen wurde, kann es für unbegrenzte Dauer weiter eingenommen werden.

Herzschwäche

Bei einem Herzinfarkt stirbt ein Teil des Herzmuskels ab. Folglich steht weniger Muskelgewebe für das Pumpen des Blutes zur Verfügung. Wenn ein bestimmter Anteil des Muskelgewebes abstirbt, kann die Pumpleistung des Herzens so stark herabgesetzt sein, dass der Herzmuskel den Bedarf des Körpers an Blut und Sauerstoff nicht mehr deckt – dies führt zur Herzschwäche.

▲ siehe Seite 129
■ siehe Seite 150
★ siehe Seite 135
● siehe Seite 176
◆ siehe Kasten Seite 177

beiten muss, lässt sich das Ausmaß der Gewebeschädigung am Herzen damit begrenzen.

Häufig wird über eine Nasensonde oder Gesichtsmaske Sauerstoff gegeben. Durch einen höheren Sauerstoffpartialdruck im Blut wird das Herz mit mehr Sauerstoff versorgt. Auch das begrenzt die Gewebeschädigung.

Gesundes Herzgewebe kann gerettet werden, indem die verschlossene Koronararterie schnell wieder durchgängig gemacht wird. Dazu dienen Medikamente, wie Streptokinase und die Gewebeplasminogen-Aktivatoren Alteplase und Reteplase, die Blutgerinnsel in Arterien auflösen. Diese Medikamente müssen innerhalb von sechs Stunden nach dem Herzinfarkt gespritzt werden. Danach ist die Schädigung meist irreversibel. Eine frühzeitige Behandlung verbessert bei 60 bis 80 Prozent der Infarktpatienten die Blutversorgung und begrenzt die Gewebeschädigung am Herzen. Die Wirksamkeit der Gerinnsel auflösenden Behandlung wird unterstützt durch Azetylsalizylsäure, die die Blutplättchen daran hindert, sich zusammenzuballen, und durch Heparin, das die Blutgerinnung verlangsamt.

Menschen mit Blutungen im Verdauungstrakt, gefährlichem Bluthochdruck, Schlaganfall und einer Operation im Monat vor dem Herzinfarkt dürfen keine gerinnungshemmenden Medikamente einnehmen.

Statt mit der medikamentösen Thrombolyse kann unmittelbar nach dem Herzinfarkt die Blutversorgung mittels Herzkatheterisierung oder koronarer Bypass-Operation wieder hergestellt werden. Diese Therapie wird bei Patienten vorgezogen, die keine Thrombolyse vertragen oder die einen schweren Herzinfarkt hatten. Bei einigen Menschen wird die Thrombolyse mit einer Herzkatheterisierung oder der Gabe eines Thrombozyten-Aggregationshemmers, wie einem Glykoprotein-IIb/IIIa-Hemmer (z. B. Abciximab und Tirofiban) kombiniert.

Gegen die Schmerzen und das Angstgefühl bekommen viele Patienten Morphin gespritzt. Die meisten Betroffenen erhalten auch Nitroglyzerin, das die Schmerzen lindert, indem es die Arbeitsbelastung des Herzens verringert und die Arterien erweitert.

ACE-Hemmer ▲ können die Vergrößerung des Herzmuskels reduzieren und die Über-

lebenschancen für viele Patienten erhöhen. Die Behandlung beginnt meist in den ersten Tagen nach dem Herzinfarkt und wird unbegrenzt lange fortgesetzt.

Die weitere Behandlung: Unmittelbar nach einem Herzinfarkt verbringt der Betroffene einige Tage ruhig im Bett; körperliche und seelische Belastung und Aufregung setzen das Herz unter Stress und lassen es kräftiger schlagen.

Ein Herzinfarkt ist ein zwingender Anlass, das Rauchen aufzugeben.

Milde Abführmittel können dafür sorgen, dass sich der Patient auf der Toilette nicht anstrengen muss. Ein Blasenkatheter wird gelegt, wenn der Betreffende kein Wasser lassen kann oder die ausgeschiedene Menge Urin kontrolliert werden muss.

Bei starker Nervosität kann ein Angst lösendes Mittel eingesetzt werden (z. B. ein Benzodiazepin). Deutet sich eine Depression an, kann ein Antidepressivum gegeben werden.

Nach fünf bis sieben Tagen Krankenhausaufenthalt werden Herzinfarktpatienten normalerweise in die Anschlussheilbehandlung einer kardiologischen Rehabilitation entlassen. Ihre medikamentöse Therapie besteht meist aus Nitroglyzerin, Azetylsalizylsäure, einem Betablocker, einem ACE-Hemmer und einem Lipidsenker, meist einem Statin ■.

Patienten mit Dressler-Syndrom erhalten gewöhnlich Azetylsalizylsäure. Trotz dieser Therapie können die Symptome erneut auftreten. Bei schwerwiegendem Syndrom kann vorübergehend ein Kortison und statt Azetylsalizylsäure ein nichtsteroidaler Entzündungshemmer, z. B. Ibuprofen, gegeben werden.

Prognose und Vorbeugung

Mit verschiedenen Verfahren lässt sich feststellen, ob jemand eine zusätzliche Behandlung benötigt und ob er gefährdet ist, weitere Herzprobleme zu entwickeln. Zum Beispiel kann ein Langzeit-EKG gemacht werden ★. Dadurch ist zu erkennen, ob Herzrhythmusstörungen vorliegen und ob Phasen einer symptomlosen unzureichenden Blutversorgung auftreten (stumme Ischämien). Ein Belastungs-EKG ● kann zeigen, wie gut es dem Patienten nach dem Herzinfarkt geht und ob weiterhin Ischämien auftreten. Rhythmusstörungen und Ischämien lassen sich dann medikamentös behandeln. Bei anhaltenden Ischämien wird eine Koronarangiographie gemacht, um abzuklären, ob eine Angioplastie oder eine Bypass-Operation notwendig sind, um die Blutversorgung des Herzens zu verbessern.

▲ siehe Seite 128

■ siehe Tabelle Seite 918

★ siehe Seite 111

● siehe Seite 111

Üblicherweise sollen Herzinfarktpatienten täglich 100 Milligramm Azetylsalizylsäure einnehmen. Der Wirkstoff verringert die Neigung der Blutplättchen, sich zusammenzuballen. Das kann das Risiko eines weiteren Herzinfarkts senken. Alternativ kann auf Clopidogrel oder Ticlopidin ausgewichen werden. Meist erhalten die Betroffenen auch einen Betablocker, wie Atenolol, Metoprolol oder Propranolol. Je schwerer der Herzinfarkt war, desto größer ist der Vorsorgenutzen des Betablockers. Allerdings vertragen manche Patienten diese Medikamente nicht, und sie wirken nicht bei jedem.

Medikamente, die die Blutfettwerte senken, können das Sterblichkeitsrisiko nach einem Herzinfarkt senken.

ACE-Hemmer, wie Captopril, Enalapril, Lisinopril und Ramipril, werden nach einem Herzinfarkt häufig angewendet. Sie helfen das Sterblichkeitsrisiko zu senken und beugen der Entwicklung von Herzschwäche vor, vor allem bei Menschen mit einem schweren Herzinfarkt und solchen, die bereits an Herzschwäche leiden.

Rehabilitation

Die Rehabilitation nach dem Herzinfarkt ist ein wichtiger Teil der Genesung und beginnt bereits im Krankenhaus. Wenn nichts dagegen spricht, können Menschen nach einem Herzinfarkt gewöhnlich schon am ersten Tag zeitweilig auf einem Stuhl sitzen, Krankengymnastik machen, einen Krankenstuhl benutzen und lesen. Vom zweiten oder dritten Tag an sollten sie selbstständig die Toilette aufsuchen und wenig anstrengende Tätigkeiten verrichten; diese sollten sich von Tag zu Tag ein wenig steigern.◆

Erkrankungen der peripheren Arterien

Bei Erkrankungen der peripheren Blutgefäße ist die Blutversorgung in den Arterien des Rumpfes, der Arme und der Beine vermindert.

Erkrankungen der peripheren Blutgefäße beschreiben vornehmlich Durchblutungsstörungen in den Arterien der Beine, die auf Arteriosklerose beruhen. Sie können jedoch auch andere Arterien betreffen und auf anderen Ursachen beruhen. Erkrankungen der Arterien, die das Gehirn versorgen, heißen zerebrovaskuläre Erkrankungen.

Erkrankungen der peripheren Blutgefäße werden unterteilt in Verschlusskrankheiten und arterielle Durchblutungsstörungen. Die Verschlusskrankheit beruht auf verengten oder verschlossenen Arterien. Bei arteriellen Durchblutungsstörungen sind die Arterien plötzlich und vorübergehend verengt (Spasmus) oder – seltener – erweitert (Vasodilatation).

Periphere arterielle Verschlusskrankheit

Die periphere arterielle Verschlusskrankheit (PAVK) tritt vornehmlich bei älteren Menschen auf, da sie oft auf Arteriosklerose beruht. Die Erkrankung tritt vor allem bei Personen auf, die regelmäßig geraucht haben und bei Menschen mit Diabetes ■.

PAVK kommt auch häufig bei Personen vor, in deren Familie Arteriosklerose, Bluthochdruck, erhöhte Cholesterinwerte und erhöhte Homozysteinspiegel auftreten; ähnlich häufig sind übergewichtige Menschen betroffen und solche, die körperlich wenig aktiv sind. Jeder einzelne dieser Faktoren fördert die Entwicklung der Verschlusskrankheit und trägt zur Verschlimmerung bei.

Eine allmähliche Verengung und ein plötzlicher Verschluss können die periphere arterielle

▲ siehe Seite 38   ■ siehe Seite 954

Verschlusskrankheit auslösen. Durch die verengte Arterie erhalten die Körperteile, die sie versorgt, zu wenig Blut (Ischämie). Ist eine Arterie total verschlossen, stirbt das von ihr versorgte Gewebe ab.

Die allmähliche Verengung von Arterien ist meist einer Arteriosklerose zuzuschreiben, bei der sich an den Innenwänden der Arterien Cholesterin und andere fetthaltige Substanzen ablagern. Diese Ablagerungen verengen allmählich den Durchmesser der Arterie und beeinträchtigen den Blutfluss. ▲ Auch Kalzium kann sich in den arteriosklerotischen Plaques ablagern und die Arterien starr werden lassen.

Weniger häufig werden Arterien durch ungewöhnliches Wachstum der Muskulatur in den Wänden der Arterie (fibromuskuläre Dysplasie) oder Druck von außen, z. B. durch einen Tumor oder eine mit Flüssigkeit gefüllte Blase (Zyste), verschlossen.

Ein plötzlicher totaler Verschluss kann eintreten, wenn sich in der ohnehin verengten Arterie ein Blutgerinnsel (Thrombus) bildet. Auch ein Embolus, der im Herzen oder in der Aorta entsteht, sich loslöst und mit dem Blutstrom wandert, kann einen solchen Verschluss bewirken. Einige Krankheiten erhöhen das Risiko der Bildung von Blutgerinnseln. Dazu gehören Vorhofflimmern, andere Herzkrankheiten, Blutgerinnungsstörungen und Entzündungen von Blutgefäßen (Vaskulitis), die auf einer Autoimmunkrankheit beruhen.

Manchmal löst sich ein Teil einer Plaque ab und verschließt dann eine Arterie. Ein plötzlicher Verschluss kann auch von einer Aortendissektion ■ herrühren, bei der die Innenwand der Aorta einreißt und Blut durch den Riss in die mittlere Wandschicht eindringt. Wenn sich diese Dissektion vergrößert, kann sie eine oder mehrere benachbarte Arterien verschließen.

Die periphere arterielle Verschlusskrankheit kann ebenso durch ein Thoraxkompressionssyndrom ★ hervorgerufen werden. Dabei geraten Blutgefäße ebenso wie Nerven, die zwischen dem Hals und dem Brustraum verlaufen, unter starken Druck.

In verschiedenen Bereichen des Körpers können Blutgefäße von der PAVK betroffen sein. Meistens tritt sie in den Beinarterien einschließlich der Hauptarterien der Oberschenkel, der Knie und der Unterschenkel auf. Deut-

lich seltener tritt sie in Arterien der Schultern oder Arme auf. Sie kann sich in jenem Teil der Aorta entwickeln, die den Bauchraum durchläuft oder in deren Verästelungen, einschließlich der des unteren Abschnittes, der sich zur Blutversorgung der Beine verzweigt. Relativ häufig verengen sich die Arterien, die die Nieren versorgen, infolge von Arteriosklerose. Ein plötzlicher totaler Verschluss in einer der Nierenarterien kommt jedoch nur selten vor. Ähnlich selten treten Verschlüsse in dem Abschnitt auf, der den Verdauungstrakt versorgt. Sehr selten gibt es Verschlüsse der Arterien, die die Leber und die Milz versorgen.

Symptome

Die Symptome hängen von der betroffenen Arterie ab, vom Grad des Verschlusses und davon, ob er allmählich oder plötzlich eintritt. Erst wenn der Durchmesser der Arterie zu 70 Prozent eingeengt ist, treten Beschwerden auf. Ein allmählicher Verschluss äußert sich meist weniger stark als eine plötzliche Blockade. Der Grund ist, dass sich beim allmählichen Verschluss benachbarte Blutgefäße erweitern oder neue Blutgefäße gebildet werden (Kollateralen). Auf diese Weise wird das betroffene Gewebe noch immer mit Blut versorgt. Da bei einem plötzlichen Verschluss keine Zeit ist, um neue Blutgefäße zu bilden, sind die Symptome gewöhnlich schwerer.

Arterien der Beine und Arme: Der totale Verschluss einer Arterie in einem Bein oder Arm ruft heftige Schmerzen, Kältegefühl und Taubheit hervor. Der Arm oder das Bein wird blass oder verfärbt sich bläulich (zyanotisch). Unterhalb des Verschlusses ist kein Puls mehr zu tasten. Eine plötzliche und drastische Verringerung der Blutversorgung ist stets ein medizinischer Notfall, da die Minderversorgung sehr schnell zu Gefühllosigkeit und Lähmung führen kann.

Claudicatio intermittens: Dieses ist das am häufigsten auftretende Symptom einer Erkrankung der peripheren Blutgefäße. Dabei handelt es sich um ein sehr schmerzhaftes Gefühl der Verkrampfung und Kraftlosigkeit in den Beinmuskeln, nicht aber in den Gelenken. Claudicatio intermittens tritt regelmäßig bei körperlicher Anstrengung auf, die Beschwerden verschwinden aber sofort in Ruhe. Die Muskeln schmerzen beim Gehen und die Beschwerden treten schneller ein und steigern sich, je schneller der Betreffende geht oder wenn er bergauf läuft. Nach einer bis fünf Minuten Ruhe kann der Kranke die gleiche Strecke wie vorher zu-

---

▲ siehe Abbildung Seite 185

■ siehe Seite 217

★ siehe Seite 569

rücklegen; ununterbrochenes Gehen ruft nach vergleichbarer Wegstrecke die Beschwerden allerdings erneut hervor. Daher der deutsche Name der Krankheit »Schaufensterkrankheit«. Meist sitzt der Schmerz in der Wade. Er kann sich aber auch im Oberschenkel, in der Hüfte und im Gesäß äußern – je nachdem, an welcher Stelle der Verschluss aufgetreten ist. Nur sehr selten werden die Schmerzen im Fuß empfunden.

Mit zunehmender Verengung der Arterie wird die Wegstrecke kürzer, die ohne Beschwerden zurückgelegt werden kann. Schließlich treten die Schmerzen sogar in Ruhe auf, vor allem beim Liegen. Sie sind heftig bis unerträglich, beginnen an der Vorderseite des Fußes oder im unteren Bereich des Beins und verschlimmern sich, wenn das Bein hochgelegt wird. Die Schmerzen treten oft im Schlaf auf.

Die Arterien der Arme sind zwar nur selten massiv betroffen, können aber bei wiederholter Anstrengung Müdigkeit, krampfartige Beschwerden und Schmerzen in den Armmuskeln nach sich ziehen.

Wenn die Blutversorgung nur leicht oder mittelgradig verringert ist, sehen der Arm oder das Bein nahezu normal aus. Bei erheblicher Durchblutungsstörung eines Beines fühlt sich der Fuß kalt an, die Haut kann trocken, schuppig, glänzend und rissig erscheinen. Manchmal sind die Nägel nicht normal geformt und der Haarwuchs hört auf. Bei stärkerer Verengung der Arterie bilden sich vor allem nach Verletzungen offene Wunden, die nur schwer heilen – typischerweise an den Zehen und der Ferse, gelegentlich auch am Unterschenkel. Diese infizieren sich leicht. Bei Menschen mit fortgeschrittener Erkrankung der peripheren Blutgefäße brauchen Wunden auf der Haut oft Wochen oder Monate zum Heilen, manche schließen sich überhaupt nicht. Es kann sich ein Fußgeschwür bilden. Ein weitgehender Verschluss kann zu einem Brand (Gangrän) führen.

Die Claudicatio intermittens kann sich ganz plötzlich verschlimmern. Beispielsweise können Wadenschmerzen, die sonst nach einer längeren Wegstrecke auftraten, nun bereits nach einer kurzen Strecke erscheinen. Solche Veränderungen deuten auf ein weiteres Blutgerinnsel in einer der Beinarterien hin und machen einen Arztbesuch notwendig.

Unterer Teil der Aorta und Seitenäste: Ein plötzlicher Verschluss der Aorta im unteren Bereich, wo sie sich in zwei Äste verzweigt, verursacht Schmerzen in beiden Beinen, Blässe und Kälte der Haut. Der Puls in den Beinen, die sich taub anfühlen, lässt sich nicht mehr tasten.

Die allmähliche Verengung der unteren Aorta oder der beiden Seitenäste kann eine Claudicatio intermittens hervorrufen, die beiderseits in den Schenkeln und Pobacken spürbar wird. Die Beine können sich kalt anfühlen und blass sein; meist sehen sie aber normal aus. Dieses Symptombild trägt den Namen Leriche-Syndrom. Es betrifft normalerweise Männer und führt auch zu erektiler Dysfunktion.

Nierenarterien: Ein plötzlicher totaler Verschluss einer der Nierenarterien ist ein medizinischer Notfall. Er führt zu Schmerzen in der Seite und ist von Blut im Urin begleitet.

Mäßig verengte Nierenarterien verursachen keine Beschwerden, auch die Nierenfunktion ist nicht beeinträchtigt. Aus einer stärkeren Verengung der Nierenarterien kann sich ein Nierenversagen und ein Bluthochdruck entwickeln (renovaskuläre Hypertonie). Davon sind weniger als fünf Prozent der Hochdruckpatienten betroffen.

Mesenterialarterie: Ein plötzlicher Verschluss dieser Arterie ist ein medizinischer Notfall. Die Beschwerden beginnen mit Erbrechen und heftigem Stuhldrang. Die Betroffenen fühlen sich schwer krank und haben heftige Schmerzen im Bauchraum, da die Mesenterialarterie einen Großteil des Verdauungstrakts mit Blut versorgt. Der Bauch ist empfindlich beim Abtasten und kann etwas aufgebläht sein. Die Darmgeräusche sind verringert, später sind sie überhaupt nicht mehr zu hören. Anfangs finden sich im Stuhl geringe Blutspuren, bald erscheint der gesamte Stuhl blutig. Der Blutdruck fällt. Wenn sich im Magen-Darm-Trakt eine Gangrän entwickelt, kann es zum Schock kommen.

Die allmähliche Verengung der Mesenterialarterie verursacht 30 bis 60 Minuten nach einer Mahlzeit, wenn die Verdauungsarbeit eine erhöhte Blutzufuhr erfordert, typische Schmerzen. Sie sind dauerhaft und stark und treten bevorzugt in der Gegend um den Nabel auf. Die Schmerzen können den Betroffenen das Essen verleiden, als Folge kann erheblicher Gewichtsverlust eintreten. Durch die verringerte Blutversorgung im Verdauungstrakt nimmt das Blut zu wenig Nährstoffe auf – was den Gewichtsverlust noch verstärkt.

Leber- und Milzarterien: Ein Verschluss der Arterien, die die Leber und die Milz versorgen, ist gewöhnlich nicht so gefährlich wie einer der großen Arterien, die den Verdauungstrakt mit Blut beliefern. Jedoch können Teile der Leber oder der Milz geschädigt werden.

Diagnose

Die Diagnose der peripheren arteriellen Verschlusskrankheit stützt sich auf die Symptome und auf die Ergebnisse der körperlichen Untersuchung. Auch der Blutdruck und der Blutfluss spielen eine Rolle. Der Pulsschlag wird an unterschiedlichen Stellen des Körpers, etwa in der Achselhöhle, an den Handgelenken, in der Armbeuge, der Leistenbeuge, in der Kniekehle und im Bereich der Knöchel beurteilt. Jenseits eines Verschlusses kann der Puls sehr schwach sein oder ganz fehlen. Wird in einer Beinarterie ein Verschluss vermutet, wird der Puls unterhalb eines bestimmten Punktes am Bein gefühlt. (Bei Arterien, die einer Pulsmessung nicht zugänglich sind – wie z. B. die Nierenarterien – wird der Blutfluss technisch sichtbar gemacht.) Im Stethoskop können Geräusche zu hören sein, die durch Turbulenzen entstehen, wenn Blut durch eine verengte Arterie fließt (Bruits). Der Arzt begutachtet die Haut der Gliedmaßen, achtet auf Färbung und Temperatur und übt sanften Druck aus, um zu sehen, wie schnell die Hautfarbe wiederkehrt, wenn der Druck nachlässt. Diese Beobachtungen können Aufschluss geben, ob der Kreislauf ordnungsgemäß funktioniert.

Mit der üblichen Blutdruckmanschette und einem speziellen elektronischen Stethoskop kann der systolische Blutdruck in beiden Armen und Beinen gemessen werden. Ist er im Bereich des Knöchels um ein bestimmtes Maß schwächer als in den Armen, ist die Blutversorgung der Beine unzureichend. Wird der Verschluss einer Armarterie vermutet, wird der systolische Blutdruck in beiden Armen gemessen. Ist dann der Blutdruck in einem Arm anhaltend höher als in dem anderen, ist anzunehmen, dass in dem Arm mit dem niedrigeren Blutdruck ein arterieller Verschluss vorliegt. Die Blutdruckmessung hat allerdings bei Menschen mit arteriosklerotischen Ablagerungen in den Gefäßen und bei Diabetikern eine geringere Aussagekraft.

Mit dem Dopplerverfahren ▲ wird der Blutfluss gemessen; sie kann die Diagnose einer Erkrankung der peripheren Blutgefäße bestätigen.

Diese Ultraschalluntersuchung zeigt Verengungen und Verschlüsse von Blutgefäßen ganz exakt. Das farbkodierte Dopplerverfahren ist besonders hilfreich, weil es durch unterschiedliche Farben auch die Richtung des Blutstroms sichtbar macht. Mit einer Doppler-Sonographie kann auch der Blutfluss bei körperlicher Belastung ■ kontrolliert werden. Einige Störungen treten nämlich nur bei Belastung auf. Eingesetzt werden können auch Röntgenaufnahmen und andere nichtinvasive Methoden (z. B. Verfahren, um den Blutfluss und den Sauerstoffgehalt des Blutes zu messen).

Nur wenn eine Operation oder eine Angioplastie bevorsteht, wird gewöhnlich auch eine Angiographie ★ gemacht. Bei der Angiographie wird ein Röntgenkontrastmittel in die betroffene Arterie gespritzt. So werden die Konturen der Arterie und ihr Durchmesser genau nachgezeichnet. Die Angiographie ist zum Erkennen bestimmter Gefäßverschlüsse genauer als die Doppler-Sonographie. Alternativ kann die digitale Subtraktions-Angiographie eingesetzt werden. Sie benutzt einen Computer, um Bilder zu erzeugen – eine Methode, bei der weniger Kontrastmittel erforderlich ist. In manchen medizinischen Zentren werden noch weniger invasive Methoden zuhilfe genommen: die Spiral-Computer-Tomographie (CT-Angiographie) und eine Kernspinuntersuchung (Magnetresonanzangiographie oder MRA ●).

Bei Menschen mit Arteriosklerose werden die Risikofaktoren bestimmt, zu denen überhöhte Spiegel von Fettstoffen einschließlich Cholesterin, Glukose und Homozystein im Blut sowie Bluthochdruck zählen.

Mit Blutuntersuchungen lassen sich auch andere Ursachen verengter oder verschlossener Arterien entdecken. Eine Entzündung von Blutgefäßen als Folge einer Autoimmunerkrankung wird durch eine Erythrozytenzählung und Tests auf C-reaktives Protein aufgedeckt, das nur bei Entzündungen ansteigt. Beim Verschluss einer Armvene wird überprüft, wo die Ursache zu suchen ist.

Eine Verengung des Spinalkanals (Spinalstenose) muss ausgeschlossen werden, denn auch diese kann Beschwerden während körperlicher Belastung hervorrufen. Allerdings bessern sich diese Schmerzen – anders als bei der Claudicatio intermittens – nicht in Ruhe.

Vorbeugung

Einer Erkrankung der peripheren Blutgefäße lässt sich am besten vorbeugen, indem Risikofaktoren für Arteriosklerose ◆ verringert oder ausgeschaltet werden. Vorbeugung bedeutet, mit dem Rauchen aufzuhören, einen Diabetes optimal einzustellen, Bluthochdruck, erhöhte Cholesterin- und Homozysteinspiegel zu sen-

---

▲ siehe Seite 114   ■ siehe Seite 111

★ siehe Seite 118   ● siehe Seite 114

◆ siehe Seiten 184 und 188

Wenn die Blutzufuhr zum Darm abgeschnitten ist

Die Mesenterialarterie versorgt einen Großteil des Darmes mit Blut. Ist diese Arterie verschlossen, stirbt Darmgewebe ab.

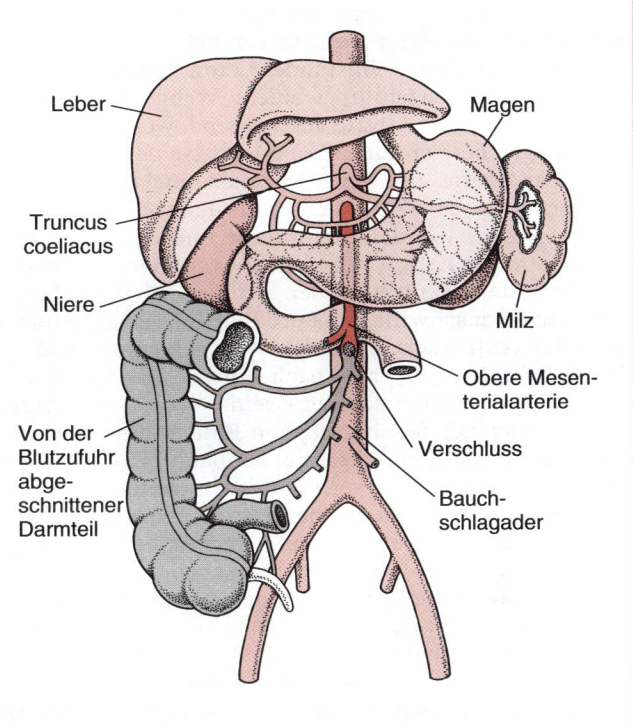

Leber

Truncus coeliacus

Niere

Von der Blutzufuhr abgeschnittener Darmteil

Magen

Milz

Obere Mesenterialarterie

Verschluss

Bauchschlagader

ken, das Körpergewicht zu senken und ein regelmäßiges Bewegungsprogramm aufzunehmen. Ein gut eingestellter Diabetes kann die Entwicklung einer Erkrankung der peripheren Blutgefäße verhüten oder zumindest verzögern und damit auch das Risiko anderer Komplikationen verringern. ▲

Behandlung

Die Behandlungsziele sind: Das Fortschreiten der Krankheit verhindern, das Risiko für Herzinfarkt, Schlaganfall und Tod durch fortgeschrittene Arteriosklerose verringern, Amputationen vermeiden und die Lebensqualität erhöhen. Mit Medikamenten werden die Beschwerden bei Claudicatio gelindert und Blutgerinnsel verhindert (Gerinnungshemmer ■). Zur Behandlung können auch Angioplastie, Operation und andere Maßnahmen gehören, etwa Bewegungsprogramme und Fußkontrolle. Was zum Einsatz kommt, hängt vom Schweregrad der Symptome, dem Grad und dem Ort des Gefäßverschlusses sowie von den Risiken ab, die eine Therapie (vor allem bei operativen Verfahren) mit sich bringt – aber auch vom Gesundheitszustand des Betroffenen.

Angioplastie wird häufig unmittelbar im Anschluss an eine Angiographie gemacht. Sie zielt darauf ab, die Symptome zu lindern und eine Operation zu vermeiden oder zumindest hinauszuschieben. Manchmal wird das Verfahren zusätzlich zur Operation angewendet. Bei der Angioplastie wird ein Katheter mit einem Ballon an der Spitze in den verengten Bereich der Arterie eingeführt; dann wird der Ballon aufgeblasen, um die Engstelle zu beheben. ★ Um die Engstelle dauerhaft offen zu halten, kann ein Drahtröhrchen (Stent) in die Arterie eingeführt werden. Die Angioplastie wird in der Regel ambulant gemacht. Eine Vollnarkose ist nicht erforderlich.

Der Erfolg einer Angioplastie hängt vom Ort des Verschlusses und vom Schweregrad der Erkrankung der peripheren Blutgefäße ab. Nach der Prozedur erhält der Patient ein Medikament (z. B. Azetylsalizylsäure), um die Bildung von Blutgerinnseln und einen Herzinfarkt oder Schlaganfall zu verhindern. Im Regelfall wird

▲ siehe Seite 956   ■ siehe Seite 202

★ siehe Abbildung Seite 197

eine Doppler-Sonographie gemacht, um den Blutfluss in der Arterie zu überprüfen und zu sehen, ob sich die Arterie erneut verengt.

Unter bestimmten Umständen kann keine Angioplastie durchgeführt werden: Wenn zu viele Bereiche einer Arterie verengt sind, wenn der verengte Bereich zu umfangreich ist oder wenn die Arterie auf weite Strecken unelastisch geworden ist. Wenn sich in der Engstelle ein Blutgerinnsel bildet, sich ablöst und eine weiter entfernte Arterie verschließt, wenn Blut zwischen die Innenwände der Arterie dringt und diese so zuschwillt, dass der Blutfluss unterbunden ist (Dissektion), oder wenn schwere Blutungen auftreten, kann nach einer Angioplastie eine Operation notwenig sein.

Operationen zur Beseitigung von Blutgerinnseln (Thrombend-Arteriektomie) können in Betracht kommen, wenn gerinnungshemmende Medikamente nicht ausreichend wirken oder nicht eingesetzt werden können. Arteriosklerotische Plaques und Gefäßverschlüsse können operativ beseitigt werden. Eine andere Möglichkeit ist die Bypass-Operation. Dabei wird ein Transplantat oberhalb und unterhalb des verschlossenen Teilstückes der Arterie angesetzt. Auf diese Weise umgeht das Blut den Gefäßverschluss. Eine andere Möglichkeit ist, das verengte Teilstück durch ein Transplantat zu ersetzen. Vor einer Operation werden für gewöhnlich die Herzfunktionen und die Blutversorgung des Herzens überprüft, um die möglichen Risiken der Operation abzugrenzen.

Arterien der Beine und Arme: Bei plötzlichem, totalem Verschluss dieser Arterien wird so schnell wie möglich operiert, um unwiderrufliche Funktionsstörungen der Gliedmaßen oder gar deren Amputation zu vermeiden.

Bei den meisten Menschen mit Claudicatio intermittens können Medikamente und ein Bewegungstraining die Schmerzen lindern. Bewegung ist die wirksamste Behandlung. Dazu muss der Betroffene ein tägliches Übungsprogramm absolvieren. Es ist noch nicht klar, auf welche Weise Bewegung die Beschwerden lindert, aber vermutlich beruht sie auf der verbesserten Muskelfunktion. Es gibt keinen Beweis, dass Bewegung die Blutversorgung verbessert oder die Bildung neuer (kollateraler) Blutgefäße anregt. Menschen mit Claudicatio intermittens sollten nach Möglichkeit wenigstens dreimal pro Woche mindestens 30 Minuten lang gehen. Bei den meisten steigert sich dadurch die Gehstrecke, die sie beschwerdefrei zurücklegen können. Beschwerden, die beim Gehen auftreten, sind nicht gefährlich.

Ein Bewegungsprogramm ist besonders wirksam, wenn es im Rahmen eines Rehabilitationsprogramms von ausgebildeten Therapeuten überwacht wird. Vor Beginn sollte ein Belastungs-EKG ▲ sicherstellen, dass das Herz ausreichend mit Blut versorgt wird.

Menschen mit sehr schwerer Erkrankung der peripheren Blutgefäße, die bereits in Ruhe Schmerzen haben, und bei denen Wundbrand und nicht heilende Wunden aufgetreten sind, sollten sich nicht der Kälte aussetzen, da sich die Blutgefäße dann verengen. Sie sollten auch Arzneiwirkstoffe wie Ephedrin und Pseudoephedrin meiden, die in manchen Schnupfen- und Erkältungsmitteln enthalten sind.

Das Medikament Pentoxyfyllin soll die Durchblutung und damit die Sauerstoffversorgung der Muskeln verbessern. Es muss etwa zwei bis drei Monate lang eingenommen werden, um zu sehen, ob es wirksam ist. Die Wirksamkeit von Pentoxyfyllin wird allerdings bezweifelt.

Azetylsalizylsäure oder Clopidogrel werden meist gegeben, weil sie die Bildung von Blutgerinnseln und damit auch das Risiko von Herzinfarkt und Schlaganfall verringern.

Wenn andere Behandlungsmaßnahmen die Claudicatio nicht lindern, kann eine Operation zur Beseitigung des Gefäßverschlusses oder eine Bypass-Operation erforderlich werden. Eine Operation wird bei erheblich verringerter Durchblutung in Betracht gezogen, um eine Amputation zu vermeiden; das ist der Fall, wenn die Claudicatio-Beschwerden dauernd oder schon in Ruhe auftreten, wenn Wunden nicht mehr heilen oder sich ein Wundbrand entwickelt.

Eine sorgfältige Fußpflege ist wichtig. Sie kann verhindern, dass sich Wunden oder ein Fußgeschwür (Ulkus) infizieren oder sich gar zu einem Wundbrand entwickeln. Damit hilft die Fußpflege, Amputationen vorzubeugen. Ein Fuß-Ulkus muss peinlich genau versorgt werden, um die Infektionen zu behandeln, die Haut vor weiterer Schädigungen zu bewahren und den Betroffenen gehfähig zu halten.

Der Fuß muss mit Bandagen oder speziellen Schuhen geschützt und beim Gehen entlastet werden.

Beim Liegen sollte der Kopfteil des Bettes um 15 bis 20 Zentimeter erhöht und die Beine unterhalb oder auf gleichem Niveau wie das Herz gelagert werden, damit die Schwerkraft zur Durchblutung der Beine beiträgt.

▲ siehe Seite 111

Wenn nur so der infizierte Bereich entfernt, unerträgliche Schmerzen gelindert und ein fortgeschrittener Brand beseitigt werden kann, ist die Amputation des Beines erforderlich. Wichtig nach einer Beinamputation ist die Rehabilitation ▲.

Unterer Teil der Aorta und beide Seitenäste: Beim plötzlichen Verschluss der unteren Aorta oder ihrer Seitenäste muss sofort operiert werden.

Nierenarterien: Bei einem plötzlichen totalen Verschluss der Nierenarterie kann eine sofortige Angioplastie oder Operation die Blutversorgung und die Nierenfunktion wiederherstellen.

Verschließt sich die Nierenarterie allmählich, ist keine spezielle Behandlung erforderlich, sofern der Blutdruck normal bleibt und die Nierenfunktion ausreichend ist. Wenn sich eine renovaskuläre Hypertonie entwickelt, werden Blutdruckmittel ■ eingesetzt. Häufig müssen drei verschiedene eingenommen werden. Teilweise hilfreich sind ACE-Hemmer; allerdings muss die Nierenfunktion bei diesen Medikamenten genau überwacht werden.

Wenn eine anhaltende schwere renovaskuläre Hypertonie vorliegt und sich die Nierenfunktion zusehends verschlechtert, führt der Arzt eine Angioplastie oder Bypass-Operation durch, um die Blutversorgung der Nieren wiederherzustellen.

Mesenterialarterie: Wenn die Bauchschlagader plötzlich und vollkommen verschlossen ist, kann das Leben des Betroffenen nur durch eine sofortige Operation gerettet werden. Der Erfolg des Eingriffs hängt davon ab, wie schnell die Blutversorgung wiederhergestellt werden kann.

Bei einem allmählichen Verschluss der Mesenterialarterie kann unter Umständen die Gabe von Nitroglyzerin die Schmerzen im Bauchraum lindern. In jedem Fall ist eine Angioplastie oder Operation erforderlich, um die Arterie zu erweitern. Eine Doppler-Sonographie und die Angiographie können klären, wie eingeengt die Arterie ist und ob der Zustand überhaupt operabel ist.

Leber- und Milzarterien: Auch beim Verschluss dieser Arterien ist eine Operation erforderlich.

BUERGER-SYNDROM

Beim Buerger-Syndrom (Thrombangiitis obliterans) sind kleine und mittelgroße Arterien der Beine und Arme entzündet und verschließen sich dadurch.

Bypass-Operation im Bein

Bei verengten oder verschlossenen Arterien kann eine Bypass-Operation das Blut um die betroffene Stelle umleiten – z. B. um einen Teil der Oberschenkelarterie oder der Arterie im Kniebereich. Als Transplantat wird ein Blutgefäß aus synthetischem Material oder der Teil einer Vene aus einem anderen Bereich des Körpers verwendet. Es wird ober- und unterhalb des Verschlusses an die blockierte Arterie angeschlossen. Wird eine Vene verwendet, werden an der Entnahmestelle beide Enden verschlossen; das Blut wird über andere Beinvenen abgeleitet.

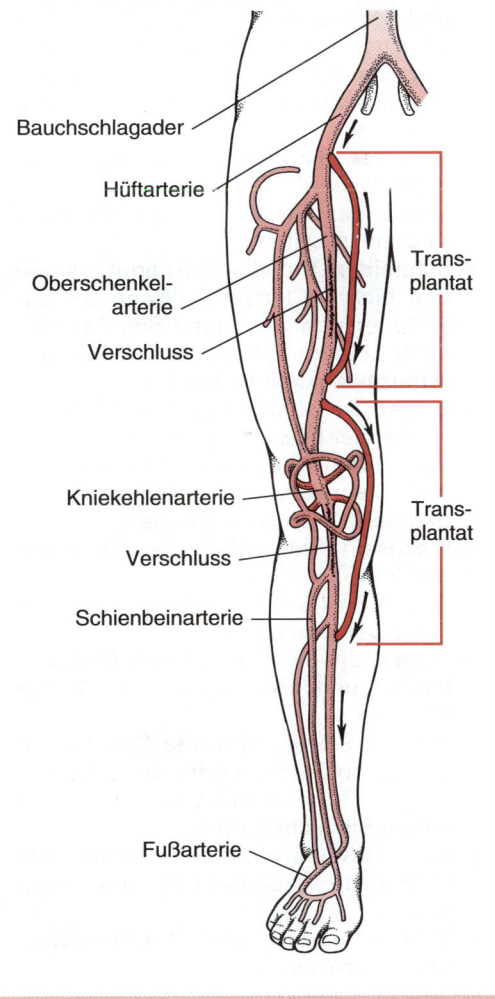

Bauchschlagader
Hüftarterie
Oberschenkelarterie
Verschluss
Transplantat
Kniekehlenarterie
Verschluss
Schienbeinarterie
Transplantat
Fußarterie

▲ siehe Seite 37   ■ siehe Tabelle Seite 126

Das Buerger-Syndrom ist eine seltene Krankheit, die meist bei männlichen Rauchern zwischen 20 und 40 Jahren vorkommt. Mittlerweile tritt die Krankheit zunehmend häufiger bei Frauen auf, vermutlich weil immer mehr Frauen rauchen.

Die richtige Fußpflege

Fußpflege ist für Menschen mit peripherer arterieller Verschlusskrankheit in den Beinen lebensnotwendig. Folgendes sind Ratschläge zur Selbsthilfe und Vorsichtsmaßnahmen:

- Untersuchen Sie die Füße täglich nach Rissen, Ausschlägen, Hühneraugen und Schwielen.
- Waschen Sie die Füße täglich in lauwarmem Wasser mit milder Seife, und trocknen Sie sie vorsichtig und gründlich ab.
- Benutzen Sie eine Creme gegen trockene Haut.
- Verwenden Sie Puder, um die Füße trocken zu halten.
- Schneiden Sie die Fußnägel gerade und nicht zu kurz ab. (Wenn Sie zur Fußpflege gehen, sagen Sie, dass Sie unter einer peripheren arteriellen Verschlusskrankheit leiden.)
- Lassen Sie Hühneraugen und Schwielen bei der Fußpflege behandeln.
- Verwenden Sie keine Klebepflaster und Chemikalien, um Hühneraugen und Schwielen zu beseitigen.
- Wechseln Sie täglich die Strümpfe und häufig die Schuhe.
- Tragen Sie lockere Wollsocken, um die Füße warm zu halten.
- Tragen Sie keine strammen Strumpfhalter und Strümpfe mit festen Rändern.
- Wählen Sie gut sitzende Schuhe mit genügend Spielraum für die Zehen.
- Tragen Sie keine offenen Schuhe und gehen Sie nicht barfuß.
- Bei Fußdeformationen kann der Orthopäde Spezialschuhe anmessen lassen.
- Verwenden Sie keine Wärmflaschen und Heizkissen.

▲ siehe Seite 211   ■ siehe Seite 204

Wie Zigarettenrauchen und Buerger-Syndrom zusammenhängen, ist noch nicht restlos geklärt; auch die genaue Ursache der Krankheit ist noch unklar. Dennoch ist nur eine kleine Zahl von Rauchern vom Buerger-Syndrom betroffen; offenbar sind manche Menschen aus noch unbekannten Gründen anfälliger als andere. Auf jeden Fall verschlimmert sich die Krankheit bei Menschen, die weiter rauchen, konstant. Meist ist eine Amputation erforderlich. Andererseits kann auf eine Amputation bei den meisten Menschen, die mit dem Rauchen aufhören, verzichtet werden.

Symptome

Meistens treten die Anzeichen einer unzureichenden Blutversorgung in Armen oder Beinen ganz allmählich auf: Kälte, Taubheit, Kribbeln, Brennen und Schmerzen. Diese Missempfindungen beginnen an den Fingerspitzen oder Zehen und wandern allmählich den Arm oder das Bein hinauf. Häufiger als die Arme sind die Beine betroffen. Diese Symptome werden oft empfunden, bevor erste Zeichen auf der Haut auf eine unzureichende Blutversorgung (Ischämie) oder einen Wundbrand hindeuten. Ein Raynaud-Syndrom ▲ und Schmerzen bei körperlicher Beanspruchung (Claudicatio intermittens ■) können sich entwickeln. Wenn die Beine betroffen sind, treten in den Waden oder Beinmuskeln Krämpfe auf; betrifft die Krankheit die Arme, sitzen sie in den Händen oder Unterarmen.

Mit fortschreitender Krankheit werden die Krämpfe heftiger, halten länger an und werden schmerzhafter. Im späteren Stadium entstehen Hautgeschwüre und Wundbrand, vor allem an den Zehen und Fingern. Füße und Hände fühlen sich kalt an und sind vermutlich infolge der stark verringerten Durchblutung bläulich.

Einige Patienten mit dieser Krankheit bekommen Entzündungen in den Venen (Phlebitis migrans), bevorzugt in den oberflächlichen Venen.

Diagnose

Bei den meisten Menschen mit Buerger-Syndrom ist der Puls in den Arterien der Füße oder am Handgelenk nur schwach oder gar nicht tastbar. Häufig verfärben sich die Hände, Füße, Zehen und Finger, wenn sie über Herzhöhe gehoben werden, weiß und werden wieder rosig, wenn sie abgesenkt werden.

Eine Ultraschalluntersuchung zeigt den erheblichen Blutdruckabfall und die Minderdurchblutung in den Füßen, Zehen, Händen und Fingern. Die Angiographie ▲ kann charakteristische Muster der Verengung sichtbar machen. In manchen Fällen muss Gewebe entnommen und mikroskopisch untersucht werden (Biopsie).

Behandlung

Ein Patient mit Buerger-Syndrom muss sofort das Rauchen einstellen, weil sich die Symptome sonst verschlimmern und eine Amputation nötig werden kann.

Kälte und Medikamente, die die Blutgefäße verengen, sollten vermieden werden. Zu diesen Arzneiwirkstoffen gehören Ephedrin und Pseudoephedrin, die in Schnupfen- und Erkältungsmitteln enthalten sind. Auch Östrogen, das die Gerinnungsneigung des Blutes erhöht, ist zu meiden. Der erkrankte Arm oder das Bein darf möglichst nicht verletzt werden; das gilt auch für Verbrennungen, Erfrierungen und kleinchirurgische Maßnahmen, wie das Entfernen von Warzen oder Hornhaut. Gut passende Schuhe mit ausreichendem Zehenraum können dazu beitragen, Verletzungen der Füße zu verhüten.

Bei Personen, die das Rauchen einstellen und dennoch an Arterienverschlüssen leiden, kann eine Bypass-Operation gemacht werden, um eine Amputation zu vermeiden.

Funktionelle periphere arterielle Durchblutungsstörung

Solche Durchblutungsstörungen sind deutlich seltener als die periphere arterielle Verschlusskrankheit. Im Normalfall verengen und erweitern sich die Arterien der Arme und Beine, als Antwort etwa auf Veränderungen der Temperatur.

Eine funktionelle periphere arterielle Durchblutungsstörung liegt vor, wenn sich die Arterien übermäßig stark und häufiger verengen und erweitern. Solche Veränderungen können auf Verletzungen, Arzneimittelwirkungen, einem ererbten Defekt in den Blutgefäßen und auf Störungen der Nerven im sympathischen Nervensystem, die den Vorgang der Erweiterung und des Zusammenziehens der Arterien kontrollieren, beruhen.

RAYNAUD-KRANKHEIT UND RAYNAUD-SYNDROM

Bei der Raynaud-Krankheit und dem Raynaud-Syndrom ziehen sich die kleinen Arterien (Arteriolen) in den Fingern und Fußzehen als Reaktion auf Kälte übermäßig zusammen.

Von Raynaud-Krankheit sprechen die Ärzte, wenn keine Ursache gefunden werden kann; die Bezeichnung Raynaud-Syndrom wird verwendet, wenn die Ursache bekannt ist. Die Raynaud-Krankheit ist verbreiteter als das Raynaud-Syndrom. 60 bis 90 Prozent der Menschen mit Raynaud-Krankheit sind Frauen zwischen 15 und 40 Jahren.

Alles, was das sympathische Nervensystem beeinflusst, insbesondere Kälte und starke Emotionen, kann die Arterien anregen, sich zusammenzuziehen. Auf diese Weise entwickelt sich die Raynaud-Krankheit.

Die Ursache für das Raynaud-Syndrom könnte in Krankheiten wie Sklerodermie, rheumatoider Arthritis, Kryoglobulinämie, einer Unterfunktion der Schilddrüse, Verletzungen, Reaktionen auf Arzneimittel wie Betablocker, Clonidin und die Migränemittel Ergotamin und Methysergid, zu suchen sein. Medikamente, die das Zusammenziehen der Blutgefäße anregen, können ein Raynaud-Syndrom verschlimmern. Einige Menschen mit Raynaud-Syndrom haben noch andere Krankheiten, die bei übermäßiger Konstriktion der Arterien auftreten können. Dazu zählt die Migräne, Prinzmetal-Angina und Lungenhochdruck. Die Verbindung des Raynaud-Syndroms mit diesen Erkrankungen deutet darauf hin, dass sie alle die gleiche Ursache für die Konstriktion der Arterien haben.

Symptome und Diagnose

Die kleinen Arterien in Fingern und Fußzehen ziehen sich sehr rasch zusammen, meist ausgelöst durch Kälte. Der Zustand kann Minuten oder Stunden anhalten. Finger und Zehen verfärben sich bleich oder bläulich und erscheinen marmoriert. Die betroffenen Finger und Zehen schmerzen normalerweise nicht, fühlen sich aber häufig taub, kribbelnd, brennend oder wie nach Nadelstichen an. Am Schluss können die betroffenen Stellen röter als normal oder bläulich erscheinen. Farbe und Gefühl normalisieren sich beim Aufwärmen. Wenn Episoden von Raynaud-Syndrom häufig und für immer längere Zeit auftreten (vor allem bei Personen mit Sklerodermie), kann sich die Haut der Finger und Zehen verändern: Sie kann glatt, glänzend und angespannt wirken. An den Spitzen der Fin-

▲ siehe Seite 118

ger oder Zehen können sich kleine, schmerzhafte Wunden bilden.

Häufig braucht es keine aufwändigen Verfahren, um die Diagnose zu stellen. Wird ein Arterienverschluss vermutet, wird eine Farb-Doppler-Sonographie ▲ gemacht – und zwar bevor und nachdem der Patient der Kälte ausgesetzt wird. Auch Blutuntersuchungen können Hinweise auf ein Raynaud-Syndrom geben.

Behandlung

Bei einer leichten Raynaud-Krankheit sollten die Betroffenen Kopf, Rumpf, Arme und Beine gut gegen Kälte schützen. Reagieren sie auf Aufregung mit Symptomen, können leichte Beruhigungsmittel und Biofeedback-Verfahren helfen. Das Rauchen muss eingestellt werden, weil Nikotin das Zusammenziehen der Arterien verstärkt.

Als Medikamente werden bei Raynaud-Krankheit gewöhnlich Kalziumantagonisten ■ gegeben, etwa Nifedipin, Amlodipin, Diltiazem und Verapamil. Blutdruckmittel wie Doxazosin, Prazosin, Reserpin und Terazosin können ebenfalls wirksam sein. Sie können einzeln oder in Kombination angewendet werden.

Wenn die fortschreitende Krankheit den betroffenen Patienten im Alltagsleben entscheidend beeinträchtigt und andere Behandlungen nicht anschlagen, können Nerven des sympathischen Nervensystems zeitweilig stillgelegt oder durchtrennt werden, um die Symptome zu lindern. Selbst wenn diese Methode erfolgreich ist, hält die Linderung eventuell nur ein oder zwei Jahre an. Die Methode ist gewöhnlich bei Menschen mit Raynaud-Krankheit effektiver als bei solchen mit Raynaud-Syndrom. Bei Menschen mit Raynaud-Syndrom wird vor allem die Krankheit behandelt, die ursächlich sein könnte.

BLAUSUCHT

Bei einer Blausucht (Akrozyanose) verfärben sich beide Hände, seltener beide Füße dauerhaft und ohne Schmerzen bläulich. Verursacht wird die Störung durch unerklärliche Verkrampfungen der Blutgefäße in der Haut.

Die Krankheit betrifft gewöhnlich Frauen. Sie haben oft kalte und bläuliche Finger, Hände, Zehen und Füße. Manchmal schwitzen sie übermäßig und schwellen an. Kälte verstärkt die bläuliche Färbung normalerweise, Wärme verringert sie. Die Störung ist nicht schmerzhaft und schädigt die Haut nicht.

Die Symptome beschränken sich stets auf die Hände oder Füße und bleiben auch bei normaler Pulsfrequenz bestehen. Eine Behandlung ist gewöhnlich nicht erforderlich. Medikamente, wie etwa Kalziumantagonisten ★, die die Blutgefäße erweitern, helfen meist nicht. In seltenen Fällen werden Nerven des sympathischen Nervensystems durchtrennt (Sympathektomie), um die Symptome zu lindern.

ERYTHROMELALGIE

Die Erythromelalgie (Erythrothermalgie, Erythermalgie) ist ein seltenes Syndrom, bei dem sich die Arteriolen in der Haut regelmäßig erweitern, brennende Schmerzen verursachen und die Haut heiß werden lassen; das Syndrom führt auch zu roter Verfärbung der Füße, etwas seltener der Hände.

Gewöhnlich ist die Ursache einer Erythromelalgie unbekannt und die Krankheit bricht bei Personen über 20 Jahren aus. Eine seltene, erbliche Form tritt jedoch schon gleich nach der Geburt oder im Kindesalter auf. Manchmal ist die Krankheit auf Arzneimittel wie Nifedipin (bei Bluthochdruck) oder Bromocriptin (bei Parkinson-Krankheit) zurückzuführen. Die Störung tritt auch bei Personen auf, die Blutkrankheiten (myeloproliferative Erkrankungen, bösartige Erkrankungen der blutbildenden Organe), Bluthochdruck, Veneninsuffizienz, Diabetes mellitus, rheumatoide Arthritis, Weißfleckenkrankheit, Gicht, Erkrankungen des Rückenmarks oder Multiple Sklerose haben. Die Erythromelalgie tritt meist schon zwei bis drei Jahre vor der Diagnose der zugrunde liegenden Krankheit auf.

Zu den Symptomen gehören Brennen der Füße und Hände, die sich heiß anfühlen und rot färben. Krankheitsschübe werden meistens durch Temperaturen von mehr als 29 °C ausgelöst. Die Symptome können jahrelang nur schwach sein, können aber auch zunehmen und den Betroffenen am Ende arbeitsunfähig werden lassen.

Die Diagnose stützt sich auf die Symptome und auf die hohe Hauttemperatur. Untersuchungen, z. B. die Zählung der Blutzellen, können veranlasst werden, um die Ursache zu finden.

Zur Behandlung gehören Ruhe, das Höherlegen von Armen und Beinen, das Auflagen von

---

▲ siehe Seite 114   ■ siehe Tabelle Seite 127
★ siehe Tabelle Seite 127

Kältepackungen und das Eintauchen in kaltes Wasser. Diese Maßnahmen lindern manchmal die Symptome oder sie verhüten einen neuen Krankheitsschub. Wenn keine ursächliche Krankheit gefunden wird, können Azetylsalizylsäure und Medikamente helfen, die die Blutgefäße verengen (etwa Ephedrin, Methysergid und Propranolol). Azetylsalizylsäure hilft jedoch nicht bei der Form, die schon nach der Geburt oder im Kindesalter auftritt. Wenn eine Krankheit als Ursache festgestellt werden kann, dürfte die Behandlung dieser Krankheit die Symptome mildern.

Aneurysma und Aortendissektion

Die Aorta ist mit einem Durchmesser von rund zweieinhalb Zentimetern die größte Arterie im Körper. Sie nimmt das mit Sauerstoff angereicherte Blut aus der linken Herzkammer auf und versorgt damit alle Bereiche des Körpers, die Lunge ausgenommen (sie wird von der rechten Herzkammer mit Blut versorgt). Kurz nachdem die Aorta das Herz verlässt, verzweigt sie sich in kleinere Arterien, die den Kopf und die Arme versorgen. Auf ihrem Weg von der linken Herzkammer bis zur unteren Bauchregion am oberen Ende des Hüftknochens (Becken) zweigen immer wieder kleinere Arterien ab. An diesem Punkt verzweigt sich die Aorta in die Hüftschlagadern, die beide Beine mit Blut versorgen.

Zu den Krankheiten der Aorta zählen Ausweitungen (Aneurysmen) in Bereichen einer Gefäßwandschwäche sowie die Ablösung der Gefäßwandschichten voneinander (Dissektion). Beides kann zum plötzlichen Tod führen. Gewöhnlich entwickeln sich die Erkrankungen aber über Jahre hinweg. Aneurysmen gibt es auch in anderen Arterien.

Aneurysmen

Ein Aneurysma ist eine Ausweitung in der Arterienwand; meistens ist die Aorta betroffen.

Gewöhnlich ist der Bereich der Gefäßwand erweitert, dessen Gewebe geschwächt ist. Der Druck in der Arterie beult diesen geschwächten Bereich aus. Ohne Behandlung kann das Aneurysma reißen, und es kommt zu einer inneren Blutung.

Aneurysmen können überall im Verlauf der Aorta entstehen. Drei Viertel von ihnen bilden sich in dem Teil, der den Bauchraum durchläuft (Bauchschlagader), der Rest betrifft den Teil, der im Brustraum verläuft (Brustschlagader). Auch in anderen Arterien können Aneurysmen auftreten: im Bereich der Kniekehle (Poplitealarterie), den Hauptarterien in den Schenkeln (Femoralarterien), der Arterie, die den Kopf versorgt (Karotis), denen, die dem Gehirn Blut zuführen (Zerebralarterien) und in den Arterien, die das Herz versorgen (Koronararterien). Bei älteren Personen kommen Aneurysmen häufig dort vor, wo sich Arterien verzweigen (z. B. wo sich die Bauchschlagader aufteilt und in besonders belasteten Bereichen, wie dem Knie). Aneurysmen können rundlich (sacciform) und spindelförmig (fusiform) sein. Die meisten sind fusiform.

Die häufigste Ursache von Aneurysmen ist Arteriosklerose, da sie die Gefäßwände schwächt. Weniger häufige Ursachen sind Verletzungen, entzündliche Erkrankungen der Aorta, vererbte Krankheiten des Bindegewebes wie das Marfan-Syndrom sowie Infektionskrankheiten wie Syphilis. Bei Personen mit Marfan-Syndrom bildet sich ein Aneurysma am häufigsten in dem Abschnitt, wo die Aorta dem Herzen entspringt. Bei älteren Menschen hängen fast alle Aneurysmen mit Arteriosklerose zusammen. Bluthochdruck und Zigarettenrauchen erhöhen das Risiko für ein Aneurysma.

In einem Aneurysma bilden sich häufig Blutgerinnsel (Thromben), weil dort das Blut nur träge fließt. Ein solches Gerinnsel kann sich über die gesamte Wand des Aneurysmas ausbreiten. Davon kann sich ein Stück ablösen, mit

Wo Aortenaneurysmen auftreten

Aneurysmen können sich überall im Verlauf der Aorta entwickeln. Am häufigsten treten sie in der Bauchschlagader auf, sonst auch in der Brustaorta vor, zumeist in der aufsteigenden Schlagader.

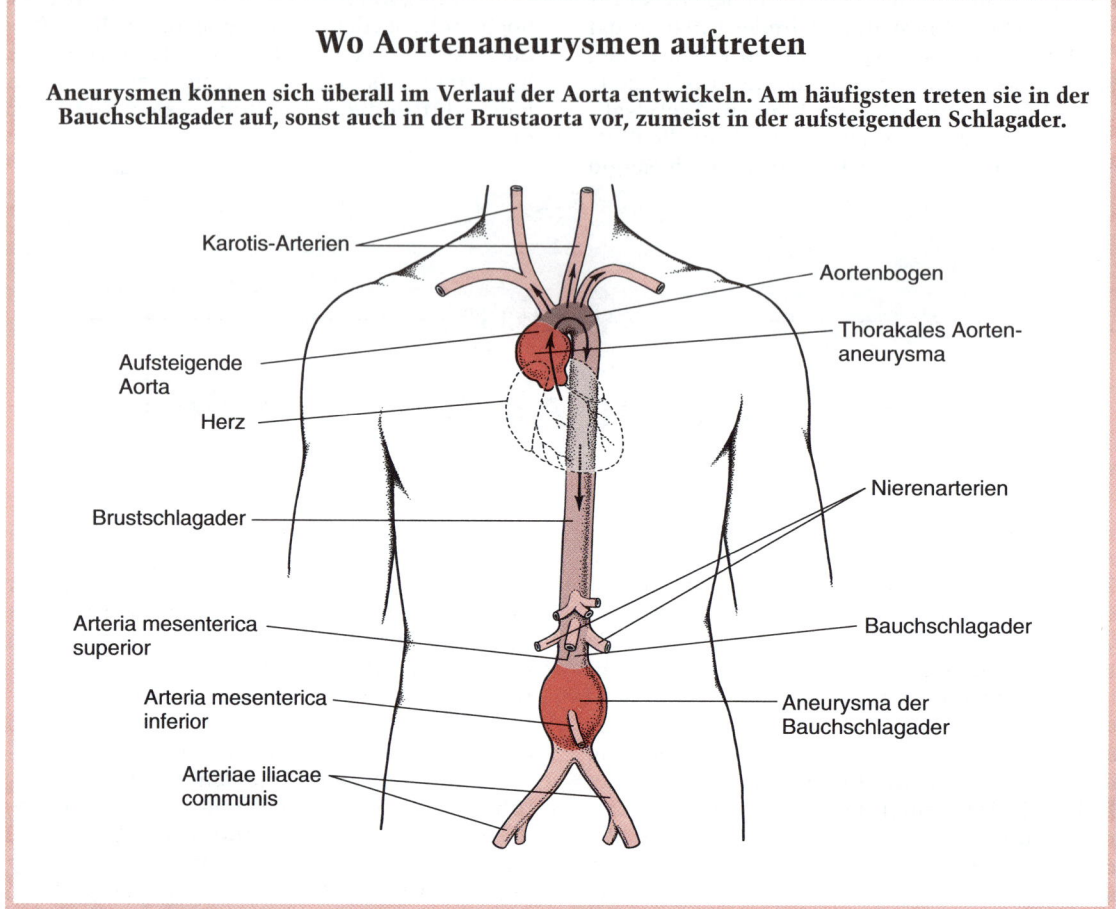

dem Blut wandern und Arterien verschließen (Embolie). Aneurysmen in der Kniekehlenarterie neigen sehr dazu, Gerinnsel zu bilden. Gelegentlich kommen Kalziumablagerungen in den Wänden der Aneurysmen vor.

BAUCHAORTENANEURYSMA

Ein Bauchaortenaneurysma tritt dort auf, wo die Aorta den Bauchraum durchläuft.

Ein Bauchaortenaneurysma kann in jedem Alter auftreten, kommt aber am häufigsten bei Männern zwischen 50 und 80 Jahren vor. Es erscheint in manchen Familien gehäuft, oft auch bei Personen mit Bluthochdruck, die zudem noch rauchen. Etwa 20 Prozent der Bauchaortenaneurysmen reißen irgendwann.

▲ siehe Seite 135

Symptome

Menschen mit einem Bauchaortenaneurysma spüren häufig pulsierende Gefühle im Bauch. Das Aneurysma kann Schmerzen verursachen; typisch ist ein heftiger, durchdringender Schmerz, der hauptsächlich in der Rückengegend gefühlt wird. Er kann vernichtend wahrgenommen werden und bleibt unvermindert, wenn das Aneurysma ausläuft.

Das erste Anzeichen einer Ruptur eines Aneurysmas ist ein unerträglicher Schmerz im unteren Bauchraum und Rücken; der Bereich über dem Aneurysma ist empfindlich. Wenn die innere Blutung schwer ist, kann die betroffene Person schnell einen Schock ▲ erleiden. Die Ruptur eines Aneurysmas kann tödlich enden.

Diagnose

Viele Menschen mit einem Aneurysma haben keine Beschwerden; bei ihnen wird es höchstens zufällig oder beim Röntgen oder Ultraschall diagnostiziert. Der Arzt kann unter Umständen eine pulsierende Masse in der Mitte des Bauchraums fühlen. Mit einem Stethoskop kann er gewöhnlich in der Bauchmitte ein zischendes Geräusch (Bruits) durch die Turbulenzen hören, wenn das Blut am Aneurysma vorbeifließt. Bei stark übergewichtigen Personen können selbst umfangreiche Aneurysmen unentdeckt bleiben. Aneurysmen, die sich rasch vergrößern und zur Ruptur neigen, verursachen gewöhnlich Schmerzen und sind empfindlich, wenn der Bauchraum untersucht wird.

Gelegentlich zeigt eine Röntgenaufnahme ein Bauchaneurysma, wenn nämlich Kalziumablagerungen in der Wand vorkommen. Andere Methoden sind aber hilfreicher, um Aneurysmen zu erkennen und ihre Größe zu bestimmen, z. B. eine Ultraschalluntersuchung. Ein Aneurysma wird regelmäßig per Ultraschall kontrolliert, um zu sehen, ob und wie schnell es sich vergrößert. Eine Kontrastmittel-Computertomographie und eine Magnetresonanztomographie des Bauches können Größe und Form des Aneurysmas noch genauer darstellen.

Behandlung

Aneurysmen mit einem Durchmesser von weniger als fünf Zentimetern reißen nur selten auf. Die Behandlung erfolgt mit blutdrucksenkenden Medikamenten ▲. Mit bildgebenden Verfahren lassen sich das Wachstum des Aneurysmas und die Notwendigkeit einer Operation erkennen. Anfangs werden solche Aufnahmen alle drei bis sechs Monate gemacht, später abhängig davon, wie rasch sich das Aneurysma vergrößert.

Bei Aneurysmen mit einem Durchmesser von mehr als sechs Zentimetern kommen Gefäßwandrisse sehr viel häufiger vor. Dann kann eine Operation sinnvoll sein, bei der ein Kunststoffimplantat eingesetzt wird. Dabei gibt es zwei Verfahren. Der herkömmliche Eingriff erfolgt unter Vollnarkose; ein Schnitt wird vom unteren Ende des Brustbeins bis unterhalb des Nabels geführt. Das Implantat wird in die Aorta eingesetzt, die Wände des Aneurysmas werden darum herumgeschlagen und der Schnitt wird wieder geschlossen. Diese Operation dauert drei bis sechs Stunden, der Krankenhausaufenthalt fünf bis acht Tage. Bei einer neueren, weniger invasiven Methode wird ein so genannter Stent-Graft eingesetzt. Der Eingriff wird in Rückenmarknarkose (Epiduralanästhesie) gemacht, die die Schmerzempfindlichkeit von der Hüfte an abwärts ausschaltet. Durch einen kleinen Schnitt in der Leiste wird ein langer, dünner Führungsdraht in die Aorta eingeführt und bis zum Aneurysma vorgeschoben. Ein Katheter, der den Stent-Graft (ein zusammenlegbares Gitterröhrchen) enthält, wird über den Führungsdraht geschoben und innerhalb des Aneurysmas platziert. Dann wird der Stent entfaltet und formt so einen stabilen Kanal für das durchfließende Blut. Dieses Verfahren dauert zwei bis fünf Stunden, der Krankenhausaufenthalt zwei bis fünf Tage.

Beim Riss oder einer drohenden Ruptur eines Bauchaortenaneurysmas ist eine Notoperation erforderlich. Durch den Riss können die Nieren geschädigt werden, wenn sie von der Blutzufuhr abgeschnitten werden; der Blutverlust kann zum Schock führen. Wenn nach der Operation ein Nierenversagen auftritt, sind die Überlebenschancen nur sehr gering.

Ein unbehandelter Riss eines Aortenaneurysmas ist immer tödlich.

THORAKALE AORTENANEURYSMEN

Thorakale Aortenaneurysmen sind Aneurysmen in dem Teil der Aorta, die den Brustraum (Thorax) durchläuft.

Aortenaneurysmen im Brustraum werden viel häufiger als früher entdeckt, seit die Computertomographie des Brustraums verstärkt eingesetzt wird, um andere Krankheiten zu diagnostizieren. Bei einer häufig vorkommenden Form des thorakalen Aortenaneurysmas verändern sich die Wände der Aorta (Mediadegeneration) und der herznahe Abschnitt der Aorta vergrößert sich. Durch diese Vergrößerung kann sich eine Fehlfunktion der Klappe zwischen dem Herzen und der Aorta (Aortenklappe) entwickeln; dann fließt Blut nach rückwärts in das Herz zurück, auch wenn die Klappe geschlossen ist (Aortenklappeninsuffizienz). Etwa die Hälfte aller Patienten, die von dieser Krankheit betroffen sind, leidet auch am Marfan-Syndrom. Bei den übrigen ist keine Ursache ersichtlich; allerdings weisen viele von ihnen Bluthochdruck auf. In seltenen Fällen ist ein Aneurysma im herznahen Abschnitt der Aorta die Folge einer Syphilisinfektion. Thorakale Aneurysmen in weiter vom Herzen entfernten Bereichen der Aorta können die Folge von Verletzungen mit einem stumpfen Gegenstand sein.

▲ siehe Seite 126

Symptome

Aortenaneurysmen im Brustraum können recht groß werden, ohne Symptome zu verursachen. Beschwerden entstehen, wenn die sich ausdehnende Aorta auf benachbartes Gewebe drückt. Typisch sind Schmerzen im oberen Rückenbereich, Husten und Keuchen. In seltenen Fällen kann der Betroffene Blut husten, verursacht durch den Druck in den benachbarten Atemwegen oder einer geschädigten Luftröhre. Drückt das Aneurysma auf die Speiseröhre, fällt das Schlucken schwer. Heiserkeit entsteht bei Druck auf den Nerv, der zum Kehlkopf führt. Eine Gruppe von Symptomen, die vom Druck auf bestimmte Nerven im Brustraum herrühren, wird Horner-Syndrom ▲ genannt. Zu diesen Symptomen gehören verengte Pupillen, hängende Augenlider und einseitiges Schwitzen im Gesicht. Abnormales Pulsieren im Brustraum kann ebenfalls auf ein Brustaortenaneurysma hindeuten. Eine verlagerte Luftröhre kann in der Röntgenaufnahme festgestellt werden.

Bei der Ruptur eines thorakalen Aortenaneurysmas fühlt der Betroffene vernichtende Schmerzen, die im oberen Teil des Rückens beginnen. Sie können den Rücken hinunter bis in den Unterleib ausstrahlen. Die Schmerzen können auch in der Brust und den Armen fühlbar sein – ähnlich wie bei einem Herzinfarkt. Der Betroffene kann rasch einen Schock ■ erleiden und an den Folgen der inneren Blutungen sterben.

Diagnose

Ein thorakales Aortenaneurysma wird anhand der Symptome oder zufällig diagnostiziert. Eine Röntgenuntersuchung des Brustraumes aus einem anderen Grund kann ebenfalls zur Entdeckung des Aneurysmas führen. Um die genaue Größe des Aneurysmas festzustellen, können eine Computertomographie, Szintigraphie und eine transösophageale Sonographie (bei der der Ultraschallkopf über den Hals in die Speiseröhre eingeführt wird) hilfreich sein. Ob eine Operation nötig ist und welche, wird mithilfe einer Röntgenkontrastaufnahme (Aortographie) entschieden. Auch eine Magnetresonanzangiographie oder eine CT-Angiographie können nötig sein.

Behandlung

Ist das thorakale Aortenaneurysma sechs Zentimeter oder größer, wird gewöhnlich operiert.

Dabei wird ähnlich wie beim Bauchaortenaneurysma ein Kunststoffimplantat eingesetzt. Vor der Operation sollen ein Betablocker, ein Kalziumantagonist oder ein anderes blutdrucksenkendes Medikament ★ die Herzfrequenz und den Blutdruck senken und das Risiko einer Ruptur verringern. Der Krankenhausaufenthalt beträgt fünf bis acht Tage bei der Operation, bei der die Brusthöhle geöffnet wird, und zwei bis fünf Tage, wenn mittels Katheter ein Stent-Graft eingesetzt wird. Bei Patienten mit Marfan-Syndrom ist das Risiko einer Ruptur größer; bei ihnen wird schon bei kleineren Aneurysmen zur Operation geraten.

ANEURYSMEN IN ANDEREN ARTERIEN

Aneurysmen können auch in der Kniekehle (Poplitealarterie), der Hüfte (Femoralarterie), am Herzen (Koronararterie) und, wenn auch selten, am Hals (Karotis) auftreten. Bei älteren Menschen kommen sie häufiger vor als bei jüngeren.

Viele dieser Aneurysmen beruhen auf einer angeborenen Gewebeschwäche oder auf Arteriosklerose. Andere sind die Folge von Verletzungen oder von Infektionen der Arterienwände durch Bakterien oder Pilze. Solche Infektionen entstehen meist ursprünglich in anderen Bereichen des Körpers, bevorzugt an einer der Herzklappen ●.

Die meisten Aneurysmen in der Kniekehle und Hüfte bleiben symptomlos. Allerdings können sich in einem Aneurysma Blutgerinnsel bilden, ablösen und eine Arterie im Unterschenkel oder Fuß verschließen. Emboli aus Aneurysmen der Karotis können Arterien im Gehirn verschließen und zum Schlaganfall führen. Aneurysmen an der Popliteal- oder Femoral-, der Herzkranzarterien oder der Karotis reißen nur selten.

In der betroffenen Arterie ist oft eine pulsierende Masse zu fühlen. Eine Ultraschalluntersuchung oder eine Computertomographie können die Diagnose sichern. Bei Aneurysmen der Poplitealarterie mit einem Durchmesser von mehr als 2,5 Zentimetern wird gewöhnlich operiert. Meist werden auch Aneurysmen der Femoralarterien und der Karotis operativ behoben.

Aneurysmen können auch in den Arterien des Gehirns vorkommen. Wenn sie reißen, führt die Blutung in das Gehirngewebe (intrazerebrale Hämorrhagie) zum Schlaganfall. Die Diagnose und Behandlung zerebraler Aneurysmen unterscheiden sich von denen anderer

---

▲ siehe Kasten Seite 579   ■ siehe Seite 135
★ siehe Tabelle Seite 126   ● siehe Seite 172

Aneurysmen. ▲ Besonders gefährlich sind Infektionen der Aneurysmen von Gehirnarterien; dabei kommt es auf möglichst frühzeitige Behandlung an. Häufig wird ein chirurgischer Eingriff erforderlich, der aber immer mit Risiken verbunden ist.

Aortendissektion

Eine Aortendissektion ist eine oft lebensbedrohliche Krankheit, bei der die innere Schicht der Aortenwand aufreißt.

Wenn die Innenschicht der Gefäßwand einer Schlagader reißt, dringt Blut ein und schert die mittlere Schicht der Wand von der noch intakten Außenschicht ab (dissektieren). Als Ergebnis bildet sich eine neue, aber falsche Blutbahn in der Aortenwand. Aortendissektionen kommen dreimal häufiger bei Männern als bei Frauen vor. Rund drei Viertel aller Aortendissektionen treten bei Menschen zwischen 40 und 70 Jahren auf.

Meist beruht eine Aortendissektion auf geschädigten Arterienwänden. Diese Schädigungen treten gewöhnlich mit erhöhtem Blutdruck auf.

Auch angeborene Bindegewebekrankheiten, vor allem das Marfan-Syndrom ■ und das Ehlers-Danlos-Syndrom ★, können eine Ursache sein. Ebenso kann die Krankheit auf angeborenen Fehlern am Herzen oder an den Gefäßen beruhen ●, etwa auf einer Aortenisthmusstenose, auf einer Verbindung zwischen der Aorta und der Pulmonalarterie (Ductus arteriosus) oder auf einer geschädigten Aortenklappe. Zu weiteren Ursachen zählen Arteriosklerose und Verletzungen. Selten kommt es versehentlich zu einer Aortendissektion, wenn Ärzte einen Katheter in eine Arterie legen (etwa während einer Aortographie) oder während einer Operation am Herzen oder an den Blutgefäßen.

Symptome

Praktisch jeder Mensch mit einer Aortendissektion hat Schmerzen – typisch ist ein plötzlicher, unerträglicher Schmerz, der oft als reißend oder schlitzend beschrieben wird. Meist fühlen Betroffene den Schmerz quer durch den Brustraum; ähnlich häufig werden die Schmerzen im Rücken zwischen den Schulterblättern empfunden. Manchmal setzt sich der Schmerz abwärts im Verlauf in Richtung der Aorta fort – der Ausbreitung der Dissektion folgend.

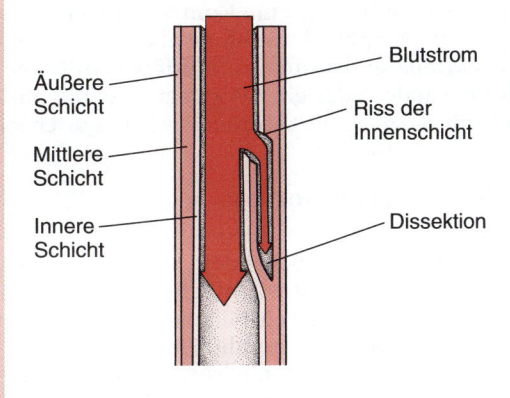

Aortendissektion

Bei einer Aortendissektion reißt die innere Schicht der Aortenwand auf, Blut dringt durch den Riss ein und trennt (dissektiert) die mittlere von der äußeren Schicht der Gefäßwand. Als Folge bildet sich ein neuer, aber falscher Blutkanal in der Wand.

Äußere Schicht
Mittlere Schicht
Innere Schicht
Blutstrom
Riss der Innenschicht
Dissektion

Bei fortschreitender Dissektion können sich Teile der Aorta, an dem mehrere Arterien abzweigen, verschließen. Das wirkt sich verschieden aus, je nachdem welche Arterien blockiert sind. Die Folgen reichen vom Schlaganfall (wenn Arterien verschlossen sind, die das Gehirn versorgen) über Herzinfarkt (wenn die Koronararterien gesperrt sind, die den Herzmuskel versorgen), plötzliche Schmerzen im Bauchraum (wenn die Mesenterialarterie betroffen ist, die den Darm versorgt), Schmerzen im unteren Rücken (bei Verschluss der Arterien, die die Nieren versorgen) bis zu Nervenschäden, die Kribbeln hervorrufen und zur Bewegungsunfähigkeit führen (wenn Spinalarterien des Rückenmarks betroffen sind).

Aus einer Dissektion kann Blut in den Brustraum austreten und sich dort ansammeln. In unmittelbarer Nähe zum Herzen kann das Blut in den Raum zwischen den beiden Gewebeschichten, die das Herz einhüllen, eindringen; das ist lebensbedrohlich, weil sich das Herz nicht mehr ordnungsgemäß mit Blut füllt und eine Herzbeuteltamponade ◆ entsteht.

▲ siehe Seite 496   ■ siehe Seite 1589
★ siehe Seite 1588   ● siehe Seite 1486
◆ siehe Kasten Seite 177

Diagnose

Die Symptome einer Aortendissektion sind charakteristisch. Bei etwa zwei Dritteln der betroffenen Patienten ist der Puls in Armen und Beinen verringert oder gar nicht fühlbar. Eine Dissektion in der Nähe des Herzens kann ein typisches Geräusch hervorrufen, das im Stethoskop hörbar ist.

Röntgenaufnahmen des Brustraums lassen die Aortendissektion meist erkennen. Schnell und zuverlässig gibt eine Kontrastmittel-Computertomographie Aufschluss über die Aortendissektion; sie ist auch in Notfällen hilfreich. Ein normales oder ein Ösophagus-Echokardiogramm ▲ zeigt die Aortendissektionen ebenfalls verlässlich.

Behandlung und Prognose

Menschen mit Aortendissektion werden intensivmedizinisch behandelt und überwacht. Es werden so schnell wie möglich Medikamente gegeben, gewöhnlich Nitroprussid-Natrium und ein Betablocker, um die Herzfrequenz und den Blutdruck auf den niedrigsten, für die Blutversorgung von Gehirn, Herz und Nieren gerade noch ausreichenden Wert abzusenken. Sehr bald danach müssen sich die Ärzte entschließen, ob sie operieren oder die Arzneimittelbehandlung ohne chirurgischen Eingriff fortsetzen wollen.

Bei einer Aortendissektion, die den herznahen Abschnitt der Aorta betrifft, wird fast immer operiert – es sei denn, die Risiken der Operation wären aufgrund von Komplikationen zu hoch. Bei weiter vom Herzen entfernt auftretenden Dissektionen wird meist die Arzneimittelbehandlung ohne Operation fortgesetzt. Eine Operation ist jedoch immer dann nötig, wenn Blut aus der Arterie austritt, die Blutzufuhr zu den Beinen oder zu lebenswichtigen Organen im Bauchraum abgeschnitten ist, wenn die Dissektion schwere Symptome hervorruft, sich vergrößert oder bei Menschen mit Marfan-Syndrom auftritt.

Bei der Operation entfernt der Chirurg den größtmöglichen Teil der betroffenen Aorta, schließt den falschen Kanal zwischen der mittleren und der äußeren Schicht der Aortenwand und stellt die Aorta mithilfe eines Kunststoffimplantats wieder her. Wenn die Aortenklappe nicht dicht schließt, wird sie operativ abgedichtet oder ersetzt. Diese Operation dauert drei bis sechs Stunden; der Krankenhausaufenthalt beträgt sieben bis zehn Tage.

Alle Patienten mit Aortendissektion müssen lebenslang Arzneimittel einnehmen, die den Blutdruck niedrig halten. Meist handelt es sich um Betablocker oder Kalziumantagonisten in Kombination mit blutdrucksenkenden Mitteln wie ACE-Hemmern ■. Damit wird die Belastung der Aorta verringert.

An Komplikationen können später auftreten: eine weitere Dissektion, Aneurysmen in der geschwächten Aorta und zunehmender Blutrückfluss durch eine undichte Aortenklappe. Jede dieser Komplikationen kann eine Operation erforderlich machen.

KAPITEL 36

Erkrankungen der Venen

Die Venen leiten das Blut aus allen Organen des Körpers ins Herz zurück. Die großen Venen laufen parallel zu den großen Arterien und tragen auch oft die gleiche Bezeichnung, aber die Bahnen des Venensystems sind komplizierter als die der Arterien. Viele namenlose kleine Venen bilden unregelmäßige Netzwerke und verbinden sich wieder mit den großen Venen.

Viele Venen, besonders jene in Armen und Beinen, haben Klappen, die das Blut nur in eine Richtung fließen lassen. Jede Klappe besteht aus zwei Flügeln (Segel oder Blättchen) mit sich überlappenden Rändern. Wenn das Blut Richtung Herz fließt, klappt es die Segel auseinander wie ein Paar Schwingtüren. Wenn Schwerkraft und Muskelkontraktionen das Blut zurück-

▲ siehe Seite 114   ■ siehe Tabelle Seite 126

zupressen versuchen oder wenn sich das Blut in einer Vene staut, werden die Segel verschlossen und verhindern den Rückfluss. So helfen die Klappen, das Blut zum Herzen zurückzutransportieren.

Die bei Venen vorherrschenden Störungen sind Entzündungen, Verschlüsse und Schädigungen, die die Venen erweitern und zu Krampfadern führen. Die Beinvenen sind besonders anfällig, denn das Blut muss beim Stehen gegen die Schwerkraft aus den Venen nach oben zum Herzen fließen.

In den Beinen gibt es oberflächliche Venen im Fettgewebe unter der Haut und tiefe Venen, die in den Muskeln verlaufen. Kurze Venen verbinden die oberflächlichen mit den tiefen Venen.

Die tiefen Venen spielen beim Aufwärtstransport des Blutes eine Hauptrolle. Die Klappen in den tiefen Venen verhindern den Rückfluss des Blutes, und die umgebenden Muskeln üben Druck auf sie aus und helfen so, das Blut nach oben zu pressen. Die kräftigen Wadenmuskeln sind besonders wichtig, um die tiefen Venen bei jedem Schritt zusammenzudrücken. Das meiste Blut aus den Beinen transportieren die tiefen Venen zum Herzen zurück.

Oberflächliche Venen spielen beim Rücktransport des Blutes nur eine untergeordnete Rolle. Sie besitzen zwar die gleiche Art von Klappen wie die tiefen Venen, sind aber nicht von Muskeln umgeben. Demzufolge wird das Blut nicht durch Muskelkraft nach oben transportiert, und es fließt langsamer als in den tiefen Beinvenen. Ein großer Teil des Blutes wird aus den Oberflächenvenen durch die vielen Verbindungsvenen in die tiefen Venen abgeleitet. Klappen lassen in ihnen das Blut zwar aus den oberflächlichen in die tiefen Venen fließen, aber nicht umgekehrt.

Tiefe Venenthrombose

Bei einer tiefen Venenthrombose haben sich in den tiefen Venen Blutgerinnsel (Thromben) gebildet.

Thromben können in den tiefen Beinvenen auftreten und dort eine tiefe Venenthrombose verursachen oder in den oberflächlichen Venen; dort rufen sie eine oberflächliche Venenentzündung mit Blutgerinnsel (Thrombophlebitis) hervor. ▲

Bei einer Thrombophlebitis treten Blutgerinnsel (Thromben) und Venenentzündung (Phlebitis) zusammen auf. Da eine Thrombose

Venenklappen

Die nur eine Richtung freigebenden Klappen bestehen aus zwei Flügeln (Segeln oder Blättchen) mit dicht schließenden Rändern. Diese Klappen helfen den Venen, das Blut zum Herzen zurückzutransportieren. Wenn das Blut in Richtung Herz fließt, öffnet es die Segel wie Türflügel, die sich nur in eine Richtung öffnen lassen (siehe Zeichnung links). Wenn die Schwerkraft das Blut zurückdrückt oder das Blut anfängt, in die Vene zurückzufließen, schließen sich die Segel sofort, um den Rückfluss zu verhindern (siehe Zeichnung rechts).

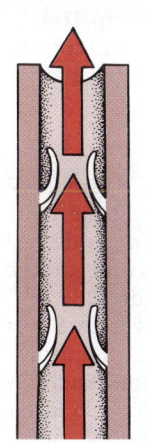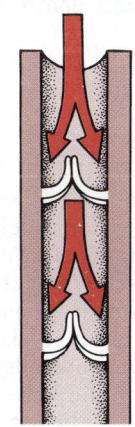

Offene Klappen Geschlossene Klappen

fast immer von einer Phlebitis begleitet ist, werden die Begriffe Thrombose und Thrombophlebitis austauschbar verwendet. Allerdings besteht ein erheblicher Unterschied zwischen tiefer Venenthrombose und Thrombophlebitis. Die tiefe Venenthrombose führt nur zu einer leichten Entzündung. Je geringfügiger aber die Entzündung im Bereich eines Gerinnsels ist, desto weniger fest haftet es an der Venenwand, desto leichter kann es sich lösen (zum Embolus werden), durch den Kreislauf wandern, sich in einer Arterie weiter abwärts festsetzen und dort den Blutfluss blockieren. Zusätzlich kann sich durch die Pumpwirkung der Wadenmuskeln ein Gerinnsel in einer tiefen Vene lösen, vor allem,

▲ siehe Seite 222

wenn der Betroffene auf dem Weg zur Besserung immer aktiver wird. Gerinnsel in den tiefen Venen können demnach gefährlich sein. Eine Thrombophlebitis der oberflächlichen Venen ist dagegen zwar schmerzhaft, aber relativ harmlos, weil die Gerinnsel dort gewöhnlich nicht zu wandern beginnen.

Emboli, die in den Beinvenen entstanden sind, passieren gewöhnlich das Herz und blockieren Lungenarterien; es entsteht eine **Lungenembolie** ▲. Wie schwer sie ist, liegt an der Größe und der Zahl der Emboli. Ein kleiner Embolus verschließt vielleicht eine kleine Arterie in der Lunge und zerstört nur wenig Lungengewebe (Lungeninfarkt). Ein großer Embolus kann jedoch das Blut, das aus der rechten Herzseite zur Lunge fließt, nahezu komplett blockieren und damit schnell zum Tod führen. Solche massiven Emboli gibt es nicht oft, dennoch ist eine tiefe Venenthrombose ein Grund zur Besorgnis.

Ursachen

Drei wesentliche Faktoren (Virchow-Trias) können zur tiefen Venenthrombose beitragen: Verletzung der inneren Venenwände, erhöhte Gerinnungsneigung des Blutes und geringe Strömungsgeschwindigkeit des Blutes.

Operationen, gespritzte reizende Stoffe und Krankheiten wie das Buerger-Syndrom können die Venenwände schädigen. Auch Gerinnsel können die Venen angreifen; dadurch wird es wahrscheinlicher, dass sich noch ein zweites Gerinnsel bildet.

Krankheiten, wie die Verbrauchskoagulopathie, lassen das Blut aus falschem Anlass gerinnen. Manche Krebsformen und hormonelle Verhütungsmittel können die Blutgerinnung ebenfalls beschleunigen. Manchmal ist die Gerinnungsneigung nach einer Geburt oder Operation verstärkt. Bei älteren Menschen sind Austrocknung und Rauchen häufige Gründe für diese Tendenz und können damit zu tiefen Venenthrombosen führen.

Bei längerer Bettlägerigkeit verlangsamt sich der Blutkreislauf, weil sich die Wadenmuskeln nicht zusammenziehen und das Blut nicht in Richtung Herz drücken. So kann sich beispielsweise nach einem mehrtägigen Krankenhausaufenthalt ohne ausreichende Bewegung der Beine eine tiefe Venenthrombose entwickeln. Sogar bei gesunden Menschen, die längere Zeit still sitzen, kann es zu einer Thrombose kommen – z. B. während lang dauernder Autofahrten und Flügen.

Symptome

Eine tiefe Venenthrombose ruft nur eine leichte Entzündung hervor; Schmerzen und Hautrötungen über der betroffenen Vene sind meist nur gering. Ungefähr die Hälfte der Betroffenen hat gar keine Symptome. Dann können Brustschmerzen als Folge einer Lungenembolie die ersten Anzeichen dafür sein, dass etwas nicht in Ordnung ist. Wenn durch die tiefe Venenthrombose der Blutfluss in einer großen Beinvene unterbrochen ist, schwillt die Wade an und schmerzt; sie reagiert empfindlich auf Berührung und fühlt sich warm an. Knöchel, Fuß und Oberschenkel können ebenfalls anschwellen, je nachdem welche Venen betroffen sind.

Manche Gerinnsel vergehen, indem sie sich in Narbengewebe umwandeln, das die Venenklappen beschädigen kann. Da die geschädigten Klappen die Funktion der Venen beeinträchtigen, sammelt sich Gewebeflüssigkeit (Ödem) und der Knöchel schwillt an. Das Ödem kann sich über das ganze Bein ausbreiten und sogar den Oberschenkel einbeziehen, wenn ein höherer Abschnitt der Vene verschlossen ist. Zum Abend hin verschlimmert sich das Ödem meist, weil das Blut die ganze Zeit entgegen der Schwerkraft nach oben zum Herzen fließen muss, wenn der Betroffene steht oder sitzt. Über Nacht klingt das Ödem ab, da sich die Venen besser entleeren, wenn die Beine liegen.

Chronische tiefe Veneninsuffizienz: Sie tritt im Spätstadium einer tiefen Venenthrombose auf. Die Klappen in den tiefen Venen und in den Verbindungsvenen der Beine sind defekt. Als Folge davon wird das Blut nicht richtig aus den Beinen zum Herzen zurücktransportiert. Schließlich können die betroffenen Venen absterben.

Die Ödeme in den Beinen sind ständig vorhanden und werden zum Abend hin schlimmer. Die Haut an der Innenseite der Knöchel schuppt sich und juckt und kann sich rötlichbraun färben. Die Verfärbung wird durch rote Blutkörperchen verursacht, die aus den angeschwollenen Venen in die Haut ausgetreten sind. Die verfärbte Haut ist leicht verwundbar, und schon geringfügige Verletzungen, wie Kratzer oder ein Stoß, kann sie reißen und ein Geschwür entstehen lassen. Krampfadern können sich bilden. Zusätzlich zu den Schmerzen, die das Geschwür verursacht, können noch pochende Schmerzen beim Stehen oder Gehen auftreten.

Wenn das Ödem groß ist und dauerhaft besteht, bildet sich Narbengewebe, das Flüssig-

▲ siehe Seite 268

keit in die Gewebe absondert. Als Folge davon wird die Wade ununterbrochen dicker und verhärtet sich. Dann treten häufiger Geschwüre auf, die schwer heilen.

Diagnose

Eine tiefe Venenthrombose ist schwer zu erkennen, besonders wenn es keine oder nur sehr leichte Schmerzen und Schwellungen gibt. Ein Krankheitsverdacht kann mit einer Farb-Doppler-Ultraschalluntersuchung ▲ bestätigt werden. Bestehen Symptome einer Lungenembolie, wird eine Röntgenaufnahme der Brust mit einem radioaktiven Kontrastmittel ■ gemacht. Diese Untersuchungen werden nur durchgeführt, wenn der Kranke keinen Zusammenbruch erlitten hat. Ein Kollaps deutet immer auf eine massive Lungenembolie hin und erfordert sofortige Behandlung.

Vorbeugung

Das Risiko für tiefe Venenthrombosen lässt sich zwar nicht völlig ausschalten, aber es kann verringert werden.

Personen, die anfällig für eine tiefe Venenthrombose sind, sollten ihre Sprunggelenke alle 30 Minuten zehnmal beugen und strecken. In diese Gruppe gehören auch Menschen, die erst kürzlich eine größere Operation überstanden haben und Personen, die eine lange Reisen machen. Während eines Langstreckenflugs sollte jeder alle zwei Stunden herumlaufen und sich strecken.

Stützstrümpfe verengen die Venen ein wenig und aktivieren so den Blutfluss. Dadurch wird eine Gerinnselbildung weniger wahrscheinlich. Vor einer tiefen Venenthrombose schützen sie allerdings nicht ausreichend. Sie können im Gegenteil dazu führen, sich fälschlicherweise in Sicherheit zu wiegen und wirksamere Methoden der Vorbeugung zu vernachlässigen. Werden die Strümpfe nicht richtig getragen, können sie sich zusammenbauschen und das Problem noch verstärken, indem sie das Blut abschnüren.

Kompressionsstrümpfe beugen Blutgerinnseln hingegen effektiv vor. Sie drücken auf die Waden und entleeren dadurch die Venen. Die Strümpfe werden vor einer Operation angezogen und währenddessen sowie danach angelassen, bis der Patient wieder umherläuft. Möglich ist es auch, eine so genannte pneumatische Kompression durchzuführen, bei der die aus Plastik gefertigten Strümpfe mit einer elektrischen Pumpe automatisch aufgeblasen und entleert werden.

Personen mit hohem Risiko für tiefe Venenthrombose bekommen bei Operationen Gerinnungshemmer ★ wie Heparin oder Phenprocoumon. Zu dieser Gruppe gehören Patienten mit Gerinnungsstörungen ● und solche, die bereits eine tiefe Venenthrombose erlitten haben. Bei Operationen wie bei dem Einsatz eines künstlichen Hüftgelenkes ist das Risiko besonders hoch. Gerinnungshemmer verhindern Blutgerinnsel viel erfolgreicher als elastische Strümpfe.

Behandlung

Zur Behandlung der tiefen Venenthrombose gehört auch, eine Lungenembolie zu verhindern. Zuerst kann eine Einweisung ins Krankenhaus erforderlich sein, aber manche Menschen können auch zu Hause behandelt werden. Gewöhnlich wird neben Gerinnungshemmern Bettruhe verordnet, wobei der Fuß etwa 15 Zentimeter höher gelagert wird, um zu verhindern, dass sich das Gerinnsel vergrößert. Normalerweise besteht die Behandlung in der Gabe von niedermolekularem Heparin, das unter die Haut gespritzt wird, gefolgt von Phenprocoumon, das eingenommen wird. Die Behandlung kann unterschiedlich lange dauern. Junge, aktive Menschen mit einer einmaligen tiefen Venenthrombose brauchen den Gerinnungshemmer möglicherweise nur zwei Monate zu nehmen. Personen, bei denen die tiefe Venenthrombose von einer Lungenembolie begleitet war, leben in großer Gefahr, dass sich das Ereignis wiederholt. Bei ihnen kann es nötig sein, das Mittel ein halbes Jahr lang einzunehmen. Menschen mit zwei oder mehr Fällen solcher Erkrankungen sollten auf unbestimmte Zeit Phenprocoumon einnehmen.

Durch das Medikament erhöht sich die Blutungsgefahr. Um dieses Risiko so gering wie möglich zu halten, wird regelmäßig die Gerinnungszeit des Blutes bestimmt und die Medikamentendosis den Ergebnissen angepasst.

Arzneimittel zur Auflösung des Blutgerinnsels (Thrombolytika) wie Plasminogenaktivatoren können vor allem dann intravenös gegeben werden, wenn das Gerinnsel nicht älter als 48 Stunden ist. Danach entwickelt sich in dem Gerinnsel Narbengewebe und ist nicht mehr so leicht aufzulösen.

Manchmal wird in einer großen Vene zwischen dem Herzen und dem von der tiefen

---

▲ siehe Seite 114   ■ siehe Seite 241

★ siehe Seite 270   ● siehe Seite 986

Venenthrombose betroffenen Bereich ein Filter (Schirm) angebracht; gewöhnlich in der unteren Hohlvene, die das Blut aus dem unteren Körperteil zum Herzen zurückbringt. Ein Filter kann Emboli auffangen, bevor sie die Lunge erreichen.

Bei einer Lungenembolie besteht die Behandlung meist aus der Gabe von Sauerstoff, schmerzstillenden Mitteln und Heparin, gefolgt von Phenprocoumon. Bei einer lebensbedrohlichen Lungenembolie werden Thrombolytika angewendet oder der Embolus wird operativ entfernt.

Bettruhe, das Hochlegen der Beine und Kompressionsbandagen von der Zehenbasis bis zum Knie mindern die Schwellung der Beine. Falsch angelegt, kann die Bandage allerdings mehr die obere Wade einschnüren als den Fuß und den Knöchel komprimieren, was dann wie eine Aderpresse wirkt. Deshalb sollten einen solchen Verband nur darin erfahrene Personen anlegen. Während des Tragens der Bandage ist Gehen wichtig. Geht die Schwellung nicht vollständig zurück, muss der Verband wiederholt angelegt werden. Die Venen erholen sich nach einer tiefen Venenthrombose niemals völlig. Nachdem die Kompressionsbandagen entfernt wurden, müssen jeden Tag Kompressionsstrümpfe getragen werden, um das erneute Auftreten von Schwellungen zu verhindern. Die Strümpfe brauchen nicht bis oberhalb der Knie zu reichen; Schwellungen in diesem Bereich haben geringe Bedeutung und verursachen keine Komplikationen.

Bei schmerzhaften Hautgeschwüren können sauber angelegte Kompressionsbandagen helfen. Werden diese Verbände ein- oder zweimal pro Woche angelegt, heilen die Geschwüre fast immer ab, da der Blutfluss in den Venen zunimmt. Die Geschwüre sind beinahe immer infiziert, sodass jedes Mal Eiter und übel riechender Ausfluss aus der Wunde austritt, wenn der Verband gewechselt wird. Diese Wundabsonderungen können mit Seife und Wasser abgewaschen und die Haut anschließend wieder getrocknet werden. Hautcremes, Balsame und Hautarzneien jeder Art bewirken kaum etwas.

Wenn die Durchblutung in den Venen verbessert ist, heilen die Geschwüre von selbst ab. Dann kann das tägliche Tragen von elastischen Strümpfen vor einem Rückfall bewahren. Der Strumpf muss erneuert werden, sobald er zu locker sitzt.

In seltenen Fällen erfordert ein nicht heilendes Geschwür eine Hauttransplantation. Danach muss ein elastischer Strumpf getragen werden, um erneute Geschwüre zu verhindern.

Oberflächliche Venenentzündung mit Thrombose

Bei einer oberflächlichen Venenentzündung mit Thrombose (Thrombophlebitis) ist eine oberflächliche Vene entzündet und in ihr ein Blutgerinnsel entstanden.

Die oberflächliche Thrombophlebitis betrifft meistens die oberflächlichen Venen in den Beinen, ist aber auch in den Leistenbeugen möglich. Oft tritt sie bei Menschen mit Krampfadern auf.

Selbst eine leichte Verletzung einer Krampfader kann zu einer Entzündung führen. Während bei der tiefen Venenthrombose nur eine leichte Entzündung entsteht, verursacht eine oberflächliche Thrombophlebitis eine akute Entzündung, durch die sich das Blutgerinnsel fest an die Venenwand anheftet; damit wird es unwahrscheinlich, dass es sich loslöst. Die oberflächlichen Venen sind nicht von Muskeln umschlossen, die einen Thrombus ablösen und wegdrücken könnten. Aus diesem Grund verursacht eine oberflächliche Venenentzündung selten eine Embolie.

Eine in normalen Venen wiederholt auftretende Thrombophlebitis wird Phlebitis migrans oder Thrombophlebitis migrans genannt. Sie kann das Zeichen für eine schwere Erkrankung sein, wie Krebs eines inneren Organs. Wenn Phlebitis migrans und Krebs zusammen auftreten, nennt man diese Erkrankung Trousseau-Phänomen.

Symptome und Diagnose

Die betroffene Stelle schmerzt, schwillt an und rötet sich, der Bereich wird warm und ist sehr empfindlich. Durch das geronnene Blut fühlt sich die Vene wie eine harte Schnur unter der Haut an. Das kann sich über ihre gesamte Länge hin erstrecken.

Behandlung

Meistens vergeht eine oberflächliche Venenentzündung von selbst wieder. Ein nichtsteroidaler Entzündungshemmer ▲ oder Azetylsalizylsäure hilft gewöhnlich, die Schmerzen zu lindern. Es kann aber Wochen dauern, bis die Knoten und die Druckempfindlichkeit vollständig ver-

▲ siehe Seite 434

Schirme verhüten eine Lungenembolie

Bei Menschen mit tiefer Venenthrombose kann sich ein Blutgerinnsel in der Beinvene lösen und mit dem Blutkreislauf wandern (Embolus).

Der Embolus gelangt zum Herzen, durch den rechten Vorhof und die Herzkammer in eine der Lungenarterien, die das Blut zur Lunge transportieren. Das Gerinnsel kann sich in einer Arterie der Lunge festsetzen und den Blutfluss blockieren (Lungenembolie). Eine Lungenembolie kann – je nach der Größe der verschlossenen Arterie – lebensbedrohlich sein.

Um eine Lungenembolie zu verhindern, kann ein Filter oder Schirm dauerhaft in die untere Hohlvene eingesetzt werden. Dieser fängt die Emboli auf, bevor sie das Herz erreichen, lässt das Blut aber ansonsten ungehinderten passieren. Die abgefangenen Emboli lösen sich manchmal von selbst wieder auf.

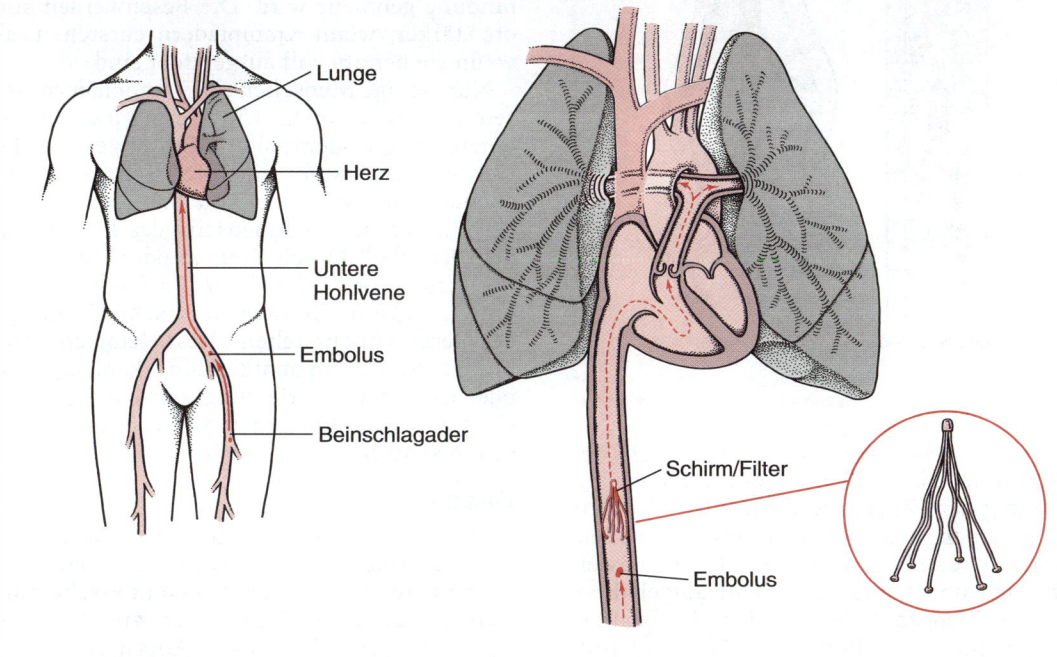

Lunge

Herz

Untere Hohlvene

Embolus

Beinschlagader

Schirm/Filter

Embolus

schwinden. Um die Besserung zu beschleunigen, kann der Arzt ein Mittel zur örtlichen Betäubung spritzen, das Gerinnsel entfernen und eine Kompressionsbandage anlegen, die mehrere Tage getragen werden muss.

Wenn die Venenentzündung in der Leistenbeuge auftritt, wo die oberflächliche Hauptvene in die tiefe Hauptvene mündet, kann ein Gerinnsel in die tiefe Vene wandern. Ein solcher Thrombus kann sich lösen und zum Embolus werden. Um das zu verhindern, kann die oberflächliche Vene operativ abgetrennt werden. Gewöhnlich kann diese Operation ambulant bei örtlicher Betäubung durchgeführt werden.

Krampfadern

Krampfadern (Varizen) sind vergrößerte oberflächliche Venen in den Beinen.

Die wahre Ursache für Krampfadern ist unbekannt, das Hauptproblem ist aber wohl eine Gewebeschwäche der Wände oberflächlicher Venen. Diese Schwäche kann ererbt sein. Mit der Zeit büßen die Venen an Elastizität ein. Sie dehnen, verlängern und erweitern sich und schlängeln sich schließlich unter der Haut entlang. Krampfadern entstehen oft während einer Schwangerschaft, verschwinden aber kurz nach der Geburt des Kindes wieder.

Die Klappen in Krampfadern

In gesunden Venen schließen die Ränder der Klappen dicht ab, um zu verhindern, dass das Blut rückwärts fließt. In einer Krampfader können die Ränder nicht dicht schließen, da die Vene unnatürlich geweitet ist. Als Folge fließt das Blut in die falsche Richtung.

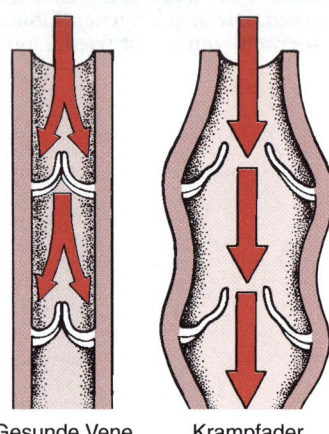

Gesunde Vene   Krampfader

Schlimmer als die Verlängerung ist die Erweiterung der Venen, die dazu führt, dass die Venenklappen nicht mehr richtig schließen. Beim Stehen sinkt das Blut durch die Schwerkraft nach unten und wird nicht aufgehalten, weil die Klappenränder auseinander klaffen. Dadurch fließt das Blut rückwärts und füllt die Venen schnell. Dünnwandige, geschlängelte Venen erweitern sich durch diesen Rückstau noch stärker. Auch einige der Verbindungsvenen, die normalerweise nur den Blutfluss aus den oberflächlichen zu den tiefen Venen erlauben, vergrößern sich. Dabei klaffen deren Klappenränder ebenfalls auseinander. Als Folge davon wird das Blut zurück in die oberflächlichen Venen gepresst, wenn die Muskeln die tiefen Venen zusammendrücken; auf diese Weise werden die oberflächlichen Venen noch weiter gedehnt.

Viele Menschen mit Krampfadern haben Besenreiser; das sind vergrößerte Kapillargefäße. Besenreiser können durch den Druck des Blutes aus den Krampfadern entstehen, die Ursache wird aber in hormonellen Veränderungen vermutet. Eine hormonelle Ursache würde erklä

ren, warum Besenreiser am häufigsten bei Frauen auftreten, vor allem während der Schwangerschaft.

Symptome und Komplikationen

Krampfadern sehen nicht nur unschön aus, sondern bereiten häufig Schmerzen und lassen die Beine rasch ermüden. Viele Betroffene sind aber trotz stark erweiterter Venen schmerzfrei. Der untere Teil des Beines und der Knöchel kann jucken, besonders wenn das Bein warm ist. Das Jucken verleitet zum Kratzen und führt zur Rötung oder einem Ausschlag, der oft fälschlicherweise mit trockener Haut in Verbindung gebracht wird. Die Beschwerden sind oft stärker, wenn Krampfadern entstehen, als wenn sie bereits voll ausgebildet sind.

Nur wenige Menschen mit Krampfadern weisen Komplikationen wie Dermatitis, Venenentzündung (Phlebitis) und Blutungen auf. Bei Dermatitis entsteht ein roter, schuppiger, juckender Ausschlag oder eine bräunliche Stelle, gewöhnlich an der Innenseite des Beines über dem Knöchel. Durch Kratzen oder eine kleine Verletzung, besonders beim Rasieren, kann es bluten und ein schmerzhaftes, schlecht heilendes Geschwür entstehen. Dieses kann ebenfalls bluten. Eine Venenentzündung kann spontan oder nach einer Verletzung auftreten. Obwohl sie meistens schmerzhaft ist, verläuft sie nur selten schwer.

Diagnose

Krampfadern erkennt man an den Wölbungen unter der Haut, aber ihre Symptome können bereits auftreten, bevor die Venen in Erscheinung treten. Wenn keine Krampfadern zu sehen sind, kann man versuchen, durch Abtasten das Ausmaß der Erkrankung festzustellen.

Anhand von Röntgen- und Ultraschallbildern kann die Funktionstüchtigkeit der tiefen Venen beurteilt werden. Normalerweise sind diese Untersuchungsverfahren aber nur notwendig, wenn Funktionsstörungen der tiefen Venen aufgrund von Hautveränderungen oder angeschwollenen Knöcheln vermutet werden.

Krampfadern alleine verursachen keine Ödeme.

Behandlung

Einzelne Krampfadern lassen sich zwar operativ und durch Injektionstherapie beseitigen, die Krankheit kann jedoch nicht geheilt werden. Diese Behandlung kann vornehmlich die Beschwerden lindern, das Erscheinungsbild verbessern und vor Komplikationen schützen.

Hochlegen der Beine verringert die Symptome zwar, verhütet aber nicht das neuerliche Auftreten von Krampfadern. Gewöhnlich verschwinden Krampfadern, die während einer Schwangerschaft aufgetreten sind, nach der Geburt wieder. In dieser Zeit sollten sie nicht behandelt werden.

Elastische Strümpfe oder Strumpfhosen drücken die Venen zusammen und verhindern, dass sie sich strecken und schmerzen.

Operation: Bei einer Operation werden so viele Krampfadern wie möglich entfernt. Die Vena saphena wird dabei allerdings möglichst erhalten, da sie als Bypass-Transplantat dienen kann, wenn einmal eine koronare Herzkrankheit oder eine Erkrankung der peripheren Arterien behandelt werden muss. Die Vena saphena ist die längste oberflächliche Vene des Körpers, sie erstreckt sich vom Knöchel bis in die Leistenbeuge, wo sie auf die Vena femoralis trifft (die größte tiefe Vene im Bein). Muss die Vena saphena entfernt werden, wird das Stripping-Verfahren gewählt. Dabei wird in der Leiste und am Knöchel je ein Schnitt gemacht und die Vene an ihren beiden Enden geöffnet. Ein flexibler Draht wird durch die Vene geführt und dann herausgezogen, um die Vene zu entfernen.

Um andere Krampfadern herauszuholen, werden in die betreffenden Bereiche Einschnitte gemacht. Solange die tiefen Venen normal funktionieren, beeinträchtigt es den Blutkreislauf nicht, wenn die oberflächlichen Venen entfernt werden.

Krampfadern zu entfernen, ist umständlich; deshalb geschieht das gewöhnlich in Vollnarkose. Das Verfahren vermindert die Beschwerden und verhütet Komplikationen, hinterlässt aber Narben. Je aufwändiger die Prozedur ist, desto länger dauert es auch, bis sich neue Krampfadern bilden. Die Entfernung von Krampfadern verhindert jedoch nicht ihre Neubildung.

Injektionsbehandlung (Verödung): Eine Alternative zur Operation ist die Injektionsbehandlung, bei der Venen verschlossen werden, damit kein Blut mehr durch sie hindurchfließen kann. Dabei wird ein Verödungsmittel in die Vene gespritzt, das ein Blutgerinnsel entstehen lässt. Im Endeffekt führt dieses Verfahren zu einer leichten Form von oberflächlicher Venenentzündung. Das Gerinnsel wandelt sich schließlich in Narbengewebe um, das die Vene verschließt. Allerdings kann sich das Gerinnsel auch auflösen, statt dass sich Narbengewebe bildet; die Krampfader öffnet sich dann wieder.

Die Injektionstherapie wurde früher häufig angewendet, kam aber wegen der schlechten Ergebnisse und der Komplikationen aus der Mode. Aktuellere Techniken sind eher erfolgreich und sicher bei Krampfadern.

Zu den zeitgemäßen Techniken gehören spezielle Bandagen, die die Größe des Gerinnsels reduzieren, indem sie die gespritzte Vene zusammendrücken und damit deren Durchmesser verringern. Ein kleinerer Thrombus bildet eher das erwünschte Narbengewebe. Ein weiterer Vorteil dieses Verfahrens besteht darin, dass ein Verband die Schmerzen praktisch ausschaltet, die normalerweise bei einer oberflächlichen Venenentzündung auftreten.

Die Injektionsbehandlung nimmt zwar mehr Zeit in Anspruch als eine Operation, hat aber Vorteile: Es ist keine Narkose notwendig, neue Krampfadern können behandelt werden, sobald sie entstehen, und die Betroffenen können zwischen den Behandlungen ihren täglichen Aufgaben nachgehen.

Wenn Besenreiser Schmerzen oder Brennen verursachen oder unschön aussehen, werden sie ebenfalls mit Spritzen behandelt.

Laserbehandlung: Bei der Lasertherapie wird stark gebündeltes, intensives Licht verwendet, um Gewebe zu schneiden oder zu zerstören. Der Nutzen dieser Behandlung bei Krampfadern konnte bisher noch nicht hinreichend bewiesen werden. Mit intensiv pulsierendem Licht können kleine Besenreiser behandelt werden. Diese Behandlung ähnelt der Lasertherapie, nur wird hierbei das Licht pulsierend angewendet.

Arteriovenöse Fistel

Eine arteriovenöse Fistel ist eine Kurzschlussverbindung zwischen einer Arterie und einer Vene.

Normalerweise fließt das Blut aus den Arterien in die Kapillargefäße und dann in die Venen. Bei einer arteriovenösen Fistel fließt es unter Umgehung der Kapillargefäße direkt aus einer Arterie in eine Vene. Die arteriovenöse Fistel kann angeboren sein, oder sie kann nach der Geburt erworben werden.

Angeborene arteriovenöse Fisteln sind selten. Erworbene können durch eine Verletzung entstehen, die eine Arterie und eine benachbarte Vene gleichzeitig schädigt. Die Fistel kann sofort da sein oder sich innerhalb von Stunden entwickeln. Wenn Blut in das umgebende Gewebe austritt, kann der Bereich schnell anschwellen.

Einige Behandlungsmethoden, wie die Dialyse, erfordern jedes Mal einen Stich in eine Vene. Bei wiederholten Stichen entzündet sich die Vene, und es können Gerinnsel entstehen. Mit der Zeit kann sich Narbengewebe bilden und die Vene zerstören. Um das zu verhindern, kann der Arzt vorsorglich eine arteriovenöse Fistel anlegen, gewöhnlich zwischen einer Vene und einer angrenzenden Arterie im Arm. Dadurch erweitert sich die Vene, was das Anlegen der Nadel erleichtert. Da auch das Blut schneller fließt, gerinnt es nicht so leicht. Kleine, absichtlich angelegte Fisteln führen nicht zu Herzproblemen und können geschlossen werden, wenn sie nicht mehr gebraucht werden.

Symptome und Diagnose

Wenn angeborene arteriovenöse Fisteln dicht unter der Hautoberfläche liegen, können sie geschwollen und rötlich blau erscheinen. An auffälligen Stellen wie dem Gesicht können sie purpurn und unschön aussehen.

Wird eine große erworbene arteriovenöse Fistel nicht behandelt, fließt viel Blut unter hohem Druck aus der Arterie in das Venengeflecht. Die Venenwände können diesem Druck nicht standhalten, dehnen sich und beulen sich aus (manchmal ähnlich wie bei Krampfadern). In die erweiterten Venen fließt das Blut leichter als bei normalem Verlauf durch die Arterien. Dadurch fällt der Blutdruck. Um das auszugleichen, pumpt das Herz kraftvoller und schneller, was die Auswurffraktion des Blutes erhöht. Mit der Zeit überanstrengen die erhöhten Bemühungen das Herz, und es kommt zur Herzschwäche. Je größer die Fistel ist, desto schneller entsteht eine Herzschwäche.

Mit einem Stethoskop kann der Arzt über einer erworbenen arteriovenösen Fistel einen charakteristischen Ton wie von einer laufenden Maschine hören (Maschinengeräusch). Mit dem Ultraschall-Dopplerverfahren wird die Diagnose bestätigt und das Ausmaß des Problems bestimmt. Bei Fisteln zwischen tiefer sitzenden Blutgefäßen (wie der Aorta und der großen Hohlvene) ist das Magnetresonanzverfahren hilfreicher.

Behandlung

Kleine angeborene arteriovenöse Fisteln können herausgeschnitten oder mit dem Laser zerstört werden. Dieses Verfahren muss von einem fachkundigen Gefäßchirurgen durchgeführt werden, da die Fisteln manchmal umfangreicher sind als sie an der Hautoberfläche erscheinen. Arteriovenöse Fisteln in der Nähe von Augen, Gehirn oder anderen wichtigen Bereichen können besonders schwierig zu behandeln sein.

Erworbene arteriovenöse Fisteln werden so bald wie möglich chirurgisch behoben. Vor der Operation kann ein radioaktives Kontrastmittel gespritzt werden, um die Umrisse der Fistel im Röntgenbild klar erkennen zu können (Angiographie ▲). Kann der Chirurg die Fistel nicht ohne weiteres erreichen (beispielsweise wenn sie sich im Gehirn befindet), werden komplizierte Injektionstechniken eingesetzt, damit sich Gerinnsel bilden, die den Blutfluss durch die Fistel unterbrechen. Es können z. B. Knoten oder Stöpsel in die Fistel an die Stelle gebracht werden, wo sich Arterie und Vene treffen. Dieses Verfahren wird unter Röntgenkontrolle durchgeführt und erfordert keine offene Operation.

KAPITEL 37

Erkrankungen des Lymphsystems

Das Lymphsystem transportiert ebenso wie das venöse System Flüssigkeiten in alle Körperbereiche. Es setzt sich zusammen aus dünnwandigen Lymphgefäßen, Lymphknoten und zwei Sammelbahnen. ■ Lymphgefäße sind über den ganzen Körper verteilt und größer als Kapillargefäße; die meisten von ihnen sind aber kleiner als die kleinsten Venen. Fast alle Lymphgefäße besitzen Rückstauklappen, ähnlich wie die Venen, um die zur Verklumpung neigende

▲ siehe Seite 118
■ siehe Abbildung Seite 1048

Lymphflüssigkeit in eine Richtung zu lenken. Die Lymphgefäße transportieren Flüssigkeit, die durch die sehr dünnen Wände der Kapillargefäße ausgetreten ist. Sie enthält Eiweiß-, Mineral- und Nährstoffe sowie andere Substanzen zur Versorgung der Körpergewebe. Der größte Teil dieser Flüssigkeiten wird von den Kapillargefäßen selbst wieder aufgenommen. Der verbleibende Rest, die Lymphe, fließt aus den die Zellen umgebenden Räumen in die Lymphgefäße, die sie schließlich zurück in die Venen leiten. Lymphgefäße sammeln auch geschädigte Zellen, Krebszellen und Fremdstoffe wie Bakterien und Viren, und transportieren sie ab.

Die Hauptaufgabe des Lymphsystems ist, geschädigte Zellen und Fremdstoffe aus dem Körper zu entfernen und ihn so vor der Ausbreitung von Infektionen und vor Krebs zu schützen. Dazu wird die Lymphe durch Lymphknoten geführt, die diese Stoffe aus der Lymphe filtern. Zu dem gleichen Zweck bilden die Lymphknoten spezielle Blutzellen.

Die Lymphgefäße münden in Sammelbahnen, die ihren Inhalt in die zwei Schlüsselbeinvenen leiten. Diese Venen vereinigen sich zu der oberen Hohlvene, der großen Vene, die das Blut aus dem Körper zum Herzen leitet.

Das lymphatische System kann seine Aufgabe nicht ordnungsgemäß ausführen, wenn die Menge der Lymphflüssigkeit übermäßig groß ist oder wenn Lymphgefäße oder -knoten durch einen Tumor verschlossen werden oder sich entzünden.

Lymphödem

Dieses ist eine Ansammlung von Lymphflüssigkeit, die zu einer Schwellung führt.

Ein Lymphödem entsteht, wenn die Kapillargefäße infolge einer Störung weniger Lymphflüssigkeit als normalerweise aufnehmen, sodass das Lymphsystem nicht genügend Flüssigkeit aus den Geweben ableiten kann. Anders als bei den Ödemen, die entstehen, wenn durch einen Blutstau in den Venen Flüssigkeit durch die Blutgefäße in die Gewebe austritt, kann ein Lymphödem nicht durch eine Herzschwäche ▲ verursacht werden.

Ein Lymphödem kann auf angeborenen und auf später erworbenen Störungen beruhen.

Ein angeborenes Lymphödem entsteht, wenn zu wenig Lymphgefäße vorhanden sind, um die gesamte Lymphflüssigkeit aufzunehmen. Dieses Problem tritt fast immer in den Beinen auf;

selten betrifft es die Arme. Frauen leiden viel häufiger unter einem angeborenen Lymphödem als Männer.

Nur selten sind bereits nach der Geburt Schwellungen zu sehen, gewöhnlich reicht die Kapazität der Lymphgefäße für die kleine Menge Lymphe beim Baby noch aus. Schwellungen treten erst später auf, wenn es mehr Lymphe gibt und die wenigen Lymphgefäße überlastet. Die Schwellung beginnt allmählich in einem oder in beiden Beinen. Dann kann der Fuß aufgedunsen sein, sodass die Schuhe gegen Ende des Tages zu eng werden. Der Schuh kann seinen Abdruck in der Haut des Fußes hinterlassen. (Viele Menschen haben allerdings nach längerem Stehen geschwollene Füße und Hautabdrücke um den Knöchel nach dem Tragen von Söckchen, ohne dass sie ein Lymphödem haben.)

Im Frühstadium eines angeborenen Lymphödems geht die Schwellung zurück, wenn das Bein hochgelagert wird. Mit der Zeit verschlimmert sich die Krankheit: Die Schwellung wird immer deutlicher und geht auch in Ruhe nicht mehr vollständig zurück.

Ein erworbenes Lymphödem kommt häufiger vor als ein angeborenes. Üblicherweise tritt es nach großen Operationen auf, vor allem nach Krebsoperationen, bei denen Lymphknoten oder -gefäße entfernt oder mit Strahlen behandelt wurden. Beispielsweise kann der Arm anschwellen, wenn bei einer Brustkrebsoperation Lymphknoten entfernt wurden. Vernarbungen nach wiederholten Infektionen der Lymphgefäße können ebenfalls ein Lymphödem verursachen, aber das ist sehr selten – außer bei Menschen, die an einer Infektion mit tropischen Parasiten, den *Filarien*, (Filariose) leiden.

Beim erworbenen Lymphödem sieht die Haut zwar gesund aus, ist aber aufgedunsen oder angeschwollen. Ein Fingerdruck hinterlässt keinen so deutlichen Abdruck wie bei einem Ödem, das auf unzureichender Durchblutung der Venen beruht. Selten, speziell bei Filariose, weren die geschwollenen Gliedmaßen extrem groß, die Haut wird dick und borkig, sodass sie beinahe wie Elefantenhaut aussieht. Diese Krankheit nennt man **Elephantiasis**.

Behandlung

Ein Lymphödem ist nicht heilbar. Eine leichte Erkrankung kann mit Kompressionsbandagen gelindert werden. Schwerer betroffene Men-

▲ siehe Seite 137

schen müssen notfalls jeden Tag für eine oder zwei Stunden Kompressionsstrümpfe ▲ tragen, um die Schwellung zu reduzieren. Ist sie etwas zurückgegangen, müssen die Betroffenen jeden Tag vom Aufstehen bis zum Schlafengehen elastische Kniestrümpfe tragen. Bei Lymphödemen im Arm können jeden Tag Kompressionsärmel – ähnlich den Kompressionsstrümpfen – getragen werden, um die Schwellung zu verringern; auch elastische Ärmel sind erhältlich.

Bei Elephantiasis kann eine umfangreiche Operation nötig sein, um den größten Teil der geschwollenen Gewebe unter der Haut zu entfernen.

Lymphknotenentzündung

Bei einer Lymphadenitis sind Lymphknoten entzündet, die dabei gewöhnlich anschwellen und schmerzempfindlich werden.

Eine Lymphknotenentzündung entsteht fast immer aufgrund einer Infektion durch Bakterien, Viren, Protozoen, Rickettsien oder Pilze. Typisch ist, dass sie sich von Haut, Ohr, Nase oder Auge oder durch Infektionen wie Pfeiffersches Drüsenfieber durch Zytomegalie-Viren, oder durch Streptokokken, Tuberkulose oder Syphilis auf einen Lymphknoten ausbreitet. Die Infektion kann viele Lymphknoten befallen oder nur die in einem bestimmten Körperbereich.

Symptome und Diagnose

Infizierte Lymphknoten vergrößern sich und sind empfindlich oder schmerzhaft. Manchmal rötet sich die Haut darüber und fühlt sich warm an. Gelegentlich entstehen Eitertaschen (Abszesse). Vergrößerte Lymphknoten, die weder schmerzen, noch druckempfindlich oder rot sind, können auf eine ernste Erkrankung hindeuten, wie Lymphom, Tuberkulose oder Hodgkin-Krankheit.

Eine Lymphknotenentzündung kann aufgrund der Symptome diagnostiziert werden, und ihre Ursache besteht meist in einer offensichtlichen benachbarten Infektion. Ist das nicht der Fall, kann eine Gewebeprobe entnommen und mikroskopisch untersucht werden (Biopsie). Auch das Anlegen einer Bakterienkultur kann nötig sein.

Behandlung und Prognose

Die Behandlung richtet sich nach dem Erreger der Infektion. Bei einer Bakterieninfektion wird gewöhnlich ein Antibiotikum gegeben. Warme Umschläge können die Schmerzen lindern. Normalerweise klingt die Schwellung der Lymphknoten langsam ab, und die Schmerzen vergehen, sobald die Infektion behandelt wird. Manchmal bleiben die vergrößerten Lymphknoten hart, sind aber nicht mehr empfindlich. Abszesse müssen operativ ausgeleitet werden.

Akute Lymphgefäßentzündung

Bei einer akuten Lymphangiitis sind Lymphgefäße entzündet, gewöhnlich verursacht durch eine Streptokokkeninfektion.

Streptokokkenbakterien gelangen meistens durch einen Kratzer oder eine Wunde am Arm oder am Bein in die Lymphgefäße. Oft breitet sich eine Streptokokkeninfektion in der Haut oder dem Gewebe unmittelbar unter der Haut (Wundrose ■) auf die Lymphgefäße aus. Gelegentlich sind Staphylokokken oder andere Bakterien die Ursache.

Unter der Haut des Armes oder Beines entwickeln sich rote, warme, druckempfindliche Streifen. Die Streifen erstrecken sich von dem infizierten Gebiet bis hin zu einer Gruppe von Lymphknoten, etwa denen in der Leisten- oder Armbeuge. Die Lymphknoten vergrößern sich und werden empfindlich.

Zu den häufigsten Symptomen gehören Fieber, Schüttelfrost, Herzrasen und Kopfschmerzen. Manchmal erscheinen diese Symptome schon, bevor die roten Streifen auftreten. Wenn sich die Infektion des Lymphsystems auf den Blutkreislauf ausbreitet, kann der gesamte Körper oft mit erschreckender Geschwindigkeit infiziert werden. Die Haut oder die Gewebe über den infizierten Lymphgefäßen entzünden sich. Selten entstehen Hautgeschwüre.

Eine Blutuntersuchung zeigt gewöhnlich eine erhöhte Zahl von weißen Blutkörperchen.

Die meisten Menschen genesen nach der Einnahme von Antibiotika, die Staphylokokken und Streptokokken abtöten, beispielsweise Penicillin V.

▲ siehe Seite 221   ■ siehe Seite 1204

ERKRANKUNGEN DER LUNGE UND ATEMWEGE

KAPITEL 38

Lunge und Atemwege

Um seine Funktionen aufrechtzuerhalten, braucht der Körper Energie. Diese entsteht bei der Oxidation der Moleküle von Nahrungsbestandteilen. Dabei verbinden sich Kohlenstoff und Wasserstoff mit Sauerstoff zu Kohlendioxid und Wasser. Der Verbrauch von Sauerstoff und die Bildung von Kohlendioxid sind also lebensnotwendige Vorgänge. Im Atemsystem werden Sauerstoff in den Blutkreislauf aufgenommen und Kohlendioxid aus dem Körper ausgeschieden.

Atemsystem

Das Atemsystem beginnt mit Nase und Mund und setzt sich über die Luftwege bis in die Lunge fort. Die Luft tritt durch Nase und Mund ein und passiert Rachen (Pharynx) und Kehlkopf (Larynx). Den Eingang des Kehlkopfes bedeckt ein Gewebedeckel (Epiglottis), der sich beim Schlucken schließt, damit Nahrungsmittel und Getränke nicht in die Luftwege geraten.

Die Luftröhre (Trachea) verzweigt sich in zwei kleinere Atemwege: die linke und die rechte Bronchie, die zu den beiden Lungenflügeln führen. Der linke Lungenflügel ist etwas kleiner als der rechte, da er sich den Brustraum mit dem Herzen teilen muss. Jeder Lungenflügel ist in Lappen unterteilt: drei im rechten und zwei im linken Lungenflügel.

Die Bronchien selbst teilen sich viele Male und verzweigen sich in die Bronchiolen – die kleinsten Luftwege von nur einem halben Millimeter Durchmesser. Die größeren Atemwege ähneln einem umgekehrten Baum, daher die Bezeichnung Bronchialbaum. Die Atemwege werden durch flexibles Bindegewebe und Knorpel offen gehalten. Durch ringförmige Muskeln können sich die Atemwege erweitern und zusammenziehen.

Am Ende jeder Bronchiole sitzen Tausende von Lungenbläschen (Alveolen). Zusammengenommen ergibt die Oberfläche der Millionen von Alveolen mehr als 100 Quadratmeter. Die Alveolarwände sind von einem feinen Netzwerk aus winzigen Blutgefäßen (Kapillaren) durchzogen. An dieser Stelle tritt der Sauerstoff aus den Alveolen ins Blut über und das Kohlendioxid aus den Kapillaren in die Alveolen.

Das Brustfell (Pleura) bedeckt die Lunge und die Innenwand der Brust. Es besteht aus zwei Hautschichten, zwischen denen sich ein wenig Flüssigkeit befindet, durch die die beiden Blätter weich übereinander gleiten können, wenn die Lunge ihre Größe und Form ändert. So kann sich die Lunge beim Atmen sanft bewegen.

Brusthöhle

Die Lunge sitzt in der Brusthöhle, in der sich auch das Mediastinum (Mittelfell) befindet. Es enthält das Herz, die Thymusdrüse und Lymphknoten, außerdem Teile der Aorta, die Hohlvene, Luftröhre, Speiseröhre und verschiedene Nerven. Es umfasst den Bereich, der vorn an das Brustbein (Sternum) grenzt, hinten an die Wirbelsäule, oben an den Eingang der Brusthöhle und unterhalb an das Zwerchfell. Das Mediastinum trennt den linken Lungenflügel vom rechten. Wenn beispielsweise ein Stich in eine Seite der Brustwand einen Lungenflügel zusammenfallen lässt, bleibt der andere aufgebläht und funktionstüchtig, weil die beiden Lungenflügel voneinander völlig getrennt sind.

Die Organe in der Brust sind durch dem knöchernen Brustkorb aus Brustbein, zwölf Paar Rippen und Wirbelsäule geschützt. Jedes Paar Rippen ist mit den Knochen der Wirbelsäule verbunden. An der Vorderseite des Körpers sind die oberen sieben Rippenpaare über Knorpel mit dem Brustbein verbunden. Die nächsten drei Paare hängen über Knorpel an dem jeweils nächsten Paar Rippen; die letzten zwei Paar Rippen sind kürzer und stoßen vorne nicht zusammen.

Austausch von Sauerstoff und Kohlendioxid

Die wichtigste Aufgabe des Atemsystems ist, Sauerstoff und Kohlendioxid auszutauschen.

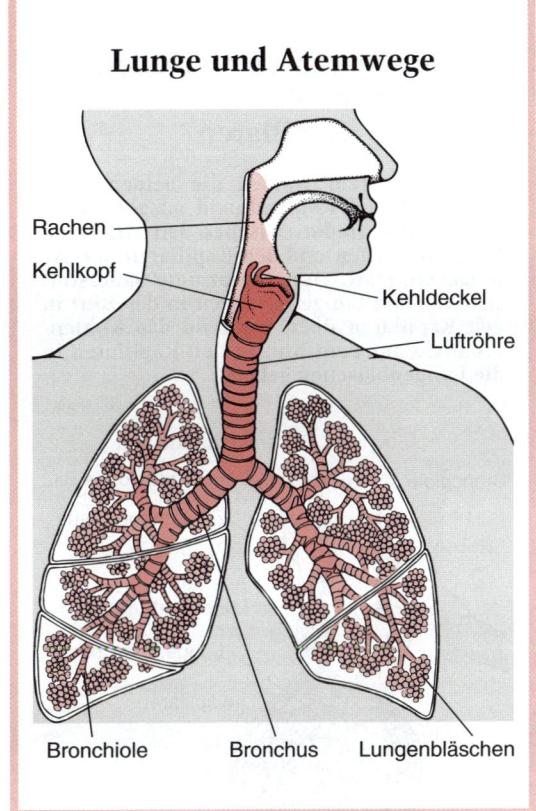

Lunge und Atemwege

Rachen

Kehlkopf

Kehldeckel

Luftröhre

Bronchiole   Bronchus   Lungenbläschen

Eingeatmeter Sauerstoff gelangt in die Lunge und erreicht die Alveolen. Die Zellschichten, die Lungenbläschen und Kapillaren umgeben, sind nur so dick wie eine einzige Zelle, also durchschnittlich ein Mikron (ein Tausendstel Millimeter). Der Sauerstoff kann durch diese extrem dünne Blut-Luft-Schranke schnell in das Blut der Kapillaren übertreten. In ähnlicher Weise tritt das Kohlendioxid aus dem Blut in die Alveolen über und wird dann ausgeatmet.

Mit Sauerstoff angereichertes Blut fließt aus der Lunge durch die Lungenvenen in die linke Seite des Herzens, von wo das Blut in den Körper gepumpt wird. ▲ Sauerstoffarmes, mit Kohlendioxid angereichertes Blut kehrt durch die obere und untere Hohlvene zur rechten Herzseite zurück. Dann wird das Blut durch die Lungenarterie zur Lunge gepumpt, wo es Kohlendioxid abgibt und Sauerstoff aufnimmt. ■

Um den Austausch von Sauerstoff und Kohlendioxid zu gewährleisten, werden ungefähr

▲ siehe Seite 103   ■ siehe Seite 104

Gasaustausch zwischen Lungenbläschen und Kapillaren

Im Atemsystem werden die beiden Gase Sauerstoff und Kohlendioxid ausgetauscht. Der Wechsel findet zwischen den Millionen Lungenbläschen und den Kapillaren, die sie umgeben, statt. Der eingeatmete Sauerstoff tritt aus den Lungenbläschen in das Blut in den Kapillaren über, während das Kohlenmonoxid aus dem Blut in den Kapillaren in die Lungenbläschen gelangt.

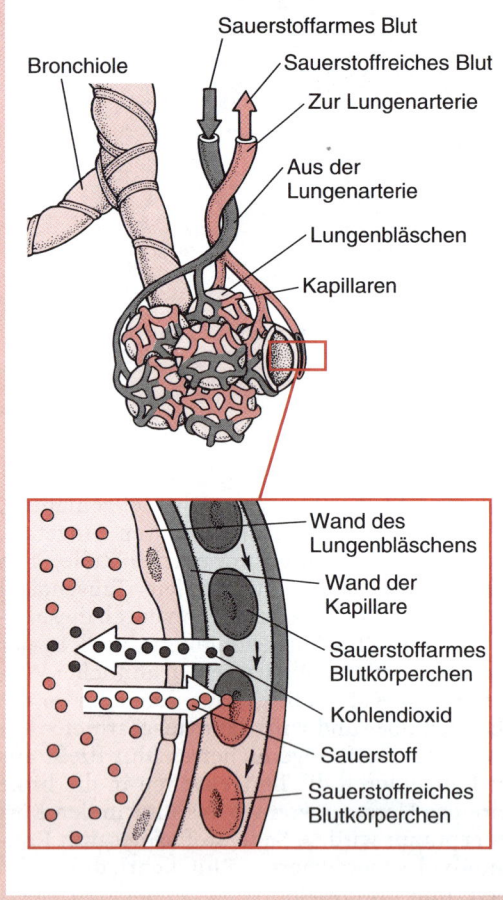

Bronchiole

Sauerstoffarmes Blut

Sauerstoffreiches Blut

Zur Lungenarterie

Aus der Lungenarterie

Lungenbläschen

Kapillaren

Wand des Lungenbläschens

Wand der Kapillare

Sauerstoffarmes Blutkörperchen

Kohlendioxid

Sauerstoff

Sauerstoffreiches Blutkörperchen

Sport können sogar bis zu 100 Liter Luft pro Minute eingeatmet und drei Liter Sauerstoff aufgenommen werden. Die Geschwindigkeit, mit der der Körper Sauerstoff aufnimmt, dient als Maßstab für die Energiemenge, die der Körper verbraucht.

Damit Sauerstoff aus der Luft in das Blut aufgenommen werden kann, sind drei Vorgänge notwendig: Ein- und Ausatmung, Diffusion und Perfusion. Beim Ein- und Ausatmen fließt die Luft in die Lunge hinein und wieder heraus. Diffusion ist der Gasaustausch zwischen den Alveolen und dem Blut in den Lungenkapillaren. Bei der Perfusion pumpt das Herz-Kreislauf-System Blut in die Lunge. Der Körperkreislauf bildet die lebensnotwendige Verbindung zwischen der Außenluft, die Sauerstoff enthält, und den Zellen im Körper, die Sauerstoff verbrauchen. Zum Beispiel hängt die Sauerstoffversorgung der Muskelzellen im Körper nicht allein von der Lunge ab, sondern auch von der Sauerstoffsättigung des Blutes und von der Fähigkeit des Blutkreislaufes, den Sauerstoff zu transportieren.

Steuerung der Atmung

Die Atmung erfolgt normalerweise automatisch, gesteuert vom Atemzentrum in der Gehirnbasis. Kleine »Sensoren« im Gehirn, in der Aorta und den Gehirnarterien überwachen das Blut und melden, wenn der Sauerstoffgehalt zu gering oder der Anteil an Kohlendioxid zu hoch ist. Eine hohe Konzentration von Kohlendioxid im Blut ist für gesunde Menschen der stärkste Anreiz, tiefer und schneller zu atmen. Im Gegenzug verringert sich die Atmung, wenn der Gehalt an Kohlendioxid niedrig ist. In Ruhe atmet ein Erwachsener ungefähr fünfzehnmal pro Minute ein und aus.

Da die Lunge keine Muskeln hat, führen das Zwerchfell, die Muskeln zwischen den Rippen (Interkostalmuskeln), die Nacken- und Bauchmuskeln die eigentliche Atmung aus. Das Zwerchfell (Diaphragma), eine glockenförmige Muskelwand, die die Lunge vom Bauchraum trennt, ist der wichtigste Muskel für das Einatmen (Inhalation). Befestigt ist es an der Basis des Brustbeins, dem unteren Teil des Brustkorbs und der Wirbelsäule. Wenn sich das Zwerchfell zusammenzieht, weitet es die Brusthöhle, sodass sich die Lunge ausdehnen kann. Die Zwischenrippenmuskeln unterstützen die Bewegung des Brustkorbs und damit die Atmung. Alle an der Atmung beteiligten Muskeln ziehen sich nur zusammen, wenn die Nerven,

sechs bis zehn Liter Frischluft pro Minute in die Lunge eingeatmet, und zirka drei zehntel Liter Sauerstoff treten jede Minute aus den Alveolen ins Blut über. Gleichzeitig wechselt eine ähnlich große Menge Kohlendioxid aus dem Blut in die Lungenbläschen und wird ausgeatmet. Beim

Die Rolle des Zwerchfells bei der Atmung

Wenn sich das Zwerchfell zusammenzieht, vergrößert sich die Brusthöhle; dadurch verringert sich der innere Druck. Um das Druckgefälle auszugleichen, strömt Luft in die Lunge. Wenn sich das Zwerchfell entspannt, wird die Luft von Lunge und Brustwand herausgedrückt.

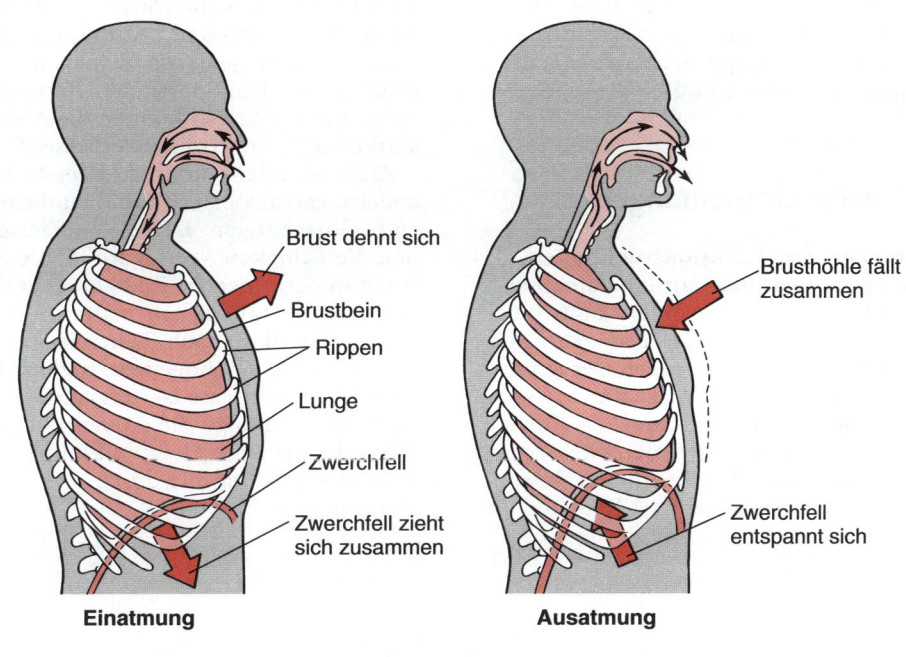

Brust dehnt sich

Brustbein

Rippen

Lunge

Zwerchfell

Zwerchfell zieht sich zusammen

Einatmung

Brusthöhle fällt zusammen

Zwerchfell entspannt sich

Ausatmung

die zum Gehirn Kontakt halten, unbeschädigt sind. Wenn bei Hals- oder Rückenverletzungen das Rückenmark durchtrennt wird, würde der Betreffende ohne künstliche Beatmung sterben.

Das Ausatmen (Exhalation) läuft gewöhnlich passiv ab, wenn sich der Betreffende nicht gerade körperlich anstrengt. Die Beweglichkeit von Lunge und Brustwand sorgt dafür, dass die Luft ausgeatmet wird. Bei heftiger Anstrengung unterstützt jedoch eine Reihe von Muskeln die Ausatmung. Die wichtigsten sind die Bauchmuskeln. Wenn sie sich zusammenziehen, erhöht sich der Druck im Bauchraum, wodurch das entspannte Zwerchfell gegen die Lunge gepresst und die Luft ausgestoßen wird.

Abwehrmechanismen

Ein Mensch mit normaler körperlicher Bewegung atmet innerhalb von 24 Stunden zirka 20 000 Liter Luft ein und aus. Unvermeidbar enthält diese Luft giftige Partikel und Gase. Fremdkörper wie Staub und Ruß, Schimmel, Pilze, Bakterien und Viren lagern sich auf den Atemwegen und der Oberfläche der Lungenbläschen ab. Um sich dagegen zu schützen, hat das Atemsystem bestimmte Abwehrmechanismen.

Die Atemwege sind mit Flimmerhärchen (Zilien) ausgekleidet, die das Sekret, mit dem die Luftwege bedeckt sind, vorwärts treiben. Diese winzigen Muskeln bewegen sich mehr als tausendmal in der Minute, wobei sie den Schleim ungefähr einen halben bis einen Zentimeter pro Minute vorwärts bewegen. Partikel und Schadstoffe, die in der Schleimschicht hängen geblieben sind, werden bis zum Mund befördert und hinunter geschluckt.

Die Lungenbläschen enthalten weder Zilien noch Schleim – dieser wäre zu dickflüssig und würde den Austausch von Sauerstoff und Kohlendioxid behindern. Stattdessen sitzen auf der

Oberfläche der Lungenbläschen bewegliche Zellen, die Phagozyten, die Partikel in sich aufnehmen und verdauen. Die Phagozyten in der Lunge werden Alveolarmakrophagen genannt. Wenn die Lunge einer ernsten Gefahr ausgesetzt ist, können weiße Blutkörperchen, beispielsweise Neutrophile, zur Hilfe herangezogen werden. Wenn jemand z. B. eine größere Menge Staub eingeatmet hat oder mit einer Atemweginfektion kämpft, werden zusätzliche Makrophagen produziert und Neutrophile herbeigeholt.

Alterserscheinungen

Im Alter geht die Funktionstüchtigkeit des Atemsystems allmählich zurück: die Stärke, mit der Luft ausgeatmet werden kann (Peakflow) nimmt ab, der Gasaustausch verringert sich, das Luftvolumen, das nach der größten Menge eingeatmeter Luft ausgeatmet werden kann (Vitalkapazität) wird kleiner, die Abwehrkraft der Lunge vermindert sich. Bei Nichtrauchern führen diese altersbedingten Veränderungen selten zu Beschwerden. Raucher und

Exraucher mit einem Emphysem leiden jedoch unter Atemnot, je älter sie werden.

Mit zunehmendem Alter werden die Atemmuskeln wie das Zwerchfell schwächer. Bei gesunden Menschen ist das meist bedeutungslos. Bei kranken Älteren, beispielsweise solchen mit einer Lungenentzündung, kann das jedoch dazu führen, dass die Muskelkraft zum Atmen nicht mehr ausreicht. Allerdings können die Atemmuskeln genauso wie Skelettmuskeln trainiert werden. Sportliche Übungen und spezielle Atemübungen können die Atemmuskeln stärken und die Atmung verbessern.

Alles in allem können altersbedingte Veränderungen die Struktur und Funktion der Lunge beeinträchtigen. Diese Veränderungen können die Fähigkeit verringern, Sport zu treiben, insbesondere Joggen, Radfahren und Bergsteigen. Darüber hinaus haben ältere Menschen ein höheres Risiko, nach Bakterien- oder Virusinfektionen eine Lungenentzündung zu bekommen. Das wichtigste ist, dass die Alterungsprozesse in der Lunge die Auswirkungen anderer Erkrankungen von Herz und Lunge verstärken, besonders solcher, die durch das Rauchen entstanden sind.

KAPITEL 39

Symptome und Diagnose von Lungenkrankheiten

Erkrankungen der Lunge und Atemwege heißen Lungenkrankheiten. Für ihre Diagnose können je nach Symptom verschiedene Untersuchungsverfahren eingesetzt werden.

Symptome

Die häufigsten Symptome bei Lungenkrankheiten sind Husten, Atemnot, Keuchen und pfeifende Einatmung. Probleme in der Lunge können zu Bluthusten, bläulicher Hautfarbe durch Sauerstoffmangel und Brustschmerzen führen. Lange andauernde Lungenkrankheiten können sogar in anderen Bereichen des Körpers Veränderungen hervorrufen, z. B. Trommel-

schlägelfinger. Einige dieser Symptome müssen nicht unbedingt auf eine Krankheit in den Atemwegen hindeuten. Brustschmerzen können beispielsweise auch durch Erkrankungen des Herzens oder des Verdauungsapparates verursacht werden, und Atemnot kann ebenso durch ein Herzproblem auftreten.

HUSTEN

Beim Husten wird die Luft plötzlich explosionsartig ausgestoßen. Dadurch reinigen sich die Atemwege.

Husten ist ein zwar vertrauter, aber dennoch komplizierter Reflex; er ist eine Möglichkeit der Atemwege, sich zu schützen. Husten schützt die Lunge vor eingeatmeten (aspirierten) Partikeln. Der Husten wird oft von Auswurf (Sputum) begleitet – eine Mischung aus Schleim, Sekret und Zellen, die in der Lunge abgestoßen wurden.

Bei einer Reizung der Atemwege, z. B. durch bakterielle oder virale Infektionen, tritt Husten auf. Auch Allergien können die Atemwege reizen. Raucher husten aufgrund der Reizwirkung des Rauchs und der Schädigungen der Zellen, die die Atemwege auskleiden, einschließlich der Flimmerhärchen (Zilien), die die Luftwege vom Sekret säubern.

Hustenanfälle können sehr quälend sein, besonders wenn sie von Brustschmerzen, Atemnot und viel Sputum oder sehr zähem Auswurf begleitet sind. Wenn sich ein Husten über Jahre hinweg entwickelt hat, wie das bei Rauchern der Fall ist, nehmen die Betroffenen ihn allerdings kaum noch wahr.

Die Art des Hustens hilft dem Arzt, die Ursache abzuklären. Nützlich sind deshalb folgende Fragen:

- Wie lange besteht der Husten?
- Zu welcher Zeit tritt er auf?
- Was regt zum Husten an: kalte Luft, Körperhaltung, Sprechen, Essen, Trinken?
- Ist der Husten von Brustschmerzen, Atemnot, Heiserkeit, Benommenheit oder Keuchen begleitet?
- Wird Sputum oder Blut ausgehustet?
- Welche Farbe hat das Sputum?

Ein gelblicher, grünlicher oder bräunlicher Auswurf deutet meistens auf eine Bakterieninfektion hin. Klarer, aber sehr zäher Auswurf ist charakteristisch für Asthma. Der Arzt kann das Sputum mikroskopisch untersuchen; Bakterien und weiße Blutkörperchen sind weitere Hinweise auf eine Infektion. Eine spezielle Art von weißen Blutkörperchen (Eosinophile) lässt Asthma vermuten. Ausgehustetes Blut deutet auf eine Bronchitis hin, kann aber auch schwerere Erkrankungen vermuten lassen.

Behandlung

Husten, der von viel Sputum begleitet ist, sollte generell nicht unterdrückt werden. Die zugrunde liegende Erkrankung – eine Infektion, Flüssigkeitsansammlung in der Lunge und Asthma – müssen behandelt werden. Je nach Schwere des Hustens und seiner Ursache können verschiedene Medikamente nötig sein. Viele Menschen brauchen Mittel, um den Husten nachts zu unterdrücken, damit sie überhaupt schlafen können.

Husten stillende Behandlung: Antitussiva unterdrücken den Husten. Zu ihnen gehören alle **Opioide**, auch das schwach wirksame Kodein, weil sie das Hustenzentrum im Gehirn unterdrücken. Kodein kann zu Übelkeit, Erbrechen und Verstopfung führen; es kann auch süchtig machen. Wenn Kodein über einen längeren Zeitraum genommen wird, muss eventuell die Dosis immer weiter erhöht werden, um den Husten zu unterdrücken. Mit stark wirksamen Opioiden wird Husten nur in speziellen Situationen behandelt.

Nichtopioide Husten stillende Mittel, wie Clobutinol, Dextromethorphan und Pentoxyverin, unterdrücken ebenfalls das Hustenzentrum im Gehirn. ▲ Sie machen nicht abhängig und nur wenig müde.

Dampfinhalation, z. B. mittels Verdampfer oder Kaltvernebler, kann Husten stoppen, weil sie den Reiz im Rachen und in den Atemwegen lindert. Die Feuchtigkeit des Dampfes löst die Sekrete, sodass sie leichter abgehustet werden können. Möglicherweise ist aber reichliches Trinken ebenso effektiv.

Auswurf fördernde und schleimlösende Behandlung: Expektoranzien verdünnen die Sekrete in den Bronchien, sodass sie leichter abgehustet werden können; sie unterdrücken nicht den Husten. Zu diesen Wirkstoffen gehört z. B. Guaifenesin ■. Ein Sirup aus Brechwurz (Ipecacuanha) kann Kindern helfen, speziell solchen, die unter Krupp leiden.

Sekret lösende Mittel (Mukolytika), wie Ambroxol, Azetylzystein und Bromhexin, werden angewendet, wenn das Hauptproblem in zähem Schleim besteht. Bei Mukoviszidose (zystischer Fibrose) wird Dornase alfa, ein gentechnisch hergestelltes Enzym aus körpereigener Desoxyribonukleinsäure zum Inhalieren, gegeben, um den eiterhaltigen Schleim zu verdünnen, der durch chronische Infektionen im Atemtrakt entsteht.

Bronchodilatatoren zum Inhalieren und Einnehmen werden bei verengten Atemwegen (Bronchokonstriktion) eingesetzt, z. B. bei Asthma und Emphysem. Ihre kurzzeitige Anwendung scheint auch einigen Kranken zu helfen, die nach einer viralen Lungeninfektion unter Keuchen und lang anhaltendem Husten leiden.

ATEMNOT

Atemnot (Dyspnoe) ist das unangenehme Gefühl, nur mit Mühe einatmen zu können.

▲ siehe Seite 89 ■ siehe Seite 89

Bei körperlicher Anstrengung und in großer Höhe atmet man normalerweise verstärkt. Bei vielen Erkrankungen der Lunge und anderer Bereiche des Körpers besteht auch in Ruhe ein erhöhter Luftbedarf. Beispielsweise atmen Fiebernde generell schneller.

Bei Atemnot herrscht das Gefühl, keine Luft zu bekommen. Der Betroffene hat den Eindruck, er kann nicht schnell und tief genug atmen. Die Muskeln müssen sich verstärkt anstrengen, um den Brustkorb beim Einatmen zu dehnen; beim Ausatmen kann das unangenehme Gefühl auftreten, unbedingt einatmen zu müssen, noch bevor das Ausatmen (Expiration) abgeschlossen ist. Daneben gibt es andere Empfindungen, die meistens als Brustenge beschrieben werden.

Formen der Atemnot

Menschen mit einer Lungenerkrankung leiden oft unter Atemnot, wenn sie sich körperlich anstrengen. Bei Bewegung verbraucht der Körper mehr Sauerstoff und produziert mehr Kohlendioxid. Wenn Herz oder Lunge nicht ordnungsgemäß arbeiten, kann schon eine geringe Anstrengung die Atemfrequenz erheblich ansteigen lassen und zu Atemnot führen. Verschlimmert sich die Lungenkrankheit, tritt die Atemnot eventuell schon in Ruhe auf.

Atemnot besteht bei restriktiven und obstruktiven Lungenerkrankungen. Bei restriktiven Lungenkrankheiten (wie idiopathische Lungenfibrose ▲) kann sich die steife Lunge beim Einatmen nicht genügend ausdehnen. Schwere Rückgratverkrümmung (Skoliose) verursacht eine Restriktion, weil sich der Brustkorb nur eingeschränkt dehnen kann. Bei obstruktiven Lungenerkrankungen (wie chronischer Bronchitis, Emphysem, Asthma) setzen die verengten Atemwege der Atemluft einen erhöhten Widerstand entgegen. Gewöhnlich kann die Luft zwar eingeatmet, aber nicht rasch genug wieder ausgeatmet werden, weil sich die Atemwege beim Ausatmen verengen und das Atmen erschweren.

Mit Lungenfunktionstests ■ kann der Grad von Restriktion und Obstruktion gemessen werden.

Damit die Lunge normal funktionieren kann, muss das Herz einwandfrei arbeiten. Wenn das Herz unzureichend pumpt, kann sich Flüssigkeit in der Lunge ansammeln (Lungenödem).

Dann entsteht Atemnot, die von Erstickungsgefühlen und Schwere in der Brust begleitet wird. Der Flüssigkeitsstau in der Lunge kann auch zur Verengung der Atemwege beitragen und zu Keuchen führen (Herzasthma ★).

Orthopnoe bedeutet Atemnot im Liegen, die sich beim Aufsetzen bessert. Diese Beschwerden treten bei manchen Menschen auf, deren Herz unzureichend pumpt. Plötzliche nächtliche Atemnot (paroxysmale nächtliche Dyspnoe) ist ein oft Furcht erregender Anfall von Atemnot während der Nacht. Die betroffene Person wacht keuchend auf und muss sitzen oder stehen, um Luft zu holen. Diese extreme Form von Orthopnoe ist ein Anzeichen für schwerwiegende Herzschwäche ●.

Atemnot kann auch bei Menschen auftreten, die unter Blutarmut oder hohem Blutverlust leiden, denn dabei verringert sich die Zahl der roten Blutkörperchen, die Sauerstoff in die Gewebe transportieren. Die Betroffenen atmen sehr schnell und tief, um den Sauerstoffgehalt des Blutes zu erhöhen.

Bei schwerem Nierenversagen bekommen manche Menschen keine Luft mehr und fangen an zu hecheln, weil sie gleichzeitig eine Übersäuerung des Blutes (metabolische Azidose), Herzschwäche und Blutarmut haben.

Hyperventilation heißt die Atmung von Menschen, die aufgrund des Gefühls, sie bekommen nicht genügend Luft, schnell und tief atmen. Dieses beruht jedoch eher auf Angstzuständen als einem körperlichen Problem. Die Symptome entstehen, weil der Kohlendioxidgehalt des Blutes durch die Überatmung absinkt. Die Betroffenen erleben Bewusstseinsveränderungen: Alles, was um sie herum geschieht, scheint weit entfernt zu sein; sie fühlen ein Kribbeln in Händen, Füßen und um den Mund. Viele Menschen, die dieses Syndrom erleben, fürchten sich und glauben, sie hätten einen Herzinfarkt.

BRUSTSCHMERZEN

Brustschmerzen können am Brustfell (der zweischichtigen Membran, die die Lunge umhüllt), in der Lunge und an der Brustwand entstehen. Sie können auch innere Organe betreffen, die nicht Teil des Atmungssystem sind, vor allem das Herz.

Schmerzen am Brustfell, ein heftiger Schmerz durch eine Entzündung des Brustfells, verschlimmern sich beim tiefen Atmen und Husten. Der Schmerz lässt nach, wenn die Brustwand ruhig gestellt wird – z.B. wenn die

---

▲ siehe Seite 283   ■ siehe Seite 239

★ siehe Seite 141   ● siehe Seite 141

schmerzende Seite gehalten wird und man versucht, tiefe Atemzüge und Husten zu vermeiden. Gewöhnlich lässt sich die schmerzende Stelle genau angeben. Wenn die Brustfellentzündung den Zwerchfellnerv mit angreift, kann der Schmerz in der Schulter und der betreffenden Körperseite empfunden werden. Ein Pleuraerguss, bei dem sich Flüssigkeit in dem Raum zwischen den beiden Schichten des Brustfells sammelt, ▲ kann zuerst Schmerzen am Brustfell bewirken; sie verschwinden aber oft wieder, sobald die beiden Schichten durch die Flüssigkeit voneinander getrennt werden. Es gibt viele Ursachen für Brustfellschmerzen; dazu gehören Virus- und Bakterieninfektionen, Krebs und Lungenembolie ■.

Schmerzen durch z. B. Lungenabszess und Tumoren sind gewöhnlich schwerer zu beschreiben als Schmerzen am Brustfell. Sie werden oft als unbestimmbare, tief in der Brust sitzende Schmerzen geschildert. Nahezu jede Verletzung der Lunge oder der Atemwege kann diese Art von Schmerzen hervorrufen.

In der Brustwand selbst können ebenfalls Schmerzen auftreten. Sie verschlimmern sich beim tiefen Atmen und Husten und sind oft auf einen bestimmten Bereich in der Brustwand begrenzt, der beim Drücken wehtut. Die häufigsten Ursachen sind Verletzungen wie Rippenbrüche und gerissene oder verletzte Muskeln zwischen den Rippen (Interkostalmuskeln). Sogar ein kräftiger Husten kann diese Muskeln verletzen und zu tage- und wochenlang anhaltenden Schmerzen führen. Ein in die Brustwand hineinwachsender Tumor kann zu Schmerzen an einem kleinen Fleck führen. Falls er einen Interkostalnerv schädigt, kann der gesamte von diesem Nerv versorgte Bereich schmerzen (fortgeleiteter Schmerz, Synalgie ★). Bei der Gürtelrose schmerzt manchmal jeder Atemzug, bevor der charakteristische Ausschlag erscheint. ●

KEUCHEN

Beim Keuchen entsteht ein pfeifendes Atemgeräusch durch teilweise verschlossene Atemwege.

Keuchen entsteht durch einen Verschluss in den Atemwegen. Es kann durch eine generelle Verengung der Atemwege, wie bei Asthma oder chronisch-obstruktiver Lungenkrankheit, durch eine lokale Verengung, wie bei einem Tumor, und durch Fremdkörper verursacht werden. Der häufigste Grund für wiederkehrendes Keuchen ist Asthma.

Der Arzt hört das Keuchen gewöhnlich im Stethoskop, wenn der Patient atmet. Lautes Keuchen ist auch ohne Stethoskop zu hören. Wenn das Keuchen durch eine lokale Verengung verursacht wurde, registriert der Arzt beim Betasten der Brustwand über der Verengung möglicherweise eine Vibration, die das Keuchen begleitet, (z. B. bei einem Tumor oder einem Fremdkörper), wenn der Patient kräftig atmet. Ein fortwährendes Keuchen in einem bestimmten Bereich kann bei einem Raucher auf Lungenkrebs hindeuten; selbst wenn eine Röntgenaufnahme der Brust keinen Hinweis liefert, führt der Arzt unter Umständen eine Bronchoskopie durch.◆ Ein Lungenfunktionstest ▼ kann nötig sein, um das Ausmaß der Verengung der Atemwege zu bestimmen und den Erfolg einer Behandlung abzuschätzen.

RASSELN

Als Rasseln (Stridor) wird ein pfeifendes Geräusch beim Einatmen bezeichnet, das durch eine teilweise Blockade des Rachens, des Kehlkopfs oder der Luftröhre entsteht.

Gewöhnlich ist ein Stridor so laut, dass man ihn bereits aus einiger Entfernung hören kann, aber manchmal hört man ihn nur bei einem tiefen Atemzug. Das Geräusch entsteht durch Luftturbulenzen in den oberen Atemwegen. Bei Kindern kann die Ursache eine Infektion des Kehldeckels (Epiglottitis) ▶ und ein eingeatmeter Fremdkörper sein. Bei Erwachsenen können ein Tumor, ein Abszess, Schwellungen in den oberen Atemwegen und eine Störung der Stimmbänder schuld sein.

Wenn durch den Stridor Atemnot im Ruhezustand auftritt, handelt es sich um einen medizinischen Notfall. Dann kann ein Röhrchen durch Mund oder Nase (Intubation) oder nach einem Schnitt direkt in die Luftröhre (Tracheostomie) eingeführt werden, damit die Luft an dem Verschluss vorbeiströmen kann und so verhindert wird, dass der Kranke erstickt.

BLUTHUSTEN

Beim Bluthusten (Hämoptyse) wird Blut aus dem Atemtrakt ausgehustet.

▲ siehe Seite 296   ■ siehe Seite 268

★ siehe Abbildung Seite 431   ● siehe Seite 1146

◆ siehe Seite 242   ▼ siehe Seite 239

▶ siehe Seite 1541

Ein Bluthusten wirkt zwar oft beängstigend, doch die meisten Ursachen dafür sind nicht sehr ernst. Der häufigste Anlass ist eine Infektion.

Tumoren, speziell solche, die von einem Lungenkrebs herrühren, machen annähernd 20 Prozent aller Fälle von Bluthusten aus. Der Arzt untersucht Raucher selbst dann auf Lungenkrebs, wenn das Sputum nur Spuren von Blut enthält. Zerstörtes Lungengewebe (Lungeninfarkt ▲) als Folge einer von einem Blutgerinnsel verstopften Arterie (Lungenembolie) kann ebenfalls zu Bluthusten führen.

Besonders bei lebensbedrohlich erkrankten Menschen wird manchmal ein Katheter in die Lungenschlagader geführt, um den Blutdruck im Herzen und in den Blutgefäßen der Lunge zu messen. Wenn dabei der am Katheter angebrachte Ballon ein Gefäß sprengt, können schwere Blutungen die Folge sein. Hoher Blutdruck in den Lungenvenen, wie er bei Herzschwäche und Mitralklappenstenose auftritt, kann ebenfalls Bluthusten verursachen. Auch bei anderen Problemen im Lungenkreislauf, etwa bei arteriovenösen Fehlfunktionen, wird möglicherweise Blut ausgehustet.

Diagnose

Bei schwerem oder unerklärlichem Bluthusten kann eine Bronchoskopie erforderlich sein. Eine Röntgenaufnahme unter Verwendung eines radioaktiven Kontrastmittels (Lungenperfusionsszintigraphie ■) lässt möglicherweise eine Lungenembolie erkennen. Trotz all dieser Untersuchungsmethoden bleibt die Ursache für den Bluthusten oft unklar.

Behandlung

Geringfügiger Bluthusten erfordert nicht unbedingt eine Behandlung. Eine Infektion kann allerdings mit Antibiotika behandelt werden. Durch die Blutungen können sich Gerinnsel bilden, die die Atemwege verstopfen; deshalb ist es wichtig, die Atemwege durch Husten zu befreien. Der Husten sollte also nicht durch Medikamente unterdrückt werden. Wenn ein großes Gerinnsel einen wichtigen Atemweg blockiert, kann der Arzt dieses bei einer Bronchoskopie entfernen.

Blutungen aus kleineren Gefäßen versiegen meist von selbst wieder. Solche aus einem Hauptgefäß erfordern dagegen gewöhnlich eine Behandlung. Der Arzt kann versuchen, das blutende Gefäß mit einer so genannten arteriellen Embolisation zu verschließen. Unter Röntgenkontrolle führt der Arzt einen Katheter in das Gefäß und bringt mit ihm ein chemisches Mittel, Teile eines Gelatineschwamms oder eine Minispirale aus Draht an den Ort der Blutung, um das Gefäß zu verschließen. Blutungen, die auf einer Infektion oder Herzschwäche beruhen, hören normalerweise von selbst wieder auf, wenn die Grunderkrankung erfolgreich behandelt wird. Manchmal ist eine Bronchoskopie oder eine Operation nötig, um die Blutung zu stoppen, oder es muss ein erkrankter Teil der Lunge operativ entfernt werden. Diese Verfahren sind immer Mittel der letzten Wahl. Beruhen die Blutungen auf Gerinnungsstörungen, kann eine Transfusion von Plasma, Gerinnungsfaktoren oder Blutplättchen erforderlich sein.

ZYANOSE

Eine bläuliche Verfärbung der Haut aufgrund von Sauerstoffmangel heißt medizinisch Zyanose.

Eine Zyanose tritt auf, wenn sauerstoffarmes Blut, das eher blau als rot aussieht, durch die Haut fließt. Sie kann durch schwere Lungen- und Herzkrankheiten verursacht werden. Auch bei Fehlbildungen von Herz und Blutgefäßen, bei denen das zum Herzen zurückfließende Blut fälschlicherweise direkt aus der Lunge in die Venen oder in die linke Herzseite gelangt, entsteht eine Zyanose. Von Shunt spricht man, wenn infolge einer Fehlbildung das Blut unter Umgehung der Lungenbläschen, in denen normalerweise Sauerstoff aus der Atemluft aufgenommen wird, direkt zum Herzen fließt.

Der Sauerstoffgehalt des Blutes kann durch eine arterielle Blutgasanalyse bestimmt werden. ★ Röntgenaufnahmen der Brust, Kreislaufmessungen sowie Lungen- und Herzfunktionsprüfungen können nötig sein, um die Ursache des Sauerstoffmangels zu erkennen. Mit der Pulsoxymetrie, bei der eine Elektrode an einen Finger oder ein Ohrläppchen angebracht wird, kann der Arzt permanent die Sauerstoffversorgung eines Schwerkranken beobachten. Oft wird als erste Maßnahme eine Sauerstoffbeatmung durchgeführt.

TROMMELSCHLÄGELFINGER

Bei den Trommelschlägelfingern sind die Finger- oder Zehenspitzen vergrößert, und der normale Winkel am Nagelbett fehlt.

▲ siehe Seite 269   ■ siehe Seite 241
★ siehe Seite 241

Trommelschlägelfinger entstehen, wenn das weiche Gewebe unterhalb des Nagelbetts wuchert. Der Grund dafür ist nicht bekannt, aber es scheint mit bestimmten Lungenkrankheiten einherzugehen (Lungenkrebs, Lungenabszess, Bronchiektase), mit anderen jedoch nicht (Lungenentzündung, Asthma, Emphysem). Trommelschlägelfinger können auch durch einige angeborene Herzkrankheiten verursacht werden; in manchen Fällen können sie ererbt sein und nicht auf eine Erkrankung hindeuten.

Diagnose

Der Arzt kann gewöhnlich aufgrund der Krankengeschichte und der körperlichen Untersuchung sagen, ob der Patient an einer Erkrankung der Lunge oder der Atemwege leidet. Mit bestimmten Verfahren werden die Diagnose bestätigt, Umfang und Schweregrad der Krankheit festgelegt und die Behandlungsschritte geplant.

KRANKENGESCHICHTE UND KÖRPERLICHE UNTERSUCHUNG

Der Arzt fragt den Patienten nach seinen Symptomen. Brustschmerzen, Atemnot, Husten, Bluthusten, Keuchen und ein pfeifende Einatmung lassen eine Lungen- oder Atemwegerkrankung vermuten. Weitere Symptome wie Fieber, Schwäche, Müdigkeit und ein generelles Krankheitsgefühl können ebenfalls auf eine Erkrankung von Lunge oder Atemwegen hinweisen.

Der Arzt erkundigt sich nach überstandenen Infektionen; er fragt, ob der Patient kürzlich Kontakt mit Chemikalien hatte, interessiert sich für den Gebrauch von Arzneimitteln, Alkohol und Tabak, die häusliche Umgebung, den Arbeitsplatz, Reisen und Freizeitaktivitäten. Außerdem will der Arzt wissen, ob Familienmitglieder unter Lungen- oder Atemwegerkrankungen gelitten haben oder an Krankheiten, die Lunge oder Atemwege in Mitleidenschaft ziehen können.

Das Körpergewicht wird ermittelt, das Erscheinungsbild beurteilt und Stimmung und Befinden registriert. Vielleicht muss der Patient umherlaufen und eine Treppe hinaufsteigen, damit der Arzt sehen kann, ob das Atemnot verursacht.

Blasse oder bläuliche Haut können auf Blutarmut oder Kreislaufschwäche hindeuten. Auch auf Trommelschlägelfinger wird geachtet.

Der Arzt untersucht die Brust daraufhin, ob die Atmungsfrequenz und die Atembewegun-

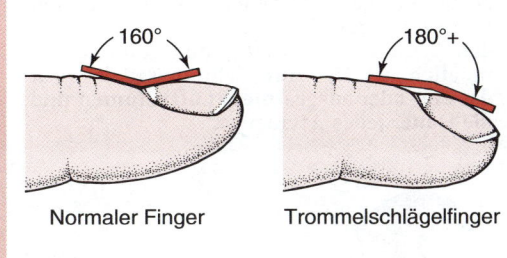

Trommelschlägelfinger

Charakteristisch für Trommelschlägelfinger sind vergrößerte Fingerspitzen und das Fehlen des normalen Winkels am Nagelbett.

160°   180°+

Normaler Finger   Trommelschlägelfinger

gen normal sind. Beim Abklopfen (Perkussion) der Brust kann der Arzt erkennen, ob die Lunge mit Luft gefüllt ist oder krankheitsbedingt Flüssigkeit enthält. Mit dem Stethoskop horcht er, ob die Luft ungehindert strömen kann oder ob Atemwege verschlossen sind. Ebenso hört er, ob die Lunge als Folge einer Atemwegstörung oder einer Lungenentzündung Flüssigkeit enthält. Zusätzlich zur Brustuntersuchung kann eine Untersuchung des ganzen Körpers nötig sein, da sich manche Krankheiten, die nichts mit der Lunge zu tun haben, zuerst wie Lungenbeschwerden äußern.

LUNGENFUNKTIONSPRÜFUNG

Die Lungenfunktionsprüfung umfasst eine Gruppe von Testverfahren, mit denen ermittelt wird, wie viel Luft die Lunge fasst, wie viel sie ein- und ausatmen kann und wie viel Sauerstoff und Kohlendioxid sie austauscht. Mit diesen Tests lassen sich Art und Schwere von Lungenerkrankungen bestimmen. Zur Lungenfunktionsprüfung gehören die Messung des Lungenvolumens und der Atemfrequenz, des Atemzugvolumens, die Prüfung der Atemmuskulatur und der Funktion des Gasaustauschs.

Lungenvolumen und Atemfrequenz: Wie viel Luft die Lunge fassen und wie schnell sie ausgeatmet werden kann, wird mit einem Spirometer gemessen. Es besteht aus einem Mundstück und einem mit einem Aufzeichnungsgerät verbundenen Schlauch. Während der Messung atmet der zu Testende tief ein, dann atmet er so stark und so schnell wie möglich durch den Schlauch wieder aus. Das Volumen der ein- und aus-

So wird ein Spirometer benutzt

Ein Spirometer besteht aus einem Mundstück, einem Schlauch und einem Aufzeichnungsgerät. Für die Messung atmet der Betroffene tief ein, danach atmet er durch den Schlauch so kräftig und schnell wie möglich aus. Das Aufzeichnungsgerät misst das ein- oder ausgeatmete Luftvolumen und die Dauer jedes Atemzugs.

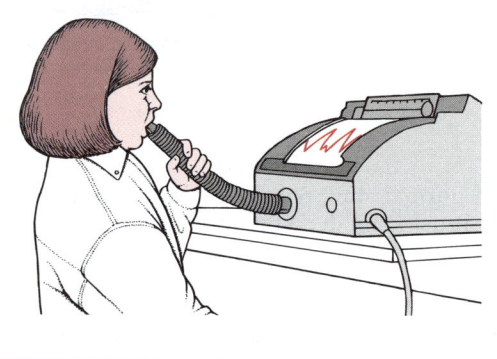

geatmeten Luft und die Dauer jedes Atemzugs werden aufgezeichnet. Oft werden die Tests wiederholt, nachdem der Patient ein Medikament eingenommen hat, das die Luftwege erweitert (Bronchodilatator).

Ein einfacheres Gerät zur Bestimmung, wie schnell die Luft ausgeatmet werden kann, ist der Peakflow-Meter. Nach tiefem Einatmen bläst der Betroffene so fest wie möglich in ein kleines, transportables Gerät. Mit diesem Gerät können Menschen mit Asthma und anderen Lungenkrankheiten ihre Krankheit und deren Behandlung zu Hause kontrollieren.

Das Lungenvolumen spiegelt die Elastizität der Lunge und des Brustkorbs ebenso wider wie die Stärke der Atemmuskulatur. Bei Lungenfibrose, Verkrümmung der Wirbelsäule (Skoliose) und neuromuskulären Erkrankungen, wie Myasthenia gravis ▲ und Guillain-Barré-Syndrom ■, die das Zwerchfell und andere Atemmuskeln schwächen, sind die Messwerte niedrig.

Die Atemfrequenz gibt Aufschluss über den Grad der Verengung und Verschlüsse von Atem-

▲ siehe Seite 564   ■ siehe Seite 573
★ siehe Seite 456

wegen. Vom Normalwert abweichende Werte treten bei obstruktiven Erkrankungen wie Bronchitis, Emphysem und Asthma auf.

Atemminutenvolumen: Die meisten neueren Spirometer zeichnen kontinuierlich das Lungenvolumen und die Atemfrequenz beim kraftvollen Atmen auf. Die Atemfrequenz kann besonders hilfreich sein, wenn Störungen des Kehlkopfs und der Luftröhre vermutet werden.

Bestimmung der Muskelstärke: Um die Stärke der Atemmuskulatur zu messen, lässt man den zu Testenden kräftig gegen einen Druckmesser ein- und ausatmen. Eine Krankheit, die die Muskeln schwächt, wie Muskeldystrophie, erschwert das Atmen, und der Druck beim Ein- und Ausatmen ist gering. Durch diesen Test lässt sich vorhersagen, ob ein beatmeter Patient in der Lage sein wird, selbstständig zu atmen, wenn das Beatmungsgerät abgeschaltet wird.

Bestimmung der pulmonalen Diffusionskapazität: Die Messung des Gasaustauschs zeigt, wie gut Sauerstoff aus den Lungenbläschen in den Blutkreislauf aufgenommen wird (Diffusionskapazität). Da es schwierig ist, den Austausch von Sauerstoff direkt zu messen, muss der Patient eine kleine Dosis Kohlenmonoxid einatmen, die Luft zehn Sekunden lang anhalten und dann in ein Messgerät ausatmen.

Ergibt sich bei dem Test, dass das Kohlenmonoxid nicht besonders gut aufgenommen wurde, ist das ein Zeichen dafür, dass auch der Sauerstoff zwischen der Lunge und dem Blutkreislauf und umgekehrt nicht richtig ausgetauscht wird. Die Diffusionskapazität ist bei Menschen schlecht, die unter Lungenfibrose, Emphysem und Erkrankungen der Blutgefäße in der Lunge leiden.

SCHLAFLABOR

Die Atmung wird durch Zentren im Gehirn gesteuert, die auf den Gehalt von Sauerstoff und Kohlendioxid im Blut reagieren. Sind diese Steuerungsmechanismen gestört, kann die Atmung für eine gewisse Zeit aussetzen, besonders während des Schlafs (Schlafapnoe ★). Um eine Schlafapnoe zu diagnostizieren, werden die Gehirnströme im Elektroenzephalogramm (EEG) aufgezeichnet, die Sauerstoffkonzentration im Blut mit Elektroden an der Fingerspitze oder am Ohrläppchen gemessen (Pulsoxymetrie), die Luftströmungen beim Atmen und die Bewegungen der Brustwand festgestellt. Die Kombination all dieser Messungen wird Polysomnographie genannt und im Schlaflabor durchgeführt.

BLUTGASANALYSE

Bei der Blutgasanalyse wird der Gehalt des arteriellen Bluts an Sauerstoff und Kohlendioxid bestimmt. Aus einer Arterie eine Blutprobe zu entnehmen, erfordert einige Übung und kann für den Patienten kurzzeitig unangenehm sein. Gewöhnlich wird die Probe am Handgelenk entnommen. Die Blutspiegel von Sauerstoff und Kohlendioxid sind wichtige Maße für die Lungenfunktion. Sie geben an, wie gut die Lunge den Sauerstoff ins Blut abgeben und wie wirksam sie dem Blut Kohlendioxid entziehen kann.

Die Sauerstoffkonzentration wird mithilfe einer Elektrode am Finger oder Ohrläppchen (Oxymetrie) ermittelt. Wenn der Patient ernsthaft krank ist oder der Arzt auch den Gehalt des Blutes an Kohlendioxid und Säure wissen muss, braucht er eine Probe aus arteriellem Blut.

AUFNAHMEN DER BRUST

Routinemäßig wird der Brustkorb vom Rücken her geröntgt, aber manchmal wird das noch durch eine Seitenansicht ergänzt. In den Aufnahmen sind die Umrisse des Herzens und der wichtigsten Blutgefäße gut sichtbar. Gewöhnlich lassen sie eine schwere Erkrankung in der Lunge, den angrenzenden Zwischenräumen und an der Brustwand, einschließlich der Rippen, erkennen. Beispielsweise zeigen die Röntgenaufnahmen eine Lungenentzündung ganz deutlich, ebenso Lungentumoren, Emphyseme, eine zusammengefallene Lunge (Atelektase) und Luft (Pneumothorax) oder Flüssigkeit (Pleuraerguss) im Pleuraraum.

Die Computertomographie (CT) zeigt mehr Details als ein einfaches Röntgenbild. Bei der CT wertet der Computer eine Serie von Röntgenaufnahmen aus und setzt daraus Querschnittaufnahmen zusammen. Für die CT kann ein Kontrastmittel gespritzt oder eingenommen werden, um bestimmte Störungen in der Brust abzuklären.

Die Magnetresonanztomographie (MRT) liefert ebenfalls detaillierte Bilder, die besonders hilfreich sind, wenn Störungen der Blutgefäße im Brustraum vermutet werden, etwa ein Aortenaneurysma. Die MRT verwendet keine radioaktive Strahlung.

Ultraschall gibt auf einem Monitor ein Bild wieder, das sich aus Schallwellen zusammensetzt, die in den Körper geschickt und reflektierten wurden. Mit einer Ultraschalluntersuchung wird oft Flüssigkeit in dem Hohlraum zwischen den beiden Schichten des Brustfells, das die Lunge und die innere Brustwand bedeckt, diagnostiziert. Ultraschall wird auch zur Sichtkontrolle verwendet, wenn mit einer Nadel diese Flüssigkeit abgezogen werden muss.

Bei der Lungenperfusionsszintigraphie wird die Strömung der Luft und des Blutes innerhalb der Lunge mittels radioaktiver Substanz dargestellt. Gewöhnlich wird der Test in zwei Stufen durchgeführt. In der ersten Phase (Lungenventilationsszintigraphie) atmet der Untersuchte ein radioaktives Gas ein; das Bild am Monitor zeigt, wie sich das Gas in den Atemwegen und auf die Luftbläschen verteilt. In der zweiten Phase (Lungenperfusionsszintigraphie) wird eine radioaktive Substanz in eine Vene gespritzt; das Bild lässt nun erkennen, wie sich die Substanz in den Blutgefäßen der Lunge verteilt. Dieses Verfahren ist besonders hilfreich bei der Suche nach Blutgerinnseln; es wird auch vor einer Operation bei Lungenkrebs eingesetzt.

Die Angiographie ist eine Röntgenkontrastaufnahme, die die Blutversorgung der Lunge exakt darstellt. Meistens wird sie gemacht, wenn aufgrund einer auffälligen Lungenszintigraphie eine Lungenembolie vermutet wird. Mit der Lungenarterien-Angiographie wird die Diagnose einer Lungenembolie abgesichert.

POSITRONENEMISSIONSTOMOGRAPHIE

Die Positronenemissionstomographie (PET) nutzt die unterschiedlichen Stoffwechselvorgänge von bösartigem und gutartigem Gewebe. Diese Untersuchung wird durchgeführt, wenn Krebs vermutet wird. Dazu werden Glukosemoleküle mit einer radioaktiven Substanz (Tracer) markiert und intravenös gespritzt. Diese Moleküle sammeln sich in Geweben mit raschem Stoffwechsel, wie er z. B. in krebsbefallenen Lymphknoten vorliegt, und können mittels PET aufgespürt werden. In gutartigem Gewebe reichert sich gewöhnlich nicht genügend von der Substanz an, um dargestellt zu werden.

PUNKTION DER BRUSTHÖHLE

Bei einer Punktion der Brusthöhle (Thorakozentese) wird Flüssigkeit aus dem Pleuraraum (Pleuraerguss ▲) mit Nadel und Spritze abgezogen. Eine Thorakozentese wird meist durchgeführt, um Atemnot zu beseitigen, die durch Druck auf das Lungengewebe entstanden ist, und um eine Flüssigkeitsprobe für eine Untersuchung zu erhalten.

▲ siehe Seite 296

Während der Prozedur sitzt der Patient nach vorn gelehnt, die Arme abgestützt. Die Haut am Rücken wird desinfiziert und örtlich betäubt. Dann führt der Arzt eine Nadel zwischen zwei Rippen ein und saugt etwas Flüssigkeit in die Spritze. Die Prozedur kann im Ultraschall kontrolliert werden. Die Zusammensetzung der Flüssigkeit wird analysiert; dabei wird auch geprüft, ob Bakterien oder Krebszellen vorhanden sind.

Eine große Menge Flüssigkeit muss eventuell mit einem Katheter abgeleitet werden. Mittels Thorakozentese können auch Substanzen, wie das Antibiotikum Doxyzyklin, in den Pleuraraum eingebracht werden, um zu verhindern, dass sich erneut Flüssigkeit ansammelt.

Das Risiko für Komplikationen bei der Brusthöhlenpunktion ist gering. Gelegentlich können Schmerzen auftreten, wenn sich die Lunge mit Luft füllt und gegen die Brustwand drückt. Außerdem kann dem Untersuchten kurzfristig leicht schwindelig werden, und er kann unter Atemnot leiden. Als andere Komplikationen sind Stichwunden der Lunge möglich, durch die Luft in den Pleuraraum eintreten kann (Pneumothorax), ferner Blutungen in den Pleuraraum und die Brustwand, Ohnmachten, Infektionen, Stichverletzungen von Milz und Leber und sehr selten ein Eintreten von Luft in den Blutkreislauf (Luftembolie). Eine Röntgenaufnahme kann nach einer Brusthöhlenpunktion bestätigen, dass keine derartige Komplikation eingetreten ist.

NADELBIOPSIE VON BRUSTFELL UND LUNGE

Für eine Biopsie von Brustfell oder Lunge wird die Haut örtlich betäubt und mit einer Hohlnadel eine Gewebeprobe entnommen. Diese wird im Labor auf Zeichen von Krebs oder Tuberkulose untersucht. Wird eine Infektion vermutet, kann aus der Probe auch eine Kultur angelegt werden. Eine Gewebeprobe aus einem Lungentumor wird ebenso gewonnen. Mögliche Komplikationen ähneln jenen bei der Thorakozentese.

BRONCHOSKOPIE

Bei der Bronchoskopie können der Kehlkopf und die Atemwege mithilfe eines flexiblen Schlauchs (Bronchoskop) direkt betrachtet und untersucht werden. Ein Bronchoskop trägt an der Spitze eine Lichtquelle, mit deren Hilfe der Arzt durch die großen Atemwege (Bronchien) in die Lunge schauen kann.

Die Bronchoskopie dient zur Diagnose und Behandlung. Mit dem Bronchoskop lassen sich Sekrete, Blut, Eiter und Fremdkörper entfernen, Medikamente in spezielle Bereiche der Lunge einbringen und der Ursprung einer Blutung ermitteln. Vermutet der Arzt Lungenkrebs, können die Atemwege untersucht und Proben aus den verdächtigen Bereichen entnommen werden. Mit der Bronchoskopie werden auch Erreger eingesammelt, die Lungenentzündung hervorrufen können und auf anderem Wege kaum zu erreichen sind. Bei Verbrennungen und Rauchvergiftungen kann der Arzt mithilfe der Bronchoskopie den Grad der Schädigung im Kehlkopf und in den Atemwegen ermitteln.

Mindestens vier Stunden vor einer Bronchoskopie sollte der Patient nichts essen oder trinken. Ein Beruhigungsmittel soll Angstgefühle vertreiben; Atropin kann das Risiko verringern, dass sich der Kehlkopf verkrampft oder die Herzfrequenz absinkt. Der Rachen und der Nasendurchgang werden mit einem Betäubungsmittel besprüht; dann wird das Bronchoskop durch ein Nasenloch in die Atemwege der Lunge geführt.

Bronchoalveoläre Lavage bietet die Möglichkeit, Proben aus den kleineren Atemwegen und den Lungenbläschen zu entnehmen, die bronchoskopisch nicht betrachtet werden können. Hierbei wird durch das Bronchoskop eine Salzlösung in einen der kleinen Atemwege laufen gelassen. Dann wird die mit Zellen und Bakterien angereicherte Flüssigkeit in das Bronchoskop zurückgesaugt. Diese Probe wird mikroskopisch auf Infektionen und Krebs untersucht; Infektionen lassen sich besser erkennen, wenn aus den Bakterien der Probe eine Kultur angelegt wird. Mit der bronchoalveolären Lavage lassen sich auch Alveolarproteinosen ▲ und andere Erkrankungen behandeln.

Transbronchiale Lungenbiopsie: Unter anderem gehört hierzu die Entnahme einer Gewebeprobe aus der Lunge durch die Bronchienwand. Der Arzt entnimmt Gewebeteilchen aus einem verdächtigen Bereich, indem er ein Instrument unter Röntgensicht durch einen Tunnel im Bronchoskop führt, dann durch die Wand eines kleinen Atemweges und in den betroffenen Bereich der Lunge. Die Röntgenkontrolle kann das Risiko senken, die Lunge versehentlich zu durchlöchern, sodass Luft in den Pleuraraum gelangt (Pneumothorax ■). Die transbronchiale Lungenbiopsie birgt zwar Risiken, liefert aber

▲ siehe Seite 288   ■ siehe Seite 298

oft wichtige Informationen für die Diagnose und kann unter Umständen eine größere Operation überflüssig machen.

Transbronchiale Nadelaspiration: Bei diesem Verfahren wird eine Nadel durch das Bronchoskop in die Bronchienwand geführt, um Zellproben aus verdächtigen Lymphknoten zu entnehmen.

Nach der Bronchoskopie wird der Patient mehrere Stunden lang überwacht. Nach einer Gewebeprobe wird die Brust geröntgt, um eventuelle Komplikationen wie Blutungen erkennen zu können.

THORAKOSKOPIE

Bei der Thorakoskopie werden die Lungenoberfläche und der Pleuraraum mithilfe einer Sichtröhre (Thorakoskop) betrachtet. Es ist das häufigste Verfahren, um eine Gewebeprobe aus der Lunge zu gewinnen. Mit einer Thorakoskopie lässt sich auch eine Flüssigkeitsansammlung im Pleuraraum beseitigen.

Gewöhnlich bekommt der Patient bei diesem Verfahren eine Vollnarkose. Dann werden drei kleine Einschnitte in die Brustwand gemacht und das Thorakoskop in den Pleuraraum eingeführt; dabei tritt Luft ein und die Lunge fällt zusammen. So kann der Arzt die Lungenoberfläche und das Brustfell beurteilen, zusätzlich auch Gewebeproben zur mikroskopischen Untersuchung und zum Anlegen einer Kultur entnehmen. Außerdem kann er Medikamente durch das Thorakoskop einleiten. Nachdem das Thorakoskop entfernt wurde, wird eine Thoraxdrainage angelegt, um die Luft, die während der Prozedur in den Pleuraraum eingetreten ist, wieder abzusaugen. Dadurch richtet sich die zusammengefallene Lunge wieder auf.

Die Komplikationen ähneln denen der Thorakozentese und der Biopsie des Brustfells.

MEDIASTINOSKOPIE

Bei der Mediastinoskopie wird der Bereich zwischen den beiden Lungenflügeln in der Brust (Mediastinum) durch ein Sichtrohr (Mediastinoskop) betrachtet. Das Mediastinum enthält das Herz, die Luftröhre, Speiseröhre, Thymusdrüse und Lymphknoten. Mit dieser Untersuchung lassen sich die Ursache vergrößerter Lymphknoten diagnostizieren und erkennen, wie weit sich ein Lungenkrebs ausgebreitet hat, bevor operiert wird.

Die Mediastinoskopie findet im Operationssaal unter Vollnarkose statt. Ein kleiner Einschnitt wird in die Kerbe über dem Brustbein gemacht. Das Instrument wird danach in die Brust eingeführt, sodass der Arzt alle Organe im Mediastinum betrachten und Proben entnehmen kann. Eventuelle Komplikationen ähneln denen, die bei der Thorakozentese und der Biopsie des Brustfells auftreten können.

THORAKOTOMIE

Bei dieser Operation wird die Brustwand geöffnet, um die Organe zu untersuchen, Gewebe-

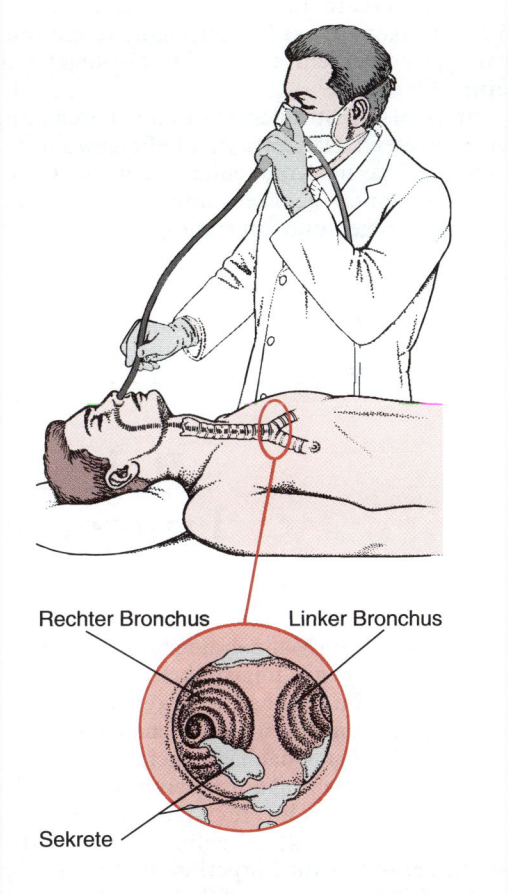

Bronchoskopie

Um die Atemwege direkt betrachten zu können, führt der Arzt ein biegsames Bronchoskop durch das Nasenloch des Patienten bis hinunter in die Atemwege. Die kreisförmige Abbildung unten ist die Darstellung aus der Sicht des Arztes.

Rechter Bronchus   Linker Bronchus

Sekrete

proben zu entnehmen und um Krankheiten von Lunge, Herz und großen Arterien zu behandeln.

Die Thorakotomie ist die zuverlässigste Methode, um Lungenkrankheiten festzustellen; allerdings handelt es sich um eine große Operation. Sie wird in Vollnarkose durchgeführt. In die Brustwand wird ein Einschnitt gemacht, und es werden Gewebeproben entnommen. Sind Proben aus beiden Lungenflügeln notwendig, muss das Brustbein oft durchtrennt werden. Wenn nötig, wird ein Lungensegment, ein Lungenlappen oder ein ganzer Lungenflügel entfernt.

Für 24 bis 48 Stunden wird eine Thoraxdrainage angelegt. Der Patient bleibt gewöhnlich mehrere Tage im Krankenhaus. Zu möglichen Komplikationen gehören Infektionen, anhaltende Blutungen und ein ständiger Lufteintritt.

ABSAUGEN

Beim Absaugen werden Sekrete und Zellen aus der Luftröhre und den großen Bronchien entfernt. Mit ihm werden Proben zur mikroskopischen Untersuchung oder für Kulturen aus dem Sputum entnommen und die Atemwege von Sekreten gereinigt.

Ein Ende eines langen, biegsamen Plastikschlauchs wird an einer Absaugpumpe angebracht; das andere Ende wird durch ein Nasenloch oder den Mund bis in die Luftröhre geschoben. Wenn der Schlauch richtig positioniert ist, wird in periodischen Abständen zwei bis fünf Sekunden lang abgesaugt. Bei Menschen, die eine künstliche Luftröhrenöffnung haben (Tracheostomie), kann der Schlauch durch diese direkt in die Luftröhre geführt werden.

KAPITEL 40

Rehabilitation bei Lungenerkrankungen

Das Hauptziel von Maßnahmen für Personen mit einer chronischen Lungenerkrankung ist, die bestmögliche Funktionstüchtigkeit des Organs zu erreichen und dem Betroffenen ein größtmögliches Maß an Unabhängigkeit zu gewähren.

Rehabilitationsprogramme sind hilfreich für Menschen, die an schwerer Atemnot leiden und deren Lebensqualität erheblich beeinträchtigt ist; für Patienten, die körperlich nicht belastbar sind und ihren täglichen Pflichten nicht nachkommen können; für Personen, die wegen ihrer Lungenerkrankung häufig ins Krankenhaus müssen. Ein erfolgreiches Rehabilitationsprogramm kann die Lebensqualität eines Patienten merklich verbessern, indem es die Atemnot lindert, die körperliche Belastbarkeit steigert, das Befinden verbessert und die Zahl der Krankenhausaufenthalte verringert.

Die Programme werden gewöhnlich ambulant durchgeführt. Für stationäre Maßnahmen gibt es spezielle Rehabilitationszentren. Diese

sind in erster Linie für Patienten gedacht, die sich nach einem Klinikaufenthalt erholen müssen oder eine schwerwiegende Lungenerkrankung haben. Erfolgreiche Rehabilitationsprogramme bieten eine Vielzahl unterschiedlicher Maßnahmen an, zu denen auch körperliches Training gehört.

Sauerstofftherapie

Eine Sauerstofftherapie kann bei Patienten, die sich von akuten Lungenerkrankungen erholen, vorübergehend eingesetzt werden; langfristig kann sie bei Menschen mit chronischer Lungenerkrankung erforderlich sein. Im Krankenhaus werden auch Patienten mit akuten Erkrankungen wie Lungenentzündung oder Krankheiten, bei denen eine Erhöhung des Sauerstoffgehalts im Blut den Allgemeinzustand verbessert, mit Sauerstoff beatmet. So etwa bei Angina pectoris ▲.

Die Sauerstofftherapie verbessert das Leben von Menschen mit chronischer Lungenerkran-

▲ siehe Seite 191

kung, die einen permanenten Sauerstoffmangel haben. Die Ergebnisse sind umso besser, je mehr Stunden am Tag Sauerstoff gegeben wird. Die Sauerstoffgabe verringert auch die Belastung des Herzens, die mit einer Lungenerkrankung einhergeht, und bessert die Atemnot.

Bei manchen Menschen mit chronischer Lungenerkrankung tritt der Sauerstoffmangel nur bei körperlicher Belastung auf. Diese können die Sauerstoffgabe auf die Zeit der Belastung begrenzen. Wer im Schlaf unter Sauerstoffmangel leidet, kann die Therapie auf die Nachtstunden beschränken.

Mit der Oxymetrie lässt sich die Sauerstoffsättigung des Blutes ermitteln und bestimmen, wie viel Sauerstoff benötigt wird ▲. Die Untersuchung wird mithilfe eines Finger- oder Ohrensensors vorgenommen.

Für eine langfristige Sauerstofftherapie zu Hause gibt es drei Systeme: einen elektrischen Sauerstoff-Konzentrator, Flüssigsauerstoff-Systeme und komprimiertes Sauerstoffgas. Die Systeme, die mit flüssigem oder komprimiertem Sauerstoff arbeiten, benötigen Platz für die relativ großen Sauerstoffbehälter. Kleinere, tragbare Behälter mit komprimiertem Sauerstoff können für vorübergehende Nutzung außer Haus verwendet werden. Jedes der Systeme hat Vor- und Nachteile. Der Sauerstoff wird normalerweise über zwei Nasenschläuche verabreicht. Verschiedene Verfahren dienen dazu, die Wirkung zu erhöhen und die Mobilität des Kranken zu verbessern. Sie reichen von Speicherkanülen über Systeme, die dem Bedarf angepasst werden können, bis hin zu Luftröhrenkathetern.

Bei der Sauerstofftherapie zu Hause ist es wichtig, auf einen soliden Stand des Tanks zu achten und ihn an einem Ort aufzustellen, wo er nicht im Weg steht. In Zeiten, in denen er nicht gebraucht wird, sollte das Ventil des Tanks stets gut verschlossen sein. Da Sauerstoff explosiv ist, darf der Tank nicht in der Nähe von Zündquellen, wie Heizgeräten und Haartrocknern postiert werden. Niemand sollte im Haus rauchen, während der Sauerstoff eingeatmet wird.

Physikalische Atemtherapie

Fachleute für physikalische Therapie können die Beschwerden bei Lungenerkrankungen mit verschiedenen Maßnahmen erleichtern, unter anderem Drainagelagerung, Absaugen von Sekreten und Atemtechniken.

Drainagelagerung

Bei der Lagerungsdrainage wird die Person in einem bestimmten Neigungswinkel gelagert, um die Lösung des Sekrets in der Lunge zu erleichtern. Brustkorb und Rücken können zusätzlich mit der hohlen Hand geklopft werden (Klopfmassage), um die Sekrete zu lockern. Es kann auch ein mechanischer Vibrator (Vibrationsmassage) angewendet werden.

Diese Techniken werden bei Erkrankungen wie Mukoviszidose, Bronchiektase und Lungenabszess in bestimmten Abständen angewendet. Sie werden auch bei Patienten eingesetzt, die ihren Schleim nicht effektiv abhusten können, beispielsweise ältere Menschen, solche mit Muskelschwäche, nach Operationen, Verletzungen und bei schwerer Krankheit.

Die Drainagelagerung eignet sich nicht für Patienten, die die dafür notwendige Position nicht einnehmen können, die gerinnungshemmende Medikamente einnehmen, vor kurzem Blut erbrochen, einen Rippenbruch oder einen Bruch der Wirbelsäule erlitten haben oder bei schwerer Osteoporose.

Absaugen

Mit dem Absaugen lassen sich die Atemwege von Sekret befreien. Üblicherweise wird dazu ein dünnes Plastikröhrchen durch die Nase und ein paar Zentimeter in die Luftröhre geschoben. Mit nicht zu starkem Sog wird der Schleim, der nicht abgehustet werden kann, abgesaugt.

Die Absaugmethode wird auch bei Menschen mit einer Öffnung der Luftröhre (Tracheostomie) angewendet und bei solchen, die über einen Schlauch durch Nase und Mund beatmet werden (Intubation).

Atemtechniken

Atemübungen können die Muskeln kräftigen, die zum Ein- und Ausatmen nötig sind, aber sie verbessern die Lungenfunktion nicht unmittelbar. Allerdings verringern sie das Risiko von Lungenkomplikationen nach Operationen bei starken Rauchern und Menschen mit Lungenerkrankungen. Die Übungen sind insbesondere hilfreich für Menschen mit sitzender Tätigkeit und chronisch obstruktiver Lungenerkrankung

▲ siehe Seite 241

sowie für Personen, die an ein Beatmungsgerät angeschlossen sind.

Häufig wird bei diesen Übungen ein so genanntes Spirometer ▲ eingesetzt. Die betroffene Person bläst so kräftig wie möglich in einen Schlauch an einer Plastikkammer, die sie in der Hand hält. In der Kammer befindet sich ein Bällchen und mit jedem Atemzug wird das Bällchen angehoben. Im Idealfall wird dieser Vorgang fünf- bis zehnmal pro Stunde wiederholt. Manche Krankenhäuser setzen dieses Gerät vor und nach Operationen ein.

Die so genannte Lippenbremse ist immer dann hilfreich, wenn es bei Personen mit chronisch obstruktiver Lungenerkrankung bei Panik, Anstrengung oder während einer Verkrampfung der Atemwege zu einer Überblähung der Lunge kommt. Sie kann aber auch zusätzlich zu einem Atemtraining gemacht werden. Dazu atmet der Betreffende bei fast geschlossenen Lippen aus, so als wollte er pfeifen. Dadurch erhöht sich der Druck in den Atemwegen und bewahrt sie davor, zu kollabieren. Beugt sich der Übende bei der Lippenbremse vorwärts, unterstützt das die Funktion des Zwerchfells; das verringert die Atemnot zusätzlich.

KAPITEL 41

Bronchitis

Eine Entzündung der großen Luftwege, die von der Luftröhre abzweigen, wird gewöhnlich durch eine Infektion, manchmal auch durch Gase und Schadstoffpartikel hervorgerufen.

Von einer akuten Bronchitis spricht man, wenn die Symptome bis zu 90 Tagen anhalten; treten sie monate- oder jahrelang auf, handelt es sich um eine chronische Bronchitis. Eine chronische Bronchitis, kombiniert mit einer verminderten Luftzufuhr, ist ein typisches Zeichen einer chronisch obstruktiven Lungenerkrankung (COPD). ■

Ursachen

Eine akute Bronchitis kann durch eine Infektion und durch Reizstoffe ausgelöst werden.

Infektiöse Bronchitis tritt am häufigsten in den Wintermonaten auf und wird zumeist durch Viren verursacht. Selbst nach einer überstandenen Virusinfektion kann ein Reiz bestehen bleiben, der noch für Wochen Symptome hervorruft. Häufig schließt sich einer Virusinfektion der oberen Luftwege eine bakterielle Bronchitis an. Bei jungen Erwachsenen sind die Erreger meist *Mycoplasma pneumoniae* und *Chlamydia pneumoniae*. Bei Menschen im mittleren oder höheren Lebensalter sind es am häufigsten *Streptococcus pneumoniae, Haemophilus influenzae* und *Moraxella catarrhalis*. Eine virale Bronchitis kann von einer ganzen Reihe von Viren ausgelöst werden, unter anderem durch das Grippevirus.

Raucher und Personen mit chronischer Lungenerkrankung können wiederholt Bronchitisepisoden durchmachen, denn ihre geschädigten Schleimhäute sind nicht mehr in der Lage, die Atemwege freizuhalten. Schlechte Ernährung erhöht das Risiko von Infektionen der oberen Atemwege und einer darauf folgenden Bronchitis, vor allem bei Kindern und älteren Menschen. Chronische Nebenhöhlenentzündungen, Lungenblähung (Bronchiektase) ★ und Allergien erhöhen das Risiko ebenfalls. Kinder mit vergrößerten Gaumen- und Rachenmandeln können immer wieder an Bronchitis erkranken.

Bronchitis durch Reizstoffe kann durch industrielle und pflanzliche Stäube hervorgerufen werden. Auch starke Säuredämpfe, Ammoniak, organische Lösungen, Chlor, Schwefelwasserstoff, Schwefeldioxid und Bromdämpfe können eine Bronchitis verursachen.

Symptome

Eine infektiöse Bronchitis beginnt gewöhnlich mit den Anzeichen einer Erkältung: laufende Nase, Halsentzündung, Müdigkeit, Frösteln sowie Rücken- und Muskelschmerzen. Leich-

---

▲ siehe Seite 240   ■ siehe Seite 265
★ siehe Seite 272

Wie sich Bronchitis auswirkt

Bei einer Bronchitis entzünden sich Bereiche der Innenwand der Bronchien; sie schwellen an, und es wird vermehrt Sekret produziert. Als Folge davon ist der Atemweg verengt. Gewöhnlich spielen Bakterien und Viren dabei eine Rolle.

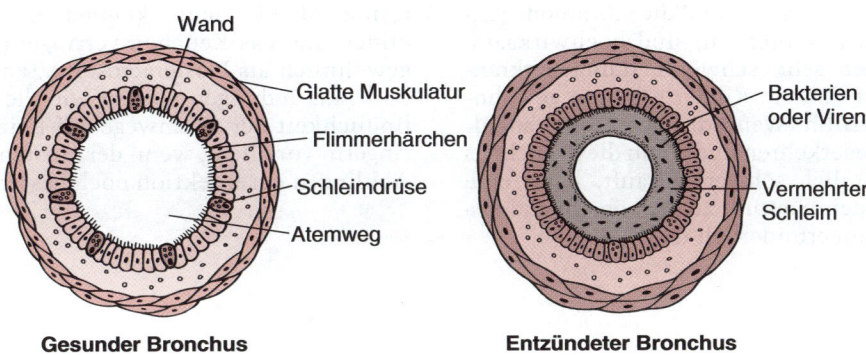

Wand
Glatte Muskulatur
Flimmerhärchen
Schleimdrüse
Atemweg

Bakterien oder Viren
Vermehrter Schleim

Gesunder Bronchus

Entzündeter Bronchus

tes Fieber (37,7 bis 38,3 °C) kann auftreten. Husten – zu Anfang meist trocken – ist häufig das erste Anzeichen einer beginnenden Bronchitis. Bei einer viralen Bronchitis wird oft wenig weißer Auswurf abgehustet. Wechselt die Farbe des Auswurfs von Weiß nach Grün oder Gelb, weist das auf eine zusätzliche bakterielle Infektion hin.

Bei schwerer Bronchitis kann das Fieber auf 38,3 bis 38,8 °C ansteigen und drei bis fünf Tage anhalten. Der Husten ist das letzte Symptom, das abklingt; häufig dauert er mehrere Wochen. Viren können die Epithelzellen schädigen, die die Bronchien innen auskleiden. Um diese Schäden zu reparieren, braucht der Körper Zeit. Eine häufige Begleiterscheinung der Bronchitis ist eine Hyperreaktivität der Atemwege, bei der sich die Atemwege vorübergehend verengen und die Lunge nur wenig Luft aufnehmen kann. Die Luftzufuhr kann auch durch allgemeine Reize, etwa das Einatmen von Reizstoffen, Kälte und starke Gerüche, beeinträchtigt werden. Bei stark verminderter Luftzufuhr kommt es zu Atemnot. Keuchen, insbesondere nach einem Hustenanfall, ist ein häufiges Symptom.

Zu ernsthaften Komplikationen wie Ateminsuffizienz ▲ und Lungenentzündung ■ kommt es gewöhnlich nur bei Menschen, die auch an einer chronischen Lungenerkrankung wie chronisch obstruktiver Lungenerkrankung oder Asthma leiden.

Diagnose

Der Arzt stellt die Diagnose Bronchitis aufgrund der Symptome und des typischen Keuchens.

Es kann auch eine Sputumprobe untersucht werden: Klarer oder weißer Auswurf deutet auf eine Virusinfektion hin, gelbes oder grünes Sputum eher auf eine bakterielle Infektion. Bei schweren Symptomen kann der Arzt mit einer Röntgenaufnahme der Brust eine Lungenentzündung ausschließen. Wenn der Husten länger als zwei Monate anhält, sollte ebenfalls eine Röntgenaufnahme gemacht werden, um andere Lungenerkrankungen auszuschließen.

Behandlung

Ein trockener, störender Husten ★ kann mit Hustenmedikamenten unterdrückt werden. Schleimlösende Medikamente können die Sekrete verflüssigen und so leichter abhusten lassen. Das Fieber lässt sich mit Azetylsalizylsäure, Parazetamol und Ibuprofen senken; für Kinder eignet sich Azetylsalizylsäure jedoch nicht. Bronchitiskranke, vor allem solche mit Fieber, sollten ruhen und so viel trinken, dass ihr Urin hell bleibt.

Eine bakterielle Bronchitis wird mit Antibiotika behandelt. Menschen mit einer Lungen

▲ siehe Seite 306   ■ siehe Seite 248
★ siehe Seite 234

erkrankung können diese Medikamente auch vorbeugend einnehmen. Erwachsene bekommen dann Amoxizillin, Tetrazyklin, Doxyzyklin oder Trimethoprim/Sulfamethoxazol. Besteht der Verdacht auf Mycoplasma pneumoniae oder Chlamydia pneumoniae als Auslöser, werden Erythromyzin oder Doxyzyklin gegeben. Cephalosporine (Cefaclor, Cefuroxim), Azithromyzin, Clarithromyzin und die Chinolone (Ciprofloxazin, Levofloxazin) sind hochwirksam, bleiben aber sehr schweren Lungenerkrankungen vorbehalten. Kinder erhalten gewöhnlich Amoxizillin. Wenn die Symptome anhalten oder wiederkehren und wenn die Bronchitis außergewöhnlich schwer verläuft, kann eine Kultur aus dem Sputum zeigen, ob ein anderes Antibiotikum erforderlich ist.

Antibiotika helfen bei einer Virus-Bronchitis nicht. Die Symptome der verringerten Luftzufuhr und das Keuchen lassen sich durch Vernebeln oder Verdampfen von Luft lindern. Der Kranke kann auch Wasserdampf inhalieren, indem er sich über ein mit heißem Wasser gefülltes Waschbecken beugt und ein Handtuch lose über den Kopf breitet. Bronchienerweiternde Medikamente können die Atemwege öffnen und das Keuchen verringern. Kortison, gewöhnlich als Dosieraerosol ▲, kann Husten und Entzündungen ebenso wie die Überempfindlichkeit der Atemwege auf Reizstoffe verringern, vor allem, wenn der Husten nach dem Abklingen der Infektion noch bestehen bleibt.

KAPITEL 42

Lungenentzündung

Lungenentzündung (Pneumonie) ist eine Infektion der Lungenbläschen (Alveolen) und der umliegenden Gewebe.

Die äußeren Bedingungen, unter denen sich eine Lungenentzündung entwickelt, sind für den Arzt wichtig. Sie kann sich aus dem normalen Leben heraus entwickeln (ambulant erworbene Pneumonie), sie kann aber auch im Krankenhaus entstehen oder Menschen betreffen, die in einer Einrichtung leben oder arbeiten, etwa Altenheimbewohner oder Krankenschwestern (nosokomiale Infektion). Die äußeren Umstände tragen häufig zur Klärung bei, welcher Erreger die Lungenentzündung ausgelöst hat. Eine ambulant erworbene Lungenentzündung wird z. B. eher von dem Bakterium *Streptococcus pneumoniae* hervorgerufen. Im Krankenhaus erworbene Lungenentzündungen beruhen häufiger auf *Staphylococcus aureus* oder Bakterien wie *Klebsiella pneumoniae* oder *Pseudomonas aeruginosa*. Je nach Erreger unterscheiden sich Schweregrad und Verlauf der Lungenentzündung und die Art der Therapie.

Entscheidend ist auch die Frage, ob die Lungenentzündung eine gesunde Person trifft oder jemanden mit geschwächtem Immunsystem. Kortison etwa kann das Abwehrsystem beeinträchtigen, ebenso Krankheiten wie Aids. Bei älteren Menschen ist das Immunsystem oft durch eine schwere akute oder chronische Krankheit geschwächt. Diese Personen sind grundsätzlich gefährdeter für eine Lungenentzündung; sie bekommen auch eher eine Infektion, die von seltenen Erregern ausgelöst wird, und sprechen oft schlechter auf die Behandlung an als jemand mit intaktem Abwehrsystem. Weitere Faktoren, die für Lungenentzündung empfänglich machen, sind Alkoholismus, Zigarettenrauchen, Diabetes, Herzschwäche und chronisch obstruktive Lungenerkrankungen. Sehr junge und sehr alte Menschen haben ein höheres Risiko als der Durchschnitt. Ähnlich erhöht ist das Risiko für geschwächte, bettlägerige, gelähmte und bewusstlose Menschen.

Ursachen

Unter Lungenentzündung versteht man eine Reihe von Krankheiten, die von Bakterien, Viren oder Pilzen ausgelöst werden. Eine Lungenentzündung entwickelt sich für gewöhnlich,

▲ siehe Abbildung Seite 263

Impfungen gegen Lungenentzündung

Bestimmten Lungenentzündungen lässt sich mit einer Impfung vorbeugen. So kann die **Pneumokokken-Vakzine** Menschen vor schweren Pneumokokken-Infektionen bewahren. Empfohlen wird die Impfung Personen, die älter sind als 60 Jahre, denen, die Lungen- und Herzkrankheiten oder Diabetes haben, und Kindern ab zwei Jahren unter bestimmten Voraussetzungen. Nach sechs Jahren sollte die Impfung wiederholt werden.

Als Nebenwirkung tritt häufig eine vorübergehende Entzündung an der Impfstelle auf; nur ein Prozent der geimpften Personen hat nach der Impfung unter Fieber oder Muskelschmerzen zu leiden. Noch weniger entwickeln eine ernsthafte allergische Reaktion. Schwangere Frauen sollten nicht geimpft werden.

Mit einer Impfung gegen *Haemophilus influenzae* **Typ b** kann den durch diesen Erreger hervorgerufenen Lungenentzündungen vorgebeugt werden. Die Impfung gehört zu den Standardimpfungen für Kinder und wird im Alter von zwei, vier und zwölf Monaten gegeben.

Der Lungenentzündung, die das Grippevirus auslöst, kann durch die Grippeimpfung vorgebeugt werden. Gegen Grippe sollten sich Menschen über 60 Jahre, solche mit chronischen Krankheiten, wie Emphysem, Diabetes, Herzkrankheit und Nierenleiden, impfen lassen. Geimpft wird alljährlich im Herbst, damit der Schutz zwischen November und März am höchsten ist. Jedes Jahr wird ein neuer Impfstoff entwickelt, dessen Zusammensetzung sich nach den jeweils voraussehbaren Stämmen der Grippeviren richtet.

---

wenn Erreger in die Lunge eingeatmet worden sind; manchmal gelangen sie auch auf dem Blutweg in die Lunge oder sie wandern von einem nahe gelegenen Infektionsherd dort ein. Eine Lungenentzündung kann sich im Anschluss an eine Operation entwickeln, besonders nach Operationen im Bereich der Brust, oder nach Brustverletzungen. Eine flache Atmung, die verringerte Möglichkeit zu husten und das sich in der Lunge ansammelnde Sekret fördern die Krankheit. Manchmal entwickelt sich eine Lungenentzündung, wenn versehentlich Partikel aus dem Mund inhaliert werden und in der Lunge verbleiben (Aspirationspneumonie), oder wenn ein Verschluss (Obstruktion) der Atemwege Bakterien in der Lunge einschließt (Obstruktionspneumonie).

Symptome und Diagnose

Das vorherrschende Symptom einer Lungenentzündung ist der Husten, der von Auswurf begleitet wird. Daneben gibt es noch häufig Brustschmerz, Schüttelfrost, Fieber und Atemnot. Die Symptome können unterschiedlich stark sein, je nachdem, wie ausgedehnt der Krankheitsherd und welcher Erreger verantwortlich ist.

Der Arzt diagnostiziert eine Lungenentzündung anhand der charakteristischen Geräusche, die er mit dem Stethoskop hört. Diese Töne beruhen auf den verengten Atemwegen oder darauf, dass sich in den normalerweise mit Luft gefüllten Teilen der Lunge Entzündungszellen und Flüssigkeit ansammeln.

Üblicherweise wird auch eine Röntgenaufnahme gemacht. Bei den meisten bakteriellen Lungenentzündungen erscheint das befallene Areal auf dem Röntgenbild als dichter, weißer Fleck. Von Viren ausgelöste Lungenentzündungen verursachen typischerweise matte, verbreitete weißliche Streifen oder Flecken. Aus manchen Pneumonien kann sich ein eitriger Lungenabszess ▲ entwickeln, der auf dem Röntgenbild als gefüllter Raum erscheint. Veränderungen an der Lungenspitze deuten auf Tuberkulose ■ hin.

Der Arzt kann im Labor Sputum und Blut untersuchen lassen, um den Erreger zu identifizieren. Dennoch ist er nicht immer sicher zu bestimmen. Wenn es unbedingt nötig ist, kann im Rahmen einer Bronchoskopie ★ durch den Arzt eine aufschlussreichere Sputumprobe entnommen werden.

Vorbeugung und Behandlung

Manchen Arten von Lungenentzündung lässt sich mit einer Impfung vorbeugen. Es gibt Impfstoffe gegen Pneumokokken-Pneumonie und gegen die Lungenentzündung, die durch den Er-

---

▲ siehe Seite 256   ■ siehe Seite 1120
★ siehe Seite 242

Antibiotika bei bakterieller Lungenentzündung

Streptococcus pneumoniae (Pneumokokken)
Penizillin
Amoxizillin
Cephalosporin
Erythromyzin
Azithromyzin
Clarithromyzin
Chinolone

Haemophilus influenzae
Cephalosporine der 2. und 3. Generation
Amoxizillin/Clavulansäure
Azithromyzin
Chinolone
Cotrimoxazol

Legionella pneumophila
Erythromyzin
Azithromyzin
Chinolone

Mycoplasma pneumoniae
Erythromyzin
Doxyzyklin
Azithromyzin
Clarithromyzin
Chinolone

Chlamydia pneumoniae
Erythromyzin
Doxyzyklin
Azithromyzin
Clarithromyzin
Chinolone

Staphylococcus aureus
Cephalosporine der 1. Generation
Nafzillin
Oxazillin
Vankomyzin

Anaerobe Bakterien
Clindamyzin
Metronidazol

Gramnegative Bakterien
Imipenem
Cephalosporine der 3. und 4. Generation
Aminoglykoside
Chinolone

Neuere Chinolone sind Levofloxazin und Moxifloxazin

reger *Haemophilus influenzae* hervorgerufen wird. Darüber hinaus kann gegen Grippe geimpft werden.

Bei Menschen mit erhöhtem Infektionsrisiko können Atemübungen und Maßnahmen, die zur Befreiung von Sekreten dienen, eine Lungenentzündung verhüten; das trifft vor allem für operierte und geschwächte Personen zu.

Auch Patienten mit Lungenentzündung müssen das Sekret loswerden und sie profitieren von Atemübungen. Wenn sie unter Kurzatmigkeit leiden und der Sauerstoffgehalt des Blutes stark absinkt, kann eine Sauerstoffbeatmung helfen. Ruhe ist zwar ein wesentlicher Behandlungsfaktor, dennoch müssen sich die Patienten häufig bewegen, indem sie mal das Bett verlassen und sich hinsetzen.

Eine bakterielle Lungenentzündung und eine Obstruktionspneumonie werden üblicherweise mit Antibiotika behandelt, bevor der Erreger identifiziert ist. Das kann den Schweregrad der Lungenentzündung ebenso verringern wie das Risiko von Komplikationen.

Die Auswahl des Antibiotikums richtet sich nach dem vermuteten Erreger. Wenn der Erreger später identifiziert und geklärt ist, auf welches Antibiotikum er anspricht, kann immer noch auf ein anderes Antibiotikum umgestellt werden. Wenn die Lungenentzündung nicht allzu schwer ist, können die Kranken zu Hause bleiben. Ältere Menschen und solche mit Atemnot, Herz- oder Lungenkrankheiten werden normalerweise im Krankenhaus behandelt. Bei ihnen kann eine Sauerstoffbeatmung, die intravenöse Gabe von Flüssigkeit oder ein Beatmungsgerät ▲ nötig sein.

Antibiotika helfen bei einer durch Viren ausgelösten Lungenentzündung nicht. Wenn allerdings das Risiko einer bakteriellen Infektion erhöht ist, wie z. B. bei einer Infektion durch RS-Viren bei Kindern oder durch Grippeviren, werden auch bei viralen Pneumonien gelegentlich Antibiotika gegeben.

Ambulant erworbene Lungenentzündung

Streptokokken sind die am meisten verbreiteten bakteriellen Verursacher einer ambulant erworbenen Pneumonie. Andere Erreger sind *Haemophilus influenzae*, Legionellen, Mykoplasmen, Chlamydien und Viren. Staphylokokken sind

▲ siehe Seite 307

eher für Lungenentzündungen verantwortlich, die in Einrichtungen wie Krankenhäusern auftreten.

Lungenentzündung durch Pneumokokken: Eine Lungenentzündung durch *Streptococcus pneumoniae* (Pneumokokken) pfropft sich gewöhnlich auf eine Virusinfektion der oberen Luftwege auf und beeinträchtigt die Abwehrmechanismen der Atemwege so sehr, dass Bakterien diese Bereiche infizieren können. Es kommt zu Schüttelfrost, gefolgt von Fieber, Husten mit Auswurf, Kurzatmigkeit und Brustschmerzen. Übelkeit, Erbrechen, Müdigkeit und Muskelschmerzen sind weitere Symptome. Der Auswurf erscheint durch Blutbeimengung oft rostrot.

Normalerweise lässt sich die Pneumokokkenpneumonie gut behandeln. Sie kann allerdings auch zur einer lebensbedrohlichen Infektion des Blutes (Pneumokokkensepsis) führen. Bei vielen Patienten sammelt sich Flüssigkeit im Pleuraraum an (Pleuraerguss). ▲ Selten kann eine Pneumokokkeninfektion auf die Hirnhäute übergreifen und eine Pneumokokkenmeningitis hervorrufen, die zu Verwirrtheit, steifem Nacken und möglicherweise auch zum Koma führen kann.

Eine Person, die mit einer der rund 80 bekannten Arten von Pneumokokken infiziert wurde, entwickelt eine teilweise Immunität gegenüber einer erneuten Infektion durch diese Art, aber nicht gegen andere Erreger der Gruppe. Der Impfstoff schützt gegen 23 der am meisten verbreiteten und gefährlichsten Arten von infektiösen Pneumokokken. ■

Eine Pneumokokkenpneumonie kann mit Antibiotika wie Penizillin oder Cephalosporin behandelt werden; allerdings sind die Erreger im vergangenen Jahrzehnt zunehmend gegen diese Medikamente unempfindlich (resistent) geworden. Personen, die mit solchen Erregern infiziert sind oder die eine Penizillinallergie haben, können stattdessen Erythromyzin, Chinolone oder ein anderes Antibiotikum erhalten.

Lungenentzündung durch *Haemophilus influenzae*: *Haemophilus influenzae* sind Bakterien; trotz des Namens handelt es sich nicht um den Influenzavirus, der Grippe hervorruft. *Haemophilus-influenzae*-Stämme des Typs b sind höchst ansteckend und verantwortlich für schwere Krankheiten, wie Hirnhautentzündung, Kehldeckelentzündung und Lungenentzündung, vor allem bei Kindern unter fünf Jahren. Allerdings gehen Infektionen durch diesen Erreger merklich zurück, seit immer häufiger gegen den Typ b des *Haemophilus influenzae* geimpft wird. Die meisten Fälle werden aller-

dings durch Bakterienstämme ausgelöst, gegen die der *Haemophilus-influenzae*-Impfstoff unwirksam ist.

Die Infektion äußert sich durch Fieber, einem von Auswurf begleiteten Husten und Kurzatmigkeit.

Der Impfkalender für Kinder sieht eine Impfung gegen *Haemophilus influenzae* Typ b mit zwei, vier und zwölf Monaten vor.

Eine Lungenentzündung durch *Haemophilus influenzae* Typ b wird mit Antibiotika behandelt.

Legionärskrankheit: Diese Art von Lungenentzündung wird durch Bakterien des Typs *Legionella pneumophila* und andere Legionellen ausgelöst. Diese Bakterien leben im Wasser. Masseninfektionen hat es vorwiegend in Hotels und Krankenhäusern gegeben, wo sich die Bakterien über Klimaanlagen und Warmwasserleitungen, etwa über Duschen, verbreiten konnten. Bisher ist nicht bekannt, dass eine Person eine andere angesteckt hätte.

Die Legionärskrankheit trifft am häufigsten ältere Personen. Ein erhöhtes Risiko besteht für Menschen, die rauchen, die Kortison einnehmen, an einer chronischen Nierenkrankheit leiden oder sich einer Organtransplantation unterziehen mussten. Die Legionärskrankheit kann lebensbedrohlich werden.

Die ersten Symptome treten zwei bis zehn Tage nach der Infektion auf: Müdigkeit, Fieber, Kopfschmerzen und Muskelschmerzen. Ein zunächst trockener Husten wird später von Auswurf begleitet. Personen mit schwerer Infektion können unter starker Atemnot leiden und zusätzlich Durchfälle oder geistige Störungen entwickeln.

Im Labor werden Sputum, Blut und Urin untersucht. Antikörpertests können aber erst positiv sein, wenn sich die Lungenentzündung voll ausgebildet hat.

Zur Behandlung dienen Antibiotika wie Chinolone, Erythromyzin und Azithromyzin.

Lungenentzündung durch *Mycoplasma pneumoniae*: *Mycoplasma pneumoniae* ist der häufigste Verursacher von Lungenentzündungen bei Menschen zwischen fünf und 35 Jahren. Innerhalb bestimmter Gesellschaftsgruppen kommen regelrechte Epidemien vor – etwa unter Studenten, in militärischen Einheiten und in Familien. Solche Epidemien breiten sich langsam aus, da die Inkubationszeit zehn bis 14 Tage beträgt.

▲ siehe Seite 296   ■ siehe Seite 1091

Eine Lungenentzündung durch *Mycoplasma pneumoniae* beginnt häufig mit Müdigkeit, wundem Hals und trockenem Husten; insofern ähnelt sie der Grippe. Die Symptome verschlimmern sich allmählich. Schwere Hustenanfälle können schließlich Auswurf zutage fördern. Etwa zehn bis 20 Prozent der Betroffenen entwickeln einen Ausschlag. Gelegentlich treten Blutarmut, Gelenkschmerzen und neurologische Störungen (wie Hirnhautentzündung) auf. Die Symptome bleiben oft eine oder zwei Wochen bestehen, eine Besserung tritt nur langsam ein. Manche Betroffene fühlen sich noch nach Wochen schwach und müde. Gewöhnlich verläuft eine Lungenentzündung durch *Mycoplasma pneumoniae* sehr leicht und die meisten Betroffenen überstehen sie ohne Behandlung.

Wenn Symptome und Röntgenaufnahme eine Lungenentzündung durch *Mycoplasma pneumoniae* vermuten lassen, wird mit Antibiotika wie Erythromyzin und Doxyzyklin behandelt. Clarithromyzin, Azithromyzin und Chinolone sind ebenfalls wirksam. Diese Behandlung kürzt die fieberhafte Phase ab, begrenzt die Ausbreitung in der Lunge und fördert die Genesung. Allerdings können Antibiotika eine Lungenentzündung durch *Mycoplasma pneumoniae* nicht sofort stoppen, da die Kranken noch wochenlang den Erreger in sich tragen und verbreiten können.

Lungenentzündung durch *Chlamydia pneumoniae*: Chlamydien sind eine weitere Ursache für Pneumonien bei Menschen zwischen fünf und 35 Jahren. Die Krankheit wird über winzige Wassertröpfchen, die beim Husten verbreitet werden, übertragen. Die Symptome ähneln denen einer Lungenentzündung durch Mycoplasma pneumoniae. Der Erreger *Chlamydia* lässt sich nur durch Laboruntersuchungen von Blut und Sputum sicher feststellen.

Wirksam sind Antibiotika wie Erythromyzin, Doxyzyklin, Clarithromyzin, Azithromyzin und Chinolone. Wenn die Behandlung zu früh abgebrochen wird, können die Symptome wiederkehren.

Lungenentzündung durch Viren: Viele Viren können die Lunge infizieren. Zu ihnen gehören Grippevirus Typ A und B ▲ und der Erreger der Windpocken. Das Parainfluenza-, Respiratory syncytial- (RS-) und das Adenovirus rufen vornehmlich bei Kindern und sehr alten Menschen Lungenentzündung hervor. Auch das Masernvirus kann zur Lungenentzündung führen. Menschen mit geschwächtem Immunsystem können eine schwere Lungenentzündung durch das Zytomegalievirus bekommen.

Virale Pneumonien verursachen Husten, der trocken oder von weißlichem Auswurf begleitet sein kann. Viele Betroffene haben Kopfschmerzen, Fieber und Muskelschmerzen.

Röntgenaufnahmen zeigen die Infektionszeichen weniger deutlich als bei einer bakteriellen Pneumonie. In den Sekretproben aus den Atemwegen lassen sich einige Viren identifizieren, etwa das RS- und das Grippevirus. Auch der Antikörpertiter gegen bestimmte

Psittakose: eine ungewöhnliche Form von Lungenentzündung

Die Psittakose (Papageienkrankheit) ist eine seltene Lungenentzündung, die von *Chlamydia psitacci* verursacht wird – einem Erreger, der hauptsächlich bei Papageien, Sittichen und Turteltauben vorkommt, sich aber auch bei Tauben, Finken, Hühnern und Truthähnen findet. Menschen infizieren sich meist, indem sie Staub der Federn oder des Kotes der Vögel einatmen.

Der Erreger kann auch durch den Biss eines infizierten Vogels, seltener als Tröpfcheninfektion von Mensch zu Mensch übertragen werden. Die Papageienkrankheit ist vornehmlich eine Krankheit von Personen, die in Zoohandlungen und auf Geflügelfarmen arbeiten. Vogelhalter können sich schützen, indem sie den Kontakt mit dem Staub der Federn oder dem Käfig eines infizierten Vogels meiden.

Eine bis drei Wochen nach der Infektion treten Fieber, Schüttelfrost, Müdigkeit und Appetitlosigkeit auf. Es entwickelt sich ein anfangs trockener Husten, später mit grünlichem Auswurf. Das Fieber hält zwei bis drei Wochen an und geht dann langsam zurück.

Die verlässlichste Diagnosemethode ist die Bestimmung der Antikörper gegen den Erreger im Blut.

Psittakose wird für mindestens zehn Tage mit Tetrazyklin behandelt. Vor allem bei schwerem Verlauf kann sich die Genesung lange hinzögern.

▲ siehe Seite 1142

Viren lässt sich ermitteln, doch bis aussagekräftige Resultate vorliegen, ist der Kranke meist schon wieder genesen.

Eine jährliche Grippeimpfung wird Personen über 60 Jahre und solchen mit chronischen Krankheiten wie Emphysem, Diabetes, Herz- und Nierenerkrankungen empfohlen.

Der Husten nach einer Virus-Lungenentzündung kann noch lange nach dem Abklingen der Infektion anhalten. Viele Betroffene entwickeln nach einer Virusinfektion eine bakteriell bedingte Lungenentzündung; Ursache ist die Schädigung der Schleimhäute in den Atemwegen, die das Virus hervorruft. Bei einer solchen Superinfektion kann die Gabe von Antibiotika erforderlich sein.

Lungenentzündung im Krankenhaus

Eine Lungenentzündung, die sich jemand im Krankenhaus oder einer Betreuungseinrichtung zuzieht (nosokomial erworbene Pneumonie), verläuft meist ziemlich ernst. Die Erreger in solchen Einrichtungen sind aggressiv und schwer zu bekämpfen. Hinzu kommt, dass die dort betroffenen Menschen gewöhnlich besonders krankheitsanfällig sind und dass sie demzufolge mit einer Infektion schlechter fertig werden.

Lungenentzündung durch Staphylokokken: Der Erreger *Staphylococcus aureus* ist für zehn bis 15 Prozent der im Krankenhaus erworbenen Pneumonien verantwortlich.

Staphylococcus ruft die typischen Symptome einer Lungenentzündung hervor, aber Schüttelfrost und Fieber sind hier hartnäckiger als bei der Pneumokokkenpneumonie. Manchmal verschlimmern sich die Symptome sehr schnell, begleitet von einer schweren und lebensbedrohlichen Verschlechterung der Lungenfunktion. Eine Staphylokokkenpneumonie kann gelegentlich Lungenabzesse hervorrufen; insbesondere bei Kindern können sich mit Luft gefüllte Lungenzysten bilden. Das Blut kann Bakterien aus der Lunge an andere Körperstellen tragen und dort Eiterungen hervorrufen, z. B. im Pleuraraum (Pleuraempyem ▲). Diese Eiteransammlungen können mit einer Hohlnadel oder durch Thoraxdrainage entleert werden.

So bald wie möglich sollten Staphylokokken mit wirksamen Antibiotika behandelt werden; gewöhnlich ist das Oxazillin oder Nafzillin, die zu den Penizillinen gehören. Allerdings sind immer mehr *Staphylococcus*-Stämme resistent gegen diese Penizilline; dann sind Antibiotika wie Vankomyzin erforderlich.

Arzneimittel bei viraler Lungenentzündung

Influenza
Amantadin

Respiratory Syncytial Virus (RSV)
Ribavirin

Windpocken
Aciclovir

Herpes simplex
Aciclovir

Zytomegalievirus
Ganciclovir, Foscarnet

Lungenentzündung durch gramnegative Bakterien: Lungenentzündungen, die zu schwerem Verlauf neigen, werden von gramnegativen Bakterien wie *Klebsiellen*, *Pseudomonas*, *Enterobakterien*, *Proteus-Bakterien*, *Serratia* und *Acinetobacter* ausgelöst.

Pneumonien durch gramnegative Bakterien betreffen fast immer Personen, die im Krankenhaus liegen oder in Pflegeheimen leben; kaum jemals werden gesunde Erwachsene infiziert. Solche Infektionen kommen vor allem bei künstlich beatmeten Menschen vor. Ein erhöhtes Infektionsrisiko haben auch Kinder, ältere Menschen, Alkoholiker und Patienten mit chronischen Krankheiten, speziell Erkrankungen des Immunsystems.

Die Symptome bei Lungenentzündungen durch gramnegative und grampositive Bakterien sind gleich – abgesehen davon, dass die Ersteren die Betroffenen häufiger schwer krank machen und sich ihr Zustand schnell verschlechtert. Gramnegative Bakterien können sehr rasch das Lungengewebe zerstören. Fieber, Husten und Atemnot sind häufige Anzeichen. Der beim Husten zutage geförderte Schleim kann dick und rötlich sein – von der Farbe und der Konsistenz von Johannisbeergelee.

Wegen der Schwere der Infektion werden Betroffene im Krankenhaus intensiv betreut – mit Antibiotika, Sauerstoff und intravenös verabreichten Flüssigkeiten. Manche Patienten müssen beatmet werden.

▲ siehe Seite 296

Lungenentzündung durch Pilze

Drei Arten von Pilzen lösen für gewöhnlich Lungenentzündungen aus: *Histoplasma capsulatum*, der Histoplasmose bewirkt; *Coccidioides immitis*, der Kokzidioidomykose auslöst, und schließlich *Blastomyces dermatitidis*, der Blastomykose verursacht. Die meisten Betroffenen haben nur geringe Beschwerden oder wissen vielleicht gar nicht, dass sie infiziert sind. Nur einige Personen werden ernstlich krank. Infektionen durch andere Pilze kommen hauptsächlich bei Menschen mit erheblich geschwächtem Immunsystem vor.

Histoplasmose: Sie kommt weltweit vor, aber bevorzugt in Flusstälern mit gemäßigtem bis tropischem Klima.

Der eingeatmete Pilz ruft bei vielen Menschen keine Symptome hervor. Viele erfahren erst nach einer Hautuntersuchung oder einer Röntgenaufnahme, die vergrößerte Lymphknoten oder einen Knoten erkennen lassen, dass sie infiziert sind. In den betroffenen Bereichen sind häufig Kalziumeinlagerungen zu erkennen. Andere infizierte Personen entwickeln Husten, Fieber, Muskelschmerzen und Brustschmerzen. Wird die Infektion chronisch, halten die Symptome monatelang an. Nur selten breitet sie sich auf andere Bereiche des Körpers aus, vor allem auf das Knochenmark, die Leber, die Milz und den Verdauungstrakt. Diese sich ausbreitende Form der Infektion kommt häufiger bei Aidspatienten oder Menschen mit anderen Erkrankungen des Immunsystems vor.

Gewöhnlich sichert eine Untersuchung von Sputum, Blut und Urin, bei der der Pilz identifiziert wird, die Diagnose. Auch ein hoher Antikörpertiter gegen den Erreger im Blut weist sie nach. Die Behandlung besteht üblicherweise in der Einnahme von Pilzmitteln wie Itraconazol oder Amphotericin B.

Kokzidioidomykose: Diese Lungenentzündung kommt hauptsächlich in den Vereinigten Staaten, bestimmten Teilen Südamerikas und Zentralamerikas vor. Nach dem Einatmen des Pilzes treten nicht zwangsläufig Symptome auf, aber es kann sich eine Lungenentzündung entwickeln. Manchmal breitet sich die Infektion über die Atemwege hinaus auf Haut, Knochen, Gelenke und Hirnhäute aus. Diese Komplikation betrifft häufiger Personen mit Aids oder anderen Erkrankungen des Immunsystems.

Zur Diagnose wird der Erreger aus einer Sputumprobe, einer Probe, die einem anderen infizierten Bereich entnommen wird, oder durch Antikörperbestimmung im Blut identifiziert. Behandelt wird in der Regel mit Pilzmitteln wie Fluconazol oder Amphotericin B.

Blastomykose: Sie tritt vornehmlich in den USA auf. Wird der Pilz eingeatmet, infiziert er vorwiegend die Lunge; allerdings bleibt das meist symptomlos. Einige Betroffene entwickeln eine grippeähnliche Erkrankung. Gelegentlich dauern solche Beschwerden monatelang an. Die Krankheit kann sich auf andere Bereiche des Körpers ausbreiten, vor allem auf Haut, Knochen, Gelenke und die Prostata.

Die Erkrankung wird diagnostiziert, indem der Pilz im Sputum oder einer anderen Probe nachgewiesen wird. Zur Behandlung dienen Pilzmittel wie Itraconazol oder Amphotericin B.

Andere Pilzinfektionen: Zu diesen Infektionen zählen Kryptokokkose, ausgelöst durch *Cryptococcus neoformans*, die Aspergillose, verursacht durch *Aspergillus*, und die Mukormykose durch Pilze der Gattung Mucorales. Diese Infektionen kommen weltweit vor. Die häufigste, die Kryptokokkose ▲, kann gesunde Menschen betreffen, nimmt aber gewöhnlich nur bei Personen mit Erkrankungen des Immunsystems, wie Aidspatienten, einen schweren Verlauf. Eine Kryptokokkose kann sich ausbreiten, vor allem auf die Hirnhäute (Kryptokokkose-Meningitis). Aspergillose ■ ist eine verbreitete Ursache für Lungenerkrankungen bei Menschen mit Aids und akuter Leukämie, bei Personen nach Organtransplantation und solchen, die über lange Zeit mit Kortison behandelt werden. Mukormykose ★ ist eine relativ seltene Pilzinfektion; sie kommt am häufigsten bei Menschen mit Diabetes und Leukämie vor. Alle drei Infektionen werden mit Pilzmitteln behandelt, z.B. Itraconazol, Fluconazol oder Amphotericin B.

Pneumocystis-Pneumonie

Pneumocystis carinii ist ein verbreiteter Erreger, der in der Lunge vorkommt, ohne Schaden anzurichten. Zur Lungenentzündung kommt es nur, wenn die Abwehrkräfte des Körpers geschwächt sind, beispielsweise durch Krebs, Krebsbehandlung oder Aids. Häufig ist diese Infektion das erste Anzeichen, dass bei einer HIV-infizierten Person die Krankheit Aids ausgebrochen ist.

▲ siehe Seite 1137   ■ siehe Seite 1136
★ siehe Seite 1138

Die meisten Betroffenen entwickeln Fieber, Atemnot und einen trockenen Husten. Diese Symptome treten mehrere Wochen hindurch auf. Es kann sein, dass die Lunge nicht genügend Sauerstoff aufnimmt, was zu schwerer Atemnot führen kann.

Eine Röntgenaufnahme zeigt entweder gar nichts Auffälliges oder eine fleckenförmige Infektion, ähnlich den Anzeichen einer Virusinfektion. Die Diagnose stützt sich auf die mikroskopische Untersuchung einer Sputumprobe. Sie kann auf zwei Wegen gewonnen werden: durch Sputum-Induktion (bei der ein Vernebler benutzt wird, um das Abhusten zu provozieren) oder durch Bronchoskopie ▲.

Bei Menschen mit erhöhtem Risiko kann die Einnahme von Cotrimoxazol eine Pneumocystis-Pneumonie verhüten. Zu den Nebenwirkungen, die vor allem bei Aidspatienten auftreten, zählen neben Fieber Ausschläge und eine Abnahme der weißen, die Krankheitskeime bekämpfenden Blutzellen. Alternative Arzneimittel sind Dapson, Atovaquon und Pentamidin.

Zur Behandlung der Pneumocystis-Pneumonie werden Cotrimoxazol, Dapson in Kombination mit Trimethoprim, Clindamyzin und Primaquin, Atovaquon oder Pentamidin angewendet. Wenn der Blutsauerstoff unter ein bestimmtes Maß abfällt, kann auch Kortison eingesetzt werden.

Aspirationspneumonie

Winzige Essenspartikel können aus dem Mund in die Atemwege gelangen, oder sie werden inhaliert (aspiriert). Normalerweise werden sie durch natürliche Abwehrmechanismen abtransportiert, bevor sie tiefer in die Lunge geraten. Werden die Partikel aber nicht entsorgt, kann es zu einer Aspirationspneumonie kommen. Ältere und geschwächte Menschen, solche, deren Kontrollmechanismen durch Alkohol, Drogen oder Betäubung ausgeschaltet sind, haben ein erhöhtes Risiko für solche Lungenentzündungen.

Selbst gesunde Menschen, die eine größere Menge Partikel inhalieren – etwa bei Erbrechen – können eine Aspirationspneumonie entwickeln.

Symptome zeigen sich gewöhnlich erst nach einem oder zwei Tagen. Zur Behandlung werden verschiedene Antibiotika eingesetzt, häufig Clindamyzin oder Metronidazol plus Penizillin. Wird ein fester Gegenstand versehentlich inhaliert, kann eine Bronchoskopie ■ erforderlich sein, um ihn zu entfernen.

Lungenentzündung durch Chemikalien kann entstehen, wenn lungenschädliche Stoffe inhaliert (aspiriert) werden. Eigentlich handelt es sich dabei um eine Reizung, nicht um eine Infektion. Ein häufiger Schadstoff ist Magensäure, die durch das Einatmen von Erbrochenem in die Lunge gelangt. Innerhalb von Minuten oder Stunden entwickeln sich Atemnot und Husten. Zu den weiteren Symptomen gehören Fieber und rosafarbener, schaumiger Auswurf. Ist die Erkrankung weniger schwer, können die Symptome auch erst einen oder zwei Tage später auftreten.

Die Diagnose liegt aufgrund der Ereignisse meist auf der Hand. Hilfreich können das Röntgen des Brustraums und eine Messung des Sauerstoffgehaltes im arteriellen Blut sein. Bei unklarer Diagnose kann eine Bronchoskopie erforderlich werden.

Zur Behandlung können Sauerstofftherapie ★ und, wenn nötig, ein Beatmungsgerät ● gehören. Die Luftröhre kann abgesaugt werden, um Sekret und inhalierte Partikel aus den Atemwegen zu entfernen. Zu diesem Zweck kann auch eine Bronchoskopie gemacht werden.

Häufig werden Antibiotika gegeben, weil es schwer ist, diese Form der Lungenentzündung von einer bakteriellen Infektion zu unterscheiden. Im Allgemeinen erholen sich die Patienten rasch – oder ihr Zustand verschlechtert sich zu einem Atemnotsyndrom, oder sie entwickeln zusätzlich eine bakterielle Infektion.

▲ siehe Seite 242   ■ siehe Seite 242
★ siehe Seite 244   ● siehe Seite 307

KAPITEL 43

Lungenabszess

Ein Lungenabszess ist ein mit Eiter gefüllter Hohlraum in der Lunge, umgeben von entzündetem Gewebe; Ursache ist eine Infektion.

Ursachen

Ein Lungenabszess wird gewöhnlich durch Bakterien verursacht, die normalerweise im Mundraum oder Hals leben und die in die Lunge eingeatmet werden. Häufig sind Erkrankungen des Zahnfleischs (Paradontitis) die Quelle der Bakterien. Infektionen kommen besonders häufig vor, wenn die Abwehrmechanismen des Körpers beeinträchtigt sind – beispielsweise wenn jemand bewusstlos oder durch Beruhigungsmittel, Narkose, Alkohol- oder Drogenmissbrauch sehr benommen ist oder wenn eine Erkrankung des Nervensystems vorliegt.

Vornehmlich bei Rauchern über 40 Jahren kann ein Tumor in der Lunge, der einen Atemweg blockiert, zu einem Abszess führen. Er bildet sich, wenn sich jenseits des Tumors Sekrete ansammeln, in denen sich dann Bakterien vermehren können. Die Verengung verhindert, dass das Sekret nach oben gelangt, von wo es normalerweise abgehustet würde. Auch eingeatmete (aspirierte) Fremdkörper können einen Atemweg verschließen und damit die Voraussetzungen für eine Bakterieninfektion schaffen. Lungenentzündungen, die durch Bakterien wie *Staphylococcus aureus* oder *Legionella pneumophila* oder durch Pilze hervorgerufen werden, können ebenfalls zu einem Lungenabszess führen. Bei Personen mit geschwächtem Immunsystem können seltenere Mikroorganismen einen Lungenabszess bewirken. Nur selten entsteht ein Lungenabszess aufgrund von Bakterien und infizierten Blutgerinnseln, die auf dem Blutweg von einer anderen infizierten Körperstelle in die Lunge wandern (septischer Lungenembolus).

Normalerweise bildet sich nur ein einzelner Lungenabszess; sind es doch einmal mehrere, befinden sie sich im gleichen Lungenflügel. Wenn eine Infektion auf dem Blutweg in die Lunge gelangt, können sich in beiden Lungenflügeln mehrere verstreute Abszesse bilden.

Dieses Problem ist relativ häufig bei Drogensüchtigen, die bei der Injektion unsaubere Nadeln verwenden; dieses kann auch zu einer Infektion der Herzinnenhaut der rechten Herzkammer (Endokarditis) führen. ▲

Die meisten Abszesse platzen schließlich in Richtung eines Atemwegs auf und produzieren viel Auswurf, der abgehustet wird. Ein geplatzter Abszess lässt einen Hohlraum in der Lunge zurück, der mit Luft und mit Flüssigkeit gefüllt ist. Wenn ein großer Abszess aufreißt, kann sich der austretende Eiter über die ganze Lunge ausbreiten und eine ausgedehnte Lungenentzündung sowie ein Atemnotsyndrom ■ verursachen. Manchmal öffnet sich ein Abszess auch in den Raum zwischen den beiden Schichten der Haut, die die Lunge einhüllt und den Brustkorb auskleidet; dann füllt sich dieser so genannte Pleuraraum mit Eiter (Empyem). Wenn ein Abszess die Wand eines Blutgefäßes zerstört, kommt es möglicherweise zu einer ernsthaften Blutung.

Symptome und Diagnose

Die Symptome können sich langsam oder plötzlich entwickeln. Im Anfangsstadium ähneln die Symptome denen einer Lungenentzündung: Müdigkeit, Appetitlosigkeit, Schweißausbrüche, Fieber und ein von Auswurf begleiteter Husten. Der Auswurf kann einen fauligen Geruch haben oder Blutspuren aufweisen. Beim Atmen können Brustschmerzen auftreten, vor allem, wenn auch das Brustfell entzündet ist (Pleuritis ★). Viele Betroffene haben diese Symptome bereits Wochen oder Monate, bevor sie ärztliche Hilfe aufsuchen. Diese Patienten haben chronische Abszesse; zusätzlich zu den übrigen Symptomen verlieren sie erheblich an Gewicht, haben jeden Tag Fieber und Schweißausbrüche in der Nacht.

Röntgenaufnahmen der Brust lassen den Lungenabszess eigentlich immer erkennen. Ansonsten kann eine Computertomographie gemacht werden. Kulturen aus dem Sputum der Lunge können dazu beitragen, den Abszess auslösenden Erreger zu identifizieren; dieser Test ist aber nicht immer sinnvoll.

Behandlung

Damit ein Lungenabszess heilt, müssen Antibiotika eingesetzt werden. Sie werden anfangs

▲ siehe Seite 172   ■ siehe Seite 308
★ siehe Seite 295

meist intravenös gegeben, später wird auf Mittel zum Einnehmen umgestellt. Die antibiotische Behandlung muss fortgesetzt werden, bis die Symptome verschwunden sind und eine Röntgenaufnahme zeigt, dass kein Abszess mehr vorliegt. Meist dauert das mehrere Wochen oder gar Monate. Die Drainagelagerung kann eingesetzt werden, um den Abszess abzuleiten. ▲

Eine Bronchoskopie ■ wird gemacht, wenn als Ursache des Atemwegverschlusses eine Verengung durch einen Tumor oder einen Fremdkörper vermutet wird. Mittels einer Broncho-skopie werden auch Fremdkörper entfernt und ein Lungenabszess abgeleitet, der auf Antibiotika nicht anspricht.

Etwa fünf Prozent der Personen mit Lungenabszess brauchen eine zusätzliche Behandlung. Gelegentlich ist eine Drainage durch einen Schlauch erforderlich, der durch die Brustwand in den Abszess geführt wird. Häufig muss infiziertes Lungengewebe, manchmal auch ein ganzer Lungenlappen oder Lungenflügel operativ entfernt werden.

KAPITEL 44

Asthma bronchiale

Bei Asthma bronchiale sind die Atemwege meist vorübergehend als Reaktion auf bestimmte Reize verengt.

Asthma betrifft rund sechs Millionen Menschen in der Bundesrepublik Deutschland, und es nimmt an Häufigkeit zu. Etwa jeder 20. Erwachsene und jedes zehnte Kind leiden daran. Offenbar nimmt auch der Schweregrad des Asthmas zu, was sich in wachsenden Einweisungszahlen von Asthmapatienten ins Krankenhaus ausdrückt. Die Krankheit nimmt gewöhnlich bereits in der Kindheit ihren Anfang, auch wenn manche Erwachsene teilweise erst in fortgeschrittenem Alter Asthma entwickeln. Asthma kann bei Kindern die Entwicklung und das Wachstum beeinträchtigen ★.

Die Ursache für die Zunahme von Asthma bei Kindern ist ungeklärt. Zwei Erklärungsversuche dafür sind: Der verbreitete Einsatz von Antibiotika und Impfstoffen steigert die Aktivität der Lymphozyten, einer Gruppe von weißen Blutzellen. Nun bekämpfen sie nicht nur Infektionen, sondern schütten auch biochemische Stoffe aus, die zu allergischen Reaktionen führen. Die zweite Theorie geht davon aus, dass Kinder mehr Zeit als früher zu Hause verbringen, wo sie ihr Immunsystem weniger »trainieren«. Draußen sind sie dann vermehrt allergieauslösenden Stoffen ausgesetzt.

Das wichtigste Charakteristikum bei Asthma ist die Verengung der Atemwege. Die Bronchien sind muskulöse Geweberöhren. ● Auf den Zellen, mit denen sie innen ausgekleidet sind, sitzen winzige Strukturen, die so genannten Rezeptoren. Unterschieden werden drei Haupttypen: beta-adrenerge, cholinerge und peptiderge. Diese Rezeptoren reagieren auf spezielle Botenstoffe und regen die Muskeln an, sich zusammenzuziehen oder zu entspannen; auf diese Weise wird die Luftzufuhr reguliert. Beta-adrenerge Rezeptoren sprechen auf Wirkstoffe wie Adrenalin an; durch sie entspannt sich die Muskulatur, die Atemwege erweitern (dilatieren) sich und die Luftzufuhr nimmt zu. Cholinerge Rezeptoren werden durch Wirkstoffe wie Azetylcholin beeinflusst. Durch sie zieht sich die Muskulatur zusammen und vermindert die Luftversorgung. Peptiderge Rezeptoren sprechen auf Neurokinine (Tachykinine) an, die ebenfalls eine Kontraktion der Atemwegmuskulatur bewirken.

Ursachen

Häufig verkrampft sich die Atemwegmuskulatur, weil die cholinergen und peptidergen Rezeptoren überempfindlich sind. Als Auslöser dieser Verkrampfungen werden speziell die so genannten Mastzellen verdächtigt. Innerhalb der Bronchien schütten Mastzellen Histamine

▲ siehe Seite 245   ■ siehe Seite 242
★ siehe Seite 1560   ● siehe Seite 230

So verengen sich die Atemwege

Während eines Asthmaanfalls verkrampft sich die glatte Muskulatur und verengt den Atemweg. Die mittlere Schicht schwillt durch die Entzündungsreaktion an, und es wird vermehrt Schleim produziert. In manchen Abschnitten dickt der Schleim ein, verklumpt (Schleimpfropfen) und kann so den Atemweg beinahe oder gänzlich verschließen.

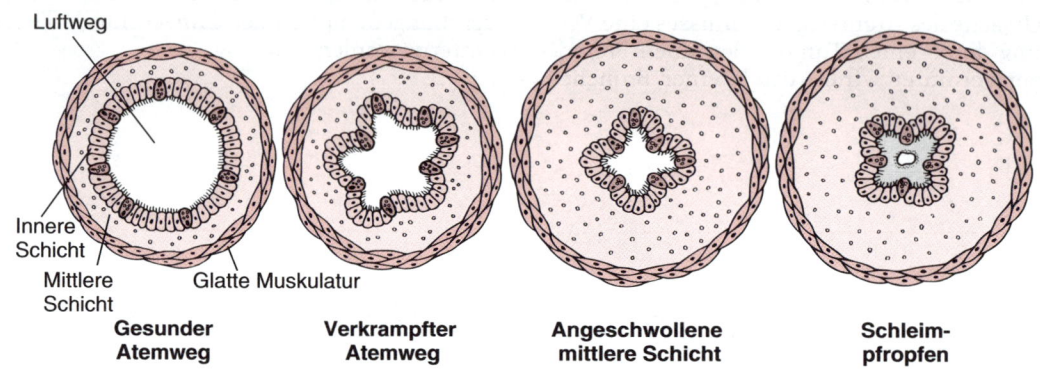

Luftweg

Innere
Schicht

Mittlere
Schicht   Glatte Muskulatur

**Gesunder
Atemweg**

**Verkrampfter
Atemweg**

**Angeschwollene
mittlere Schicht**

**Schleim-
pfropfen**

und Leukotriene aus, die die glatte Muskulatur kontrahieren lassen, die Schleimbildung fördern und bestimmte weiße Blutzellen anregen, in diesen Bereich einzuwandern. Zusätzlich setzen Eosinophile – ein Typ weißer Blutzellen, der bei Asthmakranken in den Atemwegen vorkommt – Stoffe frei, die ebenfalls zur Verengung der Atemwege beitragen.

Bei einem Asthmaanfall zieht sich die glatte Muskulatur der Bronchien zusammen (Bronchokonstriktion), das Gewebe, das das Innere der Bronchien auskleidet, schwillt an und gibt Schleim in die Atemwege ab. Dabei kann die innerste Schicht des auskleidenden Gewebes geschädigt werden und Zellen freisetzen. Dadurch verengt sich der Durchmesser der Atemwege noch mehr und zwingt den Betroffenen zu vermehrter Anstrengung beim Ein- und Ausatmen. Entweder von selbst oder nach entsprechender Behandlung hört die Muskelverkrampfung der Atemwege wieder auf; dann geht auch die Verengung der Atemwege zurück und die Luftversorgung der Lungen normalisiert sich wieder.

Bei Menschen mit Asthma verengen sich die Atemwege als Reaktion auf Reize, die eine gesunde Lunge nicht beeinträchtigen. Bei allergischem Asthma sind die Auslöser inhalierbare Allergene, wie Pollen, Partikel von Hausstaubmilben, Ausscheidungen von Küchenschaben,

Federpartikel und andere tierische Allergene. Diese Allergene verbinden sich mit dem Antikörper Immunglobulin E auf der Oberfläche der Mastzellen. Dadurch setzen diese Asthma auslösende chemische Stoffe frei. Lebensmittelallergien führen zwar nur selten zu Asthma, doch der Verzehr von z. B. Schalentieren oder Erdnüssen kann bei dafür empfindlichen Personen schwere Asthmaanfälle auslösen.

Zigarettenrauch, kalte Luft, Virusinfektionen und körperliche Anstrengung sind andere mögliche Auslöser von Asthmaanfällen. Auch Stress und Angst können dazu führen, dass Mastzellen Histamin und Leukotriene ausschütten und den Vagusnerv beeinflussen, der mit der glatten Muskulatur der Atemwege verbunden ist; daraufhin zieht sich die Muskulatur zusammen und verengt die Bronchien.

Symptome und Komplikationen

Häufigkeit und Schweregrad der Asthmaanfälle können sehr unterschiedlich sein. Manche Asthmatiker sind die meiste Zeit beschwerdefrei und nur gelegentlich einmal kurzatmig. Andere Betroffene husten und keuchen die meiste Zeit und erleiden schwere Anfälle. Manche Asthmakranke produzieren einen klaren, gelegentlich zähen Schleim. Asthmaanfälle treten häufig in den frühen Morgenstunden auf, wenn die Wirkung der schützenden Arzneimittel nachlässt und der Körper am wenigsten fähig ist, eine Verkrampfung der Bronchien zu verhindern.

Ein Asthmaanfall kann ganz plötzlich mit Keuchen, Husten und Atemnot beginnen. Das Keuchen tritt hauptsächlich beim Ausatmen auf. Ein anderes Mal kann sich der Anfall langsam entwickeln, mit allmählich schlimmer werdenden Symptomen. In jedem Fall leiden Patienten mit Asthma zuerst an Kurzatmigkeit, Husten oder Beklemmung der Brust. Der Anfall kann nach wenigen Minuten vorüber sein, er kann aber auch Stunden oder Tage anhalten. Jucken im Bereich der Brust und des Halses kann vor allem bei Kindern ein frühes Anzeichen sein. Als einziges Anzeichen kann aber auch ein trockener Husten in der Nacht oder bei körperlicher Anstrengung auftreten.

Während eines Asthmaanfalls kann die Atemnot sehr schwer werden und große Angst auslösen. Die Person setzt sich instinktiv aufrecht hin und beugt den Oberkörper nach vorne, damit die Hals- und Brustmuskeln die Atmung unterstützen können; dennoch ringt sie um Luft. Schwitzen ist eine häufige Auswirkung der Anstrengung und der Angst. Der Puls beschleunigt sich gewöhnlich und der Betroffene kann ein Hämmern in der Brust spüren.

Bei sehr schweren Asthmaanfällen kann der Patient oft nur ein paar Worte herausbringen, dann muss er unterbrechen und neu Atem holen. Das Keuchen kann nachlassen; dies ist aber darauf zurückzuführen, dass kaum noch Luft in die Lunge und aus ihr hinaus gelangt. Anzeichen für eine schwere Sauerstoffunterversorgung sind Verwirrtheit, Lethargie und eine bläuliche Hautfarbe (Zyanose); dann ist eine sofortige Notfallbehandlung erforderlich. Bei angemessener Therapie erholt sich der Kranke meist wieder völlig, selbst von schwersten Asthmaanfällen. Manchmal tritt der Anfall so schnell auf, dass die Betroffenen das Bewusstsein verlieren, bevor sie sich selbst helfen können. Solche Menschen sollten einen Asthma-Notfallpass und auch ein Handy mit sich führen, damit sofort die Notrufnummer gewählt werden kann.

Selten können die kleinen Lungenbläschen platzen. Dann kann sich Luft in dem Raum zwischen den Geweberschichten, die die Lunge und den Brustkorb von innen auskleiden, sammeln. Dieser so genannte Pneumothorax ▲ verstärkt die Atemnot erheblich; häufig muss ein Brustkatheter in den Pleuraraum eingeführt werden, um die Luft abzusaugen, damit sich die kollabierte Lunge wieder ausdehnen kann.

Diagnose

Die Symptome von Asthma sind charakteristisch. Die Diagnose lässt sich durch die Spirometrie bekräftigen, die im Asthmaanfall eine verringerte Luftversorgung nachweist; diese vergeht innerhalb von Stunden oder Tagen wieder. Im Allgemeinen macht der Arzt auch eine Lungenfunktionsprüfung ■, und zwar bevor und nachdem der Patient ein Betasympathomimetikum inhaliert hat. Fällt das Ergebnis nach der Medikamentengabe deutlich besser aus, kann auf Asthma geschlossen werden. Waren die Atemwege beim ersten Test nicht verengt, kann der Betroffene einen chemischen Stoff einatmen (gewöhnlich den Reizstoff Metacholin, es kann aber auch Histamin benutzt werden); die Dosierung wird so niedrig gewählt, dass sie bei einem gesunden Menschen keine Reaktion, bei einem Asthmapatienten jedoch eine Verkrampfung der Atemwege hervorruft.

Die Spirometrie wird auch angewandt, um festzustellen, wie sehr die Atemwege verengt sind und die Behandlung dem anzupassen. Die Atemstromstärke, die bei maximaler Ausatmung erzeugt werden kann, wird mit einem tragbaren Peakflow-Meter gemessen. Dieser Test ist für den Patienten hilfreich, um seine Asthmabehandlung selbst zu managen. Im Normalfall sind die Peakflow-Werte zwischen vier und sechs Uhr morgens am niedrigsten und um 16 Uhr am höchsten. Eine Abweichung der Werte um mehr als 30 Prozent lässt auf mittleres bis schweres Asthma schließen.

Was die Asthmaanfälle auslöst, ist oft schwer herauszufinden. Ein Allergietest ist bei dem Verdacht angebracht, dass Reizstoffe die Anfälle verursachen. Ein Hauttest (Pricktest) kann dazu beitragen, die Allergene zu identifizieren. Allerdings bedeutet eine Hautreaktion nicht unbedingt, dass dieses Allergen für das Asthma verantwortlich ist. Die betreffende Person muss danach Buch führen, ob Asthmaanfälle nach dem Kontakt mit diesem Allergen auftreten. Vermutet der Arzt ein bestimmtes Allergen als Auslöser, kann er einen Bluttest veranlassen (Radio-Allergo-Sorbent-Test = RAST), mit dem die Antikörper bestimmt werden, die als Reaktion auf den Kontakt mit dem Allergen gebildet worden sind. Dieser Test kann auch den Grad der Empfindlichkeit gegenüber dem Allergen zeigen.

Bei Anstrengungsasthma wird vor und nach körperlicher Belastung auf dem Laufband oder

---

▲ siehe Seite 298   ■ siehe Seite 239

Die häufigsten Ursachen von Asthmaanfällen vermeiden

Die häufigsten Allergene in Innenräumen sind Hausstaubmilben, Federn, Küchenschaben und tierische Allergene. Was getan wird, um diesen Allergenen weniger ausgesetzt zu sein, verringert auch die Zahl und Schwere der Anfälle.

Die Auswirkungen von Hausstaubmilben lassen sich verringern, indem Teppichböden entfernt werden und für eine anhaltend geringe relative Raumfeuchtigkeit gesorgt wird (am besten weniger als 50 Prozent). Spezielle Kissen- und Matratzenüberzüge können dazu beitragen, den Allergenen von Hausstaubmilben weniger ausgesetzt zu sein. Haustiere sollten nicht gehalten werden.

Rauch und Dämpfe, wie z. B. Zigarettenrauch, sollten grundsätzlich vermieden werden. Bei manchen Asthmapatienten rufen Azetylsalizylsäure und nichtsteroidale Entzündungshemmer Anfälle hervor. Auch Tartrazin, ein gelber Farbstoff, kann Anfälle auslösen. Sulfitverbindungen, wie sie häufig zur Konservierung von Lebensmitteln benutzt werden, können zum Asthmaanfall führen, wenn eine empfindliche Person damit versetzte Nahrungsmittel oder Getränke zu sich nimmt.

Asthmapatienten wird bei Aktivitäten im Freien bei Kälte empfohlen, eine Skimaske oder einen Schal, der Nase und Mund bedeckt, zu benutzen. So wird die Einatemluft warm und feucht.

---

dem Fahrradergometer eine Spirometrie gemacht, um das Volumen der in einer Sekunde ausgeatmeten Luft zu messen. Nimmt die Einsekundenkapazität um mehr als 15 Prozent ab, wird das Asthma vermutlich durch die Anstrengung ausgelöst.

Vorbeugung und Behandlung

Es gibt Medikamente, um Asthma vorzubeugen und es zu behandeln. Manche Menschen benötigen auch mehrere Medikamente.

Die Therapie stützt sich hauptsächlich auf zwei Klassen von Asthmamitteln: Entzündungshemmende Medikamente unterdrücken die Entzündung, die die Verengung der Atemwege auslöst; bronchienerweiternde Mittel (Bronchodilatatoren) helfen, die Atemwege zu erweitern. In beiden Klassen gibt es mehrere Arzneimittel. Zu den entzündungshemmenden Medikamenten gehören Kortisonpräparate, Leukotrienantagonisten und Cromoglicinsäure. Zu den bronchienerweiternden Arzneimitteln zählen Betasympathomimetika und Theophyllin.

Betroffene und möglichst auch ihre Angehörigen sollten eine Schulung mitmachen, in der sie die richtige Asthmabehandlung lernen. Auch der richtige Gebrauch von Inhalationsgeräten ist sehr wichtig. Betroffene sollten wissen, was einen Anfall auslösen kann, was ihn verhüten hilft, wie die Arzneimittel bedarfsgerecht eingesetzt werden und wann ärztliche Hilfe gesucht werden muss. Viele Patienten verwenden einen tragbaren Peakflow-Meter, um ihre Atmung zu kontrollieren und die Be-

handlung auf ihren Zustand abstellen zu können. Wer regelmäßig schwere Asthmaanfälle erleidet, sollte immer wissen, wie er rasch Hilfe bekommen kann.

Viele Asthmatiker arbeiten gemeinsam mit ihrem Arzt einen schriftlichen Behandlungsplan aus. Mit seiner Hilfe können sie ihre Behandlung jeweils anpassen. Es hat sich erwiesen, dass solche Maßnahmen die Häufigkeit von Krankenhauseinweisungen verringert.

Vorbeugung von Asthmaanfällen

Asthma ist eine chronische Krankheit, die weder verhütet, noch geheilt werden kann. Allerdings lassen sich individuell auftretende Anfälle oft durchaus vermeiden, indem die Auslöser erkannt, behandelt und vermieden werden. Asthmatiker sollten Zigarettenrauch vermeiden. Anstrengungsasthma kann durch die vorsorgliche Anwendung von Medikamenten häufig verhindert werden. Sind Staub oder Allergene die Auslöser, können Luftfilter, Klimaanlagen und anderes helfen, so z. B. Matratzenüberzüge, die das Maß der Hausstaubmilben-Partikel in der Luft verringern.

Menschen mit Asthma können gegenüber Azetylsalizylsäure und nichtsteroidalen Entzündungshemmern empfindlich sein. Dann müssen sie diese Medikamente meiden. Arzneimittel, die die Wirkung von Betablockern herabsetzen, verschlimmern das Asthma meist.

Viele Asthmatiker reduzieren die Häufigkeit der Anfälle mit inhalierten oder geschluckten Arzneimitteln. Zu diesen gehören Kortisonpräparate, Leukotrienantagonisten, lang wirksame Betablocker, Theophyllin, Antihistaminika und Cromoglicinsäure.

Anfallbehandlung

Selbst ein relativ leicht verlaufender Asthmaanfall kann für die betroffene Person und für alle, die ihn miterleben, beängstigend verlaufen. Ein schwerer Asthmaanfall ist ein lebensbedrohlicher Notfall, der sofortiger, kompetenter und professioneller Hilfe bedarf.

Menschen mit Asthma können sich bei einem Anfall im Allgemeinen ohne ärztliches Zutun selbst helfen. Mit einem Dosieraerosol verabreichen sie sich ein kurz wirksames Betasympathomimetikum, begeben sich an die frische Luft, fernab von Zigarettenrauch oder anderen Reizstoffen, setzen sich hin und ruhen. Manche Menschen wenden auch zusätzlich ein Kortisonpräparat an. Ein Anfall dauert gewöhnlich fünf bis zehn Minuten. Hält er jedoch länger als 15 Minuten an oder verschlimmert er sich, ist die Behandlung durch einen Arzt geboten.

Bei Menschen mit schwerem Asthma misst der Arzt den Sauerstoff im Blut: entweder mit einem Sensor, der am Finger oder Ohr angebracht wird, oder in einer Blutprobe, die aus einer Arterie entnommen wird.▲ Während des Anfalls kann dann Sauerstoff gegeben werden. Bei sehr schweren Anfällen muss der Arzt auch den Kohlendioxidspiegel messen; dafür braucht er eine Blutprobe aus einer Arterie. Der Arzt überprüft die Lungenfunktion mithilfe eines Spirometers oder eines Peakflow-Meters. Eine Röntgenaufnahme ist nur bei schweren Asthmaanfällen erforderlich. Menschen mit sehr schweren Asthmaanfällen müssen manchmal künstlich beatmet werden, und zwar über einen Schlauch, der durch Mund und Hals eingeführt und über einen Ventilator mit Luft versorgt wird ■.

Wenn sich die Lungenfunktion bei einem schweren Asthmaanfall nach der Gabe von Betasympathomimetika und Kortisonpräparaten nicht bessert oder wenn der Sauerstoffspiegel bedenklich niedrig oder der Kohlendioxidspiegel hoch ist, sollten diese Menschen ins Krankenhaus gebracht werden.

Bei Flüssigkeitsmangel können Flüssigkeiten intravenös verabreicht werden. Bei einer Lungeninfektion können Antibiotika erforderlich sein; allerdings werden die meisten Lungenentzündungen durch Viren ausgelöst. Gegen diese gibt es kaum Medikamente, sodass der Körper seine Heilung selbst bewerkstelligen muss.

Medikamente zur Vorbeugung und Behandlung von Anfällen

Mit den heutigen Medikamenten können die meisten Asthmakranken ein einigermaßen normales Leben führen. Viele Arzneimittel, mit denen Asthmaanfälle behandelt werden, können – meist in geringerer Dosierung – Anfällen vorbeugen.

Kurz wirksame Betasympathomimetika: Sie verschaffen bei einem Asthmaanfall gewöhnlich am besten Erleichterung. Die Anfälle von Anstrengungsasthma können sie auch verhindern. Diese Arzneimittel sorgen über die beta-adrenergen Rezeptoren dafür, dass sich die Atemwege erweitern. Medikamente, wie Epinephrin, die sämtliche beta-adrenergen Rezeptoren im Körper beeinflussen, haben unerwünschte Wirkungen, beispielsweise Herzrasen, Unruhe, Kopfschmerzen und Muskelzittern. Bronchodilatatoren, wie Salbutamol, die hauptsächlich auf beta-2-adrenerge Rezeptoren einwirken, wie sie sich vor allem in der Lunge finden, beeinflussen andere Organe sehr viel weniger und haben dadurch weniger Nebenwirkungen. Die meisten Betasympathomimetika, vor allem die inhalierbaren, wirken innerhalb von Minuten – allerdings hält ihre Wirkung nur zwei bis sechs Stunden an. Lang wirksame Bronchodilatatoren, die länger, aber später wirken, werden eher eingesetzt, um Anfällen vorzubeugen als sie akut zu behandeln. Die besten Ergebnisse erzielt man, wenn lang wirksame Betasympathomimetika mit inhalierbarem Kortison kombiniert werden.

Am häufigsten werden Betasympathomimetika als Dosieraerosol angewandt. Der Druck in der Patrone verwandelt den Wirkstoff in ein feines Aerosol mit genau bemessener Wirkstoffdosis. Beim Inhalieren gelangt das Mittel direkt in die Atemwege; so wirkt es sehr schnell. Stark verkrampfte Bronchien erreicht es allerdings nicht immer sicher. Hilfsmittel wie so genannte Spacer oder Kammern können die Anwendung erleichtern. Auch Pulverinhalatoren sind erhältlich. Doch der richtige Gebrauch ist bei jedem Inhalationsapparat entscheidend; wird das Gerät nicht richtig angewendet, gelangt der Wirkstoff nicht in die Atemwege.

Mithilfe von Verneblern gelangen Betasympathomimetika als Wirkstoffnebel direkt in die Lunge. Bei dieser Anwendung brauchen Atmung und Anwendung nicht koordiniert zu werden.

▲ siehe Seite 241   ■ siehe Seite 307

℞ ARZNEIMITTEL ZUR BEHANDLUNG VON ASTHMA

GRUPPE	ARZNEISTOFF	UNERWÜNSCHTE WIRKUNGEN (AUSWAHL)	BEMERKUNGEN
Beta(sympatho)mimetika			
	Salbutamol (kurz wirksam), Salmeterol (lang wirksam)	Erhöhte Herzfrequenz, Zittern	Salbutamol wird eingenommen, aus einem Dosieraerosol oder über einen Vernebler inhaliert; Salmeterol wird immer inhaliert
Methylxanthin			
	Theophyllin	Erhöhte Herzfrequenz; Zittern; Magenbeschwerden. Krämpfe und ernst zu nehmende Herzrhythmusstörungen (wenn der Blutspiegel hoch ist)	Wird zur Vorbeugung und Behandlung eingesetzt, eingenommen und gespritzt
Anticholinergika			
	Ipratropium	Trockener Mund; beschleunigte Herzfrequenz	Wird vornehmlich bei Notfällen und in Kombination mit Betasympathomimetika eingesetzt
Mastzellenstabilisatoren			
	Cromoglicinsäure, Nedocromil	Husten und Keuchen	Hilfreich um Anfällen vorzubeugen, nicht für die Behandlung
Kortison (zum Inhalieren)			
	Beclomethason, Budesonid, Flunisolid, Fluticason	Pilzinfektion im Mund (Mundsoor); Veränderung der Stimme	Inhalation zur langfristigen Vorbeugung
Leukotrienantagonisten			
	Montelukast	Churg-Strauss-Syndrom	Als Zusatzbehandlung, wenn das Asthma mit anderen Medikamenten nicht ausreichend behandelt werden kann; zur Vorbeugung bei Belastungsasthma

Betasympathomimetika können auch gespritzt und eingenommen werden. Die oralen Formen wirken allerdings langsamer als die inhalierten oder gespritzten und sie sind von stärkeren Nebenwirkungen begleitet. Zu diesen gehören etwa Herzrhythmusstörungen – manchmal sind sie auch ein Zeichen für einen übermäßigen Gebrauch des Medikaments.

Mit den Betasympathomimetika können bronchienerweiternde Medikamente kombiniert werden, das gilt auch für gespritztes Aminophyllin (einer Form von Theophyllin) und vernebeltes Ipratropium.

Wenn ein Asthmakranker meint, mehr Betasympathomimetika als empfohlen anwenden zu müssen, sollte er stattdessen rasch ärztliche Hilfe suchen, denn eine Überdosierung kann gefährlich sein. Ein ständiger Bedarf deutet auf eine schwere Bronchialverkrampfung hin, die sich bis zum Atemnotsyndrom steigern und tödlich ausgehen kann.

Theophyllin: Theophyllin bewirkt ebenfalls eine Erweiterung der Bronchien. Es wird normalerweise eingenommen, kann aber auch gespritzt werden. Mit Theophyllin wird Asthma sowohl vorgebeugt als auch behandelt.

Manchmal ist es notwendig, den Theophyllingehalt im Blut im Labor bestimmen zu lassen. Ist das Medikament zu gering dosiert, ist die Wirkung unzureichend; ein zu hoher Wirkstoffgehalt kann hingegen zu lebensbedrohlichen Herzrhythmusstörungen und Krämpfen führen. Zu Beginn einer Theophyllinbehandlung kann sich der Asthmapatient etwas nervös fühlen und Kopfschmerzen bekommen. Diese Nebenwirkungen verschwinden allmählich, wenn sich der Körper an das Medikament gewöhnt. Höhere Dosierungen können den Herzrhythmus beschleunigen, Übelkeit und fühlbares Herzklopfen hervorrufen. Es können Schlaflosigkeit, Unruhe und Krämpfe auftreten.

Anticholinergika: Diese Medikamente, z. B. Ipratropium, verhindern, dass sich die glatte Muskulatur zusammenzieht und sich in den Atemwegen vermehrt Schleim bildet. Die Arzneimittel werden gewöhnlich inhaliert, können aber auch gespritzt werden. Die Wirkstoffe erweitern sogar noch die Atemwege von Personen, die bereits mit Betasympathomimetika behandelt wurden. Anticholinergika werden aber vornehmlich bei Notfällen gebraucht, und zwar in Kombination mit Betasympathomimetika. Allein eingesetzt wirken Anticholinergika nur gering.

Leukotrienantagonisten: Diese Medikamente wirken entzündungshemmend, indem sie die Bildung oder Wirkung von Leukotrienen verhindern – das sind körpereigene Wirkstoffe, die eine Verengung der Bronchien hervorrufen. In Deutschland steht von diesen oral einzunehmenden Medikamenten bis jetzt nur Montelukast zur Verfügung. Bei leichtem bis mittelgradigem

So wird ein Dosieraerosol benutzt

- **Kappe abnehmen und den Inhalator schütteln**
- **Für eine oder zwei Sekunden ausatmen**
- **Mundstück in den Mund oder einige Zentimeter davor halten und langsam einatmen, als schlürfe man heiße Suppe**
- **Während des Einatmens den Knopf am Dosieraerosol drücken**
- **Langsam einatmen, bis die Lunge gefüllt ist (das kann fünf bis sechs Sekunden dauern)**
- **Den Atem für weitere vier bis sechs Sekunden anhalten**
- **Ausatmen und den Vorgang wiederholen**
- **Wenn diese Methode zu schwierig erscheint, kann ein Spacer benutzt werden**

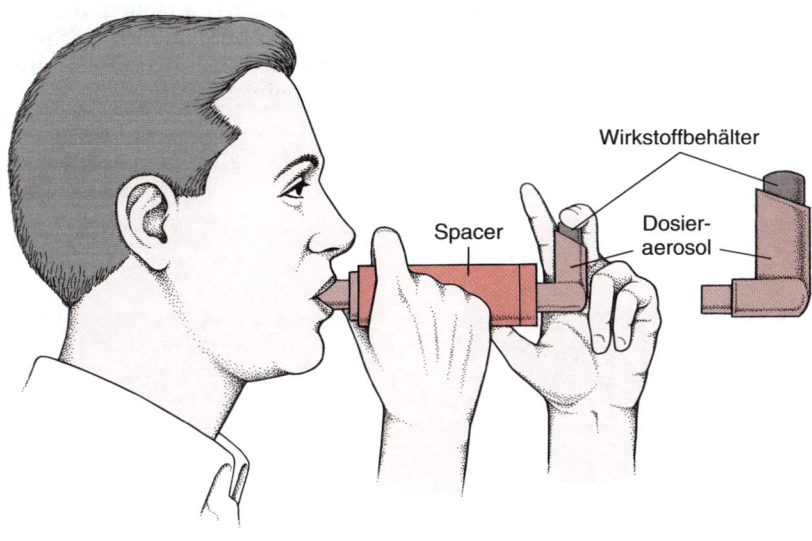

Spacer   Wirkstoffbehälter   Dosieraerosol

Notfall: Status asthmaticus

Die schwerste Form eines Asthmaanfalls wird Status asthmaticus genannt. In diesem Zustand ist die Lunge nicht mehr in der Lage, den Körper ausreichend mit Sauerstoff zu versorgen und genügend Kohlendioxid abzuatmen. Der Anstieg des Kohlendioxidgehalts führt zu einer Übersäuerung des Blutes (Azidose), die nahezu alle Organfunktionen beeinträchtigt. Der Blutdruck kann sehr weit abfallen. Die Atemwege sind so stark verengt, dass das Ein- oder Ausatmen nahezu unmöglich wird.

Der Status asthmaticus erfordert Intubation und künstliche Beatmung ebenso wie die Gabe verschiedener Arzneimittel. Auch die Azidose muss bekämpft werden.

chronischem Asthma wird es als Zusatzbehandlung angewendet, wenn andere Medikamente zur Asthmabehandlung nicht ausreichen. Außerdem empfiehlt es sich zur Vorbeugung von Belastungsasthma. Leukotrienantagonisten können auch während eines Asthmaanfalls angewendet werden, da Leukotriene am akuten Asthmaanfall immer beteiligt sind.

Cromoglicinsäure und **Nedocromil:** Diese inhalierbaren Medikamente verhindern, dass die Mastzellen entzündungsfördernde Wirkstoffe ausschütten; auf diesem Weg setzen sie die Bereitschaft der Atemwege zur Verkrampfung

▲ siehe Seite 1137

herab. Sie sind hilfreich, um einem akuten Asthmaanfall vorzubeugen, nicht aber, um ihn zu behandeln. Diese Arzneimittel sind vor allem geeignet für Kinder und bei Anstrengungsasthma. Cromoglicinsäure und Nedocromil müssen regelmäßig angewendet werden, auch wenn der Betreffende gerade frei von Symptomen ist.

Kortisone: Diese Mittel unterdrücken die Entzündungsreaktion des Körpers und verringern Asthmasymptome sehr wirksam. Inhalierte Kortisone sollen Anfälle verhüten und die Lungenfunktion verbessern. Kortisonpräparate zum Schlucken werden nach einem schweren Anfall oft zumindest für mehrere Tage gegeben. Kortison kann in verschiedenen Formen angewendet werden. Meist werden die inhalierbaren Präparate bevorzugt, die den Wirkstoff direkt in die Atemwege transportieren und den übrigen Organismus nur gering belasten. Die Präparate gibt es in verschiedenen Stärken; sie werden generell zweimal täglich angewendet. Die Verwender sollten nach dem Gebrauch den Mund ausspülen, um das Risiko einer Pilzinfektion des Mundes (Mundsoor) ▲ zu verringern. Um einen schweren Asthmaanfall zu bessern, kann geschlucktes oder gespritztes Kortison hoch dosiert werden; meist soll es dann noch eine oder zwei Wochen lang weiter eingenommen werden. Über lange Zeit wird Kortison nur dann eingenommen, wenn andere Behandlungsformen die Symptome nicht bessern.

Eine Langzeitanwendung von Kortisonen kann die Wahrscheinlichkeit eines Asthmaanfalls verringern, da Kortisone die Atemwege weniger anfällig machen für eine Reihe von allergieauslösenden Stoffen. Sie hat jedoch unerwünschte Wirkungen – vor allem, wenn das Kortison eingenommen oder gespritzt wird.

KAPITEL 45

Chronisch obstruktive Lungenerkrankung

Bei einer chronisch obstruktiven Lungenerkrankung sind die Atemwege dauerhaft verengt. Die Erkrankung kann von einem Emphysem, chronischer Bronchitis oder beidem begleitet sein.

Nach Schätzungen leiden in Deutschland drei bis fünf Millionen Menschen an chronisch obstruktiver Lungenerkrankung (chronic obstructive pulmonary disease, COPD). Bei der COPD sind die Atemwege chronisch verengt (Obstruktion), sodass das Ausatmen immer schwerer fällt. Ein Emphysem und eine chronische Bronchitis verstärken die Atmungsbehinderung noch. Bei einem Emphysem sind viele der 300 Millionen Luftbläschen (Alveolen), aus denen die Lunge besteht, dauerhaft überbläht und geschädigt. Das Typische einer chronischen Bronchitis ist ein Husten mit Auswurf, der in zwei aufeinander folgenden Jahren wenigstens drei Monate lang anhält. Der Husten darf nicht auf eine andere Lungenerkrankung zurückzuführen sein.

Die kleinen Atemwege der Lunge (Bronchiolen) werden normalerweise durch die Lungenbläschen offen gehalten. Beim Emphysem führt aber die Schädigung der Wände der Lungenbläschen zum Kollaps der kleinen Atemwege, was den Luftstrom anhaltend behindert. Bei chronischer Bronchitis vergrößern sich die Drüsen innerhalb der Bronchien und sondern vermehrt Schleim ab. Eine Entzündung greift auf die kleinen Luftwege über, dann verkrampft sich die glatte Muskulatur und verschließt die Öffnung durch zähen Schleim. Auch bei Asthma ist der Luftstrom behindert. ▲ Aber im Gegensatz zur COPD vergeht das bei Asthma meist wieder völlig – teilweise von selbst, teilweise aufgrund der Behandlung.

Aufgrund der Verengung müssen sich die COPD-Betroffenen beim Atmen vermehrt anstrengen. Doch selbst nach vollem Ausatmen bleibt immer mehr Luft in der Lunge zurück. Gleichzeitig nimmt die Zahl der feinsten Blutgefäße in den Wänden der Lungenbläschen ab. Diese Veränderungen erschweren den Austausch von Sauerstoff und Kohlendioxid zwischen den Lungenbläschen und dem Blut. Im frühen Stadium einer COPD ist der Sauerstoffgehalt des Blutes verringert, der Spiegel von Kohlendioxid aber noch normal. In späteren Stadien steigt auch der Kohlendioxidgehalt an, während der Sauerstoffgehalt noch weiter abnimmt. Die Abnahme des Sauerstoffspiegels regt das Knochenmark zur Bildung neuer roter Blutzellen an (Polyzythämie ■).

Ursachen

Zigarettenrauchen ist die schwerwiegendste Ursache von COPD, auch wenn nur 15 bis 20 Prozent der Raucher diese Krankheit bekommen. Pfeifen- und Zigarrenraucher sind nicht so häufig wie Zigarettenraucher von COPD betroffen. Mit zunehmendem Alter verschlechtert sich bei dafür empfindlichen Zigarettenrauchern die Lungenfunktion schneller als bei Nichtrauchern. Wer mit dem Rauchen aufhört, verbessert seine Lungenfunktion zwar nur geringfügig, aber die Rate der weiteren Verschlechterung der Lungenfunktion geht auf das Level zurück, das Nichtraucher haben. So lässt sich das Fortschreiten der Krankheitssymptome verzögern.

Eine erbliche Anlage für diese Krankheit ist denkbar, denn COPD tritt oft gehäuft in bestimmten Familien auf. Das COPD-Risiko steigt bei Arbeiten in einer Umgebung mit chemischen Dämpfen und Staub. ★ Luftverschmutzung und Passivrauchen können COPD auslösen oder eine chronisch obstruktive Lungenerkrankung verschlimmern.

Eine seltene Ursache für COPD ist ein erblicher Zustand, bei dem der Körper nur wenig von dem Eiweiß Alpha-1-Antitrypsin produziert. Dessen Hauptaufgabe ist es, zu verhindern, dass die so genannte neutrophile Elastase die Lungenbläschen schädigt. Menschen mit schwerem Mangel an Alpha-1-Antitrypsin ● – vor allem solche, die noch zusätzlich rauchen – entwickeln deshalb im mittleren Lebensalter ein Emphysem.

▲ siehe Seite 257 ■ siehe Kasten Seite 1016
★ siehe Seite 277 ● siehe Seite 795

Symptome

Bei COPD-Patienten tritt ungefähr mit Mitte vierzig morgens beim Aufstehen ein leichter Husten auf, begleitet von klarem Auswurf. Husten und Auswurf bleiben für die nächsten zehn Jahre bestehen; bei Anstrengung kann Kurzatmigkeit auftreten. Manche Menschen spüren die Atemnot erstmals bei einer Lungeninfektion, weil sie dann mehr husten und auch mehr Schleim bilden. Die Farbe des Sputums ändert sich von Weiß zu Gelb oder Grün.

Mit Mitte bis Ende sechzig wird die Atemnot bei körperlicher Anstrengung schon belastender – vor allem, wenn der Kranke weiterhin raucht. Dann kann eine Lungeninfektion selbst in Ruhe zu schwerer Atemnot führen. Bei diesen Menschen kann die Einweisung ins Krankenhaus erforderlich sein. Bis sich der Betroffene vollkommen von der Lungeninfektion erholt hat, kann die Atemnot bei alltäglichen Tätigkeiten, wie Körperpflege, Anziehen und sexueller Aktivität, bestehen bleiben.

Etwa ein Drittel der Menschen mit schwerer COPD verliert viel Gewicht, zum einen weil die Atemnot das Essen erschwert, zum anderen, weil die Konzentration des Tumornekrosefaktors im Blut ansteigt. Ein Anschwellen der Beine kann auf ein Cor pulmonale ▲ zurückzuführen sein. Patienten mit COPD husten gelegentlich Blut. Das ist gewöhnlich auf eine Entzündung der Bronchien zurückzuführen; es kann aber auch ein Hinweis auf einen Lungenkrebs sein. Morgens können Kopfschmerzen auftreten, da der Kohlendioxidgehalt des Blutes aufgrund der unzureichenden Atemtätigkeit während des Schlafes ansteigt.

Wenn die COPD weiter fortschreitet, entwickeln vor allem Menschen mit Lungenemphysem ungewöhnliche Atemtechniken. Einige atmen durch die geschürzten Lippen aus. Andere stehen mit ausgestreckten Armen an einem Tisch und stützen sich auf die Handflächen – diese Haltung unterstützt die Arbeit des Zwerchfells. Mit der Zeit bekommen viele Patienten einen stark geblähten Brustkorb (Tonnenbrust), der auf die Zunahme der Lungengröße durch die ständig eingeschlossene Luft zurückzuführen ist. Aufgrund des geringen Sauerstoffgehalts im Blut färbt sich die Haut bläulich (Zyanose). Eine keulenartige Verformung der Finger ■ tritt selten auf und bestärkt meist den Verdacht auf Lungenkrebs.

Ein Pneumothorax ★ entsteht, wenn empfindliche Gewebe in der Lunge reißen und Luft aus der Lunge in den Pleuraraum gelangt. Das geht oft mit plötzlichen Schmerzen und Atemnot einher und erfordert sofortige ärztliche Behandlung.

Wenn sich die COPD verschlimmert, können sich die Symptome plötzlich verstärken. Dann verstärkt sich der Husten, es wird mehr Schleim gebildet und die Atemnot wächst. Die Sputumfarbe ändert sich oft von Weiß zu Gelb oder Grün; manchmal treten auch Fieber und Schmerzen im ganzen Körper auf. Die Atemnot kann auch im Ruhezustand vorkommen und so schlimm werden, dass eine Einweisung ins Krankenhaus erforderlich wird. Starke Luftverschmutzung, Allergene und Infektionen können zu der Verschlimmerung beitragen.

Diagnose

Die chronische Bronchitis wird aufgrund des lang anhaltenden, von Auswurf begleiteten Hustens diagnostiziert. Die Diagnose eines Emphysems stützt sich auf eine Reihe von Untersuchungsergebnissen und einen Lungenfunktionstest. Wenn der Arzt diese Störungen allerdings feststellen kann, ist das Emphysem bereits weit fortgeschritten. Zwischen chronischer Bronchitis und Emphysem zu unterscheiden, ist nicht besonders wichtig. Vielmehr entscheidet der Schweregrad der Lungenobstruktion darüber, wie sich ein COPD-Patient fühlt.

Bei leichten Formen von COPD kann es sein, dass der Arzt bei der körperlichen Untersuchung nichts Auffälliges findet. Schreitet die Krankheit fort, hört er im Stethoskop keuchende Geräusche; verlangsamtes Ausatmen und verringerte Atemgeräusche kommen hinzu. Auch die Bewegungen des Brustkorbs bei der Atmung werden geringer; manchmal sieht man, dass sich die Muskeln im Hals- und Schulterbereich am Atmen beteiligen.

Mit zunehmendem Schweregrad der COPD wird die Überblähung der Lunge auf dem Röntgenbild sichtbar; die schwächeren Schatten der Blutgefäße deuten auf ein Emphysem hin.

Der Arzt kann die Verengung der Atemwege mithilfe der Spirometrie ● nachweisen. Ein verringertes Volumen der in einer Sekunde ausgeatmeten Luft (Einsekundenkapazität) und das Verhältnis dieses Wertes zur forcierten Vitalkapazität lassen das Ausmaß der Lungenobstruktion erkennen.

Die Blutuntersuchung zeigt eine ungewöhnlich hohe Zahl roter Blutkörperchen (Polyzythämie). Die Pulsoximetrie oder eine Blutprobe aus einer Arterie zeigen, dass die Sauerstoff-

---

▲ siehe Kasten Seite 305   ■ siehe Seite 239

★ siehe Seite 298   ● siehe Seite 240

sättigung des Blutes gering ist. Eine hohe Kohlendioxidkonzentration im Blut tritt meist erst in späten Krankheitsphasen auf.

Wenn jemand schon in jungen Jahren COPD entwickelt – vor allem wenn eine erbliche Neigung zu dieser Krankheit vorliegt –, wird der Spiegel von Alpha-1-Antitrypsin im Blut gemessen. Diese Erbkrankheit wird auch vermutet, wenn COPD bei Personen auftritt, die nie geraucht haben.

Behandlung

Entscheidend ist bei der Behandlung einer COPD, mit dem Rauchen aufzuhören. Geschieht das, solange die Lungenobstruktion noch gering ist, verringert sich die Schleimproduktion deutlich und die Atemnot schreitet nur noch langsam fort. Rauchverzicht ist zu jedem Zeitpunkt der Krankheit hilfreich. Die betroffene Person sollte sich aber auch anderen Luftschadstoffen nicht aussetzen – Passivrauchen ebenso wie Luftverschmutzung.

Bei einer Infektion wie Grippe oder Lungenentzündung kann sich die COPD deutlich verschlechtern. Deshalb sollten sich COPD-Patienten jedes Jahr gegen Grippe und alle fünf Jahre gegen Pneumokokkeninfektionen impfen lassen.

Behandlung der Symptome: Keuchen und Atemnot verringern sich in dem Maße, wie sich die Lungenobstruktion bessert. Eine durch ein Emphysem hervorgerufene Verengung lässt sich zwar nicht beheben, aber die Verkrampfungen der Bronchienmuskulatur, die Entzündungsvorgänge und die vermehrte Schleimproduktion lassen sich verringern.

Das Mittel der Wahl, um Atemnot zu bessern, ist das Anticholinergikum Ipratropium. Bei stärkeren Symptomen können kurz wirksame Betamimetika wie Salbutamol helfen. Salmeterol, ein verzögert, aber lange wirksames Betamimetikum kann alle zwölf Stunden inhaliert werden. Hiermit lassen sich bei manchen Menschen die Symptome, vor allem während der Nacht, dauerhaft verringern.

Wer mit dem Dosieraerosol nicht zurechtkommt, kann einen Spacer ▲ zu Hilfe nehmen. Lösungen von Ipratropium und Betamimetika können auch vernebelt eingeatmet werden. Betamimetika werden bei COPD kaum eingenommen, weil sie dann langsamer wirken als inhalierbare Mittel und auch häufiger Nebenwirkungen verursachen können – bis hin zu Herzrhythmusstörungen.

Theophyllin wird bei Menschen eingesetzt, die auf andere Medikamente nicht ansprechen. Der Arzt muss die Dosierung genau kontrollieren, indem er von Zeit zu Zeit den Theophyllinspiegel im Blut überprüft. Lang wirksames Theophyllin braucht nur zweimal täglich angewendet zu werden; hiermit lassen sich nächtliche Anfälle von Atemnot verhindern.

Bei Menschen mit mäßiger und schwerer COPD, deren Symptome nicht durch andere Medikamente gebessert werden können, sind Kortisonpräparate oft hilfreich. Inhalierbares Kortison verhindert zwar nicht, dass die Lungenfunktion allmählich abnimmt, doch es bessert die Symptome und verhindert eine rasche Verschlimmerung. Inhaliertes Kortison verursacht zwar weniger Nebenwirkungen als geschlucktes, dennoch sind Wirkungen im ganzen Körper möglich; so kann sich z. B. eine Osteoporose verschlechtern. Kortison in Tablettenform bleibt weitgehend der Behandlung von COPD-Verschlimmerungen vorbehalten; es wird auch eingesetzt, wenn jemand ständig unter Symptomen der Lungenobstruktion leidet und auf andere Mittel nicht anspricht.

Eine verlässliche Methode, um den Auswurf zu verdünnen und ihn leichter abhusten zu können, gibt es nicht. Durch reichliche Flüssigkeitszufuhr kann man jedoch dafür sorgen, dass der Schleim nicht allzu zäh ist. Bei sehr schwerer COPD kann Atemgymnastik dazu beitragen, den Schleim in der Lunge zu lösen.

Zur Kontrolle der Behandlung setzt der Arzt häufig Spirometrie und Pulsoximetrie ein. Bei schwerer Krankheit können Blutgasuntersuchungen aus arteriellem Blut zusätzliche Informationen liefern.

Behandlung von Verschlimmerungen: Wenn sich eine COPD verschlimmert, sollte der Arzt schnellstmöglich eingreifen; eventuell kann eine Krankenhauseinweisung notwendig sein. Besteht der Verdacht auf eine bakterielle Infektion, wird meist für sieben bis zehn Tage mit Antibiotika behandelt, z. B. mit Cotrimoxazol, Doxyzyklin, Amoxizillin-Clavulansäure und Ampizillin. Die neueren Antibiotika wie Azithromyzin, Clarithromyzin und Levofloxazin empfehlen sich nur bei schweren Lungeninfektionen und bei Patienten, denen bewährte Medikamente nicht helfen. Dass sich durch die vorbeugende Einnahme von Antibiotika eine Verschlimmerung der COPD verhindern lässt, ist hingegen nicht nachgewiesen. Manchmal soll für zehn bis 14 Tage Kortison eingenommen werden, um Schwere und Dauer von Verschlimmerungen zu mindern.

▲ siehe Abbildung Seite 263

Sauerstofftherapie: Eine Langzeitbeatmung mit Sauerstoff ▲ kann das Leben von Patienten mit fortgeschrittener COPD verlängern. Eine Rund-um-die-Uhr-Versorgung mit Sauerstoff ist dann am besten, aber auch eine Sauerstoffgabe über zwölf Stunden täglich bringt einigen Nutzen. Durch diese Behandlung wird die übermäßige Vermehrung der roten Blutkörperchen gestoppt, die eine Unterversorgung mit Sauerstoff nach sich zieht; Sauerstoff fördert darüber hinaus die geistigen Fähigkeiten und bessert eine Herzschwäche, die durch COPD entstanden sein kann. Die Sauerstofftherapie kann auch eine durch Anstrengung ausgelöste Atemnot verringern.

Elektrisch betriebene Geräte, die Sauerstoff aus der Umgebungsluft konzentrieren, eignen sich für Patienten, die sich vornehmlich zu Hause aufhalten. Für kurze Aufenthalte außerhalb der Wohnung können sie komprimierten Sauerstoff in Druckflaschen benutzen. Systeme mit Flüssigsauerstoff sind zwar teurer, bei aktiven Patienten aber vorzuziehen. Sie können sich mithilfe eines kleinen, tragbaren Behälters für Flüssigsauerstoff mehrere Stunden außerhalb des Hauses aufhalten. Sauerstoff darf niemals in der Nähe von offenem Feuer oder rauchenden Personen angewendet werden.

Pneumologische Rehabilitation: ■ Rehabilitationsprogramme können für Patienten mit COPD von Nutzen sein, auch wenn sich dadurch die eigentliche Lungenfunktion nicht verbessert. Zu diesen Programmen gehören eine Patientenschulung über die Krankheit, körperliches Training, Ernährungsberatung und psychosoziale Begleitung. Die Programme können die Selbstständigkeit der Patienten und ihre Lebensqualität erhöhen, die Häufigkeit und Dauer von Krankenhausaufenthalten reduzieren und die Fähigkeit zur körperlichen Belastung steigern. Übungsprogramme können sowohl in der Klinik, als auch zu Hause absolviert werden. Die Beinmuskulatur wird auf dem Standfahrrad, durch Treppensteigen und Gehen trainiert. Krafttraining wird für die Arme benutzt. Häufig wird während des Trainings Sauerstoffbeatmung empfohlen. Wie bei jedem Training geht die Kondition aber rasch wieder verloren, wenn die Aktivität nicht fortgesetzt wird. Programmteilnehmer lernen zusätzlich spezielle Techniken, um die Atemnot bei alltäglichen Verrichtungen wie Kochen und Körperpflege zu vermeiden.

Sonstige Therapien: Patienten mit einem schweren Alpha-1-Antitrypsin-Mangel können den fehlenden Eiweißstoff wöchentlich gespritzt bekommen. In bestimmten Fällen kann ein Lungenflügel transplantiert werden.

Prognose

Die Prognose für COPD-Patienten ist nur wenig schlechter als die von Rauchern ohne COPD. Wird jedoch weiterhin geraucht, verschlechtert sich die Situation mit Sicherheit. Bei mäßiger oder schwerer Lungenobstruktion wird die Prognose zunehmend schlechter. Komplikationen der Erkrankung sind Atemnotsyndrom, Lungenentzündung, Pneumothorax, Herzrhythmusstörungen und der Verschluss einer Lungenarterie. Menschen mit COPD haben – unabhängig von ihrem Zigarettenkonsum – ein erhöhtes Lungenkrebsrisiko.

KAPITEL 46

Lungenembolie

Bei einer Lungenembolie wird eine Lungenarterie (Pulmonalarterie) plötzlich durch einen Embolus – gewöhnlich ein Blutgerinnsel (Thrombus) – verschlossen.

Die Blutgefäße in der Lunge müssen einerseits genügend Blut und damit Sauerstoff und Nährstoffe heranführen; andererseits müssen sie das Kohlendioxid in die Lunge transportieren, damit es dort entsorgt wird. ★ Bei dem Verschluss einer großen Lungenarterie versagt die Lungendurchblutung; dadurch kann schließlich Lungengewebe absterben.

▲ siehe Seite 244   ■ siehe Seite 244
★ siehe Seite 231

Bei etwa zehn Prozent der Menschen mit Lungenembolie stirbt Gewebe ab (**Lungeninfarkt**). Kleinere Blutgerinnsel löst der Organismus manchmal rasch auf und hält dadurch die Schädigung in Grenzen. Größere Gerinnsel richten hingegen größeren Schaden an. Umfangreiche Blutgerinnsel können so große Bereiche der Lunge blockieren, dass das Herz infolge der Sauerstoff-Minderversorgung überbeansprucht wird. Dann kann sehr plötzlich der Tod eintreten.

Ursachen

Am häufigsten handelt es sich bei dem Embolus, der in die Lunge wandert, um ein Blutgerinnsel aus einer Bein- oder Beckenvene ▲. Besonders groß ist das Risiko für Menschen, die längere Zeit das Bett hüten, und für Personen, die lange sitzen, ohne sich zu bewegen (z. B. bei Langstreckenflügen). Viel seltener bilden sich Blutgerinnsel in den Venen der Arme oder in der rechten Herzkammer. Sobald sich die Person wieder bewegt, löst sich das Blutgerinnsel und wandert mit dem Blut in Richtung Lunge.

Ein Embolus kann auch aus Fett bestehen, das bei einem Knochenbruch aus dem Knochenmark in den Kreislauf gelangt ist. Er kann sich aber auch aus Fruchtwasser bilden, das während der Geburt beim Pressen in Unterleibvenen gedrückt wird. Allerdings sind Fett- und Fruchtwasserembolien selten; zudem bleiben sie meist in kleineren Blutgefäßen der Lunge stecken und richten normalerweise weniger Schaden an als Blutgerinnsel. Wenn allerdings viele kleine Blutgefäße verschlossen werden, kann es zum Atemnotsyndrom ■ oder Lungenhochdruck ★ kommen; beides kann zum Lungenversagen, Herzversagen und Schock führen.

Auch Teile einer Krebsgeschwulst können in den Kreislauf gelangen und Emboli bilden; treten sie zahlreich auf, kann das zu einem Lungenhochdruck führen, wenn sich die Krebserkrankung über die gesamte Lunge ausbreitet.

Luftblasen können ebenfalls eine Lungenembolie verursachen, wenn eine größere Luftmenge in eine Vene gelangt – möglich ist dies bei intravenösen Injektionen. Luftembolien können auch bei einem chirurgischen Eingriff und Wiederbelebungsmaßnahmen entstehen (durch den starken Druck auf die Brust bei der Herzmassage). Taucher haben ein zusätzliches Risiko; es hängt von der Tauchtiefe und der Geschwindigkeit ab, mit der der Taucher wieder an die Oberfläche kommt. ●

Symptome

Die Symptome hängen immer davon ab, wie weit die Pulmonalarterie verschlossen und wie der Gesundheitszustand des Betroffenen ist.

Kleine Emboli bewirken möglicherweise gar keine Symptome, aber die meisten rufen sehr rasch Atemnot hervor. Häufig beschleunigt sich die Atmung sehr und der Betreffende wird unruhig und bekommt Angst. Größere Emboli verursachen gewöhnlich stechende Schmerzen in der Brust, besonders beim Einatmen (pleuritische Brustschmerzen).

Bei manchen Menschen sind Verwirrtheit, Ohnmacht und Krampfanfälle die ersten Anzeichen einer Lungenembolie. Auch Herzrhythmusstörungen können auftreten. Zu diesen Symptomen kommt es, wenn das Herz nicht mehr genügend sauerstoffreiches Blut zum Gehirn und zu anderen Organen pumpen kann. Diese Menschen entwickeln dann auch eine bläuliche Hautfarbe (Zyanose).

Normalerweise treten die Symptome einer Lungenembolie plötzlich auf, die Anzeichen eines Lungeninfarkts entwickeln sich hingegen innerhalb von Stunden. Bei einem Lungeninfarkt tritt Husten auf, der von blutigem Auswurf begleitet sein kann, ferner gibt es stechende Brustschmerzen beim Einatmen und manchmal Fieber. Die Symptome eines Lungeninfarkts halten oft einige Tage an, werden aber von Tag zu Tag schwächer.

Bei Menschen mit wiederholten leichteren Lungenembolien werden Symptome wie Atemnot, Schwäche und Anschwellen der Knöchel oder Beine über Wochen, Monate oder Jahre hinweg zunehmend stärker.

Diagnose

Der Arzt vermutet eine Lungenembolie aufgrund der Symptome und der Risikofaktoren – etwa eine vor kurzem durchgeführte Operation oder eine längere Bettlägerigkeit. Um die Diagnose zu sichern, werden bestimmte Untersuchungsverfahren angewendet. Allerdings sind viele Emboli schwierig zu erkennen und entziehen sich der ärztlichen Diagnose.

Nach einer Embolie können die Blutgefäße im Röntgenbild auf charakteristische Weise verändert sein, auch Anzeichen eines Lungeninfarkts kann es geben. Allerdings erscheinen die Aufnahmen oft ganz normal; und selbst wenn Veränderungen sichtbar sind, geben sie nur selten Anhaltspunkte für eine sichere Diagnose.

▲ siehe Seite 219   ■ siehe Seite 308

★ siehe Seite 304   ● siehe Seite 1655

Veränderungen im Elektrokardiogramm sind oft nur vorübergehend.

Die Kontrolle der Lungendurchblutung ist eines der besten Verfahren, um eine Lungenembolie zu diagnostizieren. Dabei wird eine geringe Menge eines radioaktiven Stoffes in eine Vene gespritzt; die Substanz gelangt in die Lunge, wo sie deren Durchblutung (Perfusion) genau erkennen lässt. Schlecht durchblutete Bereiche erscheinen dunkel, weil die radioaktiven Partikel nicht dorthin gelangen. Derartiges macht eine Lungenembolie wahrscheinlich, kann aber auch auf andere Störungen hindeuten, etwa eine chronisch obstruktive Lungenerkrankung, z. B. ein Emphysem, bei dem die geschädigten Lungenbereiche auch schlecht mit Blut versorgt sind.

Gewöhnlich verbindet man die Kontrolle der Lungendurchblutung mit einer Prüfung der Lungenbelüftung. Dabei inhaliert die betreffende Person ein harmloses Edelgas mit einer Spur radioaktiver Stoffe, die sich im Gesamtbereich der Lungenbläschen verteilen. Auf dem Bildschirm werden die Bereiche sichtbar, in denen Kohlendioxid abgegeben und Sauerstoff aufgenommen wird. Vergleicht der Arzt diese Aufnahme mit der Darstellung der Durchblutung, kann er aus den Unterschieden zwischen Lungenbelüftung und Durchblutung auf eine Lungenembolie schließen.

Eine Angiographie der Lungengefäße ▲ ist ein zuverlässiges Verfahren, um eine Lungenembolie zu diagnostizieren, aber sie birgt einige Risiken und ist belastender als andere Untersuchungsmethoden. Deshalb wird sie gewöhnlich nur gemacht, wenn die vorherigen Untersuchungen eine Lungenembolie nicht schlüssig nachweisen konnten. Bei der Angiographie wird ein Röntgenkontrastmittel in die Pulmonalarterien gespritzt. Die Lungenembolie wird dann als Verschluss in einer Arterie sichtbar. Eine CT-Angiographie kann angewendet werden, wenn eine Angiographie der Lungenarterien nicht möglich ist oder wenn sich der Patient ihr nicht unterziehen darf.

Wenn es wichtig ist zu wissen, wo die Thromben entstanden sind, können zusätzlich die Beine mit Ultraschall auf Blutgerinnsel untersucht werden. Der so genannte D-Dimer-Test, eine Blutuntersuchung, dient ebenfalls zur Diagnose. Ist das Testergebnis normal, kann eine Lungenembolie als Auslöser der Symptome ausgeschlossen werden.

▲ siehe Seite 241
■ siehe Kasten Seite 988

Vorbeugung

Menschen, bei denen das Risiko einer Lungenembolie besteht, müssen die Bildung von Blutgerinnseln verhindern. Ihnen wird im Allgemeinen geraten, aktiv zu bleiben und sich so viel wie möglich zu bewegen. Zum Beispiel sollten sie auf Langstreckenflügen häufig aufstehen und sich bewegen.

Nach einer Operation sollte bei allen Menschen und ganz besonders bei älteren das Risiko der Bildung von Blutgerinnseln verringert werden, indem sie Kompressionsstrümpfe tragen, Beingymnastik und Bewegungsübungen machen und das Bett möglichst bald verlassen. Für Menschen, die ihre Beine nicht bewegen können, gibt es Geräte, die auf die Beine rhythmisch Druck ausüben und so das Blut in den Beinen im Fluss halten. Allerdings sind diese Apparate nicht bei Patienten einsetzbar, die sich einer Hüft- oder Knieoperation unterzogen haben.

Blutgerinnungshemmer (Antikoagulanzien) verringern die Thrombosegefahr. Menschen, die ein hohes Risiko für Lungenembolien haben, etwa solche mit Herzinsuffizienz, akutem Herzinfarkt, chronischer Lungenerkrankung, krankhaftem Übergewicht, Schlaganfall und neurologischen Problemen, und solche, bei denen schon einmal Blutgerinnsel aufgetreten sind, profitieren von niedrig dosiertem Heparin, das unter die Haut gespritzt wird. Nach einer größeren Operation, speziell im Bereich der Beine, verringert es das Risiko einer Gerinnselbildung in den Unterschenkelvenen. ■ Es kann auch bei Eingriffen am Rückgrat und Gehirn eingesetzt werden. Heparin wird kurz vor einer Operation gespritzt und dann so lange, bis der Kranke wieder auf den Beinen und aktiv ist. Durch Heparin treten insgesamt nicht mehr größere Blutungen auf; es kann vielmehr dazu führen, dass Wunden weniger nässen.

Behandlung

Die Behandlung einer Lungenembolie beginnt mit der Anwendung von Sauerstoff und bei Bedarf mit Schmerzmitteln. Heparin wird gespritzt, damit sich vorhandene Blutgerinnsel nicht vergrößern und sich keine neuen bilden.

Wie lange Blutgerinnungshemmer angewendet werden müssen, richtet sich nach den Bedingungen des Betroffenen. Wurde die Lungenembolie etwa durch eine Operation verursacht, wird die Behandlung zwei oder drei Monate fortgesetzt. Hält die Ursache an, etwa bei Bettlägerigkeit, muss die Behandlung drei bis sechs

Monate, manchmal auch unbegrenzt fortgeführt werden. Während der Einnahme von Phenprocoumon muss der Betroffene regelmäßig zur Blutuntersuchung, um die Dosierung zu überprüfen und ggf. anzupassen. Bestimmte Nahrungsmittel und Arzneimittel können die Wirkung von Phenprocoumon beeinflussen. Wenn die Blutgerinnung dadurch übermäßig gehemmt wird, können schwere Blutungen auftreten.

Eine **thrombolytische Behandlung** erfolgt, wenn durch die Lungenembolie Lebensgefahr besteht. Arzneimittel wie Streptokinase und Gewebe-Plasminogenaktivator (t-PA = tissue-type plasminogen activator) lösen das Blutgerinnsel allmählich auf. Diese Medikamente können bei Menschen, die in den vergangenen zwei Wochen operiert wurden, bei schwangeren Frauen, bei Schlaganfallpatienten und solchen, die zu hartnäckigen Blutungen neigen, nicht eingesetzt werden. Bei einer schweren Embolie kann die operative Entfernung des Blutgerinnsels aus der Pulmonalarterie lebensrettend sein. Auch längere Zeit bestehende Blutgerinnsel, die anhaltende Atemnot und Lungenhochdruck verursachen, werden operativ entfernt. In die Hauptschlagader im Bauchraum kann chirurgisch eine Membran eingesetzt werden, die das Blut, das aus den Beinen und dem Becken zur rechten Herzkammer fließt, filtert. ▲ Derartiges kann angebracht sein, wenn trotz Gerinnungshemmern immer wieder Gerinnsel auftreten. Der Filter hilft auch, wenn Gerinnungshemmer nicht eingesetzt werden können oder wenn sie Blutungen verursachen. Da Gerinnsel meist in den Beinen und im Beckenraum entstehen, kann der Filter gewöhnlich verhindern, dass sie in die Lungenarterien wandern.

Bei Embolien durch Fett oder Fruchtwasser kann eine Sauerstoffbeatmung notwendig sein. Da Emboli, die sich aus Fruchtwasser entwickeln, oft die Bildung von Blutgerinnseln befördern, ist manchmal zusätzlich die Gabe von Kryopräzipitat notwendig, das bestimmte Schritte bei der Bildung solcher Gerinnsel unterbindet.

Das fördert die Bildung von Blutgerinnseln

Warum sich in den Venen Blutgerinnsel bilden, ist häufig nicht feststellbar; aber oft gibt es Faktoren, die jemanden dafür anfälliger machen. Dazu zählen unter anderem:

- Fortgeschrittenes Alter
- Eine Blutgerinnungsstörung, die das Risiko für die Bildung von Blutgerinnseln erhöht
- Krebserkrankungen
- Herzinfarkt
- Herzschwäche
- Herzrhythmusstörungen (Vorhofflimmern)
- Größere Operationen
- Krankhaftes Übergewicht
- Lähmungen
- Becken-, Hüft- und Beinbrüche
- Frühere Blutgerinnsel
- Längere Bettlägerigkeit oder Inaktivität (z. B. bei einer längeren Autofahrt oder während eines Fernflugs)
- Schlaganfälle
- Einnahme der »Pille« – vor allem bei Frauen über 35 und Raucherinnen

Prognose

Etwa die Hälfte aller Personen mit Lungenembolie bekommt irgendwann eine weitere. Um das zu verhindern, werden gerinnungshemmende Medikamente gegeben. Wie schwer die Folgen einer Lungenembolie sind, hängt von der Größe des Embolus, der Anzahl der verschlossenen Arterien und vom Allgemeinzustand der betroffenen Person ab.

▲ siehe Abbildung Seite 223

KAPITEL 47

Bronchiektasen

Bronchiektasen sind Erweiterungen der Bronchien, die auf einer Schädigung der Bronchialwände beruhen und nicht wieder rückgängig zu machen sind.

Bronchiektasen können sich aufgrund von Faktoren entwickeln, die direkt oder indirekt die Bronchialwände schädigen und die Abwehrmechanismen ▲ gegen schädigende Substanzen überwinden. Manche Bedingungen machen Menschen anfälliger für Infektionen, die zu Bronchiektasen führen. Die häufigsten sind schwere Atemweginfektionen, Immunschwächekrankheiten, erbliche Störungen, wie Mukoviszidose ■, und mechanische Faktoren, wie Verschlüsse der Bronchien durch inhalierte Fremdkörper, Lungentumoren und andere Krankheiten. Nur wenige Erkrankungen gehen auf das Einatmen giftiger Stoffe zurück, die die Bronchien angreifen, wie etwa Dämpfe, Gase oder Rauch (einschließlich Tabakrauch) sowie gefährlicher Staub von Quarz oder Kohlen.

Bei Bronchiektasen sind Teile der Bronchialwände chronisch entzündet; die Zellen der Flimmerhärchen sind geschädigt oder zerstört und die Schleimbildung nimmt zu. Dabei verlieren die Bronchialwände an Elastizität, die betroffenen Bereiche der Atemwege erweitern sich. In der Folge bilden sich Ausstülpungen oder Säckchen, die kleinen Ballons ähneln. Die vermehrte Schleimbildung fördert zudem das Wachstum von Bakterien, verstopft die Bronchien und führt so zu Ansammlungen infektiösen Schleims. Das schädigt die Bronchialwände weiter. Entzündung und Infektion können sich auf die Lungenbläschen ausweiten und zu Lungenentzündungen, Vernarbungen und dem Verlust funktionsfähigen Lungengewebes führen.

In schweren Fällen belasten die Vernarbung und der Verlust von Blutgefäßen in der Lunge das Herz übermäßig durch die Anstrengung, das Blut durch die krankhaft veränderten Blutgefäße zu pumpen. Außerdem können die Entzündung und eine wachsende Zahl von neuen, aber verletzlichen Blutgefäßen in den Bronchialwänden zu Bluthusten führen. Bei einem Verschluss der geschädigten Atemwege nimmt die Sauerstoffsättigung im Blut ab.

Bronchiektasen können verschiedene Bereiche der Lunge betreffen, sie können aber auch nur in einer oder zwei Regionen auftreten. Charakteristisch ist, dass sich mittelgroße Bronchien erweitern, während kleinere häufig vernarben oder zerstört werden. Gelegentlich tritt eine Bronchiektase, die größere Bronchien in Mitleidenschaft zieht, bei der allergisch-bronchopulmonalen Aspergillose ★ auf – einer Störung, die auf einer allergischen Reaktion gegenüber Pilzen der Gattung *Aspergillus* beruht.

Symptome

Bronchiektasen können sich in jedem Alter entwickeln; häufig beginnt das schon in der frühen Kindheit. Allerdings können die Symptome erst viel später in Erscheinung treten. Bei den meisten Betroffenen kommt es nur allmählich zu Symptomen, häufig nach einer Infektion der Atemwege; die Anzeichen verschlimmern sich über Jahre hinweg. Die meisten bekommen einen chronischen Husten, begleitet von Auswurf; Menge und Art des Auswurfs hängen vom Grad der Krankheit und von Komplikationen, etwa einer Infektion, ab. Häufig haben die Betroffenen früh am Morgen und spät am Abend Hustenanfälle. Bluthusten tritt häufig auf; er kann das erste oder einzige Anzeichen von Bronchiektasen sein.

Wiederkehrendes Fieber und Brustschmerzen – mit oder ohne häufige Phasen von Lungenentzündung – können auftreten. Menschen mit ausgedehnten Bronchiektasen keuchen und entwickeln Atemnot; sie können chronische Bronchitis, Emphysem oder Asthma bekommen. Bei sehr schwerer Ausprägung kann die Atmung versagen; dann ist die Lunge nicht imstande, das Blut mit Sauerstoff zu versorgen und das Kohlendioxid aus dem Blut zu entfernen (Atmungsinsuffizienz ●). Sehr schwere Bronchiektasen können das rechte Herz überanstrengen und zum Cor pulmonale ◆ führen.

Diagnose

Um Bronchiektasen zu diagnostizieren und festzustellen, wo und wie weit sie sich ausgebreitet haben, nutzt man Röntgenaufnahmen und die

---

▲ siehe Seite 233   ■ siehe Seite 300

★ siehe Seite 293   ● siehe Seite 306

◆ siehe Kasten Seite 305

So entwickeln sich Bronchiektasen

Bei Bronchiektasen wird vermehrt Schleim gebildet, die Flimmerhärchen der Lunge werden geschädigt oder zerstört und Bereiche der Bronchialwände sind chronisch entzündet und werden allmählich zerstört.

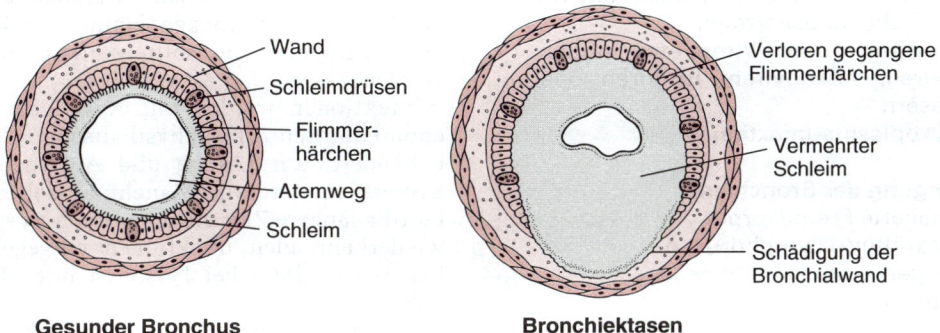

Gesunder Bronchus

Wand
Schleimdrüsen
Flimmer-härchen
Atemweg
Schleim

Bronchiektasen

Verloren gegangene Flimmerhärchen
Vermehrter Schleim
Schädigung der Bronchialwand

Computertomographie. Sie liefern wichtige Informationen, wenn eine chirurgische Behandlung in Betracht gezogen wird.

Um die Ursachen für Bronchiektasen zu finden, können folgende Untersuchungen durchgeführt werden: Bestimmung des Immunglobulinspiegels im Blut, Test für HIV-Infektion und andere Immunkrankheiten, Bestimmung des Salzgehalts im Schweiß (der bei Menschen mit Mukoviszidose ungewöhnlich hoch ist), Untersuchung von Schleimproben aus Nase und Bronchien, Spermatests und Untersuchungen zur Funktionsfähigkeit der Flimmerhärchen. Wenn die Bronchiektasen auf einen Bereich begrenzt sind, etwa auf einen Lungenlappen oder ein -segment, kann man mit einer Bronchoskopie ▲ prüfen, ob ein inhalierter Fremdkörper oder ein Lungentumor als Ursache infrage kommen. Andere Untersuchungen können weitere Krankheiten aufdecken, z. B. allergisch-bronchopulmonale Aspergillose oder Tuberkulose.

Ein Gentest auf Mukoviszidose kann angezeigt sein, wenn es in der Familie Anhaltspunkte für die Krankheit gibt, Atemweginfektionen immer wiederkehren oder andere Verdachtsmomente auftauchen.

Vorbeugung

Werden die Bedingungen, die Bronchiektasen fördern, frühzeitig erkannt und sofort behandelt, lässt sich die Krankheit verhindern oder ihr Verlauf zumindest mildern.

Die Zahl der Bronchiektase-Erkrankungen ist stark zurückgegangen, seit Kinder gegen Masern und Keuchhusten geimpft werden, mit Antibiotika behandelt werden können und seit sich ihre Lebensumstände und ihr Ernährungszustand verbessert haben. Bei Erwachsenen tragen dazu die Grippeimpfung, die Impfung gegen Pneumokokken und die Einnahme geeigneter Arzneimittel im Frühstadium einer Infektion (wie Lungenentzündung oder Tuberkulose) bei. Die Gabe von Immunglobulin bei Immunglobulinmangel kann wiederholte Infektionen verhindern. Bei Menschen mit allergisch-bronchopulmonaler Aspergillose können Kortisonpräparate und eventuell die Gabe des Pilzmittels Itraconazol den Schaden begrenzen, den Bronchiektasen verursachen.

Eine weitere Vorbeugemaßnahme ist das Vermeiden von schädlichen Dämpfen, Gasen, Rauch und Staub. Beruhigungsmittel und Alkohol sollten grundsätzlich gemieden werden. Bei neurologischen Problemen, wie Bewusstseinsstörungen, und Magen-Darm-Störungen wie Schluckschwierigkeiten, Erbrechen oder Husten nach dem Essen, kann sofortige ärztliche Hilfe nötig sein, um eine Aspiration zu vermeiden. Paraffinöl und andere Öle sollten nicht in Mund oder Nase gelangen, da sonst die Gefahr einer Inhalation in die Lunge besteht.

▲ siehe Seite 242

Einige Ursachen für Bronchiektasen

Infektionen der Atemwege
- Bakterielle Infektionen wie Keuchhusten oder Infektionen durch *Klebsiella*, *Staphylococcus* oder *Pseudomonas*
- Pilzinfektionen, wie etwa Aspergillose
- Infektionen durch Mykobakterien wie den Tuberkuloseerreger
- Infektionen durch Viren, etwa Influenzaviren, Adenoviren, RS-Viren oder Masern
- Mykoplasma-Infektionen

Verengung der Bronchien
- Inhalierte Fremdkörper
- Vergrößerte Lymphdrüsen
- Lungentumoren
- Schleimpfropfen

Verletzung durch inhalierte Schadstoffe
- Schädigung durch aggressive Dämpfe, Gase oder Partikel
- Einatmen von Magensäure oder Essenspartikeln

Erbliche Ursachen
- Mukoviszidose
- Primäre ziliäre Dyskinesie, einschließlich Kartagener-Syndrom
- Marfan-Syndrom

Störungen des Immunsystems
- Immunoglobulinmangel
- Störungen der weißen Blutkörperchen
- Komplementdefekte
- Autoimmun- oder Hyperimmunkrankheiten wie rheumatoide Arthritis und Kolitis ulzerosa

Andere Faktoren
- Drogenmissbrauch, z. B. Heroinsucht
- Infektion durch HIV
- Dyke-Young-Syndrom (obstruktive Azoospermie)
- Gelbnagelsyndrom und Lymphödem

▲ siehe Seite 245   ■ siehe Seite 242
★ siehe Seite 244   ● siehe Seite 306

Behandlung und Prognose

Die Behandlung von Bronchiektasen zielt auf die Beseitigung von Infektionen, starker Schleimbildung und Entzündungen, der Besserung einer Bronchialverengung und der Verringerung von Komplikationen (wie Bluthusten, geringe Sauerstoffsättigung des Blutes, Atmungsinsuffizienz und Cor pulmonale). Medikamente, die den Husten unterdrücken, können die Situation verschlimmern und sollten nicht eingesetzt werden.

Infektionen werden mit Antibiotika, Bronchodilatatoren und physikalischer Therapie behandelt, um Lösung und Abtransport des Sekrets zu fördern. Manchmal sollen Antibiotika längere Zeit eingenommen werden, um wiederkehrenden Infektionen entgegenzuwirken – vor allem bei Personen mit Mukoviszidose.

Gegen Entzündung und vermehrte Schleimbildung können entzündungshemmende Medikamente wie inhalierbares Kortison und Arzneimittel, die Schleim verflüssigen (Mukolytika), angewendet werden, auch wenn die Wirksamkeit der Schleimlöser noch nicht gesichert ist. Um den Schleim abzuleiten, dienen Drainagelagerung und Klopfmassagen der Brust. ▲

Mittels Bronchoskopie ■ kann ein Verschluss der Bronchien erkannt und behandelt werden, bevor schwerwiegender Schaden entsteht. Nur selten müssen Teile der Lunge entfernt werden. Eine Operation ist möglich, wenn die Krankheit auf einen Lungenflügel oder nur einen Lungenlappen oder ein -segment beschränkt ist. Die Operation kann auch bei Patienten erwogen werden, die trotz Behandlung an wiederkehrenden Infektionen leiden oder die viel Blut abhusten. Als Alternative kann der Arzt ein blutendes Lungengefäß gezielt blockieren (arterielle Embolisation der Lungenarterien).

Bei geringem Sauerstoffgehalt des Blutes kann eine Sauerstoffbeatmung ★ dazu beitragen, dass keine Komplikationen wie Cor pulmonale auftreten. Bei Keuchen und Atemnot können Kortisonpräparate helfen – in Kombination mit oder ohne Bronchodilatatoren. Tritt Atmungsinsuffizienz ● auf, muss sie behandelt werden.

Eine Lungentransplantation kann bei Patienten mit fortgeschrittenen Bronchiektasen infrage kommen; meist haben sie eine fortgeschrittene Mukoviszidose.

Die Prognose für Personen mit Bronchiektasen hängt davon ab, wie gut Infektionen und Komplikationen verhindert und unter Kontrolle gebracht werden können.

KAPITEL 48

Atelektase

Zur Atelektase kommt es, wenn die Lunge oder Teile von ihr nicht mit Luft gefüllt werden und zusammenfallen.

Atelektase kann ein akuter oder chronischer Zustand sein. Bei der akuten Atelektase ist die Lunge ohne Luft und kollabiert. Bei einer chronischen Atelektase wirken in dem betroffenen Bereich fehlende Belüftung, Infektion, Erweiterung der Bronchien (Bronchiektase ▲), Schädigung und Vernarbung (Fibrose) zusammen. Raucher haben ein besonders hohes Risiko für eine Atelektase.

Ursachen

Zu den häufigsten Ursachen gehört der Verschluss einer großen Bronchie (einer der beiden Hauptbronchien, die von der Luftröhre zu den Lungenflügeln führen). Kleinere Atemwege können ebenfalls verschlossen sein. Die Verengung kann auf einem Schleimpfropfen, Tumor oder inhaliertem Fremdkörper beruhen. Auch äußerer Druck, etwa durch einen Tumor, vergrößerte Lymphknoten, Ansammlung von Flüssigkeit (Pleuraerguss) oder Luft im Pleuraraum (Pneumothorax) ■ kann den Verschluss herbeiführen. Ist der Atemweg verschlossen, nimmt das Blut die Luft aus den Lungenbläschen jenseits des Verschlusses auf; dadurch schrumpfen die Lungenbläschen und fallen schließlich zusammen. Das kollabierte Lungengewebe füllt sich mit Blutkörperchen, Serum und Schleim, und es kann zu einer Infektion kommen.

Eine Beschleunigungsatelektase kann bei Kampfpiloten auftreten, wenn die gewaltigen Kräfte, die sich bei hoher Geschwindigkeit entwickeln, die kleinen Atemwege verschließen. Sie führt zum Kollaps der Lungenbläschen in großen Bereichen beider Lungenflügel.

Eine Atelektase entsteht auch, wenn nicht genug Surfactant (surface-active agent) wirksam ist. Diese Flüssigkeit bedeckt die Wände der Lungenbläschen und schützt sie vor dem Zusammenfallen.

Akute Atelektase: Sie ist eine häufige Komplikation nach Operationen, vor allem nach Eingriffen im Brust- oder Bauchraum. Eine akute Atelektase kann auch von einer Verletzung herrühren, gewöhnlich im Brustbereich. Diese Erkrankungen sind meist schwerwiegend; sie betreffen die meisten Lungenbläschen in einem oder mehreren Bereichen der Lunge. Zu den Risikofaktoren solcher Atelektasen zählen die Einnahme von Opioiden und Beruhigungsmitteln in hoher Dosierung, straffe Bandagen, Brust- und Leibschmerzen, Bauchauftreibung durch Flüssigkeiten und Gase und Bewegungsunfähigkeit. Neurologische Störungen und Fehlbildungen im Brustbereich, die die Beweglichkeit der Brust beeinträchtigen, führen zu einer flachen Atmung, zu vermehrter Sekretbildung und unterdrücktem Husten; das verhindert eine volle Ausdehnung der Lunge.

Bei der akuten Atelektase, die auf einem Surfactant-Mangel oder verminderter Wirksamkeit dieses Stoffes beruht, fallen viele, aber nicht alle Lungenbläschen zusammen. Diese Form der Atelektase kann auf einen Bereich der Lunge begrenzt sein, sie kann aber auch beide Lungenflügel in Mitleidenschaft ziehen. Früh geborene Kinder, die mit einem Surfactant-Mangel zur Welt kommen, entwickeln stets eine akute Atelektase. Sie kann sich zum Neugeborenen-Atemnotsyndrom ★ steigern, wenn das Surfactant nicht zugeführt wird. Erwachsene können durch übermäßige Sauerstoffbeatmung eine Atelektase entwickeln, weil das die Wirksamkeit des Surfactants vermindert. Auch das Atemnotsyndrom ● ist auf verminderte Surfactant-Wirkung zurückzuführen.

Chronische Atelektase: Sie kann als Mittellappensyndrom und als so genannte Kugelatelektase auftreten. Beim Mittellappensyndrom fällt gewöhnlich als Folge des Drucks vergrößerter Lymphdrüsen, manchmal auch eines Tumors, der mittlere Lappen des rechten Lungenflügels zusammen. In der so verschlossenen, geschrumpften Lunge kann eine Lungenentzündung entstehen, die nicht vollständig heilt und zu chronischer Entzündung, Vernarbung und Bronchiektasen führen kann.

Bei der Kugelatelektase fällt ein Randbereich der Lunge infolge einer Vernarbung und Schrumpfung der die Lunge umgebenden Geweschichten allmählich zusammen. Auf dem Röntgenbild erscheint diese Störung als kugel-

---

▲ siehe Seite 272   ■ siehe Seite 298
★ siehe Seite 1477   ● siehe Seite 308

förmiger Schatten. Die Kugelatelektase ist gewöhnlich eine Komplikation bei Asbesterkrankungen des Brustfells, sie kann aber auch auf andere Arten der Vernarbung oder Versteifung der Pleura zurückzuführen sein.

Symptome

Der Verlust von funktionierendem Lungengewebe führt zu Atemnot. Der Lungenkreislauf funktioniert zwar weiterhin, aber der Sauerstoffspiegel im Blut sinkt ab; dadurch erhöht sich die Herzfrequenz und manche Betroffene bekommen eine bläuliche Hautfarbe (Zyanose).

Wie schwer die Symptome sind, hängt davon ab, wie schnell sich der Bronchus verschließt, wie groß der betroffene Lungenbereich ist, was die Ursache war und ob zugleich eine Infektion vorliegt. Wenn der Verschluss rasch eintritt und ein großer Teil der Lunge betroffen ist, kann der Betroffene eine nahezu aschgraue oder blaue Haut bekommen, scharfe Schmerzen auf der betreffenden Seite und schwere Atemnot verspüren. Es kann auch ein Schockzustand ▲ eintreten, bei dem der Blutdruck stark abfällt; eine schnelle Herzfrequenz kann sich einstellen und bei Infektionen zusätzlich Fieber.

Eine ausgedehnte Atelektase, die auf mangelndem oder unwirksamem Surfactant beruht, äußert sich durch Atemnot, schnelle, flache Atmung und geringe Sauerstoffsättigung des Blutes. Andere Symptome hängen von der Ursache der akuten Lungenschädigung ab, z. B. Fieber und niedriger Blutdruck durch allgemeine Blutvergiftung oder die Auswirkungen der unzureichenden Sauerstoffversorgung auf andere Organe (etwa Herzrhythmusstörungen).

Eine langsam entstehende Atelektase ruft keine oder nur leichte Symptome hervor (Kurzatmigkeit und eine gesteigerte Herzfrequenz). Menschen mit Mittellappensyndrom und Kugelatelektase sind meist symptomfrei; nur manche Patienten mit Mittellappensyndrom husten stoßweise oder haben Lungenentzündungen, die sich nur langsam oder unvollständig bessern.

Diagnose

Die Diagnose einer Atelektase gründet sich auf die Symptome, die körperliche Untersuchung und die Umstände, unter denen Symptome aufgetreten sind. Eine Röntgenaufnahme kann die unbelüfteten Bereiche der Lunge zeigen; sie kann aber auch unauffällig

sein. Wenn ein bronchialer Verschluss vermutet wird, können eine Computertomographie und/oder eine Bronchoskopie gemacht werden. Dadurch lässt sich meist die Ursache erkennen, vor allem, wenn der Lungenkollaps trotz Behandlung bestehen bleibt.

Vorbeugung und Behandlung

Raucher, die operiert werden sollen, können ihr Atelektaserisiko senken, indem sie sechs bis acht Wochen vor dem Eingriff das Rauchen einstellen. Alle Menschen sollten nach einer Operation tief atmen, regelmäßig husten und sich so früh wie möglich bewegen. Auch durch Geräte, die die Patienten zu tiefer Atmung anregen, lässt sich in Kombination mit bestimmten Körperhaltungen, die das Abhusten von Schleim erleichtern, einer Atelektase vorbeugen.

Bei Menschen, die infolge von Fehlbildungen des Brustraums oder neurologischen Störungen ständig flach atmen, können Geräte hilfreich sein, die die Atmung unterstützen. Dazu dient die Druckbeatmung (CPAP, continuous positive airway pressure), bei der der Patient durch Nasenkanülen oder Atemmaske Luft eingeblasen bekommt, die verhindert, dass Atemwege kollabieren. Manchmal ist zusätzliche Atemunterstützung durch ein mechanisches Beatmungsgerät nötig ■.

Das Wichtigste bei einer schweren, akuten Atelektase ist, die zugrunde liegende Ursache zu beheben. Ein Verschluss, der nicht durch Husten oder Absaugen der Atemwege beseitigt werden kann, muss meist im Rahmen einer Bronchoskopie ★ entfernt werden. Antibiotika werden bei einer Infektion angewendet. Die chronische Atelektase wird häufig mit Antibiotika behandelt, da hierbei nahezu zwangsläufig eine Infektion eintritt. Wenn wiederholte oder chronische Infektionen den Patienten stark beeinträchtigen oder zu erheblichen Blutungen führen, kann der betroffene Bereich der Lunge operativ entfernt werden. Ein Tumor kann durch Operation, Bestrahlung, Chemotherapie oder Laser entfernt werden.

Bei der auf unzureichend gebildetem oder unwirksamem Surfactant beruhenden Atelektase richtet sich die Aufmerksamkeit auf den niedrigen Sauerstoffspiegel im Blut. Oft hilft mechanische oder PEEP-Beatmung (positive end expiratory pressure). Surfactant als Medikament ist lebenswichtig bei Frühgeborenen mit Surfactant-Defizit. Bei Erwachsenen mit akutem Atemnotsyndrom, bei denen die Surfactant-Wirksamkeit nachgelassen hat, befindet sich diese Therapie noch im experimentellen Stadium.

▲ siehe Seite 135   ■ siehe Seite 307
★ siehe Seite 242

KAPITEL 49

Berufsbedingte Lungenerkrankungen

Berufskrankheiten der Lunge werden durch Schadstoffe, Dämpfe und Gase verursacht, die bei der Arbeit eingeatmet werden. Wenn die Lungenkrankheit durch eingeatmete Partikel entstanden ist, wird meist von einer Staublunge (Pneumokoniose) gesprochen. Wo sich in den Atemwegen oder in der Lunge eine Substanz festsetzt und welche Art von Lungenkrankheit daraus entsteht, hängt von der Größe und der Art der inhalierten Partikel ab. Größere Partikel können in der Nase und in den großen Atemwegen abgefangen werden, sehr kleine können bis in die Lunge gelangen. Dort können sich manche Stoffe auflösen und ins Blut übertreten; die meisten Partikel, die sich nicht auflösen, beseitigt die körpereigene Abwehr.

Der Schleim in den Atemwegen hüllt Fremdstoffe ein, damit sie leichter abgehustet werden können. Darüber hinaus können die kleinen Flimmerhärchen (Zilien) auf der Innenseite der Atemwege eingeatmete Partikel nach oben und aus der Lunge herausbefördern. In den Lungenbläschen nehmen spezielle Fresszellen (Makrophagen) die meisten Fremdkörper auf und machen sie unschädlich.

Viele Arten von Partikel können die Lunge schädigen. Einige bestehen aus organischem Material, wie Getreidestaub, Staub aus Baumwolle oder tierische Stoffe. Metallverbindungen oder Mineralfasern, wie Asbest, sind anorganische Partikel.

Einige Partikel, beispielsweise tierische Stoffe, können allergische Reaktionen, ähnlich einem Heuschnupfen oder allergischem Asthma, hervorrufen. Andere schädigen vielmehr die Zellen der Atemwege und Lungenbläschen. Wieder andere, wie Quarzstaub und Asbest, führen zu chronischen Reizungen, die das Lungengewebe vernarben lassen (Lungenfibrose ▲). Schadstoffe wie Asbest können vor allem bei Rauchern Lungenkrebs und – ungeachtet der Rauchgewohnheiten – Krebs in der Brusthöhle und in der Lunge (Mesotheliom) verursachen.

Quarzstaublunge

Die Quarzstaublunge (Silikose) entsteht durch eine zunehmende Vernarbung der Lunge infolge eingeatmeten Quarzstaubes (Kieselerde).

Silikose, die älteste bekannte Lungen-Berufskrankheit, trifft Menschen, die über Jahre hinweg Quarzstaub eingeatmet haben. Quarz ist der Hauptbestandteil von Sand, daher kommen hauptsächlich Bergleute, Steinmetze, Gießereiarbeiter und Töpfer damit in Berührung.

Eingeatmeter Quarzstaub gelangt in die Lunge und so genannte Fresszellen (Makrophagen) nehmen ihn auf. ■ Diese Fresszellen setzen Enzyme frei, die das Lungengewebe vernarben lassen. Zuerst bilden sich winzige Narbenknötchen (einfache Silikosegranulome), die sich mit der Zeit zu größeren Knoten zusammenlagern können (fortgeschrittene Silikose). In diesen vernarbten Bereichen funktioniert der Sauerstoffaustausch mit dem Blut nicht mehr richtig. Die Lunge wird zunehmend unbeweglicher und das Atmen immer anstrengender.

Symptome und Diagnose

Gewöhnlich treten die Symptome erst auf, nachdem der Kontakt mit dem Staub 20 Jahre oder mehr gedauert hat. Bei Berufen jedoch, in denen große Mengen Quarzstaub anfallen, wie beim Umgang mit Sandstrahlern, Schleifmitteln und im Tunnelbau, können sich bereits innerhalb von zehn Jahren erste Symptome zeigen.

Bei der leichten Form der Silikose bilden sich nur Silikosegranulome. Menschen mit dieser Silikoseform leiden normalerweise nicht unter Atemnot, aber möglicherweise unter Husten mit Auswurf, da ihre Atemwege entzündet sind (chronische Bronchitis ★).

Schwerer erkrankte Personen haben einen produktiven Husten und leiden unter schwerer Atemnot. Diese tritt zuerst nur bei körperlicher Anstrengung auf, schließlich aber auch in Ruhe. Die Atmung kann noch Jahre nach dem Ende der Arbeit mit Quarzstaub beschwerlich werden. Die Lungenschädigung überanstrengt die rechte Herzseite und kann zu einer bestimmten Form von Herzschwäche führen (Cor pulmonale ●). Menschen mit einer Quarzstaub-

▲ siehe Seite 283
■ siehe Kasten Seite 1046
★ siehe Seite 246
● siehe Kasten Seite 305

lunge können viel schneller an Tuberkulose erkranken als Menschen ohne Silikose.

Eine Silikose wird diagnostiziert, wenn sich bei jemandem, der mit Quarzstaub gearbeitet hat, die charakteristischen Anzeichen von Vernarbungen und Knötchen in einer Röntgenaufnahme der Brust zeigen. Mit Atemtests wird geprüft, ob die Lungenfunktion beeinträchtigt ist.

Vorbeugung

Quarzstaub am Arbeitsplatz zu vermeiden, ist der beste Weg, einer Quarzstaublunge vorzubeugen. Ist dies nicht möglich, müssen die Arbeiter die vorgeschriebenen Schutzmaßnahmen einhalten.

Für Arbeiter, die Quarzstaub ausgesetzt sind, gelten die Maßnahmen im Rahmen des Gesundheitsschutzes, wie sie die Berufsgenossenschaften erlassen haben. Dazu gehören Vorsorgeuntersuchungen vor der Einstellung, regelmäßige Kontrolluntersuchungen in vorgeschriebenen Fristen während der Tätigkeit und entsprechende Nachkontrollen. Sie werden auf Veranlassung und auf Kosten des Arbeitgebers durchgeführt, können unter bestimmten Voraussetzungen aber auch von dem Beschäftigten selbst eingefordert werden.

Behandlung

Silikose ist nicht heilbar, aber ihr Fortschreiten kann gebremst werden. Atembeschwerden können mit Behandlungsmethoden gelindert werden, wie sie auch bei chronisch obstruktiver Lungenerkrankung angewendet werden, z. B. Arzneimittel, die die Atemwege erweitern und von Schleim zu befreien ▲.

Kohlenstaublunge

Die Kohlenstaublunge (Anthrakose) wird durch Ablagerungen von Kohlenstaub in der Lunge verursacht.

Diese Krankheit entsteht durch jahrelanges Einatmen von Kohlenstaub. Dieser ist zwar nur wenig aggressiv, aber er verteilt sich in der ganzen Lunge und ist in Form winziger Flecken auf der Röntgenaufnahme zu sehen. Der Kohlenstaub kann die Atemwege verschließen. Bei leichter Anthrakose sammelt er sich im Bereich der kleinen Atemwege. Aus einer schweren Kohlenstaublunge kann sich eine fortgeschrit-

tene Lungenfibrose entwickeln, bei der sich in der Lunge ausgedehnte Vernarbungen (wenigstens 1,5 Zentimeter im Durchmesser) bilden. Die Fibrose kann sich auch dann noch verschlimmern, wenn kein Kontakt zu Kohlenstaub mehr besteht. Die Vernarbungen können das Lungengewebe und die Blutgefäße in der Lunge zerstören.

Beim Caplan-Syndrom, einer seltenen Krankheit, die vorwiegend Kohlenbergleute mit rheumatoider Arthritis bekommen, bilden sich in kurzer Zeit große, runde Knoten aus Narbengewebe in der Lunge. Sie können auch bei Menschen entstehen, die erheblichen Mengen von Kohlenstaub ausgesetzt waren, ohne dass sie unter einer Kohlenstaublunge leiden.

Symptome und Diagnose

Die leichte Form der Kohlenstaublunge zeigt gewöhnlich keine Symptome. Viele Menschen mit dieser Erkrankung haben jedoch Husten und neigen zu Atemnot, weil sie zusätzlich z. B. eine Bronchitis oder ein Emphysem haben; dies ist eher bei Rauchern der Fall. Bei schweren Stadien der Lungenfibrose treten Husten und schwere Atemnot auf. Der Arzt stellt die Diagnose aufgrund der charakteristischen Flecken im Röntgenbild bei Menschen, die lange Zeit Kohlenstaub ausgesetzt waren.

Vorbeugung und Behandlung

Zur Vorbeugung dienen einerseits Maßnahmen, die den Ausstoß von Kohlenstaub am Arbeitsplatz verringern, andererseits ist für die Berufstätigen ein individueller Schutz durch Atemfilter und Gesichtsmasken hilfreich.

Leidet der Kranke unter Atemnot, können ihm Behandlungen helfen, die auch bei chronisch obstruktiver Lungenerkrankung eingesetzt werden: Medikamente, die die Atemwege erweitern und den Schleim verdünnen. ■

Asbeststaublunge

Bei der Asbeststaublunge (Asbestose) entstehen großflächige Vernarbungen im Lungengewebe durch eingeatmeten Asbeststaub.

Asbest setzt sich aus faserförmigen silikathaltigen Mineralien zusammen. Asbestfasern können beim Einatmen bis tief in die Lunge gelangen, wo sie Narbenbildung verursachen. Eingeatmetes Asbest kann auch das Brustfell, das die Lunge umgibt, versteifen lassen (Pleuraplaques). Solche Plaques sind gutartig.

▲ siehe Seite 267   ■ siehe Seite 267

Wer hat ein erhöhtes Risiko für eine berufsbedingte Lungenkrankheit?

Quarzstaublunge
- Arbeiter in Blei-, Kupfer-, Silber- und Goldbergwerken
- Bestimmte Kohlenbergleute (z. B. Schachtarbeiter)
- Gießereiarbeiter
- Töpfer
- Steinmetze und Granithauer
- Tunnelarbeiter
- Arbeiter, die Schleifmittel herstellen
- Sandstrahlarbeiter
- Grabsteingestalter

Kohlenstaublunge
- Kohlenbergleute

Asbeststaublunge
- Arbeiter, die Asbest herstellen, zerkleinern oder verarbeiten
- Monteure, die asbesthaltiges Material ein- oder ausbauen (einschließlich Isolierungen)
- Werftarbeiter

Berylliose
- Arbeiter in der Raumfahrttechnik
- Metallarbeiter (Metallgießer)

Gutartige Staublungenerkrankungen
- Schweißer

- Arbeiter im Eisenerzbergbau
- Arbeiter im Barytabbau
- Arbeiter im Zinnabbau

Berufsbedingtes Asthma
- Menschen, die bei ihrer Arbeit Kontakt haben mit Getreide, Rotzedernholz, Rizinussamen, Isozyanaten (Polyurethankunststoffe), Farbstoffen, Antibiotika, Epoxidharzen, Tee, Waschmittelenzymen, Malz, Lederwaren, Latex, Juwelen, Schleifmittel und Farben in Autoreparaturwerkstätten, Tieren, Schalentieren, Reizgasen, Dämpfen und Dünsten

Weberhusten
- Arbeiter, die mit Baumwolle, Hanf, Jute und Flachs umgehen

Futtersilokrankheit
- Landwirte

Hypersensitivitätspneumonitis
- Büroangestellte (durch Klimaanlagen, die bestimmte Pilze oder Bakterien verbreiten)
- Beschäftigte in Schwimmbädern und Bädern (durch kontaminiertes Wasser)
- Bauern, Pilzzüchter, Vogelhalter, Arbeiter, die Isozyanaten ausgesetzt sind

Eingeatmete Asbestfasern können gelegentlich Flüssigkeitsansammlungen im Raum zwischen den beiden Brustfellschichten der Lunge nach sich ziehen (gutartige pleurale Asbestose mit Pleuraerguss).

Durch Asbestose kann Krebs im Brustfell (Pleuramesotheliom) oder Bauchfell (Peritonealmesotheliom) entstehen. Am häufigsten treten Mesotheliome nach dem Kontakt mit Krokydolith (Blauasbest), einer der vier Formen von Asbest, auf. Amosit (Braunasbest) verursacht ebenfalls Mesotheliome. Chrysotil (Weißasbest) führt wahrscheinlich zu weniger Mesotheliom-Erkrankungen als andere Asbestformen; es enthält aber häufig Tremolith, das wiederum Krebs erregend ist. Die Entwicklungszeit eines Mesothelioms beträgt gewöhnlich 30 bis 40 Jahre. Es kann auch auftreten, wenn man nur kurze Zeit dem Asbeststaub ausgesetzt war. Rauchen verursacht keine bösartigen Mesotheliome.

Durch Asbest kann Lungenkrebs ▲ entstehen. Wie schwer dieser ausgeprägt ist, hängt zum Teil davon ab, wie intensiv der Betroffene dem Asbeststaub ausgesetzt war; allerdings tritt dieser Krebs meistens bei Menschen mit Asbestose auf, die mehr als eine Packung Zigaretten am Tag rauchen.

Das Erkrankungsrisiko für Personen, die nicht berufsmäßig mit Asbest in Berührung kommen, ist äußerst gering. Um in die Lunge gelangen zu können, muss Asbest in winzigen Partikeln vorliegen. Bauarbeiter, die Gebäude mit Asbestisolierungen abreißen müssen, haben deshalb ein erhöhtes Risiko. Menschen, die ständig mit Asbest arbeiten, schweben in großer Gefahr, eine Lungenkrankheit zu erleiden. Je intensiver jemand Asbestfasern ausgesetzt

▲ siehe Seite 310

ist, desto größer ist das Risiko für eine Krankheit durch Asbest.

Symptome

Die Symptome einer Asbeststaublunge zeigen sich erst allmählich, wenn bereits ausgedehnte Bereiche der Lunge vernarbt sind und die Lunge ihre Elastizität verliert. Die ersten Symptome sind leichte Atemnot und abnehmende körperliche Belastbarkeit. Raucher mit chronischer Bronchitis und Asbestose haben Husten und keuchen. Mit der Zeit wird das Atmen immer beschwerlicher. Bei einem Teil der an Asbeststaublunge Erkrankten entwickelt sich schwere Atemnot und Atmungsinsuffizienz.

Ein Patient mit gutartigem asbestbedingtem Pleuraerguss kann Atembeschwerden haben. Pleuraplaques führen nur zu leichten Atembeschwerden infolge der Verhärtungen in der Brustwand. Bei Mesotheliomen sind die häufigsten Symptome anhaltende Brustschmerzen und Atemnot.

Diagnose

Meistens ist bei Patienten mit Asbeststaublunge die Lungenfunktion eingeschränkt, und der Arzt hört mit einem Stethoskop Geräusche wie ein Knistern. Bei Menschen, die beruflich mit Asbest zu tun haben, zeigt manchmal eine Röntgenaufnahme oder Computertomographie der Brust die charakteristischen Veränderungen der Asbestose. Die Pleuraplaques, die sich bei vielen Betroffenen bilden, enthalten oft Kalzium, was sie im Röntgenbild gut sichtbar macht. Eine Lungenbiopsie ist nur selten zur Diagnose notwendig.

Wenn sich in der Röntgenaufnahme ein Brustfelltumor zeigt, muss der Arzt Gewebe zur mikroskopischen Untersuchung entnehmen (Biopsie), um abzuklären, ob er bösartig ist. Flüssigkeit, die sich um die Lunge gesammelt hat, kann mit einer Nadel abgezogen und auf Krebszellen untersucht werden (Thorakozentese). Eine Thorakozentese ist allerdings nicht so aussagekräftig wie eine Biopsie des Brustfells. Ist auf dem Röntgenbild eine tumorartige Form erkennbar, handelt es sich mit großer Wahrscheinlichkeit um einen primären Lungenkrebs, der genauer untersucht werden muss.

Vorbeugung und Behandlung

Um Erkrankungen durch eingeatmetes Asbest zu vermeiden, gibt es weitreichende Schutz-

bestimmungen. Asbest in Gebäuden sollte von Handwerkern entfernt werden, die in sicheren Entsorgungstechniken geschult sind.

Die meisten Behandlungen bei Asbestose lindern die Symptome – beispielsweise hilft eine Sauerstofftherapie bei Atemnot. Die Flüssigkeit, die sich um die Lunge angesammelt hat, abzuleiten, kann ebenfalls die Atmung erleichtern. Manchmal kann eine Lungentransplantation bei Asbestose eine Therapieoption sein.

Bei Mesotheliomen konzentriert sich die Behandlung darauf, Schmerzen und Atemnot zu lindern. ▲

Berylliose

Diese Lungenentzündung wird durch Beryllium enthaltende, eingeatmete Stäube oder Dämpfe verursacht.

In der Vergangenheit wurde Beryllium hauptsächlich in der elektronischen und chemischen Industrie und zur Herstellung von Leuchtstoffröhren verwendet. Außer den Arbeitern in diesen Industriezweigen bekamen auch Menschen, die in der Nähe von Beryllium-Schmelzöfen wohnten, Berylliose. Heutzutage braucht man Beryllium vornehmlich in der Raumfahrttechnik und für Beryllium-Aluminium-Verbindungen.

Die Berylliose unterscheidet sich von anderen berufsbedingten Lungenkrankheiten dadurch, dass bei geringer Belastung durch Beryllium anscheinend nur diejenigen Menschen Lungenprobleme bekommen, die besonders empfindlich für das Metall sind. Bei diesen Menschen kann sich die Krankheit sogar nach relativ kurzem Kontakt mit Beryllium entwickeln.

Symptome und Diagnose

Bei einigen Menschen tritt die Berylliose ganz plötzlich auf, hauptsächlich in Form einer Lungenentzündung. Dann wird die Lunge starr und funktioniert nur mangelhaft. Akut Erkrankte erleiden Hustenanfälle, Atembeschwerden und Gewichtsverlust. Die akute Berylliose kann auch die Haut und Augen schädigen.

Andere Personen bekommen eine chronische Berylliose, bei der sich in der Lunge krankhaftes Gewebe bildet und sich die Lymphknoten vergrößern. Husten, Atembeschwerden und Gewichtsverlust entwickeln sich hier nur allmählich, oft erst 10 bis 20 Jahre nach dem Kontakt mit Beryllium.

▲ siehe Seite 44

Die Diagnose stützt sich auf die Vorgeschichte des Patienten, vor allem auf den Kontakt mit Beryllium, auf die Symptome und charakteristische Veränderungen im Röntgenbild. Da die Röntgenbilder von Menschen mit Berylliose denen mit einer anderen Lungenkrankheit, der Sarkoidose ▲, ähneln, können zusätzliche Immuntests (Lymphozytentransformationstests) nötig sein.

Prognose, Vorbeugung und Behandlung

Eine akute Berylliose kann sehr ernst sein. Die meisten Menschen erholen sich bei geeigneter Behandlung (Beatmung, Kortison) in sieben bis zehn Tagen.

Der Krankheitsverlauf bei Menschen, die erst spät Beschwerden bekommen, ist völlig anders. Bei chronischer Berylliose treten kontinuierlich Symptome auf, die sich verschlimmern können. Ist die Lunge schwer geschädigt, wird das Herz überanstrengt, was zu einer ernst zu nehmenden Form von Herzschwäche (Cor pulmonale ■) führen kann. Manchmal wird die chronische Berylliose zwar mit Kortison behandelt, aber im Allgemeinen ist das nicht sehr hilfreich.

Berufsbedingtes Asthma

Von berufsbedingtem Asthma spricht man, wenn das Asthma dadurch entsteht, dass am Arbeitsplatz Partikel oder Dämpfe eingeatmet werden, die die Atemwege reizen oder allergische Reaktionen hervorrufen.

Viele Substanzen am Arbeitsplatz können die Atemwege verengen und dadurch Atembeschwerden hervorrufen. Manche Menschen reagieren besonders empfindlich auf Reizstoffe in der Luft, einige leiden unter dem Sick-building-Syndrom. ★ Tierpfleger und Bäcker gehören zu den Berufsgruppen mit einem Risiko für berufsbedingtes Asthma durch den Kontakt mit Allergenen.

Symptome

Die Anzeichen eines berufsbedingten Asthmas sind Atemnot, Verkrampfungen in der Brust, Keuchen, Husten, Niesen, tropfende Nase und tränende Augen. Bei einigen Betroffenen ist nächtliches Keuchen das einzige Symptom. Oft zeigen sich die Symptome erst ein paar Stunden nach der Arbeit. Bei manchen Menschen erscheinen sie erst mehr als 24 Stunden nach dem Kontakt mit den betreffenden Stoffen. Die Symptome können eine Woche oder länger auftreten und dann wieder verschwinden. Deshalb bleibt der Zusammenhang zwischen dem Arbeitsplatz und den Beschwerden oft unklar. Vielfach werden die Symptome an Wochenenden oder in den Ferien leichter oder sie vergehen gänzlich. Bei wiederholtem Kontakt mit den Stoffen verstärken sie sich.

Diagnose

Für die Diagnose erkundigt sich der Arzt bei dem Patienten nach den Symptomen und nach eventuellen Kontakten mit Asthma auslösenden Stoffen. Gelegentlich kann die allergische Reaktion durch einen Hauttest festgestellt werden, bei dem eine kleine Menge der verdächtigten Substanz auf die Haut aufgetragen wird. Wenn die Diagnose schwer fällt, kann der Facharzt einen inhalativen Provokationstest durchführen, bei dem der Patient eine kleine Menge Substanz einatmet, während er ihn auf Anzeichen wie Keuchen und Atemnot hin beobachtet und einen Test der Lungenfunktion macht.

Menschen, deren Symptome verzögert auftreten, können ihre Atmungsfunktion während der Arbeit mit einem tragbaren Peakflow-Meter kontrollieren. Dieses Gerät misst die Geschwindigkeit, mit der die Luft ausgeatmet werden kann.

Vorbeugung und Behandlung

Unternehmen, die Asthma auslösende Stoffe verarbeiten, müssen die von der Berufsgenossenschaft erlassenen Schutzvorkehrungen für ihre Mitarbeiter einhalten.

Behandelt wird diese Erkrankung wie andere Formen von Asthma ●. Medikamente, vorzugsweise zum Inhalieren (z. B. Salbuterol) oder als Tabletten (z. B. Theophyllin), sollen die Atemwege erweitern. Entzündungshemmende Arzneimittel werden entweder zum Inhalieren (z. B. Kortisone) oder als Tabletten (z. B. Montelukast) eingesetzt. Bei schweren Asthmaanfällen kann für kurze Zeit Prednison eingenommen werden.

Weberhusten

Bei Weberhusten (Byssinose) besteht eine Verengung der Atemwege nach dem Einatmen von Baumwoll-, Flachs- oder Hanffasern.

▲ siehe Seite 286   ■ siehe Kasten Seite 305

★ siehe Seite 1701   ● siehe Seite 260

Die Krankheit betrifft fast ausschließlich Menschen, die mit unbehandelten Baumwoll-, Flachs- oder Hanffasern umgehen. Dabei scheinen die am meisten betroffen zu sein, die die Rohballen öffnen oder mit den ersten Verarbeitungsschritten befasst sind. Anscheinend enthalten die Rohfasern Partikel, die bei empfindlichen Menschen zur Verengung der Atemwege führen. Ähnliches kann Menschen betreffen, die Getreidestaub ausgesetzt sind (Getreidestaublunge).

Symptome und Diagnose

Der Weberhusten kann Keuchen und Verkrampfungen in der Brust verursachen, was gewöhnlich am ersten Arbeitstag nach einer Pause auftritt. Anders als bei Asthma tendieren die Symptome dazu, sich nach wiederholtem Kontakt mit den Fasern zu vermindern, und die Verkrampfungen in der Brust können zum Ende einer Arbeitswoche verschwinden. Nach jahrelangem Umgang mit Baumwolle können die Verkrampfungen in der Brust jedoch zwei oder drei Tage, manchmal sogar die ganze Woche anhalten. Ständiger Kontakt mit Faserstäuben erhöht die Häufigkeit, mit der die Symptome auftreten und führt zu einer dauerhaften Lungenerkrankung, die manchmal Arbeitsunfähigkeit nach sich ziehen kann.

Die Diagnose wird mit einem Test gestellt, der die abnehmende Lungenkapazität innerhalb eines Arbeitstages nachweist; gewöhnlich verringert sie sich am ersten Arbeitstag der Woche am stärksten.

Vorbeugung und Behandlung

Für die Arbeit in faserstaubbelasteter Luft gibt es entsprechende Schutzvorschriften. Arbeiter, die am ersten Arbeitstag ein plötzliches Nachlassen der Lungenfunktion bemerken, sollten den Kontakt zu den Stäuben vermeiden. Keuchen und Brustverkrampfungen können mit den gleichen Medikamenten wie bei Asthma behandelt werden.

Gutartige Staublungenerkrankungen

Bestimmte Stoffe lassen die Lunge auf Röntgenbildern gelegentlich verändert aussehen. Diese Substanzen rufen aber keine starken Reaktionen in der Lunge hervor, sodass Menschen, die solchen Stoffen ausgesetzt sind, weder Krankheitszeichen noch eine gestörte Lungenfunktion aufweisen. Lungensiderose entsteht durch Einatmen von Eisenoxid, eine Barytose durch Inhalation von Barytstaub (Bariumsulfat) und eine Stannose durch Einatmen von Zinnstaub.

Kontakt mit Gasen und Chemikalien

Bei Industrieunfällen können viele Arten von Gasen – Chlor, Phosgen, Schwefeldioxid, Schwefelwasserstoff, Stickstoffdioxid, Ammoniak – plötzlich freigesetzt werden und die Lunge ernsthaft reizen. Chlor- und Ammoniakgas sind sehr flüchtig und greifen sofort Mund, Nase und Rachen an. Die tieferen Bereiche der Lunge sind nur betroffen, wenn das Gas tief eingeatmet wird.

Gase wie Stickstoffdioxid verbreiten sich nicht so schnell. Da es keine frühen Alarmzeichen wie Reizung von Nase und Augen gibt, werden sie eher tief in die Lunge eingeatmet. Durch diese Gase können sich die kleinen Atemwege entzünden, oder es kann sich Flüssigkeit in der Lunge ansammeln.

Eine Krankheit, die Arbeiter an Futtersilos (hauptsächlich Bauern) betrifft, entsteht durch Einatmen stickstoffdioxidhaltiger Dämpfe aus feuchtem Futter. In der Lunge kann sich auch noch zwölf Stunden nach dem Kontakt Flüssigkeit ansammeln; der Zustand kann sich vorübergehend bessern und dann zehn bis 14 Tage später wiederkehren, auch ohne erneuten Kontakt zu dem Gas. Ein Rückfall schädigt meistens die Bronchiolen.

Das Einatmen einiger Gase oder Chemikalien kann allergische Reaktionen hervorrufen, die zu Entzündungen und in manchen Fällen zu Vernarbungen in und um die winzigen Lungenbläschen und die kleinsten Atemwege der Lunge führen (Hypersensitivitätspneumonitis ▲).

Bei einigen Menschen kann das Einatmen von kleinen Mengen Gas oder Chemikalien über einen längeren Zeitraum hinweg zu chronischer Bronchitis führen. Inhalation von einigen Chemikalien wie Arsen- und Kohlenwasserstoffverbindungen kann auch Krebs verursachen. Krebs kann in der Lunge oder anderswo im Körper auftreten, je nachdem, welcher Stoff eingeatmet wurde.

Symptome und Diagnose

Lösliche Gase wie Chlor, Ammoniak und Flusssäure, führen innerhalb von wenigen Minuten nach dem Kontakt zu schweren Verätzungen in Augen, Nase, Rachen, Luftröhre und in den

▲ siehe Seite 290

großen Atemwegen. Zusätzlich lösen sie oft Husten und Blut im Sputum aus. Brechreiz und Atemnot kommen ebenfalls häufig vor. Schlechter lösliche Gase wie Stickstoffdioxid und Ozon verursachen möglicherweise schwerwiegende Atemnot; diese setzt mit einer Zeitverzögerung von drei bis vier, manchmal auch bis zu zwölf Stunden nach dem Kontakt ein.

Die Röntgenuntersuchung der Brust kann klären, ob sich ein Lungenödem oder eine Bronchiolitis gebildet hat.

Prognose, Vorbeugung und Behandlung

Die meisten Menschen erholen sich vollständig nach dem Kontakt mit Gas. Die schwersten Komplikationen bestehen in einer Lungeninfektion oder in ernsthafter Schädigung mit Vernarbungen der kleinen Atemwege (Bronchiolitis obliterans). Neueste Studien haben gezeigt, dass der jahrelange Kontakt mit Gasen die Lunge langfristig beeinträchtigt.

Die beste Vorbeugung besteht darin, im Umgang mit Gasen und Chemikalien größte Vorsicht walten zu lassen. Gasmasken mit eigener Luftzufuhr sollten für den Fall eines Gasunfalles zur Verfügung stehen. Bauern sollten wissen, dass der versehentliche Kontakt mit giftigen Gasen in Futtersilos gefährlich sein kann.

Sauerstoff ist das wichtigste Behandlungsmittel für Menschen, die Gasen ausgesetzt waren. Bei schwerer Lungenschädigung ist eventuell eine künstliche Beatmung erforderlich. ▲ Medikamente, die die Atemwege erweitern, intravenöse Flüssigkeitszufuhr und Antibiotika können hilfreich sein. Kortisone wie Prednison werden oft eingesetzt, um die Entzündung in der Lunge zu verringern.

KAPITEL 50

Infiltrative Lungenerkrankungen

Durch das Eindringen (Infiltration) von Entzündungszellen in das Lungengewebe entstehen verschiedene Krankheiten mit ähnlichen Symptomen. Im Frühstadium dieser infiltrativen Lungenkrankheiten sammeln sich Entzündungszellen (weiße Blutkörperchen und Makrophagen) und eiweißreiche Flüssigkeit in den Lungenbläschen, in den Wänden der Lungenbläschen und in den Zwischenräumen der Alveolen, und rufen Entzündungen hervor. Bei einer anhaltenden Entzündung kann die Flüssigkeit immer zäher werden und Vernarbungen (Fibrose) ersetzen gesundes Lungengewebe.

Mit zunehmender Zerstörung von Lungenbläschen bleiben dickwandige Zysten zurück. Diese Veränderungen werden Lungenfibrose genannt. Viele Krankheiten können eine Lungenfibrose verursachen, besonders solche, die mit Beeinträchtigungen des Immunsystems einhergehen.

Die Lungenfachärzte unterscheiden zwar verschiedene infiltrative Lungenkrankheiten, diese haben jedoch ähnliche Merkmale. Alle beeinträchtigen die Beladung des Blutes mit Sauerstoff, und alle lassen das Lungengewebe versteifen und schrumpfen, wodurch die Atmung erschwert wird. Nur der Abtransport des Kohlendioxids aus dem Blut stellt dabei kein Problem dar.

Idiopathische Lungenfibrose

Es handelt sich um eine spezielle Form der Lungenfibrose; deren Ursache unbekannt ist.

Bei ungefähr der Hälfte der Patienten mit Lungenfibrose wird die Ursache nie gefunden. Dann spricht man von idiopathischer Lungenfibrose.

Hierbei wird die Lunge über lange Zeit hinweg geschädigt. Das führt zu chronischer Entzündung und schließlich zur Lungenfibrose.

Symptome und Diagnose

Die Symptome hängen vom Ausmaß der Lungenschädigung, von der Geschwindigkeit, mit der die Krankheit fortschreitet, und von Kom-

▲ siehe Seite 308

Ursachen für infiltrative Lungenkrankheiten

- Autoimmunerkrankungen (rheumatoide Arthritis, Sklerodermie, Polymyositis und Dermatomyositis, gemischte Bindegewebekrankheit [Sharp-Syndrom], rezidivierende Polychondritis, systemischer Lupus erythematodes)
- Infektionen (Viren, Rickettsien, Mykoplasmen, Pilze, Tuberkulose)
- Mineralische Stäube (Quarz, Kohle, Metallstäube, Asbest)
- Organische Stäube (Schimmel, Vogelkot)
- Gase, Nebel und Dämpfe (Chlor, Schwefeldioxid)
- Medizinische und industrielle Bestrahlungen
- Arzneimittel und Gifte (Methotrexat, Busulfan, Cyclophosphamid, Gold, Penizillamin, Nitrofurantoin, Sulfonamide, Amiodaron)

plikationen wie Infektionen der Lunge oder Cor pulmonale ab. ▲ Die Hauptprobleme beginnen eher unauffällig in Form von Kurzatmigkeit bei körperlicher Anstrengung, Husten und eingeschränkter Widerstandsfähigkeit. Häufige Symptome sind auch Gewichtsverlust und Müdigkeit. Bei den meisten Betroffenen verschlimmern sich die Symptome im Laufe der Jahre.

Im Spätstadium der Erkrankung, wenn der Sauerstoffgehalt des Blutes abnimmt, kann die Haut einen bläulichen Ton annehmen (Zyanose) und die Fingerenden können sich verbreitern (Trommelschlägelfinger). ■ Durch die Überanstrengung kann sich die rechte Herzkammer vergrößern und sich mit der Zeit ein Cor pulmonale ausbilden. Im Stethoskop hört der Arzt oft Knistergeräusche.

Eine Röntgenaufnahme der Brust kann großflächig verteilte, winzige weiße Linien zeigen, oft als netzartiges Muster, am dichtesten im unteren Bereich der beiden Lungenflügel. Um die Krankheit frühzeitig zu entdecken, ist die Com-

putertomographie empfindlicher als eine Röntgenaufnahme. Das CT zeigt das typische Muster unregelmäßiger weißer Linien im unteren Bereich der Lunge. In schwerer betroffenen Bereichen nimmt das Narbengewebe oft die Form von Honigwaben an. Eine Lungenfunktionsprüfung ★ lässt erkennen, dass das Luftvolumen der Lunge unter dem Normalwert liegt. Die Analyse einer Blutprobe weist bei geringer Anstrengung (Gehen mit normaler Geschwindigkeit) einen erniedrigten Sauerstoffgehalt nach; später, bei fortgeschrittener Erkrankung, sogar im Ruhezustand.

Um die Diagnose zu bestätigen, kann der Arzt im Rahmen einer Bronchoskopie ● ein Stück Lungengewebe zur mikroskopischen Untersuchung entnehmen (Biopsie). Häufig wird aber eine größere Gewebeprobe benötigt, die operativ entnommen werden muss, manchmal mittels Thorakoskopie ◆.

Blutuntersuchungen sind nützlich bei der Suche nach Krankheiten, die ähnliche Entzündungen und Vernarbungen verursachen können. Der Arzt nimmt auch Bluttests vor, um nach Autoimmunerkrankungen zu forschen.

Außerdem kann zum Beispiel ein Elektrokardiogramm oder Echokardiogramm gemacht werden, um festzustellen, ob sich das Herz durch die Lungenkrankheit bereits deutlich verändert hat.

Behandlung

Wenn die Röntgenaufnahme der Brust oder die Lungenbiopsie keine schwerwiegenden Vernarbungen zeigt, wird üblicherweise etwa drei Monate lang mit hoch dosiertem Prednison behandelt. Die Wirkung wird mit Röntgenaufnahmen der Brust, CT und Lungenfunktionsprüfungen kontrolliert. Dann wird die Kortisondosis über drei Monate hinweg allmählich verringert und im nächsten halben Jahr nur noch gering dosiert. Wenn Prednison nicht hilft, können Azathioprin oder Cyclophosphamid eingesetzt werden. Eine andere Option ist Interferon gamma-1b, das anscheinend in der Lage ist, die Bildung von Narbengewebe in der Lunge aufzuhalten.

Andere Behandlungsmöglichkeiten zielen darauf ab, die Beschwerden zu lindern: Sauerstoff bei niedrigem Sauerstoffgehalt im Blut, Antibiotika bei Infektionen und Medikamente bei Herzschwäche und Cor pulmonale. Bei einigen Patienten mit schwerer idiopathischer Lungenfibrose ist erfolgreich eine Lungentransplantation (oft nur eines Lungenflügels) gemacht worden.

▲ siehe Kasten Seite 305

■ siehe Abbildung Seite 239

★ siehe Seite 239

● siehe Seite 242

◆ siehe Seite 243

Desquamative interstitielle Pneumonie

Von dieser chronischen Lungenentzündung sind Zigarettenraucher – auch ehemalige – betroffen.

Obwohl die Erkrankung »Pneumonie« heißt, gibt es keinen Nachweis, dass die Entzündung auf einer Infektion beruht. Die Krankheit betrifft Zigarettenraucher zwischen 30 und 40 Jahren; die meisten leiden selbst bei geringer körperlicher Anstrengung unter Atemlosigkeit.

Bei einer Röntgenuntersuchung der Brust zeigen sich weniger schwere Veränderungen als bei der idiopathischen Lungenfibrose und bei über zehn Prozent der Betroffenen gar keine. Lungenfunktionsprüfungen weisen eine Abnahme des Luftvolumens in der Lunge nach. Der Sauerstoffgehalt in einer Blutprobe ist niedrig.

Eine Lungenbiopsie ist oft nötig, um die Diagnose zu bestätigen, und gewöhnlich lässt sich dabei das Muster einer gleichmäßig ausgedehnten Lungenentzündung erkennen. Das auffallendste Merkmal sind viele Makrophagen (Zellen, die die Lungenbläschen von eingeatmeten Partikeln und Bakterien reinigen) in den meisten kleinen Atemwegen und Lungenbläschen.

Lymphozytäre interstitielle Pneumonie

Bei dieser seltenen Lungenkrankheit sammeln sich ausgereifte Lymphozyten (eine Form der weißen Blutkörperchen) in den Lungenbläschen und deren Zwischenräumen an.

Die Krankheit kommt bei Kindern, selten bei Erwachsenen vor. Ungefähr ein Viertel der Erkrankungen betrifft Menschen mit Sjögren-Syndrom ▲. Bei Kindern und Erwachsenen kann die lymphozytäre interstitielle Pneumonie auch nach einer HIV-Infektion auftreten. Die Erkrankung schreitet langsam voran, kann aber zur Bildung von Zysten in der Lunge und zu Lymphomen führen. Sie kann manchmal durch Kortison gelindert werden.

Kryptogene organisierende Pneumonie

Diese Erkrankung (auch als idiopathische Bronchiolitis obliterans mit organisierender Pneumonie bezeichnet) ist durch Lungenent-zündung und Vernarbungen gekennzeichnet, die die kleinen Atemwege und Lungenbläschen verschließen. Sie schreitet rasch fort.

Die Ursache dieser Erkrankung ist unbekannt. Sie beginnt gewöhnlich im Alter von 40 bis 60 Jahren und betrifft Männer und Frauen gleichermaßen.

Beinahe zwei Drittel der Erkrankten haben die ersten Symptome knapp zwei Monate lang, bevor sie den Arzt aufsuchen. Eine grippeartige Erkrankung mit Husten, Fieber, Unpässlichkeit, Müdigkeit und Gewichtsverlust kündigt bei vielen den Ausbruch der Krankheit an.

Der Arzt wird bei Routinelabortests und der körperlichen Untersuchung nichts Spezifisches finden, außer Knistergeräuschen im Stethoskop. Bei der Lungenfunktionsprüfung liegt das Luftvolumen der Lunge gewöhnlich unter dem Normalwert. Der Sauerstoffgehalt des Blutes ist im Ruhezustand oft gering, bei körperlicher Aktivität noch niedriger.

Die Röntgenaufnahme der Brust zeigt Merkmale, die einer schweren Pneumonie ähneln, wobei in beiden Lungenflügeln weiße Flecken weit verbreitet sind. Sie scheinen von einem Bereich der Lunge zum anderen zu wandern, je nachdem, ob die Krankheit andauert oder sich verschlimmert. Die Computertomographie kann die Diagnose bestätigen.

Um die Diagnose zu bestätigen, kann der Arzt eine Lungenbiopsie mithilfe eines Bronchoskops ■ durchführen. Oft ist eine größere Gewebeprobe nötig, die operativ entnommen werden muss. Ungefähr zwei Drittel der Erkrankten erholen sich durch die Behandlung mit Kortison wieder.

Langerhanszell-Granulomatose

Bei der Langerhanszell-Granulomatose (Histiozytose X) handelt es sich um eine Gruppe von Erkrankungen (Letterer-Siwe-Krankheit, Hand-Schüller-Christian-Krankheit, Typ-II-Histiozytose), in der sich Zellen wie Histiozyten und Eosinophile besonders in den Knochen und in der Lunge krankhaft vermehren; dabei bildet sich oft Narbengewebe.

Die Ursache für diese Krankheiten ist nicht bekannt. Sie beginnen damit, dass Histiozyten in die Lunge oder in andere Gewebe eindringen;

▲ siehe Seite 363   ■ siehe Seite 242

Aufgabe dieser Zellen ist es, Fremdkörper zu beseitigen. Außerdem sinkt die Anzahl von Eosinophilen; diese Zellen sind normalerweise an allergischen Reaktionen beteiligt.

Die **Letterer-Siwe-Krankheit** beginnt vor dem dritten Lebensjahr. Die Histiozyten zerstören Lunge, Haut, Lymphdrüsen, Knochen, Leber und Milz. Ein kleiner Bereich der Lunge kann aufreißen und sich zum Pleuraraum hin öffnen (Pneumothorax ▲).

Die **Hand-Schüller-Christian-Krankheit** beginnt gewöhnlich im frühen Kindesalter, kann aber auch später auftreten. Die Lunge und die Knochen sind am häufigsten betroffen. Nur selten wird die Hirnanhangdrüse geschädigt, und es entsteht ein Diabetes insipidus ■, bei dem große Mengen Urin ausgeschieden werden, sodass es zur Austrocknung kommt. Manche Menschen bekommen hervorquellende Augen (Exophthalmus), weil die Knochen der Augenhöhlen geschädigt sind.

Histiozytose X (eosinophiles Granulom) ist eine seltene Lungenkrankheit im Zusammenhang mit Rauchen. Diese Erkrankung betrifft viel häufiger Männer als Frauen. Die Symptome treten gewöhnlich zwischen dem 20. und 40. Lebensjahr auf. Ein Teil der Betroffenen bemerkt keine Symptome, die Übrigen leiden unter Husten, Kurzatmigkeit, Fieber, Brustschmerzen und Gewichtsverlust. Ein Pneumothorax tritt als häufige Komplikation durch Aufplatzen einer Lungenzyste ein. Vernarbungen machen die Lunge steif und beeinträchtigen ihre Fähigkeit zum Sauerstoffaustausch mit dem Blut.

Diagnose

Röntgenuntersuchungen der Brust zeigen Knoten, kleine Lungenzysten (Honigwaben) und andere für diese Krankheiten typische Veränderungen. Auch Schäden an den Knochen lassen sie erkennen. Lungenfunktionsprüfungen zeigen eine verminderte Lungenfunktion. Bluthusten und Diabetes insipidus sind seltene Komplikationen.

Prognose und Behandlung

Die Hand-Schüller-Christian-Krankheit kann spontan heilen. Die meisten Menschen mit Histiozytose X sind dauerhaft krank, meist verschlimmert sich die Krankheit noch und es entsteht ein Cor pulmonale ★. Durch Rauchverzicht bessert sich die Krankheit.

Alle drei Erkrankungen können mit Kortison und Medikamenten, die das Abwehrsystem unterdrücken – wie Cyclophosphamid – behandelt werden. Bei Knochenbefall wird ähnlich behandelt wie bei Knochentumoren ●.

Sarkoidose

Bei der Sarkoidose bilden sich in vielen Organen im Körper krankhafte Ansammlungen von Entzündungszellen (Granulome).

Die Ursache für Sarkoidose ist unbekannt. Sie kann durch eine Infektion oder eine gestörte Reaktion des Immunsystems entstehen. Vererbte Faktoren können eine wichtige Rolle spielen. In erster Linie entwickelt sich Sarkoidose im Alter zwischen 20 und 40 Jahren.

Charakteristisch für Sarkoidose sind die Ansammlungen von Entzündungszellen (Granulome). Hauptsächlich ist die Lunge von dieser Krankheit betroffen, aber die Granulome können sich auch in Lymphknoten, Leber, Augen sowie Haut und weniger oft in der Milz, in Knochen, Gelenken, Skelettmuskeln, Nieren, Herz und im Nervensystem bilden. Die Granulome können mit der Zeit wieder verschwinden oder sie werden zu Narbengewebe umgebildet.

Symptome

Viele Menschen spüren keine Symptome, und die Krankheit wird zufällig anhand einer Röntgenuntersuchung der Brust entdeckt, die aus anderen Gründen erfolgt. Die meisten Betroffenen haben geringfügige Symptome, die sich nicht verschlimmern. Schwerwiegende Krankheitszeichen sind selten.

Die Symptome der Sarkoidose variieren stark, je nachdem in welchem Bereich und in welchem Ausmaß die Erkrankung auftritt. Fieber, Müdigkeit, unbestimmte Brustschmerzen, Krankheitsgefühl, Gewichtsverlust und Schmerzen in den Gelenken können die ersten Anzeichen sein. Vergrößerte Lymphknoten sind zwar häufig zu beobachten, verursachen aber selten Beschwerden. Fieber und nächtliche Schweißausbrüche können während des gesamten Krankheitsverlaufs auftreten.

Das am häufigsten von Sarkoidose betroffene Organ ist die Lunge. Vergrößerte Lymphknoten in dem Bereich, wo Lunge und Herz zusammentreffen, oder rechts neben der Luftröhre können auf dem Röntgenbild der Brust zu sehen sein. Durch die Sarkoidose entsteht eine Lungenentzündung, die allmählich zu Vernarbungen und

▲ siehe Seite 298   ■ siehe Seite 938
★ siehe Kasten Seite 305   ● siehe Seite 340

Zystenbildung führen kann; dies kann Husten und Atemnot verursachen. Glücklicherweise sind solche fortschreitenden Vernarbungen selten. Eine schwere Erkrankung der Lunge kann mit der Zeit das Herz schwächen (Cor pulmonale ▲).

Die Haut wird häufig von der Sarkoidose angegriffen. Die Erkrankung beginnt mit erhabenen, empfindlichen, roten Beulen, gewöhnlich auf den Schienbeinen (Knotenrose, Erythema nodosum ■), begleitet von Fieber und Gelenkschmerzen. Länger andauernde Sarkoidose kann zur Bildung von planen Flecken (Plaques), erhabenen Flecken oder zu Beulen unmittelbar unter der Haut führen, wobei sich Nase, Wangen, Lippen und Ohren verfärben (Lupus pernio). Dieses betrifft meist dunkelhäutige Frauen.

Ein großer Teil der Menschen mit Sarkoidose hat Granulome in der Leber. Sie bereiten keine Beschwerden, die Leber scheint normal zu funktionieren. Bei knapp zehn Prozent der an Sarkoidose Erkrankten ist die Leber vergrößert. Nur selten tritt durch die Störung der Leber eine Gelbsucht auf. Die Milz vergrößert sich ebenfalls.

Die Augen sind bei einem Teil der Menschen mit Sarkoidose in Mitleidenschaft gezogen. Wenn bestimmte innere Bereiche der Augen entzündet sind (Uveitis), werden sie rot und schmerzhaft, und das Sehvermögen ist beeinträchtigt. Eine länger dauernde Entzündung kann den Abfluss des Kammerwassers aus den Augen behindern und zum Glaukom ★ führen. Granulome, die sich in der Bindehaut bilden, verursachen selten Symptome. Da die Bindehaut aber leicht zugänglich ist, kann der Arzt dort Gewebeproben zur Untersuchung entnehmen. Manche an Sarkoidose Erkrankte klagen über trockene, entzündete, rote Augen. Wahrscheinlich sind bei ihnen krankheitsbedingt die Tränendrüsen verstopft, sodass nicht mehr genügend Tränenflüssigkeit zur Verfügung steht, um die Augen feucht zu halten.

Granulome, die sich im Herzen bilden, bewirken Brustschmerzen (Angina pectoris) oder Herzschwäche. Wenn sie sich in der Nähe des elektrischen Reizleitungssystems des Herzens bilden, kann das zu tödlichen Herzrhythmusstörungen führen.

Entzündungen können Schmerzen in allen Gelenken hervorrufen. Die Hand- und Fußgelenke sind am häufigsten betroffen. In den Knochen bilden sich Zysten, wodurch nahe gelegene Gelenke anschwellen und druckempfindlich werden.

Die Sarkoidose kann die Hirnnerven schädi-

gen; dies kann zu Doppelsehen führen und eine Gesichtshälfte lähmen. Wenn die Hirnanhangdrüse oder die umliegenden Knochen betroffen sind, kann ein Diabetes insipidus ● eintreten. Die Hirnanhangdrüse produziert Vasopressin (ADH = antidiuretisches Hormon), ein Hormon, das die Nieren benötigen, um den Urin zu konzentrieren. Fehlt das Hormon, wird extrem viel Urin ausgeschieden.

Durch Sarkoidose können große Mengen Kalzium im Blut und im Urin gespeichert werden. Dies geschieht, weil Sarkoidose-Granulome die Produktion von Vitamin D anregen, welches die Kalziumaufnahme aus dem Darm erhöht. Ein hoher Kalziumspiegel im Blut bewirkt Appetitlosigkeit, Übelkeit, Erbrechen, Durst und extreme Urinproduktion. Wenn der Zustand lange anhält, kann der hohe Kalziumspiegel zu Nierensteinen oder Kalziumablagerungen in den Nieren und mit der Zeit zu Nierenversagen führen.

Diagnose

Die Ärzte diagnostizieren Sarkoidose oft anhand der charakteristischen Veränderungen im Röntgenbild, etwa der vergrößerten Lymphknoten und einem verschwommenen, an Mattglas erinnernden Lungengewebe. Auch die mikroskopische Untersuchung einer Gewebeprobe kann Entzündung und Granulome zeigen. Eine Bronchoskopie mit einer transbronchialen Lungenbiopsie ist dazu bei den meisten Patienten das beste Verfahren. Auch den Hautveränderungen, vergrößerten Lymphknoten unter der Haut und Granulomen auf der Bindehaut können Gewebeproben entnommen werden. Eine Leberbiopsie ist selten nötig, selbst wenn die Leber von der Krankheit angegriffen ist.

Da eine Tuberkulose ähnliche Veränderungen bewirken kann wie die Sarkoidose, wird auch ein Tuberkulintest gemacht (und manchmal eine Lungenbiopsie), um eine Tuberkulose sicher ausschließen zu können.

Folgende Methoden helfen bei der Diagnose und dabei, die Schwere der Krankheit zu bestimmen: Messung des Blutspiegels der Angiotensin-Converting-Enzyme, Spülung der Lunge und Untersuchung dieser Flüssigkeit sowie eine Gallium-Ganzkörperszintigraphie. Bei vielen Menschen mit Sarkoidose ist der Blutspiegel der Angiotensin-Converting-Enzyme erhöht. Eine Lungenspülung enthält bei akuter Sarkoidose – aber nicht nur bei dieser – viele Lymphozyten.

▲ siehe Kasten Seite 305   ■ siehe Seite 1184
★ siehe Seite 1291   ● siehe Seite 938

Eine Galliumszintigraphie lässt Unregelmäßigkeiten in der Lunge und in den Lymphknoten erkennen; diese Untersuchung wird bei unsicherer Diagnose manchmal angewendet.

Bei Patienten mit Vernarbungen in der Lunge zeigen Lungenfunktionsprüfungen, dass das Luftvolumen der Lunge unter dem Normalwert liegt. Blutuntersuchungen können eine zu geringe Anzahl weißer Blutkörperchen oder Blutplättchen ergeben. Die Spiegel von Immunglobulinen sind oft erhöht. Leberenzyme, speziell die alkalische Phosphatase, können erhöht sein, wenn die Leber angegriffen ist.

Prognose

Bei nahezu zwei Dritteln der Betroffenen bessert sich die Sarkoidose oder heilt spontan. Sogar vergrößerte Lymphknoten in der Brust und ausgedehnte Lungenentzündung können innerhalb von ein paar Monaten oder Jahren verschwinden. Bei einem kleineren Teil der Betroffenen wird die Krankheit chronisch, oder sie verschlimmert sich. Zu Beginn der Krankheit können Herz, Nervensystem, Augen und Leber ernsthaft beeinträchtigt sein; das Risiko, dass sich das ausbreitet, steigt bei länger bestehender Lungensarkoidose.

Menschen mit Sarkoidose, die nicht auf Systeme außerhalb der Lunge übergegriffen hat, haben sehr gute Heilungschancen. Die Prognose ist sehr gut, wenn nur die Lymphknoten in der Brust vergrößert sind, aber keine Anzeichen für eine Lungenerkrankung vorliegen. Beginnt die Krankheit mit Erythema nodosum, sind die Heilungsaussichten am besten.

Ein Teil der Betroffenen ist durch die Schädigung der Augen, des Atmungssystems oder anderer Organe ernsthaft behindert. Vernarbungen in der Lunge führen zu Atmungsinsuffizienz; auch Cor pulmonale und Blutungen infolge einer Lungeninfektion durch *Aspergillus* treten auf. Dieser Pilz gedeiht bevorzugt in den Lungenzysten, die sich bei Patienten mit fortschreitender chronischer Lungensarkoidose bilden.

Behandlung

Die meisten Menschen mit Sarkoidose brauchen keine Behandlung. Kortison unterdrückt schwere Symptome wie Atemnot, Gelenkschmerzen und Fieber. Es wird auch angewendet, wenn die Blutuntersuchung einen hohen Kalziumspiegel ergibt; ebenso wenn das Herz, die Leber oder das Nervensystem angegriffen

▲ siehe Seite 254

sind, wenn entstellende Hautverletzungen entstanden sind, sich eine Erkrankung der Augen mit Kortisontropfen nicht bessert oder wenn sich die Lungenkrankheit immer weiter verschlimmert. Symptomlose Kranke brauchen kein Kortison. Obwohl es die Symptome gut bessert, kann es auf Dauer die Vernarbung des Lungengewebes nicht verhindern. Wenn Kortison nicht ausreichend wirkt, kann auf Chlorambucil oder Methotrexat umgestellt werden. Hydroxychloroquin hilft manchmal, entstellende Hautverletzungen zu heilen.

Der Behandlungserfolg kann mittels Röntgenaufnahmen der Brust, CT und Lungenfunktionsprüfungen, mit Messung des Kalziums oder der Angiotensin-Converting-Enzyme im Blut kontrolliert werden. Diese Tests werden regelmäßig wiederholt, um Rückfälle frühzeitig zu entdecken.

Alveolarproteinose

Die Alveolarproteinose ist eine seltene Krankheit, bei der eine eiweißreiche Flüssigkeit die Lungenbläschen (Alveolen) verstopft.

Diese Krankheit bekommen meist Menschen zwischen 20 und 60 Jahren, die vorher nie eine Lungenerkrankung hatten. Die Ursache für die Alveolarproteinose ist unbekannt. Gelegentlich liegt ein Zusammenhang mit giftigen Stoffen nahe, etwa anorganischen Dämpfen, oder mit Infektionen durch *Pneumocystis carinii* ▲, bestimmten Krebsformen oder das Immunsystem unterdrückenden Medikamenten.

Das Eiweiß verschließt die Lungenbläschen und die kleinen Atemwege. In seltenen Fällen vernarbt das Lungengewebe. Die Krankheit kann fortschreiten, stabil bleiben oder spontan heilen.

Symptome und Diagnose

Verstopfte Lungenbläschen stören den Sauerstoffaustausch zwischen Lunge und Blut ernsthaft. Folglich leiden die meisten Patienten mit Alveolarproteinose bei Anstrengungen unter Atemnot. Manche haben selbst in Ruhe ernste Atembeschwerden. Die meisten leiden unter Husten, der außer bei Rauchern gewöhnlich kein Sputum hervorbringt. Oft sind sie durch die schwache Lungenfunktion stark behindert. Lungeninfektionen können die Atemnot rasch verschlimmern und Fieber verursachen.

Eine Röntgenaufnahme der Brust zeigt dichte weiße Flecken in beiden Lungenflügeln, gewöhnlich zentral in der Nähe des Herzens. Die

UNGEWÖHNLICHE INFILTRATIVE LUNGENKRANKHEITEN

ZUSTAND	SYMPTOME	BEHANDLUNG	BEMERKUNGEN
Durch Arzneimittel verursachte interstitielle Lungenkrankheit	Die Krankheit kann sich über Wochen und Monate entwickeln, sie kann auch plötzlich und sehr schwer beginnen Atemnot, Husten	Absetzen des auslösenden Präparats in Absprache mit dem Arzt (z. B. ein Chemotherapeutikum, Antibiotikum, Amiodaron, frei verkäufliche Medikamente, ölige Nasentropfen und Produkte aus Mineralöl sowie Nahrungsergänzungsmittel) Kortison ist manchmal erfolgreich	Viele Medikamentengruppen können die Krankheit auslösen Die Lungenkrankheit kann Wochen oder Jahre nach Absetzen des Medikamentes auftreten Die Krankheit verläuft bei älteren Menschen oft schlimmer Es gibt das Krankheitsbild eines medikamenteninduzierten Lupus' (in der Lunge) Umfang und Schwere der Erkrankung hängen manchmal, aber nicht immer von der Dosis des Medikaments ab
Alveolar-hämorrhagische Syndrome (Eisen in der Lunge)	Das häufigste Symptom ist Bluthusten	Kortison und Zytostatika wie Azathioprin können während der Hustenanfälle helfen Bluttransfusionen können bei Blutverlust erforderlich sein Bei geringem Sauerstoffgehalt des Blutes kann Sauerstoff nötig sein	Seltene Erkrankung, bei der aus ungeklärten Gründen Blut aus den Kapillaren in die Lunge übertritt Die Krankheit ist eng verbunden mit dem Goodpasture-Syndrom, der Wegener-Granulomatose, systemischem Lupus erythematodes, idiopathischer Lungenhämosiderose und mit Reaktionen auf Medikamente Extremer Blutverlust führt zu Blutarmut, massive Blutung kann tödlich sein Nierenversagen kann durch Glomerulonephritis eintreten
Chronische wiederkehrende Aspirationspneumonie	Schluckbeschwerden, Husten, besonders nachts	Absetzen des auslösenden Stoffes (z. B. Paraffin), Kortison, künstliche Ernährung	Zusammenhang mit Erkrankungen von Magen und Speiseröhre, neurologischen Erkrankungen, Beruhigungsmitteln Paraffinhaltige Abführmittel und Produkte auf Mineralölbasis (z. B. Vaseline) zur Befeuchtung der Nase erhöhen das Risiko
Interstitielle Lungenkrankheit in Verbindung mit Bronchiolitis	Ähnlich der desquamativen interstitiellen Pneumonie ▲	Wichtig ist der Rauchverzicht	Tritt meistens bei (ehemaligen) Zigarettenrauchern auf

Computertomographie bildet ähnliche und noch weitere Veränderungen ab, die auf die Krankheit schließen lassen. Lungenfunktionsprüfungen ■ zeigen ein vermindertes Luftvolumen der Lunge. Tests weisen einen niedrigen Sauerstoffgehalt im Blut nach, der zuerst nur bei Anstrengung, später auch in Ruhephasen auftritt. Selbst wenn reiner Sauerstoff eingeatmet wird, ist der Sauerstoffgehalt im Blut noch niedriger als normal. Die

▲ siehe Seite 285   ■ siehe Seite 239

Ergebnisse von Blutuntersuchungen sind nicht sehr aussagekräftig, auch wenn die Spiegel einiger Substanzen (z. B. Laktatdehydrogenase [LDH] und Gammaglobuline) oft erhöht sind.

Für eine exakte Diagnose entnimmt der Arzt mit einem Bronchoskop ▲ eine Probe der Flüssigkeit aus den Lungenbläschen. Dazu spült er Teile der Lunge mit einer Salzlösung und sammelt die Spüllösung. Manchmal wird auch Gewebe zur mikroskopischen Untersuchung entnommen (Lungenbiopsie). Gelegentlich ist eine größere Gewebeprobe nötig, die operativ entnommen werden muss.

Behandlung

Patienten, die beschwerdefrei oder -arm sind, brauchen keine Behandlung. Bei stark beeinträchtigen Kranken kann die Flüssigkeit aus den Lungenbläschen mit Salzlösung herausgespült werden; dies geschieht entweder bei einer Bronchoskopie oder mit einem Spezialschlauch, der durch den Mund in die Luftröhre und durch sie hindurch geschoben wird. Manchmal muss nur ein kleiner Teil der Lunge gespült werden, aber bei schweren Symptomen und sehr niedriger Sauerstoffsättigung im Blut bekommt der Patient eine Vollnarkose, damit ein ganzer Lungenflügel gespült werden kann. Drei bis fünf Tage später wird der zweite Lungenflügel gespült, ebenfalls unter Vollnarkose. Bei einigen Patienten genügt eine Spülung, andere benötigen sie alle sechs bis zwölf Monate.

Noch unbewiesen ist der Nutzen einer Behandlung mit Kaliumjodid oder Enzymen, die Eiweiß auflösen. Kortisone, wie Prednison, sind nicht erfolgreich und können das Risiko für Infektionen sogar noch erhöhen. Bakterielle Infektionen werden mit Antibiotika behandelt.

Manche Menschen mit Alveolarproteinose leiden für unbegrenzte Zeit unter Atemnot.

KAPITEL 51

Allergische Lungenerkrankungen

Die Lunge ist für allergische Reaktionen besonders anfällig, da sie den Schwebstoffen in der Luft ausgesetzt ist, die häufig Allergien auslösen (Antigene); dazu gehören Stäube, Pollen, Pilze und Chemikalien. Der Kontakt mit Stäuben und Schwebstoffen bei der Arbeit kann die Neigung zu allergischen Reaktionen des Atmungssystems noch erhöhen. Auch auf bestimmte Nahrungsmittel und gewisse Arzneimittel kann die Lunge allergisch reagieren.

Der Körper reagiert auf ein Antigen, indem er spezielle Eiweißstoffe bildet (Antikörper). Antikörper binden sich als Immunantwort an ein Antigen (wie beispielsweise einen Pilz), wobei sie es in einen harmlosen Komplex umwandeln. ■ Manchmal entsteht bei diesem Prozess jedoch eine Entzündung, und es wird Gewebe geschädigt – der Körper reagiert allergisch. Allergische Reaktionen werden aufgrund der Mechanismen bei der Gewebeschädigung klassifiziert. Bei vielen allergischen Reaktionen ist eine Kombination von mehr als einer Form von Gewebeschädigung im Spiel. Einige allergische Reaktionen beruhen eher auf antigenspezifischen Lymphozyten (einer Form von weißen Blutkörperchen) als auf Antikörpern. Die Reaktionen werden normalerweise in die Kategorien I, II, III oder IV eingeteilt.

Hypersensitivitätspneumonitis

Diese Entzündung in und im Bereich der winzigen Lungenbläschen (Alveolen) und der kleinsten Atemwege (Bronchiolen) wird durch eine allergische Reaktion auf eingeatmete organische Stäube – oder seltener – auf Chemikalien – verursacht.

Ursachen

Viele Arten von Staub können in der Lunge allergische Reaktionen auslösen. Organische Stäube, die Mikroorganismen, Eiweißstoffe und Chemikalien, wie Isozyanate, enthalten, können eine Hypersensitivitätspneumonitis (exogen-

---

▲ siehe Seite 242   ■ siehe Seite 1043

allergische Alveolitis, interstitielle Pneumonie, Staublungenerkrankung durch organische Stäube) verursachen. Ein Beispiel ist die Farmerlunge, die durch wiederholtes Einatmen von Wärme liebenden Bakterien im gärenden Heu entsteht. Die Befeuchterlunge ist ein weiteres Beispiel; sie ist die Folge von verunreinigten Befeuchtern oder Klimaanlagen (besonders in Bürogebäuden), mit denen Antigene verwirbelt werden, die eine Überempfindlichkeitsreaktion auslösen können.

Nur wenig Menschen, die diese häufig vorkommenden Stäube einatmen, entwickeln eine allergische Reaktion; und nur ein geringer Prozentsatz von ihnen erleidet eine unheilbare Lungenschädigung. Man muss schon ununterbrochen oder sehr häufig über längere Zeit einer großen Menge dieser Antigene ausgesetzt sein, bevor sich eine Überempfindlichkeit und Krankheit entwickelt.

Die Schädigung der Lunge scheint aus einer Kombination von Reaktionen auf Immunkomplexe und zellvermittelten allergischen Reaktionen zu entstehen. Der Kontakt mit den Stäuben sensibilisiert die Lymphozyten. Einige Lymphozyten sind dann an der Bildung von Antikörpern beteiligt, die eine Rolle bei der Gewebeschädigung spielen. Andere Lymphozyten lösen unmittelbar nach dem Kontakt mit dem Antigen eine Entzündung aus. Wiederholter Kontakt mit dem Antigen führt zu chronischer Entzündung, die sich in einer Ansammlung von weißen Blutkörperchen auf den Wänden der Lungenbläschen und kleinen Atemwege äußert. Dies führt zunehmend zu Beschwerden und zur Erkrankung.

Symptome und Diagnose

Vier bis acht Stunden nach dem Kontakt werden Personen, die auf einen organischen Staub überempfindlich reagieren, wahrscheinlich unter Fieber, Husten, Schüttelfrost und Atemnot leiden. Keuchen ist dabei unüblich. Bleibt der weitere Kontakt mit dem Antigen aus, bessern sich die Beschwerden gewöhnlich innerhalb von einem oder zwei Tagen, die komplette Heilung kann aber Wochen dauern.

Bei einer langsamer verlaufenden (subakuten) Hypersensitivitätspneumonitis können sich Husten und Atemnot innerhalb von Tagen oder Wochen entwickeln und so schlimm werden, dass der Betroffene ins Krankenhaus muss.

Chronische Hypersensitivitätspneumonitis entsteht, wenn jemand über Monate oder Jahre hinweg wiederholt mit dem Allergen in Kontakt bleibt; daraus können Vernarbungen in der Lunge (Fibrose) entstehen. Atemnot bei körper-

WAS VERURSACHT HYPER-SENSITIVITÄTSPNEUMONITIS?	
KRANKHEIT	**QUELLE VON STAUB-PARTIKELN ODER ANTIGENEN**
Farmerlunge	Schimmelndes Heu
Vogelzüchterlunge, Taubenzüchterlunge, Geflügelhalterlunge	Kot von Wellensittichen, Tauben, Hühnern
Befeuchterlunge	Befeuchteranlagen, Klimaanlagen
Zuckerrohrlunge (Bagassose)	Zuckerrohr
Pilzzüchterlunge	Kompost bei Pilzzucht
Korkstaublunge (Suberose)	Schimmliger Korkstaub
Ahornrindenschälerkrankheit	Pilzsporen in Ahornrinde
Malzarbeiterlunge	Schimmlige Gerste oder Pilzsporen bei der Malzgewinnung
Sequoiose	Schimmliges Sägemehl von Mammutbäumen
Käsewäscherlunge	Schimmel auf Käselaiben
Kornkäferlunge	Durch Kornkäfer verunreinigtes Weizenmehl
Kaffeearbeiterlunge	Ungeröstete Kaffeebohnen
Holzarbeiterlunge	Holzstaub
Erkrankungen bei Arbeitern in der chemischen Industrie	Chemikalien in der Herstellung von Polyurethan-Hartschaum, Spritzguss, Isolierungen, synthetischem Gummi und Verpackungsmaterial

licher Anstrengung, Husten mit Auswurf, Müdigkeit und Gewichtsverlust können sich über Monate oder Jahre allmählich steigern. Mit der Zeit kann diese Erkrankung zur Atmungsinsuffizienz führen. ▲

▲ siehe Seite 306

Die Diagnose der Hypersensitivitätspneumonitis stützt sich auf die klinische Untersuchung, wenn möglich die Identifizierung des Staubes oder anderer Substanzen und auf den Antikörpernachweis im Blut.

Eine Röntgenaufnahme kann den Krankheitsverdacht erhärten. Ergebnisse von Lungenfunktionsprüfungen ▲ können ebenfalls dazu beitragen. Der Nachweis von Antikörpern im Blut zeigt, dass die betreffende Person dem vermuteten Antigen ausgesetzt war. Kann das Antigen nicht identifiziert werden und ist die Diagnose unsicher, kann der Betreffende mit dem Allergen in Kontakt gebracht werden; danach werden die Symptome und Veränderungen der Lungenfunktion beobachtet.

Wenn eine Infektion vermutet wird, kann der Arzt im Rahmen einer Bronchoskopie ■ Gewebe aus der Lunge zur mikroskopischen Untersuchung entnehmen (Lungenbiopsie). Manchmal wird zusätzlich zur (oder anstelle der) Gewebeentnahme die Lunge mit Flüssigkeit gespült (Bronchoalveolarlavage), um Zellen zur Untersuchung zu gewinnen. In seltenen Fällen müssen die Lungenoberfläche und der Pleuraraum endoskopisch untersucht werden (Thorakoskopie), oder es ist eine Operation nötig, bei der die Brustwand geöffnet wird (Thorakotomie). ★

Vorbeugung und Behandlung

Die beste Vorbeugung besteht darin, das Antigen zu meiden. Im Arbeitsbereich können die chemische Behandlung von Heu und Zuckerrohrabfällen und gute Entlüftungssysteme den Kontakt zu dem betreffenden Antigen reduzieren.

Patienten mit einem akuten Anfall von Hypersensitivitätspneumonitis erholen sich gewöhnlich, wenn der weitere Kontakt mit der betreffenden Substanz unterbleibt. Bei schweren Anfällen kann Kortison, wie Prednison, die Symptome lindern und die schwere Entzündung eindämmen. Lange andauernde oder wiederholte Anfälle können zu unheilbarer Erkrankung und zunehmender Behinderung führen.

Eosinophile Pneumonie

Die eosinophile Pneumonie (eosinophiles Lungeninfiltrat) umfasst eine Gruppe von Lungenerkrankungen, bei der in der Lunge und gewöhnlich auch im Blutkreislauf eine erhöhte Zahl von Eosinophilen (eine Form der weißen Blutkörperchen) auftreten.

Eosinophile sind an Immunreaktionen in der Lunge beteiligt. Die Zahl der Eosinophilen erhöht sich bei vielen Entzündungsvorgängen und allergischen Reaktionen, einschließlich Asthma; dies ist oft eine Begleiterscheinung bestimmter Formen von eosinophiler Pneumonie. Anders als bei typischen Pneumonien durch Bakterien, Viren und die meisten Pilze, sind bei der eosinophilen Pneumonie die winzigen Lungenbläschen nicht infiziert. Allerdings füllen sich die Alveolen und oft auch die Atemwege mit Eosinophilen. Sie dringen sogar in die Wände der Blutgefäße ein; wenn es zu Asthma kommt, können sich die verengten Atemwege durch Sekret verschließen.

Warum sich Eosinophile in der Lunge ansammeln, ist letztlich noch unklar; oft ist es unmöglich, die allergieauslösende Substanz herauszufinden. Zu den bekannten Ursachen für die eosinophile Pneumonie gehören Medikamente (Penizillin, Aminosalizylsäure, Carbamazepin, Naproxen, Isoniazid, Nitrofurantoin, Metformin und Sulfonamide, wie Cotrimoxazol), chemische Dämpfe (Nickel), Pilze *(Aspergillus fumigatus)* und Parasiten (Fadenwürmer wie Nematoden).

Symptome und Diagnose

Die Symptome können leicht bis lebensbedrohlich sein. Einfache eosinophile Pneumonie (Löffler-Syndrom) und ähnliche Pneumonien (z. B. die tropische Eosinophilie entsteht durch das Einnisten von Filarien – einer Form von Fadenwürmern) können, wenn überhaupt, leichtes Fieber und schwache Atembeschwerden hervorrufen. Der Kranke kann unter Husten, Keuchen und Atemnot leiden, erholt sich aber schnell wieder. Durch eine andere Krankheitsform, das akute eosinophile Lungeninfiltrat, kann der Sauerstoffgehalt im Blut gefährlich absinken; ohne Behandlung kann sich dieses innerhalb von Stunden oder Tagen zum akuten Atemnotsyndrom steigern.

Die chronische eosinophile Pneumonie, die langsam über Wochen bis Monate fortschreitet, kann ebenfalls ernst werden. Ohne Behandlung kann es dabei zu lebensgefährlicher Atemnot kommen.

Beim akuten eosinophilen Lungeninfiltrat weisen die Blutuntersuchungen große Mengen Eosinophile nach, manchmal 10- bis 15-mal mehr als normal. Bei chronischer eosinophiler Pneumonie kann die Anzahl der Eosinophilen im Blut auch normal sein.

▲ siehe Seite 239   ■ siehe Seite 242
★ siehe Seite 243

Eine Röntgenaufnahme weist gewöhnlich weiße, für eine Lungenentzündung charakteristische Flecken in der Lunge auf. Anders als bei einer bakteriell oder viral bedingten Lungenentzündung zeigen Röntgenaufnahmen, die in kurzen Abständen wiederholt werden, beim akuten eosinophilen Lungeninfiltrat rasch auftretende und wieder verschwindende Flecken. Bei der chronischen eosinophilen Pneumonie sind im Gegensatz dazu vornehmlich in den äußeren Zonen der Lunge konstante Flecken zu sehen.

Bei der mikroskopischen Untersuchung von Sputum oder Spülmaterial der Lungenbläschen finden sich typische Ansammlungen von Eosinophilen. In weiteren Laboruntersuchungen kann nach Pilzen und Parasiten gesucht werden; auch Stuhlproben können daraufhin getestet werden. Auch Medikamente kommen als Erkrankungsursache infrage.

Prognose und Behandlung

Die eosinophile Pneumonie kann leicht verlaufen und sich rasch bessern. Im akuten Fall wird gewöhnlich mit Kortison, wie Prednison, behandelt. Bei der chronischen eosinophilen Pneumonie kann Prednison viele Monate oder Jahre nötig sein. Wenn der Kranke keuchen muss, können die gleichen Medikamente wie bei Asthma eingesetzt werden. ▲ Sind Würmer oder andere Parasiten die Ursache, wird mit den geeigneten Arzneimitteln behandelt. Waren Medikamente die Krankheitsauslöser, werden sie abgesetzt.

Allergische bronchopulmonale Aspergillose

Als allergische Lungenerkrankung gleicht diese Störung oft einer Pneumonie; charakteristisch sind Asthma, Entzündung der Atemwege und der Lunge mit Beteiligung von Eosinophilen (einer Form weißer Blutkörperchen) und einer erhöhten Anzahl Eosinophiler im Blut.

Verursacht wird die allergische bronchopulmonale Aspergillose durch eine allergische Reaktion auf einen Pilz, meist *Aspergillus fumigatus*. Dieser Pilz gedeiht in Erde, faulenden Pflanzen, Nahrungsmitteln, Staub und Wasser. Durch das Einatmen des Pilzes kann ein Mensch sensibilisiert werden und allergisches Asthma entwickeln. Andere Pilze, dazu zählen *Penizillium*, *Candida*, *Curvularia* und *Helminthosporium*, können die gleichen Krankheiten hervorrufen. Bei manchen Menschen kann sich eine schwerere Allergie in den Atemwegen und in der Lunge entwickeln.

Die Krankheit unterscheidet sich von typischen Pneumonien, die durch Bakterien, Viren und die meisten Pilze verursacht werden: Der Pilz dringt nicht in die Lunge ein oder zerstört unmittelbar Gewebe, sondern besiedelt vielmehr den bei Asthma vermehrten Schleim in den Atemwegen und sorgt für immer neue allergische Entzündungen in der Lunge. Die winzigen Lungenbläschen füllen sich vor allem mit Eosinophilen. Auch die Schleim bildenden Zellen können sich vermehren. Im fortgeschrittenen Stadium können sich die mittleren Atemwege zunehmend weiten (Bronchiektase ■). Mit der Zeit wird die Lunge immer anfälliger für Vernarbungen.

Auch weitere Formen von Aspergillose können auftreten. Der *Aspergillus* kann in die Lunge eindringen und bei Patienten mit gestörtem Immunsystem eine schwere Lungenentzündung hervorrufen. Dabei handelt es sich um eine Infektion, nicht um eine allergische Reaktion. In Höhlungen oder Zysten der Lunge, die sich durch eine andere Krankheit, beispielsweise Tuberkulose, gebildet haben, kann der Pilz ein Geflecht bilden (Aspergillom). Die schlimmste Folge solcher Pilzgeflechte sind schwere Lungenblutungen.

Symptome und Diagnose

Die ersten Anzeichen einer allergischen bronchopulmonalen Aspergillose bestehen gewöhnlich in zunehmenden Symptomen von Asthma wie Keuchen und Atemnot sowie leichtem Fieber. Der Betroffene fühlt sich nicht wohl. Im abgehusteten Sputum können bräunliche Flecken oder Klümpchen zu sehen sein.

Röntgenaufnahmen zeigen Bereiche, die wie bei einer Pneumonie aussehen, aber sie wandern, meist im oberen Teil der Lunge. Bei lang dauernder Krankheit können Röntgen- oder computertomographische Aufnahmen erweiterte Atemwege zeigen, die oft mit Schleim verstopft sind. Der Pilz selbst wird ebenso wie eine Unzahl von Eosinophilen bei der mikroskopischen Untersuchung des Sputums sichtbar. Bluttests zeigen hohe Spiegel von Eosinophilen sowie Antikörper gegen *Aspergillus*. Mit einem Hauttest kann die allergische Reaktion auf *Aspergillus* festgestellt werden; aber der Test unterscheidet nicht, ob jemand unter einer allergischen bronchopulmonalen Aspergillose oder

▲ siehe Seite 260   ■ siehe Seite 272

aber unter einer einfachen Allergie gegen *Aspergillus* leidet; dies kann bei Menschen vorkommen, die unter allergischem Asthma ohne Aspergillose leiden.

Behandlung

Da *Aspergillus* fast überall vorkommt, ist er schwer zu meiden. Arzneimittel gegen Asthma, speziell Kortison, werden zur Behandlung der allergischen bronchopulmonalen Aspergillose eingesetzt. ▲ Diese Medikamente erweitern die Atemwege, erleichtern das Abhusten von Schleim und befördern den Pilz hinaus. Das Kortison Prednison kann vor zunehmender Lungenschädigung bewahren. Die meisten Fachärzte bevorzugen die orale Form, da sich die inhalative bei dieser Erkrankung nicht bewährt hat. Das Antimykotikum Itraconazol kann hilfreich sein.

Die Lungenschädigung kann sich ohne wahrnehmbare Symptome verschlimmern; deshalb wird der Gesundheitszustand regelmäßig mit Röntgenuntersuchungen und Lungenfunktionsprüfungen ■ sowie Antikörpertests auf Immunglobulin E und andere Immunglobuline überprüft. Ist die Krankheit unter Kontrolle, sinkt der Antikörperspiegel gewöhnlich, aber als frühes Anzeichen von Rückfällen kann er wieder ansteigen.

Goodpasture-Syndrom

Das Goodpasture-Syndrom ist eine seltene Autoimmunerkrankung, bei der Blutungen in der Lunge und fortschreitendes Nierenversagen auftreten.

Diese Krankheit betrifft gewöhnlich junge Männer. Aus unbekannten Gründen bilden Patienten mit dem Goodpasture-Syndrom Antikörper gegen Gewebe ihres eigenen Körpers,

speziell gegen bestimmte Strukturen im Filtersystem der Niere, in den Wänden der winzigen Lungenbläschen und den Kapillaren in der Lunge. Diese Antikörper rufen Entzündungen hervor, die die Funktion von Nieren und Lunge stören. Vermutlich sind sie die direkte Ursache der Erkrankung.

Symptome und Diagnose

Üblicherweise bekommt jemand mit dieser Krankheit Atemnot und hustet Blut. Die Symptome können rasch ernst werden: Die Atmung kann aussetzen, und es kann schwerer Blutverlust eintreten. Gleichzeitig können die Nieren sehr schnell versagen. Es können sich kleine Mengen Blut im Urin finden.

Laboruntersuchungen weisen charakteristische Antikörper im Blut nach. Beim Urintest finden sich Blut und Eiweiß im Urin. Oft liegt eine Blutarmut vor. Eine Röntgenaufnahme der Brust zeigt durch die Lungenblutung ungewöhnliche weiße Flecken in beiden Lungenflügeln. Eine Biopsie des Nierengewebes zeigt unter dem Mikroskop Ansammlungen der Antikörper nach einem spezifischen Muster.

Behandlung

Die Krankheit kann sehr schnell zu einem Nierenversagen führen. Hohe Dosen von Kortison, wie Prednison, und Cyclophosphamid können intravenös gegeben werden, um das Immunsystem zu unterdrücken. Der Kranke kann auch einer Plasmapherese ★ unterzogen werden; bei diesem Verfahren wird das Blut außerhalb des Körpers von unerwünschten Antikörpern befreit und anschließend wieder in den Kreislauf zurückgegeben. Der frühzeitige Einsatz solcher Behandlungen kann dazu beitragen, die Nieren- und Lungenfunktion zu erhalten.

Viele Patienten brauchen während des Krankheitsverlaufs zusätzliche medizinische Hilfe. Diese kann in zusätzlicher Sauerstoffzufuhr bestehen oder in zeitweiliger künstlicher Beatmung. Bluttransfusionen können ebenfalls nötig sein. Wenn die Nieren versagen, erfolgt eine Dialyse oder eine Nierentransplantation.

▲ siehe Tabelle Seite 262   ■ siehe Seite 239
★ siehe Kasten Seite 976

KAPITEL 52

Erkrankungen des Brustfells

Das Brustfell (Pleura) ist eine dünne, transparente, zweischichtige Membran, die die Lunge umhüllt und die Innenseite der Brustwand auskleidet. Die Schicht, die die Lunge bedeckt, und die Lage an der Brustwand liegen in engem Kontakt zueinander. Zwischen den beiden Schichten befindet sich eine kleine Menge Flüssigkeit, damit sie bei jedem Atemzug weich übereinander gleiten können.

Unter besonderen Umständen können Luft, Blut, Plasma (der zellfreie Teil des Blutes) oder Lymphe zwischen die Brustfellschichten geraten. Wenn sich viel Flüssigkeit ansammelt (Pleuraerguss), kann sich der Lungenflügel beim Atmen nicht mehr genügend ausdehnen. Dann fällt das Lungengewebe zusammen. Luft im Pleuraraum (Pneumothorax) kann das Gleiche bewirken.

Brustfellentzündung

Bei einer Pleuritis ist das Brustfell entzündet.

Eine Pleuritis entsteht durch Reizung und Entzündung des Brustfells (gewöhnlich durch Viren oder Bakterien). Autoimmunerkrankungen, wie systemischer Lupus erythematodes, können das Brustfell angreifen. Eine Brustfellentzündung kann sich auch entwickeln, wenn sich Krebsmetastasen aus der Lunge oder einem anderen Körperteil im Brustfell ansiedeln und es schädigen. Ebenso kann eine Pleuritis durch Einatmen von Asbeststaub verursacht werden, selten geschieht das durch Arzneimittel wie Nitrofurantoin und Prokainamid. Im Pleuraraum kann sich Flüssigkeit ansammeln; unterbleibt das, heißt die Krankheit trockene Pleuritis. Nach dem Abklingen der Entzündung kann sich das Brustfell wieder normalisieren, es können sich aber auch Stellen bilden, an denen die beiden Brustfellschichten aneinander haften.

Symptome und Diagnose

Das häufigste Symptom für eine Pleuritis sind Brustschmerzen (pleuritische Schmerzen), die urplötzlich einsetzen können. Sie reichen von Unbehagen bis zu intensiv stechenden Schmerzen. Manchmal treten sie nur auf, wenn der Betroffene tief einatmet oder hustet; sie können aber auch ständig vorhanden sein und sich beim tiefen Atmen und Husten verschlimmern. Die Schmerzen sind die Folge einer Entzündung der äußeren Schicht des Brustfells und sind gewöhnlich genau über dem Entzündungsherd zu spüren. Sie können aber ebenso oder ausschließlich in die obere Bauchregion oder in den Nacken- und Schulterbereich ausstrahlen. ▲

Die Atmung kann schnell und flach werden, weil tiefes Atmen Schmerzen bereitet; die Muskeln bewegen sich auf der schmerzenden Seite weniger als auf der anderen. Wenn sich viel Flüssigkeit ansammelt, trennt diese die beiden Brustfellschichten, und die Schmerzen vergehen. Große Mengen Flüssigkeit können einen oder beide Lungenflügel bei der Ausdehnung behindern und Atemnot bewirken.

Aufgrund der typischen Schmerzen ist eine Brustfellentzündung meist leicht zu diagnostizieren. Im Stethoskop ist ein quietschender Vor- und-zurück-Reibeton zu hören (Pleurareiben). Im Röntgenbild ist eine Pleuritis zwar nicht zu erkennen, aber die Flüssigkeitsansammlung im Pleuraraum ist zu sehen und die Aufnahme kann Hinweise auf die mögliche Ursache geben.

Behandlung

Die Behandlung der Brustfellentzündung richtet sich nach der Ursache. Eine Bakterieninfektion wird mit Antibiotika behandelt. Gegen eine Virusinfektion gibt es keine spezifische Behandlung. Bei einer Autoimmunerkrankung wie systemischem Lupus erythematodes können oft Kortisone die Pleuritis heilen.

Ein nichtsteroidales entzündungshemmendes Mittel ■ lindert gewöhnlich die Schmerzen, unabhängig von der Ursache. Kodein und andere Opioide wirken als Schmerzmittel zwar stärker, dass sie aber gleichzeitig den Husten unterdrücken, ist unerwünscht, weil tiefes Atmen und Husten die Lunge vor einem Kollaps mit nachfolgender Lungenentzündung bewahrt. Deshalb sollen Kranke mit Pleuritis tief atmen und husten, sobald die Atmung weniger schmerzhaft ist. Der Husten wird erträglicher, wenn man ein Kissen fest gegen den schmerzenden Bereich der Brust drückt. Wird die ge-

---

▲ siehe Abbildung Seite 431   ■ siehe Seite 434

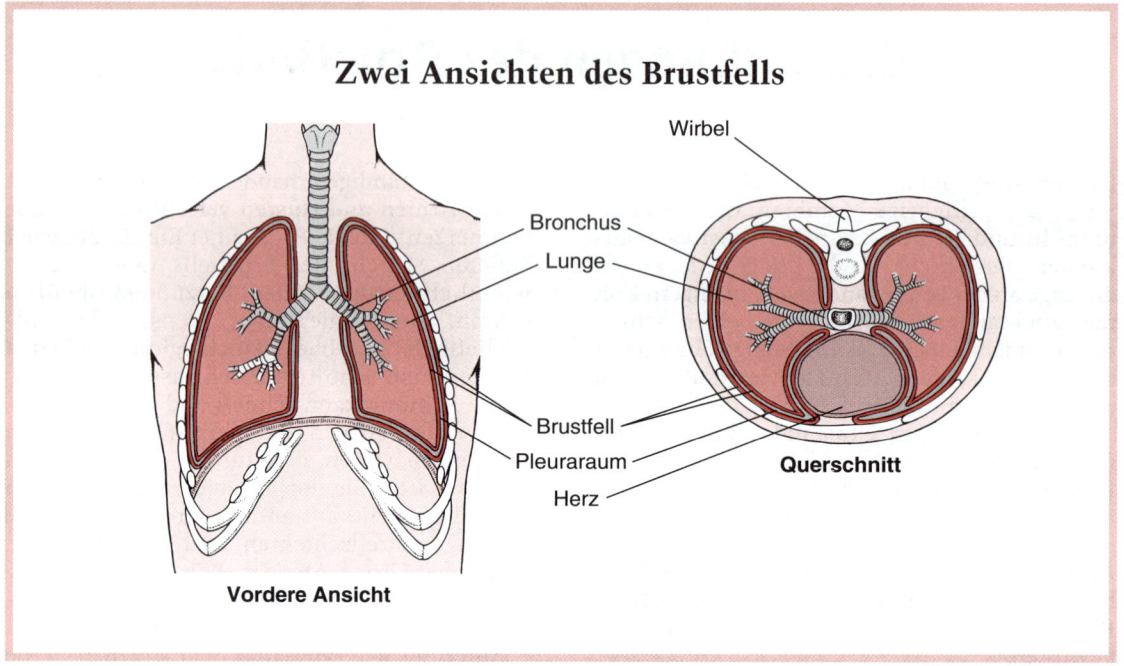

Zwei Ansichten des Brustfells

Wirbel

Bronchus

Lunge

Brustfell

Pleuraraum

Herz

Querschnitt

Vordere Ansicht

samte Brust mit elastischen Bandagen gewickelt, kann das starke Brustschmerzen lindern. Wenn die Brustbandage allerdings die Ausdehnung der Lunge beim Atmen begrenzt, erhöht sie das Risiko eines Lungenkollapses (Atelektase) und einer Lungenentzündung.

Pleuraerguss

Eine reichliche Ansammlung von Flüssigkeit im Pleuraraum heißt Pleuraerguss.

Normalerweise trennt die beiden Lagen der Pleura nur eine dünne Flüssigkeitsschicht. Deutlich mehr Flüssigkeit kann sich bei Herzschwäche, Leberzirrhose, Lungenentzündung und Krebs ansammeln. Je nach Ursache kann die Flüssigkeit eiweißreich (Exsudat) oder wässerig (Transsudat) sein. Dieser Unterschied hilft, die Ursache der Erkrankung zu bestimmen.

Blut im Pleuraraum **(Hämatothorax)** ist gewöhnlich die Folge einer Brustverletzung. Nur selten reißt ein Blutgefäß zum Pleuraraum hin, ohne dass eine Verletzung vorliegt; auch aus einer Ausbuchtung der Aorta (Aortenaneurysma) kann Blut in den Pleuraraum fließen. Da Blut im Pleuraraum nicht vollständig gerinnt, kann es der Arzt meistens leicht mit einer Nadel oder einer Brustintubation entfernen.

Eiter kann sich im Pleuraraum sammeln **(Pleuraempyem)**, wenn eine Lungenentzündung oder ein Lungenabszess den Pleuraraum erfasst. Bakterien, bestimmte Pilzarten und Mykobakterien (speziell jene, die Tuberkulose verursachen) sind die häufigsten Ursachen für einen Pleuraerguss. Ein Empyem kann auch als Komplikation nach Wunden in der Brust, einer Brustoperation, einem Riss in der Speiseröhre oder einem Abszess im Bauchraum entstehen.

Milchige Flüssigkeit im Pleuraraum **(Chylothorax)** entsteht durch eine Verletzung des größten Lymphgefäßstamms in der Brust (Brustmilchgang) oder wenn ein Tumor diesen Gang verschließt.

Stark cholesterinhaltige Flüssigkeit im Pleuraraum ist die Folge eines lange bestehenden Pleuraergusses durch Erkrankungen wie Tuberkulose oder rheumatoide Arthritis.

Symptome und Diagnose

Unabhängig von der Art der Flüssigkeit im Pleuraraum oder ihrer Ursache sind die häufigsten Symptome Atemnot und Brustschmerzen. Viele Menschen haben gar keine Beschwerden.

Eine Röntgenaufnahme der Brust, die Flüssigkeit im Pleuraraum zeigt, ist gewöhnlich der erste Schritt zur Diagnose. Die Computertomographie kann die Lunge und die Flüssigkeit deutlicher darstellen, möglicherweise macht sie auch eine Lungenentzündung, einen Lungenabszess oder einen Tumor sichtbar. Eine Ultraschalluntersuchung kann helfen, die Position einer kleinen Flüssigkeitsansammlung zu bestimmen.

Fast immer wird mit einer Nadel eine Probe der Flüssigkeit zur Untersuchung entnommen (Thorakozentese ▲). Ihr Aussehen kann bei der Bestimmung der Ursache helfen. In Labortests werden die Zusammensetzung der Flüssigkeit analysiert und Bakterien, auch Tuberkuloseerreger, nachgewiesen. Die Probe wird auch auf Anzahl und Typ der enthaltenen Zellen und auf Krebszellen untersucht.

Wenn diese Untersuchung die Ursache des Pleuraergusses nicht klärt, kann eine Biopsie des Brustfells ■ nötig sein, bei der auch Krebs und Tuberkulose festgestellt werden können. Mit einer Biopsienadel entnimmt der Arzt eine Probe der äußeren Schicht des Brustfells. Ist die Probe für eine genaue Diagnose zu klein, muss durch einen Einschnitt in der Brustwand eine Gewebeprobe entnommen werden (offene Brustfellbiopsie). Manchmal wird die Probe mit einem Thorakoskop entnommen. ★

Gelegentlich hilft dem Arzt die Bronchoskopie, die Ursache festzustellen. Bei ungefähr 20 Prozent der Patienten ist die Ursache des Pleuraergusses ohne intensive Untersuchungen nicht feststellbar, und bei einigen wird sie selbst dann nicht gefunden.

Behandlung

Bei kleinen Pleuraergüssen kann es genügen, die ursächliche Erkrankung zu behandeln. Ausgedehntere Ergüsse, speziell wenn sie Atemnot verursachen, können eine Drainage der Flüssigkeit erfordern. Gewöhnlich bessert das die Atemnot deutlich. Oft kann die Flüssigkeit mit einer Thorakozentese abgezogen werden. Hierzu wird eine Hautstelle zwischen zwei Rippen betäubt, eine Nadel eingeführt und vorsichtig bis zur Flüssigkeit vorgeschoben. Die Nadel wird häufig mit einem dünnen Plastikkatheter überzogen, um die Gefahr zu verringern, dass die Lunge durchstochen und ein Pneumothorax verursacht wird. Die Thorakozentese wird zwar normalerweise nur für diagnostische Zwecke eingesetzt, dennoch lassen sich damit risikolos bis zu 1,5 Liter Flüssigkeit entfernen.

Um größere Mengen Flüssigkeit zu entfernen, kann ein Röhrchen durch die Brustwand geführt werden (Brustintubation). Nach einer örtlichen Betäubung führt der Arzt zwischen zwei Rippen eine Plastikröhre in die Brust ein. Dann verbindet er die Röhre mit einem abgedichteten Drainagesystem, das ein Eindringen von Luft in den

Hauptursachen für Brustfellentzündung

- Krebserkrankung
- Reaktionen auf Arzneimittel
- Infektionen durch Parasiten wie Amöben
- Verletzungen, z. B. ein Rippenbruch
- Reizstoffe, die aus den Atemwegen oder auf anderem Weg zum Brustfell gelangen, wie Asbeststaub
- Lungeninfarkt durch eine Lungenembolie
- Entzündung der Bauchspeicheldrüse
- Lungenentzündung
- Rheumatoide Arthritis
- Systemischer Lupus erythematodes
- Tuberkulose

Pleuraraum verhindert. Im Röntgenbild wird die richtige Position der Röhre kontrolliert. Die Drainage kann stocken, wenn die Röhre unkorrekt platziert oder geknickt wird. Ist die Flüssigkeit sehr zäh oder mit Klümpchen durchsetzt, fließt sie manchmal nicht ab.

Bei einer Ansammlung von Eiter durch eine Infektion (Empyem) werden Antibiotika intravenös gegeben und die Flüssigkeit abgeleitet. Tuberkulose und Pilzinfektionen wie Kokzidioidomykose erfordern für längere Zeit eine Behandlung mit Antibiotika oder Antimykotika. Dickflüssiger Eiter oder einer, der mit faserigen Bestandteilen durchsetzt ist, erschwert die Drainage. Manchmal werden Medikamente (Fibrinolytika) in den Pleuraraum eingebracht, um die Drainage zu fördern; damit kann eine Operation verhindert werden. Ist eine Operation nötig, geschieht das mittels videoassistierter Thorakoskopie mit Wundexzision oder mit einer Thorakotomie. Bei der Operation wird eine dicke Schicht des fibrösen Gewebes von der Lungenoberfläche abgetragen, damit sich die Lunge wieder ausdehnen kann.

Wenn sich die Flüssigkeit durch Tumoren des Brustfells angesammelt hat, kann die Behandlung schwierig werden, denn die Flüssigkeit sammelt sich meist sehr schnell erneut an. Eine Drainage der Flüssigkeit und Chemotherapeutika können dies manchmal verhindern. Wenn

▲ siehe Seite 241   ■ siehe Seite 242
★ siehe Seite 243

Häufige Ursachen für einen Pleuraerguss

- Abszess unter dem Zwerchfell
- Leberzirrhose
- Kokzidioidomykose und andere Pilzinfektionen
- Medikamente wie Hydralazin, Prokainamid, Isoniazid, Phenytoin, Chlorpromazin, Nitrofurantoin, Bromocriptin, Procarbazin
- Herzschwäche
- Herzoperation
- Unsachgemäßer Einsatz von Magensonden oder intravenösen Kathetern
- Brustverletzung
- Geringer Eiweißgehalt im Blut
- Entzündung der Bauchspeicheldrüse
- Lungenentzündung
- Lungenembolie
- Rheumatoide Arthritis
- Systemischer Lupus erythematodes
- Tuberkulose
- Tumoren

sich der Pleuraraum aber weiterhin mit Flüssigkeit füllt, kann man ihn auch verschließen (Pleurodese). Dazu wird die gesamte Flüssigkeit zunächst abgezogen. Dann wird durch den Schlauch ein Reizmittel wie Doxyzyklin oder eine Talkummischung eingeführt. Das Reizmittel verklebt die beiden Schichten des Brustfells, sodass für neuerliche Flüssigkeitsansammlungen kein Platz mehr ist.

Bei Blut im Pleuraraum ist normalerweise so lange eine Drainage mit einem Schlauch nötig, bis die Blutung aufgehört hat. Wenn ein beträchtlicher Anteil des geronnenen Blutes im Pleuraraum verblieben ist, werden durch den Drainageschlauch gelegentlich Wirkstoffe wie Streptokinase und Urokinase eingebracht, die Blutgerinnsel auflösen. Diese Mittel können jedoch eine erneute Blutung auslösen. Dauert die Blutung an oder kann die Flüssigkeit mit dem Schlauch nicht ausreichend entfernt werden, kann eine Operation nötig sein.

Die Behandlung eines Chylothorax konzentriert sich darauf, die Schädigung am Milchgang zu reparieren. Eine solche Behandlung besteht in Operation, Chemotherapie oder Strahlenbe-

▲ siehe Seite 308

handlung gegen den Krebs, der den Lymphfluss behindert.

Pneumothorax

Bei einem Pneumothorax hat sich Luft zwischen den beiden Schichten des Brustfells angesammelt; dadurch fällt die Lunge zusammen.

Normalerweise ist der Druck im Pleuraraum geringer als in der Lunge. Wenn Luft in den Pleuraraum eintritt, wird dort der Druck größer als in der Lunge und diese fällt teilweise oder völlig in sich zusammen. Bei Letzterem kommt es augenblicklich zu schwerer Atemnot.

Ein Pneumothorax kann aus unerfindlichem Grund eintreten (Spontanpneumothorax). Gewöhnlich geschieht es, wenn eine kleine Schwachstelle der Lunge reißt (idiopathischer Spontanpneumothorax). Am häufigsten trifft es große Männer, die jünger sind als 40 Jahre. Körperliche Anstrengung ist keine Vorbedingung. Bei einigen passiert es beim Tauchen oder Fliegen in großer Höhe, anscheinend durch den Druckwechsel in der Lunge. Die meisten Menschen erholen sich vollständig wieder; allerdings wiederholt sich ein idiopathischer Spontanpneumothorax bei einem Teil der Patienten, ungeachtet auf welcher Meereshöhe sie sich befinden.

Ein Spontanpneumothorax kann auch bei Menschen eintreten, die an einer schweren Lungenerkrankung leiden (symptomatischer Spontanpneumothorax). Diese Form von Pneumothorax ist sehr oft die Folge eines Risses in einem Lungenbläschen bei älteren Menschen, die an einem Emphysem leiden; aber er kann auch bei Menschen mit anderen Lungenkrankheiten vorkommen wie Mukoviszidose, Langerhanszell-Granulomatose, Sarkoidose, Lungenabszess, Tuberkulose und Pneumocystis-Pneumonie. Durch die zugrunde liegende Lungenkrankheit ist ein symptomatischer Spontanpneumothorax generell ernst; die Rückfallquote ist ähnlich hoch wie beim idiopathischen Pneumothorax.

Ein Pneumothorax kann auch die Folge einer Verletzung oder eines medizinischen Eingriffs sein, wie einer Thorakozentese, bei dem Luft in den Pleuraraum eintritt. Beatmungsgeräte können durch Druck die Lunge schädigen (Barotrauma) und damit einen Pneumothorax auslösen – meistens bei Menschen mit einem schweren akuten Atemnotsyndrom. ▲

Symptome und Diagnose

Die Symptome beruhen weitgehend auf der

Luftmenge im Pleuraraum, der Größe des zusammengefallenen Lungenteils und der Lungenfunktion, bevor der Pneumothorax eintrat. Sie bewegen sich zwischen leichter Kurzatmigkeit und Brustschmerzen bis zu schwerer Atemnot, Kreislaufschock und lebensgefährlichem Herzstillstand. Meistens treten stechende Brustschmerzen und Atemnot und gelegentlich ganz plötzlich trockener stoßweiser Husten auf. Die Schmerzen können in der Schulter, im Nacken und im Oberbauch zu spüren sein. Bei einem sich langsam entwickelndem Pneumothorax fallen die Symptome meist leichter aus als bei einem rasch fortschreitenden. Außer bei einem sehr großen Pneumothorax und bei einem Spannungs- oder Ventilpneumothorax lassen die Beschwerden gewöhnlich nach, wenn sich der Körper an den Zustand angepasst hat und sich die Lunge langsam wieder entfaltet, sobald die Luft aus dem Pleuraraum abgezogen wurde.

Eine körperliche Untersuchung kann die Diagnose meistens bestätigen. Mit dem Stethoskop kann der Arzt feststellen, dass ein Teil der Brust die normalen Atemgeräusche nicht transportiert, während beim Abklopfen der Brust ein hohler, trommelartiger Ton zu hören ist. Eine Röntgenaufnahme der Brust zeigt die Luftansammlung und die zusammengefallene Lunge im Umriss durch die innere Pleuraschicht. Im Röntgenbild ist auch zu erkennen, wenn die Luftröhre durch die zusammengefallene Lunge zu einer Seite gedrückt ist.

Behandlung

Ein kleiner idiopathischer Spontanpneumothorax erfordert gewöhnlich keine Behandlung. Er verursacht meist keine ernsten Atembeschwerden und nach ein paar Tagen hat der Körper die Luft aufgenommen. Bis die Luft aus einem größeren Pneumothorax absorbiert ist, können zwei bis vier Wochen vergehen. Mit einer Brustintubation lässt sich die Luft jedoch viel schneller entfernen.

Eine Brustintubation ist nötig, wenn der Pneumothorax so groß ist, dass er die Atmung behindert. Der Brusttubus wird durch einen Einschnitt in die Brustwand eingeführt und mit einem wasserdichten Drainagesystem oder mit einer Einwegklappe verbunden, die es der Luft ermöglicht, auszutreten, ohne dass erneut Luft zurückströmen kann. Eventuell muss eine Saugpumpe an den Brusttubus angeschlossen werden, wenn die Luft weiterhin durch eine fehlerhafte Verbindung (Fistel) zwischen einem

Was ist ein Spannungs- oder Ventilpneumothorax?

Diese Art von Pneumothorax ist schwer und möglicherweise lebensbedrohlich. In diesem Fall funktioniert das Gewebe an der Stelle des Pleuraraums, an dem Luft eintritt, wie ein Rückstauventil, das Luft zwar eintreten, aber nicht mehr ausströmen lässt. Das erzeugt einen so hohen Druck in der Pleurahöhle, dass die Lunge komplett zusammenfällt und das Herz und andere Strukturen in der Brusthöhle auf die andere Seite gedrückt werden.

Wenn nicht schnellstens eingegriffen wird, kann der Spannungs- oder Ventilpneumothorax nach kurzer Zeit zum Tod führen.

Der Arzt saugt die Luft mithilfe einer Nadel, die in die Brust geführt wird, und einer großen Spritze ab. Dann wird separat ein Schlauch eingeführt, um die Luft fortwährend abzusaugen.

Atemweg und dem Pleuraraum eindringen kann. Gelegentlich ist eine Operation nötig. Oft wird die Operation mit einem Thorakoskop durchgeführt, das durch die Brustwand in den Pleuraraum eingeführt wird.

Ein wiederkehrender Pneumothorax kann erheblich beeinträchtigen. Bei Menschen mit einem hohen Risiko – z. B. Taucher und Flugzeugpiloten – ist bereits bei dem ersten Auftreten eines Pneumothorax eine Operation zu erwägen. Üblicherweise gehört zu der Operation die Reparatur der undichten Bereiche der Lunge und die Verschmelzung der inneren mit der äußeren Schicht des Brustfells. Bei Patienten mit einem unheilbaren Pneumothorax oder mit einem, der zweimal auf der gleichen Seite aufgetreten ist, wird das Problem oft operativ behoben. Bei einem symptomatischen Spontanpneumothorax mit dauerhaftem Lufteintritt in den Pleuraraum oder mit wiederkehrendem Pneumothorax kann die Operation durch die zugrunde liegende Lungenkrankheit gefährlich sein. Oft kann der Pleuraraum verschlossen werden, indem eine Talkummischung oder das Medikament Doxyzyklin in die Höhlung gegeben wird, nachdem die Luft aus dem Pleuraraum abgesaugt wurde.

KAPITEL 53

Mukoviszidose

Mukoviszidose (zystische Fibrose) ist eine erbliche Krankheit, bei der bestimmte Körperdrüsen veränderte Sekrete produzieren; durch diese werden verschiedene Gewebe und Organe, vor allem die Lunge und die Verdauungsorgane, geschädigt.

Mukoviszidose ist eine angeborene Stoffwechselerkrankung. Sie entwickelt sich, wenn ein Kind von beiden Eltern je eine schadhafte Kopie (Mutation) eines bestimmten Gens erbt. Dieses Gen steuert die Produktion eines Eiweißes, das den Transport von Chlorid und Natrium (Kochsalz) durch die Zellwände reguliert. Bei mukoviszidosekranken Menschen ist der Transport von Chlorid und Natrium gestört; darauf beruhen Flüssigkeitsmangel und zunehmende Zähigkeit der Sekrete.

Mukoviszidose schädigt viele Organe, vor allem nahezu alle Drüsen, die Flüssigkeiten in den Körper abgeben (exokrine Drüsen). Die Sekrete sind in unterschiedlicher Weise verändert und auch die Störungen der Drüsen fallen unterschiedlich aus. Die Bauchspeicheldrüse etwa sondert zähe bis beinah feste Sekrete ab, die die Funktion der Drüse lahm legen können. In der Folge kann sich die Bauchspeicheldrüse narbig verändern. Auch das Sekret der Schleimdrüsen in den Atemwegen ist ungewöhnlich zäh; es verschließt die Bronchien und ermöglicht damit ein Bakterienwachstum. Die Sekrete der Schweiß- und Ohrspeicheldrüsen haben einen höheren Salzgehalt als normal.

Symptome

Bei der Geburt arbeitet die Lunge noch normal, aber später können sich zu jedem Zeitpunkt Atmungsstörungen einstellen. Zähe Sekrete verschließen die kleinen Atemwege, bewirken Entzündungen und Verdickungen der Bronchialwände. Wenn dann auch größere Atemwege durch zähe Sekrete verschlossen sind, fallen Bereiche der Lunge in sich zusammen und schrumpfen (Atelektase ▲). Die Lymphknoten vergrößern sich. Diese Veränderungen erschweren das Atmen zunehmend und verringern die

Fähigkeit der Lunge zum Sauerstoffaustausch. Infektionen der Atemwege entwickeln sich, weil sich die Bakterien in den Sekreten und an den Bronchialwänden vermehren.

Die Verstopfung des Ausführungsgangs der Bauchspeicheldrüse und anderer Verdauungsdrüsen ruft Verdauungsprobleme hervor. Fett, Eiweiß und Vitamine werden nur noch unzureichend aufgenommen. Bei Kindern kann das zu einer Mangelernährung und Wachstumshemmung führen. Manche Betroffene leiden unter Verstopfung.

Ein Teil der Neugeborenen mit Mukoviszidose entwickeln einen Kindspech-Darmverschluss (Mekonium ileus). Sie scheiden dann in den ersten beiden Tagen nach der Geburt keinen Stuhl aus. Dieser an sich schon bedrohliche Verschluss des Dünndarms wird manchmal noch durch eine Darmverdrehung (Volvulus) ■ oder eine Unterentwicklung des Darms kompliziert. Neugeborene mit einem Darmverschluss zeigen meist auch andere Symptome der Mukoviszidose.

Das erste Anzeichen für Mukoviszidose bei einem Kind ohne Darmverschluss ist häufig eine verzögerte Gewichtszunahmen in den ersten vier bis sechs Lebenswochen. Weil nicht genügend Bauchspeicheldrüsenenzyme produziert werden, um Fett und Eiweiß normal zu verdauen, scheiden die Kinder häufig massigen, faulig riechenden, fettigen Stuhl aus. Sie können einen aufgetriebenen Bauch und unterentwickelte Muskeln haben. Selbst wenn das Kind großen Appetit hat und normal isst, bleibt die Gewichtszunahme aus.

Ein Teil der Kinder mit zystischer Fibrose wird wegen häufigen Hustens, Keuchens und Infektionen der Atemwege dem Arzt vorgestellt. Der Husten ist häufig begleitet von Würgen, Erbrechen und unruhigem Schlaf. Mit fortschreitender Erkrankung nimmt der Brustkorb eine fassartige Form an; die unzureichende Sauerstoffversorgung kann zur Ausformung von Trommelschlägelfingern ★ und zu bläulicher Färbung der Nagelbetten führen. In der Nase können sich Polypen bilden. In den Nebenhöhlen können sich die zähen Sekrete ansammeln und eine chronische oder wiederkehrende Nebenhöhlenentzündung hervorrufen.

Kinder und Erwachsene mit Mukoviszidose, die stark schwitzen, können durch den hohen

---

▲ siehe Seite 275   ■ siehe Seite 1498

★ siehe Seite 239

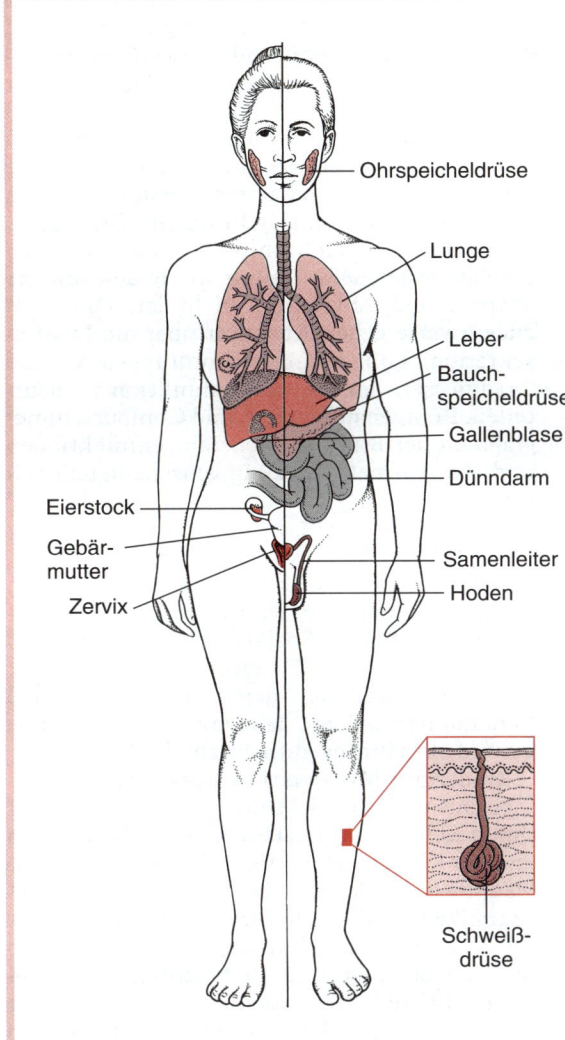

Ohrspeicheldrüse

Lunge

Leber

Bauch-
speicheldrüse

Gallenblase

Dünndarm

Eierstock

Gebär-
mutter

Zervix

Samenleiter

Hoden

Schweiß-
drüse

Mukoviszidose: mehr als eine Erkrankung der Lunge

In der Lunge setzen zähe Bronchialsekrete die kleinen Atemwege zu, die sich daraufhin entzünden. Mit fortschreitender Krankheit verdicken sich die Bronchialwände, in den Atemwegen stauen sich infektiöse Sekrete, Bereiche der Lunge fallen zusammen und Lymphknoten vergrößern sich. In der Leber verschließen zähe Sekrete die Gallengänge. Verschlüsse können auch in der Gallenblase auftreten. Verdickte Sekrete können die Bauchspeicheldrüse gänzlich außer Funktion setzen. Im Dünndarm können zähflüssige Sekrete zu einem Darmverschluss (Ileus) führen und bei Neugeborenen eine Notoperation notwendig machen. Auch die Fortpflanzungsorgane werden durch Mukoviszidose beeinträchtigt, was häufig die Fruchtbarkeit verringert. Die Schweißdrüsen der Haut und die Ohrspeicheldrüsen sondern stark salzhaltige Flüssigkeit ab.

Verlust an Salz und Wasser einen gefährlichen Flüssigkeitsmangel erleiden. Eltern sehen und schmecken auf der Haut ihres Kindes häufig Salzrückstände.

Bei Heranwachsenden verzögern sich das Wachstum und die Pubertät; die körperliche Ausdauer nimmt ab. Bei fortschreitender Erkrankung werden Lungeninfektionen zum großen Problem. Häufige Rückfälle von Bronchitis und Lungenentzündung können allmählich die Lunge zerstören.

Komplikationen

Die fettlöslichen Vitamine A, D, E und K können nicht ausreichend aufgenommen werden.

Das kann zu Nachtblindheit, Rachitis, Blutarmut und Blutungen führen. Bei einem Teil der unbehandelten Babys und Kleinkinder wölbt sich die Darmschleimhaut aus dem After (Analprolaps). Mukoviszidosekranke Kinder, die gestillt oder mit Säuglingsnahrung auf Sojabasis ernährt werden, können blutarm werden und Ödeme entwickeln, weil sie möglicherweise nicht genug Eiweiß aufnehmen.

Zu den Komplikationen der zystischen Fibrose bei Heranwachsenden und Erwachsenen gehört das Aufreißen der Lungenbläschen zum Pleuraraum hin (dem Spalt zwischen der Lunge und der Brustwand). Dann kann Luft in den Pleuraraum eindringen (Pneumothorax), und die Lunge fällt zusammen. ▲ Weitere Komplikationen sind Herzschwäche und schwere oder wiederholte Blutungen in der Lunge.

Bei einem Teil der Erwachsenen mit Mukoviszidose tritt ein Typ-1-Diabetes auf, weil die geschädigte Bauchspeicheldrüse nicht mehr genügend Insulin bilden kann. Der Verschluss von Gallengängen als Folge zähflüssiger Sekrete kann zu einer Entzündung und Vernarbung der Leber (Zirrhose) führen. ■ Die Zirrhose kann den Druck in der Pfortader erhöhen ★, was zur Entwicklung von vergrößerten, verletzlichen Venen am unteren Ende der Speiseröhre (ösophageale Varizen) führen kann; diese können reißen und sehr stark bluten. Bei fast allen Mukoviszidose-Patienten ist die Gallenblase klein, mit verdickter Galle gefüllt und funktioniert nicht richtig. Einige bekommen Gallensteine, aber nur wenige haben dadurch Beschwerden. Nur selten muss die Gallenblase operativ entfernt werden.

Die sexuellen Funktionen sind bei Menschen mit Mukoviszidose zwar nicht eingeschränkt, ihre Fortpflanzungsfähigkeit ist hingegen oft reduziert. Bei fast allen Männern ist die Spermienzahl gering, weil einer der Samenleiter unterentwickelt ist und den Spermiendurchfluss blockiert. Bei Frauen sind die Zervixsekrete so dickflüssig, dass das die Fruchtbarkeit einschränkt. Mukoviszidose-Patientinnen haben ein höheres Risiko für Komplikationen während der Schwangerschaft (wie z. B. Lungeninfektionen und Schwangerschaftsdiabetes).

Andere Komplikationen sind Arthritis, Nierensteine und Entzündungen der Blutgefäße.

Diagnose

Die Diagnose Mukoviszidose wird gewöhnlich im Säuglings- oder Kleinkindalter gestellt. Sie wird durch einen Schweißtest gesichert, bei dem die Konzentration von Salz im Schweiß bestimmt wird. Dazu wird eine Pilokarpinlösung auf die Haut aufgetragen, um die Tätigkeit der Schweißdrüsen anzuregen; dann wird der Schweiß mit Filterpapier oder Gaze aufgesaugt und in ihm die Salzkonzentration gemessen. Eine hohe Salzkonzentration gilt bei Menschen mit Symptomen einer Mukoviszidose und bei solchen mit einem muskoviszidosekranken Geschwister als Bestätigung der Diagnose. Bei Kindern, die älter als 48 Stunden

sind, ist dieser Test zuverlässig; allerdings kann es schwierig sein, bei einem Säugling unter drei bis vier Wochen genügend Schweiß zu gewinnen. Der Schweißtest kann ambulant gemacht werden. Er eignet sich auch zur Diagnose bei älteren Kindern und jungen Erwachsenen.

Weil Mukoviszidose auch andere Organe schädigen kann, sind unter Umständen noch andere Untersuchungen hilfreich. Die Laboruntersuchung einer Stuhlprobe kann zeigen, ob die Bauchspeicheldrüse nur wenig der Enzyme Trypsin und Chymotrypsin bildet. Die Blutzuckerwerte geben Auskunft über die Insulinsekretion. Lungenfunktionsprüfungen ● sind Gradmesser, um die Lungenfunktion zu beurteilen. Röntgenaufnahmen und Computertomographien der Brust können Lungeninfektionen und das Ausmaß einer Lungenschädigung zeigen.

Behandlung

Die Therapie der Mukosviszidose umfasst ein ganzes Programm, an dem erfahrene Ärzte, Ernährungsfachleute, Sozialarbeiter, Psychologen sowie physikalische Therapeuten beteiligt sind. Die Behandlung zielt darauf ab, Lungen- und Verdauungsprobleme zu vermeiden und eine gesunde Ernährung aufrechtzuerhalten.

Kinder mit Mukoviszidose brauchen psychologische und soziale Unterstützung, wenn es ihnen schwer fällt, sich an den Aktivitäten anderer Kinder zu beteiligen. Die Eltern, die die Hauptlast der Behandlung ihres muskoviszidosekranken Kindes trifft, brauchen angemessene Information und Schulung, um die Situation und die Beweggründe für bestimmte Behandlungsschritte zu verstehen.

Die Lungenprobleme werden behandelt, um den Verschluss der Atemwege zu beseitigen und Infektionen zu verhüten. Empfehlenswert sind auch die Standardimpfungen ◆ und die Grippe- und Pneumokokkenimpfung, da Infektionen die Lunge noch weiter schädigen können.

Die physiotherapeutische Behandlung der Atemwege sollte bei den ersten Anzeichen einer Lungenkrankheit einsetzen.▼ Zu ihr gehören Drainagelagerung, Klopfmassage, Vibrationsdrainage und Hustenschulung. Eltern können diese Techniken erlernen und sie zu Hause täglich anwenden. Ältere Kinder und Erwachsene können die Atemtherapie selbstständig durchführen, indem sie spezielle Atemhilfen oder eine Kompressionsweste benutzen.

Die Betroffenen benötigen meist Medikamente, die die Atemwege erweitern. Bei erheblichen Lungenproblemen und niedriger Sauerstoffsät-

---

▲ siehe Seite 298	■ siehe Seite 791
★ siehe Seite 787	● siehe Seite 239
◆ siehe Seite 1090	▼ siehe Seite 245

tigung des Blutes kann eine Sauerstoffbeatmung angebracht sein. Vor allem im Krankenhaus können kurze Phasen von mechanischer Sauerstoffbeatmung hilfreich sein, etwa um nach einem chirurgischen Eingriff oder während der Wartezeit auf eine Lungentransplantation eine akute Infektion zu überwinden.

Mit inhalierbarem Dornase alfa wird der zähe, Eiter enthaltende Schleim häufig verdünnt. Das Sputum lässt sich dann leichter abhusten, die Lungenfunktion bessert sich und schwere Infektionen des Atemtrakts verringern sich. So genannte Nebelzelte haben keinen nachgewiesenen Nutzen. Kortisonpräparate können bei Kindern mit schwerer Entzündung der Bronchien und bei Patienten mit verengten Atemwegen, denen Bronchodilatatoren nicht helfen, nützlich sein. Manchmal werden auch nichtsteroidale Entzündungshemmer ▲ eingesetzt, um eine Verschlechterung der Lungenfunktion hinauszuzögern.

Infektionen der Atemwege müssen möglichst früh mit Antibiotika behandelt werden. Beim ersten Anzeichen einer Infektion der Atemwege sollte eine Sputum- oder Sekretprobe aus dem Hals im Labor untersucht werden, um den Erreger zu identifizieren. So kann der Arzt das Erfolg versprechendste Medikament verordnen. Häufige Erreger sind *Staphylococcus aureus* und *Pseudomonas-Stämme*. Das Antibiotikum kann meist geschluckt werden; Tobramyzin gibt es auch als Lösung zum Vernebeln. Ist die Infektion sehr schwer, muss es intravenös verabreicht werden. Die ständige oder gelegentliche Anwendung eines oralen oder vernebelten Antibiotikums kann Rückfälle verhüten und die Verschlechterung der Lungenfunktion verlangsamen.

Menschen mit Verdauungsproblemen müssen zu jeder Mahlzeit Bauchspeicheldrüsenenzyme einnehmen; es gibt sie in Pulverform und als Kapseln. Eine spezielle Babynahrung, die Eiweiß und Fette in leicht verdaulicher Form enthält, kann Kindern mit Problemen der Bauchspeicheldrüse und verzögertem Wachstum helfen.

Damit Kinder normal wachsen können, muss ihre Nahrung ausreichend Kalorien und Eiweiß liefern. Da Menschen mit Mukoviszidose mehr Kalorien benötigen als andere, muss ihre Nahrung einen erhöhten Fettanteil haben. Menschen mit Mukoviszidose sollten die doppelte Menge der üblichen empfohlenen Tagesmenge an fettlöslichen Vitaminen (A, D, E und K) in einer Zubereitung erhalten, die der Organismus leicht aufnehmen kann. Ihren Salzkonsum sollten Menschen mit Mukoviszidose erhöhen, wenn sie körperlich trainieren, Fieber haben oder der Hitze ausgesetzt sind. Kinder, die mit der normalen Ernährung nicht genügend Nährstoffe zu sich nehmen können, müssen möglicherweise über eine Sonde ernährt werden.

Manchmal ist ein chirurgischer Eingriff notwendig, etwa um einen Pneumothorax, eine chronische Nebenhöhlenentzündung, schwere, auf bestimmte Bereiche der Lunge begrenzte chronische Infektionen, Blutungen von Blutgefäßen in der Speiseröhre, Gallenblasenerkrankungen oder einen Darmverschluss zu behandeln. Starke oder wiederholt auftretende Blutungen in der Lunge können mit einer Embolisation behandelt werden; dabei wird die blutende Arterie künstlich verschlossen.

Bei schwerem Leberschaden kann eine Lebertransplantation erforderlich sein. Die Transplantation einer kompletten Lunge wird bei sehr schwerer Lungenerkrankung mehr und mehr zu Routine und verläuft zunehmend erfolgreicher.

Prognose

Wie schwer die Mukoviszidose verläuft, variiert stark von Patient zu Patient und hängt stets davon ab, wie sehr die Lunge durch die Krankheit beeinträchtigt ist. Die heutige Behandlung kann vor allem die Lungenveränderungen aufhalten. Dennoch ist das Leben mit einer allmählich fortschreitenden Krankheit für die Betroffenen und ihre Familie eine große Belastung.

▲ siehe Seite 434

KAPITEL 54

Lungenhochdruck

Bei dieser Erkrankung ist der Blutdruck in den Arterien der Lunge (Pulmonalarterien) ungewöhnlich hoch.

Das Blut fließt von der rechten Seite des Herzens durch die Pulmonalarterien in die Lunge. Dort wird das Kohlendioxid aus dem Blut aufgenommen, und das Blut wird mit Sauerstoff angereichert. Normalerweise ist die rechte Herzhälfte kleiner als die linke, da vergleichsweise weniger Muskelkraft nötig ist, um das Blut durch die Pulmonalarterien zu pumpen als durch den Körperkreislauf. Deshalb ist der Blutdruck in den Pulmonalarterien auch geringer als im übrigen Kreislauf. Während der Blutdruck dort bei etwa 120/80 mmHg liegt, herrscht im Lungenkreislauf ein Druck von 25/15 mmHg.

Ein Lungenhochdruck (pulmonale Hypertonie) schädigt mit der Zeit die großen und kleinen Pulmonalarterien. Die Wände der kleinsten Blutgefäße verdicken sich und sind nicht mehr in der Lage, Sauerstoff und Kohlendioxid zwischen Blut und Lunge auszutauschen. Durch die unzureichende Sauerstoffversorgung können sich die Pulmonalarterien verengen. Durch solche Veränderungen steigt schließlich der Druck im Lungenkreislauf an.

Bei Lungenhochdruck muss sich die rechte Herzseite stärker anstrengen, um das Blut in die Lunge zu befördern. Mit der Zeit verdicken sich die Wände der rechten Herzseite und sie vergrößert sich insgesamt (Cor pulmonale). Zudem entwickelt sich eine Herzschwäche. ▲

Bei manchen Betroffenen bildet das Knochenmark dann mehr rote Blutkörperchen, um den bestehenden Sauerstoffmangel auszugleichen (Polyzythämie ■). Die zusätzlichen Blutkörperchen machen das Blut zähflüssiger, was das Herz zusätzlich belastet. Da das dickflüssigere Blut eher dazu neigt, zu verklumpen und Blutgerinnsel zu bilden – vor allem in den Beinvenen –, sind Patienten mit Cor pulmonale einem erhöhten Risiko für Lungenembolien ★ ausgesetzt.

Cor pulmonale und Lungenhochdruck werden manchmal synonym verwendet; doch es sind eigenständige Krankheiten. Da Lungenhochdruck vielmehr die ursächliche Voraussetzung für ein Cor pulmonale ist, hat jeder Mensch mit Cor pulmonale einen Lungenhochdruck. Umgekehrt kann jemand sehr wohl einen Lungenhochdruck ohne Cor pulmonale haben; allerdings mündet der Lungenhochdruck im fortgeschrittenen Stadium sehr häufig in ein Cor pulmonale.

Ursachen

Es wird zwischen primärem und sekundärem Lungenhochdruck unterschieden. Primärer pulmonaler Hochdruck ist viel seltener als sekundärer. Die Ursache der primären Form ist unbekannt; die Krankheit beginnt vermutlich mit Verkrampfungen der Muskeln in den Pulmonalarterien. Frauen sind vom primären Lungenhochdruck etwa doppelt so häufig betroffen wie Männer; die Hälfte der Betroffenen ist zur Zeit der Diagnose 35 Jahre oder älter. Vom sekundären Lungenhochdruck spricht man, wenn sich die Störung auf der Grundlage einer Krankheit entwickelt, die die Struktur und Funktion der Lunge beeinträchtigt.

Jede Krankheit, die die Lungendurchblutung behindert oder zu unzureichender Sauerstoffversorgung führt, kann einen sekundären Lungenhochdruck verursachen. Eine der häufigsten Ursachen ist die chronisch obstruktive Lungenerkrankung ●. Wenn eine Krankheit die Lunge beeinträchtigt, ist eine größere Anstrengung notwendig, um Blut hindurchzupumpen. Die chronisch obstruktive Lungenerkrankung zerstört mit der Zeit die Lungenbläschen und die kleinen Blutgefäße der Lunge. Die einzige Ursache für Lungenhochdruck bei chronisch obstruktiver Lungenerkrankung ist die Verengung der Pulmonalarterien; sie ist eine Folge des zu niedrigen Sauerstoffspiegels.

Auch eine Lungenfibrose ◆, bei der Lungenbereiche durch Narbengewebe funktionsuntüchtig werden, kann Lungenhochdruck bewirken. Das Narbengewebe stört den Lungenkreislauf und erschwert den Blutfluss. Andere Lungenkrankheiten, die zu einem Lungenhochdruck führen können, sind Mukoviszidose ▼ und Berufskrankheiten der Lunge wie Asbestose ▶ und Silikose ✚.

▲ siehe Seite 137		■ siehe Seite 1016
★ siehe Seite 268		● siehe Seite 265
◆ siehe Seite 283		▼ siehe Seite 300
▶ siehe Seite 278		✚ siehe Seite 277

Cor pulmonale: eine auf Lungenhochdruck beruhende Krankheit

Beim Cor pulmonale ist die rechte Herzkammer vergrößert und verdickt, was schließlich zu Herzschwäche führt.

Für Cor pulmonale gibt es nur eine Ursache: Lungenhochdruck. Mit der Zeit führt er zu einer Verdickung und Verengung der Pulmonalarterien. Bei einem Lungenhochdruck muss das rechte Herz kräftiger arbeiten. Durch diese vergrößerte Anstrengung vergrößert und verdickt sich das Herz aber noch mehr. Diese Veränderungen können eine Rechtsherzinsuffizienz bewirken (normalerweise beruht eine Herzinsuffizienz auf Problemen der linken Herzseite). Mit einer Vergrößerung der rechten Herzkammer erhöht sich das Risiko für eine Lungenembolie, weil sich in der Herzkammer und in den Beinen Blut sammeln kann. Wenn sich dann Blutgerinnsel bilden, können sie wandern und in der Lunge stecken bleiben.

Symptome bleiben meist so lange aus, bis das Cor pulmonale weit fortgeschritten ist. Auch dann gleichen die Anzeichen noch denen des Lungenhochdrucks: Atemnot bei körperlicher Anstrengung, Benommenheit, Müdigkeit und Brustschmerzen. Allmählich entwickeln sich Symptome der Herzschwäche wie Schwellungen (Ödeme) in den Beinen und zunehmend verschlimmerte Atemnot.

Der Verdacht auf ein Cor pulmonale besteht meist schon nach der körperlichen Untersuchung. Im Stethoskop sind charakteristische Herzgeräusche zu hören, die durch den vergrößerten rechten Ventrikel entstehen. Röntgenaufnahmen der Brust zeigen die Vergrößerung der Herzkammer und der Lungenarterien. Mit Ultraschall, Radionuklid-Ventrikulographie und Herzkatheterisierung kann der Arzt die Funktion des linken und des rechten Ventrikels beurteilen.

Die Behandlung richtet sich nach der zugrunde liegenden Lungenerkrankung. Es werden Maßnahmen gegen die Rechtsherzinsuffizienz ergriffen. Oft wird auch eine Dauertherapie mit einem Gerinnungshemmer eingeleitet, um das Risiko für eine Lungenembolie zu senken.

Seltener ist ein Lungenhochdruck auf einen umfangreichen Verlust von Lungengewebe durch Operationen oder Unfälle, auf Herzschwäche, Sklerodermie, krankhaftes Übergewicht mit Atemschwierigkeiten (Pickwick-Syndrom), neurologische Erkrankungen, die sich auf die Atemmuskulatur auswirken, chronische Lebererkrankungen, HIV-Infektionen und Medikamente zur Gewichtsreduktion zurückzuführen. Ursache für einen plötzlichen Lungenhochdruck kann eine Lungenembolie ▲ sein. Dabei bleiben wandernde Blutgerinnsel in Arterien der Lunge stecken und führen zu ernsthaften Beschwerden.

Symptome

Atemnot bei körperlicher Anstrengung ist das häufigste Zeichen eines Lungenhochdrucks. Manche Betroffene empfinden Benommenheit oder Müdigkeit als Folge der Anstrengung; häufig kommt es zu Angina-pectoris-artigen Brustschmerzen. Der Betroffene fühlt sich schwach, weil die Körpergewebe zu wenig Sauerstoff erhalten. Andere Symptome wie Husten und Keuchen rühren meist von einer Lungenerkrankung her. Schwellungen (Ödeme), vor allem in den Beinen, können auftreten, wenn Flüssigkeit aus den Venen ins Gewebe austritt; dies ist für gewöhnlich ein Zeichen, dass sich ein Cor pulmonale entwickelt hat.

Einige Patienten mit Lungenhochdruck haben Bindegewebeerkrankungen, vor allem Sklerodermie ■; wenn beiden Störungen zusammentreffen, kann sich ein Raynaud-Syndrom ★ einstellen, und zwar noch bevor die Symptome des Lungenhochdrucks auftreten – in manchen Fällen sogar Jahre zuvor.

Aus unbekannten Gründen bekommen Menschen mit primärem Lungenhochdruck schmerzende Gelenke, oft schon Jahre, bevor die eigentliche Krankheit in Erscheinung tritt.

Diagnose

Bei Menschen mit Lungenerkrankungen lenken die Symptome schon häufig den Verdacht auf Lungenhochdruck. Eine Röntgenaufnahme kann dann die vergrößerten Pulmonalarterien zeigen. Im Elektrokardiogramm und bei einer Ultraschalluntersuchung lassen sich Probleme der

▲ siehe Seite 268 ■ siehe Seite 361
★ siehe Seite 211

rechten Herzseite schon erkennen, bevor sich ein Cor pulmonale entwickelt hat. Eine Lungenfunktionsprüfung kann Aufschluss über das Ausmaß der Lungenschädigung geben. In einer Blutprobe aus einer Armarterie kann der Sauerstoffgehalt des Blutes gemessen werden.

Um den Lungenhochdruck zuverlässig zu diagnostizieren, ist es oft nötig, einen Katheter durch die Vene eines Armes oder Beines bis in den rechten Teil des Herzens vorzuschieben, um dort den Blutdruck im rechten Ventrikel und in der Pulmonalarterie zu messen.

Behandlung

Die Therapie eines sekundären Lungenhochdrucks richtet sich an der zugrunde liegenden Krankheit aus. Medikamente, wie Kalziumantagonisten und Nitrate, die die Blutgefäße erweitern, werden erfolgreich eingesetzt, wenn der sekundäre Lungenhochdruck von Sklerodermie, chronischer Lebererkrankung oder HIV-Infektion begleitet ist. Bei Lungenhochdruck, der auf einer Lungenerkrankung beruht, haben diese Medikamente keine nachweislich positive Wirkung.

Bosentan, ein oral verabreichtes Medikament, hat bei einigen Patienten Wirksamkeit gezeigt. Auch Iloprost kann eingesetzt werden.

Bei Patienten mit geringer Sauerstoffsättigung im Blut kann eine Dauerbeatmung mit Sauerstoff – über eine Nasenkanüle oder Sauerstoffmaske – den Druck im Lungenkreislauf senken und die Atemnot lindern. Ein entwässerndes Medikament kann den Gasaustausch in der Lunge verbessern – wahrscheinlich weil es den Sekretstau in der Lunge verringert und den Flüssigkeitsstau in anderen Körperbereichen behebt. Gerinnungshemmer können das Risiko für die Bildung von Blutgerinnseln und für Lungenembolien ▲ verringern.

Die Lungentransplantation hat einen festen Platz in der Behandlung des Lungenhochdrucks. Sie kommt infrage, wenn die Behandlung einer zugrunde liegenden Lungenerkrankung fehlschlägt.

KAPITEL 55

Atmungsinsuffizienz

Bei Atmungsinsuffizienz (respiratorische Insuffizienz) ist die Sauerstoffsättigung des Blutes gefährlich niedrig und der Kohlendioxidgehalt im Blut bedrohlich hoch.

Atmungsinsuffizienz ist immer ein medizinischer Notfall; häufig ist sie das Endstadium einer chronischen Lungenerkrankung. Atmungsinsuffizienz kann bei ansonsten gesunden Personen auf einer schweren, plötzlichen Lungenerkrankung, wie einem akuten Atemnotsyndrom ■, beruhen. Fast alles, was die Atmung oder die Lunge beeinträchtigt, kann zu einer Atmungsinsuffizienz führen. Zum Beispiel kann eine Überdosis Opioide oder Alkohol so stark dämpfen, dass der Betroffene zu atmen aufhört. Auch der Verschluss der Atemwege, eine Verletzung der Lunge, Schädigung der Knochen und der die Lunge umgebenden Gewebe sowie eine Schwäche der Atmungsmuskulatur können Ursachen für eine Atmungsinsuffizienz sein. Sie kann darüber hinaus auftreten, wenn die Durchblutung der Lunge gestört ist, wie bei einer Lungenembolie ★. Diese Störung verhindert zwar nicht das Ein- oder Ausatmen; aber wenn bestimmte Teile der Lunge nicht durchblutet sind, kann aus der Luft nicht genügend Sauerstoff aufgenommen werden.

Symptome und Diagnose

Durch den verringerten Sauerstoffgehalt des Bluts wirkt die Haut bläulich (Zyanose). Der Kohlendioxidspiegel des Blutes steigt ebenso an wie der Säuregehalt, daraus resultieren Verwirrtheit und Schläfrigkeit. Der Körper bemüht sich, durch tiefe, schnelle Atemzüge das Kohlendioxid loszuwerden; aber wenn die Lunge nicht normal funktioniert, nützt das nichts.

▲ siehe Seite 268   ■ siehe Seite 308
★ siehe Seite 268

Schließlich beeinträchtigt die geringe Sauerstoffzufuhr die Funktion von Gehirn und Herz; das kann zu Bewusstseinsstörungen, Bewusstlosigkeit und Herzrhythmusstörungen und letztlich sogar zum Tod führen.

Einige Symptome der Atmungsinsuffizienz hängen von ihrer jeweiligen Ursache ab. Ein Kind, das einen Fremdkörper eingeatmet hat, wird keuchen und um Atem ringen; ▲ eine vergiftete oder geschwächte Person kann ohne äußere Anzeichen ins Koma fallen.

Die Symptome und die körperliche Untersuchung weisen bereits auf eine Atmungsinsuffizienz hin. Die Diagnose wird durch eine Blutuntersuchung bestätigt, die die geringe Sauerstoffsättigung und den hohen Kohlendioxidgehalt des Blutes aufzeigt.

Wenn sich eine Atmungsinsuffizienz ganz allmählich entwickelt, kommt es in den Blutgefäßen der Lunge zu einem Druckanstieg (Lungenhochdruck ■). Unbehandelt schädigt dieser die Blutgefäße; dann wird noch weniger Sauerstoff transportiert, das Herz überlastet, und es kann eine Herzschwäche entstehen.

Behandlung

Fast immer wird zuerst Sauerstoff verabreicht. Bei Menschen mit chronisch hohem Kohlendioxidspiegel kann sich jedoch durch eine übermäßige Sauerstoffzufuhr die Atmung verlangsamen und die Kohlendioxidwerte können bedrohlich ansteigen. Bei solchen Patienten muss die Sauerstoffzufuhr sehr sorgfältig dosiert werden.

Unbedingt muss die der Atmungsinsuffizienz zugrunde liegende Erkrankung behandelt werden. Bei Infektionen werden Antibiotika eingesetzt; Bronchodilatatoren erweitern die Atemwege. Andere Medikamente dienen dazu, eine Entzündung zu behandeln und die Bildung von Blutgerinnseln zu verhindern.

Künstliche Beatmung: Wenn ein schwer kranker Mensch nicht mehr in der Lage ist, genügend Luft ein- und auszuatmen, wirkt eine künstliche Beatmung lebensrettend. Für die Beatmung wird ein dünner Plastikschlauch durch Nase oder Mund bis in die Luftröhre geführt; dieser Schlauch ist mit einem Gerät verbunden, das Luft in die Lunge pumpt. Die Ausatmung erfolgt passiv, indem sich das elastische Lungengewebe zusammenzieht. Je nach Situation werden verschiedene Arten von Beatmungsgeräten und unterschiedliche Anwendungsformen eingesetzt. Bei gestörter Lungentätigkeit kann mit dem Beatmungsgerät noch zusätzlich Sauerstoff verabreicht werden. Bei Patienten,

WAS ATMUNGSINSUFFIZIENZ AUSLÖSEN KANN

AUSLÖSER	URSACHE
Verschluss der Atemwege	Chronische Bronchitis, Emphysem, Bronchiektase, Mukoviszidose, Asthma, Bronchiolitis, inhalierter Fremdkörper
Zu geringe Atmung	Krankhaftes Übergewicht, Schlafapnoe, Arzneimittelvergiftung
Muskelschwäche	Myasthenie, Muskeldystrophie, Polio, Guillain-Barré-Syndrom, Polymyositis, Schlaganfall, amyotrophe Lateralsklerose, Rückenmarkverletzung
Veränderung des Lungengewebes	Atemnotsyndrom, Reaktion auf Arzneimittel, Lungenfibrose, fibrosierende Alveolitis, verbreitete Tumore, Bestrahlungen, Sarkoidosen, Verbrennungen
Veränderungen der Brustwände	Skoliosen, Brustverletzungen, extremes Übergewicht, Thorakoplastik (operative Entfernung von Rippenteilen, um eine erkrankte Lunge kollabieren zu lassen)

die nur eine Atmungshilfe brauchen, kann über eine Atemmaske, die über Nase oder Gesicht gelegt wird, eine Druckbeatmung erfolgen. Dieses so genannte CPAP-System (continuous positive airway pressure) unterstützt die Atemtätigkeit des Kranken und verhindert, dass die Atemmuskulatur ermüdet. Seine Anwendung über Nacht kann Patienten helfen, deren Atmungsinsuffizienz auf eine Muskelschwäche zurückzuführen ist; da sich die Muskulatur über Nacht erholen kann, kann sie am darauf folgenden Tag besser arbeiten.

Während der Beatmung muss die Flüssigkeitsmenge im Körper überwacht und angepasst werden, um eine optimale Lungen- und

▲ siehe Seite 1560   ■ siehe Seite 304

Herzfunktion sicherzustellen. Der Säuregehalt des Blutes wird durch die Häufigkeit und die Tiefe der Atemzüge des Beatmungsgeräts gesteuert. Ein Patient, der künstlich beatmet wird, kann unruhig werden. Dagegen werden Medikamente wie Lorazepam oder Midazolam oder auch Opioide wie Morphin oder Fentanyl gegeben. Bakterielle Infektionen müssen so schnell wie möglich erkannt und entsprechend behandelt werden.

KAPITEL 56

Akutes Atemnotsyndrom

Das akute Atemnotsyndrom ist eine Form von Atmungsinsuffizienz, der verschiedene Störungen zugrunde liegen; sie führen dazu, dass sich Flüssigkeit in der Lunge ansammelt und der Sauerstoffgehalt des Blutes abnimmt.

Das akute Atemnotsyndrom ist ein medizinischer Notfall, der bei Menschen mit schwerer Lungenerkrankung eintreten kann. Aber auch Menschen mit gesunder Lunge können Derartiges entwickeln. Eine weniger schwerwiegende Form dieses Syndroms wird als akute respiratorische Insuffizienz bezeichnet.

Ursachen

Alles, was die Lunge schädigt, kann ein akutes Atemnotsyndrom hervorrufen. Bei etwa einem Drittel der Betroffenen ist es die Folge einer schweren, den ganzen Körper erfassenden Infektion (Sepsis). Bei anderen Personen tritt das Atemnotsyndrom als Folge einer Organschädigung, etwa der Bauchspeicheldrüse, auf. Dabei können Eiweißstoffe wie Enzyme und Zytokine freigesetzt werden, die andere Organe oder Gewebe schädigen können – so auch die Lunge.

Wenn die kleinen Lungenbläschen und die winzigen Blutgefäße der Lunge geschädigt werden, treten Blut und Flüssigkeit in die Zwischenräume zwischen den Lungenbläschen und schließlich auch in sie selbst ein. Dass viele Alveolen zusammenfallen (Atelektase ▲), kann auch auf eine verringerte Wirkung von Surfactant zurückzuführen sein. Surfactant ist eine Flüssigkeit, die die innere Fläche der Lungenbläschen auskleidet und sie in ihrer Form stützt. Flüssigkeit in den Lungenbläschen und zusammengefallene Alveolen beeinträchtigen den Übertritt von Sauerstoff aus der Atemluft in das Blut; dadurch fällt der Sauerstoffgehalt im Blut stark ab. Da der Übertritt von Kohlendioxid aus dem Blut in die Atemluft nicht so stark behindert wird, verändert sich der Kohlendioxidgehalt im Blut nur geringfügig.

Symptome und Diagnose

Ein Atemnotsyndrom entwickelt sich 24 bis 48 Stunden nach der verursachenden Verletzung oder Krankheit. Als Erstes empfindet der Betroffene Atemnot, gewöhnlich begleitet von schnellem, flachem Atem. Der Arzt kann im Stethoskop knisternde oder keuchende Geräusche hören; manchmal ist auch gar nichts Ungewöhnliches zu hören. Durch den geringen Sauerstoffgehalt des Blutes kann die Haut marmoriert oder bläulich erscheinen (Zyanose). Störungen anderer Organe wie des Herzens und des Gehirns können zu Herzrasen, Verwirrung und Lethargie führen.

Der durch das Atemnotsyndrom verursachte Sauerstoffmangel und die Freisetzung von Eiweißstoffen (Zytokinen) und weißen Blutkörperchen können Entzündungen und Komplikationen in anderen Organen hervorrufen. Wenn dadurch mehrere Organe ausfallen, spricht man vom multiplen Organversagen. Dieses kann sich sehr bald nach dem Beginn des Atemnotsyndroms einstellen, es kann aber auch erst Tage oder Wochen später auftreten. Hinzu kommt, dass Patienten mit Atemnotsyndrom Lungeninfektionen nur wenig entgegenzusetzen haben. Deshalb erkranken sie häufig an bakteriell bedingter Lungenentzündung.

Eine arterielle Blutprobe zeigt die geringen Sauerstoffwerte des Blutes ■, Röntgenaufnahmen der Brust lassen die Flüssigkeitsansam-

---

▲ siehe Seite 275   ■ siehe Seite 241

lung in Räumen erkennen, die eigentlich mit Luft gefüllt sein sollten. Weitere Untersuchungen können erforderlich sein, um sicherzugehen, dass nicht eine Herzschwäche die Ursache des Syndroms ist. ▲

Behandlung und Prognose

Menschen mit Atemnotsyndrom werden auf einer Intensivstation behandelt. Eine erfolgreiche Behandlung hängt immer von mehreren Faktoren ab: der zugrunde liegenden Krankheit, der Anwendung von Sauerstoff und der Behandlung der Grundkrankheit.

Eine künstliche Beatmung ■ ist erforderlich, wenn Sauerstoffgaben über eine Gesichtsmaske oder über Nasenkanülen den Blutsauerstoff nicht entscheidend bessern oder wenn dabei sehr hohe Dosen von Sauerstoff nötig sind. Bei der druckunterstützten Beatmung liefert das Beatmungsgerät kontinuierlich sauerstoffreiche Luft über einen Schlauch, der über Nase oder Mund in die Luftröhre führt. Bei Patienten mit Atemnotsyndrom hält das Beatmungsgerät den Druck sowohl beim Einatmen, als auch – etwas geringer – beim Ausatmen aufrecht (kontinuierlicher positiver Atemwegsdruck). Der Druck, den das Beatmungsgerät während und nach dem Atemzug ausübt, öffnet zusammengefallene Lungenbereiche, sodass der Sauerstoff auch wieder von den geschädigten Bereichen der Lunge aufgenommen werden und ins Blut übertreten kann.

Druck und Volumen der Luftmenge, die das Gerät mit jedem Atemzug in die Lunge pumpt, müssen genau reguliert werden, damit die kleinen Atemwege und die Lungenbläschen offen bleiben, die verletzlichen Alveolen aber nicht platzen. Andernfalls würde Luft in die umgebenden Räume austreten und zum Lungenkollaps (Pneumothorax ★) führen. Die Überwachung und Anpassung des Druckes stellt auch sicher, dass die Lunge nicht übermäßig viel Sauerstoff erhält; das würde die Lunge schädigen und das Atemnotsyndrom noch verschlimmern. Die Begrenzung der Luftmenge bei jedem Atemzug hat auch den Sinn, dass die Lunge nicht überdehnt wird. Um beatmete Patienten zu beruhigen und ihnen das Gefühl erstickender Atemnot zu nehmen, bekommen sie oft Beruhigungsmittel wie Midazolam.

Entwässernde Medikamente (Diuretika) können helfen, Flüssigkeitsansammlungen in der Lunge zu verringern. Antibiotika werden bei einer bakteriell bedingten Lungenentzündung nötig. Manche Patienten in Spätstadien des Atemnotsyndroms können von der intravenösen Gabe von Kortisonpräparaten profitieren. Eine weitere unterstützende Maßnahme besteht darin, über eine Sonde Nährstoffe und Flüssigkeit zuzuführen ●; das ist vor allem wichtig, weil Nahrungs- und Flüssigkeitsmangel das Risiko eines multiplen Organversagens erhöhen. Wenn jemand auf diese Weise nicht angemessen ernährt werden kann, muss er die Nährstoffe möglicherweise intravenös verabreicht bekommen.

Patienten, die längere Zeit künstlich beatmet werden mussten, bilden häufig Narbengewebe in der Lunge. Diese Art der Vernarbung kann sich über Monate hinweg entwickeln, nachdem die künstliche Beatmung bereits beendet worden ist.

Ursachen des akuten Atemnotsyndroms

- ■ Aspiration (Inhalation) von Nahrungsbestandteilen in die Lunge
- ■ Verbrennungen
- ■ Operationen mit Herz-Lungen-Maschine
- ■ Brustverletzungen
- ■ Entzündungen der Bauchspeicheldrüse (Pankreatitis)
- ■ Inhalation großer Mengen von Rauch
- ■ Inhalation anderer giftiger Gase
- ■ Schädigung der Lunge durch Einatmen hoch konzentrierten Sauerstoffs
- ■ Umfangreiche Bluttransfusionen
- ■ Zustand nach Beinaheertrinken
- ■ Überdosis von Substanzen wie Heroin, Methadon, Propoxyphen und Azetylsalizylsäure
- ■ Lungenentzündung
- ■ Länger anhaltender oder bedrohlich niedriger Blutdruck (Schock)
- ■ Lungenembolie
- ■ Schwere, im ganzen Körper verbreitete Infektion (Sepsis)

▲ siehe Seite 137   ■ siehe Seite 308
★ siehe Seite 298   ● siehe Seite 883

KAPITEL 57

Lungenkrebs

Lungenkrebs ist von allen Krebsarten bei Männern die häufigste Todesursache, bei Frauen steht er an dritter Stelle. Er tritt gewöhnlich im Alter zwischen 45 und 70 auf. Da sich der Anteil an rauchenden Frauen dem der Männer annähert, steigt bei den Frauen auch die Zahl der Lungenkrebserkrankungen.

Lungenkrebs, der von den Zellen der Lunge herrührt, wird primärer Lungenkrebs genannt. Krebs kann sich aber auch aus anderen Bereichen des Körpers in die Lunge ausbreiten (metastasieren).

Mehr als 90 Prozent der primären Lungenkrebserkrankungen entwickeln sich in den Bronchien; diese Form von Lungenkrebs wird Bronchialkarzinom genannt. Beim Lungenkrebs wird zwischen kleinzelligem Karzinom, Plattenepithelkarzinom, großzelligem Karzinom und Adenokarzinom unterschieden. Die letzten drei Formen werden häufig unter dem Begriff nichtkleinzellige Lungenkarzinome zusammengefasst.

Das broncho-alveoläre Karzinom, eine Unterart des Adenokarzinoms, hat seinen Ursprung in den Lungenbläschen (Alveolen). Dieses Karzinom befällt häufig gleichzeitig mehrere Bereiche der Lunge.

Weniger häufige Lungentumoren sind das Karzinoid (das bösartig oder auch gutartig sein kann), das Chondrohamartom (nicht bösartig) und das Sarkom (bösartig). Lymphom ist eine Krebserkrankung des Lymphsystems; es kann in der Lunge beginnen oder sich von anderen Bereichen auf die Lunge ausbreiten.

Ursachen

Zigarettenrauchen ist die weitaus häufigste Ursache von Lungenkrebs. Je mehr und je länger jemand raucht, desto größer ist sein Risiko für Lungenkrebs.

Ein kleiner Teil der Lungenkrebserkrankungen ist auf Kontakt oder Inhalation von Schadstoffen im Beruf zurückzuführen. Das Arbeiten mit Asbest, Strahlen, Arsen, Chromverbindungen, Nickel, Bischlormethylether, Senfgas und Kokereigasen ist mit der Entstehung von Lungenkrebs in Zusammenhang gebracht worden. Das Risiko für die Entwicklung von Lungenkrebs ist größer bei Personen, die den genannten Belastungen ausgesetzt sind und zusätzlich Zigaretten rauchen. Auch Radongas in Haus und Wohnung kommt als Lungenkrebsursache in Betracht. Gelegentlich kommt Lungenkrebs bei Menschen vor, deren Lunge sich durch Erkrankungen wie Tuberkulose narbig verändert hat; dann treten vor allem Adenokarzinome und das broncho-alveoläre Karzinom auf.

Symptome und Komplikationen

Die Symptome des Lungenkrebses hängen von seiner Art, dem Ort seiner Entstehung und dem Grad seiner Ausbreitung ab. Gewöhnlich ist das erste und häufigste Symptom ein hartnäckiger Husten. Bei Menschen mit chronischer Bronchitis wird der Husten schlimmer, wenn sie Krebs entwickeln. Der abgehustete Auswurf kann blutig sein (Hämoptyse ▲). Wenn ein Lungentumor in benachbarte Blutgefäße einwächst, kann es zu schweren Blutungen kommen.

Wenn der Tumor einen Bronchus verengt, tritt Keuchen auf. Der komplette Verschluss eines Atemwegs kann zum Kollaps des Lungenteils führen, den der verschlossene Bronchus versorgt (Atelektase ■). Weitere Folgen eines Bronchienverschlusses sind Atemnot und Lungenentzündung, begleitet von Husten, Fieber und Brustschmerzen. Wenn der Tumor die Brustwand angreift, können dauerhafte Brustschmerzen auftreten.

Lungenkrebs kann in bestimmte Nerven im Halsbereich einwachsen und dadurch ein hängendes Augenlid, verengte Pupillen, eingesunkene Augäpfel und einseitig verringertes Schwitzen verursachen – zusammen werden diese Symptome als **Horner-Syndrom** ★ bezeichnet. Tumoren in den Lungenspitzen können die Nerven angreifen, die den Arm versorgen; das führt zu Schmerzen, Taubheit und Schwäche des Arms – dieser Zustand wird **Pancoast-Syndrom** genannt. Auch Nerven, die den Kehlkopf versorgen, können betroffen sein, was eine heisere Stimme hervorruft. Diese Störung betrifft vor allem Personen, deren Krebs sich im linken Lungenflügel entwickelt hat.

Lungenkrebs kann in die Speiseröhre hineinwachsen. Sitzt der Tumor direkt neben der

---

▲ siehe Seite 237   ■ siehe Seite 275

★ siehe Kasten Seite 579

Speiseröhre, kann er auf sie drücken und Schwierigkeiten beim Schlucken verursachen. Gelegentlich bildet sich durch die Ausbreitung des Tumors ein Kanal (Fistel) zwischen der Speiseröhre und den Bronchien. Dieses führt zu heftigem Husten, weil während des Schluckens Nahrungsbestandteile und Flüssigkeit in die Lunge eindringen.

Auch in den Herzmuskel kann der Lungenkrebs einwachsen, was zu Herzrhythmusstörungen, zur Blockierung des Blutflusses im Herzen und zu Flüssigkeitsansammlung in dem das Herz umgebenden Herzbeutel führen kann. Der Tumor kann auch in die den Brustkorb durchlaufende obere Hohlvene eindringen oder auf sie drücken (**Vena-cava-superior-Syndrom**). Wird diese Vene verschlossen, staut sich Blut in den Venen der oberen Körperteile zurück. Die Venen in der Brustwand vergrößern sich. Im Gesicht, an Hals und Brustwand – auch an den Brüsten – treten Schwellungen und Rötungen auf. Der Zustand verursacht Atemnot, Kopfschmerzen, Sehstörungen, Schwindel und Schläfrigkeit. Diese Symptome verstärken sich, wenn sich der Betroffene bückt oder hinlegt.

Zu den Symptomen des Lungenkrebses, die gewöhnlich erst spät auftreten, zählen Appetitlosigkeit, Gewichtsverlust, Müdigkeit und Schwäche. Flüssigkeitsansammlungen in der Umgebung der Lunge (Pleuraergüsse ▲) können auftreten, wenn der Tumor in den Pleuraspalt eindringt. Sie können Atemnot herbeiführen. Mit zunehmender Ausbreitung des Tumors in der Lunge können sich schwere Atemnot, verringerter Sauerstoffgehalt im Blut und Cor pulmonale ■ einstellen.

Der Lungenkrebs kann sich mit dem Blut ausbreiten und Leber, Gehirn, Nebennieren, Rückenmark und Knochen besiedeln; weniger häufig greift er auf andere Teile des Körpers über. Lungenkrebs, vor allem das kleinzellige Karzinom, kann sich schon im Frühstadium ausbreiten. Symptome wie Kopfschmerzen, Verwirrtheit, Krampfanfälle und Knochenschmerzen können bereits auftreten, bevor sich Lungenprobleme bemerkbar machen.

Paraneoplastisches Syndrom ★: Dieses Syndrom beruht auf Substanzen, die der Tumor freisetzt, etwa Hormone, Zytokine und viele andere Eiweißstoffe. Sie wirken in anderen Bereichen des Körpers wie etwa im Stoffwechsel, den Nerven und den Muskeln. Dieses Syndrom hängt weder von der Größe des Tumors noch von seinem Sitz ab. Es ist auch nicht zwangsläufig ein Zeichen dafür, dass sich der Krebs über die Lunge hinaus ausgebreitet hat.

Todesfälle durch Lungenkrebs

Unter allen Krebsformen war Lungenkrebs im Jahr 2001 bei Männern die häufigste Todesursache, bei Frauen die dritthäufigste. Die Zahl der Lungenkrebserkrankungen hat bei Frauen in den vergangenen zehn Jahren stetig zugenommen, weil auch die Zahl der Raucherinnen immerfort gestiegen ist. Bei Männern hingegen nahm die Zahl der Neuerkrankungen 1998 erstmals ab. (Quelle: Statistisches Bundesamt und Robert-Koch-Institut) Die Kurve zeigt den Anstieg der Zahl der Todesfälle für Männer und Frauen seit 1930 in den USA, bezogen auf jeweils 100 000 Einwohner.

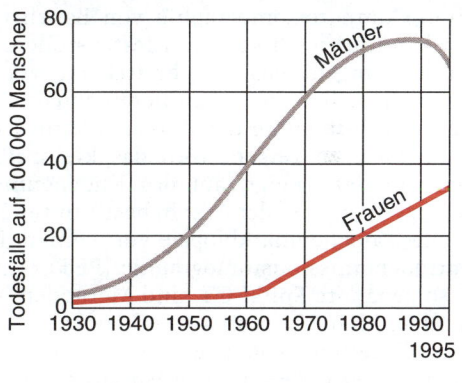

Diagnose

Die Möglichkeit eines Lungenkrebses wird abgeklärt, wenn jemand, vor allem Raucher, unter hartnäckigem oder sich verschlimmerndem Husten oder anderen Lungensymptomen (wie Atemnot und blutigem Auswurf) leidet. Bei symptomlosen Patienten ist manchmal ein Schatten auf dem Röntgenbild der Brust das erste Anzeichen; allerdings beweist dieses noch keinen Lungenkrebs. Im Röntgenbild lassen sich die meisten Lungentumoren erkennen – ausgenommen besonders kleine.

Eine Computertomographie kann Knötchen zeigen, die auf einem Röntgenbild noch nicht zu erkennen sind. Die CT kann auch Aufschluss darüber geben, ob Lymphknoten vergrößert sind; aus vergrößerten Lymphknoten wird oft eine Gewebeprobe entnommen und mikro-

▲ siehe Seite 296   ■ siehe Seite 305

★ siehe Kasten Seite 1031

skopisch untersucht, um zu sehen, ob eine Entzündung oder eine Krebserkrankung die Schwellung ausgelöst hat.

Mit einer mikroskopischen Untersuchung von verdächtigem Lungengewebe wird gewöhnlich die Diagnose gesichert. Manchmal liefert eine Probe von abgehustetem Sputum genügend Material für eine Untersuchung (Sputumzytologie). Um ausreichend Gewebe zu gewinnen, kann eine Bronchoskopie ▲ erforderlich sein. Sitzt der Tumor so tief in der Lunge, dass er mittels Bronchoskopie nicht erreichbar ist, kann der Arzt die Gewebeprobe auch erhalten, indem er unter CT-Kontrolle eine Nadel durch die Haut in die Lunge einführt (Nadelbiopsie ■). Ist für die Gewebeprobe ein chirurgischer Eingriff erforderlich, heißt das Thorakotomie ★.

Eine Computertomographie von Bauch und Kopf kann hilfreich sein, um festzustellen, ob sich der Lungenkrebs ausgebreitet hat, vor allem auf die Leber, die Nebennieren und das Gehirn. Eine Aufnahme der Knochen kann Knochenmetastasen zeigen. Weil das kleinzellige Karzinom dazu neigt, auf das Knochenmark überzugreifen, wird der Arzt in bestimmten Fällen eine Knochenmarkbiopsie vornehmen. Die Positronenemissionstomographie (PET) ● und das so genannte Spiral-CT sind Methoden, um vor allem kleine Tumoren zu erkennen.

Die Einteilung von Krebserkrankungen beruht auf ihrer Größe, ihrer Ausbreitung auf benachbarte Lymphknoten und ihrer Ausbreitung auf entfernte Organe. Die verschiedenen Kategorien werden als Stadien bezeichnet.◆ Nach dem Stadium richtet sich die Therapie; sie ermöglicht es dem Arzt außerdem, eine individuelle Prognose zu stellen.

Vorbeugung

Zu den vorbeugenden Maßnahmen zur Verhütung von Lungenkrebs gehört, das Rauchen einzustellen und den Kontakt mit potenziell Krebs verursachenden Stoffen am Arbeitsplatz zu vermeiden.

Behandlung

Die nicht bösartigen Bronchialtumoren, zu denen das Karzinoid und das Chondrohamartom gehören, werden operativ entfernt, weil sie die Bronchien verschließen und sich selten auch zu bösartigen Krankheiten entwickeln können. Ob ein Tumor gut- oder bösartig ist, lässt sich oft auch erst nach seiner Entfernung und mikroskopischen Untersuchung feststellen.

Operation: Sie ist das Mittel der Wahl bei einem Lungenkrebs, der sich noch nicht über die ganze Lunge ausgebreitet hat. Allerdings ist eine Operation beim kleinzelligen Karzinom nicht angebracht. Eine Operation ist nicht möglich, wenn sich der Tumor schon zu weit in der Lunge ausgebreitet hat, wenn er zu nahe an der Luftröhre sitzt oder wenn andere schwerwiegende Krankheiten vorliegen (wie z. B. schwere Herz- oder Lungenkrankheiten).

Vor der Operation nimmt der Arzt eine Lungenfunktionsprüfung ▼ vor, um festzustellen, ob die nach der Operation verbleibende Lungensubstanz noch eine hinreichende Atmung gewährleisten kann. Wird das verneint, ist die Operation nicht möglich. Wie viel Lungengewebe tatsächlich entfernt werden muss, ergibt sich immer erst während der Operation. Das Ausmaß kann von einem kleinen Lungensegment bis hin zu einem kompletten Lungenflügel reichen.

Gelegentlich werden Lungenmetastasen, die sich von einem Tumor aus einem anderen Körperbereich (beispielsweise dem Dickdarm) ausgebreitet haben, operiert, noch bevor der ursprüngliche Tumor entfernt worden ist.

Wenn ein nichtkleinzelliges Lungenkarzinom noch nicht die ganze Lunge erfasst hat, kann vor, nach oder anstelle des chirurgischen Eingriffs mit Chemotherapie und Bestrahlung behandelt werden.

Strahlentherapie: Sie kann bei Patienten durchgeführt werden, die sich nicht operieren lassen wollen, wegen eines anderen Leidens (etwa schwerer koronarer Herzkrankheit) nicht operiert werden können oder deren Tumor benachbarte Gewebe wie Lymphknoten befallen hat. Obwohl die Strahlentherapie den Tumor normalerweise nur verkleinert oder sein Wachstum verlangsamt, kann sich die Krebskrankheit langfristig doch zurückbilden. Die Chancen erhöhen sich noch, wenn die Bestrahlung mit einer Chemotherapie kombiniert wird. Die Strahlentherapie ist auch geeignet, um Komplikationen zu verhindern, die häufig mit Lungenkrebs einhergehen, wie etwa Bluthusten, Knochenschmerzen, Vena-cava-superior-Syndrom und Rückenmarkkompression.

Chemotherapie: Bei kleinzelligem Lungenkarzinom ist die Chemotherapie die Behandlung der Wahl, manchmal in Kombination mit Strahlentherapie. Sie ist deshalb so wirksam, weil sich der Lungenkrebs zur Zeit der Dia-

---

▲ siehe Seite 242   ■ siehe Seite 242

★ siehe Seite 243   ● siehe Seite 241

◆ siehe Seite 1035   ▼ siehe Seite 239

gnose meist schon auf andere Bereiche des Körpers ausgebreitet hat. Patienten mit kleinzelligem Lungenkarzinom, die auf die Chemotherapie gut ansprechen, können bei Gehirnmetastasen von einer Strahlenbehandlung des Kopfes profitieren – dieses selbst dann, wenn die Metastasen noch keine Symptome verursachen und sie weder mittels Computer- noch Magnetresonanztomographie des Kopfes festgestellt werden können.

Bei nichtkleinzelligem Lungenkrebs ist die Wirksamkeit einer alleinigen Chemotherapie begrenzt. Hat der Krebs hingegen metastasiert, kann eine Chemotherapie hilfreich sein.

Andere Behandlungsformen: Da sich die Lungenfunktion bei vielen Lungenkrebspatienten erheblich verschlechtert – ob sie nun behandelt werden oder nicht –, können sowohl Sauerstofftherapie ▲ als auch Bronchodilatatoren (Medikamente, die die Atemwege erweitern) die Atmung unterstützen. Bei starken Schmerzen sollte eine angemessene Schmerztherapie mit Opioiden erfolgen.

Prognose

Lungenkrebs hat eine schlechte Prognose. Da sich kleinzellige Karzinome meist schon zum Zeitpunkt der Diagnose außerhalb der Lunge verbreitet haben, ist die Prognose im Allgemeinen schlechter als für andere Formen von Krebs. Patienten, die ihren Lungenkrebs überleben und weiterhin rauchen, haben ein hohes Risiko, ein weiteres Krebsleiden zu entwickeln.

Im Endstadium der Krebserkrankung ist eine gute Betreuung sehr wichtig. Patienten, die diese Zeit in der häuslichen Umgebung verbringen wollen, brauchen einen Arzt, der ihnen hilft, Angst und Schmerzen durch entsprechende Medikamente zu erleichtern. ■

▲ siehe Seite 244   ■ siehe Seiten 44 und 46

KAPITEL 58

Bewegungsapparat

Der Bewegungsapparat gibt dem Körper Form, Halt und Beweglichkeit. Er besteht aus den Knochen, die das Skelett bilden, und Muskeln, Sehnen, Bändern, Gelenken, Knorpeln und anderem Bindegewebe. Der Begriff »Bindegewebe« bezeichnet Gewebe, das andere Gewebe und Organe zusammenhält und dafür sorgt, dass Organe an ihrem Platz bleiben. Es besteht vornehmlich aus elastischen Fasern und Kollagen, einem Eiweiß.

Knochen

Das Knochengewebe verändert sich ständig und erfüllt viele Funktionen. Knochen sind das Gerüst des Körpers, sie schützen die inneren Organe. Sie sind mit Knochenmark gefüllt, in dem die Blutkörperchen gebildet werden. In den Knochen speichert der Körper seinen Kalziumvorrat. Bei Kindern haben manche Knochen so genannte Wachstumsfugen. Der Knochen verlängert sich an dieser Stelle, bis der Mensch seine endgültige Größe erreicht hat. Dann schließt sich die Fuge. Danach wachsen Knochen nur noch sehr langsam. Sie verdicken sich, werden aber kaum noch länger.

Knochen sind verschieden geformt: Sie sind flach wie z. B. Schädelplatten und Wirbelknochen oder röhrenförmig wie die Knochen der Arme und Beine. Die innere Struktur der Knochen ist annähernd gleich. Der harte äußere Teil besteht überwiegend aus Eiweißen wie Kollagen und der Substanz Hydroxylapatit. In dieser Verbindung aus Kalzium und Phosphat speichert der Körper den größten Teil seines Kalziumvorrats; sie ist hauptverantwortlich für Knochendichte und -stärke. Das Knochenmark ist weicher und weniger kompakt als der Rest. Es enthält Zellen, die Blutkörperchen bilden. Der Knochen wird von Blutgefäßen versorgt und ist von Nerven umgeben. Verletzte Knochen heilen auf besondere Weise ▲.

Knochen sind einem ständigen Erneuerungsprozess unterworfen ■, bei dem altes Gewebe nach und nach durch neues ersetzt wird. Jeder Knochen im Körper wird auf diese Weise im Lauf von etwa zehn Jahren komplett erneuert. Um die Knochendichte zu erhalten, benötigt der Körper genügend Kalzium und andere Mineralien. Außerdem sind daran Hormone wie Parathormon, Wachstumshormon, Kalzitonin, Östrogen und Testosteron beteiligt.

Die Knochen sind von der dünnen Knochenhaut (Periost) umgeben. Sie ist von Nerven durchzogen. Deshalb können Knochen schmerzen. Auch die Blutgefäße, die den Knochen versorgen, liegen in der Knochenhaut.

Muskeln

Es gibt Skelettmuskeln, glatte Muskeln und Herzmuskeln. Skelett- und glatte Muskulatur sind Teile des Bewegungsapparats.

Skelettmuskeln können sich zusammenziehen, um Körperteile zu bewegen. Sie bestehen aus Faserbündeln, die in gleichmäßigem Muster angeordnet sind. Unter dem Mikroskop sehen sie aus wie gestreift; deshalb nennt man sie auch quergestreifte Muskulatur. Skelettmuskeln sind für Haltung und Bewegung verant-

wortlich. Sie sind über Sehnen mit den Knochen verbunden, um die Gelenke angeordnet und wirken nach dem Prinzip eines Gegenspielers: So hat der Muskel, der den Ellenbogen beugt (Bizeps), einen Gegenspieler, der ihn wieder streckt (Trizeps). Skelettmuskeln werden auch willkürliche Muskeln genannt, weil sie vom Gehirn gesteuert und bewusst eingesetzt werden. Die Größe und Leistungsfähigkeit der Skelettmuskeln hängt davon ab, wie häufig sie benutzt und trainiert werden. Wachstumshormone und Testosteron fördern bei Kindern den Muskelaufbau und erhalten die Muskulatur bei Erwachsenen.

Die glatte Muskulatur ist für Körperfunktionen zuständig, die unbemerkt stattfinden. Sie umgibt z. B. die Arterien und sorgt durch das Zusammenziehen dafür, dass Blut gepumpt wird. Auch der Darm ist von glatter Muskulatur umhüllt, die sich zusammenzieht, um Nahrung und Kot im Verdauungstrakt weiterzubefördern. Die glatte Muskulatur wird ebenfalls vom Gehirn gesteuert, doch lässt sich dieser Prozess nicht bewusst lenken. Darum heißt die glatte Muskulatur auch unwillkürliche Muskulatur.

Der Herzmuskel bildet das Herz und gehört nicht zum Bewegungsapparat. Sein Fasermuster sieht unter dem Mikroskop ähnlich aus wie das der Skelettmuskulatur. Der Herzmuskel bewegt sich rhythmisch und wird nicht bewusst gesteuert.

Sehnen und Schleimbeutel

Sehnen bestehen überwiegend aus der Eiweißsubstanz Kollagen. Sie sind nicht elastisch. Sehnen verbinden das Ende eines Muskels fest mit dem Knochen. Sie gleiten in einer Sehnenscheide hin und her und können sich so bewegen, ohne das umgebende Gewebe zu reizen.

Schleimbeutel sind kleine, mit Flüssigkeit gefüllte Säckchen, die unter einer Sehne liegen, sie abpolstern und vor Verletzungen schützen. Schleimbeutel sorgen auch dafür, dass Knochen und Bänder nicht aneinander reiben und so vorzeitig verschleißen.

Bänder

Bänder sind starke Stränge aus Bindegewebe, das Kollagen und elastische Fasern enthält. Durch diese Fasern können sich die Bänder etwas deh-

▲ siehe Seite 330   ■ siehe Seite 325

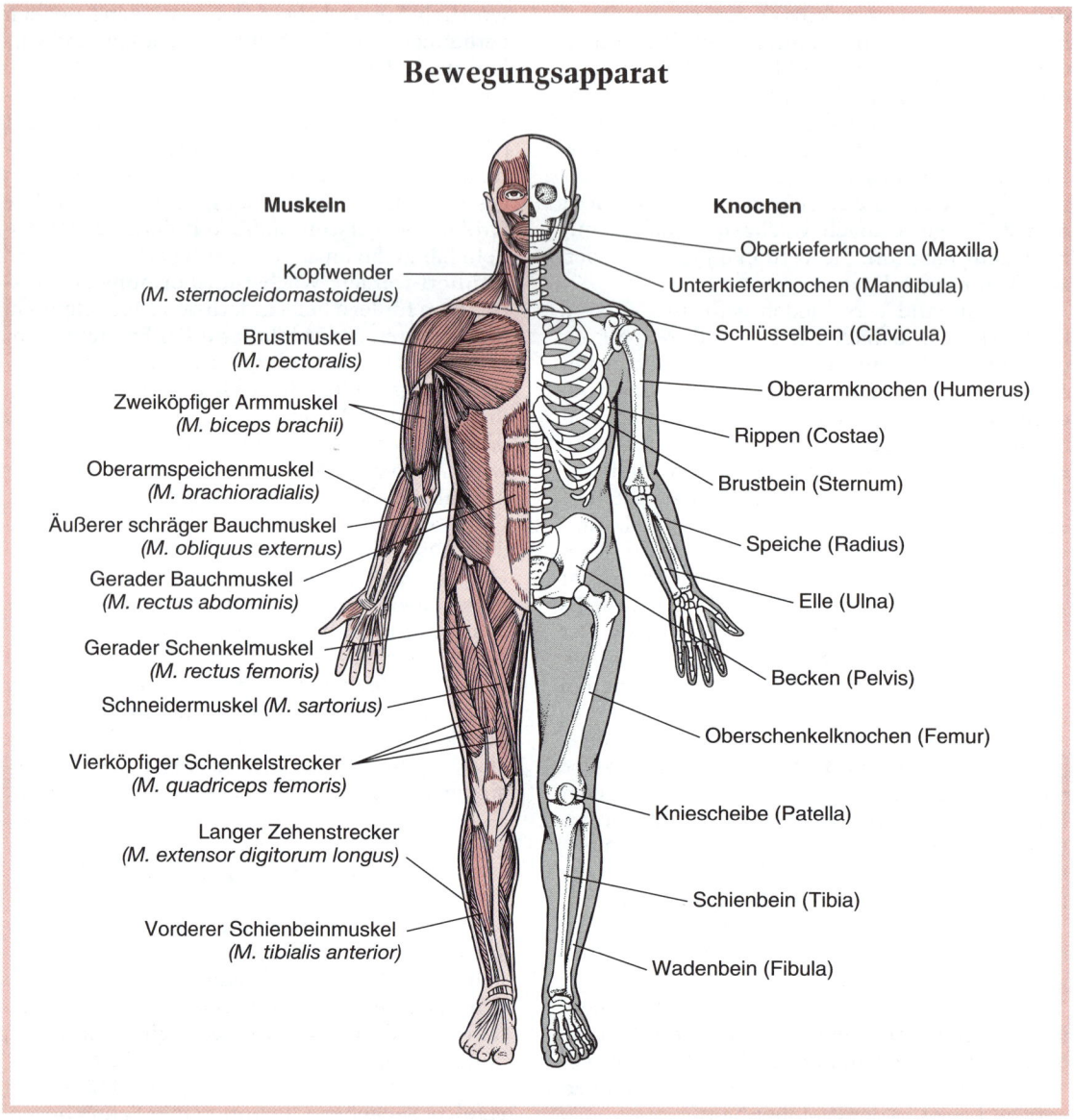

Bewegungsapparat

Muskeln

Kopfwender
(*M. sternocleidomastoideus*)

Brustmuskel
(*M. pectoralis*)

Zweiköpfiger Armmuskel
(*M. biceps brachii*)

Oberarmspeichenmuskel
(*M. brachioradialis*)

Äußerer schräger Bauchmuskel
(*M. obliquus externus*)

Gerader Bauchmuskel
(*M. rectus abdominis*)

Gerader Schenkelmuskel
(*M. rectus femoris*)

Schneidermuskel (*M. sartorius*)

Vierköpfiger Schenkelstrecker
(*M. quadriceps femoris*)

Langer Zehenstrecker
(*M. extensor digitorum longus*)

Vorderer Schienbeinmuskel
(*M. tibialis anterior*)

Knochen

Oberkieferknochen (Maxilla)

Unterkieferknochen (Mandibula)

Schlüsselbein (Clavicula)

Oberarmknochen (Humerus)

Rippen (Costae)

Brustbein (Sternum)

Speiche (Radius)

Elle (Ulna)

Becken (Pelvis)

Oberschenkelknochen (Femur)

Kniescheibe (Patella)

Schienbein (Tibia)

Wadenbein (Fibula)

nen. Bänder umgeben die Gelenke und halten sie zusammen; sie stärken und stabilisieren sie und gestatten nur Bewegungen in bestimmte Richtungen. Auch Knochen sind durch Bänder miteinander verbunden.

Gelenke

Gelenke sind Verbindungen zwischen Knochen. Ihre Stellung zueinander entscheidet darüber, wie weit und in welche Richtung sich das Gelenk bewegen lässt. Manche Gelenke sind nur bis kurze Zeit nach der Geburt beweglich, so z. B. die zwischen den Schädelplatten. Andere Gelenke wiederum gewähren einen großen Bewegungsspielraum. Das Kugelgelenk der Schulter gestattet Drehungen nach innen und außen, vorwärts und rückwärts sowie die Seitwärtsbewegung der Arme. Die Scharniergelenke an Ellenbogen und Finger lassen sich hingegen nur beugen (Flexion) und strecken (Extension).

Die Bestandteile des Gelenks sorgen für Stabilität und verringern das Verletzungsrisiko bei

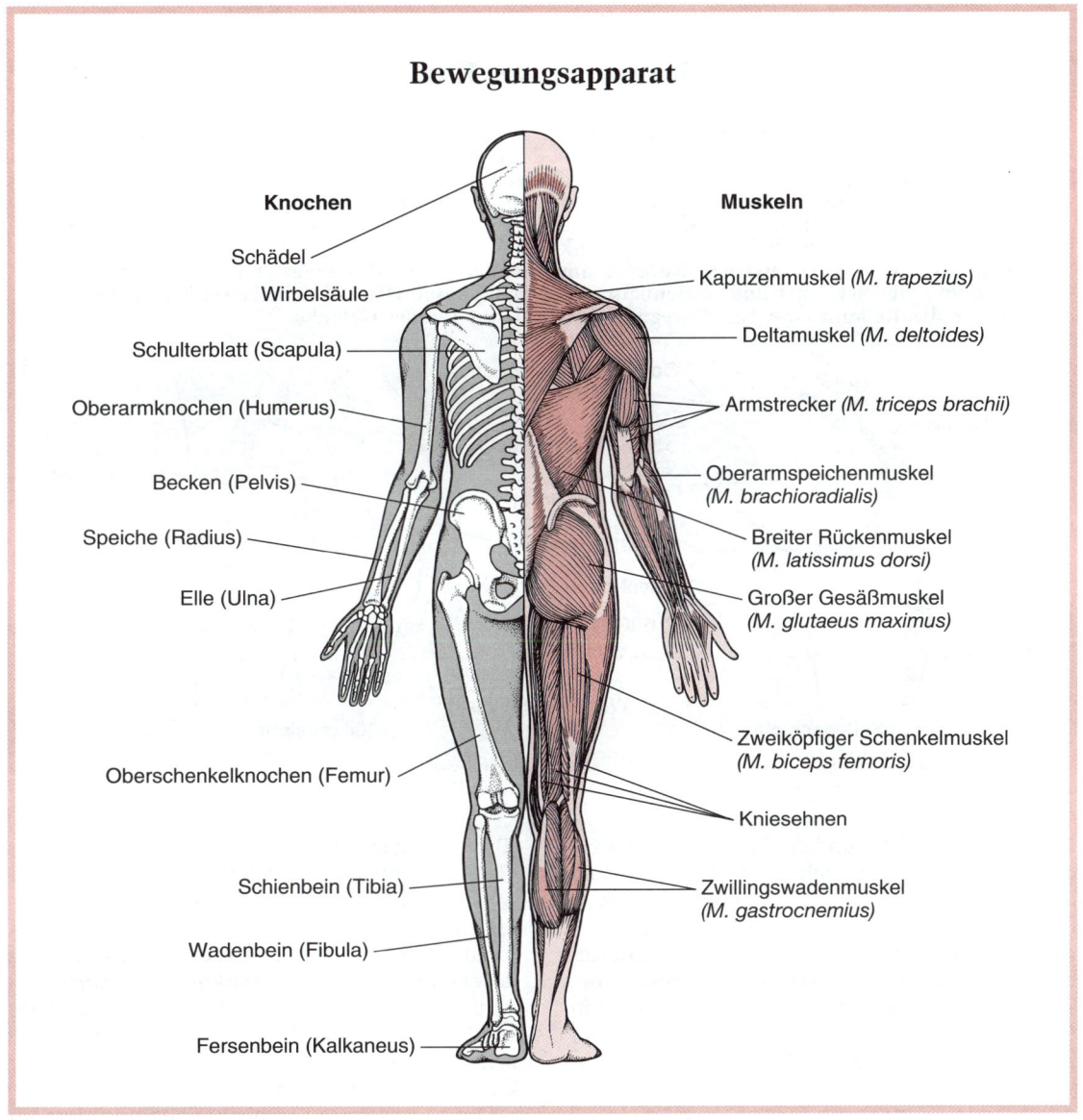

Bewegungsapparat

Knochen

Schädel

Wirbelsäule

Schulterblatt (Scapula)

Oberarmknochen (Humerus)

Becken (Pelvis)

Speiche (Radius)

Elle (Ulna)

Oberschenkelknochen (Femur)

Schienbein (Tibia)

Wadenbein (Fibula)

Fersenbein (Kalkaneus)

Muskeln

Kapuzenmuskel (*M. trapezius*)

Deltamuskel (*M. deltoides*)

Armstrecker (*M. triceps brachii*)

Oberarmspeichenmuskel
(*M. brachioradialis*)

Breiter Rückenmuskel
(*M. latissimus dorsi*)

Großer Gesäßmuskel
(*M. glutaeus maximus*)

Zweiköpfiger Schenkelmuskel
(*M. biceps femoris*)

Kniesehnen

Zwillingswadenmuskel
(*M. gastrocnemius*)

ständiger Belastung. Die beiden Knochenenden, die das Gelenk bilden, sind mit Knorpel überzogen, einem Schutzgewebe aus Kollagen, Wasser und Proteoglykanen. (Kollagen ist ein zähes Fasergewebe; Proteoglykane sind Stoffe, die für die Widerstandsfähigkeit des Knorpels sorgen.) Gelenke sind außerdem in eine Gelenkkapsel eingebettet. Diese Kapsel ist mit der Gelenkinnenhaut ausgekleidet, deren Zellen eine klare Flüssigkeit (Gelenkflüssigkeit) absondern. Die Gelenkflüssigkeit ernährt den Knorpel und verringert die Reibung der Gelenkflächen.

Alle Teile des Gelenks sind darauf abgestimmt, harmonische Bewegungen zu ermöglichen, die keinem Teil des Bewegungsapparats Schaden zufügen. Steigt man eine Stufe hinauf, verkürzen sich die Kniesehnenmuskeln auf der Rückseite des Oberschenkels und ziehen den Unterschenkel heran. Gleichzeitig entspannt sich der Quadrizeps an der Vorderseite des Oberschenkels. Diese Kombination ermöglicht die Beugung des Knies. Im Gelenk sorgen Knorpel und Gelenkflüssigkeit dafür, dass die Reibung möglichst gering bleibt. Zwei Knorpelkissen im

Im Innern des Knies

Das Knie ist zu seinem Schutz von einer Gelenkkapsel umgeben. Sie ist flexibel, um Bewegung zu ermöglichen, aber auch fest genug, um das Gelenk stabil zu halten. Die Kapsel ist mit der Gelenkinnenhaut ausgekleidet. Diese produziert eine Flüssigkeit, die das Gelenk schmiert. Der strapazierfähige Knorpel am Ende von Oberschenkel und Schienbein verringert die Reibung, die bei Bewegung entsteht. Knorpelkissen wirken wie Polster zwischen den Knochen und verteilen das Körpergewicht auf das Gelenk. Mit Flüssigkeit gefüllte Schleimbeutel mildern den Druck, wenn sich Haut und Sehnen über den Knochen bewegen. Die Bänder auf beiden Seiten und im hinteren Teil des Knies stabilisieren die Gelenkkapsel. Die Kniescheibe schützt den vorderen Teil des Gelenks.

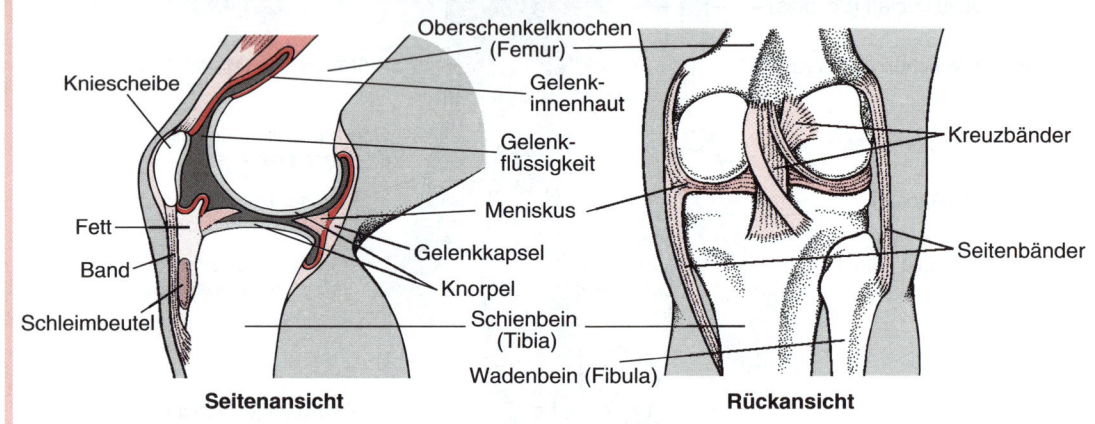

Seitenansicht

Rückansicht

Gelenk, der mediale und der laterale Meniskus, dienen als Polster zwischen den Knochen und erhöhen die Gelenkstabilität. Fünf Bänder stellen sicher, dass die Knochen im Gelenk in der richtigen Position zueinander stehen. Schleimbeutel verringern die Reibung zwischen Bestandteilen des Gelenks, z. B. zwischen dem Schienbein (Tibia) und der Sehne, die an der Kniescheibe befestigt ist (Patellasehne).

Alterserscheinungen

Ab dem 30. Lebensjahr geht bei Frauen und Männern die Knochendichte langsam zurück; bei Frauen verstärkt sich das nach den Wechseljahren. Dadurch verlieren die Knochen an Stabilität und können leichter brechen ▲.

Vom Alterungsprozess sind auch die Gelenke betroffen, weil sich der Knorpel und das Bindegewebe verändern. Die Knorpelschicht im Gelenk dünnt aus, die Bestandteile des Knorpels (Proteoglykane) verändern sich. Das kann das Gelenk schwächen und verletzungsanfälliger machen. Bei manchen Menschen gleiten die Gelenkflächen nicht mehr so reibungslos übereinander wie früher. Das fördert die Entstehung degenerativer Gelenkerkrankungen (Arthrose ■). Außerdem werden die Gelenke steifer, weil das Bindegewebe in Bändern und Sehnen härter und brüchiger wird. Das kann die Beweglichkeit der Gelenke einschränken.

Die so genannte Sarcopenia beginnt etwa im 30. Lebensjahr und schreitet bis zum Lebensende fort. Dabei nehmen das Muskelgewebe und die Anzahl der Muskelfasern nach und nach ab. Allmählich gehen Muskelmasse und Muskelkraft verloren. Dem kann man zumindest teilweise durch regelmäßiges Training entgegenwirken.

Der Verlauf des Alterungsprozesses hängt auch von der Art der Muskeln ab: Muskeln, die sich schneller zusammenziehen können als andere werden stärker abgebaut als Muskeln, die sich nur langsam zusammenziehen können. Das führt dazu, dass im Alter die Schnellkraft verloren geht.

▲ siehe Seite 325   ■ siehe Seite 348

KAPITEL 59

Symptome und Diagnose

Krafteinwirkung und zahlreiche Erkrankungen können die Elemente des Bewegungsapparats schädigen und unterschiedliche Symptome und Beschwerden verursachen. Zur Diagnose stehen verschiedene Methoden zur Verfügung.

Symptome

Schmerz

Schmerz ist das Hauptsymptom der meisten Erkrankungen des Bewegungsapparats. Er kann leicht oder stark sein, diffus oder auf eine Stelle konzentriert – abhängig davon, welcher Bereich betroffen ist. Meist schmerzt es nur kurz; chronische Krankheiten wie Arthrose können jedoch dauerhaft Schmerzen bereiten.

Knochenschmerzen sind meist tiefe, durchdringende, dumpfe Schmerzen, die gewöhnlich aus einer Verletzung resultieren. Andere Ursachen für Knochenschmerzen können Infektionen und Tumoren sein.

Muskelschmerzen sind meist weniger intensiv als solche der Knochen, aber sehr unangenehm. Ein Muskelkrampf (Spasmus) in der Wade verursacht einen lange anhaltenden Schmerz. Muskelschmerzen können auf einer Verletzung, einer Autoimmunreaktion ▲, mangelnder Blutversorgung, Infektion und Eindringen eines Tumors beruhen.

Nahezu alle Störungen im Gelenk bereiten einen scharfen, starken Schmerz. Um die Ursache zu ermitteln, müssen die anderen Symptome berücksichtigt und Laboruntersuchungen durchgeführt werden. Bei der Lyme-Borreliose z. B. gehen die Gelenkschmerzen mit Hautausschlag einher, und im Blut finden sich Antikörper gegen die verursachenden Bakterien. Bei Gicht treten plötzlich Schmerzen im Großzehengrundgelenk auf, und das Blut enthält ungewöhnlich viel Harnsäure.

Manchmal schmerzen auch die Sehnen der Handfläche; diese Erkrankung nennt man »schnappender Finger« oder Trigger-Finger ■.

Entzündungen

Ist das Gewebe entzündet, kommt es zu Schwellungen, Erwärmung, Steifheit, Schmerzen und Funktionsstörungen. Ist ein großer Bereich entzündet, kann leichtes Fieber auftreten. Gelenke reagieren häufig mit Entzündungen, z. B. bei Infektionen und Autoimmunerkrankungen. Rheumatoide Arthritis ist eine der vielen Autoimmunerkrankungen, die Gelenkentzündungen verursachen. Die Schwellung des Gelenks beruht meist auf einer Flüssigkeitsansammlung im Inneren. Dadurch wird die Beweglichkeit eingeschränkt; das Gelenk kann seine Funktion nicht mehr erfüllen.

Eine Muskelentzündung (Myositis) kann durch viele Krankheiten entstehen, auch durch Virusinfektionen. Sie führt zu Schmerzen und Steifheit, Schwellungen, Erwärmung und Funktionsverlust durch geschwächte Muskeln.

Muskelschwäche

Eine Muskelschwäche, bei der sich der Muskel nicht zusammenziehen kann, kann bei Störungen in jedem Teil des Bewegungsapparats auftreten. Sie kann auch darauf beruhen, dass der zugehörige Nerv den Muskel nicht mehr ausreichend stimuliert und die Muskelkontraktionen schwach sind. Ist ein Gelenk versteift oder anderweitig in seiner Funktion eingeschränkt, kann der Muskel die Bewegung möglicherweise nicht auslösen. Auch Schmerzen durch eine Entzündung verhindern die normale Muskelbewegung. Die Muskelschwäche kann auf ein Gelenk oder eine Gliedmaße beschränkt sein, z. B. wenn ein bestimmter Nerv, ein Gelenk oder ein Muskel erkrankt ist. Sie kann aber auch im ganzen Körper auftreten, z. B. bei neurologischen oder allgemeinen muskulären Erkrankungen. Eine vorübergehende Einschränkung der Muskelkraft kann auf Schmerzen in Muskeln, Sehnen, Knochen und Gelenken beruhen.

Muskelschwäche ist ein weit verbreitetes Symptom bei Muskelverletzungen und -erkrankungen. Sie kann aber auch durch Krankheiten, die den ganzen Körper betreffen, ausgelöst werden. Viele Menschen klagen, sie seien schwach, wenn sie erschöpft und ausgelaugt sind. Das ist jedoch etwas anderes als eine echte Muskelschwäche. Hier erbringt die volle Anstrengung nicht mehr die normale Leistung. Die Ursache dafür kann im Muskel selbst liegen, wie

---

▲ siehe Seite 1070   ■ siehe Seite 377

FORMEN DER MUSKELSCHWÄCHE

URSACHE	BEISPIEL	BESCHREIBUNG
Muskelerkrankung	Muskeldystrophien	Eine Gruppe erblicher Muskelerkrankungen, die zu verschieden schweren Stadien von Muskelschwund führen
	Infektionen und Entzündungen (akute virale Myositis, Polymyositis)	Die Muskeln sind hart, schmerzen und sind geschwächt
Erkrankung der neuromuskulären Verbindungsstellen	Myasthenia gravis, Kurare-Vergiftung, Lambert-Eaton-Rooke-Syndrom, Insektizidvergiftung, Botulismus, Diphtherie	Schwächung und Lähmung vieler Muskeln
Verletzung des Rückenmarks	Hals- und Rückentrauma, Rückenmarktumoren, Rückenmarkverengung, multiple Sklerose, Querschnittmyelitis, Vitamin-B_{12}-Mangel	Schwächung und Lähmung der Arme und Beine unterhalb der Höhe der Verletzung; fortschreitender Empfindungsverlust unterhalb der Höhe der Verletzung; Rückenschmerzen. Blase, Darm und Sexualfunktionen können beeinträchtigt sein
Degeneration von Nervenzellen im Rückenmark	Amyotrophe Lateralsklerose (ALS)	Fortschreitender Verlust von Muskelmasse und Muskelkraft, aber kein Empfindungsverlust
Beschädigung der Wurzel des Rückenmarknervs	Gerissene Bandscheibe im Hals- oder unteren Wirbelsäulenbereich	Schmerzen im Halsbereich und Schwäche- und Taubheitsgefühl im Arm, Schmerzen im unteren Lendenwirbelsäulenbereich, die bis in die Beine ziehen (Ischiassyndrom), Schwäche- und Taubheitsgefühl in den Beinen
Beschädigung eines einzelnen Nervs (Mononeuropathie)	Diabetische Neuropathie, Druck auf eine bestimmte Stelle	Schwächung und Lähmung der Muskeln und Empfindungsverlust in dem Bereich, den der verletzte Nerv versorgt
Beschädigung mehrerer Nerven (Polyneuropathie)	Diabetes, Guillain-Barré-Syndrom, Folsäuremangel, andere Stoffwechselstörungen	Schwächung und Lähmung der Muskeln und Empfindungsverlust in dem Bereich, den der verletzte Nerv versorgt
Einnahme von Kortison	Kortison-Myopathie	Schwächung beginnt gewöhnlich an der Hüfte und dehnt sich auf alle Muskeln aus
Niedriger Kaliumspiegel	Hypokaliämische Myopathie	Plötzlich auftretende Schwächeperioden
Abweichender Spiegel von Schilddrüsenhormonen	Hoher Hormonspiegel (Schilddrüsenüberfunktion) oder niedriger Hormonspiegel (Schilddrüsenunterfunktion)	Bei Schilddrüsenüberfunktion ist die Schwäche in den Schultern stärker ausgeprägt als in den Beinen. Bei Schilddrüsenunterfunktion sind die Beine stärker betroffen
Niedriger Vitamin-D-Spiegel	Knochenerweichung (Osteomalazie)	Schmerzen im Rücken; Schwächung der Beinmuskeln; selten Schmerzen im ganzen Körper
Psychische Probleme	Depressionen, eingebildete Symptome, klassische Hysterie (Konversionsreaktion)	Beschwerden über Schwächung des gesamten Körpers; Lähmungen ohne erkennbare Nervenschädigung

bei Muskeldystrophie ▲ und Polymyositis ■, im Nervensystem, das die Bewegung kontrolliert (z. B. nach einem Schlaganfall oder einer Rückenmarkverletzung), oder es liegt eine Krankheit zugrunde, bei der die Verbindung zwischen Nerven und Muskeln geschädigt ist (z. B. bei Myasthenia gravis). Muskelschwäche kann auch altersbedingt sein, weil sich die Muskelmasse durch den Alterungsprozess verringert (Sarcopenia ★).

Gelenkversteifung

Bei Arthrose sind die Gelenke oft vorübergehend steif. Charakteristisch für die rheumatoide Arthritis ist die morgendliche Gelenksteife, die sich ein bis zwei Stunden nach dem Aufstehen durch Bewegung löst. Nach Bänderzerrungen und -rissen können sich Gelenke so lockern, dass sie über das normale Maß hinaus gebeugt werden können; dann sind sie instabil. Bei der Chalodermie, einer Bindegewebeerkrankung, lockern sich die Gelenke ebenfalls (Cutis laxa ●).

Gelenkgeräusche

Bei vielen Menschen knarren und knacken die Gelenke. Das kann harmlos sein, aber auch Symptom einer Störung. Eine arthrotische Kniescheibe kann knarren; bei Menschen mit Costen-Syndrom kann der Kiefer knacken.

Gelenkbeweglichkeit

Der Spielraum der Beweglichkeit des Gelenks kann durch Schmerzen eingeschränkt sein, durch Versteifung nach längerem Nichtbewegen und weil das Gelenk geschädigt ist. Ist z. B. der Arm gelähmt, können Schulter- und Ellenbogengelenk versteifen, wenn der Arm nicht regelmäßig gebeugt und gestreckt wird.

Diagnose

Erkrankungen des Bewegungsapparats werden aufgrund der Symptome und der körperlichen Untersuchung diagnostiziert. Manchmal sind Laboruntersuchungen, bildgebende Verfahren und andere Diagnosemethoden erforderlich.

Körperliche Untersuchung

Manche Symptome legen den Verdacht auf die Störung nahe. Wenn nach einer Gewalteinwirkung z. B. Arm oder Bein verformt sind, vermutet man einen Knochenbruch ◆. Auf eine Knocheninfektion machen erhöhte Temperatur sowie Druck- und Schmerzempfindlichkeit über dem betroffenen Knochen aufmerksam. Beim Abtasten fallen ungewöhnliche Verdickungen der Knochen auf, die z. B. auf einen Tumor hinweisen können.

Klagt der Patient über Muskelschwäche, wird die Muskulatur auf Umfang, Struktur und Empfindlichkeit untersucht. Abweichende Bewegungsmuster weisen eher auf eine Nerven- als auf eine Muskelerkrankung hin. Muskelschwund würde auf einen Nerven- oder Muskelschaden hinweisen oder auf mangelnde Bewegung, z. B. nach langer Bettlägerigkeit. Muskeln vergrößern sich normalerweise durch Krafttraining. Bei Kranken kann es auch daran liegen, dass ein Muskel mehr arbeitet, um die Schwäche eines anderen auszugleichen. Muskeln können anschwellen, wenn das Muskelgewebe durch anderes Gewebe ersetzt wird: Hierbei entsteht mehr Masse, aber nicht mehr Muskelkraft (z. B. bei Amyloidose und einigen erblichen Muskelerkrankungen wie der Duchenne-Krankheit).

Um festzustellen, ob Muskeln erkrankt sind, werden sie systematisch getestet. Begonnen wird meist mit Gesichts- und Halsmuskeln, dann die Arm- und schließlich die Beinmuskeln. Normalerweise sollte ein Mensch die Arme eine Minute lang ausgestreckt halten können, ohne dass sie heruntersinken, zittern oder sich drehen. Der Widerstand wird getestet, indem der Arzt in die eine Richtung zieht oder drückt und der Patient dagegen hält.

Bei der Gelenkuntersuchung prüft der Arzt den Spielraum des Gelenks und die Muskelspannung, indem er die völlig entspannte Gliedmaße um das Gelenk bewegt. Der Widerstand gegen diese passive Bewegung kann verringert sein, wenn der Nerv, der zu den entsprechenden Muskeln gehört, geschädigt oder durchtrennt ist. Ist die Wirbelsäule oder das Gehirn verletzt, kann erhöhter Widerstand auftreten.

Laboruntersuchungen

Die Blutkörperchensenkungsgeschwindigkeit (BKS oder BSG) ist bei Entzündungen erhöht. Der Kreatinkinasewert des Blutes sagt, ob Muskeln verletzt sind. Bei rheumatoider Arthritis kann das Blut auf Rheumafaktoren geprüft werden. Bei Gicht ist der Harnsäurespiegel im Blut erhöht.

Mit Laboruntersuchungen lässt sich auch der

▲ siehe Seite 392	■ siehe Seite 364
★ siehe Seite 320	● siehe Seite 1590
◆ siehe Seite 329	

Fortschritt der Behandlung überprüfen. Die Blutsenkung gibt zu erkennen, ob die Behandlung von rheumatoider Arthritis oder Polymyalgia rheumatica anschlägt. Bei Osteomyelitis bestätigt die Blutsenkung die Diagnose.

Nervenuntersuchungen

Ein Test der Nervenleitung ▲ zeigt, ob die den Muskel anregenden Nerven richtig funktionieren. Derartige Prüfungen werden zum Beispiel bei der Diagnose einer Panarteriitis nodosa und einer Ulnarislähmung eingesetzt. Oft wird gleichzeitig mit der Untersuchung der Nervenleitung auch eine Elektromyographie (EMG) ■ durchgeführt. Dabei werden die elektrischen Impulse aufgezeichnet, die der Nerv an den Muskel weitergibt, um so die Funktion der Muskeln und der neuromuskulären Verbindungsstellen zu prüfen. Dadurch wird klar, ob es sich um ein Problem der Muskeln oder der Nerven handelt.

Die Methode ist auch hilfreich, um Erkrankungen wie amyotrophische Lateralsklerose und Dermatomyositis zu diagnostizieren.

Röntgen

Auf einem Röntgenbild sind Knochenbrüche, Tumoren, Verletzungen, Infektionen und Verformungen (z. B. Fehlentwicklung des Hüftgelenks) zu sehen. Um Schäden an einem Gelenk zu erkennen, kann es in Ruhestellung und bei Belastung geröntgt werden.

Bei der Arthrographie wird ein Röntgenkontrastmittel in die Gelenkhöhle gespritzt, damit die Elemente des Gelenks sichtbar werden und z. B. gerissene Bänder oder abgelöste Knorpelstücke zu erkennen sind. Statt der Arthrographie wird heute meist eine Kernspintomographie gemacht.

Quantitative digitale Radiographie

Die quantitative digitale Radiographie (DXA- oder DEXA-Methode = Dual-Energy X-ray Absorptiometry) ist die genaueste Methode, um die Knochendichte zu bestimmen. Sie wird vor allem bei der Diagnose der Osteoporose eingesetzt. Das Verfahren nutzt niedrig dosierte Röntgenstrahlung zu Diagnosezwecken. Zwei verschiedene Wellenlängen der Strahlen sorgen dafür, dass Knochen und Weichteile deutlich unterschieden werden.

Computertomographie und Kernspintomographie

Computer- und Kernspintomographie zeigen mehr Details als das normale Röntgenbild. Sie werden eingesetzt, um das Ausmaß und den genauen Ort der Störung zu bestimmen. Die Kernspintomographie eignet sich besonders gut, um Muskeln, Sehnen und Bänder darzustellen; die Computertomographie zeigt die Knochen am besten.

Knochenszintigraphie

Die Knochenszintigraphie wird beim Verdacht auf Knocheninfektionen eingesetzt und bei der Suche nach Krebsmetastasen. Bei einem Knochenbruch kommt sie infrage, wenn andere Verfahren kein eindeutiges Ergebnis liefern. Dabei wird radioaktives Technetium ins Blut gespritzt, welches das Knochengewebe aufnimmt. Ein Übertragungsgerät erzeugt dann ein Bild des Knochens, das auf einem Computerbildschirm dargestellt wird.

Gelenkpunktion

Beim Verdacht auf eine Infektion kann eine Nadel in einen Gelenkspalt gestochen werden, um etwas Gelenkflüssigkeit für eine mikroskopische Untersuchung abzusaugen und auf Bakterien zu untersuchen. Harnsäurekristalle in der Flüssigkeit weisen auf Gicht oder Pseudogicht hin. ★ Die Gelenkpunktion ist schnell, einfach und nahezu schmerzlos; sie wird ambulant durchgeführt. Das Risiko einer Gelenkinfektion ist minimal.

Arthroskopie

Bei einer Arthroskopie wird ein Gerät mit einer biegsamen Glasfaseroptik an der Spitze, das sehr scharfe Bilder vom Gelenkinneren übermittelt, in das Gelenk eingeführt.

Bei derselben Untersuchung kann der Arzt eine Gewebeprobe nehmen (Biopsie) und, falls erforderlich, sogar operieren. Die Arthroskopie wird häufig angewendet bei Verdacht auf Entzündung der Gelenkinnenhaut, bei gerissenen Bändern und Sehnen oder Knorpelschäden, oder wenn sich Knorpel- oder Knochenstücke gelöst haben und frei in der Gelenkflüssigkeit schwimmen. Diese Schäden können im Rahmen einer Arthroskopie behandelt werden. Das Infektionsrisiko ist sehr gering.

Biopsie

Bei einer Biopsie wird mit einer Nadel eine Gewebeprobe entnommen und mikroskopisch untersucht. Das Infektionsrisiko ist gering.

▲ siehe Seite 429   ■ siehe Seite 429
★ siehe Seite 372

KAPITEL 60

Osteoporose

Osteoporose ist eine fortschreitende Erkrankung, bei der sich die Knochendichte verringert. Dadurch bedingt steigt die Anfälligkeit für Knochenbrüche.

Knochen enthalten Mineralien wie Kalzium und Phosphor, die für ihre Dichte und Härte sorgen. Um die Knochendichte aufrechtzuerhalten, braucht der Körper genügend Kalzium und andere Mineralien, und er muss Hormone wie Parathormon, Wachstumshormon, Kalzitonin, Östrogen und Testosteron produzieren. Vitamin D ist nötig, um Kalzium aus der Nahrung aufzunehmen und in die Knochen einzulagern. Der Körper versorgt sich damit aus der Nahrung und produziert es bei Sonnenbestrahlung in der Haut ▲.

Damit sich die Knochen an die wechselnden Anforderungen anpassen können, werden sie ständig ab- und aufgebaut oder umgebaut. ■ Während dieses Vorgangs lösen sich kontinuierlich kleine Bereiche des Knochens auf und werden durch neues Knochengewebe ersetzt. Der Umbauprozess verändert Form und Dichte der Knochen. Bei jungen Menschen wachsen die Knochen entsprechend dem Körperwachstum in die Breite und Länge. Bei Erwachsenen können die Knochen dicker werden, aber nicht mehr länger.

Da bei jungen Erwachsenen mehr Knochensubstanz gebildet als abgebaut wird, verdichten sich die Knochen bis zum 30. Lebensjahr; zu diesem Zeitpunkt sind sie am stärksten. Danach wird mehr Knochen ab- als aufgebaut und die Knochendichte lässt nach. Wenn der Körper nicht für einen ausreichenden Knochenaufbau sorgen kann, verringert sich die Knochendichte und die Anfälligkeit für Brüche erhöht sich. Es kommt zu Osteoporose.

Arten der Osteoporose

Es gibt vornehmlich zwei Arten von Osteoporose: Die primäre Osteoporose tritt spontan auf, sekundäre Osteoporose wird von einer anderen Erkrankung verursacht; sie macht nur einen geringen Anteil der Erkrankungen aus. Erkrankungen, die eine Osteoporose verursachen können, sind chronisches Nierenversagen und Hormonstörungen (vor allem Cushing-Syndrom, Nebenschilddrüsenüberfunktion, Schilddrüsen-

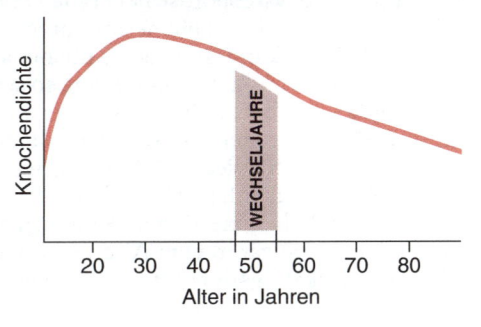

Verlust der Knochendichte bei Frauen

Bei Frauen nimmt die Knochendichte bis zum 30. Lebensjahr zu. In diesem Alter sind die Knochen am stärksten. Danach nimmt die Knochendichte langsam wieder ab. Dieser Prozess beschleunigt sich nach den Wechseljahren.

Knochendichte (y-Achse)
WECHSELJAHRE
20 30 40 50 60 70 80
Alter in Jahren

überfunktion, Unterfunktion der Keimdrüsen und Diabetes mellitus). Auch Kortisone, Barbiturate und krampflösende Mittel können eine sekundäre Osteoporose verursachen. Starker Alkohol- und Zigarettenkonsum kann eine Osteoporose zwar verschlimmern, ist aber nicht die Ursache.

Primäre Osteoporose wird in drei Formen unterteilt: klimakterische Osteoporose, Altersosteoporose und idiopathische Osteoporose. Die meisten älteren Frauen, die von Osteoporose betroffen sind, haben eine Mischung aus klimakterischer und Altersosteoporose.

Klimakterische Osteoporose: Diese Form (auch Typ I genannt) steht im Zusammenhang mit der nach den Wechseljahren abnehmenden Östrogenproduktion. Östrogen ist bei Frauen an der Einbettung von Kalzium in den Knochen beteiligt. (Typ-I-Osteoporose tritt auch bei Kastraten, Männern mit niedrigem Testosteronspiegel und älteren Männern auf; bei Frauen ist diese Form

▲ siehe Seite 885 ■ siehe Seite 317

Osteoporoserisikofaktoren bei Frauen

- Familienmitglieder mit Osteoporose
- Zu wenig Kalzium in der Nahrung
- Sitzende Lebensweise
- Zarter Körperbau
- Einnahme von Medikamenten wie Kortison oder große Menge Schilddrüsenhormon
- Früh einsetzende Wechseljahre
- Rauchen
- Alkoholmissbrauch

allerdings deutlich häufiger.) Gewöhnlich tritt die klimakterische Osteoporose bei Frauen etwa zwischen dem 51. und 75. Lebensjahr auf. Nach den Wechseljahren kann sich der Knochenabbau bei Frauen fünf bis sieben Jahre lang so sehr beschleunigen, dass bis zu 20 Prozent der Knochenmasse verloren gehen. Dieses Risiko haben aber nicht alle Frauen. Niedriges Körpergewicht erhöht das Risiko aus folgenden Gründen:

Dünne Frauen haben zierlichere Knochen als schwerere Frauen, sogar in dem Alter, wenn die Knochen am stärksten sind (um das 30. Lebensjahr).

- Sehr zart gebaute Frauen haben weniger Körperfett als schwerere Frauen. Da Fettgewebe bestimmte Formen von Östrogen aktiviert, verfügen dünne Frauen gewöhnlich über weniger Östrogen.
- Zu den weiteren Risikofaktoren gehören fortschreitendes Alter, früher Eintritt der Wechseljahre, längeres Ausbleiben der Menstruation und Magersucht.

Altersosteoporose: Die Altersosteoporose (Typ II) wird vermutlich von einem altersbedingten Vitamin-D-Mangel verursacht, verbunden mit einem Ungleichgewicht von Knochenabbau und -aufbau. Diese Form der Osteoporose tritt gewöhnlich bei über 70-jährigen Menschen auf und kommt bei Frauen doppelt so häufig vor wie bei Männern.

Idiopathische Osteoporose: Bei der idiopathischen Osteoporose ist die Ursache unbekannt. Diese Osteoporoseform kommt bei Kindern und jungen Erwachsenen vor, die normale Hormon- und Vitaminspiegel haben und bei denen keinerlei erkennbare Ursachen für eine Schwächung der Knochen vorliegen.

▲ siehe Seite 336   ■ siehe Seite 340

Symptome

Am Anfang verursacht Osteoporose keine Symptome, da der Verlust der Knochendichte schleichend vonstatten geht. Bei manchen Menschen treten nie Symptome auf.

Nach und nach kann sich die Knochendichte jedoch so weit verringern, dass die Knochen brechen oder zusammensinken (Kompressionsfraktur), was zu plötzlichen starken Schmerzen führt. Möglich ist auch eine schleichende Verformung der Knochen, verbunden mit nach und nach auftretenden, dumpfen Schmerzen. Lange Knochen wie die von Arm und Bein brechen eher am Ende als in der Mitte. Bei den Knochen der Wirbelsäule sind die mittleren bis unteren Wirbel besonders gefährdet.

Eine Kompressionsfraktur der Wirbelsäule kann bei allen Formen der Osteoporose auftreten; ein solcher Bruch wird osteoporotische Fraktur genannt. Die geschwächten Wirbel können spontan oder nach einer leichten Verletzung einbrechen und chronische Rückenschmerzen verursachen. Meist tritt der Schmerz plötzlich auf, ist auf einen bestimmten Bereich des Rückens begrenzt und verschlimmert sich, wenn der Betroffene steht oder geht. Dieser Bereich des Rückens kann berührungsempfindlich sein. Gewöhnlich lässt das in den folgenden Wochen nach. Brechen mehrere Wirbel ein, verkrümmt sich die Wirbelsäule, was neben der Verformung auch eine Überdehnung der Muskeln und Schmerzen verursacht.

In anderen Bereichen des Körpers treten Brüche meist aufgrund einer Überlastung oder Verletzung auf. Eine schwere Verletzung ist ein Bruch des Oberschenkelknochens, in der Nähe des Hüftgelenks. ▲ Dieser führt bei vielen alten Menschen zu einer starken Behinderung und dem Verlust der Selbstständigkeit. Brüche des Handgelenks ■ kommen bei Frauen mit wechseljahrebedingter Osteoporose häufig vor. Hinzu kommt, dass bei Osteoporosepatienten die Knochen nur sehr langsam heilen.

Diagnose

Vor allem bei älteren Frauen, die sich ohne stärkere Gewalteinwirkung einen Knochen brechen, liegt der Verdacht auf Osteoporose nahe. Eine Knochendichtemessung kann eine Osteoporose schon vor dem ersten Bruch feststellen. Verschiedene Durchleuchtungsverfahren messen die Knochendichte an Handgelenk und Ferse. Am besten geeignet ist die quantitative digitale Radiographie (DEXA, DXA), mit der die Knochendichte an besonders gefährdeten Stellen wie Wirbelsäule und Hüfte gemessen werden kann.

Diese Untersuchung ist hilfreich für Menschen mit hohem Osteoporoserisiko oder bei denen die Diagnose nicht sicher ist. Mit ihr lässt sich auch der Erfolg der Behandlung überwachen.

Blutuntersuchungen zeigen den Kalzium- und Phosphorgehalt an. Mit weiteren Untersuchungen lassen sich andere Erkrankungen finden, die eine Osteoporose verursachen können.

Vorbeugung

Eine Verringerung der Knochendichte zu verhindern ist leichter, als verloren gegangene Knochenmasse wieder aufzubauen. Als vorbeugende Maßnahmen kommen infrage: ausreichende Zufuhr von Kalzium und Vitamin D, sportliche Aktivitäten, bei denen die Knochen belastet werden und, bei manchen Menschen, die Einnahme bestimmter Medikamente.

Frauen nach den Wechseljahren, die mit ihrer täglichen Ernährung keine ausreichende Kalziumaufnahme gewährleisten können, wird empfohlen, täglich 1000 Milligramm Kalzium in Tablettenform zu sich zu nehmen. Frauen über 65 Jahre, die sich nicht häufig draußen im Sonnenlicht aufhalten, wird zusätzlich geraten, täglich 400 i.E. Vitamin D aufzunehmen.

Sportliche Aktivitäten wie Walking erhöhen die Knochendichte. Sportarten wie Schwimmen, bei denen die Knochen nicht belastet werden, tun das nicht. Bewegung ist auch wichtig, um den Gleichgewichtssinn zu schulen und Stürze und Knochenbrüche zu verhindern. Leistungssport kann bei Frauen vor den Wechseljahren die Knochendichte leicht verringern, weil das Training die Produktion von Östrogen in den Eierstöcken dämpft.

Das Bisphosphonat Risedronsäure kann vorbeugend eingesetzt werden.

Die Anwendung von Östrogen und Gestagen oder von Östrogen allein bei Frauen, deren Gebärmutter entfernt wurde, hilft, einer Osteoporose vorzubeugen. Dazu müssen die Hormone aber mehrere Jahre lang eingenommen werden. Eine solche Langzeittherapie ist jedoch wegen des Risikos schwerwiegender unerwünschter Wirkungen ▲ – vor allem einem erhöhten Brustkrebsrisiko – nur noch bei Frauen zu vertreten, die andere Medikamente nicht einnehmen dürfen oder diese nicht vertragen.

Raloxifen ist ein östrogenähnliches Medikament, das ebenfalls zur Osteoporosevorbeugung eingesetzt wird.

Behandlung

Die Behandlung ist darauf ausgerichtet, die Knochendichte zu erhöhen. Der erste Schritt ist die tägliche Zufuhr ausreichender Mengen Kalzium und Vitamin D.

Die Bisphosphonate Alendronsäure und Risedronsäure eignen sich, um alle Arten von Osteoporose zu behandeln. Sie erhöhen die Knochenmasse in Hüfte und Wirbelsäule und verringern die Bruchgefahr. Diese Mittel werden morgens mit 200 bis 250 Milliliter Wasser eingenommen; danach sollte 30 Minuten weder etwas gegessen, getrunken noch ein anderes Medikament eingenommen werden. Da Bisphosphonate die Schleimhaut der Speiseröhre angreifen können, darf man sich nach der Einnahme mindestens 30 Minuten lang nicht hinlegen.

Für folgende Personen sind Bisphosphonate nicht geeignet: Patienten mit Erkrankungen des Magens und der Speiseröhre, schwangere und stillende Frauen, Menschen mit niedrigem Blutkalziumspiegel und solche mit schweren Nierenerkrankungen.

Sowohl osteoporosekranke Frauen als auch Männer sollten Kalzium und Vitamin D einnehmen. Für Männer mit niedrigem Testosteronspiegel kann eine Testosteronbehandlung nützlich sein. Bisphosphonate sind auch zur Osteoporosebehandlung von Männern zu empfehlen.

Kalzitonin, das den Knochenabbau verhindert, wird vor allem bei Patienten eingesetzt, die unter schmerzhaften Wirbelbrüchen leiden. Es kann gespritzt oder als Nasenspray aufgenommen werden. Da Kalzitonin den Blutkalziumspiegel verringern kann, sollte dieser Wert bei der Behandlung überwacht werden.

Osteoporosebedingte Knochenbrüche ■ müssen behandelt werden. Bei hüftgelenknahen Oberschenkelbrüchen werden gewöhnlich das Hüftgelenk oder Teile davon ersetzt. Handgelenkbrüche werden operiert oder eingegipst. Patienten mit schmerzhaften Kompressionsfrakturen der Wirbelsäule erhalten eventuell ein Stützkorsett.

Ein eingebrochener Wirbel kann durch eine Wirbelsäulenplastik repariert werden. Bei diesem Vorgang, der pro Wirbel etwa eine Stunde dauert, wird Polymethylmethacrylat – ein Knochenzement aus Acryl – in den Wirbel gespritzt; das verringert die Schmerzen und die Verformung. Ein ähnlicher Eingriff ist die Kyphoplastik, bei der vor dem Einspritzen des Knochenzements der Wirbel mithilfe eines orthopädischen Ballons in seine normale Größe und Form gebracht wird.

▲ siehe Seite 1341   ■ siehe Seite 325

KAPITEL 61

Paget-Krankheit

Die Paget-Krankheit ist eine chronische Erkrankung des Skeletts, bei der bestimmte Knochenbereiche ungewöhnlich wachsen und weich werden.

Von dieser Krankheit kann jeder Knochen betroffen sein, vor allem sind es aber Becken, Oberschenkelknochen, Schädel, Schienbein, Wirbelsäule, Schlüsselbein und Oberarmknochen. Die Betroffenen erkranken selten vor dem 40. Lebensjahr. Männer sind doppelt so häufig betroffen wie Frauen.

Normalerweise besteht im Körper ein Gleichgewicht zwischen Zellen, die Knochenmaterial abbauen (Osteoklasten), und solchen, die neues bilden (Osteoblasten); damit bleibt die Knochenstruktur ausgewogen. Bei der Paget-Krankheit sind die knochenauf- und -abbauenden Zellen in einigen Bereichen überaktiv, und die umgesetzte Stoffmenge erhöht sich drastisch ▲. Die überaktiven Bereiche werden größer, sind aber nicht normal strukturiert und daher schwächer als die normalen Knochenbereiche. Die Ursache der Paget-Krankheit ist unbekannt.

Symptome

Gewöhnlich verursacht die Paget-Krankheit keine Symptome. Es kann allerdings zu Knochenschmerzen, Knochenvergrößerungen und Verformungen kommen. Der tief sitzende, lang anhaltende Schmerz kann sich nachts verschlimmern. Wenn die vergrößerten Knochen auf Nerven drücken, bereiten sie zusätzliche Schmerzen. Manchmal verrenkt sich durch die Erkrankung des Knochens ein nahe gelegenes Gelenk und führt zu einer schmerzhaften Arthrose ■. Gelenksteifheit und Müdigkeit können sich schleichend entwickeln.

Die Symptome hängen davon ab, welche Knochen betroffen sind. Wenn sich der Schädel vergrößert, können Augenbrauen und Stirn deutlich hervortreten. Möglicherweise bemerkt der Patient das erst, wenn sich seine Hutgröße verändert. Wird durch die Vergrößerung der Schädelknochen das Innenohr beschädigt, treten Schwindel und Verlust des Hörvermögens auf.

Druck auf die Nerven kann Kopfschmerzen auslösen. Durch die erhöhte Durchblutung treten die Venen auf der Kopfhaut stärker hervor. Die Wirbel können sich vergrößern und aufgrund der geschwächten Struktur zusammenbrechen. Werden dabei Nerven eingequetscht, kommt es zu Schmerzen, Kribbeln, Taubheitsgefühl und sogar zur Lähmung der Beine. Wenn Hüft- und Beinknochen betroffen sind, krümmen sich häufig die Beine, und der Gang wird unsicher mit kurzen Schritten. Die Bruchgefahr des Knochens ist erhöht.

In seltenen Fällen tritt eine Herzschwäche auf, weil das Herz durch die Durchblutung des zusätzlichen Knochengewebes zu stark belastet wird. Bei weniger als einem Prozent der Patienten mit Paget-Krankheit entwickelt sich in dem betroffenen Knochen Krebs.

Bei älteren, bettlägerigen Patienten oder bei solchen mit einer schweren Form der Paget-Krankheit, die plötzlich bettlägerig werden oder viel zu wenig trinken, erhöht sich gelegentlich der Kalziumspiegel im Blut ★. Das kann unter anderem zu hohem Blutdruck, Muskelschwäche, leichten Darmbeschwerden und Nierensteinen führen.

Diagnose und Behandlung

Die Paget-Krankheit wird meist zufällig entdeckt. Ansonsten entsteht der Verdacht aufgrund der Symptome und der körperlichen Untersuchung. Röntgenbilder, die Knochenveränderungen zeigen, sowie der Wert der alkalischen Phosphatase im Blut (ein Enzym, das an der Bildung der Knochenzellen beteiligt ist) bestätigen die Diagnose. Eine Szintigraphie zeigt, welche Knochen betroffen sind.

Patienten mit der Paget-Krankheit brauchen eine Behandlung, wenn die Symptome Beschwerden verursachen und wenn es ein deutliches Risiko oder Anzeichen für Komplikationen wie Hörverlust, Gelenkentzündungen und Knochenverformungen gibt.

Azetylsalizylsäure, nichtsteroidale Entzündungshemmer und Schmerzmittel wie Parazetamol können den Knochenschmerz lindern. Wird ein Bein krumm und dadurch kürzer, sollte ein orthopädischer Schuhausgleich erfolgen, damit der Patient besser gehen kann. Manchmal ist eine Operation erforderlich, um einen

▲ siehe Seite 325   ■ siehe Seite 348
★ siehe Seite 897

eingeklemmten Nerv zu befreien oder ein arthrotisches Gelenk zu ersetzen.

Die Bisphosphonate Etidronsäure und Pamidronsäure bzw. ihre jeweiligen Salze können die Erkrankung verlangsamen. Pamidronat wird intravenös verabreicht, Etidronat in Tablettenform gegeben.

Kalzitonin wird gelegentlich unter die Haut in den Muskel gespritzt. Es ist weniger wirksam als die Bisphosphonate und wird nur eingesetzt, wenn die anderen Wirkstoffe nicht verabreicht werden können.

Bettruhe sollte vermieden werden, damit es nicht zur Hyperkalzämie kommt. Tritt sie dennoch auf, werden intravenös Flüssigkeit und harntreibende Mittel wie Furosemid gegeben.

Die ausreichende Zufuhr von Kalzium und Vitamin D sollte unbedingt gewährleistet sein, damit beim raschen Knochenumbau genug Kalzium in den Knochen eingelagert werden kann. ▲

KAPITEL 62

Knochenbrüche

Einen Bruch des Knochens, bei dem meist auch das umliegende Gewebe verletzt wird, nennt man Fraktur.

Die Schwere, Größe und Behandlung von Knochenbrüchen können stark variieren. Die Bandbreite reicht von kleinen, leicht zu übersehenden Rissen in einem Handknochen bis zum schweren, lebensbedrohlichen Bruch des Beckens. Schwerwiegende Verletzungen an Haut, Nerven, Blutgefäßen, Muskeln und Organen können Begleiterscheinungen sein und die Behandlung des Bruchs komplizieren.

Meistens ist ein Trauma die Ursache für den Bruch. Wenn eine geringe Kraft wirkt, wie bei einem Sturz auf geradem Untergrund, entstehen gewöhnlich kleinere Brüche; wirkt eine große Kraft, wie bei einem Autounfall oder einem Sturz von einem Gebäude, sind meist mehrere schwere Knochenbrüche die Folge.

Bestimmte Infektionen, gutartige Knochentumoren, Krebs und Osteoporose schwächen Teile des Skeletts, sodass es für Brüche anfälliger wird.

Symptome und Komplikationen

Schmerz ist das Hauptsymptom bei einem Knochenbruch. Das Gewebe um die Bruchstelle ist berührungsempfindlich und schwillt innerhalb weniger Stunden an. Die Funktion des betroffenen Körperteils ist eingeschränkt, sodass es sehr schmerzen kann, den Arm zu bewegen, das Bein zu belasten oder nach etwas zu greifen. Bei Menschen, die nicht sprechen können ist die Weigerung, die entsprechenden Gliedmaßen zu bewegen, oft der einzige Hinweis auf einen Knochenbruch. Patienten mit Spontanfrakturen leiden oft schon Wochen vor dem eigentlichen Knochenbruch unter ständig zunehmenden Schmerzen.

Bei einer geschlossenen Fraktur, bei der die Haut nicht verletzt ist, blutet es unter die Haut. Diese Blutung kann vom Knochen oder dem umliegenden Gewebe ausgehen. Nach und nach steigt das Blut bis zur Hautoberfläche, wo sich dann ein Bluterguss zeigt. Dieser kann ziemlich weit vom Knochenbruch entfernt sein und es dauert einige Wochen, bis er komplett verschwunden ist. In dieser Zeit schmerzt das umliegende Gewebe häufig und ist steif. Bei Schulterbrüchen z. B. kann sich ein Bluterguss in den gesamten Arm ausdehnen und Ellenbogen und Handgelenk anschwellen lassen. Bei hüftgelenknahen Brüchen blutet es oft so stark ins umliegende Gewebe, dass der Blutdruck absinkt.

Nachdem ein Knochenbruch geheilt ist und der Knochen wieder belastet werden darf, ist gewöhnlich seine volle Funktionsfähigkeit noch nicht wiederhergestellt. Ein gebrochenes Handgelenk ist nach zwei Monaten meist stark genug, um es gebrauchen zu können, aber der Knochenaufbau ist noch nicht abgeschlossen, und festes Zupacken kann noch bis zu einem Jahr Schmerzen verursachen. Manche Patienten spüren bei feuchtem, kaltem oder stürmi-

▲ siehe Seite 317

Wie Knochen heilen

Wenn Haut, Muskeln und innere Organe verletzt werden, entsteht beim Heilungsprozess meist Narbengewebe. Dieses unterscheidet sich im Aussehen von gesundem Gewebe und schränkt meist die Funktion ein. Knochengewebe ist einzigartig, weil es beim Heilen wieder Knochen- statt Narbengewebe bildet. Diese ungewöhnliche Fähigkeit zur Regeneration sorgt dafür, dass ein Knochen nach einem Bruch wieder zusammenheilt. Selbst Trümmerfrakturen können bei richtiger Behandlung wieder zu einem funktionsfähigen Knochen zusammenwachsen.

Knochenbrüche heilen in drei Stadien, die ineinander übergehen: Direkt nach dem Bruch setzt das **Entzündungsstadium** ein. Das verletzte Bindegewebe, Knochenfragmente und das ins Gewebe eingedrungene Blut werden von den Zellen des Immunsystems beseitigt. Das Gewebe um die Bruchstelle schwillt an und wird berührungsempfindlich, während Zellaktivität und Durchblutung zunehmen. Nach einigen Tagen hat das Entzündungsstadium seinen Höhepunkt erreicht. Es dauert mehrere Wochen, bis es ganz abgeklungen ist. Dieses Stadium verursacht kurz nach einem Knochenbruch die meisten Schmerzen.

Das **Reparaturstadium** beginnt einige Tage nach dem Bruch und dauert Wochen bis Monate. Der externe Kallus wird gebildet, neue Knochenmasse, die am Anfang noch kein Kalzium enthält. Sie ist weich und gummiartig und auf einem Röntgenbild nicht zu erkennen. Da die Masse nicht stabil ist, kann sich der Knochen in dieser Zeit verschieben.

Nach drei bis sechs Wochen beginnt der Kallus zu verknöchern; er wird stärker und fester und ist auf Röntgenbildern zu sehen.

Im **Erneuerungsstadium** wird der ursprüngliche Zustand des Knochens so gut wie möglich wiederhergestellt. Dieses dauert mehrere Monate. Der äußere Kallus wird langsam resorbiert und durch stärkere Knochenmasse ersetzt. In diesem Stadium werden die normale Struktur und die normale Form des Knochens wiederhergestellt. Es kann vorkommen, dass der Patient bei Belastung Schmerzen verspürt.

---

schem Wetter auch stärkere Schmerzen und Steifheit.

Die meisten Knochenbrüche heilen ohne große Probleme. Dennoch können sogar bei richtiger Behandlung Komplikationen vorkommen.

Kompartment-Syndrom: Diese schwere Komplikation kann durch starke Schwellung der verletzten Muskulatur nach einem Knochenbruch oder einer Unfallverletzung der Gliedmaßen auftreten. Muskeln sind von einer faserigen Hülle umgeben, die einen abgeschlossenen Raum bildet (Kompartiment). Ein verletzter Muskel schwillt an; wird die Schwellung durch das Muskelkompartiment oder gar einen Gips beschränkt, erhöht sich der Druck innerhalb des Muskelgewebes. Dadurch verringert sich die Durchblutung, die den Muskel mit Sauerstoff versorgt. Erhält der Muskel über einen gewissen Zeitraum nicht genug Sauerstoff, verschlimmert sich die Verletzung. Die Schwellung wird stärker und der Druck steigt. Dies kann schon nach wenigen Stunden zu dauer-haften Schäden und zum Absterben des Muskels und des umliegenden Gewebes führen.

Der Verdacht auf Kompartmentsyndrom kommt auf, wenn ein Patient in einer gebrochenen, ruhig gestellten Gliedmaße zunehmenden Schmerz spürt, wenn das vorsichtige Bewegen seiner Finger oder Zehen schmerzt, oder wenn die Gliedmaße taub wird. Die Diagnose kann durch ein Gerät, das den Druck im Muskel misst, bestätigt werden.

Lungenembolie: ▲ Bei einer Lungenembolie wird eine Lungenarterie plötzlich von einem Gefäßpfropf (Embolus) verschlossen, der fast immer ein Blutgerinnsel zur Ursache hat, das von den tiefen Beinvenen in die Lunge gewandert ist. Die Lungenembolie ist die häufigste tödliche Komplikation bei schweren hüftnahen Frakturen und Beckenfrakturen. Patienten mit hüftnahen Frakturen sind besonders gefährdet, weil verschiedene Risikofaktoren zusammenkommen: die Verletzung des Beins, die erzwungene Ruhigstellung für Stunden und Tage und die Schwellung des Gewebes, die die Durchblutung der Venen behindert. Bei Unterschenkelbrüchen kommt es seltener zur Lungenembolie; bei Brüchen im Oberkörper fast nie.

▲ siehe Seite 268

Schmerzen in der Brust, Husten und Kurzatmigkeit weisen auf eine Lungenembolie hin. Die Diagnose kann durch ein Elektrokardiogramm, Röntgenaufnahmen und andere bildgebende Verfahren bestätigt werden.

Diagnose

Röntgenaufnahmen zeigen den Bruch und auch, wie weit sich die Knochenteile verschoben haben. Kleine oder glatte Brüche sind auf Standardaufnahmen manchmal schlecht zu erkennen. Deshalb werden Zusatzaufnahmen aus anderen Perspektiven gemacht. Es kann Tage und Wochen dauern, bis eine verborgene Fraktur auf Röntgenaufnahmen deutlich sichtbar ist. Bei Spontanfrakturen sind auf den Aufnahmen Knochenveränderungen zu erkennen wie Zellauflösungen, die durch Infektionen, gutartige Tumoren oder Krebs verursacht wurden.

Computer- und Kernspintomographie machen sichtbar, was auf dem Röntgenbild nicht zu erkennen ist. Eine CT zeigt die feinen Linien einer gebrochenen Gelenkoberfläche und Bruchbereiche, die von anderen Knochen verdeckt sind. Bei der Kernspintomographie wird das Gewebe um den Knochen sichtbar, sodass Sehnen- und Bänderverletzungen erkannt werden können. Auch Anzeichen von Krebs werden bei diesem Verfahren sichtbar. Selbst Verletzungen innerhalb des Knochens sind auf den Bildern der Kernspintomographie zu sehen, was die Diagnose von Frakturen erleichtert, die erst sehr spät auf Röntgenaufnahmen zu erkennen sind.

Bei der Knochenszintigraphie ▲ wird radioaktives Technetium eingesetzt, das von heilenden Knochen aufgenommen wird. Mit dem Verfahren können verborgene Frakturen drei bis fünf Tage nach dem Auftreten sichtbar gemacht werden. Besteht der Verdacht auf eine Spontanfraktur, kann mit der Knochenszintigraphie geprüft werden, welche Knochen gefährdet sind, auch wenn noch keine Symptome auftreten.

Behandlung

Knochenbrüche müssen sofort behandelt werden. Nach der Erstversorgung ist gewöhnlich eine weitere Behandlung erforderlich, z.B. durch Ruhigstellung mit Gips, Extension oder durch eine Operation.

Knochenbrüche bei Kindern werden oft anders behandelt als bei Erwachsenen, da die Kinder kleinere und flexiblere Knochen haben, die sich noch im Wachstum befinden. Gipsverband oder Extension werden hier meist der Operation vorgezogen, um die Wachstumszonen nicht zu beschädigen.

Sofortmaßnahmen: Beim Verdacht auf einen Knochenbruch entscheidet der herbeigerufene Arzt nach Schwere der Verletzung, wo der Patient behandelt werden muss. Leichte Handgelenk- und Schulterbrüche können ambulant versorgt werden. Patienten mit hüftnahen Brüchen haben große Schmerzen und können sich nicht bewegen; sie müssen mit einem Rettungswagen ins Krankenhaus gebracht werden.

Bei einer offenen Fraktur muss die Verletzung sofort gereinigt, der Knochen gerichtet und die Wunde verschlossen werden. Schwere offene Frakturen mit starken Verletzungen der Haut und Muskulatur sowie großem Blutverlust sind am schwierigsten zu behandeln.

Bei den meisten geschlossenen Frakturen kann die Behandlung mit Gipsverband oder der operative Eingriff bis zu einer Woche hinausgezögert werden, ohne dass die Heilungschancen langfristig beeinträchtigt werden. Ist nicht gleich ein Arzt zur Stelle, sollte eine gebrochene Gliedmaße unverzüglich mit einer behelfsmäßigen Schiene, Schlinge oder einem Kissen ruhig gestellt werden. Lagerung auf Herzhöhe hilft, die Schwellung zu reduzieren. Eispackungen sind ebenfalls gut gegen die Schwellung und lindern die Schmerzen. Als Schmerzmittel sollte lediglich Parazetamol eingenommen werden. Azetylsalizylsäure und nichtsteroidale Entzündungshemmer können die Blutung verschlimmern. ■

Ruhigstellung: Die meisten Brüche werden mittels Schiene, Schlinge oder Gipsverband ruhig gestellt, bis sie zufrieden stellend geheilt sind. Brüche, bei denen sich die Knochen verschoben haben, müssen vor der Ruhigstellung eingerichtet werden (Reposition). Beim Einrichten kleinerer Brüche an Handgelenk oder Finger kann eine örtliche Betäubung erforderlich sein. Das Einrichten großer Brüche an Arm, Schulter oder Bein geschieht unter Vollnarkose oder Rückenmarknarkose.

Eine **Schiene** ist eine lange, schmale Schale aus Gips oder Fiberglas, die mit speziellem Klebeband oder elastischen Binden angelegt und fixiert wird. Sie umschließt die Gliedmaße nicht komplett, sodass sich das geschwollene Gewebe etwas ausdehnen kann. Deshalb werden Schienen häufig zur Erstbehandlung von Knochenbrüchen eingesetzt. Bei Fingerbrüchen werden meist Aluminiumschienen mit Schaumstoffpolstern verwendet.

▲ siehe Seite 324   ■ siehe Seite 434

ARTEN VON KNOCHENBRÜCHEN

ART DES BRUCHS	BESCHREIBUNG	ART DES BRUCHS	BESCHREIBUNG
Offener Bruch	Haut und Bindegewebe, die den Knochen umgeben, sind verletzt; Schmutz, Gewebereste und Bakterien können die Wunde verunreinigen	Verborgene Fraktur	Auf dem ersten Röntgenbild sind diese Brüche kaum oder nicht zu sehen; Tage bis Wochen nach dem Bruch erscheinen sie als dunkle oder weiße Linien
Geschlossener Bruch	Die Haut ist nicht verletzt	Grünholzbruch	Ein Haarbruch oder eine dünne Spalte im Knochen, aber kein Bruch durch den gesamten Knochen; kommt nur bei Kindern vor
Abrissfraktur	Kleine Teile des Knochens brechen an den Stellen ab, wo Sehnen und Bänder an den Knochen ansetzen. Kommt meist bei Händen, Füßen, Sprunggelenk, Knie und Schulter vor	Epiphysenzonenbruch	Bruch durch den Teil des Knochens, in dem das Längenwachstum stattfindet (Wachstumszone, Epiphysenzone); kann zu Wachstumsstillstand und verkrümmten Knochen führen; tritt nur bei Kindern auf
Osteoporotischer Bruch	Skelettbereiche, die durch Osteoporose geschwächt sind, brechen leichter; kommt meist bei älteren Menschen vor, gewöhnlich in Hüfte, Handgelenk, Wirbelsäule, Schulter und Becken	Einfacher Querbruch	Ein Bruch, der den Knochen glatt durchtrennt
Kompressionsfraktur	Der Knochen stürzt in sich zusammen; meist bei alten Menschen, überwiegend an der Wirbelsäule	Dislozierter Bruch	Die Bruchstücke des Knochens sind gegeneinander verschoben
Bruch gelenkbildender Knochen	Tritt innerhalb eines Gelenks auf; führt zu Bewegungseinschränkungen mit schleichender Arthrose	Nichtdislozierter Bruch	Die normale Form des Knochens ist erhalten geblieben, obwohl Risse durch den gesamten Knochen gehen
Spontanfrakturen	Eine Primärerkrankung (Infektion, gutartiger Knochentumor, Krebs) schwächt den Knochen; das führt zum Bruch	Drehbruch (Spiralbruch)	Scharfe, dreieckige Bruchenden
Ermüdungsbruch	Ein Knochen wird über einen längeren Zeitraum einseitig stark belastet, z. B. beim Gehen mit schwerem Rucksack oder beim Laufen	Trümmerbruch	Der Knochen ist in viele Teile zerbrochen, meist als Folge von Gewalteinwirkung oder durch Osteoporose

Eine **Schlinge** bietet einer gebrochenen Schulter oder einem Ellenbogen oft ausreichend Halt. Das Gewicht des Armes, das nach unten zieht, hält die verletzte Schulter häufig in der richtigen Position. Ein Riemen, der um den Rücken führt, stabilisiert die Konstruktion und sorgt dafür, dass der Arm vor allem nachts nicht nach außen schwingen kann. Mit einer Schlinge kann der Patient seine Hand bis zu einem gewissen Grad gebrauchen.

Ein Gipsverband wird mit Gipsbinden oder Fiberglasstreifen angefertigt, die aushärten, wenn man sie befeuchtet. Gipsbinden werden gern für den ersten Verband genommen, weil sie sich gut formen lassen und es selten zu Druckstellen kommt. Fiberglasstreifen haben den Vorteil, dass sie stärker, leichter und haltbarer sind. In beiden Fällen wird der Verband innen mit weichem Baumwollmaterial ausgekleidet, damit es nicht zu Druckstellen oder Abschürfungen der Haut kommt. Wird der Gipsverband nass, kann die Innenauskleidung meistens nicht getrocknet werden. Dann besteht die Gefahr, dass die Haut aufweicht und reißt. Bei teilweise geheilten Brüchen wird manchmal eine Auskleidung mit weniger Polsterwirkung eingesetzt, die aber wasserdicht ist.

In den ersten 24 bis 48 Stunden, nachdem der Gipsverband angelegt wurde, sollte die Gliedmaße auf Herzhöhe gelagert werden, damit die Schwellung zurückgehen kann. Regelmäßiges Beugen und Strecken der Zehen oder Finger fördert die Durchblutung und wirkt der Schwellung entgegen. Bei Schmerzen sowie Druck- und Taubheitsgefühlen, die mit der Zeit schlimmer werden, sollte umgehend der Arzt benachrichtigt werden. Mögliche Ursachen können Druckgeschwüre und ein Kompartmentsyndrom sein.

Extension: Manchmal werden die Knochen während des Heilungsprozesses mit einer Extension in der eingerichteten Position gehalten. Eine Konstruktion aus Seilen, Rollen und Gewichten übt regelmäßigen Zug auf den Knochen aus. Bei Erwachsenen wird die Extension meist nur verwendet, bis der Patient operiert wird oder einen Gipsverband bekommen kann. Bei Kindern heilen einige Frakturen mit einer Extension am besten; der Heilungsprozess ist relativ kurz und die Extension beschädigt die Wachstumsfugen nicht, was bei einer Operation durchaus vorkommen kann.

Operation: Gar nicht so selten werden Knochenbrüche heute operiert, z. B. wenn sich ein Knochensplitter in eines der Knochenenden gebohrt hat oder eine Sehne daran hängen geblieben ist. Trümmerfrakturen sind nicht stabil genug für einen Gipsverband. Die Kontraktion der Muskeln unter dem Gips könnte die eingerichteten Knochenstücke gegeneinander verschieben. Gelenkfrakturen müssen nahezu perfekt eingerichtet werden, damit die Gelenkoberflächen korrekt zueinander stehen und der Patient später keine Arthrose bekommt. Spontanfrakturen sollten nach Möglichkeit operativ stabilisiert werden, bevor der Knochen ganz durchbricht. Das verhindert Schmerzen, Behinderungen und eine wesentlich aufwändigere Operation, wie sie bei einer dislozierten Fraktur erforderlich ist. Würden Brüche des Oberschenkelknochens, zu denen auch die meisten hüftnahen Brüche gehören, nicht operiert werden, müssten die Patienten monatelang ruhig liegen, bevor sie das Bein wieder belasten dürfen. Nach einer Operation dagegen stehen die Patienten meist nach wenigen Tagen bereits an Stöcken oder mit einem Gehapparat auf eigenen Beinen.

Während einer Operation wird der Knochen zuerst genau eingerichtet, damit er seine ursprüngliche Länge und Form wieder erhält. Narkosemittel sorgen für die Entspannung der Muskeln und mittels Röntgenaufnahmen lässt sich die Stellung des Knochens überprüfen. Mit Spezialinstrumenten werden die Bruchteile des Knochens zusammengefügt und dann mit Draht, Nägeln, Schrauben und Platten fixiert. Metallplatten werden außen am Knochen angepasst und mit Schrauben fixiert. Nägel werden senkrecht in das Knochenmark eingeführt. Sie bestehen aus Edelstahl, hoch belastbaren Metalllegierungen oder Titan. Implantate, die in den vergangenen 15 Jahren hergestellt wurden, machen auch im Kontakt mit starken Magneten, wie sie bei der Kernspintomographie eingesetzt werden, keine Probleme. Die meisten passieren auch die Sicherheitsschleusen am Flughafen.

Eine **Gelenkprothese** wird eingesetzt, wenn bei einem Bruch das obere Ende des Oberschenkelknochens oder des Oberarmknochens schwer beschädigt wurde, da diese Bestandteile des Hüft- bzw. Schultergelenks sind.

Eine Knochentransplantation ist von Nutzen, wenn die Lücke zwischen Knochenstücken zu groß ist oder wenn sich später zeigt, dass sich der Heilungsprozess verlangsamt hat oder zum Stillstand gekommen ist.

Behandlung von Komplikationen: Besteht ein Kompartmentsyndrom, wird sofort alles entfernt, was die Ausdehnung des Gewebes verhindert (wie z. B. Schiene oder Gipsverband). Erhöht sich der Druck im Muskelkompartiment dennoch weiter, muss eine Notoperation durchgeführt werden, um das Gewebe zu öffnen. Anderenfalls sterben Muskeln und Nerven wegen Sauerstoffmangels ab. Tritt dieser Fall ein, kann eine Amputation erforderlich werden.

Eine Lungenembolie kann durch Behandlung mit Heparin und Fondaparinux – einem neuen Wirkstoff, der Heparin entspricht – verhindert werden. Diese Medikamente hemmen die Blutgerinnung und werden Patienten verabreicht, deren Knochenbrüche Bettruhe erforderlich machen und die daher ein erhöhtes Embolierisiko haben. Im Fall einer Embolie sind Notfallmaßnahmen erforderlich ▲.

Rehabilitation und Prognose

Knochenbrüche heilen bei Kindern sehr viel schneller und besser als bei Erwachsenen. Eini-

▲ siehe Seite 271

Umgang mit einem Gips

- Beim Baden oder Duschen den Gips in eine feste Plastiktüte einhüllen. Am offenen Ende mit Gummibändern oder Klebeband fest verschließen, damit kein Wasser eindringen kann. Im Handel erhältliche wasserdichte Überzüge sind stabiler und reißen nicht so leicht ein. Wird der Gips nass, nimmt die Polsterung meist Feuchtigkeit auf. Lässt sich die Polsterung nicht mit einem Haartrockner trocknen, muss der Gips gewechselt werden, weil durch das feuchte Klima sonst die Haut aufreißt.
- Niemals einen scharfen, spitzen Gegenstand in den Gips einführen, auch nicht, um sich zu kratzen.
- Die Haut um den Gips herum täglich kontrollieren. Rote oder gereizte Stellen mit Salbe behandeln. Sonst könnten Abschürfungen und wunde Stellen entstehen. Ist der Gips an den Rändern sehr rau, kann er mit weichem Kreppband, Stoff und Papiertaschentüchern gepolstert werden.
- Gips regelmäßig hochlegen, damit die Schwellung zurückgeht.
- Verursacht der Gips Schmerzen oder erweckt er den Eindruck, zu klein zu sein, muss sofort ein Arzt aufgesucht werden. Bei Druckgeschwüren und unerwarteten Schwellungen muss der Gips unter Umständen sofort entfernt werden.

ge Jahre nach dem Bruch ist auf den Röntgenbildern von Kindern fast nichts mehr zu erkennen. Außerdem haben Kinder nach einem Gelenkbruch bessere Chancen, sich später wieder ohne Einschränkungen bewegen zu können.

Bei älteren Menschen dauert der Heilungsprozess länger als bei jungen Erwachsenen. Ältere Menschen sind auch durch Knochenbrüche viel stärker im täglichen Leben eingeschränkt. Wenn Kraft, Beweglichkeit und Gleichgewichtsgefühl nachlassen, können die Patienten oft nicht mehr selbstständig essen, gehen, sich waschen und ankleiden. Werden die Muskeln nicht gebraucht, kann es zu Steifheit und Schwäche kommen. Pflegepersonal und Betreuer müssen daher alten Menschen helfen, wieder so selbstständig zu werden, dass sie den Alltag allein bewältigen können.

Ältere Menschen mit schlechter Durchblutung ▲ sind besonders anfällig für Wundliegen, wenn eine verletzte Gliedmaße eingegipst ist. Stellen, an denen die Haut mit dem Gipsverband in Berührung kommt, vor allem die Fersen, sollten gut gepolstert und sorgfältig auf Hautverletzungen untersucht werden. Pflegepersonal und Betreuer müssen darauf achten, dass der Patient von Zeit zu Zeit die Körperhaltung ändert, damit er nicht steif wird. Übermäßig langes Sitzen kann z. B. dazu führen, dass Hüfte und Knie in gebeugter Stellung fixiert werden. Um das zu verhindern, sollte der Patient regelmäßig aufstehen und gehen oder, wenn er bettlägerig ist, abwechselnd mit ausgestreckten Beinen auf dem Rücken liegen und mit angezogenen Beinen im Bett sitzen.

Nach einer Operation müssen Patienten mit Beinbrüchen gewöhnlich eine Weile an Krücken oder mit einer Gehhilfe gehen. Manchmal ist auch ein Gipsverband erforderlich. Je nach Art des Knochenbruchs dauert der Heilungsprozess Tage, Wochen oder Monate. Patienten mit Armbrüchen sind ebenfalls für gewisse Zeit in ihren Aktivitäten eingeschränkt.

Steifheit und Kraftverlust sind Begleiterscheinungen einer Ruhigstellung. Das Gelenk einer eingegipsten Gliedmaße wird von Woche zu Woche steifer und verliert schließlich seine Fähigkeit zum Beugen und Strecken. Auch die Muskelmasse nimmt ab; wie viel, zeigt sich, wenn der Gips abgenommen wird.

Mit täglichen Übungen zur Muskelkräftigung ■ können die Steifheit bekämpft und die Kraft wiedererlangt werden. Dabei muss zu große Anstrengung vermieden werden. Passive Übungen, bei denen ein Krankengymnast den Körper bewegt ★, sind angezeigt, wenn die Muskulatur zu schwach ist für eigenständige effektive Übungen oder wenn starke Muskelkontraktionen die Fraktur verschieben können. Um die volle Muskelkraft wiederherzustellen, sind jedoch aktive Übungen gegen die Schwerkraft oder gegen einen Widerstand, bei denen der Patient seine Muskeln anstrengt, unerlässlich.

Fußbrüche

Die Fußknochen brechen relativ häufig. Ursachen sind Stürze, Verletzungen durch Verdrehen

▲ siehe Seite 203   ■ siehe Seite 39
★ siehe Seite 38

des Gelenks und die Einwirkung eines harten Gegenstands. Fußbrüche sind sehr schmerzhaft; der Schmerz wird gewöhnlich stärker bei dem Versuch, den Fuß zu belasten.

Die Diagnose erfolgt mittels Röntgenaufnahme. Manchmal ist auch eine Computer- oder Kernspintomographie erforderlich. Bei den meisten Brüchen wird der Fuß oder das Sprunggelenk eingegipst.

Die Zehen können brechen, wenn der ungeschützte Fuß gegen einen harten Gegenstand stößt. Ein unnatürlich gekrümmter Zeh muss gerichtet werden. Einfache Brüche der kleinen Zehen heilen ohne Gipsverband. Um den Zeh zu stabilisieren und zu schützen, wird er mit einem Klebeverband oder Klettband an den Nachbarzehen fixiert. Der Patient sollte in dieser Zeit bequeme Schuhe tragen, möglichst mit steifen Sohlen und weichem, weit geschnittenem Obermaterial. Ist das Tragen normaler Schuhe zu schmerzhaft, können Spezialschuhe angepasst werden.

Ein Bruch der **großen Zehe** verursacht große Schmerzen, eine starke Schwellung und Blutergüsse. Ist das Großzehengelenk gebrochen, kann eine Operation erforderlich sein.

Die **Sesambeine** sind zwei kleine, runde Knochen unter dem Mittelfußknochen der großen Zehe. Sie können beim Laufen, Wandern und bei Sportarten, wie Tennis oder Basketball, bei denen man hart auf dem Ballen aufkommt, brechen. Polster oder orthopädische Schuheinlagen lindern den Schmerz. Halten die Schmerzen an, müssen die Sesambeine eventuell entfernt werden.

Eine Stressfraktur der **Mittelfußknochen** kann durch extreme Überbelastung beim Gehen oder Laufen entstehen ▲. Der Schmerz verstärkt sich, wenn der Fuß belastet wird. Wenn rechtzeitig erkannt wird, dass eine Stressfraktur droht, kann der Patient sich entsprechend schonen. In seltenen Fällen sind Gipsverband und Gehhilfen erforderlich.

Ein Abrissbruch des Mittelfußknochens der kleinen Zehe tritt häufig nach einer Verletzung auf, bei der der Fuß nach innen knickt. Die Außenseite des Fußes schwillt an und ist berührungsempfindlich. Gips ist meist nicht erforderlich, kann aber das Gehen erleichtern. Unter Umständen muss der Patient einige Tage an Krücken gehen.

Das **Sprunggelenk** kann brechen, wenn der Fuß nach einem Sturz stark nach innen oder außen gedreht wird. Kleine Abrissbrüche des Bänderansatzes entsprechen einer schweren Verstauchung. Eine solche Verletzung wird drei

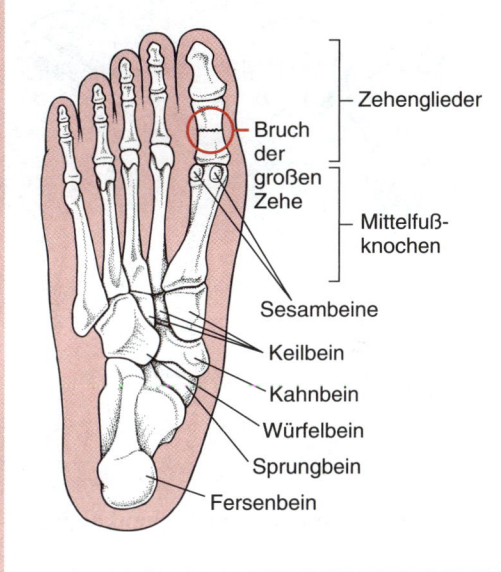

Fußbrüche

Brüche des Fußes kommen häufig vor. Sie können in Zehen, den Mittelfußknochen oder den Sesambeinen, zwei kleinen runden Knochen direkt unterhalb des großen Zehs, oder im Fußgelenk auftreten. Die meisten Fußbrüche betreffen den großen Zeh.

Zehenglieder
Bruch der großen Zehe
Mittelfußknochen
Sesambeine
Keilbein
Kahnbein
Würfelbein
Sprungbein
Fersenbein

bis sechs Wochen geschient oder eingegipst und heilt meist gut. Brüche der Innen- oder Außenknöchel sind schwere Verletzungen, bei denen Stehen und Gehen starke Schmerzen verursachen. Das Sprunggelenk wird eingegipst. Hat sich der Knochen verschoben, muss operiert werden.

Beinbrüche

Brüche des **Schienbeins** (Tibia, zwischen Knie und Sprunggelenk) entstehen durch Gewalteinwirkung wie Verkehrsunfälle, Zusammenstöße und Stürze beim Skifahren. Die Verletzungen können sehr schwer sein, besonders wenn Haut, Muskeln, Nerven oder Blutgefäße beschädigt werden.

Bei einem geschlossenen Schienbeinbruch ist ein Oberschenkelgips erforderlich. Nach eini-

▲ siehe Seite 403

Korrektur eines hüftnahen Bruches

Es gibt zwei Formen des hüftnahen Bruches: Der Schenkelhalsbruch (subkapitale Femurfraktur), bei dem der Hals des Oberschenkels glatt durchbricht, und der intertrochantäre Oberschenkelbruch, bei dem der Knochen dort **bricht, wo die kräftigen Gesäß- und Beinmuskeln ansetzen. Bei einem leichten Bruch können operativ Schrauben eingesetzt werden, die den Oberschenkelhals stützen. Dabei bleibt das Hüftgelenk erhalten.**

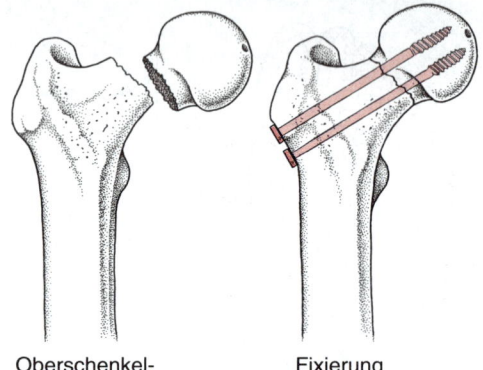

Oberschenkel-
halsbruch

Fixierung

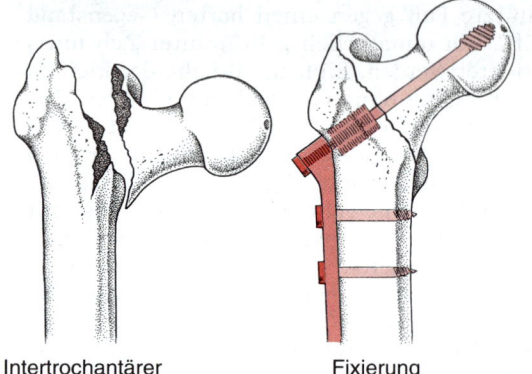

Intertrochantärer
Oberschenkelbruch

Fixierung

ger Zeit kann zu einem Unterschenkelgips gewechselt werden. Meist muss der Gipsverband drei Monate lang getragen werden. Bis der Heilungsprozess abgeschlossen ist, dauert es jedoch wesentlich länger. Viele einfache Brüche werden mit Nägeln, Schrauben und Platten operativ versorgt. Danach ist kein Gips nötig, und mit der Rehabilitation kann früher begonnen werden. Wenn der Knochen die Haut durchstoßen hat, wird häufig ein Fixateur angebracht. Dieses Gestell aus Edelstahl wird ober- und unterhalb der Bruchstelle durch Haut und Gewebe und den gesunden Knochen gebohrt und außen verspannt, sodass der entstehende Druck den verletzten Knochen zusammenhält.

Oberschenkelbrüche entstehen meist bei Stürzen aus großer Höhe oder bei Verkehrsunfällen mit hoher Geschwindigkeit. Bei dieser schweren Verletzung ist eine spezielle Extensionsausrüstung für den Transport ins Krankenhaus erforderlich. Bei Erwachsenen wird sofort operiert und der Bruch mit Nägeln, Platten und Schrauben fixiert. Die meisten Patienten können kurz nach der Operation an Krücken gehen.

▲ siehe Seite 73

Hüftnahe Brüche

Von hüftnahen Brüchen sind ältere Menschen besonders häufig betroffen, weil sie leicht stürzen und oft unter Osteoporose leiden. Dämpfend wirkende Medikamente erhöhen das Risiko eines hüftnahen Bruchs bei alten Menschen. ▲

Der Oberschenkelknochen (Femur) hat an seinem oberen Ende zwei Vorsprünge (Trochanter), an denen starke Muskeln ansetzen: der kurze Oberschenkelhals und ein kugelförmiger Kopf, der die äußere Hälfte des Hüftgelenks bildet. Bei den meisten hüftnahen Frakturen bricht der Oberschenkelhals oder das Stück zwischen den Trochanteren.

Schenkelshalsbrüche sind problematisch, weil sie oft die Blutzufuhr zum Oberschenkelkopf unterbrechen, der das Hüftgelenk bildet. Ohne ausreichende Blutversorgung kann der Knochen aber nicht heilen; er bricht zusammen und stirbt ab. Bei intertrochantären Oberschenkelfrakturen entsteht eine große Bruchfläche, die innere Blutungen verursacht.

Symptome und Diagnose

Bei einem hüftnahen Bruch lässt sich das Bein auf der betroffenen Seite nicht bewegen; man kann also weder stehen noch gehen. Das verletzte Bein wirkt durch das Ungleichgewicht von Muskelzug und Scherkraft kürzer und nach außen gedreht. Das Gewebe schwillt an und die inneren Blutungen verursachen Blutergüsse.

Die Diagnose wird durch ein Röntgenbild bestätigt. Sehr feine Bruchlinien sind möglicherweise auf dem Röntgenbild nicht sofort zu erkennen. Wenn ein Patient nach einem Tag immer noch Schmerzen hat und nicht stehen kann, sollte ein weiteres Röntgenbild oder eine Kernspintomographie gemacht werden.

Behandlung

Hüftnahe Frakturen werden meist operiert. Das Verfahren hängt von der Art des Bruches ab.

Bei einer schweren Schenkelhalsfraktur werden die Bruchstücke chirurgisch entfernt, weil die Blutzufuhr zum Oberschenkelkopf gestört ist. Ist der Schenkelhals nur zum Teil durchtrennt, kann der Bruch mit einem Metallnagel gerichtet werden. Dies ist ein relativ kleiner Eingriff, das Hüftgelenk bleibt erhalten.

Intertrochantäre Oberschenkelfrakturen werden z. B. mit einer Gleitschraube und Platte versorgt. Ein solches Implantat hält die Bruchstücke zusammen, bis der Knochen geheilt ist. Gewöhnlich kann der Patient das Bein sogar bis zu einem gewissen Grad belasten. Meist sind die Knochenstücke nach wenigen Monaten wieder zusammengewachsen. Es dauert jedoch mindestens ein halbes Jahr, bis der Patient seine normale Kraft, Beweglichkeit und Gehfähigkeit wiedererlangt hat.

Ein künstliches Hüftgelenk hat eine polierte kugelförmige Oberfläche, die gut in die Hüftpfanne passt, und einen stabilen Stiel, der in den Knochenmarkkanal des Oberschenkelknochens eingeführt wird. Einige Implantate werden mit einem schnell trocknenden Knochenzement befestigt. Andere haben Spezialüberzüge, z. B. aus Keramik, damit die das Implantat umgebenden Knochen direkt damit verwachsen können.

Kurz nach dem Einsetzen eines künstlichen Hüftgelenks geht der Patient bereits wieder mit Krücken oder einer Gehhilfe. Nach sechs Wochen kann er die Krücken gegen einen Stock tauschen. Die Lebensdauer künstlicher Hüftgelenke ist begrenzt. Stark übergewichtige oder sehr aktive Menschen müssen eventuell nach zehn bis zwanzig Jahren erneut operiert werden. Bei alten Menschen ist ein künstliches Hüftgelenk vorteilhaft, weil die Betroffenen direkt nach der Operation wieder mobil sind.

Manchmal muss das gesamte Gelenk ausgetauscht werden. Das kommt bei Brüchen nur selten vor, ist bei Arthose ▲ aber üblich.

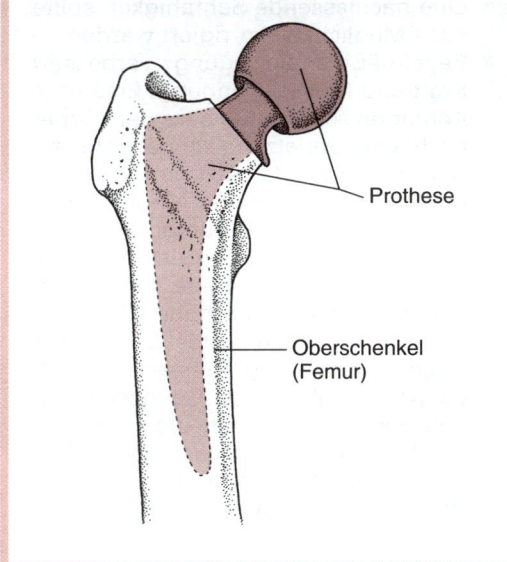

Hüftgelenkersatz

Wenn der Oberschenkelhals stark beschädigt ist, wird er durch ein künstliches Hüftgelenk ersetzt. Nur selten muss auch der Sockel ersetzt werden, in dem der Schenkelhals sitzt und der das Hüftgelenk bildet. Dabei wird eine Metallhülle benutzt, die mit Kunststoff ausgekleidet ist. Diese Operation nennt man eine Hüfttotalendoprothese (Hüft-TEP).

Prothese

Oberschenkel (Femur)

Bei bettlägerigen Menschen mit einem hüftnahen Bruch steigt das Risiko für Komplikationen wie Wundliegen, Thrombose und Lungenembolie, geistige Verwirrung und Lungenentzündung. Der große Vorteil des operativen Eingriffs ist, dass der Patient so rasch wie möglich gehen kann. Ein bis zwei Tage nach der Operation sind die ersten Schritte mit einer Gehhilfe möglich. Die Rehabilitation kann kurzfristig beginnen ■.

Beckenbrüche

Der hintere Teil des Beckens besteht aus zwei großen, breiten Knochen, den Darmbeinen, die vorne mit zwei schmäleren, miteinander verbundenen Verstrebungen (Sitzbein und Scham-

▲ siehe Seite 348   ■ siehe Seite 39

Stürze verhindern

Vor allem bei älteren Menschen sind Stürze die Hauptursache für Knochenbrüche. Die folgenden Maßnahmen sollen helfen, das Risiko eines Sturzes und die Schwere der Verletzung zu verringern, wenn es doch zu einem Sturz kommt.

- Gefahren wie glitschige Fliesen, rutschende Teppiche, defekte Stufen, wacklige Stühle und schlechte Beleuchtung sollten beseitigt werden.
- Eine nachlassende Sehfähigkeit sollte nach Möglichkeit korrigiert werden.
- Regelmäßige Bewegung verbessert Kraft und Muskelspannung. Eine gute Kondition sorgt dafür, dass der Körper nach einer Verletzung schneller heilt.
- Der behandelnde Arzt sollte regelmäßig die verordneten Medikamente prüfen. Manche Beruhigungsmittel, Schmerzmittel, blutdrucksenkende Mittel und entwässernde Mittel können die Sturzgefahr erhöhen.
- Der Patient sollte festes Schuhwerk tragen. Wenn nötig, müssen Hilfsmittel wie Rollstuhl und Gehgestell benutzt werden. Patienten, die schon hingefallen sind und besonders anfällig für einen Hüftbruch sind, schützt ein Hüftpolster sehr effektiv.

bein) zusammentreffen. Bei jungen Erwachsenen beruhen Beckenbrüche auf Motorradunfällen oder Sturz aus großer Höhe. Die Brüche verursachen häufig starke innere Blutungen und Verletzungen der inneren Organe. Bei älteren Menschen sind Sitz- und Schambein häufig durch Osteoporose geschwächt und können schon bei einem leichten Sturz brechen.

Symptome und Diagnose

Bei älteren Menschen macht sich ein Scham- oder Sitzbeinbruch meist durch starke Schmerzen in der Leiste, auch beim Liegen und Sitzen, bemerkbar. Der Schmerz verstärkt sich beim Gehen.

Besteht der Verdacht auf einen Beckenbruch, wird eine Röntgenaufnahme gemacht. Manchmal ist eine Computer- oder Kernspintomographie erforderlich.

▲ siehe Seite 434

Prognose und Behandlung

Brüche des Sitz- und Schambeins bei älteren Menschen heilen gewöhnlich ohne bleibende Schäden und erfordern nur selten eine Operation. Schmerzmittel und nichtsteroidale Entzündungshemmer ▲ lindern Schmerzen und Entzündungen. Um körperliche Schwäche, Versteifungen und andere Auswirkungen einer längeren Bettlägerigkeit zu verhindern, sollten die Betroffenen so bald wie möglich mit voller Belastung gehen. Da das Darmbein das Gewicht trägt und weniger das Sitz- und Schambein, besteht keine Gefahr, die verletzten Knochen weiter zu schädigen. Die meisten Patienten können nach einer Woche kurze Strecken mit einer Gehhilfe zurücklegen und fühlen sich nach ein bis zwei Monaten relativ sicher.

Bei jungen Erwachsenen müssen Beckenbrüche meist sofort operiert werden. Ist die Hüftgelenkpfanne geschädigt, entstehen häufig dauerhafte Behinderungen.

Wirbelbrüche

Brüche der Wirbelsäule werden bei jungen Erwachsenen meist durch Gewalteinwirkung wie Stürze aus großer Höhe, Sport- und Verkehrsunfälle verursacht. Bei älteren Osteoporosepatienten können schon bei leichten Verletzungen und sogar beim Heben, Vorbeugen und Stolpern Kompressionsfrakturen der Wirbelsäule auftreten. Der zylindrische Wirbelkörper im vorderen Teil der Wirbelsäule wird zu einem Keil zusammengepresst.

Symptome und Diagnose

Brüche der Rückenwirbel verursachen Schmerzen, die sich beim Stehen, Gehen und längerem Sitzen verschlimmern. Das sanfte Berühren der Wirbelsäule verursacht Unbehagen. Eine Röntgenaufnahme sichert die Diagnose, prüft die Stabilität der Wirbelsäule und schließt eine Krebserkrankung aus. Da Rückenmark und Nerven im Innern der Wirbelsäule liegen, können sie geschädigt werden; das führt zu Empfindungsverlusten und Lähmungserscheinungen. Anzeichen für eine Verletzung der Nerven sind Schmerzen, die ins Bein ausstrahlen, Schwäche der Beinmuskeln und Verlust der Blasen- und Darmkontrolle.

Kompressionsfrakturen treten bei älteren Menschen manchmal spontan auf und sind sehr schmerzhaft, manchmal bleiben sie aber auch unbemerkt. Durch solche Brüche neigt sich die Wirbelsäule nach vorn (Kyphose), sodass der Betroffene kleiner wird. Durch mehrere Kompressionsfrakturen kann ein Mensch etliche Zentimeter an Höhe verlieren, einen verkrümmten Rücken bekommen und ist nicht mehr in der Lage, aufrecht zu stehen.

Prognose und Behandlung

Beim Verdacht auf einen Wirbelbruch dürfen nur Menschen mit Fachkenntnissen tätig werden. Unfallopfer werden von Sanitätern mit einer speziellen Halskrause und einer Vakuummatratze transportiert.

Ein Korsett ist bei Frakturen in der unteren Hälfte der Wirbelsäule sehr wirksam, weil der Patient rasch wieder in den Alltag zurückkehren kann. Anfangs sind einige Tage Bettruhe erforderlich. So bald wie möglich sollte der Patient kurze Zeit aufstehen und gehen, um weiterem Funktionsverlust und einer Abnahme der Knochendichte vorzubeugen.

Kompressionsfrakturen, die nicht durch Instabilität, Nervenverletzungen oder Krebs kompliziert werden, heilen bei älteren Menschen von selbst, wenn auch langsam. Die Behandlung besteht in diesen Fällen aus Linderungsmaßnahmen.

Schulterbrüche

Bei der Schulter kann das Schlüsselbein (Clavicula), das Schulterblatt (Scapula) und der Oberarmknochen (Humerus) brechen. Durch Gewalteinwirkung können die Gelenke, die diese Knochen miteinander verbinden, reißen oder brechen.

Schlüsselbeinbrüche werden oft durch Stürze vom Fahrrad oder Klettergerüst verursacht. Da das Schlüsselbein direkt unter der Haut liegt und nur von wenig Muskel bedeckt ist, sind Schwellungen und Verformungen meist mit dem bloßen Auge zu erkennen. Bei Brüchen des inneren und mittleren Schlüsselbeins wird eine Schiene angelegt, die die Schultern nach hinten zieht, sodass das Schlüsselbein in der richtigen Position zusammenwachsen kann. Bei Brüchen des äußeren Schlüsselbeins wird eine Schlinge angelegt. Ein Riemen um den Rücken verhindert, dass der Arm nach außen schwingt. Eine Operation ist selten erforderlich.

Der **Oberarmknochen** bricht meist bei einem Sturz auf den ausgestreckten Arm. Der Patient hat Schmerzen und kann den Arm nicht heben. Die meisten dieser Brüche können mit einer Schlinge behandelt werden. Eine Operation ist nötig, wenn Bruchstücke zusammengefügt werden müssen. Ist das Schultergelenk stark geschädigt, kann ein Gelenkimplantat (oder teilweiser Schulterersatz) erforderlich sein.

Brüche des Oberarmschafts werden meist durch starke Gewalteinwirkung wie bei Verkehrsunfällen oder Stürzen beim Skilaufen oder von Gebäuden verursacht. Meistens werden sie mit Schlinge und Schiene behandelt.

Armbrüche

Bei einem **Ellenbogenbruch** kann jeder Teil betroffen sein, der mit den anderen das Gelenk bildet: Elle (Ulna), Speiche (Radius) und Oberarm (Humerus). Halsfrakturen des Radiusköpfchens kommen meist bei Erwachsenen nach einem Sturz auf den ausgestreckten Arm vor. An der Außenseite des Ellenbogens entsteht eine druckempfindliche Stelle, die beim Strecken des Arms schmerzt. Bei leichten Fällen ist auf dem Röntgenbild nur ein Riss zu sehen. Bei den meisten Patienten wird der Arm mit einer Schlinge versorgt. Nach drei bis zehn Tagen kann mit leichten Dehnübungen begonnen werden, die je nach Verträglichkeit langsam ausgeweitet werden, bis die volle Bewegungsfreiheit wieder erreicht ist. Bei schweren Frakturen ist eine Operation oder ein Gips erforderlich.

Eine **Colles-Fraktur** (Bruch der Speiche am Handgelenk) tritt häufig bei alten Menschen auf, die sich bei einem Sturz auf den ausgestreckten Arm stützen. Die verletzte Stelle schmerzt, schwillt an und ist druckempfindlich. Häufig nimmt das Handgelenk eine unnatürliche Stellung ein. Ein glatter Bruch kann durch Gips oder Schiene ruhig gestellt werden. Sind die Bruchstücke verschoben, müssen sie zuerst operativ gerichtet werden. Der Gips wird drei bis sechs Wochen getragen. Tägliche Bewegungsübungen der Finger, des Ellenbogens (falls möglich) und der Schulter verhindern eine Versteifung. Die Hand soll hoch gelagert werden, damit sie nicht anschwillt. Nach dem Bruch dauert es sechs bis zwölf Monate, bis die ursprüngliche Flexibilität und Stärke wieder erreicht sind. Ist das Gelenk beeinträchtigt, muss der Bruch operiert werden. Das gilt vor allem für aktive Erwachsene, für die eine vollständige Wiederherstellung der Beweglichkeit im Handgelenk unerlässlich ist. In solchen Fällen wird häufig ein Fixateur externe angewendet: Eine Konstruktion aus Stahldrähten, die Haut und Knochen durchbohren, mit einem Rahmen, der die Drähte und Knochenstücke wie ein Schraubstock an ihrem Platz hält.

Handbrüche

Bei einem Bruch der Hand können die Handwurzelknochen, der Handteller und Finger- und Daumenglieder betroffen sein. Die Hand funktioniert durch ein kompliziertes Zusammenspiel von Muskeln, Sehnen, Bändern, Gelenken und Knochen. Schon ein leichter Bruch kann daher das Bindegewebe verletzen und bei unsachgemäßer Behandlung zu Behinderungen wie Versteifungen, Verformungen und Funktionsschwäche führen.

Brüche an den Enden des vierten und fünften Mittelhandknochens entstehen beim Schlagen gegen einen harten Gegenstand (Boxer-Fraktur). Der Knöchel schwillt an und ist berührungsempfindlich. Die meisten dieser Brüche werden eingegipst. Eventuell verschobene Knochenteile müssen vorher gerichtet werden. Normalerweise ist der Finger nach dem Heilungsprozess wieder voll funktionsfähig.

Abrissfrakturen an Sehnen und Gelenkkapseln kommen bei Fingern häufig vor. Ein Hammerfinger entsteht durch einen Ausriss der Strecksehne; das Endglied des Fingers bleibt dann gebeugt. Bei einem leichten Hammerfinger ▲ genügt es manchmal, den Finger sechs Wochen gerade zu schienen. Bei ernsthaften Sehnen- und Knochenverletzungen muss meist operiert werden. Zu den seltenen Handbrüchen gehören Kahnbeinbrüche ■ und Berstungsbrüche des Fingerendglieds.

KAPITEL 63

Knochentumoren

Bei Knochentumoren haben sich im Knochen veränderte Zellen vermehrt.

Gutartige Knochentumoren sind ziemlich weit verbreitet, bösartige dagegen selten. Es wird zwischen primären Knochentumoren – Tumoren, die im Knochen selbst entstehen – und Metastasen unterschieden, bei denen ein Krebs, der an einer anderen Stelle im Körper entstanden ist, Tochterzellen in die Knochen abgesetzt hat. Die meisten bösartigen Tumoren bei Kindern sind primäre Tumoren, bei Erwachsenen sind es Metastasen.

Knochenschmerzen sind das häufigste Symptom eines Knochentumors. Der Schmerz kann sehr heftig werden. Zusätzlich kann man einen Knoten oder eine Verdickung bemerken. Manchmal schwächt ein Tumor, besonders ein bösartiger, den Knochen so, dass er bei nur geringer Belastung bricht (Spontanbruch).

Knochen und Gelenke, die ständig schmerzen, werden geröntgt. Auf dem Röntgenbild kann man allerdings nur eine Veränderung sehen, die auf ungewöhnliches Wachstums hindeutet, nicht, ob der Tumor gut- oder bösartig

ist. Mit einer Computer- oder Kernspintomographie lassen sich zwar Lage und Größe des Tumors bestimmen, aber keine genaue Diagnose erstellen.

Gewöhnlich wird von dem Tumor Gewebe entnommen und mikroskopisch untersucht (Biopsie). Das kann mittels Nadel geschehen (Saugbiopsie) oder im Rahmen einer Operation (offene Probeexzision).

Gutartige Knochentumoren

Osteochondrome (Knochen-Knorpeltumoren) sind die häufigste Form gutartiger Knochentumoren; sie treten meist zwischen dem zehnten und 20. Lebensjahr auf. Die Tumoren zeigen sich als harte Knoten auf der Knochenoberfläche. Es können ein Tumor oder mehrere Tumoren auftreten. Die Neigung zu mehrfacher Geschwulstbildung kann erblich bedingt sein.

Ein Teil der Patienten mit mehreren Knochen-Knorpeltumoren bekommen einen bösartigen Knochentumor, der vermutlich aus einem bereits existierenden Knochen-Knorpeltumor entsteht. Eine Operation ist zu empfehlen, wenn einer der Knochen-Knorpeltumoren größer wird oder neue Symptome verursacht.

▲ siehe Seite 376   ■ siehe Seite 381

Patienten mit mehreren Knochen-Knorpeltumoren sollten regelmäßig zu Kontrolluntersuchungen gehen. Bei Patienten mit nur einem Knochen-Knorpeltumor entwickelt sich sehr wahrscheinlich kein Knorpelsarkom. Daher braucht ein einzelner Knochen-Knorpeltumor nur entfernt zu werden, wenn er z. B. durch starke Vergrößerung Probleme verursacht.

Chondrome (Knorpelgeschwülste) treten gewöhnlich zwischen dem zehnten und 30. Lebensjahr auf und entstehen in der Mitte des Knochens. Sie werden oft zufällig auf einer Röntgenaufnahme entdeckt und lassen sich meist eindeutig diagnostizieren. Manche dieser Tumoren sind schmerzhaft. Ist das nicht der Fall, brauchen sie weder entfernt noch behandelt zu werden. Dennoch sollten sie regelmäßig durch Röntgenkontrollen überwacht werden. Lässt sich der Tumor auf dem Röntgenbild nicht eindeutig identifizieren oder verursacht er Schmerzen, kann mit einer Biopsie festgestellt werden, ob er gut- oder bösartig ist.

Chondroblastome sind seltene Tumoren, die an den Knochenenden wachsen. Sie treten meist zwischen dem zehnten und 20. Lebensjahr auf. Diese Tumoren werden oft erst entdeckt, wenn sie Schmerzen verursachen. Sie werden operativ entfernt, da sie sonst weiter wachsen und Knochen zerstören können. Gelegentlich treten sie erneut auf.

Chondromyxoide Fibrome (Knorpel-Bindegewebe-Geschwülste) sind sehr seltene Tumoren, die vor dem 30. Lebensjahr auftreten, und zwar bevorzugt an den Enden der langen Knochen. Sie verursachen Schmerzen und haben auf Röntgenbildern ein charakteristisches Aussehen. Diese Geschwülste werden operativ entfernt; gelegentlich treten sie jedoch erneut auf.

Osteoidosteome sind sehr kleine Tumoren, die meist zwischen dem 20. und 40. Lebensjahr auftreten. Sie kommen hauptsächlich in Armen und Beinen vor, können aber jeden Knochen befallen. Die durch sie bedingten Schmerzen verschlimmern sich nachts und können durch Azetylsalizylsäure gelindert werden. Manchmal schwinden die Muskeln um den betroffenen Knochen; dies kann sich nach der Entfernung des Tumors wieder bessern. Mit einer Knochenszintigraphie lässt sich der exakte Sitz des Tumors bestimmen; andernfalls kann zusätzlich eine Computertomographie gemacht werden. Der Tumor kann operativ entfernt werden, oder er wird mithilfe eines Hochfrequenzimpulses zerstört, der mit einer nadelähnlichen Sonde in den Tumor hineingebracht wird.

Riesenzelltumoren treten meist zwischen dem 20. und 30. Lebensjahr auf. Sie entstehen überwiegend in den Knochenenden und breiten sich von dort auf das angrenzende Gewebe aus. Diese Tumoren verursachen gewöhnlich Schmerzen. Die Behandlungsmethode hängt von der Größe des Tumors ab. Er kann chirurgisch entfernt werden. Die verbleibende Lücke im Knochen kann durch eine Knochenplastik oder mit Knochenzement verschlossen werden, damit die Knochenoberfläche intakt bleibt. Gelegentlich muss bei besonders großen Tumoren das betroffene Knochenstück herausgenommen werden. Bei etwa zehn Prozent der Patienten treten die Tumoren nach der Operation erneut auf. Nur selten werden sie bösartig.

Primäre bösartige Knochentumoren

Das **multiple Myelom** ist eine der häufigsten primären Knochenkrebsformen. Es entsteht im Knochenmark, wo die weißen Blutkörperchen gebildet werden. Ist nur ein Knochen betroffen, nennt man die Krankheit Plasmozytom ▲; sind es mehrere, spricht man vom multiplen Myelom. Die Behandlung schließt Chemotherapie, Bestrahlung und Operation ein.

Das **Osteosarkom** ist die zweithäufigste Form der primären bösartigen Knochentumoren. Es kann in jedem Lebensalter auftreten, ist aber zwischen dem zehnten und 20. Lebensjahr am häufigsten. Ältere Menschen mit der Paget-Krankheit ■ können an diesem Sarkom erkranken. Bei der Hälfte von ihnen sitzt der Tumor im Bereich des Knies; er kann aber in jedem Knochen vorkommen. Osteosarkome streuen häufig Metastasen in die Lunge. Die Tumoren verursachen Schwellungen und Schmerzen. Zur Diagnose ist eine Biopsie erforderlich.

Meist werden Osteosarkome mit einer Kombination aus Chemotherapie und Operation behandelt. Während der Chemotherapie verschwindet der Schmerz meist, dann wird der Tumor entfernt. Aufgrund verbesserter Operationsmethoden können die betroffenen Gliedmaßen heute meistens erhalten werden.

Fibrosarkome und **maligne fibröse Histiozytome** gleichen den Osteosarkomen in Aussehen, Lage, Symptomen und Prognose. Die Behandlung ist ebenfalls identisch.

Chondrosarkome bestehen aus krebsartigen Knorpelzellen. Viele Chondrosarkome wachsen

---

▲ siehe Seite 1000   ■ siehe Seite 328

langsam, sind wenig aggressiv und können operativ entfernt werden. Einige sind jedoch sehr aggressiv und metastasieren. Zur Diagnose ist eine Biopsie erforderlich. Ein Chondrosarkom muss komplett chirurgisch entfernt werden.

Der **Ewing-Tumor** (Ewing-Sarkom) tritt bei Männern häufiger auf als bei Frauen und ist vor allem bei Menschen im Alter von zehn bis 20 Jahren zu finden. Meistens entwickelt sich der Tumor in Armen oder Beinen; er kann aber auch in jedem anderen Knochen vorkommen. Die häufigsten Symptome sind Schmerzen und Schwellungen. Der Tumor kann sehr groß werden und sich z. B. über die gesamte Länge eines Knochens erstrecken. Computer- und Kernspintomographie können Lage und Größe des Tumors zeigen; zur genauen Diagnose ist jedoch eine Biopsie erforderlich. Die Behandlung besteht aus einer Kombination von Operation, Chemotherapie und Bestrahlung.

Das **maligne Lymphom des Knochens** (Retikulosarkom, Retikulumzellsarkom) tritt meist zwischen dem 40. und 50. Lebensjahr auf. Es kann in jedem Knochen des Körpers entstehen oder in einem anderen Gewebe, von wo aus es zum Knochen wandert. Der Tumor verursacht Schwellungen und Schmerzen, und der betroffene Knochen ist bruchanfällig. Die Behandlung besteht aus einer Kombination von Chemotherapie und Bestrahlung, was genauso wirksam zu sein scheint wie die chirurgische Entfernung des Tumors.

Knochenmetastasen

Knochenmetastasen sind Tochtergeschwülste von Krebserkrankungen, die an einer anderen Stelle im Körper entstanden sind und Metastasen in die Knochen gestreut haben ▲. Zu den Krebsarten, die am häufigsten in die Knochen streuen, gehören Brust-, Lungen-, Prostata-, Nieren- und Schilddrüsenkrebs.

Krebspatienten, die über Schwellungen und Schmerzen in den Knochen klagen, können auf Knochenmetastasen untersucht werden. Röntgenaufnahmen und Knochenszintigramme helfen, die Tumoren aufzuspüren. Gelegentlich verursachen die Metastasen Symptome, bevor der eigentliche Krebs entdeckt wird. Sie können sich als Schmerzen und Bruch des tumorgeschwächten Knochens äußern. Dann gibt gewöhnlich eine Biopsie Aufschluss über die Lage des Tumors, da unter dem Mikroskop meist zu erkennen ist, in welchem Gewebe die ursprüngliche Krebsgeschwulst sitzt.

Die Behandlung hängt von der Art des Krebses ab. Um den betreffenden Knochen vor Brüchen zu schützen, kann er chirurgisch stabilisiert werden.

KAPITEL 64

Aseptische Knochennekrose

Diese Erkrankung wird auch Osteonekrose oder Osteochondrosis dissecans genannt. Dabei stirbt Knochengewebe aufgrund mangelhafter Durchblutung ab.

Aseptische Knochennekrose tritt am häufigsten bei Menschen zwischen dem 30. und 60. Lebensjahr auf. Meist ist davon der Hüftkopf betroffen, oft auf beiden Seiten. Bei Menschen über 50 Jahren wird die Erkrankung gewöhnlich durch einen hüftnahen Bruch ausgelöst. Als weitere Ursache kommt eine Erkrankung infrage, bei der die kleinen Blutgefäße blockiert sind, die die Enden der langen Knochen versorgen. Bei einem durch Alkoholmissbrauch verursachten Leberschaden können z. B. fettige Ablagerungen in den Gefäßen einen Pfropf bilden. Das andere Ende des Oberschenkelknochens zum Knie hin kann auch betroffen sein, manchmal auch der Oberarmknochen am Schultergelenk.

Man unterscheidet aseptische Knochennekrosen danach, ob sie auf einer Verletzung beruhen oder nicht. Als Verletzung kommen Knochenbrüche infrage, bei denen die Knochenteile

---

▲ siehe Seite 1025

gegeneinander verschoben sind, und Ausrenkungen, bei denen die Blutgefäße zur Versorgung des Knochens gerissen oder anderweitig geschädigt sind. Zu den nicht-traumatischen Ursachen gehören Alkoholmissbrauch, eine Langzeittherapie mit hohen Dosen Kortison, Druckluftkrankheit bei Tauchern, die zu schnell an die Oberfläche kommen ▲, und Sichelzellenerkrankung ■. Seltener wird die aseptische Knochennekrose durch die Gaucher-Krankheit, Tumoren (z. B. Lymphome) und Strahlentherapie verursacht. Einige Störungen der Blutgerinnung kommen ebenfalls als Ursache infrage. Bei einem Viertel der Betroffenen ist die Krankheitsursache unbekannt. Aseptische Knochennekrose des Knies kann spontan auftreten, vor allem bei Frauen über 55 Jahren, die keine Risikofaktoren haben. Die Fachleute sind sich uneinig, ob es sich dabei tatsächlich um eine asptische Nekrose oder um eine andere, unbekannte Erkrankung handelt.

Symptome

Bei einigen Patienten setzt plötzlich ein sehr intensiver Schmerz ein, der sie stark behindert. Sie können sich häufig genau an den Tag und die Stunde erinnern, in der die Schmerzen begannen. Dieser Schmerz entsteht vermutlich in dem Augenblick, in dem die Blutversorgung abgeschnitten wird. Meist treten die Symptome jedoch erst auf, wenn die Patienten schon eine Weile erkrankt sind. Dann entsteht der Schmerz durch das Zusammenbrechen des abgestorbenen Knochens. Stehen und Gehen sowie Bewegen des betroffenen Knochens sind sehr schmerzhaft. In Ruhe lässt der Schmerz gewöhnlich nach.

Ist der Hüftknochen erkrankt, kommt es zu Schmerzen in der Leiste, die bis in die Vorder- und Innenseiten der Oberschenkel und ins Gesäß ziehen können. Der Patient hinkt und versucht, die Hüfte so wenig wie möglich zu bewegen. Bei fortschreitender Erkrankung treten immer mehr winzige Brüche im Knochen auf, der schließlich zusammenfällt. Der Schmerz wird stärker und die Beweglichkeit des Hüftgelenks wird eingeschränkt.

Im Knie beginnt die aseptische Knochennekrose oft plötzlich mit starken, andauernden Schmerzen und Druckempfindlichkeit, meist über dem inneren Teil des Knies. Bei einem Drittel der Patienten ist das Knie durch Flüssigkeit angeschwollen.

In der Schulter kann die aseptische Knochennekrose leichte, vorübergehende Symptome verursachen, sodass sie kaum bemerkt wird. Die

Ursachen der aseptischen Knochennekrose

Sichere Ursachen
- Alkoholmissbrauch
- Arteriosklerose
- Druckluftkrankheit
- Gaucher-Krankheit
- Einnahme hoher Dosen von Kortison
- Hüftgelenkluxation
- Oberschenkelhalsbruch
- Strahlentherapie
- Sichelzellenerkrankung
- Tumoren

Mögliche Ursachen
- Störungen der Blutgerinnung
- Cushing-Syndrom
- Diabetes mellitus
- Fettleber
- Gicht
- Störungen des Fettstoffwechsels
- Bauchspeicheldrüsenkrebs
- Bauchspeicheldrüsenentzündung
- Rauchen
- Systemischer Lupus erythemathodes

Betroffenen bewegen meist die Schulter so wenig wie möglich.

Diagnose

Da die aseptische Knochennekrose häufig schmerzlos beginnt, wird sie im Anfangsstadium selten entdeckt. Wird sie durch eine schwere Verletzung verursacht, ist sie tage- bis wochenlang mikroskopisch nicht festzustellen. Auf Röntgenbildern ist sie erst einige Monate später zu sehen.

Die Kernspintomographie ist die beste Methode, aseptische Knochennekrose frühzeitig zu diagnostizieren, sodass Komplikationen wie der Zusammenbruch des Oberschenkelhalses vermieden werden können. Mit Computertomographie und Röntgenaufnahmen lässt sich feststellen, ob der Knochen zusammengefallen ist, wie weit die Erkrankung fortgeschritten ist und ob der Patient auf der nicht erkrankten Seite durch die über lange Zeit andauernde Überbelastung eine Arthrose hat.

▲ siehe Seite 1657   ■ siehe Seite 983

Behandlung

Die Schmerzen können mit nichtsteroidalen Entzündungshemmern und anderen Schmerzmitteln ▲ sowie dem Vermeiden von Belastung gelindert werden. Meist muss die Behandlung für mindestens sechs Monate fortgesetzt werden. Übungen zur Vergrößerung des Gelenkspielraums sind hilfreich.

Die einfachste Operation ist eine medulläre Dekompression. Dabei wird aus dem betroffenen Gebiet ein Stück Knochen herausgenommen. Die Methode ist im Frühstadium sehr erfolgreich, wenn der Zusammenbruch des Knochens noch nicht droht.

Die Dekompressionsbehandlung ist auch bei Patienten unter 50 Jahren geeignet, deren Knochen bereits zusammengebrochen ist. Sie kann das Einsetzen eines künstlichen Hüftgelenks um Jahre hinausschieben. Die Operation dauert knapp eine Stunde; anschließend muss der Patient vier bis sechs Wochen an Krücken gehen.

Eine andere Behandlung ist die Knochentransplantation. Bei aseptischer Hüftnekrose wird Knochen mit intakten Blutgefäßen an einer anderen Stelle im Körper entnommen und an der Hüfte eingesetzt. Das Transplantat bildet dann die Grundlage, auf der der Körper neues Knochengewebe aufbaut. Allerdings muss auch die Blutversorgung für dieses Gebiet neu gebildet werden. Die Operation dauert mehrere Stunden, und der Patient muss monatelang an Krücken gehen.

Werden diese Verfahren eingesetzt, bevor der Knochen zusammenbricht, können – vor allem in Hüfte und Knie – schwerwiegende Gelenkschäden verhindert werden. Ist die Schulter betroffen, kann unter Umständen auf die Operation verzichtet werden, da die Schulter kein Gewicht trägt und häufig auch anderweitig erfolgreich behandelt werden kann.

Die Osteotomie wird bei Patienten unter 50 Jahren angewandt, bei denen der Gelenkersatz noch hinausgezögert werden soll. Diese Operation wird durchgeführt, wenn der Knochen bereits zusammengebrochen ist und eine Dekompression oder Transplantation nicht mehr möglich ist. Gewöhnlich ist der gewichttragende Teil des Knochens von der aseptischen Knochennekrose betroffen. In einigen Fällen kann der Knochen unterhalb dieses Gebietes durchgeschnitten und so gedreht werden, dass die Belastungszone verlagert wird und ein gesundes Knochenteil das Gewicht trägt.

Hat die aseptische Knochennekrose bereits auf der anderen Gelenkseite schwere Arthrose verursacht, ist ein Gelenkersatz ■ die einzig sinnvolle Behandlung. Diese Operation ist zwar sehr erfolgreich, aber besonders bei jüngeren Menschen muss das künstliche Gelenk im Laufe des Lebens mehrfach ersetzt werden. Deshalb wird bei ihnen, wenn der Hüftkopf nicht betroffen ist, eine Metallkappe über den Hüftkopf gelegt. Manche Patienten beginnen mit dieser Operation und bekommen erst später ein neues Gelenk.

KAPITEL 65

Infektionen von Knochen und Gelenken

Knochen sowie die verschiedenen Gewebe im Gelenk und die Flüssigkeit, mit der der Gelenkspalt gefüllt ist, können sich entzünden. Beispiele für derartige Erkrankungen sind Osteomyelitis und infektiöse Arthritis.

Osteomyelitis

Eine Knocheninfektion (Osteomyelitis) wird gewöhnlich von Bakterien einschließlich Mykobakterien, manchmal aber auch von Pilzen verursacht.

Osteomyelitis tritt am häufigsten bei Kindern und alten Menschen auf. Bei Menschen mit

---

▲ siehe Seite 434   ■ siehe Seite 333

schweren Erkrankungen ist die Wahrscheinlichkeit größer, eine Knocheninfektion zu bekommen.

Wenn ein Knochen entzündet ist, schwillt das weiche Knochenmark in der Mitte oft an. Weil das geschwollene Gewebe gegen die äußere Begrenzung drückt, werden die Blutgefäße im Knochenmark zusammengedrückt, sodass die Blutversorgung des Knochens verringert oder unterbrochen wird. Ohne ausreichende Blutversorgung können Teile des Knochens absterben. Die Infektion kann sich vom Knochen aus weiter verbreiten und in den umliegenden Weichteilen, z. B. den Muskeln, Eiteransammlungen verursachen.

Ursachen

Es gibt drei Wege, auf denen Knochen infiziert werden können: durch Blut, das Erreger aus einem anderen Teil des Körpers zum Knochen transportiert, durch von außen eindringende Erreger und durch die Infektion der angrenzenden Knochen oder Weichteile.

Knocheninfektionen kommen gewöhnlich bei Kindern an den Enden der Arm- und Beinknochen und bei Erwachsenen an den Wirbelknochen (vertebrale Osteomyelitis) vor. Sie werden gewöhnlich durch Erreger im Blut ausgelöst. Dialysepatienten und Drogenabhängige, die ihre Drogen spritzen, sind dafür besonders anfällig.

Krankheitserreger können bei einem offenen Bruch und einer Operation in den Knochen eindringen oder z. B. bei einem Unfall durch verunreinigte Gegenstände, die den Knochen durchdringen. Meist ist das Bakterium *Staphylococcus aureus* für die Entzündung verantwortlich. *Mycobacterium tuberculosis* (einer der Tuberkulose-Erreger) kann eine Entzündung der Wirbelknochen verursachen.

Eine Knocheninfektion kann auch durch das chirurgische Einsetzen von Metall in Knochen entstehen, wie es bei einem künstlichen Hüftgelenk vorkommt. Das umliegende Gewebe kann infiziert werden, die Erreger können in den Knochen um das künstliche Gelenk verschleppt werden, oder die Infektion kann später auftreten. Jeder in den Knochen eingesetzte Gegenstand kann eine Infektion auslösen.

Eine Infektion des Weichteilgewebes um den Knochen kann sich innerhalb von Tagen und Wochen auf den Knochen ausdehnen. Diese Art der Infektion tritt häufig bei älteren Menschen auf. Sie beginnt gewöhnlich an einer Stelle, an der das Gewebe durch eine Verletzung, Bestrahlung oder durch Krebs geschädigt ist, oder an einem Hautgeschwür, das durch schlechte Durchblutung oder Diabetes entstanden ist. Eine Infektion der Nasennebenhöhlen, des Zahnfleischs und der Zähne kann sich auf den Schädel ausdehnen.

Symptome

Infektionen der Arm- und Beinknochen verursachen Fieber und, manchmal Tage später, Schmerzen im infizierten Knochen. Das Gewebe über dem Knochen kann berührungsempfindlich, warm und geschwollen sein, Bewegungen werden schmerzhaft.

Wirbelentzündungen entwickeln sich langsam und verursachen anhaltende Rückenschmerzen und Druckempfindlichkeit. Der Schmerz wird durch Bewegung schlimmer und lässt auch bei Ruhe, Wärmeanwendungen und durch Schmerzmittel nicht nach. Fieber, das typische Zeichen einer Entzündung, fehlt häufig.

Knochenentzündungen, die durch das direkte Eindringen der Krankheitserreger oder das Übergreifen einer Weichteilinfektion entstehen, verursachen Schwellungen und Schmerzen in dem Gewebe über dem entzündeten Knochen. Im umliegenden Gewebe können sich Abszesse bilden. Bei dieser Infektion kann das Blutbild unauffällig sein und Fieber ausbleiben. Patienten mit einer Entzündung im Bereich eines künstlichen Gelenks oder einer Prothese leiden unter Dauerschmerzen in diesem Bereich.

Wird eine Knochenentzündung nicht erfolgreich behandelt, kann das zu einer chronischen Osteomyelitis führen. Diese Erkrankung wird manchmal sehr lange nicht erkannt, weil sie monate- und jahrelang keine Symptome hervorruft. Häufiger macht sich die chronische Knochenentzündung durch Schmerzen, wiederkehrende Entzündungen in den Weichteilen über dem Knochen und dauernde oder regelmäßig wiederkehrende Eiterabsonderung durch die Haut bemerkbar. Dabei bildet sich eine Fistel vom Knochen bis zur Haut, wo der Eiter austritt.

Diagnose

Die Symptome und die Ergebnisse der körperlichen Untersuchung können den Verdacht auf eine Knochentzündung nahe legen, z. B. wenn ein Patient unter ständigen Knochenschmerzen mit oder ohne Fieber und unter dauernder Müdigkeit leidet.

Wie bei jeder chronischen Entzündung ist bei der Blutuntersuchung die Anzahl der weißen Blutkörperchen erhöht. Die Blutkörperchensenkungsgeschwindigkeit ist ebenso erhöht wie der Wert des C-reaktiven Proteins, das im Blut zirkuliert.

Ein Röntgenbild zeigt häufig erst mehrere Wochen nach dem Auftreten der ersten Symptome Veränderungen. Im Knochenszintigramm ist das entzündete Gebiet fast immer zu erkennen, außer bei Kleinkindern. Computer- und Kernspintomographie zeigen den entzündeten Bereich ebenfalls. Dennoch erlauben es diese Verfahren nicht immer, zwischen einer Entzündung und einer anderen Knochenerkrankung zu unterscheiden.

Zur genauen Diagnose einer Knochenentzündung und der Erkennung der Erreger werden Proben von Blut, Eiter, Gelenkflüssigkeit und Knochengewebe entnommen. Bei einer Wirbelinfektion wird während einer Operation oder Biopsie mit einer Nadel Knochengewebe entnommen.

Vorbeugung und Prognose

Bei Patienten mit künstlichen Gelenken oder implantiertem Metall ist das Risiko einer Infektion durch Bakterien, die normalerweise im Mund und anderen Körperteilen zu finden sind, besonders groß. Sie sollten vor einer Operation (auch einer Zahnoperation) vorbeugend Antibiotika einnehmen.

Eine Knochenentzündung heilt gewöhnlich aus, wenn früh und korrekt behandelt wird. Wenn sie hingegen chronisch wird, kann Monate und sogar Jahre später erneut ein Abszess auftreten.

Behandlung

Eine Knochenentzündung im Anfangsstadium, die durch Erreger im Blut ausgelöst wurde, spricht am besten auf Antibiotika an. Kann der Erreger nicht festgestellt werden, wird meist ein Antibiotikum verabreicht, das gegen das Bakterium *Staphylococcus aureus* wirkt, da dies die meisten Infektionen verursacht. Manchmal wird auch ein Breitbandantibiotikum eingesetzt, das mehrere Bakterienarten bekämpft. Je nach Schwere der Entzündung können die Antibiotika anfangs als Infusion gegeben werden. Im Verlauf der vier- bis sechswöchigen Behandlung wird dann zu Tabletten gewechselt. Manche Patienten müssen monatelang behandelt werden.

Wird ein Pilz als Ursache der Entzündung erkannt, muss der Patient über mehrere Monate Pilzmittel einnehmen. Wird die Entzündung im Frühstadium entdeckt, ist eine Operation gewöhnlich nicht nötig. Abszesse werden aber gelegentlich operativ geöffnet.

Erwachsene mit Wirbelentzündungen werden meist sechs bis acht Wochen mit Antibiotika behandelt. Manchmal wird Bettruhe verordnet, und der Patient muss eine Orthese tragen. Eventuell ist eine Operation erforderlich, um Wirbel zu stabilisieren oder den Eiter aus Abszessen abzuleiten.

Springt die Entzündung von umliegenden Weichteilen auf den Knochen über wie bei einem Fußgeschwür, das durch Diabetes oder Durchblutungsstörungen verursacht wurde, ist die Behandlung vielschichtiger. Abgestorbenes Gewebe und Knochen werden operativ entfernt, die Lücke wird mit gesunden Knochen, Muskeln oder Haut aufgefüllt. Dann wird die Entzündung mit Antibiotika behandelt.

Wenn die Entzündung von einem künstlichen Gelenk ausgeht, wird es gewöhnlich entfernt. Bereits mehrere Wochen vor der Operation können Antibiotika gegeben werden, damit nach der Entfernung des Gelenks gleich ein neues eingesetzt werden kann.

Infektiöse Gelenkentzündung

Infektiöse oder septische Arthritis ist eine Entzündung der Gelenkflüssigkeit und der Gewebeanteile des Gelenks. Sie wird meist durch Bakterien, gelegentlich auch durch Viren oder Pilze verursacht.

Gefährdet sind unter anderem Patienten mit Gelenkveränderungen aufgrund von rheumatoider Arthritis und Arthrose, die Infektionserreger im Blut haben. Wenn ein Patient mit Lungenentzündung und Blutvergiftung hinfällt und sich das Handgelenk verletzt, kann die Blutung in das verletzte Gelenk zu infektiöser Arthritis führen.

Die Bakterien erreichen das Gelenk gewöhnlich über das Blut. Es kann aber auch direkt bei einer Operation, durch eine Injektion oder Verletzung infiziert werden. Welches Bakterium die Entzündung auslöst, hängt vom Alter einer Person ab. Staphylokokken und gramnegative Bakterien sind für Babys und Kleinkinder besonders gefährlich. Bei größeren Kindern und Erwachsenen sind meist Gonokokken (Erreger des Trippers), Staphylokokken und Streptokokken die Entzündungserreger. Gelegentlich infizieren auch Spirochäten (schraubenförmige Bakterien) wie die Erreger der Syphilis und der Lyme-Borreliose Gelenke.

Von Viren wie dem HI-Virus, Parvoviren und den Erregern von Röteln, Mumps und Hepatitis B sind Menschen jeden Alters betroffen. Eine langsam verlaufende, chronische infektiöse Arthritis wird meist von *Mycobacterium tuberculosis*, dem Erreger der Tuberkulose, oder von Pilzen ausgelöst.

Symptome

Kleinkinder leiden meist unter Fieber, Schmerzen und Unruhe. Die meisten Kinder bewegen das betroffene Gelenk nicht, weil es schmerzt und berührungsempfindlich ist. Kleine Kinder mit entzündeten Hüft- oder Kniegelenken weigern sich meist zu gehen. Bei größeren Kindern und Erwachsenen treten die Symptome plötzlich auf. Das Gelenk wird rot, warm und schmerzt bei Berührung und Bewegung sehr stark. Im Gelenk sammelt sich Flüssigkeit, wodurch es anschwillt und steif wird. Außerdem können Fieber und Schüttelfrost auftreten.

Am häufigsten sind Knie-, Schulter-, Hand-, Hüft- und Ellenbogengelenk sowie die Fingergelenke betroffen. Die Erreger der Lyme-Borreliose infizieren meist das Kniegelenk. Gonokokken und Viren können einige oder viele Gelenke gleichzeitig infizieren.

Diagnose

Bei Verdacht auf infektiöse Arthritis werden verschiedene Untersuchungen eingeleitet. Meist wird mit einer Nadel eine Probe der Gelenkflüssigkeit entnommen und auf weiße Blutkörperchen, Bakterien und andere Organismen untersucht. Im Labor können die Erreger in der Gelenkflüssigkeit fast immer bestimmt werden, es sei denn, der Patient hat kürzlich Antibiotika eingenommen. Die Erreger von Tripper, Lyme-Borreliose und Syphilis sind allerdings in der Gelenkflüssigkeit nur schwer auszumachen. Werden Bakterienkulturen angelegt, testet das Labor, welches Antibiotikum am besten wirkt.

Meist wird auch das Blut untersucht, weil sich die Erreger von Gelenkentzündungen häufig im Blut wiederfinden. Auch in Auswurf, Rückenmarkflüssigkeit und Urin können die Erreger bestimmt werden.

Prognose und Behandlung

Da ein infiziertes Gelenk innerhalb weniger Tage zerstört sein kann, beginnt die Behandlung, noch bevor der Erreger identifiziert ist. Zuerst werden Antibiotika verabreicht, die die am häufigsten vorkommenden Bakterien abtöten, später wird bei Bedarf gewechselt. Anfangs werden die Antibiotika ins Blut gespritzt, damit eine ausreichende Menge das Gelenk erreicht. Schlägt die Behandlung an, zeigt sich innerhalb von 48 Stunden eine Besserung.

Um Gelenkschäden durch Eiteransammlungen zu verhindern, wird der Eiter mit einer Nadel abgesaugt. Manchmal wird ein Drainageröhrchen in die Wunde gelegt. Ist die Drainage mit einer Nadel schwierig (beispielsweise beim Hüftgelenk) oder nicht erfolgreich, kann eine Arthroskopie weiterhelfen. Dabei wird ein biegsames Glasfaserinstrument in das Gelenk eingeführt, dessen Spitze sehr scharfe Bilder aus dem Gelenkinneren übermittelt ▲. Unter Umständen ist eine Operation nötig, um den Eiterherd auszutrocknen. Eine Gelenkschiene hilft anfangs, Schmerzen zu lindern. Um eine Versteifung und dauerhaften Funktionsverlust des Gelenks zu vermeiden, ist Physiotherapie erforderlich.

Pilzinfektionen werden mit Pilzmitteln behandelt, eine Tuberkuloseinfektion mit einer Kombination verschiedener Antibiotika ■. Virusinfektionen bessern sich von selbst; hier werden nur Mittel gegen das Fieber und die Schmerzen verordnet.

▲ siehe Seite 324   ■ siehe Seite 1124

KAPITEL 66

Arthrose

Arthrose (Osteoarthrose, Arthrosis deformans) ist eine degenerative Gelenkerkrankung, die die Gelenkknorpel und die angrenzenden Knochen schädigt. Sie kann Schmerzen, Gelenkversteifungen und Funktionsverlust nach sich ziehen.

Von einer Arthrose, der häufigsten Gelenkveränderung, sind mit zunehmendem Alter immer mehr Menschen betroffen. Auch bei Wirbeltieren und sogar bei Fischen, Amphibien und Vögeln kommt sie vor. Da die Arthrose unter den Lebewesen so weit verbreitet ist, vermuten einige Experten, dass sie ursprünglich aus einer Art körpereigenem Programm zur Knorpelreparatur entstanden ist.

Viele Mythen ranken sich um die Arthrose: Sie sei beim Altern unvermeidlich wie graues Haar und Falten, sie verursache nur leichte Behinderungen, und Behandlungen nützten nichts. Arthrose kommt zwar bei älteren Menschen häufig vor, ist aber keine reine Alterserscheinung, die durch normalen Gebrauch entsteht. Anscheinend sind mikroskopisch kleine Veränderungen in Struktur und Zusammensetzung des Knorpels verantwortlich. Viele, vor allem jüngere Betroffene spüren wenig oder keine Symptome; manche ältere Menschen leiden jedoch unter schwerwiegenden Beeinträchtigungen.

Ursachen

Arthrose beginnt möglicherweise mit einer Veränderung der Zellen, die die Knorpelbestandteile aufbauen. Dazu gehören Kollagen, ein festes, faseriges Eiweiß im Bindegewebe, und Proteoglykane, Stoffe, die für die Elastizität des

---

Kniegelenkersatz

Ein von Arthrose stark geschädigtes Knie kann durch ein künstliches Kniegelenk ersetzt werden. Nach Gabe eines Narkosemittels macht der Chirurg einen Schnitt über dem geschädigten Knie. Die Kniescheibe wird entfernt, und die Enden von Oberschenkel- und Unter- **schenkelknochen werden geglättet, damit das künstliche Gelenk besser eingepasst werden kann. Ein Teil des künstlichen Gelenks wird in den Oberschenkel eingesetzt, der andere in den Unterschenkel. Dann werden die Teile mit Zement befestigt.**

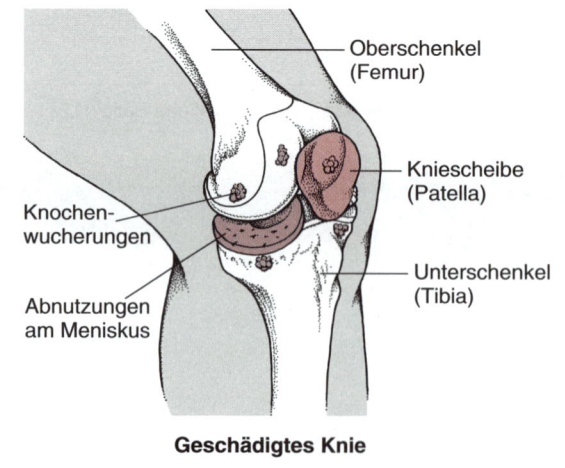

Oberschenkel
(Femur)

Kniescheibe
(Patella)

Unterschenkel
(Tibia)

Knochen-
wucherungen

Abnutzungen
am Meniskus

Geschädigtes Knie

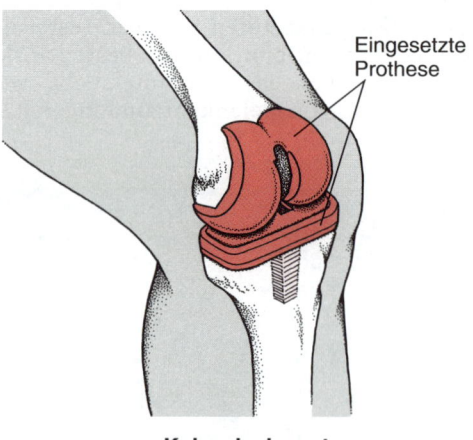

Eingesetzte
Prothese

Kniegelenkersatz

Knorpels sorgen. Der Knorpel kann Wasser einlagern und anschwellen; er wird weich, und es bilden sich Risse an der Oberfläche. Unter dem Knorpel bilden sich winzige Vertiefungen im Knochen, die ihn schwächen. Manchmal wuchern die Knochen an den Gelenkenden. Diese Gebilde kann man sehen und fühlen. Schließlich wird die glatte, schlüpfrige Oberfläche des Knorpels rau und narbig, sodass das Gelenk nicht mehr reibungslos bewegt werden kann. Alle Bestandteile des Gelenks versagen auf die eine oder andere Weise und verändern das Gelenk.

Bei unbekannter Ursache spricht man von einer **primären** (oder idiopathischen) Arthrose. Sie tritt am häufigsten auf. Als **sekundär** wird die Arthrose bezeichnet, wenn eine andere Krankheit die Ursache ist, wie Paget-Krankheit ▲, Infektion, Verformung, Verletzung und Überbeanspruchung des Gelenks. Menschen, die ihre Gelenke immer wieder einer starken Belastung aussetzen, wie Gießerei- und Minenarbeiter und Busfahrer, sind besonders gefährdet. Gut trainierte Langstreckenläufer sind dagegen nicht anfälliger für Arthrose als Menschen, die keinen Sport treiben. Möglicherweise spielt Übergewicht eine Rolle, vor allem bei Frauen mit Arthrose im Knie.

Symptome

Normalerweise entwickelt sich eine Arthrose schleichend und macht sich zuerst an einem oder mehreren Gelenken bemerkbar. Fingergelenke, Daumengrundgelenk, Hals, Lendenwirbelsäule, große Zehe, Hüfte und Knie sind am häufigsten betroffen. Das erste Symptom sind Schmerzen, die gewöhnlich durch Belastung schlimmer werden. Bei manchen Menschen ist das Gelenk nach dem Aufwachen oder einer Ruhephase steif. Die Versteifung lässt gewöhnlich etwa eine halbe Stunde nach den ersten mühsamen Bewegungen nach.

Wenn sich die Arthrose verschlimmert, verliert das Gelenk zunehmend an Beweglichkeit und kann möglicherweise nicht mehr ganz gestreckt und gebeugt werden. Durch den Versuch des Körpers, den Schaden zu reparieren, wachsen Knorpel, Knochen und andere Gewebe; dadurch verdickt sich das Gelenk. Der raue Knorpel verursacht im Gelenk knirschende oder knackende Geräusche. Knochenwucherungen (Heberden-Knoten) entwickeln sich häufig an den Mittel- und Endgelenken der Finger.

Bei manchen Gelenken wie dem Knie dehnen sich die stützenden und stabilisierenden Bänder so stark, dass das Gelenk seinen Halt verliert.

Mit Arthose leben

- Die betroffenen Gelenke sanft bewegen, vorzugsweise im Schwimmbad
- Massage des Gelenks und des umgebenden Gewebes durch einen Therapeuten
- Heizkissen oder feuchtwarmes Tuch auf das Gelenk legen
- Normalgewicht halten, damit die Gelenke nicht unnötig belastet werden
- Hilfsmittel benutzen, die das tägliche Leben erleichtern (z. B. Spazierstock, Krücken oder Gehhilfe, Halskrause, elastische Kniestützbandage, Badewannensitz)
- Festes Schuhwerk tragen

Es kann auf Bewegung und Berührung sehr schmerzhaft reagieren. Hüft- und Kniegelenk können auch völlig versteifen.

Arthrose betrifft häufig die Wirbelsäule. Das häufigste Symptom sind Rückenschmerzen. Gewöhnlich verursachen arthrotische Wirbel nur leichte Bewegungseinschränkungen und geringe Schmerzen. Dennoch kann eine Arthrose im Hals und in der Lendenwirbelsäule, wenn die Knochenwucherungen auf einen Nerv drücken, Taubheitsgefühle, Empfindungsstörungen, Schmerzen und Schwäche in einem Arm oder Bein verursachen. Kommt es im Wirbelsäulenkanal zu Knochenwucherungen, können die Beinnerven abgedrückt werden. Schmerzen in den Beinen nach einem Spaziergang können dadurch den falschen Eindruck erwecken, dass die Blutversorgung in den Beinen gestört sei (Claudicatio intermittens ■). Selten drücken Knochenwucherungen die Speiseröhre zusammen und erschweren das Schlucken.

Arthrose schreitet nach dem Auftreten der ersten Symptome meistens langsam fort. Gelegentlich kommt sie jedoch zum Stillstand, oder der Gelenkzustand verbessert sich sogar wieder.

Diagnose

Die Diagnose kann aufgrund der körperlichen Untersuchung, der charakteristischen Symptome und der typischen Veränderungen im Röntgenbild gestellt werden. Bereits bei 40-Jährigen können Röntgenbilder schon Anzeichen von

▲ siehe Seite 328   ■ siehe Seite 204

Arthrose zeigen, vor allem in Hüfte und Knie. Nur die Hälfte der Betroffenen hat jedoch Beschwerden. Für eine Frühdiagnose sind Röntgenaufnahmen nicht geeignet, weil sie die ersten Anzeichen, nämlich die Veränderungen des Knorpels, nicht darstellen. Außerdem haben manche Menschen mit starken Beschwerden manchmal kaum Auffälligkeiten im Röntgenbild, während das Bild anderer, beschwerdefreier Menschen stark veränderte Gelenke zeigt.

Behandlung

Dehn-, Kräftigungs- und Haltungsübungen halten den Knorpel gesund, verbessern den Bewegungsspielraum des Gelenks und kräftigen die umliegenden Muskeln. Bei schmerzenden Gelenken muss ein Gleichgewicht zwischen Ruhe und Bewegung gefunden werden. Ein Gelenk gar nicht mehr zu bewegen, bedeutet meist, die Arthrose zu verschlimmern. Wer oft in sehr weichen Sesseln, Lehnstühlen mit verstellbarer Rückenlehne oder Autositzen versinkt oder auf einer sehr weichen Matratze liegt, kann die Symptome verschlimmern.

Bestimmte Übungen können eine Arthrose der Wirbelsäule lindern; bei schweren Erkrankungen kann ein Stützkorsett nötig sein. Zu den Übungen sollten Muskelkräftigung ebenso gehören wie Ausdauertraining und Schwimmen, Radfahren und Walken. Dabei ist es wichtig, weiterhin die üblichen Alltags- und Berufsaktivitäten beizubehalten und Haltungen, die den Schmerz vergrößern, zu meiden.

Physiotherapie, oft in Verbindung mit Wärmeanwendungen ▲, ist sinnvoll. Die Wärme verbessert die Muskelfunktion, reduziert die Versteifung und löst Krämpfe. Zur Schmerzlinderung eignen sich Kälteanwendungen, Schienen und Hilfsmittel wie Stöcke, Krücken und ein Gehgestell. Orthopädische Einlagen lindern die Schmerzen beim Gehen. Massagen, Extension ■, Tiefenwärme mittels Diathermie und Ultraschallbehandlungen sind hilfreich.

▲ siehe Seite 38   ■ siehe Seite 333

★ siehe Seite 434   ● siehe Seite 436

◆ siehe Abbildungen Seiten 337 und 348

Arzneimittel beeinflussen den Verlauf der Krankheit nur wenig, lindern aber die Symptome, sodass mehr gezielte Übungen durchgeführt werden können. Oft reicht ein Schmerzmittel wie Parazetamol aus. Nichtsteroidale Entzündungshemmer ★ können bei Schmerzen und Schwellungen eingenommen werden. Die Untergruppe der COX-2-Hemmer ● ist nach Studienlage für Magen und Darm besser verträglich. Jedoch scheint eine dieser Substanzen, Rofecoxib (inzwischen nicht mehr auf dem Markt), nach Langzeiteinnahme das Risiko für Herzinfarkt und Schlaganfall zu erhöhen. Die anderen COX-2-Hemmer werden hinsichtlich dieses Risikos noch untersucht.

Gebräuchlich sind auch Mittel, z.B. mit Cayennepfefferextrakt (Capsaicin), die auf die Haut über dem Gelenk aufgetragen werden.

Wenn sich das Gelenk plötzlich entzündet, anschwillt und schmerzt, kann die Gelenkflüssigkeit abgezogen und ein Kortison ins Gelenk gespritzt werden. Die Behandlung verschafft allerdings nur kurzfristig Erleichterung. Außerdem muss ein so behandeltes Gelenk geschont werden, um eine Dauerschädigung zu vermeiden. Injektionen von Hyaluronsäure (ein Bestandteil der Gelenkflüssigkeit) ins Gelenk können manche Menschen für längere Zeit schmerzfrei machen. Auch Produkte mit Glukosamin und Chondroitinsulfat sind im Handel.

Wenn alle konservativen Behandlungsmethoden den Schmerz nicht lindern und die Beweglichkeit des Gelenks stark eingeschränkt ist, kann ein Gelenkersatz in Betracht gezogen werden. Vor allem Hüft- und Kniegelenk lassen sich durch ein künstliches Gelenk ersetzen ◆. Die Operation ist meist sehr erfolgreich. Beweglichkeit und Funktion des Gelenks werden fast immer unverzüglich besser, und auch die Schmerzen lassen deutlich nach. Allerdings haben künstliche Gelenke nur eine begrenzte Haltbarkeit; dann muss ggf. ein zweites Mal operiert werden.

Bei jungen Menschen mit kleinen Knorpeldefekten werden verschiedene Methoden zur Zellregeneration angewendet. Diese Methoden sind aber bei ausgeprägten Knorpelschäden, wie sie ältere Menschen haben, nicht von Nutzen.

KAPITEL 67

Rheumatoide Arthritis und andere entzündliche Gelenkerkrankungen

Etliche Bindegewebeerkrankungen verursachen starke Gelenkentzündungen. Dazu gehören rheumatoide Arthritis, Reiter-Syndrom (reaktive Arthritis), Psoriasis-Arthropathie und die Bechterew-Krankheit.

Rheumatoide Arthritis

Rheumatoide Arthritis ist eine entzündliche Gelenkerkrankung, bei der die Gelenke – darunter meist Hand- und Fußgelenke – entzündet sind. Dadurch entstehen Schwellungen und Schmerzen, häufig gefolgt von der Zerstörung des Gelenks.

Frauen erkranken deutlich häufiger als Männer an rheumatoider Arthritis. Die Krankheit kann in jedem Lebensalter auftreten, beginnt aber meist zwischen dem 25. und 50. Lebensjahr. Bei Kindern nennt man sie juvenile rheumatoide Arthritis ▲. Symptome und Prognose unterscheiden sich von der Erkrankung bei Erwachsenen.

Man geht davon aus, dass die Ursache eine Autoimmunerkrankung ■ ist, bei der das Immunsystem das Gewebe, das die Gelenke auskleidet, oder Bindegewebe an anderen Stellen des Körpers, wie in den Blutgefäßen und der Lunge, angreift. Schließlich sind Knorpel, Knochen und Bänder so geschädigt, dass das Gelenk deformiert und instabil wird. In welchem Maß sich der Gelenkzustand verschlimmert, kann sehr unterschiedlich sein und wird von vielen verschiedenen Faktoren beeinflusst, darunter auch der erblichen Veranlagung.

Symptome

Bei einer leichten rheumatoiden Arthritis gibt es gelegentliche Entzündungen und lange beschwerdefreie Zeiträume. Die Erkrankung kann aber auch ständig fortschreiten, und zwar langsam oder sehr schnell. Rheumatoide Arthritis kann sehr plötzlich auftreten, wobei mehrere Gelenke gleichzeitig entzündet sind. Häufig jedoch beginnt sie schleichend und zieht mit der Zeit verschiedene Gelenke in Mitleidenschaft. Die Entzündung ist gewöhnlich symmetrisch: Ist ein Gelenk auf der linken Körperseite entzündet, dann auch das entsprechende Gelenk auf der rechten Seite. Typisch ist, dass zuerst die kleinen Gelenke der Finger, Zehen, Hände, Füße, Ellenbogen, der Hand- und Sprunggelenke entzündet sind. Die betroffenen Gelenke schmerzen gewöhnlich und sind oft steif, besonders nach dem Aufstehen oder einer längeren Ruhephase. Manche Patienten fühlen sich müde und schwach, besonders am Nachmittag. Rheumatoide Arthritis kann leichtes Fieber hervorrufen.

Die entzündeten Gelenke vergrößern sich und können sich rasch verformen. Möglicherweise versteifen sie in einer Stellung, in der sie nicht mehr gebeugt und gestreckt werden können. Die Finger krümmen sich zum kleinen Finger hin, wodurch die Fingersehnen verrutschen.

Geschwollene Handgelenke können zu einem Karpaltunnelsyndrom ★ führen. Unter betroffenen Knien können sich Zysten bilden, die platzen und Schmerzen und Schwellungen im Unterschenkel auslösen. Recht viele der Patienten mit rheumatoider Arthritis haben harte Knoten (Noduli) unter der Haut, meist in einem Bereich, auf den Druck ausgeübt wird (z. B. am Unterarm, nahe dem Ellenbogen).

Selten verursacht rheumatoide Arthritis eine Entzündung der Blutgefäße (Vaskulitis ●); dabei kann es zu Nervenschädigungen und Geschwüren im Bein kommen. Eine Entzündung des Brustfells und des Herzbeutels sowie eine Lungenentzündung mit Narbenbildung können zu Schmerzen in der Brust und Kurzatmigkeit führen. Manche Patienten bekommen eine Lymphknotenschwellung, das Sjögren-Syndrom ◆ oder eine Augenentzündung.

Diagnose

Neben dem charakteristischen Bild der Symptome dienen zur Diagnose Laboruntersuchungen, Gelenkpunktion, Untersuchung der Gelenkflüssigkeit und möglicherweise sogar die

---

▲ siehe Seite 1593 ■ siehe Seite 1070
★ siehe Seite 379 ● siehe Seite 367
◆ siehe Seite 363

℞ ARZNEIMITTEL BEI RHEUMATOIDER ARTHRITIS

GRUPPE	ARZNEISTOFF	UNERWÜNSCHTE WIRKUNGEN (AUSWAHL)	BEMERKUNGEN
Nichtsteroidale Entzündungshemmer (NSAR)			
	Azetylsalizylsäure, Ibuprofen, Naproxen, Diclofenac und viele andere (siehe Kasten S. 435	Magenbeschwerden, Magengeschwüre, erhöhter Blutdruck, Nierenschädigung	Alle NSAR behandeln die Symptome. Sie hemmen die Entzündung, bekämpfen aber nicht die Ursache der Erkrankung
	COX-2-Hemmer (Coxibe): Celecoxib, Etoricoxib, Valdecoxib	Gefahr schädlicher Nebenwirkungen auf die Niere, erhöhter Blutdruck, geringere Gefahr eines Magengeschwürs als bei den NSAR	
Basismedikamente			
	Goldverbindungen	Schädigende Wirkung auf die Nieren, Hautausschläge, Hautjucken, Rückgang der Anzahl der Blutkörperchen	Alle Basismedikamente können den Prozess der Gelenkveränderung verlangsamen und nach und nach Schmerzen und Schwellung lindern
	Penizillamin	Unterdrückung der Produktion von weißen Blutkörperchen im Knochenmark, Nierenprobleme, Muskelerkrankungen, Hautausschlag, schlechter Geschmack im Mund	
	Hydroxychloroquin	Meist nur leichte Hautausschläge, Muskelschmerzen, Augenprobleme	
	Sulfasalazin	Magenbeschwerden, Leberprobleme, Erkrankungen der Blutkörperchen und Hautausschläge	
Kortisone			
	Prednison	Bei Langzeitanwendung Nebenwirkungen im ganzen Körper	Kann die Entzündung schnell bremsen. Wegen der Nebenwirkungen nicht zur Langzeittherapie geeignet
Immunsuppressiva			
	Methotrexat, Leflunomid, Azathioprin, Cyclophosphamid, Ciclosporin	Lebererkrankungen, Lungenentzündung, erhöhte Infektanfälligkeit, Unterdrückung der Produktion weißer Blutkörperchen im Knochenmark	Methotrexat und Leflunomid können früh bei schwerer rheumatoider Arthritis eingesetzt werden; sie können den Prozess der Gelenkveränderung verlangsamen
	Ethanercept, Infliximab	Potenzielles Risiko einer Infektion oder Krebserkrankung	Rasche, deutliche Reaktion bei den meisten Patienten; kann den Prozess der Gelenkveränderung verlangsamen

mikroskopische Untersuchung einer Gewebe-probe. Auf den Röntgenbildern sind typische Gelenkveränderungen zu sehen.

Bei den meisten Menschen mit rheumatoi-der Arthritis ist die Blutkörperchensenkungs-geschwindigkeit erhöht, was auf eine Entzün-dung hindeutet. Diese Untersuchung gibt aber keinen Hinweis auf die Art der Entzündung.

Viele Patienten mit rheumatoider Arthritis haben bestimmte Antikörper im Blut. Bei 70 Pro-zent finden sich so genannte Rheumafaktoren. (Sie treten auch bei anderen Krankheiten auf, z. B. bei chronischen Lebererkrankungen und einigen Infektionen. Außerdem kommen sie so-gar bei Menschen vor, die nicht rheumakrank sind.) Je höher die Konzentration der Rheuma-faktoren, desto schwerer ist gewöhnlich die rheumatoide Arthritis. Die Rheumafaktoren können sich verringern, wenn die Gelenkent-zündungen nachlassen.

Die meisten Patienten mit rheumatoider Arthritis haben eine leichte Blutarmut ▲. Selten ist die Zahl der weißen Blutkörperchen stark ver-mindert. Wenn das jedoch der Fall ist und die Milz vergrößert ist, spricht man vom Felty-Syndrom.

Prognose und Behandlung

Eine rheumatoide Arthritis vergeht nur selten von selbst. Die meisten Patienten brauchen eine Behandlung. Für einige mündet die Krankheit in eine schwere Behinderung.

Die Behandlungen reichen von Methoden wie Ruhe und angemessener Ernährung bis zu Medikamenten und Operationen. Einige so ge-nannte Basismedikamente können die Krankheit zurückdrängen statt nur die Symptome zu lin-dern. Bei dieser Behandlung müssen anfänglich noch zusätzlich entzündungshemmende Medi-kamente eingenommen werden.

Akut entzündete Gelenke werden geschont, weil Bewegung die Entzündung verschlimmert. Regelmäßige Ruhepausen mildern oft die Schmerzen, und manchmal lässt sich mit einer kurzen Phase absoluter Bettruhe das intensivs-te, schmerzhafteste Stadium eines schweren Rheumaschubs meistern. Die Gelenke können mit Schienen ruhig gestellt werden. Sobald der akute Schub abgeklungen ist, ist systemati-sches Durchbewegen nötig, um zu verhindern, dass die Gelenke versteifen und die Muskeln zu schwach werden.

Grundsätzlich ist eine vollwertige Ernäh-rungsweise empfehlenswert. Bei manchen Rheu-matikern flammt die Entzündung nach dem Essen bestimmter Lebensmittel wieder auf. Ein Speiseplan mit reichlich Fisch, pflanzlichen Fetten und wenig rotem Fleisch kann sich posi-tiv auf die Entzündung auswirken.

Zur Behandlung der rheumatoiden Arthri-tis werden nichtsteroidale Entzündungshem-mer, Basismedikamente, Kortison, Methotre-xat und Immunsuppressiva eingesetzt, darunter auch Tumor-Nekrose-Faktor(TNF)-Hemmer. Eine biologische Therapie mit Interleukin-1-Rezeptor-Antagonisten ist ebenfalls möglich. Je stärker das Medikament, desto stärker auch die möglichen Nebenwirkungen, und desto ge-nauer muss der Patient überwacht werden.

Nichtsteroidale Entzündungshemmer: ■ Die-se Arzneimittel werden zur Behandlung der Symptome von rheumatoider Arthritis am häu-figsten verwendet. Sie verringern die Schwel-lung der Gelenke und lindern die Schmerzen. Magenbeschwerden sind eine häufige Neben-wirkung. Patienten mit Magen-Darmgeschwü-ren dürfen sie nicht einnehmen.

Das Risiko von Magenbeschwerden lässt sich verringern, wenn die Medikamente zum Essen eingenommen werden oder zusätzlich ein Ant-azidum oder ein H2-Blocker (Ranitidin, Famo-tidin, Cimetidin) verwendet wird. Bei Rheuma-kranken, die langfristig mit nichtsteroidalen Entzündungshemmern behandelt werden müs-sen, kann zusätzlich Misoprostol oder ein Pro-tonenpumpen-Hemmer das Risiko verringern, dass Magengeschwüre entstehen. Misoprostol kann Durchfälle verursachen und verhindert weder die Übelkeit noch die Magenbeschwer-den, die bei Einnahme von Azetylsalizylsäure und nichtsteroidalen Entzündungshemmern auf-treten können.

Nichtsteroidale Entzündungshemmer wie Ibuprofen, Diclofenac und Naproxen sind die Eckpfeiler der Therapie der rheumatoiden Ar-thritis. Die gleiche Wirkung, aber nach Studien-lage weniger unerwünschte Wirkungen haben die so genannten COX-2-Hemmer, wie Etorico-xib und Celecoxib. Sie beeinflussen die Blut-gerinnung nicht. Jedoch scheint eine dieser Substanzen, Rofecoxib (inzwischen nicht mehr auf dem Markt), nach Langzeiteinnahme das Risiko für Herinfarkt und Schlaganfall zu er-höhen. Die anderen COX-2-Hemmer werden hinsichtlich dieses Risikos noch untersucht.

Basismedikamente: Als solche werden Gold-verbindungen, Penizillamin, Chloroquin und Sulfasalazin eingesetzt. Sie ändern manchmal den Krankheitsverlauf, bis zur Besserung kann es aber Monate dauern. Basismedikamente wer-

▲ siehe Seite 977   ■ siehe Seite 434

den eingesetzt, wenn nichtsteroidale Entzündungshemmer nach zwei Monaten nicht ausreichend wirken oder früher, wenn die Krankheit fortschreitet.

Goldverbindungen können die Ausprägung von Knochenverformungen verlangsamen und zu einem zeitweisen Stillstand der Erkrankung führen. Sie werden gewöhnlich einmal wöchentlich gespritzt. Tabletten sind weniger wirksam. Die wöchentliche Injektion wird fortgesetzt, bis die Gesamtmenge von einem Gramm Gold erreicht ist oder sich der erwünschte Therapieerfolg eingestellt hat bzw. unerwünschte Nebenwirkungen einen Therapieabbruch erzwingen. Ist die Therapie erfolgreich, kann die Häufig-

keit der Injektionen verringert werden. Manchmal hält die Besserung durch das Spritzen von regelmäßigen Erhaltungsdosen jahrelang an.

Goldverbindungen wirken auf verschiedene Organe. Patienten mit schweren Leber- und Nierenerkrankungen und bestimmten Blutkrankheiten dürfen diese Medikamente nicht erhalten. Daher werden vor der Behandlung Blut- und Urinproben untersucht. Dieses wird währenddessen wiederholt, manchmal sogar wöchentlich. Zu den Nebenwirkungen dieser Medikamente gehören potenziell gefährliche Hautausschläge, Hautjucken und eine Verringerung der Zahl der Blutkörperchen. Weniger häufig beeinträchtigen Goldverbindungen Leber, Lunge und Ner-

Kortisone: Nutzen und Risiken

Kortisone sind sehr starke Entzündungshemmer. Sie werden bei heftigen Entzündungen wie rheumatoider Arthritis und anderen Entzündungen des Bindegewebes angewendet, bei multipler Sklerose und in Notfällen wie Gehirnschwellungen, Asthmaanfällen und schweren allergischen Reaktionen. Eine wichtige Rolle spielen sie bei der Behandlung der schweren chronisch-obstruktiven Lungenerkrankung. Bei Ekzemen und Schuppenflechte können sie direkt auf die betroffenen Hautstellen aufgebracht werden. Bei sehr schweren Entzündungen rettet der Einsatz von Kortison den Patienten oft das Leben.

Kortisone werden synthetisch hergestellt und imitieren die Wirkung von Kortisol, einem Steroidhormon, das die Nebennierenrinde produziert. Viele synthetische Kortisone wirken stärker als Kortisol, bei den meisten hält die Wirkung auch länger an.

Zu den Kortisonen gehören Prednison, Dexamethason, Triamcinolon, Betamethason, Flunisolid und Fluticason. Diese Substanzen wirken stark.

Hydrokortison ist ein schwächeres Kortison, das in geringer Konzentration zur äußerlichen Anwendung rezeptfrei erhältlich ist. Kortisone können intravenös verabreicht werden (vor allem in Notsituationen), als Tabletten oder direkt an dem betroffenen Organ, z. B. als Inhalationsmittel für die Lunge, als Augentropfen und Hautsalbe.

Da Kortisone die Entzündung unterdrücken und damit auch das Immunsystem des Körpers, werden sie bei Infektionen nur mit äußerster Vorsicht eingesetzt. Sie können erhöhten Blutdruck, Herzinsuffizienz, Diabetes, Magengeschwüre, Nierenversagen und Osteoporose verschlimmern und werden bei solchen Erkrankungen nur eingesetzt, wenn es unbedingt erforderlich ist.

Kortisone, die als Tabletten oder Injektionen verabreicht werden, sollten nicht abrupt abgesetzt werden. Das Medikament hemmt die Produktion von Kortisol in den Nebennieren, und diese muss erst wieder normalisiert werden. Daher wird am Ende einer Kortisonbehandlung die

Dosis langsam reduziert, und es ist wichtig, dass der Patient den Anweisungen des Arztes genau folgt.

Bei einer Langzeittherapie mit Kortisonen, vor allem, wenn sie als Tabletten oder Injektionen verabreicht werden, treten zwangsläufig viele Nebenwirkungen auf, die fast alle Organe des Körpers betreffen. Die Haut wird dünner; es bilden sich Schwangerschaftsstreifen und Blutergüsse. Blutdruck und Blutzuckerspiegel steigen an, es können sich ein grauer Star, aufgedunsenes Gesicht und Bauch, dünne Arme und Beine durch Muskelabbau, schlechte Wundheilung, Wachstumshemmung bei Kindern, Kalziumverlust in den Knochen (kann zu Osteoporose führen), Magenblutungen, Hungergefühle, Gewichtszunahme und mentale Probleme entwickeln. Da Kortisone meist an bestimmten Stellen wirken sollen, hat sich die lokale Anwendung mit Inhalationssprays und Hautsalben als vorteilhaft erwiesen, denn es kommt zu weniger Nebenwirkungen als bei Injektionen und Tabletten.

ven. Selten verursachen sie Durchfall. Wenn eine dieser schweren Nebenwirkungen auftritt, wird die Behandlung abgebrochen. Nach Abklingen eines leichten Ausschlags kann sie jedoch wieder aufgenommen werden.

Penizillamin wird als Tablette eingenommen. Es bessert die Erkrankung ähnlich wie Goldverbindungen und kann eingesetzt werden, wenn diese unwirksam sind oder nicht vertragen werden. Die Dosis von Penizillamin wird langsam gesteigert, bis eine Besserung eintritt. Zu den Nebenwirkungen gehören Unterdrückung der Produktion von Blutzellen im Knochenmark, Nierenprobleme, Muskelerkrankungen, Hautausschlag und schlechter Geschmack im Mund. Penizillamin kann Erkrankungen wie Myasthenia gravis, Goodpasture-Syndrom und lupusähnliche Symptome hervorrufen. Bei diesen Nebenwirkungen muss das Medikament abgesetzt werden. Wegen dieser Nebenwirkungen kommt Penizillamin gewöhnlich erst in Betracht, wenn andere Medikamente erfolglos geblieben sind oder nicht angewendet werden dürfen. Während der Behandlung werden im Abstand von zwei bis vier Wochen Blut- und Urinproben untersucht.

Chloroquin wird täglich als Tablette eingenommen und bei leichterer rheumatoider Arthritis Goldverbindungen und Penizillamin vorgezogen. Es kann in Verbindung mit anderen Basismedikamenten oder mit Methotrexat eingesetzt werden. Zu den gewöhnlich nur leichten Nebenwirkungen gehören Hautausschläge, Muskelschmerzen und Augenprobleme. Letztere können allerdings zu Dauerschäden werden. Deshalb müssen die Patienten vor und während der Behandlung halbjährlich vom Augenarzt untersucht werden. Wenn das Medikament nach sechs Monaten keine Besserung gebracht hat, wird es abgesetzt. Ansonsten kann es so lange wie nötig verabreicht werden.

Sulfasalazin kann ebenfalls bei leichter rheumatoider Arthritis eingesetzt und mit anderen Medikamenten kombiniert werden, um die Wirksamkeit zu steigern. Die Dosis wird nach und nach gesteigert; gewöhnlich tritt nach drei Monaten eine Besserung ein. Wie die anderen Basismedikamente, kann Sulfasalzin zu Magenbeschwerden, Leberproblemen, Blutkrankheiten und Hautausschlägen führen.

Kortison: Kortisone, wie z. B. Prednison, sind hochwirksam, um eine Entzündung im Körper zu bekämpfen. Bei kurzfristiger Anwendung wirken sie sehr effektiv, doch bei längerer Behandlung lässt das meistens nach.

Es ist umstritten, ob Kortison den Krankheitsverlauf der rheumatoiden Arthritis verlangsamt. Außerdem hat eine Langzeittherapie mit Kortison stets viele Nebenwirkungen, die beinahe jedes Organ betreffen können. Daher bleiben diese Arzneimittel gewöhnlich der Behandlung aktiver Rheumaschübe vorbehalten, bei denen mehrere Gelenke betroffen sind oder wenn andere Arzneimittel nicht anschlagen. Kortison eignet sich auch, um Entzündungen außerhalb der Gelenke zu bekämpfen, z. B. Rippenfellentzündung und Herzbeutelentzündung. Wegen der Nebenwirkungen wird immer die geringste wirksame Dosis eingesetzt. Für eine rasche, kurzfristige Schmerzlinderung kann Kortison direkt in die betroffenen Gelenke gespritzt werden. Langfristig kann das aber den Zerstörungsprozess des Gelenks begünstigen, vor allem, wenn die Patienten das vorübergehend schmerzfreie Gelenk überlasten.

Immunsuppressiva: Medikamente, die das Immunsystem wirksam unterdrücken, werden Immunsupresiva genannt. Sie verlangsamen den Verlauf der rheumatoiden Arthritis und begrenzen die Schädigung der Knochen, die an die betroffenen Gelenke grenzen. Zu diesen Arzneimitteln gehören Methotrexat, Leflunomid, Azathioprin, Cyclophosphamid, Ciclosporin und TNF-Hemmer.

Bei der Behandlung einer schweren rheumatoiden Arthritis sind Immunsuppressiva nützlich. Sie unterdrücken die Entzündung, sodass die Kortisondosen niedrig gehalten werden können oder man ganz auf sie verzichten kann. Diese Arzneimittel haben jedoch gravierende Nebenwirkungen. Dazu gehören Lebererkrankungen, Lungenentzündung, erhöhte Anfälligkeit für Infektionen, Verringerung der Produktion von Blutzellen im Knochenmark, und – bei Cyclophosphamid – Blasenblutungen. Zusätzlich erhöhen Cyclophosphamid und Azathioprin das Krebsrisiko. Frauen, die schwanger werden wollen, sollten Immunsuppressiva nur nach ausführlicher ärztlicher Beratung einnehmen.

Mit Methotrexat, einmal wöchentlich eingenommen, werden zunehmend häufiger Frühstadien der rheumatoiden Arthritis behandelt. Dieses Arzneimittel wirkt relativ schnell, manchmal schon nach mehreren Wochen. Bei schweren Gelenkentzündungen kann es vor den Basismedikamenten gegeben werden. Die meisten Patienten vertragen Methotrexat gut; die Anzahl der weißen Blutkörperchen muss aber alle acht Wochen kontrolliert werden. Die Behandelten dürfen keinen Alkohol trinken, um die Gefahr eines Leberschadens gering zu halten. Die Gabe von Folsäure kann einige der Nebenwirkungen unterdrücken, z. B. Geschwüre im Mund.

Leflunomid hat im wesentlichen die gleichen Vor- und Nachteile wie Methotrexat. Es wird täglich eingenommen, wobei die ersten drei Dosen höher sind, um eine beschleunigte Wirkung zu erzielen.

Die TNF-(Tumor-Nekrose-Faktor-)Hemmer Etanercept und Infliximab können wirkungsvoll bei Patienten eingesetzt werden, die auf Methotrexat allein nicht ansprechen. Etanercept wird zweimal wöchentlich unter die Haut gespritzt, Infliximab wird nach den Initialdosen alle acht Wochen intravenös gegeben. Patienten mit aktiven Infektionen oder bösartigen Geschwülsten dürfen diese Arzneimittel nicht erhalten, weil sie die Erkrankungen verschlimmern können.

Andere Behandlungsmöglichkeiten: Zum Behandlungsplan bei rheumatoider Arthritis gehören auch Bewegung, Krankengymnastik, Kälte- und Wärmebehandlung und manchmal auch Operationen. Entzündete Gelenke müssen sanft bewegt werden, damit sie nicht versteifen. Wenn die Entzündung nachlässt, sind regelmäßige aktive Übungen hilfreich. Allerdings sollte nicht bis zur Ermüdung trainiert werden. Vielen Patienten fällt es leichter, sich im Wasser zu bewegen.

Steife Gelenke werden mit intensiver Bewegungstherapie und gelegentlich mit Schienen behandelt, um das Gelenk nach und nach zu strecken. Wenn Arzneimittel wirkungslos bleiben, kann eine Operation erforderlich werden. Ein künstliches Knie- oder Hüftgelenk stellt die Beweglichkeit und Funktion bei fortgeschrittener Erkrankung eindrucksvoll wieder her. Die Gelenke, vor allem die Fußgelenke, können auch entfernt oder fixiert werden, damit das Gehen weniger Schmerzen bereitet. Die Fixierung des Daumens ermöglicht es dem Patienten zu greifen, und instabile Wirbel im oberen Halsbereich können aneinander befestigt werden, damit sie das Rückenmark nicht zusammendrücken.

Für Patienten, die durch rheumatoide Arthritis behindert sind, gibt es Hilfsmittel, um den Alltag zu bewältigen. So gibt es z. B. speziell angefertigte orthopädische Schuhe und Sportschuhe, mit denen das Gehen weniger schmerzhaft ist, und Greifwerkzeuge, die das feste Zupacken erleichtern.

Psoriasis-Arthropathie

Psoriais-Arthropathie ist eine Form der Gelenkentzündung, die bei Patienten mit Psoriasis der Haut oder der Nägel auftritt.

Die Krankheit ähnelt der rheumatoiden Arthritis, ohne dass die für sie typischen Antikörper vorliegen. Psoriasis-Arthropathie tritt gleichzeitig bei Patienten mit Psoriasis (Schuppenflechte) ▲ auf. Dieses ist eine Erkrankung, bei der die Haut schubweise einen roten, stark schuppenden Ausschlag entwickelt und sich die Nägel verdicken. Eine schwere Form der Psoriasis-Arthropathie kann bei einigen Aids-Patienten auftreten ■.

Symptome und Diagnose

Von der Entzündung sind gewöhnlich Finger- und Zehengelenke betroffen; sie kommt aber auch an anderen Gelenken, wie Hüfte und Wirbelsäule vor. Wenn die Entzündung chronisch wird, schwellen die Gelenke an und verformen sich. Bei dieser Erkrankung sind weniger Gelenke betroffen als bei der rheumatoiden Arthritis, und die Entzündung verläuft nicht so symmetrisch. Allerdings können sich die Fingerendgelenke direkt neben den erkrankten Fingernägeln entzünden. Haut- und Gelenksymptome können gleichzeitig auftreten und gemeinsam verschwinden.

Die Diagnose steht fest, wenn die typische Gelenkentzündung bei einem Patienten mit Schuppenflechte auftritt oder Schuppenflechte in der Familie vorkommt.

Prognose und Behandlung

Da bei Psoriasis-Arthropathie weniger Gelenke betroffen sind als bei rheumatoider Arthritis, belastet die Krankheit meist weniger stark. Dennoch können die Gelenke stark geschädigt werden.

Die Behandlung zielt darauf, den Hautausschlag einzudämmen und die Gelenkentzündung zu verringern. Dazu können alle Arzneimittel dienen, die auch bei der Behandlung rheumatoider Arthritis wirksam sind. Auch Etretinat ist bei schweren Erkrankungen wirksam. Da es den Embryo schädigt, darf es nicht bei Schwangeren eingesetzt werden. Weil Etretinat im Körper zudem sehr langsam abgebaut wird, dürfen Frauen, die das Arzneimittel eingenommen haben, noch mindestens ein Jahr nach der Behandlung nicht schwanger werden.

Die Einnahme von Ammoidin in Verbindung mit ultravioletter Bestrahlung (PUVA-Thera-

▲ siehe Seite 1185   ■ siehe Seite 1152

pie) lindert die Hautsymptome und die meisten Gelenkentzündungen mit Ausnahme jener der Wirbelsäule.

Reiter-Syndrom

Hierunter versteht man eine Entzündung der Gelenke und der Sehnenansätze am Gelenk. Eine Entzündung der Bindehaut ▲ und der Schleimhäute kommt häufig dazu, z. B. im Mund, Harntrakt, in der Scheide und am Penis, sowie ein charakteristischer Hautausschlag.

Das Reiter-Syndrom wird auch reaktive Arthritis genannt, weil die Gelenkentzündung eine Reaktion auf eine Infektion zu sein scheint, die sich in einem anderen Teil des Körpers abspielt, nicht in den Gelenken. Am häufigsten tritt die Erkrankung bei Männern zwischen dem 20. und 40. Lebensjahr auf.

Es gibt zwei Formen des Reiter-Syndroms. Eine tritt mit sexuell übertragbaren Krankheiten wie einer Chlamydieninfektion auf und betrifft meist junge Männer. Die andere folgt gewöhnlich auf eine Infektion des Darmtrakts wie z. B. Salmonellose. Patienten, die das Reiter-Syndrom aufgrund einer dieser Infektionen bekommen, haben eine genetische Veranlagung, die der von Bechterew-Patienten ähnelt. Es gibt Hinweise, dass Chlamydien und möglicherweise auch andere Bakterien bis zu den Gelenken wandern, aber noch ist ungeklärt, wie die Infektion und die Immunreaktion des Körpers ablaufen.

Symptome

Die Symptome setzen charakteristischerweise sieben bis 14 Tage nach der Infektion ein. Die Entzündung der Harnröhre entsteht entweder durch eine direkte Infektion oder durch die Reaktion auf die Infektion des Darmtrakts. Bei Männern verursacht die Entzündung leichte bis mittlere Schmerzen und Ausfluss aus dem Penis oder Hautausschlag auf der Eichel. Die Prostata kann sich schmerzhaft entzünden. Bei Frauen treten, wenn überhaupt, nur leichte Symptome im Harn- und Genitaltrakt auf, wie leichter Ausfluss und ein unangenehmes Gefühl beim Wasserlassen.

Die Bindehaut kann sich röten und entzünden; das verursacht Juckreiz, Brennen und vermehrten Tränenfluss. Schmerzen und Entzündungen in den Gelenken können leicht bis schwer sein. Gewöhnlich sind mehrere Gelenke gleichzeitig betroffen, vor allem Knie- und Zehengelenke sowie die Bereiche, an denen die Sehnen am Knochen ansetzen, wie an der Ferse.

Im Mund, auf der Zunge und an der Penisspitze entstehen kleine schmerzlose wunde Stellen. Gelegentlich blüht ein starker Hautausschlag in Form von harten, verdickten Flecken auf, vor allem an Handflächen und Fußsohlen. Unter Finger- und Fußnägeln können gelbe Ablagerungen auftauchen.

Bei den meisten Menschen verschwinden diese Symptome nach drei bis vier Monaten. Bei etwa der Hälfte treten jedoch im Lauf der Jahre wieder Arthritis und andere Symptome auf. Wenn die Symptome lange Zeit anhalten oder immer wiederkehren, können sich Gelenke und Wirbelsäule verformen. Nur sehr wenige Patienten mit Reiter-Syndrom tragen dauerhafte Behinderungen davon.

Diagnose und Behandlung

Die Kombination von Gelenk-, Genital-, Harntrakt-, Augen- und Hautsymptomen weckt den Verdacht auf das Reiter-Syndrom. Da die Symptome nicht immer gemeinsam auftreten, kann es Monate dauern, bis die Erkrankung diagnostiziert wird. Es gibt keine einfachen Laboruntersuchungen, um die Diagnose zu bestätigen, aber Röntgenaufnahmen können Aufschluss über den Gelenkzustand geben. Ein Harnröhrenabstrich oder eine Probe der Gelenkflüssigkeit können untersucht werden; durch eine Gelenkpunktion kann versucht werden festzustellen, welcher Erreger die Infektion verursacht und die Symptome ausgelöst hat.

Wenn sich die Krankheit in Harnröhre und Genitaltrakt bemerkbar macht, werden zuerst Antibiotika gegen die Infektion verabreicht. Die Behandlung ist allerdings nicht immer erfolgreich, und die optimale Behandlungsdauer ist unbekannt.

Die Gelenkentzündung wird gewöhnlich mit nichtsteroidalen Entzündungshemmern ■ behandelt. Sulfasalazin und Methotrexat können wie bei rheumatoider Arthritis eingesetzt werden. Kortisone werden gewöhnlich nicht als Tabletten angewendet, sondern ins Gelenk gespritzt. Bindehautentzündung und wunde Hautstellen benötigen keine Behandlung. Nur bei schwerer Augenentzündung können kortisonhaltige Salben oder Augentropfen erforderlich sein.

▲ siehe Seite 1280   ■ siehe Seite 434

Bechterew-Krankheit

Die Bechterew-Krankheit (Spondylitis ankylo-sans) ist eine Entzündung der Wirbelsäule und der großen Gelenke, die zu Schmerzen und Versteifungen führt.

Die Krankheit tritt bei Männern dreimal so häufig auf wie bei Frauen und macht sich meist zwischen dem 20. und 40. Lebensjahr bemerkbar. Die Ursache ist unbekannt. Eine familiäre Häufung legt allerdings eine erbliche Veranlagung nahe. Die Krankheit kommt bei Menschen, deren Eltern oder Geschwister davon betroffen sind, zehn- bis 20-mal häufiger vor als sonst.

Symptome

Leichte bis mittlere Krankheitsschübe wechseln sich mit symptomfreien Phasen ab. Das häufigste Symptom sind Rückenschmerzen, deren Stärke von Phase zu Phase und von Patient zu Patient variiert. Meist ist der Schmerz nachts stärker. Verbreitet ist auch eine Morgensteifigkeit, die sich durch Bewegung bessert. Schmerzen in der Lendenwirbelsäule und die damit verbundenen Muskelkrämpfe lassen sich häufig lindern, indem man sich nach vorne beugt. Deshalb nehmen viele Patienten eine gebeugte Haltung ein, die sich verfestigen kann. Bei anderen Patienten wird die Wirbelsäule extrem gerade und steif.

Appetitlosigkeit, Gewichtsverlust, Müdigkeit und Blutarmut können als Begleiterscheinungen auftreten. Sind die Verbindungsgelenke zwischen Rippen und Wirbelsäule entzündet, kann das Atmen durch starke Schmerzen behindert werden. Gelegentlich beginnen die Schmerzen in den großen Gelenken wie Hüften, Knie und Schultern.

Bei einem Drittel der Patienten treten wiederholt leichte Augenentzündungen auf, die das Sehvermögen meist nicht behindern. Bei einigen Patienten schädigt die Entzündung die Herzklappen. Drücken die geschädigten Wirbel auf einen Nerv oder das Rückenmark, kann es zu Taubheitsgefühl, Schwäche und Schmerzen in den Bereichen kommen, die von diesem Nerv versorgt werden. Das Kaudasyndrom ist eine seltene Komplikation, bei der die entzündete Wirbelsäule jene Gruppe von Nerven zusammendrückt, die über das Ende des Rückenmarks hinausgeht ▲.

Diagnose

Die Diagnose stützt sich auf das Muster der Symptome und auf Röntgenbilder der Wirbelsäule und der betroffenen Gelenke. Sie zeigen eine Gelenkerosion zwischen Wirbelsäule und Hüftknochen (Iliosakralgelenk) und die Bildung knöcherner Brücken zwischen den einzelnen Wirbeln, wodurch die Wirbelsäule versteift. Die Blutkörperchensenkungsgeschwindigkeit ist erhöht. Außerdem haben die meisten Betroffenen das HLA-B27-Merkmal im Blut. Da dieses Gen allerdings auch bei einer Zahl von Gesunden vorkommt, ist es zur Diagnose nur bedingt geeignet.

Prognose und Behandlung

Die meisten Patienten haben geringfügige Behinderungen und können ein normales Leben führen. Bei einigen schreitet die Krankheit jedoch stark fort und verursacht schwere Deformationen.

Die Behandlung konzentriert sich darauf, die Rücken- und Gelenkschmerzen zu lindern und einer Verformung der Wirbelsäule vorzubeugen oder diese zu korrigieren. Nichtsteroidale Entzündungshemmer ■ lindern die Schmerzen und bremsen die Entzündung, sodass die Patienten Haltungs- und Dehnübungen ausführen und durchatmen können. Sulfasalzin kann bei Gelenkschmerzen außerhalb der Wirbelsäule helfen. Die Tumor-Nekrose-Faktor (TNF)-Inhibitoren Etanercept und Infliximab können Schmerzen und Entzündung lindern.

Kortisone sind nur zur kurzfristigen Behandlung der Augenentzündung und der Gelenke mit Ausnahme der Wirbelsäule hilfreich. Muskelentspannende und betäubende Schmerzmittel sind meist nur kurzfristig bei starken Schmerzen und heftigen Muskelkrämpfen erforderlich. Wenn Hüft- und Kniegelenke stark angegriffen oder in gebeugter Stellung versteift sind, können sie gegen ein künstliches Gelenk ausgetauscht werden, sodass die Funktion wiederhergestellt wird.

Langfristiges Ziel der Behandlung ist es, Haltungsschäden zu vermeiden und starke Rückenmuskeln aufzubauen. Tägliches Üben kräftigt die Muskulatur, die der gebeugten Haltung entgegenwirkt. Es wird empfohlen, dass Patienten auf dem Bauch liegend lesen und sich dabei auf die Ellenbogen stützen, um so den Rücken zu dehnen und der gebeugten Haltung entgegen zu wirken.

▲ siehe Kasten Seite 551
■ siehe Seiten 352 und 434

KAPITEL 68

Autoimmunerkrankungen des Bindegewebes

Bei einer Autoimmunerkrankung ▲ produziert der Körper Zellen oder Antikörper, die das eigene Körpergewebe angreifen. Viele Autoimmunerkrankungen betreffen das Bindegewebe in verschiedenen Organen. Bindegewebe ist jene Struktur, die den Gelenken, Sehnen, Bändern und Blutgefäßen Halt gibt. ■

Bei Autoimmunerkrankungen können die Entzündung und Immunreaktion zu dauerhaften Schäden des Bindegewebes führen, und das nicht nur in und um die Gelenke, sondern auch in anderen Geweben, z. B. in so lebenswichtigen Organen wie Nieren und Gehirn. Der Herzbeutel, die Membran, die die Lunge umhüllt, und sogar das Gehirn können betroffen sein. Die Art und Schwere der Krankheitssymptome hängen davon ab, welche Organe betroffen sind.

Jede Autoimmunerkrankung des Bindegewebes wird aufgrund ihres speziellen Symptommusters, dem Befund der körperlichen Untersuchung und den Ergebnissen der Laboruntersuchungen festgestellt. Manchmal überschneiden sich die Symptome verschiedener Erkrankungen so sehr, dass der Arzt keine genaue Diagnose stellen kann. Dann spricht man von einer undifferenzierten oder überlappenden Bindegewebeerkrankung.

Systemischer Lupus erythematodes

Systemischer Lupus erythematodes ist eine chronische Bindegewebeentzündung, bei der Gelenke, Nieren, Schleimhäute und die Wände der Blutgefäße betroffen sein können.

90 Prozent der Betroffenen sind junge Frauen vor dem 20. Lebensjahr bis Ende 30. Kinder – meist Mädchen – und ältere Männer und Frauen können diese Krankheit ebenfalls bekommen.

Die Ursache der Erkrankung ist unbekannt. Gelegentlich verursachen bestimmte Medikamente (Hydralazin, Prokainamid und Betablocker) ein lupusähnliches Syndrom, das aber nach dem Absetzen des Medikaments wieder verschwindet.

Die Vielfalt und Menge der Antikörper, die bei einem Lupus auftreten können, sind größer als bei jeder anderen Krankheit. Diese Antikörper bestimmen gemeinsam mit anderen, bisher unbekannten Faktoren, welche Symptome auftreten. Daher sind die Art der Symptome und ihre Stärke von Patient zu Patient verschieden.

Diskoider Lupus erythematodes betrifft nur die Haut. Dabei gibt es scharf abgegrenzte, runde, rote Flecken auf der Haut, die abschuppen. Manchmal entstehen Narben und haarlose Stellen. Bei zehn Prozent der Erkrankten können klassische Lupussymptome, z. B. an Gelenken, Nieren und Gehirn, auftreten. Diese sind jedoch gewöhnlich mild.

Symptome

Die Symptome sind von Patient zu Patient verschieden. Sie können plötzlich mit Fieber beginnen, was auf eine akute Infektion hindeutet. Möglich ist auch eine Entwicklung in Schüben über mehrere Monate oder Jahre, bei der es immer wieder zu Fieber, allgemeinem Krankheitsgefühl und anderen typischen Symptomen kommt. Diese Zeiten wechseln mit solchen ab, die ganz oder beinahe symptomfrei sind. Bei vielen Frauen treten die Schübe in der zweiten Zyklushälfte auf und klingen beim Einsetzen der Menstruation ab.

Migräneähnliche Kopfschmerzen, Epilepsie oder schwere psychische Erkrankungen (Psychosen) sind manchmal die ersten Veränderungen, die auffallen. Die Erkrankung kann aber jedes Organsystem betreffen. Etwa 90 Prozent der Lupuspatienten leiden unter Gelenkentzündungen, was von leichten Schmerzen bis zu schwerer Arthritis in mehreren Gelenken reichen kann. Jahrelange Gelenksymptome können anderen Beschwerden vorausgehen. Bei chronisch Kranken kann es zu Gelenkverformungen (Jaccoud-Arthropathie) kommen. Im Allgemeinen tritt die Gelenkentzündung jedoch in Schüben auf und verursacht keine dauerhaften Schäden.

▲ siehe Seite 1070   ■ siehe Seite 316

Typische Lupussymptome

Mindestens vier der folgenden Symptome sind bei Verdacht auf Lupus gewöhnlich vorhanden:
- Ausschlag im Gesicht
- Hautausschlag
- Lichtempfindlichkeit
- Wunde Stellen im Mund
- Flüssigkeit in der Hülle um Lunge, Herz oder andere Organe
- Arthritis
- Nierenfunktionsstörungen
- Niedrige Zahl weißer Blutkörperchen oder Blutplättchen
- Funktionsstörungen der Nerven oder des Gehirns
- Nachweis antinukleärer Antikörper im Blut, manchmal auch von Doppelstrang-DNA-Antikörpern

Hautausschläge kommen häufig vor, meist im Gesicht, an Hals, Brust und Ellenbogen. Typisch ist ein schmetterlingsförmiger Ausschlag auf dem Nasenrücken und den Wangen. Es können runde, erhabene Knoten entstehen. Diese Ausschläge bilden nur selten Blasen und Hautgeschwüre oder platzen auf. Im Mund kommen oft wunde Stellen und Hautgeschwüre vor, vor allem am Gaumen und an den Innenseiten der Wangen; sogar in der Nase. Haarverlust ist typisch für die aktive Phase der Erkrankung. An den Handkanten und auf den Fingern können sich rot bis violett gesprenkelte Bereiche zeigen; im Bereich der Nägel kann es zu Schwellungen und Rötungen kommen. Durch die verringerte Zahl der Blutplättchen kommt es zu Blutungen in der Haut, die als violette Punkte zu sehen sind. Bei fast der Hälfte aller Lupuspatienten ist die Haut sehr lichtempfindlich; sie bekommt rasch einen Sonnenbrand, oder es entwickelt sich nach einem Aufenthalt in der Sonne ein Hautausschlag.

Typisch sind Schmerzen beim tiefen Einatmen, wenn die Membran, die die Lunge umgibt, entzündet ist. Geringere Beeinträchtigungen der Lungenfunktion treten bei fast allen Patienten auf; Atemnot durch Lungenentzündung kommt selten vor. Sehr selten kommt es zur lebensbedrohlichen Blutung in der Lunge.

Im Herzbeutel kann sich Flüssigkeit ansammeln und dort eine Entzündung verursachen, die zu ständigen, starken Schmerzen in der Brust führt. Selten entzünden sich die Gefäßwände der Koronararterien, was dann zu Angina pectoris ▲ oder Entzündung des Herzmuskels mit Vernarbung und Herzschwäche ■ führen kann.

Bei Kindern und jungen Erwachsenen mit Lupus sind oft die Lymphknoten im ganzen Körper geschwollen, und bei etwa zehn Prozent der Lupuspatienten vergrößert sich die Milz. Es kann zu Übelkeit, Durchfall und unbestimmten Bauchschmerzen kommen. Diese Symptome kündigen meist einen neuen Schub an.

Manchmal sind Gehirn und Nervensystem betroffen (neuropsychiatrischer Lupus). Das führt zu Kopfschmerzen, Veränderungen der Persönlichkeit, Krampfanfällen und Symptomen, die denen einer Demenz ähneln, z. B. Schwierigkeiten, klar zu denken. Schlaganfälle kommen weniger häufig vor. Es können schwere psychische Störungen (Psychosen) ausgelöst werden. Bei erheblichen Veränderungen im Gehirn kann schließlich eine dauerhafte Erkrankung wie Demenz auftreten.

Verstopfen bei einer Thrombose Arterien im Gehirn oder in der Lunge, kann es zur Embolie kommen.

Die Beteiligung der Nieren kann gering sein und symptomlos verlaufen oder fortschreitend und schließlich tödlich sein. Eiweiß im Urin deutet auf eine Nierenerkrankung hin.

Selten entzünden sich die Blutgefäße im Augenhintergrund. Dadurch kann es vorübergehend zu Blindheit kommen.

In schweren Fällen können die Nierenerkrankung fortschreiten, der Blutdruck gefährlich ansteigen und die Nieren versagen. Wird der Nierenschaden rechtzeitig entdeckt und behandelt, verringert sich das Risiko einer schweren Nierenerkrankung.

Diagnose

Lupus wird vornehmlich aufgrund der Symptome diagnostiziert, vor allem bei jungen Frauen. Wegen der großen Bandbreite der Symptome ist es anfangs schwierig, Lupus von anderen Erkrankungen zu unterscheiden.

Laboruntersuchungen können bei der Diagnose helfen. Bei fast allen Lupuspatienten finden sich antinukleäre Antikörper im Blut. Da diese aber auch bei anderen Erkrankungen auftreten können, wird auf Antikörper gegen Doppelstrang-DNA geprüft. Ist die Konzentration dieser Antikörper hoch, ist die Lupusdiagnose so gut wie sicher. Allerdings treten diese Anti-

▲ siehe Seite 191   ■ siehe Seite 137

körper nicht bei allen Lupuspatienten auf. Um Aktivität und Verlauf der Krankheit zu bestimmen, kann die Höhe des Komplementspiegels (eine Gruppe von Eiweißen, die zum Immunsystem gehören) und anderer Antikörper im Blut ermittelt werden. Die Blutuntersuchung kann auch Hinweise auf Blutarmut und eine verringerte Zahl weißer Blutkörperchen und Blutplättchen liefern.

Ein lupusbedingter Nierenschaden lässt sich durch Blut- und Urinuntersuchungen aufdecken. Eiweiß und rote Blutkörperchen im Urin und ein erhöhter Kreatininspiegel im Blut deuten auf einen Nierenschaden durch Glomerulonephritis (einer Form der Nierenentzündung) hin, die häufig als Folge eines Lupus auftritt. Manchmal muss eine Probe vom Nierengewebe entnommen werden, damit der Arzt die Behandlung angemessen planen kann.

Prognose und Behandlung

Wie die Krankheit verlaufen wird, ist kaum vorhersehbar. Sie neigt dazu, chronisch mit akuten Schüben zu verlaufen, wobei manchmal jahrelang keine Symptome auftreten. Nach den Wechseljahren flackert die Krankheit nur selten wieder auf. Frühes Erkennen und Behandlung der Nierenschäden verhindern eine schwere Nierenerkrankung.

Die Behandlung hängt davon ab, wie schwer die Krankheit verläuft und welche Organe betroffen sind.

Eine leichte Erkrankung erfordert kaum oder gar keine Behandlung. Nichtsteroidale Entzündungshemmer ▲ können die Gelenkschmerzen meist lindern. Manche Lupuspatienten sind thrombosegefährdet; sie bekommen Azetylsalizylsäure, um die Blutgerinnung herabzusetzen. Gelenk- und Hautsymptome können mit Chloroquin oder einer Kombination aus Hydroxychloroquin, Chloroquin und Quinacrin behandelt werden. Patienten mit Hautsymptomen sollten sich so gut wie möglich vor jeglicher Sonneneinstrahlung schützen.

Eine schwere Erkrankung wird umgehend mit Kortison, wie Prednison, behandelt. ■ Dosierung und Dauer der Behandlung hängen von den beteiligten Organen ab. Mit Azathioprin oder Cyclophosphamid kann die Aktivität des Immunsystems unterdrückt werden. Bei Gefäßentzündungen und schweren Erkrankungen der Nieren oder des Nervensystems werden meistens Kortison und Immunsuppressiva miteinander kombiniert.

Ist die Entzündung eingedämmt, wird die Dosierung festgelegt, die die Entzündung langfristig am wirksamsten unterdrückt. Gewöhnlich wird die Prednisondosis langsam verringert, wenn die Symptome unter Kontrolle sind und sich die Laborwerte bessern.

Operationen und Schwangerschaften erfordern bei Lupuskranken eine engmaschige medizinische Betreuung. Fehlgeburten oder Rückfälle nach der Geburt kommen häufig vor. Am besten ist es, eine Schwangerschaft dann beginnen zu lassen, wenn die Schübe abgeklungen sind.

Sklerodermie

Sklerodermie ist eine chronische Erkrankung, bei der sich Haut, Gelenke und innere Organe degenerativ verändern und vernarben und sich die Blutgefäße verändern.

Die Ursache ist unbekannt. Die Erkrankung kommt bei Frauen viermal so häufig vor wie bei Männern. Bei Kindern ist sie selten. Sklerodermie kann auch als Teil einer Mischkollagenose auftreten. Einige Patienten mit Mischkollagenose entwickeln eine schwere Sklerodermie.

Symptome

Die üblichen Anfangssymptome sind Verdickung und Schwellung der Fingerspitzen. Das Raynaud-Syndrom ★, bei dem die Finger als Reaktion auf Kälte oder Emotionen plötzlich weiß und gefühllos werden oder prickeln, kommt ebenfalls häufig vor. Beim Aufwärmen werden die Finger meist blau. Sodbrennen, Schluckbeschwerden und Kurzatmigkeit treten gelegentlich als Anfangssymptome der Sklerodermie auf. Dazu kommen Gelenkschmerzen. Manchmal entwickelt sich eine Entzündung mehrerer Muskelgruppen (Polymyositis) mit den Symptomen Muskelschmerzen und -schwäche.

Sklerodermie kann große Hautflächen oder nur die Finger befallen (Sklerodaktylie). Bei der zirkumskripten Sklerodermie sind die Symptome auf die Haut der Hände beschränkt. Bei der diffusen oder progressiven Sklerodermie schreitet die Krankheit dagegen weiter fort. Die Haut wird straff, glänzend und dunkel. Die Gesichtshaut spannt; manchmal führt dieses zu einer Art »Maske«, sodass es keine Mimik mehr gibt. Auf Fingern und Lippen, Brust, Zun-

▲ siehe Seite 434   ■ siehe Kasten Seite 354
★ siehe Seite 211

ge und im Gesicht tauchen so genannte Besenreiser (Teleangiektasien) auf. Kalziumknoten können sich an den Fingern, anderen knochigen Bereichen und an den Gelenken bilden.

Häufig ist ein mahlendes Geräusch zu hören, wenn die entzündeten Gewebe aneinander reiben, vor allem in und über dem Knie. Finger, Handgelenke und Ellenbogen können durch die vernarbte Haut in gebeugter Stellung fixiert werden. An Fingerspitzen und Knöcheln können wunde Stellen entstehen.

Die Vernarbung schädigt gewöhnlich das untere Ende der Speiseröhre. Sie kann dann die Nahrung nicht mehr richtig in den Magen weiterleiten. Schluckbeschwerden und Sodbrennen sind schließlich für die meisten Sklerodermiepatienten die Folge. Zellwucherungen in der Speiseröhre (Barrett-Syndrom ▲) treten bei einem Drittel der Patienten auf. Sie vergrößern das Risiko eines Speiseröhrenverschlusses und einer Krebserkrankung. Ist der Darm geschädigt, kann die Nahrungsaufnahme gestört sein, woraus Gewichtsverlust resultiert. Narbengewebe kann die Abflusswege der Leber blockieren, was zu Leberschaden und Gelbsucht führt.

Durch die Sklerodermie kann sich Narbengewebe in der Lunge bilden, sodass bei Belastung Kurzatmigkeit auftritt. Sie kann außerdem verschiedene lebensbedrohliche Fehlfunktionen des Herzens verursachen, darunter Herzschwäche und Rhythmusstörungen.

Nierenschäden können ebenfalls durch Sklerodermie bedingt sein. Das erste Symptom eines Nierenschadens ist meist ein plötzlicher drastischer Anstieg des Blutdrucks. Gewöhnlich lässt er sich mit Medikamenten unter Kontrolle bringen.

Das **CREST-Syndrom** ist eine gewöhnlich leichte Variante der Sklerodermie, bei der nur selten schwere Schäden an den inneren Organen vorkommen. Der Name setzt sich aus den Symptomen zusammen: Calcinosis cutis (Kalziumablagerungen in der Haut), Raynaud-Syndrom, Fehlfunktion der Speiseröhre (Esophagus bzw. Ösophagus = Speiseröhre), Sklerodaktylie (Hautschäden an den Fingern) und Teleangiektasien (Besenreiser). Die Hautschäden beschränken sich auf die Finger. Menschen mit CREST-Syndrom können einen Hochdruck der Lungenarterien entwickeln ■, der Herz- und Atemschwäche verursacht.

Manchmal schreitet die Sklerodermie sehr rasch fort und führt zum Tod. Manchmal ist jahrzehntelang nur die Haut betroffen, bevor Organschäden entstehen. Eine Schädigung der Speiseröhre ist jedoch fast unvermeidlich, selbst beim CREST-Syndrom.

Diagnose

Sklerodermie lässt sich aufgrund der charakteristischen Veränderungen an Haut und inneren Organen diagnostizieren. Die Symptome können sich mit denen einiger anderer Bindegewebeerkrankungen überschneiden. Laboruntersuchungen allein reichen zur Diagnose nicht aus, weil die Laborwerte genau wie die Symptome bei Sklerodermiepatienten sehr unterschiedlich sein können. Ein Antikörpertest auf Zentromere (Bestandteil von Chromosomen) kann bei der Unterscheidung zwischen zirkumskripter und diffuser Sklerodermie hilfreich sein. Bei der diffusen Sklerodermie kann ein anderer Antikörper vorhanden sein (Anti-Topoisomerase).

Prognose und Behandlung

Der Verlauf einer Sklerodermie ist nicht vorhersehbar. Die Prognose ist für jene Patienten eher ungünstig, bei denen bereits sehr früh Herz-, Lungen- oder Nierenschäden auftreten.

Eine Sklerodermie lässt sich mit Arzneimitteln nicht aufhalten. Allerdings können sie die Schmerzen lindern und Organschäden eindämmen. Nichtsteroidale Entzündungshemmer ★ oder Kortison helfen bei starken Muskel- und Gelenkschmerzen und Schwäche. Penizillamin verlangsamt den Hautverdickungsprozess und kann die Beteiligung der inneren Organe hinauszögern, aber manche Menschen leiden unter den Nebenwirkungen. Immunsuppressiva wie Methotrexat und Cyclophosphamid können einigen Patienten helfen, deren Lunge erkrankt ist.

Das Sodbrennen lässt sich mildern, indem nur kleine Mahlzeiten sowie Antazida und Protonenpumpenhemmer, die die Magensäureproduktion beeinflussen, eingenommen werden. Häufig hilft es, das Kopfteil des Bettes zu erhöhen. Bei starken Problemen durch den Rückfluss der Magensäure kann manchmal eine Operation Abhilfe schaffen. Eingeschnürte Bereiche der Speiseröhre können geweitet werden. Tetrazyklin und andere Antibiotika können einer gestörten Nährstoffaufnahme vorbeugen, die durch einen Bakterienüberschuss in den geschädigten Darmbereichen entsteht. Nifedipin oder Angiotensin-II-Rezeptorenblocker können die Symptome des Raynaud-Syndroms

▲ siehe Seite 759   ■ siehe Seite 304
★ siehe Seite 434

mildern ▲, verstärken aber auch den Magensäurerückfluss. Blutdrucksenkende Arzneimittel, vor allem ACE-Hemmer, sind bei der Behandlung von Nierenerkrankungen und hohem Blutdruck hilfreich.

Physikalische Therapie und krankengymnastische Übungen sollen die Muskelkraft aufrechterhalten, können aber nicht sicher verhindern, dass die Gelenke in Beugestellung versteifen.

Sjögren-Syndrom

Bei dieser chronischen Entzündung werden Augen, Mund und andere Schleimhäute sehr trocken.

Man geht davon aus, dass es sich um eine Autoimmunkrankheit handelt. Die Ursache ist unbekannt. Die Erkrankung tritt bei Frauen häufiger auf als bei Männern.

Weiße Blutkörperchen dringen in die Drüsen ein, die Flüssigkeit produzieren, wie z. B. die Speichel- und Tränendrüsen. Die Blutkörperchen verletzen die Drüsen, was zu trockenem Mund und trockenen Augen führt, den typischen Zeichen dieser Erkrankung.

Symptome

Bei manchen Menschen sind nur Mund und Augen trocken (Sicca-Syndrom). Die Trockenheit der Augen kann die Hornhaut schwer schädigen, der Tränenmangel zu bleibenden Schäden am Auge führen. Zu wenig Speichel verursacht Mundgeruch und schlechten Geschmack im Mund, erschwert Essen und Schlucken und kann die Zähne angreifen. Bei einem Drittel der Patienten vergrößern sich die Speicheldrüsen in den Wangen und sind berührungsempfindlich. Ein brennendes Gefühl im Mund weist auf eine Pilzinfektion hin.

Bei anderen Menschen sind viele Organe betroffen. Beim Sjögren-Syndrom können die Schleimhäute im Magen-Darm-Trakt, in der Luftröhre, der Vulva und der Scheide austrocknen. Eine trockene Luftröhre und Lunge sind anfälliger für Infektionen und können zur Lungenentzündung führen. Die Trockenheit in Vulva und Scheide erschwert den Geschlechtsverkehr. Außerdem kann sich der Herzbeutel entzünden. Nerven, vor allem die des Gesichts, können geschädigt werden. Leber, Bauchspeicheldrüse, Milz, Nieren und Lymphknoten können betroffen sein.

Arthritis tritt bei einem Drittel der Patienten

auf und betrifft die gleichen Gelenke wie bei einer rheumatoiden Arthritis. Allerdings fällt die Arthritis beim Sjögren-Syndrom meist milder aus und zerstört die Gelenke nicht. Manche Patienten leiden gleichzeitig unter rheumatoider Arthritis und systemischem Lupus erythematodes.

Ein Lymphom, ein Krebs des Lymphsystems, tritt bei Patienten mit Sjögren-Syndrom häufiger auf als bei der restlichen Bevölkerung.

Diagnose

Die typische Symptomkombination weist auf das Sjögren-Syndrom hin. Die Diagnose lässt sich mit verschiedenen Untersuchungen bestätigen und von anderen Bindegewebeerkrankungen abgrenzen.

Die Menge an Tränenflüssigkeit wird mit einem Filterpapierstreifen unter dem Unterlid gemessen (Schirmer-Test). Ein Mensch mit Sjögren-Syndrom produziert manchmal weniger als ein Drittel der normalen Menge an Tränenflüssigkeit. Der Augenarzt untersucht die Augen auf Schäden. Die Sekretion der Speicheldrüsen kann mit ausgefeilteren Untersuchungen überprüft werden; möglicherweise wird eine Szintigraphie oder eine Biopsie der Speicheldrüsen gemacht.

Bei der Blutuntersuchung können sich ungewöhnliche Antikörper zeigen. Häufig finden sich bei den Patienten Rheumafaktoren, die eher für rheumatoide Arthritis typisch sind, und antinukleäre Antikörper, die für Lupus charakteristisch sind.

Die Blutkörperchensenkungsgeschwindigkeit ist bei vielen Patienten erhöht, und die meisten haben zu wenig rote oder zu wenig von bestimmten weißen Blutkörperchen.

Prognose und Behandlung

Die Prognose ist im Allgemeinen gut, hängt aber davon ab, in wie weit Antikörper, Lungenentzündung, Nierenversagen oder Lymphom lebenswichtige Organe schädigen.

Die Krankheit wird symptomatisch behandelt. Bei trockenen Augen wird künstliche Tränenflüssigkeit eingetropft. Der trockene Mund wird durch Getränke, Mundspülung oder Kauen von Kaugummi angefeuchtet. Schnupfenmittel, Antidepressiva und Antihistaminika sollten wegen ihrer Schleimhaut austrocknenden Wirkung gemieden werden. Wenn die Speicheldrüsen nicht zu schwer geschädigt sind, kann Pilo-

▲ siehe Seite 211

karpin die Speichelproduktion anregen. Regelmäßige Zahnpflege und Zahnarztbesuche sind erforderlich, damit die Zähne erhalten bleiben. Schmerzende, geschwollene Speicheldrüsen werden mit schmerzlindernden Mitteln behandelt. Die Gelenksymptome sind meist mild, sodass oft Ruhe und nichtsteroidale Entzündungshemmer genügen. Wenn es zu schweren Schäden an inneren Organen kommt, sind Kortisontabletten (z. B. Prednison) hilfreich.

Polymyositis und Dermatomyositis

Polymyositis ist eine chronische Bindegewebeerkrankung, bei der sich die Muskeln schmerzhaft entzünden und sich zurückbilden. Bei der Dermatomyositis kommt zur Polymyositis noch eine Hautentzündung hinzu.

Die Erkrankungen führen zu Muskelschwäche und Muskelabbau und damit letztlich zu Körperbehinderungen. Meist sind Schultern und Hüften betroffen, aber die Muskelschwäche kann symmetrisch im ganzen Körper auftreten.

Polymyositis und Dermatomyositis treten gewöhnlich bei Erwachsenen zwischen dem 40. und 60. Lebensjahr und bei Kindern und Jugendlichen zwischen dem fünften und 15. Lebensjahr auf. Frauen sind doppelt so häufig betroffen wie Männer. Bei Erwachsenen sind es selbstständige Krankheiten, oder sie sind Teil einer anderen Bindegewebeerkrankung wie einer Mischkollagenose.

Die Ursache der Erkrankung ist unbekannt. Viren und Autoimmunreaktionen können eine Rolle spielen. Auch Krebs kann ein Auslöser sein – eine Autoimmunreaktion gegen Krebs kann auch gegen eine Substanz in den Muskeln gerichtet sein.

Symptome

Die Symptome der **Polymyositis** sind bei allen Altersgruppen gleich. Bei Kindern treten sie meist plötzlich auf, bei Erwachsenen schleichend. Bereits während oder direkt nach der Infektion können die ersten Symptome auftreten. Zu ihnen gehören Muskelschwäche (vor allem in Oberarm, Hüfte und Oberschenkel), Gelenkschmerzen, Schluckbeschwerden, Fieber, Müdigkeit und Gewichtsverlust. Das Raynaud-Syndrom ▲, bei dem die Finger als Reaktion auf Kälte oder Emotionen plötzlich weiß und ge-

fühllos werden oder prickeln, kommt eher bei Patienten vor, die außer Polymyositis noch eine andere Bindegewebeerkrankung haben.

Die Muskelschwäche kann plötzlich oder schleichend beginnen und sich über Wochen und Monate verstärken. Da die Muskeln in Rumpfnähe am heftigsten betroffen sind, kann es für die Patienten sehr schwierig werden, den Arm zu heben, eine Treppe hinaufzusteigen und von einem Stuhl aufzustehen. Sind die Halsmuskeln betroffen, kann der Patient im Liegen womöglich nicht einmal den Kopf heben. Muskelschwäche in Schultern und Hüften kann den Patienten in den Rollstuhl oder ins Bett zwingen. Im oberen Teil der Speiseröhre führt die Muskelschwäche zu Schluckbeschwerden und Herauswürgen der Nahrung. Hand-, Fuß- und Gesichtsmuskeln sind nicht betroffen.

Gelenkschmerzen und Entzündungen treten bei etwa einem Drittel der Patienten auf. Schmerzen und Schwellungen sind gewöhnlich nur leicht.

Normalerweise greift die Polymyositis von den inneren Organen nur Speiseröhre und Rachen an. Sind darüber hinaus die Lunge und das Herz betroffen, kommt es zu Kurzatmigkeit und Husten.

Bei der **Dermatomyositis** treten alle Symptome der Polymyositis auf. Zusätzlich tendieren die Hautausschläge dazu, während der Phasen der Muskelschwäche und anderer Symptome aufzutreten. Ein verschwommener roter Ausschlag kann im Gesicht auftreten. Typisch ist eine rotviolette Schwellung um die Augen herum. Ein anderer Hautausschlag kann schuppig, glatt oder erhaben sein und fast überall am Körper vorkommen, besonders an den Knöcheln. Die Nagelbetten können gerötet sein. Wenn der Hautausschlag nachlässt, können sich bräunliche Pigmentflecken, Vernarbungen, Schrumpfungen und helle, pigmentlose Stellen auf der Haut zeigen.

Diagnose

Die Diagnose lässt sich aufgrund folgender Eigenschaften stellen: Muskelschwäche in Schultern oder Hüften, typischer Hautausschlag, erhöhter Spiegel bestimmter Muskelenzyme im Blut (vor allem Kreatinkinase), unter dem Mikroskop erkennbare typische Veränderungen des Muskelgewebes und veränderte elektrische Aktivität der Muskeln (mittels Elektromyographie dargestellt ■). Laboruntersuchungen genügen nicht, um Polymyositis oder Dermatomyositis sicher zu diagnostizieren. Der Blutspiegel bestimmter Muskelenzyme wie Kreatinkinase

---

▲ siehe Seite 211   ■ siehe Seite 429

ist oft höher als normal, was auf eine Schädigung der Muskeln hindeutet. Das Blut wird regelmäßig auf diese Enzyme getestet, um den Krankheitsverlauf zu verfolgen. Bei erfolgreicher Behandlung fällt der Enzymspiegel auf normale oder fast normale Werte. Eine Kernspintomographie kann entzündete Bereiche aufzeigen und bei der Auswahl einer geeigneten Stelle für die Biopsie helfen. Mit speziellen Untersuchungen am Muskelgewebe lässt sich die Krankheit von anderen Muskelerkrankungen unterscheiden.

Behandlung und Prognose

Häufig hilft es, bei starker Entzündung die körperlichen Aktivitäten einzuschränken. Gewöhnlich wird hoch dosiertes Prednison gegeben, durch das die Schwellungen und Schmerzen langsam abklingen. Nach vier bis sechs Wochen, wenn der Muskelenzymspiegel wieder normal und die Muskelschwäche vergangen ist, wird die Dosis nach und nach verringert. Die meisten Erwachsenen müssen jahrelang oder sogar lebenslang Prednison einnehmen, um Rückfälle zu verhindern. Kinder können das Arzneimittel gewöhnlich nach einem Jahr absetzen und bleiben symptomfrei.

Gelegentlich verschlimmern die unerwünschten Wirkungen von Prednison die Erkrankung ▲. Dann werden zusätzlich oder statt des Kortisons Immunsuppressiva gegeben. Wenn andere Arzneimittel nicht wirken, kann Gammaglobulin, ein Antikörperkonzentrat, gespritzt werden.

Tritt die Polymyositis in Verbindung mit Krebs auf, spricht sie auf Prednison meist nicht gut an. Wird die Krebserkrankung erfolgreich behandelt, bessert sich gewöhnlich auch die Polymyositis.

Erwachsene mit einer schweren, fortschreitenden Form der Krankheit leiden vor allem an Schluckbeschwerden, Mangelernährung, Lungenentzündung und Ateminsuffizienz.

Mischkollagenose

Hierbei tritt eine Vielzahl von Symptomen auf, die denen verschiedener anderer Bindegewebeerkrankungen gleichen: systemischer Lupus erythematodes, Sklerodermie, Polymyositis und Dermatomyositis.

Etwa 80 Prozent der Betroffenen sind Frauen. Die Ursache ist unbekannt; wahrscheinlich handelt es sich um eine Autoimmunerkrankung.

Symptome

Die typischen Symptome sind das Raynaud-Syndrom (weiße, schmerzende Hände und Füße bei Kälte und starken Emotionen) ■, Gelenkschmerzen und Arthritis, geschwollene Hände, Muskelschwäche, Schluckbeschwerden, Sodbrennen und Kurzatmigkeit. Das Raynaud-Syndrom kann anderen Symptomen um Jahre vorausgehen. Gleichgültig, wie die Krankheit anfängt, sie verschlechtert sich meist, und die Symptome breiten sich auf andere Körperteile aus.

Die Hände sind häufig so geschwollen, dass die Finger wie Würste aussehen. Ein rotvioletter schmetterlingsförmiger Ausschlag auf Wangen und Nasenrücken, rote Flecken auf den Knöcheln, violett verfärbte Augenlider und rote Besenreiser auf Wangen und Händen können auftauchen. Das Haar kann dünner werden. Außerdem kommt es zu Hautveränderungen wie bei Sklerodermie.

Fast alle Mischkollagenosepatienten haben Gelenkschmerzen, und bei drei Vierteln von ihnen entwickelt sich eine für Arthritis typische schmerzhafte Gelenkentzündung. Außerdem nehmen die Muskelfasern Schaden, sodass vor allem Schulter- und Hüftmuskeln geschwächt sind und schmerzen.

Die Speiseröhre ist zwar gewöhnlich betroffen, aber Schluckbeschwerden und Schmerzen sind selten. In oder um die Lunge kann sich Flüssigkeit ansammeln. Für manche Menschen ist die Störung der Lungenfunktion das größte Problem. Sie führt bei Belastung zu Kurzatmigkeit und Überlastung des Herzens.

Gelegentlich entsteht eine Herzschwäche ★. Sie kann zu Flüssigkeitsansammlungen, Kurzatmigkeit und Müdigkeit führen. Nieren und Nerven sind gewöhnlich nur bei zehn Prozent der Patienten betroffen; die Schädigung ist meist gering, wenn man sie mit der durch Lupus vergleicht. Andere mögliche Symptome sind Fieber, geschwollene Lymphknoten, Bauchschmerzen und anhaltende Heiserkeit. Es kann sich ein Sjögren-Syndrom entwickeln. Langfristig treten bei den meisten Patienten Symptome auf, die für Lupus oder Sklerodermie typisch sind.

Diagnose und Behandlung

Der Verdacht auf Mischkollagenose entsteht, wenn sich Symptome von Lupus erythematodes, Sklerodermie, Polymyositis und rheumatoider Arthritis überschneiden.

▲ siehe Seite 354   ■ siehe Seite 211

★ siehe Seite 137

Das Blut wird auf Antikörper gegen Ribonukleoprotein untersucht, die bei fast allen Mischkollagenosepatienten auftreten. Wird ein hoher Spiegel dieser Antikörper gefunden, ohne dass die für Lupus typischen Antikörper auftreten, geht man von einer Mischkollagenose aus.

Die Behandlung entspricht der des Lupus. Kortison ist meist wirksam, vor allem im frühen Krankheitsstadium. Leichte Erkrankungen können mit nichtsteroidalen Entzündungshemmern, Chloroquin und ähnlichen Basismedikamenten oder sehr niedrigen Kortisondosen behandelt werden. Je schwerer die Krankheit, desto mehr Kortison ist nötig. Bei schweren Erkrankungen kommen Immunsuppressiva zum Einsatz.

Je weiter die Erkrankung fortschreitet und je größer die Organschäden sind, desto weniger wirkt die Behandlung. Schädigungen der Haut und Speiseröhre wie bei Sklerodermie sprechen am wenigsten auf die Behandlung an. Bei einer Langzeitbehandlung mit niedrig dosiertem Kortison und selbst ohne Behandlung kann es zu jahrelangen symptomfreien Phasen kommen. Trotz Behandlung schreitet die Krankheit bei einem Teil der Betroffenen fort.

Rezidivierende Polychondritis

Bei dieser seltenen Erkrankung kommt es zu Schüben schmerzhafter, zerstörerischer Entzündungen des Knorpels oder anderer Bindegewebe in vielen Organen.

Die Erkrankung tritt bei Männer und Frauen gleich häufig auf. Die Ursache ist unbekannt. Vermutlich handelt es sich um eine Autoimmunerkrankung des Knorpels.

Symptome

Typisch ist eine rote, sehr schmerzhafte Schwellung beider Ohren. Gleichzeitig oder später kann eine leichte oder schwere Arthritis entstehen, die jedes Gelenk betreffen kann. Der Knorpel, der die Rippen mit dem Brustbein verbindet, kann sich entzünden; das Gleiche gilt für den Nasenknorpel.

Auch Augen, Kehlkopf, Luftröhre, Innenohr, Herz, Blutgefäße, Nieren und Haut können betroffen sein. Selten kommt es zur Durchlöcherung der Hornhaut, was zur Erblindung führt. Die Entzündung von Kehlkopf und Luftröhre

führt zu Heiserkeit, Husten und Berührungsempfindlichkeit über dem Adamsapfel. Die Entzündung der Bronchien kann zur Lungenentzündung führen. Das Herz ist seltener betroffen; hier kommt es zu Herzgeräuschen und gelegentlich Herzschwäche. Erfasst die Krankheit die Blutgefäße im Gehirn, können Krampfanfälle und Schlaganfälle auftreten. Die Entzündung der Nieren kann zu Nierenversagen führen; die Haut zeigt verschiedene Formen des Ausschlags.

Entzündungs- und Schmerzschübe dauern einige Wochen, lassen nach und treten im Verlauf mehrerer Jahre wieder auf. Schließlich wird der stützende Knorpel geschädigt; Ohren und Nasenrücken fallen zusammen. Außerdem kommt es zu Seh-, Hör- und Gleichgewichtsstörungen.

Diagnose und Behandlung

Die rezidivierende Polychondritis wird diagnostiziert, wenn über längere Zeit hinweg mindestens drei der folgenden Symptome auftreten: Entzündung beider Ohren, schmerzhafte Schwellung mehrerer Gelenke, Entzündung des Nasenknorpels, Augenentzündung, Knorpelschäden in den Atemwegen und Seh- oder Hörstörungen.

Bei einer Biopsie kann der betroffene Knorpel typische Veränderungen zeigen. Blutuntersuchungen geben Anhaltspunkte für eine chronische Entzündung.

Leichte Formen rezidivierender Polychondritis können mit nichtsteroidalen Entzündungshemmern ▲ behandelt werden. Ist die Erkrankung schwer, wird täglich Prednison verabreicht und beim Abklingen der Symptome rasch reduziert. Bei kritischen Verläufen kommen Immunsuppressiva wie Methotrexat oder Cyclophosphamid zum Einsatz. Diese Arzneimittel wirken auf die Symptome, ändern aber nichts am Verlauf der Erkrankung.

Eosinophile Fasziitis

Bei der eosinophilen Fasziitis (Shulman-Syndrom) entzündet sich die Haut an Armen und Beinen schmerzhaft. Sie schwillt an und wird hart.

Eosinophil bezieht sich auf den anfangs hohen Blutspiegel bestimmter weißer Blutzellen, der so genannten Eosinophilen. Mit Fasziitis bezeichnet man die Entzündung des fibrösen Gewebes, das unter der Haut liegt.

▲ siehe Seite 434

Die Ursache der Erkrankung ist unbekannt. Sie tritt überwiegend bei Männern zwischen dem 40. und 50. Lebensjahr auf.

Symptome

Anfangssymptome sind gewöhnlich Schmerzen, Schwellungen und Entzündung der Haut, vor allem auf den Innenseiten der Arme und der Vorderseite der Beine. Gesicht, Brust und Bauch können ebenfalls betroffen sein. Im Gegensatz zur Sklerodermie sind Hände und Füße nicht erkrankt; das Raynaud-Syndrom tritt nicht auf.

Möglicherweise werden die Symptome zuerst nach starker körperlicher Anstrengung bemerkt, vor allem bei Gelegenheitssportlern. Die Symptome schreiten langsam fort. Nach Wochen verhärtet sich die entzündete Haut; die Struktur erinnert an Orangenschale.

Je mehr sich die Haut verhärtet, desto schwieriger wird die Bewegung der Arme und Beine. Sie können in ungewöhnlichen Stellungen verharren. Meist kommt es zu Müdigkeit und Gewichtsverlust. Die Muskeln werden nicht geschwächt, aber Muskel- und Gelenkschmerzen können auftreten. Selten kommt es bei Erkrankung der Arme zum Karpaltunnelsyndrom ▲.

Manchmal sinkt die Zahl der roten Blutkörperchen und Blutplättchen sehr stark. Das führt zu Blutarmut und Blutungsneigung.

Diagnose

Die Erkrankung wird aufgrund der Symptome diagnostiziert. Bei der Blutuntersuchung wird auf eine erhöhte Anzahl bestimmter Proteine, der Globuline, geachtet. Blutkörperchensenkungsgeschwindigkeit und der Blutspiegel der Eosinophilen sind erhöht und zeigen die Entzündung an.

Die Diagnose wird durch Untersuchung einer Hautprobe und der darunter liegenden Schicht (Faszie) bestätigt. Die Probe wird durch eine Biopsie gewonnen und muss alle Hautschichten bis auf den Muskel enthalten. Bestehen noch Zweifel, kann eine Kernspintomographie die Diagnose erhärten.

Behandlung und Prognose

Die meisten Patienten sprechen rasch auf hohe Kortisongaben an. Die Behandlung sollte so früh wie möglich beginnen, um Vernarbungen, Gewebeschwund und Muskelverkürzungen zu vermeiden. Bereits geschädigtes Gewebe regeneriert sich durch die Kortisongabe nicht. Die Dosis wird langsam reduziert. Manchmal muss noch zwei bis fünf Jahre lang eine geringe Kortisonmenge eingenommen werden.

Die Entzündung klingt langsam, mit oder ohne Behandlung, ab und hinterlässt die Narben, die vor Behandlungsbeginn entstanden sind.

KAPITEL 69

Entzündliche Erkrankungen der Blutgefäße des Bindegewebes

Bei dieser Erkrankung sind die Blutgefäße entzündet (Vaskulitis). Vaskulitis ist ein Krankheitsprozess, der bei zahlreichen Bindegewebeerkrankungen vorkommt, aber auch ohne Beteiligung des Bindegewebes auftreten kann.

Was die Gefäßentzündung auslöst, ist meistens unbekannt; bei einigen Menschen sind es wohl Hepatitisviren. Vermutlich wird die Entzündung ausgelöst, wenn das Immunsystem ein Blutgefäß oder einen Teil davon für einen Fremdkörper hält und angreift. Die Zellen des Immunsystems, die eine Entzündung auslösen, umgeben die betroffenen Gefäße und zerstören

sie. Damit schädigen sie meist auch das Gewebe, das von den Gefäßen versorgt wird. Die Gefäße können lecken oder verstopfen; in beiden Fällen wird der Blutfluss zu den Nerven, Organen und anderen Körperteilen unterbrochen. Die blutarmen Bereiche können dauerhaft Schaden nehmen. Die Symptome können direkt von den geschädigten Gefäßen oder von dem durch mangelhafte Blutversorgung geschädigten Gewebe herrühren.

▲ siehe Seite 379

ERKRANKUNGEN MIT GEFÄSSENTZÜNDUNG

NAME	BESCHREIBUNG
Purpura Schönlein-Henoch	Entzündung der kleinen Venen; dadurch harte, purpurfarbene Flecken auf der Haut
Erythema nodosum	Entzündung der Blutgefäße in den tiefen Hautlagen; dadurch tief gehende rote, druckschmerzhafte Knoten an Armen und Beinen
Polyarteriitis nodosa	Entzündung der mittleren Arterien; dadurch verringerter Blutfluss durch die Gefäße und mangelnde Versorgung der umliegenden Gewebe und Organe
Riesenzellarteriitis	Entzündung der Arterien in Kopf und Gehirn; dadurch manchmal Kopfschmerzen und Erblindung; tritt hauptsächlich bei älteren Menschen auf
Takayasu-Krankheit	Entzündung der großen Arterien, wie Aorta und ihre Verzweigungen; dadurch Verschlüsse und Pulsverlust; betroffen sind überwiegend Kinder
Vasculitis allergica	Entzündung der kleinen Blutgefäße der Haut; dadurch oberflächliche, druckschmerzhafte Knoten, meistens an den Beinen

Jedes Blutgefäß kann betroffen sein. Vaskulitis kann sich auf die Venen beschränken, auf große oder kleine Arterien oder Kapillaren oder auf einen Körperteil wie Kopf, Bein oder Niere. Bei Erkrankungen wie Purpura Schönlein-Henoch, Erythema nodosum, Periarteriitis nodosa, Riesenzellarteriitis (Arteriitis temporalis) und Takayasu-Krankheit beschränkt sich die Vaskulitis auf Blutgefäße einer bestimmten Größe oder Tiefe.

Panarteriitis nodosa

Bei dieser Erkrankung, die auch Periarteriitis nodosa geannnt wird, entzünden sich Teile mittelgroßer Arterien und werden beschädigt. Dadurch verringert sich die Blutversorgung der Organe.

Die Erkrankung macht sich meist zwischen dem 40. und 50. Lebensjahr bemerkbar, kann aber in jedem Alter auftreten. Männer sind dreimal so häufig betroffen wie Frauen.

Die Ursache ist unbekannt. Auslöser kann eine Reaktion auf Arzneimittel und Impfstoffe sein, manchmal auch eine bakterielle oder virale Infektion. Meistens lässt sich jedoch kein Auslöser ermitteln.

Symptome

Die Erkrankung kann anfangs leicht sein, dann aber innerhalb einiger Monate tödlich verlaufen oder sich schleichend zur chronischen, entkräftenden Krankheit entwickeln. Jedes Organ und jede Organkombination mit Ausnahme der Lunge können betroffen sein. Da die Vaskulitis meist mit einer Bindegewebeentzündung auftritt, sind auch Gelenke betroffen. Muskel- und Gelenkschmerzen sind üblich, Gelenkentzündungen kommen vor.

Das häufigste Frühsymptom ist Fieber. Bauchschmerzen, Taubheitsgefühl und Kribbeln in Händen und Füßen, Schwäche und Gewichtsverlust können früh auftreten. Drei Viertel der Patienten mit Panarteriitis nodosa entwickeln einen Nierenschaden, der Bluthochdruck, Schwellungen infolge von Wasseransammlungen im Gewebe (Ödeme) und eine geringe oder fehlende Urinproduktion verursachen kann.

Sind die Blutgefäße im Magen-Darm-Trakt betroffen, kann es zum Darmdurchbruch kommen. Dieser verursacht eine Bauchfellentzündung, starke Schmerzen, blutige Durchfälle und hohes Fieber. Die Erkrankung der zum Herzen führenden Gefäße kann zu Schmerzen in der Brust und Herzanfällen führen. Beschädigte Blutgefäße im Gehirn verursachen Kopfschmerzen, Krampfanfälle und Halluzinationen. Die Leber kann sehr stark geschädigt werden. Blutgefäße, die dicht unter der Haut liegen, können sich knotig anfühlen. Manchmal bilden sich Hautgeschwüre über den Gefäßen.

Diagnose und Behandlung

Der Verdacht auf eine Panarteriitis nodosa kommt auf, wenn eine Kombination aus Symptomen und Laborwerten nicht anders erklärt werden kann, oder wenn bei einem vorher gesunden Mann mittleren Alters Fieber und neurologische Symptome wie fleckförmige, taube Stellen, Kribbeln und Lähmungserscheinungen, auftreten. Die Diagnose kann durch eine Biopsie des betroffenen Gefäßes bestätigt werden. Möglicherweise ist eine Leber- oder Nierenbiopsie erforderlich. Röntgenaufnahmen nach der

Injektion eines Kontrastmittels in die Arterien (Arteriographie) können Abweichungen in den Blutgefäßen zeigen.

Alle Arzneimittel, die die Krankheit ausgelöst haben können, werden abgesetzt. Mögliche andere auslösende Faktoren wie Entzündungen werden behandelt.

Hohe Dosen Kortison (Prednison) können das Fortschreiten der Krankheit stoppen und einem Drittel der Patienten eine symptomfreie Phase gewähren. Die Kortisondosis wird reduziert, sobald die Symptome nachgelassen haben. Können Kortisone die Entzündung nicht eindämmen, werden sie durch Arzneimittel ergänzt oder ersetzt, die das Immunsystem unterdrücken (Immunsuppressiva wie Cyclophosphamid). Um Schäden an den inneren Organen vorzubeugen, sind weitere Therapien nötig, wie z. B. die Behandlung des hohen Blutdrucks.

Trotz Behandlung kommt es vor, dass mehrere lebenswichtige Organe versagen oder ein Blutgefäß platzt. Auch Nierenversagen kann vorkommen. Da Kortison und Immunsuppressiva die Abwehrkraft des Körpers unterdrücken, können Infektionen auftreten.

Riesenzellarteriitis

Riesenzellarteriitis (Arteriitis temporalis) ist eine chronische entzündliche Erkrankung der großen Arterien.

Betroffen sind davon einer von tausend Menschen über 50 Jahre, Frauen etwas häufiger als Männer. Die Ursache ist unbekannt. Die Symptome überschneiden sich mit denen von Polymyalgia rheumatica. Einige Fachleute halten sie für Variationen derselben Krankheit.

Symptome

Die Symptome unterscheiden sich danach, welche Arterien betroffen sind. Meistens trifft es die großen Arterien, die zum Gehirn führen; dadurch treten plötzlich starke Kopfschmerzen an den Schläfen oder im Hinterkopf auf. Die Blutgefäße an der Schläfe können sich geschwollen und knotig anfühlen. Die Kopfhaut schmerzt beim Kämmen. Die Betroffenen sehen doppelt, verschwommen oder große blinde Flecken, haben andere Sehstörungen oder sind auf einem Auge blind. Die größte Gefahr besteht in einer plötzlichen dauerhaften Erblindung, die entstehen kann, wenn die Blutversorgung des Sehnerv unterbrochen ist. Typisch sind Schmerzen im Unterkiefer, den Kaumuskeln und der

Zunge beim Sprechen oder Kauen. Auch Symptome der Polymyalgia rheumatica können auftreten.

Diagnose und Behandlung

Die Diagnose wird aufgrund der körperlichen Untersuchung und der Symptome gestellt und durch eine Biopsie der Schläfenarterie bestätigt. Bei der Blutuntersuchung zeigt sich meist Blutarmut und eine sehr hohe Blutkörperchensenkungsgeschwindigkeit.

Da die Riesenzellarteriitis bei einem Teil der unbehandelten Patienten zur Erblindung führt, muss die Behandlung sofort nach der Diagnose einsetzen. Prednison ist wirksam. Die Anfangsdosis ist hoch, um die Entzündung der Blutgefäße einzudämmen. Nach mehreren Wochen wird die Dosis langsam reduziert, wenn Erfolge sichtbar sind. Manche Menschen können das Prednison nach einigen Jahren wieder absetzen, andere benötigen viele Jahre lang geringe Dosen, um die Symptome zu unterdrücken.

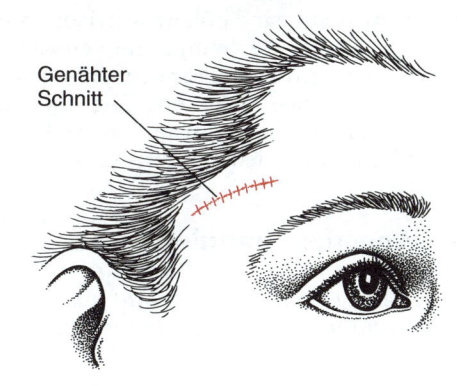

Biopsie der Schläfenlappenarterie

Mit einer Biopsie der Schläfenlappenarterie lässt sich die Riesenzellarteriitis zweifelsfrei diagnostizieren. Mit einer Doppler-Untersuchung wird die Stelle der Arterie bestimmt, an der die Biopsie vorgenommen wird. Dann wird ein örtliches Betäubungsmittel gespritzt und direkt über der Arterie ein kleiner Schnitt gesetzt. Ein mindestens zwei Zentimeter großes Stück der Arterie wird entfernt, und der Schnitt genäht.

Genähter Schnitt

Polymyalgia rheumatica

Bei dieser Erkrankung kommt es zu starken Schmerzen und Steifigkeit in den Hals-, Schulter- und Hüftmuskeln.

Polymyalgia rheumatica tritt ab dem 50. Lebensjahr auf und ist bei Frauen doppelt so häufig wie bei Männern. Die Ursache ist unbekannt. Die Erkrankung ist schmerzhaft, verursacht aber keine Schwäche oder Muskelschäden. Manchmal tritt sie zusammen mit Riesenzellarteriitis auf.

Symptome und Diagnose

Polymyalgia rheumatica verursacht starke Schmerzen und Steifigkeit in Hals, Schultern und Hüften. Die Steife ist am Morgen und nach Ruhephasen am ausgeprägtesten. Fieber, ein Gefühl des Unbehagens, Gewichtsverlust und Depressionen können die Muskelsymptome begleiten. Alle diese Symptome können plötzlich oder schleichend auftreten. Muskelschwäche oder Muskelschäden kommen nicht vor. Manche Patienten leiden unter leichten Gelenkentzündungen. Bei stärkeren Entzündungen handelt es sich meist um rheumatoide Arthritis ▲.

Die Diagnose wird aufgrund der körperlichen Untersuchung und der Testergebnisse gestellt. Die Blutwerte können auf Blutarmut hinweisen. Die Blutkörperchensenkungsgeschwindigkeit und der Test auf C-reaktives Protein sind gewöhnlich sehr hoch; ansonsten sind die Laborwerte meist unauffällig. Der bei Polymyositis erhöhte Kreatininkinasewert ist bei Polymyalgia normal. Eine Biopsie des Muskelgewebes ist gewöhnlich nicht erforderlich. Auch die Elektromyographie ■ zeigt nichts Auffälliges.

Behandlung

Polymyalgia rheumatica bessert sich durch geringe Dosen Prednison. Tritt gleichzeitig Riesenzellarteriitis auf, sind höhere Kortisondosen erforderlich. Wenn die Symptome schwächer werden, wird die Dosis langsam auf die geringste wirksame Menge reduziert. Die meisten Menschen können das Prednison innerhalb von zwei bis vier Jahren wieder absetzen.

Wegener-Granulomatose

Diese seltene Erkrankung beginnt meist mit einer Entzündung der Nasenschleimhäute, der Nebenhöhlen, des Halses oder der Lunge und kann zu einer Gefäßentzündung im ganzen Körper (allgemeine Vaskulitis) oder einem tödlichen Nierenversagen fortschreiten.

Die Erkrankung kann in jedem Alter auftreten und ist bei Männern doppelt so häufig wie bei Frauen. Die Ursache ist unbekannt. Die Erkrankung ähnelt zwar einer Infektion, aber es lässt sich kein auslösender Organismus finden. Man nimmt an, dass die Wegener-Granulomatose von einer allergischen Reaktion ausgelöst wird. Die Folge ist eine heftige, unangemessene Immunreaktion, die viele Gewebe im Körper schädigt. Die Krankheit verursacht neben Gefäßentzündung eine andere Entzündungsart, ein so genanntes Granulom, das Gewebe zerstört.

Symptome

Die Krankheit kann plötzlich oder schleichend beginnen. Die ersten Symptome betreffen meist die oberen Atemwege – Nase, Nebenhöhlen, Ohren und Luftröhre. Dabei kann es sich um Nasenbluten, Nebenhöhlenentzündung, Husten, Mittelohrentzündung und das Aushusten von Blut handeln. Die Nasenschleimhaut kann rot und rau werden und zu Blutungen neigen. Fieber, allgemeines Unwohlsein, Appetitlosigkeit, Gelenkschmerzen und -schwellungen sowie Augen- und Ohrentzündungen können auftreten. Die Erkrankung kann die Herzarterien betreffen und dann zu Schmerzen in der Brust oder einem Herzinfarkt führen. Sind Rückenmark und Gehirn beteiligt, entsprechen die Symptome denen verschiedener neurologischer Erkrankungen.

Die Krankheit kann in ein allgemeines Stadium übergehen, bei dem sich Blutgefäße im ganzen Körper entzünden. Das verursacht wunde Stellen auf der Haut, die sich großflächig ausbreiten und große Narben hinterlassen. Der in diesem Stadium typische Nierenschaden kann von leichten Funktionsstörungen bis zu lebensbedrohlichem Nierenversagen reichen. Schwere Nierenerkrankungen verursachen Bluthochdruck und Symptome, die durch die Ansammlung von Schadstoffen im Blut bedingt sind. Gelegentlich ist von den großen Organen nur die Lunge betroffen. Dort können sich Granulome bilden und die Atmung behindern. Blutarmut tritt häufig auf und kann schwere Formen annehmen.

Bei einer leichteren Form der Erkrankung sind lediglich Nasengänge, Nebenhöhlen und obere Atemwege betroffen; sie kann allerdings zu einer schweren Form fortschreiten.

▲ siehe Seite 351   ■ siehe Seite 429

Diagnose

Rechtzeitig erkannt, kann man Komplikationen, wie Nierenerkrankungen, Herzanfällen und Gehirnschäden, vorbeugen. Der Arzt bestätigt die Diagnose durch eine Biopsie des betroffenen Gewebes. Blutuntersuchungen unterstützen den Verdacht, können die Krankheit aber nicht zweifelsfrei nachweisen. Antineutrophile Zytoplasmaantikörper weisen stark auf die Erkrankung hin. Sind Nase, Rachen oder Haut nicht betroffen, kann die Diagnose schwierig werden, weil die Symptome und Röntgenbilder denen verschiedener Lungenerkrankungen ähneln.

Eine Röntgenaufnahme der Brust kann Löcher oder verdichtete Stellen in der Lunge zeigen, wie sie auch bei Krebs vorkommen. Bei der Biopsie sollte möglichst erkranktes Gewebe aus dem Nasen-Rachen-Trakt oder der Lunge entnommen werden. Haut- und Nierenproben sind weniger aufschlussreich.

Behandlung

Kortison kann die Frühsymptome als alleiniges Mittel bekämpfen. Die meisten Patienten benötigen aber auch Cyclophosphamid oder Azathioprin. Diese Arzneimittel dämpfen die Immunreaktion des Körpers. Die Behandlung wird nach dem Abklinken der Symptome gewöhnlich mindestens ein Jahr lang fortgesetzt. Kortisone, die gleichzeitig gegen die Entzündung gegeben werden, können meist langsam reduziert und dann abgesetzt werden.

Patienten, die Immunsuppressiva erhalten, müssen bei Verdacht auf eine Infektion sofort behandelt werden; besonders die Lunge ist sehr anfällig für Entzündungen. Bei jahrelanger Behandlung mit Immunsuppressiva kann der Einsatz von Antibiotika einer Infektion vorbeugen.

Behçet-Syndrom

Dieses ist eine chronische Entzündung, die zu schmerzhaften, wiederkehrenden Entzündungen der Genital- und Mundschleimhäute, zu Hautblasen und geschwollenen Gelenken führt. Augen, Blutgefäße, Nervensystem und Magen-Darm-Trakt können sich ebenfalls entzünden.

Männer sind zweimal so häufig betroffen wie Frauen. Die Erkrankung tritt meist zwischen dem 20. und 30. Lebensjahr auf, manchmal aber auch schon in der Kindheit. Die Ursache der Erkrankung ist unbekannt; Viren und Autoimmunerkrankungen können eine Rolle spielen.

Symptome

Fast alle Betroffenen leiden als erstem Symptom unter wiederkehrenden, schmerzhaften Entzündungen von Mundschleimhaut, Penis, Hodensack oder Schamlippen. Scheidenentzündungen können schmerzlos verlaufen.

Andere Symptome treten Tage bis Jahre später auf. Eine immer wieder aufflackernde Entzündung der Regenbogenhaut des Auges verursacht Schmerzen, Lichtempfindlichkeit und Sehstörungen. Es kann zu weiteren Augenerkrankungen kommen, darunter Uveitis ▲, die unbehandelt zur Erblindung führen kann.

Die meisten Patienten leiden unter Hautblasen und Eiterpickeln. Winzige Verletzungen, wie der Einstich einer Injektionsnadel, können bereits Schwellungen und Entzündungen auslösen. Etwa die Hälfte der Betroffenen bekommt eine relativ milde, nicht fortschreitende Form der Arthritis in den Knien und anderen großen Gelenken. Eine Entzündung der Blutgefäße im gesamten Körper kann zur Bildung von Blutgerinnseln, Aneurysmen, Schlaganfall und Nierenschäden führen. Bei Beteiligung des Magen-Darm-Trakts reichen die Symptome von leichtem Unwohlsein bis zu schweren Krämpfen und Durchfall.

Die immer wieder auftretenden Symptome der Behçet-Krankheit belasten die Patienten häufig sehr. Die symptomatischen und symptomfreien Phasen können Wochen, Jahre oder Jahrzehnte andauern.

Diagnose und Behandlung

Der Nachweis der Krankheit kann Monate dauern. Die Symptome ähneln denen vieler anderer Krankheiten, wie Reiter-Syndrom, Stevens-Johnson-Syndrom, systemischem Lupus erythematodes, Morbus Crohn, Herpesinfektionen und Kolitis ulzerosa.

Äußerlich angewandtes Kortison kann die Haut- und Augenentzündungen abschwächen. Punktionen sollten vermieden werden, weil die Gefahr einer Entzündung besteht. Patienten mit schweren Entzündungen der Augen und des Nervensystems müssen eventuell mit Prednison oder anderen Kortisonen behandelt werden. Ciclosporin, ein Immunsuppressivum, kann gegeben werden, wenn die Augenbeschwerden sehr stark sind oder wenn sich die Symptome mit Prednison nicht unterdrücken lassen. Kolchizin in niedriger Dosierung kann helfen, Mund- oder Genitalgeschwüre zu verhüten.

▲ siehe Seite 1290

KAPITEL 70

Gicht und Pseudogicht

Gicht und Pseudogicht entstehen durch Kristallablagerungen in den Gelenken, die Entzündungen und Schmerzen verursachen. Die Art der abgelagerten Kristalle ist bei den beiden Krankheiten verschieden.

Gicht

Bei Gicht kommt es wiederholt zu plötzlichen, sehr schmerzhaften Gelenkentzündungen durch Harnsäurekristalle, die im Gelenk abgelagert werden. Sie sammeln sich in den Gelenken, weil der Harnsäurespiegel im Blut hoch ist (Hyperurikämie).

Gicht kommt bei Männern häufiger vor als bei Frauen. Sie trifft Männer gewöhnlich im mittleren Alter und Frauen nach den Wechseljahren. Selten sind jüngere Menschen betroffen; dann verläuft die Krankheit meist schwerer. Die Anlage zur Gicht wird vererbt.

Die Krankheit betrifft häufig das Grundgelenk der großen Zehe (Podagra). Aber auch Fußrücken, Sprunggelenk, Knie, Handgelenk und Ellenbogen können betroffen sein. Die Kristalle bilden sich bevorzugt in diesen Gelenken, weil Harnsäure bei niedriger Temperatur eher auskristallisiert und es dort etwas kühler ist als im Rumpf. Gichtanfälle in Wirbelsäule, Hüfte oder Schultern sind selten.

Ursachen

Das Blut enthält immer Harnsäure, weil der Körper ständig Zellen abbaut und neue bildet, und weil viele Lebensmittel Vorstufen von Harnsäure (Purine) enthalten. Stark purinhaltige Lebensmittel sind z. B. Anchovis, Spargel, Hering, Bratensoße, Pilze, Muscheln, Innereien, Sardinen und Bries. Der Harnsäuregehalt des Blutes steigt an, wenn die Nieren mit dem Urin nicht genug ausscheiden können. Zu viel Harnsäure im Blut führt zur Bildung von Kristallen, die in den Gelenken eingelagert werden. Eine purinreiche Ernährung in Verbindung mit Alkohol kann das Problem verschlimmern, weil Alkohol die Produktion von Harnsäure erhöht und die Ausscheidung durch die Nieren beeinträchtigt. Es kann auch vorkommen, dass der Körper aufgrund einer erblichen Enzymabweichung oder einer Krankheit wie Leukämie, bei der sich die Zellen stark vermehren und rasch wieder zerstört werden, große Mengen Harnsäure produziert. In diesen Fällen spricht man von sekundärer Gicht. Einige Nierenerkrankungen und manche Arzneimittel beeinträchtigen die Fähigkeit der Nieren, Harnsäure auszuscheiden. Ein hoher Harnsäurespiegel im Blut führt zu hohem Harnsäurespiegel in den Gelenken, was wiederum die Bildung von Kristallen im Gelenk und in der Gelenkflüssigkeit begünstigt.

Symptome

Akute Gichtanfälle treten ohne Vorwarnung auf. Sie können von einer leichten Verletzung, einer Operation, viel Alkohol, einer eiweißreichen Mahlzeit, Müdigkeit, Stress und Krankheit ausgelöst werden. Typisch sind starke Schmerzen in einem oder mehreren Gelenken, häufig nachts; der Schmerz wird immer stärker, oft sogar unerträglich. Das Gelenk schwillt an, die Haut darüber wird rot bis violett, glänzend, straff und warm. Die Haut über dem Gelenk zu berühren, kann extrem schmerzhaft sein.

Zu den Symptomen eines akuten Gichtanfalls können Fieber, Schüttelfrost, allgemeine Übelkeit und Herzrasen gehören. Die ersten Anfälle betreffen gewöhnlich nur ein Gelenk und dauern wenige Tage. Die Symptome verschwinden nach und nach, das Gelenk funktioniert wieder, und bis zum nächsten Anfall ist der Patient symptomfrei. Schreitet die Krankheit allerdings fort, treten die Anfälle häufiger auf, dauern unbehandelt länger und betreffen mehrere Gelenke. Diese können dauerhaft geschädigt werden.

Möglicherweise entwickelt sich eine schwere chronische Gicht mit Gelenkverformungen. Werden ständig Harnsäurekristalle in den Gelenken und Sehnen abgelagert, kann der so entstehende Schaden die Beweglichkeit immer weiter einschränken. Harte Knoten aus Harnsäure (Gichtknoten, Tophi) lagern sich in die Haut um die Gelenke herum ein. Gichtknoten können sich auch in den Nieren und anderen Organen entwickeln, unter der Haut der Ohren, an der Achillessehne und am Ellenbogen. Bleiben sie unbehandelt, können Gichtknoten an Händen und Füßen aufbrechen und kalkige

Kristallmengen freisetzen. Etwa 20 Prozent der Gichtpatienten bekommt Nierensteine ▲. Diese können die Harnwege blockieren, was zu heftigen Schmerzen führt. Wird nicht behandelt, kann es zu Infektionen und Nierenschäden kommen. Bei Gichtpatienten, die z. B. Diabetes oder Bluthochdruck haben, kann die Verschlechterung der Nierenfunktion die Ausscheidung von Harnsäure verringern und Gicht und Gelenkschäden verschlimmern.

Diagnose

Gicht wird oft aufgrund der typischen Symptome und einer Gelenkuntersuchung diagnostiziert. Ein hoher Harnsäurespiegel im Blut bestätigt die Diagnose. Während eines Anfalls ist dieser Spiegel allerdings oft nicht erhöht. Möglicherweise ist die Zahl der weißen Blutkörperchen aufgrund der Gelenkentzündung erhöht. Die Untersuchung einer Probe der Gelenkflüssigkeit, die bei einer Punktion entnommen wird, ergibt die letzte Bestätigung. Unter einem Mikroskop mit polarisiertem Licht zeigen sich die typischen nadelförmigen Kristalle der Harnsäure. Auf dem Röntgenbild sind Gelenkschäden und die typischen Gichtknoten zu sehen. Gicht kann mit einer anderen Form der Gelenkentzündung verwechselt werden.

Behandlung

Der erste Schritt ist, die Schmerzen zu lindern, indem man die Entzündung eindämmt.

Nichtsteroidale Entzündungshemmer und COX-2-Hemmer können die Schmerzen lindern und die Gelenkschwellung verringern. Selten sind zusätzliche Schmerzmittel erforderlich. Das entzündete Gelenk kann mit einer Schiene ruhig gestellt werden.

Kolchizin ist ein schon lange gebräuchliches Mittel, um Gichtanfälle zu unterbrechen. Gewöhnlich lassen die Schmerzen innerhalb von zwölf bis 24 Stunden nach der Einnahme von Kolchizin nach und sind nach 48 bis 72 Stunden völlig verschwunden. Kolchizin wird stündlich eingenommen. Es löst häufig Durchfälle aus und kann schwerere Nebenwirkungen haben, wie z. B. eine Schädigung des Knochenmarks.

Bei Patienten, die andere Medikamente nicht vertragen, können die Entzündungen mit Kortison, z. B. Prednison, bekämpft werden. Wenn nur ein oder zwei Gelenke betroffen sind, kann Kortison durch dieselbe Nadel in das Gelenk hineingespritzt werden, durch die die Gelenkflüssigkeit abgesaugt wird.

Der zweite Therapieschritt ist, Rückfälle zu verhindern. Manchmal genügt es schon, viel zu

Risikofaktoren für Gicht

- Bestimmte Blut- und Krebserkrankungen
- Einnahme von Medikamenten, z. B. Thiazide (Diuretika), Ciclosporin, Pyrazinamid, Ethambutaol, Niazin, Warfarin und geringe Dosen Salizylate
- Verzehr bestimmter Lebensmittel, z. B. Anchovis, Spargel, Hering, Bratensoßen und Fleischbrühe, Pilze, Muscheln, Innereien, Sardinen und Bries
- Überfunktion der Schilddrüse
- Bleivergiftung
- Übergewicht
- Strahlenbehandlung
- Nierenversagen
- Unterernährung

trinken, Alkohol zu meiden und sich eiweiß- und purinarm zu ernähren. Viele Gichtkranke sind übergewichtig; bei ihnen normalisiert sich der Harnsäurespiegel oft, wenn sie abnehmen.

Wenn diese nichtmedikamentösen Maßnahmen nicht ausreichen, wird bei Menschen, die wiederholt heftige Gichtanfälle haben, eine Langzeitbehandlung eingeleitet. Zur Langzeitbehandlung wird gewöhnlich Allopurinol eingesetzt. Es verhindert die Produktion von Harnsäure und eignet sich für Menschen, die einen hohen Harnsäurespiegel und Nierensteine oder Nierenprobleme haben. Es kann jedoch Magenbeschwerden und Hautjucken verursachen, die Zahl der weißen Blutkörperchen verringern und zu Leberschäden führen. Bei Behandlungsbeginn kann ein Gichtanfall auftreten. Um dieses Risiko zu verringern, kann ein nichtsteroidaler Entzündungshemmer gegeben werden.

Patienten mit gesunden Nieren können Arzneimittel wie Probenecid, die die Ausscheidung von Harnsäure im Urin verstärken (Urikosurika), einnehmen, um den Harnsäurespiegel im Blut zu senken. Azetylsalizylsäure verhindert die Wirkung dieses Arzneimittels und sollte nicht gleichzeitig eingenommen werden. Sollte ein Schmerzmittel erforderlich sein, kann auf Parazetamol zurückgegriffen werden.

Urikosurika senken zwar den Harnsäurespiegel im Blut, erhöhen ihn aber im Urin. Die Patienten müssen viel trinken, um die Bildung

▲ siehe Seite 858

℞ ARZNEIMITTEL ZUR BEHANDLUNG VON GICHT

GRUPPE ARZNEISTOFF	UNERWÜNSCHTE WIRKUNGEN (AUSWAHL)	BEMERKUNG
Nichtsteroidale Entzündungshemmer (NSAR)		
Alle NSAR einschließlich COX-2-Hemmer (Coxibe)	Magenbeschwerden, Blutungen, Nierenschäden, hoher Kaliumspiegel, Zurückhalten von Kalium und Natrium	Zur Behandlung akuter Gichtanfälle und zur Vorbeugung
Gichtmedikament		
Kolchizin	Häufig Durchfall, verringerte Produktion weißer Blutkörperchen im Knochenmark (bei korrekter Anwendung sehr selten), Hautreizungen	Zur Vorbeugung und Behandlung akuter Anfälle
Kortison		
Prednison (in Tablettenform)	Zurückhalten von Natrium, verbunden mit Schwellungen und hohem Blutdruck	Nur, wenn andere Mittel nicht eingesetzt werden können; führt zu deutlicher Besserung
Triamcinolon (als Spritze)	Schmerzen, Unwohlsein, bei zu häufiger Anwendung Gelenkschäden, gelegentlich Entzündungen, selten Infektionen	Injektion ins Gelenk, wenn nur ein oder zwei Gelenke betroffen sind
Urikosurika		
Probenecid	Kopfschmerzen, Übelkeit, Erbrechen, Nierensteine	Langzeitbehandlung zum Senken des Harnsäurespiegel und damit der Vorbeugung von Anfällen; nicht mit Azetylsalizylsäure einnehmen
Allopurinol	Magenbeschwerden, Hautrötung, Verringerung der weißen Blutkörperchen, Leber- und Nierenschäden, Entzündung der Blutgefäße	Langzeitbehandlung zum Senken des Harnsäurespiegels und damit der Vorbeugung von Anfällen; kann Kristalle oder Steine aus den Nieren abbauen

von Blasen- und Nierensteinen zu verhindern. Durch Einnahme von Natriumbikarbonat oder Natriumzitrat wird der Urin alkalisch; dadurch löst sich die Harnsäure im Urin besser und die Gefahr von Blasen- und Nierensteinen verringert sich. Wird der Urin jedoch zu alkalisch, können sich Kristalle oder Steine aus Kalziumoxalat bilden. Zu Beginn der Behandlung mit Urikosurika kann es zu einem Gichtanfall kommen.

Die meisten Gichtknoten an den Ohren, Händen und Füßen schrumpfen langsam, wenn der Harnsäurespiegel im Blut sinkt. Besonders große Knoten müssen eventuell chirurgisch entfernt werden.

Steine im Harntrakt können mit Schallwellen zertrümmert und dann mit dem Urin ausgeschieden werden (Lithotripsie ▲).

Pseudogicht

Bei der Pseudogicht (Chondrokalzinose-Syndrom) treten Schübe schmerzhafter Gelenkentzündungen auf, die auf Ablagerungen von Kristallen aus Kalziumpyrophosphat beruhen.

Die Erkrankung tritt meistens bei älteren Menschen auf und betrifft Männer und Frauen gleichermaßen. Letzen Endes degenerieren durch sie die betroffenen Gelenke.

▲ siehe Abbildung Seite 858

Ursachen und Symptome

Die Ursache der Pseudogicht ist unbekannt. Sie kann – wenn auch nicht sehr häufig – bei Menschen auftreten, die unter anderen Krankheiten leiden; z. B. unter einer Nebenschilddrüsenüberfunktion, bei der der Kalziumspiegel enorm ansteigt, oder die eine Hämochromatose haben mit zu viel Eisen im Gewebe oder die zu wenig Magnesium im Blut haben. Pseudogicht kann vererbt werden.

Die Symptome sind sehr unterschiedlich. Manche Menschen leiden unter Schüben schmerzhafter Gelenkentzündungen, meist in Knien, Handgelenken und anderen relativ großen Gelenken. Bei anderen schmerzen die Gelenke in Armen und Beinen und sind steif, was leicht mit rheumatoider Arthritis verwechselt werden kann. Akute Anfälle sind gewöhnlich nicht so schwer wie bei Gicht, können aber auch von Fieber begleitet sein. Manche Menschen haben zwischen den Anfällen keine Schmerzen, andere spüren trotz größerer Kristallablagerungen gar nichts. Bei Pseudogicht treten keine Knoten (Tophi) auf.

Diagnose

Die Diagnose wird gestellt, nachdem ein entzündetes Gelenk punktiert und die Gelenkflüssigkeit untersucht wurde. Die Kristalle sind in der Gelenkflüssigkeit nachweisbar. Auch Röntgenbilder können hilfreich sein, weil die Kalziumpyrophosphatkristalle im Gegensatz zu Harnsäurekristallen als weiße Ablagerungen auf den Bildern zu sehen sind.

Prognose und Behandlung

Manchmal heilen die entzündeten Gelenke ohne Folgeschäden ab, aber bei vielen Menschen kann es zu Dauerschäden kommen. Manche Gelenke werden so stark zerstört, dass sie einem Charcot-Gelenk ▲ ähneln.

Die Behandlung kann zwar gewöhnlich akute Anfälle bekämpfen und neue verhindern, hält aber die Schädigung des betroffenen Gelenks nicht auf. Meist werden nichtsteroidale Entzündungshemmer ■, wie Ibuprofen, eingesetzt, um die Schmerzen zu lindern und die Entzündung zu bekämpfen. Die Anfälle können durch Kolchizin gestoppt werden; danach wird täglich eine niedrige Dosis eingenommen, um weitere Anfälle zu verhindern. Manchmal wird überschüssige Gelenkflüssigkeit abgesaugt und Kortison ins Gelenk gespritzt, um die Entzündung einzudämmen. Eine wirksame Langzeittherapie, mit der die Kristalle entfernt werden können, gibt es nicht. Physiotherapie zur Muskelkräftigung und Erhaltung der Gelenkbeweglichkeit kann helfen.

KAPITEL 71

Erkrankungen der Hände

Die Hände können z. B. von Ganglia, Fehlbildungen, Erkrankungen der Nerven und Blutgefäße, Verletzungen und Infektionen betroffen sein. Brüche, Arthrose, Sehnen- und Sehnenscheidenentzündungen, de-Quervain-Krankheit, Raynaud-Syndrom, Trommelschlägelfinger und Geburtsfehler werden in anderen Kapiteln behandelt.

Ganglia

Ganglia sind gallertige Knoten (Zysten) an Händen und Handgelenken.

Ganglia treten gewöhnlich zwischen dem 20. und 50. Lebensjahr auf. Frauen sind dreimal so häufig betroffen wie Männer. Meist entstehen Ganglia an der Rückseite des Handgelenks, manchmal auch auf der Vorderseite oder an der Rückseite der Finger, wenige Millimeter hinter der Nagelhaut.

Warum sie am Handgelenk auftreten, ist unbekannt; möglicherweise ist eine vorherige Verletzung die Ursache. An der Rückseite der

---

▲ siehe Seite 572

■ siehe Seiten 434 und 435

Verformungen der Finger

Die Finger können sich durch Krankheiten, wie z. B. rheumatoide Arthritis, oder Verletzungen verformen. Beim Hammerfinger ist die Fingerspitze gebeugt und aus eigener Kraft nicht streckbar. Bei der Schwanenhalsdeformität ist das Grundgelenk gebeugt, das Mittelgelenk überstreckt und das Endgelenk wieder gebeugt. Bei der Knopflochdeformität ist das Mittelgelenk des Fingers in einer fixierten Stellung nach innen (zur Handfläche hin) gebeugt und das Endgelenk nach außen überstreckt.

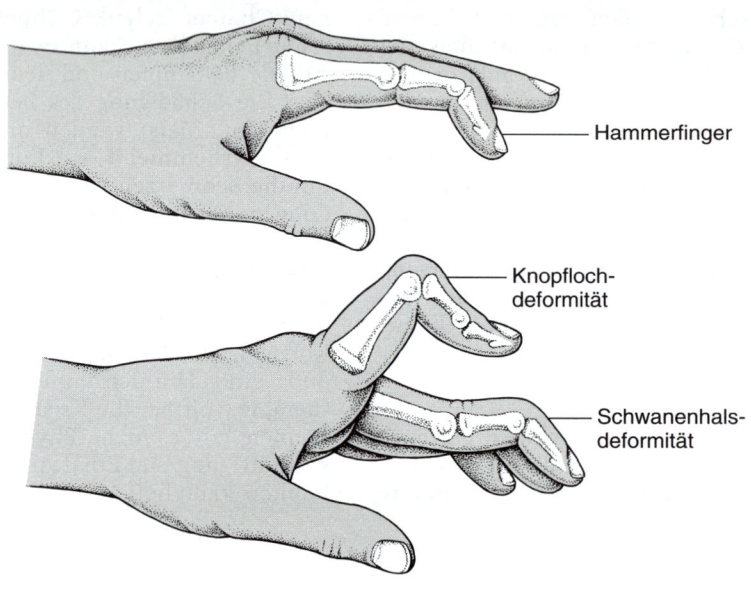

Hammerfinger

Knopfloch-
deformität

Schwanenhals-
deformität

Finger ist gewöhnlich eine Entzündung des Fingerendgelenks der Grund.

Ganglia sind feste, runde oder elliptische knotenartige Schwellungen auf der Haut. Sie enthalten eine gallertige, meist klebrige Masse. Gewöhnlich sind sie schmerzlos; sie können aber Beschwerden verursachen. Die Diagnose erfolgt durch Untersuchung der Hand.

Manche Ganglia verschwinden von selbst, sodass keine Behandlung erforderlich ist. Wenn sie unansehnlich sind, Beschwerden verursachen oder ständig wachsen, kann bei der Hälfte der Patienten die Gallertmasse mit einer Nadel abgesaugt werden. Manchmal wird anschließend eine Kortisonlösung gespritzt, um weitere Beschwerden zu verhindern. Bei der anderen Hälfte der Patienten ist eine chirurgische Ent-

fernung erforderlich. Danach treten die Ganglia bei fünf Prozent der Betroffenen wieder auf.

Verformungen

Verformungen (Deformationen) der Hand können durch Verletzungen oder Krankheiten wie z. B. rheumatoide Arthritis ▲ entstehen. Verformungen sollten umgehend behandelt werden, da sie in späteren Stadien auf einfache Behandlungsmethoden, wie Schienen und Krankengymnastik, oft nicht ansprechen und daher operiert werden müssen.

HAMMERFINGER

Beim Hammerfinger ist die Fingerspitze gebeugt und aus eigener Kraft nicht streckbar.

▲ siehe Seite 351

Ursache ist meistens eine Verletzung, bei der die Strecksehne beschädigt oder vom Knochen abgerissen wurde. Davon können ein oder mehrere Finger betroffen sein. Die Diagnose wird aufgrund der Untersuchung des Fingers gestellt. Ein Röntgenbild dient dazu, einen Bruch auszuschließen. Zur Behandlung wird der Finger in gestreckter Lage geschient. Bis die Sehne geheilt ist, kann es sechs bis acht Wochen dauern. Der Hammerfinger muss nur operiert werden, wenn ein großes Knochenstück aus dem Gelenk gebrochen oder das Gelenk ausgekugelt ist.

SCHWANENHALSDEFORMITÄT

Bei dieser Verformung ist das Grundgelenk gebeugt, das Mittelgelenk überstreckt und das Endgelenk wieder gebeugt.

Die häufigste Ursache für diese Verformung ist rheumatoide Arthritis. Als andere Ursachen kommen ein unbehandelter Hammerfinger, Lockerheit der fibrösen Platte an den Fingergrundgelenken, Lockerheit der Bänder an den Fingern, Muskelkrämpfe in den Händen und ein schlecht verheilter verschobener Bruch des mittleren Fingerglieds infrage. Es kann unmöglich werden, den Finger zu schließen, sodass es zu erheblichen Behinderungen kommt.

Die echte Schwanenhalsdeformität betrifft nur die dreigliedrigen Finger, nicht den Daumen. Bei einer Unterart davon, der »Duck Bill Deformity«, kann jedoch das obere Daumenglied stark überstreckt sein; das Grundgelenk bildet einen Winkel von 90 Grad. Treten beide Erkrankungsformen an einer Hand auf, kann der Betroffene kaum noch etwas greifen.

Die Diagnose wird aufgrund der Untersuchung von Hand und Fingern gestellt. Die Behandlung zielt auf die Beseitigung der Grunderkrankung. Leichte Verformungen können mit Fingerschienen behandelt werden, die die Fehlstellung korrigieren, dabei aber die Bewegung der Hand ermöglichen. Kann der Patient nicht mehr greifen, hilft eine Operation, bei der das Gelenk wieder in die richtige Stellung gebracht wird oder Daumen- und Fingergelenke in einer günstigen Position operativ versteift werden (interphalangeale Arthrodesis.)

KNOPFLOCHDEFORMITÄT

Bei der Knopflochdeformität ist das Mittelgelenk des Fingers in einer Stellung nach innen (zur Handfläche hin) gebeugt fixiert und das Endgelenk nach außen überstreckt.

Schnellender Finger

Normalerweise schlüpft die Sehne geschmeidig in die Sehnenscheide hinein und wieder heraus, wenn die Finger gebeugt und gestreckt werden. Wenn sich eine der Beugesehnen entzündet und anschwillt, verharrt der Finger in einer gebeugten Position. Bei der Beugung gleitet die entzündete Sehne zwar aus der Sehnenscheide heraus, aber wenn sie zu stark geschwollen ist oder sich ein Knoten gebildet hat, kann sie beim Strecken des Fingers nicht einfach wieder hineingleiten. Um den Finger zu strecken, muss man den geschwollenen Bereich in die Sehnenscheide hineinzwängen; dabei entsteht ein »schnappendes« Gefühl, und der Finger schnellt nach vorn. Diese Störung nennt man schnellender Finger.

Ein schnellender Finger kann durch Überanstrengung (z. B. häufige Benutzung der Gartenschere) und durch Entzündung (wie bei rheumatoider Arthritis) entstehen. Manchmal werden Kortison und ein örtliches Betäubungsmittel in die Sehnenscheide gespritzt. Wird die Erkrankung chronisch, muss meist operiert werden.

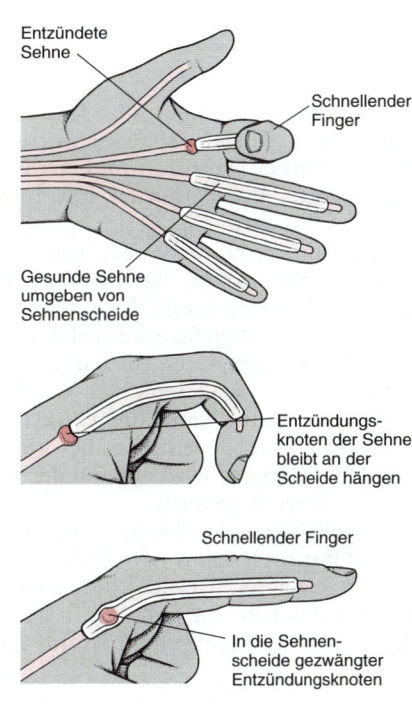

Entzündete Sehne

Schnellender Finger

Gesunde Sehne umgeben von Sehnenscheide

Entzündungsknoten der Sehne bleibt an der Scheide hängen

Schnellender Finger

In die Sehnenscheide gezwängter Entzündungsknoten

Die richtige Tastaturhaltung

Durch eine Fehlhaltung an der Computertastatur kann es zu einem Karpaltunnelsyndrom kommen. Um dies zu vermeiden, sollte die Linie von der Hand über das Gelenk bis zum Unterarm gerade bleiben. Die Hand kann etwas tiefer liegen als der Unterarm. Keinesfalls sollte sie höher liegen oder das Handgelenk gebeugt werden. Die Tastatur sollte ziemlich tief liegen, damit die Hand etwas tiefer als der Ellenbogen ist. Eine Handgelenksauflage ist eine nützliche Stütze für das Gelenk.

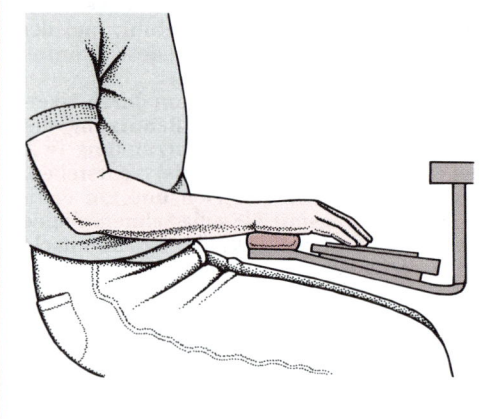

Ursache ist meist rheumatoide Arthritis ▲, aber auch Verletzungen, tiefe Schnitte, ausgekugelte Gelenke, Frakturen und Arthrose ■ kommen infrage. Bei Patienten mit rheumatoider Arthritis wird die Verformung meist durch eine lang anhaltende Entzündung des Mittelgelenks verursacht. Ist die Verformung verletzungsbedingt, ist meist der Sehnenansatz betroffen. Die seitlichen Streckzügel der Sehne, die bis zu den Fingerspitzen führen, gleiten ab und umschließen das Gelenk wie ein Knopfloch. Die Verformung kann die Funktion der Hand beeinträchtigen; das muss aber nicht der Fall sein. Die Diagnose wird anhand der Untersuchung des Fingers gestellt.

Eine durch die Strecksehne verursachte Knopflochdeformität kann gewöhnlich mit einer Schiene korrigiert werden, die das Mittelgelenk sechs Wochen lang gestreckt hält. Nützt die Schiene nichts oder ist rheumatoide Arthri-

tis die Krankheitsursache, kann eine Operation erforderlich sein.

EROSIVE GELENKARTHROSE

Erosive (entzündliche) Gelenkarthrose ist eine erbliche Form der Arthrose, die in der Hand Schwellungen, Schmerzen und Zysten an den Fingergelenken, vor allem den Endgelenken, verursacht.

Gelenkarthrose der Hand ist zu erkennen an der Vergrößerung der Knochen über den Endgelenken (Heberden-Knoten) und Knochenwucherungen über den Mittelgelenken der Finger (Bouchard-Knoten). Zusätzlich schwillt das umliegende Gewebe an. Die Gelenke zwischen Finger und Hand sind gewöhnlich nicht betroffen. Erkrankte Gelenke können schief werden.

Die Verformung ist auf Röntgenbildern zu sehen. Im Gegensatz zu rheumatoider Arthritis sind Blutuntersuchungen, die auf Entzündungen hindeuten, normalerweise ohne Befund, unabhängig von der Schwere der Erkrankung.

Die Behandlung besteht aus Bewegungsübungen in warmem Wasser, um die Schmerzen zu verringern und die Beweglichkeit aufrechtzuerhalten; Schienen, um eine Verformung zu verhindern, und nichtsteroidalen Entzündungshemmern, um die Schmerzen zu lindern und Schwellungen abklingen zu lassen. Gelegentlich wird eine Kortisonlösung in die betroffenen Gelenke gespritzt. Nur wenn andere Behandlungsmethoden scheitern, wird das Gelenk operativ wiederhergestellt oder versteift.

DUPUYTREN-KONTRAKTUR

Eine Dupuytren-Kontraktur (palmare Fibromatose) entsteht durch fortschreitendes Schrumpfen von Fasergewebe (Faszien) in der Handfläche, wodurch sich die Finger immer mehr beugen. Es kann zur Klauenstellung der Hand kommen.

Die Dupuytren-Kontraktur tritt vor allem bei Männern über 45 Jahren auf und ist erblich. Doch auch, wenn das entsprechende Gen vorhanden ist, muss die Krankheit nicht ausbrechen. Bei der Hälfte der Betroffenen erfasst die Krankheit beide Hände. Ist nur eine Hand betroffen, ist es doppelt so häufig die rechte wie die linke.

Bei Patienten mit Diabetes, Alkoholismus und Epilepsie tritt die Dupuytren-Kontraktur häufiger auf. Sie wird normalerweise mit an-

▲ siehe Seite 351   ■ siehe Seite 348

deren Krankheiten in Verbindung gebracht wie Verdickung des Gewebes über den Knöcheln (Garrod-Knoten), Schrumpfen der Faszien im Inneren des Penis, was zu schmerzhaften Erektionen führt (Peyronie-Krankheit ▲) und Knoten auf den Fußsohlen.

Als erstes Symptom tritt häufig ein Knoten auf der Handfläche auf, meistens am dritten oder vierten Finger. Dieser kann anfangs Beschwerden verursachen, die dann aber wieder nachlassen. Nach und nach beugen sich die Finger; die Hand kann wie eine Klaue aussehen. Die Diagnose wird aufgrund der Untersuchung der Hand gestellt.

Das Einspritzen einer Kortisonlösung in die Knoten kann die Verhärtung verringern, hält den Krankheitsverlauf aber nicht auf. Eine Operation wird erforderlich, wenn die Hand nicht mehr flach auf den Tisch gelegt werden kann oder die Finger so gebeugt sind, dass die Handfunktion stark eingeschränkt ist. Die erkrankte Faszie operativ zu entfernen, ist schwierig, weil sie Nerven, Blutgefäße und Sehnen umgibt. Die Dupuytren-Kontraktur kann nach der Operation wieder auftreten, wenn die erkrankte Faszie nicht vollständig entfernt wurde. Sie kann auch spontan wieder auftreten, vor allem bei Patienten, die in jungen Jahren daran erkrankten, bei denen die Krankheit in der Familie liegt oder die unter Garrod-Knötchen, der Peyronie-Krankheit oder Knoten auf den Fußsohlen leiden.

Karpaltunnelsyndrom

Das Karpaltunnelsyndrom ist eine schmerzhafte Quetschung des Medianusnervs im Handgelenk.

Der Medianusnerv verläuft durch das Handgelenk und versorgt die Hand daumenseitig. Er wird gequetscht, wenn an der Innenseite des Handgelenks eine Schwellung oder Bindegewebestränge entstehen, die auf den Nerv drücken.

Das Karpaltunnelsyndrom ist vor allem unter Frauen verbreitet und kann eine oder beide Hände betreffen. Besonders anfällig sind Menschen, die berufsbedingt ständig mit gestreckten Handgelenken kräftige Bewegungen vollführen müssen, z. B. mit einem Schraubenzieher. Eine weitere Ursache ist eine Fehlhaltung beim Schreiben an der Computertastatur. Auch dauerhafte Erschütterungen, z. B. beim Einsatz bestimmter Werkzeuge, sind mit dem Karpaltunnelsyndrom in Verbindung gebracht wor-

den. Schwangere Frauen und Diabetiker sowie Menschen mit einer Schilddrüsenunterfunktion, Gicht und rheumatoider Arthritis sind ebenfalls gefährdet.

Die Quetschung führt zu merkwürdigen Empfindungen, Taubheit, Prickeln und Schmerzen in den ersten drei Fingern der Hand und an der Daumenseite. Gelegentlich sind auch Arm und Schulter von Schmerzen und einem brennenden oder kribbelnden Gefühl betroffen. Die Schmerzen können sich im Schlaf, je nach Handhaltung, verstärken. Im Laufe der Zeit werden die daumenseitigen Handmuskeln schwächer und verkümmern.

Die Diagnose wird meist durch Untersuchung der Hand und des Handgelenks gestellt. Vor der Operation kann der Arzt noch die Nervenleitungsgeschwindigkeit ■ messen, um sicher zu sein, dass es sich um ein Karpaltunnelsyndrom handelt.

Die beste Behandlung besteht darin, Arbeiten zu vermeiden, bei denen das Handgelenk überstreckt oder der Medianusnerv eingeklemmt wird. Hilfreich sind Handgelenkschienen und die richtige Einstellung der Neigung der Computertastatur. Die Behandlung von Grunderkrankungen wie rheumatoider Arthritis und Schilddrüsenunterfunktion lindert gelegentlich die Symptome.

Vorübergehend bringen auch Kortisonspritzen Linderung. Bei starken Schmerzen oder Muskelschwäche und -schwund lässt sich die Quetschung durch eine Operation beseitigen. Der Chirurg lockert die Bindegewebestränge, die auf den Medianusnerv drücken.

Kubitaltunnelsyndrom

Das Kubitaltunnelsyndrom (Ulnarislähmung) wird durch eine Quetschung des Ulnarisnervs am Ellenbogen verursacht.

Der Ulnarisnerv verläuft knapp unter der Haut am Ellenbogen (»Musikantenknochen«) und wird leicht gequetscht, wenn man sich ständig auf die Ellenbogen stützt. Manchmal drückt auch ein falsch gewachsener Knochen auf den Nerv.

Zu den Symptomen gehören Schmerzen und Taubheit im Ellenbogen und ein prickelndes Gefühl im Ringfinger und kleinen Finger. Langfristig kann es zu Muskelschwäche in diesen Fingern kommen. Die Fähigkeit, mit Daumen

▲ siehe Seite 1310   ■ siehe Seite 429

und Zeigefinger etwas zu greifen, lässt nach, weil die meisten kleinen Muskeln der Hand vom Ulnarisnerv gesteuert werden. Ein schweres, chronisches Kubitaltunnelsyndrom kann zu Muskelschwund und einer Klauenhand führen.

Untersuchungen der Nervenleitungsgeschwindigkeit ▲ können den exakten Bereich der Schädigung eingrenzen. In leichten Fällen werden physikalische Therapie und eine Ellenbogenschiene für die Nacht verordnet. Ein Ellenbogenpolster leistet gute Dienste, um Druck auf den Ellenbogen zu vermeiden. Schlägt die Behandlung nicht an oder liegt ein schwerer Fall von Kubitaltunnelsyndrom vor, kann eine Operation Linderung bringen. Dabei wird der Druck vom Nerv genommen und der Ulnarisnerv von der Rückseite auf die Vorderseite des Ellenbogens verlegt.

Radialislähmung

Die Radialislähmung (Radialtunnelsyndrom) entsteht durch Quetschung eines Nervenasts des Radialisnervs im Unterarm, an der Armrückseite oder am Ellenbogen.

Ursachen für die Quetschung sind z. B. Verletzungen, Ganglia, gutartige Fettgewebegeschwülste, Knochentumoren und Entzündungen der umliegenden Muskeln und Schleimbeutel.

Die Quetschung des Radialisnervs führt zu schneidenden oder stechenden Schmerzen in Unterarm und Handrücken. Der Schmerz tritt auf, wenn der Patient versucht, Handgelenk und Finger zu strecken. Taubheitsgefühle treten nicht auf. Die Erkrankung wird manchmal mit einem Tennisellenbogen ■ verwechselt.

Um den Druck auf den Nerv zu verringern und den Heilungsprozess zu beschleunigen, sollten die Patienten Drehungen des Handgelenks und Beugen des Ellenbogens vermeiden. Ist das Handgelenk so geschwächt, dass es sich beugt und die Finger gekrümmt sind (Fallhand), kann eine Operation erforderlich werden.

Kienböck-Krankheit

Bei der Kienböck-Krankheit führt mangelnde Durchblutung zum Absterben von Knochen-

gewebe (aseptische Knochennekrose ★). Davon ist das Mondbein in der Hand betroffen.

Die Ursache dieser ungewöhnlichen Krankheit ist unbekannt. Sie tritt hauptsächlich bei Männer zwischen 20 und 45 Jahren in der überwiegend benutzten Hand auf.

Das erste Symptom ist gewöhnlich Schmerz im Handgelenk im Bereich des Mondbeins, an der Basis des Handgelenks. Nach und nach schwillt das Handgelenk an und kann steif werden. Die Patienten können sich nicht erinnern, sich an dieser Stelle verletzt zu haben. Bei einem Teil der Patienten tritt die Krankheit an beiden Händen auf. Besonders häufig ist sie bei Menschen, die schwere körperliche Arbeit verrichten. Im Frühstadium kann die Diagnose durch Kernspin- oder Computertomographie erfolgen. Später wird sie durch Röntgenbilder bestätigt.

Eine Operation kann den Druck vom Mondbein nehmen. Eine Alternative ist die Wiederherstellung der Blutversorgung des Knochens. Ist das Mondbein zusammengebrochen, können die Handgelenkknochen entfernt oder versteift werden, um den Schmerz zu lindern. Bisher ist eine Operation die einzig wirksame Behandlungsmethode.

Schulter-Arm-Syndrom

Das Schulter-Arm-Syndrom ist eine Form des Sudeck-Syndroms ●, bei der es im Arm zu Schmerzen und Bewegungseinschränkungen der Schulter und Hand kommt.

Ursache kann eine Verletzung sein (Sturz auf die Hand, Bruch des Handgelenks), Herzanfall, Schlaganfall und möglicherweise auch die Einnahme bestimmter Medikamente. Wie sich die Krankheit entwickelt, ist unbekannt.

Die Symptome treten in drei Phasen auf: In der ersten Phase kommt es zur plötzlichen großflächigen Schwellung (Ödem), Berührungsempfindlichkeit der Hand und Blässe, weil die Blutversorgung der Hand eingeschränkt ist. In Schulter und Hand treten Schmerzen auf, vor allem bei Bewegung. Röntgenaufnahmen der Hand zeigen fleckenförmige Gebiete mit Knochenverlust (Osteoporose ◆). In Phase zwei gehen Schwellung und Berührungsempfindlichkeit zurück und die Schmerzen lassen nach. In der dritten Phase sind Schwellung, Berührungsempfindlichkeit und Schmerzen verschwunden, aber die Beweglichkeit der Hand ist eingeschränkt. Die Finger können wie bei der

▲ siehe Seite 429   ■ siehe Seite 408

★ siehe Seite 342   ● siehe Seite 432

◆ siehe Seite 335

Häufig vorkommende Handverletzungen

Unter einem Skidaumen versteht man eine Bandverletzung am Daumen auf der Innenseite der Hand. Das Band ermöglicht es, Daumen und Finger aufeinander zu pressen. Die Verletzung entsteht meist, wenn der Daumen bei einem Sturz rückwärts auf eine harte Oberfläche trifft, z. B. wenn ein Skifahrer rückwärts auf die Piste stürzt. Die Behandlung besteht aus dem Anlegen einer Schiene. Selten ist eine Operation erforderlich.

Ein Bänderriss zwischen Kahnbein und Mondbein kann beim Sturz auf die ausgestreckte Hand erfolgen. Der Schmerz tritt meist oben auf dem Handgelenk auf. Das Band wird genäht und die Knochen werden mit Draht fixiert.

Ein Kahnbeinbruch ist eine typische Handgelenkverletzung. Das Handgelenk über dem Daumen ist berührungsempfindlich. Unbehandelte Kahnbeinbrüche heilen häufig nicht und können zu Arthrose im Handgelenk führen. Die Verletzung wird mit einem Gips oder operativ behandelt. Die Heilung kann drei bis vier Monate dauern.

Ausrenken kann man sich das Grundgelenk des Daumens, der anderen Finger und auch die Mittelgelenke. Werden der Daumen zu weit nach außen oder die Finger zu weit nach hinten gebeugt, kommt es gewöhnlich zu einer Ausrenkung (Luxation). Ein ausgerenktes Grundgelenk muss häufig operativ wieder in die richtige Position gebracht werden. Ausgerenkte Mittelgelenke können meist durch einen Tapeverband behandelt werden, bei dem der betroffene Finger mit einem anderen zusammengebunden wird. Ist das Band stark geschädigt, wird für drei Wochen eine Schiene angelegt.

Brüche des Hakenbeins können entstehen, wenn man einen Stock schwungvoll über den Boden zieht oder beim Golf ein Divot spielt. Die untere Hälfte der Handfläche unter dem kleinen Finger ist berührungsempfindlich. Die Behandlung besteht in einem Gips für vier bis sechs Wochen; dennoch heilt der Bruch möglicherweise nicht aus. Ungeheilte Brüche verursachen Schmerzen, Schwäche und Taubheit im kleinen Finger. Eine Operation zur Entfernung des nicht angeheilten Knochenstücks kann erforderlich sein.

Ausgerenktes Mittelgelenk

Ausgerenktes Grundgelenk

Elle

Speiche

Bänderriss beim Skidaumen

Hakenbeinbruch

Kahnbeinbruch

Bänderriss zwischen Kahnbein und Mondbein

Handfläche der linken Hand

Handfläche der rechten Hand

Dupuytren-Kontraktur steif und klauenähnlich werden. Röntgenbilder dieses Stadiums zeigen einen großflächigen Verlust an Knochendichte.

Wird die Erkrankung rechtzeitig diagnostiziert, kann der dauerhaften Verkrümmung der Finger durch Übungen entgegengewirkt werden. Gewöhnlich sind auch regelmäßige Injektionen eines Mittels zur örtlichen Betäubung erforderlich, um bestimmte Nerven zu blockieren. Dadurch wird der Schmerz gelindert, und die Patienten können wieder ihren normalen Aktivitäten nachgehen. Diese Injektionen müssen jedoch meist wochen- oder monatelang wiederholt werden. Die Einnahme großer Dosen Kortison wird wegen der zahlreichen Nebenwirkungen aber nur als Kurzzeittherapie empfohlen ▲.

Verletzungen

Handverletzungen verursachen Schwellungen, Schmerzen, Steifheit und manchmal Bewegungseinschränkungen. Am häufigsten kommen Bänderrisse und Knochenbrüche vor. Reißt ein Band, kann sich der Knochen verschieben und das Gelenk verrenken.

Manchmal kann eine Handverletzung bei der körperlichen Untersuchung erkannt werden. Die Schmerzen der Untersuchung kann die Injektion eines Mittels zur örtlichen Betäubung lindern. Um ein instabiles Gelenk oder eine Fraktur eindeutig zu bestimmen, ist ein Röntgenbild erforderlich. Gelegentlich muss eine Computertomographie oder eine Kernspintomographie vorgenommen werden. Eine unbehandelte Verletzung kann zu einer dauerhaften Verformung und Funktionsstörung der Hand führen. Eine verletzte Hand sollte ruhig gestellt werden, damit sie gut heilen kann. Je nach Verletzung kann ein Gips oder eine Schiene angebracht sein. Ist das Gelenk instabil oder sind die Knochenstücke verschoben, müssen sie durch eine Operation gerichtet werden. So bald wie möglich wird mit Bewegungsübungen begonnen, damit es nicht zu Funktionsverlusten kommt.

Infektionen

Bisse von Mensch und Tier können zu einer Infektion der Hand führen. Infektionen sind auch durch eine eitrige Fingerspitzenerkrankung, Nagelfalzentzündung und Herpesparonychie möglich.

INFEKTIONEN DURCH BISSE

Am häufigsten werden die Knöchel verletzt, wenn jemand bei einem Schlag ins Gesicht die Zähne des Gegners trifft. Tierbisse sind ebenfalls häufig. Bissverletzungen durch Mensch und Tier sind potenziell gefährlich und können durch die Wundverschmutzung mit Bakterien zu vielen schweren Infektionen führen. Die Wunde sollte vom Arzt gründlich gereinigt und offen gelassen werden. Zur Vermeidung von Gelenkentzündungen (septische Arthritis) und nachfolgender Zerstörung der Knöchel werden Antibiotika gegeben.

EITRIGE FINGERSPITZENENTZÜNDUNG

Die Erkrankung wird auch tiefes Fingerpanaritium genannt. Dabei entzündet sich das Bindgewebe an den Fingerspitzen.

Eine Entzündung der Fingerspitzen kann zu einem Abszess führen, der auf das umliegende Gewebe drückt und es zum Absterben bringen kann. Die Fingerspitze schwillt an und wird hart; es kommt zu starken, klopfenden Schmerzen. Wird die Erkrankung nicht gleich behandelt, können sich Knochen, Sehnen und Gelenke entzünden. Leichte Entzündungen werden mehrmals täglich mit warmen Bädern behandelt, um die Durchblutung zu verbessern. Antibiotika sind erforderlich. Eine sofortige Drainage des Abszesses kann nötig sein.

HERPESPARONYCHIE

Herpesparonychie ist eine Virusinfektion der Fingerspitzen. Sie wird häufig mit der eitrigen Fingerspitzenentzündung verwechselt.

Das Herpes-simplex-Virus kann eine starke, schmerzhafte Entzündung der Haut verursachen. Die Fingerspitze ist berührungsempfindlich und geschwollen, aber nicht so fest wie bei der eitrigen Fingerspitzenentzündung. An den Fingern sind winzige, mit Flüssigkeit gefüllte Bläschen zu sehen. Die Erkrankung verschwindet von selbst.

▲ siehe Seite 354

NAGELFALZENTZÜNDUNG

Bei dieser Erkrankung, der Paronychie, entzündet sich der Nagelwall.

Diese Art der Handinfektion ist weit verbreitet. Sie entsteht durch Verletzungen des Nagels und der Nagelhaut, durch Nägelbeißen und aggressive Manipulationen der Nagelhaut bei der Maniküre. Viele Bakterien kommen als Verursacher infrage, darunter Pseudomonas und Proteus. Die Nagelhaut und das Gewebe am Nagelrand sind gerötet, geschwollen und sehr schmerzhaft. Unbehandelt kann sich die Erkrankung zu einer eitrigen Fingerspitzenentzündung oder einer Knocheninfektion entwickeln.

Im Frühstadium wird mit Antibiotika und warmen Bädern zur Verbesserung der Durchblutung behandelt. Kommt es zum Abszess, muss dieser operativ entleert werden.

ABSZESS DER HAND

Zu einem Abszess der Hand kommt es durch eine Ansammlung von Eiter, die meist durch eine Bakterieninfektion der Hand verursacht wird.

Abszesse in der Hand sind relativ häufig und entstehen meist durch Verletzungen. Bei Abszessen an den Fingerspitzen ist meist ein Splitter oder ein Nadelstich die Ursache. Starke Schmerzen, Hitzegefühl und Rötung treten auf; oft sind die Lymphknoten im Arm geschwollen. Entzündet sich der Knochen unter dem Abszess, werden die Schmerzen noch stärker.

Abszesse können entlang der Sehnen auftreten, die an der Unterseite der Finger entlang laufen. Diese Art Abszess entsteht durch eine Verletzung an den Hautfalten der Fingerinnenseite. Die Stelle entzündet sich, es bildet sich Eiter, und umliegendes Gewebe wird schnell zerstört. Der Gleitmechanismus der Sehne wird beschädigt, sodass sich der Finger kaum noch bewegen lässt. Zu den Symptomen gehören Schwellung und Entzündung der Finger, Berührungsempfindlichkeit über der Sehnenscheide und starke Schmerzen beim Versuch, die Finger zu beugen. Gewöhnlich treten auch geschwollene Lymphknoten und Fieber auf.

Ein Abszess kann an jeder Stelle der Handfläche auftreten und sich auf die Mittelhandknochen ausdehnen. Die Infektion kann z.B. nach einer Hautverletzung oder einer Stichverletzung der Handfläche auftreten. Abszesse der Handfläche, auch Kragenknopfabszesse genannt, können durch infizierten Kallus entstehen. Die Symptome sind starke, klopfende Schmerzen, Schwellung und ausgeprägte Berührungsempfindlichkeit.

Zur Behandlung gehört das operative Ableiten des Eiters. Im Labor werden Kulturen angelegt, um den Erreger zu bestimmen und das geeignetste Antibiotikum wählen zu können.

INFEKTION DER SEHNENSCHEIDE

Eine Infektion der Beugesehnenscheide macht sich mit Schmerzen und Schwellungen, Berührungsempfindlichkeit entlang der Sehnenscheide und Schmerzen beim Strecken der Finger bemerkbar. Eiter kann in die Hand eintreten und dort einen hufeisenförmigen Abszess bilden. Dieser muss operativ entleert werden. Eine Behandlung mit Antibiotika ist erforderlich; Laborkulturen zeigen, welche Substanz am besten geeignet ist.

KAPITEL 72

Erkrankungen der Füße

Einige Probleme beginnen direkt im Fuß, z.B. durch eine Verletzung; andere entstehen durch Krankheiten, die den ganzen Körper betreffen wie Diabetes. Jeder Teil des Fußes, ob Knochen, Muskel, Gelenk, Sehne oder Band, kann betroffen sein. Brüche der Fußknochen kommen häufig vor. ▲ Einer Verfärbung der Fußnägel

---

▲ siehe Seite 334

sollte immer auf den Grund gegangen werden, weil sie von verschiedenen Krankheiten verursacht werden kann, auch von einer Pilzinfektion.

Im Alter verändern sich die Füße. Sie sind weniger behaart, Altersflecken können auftreten, und die Haut kann trocken werden. Die Zehennägel sind oft dicker und stärker gekrümmt, und die Nägel sind anfälliger für Pilzinfektionen. Bänder und Gelenke verändern sich, sodass die Füße breiter und länger werden können. Manche Menschen benötigen dann größere Schuhe als früher. Außerdem macht sich im Alter besonders bemerkbar, wenn jemand ein Leben lang schlecht sitzende Schuhe getragen hat.

Fußschmerzen

Jede Erkrankung der Füße kann Schmerzen auslösen. In diesem Kapitel geht es um die häufigsten Schmerzpunkte: den Ballen, die Zehengelenke und den Fersensporn.

SCHMERZEN IM FUSSBALLEN

Schmerzen im Fußballen können viele verschiedene Ursachen haben, z. B. Arthritis, Durchblutungsstörungen, eingeklemmte Nerven zwischen den Zehen, ungewöhnliche Länge der Mittelfußknochen, Haltungsschäden und viele Erkrankungen. Gewöhnlich werden die Schmerzen jedoch durch geschädigte Nerven oder durch Metatarsalgie verursacht, die altersbedingten Veränderungen des Fußes.

Schmerzen durch Nervenschäden im Fuß: Die Nerven, die den vorderen Fuß versorgen, laufen zwischen den Zehenknochen entlang. Schmerzen im Fußballen können von gutartigen Wucherungen des Nervengewebes (Neurom) verursacht werden. Gewöhnlich treten sie zwischen dem Grundgelenk der dritten und vierten Zehe auf (Morton-Neuralgie), können aber auch zwischen den anderen Zehen vorkommen. Neurome entstehen meist nur an einem Fuß; sie sind bei Frauen häufiger als bei Männern.

Die Frühstadien verursachen leichte Schmerzen im Bereich der vierten Zehe, manchmal von einem brennenden oder stechenden Gefühl begleitet. Bei bestimmten Schuharten treten die Symptome stärker auf. Unabhängig von den Schuhen kann im weiteren Krankheitsverlauf

ein andauerndes Brennen bis in die Zehen ausstrahlen. Manche Menschen haben ein Gefühl, als hätten sie einen kleinen Stein im Fußballen.

Die Diagnose wird aufgrund der Krankheitsgeschichte und der Untersuchung des Fußes gestellt.

Die Symptome lassen sich lindern, indem man Einlagen trägt und eine Mischung aus Kortison und einem Mittel zur örtlichen Betäubung in den Fuß gespritzt bekommt. Die Spritzen müssen möglicherweise zwei- oder dreimal im Abstand von je einer oder zwei Wochen wiederholt werden. Schlägt diese Behandlung nicht an, kann das Neurom operativ entfernt werden; das beseitigt die Schmerzen zwar meist komplett, doch kann dadurch ein dauerhaftes Taubheitsgefühl in diesem Bereich entstehen.

Schmerzen durch Metatarsalgie: Im Alter nimmt das Polster aus Fett ab, das die Metatarsalköpfchen schützt. Schmerzen an dieser Stelle nennt man Metatarsalgie. Ohne Behandlung können sich die Schleimbeutel entzünden, die unter den Metatarsalköpfchen liegen. Schwellungen und Schmerzen an dieser Stelle können auch durch rheumatoide Arthritis verursacht werden.

Die Behandlung besteht im Abpolstern der betroffenen Stellen. Es können orthopädische Schuhe getragen werden oder Einlagen, die das Gewicht vom Fußballen auf den ganzen Fuß verteilen.

SCHMERZEN IN DEN ZEHENGELENKEN

Schmerzen in den Gelenken der vier kleinen Zehen treten sehr häufig auf. Meist beruhen sie auf einer Fehlstellung der Gelenke. Diese kann von einem zu hohen oder zu flachen Fußgewölbe herrühren, durch das die Zehen eine Beugestellung einnehmen (Hammerzehen). Durch die ständige Reibung verdicken sich die Zehen, und es bildet sich ein Hühnerauge. Die Behandlung zielt darauf ab, den durch die Fehlstellung entstandenen Druck zu mildern: Man kann die Schuhe dehnen und auspolstern, die Zehen operativ begradigen und das Hühnerauge entfernen.

Die weit verbreitete Arthrose ▲ des großen Zehs (Hallux rigidus) kann verschiedene Ursachen haben. Zu ihnen gehören Fehlstellungen des Fußes beim Stehen und Gehen, z. B. die Einwärtsdrehung des Fußes (Pronation). Gelegentlich kann auch eine Verletzung der großen Zehe zu einer schmerzhaften Gelenkentzündung führen. Die Schmerzen im Großzehengelenk verstärken sich meist durch das Tragen

▲ siehe Seite 348

von schlecht sitzenden Schuhen. In einem späteren Stadium kann es für die Betroffenen unmöglich werden, beim Gehen über die große Zehe abzurollen. Im Gegensatz zur Gicht ▲ ist der betroffene Bereich nicht überwärmt.

Die Behandlung konzentriert sich darauf, die Schuhe so anzupassen, dass sie die Fußbewegung korrigieren und den Druck von den betroffenen Gelenken nehmen. Sind die Symptome an der großen Zehe erst kürzlich aufgetreten, können eine Zugbehandlung der Zehen sowie Bewegungs- und Streckübungen die Schmerzen lindern. Eine Spritze mit einem Mittel zur örtlichen Betäubung kann den Schmerz verringern und den Muskelkrampf lösen, sodass die Zehe leichter bewegt werden kann. Eine Kortisoninjektion kann die Entzündung stoppen. Wenn diese Behandlungsmethoden fehlschlagen, kann der Schmerz durch eine Operation gelindert werden.

FERSENSPORN

Ein Fersensporn ist ein Knochen, der an der Ferse wächst, verursacht von einer starken Zugbelastung des Fersenbeins durch Sehnen oder Bindegewebe, das am Knochen ansetzt.

Schmerzen unter der Ferse können von einem Fersensporn verursacht werden. Plattfüße (flache Sohle und fehlendes Fußgewölbe) sowie Erkrankungen, bei denen das Fersenband dauerhaft verkürzt ist, können das Bindegewebe enorm belasten und das Risiko für einen Fersensporn vergrößern.

Fersensporn ist weit verbreitet, bereitet aber nicht zwangsläufig Beschwerden. Seine Entstehung ist jedoch meist mit Schmerzen verbunden, besonders beim Gehen. Die ersten Symptome werden gewöhnlich morgens beim Aufstehen bemerkt, wenn der Betroffene den Fuß auf den Boden setzt, oder wenn er nach langem Sitzen wieder aufsteht. Gelegentlich bildet sich ein flüssigkeitsgefüllter Schleimbeutel unter dem Fersensporn und entzündet sich. Diese Schleimbeutelentzündung verursacht zusätzlich zu den Beschwerden des Fersensporns pochende Schmerzen. Diese Entzündung kann aber auch ohne Fersensporn entstehen. Manchmal passt sich der Fuß dem Fersensporn an, sodass die Schmerzen nachlassen, wenn er wächst. Andererseits kann eine leichte Verletzung, wie sie beim Sport vorkommen kann, einen schmerzlosen Fersensporn zu einem schmerzhaften machen.

Normalerweise lässt sich ein Fersensporn bei der körperlichen Untersuchung feststellen, weil

Fersensporn

Zusätzliches Knochenwachstum am Fersenbein (Kalkaneus) bezeichnet man als Fersensporn. Er kann entstehen, wenn die Plantarfaszie, die vom Fersenbein zum Zehengrundgelenk führt, zu stark am Fersenbein zieht. Die Plantarfaszie besteht aus Bindegewebe. Gewöhnlich ist die Entstehung eines Fersensporns sehr schmerzhaft; mit der Gewöhnung können die Schmerzen nachlassen. Die meisten Fersensporne brauchen nicht operiert zu werden.

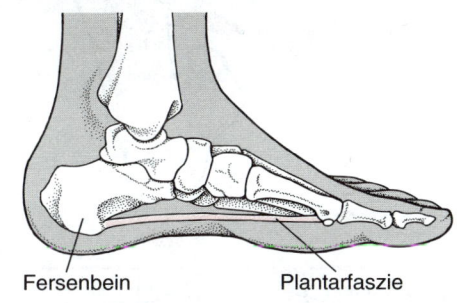

Fersenbein   Plantarfaszie

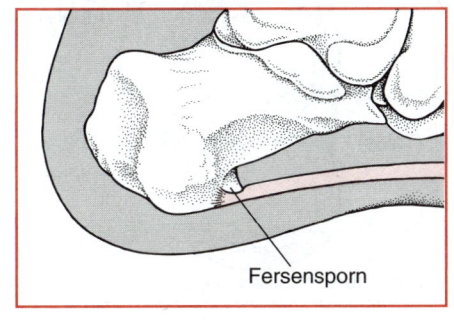

Fersensporn

Druck auf die Mitte des Fersenbeins Schmerzen auslöst. Eine Röntgenaufnahme kann die Diagnose bestätigen, doch ein sich gerade bildender Fersensporn ist darauf möglicherweise nicht zu erkennen.

Die Behandlung zielt darauf ab, die Schmerzen zu lindern. In den schmerzenden Fersenbereich kann eine Mischung aus Kortison und einem Mittel zur örtlichen Betäubung gespritzt werden. Das Fußgewölbe wird ausgepolstert, orthopädische Einlagen stabilisieren die Ferse

▲ siehe Seite 372

Schwere Verstauchung des Fußes

Zu einer Verstauchung kommt es, wenn der Knöchel nach außen umknickt und dabei das Außenband reißt.

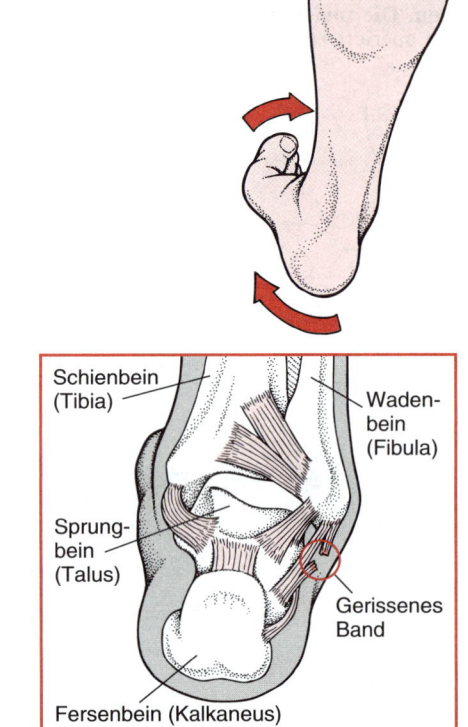

Schienbein (Tibia)

Waden-bein (Fibula)

Sprung-bein (Talus)

Gerissenes Band

Fersenbein (Kalkaneus)

zähem, elastischen Gewebe und verbinden die Knochen des Gelenks miteinander.

Jedes der Bänder im Sprunggelenk kann verletzt werden. Derartiges tritt meist auf, wenn das Sprunggelenk nach außen umknickt, sodass die Fußsohle seitlich vom Boden abhebt. Diese Verletzung tritt typischerweise auf, wenn jemand auf unebenem Boden geht und z. B. auf einen Stein oder in eine Vertiefung tritt. Ausgeleierte Bänder im Sprunggelenk, schwache Beinmuskeln und geschädigte Nerven, das Tragen von hochhackigen Schuhen und bestimmte Arten, zu gehen, machen es wahrscheinlicher, dass jemand umknickt und sich die Bänder verletzt.

Symptome

Wie schwer die Verletzung ist, hängt davon ab, wie stark die Bänder gedehnt oder ob sie eingerissen sind. Bei einer leichten Verstauchung werden die Bänder überdehnt, reißen aber nicht. Das Sprunggelenk schmerzt kaum und schwillt kaum an, aber das Risiko einer weiteren Verletzung wird größer. Bei einer mittelschweren Verstauchung reißt ein Band ein. Häufig kommt es zu deutlicher Schwellung und Blutergüssen, und das Gehen wird schwierig und schmerzhaft. Bei einer schweren Verstauchung reißt das Band durch. Der Knöchel schwillt an, und es können Blutungen unter der Haut entstehen. Das Sprunggelenk ist instabil und nicht mehr belastbar.

Diagnose und Behandlung

Die körperliche Untersuchung kann Hinweise auf das Ausmaß des Bänderschadens geben. Röntgenbilder sollen zeigen, ob wirklich kein Knochen gebrochen ist, sagen aber nichts über eine Bänderverletzung aus. Röntgenbilder, auf denen der Knöchel in verschiedenen Stellungen abgebildet wird, und ein Kernspintomogramm können das Ausmaß des Schadens zeigen. Eine Arthroskopie ist nur erforderlich, wenn das Band operativ genäht werden soll.

Die Behandlung hängt vom Umfang der Verletzung ab. Bei leichten Verletzungen wird das Sprunggelenk gewöhnlich bandagiert, mit Eispackungen gekühlt und hoch gelegt. Wenn die Verletzung heilt, kann das Sprunggelenk nach und nach wieder belastet werden. Bei mittelschweren Verletzungen wird gewöhnlich für drei Wochen eine Gipsschiene oder ein Gehgips angelegt. Er stellt den Unterschenkel ruhig, ermöglicht es dem Patienten aber, das verletzte Sprunggelenk zu belasten. Bei einer schweren Bänderverletzung kann operiert werden. Ob die

und verringern den schmerzhaften Zug auf das Bindegewebe. Die meisten schmerzhaften Fersensporne verschwinden ohne Operation. Ein Fersensporn wird gewöhnlich nur dann operativ entfernt, wenn der Patient große Probleme beim Gehen hat. Es kann allerdings auch vorkommen, dass der Schmerz trotz Operation bestehen bleibt.

Verstauchter Fuß

Hierbei handelt es sich um eine Verletzung der Bänder im Sprunggelenk. Bänder bestehen aus

Heilungschancen eines schwer geschädigten oder zerrissenen Bandes nach dem Zusammennähen besser sind als nach einer konservativen Behandlung ohne Operation, ist nicht geklärt. Krankengymnastische Übungen stellen die Beweglichkeit wieder her, kräftigen die Muskeln, verbessern die Balance und fördern den Heilungsprozess. Erst nach der Heilung darf das Gelenk wieder stärker belastet werden.

Menschen, die für solche Verletzungen anfällig sind, können eine Knöchelstütze tragen oder Einlagen in den Schuhen, die Fuß und Gelenk stabilisieren.

Komplikationen

Manchmal verursachen mittlere oder schwere Verstauchungen Probleme, wenn das Band bereits geheilt ist. Wenn sich in einem der Bänder ein kleiner Knoten bildet, reibt es ständig im Gelenk. Das kann zu chronischen Entzündungen und schließlich zu Dauerschäden führen. Meist hilft es, Kortison in den Knöchel hineinzuspritzen, damit die Entzündung nachlässt, und dazu ein örtlich wirkendes Betäubungsmittel gegen die Schmerzen. Eine Operation ist selten erforderlich.

Auch ein Nerv, der über eines der Bänder im Sprunggelenk führt, kann bei einer Verstauchung verletzt werden. Die daraus entstehenden Schmerzen werden meist durch Injektion eines Mittels zur örtlichen Betäubung gelindert, manchmal sogar endgültig behoben.

Patienten mit einem verstauchten Fuß gehen manchmal so, dass sie die Sehnen an der Außenseite des Gelenks überlasten und sich diese entzünden (peroneale Tenosynovitis). Das kann eine chronische Schwellung und Empfindlichkeit des äußeren Sprunggelenks verursachen. Die Behandlung besteht im Tragen einer Knöchelstütze, um den Bewegungsspielraum des Gelenks einzuschränken. Auch Kortisoninjektionen in die Sehnenscheide können hilfreich sein, dürfen aber nicht zu oft wiederholt werden.

Gelegentlich verengen sich die Blutgefäße bei einer schweren Verstauchung, sodass sich die Blutzufuhr verringert. Die Unterversorgung kann Knochen und Gewebe schädigen, sodass sie schrumpfen (Sudeck-Syndrom). Der Fuß kann schmerzhaft anschwellen. Die häufig starken Schmerzen können in Fuß und Sprunggelenk wandern. In der Zeit der Schmerzen sind Ruhe, Kühlung und Schmerzmittel notwendig. Erst wenn die Schmerzen nachlassen, dürfen die Patienten mit einer speziellen aktiven Krankengymnastik beginnen. Die Betroffenen brauchen Hilfe, um mit den chronischen, starken Schmerzen fertig zu werden. Dazu kann ein Mittel zur örtlichen Betäubung direkt in oder um den Nerv, der das Sprunggelenk versorgt, gespritzt werden; auch Kortison kommt in Betracht. Ferner ist psychologische Betreuung notwendig.

Anhaltende Schmerzen in dem Bereich zwischen Fersenbein (Kalkaneus) und Sprungbein (Talus) nach einer Verstauchung nennt man Sinus-tarsi-Syndrom. Dieses kann mit dem Einreißen von Bändern im Fußinneren zusammenhängen. Die Injektion von Kortison und einem Mittel zur örtlichen Betäubung hat sich als hilfreich erwiesen.

Tarsaltunnelsyndrom

Beim Tarsaltunnelsyndrom treten Schmerzen in Sprunggelenk, Fuß und Zehen auf, weil der Nerv, der Ferse und Sohle versorgt, gequetscht oder beschädigt ist.

Der hintere Schienbeinnerv führt hinten an der Wade entlang durch einen Faserkanal zur Ferse und von dort in die Fußsohle. Ist das Gewebe entzündet, das diesen Nerv umgibt, kann es auf den Nerv drücken und Schmerzen verursachen.

Brennender oder kribbelnder Schmerz ist das Hauptsymptom des Tarsaltunnelsyndroms. Er kann beim Stehen, Gehen und Tragen bestimmter Schuhe auftreten. Schmerzen im Gelenk, die bis in die Zehen ausstrahlen, verschlimmern sich normalerweise beim Gehen und verschwinden in Ruhephasen. Gelegentlich tritt der Schmerz auch in Ruhe auf.

Die Diagnose wird durch die Untersuchung des Fußes gestellt. Der Arzt klopft z. B. auf die betroffene Stelle, um zu sehen, ob sich ein kribbelndes Gefühl bis in Ferse, Fußgewölbe und Zehen ausbreitet. Es können umfangreiche Untersuchungen erforderlich werden, um die Ursache der Beschwerden herauszufinden, vor allem, wenn der Fuß operiert werden soll.

Die Schmerzen können durch Spritzen einer Mischung aus Kortison und einem örtlichen Betäubungsmittel in den betroffenen Bereich gelindert werden. Andere Behandlungsmethoden sind Wickeln des Fußes und das Tragen von orthopädischen Vorrichtungen im Schuh, die den Druck auf den Nerv verringern. Wenn all diese Methoden wirkungslos bleiben, kann eine Operation erforderlich werden, um die Schmerzen zu beseitigen.

Schleimbeutelentzündung an der Ferse

Normalerweise gibt es an der Ferse nur einen Schleimbeutel, der zwischen Achillessehne und Fersenbein liegt. Wenn er sich entzündet, anschwillt und schmerzt, spricht man von vorderer Achillobursitis.

Durch ungewohnten Druck und Bewegungsstörungen des Fußes kann sich ein zusätzlicher, schützender Schleimbeutel zwischen Achillessehne und Haut bilden. Auch dieser kann sich entzünden, anschwellen und schmerzen. Man bezeichnet dieses als hintere Achillobursitis.

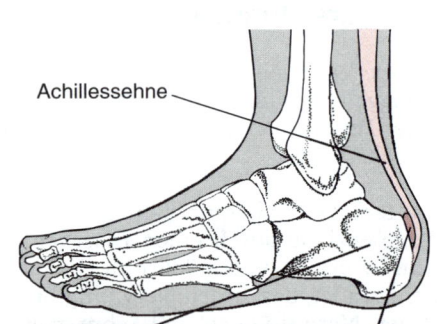

Achillessehne

Fersenbein   Normaler Schleimbeutel

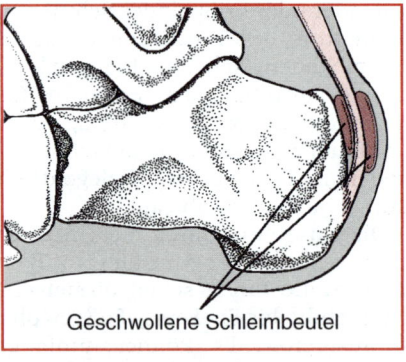

Geschwollene Schleimbeutel

Plantare Fasziitis

Plantare Fasziitis ist die Entzündung der Plantarfaszie, einem Strang aus Bindegewebe, der vom Fersenbein zum Zehengrundgelenk führt.

Durch ihre Verbindung von Fersenbein zum Fußballen ist die Plantarfaszie am Gehen und Laufen beteiligt und sorgt für die Elastizität der Schritte. Auch wenn »Fasziitis« eigentlich Entzündung der Faszie bedeutet, handelt es sich bei dieser Erkrankung eher um eine Überlastung. Häufig entsteht durch wiederholte starke Belastung ein Riss in der Faszie. Plantare Fasziitis ist eine der häufigsten Ursachen für Schmerzen in der Ferse. Der Schmerz kann an jedem Punkt der Faszie auftreten, ist aber am häufigsten dort, wo die Faszie am Fersenbein ansetzt. Viele Betroffene haben ein sehr hohes oder sehr flaches Fußgewölbe. Straffe Wadenmuskeln oder eine straffe Achillessehne, die den Wadenmuskel mit dem Fersenbein verbindet, können den Fuß flacher werden lassen und dazu führen, dass es zu einer schmerzhaften Spannung der Faszie kommt.

Die Erkrankung kommt bei Läufern und Tänzern häufig vor und kann bei Menschen auftreten, die längere Zeit stehen müssen. Eine Veränderung im Schuhwerk kann ebenfalls zu plantarer Fasziitis führen. Begünstigende Faktoren sind Übergewicht, rheumatoide Arthritis, Reiter-Syndrom, Psoriasis-Arthropathie und Fibromyalgie.

Symptome und Diagnose

Patienten mit plantarer Fasziitis haben häufig nach Ruhephasen besonders starke Schmerzen, z. B. wenn sie morgens aufstehen und den Fuß belasten. Der Schmerz lässt beim Laufen langsam nach. Er kann auch einsetzen, wenn der Betroffene geht oder läuft; in dem Fall strahlt der Schmerz von der Ferse bis in die Zehen aus.

Der Arzt kann die Diagnose aufgrund der körperlichen Untersuchung stellen. Die Plantarfaszie ist am Fersenbein und am Fußballen berührungsempfindlich.

Das Röntgenbild kann einen Fersensporn zeigen. Ein Fersensporn ist ein zusätzlicher Knochen, der an der Ferse wächst, verursacht durch vermehrte Zugbelastung der Faszie und einer Funktionsstörung des Fußes.

Behandlung

Um die Faszie zu entlasten, kann der Betroffene kürzere Schritte machen und barfuß gehen vermeiden. Aktivitäten wie Joggen, die eine Stoßbelastung des Fußes darstellen, sollten gemieden werden. Möglicherweise müssen die Betroffenen abnehmen. Dehnen der Wadenmuskulatur beschleunigt die Heilung. Einlagen helfen, die Ferse zu polstern und zu schützen.

Möglicherweise sind weitere Behandlungsmethoden erforderlich: Tragen von Fußgewölbestützen, Eismassagen, nichtsteroidale Entzündungshemmer, Kortisonspritzen in die Ferse,

Krankengymnastik oder Schienen, die Wadenmuskulatur und Faszien im Schlaf dehnen.
Bleibt all das ohne Erfolg, kann operativ der
Druck von der Faszie genommen und der Fersensporn beseitigt werden.

Achillobursitis

Die Achillessehne verbindet den Wadenmus-
kel mit dem Fersenbein. Eine Achillobursitis
entsteht, wenn sich der mit Flüssigkeit gefüllte
Schleimbeutel (Bursa) zwischen Achillessehne
und Fersenbein (vordere Achillobursitis) oder
Achillessehne und Haut (hintere Achillobur-
sitis) entzündet.

Vordere Achillobursitits (Albert-Krankheit) wird
mit der Haglund-Ferse und der Bildung eines
Sporns am Knochen der Ferse in Verbindung gebracht.

Hintere Achillobursitis tritt hauptsächlich
bei jungen Frauen auf, kann aber auch Männer
betreffen. Sie verschlimmert sich unter Umständen, wenn die Weichteile hinter der Ferse beim
Laufen gegen die harte hintere Kappe des Schuhs
drücken. Auch hochhackige Schuhe kommen
als Ursache infrage.

Diese Erkrankung kann immer dann auftreten, wenn die Achillessehne starken zusätzlichen Belastungen ausgesetzt wird. Als Ursache
kommen Verletzungen der Ferse infrage sowie
Erkrankungen wie rheumatoide Arthritis.

Symptome

Wenn sich der Schleimbeutel aufgrund einer
Verletzung entzündet, treten die Schmerzen
plötzlich auf; ist eine Erkrankung die Ursache,
entwickeln sich die Symptome schleichend.
Dazu gehören meist Schwellungen und Erwärmung der Ferse. Zuerst entsteht im oberen Bereich der hinteren Fersenkappe eine leicht gerötete, harte, empfindliche Stelle. Wenn sich
der entzündete Schleimbeutel vergrößert, wird
er als roter Knoten unter der Haut im Fersenbereich sichtbar und verursacht Schmerzen an
und über der Ferse. Wenn die Entzündung chronisch wird, kann sich die Schwellung verhärten.

Diagnose und Behandlung

Die Diagnose wird aufgrund der Symptome und
der körperlichen Untersuchung gestellt. Eine
Röntgenaufnahme ist erforderlich, um einen
Fersenbruch, eine andere Verletzung der Ferse
und rheumatoide Arthritis auszuschließen.

Bei der hinteren Achillobursitis zielt die Behandlung darauf ab, die Entzündung einzudämmen und den Fuß im Schuh in einer Position zu fixieren, bei der der Druck auf die Ferse
gering ist.

Fersenpolster aus Schaumstoff oder Filz heben
den Fuß an und mildern den Druck. Manchmal
hilft es auch, die Fersenkappe des Schuhs zu
dehnen und den entzündeten Schleimbeutel ab-
zupolstern. Ein Spezialschuh kann falsche Bewegungen der Ferse abfangen.

Kalte und warme Umschläge können bei beiden Arten von Achillobursitis Schmerz und Entzündung lindern. Die Injektion einer Mischung
aus einem Mittel zur örtlichen Betäubung und
Kortison in den Schleimbeutel dämpft die Symptome ebenfalls. Die Mischung darf aber nicht
in die Sehne gespritzt werden, und die Injektionen dürfen nicht allzu oft wiederholt werden. Danach muss der Patient ruhen. Sind diese
Behandlungen langfristig nicht erfolgreich, kann
eine teilweise Entfernung des Fersenbeins in
Betracht gezogen werden.

Eingewachsener Zehennagel

Wenn die Ränder des Nagels in die umgebende
Haut einwachsen, spricht man von einem
eingewachsenen Zehennagel.

Ein verformter Zehennagel kann in die Haut
einwachsen, oder die Haut um das Nagelbett
kann wuchern und die Ränder des Nagels umschließen. Enge, schlecht sitzende Schuhe und
rund statt gerade geschnittene Fußnägel können das Einwachsen der Nägel begünstigen oder
verschlimmern.

Anfangs treten kaum Symptome auf. Mit der
Zeit beginnt der eingewachsene Nagel aber zu
schmerzen, besonders wenn er Druck ausgesetzt
ist, wie es im Schuh nahezu unvermeidlich ist.
Der eingewachsene Bereich ist gewöhnlich gerötet und kann sich warm anfühlen. Wird das
nicht behandelt, droht eine Infektion. Dabei
schwillt der Bereich an, wird rot und schmerzt.
Eitergefüllte Blasen können sich bilden.

Leicht eingewachsene Nägel können freige-
schnitten werden, indem man den freien Rand
leicht anhebt und sterilen Mull unter den Nagel
schiebt, bis die Schwellung abgeklungen ist. In
schwereren Fällen betäubt der Arzt die betroffene Zehe und schneidet den eingewachsenen
Bereich heraus. So kann die Entzündung abklingen. Gewöhnlich wächst der Nagel anschließend nicht mehr ein.

Nagelpilz

*Beim Nagelpilz (Onychomykose) sind die Fuß-
nägel mit einem Hautpilz infiziert.*

Mit dem Pilz kann man sich beim Barfußlaufen
auf von vielen Menschen begangenen Flächen
infizieren, oder er tritt in den Nagel über, nachdem er sich schon in der Haut festgesetzt hat
(Athletenfuß ▲). Besonders anfällig sind ältere Menschen, Diabetiker und Menschen mit
Durchblutungsstörungen in den Füßen.

Leichte Infektionen rufen nur geringe oder
gar keine Symptome hervor. Bei einer schweren
Infektion verfärben sich die Nägel weißlich,
verdicken sich und lösen sich vom Nagelbett.
Unter den freien Rändern sammelt sich das Ab-
baumaterial des infizierten Nagels. Für die Diagnose wird eine Probe dieses Materials mikroskopisch untersucht und eine Kultur angelegt,
um die Art des Pilzes zu bestimmen.

Die Behandlung von Pilzinfektionen ist
schwierig und hängt davon ab, wie schwer oder
belastend die Symptome sind. Die Nägel sollten
sehr kurz gehalten werden, um Beschwerden zu
vermeiden. Bei leichten bis mittleren Infektionen kann Ciclopirox helfen. Das Antimykotikum wird mit einem speziellen Nagellack aufgetragen und dringt durch den Nagel bis zum
infizierten Nagelbett vor.

Pilzmittel zum Einnehmen, wie Griseofulvin
und Terbinafin, können die Infektion bessern
und gelegentlich sogar ganz heilen. Häufig
kehrt sie aber zurück, wenn die Medikamente
abgesetzt werden. Terbinafin wirkt schneller
und effektiver als Griseofulvin und hat weniger
Nebenwirkungen. Weitere Pilzmittel sind Tri-
conazol und Fluconazol.

Nagelbettentzündung

*Bei einer Nagelbettentzündung (Onychie, Ony-
chitis) infizieren und entzünden sich der Nagel
und das Nagelbett.*

Die häufigste Ursache ist eine Verletzung,
direkt oder durch drückende Schuhe. Andere
mögliche Ursachen sind Mineralstoffmangel,
Ekzeme, Schuppenflechte und Diabetes, weil
damit oft Durchblutungsstörungen der Füße
und eine geschwächte Immunabwehr einhergehen.

Der betroffene Zeh entzündet sich und
schwillt schmerzhaft an. Aus ihm kann Eiter
austreten und sogar umliegendes Gewebe infizieren.

Die Behandlung besteht darin, den infizierten
Teil des Nagels zu entfernen. Meist fließt dabei der Eiter ab. Wenn nicht, kann ein kleiner
Schnitt mit dem Skalpell nachhelfen. Durch die
Teilentfernung des Nagels heilt der Zeh besser
ab. Antibiotika bekämpfen die Infektion. Desinfizierende Fußbäder, z. B. mit Magnesium-
salz, unterstützen den Heilungsprozess. Hat die
Behandlung keinen Erfolg, kann eine Entfernung des Nagels samt Wachstumszone erforderlich werden.

Hühneraugen und Druckstellen

***Hühneraugen** sind harte, kegelförmige Erhe-
bungen, die meist auf der Oberfläche der kleinen Zehen über den Gelenken auftreten. **Druckstellen** sind kreisförmige, flache Verdickungen
der Haut an der Unterseite des Fußes.*

Hühneraugen und Druckstellen werden gewöhnlich durch Reibung und Druck erzeugt,
vor allem, wenn die Schuhe schlecht sitzen
oder zu eng sind. Druckstellen entstehen oft
unter dem Fußballen durch schlechte Fußstellung und ungleichmäßige Belastung.

Zu den Symptomen gehören ein brennendes
Gefühl und manchmal auch starke Schmerzen in einem begrenzten Gebiet. Wird nicht
sachgemäß behandelt, kann es zur Entzündung
und Infektion der darunter liegenden Gewebe
kommen.

Die Behandlung besteht gewöhnlich in der
Entfernung des Hühnerauges oder der Druckstelle mit einem Skalpell. Danach wird die heilende Stelle abgepolstert, um den Druck zu verringern. Maßgefertigte Einlagen können helfen,
die Fußstellung zu verbessern.

Ist die entsprechende Stelle schlecht durchblutet, heilt die Wunde möglicherweise schlecht.
Dann wird die Anfertigung orthopädischer Spezialschuhe erforderlich, um den Druck von der
betroffenen Stelle zu nehmen.

Nagelverdickung und Krallennagel

*Eine Verdickung des Nagels am Nagelbett nennt
man Pachyonychie. Bei einer Verdickung der
Nagelplatte mit meist krallenartiger Wölbung
spricht man von Onychogryphose.*

▲ siehe Seite 1209

Hallux valgus und entzündeter Fußballen

Unter Hallux valgus versteht man eine Fehlstellung der großen Zehe, bei der das Großzehengrundgelenk nach außen gedrückt wird. Bei einem entzündeten Fußballen schwillt der Schleimbeutel am Großzehengrundgelenk aufgrund der Fehlstellung durch Hallux valgus an.

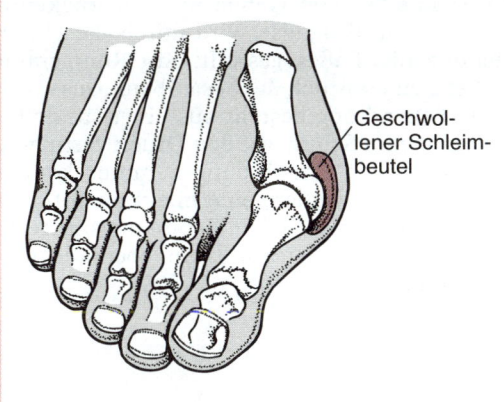

Geschwollener Schleimbeutel

Die Nagelverdickung kommt bei älteren Menschen häufig vor und kann durch Verletzungen (auch durch schlecht sitzende Schuhe), Infektionen, schlechte Durchblutung, Diabetes und Mangelernährung verursacht sein.

Selbst der Druck eines Bettuchs auf die betroffene Stelle kann starke Schmerzen hervorrufen. Gleichzeitig kann es durch die Verletzung des Nagelbetts zur krallenartigen Wölbung des Nagels kommen, und der Nagel kann den Nachbarzeh verletzen.

Die Nägel sollten regelmäßig geschnitten werden. Eine Wolleinlage zwischen den Zehen kann die Nachbarzehen vor Verletzungen schützen. Schuhe und Strümpfe, die die Zehen zusammenpressen, sollten vermieden werden.

Hallux valgus und entzündeter Fußballen

*Unter **Hallux valgus** versteht man eine Fehlstellung der großen Zehe, bei der das Großzehengrundgelenk nach außen gedrückt wird und die große Zehe sich zu den kleineren Zehen hin verschiebt. Bei einem **entzündeten Fußballen***

schwillt der Schleimbeutel am Großzehengrundgelenk aufgrund der Fehlstellung durch Hallux valgus an.

Die Ursache für Hallux valgus ist gewöhnlich schlecht sitzendes Schuhwerk. Die Neigung zu dieser Erkrankung scheint erblich zu sein. Frauen sind häufiger betroffen, da die Schuhmode für Frauen meist Modelle vorsieht, die den Fuß in eine unnatürliche Haltung zwingen.

Da das Großzehengrundgelenk nach außen gedrückt wird, verbreitert sich der Fuß. Die große Zehe nimmt eine Schrägstellung ein und zeigt in Richtung der kleinen Zehen. An der Stelle im Inneren des Fußes, an der das Köpfchen des Mittelfußknochens auf das Großzehengrundgelenk trifft, entsteht ein Höcker. Darunter liegt ein Schleimbeutel. Durch die Reibung der Schuhe schwillt der Schleimbeutel an und entzündet sich. So entsteht ein entzündeter Fußballen. Reiben die Schuhe weiter an der entzündeten Stelle, vergrößert sich der knöcherne Höcker, und der Schleimbeutel schwillt weiter an. Dadurch wird der Fuß noch breiter.

Die Diagnose wird meist durch direkte Untersuchung des Fußes gestellt. Ein Röntgenbild zeigt, wie weit der Hallux valgus fortgeschritten ist.

Gegen die Schmerzen kann eine Mischung aus Kortison und einem Betäubungsmittel in den Fußballen gespritzt werden. Bessere Schuhe und sorgfältige Polsterung lindern den schmerz-

Hammerzehe

Bei einer Hammerzehe ist die zweite, dritte oder vierte Zehe in gebeugter Stellung fixiert und lässt sich nicht mehr strecken.

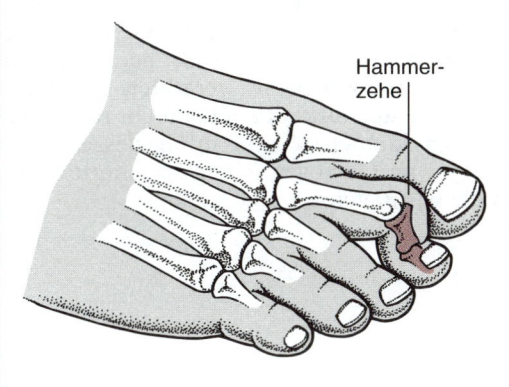

Hammerzehe

haften Druck. Mehrere schmerzhafte Entzündungen des Fußballens und eine starke Fehlstellung können eine Operation erforderlich machen.

Hammerzehe

Bei einer Hammerzehe ist eine Zehe in gebeugter Stellung fixiert und lässt sich nicht mehr strecken.

Die häufigste Ursache ist das jahrelange Tragen schlecht sitzender Schuhe. Weil ein Teil der Zehe höher steht als normal, kann es zu extrem starker Reibung, manchmal sogar zu Geschwüren an der Zehe kommen.

Der erste Schritt der Behandlung ist das Tragen von bequemen Schuhen, die keine Reibung verursachen. Geschwüre oder Hautverletzungen werden behandelt. Lässt sich die Zehe nicht mehr strecken, ist eine Operation erforderlich.

Entzündung des Sesambeins

An der Sehne und dem umliegenden Gewebe der Sesambeine (zwei kleine, runde Knochen unter dem Mittelfußknochen der großen Zehe) kann es zu einer Reizung oder Entzündung kommen.

Ursache ist meist eine mehrfache Verletzung. Die Entzündung kommt bei Tänzern, Joggern und Frauen, die hohe Absätze tragen, häufig vor. Der Bereich der Sesambeine ist geschwollen, schmerzt beim Gehen und ist druckempfindlich. Die Diagnose wird durch die Untersuchung des Fußes gestellt. Ein Röntgenbild schließt einen Bruch der Sesambeine aus.

Die Behandlung besteht aus einer speziellen Polsterung im Schuh, die den Druck verringert. Nichtsteroidale Entzündungshemmer können eingenommen werden; eine Injektion von Kortison und einem örtlichen Betäubungsmittel in den betroffenen Bereich kann ebenfalls hilfreich sein.

KAPITEL 73

Muskeldystrophien und ähnliche Erkrankungen

Muskeldystrophien sind erbliche Muskelerkrankungen, die zu unterschiedlich stark ausgeprägter Muskelschwäche ▲ führen. Myotone Myopathien, Glykogenspeicherkrankheiten und periodische Lähmungen sind ebenfalls angeborene Muskelerkrankungen. Glykogenspeicherkrankheiten sind eine Gruppe von seltenen, autosomal-rezessiv vererbten Störungen, bei denen die Muskeln Zucker nicht richtig verarbeiten können ■ und infolgedessen große Mengen an Glykogen (einer Speicherform des Zuckers) anhäufen.

Duchenne- und Becker-Muskeldystrophie

Die Duchenne- und die Becker-Muskeldystrophie – die häufigsten Muskeldystrophien – führen zu einer Schwäche der rumpfnahen Muskeln.

Duchenne- und Becker-Muskeldystrophie beruhen auf verschiedenen Defekten, die beide dasselbe Gen betreffen. Es handelt sich um ein rezessives Gen, das auf dem X-Chromosom liegt. Frauen können das defekte Gen in ihren Erbanlagen tragen, ohne zu erkranken, da das zweite, gesunde X-Chromosom den Defekt auf dem ersten X-Chromosom ausgleicht. Doch jeder Mann, der das defekte X-Chromosom erbt, erkrankt an Muskeldystrophie.

▲ siehe Seite 321   ■ siehe Seite 1597

Den an Duchenne-Muskeldystrophie erkrankten Jungen fehlt das wichtige Muskelprotein Dystrophin. Von diesem Eiweiß nimmt man an, dass es notwendig ist, um die Struktur von Muskelzellen aufrechtzuerhalten. Von 100 000 männlichen Neugeborenen leiden 20 bis 30 unter Duchenne-Muskeldystrophie. Bei der Becker-Muskeldystrophie stellt der Körper der betroffenen Jungen zwar Dystrophin her, aber das Eiweiß ist zu groß und arbeitet nicht richtig. Drei von 100 000 männlichen Neugeborenen haben Becker-Muskeldystrophie.

Symptome

Die Duchenne-Muskeldystrophie macht sich in der Regel erstmals im Alter von drei bis sieben Jahren durch Schwäche im Becken bemerkbar. Die Muskelschwäche breitet sich später auf den Schulterbereich aus und verschlimmert sich zusehends. Mit zunehmender Schwäche vergrößern sich die Muskeln, aber das kranke Muskelgewebe ist schwach. Bei 90 Prozent der betroffenen Jungen vergrößert sich auch der Herzmuskel, arbeitet aber dennoch mit wenig Kraft; die Folgen sind Störungen des Herzschlags, die sich bei einer Elektrokardiographie zeigen.

Jungen, die an Duchenne-Muskeldystrophie leiden, haben meist einen watschelnden Gang, fallen oft hin, haben Schwierigkeiten beim Treppensteigen und können nur schwer aus einer sitzenden Position aufstehen. Meist verkürzen sich die Arm- und Beinmuskeln in der Nähe der Gelenke, sodass die Ellenbogen und Knie nicht mehr völlig gestreckt werden können. Im Lauf der Zeit verbiegt sich die Wirbelsäule. Im Alter von zehn oder zwölf Jahren ist die Mehrzahl der Jungen auf einen Rollstuhl angewiesen. Die zunehmende Schwäche macht sie zudem anfällig für Lungenentzündungen und andere Erkrankungen.

Die Symptome der Becker-Muskeldystrophie sind zwar ähnlich, aber weniger schwer. Die ersten Symptome treten im Alter von etwa zehn Jahren auf. Mit 16 Jahren sind erst sehr wenige der betroffenen Jungen auf einen Rollstuhl angewiesen.

Diagnose

Der Verdacht auf eine Muskeldystrophie entsteht, wenn sich bei einem kleinen Jungen eine Muskelschwäche zeigt, die immer schlimmer wird. Man bestimmt dann den Blutspiegel des Enzyms Kreatinkinase, das aus den defekten Muskelzellen entweicht und daher in auffallend hoher Konzentration im Blut vorliegt. Allerdings bedeutet ein hoher Kreatinkinase-wert nicht zwangsläufig, dass der Betroffene an Muskeldystrophie leidet, da auch andere Muskelerkrankungen den Kreatinkinasespiegel ansteigen lassen.

Um die Diagnose zu sichern, nimmt der Arzt in der Regel eine Muskelbiopsie vor ▲ – das heißt, er entnimmt ein winziges Stück Muskelgewebe, um es unter dem Mikroskop zu begutachten. Die mikroskopische Untersuchung zeigt meist totes Gewebe im Muskel und ungewöhnlich lange Muskelfasern. In den späten Stadien der Muskeldystrophie findet man Fett und anderes Gewebe anstelle des abgestorbenen Muskelgewebes. Eine Duchenne-Muskeldystrophie lässt sich mit besonderen Tests eindeutig diagnostizieren; dabei wird eine äußerst niedrige Konzentration an Dystrophineiweiß im Muskel aufgedeckt. Um die Diagnose zu untermauern, können die Muskelfunktion (Elektromyographie ■) und die Nervenleitung untersucht werden.

Behandlung

Weder die Duchenne- noch die Becker-Muskeldystrophie sind heilbar. Um zu verhindern, dass sich Muskeln an den Gelenken dauerhaft verkürzen, sind krankengymnastische Übungen sinnvoll. Manchmal ist eine Operation erforderlich, um steife, schmerzende Muskeln zu entlasten.

Die Einnahme von Prednison stärkt die Kraft des Patienten. Die Langzeiteinnahme kann jedoch eine Vielzahl von Nebenwirkungen verursachen. ★ Die Behandlung ist gewöhnlich Patienten vorbehalten, deren Muskelschwäche das tägliche Leben sehr stark beeinträchtigt.

Andere Muskeldystrophien

Verschiedene andere, jedoch seltenere Formen von Muskeldystrophie, die ebenfalls erblich sind, verursachen eine zunehmende Muskelschwäche.

Die **fazioskapulohumerale Muskeldystrophie (Landouzy-Déjerine-Syndrom)** wird durch ein autosomal-dominantes Gen übertragen, das heißt, die Krankheit bricht auch dann aus, wenn nur eines der beiden entscheidenden Gene im Erbgut fehlerhaft ist. Frauen und Männer sind gleichermaßen betroffen. Die fazioskapulohumerale Muskeldystrophie beginnt meist im

▲ siehe Seite 324 ■ siehe Seite 429

★ siehe Kasten Seite 354

Alter zwischen 7 und 20 Jahren. In jedem Fall sind Gesichts- und Schultermuskulatur beeinträchtigt, sodass die Betroffenen Schwierigkeiten haben, die Arme hochzuheben, zu pfeifen und die Augen fest zu schließen. Bei einigen Erkrankten zeigt sich auch in der Unterschenkelmuskulatur eine Schwäche, sodass sie nur schwer die Füße anwinkeln können und sich eine Spitzfußstellung entwickelt (wobei die Füße herunterhängen). Meist ist die Muskelschwäche bei dieser Form der Muskeldystrophie nicht sehr ausgeprägt.

Gliedergürtelmuskeldystrophien verursachen entweder im Becken (Leyden-Möbius-Syndrom) oder im Schulterbereich (Erb-Lähmung) eine Muskelschwäche. Diese angeborenen Muskeldystrophien machen sich gewöhnlich im Erwachsenenalter bemerkbar und führen nur selten zu einer ernsten Muskelschwäche.

Mitochondrale Myopathien sind angeborene Muskelkrankheiten, bei denen fehlerhafte Gene in den Mitochondrien, den »Kraftwerken« der Körperzellen, mit der mütterlichen Eizelle an die Nachkommen weitergegeben werden. Mitochondrien haben ein eigenes Erbgut. Da die Samenzelle bei der Befruchtung keinen Zellinhalt und damit auch keine Mitochondrien beisteuert (nur der Zellkern der Samenzelle dringt in die Eizelle ein), stammen alle Mitochondrien von der Mutter ▲. Daher erbt man diese Myopathien niemals vom Vater, und sie kommen bei Männern und Frauen gleich häufig vor. Bei diesen seltenen Störungen wird nur eine Gruppe von Muskeln, z. B. die Augenmuskeln, zunehmend schwächer.

Diagnose und Behandlung

Für die Diagnose muss eine Probe aus dem geschwächten Muskelgewebe entnommen werden und mikroskopisch oder mit chemischen Tests untersucht werden. Eine spezifische Behandlung für diese wenig verbreiteten Muskeldystrophien gibt es nicht.

Myotone Myopathien

Myotone Myopathien sind eine Gruppe von Erbkrankheiten, bei denen die Muskeln, nachdem sie sich zusammengezogen haben, nicht wieder normal erschlaffen können. Das kann unter Umständen zu Muskelschwäche, Krämpfen und einer Verkürzung der Muskeln führen.

Myotonia congenita (Thomsen-Syndrom) ist eine seltene, autosomal-dominant vererbte Störung, die Frauen und Männer betreffen kann. Gewöhnlich treten die Symptome bereits in der Kindheit auf. Hände, Beine und Augenlider werden sehr steif, da die Muskeln nicht erschlaffen können. Die Muskelschwäche ist dagegen meist nur gering ausgeprägt. Die Diagnose stützt sich auf eine charakteristische Eigenschaft des Kindes: seine Unfähigkeit, den Griff loszulassen, nachdem die Hand rasch geöffnet und geschlossen wurde, und auf eine verlängerte Muskelanspannung, wenn der Arzt auf einen Muskel klopft. Eine Elektromyographie ■ kann die Diagnose eindeutig bestätigen. Das Thomsen-Syndrom wird mit Phenytoin, Chinin, Prokainamid oder Nifedipin behandelt, um Steifheit und Muskelkrämpfe zu vermindern. All diese Medikamente haben jedoch unerwünschte Wirkungen. Krankengymnastik und regelmäßige sportliche Betätigung können sich positiv auswirken.

Die **myotone Dystrophie (Curschmann-Steinert-Batten-Syndrom)** ist eine autosomal-dominante Krankheit, die Frauen und Männer betreffen kann. Die Störung äußert sich in Schwäche und versteiften, verkürzten Muskeln, vor allem in den Händen. Häufig hängen die Augenlider herunter. Die Symptome können in jedem Lebensalter einsetzen und leicht bis schwer ausgeprägt sein. In besonders schweren Fällen tritt eine extreme Muskelschwäche auf sowie eine Reihe weiterer Symptome wie grauer Star, kleine Hoden, vorzeitiger Haarausfall, unregelmäßiger Herzschlag, Diabetes und geistige Behinderung.

Periodische Lähmungen

Periodische Lähmungen sind eine Gruppe von seltenen, autosomal-dominanten Erbkrankheiten, die plötzliche Schwäche- und Lähmungsattacken hervorrufen.

Während einer solchen Lähmungsattacke reagieren die Muskeln nicht auf normale Nervenimpulse und auch nicht auf eine künstliche Reizung mit elektrischen Apparaten. Die Attacken unterscheiden sich von epileptischen Krampfanfällen, da die Betroffenen wach bleiben und nicht das Bewusstsein verlieren. Die genaue Ausprägung des Krankheitsbilds unterscheidet sich von Familie zu Familie. In einigen Familien geht die Lähmung mit erhöhten Kaliumspiegeln im Blut, in anderen dagegen mit einem verringerten Kaliumspiegel einher.

▲ siehe Seite 13   ■ siehe Seite 429

Symptome und Diagnose

Nach einem körperlich anstrengenden Tag wachen die Betroffenen am nächsten Morgen mit einem Schwächegefühl in bestimmten Muskelgruppen oder in Armen und Beinen auf. Die Schwäche dauert meist ein bis zwei Tage an. Bei der Form mit zu viel Kalium im Blut treten die Attacken oft im Alter von etwa zehn Jahren erstmals auf und dauern 30 Minuten bis vier Stunden. Die Form mit zu wenig Kalium im Blut zeigt sich gewöhnlich bei jungen Erwachsenen, und zwar spätestens bis zum 30. Lebensjahr. Die Attacken halten länger an und sind heftiger. Manche Menschen, die an der Form mit zu wenig Kalium leiden, neigen am Tag nach einer kohlehydratreichen Mahlzeit zu Lähmungsattacken, aber auch Fasten kann die Attacken herbeiführen.

Am aufschlussreichsten ist es für den Arzt, wenn der Betroffene die Lähmungsanfälle genau beschreibt. Sofern möglich, nimmt der Arzt während einer Attacke Blut ab, um den Kalium-spiegel zu bestimmen. Meist prüft der Arzt auch die Schilddrüsenfunktion und führt weitere Tests durch, um andere Ursachen für einen auffälligen Kaliumspiegel auszuschließen.

Vorbeugung und Behandlung

Azetazolamid, ein Mittel, das den Säuregrad des Blutes beeinflusst, kann Attacken verhindern, die durch einen zu hohen oder zu niedrigen Kaliumspiegel verursacht werden. Fällt der Kaliumspiegel bei den Attacken ab, können die Betroffenen eine ungezuckerte Kaliumlösung zu sich nehmen, während die Attacke anhält. Meist bessern sich die Symptome daraufhin innerhalb einer Stunde erheblich.

Kohlenhydratreiche Mahlzeiten und anstrengende körperliche Tätigkeiten sollten diejenigen vermeiden, die an der Form mit zu wenig Kalium leiden. Bei der Form mit zu viel Kalium im Blut kann man Attacken vorbeugen, indem man regelmäßig kohlenhydratreiche und kaliumarme Mahlzeiten einnimmt.

KAPITEL 74

Erkrankungen der Muskeln, Sehnen und Schleimbeutel

Knochen, Muskeln, Sehnen und Schleimbeutel müssen gesund und funktionsfähig sein, damit sich der Körper normal bewegen kann. Bewegung entsteht, wenn sich Muskeln zusammenziehen. Die Muskeln sind durch Sehnen mit dem Knochen verbunden. Schleimbeutel sind mit Flüssigkeit gefüllte Polster, die überall dort die Reibung verringern, wo Haut, Muskeln, Sehnen und Bänder über die Knochen gleiten.

Häufig werden Muskeln, Sehnen und Schleimbeutel beim Sport verletzt. ▲ Solche Verletzungen, Überbelastung, Infektionen und bestimmte Erkrankungen können Knochen, Muskeln, Sehnen und Schleimbeutel vorübergehend oder dauerhaft schädigen. Eine solche Schädigung kann zu Schmerzen, teilweisem Verlust der Kör-perkontrolle und zur Einschränkung der normalen Bewegungsabläufe führen.

Muskelkrämpfe

Ein Muskelkrampf ist die plötzlich einsetzende, kurze und meist schmerzhafte Anspannung eines Muskels oder einer Muskelgruppe.

Krämpfe sind bei gesunden Menschen nicht ungewöhnlich, vor allem nach anstrengender körperlicher Betätigung. Bei älteren Menschen können Krämpfe auch nach leichter Betätigung oder in Ruhephasen auftreten. Manche Menschen haben nachts im Schlaf Wadenkrämpfe, die meist sehr schmerzhaft sind. Davon sind Waden- und Fußmuskulatur betroffen.

Krämpfe können auf einer unzureichenden Durchblutung der Muskeln beruhen; beispiels-

▲ siehe Seite 400

Druckpunkte bei Fibromyalgie

Druckpunkte sind bestimmte Körperstellen, die bei Fibromyalgiepatienten druckempfindlich sind. Die Diagnose ist eindeutig, wenn der Patient bei elf von 18 Druckpunkten reagiert.

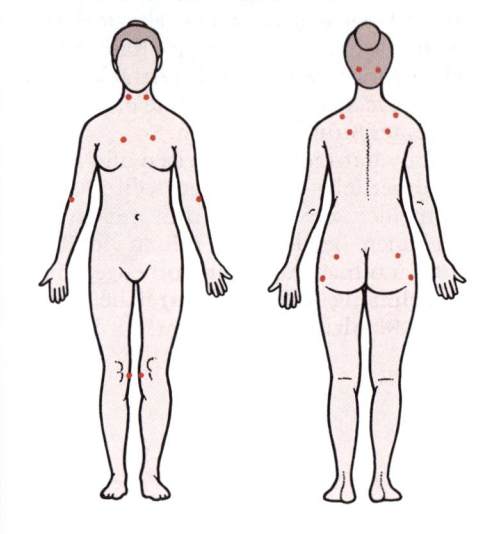

weise fließt das Blut nach dem Essen hauptsächlich in den Verdauungstrakt und nicht in die Muskulatur. Andere Ursachen können Störungen im Mineralstoffhaushalt sein, wenn der Körper z. B. durch entwässernde Medikamente (Diuretika) oder Austrocknung zu viel Kalium ▲ oder Magnesium verloren hat. Auch eine Mangelernährung kommt als Ursache infrage.

In der Regel sind Krämpfe harmlos und brauchen nicht behandelt zu werden. Vermeiden lassen sie sich, indem man sich nach den Mahlzeiten möglichst nicht körperlich betätigt und vor dem Sport sowie vor dem Zubettgehen die Muskulatur dehnt. Der Verzicht auf Koffein (Kaffee, Colagetränke, Schokolade) und Nikotin verringert die Krampfgefahr. Nach dem Sport sollte man reichlich kaliumhaltige Getränke zu sich nehmen, um den Mineralverlust auszugleichen.

Substanzen, die manchmal zur Krampflösung verschrieben werden (wie Chininsulfat, Magne-

siumkarbonat, Mexiletin und Diazepam) haben sich entweder als nicht wirksam erwiesen, oder sie können deutliche Nebenwirkungen haben. Gegen die Einnahme von Kalzium ist nichts einzuwenden; es verhindert die Krämpfe allerdings nicht.

Fibromyalgie

Unter Fibromyalgie (Fibrositissyndom, generalisierte Tendomyopathie) versteht man eine Gruppe von Erkrankungen, bei der es zu Schmerzen und Steifheit der Weichteile, wie Muskeln, Sehnen und Bändern, kommt.

Die für diese Gruppe von Erkrankungen lange verwendeten Überbegriffe wie »Fibrositis« oder »Fibromyositis-Syndrom« sind heute nicht mehr gebräuchlich, da die Nachsilbe »itis« auf eine Entzündung hinweist und bei Fibromyalgie keine Entzündung vorliegt.

Bei der generalisierten Fibromyalgie, die bei Frauen siebenmal häufiger vorkommt als bei Männern, treten Schmerzen und Muskelsteifigkeit im ganzen Körper auf. Am häufigsten ist das primäre fibromyalgische Syndrom. Betroffen sind überwiegend Frauen im jungen oder mittleren Alter, die keine Grunderkrankung haben.

Das sekundäre fibromyalgische Syndrom ist ebenfalls eine Form der generalisierten Fibromyalgie. Sie betrifft Patienten, deren Grunderkrankung (z. B. Schilddrüsenunterfunktion) die Fibromyalgie-Symptome auslöst. Andere Erkrankungen wie systemischer Lupus erythematodes und rheumatoide Arthritis werden mit Fibromyalgie in Verbindung gebracht, sind aber keine Grunderkrankungen.

Bei der lokalen Fibromyalgie sind Schmerzen und Muskelsteifigkeit örtlich beschränkt, z. B. auf Kiefer-, Hals- und/oder Schultermuskulatur. Lokale Fibromyalgie tritt bei Männern etwas häufiger auf, möglicherweise weil sie sich bei Arbeit und Sport stärkeren muskulären Belastungen aussetzen. Manchmal kann sich aus einer lokalen eine generalisierte Fibromyalgie bilden. Das Costen-Syndrom ist eine lokale Fibromyalgie, die an verschiedenen Stellen des Gesichts auftreten kann. Bei der temporomandibulären Variante ■ sind die Kaumuskeln am Kiefer betroffen. Sie schmerzen und sind berührungsempfindlich.

Fibromyalgie ist weder lebensbedrohlich noch gefährlich, aber andauernde Symptome können sehr belastend sein.

▲ siehe Seite 903   ■ siehe Seite 677

Ursachen

Die Ursachen des primären fibromyalgischen Syndroms sind unbekannt. Generalisierte Fibromyalgie wird vermutlich durch dauernde körperliche oder seelische Überanstrengung, Schlafstörungen, eine Verletzung oder lang anhaltende Kälte oder Feuchtigkeit ausgelöst. Beim sekundären fibromyalgischen Syndrom sind die Grunderkrankungen bekannt. Das Syndrom kann auch als Komplikation bestimmter Infektionen oder von Schilddrüsenunterfunktion auftreten. Gemeinsames Auftreten mit rheumatoider Arthritis oder systemischem Lupus erythematodes kann zufällig sein, kann die Fibromyalgie-Symptome aber auch verstärken.

Auslöser der lokalen Fibromyalgie ist oft eine Überlastung des betroffenen Bereichs in Arbeit und Freizeit. Die temporomandibuläre Variante des Costen-Syndroms kann durch nächtliches Zähneknirschen verursacht werden.

Symptome

Steifigkeit und Schmerzen entwickeln sich bei der generalisierten Fibromyalgie schleichend. Beim primären fibromyalgischen Syndrom handelt es sich eher um einen diffusen Schmerz; ist die Fibromyalgie auf einen Bereich begrenzt, kann der Schmerz plötzlich auftreten und scharf sein. Bei beiden Formen werden die Schmerzen durch Ermüdung, Anstrengung und Überlastung stärker.

Bestimmte Körperstellen reagieren auf Druck empfindlich. Man nennt dieses Stellen Druckpunkte oder Triggerpunkte. (Beide sind druckempfindlich, aber beim Triggerpunkt strahlt der Schmerz aus.) Muskelverhärtungen und Krämpfe können auftreten. Zwar können jedes Fasergewebe und jeder Muskel betroffen sein, aber meist schmerzt die Muskulatur von Hals, Schultern, Brust und Brustkorb, dem unteren Rücken und den Oberschenkeln.

Beim primären fibromyalgischen Syndrom kann der Schmerz im ganzen Körper auftreten und wird von Allgemeinsymptomen, wie schlechtem Schlaf, Beklemmung, Depression, Erschöpfung und nervösen Darmstörungen, begleitet ▲.

Bei der temporomandibulären Variante des Costen-Syndroms kann der Mund nicht ganz geöffnet werden; das Öffnen an sich kann schmerzhaft sein. Nächtliches Zähneknirschen und Aufeinanderbeißen der Zähne kann zu Kopfschmerzen beim Aufwachen führen, die im Laufe des Tages nachlassen. Manchmal treten Aufeinanderbeißen und Zähneknirschen auch tagsüber auf.

Diagnose und Behandlung

Die Diagnose stützt sich auf das Schmerzmuster. Der Arzt stellt fest, ob Druck auf bestimmte Körperstellen dort Schmerz verursacht (Druckpunkte), oder ob der Schmerz an andere Stellen weiterzuwandern scheint (Triggerpunkte). Die Diagnose ist eindeutig, wenn der Patient bei elf von 18 Druckpunkten reagiert.

Eine Behandlung ohne Arzneimittel hilft gewöhnlich am besten. Vielfach genügt es bereits, Stress zu verringern. Auch Dehnungs- und Ausdauerübungen, Warmhalten des Körpers, verbesserter Schlaf, gezielte Wärmeanwendungen und sanfte Massagen lindern die Beschwerden.

Nichtsteroidale Entzündungshemmer und andere Schmerzmittel sind wenig hilfreich. Gelegentlich wird ein Mittel zur örtlichen Betäubung, manchmal mit Kortison, in einen bestimmten Bereich gespritzt. Dies sollte aber nicht zu oft wiederholt werden. Um für tieferen Schlaf zu sorgen und die Symptome zu bessern, kann der Arzt Antidepressiva ■ verordnen, die vor dem Schlafengehen eingenommen werden.

Liegt die temporomandibuläre Variante des Costen-Syndroms vor, kann dem Patienten mit einer Zahnschiene geholfen werden, die nächtliches Aufeinanderbeißen und Zähneknirschen verhindert. Bis die Schiene angepasst ist, kann ein Antidepressivum eingenommen werden. Nichtsteroidale Entzündungshemmer und Parazetamol sind hilfreich. Der Patient sollte lernen, Zähneknirschen und starkes Aufeinanderbeißen zu vermeiden. Sehr harte Lebensmittel und Kaugummi sollten nicht gekaut werden. Bewegungs- und Entspannungsübungen sowie psychologische Betreuung können den Betroffenen helfen, mit der Krankheit fertig zu werden. Bei den meisten Patienten verschwinden die charakteristischen Symptome ohne Behandlung nach zwei bis drei Jahren.

Schleimbeutelentzündung

Eine Schleimbeutelentzündung (Bursitis) ist schmerzhaft. Der Schleimbeutel ist ein flaches Kissen mit Gelenkflüssigkeit, das die normale Bewegung der Muskeln und Gelenke erleichtert und die Reibung verringert.

Schleimbeutel sitzen an Stellen, wo es zu Reibung kommt, vor allem dort, wo Sehnen und Muskeln über Knochen gleiten. Normalerweise

---

▲ siehe Seite 750   ■ siehe Tabelle Seite 606

enthalten Schleimbeutel nur wenig Flüssigkeit. Bei einer Verletzung entzünden sie sich und können sich prall mit Flüssigkeit füllen.

Eine Schleimbeutelentzündung kann durch ungewohnte oder chronische Überlastung, Verletzungen, Gicht, Pseudogicht, rheumatoide Arthritis und Infektionen entstehen. Häufig bleibt die Ursache unbekannt. Zwar ist die Schulter am anfälligsten für diese Erkrankung, aber auch die Schleimbeutel in Ellenbogen, Hüften, Becken, Knien, Zehen und Fersen (Achillobursitis ▲) sind häufig betroffen.

Symptome

Eine Schleimbeutelentzündung ist schmerzhaft und schränkt die Beweglichkeit ein; die weiteren Symptome hängen davon ab, welcher Schleimbeutel entzündet ist. Ist die Schulter betroffen, kann es für den Patienten schwierig und schmerzhaft sein, den Arm zu heben, z. B., um sich die Jacke anzuziehen.

Eine akute Schleimbeutelentzündung tritt plötzlich auf. Der entzündete Bereich schmerzt bei Bewegung und Berührung. Liegt der Schleimbeutel dicht unter der Haut, wie bei Knie und Ellenbogen, kann der Bereich rot und geschwollen sein. Eine akute Schleimbeutelentzündung ist besonders schmerzhaft, wenn sie von einer Infektion oder Gicht ■ hervorgerufen wurde; dann ist der betroffene Bereich rot und sehr warm.

Eine chronische Schleimbeutelentzündung kann durch vorherige akute Entzündungen und wiederholte Verletzungen verursacht werden. Schließlich verdicken sich die Wände des Schleimbeutels; es kann sich darin Kalk ablagern. Beschädigte Schleimbeutel sind besonders anfällig für Infektionen, wenn sie starken Belastungen ausgesetzt werden. Lang andauernde Schmerzen und Schwellungen können die Beweglichkeit einschränken und zum Muskelschwund führen. Chronische Schleimbeutelentzündungen können einige Tage bis mehrere Wochen dauern und häufig wieder auftreten.

Diagnose und Behandlung

Der Verdacht auf Schleimbeutelentzündung besteht, wenn der Bereich um einen Schleimbeutel berührungsempfindlich ist und bestimmte Bewegungen schmerzen. Ist der Schleimbeutel sichtbar angeschwollen, kann der Arzt mit einer Nadel Flüssigkeit entnehmen, um die

Entzündungsursache herauszufinden (z. B. eine Infektion oder Gicht). Röntgenbilder sind nur dann hilfreich, wenn sie die typischen Kalkablagerungen zeigen.

Die Flüssigkeit des entzündeten Schleimbeutels muss abgeleitet werden; außerdem werden Antibiotika verabreicht. Nichtinfektiöse akute Schleimbeutelentzündungen werden meist durch Eispackungen, Schonung, zeitweise Ruhigstellung des Gelenks und nichtsteroidale Entzündungshemmer ★, wie Ibuprofen, Naproxen oder Indometazin, behandelt. Gelegentlich sind stärkere Schmerzmittel erforderlich. Alternativ dazu kann eine Mischung aus einem Mittel zur örtlichen Betäubung und Kortison direkt in den Schleimbeutel gespritzt werden. Diese Behandlung muss möglicherweise wiederholt werden.

Menschen mit Schleimbeutelentzündung sollten eventuell ein Kortison, wie Prednison, mehrere Tage lang einnehmen. Wenn der Schmerz nachlässt, können Übungen hilfreich sein, die die Beweglichkeit der Gelenke verbessern.

Eine chronische Schleimbeutelentzündung wird genauso behandelt; Ruhigstellung und Schonung helfen dabei jedoch meist wenig. Selten können große Kalkablagerungen in der Schulter mit einer Nadel oder operativ entfernt werden. Verursacht eine Schleimbeutelentzündung Behinderungen, kann sie mit mehreren Kortisoninjektionen in die Schulter sowie intensiven krankengymnastischen Übungen behandelt werden, um die Gelenkfunktion zu erhalten.

Bewegungstraining dient dazu, die geschwächte Muskulatur zu stärken und die Beweglichkeit der Gelenke wiederherzustellen. Schleimbeutelentzündungen treten häufig erneut auf, wenn die Grunderkrankung (Gicht, rheumatoide Arthritis oder chronische Überbelastung) nicht wirkungsvoll bekämpft wird.

Sehnen- und Sehnenscheidenentzündung

Die Entzündung einer Sehne heißt Tendinitis. Ist auch noch die Sehnenscheide – die Schutzhülle, von der die Sehne umgeben ist – in Mitleidenschaft gezogen, handelt es sich um eine Tendovaginitis.

Sehnen sind Faserstränge zähen Gewebes, die die Muskeln mit den Knochen verbinden. Die meisten Sehnen sind von Sehnenscheiden umgeben.

▲ siehe Seite 389   ■ siehe Seite 372
★ siehe Seite 434

Sehnen entzünden sich meist im mittleren oder hohen Lebensalter, wenn sie anfälliger für Verletzungen sind. Derartiges ist aber auch bei jungen Menschen möglich, die übermäßig Sport treiben, oder bei Menschen, die bestimmte Bewegungen oder Handgriffe sehr häufig wiederholen ▲.

Manche Sehnen, vor allem die der Hand, sind besonders entzündungsanfällig. Die Entzündung der Sehne, die den Daumen von der Hand wegbewegt, nennt man Quervain-Krankheit. Sind die Beugesehnen der Finger betroffen, kann die verdickte Sehne an der Sehnenscheide stecken bleiben und ein »schnappendes« Gefühl (schnellender Finger ■) hervorrufen. Eine Sehnenentzündung über dem Oberarmmuskel verursacht Schmerzen beim Beugen des Ellenbogens oder Kreisen des Unterarms. Die Achillessehne in der Ferse ★ und eine Sehne, die über die Fußoberfläche führt, sind ebenfalls häufig entzündet.

Sehnenscheiden können auch bei Gelenkerkrankungen, wie rheumatoider Arthritis, Sklerodermie, Gicht und Reiter-Syndrom, in Mitleidenschaft gezogen werden. Bei jungen Erwachsenen mit Tripper, vor allem bei Frauen, können die Gonokokken eine Tendovaginitis verursachen. Meistens sind davon die Sehnen der Schultern, Handgelenke, Finger, Hüften, Sprunggelenke und Füße betroffen.

Symptome und Diagnose

Die entzündeten Sehnen schmerzen bei Berührung und Bewegung. Das nächstliegende Gelenk nur leicht zu bewegen, kann bereits starke Schmerzen hervorrufen. Die Sehnenscheiden können durch Flüssigkeitsansammlung und Entzündung sichtbar geschwollen sein, oder sie bleiben trocken und reiben sich an den Sehnen. Dabei kann ein mahlendes Gefühl oder auch ein Geräusch entstehen, das man mit dem Stethoskop hören kann, wenn das Gelenk bewegt wird (Sehnenreibegeräusch).

Behandlung

Die Entzündungssymptome lassen sich durch Schonung, Ruhigstellung mit Schiene oder Gips sowie Wärme- und Kälteanwendungen lindern. Nichtsteroidale Entzündungshemmer können die Schmerzen lindern und die Entzündung zurückdrängen.

Manchmal werden Kortison und ein Mittel zur örtlichen Betäubung in die Sehnenscheide gespritzt. Dies ist besonders wirksam bei der Behandlung eines schnellenden Fingers. Nur selten löst die Injektion für höchstens 24 Stunden einen erneuten Entzündungsschub aus; dieser kann mit kalten Umschlägen und Schmerzmitteln behandelt werden.

Möglicherweise muss die Behandlung bis zu zwei Monate lang im Abstand von zwei bis drei Wochen wiederholt werden, bevor die Entzündung ganz abklingt. Bei chronischer Sehnenentzündung, wie sie im Rahmen einer rheumatoiden Arthritis vorkommen kann, müssen die entzündeten Bereiche unter Umständen operiert werden. Danach ist meist Krankengymnastik erforderlich. Auch bei einem chronischen schnellenden Finger und Kalkablagerungen bei lang andauernder Sehnenentzündung sind häufig Operationen nötig.

Quervain-Krankheit

Die Quervain-Krankheit (Tendovaginitis stenosans) ist eine Schwellung und Entzündung der Sehnen oder Sehnenscheiden, die den Daumen von der Hand weg bewegen.

Die Entzündung tritt gewöhnlich nach Überbeanspruchung des Handgelenks auf. Hauptsymptom ist ein starker Schmerz in der Daumenseite des Handgelenks und am Daumengrundgelenk, der sich bei Bewegung verschlimmert. Der Bereich um das Daumengrundgelenk ist berührungsempfindlich.

Die Erkrankung wird durch das so genannte Finkelstein-Zeichen diagnostiziert. Der Betroffene beugt den Daumen zur Handfläche und legt die anderen Finger darüber. Die Hand wird so gehalten, dass die Handfläche nach oben zeigt. Der Arzt dreht nun aus dieser Stellung das Handgelenk zur Körpermitte. Ist diese Bewegung schmerzhaft, gilt die Diagnose Quervain-Krankheit als sicher.

Schonung, warme Bäder und nichtsteroidale Entzündungshemmer helfen nur bei leichten Erkrankungen. Bei den meisten Betroffenen sind Kortisoninjektionen in die Sehnenscheide hilfreich. Gelegentlich muss operiert werden.

Bakerzyste

Bakerzysten sind kleine, mit Gelenkflüssigkeit gefüllte Geschwülste, die sich in der Höhle des Kniegelenks bilden.

▲ siehe Seite 411   ■ siehe Abbildung Seite 377
★ siehe Seite 406

Eine Bakerzyste entsteht durch eine Ansammlung von Gelenkflüssigkeit, die aus der Kniehöhle wie ein kleiner Beutel heraustritt. Sie verursacht Beschwerden in der Kniekehle. Zu den Ursachen gehören rheumatoide Arthritis, Arthrose und Überlastung des Knies. Die Zysten können größer werden und sich bis in die Wadenmuskulatur ausdehnen.

Füllt sich die Zyste sehr rasch mit größeren Mengen Gelenkflüssigkeit, kann sie zerreißen, was meist zu einer Entzündung der umliegenden Gewebe führt. Die dann auftretenden Symptome gleichen häufig denen einer Thrombophlebitis. ▲ Durch Druck der Zyste auf die Kniekehlenvene kann es zu einer echten Thrombophlebitis kommen.

Der Arzt stellt die Diagnose durch Abtasten von Kniekehle und Wade und durch Befragung des Patienten. Ultraschalluntersuchung, Kern-spintomographie oder Arthroskopie können Aufschluss über Größe und Lage der Zyste geben.

Ist das Knie durch eine degenerative Erkrankung chronisch geschwollen, muss der Arzt möglicherweise die Flüssigkeit mit einer Nadel absaugen und ein Kortison mit Langzeitwirkung injizieren, um die Bildung einer Zyste zu verhindern. Wenn andere Behandlungsmethoden nicht wirken, kann die Zyste operativ entfernt werden.

Ist die Zyste gerissen, werden die Schmerzen mit einem nichtsteroidalen Entzündungshemmer gelindert. Sollte eine Thrombophlebitis entstehen, wird sie mit Bettruhe, Hochlegen des Beines, warmen Umschlägen und blutgerinnungshemmenden Medikamenten behandelt. Gelegentlich ist die Gabe von Antibiotika erforderlich.

KAPITEL 75

Sportverletzungen

Zu den häufigsten Sportverletzungen gehören Ermüdungsbrüche des Fußes, Verletzungen der Schienbeinmuskulatur, Sehnenscheidenentzündungen, Läuferknie, Verletzungen der hinteren Oberschenkelmuskulatur, Tennis- und Werferellenbogen, Kopfverletzungen ■, Fußverletzungen ★ und eine Vielzahl von Verstauchungen und Muskelverletzungen. Eine Sportart, wie z. B. Gewichtheben, kann Rückenschmerzen ● verursachen.

Die Erkenntnisse der Sportmedizin lassen sich auf viele Schäden des Bewegungsapparats, die Sportverletzungen ähneln, aber andere Ursachen haben, anwenden. So kann z. B. ein »Tennisellenbogen« durch Schraubenanziehen und Schreibmaschineschreiben hervorgerufen werden und ein »Läuferknie« durch übermäßiges Einwärtsdrehen (Pronation) des Fußes beim Gehen.

Ursachen

Sportverletzungen treten häufiger auf bei fehlerhaften Trainingsmethoden, Abweichungen im Körperbau, durch die einzelne Körperteile mehr belastet werden als andere, und bei besonderer Anfälligkeit von Muskeln, Sehnen und Gelenken. Viele dieser Verletzungen resultieren aus chronischer Abnutzung und beruhen auf Schäden, die darauf zurückzuführen sind, dass dauernd wiederholte Bewegungen empfindliche Gewebe überlasten.

Die häufigste Ursache für Muskel- und Gelenkschäden sind Fehler im Trainingsablauf. Der Sportler versagt sich nach einer Trainingseinheit eine angemessene Ruhepause oder unterbricht die Belastung nicht, wenn sich Schmerzen melden.

Intensives Training belastet die Muskulatur immer stark. Einige Muskelfasern werden leicht verletzt, bei anderen ist die Energie aufgebraucht, die ihnen das Kohlenhydrat Glykogen zur Verfügung gestellt hat. Um die winzigen Verletzungen zu heilen und Glykogen zu ergänzen, benötigen die Fasern mehr als zwei Tage. Nur völlig heile und gut versorgte Muskelfasern

▲ siehe Seite 220   ■ siehe Seite 496
★ siehe Seite 383   ● siehe Seite 555

können zufrieden stellend arbeiten. Wenn intensive Trainingseinheiten zu dicht aufeinander folgen, muss eventuell eine geringere Anzahl gesunder Muskelfasern die Leistung erbringen, für die sonst mehr zur Verfügung stünden. Das erhöht wiederum die Wahrscheinlichkeit einer Verletzung. Beim ersten Anzeichen von Schmerz sollte daher das Training beendet werden, damit Verletzungen durch Überlastung vermieden werden und sich das Gewebe rascher erholt. Wird trotz Schmerz weiter trainiert, kommt es zu größeren Schäden, und der Körper braucht länger, um sich zu erholen.

Kleine anatomische Abweichungen können einen Menschen für Sportverletzungen anfällig machen, weil die Körperpartien ungleichmäßig belastet werden. Wenn z. B. die Beine ungleich lang sind, werden Knie und Hüfte des längeren Beines stärker belastet. Der gleiche Effekt stellt sich ein, wenn jemand die Angewohnheit hat, auf dem Randstreifen der Landstraße zu laufen. Die Stöße, die man von der etwas höheren Oberfläche bekommt, erhöhen das Schmerz- und Verletzungsrisiko auf dieser Seite. Jemand mit starker Wirbelsäulenverkrümmung wird wohl Rückenschmerzen bekommen, wenn er einen Baseball- oder Golfschläger schwingt.

Der biomechanische Faktor, der die meisten Fuß-, Bein- und Wirbelsäulenschäden hervorruft, ist ein übermäßige Einwärtskippen des Fußes nach der Bodenberührung (Pronation). Ein gewisses Maß an Einwärtskippen ist normal und verhindert Verletzungen, weil es hilft, den Druck gleichmäßiger über den ganzen Fuß zu verteilen. Eine übermäßige Einwärtsdrehung kann allerdings zu Fuß-, Knie- und Beinschmerzen führen. Bei Personen mit zu starker Einwärtsdrehung sind die Sprunggelenke sehr beweglich; das Fußgewölbe nähert sich beim Gehen oder Laufen dem Boden so sehr an, als läge ein Plattfuß vor. Ein Läufer mit übermäßiger Einwärtsdrehung kann bei längeren Strecken Knieprobleme bekommen.

Das Gegenteil – zu geringes Einwärtskippen – verursacht Menschen mit starren Sprunggelenken Probleme. Bei diesen Personen bleibt das Fußgewölbe oben und dämpft die Stöße nicht gut, sodass die Gefahr kleiner Knochenbrüche (Ermüdungsbruch) in Füßen und Beinen besteht.

Eine ungleiche Stellung der Beine zum Becken kann Schmerzen in den Beinen verursachen, vor allem bei Frauen mit breitem Becken. Sie laufen Gefahr, X-Beine zu bekommen. Die Kniescheiben werden aus ihrer geraden Stellung gedrückt, was zu Schmerzen führt. Ein sehr breites Becken kann auch das Maissait-

band, das die Sehnen vom Darmbein zum Schienbein verstärkt, übermäßig belasten. Das führt zu Schmerzen an der Außenseite des Beckens und der Oberschenkel.

Überbelastete Muskeln, Sehnen und Bänder können reißen. So kann es z. B. zu einer Verletzung kommen, wenn sie für die geforderte Übung zu schwach oder verhärtet sind. Gelenke sind anfälliger für Verletzungen, wenn die Muskeln und Bänder, die sie stützen, schwach sind, z. B. nach einer Verrenkung. Durch Osteoporose geschwächte Knochen können leicht brechen.

Viele Verletzungen entstehen durch zu viele Wiederholungen. Die ständige Überlastung schwächt die entsprechenden Gewebe. Das kommt regelmäßig bei Menschen mit anatomischen Abweichungen vor, die bestimmte Körperteile ständig mehr belasten als andere. Die Verletzungsgefahr steigt auch, wenn man sich vor dem Training nicht richtig aufwärmt und wenn die Übungen fehlerhaft ausgeführt werden. Dabei kommt es zu Fehlstellungen der Gelenke, Überbeanspruchung von Bändern und allgemeiner Überlastung der betroffenen Gewebe. Verletzungen entstehen auch, wenn die Übungen zu schnell und mit zu großer Belastung der Muskeln ausgeführt werden.

Diagnose

Um Sport- oder andere Verletzungen des Bewegungsapparats zu diagnostizieren, fragt der Arzt, wann und wie es zu der Verletzung gekommen ist und welcher Tätigkeit in der Freizeit und bei der Arbeit die Person vor kurzem oder routinemäßig nachgegangen ist. Außerdem untersucht der Arzt den Verletzungsbereich. Es kann sein, dass der Patient zur genaueren Untersuchung an einen Spezialisten überwiesen wird. Zu diesen Untersuchungen können Röntgenaufnahmen, Computer- und Kernspintomographie, Arthroskopie (endoskopische Untersuchung des Inneren eines Gelenks), Elektromyographie und computergestützte Funktionstests von Muskeln und Gelenken gehören.

Vorbeugung

Zwei Tage Ruhe zwischen hohen Belastungen oder die abwechselnde Belastung unterschiedlicher Körperpartien kann chronischen Verletzungen vorbeugen. Die meisten Trainingspläne wechseln zwischen starken Anforderungen an einem Tag und mehreren Tagen mit leichterem Programm ab. Wenn ein Athlet zweimal am Tag trainiert, sollten jeder fordernden Trainingseinheit mindestens drei leichtere folgen, z. B. sollten auf ein hartes Morgentraining ein leichtes Nachmittagstraining und am nächsten Tag zwei leichte Trainingseinheiten folgen. Lediglich Schwimmer können täglich ein hartes und ein leichteres Training durchführen, ohne Schaden zu nehmen. Wahrscheinlich werden Muskeln und Sehnen durch den Auftrieb im Wasser geschont.

Aufwärmen vor anstrengendem Training verhindert Verletzungen. Lockere Übungen von drei bis zehn Minuten Dauer erwärmen die Muskeln, machen sie geschmeidiger und weniger verletzungsanfällig. Dieses aktive Aufwärmen der Muskulatur vor anstrengenden Übungen ist sehr viel wirkungsvoller als passive Methoden, wie warmes Wasser, Heizkissen, Ultraschall und Bestrahlung mit Infrarotlicht. Passive Methoden verbessern die Durchblutung nur unwesentlich.

Dehnübungen scheinen Verletzungen nicht zu verhindern, verlängern aber die Muskeln und Sehnen. Dadurch können sie sich stärker zusammenziehen und wirkungsvoller arbeiten. Um Muskelverletzungen zu vermeiden, sollten Dehnübungen nach gründlichem Aufwärmen oder nach dem Training durchgeführt werden; dabei muss die Endposition bequem zehn Sekunden gehalten werden können.

Sich nach einem Training abzukühlen, bedeutet, die Anforderungen gegen Trainingsende allmählich zu verringern. Wenn ein scharfes Training plötzlich abgebrochen wird, kann sich das Blut in den Beinvenen sammeln, sodass die Blutversorgung des Gehirns vorübergehend eingeschränkt ist. Die Folge können Schwindel und sogar Ohnmacht sein. Abkühlen hilft auch, Abbauprodukte in den Muskeln, wie Milchsäure, abzutransportieren. Muskelkater am nächsten Tag kann es allerdings nicht verhindern, denn dieser beruht auf Mikroverletzungen der Muskelfasern.

Durch Kräftigungsübungen kann man Verletzungen vorbeugen. Regelmäßiger Ausdauersport vergrößert weder die Muskeln noch stärkt er diese wesentlich. Der einzige Weg, die Muskulatur zu kräftigen, besteht darin, gegen einen fortschreitend größer werdenden Widerstand zu arbeiten, so wie das geschieht, wenn man eine Sportart intensiv betreibt: Man hebt immer schwerere Gewichte oder trainiert mit speziell konstruierten Kraftmaschinen. Übungen, die gerade geheilte Muskeln und Sehnen kräftigen sollen, bestehen ebenfalls meist aus Heben und Drücken gegen einen Widerstand. Die Übungen werden in Serien von acht bis zehn Wiederholungen jeden zweiten Tag durchgeführt, keinesfalls öfter.

Schuheinlagen können bei Fußproblemen, wie einer Einwärtsdrehung, helfen. Die Einlagen können flexibel, halbelastisch oder steif und verschieden lang sein. Sie sollten in gut sitzende Laufschuhe eingepasst werden. Gute Laufschuhe haben ein festes Fersenleder (der hintere Teil des Schuhs, der die Ferse umfasst) zur Stabilisierung, eine Stütze über dem Spann, um übermäßige Einwärtsdrehung zu verhindern, und eine Fußöffnung mit Rundum-Polsterung, die den Knöchel stützt. Im Schuh muss für die Einlage genügend Platz sein. Schuhe, die mit Einlagen getragen werden sollen, müssen mindestens eine Nummer größer sein als sonst.

Behandlung

Die Soforttherapie bei fast allen Sportverletzungen besteht aus Ruhe, Eis, Druckverband und Hochlagerung. Der verletzte Körperteil wird sofort ruhig gestellt, um innere Blutungen und Schwellungen zu begrenzen und zu verhindern, dass sich die Verletzung verschlimmert. Die Kälte des Eises verengt die Blutgefäße, hemmt Entzündungen und lindert Schmerzen. Der verletzte Körperteil schwillt weniger stark an, wenn eine elastische Bandage oder ein starres Klebeband angelegt und er über Herzhöhe angehoben wird (Hochlagerung). Zum Kühlen eignen sich handelsübliche Kältekissen und Plastikbeutel mit gestoßenem oder gemahlenem Eis. Sie passen sich den Körperkonturen besser an als Eiswürfel. Der Eisbeutel wird für zehn Minuten auf den mit einem sauberen Handtuch bedeckten verletzten Körperteil gelegt und mit einer locker gewickelten Bandage fixiert. Danach wird er für zehn Minuten entfernt. Der verletzte Körperteil bleibt hoch gelagert und wird in den nächsten ein bis eineinhalb Stunden in zehnminütigem Abstand mit Eis behandelt. Dieser Vorgang kann in den ersten 24 Stunden kontinuierlich wiederholt werden.

Die Kühlung unterbindet Schmerz und Schwellung auf verschiedenen Wegen. Der Verletzungsbereich schwillt an, weil Flüssigkeit aus den verletzten Blutgefäßen austritt. Kälte verengt die Gefäße und verhindert so, dass viel Blut in das Gewebe um die Verletzung sickert und eine Schwellung verursacht. Die verringerte Hauttemperatur um die Verletzung herum reduziert Schmerzen und Muskelkrämpfe; weil sich der Zellstoffwechsel verlangsamt, stirbt weniger Gewebe ab.

Eis allzu lange aufzulegen, kann allerdings das Gewebe schädigen. Bei einer Temperatur von etwa 15 °C reagiert die Haut reflexartig, indem sich die Blutgefäße erweitern. Sie wird rot, heiß, juckt und kann schmerzen.

Eine Kortisoninjektion in ein verletztes Gelenk oder das umgebende Gewebe lindert Schmerzen und unterstützt das Abschwellen. Sie eignet sich manchmal als Zusatzmaßnahme zur Ruhigstellung. Allerdings können diese Injektionen den Heilungsprozess verzögern und das Risiko von Sehnen- und Knorpelschäden vergrößern. Außerdem versetzen sie den Menschen in die Lage, das verletzte Gelenk zu belasten, bevor es ausgeheilt ist; dadurch kann sich die Verletzung verschlimmern.

Die Einnahme von Glukosamin und Chondroitinsulfat kann die Heilung eines verletzten Gelenks fördern, wenn das Mittel mindestens sechs Monate lang eingenommen wird.

Physiotherapeuten beziehen zusätzlich zur Krankengymnastik ▲ Hitze, Kälte, Reizstrom, Schallwellen, Extension und Übungen im Wasser in das Behandlungskonzept mit ein. Schuheinlagen und andere Orthesen können individuell verordnet werden. Wie lange die Physiotherapie dauert, hängt davon ab, wie schwer die Verletzung ist.

Die sportliche Betätigung, die zu der Verletzung geführt hat, sollte bis zum Ausheilen zurückgestellt werden. Übungen, die den verletzten Körperteil nicht belasten, sind dem völligen Verzicht auf körperliche Aktivität vorzuziehen, zumal durch Passivität Muskelmasse, Kraft und Ausdauer verloren gehen. So muss man für eine Woche Ruhe zwei Wochen Training aufwenden, um den gleichen Leistungsstand wie vor der Verletzung zu erreichen. Wenn der Unterschenkel oder der Fuß verletzt sind, kommen als Ersatztraining Radfahren, Schwimmen, Skilanglaufen und Rudern infrage; bei Oberschenkelverletzungen sind es Laufen auf der Stelle, Trampolinspringen, Schwimmen und Rudern. Wenn der untere Rücken verletzt ist, bleiben Radfahren und Schwimmen, bei Arm- und Schulterverletzungen Jogging und Skilanglauf.

Ermüdungsbrüche des Fußes

Ermüdungsbrüche sind haarfeine Knochenfrakturen, die meist durch dauernde starke Stöße verursacht werden.

Bei Läufern sind die Knochen des Mittelfußes (Metatarsus) besonders anfällig für diese Brüche. Am stärksten gefährdet sind die Mittelfußknochen der mittleren drei Zehen. Der Mittelfußknochen der großen Zehe ist wegen seiner

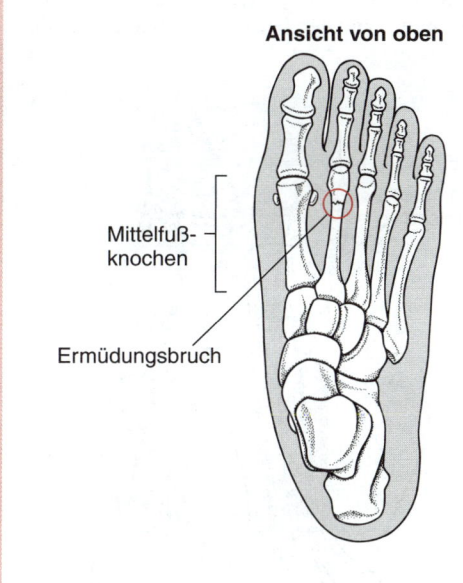

Ermüdungsbruch des Fußes

Ermüdungsbrüche sind Knochenrisse, die durch wiederholte Stoßeinwirkung entstehen. Sehr häufig treten sie bei Mittelfußknochen (Metatarsalknochen) auf.

Ansicht von oben

Mittelfuß-knochen

Ermüdungsbruch

Festigkeit und Größe vor Verletzungen relativ sicher; auch der der kleinen Zehe ist normalerweise geschützt, denn die stärksten Kräfte beim Abstoßen mit den Zehen wirken auf den großen und den folgenden Zeh. Kommt es aber dennoch zu einem Ermüdungsbruch der großen oder kleinen Zehe, dauert die Heilung normalerweise länger als bei anderen Zehen. Möglicherweise muss der Fuß dann längere Zeit ruhig gestellt werden, oder es ist eine Operation erforderlich.

Risikofaktoren für Ermüdungsbrüche sind ein hohes Fußgewölbe, Laufschuhe ohne ausreichende Stoßdämpfung und eine plötzliche Erhöhung der Intensität oder des Umfangs der Belastungen. Menschen mit schmalen, dünnen Knochen sind besonders gefährdet. Frauen nach den Wechseljahren neigen, wenn sie eine Osteoporose ■ haben, besonders zu Ermüdungsbrüchen.

▲ siehe Seite 38   ■ siehe Seite 325

Verletzungen der Schienbeinmuskulatur

Solche Verletzungen können in den vorderen und äußeren Muskeln des Schienbeins entstehen (anteriolaterale Verletzung) oder in den hinteren und inneren Muskeln (posteriomediale Verletzung). Wo der Schmerz auftritt, hängt von den betroffenen Bereichen ab.

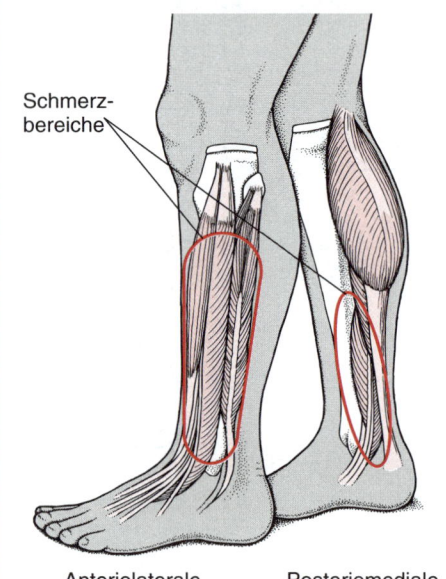

Schmerz-bereiche

Anteriolaterale
Schienbeinmuskulaltur

Posteriomediale
Schienbeinmuskulaltur

Die ersten Symptome sind Schmerzen im vorderen Fußbereich. Normalerweise tauchen sie während einer lange dauernden oder sehr intensiven Belastung auf. Anfangs verschwinden sie binnen Sekunden nach dem Ende der Übung. Wird das Training fortgesetzt, tauchen diese Beschwerden immer früher auf und halten auch nach Trainingsende an. Schließlich machen heftige Schmerzen das Laufen unmöglich, und der Schmerz kann selbst während der Ruhepause anhalten. Der Bereich um den Bruch herum kann anschwellen.

Ein Arzt kann die Diagnose oft aufgrund des Krankheitsbilds und einer Untersuchung des Fußes stellen. Die Bruchstelle schmerzt bei Druck. Ermüdungsbrüche sind so fein, dass sie auf Röntgenaufnahmen oft nicht zu erkennen

sind. Allerdings sieht man nach zwei bis drei Wochen, dass sich rund um den Bruch neuer Knochen (Kallus) bildet. Eine Knochenszintigraphie könnte die Diagnose früher bestätigen, ist aber selten erforderlich.

Laufen sollte unterbleiben, bis der Ermüdungsbruch geheilt ist, andere Übungen sind aber möglich. Nach dem Ausheilen des Bruches verringern Sportschuhe mit ausreichender Stoßdämpfung und Laufen auf Gras oder anderen federnden Unterlagen das Risiko einer erneuten Verletzung. Ein Gips ist selten erforderlich. Falls doch, wird er nach einer oder zwei Wochen abgenommen, damit sich die Muskulatur nicht allzu sehr zurückbildet. Gewöhnlich dauert der Heilungsprozess drei bis zwölf Wochen, bei älteren oder gebrechlichen Menschen auch länger.

Verletzung der Schienbeinmuskulatur

Die Muskeln, die das Schienbein umgeben, können geschädigt werden und Schmerzen verursachen.

Die Ursache für diese Schäden liegt meist in lang andauernder, wiederholter Überbeanspruchung des Unterschenkels. Zwei Muskelgruppen sind dafür anfällig. Wo der Schmerz auftritt, hängt von der betroffenen Muskelgruppe ab.

Bei **anteriolateralen Schäden** sind die Muskeln des vorderen (anterior) und äußeren (lateral) Bereichs des Schienbeins betroffen. Diese Erkrankung entsteht durch ein natürliches Ungleichgewicht der Größe einander entgegenwirkender Muskeln. Die Schienbeinmuskeln heben den Fuß hoch, und die größeren und stärkeren Wadenmuskeln ziehen ihn jedes Mal wieder herunter, wenn die Ferse beim Gehen oder Laufen den Boden berührt. Die Wadenmuskeln sind so stark, dass sie die Schienbeinmuskeln verletzen können.

Das Hauptsymptom einer anteriolateralen Schienbeinmuskelverletzung sind Schmerzen im vorderen und äußeren Bereich des Schienbeins. Anfangs macht sich der Schmerz nur beim Laufen bemerkbar, wenn die Ferse gerade aufgesetzt hat. Trainiert der Läufer weiter, tritt der Schmerz bei jedem Schritt auf, bis er schließlich zum Dauerschmerz wird. Gewöhnlich ist das Schienbein bereits druckempfindlich, wenn der Betroffene zum Arzt geht.

Damit die Verletzung ausheilen kann, muss der Läufer das Training vorübergehend aussetzen und auf eine andere Sportart umsteigen.

Dehnübungen für die Muskulatur sind hilfreich. Während des Heilungsprozesses kann man die Schienbeinmuskeln beispielsweise mit der Eimer-Übung kräftigen.

Bei **posteriomedialen Schäden** sind die Muskeln des hinteren (posterior) und inneren (medial) Teiles des Unterschenkels betroffen. Sie heben die Ferse, kurz bevor sich die Zehen abstoßen. Diese Verletzungsart entsteht oft, wenn auf Bahnen mit seitlichem Gefälle oder erhabenen Wegen gelaufen wird. Sie kann sich durch übermäßiges Einwärtsdrehen des Fußes und das Tragen von Schuhen, die diese Bewegung nicht verhindern, deutlich verschlimmern.

Gewöhnlich treten die Schmerzen zuerst auf der Innenseite des Unterschenkels auf, drei bis zwanzig Zentimeter über dem Sprunggelenk. Sie verstärken sich, wenn sich der Läufer auf die Zehen erhebt oder das Gelenk einwärts dreht. Wird das Training fortgesetzt, breitet sich der Schmerz nach unten bis ins Sprunggelenk und nach oben bis kurz unter das Knie aus. Je mehr die Erkrankung fortschreitet, desto stärker werden die Schmerzen. Anfangs sind nur die Sehnen entzündet und schmerzen. Wird das Training nicht abgebrochen, greift die Verletzung auf die Muskeln über. Schließlich kann der Zug auf die Sehne so stark werden, dass sie vom Knochen abreißt. Manchmal bricht die Sehne beim Abreißen sogar ein Stück aus dem Knochen heraus.

Zur Behandlung muss als Erstes das Lauftraining abgebrochen und durch eine andere sportliche Betätigung ersetzt werden, bis wieder schmerzfreies Laufen möglich ist. Laufschuhe mit fester Fersenkappe und Spezialeinlagen, die das Fußgewölbe stützen, können die übermäßige Einwärtsdrehung des Fußes verhindern. Um zu verhindern, dass die Verletzung erneut auftritt, sollte nicht mehr auf Strecken mit seitlichem Gefälle gelaufen werden. Empfohlen werden Übungen zur Kräftigung der verletzten Muskeln. Wenn ein Stück Knochen herausgerissen wurde, kann eine Operation erforderlich sein. Anschließend darf der Betroffene lange Zeit nicht mehr laufen.

Im Rahmen einer Studie konnten einige dieser Verletzungen, bei denen andere Therapiemaßnahmen erfolglos blieben, geheilt werden. Die Patienten bekamen täglich eine Injektion mit Kalzitonin (ein Hormon, das am Knochenaufbau beteiligt ist) oder nahmen Alendronat ein (ein Arzneimittel, das den Knochenabbau verlangsamt). Bei einigen Betroffenen bleiben alle Therapieversuche erfolglos, sie müssen das Laufen ganz aufgeben.

Poplitealtendinitis

Hierbei handelt es sich um eine Entzündung der Poplitealsehne. Diese Sehne verläuft von der äußeren Seite des Unterteils des Oberschenkelknochens diagonal über die Kniekehle zur inneren Seite des oberen Teiles des Schienbeinknochens.

Die Poplitealsehne hindert den Unterschenkel daran, sich beim Laufen nach außen zu drehen.

Kräftigung der Schienbeinmuskulatur

Die Eimer-Übung
Wickeln Sie ein Handtuch um den Henkel eines leeren Wassereimers. Setzen Sie sich auf einen Tisch oder eine andere Fläche, die hoch genug ist, damit Ihre Füße den Boden nicht berühren. Legen Sie den Henkel über den vorderen Teil Ihres Schuhs. Heben Sie langsam den Vorderfuß an, indem Sie den Knöchel beugen. Dann machen Sie den Fuß gerade, indem Sie die Zehen weit nach vorne strecken. Wiederholen Sie dies zehnmal, und ruhen Sie sich dann ein paar Sekunden aus. Führen Sie zwei weitere Serien mit je zehn Wiederholungen durch. Um den Widerstand zu erhöhen, füllen Sie Wasser in den Eimer. Nehmen Sie nicht zu viel, die Übung soll Ihnen nicht wehtun.

Hochzehenstand
Stehen Sie aufrecht. Erheben Sie sich ganz langsam auf die Zehenspitzen, und senken Sie die Fersen langsam wieder ab. Wiederholen Sie dies zehnmal. Nach einer Minute Pause führen Sie zwei weitere Serien mit je zehn Wiederholungen durch. Wenn Ihnen die Übung leicht fällt, führen Sie sie mit zunehmend schwereren Gewichten in den Händen durch.

Außenrolle
Stehen Sie aufrecht. Rollen Sie mit dem Fuß langsam über die Außenkante, sodass sich die Fußsohle vom Boden abhebt. Lassen Sie die Sohle ganz langsam wieder in ihre Ausgangsstellung zurückrollen. Führen Sie drei Serien mit je zehn Wiederholungen durch.

Kräftigung des inneren Oberschenkelstreckers

- Stehen Sie mit gestreckten Knien. Spannen Sie den vorderen Oberschenkelmuskel an, sodass sich die Kniescheibe anhebt. Halten Sie diese Stellung zehn Sekunden; anschließend wieder entspannen. Wiederholen Sie die Übung mehrmals täglich.

- Setzen Sie sich mit weit gespreizten Beinen auf den Boden; die Knie sind gestreckt. Drehen Sie die Beine nach außen, sodass die Zehen so weit wie möglich zur Seite zeigen. Heben Sie das verletzte Bein langsam aus der Hüfte heraus hoch, und senken Sie es genauso langsam wieder ab. Die Knie bleiben gestreckt. Machen Sie diese Übung zehnmal. Führen Sie zwei weitere Serien mit je zehn Wiederholungen durch.

- Setzen Sie sich auf den Fußboden und legen Sie unter jedes Knie mindestens zwei Kissen. Die Knie sollten in einem Winkel von 135° gebeugt sein. Legen Sie ein Gewicht von 2,5 Kilogramm auf das Sprunggelenk. Jetzt heben Sie den Fuß, indem Sie das Knie durchstrecken. Führen Sie drei Serien mit je zehn Wiederholungen durch. Steigern Sie sich, indem Sie ein schwereres Gewicht auf das Sprunggelenk legen (nicht durch zusätzliche Wiederholungen!).

Übermäßiges Einwärtsdrehen der Füße und Bergablaufen überlasten die Sehne, sodass sie sich entzünden und sogar reißen kann.

An der Außenseite des Knies treten Schmerzen auf, besonders beim Bergablaufen. Bis die Beschwerden vollständig abgeklungen sind, sollten die Betroffenen das Lauftraining aussetzen. Anschließend sollten sie mindestens drei Wochen lang nicht bergab laufen.

Radfahren ist für die Dauer des Heilungsprozesses eine gute Alternative. Schuheinlagen, vor allem ein dreieckiger Keil (Varuskeil) vor der Ferse, können die Einwärtsdrehung der Füße verhindern.

Achillotendinitis

Unter Achillotendinitis versteht man eine Entzündung der Achillessehne, dem zähen Band, das vom Wadenmuskel zur Ferse führt.

Die Wadenmuskeln und die Achillessehne senken den Vorfuß, nachdem die Ferse den Boden berührt hat. Außerdem heben sie die Ferse, kurz bevor sich die Zehen abstoßen und das Gewicht auf den anderen Fuß verlagert wird.

Achillotendinitis tritt auf, wenn die Sehne überbeansprucht wird. Bergablaufen belastet die Achillessehne zusätzlich, weil der Vorfuß einen weiteren Weg zurücklegen muss, bevor er den Boden berührt. Beim Bergauflaufen ist die Belastung ebenfalls größer, weil die Wadenmuskeln mehr Kraft aufwenden müssen, um die Ferse anzuheben, wenn sich die Zehen abstoßen. Eine weiche Fersenkappe im Schuh lässt der Ferse großen Bewegungsspielraum und belastet die Achillessehne ungleichmäßig. Dadurch erhöht sich das Risiko eines Sehnenrisses. Schuhe mit steifer Sohle, in denen der Fuß nicht abrollen kann, belasten die Achillessehne kurz vor jenem Augenblick stark, in dem sich die Zehen abstoßen.

Zahlreiche biomechanische Faktoren begünstigen diese Sehnenentzündung. Dazu gehört die starke Einwärtsdrehung der Füße, die Angewohnheit, mit dem Fuß zu weit hinten auf der Ferse aufzusetzen (eine Überprüfung der Schuhsohlen zeigt, wo sie am meisten beansprucht sind), O-Beine, kurze hintere Oberschenkel- und Wadenmuskeln, hohes Fußgewölbe, kurze Achillessehne und Verformungen der Ferse. Die Achillessehne ist von einer schützenden Sehnenscheide umgeben. Zwischen der Sehne und der Scheide liegt eine dünne Fettschicht, die der Sehne freie Bewegung ermöglicht. Wenn die Sehne verletzt ist, bilden sich Narben zwischen Sehne und Scheide, sodass die Sehne bei jeder Bewegung an der Sehnenscheide zieht.

Das Hauptsymptom ist Schmerz. Er ist gewöhnlich dann am stärksten, wenn man sich nach einer Ruhephase bewegt oder mit dem Laufen beginnt. Geht oder läuft man trotz der Schmerzen und der Steifheit, lässt der Schmerz häufig etwas nach, da sich die Sehnenscheide erwärmt und geschmeidiger wird, wodurch sich die Sehne freier bewegen kann. Wenn man die Schmerzen jedoch auf Dauer ignoriert und weiterläuft, bildet sich auf der Sehne festes Narbengewebe, sodass sie in Zukunft beim Training immer schmerzt und die Aussicht auf Heilung schwindet.

Läuferknie

Normalerweise gleitet die Kniescheibe beim Laufen leicht auf und ab, ohne dabei den Oberschenkelknochen zu berühren. Werden die Füße übermäßig einwärts gedreht, dreht sich auch der Unterschenkel nach innen. Dabei zieht er die Kniescheibe nach innen, während der Quadrizepsmuskel sie nach außen zieht. Durch diese gegenläufigen Kräfte reibt sich die Kniescheibe am Ende des Oberschenkelknochens. Das verursacht Schmerzen.

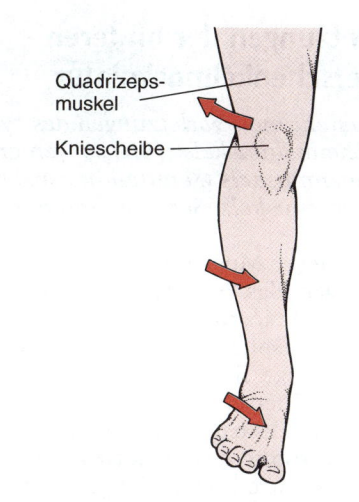

Quadrizeps-
muskel

Kniescheibe

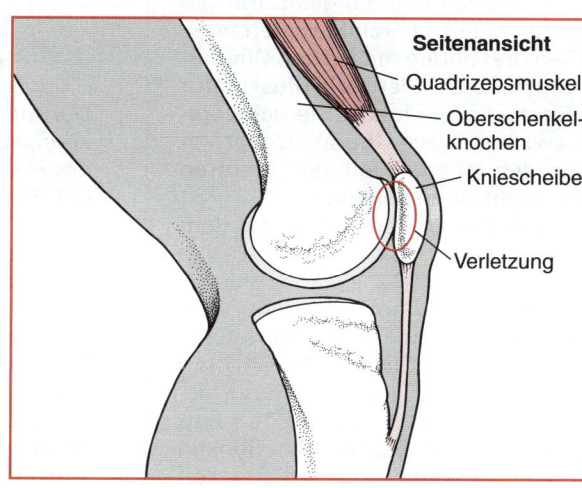

Seitenansicht

Quadrizepsmuskel

Oberschenkel-
knochen

Kniescheibe

Verletzung

Die Behandlung besteht in erster Linie darin, bis zum Abklingen der Entzündung nicht Rad zu fahren und kein Lauftraining zu absolvieren. Mögliche andere Maßnahmen hängen von der Ursache der Entzündung und den Risikofaktoren ab. Dazu gehören das Tragen von Schuhen mit biegsamen Sohlen und Einlagen in den Laufschuhen, die die Spannung der Sehne mildern und die Ferse stabilisieren. Die Blutzufuhr zur Achillessehne wird verringert, wenn der Fuß nach oben gebogen wird. Dies lässt sich durch einen Fersenkeil verhindern. Mit der Dehnung der hinteren Oberschenkelmuskeln kann begonnen werden, sobald dies schmerzlos möglich ist. Übungen zur Kräftigung der Achillessehnen, wie der Hochzehenstand, sind nützlich. Wenn das Lauftraining wieder aufgenommen wird, sollte der Betroffene Bergauf- und -ablaufen meiden, bis die Sehne völlig ausgeheilt ist. Dies kann Wochen bis Jahre dauern.

Läuferknie

Unter einem Läuferknie versteht man eine Erkrankung, bei der die Kniescheibe (Patella) am unteren Ende des Oberschenkelknochens reibt.

Die Kniescheibe ist ein scheibenförmiger Knochen, der an den Bändern und Sehnen des Knies befestigt ist. Beim Laufen bewegt sie sich normalerweise leicht auf und ab, ohne den Oberschenkelknochen zu berühren.

Ein Läuferknie kann entstehen, wenn die Kniescheibe zu weit unten oder zu weit oben im Kniegelenk verankert ist (Patellahochstand), wenn die hinteren Oberschenkelmuskeln oder die Achillessehnen zu kurz sind und wenn die Oberschenkelmuskeln, die das Knie mit stabilisieren, zu schwach sind. Die am häufigsten vorkommende behandelbare Ursache ist eine Schwäche der Oberschenkelmuskulatur. Ebenfalls häufig kommt eine zu starke Einwärtsdrehung der Füße beim Gehen und Laufen vor, wobei der vordere Oberschenkelmuskel die Kniescheibe nach außen zieht. Diese Kräfte be-

Kräftigung der hinteren Oberschenkelmuskulatur

- Befestigen Sie ein Gewicht von 2,5 Kilogramm am Fuß der verletzten Seite, und legen Sie sich mit dem Gesicht nach unten auf ein Bett, jedoch so, dass nur der Oberkörper bis zur Taille auf dem Bett liegt, die Zehen berühren den Fußboden. Heben und senken Sie das Bein langsam mit gestreckten Knien. Führen Sie jeden zweiten Tag drei Serien mit je zehn Wiederholungen durch. Wenn die Muskulatur kräftiger wird, nehmen Sie schwerere Gewichte. Diese Übung kräftigt vor allem den oberen Teil der hinteren Oberschenkelmuskulatur.
  Machen Sie die Übung auch mit dem gesunden Bein.

- Befestigen Sie ein Gewicht von 2,5 Kilogramm am Fuß der verletzten Seite. Verlagern Sie Ihr Gewicht auf das andere Bein. Beugen Sie das Knie, und heben Sie den beschwerten Fuß langsam bis zum Gesäß hoch. Senken Sie den Fuß wieder ab, und strecken Sie das Knie. Führen Sie jeden zweiten Tag drei Serien mit je zehn Wiederholungen durch. Wenn die Muskulatur kräftiger wird, verwenden Sie schwerere Gewichte. Diese Übung stärkt hauptsächlich den unteren Teil der hinteren Oberschenkelmuskulatur.
  Machen Sie die Übung auch mit dem gesunden Bein.

wirken, dass die Kniescheibe am Oberschenkelknochen reibt.

Während des Laufens treten Schmerzen und manchmal auch eine Schwellung auf. Der Schmerz konzentriert sich auf die Unterseite der Kniescheibe. Anfangs schmerzt es nur beim Bergablaufen, später tritt der Schmerz immer beim Laufen und schließlich auch bei anderen Beinbewegungen auf. Vor allem das Treppenhinabsteigen tut sehr weh.

Besonders wichtig ist es, mit dem Laufen auszusetzen, bis keine Schmerzen mehr auftreten. Um fit zu bleiben, kommen Radfahren (wenn es keine Schmerzen verursacht), Rudern und Schwimmen in Betracht. Sinnvoll sind Übungen, mit denen die vorderen und hinteren Oberschenkelmuskeln gedehnt und der mittlere Schenkelmuskel gekräftigt werden; Letzterer verläuft an der Innenseite des Oberschenkels und zieht die Kniescheibe nach innen. Einlagen, die das Fußgewölbe stützen, können in Straßen- und Sportschuhen hilfreich sein. Manchmal müssen diese Einlagen maßgefertigt werden.

Verletzungen der hinteren Oberschenkelmuskulatur

Darunter versteht man Verletzungen des zweiköpfigen Schenkelmuskels (Bizeps femoris), des Halbsehnenmuskels (Semitendinosus) und des Plattsehnenmuskels (Semimembranosus).

Die Aufgabe dieser Muskeln ist es, das Kniegelenk zu beugen, das Bein heranzuziehen und den Oberschenkel zu strecken. Sie sind schwächer als ihr Gegenspieler, der Quadrizepsmuskel, der vierköpfige Schenkelstrecker an der Vorderseite des Oberschenkels. Wenn die hinteren Oberschenkelmuskeln nicht mindestens 60 Prozent der Stärke des Quadrizepsmuskels aufweisen, entsteht ein Ungleichgewicht, und die vorderen Muskel schädigen die hinteren. Bei einer solchen Verletzung tritt meist ein starker Schmerz auf, wenn sich die hinteren Oberschenkelmuskeln plötzlich und heftig zusammenziehen.

Die Sofortbehandlung besteht aus Schonung, Eis, Druckverband und Hochlagerung. Während der Muskel heilt, sollten die Betroffenen weder laufen noch springen. Laufen auf der Stelle, Rudern und Schwimmen sind erlaubt, wenn sie keine Schmerzen verursachen. Nach Einsetzen des Heilungsprozesses können die hinteren Oberschenkelmuskeln mit Übungen gekräftigt werden, um dem erneuten Auftreten der Verletzung vorzubeugen.

Tennisellenbogen

Beim Tennisellenbogen (Epicondylitis humeri radialis) werden die Sehnen geschädigt, die das Handgelenk von der Handfläche weg bewegen. Das verursacht Schmerzen an der Außenseite des Unterarms.

Die Unterarmmuskeln, die an der Außenseite des Ellenbogens ansetzen, schmerzen, wenn dieser Muskelansatzpunkt überlastet wird. Das macht sich beim Tennis besonders beim Rückhandschlag bemerkbar. Die Kraft, mit der der Schläger auf den Ball trifft, kann die Sehnen schädigen, wenn sie über die Außenseite des Ellenbogens gleiten. Die Erkrankung wird begünstigt durch unsaubere Rückhandschläge, schwache Schulter- und Handgelenkmuskulatur, einen zu kurzen Schläger, zu harte Bespannung, Spielen mit nassen, schweren Bällen und durch Spielen von Bällen, die nicht in der Mitte des Schlägers auftreffen.

Das erste Symptom ist Schmerz während eines Rückhandschlags oder einer ähnlichen, sich häufig wiederholenden Bewegung. Er ist auf der Außenseite von Ellenbogen und Unterarm zu spüren. Spielt der Betroffene weiter, kann sich der Schmerz vom Ellenbogen bis zum Handgelenk ausdehnen und auch im Ruhezustand auftreten. Der Ellenbogen tut weh, wenn der Patient seinen Arm mit der Handfläche nach unten auf den Tisch legt und versucht, die Hand durch Beugen des Handgelenks gegen einen Widerstand zu heben.

Die Behandlung besteht darin, Eispackungen aufzulegen und jegliche Tätigkeiten zu meiden, die Schmerz verursachen. Um dennoch fit zu bleiben, können Sportarten betrieben werden, an denen das Handgelenk nicht intensiv beteiligt ist: Radfahren, Jogging, Basketball, sogar Squash, weil der Ball hier mit weniger Kraft auf den Schläger trifft als beim Tennis.

Wenn die Verletzung heilt, kann mit der Kräftigung der Muskeln begonnen werden. Grundsätzlich sollten alle Muskeln einbezogen werden, die das Handgelenk strecken oder beugen.

Lässt die Entzündung nicht nach, kann ein Kortison in die Beugesehne gespritzt werden. Aber auch dann sind Kräftigungsübungen und Änderungen der Bewegungsmuster erforderlich. Eine Orthese kann den Heilungsprozess unterstützen.

Verletzungen des Ellenbogens

Man unterscheidet zwischen Tennisellenbogen und Werferellenbogen. Beide Erkrankungen verursachen Schmerzen in verschiedenen Bereichen des Ellenbogens und Unterarms.

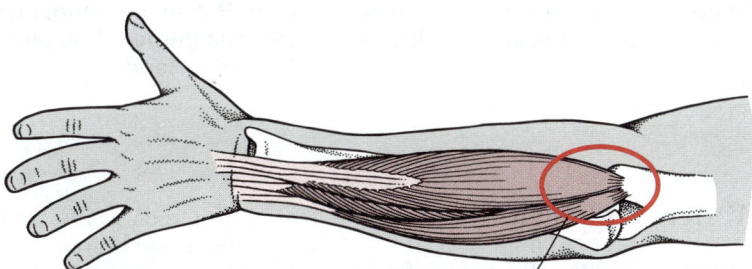

Tennisellenbogen   Schmerzender Bereich an der Außenseite des Unterarms

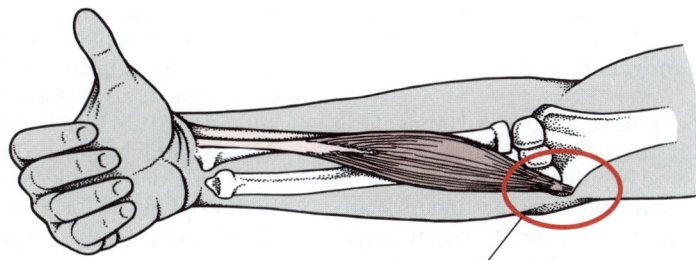

Werferellenbogen   Schmerzender Bereich an der Innenseite des Unterarms

Kräftigung der Handgelenkmuskulatur

Bei Tennisellenbogen

- Setzen Sie sich auf einen Stuhl an einen Tisch. Legen Sie den verletzten Unterarm mit der Handfläche nach unten auf den Tisch. Der Ellenbogen ist gestreckt; Handgelenk und Hand hängen über die Tischkante. Nehmen Sie ein Gewicht von 500 Gramm in die Hand. Heben und senken Sie die Hand langsam, indem Sie das Handgelenk beugen und strecken. Wiederholen Sie die Übung zehnmal. Dann ruhen Sie sich eine Minute lang aus. Führen Sie die Übung noch zwanzigmal durch, und machen Sie nach je zehn Übungen eine Pause.

  Wenn die Übung Schmerzen verursacht, brechen Sie sie sofort ab, und versuchen Sie es am nächsten Tag noch einmal. Führen Sie die Übung jeden zweiten Tag durch. Wenn Ihnen die Übung leicht fällt, erhöhen Sie das Gewicht.
- Befestigen Sie an einem Holzstab von der Dicke eines Besenstils einen Strick mit einem 500-Gramm-Gewicht. Halten Sie den Stab mit der Handfläche nach oben. Winden Sie das Gewicht herauf. Wiederholen Sie die Übung zehnmal. Wenn Sie Schmerzen haben, brechen Sie sofort ab.

  Führen Sie die Übung jeden zweiten Tag durch. Erhöhen Sie nach und nach das Gewicht, aber nicht die Anzahl der Übungen.

Bei Werferellenbogen

- Setzen Sie sich auf einen Stuhl an einen Tisch. Legen Sie den verletzten Unterarm mit der Handfläche nach oben auf den Tisch. Der Ellenbogen ist gestreckt; Handgelenk und Hand hängen über die Tischkante. Nehmen Sie ein 500-Gramm-Gewicht in die Hand. Heben und senken Sie die Hand langsam, indem Sie das Handgelenk beugen und strecken. Wiederholen Sie die Übung zehnmal. Dann ruhen Sie sich eine Minute lang aus. Führen Sie die Übung noch zwanzigmal durch, und machen Sie nach je zehn Übungen eine Pause. Wenn die Übung Schmerzen verursacht, brechen Sie sie sofort ab, und versuchen Sie es am nächsten Tag noch einmal. Wenn Ihnen die Übung leicht fällt, erhöhen Sie das Gewicht.
- Befestigen Sie an einem Holzstab von der Dicke eines Besenstils einen Strick mit einem 500-Gramm-Gewicht. Halten Sie den Stab mit der Handfläche nach unten. Winden Sie das Gewicht herauf. Wiederholen Sie die Übung zwanzigmal. Wenn Sie Schmerzen haben, brechen Sie sie ab. Erhöhen Sie nach und nach das Gewicht, aber nicht die Anzahl der Übungen.
- Nehmen Sie mehrmals täglich einen weichen Ball in die Hand, und drücken Sie ihn fest zusammen. Entspannen Sie anschließend die Hand.

Werferellenbogen

Beim Werferellenbogen (Golferellenbogen, Epicondylitis humeri ulnaris) werden die Sehnen geschädigt, die das Handgelenk zur Handfläche hin beugen. Dies verursacht Schmerzen an der Innenseite des Unterarms, die vom Ellenbogen bis ins Handgelenk ziehen.

Die Verletzung entsteht, wenn das Handgelenk mit großer Kraft in Richtung Handfläche gebeugt wird. Sie wird begünstigt durch schwache Schulter- und Handmuskulatur, besonders kraftvollen Aufschlag beim Tennis, einen angeschnittenen Aufschlag, zu schwere Schläger, zu feste Bespannung, zu kleinen Schlägergriff, Spielen mit harten, nassen Bällen, Speerwerfen und das Tragen von schweren Koffern. Wird trotz Schmerzen weiter trainiert, kann die Sehne abreißen und bluten.

Das Hauptsymptom sind Schmerzen. Sie treten auf der Innenseite von Ellenbogen und Unterarm daumenseitig auf, wenn das Handgelenk gegen einen Widerstand in Richtung Handfläche gebeugt wird oder der Betroffene einen festen Gummiball zusammendrückt. Um die Diagnose zu bestätigen, setzt sich der Patient auf einen Stuhl und legt den verletzten Arm mit der Handfläche nach oben auf den Tisch. Der Arzt hält das Handgelenk fest und fordert den Patienten auf, die Hand zu heben, indem er das Handgelenk beugt. Patienten mit Werferellenbogen verspüren dabei Schmerzen im Ellenbogen.

Betroffene sollten nichts tun, was ihnen beim Beugen des Handgelenks oder Einwärtsdrehen des Unterarms Schmerzen bereitet. Nach dem Ausheilen der Verletzung sollten Tennisspieler Handgelenk- und Schultermuskeln sowie die verletzte Muskulatur kräftigen. Eine Operation ist selten erforderlich.

Sehnenentzündung der Rotatorenmanschette

Es handelt sich dabei um eine Rissverletzung und Schwellung der Rotatorenmanschette (Impingement-Syndrom). Diese besteht aus den Muskeln und Sehnen, die den Oberarmknochen im Schultergelenk halten.

Die Sehnen der Rotatorenmanschette werden häufig bei Sportarten verletzt, bei denen der Arm immer wieder über den Kopf gehoben werden muss. Dazu gehört der Aufschlag bei Tennis- und anderen Schlagsportarten, Gewichtheben, Rücken-, Delphin- und Kraulschwimmen. Wird der Arm häufig über den Kopf gehoben, reibt der obere Teil des Oberarmknochens an einem Teil des Schultergelenks und dessen Sehnen. Dadurch können einzelne Fasern reißen. Wird die Bewegung trotz der Schmerzen fortgeführt, kann die Sehne reißen oder ein Stück aus dem Knochen herausbrechen.

Das Hauptsymptom sind Schmerzen in der Schulter. Anfangs treten sie nur auf, wenn der Arm über den Kopf gehoben und kraftvoll nach vorne geführt wird. Später können die Schmerzen sogar beim Händeschütteln auftreten. Etwas vom Körper wegzuschieben, löst meistens Schmerzen aus; etwas heranzuziehen, nicht.

Die Diagnose wird gestellt, wenn bestimmte Bewegungen, vor allem das Heben des Armes über die Schulter, Schmerzen verursachen. Eine Kernspintomographie ist für diese Erkrankung die beste Absicherung der Diagnose.

Die Behandlung besteht darin, die verletzten Sehnen zu schonen und die Schulter zu kräftigen. Übungen, bei denen etwas vom Körper weggeschoben oder die Ellenbogen über die Schulter gehoben werden müssen, sollten vermieden werden. Übungen an einer Kraftmaschine, mit

Kräftigung der Schultermuskulatur

Theraband-Übung
Binden Sie ein Theraband in Hüfthöhe an eine Türklinke. Stellen Sie sich mit dem Gesicht zur Tür. Beginnen Sie mit rechts. Der Arm liegt am Körper, der Unterarm ist angewinkelt. Ziehen Sie das Band zehnmal gerade nach hinten. Drehen Sie sich um 90° im Uhrzeigersinn. Führen Sie den gestreckten Arm zehnmal in Schulterhöhe von der Brust weg nach außen. Dann drehen Sie sich mit dem Band in der Hand erneut um 90°, sodass Sie jetzt mit dem Rücken zur Tür stehen. Heben Sie den Arm vor den Körper, wobei der Unterarm angewinkelt bleibt; er liegt vor der Brust. Ziehen Sie das Band zehnmal nach vorne und oben. Dann drehen Sie erneut um 90°. Nehmen Sie das Band so in die rechte Hand, dass es nicht um Ihren Körper gewickelt ist. Halten Sie nun den Arm eng am Körper; der Unterarm ist wieder angewinkelt. Ziehen Sie das Band zehnmal quer vor dem Körper nach links. Die ganze Abfolge wiederholen Sie dreimal. Wenn Sie die Übung mit dem linken Arm machen, drehen Sie sich gegen den Uhrzeigersinn. Diese Übung stärkt die Rotatorenmanschette und erleichtert das Arbeiten über Kopf.

denen der Latissimusmuskel in Rücken und Schultern gestärkt wird, können fortgeführt werden, wenn sie keine Schmerzen verursachen.

Ist die Sehne komplett abgerissen oder heilt die Verletzung nicht innerhalb eines Jahres, kann eine Operation erforderlich werden. Dabei wird überschüssiger Knochen aus der Schulter entfernt, damit die Rotatorenmanschette mehr Platz hat, und die Manschette wird in ihrer Funktion wiederhergestellt.

KAPITEL 76

Nervensystem

Das Nervensystem besteht aus dem Gehirn, dem Rückenmark und den Nerven, die den Körper durchziehen. Zwei Teile lassen sich unterscheiden: das zentrale und das periphere Nervensystem. Das zentrale Nervensystem umfasst das Gehirn und das Rückenmark. Das periphere Nervensystem ist ein Netzwerk von Nerven, die Gehirn und Rückenmark mit dem übrigen Körper verbinden.

Das Grundelement des Nervensystems ist die Nervenzelle (Neuron). Neuronen bestehen aus einem großen Zellkörper und Nervenfasern – einem lang gestreckten Ausläufer (Axon), um Impulse weiterzuleiten, und gewöhnlich zahlreichen kurzen Fortsätzen (Dendriten), um Impulse zu empfangen. Normalerweise leiten die Nerven elektrische Impulse in eine Richtung weiter – von dem impulssendenden Axon der einen Nervenzelle zu den impulsempfangenden Dendriten der nächsten Nervenzelle. An den Kontaktstellen zwischen den Nervenzellen (Synapsen) setzen die Axone chemische Botenstoffe, so genannte Neurotransmitter, frei. Diese Neurotransmitter veranlassen die Rezeptoren auf den Dendriten der Nachbarzelle, ihrerseits ein neues elektrisches Signal auszulösen. Verschiedene Nerventypen verwenden verschiedene Neurotransmitter, um Impulse über Synapsen weiterzuleiten.

Das Nervensystem ist ein außerordentlich komplexes Kommunikationssystem, das große Mengen an Information versenden und empfangen kann. Dieses System ist jedoch anfällig für Erkrankungen und Verletzungen. Beispielsweise können Nerven degenerieren, was zur Alzheimer- oder Parkinson-Krankheit führen kann. Bakterien und Viren können Gehirn und Rückenmark infizieren und damit eine Entzündung von Gehirn (Enzephalitis) und Hirnhäuten (Meningitis) auslösen. Eine Unterbrechung der Blutversorgung des Gehirns kann einen Schlaganfall hervorrufen. Verletzungen und Tumoren können die Struktur von Gehirn und Rückenmark schädigen.

Gehirn

Das Gehirn ist der Sitz des Denkvermögens und das Kontrollzentrum des Körpers. Alle Gedanken, Überzeugungen, Erinnerungen, Verhaltensweisen und Stimmungen entspringen ihm. Es koordiniert die Fähigkeit, sich zu bewegen, zu fühlen, zu riechen, zu hören und zu sehen. Es ermöglicht, Wörter zu bilden, Zahlen zu begreifen und mit ihnen umzugehen, Musik zu komponieren und zu mögen, geometrische Formen zu erkennen und zu verstehen sowie mit anderen Wesen zu kommunizieren. Sogar vorausplanen und fantasieren kann das Gehirn.

Das Gehirn prüft alle Reize, ob sie von inneren Organen, der Körperoberfläche, Augen, Ohren, Nase oder Mund stammen. Es reagiert auf diese Reize, indem es die Körperstellung, die Bewegung der Gliedmaßen und die Geschwindigkeit, mit der die inneren Organe arbeiten, anpasst. Außerdem kann das Gehirn den Bewusstseinszustand und das Aufmerksamkeitsniveau verändern.

Kein Computer kann es bisher auch nur annähernd mit den Fähigkeiten des menschlichen Gehirns aufnehmen. Diese Ausgereiftheit hat allerdings ihren Preis. Das Gehirn muss fortlaufend mit Nährstoffen versorgt werden, es braucht ständig sehr viel Blut und Sauerstoff – etwa 20 Prozent des Blutstroms vom Herzen. Versiegt die Blutzufuhr länger als etwa zehn Sekunden, kann dies zur Bewusstlosigkeit führen (Ohnmacht, Synkope). Sauerstoffmangel, ein ungewöhnlich niedriger Blutzuckerspiegel und giftige Stoffe können innerhalb von Sekunden eine Fehlfunktion des Gehirns auslösen. Das Gehirn wird jedoch durch Abwehrmechanismen geschützt, die solche Probleme in der Regel verhindern. Wenn beispielsweise die Durchblutung des Gehirns nachlässt, signalisiert das Gehirn dem Herzen sofort, schneller und kräftiger zu schlagen und somit die Pumpleistung zu erhöhen. Sinkt der Blutzuckerspiegel zu stark ab, weist das Gehirn die Nebennieren an, Adrenalin auszuschütten, das die Leber veranlasst, gespeicherten Zucker freizusetzen.

Trotz seines hohen Sauerstoff- und Nährstoffbedarfs ist das Gehirn vom Blutstrom durch eine dünne Barriere, die so genannte Blut-Hirn-Schranke, getrennt. Anders als im größten Teil des Körpers sind die Zellen, die die Kapillarwände bilden, fest versiegelt und bilden die Blut-Hirn-Schranke. (Kapillaren sind die kleinsten Blutgefäße des Körpers; in ihnen findet der Austausch von Sauerstoff und Nährstoffen zwischen

Blut und Gewebe statt.) Die Blut-Hirn-Schranke beschränkt die Arten von Substanzen, die ins Gehirn gelangen können und schützt die Hirnzellen damit vor potenziell giftigen Stoffen. So können Penizillin, viele Chemotherapeutika und die meisten Eiweiße nicht in nennenswerter Menge ins Gehirn vordringen. Andererseits können Alkohol, Koffein, Nikotin und Antidepressiva problemlos ins Gehirn gelangen. Einige Substanzen, die das Gehirn braucht, wie Zucker und Aminosäuren, erreichen das Gehirn nicht ohne weiteres. Die Blut-Hirn-Schranke verfügt jedoch über Transportsysteme, mit deren Hilfe Substanzen, die das Gehirn benötigt, dennoch ins Hirngewebe geschafft werden.

Die Aktivität des Gehirns resultiert aus elektrischen Impulsen, die von Nervenzellen erzeugt werden, welche Information verarbeiten und speichern. Die Impulse wandern innerhalb des Gehirns die Nervenfasern entlang. Wie hoch die Gehirnaktivität ist, von welcher Art sie ist und wo im Gehirn sie ausgelöst wird, hängt vom Bewusstseinszustand und der Handlung ab, die die Person gerade durchführt.

Anatomisch besteht das Gehirn aus drei Hauptteilen: Großhirn, Hirnstamm und Kleinhirn.

Das **Großhirn** (Cerebrum) besteht aus dichten, gewundenen Gewebemassen. Die äußere Schicht ist die Großhirnrinde (Cortex cerebri, graue Substanz). Bei Erwachsenen enthält sie den größten Teil der Nervenzellen im Nervensystem. Unter der Großhirnrinde liegt die weiße Substanz, die hauptsächlich aus Nervenfasern besteht, welche die Nervenzellen in der Rinde mit anderen Teilen des Nervensystems verbinden.

Das Großhirn ist in zwei Hälften geteilt – die linke und die rechte Großhirnhälfte. Die beiden Hälften (Hemisphären) sind in der Mitte durch Nervenfasern verbunden, den so genannten Balken (Corpus callosum). Das Großhirn wird weiter in vier Lappen unterteilt: Stirnlappen (Frontallappen), Scheitellappen (Parietallappen), Hinterhauptlappen (Okzipitallappen) und Schläfenlappen (Temporallappen).

Die Stirnlappen setzen viele willkürliche Handlungen in Gang, vom Fixieren eines Objekts über das Überqueren einer Straße bis zur Entspannung der Harnblase zum Wasserlassen. Die Stirnlappen kontrollieren erlerntes motorisches Verhalten, wie Schreiben, ein Musikinstrument spielen und Schnürsenkel binden. Darüber hinaus kontrollieren sie komplexe intellektuelle Prozesse, wie Sprache, Denken, Konzentration, Problemlösen und Vorausplanen. Sie kontrollieren außerdem den Gesichtsausdruck (Mimik) sowie Hand- und Armbewegungen und koordinieren Gesten mit Stimmungen und Gefühlen. Bestimmte Areale in den Stirnlappen kontrollieren bestimmte Bewegungen, in der Regel auf der gegenüber liegenden (kontralateralen) Körperseite. Bei den meisten Menschen ist die Sprachkontrolle überwiegend im linken Frontallappen beheimatet.

Die Scheitellappen werten Sinneswahrnehmungen aus und kontrollieren die Körperbewegung. Sie verknüpfen Sinneseindrücke von Form, Textur und Gewicht zu allgemeinen Wahrnehmungen. Die Scheitellappen beeinflussen mathematische und sprachliche Fähigkeiten, die in spezifischer Weise von benachbarten Arealen der Schläfenlappen kontrolliert werden. Die Scheitellappen speichern zudem räumliche Erinnerungen, die eine Orientierung im Raum (wissen, wo man sich befindet) und eine Richtungsorientierung (wissen, wohin man geht) erlauben. Die Scheitellappen verarbeiten zudem Informationen, die es ermöglichen, sich der Lage und Stellung seiner Körperteile bewusst zu sein.

Die Hinterhauptlappen verarbeiten und deuten die mit den Augen aufgenommenen Eindrücke, sodass Menschen visuelle Erinnerungen bilden können, und sie verknüpfen visuelle Wahrnehmung mit der räumlichen Information, die die benachbarten Scheitellappen liefern.

Die Schläfenlappen erzeugen Erinnerungen und Gefühle. Sie speichern unmittelbare Ereignisse als Kurzzeit- und Langzeiterinnerungen. Sie verstehen auch Klänge und Bilder und ermöglichen so, Menschen und Dinge wiederzuerkennen sowie Gehörtes und Gesprochenes miteinander zu verknüpfen.

An der Basis des Großhirns gibt es Ansammlungen von Nervenzellen mit speziellen Namen: Basalganglien, Thalamus und Hypothalamus. Die Basalganglien wirken daran mit, dass Bewegungen flüssig und geschmeidig sind; der Thalamus organisiert ganz allgemein die Übertragung von Sinneswahrnehmungen zu und von der höchsten Stufe des Gehirns und vermittelt ein allgemeines Bewusstsein für Empfindungen wie Schmerz, Druck und Temperatur. Der Hypothalamus koordiniert einige der mehr automatisch ablaufenden Körperfunktionen, wie Schlaf- und Wachzustand, Körpertemperatur, Appetit und Regulation des Wasserhaushalts.

Ein System von Nervenfasern, das so genannte limbische System, verbindet den Hypothalamus mit anderen Bereichen von Stirn- und Scheitellappen, die Hippocampus (Ammonshorn) und Amygdala (Mandelkern) umfassen. Das limbische System kontrolliert das Erleben und Ausdrücken von Gefühlen sowie automatische Kör-

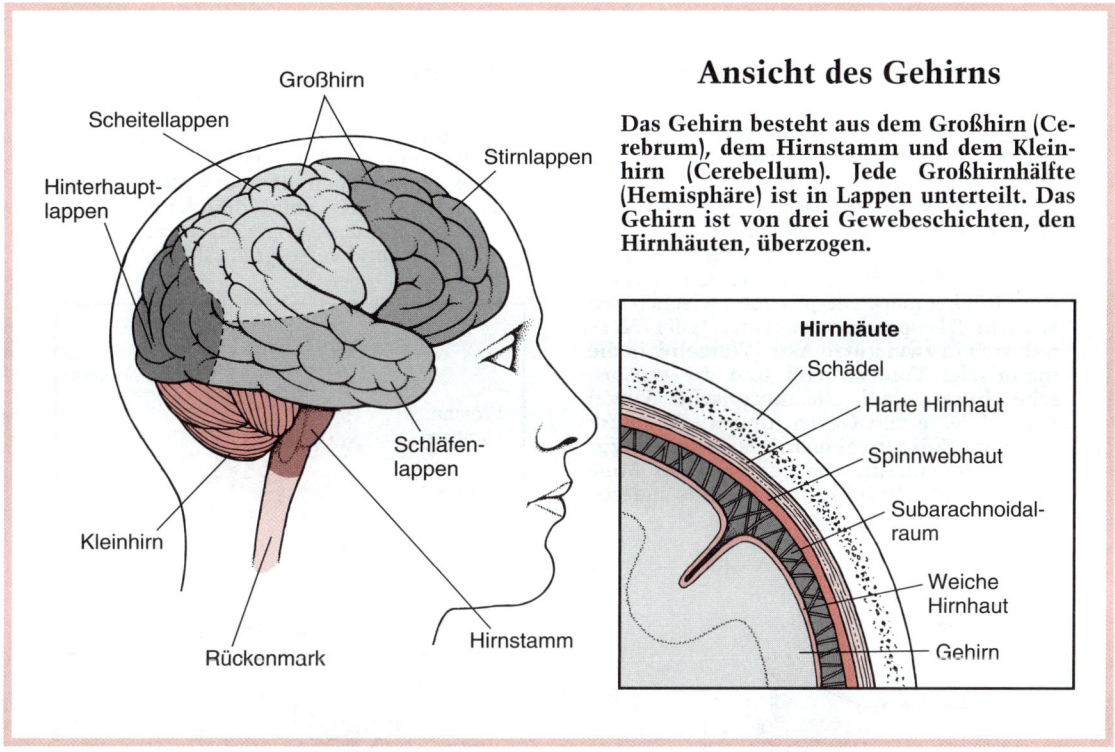

Ansicht des Gehirns

Das Gehirn besteht aus dem Großhirn (Cerebrum), dem Hirnstamm und dem Kleinhirn (Cerebellum). Jede Großhirnhälfte (Hemisphäre) ist in Lappen unterteilt. Das Gehirn ist von drei Gewebeschichten, den Hirnhäuten, überzogen.

Großhirn

Scheitellappen

Stirnlappen

Hinterhaupt-lappen

Schläfen-lappen

Kleinhirn

Hirnstamm

Rückenmark

Hirnhäute

Schädel

Harte Hirnhaut

Spinnwebhaut

Subarachnoidal-raum

Weiche Hirnhaut

Gehirn

perfunktionen. Dadurch, dass das limbische System Emotionen, wie Angst, Wut, Freude und Trauer, schafft, hilft es Menschen, mit anderen zu kommunizieren und physische wie psychische Belastungen zu bewältigen. Der Hippocampus ist auch an Bildung und Abruf von Gedächtnisinhalten beteiligt. Dank des limbischen Systems sind emotional gefärbte Erinnerungen leichter abzurufen als solche ohne emotionale Färbung.

Der **Hirnstamm** verbindet das Großhirn mit dem Rückenmark. Ein System von Nervenzellen und -fasern (das so genannte aufsteigende retikuläre aktivierende System), das tief im oberen Teil des Hirnstamms liegt, kontrolliert das Niveau von Bewusstsein und Aufmerksamkeit. Darüber hinaus reguliert der Hirnstamm automatisch lebenswichtige Körperfunktionen, wie Atmung, Schlucken, Blutdruck und Herzschlag; zudem ist er an der Anpassung der Körperhaltung beteiligt. Bei schweren Verletzungen des Hirnstamms geht das Bewusstsein verloren, und die automatischen Funktionen versagen, was binnen kurzer Zeit zum Tod führt.

Das **Kleinhirn** (Cerebellum) liegt unterhalb des Großhirns, genau über dem Hirnstamm, und koordiniert die Körperbewegungen. Mithilfe von Informationen aus dem Großhirn und den Basalganglien über die Position der Gliedmaßen unterstützt es den Körper dabei, sich geschmeidig und exakt zu bewegen, indem es Muskelspannung und -haltung ständig anpasst. Das Kleinhirn steht mit den so genannten Nuclei vestibulares im Hirnstamm in Wechselwirkung, die mit den Gleichgewichtsorganen (Bogengängen) im Innenohr verbunden sind. Gemeinsam vermitteln diese Strukturen den Gleichgewichtssinn. Das Kleinhirn speichert auch Erinnerungen an eingeübte motorischen Tätigkeiten und ermöglicht rasante und hoch koordinierte Bewegungen, wie die Pirouette einer Balletttänzerin.

Sowohl das Gehirn als auch das Rückenmark sind von drei Hirnhäuten (Meningen) eingehüllt. Die dünne innerste Schicht, die Gehirn und Rückenmark anliegt, gehört zur weichen Hirnhaut (Pia mater). Die feine Spinnwebhaut (Arachnoidea) ist die mittlere Schicht. Der Raum zwischen Spinnenhaut und weicher Hirnhaut (Subarachnoidalraum) dient als Kanal für die Gehirn-Rückenmark-Flüssigkeit (Liquor cerebrospinalis), welche an der Oberfläche des Gehirns zwischen den Hirnhäuten zirkuliert, die inneren Hohlräume zwischen den Gehirnkammern (Ventrikeln) füllt und bis in das Rückenmark hinunterreicht.

Aufbau des Rückgrats

Das Rückgrat besteht aus der Säule der Wirbelknochen. Die Wirbel schützen das Rückenmark, einen lang gezogenen, empfindlichen Strang, der im Innern der Wirbelsäule, dem Wirbelkanal, verläuft. Zwischen den Wirbeln liegen die Bandscheiben – Knorpelscheiben, die wie Puffer zwischen den Wirbeln wirken. Dem Rückenmark entspringen zwischen den Wirbeln 31 Spinalnervenpaare. Jeder Nerv teilt sich in zwei kurze Äste (Wurzeln): in die motorische Vorderwurzel und die sensorische Hinterwurzel. Die motorische Wurzel leitet Befehle von Gehirn und Rückenmark in andere Körperregionen, insbesondere zur Skelettmuskulatur. Die sensorischen Muskeln übermitteln Informationen aus anderen Körperregionen ans Gehirn.

Das Rückenmark endet zwar nach etwa drei Vierteln der Wirbelsäule, ein Nervenbündel läuft jedoch über das Rückenmark hinaus. Dieses Nervenfaserbündel heißt Cauda equina, Pferdeschwanz, da es einem solchen ähnelt, und versorgt die Beine.

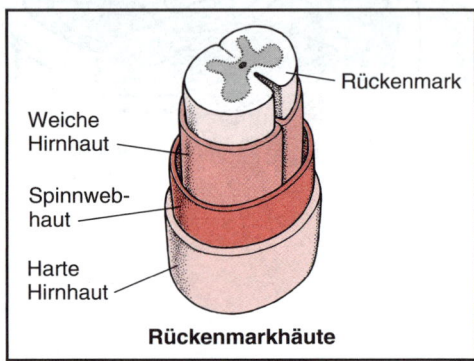

Rückenmark

Weiche Hirnhaut

Spinnwebhaut

Harte Hirnhaut

Rückenmarkhäute

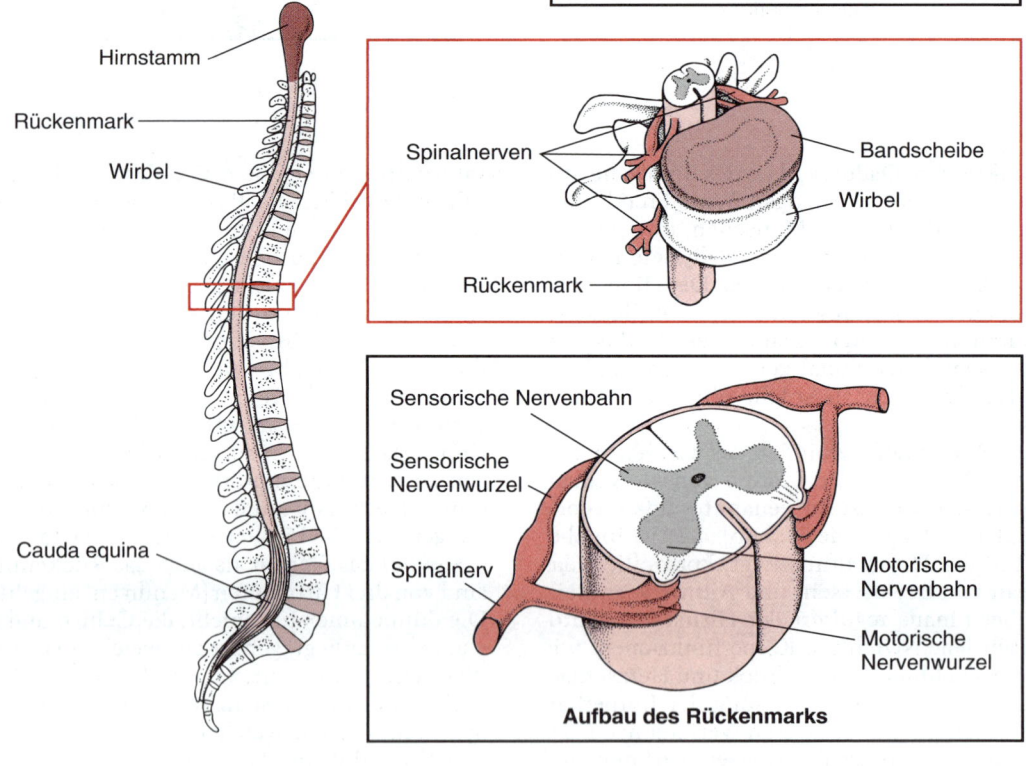

Hirnstamm

Rückenmark

Wirbel

Cauda equina

Spinalnerven

Bandscheibe

Wirbel

Rückenmark

Sensorische Nervenbahn

Sensorische Nervenwurzel

Spinalnerv

Motorische Nervenbahn

Motorische Nervenwurzel

Aufbau des Rückenmarks

Sie polstert das Gehirn gegen plötzliche Erschütterungen und geringfügige Verletzungen ab. Die lederartige harte Hirnhaut (Dura mater) ist die äußerste und widerstandsfähigste Schicht. Gehirn und Hirnhäute liegen gut geschützt in einer robusten knochigen Schale, dem Schädel.

Rückenmark

Das Rückenmark – eine lange, zarte röhrenartige Struktur, die am Ende des Hirnstamms beginnt und fast bis zum Ende der Wirbelsäule reicht – überträgt sowohl Nachrichten vom Gehirn zu den übrigen Körperteilen als auch in die umgekehrte Richtung. Es ist das Zentrum für Reflexe, wie den Kniesehnenreflex ▲. Wie das Gehirn ist das Rückenmark von drei Hirnhäuten geschützt. Rückenmark und Hirnhäute verlaufen im Rückenmarkkanal, der seinerseits in der Mitte der Wirbelsäule verläuft. Bei den meisten Erwachsenen besteht die Wirbelsäule aus 26 einzelnen Knochen, den Wirbeln. So wie das Gehirn von den Schädelknochen geschützt wird, schützen die Wirbel das Rückenmark. Die einzelnen Wirbel sind durch Knorpelscheiben (Bandscheiben) getrennt, die als Puffer fungieren und die Kräfte dämpfen, die z. B. beim Gehen und Springen auf die Wirbelsäule einwirken.

Wie das Gehirn setzt sich das Rückenmark aus grauer und weißer Substanz zusammen. Das schmetterlingsförmige Zentrum des Rückenmarks besteht aus grauer Substanz. Die vorderen »Flügel« (Vorderhörner) enthalten die motorischen Nerven, die Signale von Gehirn und Rückenmark an die Muskulatur übermitteln und so Bewegungen auslösen. Die Hinterhörner enthalten sensorische Nerven, die sensorische Information aus der Peripherie des Körpers über das Rückenmark ins Gehirn weiterleiten. Die umgebende weiße Substanz enthält Nervenstränge, die aus der Körperperipherie Informationen ins Gehirn übermitteln (aufsteigende Bahnen), und solche, die Impulse aus dem Gehirn an die Muskeln weiterleiten (absteigende Bahnen).

Peripheres Nervensystem

Das periphere Nervensystem besteht aus mehr als 100 Milliarden Zellen, die den Körper wie Kabel durchziehen und Verbindungen zum Gehirn, zu Körperteilen und oft auch zueinander herstellen. Es besteht aus Bündeln von einzelnen Nervenfasern, die je nach ihrem Durchmesser Signale unterschiedlich schnell weiterleiten.

Aufbau einer Nervenzelle

Eine Nervenzelle (Neuron) besteht aus einem großen Zellkörper und einer ausgedehnten Verlängerung (Axon), über die Impulse ausgesendet werden. Zudem haben Neuronen in der Regel zahlreiche Zweige (Dendriten), mit denen sie Impulse empfangen. Jeder lange Axon ist im Gehirn und im Rückenmark von Oligodendrozyten umgeben, im peripheren Nervensystem von Schwannschen Zellen. Die Membranen dieser Zellen bestehen aus einer Fett-Eiweiß-Verbindung, dem Myelin. Die Membranen sind fest um den Axon gewickelt und bilden eine vielschichtige Hülle. Diese Myelinscheide funktioniert ähnlich wie die Isolierung eines elektrischen Kabels. In myelinisierten Nerven wandern elektrische Impulse viel schneller als in unmyelinisierten Fasern. Ist diese Isolierschicht unterbrochen oder defekt, wird die Signalfortleitung im Nerv langsamer oder völlig unterbrochen.

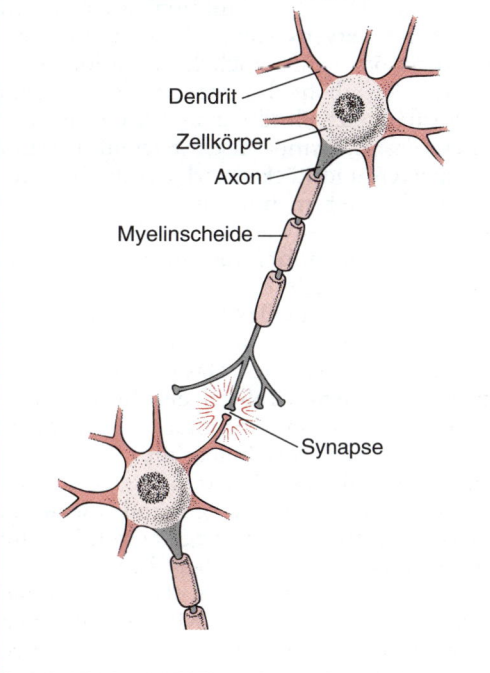

Dendrit
Zellkörper
Axon
Myelinscheide
Synapse

Das periphere Nervensystem setzt sich aus zwei Teilen zusammen: dem somatischen Nervensystem und dem vegetativen oder autonomen Nervensystem. Das somatische Nervensystem besteht aus Nerven, die Gehirn und Rückenmark

▲ siehe Abbildung Seite 425

mit bewusst steuerbaren Muskeln (Skelettmuskulatur) und mit Sinneszellen in der Haut verbinden. (Solche Sinneszellen sind spezialisierte Nervenendigungen, die Information im Körper und um ihn herum wahrnehmen.)

Das vegetative Nervensystem verbindet den Hirnstamm und das Rückenmark mit den inneren Organen und reguliert Körpervorgänge, die nicht bewusst wahrgenommen werden, z. B. Herzschlag, Blutdruck und Atmung, die Säureproduktion im Magen und die Geschwindigkeit, mit der die Nahrung den Verdauungstrakt passiert. Das vegetative Nervensystem setzt sich aus zwei Teilen zusammen, dem sympathischen und parasympathischen Nervensystem. Diese beiden Teile arbeiten zusammen, wobei das eine System in der Regel die Aktivität innerer Organe fördert, während das andere sie dämpft. Die Hauptfunktion des sympathischen Nervensystems besteht darin, den Körper auf Belastung und Notfallsituationen einzustellen – auf Kampf oder Flucht. Die Hauptfunktion des parasympathischen Nervensystems besteht hingegen darin, den Körper auf alltägliche Situationen einzustellen. So erhöht das sympathische System z. B. Pulsfrequenz, Blutdruck und Atemfrequenz, während das parasympathische System sie senkt.

Hirnnerven und **Rückenmarknerven**: Die Nerven, die das Gehirn mit Augen, Ohren, Nase und Rachenraum sowie anderen Bereichen von Kopf, Hals und Rumpf verbinden, werden als Hirnnerven bezeichnet; es gibt davon zwölf Paare ▲. Nerven, die das Rückenmark mit anderen Körperregionen verbinden, werden als Spinalnerven bezeichnet. Das Gehirn kommuniziert mit einem Großteil des Körpers über Spinalnerven. Es gibt 31 Spinalnervenpaare, die in regelmäßigen Abständen die Wirbelsäule entlang angeordnet sind. ■ Mehrere Hirnnerven und die meisten Spinalnerven sind sowohl am somatischen als auch am vegetativen Teil des peripheren Nervensystems beteiligt.

Die Spinalnerven verlassen das Rückenmark durch Lücken zwischen den Wirbeln. Jeder Nerv tritt in Form zweier kurzer Äste, den Spinalnervenwurzeln, aus dem Rückenmark aus: eine Wurzel vorn, die andere hinten. Vorn treten die motorischen Nerven aus; sie übermitteln Befehle aus Gehirn und Rückenmark an andere Körperregionen, insbesondere an die Skelettmuskulatur. Hinten treten die sensorischen Nerven aus; sie leiten sensorische Informationen (über

Körperhaltung, Licht, Druck, Temperatur und Schmerz) aus anderen Körperregionen ans Gehirn weiter. Jeder sensorische Nerv übermittelt Information aus einem bestimmten Körperbereich, einem so genannten Dermatom ★.

Nach Verlassen des Rückenmarks bilden einige Spinalnerven Netzwerke miteinander verwobener Nerven (Plexus) ●. In einem solchen Plexus werden die Nervenfasern von verschiedenen Spinalnerven sortiert und neu zusammengefasst, sodass alle Nervenfasern, die aus einem bestimmten Körperbereich kommen oder dorthin ziehen, in einem einzige Nerv gebündelt sind.

Alterserscheinungen

Gehirn: Wenn Kinder erwachsen und Erwachsene älter werden, verändert sich normalerweise auch ihre Gehirnfunktion. Während der Kindheit nimmt die Fähigkeit, zu denken und Schlüsse zu ziehen, ständig zu; so ist das Kind in der Lage, zunehmend komplexere Fähigkeiten zu erlernen. Den größten Teil des Erwachsenenlebens bleibt die Gehirnfunktion relativ stabil. Nach einem bestimmten Alter, das von Individuum zu Individuum schwankt, nimmt die Gehirnfunktion ab. Unterschiedliche Aspekte der Gehirnfunktion sind zu unterschiedlichen Zeiten verschieden betroffen. Das Kurzzeitgedächtnis und die Fähigkeit, Neues zu lernen, trifft es in der Regel relativ früh. Die sprachlichen Fähigkeiten, einschließlich des Wortschatzes und des Wortgebrauchs, können um das Alter von 70 Jahre herum zurückgehen. Die intellektuelle Leistungsfähigkeit – die Fähigkeit, Informationen unabhängig von der Geschwindigkeit zu verarbeiten – bleibt gewöhnlich bis etwa 80 Jahre erhalten, solange keine neurologischen Störungen auftreten. Die Reaktionsgeschwindigkeit kann sinken, und die Zeit zum Durchführen bestimmter Aufgaben kann sich erhöhen, weil das Gehirn Nervenimpulse langsamer verarbeitet. Die Auswirkungen des Alters auf die Gehirnfunktion lassen sich jedoch unter Umständen nur schwer von den Effekten verschiedener Störungen trennen, unter denen ältere Menschen häufig leiden. Dazu gehören Depressionen, Schlaganfall, Schilddrüsenunterfunktion und degenerative Hirnerkrankungen wie Alzheimer.

Im Alter nimmt die Zahl der Nervenzellen im Gehirn gewöhnlich ab, wenn auch die Verlustzahlen individuell sehr unterschiedlich und vom Gesundheitszustand des Einzelnen abhängig sind. Wenn die Zahl der Nervenzellen ab-

▲ siehe Seite 576   ■ siehe Seite 546

★ siehe Seite 549   ● siehe Seite 568

nimmt, werden zwischen den verbliebenen Nervenzellen neue Verbindungen geknüpft, was den Verlust zumindest teilweise kompensieren kann. Überdies verfügt das Gehirn über mehr Zellen, als es braucht, um normal zu funktionieren (Redundanz). Diese Redundanz könnte ebenfalls dazu beitragen, einen krankheits- oder altersbedingten Verlust an Nervenzellen auszugleichen. Und schließlich bilden sich möglicherweise in einigen Gehirnregionen selbst in hohem Alter noch neue Nervenzellen.

Im Alter kann sich die Hirndurchblutung um durchschnittlich 20 Prozent verringern. Dieser Verlust ist größer bei Menschen mit einer Arteriosklerose der Hirnarterien, wie sie mit starkem Rauchen, hohem Cholesterinspiegel, Diabetes und hohem Blutdruck einhergeht. Diese verringerte Durchblutung kann dazu führen, dass Nervenzellen im Gehirn absterben und die Gehirnfunktion verfrüht zurückgeht.

Rückenmark: Im Alter können die Wirbelknochen zu wuchern beginnen und auf das Rückenmark drücken. Infolgedessen nimmt die Zahl der Axone im Rückenmark ab, was zu einem leichten Rückgang der sensorischen Empfindlichkeit führt.

Periphere Nerven: Im Alter leiten die peripheren Nerven Signale unter Umständen langsamer weiter. Gewöhnlich ist dieser Effekt so gering, dass man keine Funktionsveränderung bemerkt. Das periphere Nervensystem reagiert auch weniger prompt auf Verletzungen. Wenn bei jüngeren Menschen der Axon eines peripheren Nervs verletzt wird, kann sich der Nerv, wenn der Zellkörper intakt geblieben ist, selbst regenerieren. Diese Selbstreparatur erfolgt bei älteren Menschen langsamer und unvollständiger als bei jüngeren, was ältere Menschen anfälliger für Krankheiten und Verletzungen machen kann.

KAPITEL 77

Neurologische Untersuchungen und Testmethoden

Eine Untersuchung des Nervensystems kann Krankheiten des Gehirns, der Nerven, der Muskeln und der Wirbelsäule aufdecken. Die beiden wichtigsten Komponenten einer neurologischen Untersuchung sind die gesundheitliche Vorgeschichte und die körperliche Untersuchung (einschließlich einer Beurteilung der geistigen Verfassung).

Im Gegensatz zu einer psychiatrischen Begutachtung, bei der das Verhalten einer Person geprüft wird, gehört zu einer neurologischen Untersuchung unbedingt die *körperliche* Untersuchung. Dennoch gibt ein auffälliges Verhalten oftmals Aufschluss über den physischen Zustand des Gehirns.

Gesundheitliche Vorgeschichte

Um die gesundheitliche Vorgeschichte (Anamnese) zu eruieren, fragt der Arzt nach den derzeitigen Symptomen, wann genau und wie oft sie auftreten, wie schwerwiegend sie sind, wie lange sie anhalten und ob die betroffene Person noch in der Lage ist, ihren täglichen Verrichtungen nachzukommen.

Der Betroffene sollte den Arzt darüber hinaus über andauernde und frühere Erkrankungen und Operationen, schwere Krankheiten bei nahen Verwandten, Allergien und die derzeit eingenommenen Medikamente in Kenntnis setzen. Weiterhin fragt der Arzt möglicherweise nach Schwierigkeiten am Arbeitsplatz, in der Familie sowie dem Verlust von Angehörigen und Freunden, da sich solche Umstände auf die Gesundheit und die Selbstheilungskräfte des Körpers auswirken können.

Körperliche Untersuchung

Wird eine körperliche Untersuchung im Rahmen einer neurologischen Fragestellung durchgeführt, so begutachtet der Arzt meist sämtliche Organsysteme, konzentriert sich dabei aber auf das Nervensystem. Zu den neurologischen Aspekten gehört die Beurteilung der geistigen Verfassung; zudem werden die Hirnnerven, die motorischen und die sensorischen Nerven sowie die Reflexe geprüft, aber auch Koordination, Haltung und Gang, die Funktion des vegetativen Nervensystems und die Durchblutung des Gehirns.

Geistige Verfassung: Der Arzt beurteilt Aufmerksamkeit, zeitliche, räumliche und personenbezogene Orientierung, Gedächtnis und andere geistige Fähigkeiten einer Person, wie abstraktes Denken, das Befolgen von Anweisungen, Sprachgebrauch und das Lösen mathematischer Aufgaben. Die Beurteilung besteht aus einer Reihe von Fragen und Aufgaben, wie Objekte benennen, kurze Listen wiedergeben, Sätze schreiben und Formen kopieren. Die Antworten des Betroffenen werden aufgezeichnet und auf Richtigkeit überprüft. Auch die Stimmung wird beurteilt.

Hirnnerven: Der Arzt prüft die Funktion der zwölf Hirnnerven, die direkt mit dem Gehirn in Verbindung stehen ▲. Wie viele Nerven getestet werden, hängt davon ab, welche Störung vermutet wird. So wird der Hirnnerv I (Geruchsnerv) gewöhnlich nicht untersucht, wenn der Arzt eine Muskelstörung vermutet, wohl aber nach einer Kopfverletzung. Ein Hirnnerv kann infolge einer Verletzung, eines Tumors und einer Infektion an jeder beliebigen Stelle beschädigt sein; die genaue Position der Schädigung muss man herausfinden.

Motorische und sensorische Nerven: Motorische Nerven aktivieren die Skelettmuskulatur, z.B. die Beinmuskeln. Schäden an einem motorischen Nerv können in dem Muskel, den der Nerv steuert, zu Schwäche und Lähmungen führen. Fehlt dem Muskel die Anregung durch einen peripheren Nerv, schrumpft er. Der Arzt schaut nach Zeichen für einen solchen Muskelschwund und prüft dann die Stärke der einzelnen Muskeln, indem er den Patienten bittet, gegen einen Widerstand zu drücken oder zu ziehen.

Sensorische Nerven leiten z. B. Informationen über Druck, Schmerz, Wärme, Kälte, Erschütterungen, die Lage der Körperteile und die Form von Gegenständen an das Gehirn weiter. Ungewöhnliche Empfindungen und eine verminderte Wahrnehmung können auf eine Schädigung eines sensorischen Nervs hinweisen. Der Arzt kann die Lage der Schädigung im Rücken-

mark ausmachen, indem er die sensorischen Nerven untersucht. Sensorische Nerven übermitteln Information von bestimmten Bereichen auf der Körperoberfläche, den Dermatomen ■, auf ein bestimmtes Niveau im Rückenmark. Daher weist ein Empfindungsverlust in Bereichen der Körperoberfläche, die von einem bestimmten Niveau des Rückenmarks und den darunter liegenden Niveaus versorgt wird, auf eine Schädigung des Rückenmarks in dieser Höhe hin.

Bei der Untersuchung wird getestet, ob Gefühl und Wahrnehmung an der Körperoberfläche beeinträchtigt sind. Meist konzentriert sich der Arzt dabei auf ein Gebiet, in dem der Patient über Taubheit, Kribbeln oder Schmerzen klagt, und benutzt erst eine Nadel und dann einen stumpfen Gegenstand wie ein Bleistiftende, um festzustellen, ob der Betroffene zwischen spitzen und stumpfen Reizen unterscheiden kann. Die Funktion der sensiblen Nerven lässt sich auch mit sanftem Druck, Wärme und Vibrationen als Außenreiz prüfen. Um die Lagewahrnehmung zu beurteilen, bittet der Arzt den Patienten, die Augen zu schließen, und bewegt dann einen Finger oder Zeh des Betroffenen auf oder ab, wobei der Patient die Position des Fingers bzw. Zehs angeben muss.

Reflexe: Ein Reflex ist eine automatische Reaktion auf einen Reiz. Beispielsweise schnellt der Unterschenkel vor, wenn man vorsichtig auf die Sehne unterhalb der Kniescheibe klopft. Dieser Patellar- oder Quadrizepssehnenreflex zeigt, dass sowohl der sensible Nerv zum Rückenmark als auch die motorischen Nerven zurück zu den Beinmuskeln und die Nervenverbindungen im Rückenmark funktionieren. Ein solcher Reflexbogen läuft in einem geschlossenen Kreislauf, an dem das Gehirn nicht beteiligt ist, vom Knie zum Rückenmark und zurück zum Bein. Zu den am häufigsten geprüften Reflexen gehören der Patellarsehnenreflex und ähnliche Reflexe am Ellenbogen und Knöchel.

Der Babinski-Reflex wird getestet, indem man mit einem stumpfen Objekt fest am äußeren Rand der Fußsohle entlang streicht. Außer bei Säuglingen unter sechs Monaten krümmen sich die Zehen daraufhin nach unten. Bewegt sich die Großzehe nach oben und strecken sich die anderen Zehen seitwärts, kann dies ein Hinweis auf eine Störung im Gehirn oder in den motorischen Nerven vom Gehirn zum Rückenmark sein.

Koordination, Gang und Haltung: Um die Koordination zu testen, bittet der Arzt den Patienten, mit dem Zeigefinger erst seine Nase, dann

---

▲ siehe Tabelle Seite 578   ■ siehe Seite 549

Was ist ein neurologisches Symptom?

Weil das Nervensystem sämtliche Körperfunktionen kontrolliert, kann beinahe jedes Symptom von einer Störung im Nervensystem hervorgerufen werden – also ein neurologisches Symptom sein. Viele Beschwerden, die neurologische Ursachen haben können, beruhen jedoch üblicherweise auf anderen Störungen, beispielsweise Kopfschmerzen.

Neurologische Störungen rufen in der Regel Schmerzen hervor, oder die Muskeln funktionieren nicht richtig, weil ein Nerv geschädigt oder eingeklemmt ist. Es kann zu Empfindungsstörungen kommen, zu denen auch Sehstörungen gehören können. Neurologische Störungen können Schlafprobleme und Bewusstseinsveränderungen hervorrufen. Die Anzeichen können auf relativ geringfügige Störungen hinweisen, wie einen eingeschlafenen Fuß, auf eine Störung, die sich behandeln lässt, wie Bandscheibenvorfall oder Diabetes, oder auf ein lebensbedrohliches Problem, wie einen Hirntumor. Nachfolgend sind einige relativ häufige neurologische Symptome aufgelistet:

Schmerzen
- Rückenschmerzen
- Nackenschmerzen
- Kopfschmerzen
- Schmerzen längs einer Nervenbahn (wie beim Ischiassyndrom oder bei der Gürtelrose)

Muskelfehlfunktionen
- Schwäche
- Zittern
- Lähmung
- Unwillkürliche Bewegungen (wie Tics)
- Gangveränderungen
- Unbeholfenheit und schlechte Koordination
- Muskelkrämpfe
- Muskelsteife
- Verlangsamte Bewegungen

Veränderungen des sensorischen Empfindens
- Verschwommene Sicht
- Teilweiser oder vollständiger Verlust des Sehvermögens
- Taubheit

- Prickeln oder ein Gefühl wie »Ameisenlaufen«
- Schwindel
- Doppeltsehen
- Fehldeutung visueller Bilder
- Verlust des Tast-, Kälte-, Wärme- und Schmerzempfindens
- Verlust des Lagesinns

Schlafprobleme
- Ein- und Durchschlafstörungen
- Unkontrollierbare Beinbewegungen
- Zu langes Schlafen (wie bei Narkolepsie)

Bewusstseinsveränderungen
- Benommenheit
- Ohnmacht
- Dissoziation
- Verwirrtheit und Delirium
- Demenz
- Krampfanfall
- Koma
- Stupor
- Apallisches Defektsyndrom

den Finger des Arztes zu berühren und diese Bewegung rasch zu wiederholen. Der Patient soll dann möglicherweise zunächst mit offenen und später mit geschlossenen Augen seine Nase berühren. Für den Romberg-Test bittet der Arzt den Betroffenen, mit geschlossenen Füßen und geschlossenen Augen still zu stehen. Dann wird er aufgefordert, in gerader Linie einen Fuß vor den anderen zu setzen. Damit lassen sich sowohl die motorischen und sensiblen Nerven als auch die Gehirnfunktion begutachten.

Vegetatives Nervensystem: Eine Fehlfunktion des vegetativen Nervensystems, das unwillkürliche Vorgänge steuert, kann unter anderem folgende Probleme verursachen: Absinken des Blutdrucks beim Aufstehen (Orthostasesyndrom), fehlende oder verringerte Schweißabsonderung und sexuelle Störungen, z. B. Probleme, eine Erektion zu bekommen oder aufrechtzuerhalten.

Durchblutung des Gehirns: Ist eine der Arterien, die Blut zum Gehirn führen, stark verengt, besteht die Gefahr eines Schlaganfalls. Besonders

BEURTEILUNG DER GEISTIGEN VERFASSUNG

MÖGLICHE FRAGEN UND AUFGABEN	DARÜBER GIBT DER TEST AUSKUNFT
Fragen nach aktuellem Datum und Ort sowie nach dem Namen bestimmter Personen	Zeitliche, räumliche und personenbezogene Orientierung
Eine kurze Liste von Gegenständen wiederholen	Aufmerksamkeit
Drei Dinge, die nichts miteinander zu tun haben, nach drei oder fünf Minuten wieder nennen	Kurzzeitgedächtnis
Ein Ereignis beschreiben, das gestern oder vorgestern passiert ist	Mittelfristiges Gedächtnis
Ereignisse aus der Vergangenheit erzählen	Langzeitgedächtnis
Ein Sprichwort (z. B. »Wer rastet, der rostet«) oder einen Vergleich (z. B. »Warum ähnelt das Gehirn einem Computer?«) erklären	Abstraktes Denken
Gefühle und Meinung über die Krankheit beschreiben	Verständnis der Krankheit
Fragen nach den letzten fünf Bundeskanzlern und der Bundeshauptstadt	Wissensschatz
Fragen nach dem Befinden heute und an anderen Tagen	Stimmung
Eine Anweisung befolgen, an der mindestens drei Körperteile beteiligt sind und bei der zwischen rechts und links unterschieden werden muss (z. B.: »Legen Sie Ihren rechten Daumen über Ihr linkes Ohr, und strecken Sie die Zunge raus.«)	Fähigkeit, einfachen Anweisungen nachzukommen
Einfache Gegenstände und Körperteile benennen und Sätze lesen, schreiben und wiederholen	Sprachfunktion
Kleine Gegenstände, die in die Hand gegeben werden, und Zahlen, die in die Handfläche geschrieben werden, erkennen, und unterscheiden, ob man an einer oder zwei Stellen berührt wird (z. B. in der Handfläche und an den Fingern)	Fähigkeit des Gehirns, Informationen von Sinnesorganen zu verarbeiten
Einfache und komplizierte Formen nachbilden (z. B. mit Bausteinen) oder Fingerstellungen nachahmen sowie eine Uhr, einen Würfel oder ein Haus zeichnen	Fähigkeit, räumliche Zusammenhänge zu verstehen
Zähne putzen oder ein Streichholz aus einer Schachtel nehmen und anzünden	Fähigkeit, eine Handlung auszuführen
Einfache Rechenaufgaben lösen	Mathematische Fähigkeiten

gefährdet sind Menschen mit Bluthochdruck, Diabetiker und Personen, die an Herz- und Gefäßerkrankungen leiden. Um die Arterien zu untersuchen, hört der Arzt mit dem Stethoskop die Halsschlagader ab und achtet auf Geräusche, die entstehen, wenn das Blut durch eine Enge gepresst wird. Zur genaueren Begutachtung dienen die Dopplersonographie, Magnetresonanzangiographie und die zerebrale Angiographie.

Diagnoseverfahren

Wenn aufgrund der Vorgeschichte, der körperlichen Untersuchung oder der Beurteilung der geistigen Verfassung der Verdacht auf eine Krankheit besteht, können weitere Untersuchungen die Diagnose absichern.

Lumbalpunktion

Bei einer Lumbalpunktion wird mit einer Kanüle etwas Gehirn-Rückenmark-Flüssigkeit (Zerebrospinalflüssigkeit) entnommen und im Labor untersucht.

Aussehen und Zusammensetzung der normalerweise klaren und farblosen Gehirn-Rückenmark-Flüssigkeit können Hinweise auf Infektionen, Verletzungen, Tumoren und Blutungen in Gehirn und Rückenmark geben. Ist die Flüssigkeit beispielsweise milchig, enthält sie weiße Blutkörperchen; das spricht für eine bakterielle Infektion, wie eine Hirnhautentzündung.

Der Reflexbogen: Ohne Gehirn geht's auch

Ein Reflexbogen ist der Weg, den ein Nervenreflex beschreibt. Ein Beispiel dafür ist der Patellarsehnenreflex.

1. Ein Schlag auf das Knie löst eine kurze Muskeldehnung aus. Das reizt sensorische Rezeptoren, die ein Nervensignal erzeugen.

2. Das Signal wird über eine Nervenbahn zum Rückenmark geleitet.

3. Im Rückenmark wird das Signal von dem sensorischen Nerv auf einen motorischen Nerv umgeschaltet.

4. Der motorische Nerv leitet das Signal zurück zu einem Muskel im Oberschenkel.

5. Der Muskel zieht sich zusammen, wodurch der Unterschenkel nach vorne schnellt. Der gesamte Reflex läuft ohne Beteiligung des Gehirns ab.

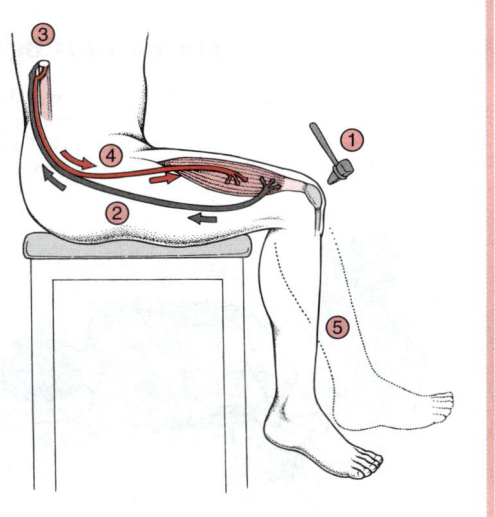

Ein hoher Eiweißgehalt der Flüssigkeit spricht für eine Schädigung von Gehirn und Rückenmark, sagt aber nichts über deren Ursache.

Sind normalerweise nicht vorhandene Antikörper enthalten, kann dies auf Multiple Sklerose hindeuten. Ein geringer Zuckergehalt spricht für eine bakterielle Infektion der Hirnhäute und in bestimmten Fällen für eine Krebserkrankung. Blutbeimengungen können ein Zeichen für eine Blutung im Gehirn sein; bei verschiedenen Krankheiten kann der Gehirndruck erhöht sein.

Vor einer Lumbalpunktion untersucht der Arzt den Sehnerv (Ophthalmoskopie ▲), der sich vorwölbt, wenn der Druck im Schädel erhöht ist. Ist das aufgrund einer Gewebemasse, wie einem Tumor, der Fall, kann eine Lumbalpunktion zu einem Gehirnbruch ■ führen. Die Ergebnisse der neurologischen Untersuchung können dem Arzt helfen, zu erkennen, ob es eine solche Gewebemasse gibt. Im Zweifelsfall wird eine Computertomographie durchgeführt.

Für die Lumbalpunktion wird zwischen zwei Lendenwirbeln unterhalb des Wirbelkanals eine Kanüle eingeführt. Während der Punktion lässt sich der Schädelinnendruck direkt messen, indem man an die Kanüle ein Manometer anschließt.

Eine Lumbalpunktion dauert gewöhnlich nicht länger als eine Viertelstunde und wird meist im Liegen durchgeführt. Die Einstichstelle wird örtlich betäubt.

Rund eine von zehn Personen bekommt Kopfschmerzen, wenn sie nach einer Lumbalpunktion wieder aufstehen. Diese verschwinden gewöhnlich nach ein paar Tagen oder Wochen wieder. Andere Probleme sind sehr selten.

Computertomographie

Die Computertomographie (CT) ist ein computergestütztes Verfahren, bei dem eine Reihe von unter verschiedenen Winkeln aufgenommenen Röntgenbildern mithilfe eines Computers analysiert wird. Der Computer erzeugt zweidimensionale Bilder mit hoher Auflösung, die wie anatomische Schnitte des untersuchten Organs aussehen.

Mithilfe der CT lässt sich ein breites Spektrum von Auffälligkeiten im Gehirn und Rückenmark entdecken, wie Wasserkopf (Hydrozephalus), Geburtsfehler, Tumoren, abgestorbenes Hirngewebe aufgrund eines Schlaganfalls oder ein Bandscheibenvorfall. Bei neurologischen Erkrankungen wird die CT auch eingesetzt, um die Effektivität der Behandlung zu überprüfen – z. B. die Behandlung eines Hirnabszesses mit Antibiotika oder eines Hirntumors mit Bestrahlung. Eine CT liefert innerhalb der ersten 24 Stunden nach einem blutigen Schlaganfall klarere Bilder von Veränderungen in Schädel und Wirbelsäule sowie Blutungen als die Kernspintomographie.

Während die Bilder aufgenommen werden, muss man ruhig liegen, damit nichts »verwackelt«. Die Prozedur dauert 15 bis 60 Minuten,

▲ siehe Seite 1268   ■ siehe Abbildung Seite 499

Durchführung einer Lumbalpunktion

Eine dünne Kanüle wird zwischen zwei Wirbeln, gewöhnlich dem dritten und vierten Lenden-wirbel, unterhalb des Punktes, an dem das Rückenmark endet, in den Wirbelkanal eingeführt, und es wird eine Probe Gehirn-Rückenmark-Flüssigkeit entnommen. Die Gehirn-Rückenmark-Flüssig-keit tröpfelt in ein Teströhrchen, die Probe wird ins Labor zur Untersuchung gesandt.

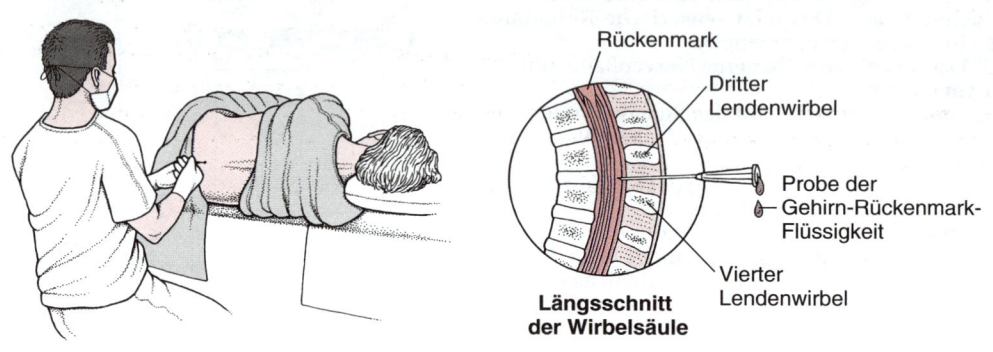

Rückenmark

Dritter
Lendenwirbel

Probe der
Gehirn-Rückenmark-
Flüssigkeit

Vierter
Lendenwirbel

**Längsschnitt
der Wirbelsäule**

je nach aufgenommener Körperregion und ge-wünschter Auflösung. Das Verfahren ist schmerzlos. Nach einer Verletzung wird unter Umständen eine CT mit geringerer Auflösung durchgeführt, die raschere Ergebnisse erbringt.

Bei der Spiralcomputertomographie dreht sich das Abtastgerät rasch um den Patienten und macht viele Röntgenbilder in Folge. Mit diesem Verfahren lassen sich Bilder von Blutgefäßen gewinnen, die fast so deutlich sind wie die der Magnetresonanzangiographie ▲.

Um Veränderungen auf den Aufnahmen bes-ser sichtbar zu machen, kann ein Röntgenkon-trastmittel gespritzt werden. Dabei verspürt der Patient manchmal ein warmes Gefühl im gan-zen Körper. Einige Menschen reagieren aller-gisch auf Kontrastmittel.

Kernspintomographie

Bei der Kernspintomographie (NMR) oder Ma-gnetresonanztomographie (MRT) von Gehirn oder Rückenmark werden ein starkes Magnet-feld und hochfrequente Radiowellen eingesetzt, um sehr detaillierte Bilder vom Körperinneren zu gewinnen. Mithilfe der NMR lassen sich neurologische Störungen (einschließlich frühe-rer Schlaganfälle, der meisten Hirntumoren, Fehlbildungen von Hirnstamm und Kleinhirn

sowie Multipler Sklerose) besser erkennen als mit der CT.

Für das Verfahren wird der Patient in einer röhrenförmigen Kammer elektromagnetischen Wellen ausgesetzt, was dazu führt, dass die Kör-pergewebe ebensolche Signale zurückschicken. Diese Signale werden in Bilder umgewandelt. Damit die Aufnahmen noch aussagekräftiger werden, kann ein so genanntes paramagneti-sches Kontrastmittel (eine Substanz, die von starken elektrischen Feldern schwach anzogen wird) gespritzt werden. Es werden keine Rönt-genstrahlen eingesetzt, und das Verfahren ist gewöhnlich sehr sicher. Wie bei der CT muss der Patent still liegen. Die Untersuchung kann je nach aufgenommener Körperregion zehn bis 90 Minuten dauern.

Die Technik kann auf verschiedene Weise zur Untersuchung des Gehirns eingesetzt werden. Für alle Zwecke wird dasselbe Gerät eingesetzt, doch die Software ist jeweils eine andere. Mit-hilfe der funktionellen Kernspintomographie (fNMR) lassen sich Areale im Gehirn sichtbar machen, die bei der Bewältigung einer Aufgabe aktiv sind, sei es beim Lesen, Schreiben, Erin-nern, Rechnen oder Bewegen einer Extremität. Zudem lassen sich gewisse Chemikalien in kleinen Hirnbereichen identifizieren, sodass man einen Hirntumor von einem Hirnabszess unterscheiden kann. Mithilfe der Perfusions-Kernspintomographie lässt sich die Durchblu-

▲ siehe Seite 427

tungsrate eines bestimmten Hirnbereichs bestimmen, und die Diffusions-Kernspintomographie erlaubt es, plötzliche Ansammlungen von Flüssigkeiten (Ödeme) zu entdecken.

Nicht angewendet werden darf das Verfahren bei Patienten, die einem Herzschrittmacher, magnetische Metallclips (zur Behandlung von Aneurysmen) oder andere magnetische Vorrichtungen im Körper tragen, weil das magnetische Feld zu einer Verlagerung, einer Überhitzung oder einer anders gearteten Fehlfunktion führen kann. Andere metallische Gegenstände, wie eine künstliche Hüfte oder die Stützstäbe, die zur Aufrichtung der Wirbelsäule dienen, werden vom NMR nicht beeinflusst. Wo NMR nicht eingesetzt werden kann, greift man auf die CT zurück. Menschen, die beatmet werden müssen, können an spezielle Beatmungsgeräte ohne magnetische Teile angeschlossen werden, oder sie werden manuell beatmet.

Menschen, die sehr unter Platzangst leiden, können vor der Untersuchung ein Beruhigungsmittel einnehmen, oder man kann ein offenes Gerät benutzen; solche Geräte werden auch bei übergewichtigen Personen benutzt, die nicht in eine normale Röhre passen. Die Bilder sind jedoch etwas weniger scharf und detailliert als diejenigen aus einer geschlossenen Röhre.

Magnetresonanzangiographie

Die Magnetresonanzangiographie (MRA) ist eine Magnetresonanz- bzw. Kernspintomographie (MRT oder NMR), mit der Blutgefäße in Kopf und Hals dargestellt werden. MRA wird oft zusammen mit MRT bei Patienten mit einem Schlaganfall eingesetzt. MRA ist auch nützlich, wenn die Risiken einer zerebralen Angiographie für einen Patienten zu hoch sind oder der Patient sich keiner zerebralen Angiographie unterziehen möchte.

Im Gegensatz zur zerebralen Angiographie ist MRA eine nichtinvasive Technik, bei der kein Arterienkatheter gelegt und oft auch kein paramagnetisches Kontrastmittel gespritzt werden muss. Eine zerebrale Angiographie liefert jedoch bessere Aufnahmen der Blutgefäße als MRA.

Echoenzephalographie

Die Echoenzephalographie liefert ein Ultraschallbild des Gehirns und wird bei Kindern unter zwei Jahren eingesetzt, weil ihre Schädeldecke noch so dünn ist, dass die Schallwellen sie durchdringen können. Es handelt sich um eine einfache, schmerzlose Technik, die sich am Krankenbett durchführen lässt. Blutungen oder Vergrößerungen der Gehirnkammern (Wasserkopf, Hydrozephalus) lassen sich so feststellen. Bei älteren Kindern und Erwachsenen haben CT und NMR die Echoenzephalographie abgelöst, weil deren Bildqualität viel besser ist.

Positronenemissionstomographie

Bei der Positronenemissionstomographie (PET) wird eine Substanz, die für die Hirnfunktion unabdingbar ist (wie Sauerstoff oder Zucker), radioaktiv markiert, sodass sie sehr kurze Zeit positiv geladene Signale (Positronen) aussendet. Eine PET kann Informationen über Epilepsie, Gehirntumoren und Schlaganfälle liefern. Inzwischen ist diese Technik jedoch weitgehend von der fNMR ersetzt worden, die weniger invasiv ist und ohne Radioaktivität auskommt. Diese Technik wird überwiegend zu Forschungszwecken eingesetzt.

Für das Verfahren wird die radioaktiv markierte Verbindung (Tracer) in eine Vene gespritzt; innerhalb einer Minute verteilt sich der Tracer im Gehirn. Der Kopf der Person wird in einem ringförmigen PET-Scanner platziert, der die Strahlung aus mehreren Winkeln auffängt und die Orte der höchsten Aktivität aufzeichnet. Je aktiver eine Hirnregion ist, desto mehr Tracer nimmt sie auf und desto mehr Strahlung gibt sie ab. Das resultierende Bild zeigt die verschiedenen Aktivitätsniveaus in unterschiedlichen Farben. Beispielsweise lässt sich so ermitteln, welcher Teil des Gehirn besonders aktiv ist, wenn die untersuchte Person Mathematikaufgaben löst. Mithilfe eines Computers lässt sich ein dreidimensionales Bild des Areals konstruieren. Die Radioaktivität ist sehr schwach und ungefährlich und verschwindet innerhalb von Stunden.

SPECT

Für die Single-Photon-Emissionscomputertomographie (SPECT) werden ebenfalls radioaktive Moleküle (Radionuklide) verwendet, um Informationen über die Hirndurchblutung zu erhalten. Die radioaktiven Verbindungen werden inhaliert oder injiziert und gelangen mit dem Blut ins Gehirn. Die Intensität der Strahlung in den verschiedenen Gehirnbereichen spiegelt die Durchblutungsrate wider. Eine rotierende Kamera macht die Energie sichtbar, die die Radionuklide abgeben. Ein Computer analysiert diese Information und konstruiert daraus ein Querschnitt- oder ein dreidimensionales Bild. Das Verfahren ist nicht sehr präzise und nicht so spezifisch wie die Positronenemissionstomographie. Es ist weitgehend von der Perfusions-Kernspintomographie ersetzt worden.

Zerebrale Angiographie

Die zerebrale Angiographie (Arteriographie) ist ein invasives Verfahren, mit dem sich Auffälligkeiten der Blutgefäße im Gehirn aufspüren lassen, z. B. eine ausgebuchtete, dünne Stelle in einer Arterie (Aneurysma), eine Entzündung, eine fehlerhafte Verbindung zwischen Arterien und Venen oder ein blockiertes Blutgefäß, das zu einem Schlaganfall führen kann.

Dazu wird bei örtlicher Betäubung ein Röntgenkontrastmittel durch einen Katheter – gewöhnlich in der Leistenregion – in eine Arterie gespritzt, die das Gehirn versorgt. Das Kontrastmittel macht das Durchblutungsmuster des Gehirns auf Röntgenbildern sichtbar. Die so erhaltenen Bilder sind detaillierter als bei der Kernspintomographie.

Farbdopplersonographie

Bei der Farbdopplersonographie werden unterschiedliche Strömungsgeschwindigkeiten des Blutes auf einem Bildschirm in verschiedenen Farben dargestellt ▲. Diese Ultraschalluntersuchung dient vorwiegend dazu, den Blutstrom durch die Halsschlagader (Karotis) und durch die Arterien an der Basis des Gehirns zu messen, um das Risiko eines Schlaganfalls abzuschätzen. Das Verfahren eignet sich zur Begutachtung von Patienten mit transitorischen ischämischen Attacken und solchen, die Risikofaktoren für Arteriosklerose aufweisen, aber keine Symptome zeigen.

Bei diesem schmerzlosen Verfahren sendet ein Schallkopf hochfrequente Schallwellen (Ultraschall) aus. Die Wellen werden von Körperstrukturen reflektiert und ruft ein sich bewegendes Bild hervor. Zunächst wird ein Gel auf den zu untersuchenden Bereich aufgetragen, dann bewegt der Arzt den Schallkopf darüber. Der Schallkopf ist an einen Monitor angeschlossen, auf dem das Bild zu sehen ist. Die Farbdopplersonographie lässt sich am Krankenbett und in der Praxis durchführen, sie ist vergleichsweise preiswert und setzt keine Röntgenstrahlung ein.

Myelographie

Bei einer Myelographie wird ein Röntgenbild des Rückenmarks aufgenommen, nachdem man im Rahmen einer Lumbalpunktion ein Röntgenkontrastmittel in die Gehirn-Rückenmark-Flüssigkeit gespritzt hat. Myelographien sind inzwischen größtenteils durch NMR-Aufnahmen ersetzt worden, die mehr Details zeigen und einfacher und sicherer sind. Die Myelographie mit CT wird jedoch noch verwendet, wenn zusätzliche Details des Rückenmarkkanals und der umgebenden Knochenstrukturen benötigt werden, die die NMR nicht liefern kann. Zudem wird Myelographie mit CT in Notfällen eingesetzt, wenn kein NMR verfügbar ist.

Elektroenzephalographie

Die Elektroenzephalographie (EEG) ist eine rasche, einfache und schmerzlose Methode, bei der die elektrische Aktivität des Gehirns in Form von Wellenmustern auf einem Papierstreifen aufgezeichnet oder als Daten elektronisch im Computer gespeichert wird. Per EEG lassen sich Epilepsie, Schlafstörungen und manchmal auch seltene Stoffwechselkrankheiten sowie strukturelle Fehlbildungen des Gehirns erkennen. So kann ein EEG die charakteristischen Muster elektrischer Aktivität zeigen ■, wie sie mit Verwirrtheit aufgrund eines Leberversagens einhergehen, und die verminderte elektrische Aktivität, wie sie für einen Hirnschaden (z. B. aufgrund eines Schlaganfalls) typisch ist.

Um ein EEG aufzunehmen, werden kleine Elektroden auf die Kopfhaut des Patienten geklebt. Die Elektroden sind mit einem Gerät verbunden, das die kleinen Spannungsänderungen, die jede Elektrode aufnimmt, registriert. Die aufgezeichneten Spannungsänderungen stellen das Enzephalogramm dar.

In bestimmten Fällen, z. B. wenn sich epileptische Anfälle schwer nachweisen lassen, führt man ein Schlafentzugs-EEG durch, weil Schlafentzug die Wahrscheinlichkeit für auffällige elektrische Entladungen erhöht. Oder man bittet den Patienten, tief und rasch zu atmen (Hyperventilation) oder setzt ihn Lichtblitzen aus, denn beides kann ebenfalls eine ungewöhnliche elektrische Aktivität auslösen.

Wenn ein Verhalten, das einem Krampfanfall ähnelt, schwer von einer psychiatrischen Störung zu unterscheiden ist, wird die Gehirnaktivität 24 Stunden oder länger registriert, während der Patient im Krankenhaus von einer Fernsehkamera überwacht wird. Wenn die Kamera ein anfallähnliches Verhalten zeigt, wird dies zu der aufgezeichneten Gehirnaktivität in Beziehung gesetzt: Zeigt das Enzephalogramm Krampfanfallaktivität, spricht dies für Epilep-

---

▲ siehe Seite 114   ■ siehe Abbildung Seite 482

sie, zeigt es normale Aktivität, ist dies ein Hinweis auf eine psychiatrische Störung.

Evozierte Potenziale

Evozierte Potenziale sind Zeichen für die Reaktion des Gehirns auf bestimmte Reize. Licht, Geräusche und Berührungen regen jeweils bestimmte Gebiete im Gehirn an. So stimulieren beispielsweise Lichtblitze die Netzhaut des Auges, den Sehnerv und die Nervenbahnen zum hinteren Teil des Gehirns, wo Sehreize wahrgenommen und interpretiert werden. Gewöhnlich ist die Reaktion des Gehirns auf einen Reiz zu schwach, um durch ein EEG erfasst zu werden. Wird jedoch eine ganze Serie von Reizen eingesetzt, lässt sich die Reaktion des Gehirns auf diese Stimulation mithilfe eines Computers mitteln und ein Wellenmuster erstellen.

Evozierte Potenziale sind vor allem dann nützlich, wenn die untersuchte Person nicht sprechen kann. Beispielsweise kann der Arzt das Gehör eines Säuglings prüfen, indem er die Reaktion des Gehirns auf ein Geräusch prüft. Evozierte Potenziale können überdies auch dazu dienen, die Auswirkungen von Multipler Sklerose und anderer Störungen auf Sehnerv, Hirnstamm und Rückenmark zu zeigen. Solche Auswirkungen lassen sich manchmal mithilfe der Kernspintomographie entdecken, manchmal aber auch nicht.

Elektromyographie

Bei der Elektromyographie (EMG) werden kleine Nadeln in einen Muskel eingeführt, um die elektrische Aktivität des Muskels in Ruhe und bei Anspannung aufzuzeichnen. Ein normaler Muskel zeigt in Ruhe keine elektrische Aktivität. Doch schon, wenn sich der Muskel nur leicht zusammenzieht, entsteht elektrische Aktivität, die bei stärkeren Muskelbewegungen zunimmt.

Dieses Verfahren wird zusammen mit Untersuchungen zur Nervenleitung zur Diagnose von Muskelerkrankungen, Erkrankungen der peripheren Nerven, der Spinalnervenwurzeln und der motorischen Endplatte eingesetzt. Erkrankungen, die die Verbindung Nerv-Muskel beeinträchtigen, führen zu einer ungewöhnlichen elektrischen Aktivität im Muskel; Beispiele sind Karpaltunnelsyndrom und diabetische Neuropathie. Erkrankungen des Muskels selbst (bei gesundem Nerv) rufen eine andere Form von elektrischer Aktivität hervor; ein Beispiel für eine solche Muskelerkrankung ist die Polymyositis.

Untersuchung der Nervenleitung

Die Geschwindigkeit, mit der motorische und sensorische Nerven elektrische Impulse weiterleiten, lässt sich durch Untersuchung der Nervenleitung messen (Elektroneurographie). Diese Untersuchungen dienen dazu, herauszufinden, ob Symptome wie Muskelschwäche von einer Nervenstörung herrühren. Ist die Ursache der Muskelschwäche eine Nervenstörung (wie beim Karpaltunnelsyndrom, wo ein Nerv von Bändern in Handgelenkt abgeklemmt wird), so verlangsamt sich die Nervenleitungsgeschwindigkeit gewöhnlich. Ist eine Muskelerkrankung die Ursache einer Muskelschwäche, verändert sich die Nervenleitungsgeschwindigkeit nicht. Liegt die Ursache der Muskelschwäche in Gehirn oder Rückenmark, sind die Nervenleitungsgeschwindigkeit und die Ergebnisse der Elektromyographie normal. Die Ursache für eine Muskelschwäche kann auch in einer Fehlfunktion der motorischen Endplatte, der Verbindung zwischen Nerv und Muskel, liegen. Beispiele sind Myasthenia gravis, Botulismus und Diphtherie.

Bei der Elektroneurographie wird der untersuchte Nerv durch eine geringe elektrische Ladung gereizt, um einen Nervenimpuls auszulösen. Die Reizung kann mit mehreren auf der Hautoberfläche platzierten Elektroden und mit mehreren, längs der Nervenbahn angeordneten Nadeln durchgeführt werden. Dieser Impuls pflanzt sich entlang des Nervs fort, bis er schließlich den Muskel erreicht und eine Kontraktion auslöst. Die Zeit, die der Impuls braucht, um den Muskel zu erreichen, wird gemessen, ebenso der Abstand der Reizelektrode oder Nadel vom Muskel, und daraus die Leitungsgeschwindigkeit errechnet.

Durch wiederholte Reizung lässt sich feststellen, wie gut die Verbindung zwischen Nerv und Muskel funktioniert. An dieser Verbindungsstelle muss der Nervenimpuls vom Nerv auf den Muskel übertragen werden. Wenn diese Verbindungsstelle, die so genannte motorische Endplatte, nicht richtig funktioniert (wie bei Myasthenia gravis), zeigen Nervenleitungsuntersuchungen bei wiederholter Reizung eine immer schwächere Reaktion des Muskels.

KAPITEL 78

Schmerzen

Schmerzen können stechend oder dumpf, pochend oder gleichmäßig sein, periodisch oder ständig auftreten, an einer einzigen Stelle oder überall. Manche Schmerzen lassen sich schlecht mit Worten beschreiben. Die Schmerzintensität kann von gering bis unerträglich reichen.

Die Toleranz gegenüber Schmerzen ist von Mensch zu Mensch sehr verschieden. Manche Menschen empfinden die Schmerzen einer kleinen Schnittwunde oder einer Quetschung als unerträglich, während andere nach einem schweren Unfall oder einem Messerstich kaum über Schmerzen klagen. Wie gut man Schmerzen aushalten kann, hängt von der Stimmung, der Persönlichkeit und den äußeren Umständen ab. In der Aufregung eines Wettkampfs nimmt ein Sportler eine schwere Quetschung möglicherweise gar nicht wahr, nach dem Spiel werden ihm die Schmerzen aber sehr deutlich bewusst, vor allem, wenn seine Mannschaft verloren hat.

Das Schmerzempfinden kann sich mit den Jahren verändern. Ältere Menschen klagen weniger über Schmerzen, möglicherweise weil das Schmerzempfinden nachlässt; vielleicht sind sie auch gleichmütiger als jüngere.

Schmerzbahnen: Schmerzen aufgrund einer Verletzung machen sich an besonderen Schmerzrezeptoren bemerkbar, die im ganzen Körper verteilt sind. Diese Schmerzrezeptoren übermitteln über Nervenbahnen Nachrichten in Form elektrischer Impulse an das Rückenmark und dann weiter ans Gehirn. Manchmal ruft das Signal, wenn es im Rückenmark angelangt ist, eine Reflexreaktion ▲ hervor. In diesem Fall wird ein Signal über motorische Nerven direkt zurück zur Schmerzstelle geschickt, wodurch eine Muskelkontraktion ausgelöst wird, ohne dass das Gehirn beteiligt ist. Ein Beispiel für eine solche Reflexreaktion ist das unmittelbare Zurückzucken, wenn man unbeabsichtigt etwas sehr Heißes berührt. Dieser Reflex schützt vor Dauerschäden. Das Schmerzsignal wird auch an das Gehirn übermittelt. Nur wenn das Gehirn das Signal verarbeitet und es als Schmerz deutet, wird man sich des Schmerzes bewusst.

Die Schmerzrezeptoren und die dazu gehörigen Nervenbahnen unterscheiden sich in den einzelnen Körperteilen. Deshalb ist das Schmerzgefühl je nach Art und Ort der Verletzung verschieden. Beispielsweise gibt es in der Haut sehr viele Schmerzrezeptoren, die genaue Informationen darüber liefern können, wo eine Verletzung aufgetreten ist und ob der Auslöser spitz war, wie bei einer Schnittwunde, oder dumpf, wie bei Druck, Hitze und Kälte. Dagegen sind Schmerzsignale vom Darm ungenau und nur begrenzt aussagekräftig. Quetschungen, Schnitte und Verbrennungen dort rufen keine Schmerzen hervor. Eine Dehnung oder Druck des Darmes kann jedoch heftige Schmerzen verursachen, sogar wenn sie eine so harmlose Ursache haben wie Blähungen. Das Gehirn kann den genauen Ursprung der Schmerzen nicht bestimmen. Da sich der Ausgangspunkt nicht ermitteln lässt, nimmt man die Schmerzen in einem großen Körperbereich wahr und spricht im Allgemeinen einfach von »Bauchschmerzen«.

Schmerzwahrnehmungen in bestimmten Teilen des Körpers spiegeln unter Umständen das eigentliche Problem nicht richtig wider, da der Schmerz auf eine andere Körperregion *übertragen* werden kann. Zu einer Schmerzübertragung kommt es, weil Signale aus verschiedenen Körperbereichen oft in dieselbe Nervenbahn münden, die zu Rückenmark und Gehirn führt. Beispielsweise können Schmerzen, die von einem Herzinfarkt herrühren, in Nacken, Kiefer, Armen und Unterleib wahrgenommen werden. Schmerzen von einer Gallenkolik fühlt man möglicherweise in der Schulter.

Beurteilung von Schmerzen

Der Arzt fragt den Patienten, wann und wie die Schmerzen angefangen und wie sie sich entwickelt haben und was sie für typische Merkmale aufweisen. Manchmal wird eine Skala von null (keine) bis zehn (heftige Schmerzen) eingesetzt, damit der Patient seine Schmerzen besser beschreiben kann, oder er wird aufgefordert, die Schmerzen als leicht, mittelschwer, schwer oder unerträglich einzuordnen. Bei Kindern verwendet man stattdessen eine Reihe von Zeichnungen mit Gesichtern, deren Ausdruck von Lächeln über Stirnrunzeln bis zu Weinen reicht.

▲ siehe Seite 425

Was ist ein übertragener Schmerz?

Schmerzwahrnehmungen geben unter Umständen das eigentliche Problem nicht richtig wider, da Schmerzen auch auf andere Körperregionen übertragen werden können. Beispielsweise können Schmerzen, die von einem Herzinfarkt herrühren, im Arm wahrgenommen werden, weil die sensorische Information von Herz und Arm auf denselben Nervenzellen im Rückenmark zusammenlaufen.

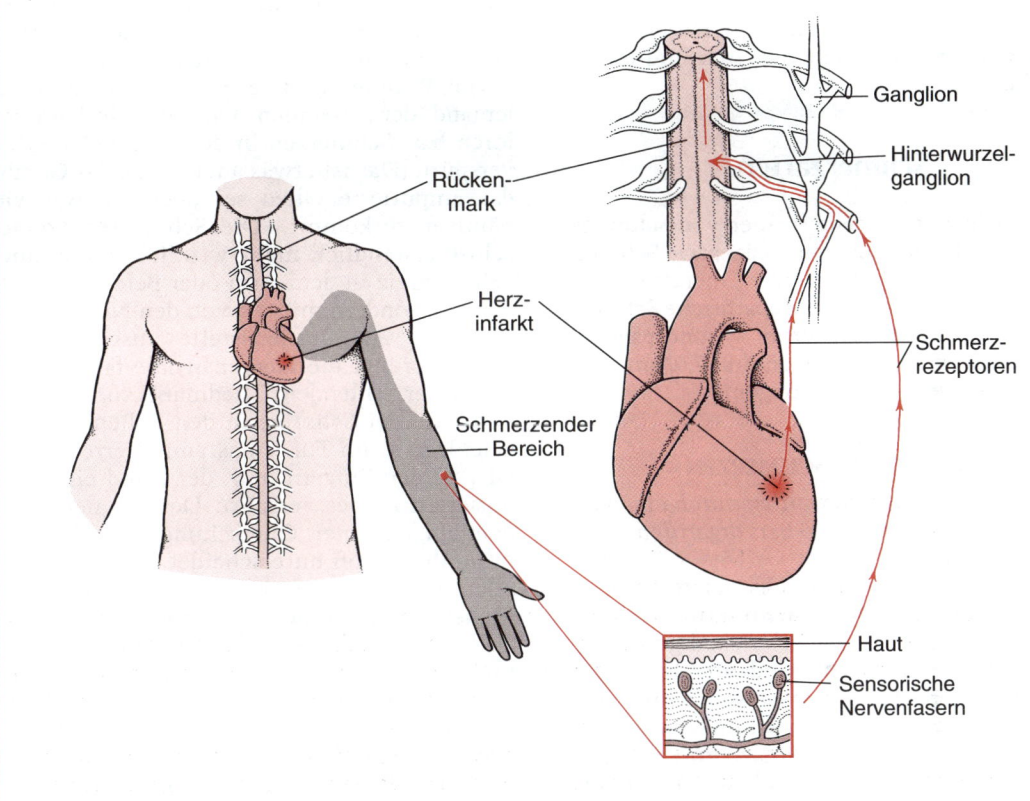

Der Arzt versucht herauszufinden, ob die Schmerzen von einer Verletzung oder einer Erkrankung hervorgerufen werden, oder ob auch psychischen Ursachen infrage kommen. Viele chronische Krankheiten (z. B. Krebs, Arthritis, Sichelzellenanämie und Kolitis ulzerosa) und akute Erkrankungen (wie eine Wunde, Zerrung, Entzündung, Nierensteine, ein Knochenbruch und Herzinfarkt) verursachen Schmerzen. Aber auch psychische Krankheiten (z. B. Depressionen und Angstzustände) können Schmerzen auslösen. Außerdem können psychische Faktoren die Intensität des Schmerzes bei einer körperlichen Verletzung beeinflussen.

Wichtig ist zudem, ob es sich um akute oder chronische Schmerzen handelt. Akute Schmer-zen beginnen plötzlich und halten meist nicht lange an. Sind die Schmerzen stark, können sie dazu führen, dass sich Herzschlag und Atmung beschleunigen, der Blutdruck ansteigt, Schweiß abgesondert wird und sich die Pupillen weiten. Chronische Schmerzen halten über Wochen oder Monate an; in der Regel spricht man von chronischen Schmerzen, wenn sie länger als einen Monat über die übliche Dauer einer Krankheit oder Verletzung hinaus bestehen, wenn sie über Monate oder Jahre hinweg immer wiederkehren oder wenn sie im Rahmen von Langzeiterkrankungen wie Krebs auftreten. Chronische Schmerzen beeinflussen in der Regel weder Herzschlag, noch Atmung, Blutdruck oder Pupillengröße, sie können allerdings zu Depressionen, Schlafstö-

rungen, Lethargie, Appetitlosigkeit, Gewichtsverlust und verringertem Sexualtrieb führen.

Viele Menschen, die wegen chronischer
Schmerzen behandelt werden, erleben unter Umständen ein kurzes, oft starkes Aufflammen des
Schmerzes. Das wird als Durchbruchschmerz
bezeichnet. In der Regel setzt ein Durchbruchschmerz plötzlich ein, hält bis zu einer Stunde
an und fühlt sich ähnlich wie die chronischen
Schmerzen an, ist aber stärker. Ein Durchbruchschmerz kann individuell variieren und ist oft
unvorhersehbar.

Schmerzarten

Es gibt viele verschiedene Formen von Schmerz.
Zu den wichtigsten gehören nozizeptive Schmerzen (wie Schmerzen nach einer Operation oder
bei Krebserkrankungen), neuropathische Schmerzen (wie beim Ischiassyndrom ▲) und psychogene Schmerzen (Schmerzen im Zusammenhang mit psychischen Störungen).

NOZIZEPTIVE SCHMERZEN

*Nozizeptive Schmerzen werden durch eine Ver-
letzung von Körpergewebe hervorgerufen.*

Bei der Verletzung kann es sich um eine Schnittwunde, Quetschung, Knochenfraktur, Verbrennung oder eine andere Gewebeschädigung handeln. Diese Schmerzen sind in der Regel
stechend oder pochend. Die meisten Schmerzen
sind nozizeptive Schmerzen. Schmerzrezeptoren
für Gewebeverletzungen (Nozizeptoren) liegen
überwiegend in der Haut und in den inneren
Organen.

Nach einer Operation hat fast jeder Mensch
nozizeptive Schmerzen. Sie sind meist anhaltend, aber auch an- und abschwellend und werden schlimmer, wenn sich der Patient bewegt,
wenn er lacht, hustet, tief einatmet oder wenn
der Verband gewechselt wird.

Auch bei Schmerzen im Zusammenhang mit
einer Krebserkrankung handelt es sich vorwiegend um nozizeptive Schmerzen. Der Tumor
kann in Knochen und andere Organe hineinwachsen und dann leichte bis unerträgliche
Schmerzen hervorrufen. Auch manche Krebs-
behandlungen, wie eine Operation oder Strahlentherapie, können nozizeptive Schmerzen nach
sich ziehen.

▲ siehe Seite 557

NEUROPATHISCHE SCHMERZEN

*Neuropathische Schmerzen werden von Ver-
änderungen in Nerven, Rückenmark und Gehirn hervorgerufen.*

Neuropathische Schmerzen können als Brennen
oder Kribbeln empfunden und als Berührungs-
oder Kälteempfindlichkeit wahrgenommen werden. Zu den neuropathischen Schmerzen werden Phantomschmerz, Postzosterneuralgie,
Sudeck-Syndrom und Kausalgie gezählt.

Von **Phantomschmerzen** spricht man, wenn
jemand, der z. B. einen Arm oder ein Bein verloren hat, Schmerzen in dem fehlenden Glied
verspürt. (Das ist etwas anderes als das Gefühl,
das amputierte Glied sei noch da, was viel
häufiger vorkommt.) Die Schmerzen können
selbstverständlich nicht wirklich durch einen
Schmerzreiz in dem Arm oder Bein verursacht
werden, sondern müssen von den Nerven oberhalb der Amputationsstelle ausgehen. Das
Gehirn ordnet die Nervensignale fälschlicherweise der fehlenden Gliedmaße zu. Gewöhnlich wird der Schmerz in den Zehen, im Fußgelenk bzw. im Fuß eines amputierten Beines
oder in den Fingern bzw. der Hand eines amputierten Armes verspürt. Der Schmerz kann
demjenigen einer Quetschung oder Verbrennung ähneln, oft unterscheidet er sich aber von
allen vorherigen Empfindungen. Bei einigen
Menschen nimmt der Phantomschmerz mit der
Zeit ab, bei anderen bleibt er bestehen. Manchmal kann Massage helfen, doch oft muss medikamentös behandelt werden.

Bei Infektionskrankheiten wie der Gürtelrose
(Herpes zoster) können sich Nerven entzünden
und eine **Postzosterneuralgie** hervorrufen, die
sich in chronischen brennenden, stechenden,
an- und abschwellenden Schmerzen oder als
Berührungs- und Kälteempfindlichkeit äußert.
Die Schmerzen können sehr stark sein.

Sudeck-Syndrom und **Kausalgie** sind chronische
Schmerzsyndrome. Sie sind definiert als hartnäckige brennende Schmerzen, die mit gewissen
Veränderungen im schmerzenden Bereich einhergehen. Zu diesen Veränderungen gehören verstärkte oder verminderte Schweißabsonderun-
gen, Schwellungen, Veränderung der Hautfarbe,
Schädigungen von Haut, Haaren, Nägeln und
Gewebeveränderungen, wie Knochen- oder Gewebeschwund. Beide Syndrome treten in der Regel nach Verletzungen auf. Das Sudeck-Syndrom
resultiert aus Gewebeverletzungen, bei denen
das Nervensystem nicht betroffen ist (wie beim
Schulter-Hand-Syndrom), Kausalgie aus einer
Verletzung von Nervengewebe.

Einige Formen von Sudeck-Syndrom und Kausalgie werden durch die Aktivität des sympathischen Nervensystems verschlimmert, das den Körper normalerweise auf Stresssituationen einstimmt – auf Kampf oder Flucht. Darum raten einige Ärzte zu einer Sympathikusblockade ▲.

PSYCHOGENE SCHMERZEN

Psychogene Schmerzen werden gänzlich oder größtenteils von psychischen Störungen hervorgerufen.

Wenn Menschen unter hartnäckigen Schmerzen leiden und Symptome auf eine psychische Störung hinweisen, während es keine Anzeichen für eine körperliche Erkrankung, die die Schmerzen erklären könnte, gibt, spricht man von psychogenen Schmerzen. Rein psychogene Schmerzen sind selten. Häufiger kommt es vor, dass die Schmerzen eine physische Ursache haben, die Betroffenen aber über besonders starke Schmerzen klagen, die sie mehr beeinträchtigen, als das bei anderen Menschen mit vergleichbarer Verletzung oder Krankheit der Fall ist. Manchmal wird diese Schmerzform als chronisches Schmerzsyndrom bezeichnet. Oft sind für Art und Ausmaß dieser Beschwerden zumindest teilweise psychische Faktoren verantwortlich. Jede Art von Schmerz kann durch psychische Faktoren kompliziert werden.

Dass die Schmerzen ganz oder teilweise psychische Ursachen haben, bedeutet jedoch nicht, dass sie nicht tatsächlich vorhanden sind. Die meisten Menschen, die über Schmerzen klagen, leiden wirklich darunter, wenn sich auch keine körperliche Ursache finden lässt. Psychisch bedingte Schmerzen müssen behandelt werden, in bestimmten Fällen von einem Psychologen oder Psychiater. Wie bei anderen chronischen Schmerzen ist auch die Behandlung dieser Art von Schmerzen von Mensch zu Mensch verschieden, und der Arzt versucht, die Behandlung auf die Bedürfnisse des Patienten abzustimmen. Bei den meisten Menschen mit chronischen psychogenen Schmerzen zielt die Behandlung darauf ab, das physische und psychische Wohlbefinden zu verbessern. Um die körperlichen und sozialen Aktivitäten allmählich zu bessern, können medikamentöse und nichtmedikamentöse Therapien, wie Biofeedback, Entspannungstraining, Hypnose, transkutane elektrische Nervenstimulation (TENS) und Bewegungstherapie, eingesetzt werden. Oft ist eine psychologische Beratung von Nutzen.

Schmerzbehandlung

Zur raschen Schmerzlinderung dienen Schmerzmittel (Analgetika). Die Wahl des Schmerzmittels richtet sich nach Art und Dauer des Schmerzes, den Vor- und Nachteilen des Medikaments und den speziellen Bedingungen des Patienten. Die meisten Schmerzmittel wirken bei nozizeptiven Schmerzen; neuropathische Schmerzen erfordern häufig andere Medikamente. Bei einigen Schmerzarten, insbesondere bei chronischen Schmerzen, spielen auch nichtmedikamentöse Behandlungsformen eine wichtige Rolle.

Akute und chronische Schmerzen werden unterschiedlich behandelt. Für akute Schmerzen wird ein geeignetes Medikament ausgewählt, das in ausreichender Dosierung so lange und so oft angewendet wird, bis die Schmerzen abgeklungen sind. Genügt das zunächst gewählte Mittel nicht, um Schmerzfreiheit zu erreichen, wird zu einem stärkeren gewechselt, das bis zur Höchstdosis gesteigert wird. Wenn die akuten Schmerzen dann abklingen, weil das auslösende Ereignis vorbei ist, kann die Therapie beendet werden.

Da sich die Behandlung chronischer Schmerzen, bei denen es sich meist um Tumorschmerzen handelt, über lange Zeit, ggf. sogar lebenslang erstrecken kann, muss hier anders vorgegangen werden, um den Kranken ein schmerzfreies Leben zu ermöglichen, ihnen aber andererseits nicht nachhaltig zu schaden. Für die Abfolge, nach der die verschiedenen Analgetika dabei sinnvollerweise eingesetzt werden, hat die Weltgesundheitsorganisation ein dreistufiges Schema entwickelt.

Bei Stufe I werden leichte bis mäßige Schmerzen mit nichtopioiden, peripher wirkenden »einfachen« Schmerzmitteln behandelt. Zu ihnen gehören Azetylsalizylsäure, nichtsteroidale Entzündungshemmer, wie Ibuprofen, Diclofenac, Naproxen und COX-2-Hemmer, Parazetamol und Metamizol. Sie eignen sich bei Schmerzen, wie sie gelegentlich auftreten können, z.B. Kopf-, Zahn-, Regel- und Gliederschmerzen und entzündungsbedingte Schmerzen. Zwei verschiedene Medikamente aus dieser Gruppe miteinander zu kombinieren, wird nicht empfohlen.

Auf Stufe II werden schwach wirkende, dem Morphin verwandte, zentral wirkende Opioide eingesetzt, und zwar in einer Zubereitung, die den Wirkstoff über längere Zeit freisetzt. Zu diesen Substanzen zählen Kodein, Dihydrokodein, Tilidin und Tramadol. Sie wirken bei mä-

▲ siehe Seite 438

Wie wirken nichtsteroidale Entzündungshemmer?

Nichtsteroidale Entzündungshemmer (NSAR) wirken auf zweierlei Weise: Sie vermindern das Schmerzgefühl und verringern die Entzündung, die oft mit den Schmerzen einhergeht und sie verschlimmert. Zu diesen Wirkungen kommt es, weil NSAR die Bildung hormonartiger Verbindungen, der so genannten Prostaglandine, verringert. Unterschiedliche Prostaglandine haben verschiedene Funktionen inne, so machen sie z. B. Schmerzrezeptoren empfindlicher für mechanische und chemische Reize und veranlassen Blutgefäße dazu, sich zu erweitern.

Die meisten NSAR verringern die Prostaglandinproduktion, indem sie zwei Enzyme, die Cyclooxygenasen COX-1 und COX-2, blockieren; diese spielen eine entscheidende Rolle bei der Prostaglandinbildung. Eine neue Gruppe von NSAR, die COX-2-Hemmer oder auch Coxibe, blockieren in der Regel nur COX-2.

Prostaglandine, für deren Entstehung das COX-2-Enzym nötig ist, werden als Reaktion auf eine Verletzung – Verbrennungen, Knochenbrüche, Zerrungen, Verstauchungen oder das Eindringen von Keimen – freigesetzt. Das Ergebnis ist eine Entzündung, die als Schutzreaktion dient: Die Durchblutung des verletzten Bereichs erhöht sich, es werden Flüssigkeit und weiße Blutkörperchen herantransportiert, die das geschädigte Gewebe abgrenzen und eingedrungene Keime eliminieren.

Prostaglandine, die mithilfe des COX-1-Enzyms gebildet werden, tragen dazu bei, den Verdauungstrakt vor Magensäure zu schützen, und spielen eine wichtige Rolle bei der Blutgerinnung. Alle NSAR, selbst die Coxibe, allerdings in sehr geringem Maße, verringern die Produktion dieser Prostaglandine. Daher können NSAR die Magenschleimhaut reizen und zu Verdauungsproblemen, Magengeschwüren und Blutungen im Verdauungstrakt führen.

ßig starken bis starken Schmerzen, und können bei Bedarf mit einem Mittel aus der Gruppe I kombiniert werden. Wenn diese Opioide bis zur Höchstmenge dosiert wurden, ohne Schmerzfreiheit zu erreichen, muss zur nächsten Therapiestufe gewechselt werden.

Auf Stufe III werden starke bis stärkste Schmerzen mit einem stark wirkenden Opioid behandelt. Der Prototyp dieser Substanzen ist Morphin. Ähnlich wirkende Mittel sind Buprenorphin, Fentanyl, Hydromorphon, Methadon und Oxykodon. Auch die Substanzen der Stufe III können mit nichtsteroidalen Entzündungshemmern kombiniert werden.

Wenn es notwendig ist, werden sowohl bei Stufe II als auch bei Stufe III zusätzlich Medikamente eingesetzt, die an sich nicht schmerzlindernd wirken, die Wirkung der anderen Analgetika aber unterstützen.

NICHTOPIOIDE SCHMERZMITTEL

Zu den nichtopioiden Schmerzmitteln gehören sowohl rezeptfreie als auch rezeptpflichtige Produkte. Rezeptfrei sind Azetylsalizylsäure, Parazetamol und – bis zu einer bestimmten Dosierung – die nichtsteroidalen Entzündungshemmer Ibuprofen, Diclofenac und Naxopren ▲. In höherer Dosierung sind die genannten nichtsteroidalen Entzündungshemmer ebenso verschreibungspflichtig wie andere Substanzen aus dieser Gruppe.

Nichtsteroidale Entzündungshemmer

Diese Medikamentengruppe trägt ihren Namen in Abgrenzung zu den Kortisonen, deren Molekül auf einem »Steroidring« basiert und die auch gegen Entzündungen wirken, aber gänzlich anders als es die Schmerzmittel tun. Aus der Zeit, als nichtsteroidale Entzündungshemmer vornehmlich bei Rheuma eingesetzt wurden, tragen sie im Deutschen noch ihr Kürzel NSAR für nichtsteroidale Antirheumatika. Mit NSAR werden leichte bis mittelschwere Schmerzen behandelt; zur Behandlung von starken Schmerzen können sie mit Opioiden kombiniert werden. NSAR lindern Schmerzen und bremsen Entzündungen, die oft mit den Schmerzen einhergehen und sie verschlimmern.

Nichtsteroidale Entzündungshemmer können zu Magenschleimhautreizungen, Sodbrennen, Verdauungsproblemen, Übelkeit, Blähungen, Durchfall, Magenschmerzen, Magengeschwü-

---

▲ siehe Seite 86

ren und Blutungen im Darmtrakt führen. Die so genannten COX-2-Hemmer, abgekürzt »Coxibe«, ein neuer NSAR-Typ, riefen in Studien seltener Magenreizungen und Blutungen hervor als andere NSAR.

Magenreizungen und -geschwüre lassen sich mindern, wenn die Mittel zu den Mahlzeiten eingenommen werden. Auch die zusätzliche Einnahme eines Medikaments, das die Magensäure neutralisiert (Antazidum), kann dem vorbeugen, andererseits aber zu Durchfall führen. Protonenpumpenhemmer wie Omeprazol, die die Magensäuresekretion hemmen, oder Histamin-H_2-Blocker, wie Famotidin und Ranitidin, die zur Behandlung von Magengeschwüren eingesetzt werden, können ebenfalls dazu beitragen, Magenproblemen aufgrund von NSAR zu begegnen.

NSAR hemmen in unterschiedlichem Maße die Blutgerinnung und erhöhen damit, weil sie gleichzeitig die Magenschleimhaut reizen, das Blutungsrisiko im Verdauungstrakt.

NSAR können dazu führen, dass Flüssigkeit im Gewebe zurückgehalten wird, was zu Schwellungen führen kann.

Für ältere Menschen ist das Risiko von Nebenwirkungen der NSAR erhöht. Bei Menschen, die diese Arzneimittel anwenden und gleichzeitig regelmäßig Alkohol trinken, kann das Risiko für Verdauungsstörungen, Magengeschwüre und Leberstörungen steigen. Menschen, die unter Herzschwäche, Bluthochdruck, Leber- und Nierenproblemen leiden, müssen, wenn sie NSAR einnehmen, ärztlich überwacht werden. Einige Herz- und Blutdruckmedikamente sind bei gleichzeitiger Einnahme von NSAR unter Umständen nicht so wirksam wie sonst.

NSAR unterscheiden sich darin, wie schnell und wie lange sie schmerzlindernd wirken. Diese Wirksamkeit ist individuell unterschiedlich.

Azetylsalizylsäure ist seit über 100 Jahren in Gebrauch. Sie wird als Tablette eingenommen und lindert mittelstarke Schmerzen für vier bis sechs Stunden.

Da Azetylsalizylsäure den Magen reizen kann, soll das Mittel immer zusammen mit einem großen Glas Wasser eingenommen werden, sodass es den Magen verdünnt erreicht. Brausetabletten, die vor dem Schlucken in Wasser aufgelöst werden müssen, erfüllen diese Voraussetzung von vornherein. Eine andere Möglichkeit ist, die Substanz mit einem Mittel gegen Magenübersäuerung zu kombinieren. Das Antazidum schafft ein weniger saures Milieu, in dem sich Azetylsalizylsäure besser löst, und verkürzt damit unter Umständen die Zeit, die der Wirkstoff mit den Magenwand in Kontakt ist.

NICHTSTEROIDALE ENTZÜNDUNGSHEMMER	
GRUPPE	**ARZNEISTOFF**
Salizylsäurederivate	Azetylsalizylsäure
Coxibe	Celecoxib
	Etoricoxib
	Parecoxib
	Valdecoxib
Andere	Aceclofenac
	Acemetazin
	Diclofenac
	Ibuprofen
	Indometazin
	Ketoprofen
	Lornoxicam
	Meloxicam
	Naproxen
	Piroxicam
	Proglumetazin
	Tiaprofensäure

Da Azetylsalizylsäure die Blutgerinnung hemmt, steigt die Gefahr von Blutungen im ganzen Körper. Menschen, die leicht blaue Flecken bekommen, sind möglicherweise besonders anfällig. Jeder, der einmal eine Blutgerinnungsstörung oder einen unkontrollierbar hohen Blutdruck hatte, darf Azetylsalizylsäure nur auf ärztliche Vorordnung einnehmen. Menschen, die mit blutgerinnungshemmenden Mitteln, wie Phenprocoumon, behandelt werden, dürfen keine Azetylsalizylsäure einnehmen. Eine Woche vor einem operativen Eingriff muss Azetylsalizylsäure abgesetzt werden.

Azetylsalizylsäure kann Asthma verschlimmern. Menschen mit Polypen können Atembeschwerden bekommen. Einige Menschen, die allergisch auf die Substanz reagieren, können eine schwere allergische Reaktion (Anaphylaxie) mit Ausschlag, Juckreiz und Atemnot bis zum Schock entwickeln ▲. Solche Reaktionen erfordern sofortige ärztliche Hilfe.

Eine Überdosis Azetylsalizylsäure kann gravierende Nebenwirkungen, z. B. Atemstörungen, verursachen. Eines der ersten Anzeichen für eine Überdosierung sind Ohrgeräusche.

Kinder unter zwölf Jahren mit einer Virusinfektion sollten keine Azetylsalizylsäure einnehmen. Vor allem, wenn sie Grippe oder Windpocken haben, besteht das Risiko, dass Azetylsalizylsäu-

▲ siehe Seite 135

re ein Reye-Syndrom auslöst. Dieses ist zwar selten, kann aber folgenschwer sein.

NSAR wie **Diclofenac**, **Ibuprofen** und **Naproxen** reizen den Magen weniger stark als Azetylsalizylsäure. Wie jenes können diese Medikamente Verdauungsstörungen, Magengeschwüre und Blutungen im Darmtrakt hervorrufen. Sie beeinflussen die Blutgerinnung zwar weniger stark als Azetylsalizylsäure, mit blutgerinnungshemmenden Mitteln wie Phenprocoumon sollten sie dennoch nur unter ärztlicher Aufsicht gleichzeitig eingenommen werden.

Menschen, die allergisch auf Azetylsalizylsäure reagieren, tun das unter Umständen auch bei Diclofenac, Ibuprofen und Naproxen. Wenn sich Ausschlag, Juckreiz, Atemprobleme oder Schock entwickeln, ist sofort ärztliche Hilfe nötig.

COX-2-Hemmer, die so genannten Coxibe, wie Celecoxib, Etoricoxib und Valdecoxib, sind neuere NSAR. Die älteren NSAR blockieren zwei Enzyme: Das COX-1-Enzym, das an der Produktion von Prostaglandinen beteiligt ist, die die Magenschleimhaut schützen und eine wichtige Rolle bei der Blutgerinnung spielen, sowie das COX-2-Enzym, das an der Produktion von Prostaglandinen beteiligt ist, die entzündungsfördernd wirken. Coxibe blockieren nur das COX-2-Enzym. Daher sind die Coxibe bei der Behandlung von Entzündungen und Schmerzen, ebenso wirksam wie andere NSAR, führen Studien zufolge aber seltener zu Magenschädigungen, Blutungen, Sodbrennen und Magengeschwüren und beeinflussen nicht die Blutgerinnung. Jedoch scheint eine dieser Substanzen, Rofecoxib (inzwischen nicht mehr auf dem Markt), nach Langzeiteinnahme das Risiko für Herzinfarkt und Schlaganfall zu erhöhen. Die anderen COX-2-Hemmer werden hinsichtlich dieses Risikos noch untersucht.

Parazetamol

Parazetamol lindert Schmerzen und senkt Fieber. Im Gegensatz zu den NSAR wirkt es jedoch nicht entzündungshemmend, greift nicht in die Blutgerinnung ein und ist kaum magenreizend. Dafür kann es jedoch die Leber angreifen. Wie Parazetamol wirkt, ist noch weitgehend ungeklärt.

Parazetamol wird eingenommen. Es wirkt im Allgemeinen zwischen vier und sechs Stunden. Bei einer Überdosierung können gefährliche Nebenwirkungen auftreten, vor allem irreversible Leberschäden. Menschen mit einem Leberschaden müssen die Dosierung von Parazetamol

deutlich verringern. Menschen, die regelmäßig Alkohol trinken, haben ein höheres Risiko, durch Parazetamol ihre Leber zu schädigen.

OPIOIDE

Opioide sind die wirksamsten Schmerzmittel zur Behandlung starker Akutschmerzen sowie chronischer Schmerzen aufgrund von Krebs und anderen schweren Erkrankungen.

Alle Opioide sind von ihrer chemischen Struktur her mit dem Naturstoff Morphin (Morphium) verwandt, der aus Schlafmohn gewonnen wird. Einige dieser Mittel stammen auch aus anderen Pflanzen oder werden künstlich hergestellt.

Opioide sind hochwirksam gegen Schmerzen, doch die Anwendung hoher Dosen Opioide führt bei vielen Menschen zu Schläfrigkeit. Die meisten Patienten, die Opioide nehmen, gewöhnen sich an diesen Effekt, sodass es sie nicht ernsthaft beeinträchtigt. Opioide können auch Verwirrtheit hervorrufen, insbesondere bei älteren Menschen.

Opioide führen oft zu Verstopfung und Harnverhalt, vor allem bei älteren Menschen. Der Verstopfung kann nur mit Abführmitteln ▲ begegnet werden; eine ballaststoffreiche Kost richtet gegen diese Art von Verstopfung nichts aus.

Eine häufige Nebenwirkung von Opioiden ist Übelkeit. Sie lässt sich durch Medikamente mit Metoclopramid oder Hydroxyzin lindern.

Eine Überdosierung von Opioiden hat schwerwiegende Folgen. Mit dem Gegengift Naloxon, das intravenös gespritzt wird, lassen sich die Folgen einer Opioidüberdosierung stoppen.

Bei der Behandlung von schweren chronischen Schmerzen sind Opioide unverzichtbar. Allerdings verhindern die Angst vor psychischer Abhängigkeit und die Regeln zur Verordnung dieser Medikamente immer noch, dass Opioide früh genug, in angemessener Dosierung und ausreichend lange verordnet werden.

Menschen, die lange Zeit mit Opioiden ■ behandelt werden, entwickeln eine körperliche Abhängigkeit; d. h., wenn sie das Medikament absetzen, bekommen sie Entzugssymptome. Darum dürfen Opioide nach längerer Anwendung nicht abrupt abgesetzt werden, die Therapie muss »ausschleichend« beendet werden, die Dosis also langsam verringert werden. Abhängigkeit ist jedoch nicht dasselbe wie Sucht, dem zerstörerischen Verhalten im Zusammenhang mit der Beschaffung und dem Gebrauch von Drogen. Eine Bedingung dafür, dass eine Sucht entsteht, ist eine psychische Abhängigkeit. Diese ist aber daran geknüpft, dass der

---

▲ siehe Seite 746   ■ siehe Seite 640

℞ OPIOIDE

ARZNEISTOFF	WIRKUNGSDAUER	BEMERKUNGEN
Morphin		
	Spritze (intravenös oder intramuskulär): 2–3 Stunden, Tablette: 3–4 Stunden, Retardtablette: 8–24 Stunden	Wirkung setzt rasch ein. Tabletten sind bei chronischen Schmerzen sehr wirksam
Kodein		
	Tablette: 3–4 Stunden	Weniger wirksam als Morphin; kann zusammen mit Azetylsalizylsäure oder Parazetamol gegeben werden
Fentanyl		
	Pflaster: bis zu 72 Stunden	Als Pflaster bei chronischen Schmerzen wirksam
Methadon		
	Tropfen: 4–6 Stunden oder länger	Wird auch zur Substitutionstherapie eingesetzt
Hydromorphon		
	Spritze (intravenös oder intramuskulär): 2–4 Stunden, oral: 2–4 Stunden	Wirkung setzt rasch ein; wirksam bei chronischen Schmerzen
Oxykodon		
	Oral: 3–4 Stunden	Wirksam bei chronischen Schmerzen. Kann mit Azetylsalizylsäure oder Parazetamol kombiniert werden
Pentazocin		
	Oral: bis zu 4 Stunden	Kann die schmerzstillende Wirkung anderer Opioide hemmen; etwa so wirksam wie Kodein; kann Verwirrtheit und Angstzustände auslösen, vor allem bei älteren Menschen

Betreffende psychisch und sozial bereit ist, in Drogen eine Möglichkeit zu sehen, seine Probleme zu bewältigen. Diese psychischen Bedingungen liegen bei Schmerzpatienten jedoch nicht vor. Das Gegenteil ist der Fall: Bei einer angemessenen Schmerztherapie werden die Opioide so regelmäßig gegeben, dass in dem Behandelten keine »High«- und »Down«-Gefühle entstehen. Damit entsteht keine Sucht, und es kommt auch nicht zu einer Wirkungseinbuße (Toleranz). Wenn sich die Notwendigkeit ergibt, die Dosis zu erhöhen, dann deshalb, weil die Schmerzen stärker geworden sind, nicht, weil sich eine Toleranz entwickelt hat.

Viele Opioide können als Tabletten oder Tropfen eingenommen werden. Die Substanzen Buprenorphin und Fentanyl sind als Hautpflaster erhältlich, aus dem der Wirkstoff ins Blut übertritt. Fast alle Substanzen gibt es auch als Injektion zum Spritzen. Bei Menschen, die durch die Nebenwirkungen des Opioids allzu stark belastet

sind, kann das Medikament mit einer Pumpe direkt in den Raum rund um das Rückenmark geleitet werden, sodass das Gehirn mit einer hohen Opioidkonzentration versorgt wird.

Grundprinzip der Schmerzbehandlung mit Opioiden ist, dass das Medikament regelmäßig in ausreichender Dosierung eingesetzt wird, sodass der Wirkstoffspiegel immer in etwa gleich bleibt und der Schmerz kontinuierlich unter Kontrolle ist. Es soll vermieden werden, dass die Schmerzen an- und abschwellen und so immer wieder in das Bewusstsein des Kranken eindringen. Dieses schmerzunterdrückende Behandlungsschema verhindert, dass sich ein Schmerzgedächtnis ausbildet, das die Behandlung sehr erschweren kann.

Die einzelnen Opioide haben verschiedene Vor- und Nachteile. Morphin, den Prototyp dieser Medikamente, gibt es als Injektionslösung zum Spritzen sowie als Tabletten und Retardtabletten. Die Tabletten lindern die Schmerzen gewöhnlich für weniger als drei Stunden. Die Retardtabletten geben den Wirkstoff langsam frei und lindern die Schmerzen über acht bis zwölf Stunden. In gespritzter Form benötigt man weniger Morphin als in Tablettenform, denn Morphin als Tablette wird erst von der Leber chemisch verändert (metabolisiert), bevor es ins Blut gelangt. Eine Spritze wirkt schneller als eine Tablette, aber die schmerzlindernde Wirkung hält nicht so lange an.

Morphin kann in eine Vene (intravenös), in den Muskel (intramuskulär) und unter die Haut (subkutan) injiziert werden. Intravenös gespritzt, tritt die Schmerzlinderung fast augenblicklich ein, hält aber nicht lange an. Bei der intramuskulären Injektion dauert es etwas länger, bis die Wirkung einsetzt, sie hält aber etwas länger an. Bei der subkutanen Verabreichung lässt die Wirkung am längsten auf sich warten, hält aber auch am längsten an.

Wenn nötig, wird das Opioid im Abstand von einigen Stunden gespritzt. Eine andere Möglichkeit ist, einen Katheter in eine Vene oder unter die Haut zu legen und diesen mit einer Pumpe zu verbinden, die ständig Morphin abgibt. Diese kontinuierliche Infusion kann im Bedarfsfall durch zusätzliche Dosen ergänzt werden. Möglich ist auch, dass der Patient die Menge des vom Gerät freigesetzten Morphins per Knopfdruck kontrolliert. Patienten, die aufgrund einer schweren Erkrankung unter starken Schmerzen leiden, können kontinuierliche Infusionen erhalten.

Auch bei der Behandlung akuter starker Schmerzen, z. B. nach Operationen, sind Opioide unverzichtbar. Am wirksamsten sind sie, wenn sie so regelmäßig angewendet werden, dass der Patient anhaltend schmerzfrei bleibt.

BEGLEITMEDIKATION BEI SCHMERZEN

Manche Arzneimittel wirken zwar selbst nicht schmerzlindernd, können aber die Schmerzbehandlung unterstützen. In der Regel werden sie mit anderen Analgetika oder nichtmedikamentösen Formen der Schmerzbehandlung kombiniert.

Sowohl bei Stufe II als auch bei Stufe III der Schmerzbehandlung können begleitend Arzneimittel eingesetzt werden, die üblicherweise für andere Erkrankungen gedacht sind. Sie verändern in aller Regel die Schmerzwahrnehmung, sodass die eigentlichen Schmerzmittel besser und in geringerer Dosierung wirken können.

Zu diesen Mitteln gehören Antidepressiva, wie Amitriptylin, Imipramin und Paroxetin ▲, Mittel, wie Gabapentin, Carbamazepin, Phenytoin und Clonazepam ■, die bei Epilepsie eingesetzt werden, und Kortisone. Sie alle sind jedoch meist nicht zur Unterstützung der Schmerzbehandlung zugelassen, sodass der Arzt sie auf eigene Verantwortung einsetzen muss.

Antidepressiva werden vornehmlich bei nervenbedingten Schmerzen eingesetzt. Es spricht einiges dafür, dass trizyklische Antidepressiva wirksamer sind als andere Antidepressiva. Selektive Serotonin-Wiederaufnahmehemmer (SSRI), wie Paroxetin, werden jedoch manchmal besser vertragen. Auf welches Mittel jemand reagiert, ist individuell verschieden.

Auch die Epilepsiemittel kommen bei neuropathischen Schmerzen zum Einsatz.

Mit Mitteln zur örtlichen Betäubung (Lokalanästhetika), wie Lidokain, lassen sich Beschwerden durch eine Verletzung, aber auch ein neuropathisches Schmerzsyndrom behandeln. Lokale Betäubungsmittel werden auch zur Nervenblockade eingesetzt. Um den Sympathikus zu blockieren, wird beispielsweise ein Lokalanästhetikum in eine Gruppe von Nerven nahe der Wirbelsäule gespritzt – in die Halsregion, wenn die Schmerzen im Oberkörper, in die Kreuzregion, wenn sie im unteren Körperbereich auftreten.

Wenn andere Möglichkeiten der Schmerzausschaltung erfolglos ausgeschöpft wurden, kann erwogen werden, die schmerzleitenden Nerven auszuschalten. Das geschieht z. B. dadurch, dass man eine ätzende Substanz, wie Phenol, in den Nerv spritzt. Alternativ lässt sich der Nerv durch Kälte zerstören (Kryotherapie) oder mit elektrischer Strahlung. Mit diesen Techniken werden manchmal Gesichtsschmerzen im Rahmen einer Trigeminusneuralgie behandelt.

SCHMERZBEHANDLUNG OHNE MEDIKAMENTE

Nichtmedikamentöse Therapien setzen meist am Ort der Schmerzen an, wie z. B. kalte oder warme Umschläge ★. Eine Ultraschallbehandlung erwärmt tiefere Gewebeschichten (Diathermie); sie kann die Schmerzen bei Arthrose und Muskelzerrungen lindern.

Bei der transkutanen elektrischen Nervenstimulation (TENS) wird ein leichter elektrischer Strom an der Haut angelegt. Das führt zu einem

▲ siehe Tabelle Seite 606   ■ siehe Tabelle Seite 484
★ siehe Seite 38

Kribbeln, ohne dass die Muskelspannung zunimmt. Die Methode kann kontinuierlich oder mehrmals am Tag zwanzig Minuten bis mehrere Stunden durchgeführt werden. Zeitpunkt und Länge der Stimulation variieren, weil jeder Mensch anders reagiert. Die meisten Betroffenen lernen, das Gerät selbst zu bedienen und setzen es bei Bedarf ein. TENS kann bei chronischen Schmerzen eine wertvolle Hilfe sein.

Bei der Akupunktur werden an bestimmten Punkten dünne Nadeln in die Haut eingestochen ▲. Auf welche Weise Akupunktur wirkt, ist noch nicht sicher bekannt. Die Wirksamkeit dieser Methode ist nur für einige Indikationen nachgewiesen; für die Behandlung spezieller Schmerzarten gibt es einige vielversprechende Untersuchungsergebnisse.

Biofeedback, autogenes Training und Hypnose können das Schmerzerleben beeinflussen. Mithilfe dieser Techniken kann man lernen, Schmerzen zu beherrschen und ihre Auswirkungen einzudämmen.

Die Bedeutung einer psychologischen Begleitung von Schmerzpatienten darf nicht unterschätzt werden. Da diese Menschen wirklich leiden, kann es sein, dass sie Depressionen oder Ängste entwickeln, die unter Umständen der Hilfe eines Psychotherapeuten bedürfen.

Kopfschmerzen

Kopfschmerzen zählen zu den häufigsten gesundheitlichen Beschwerden. Sie können so belastend sein, dass sie Berufsleben und Alltag beeinträchtigen.

Ursachen

Kopfschmerzen können belastend und quälend sein, sind aber meist kein Zeichen für einen bedenklichen Gesundheitszustand. Spannungskopfschmerzen, Migräne und Cluster-Kopfschmerzen sind eigenständige Krankheiten; sie sind nicht Ausdruck einer anderen Störung.

Weniger häufig resultieren Kopfschmerzen aus einer Störung, die Augen, Nase, Rachen, Zähne, Ohren oder Hals betrifft.

Selten beruhen Kopfschmerzen auf einem ernsten medizinischen Problem. Dazu gehören Kopfverletzungen, Hirnschlag, eine Aussackung in der Wand einer Hirnarterie (zerebrales Aneurysma), Hirninfektionen und Gefäßfehlbildungen in der Nähe des Gehirns. Infektionen, wie Tuberkulose, können das Gehirn in Mitleidenschaft ziehen und Kopfschmerzen verursachen. Störungen, die den Druck im Schädel erhöhen, können zu Kopfschmerzen führen, weil sich dadurch auch der Druck im Gehirn erhöht. Beispiele sind ein Hirntumor, Blutungen, ein Bluterguss und ein Pseudotumor cerebri ■, bei dem der Druck im Schädelinneren steigt, ohne dass sich eine Ursache finden lässt.

Zu anderen ernsthaften Ursachen, die Kopfschmerzen hervorrufen können, gehören sehr hoher Blutdruck, der zu einem Pochen im Kopf führen kann. Auch Lungenprobleme, die die Sauerstoffversorgung des Gehirns verringern, können zu Kopfschmerzen führen, ebenso eine Schlafapnoe, die zeitweilig die Kohlendioxidkonzentration im Blut erhöht. Eine Entzündung der großen Arterien von Kopf und Hals kann ebenfalls Kopfschmerzen auslösen. Eine Entzündung der Schläfenarterien kommt vorwiegend bei älteren Menschen vor. Auch Grippe und hohes Fieber können zu Kopfschmerzen führen, und die Lyme-Borreliose löst im Frühstadium häufig Kopfschmerzen aus.

Als unerwünschte Wirkung einer lang dauernden, unangemessenen Behandlung mit Schmerzmitteln können Dauerkopfschmerzen entstehen.

Oft führen auch Koffeinentzug und der Gebrauch von Medikamenten, wie Nitroglyzerin, das die Blutgefäße erweitert, zu Kopfschmerzen.

Diagnose

In der Regel kann der Arzt anhand der gesundheitlichen Vorgeschichte des Patienten, einer körperlichen Untersuchung und der charakteristischen Merkmale Art und Ursache der Kopf-

▲ siehe Seite 1689   ■ siehe Kasten Seite 507

schmerzen bestimmen. Hierzu gehören Häufigkeit, Dauer, Sitz, Schwere und Begleitsymptome der Kopfschmerzen.

Die folgenden Merkmale können auf eine erste Störung als Ursache der Kopfschmerzen hinweisen und sollten unverzüglich ärztlich abgeklärt werden:

- Häufige Kopfschmerzen bei jemandem, der bisher selten Kopfschmerzen hatte
- Leichte Kopfschmerzen, die sich verschlimmern
- Kopfschmerzen, die den Schlaf stören
- Kopfschmerzen, die zusammen mit Fieber, Nackensteife, Sehstörungen, Schwächegefühl, Koordinationsverlust oder Ohnmacht auftreten

Schwere Kopfschmerzen mit Fieber und einem steifen Nacken sprechen z. B. für eine Hirnhautentzündung. Solche, die plötzlich auftreten und schlimmer sind als jemals zuvor, deuten auf eine subarachnoidale Blutung hin – oft aufgrund eines Aneurysmas.

Vermutet der Arzt eine ernsthafte Störung, werden gewöhnlich weitere diagnostische Maßnahmen ergriffen. Besteht Verdacht auf eine Hirnhautentzündung, wird sofort eine Lumbalpunktion ▲ durchgeführt, desgleichen bei Verdacht auf ein geplatztes Aneurysma. Gelegentlich wird auch eine Blutuntersuchung durchgeführt, z. B. um nach Hinweisen auf Lyme-Borreliose zu suchen. Eine hohe Blutkörperchensenkungsgeschwindigkeit spricht für eine Entzündung.

Vermutet der Arzt einen Tumor, einen Schlaganfall, Blutungen oder andere Störungen innerhalb des Gehirns, veranlasst er möglicherweise eine Computer- oder eine Kernspintomographie, um Aufnahmen vom Gehirn zu erhalten.

Spannungskopfschmerzen

Spannungskopfschmerzen sind gewöhnlich leichte bis mittelschwere, bandförmige Schmerzen, die den ganzen Kopf betreffen.

Die Ursache für diese Art Kopfschmerzen sind noch nicht bekannt, sie hängen aber möglicherweise mit einer niedrigen Schmerzschwelle zusammen. Stress kann eine Rolle spielen, wenn auch nicht klar ist, in welcher Weise, und er ist nicht die einzige mögliche Erklärung für die Symptome.

Symptome und Diagnose

Spannungskopfschmerzen sind in der Regel leicht bis mittelschwer, können aber auch schwer sein. Sie gehen mit einem Druckgefühl einher, als ob ein Band um den Kopf liefe. Die Schmerzen können von einer haben Stunde bis zu einer Woche anhalten. Anders als Migräne sind Spannungskopfschmerzen nicht von Übelkeit und Erbrechen begleitet und werden durch körperliche Aktivität, Licht, Geräusche und Gerüche nicht verstärkt. Spannungskopfschmerzen beginnen in der Regel mehrere Stunden nach dem Aufwachen und wecken den Betroffenen nur selten aus dem Schlaf.

Die Diagnose stützt sich auf die Symptombeschreibung des Betroffenen und die Ergebnisse der körperlichen Untersuchung. Eine Computer- oder Kernspintomographie des Schädels wird höchstens dann durchgeführt, wenn die Kopfschmerzen erst kürzlich aufgetreten sind, um andere Ursachen auszuschließen, die Kopfschmerzen hervorrufen können.

Behandlung

Für leichte bis mittelschwere Spannungskopfschmerzen genügen meist Schmerzmittel wie Azetylsalizylsäure, Parazetamol oder Ibuprofen ■. Auch eine sanfte Massage des betroffenen Areals kann helfen. Heftige Kopfschmerzen sprechen unter Umständen nur auf schwache Opioide, wie Kodein oder Oxykodon ★, an.

Koffein, das als Kombinationspartner in manchen Kopfschmerzmitteln enthalten ist, kann die Wirkung des Schmerzmittels geringfügig verstärken. Eine lang dauernde Einnahme solcher Schmerzmittel kann jedoch zu chronischen Kopfschmerzen führen.

Migräne

Migräne ist eine Erkrankung, bei der in der Regel auf einer Seite des Kopfes pochende, mittelstarke bis starke Kopfschmerzen auftreten, die durch körperliche Aktivität, Licht, Geräusche und Gerüche verstärkt werden und von Übelkeit und Erbrechen begleitet sind.

Migräneanfälle können in jedem Alter einsetzen, meist treten sie jedoch im Alter von zehn bis 40 Jahren zum ersten Mal auf. Bei den meisten Betroffenen kehren die Anfälle periodisch immer wieder; ihre Intensität nimmt jedoch nach dem 50. oder 60. Lebensjahr ab, oder die Migräne verschwindet vollständig. Frauen sind deutlich häufiger betroffen als Männer. Dass

---

▲ siehe Abbildung Seite 426
■ siehe Seiten 85 und 434   ★ siehe Tabelle Seite 437

über die Hälfte der Patienten, die unter Migräne leiden, enge Verwandte haben, die ebenfalls darunter leiden, deutet auf eine erbliche Veranlagung hin.

Warum es zu einem Migräneanfall kommt, ist noch immer nicht ganz geklärt. Einer Theorie zufolge tritt Migräne auf, wenn sich die Arterien, die zum Gehirn führen, zunächst zusammenziehen und dann weiten; man nimmt an, dass die Erweiterung nahe gelegene Schmerzrezeptoren aktiviert. Diese Theorie kann jedoch die komplexen Veränderungen der Gehirndurchblutung nicht erklären, die bei einem Anfall auftreten. Überdies kommt es vor den Durchblutungsveränderungen zu einer Reihe von Veränderungen in den Hirnnervenzellen.

Ein seltener Untertyp der Migräne ist die familiäre hemiplegische Migräne, die mit einem genetischen Defekt auf den Chromosomen 1 und 19 einhergeht. Welche Rolle die Gene bei den häufigeren Migräneformen spielen, wird gegenwärtig untersucht.

Östrogen, das wichtigste weibliche Hormon, kann offenbar Migräneanfälle auslösen, was erklären könnte, warum Frauen häufiger als Männer unter Migräne leiden. In der Pubertät, wenn der Östrogenspiegel steigt, werden Migräneanfälle bei Mädchen weitaus häufiger als bei Jungen. Manche Frauen leiden kurz vor, während oder kurz nach ihrer Periode unter Migräneanfällen. Wenn Frauen in die Wechseljahre kommen und der Östrogenspiegel schwankt, fällt es besonders schwer, die Migräne zu kontrollieren. Die »Pille« – welche Östrogen enthält – und eine Hormonbehandlung nach den Wechseljahren können die Migräne verschlimmern. Auch Schlaflosigkeit, Luftdruckveränderungen und Hunger können Migräneanfälle auslösen.

Symptome und Diagnose

Bei einem Migräneanfall verspüren die Betroffenen in der Regel einen pochenden Schmerz auf einer Seite des Kopfes. Die Schmerzen können mittelstark sein, oft sind sie aber so heftig, dass sie jede Tätigkeit unmöglich machen. Körperliche Aktivität, Licht, Geräusche und Gerüche können die Kopfschmerzen verschlimmern. Oft kommt Übelkeit hinzu, manchmal auch Erbrechen.

Ein Migräneanfall kann eine Vorphase, eine Aura- sowie eine Nachphase haben. In der Vorphase kommt es zu Stimmungs- und Verhaltensveränderungen, die der anschließenden Migräneattacke um bis zu 24 Stunden vorausgehen können. Beispiele sind Niedergeschlagenheit, Hochstimmung, Reizbarkeit, Unruhe,

Übelkeit und Appetitlosigkeit. Rund ein Viertel der Betroffenen erlebt eine Aura: Bei ihnen sind zeitweise Sehvermögen, Empfinden, Gleichgewicht, Bewegung und Sprache gestört; diese Störungen verschwinden jedoch später wieder. Oft sehen diese Menschen in einem umgrenzten Teil des Gesichtsfelds nichts mehr, oder sie sehen zickzackartige, schimmernde, flackernde Lichter. Seltener empfinden Menschen ein Prickeln, Gleichgewichtsprobleme, ein Schwächegefühl in einem Arm oder Bein oder Sprachschwierigkeiten. Die Aura tritt innerhalb einer Stunde vor Einsetzen der Migräne auf und endet mit deren Beginn. Rund ein Viertel der Betroffenen erlebt eine Nachphase, in der sich Stimmung und Verhalten ändern.

Migränekopfschmerzen können lange Zeit häufig auftreten und dann wieder für Wochen, Monate und sogar Jahre verschwinden.

Migräne wird aufgrund der Symptome diagnostiziert. Haben sich die Kopfschmerzen erst kürzlich entwickelt oder hat sich das Muster der Symptome verändert, kann eine Computer- oder Kernspintomographie des Kopfes andere Störungen ausschließen.

Vorbeugung und Behandlung

Zur Behandlung von Migräne werden drei Medikamentengruppen eingesetzt: Mittel, die einer Migräne vorbeugen, solche, um den Anfall stoppt, sobald er beginnt, und schmerzstillende Mittel.

Wer monatlich mehr als sieben Tage unter Migräneanfällen leidet, sollte ihnen mit Medikamenten vorbeugen. Die Arzneimittel dazu müssen mehrere Monate lang täglich eingenommen werden. Geeignet sind vor allem Betablocker wie Metoprolol und Propranolol.

Um einen Migräneanfall zu unterbrechen, werden vorzugsweise so genannte Triptane eingesetzt. Triptane wirken speziell an den Rezeptoren, die die Nerven stimulieren, welche die zerebralen Blutgefäße versorgen. Damit verengen sie die großen Blutgefäße im Gehirn. Zusätzlich hemmen sie bestimmte Nervenfasern im Trigeminusnerv, sodass weniger entzündungsfördernde Substanzen freigesetzt werden. Darüber hinaus hemmen sie die Übertragung der Schmerzempfindung im Gehirn.

Sobald ein Betroffener merkt, dass sich eine Migräneattacke ankündigt, nimmt er das Medikament, um den Anfall zu stoppen. Mittel mit z. B. Ergotamin unterbrechen einen Migräneanfall zwar auch, sind aber nicht so sicher wie Triptane und schlechter wirksam. Sie werden nur noch bei Menschen empfohlen, die sehr

WIE SICH KOPFSCHMERZEN UNTERSCHEIDEN

FORM ODER URSACHE	MERKMALE*	DIAGNOSEVERFAHREN
Spannungs-kopfschmerz	Gewöhnlich leichte bis mäßig starke Kopfschmerzen, die sich anfühlen, als verenge sich ein Band um den Kopf, und den ganzen Kopf betreffen. Die Schmerzen halten 30 Minuten bis eine Woche an, werden durch körperliche Aktivität, Licht, Geräusche und Gerüche nicht verstärkt und gehen nicht mit Übelkeit oder Erbrechen einher.	CT oder NMR des Schädels, um andere Störungen auszuschließen, insbesondere dann, wenn sich die Kopfschmerzen erst kürzlich entwickelt haben oder sich das Symptommuster verändert hat
Migräne	Mäßig starke bis starke pochende Schmerzen, gewöhnlich auf einer Seite des Kopfes, die 4 Stunden bis 3 Tage anhalten. Körperliche Aktivität, Licht, Geräusche und Gerüche können die Schmerzen verstärken, die häufig von Übelkeit und Erbrechen begleitet sind. Anfälle können über lange Zeit hinweg auftreten, aber dann für Wochen, Monate oder Jahre verschwinden. Oft gehen den Anfällen Stimmungsschwankungen, Appetitlosigkeit oder Sehstörungen und zeitweilige Störungen von sensorischem Empfinden, Gleichgewicht, Muskelkoordination, Sprechen oder Sehen (wie Lichtblitze oder blinde Flecken) voraus.	Diagnoseverfahren wie bei Spannungskopfschmerzen
Cluster-Kopf-schmerz	Starke, bohrende Schmerzen von 15 Minuten bis drei Stunden Dauer, die sich um ein Auge konzentrieren. Wegen der starken Schmerzen können sich die Betroffenen nicht hinlegen. Anfälle treten phasenweise gehäuft auf (dazwischen beschwerdefreie Zeiten). Durch körperliche Aktivität, Licht, Geräusche und Gerüche werden die Schmerzen gewöhnlich nicht verstärkt. Sie gehen nicht mit Übelkeit oder Erbrechen einher. Auf der schmerzenden Seite treten zusätzlich folgende Symptome auf: laufende Nase, tränendes Auge, hängendes Augenlid, u.U. Schwellungen unter dem Auge.	Diagnoseverfahren wie bei Spannungskopfschmerz
Bluthoch-druck	Starker Bluthochdruck, der über lange Zeit anhält, ist eine seltene Ursache für Kopfschmerzen; pochende Schmerzen, die krampfartig auftreten und hinten oder oben am Kopf sitzen.	Blutdruckmessung, Blutuntersuchungen, Nierenfunktionstests
Augenprobleme (Regenbogenhautentzündung, grüner Star, Sehnerventzündung)	Mäßig starke oder starke Schmerzen an der Stirn oder in bzw. über den Augen, oft schlimmer nach Beanspruchung der Augen.	Untersuchung der Augen
Erkrankungen der Nasennebenhöhlen	Starke, dumpfe Schmerzen im Stirnbereich, die plötzlich einsetzen und kurz anhalten oder allmählich beginnen und hartnäckig sein können; morgens sind sie meist stärker, nachmittags schwächer; sie verschlimmern sich bei kaltem, feuchtem Wetter.	Nasennebenhöhlen röntgen oder eine CT durchführen

WIE SICH KOPFSCHMERZEN UNTERSCHEIDEN *(Fortsetzung)*

FORM ODER URSACHE	MERKMALE*	DIAGNOSEVERFAHREN
Hirntumor	Schmerzen sind schwach bis stark und verschlimmern sich zunehmend; sie treten in immer kürzeren Abständen auf, bis sie zu einem Dauerschmerz werden. Beim Hinlegen verschlimmern sie sich häufig und können den Betroffenen aus dem Schlaf reißen. Ein langsam wachsender Tumor führt zu Kopfschmerzen, die beim Aufwachen besonders heftig sind. Entwickeln sich solche Kopfschmerzen, sollte sofort ärztlicher Rat eingeholt werden.	NMR oder CT
Hirnabszess	Schmerzen treten schubweise auf und sind schwach bis stark; betreffen entweder eine bestimmte Stelle oder den ganzen Kopf; sie ähneln denen eines Hirntumors. Bricht der Abszess auf, führt dies zu einer akuten Hirnhautentzündung mit intensiven Kopfschmerzen und Nackensteifigkeit.	NMR oder CT
Hirnhautentzündung	Gleichmäßige, schwere Schmerzen im gesamten Kopf, die bis in den Nacken reichen; Schwierigkeiten, den Nacken zu beugen, um das Kinn auf die Brust zu legen. Der Betroffene fühlt sich krank, hat Fieber und erbricht.	Blutuntersuchungen, Lumbalpunktion
Bluterguss unter der harten Hirnhaut (subdurales Hämatom)	Schmerzen treten stoßweise oder ständig auf und sind schwach bis stark; betreffen entweder eine bestimmte Stelle oder den ganzen Kopf; ziehen sich den Nacken hinunter.	NMR oder CT
Blutung unter der Spinnwebhaut (subarachnoidale Blutung)	Schmerzen sind stark, andauernd und verteilen sich gleichmäßig über den ganzen Kopf; sie sind gelegentlich in und um ein Auge zu spüren; Augenlid hängt herunter. Häufig beschreiben die Betroffenen diese Kopfschmerzen als die schlimmsten, die sie je erlebt haben.	NMR oder CT; bei negativem Ergebnis Lumbalpunktion
Schläfenarterienentzündung (temporale Arteriitis)	Schmerzen auf einer Seite in der Schläfenregion; Schläfenarterien u.U. vergrößert. Kann zu Sehstörungen oder Sehverlust führen.	Schläfenarterienbiopsie, Blutkörperchensenkungsgeschwindkeit
Andere Erkrankungen, die sich auf das Gehirn auswirken (Krebs, Kryptokokkose, Sarkoidose, Syphilis, Tuberkulose)	Leichte bis starke, dumpfe oder stechende Schmerzen im ganzen Kopf. Der Betroffene hat leichtes Fieber.	Lumbalpunktion, NMR oder CT

* Eines, mehrere oder alle der aufgeführten Merkmale können bei den Betroffenen auftreten

℞ ARZNEIMITTEL ZUR BEHANDLUNG VON MIGRÄNE

VERWEN-DUNG	GRUPPE	ARZNEISTOFF	UNERWÜNSCHTE WIRKUNGEN (AUSWAHL)
Mittel zur Vorbeugung			
	Betablocker	Metoprolol, Propranolol	siehe Seite 126
	Kalziumantagonist	Flunarizin	Müdigkeit, Gewichtszunahme, Magen-Darm-Beschwerden, Depressionen, motorische Unruhe, Zittern, Parkinson-Syndrom
	Epilepsiemittel	Valproinsäure	siehe Seite 485
	Mutterkornalkaloide	Dihydroergotamin	Übelkeit, »Ameisenlaufen« in Armen und Beinen, Kopfschmerzen, Durchfall, Schwindel
		Lisurid	Müdigkeit, Übelkeit, Schwindel, Muskelschwäche
	Serotoninantagonist	Pizotifen	Müdigkeit, Gewichtszunahme, Hunger, trockener Mund, Verstopfung
	NSAR	Naproxen	Magenbeschwerden, Blutgerinnungsstörungen
Mittel bei einer Migräneattacke			
	Mittel gegen Übelkeit	Metoclopramid, Domperidon	Motorische Unruhe
	Triptane	Almotriptan, Frovatriptan, Naratriptan, Rizatriptan, Sumatriptan, Zolmitriptan	Hitzewallungen, Schwindel, Benommenheit, Übelkeit, Speiseröhrenkrämpfe und selten Angina pectoris
	Mutterkornalkaloid	Dihydroergotamin (injiziert)	Übelkeit, »Ameisenlaufen« in Armen und Beinen, Kopfschmerzen, Durchfall, Schwindel
Schmerzmittel			
		Parazetamol	Leberschäden, gelegentlich Hautausschlag, Entzugskopfsschmerzen nach hoch dosierter Langzeittherapie
		Azetylsalizylsäure	Magen-Darm-Störungen, Blutgerinnungshemmung, Entzugskopfschmerzen nach hoch dosierter Langzeittherapie
	Nichtsteroidale Entzündungshemmer	Ibuprofen, Naproxen	Magenbeschwerden, Blutgerinnungsstörungen

lange anhaltende oder häufig wiederkehrende Migräneattacken haben und mit den anderen Mitteln nicht zurechtkamen.

Bei weniger schweren Migräneanfällen lassen sich die Kopfschmerzen eventuell mit »einfachen« Schmerzmitteln allein ausreichend lindern. Diese Mittel können nach Bedarf genommen werden. Eine Langzeitanwendung hoher Dosen dieser Medikamente kann jedoch zu Dauerkopfschmerzen führen.

Cluster-Kopfschmerzen

Cluster-Kopfschmerzen sind sehr schmerzhaft; sie treten einseitig in der Schläfenregion oder rund um ein Auge auf. Diese Schmerzen halten weniger als vier Stunden an und treten gewöhnlich vier bis acht Wochen lang in Gruppen (clusters) auf.

Cluster-Kopfschmerzen sind relativ selten; betroffen sind ein bis vier von 1000 Personen, vornehmlich Männer über 30 Jahren. Die Anfälle können durch Alkohol- oder Nikotinkonsum ausgelöst werden.

Symptome

Die Schmerzattacken setzen fast immer plötzlich ein und dauern 15 Minuten bis drei Stunden. Oft juckt zunächst ein Nasenloch oder sondert Flüssigkeit ab, bis dann heftige Schmerzen auf dieser Seite des Kopfes und um das Auge herum auftreten. Die Schmerzen reißen die Betroffenen oft aus dem Schlaf. Wegen der starken Schmerzen können sie sich nicht hinlegen, sondern laufen herum. Nach dem Anfall kann das Augenlid auf dieser Seite herunterhängen, oft ist die Pupille verengt. Körperliche Aktivität, Licht, Geräusche und Gerüche verstärken die Schmerzen gewöhnlich nicht, sie gehen auch nicht mit Übelkeit oder Erbrechen einher.

Die Anfälle treten zeitweise gehäuft auf; in diesen Phasen können zwei Anfälle pro Woche bis zu mehrere am Tag vorkommen. Meist treten die Attacken über sechs bis acht Wochen auf, gelegentlich auch länger, worauf sich ein beschwerdefreies Intervall von mehreren Monaten anschließt, bis es wieder zu Kopfschmerzattacken kommt. Sie können immer zur selben Tages- oder Nachtzeit auftreten.

Diagnose und Behandlung

Die Diagnose basiert auf der Beschreibung, die der Betroffene von seinen Kopfschmerzen gibt, und auf den Begleitsymptomen. Wenn sich das Muster der Symptome ändert, kann eine Computer- oder Kernspintomographie des Kopfes gemacht werden.

Beim Cluster-Kopfschmerzanfall kann reiner Sauerstoff eingeatmet werden. Eine andere Möglichkeit ist die Injektion von Sumatriptan oder Dihydroergotamin. Zur medikamentösen Vorbeugung werden Verapamil, Lithium und Methysergid eingesetzt. Methysergid darf aber nicht länger als drei, höchstens vier Monate eingenommen werden. Bis die vorbeugende Medikamenteneinnahme wirkt, kann zur Überbrückung noch Kortison eingenommen werden, dessen Dosierung dann aber langsam verringert wird, bis es ganz entfällt.

KAPITEL 80

Benommenheit und Schwindel

Benommenheit ist ein unscharfer Begriff, der zur Beschreibung verschiedener Empfindungen dient, darunter das Gefühl, das Bewusstsein oder das Gleichgewicht zu verlieren, ein Gefühl des Sich-Drehens, ein vages Gefühl des Weggetretenseins und der Schwäche. Schwindel im medizinischen Sinne ist eine spezifische Empfindung, bei der der Betroffene den Eindruck hat, er selbst drehe sich oder alles drehe sich um ihn herum.

Ärzte unterscheiden bei Benommenheit gewöhnlich zwischen dem Gefühl, das Bewusstsein zu verlieren, dem Gefühl, unsicher auf den Beinen zu sein oder gleich zu stürzen, Schwindel, einer Mischung oder dem Fehlen dieser Typen. Benommenheit kann zeitweilig auftreten oder anhaltend sein. Chronische Benommenheit ist bei älteren Menschen häufiger als bei jüngeren.

Benommenheit mag beunruhigend sein und sogar an der Bewältigung des Alltags hindern, es liegt ihr aber kaum je eine ernsthafte medizinische Störung zugrunde. Jede Form von Benommenheit hat in der Regel ihre typische Ursache. So kann das Gefühl, gleich ohnmächtig zu werden, durch ein plötzliches Absinken des Blutdrucks ▲ oder durch Herzkranzgefäßerkrankungen, Arrhythmien und Herzschwäche hervorgerufen werden, die zu einer ungenügenden Hirndurchblutung führen. Aber auch Angststörungen und ungewöhnlich rasches Atmen (Hyperventilation) können ein derartiges Gefühl hervorrufen.

Gleichgewichtsstörungen können von Sehproblemen, besonders Doppeltsehen, herrühren,

▲ siehe Seite 129

weil der Körper optische Informationen braucht, um sein Gleichgewicht zu halten. Auch muskel- und skelettbedingte Störungen, die zu Muskelschwäche und damit zu Gangunsicherheiten führen, die Einnahme von krampflösenden und Beruhigungsmitteln, oder Innenohrprobleme, die Schwindel auslösen, können einen Gleichgewichtsverlust zur Folge haben. Schwindel hat viele Ursachen, darunter Reisekrankheit, gutartigen Lagerungsschwindel ▲ und Menière-Krankheit ■. Chronische Benommenheit kann besonders bei alten Menschen aus einer ganzen Reihe von Störungen resultieren.

Benommenheit kann besonders dann zu Problemen führen, wenn man eine anspruchvolle oder gefährliche Arbeit ausführt. Bei älteren Menschen erhöht chronische Benommenheit das Risiko für Stürze und Knochenbrüche und erschwert die Bewältigung des Alltags.

Diagnose und Behandlung

Menschen, die unter hartnäckiger Benommenheit leiden, oder die dadurch im Alltagsleben beeinträchtigt sind, sollten einen Arzt aufsuchen.

Dort muss der Patient seine Empfindungen detailliert beschreiben: Ist es das Gefühl, das Bewusstsein oder das Gleichgewicht zu verlieren? Ein Gefühl, als drehe man sich oder als drehe sich die Umwelt um einen? Oder ist es ein anderes Gefühl? Um das Problem einzukreisen, sind Einzelheiten hilfreich, wann der Schwindel eingesetzt und wie lange er angehalten hat, was ihn ausgelöst hat und wodurch er besser wurde und welche anderen Symptome – Kopfschmerzen, Taubheit, Ohrgeräusche, Schwäche und Gangunsicherheiten – aufgetreten sind.

Das Gleichgewicht wird geprüft, indem der Patient aus dem ruhigen Stand auf einer geraden Linie gehen muss, zunächst mit offenen, dann mit geschlossenen Augen. Zudem werden Sehtests durchgeführt, und es wird nach ungewöhnlichen Augenbewegungen gesucht (wie Augenzittern ★). Mithilfe von Hörtests lassen sich oft Störungen im Innenohr erkennen, die sowohl das Gehör als auch das Gleichgewicht beeinträchtigen.

Um herauszufinden, ob ein plötzlicher Blutdruckabfall die Benommenheit verursacht hat, werden Blutdruck und Puls des Patienten im Sitzen oder Liegen und anschließend in Stehen gemessen. Um die Herzfunktion zu überprüfen, eignen sich Elektrokardiographie (EKG), Echokardiographie und Belastungstests.

Mögliche weitere diagnostische Verfahren sind Computer- und Kernspintomographie des Kopfes und eine Lumbalpunktion. Vermutet der Arzt, dass das Gehirn unzureichend durchblutet ist, veranlasst er möglicherweise eine Angiographie, eine Magnetresonanzangiographie oder eine Dopplersonographie des Kopfes. Mithilfe dieser Verfahren lässt sich zeigen, ob Arterien im Gehirn verengt oder blockiert sind.

Findet sich keine Ursache, kann der Arzt den Patienten beruhigen, dass kein ernstes medizinisches Problem vorliegt. Hat sich eine Ursache gefunden oder besteht ein bestimmter Verdacht, richtet sich die Behandlung danach. Ist z. B. ein Medikament die Ursache, wird es abgesetzt oder die Dosis reduziert. Mit Medikamenten lassen sich Begleitsymptome, wie Übelkeit, bekämpfen und ein Blutdruckabfall verhindern. Mithilfe von blutgerinnungshemmenden Mitteln kann man der Bildung von Blutgerinnseln und damit Schlaganfällen vorbeugen. In seltenen Fällen ist eine Operation nötig – z. B. um einen Tumor zu entfernen. Ein gutartiger Lagerungsschwindel lässt sich durch ein einfaches Manöver (Epley-Manöver) lindern, das im der Arztpraxis durchgeführt werden kann.

Schwindel

Unter Schwindel (Vertigo) versteht man den fälschlichen Eindruck, man selbst oder Dinge in der Umgebung würden sich bewegen oder drehen, wobei gewöhnlich gleichzeitig Übelkeit und Gleichgewichtsstörungen auftreten.

Schwindel ist eine Form von Benommenheit ähnlich dem Gefühl, wie es ein beliebtes Kinderspiel auslöst: Man dreht sich ein Weile recht schnell und bleibt dann plötzlich stehen und sieht, wie sich die Umgebung um einen dreht. Die meisten Fälle von Benommenheit sind keine Schwindelattacken.

Ursachen

Schwindel kann auf Störungen beruhen, die das Innenohr (einschließlich der Bogengänge) betreffen, das den Körper befähigt, seine Lage im Raum wahrzunehmen und das Gleichgewicht zu halten. Er kann auch von Störungen ausgelöst werden, die den Hörnerv (Hirnnerv VIII) betreffen, der das Innenohr mit dem Gehirn verbindet, oder durch Störungen, welche die Nervenverbindungen im Hirnstamm und im Klein-

---

▲ siehe Seite 449   ■ siehe Seite 1243
★ siehe Seite 447

hirn betreffen, die ebenfalls zu Gleichgewichtskontrolle beitragen.

Am häufigsten tritt Schwindel im Rahmen einer Reisekrankheit auf. Reisekrank können Menschen werden, deren Innenohr empfindlich auf bestimmte Bewegungen reagiert, wie Schaukeln oder plötzliches Stoppen und Starten.

Eine weitere häufige Ursache für Schwindel sind Kalziumablagerungen in den Bogengängen des Innenohrs. Die daraus resultierende Störung – gutartiger Lagerungsschwindel – ist besonders bei älteren Menschen häufig. Sie tritt auf, wenn der Kopf in bestimmter Weise bewegt wird.

Die Menière-Krankheit, eine weitere Innenohrerkrankung, führt zu Schwindelattacken. Sie geht vermutlich zumindest teilweise auf eine Schwellung im Innenohr zurück. Ursache kann eine Virusinfektion, eine Verletzung oder eine Allergie sein, häufig ist sie jedoch unbekannt.

Andere Störungen, die Schwindel hervorrufen, weil sie das Innenohr oder seine Nervenverbindungen in Mitleidenschaft ziehen, sind bakterielle und virale Infektionen (wie virale Labyrinthitis, Herpes zoster und Mastoiditis), Paget-Krankheit, Tumoren, Nervenentzündungen und die Einnahmen von Medikamenten, die das Innenohr schädigen (z. B. Aminoglykosid-Antibiotika, Azetylsalizylsäure, das in der Chemotherapie eingesetzte Medikament Cisplatin sowie gewisse Entwässerungsmittel, wie Furosemid.

Eine transitorische ischämische Attacke führt häufig zu Schwindel, wenn die Durchblutung von Hirnstamm, Kleinhirn und hinterem Hirnbereich verringert ist (vertebrobasiläre Durchblutungsstörung). Zu den betroffenen Arterien gehören die Wirbelarterien und die Arteria basilaris. Seltener wird Schwindel durch Gehirnerkrankungen hervorgerufen, die den Hirnstamm oder das Kleinhirn betreffen; dazu gehören Multiple Sklerose, Schädelbrüche, Krampfanfälle, Infektionen und Tumoren (vor allem solche, die an oder in der Nähe der Hirnbasis wachsen).

Gelegentlich wird Schwindel von Störungen hervorgerufen, die plötzlich den Schädelinnendruck erhöhen und so auf das Gehirn drücken. Dazu gehören der gutartige intrakraniale Bluthochdruck (Pseudotumor cerebri), Hirntumoren und Blutungen im Schädelraum.

Schwindel kann auch durch eine Schädigung der Halsnerven hervorgerufen werden; in diesem Fall kann das Gehirn die relative Lage von Hals und Rumpf nicht mehr richtig kontrollieren (zervikaler Schwindel). Schleudertraumen der Halswirbelsäule, stumpfe Kopfverletzungen und eine schwere Arthrose der Halswirbel (zer-vikale Spondylose) können ebenfalls zu Schwindel führen.

Weitere mögliche Ursachen für Schwindel sind Medikamente, darunter die Epilepsiemittel Phenobarbital und Phenytoin und das Neuroleptikum Chlorpromazin. Auch übermäßiger Alkoholkonsum kann vorübergehend zu Schwindel führen.

Symptome

Typisch für Schwindel ist das ungewöhnliche und unangenehme Gefühl, man selbst oder die Umgebung oder beide drehten sich. Der daraus resultierende Gleichgewichtsverlust macht Gehen und Fahren schwierig. Während eines Schwindelanfalls kommt es wiederholt zu Augenzittern (Nystagmus). Dazu gesellen sich häufig Übelkeit und Erbrechen.

Das Schwindelgefühl kann nur wenige Augenblicke dauern oder stunden- und sogar tagelang anhalten. Manchen Betroffenen geht es besser, wenn sie ruhig liegen; der Schwindel kann aber auch dann andauern, wenn sich jemand gar nicht bewegt.

Bei der Menière-Krankheit treten unvermittelt vorübergehende Schwindelanfälle auf sowie Ohrgeräusche, fortschreitende Schwerhörigkeit und ein Gefühl der Fülle im betroffenen Ohr. Die Anfälle dauern einige Minuten bis mehrere Stunden und sind oft von starker Übelkeit und Erbrechen begleitet.

Bei Menschen mit einer Virusinfektion des Innenohrs (virale Labyrinthitis) setzt der Schwindel gewöhnlich plötzlich ein und verschlimmert sich im Verlauf von Stunden. Die Übelkeit kann sehr stark sein, sodass die Betroffenen ganz still sitzen, weil jede Bewegung von Kopf und Augen Erbrechen auslöst. Die Infektion kann im Lauf einiger Tage zurückgehen, aber auch wochen- oder gar monatelang anhalten.

Schwindel aufgrund einer neurologischen Störung im Gehirn, einschließlich einer vertebrobasilären Durchblutungsstörung, kann mit Kopfschmerzen, undeutlicher Aussprache, Doppeltsehen, Muskelschwäche in einem Arm oder Bein, unkoordinierten Bewegungen und Bewusstlosigkeit einhergehen.

Schwindel aufgrund einer Störung, durch die sich der Schädelinnendruck plötzlich erhöht, kann von Symptomen wie zeitweise verschwommener Sicht und Gangunsicherheiten begleitet sein.

Zervikaler Schwindel tritt auf, wenn der Kopf gedreht wird, besonders dann, wenn das Kinn auf die Schulter gelegt wird. Die Beweglichkeit des Halses kann eingeschränkt sein.

Diagnose

Der Arzt fordert den Patienten auf, seine Symptome und die näheren Umstände genau zu beschreiben. Gleichgewichtssinn und Gehör werden getestet.

Auch die Augenbewegungen des Patienten können dem Arzt wichtige Hinweise liefern. Auffällige Augenbewegungen, wie Augenzittern (Nystagmus), deuten auf eine mögliche Fehlfunktion des Innenohrs oder der Nervenbahnen zum Gehirn hin. Da die Richtung der Augenbewegung für die Diagnose von Bedeutung sein kann, versucht der Arzt unter Umständen, Augenzittern auszulösen. Zuvor wird der Patient unter Umständen aufgefordert, ein Brille mit stark vergrößernden Gläsern (Frenzel-Brille) aufzusetzen. Der Arzt kann die Augen des Patienten durch die dicken Linsen sehr gut sehen, während der Patient nur verschwommen sieht und kein Objekt fixieren kann. Das Fixieren eines unbewegten Objektes kann das Auftreten von Augenzittern verhindern. Während der Arzt den Nystagmus auslöst, können die Augenbewegungen mit Elektroden (kleinen runden Sensoren, die auf die Haut geklebt werden) rund um die Augen aufgezeichnet werden (Elektromyographie).

Um einen Nystagmus auszulösen, kann der Arzt dem Patienten einige Tropfen kaltes Wasser in den Gehörgang tröpfeln, seinen Kopf 20 Sekunden lang rasch hin- und herbewegen oder die Position des Kopfes verändern. Letzteres geschieht mit einem diagnostischen Verfahren, das dem Epley-Manöver zur Behandlung des gutartigen Lagerungsschwindels ▲ ähnelt, ohne dass der Kopf so weit gedreht würde.

Bei Verdacht auf zervikalen Schwindel trägt der Patient eine Frenzel-Brille und sitzt auf einem Drehstuhl. Der Arzt hält den Kopf des Patienten still, während sich dieser von rechts nach links dreht. Kommt es zu Nystagmus und Schwindel, bestätigt sich die Diagnose.

Mit einer Computer- (CT) oder Kernspintomographie (NMR) des Kopfes lassen sich einige der Störungen entdecken, die Schwindel hervorrufen können, so z. B. Knochendefekte, wie eine Infektion des Knochens hinter dem Ohr, ein Schädelbasisbruch, Knochenerosionen aufgrund eines Tumors oder eine ungewöhnliche Knochenbildung, wie sie bei der Paget-Krankheit vorkommt. Die NMR liefert bessere Aufnahmen von Hirnstamm und Hirnnerven als die CT. Wird eine Ohrinfektion vermutet,

wird mit einem Wattestäbchen oder einer Kanüle eine Eiter- oder Flüssigkeitsprobe aus dem Ohr entnommen. Besteht Verdacht auf multiple Sklerose oder eine Hirninfektion, entnimmt man bei einer Lumbalpunktion eine Probe der Gehirn-Rückenmark-Flüssigkeit. Vermutet der Arzt, dass das Gehirn unzureichend durchblutet ist, veranlasst er möglicherweise eine Angiographie, eine Magnetresonanzangiographie oder eine Dopplersonographie.

Vorbeugung und Behandlung

Bei Schwindel, der von Reisekrankheit ausgelöst wird, kann man entsprechende Situationen, wie ein schlingerndes Boot, meiden oder die Augen auf ein unbewegtes Objekt richten.

Zu den Medikamenten, die Schwindel und die damit einhergehende Übelkeit lindern, gehören Dimenhydrinat, Diphenhydramin, Hydroxyzin und Meclozin. Skopolamin hilft besonders gut bei Reisekrankheit und kann in Form eines Pflasters, das mehrere Tage wirkt, hinter das Ohr geklebt werden. All diese Medikamente sind Antihistaminika ■. Sie können unter anderem Mundtrockenheit hervorrufen und schläfrig machen, vor allem ältere Menschen. Bei dem Skopolaminpflaster sind Schläfrigkeit und andere Nebenwirkungen recht gering. Babys und Kleinkinder können diese Medikamente unruhig machen.

Wenn der Schwindel stark ist und Angstgefühle hervorruft, können Beruhigungsmittel nötig werden. Meist werden Benzodiazepine, wie Diazepam, verschrieben, bei älteren Menschen häufiger auch Alprazolam und Lorazepam, weil sie kürzer wirken.

Bei zervikalem Schwindel kann ein Halskragen, der einige Stunden am Tag getragen wird, hilfreich sein. Physiotherapie kann die Halsbeweglichkeit verbessern. Ist eine virale Labyrinthitis die Ursache, können Beruhigungsmittel, wie Benzodiazepine, und Medikamente, die Schwindel, Übelkeit und Erbrechen lindern, wie Meclozin, von Nutzen sein. Wenn der Schwindel die Bewältigung des Alltags beeinträchtigt – wie es manchmal bei der Menière-Krankheit der Fall ist –, kann dem Betroffenen zu einer Operation geraten werden.

Reisekrankheit

Reisekrankheit (auch See- oder Luftkrankheit) umfasst eine Gruppe von Symptomen, insbesondere Übelkeit, die von der Bewegung beim Reisen ausgelöst werden.

▲ siehe Seite 449   ■ siehe Seite 87

Zur Reisekrankheit kommt es, wenn das Gehirn widersprüchliche Informationen von seinen Bewegungssensoren erhält: den Augen, den Bogengängen im Innenohr, die das Gleichgewicht zu kontrollieren helfen, und den Muskelsensoren, die Informationen über die Lage des Körpers im Raum liefern. Auf dem Schiff kommt es häufig zur Reisekrankheit, wenn das Gefährt stark schwankt und schaukelt, aber auch in einem fahrenden Auto, auf der Achterbahn und anderen Fahrzeugen kann die Bewegungskrankheit auftreten. Manche Menschen sind anfälliger als andere, und Angst und schlechte Luft erhöhen die Wahrscheinlichkeit, dass es zur Reisekrankheit kommt.

Symptome und Diagnose

Die Symptome setzen relativ plötzlich ein. In der Regel entwickeln sich Übelkeit, allgemeines Unwohlsein, Schwindel, Kopfschmerzen und Mattigkeit. Das Gesicht wird bleich, der Betroffene beginnt zu schwitzen und fühlt sich unangenehm warm. Weitere mögliche Symptome sind übermäßige Speichelproduktion, mit dem sich oft Erbrechen ankündigt, und rasches, tiefes Atmen. Dieses kann zu Bewusstlosigkeit führen, Übelkeit und Schwäche zu Mattigkeit. Starkes Erbrechen kann einen erniedrigten Blutdruck und Entwässerung nach sich ziehen. Meist gehen die Symptome jedoch allmählich zurück, wenn die Bewegung aufhört oder der Betroffene das Fahrzeug verlässt. Zudem gewöhnen sich Menschen, die eine lange Reise, beispielsweise auf dem Schiff, machen, gewöhnlich an die Bewegung (dabei helfen ihnen die Stabilisatoren in modernen Schiffen, die die Bewegung möglichst gering halten) und erholen sich langsam.

Vorbeugung und Behandlung

Entscheidend ist hier die Vorbeugung. Folgende Maßnahmen empfehlen sich:
- Einen Platz wählen, wo die Bewegung möglichst wenig zu spüren ist (der Vordersitz im Auto, ein Sitz über den Tragflächen im Flugzeug, die vordere bzw. mittlere Kabine oder das Oberdeck eines Schiffes)
- Kopf und Körper so ruhig wie möglich halten
- Mit dem Gesicht nach vorn in zurückgelehnter Haltung sitzen
- Den Horizont oder ein anderes entferntes, unbewegliches Objekt fixieren
- Nicht lesen
- Viel an der frischen Luft sein (Fenster öffnen, auf dem Schiffsdeck spazieren gehen)

- Weder alkoholische Getränke zu sich nehmen noch Rauchen (beides kann Übelkeit verschlimmern)
- Kleine fettarme, stärkereiche Snacks essen, keine stark riechenden oder schmeckenden Nahrungsmittel zu sich nehmen
- Auf kurzen Flugreisen, besonders in kleinen Flugzeugen, möglichst weder Speisen noch Getränke zu sich nehmen

Vor Reiseantritt können Menschen, die wissen, dass sie leicht reisekrank werden, ein Medikament dagegen einnehmen. Die Wirkstoffe machen schläfrig, können Babys und Kleinkinder aber unruhig machen ▲.

Gutartiger Lagerungsschwindel

Beim gutartigen Lagerungsschwindel wird der Schwindel von einer Veränderung der Kopfhaltung hervorgerufen.

Ausgelöst wird der gutartige, schubweise auftretende Lagerungsschwindel meist durch eine Änderung der Lage des Kopfes, wie sie auftritt, wenn man sich hinlegt, aufsteht, sich im Bett umdreht oder den Kopf nach hinten legt, um hoch zu sehen. Die Störung entwickelt sich gewöhnlich, wenn Kalziumpartikel, die normalerweise gleichmäßig in den drei Bogengängen verteilt sind, in einem der Bogengänge (die eine wichtige Rolle für den Gleichgewichtssinn spielen) ■ verklumpen. Wenn sich der Kopf bewegt, reizen die Kalziumpartikel normalerweise die Sinnesorgane (Haarzellen) in den Kanälen. Diese Haarzellen senden ein Signal aus, das das Gehirn über die Richtung der Kopfbewegung informiert. Wenn die Kalziumpartikel in einem bestimmten Areal einen in der Bogengangsflüssigkeit frei schwebenden Klumpen bilden, wird das Signal verstärkt: Es suggeriert dem Gehirn, der Kopf habe sich stärker bewegt, als es tatsächlich der Fall ist. Diese Information passt nicht zu dem, was die Augen vermitteln, und diese Unstimmigkeit führt zu einem kurzen Schwindelanfall. Derartige Kalziumablagerungen können durch eine Schädigung der Bogengangauskleidung hervorgerufen werden, wie sie durch eine Ohrinfektion, Verletzung, Operation oder Blockade einer Innenohrarterie bewirkt werden kann.

Diese Form des Schwindels kann bedrohlich wirken, ist jedoch harmlos. Ein Schwindel-

---

▲ siehe Seite 91   ■ siehe Abbildung Seite 1229

Eine Therapie für Schwindel?

Einigen Menschen wird schwindelig, wenn sie rasch ihre Kopfhaltung ändern (gutartiger Lagerungsschwindel). Er wird durch die Ablagerung von Kalziumpartikeln in einem der Bogengänge hervorgerufen. Oft lässt sich die Störung durch das Epley-Manöver heilen, ein einfaches Verfahren, bei dem der Patient in eine liegende Position gebracht und sein Kopf mehrmals rasch bewegt wird. Jede Kopfposition wird ungefähr zehn bis 30 Sekunden lang beibehalten. Oft werden die Partikel durch die raschen Bewegungen voneinander getrennt, und die Schwerkraft führt dazu, dass sie sich wieder in den Bogengängen verteilen.

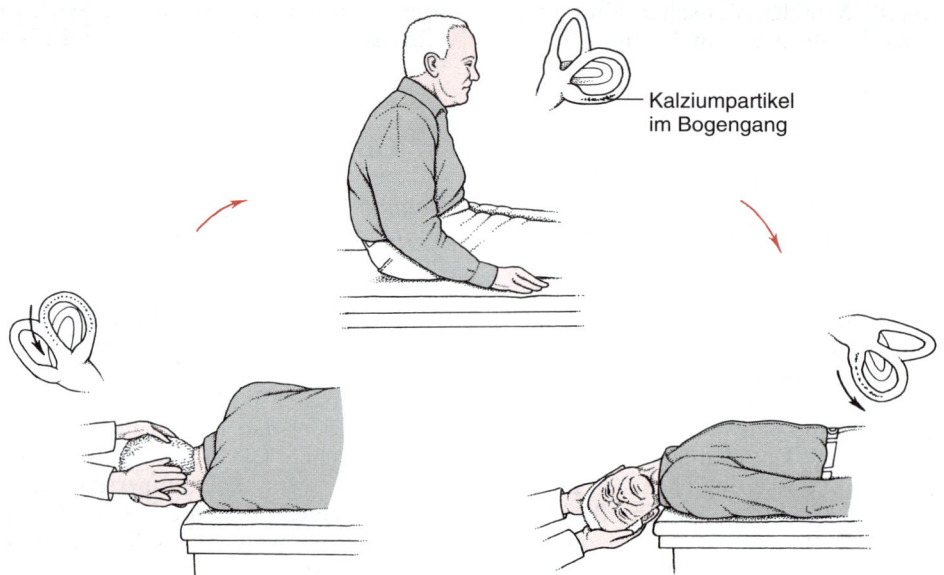

Kalziumpartikel
im Bogengang

Der Kopf wird rasch noch weiter gedreht, sodass der Patient fast auf den Boden sieht. Der Patient wird wieder in Sitzposition aufgerichtet und sollte die nächsten 24 Stunden in einer zumindest halb aufrechten Haltung verbringen.

Der Arzt bewegt den Patienten rasch aus einer sitzenden in eine liegende Position, wobei der Kopf über der Tischkante hängt und in einem Winkel von ca. 45° zur Seite des betroffenen Ohrs gedreht wird. Die Schwerkraft führt dazu, dass sich die Partikel im Bogengang bewegen.

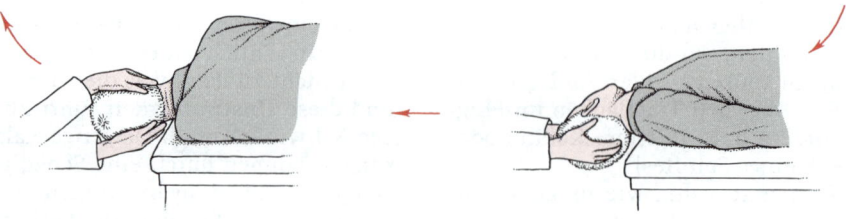

Der Kopf wird rasch um weitere 45° gedreht, sodass das Ohr parallel zum Boden liegt.

Der Kopf wird rasch im selben Winkel zur anderen Seite gedreht.

anfall beginnt fünf bis zehn Sekunden nach der Kopfbewegung und dauert weniger als vier Minuten; meist verschwinden die Symptome innerhalb von Wochen oder Monaten von selbst. Manchmal dauern sie jedoch monatelang an und können wegen des Erbrechens zur Austrocknung führen. Die Betroffenen leiden nicht unter Hörverlust oder Ohrgeräuschen.

Hilfreich kann es sein, die Kopfhaltungen zu vermeiden, die Schwindel auslösen. Die Betrof-

fenen können das Epley-Manöver erlernen, durch das die Kalziumteilchen getrennt werden und sich wieder in den Bogengängen verteilen. Dann kann der Körper die Partikel aufnehmen. Bei den meisten Betroffenen schafft dieses Manöver sofortige Erleichterung, ohne dass Medikamente eingesetzt werden müssten. Bei manchen Betroffenen kehrt der Schwindel jedoch zurück, und das Manöver muss wiederholt werden.

KAPITEL 81

Schlafstörungen

Unter Schlafstörungen versteht man Schwierigkeiten ein- oder durchzuschlafen, Veränderungen der Schlafdauer und auffälliges Verhalten im Schlaf, wie Nachtangst und Schlafwandeln.

Schlaf ist für Überleben und Gesundheit notwendig. Warum er aber erforderlich ist und wie der Mensch im Einzelnen von ihm profitiert, ist nicht genau bekannt. Das Schlafbedürfnis schwankt erheblich; manche gesunde Erwachsene kommen mit nur vier Stunden Schlaf aus, während andere täglich zehn Stunden benötigen. Das individuell sehr unterschiedliche Schlafverhalten der Menschen hat dazu geführt, dass in der Medizin mittlerweile eher von »nicht erholsamem Schlaf« statt von einer Schlafstörung gesprochen wird. Denn wichtiger als die Angabe, wie lange und wie gut jemand schläft, ist das Empfinden des Betroffenen, ob er seine sozialen und beruflichen Anforderungen zufrieden stellend erfüllen kann oder ob er sich darin aufgrund nicht erholsamen Schlafes gestört fühlt.

Schlaf läuft in verschiedenen Phasen ab, bei denen man zwei Haupttypen unterscheiden kann: REM-Schlaf (engl.: *rapid eye movement*), der u. a. durch rasche Augenbewegungen gekennzeichnet ist, und Non-REM-Schlaf, der in vier Stadien gegliedert ist. Während der Schlafs durchläuft man normalerweise fünf- bis sechsmal pro Nacht die vier Stadien des Non-REM-Schlafes, auf die gewöhnlich eine kurze REM-Phase folgt.

Der Schlaf beginnt mit Stadium 1 (leichter Schlaf, der Schlafende kann ohne Mühe geweckt werden) und schreitet bis zu Stadium 4 fort (tiefster Schlaf, der Schlafende lässt sich nur schwer aufwecken). In Stadium 4 ist die Muskulatur erschlafft, der Blutdruck deutlich abgesunken, Atem- und Herzfrequenz niedrig.

Während des REM-Schlafes ist die elektrische Aktivität im Gehirn außergewöhnlich hoch und erinnert in gewisser Weise an den Wachzustand. Die Augen bewegen sich rasch, die Muskeln zucken unwillkürlich. In den REM-Phasen nehmen Zahl und Tiefe der Atemzüge zu, die Muskeln sind jedoch mit Ausnahme des Zwerchfells völlig entspannt – mehr noch als in den tiefsten Stadien des Non-REM-Schlafes.

Träume treten überwiegend in REM-Phasen auf, Schlafwandeln, nächtliches Aufschrecken und Sprechen im Schlaf dagegen in den Stadien 3 und 4.

Wie erholt sich jemand nach dem Aufwachen fühlt, kann vom Erregungszustand, dem Stressniveau, dem Alter und der Ernährung beeinflusst sein. Auch Medikamente können eine Rolle spielen: Manche Mittel machen müde, andere erschweren das Schlafen. Nahrungsbestandteile, wie Koffein, scharfe Gewürze und der Geschmacksverstärker Natriumglutamat, können sich auf den Schlaf auswirken.

Schwierigkeiten beim Einschlafen kommen sowohl bei jungen als auch bei alten Menschen vor. Mit zunehmenden Alter schlafen die meisten Menschen nachts weniger und machen stattdessen tagsüber häufiger einmal ein »Nickerchen«. Auch die Schlafphasen verändern sich: Das Stadium 4 wird kürzer und verschwindet möglicher-

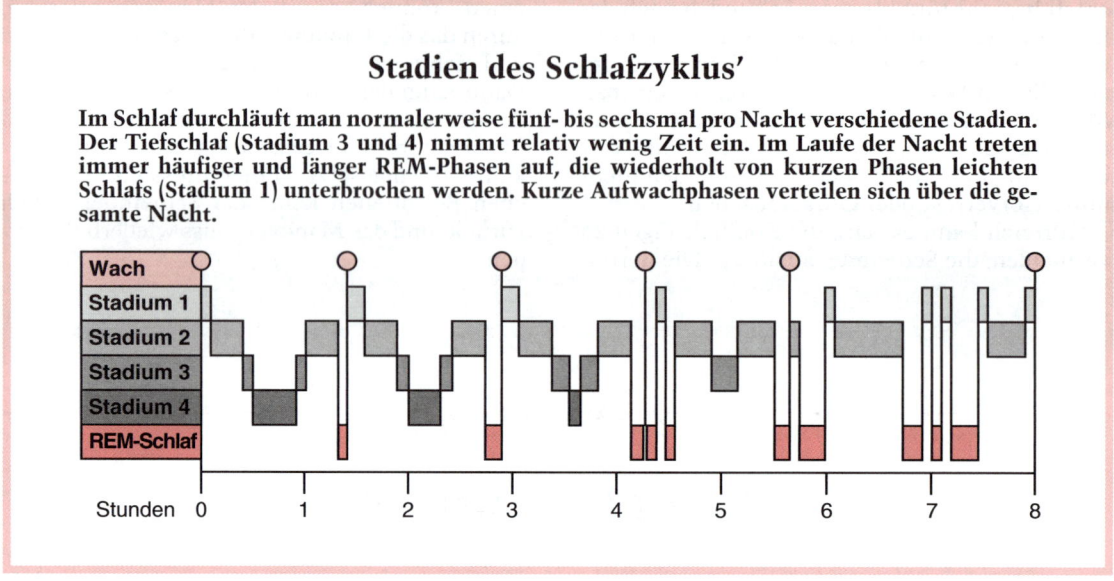

Stadien des Schlafzyklus'

Im Schlaf durchläuft man normalerweise fünf- bis sechsmal pro Nacht verschiedene Stadien. Der Tiefschlaf (Stadium 3 und 4) nimmt relativ wenig Zeit ein. Im Laufe der Nacht treten immer häufiger und länger REM-Phasen auf, die wiederholt von kurzen Phasen leichten Schlafs (Stadium 1) unterbrochen werden. Kurze Aufwachphasen verteilen sich über die gesamte Nacht.

Wach
Stadium 1
Stadium 2
Stadium 3
Stadium 4
REM-Schlaf

Stunden   0   1   2   3   4   5   6   7   8

weise völlig, und in allen Stadien wachen Ältere häufiger auf. Diese Veränderungen sind völlig normal, führen aber oft zu dem Eindruck, die Betroffenen bekämen nicht genug Schlaf.

Oft wird zwischen Ein- und Durchschlafschwierigkeiten unterschieden. Das Einschlafen fällt vor allem Menschen schwer, die sich nicht entspannen können. Durchschlafprobleme betreffen vornehmlich ältere Menschen. Sie schlafen normal ein, wachen aber einige Stunden später wieder auf und können nicht ohne weiteres wieder einschlafen. Manchmal fallen sie immer wieder kurz in einen unruhigen, unbefriedigenden Schlaf. Frühmorgendliches Aufwachen kann bei Menschen jeden Alters ein Zeichen für eine Depression sein.

Wenn der Schlaf-Wach-Rhythmus durcheinander geraten ist, kann **Schlafrhythmusumkehr** die Folge sein. Die Betroffenen schlafen dann zur falschen Tageszeit ein und können nicht schlafen, wenn sie eigentlich sollten. Solche Störungen treten oft bei Flugreisen in andere Zeitzonen auf (so genannter Jetlag, vor allem bei Reisen von Ost nach West), bei unregelmäßiger Nachtarbeit, häufigem Wechsel der Arbeitszeiten und Alkoholmissbrauch. Manchmal handelt es sich auch um die Nebenwirkung eines Medikaments. Schlafrhythmusumkehr kommt bei Krankenhauspatienten häufig vor, weil sie oft nachts geweckt werden. Schäden an der »inneren Uhr« im Gehirn (z. B. durch Gehirnentzündung, Schlaganfall und Alzheimer-Krankheit) können den Schlafrhythmus ebenfalls stören.

Symptome und Diagnose

Zu den Symptomen gehören Reizbarkeit, Müdigkeit während des Tages, Konzentrationsprobleme und Probleme, unter Stressbelastung zu arbeiten.

Gewöhnlich lassen sich Schlafstörungen leicht diagnostizieren. Gibt es bei der Ursache Unsicherheiten, kann im Schlaflabor eine Polysomnographie vorgenommen werden. Dabei werden Atmung, Herzfrequenz und andere körperliche Parameter aufgezeichnet, ferner werden die Augenbewegungen und Veränderungen der Hirnwellen, die im REM-Schlaf auftreten, registriert. Eine solche Untersuchung ist auch erforderlich, wenn es nach drei Monaten täglicher medikamentöser Unterstützung des Schlafes nicht möglich ist, ohne das Medikament auszukommen.

Behandlung

Am Anfang jeder Therapie stehen allgemeine Maßnahmen, um gute Voraussetzungen für eine erholsame Nachtruhe zu schaffen. Dazu gehört, dass Geräuschquellen ausgeschaltet werden, das Zimmer abgedunkelt und das Bett bequem hergerichtet wird. Die letzte Mahlzeit sollte mehrere Stunden vor dem Zubettgehen eingenommen worden sein; Kaffee, Tee und Alkohol sollten vermieden werden. Alle entspannenden Tätigkeiten sind dem Schlafen dienlich, alles Aufregende – Fernsehfilme ebenso wie Streit – abträglich.

Medikamente sollten bei Schlafstörungen nur so kurz wie irgend möglich eingesetzt werden. Bei längerer Anwendung besteht das Risiko einer Abhängigkeit; darüber hinaus verlieren einige Arzneimittel im Laufe der Zeit an Wirkung.

Vertretbar ist eine zweiwöchige Behandlung mit Schlafmitteln. Geeignet ist dafür das kurz wirkende Benzodiazepin Brotizolam, und die mittellang wirkenden Lormetazepam und Temazepam. Auch Zolpidem und Zaleplon kommen infrage. Nach dieser Zeit sollte der Betroffene versuchen, wieder ohne medikamentöse Unterstützung auszukommen. Gelingt das nicht, sollte der Arzt allenfalls noch zwei weitere Wochen Schlafmittel verordnen. Danach ist es ratsam, einen Arzt mit schlafmedizinischer Erfahrung einzuschalten; dieser wird den Schwerpunkt seiner Therapie auf nichtmedikamentöse Maßnahmen legen. Nach längstens einem halben Jahr muss jede medikamentöse Behandlung von Schlafstörungen beendet werden.

Die Verordnung von Schlafmitteln – besonders von solchen mit längerer Wirkdauer – ist bei älteren Menschen besonders problematisch. Die Mittel dämpfen die Aufmerksamkeit und Konzentration, es können Muskelschwäche, unkoordinierte Bewegungen und Blutdruckabfall auftreten. Infolge dieser Nebenwirkungen können ältere Menschen leicht stürzen und Verletzungen erleiden, die sie oftmals für lange Zeit pflegebedürftig machen. Da zudem der Stoffwechsel älterer Menschen langsamer arbeitet als der jüngerer, wirken viele Arzneimittel bei ihnen ohnehin länger. Die Mittel müssen darum erheblich geringer dosiert werden.

Schlafsucht

Die Schlafsucht (Hypersomnie) ist eine beträchtliche Zunahme der Schlafdauer insgesamt.

Bei der Schlafsucht ist die Schlafdauer über Wochen um mindestens ein Viertel gegenüber der Zeit erhöht, die der Betroffene gewöhnlich schläft.

Länger anhaltende Schlafsucht kann ein Symptom für eine schwere neurologische Störung, wie Enzephalitis, Hirnhautentzündung oder Hirntumor, einen Herz- oder Lungenschaden oder Leberversagen sein. Schlafsucht kann auch infolge einer Schlafapnoe oder einer psychischen Störung, wie ausgeprägter Angst und Depressionen, auftreten. Eine chronische Schlafsucht, die in der Pubertät beginnt, kann Zeichen für eine Narkolepsie sein.

Um der übermäßigen Schläfrigkeit auf den Grund zu gehen, fragt der Arzt den Betroffenen

Wissenswertes aus der Schlafforschung

Schlaflabore untersuchen, diagnostizieren und behandeln alle möglichen Schlafstörungen. Bei folgenden Symptomen kann die Einweisung in ein Schlaflabor sinnvoll sein:

- Starke Schläfrigkeit tagsüber
- Schlaflosigkeit
- Abhängigkeit von Schlafmitteln
- Starkes Schnarchen oder nach Luft ringen
- Atemaussetzer
- Alpträume
- Ein Beobachtern zufolge auffälliger Schlaf

Eine erste Untersuchung im Schlaflabor umfasst folgende Maßnahmen:

- Fragen nach dem früheren und dem jetzigen Schlafrhythmus, oft auch das Führen eines Schlaftagebuchs
- Fragen nach der gesundheitlichen Vorgeschichte
- Körperliche Untersuchung
- Blutuntersuchungen
- Schlafuntersuchung in der Klinik

Zwei Beispiele für solche Schlaftests sind die Übernacht-Polysomnographie und ein Mehrfachschlafphasentest. Bei einer Polysomnographie verbringt der Betroffene eine Nacht im Schlaflabor, wobei Elektroden die Schlafstadien aufzeichnen und weitere physiologische Parameter, wie Herzschlagfrequenz und Atemmuster, messen. Mit diesem Test lassen sich Schlafapnoen und Störungen der Motorik im Schlaf entdecken. Bei einem Mehrfachschlafphasentest bleibt der Betroffene tagsüber in der Schlafklinik und macht in Abständen von zwei Stunden vier oder fünf »Nickerchen«. Auf diese Weise untersucht man tagsüber auftretende Schläfrigkeit, vor allem bei Narkolepsie.

nach seiner Stimmung, seinem Schlaf-Wach-Rhythmus und eingenommenen Medikamenten. Oft kann der Schlafpartner die Schlafanomalien des Betroffenen am besten beschreiben. Dazu können Schnarchen und Atemaussetzer (die eine obstruktive Schlafapnoe vermuten

Besser schlafen

Einem regelmäßigen Schlafrhythmus folgen: Jeden Abend zur gleichen Zeit zu Bett gehen und – noch wichtiger – morgens stets zur gleichen Zeit aufstehen, auch an den Wochenenden

Beim Zubettgehen einer Routine folgen: Ein regelmäßiges Muster von Aktivitäten – wie Spazierengehen, leise Musik hören, Zähneputzen, Gesicht waschen, den Wecker stellen – kann einen in Schlafstimmung bringen. Diese Routine sollte man jeden Abend einhalten, ob zu Hause oder unterwegs.

Eine schlafförderliche Umgebung schaffen: Das Schlafzimmer sollte dunkel und ruhig sein, nicht zu warm und nicht zu kalt. Wenn Geräusche den Schlaf stören, kann man Ohrstöpsel benutzen oder schwere Vorhänge aufhängen, die Lärm fern halten.

Das Schlafzimmer zum Schlafen nutzen: Das Schlafzimmer sollte nicht zum Essen, Lesen, Fernsehen und andere Aktivitäten genutzt werden, die mit Wachsein verbunden sind.

Substanzen meiden, die den Schlaf stören: Alkoholhaltige Getränke, koffeinhaltige Produkte, wie Kaffee, Tee, Colagetränke und Schokolade, und Appetitzügler können den Schlaf stören. Entwässerungsmittel stören ihn durch häufige nächtliche Toilettengänge. Der Konsum großer Alkoholmengen am Abend führt zu frühem Aufwachen am nächsten Morgen.

Kissen benutzen: Kissen zwischen den Knien oder unter der Hüfte können zum Wohlbefinden beitragen. Für jemanden, der unter Rückenproblemen leidet, kann es hilfreich sein, sich mit einem großen Kissen zwischen den Knien auf die Seite zu legen.

Aufstehen: Wenn das Einschlafen schwer fällt, ist es besser, nach kurzer Zeit aufzustehen und etwas anderes zu tun, als im Bett zu liegen und krampfhaft versuchen, einzuschlafen.

Für regelmäßige körperliche Bewegung sorgen: Körperliche Bewegung kann das natürliche Einschlafen fördern. Am späten Abend kann sie jedoch Herz und Hirn anregen und Menschen wach halten.

Entspannen: Stress und Sorgen gehören zu den hauptsächlichen Schlafhindernissen. Wer nicht müde ist, kann sich entspannen, indem er liest oder ein warmes Bad nimmt.

Einen Snack essen: Hunger kann vom Schlafen abhalten. Ein leichter – am besten warmer – Snack kann helfen.

---

lassen) sowie Zähneknirschen, Treten und Schlafwandeln gehören. Da die Ursache eine körperliche Erkrankung sein kann, untersucht der Arzt zudem Herz, Lunge und Leber; unter Umständen ist auch eine neurologische Untersuchung nötig ▲. Eine solche Untersuchung kann Hinweise auf eine Gedächtnisbeeinträchtigung oder andere Probleme erbringen, die für eine neurologische Störung sprechen. Wenn Zeichen einer neurologischen Störung vorliegen, wird eine Computer- oder Kernspintomographie veranlasst und der Patient an einen Neurologen überwiesen.

Narkolepsie

Die Narkolepsie ist eine seltene Schlafstörung, die sich durch wiederholte, nicht unterdrückbare Schlafanfälle in den Wachzeiten sowie einen Verlust des Muskeltonus, Schlaflähmung und Halluzinationen auszeichnet.

Narkolepsie tritt bei etwa einem von 200 000 Menschen auf. Die Ursache der Schlafanfälle ist unbekannt, da die Störung aber familiär gehäuft auftritt, vermutet man eine erbliche Veranlagung. Die Narkolepsie zieht zwar keine schwerwiegenden gesundheitlichen Folgen nach sich, kann aber beängstigend sein und die Gefahr von Unfällen erhöhen.

Symptome

Die Symptome setzen gewöhnlich erstmals bei Jugendlichen oder jungen Erwachsenen ein und bleiben lebenslang bestehen. Nur etwa zehn Prozent der von Narkolepsie betroffenen Menschen haben all diese Symptome, bei den meisten treten nur einige davon auf.

Den Betroffenen überkommt plötzlich ein Anfall von Schläfrigkeit, der sich nicht unter-

▲ siehe Seite 421

Schlafmittel: nicht ganz ungefährlich

Schlafmittel sind gebräuchliche Medikamente. Viele sind gut verträglich, doch von den meisten kann man schon nach zwei bis drei Wochen abhängig werden – auch ohne kontinuierlich die Dosis steigern zu müssen. Beim Absetzen dieser Mittel sind dann Entzugserscheinungen möglich. Werden Schlafmittel länger als ein paar Tage eingenommen und dann abgesetzt, kann die Schlafstörung schlimmer als zuvor wieder auftreten (Entzugsschlaflosigkeit), die Ängstlichkeit kann verstärkt sein. Daher wird empfohlen, Schlafmittel nur kurze Zeit einzunehmen und die Dosis langsam zu verringern; bis zum völligen Absetzen können mehrere Wochen vergehen.

Die Mehrzahl der Schlafmittel ist verschreibungspflichtig, da sie eine Gewöhnung oder gar eine Abhängigkeit bewirken können und die Gefahr einer Überdosierung besteht. Bei älteren Menschen und bei Personen mit Atemproblemen ist besondere Vorsicht geboten, da Schlafmittel die Zentren im Gehirn beeinträchtigen, die die Atmung kontrollieren. Außerdem vermindern die Mittel die Wachheit und Aufmerksamkeit am Tag, sodass Autofahren und das Bedienen von Maschinen riskant sind. Bei gleichzeitigem Alkoholkonsum oder gleichzeitiger Einnahme von anderen schlaffördernden Mitteln, Betäubungsmitteln, Antihistaminika oder Mitteln gegen Depressionen sind diese Gefahren besonders groß. Alle diese Mittel können benommen machen und die Atmung dämpfen; miteinander kombiniert sind die Wirkungen dieser Mittel noch gefährlicher.

Die gebräuchlichsten Schlafmittel sind **Benzodiazepine**. Da sie den REM-Schlaf nicht verringern, beeinflussen sie auch das Träumen nicht. Einige Benzodiazepine bleiben länger im Körper als andere. Ältere Menschen, die Medikamente nicht mehr so rasch verarbeiten und ausscheiden wie jüngere, sind eher von Nebenwirkungen, wie Müdigkeit am Tag, undeutlicher Aussprache und Stürzen, betroffen. Sie sollten keine lang wirkenden Benzodiazepine wie Diazepam, Flurazepam und Nitrazepam einnehmen.

Zopiclon und Zolpidem sind Schlafmittel mit kurzer Wirkung, die nicht zu den Benzodiazepinen gehören. Sie helfen Menschen, die unter Schlaflosigkeit leiden, ohne das natürliche Schlafmuster zu verändern und sind offenbar für ältere Menschen gut geeignet.

Chloralhydrat ist gut verträglich, verliert aber recht bald seine Wirkung.

Mittel gegen Depressionen, wie Amitriptylin, können helfen, wenn die Schlaflosigkeit durch eine Depression bedingt ist oder frühmorgendliches Aufwachen durch Panikattacken ausgelöst wird. Vor allem bei älteren Menschen können jedoch unerwünschte Nebenwirkungen auftreten.

---

drücken lässt und jederzeit auftreten kann. Der Betroffene kann sich nur kurz gegen das Einschlafen wehren. Es können viele oder nur wenige dieser Anfälle auftreten, die höchstens eine halbe Stunde dauern. Am häufigsten kommt es in eintönigen Situationen, wie langweiligen Besprechungen oder langen Autobahnfahrten, zu Schlafanfällen. Nach dem Aufwachen fühlt sich der Betroffene vielleicht zunächst erholt, schläft möglicherweise aber bereits wenige Minuten später wieder ein.

Wer unter Schlafanfällen leidet, kann auf plötzliche Gefühlsregungen, wie Zorn, Angst, Freude, Lachen und Überraschung, mit flüchtigen Lähmungserscheinungen reagieren, ohne dabei das Bewusstsein zu verlieren (**Kataplexie**). Der Betroffene wird kraftlos, lässt etwas fallen oder fällt selbst hin. Diese Episoden ähneln der Muskelerschlaffung, wie sie im REM-Schlaf auftritt oder – in abgeschwächter Form – wenn einem »schwach wird vor Lachen«.

Außerdem können gelegentlich **Schlaflähmungen** auftreten; dabei hat der Betroffene direkt nach dem Einschlafen oder beim Aufwachen den Wunsch, sich zu bewegen, ist dazu aber nicht in der Lage – eine unter Umständen erschreckende Erfahrung. Die Berührung durch eine andere Person kann die Lähmung aufheben; sonst verschwindet sie nach einigen Minuten von selbst wieder.

Nach dem Einschlafen oder seltener beim Aufwachen können lebhafte **Halluzinationen** vorkommen, bei denen der Betroffene Dinge sieht oder hört, die nicht da sind. Die Halluzinationen ähneln normalen Träumen, sind aber intensiver.

Diagnose und Behandlung

Die Diagnose basiert zwar auf den Symptomen. Kataplexie, Schlaflähmungen und Halluzinationen sind allerdings bei kleinen Kindern weit verbreitet und treten gelegentlich auch bei ansonsten gesunden Erwachsenen auf. Wenn sich der Arzt bei seiner Diagnose nicht sicher ist, überweist er den Patienten möglicherweise an ein Schlaflabor. Mit einem Elektroenzephalogramm ▲, einer Aufzeichnung der Gehirnströme, lässt sich nachweisen, ob beim Einschlafen REM-typische Schlafmuster auftreten, was für Narkolepsie spricht, oder ob diese Muster erst später im Schlafzyklus auftreten, wie es normal ist.

Anregende Substanzen, wie Methylphenidat, können gegen Schlafanfälle helfen. Die Dosis muss sehr exakt eingestellt werden, um Nebenwirkungen wie Nervosität, Überaktivität und Gewichtsabnahme zu verhindern. Imipramin, ein Mittel gegen Depressionen, lindert die Kataplexie. Häufige kurze Nickerchen (15 bis 20 Minuten) im Verlauf des Tages können oft hilfreich sein.

Schlafapnoe-Syndrom

Unter dem Begriff Schlafapnoe-Syndrom fasst man eine Reihe von ernsten Schlafstörungen zusammen, bei denen es im Schlaf wiederholt zu einem Atemstillstand (Apnoe) kommt. Dieser dauert so lange, dass der Sauerstoffgehalt in Blut und Gehirn bedrohlich ab- und der Kohlendioxidgehalt im Blut zunimmt.

Zur Schlafapnoe kommt es, wenn die Atmung im Schlaf zeitweilig aussetzt. Man unterscheidet drei Typen.

Die **obstruktive Schlafapnoe**, der häufigste Typ, wird durch ein Hindernis im Rachen oder in den oberen Luftwegen verursacht. Gewöhnlich sind übergewichtige Männer, die meist auf dem Rücken schlafen, von der obstruktiven Schlafapnoe betroffen. Durch das Übergewicht verengen sich, möglicherweise zusammen mit dem Altern des Gewebes und anderen Faktoren, die oberen Luftwege. Rauchen, reichlicher Alkoholkonsum und Lungenkrankheiten, z. B. ein Emphysem, bringen ein erhöhtes Risiko für eine obstruktive Schlafapnoe. Eine Veranlagung für Schlafapnoen – ein verengter Rachenraum und enge obere Luftwege – ist möglicherweise erblich und betrifft mehrere Mitglieder einer Familie. Bei Kindern können vergrößerte Gaumen- oder Rachenmandeln zu einer obstruktiven Schlafapnoe führen.

Eine **zentrale Schlafapnoe**, die viel seltener vorkommt, beruht auf einer Fehlfunktion in dem Teil des Gehirns, der die Atmung kontrolliert. Normalerweise reagiert der Hirnstamm sehr sensibel auf den Kohlendioxidgehalt im Blut. Ist der Kohlendioxidspiegel hoch, signalisiert der Hirnstamm der Atemmuskulatur, schneller und tiefer zu atmen, um das Kohlendioxid auszuatmen. Bei der zentralen Schlafapnoe reagiert der Hirnstamm weniger empfindlich auf Änderungen im Kohlendioxidgehalt. Eine Fehlfunktion des Hirnstamms, die zu einer zentralen Schlafapnoe führt, kann von einem Hirntumor verursacht werden. Menschen mit Herzschwäche können ebenfalls an zentraler Schlafapnoe leiden. Bei einer Form der zentralen Schlafapnoe, dem so genannten Undine-Syndrom, kann es vorkommen, dass die Betroffenen unregelmäßig oder gar nicht atmen, wenn sie nicht völlig wach sind. Die zentrale Schlafapnoe hat nichts mit Übergewicht zu tun.

Der dritte Typ, die **gemischte Schlafapnoe**, ist eine Kombination der obstruktiven und der zentralen Form. Beispielsweise kann obstruktive Schlafapnoe manchmal eine zentrale Schlafapnoe auslösen – wenn die Kombination von niedrigem Sauerstoff- und hohem Kohlendioxidgehalt langfristig dazu führt, dass der Hirnstamm nicht mehr so empfindlich auf diese Abweichungen reagiert.

Symptome

Da die Symptome im Schlaf auftreten, muss sie jemand beschreiben, der den Betroffenen im Schlaf beobachtet. Bei allen Schlafapnoetypen wird die Atmung ungewöhnlich flach, oder sie hört plötzlich mindestens zehn Sekunden (manchmal bis zu einer Minute) völlig auf, um dann wieder einzusetzen.

Das häufigste Symptom einer obstruktiven Schlafapnoe ist Schnarchen, wobei der Betroffene keucht, nach Luft schnappt, zu atmen aufhört und dann plötzlich aufschreckt. In schweren Fällen haben die Betroffenen sowohl nachts als auch tagsüber im Schlaf wiederholt obstruktiv bedingte Erstickungsanfälle. Im Laufe der Zeit beeinträchtigen diese Vorkommnisse die Arbeitsleistung und oft auch die Lebensqualität. Das Gedächtnis kann leiden, der Sexualtrieb sinken und die Persönlichkeit kann sich verändern. Zudem steigt die Gefahr für Komplikationen wie Schlaganfall, Herzinfarkt und

▲ siehe Seite 428

Bluthochdruck. Wenn es häufiger als zwanzigmal pro Stunde zu Atemaussetzern kommt, erhöht sich das Sterberisiko.

Menschen mit sehr starkem Übergewicht leiden oft unter dem so genannten Pickwick-Syndrom wie auch unter obstruktiver Schlafapnoe. Das übermäßig stark entwickelte Fettgewebe beeinträchtigt die Bewegungen des Brustkorbs, sodass weniger Luft in die Lunge gelangt. Zu viel Körperfett unter dem Zwerchfell drückt die Lunge zusammen, sodass die Atmung verflacht. Überschüssiges Fett um die Kehle herum drückt die oberen Luftwege zusammen und verringert dem Atemluftstrom.

Bei der zentralen Schlafapnoe kommt es gewöhnlich nicht zum Schnarchen. Das Atemmuster kann jedoch ungewöhnlich sein; ein Beispiel dafür ist die Cheyne-Stokes-Atmung. Dabei wird die Atmung allmählich immer rascher, nimmt dann langsam wieder ab, setzt kurze Zeit ganz aus und beginnt dann wieder. Jeder Zyklus dauert 30 Sekunden bis zwei Minuten.

Alle Typen von Schlafapnoe können übermäßige Müdigkeit am Tag, Erschöpfung, morgendliche Kopfschmerzen, Konzentrationsschwierigkeiten und eine verlangsamte Auffassungsgabe nach sich ziehen. Da der Sauerstoffspiegel im Blut deutlich absinken kann, kann es zu Herzschlagunregelmäßigkeiten und erhöhtem Blutdruck kommen.

Schlafapnoen, gleich welchen Typs, die über längere Zeit hinweg bestehen, führen schließlich zu Herzversagen und Ateminsuffizienz. Dann kann das Herz nicht genug Blut durch den Körper pumpen, und die Lunge kann den Körper nicht mehr ausreichend mit Sauerstoff versorgen und von Kohlendioxid befreien.

Diagnose

In frühen Stadien werden Schlafapnoen oft anhand der Aussagen des Partners diagnostiziert, der von lautem Schnarchen, Keuchen und Hochschrecken aus dem Schlaf sowie einer zunehmenden Müdigkeit am Tag berichtet. So kann es vorkommen, dass der Betroffene vor dem Fernseher, während einer Versammlung und sogar am Steuer einschläft.

Im Schlaflabor kann die Diagnose überprüft und der Schweregrad der Störung eingeschätzt werden.

Mithilfe der Elektroenzephalographie (EEG) ▲ lassen sich Veränderungen im Schlafniveau registrieren. Mit Elektroden rund um die Augen können die Augenbewegungen im REM-Schlaf aufgezeichnet werden. Mit einer Elektrode am Finger oder am Ohrläppchen kann der Sauer-

stoffgehalt im Blut bestimmt werden. Der Atemluftstrom wird mit einem Gerät in den Nasenlöchern gemessen, Atembewegungen und Atemmuster werden mit Elektroden auf der Brust registriert. Eine derartige Schlafanalyse erlaubt auch eine Unterscheidung zwischen obstruktiver und zentraler Schlafapnoe.

Behandlung

Bei **obstruktiver Schlafapnoe** sollten die Betroffenen zuallererst mit dem Rauchen aufhören, ihren Alkoholkonsum stark einschränken und abnehmen. Starke Schnarcher und Menschen, die oft im Schlaf um Luft ringen, sollten keine Schlafmittel, Tranquilizer und andere Beruhigungsmittel einnehmen. Atemweginfektionen und Allergien sollten behandelt werden.

Die Schlafposition ist ebenfalls von Bedeutung; Schnarchern wird geraten, nicht auf dem Rücken, sondern auf der Seite zu schlafen, den Kopf erhöht. Spezielle Antischnarchkissen verhindern das Schlafen auf dem Rücken. Die verschiedenen Hilfsmittel, die gegen Schnarchen angeboten werden, helfen gewöhnlich nur bei leichtem Schnarchen, nicht gegen obstruktive Schlafapnoe. Wenn starkes Schnarchen behandelt werden muss, kann das Gaumenzäpfchen operativ entfernt werden (Uvulopalatoplastik).

Geräte, die vom Zahnarzt angepasst und im Mund getragen werden, können dazu beitragen, eine obstruktive Schlafapnoe und Schnarchen zu lindern. Diese Hilfsmittel werden nur beim Schlafen getragen und helfen, die Atemwege offen zu halten. Die meisten trennen die Kiefer und schieben den Unterkiefer nach vorn, sodass die Zunge nicht zurückfallen und den Rachen blockieren kann. Andere halten die Zunge vorn.

Beseitigen diese Maßnahmen die Schlafapnoen nicht, kann man eine Apparatur ausprobieren, die wie eine Sauerstoffmaske getragen wird und ständig eine Mischung von Luft und Sauerstoff mit leichtem Druck in die Nase einführt. Diese Form der Luftzufuhr nennt man CPAP (engl.: *continuous positive airway pressure*, dt.: kontinuierlicher positiver Atemwegdruck). Sie bewirkt, dass die Atemwege offen bleiben, und unterstützt die normale Atmung. In den ersten beiden Wochen kann das Tragen der Atemmaske unbequem sein, und die Luftwege können austrocknen, doch die meisten Menschen gewöhnen sich relativ rasch an das Gerät. In manchen Fällen erleichtert ein Luftbefeuchter die Eingewöhnung.

▲ siehe Seite 428

Gelegentlich wird eine Operation zur Erweiterung der Atemwege vorgenommen (Uvulopalatopharyngoplastik), sie ist in der Regel aber nur bei Menschen mit leichter Schlafapnoe Erfolg versprechend.

Bei **zentraler Schlafapnoe** wird, wenn möglich, die zugrunde liegende Störung behandelt; so können Medikamente das Ausmaß einer Herzschwäche ▲ mindern. Wie bei der obstruktiven Schlafapnoe bietet die CPAP häufig eine Hilfe. Auch Sauerstoffzufuhr ohne Druck durch eine Nasensonde kann hilfreich sein. Gelegentlich werden Azetazolamid und Theophyllin eingesetzt, die die Atmung anregen können.

Parasomnie

Als Parasomnie bezeichnet man lebhafte Träume und körperliche Aktivitäten im Schlaf.

Vor allem Kinder, seltener auch Erwachsene bewegen sich unbewusst und ohne sich daran zu erinnern im Schlaf. Kurz vor dem Einschlafen treten bei fast allen Menschen gelegentlich einzelne, kurze, unwillkürliche Zuckungen im ganzen Körper auf. Manche Menschen haben auch Schlaflähmungen oder kurze Halluzinationen. Im Schlaf bewegt man normalerweise ab und an ruckartig die Beine; einige Erwachsene knirschen heftig mit den Zähnen, bewegen sich in gewissen Abständen oder haben Alpträume. Schlafwandeln, rhythmisches Kopfanschlagen, nächtliches Aufschrecken und Alpträume kommen bei Kindern häufiger vor.

Unruhige Beine (RLS, restless-legs-syndrom) sind eine relativ verbreitete Erscheinung, die oft kurz vor dem Einschlafen auftritt, vor allem bei Menschen über 50 Jahren. Die Ursache ist unklar, aber ein Drittel oder mehr der Patienten ist familiär vorbelastet. Zu den Risikofaktoren gehören eine sitzende Lebensweise, Rauchen und Übergewicht. Alkohol- und Koffeinkonsum, verschiedene Medikamente (vorwiegend Antidepressiva) verschlimmern das Syndrom, ebenso Eisenmangel und Schwangerschaft.

Besonders in Stresssituationen leiden die Betroffenen unter undeutlichen, unangenehmen Empfindungen (z. B. Kribbeln) in den Beinen, die bei Stillsitzen oder vorm Einschlafen mit spontanen unkontrollierbaren Beinbewegungen einhergehen. Umherzugehen oder die Beine zu bewegen kann Erleichterung bringen. Im Schlaf bewegen sich die Beine unkontrolliert und wecken den Schläfer nicht selten. Der resultierende Schlafmangel und Stress kann sehr belastend sein.

Zur Behandlung ist ein Medikament mit Levodopa und Benserazid geeignet, wie es zur Behandlung der Parkinson-Krankheit eingesetzt wird ■. Bei manchen Menschen wirken das Opioid Oxykodon oder die krampflösenden Mittel Gabapentin und Carbamazepin ★.

Nächtliches Aufschrecken (Nachtangst, Pavor nocturnus) sind beängstigende Episoden, in denen jemand schreit und um sich schlägt. Die Augen sind weit offen, und das Herz rast. Solche Episoden kommen in der Regel in den Non-REM-Phasen des Schlafes vor. Betroffen sind vornehmlich Kinder. Man sollte sie nicht wecken; die Episoden verschwinden gewöhnlich, wenn die Kinder älter werden. Bei Erwachsenen deutet nächtliches Aufschrecken oft auf psychische Probleme oder Alkoholkrankheit hin. Eine Behandlung mit Benzodiazepinen oder trizyklischen Antidepressiva, wie Imipramin, kann unter Umständen sinnvoll sein.

Alpträume sind lebhafte, beängstigende Träume. Nach dem Traum schreckt der Betroffene hoch. Alpträume treten in REM-Phasen auf. Bei Stress, Fieber, Übermüdung und nach Alkoholkonsum sind sie häufiger. Die Behandlung richtet sich nach dem zugrunde liegenden Problem

Schlafwandeln (Somnambulismus), ein verbreitetes Phänomen bei älteren Kindern und Jugendlichen, ist ein Herumlaufen in einem halb schlafenden Zustand, ohne dass sich der Betroffene dessen bewusst ist. Es tritt in den Tiefschlafphasen auf. Beim Schlafwandeln träumen die Betroffenen nicht – die Gehirnaktivität deutet eher auf einen Wachzustand als auf Schlaf hin. Der Schlafwandelnde kann ununterbrochen vor sich hin murmeln und sich verletzen, wenn er gegen ein Hindernis läuft. Die meisten erinnern sich nicht an ihr Schlafwandeln.

Für diese Schlafstörung gibt es keine spezifische Behandlung, man kann den Schlafwandelnden jedoch vorsichtig zurück ins Bett führen. Manchmal hilft es, im Schlafzimmer oder auf dem Flur ein Licht anzulassen. Es ist nicht ratsam, den Schlafwandelnden mit Gewalt aufzuwecken, da er möglicherweise sehr verärgert reagiert. Hindernisse und zerbrechliche Gegenstände, auf die der Betroffene auf seinem nächtlichen Weg stoßen könnte, sollte man entfernen, Außentüren und niedrige Fenster sollten fest verschlossen sein.

▲ siehe Tabelle Seite 144   ■ siehe Tabelle Seite 534
★ siehe Tabelle Seite 484

KAPITEL 82

Funktionsstörungen des Gehirns

Eine Hirnschädigung kann viele Funktionen stören. Solche Fehlfunktionen reichen vom völligen Bewusstseinsverlust wie im Koma über Desorientierung und Konzentrationsunfähigkeit wie im Delirium bis zur Beeinträchtigung einer oder mehrerer der spezifischen Funktionen, die zum bewussten Erleben nötig sind. Art und Schwere der zerebralen Funktionsstörung hängen von Ausmaß und Ort des Hirnschadens ab und davon, wie rasch sich die zugrunde liegende Störung ausbreitet.

Eine Funktionsstörung des Gehirns kann ausgedehnt (diffus) oder auf einen Bereich beschränkt (lokalisiert) sein. Störungen, die große Teile des Gehirns betreffen, rufen diffuse Funktionsstörungen hervor. Dazu gehören Stoffwechselerkrankungen, die einen niedrigen Blutzuckerspiegel oder eine geringe Sauerstoffkonzentration im Blut (gewöhnlich aufgrund einer Herz- oder Lungenerkrankung) hervorrufen, aber auch Hirninfektionen, wie Enzephalitis und Meningitis, sowie sehr hoher und sehr niedriger Blutdruck. Auch Erkrankungen und Ereignisse, die zu Schwellungen führen oder auf ein großes Gehirnareal drücken, können diffuse Funktionsstörungen hervorrufen; Beispiele sind Hirntumoren und -abszesse und schwere Kopfverletzungen. Opioide, Beruhigungsmittel, wie Benzodiazepine und Barbiturate, sowie Antidepressiva können bei empfindlichen Menschen und bei zu hoher Dosierung zu diffusen Hirnfunktionsstörungen führen.

Lokalisierte Hirnfunktionsstörungen werden von strukturellen Fehlbildungen, wie einem Hirntumor, Störungen, die die Blutversorgung und damit auch die Sauerstoffversorgung eines bestimmten Gebietes beeinträchtigen, wie ein Schlaganfall, und bestimmte Arten von Krampfanfällen hervorgerufen.

Ausmaß und Sitz des Hirnschadens bestimmen, wie schwer die Störung ist: Innerhalb eines relativ großen Hirnareals, wie der Großhirnrinde, verursacht ein ausgedehnter Schaden wahrscheinlich eine tief greifende Funktionsstörung. In einem kleineren Bereich, wie dem Hirnstamm, der lebenswichtige Körperfunktionen und Bewusstseinsniveaus regelt, kann schon ein relativ kleiner Schaden zu einem völligen Verlust des Bewusstseins und sogar zum Tod führen.

Rasch fortschreitende Störungen führen mit größerer Wahrscheinlichkeit zu merklichen Symptomen als langsam fortschreitende, da sich das Gehirn langsamen Veränderungen besser anpassen kann als schnellen.

Drei Eigenschaften des Gehirns tragen zu seiner Fähigkeit bei, Ausfälle zu kompensieren und sich nach einer Schädigung zu erholen:

- Redundanz (viele Hirnfunktionen können von mehr als einem Gehirnbereich übernommen werden)
- Adaptation (Bereiche mit überlappenden Funktionen können manchmal Funktionsverluste ausgleichen)
- Plastizität (gewisse Bereiche können ihre Funktion wechseln)

Infolgedessen übernehmen ungeschädigte Hirnbereiche manchmal Funktionen einer geschädigten Region und tragen damit zur Wiederherstellung bei. Mit zunehmendem Alter sinkt jedoch die Fähigkeit des Gehirns, Funktionen von einem Bereich in den anderen zu verschieben. Einige Funktionen, wie das Sehen, können nicht von anderen Bereichen übernommen werden. Eine direkte Schädigung eine solches Bereichs bedeutet dann möglicherweise einen Dauerschaden.

Schäden in bestimmten Gehirnbereichen

Da bestimmte Bereiche im Gehirn spezifische Funktionen kontrollieren ▲, bestimmt der Ort der Schädigung, welche Funktion beeinträchtigt wird. Welche Seite des Gehirns betroffen ist, ist ebenfalls wichtig, denn die beiden Gehirnhälften haben unterschiedliche Funktionen. So werden Bewegung und sensorisches Empfinden der einen Körperseite von der gegenüber liegenden Hemisphäre kontrolliert. Einige Funktionen werden ausschließlich von einer bestimmten Gehirnhälfte gesteuert; beispielsweise ist die linke Hemisphäre vorwiegend für die Sprache zuständig. Die Schädigung einer Gehirnhälfte kann zum vollständigen Verlust einer derartigen Funktion führen. An anderen

▲ siehe Seite 416

Schädigung bestimmter Gehirnbereiche und ihre Folgen

Bestimmte Bereiche im Gehirn kontrollieren spezifische Funktionen. Welcher Gehirnbereich geschädigt ist, entscheidet daher darüber, welche Funktion verloren geht.

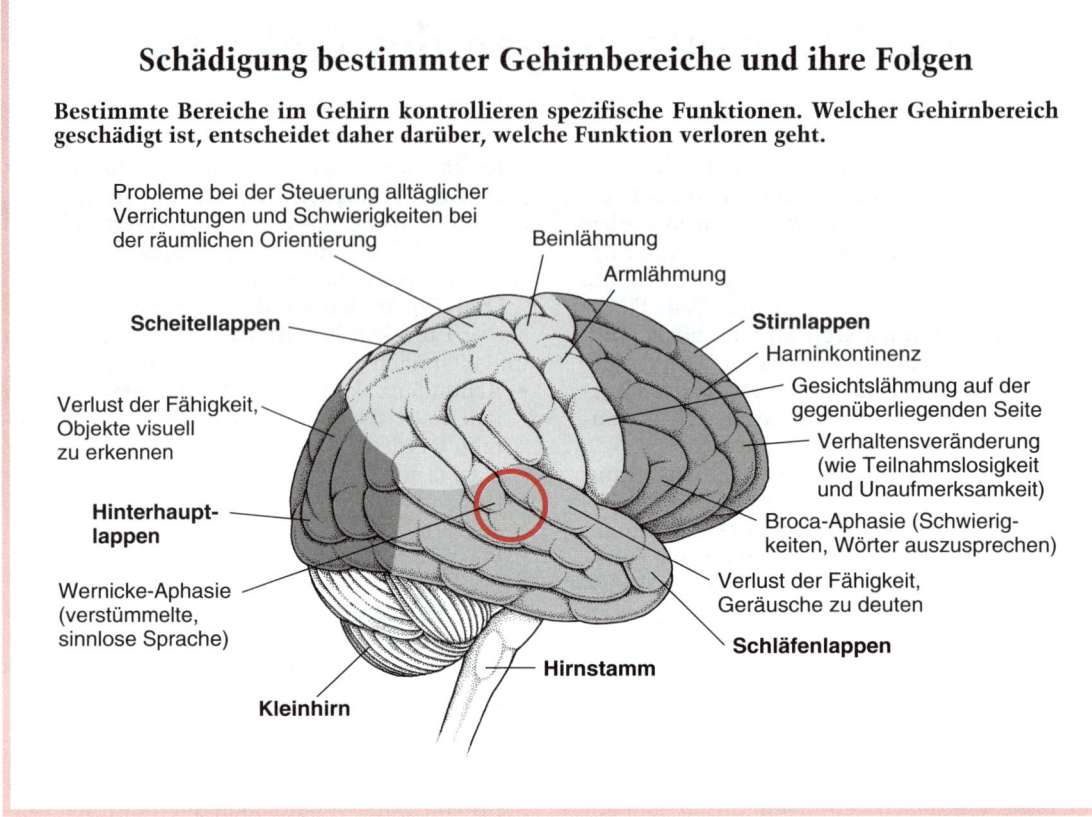

Probleme bei der Steuerung alltäglicher Verrichtungen und Schwierigkeiten bei der räumlichen Orientierung

Beinlähmung

Armlähmung

Scheitellappen

Stirnlappen

Harninkontinenz

Gesichtslähmung auf der gegenüberliegenden Seite

Verlust der Fähigkeit, Objekte visuell zu erkennen

Verhaltensveränderung (wie Teilnahmslosigkeit und Unaufmerksamkeit)

Broca-Aphasie (Schwierigkeiten, Wörter auszusprechen)

Hinterhauptlappen

Verlust der Fähigkeit, Geräusche zu deuten

Wernicke-Aphasie (verstümmelte, sinnlose Sprache)

Schläfenlappen

Hirnstamm

Kleinhirn

Funktionen, wie Gedächtnis, sind beide Hemisphären beteiligt, sodass das Gedächtnis nur dann vollständig verloren geht, wenn beide Hälften geschädigt sind.

Bestimmte Muster von Funktionsstörungen lassen sich zu den Gehirnbereichen in Beziehung setzen, die geschädigt wurden:

Schäden an der Großhirnrinde beeinträchtigen in der Regel das Denkvermögen und die Fähigkeiten, Gefühle zu kontrollieren und sich normal zu verhalten.

Allgemein führt eine **Schädigung der Stirnlappen** (Frontallappen) zum Verlust der Fähigkeit, Probleme zu lösen, zu planen und Handlungen einzuleiten, wie die Straße zu überqueren oder eine komplexe Frage zu beantworten.

Ist der hintere Teil des Stirnlappens betroffen, der die Willkürbewegungen kontrolliert, kann dies zu Muskelschwäche oder -lähmung führen. Da jede Seite des Gehirns vorwiegend Bewegungen der anderen Körperhälfte kontrolliert, führt

eine Schädigung der linken Seite zu Muskelschwäche auf der rechten Seite und umgekehrt.

Ist der mittlere Teil des Frontallappens betroffen, kann die Fähigkeit beeinträchtigt sein, die Augen zu bewegen, komplexe Handlungen in der richtigen Reihenfolge auszuführen und Worte auszusprechen (expressive Aphasie ▲).

Ist der vordere Teil des Stirnlappens geschädigt, können Konzentrationsprobleme und verminderte Sprachflüssigkeit, Unaufmerksamkeit, Teilnahmslosigkeit und verzögerte Antwort auf Fragen die Folge sein, aber auch eine auffällige Zügellosigkeit, einschließlich sozial unangemessenen Verhaltens. Menschen, die ihre Hemmungen verloren haben, sind unter Umständen unangebracht euphorisch oder depressiv, streitlustig, ordinär und rüde und kümmern sich nicht um die Folgen ihres Tuns. Möglicherweise wiederholen sie auch, was sie sagen.

Wird einer der beiden **Scheitellappen** (Parietallappen) im vorderen Bereich geschädigt, so führt das zu Taubheit und beeinträchtigtem Empfinden auf der jeweils gegenüber liegenden Körperseite. Den Betroffenen fällt es schwer,

▲ siehe Seite 462

den Ort einer sensorischen Empfindung und deren Art (Schmerz, Hitze, Kälte, Vibration) zu lokalisieren. Eine Schädigung des rechten Scheitellappens kann zu Apraxie führen; darunter versteht man die Unfähigkeit, einfache, erlernte Bewegungsabläufe durchzuführen, wie z. B. sich die Haare kämmen oder sich anzuziehen. Eine plötzliche Verletzung in Teilen des Scheitellappens kann bewirken, dass die Betroffenen nicht erkennen, wie ernst ihr Zustand ist, dass sie Lähmungen ignorieren oder gar abstreiten, dass diese Körperseite überhaupt existiert (Neglect). Möglicherweise sind sie verwirrt und fantasieren, können sich nicht ankleiden und andere einfache Aufgaben bewältigen.

Verletzungen des rechten **Schläfenlappens** (Temporallappen) beeinträchtigen eher das Gedächtnis für Geräusche und Formen. Verletzungen des linken Schläfenlappens wirken sich dramatisch auf das Wortgedächtnis und das Sprachverständnis aus (rezeptive Aphasie). Verletzungen des rechten Schläfenlappens können Persönlichkeitsveränderungen zur Folge haben, z. B. Humorlosigkeit, ungewöhnliche Religiosität und Libidoverlust.

Der **Hinterhauptlappen** (Okzipitallappen) ist das wichtigste Zentrum für die Verarbeitung visueller Information. Wenn beide Hinterhauptlappen geschädigt sind, kommt es zu kortikaler Blindheit. Menschen, die daran leiden, sind blind, obwohl ihre Augen normal funktionieren. Manchen Menschen mit kortikaler Blindheit sind sich nicht bewusst, dass sie nicht sehen können. Eine Schädigung im vorderen Bereich des Hinterhauptlappen kann die Fähigkeit beeinträchtigen, vertraute Gegenstände und Gesichter wiederzuerkennen und das Gesehene richtig zu deuten.

Formen zerebraler Funktionsstörungen

Zahlreiche Hirnfunktionen werden erst dadurch möglich, dass mehrere Hirnbereiche als Netzwerke zusammenarbeiten. Eine Schädigung dieser Netzwerke kann zu Sprachstörungen (Aphasie), Störungen der Bewegungsabläufe (Apraxie), Störungen des Erkennens (Agnosie) und Gedächtnisstörungen (Amnesie) führen.

APHASIE

Die Aphasie ist eine Sprachstörung, bei der durch eine Schädigung des Sprachzentrums im Gehirn die Fähigkeit, zu sprechen oder Sprache

Test auf Aphasie

Broca-Aphasie: Fragen werden zögernd, aber richtig beantwortet.

Frage: »Was zeigt dieses Bild?« (Bellender Hund)

Antwort: »H — h — h — hn, äh, nein...h-h...ha...t-t-Tier, ja, ja, Tier, Tier, Tier...b — b —..macht Lärm.«

Wernicke-Aphasie: Fragen werden flüssig beantwortet, aber die Antwort ergibt keinen Sinn.

Frage: »Wie geht es Ihnen heute?«

Antwort: »Wann? Klar, denn der Fluss führt dunkle Dosen warrel ammaga in wenn Blase kommt.«

Leitungsaphasie: Sprache wird verstanden, und das spontane Sprechen ist nicht betroffen, aber Sätze, die von anderen gesprochen oder geschrieben werden, können nicht wiederholt werden.

Frage: »Wiederholen Sie folgendes: Das ist ein Ja, ohne wenn und aber ...«

Antwort: »Dassi snja owe nun dabe«

Anomie: Das Benennen von Dingen fällt schwer.

Frage: »Was ist das?« (Zeigt auf eine Jacke, ein Uhrarmband oder einen Stift)

Antwort: »Was man trägt, Ding für die Zeit, damit schreibt man.«

zu verstehen, teilweise oder völlig verloren gegangen ist.

Bei den meisten Menschen kontrollieren der linke Schläfenlappen und die angrenzenden Bereiche des Stirnlappens die Sprachfunktionen. Schäden in einem beliebigen Teil dieses kleinen Bereichs, ausgelöst durch einen Schlaganfall, einen Tumor oder eine Kopfverletzung, beeinträchtigen zumindest einige Sprachfunktionen.

Menschen, die an Aphasie leiden, sind nicht oder nur bedingt in der Lage, Worte auszusprechen oder zu verstehen. Es gibt verschiedenartige Sprachstörungen. Die Bandbreite der möglichen Störungen spiegelt die Vielschichtigkeit der Sprachfunktion wider. Der eine verliert vielleicht nur die Fähigkeit, Geschriebenes zu verstehen (Alexie, Leseunfähigkeit), ein anderer kann sich nicht mehr erinnern, wie die Dinge heißen (Anomie). Manche Menschen mit

Anomie können sich überhaupt nicht mehr an den Begriff erinnern, während andere ein Wort im Kopf haben, es aber nicht sagen können. Menschen mit einer Leitungsaphasie verstehen gesprochene und geschriebene Worte und können flüssig sprechen, sind aber nicht in der Lage, Begriffe, Ausdrücke und Sätze zu wiederholen.

Bei der **Wernicke-Aphasie**, die durch eine Schädigung des Wernicke-Zentrums ausgelöst wird, können die Betroffenen zwar flüssig sprechen, aber die Sätze bestehen aus durcheinander gewürfelten, verworrenen Wortketten (Wortsalat).

Bei der **Broca-Aphasie** (expressiver Aphasie), die durch eine Schädigung des Broca-Zentrums ausgelöst wird, verstehen die Betroffenen den Sinn der Worte weitgehend und wissen auch, was sie sagen wollen, können sich aber nicht ausdrücken. Sie können nur langsam und unter großer Anstrengung Worte hervorbringen, die oft durch Füllwörter unterbrochen werden. Gewöhnlich ist das Schreiben in derselben Weise betroffen wie das Sprechen.

Schäden sowohl im linken Schläfen- als auch Stirnlappen können zunächst dazu führen, dass der Betroffene stumm ist (vollständige Aphasie). Er ist möglicherweise in der Lage, Kraftausdrücke zu äußern, weil die rechte Seite des Gehirns, die stärker an Emotionen beteiligt ist, intakt ist. Während der Genesung von einer solchen Aphasie treten Sprech- (Dysphasie), Schreib- (Agraphie oder Dysgraphie) und Wortverständnisstörungen (rezeptive Aphasie) auf.

Eine Sprachtherapie ist oft hilfreich, wenn nach einem Schlaganfall, einer Kopfverletzung oder aus anderen Gründen eine Aphasie auftritt. Im Allgemeinen beginnt man mit der Behandlung, sobald der Zustand des Betroffenen dies zulässt.

DYSARTHRIE

Die Dysarthrie ist eine Artikulationsstörung, d. h., die Worte werden nicht richtig ausgesprochen.

Bei Dysarthrie handelt sich zwar anscheinend um eine Sprachstörung, eigentlich ist es aber ein motorisches Problem. Dysarthrie kann von einer Schädigung des Hirnstamms oder der Nervenfasern hervorgerufen werden, die die Großhirnrinde mit dem Hirnstamm verbinden. Diese Gehirnareale kontrollieren die Muskulatur, die für die Stimmbildung verantwortlich ist, und

die dazu dient, die Bewegungen von Lippen, Zunge, Gaumen und Stimmbändern zu koordinieren, die zur Spracherzeugung nötig sind.

Menschen mit Dysarthrie bilden Laute in der richtigen Reihenfolge, die dem nahe kommen, was sie meinen. Ihre Sprache ist unter Umständen abgehackt, gehaucht, unregelmäßig, unpräzise oder monoton, je nachdem, wo der Schaden liegt. Da die Fähigkeit, Sprache zu verstehen und zu gebrauchen, gewöhnlich nicht betroffen ist, können die meisten Menschen mit Dysarthrie normal lesen und schreiben. In einige Fällen kann eine Sprachtherapie helfen.

APRAXIE

Apraxie bezeichnet die Unfähigkeit, Aufgaben zu bewältigen, für die Bewegungsmuster oder -abläufe aus dem Gedächtnis abgerufen werden müssen.

Die Apraxie ist eine seltene Behinderung, die gewöhnlich auf Defekten in den Scheitel- oder Schläfenlappen beruht. Bei der Apraxie scheint die Erinnerung an Bewegungsabläufe ausgelöscht zu sein, die für die Ausführung erlernter Handlungen nötig ist. Beispielsweise ist es ihnen nicht möglich, die Bewegungsfolgen durchzuführen, die nötig sind, um einen Knopf zuzuknöpfen, obwohl die Hände keine Bewegungseinschränkungen zeigen. Menschen mit einer verbalen Apraxie können die grundlegenden sprachlichen Lauteinheiten nicht produzieren, weil sie die zum Sprechen nötigen Muskelbewegungen nicht einleiten, koordinieren und in die richtige Reihenfolge bringen können.

Manche Apraxieformen betreffen nur bestimmte Arten von Handlungen. Beispielsweise kann jemand die Fähigkeit verlieren, ein Bild zu malen, eine Notiz aufzuschreiben, eine Jacke zuzuknöpfen, Schuhbänder zuzubinden, den Telefonhörer abzunehmen oder ein Musikinstrument zu spielen.

Beschäftigungstherapie kann einigen der Betroffenen helfen zu lernen, ihre Verluste auszugleichen.

AGNOSIE

Bei Agnosie können die Betroffenen Gegenstände zwar sehen oder ertasten, erkennen aber deren Aufgabe oder Funktion nicht.

Agnosie tritt relativ selten auf. Die Ursache sind Fehlfunktionen in den Scheitel-, Schläfen- oder Hinterhauptlappen, wo die Erinnerungen über Verwendung und Bedeutung vertrauter Objekte, Anblicke und Geräusche gespeichert werden. Die Agnosie tritt oft plötzlich nach einer Kopfverletzung oder einem Schlaganfall auf. Wenn einer der Scheitellappen geschädigt ist (gewöhnlich aufgrund eines Schlaganfalls), fällt es den Betroffenen schwer, bekannte Objekte, wie einen Schlüssel oder eine Sicherheitsnadel, die in die Hand auf der Körperseite gegenüber der geschädigten Seite gelegt werden, zu identifizieren. Wenn sie aber dann einen Blick auf die Gegenstände werfen, erkennen sie diese sofort und können sie benennen. Ist der Hinterhauptlappen geschädigt, leiden die Betroffenen unter visueller Agnosie. Sie können einen Löffel oder einen Stift nicht erkennen, obwohl sie beides sehen können. Ist der Scheitellappen geschädigt, kommt es zu einer akustischen Agnosie. Die Betroffenen können keine Geräusche identifizieren, obwohl sie diese hören können. Bei manchen bessert sich das spontan, andere Betroffene müssen lernen, mit ihrer ungewöhnlichen Behinderung umzugehen.

AMNESIE

Amnesie bezeichnet die völlige oder teilweise Unfähigkeit, sich an kurz oder länger zurückliegende Ereignisse zu erinnern.

Wie es zu einer Amnesie kommt, ist nur teilweise bekannt. Verletzungen des Gehirns können zum Verlust der Erinnerungen an die Ereignisse unmittelbar vor (retrograde Amnesie) oder direkt nach der Verletzung (posttraumatische oder anterograde Amnesie) führen. Je nach Schwere der Verletzung hält die Gedächtnisstörung wenige Minuten oder Stunden an und verschwindet ohne Behandlung. Bei schweren Gehirnschäden kann die Amnesie von Dauer sein.

Zum Lernen braucht man das Gedächtnis. Die Mechanismen, mit denen das Gehirn Informationen aufnimmt und aus dem Gedächtnis abruft, sind vorwiegend in den Scheitel- und Schläfenlappen angesiedelt. Gefühle, die dem limbischen System des Gehirns entspringen, können sowohl die Speicherung als auch den Abruf von Erinnerungen beeinflussen. Das limbische System ist eng mit jenen Gehirnbereichen verbunden, die für Aufmerksamkeit und Bewusstsein verantwortlich sind. Da viele miteinander verknüpfte Gehirnfunktionen am Gedächtnis beteiligt sind, kann so gut wie jeder Gehirnschaden einen Gedächtnisverlust herbeiführen.

Die **vorübergehende globale Amnesie** ist ein plötzlicher, zeitweiliger Verlust der Fähigkeit, neue Gedächtnisinhalte zu speichern, was zu Vergesslichkeit und Verwirrtheit hinsichtlich Zeit, Ort und manchmal auch der Identität anderer Menschen führt. Viele Betroffene haben nur einmal im Leben eine derartige Attacke, andere dagegen mehrere. Wahrscheinlich sind dabei Gehirnarterien, die den Scheitellappen versorgen, infolge von Arteriosklerose zeitweilig blockiert; das gilt besonders für ältere Menschen. Auch ein Schlaganfall im Scheitellappen kommt infrage. Oft ist die Ursache aber unbekannt. Bei jungen Menschen kann eine Migräne, die die Durchblutung des Gehirns kurzzeitig beeinträchtigt, eine vorübergehende globale Amnesie auslösen.

Die meisten Menschen mit einer vorübergehenden globalen Amnesie haben nur einmal im Leben eine solche Attacke, etwa zehn Prozent hingegen mehrere. Ein derartiger Anfall kann 30 Minuten bis zwölf Stunden dauern. Die Amnesie kann zu völliger Desorientierung führen und die Erinnerung an Ereignisse aus den letzten Jahren ausschalten. Nach der Attacke gibt sich die Verwirrtheit meist rasch, und der Betroffene wird wieder völlig gesund.

Alkoholabhängigkeit und Mangelernährung können zu einer ungewöhnlichen Form der Amnesie führen, dem **Wernicke-Korsakow-Syndrom**. Es handelt sich um die Kombination zweier Krankheitsbilder: eines akuten Verwirrtheitszustands (Wernicke-Enzephalopathie) und eines länger anhaltenden Gedächtnisverlusts (Korsakow-Amnesie). Bei rund 80 Prozent der Betroffenen geht die Wernicke-Enzephalopathie mit einer Korsakow-Amnesie einher.

Beide Krankheitsbilder beruhen auf Fehlfunktionen des Gehirns, die von einem Mangel an Vitamin B_1 (Thiamin) verursacht werden; der Körper benötigt Vitamin B_1 zur Kohlenhydratverarbeitung. Trinkt jemand überreichlich Alkohol, ohne ausreichend Vitamin-B_1-haltige Nahrung zu sich zu nehmen, nehmen die Vitamin-B_1-Vorräte ab. Bei Mangelernährung kann eine Wernicke-Enzephalopathie auch plötzlich dadurch ausgelöst werden, dass der Betroffene eine große, kohlenhydratreiche Mahlzeit oder stark gesüßte Getränke zu sich nimmt oder eine Glukoseinfusion erhält.

Das Wernicke-Korsakow-Syndrom kann auch aus einer Schädigung des Schläfenlappens durch Verletzung, Schlaganfall, Tumor oder Gehirninfektion resultieren.

Verwirrtheit ist nicht das einzige Symptom einer Wernicke-Enzephalopathie. Die Betroffenen geraten leicht ins Taumeln, haben Augenprobleme (z. B. Augenbewegungsstörungen, Doppeltsehen und Augenzittern) und sind zunehmend verwirrt und schläfrig. Der Gedächtnisverlust ist anfangs oft schwerwiegend.

Die Korsakow-Amnesie kann von Dauer sein, wenn sie schweren oder wiederholten Enzephalopathie-Attacken oder einem Alkoholentzug (Delirium tremens) folgt. Die schweren Gedächtnisstörungen werden oft von Unruhe und Delirium begleitet. Bei der chronischen Korsakow-Amnesie ist das Kurzzeitgedächtnis erhalten, aber das Erinnerungsvermögen an Ereignisse aus der nahen und fernerer Vergangenheit (im Bereich von Wochen und Monaten) ist gestört. Das Langzeitgedächtnis ist jedoch manchmal unbeeinträchtigt. Menschen, die an chronischer Korsakow-Amnesie leiden, können soziale Kontakte pflegen und zusammenhängende Gespräche führen, auch wenn sie sich nicht daran erinnern können, was in den letzten Minuten, Tagen, Monaten und Jahren passiert ist. Bestürzt über ihr mangelndes Gedächtnis, denken sie sich lieber etwas aus (Konfabulation), als zuzugeben, dass sie sich nicht erinnern können. Dann können sie echte Erinnerungen nicht von erfundenen unterscheiden. Menschen mit Korsakow-Amnesie sind stark beeinflussbar; so kann man sie dazu bringen zu behaupten, sie sähen Dinge, die gar nicht da sind.

Bei Alkoholikern lässt sich durch intravenöse Gabe von Vitamin B_1 die Wernicke-Enzephalopathie, die unbehandelt tödlich sein kann, beheben. Aus diesem Grund erhalten Alkoholiker, die aus welchem Grund auch immer im Krankenhaus behandelt werden, sofort Vitamin B_1. Dieses beugt einer Korsakow-Amnesie vor, kann sie aber nicht heilen, obwohl die Vitamingabe nötig ist. Manchmal verschwindet das Wernicke-Korsakow-Syndrom allmählich von selbst, wenn die Betroffenen abstinent sind und sich richtig ernähren. Wenn die Störung jedoch auf eine Scheitellappenverletzung zurückgeht, erfolgt die Erholung langsam und kann unvollständig bleiben.

KAPITEL 83

Delirium und Demenz

Delirium und Demenz sind die häufigsten Ursachen für Störungen der geistigen Funktionen: die Unfähigkeit, Wissen normal zu erwerben, zu speichern und zu nutzen. Unter Delirium versteht man eine plötzliche, meist heilbare Veränderung des Bewusstseinszustands, die durch Verwirrtheit und Desorientierung gekennzeichnet ist. Die Demenz ist eine chronische, langsam fortschreitende Krankheit, die zu Gedächtnisstörungen und dem gravierenden Abbau sämtlicher geistiger Fähigkeiten führt; anders als das Delirium ist die Demenz meist nicht rückgängig zu machen. Überdies beeinflussen beide Störungen geistige Funktionen auf unterschiedliche Weise. Ein Delirium beeinträchtigt Aufmerksamkeit und klares Denken. Demenz führt in jedem Alter zu Gedächtnisverlust und zu einer starken Abnahme sämtlicher Aspekte geistiger Funktionen, ist aber wegen altersbedingter Veränderungen im Gehirn bei älteren Menschen häufiger ▲.

Delirium

Delirium ist ein reversibler ungewöhnlicher Geisteszustand, der meist plötzlich einsetzt. Die Betroffenen können sich schlecht konzentrieren, sind verwirrt, desorientiert und können nicht klar denken.

Ursachen

Die Entwicklung bzw. Verschlimmerung fast jeder gesundheitlichen Störung kann zum Delirium führen. Jeder, der schwer krank ist oder Medikamente bzw. Drogen nimmt, die das Gehirn beeinflussen, kann ins Delirium fallen. Bei älteren Menschen und solchen, deren Gehirn durch Schlaganfall, Demenz oder eine andere

▲ siehe Seite 420

Störung vorgeschädigt ist, kann ein Delirium auch aus einem geringfügigen Anlass entstehen, wie Harn- oder Stuhlverhaltung, Mangel an sinnlichen Empfindungen aufgrund sozialer Isolation, fehlender Seh- oder Hörhilfen und längerem Schlafentzug.

Ein Teil der Patienten entwickelt während eines Krankenhausaufenthalts ein Delirium. Ein Delir ist auch nach einer Operation sehr häufig, wahrscheinlich wegen des Operationsstresses, der Narkosemittel und der Schmerzmittel.

Der häufigste reversible Grund für ein Delirium sind Medikamente, sei es als Folge der Einnahme oder des Absetzens nach langer Einnahme. Bei jüngeren Menschen sind der Missbrauch von Giftstoffen, Drogen und eine akute Alkoholvergiftung häufige Gründe für ein Delirium. Bewusstseinsverändernde Medikamente, wie Opioide, Beruhigungsmittel, Narkoleptika und Antidepressiva beeinträchtigen die Gehirnfunktion, indem sie direkt auf Nervenzellen wirken. Auch Medikamente mit anticholinerger Wirkung ▲, zu denen auch rezeptfreie Antihistaminika gehören, können zu einem Delirium führen. Das plötzliche Absetzen eines Benzodiazepins oder eines Barbiturats, das lange Zeit eingenommen wurde, löst häufig ein Delirium aus. Alkoholiker, die abrupt mit dem Trinken aufhören ■, und Heroinkonsumenten, die die Droge plötzlich absetzen, fallen ebenfalls oft ins Delirium.

Ungewöhnliche Konzentrationen von Elektrolyten, wie Kalzium, Natrium oder Magnesium, können den Stoffwechsel von Nervenzellen stören und zu einem Delirium führen. Hervorgerufen werden solche ungewöhnlichen Elektrolytspiegel z. B. durch Entwässerungsmittel, Austrocknung und Störungen wie Nierenversagen oder eine ausgedehnte Krebserkrankung. Eine Schilddrüsenunterfunktion führt zu einem Delirium mit Teilnahmslosigkeit, eine Schilddrüsenüberfunktion zu einem Delirium mit Überaktivität.

Bei jüngeren Menschen wird das Delirium gewöhnlich durch einen Zustand hervorgerufen, der das Gehirn direkt betrifft, z. B. eine Gehirninfektion. Bei älteren Menschen sind gewöhnlich Medikamente oder eine Störung die Ursache, die andere Körperregionen betrifft, z. B. eine Infektion, die das Gehirn indirekt in Mitleidenschaft zieht, wie eine Harnweginfektion, Lungenentzündung oder Grippe.

Symptome

Ein Delirium beginnt gewöhnlich plötzlich und entwickelt sich im Verlauf von Stunden oder

Was versteht man unter Verwirrtheit?

Verwirrtheit kann verschiedene Bedeutungen haben. Mediziner beschreiben mit dem Begriff einen Zustand, bei dem Menschen Information nicht normal verarbeiten können. Verwirrte Menschen sind nicht in der Lage,

- einer Unterhaltung zu folgen
- Fragen vernünftig zu beantworten
- zu verstehen, wo sie sich befinden
- zu entscheiden, ob etwas für sie sicher ist oder nicht
- sich an wichtige Tatsachen zu erinnern

Verwirrtheit kann viele Gründe haben, darunter die Einnahme gewisser Medikamenten oder Drogen sowie ein großes Spektrum von Erkrankungen. Delirium und Demenz können, obwohl es sehr unterschiedliche Störungen sind, zu Verwirrtheit führen.

Der Arzt versucht den Grund für die Verwirrtheit herauszufinden, vor allem, ob Delirium oder Demenz der Anlass ist. Wenn sich Verwirrtheit plötzlich entwickelt oder verschlimmert, könnte ein Delirium die Ursache sein. Dann muss sofort eingegriffen werden, weil das Delirium von einer ernsten gesundheitlichen Störung hervorgerufen worden sein kann. Zudem verschwindet das Delirium häufig, sobald die zugrunde liegende Ursache beseitigt worden ist. Wenn sich die Verwirrtheit langsam entwickelt, kann Demenz die Ursache sein. Diese muss auch behandelt werden, aber nicht so dringend. Eine Behandlung kann den geistigen Abbau bei Demenzkranken möglicherweise verlangsamen, die geistigen Funktionen aber nicht wiederherstellen und den Abbau in der Regel nicht stoppen.

Tagen. Die Betroffenen verhalten sich ähnlich wie jemand, der zunehmend stärkere Vergiftungserscheinungen hat.

Kennzeichnend für ein Delirium ist die Aufmerksamkeitsstörung. Die Betroffenen können sich nicht konzentrieren und daher neue In-

---

▲ siehe Kasten Seite 73   ■ siehe Seite 639

DELIRIUM ODER PSYCHOSE?

ÜBLICHE ZEICHEN EINES DELIRIUMS (KÖRPERLICH BEDINGT)	ÜBLICHE ZEICHEN EINER PSYCHOSE (PSYCHISCH BEDINGT)
Verwirrtheit in Bezug auf Zeit, Datum, Ort und eigene Identität und ihrer selbst bewusst	Betroffene sind sich der Zeit, des Datums, des Ortes
Konzentrations-schwierigkeiten	Können sich konzentrieren
Fehlendes Kurzzeit-gedächtnis	Kurzzeitgedächtnis intakt
Unfähig, logisch zu denken	Unfähig, logisch zu denken
Unfähig, einfache Rechenaufgaben zu lösen	Rechenfähigkeit erhalten
Häufig wechselnde Beschäftigungs-verhältnisse	Oft feste und längerfristige Anstellungen
Meist optische Hallu-zinationen (wenn überhaupt) oder im Zusammenhang mit Berührung	Meist akustische Halluzinationen (wenn überhaupt)
Fieber oder andere Anzeichen einer Infektion	Psychiatrische Auffälligkeiten in der Vorgeschichte
Hinweise auf Drogen-einnahme in letzter Zeit	Drogen spielen nicht unbedingt eine Rolle
Tremor (Zittern)	Gewöhnlich kein Tremor

mus um, d. h., sie schlafen tagsüber und bleiben nachts wach.

Sie können verängstigt sein, wenn sie bizarre optische Halluzinationen haben, bei denen sie Dinge und Menschen sehen, die nicht da sind. Manche entwickeln Wahnvorstellungen (Paranoia) und glauben, dass seltsame Dinge geschehen.

Persönlichkeit und Stimmung können sich ändern. Manche Betroffene werden sehr ruhig und ziehen sich zurück, sodass ihre Umgebung ihr Delirium gar nicht bemerkt. Andere werden aufgeregt, unruhig und laufen hin und her.

Ist das Delirium durch Medikamente bedingt, verändert sich das Verhalten je nach Art des Medikaments. Bei Schlafmittelvergiftungen sind die Patienten sehr in sich gekehrt, während Amphetaminvergiftungen oder das Absetzen von Schlafmitteln zu Aggressivität und Überaktivität führen kann.

Ein Delirium kann Stunden, Tage und länger anhalten, abhängig von der Schwere und der medizinischen Versorgung. Wird die Ursache des Deliriums nicht rasch identifiziert und behandelt, kann es sein, dass der Betroffene zunehmend schläfrig und unansprechbar wird und es starker Reize bedarf, um ihn aufzurütteln (Stupor ▲). Stupor kann zu Koma und Tod führen. Delirium ist oft das erste Zeichen für eine andere, manchmal ernste Erkrankung, besonders bei älteren Menschen.

Diagnose

Ein leichtes Delirium ist unter Umständen schwer zu diagnostizieren; besonders bei Menschen im Krankenhaus werden möglicherweise viele Delirien übersehen.

Da viele ernste Krankheiten ein Delirium hervorrufen können, bemüht sich der Arzt, so schnell wie möglich die Ursache zu ergründen. Wird sie behoben, vergeht das Delirium häufig.

Zunächst versucht man, eine Geisteskrankheit auszuschließen. Der Arzt bemüht sich, so viel wie möglich über die gesundheitliche Vorgeschichte des Patienten herauszufinden. Freunde, Familienmitglieder oder andere Beteiligte werden gefragt, wie die Verwirrtheit begann, wie schnell sie sich verschlimmerte und was sie über den körperlichen und geistigen Zustand des Betroffenen wissen, dazu gehören auch Medikamenteneinnahme, Drogenmissbrauch und Alkoholkonsum. Unter Umständen können auch Polizei und Rettungspersonal Hinweise geben, oder man findet leere Tablettenschachteln.

formationen nicht verarbeiten und sich nicht an Ereignisse erinnern, die kurze Zeit zurückliegen. Fast allen Betroffenen fehlt das Zeitgefühl, und sie wissen nicht immer, wo sie sich befinden. Ihre Gedankengänge sind verworren, sie schweifen ab und reden wirr. Bei einem schweren Delirium wissen die Betroffenen nicht, wer sie sind. Das Bewusstseinsniveau kann zwischen erhöhter Wachheit und Schläfrigkeit schwanken. Symptome verändern sich häufig im Minutentakt und sind zum Abend hin häufig schlimmer. Menschen mit Delirium schlafen häufig ruhelos oder kehren ihren Schlaf-Wach-Rhyth-

▲ siehe Seite 474

VERGLEICH ZWISCHEN DELIRIUM UND DEMENZ

MERKMAL	DELIRIUM	DEMENZ
Entwicklung	Beginnt plötzlich	Beginnt allmählich
Dauer	Tage bis Wochen	Monate bis Jahre
Es gibt andere Störungen oder körperliche Probleme	Tritt in Verbindung mit Drogeneinnahme oder -entzug, schweren Krankheiten, Stoffwechselstörungen auf	Kann bei ansonsten gesunden Menschen auftreten
Veränderung des Zustands in der Nacht	Fast immer schlimmer	Häufig schlimmer
Aufmerksamkeit	Stark beeinträchtigt	Vorhanden, bis zu den Spätstadien
Bewusstseinsniveau	Schwankt zwischen Teilnahmslosigkeit und Erregung	Oft herabgesetzt
Fähigkeit zur örtlichen Orientierung	Schwankt	Beeinträchtigt
Sprachgebrauch	Verlangsamt, oft zusammenhanglos und unpassend	Manchmal Schwierigkeiten, das richtige Wort zu finden
Gedächtnis	Ungeordnet und verworren	Gedächtnisverlust, insbesondere Kurzzeitgedächtnis fehlt
Geistige Funktionen	Verloren, schwankend und unvorhersehbar	Verloren, gilt fast durchgehend für alle Funktionen
Ursache	Gewöhnlich eine akute Erkrankung oder Medikamente: bei Älteren gewöhnlich Infektion, Austrocknung oder Medikamente	Gewöhnlich Alzheimer-Krankheit, vaskuläre Demenz oder Demenz mit Lewy-Körperchen
Behandlungsbedarf	Sofortige medizinische Behandlung	Kein akuter Zeitdruck

Bei älteren Menschen versucht der Arzt, das Delirium von einer Demenz abzugrenzen, indem er die geistige Verfassung des Betroffenen prüft. Zwischen beiden Störungen zu unterscheiden, ist jedoch nicht immer einfach, weil auch Demenzkranke in ein Delirium geraten können. Daher werden Menschen, deren geistiger Zustand sich plötzlich verschlechtert – selbst wenn sie unter Demenz leiden – gewöhnlich bis zum Beweis des Gegenteils so behandelt, als wären sie im Delirium.

Eine umfassende körperliche Untersuchung schließt sich an, wobei der Arzt den neurologischen Reaktionen ▲ besondere Beachtung schenkt. Der Arzt veranlasst Blut- und Urinuntersuchungen, um nach Infektionen zu suchen. Auch eine Computer- oder Kernspintomographie kann durchgeführt werden. Oft wird auch eine Lumbalpunktion ■ vorgenommen, um Ge-

hirn-Rückenmark-Flüssigkeit für eine Laboruntersuchung zu gewinnen. Mithilfe derartiger Analysen kann der Arzt Infektionen oder Blutungen ausschließen.

Behandlung und Prognose

Die meisten Menschen mit Delirium werden zur Behandlung ins Krankenhaus eingewiesen. Die Behandlung richtet sich nach der Ursache. Beispielsweise behandelt man Infektionen mit Antibiotika, Austrocknung mit intravenösen Flüssigkeits- und Elektrolytgaben und ein Delirium nach Alkoholentzug mit Benzodiazepinen.

Allgemeine Maßnahmen sind ebenfalls wichtig. Die Umgebung sollte so ruhig und still wie

▲ siehe Seite 421   ■ siehe Abbildung Seite 426

möglich sein. Bei jeder Gelegenheit sollten Personal und Familienmitglieder den Betroffenen beruhigen, ihm helfen, sich über Zeit und Ort zu orientieren, und ihm erklären, was vor sich geht. Delirante Menschen sind anfällig für Austrocknung, Unterernährung, Inkontinenz, Stürze und Druckgeschwüre. Dem vorzubeugen, erfordert sorgfältige Aufmerksamkeit und Pflege.

Wenn die Betroffenen äußerst erregt sind oder Halluzinationen haben, muss man verhindern, dass sie sich selbst oder andere verletzen. Im Krankenhaus werden diese Patienten unter Umständen mit gepolsterten Gurten fixiert, z. B. um zu verhindern, dass sie sich intravenöse Katheter herausreißen.

Gegen die Erregungszustände helfen, wenn andere Maßnahmen versagt haben, Neuroleptika ▲ oder Beruhigungsmittel, wie Benzodiazepine ■. Letztere eignen sich besonders, wenn das Delirium auf plötzlichen Entzug nach lang anhaltendem Alkoholmissbrauch zurückgeht. Fixierungen und Medikamente werden nur nach sorgfältiger Abwägung eingesetzt, vor allem bei älteren Menschen, da sie bei ihnen die Unruhe und Verwirrtheit verstärken und das eigentliche Problem verschleiern können.

Wird die Ursache für das Delirium rasch erkannt und behandelt, erholen sich die meisten Menschen völlig. Doch selbst bei Behandlung können einige Symptome wochen- oder monatelang anhalten und sich nur langsam bessern. Bei manchen Menschen entwickelt sich aus dem Delirium eine chronische Hirnfunktionsstörung, ähnlich einer Demenz.

Demenz

Demenz bezeichnet eine meist allmähliche Abnahme der geistigen Fähigkeiten, wobei Gedächtnis, Denkvermögen, Urteilskraft, Konzentrations- und Lernfähigkeit beeinträchtigt sind und zum Ende der Krankheit die Persönlichkeit verfällt.

Demenz tritt vorwiegend im höheren Lebensalter auf. Der Anteil der Demenzkranken steigt, je älter die Personengruppe ist; dennoch ist Demenz keine normale Folge des Alterns.

Mit zunehmendem Alter führen Veränderungen im Gehirn bei allen Menschen zu gewissen Störungen des Gedächtnisses – insbesondere des Kurzzeitgedächtnisses – und einer Abnahme der Lernfähigkeit. Diese Veränderungen beeinträchtigen die selbstständige Lebensführung jedoch nicht. Bei dieser so genannten gutartigen Altersvergesslichkeit handelt es sich nicht um ein Zeichen für Demenz oder ein frühes Stadium der Alzheimer-Krankheit. Bei einer Demenz verschlechtern sich die geistigen Fähigkeiten sehr viel drastischer und gehen mit der Zeit ganz verloren. Während sich Menschen in höherem Alter gewöhnlich schlecht an Einzelheiten erinnern, vergessen Demenzkranke kurz zurückliegende Ereignisse möglicherweise völlig. Menschen mit Demenz fällt es schwer, normale alltägliche Aufgaben, wie Autofahren, Kochen oder Kontoführung zu bewältigen.

Ältere Menschen, die an Depressionen leiden, können eine Pseudodemenz zeigen – d. h., sie haben anscheinend eine Demenz. Sie essen und schlafen wenig und klagen über Gedächtnisstörungen, wohingegen wirklich Demenzkranke ihren Gedächtnisschwund oft leugnen. Menschen mit Pseudodemenz gewinnen ihre geistigen Funktionen nach Behandlung der Depression zurück. Depression und Demenz können auch gemeinsam auftreten. In solchen Fällen kann eine Depressionsbehandlung die geistigen Funktionen verbessern, aber nicht völlig wiederherstellen.

Ursachen

Die häufigste Ursache der Demenz ist die Alzheimer-Krankheit. Andere häufige Ursachen sind die Lewy-Körper-Demenz und die vaskuläre Demenz, die auf einer Zerstörung von Hirngewebe durch Schlaganfälle beruht. Viele Menschen leiden unter mehr als einer dieser Demenzformen (so genannte gemischte Demenz).

Weniger häufige Ursachen der Demenz sind Parkinson-Krankheit, Infektionen wie Aids, Normaldruck-Hydrozephalus und Medikamenten- bzw. Alkoholmissbrauch. Seltene Ursachen für Demenz sind Pick- und Creutzfeldt-Jakob-Krankheit, zu der auch eine neue Variante gehört, die durch den Verzehr von BSE-kontaminiertem Fleisch hervorgerufen wird. Nach einer Gehirnverletzung oder einem Herzstillstand kann ebenfalls eine Demenz auftreten. Eine Strahlenbehandlung des Kopfes zur Krebsbehandlung (wie bei Kindern mit Leukämie oder Erwachsenen mit einem Hirntumor) kann gelegentlich zu Demenz führen, die sich viele Monate oder Jahre nach der Behandlung entwickelt.

Manchmal verschlimmern behandelbare Störungen, wie Herzschwäche, Diabetes und Em-

▲ siehe Tabelle Seite 633
■ siehe Kasten Seite 455 und Tabelle Seite 595

physem, die Demenz. Eine angemessene Therapie dieser Erkrankungen kann die Situation erheblich verbessern.

Viele Medikamente können Demenzsymptome zeitweise verschlimmern; dazu gehören Schlaf- und Beruhigungsmittel, Erkältungsmittel, Angst lösende Mittel und einige Antidepressiva. Alkohol kann selbst in kleiner Menge eine Demenz verschlimmern.

Symptome

Bei Demenzkranken verschlechtern sich die geistigen Funktionen in der Regel innerhalb von zwei bis zehn Jahren. Je nach Ursache schreitet die Demenz jedoch unterschiedlich rasch fort. Bei Menschen mit vaskulärer Demenz verschlechtert sich eine Erkrankung infolge leichter Schlaganfälle unter Umständen schrittweise, verschlimmert sich plötzlich mit jedem neuen Schlaganfall, bessert sich dann aber wieder etwas, um Monate oder Jahre später nach einem weiteren Schlaganfall erneut schlimmer zu werden. Bei Alzheimer-Patienten und Patienten mit Lewy-Körper-Demenz verschlimmern sich die Symptome in der Regel stetig.

Demenzen schreiten mit individuell unterschiedlicher Geschwindigkeit fort. Hält man sich vor Augen, wie stark sich die Demenz im vergangenen Jahr verschlimmert hat, bekommt man oft einen Anhaltspunkt für das folgende Jahr. Wenn Demenzkranke in ein Pflegeheim kommen, können sich ihre Symptome verschlechtern, weil es ihnen schwer fällt, sich an Regeln zu erinnern und neue Routinen zu erlernen. Schmerzen, Atemnot, Harnverhalt und Verstopfung können bei Demenzkranken zu Delirium mit rasch zunehmender Verwirrtheit führen. Werden diese Probleme behoben, verhalten sich die Betroffenen meist wieder so wie vor dem Auftreten des Problems.

Da die Demenz meist allmählich beginnt und sich mit der Zeit verschlimmert, wird der Zustand anfangs möglicherweise nicht erkannt. Meist nimmt als erste geistige Funktion das Gedächtnis, insbesondere das Kurzzeitgedächtnis, merklich ab. Wenn sich die Demenz verschlimmert, geht auch die Fähigkeit zurück, das laufende Geschehen zu verfolgen, sowie Menschen, Orte und Dinge zu erkennen. Demenzkranke haben Schwierigkeiten, die richtigen Worte zu finden und zu verwenden und abstrakt zu denken (z. B. mit Zahlen umzugehen). Es kommt zu starken Stimmungsschwankungen, die von Glücklichsein bis zu Traurigkeit reichen. Persönlichkeitsveränderungen sind ebenfalls häufig, oft tritt ein bestimmter We-

senszug überdeutlich hervor: Menschen, die schon immer aufs Geld geachtet haben, sind nun geradezu darauf fixiert, oder Menschen, die sich schon immer leicht Sorgen gemacht haben, sind nun ständig tief besorgt. Oft ist auch das Schlafmuster gestört.

Manche Demenzkranke können ihre Schwierigkeiten eine Zeit lang verbergen, indem sie komplizierte Aufgaben, wie z. B. Bankgeschäfte, vermeiden. Dabei können die Betroffenen aber sehr unzufrieden werden, da sie ihre täglichen Verrichtungen nicht mehr erfüllen können: Sie vergessen wichtige Erledigungen oder machen dabei Fehler; beispielsweise vergessen sie, Rechnungen zu begleichen, oder denken nicht daran, das Licht oder den Herd auszuschalten.

Demenzkranke ziehen sich unter Umständen immer mehr zurück und können ihr Verhalten immer weniger steuern. Lautstarke Gefühlsausbrüche und Stimmungsschwankungen treten auf, und die Betroffenen irren oft ziellos herum. Weil es Demenzkranken schwer fällt, zu verstehen, was um sie herum vorgeht, kann es passieren, dass sie ein Hilfsangebot als Drohung missverstehen und zuschlagen. Da ihr Kurzzeitgedächtnis gestört ist, können sie sich nicht erinnern, was sie gesagt oder getan haben. Sie wiederholen ständig Fragen und Gespräche, fordern ständig Aufmerksamkeit oder fragen nach bestimmten Dingen, die sie bereits erhalten haben. Weil sie ihre Bedürfnisse nicht klar oder überhaupt nicht artikulieren können, schreien sie vielleicht, wenn sie Schmerzen haben, oder wandern herum, wenn sie sich einsam oder ängstlich fühlen. Gar nicht wenig Demenzkranke haben eine Psychose mit Halluzinationen oder Wahnvorstellungen.

Schließlich können Demenzkranke keiner Unterhaltung mehr folgen und unter Umständen auch nicht mehr sprechen. Bei sehr weit fortgeschrittener Demenz ist die Funktionsfähigkeit des Gehirns fast völlig erloschen. Die Betroffenen sind völlig von anderen abhängig und oft auch bettlägerig. Schließlich können sie kaum mehr schlucken, ohne zu husten. Der Tod tritt oft durch Infektionen, wie eine Lungenentzündung, ein.

Diagnose

Meist bemerken Familienmitglieder als Erste die Vergesslichkeit. Der Arzt kann die Diagnose gewöhnlich anhand einiger Fragen stellen, die der Betroffene und seine Familie beantworten sollen. Die geistige Verfassung wird geprüft, indem der Arzt dem Betroffenen eine Reihe einfacher Fragen und Aufgaben (wie Objekte benennen, eine kurze Wortliste wiederholen, Sätze schreiben und geometrische Formen kopieren) stellt und die Zahl der richtigen Antworten ermittelt ▲. Möglicherweise sind genauere Testmethoden (neuropsychologische Tests) erforderlich, um das Ausmaß der Beeinträchtigung zu ermitteln und um festzustellen, ob die geistigen Fähigkeiten tatsächlich abnehmen. Diese Tests decken alle wichtigen geistigen Gebiete einschließlich Stimmung ab und dauern gewöhnlich ein bis drei Stunden.

Der Arzt stützt seine Diagnose auf die Gesamtsituation unter Abwägung des Alters des Patienten, der familiären Vorgeschichte, des bisherigen Verlaufs (wie haben die Symptome begonnen und sich weiter entwickelt), das Ergebnis der neurologischen Tests ■ und des Vorliegens anderer Erkrankungen (z. B. Hirnschäden aufgrund eines Schlaganfalls oder bei Alkoholikern aufgrund von Unterernährung).

Gleichzeitig sucht der Arzt nach einer behandelbaren Ursache für die Abnahme der geistigen Fähigkeiten, z. B. Schilddrüsenerkrankungen, auffällige Elektrolytblutspiegel, Infektionen, Vitaminmangel (insbesondere an Vitamin B_{12}), toxische Medikamentenwirkungen und Depressionen. In jedem Fall werden gängige Blutuntersuchungen durchgeführt und die verordneten Medikamente überprüft. Der Arzt sucht nach Hinweisen auf Depressionen und fragt nach dem psychischen Befinden. Möglicherweise veranlasst er auch eine Computer- oder Kernspintomographie, um einen Gehirntumor, einen Normaldruck-Hydrozephalus oder einen Schlaganfall auszuschließen.

Behandlung

Störungen, die die Demenz verschlimmern, sollten behandelt werden, um das Fortschreiten der Erkrankung zu verlangsamen. Demente Menschen mit Depressionen sollten in erster Linie mit SSRI ★ behandelt werden, da andere Antidepressiva die Symptomatik teilweise verschlechtern können. Verzicht auf Alkohol kann ebenfalls helfen.

Alle anderen Maßnahmen zielen darauf, die noch bestehenden Fähigkeiten des Kranken zu erhalten.

Häusliche Umgebung: Menschen mit leichter bis mittelschwerer Demenz kommen gewöhnlich in vertrauter Umgebung am besten zu-

recht. Eine helle und freundliche Umgebung, wenig neue Reize, regelmäßige leichte geistige und körperliche Aktivitäten in einem einfach strukturierten Tagesablauf können hilfreich sein. Wichtig ist, dass die Erwartungen der Pflegenden nicht zu hoch sind, die Betroffenen aber andererseits auch nicht das Gefühl bekommen, ihrer Würde und Selbstachtung beraubt zu werden.

Für gewöhnlich lastet der Hauptteil der Verantwortung für die Betreuung des Kranken zunächst auf der Familie. Wenn deren Kapazitäten jedoch erschöpft sind – die Pflegenden selbst das Gefühl bekommen, ihres eigenständigen Lebens beraubt zu werden –, ist es an der Zeit, den Demenzkranken in eine entsprechende Einrichtung zu geben, in der er sicher aufgehoben und bis an sein Lebensende betreut und gepflegt werden kann.

Medikamente: Für Donepezil, Galantamin und Rivastigmin ist nachgewiesen, dass sie das Fortschreiten der Demenz einige Monate lang verlangsamen können.

Gegen die Erregungszustände und Ausbrüche, die bei fortgeschrittener Demenz auftreten können, werden oft Medikamente gegen Psychosen, wie Haloperidol, Olanzapin und Risperidon ●, eingesetzt. Am besten wirken sie bei Wahnvorstellungen und Halluzinationen. Sie können allerdings ernste Nebenwirkungen haben.

Für viele andere Medikamente und Produkte, die bei Demenz eingesetzt werden, ist der Wirksamkeitsnachweis nicht erbracht. Dazu gehören Lezithin, Dihydroergotoxin, Cyclandelat, Ginkgo-Extrakt, Pirazetam und Vitamin B_{12} (es sei denn, es liegt ein Vitamin-B_{12}-Mangel vor). Viele Medikamente, darunter auch rezeptfrei erhältliche, verschlimmern eine Demenz. Schlafmittel, Mittel gegen Erkältungen, Angst lösende Medikamente und manche Mittel gegen Depressionen zählen dazu. Eine Schilddrüsenhormonbehandlung ist nur bei einer Schilddrüsenunterfunktion sinnvoll.

ALZHEIMER-KRANKHEIT

Die Alzheimer-Krankheit geht mit einem unaufhaltsam fortschreitenden Verlust aller geistigen Funktionen einher. Typisch sind eine Degeneration von Hirngewebe und ein Verlust von Nervenzellen sowie die Entwicklung von senilen Plaques und Neurofibrillenknäuel.

Die Alzheimer-Krankheit ist für rund zwei Drittel der Demenzen von älteren Menschen

▲ siehe Seite 424   ■ siehe Seite 421
★ siehe Tabelle Seite 606   ● siehe Tabelle Seite 633

verantwortlich. Bei Menschen unter 60 Jahren ist Alzheimer außerordentlich selten; das Erkrankungsrisiko steigt mit zunehmendem Alter.

Wie Alzheimer-Krankheit entsteht, weiß man nicht, aber offenbar spielen Erbfaktoren eine Rolle: Die Krankheit kommt in manchen Familien gehäuft vor und wird durch verschiedene Auffälligkeiten im Erbgut beeinflusst oder ausgelöst. Eine Auffälligkeit betrifft das Apolipoprotein E (Apo E) – den Eiweißanteil gewisser Lipoproteine, die Cholesterin im Blut transportieren. Es gibt drei Typen von Apo E (Ɛ2, Ɛ3 und Ɛ4). Menschen mit dem Typ Ɛ4 entwickeln häufiger und früher Alzheimer als andere. Menschen mit dem Typ Ɛ2 scheinen hingegen offenbar vor Alzheimer geschützt zu sein, Menschen mit dem Typ Ɛ3 nehmen eine Mittelstellung ein.

Bei der Alzheimer-Krankheit kommt es zu einem teilweisen Verfall des Gehirns, wobei Gehirnzellen zerstört werden und die verbliebenen nicht mehr so gut auf die Botenstoffe ansprechen, die die Signale zwischen den Nervenzellen übermitteln. Im Gehirn tauchen typische Gewebeveränderungen, wie senile Plaques (Klumpen toter Nervenzellen, die ein ungewöhnliches, unlösliches Eiweiß namens Amyloid enthalten) sowie Neurofibrillenknäuel (ein Geflecht unlöslicher Eiweiße in den Nervenzellen) auf, die sich nach dem Tod bei einer Autopsie nachweisen lassen. Solche Veränderungen entwickeln sich in gewissen Maße bei allen Menschen, wenn sie altern, doch bei Alzheimerkranken sind sie weitaus zahlreicher.

Symptome

Eine durch Alzheimer bedingte Demenz beginnt gewöhnlich schleichend. Tritt die Krankheit auf, während die Betroffenen noch im Arbeitsleben stehen, lässt ihre Leistung nach; bei Rentnern fallen die Veränderungen möglicherweise zunächst nicht auf. Die Krankheit kann sich zuerst durch ein schlechtes Gedächtnis für gerade vergangene Ereignisse bemerkbar machen, aber auch Depressionen, Ängste, Nervosität, Gefühlsflachheit und andere Persönlichkeitsveränderungen können erste Anzeichen sein. In den Frühstadien sind möglicherweise Urteilsvermögen und abstraktes Denken gestört. Das Sprachmuster kann sich leicht verändern, vielleicht benutzt der Betroffene einfachere Wörter, verwendet Wörter falsch oder findet das passende Wort nicht. Wenn Verkehrszeichen nicht mehr richtig gedeutet werden, wird das Autofahren problematisch. Alzheimerkranke können am gesellschaftlichen Leben teil-

Eine stützende Umgebung für Demenzkranke

Menschen mit Demenz können von einer Umgebung profitieren, die

- **sicher ist:** Gewöhnlich bedarf es Sicherungsmaßnahmen. Beispielsweise kann man große Tafeln aufstellen (wie: Den Herd ausstellen!) oder Herd und elektrische Geräte werden mit Zeitschaltuhren ausgestattet. Wenn der Betroffene häufig herumirrt, ist es ratsam, die Autoschlüssel wegzuschließen und Bewegungsmelder an den Türen zu installieren, um Unfälle zu verhüten. Auch ein Armband mit Name und Adresse kann sinnvoll sein.
- **vertraut ist:** Eine vertraute Umgebung hilft den Betroffenen, sich zurechtzufinden. Ein Umzug in eine neue Wohnung oder Stadt, das Umstellen von Möbeln oder auch nur eine neue Tapete können die Betroffenen aus dem Gleichgewicht bringen.
- **stabil ist:** Ein regelmäßiger Tagesablauf mit festen Zeiten für Mahlzeiten, Baden, Schlafen und andere Verrichtungen gibt den Betroffenen ein Gefühl der Sicherheit. Regelmäßiger Kontakt zu bekannten Gesichtern ist hilfreich.
- **die Orientierung erleichtert:** Ein großer Tageskalender, eine Uhr mit großen Ziffern, ein Nachtlicht, ein Radio und gut beleuchtete Räume helfen einem Demenzkranken, sich zu orientieren. Pflegepersonal oder pflegende Angehörige sollten möglichst häufig erklären, wo sich der Betroffene befindet und was gerade passiert.

nehmen, benehmen sich aber ungewöhnlich. Beispielsweise vergessen sie den Namen eines Gastes, oder ihre Gefühle schwanken rasch und unvorhersehbar. Wenn sie das Haus verlassen, finden sie oft nicht mehr zurück.

Mit Fortschreiten der Krankheit fällt es den Betroffenen schwer, sich an Ereignisse aus der Vergangenheit zu erinnern. Möglicherweise brauchen sie Hilfe beim Essen, Anziehen, Baden und beim Toilettengang. Häufig treten Umherwandern, Aufregung, Reizbarkeit, Feindseligkeit und körperliche Aggression auf. Zeit- und

Hilfe für die Helfenden

Sich um Demenzkranke zu kümmern, ist sehr belastend. Wenn die Pflegenden ihre eigenen physischen und psychischen Bedürfnisse vernachlässigen, können sie in einen Erschöpfungszustand geraten und regelrechte Depressionen entwickeln. Folgende Maßnahmen können den Pflegenden helfen:

- **Lernen, wie sie die Bedürfnisse von Demenzkranken erfüllen können und was sie von ihnen erwarten dürfen:** Beispielsweise sollten Pflegende wissen, dass es nicht sinnvoll ist, einen Demenzkranken auszuschimpfen oder zu bestrafen, weil dies die Situation nur verschlimmern kann. Solches Wissen hilft, Stress zu vermeiden.

- **Hilfe suchen, wenn es nötig ist:** Eine Entlastung von der Rund-um-die-Uhr-Betreuung lässt sich meist organisieren; je nach dem Verhalten und den Fähigkeiten des Betroffenen sowie den örtlichen und familiären Gegebenheiten bieten sich verschiedene Möglichkeiten an. Kranken- und Pflegekassen, ambulante Pflegedienste und Sozialarbeiter im Krankenhaus oder Gesundheitsamt können über die Hilfsangebote informieren. Dazu gehören Tagespflegeeinrichtungen, häusliche Pflege und Hilfen im Haushalt. Oft können Fahr- und Essensdienste in Anspruch genommen werden. Kranken- und Pflegekassen oder Sozialämter übernehmen in vielen Fällen die Kosten für diese Leistungen. Pflegende können von psychologischer Beratung und Selbsthilfegruppen profitieren.

- **Sich um sich selbst kümmern:** Pflegende müssen sich um sich selbst kümmern. So kann körperliche Betätigung Stimmung wie auch Gesundheit verbessern. Freunde, Hobbys und Geselligkeit sollten nicht aufgegeben werden.

Ortssinn gehen verloren: Manche finden nicht einmal mehr den Weg zur eigenen Toilette. Ihre zunehmende Verwirrtheit erhöht das Sturzrisiko. Bei etwa der Hälfte aller Alzheimerkranken entwickeln sich Psychosen mit Halluzinationen und Wahnvorstellungen.

Schließlich können Alzheimerkranke nicht mehr laufen oder sich um sich selbst kümmern. Sie werden oft inkontinent und können nicht mehr schlucken, essen oder sprechen. Das erhöht das Risiko von Unterernährung, Lungenentzündung und Druckgeschwüren. Das Gedächtnis geht verloren. Da sie völlig von anderen abhängig werden, kann ein Pflegeheim nötig werden. Die Kranken sterben oft infolge einer Infektion.

Wie die Krankheit fortschreitet, lässt sich nicht vorhersagen. Vom Zeitpunkt der Diagnose gesehen, reicht die Lebenserwartung von zwei bis zehn Jahren; gewöhnlich sind es drei bis fünf Jahre.

Diagnose

Bei älteren Patienten, die die entsprechenden Symptome aufweisen, geht der Arzt davon aus, dass die Ursache dieser Demenz die Alzheimer-Krankheit ist. Letztlich lässt sich die Alzheimer-Krankheit jedoch erst nach dem Tod bei einer Autopsie des Gehirns sicher feststellen. Bisher gibt es keine Methode, mit der man die Alzheimer-Krankheit zu Lebzeiten direkt diagnostizieren oder zuverlässig voraussagen könnte.

Behandlung

Die Alzheimer-Krankheit wird ebenso behandelt wie andere Demenzen ▲.

LEWY-KÖRPER-DEMENZ

Bei der Lewy-Körper-Demenz gehen die geistigen Funktionen aufgrund bestimmter Veränderungen im Hirngewebe, darunter der Entwicklung von Lewy-Körpern in Nervenzellen und einer Degeneration eines Teils des Hirnstamms, fortschreitend verloren.

Lewy-Körper-Demenz ist eine sehr häufige Demenzursache. Die mikroskopischen Veränderungen im Gehirn unterschieden sich von denjenigen, die bei der Alzheimer-Krankheit auftreten: In den Nervenzellen entwickeln sich ungewöhnliche Strukturen, so genannte Lewy-Körperchen. Diese treten auch bei der Parkinson-Krankheit auf, allerdings nur in einem Teil des Gehirn, bei der Lewy-Körper-Demenz hingegen im ganzen Gehirn.

Die Symptome der Lewy-Körper-Demenz ähneln denen der Alzheimer-Krankheit. Menschen mit Lewy-Körper-Demenz haben oft vi-

▲ siehe Seite 470

suelle Halluzinationen, die sehr komplex und detailliert sind, und sie haben häufig schwere Nebenwirkungen bei der Behandlung mit Neuroleptika ▲. Ein anderes typisches Merkmal ist, dass die geistigen Funktionen im Frühstadium dieser Demenz erheblich schwanken, manchmal von Tag zu Tag. An einem Tag sind die Betroffenen vielleicht in der Lage, sich vernünftig zu unterhalten, am nächsten Tag sind sie dagegen unaufmerksam, schläfrig und fast stumm. Ähnlich Menschen mit Parkinson-Krankheit bewegen sich Menschen mit einer Lewy-Körper-Demenz langsam und träge, schlurfen beim Gehen und beugen sich nach vorne über.

Die Lebenserwartung beträgt nach dem Beginn der ersten Symptome etwa sechs bis zwölf Jahre. Die Lewy-Körper-Demenz wird mit den gleichen allgemeinen und medikamentösen Maßnahmen behandelt, wie die anderen Demenzformen.

VASKULÄRE DEMENZ

Vaskuläre Demenz (Multi-Infarkt-Demenz) ist eine geistige Funktionsstörung, die auf die Zerstörung von Hirngewebe durch einige große oder mehrere kleine Schlaganfälle zurückgeht.

Mehrfache Schlaganfälle können zu Multi-Infarkt-Demenz führen. Solche Schlaganfälle treten häufiger bei Männern auf und beginnen gewöhnlich nach dem 70. Lebensjahr. Die Mehrzahl der Betroffenen leidet an Bluthochdruck oder Diabetes, beides Krankheiten, die die Blutgefäße im Gehirn schädigen können. Raucher und ehemalige Raucher tragen ebenfalls ein erhöhtes Risiko.

Die zahlreichen Schlaganfälle zerstören allmählich Hirngewebe. Kleine Schlaganfälle hinterlassen wenig oder gar keine Schwäche und nur selten Lähmungen, wie es bei ausgedehnteren Schlaganfällen der Fall ist.

Anders als Demenz infolge von Alzheimer kann sich eine vaskuläre Demenz schrittweise entwickeln, sich plötzlich verschlimmern, dann aber wieder etwas bessern, um sich Monate oder Jahre später nach einem weiteren Infarkt wieder zu verschlechtern. Die Symptome (Gedächtnisverlust, Schwierigkeiten bei der Bewältigung einfacher Aufgaben und eine Tendenz zum Herumwandern) ähneln denen der anderen Demenzformen, doch Urteilsvermögen und Persönlichkeit sind unter Umständen weniger betroffen als bei Alzheimerkranken. Die Symptome hängen davon ab, welche Gehirnbereiche geschädigt sind. Gewöhnlich sind bestimmte

Aspekte geistiger Funktionen nicht beeinträchtigt, weil die Schlaganfälle nur das Gewebe gewisser Regionen zerstört haben.

Neurologische Symptome, wie sie gewöhnlich aus kleinen Schlaganfällen resultieren, können bei der Diagnose einer Multi-Infarkt-Demenz helfen. Dazu gehören teilweiser Verlust des Sehvermögens, langsame und undeutliche Sprache, Schwäche oder Lähmung eines Beines und Gehprobleme.

Die allgemeinen Maßnahmen zur Behandlung von vaskulärer Demenz sind dieselben wie für andere Demenzformen ■. Die Behandlung von Diabetes und Bluthochdruck kann helfen, Multi-Infarkt-Demenz zu stoppen oder ihr Fortschreiten zu verlangsamen. Es empfiehlt sich zudem, mit dem Rauchen aufzuhören.

ANDERE DEMENZFORMEN

Eine Demenz kann sich bei vielen Störungen entwickeln. Ein Teil der Patienten, die an **Parkinson-Krankheit** leiden, weisen früher oder später auch eine Demenz auf.

Die **Pick-Krankheit** ist selten; sie ähnelt der Alzheimer-Krankheit, betrifft aber nur einen kleinen Teil des Gehirns und schreitet rascher voran. Zu den Symptomen gehören Teilnahmslosigkeit, Gedächtnisverlust, Sorglosigkeit und mangelnde persönliche Hygiene.

Eine ungewöhnliche Form der Demenz tritt bei einem **Normaldruck-Hydrozephalus** auf, der entsteht, wenn die Flüssigkeit, die normalerweise das Gehirn umgibt, vom Körper nicht richtig wiederaufgenommen wird. Dieser Hydrozephalus (»Wasserkopf«) beeinträchtigt nicht nur geistige Funktionen, sondern führt auch zu unbeabsichtigtem Harnabgang und einem breiten, schwankenden Gang. Im Gegensatz zu vielen anderen Ursachen einer Demenz lässt sich ein Hydrozephalus bei rechtzeitiger Behandlung manchmal mithilfe einer Drainage (Shunt) rückgängig machen.

Die **Creutzfeldt-Jakob-Krankheit** ★ ist eine sich rasch verschlimmernde Gehirnerkrankung, die vermutlich durch ein infektiöses Eiweiß, ein so genanntes Prion, ausgelöst wird. Gewöhnlich führt diese Erkrankung oft innerhalb von einem Jahr zu schwerer Demenz und zum Tod. Eine Behandlung gibt es nicht. Eine neue Variante der Creutzfeldt-Jakob-Krankheit, die mit dem Verzehr von BSE-infiziertem Fleisch in Verbindung

---

▲ siehe Tabelle Seite 633 ■ siehe Seite 470
★ siehe Seite 526

gebracht wird, führt zu einer ähnlichen Demenz wie die Creutzfeldt-Jakob-Krankheit. Sie wird ebenfalls von Prionen hervorgerufen.

Eine **Aids-bedingte Demenz** ist wahrscheinlich die Folge einer HIV-Infektion des Gehirns. Diese Demenz beginnt meist schleichend und verschlimmert sich innerhalb weniger Monate oder Jahre. Selten ist Demenz das erste Zeichen für Aids. Zu den Symptomen gehören verlangsamtes Denken und Sprechen, Konzentrationsschwierigkeiten und Teilnahmslosigkeit. Die Bewegungen sind langsam, und es können Mus-

kelschwäche sowie Koordinationsstörungen auftreten. Manchmal bessert eine Behandlung mit Zidovudin und anderen Medikamenten zur HIV-Behandlung den Zustand eindrucksvoll.

Auf mehrfache Kopfverletzungen folgt oft eine **Dementia pugilistica**, die, da häufig Boxer betroffen sind, auch als **Boxerenzephalopathie** bezeichnet wird. Die Betroffenen entwickeln häufig Symptome ähnlich denen, wie sie bei der Parkinson-Krankheit auftreten; bei einigen tritt zusätzlich ein Hydrozephalus auf.

KAPITEL 84

Stupor und Koma

Stupor (lat.: Erstarrung) ist ein Zustand der Teilnahmslosigkeit, aus dem man eine Person trotz aller Anstrengung nur kurz aufrütteln kann. Im Koma (griech.: fester Schlaf) gelingt selbst das nicht mehr.

In einem normal funktionierenden Gehirn verändern sich der Grad der Aktivität und des Bewusstseins je nach Bedarf ständig. Für derartige Anpassungen erhält das Gehirn normalerweise Informationen von den Augen, den Ohren, der Haut sowie allen anderen Sinnesorganen. Beispielsweise kann das Gehirn seinen Stoffwechsel drosseln und Schlaf hervorrufen. Das Nervensystem, das das Bewusstsein und das Wachheitsniveau kontrolliert, liegt im Hirnstamm ▲.

Diese Anpassungsfähigkeit des Gehirns kann beispielsweise gestört sein, weil die Nervenfasern, die Gehirn und Sinnesorgane verbinden, nicht richtig funktionieren, weil das Gehirn ungenügend durchblutet wird oder weil giftige Substanzen das Gehirn schädigen.

Bewusstseinsstörungen können kurz sein oder lange anhalten und von verringerter Aufmerksamkeit oder getrübtem Bewusstsein (Abschwächung der Empfindung) über Stupor bis zum Koma reichen. Stupor ist ein außerordentlich langer oder tiefer schlafähnlicher Zustand, aus

dem man jemanden nur kurz wecken kann, indem man ihn wiederholt heftig schüttelt, ihn laut anruft, kneift oder sticht. Koma ist ein Zustand völliger Reaktionslosigkeit, einer Narkose oder einem Tiefschlaf vergleichbar, aus dem jemand überhaupt nicht geweckt werden kann. Im tiefen Koma fehlen sogar die einfachsten Reaktionen, z. B. das Zurückzucken bei Schmerzen; Reflexe können hingegen vorhanden sein.

Ursachen

Viele ernste Erkrankungen, Verletzungen und sonstige Störungen können sich auf das Gehirn auswirken und zu schweren Bewusstseinsstörungen, wie Stupor oder Koma, führen. Eine Kopfverletzung kann die Bereiche des Hirnstamms, die das Bewusstsein kontrollieren, direkt schädigen oder Blutungen in oder um das Gehirn herum auslösen. Eine Blutung kann diese Bereiche des Hirnstamms ebenfalls direkt schädigen, ein Bluterguss kann Druck auf diese Bereiche ausüben; Gleiches gilt für Hirntumoren und -abszesse.

Alkoholvergiftung oder eine Überdosis gewisser Medikamente (wie Schlafmittel ■ und Opioide ★) sind häufige Ursachen von Stupor und Koma. Gelegentlich führt der Gebrauch gewisser Neuroleptika zu einem Zustand der Teilnahmslosigkeit, der als malignes neuroleptisches Syndrom bezeichnet wird. Ungewöhnlich niedrige oder hohe Blutkonzentrationen von Salzen, Zucker und anderen Stoffen können

---

▲ siehe Seite 416   ■ siehe Kasten Seite 455
★ siehe Tabelle Seite 437

die Gehirnfunktion stören und das Bewusstsein trüben. Gehirninfektionen (wie Enzephalitis und Meningitis) und schwere Infektionen außerhalb des Gehirns können zum Koma führen. Bei älteren Menschen sind toxische Reaktionen auf Medikamente, Austrocknung und Infektionen häufige Gründe für Stupor.

Andere mögliche Ursachen für Stupor oder Koma sind Herzstillstand, Aneurysmen, schwere Lungenstörungen, Einatmen von Kohlenmonoxid, Schlaganfall, Krampfanfall, Schilddrüsenunterfunktion, Leber- oder Nierenversagen und niedrige oder hohe Körpertemperatur.

Diagnose

Jemand, der infolge von Stupor oder Koma das Bewusstsein verloren hat, muss sofort notfallmäßig behandelt werden. Wer durch seine Grunderkrankung gefährdet ist, das Bewusstsein zu verlieren, sollte einen Notfallausweis mit den wichtigen medizinischen Angaben bei sich tragen. Zu diesem Personenkreis zählen Diabetiker, Epileptiker sowie Menschen, die an Herzrhythmusstörungen, Asthma oder schweren Leber- oder Nierenkrankheiten leiden.

Da sich eine bewusstlose Person nicht mitteilen kann, müssen Angehörige und Freunde den Arzt darüber informieren, ob der Betroffene Drogen, Alkohol oder andere Giftstoffe zu sich genommen hat. In diesem Fall hilft es dem Arzt, wenn er eine Probe des Stoffes oder die Verpackung bekommt.

Notarzt oder Rettungspersonal stellen zunächst fest, ob die Atemwege frei und Atmung, Blutdruck und Puls normal sind. Auch die Körpertemperatur wird gemessen, denn eine hohe Temperatur kann Zeichen für eine Infektion sein, eine auffällig niedrige Temperatur kann auf Unterkühlung, eine Schilddrüsenunterfunktion, Alkoholvergiftung oder bei älteren Menschen auch Infektion hindeuten. Die Haut wird nach Anzeichen für Verletzungen, Nadeleinstiche von Medikamenten- oder Drogenspritzen oder allergische Reaktionen abgesucht, die Kopfhaut nach Wunden und blauen Flecken. Der Arzt führt außerdem eine neurologische Untersuchung durch, soweit dies ohne die Mitarbeit des Patienten möglich ist.

Weiterhin sucht der Arzt nach Anzeichen für einen Gehirnschaden. Ein Hinweis dafür ist die Cheyne-Stokes-Atmung, bei der die Atmung mal rasch und mal langsam ist und zwischendurch einige Sekunden aussetzt. Weitere Zeichen für schwere Hirnschäden sind ungewöhnliche Haltungen, insbesondere die Enthirnungsstarre, bei der der Kopf nach hinten gelehnt ist und Na-cken, Rücken, Arme und Beine überstreckt sind, und die Dekortikationsstarre, bei der die Arme gebeugt sind. Eine allgemeine Schlaffheit im gesamten Körper ist noch besorgniserregender, da dies auf einen völligen Funktionsverlust in bestimmten wichtigen Teilen des zentralen Nervensystems hindeutet, einschließlich des Hirnstamms und der Nervenfasern, die den oberen Teil des Gehirns mit dem Rückenmark verbinden.

Auch die Augen liefern wichtige Anhaltspunkte über den Zustand des Betroffenen. Geprüft wird die Position der Pupillen, ihre Beweglichkeit, Größe, Reaktion auf helles Licht, ihre Fähigkeit, einen Gegenstand zu verfolgen und das Aussehen der Netzhaut. Eine erweiterte Pupille, die nicht auf helles Licht reagiert, spricht für Druck auf den Hirnnerv III, der an der Kontrolle der Augenbewegung beteiligt ist, oder auf den Hirnstamm. In diesem Fall muss der Arzt wissen, ob die Pupillen des Patienten auch sonst verschieden groß sind oder ob er aufgrund eines grüner Stars Medikamente verwendet, die die Pupillengröße beeinflussen.

Laboruntersuchungen geben weiteren Aufschluss über mögliche Ursachen für Bewusstseinsstörungen oder Koma. Mit Bluttests bestimmt man den Blutzuckerspiegel, die Zahl der roten (wegen einer möglichen Blutarmut) und der weißen Blutkörperchen (wegen möglicher Infektionen), Salzgehalt, Alkoholspiegel (wegen einer möglichen Vergiftung) sowie Sauerstoff- und Kohlendioxidgehalt des Blutes. Der Urin wird auf Zucker und Giftstoffe untersucht.

Zusätzlich kann eine Computer- oder Kernspintomographie des Kopfes vorgenommen werden, um Verletzungen oder Blutungen, einen Tumor oder einen Abszess im Gehirn auszuschließen. Bei dem geringsten Verdacht auf eine Gehirninfektion veranlasst der Arzt eine Lumbalpunktion, um eine Probe der Gehirn-Rückenmark-Flüssigkeit ▲ zu gewinnen und zu analysieren. Wenn ein Hirntumor oder eine Hirnblutung der Grund für ein Koma sein kann, wird vor der Lumbalpunktion eine Notfall-CT- oder NMR-Aufnahme des Gehirns gemacht, um festzustellen, ob das Gehirn nach unten in den Schädel gedrückt wird. Ein entsprechend großer Druck kann das Gehirn durch die kleinen natürlichen Öffnungen in die relativ festen Gewebeschichten pressen, die das Gehirn in Kompartimente unterteilen. Diese lebensbedrohliche Störung wird als Hirnbruch ■ be-

---

▲ siehe Seite 426   ■ siehe Abbildung Seite 499

EINIGE URSACHEN FÜR STUPOR UND KOMA

ZUSTAND	MÖGLICHE FOLGEN
Kopfverletzung	Kopfverletzungen, wie Gehirnerschütterung, Wunden und Prellungen, können das Hirngewebe direkt schädigen oder zu Blutungen im Gehirn oder seiner Nähe führen. Blut kann das Hirngewebe direkt schädigen oder sich ansammeln und auf das Gehirn drücken. Das Koma kann sich sofort oder allmählich innerhalb mehrerer Stunden entwickeln. Je nach Schwere der Verletzung kann das Koma kurz sein oder bis zum Tod andauern
Herzstillstand	Beim Herzstillstand gelangt kein Blut ins Gehirn, das Hirngewebe stirbt aufgrund von Sauerstoffmangel ab. Schon wenige Minuten ohne Sauerstoff können das Gehirn irreversibel schädigen. Wann ein irreversibles Koma eintritt, hängt von der Dauer des Herzstillstands und der Ausdehnung des Hirnschadens ab
Hirntumor und Hirnabszess	Eine große Masse kann das Gehirn gegen die starren Strukturen im Schädelinneren drücken und zu Funktionsstörungen führen. Zum Koma kommt es, wenn der Teil des Hirnstamms, der die Bewusstseinszustände kontrolliert, geschädigt wird
Aneurysma (eine Ausbuchtung in einer geschwächten Arterienwand)	Ein Aneurysma in Gehirnnähe kann bluten. Blut kann das Hirngewebe direkt schädigen oder dazu führen, dass sich der Druck im Gehirn rasch erhöht, sodass es zu einer Mangeldurchblutung kommt. Das kann zum Koma führen
Infektion	Gehirninfektionen und schwere Infektionen außerhalb des Gehirns, die hohes Fieber auslösen, wie Blutvergiftung, können die Funktion des Gehirns beeinträchtigen und zum Koma führen
Schwere Lungen- störungen	Asthma, chronische obstruktive Lungenkrankheit, Lungenödem und Lungenembolie führen manchmal zum Atemstillstand. Erhält das Gehirn nicht genug Sauerstoff, kann ein Koma entstehen
Kohlenmonoxid- vergiftung	Kohlenmonoxid lagert sich an das Hämoglobin der roten Blutkörperchen an und hindert es, Sauerstoff zu transportieren. Eine schwere Kohlenmonoxidvergiftung kann aufgrund des Sauerstoffmangels zum Koma führen und irreversible Hirnschäden hervorrufen
Hirnschläge, die den Hirnstamm betreffen	Wird ein Teil des Hirnstamms nicht durchblutet, können plötzliche Ohnmacht und Koma die Folge sein. Wird der ganze Hirnstamm nicht durchblutet, führt dies zum Tod
Schlaganfall	Wenn jemand eine Reihe von Schlaganfällen erleidet und zwischendurch das Bewusstsein nicht wiedererlangt, kann dies zum Koma führen. Ein solches Koma ist lebensbedrohlich
Toxische Effekte von Medikamenten und Drogen	Viele Medikamente können zum Koma führen, z. B. eine Überdosis an Beruhigungsmitteln (wie Diazepam). Bei rechtzeitiger Behandlung ist ein solches Koma völlig reversibel. Der Gebrauch von illegalen Drogen kann Delirium, Krampfanfälle und Koma hervorrufen
Alkoholvergiftung	Eine Alkoholvergiftung kann zu Stupor oder Koma führen, vor allem wenn der Alkoholspiegel im Blut über 2,0 Promille liegt
Schilddrüsen- unterfunktion	Eine unbehandelte Schilddrüsenunterfunktion kann geistige Verwirrung hervorrufen, aus der sich Stupor und Koma entwickeln können
Leberenzephalopathie oder -versagen	Diese Störungen können zu einer Anhäufung von giftigen Stoffwechselendprodukten im Blut und damit zum Koma führen. Ein Koma, das aus einem chronischen Leberversagen resultiert, ist gewöhnlich reversibel. Ein Koma, das auf einem akuten schweren Leberversagen beruht, führt zur Flüssigkeitsansammlung im Gehirn und ist häufig tödlich
Nierenversagen	Bei Nierenversagen sammeln sich giftige Stoffwechselendprodukte im Blut an und führen zum Koma, wenn keine Dialyse durchgeführt wird

EINIGE URSACHEN FÜR STUPOR UND KOMA *(Fortsetzung)*

ZUSTAND	MÖGLICHE FOLGEN
Niedriger und hoher Blutzuckerspiegel	Ein ungewöhnlich niedriger Blutzuckerspiegel (Unterzuckerung) kann ein Koma auslösen. Wird umgehend Glukose zugeführt, lassen sich bleibende Gehirnschäden verhindern. Ein ungewöhnlich hoher Blutspiegel kann zu Stupor und Koma führen, weil das Blut zähflüssig wird und dem Gehirn Flüssigkeit entzieht
Zu niedriger und zu hoher Natriumspiegel im Blut	Ein zu niedriger Natriumspiegel im Blut, gewöhnlich aufgrund von zu viel Flüssigkeit, und ein zu hoher Natriumspiegel, gewöhnlich aufgrund einer Entwässerung, stören den Hirnstoffwechsel, was Krampfanfälle und Koma zur Folge haben kann
Sehr niedrige und sehr hohe Körpertemperatur	Bei einer Körpertemperatur unter 32 °C sind die Gehirnfunktionen auf ein dem Stupor und Koma ähnliches Maß verlangsamt. Fieber über 42 °C kann Gehirnschäden und Koma auslösen, wie es auch bei einem Hitzschlag der Fall sein kann

zeichnet. Eine Lumbalpunktion verringert den Druck unterhalb des Gehirns und kann so einen Bruch auslösen oder verschlimmern.

Behandlung

Eine rasch einsetzende Bewusstseinstrübung ist ein medizinischer Notfall, der sofortiger Behandlung bedarf.

Bis die Ergebnisse spezieller Untersuchungen vorliegen (was Stunden oder Tage dauern kann), wird der Betroffene auf der Intensivstation behandelt, wo Herzschlag, Blutdruck, Körpertemperatur und der Sauerstoffgehalt im Blut ständig überwacht werden können. In der Regel gibt man sofort Sauerstoff und legt einen Tropf an, sodass Medikamente direkt ins Blut gelangen. Wenn der Betroffene blutet, wird versucht, die Blutungen zu stoppen; bei schwerem Blutverlust werden Bluttransfusionen gegeben. Wenn der Blutdruck weiter fällt, werden Flüssigkeiten und gefäßverengende Medikamente verabreicht, um den Blutdruck zu stabilisieren.

Schon bevor das Ergebnis des Blutzuckertests vorliegt, wird gewöhnlich Glukose infundiert. Wenn die Ursache für das Koma ein niedriger Blutzuckerspiegel ist, ist diese Maßnahme unbedingt notwendig. Zusammen mit Glukose wird stets Thiamin verabreicht, weil Glukose allein bei unterernährten Menschen, wie Alkoholikern, eine Gehirnstörung (Wernicke-Enzephalopathie) auslösen oder verschlimmern kann.

Vermuten die Ärzte, dass die Bewusstseinsstörung durch Opioide ausgelöst wurde, geben sie Naloxon als Gegenmittel, während sie auf die Ergebnisse der Blut- und Urintests warten. Nimmt man an, dass der Bewusstlose eine giftige Substanz zu sich genommen hat, pumpt der Arzt möglicherweise den Magen aus, um zu verhindern, dass noch mehr Gift in den Körper aufgenommen wird.

In den tiefsten Stadien eines Komas kann das Gehirn so stark beeinträchtigt sein, dass es lebenswichtige Funktionen, wie die Atmung, nicht mehr steuern kann. Dann muss der Patient künstlich beatmet werden.

Prognose

Wenn jemand mehrere Stunden in tiefem Koma war, lässt sich die Wahrscheinlichkeit einer Genesung schwer abschätzen. Wir groß die Chance ist, dass der Betroffene das Bewusstsein wieder erlangt, hängt von der Ursache des Komas ab. Bei einem Koma nach einer Kopfverletzung kann noch nach mehreren Wochen eine weitgehende Genesung eintreten. Hält das Koma nach Herzstillstand oder Sauerstoffmangel länger als einen Monat an, erholt sich der Patient nur selten völlig. Wenn ein Patient länger als ein paar Wochen im tiefen Koma bleibt, ist eine bleibende Beeinträchtigung sehr wahrscheinlich.

Nach einer schweren Gehirnverletzung, nach Sauerstoffmangel oder einer das Gehirn schädigenden Krankheit entwickelt sich manchmal ein **apallisches Syndrom (Wachkoma)**. Dazu kommt es, wenn das Gehirn, welches Denken und Verhalten kontrolliert, schwer beschädigt ist, aber Thalamus und Hirnstamm, die Schlaf-Wach-Rhythmus, Körpertemperatur, Atmung und Herzschlag kontrollieren, verschont geblieben sind. Dann ist der Schlaf-Wach-Rhythmus relativ normal, der Patient atmet und schluckt spontan und zeigt bei lauten Geräuschen unter Umständen sogar eine Schreckreaktion. Die Fähigkeiten zu bewusstem Denken und Handeln sind jedoch vorübergehend oder dauerhaft verloren. Bei Patienten mit apallischem Syndrom fallen ungewöhnliche Reflexe auf, beispielsweise Versteifungen oder Zuckungen der Arme und Beine. Wenn dieser Zustand länger als einige Monate andauert, ist es unwahrscheinlich, dass die Betroffenen das Bewusstsein wiedererlangen. Denoch kann ihr Leben weiterhin erhalten werden.

Das **Locked-in-Syndrom** ist ein seltener Zustand, in dem der Patient bei Bewusstsein ist und in der Lage zu denken, aber so schwere Lähmungen hat, dass eine Kommunikation nur durch Augenbewegungen als Reaktion auf Fragen möglich ist. Das Locked-in-Syndrom kann bei schweren Lähmungen im peripheren Nervensystem und durch Schlaganfälle auftreten, die den Hirnstamm, aber nicht das eigentliche Gehirn betreffen.

Im schlimmsten Fall führt die Bewusstseinsstörung zum **Hirntod**. In diesem Zustand sind sämtliche lebenswichtigen Gehirnfunktionen erloschen, einschließlich des Bewusstseins und der Atmung. Wenn Atmung, Herz und Kreislauf nicht künstlich aufrechterhalten werden, tritt der Tod ein. Entsprechend den Richtlinien des Beirates der Bundesärztekammer ist der Hirntod dann eingetreten, wenn alle Gehirnfunktionen unwiderruflich erloschen sind, der Patient nicht mehr selbstständig atmet und keine Reflexe mehr zeigt – selbst wenn Herz und Kreislauf noch künstlich unterhalten werden. Dass der Zustand irreversibel ist, ist bei primären Hirnschäden, also solchen, die auf Blutungen, Infarkten oder Tumoren beruhen, nach drei Stunden anzunehmen, bei sekundären Hirnschäden, z. B. durch Sauerstoffmangel oder Vergiftung, nach drei Tagen. Um jemanden als hirntot zu erklären, bedarf es der Untersuchungsergebnisse von zwei in dieser Thematik erfahrenen Ärzten, die unabhängig voneinander zu demselben Ergebnis gekommen sind.

Ein Patient kann jedoch nicht als hirntot erklärt werden, bevor alle medizinischen Probleme behandelt worden sind, die die Gehirnfunktion verlangsamen und so irrtümlich zu einer Hirntoddiagnose führen können. Dazu gehören niedrige Körpertemperatur, schwere Elektrolytstörungen (z. B. des Natriumspiegels) im Blut, eine Schlafmittelüberdosis und eine Medikamentenvergiftung.

Wenn diese medizinischen Probleme behoben sind, können die diagnostischen Verfahren durchgeführt werden, die einen Hirntod bestätigen. Bei einem hirntoten Patienten zeigt das Gehirn im EEG ▲ keine elektrische Aktivität mehr. Verfahren wie Angiographie, SPECT und Dopplersonographie können zeigen, dass das Gehirn nicht durchblutet wird. Mithilfe dieser Verfahren kann der Arzt nach schlimmen Kopfverletzungen, wie sie z. B. nach einem Motorradunfall auftreten können, rasch den Hirntod erklären.

▲ siehe Seite 428

KAPITEL 85

Anfallkrankheiten

Bei Anfallkrankheiten ist die elektrische Gehirnaktivität periodisch gestört, was zu einer mehr oder minder schweren, zeitweiligen Hirnfunktionsstörung führt.

Der deutsche Begriff *Krampf* beschreibt den Zustand, bei dem Muskeln stark angespannt sind, unterscheidet die verschiedenen Krämpfe aber nicht nach ihrem Auslöser. Mediziner sprechen von zerebralen Krämpfen, wenn sie solche meinen, die anfallartig vom Gehirn ausgehen und verschiedenartige Vorkommnisse und Verhaltensweisen nach sich ziehen.

Eine normale Gehirnfunktion setzt eine geordnete, organisierte, koordinierte Entladung von elektrischen Impulsen voraus. Mithilfe elektrischer Impulse kommuniziert das Gehirn mit dem Rückenmark, den Nerven und Muskeln wie auch innerhalb seiner eigenen Bereiche. Aus ungewöhnlichen Entladungen elektrischer Impulse kann ein zerebraler Krampfanfall resultieren.

Gar nicht so wenig Menschen erleben irgendwann im Leben einmal einen Krampfanfall. Zwei Drittel von ihnen bekommt nie wieder einen solchen Anfall. Meist beginnen Anfallkrankheiten im frühen Kindes- oder im späten Erwachsenenalter.

Epilepsie

Epilepsie ist durch wiederholte Krampfanfälle gekennzeichnet.

Krampfanfälle, die vor dem zweiten Lebensjahr einsetzen, werden gewöhnlich von hohem Fieber ▲ oder Stoffwechselstörungen, wie ungewöhnlichen Konzentrationen von Glukose, Kalzium, Magnesium, Vitamin B$_6$ oder Natrium im Blut, ausgelöst. Treten die Anfälle wiederholt auf, ist die Ursache wahrscheinlich eine erbliche Hirnstörung, wie *Nocturnal Familiar Frontal Lobe Epilepsy*, eine autosomal dominante Erbkrankheit ■. Bei vielen Anfällen, die zwischen dem zweiten und dem 14. Lebensjahr einsetzen, ist die Ursache unbekannt. Setzen die Anfälle nach dem 25. Lebensjahr ein, liegt ihnen wahrscheinlich eine Gehirnverletzung, ein Schlaganfall oder ein Tumor zugrunde. Bei rund der Hälfte der Patienten aus dieser Altersgruppe ist die Ursache unbekannt; in diesen Fällen spricht man von idiopathischer Epilepsie.

Starker körperlicher oder emotionaler Stress und Schlafmangel erhöhen bei Epileptikern die Krampfbereitschaft. Sehr starke Reize, die das Gehirn irritieren – wie Verletzungen, bestimmte Medikamente, ein geringer Sauerstoffgehalt im Blut oder ein sehr niedriger Blutzuckerspiegel –, können auch bei Menschen, die nicht an Epilepsie leiden, einen Krampfanfall herbeiführen (»provozierte Anfälle«).

Selten werden epileptische Anfälle durch wiederholte Geräusche, blitzende Lichter, Videospiele und sogar Berührungen an bestimmten Körperstellen ausgelöst; diese Form der Epilepsie wird als Reflex-Epilepsie bezeichnet.

Symptome

Bei vielen Epileptikern geht dem Krampfanfall eine so genannte Aura voraus – ungewöhnliche Geruchs-, Geschmacks- oder Seheindrücke oder das eindringliche Gefühl, dass ein Anfall kurz bevorsteht. Meist sind diese Empfindungen unangenehm, wie der Geruch von brennendem Müll oder verderbendem Fleisch.

Die meisten Anfälle dauern einige Sekunden bis zu fünf Minuten. Anschließend bestehen bei dem Betroffenen unter Umständen Kopf- und Muskelschmerzen, ungewöhnliche Empfindungen, Verwirrtheit und ausgeprägte Müdigkeit. Bei manchen Betroffenen besteht auf einer Körperseite eine Schwäche, die länger anhält als der Anfall (Todd-Paralyse). Die meisten Epileptiker verhalten sich zwischen den Anfällen normal, wirken normal und können ein normales Leben führen.

Was genau bei einem Krampfanfall passiert, hängt davon ab, welcher Teil des Gehirns von der ungewöhnlichen elektrischen Entladung ★ betroffen ist. Betrifft sie beispielsweise den Hirnbereich tief im Schläfenlappen (der Gerüche verarbeitet), nimmt der Betroffene einen starken Geruch wahr. Ist ein anderer Bereich des Scheitellappens betroffen, erlebt der Epileptiker vielleicht ein Déjà-vu, bei dem eine unbekannte Umgebung seltsam vertraut wirkt. Ist der Stirnlappen betroffen, kann der Betroffene vielleicht nicht sprechen. Sind große Gehirnbereiche einbezogen, treten vielleicht Zuckungen und Muskelverkrampfungen im ganzen Körper auf. In bestimmten Körperteilen kann es zu Taubheit oder Kribbeln kommen, das Bewusstsein des Betroffenen kann kurzzeitig gestört sein; Ohnmacht, Verlust der Muskel- und Blasenkontrolle und Verwirrtheit können auftreten.

Die Symptome unterscheiden sich danach, ob der Krampfanfall von einem Herd ausgeht (fokaler Anfall) oder von Anfang an beide Gehirnseiten betrifft (generalisierter Anfall). Fokale Anfälle können einfach sein – der Betroffene ist wach und sich seiner Umgebung bewusst – oder komplex – das Bewusstsein ist eingeschränkt, aber nicht völlig verloren. Zu den Epilepsien, die nur einen Teil des Gehirns erfassen, gehören einfache und komplexe Herdanfälle, Jackson-Anfälle und Epilepsia partialis continua (Koževnikow-Syndrom). Bei einer generalisierten Epilepsie verliert der Betroffene gewöhnlich für einige Zeit das Bewusstsein und. Hierzu gehören tonisch-klonische Anfälle, die primäre generalisierte Epilepsie, Absencen, atonische Anfälle, myoklonische Anfälle und der Status epilepticus.

Viele Betroffenen haben nur eine Form von Anfall, die übrigen zwei oder mehr. So haben einige Kinder, die unter **juveniler myoklonischer Epilepsie** leiden, zusätzlich zu den myoklonischen Anfällen, die meist die Arme betreffen, auch tonisch-klonische Anfälle und Absencen.

▲ siehe Seite 485   ■ siehe Seite 12
★ siehe Seiten 416 und 460

URSACHEN FÜR KRAMPFANFÄLLE

URSACHE	BEISPIELE	URSACHE	BEISPIELE
Hohes Fieber	Hitzschlag Infektion	Absterben von Gehirngewebe	Hirntumor (gutartig oder bösartig) Kopfverletzung Gehirnblutung Schlaganfall
Gehirninfektionen	Abszesse Aids Malaria Hirnhautentzündung Tollwut Syphilis Tetanus Toxoplasmose Virusbedingte Gehirn- entzündung	Flüssigkeitsan- sammlung im Gehirn (Hirnödem)	Eklampsie (Schwanger- schaftshochdruck) Hochdruckbedingte Gehirnschäden Lupus erythematodes
Stoffwechsel- störungen	Hoher Zucker- und Natriumgehalt des Blutes Nieren- und Leberversagen Niedriger Zucker-, Kalzium-, Magnesium- und Natriumspiegel im Blut Phenylketonurie Unterfunktion der Neben- schilddrüsen	Kontakt mit Giftstoffen	Amphetamine Kampfer Chloroquin Überdosis Kokain Blei Strychnin
		Entzug nach übermäßigem Konsum	Alkohol Narkosemittel (eingesetzt bei einer Operation) Beruhigungsmittel, ein- schließlich Schlafmittel
Sauerstoffmangel im Gehirn	Ungewöhnlicher Herz- rhythmus Kohlenmonoxidvergiftung Beinaheertrinken Schlaganfall	Reaktion auf Medikamente	Ceftazidim, Ciprofloxazin, Imipenem, Indometazin, Phenytoin, Theophyllin

Einfache Herdanfälle beginnen in einem kleinen Bereich des Gehirns, und die Entladungen bleiben auf diesen Bereich, den Fokus bzw. Herd, beschränkt (fokale Anfälle). Die Symptome stehen im Zusammenhang mit der Funktion, für die dieser Bereich zuständig ist. Treten die elektrischen Entladungen beispielsweise in dem Gehirnbereich auf, der die Muskelbewegungen des rechten Armes steuert, beginnt der rechte Arm zu zittern oder zu zucken. Ein einfacher Herdanfall kann sich zu einem komplexen Anfall steigern.

Bei **Jackson-Anfällen** beginnen die Symptome in einem Körperteil und breiten sich dann, ebenso wie die elektrische Aktivität im Gehirn, über die betroffene Seite aus. In einer Hand oder einem Fuß kommt es zu ungewöhnlichen Bewegungen, die das Glied hinaufwandern, wenn sich die elektrische Aktivität im Gehirn ausbreitet. Der Betroffene ist sich dessen, was während des Anfalls geschieht, völlig bewusst. Jackson-Anfälle gehören zu den einfachen Herdanfällen.

Komplexe Herdanfälle machen sich durch eine Aura bemerkbar, während der der Betroffene für ein bis zwei Minuten den Bezug zu seiner Umwelt verliert. Während oder direkt im Anschluss an die Aura taumelt ein Teil der Betroffenen, bewegt Arme und Beine auf merkwürdig ziellose Weise, gibt unverständliche Laute von sich, versteht nicht, was andere sagen, und wehrt Hilfe ab. Ein anderer Teil kann sich unterhalten, doch dem Gespräch mangelt es an Spontaneität und Inhalt. Dieser Zustand kann mehrere Minuten dauern. Anschließend kommt es zu einer völligen Erholung, oder die veränderten elektrischen Entladungen breiten sich auf benachbarte Gebiete und auf die andere Seite des Gehirns aus. Das Ergebnis ist ein generalisierter Anfall mit Gliederzucken und Verlust des Bewusstseins.

Epilepsia partialis continua (Koževnikow-Syndrom) ist eine seltene Form von Herdanfall, der gewöhnlich eine Hand oder das Gesicht betrifft. Solche Anfälle können alle paar Sekunden oder Minuten auftreten, und zwar über Tage oder gar über Jahre hinweg. Diese Anfälle resultieren bei Erwachsenen meist aus einer lokalisierten Schädigung (z. B. einer Vernarbung aufgrund eines Schlaganfalls), bei Kindern aus eine Gehirnentzündung.

Generalisierte tonisch-klonische Anfälle (Grand mal) beginnen meist in einem kleinen Gehirnbereich mit einer ungewöhnlichen elektrischen Entladung, die zu einem komplexen Herdanfall führt. Die Entladung breitet sich schnell auf die Nachbarbereiche aus und zieht Störungen im gesamten Gebiet nach sich. Bei der **primär generalisierten Epilepsie** erfassen die Entladungen von Anfang an einen großen Gehirnbereich und breiten sich rasch noch weiter aus. Generalisierte tonisch-klonische Anfälle und primär generalisierte Epilepsie gehen beide mit einem vorübergehenden Bewusstseinsverlust und schweren Muskelkrämpfen und Zuckungen im ganzen Körper einher; der Betroffene verdreht den Kopf zu einer Seite, presst die Zähne zusammen, beißt sich auf die Zunge und verliert unter Umständen die Blasenkontrolle. Die Anfälle dauern gewöhnlich ein bis zwei Minuten. Nach dem Anfall hat der Betroffene möglicherweise Kopfschmerzen, ist kurzzeitig verwirrt und überaus müde. In der Regel können sich die Betroffenen nicht erinnern, was während des Anfalls geschehen ist.

Petit-mal-Anfälle (Absencen) setzen gewöhnlich zwischen dem fünften und 15. Lebensjahr ein. Sie führen nicht zu Krämpfen und so beängstigenden Symptomen wie Grand-mal-Anfälle. Stattdessen starren die Betroffenen ins Leere, die Augenlider flattern, die Gesichtsmuskeln zucken. Diese Episoden dauern gewöhnlich zwei bis drei, selten zehn bis 30 Sekunden. Der Betroffene unterbricht seine Tätigkeit abrupt und nimmt sie genauso abrupt wieder auf, hat keinerlei Nachwirkungen und weiß nichts von dem Anfall.

Typisch für **atonische Anfälle**, die vorwiegend bei Kindern auftreten, ist ein völliger Verlust von Muskeltonus und Bewusstsein. Diese Anfälle sind kurz, doch sie führen dazu, dass das Kind zu Boden stürzt. Dadurch besteht ein Verletzungsrisiko.

Typisch für **myoklonische Anfälle** sind rasche Zuckungen eines oder mehrerer Glieder oder des Rumpfes. Die Anfälle sind kurz und führen nicht zu Bewusstlosigkeit, können aber wiederholt auftreten.

Bei einem **Status epilepticus**, der schwerwiegendsten Anfallsform, können die Anfälle mehr als 15 Minuten andauern, oder es kommt zu wiederholten Anfällen, zwischen denen der Betroffene das Bewusstsein nicht völlig wiedererlangt. *Ein Status epilepticus ist ein medizinischer Notfall*, da der Betroffene Krämpfe mit heftigen Muskelkontraktionen hat, nicht richtig atmet und das gesamte Gehirn durch unkoordinierte elektrische Entladungen erschüttert wird. Wird dieser Zustand nicht umgehend beendet, können Herz und Gehirn bleibende Schäden erleiden.

Aus mehreren Gründen sollten Anfälle verhindert werden. Heftige, schnelle Muskelkontraktionen können zu körperlichen Schäden und sogar Knochenbrüchen führen. Stürze und Unfälle infolge einer Ohnmacht können schwere Verletzungen zur Folge haben. Die stürmischen elektrischen Entladungen während eines Grand-mal-Anfalls hinterlassen möglicherweise Schäden im Gehirn. Die meisten Epileptiker erleben im Laufe ihres Lebens allerdings viele Anfälle, ohne dass das Gehirn schwere Schäden davonträgt. Einzelne Anfälle beeinträchtigen die geistigen Fähigkeiten nicht, bei wiederholten Krampfanfällen ist dies jedoch nicht auszuschließen.

Diagnose

Menschen, die mindestens zwei unprovozierte Krampfanfälle zu verschiedener Zeit hatten, gelten als epilepsiekrank. Die Diagnose basiert auf der medizinischen Vorgeschichte des Betroffenen und darauf, dass jemand einen Grand-mal-Anfall beobachtet hat. Solche Krampfanfälle kommen allerdings seltener vor, als viele Menschen glauben. Kurze Phasen von Bewusstlosigkeit sind vielmehr meist durch eine Ohnmacht ▲ bedingt.

Der Bericht eines Augenzeugen kann dem Arzt wertvolle Hinweise geben, weil der Beobachter das Geschehen genau beschreiben kann, wozu der Betroffene selbst nicht in der Lage ist: Wie schnell hat der Anfall begonnen; sind ungewöhnliche Muskelbewegungen, z. B. Zuckungen der Kopf-, Hals- oder Gesichtsmuskeln oder Zungenbeißen aufgetreten, hat der Betroffene eingenässt; wie lange hat der Anfall gedauert, wie schnell hat sich der Betroffene wieder erholt? Hat der Betroffene geahnt, dass gleich etwas Ungewöhnliches geschehen würde? Ist der Anfall von irgendetwas ausgelöst worden, z. B. von bestimmten Geräuschen oder Lichtblitzen?

Neben der Beschreibung des Anfalls ist ein Elektroenzephalogramm für die Diagnose eines

▲ siehe Seite 131

Gehirnaktivität während eines Anfalls

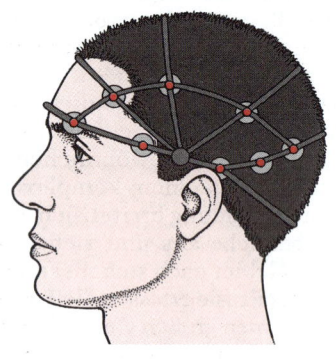

Das Elektroenzephalogramm (EEG) zeichnet die elektrische Aktivität des Gehirns auf. Das Verfahren ist einfach und schmerzlos: Etwa 20 kleine Elektroden werden auf die Kopfhaut geklebt, und die Gehirnaktivität wird unter normalen Bedingungen aufgezeichnet. Dann wird der Patient Reizen, wie grellem oder flackerndem Licht, ausgesetzt, um einen Anfall auszulösen. Während eines Anfalls ist die elektrische Aktivität des Gehirns beschleunigt, wodurch ein zickzackförmiges Wellenmuster entsteht. Solche Aufzeichnungen der Gehirnwellen sind für die Diagnose einer Epilepsie hilfreich. Verschiedene Anfallformen zeigen verschiedene Wellenmuster.

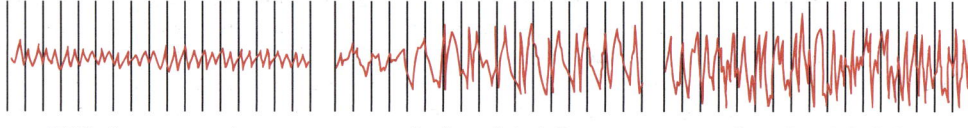

EEG eines gesunden Erwachsenen   **Petit-mal-Anfall**   **Grand-mal-Anfall**

Anfallsleidens von Bedeutung. Bei dieser Untersuchung wird die elektrische Aktivität des Gehirns aufgezeichnet. ▲ Da ungewöhnliche Entladungen mit größerer Wahrscheinlichkeit bei Schlafmangel auftreten, wird manchmal ein EEG abgenommen, nachdem der Patient absichtlich 18 bis 24 Stunden nicht geschlafen hat.

Der Arzt begutachtet die EEG-Aufzeichnungen im Hinblick auf Anzeichen für ungewöhnliche elektrische Entladungen. Auch wenn während des EEGs kein Anfall aufgetreten ist, können Auffälligkeiten vorliegen. Da ein EEG jedoch nur über einen begrenzten Zeitraum läuft, werden Anfallaktivitäten möglicherweise nicht erfasst, und das EEG sieht normal aus, obwohl der Patient an Epilepsie leidet.

Sobald die Diagnose Epilepsie gestellt wird, wird mit einer Reihe von Untersuchungen nach möglichen Ursachen gesucht. Es werden der Zucker-, Kalzium- und Natriumspiegel im Blut bestimmt, festgestellt, ob Leber und Nieren richtig arbeiten, und die Zahl der weißen Blutkörperchen ermittelt, um Hinweise auf eine Infektion zu erhalten. Eine geringe Zahl an roten Blutkörperchen kann auf eine unzureichende Sauerstoffversorgung des Gehirns hindeuten.

Oft veranlasst der Arzt ein Elektrokardiogramm ■, um zu sehen, ob Herzrhythmusstörungen zu einer ungenügenden Durchblutung des Gehirns geführt und so eine Ohnmacht ausgelöst haben können.

Gewöhnlich wird auch eine Computer- oder Kernspintomographie durchgeführt, um das Gehirn im Hinblick auf Krebserkrankungen, Tumoren, einen früheren Schlaganfall und Narben und Schäden infolge von Verletzungen zu begutachten. Manchmal ist eine Lumbalpunktion ★ erforderlich, um festzustellen, ob eine Gehirn- oder Hirnhautentzündung vorliegt.

Behandlung

Hat man eine behandelbare Ursache identifiziert, wie einen Tumor, eine Infektion oder einen auffälligen Zucker- ● oder Natriumgehalt des Blutes, behandelt man diese Störung. Wenn die zugrunde liegende Krankheit behoben ist, erübrigt sich eine Behandlung der Krampfanfälle.

Lässt sich keine Ursache erkennen, oder lässt sie sich nicht beseitigen oder kontrollieren und ist zu erwarten, dass weiterhin Krampfanfälle auftreten werden, müssen diese mit einer medikamentösen Therapie verhindert werden. Ein einmaliger Krampfanfall rechtfertigt in der Regel noch keine solche Behandlung.

Mittel gegen Epilepsie (Antiepileptika) können bei mehr als der Hälfte der Epileptiker die

▲ siehe Seite 428   ■ siehe Seite 113
★ siehe Seite 426   ● siehe Seite 961

Krampfanfälle vollständig unterdrücken und bei einem weiteren Drittel die Häufigkeit deutlich senken. Bei Petit-mal-Anfällen sind die Medikamente etwas weniger wirksam. Ein Teil der Patienten, die mit einer medikamentösen Behandlung für lange Zeit anfallfrei geblieben sind, kann man die Mittel wieder absetzen, ohne dass erneut Anfälle auftreten.

Die einzelnen Antiepileptika wirken bei den verschiedenen Anfallformen unterschiedlich gut. Nach Möglichkeit versucht man, mit nur einem Medikament auszukommen. Gelingt das nicht, werden verschiedene Typen miteinander kombiniert, bis eine Anfallfreiheit erreicht ist. Die Wahl der richtigen Medikation kann mehrere Monate dauern.

Frauen mit Epilepsie, die schwanger werden, müssen ihre Erkrankung weiterhin medikamentös behandeln, obwohl durch die Arzneimittel das Risiko einer Fehlgeburt bzw. von Fehlbildungen des Ungeborenen steigen kann ▲. Die Medikation auszusetzen, kann für Frau und Kind unter Umständen jedoch mindestens ebenso gefährlich sein.

Der Status epilepticus ist ein Notfall, den der Arzt so schnell wie möglich mit injizierten Antiepileptika beendet muss.

Eine unerwünschte Wirkung vieler Antiepileptika ist Benommenheit. Bei Kindern hingegen führen sie paradoxerweise manchmal zu einer starken Erregung. Während der Therapie müssen regelmäßige Blutuntersuchungen die Funktion von Nieren und Leber und die Blutbildung überwachen.

Ein Problem bei der Epilepsiebehandlung, ist, die richtige Dosierung des Antiepileptikums zu finden. Sie muss hoch genug sein, um Anfälle zu verhindern, darf aber nicht so hoch sein, dass die Nebenwirkungen unerträglich werden. Antiepileptika müssen genau nach Vorschrift eingenommen werden. Jede Dosisveränderung darf nur unter ärztlicher Anleitung erfolgen. Zur Kontrolle der einmal gefundenen Dosierung kann der Medikamentenspiegel im Blut bestimmt werden. Zusammen mit anderen Medikamenten dürfen Antiepileptika nur nach Absprache mit Arzt oder Apotheker eingenommen werden, weil sich Epilepsiemittel und viele andere Arzneimittel gegenseitig in ihrer Wirksamkeit beeinflussen. Alle Patienten, die Antiepileptika einnehmen, sollten einen Notfallausweis bei sich tragen, aus dem die Art der Erkrankung und die eingenommenen Medikamente hervorgehen.

Patienten, die mit Medikamenten anfallfrei werden, sollten sich körperlich und sozial ebenso betätigen wie gesunde Menschen. Allerdings sollten sie auf ihre besonderen Bedingungen Rücksicht nehmen, indem sie beispielsweise keinen Alkohol trinken und Sportarten meiden, die sie bei einem unerwarteten Krampfanfall in Gefahr bringen können. Autofahren ist Menschen mit Epilepsie erlaubt, wenn sie das Fahrzeug sicher führen können. Wann das bei einem Epileptiker der Fall ist, ist in Begutachtungsrichtlinien definiert. Ein Punkt darin lautet, dass er – je nach Art des Anfallleidens – zwischen ein und zwei Jahre lang anfallfrei gewesen sein muss.

Ein nahe stehender Mensch sollte Bescheid wissen, was im Fall eines Anfalls zu tun ist. Entgegen der landläufigen Meinung braucht die Zunge bei einem Anfall nicht geschützt zu werden. Derartige Anstrengungen können mehr schaden als nützen, da möglicherweise die Zähne beschädigt werden oder der Betroffene den Helfer unabsichtlich beißt, wenn er die Kiefer zusammenpresst. Wichtig ist, den Krampfenden vor einem Sturz zu bewahren, die Kleidung am Hals zu lockern und ein Kissen unter den Kopf zu legen. Hat der Betroffene das Bewusstsein verloren, sollte man ihn auf die Seite rollen, damit er nichts in die Lunge verschluckt. Es braucht die Anwesenheit eines Menschen, bis er wieder völlig zu sich gekommen ist und sich normal bewegen kann. Meist ist es ratsam, den behandelnden Arzt zu verständigen.

Bei einem Teil der Betroffenen gelingt es mit Medikamenten nicht, die Anzahl der Anfälle nennenswert zu vermindern. Beruhen die Kampfanfälle auf einem eng begrenzten Gehirnschaden, kann dieser Bereich vielleicht chirurgisch entfernt und das Problem so behoben oder doch zumindest gelindert werden. Die Nervenfasern zu durchtrennen, die die beiden Gehirnhälften miteinander verbinden, kann wirkungsvoll sein, wenn es mehrere Anfallherde gibt oder wenn sich die Anfälle sehr schnell auf das ganze Gehirn ausbreiten. Dieser Eingriff hat gewöhnlich keine merklichen Nebenwirkungen. Dennoch zieht man eine Operation am Gehirn erst in Betracht, wenn Medikamente unwirksam geblieben sind oder die Nebenwirkungen nicht tolerabel sind. Nach dem Eingriff müssen viele Menschen weiterhin Antiepileptika nehmen.

Eine elektrische Stimulation des Vagusnervs kann die Zahl der Herdanfälle um ein Drittel vermindern. Man nimmt an, dass der Vagus-

---

▲ siehe Tabelle Seite 1432

R_x ARZNEIMITTEL GEGEN KRAMPFANFÄLLE

ARZNEISTOFF	ANFALLART	UNERWÜNSCHTE WIRKUNGEN (AUSWAHL)
Carbamazepin		
	Fokale und generalisierte Anfälle	Abnahme der weißen (Granulozytopenie) und roten Blutkörperchen (Anämie), Verdauungs- und Sehstörungen
Clonazepam		
	Petit mal, myoklonische und atonische Anfälle, West-Syndrom	Benommenheit, ungewöhnliches Verhalten, Verlust der Muskelkoordination, nach 1 bis 6 Monaten Einnahme Toleranzentwicklung
Ethosuximid		
	Petit mal	Übelkeit, Schläfrigkeit, Benommenheit, Kopfschmerzen, Abnahme der weißen und roten Blutkörperchen
Felbamat		
	Zusammen mit anderen Antiepileptika bei komplexen partiellen Anfällen, wenn andere Mittel versagen	Kopfschmerzen, Müdigkeit, Leberversagen und selten aplastische Anämie
Gabapentin		
	Zusammen mit anderen Antiepileptika bei komplexen partiellen Anfällen	Benommenheit, Schwindel, Gewichtszunahme und Kopfschmerzen
Lamotrigin		
	Zusammen mit anderen Antiepileptika bei komplexen partiellen und generalisierten Anfällen	Hautausschlag, Übelkeit, Erbrechen, Verdauungsstörungen, Benommenheit, Schwindel, laufende Nase und bei Frauen Zyklusstörungen
Levetirazetam		
	Zusammen mit anderen Antiepileptika bei komplexen partiellen Anfällen	Benommenheit, Schwindel und Müdigkeit
Phenobarbital		
	Partielle und generalisierte Anfälle, Status epilepticus	Benommenheit, paradoxe Hyperaktivität bei Kindern, Augenzittern, Verwirrtheit und Verlust der Muskelkoordination
Phenytoin		
	Generalisierte und partielle Anfälle und bei intravenöser Gabe Status epilepticus	Zahnfleischwucherungen, Abnahme der roten Blutkörperchen und der Knochendichte, übermäßiger Körperhaarwuchs, Drüsenschwellungen, bei Kindern verlangsamte geistige Entwicklung
Primidon		
	Partielle und generalisierte Anfälle	Benommenheit, paradoxe Hyperaktivität bei Kindern, Nystagmus, Verlust der Muskelkoordination
Tiagabin		
	Zusammen mit anderen Antiepileptika bei komplexen partiellen Anfällen	Benommenheit, Schwindel, Verwirrtheit, Schwäche, Übelkeit, Bauchschmerzen, Nervosität, Muskelzittern
Topiramat		
	Zusammen mit anderen Antiepileptika bei komplexen partiellen Anfällen, bei Erwachsenen	Verwirrtheit, Wortfindungsschwierigkeiten, Depression, Appetitverlust und Nierensteine

℞ ARZNEIMITTEL GEGEN KRAMPFANFÄLLE   *(Fortsetzung)*

ARZNEISTOFF	ANFALLART	UNERWÜNSCHTE WIRKUNGEN (AUSWAHL)
Valproinsäure		
	Petit mal, myoklonische, generalisierte und partielle Anfälle sowie West-Syndrom	Übelkeit, Erbrechen, Gewichtszunahme, reversibler Haarausfall und zeitweilige Benommenheit
Vigabatrin		
	Zusammen mit anderen Antiepileptika bei komplexen partiellen Anfällen	Benommenheit, Schwindel, Müdigkeit und Kopfschmerzen

nerv indirekte Verbindungen zu Gehirnbereichen hat, die bei der Auslösung von Krampfanfällen häufig eine Rolle spielen. Dazu wird ein Gerät, das wie ein Herzschrittmacher aussieht, unter dem linken Schlüsselbein eingepflanzt und durch einen Draht, der unter der Haut verläuft, mit dem Vagusnerv im Hals verbunden. Äußerlich sichtbar ist eine kleine Erhebung unter der Haut. Die Operation kann ambulant erfolgen und dauert ein bis zwei Stunden. Wenn Patienten, die ein solches Gerät tragen, fühlen, dass sich ein Anfall ankündigt, stellen sie das Gerät mit einem Magneten an. Eine andere Möglichkeit ist, dass das Gerät ständig eingeschaltet bleibt. Bei einigen Patienten verhindert eine Reizung des Vagusnervs einen Anfall, oder sie verringert Anfallhäufigkeit und -schwere. Eine Vagusstimulation wird zusätzlich zu Antiepileptika eingesetzt. Zu den Nebenwirkungen gehören Heiserkeit, Husten und ein Tieferwerden der Stimme.

West-Syndrom und Fieberkrämpfe

West-Syndrom und Fieberkrämpfe kommen fast ausschließlich bei Kindern vor.

Das **West-Syndrom** ist eine Form der Epilepsie, die schon im Säuglings- und Kleinkindalter auftritt. Nach der typischen Art der Krämpfe spricht man auch von **BNS-Krämpfen** (Blitz-Nick-Salaam-Krampf). Dabei reißt das auf dem Rücken liegende Kind plötzlich die gebeugten Arme hoch, neigt Kopf und Oberkörper nach vorn und streckt die Beine. Die Anfälle dauern wenige Sekunden und können mehrmals täglich auftreten.

Gewöhnlich sind Kinder unter drei Jahren betroffen, von denen viele später andere Anfallformen zeigen. Meist ist mit den BNS-Krämpfen eine geistige Störung oder eine Entwicklungsverzögerung verbunden. Gewöhnlich werden die Krämpfe mit ACTH oder Kortison behandelt. Krampflösende Mittel sind in der Regel wenig erfolgreich; dennoch kann Clonazepam versuchsweise eingesetzt werden.

Fieberkrämpfe treten vornehmlich bei Kindern zwischen drei Monaten und fünf Jahren auf und werden durch hohes Fieber ausgelöst. Die meisten Kinder erleiden nur einmal im Leben einen Fieberkrampf.

Bei einfachen Fieberkrämpfen schüttelt sich der ganze Körper wie bei einem generalisierten Krampfanfall für weniger als 15 Minuten. Bei einem komplexen Fieberkrampf geschieht das länger als 15 Minuten, oder es treten innerhalb von 24 Stunden mindestens zwei Krampfanfälle auf. Kinder mit komplexen Fieberkrämpfe haben ein leicht erhöhtes Risiko, später eine Anfallkrankheit zu bekommen.

Bei dem ersten Fieberkrampf eines Kinder sollte der Arzt gerufen werden. Dieser muss abklären, ob das Kind eventuell unter einer Hirn- oder Hirnhautentzündung ▲ leidet, die behandelt werden muss. Bei einfachen Fieberanfällen wird in der Regel ein fiebersenkendes Mittel gegeben. Um für wiederkehrende einfache oder für komplexe Anfälle gerüstet zu sein, haben die Eltern gewöhnlich Diazepam im Haus, das sie dem Kind nach ärztlicher Anweisung rektal verabreichen.

▲ siehe Seite 514

KAPITEL 86

Schlaganfall

Bei einem Schlaganfall verstopfen oder reißen die Arterien, die das Gehirn versorgen; dadurch stirbt das Hirngewebe ab, das von diesen Blutgefäßen versorgt wird.

Schlaganfälle gehören zu den zerebrovaskulären Erkrankungen, weil das Gehirn und die Blutgefäße beteiligt sind.

Im Jahr 2001 waren in Deutschland Schlaganfälle die vierthäufigste Todesursache. Schlaganfälle sind unter älteren Menschen weitaus häufiger als unter jüngeren, weil sich die Störungen, die zu einem solchen Ereignis führen, im Lauf der Zeit entwickeln.

Man unterscheidet je nach Ursache ischämische (»unblutige«) und hämorrhagische (»blutige«) Schlaganfälle. Rund 80 Prozent sind ischämische Schlaganfälle. Dabei ist ein Blutgefäß entweder durch arteriosklerotische Ablagerungen oder ein Blutgerinnsel verstopft. Hirnzellen, die so von der Blutversorgung abgeschnitten sind, erhalten nicht genug Sauerstoff und Glukose. Eine kurzzeitig unzureichende Durchblutung von Teilen des Gehirns verursacht eine transitorische ischämische Attacke (TIA), eine vorübergehende Störung der Gehirnfunktion. Da die Blutversorgung schnell wieder in Gang kommt, stirbt kein Gehirngewebe ab wie bei einem Schlaganfall. Eine transitorische ischämische Attacke ist oft ein frühes Warnsignal für einen möglicherweise bevorstehenden Schlaganfall.

Bei den anderen 20 Prozent handelt es sich um hämorrhagische Schlaganfälle; dabei platzt ein Blutgefäß im Gehirn, sodass Blut in das Hirngewebe einsickert. Dieses reizt das Gewebe und kann zu Reaktionen führen, die einen Schlaganfall auslösen.

Die Hauptrisikofaktoren für beide Schlaganfalltypen sind Arteriosklerose – Verengung der Arterien durch Fettablagerungen in den Arterienwänden –, Bluthochdruck, Diabetes und Rauchen. Arteriosklerose spielt bei einem ischämischen Schlaganfall die größere Rolle, Bluthochdruck bei einem hämorrhagischen. Weitere Risikofaktoren für einen hämorrhagischen Schlaganfall sind die Einnahme von gerinnungshemmenden Mitteln, Kokain und Amphetaminen, Aneurysmen der Arterien im Schädelinneren, Fehlbildungen von Blutgefäßen und Gefäßentzündungen.

Symptome

Wie sich ein Schlaganfall oder eine transitorische ischämische Attacke auf den Körper auswirkt, hängt davon ab, wo genau im Gehirn die Durchblutung unterbrochen oder eine Blutung aufgetreten ist. Jeder Gehirnbereich wird von bestimmten Blutgefäßen versorgt. Ist beispielsweise ein Blutgefäß in dem Gehirngebiet blockiert, das die Muskelbewegungen im linken Bein steuert, kommt es zu Muskelschwäche oder Lähmung im linken Bein. Ist der Bereich geschädigt, der Berührungsempfindungen im rechten Arm wahrnimmt, hat man kein Gefühl mehr im rechten Arm.

Da eine frühzeitige Behandlung sehr wichtig ist, sollte jedermann die Frühsymptome eines Schlaganfalls kennen. Menschen mit solchen Symptomen sollten sofort einen Arzt aufsuchen, selbst wenn sie keine Schmerzen haben und die Symptome rasch wieder verschwinden. Wenn die Behandlung innerhalb von drei bis sechs Stunden einsetzt, können die ernsteren Folgen eines Schlaganfalls oft abgewendet werden.

Zu den häufigsten Frühsymptomen eines ischämischen Schlaganfalls gehören plötzliche Muskelschwäche und Lähmung von Gesicht und Bein auf einer Körperseite, undeutliche Sprache, plötzliche Verwirrtheit mit Sprachschwierigkeiten und Schwierigkeiten beim Verstehen von Gesprochenem, plötzliche Sehtrübung und Sehverlust, insbesondere auf einem Auge, Verlust von Gleichgewicht und Koordination, was zu Stürzen führt, plötzliche starke Kopfschmerzen und ungewöhnliche Empfindungen bzw. Empfindungsverlust in einem Arm oder Bein oder auf einer Körperseite. Die Symptome einer transitorischen ischämischen Attacke sind die gleichen, doch verschwinden sie gewöhnlich innerhalb von Minuten wieder und halten selten länger als ein bis zwei Stunden an.

Die Symptome eines hämorrhagischen Schlaganfalls ähneln denen eines ischämischen, doch es können plötzliche starke Kopfschmerzen, Übelkeit und Erbrechen, vorübergehender oder anhaltender Verlust des Bewusstseins und sehr hoher Blutdruck hinzukommen.

Bei beiden Formen des Schlaganfalls kann ein ungewöhnliches Atemmuster auftreten. Ein

Die Blutversorgung des Gehirns

Das Gehirn wird über zwei Paar große Arterien, die inneren Halsschlagadern (Karotiden) und die Wirbelarterien, mit Blut versorgt. Die inneren Halsschlagadern bringen Blut vom Herzen vorn über den Hals zum Gehirn, während die Wirbelarterien über den Nacken verlaufen. Im Schädel vereinigen sich die Wirbelarterien und bilden die Schädelbasisschlagader. Die inneren Halsschlagadern und die Schädelbasisschlagader teilen sich in mehrere Äste, darunter die Gehirnschlagadern. Diese großen Arterien münden in einen Kreis anderer Arterien, der so eine Verbindung zwischen den Wirbelarterien und den inneren Halsschlagadern bildet. Andere kleine Arterien gehen von diesem Kreis wie Straßen von einem Verkehrskreisel ab. Diese Verzweigungen transportieren das Blut in sämtliche Gehirnbereiche.

Wenn die großen Arterien, die das Gehirn versorgen, verstopft sind, haben manche Menschen keine Symptome oder nur einen leichten Schlaganfall, andere mit der gleichen Blockade erleiden hingegen einen massiven Schlaganfall. Der Grund dafür ist, dass einige Menschen mit Arterien geboren werden, die sie vor einem Schlaganfall schützen können. Der Arterienkreis ist der Schlüssel dazu. Ist der Durchmesser dieser Schlagader groß, kann der Kreis das Blut selbst dann im ganzen Gehirn neu verteilen, wenn eine oder sogar zwei der großen Arterien blockiert sind. Ist der Durchmesser hingegen klein oder der Kreis unterbrochen, ist eine Umverteilung des Blutes schwieriger. Zudem haben einige Menschen die angeborene Fähigkeit, neue Blutgefäße (Kollateralen) zu bilden. Wenn eine Halsschlagader blockiert ist, können sie Kollateralgefäße bilden und so die Blockade umgehen.

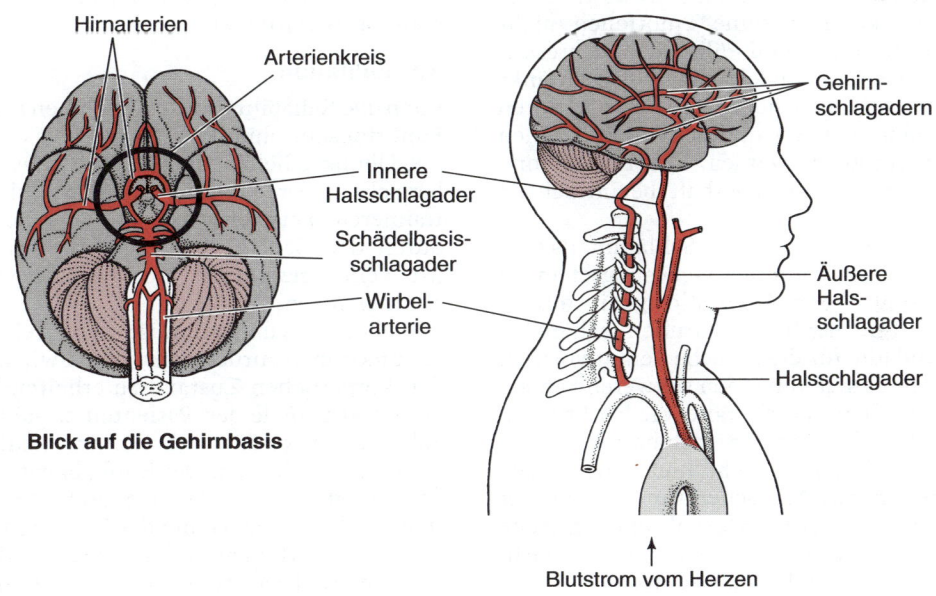

Blick auf die Gehirnbasis

Hirnarterien · Arterienkreis · Innere Halsschlagader · Schädelbasisschlagader · Wirbelarterie · Gehirnschlagadern · Äußere Halsschlagader · Halsschlagader · Blutstrom vom Herzen

Hirnbruch ▲ kann zu einer langsamen, unregelmäßigen Atmung führen. Dieser kann sich entwickeln, wenn ein sehr hoher Schädelinnendruck das Gehirn nach unten drückt und das Atmungszentrum im unteren Teil des Hirnstamms einklemmt.

Bei den meisten Betroffenen ist der Funktionsverlust unmittelbar nach einem ischämischen Schlaganfall am stärksten ausgeprägt. In rund zehn bis 15 Prozent aller Fälle handelt es sich jedoch um einen sich entwickelnden Schlaganfall, der erst nach ein bis zwei Tagen die größten Funktionsverluste bewirkt. Bei

▲ siehe Abbildung Seite 499

Menschen mit einem hämorrhagischen Schlaganfall kommt es in der Regel zu einem allmählichen Funktionsverlust, der sich über Minuten bis Stunden hinzieht.

Ein Teil der Funktionen kehrt gewöhnlich im Verlauf von Tagen bis Monaten zurück, da zwar einige Gehirnzellen absterben, andere aber nur verletzt sind und sich wieder erholen können. Überdies können andere Hirnbereiche die Funktionen des zuvor geschädigten Bereichs übernehmen. Die Früheffekte eines Schlaganfalls, zu denen auch Lähmungen gehören, können jedoch bestehen bleiben. Die Muskeln können auf Dauer steif bleiben, und es kann zu schmerzhaften Muskelkrämpfen kommen. Laufen, Schlucken, deutliches Sprechen und die Bewältigung des Alltags bleiben unter Umständen schwierig. Auch Probleme mit Gedächtnis, Denken, Aufmerksamkeit und Lernen können bestehen bleiben. Der Betroffene ist möglicherweise nicht in der Lage, Teile seines Körpers wiederzuerkennen und ist sich der Auswirkungen des Schlaganfalls vielleicht nicht bewusst. Unter Umständen kann er seine Emotionen nicht mehr kontrollieren und fühlt sich depressiv. Das periphere Gesichtsfeld kann eingeschränkt sein und das Hörvermögen teilweise verloren gehen. Benommenheit und Schwindel können zum Dauerproblem werden. Die Blasen- und Darmkontrolle kann dauerhaft beeinträchtigt sein.

Bestimmte Merkmale eines Schlaganfalls deuten darauf hin, dass die Genesungschancen schlecht sind. Wenn Bewusstlosigkeit auftritt oder große Teile der linken Hirnhemisphäre betroffen sind (die für die Sprache verantwortlich ist), handelt es sich um einen schweren Schlaganfall. Neurologische Ausfälle, die bei Erwachsenen nach sechs Monaten noch bestehen, sind höchstwahrscheinlich nicht mehr rückgängig zu machen. Ältere Menschen tun sich mit der Rehabilitation meist schwerer als jüngere. Auch Patienten mit weiteren ernsten gesundheitlichen Störungen erholen sich schlechter.

Bei einem nicht allzu schweren hämorrhagischen Schlaganfall, bei dem der Druck im Gehirn nicht sehr hoch ist, ist die Prognose relativ gut. Blut schädigt das Hirngewebe nicht so stark wie die mangelnde Sauerstoffversorgung bei einem ischämischen Schlaganfall. Patienten, die einen blutigen (hämorrhagischen) Schlaganfall erlitten haben, können bei ihrer Wiederherstellung monatelang, wenn nicht jahrelang Fortschritte machen.

Vorbeugung

Die wichtigste Schlaganfallvorbeugung besteht darin, Risikofaktoren zu verringern. Bluthochdruck ▲ und Diabetes ■ sollten optimal eingestellt, ein zu hoher Cholesterinspiegel gesenkt werden, um das Arterioskleroserisiko ★ zu verringern. Empfehlenswert ist es zudem, mit dem Rauchen aufzuhören, Alkohol nur in Maßen zu konsumieren, sich regelmäßig zu bewegen und bei Übergewicht abzunehmen.

Medikamente können die Neigung zu Blutgerinnseln reduzieren – ein wichtiger Auslöser von Schlaganfällen und Herzinfarkt. Dafür wird Azetylsalizylsäure in einer Dosis von 100 bis 300 Milligramm täglich eingesetzt. Eine andere Möglichkeit sind Ticlopidin und Clopidogrel. Patienten, die TIAs oder Schlaganfälle aufgrund von Blutgerinnseln im Herzen hatten, bekommen häufig das Blutgerinnungsmittel Phenprocoumon ● verordnet.

Rehabilitation

Intensive Rehabilitationsmaßnahmen helfen, die Funktionseinschränkungen zu überwinden. ◆ Die Übungen helfen, die Fähigkeit eines Gehirnbereichs, andere Funktionen zu übernehmen, zu trainieren. Beispielsweise lernt der Betroffene, durch den Schlaganfall nicht beeinträchtigte Muskeln einzusetzen, um Funktionsverluste auszugleichen.

Ziel der Rehabilitation ist es, so viele normale Funktionen zurückzugewinnen wie möglich, den körperlichen Zustand zu erhalten bzw. zu verbessern sowie den Patienten zu helfen, alte Fähigkeiten wiederzuerlernen bzw. falls nötig, neue hinzuzulernen. Der Erfolg hängt von dem geschädigten Gehirnbereich und dem körperlichen Allgemeinzustand des Patienten ab, von seinen körperlichen und geistigen Fähigkeiten vor dem Schlaganfall, seiner sozialen Situation sowie seiner Lernfähigkeit und Haltung. Geduld und Ausdauer sind dabei entscheidend.

Die Rehabilitation sollte schon im Krankenhaus beginnen, sobald der Patient körperlich dazu in der Lage ist – gewöhnlich ein bis zwei Tage nach der Einlieferung. Nach Entlassung aus dem Krankenhaus ist in den meisten Fällen ein stationärer Aufenthalt in einer Rehabilitationsklinik oder eine ambulante Behandlung in einem Rehabilitationszentrum oder zu Hause sinnvoll. Beschäftigungstherapeuten und Krankengymnasten helfen den Betroffenen, sich das

▲ siehe Seite 119　　■ siehe Seite 954
★ siehe Seite 919　　● siehe Seite 492
◆ siehe Seite 37

Alltagsleben zu erleichtern und ihre Umgebungsbedingungen sicher zu gestalten.

Familienmitglieder und Freunde können zur Rehabilitation eines Patienten beitragen, indem sie sich stets daran erinnern, welche Auswirkungen ein Schlaganfall haben kann, sodass sie den Betroffenen besser verstehen und unterstützen können. Selbsthilfegruppen für Schlaganfallpatienten und für diejenigen, die sie pflegen, können eine Hilfe sein.

Transitorische ischämische Attacke

Bei einer transitorischen ischämischen Attacke (TIA) ist die Funktion des Gehirns zeitweilig gestört, weil seine Blutversorgung vorübergehend unterbrochen ist.

TIAs können ein Warnzeichen für einen drohenden Schlaganfall sein. Bei etwa einem Drittel der Betroffenen folgt einer TIA mindestens ein Schlaganfall; etwa die Hälfte dieser Schlaganfälle passiert innerhalb von einem Jahr nach der TIA. Wird die TIA als solche erkannt und die Ursache identifiziert, kann dies einem Schlaganfall vorbeugen helfen. TIA und ischämischer Schlaganfall haben dieselben Ursachen. Die meisten TIAs ereignen sich, wenn sich ein Stück von einem Blutgerinnsel (Thrombus) oder einer fetthaltigen Ablagerung im Herzen oder einer Arterienwand ablöst und als so genannter Embolus mit dem Blut wandert, bis es sich in einer Hirnarterie festsetzt.

Symptome und Diagnose

Die Symptome einer TIA entwickeln sich plötzlich; es sind die gleichen wie bei einem ischämischen Schlaganfall ▲, sie treten aber nur vorübergehend auf und verschwinden wieder. Eine solche Attacke dauert in der Regel zwei bis 30 Minuten; nur selten hält sie länger als eine oder zwei Stunden an. Definitionsgemäß dauert sie nicht länger als 24 Stunden. Offensichtlich kommt es nicht zu Dauerschäden, weil die Blutversorgung des betroffenen Gebiets relativ rasch wiederhergestellt wird. Oft folgen jedoch weitere TIAs. Innerhalb eines Tages können mehrere Attacken vorkommen oder lediglich zwei oder drei in mehreren Jahren.

Menschen mit plötzlich auftretenden, vorübergehenden neurologischen Symptomen, die an Schlaganfallsymptome erinnern, sollten einen Arzt aufsuchen. Solche Symptome sprechen für eine TIA. Krampfanfälle, Tumoren, Migräne

Warum bei einem Schlaganfall nur eine Körperhälfte betroffen ist

Ein Schlaganfall schädigt in der Regel nur eine Gehirnhälfte. Da die Nerven von einer Gehirnhälfte auf die andere Seite hinüber kreuzen, machen sich die Symptome auf der anderen Körperhälfte bemerkbar.

Ort des Schlaganfalls   Geschädigte Gehirnhälfte

Überkreuzung der Nerven

Körperhälfte mit Symptomen

und niedrige Blutzuckerspiegel gehen allerdings mit ähnlichen Symptomen einher, sodass nähere Untersuchungen notwendig sind.

Der Arzt wird nach einer möglichen Blockade in einer Gehirnarterie suchen. Der ungleichmäßige Blutstrom in einer Halsschlagader erzeugt Geräusche (Bruits), die der Arzt mithilfe des Stethoskops erkennt. Mittels Ultraschalluntersuchung und einer Dopplersonographie von Halsschlagadern und Wirbelarterien lässt sich bestimmen, wie stark die Verengung ist. Wenn die Halsschlagadern sehr eingeengt sind, veranlasst der Arzt möglicherweise eine Magnetresonanzangiographie ■ der Arterien oder eine zerebrale Angiographie ★. Da bei TIAs – anders

▲ siehe Seite 490   ■ siehe Seite 427
★ siehe Seite 428

als bei einem Schlaganfall – gewöhnlich keine Gehirnschäden auftreten, lässt sich die Diagnose nicht anhand einer Computer- oder Kernspintomographie erstellen. Mit der so genannten Diffusions-Kernspintomographie lassen sich veränderte Hirngewebebereiche erkennen, die vorübergehend nicht funktionieren, aber nicht abgestorben sind.

Behandlung

Die Behandlung einer TIA zielt darauf ab, einen Schlaganfall zu verhindern. Die Hauptrisikofaktoren sind Bluthochdruck, ein hoher Cholesterinspiegel, Rauchen und Diabetes. Der erste Schritt zur Verhütung eines Schlaganfalls ist die Reduktion dieser Risikofaktoren. Mit Medikamenten lässt sich die Neigung zu Blutgerinnseln reduzieren – ein wichtiger Auslöser von Schlaganfällen. Dazu dient Azetylsalizylsäure in einer Dosierung von 100 bis 300 Milligramm täglich. Eine Alternative sind Clopidogrel und Ticlopidin. Menschen mit Vorhofflimmern oder Herzklappenproblemen nehmen gewöhnlich gerinnungshemmende Mittel wie Phenprocoumon ein.

Die Behandlung richtet sich danach, wie stark die Halsschlagader verengt ist. Wenn das Blutgefäß zu über 70 Prozent verschlossen ist und in den letzten sechs Monaten schlaganfallähnliche Symptome aufgetreten sind, ist möglicherweise eine Operation angebracht, um die Arterie zu weiten und damit das Schlaganfallrisiko zu senken. Bei dieser Operation werden Fettablagerungen in der Halsschlagader entfernt. Allerdings löst dieser Eingriff gar nicht selten selbst einen Schlaganfall aus, weil sich durch die Operation Blutgerinnsel oder andere Materialien ablösen können, die dann ins Blut gelangen und eine Arterie verstopfen. Kleinere Hindernisse werden in der Regel nur dann entfernt, wenn sie zu weiteren TIAs oder einem Schlaganfall geführt haben. Sonst ist das Risiko der Operation größer, als gar nichts zu unternehmen.

Aus verengten Wirbelarterien lässt sich ein Hindernis oft nicht entfernen, denn dort ist eine Operation wesentlich schwieriger als an den Halsschlagadern.

Alternativ kann man eine Angioplastie ▲ durchführen. Dabei wird ein Katheter mit einem Ballon an der Spitze in die verengte Arterie eingeführt. Der Ballon wird mehrere Sekunden lang aufgeblasen, um die Arterie zu weiten. Um die Arterie offen zu halten, wird eine Art Drahtnetz (Stent) in die Arterie eingepflanzt.

Unblutiger Schlaganfall

Bei einem unblutigen (ischämischen) Schlaganfall stirbt Gehirngewebe ab (Hirninfarkt), weil die Durchblutung des Gehirns unterbrochen ist und dadurch ein Sauerstoffmangel auftritt.

Ursachen

Ein ischämischer Schlaganfall wird durch eine Blockade in einer der Arterien ausgelöst, die Blut zum Gehirn führen; meist handelt es sich dabei um Zweige der inneren Halsschlagadern. Eine derartige Blockade entsteht gewöhnlich dadurch, dass sich ein Stück von einem Blutgerinnsel (Thrombus) oder einer fetthaltigen Ablagerung aufgrund einer Arteriosklerose ablöst und als so genannter Embolus durch den Blutstrom wandert, bis er sich in einer Hirnarterie festsetzt.

Blutgerinnsel können sich bilden, wenn eine fetthaltige Ablagerung in der Wand einer Arterie dazu führt, dass die Arterie reißt. Dazu kann es auch kommen, wenn sich viel fetthaltiges Material ■ in der Halsschlagader ablagert, aufgrund dessen nur noch wenig Blut hindurchläuft. Da langsam fließendes Blut leichter verklumpt, ist das Risiko hoch, dass sich in einer verengten Arterie ein Blutgerinnsel bildet und diese verstopft.

Die Halsschlagadern und die Wirbelarterien können auch auf andere Weise blockiert werden. Zum Beispiel kann sich ein Blutgerinnsel, das sich im Herzen oder auf einer Herzklappe gebildet hat, losreißen und in die Arterien gelangen, die zum Gehirn führen. Dadurch kommt es zu einem Schlaganfall. Derartige Schlaganfälle kommen besonders häufig nach Herzoperationen vor sowie bei Herzklappenfehlern und Herzrhythmusstörungen (insbesondere Vorhofflimmern). Bei gewissen Störungen, wie einem Überschuss an roten Blutkörperchen (Polyzythämie), ist das Risiko von Blutgerinnseln erhöht, weil das Blut zähflüssiger wird.

Selten ist ein Fettembolus die Ursache eines Schlaganfalls; wenn nach einem Bruch eines Röhrenknochens im Arm oder im Bein Fett aus dem Knochenmark ins Blut gelangt, können sich viele Emboli bilden, die sich schließlich unter Umständen in einer Arterie zusammenlagern und diese blockieren (Fettembolie).

Wenn der Blutdruck plötzlich absinkt, kann das die Blutversorgung des Gehirns erheblich beeinträchtigen. Bei sehr niedrigem Blutdruck – z. B. bei starkem Blutverlust durch eine Verletzung – kann es sogar zu einem Schlaganfall kommen.

Gelegentlich kommt es auch zu einem Schlaganfall, wenn das Gehirn normal durchblutet ist,

▲ siehe Seite 197   ■ siehe Seite 185

das Blut aber nicht genug Sauerstoff herantransportiert. Zu den Störungen, die den Sauerstoffgehalt des Blutes beeinträchtigen, gehören schwere Blutarmut, Erstickung und Kohlenmonoxidvergiftung. In solchen Fällen sind die Hirnschäden gewöhnlich weit ausgedehnt (diffus), und es kommt zu einem Koma.

Ein Schlaganfall kann auch auftreten, wenn eine Entzündung oder Infektion die zum Gehirn führenden Blutgefäße verengt. Medikamente wie Kokain und Amphetamine können die Blutgefäße im Gehirn ebenfalls einengen und einen Schlaganfall herbeiführen.

Symptome

Meist beginnt ein Schlaganfall plötzlich, entwickelt sich rasch und führt innerhalb von Minuten oder Stunden zu Gehirnschäden. Dann stabilisieren sich die meisten Schlaganfälle und rufen kaum noch weitere Schäden hervor (vollständiger Schlaganfall). Solche Schlaganfälle werden eher von einem Embolus hervorgerufen. Seltener verschlimmert sich ein Schlaganfall über mehrere Stunden oder ein bis zwei Tage, während zunehmend mehr Gehirngewebe abstirbt (sich entwickelnder Schlaganfall). Der Fortgang ist dann gewöhnlich, aber nicht immer, von mehr oder weniger stabilen Phasen unterbrochen, in denen sich das betroffene Gebiet vorübergehend nicht vergrößert oder einige Fortschritte sichtbar sind. Solche Schlaganfälle gehen eher auf die Bildung von Blutgerinnseln in einer verengten Arterie zurück.

Die Symptome sind unterschiedlich, je nachdem, welcher Gehirnbereich von der Blut- und damit auch von der Sauerstoffversorgung abgeschnitten ist. Sind die Arterien betroffen, die von der Halsschlagader abzweigen, sind die verbreitetsten Zeichen Erblinden auf einem Auge, Empfindungsstörungen und Schwäche in einem Arm oder Bein oder auf einer Körperseite. Wenn die Arterien beteiligt sind, die von den Wirbelarterien an der Rückseite des Gehirns abzweigen, kommt es eher zu Benommenheit, Doppeltsehen und einer allgemeinen Schwäche. Zusätzlich können andere Symptome, wie Sprachschwierigkeiten und Koordinationsverlust auftreten.

Schwere Schlaganfälle können Stupor oder Koma zur Folge haben. Zusätzlich kann ein Schlaganfall Depressionen und unkontrollierbare Stimmungsschwankungen auslösen.

Durch den Schlaganfall können Wasseransammlungen oder Schwellungen im Gehirn entstehen. Solche Anschwellungen sind besonders gefährlich, da die Schädeldecke nicht nachgibt. Der verstärkte Druck kann das Gehirnge

Woran erkennt man einen Schlaganfall?

Die frühzeitige Behandlung eines Schlaganfalls ist wichtig. Darum sollte jeder die häufigen Frühsymptome kennen:
- Plötzliche Schwäche oder Lähmung eines Armes, eines Beines oder einer Körperseite
- Plötzliche Sehverschlechterung oder Sehverlust, besonders auf einem Auge
- Plötzliche Verwirrtheit mit Sprach- und Verständnisproblemen
- Verlust von Gleichgewicht und Koordination, was zu Stürzen führt
- Plötzliche schwere Kopfschmerzen ohne erkennbare Ursache
- Ungewöhnliche Empfindungen oder Empfindungsverlust in einem Arm, einem Bein oder auf einer Körperseite

Darüber hinaus können zahlreiche weitere Symptome hinzukommen. Eine transitorische ischämische Attacke ruft dieselben Symptome hervor. Die Symptome verschwinden jedoch gewöhnlich nach zehn bis 15 Minuten, manchmal auch nach einer bis zwei Stunden; sie dauern aber nie länger als 24 Stunden. Menschen mit Symptomen, die für einen Schlaganfall sprechen, sollten sofort ärztliche Rat einholen.

webe weiter schädigen, sodass sich die neurologischen Störungen verschlimmern, obwohl sich der Schlaganfall selbst nicht weiter ausbreitet. Wird der Druck sehr hoch, kann das Gehirn im Schädel nach unten gedrückt werden, was zu einem Hirnbruch führt ▲.

Menschen, die durch einen Schlaganfall bewegungsunfähig geworden sind, können gewisse Komplikationen entwickeln. So atmen sie möglicherweise Erbrochenes oder Fremdkörper ein, was zu einer Aspirationspneumonie führen kann. Zu langes Liegen in einer bestimmten Position, ohne sich zu bewegen, kann Druckgeschwüre (Dekubitus) nach sich ziehen. Da diese Patienten nicht in der Lage sind, ihre Beine zu bewegen, können sich in den tiefen Bein- und Leistenvenen Blutgerinnsel bilden (Phlebothrombose).

▲ siehe Seite 499

Diagnose

Der Arzt kann einen Schlaganfall meist anhand des Ablaufs und der körperlichen Untersuchung diagnostizieren. Gewöhnlich lässt sich die blockierte Hirnschlagader aufgrund der neurologischen Symptome identifizieren ▲. Ist z. B. das linke Bein geschwächt oder gelähmt, so spricht das für eine Blockade einer Arterie, die dasjenige Areal auf der rechten Gehirnseite versorgt, das die Muskelbewegungen des linken Beines kontrolliert. Bestimmte Geräusche des Blutes (Bruits) in der inneren Halsschlagader, die mit einem Stethoskop zu hören sind, deuten auf eine Verengung hin.

Um die Diagnose abzusichern, wird gewöhnlich eine Computer- (CT) oder Kernspintomographie (NMR) gemacht. Mittels NMR lässt sich ein ischämischer Schlaganfall bereits nach Minuten, mittels CT Stunden nach dem Beginn nachweisen. Eine CT- oder NMR-Aufnahme kann außerdem zeigen, ob wirklich ein ischämischer Schlaganfall vorliegt oder eine Blutung, ein Hirntumor, ein Hirnabszess oder eine anatomische Veränderung für den Schlaganfall verantwortlich ist. Wenn eine Operation zur Entfernung von Fettablagerungen oder Blutgerinnseln (Ausschälplastik, Endarteriektomie) erwogen wird und wenn eine Gefäßentzündung vermutet wird, führt der Arzt möglicherweise eine zerebrale Angiographie ■ durch. Sie gibt detaillierte Informationen über die Blutversorgung des Gehirns. Magnetresonanzangiographie und Farb-Dopplersonographie, beides weniger invasive Verfahren als eine zerebrale Angiographie, sind hilfreich. Diese bildgebenden Verfahren können zeigen, welche große Schlagader blockiert ist, sie können jedoch nicht die mittelgroßen oder kleinen Arterien abbilden, die vielleicht entzündet sind.

Wichtig ist herauszufinden, ob ein wanderndes Blutgerinnsel oder ein durch Ablagerungen verstopftes Blutgefäß den Schlaganfall ausgelöst hat. Ist ein Blutgerinnsel die Ursache, folgt mit hoher Wahrscheinlichkeit ein weiterer Schlaganfall, wenn das zugrunde liegende Problem nicht beseitigt wird. Bilden sich beispielsweise im Herzen Blutgerinnsel, weil das Herz ungleichmäßig schlägt, kann die Behandlung der Rhythmusstörung die Bildung neuer Blutgerinnsel verhindern, die einen weiteren Schlaganfall auslösen können. In diesem Fall veranlasst der Arzt

in der Regel ein Elektrokardiogramm (EKG), um nach Unregelmäßigkeiten im Herzschlag zu suchen. Weitere Untersuchungen, wie ein Langzeit-EKG ★ über 24 Stunden oder eine Echokardiographie ●, bei der die Herzkammern und Herzklappen mit Ultraschall begutachtet werden, können folgen.

Andere Laboruntersuchungen werden durchgeführt, um auszuschließen, dass der Schlaganfall durch einen Mangel oder einen Überschuss an roten Blutkörperchen, einen Blutkrebs (Leukämie) oder eine Infektion ausgelöst wurde. Eine Lumbalpunktion ist selten notwendig. Mit ihr soll geklärt werden, ob eine Gehirninfektion vorliegt oder ob eine Blutung den Schlaganfall verursacht hat ◆. Eine Lumbalpunktion darf aber nur dann durchgeführt werden, wenn der Arzt sicher ist, dass im Gehirn kein Überdruck besteht, was in der Regel durch eine CT oder NMR festgestellt wird.

Behandlung

Bei Symptomen, die auf einen Schlaganfall hindeuten, sollte umgehend ein Arzt verständigt werden; durch rasches ärztliches Eingreifen lässt sich der Schaden unter Umständen verringern und weiteren Schäden vorbeugen.

Wenn ein Schlaganfallpatient ins Krankenhaus eingeliefert wird, bestehen die ersten Behandlungsschritte darin, Atmung, Herzschlag, Blutdruck und Körpertemperatur zu normalisieren. Ist der Blutdruck niedrig, wird Flüssigkeit zugeführt. Medikamente, wie Betablocker, stabilisieren den Herzschlag, wenn die Herzschlagfrequenz zu hoch ist; ist sie zu niedrig, kann ein Schrittmacher eingesetzt werden. Fieber kann durch Medikamente, wie Parazetamol und Ibuprofen, oder kalte Kompressen gesenkt werden. Selbst eine geringfügige Erhöhung der Körpertemperatur kann Hirnschäden aufgrund eines ischämischen Schlaganfalls drastisch verschlimmern. Sauerstoff wird gewöhnlich über eine Maske oder Nasensonde zugeführt, ein Tropf wird angelegt, um dem Patienten ausreichend Flüssigkeit und Medikamente zuführen zu können. Im Allgemeinen wird ein Bluthochdruck nicht sofort behandelt, es sei denn, er läge über 170/110 mmHg, denn bei einem niedrigen Blutdruck wird das Hirngewebe möglicherweise nicht ausreichend versorgt.

Es kann versucht werden, das Blutgerinnsel mit intravenös zugeführten Medikamenten aufzulösen; dazu dient der Gewebeplasminogenaktivator (t-PA). Da Gerinnsel auflösende Medikamente Blutungen auslösen können, eignen sie sich nicht für Patienten mit einem hämor-

▲ siehe Seite 460   ■ siehe Seite 428
★ siehe Seite 111   ● siehe Seite 113
◆ siehe Seite 495

rhagischen Schlaganfall. Darum wird, bevor ein solches Medikament eingesetzt wird, mit einer Computer- oder Kernspintomographie geprüft, dass keine Gehirnblutung vorliegt. Gerinnsel auflösende Medikamente müssen innerhalb von drei Stunden nach dem Schlaganfallereignis verabreicht werden. Viele Schlaganfallopfer kommen jedoch später ins Krankenhaus – zu spät, um ein Thrombolytikum intravenös zu verabreichen. Manchmal kann man das Mittel dann noch durch eine Arterie statt eine Vene zuführen, sodass eine höher konzentrierte Dosis des Mittels direkt zum Ort der Blockade gelangt. Dazu wird ein Katheter durch einen kleinen Einschnitt in der Haut in eine Arterie bis zum Blutgerinnsel vorgeschoben.

Bei einem sich entwickelnden Schlaganfall kann man gerinnungshemmende Mittel, z. B. Heparin, geben, doch ihre Wirksamkeit ist noch nicht erwiesen. Hat ein Schlaganfall bereits stattgefunden, sollen gerinnungshemmende Mittel bei Menschen mit Vorhofflimmern oder Herzklappenstörungen weitere Schlaganfälle verhindern. Da diese Medikamente die Gefahr von Gehirnblutungen erhöhen, wird nach der thrombolytischen Therapie gewöhnlich mindestens 24 Stunden gewartet, bis gerinnungshemmende Mittel eingesetzt werden. Patienten mit einem unkontrollierten Bluthochdruck und solche, die einen hämorrhagischen Schlaganfall hatten, erhalten keine gerinnungshemmenden Mittel, da sich dadurch die Blutung verstärken würde.

Nach einem vollständig abgelaufenen Schlaganfall ist ein Teil des Gehirngewebes abgestorben und wird auch dann nicht wieder funktionstüchtig, wenn die Blutzufuhr wiederhergestellt ist. Daher ist eine Operation gewöhnlich sinnlos. Dagegen lässt sich nach einem »kleinen« Schlaganfall, bei dem eine Halsschlagader etwas eingeengt ist, die Gefahr weiterer Schlaganfälle verringern, indem das Hindernis entfernt wird.

Um Schwellungen und Druckanstieg im Gehirn bei Patienten mit akutem Schlaganfall zu verringern, werden möglicherweise Medikamente wie Mannit oder Kortison verabreicht. Nach einem sehr schweren Schlaganfall kann aufgrund von Lungenentzündung oder Atemproblemen eine künstliche Beatmung erforderlich sein.

Außerdem werden rasch Maßnahmen ergriffen, um eine Aspirationspneumonie ▲ und Wundliegen ■ zu verhindern; die Funktionen von Blase und Darm werden überwacht. Heparin, unter die Haut gespritzt, kann einer tiefen Venenthrombose vorbeugen ★. Der Patient wird sorgsam überwacht, um zu sehen, ob Blase und Darm funktionieren. Oft müssen Begleitkrank-heiten, wie Herzversagen, Herzrhythmusstörungen, Bluthochdruck und Lungenentzündungen behandelt werden. Nachdem sich der Zustand des Patienten stabilisiert hat, wird häufig der Bluthochdruck behandelt. Da nach einem Schlaganfall oft Stimmungsschwankungen, vor allem Depressionen auftreten, sollten Familienmitglieder und Freunde den Arzt informieren, falls der Betroffene sehr niedergeschlagen erscheint. Depressionen können mit Medikamenten oder einer Psychotherapie ● behandelt werden.

Nach einem Schlaganfall erhalten einige Patienten gerinnungshemmende Mittel, wie Phenprocoumon, um weiteren Schlaganfällen vorzubeugen.

Prognose

Ein Teil der Patienten, die einen ischämischen Schlaganfall erlitten haben, erlangen fast alle, noch mehr die meisten Körperfunktionen wieder, sodass sie wieder ein normales Leben führen können. Etwa 40 Prozent tragen mittelschwere bis schwere Schäden davon und benötigen spezielle Unterstützung, ein Teil bedarf andauernder Pflege. Manche Betroffene sind körperlich und geistig schwer behindert und können sich weder normal bewegen noch sprechen oder essen.

In den ersten Tagen nach einem Schlaganfall können die Ärzte meist nicht voraussagen, ob sich der Zustand eines Patienten bessern oder verschlechtern wird. Etwa die Hälfte der Patienten mit einseitiger Lähmung und die meisten Patienten mit weniger schweren Symptomen haben zum Zeitpunkt der Entlassung aus dem Krankenhaus einen Teil der ausgefallenen Funktionen wiedererlangt und können sich schließlich weitgehend selbst versorgen. Sie sind in der Lage, klar zu denken, und können sich einigermaßen fortbewegen, auch wenn sie das betroffene Bein oder den Arm nur bedingt einsetzen können. Meist ist eher der Gebrauch eines Armes eingeschränkt als der eines Beines.

Blutiger Schlaganfall

Unter einem blutigen (hämorrhagischen) Schlaganfall versteht man die Schädigung des Hirngewebes aufgrund einer Blutung innerhalb des Schädels.

▲ siehe Seite 255   ■ siehe Seite 1192
★ siehe Seite 219   ● siehe Seite 605

Man unterscheidet bei hämorrhagischen Schlaganfällen zwei Hauptformen: Blutungen im Inneren des Gehirns nennt man intrazerebrale Blutungen; läuft Blut in den Raum zwischen Gehirn und Spinnwebhaut spricht man von Subarachnoidalblutungen.

Blutungen im Gehirn können auch zu epiduralen und subduralen Blutergüssen führen; diese werden in der Regel von Kopfverletzungen ausgelöst und rufen andere Symptome hervor ▲.

INTRAZEREBRALE BLUTUNG

Bei einer intrazerebralen Blutung – einer Art Schlaganfall – läuft Blut in das Gehirngewebe.

Intrazerebrale Blutungen sind für rund zehn Prozent aller Schlaganfälle verantwortlich, aber für einen viel höheren Prozentsatz aller durch Schlaganfall bedingten Todesfälle. Bei Über-60-Jährigen sind intrazerebrale Blutungen häufiger als Subarachnoidalblutungen. Zu den Ursachen für intrazerebrale Blutungen gehören Bluthochdruck und bei älteren Menschen brüchige Blutgefäße. Blutgerinnungsstörungen und die Behandlung mit gerinnungshemmenden Mitteln erhöhen das Risiko, an einer intrazerebralen Blutung zu sterben.

Symptome und Diagnose

Eine intrazerebrale Blutung beginnt abrupt; bei etwa der Hälfte der Betroffenen macht sie sich durch plötzliche Kopfschmerzen bemerkbar, auf die Anzeichen von stetig zunehmenden neurologischen Ausfällen folgen, z. B. Schwäche, Lähmungen, Taubheitsgefühl, Sprach- und Sehstörungen und Verwirrtheit. Wenn sich die Blutung ausdehnt, verschlimmern sich die Symptome. Nicht selten treten innerhalb von Sekunden bis Minuten Übelkeit, Erbrechen, Krampfanfälle und Ohnmacht auf.

Oft kann der Arzt eine intrazerebrale Blutung auf der Basis der Symptome und einer körperlichen Untersuchung diagnostizieren; vermutet er aber einen Schlaganfall, wird gewöhnlich eine Computer- oder Kernspintomographie durchgeführt. Anhand dieser Aufnahmen kann der Arzt einen hämorrhagischen Schlaganfall von einem ischämischen unterscheiden. Die Bilder zeigen außerdem, wie viel Gehirngewebe geschädigt wurde und ob in anderen Gehirnbereichen ein erhöhter Druck besteht.

Eine Lumbalpunktion wird in der Regel nicht durchgeführt. Sie kann zu einem Hirnbruch ■ führen, einer lebensgefährlichen Störung bei erhöhtem Schädelinnendruck, wie er bei Menschen mit hämorrhagischem Schlaganfall auftritt.

Behandlung und Prognose

Die Behandlung eines hämorrhagischen Schlaganfalls unterscheidet sich von der eines ischämischen: Gerinnungshemmende Mittel werden nicht eingesetzt, und eine Operation kann lebensrettend sein, hinterlässt aber oft schwere neurologische Schäden. Das Ziel einer solchen Operation besteht darin, Blutansammlungen im Gehirn zu entfernen und das Gehirn vom Druck zu entlasten.

Von allen Schlaganfallformen ist eine intrazerebrale Blutung am gefährlichsten. Der Schlaganfall ist meist ausgedehnt und hat ernsthafte Folgen, vor allem bei Bluthochdruckpatienten. Über die Hälfte der Betroffenen mit starken Blutungen stirbt innerhalb weniger Tage. Diejenigen, die überleben, erlangen meist das Bewusstsein und einen Teil der Gehirnfunktion wieder, nachdem der Körper das ausgelaufene Blut aufgenommen hat. In der Regel bleiben selbst nach einer Operation Schäden zurück, wie Schwäche, Lähmungen, Empfindungsverlust auf einer Körperseite oder Schwierigkeiten, zu sprechen oder Gesprochenes zu verstehen (Aphasie ★). Viele Patienten mit kleineren Blutungen erholen sich allerdings erstaunlich gut.

SUBARACHNOIDALBLUTUNG

Bei einer Subarachnoidalblutung läuft plötzlich Blut in den Subarachnoidalraum, den Raum zwischen Gehirn und Hirnhäuten.

Meist ist ein instabiles Blutgefäß (entweder eine arteriovenöse Fehlbildung oder ein Aneurysma in einer Hirnschlagader), das plötzlich aufplatzt, die Quelle der Blutung. Ein Aneurysma kann aufgrund des Drucks im Blutgefäß platzen; das kann zu Blutungen und einem Schlaganfall führen. Eine arteriovenöse Fehlbildung kann von Geburt an vorhanden sein, wird aber nur entdeckt, wenn sich Symptome zeigen. Bei einer Blutung aufgrund einer Gefäßfehlbildung kann der Betroffene plötzlich zusammenbrechen und sterben; Derartiges kommt vor allem bei Jugendlichen und jungen Erwachsenen vor.

Manchmal schädigen arteriosklerotische Ablagerungen oder bakterielle Infektionen ein

▲ siehe Seite 496   ■ siehe Seite 499
★ siehe Seite 461

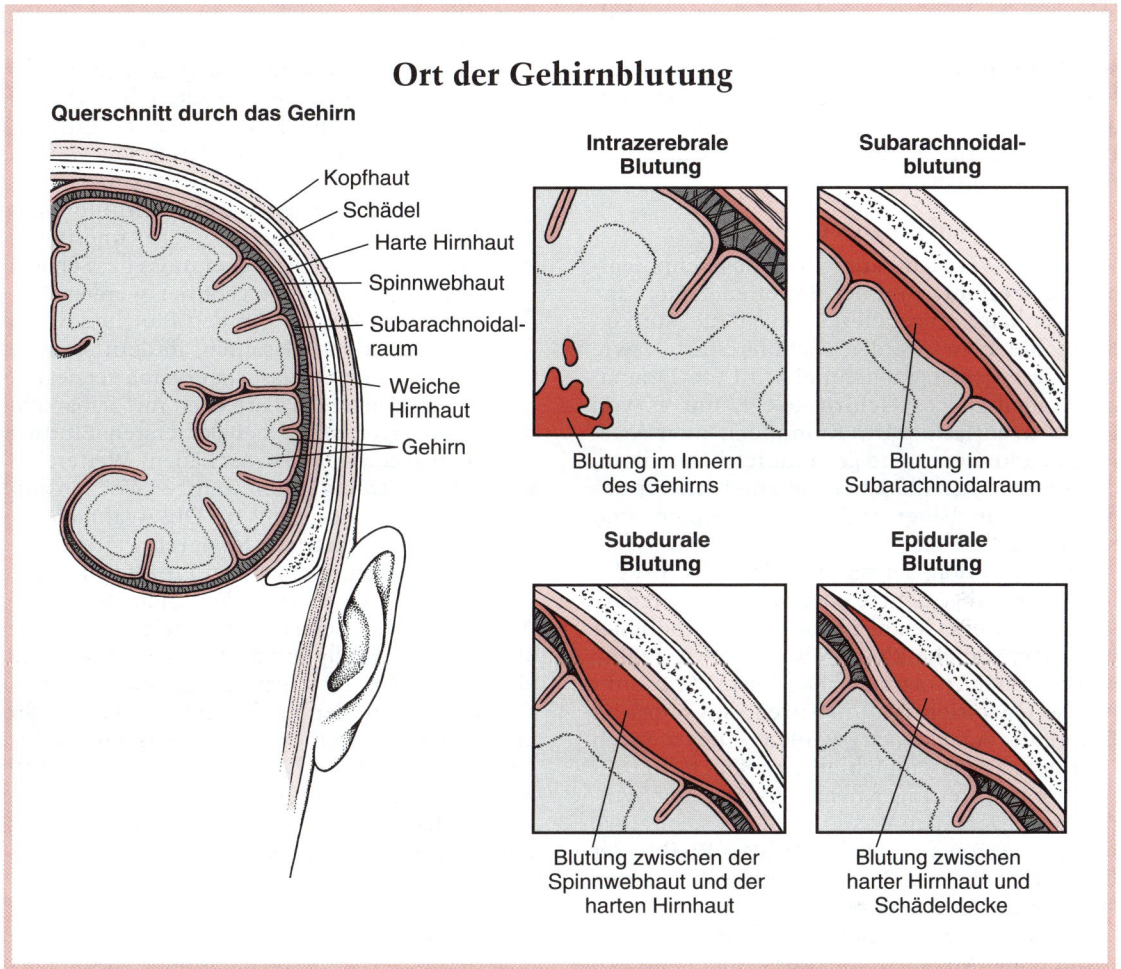

Ort der Gehirnblutung

Querschnitt durch das Gehirn

- Kopfhaut
- Schädel
- Harte Hirnhaut
- Spinnwebhaut
- Subarachnoidalraum
- Weiche Hirnhaut
- Gehirn

Intrazerebrale Blutung

Blutung im Innern des Gehirns

Subarachnoidalblutung

Blutung im Subarachnoidalraum

Subdurale Blutung

Blutung zwischen der Spinnwebhaut und der harten Hirnhaut

Epidurale Blutung

Blutung zwischen harter Hirnhaut und Schädeldecke

Blutgefäß, sodass es reißt. Solche Gefäßschäden können in jedem Lebensalter vorkommen, sind aber besonders häufig im Alter zwischen 25 und 50 Jahren. Eine Subarachnoidalblutung kann auch die Folge einer Kopfverletzung sein. Sie ist die einzige Form von Schlaganfall, die bei Frauen häufiger ist als bei Männern.

Symptome und Diagnose

Aneurysmen, die eine Subarachnoidalblutung auslösen, machen sich meist erst bemerkbar, wenn sie platzen. Manchmal drückt ein Aneurysma jedoch auf einen Nerv, oder es tritt eine kleine Menge Blut aus, bevor es zu einem größeren Riss kommt. Dabei treten Warnzeichen, wie Kopfschmerzen, Schmerzen im Gesicht, Doppeltsehen und andere Sehstörungen auf. Solche Warnzeichen können Minuten oder Wochen vor dem Riss einsetzen und sollten auf jeden Fall um-

gehend von einem Arzt abgeklärt werden, damit eine massive Blutung verhindert werden kann.

Ein platzendes Aneurysma verursacht gewöhnlich unvermittelt starke Kopfschmerzen und oft einen kurzen Ohnmachtanfall. Manchmal bleiben die Betroffenen bewusstlos, häufiger aber wachen sie wieder auf, sind verwirrt und müde. Das Blut und die Gehirnflüssigkeit reizen die Hirnhäute, was zu Kopfschmerzen, Erbrechen und Benommenheit führt. Oft schwanken Herz- und Atemfrequenz, manchmal treten Krampfanfälle auf. Innerhalb von Stunden oder auch nur Minuten wird der Betroffene wieder müde und verwirrt. Etwa 25 Prozent der Betroffenen haben neurologische Störungen, meist einseitige Lähmungen.

Die Diagnose einer Subarachnoidalblutung erfolgt in der Regel anhand einer Computertomographie, die den Ort der Blutung aufzeigt. Falls erforderlich, kann man mittels einer Lumbalpunktion Blut in der Gehirnflüssigkeit nachweisen. Eine zerebrale Angiographie ▲ wird gewöhnlich innerhalb von 72 Stunden durchgeführt, um den Sitz des Aneurysmas oder der arteriovenösen Fehlbildung zu identifizieren und nötigenfalls eine Operation planen zu können.

Behandlung und Prognose

Wenn der Verdacht auf eine Subarachnoidalblutung besteht, wird der Betroffene sofort ins Krankenhaus eingeliefert. Gegen die starken Kopfschmerzen werden Schmerzmittel wie Opioide gegeben. Manchmal wird ein Drainageschlauch in das Gehirn gelegt, um es von Druck zu entlasten. Um Krämpfe in einer Arterie zu verhindern, wird gewöhnlich Nimodipin, ein Kalziumkanalblocker, verabreicht. Dieses Medikament beugt späteren Krämpfen und Schlaganfällen vor.

Eine Operation, bei der die Wände der instabilen Arterie abgedichtet oder verstärkt werden, vermindert die Gefahr nachfolgender tödlicher Blutungen. Solche Eingriffe sind schwierig und nicht immer erfolgreich. Der beste Zeitpunkt für die Operation ist umstritten und muss im Einzelfall entschieden werden. Die meisten Neurochirurgen empfehlen eine Operation innerhalb von drei Tagen nach Einsetzen der Symptome. Zögert man den Eingriff um zehn Tage hinaus, verringert sich zwar das Risiko der Operation, aber das Risiko weiterer Blutungen steigt in der Zwischenzeit.

Ein häufig angewandtes Verfahren besteht darin, einen Metallclip über das Aneurysma zu platzieren und so zu verhindern, dass es platzt.

Der Clip bleibt zeitlebens an Ort und Stelle. Menschen, denen vor Jahren ein solcher Clip eingesetzt wurde, können sich keiner Kernspintomographie unterziehen; neuere Clips werden von den magnetischen Kräften nicht beeinflusst.

Bei einem alternativen Verfahren werden Drahtwindungen in das Aneurysma eingepflanzt. Die Windungen werden mithilfe eines Katheters in eine Arterie eingeführt und in das Aneurysma eingefädelt. Daher muss der Schädel für diesen Eingriff nicht geöffnet werden. Dadurch, dass die Windungen den Blutfluss durch das Aneurysma verlangsamen, fördern sie eine Gerinnselbildung, die das Aneurysma versiegelt.

Etwa ein Drittel der Patienten mit Subarachnoidalblutungen stirbt bei der ersten Blutung infolge ausgedehnter Hirnschäden. Weitere 15 Prozent sterben innerhalb weniger Wochen aufgrund von Nachblutungen. Die Wahrscheinlichkeit, dass nach sechs Monaten weitere Blutungen auftreten, beträgt drei Prozent pro Jahr, es sei denn, man operiert das Aneurysma. Die Aussichten sind besser, wenn die Ursache eine arteriovenöse Fehlbildung ist. Gelegentlich wird eine Subarachnoidalblutung von einem kleinen Riss verursacht, der bei der Angiographie nicht entdeckt wird, weil er sich bereits von selbst wieder verschlossen hat; in einem solchen Fall sind die Aussichten sehr gut.

Viele Betroffene erholen sich in geistiger und körperlicher Hinsicht völlig oder weitgehend. Manchmal bleiben neurologische Störungen, wie Muskelschwäche, Lähmungen, Verlust der Empfindungen auf einer Körperseite oder Schwierigkeiten, zu sprechen oder Gesprochenes zu verstehen (Aphasie ■), jedoch bestehen.

KAPITEL 87

Kopfverletzungen

Die dicken, festen Schädelknochen schützen das Gehirn. Außerdem ist das Gehirn von den Hirnhäuten (Meningen) mit der Gehirn-Rückenmark-Flüssigkeit umgeben, welche das Gehirn wie ein Kissen polstert. Daher ist die Mehrzahl

der Kopfverletzungen unbedeutend; die meisten Stöße und Schläge auf den Kopf verletzen das Gehirn nicht.

Dennoch gibt es ernste Kopfverletzungen; diese werden unter dem Begriff Schädel-Hirn-Traumata zusammengefasst. Kopfverletzungen führen bei Menschen unter 50 Jahren häufiger zu Tod und Behinderung als jede andere neuro-

▲ siehe Seite 428   ■ siehe Seite 461

logische Krankheit. Rund die Hälfte aller Kopfverletzungen ist eine Folge von Verkehrsunfällen. Andere häufige Ursachen sind Stürze daheim, körperliche Auseinandersetzungen und Unfälle beim Sport und in der Freizeit bzw. am Arbeitsplatz.

Zu den Kopfverletzungen zählen äußere Verletzungen der Kopfhaut, Schädelbrüche, Gehirnerschütterungen, Quetschungen und Risse des Gehirns sowie Blutergüsse im Gehirn oder zwischen Gehirn und Schädel. Das Gehirn kann auch dann Schaden nehmen, wenn die Schädeldecke intakt geblieben ist. Oft lässt sich an der Schwere der äußeren Kopfverletzung nicht ablesen, wie schwer das Gehirn betroffen ist.

Symptome

Kopfhautverletzungen bluten oft sehr stark, weil die Kopfhaut gut durchblutet ist. Infolgedessen kann eine solche Verletzung ernster aussehen, als sie ist.

Nach einer Gehirnerschütterung kann das Bewusstsein verloren gehen, gewöhnlich für weniger als 15 Minuten. Auf dem Kopf kann sich eine Schwellung bilden, und es kann zu Kopfschmerzen, Benommenheit, Übelkeit und Erbrechen kommen. Gewöhnlich gehen diese Symptome innerhalb von Tagen oder Wochen zurück. Manchmal bleiben sie jedoch selbst nach einer geringfügigen Kopfverletzung beträchtliche Zeit bestehen. Solche hartnäckigen Symptome werden als postkommotionelles Syndrom oder posttraumatische Hirnleistungsschwäche bezeichnet ▲.

Gewisse Symptome deuten darauf hin, dass die Kopfverletzung ernst ist und sich die Gehirnfunktion verschlechtert. Dazu gehören zunehmende Schläfrigkeit und Verwirrtheit, hartnäckiges Erbrechen, schwere Kopfschmerzen, Lähmung von Arm oder Bein, Nichterkennen von Menschen oder Umgebung, Gleichgewichtsverlust, Seh- und Sprachprobleme, Koordinationsverlust, steigender Blutdruck, verlangsamter Puls und das Austreten einer klaren Flüssigkeit aus Mund oder Nase. Diese Symptome können sich Stunden, manchmal auch erst Tage nach der ursprünglichen Verletzung entwickeln. Eltern müssen ihr verletztes Kind in den Stunden nach dem Unglück auf derartige Veränderungen überwachen und ggf. sofort ärztliche Hilfe holen.

Zu diesen Symptomen einer sich verschlechternden Hirnfunktion kommt es, weil sich der Druck im Schädel erhöht, beispielsweise, wenn Blutgefäße und Gewebe im Gehirn und seiner Umgebung zerstört werden, sodass Blut und

Eine schwere Kopfverletzung erkennen

Eine schwere Kopfverletzung lässt sich anhand gewisser Symptome erkennen, die anzeigen, dass sich die Gehirnfunktion verschlechtert. Wenn bei einem Erwachsenen oder einem Kind solche Symptome auftreten, sollte sofort ärztlicher Rat eingeholt werden.

- Erbrechen, Blässe, Reizbarkeit oder Benommenheit ohne Bewusstlosigkeit, die länger als sechs Stunden andauert
- Bewusstlosigkeit
- Unfähigkeit, bestimmte Körperteile zu bewegen oder zu spüren
- Unfähigkeit, Personen oder die Umgebung wiederzuerkennen
- Gleichgewichtsstörungen
- Seh- und Sprachprobleme (z. B. verschwommene Sicht und undeutliches Sprechen)
- Austritt einer klaren Flüssigkeit (Gehirn-Rückenmark-Flüssigkeit) aus Mund oder Nase
- Starke Kopfschmerzen

Flüssigkeit austreten. Das führt zu Blutergüssen (Hämatomen), Flüssigkeitsansammlungen (Ödemen) und Schwellungen. Da die Schädeldecke nicht nachgeben kann, schädigt oder zerstört der Druck Gehirngewebe. Je nach Lage der Schädigung führt das zum Verlust verschiedener Funktionen ■. Aufgrund seiner Lage im Schädel wird das Gehirn durch den Druck gewöhnlich nach unten geschoben und möglicherweise in die Öffnung zwischen den Hirnkompartimenten, die die Verbindung zu den unteren Gehirnteilen (Hirnstamm) herstellt, gepresst; diese Einklemmung von Hirngewebe bezeichnet man als Hirnbruch. Da der Hirnstamm, der so wichtige Funktionen wie Herzschlag und Atmung steuert, zusammengedrückt wird, kann dieses lebensbedrohlich sein.

Zu einer **posttraumatischen Epilepsie** kann es noch Monate oder Jahre nach einer Hirnschädigung durch eine schwere Kopfverletzung kommen. Krampfanfälle ★ treten bei rund 70 Prozent aller Menschen auf, die eine schwere

▲ siehe Seite 501   ■ siehe Seite 460
★ siehe Seite 478

Kopfverletzung mit offener Schädeldecke erlitten haben, und bei fünf bis 30 Prozent aller derjenigen mit schwerer Kopfverletzung, deren Schädel geschlossen blieb. Die Symptome hängen davon ab, in welchem Gehirnbereich die Anfälle ihren Ursprung haben. So rufen Krampfanfälle, die vom Stirnlappen ausgehen, Zuckungen in bestimmten Muskeln von Arm und Bein der gegenüberliegenden Körperseite hervor.

Prognose

Die meisten Menschen erholen sich nach einer geringfügigen Kopfverletzung innerhalb weniger Tage vollständig.

Von einer schweren Kopfverletzung erholen sich Erwachsene meist in den ersten sechs Monaten, allerdings kann das auch bis zu zwei Jahre dauern. Kinder erholen sich im Allgemeinen unabhängig von der Schwere der Verletzung vollständiger, und ihre Besserung setzt sich viel länger fort.

Die Folgen einer Kopfverletzung reichen von vollständiger Genesung bis zum Tod. Art und Ausmaß der Beeinträchtigungen hängen davon ab, wo und wie schwer das Gehirn verletzt worden ist. Viele Gehirnfunktionen können von mehr als einem Hirnbereich gesteuert werden, sodass oft unverletzte Bereiche die ausgefallenen Funktionen übernehmen und eine teilweise Genesung möglich wird. Mit zunehmendem Lebensalter nimmt diese Anpassungsfähigkeit des Gehirns jedoch ab. Beispielsweise sind bei kleinen Kindern mehrere Gehirnbereiche an der Sprachverarbeitung beteiligt, während diese Funktion bei Erwachsenen auf eine Gehirnhälfte konzentriert ist. Werden die Sprachzentren der linken Gehirnhälfte vor dem achten Lebensjahr schwer geschädigt, kann die rechte Hälfte die Funktionen fast vollständig ersetzen. Werden die Sprachzentren jedoch im Erwachsenenalter verletzt, bleiben sehr viel wahrscheinlicher Sprachstörungen zurück.

Sehvermögen und Bewegungen von Armen und Beinen werden von spezifischen Bereichen einer Gehirnhälfte gesteuert. Schäden in diesen Bereichen hinterlassen gewöhnlich bleibende Behinderungen. Maßnahmen zur Rehabilitation ▲ können jedoch dazu beitragen, dass die Betroffenen lernen, diese Funktionsstörungen so gut wie möglich auszugleichen.

Bei schweren Kopfverletzungen leiden die Betroffenen manchmal unter Gedächtnisstörungen; sie können sich nicht daran erinnern, was unmittelbar vor und nach der Bewusstlosigkeit geschehen ist. Erlangen die Betroffenen innerhalb der ersten Woche das Bewusstsein wieder, ist die Chance, dass die Erinnerung vollständig zurückkehrt, am besten.

Diagnose und Behandlung

Bei einer geringfügigen Kopfverletzung ohne weitere Symptome als Schmerzen an der Verletzungsstelle kann Parazetamol ■ eingenommen werden, nicht jedoch Azetylsalizylsäure oder ein anderer nichtsteroidaler Entzündungshemmer. Auch kalte Kompressen können schmerzlindernd wirken. Ratsam ist, den Verletzten in den auf den Unfall folgenden Stunden nicht allein zu lassen, um sicherzustellen, dass Symptome rechtzeitig bemerkt werden. Kinder mit einer leichten Kopfverletzung dürfen schlafen, sollten aber in regelmäßigen Abständen geweckt werden, um ihren Bewusstseinszustand zu überprüfen. In welchen Abständen sie geweckt werden sollen, hängt von der Schwere der Verletzung sowie vom Aussehen und Verhalten des Kindes ab.

Wenn eine Kopfverletzung zu einer – egal wie kurzen – Bewusstlosigkeit geführt hat oder wenn sich Symptome einer sich verschlechternden Gehirnfunktion entwickeln, muss sofort ein Arzt hinzugezogen werden.

Ist die Kopfverletzung traumatisch (z. B. nach einem Autounfall) oder ist der Verletzte bewusstlos, sollte der Rettungsdienst gerufen werden. Bei einer so schweren Kopfverletzung wird bis zum Beweis des Gegenteils angenommen, dass das Genick gebrochen ist. In solchen Fällen werden Kopf, Hals und Wirbelsäule des Verletzten stabilisiert. Gewöhnlich wird er auf eine feste Unterlage geschnallt und sorgfältig abgestützt, um jede Bewegung zu vermeiden.

Im Krankenhaus werden als Erstes die Lebenszeichen geprüft: Herzschlag, Blutdruck und Atmung. Verletzte, deren Eigenatmung nicht ausreicht, werden künstlich beatmet. Die Ärzte beurteilen umgehend Bewusstseinszustand, Gedächtnis und Sprachfähigkeit ★. Auch die grundlegenden Gehirnfunktionen werden geprüft, indem man die Pupillengröße und deren Reaktion auf Licht untersucht, die Reaktion auf Reize wie Hitze und Nadelstiche testet und feststellt, ob Arme und Beine bewegt werden können. Eine Computer- oder Kernspintomographie wird gemacht, um mögliche Gehirnschäden abzuschätzen. Gewöhnliche Röntgenaufnahmen können Schädelbrüche zeigen, geben aber keinen Aufschluss über Hirnschäden. Diese Verfahren die-

---

▲ siehe Seite 37   ■ siehe Seite 434
★ siehe Tabelle Seite 424

Einklemmung: das Gehirn unter Druck

Blutungen und Schwellungen können den Druck im Gehirn erhöhen und das Gehirn im Schädel nach unten drücken. Das kann zu einer Einklemmung (Hirnbruch, Enzephalozele) führen, bei der das Gehirn durch eine kleine natürliche Öffnung in den relativ festen Gewebelagen, die das Gehirn in rechte und linke bzw. obere und untere Kompartimente teilt, gepresst wird. (Diese Unterteilungen sind Ausläufer der äußeren harten Hirnhaut.) Am häufigsten kommt ein solcher Hirnbruch dadurch zustande, dass ein Teil des Schläfenlappens durch die Aussparung im Kleinhirnzelt, der Öffnung in der Hirnhautlage zwischen Schläfenlappen und Kleinhirn, gequetscht wird (transtentorielle Hernie). Eine solche transtentorielle Hernie kann schwerwiegende Folgen haben, wie Lähmungen, Stupor, Koma, Herzrhythmusstörungen, gestörte Atmung oder Aussetzen der Atmung und Herzstillstand.

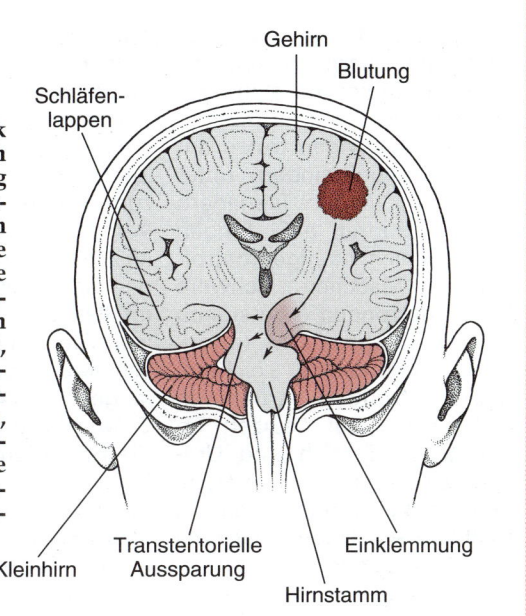

nen auch dazu festzustellen, ob das Genick gebrochen ist.

Wenn sich bei einer schweren Kopfverletzung der Zustand des Verletzten verschlechtert, wird in der Regel über einen Tropf der Zuckeralkohol Mannit gegeben, um die Schwellung (die sich rasch entwickeln kann) und damit den Druck im Schädel zu verringern. Mannit zieht Flüssigkeit aus dem Gehirngewebe und fördert die Harnausscheidung. Auch intravenös verabreichtes Kortison verringert die Schwellung.

Ein kleines Druckmessgerät kann in den Schädel eingesetzt werden, um festzustellen, ob die Behandlung wirkt. Alternativ kann man einen Katheter in eine der Hirnkammern legen. Die Ventrikel enthalten Gehirn-Rückenmark-Flüssigkeit, die zwischen den Hirnhäuten um die Gehirnoberfläche zirkuliert. Mithilfe des Katheters lässt sich der Druck messen und bei Bedarf Flüssigkeit abziehen, um den Druck im Schädel zu verringern.

Bei einer schweren Kopfverletzung wird meist bis zu zwei Wochen lang ein Antiepileptikum, wie Phenytoin, Carbamazepin oder Valproinsäure ▲, gegeben, um Krampfanfälle zu verhindern. Wenn es zu einem solchen Anfall kommt, ist eine andauernde antiepileptische Therapie notwendig.

Schädelbruch

Ein Schädelbruch (Schädelfraktur) ist ein Bruch in einem der Schädelknochen.

Bei einem Schädelbruch können Arterien und Venen verletzt werden, sodass es in die Räume zwischen dem Gehirngewebe hineinblutet. Menschen mit einem Schädelbruch haben unter Umständen schwerere Hirnverletzungen als solche mit einer Kopfverletzung ohne Schädelbruch. Durch einen Schädelbruch und besonders einen Schädelbasisbruch können die Hirnhäute, die das Gehirn einhüllen, einreißen. Manchmal dringen durch einen derartigen Bruch Bakterien in den Schädel ein und verursachen Infektionen und schwere Gehirnschäden. Ein Schädelbruch tritt jedoch häufig auch ohne begleitende Hirnschäden auf.

Gewisse Symptome sprechen für einen Schädelbasisbruch: So kann durch Nase oder Ohren Gehirn-Rückenmark-Flüssigkeit austreten, eine klare Flüssigkeit, die zwischen Gehirn und Hirnhäuten zirkuliert. Ist das Trommelfell gerissen, kann sich dahinter Blut ansammeln oder aus dem Ohr treten. Hinter dem Ohr (Battle-

▲ siehe Tabelle Seite 484

Kopfverletzungen bei Kindern

Die meisten Kopfverletzungen sind relativ harmlos, und die meisten Kinder erholen sich vollständig.

Kopfverletzungen treten am häufigsten bei Kindern unter einem Jahr und bei Teenagern über 15 Jahren auf; Jungen sind deutlich häufiger betroffen als Mädchen. Schwere Kopfverletzungen entstehen meist bei Fahrrad-, Motorrad- oder Autounfällen. Leichtere Kopfverletzungen beruhen in erster Linie auf Stürzen im häuslichen Bereich und Umfeld. Stürze aus großer Höhe gibt es bei Kindern, die in Hochhäusern leben. Fast zwei Drittel aller Kopfverletzungen bei Kleinkindern gehen auf Kindesmisshandlungen zurück.

Häufig treten nach einer leichten Kopfverletzung Kopfschmerzen auf. Ein Arzt muss nur dann sofort hinzugezogen werden, wenn die Symptome für eine Verschlechterung der Hirnfunktion sprechen.

Beim Säugling können die Hirnhäute aus einem Schädelbruch hervortreten und eingeklemmt werden. Der mit Flüssigkeit gefüllte Sack, den sie bilden, wird als »wachsende« Schädelfraktur bezeichnet. Diese Zyste kann sich über einen Zeitraum von drei bis sechs Wochen entwickeln und der erste Hinweis auf einen Schädelbruch sein.

Schwere Kopfverletzungen können das sich in der Entwicklung befindliche Gehirn schädigen und die körperliche, geistige und emotionale Entwicklung beeinträchtigen. Zu den häufigen Problemen während der Genesungsphase gehören eine Erinnerungslücke für den Zeitraum direkt vor der Verletzung (retrograde Amnesie), Verhaltensänderungen, psychische Labilität, Schlafstörungen sowie eine abnehmende intellektuelle Leistungsfähigkeit. Von den Kindern mit einer schweren Kopfverletzung, die länger als 24 Stunden ohne Bewusstsein sind, entwickelt die Hälfte langfristige Komplikationen, ein Teil bleibt schwerbehindert. Kleinere Kinder, vor allem Säuglinge, sterben eher an den Folgen ihrer schweren Kopfverletzung als ältere Kinder.

Krampfanfälle treten in der ersten Woche nach einer schweren Kopfverletzung bei Kindern häufig auf. Ereignen sie sich direkt nach der Verletzung, werden sie seltener zu einer chronischen Störung als wenn sie sieben Tage oder später auftreten.

Ernste, jedoch relativ seltene Komplikationen bei Kopfverletzungen im Kindesalter sind Blutansammlungen oder Blutergüsse zwischen den beiden Häuten, die das Gehirn umgeben, oder im Gehirn selbst. Bei kleinen Kindern mit Epiduralhämatom – einer Blutansammlung zwischen der Schädeldecke und der sie umhüllenden Haut – kommt es häufig innerhalb von Minuten bis Stunden zu einer allmählichen Bewusstseinstrübung, während die Symptome bei Erwachsenen verzögert einsetzen können. Bei Säuglingen, die stark geschüttelt wurden, kommt es oft zu Netzhautblutungen.

Kinder mit leichten Kopfverletzungen werden meist bald wieder aus dem Krankenhaus entlassen; die Eltern sollten nur darauf achten, ob sich Erbrechen oder eine zunehmende Bewusstseinstrübung einstellen. Die Kinder brauchen nachts nicht wach gehalten zu werden, allerdings sollen die Eltern das Kind etwa alle zwei bis vier Stunden aufwecken, um festzustellen, ob es noch bei klarem Bewusstsein ist. Kinder, deren Bewusstsein zur Zeit der Untersuchung getrübt war, müssen ebenso im Krankenhaus bleiben wie jene, die, wenn auch nur kurzzeitig, das Bewusstsein verloren und die Sensibilitätsausfälle (Taubheitsgefühl) oder Schwächegefühle haben, deren Pupillen ungleich groß sind, die einen Krampfanfall hatten oder die einen Schädelbasisbruch haben. Kinder mit Schädelfrakturen ohne Hirnverletzung müssen nicht routinemäßig stationär behandelt werden. Säuglinge mit Schädelfraktur, vor allem mit Schädelimpressionsfraktur, sollten jedoch in jedem Fall im Krankenhaus beobachtet werden. Bei Verdacht auf Kindesmisshandlung wird das Kind ebenfalls im Krankenhaus behalten.

Zeichen) oder rund um die Augen (Brillenhämatom) können sich Blutergüsse entwickeln. Blutansammlungen in den Nasennebenhöhlen lassen sich mit Röntgenaufnahmen, Computer- oder Kernspintomographie nachweisen. Bald nach der Verletzung oder später kann es zu Krampfanfällen kommen.

Die meisten Schädelbrüche erfordern keine Operation, es sei denn, Knochenstücke drücken auf das Gehirn, oder es sind Schädelknochen verrutscht, sodass Gehirnmasse frei liegt. Um Infektionen vorzubeugen und die Bildung von Abszessen zu verhindern, werden Fremdmaterial und totes Gewebe entfernt und der Schaden soweit wie möglich behoben. Die Schädelfragmente werden wieder in Position gebracht und die Wunden genäht.

Gehirnerschütterung

Bei einer Gehirnerschütterung (Commotio) kann es nach einer Gehirnverletzung ohne sichtbare strukturelle Folgen vorübergehend zu Ohnmacht und Gedächtnisverlust kommen.

Gehirnerschütterungen verursachen eine vorübergehende Fehlfunktion des Gehirns, schädigen die Gehirnstruktur aber nicht sichtbar. Schon bei geringfügigen Kopfverletzungen kann eine Gehirnerschütterung auftreten, je nachdem, wie stark das Gehirn im Schädel durchgeschüttelt wurde.

Die Folge sind Benommenheit oder leichte Verwirrtheit, das Bewusstsein kann kurzzeitig schwinden. Die Erinnerung an Ereignisse kurz vor oder nach der Verletzung geht möglicherweise verloren. Die meisten Betroffenen erholen sich innerhalb weniger Stunden oder Tage. Manchmal entwickeln sich aber Stunden oder Tage nach der ursprünglichen Verletzung Symptome einer sich verschlechternden Gehirnfunktion; das gilt besonders für ältere Menschen. Dann sollte sofort ein Arzt hinzugezogen werden.

Manche Betroffenen fühlen sich verwirrt, haben Kopfschmerzen und sind ungewöhnlich schläfrig: Sie klagen über Benommenheit, Konzentrationsschwäche, Vergesslichkeit, Niedergeschlagenheit, Teilnahmslosigkeit und Angstgefühle. Diese Symptome halten einige Tage oder Wochen an, selten länger. In dieser Zeit haben die Betroffenen Schwierigkeiten, ihrer Arbeit nachzugehen, zu lernen oder an geselligen Aktivitäten teilzunehmen. Diesen Zustand nennt man **postkommotionelles Syndrom**. Das postkommotionelle Syndrom ist rätselhaft, denn warum diese Schwierigkeiten gewöhnlich nach nur *leichten* Kopfverletzungen auftreten, ist unbekannt. Es besteht Uneinigkeit darüber, ob die Symptome von mikroskopisch kleinen Verletzungen oder psychischen Faktoren herrühren.

Hat der Arzt keine Hinweise für schwerere Schäden gefunden, ist im Allgemeinen keine Behandlung erforderlich. Solange sich die Symptome nicht verschlimmern, kann man Schmerzen mit Parazetamol lindern. Azetylsalizylsäure oder nichtsteroidale Entzündungshemmer ▲ dürfen frühestens drei oder vier Tage nach leichteren Verletzungen wieder eingenommen werden; davor können sie, weil sie die Blutgerinnung hemmen, Blutungen aus eventuell doch verletzten Gefäßen verlängern.

Menschen mit einem postkommotionellen Syndrom können gewisse Medikamente gegen Kopfschmerzen ■ oder Schwindel ★ anwenden. Manchmal ist auch eine psychologische Behandlung hilfreich.

Hirnprellung und Hirnriss

Bei einer Hirnprellung (Kontusion) ist das Gehirn, gewöhnlich durch einen starken, direkten Schlag gegen den Kopf, gequetscht worden. Bei einem Hirnriss (Lazeration) reißt das Gehirngewebe, oft gibt es gleichzeitig sichtbare Kopfwunden und einen Schädelbruch.

Hirnprellungen und -risse sind gewöhnlich ernster als Gehirnerschütterungen. Eine Hirnprellung kann durch eine plötzliche Beschleunigung entstehen, wie sie ein Stoß bewirkt, z. B. ein kräftiger Schlag gegen den Kopf, oder durch die plötzliche Verzögerung beim Aufprall des Kopfes gegen einen festen Gegenstand, z. B. bei einem Sturz. Das Gehirn kann am Ort der Krafteinwirkung oder auf der gegenüberliegenden Seite dadurch geschädigt werden, dass es gegen den Schädel prallt; dann spricht man von einer *Countrecoup*-Verletzung (frz. Rückstoß).

Hirnprellungen und Hirnrisse führen unter Umständen nur zu geringen strukturellen Hirnschäden und wenigen Symptomen. Wenn jedoch starke Schwellungen oder Blutungen auftreten, kann es zu starken Kopfschmerzen, Schwindel und Erbrechen kommen. Eine Pupille ist vielleicht größer als die andere. Je nachdem, welcher Hirnbereich betroffen ist, ist die Fähigkeit zu denken, Gefühle zu kontrollieren, sich zu bewegen, zu fühlen, zu sprechen, zu sehen, zu hören und sich zu erinnern, mehr oder minder gestört. Der Betroffene wird möglicherweise reizbar, ruhelos oder aufgeregt. Es kann zu Schwäche und Gefühllosigkeit in einer Körperhälfte und zu Verwirrtheit kommen. Schwillt das Gehirn an, kann das Hirngewebe weitere

---

▲ siehe Seite 434   ■ siehe Seite 444
★ siehe Seite 445

Schäden davontragen; sehr starke Schwellungen können das Hirngewebe einklemmen, sodass es gelegentlich zu einem Koma kommt. Schwere Hirnschäden gehen oft mit anderen Verletzungen einher, besonders Kopfhautverletzungen, Schädelbrüchen und Brust- sowie Wirbelsäulenverletzungen.

Mithilfe der Kernspintomographie lassen sich Schäden im Gehirn erkennen. Bei nur geringen Blutungen braucht der Patient nur Ruhe, doch er muss einige Tage bis eine Woche lang beobachtet werden. Bei schweren Blutungen muss das Blut unter Umständen operativ entfernt werden. Andere Verletzungen müssen, falls vorhanden, ebenfalls behandelt werden.

Blutansammlungen im Gehirn

Blutergüsse durch Verletzungen bilden sich innerhalb des Gehirns oder zwischen Gehirn und Schädeldecke (intrakranielle Hämatome).

Zu den intrakraniellen Hämatomen zählen die epiduralen Hämatome, die sich zwischen Schädel und äußerer Hirnhautschicht (harte Hirnhaut, Dura mater) bilden, subdurale Hämatome, die sich zwischen der äußeren und der mittleren Hirnhautschicht (Spinnwebhaut, Arachnoidea ▲) bilden, sowie intrazerebrale Hämatome, die sich im Gehirn bilden. Solche Blutergüsse können im Gehirn durch eine Verletzung oder einen Schlaganfall entstehen. Bei Menschen, die Azetylsalizylsäure oder gerinnungshemmende Mittel einnehmen, ist das Blutungsrisiko und damit auch das Hämatomrisiko selbst nach einer leichten Kopfverletzung erhöht; das gilt besonders für ältere Menschen.

Die meisten Hämatome entstehen plötzlich und verursachen innerhalb von Minuten Symptome. Große Hämatome drücken auf das Gehirn, verursachen Schwellungen und können Hirngewebe einklemmen. Solche Hämatome können Verwirrtheit und Gedächtnisverlust auslösen, vor allem bei älteren Menschen. Patienten mit intrakraniellem Hämatom können das Bewusstsein verlieren, ins Koma fallen, ein- oder beidseitig gelähmt werden und Atem- oder Herzprobleme bekommen.

Bei rascher Behandlung sind die Genesungschancen bei einem epi- oder subduralen Hämatom besser als bei einem intrazerebralen Hämatom, weil das Blut bei den beiden erstge-

▲ siehe Abbildung Seite 417

nannten Blutergüssen nicht direkt mit dem Hirngewebe in Kontakt kommt und das Gehirn daher nicht direkt reizt.

Ein **epidurales Hämatom** entsteht durch Blutung aus einer Arterie oder einer großen Vene, die zwischen der äußeren Hirnhautschicht und dem Schädel liegt. Die meisten epiduralen Hämatome treten auf, wenn ein Schädelbruch eine Arterie durchtrennt. Manchmal setzen die Symptome unmittelbar in Form starker Kopfschmerzen ein, sie können sich aber auch erst Stunden später zeigen. Die Kopfschmerzen verschwinden gelegentlich wieder, treten aber nach einigen Stunden umso heftiger wieder auf. Zunehmende Verwirrtheit, Schläfrigkeit, Lähmungen, Zusammenbruch und tiefes Koma können kurz darauf folgen. Einige Menschen verlieren nach der Verletzung das Bewusstsein, gewinnen es wieder und erleben eine Periode uneingeschränkter geistiger Klarheit (so genanntes waches Intervall), bevor sich ihr Zustand wieder verschlechtert und das Bewusstsein eintrübt.

Eine frühe Diagnose ist entscheidend und bedarf meist einer Notfall-Computertomographie oder Kernspintomographie. Epidurale Hämatome werden sofort behandelt. In den Schädel werden ein oder mehrere Löcher gebohrt, damit das überschüssige Blut ablaufen kann, und der Chirurg sucht nach der Ursache der Blutung, um sie zu stoppen.

Subdurale Hämatome entstehen durch Blutungen aus Venen zwischen äußerer und mittlerer Hirnhaut.

Subdurale Hämatome können akut, subakut oder chronisch sein. Nach einer schweren Kopfverletzung kann die Blutung unvermittelt einsetzen und ein akutes subdurales Hämatom hervorrufen, oder es entsteht ein subakutes Hämatom, dessen Symptome sich erst allmählich über Stunden entwickeln. Chronische subdurale Hämatome, wie sie nach einer weniger schweren Kopfverletzung auftreten, vergrößern sich sehr langsam; Symptome zeigen sich daher erst nach Tagen, Wochen oder gar Monaten.

Chronische subdurale Hämatome kommen vor allem bei älteren Menschen vor, da deren Venen brüchiger sind, und bei Alkoholikern, die leichte bis mäßige Kopfverletzungen nicht beachten. Diese Verletzungen können zu kleinen subduralen Hämatomen führen, die chronisch werden können. Bei älteren Menschen schrumpft das Gehirn ein wenig und streckt damit die überbrückenden Venen, sodass sie selbst bei einer kleinen Verletzung leichter reißen. Da Gewebe bei älteren Menschen schlechter heilt, dauert es meist auch länger, bis die Blutung

coppt. Nach Resorption des Blutes dehnt sich
as Gehirn bei älteren Menschen unter Um-
tänden nicht wieder richtig aus, sodass ein
üssigkeitsgefüllter Raum zurückbleibt. Dieser
aum kann sich erneut mit Blut füllen und ver-
rößern, weil kleine Blutgefäße reißen, sodass
s zu wiederholten Blutungen kommt.

Je nach Sitz der Hirnschädigung ▲ zählen zu
en Symptomen hartnäckige Kopfschmerzen,
mmer wieder auftretende Benommenheit so-
ie Verwirrtheit, Gedächtnisstörungen und
ähmungserscheinungen auf der dem Häma-
om gegenüberliegenden Körperseite.

Bei Kleinkindern kann sich der Kopfumfang
nfolge eines subduralen Hämatoms wie beim
ydrozephalus vergrößern, da ihre Schädel-
ecke noch weich und nachgiebig ist. Bei ihnen
höht sich der Druck im Schädel nicht so stark
ie bei älteren Kindern und Erwachsenen.

Ein chronisches subdurales Hämatom ist
chwieriger zu diagnostizieren, weil zwischen
er Verletzung und dem Auftreten von Sympto-
en viel Zeit vergehen kann. Mittels CT und
MR lassen sich aber sowohl akute als auch
hronische subdurale Hämatome entdecken.

Bei Erwachsenen baut der Körper kleine sub-
urale Hämatome oft selbst ab, größere, die neu-
ologische Störungen verursachen, werden je-
och gewöhnlich operativ durch ein kleines
och im Schädel abgesaugt. Eine Operation ist
ann angezeigt, wenn die Kopfschmerzen blei-
en, immer wieder Benommenheit auftritt so-

wie Verwirrtheit, Gedächtnisstörungen und
leichte Lähmungserscheinungen auf der dem
Hämatom gegenüberliegenden Körperseite auftreten. Während der Operation wird gewöhnlich eine Drainage gelegt und mehrere Tage lang
an Ort und Stelle belassen, weil das subdurale
Hämatom erneut auftreten kann. Deshalb wird
der Patient auch sorgfältig beobachtet. Bei Kindern wird das Hämatom im Allgemeinen zumindest aus optischen Gründen gewöhnlich
operativ abgesaugt.

Etwa die Hälfte aller Patienten, die wegen
eines großen akuten subduralen Hämatoms behandelt werden, überlebt das Ereignis. Menschen mit einem chronischen subduralen Hämatom geht es gewöhnlich nach einiger Zeit besser
bzw. ihr Zustand verschlimmert sich nicht.

Nach einer schweren Kopfverletzung kommt
es aufgrund einer Hirnprellung häufig zu **intrazerebralen Hämatomen**. Auch Flüssigkeitsansammlungen treten im geschädigten Hirn-
gebiet häufig auf; sie sind für den größte Teil der
Todesfälle nach Verletzungen verantwortlich.
Mithilfe einer Computer- oder Kernspintomographie lassen sich intrazerebrale Hämatome
erkennen. Da diese Hämatome von einer direkten Hirnschädigung hervorgerufen werden,
lassen sich verlorene Funktionen nicht so gut
operativ wiederherstellen, wie im Fall von epi-
oder subduralen Hämatomen, wo das Gehirn
vorwiegend indirekt durch Blutungen geschädigt wird.

KAPITEL 88

Tumoren des Nervensystems

n Tumor ist eine ungewöhnliche Wucherung
n Körper. Üblicherweise bezeichnet man mit
esem Begriff eine Neubildung von Gewebe
Neoplasma), die gutartig (benigne) oder bös-
tig (maligne) sein kann. In den meisten Kör-
erteilen führt ein gutartiger Tumor kaum oder
r nicht zu Problemen, im Gehirn oder im Rü-
kenmark kann aber jedes ungewöhnliche Zell-
achstum beträchtliche Schäden verursachen.
Krebsgeschwüre an anderen Körperstellen wir-
en sich manchmal auf das Nervensystem aus
nd führen zu paraneoplastischen Syndromen ■.

Zu den Symptomen gehören Demenz, Stimmungsschwankungen, Krampfanfälle, Koordinationsstörungen, Schwindel, Doppeltsehen
und ungewöhnliche Augenbewegungen. Die
häufigste Auswirkung, Polyneuropathie, ist
eine Funktionsstörung peripherer Nerven ★,
die zu Muskelschwäche, Taubheit und Kribbeln führt.

▲ siehe Seite 460   ■ siehe Kasten Seite 1031
★ siehe Seite 571

TUMOREN MIT URSPRUNG IM GEHIRN ODER IN DESSEN NÄHE

ART DES TUMORS	URSPRUNG	GRAD DER BÖSARTIGKEIT	ANTEIL AN ALLEN HIRNTUMOREN*	BETROFFENE
Adenom	Hypophysenzellen	Überwiegend gutartig	10 %	Erwachsene
Chordom	Embryonalzellen in der Wirbelsäule	Gutartig, aber invasiv	Weniger als 1 %	Erwachsene (kann bereits bei der Geburt vorhanden sein)
Kranio-pharyngiom	Embryonalzellen der Hirnanhangdrüse	Meist gutartig	Weniger als 1 %	Erwachsene (kann bereits bei der Geburt vorhanden sein)
Dermoid-zysten und Epidermoid-tumoren	Embryonalzellen der Haut	Gutartig	Weniger als 1 %	Kinder und Erwachsene (Dermoidzysten können bereits bei der Geburt vorhanden sein)
Ependym	Zellen des Gewebes, das die Hirnkammern auskleidet	Meist gutartig	Rund 1% (und rund 9 % aller Hirntumoren in der Kindheit)	Kinder
Keimzell-tumoren (einschließlich Germinome)	Embryonalzellen in der Nähe der Hirnanhangdrüse	Bös- oder gutartig	1 %	Kinder (Germinome können bereits bei der Geburt vorhanden sein)
Gliom			65 %	
Astrozytom	Stützzellen des Gehirns (Gliazellen)	Bös- oder gutartig (einige zunächst gutartige Astrozytome werden nach 3 bis 5 Jahren bösartig und werden zu anaplastischen Astrozytomen		Kinder und Erwachsene
Oligodendro-zytom	Zellen, die die Myelinscheide um die Hirnnerven bilden (Oligodendrozyten)	Gewöhnlich gutartig, werden aber manchmal bösartig (sie werden zu anaplastischen Oligodendrogliomen)		Kinder und Erwachsene
Glioblastoma multiforme	Weniger differenzierte Formen von Gliazellen und Oligodendrozyten	Bösartig		Erwachsene
Hämangio-blastom	Embryonalzellen, die sich in den Blutgefäßen entwickeln	Gutartig	1–2 %	Kinder und Erwachsene
Medullo-blastom	Embryonalzellen des Kleinhirns	Bösartig	25 % aller Hirntumoren in der Kindheit	Kinder (gewöhnlich vor der Pubertät) und selten Erwachsene
Meningiome	Zellen der Hirnhäute	Gutartig, kann aber wiederkehren	20 %	Erwachsene
Osteom	Schädelknochen	Gutartig	2 %	Kinder und Erwachsene

TUMOREN MIT URSPRUNG IM GEHIRN ODER IN DESSEN NÄHE *(Fortsetzung)*

ART DES TUMORS	URSPRUNG	GRAD DER BÖSARTIGKEIT	ANTEIL AN ALLEN HIRNTUMOREN*	BETROFFENE
Osteosarkome	Schädelknochen	Bösartig	Weniger als 1 %	Kinder und Erwachsene
Pinealom	Zellen der Zirbeldrüse	Gutartig	Weniger als 1 %	Kinder
Tumor der Hirnanhang-drüse (Hypo-physen-adenom)	Zellen der Hirn-anhangdrüse	Gutartig	2 %	Kinder und Erwachsene
Sarkom	Bindegewebe	Bösartig	1 %	Kinder und Erwachsene

* Wenn nicht anders angegeben

Hirntumoren

*Ein **gutartiger** Hirntumor ist eine ungewöhnliche, aber nicht krebsartige Wucherung von Gewebe im Gehirn. Ein **bösartiger** Hirntumor ist ein Krebsgeschwür im Gehirn, das in das angrenzende Gewebe eindringen und es zerstören kann oder das als Tochtergeschwulst (Metastase) von einem Krebstumor, der irgendwo anders im Körper wächst, über das Blut ins Gehirn verschleppt worden ist.*

Von primären Hirntumoren spricht man, wenn sie sich in Zellen im Gehirn oder dessen Umgebung entwickelt haben. Diese Tumoren können gutartig oder bösartig sein. Sekundäre Hirntumoren sind Tochtergeschwülste aus einer anderen Körperregion und daher stets bösartig.

Die Bezeichnung der verschiedenen gutartigen Tumoren im Gehirn richtet sich nach den Zellen bzw. dem Gewebe, aus dem sie entstanden sind. So gehen **Hämangioblastome** von Blutgefäßen aus. (»Häm« bezieht sich auf Blut, und Hämangioblasten sind die Zellen, die sich zu Blutgefäßen entwickeln.) Einige gutartige Hirntumoren können bereits bei der Geburt vorliegen.

Bei bösartigen Hirntumoren handelt es sich meist um *Metastasen* einer Krebserkrankung, die ihren Ursprung in einem anderen Körperteil hat. Die Metastasen bleiben entweder auf einen Gehirnbereich begrenzt oder bilden sich in verschiedenen Bereichen. Vor allem Brust-, Lungen-, Darm-, Haut- (malignes Melanom) und Blutkrebs (Leukämie und Lymphom) setzen Metastasen ins Gehirn. Lymphome des Gehirns treten gehäuft bei Aids-Patienten; aus unbekannten Gründen werden sie auch bei Menschen mit intaktem Immunsystem häufiger. Der häufigste Typ eines bösartigen primären Hirntumors ist ein Gliom.

Symptome

Symptome entstehen unabhängig davon, ob es sich um einen gutartigen oder bösartigen Hirntumor handelt. Ein Hirntumor kann ganz verschiedene Symptome hervorrufen, sie können plötzlich auftreten oder sich allmählich entwickeln. Welche Symptome sich zuerst entwickeln, und wie das geschieht, hängt von Größe, Wachstumsgeschwindigkeit und Sitz des Tumors ab. In manchen Gehirnbereichen können Tumoren zu beträchtlicher Größe heranwachsen, bevor sie Symptome auslösen, in anderen Bereichen wirkt sich schon ein kleiner Tumor verheerend aus. Zunächst drückt der Tumor auf das Nervengewebe und dehnt Nervenstränge. Da diese die Veränderungen sehr gut abfangen können, zeigen sich zunächst erst einmal keine Symptome. Diese entstehen, wenn Hirngewebe zerstört wird oder der Druck im Gehirn ansteigt und das Gehirn zusammenpresst. Mit zunehmender Größe des Tumors erhöht sich der Druck. Auf lange Sicht kann jeder Hirntumor den Schädelinnendruck erhöhen.

Ist der Hirntumor eine Absiedelung eines anderen Tumors, verursacht wahrscheinlich auch dieser Krebs Symptome, zu denen die des Hirntumors hinzukommen.

Häufige Symptome einiger Hirntumoren

Astrozytome und Oligodendrogliome

Astrozytome und Oligodendrogliome sind eher langsam wachsende Tumoren, die manchmal anfangs ausschließlich Krampfanfälle auslösen. Die bösartigeren Formen (anaplastische Astrozytome und anaplastische Oligodendrogliome) wachsen rasch und können Anzeichen für eine gestörte Gehirnfunktion hervorrufen. Glioblastoma multiforme, das bösartigste Astrozytom, wächst so schnell, dass der Hirndruck steigt; die Folge sind Kopfschmerzen, verlangsamtes Denken und in schweren Fällen Schläfrigkeit und Koma.

Die Symptome variieren je nach Sitz des Tumors. Tumoren im Stirnlappen können zu Schwäche und Persönlichkeitsveränderungen führen. Wenn sie sich im dominanten Stirnlappen entwickeln (dem linken bei den meisten Menschen, dem rechten bei einigen Linkshändern) können sie Sprachprobleme hervorrufen. Tumoren in den Scheitellappen können zu Empfindungsstörungen oder -verlust führen; manchmal wird das Auge auf der dem Tumor gegenüberliegenden Gesichtshälfte blind. Tumoren im Schläfenlappen können Krampfanfälle hervorrufen, die, wenn sie die dominante Seite betreffen, bewirken können, dass der Betroffene die Fähigkeit zu sprechen verliert und Gesprochenes nicht mehr versteht. Tumoren im Hinterhauptlappen können einen teilweisen Verlust des Sehvermögens in beiden Augen nach sich ziehen.

Tumoren im oder am Kleinhirn (über dem Genick), besonders Medulloblastome bei Kindern, können zu Veränderungen der Augenbewegungen, Koordinationsstörungen, Gangunsicherheit und manchmal zu Benommenheit sowie Hörverlust führen. Sie können den Fluss der Gehirn-Rückenmark-Flüssigkeit blockieren, sodass sich die Flüssigkeit in den Hirnkammern sammelt. Dadurch vergrößern sich die Ventrikel (Wasserkopf, Hydrozephalus), und der Druck im Schädel steigt. Zu den Symptomen gehören Kopfschmerzen, Übelkeit, Erbrechen, Schwierigkeiten, die Augen nach oben zu richten, Schläfrigkeit und Koma mit Einklemmung des Gehirns (Hirnbruch). Bei Kleinkindern vergrößert sich der Kopf.

Meningiome

Tumoren der Hirnhäute sind gewöhnlich gutartig, sie können sich aber, nachdem sie entfernt worden sind, neu bilden. Sie treten gehäuft bei Frauen auf, meist zwischen dem 40. und 60. Lebensjahr, doch sie können bereits in der Kindheit oder später im Leben zu wachsen beginnen. Je nachdem, wo sie wachsen, können sie verschiedene Symptome verursachen. Dazu gehören Schwäche und Taubheitsgefühl, Krampfanfälle, Störungen des Geruchssinns und Sehstörungen. Wenn sie sich sehr ausprägen, können Gedächtnisschwund und Denkstörungen auftreten, ähnlich wie bei einer Demenz.

Tumoren der Zirbeldrüse

Vor allem in der Kindheit bewirken Tumoren der Zirbeldrüse (Epiphyse) oft eine vorzeitige Pubertät. Sie können den Ablauf der Hirnflüssigkeit behindern und so zu einer Vergrößerung von Gehirn und Schädel (Wasserkopf, Hydrozephalus) sowie schweren Gehirnstörungen führen. Der häufigste Typ von Zirbeldrüsentumor ist der Keimzelltumor.

Tumoren der Hirnanhangdrüse

Die Hirnanhangdrüse (Hypophyse) liegt an der Schädelbasis und steuert einen Großteil des körpereigenen Hormonsystems. Tumoren der Hirnanhangdrüse (Hypophysenadenome) sind überwiegend gutartig und führen dazu, dass übermäßige Mengen der Hormone dieser Drüse ausgeschüttet werden:

- Eine Überproduktion von Wachstumshormon führt bei Kindern zu Riesenwuchs, bei Erwachsenen zu einer unproportionalen Vergrößerung von Kopf, Gesicht, Händen, Füßen und Brust (Akromegalie).
- Eine Überproduktion von ACTH verursacht ein Cushing-Syndrom.
- Eine Überproduktion des schilddrüsenstimulierenden Hormons bewirkt eine Schilddrüsenüberfunktion.
- Eine Überproduktion von Prolaktin führt zum Ausbleiben der Monatsblutung (Amenorrhö), löst bei nicht stillenden Frauen eine Milchproduktion (Galaktorrhö) und bei Männern eine Vergrößerung der Brüste (Gynäkomastie) aus.

Tumoren der Hirnanhangdrüse können auch hormonproduzierendes Gewebe zerstören, sodass die Hormonmenge im Körper unzureichend ist. Weitere Symptome sind Kopfschmerzen und eine Einschränkung des Gesichtsfelds bei beiden Augen.

Gutartige Hirndrucksteigerung oder Hirntumor?

Bei der gutartigen Hirndrucksteigerung (gutartiger intrakranieller Hochdruck, Pseudotumor cerebri) steigt der Druck im Schädel (intrakranialer Druck) an, ohne dass Anzeichen für einen Tumor, eine Infektion, eine Abflussstörung der Hirnflüssigkeit oder ein anderer Grund vorliegen. Am häufigsten sind Frauen zwischen 20 und 50 Jahren betroffen, vor allem Übergewichtige.

In den meisten Fällen lässt sich weder der Beginn noch der Rückgang der Drucksteigerung mit einem bestimmten Ereignis in Zusammenhang bringen. Bei rund einem Drittel der Betroffenen ist die Ursache eine Blockade des Hirnsinus, der Blut aus dem Gehirn abführt. Bei Kindern tritt die Krankheit manchmal auf, nachdem Kortison abgesetzt worden ist oder das Kind übermäßig viel Vitamin A oder das Antibiotikum Tetrazyklin eingenommen hat.

Eine gutartige Hirndrucksteigerung macht sich anfangs meist durch leichte, manchmal aber auch starke Kopfschmerzen bemerkbar. Im weiteren Verlauf der Krankheit verlieren einige Betroffene vorübergehend das Sehvermögen auf einem oder beiden Augen entweder teilweise oder vollständig. Am Augenhintergrund können Schwellungen auftreten (Stauungspapille), die der Arzt im Ophthalmoskop sehen kann.

Andere mögliche behandelbare Ursachen für einen erhöhten Hirndruck sollten vom Arzt ausgeschlossen werden. Eine Computertomographie ergibt meist ein normales Ergebnis, lediglich die luft- und flüssigkeitsgefüllten Hohlräume im Gehirn sind bei der gutartigen Hirndrucksteigerung manchmal leicht zusammengedrückt. Eine Lumbalpunktion zeigt in der Regel eine Druckerhöhung in der Gehirn-Rückenmark-Flüssigkeit, die Zusammensetzung der Flüssigkeit ist jedoch normal.

Oft gibt sich eine gutartige Hirndrucksteigerung innerhalb eines halben Jahres von selbst. Eine Behandlung ist nicht erforderlich, Übergewichtige sollten jedoch abnehmen. Kopfschmerzen können mit Azetylsalizylsäure oder Parazetamol behandelt werden. Ist der Hirndruck nach einigen Wochen immer noch erhöht, wird möglicherweise Azetazolamid eingesetzt.

Ein Teil der Betroffenen bekommt einen Rückfall, und bei wenigen verschlimmert sich der Zustand zunehmend, bis sie schließlich erblinden. Das Sehvermögen kehrt unter Umständen auch dann nicht zurück, wenn der Schädeldruck abnimmt. Das Sehvermögen muss jedoch nicht verloren gehen. Menschen mit der chronischen Form dieser Erkrankung sollten ihr Sehvermögen täglich testen, indem sie kleine Schrift lesen und bei jeglicher Veränderung sofort ärztlichen Rat suchen. Ist das Sehvermögen bedroht, kann der Schädelinnendruck durch mehrere Maßnahmen gesenkt werden.

Um Gehirn-Rückenmark-Flüssigkeit ablaufen zu lassen, kann täglich oder wöchentlich eine Lumbalpunktion vorgenommen werden. Oder es kann eine Fensterungsoperation am Sehnerv vorgenommen werden. Dabei werden hinter dem Augapfel in die Umhüllung des Nervs Schlitze oder Öffnungen geschnitten, sodass die Gehirn-Rückenmark-Flüssigkeit in das umliegende Gewebe austreten kann, wo sie von den Venen aufgenommen wird. Bleibt die Störung bestehen, kann bei einer Operation ein Ventil eingesetzt werden, durch das die Gehirnflüssigkeit ablaufen kann.

Oft sind die ersten Anzeichen für einen Hirntumor Kopfschmerzen ▲. Diese können jedoch eine Vielzahl anderer Ursachen haben. Kopfschmerzen aufgrund eines Hirntumors kommen gewöhnlich immer wieder oder bestehen sogar ununterbrochen. Oft sind die Schmerzen beim Hinlegen besonders stark und wecken den Betroffenen aus dem Schlaf. Ein langsam wachsender Tumor ruft Kopfschmerzen hervor, die typischerweise beim Aufwachen besonders schlimm sind. Wenn Kopfschmerzen mit solchen Merkmalen bei jemandem auftreten, der sonst fast nie Kopfschmerzen hat, besteht der Verdacht auf einen Hirntumor.

Hirntumoren können zu Persönlichkeitsveränderungen führen, bei denen der Betroffene in sich gekehrt und launisch erscheint, seine berufliche Leistung nachlässt, er schläfrig und verwirrt ist und Schwierigkeiten hat zu denken. Derartige Symptome fallen Familienmitgliedern und Arbeitskollegen manchmal eher auf

▲ siehe Seite 439

als dem Betroffenen selbst. Depressionen und Angstgefühle, besonders wenn sie sich plötzlich entwickeln, können Frühsymptome eines Hirntumors sein. Bizarres Verhalten ist ungewöhnlich. Bei älteren Menschen rufen manche Hirntumoren Symptome hervor, die irrtümlich für Zeichen einer Demenz ▲ gehalten werden können.

Weitere verbreitete Frühzeichen eines Hirntumors sind Gleichgewichts- und Koordinationsstörungen, Benommenheit und Doppeltsehen. Später, wenn sich der Druck im Schädel erhöht, können Übelkeit und Erbrechen, Schläfrigkeit, Benommenheit, Fieberschübe und sogar Koma auftreten. Manche Hirntumoren lösen Krampfanfälle aus.

Je nachdem, welcher Gehirnbereich betroffen ist ■, kann ein Tumor dazu führen, dass ein Arm oder ein Bein oder eine Körperhälfte Lähmungserscheinungen zeigen, oder es kann die Fähigkeit beeinträchtigt sein, Hitze, Kälte, Druck, leichte Berührungen oder scharfe Gegenstände zu spüren. Die Fähigkeit zu sprechen oder Gesprochenes zu verstehen, kann verloren gehen. Hirntumoren können sich auf den Geruchssinn sowie auf das Hör- und Sehvermögen (Doppeltsehen, Blindheit) auswirken. So kann ein Hypophysentumor z. B. auf den nahe gelegenen Sehnerv drücken und die periphere Sicht beeinträchtigen. Wenn der Tumor den Hirnstamm zusammendrückt, können Puls und Atmung ungewöhnlich schnell oder langsam werden. Jedes dieser Symptome spricht für eine ernste gesundheitliche Störung und sollte sofort ärztlich abgeklärt werden.

Wenn ein Tumor den Fluss der Gehirn-Rückenmark-Flüssigkeit durch die Hirnkammern blockiert, sammelt sich Flüssigkeit an; dann können sich die Hirnkammern vergrößern (Wasserkopf, Hydrozephalus). Dadurch erhöht sich der Druck im Schädel. Unter anderem führt ein Hydrozephalus zu Schwierigkeiten, die Augen nach oben zu richten. Bei Kindern vergrößert sich der Kopf.

Wenn der Schädelinnendruck stark ansteigt, kann, weil sich der Schädel nicht ausdehnen kann, das Gehirn nach unten gedrückt werden. Das kann zu einer Einklemmung des Gehirns und zu einem Hirnbruch ★ führen. Es gibt zwei Haupttypen: Bei der transtentoriellen Hernie wird der obere Teil des Gehirns durch die Aussparung im Kleinhirnzelt gepresst, der engen

Öffnung in der relativ festen Hirnhautlage, die den oberen vom unteren Teil des Gehirns (Kleinhirn und Hirnstamm) trennt. Bei Menschen mit dieser Art Hirnbruch (Enzephalozele) ist das Bewusstsein getrübt. Möglicherweise ist die Körperhälfte, die dem Tumor gegenüberliegt, gelähmt.

Bei einer tonsillären Hernie drückt ein Tumor im unteren Teil des Gehirns die am weitesten unten gelegenen Teile des Kleinhirns durch die Öffnung an der Schädelbasis (Hinterhauptloch). Dadurch wird der Hirnstamm, der Atmung, Herzschlag und Blutdruck kontrolliert, zusammengepresst und funktioniert nicht mehr richtig. Wird eine tonsilläre Hernie nicht sofort diagnostiziert und behandelt, führt sie rasch zu Koma und Tod.

Diagnose

Der Verdacht auf einen Hirntumor besteht, wenn jemand erstmals einen Krampfanfall hat oder eines der charakteristischen Symptome auftritt. Störungen der Gehirnfunktion können zwar oft bei einer körperlichen Untersuchung festgestellt werden, aber die Diagnose stützt sich auf andere Verfahren.

Röntgenaufnahmen von Schädel und Gehirn sind für die Diagnose eines Hirntumors wenig geeignet. Alle Arten von Hirntumoren sind aber in der Regel in einer Computer- oder Kernspintomographie sichtbar, wobei auch Größe und Position des Tumors bestimmt werden können. Wenn eine CT oder NMR einen Tumor zeigt, folgen weitere Tests, um die Art des Tumors festzustellen.

Manchmal wird eine Lumbalpunktion ● durchgeführt, um eine Probe der Gehirn-Rückenmark-Flüssigkeit mikroskopisch zu untersuchen. Das geschieht, wenn der Verdacht besteht, dass der Tumor die Hirnhäute befallen hat, die Hirnnerven zusammendrückt und den Abfluss der Gehirn-Rückenmark-Flüssigkeit blockiert. Auch wenn die Diagnose oder die Art des Tumors unklar ist, kann dieses Verfahren hilfreich sein, denn die Gehirn-Rückenmark-Flüssigkeit kann Krebszellen enthalten. Eine Lumbalpunktion darf aber nicht durchgeführt werden, wenn es Anzeichen für einen Druckanstieg im Schädel gibt. Die Entnahme von Gehirn-Rückenmark-Flüssigkeit kann dann dazu führen, dass sich der Tumor bewegt und es zu einem Einklemmen von Hirngewebe kommt.

Um festzustellen, um was für einen Tumor es sich handelt und ob er bösartig ist, wird im Rahmen einer Operation, bei der der Tumor ganz oder teilweise entfernt wird, eine Probe für

---

▲ siehe Seite 465   ■ siehe Seite 460
★ siehe Seite 499   ● siehe Seite 426

die mikroskopische Untersuchung entnommen (Biopsie). Bei Tumoren, die tief im Gehirngewebe liegen und nicht gefahrlos zugänglich sind, führt man eine so genannte stereotaktische Biopsie durch. Dabei wird unter computertomographischer Sicht eine Nadel in den Tumor eingeführt, und es werden Zellen entnommen.

Behandlung und Prognose

Die Behandlung eines Hirntumors richtet sich nach seiner Lage und der Art des Tumors. Wenn möglich, wird er chirurgisch entfernt. Vielfach bleiben nach einer solchen Operation keine oder nur geringe Schäden am Gehirn zurück. Manchmal wächst ein Tumor jedoch in einem Gebiet, an das man nur schwer oder gar nicht herankommt, ohne lebenswichtige Strukturen zu zerstören. Gehirnschäden infolge einer Operation können Teillähmungen, Empfindungsstörungen, Schwäche und geistige Behinderungen auslösen. Dennoch muss jede Art von Tumor unbedingt beseitigt werden, wenn sein Wachstum wichtige Gehirnstrukturen beeinträchtigt. Auch wenn die Operation keine Heilung bedeuten sollte, kann sie sinnvoll sein, um den Tumor zu verkleinern, die Symptome zu lindern und dem Arzt Aufschluss über die Art der Wucherung zu geben sowie darüber, ob andere Behandlungsmethoden, z. B. eine Strahlen- oder eine Chemotherapie, gerechtfertigt sind.

Die Entfernung gutartiger Tumoren ist oft gefahrlos und bringt eine vollständige Genesung. Sehr kleine Tumoren und solche bei älteren Menschen lässt man jedoch unter Umständen am Platz, solange sie keine Symptome hervorrufen. Manchmal schließt sich an die Operation eine Strahlentherapie an, um möglicherweise verbliebenen Tumorzellen zu zerstören. Mit Radiochirurgie werden kleine Tumoren behandelt, die mit traditionellen Operationstechniken nur schwer zugänglich sind; auf diese Weise werden auch Meningiome behandelt. Statt den Tumor durch einen Einschnitt zu entfernen, wird in der Radiochirurgie stark gebündelte Strahlung eingesetzt, um den Tumor zu zerstören. Die Behandlung kann innerhalb eines Tages abgeschlossen werden.

Die Mehrzahl der Hirntumoren, insbesondere bösartige, werden mit einer Kombination von Operation, Strahlentherapie und Chemotherapie behandelt. Nachdem so viel Tumorgewebe wie möglich entfernt wurde, wird mit einer Strahlentherapie begonnen. Diese dauert mehrere Wochen, führt zwar nur selten zur Heilung, kann aber einen Tumor so weit verkleinern, dass der Zustand über viele Monate oder gar Jahre stabil bleibt. Manche Krebserkrankungen des Gehirns lassen sich mit einer Chemotherapie behandeln. Besonders wirksam ist sie offenbar bei der Behandlung von anaplastischen Oligodendrogliomen. Radiochirurgie wird ebenfalls zur Behandlung von Hirntumoren eingesetzt.

Ein Druckanstieg im Gehirn ist äußerst ernst und muss sofort medizinisch angegangen werden. Gewöhnlich spritzt man Mittel wie Mannit oder Kortison, um den Druck zu verringern und eine Einklemmung von Gehirngewebe zu verhindern. Kortisone können die Funktion oft innerhalb weniger Tage wiederherstellen, selbst wenn der Tumor groß ist. Wenn der Tumor den Fluss der Gehirn-Rückenmark-Flüssigkeit durch die Hirnkammern blockiert, kann man einen kleinen Apparat einsetzen, mittels dessen man die Gehirn-Rückenmark-Flüssigkeit ablaufen lässt, um das Risiko eines Hirnbruchs zu verringern. Dieser besteht aus einem dünnen Katheter, der an einen winzigen Druckmesser in den Schädel angeschlossen ist. Der Katheter wird durch eine kleine, in den Schädel gebohrte Öffnung eingeführt, was bei örtlicher Betäubung oder in Vollnarkose geschehen kann. Nach ein paar Tagen wird der Katheter wieder entfernt oder in eine ständige Drainagevorrichtung (Shunt) umgewandelt. In dieser Zeit wird der gesamte Tumor oder ein Teil entfernt, oder man setzt Radiochirurgie oder Strahlentherapie ein, um die Größe des Tumors zu verringern und die Blockade so gut wie möglich zu beseitigen.

Die Behandlung von Metastasen im Gehirn hängt weitgehend davon ab, wo der Krebs seinen Ursprung hat. Die Tochtergeschwülste im Gehirn unterzieht man oftmals einer Strahlentherapie. Eine Operation kann dann sinnvoll sein, wenn nur eine einzige Metastase vorhanden ist. Neben diesen herkömmlichen Behandlungsmethoden werden einige experimentelle Verfahren erprobt, beispielsweise neue Chemotherapien, radioaktive Implantate im Tumorgewebe und Radiochirurgie.

Rückenmarktumoren

Rückenmarktumoren sind gutartige oder bösartige Gewebewucherungen im oder am Rückenmark.

Rückenmarktumoren kommen weitaus seltener vor als Hirntumoren. Rückenmarktumoren können ihren Ursprung im Rückenmark haben (primäre Geschwülste) oder irgendwo anders im

Verfahren zur Behandlung von Tumoren

Trepanation: Nachdem ein Teil der Kopfhaut rasiert wurde, wird die Kopfhaut eingeschnitten. Mit einem Hochgeschwindigkeitsbohrer und einer Spezialsäge wird ein kleines Stück Knochen über dem Tumor entnommen, der Tumor lokalisiert und entfernt. Gewöhnlich wird das Knochenstück dann wieder an seinen Platz gesetzt und die Wunde vernäht. Der Tumor kann mit einem Skalpell entfernt werden, oder wenn das zu schwierig ist, mit einem Laser verschmort oder durch Ultraschallwellen zertrümmert werden, sodass die Stücke abgesaugt werden können.

Stereotaktische Verfahren: Mithilfe eines Computers wird eine dreidimensionale Abbildung des Tumors erstellt, um ihn genau zu lokalisieren und seine Beziehung zu anderen Strukturen im Gehirn sichtbar zu machen. Das dreidimensionale Bild bekommt man, indem man einen Metallrahmen mit einer Reihe von Stäben am Schädel des Patienten anbringt. Die Stäbe erscheinen auf dem Computertomogramm als Punkte und dienen als Referenzpunkte, die den Tumor zu lokalisieren helfen. Bei anderen Vorrichtungen, wie einem Sichtstab oder einem Kompasssystem, braucht man keinen Rahmen. Mit stereotaktischen Verfahren lassen sich Biopsien durchführen, Tumoren entfernen und Implantate einsetzen, die ein Chemotherapeutikum oder radioaktive Kügelchen enthalten.

Radiochirurgie: Bei der Radiochirurgie handelt es sich nicht um ein chirurgisches Verfahren im klassischen Sinn, weil nichts geschnitten wird. Die fokussierte Bestrahlung dient dazu, einen Tumor zu zerstören; wegen der starken Bündelung des Strahls reicht dazu eine geringere Dosis als üblich. Eine solche Behandlung kann z. B. mit einem Gammamesser oder einem Linearbeschleuniger durchgeführt werden.

Wird ein **Gammamesser** (ein spezielles Bestrahlungsgerät) eingesetzt, so wird ein Metallrahmen am Kopf des Patienten befestigt. Der Patient lieg auf einem Schlitten, und über den Rahmen wird ein großer Helm mit Löchern platziert. Das Kopfende des Schlittens wird dann in eine Hohlkugel mit radioaktiven Kobaltquellen geschoben. Durch die Löcher im Helm gelangt Strahlung genau dorthin ins Gewebe, wo sich der Tumor befindet. Um den Kopf des Patienten, der auf einem Schlitten liegt, kreist ein **Linearbeschleuniger**. Dieser richtet die Strahlung genau auf den Tumor.

Implantate: Nachdem der Tumor entfernt ist und bevor der Schädel wieder geschlossen wird, können mit einem Chemotherapeutikum getränkte Scheiben dort platziert werden, wo der Tumor saß. Wenn sich die Scheiben langsam auflösen, setzen sie das Mittel frei, um alle eventuell übrig gebliebenen Krebszellen zu zerstören. Ein Katheter kann durch einen Einschnitt ins Gehirn eingeführt werden, um radioaktives Material direkt im Tumor zu platzieren. Nach ein paar Tagen oder Monaten können die Implantate entfernt werden, oder sie können an Ort und Stelle verbleiben. Anders als Patienten, die eine äußerliche Strahlenbehandlung erhalten, sind Menschen mit implantierten radioaktiven Quellen eine Zeit lang radioaktiv und müssen gewisse Vorsichtsmaßnahmen einhalten. Nach dem Eingriff ist unter Umständen eine Operation nötig, um die toten Krebszellen zu entfernen.

Shunts: Wenn ein Tumor den Druck im Schädel erhöht, kann man operativ ein Ventil (Shunt) einsetzen. Dabei handelt es sich um einen dünnen Schlauch, der in eine der Hirnkammern oder manchmal in den Subarachnoidalraum eingesetzt wird. Das andere Ende des Schlauches wird vom Kopf unter der Haut in der Regel in die Bauchhöhle geführt. Überschüssige Gehirn-Rückenmark-Flüssigkeit wird aus dem Gehirn abgesaugt und in der Bauchhöhle resorbiert. Der Shunt enthält ein Einwegventil, das sich öffnet, wenn zu viel Flüssigkeit im Gehirn ist. Shunts können nur vorübergehend (bis zur Entfernung des Tumors) oder dauerhaft eingesetzt werden.

Körper (Metastasen einer Krebserkrankung, sekundäre Geschwülste). Nur ein geringer Teil der primären Rückenmarktumoren geht von den Nervenzellen des Rückenmarks aus, die übrigen von Zellen in der Umgebung des Rückenmarks. Einige Tumoren entwickeln sich beispielsweise an den Spinalnervenwurzeln, den Abschnitten der Spinalnerven, die aus der Wirbelsäule austreten ▲. Primäre Tumoren können gut- oder bösartig sein.

Sekundäre Rückenmarktumoren sind häufiger als primäre. Es handelt sich um Metastasen von Krebstumoren in anderen Körperregionen, vor allem in Lunge, Brust, Prostata, Niere und Schilddrüse, und sie sind daher immer bösartig. Sie drücken dann von außen auf das Rückenmark. Lymphome können sich ebenfalls ins Rückenmark ausbreiten und es zusammendrücken.

Symptome

Rückenmarktumoren verursachen gewöhnlich deshalb Symptome, weil sie auf das Rückenmark und die Nervenwurzeln drücken. Druck auf das Rückenmark kann Rückenschmerzen, zunehmende Lähmungserscheinungen, Empfindungsstörungen unterhalb der Druckstelle, Impotenz sowie Verlust der Blasen- und Darmkontrolle mit sich bringen. Druck auf das Rückenmark kann überdies die Durchblutung des Rückenmarks blockieren, was unter Umständen zum Absterben von Gewebe, Flüssigkeitsansammlung und Schwellungen führt. Eine Flüssigkeitsansammlung kann die Durchblutung noch weiter behindern, was einen Teufelskreis von Schädigungen nach sich zieht. Druck auf die Nervenwurzeln kann Schmerzen, ein taubes oder prickelndes Gefühl und Schwäche der Muskeln verursachen, die von den zusammengedrückten Nerven versorgt werden. Tumoren im Rückenmark selbst rufen ein taubes oder prickelndes Gefühl und Schwäche hervor, schmerzen unter Umständen aber nicht.

Diagnose

Ein Zusammendrücken des Rückenmarks durch einen Tumor muss sofort behandelt werden, um eine dauerhafte Schädigung des Rückenmarks zu verhindern.

Der Arzt zieht die Möglichkeit eines Rückenmarktumors in Betracht, wenn bei einem Patienten, der an bestimmten Krebsformen in anderen Körperteilen erkrankt ist, Schmerzen an einer begrenzten Stelle der Wirbelsäule sowie Muskelschwäche, Prickeln oder Koordinationsstörungen auftreten. Aufgrund der besonderen Anordnung der Nerven im Rückenmark kann der Arzt die Position des Tumors feststellen, indem er die Körperteile ausfindig macht, die nicht richtig funktionieren. ■

Erkrankungen, die sich auf die Funktion des Rückenmarks auswirken können, müssen ausgeschlossen werden. Dieses sind z. B. schmerzende Rückenmuskeln, Knochenprellungen, Durchblutungsstörungen des Rückenmarks, Wirbel-

brüche, Bandscheibenvorfälle und Krankheiten wie Syphilis, Virusinfektionen, multiple Sklerose und amyotrophische Lateralsklerose.

Verschiedene Verfahren sind für die Diagnose eines Rückenmarktumors hilfreich. Röntgenaufnahmen der Wirbelsäule zeigen zwar Veränderungen in den Knochen, Tumoren, die noch nicht zu Knochenschäden geführt haben, erkennt man aber in der Regel nicht. Die Kernspintomographie ist die Methode der Wahl, um sämtliche Strukturen in Rückenmark und Wirbelsäule sichtbar zu machen. Steht kein entsprechendes Gerät zur Verfügung, kann stattdessen auch eine Myelographie mit Computertomographie durchgeführt werden.

Behandlung und Prognose

Viele Tumoren in Rückenmark und Wirbelsäule können operativ entfernt werden. Andere können mit einer Strahlentherapie, eventuell im Anschluss an eine Operation, behandelt werden. Wenn ein Tumor auf das Rückenmark oder Strukturen in dessen Nähe drückt, gibt man möglicherweise Kortison in hohen Dosen, um Schwellungen zu verringern und die Funktion der Nerven zu erhalten, bis der Tumor entfernt werden kann. Die Genesung hängt vor allem davon ab, wie groß der bereits eingetretene Schaden ist und wie tief der Tumor ins Rückenmark eingedrungen ist. Bei Meningiomen, Neurofibromatomen und bestimmten anderen primären Tumoren kann eine Operation zur vollständigen Heilung führen.

Neurofibromatose

Neurofibromatose ist eine genetische Störung, bei der weiche, fleischige Wucherungen von verändertem Nervengewebe (Neurofibrome) auf der Haut und in anderen Körperteilen auftreten.

Neurofibrome sind Wucherungen der Myelin produzierenden Schwannschen Zellen sowie anderer Zellen, die die Nerven außerhalb von Gehirn und Rückenmark umgeben und schützen. Gewöhnlich setzen die Wucherungen nach der Pubertät ein und sind als kleine Knötchen unter der Haut tastbar. Es gibt zwei Typen dieser Erkrankung: einen peripheren Typ (Typ 1, Recklinghausen-Krankheit) und einen zentralen Typ (Typ 2). Typ 1 betrifft rund einen von 3 000 Menschen, Typ 2 rund einen von 40 000.

▲ siehe Seite 418   ■ siehe Abbildung Seite 548

TUMOREN MIT URSPRUNG IM NERVENSYSTEM ODER IN DESSEN NÄHE

ART DES TUMORS	URSPRUNG	GRAD DER BÖSARTIGKEIT	BETROFFENE
Astrozytom	Stützzellen des Gehirns (Gliazellen)	Bös- oder gutartig	Kinder und Erwachsene
Ependym	Zellen des Gewebes, das die Hirnkammern auskleidet	Gutartig	Kinder und Erwachsene
Meningiom	Zellen der Hirnhäute	Gutartig, kann aber wiederkehren	Kinder und Erwachsene
Neurofibrom	Stützzellen der peripheren Nerven	Gewöhnlich gutartig	Kinder und Erwachsene (tritt bei Neurofibromatose auf)
Sarkom	Bindegewebe	Bösartig	Kinder und Erwachsene
Schwannom	Schwannsche Zellen, die die Nerven umhüllen	Gewöhnlich gutartig	Kinder und Erwachsene

Bei rund der Hälfte aller Menschen mit Neurofibromatose ist diese Krankheit ererbt. Damit sich diese Störung entwickelt ist nur ein Gen von einem Elternteil erforderlich; jedes Kind eines betroffenen Elternteils trägt ein 50-prozentiges Risiko, die Störung zu erben. Bei der anderen Hälfte resultiert die Erkrankung aus einer spontanen Genmutation. Daher kann sie auch bei Menschen auftreten, die nicht familiär belastet sind.

Symptome und Diagnose

Etwa ein Drittel der Menschen mit peripherer Neurofibromatose bemerkt keinerlei Symptome, und die Störung wird erst bei einer Routineuntersuchung festgestellt, wenn der Arzt in der Nähe von Nerven Knoten unter der Haut findet. Ein weiteres Drittel der Patienten erfährt die Diagnose, weil sie wegen kosmetischer Probleme den Arzt aufsuchen. Das restliche Drittel der Fälle wird erkannt, wenn neurologische Störungen, wie Muskelschwäche, auftreten.

Viele Betroffene haben mittelbraune Hautflecken (Café-au-lait-Flecken) auf der Brust, dem Rücken, Becken, Ellenbogen und Knien. Diese Flecken können von Geburt an vorhanden sein oder sich in der Kindheit bilden. Im Alter von zehn bis 15 Jahren erscheinen fleischige Wucherungen unterschiedlicher Größe und Form auf der Haut. Es können weniger als zehn, aber auch Tausende dieser Wucherungen auftreten. Bei manchen Betroffenen führen sie zu Skelettver-

änderungen, z. B. Verkrümmung der Wirbelsäule (Kyphoskoliose), Rippendeformationen, Vergrößerung der langen Knochen in Armen und Beinen und Knochendefekten im Schädel und um die Augen (was zu hervorstehenden Augen führt).

An allen Nerven des Körpers können sich Neurofibrome bilden, besonders häufig an den Nervenwurzeln des Rückenmarks, wo sie oft gar keine oder nur minimale Probleme verursachen und nur dann gefährlich werden, wenn sie auf das Rückenmark drücken. Dann können sie Lähmungserscheinungen und Empfindungsstörungen in verschiedenen Körperregionen auslösen, je nachdem, wo sie auf das Rückenmark drücken. Wenn Neurofibrome periphere Nerven quetschen, funktionieren diese Nerven unter Umständen nicht mehr richtig, was zu Schwäche und Schmerzen führen kann. Sind Nerven im Kopf betroffen, können Erblinden, Benommenheit, Taubheit, Ohrgeräusche und Koordinationsstörungen die Folge sein.

Neurofibromatose schreitet gewöhnlich immer weiter fort. Mit zunehmender Zahl der Neurofibrome treten mehr neurologische Schwierigkeiten auf.

Menschen mit einer zentralen Neurofibromatose (Typ 2) entwickeln Tumoren am Hörnerv (Akustikusneurinome) beider Ohren. Diese Tumoren können schon im Alter von 20 Jahren zu Schwerhörigkeit und manchmal Schwindelanfällen führen. Menschen mit dieser Störung können gleichzeitig an Gliomen oder Meningiomen ▲ leiden, einige entwickeln verfrüht grauen Star. Da diese Störung erblich sein kann, können Familienmitglieder ebenfalls betroffen sein.

▲ siehe Tabelle Seite 504

Behandlung

Eine Neurofibromatose lässt sich weder aufhalten noch heilen. Einzelne Wucherungen können vielleicht operativ entfernt oder durch eine Strahlentherapie verkleinert werden. Liegen die Wucherungen nah an einem Nerv, muss dieser in der Regel bei der Operation ebenfalls entfernt werden.

Strahlenschäden des Nervensystems

Trotz allen Bemühens lassen sich bei einer Krebstherapie Strahlenschäden am Nervensystem nicht immer vermeiden. Diese können plötzlich oder allmählich auftauchen, gleich bleiben oder schlimmer werden, vorübergehend oder von Dauer sein. Manchmal machen sich die Schäden erst Monate oder Jahre nach Abschluss der Therapie bemerkbar.

Radioaktive Strahlung kann im Gehirn eine **akute Enzephalopathie** auslösen, bei der sich Flüssigkeit im Gehirn sammelt (Hirnödem) und neurologische Symptome, wie Kopfschmerzen, Übelkeit und Erbrechen, Schläfrigkeit und Verwirrtheit, auftreten. Eine akute Enzephalopathie beginnt meist nach ein oder zwei Bestrahlungen, kann aber auch erst zwei bis vier Monate nach Ende der Therapie einsetzen. Im Laufe der Behandlung klingen die Beschwerden gewöhnlich ab; die Einnahme von Kortison, z. B. von Dexamethason, hilft unter Umständen, einem Hirnödem vorzubeugen oder es zu reduzieren.

Manchmal zeigen sich Hirnschäden erst viele Monate oder Jahre nach der Strahlenbehandlung (**Strahlenspätschaden**). Diese Wirkungen können nach der Behandlung von Hirntumoren bei Erwachsenen oder nach einer Strahlenbehandlung bei Leukämie von Kindern auftreten. Mögliche Symptome sind zunehmende Demenzerscheinungen, Gedächtnisverlust, Schwierigkeiten beim Denken, Wahrnehmungsstörungen, Wesensveränderungen und schwankender Gang.

Die Bestrahlung von Brust oder Nacken kann eine **Strahlenmyelopathie** auslösen. Dabei kann das Lhermitte-Zeichen (Nackenbeugezeichen) auftreten, bei dem der Betroffene, wenn er den Kopf nach vorne beugt, einen elektrischen Schlag zu bekommen meint, der vom Nacken oder Rücken ausgeht und in die Beine schießt. Meist erholen sich die Betroffenen ohne Behandlung.

Eine **später einsetzende Form der Strahlenmyelopathie** entwickelt sich Monate oder Jahre nach Behandlungsende und verursacht Muskelschwäche, Empfindungsstörungen und manchmal das Brown-Séquard-Syndrom, bei dem eine Körperhälfte von Schwäche und die andere von einem Ausfall der Schmerz- und Temperaturwahrnehmung betroffen ist. Auf der geschwächten Körperseite kann auch der Lagesinn (die Fähigkeit, ohne hinzusehen die Position von Händen und Füßen festzustellen) beeinträchtigt sein. Diese seltene Krankheit verschwindet in der Regel nicht wieder und führt vielfach zu Lähmungen.

Auch Nerven in der Nähe der bestrahlten Stellen können geschädigt werden. Beispielsweise kann die Bestrahlung von Brust oder Lunge Nerven in den Armen schädigen, was zu Muskelschwäche und Empfindungsstörungen führt. Bestrahlungen in der Leistengegend können Nerven in den Beinen schädigen, was vergleichbare Symptome hervorruft.

KAPITEL 89

Gehirn- und Rückenmark-infektionen

Gehirn und Rückenmark sind erstaunlich widerstandsfähig gegen Infektionen, wenn sie aber dennoch einmal davon betroffen sind, hat dies meist sehr ernste Folgen. Die Infektionen können von Bakterien, Viren, Pilzen, gelegentlich auch von Einzellern oder Parasiten hervorgerufen werden. Eine andere Gruppe von Hirnstörungen, die Infektionen ähneln, die so genannten spongiformen Enzephalopathien, werden von Prionen hervorgerufen, winzigen ungewöhnlichen Eiweißpartikeln ▲.

▲ siehe Seite 526

Infektionen führen in der Regel zu Entzündungen. Die Hirnhautentzündung beispielsweise, eine Entzündung der Häute, die Gehirn und Rückenmark umhüllen, wird gewöhnlich durch eine Bakterien- oder Virusinfektion verursacht. Sie kann aber auch eine allergische Reaktion auf Medikamente oder Röntgenkontrastmittel sein, die im Rahmen einer Myelographie ▲ in den Rückenmarkkanal gespritzt werden. Die Ursache einer Gehirnentzündung ist in der Regel eine Virusinfektion – oft handelt es sich um eine Komplikation einer an sich harmlosen Krankheit –, manchmal aber auch eine Autoimmunreaktion, bei der der Körper sein eigenes Gewebe angreift ■.

Eine Infektion kann einen großen Bereich betreffen oder eng begrenzt sein. Ein Abszess ist eine räumlich begrenzte Infektion, ähnlich einer Eiterbeule, die überall im Körper, also auch im Gehirn, auftreten kann. Pilze (wie *Aspergillus*), Einzeller (wie *Toxoplasma*) und Parasiten (wie *Cysticercus*) können eine eng begrenzte Hirninfektion ähnlich einem Abszess auslösen.

Bakterien und andere infektiöse Organismen können auf verschiedenen Wegen zu den Hirnhäuten und anderen Bereichen des Gehirns gelangen. Sie können mit dem Blut transportiert werden oder durch eine Wunde – von einer Verletzung oder Operation – in das Gehirn eindringen. Abszesse in der Nähe des Gehirns, z. B. in den Nasennebenhöhlen oder im Mittelohr, können sich vom infizierten Gebiet auf das Gehirn ausbreiten.

Akute bakterielle Hirnhautentzündung

Die akute bakterielle Hirnhautentzündung (Meningitis) ist eine sich rasch entwickelnde, von Bakterien verursachte Entzündung der Hirnhäute.

Am häufigsten erkranken Kinder zwischen einem Monat und zwei Jahren ★ an akuter bakterieller Hirnhautentzündung; Erwachsene sind wesentlich seltener betroffen. Unter bestimmten Umständen können dennoch kleine Epidemien der Meningokokkenmeningitis auftreten, z. B. in Kindergärten, Schulen, Kasernen, Wohnheimen oder anderen Orten, an denen Menschen eng zusammenleben.

▲ siehe Seite 428   ■ siehe Seite 1070
★ siehe Seite 1539

Ursachen

Drei Arten von Bakterien sind für einen Großteil aller Hirnhautentzündungen verantwortlich: Meningokokken *(Neisseria meningitidis)*, Pneumokokken *(Streptococcus pneumoniae)* und *Haemophilus influenzae* Typ b *(Hib)*. Diese Erreger sind normalerweise in der Umwelt vorhanden; sie können Nase und Atemwege besiedeln, ohne Schaden anzurichten. Gelegentlich infizieren diese Bakterien ohne erkennbaren Grund das Gehirn. In anderen Fällen erfolgt die Infektion aufgrund einer Immunstörung, z. B. bei HIV-Infizierten. Bei einer Kopfverletzung kann ein Schädelbruch zu einer Verbindung zwischen den Nasennebenhöhlen und dem Raum rund um die Hirnhäute führen, in dem die Gehirn-Rückenmark-Flüssigkeit zirkuliert; dann können Bakterien die Hirnhäute auf diesem Weg infizieren. Besonders anfällig für eine solche Hirnhautentzündung sind Alkoholiker, Personen, denen die Milz entfernt wurde, Menschen mit chronischen Ohren- und Naseninfektionen, einer durch Pneumokokken ausgelösten Lungenentzündung und Sichelzellenanämie.

Listeria monocytogenes ist für rund zehn Prozent der bakteriellen Hirnhautentzündungen verantwortlich. Bei Nierenversagen oder der Gabe von Kortison ist die Gefahr einer Hirnhautentzündung durch *Listeria*-Bakterien erhöht.

Seltener sind andere Bakterienarten wie *Escherichia coli* (kommt im Darm vor) oder *Klebsiella* die Ursache einer Hirnhautentzündung. Infektionen mit diesen Erregern treten nach Kopfverletzungen, Operationen an Gehirn oder Rückenmark, ausgedehnten Blutinfektionen oder im Krankenhaus erworbenen Infektionen auf; Patienten mit einer Immunstörung sind häufiger betroffen. Neugeborene, deren Immunsystem noch nicht voll entwickelt ist, haben ein erhöhtes Risiko, sich mit *Escherichia coli* oder Streptokokken der Gruppe B zu infizieren.

Symptome

Fieber, Kopfschmerzen, steifer Nacken, Halsschmerzen und Erbrechen, oft nach einer Erkältung, sind die wichtigsten Frühsymptome einer akuten bakteriellen Hirnhautentzündung. Diesen Symptomen können Husten oder andere Anzeichen für eine Atemwegerkrankung vorausgehen. Ein steifer Nacken kann es sehr schmerzhaft oder gar unmöglich machen, das Kinn auf die Brust zu legen. Ein Hautausschlag (meist rote und violette Flecken) kann sich entwickeln, weil sich kleine Blutgefäße im ganzen Körper und damit auch unter der Haut entzünden und zu bluten beginnen.

Bei Kindern bis zu zwei Jahren zeigt sich eine Hirnhautentzündung gewöhnlich durch Fieber, Schwierigkeiten beim Füttern, Erbrechen, Reizbarkeit, Krampfanfälle und schrilles Schreien. Die Haut über den Fontanellen (den weichen Stellen zwischen den Schädelknochen) spannt, die Fontanelle kann sich vorwölben. Manchmal kann die Gehirnflüssigkeit nicht abfließen, sodass sich der Schädel vergrößert und ein Hydrozephalus entsteht. Anders als bei älteren Kindern und Erwachsenen ist der Nacken bei Kindern unter einem Jahr nicht unbedingt steif ▲.

Erwachsene können binnen 24 Stunden schwer krank werden, bei Kindern geht es sogar noch schneller. Ältere Kinder und Erwachsene sind zunächst gereizt und verwirrt und werden dann zunehmend benommener. Stupor und Koma können folgen. Die Infektion verursacht Schwellungen des Gehirngewebes, was zu einem Druckanstieg im Schädel führt, und beeinträchtigt die Durchblutung, sodass Symptome wie bei einem Schlaganfall, einschließlich Lähmungen, auftreten können. Manchmal kommt es auch zu Krampfanfällen.

Eine bakterielle Hirnhautentzündung kann von den Hirnhäuten auf das Gehirn übergreifen. Dann handelt es sich streng genommen um eine Meningoenzephalitis, doch die meisten Ärzte sprechen weiterhin von einer Meningitis.

Das Waterhouse-Friderichsen-Syndrom, eine sich blitzartig entwickelnde heftige Meningokokkeninfektion, führt zu starkem Durchfall, Erbrechen, Krampfanfällen, inneren Blutungen, sinkendem Blutdruck und Schock.

Diagnose

Da eine bakterielle Hirnhautentzündung (insbesondere, wenn Meningokokken die Ursache sind) innerhalb von Stunden zum Tod führen kann, ist sofort ärztliche Hilfe nötig. Kinder unter zwei Jahren sollten bei unerklärlichem Fieber umgehend zum Arzt gebracht werden, vor allem, wenn das Kind zunehmend reizbar oder ungewöhnlich schläfrig ist, das Essen verweigert, sich erbricht, Krampfanfälle bekommt oder einen steifen Nacken hat. Gleiches gilt, wenn Erwachsene Symptome wie Fieber, Kopfschmerzen, Hautausschlag, Verwirrtheit, Unansprechbarkeit (Stupor), Krampfanfälle und einen steifen Nacken zeigen.

Bei der Untersuchung achtet der Arzt auf Hautausschlag, Nackensteife und andere Zeichen für eine Hirnhautentzündung. Eines dieser Zeichen ist, dass der Patient Hüfte und Knie anbeugt, wenn man seinen Kopf Richtung Brust drückt, ein anderes, dass der Arzt das gebeugte Knie des Patienten nicht strecken kann, wenn er das Bein anhebt. Man nimmt an, dass die entzündeten Hirnhäute durch diese Bewegungen gedehnt und somit weiter gereizt werden.

Besteht Verdacht auf eine Hirnhautentzündung, muss rasch entschieden werden, ob die Erkrankung sofort behandelt oder erst nach der spezifischen Ursache gesucht werden soll. Wenn der Patient krank erscheint, erhält er meist schon Antibiotika bevor Untersuchungsergebnisse vorliegen. Erscheint er nicht krank, wird zunächst festgestellt, ob eine Bakterien-, Virus-, Pilz- oder andere Infektion die Ursache ist oder ob es einen anderen Grund gibt (z. B. eine Autoimmunreaktion oder eine Vergiftung).

Um eine Hirnhautentzündung zu diagnostizieren und deren Ursache zu finden, führt man im Allgemeinen eine Lumbalpunktion ■ durch. Dabei wird im Lendenwirbelbereich eine dünne Nadel eingeführt und aus einem Gebiet knapp unterhalb des Rückenmarks etwas Gehirn-Rückenmark-Flüssigkeit entnommen. Der Zuckergehalt, ein erhöhter Eiweißgehalt und die Zahl und Art der weißen Blutkörperchen in der Flüssigkeit ermöglichen es, zwischen bakterieller und viraler Hirnhautentzündung zu unterscheiden. Eine Probe der Flüssigkeit wird mikroskopisch auf Bakterien untersucht. Finden sich keine, werden weitere Tests durchgeführt, mit denen sich z. B. Meningokokken und Streptokokken rasch identifizieren lassen. Dazu gehören Tests zum Auffinden von Antikörpern gegen die genannten Bakterien und die Polymerasekettenreaktion (PCR), bei der die Desoxyribonukleinsäure (DNA) veranlasst wird, sich selbst zu kopieren.

Von einer Probe der Flüssigkeit werden im Labor Bakterienkulturen angelegt, um die Erreger zu identifizieren. Weiterhin kann getestet werden, welche Antibiotika gegen die Bakterien wirksam sind, sodass die sofort begonnene Antibiotikumbehandlung im Bedarfsfall angepasst werden kann.

Vermuten die Ärzte, dass die Symptome nicht von Bakterien ausgelöst worden sind, sondern von Viren oder Pilzen, kann die Flüssigkeit weiter untersucht werden, um das Virus (z. B. *Herpes simplex*) oder andere Erreger zu identifizieren, die man bei einer Routineuntersuchung nicht findet.

Neben der Lumbalpunktion nehmen die Ärzte Blut- und Urinproben und Abstriche aus Nase, Hals und eitrigen Hautinfektionen, um auch

▲ siehe Seite 1539   ■ siehe Seite 426

davon Kulturen anzulegen und Hinweise für die Diagnose zu erhalten.

Behandlung und Prognose

Bei einer akuten bakteriellen Hirnhautentzündung wird – insbesondere dann, wenn sie von Meningokokken ausgelöst wurde – gewöhnlich unverzüglich mit der Behandlung begonnen, ohne die Testergebnisse abzuwarten. Die Ärzte geben unter Umständen mehr als ein Antibiotikum ▲, um das ganze Spektrum von Bakterien abzudecken, das in der Regel für eine solche Infektion verantwortlich ist. Bei sehr schwer erkrankten Patienten beginnt man sogar schon vor der Lumbalpunktion mit der Antibiotikabehandlung. Wenn der Erreger nach ein oder zwei Tagen identifiziert ist, wird möglicherweise ein anderes Antibiotikum eingesetzt, das besser wirksam ist.

Bei Kindern wird auch Kortison, wie Dexamethason, verabreicht. Nach der antibiotischen Behandlung entwickelt sich als Reaktion auf die abgestorbenen Bakterien eine Entzündung. Kortison vermindert die Entzündungsreaktion und die daraus resultierende Schwellung im Gehirn sowie den erhöhte Druck im Schädel. Sein Einsatz wirkt sich bei Kindern vorteilhaft aus; bei Erwachsenen ist die Lage nicht so klar. Personen mit einer schweren Infektion erhalten gewöhnlich kein Kortison, weil dieses das Immunsystem unterdrückt, doch eine bakterielle Meningitis stellt eine Ausnahme dar. Kortisongaben werden am besten vor oder zusammen mit der ersten Antibiotikagabe gestartet und ein bis zwei Tage lang fortgesetzt. Sie sind besonders problematisch, wenn die Ursache der Hirnhautentzündung unklar und damit auch ungewiss ist, ob die Antibiotikatherapie angemessen wirkt.

Im Rahmen der Behandlung wird auch die Flüssigkeit ersetzt, die der Patient durch Fieber, Schweiß und Erbrechen verloren hat.

Die Ärzte achten auf Komplikationen, die die akute bakterielle Hirnhautentzündung auslösen kann. Bei Krampfanfällen werden Antiepileptika ■ gegeben. Wenn sich ein Schock ★ entwickelt (wie beim Waterhouse-Friderichsen-Syndrom), muss der Blutdruck mit intravenöser Flüssigkeitsgabe oder Medikamenten stabilisiert werden.

Wenn der Druck im Schädelinneren gefährlich erhöht ist, wird der Patient künstlich beatmet, um die Atemfrequenz zu erhöhen. Dadurch sinkt der Kohlendioxidgehalt im Blut, der das Volumen in den Blutgefäßen im Schädel kontrolliert. Infolgedessen sinken Blutvolumen und Blutdruck im Schädel. Per Tropf kann Mannit verabreicht werden, durch das das Wasser aus dem Gehirn ins Blut gezogen wird, sodass der Schädelinnendruck sinkt. Kortisone unterstützen die Heilung der entzündeten Blutgefäße, sodass sie wieder aktiv überschüssiges Wasser aus dem Gehirn aufnehmen und dem Blutstrom zuführen können. Der Schädelinnendruck kann mit einem dünnen, an ein Druckmessgerät angeschlossenen Katheter überwacht werden, der durch eine kleine, durch die Schädeldecke gebohrte Öffnung geschoben wird.

Eine Hirnhautentzündung muss unverzüglich angemessen behandelt werden, um bleibende Hirnschäden zu vermeiden. Einige Betroffene behalten nach ihrer Genesung Krampfanfälle zurück, die eine lebenslange Behandlung erfordern.

Vorbeugung

Einigen Arten von Hirnhautentzündung lässt sich durch eine Impfung vorbeugen. Personen mit geschwächtem Immunsystem können sich gegen Meningokokkeninfektionen impfen lassen. Die Impfung empfiehlt sich ebenfalls für gefährdetes Laborpersonal und Menschen, die in Gebiete reisen, in denen die Infektion häufig vorkommt.

Gegen *Haemophilus influenzae* Typ b (Hib), der für die meisten Hirnhautentzündungen in der Kindheit verantwortlich ist, können alle Kinder ab dem zweiten Lebensjahr im Rahmen des Standardimpfplans immunisiert werden.

Chronische Hirnhautentzündung

Eine chronische Hirnhautentzündung (Meningitis) dauert länger als einen Monat.

An chronischer Hirnhautentzündung erkranken vorwiegend Personen, deren Immunsystem aufgrund von Aids, Krebs, anderen schweren Krankheiten, Krebsmedikamenten oder einer Kortisonbehandlung über lange Zeit geschwächt ist. Eine chronische Meningitis kommt unter Umständen auch bei Menschen mit funktionierendem Immunsystem vor, wenn sie an Tuberkulose, Lyme-Borreliose oder einer anderen Infektionskrankheit leiden.

Die Unterscheidung zwischen akuter und chronischer Hirnhautentzündung ist nicht im-

---

▲ siehe Seite 1116   ■ siehe Tabelle Seite 484

★ siehe Seite 135

mer klar; manchmal spricht man stattdessen auch von einer subakuten Hirnhautentzündung.

Ursachen

Manche infektiöse Organismen gelangen ins Gehirn und vermehren sich dort lange Zeit, bis allmählich Symptome und Schäden auftreten. Zu den Erregern gehören bei Menschen mit Abwehrschwäche, wie Aids, der Pilz *Cryptococcus* und die Bakterien, die Tuberkulose, Syphilis und Lyme-Borreliose verursachen. Eine akute Hirnhautentzündung, die durch Antibiotika nicht völlig kuriert wurde, kann sich zur chronischen Form entwickeln.

Einige nichtinfektiöse Krankheiten, wie die Sarkoidose (eine Immunkrankheit) und bestimmte Krebsformen können die Hirnhäute reizen und zu einer chronischen Meningitis führen. Lymphome und Leukämien sind die häufigsten nichtinfektiösen Ursachen; dazu kommen Hirntumoren und -metastasen. Mittel zur Krebsbehandlung, die direkt in die Gehirn-Rückenmark-Flüssigkeit gespritzt werden, Medikamente, wie Ciclosporin, die nach Organtransplantationen eingesetzt werden, und sogar nichtsteroidale Entzündungshemmer ▲, wie Ibuprofen, können eine Hirnhautentzündung hervorrufen.

Symptome und Diagnose

Die Symptome einer chronischen Hirnhautentzündung ähneln denen der akuten bakteriellen Form, aber die Krankheit entwickelt sich langsamer, meist über Wochen. Das Fieber ist oft nicht so hoch wie bei einer bakteriellen Hirnhautentzündung. Kopf- und Rückenschmerzen sind verbreitete Symptome; Verwirrtheit und periphere Nervenstörungen (wie Schwäche, Prickeln, Taubheitsgefühl und Gesichtslähmung) zeigen an, dass Hirn- oder periphere Nerven betroffen sind.

Um die Diagnose abzusichern, wird in der Regel eine Computer- oder Kernspintomographie des Kopfes und anschließend eine Lumbalpunktion zur Untersuchung der Gehirn-Rückenmark-Flüssigkeit durchgeführt. Bei einer chronischen Hirnhautentzündung aufgrund einer bakteriellen Infektion ist die Zahl der weißen Blutkörperchen in der Flüssigkeit erhöht, liegt aber gewöhnlich niedriger als bei einer akuten bakteriellen Hirnhautentzündung. Auch der Typ der weißen Blutkörperchen ist ein anderer – Lymphozyten anstelle von neutrophilen Granulozyten ■. Unter dem Mikroskop sind möglicherweise infektiöse Erreger sichtbar

(z. B. *Cryptococcus*), Tuberkulosebakterien lassen sich so jedoch nicht nachweisen.

In jedem Fall werden Bakterienkulturen von der Rückenmarkflüssigkeit angelegt, um den Erreger zu identifizieren, doch das Ergebnis kann Wochen auf sich warten lassen. Eventuell werden zusätzliche Tests auf Tuberkulose oder Syphilis oder auf bestimmte Pilze und Viren gemacht. So kann man mit der Polymerasekettenreaktion (PCR) die Anwesenheit von Tuberkulosebakterien nachweisen; unter Umständen liegen diese Resultate eher vor als die aus Bakterienkulturen.

Behandlung

Eine chronische Hirnhautentzündung aufgrund bestimmter nichtinfektiöser Ursachen – z. B. einer Sarkoidose – wird gewöhnlich einige Wochen lang mit dem Kortison Prednison behandelt. Eine chronische Hirnhautentzündung aufgrund von Krebs wird mit Chemotherapie, Strahlentherapie oder beidem behandelt. Das Chemotherapeutikum gelangt durch ein so genanntes Ommaya-Reservoir direkt in die Gehirn-Rückenmark-Flüssigkeit; dieses Reservoir wird unter die Kopfhaut gepflanzt und gibt das Medikament langsam – über Tage oder Wochen – durch einen dünnen Schlauch ins Gehirn ab.

Die Behandlung einer chronische Hirnhautentzündung richtet sich nach dem Erreger. Verursacht ein Pilz die Erkrankung, infundiert man meist ein Pilzmittel. Am häufigsten kommen Amphotericin B, Flucytosin und Fluconazol zum Einsatz. Bei einer besonders hartnäckigen Infektion wird Amphotericin B manchmal direkt in die Gehirn-Rückenmark-Flüssigkeit gegeben. Dazu werden entweder mehrere Lumbalpunktionen durchgeführt oder es wird ein Ommaya-Reservoir benutzt. Ist *Cryptococcus* der Erreger, kombiniert man Amphotericin B meist mit Flucytosin.

Virusinfektionen

Virusinfektionen können zu einer Entzündung der Hirnhäute (virale Hirnhautentzündung), des Gehirns (virale Enzephalitis), des Rückenmarks (Myelitis) oder der Spinalnervenwurzeln (Gürtelrose) führen. Eine virale Enzephalitis geht oft mit einer viralen Meningitis einher; erstere ist gefährlicher, weil sie das Gehirn direkt betrifft.

▲ siehe Seite 434   ■ siehe Seite 995

Infektionen, die Hirnhautentzündung hervorrufen können

Bakterieninfektionen
- Brucellose
- Katzenkratzkrankheit
- Zerebrale Whipple-Krankheit
- Infektionen mit *Escherichia coli*
- Infektionen mit *Listeria monocytogenes*
- Infektionen mit *Neisseria meningitidis*
- Infektionen mit *Streptococcus pneumoniae*
- Leptospirose
- Listeriose
- Lyme-Borreliose
- Lymphogranuloma venereum
- Mykoplasmose
- Tuberkulose
- Syphilis

Viruserkrankungen
- Aids
- Windpocken
- Coxsackie-Viren
- Zytomegalie-Viren
- Pferdeenzephalitis
- Infektionen durch Echo-Viren
- Herpes

- Infektiöse Mononukleose
- Lymphozytäre Choriomeningitis
- Mumps
- Kinderlähmung
- St.-Louis-Enzephalitis

Viruskrankheiten, die eine Meningitis nach sich ziehen können
- Windpocken
- Masern
- Röteln

Andere Infektionen
- Amöbenruhr
- Kokzidioidomykose
- Zönurose
- Kryptokokkose
- Zystizerkose
- Echinokokkose
- Malaria
- Rickettsiosen
- Schistosomiasis
- Toxoplasmose
- Trichinose

Einige Viren können das Gehirn direkt infizieren und plötzlich eine Hirnhautentzündung auslösen. Einige Infektionen durch Viren, wie Echo- oder Coxsackie-Viren, können epidemisch auftreten. Andere Infektionen, wie Herpes, Mumps und Windpocken, treten sporadisch auf. Eine Gehirnentzündung aufgrund einer Infektion mit Tollwutviren ist tödlich; diese Viren werden z. B. von Fledermäusen übertragen. Zu einer Hirninfektion mit Arboviren kann es aufgrund von Mückenstichen oder Zeckenbissen kommen; andere Virusinfektionen, wie eine lymphozytäre Choriomeningitis, werden von Nagern verbreitet. Das HIV-Virus führt zu einer chronischen Gehirninfektion ohne die Entzündung, die bei einer akuten Enzephalitis auftritt; diese Erkrankung wird als HIV-Enzephalopathie oder Aids-Demenz bezeichnet.

Einige Viren infizieren Gehirn und Rückenmark nicht direkt, sondern lösen Immunreaktionen aus, die indirekt zu einer Entzündung dieser Organe führen. Diese so genannte post-

infektiöse Enzephalitis kann bei Masern, Windpocken und Röteln auftreten. Die Entzündung entwickelt sich meist fünf bis zehn Tage nach der Viruserkrankung und kann zu schweren Schäden im Nervensystem führen. Auch das Rückenmark kann betroffen sein, was zu einer sich akut ausbreitenden Enzephalomyelitis ▲ führt.

Ausgesprochen selten kommt es Wochen, Monate oder Jahre nach einer Virusinfektion zu einer Gehirnentzündung. Ein Beispiel ist die subakute sklerosierende Panenzephalitis ■, die gelegentlich nach Masern auftritt und meist Kinder betrifft.

Symptome

Einige virale Infektionen sind leicht; sie verursachen Fieber sowie ein allgemeines Krankheitsgefühl mit Kopf- und Gliederschmerzen und Abgeschlagenheit, oft ohne spezifische Symptome. Gewöhnlich ruft eine Virusmeningitis ähnlich wie eine bakterielle Meningitis Fieber, Kopfschmerzen, Erbrechen, Muskelschwäche und einen steifen Nacken hervor, aber die Symptome sind viel weniger schwer.

▲ siehe Seite 546   ■ siehe Seite 1560

Eine Virusenzephalitis beeinträchtigt die normale Funktion des Gehirns und löst Persönlichkeitsveränderungen, Krampfanfälle, Muskelschwäche, Verwirrtheit, Schläfrigkeit, unter Umständen bis hin zum Koma aus. Das Herpessimplex-Virus löst darüber hinaus im frühen Stadium einer Herpesenzephalitis Kopfschmerzen, Fieber und grippeähnliche Symptome aus. Hinzu kommen Symptome, die auf eine Entzündung der Schläfenlappen hindeuten, wie Krampfanfälle, begleitet von ungewöhnlichen Geruchsempfindungen, lebhaften Rückerinnerungen oder plötzlichen, heftigen Gefühlsaufwallungen. Schreitet die Erkrankung fort, kommt es zu schweren Hirnschäden, die zu Verwirrtheit, wiederholten Krampfanfällen und Koma führen können.

Bei einer Virusinfektion des Rückenmarks können als Frühsymptome Rückenschmerzen am Infektionsort auftreten. Je nachdem, auf welcher Höhe das Rückenmark betroffen ist ▲, fühlen sich die Teile des Körpers, die vom Rückenmark unterhalb dieses Niveaus versorgt werden, schwach und taub an; Blasen- und Darmfunktion können beeinträchtigt sein. Bei einer schweren Infektion geht das sensorische Empfinden verloren, es kommt zu Lähmungen, Blasen- und Darmkontrolle können verloren gehen.

Diagnose

Zu Beginn der Erkrankung kann es schwer fallen, eine virale Meningitis oder Enzephalitis von einer bakteriellen Meningitis, Hirnabszessen und anderen Störungen, die ähnliche Symptome hervorrufen, zu unterscheiden. Um die Ursache zu finden, wird fast immer eine Lumbalpunktion durchgeführt, um die Gehirn-Rückenmark-Flüssigkeit zu untersuchen. Bei Virusinfektionen ist die Zahl der weißen Blutkörperchen in dieser Flüssigkeit erhöht, aber es sind keine Bakterien vorhanden. Rote Blutkörperchen fehlen, es sei denn, die Infektion ist sehr schwer. Außerdem werden immunologische Tests, mit denen man Antikörper gegen Viren bestimmen kann, durchgeführt. Aber auch mit diesen oft langwierigen Untersuchungen lässt sich nicht einmal bei der Hälfte der Erkrankungen der verantwortliche Mikroorganismus identifizieren. Viren aus dieser Flüssigkeit heranzuzüchten, ist meist schwierig und dauert viele Tage. Um z. B. Herpesviren zu identifizieren, setzt man die Polymerasekettenreaktion (PCR) ein.

Der Verdacht auf eine Herpesenzephalitis entsteht, wenn die Symptome auf eine Schläfenlappenentzündung hindeuten, es aber keine entsprechende Epidemie gibt. Mithilfe der Kern-

Nichtinfektiöse Ursachen für Hirnhautentzündung

Erkrankungen, die das Gehirn betreffen
- Hirntumor
- Leukämie
- Lymphom
- Multiple Sklerose
- Sarkoidose
- Schlaganfall

Arzneimittel
- Azathioprin
- Carbamazepin
- Immunsuppressiva (Ciclosporin und OKT3)
- Nichtsteroidale Entzündungshemmer (Ibuprofen, Naproxen)
- Cotrimoxazol

Gifte
- Blei

Reaktion auf Stoffe, die ins Rückenmark gespritzt wurden
- Antibiotika
- Mittel gegen Krebs (Chemotherapie)
- Kontrastmittel (für Röntgenaufnahmen)

Impfreaktionen
- Impfstoff gegen Tollwut

spintomographie lassen sich Schwellungen in den Schläfenlappen sichtbar machen. Eine Computertomographie ist weniger hilfreich, weil sie Veränderungen gewöhnlich erst dann sichtbar macht, wenn der Schaden schon eingetreten ist. Bei einer schweren Herpesenzephalitis enthält die Gehirn-Rückenmark-Flüssigkeit viele rote Blutkörperchen. Gelegentlich ist es notwendig, ein kleines Stück Gehirngewebe zu entnehmen und mikroskopisch zu untersuchen, um herauszufinden, ob das Herpesvirus der Urheber der Erkrankung ist.

Eine CT oder NMR wird auch veranlasst, um abzuklären, ob die Symptome nicht durch einen Gehirnabszess, einen Schlaganfall oder ein Strukturproblem, wie einen Bluterguss, ein Aneurysma oder einen Tumor, ausgelöst werden.

▲ siehe Seite 548

Was ist eine aseptische Meningitis?

Von aseptisch spricht man in der Medizin, wenn bei einer Routineuntersuchung keine Bakterien gefunden wurden. Eine aseptische Meningitis kann von nichtinfektiösen Störungen, wie Leukämie, Lymphom und Hirntumoren, aber auch durch die Behandlung mit Medikamenten zur Krebsbekämpfung (Chemotherapeutika) hervorgerufen werden, die direkt in die Gehirn-Rückenmark-Flüssigkeit injiziert werden, überdies von Medikamenten, die Abstoßungsreaktionen nach einer Organtransplantation verhindern sollen (Immunsuppressiva) und sogar von nichtsteroidalen Entzündungshemmern. Meist sind jedoch Viren die Ursache. Daher benutzen Ärzte die Begriffe aseptische Meningitis und virale Meningitis oft synonym.

Eine aseptische Meningitis kann kurz (akut) oder anhaltend (chronisch) sein. Sie ist in der Regel nur leicht und muss nicht behandelt werden. In seltenen Fällen kann sie jedoch schwer verlaufen und lebensbedrohlich sein.

Behandlung und Prognose

Bei einer Virusinfektion, die nur Kopfschmerzen und Fieber hervorruft, brauchen nur die Schmerzen behandelt und Flüssigkeit ersetzt werden. Eine Virusmeningitis und eine leichte Virusenzephalopathie heilen oft von selbst aus; sie brauchen nicht behandelt zu werden.

In schweren Fällen können jedoch Medikamente gegen Viren helfen. Aciclovir kann, wenn es rasch verabreicht wird, bei einer Herpesenzephalitis lebensrettend sein. Aciclovir wirkt allerdings nicht gegen die anderen Viren, die eine Enzephalitis auslösen können. Gegen Zytomegalieviren wird Ganciclovir eingesetzt. Bei anderen Infektionen, für die es keine spezifische Behandlung gibt, werden die Symptome gelindert und, falls notwendig, lebenserhaltende Maßnahmen ergriffen.

Bei einer HIV-Infektion kann eine Kombination verschiedener Medikamente ▲ das Fortschreiten der Infektion sowie deren Komplikationen, einschließlich Aids-Demenz, verlangsamen.

▲ siehe Tabelle Seite 1159

Meist erholen sich die Erkrankten vollständig von einer viralen Gehirninfektion. Wenn es eine spezifische Behandlung gibt, sollte diese möglichst rasch einsetzen.

TOLLWUT

Die Tollwut ist eine Virusinfektion des Gehirns, die durch Tiere übertragen wird und eine Entzündung von Gehirn und Rückenmark hervorruft.

Wenn das Virus in Rückenmark und Gehirn gelangt, ist Tollwut in der Regel tödlich, doch dauert das nach der Infektion mindestens 10, gewöhnlich 30 bis 50 Tage – abhängig von der Bissstelle.

Das Tollwutvirus lebt in vielen Wild- und Haustierarten. Tollwütige Tiere können mehrere Wochen lang krank sein, bevor sie sterben, und in dieser Zeit die Krankheit verbreiten.

Tollwutviren finden sich im Speichel infizierter Tiere. Ein mit Tollwut infiziertes Tier überträgt die Infektion auf andere Tiere oder Menschen, wenn es sie beißt oder – sehr selten – sie ableckt. Das Virus kann die intakte Haut in der Regel nicht durchdringen, sondern nur durch einen Riss oder eine Wunde in den Körper gelangen. Auch die in vielen Wäldern ausgelegten Impfstoffköder, mit denen Füchse immunisiert werden sollen, können, wenn die Köder beschädigt sind, Tollwutviren übertragen.

Die Viren wandern von der Stelle, an der sie in den Körper gelangt sind, entlang der Nervenbahnen zum Rückenmark und Gehirn, wo sie sich vermehren. Im Anschluss daran gelangen sie wieder entlang der Nerven in die Speicheldrüsen und auf diese Weise in den Speichel.

Hunde sind für Menschen zwar die häufigste Infektionsquelle, doch auch Katzen, Fledermäuse, Waschbären, Füchse und andere Tiere können die Viren übertragen. Ungewöhnlich ist es, dass Mäuse, Ratten oder andere kleine Säugetiere Tollwut bekommen, zum Teil auch, weil der Biss eines größeren Tieres sie meist tötet. In Deutschland bemüht man sich, die Tollwut bei Füchsen zu reduzieren, indem man Köder auslegt, die mit einem Schluckimpfstoff gegen Tollwut imprägniert sind. Hunde können vorbeugend gegen Tollwut geimpft werden. In den meisten Ländern Lateinamerikas, Afrikas und Asiens, wo Haustiere kaum gegen diese Krankheit geimpft werden, kommt Tollwut bei Hunden häufig vor.

Infizierte Tiere können entweder die »wütende« oder die »stumme« Tollwut entwickeln.

Bei der wütenden Tollwut verhält sich das Tier erregt und bösartig, später zeigt es Lähmungen und stirbt. Bei der stummen Tollwut fallen von Anfang an Lähmungen auf. An Tollwut erkrankte Wildtiere können zwar die typische Wut zeigen, häufiger ist aber ein weniger auffälliges Betragen. Nachttiere (Füchse, Fledermäuse und Waschbären), die mit Tollwut infiziert sind, kommen möglicherweise schon tagsüber aus ihrem Bau und zeigen nicht die übliche Scheu vor Menschen.

Mit Tollwut kann man sich auch durch Einatmen virushaltiger Luft infizieren, obwohl dies äußerst selten geschieht. In zwei Fällen wurden nachweislich Forscher durch die Luft in von Fledermäusen besiedelten Höhlen infiziert.

Symptome

Normalerweise setzen die Symptome 30 bis 50 Tage nach der Ansteckung ein, aber die Inkubationszeit kann zwischen zehn Tagen und mehr als einem Jahr betragen. Dabei ist sie am kürzesten bei Menschen, die an Kopf oder Rumpf gebissen wurden, oder die viele Bisse davontrugen.

Gewöhnlich beginnt die Krankheit mit einer kurzen Phase von Depression und Rastlosigkeit, Übelkeit und Fieber. Bei 20 Prozent der Gebissenen setzt die Tollwut jedoch mit einer Lähmung in den unteren Beinabschnitten ein, von wo aus sie sich über den Körper ausbreitet. Die Rastlosigkeit steigert sich zu unkontrollierter Erregung, und der Betroffene bildet eine große Menge Speichel. Muskelverkrampfungen im Kehlkopf und an den Stimmbändern können unerträgliche Schmerzen bereiten. Diese Krämpfe entstehen durch die Reizung jener Gehirnregionen, die für Schlucken und Atmen zuständig sind. Schon ein leichter Windhauch oder der Versuch, einen Schluck Wasser zu trinken, kann die Krämpfe auslösen. Darum kann jemand mit Tollwut nicht trinken.

Wenn sich die Infektion im Gehirn ausbreitet, nehmen Verwirrtheit und Aufregung zu; schließlich folgen Koma und Tod. Todesursache können eine Blockade der Atemwege, ein Krampfanfall, völlige Erschöpfung oder ausgedehnte Lähmungserscheinungen sein.

Diagnose

Wird ein Mensch von einem kranken Haustier oder einem Wildtier gebissen, besteht immer die Gefahr einer Tollwutinfektion. Um abzuklären, ob ein Tier an Tollwut erkrankt ist, muss normalerweise eine Gewebeprobe aus dem Gehirn des Tieres untersucht werden. Das Tier

Wer sollte sich gegen Tollwut impfen lassen?

Die Entscheidung, ob sich jemand impfen lassen sollte, der sich möglicherweise mit Tollwut infiziert haben könnte, hängt von den genaueren Umständen ab. Eine Infektionsmöglichkeit ist gegeben bei Kontakt mit tollwutverdächtigen Tieren und beim Berühren von Impfstoffködern, die beispielsweise ausgelegt werden, um frei lebende Füchse zu immunisieren. Als tollwutverdächtig gelten auch Fledermäuse, die sich anfassen lassen oder ein anderes auffälliges oder aggressives Verhalten zeigen und solche, die tot aufgefunden wurden.

Keine Impfung: Nach dem Berühren oder Füttern tollwutverdächtiger Tiere, auch nicht, wenn diese die Haut des Menschen abgeleckt haben, und nach dem Berühren von Impfstoffködern – Voraussetzung ist, dass die Haut, die mit dem tollwutverdächtigen Material in Berührung kam, vollkommen intakt ist.

Sofortige Impfung: Das verdächtige Tier hat an der unbedeckten Haut geknabbert, es hat einen oberflächlichen, nicht blutenden Kratzer hinterlassen oder Haut abgeleckt, die nicht völlig intakt ist. Nicht völlig intakte Haut ist mit dem Impfstoff eines Impfköders in Kontakt gekommen.

Sofortige Impfung und gleichzeitige Gabe von Tollwutimmunglobulin: Nach jeder Bissverletzung oder Kratzwunde, immer, wenn Schleimhäute durch Lecken oder Spritzer mit Speichel eines tollwutverdächtigen Tieres in Kontakt gekommen sind, und nach dem Kontakt von Schleimhäuten oder frischen Hautverletzungen mit der Impfflüssigkeit eines Impfköders.

Die Impfung soll bereits allein beim Verdacht auf eine Infektion durchgeführt werden. Es wird nicht abgewartet, bis der Infektionsverdacht beim Tier geklärt ist.

sollte gefangen und beobachtet werden. Damit das Gehirn untersucht werden kann, muss das Tier getötet werden. Falls ein Hund oder eine Katze ohne auffällige Symptome einen Menschen beißt, genügt es jedoch, wenn ein Tierarzt das Tier für 10 bis 14 Tage einsperrt und beobachtet. Bleibt das Tier gesund, kann der Tierarzt den sicheren Schluss ziehen, dass es zum Zeitpunkt des Bisses keine Tollwut hatte.

Entwickelt eine gebissene Person Symptome einer fortschreitenden Gehirnentzündung, ist Tollwut die nahe liegendste Ursache. Bevor die Symptome (wie Aufgeregtheit und Verwirrtheit oder Lähmung) auftreten, hilft jedoch auch ein Virentest nicht weiter. Eine Hautbiopsie, bei der eine Hautprobe (gewöhnlich aus dem Hals) unter dem Mikroskop untersucht wird, kann Viren erkennen lassen.

Vorbeugung und Behandlung

Der erste Schritt der Vorbeugung besteht darin zu vermeiden, gebissen zu werden. Haustieren, die man nicht kennt, und Wildtieren sollte man sich nicht nähern. Ein Wildtier, das keine Furcht vor Menschen zeigt, ist gewöhnlich krank. Ein offenbar krankes Tier sollte nicht aufgenommen werden, um ihm zu helfen, weil es oft beißt.

Für Menschen mit hohem Infektionsrisiko ist eine Schutzimpfung ratsam. Zu diesem Personenkreis gehören Tierärzte, Jäger, Forstmitarbeiter und Personal in Labors, die mit eventuell infizierten Tieren umgehen. Menschen, die in Regionen reisen, in denen mit tollwutkranken Hunden zu rechnen ist, können sich ebenfalls vorbeugend impfen lassen. Für einen anhaltenden Impfschutz muss die Impfung in regelmäßigen Abständen aufgefrischt werden.

Nach dem Biss eines Tieres, das Tollwut hat oder bei dem der Verdacht auf Tollwut besteht, müssen unverzüglich geeignete Gegenmaßnahmen ergriffen werden.

Die Bisswunde wird sorgfältig mit Seifenwasser gereinigt, tiefe Bisswunden werden damit ausgespült, dann wird mit 70-prozentigem Alkohol desinfiziert.

Anschließend wird bei ungeimpften Personen so viel Tollwutimmunglobulin wie möglich direkt in den Bereich der Bisswunde gegeben; der Rest wird in den Muskel gespritzt. Zusätzlich erhalten die Verletzten eine Tollwutimpfung entsprechend den Angaben des Impfstoffherstellers. Der Tollwutimpfstoff regt die körpereigene Bildung von Antikörpern gegen das Virus an und liefert eine Schutzwirkung, die sich langsamer entwickelt, dafür aber sehr viel länger hält als der Schutz durch Tollwutimmunglobulin.

Wenn erst einmal Symptome aufgetreten sind, ist es erfahrungsgemäß nicht mehr hilfreich, den Impfstoff oder das Tollwutimmunglobulin zu spritzen. Die Behandlung beschränkt sich dann darauf, die Symptome zu erleichtern.

ARBOVIRENENZEPHALITIS

Die Arbovirenenzephalitis ist eine schwere Infektion des Gehirns, die von verschiedenen Virusarten hervorgerufen werden kann.

Der Ausdruck Arboviren wird für Viren verwendet, die auf den Menschen durch Bisse und Stiche, beispielsweise von Zecken und Mücken, übertragen werden; diese wiederum werden von infizierten Tieren angesteckt, zu denen auch Haustiere und gezähmte Vögel gehören können. Überall in der Welt gibt es unterschiedliche, aber miteinander verwandte Arboviren, die Enzephalitis verursachen. Zu solchen Erkrankungen gehören die **venezolanische Pferdeenzephalitis** und die **japanische B-Enzephalitis**. In den USA gibt es häufig virale Enzephalitiden, die durch Insektenstiche übertragen werden: die **westliche** und die **östliche Pferdeenzephalitis**, die **St.-Louis-Enzephalitis** und die **California-Enzephalitis**. Die auslösenden Viren werden von Mückenarten übertragen, die für das jeweilige Gebiet spezifisch sind. Die Krankheiten sind in dieser Region endemisch; Ausbrüche kommen immer dann regelmäßig vor, wenn sich die infizierten Tiere stark vermehren. Infektionen von Menschen sind dann eine Folge, tragen aber nicht zur Verbreitung der Viren bei.

Die **West-Nil-Enzephalitis** (West-Nil-Fieber) kam früher nur in Europa und Afrika vor, tritt inzwischen aber auch in den USA auf. Wirte sind verschiedene Vogelarten.

Symptome

Die verschiedenen Formen von Arbovirenenzephalitis rufen ähnliche Symptome hervor. Frühzeichen sind gewöhnlich Kopfschmerzen, Benommenheit und Fieber, seltener Nackensteife und Erbrechen. Muskelzittern kann hinzukommen. Rasch können sich Verwirrtheit, Krampfanfälle und Koma entwickeln. Gelegentlich kommt es zu Muskelschwäche oder Lähmungen in Armen und Beinen.

Der Verdacht auf eine Arbovirenenzephalitis entsteht aufgrund der Symptome, besonders dann, wenn sich gerade eine Epidemie entwickelt. Zur Bestätigung der Diagnose wird eine Blutprobe oder eine Probe der Gehirn-Rückenmark-Flüssigkeit entnommen und auf Antikörper getestet, und zwar sowohl in der akuten als auch in der Rekonvaleszenzphase. Wenn die Antikörperkonzentration dabei deutlich ansteigt, ist die Diagnose bestätigt. Alternativ lässt sich genetisches Material des Virus mithilfe der Polymerasekettenreaktion nachweisen.

Vorbeugung und Behandlung

Die beste Vorbeugung besteht darin, Insektenstiche zu verhindern, indem man Kleidung trägt, die Arme und Beine schützt, und stehende Gewässer meidet, in denen die Mücken ihre Eier ablegen.

Es gibt weder einen Impfstoff gegen Arboviren noch eine spezifische Behandlung.

LYMPHOZYTÄRE CHORIOMENINGITIS

Diese auch als Armstrong-Krankheit bezeichnete Arenavireninfektion ruft gewöhnlich eine grippeähnliche Erkrankung hervor; häufig folgt darauf eine Hirnhautentzündung.

Arenaviren kommen häufig in Nagetieren, besonders Mäusen und Hamstern, vor. Diese Tiere sind meistens das ganze Leben lang mit den Viren infiziert und scheiden sie mit Harn, Kot, Sperma und Nasensekreten aus. Eine Infektion beim Menschen beruht normalerweise auf dem Kontakt mit verseuchtem Staub oder infizierten Nahrungsmitteln. Die Krankheit tritt im Allgemeinen im Winter auf, wenn die wild lebenden Nagetiere in den Häusern der Menschen Schutz suchen.

Symptome

Oft verläuft die Krankheit in zwei Phasen. Fünf bis zehn Tage nach der Ansteckung entwickelt sich eine grippeähnliche Erkrankung. Meist bestehen die Symptome aus Fieber von 38,3 bis 40 °C und eventuell Zittern am ganzen Körper. Weitere Anzeichen der Krankheit sind Unwohlsein, Übelkeit, Benommenheit, Schwäche, Muskelschmerzen, Kopfschmerzen hinter den Augen, die sich bei hellem Licht verschlimmern, und Appetitlosigkeit. Halsentzündung und Berührungsempfindlichkeit können dazukommen.

Nach fünf Tagen bis drei Wochen können die grippeähnlichen Symptome ein bis zwei Tage lang abklingen. In der zweiten Phase der Erkrankung können diese Symptome zurückkehren und neue hinzukommen, z. B. können die Fingergelenke anschwellen und sich die Hoden entzünden. Die Kopfhaare können ausfallen, und es tritt Übelkeit auf. Möglicherweise entzünden sich die Gehirnhäute. Als Folge dieser Meningitis haben die Kranken Kopfschmerzen und einen steifen Nacken. Meist werden sie wieder ganz gesund. Gelegentlich stellt sich eine Gehirnentzündung mit Kopfschmerzen und Schläfrigkeit ein. Ein bleibender Hirnschaden ist zwar ungewöhnlich, kann aber vorkommen.

Diagnose und Behandlung

In der ersten Woche, in der die Symptome jenen einer Grippe oder vergleichbaren Virusinfektion ähneln, werden gewöhnlich keine besonderen Untersuchungen durchgeführt. Wenn die Symptome auf eine Hirnhautentzündung hindeuten, kann bei einer Lumbalpunktion eine Probe der Gehirn-Rückenmark-Flüssigkeit entnommen werden. Bei der Armstrong-Krankheit enthält sie viele weiße Blutkörperchen, in erster Linie Lymphozyten. Zur sicheren Diagnose der Krankheit werden die Viren in der Gehirn-Rückenmark-Flüssigkeit identifiziert, oder man weist Antikörper gegen die Viren im Blut nach.

Es gibt keine spezielle Behandlung der Krankheit. Der Arzt versucht, die Symptome zu lindern, bis die Infektion nach etwa ein bis zwei Wochen nachlässt.

PROGRESSIVE MULTIFOKALE LEUKENZEPHALOPATHIE

Diese Erkrankung ist das Zeichen einer selten auftretenden Infektion durch Polyomaviren in Gehirn und Rückenmark. Treten erst einmal Symptome auf, verläuft die Krankheit gewöhnlich rasch.

Die Krankheit wird durch CJ-Viren verursacht, die zu den Polyomaviren gehören. (Die Bezeichnung CJ-Viren beruht auf dem Namen des Patienten, bei dem die Viren erstmals isoliert wurden.) Am häufigsten betrifft die Erkrankung Menschen mit einer gestörten Immunabwehr, wie sie bei Leukämie, Lymphom und Aids auftritt, aber auch bei Personen, die aufgrund einer Organtransplantation oder wegen einer Autoimmunerkrankung Immunsuppressiva einnehmen. Ein Teil der Aidskranken leidet an dieser Störung.

Symptome und Diagnose

Viele Menschen sind mit CJ-Viren infiziert, haben aber keine Symptome. So wie die Herpesviren scheinen die CJ-Viren im Körper zu ruhen, bis es ihnen ein geschwächtes Immunsystem ermöglicht, wieder aktiv zu werden.

Die Symptome beginnen entweder allmählich oder plötzlich. Sind sie einmal aufgetreten, verschlimmern sich rapide und äußern sich je nach dem betroffenen Teil des Gehirns verschieden. Häufig ist der Körper halbseitig gelähmt. Die Hände werden oft ungeschickt, sodass Schreiben und Greifen schwer fallen. Nur selten kommt es zu Kopfschmerzen und Krampfanfällen. Bei zwei von drei Betroffenen lassen die geistigen Fähigkeiten rasch immer mehr nach. Es können sich zunehmende Sprachschwierigkeiten zeigen, vereinzelt kommt es zur Erblindung. Ein Teil der Erkrankten erholt sich zeitweilig für längere Zeit.

Der Arzt stützt seine Diagnose auf die sich schnell verschlimmernden Anzeichen der Krankheit bei einem Patienten mit geschwächten Immunsystem. Diagnoseverfahren wie Computer- und Kernspintomographie können dabei helfen. Oft kann die sichere Diagnose erst nach dem Tod des Patienten gestellt werden, weil erst dann das Gehirngewebe untersucht werden kann. Bei bis zu 90 Prozent der Betroffenen lässt sich genetisches Material des CJ-Virus mithilfe der Polymerasekettenreaktion in der Gehirn-Rückenmark-Flüssigkeit nachweisen.

Behandlung

Für die progressive multifokale Leukenzephalopathie gibt es keine erfolgreiche Behandlung. Eine Behandlung der Störungen, die das Immunsystem geschwächt haben, kann jedoch das Überleben verlängern.

Hirnabszess

Ein Hirnabszess ist eine räumlich begrenzte Eiteransammlung im Gehirn.

Hirnabszesse kommen nicht sehr häufig vor. Sie können entstehen, wenn sich eine Infektion irgendwo anders im Kopfbereich (z. B. in einem Zahn, der Nase oder einem Ohr) ausbreitet, wenn eine Kopfverletzung bis ins Gehirn reicht oder wenn eine Infektion aus anderen Körperregionen über das Blut ins Gehirn getragen wird. Viele Bakterienarten, darunter *Staphylococcus aureus* und *Bacteroides fragilis*, können Hirnabszesse hervorrufen. Der Einzeller *Toxoplasma gondii* ▲ ist eine häufige Ursache von Hirnabszessen bei Aidskranken.

Ein Hirnabszess führt dazu, dass das umliegende Hirngewebe anschwillt und der Druck im Schädel steigt. Je größer der Abszess, desto größer die Schwellung und der Druckanstieg.

Symptome und Diagnose

Ein Hirnabszess kann abhängig von seinem Sitz, seiner Größe und dem Ausmaß an Entzündung und Schwellung eine Reihe von Symptomen auslösen. Zu ihnen gehören Kopfschmerzen, Übelkeit, Erbrechen, Schläfrigkeit, Krampfanfälle, Wesensveränderungen und andere Anzeichen einer Störung im Gehirn. Die Symptome können innerhalb von Tagen oder Wochen einsetzen. Zunächst treten vielleicht Fieber und Schüttelfrost auf, die Symptome verschwinden jedoch, wenn der Körper die Infektion abwehrt.

Besteht der Verdacht auf einen Hirnabszess, ist eine Computer- (CT) oder Kernspintomographie (NMR) meist am besten geeignet, um Klarheit zu schaffen. Mit beiden Verfahren lässt sich der Abszess gewöhnlich sichtbar machen, die Eiteransammlung kann jedoch auch wie ein Hirntumor oder ein Schlaganfall aussehen. Um dieses auszuschließen und um festzustellen, welche Erreger den Abszess ausgelöst haben, sind unter Umständen weitere Tests erforderlich. Mithilfe der so genannten NMR-Spektroskopie lassen sich die toten Zellüberreste in einem Abszess und die sich teilenden Zellen in einem Tumor unterscheiden.

Manchmal muss eine Probe aus dem Abszess entnommen und im Labor untersucht werden (Biopsie). Bei einer stereotaktischen Biopsie mithilfe der CT wird ein Metallrahmen mit einer Reihe von Stäben am Schädel des Patienten angebracht. Der Rahmen und die Stäbe liefern Referenzpunkte, um die Biopsienadel zu platzieren. Zudem kann eine Eiterprobe zur mikroskopischen Untersuchung entnommen werden.

Behandlung

Ein Hirnabszess muss mit Antibiotika und eventuell auch operativ behandelt werden. Am häufigsten werden Penizillin, Metronidazol, Nafzillin und Cephalosporine eingesetzt. Die Antibiotikumbehandlung dauert meist vier bis sechs Wochen, wobei CT oder NMR alle zwei Wochen wiederholt werden. Falls die Antibiotika nicht helfen, muss der Abszess eventuell mithilfe einer stereotaktisch geführten Nadel abgesaugt oder als Ganzes chirurgisch beseitigt werden. Je nach Erfolg des operativen Eingriffs, der Anzahl der Abszesse und der Immunlage des Betroffenen erfolgt die Genesung rasch oder langsam. Menschen mit einem Hirnabszess aufgrund einer Toxoplasmeninfektion und eines geschwächten Immunsystems müssen für den Rest ihres Lebens Antibiotika nehmen.

Druckanstieg und Schwellungen im Gehirn aufgrund eines Hirnabszesses werden aggressiv

▲ siehe Seite 1133

behandelt, weil dies zu bleibenden Hirnschäden führen kann. Daher geben die Ärzte Kortison, wie Dexamethason, und Mittel wie Mannit, die Schwellungen und Hirndruck vermindern.

Subdurales Empyem

Ein subdurales Empyem ist eine Eiteransammlung zwischen dem Gehirn und den Hirnhäuten, die das Gehirn umhüllen.

Meist tritt ein subdurales Empyem als Komplikation einer Nasennebenhöhlenentzündung auf, es kann aber auch durch eine schwere Ohreninfektion, eine Kopf- oder Hirnverletzung, eine Operation oder eine Blutinfektion infolge einer Lungenentzündung ausgelöst werden. Dieselben Bakterienarten, die für Hirnabszesse verantwortlich sind, können auch ein subdurales Empyem verursachen.

Ebenso wie ein Hirnabszess kann ein subdurales Empyem Kopfschmerzen, Schläfrigkeit, Krampfanfälle und andere Zeichen einer fehlerhaften Gehirnfunktion auslösen. Die Symptome entwickeln sich innerhalb mehrerer Tage und führen unbehandelt rasch zu Bewusstseinsstörungen und Tod.

CT und NMR eignen sich für die Diagnose. Eine Lumbalpunktion gibt wenig Aufschluss und kann sogar gefährlich sein. Bei Säuglingen kann unter Umständen durch eine Fontanelle (die weiche Stelle zwischen den Schädelknochen) eine Nadel direkt in das Empyem eingeführt werden, um den Eiter abzusaugen, den Hirndruck zu verringern und die Diagnose zu sichern.

Ein subdurales Empyem muss operativ abgesaugt werden. Wenn es aufgrund einer Fehlbildung in den Nasennebenhöhlen zu der Infektion gekommen ist, werden diese Fehlbildungen in der Regel gleichzeitig chirurgisch korrigiert. Antibiotika werden intravenös verabreicht.

Parasiteninfektionen

In der westlichen Welt ist die **Zystizerkose** ▲ die am weitesten verbreitete Gehirninfektion durch Parasiten. Wenn jemand etwas isst, was mit Eiern des Schweinebandwurms infiziert ist, bewirkt der Magensaft, dass die Larven (Zystizerken) ausschlüpfen. Sie gelangen in den Blutkreislauf und damit in alle Teile des Körpers, auch das Gehirn. Im Gehirn bilden sich um die Larven Zysten, wodurch Kopfschmerzen und Krampfanfälle auftreten können. Schließlich lösen sich die Zysten auf, und die Larven sterben ab; die Folge sind Entzündungen, Schwellungen und neurologische Probleme, wie Kopfschmerzen, Krampfanfälle und manchmal Schwäche in gewissen Muskeln oder ein Ameisenkribbeln in bestimmten Körperbereichen. Die Infektion wird mit Albendazol oder Praziquantel behandelt. Kortison wird gegen die Entzündungen verabreicht, zu denen es nach dem Absterben der Larven kommt.

Echinokokkose und **Zönurose** werden von anderen Typen von Bandwurmlarven ausgelöst. Bei der Echinokokkose entstehen große Zysten im Gehirn, die vielfältige neurologische Störungen und Krampfanfälle verursachen. Zönurose ist eine Infektion, bei der Zysten die Zirkulation der Hirnflüssigkeit behindern. Die **Schistosomiasis** (Bilharziose) ist eine Leberegelinfektion, die Symptome ähnlich der Zystizerkose auslösen kann. Diese drei Infektionen lassen sich gewöhnlich mit Medikamenten, wie Albendazol, Mebendazol, Praziquantel und Pyrantelpamoat, behandeln, manchmal müssen die Zysten aber auch operativ entfernt werden.

▲ siehe Seite 1131

KAPITEL 90

Prionenerkrankungen

Prionenkrankheiten (übertragbare spongiforme Enzephalopathien) sind sehr seltene degenerative Erkrankungen des Gehirns, die vermutlich von einem Eiweiß hervorgerufen werden, das sich in eine ungewöhnliche Form, in ein so genanntes Prion, umwandelt.

Vor der Entdeckung von Prionen nahm man an, die Creutzfeldt-Jakob-Krankheit und andere spongiforme Enzephalopathien würden von Viren hervorgerufen. Prionen sind viel kleiner als Viren und unterscheiden sich insofern von anderen lebenden Zellen, dass sie keinerlei Erbinformation tragen. Bei Prionenkrankheiten verändert ein bestimmtes Eiweißmolekül, das zelluläre Prionenprotein (PrP^c), seine Form und wird zu einem ungewöhnlichen Eiweißmolekül, dem Scrapie-assoziierten Prionenprotein (PrP^{sc}) – zu einem Prion. (Scrapie oder Traberkrankheit bezeichnet eine zuerst bei Schafen beobachtete Krankheit.) Das neu gebildete Prion wandelt dann andere PrP^c-Moleküle in seiner Umgebung in Prionen um, und der Prozess setzt sich fort. Wenn eine gewisse Zahl an Prionen erreicht ist, bricht die Krankheit aus. Prionen wandeln sich niemals in PrP^c zurück.

PrP^c kommt in allen Körperzellen vor; im Gehirn ist es besonders hoch konzentriert. Prionenkrankheiten wirken sich vorwiegend oder ausschließlich auf das Nervensystem aus. Wenn sich diese Eiweiße in Prionen umwandeln, führt das dazu, dass sich in den Hirnzellen winzige Bläschen bilden. Allmählich sterben die betroffenen Zellen ab, und das Gehirn füllt sich mit Löchern. Betrachtet man Hirngewebeproben unter dem Mikroskop, sehen sie fast wie ein Schwamm aus (lat.: spongiformis, d. h. »wie ein Schwamm«).

Prionenkrankheiten können wegen einer erblichen Anfälligkeit, die die Wahrscheinlichkeit für eine Umwandlung von PrP^c-Molekülen in Prionen erhöht, familiär gehäuft auftreten. Diese erhöhte Anfälligkeit ist die Folge einer Mutation im Gen für PrP^c. Es gibt viele verschiedene Mutationen, und jede führt generell zu einer anderen Prionenkrankheit. Prionenkrankheiten lassen sich in drei Gruppen unterteilen: tödliche familiäre Schlaflosigkeit, familiäre Creutzfeldt-Jakob-Krankheit und Gerstmann-Sträussler-Scheinker-Syndrom.

Prionenkrankheiten können auftreten, wenn sich jemand an einer äußeren Quelle, beispielsweise verseuchtem Rindfleisch, mit Prionen infiziert, wie es bei der so genannten neue Variante der Creutzfeldt-Jakob-Krankheit der Fall ist. Eine Prionenkrankheit kann aber auch spontan auftreten.

Alle Prionenkrankheiten sind tödlich. Mit der Behandlungen wird versucht, die Symptome zu erleichtern.

Creutzfeldt-Jakob-Krankheit

Die Creutzfeldt-Jakob-Krankheit (subakute spongiforme Enzephalopathie) ist eine Prionenkrankheit, die mit dem zunehmenden Verlust geistiger Fähigkeiten, Muskelkrämpfen und stolperndem Gang einhergeht.

Die Krankheit tritt auf der ganzen Welt auf. Die Häufigkeit liegt überall bei etwa eins zu einer Million. Sie befällt vorwiegend Erwachsene ab Ende fünfzig.

Eine Form der Creutzfeldt-Jakob-Krankheit ist die Folge einer spontanen Umwandlung des normalen Eiweißmoleküls PrP^c in ein Prion. Eine andere Form resultiert aus einer Infektion mit Prionen aus einer äußeren Quelle. In den meisten Fällen lässt sich die Ursache jedoch nicht klären. Einige Menschen sind durch die Transplantation infizierter Hornhaut oder möglicherweise durch andere Gewebetransplantate infizierter Spender erkrankt, andere wiederum während einer Gehirnoperation durch verunreinigte Instrumente, mit denen zuvor ein Creutzfeldt-Jakob-Opfer operiert wurde. Routinemaßnahmen zur Reinigung und Sterilisation zerstören Prionen nicht, wohl aber Bleichmittel.

Wachstumshormone, die aus der Hirnanhangdrüse Gestorbener gewonnen wurden, waren früher ebenfalls Infektionsursache. Inzwischen werden diese Medikamente gentechnologisch hergestellt, sodass dieser Übertragungsweg nicht mehr infrage kommt. Für die Übertragung der Creutzfeldt-Jakob-Krankheit durch Bluttransfusionen und irgendeinen Kontakt mit Erkrankten gibt es keinerlei Belege.

Bisher sind weltweit rund hundert Menschen an einer neuen Variante der Creutzfeldt-Jakob-

Krankheit erkrankt. Man nimmt an, dass sie durch den Verzehr von infiziertem Rindfleisch bzw. Rindfleischprodukten ausgelöst wird. Diese neue Variante beginnt im Gegensatz zur spontanen Form von Creutzfeldt-Jakob, die gewöhnlich um das 65. Lebensjahr einsetzt, bereits mit etwa 30 Jahren.

Symptome

Menschen, die sich an einer äußeren Quelle mit Prionen infiziert haben, zeigen monate- oder jahrelang nach dem Kontakt keine Symptome. Dann werden Symptome einer Hirnschädigung mit Demenz offensichtlich und entwickeln sich gewöhnlich allmählich über Monate. Frühsymptome – wie Gedächtnisverlust und Verwirrtheit – ähneln denen anderer Demenzerkrankungen, z. B. Alzheimer. Bei Menschen mit der neuen Variante der Creutzfeldt-Jakob-Krankheit sind die ersten Symptome meist psychiatrische Symptome anstatt Gedächtnisverlust. Die späteren Symptome sind bei beiden Formen ähnlich.

Bei rund zehn bis 20 Prozent der Betroffenen setzen die Symptome abrupt ein, beginnend mit Benommenheit und Doppeltsehen. Gleichgültig, ob die Symptome plötzlich oder allmählich einsetzen: Der geistige Verfall schreitet voran und führt zur Vernachlässigung der Körperpflege, Teilnahmslosigkeit und Reizbarkeit. Manche Betroffene ermüden leicht, sind schläfrig, andere können nicht einschlafen oder leiden unter anderen Schlafstörungen.

Innerhalb der ersten sechs Monate nach dem Beginn der Symptome treten meist Muskelzuckungen auf. Oft kommen Zittern und Unbeholfenheit hinzu, und die Muskelkoordination geht verloren. Der Gang wird unsicher und schwankend und erinnert an den eines Betrunkenen. Häufig verlangsamen sich die Bewegungen. Die gestörte Muskelkontrolle kann zu eigentümlichen Bewegungen führen, wie Rumpf- oder Gliederverrenkungen. Die Muskeln können zucken, wenn sie gestreckt werden. Meist sind die Muskeln, die Atmung und Husten kontrollieren, geschädigt, was das Risiko einer Lungenentzündung erhöht.

Die Betroffen erschrecken häufig leicht und reagieren dann übertrieben, z. B. springen sie auf, wenn sie ein lautes Geräusch hören. Das Sehvermögen nimmt ab, die Betroffenen sehen unscharfe oder trübe Bilder. Die Symptome beschleunigen sich gewöhnlich sehr viel schneller als bei der Alzheimer-Krankheit, bis der Betroffene vollkommen dement ist und vollständiger Pflege bedarf.

Prionenkrankheiten (BSE)

Prionenkrankheiten treten bei Schafen, Ziegen, Rindern und anderen Tieren auf, wie Nerzen und Elche. Wie Menschen mit Creutzfeldt-Jakob-Krankheit verlieren die erkrankten Tiere allmählich die Kontrolle über ihre Muskulatur und werden dement. Beispiele sind die Traberkrankheit, Scrapie bei Schafen und Rinderwahnsinn (spongiforme bovine Enzephalitis, BSE) bei Kühen. Die Krankheit kann von Schafen auf Rinder übertragen werden. Als relevantester Übertragungsweg der Erreger der BSE gilt zur Zeit, dass ungenügend erhitzte Tierkörpermehle von Schafen, die an Scrapie erkrankt waren, bzw. von Rindern, die an BSE erkrankt waren, an Wiederkäuer – also andere Pflanzenfresser, die ohne den Eingriff von Menschen kein tierisches Eiweiß fressen würden – verfüttert wurden.

Es gilt als wahrscheinlich, dass BSE auch auf Menschen übertragen werden kann, möglicherweise durch den Verzehr von infiziertem Rindfleisch. Im Frühjahr 1996 wurde in England eine neue Variante der Creutzfeldt-Jakob-Krankheit identifiziert, die ziemlich sicher im Zusammenhang mit der BSE bei Rindern steht. Die neue Variante unterscheidet sich vielfach von der üblichen Form: Sie verursacht andere mikroskopische Veränderungen im Hirngewebe, und die ersten Symptome sind meist psychiatrische Symptome statt Gedächtnisverlust, wie er für Menschen typisch ist, die an der üblichen Form der Creutzfeldt-Jakob-Krankheit leiden. Bis zum Jahr 2000 ist die neue Variante der Creutzfeldt-Jakob-Krankheit bei 90 Personen in Großbritannien, drei in Frankreich und einer in Irland diagnostiziert worden. 2004 ist die erste Person in den USA an dieser CJK-Variante gestorben.

Diagnose und Behandlung

Der Arzt zieht die Creutzfeldt-Jakob-Krankheit in Betracht, wenn sich die geistigen Fähigkeiten sehr rasch verschlechtern, Muskelzuckungen auftreten, der Gang unsicher und schwankend ist und andere Demenzerkrankungen durch Routineuntersuchungen ausgeschlossen wurden. Bei rund 70 Prozent der Betroffenen lassen sich im Elektroenzephalogramm spezifische Abweichungen in der elektrischen Aktivität des Gehirns finden ▲. Bei mehr als 80 Prozent dieser Menschen ist in der Gehirn-Rückenmark-Flüssigkeit ein ungewöhnliches Eiweiß namens 14-3-3 nachzuweisen. Beides zusammen spricht stark für die Diagnose Creutzfeldt-Jakob-Krankheit. Fehlt das Eiweiß, schließt das die Diagnose jedoch nicht aus. Die definitive Diagnose lässt sich erst nach dem Tod durch einen Nachweis von Prionen im Hirngewebe unter dem Mikroskop oder durch biochemische Analyse stellen.

Die Creutzfeldt-Jakob-Krankheit kann nicht geheilt und der Krankheitsverlauf nicht hinausgezögert werden. Einige Medikamente können jedoch die Symptome lindern.

Tödliche familiäre Schlaflosigkeit

Die tödliche familiäre Schlaflosigkeit (fatale familiäre Insomnie, FFI) ist eine Prionenkrankheit, die zu Schlafstörungen und schließlich zu geistigem Verfall führt.

Die tödliche familiäre Schlaflosigkeit ist eine Erbkrankheit, die auf eine spezifische Mutation im PrP^c-Gen zurückgeht. Die Krankheit kann jedoch auch spontan auftreten und wird dann als sporadische tödliche Insomnie (SFI) bezeichnet. Die tödliche familiäre und die sporadische tödliche Schlaflosigkeit unterscheiden sich insofern von anderen Prionenkrankheiten, als sie vorwiegend eine Region im Gehirn, den Thalamus, angreifen, der den Schlaf beeinflusst.

Die Krankheit setzt gewöhnlich zwischen dem 40. bis 60. Lebensjahr ein, kann aber auch schon mit Ende dreißig beginnen. Meist tritt sie familiär gehäuft auf. Zunächst haben die Betroffenen nur geringfügige Probleme beim Einschlafen und gelegentlich Bewegungsstörungen. Schließlich können sie gar nicht mehr schlafen. Andere Symptome sind Muskelzuckungen, Herzrasen und Demenz.

Für diese Erkrankung ist keine Behandlung bekannt.

Gerstmann-Sträussler-Scheinker-Syndrom

Das Gerstmann-Sträussler-Scheinker-Syndrom ist eine Prionenkrankheit, die zu Muskelkoor-

dinationsproblemen führt, gefolgt von einem langsamen geistigen Verfall.

Wie die Creutzfeldt-Jakob-Krankheit ist das Gerstmann-Sträussler-Scheinker-Syndrom weltweit verbreitet, wenn es auch viel seltener ist, früher im Leben beginnt und langsamer fortschreitet. Diese Krankheit tritt gewöhnlich familiär gehäuft auf.

Im Allgemeinen sind die ersten Symptome Ungeschicklichkeit und Schwierigkeiten beim Gehen. Muskelzuckungen sind sehr viel seltener als bei der Creutzfeldt-Jakob-Krankheit. Schließlich fällt das Sprechen schwer, und eine Demenz entwickelt sich; dazu können Augenzucken (Nystagmus), Blindheit und Taubheit kommen. Die Muskelkoordination geht verloren, die Muskeln zittern und werden steif. Gewöhnlich sind auch die Muskeln geschädigt, die Atmung und Husten kontrollieren, sodass ein großes Risiko für Lungenentzündungen besteht.

Eine Behandlung ist für die Krankheit nicht bekannt.

Kuru

Kuru ist eine Prionenkrankheit, die zu einem raschen geistigen Verfall führt und die früher beim Stamm der Fore im Hochland von Neuguinea auftrat.

Bis Anfang der 1960er war Kuru in Neuguinea recht häufig. Die Prionen wurden wahrscheinlich im Rahmen eines kannibalischen Rituals übertragen, bei dem Gewebe von verstorbenen Verwandten als Zeichen des Respekts verzehrt wurden. Kuru war unter Frauen und Kindern häufiger als unter Männern, weil man ihnen das Gehirn zum Essen gab. Viele dieser Rituale sind inzwischen aufgegeben worden, und Kuru ist praktisch verschwunden.

Zu den Symptomen gehören der Verlust der Muskelkoordination und Schwierigkeiten beim Gehen. Die Gliedmaßen werden steif, und die Muskeln zucken. Ungewöhnliche unwillkürliche Bewegungen können sich entwickeln, wie wiederholtes, langsames Krümmen oder rasches Zucken von Gliedmaßen und Körper. Gefühle können ganz plötzlich von Fröhlichkeit in Traurigkeit umschlagen, oder die Betroffenen brechen plötzlich in heftiges Gelächter aus. Menschen mit Kuru verlieren langsam den Verstand, ziehen sich völlig in sich zurück, können nicht mehr sprechen und reagieren nicht mehr auf ihre Umgebung.

▲ siehe Seite 428

KAPITEL 91

Bewegungsstörungen

Jede Körperbewegung, sei es eine Hand heben oder Lächeln, erfordert eine komplexe Kommunikation zwischen Zentralnervensystem (Gehirn und Rückenmark), Nerven und Muskeln. Ist ein Bereich des Nervensystems, der Bewegungen steuert, geschädigt oder nicht funktionstüchtig, kommt es bei der betroffenen Person zu einer der zahlreichen Bewegungsstörungen.

Je nach Art und Sitz der Schädigung oder Fehlfunktion können sich verschiedene Formen von Bewegungsstörungen entwickeln. So kann eine Schädigung der Verbindung zwischen Gehirn und Rückenmark zu einer Schwäche oder Lähmung der Muskeln führen, die an Willkürbewegungen beteiligt sind und stattdessen Reflexbewegungen verstärken. Eine Schädigung der Basalganglien (eine Sammlung von Nervenzellen tief innen an der Basis des Gehirns) kann zu unwillkürlichen oder verminderten Bewegungen führen, aber nicht zu einer Muskelschwäche oder Reflexveränderungen. Eine Schädigung des Kleinhirns ruft Koordinationsstörungen hervor. Einige Bewegungsstörungen, wie Schluckauf, halten nur kurze Zeit an und verursachen in der Regel kaum Probleme. Andere, wie die Parkinson-Krankheit, sind ernst und schreiten fort; sie beeinträchtigen die Fähigkeit zu gehen, zu sprechen, die Hände zu gebrauchen und zu stehen.

Myoklonien

Myoklonien sind blitzartige Muskelanspannungen, die dazu führen, dass die beteiligten Muskeln gleichzeitig kurz zucken.

Myoklone Zuckungen ähneln plötzlichen Muskelkrämpfen, aber die Muskelkontraktionen beginnen und enden rascher, sie dauern nur einige Augenblicke. Sie können eine Hand, eine Gruppe von Muskeln im Oberarm oder Oberschenkel oder auch eine Gruppe von Gesichtsmuskeln betreffen. Schluckauf ist eine Form von Myoklonie, an der nur die Zwerchfellmuskulatur beteiligt ist, die den Brust- vom Bauchraum trennt. Myoklonien können aber auch viele Muskeln gleichzeitig betreffen.

Myoklonien können ganz normal sein, wie häufig beim Einschlafen. Oder sie können aus einem Leber- bzw. Nierenversagen resultieren.

Auch nach einem Herzstillstand können Myoklonien auftreten, ebenso nach der Einnahme hoher Dosen von Medikamenten, wie Levodopa oder Wismut. Weitere mögliche Ursachen sind bestimmte Anfallkrankheiten (progressive myoklone Epilepsie), degenerative Alterserkrankungen (wie Alzheimer), Prionenkrankheiten (wie Creutzfeldt-Jakob) und Kopfverletzungen.

Sind die myoklonen Zuckungen so heftig, dass eine Behandlung erforderlich ist, helfen möglicherweise Medikamente gegen Krampfanfälle, wie Clonazepam oder Valproinsäure ▲.

Zittern

Unter Tremor versteht man ein unwillkürliches rhythmisches Zittern, das entsteht, wenn sich Muskeln wiederholt zusammenziehen und erschlaffen.

Ein gewisses Zittern, der physiologische Tremor, ist bei allen Menschen vorhanden. So zittert eine ausgestreckte Hand bei den meisten Menschen leicht. Ein derartiger leichter, rascher Tremor spiegelt die präzise, von Sekunde zu Sekunde erfolgende Kontrolle der Muskeln durch die Nerven wider. Meist ist dieser Tremor zu gering, um aufzufallen.

Zu den Faktoren, die den Tremor verstärken können, gehören Stress, Angst, Müdigkeit, Alkoholentzug, eine Schilddrüsenüberfunktion, Koffeinkonsum und die Einnahme von anregenden Mitteln, wie Ephedrin.

Es gibt mehrere Formen von ungewöhnlichem Tremor. Sie werden danach unterteilt, wie schnell (Frequenz) und wie stark (Amplitude) das Zittern ist, wie häufig es auftritt und wie heftig es ist, und ob es in Ruhe auftritt, bei Bewegungen oder am Ende einer zielgerichteten Handlung.

Ein **essentieller Tremor** zeichnet sich durch rasche, kleine Ausschläge aus und dadurch, dass er gewöhnlich in jungen Jahren beginnt, allmählich immer offensichtlicher wird und keinen erkennbaren Grund hat. Einen essentiellen Tremor, der erst im Alter einsetzt, bezeichnet

▲ siehe Tabelle Seite 484

Schluckauf: Spasmen des Zwerchfells

Medizinisch gesehen ist der Schluckauf eine Bewegungsstörung. Schluckauf entsteht durch eine wiederholte unwillkürliche Verkrampfung des Zwerchfells (der muskulösen Trennwand zwischen Brust- und Bauchraum), der jeweils ein schneller, geräuschvoller Verschluss der Stimmritze (der Öffnung zwischen den Stimmbändern, die den Lufteinstrom in die Lunge kontrolliert) folgt. Ein Schluckauf tritt häufiger dann auf, wenn die Kohlendioxidkonzentration im Blut abnimmt, z. B. durch Hyperventilation.

Nur selten hat der Schluckauf eine augenfällige Ursache. Er setzt meist in einer geselligen Situation ein, vielleicht ausgelöst durch eine Kombination von Lachen, Reden, Essen und Trinken. Manchmal ruft das Schlucken heißer oder scharf gewürzter Nahrung einen Schluckauf hervor. Weniger häufige, aber ernstere Ursachen sind Rei-

zungen des Zwerchfells durch eine Lungenentzündung, eine Brust- oder Magenoperation oder Schadstoffe im Blut (z. B. bei Nierenversagen). Nur selten sind ein Gehirntumor oder ein Schlaganfall, die das Atemzentrum im Gehirn beeinträchtigen, für den Schluckauf verantwortlich.

Schluckauf beginnt in der Regel plötzlich und hört meist nach wenigen Sekunden oder Minuten von selbst wieder auf, doch manchmal hält er auch bei gesunden Menschen länger an. Wenn der Schluckauf eine ernste Ursache hat, ist er meist hartnäckig und hört erst auf, wenn die Ursache beseitigt ist. Ein Hirntumor oder ein Schlaganfall können lang anhaltenden Schluckauf verursachen, der sich kaum unterbrechen lässt und sehr ermüdend ist.

Gegen Schluckauf kennt wohl jeder ein Hausmittel. Fast alle machen sich die Tatsache zunutze, dass der Schluckauf gewöhnlich auf-

hört, wenn sich im Blut Kohlendioxid anreichert. Da der Kohlendioxidgehalt im Blut steigt, wenn man die Luft anhält, ist dies eine verbreitete Maßnahme. In eine Papiertüte (keine Plastiktüte!) zu atmen, erfüllt den gleichen Zweck. Da es auch Erfolg verspricht, den Vagusnerv zu reizen – der Nerv, der sich vom Gehirn zum Magen zieht –, kann man versuchen, schnell viel Wasser zu trinken oder trockenes Brot zu schlucken. Vorsichtig an der Zunge zu ziehen oder *sanft* die Augen zu reiben, sind andere Möglichkeiten, um den Vagus zu reizen. Fast immer hilft eine dieser Methoden.

Ein anhaltender Schluckauf erfordert stärkere Maßnahmen, besonders dann, wenn sich die Ursache nicht leicht beseitigen lässt. Medikamente, wie Skopolamin, Perazin, Baclofen, Metoclopramid und Valproinsäure, sind mit unterschiedlichem Erfolg eingesetzt worden.

---

man als **senilen Tremor**. Wenn viele Angehörige einer Familie an Tremor leiden, handelt es sich um einen **familiären Tremor**.

Ein essentieller Tremor ist zwar in der Regel nicht sehr ausgeprägt und kein Zeichen einer ernsten Erkrankung, aber er kann lästig werden. Das Zittern wirkt sich möglicherweise auf die Handschrift aus, erschwert die Benutzung von Gerätschaften und kann zudem für die Betroffenen peinlich sein.

Ein essentieller Tremor betrifft gewöhnlich die Arme, in seltenen Fällen auch die Beine. Er legt sich im Allgemeinen, wenn Arme oder Beine ruhen, wird aber in den ausgestreckten Gliedmaßen sichtbar und verstärkt sich, wenn die Gliedmaßen in einer unbequemen Stellung gehalten werden. Eine Körperhälfte kann stärker als die andere betroffen sein, aber meist erstreckt sich ein essentieller Tremor auf den

ganzen Körper. Manchmal wackelt der Kopf oder bewegt sich ruckartig. Sind auch die Stimmbänder betroffen, bebt die Stimme. Bei manchen Betroffenen verschlimmert sich der Tremor im Lauf der Zeit und führt schließlich zur Arbeitsunfähigkeit.

Der **Ruhetremor**, der durch ein langsames Zittern mit großem Ausschlag gekennzeichnet ist, tritt auf, wenn sich die Muskeln in Ruhe befinden. Bei einem Ruhetremor zittert ein Arm oder ein Bein möglicherweise sogar dann, wenn die Person völlig entspannt ist. Ein Ruhetremor kann sich entwickeln, wenn Gruppen von Nervenzellen an der Basis des Gehirns (einschließlich der Basalganglien) nicht richtig funktionieren. Derartige Funktionsstörungen können eine Folge der Parkinson-Krankheit, der Einnahme von Medikamenten, wie Lithium und Neuroleptika, oder einer Schwermetallvergiftung (wie bei der Wilson-Krankheit, bei der sich Kupfer im Gewebe ansammelt) sein.

Ein **Intentionstremor** liegt vor, wenn das Zittern – relativ langsam und mit großem Ausschlag – willkürliche Bewegungen begleitet, wie den Versuch, einen Knopf zu drücken. Ein Intentionstremor kommt oft bei Erkrankungen des Kleinhirns und dessen Nervenbahnen vor. Häufig geht die multiple Sklerose mit dieser Art Zittern einher. Die Wilson-Krankheit, ein Schlaganfall und eine Überdosis von Beruhigungs- oder krampflösenden Mitteln können ebenfalls das Kleinhirn schädigen und einen Intentionstremor auslösen.

Das Zittern kann schon in Ruhe auftreten und verstärkt sich bei Aktivität, wenn man beispielsweise mit der Hand ein Ziel erreichen will. Der Tremor kann dazu führen, dass das angepeilte Objekt verfehlt wird.

Der **Flattertremor (Asterixis)** zeichnet sich durch langsame, unrhythmische Bewegungen mit großer Amplitude aus, die auftreten, wenn der Betroffene Arm und Hand ausstreckt (so genanntes Flügelschlagen). Dieser Tremor ist meist die Folge eines Leberversagens, kann aber auch aus einem Nierenversagen oder einer Hirnschädigung (Enzephalopathie) aufgrund einer Stoffwechselstörung resultieren. Die Muskelspannung lässt ganz plötzlich kurzzeitig nach. Daher flattert die Hand, d. h., sie fällt rasch herab und kehrt dann in ihre ursprüngliche Position zurück. Dieser Tremor kann mit anderen Tremorformen und Myoklonien ▲ einhergehen.

Diagnose und Behandlung

Ein auffälliger Tremor sollte mit dem Arzt besprochen werden. In der Regel lässt sich anhand der charakteristischen Merkmale entscheiden, um welche Art von Tremor es sich handelt und welche Behandlung angebracht ist. Bei einem essentiellen Tremor zeigen oft Bluttests, dass eine behandelbare Störung, z. B. eine Überaktivität der Schilddrüse, die Ursache ist. Bei einem Ruhetremor werden ein vollständiger neurologischer Check sowie andere Maßnahmen durchgeführt, um herauszufinden, ob die Ursache in der Parkinson-Krankheit liegt. Bei einem Intensionstremor wird häufig eine Computer- oder Kernspintomographie durchgeführt, um nach Hirnschäden zu suchen. Beim Flattertremor werden Bluttests gemacht, um Leber- und Nierenfunktion zu überprüfen.

Meist ist keine Behandlung erforderlich. Unbequeme Positionen zu meiden, kann hilfreich sein, ebenso wie Gegenstände mit festem und sicherem Griff nah am Körper zu halten.

Bei Menschen mit einem Intensionstremor kann moderater Alkoholgenuss das Zittern verringern. Alkoholmissbrauch oder -entzug kann das Zittern hingegen verstärken. Medikamente können denjenigen nutzen, die Schwierigkeiten haben, Geräte zu bedienen, oder die Arbeiten ausführen müssen, die eine ruhige Hand erfordern. Am häufigsten wird ein Betablocker wie Propranolol verordnet; falls dieses nicht hilft, versucht man es oft mit dem Epilepsiemittel Primidon.

Eine Ruhetremor aufgrund einer Parkinson-Krankheit wird im Rahmen der Krankheit behandelt. Ein Intensionstremor ist schwierig zu behandeln, doch wenn die Störung, die das Kleinhirn beeinträchtigt, behoben werden kann, gibt sich das Zittern möglicherweise. Bei einem Flattertremor wird die zugrunde liegende Leber- oder Nierenstörung behandelt. Wenn sich Leber- oder Nierenfunktion verbessern, verschwindet das Zittern unter Umständen von selbst.

Nur bei sehr schwer Erkrankten, die auf Medikamente nicht ansprechen und bis zur Erwerbsunfähigkeit beeinträchtigt sind, kommt ein Eingriff am Gehirn in Betracht. Man unterscheidet beim chirurgischen Eingriff zwei Formen: Bei der Thalamotomie werden Teile des Thalamus, der tief im Gehirn an der Hirnbasis liegt, zerstört und damit die Bahnen unterbrochen, die den Tremor auslösen. Bei der thalamischen Reizung wird eine Elektrode im Thalamus platziert, die den Bereich kontinuierlich mit hochfrequenten Strompulsen reizt; dadurch verringert sich das Zittern im Allgemeinen.

Parkinson-Krankheit

Die Parkinson-Krankheit (Schüttellähmung) ist eine langsam fortschreitende Abbauerkrankung des Nervensystems mit mehreren eindeutigen Merkmalen: Zittern in Ruhe, träge Einleitung von Willkürbewegungen und erhöhte Muskelspannung (Rigor).

Von der Parkinson-Krankheit ist etwa jeder 250. Mensch über 40 Jahre und etwa jeder 100. Mensch über 65 Jahre betroffen; sie beginnt in der Regel zwischen dem 50. und 79. Lebensjahr.

Tief im Gehirn befinden sich die so genannten Basalganglien. Wenn das Gehirn eine Handlung einleitet, z. B. das Anheben eines Armes, tragen Nervenzellen in den Basalganglien dazu

▲ siehe Seite 529

bei, die Bewegungen geschmeidig zu machen und Positionsveränderungen zu koordinieren. Die Basalganglien verarbeiten Signale und leiten Nachrichten an den Thalamus weiter, der die Informationen wiederum an die Großhirnrinde übermittelt. Alle diese Signale werden als elektrische Impulse entlang der Nervenbahnen und durch chemische Botenstoffe zwischen einzelnen Nerven übertragen. Der wichtigste Botenstoff in den Basalganglien ist Dopamin, das die Nervensignale zu den Muskeln verstärkt. Bei der Parkinson-Krankheit verkümmern die Nervenzellen in einem Teil der Basalganglien, der so genannten Substantia nigra, sodass weniger Dopamin produziert wird und die Verbindungen zu anderen Nervenzellen und Muskeln abnehmen. Infolgedessen können die Basalganglien die Bewegungen nicht so glätten, wie sie es normalerweise tun, was zu Zittern sowie unkoordinierten, langsamen und eingeschränkten Bewegungen (Bradykinese) führt.

Meist kennt man die Ursache für den Nervenzellabbau und den Dopaminverlust nicht. Gendefekte spielen offenbar nicht die Hauptrolle, obwohl die Krankheit in manchen Familien gehäuft vorkommt.

Das **Parkinson-Syndrom** ist eine Störung, bei der viele oder alle Symptome der Parkinson-Krankheit auftreten; es kann verschiedene Ursachen haben. Manchmal ist das Parkinson-Syndrom die Folge einer Virusenzephalitis, einer recht seltenen, aber schweren Gehirnentzündung, die auf eine grippeähnliche Infektion folgt. In anderen Fällen ist der Auslöser eine andere Abbauerkrankung, eine unzureichende Durchblutung des Gehirns, oder es sind Medikamente oder Giftstoffe, die die Wirkung von Dopamin im Gehirn beeinträchtigen. So hemmen beispielsweise Neuroleptika – Medikamente, die bei Schizophrenie eingesetzt werden, – die Wirkung von Dopamin. Andere mögliche Ursachen sind strukturelle Hirnstörungen, wie Hirntumoren und Schlaganfälle, und Kopfverletzungen, besonders wiederholte Verletzungen, wie sie beim Boxen auftreten.

Selten wird das Parkinson-Syndrom von einer kortikobasalen Gangliendegeneration ausgelöst. Dabei verkümmert Hirngewebe in der Großhirnrinde und in den Basalganglien. Diese Störung unterscheidet sich von anderen Formen des Parkinson-Syndroms durch Abweichungen in der Hirnrinde, die dazu führen, dass die Betroffenen Gesprochenes oder Geschriebenes nicht mehr verstehen (Aphasie), alltägliche Bewegungsabläufe nicht mehr ausüben können (Apraxie) und Gegenstände nicht mehr mit ihrer üblichen Rolle oder Funktion in Verbindung bringen können (Agnosie). Die Symptome setzen nach dem 60. Lebensjahr ein, führen nach etwa fünf Jahren zu Immobilität und schreiten immer weiter fort.

Symptome

Die Parkinson-Krankheit beginnt kaum merklich und schreitet langsam fort. Bei manchen Menschen macht sie sich zunächst durch ein Zittern der ruhenden Hand bemerkbar, das bei willkürlichen Bewegungen abnimmt und im Schlaf völlig verschwindet. Anspannung oder Müdigkeit verstärken dieses rhythmische, gleichmäßige Zittern. Das Zittern tritt zwar zuerst nur in einer Hand auf, kann aber allmählich auf die andere Hand, Arme und Beine übergreifen. Auch Kiefer, Zunge, Stirn und Augenlider können zu zittern beginnen. Bei einem Drittel der Betroffenen ist der Tremor nicht das erste Symptom, bei anderen nimmt er im Verlauf der Krankheit ab, und wieder andere haben nie einen Tremor. Andere Frühsymptome sind ein verringerter Geruchssinn, eine Neigung zur Einschränkung von Körperbewegungen, Gehprobleme und ein Mangel an Mimik, verbunden mit seltenem Blinzeln.

Der Geruchssinn ist offenbar teilweise deshalb verringert, weil es Menschen mit Parkinson schwer fällt, willkürlich große Luftmengen durch die Nase einzuatmen. (Auch ein Abbau von Hirnzellen in Gebieten, die an der Geruchswahrnehmung beteiligt sind, könnte dazu beitragen.) Selbst wenn ein verringerter Geruchssinn als untergeordnetes Problem erscheinen mag, kann er den Appetit mindern und zu Mangelernährung beitragen.

Besonders schwer fällt es den Kranken, eine Bewegung einzuleiten. Die Beweglichkeit wird zusätzlich durch eine Versteifung der Muskeln (Rigor) beeinträchtigt. Versucht man den Unterarm des Betroffenen zu strecken oder zu beugen, fühlt man einen Widerstand wie bei einem Zahnrad. Steifheit und Unbeweglichkeit können zu Muskelschmerzen und Müdigkeit führen. Muskelsteife und verzögerte Bewegungseinleitung verursachen eine ganze Reihe von Schwierigkeiten. Da oft die Feinmotorik der Hände betroffen ist, werden tägliche Verrichtungen, wie ein Hemd zuzuknöpfen oder Schnürsenkel zu binden, zunehmend schwieriger. Die meisten Kranken habe eine zittrige, winzige Handschrift, weil ihnen jeder Strich schwer fällt.

Einen Fuß vorzusetzen, wird anstrengend; dadurch wird der Gang schlurfend oder trippelnd, die Schritte werden klein und die Arme schwingen nicht mit. Manche Kranke können, wenn sie einmal zu gehen begonnen haben, nur schwer wieder stehen bleiben oder die Richtung ändern. Ist die Krankheit fortgeschritten, halten manche plötzlich mitten im Gehen inne, weil sie das Gefühl haben, ihre Füße seien am Boden festgewachsen. Bei anderen werden die Schritte unaufhaltsam schneller, sodass die Betroffenen eine kurze Strecke rennen müssen, um nicht hinzufallen. Eine krumme Haltung und Schwierigkeiten, das Gleichgewicht zu wahren, führen dazu, dass die Betroffenen leicht hinfallen und sich verletzen, weil sie den Sturz nicht schnell genug abfedern können.

Die Mimik wird ausdrucksloser, da sich die zuständigen Gesichtsmuskeln nicht bewegen. Manchmal wird diese Ausdruckslosigkeit als Zeichen einer Depression missverstanden, und nicht selten werden Patienten tatsächlich depressiv. Später bleibt vielleicht nur ein leeres Starren bei geöffnetem Mund und seltenem Blinzeln. Oft speicheln die Erkrankten und verschlucken sich, da die versteiften Muskeln in Gesicht und Hals das Schlucken erschweren, was zu Unterernährung und Austrocknung führen kann. Die Patienten sprechen mit leiser und monotoner Stimme und stottern möglicherweise, da sie ihre Gedanken nur schwer artikulieren können.

Verstopfung kann sich entwickeln. Viele Menschen mit Parkinson bleiben bei klarem Verstand, aber bei etwa der Hälfte zeigt sich ein geistiger Abbau.

Diagnose

Die Diagnose basiert auf den Symptomen und ist im Frühstadium häufig schwer zu stellen; das gilt besonders für ältere Menschen, weil der Alterungsprozess dieselben Probleme verursachen kann wie die Parkinson-Krankheit, nämlich Gleichgewichtsverlust, langsame Bewegungen, Muskelsteife und vorne übergebeugte Haltung. Es gibt keine Tests oder bildgebende Verfahren, mit deren Hilfe man die Diagnose direkt bestätigen könnte. Liegen jedoch strukturelle Störungen vor, können sie mit einer Computer- oder Kernspintomographie aufgedeckt werden. Die Diagnose Parkinson ist wahrscheinlich, wenn eine auf diese Krankheit abgestellte Behandlung zu Verbesserungen führt.

Behandlung

Parkinson-Krankheit und Parkinson-Syndrom werden mit denselben physiotherapeutischen Verfahren behandelt. Die Medikamente zur Behandlung der Parkinson-Krankheit bleiben bei Menschen mit Parkinson-Syndrom oft wirkungslos. Eine Behandlung der zugrunde liegenden Störung oder ein Absetzen des Medikaments bzw. der Droge, die das Parkinson-Syndrom verursacht, kann das Problem verschwinden lassen.

Parkinsonkranke sollten versuchen, möglichst vielen täglichen Verrichtungen weiterhin selbst nachzukommen und regelmäßig krankengymnastische Übungen zu machen, um ihre Bewegungsfähigkeit zu erhalten. Physio- und Beschäftigungstherapien können den Betroffenen helfen, ihre Muskelspannung zu erhalten oder wiederzugewinnen, sich einen Bewegungsspielraum zu erhalten und Anpassungsstrategien zu erlernen ▲. Mechanische Hilfsmittel, wie Rollator oder Gehwagen, können die Selbstständigkeit unterstützen.

Eine ballaststoffreiche Ernährung beugt Verstopfung vor, die sich durch Bewegungsarmut, Flüssigkeitsmangel und Medikamente wie Levodopa einstellen kann. Stuhlerweichende Mittel können für eine regelmäßige Darmentleerung sorgen. Die Ernährungssituation muss sorgsam beobachtet werden, da die Muskelsteife das Schlucken sehr erschweren kann, besteht die Gefahr einer Mangelernährung. Tieferes Einatmen durch die Nase kann die Geruchswahrnehmung verbessern und damit den Appetit anregen.

Einfache Veränderungen im häuslichen Alltag können das Leben für Parkinsonpatienten erleichtern. Teppiche sollten so gesichert werden, dass sie nicht verrutschen können, im Bad und an anderer Stelle können Handläufe angebracht werden, um das Sturzrisiko zu senken. Routineaufgaben lassen sich erleichtern, indem man Kleidung und Schuhe mit Klettverschlüssen anstelle von Knöpfen oder Schnürsenkeln kauft.

Für die Behandlung der Parkinson-Krankheit steht eine Reihe von **Medikamenten** zur Verfügung. Keines dieser Mittel kann die Krankheit heilen oder ihr Fortschreiten verhindern, sie können aber die Bewegungen erleichtern und mehrere Jahre ein aktives Leben ermöglichen. Oft werden zwei oder mehr Medikamente kombiniert.

Levodopa verringert Tremor und Muskelsteife und verbessert die Beweglichkeit erheblich. Bei Menschen mit Parkinson-Krankheit verbessert es die Situation sehr, was bei solchen mit Parkinson-Syndrom in der Regel nicht der Fall ist. Geschlucktes Levodopa wird in den

▲ siehe Seite 38

℞ ARZNEIMITTEL ZUR BEHANDLUNG DER PARKINSON-KRANKHEIT

GRUPPE / ARZNEISTOFF	UNERWÜNSCHTE WIRKUNGEN (AUSWAHL)	BEMERKUNGEN
Dopaminvorläufer		
(eine Verbindung, die in Dopamin umgewandelt werden kann)		
Levodopa (kombiniert mit Benserazid oder Carbidopa)	Bei Levadopa unwillkürliche Bewegungen von Mund, Gesicht und Gliedern, Alpträume, Blutdruckschwankungen, Verstopfung, Übelkeit, Benommenheit, Herzflattern und Hitzewallungen	Das wichtigste Mittel bei Parkinson-Krankheit. Die Kombination erhöht die Wirksamkeit und verringert Nebenwirkungen. Nach einigen Jahren lässt die Wirkung nach
Dopaminagonisten		
Bromocriptin, Pergolid, Pramipexol, Ropinirol,	Benommenheit, Übelkeit, Blutdruckschwankungen und Halluzinationen; beim plötzlichen Absetzen des Medikaments kann es zum malignen neuroleptischen Syndrom kommen (siehe Kasten Seite 632)	Können im Frühstadium der Erkrankung als alleinige Mittel gegeben werden. Ein Einsatz zu Beginn der Behandlung kann die Entwicklung problematischer Nebenwirkungen von Levodopa möglicherweise aufschieben
MAO-B-Hemmer		
Selegilin	Übelkeit, Schwindel, Verwirrtheit, Mundtrockenheit und Bauchschmerzen	Wird allein, aber meist zusätzlich zu Levodopa gegeben. Zeigt eine mäßige Wirkung
COMT-Hemmer		
Entacapon	Übelkeit, sonderbare unfreiwillige Bewegungen, Durchfall, Rückenschmerzen und Verfärbung des Urins	Der Wirkstoff wird nur zusammen mit Levodopa eingesetzt, um dessen Wirkung zu verstärken
Anticholinergika		
Biperiden, Bornaprin, Metixen, Trihexyphenidyl	Benommenheit, Mundtrockenheit, verschwommene Sicht, Schwindel, Verstopfung und Schwierigkeiten beim Wasserlassen (siehe Kasten Seite 73)	Werden zu Beginn der Behandlung möglicherweise allein eingesetzt, später kombiniert mit Levodopa. Sie können das Zittern verringern, beeinflussen die Bewegungsverlangsamung und die Muskelsteife jedoch nicht
Virustatikum		
Amantadin	Übelkeit, Schwindel, Schlaflosigkeit, Angst und Verwirrung; bei Absetzen oder Dosisverringerung kann es zu lebensbedrohlich hohem Fieber mit Problemen bei Blutdruck, Atmung und Herzschlag sowie anderen innere Funktionen kommen (ähnlich dem malignen neuroleptischen Syndrom)	In frühen Krankheitsstadien bei leichten Formen wirksam, später zur Verstärkung der Levodopawirkung. Kann nach einigen Monaten an Wirksamkeit verlieren, wenn es als alleiniges Mittel eingesetzt wird. Vermutlich bewirkt es eine Dopaminfreisetzung
Betablocker		
Propranolol	siehe Tabelle Seite 126	Propranolol kann die Intensität des Zitterns lindern

MAO-B = Monoaminoxidase Typ B; COMT = Catechol-O-Methyltransferase

Basalganglien zu Dopamin umgewandelt und gleicht so die abnehmende Dopaminproduktion in den Basalganglien aus. Bei leichten Krankheitsformen können Parkinsonpatienten durch die Levodopatherapie fast all ihren normalen Aktivitäten wieder nachgehen, bettlägerige Patienten werden selbstständiger und können manchmal wieder gehen.

Levodopa kann jedoch nicht allein verwendet werden. Es muss mit Benserazid oder Carbidopa kombiniert werden, um zu verhindern, dass Levodopa in Dopamin umgewandelt wird, bevor es das Gehirn erreicht. Durch die Kombination kann außerdem die Levodopakonzentration gesenkt werden, sodass sich dessen unerwünschte Wirkungen, wie Übelkeit und Hitzewallungen, vermindern.

Die richtige Dosis für den einzelnen Patienten zu finden, ist jedoch eine Gratwanderung. Bestimmte Nebenwirkungen – unwillkürliche Bewegungen des Mundes, des Gesichts und der Gliedmaßen, Alpträume, Halluzinationen und Blutdruckveränderungen – können die Menge an Levodopa begrenzen, die der Patient verträgt.

Für manche Patienten kann es hilfreich sein, die Behandlung zunächst mit Dopaminagonisten wie Bromocriptin zu beginnen oder dieses zusätzlich zu Levodopa einzunehmen, damit die unwillkürlichen Bewegungen erst so spät wie möglich auftreten.

Nach einigen Jahren der Therapie verliert Levodopa allerdings an Wirksamkeit. Zeiten, in denen eine Bewegung nur schwer eingeleitet werden kann, wechseln sich mit Phasen unkontrollierbarer Überaktivität ab. Innerhalb von Sekunden kann ein erst noch recht beweglicher Patient plötzlich stark in seiner Bewegungsfähigkeit eingeschränkt sein (On-Off-Phänomen). Bei über der Hälfte der Patienten, die mindestens fünf Jahre Levodopa einnehmen, kommen solche abrupten Zustandsschwankungen vor, die sich meist durch geringere und dafür häufigere Gaben unter Kontrolle bringen lassen. Darum ist es so wichtig, die Tabletten möglichst genau in den Abständen einzunehmen, wie es der Arzt verordnet hat.

Aufgrund des unvermeidlichen Wirkungsverlusts wird Levodopa erst so spät wie möglich eingesetzt. Wenn der Gesundheitszustand des Patienten nicht dagegen spricht, wird die Behandlung mit Dopaminagonisten, wie Cabergolin, Lisurid, Pergolid, Pramipexol und Ropinirol begonnen. Selegilin, das zu den Monoaminoxidasehemmern (MAO-Hemmern) ▲ gehört, verhindert den Abbau von Dopamin und verlängert dadurch dessen Wirkung im Körper. Entacapon verhindert ebenfalls den Dopaminabbau und scheint eine nützliche Ergänzung zu Levodopa zu sein.

Anticholinergika ■, wie Trihexyphenidyl, können in den Frühstadien der Erkrankung die Intensität des Zitterns verringern; später können sie die Levodopawirkung unterstützen. Die Wirkung auf das Zittern haben sie, weil sie die Wirkung von Azetylcholin unterdrücken und man annimmt, dass das Zittern darauf beruht, dass im Verhältnis zu Dopamin zu viel Azetylcholin vorhanden ist. Andere Anticholinergika, darunter einige Antihistaminika und trizyklische Antidepressiva, zeigen eine gewisse Wirkung und werden zur Unterstützung von Levodopa eingesetzt.

Amantadin kann bei leichter Parkinson-Krankheit allein oder ergänzend zu Levodopa angewendet werden. Der Betablocker Propranolol verringert unter Umständen die Intensität des Zitterns.

Bei **Operationen**, wie der Pallidotomie, wird ein winziger Bereich der Basalganglien zerstört. Damit lässt sich der »Off«-Teil des On-Off-Phänomens – die Schwierigkeiten, Bewegungen einzuleiten – stark verringern; auch die unwillkürlichen Bewegungen, die nach jahrelanger Levodopaeinnahme auftreten, lassen sich reduzieren. Alternativ kann man auch kleine Elektroden in dem Bereich implantieren. Sie reizen ihn mit hochfrequenten Strompulsen und führen häufig zu ähnlichen Besserungen.

Im experimentellen Stadium befindet sich die Transplantation von Dopamin produzierenden Nervenzellen aus dem Gewebe von menschlichen Feten in das Gehirn von Parkinsonkranken. Diese Zellen bilden Verbindungen zu anderen Nervenzellen aus, produzieren Dopamin und liefern so den fehlenden Botenstoff.

Da die Parkinson-Krankheit fortschreitet, brauchen die Betroffenen schließlich Hilfe, um ihren Alltag zu bewältigen, sei es beim Essen, Baden, Anziehen oder beim Toilettengang. Für **Pflegende** kann es hilfreich sein, sich über die körperlichen und seelischen Probleme zu informieren, die im Rahmen dieser Krankheit auftreten, und darüber, wie sie die Betroffenen animieren können, so lange wie möglich aktiv zu bleiben. Da eine solche Pflege belastend und ermüdend ist, kann die Unterstützung von Selbsthilfegruppen wertvoll sein.

Schließlich führt die Krankheit in der Regel zu schweren Behinderungen, und die Betroffe-

---

▲ siehe Tabelle Seite 606 ■ siehe Kasten Seite 73

nen können sich nur noch schlecht bewegen. Möglicherweise können sie nicht einmal mehr mit Unterstützung essen. Da das Schlucken immer schwerer fällt, steigt das Risiko für eine Aspirationspneumonie. Ein Teil der Betroffenen wird dement. Am Ende der Erkrankung sind Parkinsonkranke pflegebedürftig.

Progressive supranukleäre Blicklähmung

Die progressive supranukleäre Blicklähmung (Steele-Richardson-Olszewski-Syndrom) verursacht Muskelsteife (Rigor), Unbeweglichkeit der Augen und eine Schwäche der Halsmuskeln.

Die progressive supranukleäre Blicklähmung, die wesentlich seltener als die Parkinson-Krankheit ist, zerstört Teile der Basalganglien und des Hirnstamms. Die Ursache der Erkrankung ist unbekannt.

Die Störung beginnt gewöhnlich in mittleren Jahren mit Fehlhaltungen und damit, dass die Betroffenen die Augen nicht mehr nach unten drehen können. Die Betroffenen können kein ruhendes Objekt fixieren und kein bewegliches Objekt mit den Augen verfolgen. Ihre Sicht ist verschwommen, oder sie sehen doppelt. Die Oberlider können sich zurückziehen, sodass das Gesicht einen erstaunten Ausdruck annimmt. Der Gang ist unsicher, die Betroffenen kippen leicht nach hinten. Sprechen und Schlucken fallen schwer, die Bewegungen sind langsam. Schlaflosigkeit, Erregung, Reizbarkeit, Apathie und rasche Stimmungsschwankungen können hinzukommen.

In den Spätstadien sind Depressionen und Demenz häufig. Wie bei der Parkinson-Krankheit kommt es schließlich – gewöhnlich innerhalb von drei bis fünf Jahren – zu einer schweren Versteifung und Bewegungseinschränkung.

Die Diagnose basiert auf den Symptomen. Eine Therapie gibt es nicht, aber Medikamente gegen die Parkinson-Krankheit verschaffen manchmal Linderung.

Shy-Drager-Syndrom

Das Shy-Drager-Syndrom (idiopathische orthostatische Hypotonie) führt in Ruhe zu Muskelzittern (Ruhetremor) und einer Fehlfunktion des vegetativen Nervensystems, zu der auch eine ausgeprägte Blutdruckinstabilität gehört.

Das Shy-Dräger-Syndrom resultiert aus einem Abbau der Hirnbereiche, die das vegetative Nervensystem ▲ kontrollieren, einschließlich der motorischen Nervenzellen (Motoneuronen) in Kleinhirn, Basalganglien und Rückenmark. Die Ursache dieser Degeneration ist unbekannt. Man nimmt an, dass es sich beim Shy-Dräger-Syndrom um eine Multisystematrophie handelt – eine Reihe überlappender Störungen, die zu vielen Symptomen führen und gleichzeitig mehrere Körpersysteme beeinträchtigen.

Symptome und Diagnose

Das Shy-Drager-Syndrom ist eine ständig fortschreitende Erkrankung, die in vielerlei Hinsicht der Parkinson-Krankheit ähnelt; so ruft sie Symptome wie Zittern, Muskelsteife und Bewegungsstörungen (z. B. Probleme beim Gehen und beim Sprechen) hervor. Allerdings treten zusätzlich eine Fehlfunktion und Zerstörung des vegetativen Nervensystems auf, das Blutdruck, Herzschlag, Hormonfreisetzung, Blasen- und Darmfunktion, Körpertemperatur und die Scharfstellung der Augen steuert. Beim Aufstehen sinkt der Blutdruck der Betroffenen drastisch ab, was zu Schwindel und Bewusstlosigkeit führen kann (orthostatische Hypotonie). Beim Hinlegen kann der Blutdruck dann wieder ansteigen. Die Betroffenen produzieren nur wenig Schweiß, Tränenflüssigkeit und Speichel, ihr Sehvermögen ist schlecht, das Wasserlassen schwierig, und häufig leiden sie unter Verstopfung; Harn- oder Stuhlinkontinenz können sich entwickeln, Männer können impotent werden. Der Gang wird oft unsicher, die Muskelkoordination verschlechtert sich.

Die Diagnose basiert auf den Symptomen.

Behandlung

Medikamente, die zur Behandlung der Parkinson-Krankheit eingesetzt werden, sind beim Shy-Drager-Syndrom nicht wirksam, doch es gibt individuelle Ausnahmen. Wichtig ist die Stabilisierung des Blutdrucks. Um den Blutdruck zu erhöhen, gibt man Fludrokortison, das Salz und Wasser im Körper zurückhält. Den Kochsalzkonsum zu erhöhen und viel Wasser zu trinken, kann das Blutvolumen und damit den Blutdruck erhöhen. Midodrin, das zur Behandlung von niedrigem Blutdruck eingesetzt wird, sorgt dafür, dass der Blutdruck nicht zu stark sinkt, wenn der Betroffene steht; hilfreich können auch hüfthohe Stützstrümpfe sein. Ein

▲ siehe Seite 419

Hochstellen des Kopfendes des Bettes kann dazu beitragen, dass der Blutdruck beim Hinlegen nicht zu sehr ansteigt. Geschieht das dennoch, muss nachts unter Umständen ein Blutdruck senkendes Mittel eingenommen werden.

Es kann hilfreich sein, extreme Hitze zu meiden, keinen Alkohol zu trinken, kleine Mahlzeiten zu essen, langsam aufzustehen und sich beim Stuhlgang nicht anzustrengen.

Tics

Tics sind kurze, rasche, ziellose, einfache oder komplexe unwillkürliche Bewegungen, die identisch sind und ständig, aber nicht rhythmisch, wiederholt werden.

Einfache Tics, wie starkes Blinzeln, kann – oft in der Kindheit – als nervöse Angewohnheit beginnen und ohne Behandlung wieder verschwinden. Komplexe Tics, wie beim Tourette-Syndrom, ähneln oft Bruchstücken normalen Verhaltens.

TOURETTE-SYNDROM

Als Tourette-Syndrom bezeichnet man eine über ein Jahr hinaus bestehende erbliche Störung, bei der es mehrmals am Tag zu unkontrollierten Bewegungen und Lautäußerungen kommt.

Das Tourette-Syndrom tritt bei Männern dreimal so häufig auf wie bei Frauen und beginnt oft in früher Kindheit. Der genaue Grund ist unbekannt, aber man vermutet, dass Dopamin oder andere Botenstoffe, mit denen Nervenzellen im Gehirn kommunizieren, eine Rolle spielen.

Symptome und Diagnose

Das Tourette-Syndrom beginnt oft mit Muskeltics. Viele Menschen haben einfache Tics, z. B. wiederholtes Augenblinzeln, die aber nervöse Angewohnheiten sind und mit der Zeit verschwinden. Beim Tourette-Syndrom handelt es sich um komplexere Tics. Wer an einem Tourette-Syndrom leidet, bewegt möglicherweise wiederholt den Kopf von einer Seite zur anderen, blinzelt mit den Augen, öffnet den Mund und reckt den Hals. Der Tic lässt sich manchmal sekunden- bis stundenlang aufschieben, wird aber irgendwann unwiderstehlich. Manche Betroffene können bestimmte Tics unterdrücken, meist aber nur unter großer Anstrengung, andere können das Geschehen kaum kontrollieren, vor allem in Stresssituationen.

Die Störung verstärkt sich zu einem Ausbruch komplexer Tics, zu denen Lautäußerungen, Schlagen, Treten und plötzliches krampfhaftes Atmen gehören. Die Töne können erst grunzend, bellend oder summend sein und dann in ein nicht steuerbares, zwanghaftes Fluchen übergehen. Die Betroffenen rufen ohne ersichtlichen Grund Obszönitäten, oft mitten in einer Unterhaltung; auch Schimpfwörter aus dem Fäkalbereich sind häufig. Umstehende mögen dann – besonders bei Kindern – irrtümlich davon ausgehen, diese Ausbrüche geschähen absichtlich. Außerdem wiederholen die Betroffenen Worte, direkt nachdem sie sie gehört haben (Echolalie).

Patienten mit Tourette-Syndrom haben es in Gesellschaft meist sehr schwer. Früher hat man sie gemieden und isoliert oder gar angenommen, sie seien vom Teufel besessen. Viele Betroffene entwickeln ein impulsives, aggressives und selbstzerstörerisches Verhalten; rund die Hälfte zeigt ein zwanghaftes Verhalten. Kinder haben oft Schwierigkeiten beim Lernen. Ob die Krankheit selbst oder der außerordentliche Stress, mit ihr leben zu müssen, für die Verhaltensauffälligkeiten verantwortlich sind, ist nicht geklärt.

Die Diagnose basiert auf den Symptomen. Eine frühzeitige Diagnose hilft den Eltern zu verstehen, dass sich ihr Kind nicht absichtlich oder aus Trotz so verhält und Bestrafungen nutzlos sind.

Behandlung

Bei einfachen Tics helfen Beruhigungsmittel (z. B. Benzodiazepine wie Diazepam). Clonidin, ein Medikament zur Behandlung von Bluthochdruck, ist gelegentlich von Nutzen, weil es die Wirkung von Noradrenalin hemmt, einem Neurotransmitter, der vermutlich zu den Tics beiträgt. Es kann helfen, Unruhe und zwanghaftes Verhalten zu kontrollieren, führt aber unter Umständen zu einem sehr niedrigen Blutdruck.

Bei schwer erkrankten Menschen können Medikamente gegen Psychosen die Tics unter Umständen unterdrücken, obwohl es sich nicht um eine Psychose handelt. Haloperidol, das am häufigsten eingesetzte Mittel, ist zwar wirksam, verursacht aber gravierende unerwünschte Wirkungen, wie anhaltende unfreiwillige Mund- und Zungenbewegungen (Dyskinesie ▲), Steifheit, Gewichtszunahme, verschwommenes Sehen, Schläfrigkeit und ein verlangsamtes Denken.

▲ siehe Seite 633

Pimozid, Fluphenazin und Risperidon – ebenfalls Mittel gegen Psychosen – können Häufigkeit und Stärke der Tics vermindern und haben meist weniger Nebenwirkungen. Ebenfalls eingesetzt wird Tiaprid.

Die Injektion von Botulinumtoxin in die Muskeln, die die Ticbewegungen durchführen, kann die Bewegungen wie auch den Drang verringern, der ihnen vorausgeht. Botulinumtoxin ist ein Bakteriengift, das Botulismus hervorruft und in der Medizin zur Muskelerschlaffung eingesetzt wird.

Chorea und Athetose

Chorea bezeichnet wiederholte kurze, ruckartige, tanzende, unwillkürliche Bewegungen, die in einem Körperteil beginnen und plötzlich und unvorhersagbar, oft fortlaufend, auf einen anderen Körperteil überspringen. Von einer **Athetose** *spricht man, wenn ununterbrochen langsame gewundene Wellenbewegungen, gewöhnlich der Hände und Füße, auftreten.*

Chorea und Athetose können gleichzeitig vorkommen (**Choreoathetose**); beides sind Symptome mehrerer sehr unterschiedlicher Erkrankungen. Chorea und Athetose beruhen auf Störungen in den Basalganglien im Gehirn. Die Basalganglien haben die Aufgabe, die groben Bewegungen, die auf Befehl des Gehirns eingeleitet werden, geschmeidig zu machen und zu koordinieren. Bei den meisten Chorea-Erkrankungen liegt in den Basalganglien ein Überschuss des Botenstoffs Dopamin vor. Das stört diese Feinabstimmung. Medikamente und Krankheiten, die den Dopaminspiegel oder die Empfindlichkeit der Nervenzellen für Dopamin erhöhen, verschlimmern Chorea und Athetose im Allgemeinen.

Am häufigsten werden Chorea und Athetose durch Chorea Huntington (Veitstanz) verursacht. Chorea minor (Sydenham-Chorea) kann als Komplikation bei bestimmten Streptokokkeninfektionen in der Kindheit auftreten und mehrere Monate anhalten.

Ältere Menschen entwickeln manchmal ohne erkennbaren Grund eine Chorea, die besonders die Muskeln im Mundbereich betrifft (Chorea senilis). Auch schwangere Frauen können in den ersten drei Schwangerschaftsmonaten derartige Symptome zeigen, die kurz nach der Geburt dann von selbst aufhören (Chorea gravidum). Selten entwickelt sich eine ähnliche Chorea bei Frauen, die die »Pille« einnehmen.

Hemiballismus, eine Form von Chorea, zeichnet sich durch ständige heftige Schleuderbewegungen auf einer Körperseite aus; meist ist der Arm stärker betroffen als das Bein. Gewöhnlich wird die Störung durch einen Schlaganfall ausgelöst, der einen sehr kleinen Bereich direkt unter den Basalganglien betrifft.

Behandlung

Ist die Chorea die Nebenwirkung eines Medikaments, können sich die Symptome bessern, wenn das Medikament abgesetzt wird, allerdings verschwindet die Erkrankung nicht immer völlig. Mittel, die die Wirkung von Dopamin hemmen, können die Bewegungsauffälligkeiten mildern. Dazu gehören Medikamente gegen Psychosen (Neuroleptika) ▲, wie Haloperidol und Fluphenazin.

Medikamente, die gegen Psychosen wirken, können unter Umständen auch Menschen mit Hemiballismus helfen. Die Störung dauert zwar manchmal sechs bis acht Wochen an, in der Regel verschwindet sie jedoch nach einigen Tagen von selbst.

Chorea Huntington

Chorea Huntington (Chorea major oder Veitstanz) ist eine erbliche Krankheit, die im mittleren Lebensalter mit gelegentlichen ruck- oder krampfartigen Bewegungen und einem langsamen Abbau von Gehirnzellen anfängt und schließlich zu Chorea, Athetose und geistigem Verfall führt.

Chorea Huntington ist eine recht seltene Erbkrankheit. Das Gen für Chorea Huntington ist dominant, daher erkranken die Kinder von Betroffenen mit 50-prozentiger Wahrscheinlichkeit ■. Da die Krankheit schleichend beginnt, lässt sich nur schwer feststellen, in welchem Alter sie genau eingesetzt hat. Die ersten Symptome zeigen sich meist im Alter von 35 bis 40 Jahren.

Symptome

In den frühen Stadien der Erkrankung können die Betroffenen die ungewöhnlichen spontanen Bewegungen in beabsichtigte Bewegungen umwandeln, sodass sie kaum auffallen. Im Laufe der Zeit werden die Bewegungen jedoch offensichtlicher. Die Betroffenen schneiden Grimas-

▲ siehe Tabelle Seite 633   ■ siehe Seite 13

sen, schlenkern die Glieder und blinzeln häufig. Die Muskelkoordination nimmt ab, und die Bewegungen verlangsamen sich. Schließlich ist der ganze Körper betroffen, sodass Essen, Ankleiden und sogar das Stillsitzen beinahe unmöglich werden.

Die geistigen Veränderungen sind zunächst kaum merkbar. Die Betroffenen können allmählich reizbar und nervös werden und das Interesse an ihren üblichen Beschäftigungen verlieren. Sie können die Kontrolle über ihre Impulse verlieren, wütend, niedergeschlagen und sexuell ausschweifend werden. Mit Fortschreiten der Krankheit verhalten sie sich möglicherweise unverantwortlich und streifen ziellos umher. Im Laufe von Jahren oder Jahrzehnten werden ihr Gedächtnis und ihre Fähigkeit, rational zu denken, beeinträchtigt. Unter Umständen entwickeln sie schwere Depressionen und die Betroffenen versuchen, sich umzubringen. Im fortgeschrittenen Stadium sind fast alle körperlichen und geistigen Funktionen gestört; die Betroffenen sind rund um die Uhr auf Unterstützung und Pflege angewiesen.

Diagnose

Chorea Huntington ist in den Frühstadien oft schwer zu diagnostizieren, weil sich die Symptome einschleichen. Eine Verdacht auf Chorea Huntington basiert auf den Symptomen und der Familiengeschichte. Wichtig ist für den Arzt, ob es Familienmitglieder gibt, bei denen neurologische oder psychiatrische Störungen (wie die Parkinson-Krankheit oder Schizophrenie) diagnostiziert wurden, weil sie möglicherweise unter einer undiagnostizierten Chorea Huntington litten. Mithilfe von Computer- oder Kernspintomographie lässt sich ein Schwund der Basalganglien entdecken, die für die Krankheit typisch ist.

Mit einem genetischen Test ist die Krankheit leicht zu diagnostizieren. Bevor er jedoch durchgeführt wird, ist eine intensive Beratung über die Folgen des Ergebnisses unerlässlich.

Behandlung

Medikamente, wie das Neuroleptikum Haloperidol und der Blutdrucksenker Reserpin, können die Symptome mildern und das Verhalten beeinflussen.

Dystonie

Bei einer Dystonie bewirken wiederholt auftretende, unwillkürliche, langsame, anhalten-

Gentest auf Chorea Huntington

Die für Chorea Huntington verantwortliche Genmutation liegt auf Chromosom vier. Da das Gen für Chorea Huntington dominant ist, reicht es, von einem Elternteil ein defektes Gen zu erben, um zu erkranken. Die meisten Menschen, die an dieser Krankheit leiden, haben nur eine Kopie des defekten Gens. Menschen mit einer defekten Genkopie können entweder das intakte oder das defekte Gen an ein Kind weitergeben. Die entscheidende Frage ist, welches Gen weitergegeben wird – die Wahrscheinlichkeit, den Gendefekt weiterzuvererben, liegt bei 50 Prozent. Einige wenige Betroffene haben zwei defekte Gene; ihre Kinder erben die Krankheit in jedem Fall.

Ist ein Elternteil an Chorea Huntington erkrankt, können die Kinder mithilfe eines genetischen Tests anhand einer Blutprobe feststellen lassen, ob sie die Anlage geerbt haben. Der Test kann die typischen Wiederholungen eines bestimmten Abschnitts des genetischen Kodes innerhalb der DNA aufzeigen. Ein solcher Test sollte nur nach vorrangegangener eingehender humangenetischer Beratung erfolgen.

de Muskelkontraktionen ein »Erstarren« inmitten einer Bewegung oder auch Windungen und Drehungen des Rumpfes, des ganzen Körpers oder von Körperteilen.

Ursachen

Für die Dystonie scheint eine Überaktivität verschiedener Gehirnbereiche – der Basalganglien, des Thalamus, des Kleinhirns und der Großhirnrinde – verantwortlich zu sein. Eine Dystonie kann durch einen schweren Sauerstoffmangel des Gehirns bei der Geburt oder im späteren Leben, durch Parkinson-Krankheit und multiple Sklerose ausgelöst werden. Auch die Ansammlung bestimmter schädlicher Metalle (wie Kupfer bei der Wilson-Krankheit) und ein Schlaganfall kommen als Ursache infrage. Gelegentlich sind Dystonien eine ungewöhnliche Reaktion auf ein Medikament gegen Psychosen; solche Medikamente können Lidkrämpfe, Nackenkrämpfe, Grimassen und wiederholte unfreiwillige Mund- und Zungenbewegungen auslösen. Den meisten chronischen Dystonien liegt ein Gendefekt zugrunde.

Formen und Symptome der Dystonie

Bei der **idiopathischen Torsionsdystonie**, deren Ursache unbekannt ist, treten die ersten Anzeichen im Alter von sechs bis zwölf Jahren auf. Frühsymptome können leicht oder schwer sein. Die Muskeln kontrahieren sich langsam und ungewöhnlich, sodass es zu Verdrehungen und Verrenkungen kommt. Die Dystonie zeigt sich anfangs meist in einem Fuß oder Bein. Sie kann auf den Rumpf oder ein Bein beschränkt bleiben, aber auch den ganzen Körper befallen, sodass das Kind schließlich auf den Rollstuhl angewiesen ist. Ein Beispiel für eine leichte Dystonie ist ein hartnäckiger Schreibkrampf. Setzt die idiopathische Torsionsdystrophie im Erwachsenenalter ein, zeigt sie sich meist in der Gesichts- und Armmuskulatur und breitet sich gewöhnlich nicht weiter aus.

Bei einem **Lidkrampf** (Blepharospasmus) müssen die Augenlider immer wieder unwillkürlich geschlossen werden. Manchmal ist zunächst ein Auge betroffen, das andere folgt aber unweigerlich. Meist beginnt diese Dystonie mit übermäßigem Blinzeln, Augenreizungen und extremer Lichtempfindlichkeit. Manche Betroffene entwickeln Techniken, um die Augen offen zu halten, indem sie z. B. gähnen, singen oder den Mund weit öffnen. Wenn die Krankheit fortschreitet, werden diese Techniken wirkungslos. Die bedeutendste Konsequenz eines Lidkrampfs ist eine Beeinträchtigung des Sehvermögens.

Der **spastische Schiefhals** (Torticollis spasmodicus) betrifft die Halsmuskulatur. Die **spastische Stimmstörung** (Dysphonie) betrifft die Muskeln, die für die Stimmbildung verantwortlich sind; meist zeigen die Betroffenen zusätzlich einen essenziellen Tremor. Krämpfe der Stimmbandmuskulatur können das Sprechen völlig unmöglich machen oder dazu führen, dass die Stimme gepresst, zittrig, heiser, quietschend, stakkatoartig oder abgebrochen klingt und schwer verständlich ist.

Unter Golfspielern kennt man eine schwere Form der Dystonie unter der Bezeichnung »Yips«. Dabei ziehen sich die Muskeln der Hand und Handgelenke plötzlich zusammen, sodass kein Putt geschlagen werden kann. Ein Putt geht unter Umständen fünf Meter weit statt der beabsichtigten 30 Zentimeter, wenn der Golfspieler wegen »Yips« die Kontrolle verliert.

Gleichfalls können Musiker an Dystonie leiden, die dann so merkwürdig verkrampfte Hände und Arme haben, dass sie einen Auftritt vereiteln.

Manche Dystonien verschlimmern sich mit der Zeit, und die Bewegungen werden immer absonderlicher. Schwere Muskelkontraktionen können Hals und Arme in merkwürdige, unbequeme Haltungen zwingen, aus denen der Betroffene sie nicht willentlich befreien kann.

Behandlung

Wenn die Ursache für die Dystonie bekannt ist und es gelingt, sie zu beheben, verringert sich die Dystonie gewöhnlich. So können Parkinson-Medikamente helfen, wenn die Dystonie durch die Parkinson-Krankheit bedingt ist. Wird sie durch die Einnahme von Neuroleptika hervorgerufen, lässt sich die Störung eventuell mit Biperiden beheben, das auslösende Medikament muss abgesetzt werden.

Ist die Ursache für die Dystonie unbekannt, sind die Behandlungsmöglichkeiten begrenzt. Bei einigen Menschen, besonders Kindern, die an einer erblichen Form, der so genannten doparesponsiven Dystonie, leiden, bessert sich der Zustand erheblich, wenn sie mit Levodopa behandelt werden. Benzodiazepine können ebenfalls eingesetzt werden. Baclofen, ein muskelentspannendes Mittel, kann eingenommen oder mittels einer in den Rückenmarkkanal eingepflanzten Pumpe zugeführt werden. Anticholinergika ▲, wie Trihexyphenidyl, können manchmal helfen, haben aber Nebenwirkungen, wie Schläfrigkeit, trockener Mund, Sehstörungen, Benommenheit, Verstopfung, Schwierigkeiten beim Wasserlassen und Tremor, vor allem bei älteren Menschen. Auch Neuroleptika, wie Clozapin und Olanzapin, sind unter Umständen wirksam.

Die größten Erfolge hat man mit Botulinumtoxin (einem Bakteriengift, das die Muskeln lähmt), das in die überaktiven Muskeln gespritzt wird. Diese Injektionen sind bei Lidlähmung, spastischem Schiefhals und spastischer Stimmlähmung besonders wirksam.

Wenn eine medikamentöse Behandlung wirkungslos bleibt und die Symptome schwer sind, wird eine Operation in Betracht gezogen. Bei der Pallidotomie wird ein winziger Bereich der Basalganglien zerstört; alternativ kann auch eine Elektrode implantiert werden, um diesen Bereich elektrisch zu stimulieren.

Physiotherapie kann einigen Betroffenen helfen, besonders solchen, die mit Botulinumtoxin behandelt werden.

▲ siehe Kasten Seite 73

SPASTISCHER SCHIEFHALS

Mit spastischem Schiefhals (Torticollis spasmodicus) bezeichnet man einen schmerzhaften, immer wiederkehrenden oder dauerhaften Krampf der Halsmuskeln, durch den sich der Kopf kreisförmig nach vorne, hinten oder seitwärts bewegt.

Die Ursache für den spastischen Schiefhals ist gewöhnlich unbekannt; möglicherweise lösen Funktionsstörungen in den Basalganglien die Erkrankung aus. Manchmal erleiden Neugeborene vorgeburtlich oder bei einer schwierigen Geburt einen Halsmuskelschaden, der zum Schiefhals führt. Bei Kindern können auch ein gestörtes Gleichgewicht der Augenmuskeln und Knochen- oder Muskelfehlbildungen der oberen Wirbelsäule als Ursache infrage kommen.

Symptome und Diagnose

Anfangs sind die Symptome leicht, aber sie können sich verschlimmern. Dazu gehören unwillkürliches Kopfdrehen, Halsmuskelkrämpfe und ein leichtes Zittern der Halsmuskulatur. Meist ist nur eine Halsseite betroffen. In welche Richtung der Hals fällt, hängt von den betroffenen Muskeln ab. Scharfe, schmerzhafte Halsmuskelkrämpfe können plötzlich auftreten und immer wiederkehren oder in einen Dauerzustand übergehen. Die Krämpfe treten ohne Vorwarnung auf, allerdings nur selten im Schlaf. Ein Drittel der Patienten hat auch in anderen Körperbereichen solche Krämpfe, wie in Augenlidern, Gesicht, Kiefer und Hand.

Bei der körperlichen Untersuchung eines Babys kann der Arzt einen Halsmuskelschaden entdecken, der zu einem Schiefhals führen kann. Bei größeren Kindern und Erwachsenen fragt er nach früheren Verletzungen und Problemen im Halsbereich. Manchmal werden Röntgenbilder, ein Computer- oder Kernspintomogramm angefertigt, um die Ursache des Krampfes zu finden; Erfolge sind allerdings selten.

Behandlung und Prognose

Wenn eine Ursache gefunden wird – z. B. Knochenwucherungen –, kann der Schiefhals gewöhnlich erfolgreich behandelt werden. Ist die Ursache unbekannt oder in einer Störung des Nervensystems begründet, sinken die Chancen, die Krämpfe unter Kontrolle zu bekommen. Manchmal lassen sich die Krämpfe vorübergehend durch Krankengymnastik und Beschäftigungstherapie lindern, darunter Biofeedback, elektrische Stimulation, Massage, kalte Umschläge und Wärmebehandlung.

Arzneimittel können bei einem Teil der Patienten Krämpfe und ungewollte Bewegungen verringern und die krampfbedingten Schmerzen lindern. Anticholinergika, wie Trihexyphenidyl, blockieren bestimmte Nervenimpulse. Auch das Epilepsiemittel Clonazepam kann versucht werden. Muskelrelaxantien, wie Baclofen, kommen ebenfalls zum Einsatz.

Mehrere Injektionen Botulinumtoxin (ein Bakteriengift, das zur Muskellähmung führt) verringern starke Schmerzen und Krämpfe, sodass der Kopf weniger stark gebeugt gehalten werden kann. Diese Besserung kann einige Monate anhalten; dann muss die Behandlung eventuell wiederholt werden. Wenn andere Therapien nicht helfen, kann man die Nerven der betroffenen Halsmuskeln operativ durchtrennen. Sind psychische Probleme mit verursachend, kommt eine Psychotherapie infrage.

Ist ein Geburtsfehler Ursache des Schiefhalses, wird bereits in den ersten Lebensmonaten mit dem Baby intensive Krankengymnastik betrieben. Ist die Gymnastik erfolglos oder wird zu spät mit ihr begonnen, muss der Muskel möglicherweise operativ ersetzt werden.

Ein Teil der vor allem jüngeren Patienten mit leichten Erkrankungen genesen innerhalb von fünf Jahren ohne Behandlung. Bei den meisten Erwachsenen verschlechtert sich der Zustand jedoch über ein bis fünf Jahre hinweg und stabilisiert sich anschließend. Der Schiefhals kann ein Leben lang anhalten und dauerhafte Schmerzen, Bewegungseinschränkungen des Halses und Haltungsschäden verursachen.

Koordinationsstörungen

Das Kleinhirn trägt die Hauptverantwortung für die Koordination von Bewegungsabläufen. Außerdem kontrolliert es Gleichgewicht und Haltung. Alles, was das Kleinhirn schädigt, kann zu Koordinationsstörungen (Ataxien) führen.

Ein langjähriger Alkoholmissbrauch ist der häufigste Grund für Kleinhirnschäden. Andere Ursachen sind Schlaganfälle, Tumoren, Blutungen im Gehirn, wiederholte Kopfverletzungen, multiple Sklerose, angeborene Hirndefekte, eine Schilddrüsenunterfunktion, hohes Fieber, gewisse giftige Substanzen, wie Kohlenmonoxid und Schwermetalle, und Mangelernährung. Auch seltene Erbkrankheiten, wie die Friedreich-Ataxie und die Ataxia teleangiectatica, können das Kleinhirn in Mitleidenschaft ziehen.

Eine Ataxie macht die Kontrolle der Position von Armen und Beinen und der Körperhaltung unmöglich, sodass die Betroffenen schwanken und weit ausholende Zickzackbewegungen mit den Armen ausführen. Es gibt verschiedene Formen der Ataxie. Bei der Dysmetrie können die Körperbewegungen nicht mehr exakt gesteuert werden. So schießen die Betroffenen bei dem Versuch, einen Gegenstand zu ergreifen, über das Ziel hinaus. Eine mangelhafte Koordination der Sprechmuskulatur verursacht eine Dysarthrie, die sich in einer undeutlichen Aussprache und ungewollten Schwankungen der Lautstär-

ke äußert. Bei den Betroffenen können auch übertriebene Mundbewegungen auftreten. Kleinhirnschäden können außerdem einen Tremor auslösen.

Für die erblichen Formen gibt es keine Behandlung. Ataxien, die auf Alkoholmissbrauch oder die Einnahme gewisser Medikamente, wie Phenytoin, zurückgehen, können durch Entzug bzw. Absetzen des Medikaments behandelt werden.

KAPITEL 92

Multiple Sklerose und ähnliche Krankheiten

Die meisten Nervenfasern sind von einem vielschichtigen fetthaltigen Mantel umgeben, der Myelin- oder Markscheide. Ähnlich der Isolierung eines Elektrokabels ermöglicht es die Myelinscheide, elektrische Impulse schnell und exakt entlang der Nervenfaser weiterzuleiten. Ist die Myelinscheide defekt, können die Nerven Impulse nicht richtig weiterleiten.

Bei der Geburt haben viele Nerven noch keine reife Myelinschicht, daher sind die Bewegungen von Neugeborenen recht grob, ruckartig und unkoordiniert. Wenn sich die Myelinscheide entwickelt, werden die Bewegungen glatter, zielgerichteter und koordinierter. Bei einigen seltenen Erbkrankheiten, wie der Tay-Sachs-, Niemann-Pick-, Gaucher- und Hurler-Krankheit, bilden sich die Myelinscheiden nicht normal aus. Eine solche Entwicklungsstörung kann zu dauerhaften, oft ausgedehnten neurologischen Schäden führen.

Bei Erwachsenen können ein Schlaganfall, Entzündungen, Immunkrankheiten, Stoffwechselstörungen und Ernährungsdefizite (z. B. ein Mangel an Vitamin B_{12}) die Myelinschicht zerstören. Diesen Vorgang nennt man Entmarkung oder Demyelinisation. Giftstoffe, Medikamente, wie das Tuberkulosemittel Ethambutol, und übermäßiger Alkoholkonsum können die Myelinschicht ebenfalls schädigen oder zerstören. Wenn sich die Markscheide selbst erneuern und reparieren kann, ist der Nerv wieder funktions-

tüchtig; bei einer ausgedehnten Entmarkung stirbt der Nerv dagegen meist ab. Das hat irreversible Schäden zur Folge.

Bei einer Reihe von Erkrankungen unbekannter Ursache kommt es zu einer Entmarkung im zentralen Nervensystem. Am bekanntesten ist die multiple Sklerose.

Multiple Sklerose

Bei der multiplen Sklerose (MS) verlieren die Nerven in Auge, Gehirn und Rückenmark fleckförmig ihre Myelinschicht.

Die Bezeichnung *multiple Sklerose* beruht auf den zahlreichen (multiplen) Vernarbungen (Sklerosen) im Nervensystem, die demyelinisierten Bereichen entsprechen. Die ersten Symptome zeigen sich gewöhnlich im Alter zwischen 20 und 40 Jahren; Frauen erkranken häufiger als Männer. Obwohl sich die Krankheit insgesamt allmählich verschlimmert, wechseln sich schwächende Krankheitsschübe (Rückfälle) immer wieder mit Phasen ab, in denen es den Betroffenen relativ gut geht (Remissionen).

Ursachen

Die Ursache der multiplen Sklerose ist unbekannt, man vermutet aber, dass ein Virus oder ein unbekanntes Antigen bereits in der Kindheit eine Autoimmunreaktion ▲ auslöst. Das Immunsystem produziert daraufhin aus irgendeinem Grund Antikörper gegen das körpereigene Myelin, und diese Antikörper führen zu einer Entzündung und einer Schädigung der Myelinscheide sowie der darunter liegenden Nervenfaser.

Auch Erbfaktoren scheinen von Bedeutung zu sein. Bei etwa fünf Prozent der Erkrankten sind auch Geschwister betroffen und bei etwa 15 Prozent ein naher Verwandter. Zudem entwickelt sich multiple Sklerose eher bei Menschen mit gewissen genetischen Markern für Eiweiße (Histokompatibilitätsantigene ■), die dem Körper helfen, körpereigenes von körperfremdem Gewebe zu unterscheiden.

Umweltfaktoren scheinen ebenfalls eine Rolle zu spielen. Multiple Sklerose tritt bei jedem zweitausendsten Menschen auf, der die ersten 15 Jahre seines Lebens in gemäßigtem Klima verbracht hat, aber nur bei jedem zehntausendsten, der in tropischem Klima aufgewachsen ist. Menschen, die ihre Kindheit in Äquatornähe verbracht haben, erkranken so gut wie nie. Das Klima, in dem jemand sein späteres Leben verbringt, beeinflusst das Risiko, an multipler Sklerose zu erkranken, offenbar nicht.

Symptome

Die Symptome variieren sowohl zwischen den Betroffenen als auch zeitlich beträchtlich. Da die Entmarkung überall im Gehirn oder im Rückenmark beginnen kann, hängen die Symptome dvon ab, welcher Bereich betroffen ist. Eine Entmarkung von Nervenbahnen, die Sinneswahrnehmungen an das Gehirn übertragen, verursacht Empfindungsstörungen (sensible Symptome). Sind dagegen die Nervenbahnen betroffen, die Signale an Muskeln leiten, kommt es zu Bewegungsstörungen (motorische Symptome). Die Symptome kommen und gehen häufig und betreffen eine oder mehrere Körperregionen. In diesem Auf und Ab spiegelt sich die Schädigung der Myelinhülle wider, gefolgt von deren Reparatur, gefolgt von erneuter Schädigung.

Der Verlauf der multiplen Sklerose mit Krankheitsschüben, Phasen der Besserung und des Stillstands ist sehr unterschiedlich und nicht vorhersagbar. Es gibt jedoch verschiedene Symptommuster. Beim schubförmig-remittierenden Verlauf treten in unterschiedlichen Abständen Schübe auf. In der Remissionsphase, die Monate oder Jahre dauern kann, sind die Symptome stabil. Ein Krankheitsschub kann spontan auftreten oder durch eine Infektion (beispielsweise eine Grippe) ausgelöst werden.

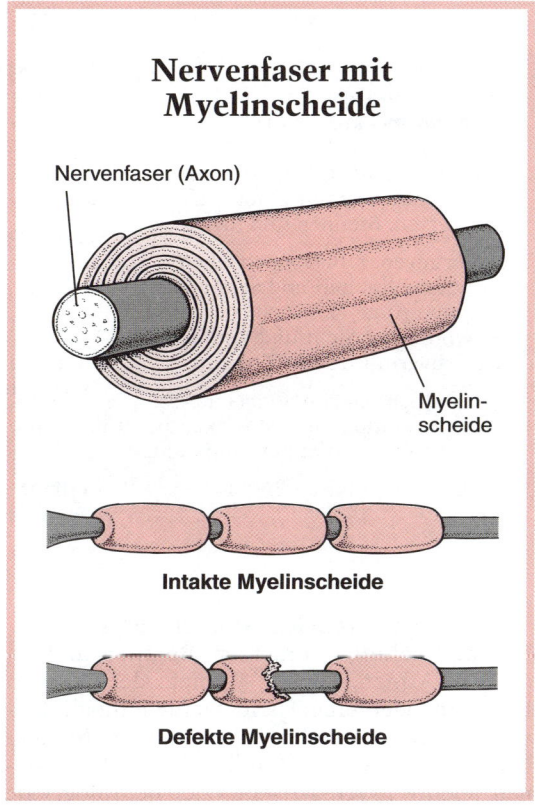

Nervenfaser mit Myelinscheide

Nervenfaser (Axon)

Myelinscheide

Intakte Myelinscheide

Defekte Myelinscheide

Sehr warmes Wetter, heißes Baden oder Duschen und auch Fieber können die Symptome verstärken. Bei der primär-progredienten Verlaufsform schreitet die Krankheit allmählich ohne Remissionen, d. h. Erholungsphasen, fort, wenn es unter Umständen auch zeitweilig Phasen des Stillstands gibt, in denen sich die Krankheit nicht verschlimmert. Die sekundär-progrediente Verlaufsform beginnt mit Krankheitsschüben, die sich mit Erholungsphasen abwechseln, gefolgt von einem allmählichen Fortschreiten der Krankheit. Bei der progredient-schubförmigen Form schreitet die Krankheit allmählich fort, doch das Fortschreiten wird immer wieder von plötzlichen Krankheitsschüben unterbrochen. Dieses Muster ist selten. Rund 20 Prozent der MS-Kranken haben nur einen Schub, nach welchem sich die Krankheit kaum oder gar nicht weiterentwickelt. Sehr selten schreitet die Krankheit rasch fort und führt schon bald nach den ersten Symptomen zu schweren Behinderungen.

▲ siehe Seite 1070   ■ siehe Seite 1044

HÄUFIGE SYMPTOME BEI MULTIPLER SKLEROSE

SENSIBLE SYMPTOME (EMPFINDUNGSSTÖRUNGEN)	MOTORISCHE SYMPTOME (STÖRUNGEN DER MUSKELFUNKTION)	PSYCHIATRISCHE ODER NEUROLOGISCHE SYMPTOME
Außergewöhnliche Empfindungen, wie Taubheitsgefühl, Prickeln, Schmerzen, Brennen und Jucken	Schwäche, Ungeschicklichkeit	Stimmungsschwankungen
Sehstörungen, z. B. Doppeltsehen, teilweise Blindheit und Schmerzen in einem Auge, schwache oder verschwommene Sicht und Verlust des Sehvermögens im Zentrum	Schwierigkeiten beim Gehen oder beim Gleichgewichthalten	Unangemessene Hochstimmung oder Leichtsinn
	Zittern (Tremor)	Depressionen
Schwierigkeiten, zum Orgasmus zu kommen, Empfindungslosigkeit in der Scheide, bei Männern Impotenz	Unkoordinierte Augenbewegungen	Unfähigkeit, Emotionen zu kontrollieren (z. B. grundloses Lachen oder Weinen)
	Probleme bei Harn- und Stuhlkontrolle, Verstopfung	Geistige Beeinträchtigungen
Benommenheit oder Schwindel (Vertigo)	Steifheit, Unsicherheit, ungewöhnliche Müdigkeit	

Die ersten Anzeichen sind oft ein Prickeln, Taubheitsgefühl, Schmerzen, Brennen und Jucken in Armen, Beinen, Rumpf oder Gesicht. Ein Bein oder eine Hand werden möglicherweise schwächer oder ungeschickter. Manchmal tritt ungewohnte Müdigkeit auf; dazu können leichte psychiatrische oder neurologische Symptome kommen, wie Stimmungsschwankungen, Leichtsinn, Euphorie, Depressionen und Teilnahmslosigkeit. Zu den kognitiven Problemen zählen Gedächtnisstörungen, eingeschränkte Urteilsfähigkeit und Unaufmerksamkeit. Diese vagen Anzeichen sind manchmal lange Zeit vorhanden, bevor die Krankheit erkannt wird.

Bei manchen Betroffenen macht sich die Krankheit nur an den Augen bemerkbar, indem sie doppelt oder verschwommen sehen, ein Auge teilweise erblindet und schmerzt oder das zentrale, aber nicht das periphere, Sehvermögen verloren geht (Sehnerventzündung). Die Augenbewegungen können unkoordiniert sein, was manchmal zu Doppeltsehen führt.

Ist der rückseitige Teil des Rückenmarks im Halsbereich betroffen, führt das Vorbeugen des Kopfes zu einem elektrischen Schock oder einem prickelnden Gefühl, das den Rücken, beide Beine und einen Arm oder ein Körperseite hinunterschießt (Lhermitte-Zeichen, Nackenbeugezeichen). Gewöhnlich hält diese Empfindung nur einen Moment an. Sie verschwindet, sobald der Kopf wieder aufgerichtet wird, und bleibt bestehen, solange der Nacken gebeugt ist.

Mit Fortschreiten der Erkrankung werden die Bewegungen unter Umständen zittrig, unregelmäßig und erfolglos. Muskelschwäche und eine verkrampfte Muskulatur machen das Gehen schwierig oder gar unmöglich. Multiple Sklerose kann zu teilweiser oder vollständiger Lähmung führen. Die Sprache wird möglicherweise langsam, undeutlich und zögerlich. Im Spätstadium der Erkrankung können sich Demenz und Manie entwickeln. Auch die Nerven, die Blasen- und Darmentleerung steuern, können betroffen sein, was zu häufigem starkem Harndrang, Harnverhalt, Verstopfung sowie gelegentlich zu Harn- und Stuhlinkontinenz führt.

Wenn die Schübe häufiger kommen, verschlimmert sich die Beeinträchtigung der Körperfunktionen, manchmal bis zu dauerhaften Behinderung. Dennoch brauchen rund 75 Prozent der Betroffenen zeit ihres Lebens keinen Rollstuhl, und bei rund 40 Prozent erfährt der normale Lebensrhythmus keine Unterbrechung. Trotz der Behinderung ist die Lebenserwartung in den meisten Fällen normal.

Diagnose

Die neurologischen Symptome sind so vielfältig, dass der Arzt die Ursache unter Umständen beim Auftreten der ersten Anzeichen nicht erkennt. Ärzte ziehen immer dann eine multiple Sklerose in Betracht, wenn junge Menschen plötzlich verschwommen oder doppelt sehen oder Bewegungs- oder Empfindungsstörungen in verschiedenen Körperteilen auftreten. Treten diese Symptome schubweise auf und bessern sie sich zwischendurch wieder, erhärtet dies die Diagnose.

Bei Verdacht auf multiple Sklerose begutachtet der Arzt das Nervensystem bei der körperlichen Untersuchung ▲ besonders eingehend. Bei der Untersuchung der Netzhaut mit einem Ophthalmoskop ■ kann sich zeigen, dass der Sehnerv entzündet oder ungewöhnlich blass ist.

Mithilfe von Laboruntersuchungen kann man multiple Sklerose von anderen Krankheiten mit ähnlichen Symptomen abgrenzen. Der Arzt nimmt vielleicht etwas Gehirn-Rückenmark-Flüssigkeit ab (Lumbalpunktion ★). Bei multipler Sklerose enthält die Flüssigkeit oft etwas mehr weiße Blutkörperchen und Eiweiße als normalerweise sowie meist Antikörper in hoher Konzentration. Bei den meisten Betroffenen sind bestimmte Antikörpertypen in einem bestimmten Verhältnis vorhanden.

Die Kernspintomographie ist das empfindlichste bildgebende Verfahren und kann die Bereiche in Gehirn und Rückenmark aufzeigen, in denen Myelin fehlt. Unter Umständen lässt sich mit einer Kernspintomographie und einem paramagnetischen Kontrastmittel sogar unterscheiden, in welchen Bereichen erst kürzlich und in welchen schon vor längerer Zeit eine Entmarkung stattgefunden hat.

Evozierte Potenziale ● sind ein Verfahren, bei dem die elektrischen Impulse im Gehirn aufgezeichnet werden, die als Reaktion auf eine Stimulation der Nerven auftreten. So reagiert das Gehirn beispielsweise auf eine ganz bestimmte Weise auf einen Lichtblitz. Bei multipler Sklerose ist diese Reaktion möglicherweise verlangsamt, da die Signalübertragung entlang der demyelinisierten Nervenfasern beeinträchtigt ist. Mit diesem Verfahren lässt sich auch eine leichte Schädigung des Sehnervs feststellen.

Behandlung

Um einen akuten Krankheitsschub zu stoppen, wird für wenige Tage hoch dosiertes Methylprednisolon injiziert. Die Therapie wird dann über etwa zwei Wochen hinweg mit Kortisontabletten »ausschleichend« beendet. Die Wirkung der Kortisone beruht darauf, dass sie das Immunsystem unterdrücken. Kortisonpräparate können zwar die Dauer eines Schubs verkürzen, das Fortschreiten der Krankheit können sie aber auf lange Sicht nicht aufhalten.

Diejenigen, die unter einer Sehnerventzündung leiden, aber keine anderen MS-Symptome aufweisen, erhalten Kortisonpräparate intravenös, weil die Einnahme eventuell das Risiko erhöht, weitere MS-Symptome zu entwickeln.

Injiziertes Beta-Interferon kann die Häufigkeit der Schübe verringern und das Eintreten einer Behinderung möglicherweise hinauszögern. Als Alternative kann Glatiramer eingesetzt werden. Das Chemotherapeutikum Mitoxantron kann die Zahl der Schübe verringern und das Fortschreiten der Krankheit verlangsamen. Es kann jedoch nur maximal drei Jahre verabreicht werden, weil es schließlich zu Herzschäden führt. Diese Medikamente stören die Angriffe des Immunsystems auf die Myelinhüllen.

Wenn bei einem akuten Krankheitsschub die Kortisonbehandlung wirkungslos geblieben ist, kann nach Rücksprache mit einem erfahrenen Behandlungszentrum ein Blutplasmaaustausch (Plasmapherese ◆) erwogen werden.

Spezifische Symptome lassen sich mit anderen Medikamenten behandeln. So können Baclofen, Tizanidin und Diazepam Muskelkrämpfe lindern. Oxybutynin hilft, Harninkontinenz zu kontrollieren. Das krampflösende Mittel Gabapentin kann Schmerzen lindern, die auf Veränderungen im Nervensystem zurückgehen. Der Betablocker Propranolol kann Zittern mindern. Das Grippemittel Amantadin wirkt gegen Müdigkeit und Erschöpfung. Zur Behandlung von Depressionen eignen sich Sertralin und Amitriptylin.

Viele MS-Patienten nehmen weiterhin aktiv am Leben teil, möglicherweise ermüden sie jedoch schneller als Gesunde. Regelmäßige körperliche Betätigung, z. B. mit einem Heimtrainer, spazieren gehen, schwimmen und Gymnastik können Kreislauf, Muskulatur und Psyche gesund erhalten. Krankengymnastik kann helfen, Gleichgewicht, Gehfähigkeit und Beweglichkeit zu erhalten, Verkrampfungen der Muskeln zu lösen und Muskelschwäche zu verringern. Hohe Temperaturen – z. B. heißes Baden oder Duschen – sollten vermieden werden, um die Symptome nicht zu verschlimmern.

Menschen mit Harnverhalt können lernen, regelmäßig selbst mit einem Katheter die Blase zu entleeren, solche mit Verstopfung können regelmäßig Abführmittel zur Darmentleerung einsetzen. Geschwächte Patienten, die sich nicht mehr gut bewegen können, bekommen leicht Druckgeschwüre durch Wundliegen ▼, daher müssen sie oder die Pflegenden besonders gut Acht geben, um solche Hautschäden zu vermeiden.

▲ siehe Seite 421   ■ siehe Kasten Seite 1268

★ siehe Seite 426   ● siehe Seite 429

◆ siehe Kasten Seite 976   ▼ siehe Seite 1192

Entmarkungskrankheiten

Die **akute disseminierende Enzephalomyelitis (postinfektiöse Enzephalomyelitis)** ist eine seltene Entzündung von Gehirn und Rückenmark, die mit einer Entmarkung einhergeht und nach einer Virusinfektion, wie Masern, Windpocken und Röteln, oder einer Impfung auftreten kann. Vermutlich handelt es sich um eine irregeleitete Immunantwort, die durch das Virus ausgelöst wurde. In der Regel entwickelt sich die Entzündung fünf bis zehn Tage nach Beginn der Virusinfektion. Sie kann mit intravenösen Kortisongaben behandelt werden. Das Guillain-Barré-Syndrom ist eine ähnliche Erkrankung des peripheren Nervensystems.

Adrenoleukodystrophie und **Adrenoleukomyelopathie** sind seltene angeborene Störungen des Fettstoffwechsels. Die Adrenoleukodystrophie betrifft Jungen, meist bis zum Alter von sieben Jahren; eine langsamer voranschreitende Form der Krankheit tritt bei jungen Erwachsenen um die 20 auf. Die Adrenoleukodystrophie betrifft männliche Jugendliche. Bei diesen Krankheiten kommt es neben einer ausgedehnten Entmarkung zu einer Fehlfunktion der Nebennieren. Schließlich bauen die betroffenen Kinder geistig ab, erblinden, und ihre Muskulatur verkrampft sich.

Bei der **Leber-Optikusatrophie** führt die Entmarkung zur teilweisen Erblindung. Männer sind häufiger betroffen. Die ersten Symptome zeigen sich meist im Alter von etwa 20 Jahren. Die Krankheit wird von der Mutter weitervererbt, und zwar offenbar über defekte Gene in den Mitochondrien, den »Kraftwerken« der Körperzellen.

Infektionen mit humanen lymphotropen Retroviren (HTLV) verursachen eine Demyelinisation im Rückenmark (**HTLV-assoziierte Myelopathie**). Diese Krankheit kommt vorwiegend in bestimmten tropischen Ländern und Teilen Japans vor. Die Krankheit verschlimmert sich innerhalb weniger Jahre und führt schrittweise zu einer Verkrampfung und Schwäche der Beinmuskeln sowie zu Störungen der Blasen- und Darmfunktion. Heilbar ist die Krankheit nicht, doch Kortison lindert die Symptome, und ein Blutplasmaaustausch (Plasmapherese ▲) verbessert den Zustand zumindest zeitweilig.

KAPITEL 93

Erkrankungen des Rückenmarks

Das Rückenmark, der wichtigste Kommunikationsweg zwischen Gehirn und übrigem Körper, ist ein weiches schlauchförmiges Gebilde aus Nerven, das sich von der Basis des Gehirns nach unten zieht. Es wird von den Knochen der Wirbelsäule, den Wirbeln, geschützt; diese Wirbel werden durch die knorpeligen Bandscheiben voneinander getrennt und abgepolstert.

Über die gesamte Länge des Rückenmarks verteilt laufen 31 Spinalnervenpaare durch kleine Zwischenräume zwischen den einzelnen Wirbeln vom und zum Rückenmark. Die Spinalnerven nehmen Kontakt zu Nerven im ganzen Körper auf. Jeder Spinalnerv weist zwei Nervenwurzeln auf (mit Ausnahme des ersten Paares, das keine sensorischen Wurzeln hat).

Die Vorderwurzel ist die motorische Wurzel; sie übermittelt Impulse vom Rückenmark zu den Muskeln. Die Hinterwurzel ist die sensorische Wurzel; sie leitet sensorische Information über Berührungen, Körperposition, Schmerz und Temperatur vom Körper ans Rückenmark weiter. Von dort gelangen die Botschaften zum Gehirn.

Das Rückenmark ist sehr organisiert aufgebaut ■; die Nerven sind zu Gruppen mit ähnlichen Funktionen gebündelt. Die motorischen Nerven, die Informationen zu den Muskeln leiten und Bewegungen auslösen, sind ebenso zu Gruppen zusammengefasst wie die sensorischen Nerven, die dem Gehirn Informationen über Wahrnehmungen vermitteln. Die motorischen und sensorischen Nerven des Rückenmarks stehen mit den entsprechenden motorischen und sensorischen Wurzeln der Spinalnerven in Verbindung.

▲ siehe Seite 976   ■ siehe Seite 418

Aufgrund seiner Funktion und Organisation kann eine Schädigung des Rückenmarks verschiedene Symptomkomplexe hervorrufen, z. B. Taubheit, Schwäche, Empfindungsverlust, Verlust von Blasen- und Darmkontrolle, Lähmung und Rückenschmerzen. Anhand dieser charakteristischen Symptomenkomplexe kann der Arzt feststellen, auf welcher Höhe das Rückenmark geschädigt ist.

Einige Schädigungen des Rückenmarks gehen auf äußere Ursachen zurück. Dazu gehören Unfälle, Infektionen, Unterbrechung der Blutzufuhr und Quetschungen. Das Rückenmark kann durch Knochengewebe (wie bei einer Zervikalspondylose oder einem Knochenbruch), einen Bluterguss, Tumor, Abszess oder Bandscheibenvorfall eingequetscht werden. Andere Schädigungen des Rückenmarks haben ihren Ursprung im Rückenmark. Dazu gehören flüssigkeitsgefüllte Zysten, akute Querschnittmyelitis, Tumoren, Abszesse, Blutungen und multiple Sklerose.

Unfallbedingte Verletzungen

Bei einem Unfall kann das Rückenmark durchtrennt werden, einen kräftigen Stoß erhalten oder gequetscht werden.

Aufgrund seiner Funktion und Organisation führen Verletzungen des Rückenmarks stets zu einem Funktionsverlust unterhalb der Verletzungsstelle. So bleiben beispielsweise bei einer schweren Verletzung auf mittlerer Höhe des Rückens die Arme unbeeinträchtigt, die Beine können jedoch gelähmt sein. Gewöhnlich gehen sowohl Empfinden als auch Muskelkontrolle in dem betroffenen Bereich verloren.

Bestimmte Reflexbewegungen, die nicht der Kontrolle des Gehirns unterliegen, bleiben möglicherweise intakt oder verstärken sich sogar unterhalb der Verletzungsstelle. Der Patellarsehnenreflex beispielsweise, bei dem der Unterschenkel normalerweise nach vorne schnellt, wenn man auf eine Stelle knapp unterhalb des Knies schlägt, funktioniert weiterhin, manchmal sogar übertrieben stark. Die verstärkten Reflexantworten führen zu krampfartigen Zuckungen der Beine. Die betroffenen Muskeln sind aufgrund dieser erhaltenen Reflexe angespannt; dadurch entsteht eine spastische Lähmung. Die verkrampften Muskeln fühlen sich steif und hart an; hin und wieder zucken sie, sodass ein Ruck durch die Beine geht.

Lähmungserscheinungen und Empfindungsverluste können partiell oder total, zeitweilig oder andauernd sein. Immer wenn Rückenmarknerven zerstört werden, gibt es bleibende Schäden. Eine stumpfe Verletzung des Rückenmarks kann hingegen zu einem zeitweiligen Funktionsverlust führen, der Tage, Wochen oder Monate anhalten kann. Dass die Funktionen wieder zurückkehren, ist wahrscheinlich, wenn innerhalb der ersten Woche nach der Verletzung Empfindungsfähigkeit und Beweglichkeit wieder funktionieren. Störungen, die nach sechs Monaten noch bestehen, sind vermutlich von Dauer.

Menschen, die aufgrund einer Rückenmarkverletzung schlecht beweglich oder gelähmt sind, entwickeln leicht Druckstellen, Harnweginfektionen und Lungenentzündung.

Behandlung

Zuallererst geht es darum, weitere Schäden zu verhindern. Das Rettungspersonal transportiert ein Unfallopfer mit möglichen Rückenmarkverletzungen nur mit äußerster Vorsicht. Meist wird der Betroffene auf einer festen Unterlage zwischen aufblasbaren Schienen stabilisiert und abgepolstert, um ein Wegrutschen zu verhindern. Bei Verletzungen des Rückenmarks kann bereits eine geringfügige Lageverschiebung zu bleibenden Lähmungen führen.

Die behandelnden Ärzte injizieren gewöhnlich sofort Kortison, wie Methylprednisolon, um Schwellungen an der Verletzungsstelle entgegenzuwirken. Um wirksam zu sein, muss die Behandlung innerhalb von acht Stunden nach der Verletzung einsetzen und rund 24 Stunden fortgeführt werden. Gegen die Verkrampfungen werden muskelerschlaffende Medikamente, wie Diazepam, und Schmerzmittel, wie Ibuprofen, eingesetzt. Ist die Wirbelsäule gebrochen oder anderweitig verletzt, setzt ein Chirurg unter Umständen Stahlstäbe zu ihrer Stabilisierung ein, damit weitere Bewegungen das Rückenmark nicht noch mehr schädigen. Ein Neurochirurg entfernt Blutgerinnsel, die sich in der Nähe des Rückenmarks gebildet haben.

Die fachpflegerische Versorgung ist in der Zeit, in der das Rückenmark heilt, äußerst wichtig, um schwäche- und lähmungsbedingten Komplikationen vorzubeugen. Patienten mit Rückenmarkverletzungen sind besonders anfällig für Druckgeschwüre durch Wundliegen ▲. Spezialbetten verringern den Druck auf die Haut. Falls erforderlich, kommt eine Matratze zum Einsatz, deren Druck mit Druckluft von

▲ siehe Seite 1192

Welcher Bereich des Rückenmarks ist geschädigt?

Die Wirbelsäule ist in vier Abschnitte unterteilt: Hals-, Brust-, Lendenwirbelsäule und Kreuzbein. Jeder Abschnitt wird nach seiner lateinischen Bezeichnung mit einem Buchstaben gekennzeichnet: C für cervikal (Hals), T für thorakal (Brust), L für lumbal (Lende) und S für sakral (Kreuz). Die einzelnen Wirbel innerhalb dieser Abschnitte nummeriert man von oben nach unten durch. So wird beispielsweise der erste Wirbel der Halswirbelsäule als C1 bezeichnet, der zweite mit C2, der zweite Wirbel der Brustwirbelsäule heißt T2, der vierte der Lendenwirbelsäule L4 und so weiter.

Von der Wirbelsäule ziehen sich Nerven zu bestimmten Körperbereichen. Wenn der Neurologe erfährt, wo bei einem Patienten Schwäche, Lähmungen und andere Funktionsstörungen auftreten, kann er Rückschlüsse auf die Position der Rückenmarkschädigung ziehen.

Auswirkungen von Rückenmarkverletzungen

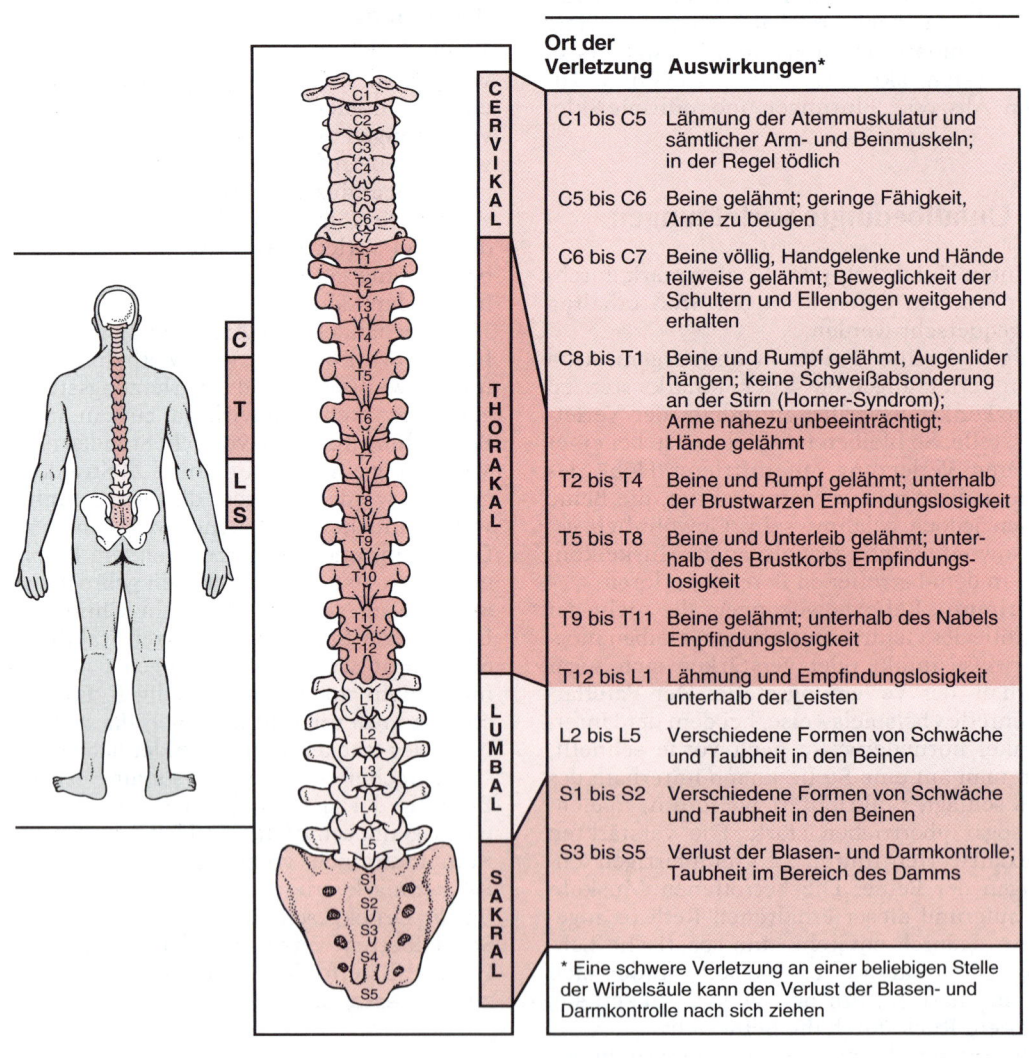

Ort der Verletzung	Auswirkungen*
C1 bis C5	Lähmung der Atemmuskulatur und sämtlicher Arm- und Beinmuskeln; in der Regel tödlich
C5 bis C6	Beine gelähmt; geringe Fähigkeit, Arme zu beugen
C6 bis C7	Beine völlig, Handgelenke und Hände teilweise gelähmt; Beweglichkeit der Schultern und Ellenbogen weitgehend erhalten
C8 bis T1	Beine und Rumpf gelähmt, Augenlider hängen; keine Schweißabsonderung an der Stirn (Horner-Syndrom); Arme nahezu unbeeinträchtigt; Hände gelähmt
T2 bis T4	Beine und Rumpf gelähmt; unterhalb der Brustwarzen Empfindungslosigkeit
T5 bis T8	Beine und Unterleib gelähmt; unterhalb des Brustkorbs Empfindungslosigkeit
T9 bis T11	Beine gelähmt; unterhalb des Nabels Empfindungslosigkeit
T12 bis L1	Lähmung und Empfindungslosigkeit unterhalb der Leisten
L2 bis L5	Verschiedene Formen von Schwäche und Taubheit in den Beinen
S1 bis S2	Verschiedene Formen von Schwäche und Taubheit in den Beinen
S3 bis S5	Verlust der Blasen- und Darmkontrolle; Taubheit im Bereich des Damms

* Eine schwere Verletzung an einer beliebigen Stelle der Wirbelsäule kann den Verlust der Blasen- und Darmkontrolle nach sich ziehen

Dermatome

Die Hautoberfläche ist in so genannte Dermatome unterteilt. Ein Dermatom ist der Hautbereich, der von sensorischen Nervenfasern versorgt wird, die einer einzelnen Rückenmarkwurzel entspringen. Die sieben Halswirbel haben acht Paar Rückenmarkwurzeln. Zu den zwölf Brust-, fünf Lenden- und fünf Kreuzbeinwirbeln jeweils gehören die gleiche Anzahl von Nervenwurzelpaaren. Zusätzlich gibt es ein Paar Steißbeinnervenwurzeln. Beispielsweise werden sensorische Informationen von einem Hautstreifen, der sich vom unteren Rücken über die Außenseite der Oberschenkel und die Innenseite der Unterschenkel hinunter zu den Fersen zieht, von den sensorischen Fasern des Ischiasnervs zum Rückenmark in Höhe des fünften Lendenwirbels (L5) übermittelt.

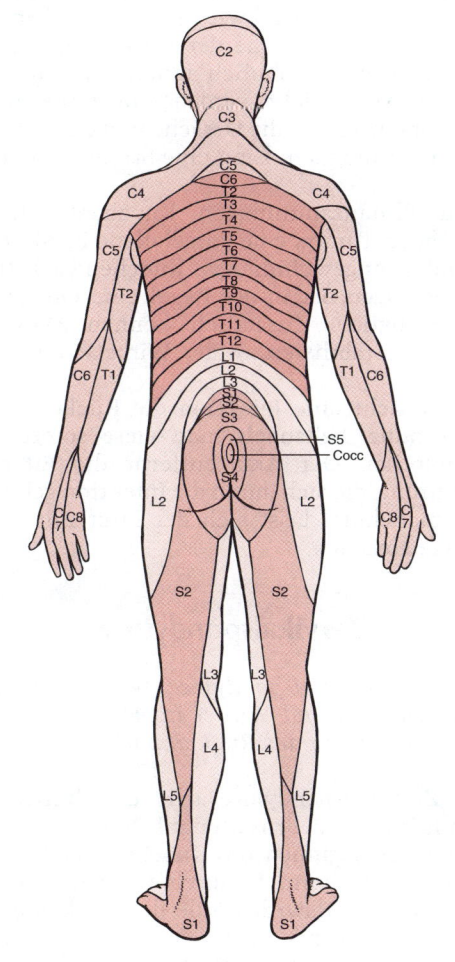

vorne nach hinten und von einer Seite zur anderen verlagert werden kann. Wenn der Patient keine Toilette aufsuchen kann, benötigt er einen Harnkatheter. Um das Risiko einer Harnweginfektion zu verringern, muss beim Einführen des Katheters und danach auf Sterilität geachtet werden. Um das Risiko einer Lungenentzündung zu senken, kann der Patient lernen, tief zu atmen; er wird so gelagert, dass das Absaugen von Schleim aus der Lunge erleichtert wird (Lagerungsdrainage).

Patienten mit Rückenmarkverletzungen bedürfen einer besonders guten emotionalen Betreuung. Der Verlust der Kontrolle über den eigenen Körper kann zu Depressionen und einer Selbstentfremdung führen. Die Betroffenen wollen genau wissen, was passiert ist und worauf sie sich in Zukunft einstellen müssen. Durch Krankengymnastik und Beschäftigungstherapie ▲ lernen sie, die verbliebenen Muskelfunktionen zu erhalten und die verlorenen Funktionen auszugleichen. Eine einfühlsame und kompetente Pflege sowie eine psychologische Betreuung hilft den meisten Patienten. Auch Angehörige und enge Freunde brauchen möglicherweise Beistand.

Rückenmarkkompression

Normalerweise schützt die knochige Wirbelsäule das Rückenmark, aber bei bestimmten Erkrankungen wird das Rückenmark gequetscht und seine Funktion beeinträchtigt. Das Rückenmark kann plötzlich zusammengedrückt werden, was innerhalb von Minuten, Stunden oder Tagen zu Symptomen führt, oder aber langsam, sodass sich die Symptome über Wochen und Monate entwickeln.

Tritt die Quetschung plötzlich auf, ist meist eine Verletzung die Ursache, die zu einem Wirbelbruch oder einer Wirbelverrenkung führt, aber auch eine Blutung, eine Infektion, ein Abszess oder ein Bandscheibenvorfall ■ kommen infrage.

Rückenmarkkompressionen, die sich langsam entwickeln, können von einem Tumor im Rückenmark oder in der Wirbelsäule, von einer Infektion, einer Gefäßfehlbildung und ungewöhnlichem Knochenwachstum hervorgerufen werden. Eine Verengung des Wirbelkanals kann das Rückenmark langsam zusammendrücken und zu Rückenschmerzen führen. Aufgrund von

▲ siehe Seiten 38 und 40   ■ siehe Seite 556

Verletzungen, Krebserkrankungen und Osteoporose können Wirbel zusammenbrechen und so das Rückenmark quetschen. Einen derartigen Zusammenbruch eines Wirbels bezeichnet man als Kompressionsfraktur ▲.

Symptome

Wird das Rückenmark leicht zusammengedrückt, kann es sein, dass nur einige Leitungsbahnen, die Signale das Rückenmark hinauf- und hinunterschicken, gestört sind. Symptome können in diesem Fall leichte Rückenschmerzen und Muskelschwäche, Kribbeln, andere Empfindungsstörungen und Impotenz sein. Mit zunehmendem Druck verschlimmern sich die Symptome in der Regel.

Bei einer starken Quetschung ist die Nervenleitung im Rückenmark möglicherweise größtenteils blockiert, was zu ausgeprägter Muskelschwäche, Stuhl- und Harninkontinenz oder Harnverhalt führt. Werden sämtliche Nervensignale blockiert, kommt es zur Lähmung und einem vollständigen Empfindungsverlust. Der Betroffene verspürt möglicherweise auf der Höhe der Verletzungsstelle ringförmig um den ganzen Körper herum ein Unbehagen. Sobald bei einer Rückenmarkquetschung Symptome einzusetzen beginnen, verschlimmern sich die Schäden gewöhnlich rasch innerhalb von wenigen Stunden bis Tagen.

Diagnose

Da die Rückenmarknerven auf ganz bestimmte Weise angeordnet sind, kann der Arzt anhand der Symptome und einer körperlichen Untersuchung feststellen, welcher Abschnitt des Rückenmarks betroffen ist. Wenn beispielsweise die Beine (nicht jedoch die Arme) schwach und taub sind und die Funktion von Darm und Blase beeinträchtigt ist, ist wahrscheinlich der Bereich der Brustwirbelsäule geschädigt. Auch die Lage von schmerz- und berührungsempfindlichen Bereichen längs der Wirbelsäule hilft, die Verletzung zu lokalisieren.

Eine Kernspin- oder Computertomographie mit Myelographie zeigt in der Regel, wo das Rückenmark gequetscht ist und kann auf die Ursache hinweisen. Diese Untersuchungen können zeigen, ob ein Wirbel gebrochen oder verrenkt ist oder ob ein Bandscheibenvorfall, ein Knochengeschwür, eine Blutansammlung, ein Abszess oder ein Tumor vorliegt. Manchmal sind weitere Tests erforderlich.

Die Ursache der Kompression lässt sich mit einer sofortigen Operation finden; diese nimmt auch den Druck vom Rückenmark. Wenn nicht sofort operiert wird, kann eine Nadelbiopsie durchgeführt werden. Gelegentlich dient eine Biopsie auch dazu, festzustellen, ob eine Geschwulst bösartig ist.

Behandlung

Eine Kompression, die auf einer Verletzung beruht, muss umgehend behoben werden, um dauerhafte Schäden am Rückenmark zu verhindern. Entdeckt und behandelt man die Rückenmarkkompression, bevor Nerven zerstört werden, kann die Funktion des Rückenmarks meist völlig wiederhergestellt werden. Um Schwellungen im Rückenmark und seiner Umgebung zu verringern, werden intravenös häufig hoch dosierte Kortisone, wie Methylprednisolon und Dexamethason, verabreicht. Diese Medikamente werden so bald wie möglich gegeben. Ist ein Unfall die Ursache der Schwellung, muss das Kortison gewöhnlich innerhalb von acht Stunden verabreicht werden, um wirksam zu sein. Ist ein Tumor die Ursache und eine Operation nicht möglich, kann eine Strahlentherapie helfen.

Um Blutansammlungen, Knochenbruchstücke, einen Tumor, eine vorgefallene Bandscheibe oder ungewöhnliches Knochenwachstum zu beseitigen, ist in der Regel eine Operation unumgänglich. Zusätzlich können Maßnahmen zur Stabilisierung der Wirbelsäule nötig sein.

Verursacht eine Infektion die Rückenmarkquetschung, behandelt man diese sofort mit Antibiotika. Der Arzt entfernt die Eiteransammlung, die sich durch die Infektion gebildet hat; manchmal lässt sich der Eiter mit einer Spritze abziehen.

Zervikalspondylose

Bei der Zervikalspondylose bauen sich die Bandscheiben und Wirbel im Halsbereich ab und drücken auf das Rückenmark.

Die Zervikalspondylose tritt gewöhnlich ab dem mittleren Lebensalter auf. Mit zunehmendem Alter beginnen die Knochen der Wirbelsäule zu wuchern. Dadurch verengt sich im Bereich der Halswirbelsäule der Rückenmarkkanal – der Korridor, durch den das Rückenmark verläuft – und quetscht das Rückenmark oder die Rückenmarkwurzeln ■.

▲ siehe Seite 338   ■ siehe Seite 418

Symptome

Die Symptome spiegeln entweder die Rückenmarkquetschung oder die Schädigung der Rückenmarkwurzel oder beides wider. Eine Rückenmarkquetschung zeigt sich meist zuerst an einer Veränderung des Gangs. Die Beine bewegen sich ruckartig (spastisch), der Gang wird unsicher. Der Nacken kann schmerzen. Bei einer Quetschung der Rückenmarkwurzeln können in einem oder beiden Armen Muskelschwäche und schließlich Muskelschwund auftreten. Auch in diesem Fall kann der Nacken schmerzen. Eine Quetschung der Rückenmarkwurzeln kann mit einer Rückenmarkquetschung einher- oder ihr vorausgehen.

Diagnose und Behandlung

Besteht der Verdacht auf eine Zervikalspondylose, lässt sich mit einer Computer- oder Kernspintomographie mit Myelographie zeigen, wo und wie stark der Rückenmarkkanal eingeengt oder das Rückenmark gequetscht ist und welche Rückenmarkwurzeln betroffen sein könnten.

Die durch die Zervikalspondylose verursachten Störungen können sich ohne Behandlung bessern, sie können sich aber auch verschlimmern. Eine weiche Halskrause oder eine mechanische Streckung der Halswirbel können die Beschwerden lindern. Die Schmerzen lassen sich mit nichtsteroidalen Entzündungshemmern ▲, wie Ibuprofen, und muskelentspannenden Mitteln, wie Diazepam, lindern. Wenn die Erkrankung jedoch fortschreitet oder eine starke Quetschung oder kollabierte bzw. verrenkte Wirbel vorliegen, ist meist eine Operation erforderlich. Im Allgemeinen kann sie bereits eingetretene Veränderungen nicht rückgängig machen, da einige der Nerven im Rückenmark bleibend geschädigt werden, wenn die Störung nicht sehr rasch behoben wird.

Rückenmarkhämatom

Ein Blutgerinnsel entsteht im Rückenmark aufgrund einer Blutung, bei der sich Blut in der Nähe des Rückenmarks sammelt und es quetscht.

Ein Blutgerinnsel kann sich infolge einer Rückenverletzung, eines Tumors, eines fehlgebildeten Blutgefäßes oder einer Blutung bilden, die entsteht, weil jemand gerinnungshemmende Medikamente einnimmt oder eine Blutungsneigung hat. Blutgerinnsel im Rückenmark, die oft Folgen einer Verletzung sind, sind häufige

Was ist ein Kaudasyndrom?

Das Nervenbündel, das über das untere Ende des Rückenmarks hinausläuft, wird wegen seiner Form Cauda equina (lat. für Pferdeschweif) genannt. Die Cauda equina kann durch einen Bandscheibenvorfall, einen Tumor, einen Abszess, eine Verletzung oder eine Schwellung aufgrund einer Entzündung (wie bei einer Spondylitis ankylosans) gequetscht werden. Die daraus resultierenden Symptome werden als Kaudasyndrom bezeichnet. Es treten Kreuzschmerzen auf, doch die Empfindung ist im dem Bereich des Körpers reduziert, der in Kontakt mit einer Reithose käme (so genannte Reithosenanästhesie), dazu gehören Gesäß, Oberschenkel, Blase und Mastdarm. Weitere Symptome sind Impotenz, nächtliche Harninkontinenz und Reflexverlust im Knöchel. Wenn die Quetschung stark ist, können Blasen- und Darmfunktion verloren gehen. Menschen mit Kaudasyndrom müssen sofort ärztlich behandelt werden. Dabei geht es darum, die Ursache der Quetschung zu beheben; manchmal ist dazu eine Operation nötig. Schwellungen können mit Kortisonpräparaten reduziert werden.

Ursachen von Rückenmarkquetschungen; Blutgerinnsel außerhalb des Rückenmarks sind es hingegen nur selten.

Symptome

Ein Rückenmarkhämatom ruft gewöhnlich plötzliche Schmerzen und Empfindlichkeit hervor sowie darauf folgend Schwäche und Empfindungsstörungen unterhalb der betroffenen Stelle. Die Symptome können innerhalb von Minuten oder Stunden zur völligen Lähmung fortschreiten, gelegentlich kommt es aber auch zu einer spontanen Genesung. Wenn ein Blutgefäß in der Nähe des Rückenmarks platzt, fließt das Blut kopfwärts ins Gehirn, wodurch es zu Kopfschmerzen und Nackensteife kommt. Ein Blutgerinnsel oder eine Verletzung am oberen Ende des Rückenmarks kann die Fähigkeit zu atmen beeinträchtigen.

▲ siehe Seite 434

Diagnose und Behandlung

Der Arzt stellt anhand der Symptome eine vorläufige Diagnose und bestätigt diese in der Regel mit einer Kernspintomographie. Manchmal wird auch eine Myelographie ▲ mit Computertomographie durchgeführt.

Wird die Blutansammlung umgehend entfernt, kann das bleibende Schäden am Rückenmark verhindern. Mit mikrochirurgischen Techniken lässt sich unter Umständen eine Fehlbildung von Blutgefäßen beheben. Patienten, die gerinnungshemmende Mittel einnehmen oder unter Gerinnungsstörungen leiden, erhalten Vitamin-K-Injektionen und Plasmatransfusionen wegen ihrer Blutungsneigung. Ist das obere Ende des Rückenmarks geschädigt, muss der Patient häufig künstlich beatmet werden.

Zysten in Gehirn und Rückenmark

Eine Syrinx ist eine flüssigkeitsgefüllte Höhle innerhalb des Gehirns (Syringobulbie) oder des Rückenmarks (Syringomyelie) oder beidem.

Zysten in Gehirn oder Rückenmark kommen sehr selten vor. Etwa die Hälfte der Zysten sind bereits bei der Geburt vorhanden, vergrößern sich aber aus weitgehend unbekannten Gründen in der Jugend. Oft leiden Kinder, die von Geburt an Zysten aufweisen, auch an anderen Störungen. Entstehen die Zysten erst später, sind meist Verletzungen oder Tumoren die Ursache. Rund 30 Prozent aller Rückenmarktumoren bilden schließlich eine Zyste.

Symptome

Zysten, die sich innerhalb des Rückenmarks bilden, engen es von innen ein. Am häufigsten ist der Halsbereich betroffen, aber auch an jeder anderen Stelle können Zysten entstehen und sich oft über einen langen Abschnitt des Rückenmarks erstrecken. Meist sind vor allem die Nerven, die Schmerzen und Temperaturänderungen wahrnehmen, beeinträchtigt. Da die Betroffenen keine Schmerzen oder Hitze an den Fingern fühlen, ziehen sie sich häufig Schnittwunden und Verbrennungen zu. Breiten sich die Zysten aus, können Verkrampfungen und Schwäche zunächst in den Armen folgen. Schließlich können die Muskeln, die von den betroffenen Nerven versorgt werden, verkümmern.

Zysten im Hirnstamm können zu Schwindel, Augenzittern, ungewöhnlichen Empfindungen, wie Ameisenkribbeln im Gesicht, Verlust des Geschmackssinns, Sprach- und Schluckschwierigkeiten sowie Schwäche und Schwund der Zungenmuskulatur führen.

Diagnose und Behandlung

Wenn ein Kind oder ein Jugendlicher die beschriebenen Symptome zeigt, entsteht der Verdacht auf eine Rückenmarkzyste. Eine Kernspintomographie mit einem paramagnetischen Kontrastmittel, wie Gadolinium, kann das Ausmaß der Zyste oder eines möglichen Tumors aufzeigen.

Um eine Verschlimmerung abzuwenden, kann die Zyste eröffnet und entleert werden. Eine starke Beeinträchtigung des Nervensystems lässt sich unter Umständen selbst durch eine erfolgreiche Operation nicht wieder rückgängig machen. Zudem ist es möglich, dass die Zyste wiederkommt.

Hereditäre spastische Paraparese

Die hereditäre spastische Paraparese oder Paraplegie (HSP), familiäre spastische Paraparese (FSP) oder Strümpell-Lorain-Krankheit ist eine seltene Erbkrankheit, bei der die Beinmuskeln allmählich spastisch und schwach werden.

HSP tritt bei rund drei von 100 000 Menschen auf; sie betrifft beide Geschlechter gleichermaßen und kann in jedem Alter beginnen. Gewöhnlich ist das Gen für diese Störung dominant ■; daher erben die Kinder eines Betroffenen die Störung mit einer Wahrscheinlichkeit von 50 Prozent.

Symptome und Diagnose

Reflexbewegungen werden übertrieben stark, Beinkrämpfe, Zuckungen und Spasmen machen den Gang des Betroffenen steif und ruckhaft, sodass das Gehen schließlich sehr mühsam wird. Häufig stolpern oder trippeln HSP-Kranke, weil sie nicht richtig abrollen. Einige zeigen das Babinski-Zeichen, einen in diesem Alter ungewöhnlichen Zehenreflex. Erschöpfungszustände sind verbreitet. Bei einigen Betroffenen wird die Armmuskulatur schwach und steif. Gewöhnlich verschlimmern sich die Symptome mit der Zeit, doch manchmal bleiben sie auch nach der Pubertät konstant.

Rund zehn Prozent der Menschen, die an HSP leiden, zeigen weitere neurologische Abwei-

▲ siehe Seite 428   ■ siehe Seite 11

chungen, wie Augenprobleme, mangelnde Muskelkontrolle, Hörverlust, geistige Reifeverzögerung und periphere Nervenstörungen.

Der Arzt diagnostiziert diese Krankheit, indem er andere Störungen mit ähnlichen Symptomen ausschließt und fragt, ob andere Familienmitglieder unter HSP leiden.

Behandlung

Die Behandlung zielt auf eine Linderung der Symptome. Krankengymnastik und körperliche Bewegung helfen, Mobilität und Muskelkraft zu erhalten, Bewegungsspielraum und Ausdauer zu verbessern, die Erschöpfung zu mildern und Krämpfen vorzubeugen.

Baclofen ist das Mittel der Wahl, um die Muskelsteife zu verringern. Alternativ können Tizanidin und Diazepam eingesetzt werden. Einigen Betroffenen können Beinschienen, Krücken oder ein Stock helfen; nur wenige benötigen einen Rollstuhl.

Akute Querschnittmyelitis

Bei der akuten Querschnittmyelitis ist die Nervenleitung im Rückenmark aufgrund einer örtlich begrenzten Entzündung unterbrochen.

Die Ursache der akuten Querschnittmyelitis ist nicht genau bekannt, doch die Krankheit könnte die Folge einer Autoimmunreaktion sein, bei der das Immunsystem körpereigenes Gewebe angreift. Etwa 30 bis 40 Prozent der Betroffenen haben zuvor eine leichte Virusinfektion durchgemacht. Patienten, die an multipler Sklerose oder bestimmten Bakterieninfektionen leiden, oder Personen, die sich Heroin oder Amphetamin spritzen, können ebenfalls eine akute Querschnittmyelitis bekommen. In diesen Fällen beruht die akute Krankheit möglicherweise auf einer allergischen Reaktion.

Symptome

Eine akute Querschnittmyelitis beginnt meist plötzlich mit Rückenschmerzen, auf die Taubheit und Muskelschwäche von den Füßen aufwärts folgen. Häufig verspürt der Erkrankte in der Höhe der Region, die von der Myelitis betroffen ist, ein Gefühl der Enge, das sich um Brust oder Magen zieht. Manche Betroffene haben Probleme beim Wasserlassen. Diese Beschwerden können sich innerhalb weniger Tage verschlimmern und in schweren Fällen zu Lähmungen und Empfindungsstörungen sowie Verlust der Blasen- und Darmkontrolle führen.

Wie schwerwiegend die Auswirkungen sind, hängt davon ab, auf welcher Höhe die Nervenleitung unterbrochen ist und wie stark die Entzündung ist.

Diagnose und Behandlung

Eine akute Querschnittmyelitis muss von anderen Störungen unterschieden werden, die ähnliche Symptome verursachen, wie dem Guillain-Barré-Syndrom, einer Rückenmarkkompression oder einer Durchblutungsstörung des Rückenmarks. Um andere Störung auszuschließen, kann eine Lumbalpunktion ▲ hilfreich sein. Bei Patienten mit akuter Querschnittmyelitis ist die Zahl gewisser weißer Blutkörperchen und der Eiweißgehalt in der Gehirn-Rückenmark-Flüssigkeit gewöhnlich erhöht, doch diese Befunde sind nicht eindeutig. Mithilfe einer Kernspintomographie lassen sich Schwellungen im Rückenmark erkennen. Bluttests bringen selten Aufschluss.

Hoch dosiertes Kortison, wie Prednison, soll die mutmaßliche allergische Reaktion unterdrücken. Der Nutzen einer derartigen Therapie hat sich aber bisher nur bei Patienten nachweisen lassen, die gleichzeitig unter multipler Sklerose leiden.

Die meisten Betroffenen mit einer akuten Querschnittmyelitis genesen zumindest teilweise, viele sogar vollständig. Manche behalten jedoch Muskelschwächen und Taubheitsgefühle zurück. Generell sind die Heilungschancen umso besser, je rascher sich die Symptome entwickelt haben.

Durchblutungsstörungen

Wie jedes lebende Gewebe muss das Rückenmark ständig mit sauerstoffhaltigem Blut versorgt werden; diese Aufgabe übernehmen für den vorderen Teil des Rückenmarks vorwiegend Äste der Aorta. Jede Blockade einer dieser Arterien kann schlimme Folgen haben. Eine derartige Blockade resultiert gelegentlich aus einer schweren Arteriosklerose, einer Aortendissektion (dabei trennen sich die Schichten der Aortenwände) oder einem Blutgerinnsel, das sich von der Herzwand löst und mit dem Blut wandert. Manchmal führt eine Operation, die eine Gefäßaussackung (Aneurysma) beheben soll, zur Blockade eines Gefäßes, das das Rückenmark versorgt.

▲ siehe Seite 426

Symptome

Die ersten Beschwerden sind gewöhnlich plötzliche Rückenschmerzen und Schmerzen in dem Bereich, der von den Nerven versorgt wird, die von dem betroffenen Rückenmarkbereich ausgehen. Anschließend kommt es zu Muskelschwäche, und unterhalb der betroffenen Stelle werden weder Hitze noch Kälte oder Schmerzen wahrgenommen. Die Symptome machen sich vor allem in den ersten Tagen bemerkbar; mit der Zeit können sie sich teilweise wieder geben.

Weil die Durchblutung an der Vorderseite des Rückenmarks, das die Beine steuert, stark verringert ist, sind sie taub und gelähmt. Empfindungen, wie Berührungen, Vibrationen und die Fähigkeit, die Position der Füße und Beine wahrzunehmen, ohne hinzusehen, bleiben hingegen unbeeinträchtigt, weil sie von der Rückseite des Rückenmarks gesteuert werden; dessen Durchblutung ist intakt, weil sie durch andere Gefäße erfolgt.

Muskelschwäche und Lähmungen können zu Druckgeschwüren und Atemproblemen führen. Blasen- und Darmfunktion können ebenso gestört sein wie die Sexualfunktion.

Diagnose und Behandlung

Die Diagnose basiert gewöhnlich auf den Symptomen. Um zwischen den möglichen Ursachen zu unterscheiden, veranlasst der Arzt eine Kernspintomographie oder eine Myelographie ▲. Eine Lumbalpunktion ■ kann durchgeführt werden, um eine akute Querschnittmyelitis auszuschließen. Eine Angiographie kann bestätigen, dass die Arterie, die den vorderen Teil des Rückenmarks versorgt, blockiert ist.

Die Behandlung zielt darauf, die Symptome zu lindern. Da einige Empfindungen verloren gegangen sind und sich Lähmungen entwickeln können, ist es wichtig, Druckgeschwüren vorzubeugen. Möglicherweise sind auch Übungen und Therapien nötig, um Flüssigkeitsansammlungen in der Lunge zu verhindern (z. B. Atemübungen, Lagedrainage und Absaugen). Krankengymnastik und Beschäftigungstherapie ★ dienen dazu, die Muskelfunktion zu erhalten. Wenn die Blasenfunktion beeinträchtigt ist, wird ein Katheter gelegt, um den Harnabfluss zu gewährleisten.

▲ siehe Seite 428   ■ siehe Seite 426
★ siehe Seiten 38 und 40

Funikuläre Myelose

Die funikuläre Myelose ist eine fortschreitende Krankheit aufgrund eines Vitamin-B$_{12}$-Mangels, die zu Muskelschwäche, Unbeholfenheit, Kribbeln und anderen ungewöhnlichen Empfindungen führt.

Ursache dieser Störung ist ein Mangel an Vitamin B$_{12}$, wie er auch zu perniziöser Anämie führt. Gewöhnlich beruht dieser Mangel darauf, dass der Körper nicht in der Lage ist, Vitamin B$_{12}$ aus dem Darm aufzunehmen. Bei dieser Krankheit degenerieren die Säulen sensorischer Nervenfasern im Rückenmark. Manchmal werden auch Gehirn, Augennerven und periphere Nerven in Mitleidenschaft gezogen.

Frühsymptom ist ein allgemeines Schwächegefühl mit Kribbeln und Prickeln sowie Taubheit in beiden Händen und Füßen. Diese Empfindungen halten häufig an und verschlimmern sich. Patienten mit dieser Störung fühlen unter Umständen keine Vibrationen und verlieren das Gefühl, wo im Raum sich ihre Gliedmaßen befinden. Die Gliedmaßen sind steif, Bewegungen werden ungeschickt, das Gehen fällt möglicherweise schwer. Reflexe können verstärkt oder vermindert sein oder völlig fehlen. Oft ist das Sehvermögen eingeschränkt.

Patienten mit dieser Störung können reizbar, teilnahmslos, benommen, misstrauisch und verwirrt sein. Oft kommt es zu starken und unvorhersehbaren Stimmungsschwankungen. In seltenen Fällen entwickelt sich eine Demenz.

Die Diagnose basiert auf Bluttests, bei denen der Vitamin-B$_{12}$-Spiegel und die Konzentration der Abbauprodukte gemessen werden.

Bei frühzeitiger Behandlung sind die Chancen für eine Erholung relativ gut. Die meisten Betroffenen erholen sich vollständig, wenn die Behandlung innerhalb weniger Wochen nach Einsetzen der Symptome beginnt. Setzt die Behandlung erst später ein, kann ein Fortschreiten der Symptome unter Umständen verlangsamt oder verhindert werden, doch meist kehren die verlorenen Funktionen nicht zurück. Direkt nach der Diagnose sollte Vitamin B$_{12}$ gespritzt werden, um ein Wiederaufflammen der Symptome zu verhindern. Manche Betroffenen haben Erfolg, wenn sie große Vitamindosen einnehmen.

KAPITEL 94

Kreuz- und Rückenschmerzen

Kreuz- und Rückenschmerzen sind ein überaus bedeutendes Gesundheitsproblem. Zwischen 25 und 40 Prozent der erwachsenen Bevölkerung leiden daran. Kreuz- und Rückenschmerzen sind der Hauptgrund für Berufsunfähigkeit.

Die Wirbelsäule besteht aus Wirbeln, die durch stoßdämpfende Knorpelscheiben, so genannte Bandscheiben, getrennt sind. Die Wirbel sind ebenfalls von einer dünnen Knorpelschicht überzogen. Sie werden von Bändern und Muskeln, die zur Stabilisierung der Wirbelsäule beitragen, an ihrem Platz gehalten. Zu diesen Muskeln gehören die beiden Muskelgruppen, die rechts und links der Wirbelsäule verlaufen, die beiden Rückenstreckergruppen, die der ganzen Länge nach hinter der Wirbelsäule verlaufen und die vielen kurzen Paraspinalmuskeln, die zwischen den Wirbeln verlaufen. Auch die Bauchmuskulatur (die vom unteren Rand des Brustkastens zum Becken verläuft) trägt dazu bei, die Wirbelsäule zu stabilisieren.

Eingeschlossen in der Wirbelsäule liegt das Rückenmark ▲. Über die gesamte Länge der Wirbelsäule treten aus Lücken zwischen den Wirbeln die Spinalnerven aus, die mit Nerven im ganzen Körper in Kontakt stehen. Der dem Rückenmark am nächsten gelegene Teil der Spinalnerven wird als Spinalnervenwurzel bezeichnet. Aufgrund ihrer Lage können die Wurzeln der Spinalnerven gequetscht werden, wenn die Wirbelsäule verletzt wird, und das führt zu Schmerzen.

Die Lendenwirbelsäule besteht aus fünf Wirbeln; sie verbindet den Brustkorb mit dem Becken und den Beinen und ermöglicht es dem Oberkörper, sich zu beugen, aufzurichten und zu drehen. Darüber hinaus liefert sie die nötige Stabilität für Stehen, Gehen und Heben. Die Kreuzregion ist also an fast allen Alltagsaktivitäten beteiligt; daher können Kreuzschmerzen viele Aktivitäten beeinträchtigen und die Lebensqualität mindern.

Ursachen

Kreuz- und Rückenschmerzen können viele Ursachen haben, dennoch ist häufig kein spezifischer Auslöser auszumachen.

Eine der häufigsten Ursachen sind Muskel- und Bänderzerrungen. Zerrungen können aus sportlicher Betätigung, dem Heben von Lasten und ungewöhnlichen Bewegungen resultieren.

Das Kreuz wird leichter verletzt, wenn jemand in schlechtem körperlichen Zustand ist und seine Rückenmuskulatur schwach ausgebildet ist. Auch eine schlechte Körperhaltung, falsches Heben, Übergewicht und Müdigkeit können zu Kreuzschmerzen führen.

Eine auf die Knochen übergreifende Gelenkentzündung führt dazu, dass die Knorpelschicht, die die Wirbel überzieht und schützt, abgebaut wird. Diese Störung geht vermutlich zumindest teilweise auf eine altersbedingte Abnutzung zurück. Die Bandscheiben zwischen den Wirbeln verlieren an Elastizität und werden dünner, sodass sich die Abstände zwischen den Wirbeln verkleinern und die Spinalnervenwurzeln gequetscht werden. An den Wirbeln können sich zudem Knochenvorsprünge (Knochensporne) entwickeln, die ebenfalls auf die Nervenwurzeln drücken. All dies kann zu Schmerzen und Steifheit führen.

Bei der Osteoporose nimmt die Knochendichte ab, sodass die Knochen leichter brechen. Die Wirbel werden besonders leicht brüchig, was oft zu Kompressionsfrakturen und Quetschungen der Spinalnervenwurzeln führt; Ersteres kann plötzliche, starke Rückenschmerzen, Letzteres chronische Rückenschmerzen hervorrufen. Die meisten Knochenbrüche aufgrund einer Osteoporose treten im oberen und mittleren Rückenbereich auf und rufen dort Schmerzen hervor.

Auch ein Bandscheibenvorfall kann zu Kreuzschmerzen führen. Eine Bandscheibe hat eine harte Außenschicht und einen weichen Kern. Wenn plötzlich der darüber und der darunter liegende Wirbel auf die Bandscheibe drückt – wie beim Heben eines schweren Gegenstands –, kann die Hülle reißen, und der weiche Kern wölbt sich nach außen. Ein solcher Bandscheibenvorfall verursacht Schmerzen, weil er auf die nächstgelegene Spinalnervenwurzel drückt, sie reizt und unter Umständen auch schädigt. Ein Bandscheibenvorfall ist auch eine häufige Ursache für ein Ischiassyndrom (»Hexenschuss«).

Bei älteren Menschen verengt sich der Raum um das Rückenmark (Spinalstenose), was zu Kreuzschmerzen führen kann. Dasselbe gilt für Menschen in mittleren Jahren, die mit einem

▲ siehe Seiten 419 und 546

Bandscheibenvorfall

Bei einem Bandscheibenvorfall reißt die zähe Hülle einer Bandscheibe an einer brüchigen Stelle auf, und der weiche Kern wölbt sich nach außen. Ein Bandscheibenvorfall verursacht Schmerzen, weil er auf die nächstgelegene Spinalnervenwurzel drückt. Manchmal kommt es auch zu Nervenschäden.

Mehr als 80 Prozent aller Bandscheibenvorfälle treten im Lendenwirbelbereich auf, und zwar am häufigsten bei Menschen zwischen 30 und 50 Jahren. In diesem Zeitraum wird die Außenschicht schwächer, und der Kern, der unter hohem Druck steht, kann sich durch einen Riss oder eine brüchige Stelle vorwölben. Nach dem 50. Lebensjahr beginnt sich der Kern zu verhärten, sodass ein Vorfall weniger wahrscheinlich wird. Zu einem Bandscheibenvorfall kann es durch eine plötzliche traumatische Verletzung oder wiederholte kleinere Verletzungen kommen. Übergewicht und das Heben schwerer Lasten – besonders, wenn dies nicht in der richtigen Weise geschieht – erhöhen das Risiko.

Wo die Schmerzen auftreten, hängt davon ab, welche Bandscheibe und damit welche Nervenwurzel betroffen ist, denn der Schmerz wird längs der Bahn des gequetschten Nervs verspürt. Beispielsweise führt ein Bandscheibenvorfall häufig zum Ischiassyndrom. Die Schmerzen können leicht bis sehr stark sein, Bewegung verschlimmert sie. Auch Taubheit und Schwäche können auftreten. Ist der Druck auf die Nervenwurzel hoch, kann das Bein gelähmt sein. Ist die Cauda equina (das Nervenbündel, das über das untere Ende des Rückenmarks hinausgeht) betroffen, gehen möglicherweise Blasen- und Darmkontrolle verloren. Bei derart schweren Symptomen ist sofortige ärztliche Hilfe nötig.

Nach etwa zwei Wochen erholen sich die meisten Menschen auch ohne Behandlung. Heiße oder kalte Kompressen und Schmerzmittel können die Schmerzen lindern. Manchmal wird eine Operation nötig, um Teile oder die gesamte Bandscheibe und einen Teil des Wirbels zu entfernen. Bei zehn bis 20 Prozent der Menschen, die sich aufgrund eines Ischiassyndroms einer Bandscheibenoperation unterziehen, kommt es zu einem weiteren Bandscheibenvorfall.

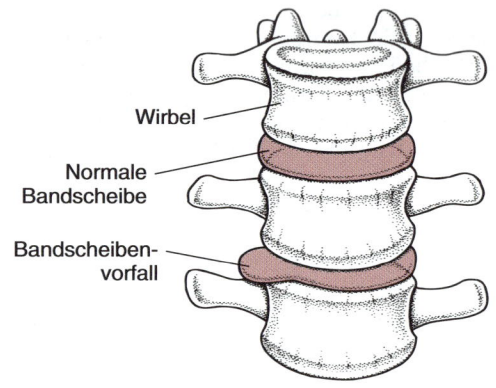

Wirbel
Normale Bandscheibe
Bandscheiben-vorfall

Ansicht von vorn

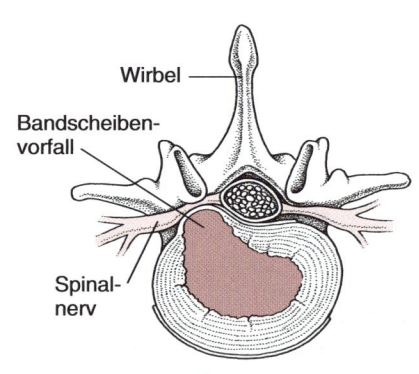

Wirbel
Bandscheiben-vorfall
Spinal-nerv

Blick von oben

engen Rückenmarkkanal geboren wurden; Ursache sind in diesem Fall Störungen wie Arthrose und die Paget-Krankheit. Eine Spinalstenose kann neben Kreuzschmerzen auch zum Ischiassyndrom führen.

Bei der Bechterew-Krankheit (Spondylitis ankylosans) sind Wirbelsäule und große Gelenke entzündet, was zu Steife und Kreuzschmerzen führt. Diese Störung tritt häufiger bei Männern auf und beginnt gewöhnlich zwischen dem 20. und 40. Lebensjahr.

Manchmal handelt es sich bei Kreuzschmerzen um einen Übertragungsschmerz ▲, der seinen Ursprung in einer anderen Körperregion hat, wie Nieren, Harnblase, Gebärmutter oder Prostata, aber im Kreuz verspürt wird. So kann beispielsweise das prämenstruelle Syndrom oder eine Blaseninfektion zu Kreuzschmerzen führen.

▲ siehe Seite 431

Seltener lösen Gürtelrose, Fibromyalgie und Geburtsdefekte wie Skoliose Kreuz- und Rückenschmerzen aus; auch Rückenmarktumoren (Metastasen von Krebsgeschwülsten aus Brust, Lunge, Prostata und Nieren) und Knochenkrebs (multiples Myelom, Kahler-Krankheit) sind mögliche Ursachen. Stress kann Kreuzschmerzen verschlimmern; auf welche Weise, ist jedoch unklar. Körperliche Schwerarbeit, Übergewicht und Bewegungsmangel können ebenfalls zu Kreuzschmerzen beitragen.

Symptome und Arten von Kreuz- und Rückenschmerzen

Diese Schmerzen können hin und wieder oder ständig auftreten, sie können oberflächlich oder tief sein, dumpf und pochend oder scharf und stechend, je nach Ursache und Art der Schmerzen. Es gibt mehrere Arten von Kreuz- und Rückenschmerzen.

Lokale Kreuzschmerzen sind auf einen bestimmten Bereich in der Kreuzbeinregion beschränkt und gehen meist auf Zerrungen zurück. Bei einer Verletzung treten die Schmerzen plötzlich auf. Örtlich begrenzte Schmerzen lassen sich oft durch eine Haltungsänderung oder durch leichte körperliche Bewegung, gefolgt von Dehnübungen, lindern. Durch intensive körperliche Bewegung oder Inaktivität verschlimmern sich die Schmerzen gewöhnlich. Lokale Schmerzen können dauerhaft und dumpf oder periodisch wiederkehrend und stechend sein; die

---

Ischiassyndrom

Die beiden Ischiasnerven sind fast fingerdick und damit die dicksten und längsten Nerven im Körper. Der Ischiasnerv verläuft auf beiden Körperseiten von der Lendenwirbelsäule hinter dem Hüftgelenk über das Gesäß den Oberschenkel entlang bis in die Kniekehle. Dort teilt er sich in mehrere Zweige und läuft weiter bis in den Fuß. Ist der Ischiasnerv gequetscht, entzündet oder geschädigt, können Schmerzen unter Umständen die ganze Bahn des Ischiasnervs entlang bis in den Fuß ausstrahlen (Ischiassyndrom, »Hexenschuss«).

Bei manchen Betroffenen lässt sich keine Ursache finden. Bei anderen sind ein Bandscheibenvorfall, scharfe Knochenvorsprünge aufgrund von Arthrose oder Schwellungen aufgrund einer Bänderzerrung mögliche Auslöser. In seltenen Fällen rufen eine Spinalstenose, die Paget-Krankheit, Nervenschädigungen aufgrund eines Diabetes, ein Tumor oder ein Blutgerinnsel ein Ischiassyndrom hervor. Einige Menschen neigen offenbar zu einem derartigen Syndrom.

Das Ischiassyndrom betrifft gewöhnlich nur eine Körperseite. Es kann zu Kribbeln, einem nagenden oder stechenden Schmerz führen. Bein und Fuß fühlen sich möglicherweise taub an. Gehen, Laufen, Treppensteigen und Strecken des Beins verschlimmern den Schmerz, Beugen des Rückens oder Sitzen lindern ihn.

Oft verschwinden die Schmerzen von selbst wieder. In der Regel reichen allgemeine Schonung, Schlafen auf einer festen unterstützenden Matratze, nichtsteroidale Entzündungshemmer und heiße bzw. kalte Kompressen zur Behandlung aus. Vielen Menschen hilft es, mit einem Kissen zwischen angezogenen Knien auf der Seite zu schlafen.

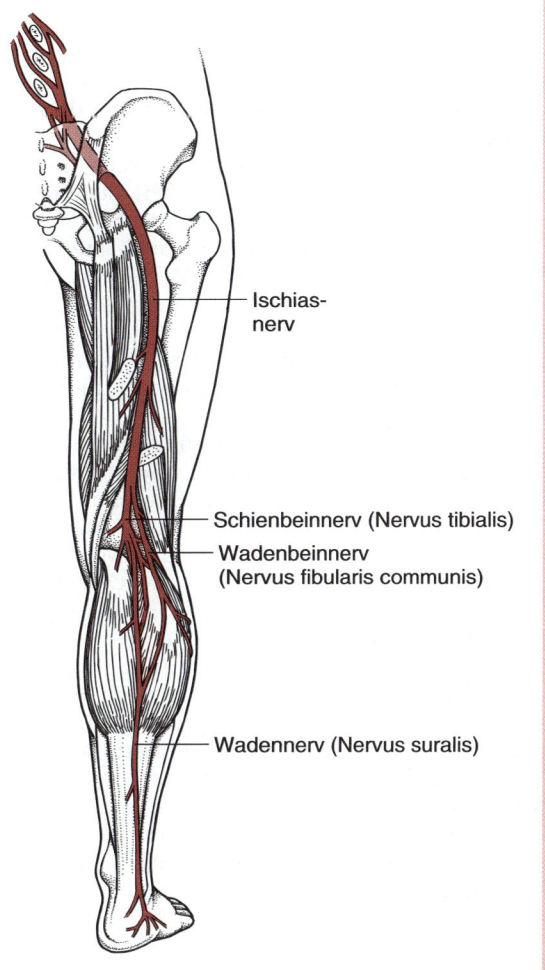

Ischias-nerv

Schienbeinnerv (Nervus tibialis)

Wadenbeinnerv (Nervus fibularis communis)

Wadennerv (Nervus suralis)

Lendenwirbelregion ist unter Umständen berührungsempfindlich. Es können Muskelkrämpfe auftreten, weil der Körper ein Schonhaltung einnimmt, um schmerzauslösende Bewegungen zu vermeiden. Gewöhnlich verschwinden solche lokalen Schmerzen nach Tagen oder Wochen von selbst wieder.

Schmerzen, die von einer Spinalnervenwurzelquetschung herrühren, können von Störungen, wie einem Bandscheibenvorfall, Arthrose, Osteoporose, Spinalstenose und der Paget-Krankheit hervorgerufen werden. Die Schmerzen treten oft innerhalb von Minuten oder Stunden nach dem Heben einer sehr schweren Last auf, können aber auch spontan einsetzen. Meist handelt es sich um einen dumpfen Schmerz. Der Schmerz kann je nach betroffener Nervenwurzel in verschiedene Körperregionen ausstrahlen. In der Regel ziehen die Schmerzen entlang des Ischiasnervs über Gesäß, Oberschenkel und Waden bis zu den Füßen der betroffenen Seite (Ischiassyndrom). Husten, Niesen, Pressen, z. B. beim Stuhlgang, oder Vornüberbeugen mit durchgestreckten Knien kann einen scharfen, ausstrahlenden Schmerz hervorrufen. Ist ein Bandscheibenvorfall die Ursache, verschlimmern sich die Schmerzen beim Gehen. Bei einer Spinalstenose verschlimmert sich der Schmerz meist beim Aufrichten und geht beim Bücken zurück. Ist die Ursache eine Kompressionsfraktur, setzt der Schmerz gewöhnlich plötzlich ein und verschlimmert sich, wenn der Betroffene geht oder steht. Der Bereich um den Knochenbruch kann berührungsempfindlich sein.

Gewöhnlich verschwinden die Schmerzen und die Druckempfindlichkeit nach einigen Wochen oder Monaten. Ist der Druck auf die Nervenwurzeln sehr stark, können die Nerven keine Signale mehr von und zu den Muskeln übertragen, was zu Muskelschwäche in den Beinen, einem Kribbeln oder sogar Empfindungsstörungen führt. Manchmal geht zudem die Kontrolle über Blase und Darm verloren.

Ein **Übertragungsschmerz** ▲, der seinen Ursprung in anderen Körperbereichen hat, ist meist tief, dumpf, dauerhaft und relativ diffus. In der Regel wird er durch Bewegung nicht beeinflusst und verschlimmert sich nachts. So kann eine Niereninfektion beispielsweise zu Kreuzschmerzen führen, die eher seitlich als in Rückenmitte verspürt werden.

Diagnose

Symptome, Krankengeschichte und die Ergebnisse der körperlichen Untersuchung können dem Arzt Aufschluss über die Ursache der Schmerzen geben. Im Rahmen der Untersuchung fordert der Arzt den Patienten vielleicht auf, sich auf bestimmte Weise zu bewegen, um die Art des Schmerzes zu identifizieren. Beispielsweise bittet der Arzt den Patienten, sich flach auf den Rücken zu legen und dann ein Bein zu heben, ohne das Knie zu beugen. Gewöhnlich sind keine weiteren Untersuchungen nötig, wenn die Ursache der Schmerzen eine Zerrung ist. Wird eine andere Ursache vermutet, folgen weitere Tests.

Eine Röntgenaufnahme der Lendenregion zeigt, ob ein Bandscheibenvorfall, degenerative Veränderungen aufgrund einer Arthrose, Kompressionsfrakturen aufgrund einer Osteoporose oder eine Skoliose vorliegt. Mit einer Computer- oder Kernspintomographie kann sich der Arzt ein noch besseres Bild machen, und die Diagnose Bandscheibenvorfall, Spinalstenose oder Tumor bestätigen bzw. entkräften. In seltenen Fällen, wenn die Kernspintomographie kein klares Bild ergibt, bietet sich eine Myelographie ■ mit CT an. Gelegentlich sind weitere Tests, vor allem Messungen der elektrischen Aktivität von Muskeln (Elektromyographie ★), erforderlich.

Vorbeugung

Die wichtigste Vorbeugung ist regelmäßige körperliche Bewegung ●, am besten an der frischen Luft. Auch Übungen zur Muskelstärkung und -dehnung sind empfehlenswert.

Körperliche Bewegung, wie schnelles Gehen, Laufen und Schwimmen, verbessert den körperlichen Zustand, vermindert Übergewicht und stärkt die Muskulatur. Spezielle Übungen zur Kräftigung der Bauch-, Gesäß- und Rückenmuskulatur können dazu beitragen, die Wirbelsäule zu stabilisieren, und die Belastung der Bandscheiben, die die Wirbelsäule abfedern, und der Bänder, die sie an Ort und Stelle halten, zu verringern.

Zu den muskelstärkenden Übungen gehören solche zur Kräftigung von Rücken-, Gesäß- und Bauchmuskulatur, zu den Dehnungsübungen solche zur Dehnung von Bein- und Hüftmuskulatur im Liegen, im Sitzen und im Stehen. Bei manchen Personen können Dehnübungen Rückenschmerzen verstärken; sie sollten dann vorsichtig durchgeführt werden. Ganz allgemein gilt, dass man mit einer Übung aufhören sollte, wenn sie zu Schmerzen führt oder diese ver-

▲ siehe Seite 431   ■ siehe Seite 428
★ siehe Seite 429   ● siehe Seite 31

Übungen, um Rücken- und Kreuzschmerzen vorzubeugen

Kräftigung der Rückenmuskulatur

In Rückenlage werden beide Beine angezogen und die Fußsohlen auf den Boden gestellt; das Gewicht ruht auf den Fersen. Das Kreuz gegen den Boden drücken, die Gesäßmuskulatur anspannen (dabei das Gesäß leicht vom Boden heben) und die Bauchmuskulatur anspannen. Diese Position halten und bis zehn zählen. Diese Übung zwanzigmal wiederholen.

Kräftigung der Bauchmuskulatur

In Rückenlage werden beide Beine gebeugt, die Fußsohlen auf den Boden gestellt. Die Arme liegen überkreuzt auf der Brust. Die Bauchmuskeln anspannen und die Schultern langsam rund 30 cm vom Boden abheben, wobei der Kopf gerade gehalten wird (das Kinn soll die Brust nicht berühren). Dann die Bauchmuskulatur entspannen und die Schultern langsam wieder senken. Diese Übung zehnmal in drei Durchgängen durchführen.

Dehnung der Gesäßmuskulatur durch Heraufziehen des Knies auf die Brust

In Rückenlage werden die Beine angezogen; beide Fersen liegen auf dem Boden. Während die Knie angewinkelt bleiben, mit beiden Händen in eine Kniekehle fassen und dieses Knie auf die Brust ziehen. Halten und bis Zehn zählen. Dann das Bein langsam zurückführen und die Übung mit dem anderen Bein wiederholen. Diese Übung zehnmal durchführen.

Dehnung der Beinmuskulatur im Grätsch-Streck-Sitz

Man sitzt mit gestreckten, aber nicht durchgedrückten Knien auf dem Boden, die Beine so weit wie möglich gegrätscht. Beide Hände auf dasselbe Knie legen und langsam in Richtung Fußknöchel bewegen. Beginnt das Bein zu schmerzen, aufhören und in einer Position bleiben, die man bequem zehn Sekunden lang halten kann. Langsam in Sitzposition zurückkehren. Mit dem anderen Bein wiederholen. Diese Übung zehnmal mit jedem Bein durchführen.

Dehnung der Hüft- und Oberschenkelmuskulatur

Ein Fuß steht auf dem Boden, das Knie des anderen Beines ist in einem Winkel von ca. 90° abgeknickt. Der Fußknöchel dieses Beines wird mit der Hand derselben Seite umfasst. (Die andere Hand kann auf eine Stuhllehne gelegt oder an der Wand abgestützt werden, um das Gleichgewicht zu halten.) Die Knie werden zusammengehalten, und der Fuß wird gegen die Hand – also weg vom Körper – gedrückt. Halten und bis zehn zählen. Mit dem anderen Bein wiederholen. Diese Übung zehnmal durchführen.

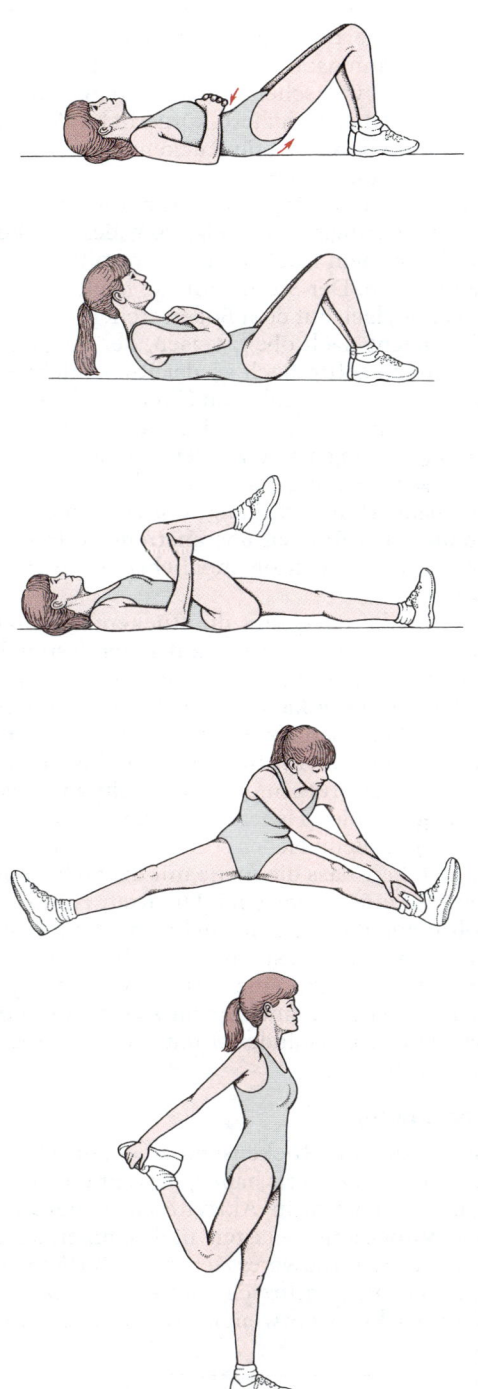

schlimmert. Die Übungen sollten so lange wiederholt werden, bis sich die Muskeln leicht ermüdet, aber nicht erschöpft anfühlen. Richtiges Atmen während des Trainings ist wichtig. Wer Rückenschmerzen hat, sollte einen Arzt konsultieren, bevor er Sport zu treiben beginnt.

Sport kann dazu beitragen, die Knochendichte und das wünschenswerte Körpergewicht zu halten. Daher reduziert körperliche Aktivität zwei Risikofaktoren für Rückenschmerzen: Osteoporose und Übergewicht.

Eine richtige Körperhaltung beim Stehen und Sitzen verringert die Belastung des Rückens; mit krummem Rücken zu sitzen sollte vermieden werden. Der Stuhl sollte so hoch sein, dass die Füße flach auf dem Boden stehen, wobei die Knie leicht nach oben weisen, der Lendenwirbelbereich sollte flach an der Rückenlehne anliegen. Wenn der Stuhl den Lendenwirbelbereich nicht stützt, kann die Sitzposition durch ein Keilkissen angepasst werden. Es ist besser, die Füße flach auf den Boden zu stellen, als die Beine zu überkreuzen. Langes Sitzen und Stehen können den Rücken überanstrengen. Hilfreich ist es, seine Position möglichst oft zu verändern.

Im Schlaf entspannt die Rückenmuskulatur. Das gelingt am ehesten auf einer festen Matratze. Ein Kissen in der Taille und ein weiteres unter dem Kopf kann hilfreich sein, wenn man auf der Seite schläft; Rückenschläfern hilft ein Kissen unter den Knien. Ein Kopfkissen sollte den Nacken stützen, ihn aber nicht abknicken.

Sachgemäßes Heben verhindert Rückenverletzungen. Beim Heben sollte man so weit in die Knie gehen, dass die Arme mit der zu hebenden Last auf einer Höhe sind. Die Kraft zum Heben sollte aus den Beinen, nicht aus dem Rücken kommen. Eine Last über den Kopf zu heben, erhöht das Risiko einer Rückenverletzung; ein sicherer Trittschemel macht so etwas unnötig. Schwere Gegenstände sollten eng am Körper getragen werden.

Behandlung

Bei Kreuz- und Rückenschmerzen, die sich erst kürzlich entwickelt haben, besteht die Behandlung zunächst darin, Aktivitäten zu meiden, die die Wirbelsäule belasten und Schmerzen hervorrufen, wie schweres Heben und Bücken. Bettruhe ist nicht hilfreich und sollte – wenn sie denn wirklich notwendig ist – nur für ein bis

zwei Tage eingehalten werden. Üblicherweise ist Aktivität angesagt.

Unabhängig von der Ursache helfen nichtsteroidale Entzündungshemmer ▲ gegen Schmerzen und Entzündungen. Auch Diazepam, das die Muskeln entspannt, kann eingesetzt werden. Vor allem bei älteren Menschen können die unerwünschten Wirkungen den Nutzen von Muskelrelaxantien überwiegen.

Warme Kompressen und Massage können hilfreich sein ■. Auch Akupunktur und chiropraktische Maßnahmen sollen von den Schmerzen befreien.

Leichte alltägliche Aktivitäten und krankengymnastische Übungen können die Genesung beschleunigen. Gewöhnlich handelt es sich dabei um spezielle Übungen zur Kräftigung und Dehnung der Rückenmuskulatur; sie sollen verhindern, dass die Rückenschmerzen chronisch werden oder wiederkehren. Unabhängig von der Behandlung klingen nahezu alle Rücken- und Kreuzschmerzen innerhalb von längstens sechs Wochen ab.

Chronische Rückenschmerzen erfordern zusätzliche Maßnahmen, über Bewegung und Gewichtsreduktion hinaus. Bei schweren Schmerzen reichen nichtsteroidale Entzündungshemmer zur Schmerzlinderung möglicherweise nicht aus; dann werden Opioide ★ eingesetzt. Wenn diese Schmerzmittel auch nicht helfen, empfehlen einige Experten, wiederholt ein Kortisonpräparat (wie Dexamethason oder Methylprednisolon) plus einem örtlichen Betäubungsmittel (wie Lidokain) in den Raum um den Rückenmarkkanal zu spritzen (epidurale Injektion). Diese Injektionen helfen jedoch gewöhnlich nur einige Tage bis Wochen.

Bei Rückenschmerzen kann auch die transkutane elektrische Nervenstimulation (TENS) ● versucht werden. Dazu wird ein Gerät eingesetzt, das mithilfe von niederfrequentem Wechselstrom im schmerzenden Bereich ein sanftes Kribbeln hervorruft. Je nach Stärke der Schmerzen kann die Anwendung mehrmals am Tag 20 Minuten bis mehrere Stunden lang eingesetzt werden.

Eine Operation kann angebracht sein, wenn sich die neurologischen Symptome verschlimmern, die Schmerzen stärker werden oder gar nicht vergehen. Wenn eine Quetschung der Spinalnervenwurzeln aufgrund eines Bandscheibenvorfalls Symptome wie ständige Ischiasschmerzen, Muskelschwäche, Empfindungsstörungen oder Verlust von Blasen- und Darmkontrolle hervorruft, ist es meist notwendig, die Bandscheibe und einen Teil des Wirbels unter Voll-

▲ siehe Seiten 86 und 434   ■ siehe Seite 38

★ siehe Tabelle Seite 437   ● siehe Seite 438

narkose zu entfernen. Immer häufiger wird das mikrochirurgisch gemacht, wobei ein winziger Schnitt ausreicht. Nach ein paar Wochen können die meisten Patienten ihr Alltagsleben wieder aufnehmen.

Bei einer schweren Spinalstenose kann man den Wirbelkanal dadurch erweitern, dass man einen größeren Teil der Wirbel unter Vollnar-kose entfernt. Bis die Betroffenen ihre Alltags-geschäfte wieder aufnehmen können, vergehen in der Regel drei bis vier Monate.

Ist die Wirbelsäule aufgrund einer Osteoporo-se instabil, kann man die Wirbel miteinander verschweißen. Das vermindert jedoch die Be-weglichkeit und belastet die übrige Wirbelsäule zusätzlich.

Erkrankungen des peripheren Nervensystems

Zum peripheren Nervensystem gehören alle Nerven außerhalb des zentralen Nervensys-tems, das aus Gehirn und Rückenmark besteht. Die Nerven, die Kopf, Gesicht, Augen, Nase und Ohren mit dem Gehirn verbinden (Hirn-nerven ▲), sowie sämtliche Nervenverbindun-gen zwischen Rückenmark und dem übrigen Körper (einschließlich der 31 Spinalnervenpaa-re) sind Bestandteil des peripheren Nerven-systems.

Funktionsstörungen der peripheren Nerven können durch Schäden an jedem beliebigen Teil des Nervs – am Axon, der die Signale überträgt, am Zellkörper oder an der Myelinscheide, die dafür sorgt, dass die Impulse im Axon rasch wei-tergeleitet werden ■, – verursacht werden. Eine Schädigung der motorischen Nerven, die die Muskelbewegungen auslösen, führt zu Muskel-schwäche und Lähmung. Durch geschädigte sensorische Nerven, welche die Information von den Sinnesorganen zum Gehirn leiten, kommt es zu Empfindungsstörungen oder -verlust.

Störungen der Muskelsteuerung

Damit die Muskeln normal funktionieren, müssen Muskelgewebe und Nervenverbindun-gen zwischen Gehirn und Muskel intakt sein. Ohne angemessene Nervenreize werden die Muskeln schwach und verkümmern (Atrophie) bis hin zu einer vollständigen Lähmung (Ato-nie) – selbst wenn die Muskeln völlig normal sind.

Zu den Muskelkrankheiten, die auf Funk-tionsstörungen der Nerven beruhen, gehören die amyotrophische Lateralsklerose, die primä-re Lateralsklerose, die progressive Pseudobul-bärparalyse, die progressive Muskelatrophie, die progressive Bulbärparalyse und das Post-poliomyelitis-Syndrom. Männer sind häufiger von solchen Störungen betroffen als Frauen. Die ersten Symptome treten in der Regel nach dem 50. Lebensjahr auf. Fast immer ist die Ur-sache der Störung unbekannt. Bei etwa zehn Prozent scheint eine erbliche Veranlagung eine Rolle zu spielen.

Die Krankheiten ähneln einander, denn bei allen werden motorische Nerven in Rücken-mark oder Gehirn allmählich abgebaut; die Folge ist eine Muskelschwäche bis hin zur Läh-mung. Jede der Krankheiten betrifft aber einen anderen Teil des Nervensystems und einen anderen Satz von Muskeln, sodass jeweils ver-schiedene Körperteile besonders stark beein-trächtigt sind.

Symptome

Die **amyotrophische Lateralsklerose (ALS)** ist eine fortschreitende Krankheit, die meist mit Schwä-che in den Händen, seltener in den Füßen, be-ginnt. Die Muskelschwäche kann sich auf einer Körperseite mehr verstärken als auf der anderen und weitet sich gewöhnlich über den Arm bzw. das Bein aus. Auch Krämpfe kommen häufig vor,

▲ siehe Seite 576   ■ siehe Seite 543

Muskel-Gehirn-Schaltkreis

Um einen Muskel zu bewegen, bedarf es gewöhnlich der Kommunikation zwischen Muskel und Gehirn über Nerven. Der Anstoß, einen Muskel zu bewegen, geht häufig von den Sinnesorganen aus. Die spezifischen Nervenendigungen in der Haut nehmen z.B. Schmerz wahr, wenn man auf einen scharfen Stein tritt oder zu heißen Kaffee trinkt. Diese Information wird zum Gehirn gesandt, und das Gehirn signalisiert den Muskeln, wie sie reagieren sollen. An dieser Art der Kommunikation sind zwei komplexe Nervenbahnen beteiligt: die sensorische Nervenbahn zum Gehirn und die motorische zu den Muskeln. (Auch ein Reflex kann beteiligt sein. ▲)

1. Sensorische Rezeptoren (Empfangsstrukturen) in der Haut nehmen Sinneseindrücke (z.B. Schmerz, Temperaturveränderung) wahr und senden ein Signal an das Gehirn.
2. Das Signal wird über einen sensorischen Nerv zum Rückenmark geleitet.
3. Das Signal passiert eine Synapse (Kontaktstelle zwischen zwei Nervenzellen) im Rückenmark, die den sensorischen Nerv mit einem Rückenmarknerv verbindet.
4. Der Spinalnerv, der das Signal weiterleitet, verläuft quer durch das Rückenmark auf die gegenüberliegende Seite.
5. Das Signal wird das Rückenmark hinauf durch den Hirnstamm zum Thalamus geleitet.
6. Das Signal passiert eine Synapse im Thalamus und wird über weitere Nervenfasern an die sensorische Großhirnrinde übermittelt.
7. Die sensorische Großhirnrinde verarbeitet das Signal und veranlasst den motorischen Cortex (Großhirnrinde) dazu, ein Bewegungssignal zu erzeugen.
8. Der das Signal leitende Nerv kreuzt an der Hirnbasis auf die gegenüberliegende Seite.
9. Das Signal wird entlang des Rückenmarks nach unten geleitet.
10. Das Signal passiert eine Synapse zwischen Rückenmark und einem motorischen Nerv.
11. Das Signal wird entlang des motorischen Nervs weitergeleitet.
12. Das Signal erreicht die neuromuskuläre Verbindungsstelle, wo es vom motorischen Nerv auf die motorische Endplatte des Muskels überspringt und eine Muskelkontraktion auslöst.

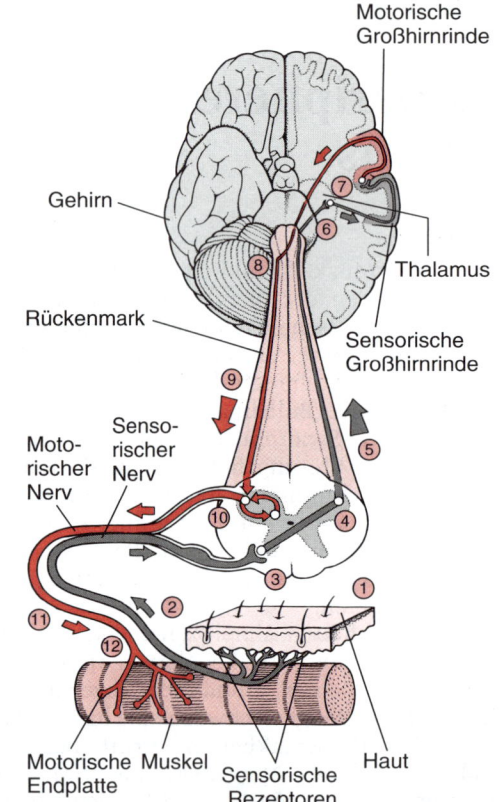

Motorische Großhirnrinde

Gehirn

Thalamus

Rückenmark

Sensorische Großhirnrinde

Motorischer Nerv

Sensorischer Nerv

Motorische Endplatte   Muskel   Sensorische Rezeptoren   Haut

manchmal sogar vor der Muskelschwäche; die Sinneswahrnehmungen bleiben jedoch unbeeinträchtigt. Mit der Zeit tritt neben der zunehmenden Muskelschwäche eine Spastik auf: Die Muskeln werden hart, verkrampfen sich und zittern möglicherweise. Die Sprech- und Schluckmuskulatur wird schwächer, sodass die Betroffenen Schwierigkeiten haben zu sprechen (Dysarthrie) und zu schlucken (Dysphagie). Schließlich kann die Krankheit das Zwerchfell befallen und Atemprobleme herbeiführen; manche Patienten müssen künstlich beatmet werden.

Die amyotrophische Lateralsklerose verschlimmert sich in jedem Fall – wie schnell, ist jedoch unterschiedlich.

Die **primäre Lateralsklerose** und die **progressive Pseudobulbärparalyse** sind seltene, sich langsam

▲ siehe Seite 425

verschlimmernde Varianten der amyotrophischen Lateralsklerose. Die primäre Lateralsklerose betrifft hauptsächlich Arme und Beine, die Pseudobulbärparalyse dagegen Muskeln in Gesicht, Kiefer und Rachen. Bei Letzterer kann es zudem zu starken Stimmungsschwankungen kommen, wobei die Stimmung der Betroffenen innerhalb kürzester Zeit und ohne Anlass von Fröhlichkeit in Traurigkeit übergeht; unangemessene Gefühlsausbrüche sind nicht selten. Bei beiden Krankheiten begleitet eine schwere Muskelsteifigkeit die Muskelschwäche. Die Erkrankung schreitet gewöhnlich mehrere Jahre fort, bevor es zu einer schweren Behinderung kommt.

Die **progressive Muskelatrophie** ähnelt der amyotrophischen Lateralsklerose, schreitet aber langsamer voran. Eine Spastik tritt nicht auf, und die Muskelschwäche ist weniger gravierend. Unwillkürliche Muskelkontraktionen oder Zuckungen können die ersten Anzeichen sein.

Bei der **progressiven Bulbärparalyse** sind die Nerven betroffen, die das Kauen, Schlucken und Sprechen steuern, sodass diese Bewegungen immer schwerer fallen. Aufgrund der Schluckstörungen gelangt oft Nahrung oder Speichel in die Lunge, was zu Erstickungsanfällen führen kann und das Risiko einer Lungenentzündung erhöht.

Einige Menschen, die an Kinderlähmung (Poliomyelitis) erkrankt waren, entwickeln unter Umständen viele Jahre nach ihrer Genesung ein Syndrom, das mit leicht ermüdbaren, schmerzenden und schwachen Muskeln einhergeht **(Postpoliomyelitis-Syndrom)**. Manchmal kommt Muskelschwund hinzu, was für ein Wiedererwachen der Polioinfektion spricht. Bei den meisten Menschen jedoch, die eine Kinderlähmung überstanden haben, sind derartige Symptome kein Zeichen für ein Postpoliomyelitis-Syndrom, sondern die Folge einer neuen Störung, wie Diabetes, Bandscheibenvorfall oder Arthrose.

Diagnose

Der Verdacht fällt auf eine dieser Krankheiten, wenn ein Erwachsener an zunehmender Muskelschwäche leidet, ohne dass Empfindungsstörungen auftreten. Muskelschwäche kann viele Ursachen haben ▲, doch mithilfe verschiedener Untersuchungen und Tests gelingt es meist, die Ursache einzukreisen. Mit einer Elektromyographie ■, die die elektrische Aktivität der Muskeln misst, lässt sich beispielsweise feststellen, ob die Ursache der Störung bei den Muskeln oder den Nerven liegt. Welche der einzelnen Nervenkrankheiten vorliegt, lässt sich nicht durch eine Laboruntersuchung ermitteln. Der Arzt stellt die Diagnose, indem er

berücksichtigt, welche Körperteile betroffen sind, wann die Krankheit ausgebrochen ist, welche Symptome sich zuerst gezeigt haben und wie sich die Symptome mit der Zeit verändert haben.

Behandlung

Für Störungen der Muskelsteuerung gibt es keine spezifische Behandlung. Mit Krankengymnastik versucht man, die Muskelkraft zu fördern und eine Verkürzung der Muskeln zu verhindern. Patienten mit Schluckstörungen müssen mit großer Vorsicht gefüttert werden, damit sie nicht ersticken; einige müssen sogar über eine Magensonde ernährt werden. Bei Muskelkrämpfen helfen unter Umständen Medikamente wie Baclofen, Phenytoin und Chinin. Das Antidepressivum Amitriptylin wird nicht wegen seiner antidepressiven, sondern wegen seiner anticholinergen Wirkung verabreicht – es verringert die Speichelbildung.

Störungen an den neuromuskulären Verbindungsstellen

Nerven und Muskeln sind über neuromuskuläre Verbindungsstellen miteinander verbunden; dort nehmen die Enden der Nervenfasern Kontakt mit speziellen Bereichen der Muskelmembran auf, der motorischen Endplatte. Diese Endplatten enthalten Rezeptoren, dank derer der Muskel auf den chemischen Botenstoff Azetylcholin reagieren kann. Dieser Neurotransmitter wird vom Nerv ausgeschüttet, um das Nervensignal über den synaptischen Spalt zwischen Nervenendigung und motorischer Endplatte zu schicken. Wird ein Muskel an dieser neuromuskulären Verbindungsstelle durch einen Nervenimpuls erregt, fließt ein elektrische Signal durch den Muskel und dieser zieht sich zusammen (Muskelkontraktion).

Störungen an den neuromuskulären Verbindungen findet man bei Myasthenia gravis und dem Lambert-Eaton-Syndrom. Darüber hinaus können viele Medikamente, wozu auch sehr hohe Dosen mancher Antibiotika gehören, bestimmte Insektenvernichtungsmittel (Organophosphate), Curare (ein Pflanzenextrakt, der in der Medizin zur Muskelerschlaffung eingesetzt wird) sowie Nervengase Störungen an den neuromuskulären Verbindungsstellen hervorrufen. Einige dieser Stoffe verhindern, dass Azetyl-

▲ siehe Tabelle Seite 322   ■ siehe Seite 429

Überaktive Nerven: zwei Syndrome

Manchmal senden Nerven wiederholt elektrische Signale zu den Muskeln, was zu einer Übererregung führt. Man nimmt an, dass diese Überaktivität eine Rolle beim Stiff-man-Syndrom und bei der Neuromyotonie spielt.

Beim **Stiff-man-Syndrom** (SMS) versteift sich allmählich die Rumpf- und Beinmuskulatur; Arm-, Kopf- und Halsmuskulatur sind weniger stark betroffen. Die betroffenen Muskeln vergrößern sich. Das Syndrom ist bei Frauen häufiger als bei Männern; Ursache ist möglicherweise eine Autoimmunkrankheit. Antikörper gegen das Enzym Glutaminsäuredekarboxylase sind vorhanden, aber ob sie die Symptome hervorrufen, ist unbekannt. Mit dem Beruhigungsmittel Diazepam lässt sich die Muskelsteife beträchtlich verringern. Manchmal wir eine Plasmapherese durchgeführt, bei der giftige Substanzen aus dem Blut gefiltert werden, doch häufig ohne Erfolg. Ohne Behandlung schreitet die Krankheit fort und führt zu Behinderungen und Muskelsteife am ganzen Körper.

Die **Neuromyotonie** ist ein Syndrom dauernder Muskelaktivität; die Ursache dieser seltenen Störung ist unbekannt. Die Muskeln, insbesondere in den Armen und Beinen, zucken ständig und bewegen sich wie »ein Sack Würmer«. Dieses Symptom bezeichnet man als Myokymie. Zudem können in Händen und Füßen immer wieder Muskelkrämpfe auftreten; Muskelsteife ist verbreitet, und die Schweißbildung ist häufig verstärkt. Mildern lassen sich die Symptome mit krampflösenden Mitteln wie Carbamazepin und Phenytoin.

cholin vom Körper abgebaut wird, nachdem der Nervenimpuls an den Muskel übermittelt worden ist.

MYASTHENIA GRAVIS

Myasthenia gravis ist eine Autoimmunkrankheit, bei der die Kommunikation zwischen Nerven und Muskeln nicht richtig funktioniert, *sodass phasenweise eine Muskelschwäche auftritt.*

Myasthenia gravis ist unter Frauen weiter verbreitet als unter Männern und setzt meist im Alter zwischen 20 und 40 Jahren ein.

Bei Myasthenia gravis bildet das Immunsystem Antikörper gegen die Rezeptoren auf der Muskelseite der neuromuskulären Verbindungsstelle, die auf den Botenstoff Azetylcholin reagieren. Warum der Körper seine eigenen Azetylcholinrezeptoren angreift, weiß man nicht. Einer Theorie zufolge könnte eine Fehlfunktion des Thymus dabei eine Rolle spielen. Im Thymus lernen gewisse Zellen des Immunsystems, zwischen körpereigenen und körperfremden Subtanzen zu unterscheiden. Der Thymus enthält zudem Muskelzellen mit Azetylcholinrezeptoren. Vielleicht entsteht Myasthenia gravis, weil der Thymus die Immunzellen aus unbekannten Gründen anweist, Antikörper zu produzieren, die die Azetylcholinrezeptoren angreifen. Offenbar spielt eine erbliche Veranlagung dabei eine wesentliche Rolle. Rund zehn Prozent derjenigen, die an Myasthenia gravis leiden, haben einen Thymustumor (Thymom); etwa die Hälfte dieser Thymome ist bösartig.

Da die Antikörper gegen Azetylcholinrezeptoren mit dem Blut im Körper zirkulieren, können sie über die Plazenta an das ungeborene Kind einer erkrankten Mutter weitergegeben werden. Zwölf Prozent der Neugeborenen von Müttern mit dieser Erkrankung haben deshalb eine Muskelschwäche, die jedoch einige Tage bis Wochen nach der Geburt, wenn die Antikörper abgebaut sind, verschwindet (Myasthenie des Neugeborenen). Die übrigen Neugeborenen sind frei davon.

Symptome

Krankheitsschübe, während derer sich die Symptome verschlimmern, sind häufig. Zu anderen Zeiten sind die Symptome unter Umständen minimal oder fehlen ganz.

Die häufigsten Symptome sind herabhängende Augenlider und eine Schwäche der Augenmuskulatur, was zu Doppeltsehen führt, sowie eine ausgeprägte, besondere Muskelschwäche nach körperlicher Anstrengung. Bei vielen Betroffenen sind die Augenmuskeln zuerst betroffen, letztlich betrifft das aber fast alle. Bei einem Teil der Patienten sind nur die Augenmuskeln in Mitleidenschaft gezogen, bei den meisten jedoch der ganze Körper. Schwierigkeiten beim Sprechen und Schlucken sowie Schwäche in Armen und Beinen sind ebenfalls verbreitet; der Handgriff kann normal oder schwach sein; die Nackenmuskulatur kann ebenfalls geschwächt sein. Das Empfinden ist nicht beeinträchtigt.

Charakteristischerweise werden die Muskeln zunehmend schwächer. So ist beispielsweise jemand, der früher gut mit einem Hammer umgehen konnte, mit der Zeit nicht mehr in der Lage, mehrere Minuten lang zu hämmern. Das Ausmaß der Muskelschwäche schwankt im Laufe von Stunden oder Tagen, und der Verlauf der Krankheit variiert stark.

Etwa 15 Prozent der Patienten erleiden schwere Schübe (myasthenische Krise). Sie können sehr schwach werden, doch selbst dann bleibt das Empfinden unbeeinflusst. In etwa zehn Prozent dieser Fälle entwickelt sich eine lebensbedrohliche Schwäche der Atemmuskulatur.

Diagnose

Ärzte ziehen Myasthenia gravis bei Patienten mit einer allgemeinen Muskelschwäche vor allem dann in Erwägung, wenn Augen- und Gesichtsmuskulatur betroffen sind und sich die Schwäche verschlimmert, wenn die betroffenen Muskeln eingesetzt werden, in Ruhe dagegen bessert. Da die Azetylcholinrezeptoren durch die Antikörper blockiert sind, können versuchsweise Medikamente gegeben werden, die den Azetylcholinspiegel erhöhen. Werden die Muskeln nach Anwendung eines solchen Mittels vorübergehend wieder kräftiger, erhärtet das den Verdacht auf Myasthenia gravis.

Außerdem kann man mit einer Elektromyographie die Funktionen von Nerven und Muskeln prüfen und das Blut nach Antikörpern gegen Azetylcholin untersuchen. Manche Myastheniepatienten haben einen Tumor des Thymus, der für die Immunstörung verantwortlich ist. Eine Computer- oder Kernspintomographie des Brustkorbs zeigt, ob ein solcher Tumor vorliegt.

Behandlung

Pyridostigminbromid ist ein so genannter Cholinesterasehemmer; es sorgt für eine erhöhte Konzentration von Azetylcholin im Nervensystem. Wenn die Schwäche oder die Schluckstörungen morgens besonders schwer sind, können zur Nacht länger wirkende Präparate eingesetzt werden. Pyridostigminbromid verursacht häufig Bauchkrämpfe und Durchfall, sodass zusätzlich Medikamente gegen diese Nebenwirkungen eingenommen werden müssen.

Das Kortison Prednison und Immunsuppressiva, wie Azathioprin, unterdrücken die Auto-

immunreaktion. Diese Medikamente können die Beschwerden innerhalb weniger Monate bessern.

Wenn das nicht gelingt oder eine myasthenische Krise auftritt, kann ein Plasmaaustausch (Plasmapherese ▲) angezeigt sein. Dabei werden dem Blut die Antikörper gegen Azetylcholin entzogen.

Ein Tumor der Thymusdrüse muss operativ entfernt werden, damit er sich nicht ausbreitet. Ob das Entfernen des Thymus die Krankheit auch dann bessert, wenn kein solcher Tumor vorliegt, ist unklar.

BOTULISMUS

Diese seltene, lebensbedrohliche Vergiftung wird durch Giftstoffe von Clostridium-botulinum-*Bakterien verursacht.*

Botulinumtoxin ist das stärkste bekannte Bakteriengift und kann schwere Schäden an Nerven und Muskeln hervorrufen. Wegen seiner nervenschädigenden Wirkung wird Botulinumtoxin auch als Neurotoxin bezeichnet. Dieses Toxin lähmt die Muskulatur, indem es die Freisetzung des Botenstoffs Azetylcholin aus den Nervenendigungen hemmt. Botulismus ist gewöhnlich die Folge einer Lebensmittelvergiftung. Zu einer anderen Art von Lebensmittelvergiftung kann es durch den Verzehr von Muscheln kommen, die manchmal ein Neurotoxin enthalten ■.

Ursachen

*Clostridium-botulinum-*Bakterien bilden zur Vermehrung Sporen. Wie Pflanzensamen sind Sporen sehr widerstandsfähig; sie können jahrelang in einem Ruhezustand verharren. Unter den richtigen Bedingungen – wenn Feuchtigkeit und Nährstoffe vorhanden sind, aber Sauerstoff fehlt, wie im Darm oder in verschlossenen Konservendosen – beginnen die Sporen zu reifen und produzieren ein Gift (Toxin). Einige der Botulinumtoxine sind hochgiftige Eiweißstoffe, die die Darmenzyme nicht zerstören können. Die Bakterien gibt es überall, und die Sporen können verweht werden. Viele Botulismusfälle resultieren aus dem Verschlucken oder Einatmen kleiner Mengen Erde oder Staub.

Je nach Ursache unterscheidet man verschiedene Botulismusformen.

Nach dem Verzehr verunreinigter Nahrungsmittel gelangt das Gift durch den Verdauungs-

---

▲ siehe Kasten Seite 976   ■ siehe Seite 719

trakt in den Körper und verursacht **Lebensmittelbotulismus**. Früher waren Lebensmittel, die im eigenen Haushalt in Dosen eingekocht wurden, die häufigste Quelle für Botulismus, mittlerweile sind es jedoch Produkte des Handels. Gemüse, Fisch, Obst und Gewürze sind am häufigsten verunreinigt, aber auch in Rindfleisch, Milchprodukten, Schweinefleisch, Geflügel und anderen Lebensmitteln kommt der Erreger gelegentlich vor.

Wird eine Wunde mit *Clostridium botulinum* infiziert, kommt es zu **Wundbotulismus**. Die Bakterien innerhalb der abgeschlossenen Wunde produzieren das Gift, das ins Blut gelangt und die Symptome hervorruft.

Säuglingsbotulismus kommt bei Kindern zwischen zwei und drei Monaten vor. Anders als beim Lebensmittelbotulismus wird die Erkrankung nicht durch den Verzehr von Nahrung verursacht, die bereits Botulinumtoxin enthält, sondern durch solche mit Sporen; diese reifen im Darm des Säuglings und produzieren das Gift. Meist ist die Infektionsquelle unbekannt. Bei einigen Kindern konnte die Erkrankung auf verunreinigten Honig zurückgeführt werden.

Der so genannte **Adult intestinal colonization botulismus** (etwa: Botulismus durch Besiedlung der Darmes bei Erwachsenen) resultiert ebenfalls aus dem Verzehr von Sporen der Bakterien, tritt aber bei älteren Kindern und Erwachsenen auf, die unter einer Darmerkrankung (z.B. Kolitis) leiden und kurz zuvor eine Darmoperation hatten. Bisher sind nur wenige Fälle bekannt geworden.

Symptome

Die Symptome von Lebensmittelbotulismus treten plötzlich auf, gewöhnlich 18 bis 36 Stunden, nachdem das Gift in den Körper gelangt ist; aber die Krankheit kann auch schon nach vier Stunden oder erst nach acht Tagen ausbrechen. Je mehr Gift aufgenommen wurde, desto eher setzen die Beschwerden ein. Im Allgemeinen sind jene Menschen am stärksten betroffen, die innerhalb von 24 Stunden nach dem Verzehr der verunreinigten Lebensmittel erkranken.

Zu den ersten Symptomen von Lebensmittel- und Wundbotulismus zählen ein trockener Mund, Doppeltsehen, herabhängende Augenlider und das Unvermögen, nahe gelegene Gegenstände scharf zu sehen. Die Pupillen verengen sich nicht so wie sonst, wenn die Augen bei einer Untersuchung angeleuchtet werden. Beim

Lebensmittelbotulismus gehören Übelkeit, Erbrechen, Magenkrämpfe und Durchfall oft zu den ersten Symptomen; beim Wundbotulismus fehlen die Magen-Darm-Symptome.

Die Nervenschädigung durch das Bakteriengift beeinträchtigt die Muskelkraft, die sensorische Wahrnehmung bleibt jedoch erhalten. Die Betroffenen haben Schwierigkeiten beim Schlucken und Sprechen. Die Muskulatur von Armen und Beinen und auch die Atemmuskulatur werden zunehmend schwächer, während die Symptome allmählich den Körper hinunterwandern. Die auftretenden Atemprobleme können lebensbedrohlich sein. Trotz der schweren Erkrankung bleibt der Geist gewöhnlich klar.

Bei etwa einem Drittel der Kinder mit Säuglingsbotulismus ist Verstopfung das erste Symptom. Dann treten Lähmungen in Nerven und Muskeln auf, anfangs in Gesicht und Kopf und schließlich in Armen, Beinen und Atemmuskulatur. Die Symptome reichen von leichter Teilnahmslosigkeit und verlängerten Fütterungszeiten bis zu einem ausgeprägten Verlust der Muskelspannung und zu Atemschwierigkeiten.

Der Adult intestinal colonization botulismus führt zu ähnlichen Symptomen, doch setzen sie verzögert ein und entwickeln sich manchmal erst 47 Tage nach dem Verschlucken der Sporen.

Diagnose

Beim Lebensmittelbotulismus sind Nerven und Muskeln auf charakteristische Weise beeinträchtigt. Allerdings werden die Symptome oft fälschlicherweise auf häufiger vorkommende Ursachen für Lähmungen zurückgeführt, z.B. einen Schlaganfall. Ein zusätzlicher Anhaltspunkt kann der Hinweis auf möglicherweise verunreinigte Lebensmittel sein. Wenn beispielsweise zwei Menschen betroffen sind, die die gleiche, am selben Ort zubereitete Speise gegessen haben, erleichtert das die Diagnose. Die Diagnose bestätigt sich, wenn das Gift im Blut des Erkrankten nachgewiesen wird oder wenn in einer Kultur, die im Labor von einer Stuhlprobe angelegt wird, Botulinumbakterien wachsen. Auch in den verdächtigen Lebensmitteln lässt sich das Gift unter Umständen nachweisen.

Wundbotulismus lässt sich sicher diagnostizieren, wenn man das Gift im Blut nachweisen kann oder wenn in einer Kultur aus einer Probe des Wundengewebes Botulinumbakterien wachsen.

Der Nachweis von Bakterien oder Toxin in der Stuhlprobe eines Säuglings bestätigt die Diagnose Säuglingsbotulismus.

Eine Messung der elektrischen Aktivität von Muskeln ▲ zeigt bei den meisten, aber nicht

▲ siehe Seite 429

allen an Botulismus Erkrankten ungewöhnliche Muskelkontraktionen nach elektrischer Stimulation.

Vorbeugung und Behandlung

Die Sporen von *Clostridium botulinum* sind extrem hitzeresistent; sie überstehen sogar mehrstündiges Kochen. Das Toxin lässt sich dagegen durch Hitze leicht zerstören. 30-minütiges Erhitzen von Lebensmitteln auf 80 °C verhindert daher Lebensmittelbotulismus. Wird Eingemachtes oder Ähnliches vorm Einlagern nicht lange genug gekocht, kann dies beim späteren Verzehr zu Botulismus führen. Die Bakterien können sogar noch bei 3 °C, also Kühlschranktemperatur, bestimmte Giftstoffe produzieren.

Wer Lebensmittel zu Hause in Dosen konserviert, sollte das ordnungsgemäß tun und den Doseninhalt vor dem Verzehr ausreichend erhitzen. Letzteres gilt auch für gekaufte Dosenprodukte. Zehnminütiges Kochen zerstört das Gift. Konserven, die in irgendeiner Form verdorben aussehen oder riechen, sollten weggeworfen werden. Auch Dosen mit gewölbtem Deckel oder mit einem scharfen Knick sollten sofort entsorgt werden. Öle, die mit Knoblauch oder anderen Gewürzen aromatisiert sind, sollten kühl aufbewahrt werden. Säuglinge sollten im ersten Lebensjahr keinen Honig bekommen, da dieser Sporen enthalten kann.

Selbst wenn nur winzige Toxinmengen durch Verzehr, Einatmen oder durch die Augen oder eine Hautwunde in den Körper eindringen, kann eine ernste Erkrankung die Folge sein. Möglicherweise verunreinigte Lebensmittel sollten daher restlos vernichtet werden. Dabei sollte man die Lebensmittel möglichst nicht direkt berühren und sich anschließend gründlich die Hände waschen.

Wenn sich eine Wunde infiziert, ist ein Arztbesuch angebracht.

Bei Verdacht auf Botulismus sollten sich die Betroffenen umgehend ins Krankenhaus begeben. Meist kann man mit der Behandlung nicht warten, bis die Ergebnisse von Laboruntersuchungen vorliegen, die aber dennoch durchgeführt werden, um die Diagnose zu sichern. Um noch nicht ins Blut aufgenommenes Gift aus dem Körper zu entfernen, wird möglicherweise Erbrechen provoziert, der Magen gespült oder der Darm mithilfe von Abführmitteln entleert.

Die Lebenszeichen (Puls, Atemfrequenz, Blutdruck und Temperatur) werden regelmäßig überwacht. Bei Atemschwierigkeiten wird der Betroffene auf die Intensivstation verlegt und unter Umständen vorübergehend künstlich beatmet.

Das Gegengift gegen Botulismus kann Schäden nicht rückgängig machen, aber den körperlichen und geistigen Verfall aufhalten, sodass sich der Körper über einen Zeitraum von Monaten selbst heilen kann. Nachdem die Diagnose feststeht, wird das Gegengift so bald wie möglich gespritzt. Am besten wirkt es innerhalb von 72 Stunden nach Auftreten der Symptome.

Möglicherweise müssen die Betroffenen über einen Tropf ernährt werden, Säuglinge über eine Nasensonde, die durch die Nase in den Magen geschoben wird.

Einige Menschen, die eine Botulismuserkrankung überstanden haben, fühlen sich noch Jahre danach müde und kurzatmig. Sie brauchen unter Umständen eine langfristige Physiotherapie.

LAMBERT-EATON-SYNDROM

Das Lambert-Eaton-Syndrom ist eine Autoimmunkrankheit, die Muskelschwäche verursacht.

Die Erkrankung wird von Antikörpern hervorgerufen, die die Freisetzung von Azetylcholin aus den Nerven behindern, statt wie bei Myasthenia gravis ▲ die Azetylcholinrezeptoren anzugreifen. In der Regel tritt dieses Syndrom im Rahmen bestimmter Krebserkrankungen auf, insbesondere bei Lungenkrebs.

Plexusschäden

Ein Plexus ist ein Nervengeflecht, von dem aus sich Nerven im Körper verteilen, ähnlich wie sich die Kabel von einer elektrischen Verteilerdose aus durch das Haus ziehen. Nervenfasern von verschiedenen Spinalnerven werden sortiert und in Plexus zusammengefasst, sodass alle Nervenfasern, die einen bestimmten Körperbereich versorgen, in einem einzigen Nerv gebündelt werden.

Verletzungen der Nerven in den wichtigsten Nervengeflechten wirken sich auf die Gliedmaßen aus, die diese Nerven versorgen. Die wichtigsten Nervengeflechte im Körper sind der Armplexus, der sich im Nacken befindet und von dem aus Nerven in die Arme ziehen, und der Lumbosakralplexus im unteren Rückenbereich, von dem aus sich Nerven ins Becken und in die Beine verteilen.

▲ siehe Seite 564

Nervengeflechte: die Verteilerdosen des Nervensystems

Ganz ähnlich wie die elektrische Verteilerdose in einem Haus ist ein Nervengeflecht oder Plexus ein Netzwerk miteinander verflochtener Nerven. Nervenfasern von verschiedenen Spinalnerven werden sortiert und in Plexus zusammengefasst, sodass alle Nervenfasern, die einen bestimmten Körperbereich versorgen, in einem einzigen Nerv gebündelt werden. Im Rumpfbereich gibt es vier Nervengeflechte. Der Zervikalplexus ist für die Nervenverbindungen zu Kopf, Nacken und Schultern verantwortlich; der Armplexus für Brust, Schultern, Arme und Hände; der Lumbalplexus für Rücken, Bauch, Leisten, Oberschenkel, Knie und Waden und der Sakralplexus für Becken, Gesäß, Geschlechtsorgane, Oberschenkel, Waden und Füße. Da Lumbal- und Sakralplexus miteinander in Verbindung stehen, werden sie auch als Lumbosakralplexus zusammengefasst. Zwischen den Rippen liegen die Zwischenrippennerven, die an keinen Plexus angeschlossen sind.

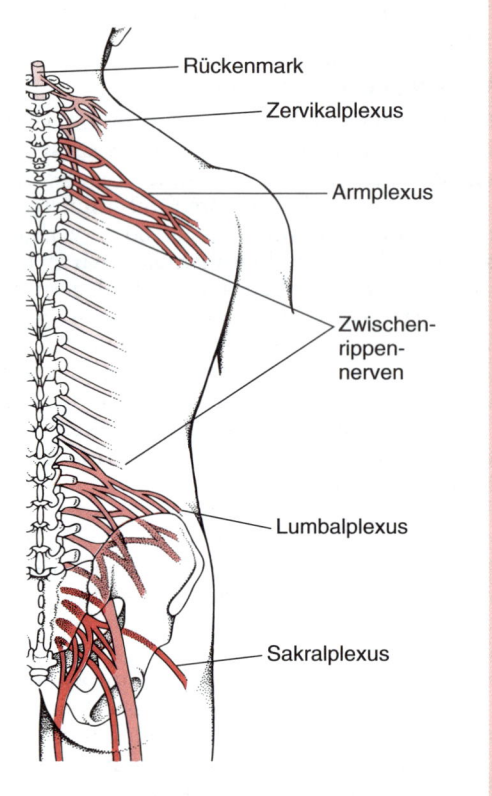

Rückenmark

Zervikalplexus

Armplexus

Zwischenrippennerven

Lumbalplexus

Sakralplexus

Ursachen

Die häufigste Ursachen für einen Plexusschaden sind Verletzungen und Krebserkrankungen. Wird ein Arm bei einem Unfall gezerrt oder in die Schulter gedrückt, kann der Armplexus geschädigt werden. Ebenso kann bei einem Sturz der Lumbosakralplexus Schaden nehmen. Ein Krebsgeschwür in einem der oberen Lungenflügel kann in den Armplexus eindringen und ihn zerstören. Ein Darm-, Blasen- oder Prostatakrebs kann bis in den Lumbosakralplexus hineinwachsen. Gutartige Tumoren, Abszesse und Blutergüsse können durch den Druck, den sie ausüben, ebenfalls zu Plexusstörungen führen.

Ein Plexus kann auch im Rahmen einer Autoimmunreaktion geschädigt werden, bei der das Immunsystem Antikörper bildet, die körpereigenes Gewebe angreifen. Eine solche Autoimmunreaktion ist vermutlich für die **akute Brachialneuritis** verantwortlich, eine plötzlich auftretende Fehlfunktion des Armplexus. Diese Störung tritt vorwiegend bei jungen Männern auf.

Symptome und Diagnose

Eine Störung im Armplexus verursacht Schmerzen und Schwäche in einem Arm. Die Schwäche kann auf einen Teil des Armes beschränkt bleiben, z. B. auf den Unterarm oder den Bizeps, oder den ganzen Arm betreffen. Ist eine Autoimmunkrankheit die Ursache, verliert der Arm binnen eines Tages oder einer Woche an Kraft und gewinnt sie innerhalb weniger Monate langsam zurück. Auch nach einer Verletzung dauert es einige Monate, bis die Funktion wiederhergestellt ist; bei schweren Verletzungen können bleibende Schäden auftreten.

Eine Störung im Lumbosakralplexus führt zu Schmerzen im unteren Rücken und in den Beinen sowie zu einer teilweisen oder völligen Muskelschwäche in einem Bein. Die Muskelschwäche zeigt sich vielleicht nur bei Bewegungen des Fußes oder der Wade, kann das Bein aber auch vollständig lähmen.

Plexusschäden aufgrund einer Autoimmunkrankheit können sich innerhalb einiger Monate wieder geben.

Anhand der Kombination von Empfindungs-, Bewegungs- und Reflexbeeinträchtigungen kann der Arzt feststellen, dass ein Plexus geschädigt ist, und anhand der Position der Symptome auch, welcher Plexus betroffen ist. Mit einer Elektromyographie ▲ und Untersuchungen der Nervenleitung lässt sich die Störung ebenfalls lokalisieren.

Mit einer Computer- oder Kernspintomographie kann man herausfinden, ob ein Krebstumor, eine andere Gewebemasse oder eine Verletzung die Ursache ist.

Behandlung

Die Behandlung richtet sich nach der Ursache. Wächst ein Krebsgeschwür neben dem Plexus, lässt sich dieses unter Umständen mit einer Strahlen- oder Chemotherapie behandeln. Gelegentlich muss ein Tumor oder eine andere Gewebemasse, die die Funktion des Plexus stört, operativ beseitigt werden.

Bei der akuten Brachialneuritis und anderen Plexusschäden, die auf einer Autoimmunreaktion beruhen, wird manchmal Kortison eingesetzt, dessen Nutzen allerdings nicht nachgewiesen ist. Hat eine Verletzung den Plexusschaden herbeigeführt, reicht es möglicherweise abzuwarten, bis die Genesung von selbst eintritt.

Thoraxkompressionssyndrome

Thoraxkompressionssyndrome sind schlecht definierte Störungen, die deshalb zusammengefasst werden, weil sie alle Schmerzen und Kribbeln (Empfindungsstörungen, Parästhesien) in Händen, Nacken, Schultern und Armen verursachen.

Die Ursachen für diese Störungen sind nicht genau bekannt, ihr Ursprung könnte jedoch in der oberen Öffnung des Brustkorbs (Thorax) liegen. Durch diese Öffnung treten Speise- und Luftröhre, große Blutgefäße und andere Gewebe aus dem Hals in den Brustraum über. Der Durchgang ist sehr angefüllt, und wenn Blutgefäße oder Nerven, die sich in den Arm ziehen, zwischen einer Rippe und einem darüber liegenden Muskel eingeklemmt werden, kommt es zu Beschwerden. Sehr selten ist die Ursache für die Störung eine eindeutige anatomische Fehlbildung, wie eine zusätzliche Rippe im Nacken (Halsrippe), die auf eine Arterie drückt oder eine der Arterien unter dem Schlüsselbein abdrückt.

Symptome und Diagnose

Schmerzen und Kribbeln treten meist entlang der Arminnenflächen und manchmal auch längs der Seite auf. Wenn eine der Subklavia-Arterien gequetscht wird, können Hände, Arme und Schultern anschwellen und sich aufgrund des Sauerstoffmangels bläulich färben. Manchmal ist die Quetschung so stark, dass die Finger weiß werden, wenn sie Kälte ausgesetzt sind (Raynaud-Syndrom). In schweren Fällen kommt es zu einer Gangrän in den Fingern.

Für die Diagnose muss der Arzt die gesundheitliche Vorgeschichte sowie die Ergebnisse der körperlichen Untersuchung und mehrerer Tests auswerten. Mithilfe von Nervenleitungsuntersuchungen und Elektromyographie ■ lassen sich Veränderungen finden, die für das Thoraxkompressionssyndrom typisch sind. Mit dem Stethoskop, das auf dem Schlüsselbein oder nahe der Achselhöhle platziert ist, kann der Arzt Geräusche hören, die auf einen gestörten Blutfluss in der betroffenen Arterie deuten. Eine Angiographie – eine Röntgenuntersuchung, bei der ein Kontrastmittel ins Blut gespritzt wird – kann Durchblutungsstörungen im Arm aufzeigen. Keiner dieser Befunde bestätigt jedoch die Diagnose eines Thoraxkompressionssyndroms mit Sicherheit oder schließt sie aus.

Behandlung

Meist bessern sich die Symptome durch Physiotherapie und krankengymnastische Übungen. Eine Operation bleibt den wenigen Fällen vorbehalten, in denen eindeutig eine Fehlbildung oder eine Blockade der Subklavia-Arterien festgestellt wurde. Die meisten Ärzte versuchen aber, eine Operation zu vermeiden, da die Diagnose so schwer zu stellen ist und die Symptome häufig trotz Operation bestehen bleiben.

Mononeuropathie

Bei einer Mononeuropathie ist ein einzelner peripherer Nerv geschädigt.

Meist ist eine äußerliche Verletzung die Ursache der Mononeuropathie. Eine solche Verletzung entsteht oft durch länger anhaltenden Druck auf einen Nerv, der knapp unter der Körperoberfläche oder in der Nähe eines vorstehenden Knochens verläuft, z. B. an Ellenbogen, Schulter, Handgelenk oder Knie. Im Tiefschlaf

---

▲ siehe Seite 429   ■ siehe Seite 429

Wenn der Fuß einschläft

Man kann einen eingeschlafenen Fuß als vorübergehende Neuropathie ansehen. Ein Fuß schläft ein, wenn der ihn versorgende Nerv gequetscht wird. Die Quetschung beeinträchtigt die Blutversorgung des Nervs, der daraufhin ungewöhnliche Signale aussendet (ein Prickeln oder Kribbeln, Parästhesie). Durch Umhergehen wird die Quetschung aufgehoben und die Blutversorgung wieder gewährleistet. Infolgedessen funktioniert auch der Nerv wieder, und die Parästhesien hören auf.

kann ein Nerv lange genug gequetscht werden, um Schäden davonzutragen – dies ist vor allem in Narkose und bei Betrunkenen ein Problem, sowie bei bettlägerigen älteren Menschen und bei Patienten, die sich aufgrund von Lähmungen nicht bewegen und umdrehen können. Auch ein schlecht sitzender Gips, der fehlerhafte Gebrauch von Krücken und eine über längere Zeit verkrampfte Position, z. B. bei der Gartenarbeit oder beim Kartenspiel, wenn man die Ellenbogen auf den Tisch stützt, kann zu Druck auf bestimmte Nerven führen.

Seltener werden Nerven bei anstrengenden körperlichen Arbeiten, bei einem Unfall, durch längere Hitze- oder Kälteeinwirkung oder durch eine Strahlentherapie zur Krebsbehandlung geschädigt. Wiederholte Verletzungen, wie sie beim festen Anfassen kleiner Werkzeuge oder bei übermäßigen Vibrationen eines Presslufthammers auftreten können, wirken unter Umständen ebenfalls nervenschädigend. Auch Infektionen, wie Lepra und Lyme-Borreliose, gewisse giftige Substanzen und manche Medikamente können eine Mononeuropathie hervorrufen. Krebs kann zu einer Mononeuropathie führen, wenn er direkt in einen Nerv eindringt.

Bestimmte periphere Nerven sind besonders häufig von Verletzungen betroffen, da sie an einer verwundbaren Stelle liegen. Dies gilt z. B. für den Medianusnerv im Handgelenk (wodurch das Karpaltunnelsyndrom ▲ ausgelöst wird), den Ulnarisnerv am Ellenbogen, den Radialisnerv im Oberarm und den Peronäusnerv in der Wade.

Ulnarislähmung: Der Ulnarisnerv verläuft knapp unter der Haut am Ellenbogen und wird leicht gequetscht, wenn man sich ständig auf die Ellenbogen stützt. Manchmal drückt auch ein falsch gewachsener Knochen auf den Nerv. Die Folge ist eine Ulnarislähmung mit Kribbeln und Muskelschwäche in der Hand. In schweren chronischen Fällen kommt es zu Muskelschwund und einer Klauenhand. Mithilfe von Nervenleitungsuntersuchungen ■ lässt sich die Position der Schädigung bestimmen. Da eine Operation meist erfolglos bleibt, behandelt man die Störung mit Physiotherapie und vermeidet Druck auf den Ellenbogen.

Radialislähmung: Eine länger dauernde Quetschung des Radialisnervs, der unterhalb des Oberarmknochens verläuft, verursacht die Radialislähmung. Diese Störung nennt man auch Samstagnacht-Lähmung, da sie oft auftritt, wenn jemand viel Alkohol getrunken hat und dann mit einem Arm über der Stuhllehne oder unter dem Kopf fest einschläft. Infolge des Nervenschadens sind Handgelenk und Finger geschwächt, sodass das Handgelenk gebeugt und die Finger gekrümmt sind (Fallhand). Manchmal ist der Handrücken gefühllos. Meist verschwindet die Störung, wenn der Druck aufgehoben ist.

Peronäuslähmung: Der Peronäusnerv liegt knapp unterhalb der weichen Hautfalten an der Rückseite des Knies. Wird dieser Nerv gequetscht, schwächt das die Muskeln, die den Fuß anheben, und es entsteht eine Spitzfußstellung. Schlanke, bettlägerige Menschen sind häufig betroffen, ebenso wie Menschen, die gewohnheitsmäßig ihre Beine übereinander schlagen. Wenn jemand nicht richtig in einen Rollstuhl gesetzt wird, kann ebenfalls eine Peronäuslähmung resultieren. Die Behandlung besteht darin, Druck auf den Nerv zu vermeiden.

Mononeuritis multiplex

Unter Mononeuritis multiplex versteht man eine Funktionsstörung von zwei oder mehr peripheren Nerven, die in verschiedenen Körperregionen gleichzeitig auftritt.

Eine Mononeuritis multiplex erfasst nur wenige Nerven; daher wird sie gewöhnlich von der Polyneuropathie unterschieden, die viele Nerven – meist auf beiden Körperseiten im selben Bereich – betrifft.

Mehrere Störungen können zu Mononeuritis multiplex führen, und jede von ihnen ruft cha-

▲ siehe Seite 379   ■ siehe Seite 429

rakteristische Symptome hervor. Diabetes ist wahrscheinlich die häufigste Ursache für Mononeuritis multiplex, noch häufiger führt die Krankheit allerdings zu einer Polyneuropathie. Andere häufige Ursachen sind Polyarthritis nodosa, systemischer Lupus erythematodes, Sjögren-Syndrom, rheumatoide Arthritis, Sarkoidose, Amyloidose und Infektionen (z. B. Lyme-Borreliose und HIV-Infektion). Mononeuritis multiplex kann auch die Folge des Eindringens von Bakterien in den Nerv sein, wie es bei Lepra der Fall ist. Die Behandlung richtet sich nach der Ursache.

Polyneuropathie

Eine Polyneuropathie liegt vor, wenn gleichzeitig viele periphere Nerven im Körper nicht richtig funktionieren.

Eine Polyneuropathie kann plötzlich beginnen oder sich langsam, oft über Monate und Jahre, entwickeln.

Ursachen

Für eine akute Polyneuropathie kommen viele Ursachen infrage. Sie kann z. B. durch eine Infektion ausgelöst werden, denn manche Krankheitserreger produzieren giftige Stoffe (z. B. Diphtheriebakterien), oder es kommt zu einer Autoimmunreaktion (wie beim Guillain-Barré-Syndrom). Auch Giftstoffe, wie die Schwermetalle Blei und Quecksilber, Kohlenmonoxid und einige Medikamente können zu einer akuten Polyneuropathie führen. Zu diesen Medikamenten gehören das Epilepsiemittel Phenytoin, einige Antibiotika (Chloramphenicol, Nitrofurantoin und Sulfonamide) und einige Mittel zur Chemotherapie (wie Vinblastin und Vincristin). Ein Krebsgeschwür, z. B. ein multiples Myelom, kann zu einer akuten Polyneuropathie führen, indem es in einen Nerv eindringt, ihn quetscht oder nervenschädigende Stoffe produziert.

Die Ursache für eine chronische Polyneuropathie ist häufig unbekannt. Die häufigste Form chronischer Polyneuropathie geht auf Diabetes zurück, kann aber auch von Alkoholmissbrauch hervorgerufen werden. Fehlernährung und Stoffwechselkrankheiten sind weitere, wenn auch seltene Ursachen. Ein Vitamin-B-Mangel wirkt sich beispielsweise auf alle peripheren Nerven im Körper aus. Neuropathien infolge von Mangelernährung treten in der westlichen Welt vor allem bei Alkoholikern auf. Blutarmut auf-

grund eines Vitamin-B$_{12}$-Mangels (perniziöse Anämie) kann ebenfalls zu chronischer Polyneuropathie führen. Andere mögliche Ursachen sind eine Schilddrüsenunterfunktion sowie Leber- und Nierenversagen, in seltenen Fällen auch Krebsarten, wie Lungenkrebs, und übermäßiger Vitamin-B$_6$-Konsum.

Bei Diabetes ▲ ist eine schlechte Einstellung des Blutzuckerspiegels der Grund für verschiedene Polyneuropathien, die als **diabetische Polyneuropathie** zusammengefasst werden. (Diabetes kann auch Mononeuropathien oder Mononeuritis multiplex auslösen, die sich typischerweise in einer Muskelschwäche der Oberschenkel und Augen zeigen.)

Bei manchen Menschen ist die Ursache genetisch bedingt.

Symptome

Eine akute Polyneuropathie (wie beim Guillain-Barré-Syndrom) setzt plötzlich in beiden Beinen ein und schreitet nach oben bis in die Arme fort. Zu den Symptomen gehören Kribbeln und Empfindungsverlust.

Bei der häufigsten Form der chronischen Polyneuropathie kommt es lediglich zu Empfindungsstörungen. Gewöhnlich sind die Füße als Erstes betroffen, manchmal aber auch die Hände. Prickeln, Taubheit, brennender Schmerz und die Unfähigkeit, Vibrationen oder die Position von Armen, Beinen und Gelenken wahrzunehmen, sind die hervorstechendsten Symptome. Da die Betroffenen die Lage ihrer Gelenke nicht spüren, gehen sie wackelig und stehen nicht sicher. Da die Muskeln nicht ausreichend gefordert werden, werden sie zunehmend schwächer.

Eine diabetische Neuropathie führt gewöhnlich zu einem schmerzhaften Kribbeln oder Brennen in Händen und Füßen. Die Schmerzen werden oft nachts schlimmer und verstärken sich, wenn das empfindliche Gebiet berührt wird oder Temperaturschwankungen ausgesetzt ist. Da die Betroffenen möglicherweise keine Schmerzen und Temperaturunterschiede fühlen, verbrennen sie sich leicht und entwickeln durch längere Druckeinwirkung oder Verletzungen Hautgeschwüre. Wenn Schmerzen nicht vor einer übermäßigen Belastung warnen, sind die Gelenke anfällig für Verletzungen (Charcot-Gelenke).

Häufig entwickeln sich zusätzlich Auffälligkeiten im vegetativen Nervensystem, das die

▲ siehe Seite 954

Keine Schmerzen: Charcot-Gelenke

Wenn die Nerven, die der Schmerzwahrnehmung dienen, geschädigt werden, geht unter Umständen das Schmerzempfinden verloren. Verschiedene Erkrankungen können diese Nerven schädigen, z. B. Diabetes mellitus, Rückenmarkerkrankungen und Syphilis. In solchen Fällen spüren die Betroffenen den Schmerz in dem betroffenen Gelenk nicht mehr, und kleinere Verletzungen und sogar Brüche bleiben unbemerkt. Es kann Jahre dauern, bis der Schaden im Gelenk so groß ist, dass es nicht mehr funktioniert. Dann kann die Krankheit jedoch so rasch fortschreiten, dass das Gelenk innerhalb weniger Monate vollständig zerstört wird. Dieser fortschreitende Funktionsverlust wird als Charcot-Gelenk (Arthropathia neuropathica) bezeichnet.

Im Frühstadium wird ein Charcot-Gelenk oft mit Arthrose verwechselt, weil häufig Gelenksteife und Flüssigkeitsansammlungen auftreten. Meistens schmerzt das Gelenk nicht oder nur wenig, gemessen am Ausmaß des Schadens. Schreitet die Krankheit rasch fort, können jedoch starke Gelenkschmerzen auftreten. Das Gelenk ist dann gewöhnlich durch Flüssigkeitsansammlungen und Knochenwucherungen angeschwollen. Durch mehrfache Brüche und Überdehnung der Bänder wird es instabil; seine Bestandteile verrutschen. Eventuell schwimmen Knochensplitter in der Gelenkflüssigkeit und verursachen bei Bewegung des Gelenks laute, mahlende Geräusche.

Meistens ist das Knie von der Krankheit betroffen, sie kann aber in jedem Gelenk auftreten – häufig nur in einem und selten in mehr als zweien oder dreien. Bei Diabetikern ist es oft der Fuß. An welchen Gelenken die Krankheit ausbricht, hängt von der Lage der beschädigten Nerven ab.

Der Verdacht auf ein Charcot-Gelenk entsteht, wenn ein Patient mit einer neurologischen Erkrankung über relativ starke Gelenkschmerzen klagt. Der Gelenkschaden ist auf dem Röntgenbild zu erkennen; meist ist er mit Kalziumablagerungen und Knochenwucherungen verbunden. Manchmal lässt sich einem Charcot-Gelenk vorbeugen, indem man sorgsam auf die Füße achtet und Verletzungen vermeidet. Die Behandlung der neurologischen Grunderkrankung kann die Gelenkzerstörung verlangsamen oder den Zustand sogar bessern. Diagnose und Ruhigstellung nach Brüchen bzw. Stabilisierung der instabilen Gelenke kann die Gelenkschädigung aufhalten oder auf ein Minimum beschränken. Wenn die neurologische Grunderkrankung nicht weiter fortschreitet, können Hüft- und Kniegelenke ersetzt werden. Allerdings lockern sich künstliche Gelenke oft frühzeitig.

---

automatisch ablaufenden Körperfunktionen regelt, wie Herzschlag, Darmfunktion, Speichelbildung, Blasenkontrolle und Blutdruck. Typische Beschwerden sind Durchfall oder Verstopfung, mangelnde Blasen- und Darmkontrolle (was zu Harn- oder Stuhlinkontinenz führen kann), Impotenz und Blutdruckschwankungen, insbesondere Blutdruckabfall beim Aufstehen (orthostatische Hypotonie). Die Haut kann blass und trocken werden, möglicherweise wird weniger Schweiß abgesondert.

Menschen, die an der erblichen Form leiden, können Hammerzehen, Hohlfuß und eine verkrümmte Wirbelsäule haben. Symptome wie ungewöhnliche sensorische Empfindungen und Muskelschwäche sind nur leicht ausgeprägt. Die

Betroffenen nehmen die Symptome unter Umständen gar nicht wahr oder beachten sie nicht.

Diagnose

Der Arzt erkennt eine chronische Polyneuropathie leicht an den Symptomen. Eine körperliche Untersuchung und besondere Verfahren wie eine Elektromyographie und Messungen der Nervenleitungsgeschwindigkeit ▲ liefern weitere Hinweise über eine verringerte oder fehlende Empfindung in den Füßen. Die Diagnose ist jedoch nur der erste Schritt, denn nun muss die Ursache ermittelt werden. Ist keine Verletzung, sondern eine Stoffwechselstörung der Grund, können Blut- und Urinuntersuchung Aufschluss darüber geben, was die Polyneuropathie hervorruft – z. B. Diabetes, Nierenversagen oder eine Schilddrüsenstörung. Nur selten ist eine Nervenbiopsie erforderlich.

▲ siehe Seite 429

Behandlung und Prognose

Mit Physiotherapie lassen sich Muskelver-krampfungen und -schwäche unter Umständen lindern.

Eine spezifische Behandlung hängt von der Ursache ab. Ist die Neuropathie durch ein Über-maß an Vitamin B_6 bedingt, bessern sich die Symptome nach Absetzen des Vitamins. Ist sie durch Diabetes bedingt, kann eine sorgfältige Kontrolle des Blutzuckerspiegels die Krankheit aufhalten und gelegentlich auch die Beschwer-den bessern. Die Transplantation von Insulin produzierenden Zellen (Inselzellen ▲) führt manchmal zur Heilung. Die Behandlung eines multiplen Myeloms oder eines Nierenversagens kann zu einer langsamen Genesung führen. Ist Krebs die Ursache der Polyneuropathie, muss der Tumor unter Umständen operativ entfernt werden, um die Nervenquetschung zu besei-tigen. Wenn sie von einer Schilddrüsenunter-funktion hervorgerufen wird, wird Schilddrü-senhormon verabreicht.

Guillain-Barré-Syndrom

Das Guillain-Barré-Syndrom (Polyradikulopa-thie) ist eine Art Polyneuropathie, die zu einer zunehmenden Muskelschwäche bis hin zur Lähmung führt.

Vermutlich ist eine Autoimmunreaktion, bei der das Immunsystem das körpereigene Myelin angreift, die Ursache. (Myelin bildet die »Iso-lierschicht« vieler Axone). Bei den meisten Be-troffenen setzen die Symptome fünf Tage bis drei Wochen nach einer leichten Infektion, einer Operation oder einer Impfung ein.

Es gibt zwei Formen des Syndroms. Bei der akuten Form entwickelt sich die Muskelschwä-che rasch, bei der chronischen allmählich.

Symptome und Diagnose

Die ersten Symptome der akuten Form sind gewöhnlich Muskelschwäche, Prickeln und Empfindungsstörungen zunächst in beiden Bei-nen, dann in den Armen, in manchen Fällen ist die Reihenfolge auch umgekehrt. Die Muskel-schwäche ist am auffälligsten. Bei den meisten Betroffenen ist die Schwäche nach zwei bis drei Wochen am stärksten ausgeprägt. Die Atem-muskulatur ist bei einem Teil der Kranken so geschwächt, dass eine künstliche Beatmung er-forderlich wird. Manche andere müssen über einen Tropf oder eine Magensonde ernährt wer-den, da die Gesichts- und Schluckmuskulatur

nicht mehr richtig arbeitet. In sehr schweren Fällen treten Blutdruckschwankungen, Herz-rhythmusstörungen und andere Störungen im vegetativen Nervensystem auf.

Eine Sonderform des akuten Guillain-Barré-Syndroms, das Fisher-Syndrom, führt zu unge-wöhnlichen Symptomen: Die Augen werden unbeweglich, das Gehen ist schwierig, die Re-flexe verschwinden.

Die Symptome der chronischen Form ähneln denen der akuten, doch sie entwickeln sich langsamer, gewöhnlich im Verlauf von acht Wochen. Die Symptome halten auch länger an und können bestehen bleiben.

Der Arzt muss das Guillain-Barré-Syndrom anhand der Symptome und Tests erkennen. Eine Untersuchung der Gehirn-Rückenmark-Flüssigkeit, die durch Lumbalpunktion ■ ge-wonnen wird, eine Elektromyographie, Unter-suchungen der Nervenleitung und Bluttests können dazu beitragen, andere Ursachen für eine ausgeprägte Muskelschwäche, wie Quer-schnittmyelitis und Rückenmarkverletzungen, auszuschließen. Ein hoher Eiweißgehalt bei gleichzeitig normaler Anzahl von weißen Blut-körperchen in der Flüssigkeit spricht zusammen mit speziellen Resultaten aus der Elektro-myographie stark für das Guillain-Barré-Syn-drom.

Behandlung und Prognose

Die akute Form des Guillain-Barré-Syndroms ist eine sehr ernste Erkrankung, die eine sofor-tige Krankenhauseinweisung erforderlich macht, da sich die Symptome rasch verschlimmern können. Je früher die richtige Behandlung ein-geleitet wird, desto größer sind die Chancen für eine Heilung. Die Patienten werden genau über-wacht, damit die Atmung notfalls künstlich unterstützt werden kann. Um Wundliegen und Druckgeschwüre zu verhindern, lagert man die Patienten auf speziellen Matratzen und bringt sie alle zwei Stunden in eine andere Position. Eine krankengymnastische Behandlung ist wichtig, um Muskelversteifungen vorzubeugen und die Beweglichkeit der Gelenke und Mus-keln zu erhalten.

Wenn die Diagnose feststeht, ist ein Plasma-austausch (Plasmapherese ★), bei dem Gift-stoffe aus dem Blut gefiltert werden, oder eine Infusion von Immunglobulinen die Behandlung der Wahl. Kortison wird nicht mehr empfohlen,

---

▲ siehe Seite 1079   ■ siehe Seite 426

★ siehe Kasten Seite 976

da sein Nutzen nicht nachgewiesen ist und es die Krankheit sogar verschlimmern kann.

Diejenigen, die unter der chronischen Form leiden, erhalten jedoch unter Umständen Kortisone, um die Muskelschwäche zu mindern. Diese Medikamente müssen häufig lange Zeit eingenommen werden. Immunglobuline, Plasmapherese und Immunsuppressiva, wie Azathioprin, sind möglicherweise ebenfalls hilfreich.

Das Guillain-Barré-Syndrom kann von selbst und ohne Behandlung abklingen, die Genesung dauert aber mehrere Monate. Bei früher Behandlung geht es den Betroffenen oft schon nach Tagen oder Wochen besser. Die meisten Patienten genesen fast vollständig. Allerdings besteht bei etwa einem Drittel der Betroffenen – bei Kindern liegt der Anteil noch höher – auch nach drei Jahren noch eine restliche Muskelschwäche.

Angeborene Neuropathien

Erbliche (hereditäre) Neuropathien betreffen das periphere Nervensystem und rufen leichte Symptome hervor, die sich mit der Zeit verschlimmern.

Die drei wichtigsten Klassen sind Neuropathien, die die motorischen Nerven betreffen, solche, bei denen ausschließlich sensorische Nerven betroffen sind, sowie Neuropathien, bei denen beide Nerventypen erkranken. Einige angeborene Neuropathien sind relativ häufig, werden aber oft nicht erkannt; die sensiblen Neuropathien kommen selten vor.

Die Gene, die für viele dieser Neuropathien verantwortlich sind, konnten inzwischen identifiziert werden, so für einige Formen der Charcot-Marie-Tooth-Krankheit, das Refsum-Syndrom ▲, Porphyrie ■, Fabry-Syndrom ★ und erbliche Neuropathie mit Anfälligkeit für Drucklähmung (HNPP).

CHARCOT-MARIE-TOOTH-KRANKHEIT

Die Charcot-Marie-Tooth-Krankheit (peroneale Muskelatrophie) ist eine erbliche Neuropathie, bei der die Unterschenkelmuskulatur immer schwächer wird und schließlich schwindet.

Die Charcot-Marie-Tooth-Krankheit ist die häufigste erbliche Neuropathie. Es gibt drei Haupt- und zahlreiche Untertypen der Erkrankung. Bei einigen Typen sterben die Axone (der Teil der Nervenzellen, der die Signale weiterleitet), weil die Myelinscheide rund um den Axon zerstört ist (Demyelinisierung). Bei anderen Typen sterben die Axone ab, ohne dass die Myelinscheide geschädigt ist. Die meisten Krankheitstypen werden autosomal-dominant vererbt, d. h., es bedarf nur eines defekten Gens von einem Elternteil, um zu erkranken. Selbst wenn das entsprechende Gen vom anderen Elternteil gesund ist, tritt die Erkrankung auf.

Die Symptome hängen davon ab, welche Form der Krankheit man geerbt hat. Beim Typ I zeigt sich die Muskelschwäche im mittleren Kindesalter, in der Pubertät oder später. Sie verursacht eine Spitzfußstellung und einen Muskelschwund in den Waden. Später verkümmert die Handmuskulatur. Das sensorische Empfinden wird kaum beeinflusst. Bei leichteren Untertypen von Typ I sind Hammerzehen und Hohlfuß unter Umständen die einzigen Symptome. Bei einem Untertyp von Typ I haben Männer schwere Symptome, während die Symptome bei Frauen nur leicht oder gar nicht vorhanden sind. Die Krankheit schreitet langsam voran und beeinflusst die Lebenserwartung nicht.

Noch langsamer verschlimmert sich Typ II der Krankheit, die sich etwas später mit ähnlichen Symptomen bemerkbar macht und oft in den Teenagerjahren beginnt.

Typ III beginnt in der Kindheit und ist durch zunehmende Muskelschwäche und Empfindungsstörungen in den Beinen gekennzeichnet. Gehen und Laufen sind verzögert, die peripheren Nerven vergrößern sich. Die Muskelschwäche verschlimmert sich schneller als beim Typ I.

Diagnose und Behandlung

Die verschiedenen Typen der Charcot-Marie-Tooth-Krankheit lassen sich voneinander und von anderen Neuropathien unterscheiden, indem man ermittelt, welche Muskeln geschwächt sind, in welchem Alter die Symptome eingesetzt haben, ob noch andere Familienangehörige betroffen sind, ob Fußfehlbildungen vorliegen und ob die Nervenleitung gestört ist.

Zur Zeit gibt es keine Behandlung, um die Krankheiten aufzuhalten. Mit Schienen kann die Spitzfußstellung korrigiert werden, manchmal ist eine orthopädische Operation erforderlich.

▲ siehe Kasten Seite 1602 ■ siehe Seite 926
★ siehe Seite 1602

ERBLICHE NEUROPATHIE MIT ANFÄLLIGKEIT FÜR DRUCKLÄHMUNG

Unter einer erblichen Neuropathie mit Anfälligkeit für Drucklähmung (HNPP) versteht man eine Fehlfunktion oder Schädigung eines oder mehrerer Nerven, die aus leichtem Druck oder einer leichten Verletzung resultieren.

Menschen mit dieser Neuropathie ziehen sich leicht Nervenschäden zu, die von relativ leichtem Druck, leichten Verletzungen oder wiederholtem Gebrauch herrühren. Gewöhnlich setzt diese Neuropathie in der Pubertät oder zu Beginn des Erwachsenenalters ein. Beide Geschlechter sind gleichermaßen betroffen. Die Neuropathie ist erblich und wird autosomal-dominant vererbt ▲.

Oft entwickeln sich eine Lähmung des Peronäusnervs in der Wade mit Spitzfuß, des Ulnarisnervs am Ellenbogen sowie ein Karpaltunnelsyndrom. Im betroffenen Bereich kommt es immer wieder zu Taubheit und Muskelschwäche. Die Symptome reichen von kaum merklich und leicht bis schwer und stark behindernd. Die einzelnen Schübe können Minuten bis Monate dauern.

Diese Neuropathie ist schwierig zu diagnostizieren, weil die Symptome kommen und gehen.

Etwa die Hälfte der Betroffenen erholt sich innerhalb von Wochen oder Monaten vollständig. Bei den übrigen sind die Symptome nur selten schwer.

Spinale Muskelatrophien

Spinale Muskelatrophien sind Erbkrankheiten, bei denen sich Nervenzellen im Rückenmark und Hirnstamm zurückbilden, wodurch eine fortschreitende Muskelschwäche und ein Muskelschwund ausgelöst werden.

Die Störung wird gewöhnlich autosomal-rezessiv vererbt, was bedeutet, dass beide Gene defekt sein müssen, also jeder Elternteil ein solches Gen weitergegeben hat ■. Man unterscheidet bei der spinalen Muskelatrophie drei Haupttypen.

Symptome

Die ersten Symptome treten im Säuglings- und Kindesalter auf. Eine akute spinale Muskelatrophie (Werdnig-Hoffmann-Krankheit, Typ I) macht sich bei oder wenige Tage nach der Geburt durch Muskelschwäche bemerkbar. Die meisten Kinder werden nicht älter als etwa anderthalb Jahre; die übrigen erleben vielleicht ihren vierten Geburtstag.

Bei der intermediären spinalen Muskelatrophie (Typ II) entwickelt sich die Muskelschwäche mit einem halben Jahr. Im Alter von zwei bis drei Jahren sind die meisten Kinder auf einen Rollstuhl angewiesen. Diese Krankheit führt oft bereits im frühen Kindesalter zum Tod, gewöhnlich aufgrund von Atemproblemen. Einige Kinder überleben jedoch mit einer dauerhaften Muskelschwäche, die sich nicht verschlimmert.

Die chronische spinale Muskeldystrophie (Wohlfart-Kugelberg-Welander-Krankheit, Typ III) beginnt im Alter zwischen fünf und 15 Jahren und schreitet langsam voran, sodass die Lebenserwartung höher ist als bei den anderen Formen der spinalen Muskelatrophie. Muskelschwäche und -schwund beginnen in den Beinen und gehen später auch auf die Arme über.

Diagnose und Behandlung

Der Arzt zieht diese seltenen Krankheiten in Erwägung, wenn ein kleines Kind unerklärliche Muskelschwäche und Muskelschwund zeigt. Da es sich um Erbkrankheiten handelt, kann die familiäre Vorgeschichte Aufschluss geben. Eine Elektromyographie ★ ist für die Diagnose hilfreich.

Eine spezifische Behandlung gibt es nicht. Krankengymnastik, Physiotherapie und das Tragen von Schienen können manchmal hilfreich sein.

▲ siehe Seite 12   ■ siehe Seite 12
★ siehe Seite 429

KAPITEL 96

Erkrankungen der Hirnnerven

Zwölf Nerven – die Hirnnerven – verlaufen direkt vom Gehirn zu verschiedenen Bereichen von Kopf und Hals. Eine Störung kann die Verbindungen zwischen den Hirnnerven innerhalb des Gehirns betreffen, wie bei der internukleären Augenmuskellähmung. Oder eine Störung wirkt sich nur auf einen einzigen Hirnnerv aus; Beispiele sind Trigeminusneuralgie, Gesichtslähmung, halbseitige Gesichtskrämpfe und Glossopharyngeusneuralgie. Wenn der Arzt eine Hirnnervenstörung vermutet, wird die Funktion der Hirnnerven getestet. Dazu wird der Patient aufgefordert, einfache Aufgaben durchzuführen, wie ein sich bewegendes Objekt mit den Augen zu verfolgen.

Internukleäre Augenmuskellähmung

Unter internukleärer Augenmuskellähmung versteht man eine Schwächung oder Lähmung der Augenbewegung aufgrund einer Schädigung von Nervenfasern, die jene Nervenzellgruppen miteinander verbinden, aus denen die Hirnnerven III (Nervus oculomotorius) und VI (N. abducens) hervorgehen.

Bei der internukleären Augenmuskellähmung (Ophthalmoplegie) sind Nervenfasern geschädigt, welche die Bewegungen der Augen von einer zur anderen Seite und von oben nach unten kontrollieren. Die häufigste Ursache dafür ist bei älteren Menschen ein Schlaganfall, bei jüngeren multiple Sklerose.

Die Erkrankung beeinträchtigt die horizontalen Augenbewegungen, nicht jedoch die vertikalen. Das Auge auf der betroffenen Seite kann nicht nach innen gedreht werden, wenn man in die entgegengesetzte Richtung schaut, wohl aber nach außen. Wenn das Auge der anderen Seite nach außen gedreht wird, kommt es zu Augenzittern.

Ein Schlaganfall kann das Zentrum für die horizontalen Augenbewegungen schädigen, was zum so genannten *one-and-a-half syndrome* (Anderthalb-Syndrom) führt: Das Auge der betroffenen Seite bleibt in der Mitte stehen, das andere Auge kann sich nach außen bewegen, aber nicht nach innen. Wie bei der internukleären Augenmuskellähmung sind die Augenbewegungen nach oben und unten nicht betroffen.

Die Behandlung der internukleären Augenmuskellähmung und ihre Heilungschancen hängen von der Ursache ab.

Lähmung der Hirnnerven, die die Augenbewegung kontrollieren

Dazu zählen Lähmungen der Hirnnerven III, IV und VI. Derartige Lähmungen beeinträchtigen die Fähigkeit, die Augen je nach betroffenem Nerv in bestimmte Richtungen zu bewegen.

Die Augen werden mithilfe von drei paarigen Muskeln bewegt, die von den Hirnnerven III, IV und VI kontrolliert werden. Diese Muskeln bewegen das Auge nach oben und nach unten, nach rechts und nach links sowie schräg.

Eine **Okulomotoriuslähmung** (betroffen ist Hirnnerv III) kann von Hirnstörungen (wie Kopfverletzungen, dem Aneurysma einer Hirnarterie und einem Hirntumor) oder Diabetes herrühren. Das betroffene Auge wandert nach außen, wenn das nicht betroffene Auge geradeaus blickt, was zu Doppeltsehen führt. Das betroffene Auge kann sich nur dann zur Mitte bewegen, wenn es nach innen schaut und kann weder nach oben noch nach unten schauen. Das Augenlid hängt herab, und die Pupille kann erweitert, manchmal aber auch starr sein (d. h., sie verändert ihre Größe nicht). Eine Erweiterung oder Starre beider Pupillen spricht für ein tiefes Koma, möglicherweise sogar für einen Hirntod ▲. Entwickeln sich Kopfschmerzen und verändert sich der Bewusstseinszustand (wird der Betroffene beispielsweise benommen), kann dies auf eine lebensbedrohliche Störung hinweisen.

Die Diagnose basiert auf den Ergebnissen einer neurologischen Untersuchung und einer Computer- oder Kernspintomographie. Eine Lumbalpunktion ■ wird nur dann durchgeführt, wenn der Arzt eine Blutung vermutet, die im Computertomogramm nicht zu sehen ist. Eine zerebrale Angiographie wird durchgeführt, wenn eine Blutung aufgrund eines Aneurysmas vermutet wird oder wenn die Pupille betroffen ist,

▲ siehe Seite 474   ■ siehe Seite 426

ohne dass eine Kopfverletzung vorliegt. Die Behandlung hängt von der Ursache der Lähmung ab. Ist eine lebensbedrohliche Störung der Grund, müssen Notfallmaßnahmen ergriffen werden.

Die Ursache für eine **Trochlearislähmung** (betroffen ist Hirnnerv IV) ist in den meisten Fällen eine Kopfverletzung, selten ein Tumor. Das betroffene Augen kann sich nicht nach innen oder nach unten drehen, was zu vertikalem Doppeltsehen führt. Der Betroffene versucht unbewusst, den Kopf zu neigen und benutzt dadurch Augenmuskeln, die nicht von der Lähmung betroffen sind. Diese Kopfhaltung kann das Doppeltsehen beseitigen.

Die Ursache einer **Abducenslähmung** (betroffen ist Hirnnerv VI) kann eine Kopfverletzung, ein Tumor, Diabetes, multiple Sklerose, Hirnhautentzündung, Blockade einer Arterie, die den Nerv versorgt, oder ein erhöhter Schädelinnendruck sein. Das betroffene Auge kann sich nicht ganz nach außen wenden und dreht sich unter Umständen nach innen, wenn der Patient geradeaus sieht. Sieht der Patient in Richtung des betroffenen Auges, kann es zu Doppeltsehen kommen.

Gewöhnlich lässt sich eine Abducenslähmung leicht diagnostizieren, aber die Ursache ist weniger leicht zu klären. Um einen Tumor auszuschließen, wird eine CT oder eine NMR durchgeführt. Mithilfe einer Lumbalpunktion lässt sich feststellen, ob der Druck im Schädel erhöht ist und ob ein Tumor oder eine Schwellung aufgrund einer Infektion auf den Nerv drückt. Lässt sich nichts finden, nimmt man oft an, dass die Blockade einer Arterie, die den Nerv versorgt, oder eine transitorische ischämische Attacke, die den Nerv in Mitleidenschaft zieht, die Ursache ist. Diese Störungen sind häufig die Ursache bei Menschen mit Bluthochdruck, Diabetes und Arteriosklerose.

Die Behandlung hängt von der Ursache der Lähmung ab. Wird die Ursache behoben, geht die Lähmung gewöhnlich zurück. Ist die Blockade eines Blutgefäßes der Grund, regeneriert sich der Nerv, und die Lähmung geht auch dann im Allgemeinen ohne Behandlung innerhalb von zwei Monaten zurück.

Trigeminusneuralgie

Die Trigeminusneuralgie (Tic douloureux) beruht auf einer Fehlfunktion des Trigeminusnervs (Hirnnerv V), der sensorische Informationen vom Gesicht an das Gehirn übermittelt und die Kaumuskulatur kontrolliert.

Erwachsene jeden Alters können eine Trigeminusneuralgie bekommen, ältere Menschen sind jedoch häufiger als jüngere, Frauen häufiger als Männer betroffen.

In den meisten Fällen ist die Ursache unbekannt. Oftmals ist es eine ungewöhnlich verlaufende Arterie, die auf den Nerv drückt, und zwar in der Nähe der Stelle, wo er aus dem Gehirn austritt. Bei jüngeren Menschen ist eine Trigeminusneuralgie manchmal die Folge von multipler Sklerose. Selten wird sie von Herpes zoster (einer Virusinfektion) oder einem Tumor ausgelöst.

Symptome

Die Schmerzen können spontan auftreten, oft setzen sie jedoch ein, wenn man eine bestimmte Stelle im Gesicht berührt oder bei bestimmten Tätigkeiten, wie Zähneputzen oder Kauen. In einem beliebigen Bereich der unteren Gesichtshälfte können kurz hintereinander blitzartige, quälende Schmerzattacken einsetzen. Am häufigsten kommt es in der Wange neben der Nase oder im Kieferbereich zu Schmerzen. Gewöhnlich ist nur eine Gesichtshälfte betroffen. Die Schmerzen halten in der Regel nur Sekunden an, können aber bis zu zwei Minuten dauern. Die Attacken können sich bis zu hundertmal täglich wiederholen und die Betroffenen sehr stark beeinträchtigen. Nicht selten klingt die Trigeminusneuralgie spontan ab, aber oft treten die Attacken in langen Abständen wieder auf.

Diagnose und Behandlung

Die charakteristischen Schmerzen führen den Arzt zur Diagnose. Allerdings müssen andere mögliche Ursachen für Schmerzen im Gesichtsbereich, wie Erkrankungen des Kiefers, der Zähne und der Nebenhöhlen oder eine Quetschung des Trigeminusnervs durch einen Tumor oder eine Gefäßerweiterung, ausgeschlossen werden. Eine derartige Trigeminusneuropathie führt allerdings zu einem Empfindungsverlust im Gesicht, was eine Trigeminusneuralgie nicht tut.

Gängige Schmerzmittel helfen bei dieser Erkrankung meist wenig. Nützlich sind hingegen Epilepsiemittel, welche die Nervenmembran stabilisieren. Gewöhnlich wird zuerst Carbamazepin eingesetzt; hilft dieses nicht oder treten starke Nebenwirkungen auf, wird zu Valproinsäure oder Phenytoin gewechselt. Auch das muskelentspannende Mittel Baclofen und trizyklische Antidepressiva ▲ wirken in bestimmten Fällen.

▲ siehe Tabelle Seite 606

UNTERSUCHUNG DER HIRNNERVEN

HIRN-NERV NUMMER	NAME	FUNKTION	TEST
I	Nervus olfactorius	Geruch	Objekte von charakteristischem Geruch (z. B. Seife, Kaffee, Knoblauch) werden vor die Nase gehalten und sollen erkannt werden. Jedes Nasenloch wird einzeln getestet
II	Nervus opticus (Sehnerv)	Sehvermögen	Die Fähigkeit, nahe und ferne Gegenstände zu sehen und Gegenstände oder Bewegungen am Rand des Gesichtsfelds, also im Augenwinkel, zu entdecken (peripheres Sehen)
III	Nervus oculo-motorius	Bewegung der Augen nach oben, unten und innen; Verengung (Konstriktion) oder Erweiterung (Dilatation) der Pupille als Reaktion auf Lichtveränderungen	Die Fähigkeit, nach oben, unten und innen zu schauen; außerdem beachtet man, ob das obere Augenlid herabhängt
IV	Nervus trochlearis	Bewegung der Augen nach unten und innen	Die Fähigkeit, beide Augen von oben und außen nach unten und innen zu drehen
V	Nervus trigeminus	Empfindungen im Gesicht und Kaubewegungen	Die Wahrnehmung in Bereichen des Gesichts und Schwäche oder Lähmung der Muskeln des Kiefers, die für das Zusammenbeißen der Zähne bzw. das Öffnen der Kiefer nötig sind
VI	Nervus abducens	Seitenbewegung der Augen	Die Fähigkeit, das Auge über die Mittellinie hinaus nach außen zu drehen
VII	Nervus facialis	Mimik und Geschmack in den vorderen zwei Dritteln der Zunge	Die Fähigkeit, zu lächeln, den Mund zu öffnen und die Zähne zu zeigen sowie die Augen fest zu schließen; die Fähigkeit, süß, sauer, salzig und bitter zu schmecken
VIII	Nervus acusticus	Gehör und Gleichgewicht	Das Gehör prüft man mit einer Stimmgabel, das Gleichgewicht, indem die Person, einen Fuß vor den anderen setzend, entlang einer geraden Linie gehen soll
IX	Nervus glosso-pharyngeus	Schlucken, Würgereflex und Sprechen	Da die Hirnnerven IX und X ähnliche Funktionen kontrollieren, werden sie gemeinsam getestet. Schluckbewegungen, die richtige Position von Gaumen und Zäpfchen (in der hinteren Mitte des Rachens), wenn die Person »A« sagt, und Würgereflex werden geprüft, zudem, ob die Person heiser ist
X	Nervus vagus	Schlucken, Würgereflex und Sprechen; Kontrolle von Muskeln in inneren Organen (einschließlich des Herzens)	Wie bei Hirnnerv IX
XI	Nervus accessorius	Halsdrehen und Schulterzucken	Man sucht nach Zeichen für Schwäche oder fehlende Bewegungen beim Kopfdrehen und Schulterzucken
XII	Nervus hypoglossus	Zungenbewegungen	Beim Herausstrecken der Zunge wird auf Abweichungen zur Seite geachtet

Manchmal entsteht eine Trigeminusneuralgie, wenn eine ungewöhnlich verlaufende Arterie auf den Nerv drückt. Dann kann man die Arterie operativ vom Nerv trennen und zwischen beiden ein Schwämmchen platzieren, was die Schmerzen gewöhnlich zumindest für einige Jahre beseitigt. Ist ein Tumor die Ursache, wird er operativ entfernt.

Wenn sich die Schmerzen nicht mit Medikamenten lindern lassen und eine Operation nicht durchführbar ist, bietet sich ein Test an, bei dem Alkohol in den Nerv gespritzt wird, um den Nerv vorübergehend funktionsuntüchtig zu machen. Beseitigt dies die Schmerzen, kann man den Nerv durchtrennen oder mit einer Radiofrequenzsonde »veröden«, um die Schmerzen dauerhaft zu beseitigen. Alternativ kann man den Nerv endgültig abtöten, indem man ein Medikament wie Glyzerin einspritzt. Diese Vorgehensweise sollte jedoch nur als letzter Ausweg erwogen werden, denn oft bringt sie nur für Monate oder ein paar Jahre Erleichterung, dann kehren die Schmerzen zurück.

Gesichtslähmung

Die einseitige periphere Gesichtslähmung (Bell-Lähmung) ist durch Störung des Fazialisnervs (Hirnnerv VII) bedingt, der die Gesichtsmuskulatur stimuliert. Das führt dazu, dass die Muskeln in einer Gesichtshälfte plötzlich geschwächt oder gelähmt sind.

Die Ursache der Gesichtslähmung ist unbekannt, man weiß jedoch, dass der Fazialisnerv infolge einer Autoimmunerkrankung oder einer Virusinfektion anschwellen kann. Vieles spricht dafür, dass eine Herpes-simplex-Infektion verantwortlich ist, aber auch eine Lyme-Borreliose kommt infrage.

Symptome

Mehrere Stunden oder gar ein bis zwei Tage, bevor die Gesichtsmuskulatur erschlafft, können Schmerzen hinter dem Ohr auftreten. Die Bell-Lähmung setzt unvermittelt ein. Das Ausmaß der darauf folgenden Gesichtsmuskelschwäche reicht von geringfügig bis zur vollständigen Lähmung; es ist aber immer nur eine Hälfte des Gesichts betroffen. Die Schwäche erreicht ihr Maximum nach 48 Stunden. Die gelähmte Gesichtshälfte wird flach und ausdruckslos, der Betroffene hat jedoch oft den Eindruck, sie sei verzogen, weil die Muskeln auf der unbetroffenen Seite das Gesicht auf diese Seite herüber-

Horner-Syndrom: ein herabhängendes Augenlid

Einige der Nervenfasern, die die Augen mit dem Gehirn verbinden, nehmen einen Umweg. Sie laufen das Rückenmark hinab, treten in Höhe der Brust aus und ziehen dann wieder neben der Halsschlagader den Hals empor, durch den Schädel und zum Auge. Wenn die Bahn dieser Nervenfasern irgendwo unterbrochen wird, ist das Horner-Syndrom die Folge.

Das Horner-Syndrom kann sich bei Menschen jeden Alters entwickeln. Ursache kann eine Störung im Halsbereich oder im Rückenmark sein, aber auch im Kopf oder Gehirn. Mögliche Auslöser sind Lungenkrebs, Hirn- oder Rückenmarktumoren, Hals-, Kopf- oder Rückenmarkverletzungen, Aortenaneurysmen im Brustbereich oder eine Aorten- bzw. Karotidendissektion. Das Horner-Syndrom kann angeboren sein; in diesem Fall bleibt das betroffenen Auge blaugrau wie zum Zeitpunkt der Geburt.

Dieses Syndrom zieht das Auge in Mitleidenschaft, das auf derselben Seite wie die geschädigten Nervenfasern liegt. Das Augenlid hängt herab, die Pupille verliert an Größe, der Augapfel sinkt leicht ein. Zudem schwitzt die betroffene Seite weniger als die gesunde.

Die Störung wird auf Basis der Symptome diagnostiziert. Die Behandlung hängt von der Ursache ab, doch häufig gibt es keine sinnvolle Therapie.

ziehen, sobald es Mimik zeigt. Die meisten Patienten klagen über ein Gefühl der Taubheit oder Schwere im Gesicht, obwohl die sensorische Empfindung in Wirklichkeit unbeeinträchtigt ist.

Wenn der obere Teil des Gesichts betroffen ist, kann das Auge auf der gelähmten Seite nicht richtig geschlossen werden. Deshalb kann es austrocknen, was zu Schmerzen und Augenschäden führen kann. Das Auge zeigt überdies die Tendenz, nach oben zu rollen, wenn es geschlossen ist.

Die Bell-Lähmung kann Speichel- und Tränenproduktion sowie den Geschmackssinn im vorderen Zungenbereich beeinträchtigen. Das

Ohr auf der betroffenen Seite kann Geräusche als übermäßig laut wahrnehmen, weil der Muskel, der das Trommelfell spannt, gelähmt ist. Dieser Muskel liegt im Innenohr.

Manchmal bildet der Fazialisnerv, wenn er heilt, ungewöhnliche Verbindungen aus, die zu eigenartigen Bewegungen einiger Gesichtsmuskeln oder tränenden Augen (»Krokodilstränen«) beim Speichelfluss führen.

Diagnose

Die Gesichtslähmung lässt sich gewöhnlich anhand der Symptome diagnostizieren. Sie betrifft immer nur eine Gesichtshälfte, wobei sowohl der obere als auch der untere Teil des Gesichts beeinträchtigt sein können. Ein Schlaganfall kann zwar ebenfalls eine Gesichtslähmung hervorrufen, aber nur im unteren Gesichtsbereich. Außerdem sind bei einem Schlaganfall die Arm- und Beinmuskeln auf der betroffenen Seite ebenfalls geschwächt.

Andere Ursachen liegen einer Gesichtslähmung nur selten zugrunde; die Symptome setzen in diesen Fällen gewöhnlich allmählich ein. Dazu gehören Hirn- oder andere Tumoren, die den Nerv quetschen, ferner Infektionen des Mittelohrs und der Knochenhohlräume hinter dem Ohr und Schädelbasisbrüche. Gewöhnlich kann der Arzt diese Ursachen ausschließen, wenn er die gesundheitliche Vorgeschichte kennt und Röntgenaufnahmen, Computer- oder Kernspintomographien auswertet. Unter Umständen wird das Blut auf Lyme-Borreliose-Erreger oder Sarkoidose untersucht.

Behandlung und Prognose

Die Bell-Lähmung wird so behandelt, als sei die Ursache eine Infektion mit Herpes simplex. Das Virenmittel Aciclovir wird verabreicht, um zu verhindern, dass sich die Viren vermehren. Es gibt keine spezifische Behandlung für die Bell-Lähmung. Kortison, z. B. Prednison, wird eingenommen, um die Nervenschwellung zu verringern. Um eine optimale Wirkung zu erzielen, sollte die Behandlung spätestens zwei Tage nach Auftreten der Symptome einsetzen und ein bis zwei Wochen lang fortgesetzt werden.

Wenn ein Auge aufgrund der Gesichtsmuskellähmung nicht vollständig geschlossen werden kann, muss es vor dem Austrocknen geschützt werden. Es empfiehlt sich, alle paar Stunden benetzende Augentropfen zu verwenden. Möglicherweise muss das Auge zur Nacht zugeklebt werden.

Eine leichte elektrische Stimulation der Nerven und eine Massage der erschlafften Muskeln hat sich als nicht erfolgreich gezeigt. Besteht die Lähmung länger als sechs bis zwölf Monate, versucht man unter Umständen, den Nervus hypoglossus operativ mit dem Fazialisnerv zu verbinden. Diese Operation kann die Mimik unter Umständen teilweise wiederherstellen, führt aber zu Sprach- und Essschwierigkeiten und wird daher nur selten durchgeführt.

Ist das Gesicht nur teilweise gelähmt, ist eine vollständige Genesung innerhalb von ein bis zwei Monaten wahrscheinlich. Bei einer vollständigen Lähmung ist der Ausgang ungewiss. Viele Betroffene erholen sich nicht völlig; die Gesichtsmuskeln bleiben geschwächt, sodass das Gesicht »hängt«.

Halbseitiger Gesichtskrampf

Beim halbseitigen Gesichtskrampf (hemifazialer Spasmus) handelt es sich um die unwillkürliche Verkrampfung einer Gesichtshälfte.

Halbseitige Gesichtskrämpfe werden von einer ungewöhnlich verlaufenden Arterie oder einen Arterienschleife hervorgerufen, die auf den Hirnnerv VII drückt, und zwar dort, wo er aus dem Hirnstamm austritt. Die Muskeln einer Gesichtshälfte zucken unwillkürlich; gewöhnlich beginnen die Zuckungen im Augenlid und breiten sich dann auf Wangen und Mund aus. Zunächst treten die Zuckungen vielleicht nur sporadisch auf, doch mit der Zeit können sie praktisch zu einem Dauerzustand werden. Sie sind zwar schmerzlos, können aber belastend sein.

Die Diagnose erfolgt aufgrund der Muskelkrämpfe. Mithilfe einer Kernspintomographie lässt sich die fehlgebildete Arterie nur selten entdecken, doch sie sollte durchgeführt werden, um einen Tumor auszuschließen.

Botulinumtoxin ist das Mittel zur Wahl bei der Behandlung dieser Störung; es wird in die betroffenen Muskeln gespritzt. Wenn das nichts hilft, bleibt als Alternative eine Operation, bei der die Arterie vom Nerv getrennt und ein Schwämmchen zwischen beide geschoben wird.

Glossopharyngeusneuralgie

Bei der Glossopharyngeusneuralgie treten aufgrund einer Fehlfunktion des Glossopharyngeus (Hirnnerv IX) wiederholt starke Schmerzen im hinteren Rachen nahe der Mandeln und im hinteren Zungenbereich auf.

Den Druck von einem Nerven nehmen

Wenn eine ungewöhnlich verlaufende Arterie auf einen Hirnnerv drückt, lassen sich die dadurch bedingten Schmerzen durch eine Operation lindern. Mit dieser so genannten vaskulären Dekompression lassen sich Trigeminusneuralgie, halbseitige Gesichtskrämpfe und Glossopharyngeusneuralgie behandeln.

Wenn der Trigeminusnerv gequetscht wird, wird ein Bereich am Hinterkopf rasiert und ein Einschnitt gemacht. Der Chirurg schneidet ein kleinen Loch in den Schädel und hebt den Rand des Gehirns an, um den Nerv freizulegen. Dann trennt er die Arterie vom Nerv und legt ein Schwämmchen zwischen beide. Dieser Eingriff erfordert eine Vollnarkose, doch die Gefahr von Nebenwirkungen ist gering. Zu den möglichen Nebenwirkungen gehören Taubheit im Gesicht, Schwäche der Gesichtsmuskulatur, Doppeltsehen, Infektionen, Blutungen, Hör- und Gleichgewichtsprobleme sowie Lähmungen. Gewöhnlich lindert dieser Eingriff die Schmerzen, doch in rund 15 Prozent der Fälle kehren sie zurück.

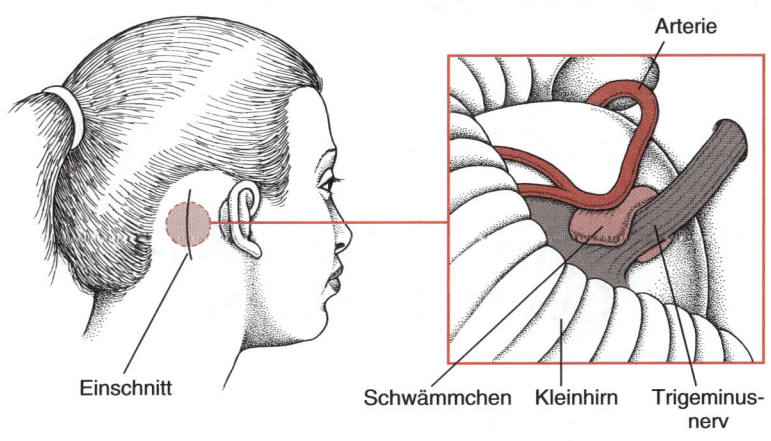

Arterie

Einschnitt

Schwämmchen   Kleinhirn   Trigeminusnerv

Gewöhnlich tritt die Glossopharyngeusneuralgie nach dem 40. Lebensjahr auf, und zwar vorwiegend bei Männern. Die Ursache dieser seltenen Krankheit ist unbekannt.

Symptome

Wie bei der Trigeminusneuralgie kommt es periodisch zu kurzen, aber quälenden Schmerzattacken, die durch bestimmte Bewegungen, wie Kauen, Schlucken, Husten und Niesen, ausgelöst werden können. Die Attacken beginnen gewöhnlich im hinteren Zungen- und Rachenbereich und greifen manchmal auf das Ohr über. Sie dauern einige Sekunden bis Minuten und betreffen meist nur eine Seite. Bei einem Teil der Betroffenen sinkt die Herzschlagfrequenz so stark, dass das Herz kurzzeitig zu schlagen aufhört und der Betroffene ohnmächtig wird.

Diagnose und Behandlung

Man unterscheidet eine Glossopharyngeusneuralgie von einer Trigeminusneuralgie anhand der Schmerzlokalisation oder mittels eines Tests. Dabei berührt der Arzt den Rachenhintergrund mit einem Wattestäbchen. Löst dies eine Schmerzattacke aus, betäubt der Arzt den Rachenhintergrund und wiederholt den Test. Wenn das Betäubungsmittel eine Attacke verhindert, ist die Diagnose bestätigt.

Es werden dieselben Medikamente wie gegen die Trigeminusneuralgie eingesetzt: Carbamazepin, Phenytoin, Baclofen und trizyklische Antidepressiva ▲. Nützen diese Medikamente nichts, kann eine örtliche Betäubung des Rachenhintergrunds zeitweise Erleichterung bringen. Um dauerhaft Erleichterung zu finden, kann jedoch eine Operation erforderlich sein:

▲ siehe Seite 606

Dabei wird der Nerv von der Arterie, die ihn quetscht, getrennt und ein Schwämmchen zwischen beide geschoben.

Hypoglossuslähmung

Eine Fehlfunktion des Hypoglossus (Hirnnerv XII) führt zu Schwächung oder Schwund des Zungenmuskels auf der betroffenen Seite.

Eine Schädigung des Nervus hypoglossus kann von einem Tumor an der Schädelbasis, Infektionen des Hirnstamms und einer Halsverletzung herrühren; auch eine Operation zur Behebung einer Blockade in einer Halsschlagader kann die Ursache sein (Endarterektomie) ▲. Auch eine amyotrophische Lateralsklerose (ALS) kann den Nerv schädigen.

Die Zungenmuskulatur wird an der betroffenen Seite schwach, und es kommt schließlich zum Muskelschwund. Das führt zu Schwierigkeiten beim Sprechen, Kauen und Schlucken. Eine Schädigung aufgrund von ALS ruft eine typische, wurmartige Zungenbewegung hervor.

Meist wird mit einer Kernspintomographie nach einem Tumor oder Hinweisen auf einen Schlaganfall gesucht. Besteht Verdacht auf Krebs oder eine Infektion, wird möglicherweise eine Lumbalpunktion ■ durchgeführt. Die Behandlung hängt von der Ursache ab.

KAPITEL 97

Störungen des Geruchs- und Geschmackssinns

Da Geruchs- und Geschmacksstörungen im Allgemeinen nicht lebensbedrohlich sind, wird ihnen von ärztlicher Seite oft wenig Aufmerksamkeit geschenkt. Derartige Störungen können aber die Lebensqualität beeinträchtigen, da die Betroffenen Speisen, Getränke und Wohlgerüche nicht mehr genießen können. Außerdem sind die Betroffenen nicht in der Lage, potenziell gefährliche Chemikalien und Gase wahrzunehmen, was schwerwiegende Folgen haben kann. Gelegentlich verbirgt sich hinter einer Geruchs- und Geschmacksstörung eine ernste Erkrankung, wie ein Tumor.

Geruch und Geschmack sind eng miteinander verbunden. Die Geschmacksknospen auf der Zunge erkennen Geschmacksrichtungen, die Geruchsrezeptoren in der Nase Gerüche. Beide Sinneseindrücke werden an das Gehirn weitergeleitet, das die Informationen verknüpft und so die Aromen erkennt und einordnet. Manche Geschmackseindrücke, wie salzig, bitter, süß und sauer, können ohne Hilfe des Geruchssinns identifiziert werden, aber um komplexere Aromen (z. B. Himbeere) zu bestimmen, sind beide Sinne erforderlich.

Ab dem 50. Lebensjahr nimmt das Riech- und Schmeckvermögen allmählich ab. Bei etwa 40 Prozent der älteren Menschen ist der Geruchssinn deutlich reduziert.

Die häufigste Geruchs- und Geschmacksstörung ist eine Schwächung (Hyposmie) oder ein Verlust des Geruchssinns (Anosmie). Da Aromen überwiegend über den Geruchssinn unterschieden werden, bemerken die meisten Betroffenen oft erst, wenn ihnen Speisen fade erscheinen, dass sie nicht mehr gut riechen können.

Die Fähigkeit, Gerüche wahrzunehmen, kann durch Veränderungen in der Nase, in den Nerven, die von der Nase zum Gehirn führen, oder im Gehirn selbst beeinträchtigt werden. Sind die Nasengänge beispielsweise infolge einer Erkältung verstopft, ist der Geruchssinn vermutlich nur deshalb abgeschwächt, weil die Gerüche die Geruchsrezeptoren nicht erreichen. Da das Riechen den Geschmack beeinflusst, schmeckt vielen Menschen bei einer Erkältung das Essen nicht. Die Zellen, die Gerüche wahrnehmen, können vorübergehend durch Grippeviren geschädigt werden; manche Menschen

---

▲ siehe Seite 490   ■ siehe Seite 426

Wie man Aromen wahrnimmt

Für fast jedes Aroma muss das Gehirn sowohl Geruchs- als auch Geschmackseindrücke auswerten. Diese werden von Mund und Nase übermittelt. Das Geruchs- und Geschmackszentrum verbindet diese Sinnesinformationen, sodass der Mensch Aromen erkennen kann.

In einem kleinen Bereich der Schleimhaut, die die Nasenhöhle auskleidet (Geruchsepithel), finden sich Nervenzellen, die Gerüche wahrnehmen (Geruchsrezeptoren). Diese Rezeptoren weisen winzigen haarähnlichen Auswüchse (Zilien) auf, die Gerüche wahrnehmen. Gelangen flüchtige Moleküle in die Nasengänge, reizen sie die Zilien und lösen in den ableitenden Nervenfasern einen Nervenimpuls aus. Diese Nervenfasern verlaufen aufwärts durch den Knochen, der das Dach der Nasenhöhle bildet (Siebbeinplatte), und nehmen mit den darüber liegenden Riechkolben (Bulbus olfactorius) Verbindung auf, welche die Hirnnerven für Geruch (olfaktorische Nerven) bilden. Der Impuls wandert über die Riechkolben und weiter entlang der beiden Geruchsnerven zum Geruchs- und Geschmackszentrum im Gehirn. Das Gehirnzentrum interpretiert diese Nervenimpulse als einen bestimmten Geruch. Auch die Region des Gehirns (im mittleren Teil des Schläfenlappens), wo Erinnerungen an Gerüche gespeichert werden, wird erregt. Diese Erinnerungen befähigen einen Menschen, zahlreiche verschiedene Gerüche zu unterscheiden und zu identifizieren, mit denen er im Lauf seines Lebens in Kontakt gekommen ist.

Die Zungenoberfläche ist mit Tausenden winziger Geschmacksknospen besetzt. Wenn Nahrung in den Mund gelangt, werden die Geschmacksrezeptoren in den Geschmacksknospen gereizt. Die Geschmacksrezeptoren haben Zilien, die Geschmäcke wahrnehmen. Die Nahrungsmoleküle reizen diese Zilien, daraufhin in den Fasern nahe gelegener Nervenzellen einen Impuls auslösen. Diese wiederum stehen mit den Hirnnerven für Geschmack (Fazialis- und Glossopharyngeusnerv) in Verbindung. Der Impuls wandert diese Hirnnerven entlang ins Gehirn, das ihn als bestimmten Geschmack identifiziert. Die Geschmacksknospen reagieren auf Süßes, Salziges, Saures und Bitteres und das so genannte Umami.

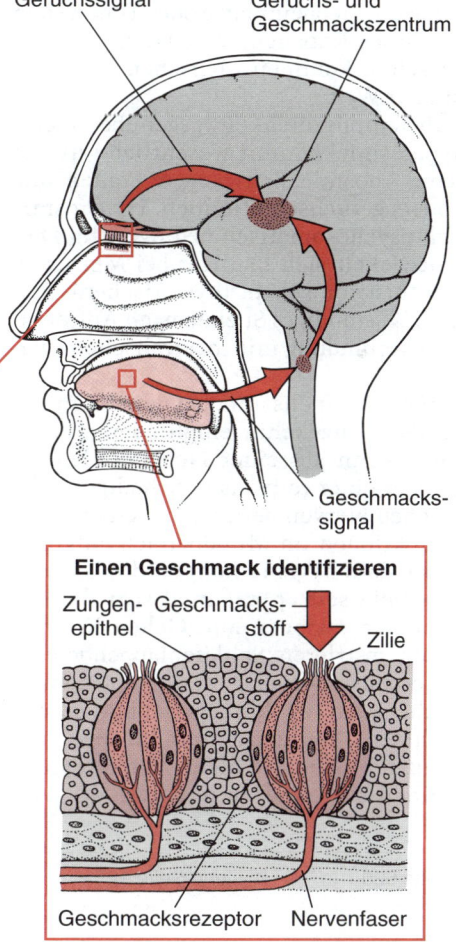

Geruchssignal

Geruchs- und Geschmackszentrum

Geschmackssignal

Geruchswahrnehmung

Riechkolben Olfaktorischer Nerv

Zilie Geruchsrezeptor

Geruchsstoff Riechepithel

Einen Geschmack identifizieren

Zungenepithel Geschmacksstoff Zilie

Geschmacksrezeptor Nervenfaser

können nach einer Grippe mehrere Tage oder gar Wochen lang nichts riechen und schmecken. In seltenen Fällen ist dieser Verlust von Dauer.

Manchmal führen schwere Nasennebenhöhlenentzündungen oder eine Strahlentherapie bei Krebs zu einem Verlust des Geruchs- oder Geschmackssinns, der monatelang oder gar lebenslang anhält, weil die Geruchsrezeptoren geschädigt oder zerstört worden sind.

Die häufigste Ursache für einen bleibenden Verlust des Geruchssinns sind jedoch Kopfverletzungen, oft durch Verkehrsunfälle. Zu einem dauerhaften Verlust des Geruchssinns kommt es, wenn die Fasern der beiden Geruchsnerven – dem Hirnnervenpaar, das die Geruchsrezeptoren mit dem Gehirn verbindet – an der Siebbeinplatte abgeschert werden. (Das ist jener Knochen an der Schädelbasis, der die Schädelhöhle von der Nasenhöhle trennt.) Diese so genannten olfaktorischen Nerven können auch durch einen Bruch der Siebbeinplatte oder Tumoren in der Nähe dieses Knochens geschädigt werden. Nur sehr selten kommen Menschen ohne Geruchssinn zur Welt.

Eine Überempfindlichkeit gegenüber Gerüchen (Hyperosmie) kommt wesentlich seltener vor als eine Anosmie. Schwangere Frauen sind oft besonders geruchsempfindlich. Hyperosmie kann auch psychosomatisch bedingt sein. Derartiges entwickelt sich häufiger bei Menschen mit einer histrionischen (hysterischen) Persönlichkeit ▲ (ständiges Suchen nach Aufmerksamkeit in Verbindung mit theatralischem Verhalten).

Ein gestörter Geruchssinn, bei dem harmlose Gerüche als unangenehm empfunden werden (Dysosmie), kann auf einer Nebenhöhlenentzündung oder einer teilweisen Schädigung der olfaktorischen Nerven beruhen. Auch übel riechende Infektionen im Mundbereich aufgrund mangelnder Zahnhygiene können die Ursache einer Dysosmie sein. Manchmal tritt die Dysosmie bei Depressionen auf. Gehen Krampfanfälle vom mittleren Schläfenlappenbereich aus, der Geruchseindrücke verarbeitet, kommt es möglicherweise zu kurzen, lebhaften und unangenehmen Geruchsempfindungen (Geruchshalluzinationen). Solche unliebsamen Geruchseindrücke sind Bestandteil des An-

falls, der so genannten Aura, und beruhen nicht auf einer Störung des Geruchssinns.

Ein verminderter (Hypogeusie) oder fehlender Geschmackssinn (Ageusie) beruht gewöhnlich auf Einflüssen auf die Zunge. Dazu gehören beispielsweise ein sehr trockener Mund, starkes Rauchen (insbesondere Pfeifenrauchen), Strahlentherapie im Kopf- und Halsbereich und Nebenwirkungen von Medikamenten wie Vincristin (bei Krebserkrankungen) und Amitriptylin (bei Depressionen). Bei der Bell-Lähmung geht der Geschmackssinn oft in den vorderen zwei Dritteln der von der Lähmung betroffenen Zungenseite verloren.

Nahezu dieselben Faktoren, die zu Geschmacksverlust führen, können auch Geschmacksstörungen (Dysgeusie) hervorrufen, darunter Depressionen und Schlaganfälle. Verbrennungen der Zunge können Geschmacksknospen vorübergehend zerstören.

Diagnose und Behandlung

Der Arzt kann den Geruchssinn mithilfe von Duftölen, Seife und Nahrungsmitteln (z. B. Kaffee, Knoblauch) testen; dabei wird jedes Nasenloch einzeln getestet. Der Geschmack wird mit süßen (Zucker), sauren (Zitronensaft), salzigen (Salz) und bitteren (Azetylsalicylsäure, Chinin, Aloe) Stoffen geprüft. Der Arzt oder Zahnarzt untersucht außerdem den Mund auf Entzündungen und Trockenheit (zu wenig Speichel). Selten ist eine Computer- oder Kernspintomographie des Kopfes erforderlich, um nach Tumoren, Abszessen und Brüchen in der Nähe der Siebplatte zu suchen.

Die Behandlung hängt von der Ursache der Geruchs- oder Geschmacksstörung ab. So werden Nebenhöhlenentzündungen und -reizungen mit Dampfinhalationen, Nasensprays und Antibiotika behandelt; manchmal ist auch eine Operation nötig. ■ Tumoren werden operativ entfernt oder bestrahlt, doch diese Behandlung stellt den Geruchssinn gewöhnlich nicht wieder her. Unter Umständen empfiehlt der Arzt, ein möglicherweise verantwortliches Medikament abzusetzen oder durch ein anderes zu ersetzen, den Mund mithilfe von Lutschbonbons feucht zu halten, die Mundhygiene zu verbessern oder lediglich einige Wochen abzuwarten, um zu sehen, ob sich das Problem von allein gibt.

▲ siehe Seite 620   ■ siehe Seite 1251

PSYCHISCHE ERKRANKUNGEN

KAPITEL 98

Psychische Gesundheit –
ein Überblick

Bei Störungen der psychischen Gesundheit sind Denken, Fühlen und Verhalten beeinträchtigt. Erkrankungen entstehen auf der Grundlage von komplexen Wechselwirkungen zwischen körperlichen, seelischen, sozialen, gesellschaftlichen, kulturellen und erblichen Einflüssen.

Psychische Krankheiten in der Gesellschaft

Rund 20 Prozent aller Erwachsenen leiden irgendwann in ihrem Leben an einer psychischen Krankheit. Die bedeutendsten psychischen Störungen sind Angststörungen und Depressionen. Besonders Letztere werden wahrscheinlich nicht immer erkannt und häufig nicht ausreichend behandelt.

Trotz großer Fortschritte beim Verständnis und bei der Behandlung psychischer Erkrankungen haftet ihnen noch immer ein Makel an. Die Erkrankungen werden unter Umständen als weniger »echt« oder seriös als körperliche Krankheiten angesehen. Die Gesellschaft tritt psychisch kranken Menschen immer noch mit einem gewissen Vorbehalt entgegen.

Soweit gegenwärtig bekannt ist, werden psychische Erkrankungen durch ein komplexes Wechselspiel von ererbten Faktoren und Umweltbedingungen hervorgerufen. Bei einigen psychischen Erkrankungen ist offenbar das Gleichgewicht der Botenstoffe im Gehirn, der so genannten Neurotransmitter, gestört. Oft beeinflussen sich eine genetisch bedingte Anfälligkeit und gewisse Stressfaktoren im Familienleben, Berufsleben und sozialen Umfeld gegenseitig und lösen so eine Episode einer psychischen Erkrankung aus.

Die Veränderungen im Verhalten bei psychischen Erkrankungen lassen sich nicht immer klar von »normalem« Verhalten unterscheiden. Tiefe Trauer, wie sie z. B. nach dem Tod eines Kindes oder eines Partners, normal ist, lässt sich manchmal nur schwer von einer Depression unterscheiden. Ebenso kann die Diagnose einer Angststörung willkürlich sein, wenn man bedenkt, dass jemand, der um seinen Arbeitsplatz bangt, sicher Ähnliches empfindet. Die Grenze zwischen gewissen Wesenszügen und einer Persönlichkeitsstörung ist oft verschwommen. Am besten ist es wohl, wenn man sich psychische Krankheit und psychische Gesundheit als die beiden Enden einer langen, gleichförmigen Linie vorstellt.

Wiedereingliederung in die Gesellschaft

Seit einigen Jahrzehnten bemüht man sich sehr darum, psychisch kranke Menschen in das normale Alltagsleben ihrer Familien und der Gesellschaft zu integrieren. Möglich wurde dies durch die Entwicklung wirksamer Medikamente gegen psychische Krankheiten und einen gewissen Wandel in der Einstellung gegenüber psychisch Kranken.

Es ist wissenschaftlich erwiesen, dass sich die Wechselwirkungen zwischen Familien und Patienten positiv und negativ auf psychische Störungen auswirken. Daher wird die Familie des Patienten heute mehr denn je in die Therapie eingebunden. Auch der Hausarzt spielt bei der Wiedereingliederung in die Gesellschaft eine wichtige Rolle. Außerdem werden psychisch Kranke, die stationär untergebracht werden müssen, nicht mehr so stark isoliert und eingeschränkt wie früher. Die Patienten werden möglichst früh in Tageskliniken und ambulante Therapieeinrichtungen entlassen. In diesen Einrichtungen liegt der Schwerpunkt auf Gruppen- statt Einzeltherapien. Die Patienten schlafen zu Hause, in betreuten Wohngruppen oder in Pflegeheimen.

Psychisch Kranke, die weder sich selbst noch andere gefährden, können nicht gegen ihren Willen stationär untergebracht und behandelt werden. Da sie aber andererseits nicht immer in der Lage sind, ihr Alltagsleben allein zu bewältigen, und es nicht genügend Plätze für betreutes Wohnen gibt, sind die Familien oft einer enormen Belastung ausgesetzt.

Sozialer Rückhalt

Jeder Mensch braucht sozialen Rückhalt, um seine Grundbedürfnisse nach Fürsorge, Akzeptanz und seelischer Unterstützung, besonders in schwierigen Zeiten, zu decken. Ein starker Rückhalt kann die Genesung von körperlichen und seelischen Krankheiten erheblich beschleunigen. Dieses den Kranken zu gewähren, überfordert Partner und Familienangehörige jedoch oft. Um die damit verbundenen Belastungen zu bewältigen, können Selbsthilfegruppen eine große Hilfe sein.

Einige Selbsthilfegruppen, wie die Anonymen Alkoholiker und Suchtberatungsstellen, beschäftigen sich mit Suchtverhalten. Andere verstehen sich als Anwälte für bestimmte Gruppen, z. B. für Behinderte oder ältere Menschen. Auch für die Angehörigen von psychisch kranken Menschen gibt es spezielle Selbsthilfegruppen.

Einteilung und Diagnose

In der Medizin verändern neue Erkenntnisse ständig die Einteilung von Krankheiten. Das gilt auch für die Psychiatrie; das Wissen über die Funktion des Gehirns und die Auswirkungen äußerer Einflüsse wird ständig detaillierter. Trotz dieser Fortschritte stecken die Kenntnisse über die komplizierten Mechanismen, die den Gehirnfunktionen zugrunde liegen, noch in den Kinderschuhen. Da aber zahlreiche wissenschaftliche Studien gezeigt haben, dass sich psychische Krankheiten mit großer Zuverlässigkeit voneinander abgrenzen lassen, wird die standardisierte Vorgehensweise in der Diagnostik immer genauer.

Die Einteilung psychischer Krankheiten orientiert sich auch in Deutschland schon seit langem an einem System, das die amerikanische Gesellschaft für Psychiatrie erarbeitet hat. Sie gab 1952 erstmals ein »Diagnostisches und statistisches Handbuch der psychischen Krankheiten« (DSM-1) heraus. In der bisher letzten Version von 1994 (DSM-IV) werden psychische Krankheiten in diagnostische Kategorien eingeteilt, die, anders als früher, auf der Beschreibung von Symptomen – das heißt dem, was Patienten sagen und tun als Spiegel ihres Denkens und ihrer Gefühle – und auf dem Verlauf der Krankheit basieren. Ähnliche Diagnosekriterien wie das DSM-IV gebraucht ein internationales Klassifikationssystem für Erkrankungen (ICD 10) der Weltgesundheitsorganisation, das mittlerweile auch in Deutschland Grundlage für die Diagnose von Krankheiten ist.

Fortschritte sind auch bei den Diagnoseverfahren zu verzeichnen. Bildgebende Verfahren stehen für Gehirnaufnahmen zur Verfügung; dazu gehören Computertomographie, Kernspintomographie und Positronenemissionstomographie ▲ – eine Methode, um die Durchblutung von Ge-

Berufe der psychotherapeutischen Versorgung

Psychiater sind Ärzte, die nach dem Medizinstudium eine drei- bis vierjährige psychiatrisch-psychotherapeutische Grundausbildung absolviert haben. Sie dürfen körperliche Untersuchungen vornehmen, Medikamente verschreiben und Patienten ins Krankenhaus einweisen.

Klinische Psychologen müssen ein abgeschlossenes Psychologiestudium haben und eine Reihe von Weiterbildungsmaßnahmen nachweisen, die im so genannten Psychotherapeutengesetz von 1998 geregelt sind.

Darüber hinaus sind in der psychotherapeutischen Versorgung z. B. tätig: **Psychologen in der Erziehungs-, Paar- und Familienberatung, psychiatrisches Pflegepersonal** und **Mitarbeiter von sozialpsychiatrischen Diensten**.

hirnbereichen zu messen. Mit diesen Aufnahmetechniken lokalisiert man Gehirnstrukturen und -funktionen bei Menschen mit und ohne Verhaltensauffälligkeiten, um Rückschlüsse zu ziehen, wie das Gehirn bei gesunden Menschen und bei psychisch Kranken arbeitet. Forschungsergebnisse, durch die sich verschiedene psychische Störungen voneinander abgrenzen lassen, haben zu exakteren Diagnosen geführt.

Behandlung

Psychiatrische Behandlungsmethoden sind überwiegend entweder körperliche Therapien, wie Behandlung mit Medikamenten und Elektrokrampftherapie, oder Psychotherapien, wie Einzel-, Gruppen-, Familien- und Partnertherapie, Verhaltenstherapie, Entspannungsverfahren, Hypnosetherapie und andere. Viele psychische Krankheiten werden sowohl mit Medikamenten als auch psychotherapeutisch behandelt. Die Mehrheit der Studien zeigt, dass eine solche Kombination bei den wichtigsten psychischen Krankheiten wirkungsvoller ist als eine Behandlungsmethode allein.

Mit Beginn des Jahres 1999 trat in Deutsch-

▲ siehe Seite 426

land das Psychotherapeutengesetz in Kraft, nach dem auch Psychologen selbstständig psychotherapeutisch tätig sein und ihre Leistungen auf Kosten der Krankenkassen abrechnen dürfen, wenn sie die Voraussetzungen für eine staatliche Approbation erfüllen. Voraussetzung ist allerdings, dass sie wissenschaftlich anerkannte psychotherapeutische Verfahren anwenden. Als solche erkennen die deutschen Krankenkassen offiziell bisher die Psychoanalyse, Tiefenpsychologie und Verhaltenstherapie an. Viele andere Verfahren, die sie bisher auf dem Weg von Kostenerstattungen bezahlt haben, dürften diese Personen dann nicht auf Krankenkassenkosten ausüben, z. B. Familien-, Gestalt-, Gesprächs- und Körpertherapie.

Medikamente

In den letzten 40 Jahren sind viele Medikamente für psychische Krankheiten (Psychopharmaka) entwickelt worden, die sehr wirksam sind und von Psychiatern und anderen Ärzten häufig eingesetzt werden. Diese Medikamente sind oft nach der Krankheit benannt, gegen die sie hauptsächlich verordnet werden. Beispielsweise werden Antidepressiva zur Behandlung von Depressionen eingesetzt. Eine häufig eingesetzte Gruppe von Antidepressiva sind die selektiven Serotonin-Wiederaufnahmehemmer (SSRI). Neuroleptika, auch Antipsychotika genannt, wie Promethazin, Haloperidol und Fluspirilen, wirken bei Psychosen, z. B. bei Schizophrenie. Neuere antipsychotisch wirkende Mittel, wie Clozapin, Risperidon, Olanzapin und Quetiapin, eignen sich bei bestimmten psychotischen Störungen eher und haben ein anderes Nebenwirkungsprofil als die klassischen Neuroleptika. Angst lösende Mittel (Anxiolytika), wie Diazepam und Bromazepam, können bei Angstzuständen, z. B. bei Panikattacken und Phobien, eingesetzt werden. Mit stimmungsstabilisierenden Mitteln, wie Lithium, werden manisch-depressive Störungen (bipolare affektive Störung) behandelt.

Elektrokrampftherapie

Bei einer Elektrokrampftherapie (EKT) werden Elektroden an der Kopfhaut befestigt und eine Reihe von elektrischen Stromstößen auf das Gehirn übertragen, um Krampfanfälle auszulösen. Diese Methode hat sich bei der Behandlung schwerer Depressionen, die anders nicht zu bekämpfen sind, als wirkungsvoll erwiesen. Viele

Menschen, die mit der Elektrokrampftherapie behandelt werden, erleiden zeitweilig einen Gedächtnisverlust. Es ist zwar verständlich, dass die Vorstellung von Stromstößen am Kopf Angst auslöst, doch die Elektrokrampftherapie ist in der Form, wie sie heute durchgeführt wird, weitgehend ungefährlich und führt nur selten zu schweren Komplikationen. Narkosemittel und muskelentspannende Medikamente haben etwaige Risiken deutlich reduziert.

Psychotherapie

Psychotherapie ist die Behandlung von Menschen durch einen geschulten Therapeuten mithilfe psychologischer Techniken und unter systematischem Einsatz der Patient-Therapeut-Beziehung. Nicht nur Ärzte sind für Psychotherapien ausgebildet, sondern auch klinische Psychologen, Sozialtherapeuten, Seelsorger, Familienberater und viele ähnliche Berufsgruppen. Allerdings dürfen nur Ärzte Medikamente verschreiben.

Zwar gibt es viele verschiedene Formen der Einzeltherapie, die meisten Psychotherapeuten haben sich jedoch einer von vier Richtungen angeschlossen: tiefenpsychologische Psychotherapie, kognitiv-behaviorale Therapie, humanistische Psychotherapie oder Verhaltenstherapie. Bei der **tiefenpsychologischen Psychotherapie** geht es darum, dem Patienten unbewusste Konflikte und Verhaltensmuster, die Symptome und Beziehungsprobleme erzeugen können, bewusst zu machen. Die **kognitiv-behaviorale Therapie** beschäftigt sich vorwiegend mit Störungen in der Denkweise des Patienten. Einige Verfahren der **humanistischen Psychotherapie** konzentrieren sich auf die Auswirkungen, die das Ende oder die Veränderung einer Beziehung auf den Patienten hat. Die **Verhaltenstherapie** zielt darauf ab, dem Patienten dabei zu helfen, gewohnte Reaktionsweisen auf Vorgänge in seiner Umgebung durch angemessenere zu ersetzen; ein Beispiel für Verhaltenstherapie ist die Expositionstherapie ▲. In der Praxis arbeiten viele Psychotherapeuten mit einer Mischung verschiedener Techniken.

Eine Psychotherapie kommt bei einer ganzen Reihe von Zuständen infrage. Auch Menschen, die nicht an einer psychischen Störung leiden, können von einer Psychotherapie profitieren, wenn es darum geht, mit beruflichen Schwierigkeiten, dem Tod eines nahe stehenden Menschen und der chronischen Krankheit eines Familienangehörigen fertig zu werden. **Gruppen- und Familientherapien** sind ebenfalls weit verbreitet.

▲ siehe Kasten Seite 597

Hypnose und Hypnosetherapie

Die Behandlung mit Hypnose wird zunehmend bei Schmerzen und zur Behandlung von körperlichen Krankheiten mit psychischer Komponente eingesetzt. Hypnose ist die Erzeugung eines Trance- oder veränderten Bewusstseinszustands; bei der Hypnosetherapie wird im Rahmen einer Hypnose psychotherapeutisch eingegriffen. Diese Methoden können die Entspannung fördern und Ängste und Spannungen abbauen.

KAPITEL 99

Somatoforme Störungen

Somatoforme Störungen umfassen psychische Krankheiten, bei denen die Betroffenen über körperliche Symptome oder Probleme mit ihrem Aussehen klagen, psychische Probleme jedoch abstreiten. Diese Symptome belasten die Betroffenen stark und erschweren ihnen die Bewältigung ihres Alltag.

Somatoforme Störung ist ein relativ neuer Begriff für das, was bisher psychosomatische Krankheit hieß. Bei somatoformen Störungen lassen sich die körperlichen Symptome nicht durch eine zugrunde liegende körperliche Krankheit erklären. Manchmal liegt zwar eine solche vor, sie erklärt aber nicht die Dauer und Bedeutung der Beschwerden.

Zu den häufigsten somatoformen Störungen zählen Somatisierungsstörungen, Konversionsstörungen, Hypochondrie (Krankheitswahn), körperdysmorphe Störungen (Dysmorphophobie) und Schmerzkrankheiten ▲.

Somatisierungsstörungen

Die Somatisierungsstörung ist durch eine Vielzahl wiederkehrender körperlicher Symptome gekennzeichnet, darunter Schmerzen, Magen-Darm-Beschwerden sowie sexuelle und neurologische Symptome, die sich nicht durch eine körperliche Erkrankung erklären lassen.

Somatisierungsstörungen treten oft familiär gehäuft auf; vorwiegend sind Frauen betroffen. Männliche Verwandte von Frauen mit dieser Störung zeigen häufig sozial abgelehnte Verhaltensweisen (antisoziale Persönlichkeit ■) und Störungen wie Drogen- und Alkoholabhängigkeit. Menschen mit Somatisierungsstörungen neigen zu Persönlichkeitsstörungen, die sich durch Selbstbezogenheit (narzisstische Persönlichkeit) und übertriebene Abhängigkeit von anderen (abhängige Persönlichkeit) auszeichnen.

Die körperlichen Symptome sind offenbar ein eindringlicher Ruf nach Hilfe und Aufmerksamkeit. Intensität und Dauer der Beschwerden spiegeln den dringenden Wunsch nach Fürsorge in jeder Beziehung wider. Die Symptome scheinen auch anderen Zwecken zu dienen, z. B. sind sie eine Möglichkeit, Verantwortung und Selbstständigkeit zu vermeiden. Die Symptome sind meist unangenehm und halten die Betroffenen von vielen angenehmen Beschäftigungen ab, was auf mangelndes Selbstwertgefühl und Schuldgefühle hindeutet. Die Symptome verhindern den Genuss von Annehmlichkeiten und wirken als Strafe.

Symptome

Die Symptome zeigen sich erstmals bei Jugendlichen oder jungen Erwachsenen. Menschen mit Somatisierungsstörungen klagen über eine Vielzahl von vagen körperlichen Beschwerden; sie beschreiben ihre Beschwerden oft als »unerträglich«, »unbeschreiblich« und »schlimmer nicht vorstellbar«. Grundsätzlich kann jeder Körperteil Symptome zeigen; spezielle Symptome und ihre Häufigkeit variieren je nach Kultur. Am häufigsten sind Kopfschmerzen, Übelkeit und Erbrechen, Bauchschmerzen, Durchfall und Verstopfung, schmerzhafte Menstruationsblutungen, Müdigkeit, Ohnmacht, Schmerzen beim Geschlechtsverkehr und fehlendes sexuelles Verlangen. Männer klagen häufig über Impotenz und andere sexuelle Störungen. Es handelt sich vor-

▲ siehe Seite 433   ■ siehe Seite 620

Münchhausen-Syndrom

Das Münchhausen-Syndrom, auch Simulantentum genannt, ist keine somatoforme Krankheit, ähnelt dieser aber insofern, als einer körperlichen Störung ein psychisches Problem zugrunde liegt. Der Hauptunterschied besteht darin, dass Menschen mit Münchhausen-Syndrom bewusst Symptome *vortäuschen*. Sie erfinden wiederholt Krankheiten und gehen von einem Arzt zum anderen.

Das Münchhausen-Syndrom geht über das Erfinden und Vortäuschen von Symptomen hinaus. Die Betroffenen sind gewöhnlich intelligent und einfallsreich; sie können nicht nur Krankheiten nachahmen, sondern haben ein großes medizinisches Wissen. Sie sind in der Lage, ihr Bedürfnis nach Pflege sowie eingehenden Untersuchungen und Behandlungen, einschließlich großer Operationen, durchzusetzen. Sie täuschen zwar bewusst, ihre Motivation und ihr Trachten nach Aufmerksamkeit sind jedoch weitgehend unbewusst.

Eine befremdliche Variante des Syndroms bezeichnet man als **Münchhausen-Stellvertretersyndrom**. Dabei dient ein Kind – meist einem Elternteil – als Ersatzpatient. Der Erwachsene fälscht die gesundheitliche Vorgeschichte des Kindes, gibt ihm möglicherweise Medikamente oder mengt Urinproben oder Blut bakterielle Verunreinigungen bei – dies alles, um eine Krankheit vorzutäuschen. Die Motivation für dieses absonderliche Verhalten scheint ein krankhaftes Verlangen nach Aufmerksamkeit und nach einer intensiven Beziehung zum Kind zu sein.

wiegend um körperliche Symptome, Angst und Depressionen können jedoch hinzukommen.

In ihren Beziehungen zu anderen Menschen zeigen die Betroffenen eine große Abhängigkeit. Sie verlangen immer mehr Hilfe und emotionale Unterstützung und werden aggressiv, wenn sie meinen, dass man ihren Bedürfnissen nicht entspricht. In dem Versuch, andere zu manipulieren, drohen sie unter Umständen mit Selbstmord oder begehen einen Selbstmordversuch. Da sie vielfach mit der medizinischen Versorgung nicht zufrieden sind, wechseln sie oft von Arzt zu Arzt.

Diagnose

Menschen mit Somatisierungsstörungen ist nicht bewusst, dass sie ein psychisches Problem haben, daher fordern sie vom Arzt medizinische Untersuchungen und Behandlungen. Gewöhnlich führt der Arzt zahlreiche Untersuchungen durch, um festzustellen, ob der Patient an einer körperlichen Krankheit leidet, die die Symptome erklären kann. Überweisungen an Fachärzte sind auch dann die Regel, wenn der Betroffene eine einigermaßen zufrieden stellende Beziehung zu einem Arzt entwickelt hat.

Hat der Arzt eine psychische Erkrankung festgestellt, lässt sich eine Somatisierungsstörung aufgrund der Vielzahl von Symptomen und deren jahrelangem Andauern von anderen psychischen Krankheiten unterscheiden. Die Dramatik der Beschwerden sowie das exhibitionistische, abhängige, manipulative und manchmal selbstgefährdende Verhalten untermauern die Diagnose.

Prognose und Behandlung

Somatisierungsstörungen bleiben meist lebenslang bestehen, auch wenn die Symptome einmal stärker, einmal schwächer sind. Eine längere beschwerdefreie Zeit ist selten. Manche Betroffenen leiden nach vielen Jahren unter einer zunehmend offenkundigeren Depression und sprechen vermehrt von Selbstmord. Diese Selbstmordgefahr ist ernst zu nehmen.

Die Behandlung ist schwierig. Die Betroffenen reagieren leicht frustriert und verärgert auf jegliche Andeutung, dass ihre Symptome psychische Ursachen haben können. Daher kann der Arzt das psychische Problem nicht direkt angehen. Medikamente sind nicht sehr hilfreich. Auch wenn der Betroffene mit der Überweisung an einen Psychiater einverstanden ist, nützen psychotherapeutische Methoden oft nicht viel. Die beste Behandlung ist in der Regel eine beruhigende, stabile Beziehung zu einem Arzt, der symptomatische Behandlung anbietet und den Betroffenen vor möglicherweise gefährlichen und teuren Diagnose- und Behandlungsverfahren bewahrt. Der Arzt muss allerdings stets darauf achten, ob nicht doch eine körperliche Krankheit auftritt.

Konversionsstörung

Bei der Konversionsstörung ähneln die körperlichen Symptome, die auf einem psychischen Konflikt beruhen, denen einer neurologischen Störung oder eines anderen Krankheitszustands.

Die Symptome einer Konversionsstörung (früher: Hysterie) werden durch psychische Belastungen und Probleme ausgelöst, die die Betroffenen unbewusst in körperliche Symptome umwandeln. Konversionsstörungen treten vor allem im Jugend- und frühen Erwachsenenalter auf, können aber in jedem Alter beginnen. Frauen sind etwas häufiger betroffen als Männer.

Symptome und Diagnose

Definitionsgemäß sind die Symptome einer Konversionsstörung auf Anzeichen einer mutmaßlichen Störung des Nervensystems beschränkt – gewöhnlich Lähmungen in einem Arm oder Bein oder Empfindensstörungen in einem Körperteil. Weitere Symptome sind vorgetäuschte Krampfanfälle und der Verlust eines Sinns, z. B. des Sehvermögens oder des Gehörs.

Im Allgemeinen beginnen die Symptome in Verbindung mit einem in sozialer oder psychischer Hinsicht belastenden Ereignis. Entweder bleibt es bei einer Episode, oder die Symptome kehren in Abständen wieder; meist gehen sie jedoch rasch vorüber. Wenn die Betroffenen in eine Klinik eingewiesen werden, bessert sich ihr Zustand gewöhnlich innerhalb von zwei Wochen. Allerdings erleidet ein Teil innerhalb eines Jahres einen Rückfall, und bei manchen Betroffenen werden die Symptome chronisch.

Die Diagnose ist zunächst schwierig, da der Betroffene glaubt, dass seine Beschwerden auf einer körperlichen Störung beruhen und nicht von einem Psychiater untersucht werden will. Gewöhnlich wird die Diagnose erst gestellt, nachdem gründliche Untersuchungen keinen Hinweis auf eine körperliche Erkrankung erbracht haben, die alle Symptome erklären kann.

Behandlung

Das Vertrauen zwischen Arzt und Patient ist für die Behandlung ausschlaggebend. Geht der Arzt auf die Möglichkeit einer körperlichen Krankheit ein, versichert aber, dass die Symptome nicht für eine ernste Krankheit sprechen, fühlt sich der Betroffene meist schon besser und seine Beschwerden nehmen ab. Wenn vor Beginn der Symptome eine psychisch belastende Situation vorlag, kann eine Psychotherapie besonders wirksam sein.

Man hat bei Konversionsstörungen verschiedene Behandlungsmethoden ausprobiert, doch keine ist für alle Menschen geeignet. Eine Methode ist die Hypnosetherapie. Der Betroffene wird hypnotisiert, und die psychischen Probleme, die für die Symptome verantwortlich sein können, werden ausfindig gemacht und besprochen. Die Diskussion wird fortgesetzt, wenn der Betroffene wieder bei vollem Bewusstsein ist. Eine andere, selten eingesetzte Methode ist die Narkoanalyse, die der Hypnose ähnelt; nur bekommt der Patient hier ein Beruhigungsmittel, das eine Art Halbschlaf auslöst. Auch Verhaltenstherapien und Entspannungstraining können wirksam sein.

Hypochondrie

Hypochondrie ist eine psychische Krankheit, bei der jemand über körperliche Symptome klagt und davon überzeugt ist, dass sie eine schwere körperliche Erkrankung anzeigen.

Hypochondrie tritt am häufigsten zwischen dem 20. und 30. Lebensjahr auf und scheint beide Geschlechter gleichermaßen zu betreffen. Manche Hypochonder leiden auch unter Depressionen und Angstgefühlen.

Die Sorge der Betroffenen, an einer ernsten Krankheit zu leiden, beruht oft auf der Fehlinterpretation normaler Körperfunktionen. Untersuchungen und Beteuerungen des Arztes mildern ihre Sorge nicht, stattdessen nehmen sie oft an, dass der Arzt nicht in der Lage ist, die zugrunde liegende Krankheit zu erkennen.

Symptome und Diagnose

Hypochondrie wird in Betracht gezogen, wenn ein gesunder Mensch mit leichten Symptomen von der Bedeutung dieser Symptome erfüllt ist und sich auch durch sorgfältige Untersuchungen und darauf folgende Bestätigung seiner Gesundheit nicht davon abbringen lässt. Persönliche Beziehungen und berufliche Leistungen leiden häufig, weil der Hypochonder zunehmend auf seine Gesundheit fixiert ist. Die Diagnose erhärtet sich, wenn diese Situation mindestens ein halbes Jahr anhält und sich die Symptome nicht auf eine Depression oder eine andere psychische Störung zurückführen lassen.

Behandlung

Die Behandlung gestaltet sich schwierig, da ein Hypochonder überzeugt ist, dass mit seinem Körper etwas nicht in Ordnung ist. Seine Besorgnis lässt sich nicht zerstreuen. Eine vertrauensvolle Beziehung zu einem fürsorglichen Arzt ist jedoch nützlich, vor allem, wenn regelmäßige Arztbesuche eine Rückversicherung darstellen. Wenn die Symptome des Betroffenen nicht ausreichend gelindert werden können, kann eine Überweisung an einen Psychiater

Was sind psychosomatische Krankheiten?

Der Begriff *psychosomatische Krankheit* ist nicht eindeutig definiert. In aller Regel bezeichnet man so körperliche Symptome, die vermutlich eher durch psychische Einflüsse verursacht oder verschlimmert worden sind als durch eine körperliche Erkrankung. Das heißt jedoch nicht, dass die körperlichen Symptome eingebildet sind oder wie beim Münchhausen-Syndrom vorgetäuscht werden; die Symptome sind real und werden vom Betroffenen auch so erlebt. Es gehört zur Definition von psychosomatischen Krankheiten, dass die psychischen und physischen Symptome zeitlich durchgängig und eng verbunden auftreten.

Im Gegensatz zu somatoformen Störungen passen psychosomatische Krankheiten nicht in spezielle diagnostische Kategorien, und sie manifestieren sich auf vielfältige Weise. Auch soziale und psychische Belastungen können eine Reihe von Krankheiten verschlimmern, z. B. Diabetes mellitus, Herzkranzgefäßerkrankungen und Asthma.

Stress kann auch ohne körperliche Krankheit zu körperlichen Symptomen führen. So kann eine Nesselsucht ganz allein von einer psychischen Reaktion ausgelöst werden. Manchmal resultieren körperliche Symptome aus einer automatischen Reaktion des Körpers auf emotionale Belastungen, beispielsweise, wenn sich Blutdruck und Herzschlagrate bei einem Angst einflößenden Ereignis erhöhen. In anderen Fällen wandelt jemand einen psychischen Konflikt unbewusst in ein körperliches Symptom um. Der Betroffene wird so von einem beunruhigenden emotionalen Problem abgelenkt und richtet seine Aufmerksamkeit auf eine vielleicht weniger ängstigende körperliche Störung (Konversion).

Manchmal ist ein körperliches Symptom auch ein Gleichnis für das psychische Problem des Betroffenen, z. B. wenn jemand mit einem »gebrochenen Herzen« unter Schmerzen in der Brust leidet. In anderen Fällen spiegelt ein körperliches Symptom eine Identifikation mit dem Leiden einer anderen Person wider, z. B. wenn jemand Brustschmerzen hat, nachdem ein Familienmitglied oder ein guter Freund einen Herzinfarkt hatte. Und schließlich kann sich ein psychisches Symptom in ein körperliches Symptom verwandeln, das der Betroffene von einer früheren Erkrankung her kennt und jetzt wieder erlebt. Wenn es zu einer Konversion kommt, leidet jemand, der einmal einen schmerzhaften Knochenbruch hatte, möglicherweise wieder unter den gleichen Schmerzen. Körperliche Symptome, denen psychische Symptome zugrunde liegen, gehen meist bald vorüber. Die Umwandlung psychischer Symptome in körperliche Beschwerden kommt bei Menschen vor, die keine ernste psychische Grunderkrankung haben. Im Grunde kann jeder derartige Konversionssymptome entwickeln. Für den Arzt ist es in einem solchen Fall nicht leicht, die richtige Diagnose zu stellen, sodass der Patient sich vermutlich verschiedener Untersuchungen unterzieht, bevor feststeht, dass die Symptome nicht auf einer körperlichen Störung beruhen.

Psychische Faktoren können den Verlauf einer Krankheit auch indirekt beeinflussen. So leugnet jemand mit Diabetes vielleicht den hohen Blutzuckerspiegel oder spielt seine Bedeutung herunter. Leugnen ist ein Schutzmechanismus, mit dessen Hilfe sich Ängste reduzieren lassen. Es kann allerdings eine notwendige Behandlung verhindern. Umgekehrt kann eine körperliche Erkrankung auch zu einer psychischen Störung führen. Patienten mit lebensbedrohlichen, schubweise auftretenden oder chronischen Krankheiten werden häufig depressiv. Diese Depression kann ihrerseits die Auswirkungen der körperlichen Erkrankung verschlimmern.

sinnvoll sein, der überweisende Arzt sollte sich jedoch weiterhin um den Patienten kümmern. Eine Behandlung mit selektiven Serotonin-Wiederaufnahmehemmern, einer Gruppe von Antidepressiva, kann erfolgreich sein. Eine kognitiv-behaviorale Therapie kann die Symptome ebenfalls lindern.

Körperdysmorphe Störung

Bei einer körperdysmorphen Störung (auch Dysmorphophobie) führt eine übermäßige Beschäftigung mit einem eingebildeten oder überbewerteten Mangel der körperlichen Erscheinung zu einer starken psychischen Belas-

tung und zu Schwierigkeiten bei der Bewältigung des Alltags.

Menschen mit einer körperdysmorphen Störung sind fest davon überzeugt, körperliche Mängel zu haben, die nicht vorhanden oder nur geringfügig sind. Die Störung beginnt gewöhnlich im Jugendalter und tritt offenbar bei Männern und Frauen gleichermaßen auf.

Symptome

Die Symptome können sich allmählich oder abrupt entwickeln und in ihrer Stärke variieren. Ohne Behandlung bleiben sie häufig bestehen. Am häufigsten richtet sich das Augenmerk der Betroffenen auf Äußerlichkeiten an Kopf und Gesicht; die Sorgen können aber jede beliebige andere Körperregion betreffen und von einem zum anderen Körperteil wandern. Als Probleme werden beispielsweise ausfallende Haare, Akne, Falten, Narben, Gesichtsfarbe und übermäßige Gesichtsbehaarung genannt oder Größe und Form von Nase, Augen, Ohren, Mund, Brüsten und Gesäß gelten als unerträglich. Einige athletisch gebaute junge Männer finden sich schmächtig und versuchen wie besessen, Gewicht anzusetzen und Muskeln aufzubauen.

Menschen mit einer körperdysmorphen Störung fällt es schwer, ihre ständige Beschäftigung mit dem eigenen Körperbild zu kontrollieren, ihre Gedanken kreisen stundenlang um ihren eingebildeten körperlichen Makel. Viele überprüfen sich ständig im Spiegel, andere meiden Spiegel völlig, und wiederum andere wechseln zwischen beiden Verhaltensweisen. Die meisten versuchen, ihren eingebildeten Mangel zu vertuschen – z. B. indem sie sich einen Bart wachsen lassen, um »Narben« zu kaschieren, oder einen Hut tragen, um »ausdünnendes« Kopfhaar zu verbergen. Viele unterziehen sich – manchmal mehrfach – medizinischen, zahnärztlichen und chirurgischen Eingriffen, um ihre vermeintlichen Mängel zu korrigieren, was ihre Fixierung auf ihr Aussehen noch verstärken kann.

Menschen mit einer körperdysmorphen Störung können gehemmt sein, die Öffentlichkeit meiden, nicht zur Arbeit gehen und nicht an sozialen Aktivitäten teilnehmen. Manchen verlassen ihr Zuhause nur nachts, andere gar nicht. Dieses Verhalten kann zu sozialer Isolation führen. Die psychische Belastung und Probleme, die im Zusammenhang mit dieser Störung auftreten, können wiederholte Krankenhausaufenthalte und Selbstmordversuche nach sich ziehen.

Diagnose und Behandlung

Menschen mit einer körperdysmorphen Störung sprechen häufig nicht über ihre Probleme. So kann es sein, dass die Störung jahrelang verborgen bleibt. Sie unterscheidet sich von der normalen Sorge ums Aussehen, weil sie sehr viel Zeit verschlingt, eine starke psychische Belastung darstellt und den Alltag deutlich erschwert.

Informationen über eine wirksame Behandlung sind rar. Oft hilft eine Behandlung mit selektiven Serotonin-Wiederaufnahmehemmern, einer Gruppe von Antidepressiva. Eine kognitiv-behaviorale Therapie kann die Symptome ebenfalls lindern.

KAPITEL 100

Angststörungen

Angststörungen stellen einen Zustand belastender, chronischer, aber schwankender Nervosität dar, für die die Lebensumstände der Person keinen angemessenen Grund erkennen lassen.

Angst ist eine normale Reaktion auf eine Bedrohung oder psychische Belastung, wie sie jeder schon einmal erlebt hat. Normale Angst wurzelt in Furcht und hat eine wichtige Überlebensfunktion. Angesichts einer gefährlichen Situation löst Angst die »Kampf-oder-Flucht«-Reaktion aus. Durch diese Reaktion versorgt eine Reihe körperlicher Veränderungen, wie eine erhöhte Durchblutung von Herz und Skelettmuskulatur, den Körper mit der nötigen

Wie sich Angst auf die Leistung auswirkt

Die Auswirkung von Angst auf die Leistung lässt sich mit einer Kurve beschreiben. Wenn die Angst zunimmt, steigt die Leistungsfähigkeit – allerdings nur bis zu einem gewissen Punkt. Nimmt die Angst weiter zu, sinkt die Leistungsfähigkeit wieder ab. Bis zum Scheitelpunkt der Kurve ist die Angst eine Anpassungsreaktion, da sie der Vorbereitung auf eine Krise dient und die Leistungsfähigkeit des Menschen verbessert. Nach dem Scheitelpunkt wirkt die Angst kontraproduktiv, sie wird quälend und führt zu Fehlreaktionen.

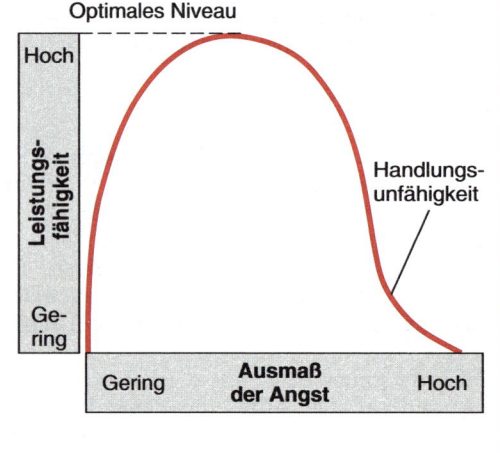

Ausdauer und Kraft, mit lebensbedrohlichen Situationen fertig zu werden, sei es, vor einem Raubtier davonzulaufen oder einen Angreifer in die Flucht zu schlagen. Wenn Ängste aber in unpassenden Momenten auftreten oder so stark und anhaltend sind, dass sie die normale Lebensführung beeinträchtigen, gelten sie als krankhaft.

Angststörungen sind eine häufige psychische Störung. Sie werden jedoch häufig nicht als solche erkannt und dementsprechend auch nicht behandelt.

Ursachen

Die Ursachen von Angststörungen sind noch nicht gänzlich verstanden; es spielen sowohl physische als auch psychische Faktoren dabei eine Rolle. Da Angststörungen in manchen Familien gehäuft vorkommen, sind vermutlich erbliche Faktoren beteiligt. Psychologisch gesehen ist Angst eine Reaktion auf Stress, wie den Abbruch einer wichtigen Beziehung, oder auf ein lebensbedrohliches Ereignis. Wenn jemand unangemessen auf Stress reagiert oder von den Ereignissen überrollt wird, kann sich eine Angststörung entwickeln. Beispielsweise macht es manchen Menschen nichts aus, vor einer Gruppe zu sprechen, während es anderen davor graut und sie typische Angstsymptome, wie feuchte Hände, Herzklopfen und Zittern, entwickeln.

Auch Gesundheitsstörungen und Drogengebrauch können Angststörungen auslösen. Ähnliche Symptome kommen beispielweise bei Schilddrüsenüberaktivität und dem Konsum von Kokain vor.

Symptome und Diagnose

Ängste können plötzlich auftauchen, wie bei einer Panikattacke, oder sich allmählich über Minuten, Stunden und Tage aufbauen. Der Angstzustand kann beliebig lange anhalten, angefangen von wenigen Sekunden bis zu Jahren. Seine Intensität reicht von kaum merklicher Beunruhigung bis zu Panikattacken ▲ mit Kurzatmigkeit, Benommenheit und Herzklopfen.

Angststörungen können so belastend sein und das Leben so stark beeinträchtigen, dass sie zu Depressionen ■ führen. Manche Menschen leiden gleichzeitig unter Angstzuständen und Depressionen, andere haben zuerst eine Depression und entwickeln später Ängste.

Die Diagnose einer Angststörung basiert weitgehend auf den Symptomen. Die Fähigkeit, mit Angst umzugehen, ist individuell verschieden, sodass man nur schwer bestimmen kann, wann die Angst ein normales Maß überschreitet. Eine familiäre Vorgeschichte hinsichtlich einer Angststörung (mit Ausnahme einer posttraumatischen Belastungsstörung) kann für die Diagnose aufschlussreich sein.

Behandlung

Eine exakte Diagnose ist wichtig, da sich die Behandlung nach der Art der Erkrankung richtet. Zudem müssen Angststörungen von Angstzuständen unterschieden werden, die bei vielen anderen psychischen Störungen auftreten und für die andere Behandlungsansätze geeignet sind. Je nachdem können Verhaltenstherapien, Medikamente und Psychotherapien, allein oder kombiniert, das Leiden der meisten Betroffenen deutlich lindern.

▲ siehe Seite 596   ■ siehe Seite 603

℞ ANGST LÖSENDE ARZNEIMITTEL

ARZNEISTOFF	ANWENDUNG	UNERWÜNSCHTE WIRKUNGEN (AUSWAHL)	BEMERKUNGEN
Benzodiazepine			
(Alprazolam, Bromazepam, Chlordiazepoxid, Clobazam, Diazepam, Lorazepam, Medazepam, Oxazepam)	Generalisierte Angststörung, Panikstörung, Phobien	Müdigkeit, beeinträchtigte Koordination, verlängerte Reaktionszeit. Kann zu Medikamentenabhängigkeit führen; sollte nicht bei Alkoholikern verwendet werden	Der am häufigsten verwendete Typ Angst lösender Medikamente. Fördert geistige und körperliche Entspannung durch eine Verringerung der Nervenaktivität im Gehirn. Die Wirkung setzt rasch ein, manchmal schon innerhalb einer Stunde
Buspiron			
	Generalisierte Angststörung	Benommenheit, Kopfschmerzen	Führt nicht zur Dämpfung, keine Wechselwirkung mit Alkohol. Führt nicht zu Medikamentenabhängigkeit. Bis die Angst lösende Wirkung einsetzt, können zwei Wochen oder mehr vergehen
Antidepressiva *			
(Selektive Serotonin-Wiederaufnahmehemmer, Venlafaxin, Monoaminoxidasehemmer, trizyklische Antidepressiva)	Generalisierte Angststörung, Panikstörung, Phobien, Zwangsstörung, posttraumatische Belastungsstörung	Siehe Tabelle auf Seite 606	Siehe Tabelle auf Seite 606

* Nicht alle aufgelisteten Antidepressiva sind bei allen aufgeführten Verwendungen wirksam

Generalisierte Angststörung

Unter einer generalisierten Angststörung versteht man übertriebene, fast täglich auftretende Ängste und Sorgen in Bezug auf eine Vielzahl von Aktivitäten und Ereignissen, die länger als sechs Monate bestehen.

Generalisierte Angststörungen sind weit verbreitet; Frauen sind doppelt so oft betroffen wie Männer. Häufig zeigt sich eine Angststörung schon im Kindes- oder Jugendalter, sie kann aber in jedem Lebensalter auftreten. Meist bleibt sie viele Jahre bestehen, der Zustand der Betroffenen schwankt, durch Stress verschlechtert er sich.

Bei einer generalisierten Angststörung lassen sich die Ängste und Sorgen kaum noch kontrollieren. Ausmaß, Häufigkeit und Dauer der Sorgen stehen in keinem Verhältnis zur tatsächlichen Situation. Die Sorgen sind allgemeiner Natur; häufig beziehen sie sich auf Beruf, Geld, Gesundheit, Sicherheit, Auto und Hausarbeit. Der Schwerpunkt der Sorgen kann sich im Verlauf der Zeit von einem Gebiet aufs andere verlagern.

Für die Diagnose generalisierte Angststörungen muss jemand neben Sorgen oder Angstzuständen mindestens drei der folgenden Symptome aufweisen: Unruhe, leichte Ermüdbarkeit, Konzentrationsschwierigkeiten, Reizbarkeit, Muskelverspannungen und Schlafstörungen.

Behandlung

Am besten werden generalisierte Angststörungen mit einer Kombination aus psychologischer Beratung und Medikamenten behandelt. Mit einer psychologischen Beratung lassen sich die Ursachen der Angstgefühle an der Wurzel packen und Wege erarbeiten, sie zu bewältigen.

Gewöhnlich werden Angst lösende Medikamente, wie Benzodiazepine, verordnet. Da die langfristige Einnahme von Benzodiazepinen zu körperlicher Abhängigkeit ▲ führt, dürfen diese Mittel nicht abrupt abgesetzt, sondern müssen »ausgeschlichen« werden. Die Erleichterung, die Benzodiazepine verschaffen, wiegt etwaige leichte Nebenwirkungen und eine mögliche Abhängigkeit meist auf.

Ein anderes wirksames Medikament ist Buspiron. Es führt anscheinend nicht zu körperlicher Abhängigkeit. Allerdings kann es zwei Wochen oder länger dauern, bis die Wirkung von Buspiron spürbar wird.

Einige Antidepressiva, wie Venlafaxin, Paroxetin und andere selektive Serotonin-Wiederaufnahmehemmer, eignen sich ebenfalls zur Behandlung von generalisierten Angststörungen. Diese Antidepressiva lindern Angstgefühle rasch, manchmal schon innerhalb von wenigen Tagen.

Eine kognitiv-behaviorale Therapie hat sich bei generalisierten Angststörungen als wirksam erwiesen. Entspannung, Yoga, Meditation, körperliche Bewegung und Biofeedback können ebenfalls hilfreich sein ■.

Angstzustände durch Erkrankungen, Drogen und Medikamente

Angstzustände können durch eine Gesundheitsstörung oder die Einnahme oder das Absetzen von Medikamenten ausgelöst werden. Beispiele für solche Gesundheitsstörungen sind neurologische Probleme wie Kopfverletzungen, Gehirn- und Innenohrinfektionen, Herz-Kreislauf-Erkrankungen wie Herzschwäche und Herzrhythmusstörungen, Hormonstörungen wie Nebennieren- und Schilddrüsenüberfunktion und Atemwegerkrankungen wie Asthma und chronisch obstruktive Lungenkrankheiten. Selbst Fieber kann zu Angstzuständen führen.

Zu den chemischen Verbindungen, die Angstzustände verursachen können, zählen Alkohol, Aufputschmittel, Koffein, Kokain und viele Medikamente, wie Ephedrin (z. B. in Nasentropfen) und Theophyllin (bei Asthma). Zu den Medikamenten, die beim Absetzen Angst als Entzugssymptom auslösen können, gehören die Benzodiazepine.

Auch bei Sterbenden können Angstzustände auftreten ★.

Behandlung

Ziel einer jeden Behandlung ist es, die Ursachen anzugehen und nicht die sekundären Angstsymptome. Die Angst sollte sich legen, sobald die Erkrankung behandelt worden ist bzw. das Medikament oder die Droge lange genug abgesetzt worden sind, damit sämtliche Entzugssymptome abgeklungen sind. Bestehen dann immer noch Ängste, können diese mit entsprechenden Medikamenten, Verhaltenstherapie und Psychotherapie behandelt werden. Bei Sterbenden sind oft starke Schmerzmittel mit Angst lösenden Effekten, wie Morphin, angebracht. Kein Sterbender sollte unter intensiven Angstgefühlen zu leiden haben.

Panikattacken und Panikstörungen

Panik ist ein akuter und extremer Angstzustand, der mit körperlichen Symptomen einhergeht.

Panikattacken können im Rahmen aller Angststörungen vorkommen, meist als Reaktion auf Situationen, die mit den Hauptmerkmalen der Erkrankung zusammenhängen. Beispielsweise kann jemand mit einer Schlangenphobie in Panik geraten, wenn er auf eine Schlange trifft. Diese situationsbezogene Panik unterscheidet sich jedoch von den spontanen, ohne äußere Veranlassung auftretenden Panikattacken, die typisch für Panikstörungen sind.

Panikattacken sind verbreitet, bei Frauen wohl häufiger als bei Männern. Die meisten Menschen erholen sich von Panikattacken ohne Behandlung; einige wenige entwickeln Panikstörungen. Derartige Krankheiten beginnen meist bei älteren Jugendlichen oder jungen Erwachsenen.

Zu einer Panikattacke gehört das plötzliche Auftreten von mindestens vier der folgenden Symptome:
- Schmerzen oder Unbehagen in der Brust
- Atemnot
- Benommenheit, Schwanken oder Ohnmachtgefühl
- Todesangst
- Angst, »verrückt zu werden« oder die Kontrolle zu verlieren
- Gefühl der Unwirklichkeit, Fremdheit oder des Losgelöstseins von der Umgebung
- Hitzewallungen oder Schüttelfrost
- Übelkeit, Magenschmerzen oder Durchfall
- Taubheitsgefühl oder Prickeln
- Herzklopfen oder beschleunigter Puls
- Kurzatmigkeit oder das existenzbedrohende Gefühl zu ersticken
- Schwitzen
- Beben oder Zittern

▲ siehe Seite 642 ■ siehe Seite 1690
★ siehe Seite 46

Die Symptome erreichen innerhalb von zehn Minuten ihren Höhepunkt und verschwinden dann meist innerhalb von Minuten, ohne besondere Spuren zu hinterlassen, außer der Furcht vor einer weiteren Attacke. Da die Panikattacken (besonders im Rahmen von Panikstörungen) manchmal unerwartet und ohne ersichtlichen Anlass auftreten, sehen Betroffene, die häufiger unter Panik leiden, der nächsten Attacke mit Schrecken entgegen – dies bezeichnet man als Antizipationsangst –, und sie meiden Orte, an denen sie zuvor in Panik geraten sind.

Da die Symptome einer Panikattacke viele lebenswichtige Organe betreffen, befürchten die Patienten oft, an einer gefährlichen Herz-, Lungen- oder Hirnerkrankung zu leiden und suchen einen Arzt oder die Notaufnahme einer Klinik auf. Unter Umständen wird die richtige Diagnose jedoch nicht gestellt, was zu der zusätzlichen Sorge führt, dass das medizinische Problem nicht behandelt wird. Obwohl Panikattacken äußerst unangenehm sein können, sind sie nicht gefährlich.

Eine Panikstörung wird diagnostiziert, wenn jemand mindestens zwei unprovozierte und unerwartete Panikattacken erlebt und anschließend mindestens einen Monat lang fürchtet, dass eine neue Attacke auftritt. Die Häufigkeit der Attacken variiert stark; manche Menschen erleben wöchentlich oder sogar täglich solche Attacken, und das über Monate, während andere mehrere Attacken am Tag haben, auf die eine wochen- oder monatelange symptomlose Phase folgt.

Behandlung

Menschen, die Panikattacken im Rahmen einer Angststörung erleben, bei der es sich nicht um eine Panikstörung handelt, und einige Menschen mit Panikstörungen, die wiederholt Panikattacken und Antizipationsängste haben sowie bestimmte Situationen ängstlich vermeiden, erholen sich auch ohne Behandlung. Bei anderen kommen und gehen die Attacken über Jahre.

Die Behandlung ist erfolgreicher, wenn die Betroffenen verstehen, dass sowohl körperliche als auch psychische Vorgänge bei Panikstörungen eine Rolle spielen und eine Behandlung auf beides abzielen muss. Die Symptome lassen sich im Allgemeinen mit Medikamenten und Verhaltenstherapie kontrollieren.

Panikstörungen werden unter anderem mit Angst lösenden Mitteln wie Benzodiazepinen und Antidepressiva behandelt. Trizyklische Antidepressiva (z. B. Clomipramin, Imipramin) und selektive Serotonin-Wiederaufnahmehem-

Was ist eine Expositionstherapie?

Im Gegensatz zu einer systematischen Desensibilisierung, bei der Entspannung mit allmählich immer stärkerer Konfrontation mit Angst auslösenden Situationen kombiniert wird (ein Prozess, den man als reziproke Hemmung bezeichnet), erzeugt die Expositionstherapie absichtlich Angst. Durch wiederholte Konfrontation mit dem gefürchteten Objekt bzw. der gefürchteten Situation, sei es real oder gedanklich, erlebt der Patient die Angst immer wieder, bis der auslösende Reiz schließlich seine Wirkung verliert. Diesen Prozess bezeichnet man als Habituation.

Zwei Varianten der Expositionstherapie sind Reizüberflutung und graduelle Exposition. Bei der Reizüberflutung wird der Patient dem Angst auslösenden Reiz ein bis zwei Stunden lang ausgesetzt. Bei der graduellen Exposition besitzt der Patient mehr Kontrolle darüber, wie lange und wie häufig er sich dem Reiz aussetzt. Bei beiden Formen wird der am stärksten angstbelastete Reiz unter Umständen zuerst eingesetzt, während die systematische Desensibilisierung stets mit dem am wenigsten angstbelasteten beginnt.

mer (z. B. Citalopram) haben sich als wirksam erwiesen ▲. Benzodiazepine wirken schneller als Antidepressiva, können aber abhängig machen und Schläfrigkeit, Koordinationsstörungen und verlangsamte Reaktionen auslösen ■. Selektive Serotonin-Wiederaufnahmehemmer sind ähnlich wirksam, machen aber nicht müde und führen nicht zur Abhängigkeit.

Ein wirksames Medikament verhindert Panikattacken oder vermindert zumindest ihre Zahl erheblich. Es muss unter Umständen lange Zeit eingenommen werden, weil Panikattacken nach Absetzen des Medikaments häufig wiederkehren.

Die Expositionstherapie, eine Art Verhaltenstherapie, bei der der Patient wiederholt der auslösenden Situation ausgesetzt wird, vermindert die Panik oft. Die Therapie wird so lange fortgesetzt, bis der Patient der beängstigenden Situa-

▲ siehe Tabelle Seite 606   ■ siehe Seite 642

tion standhält. Zusätzlich können diejenigen, die Angst haben, bei einer Panikattacke in Ohnmacht zu fallen, folgende Übung machen: Sie werden mit einem Stuhl gedreht oder atmen schnell (hyperventilieren), bis sie das Gefühl haben, in Ohnmacht zu fallen. Diese Übung zeigt ihnen, dass sie bei einer Panikattacke nicht das Bewusstsein verlieren werden. Menschen, die leicht hyperventilieren, hilft es, langsames und flaches Atmen zu üben.

Eine begleitende Psychotherapie ist in jedem Fall angebracht, da ein Therapeut über die Krankheit, ihre Behandlung und die realistischen Chancen für eine Genesung informieren kann. Außerdem kann die vertrauensvolle Beziehung unterstützend sein.

Phobien

Phobien sind anhaltende irrationale, extreme Ängste vor bestimmten Situationen.

Menschen, die an einer Phobie leiden, meiden Situationen, die bei ihnen Angst auslösen, oder sie ertragen diese unter großen Qualen. Sie erkennen allerdings, dass ihre Angst übertrieben ist, und wissen, dass sie ein Problem haben.

AGORAPHOBIE

Kennzeichnend für eine Agoraphobie sind Ängste vor oder ängstliches Vermeiden von Situationen oder Plätzen, in denen man sich gefangen fühlt und im Fall einer Beklemmung oder Panik keine einfache Fluchtmöglichkeit sieht.

Agoraphobie heißt wörtlich übersetzt »Angst vor dem Marktplatz« oder vor weiten Plätzen, bedeutet aber genau genommen die Furcht davor, in einer Situation gefangen zu sein, aus der es keinen einfachen Ausweg gibt, wenn Ängste einsetzen. Situationen, die solchen Menschen typischerweise Schwierigkeiten bereiten, sind z. B., im Supermarkt oder in der Bank anzustehen, im Theater oder Kino in der Mitte einer langen Stuhlreihe zu sitzen oder mit dem Bus oder dem Flugzeug zu reisen. Bei manchen Menschen entwickelt sich die Agoraphobie, nachdem sie in einer solchen Situation eine Panikattacke erlitten haben. Andere fühlen sich in solchen Situationen einfach unwohl und entwickeln nie – oder erst später – Panikattacken. Die Agoraphobie beeinträchtigt oft das tägliche

▲ siehe Seite 621

Leben – manchmal so drastisch, dass die Betroffenen das Haus nicht mehr verlassen.

Behandlung

Eine Agoraphobie ist gewöhnlich einmal mehr, einmal weniger stark ausgeprägt; sie kann ohne Behandlung verschwinden, möglicherweise, weil der Betroffene eine eigene Form von »Verhaltenstherapie« gefunden hat.

Die beste Behandlung bei Agoraphobie ist eine Expositionstherapie, eine Art Verhaltenstherapie, bei der der Betroffene wiederholt der Angst auslösenden Situation ausgesetzt wird.

Führt die Agoraphobie zu einer tiefen Depression, können Antidepressiva erforderlich sein. Substanzen, die das zentrale Nervensystem dämpfen, wie Alkohol und Angst lösende Mittel in hoher Dosierung, stören eine Verhaltenstherapie und werden allmählich abgesetzt, bevor man mit der Therapie beginnt.

SOZIALPHOBIEN

Typisch für eine Sozialphobie (soziale Angststörung) sind starke Angstgefühle, die in bestimmten sozialen und beruflichen Situationen auftreten und oft dazu führen, dass der Betroffene solche Situationen meidet.

Menschen sind soziale Wesen, und ihre Fähigkeit, sich im Umgang mit anderen wohl zu fühlen, wirkt sich auf viele Lebensbereiche aus, so auf familiäre Beziehungen, Schule, Beruf, Freizeit, Freundschaften und Partnerschaften.

Bis zu einem gewissen Grad sind Ängste in geselligen Situationen normal, schließlich sind manche Menschen von Natur aus schüchtern. Bei einer Sozialphobie sind die Ängste jedoch so ausgeprägt, dass die Betroffenen solche Situationen entweder ganz meiden oder nur unter Qualen durchstehen. Die schwerste Form einer Sozialphobie ist die ängstlich-vermeidende Persönlichkeitsstörung ▲.

Manche Sozialphobien lösen nur dann Angstgefühle aus, wenn ein Betroffener eine bestimmte Aktivität öffentlich ausüben muss. Ohne Publikum gelingt dieselbe Aktivität problemlos. Zu den heiklen Situationen gehören: einen Vortrag halten, öffentlich auftreten (z. B. in einem Theaterstück mitspielen oder ein Musikinstrument spielen), zusammen mit anderen essen, ein Dokument vor Zeugen unterschreiben oder eine öffentliche Umkleidekabine aufsuchen. Menschen mit einer Sozialphobie fürchten, dass sie sich nicht richtig verhalten oder sich lächerlich machen. Oft sind sie besorgt, dass ihre Angst auffallen könnte, dass sie schwitzen, erröten, sich übergeben müssen, zittern, ihre Stimme versagt und sie nicht die richtigen Worte finden.

Eine allgemeinere Form der Sozialphobie zeichnet sich durch Ängste in vielen öffentlichen Situationen aus. Bei beiden Formen der Sozialphobie haben die Betroffenen meist Angst, dass sie, falls sie die Erwartungen nicht erfüllen, in Verlegenheit geraten und sich gedemütigt fühlen.

Behandlung

Unbehandelt bleibt eine Sozialphobie oft bestehen, sodass viele Betroffene Aktivitäten meiden, an denen sie eigentlich gerne teilhaben würden.

Die Expositionstherapie, eine Art Verhaltenstherapie, bei der der Betroffene der Angst auslösenden Situation wiederholt ausgesetzt wird, ist bei Sozialphobien gut wirksam; allerdings kann es schwierig sein, eine ausreichend lange Konfrontation mit der Angst auslösenden Situation zu arrangieren, um eine Gewöhnung zu erreichen. Hat jemand beispielsweise Angst, in Gegenwart seines Chefs zu sprechen, so lassen sich nicht einfach eine Reihe von Gesprächsterminen mit diesem Chef arrangieren. Dann können Ersatzsituationen hilfreich sein, z. B. im Rahmen einer Selbsthilfegruppe.

Antidepressiva, wie selektive Serotonin-Wiederaufnahmehemmer und Monoaminoxidasehemmer, sowie Angst lösende Medikamente helfen oft bei Sozialphobien. Viele Menschen trinken Alkohol gegen ihre Hemmungen, das kann jedoch zu Missbrauch und Abhängigkeit führen. Mit Betablockern lassen sich Herzklopfen, Zittern und Schwitzen vermindern, wie sie bei Menschen auftreten, die sich vor einem öffentlichen Auftreten ängstigen.

SPEZIFISCHE PHOBIEN

Unter einer spezifischen Phobie versteht man eine irrationale Furcht vor bestimmten Objekten oder Situationen.

Spezifische Phobien gehören zu den häufigsten Angststörungen, sind aber oft weniger belastend als andere Angststörungen.

Einige dieser Phobien bereiten den Betroffenen kaum Probleme, während sich andere schwerwiegend auswirken. So fällt es beispielsweise einem Städter, der sich vor Schlangen fürchtet, nicht schwer, diesen aus dem Weg zu gehen. Fürchtet er sich hingegen vor engen, abgeschlossenen Räumen, wie Fahrstühlen, wird es für ihn zum Problem, wenn sich sein Arbeitsplatz im oberen Stockwerk eines Hochhauses befindet.

EINIGE HÄUFIGE PHOBIEN	
PHOBIE	**DEFINITION**
Akrophobie	Höhenangst
Amathophobie	Angst vor Schmutz
Astraphobie	Angst vor Blitzen
Aviophobie	Flugangst
Belonephobie	Angst vor Nadeln
Klaustrophobie	Angst vor engen Räumen
Eurotophobie	Angst vor den weiblichen Genitalien
Gephyrophobie	Angst vorm Überqueren von Brücken
Hydrophobie	Angst vor Wasser
Odontiatophobie	Angst vorm Zahnarzt
Phasmophobie	Angst vor Gespenstern
Spargarophobie	Angst vor Spargel
Triskaidekaphobie	Angst vor allem, was mit der Zahl 13 zusammenhängt
Zoophobie	Angst vor Tieren (gewöhnlich Spinnen, Schlangen und Mäuse)

Manche spezifische Phobien, wie die Furcht vor großen Tieren, vor Dunkelheit und Fremden, beginnen schon in jungen Jahren. Vielfach geben sich Phobien mit zunehmendem Alter. Andere Phobien, wie die Furcht vor Ratten und Mäusen, Insekten, Sturm, Wasser, Höhe, dem Fliegen und engen Räumen, entwickeln sich typischerweise erst im späteren Leben.

Manche Menschen haben eine mehr oder weniger ausgeprägte Phobie vor Blut, Spritzen und Verletzungen; sie können dabei tatsächlich in Ohnmacht fallen, was bei anderen Phobien und Angststörungen nicht passiert. Dagegen hyperventilieren viele Menschen mit anderen Phobien und Angststörungen (d. h., sie atmen sehr schnell); das führt zwar zu einem Schwächegefühl, aber so gut wie nie zu einer Ohnmacht.

Behandlung

Oft kommen die Betroffenen mit der Phobie zurecht, indem sie das gefürchtete Objekt oder die Situation meiden. Als Behandlung empfiehlt sich eine Expositionstherapie. Ein Therapeut kann sicherstellen, dass die Therapie richtig durchgeführt wird, es geht aber auch ohne diese Hilfe. Sogar bei Phobien gegen Blut und Spritzen funktioniert eine Expositionstherapie. Wenn jemand beispielsweise bei der Blutabnahme in Ohnmacht fällt, kann man die Spritze bis kurz vor die Vene führen und wegziehen, sobald sich der Herzschlag verlangsamt. Wiederholt man diesen Vorgang, normalisiert sich der Herzschlag wieder. Schließlich kann man dem Betroffenen Blut abnehmen, ohne dass er ohnmächtig wird.

Medikamente sind bei Phobien nicht sonderlich wirkungsvoll. Benzodiazepine (Angst lösende Mittel) können eine Phobie jedoch vorübergehend lindern.

Zwangsstörungen

Zwangsstörungen sind durch wiederkehrende unerwünschte Vorstellungen und Impulse gekennzeichnet, die seltsam, verrückt, widerlich oder abscheulich scheinen (Besessenheit, Zwangsvorstellung), und durch den Drang oder Zwang, etwas gegen das Unbehagen, das der Zwang auslöst, zu tun.

Die Besessenheit dreht sich gewöhnlich um Gefahren, Risiken und körperliche Schäden. Häufige Zwangsvorstellungen sind Sorge vor Ansteckung (z. B. sich durch das Berühren von Türgriffen Krankheiten zuzuziehen), Zweifel (ist die Haustür auch abgeschlossen?), Verlust und Aggressivität.

Der größte Teil der Betroffenen fühlt sich genötigt, bestimmte Rituale (Zwangshandlungen) durchzuführen – wiederholte, zielgerichtete, absichtliche Handlungen. Zu den Ritualen, mit denen Zwangsvorstellungen kontrolliert werden sollen, zählen Waschen und Putzen, um Ansteckung zu vermeiden, ständiges Kontrollieren, um Zweifel zu beruhigen, Vorräte anlegen als Schutz vor Verlusten, sowie Menschen aus dem Weg gehen, die Ziel der Aggression werden könnten. Die meisten Rituale, wie übertriebenes Händewaschen oder wiederholtes Kontrollieren, ob die Tür verschlossen ist, sind offensichtlich. Andere Rituale spielen sich nur im Kopf des Betroffenen ab, z. B. wiederholtes Zählen oder sich etwas erklären, um Gefahren abzuwenden. Zwangsvorstellungen gehen nicht immer mit Zwangshandlungen einher.

Den meisten Betroffenen mit Zwangsstörungen ist klar, dass ihre Besessenheit (Obsession) nichts mit realen Gefahren zu tun hat und ihre Zwangshandlungen sinnlos sind. Zwangsstörungen unterscheiden sich daher von Psychosen, bei denen die Betroffenen den Bezug zur Realität verlieren. Die Zwangsstörung unterscheidet sich auch von der zwanghaften (anankastischen) Persönlichkeitsstörung (Zwangscharakter) ▲, bei der spezifische Persönlichkeitsmerkmale definiert sind (z. B. Perfektionismus). Da die meisten Betroffenen wissen, dass ihr Verhalten und ihre Einstellung unverhältnismäßig oder gar befremdlich sind und fürchten, sich lächerlich zu machen oder bloßgestellt zu werden, führen sie ihre Rituale oft heimlich durch, obwohl manche mehrere Stunden pro Tag beanspruchen.

Zwangsstörungen können mit einer Depression einhergehen.

Behandlung

Die Expositionstherapie, eine Art Verhaltenstherapie, hilft Menschen mit Zwangsstörungen häufig. Bei dieser Therapie wird der Betroffene mit den Situationen oder Personen konfrontiert, die Zwangsvorstellungen, Rituale oder Unbehagen auslösen. Unbehagen und Ängstlichkeit nehmen allmählich ab, wenn es dem Betroffenen gelingt, das Ritual nicht durchzuführen, wenn er immer wieder der Situation ausgesetzt ist. Auf diese Weise lernt er, dass das Ritual nicht nötig ist, um sich wohl zu fühlen. Der Erfolg hält gewöhnlich jahrelang an, vermutlich, weil die Betroffenen diese Form der Selbsthilfe so verinnerlichen, dass sie sie auch nach Abschluss der Behandlung ohne große Anstrengung weiter betreiben.

Auch Medikamente, wie einige selektive Serotonin-Wiederaufnahmehemmer und Clomipramin, ein trizyklisches Antidepressivum, können bei Zwangsstörungen hilfreich sein. Eine Kombination aus Verhaltenstherapie und medikamentöser Behandlung scheint aber am besten zu wirken.

Eine Psychotherapie mit dem Ziel, zugrunde liegende Konflikte zu erkennen und zu verstehen, ist bei Zwangsstörungen im Allgemeinen nicht angebracht.

Posttraumatische Belastungsstörung

Die posttraumatische Belastungsstörung ist eine Angststörung, die durch ein überwältigendes traumatisches Erlebnis ausgelöst wird und bei der die Betroffenen das Ereignis wiederholt durchleben.

Lebensbedrohliche Erfahrungen und schwere Verletzungen können sich sehr lange auswirken. Extreme Furcht, Hilflosigkeit und Grauen

▲ siehe Seite 623

können einen Menschen verfolgen. Beispiele für traumatische Ereignisse sind Gewalterfahrungen im Krieg und Alltag, sei es als Opfer oder Zeuge, Naturkatastrophen (z. B. eine Flut) und schwere Verkehrsunfälle. Manchmal setzen die Symptome einer posttraumatischen Belastungsstörung erst Monate oder sogar Jahre nach dem Ereignis ein. Wenn eine posttraumatische Belastungsstörung drei Monate und länger anhält, gilt sie als chronisch.

Bereits Kinder können unter posttraumatischen Belastungsstörungen leiden ▲.

Bei der posttraumatischen Belastungsstörung wird die traumatische Situation immer wieder durchlebt, meist in Alpträumen und Rückblenden. Besonders belastend ist es für den Betroffenen, wenn er einem Ereignis oder einer Situation ausgesetzt ist, die ihn an das ursprüngliche Trauma erinnert, z. B. der Anblick einer Pistole für das Opfer eines Raubüberfalls oder das Sitzen in einem kleinen Boot für jemanden, der einmal beinahe ertrunken ist.

Die Betroffenen meiden konsequent alles, was sie an die traumatische Situation erinnert. Sie versuchen unter Umständen auch, Gedanken, Gefühle und Gespräche über das traumatische Ereignis zu vermeiden, und ziehen sich von Aktivitäten, Situationen und Menschen zurück, die sie daran erinnern. Dieses Vermeidungsverhalten kann dazu führen, dass die Betroffenen bestimmte Aspekte des traumatischen Ereignisses tatsächlich vergessen (Amnesie). Die emotionalen Reaktionen der Betroffenen stumpfen ab, und sie haben Schlafstörungen. Auch Symptome einer Depression finden sich oft, und die Betroffenen verlieren das Interesse an Aktivitäten, die ihnen zuvor Spaß gemacht haben. Schuldgefühle sind ebenfalls häufig.

Behandlung

Für die Behandlung einer posttraumatischen Belastungsstörung kommen Verhaltenstherapie, Medikamente und Psychotherapie infrage. Wegen der oft intensiven Ängste, die mit traumatischen Erinnerungen einhergehen, spielt die unterstützende Psychotherapie eine wichtige Rolle. Der Therapeut geht einfühlsam und verständnisvoll auf die psychischen Qualen des Betroffenen ein. Er versichert dem Patienten, dass seine Reaktion berechtigt ist und ermutigt ihn, sich im Rahmen der Therapie seinen Erinnerungen zu stellen. Der Patient lernt, Ängste unter Kontrolle zu halten, damit er die schmerzlichen Erinnerungen verarbeiten und in seine Persönlichkeit einfügen kann.

Menschen mit posttraumatischer Belastungsstörung fühlen sich oft schuldig. In solchen Fällen kann eine Psychotherapie den Betroffenen helfen, zu verstehen, warum sie sich selbst bestrafen und ihre Schuldgefühle loszuwerden.

Antidepressiva und Angst lösende Medikamente scheinen von gewissem Nutzen zu sein, besonders selektive Serotonin-Wiederaufnahmehemmer, trizyklische Antidepressiva und Monoaminoxidasehemmer.

Eine chronische posttraumatische Belastungsstörung verschwindet möglicherweise nicht, kann aber im Laufe der Zeit auch ohne Behandlung abnehmen. Dennoch bleiben viele Betroffene dauerhaft beeinträchtigt.

Akute Belastungsreaktion

Die akute Belastungsreaktion ähnelt der posttraumatischen Belastungsstörung, nur beginnt sie innerhalb von vier Wochen nach dem traumatischen Ereignis und dauert zwei bis vier Wochen.

Die Betroffenen haben etwas Schreckliches erlebt. In Gedanken durchleben sie dieses Ereignis immer wieder, vermeiden Dinge, die Erinnerungen daran auslösen, und sind verstärkt ängstlich. Zudem sind drei und mehr der folgenden Symptome vorhanden:

- Ein Gefühl der Abgestumpftheit, Losgelöstheit oder mangelnde Gefühlsreaktionen
- Verminderte Wahrnehmung der Umgebung (z. B. Benommenheit)
- Ein Gefühl der Unwirklichkeit Dingen gegenüber
- Ein Gefühl der Unwirklichkeit sich selbst gegenüber
- Unfähigkeit, sich an wichtige Teile des traumatischen Ereignisses zu erinnern

Behandlung

Die akute Belastungsreaktion endet bei vielen Menschen, sobald sie aus der traumatischen Situation befreit sind, sie ausreichend Unterstützung in Form von Verständnis und Einfühlung in ihr Leid bekommen und sie Gelegenheit erhalten zu beschreiben, was passiert ist und wie sie reagiert haben. Vielen hilft es, mehrmals von ihren Erfahrungen zu sprechen.

▲ siehe Kasten Seite 1619

KAPITEL 101

Depression und Manie

Saisonal abhängige Depression

Viele Menschen fühlen sich im Spätherbst und im Winter niedergeschlagen und führen dies auf die kürzeren Tage und die niedrigeren Temperaturen zurück. Einige Menschen entwickeln jedoch eine stärkere Niedergeschlagenheit, die als saisonal abhängige Depression (SAD) bezeichnet wird. Diese zeichnet sich durch wiederholte depressive Episoden aus, die gewöhnlich im Oktober oder November einsetzen und im Februar oder März enden. Diese Störung ist in Regionen, in denen die Wintersaison lang und hart ist, besonders häufig. Vermutlich wird die saisonal abhängige Depression dadurch bewirkt, dass die Zirbeldrüse in den langen Nächten mehr Zeit hat, um das Hormon Melatonin zu produzieren.

Zu den Symptomen gehören Lethargie, verringertes Interesse an und Rückzug von üblichen Aktivitäten, übermäßig viel Schlaf und stark erhöhter Appetit. Im Frühjahr gehen die Symptome zurück. Einige Menschen mit einer saisonal abhängigen Depression erleben zu Beginn des Frühjahrs einen raschen Umschwung. Dann fühlen sich mit einem Mal energiegeladen und höchst aktiv, brauchen wenig Schlaf und haben weniger Appetit.

Eine saisonal abhängige Depression kann mit einer Lichttherapie behandelt werden. Hierbei sitzt man morgens zwischen sechs und acht Uhr ein bis zwei Stunden lang vor einer Lampe, die mit mindestens 2500 Lux strahlt. Bei größerer Lichtintensität verkürzt sich die Sitzung.

Depression und Manie spiegeln die beiden gegensätzlichen Pole von Gemütskrankheiten wider. Gemütskrankheiten sind psychiatrische Erkrankungen, bei denen emotionale Störungen in Form übermäßiger Niedergeschlagenheit (Depression) oder Hochstimmung (Manie) über lange Zeit bestehen bleiben.

Gemütskrankheiten nennt man auch affektive Psychosen. *Affekt* bezeichnet die Gefühlslage oder den Gemütszustand, wie sie sich in Gesichtsausdruck und Gestik zeigt.

Trauer und Freude sind Bestandteil des normalen Lebens und unterscheiden sich von der schweren Depression und Manie, die charakteristisch für Gemütskrankheiten sind. Trauer ist eine natürliche Reaktion auf Verluste, Niederlagen, Enttäuschungen, Traumata und Katastrophen. Trauer ist in psychologischer Hinsicht nützlich, da sie die Möglichkeit gewährt, sich aus belastenden Situationen zurückzuziehen und im Laufe der Zeit die gewohnte Stimmung wieder herzustellen.

Kummer und das Gefühl, verlassen zu sein, sind die häufigsten Reaktionen auf Verlust und Trennung, z. B. auf den Tod eines geliebten Menschen, Trennungen und Enttäuschungen in der Liebe. Trauer und Verlassenheitsgefühl erzeugen gewöhnlich keine dauerhafte, stark beeinträchtigende Depression, außer wenn jemand besonders anfällig für Gemütskrankheiten ist.

Erfolge und Leistungen versetzen Menschen normalerweise in Hochstimmung. Manchmal ist die Hochstimmung aber ein Abwehrmechanismus gegen Depressionen oder ein Verleugnen von Trennungsschmerz. Sterbende haben manchmal kurze Phasen von Hochstimmung und ruheloser Aktivität; manchmal sind auch Menschen, die gerade einen Verlust erlitten haben, freudig erregt, statt zu trauern. Bei entsprechend veranlagten Menschen kann dies der Auftakt zu einer Manie sein.

Eine Depression oder eine Manie wird diagnostiziert, wenn Niedergeschlagenheit oder Hochstimmung, auf ein bestimmtes Ereignis bezogen, zu stark ausgeprägt sind und zu lange anhalten. Anders als normale emotionale Reaktionen beeinträchtigen Depression und Manie die Fähigkeit eines Menschen, physisch, sozial und beruflich seinen Alltag zu bewältigen, in starkem Maße.

Zwar machen nahezu alle Menschen irgendwann in ihrem Leben eine schwere Verstimmung durch, aber nur bei einem Teil von ihnen ist die Störung so ernst, dass medizinische Hilfe erforderlich ist. Etwa ein Drittel dieser Menschen leidet an einer lang dauernden (chronischen) Depression, die Mehrheit der übrigen hat

Mögliche Auslöser einer Depression

Medikamentennebenwirkungen
- Betablocker
- Cimetidin
- Die »Pille«
- Hormonbehandlung in den Wechseljahren
- Methyldopa
- Neuroleptika
- Reserpin
- Vinblastin
- Vincristin

Infektionen
- Aids
- Grippe
- Pfeiffersches Drüsenfieber
- Syphilis (Spätstadium)
- Tuberkulose
- Virushepatitis
- Viruspneumonie

Hormonstörungen
- Addison-Krankheit
- Cushing-Syndrom
- Hoher Parathormonspiegel
- Hoher und niedriger Schilddrüsenhormonspiegel

- Unterfunktion der Hirnanhangdrüse (Hypophyse)

Bindegeweberkrankungen
- Rheumatoide Arthritis
- Systemischer Lupus erythematodes

Neurologische Krankheiten
- Demenz
- Hirntumoren
- Kopfverletzungen
- Multiple Sklerose
- Parkinson-Krankheit
- Schlafapnoe
- Schlaganfall
- Schläfenlappenepilepsie

Mangelernährung
- Pellagra (Vitamin-B_6-Mangel)
- Perniziöse Anämie (Vitamin-B_{12}-Mangel)

Krebserkrankungen
- Krebs in der Bauchhöhle (Eierstöcke, Dickdarm)
- Metastasierender Krebs
- Bauchspeicheldrüsenkrebs

immer wieder depressive Phasen. Chronische und immer wieder auftretende Depressionen bezeichnet man als **unipolare Störung**. Wenn sich depressive und manische Phasen (oder weniger schwere Manien, so genannte Hypomanien) abwechseln, spricht man von einer **manisch-depressiven Erkrankung** oder **bipolaren affektiven Störung**. Eine Manie ohne Depression, ebenfalls als unipolare Störung bezeichnet, ist sehr selten.

Depression

Depression (Schwermut) ist ein Gefühl tiefer Traurigkeit; sie kann auf den Verlust eines Menschen oder ein anderes trauriges Ereignis folgen, steht aber in keinem Verhältnis zu diesem Ereignis und bleibt übermäßig lange bestehen.

Depressionen sind eine häufige psychiatrische Erkrankung. Auch junge Menschen oder Kinder können darunter leiden. ▲ Es wird geschätzt, dass die Hälfte aller Depressionen unerkannt

bleibt und dementsprechend auch nicht angemessen behandelt wird.

Eine depressive Phase dauert ohne Behandlung gewöhnlich sechs Monate, in manchen Fällen aber auch zwei Jahre oder länger. Derartige Phasen treten im Allgemeinen mehrmals im Leben auf.

Ursachen

Was eine Depression verursacht, ist nicht vollständig geklärt. Eine Reihe von Faktoren begünstigt ihr Auftreten, z.B. familiäre Veranlagung, Nebenwirkungen bestimmter Medikamente, eine introvertierte Persönlichkeit und erschütternde Erfahrungen, insbesondere Schicksalsschläge. Eine Depression kann ohne ersichtliche und gravierende Belastung auftreten und sich verschlimmern.

Von den biologischen Faktoren spielen meist Hormone eine Rolle. Änderungen der Hormon-

▲ siehe Seite 1615

konzentrationen, die kurz vor der Monatsblutung (prämenstruelles Syndrom) und nach einer Geburt (postpartale Depression) die Stimmung beeinflussen, könnten von gewisser Bedeutung sein. Ähnliche Veränderungen können bei Einnahme der Pille und im Rahmen einer Hormonbehandlung in den Wechseljahren auftreten. Störungen der Schilddrüsenfunktion, die unter Frauen recht verbreitet sind, könnten ebenfalls ein Faktor sein.

Ist eine Depression die Reaktion auf ein traumatisches Ereignis, wie den Tod einer nahe stehenden Person, bezeichnet man dies als **reaktive Depression**. Manche Menschen sind an bestimmten Feiertagen oder Jahrestagen, wenn sich z. B. der Tod einer nahe stehenden Person jährt, vorübergehend deprimiert. Gibt es keinen ersichtlichen Auslöser für die Depression, spricht man von **endogener Depression**. Diese Unterscheidungen sind jedoch ohne allzu große Bedeutung, da Auswirkungen und Behandlungen der Depression ähnlich sind.

Eine Depression kann auch durch oder im Rahmen von körperlichen Krankheiten auftreten. Körperliche Störungen können direkt eine Depression verursachen (wenn eine Schilddrüsenkrankheit beispielsweise den Hormonspiegel verändert) oder indirekt (wenn z. B. eine rheumabedingte Gelenkentzündung Schmerzen und Bewegungseinschränkungen verursacht). Oft sind beide Einflüsse beteiligt. Beispielsweise kann Aids eine Depression verursachen, wenn das HI-Virus das Gehirn schädigt; Aids kann aber auch indirekt eine Depression auslösen, weil sich die Krankheit negativ auf das Leben des Betroffenen auswirkt.

Verschiedene Medikamente können Depressionen hervorrufen. Aus unbekannten Gründen erzeugt Kortison oft eine Depression, wenn es z. B. beim Cushing-Syndrom in großer Menge produziert wird. Als Medikament führt Kortison hingegen eher zu einer Hypomanie oder selten auch zu einer Manie.

Eine Reihe von psychischen Störungen kann für Depressionen vermehrt anfällig machen, dazu gehören gewisse Angststörungen, Alkoholismus und der Missbrauch von Substanzen, Schizophrenie und frühe Phasen der Demenz.

Symptome

Die Symptome zeigen sich typischerweise allmählich im Laufe von Tagen und Wochen und können entsprechend der Form der Depression stark variieren. Wenn sich eine Depression abzeichnet, wirkt der Betroffene möglicherweise träge und traurig oder reizbar und ängstlich.

Wenn sich jemand zurückzieht, wenig spricht, das Essen einstellt und kaum schläft, handelt es sich um eine vegetative Depression. Auf der anderen Seite zeigt jemand, der ängstlich erscheint (besonders abends), einen erhöhten Appetit hat und entsprechend zunimmt, und der nach anfänglicher Schlaflosigkeit immer länger schläft, eine atypische Depression. Ist jemand darüber hinaus sehr unruhig, ringt mit den Händen und redet unaufhörlich, handelt es sich um eine agitierte Depression.

Viele Menschen mit Depressionen können ihre Gefühle, wie Kummer, Freude und Lust, nicht normal ausleben. Im schlimmsten Fall erscheint ihnen die Welt farblos, öde und tot. Denken, Sprechen und Antrieb können so stark gehemmt sein, dass fast jegliche Fähigkeit zu willentlichen Handlungen erlischt. Deprimierte Menschen können in intensiven Schuldgefühlen und Selbstanklagen versinken und sich unter Umständen nur schwer konzentrieren. Sie fühlen sich häufig verzweifelt, einsam und wertlos. Oft sind sie unentschlossen und in sich gekehrt, fühlen sich zunehmend hilflos und hoffnungslos und denken an Selbstmord und Tod.

Die meisten Betroffenen haben Schwierigkeiten einzuschlafen und wachen häufig auf, vor allem in den frühen Morgenstunden. Sexuelles Verlangen und die Freude im Allgemeinen verschwinden gewöhnlich. Appetitlosigkeit und Gewichtsabnahme führen manchmal zur Abmagerung; bei Frauen können die Monatsblutungen ausbleiben. Vermehrtes Essen und Gewichtszunahme sind typisch für leichte Depressionen.

Manche Depressive haben leichte Symptome, aber die Krankheit hält über Jahre, oft Jahrzehnte an. Diese so genannte dysthyme Form der Depression beginnt häufig schon früh im Leben und ist mit charakteristischen Persönlichkeitsstörungen verbunden. Die Betroffenen sind schwermütig, pessimistisch, humorlos und nicht fähig, sich zu amüsieren, sie sind passiv und lethargisch, introvertiert, skeptisch, überkritisch oder beschweren sich ständig, sind selbstkritisch und voller Selbstvorwürfe. Sie erwarten überall Unzulänglichkeiten, Fehlschläge und Negatives, manchmal bis hin zu einem krankhaften Vergnügen an ihren eigenen Missgeschicken.

Manche depressive Menschen klagen über körperliche Beschwerden, Schmerzen, Angst vor Katastrophen und davor, verrückt zu werden. Andere glauben, an vermeintlich unheilbaren Krankheiten zu leiden oder an solchen, für die sie sich schämen müssen, und sie fürchten, andere anzustecken.

Bei einem Teil der Menschen mit schweren Depressionen treten Wahnvorstellungen und Halluzinationen auf, d. h., die Betroffenen sehen und hören Dinge, die nicht da sind. Sie glauben möglicherweise, eine unverzeihliche Sünde oder ein Verbrechen begangen zu haben, und hören Stimmen, die sie verschiedener Vergehen bezichtigen und sie zum Tod verdammen. Gefühle von Unsicherheit und Wertlosigkeit können dazu führen, dass sehr depressive Menschen meinen, sie würden beobachtet und verfolgt. Derartige Depressionen mit Wahnvorstellungen nennt man psychotische Depressionen.

Todesgedanken gehören zu den schwerwiegendsten Symptomen einer Depression. Viele depressive Menschen haben den Wunsch zu sterben und meinen, sie seien so wertlos, dass sie sterben sollten. Selbstmorddrohungen sind ernst zu nehmen ▲ und jemand, der Entsprechendes äußert, muss in eine Klinik eingewiesen und so lange überwacht werden, bis eine Behandlung die Selbstmordgefahr gebannt hat. Das Selbstmordrisiko ist besonders hoch, wenn die depressive Person sich weiterhin tief traurig fühlt, sogar wenn sie ihr normales Alltagsleben wieder aufnimmt. Das Risiko ist ebenfalls hoch, wenn ein persönlich wichtiger Jahrestag ansteht, und bei Menschen mit einem bipolaren Mischzustand ■.

Diagnose

Der Arzt kann eine Depression in der Regel anhand der Symptome diagnostizieren. Sind in der gesundheitlichen Vorgeschichte oder in der Familie Depressionen vorgekommen, kann dies die Diagnose erhärten. Übermäßiges Sich-Sorgen, Panikattacken und Zwanghaftigkeit kommen bei Depressionen häufig vor und können dazu führen, dass ein Arzt fälschlicherweise eine Angststörung vermutet.

Bei älteren Menschen ist eine Depression unter Umständen nur schwer zu bemerken, besonders bei solchen, die keinem Beruf nachgehen und kaum soziale Kontakte haben. Depressionen können Denkvorgänge verlangsamen, die Konzentration vermindern und das Gedächtnis stören – was an Demenz erinnert. Die Depressionssymptome können einer Demenz ★ so stark ähneln, dass man manchmal auch von einer depressiven Pseudodemenz spricht.

Mit standardisierten Fragebögen kann das Ausmaß der Depression bestimmt werden.

Laboruntersuchungen liefern gelegentlich Hinweise auf die Ursache einer Depressionen, wenn sie hormonell oder durch eine körperliche Krankheit bedingt ist.

Prognose und Behandlung

Unbehandelt kann eine Depression sechs Monate und länger anhalten. Leichte Symptome bleiben zwar vielfach auch danach bestehen, aber es ist wieder ein normales Leben möglich. Dennoch machen die meisten Betroffenen durchschnittlich vier bis fünf depressive Phasen in ihrem Leben durch. Bei älteren Menschen verschwinden die Symptome einer Pseudodemenz, wenn ihre Depression erfolgreich behandelt wird.

Üblicherweise wird eine Depression ambulant behandelt. Eine Klinikeinweisung ist angebracht, wenn Selbstmordabsichten bestehen oder ein Versuch unternommen wurde, Gewichtsverlust zu großer Schwäche geführt hat und die Gefahr von Herzproblemen aufgrund großer Erregung besteht.

Medikamente und Psychotherapie sind die Eckpfeiler der Behandlung. Selten kann eine Elektrokrampftherapie notwendig sein. Manchmal werden mehrere Behandlungsmethoden kombiniert.

Medikamentöse Behandlung: Es stehen trizyklische Antidepressiva, selektive Serotonin-Wiederaufnahmehemmer, Monoaminoxidasehemmer und andere Antidepressiva zur Verfügung; sie müssen allerdings mindestens einige Wochen lang regelmäßig eingenommen werden, bevor ihre Wirkung einsetzt. Die Nebenwirkungen unterscheiden sich je nach Art des Medikaments. Wenn die Behandlung mit einem einzigen Medikament die Depression nicht lindern kann, wird manchmal eine Kombination von Antidepressiva eingesetzt.

Mit **trizyklischen Antidepressiva** bestehen die längsten Erfahrungen. Sie verursachen oft Schläfrigkeit und Gewichtszunahme. Zudem können sie einen beschleunigten Herzschlag, Blutdruckabfall beim Aufstehen, Sehstörungen, Mundtrockenheit, Verwirrung, Verstopfung und Schwierigkeiten beim Wasserlassen hervorrufen (anticholinerge Wirkungen). Diese unerwünschte Wirkungen sind bei älteren Menschen besonders ausgeprägt ●.

Selektive Serotonin-Wiederaufnahmehemmer (*selective serotonin re-uptake inhibitors*, SSRI) sind neuere Medikamente. Sie können Übelkeit, Durchfall, Zittern, Gewichtsverlust und Kopfschmerzen verursachen. Die meisten Menschen kommen mit den unerwünschten Wirkungen der SSRI besser zurecht als mit denen

---

▲ siehe auch Seite 610   ■ siehe Seite 608
★ siehe Seite 468   ● siehe Kasten Seite 73

℞ ARZNEIMITTEL ZUR BEHANDLUNG VON DEPRESSIONEN

GRUPPE	ARZNEISTOFF	UNERWÜNSCHTE WIRKUNGEN (AUSWAHL)	BEMERKUNGEN
Trizyklische und ähnliche Antidepressiva			
	Amitriptylin, Amitriptylinoxid, Clomipramin, Doxepin, Imipramin, Maprotilin, Nortriptylin, Trimipramin	Sedierung, Gewichtszunahme, beschleunigter Herzschlag, Blutdrucksenkung, Mundtrockenheit, Verwirrtheit, Sehstörungen, Verstopfung, Schwierigkeiten beim Wasserlassen, verzögerter Orgasmus, Krampfanfälle (Clomipramin und Maprotilin)	Nebenwirkungen sind bei älteren Menschen meist ausgeprägter. Bei Überdosierung ernste Gefahr
Selektive Serotonin-Wiederaufnahmehemmer			
	Citalopram, Fluoxetin, Paroxetin, Sertralin	Sexuelle Funktionsstörungen (vorwiegend verzögerter Orgasmus, bei manchen Patienten auch Verlust des sexuellen Verlangens), Übelkeit, Durchfall, Kopfschmerzen, Gewichtsverlust (kurzfristig), Gewichtszunahme (langfristig), Entzugssyndrom, Vergesslichkeit, Gefühlsabstumpfung, leichtere Entstehung von blauen Flecken	Auch wirksam bei Dysthymie, generalisierter Angststörung, Zwangsstörung, Panikstörung und posttraumatischer Belastungsstörung. Bei Überdosierung weniger hohes Risiko
Monoaminoxidasehemmer			
	Moclobemid	Schlafstörungen, Übelkeit, Kopfschmerzen, trockener Mund, Schwindel, Verwirrtheit, allergische Hautreaktionen	Kann Ernährungseinschränkungen erfordern; gravierende Wechselwirkungen mit bestimmten Medikamenten
Andere Arzneistoffe			
	Bupropion, Mirtazapin, Trazodon, Venlafaxin	Kopfschmerzen und selten Krampfanfälle (Bupropion), Mundtrockenheit (Venlafaxin, Mirtazapin), Gewichtszunahme (Mirtazapin), länger anhaltende Sedierung (Trazodon)	Die meisten Nebenwirkungen lassen sich verhindern oder verringern, wenn das Medikament niedrig dosiert wird und Dosisveränderungen langsam erfolgen

der trizyklischen Antidepressiva. SSRI sind zudem sicherer als trizyklische Antidepressiva, was ihre Wirkung auf das Herz angeht. Bei Langzeitgebrauch können SSRI zu Gewichtszunahme führen und sexuelle Funktionsstörungen hervorrufen. Ein abruptes Absetzen einiger dieser Medikamente kann zu Entzugserscheinungen mit Benommenheit, Angstgefühlen, Reizbarkeit und grippeähnlichen Symptomen führen.

Monoaminoxidasehemmer (MAO-Hemmer) können eingesetzt werden, wenn andere Medikamente versagt haben. Wer MAO-Hemmer einnimmt, muss eine Reihe von Ernährungsregeln befolgen und besondere Vorsichtsmaßnahmen einhalten. Beispielsweise sollen die Patienten keine Nahrungsmittel zu sich nehmen, die Ty-ramin enthalten, wie Fassbier, Rotwein, Sherry, Likör, überreifes Obst, Salami, lange gereiften Käse, Saubohnen, Hefeextrakt und Sojasoße. Sie dürfen keine Medikamente einnehmen, die Pseudoephedrin enthalten, das in Husten- und Erkältungsmitteln enthalten sein kann. Diese Substanzen setzen Adrenalin frei und können zu einem plötzlichen und ernsten Blutdruckanstieg sowie schweren, pochenden Kopfschmerzen führen (Hochdruckkrise). Auch bestimmte andere Medikamente müssen gemieden werden, wie trizyklische Antidepressiva, selektive Serotonin-Wiederaufnahmehemmer, Bupropion, Mirtazapin, Venlafaxin, und Dextromethorphan (ein Hustenmittel).

Psychostimulanzien (antriebssteigernde Mittel), wie Dextroamphetamin und Methylphenidat, sowie andere Medikamente werden manchmal – oft zusammen mit Antidepressiva – eingesetzt.

Zu den **neueren Antidepressiva** gehört der selektive Noradrenalin-Wiederaufnahmehemmer (SNRI) Reboxetin.

Johanniskraut ▲ ist ein Pflanzenextrakt und kann – in entsprechender Zubereitung – bei leichten bis mittelschweren Depressionen eingesetzt werden.

Psychotherapie: Eine Psychotherapie kann den Behandlungserfolg der Antidepressiva nachdrücklich verbessern. Aufbauend auf den Fortschritten, die durch die medikamentöse Behandlung erzielt wurden, können Einzel- und Gruppentherapien den Betroffenen helfen, allmählich wieder ihren früheren Aufgaben nachzukommen und sich an die normalen Belastungen im Leben zu gewöhnen. Der Patient erfährt Unterstützung und Führung, um sich auf veränderte Lebenssituationen einzustellen. Die kognitive Verhaltenstherapie kann dazu beitragen, Hoffnungslosigkeit und negative Einstellungen zu verändern. Bei leichten Depressionen kann die Psychotherapie allein ebenso wirkungsvoll sein wie eine medikamentöse Behandlung.

Elektrokrampftherapie: Die Elektrokrampftherapie (EKT) ist das Mittel der letzten Wahl bei schwersten Depressionen, wenn der Patient auf keine andere Therapie anspricht.

Dabei werden Elektroden auf der Kopfhaut angebracht und ein elektrischer Strom angelegt, um im Gehirn einen Krampfanfall auszulösen. Aus unbekannten Gründen lindert dieser Anfall die Depression. Meist werden fünf bis sieben Behandlungen mit jeweils einem Tag Pause durchgeführt. Da der elektrische Strom Muskelzuckungen und Schmerzen verursacht, erfolgt die Behandlung in Vollnarkose. Die Elektrokrampftherapie kann einen vorübergehenden (selten dauerhaften) Gedächtnisverlust mit sich ziehen.

Manie

Die Manie ist durch übertriebene körperliche Aktivität und äußerste Hochstimmung gekennzeichnet, die in keinem Verhältnis zu einem vorausgegangenen positiven Ereignis sieht. Die Hypomanie ist eine leichtere Form der Manie.

Meist ist die Manie Bestandteil einer manisch-depressiven Erkrankung (bipolare Störung ■).

Die wenigen Patienten, die anscheinend nur an Manie leiden (unipolare Störung), machen möglicherweise tatsächlich leichte oder kurze depressive Phasen durch. Manie und Hypomanie sind weniger verbreitet als Depressionen und auch schwieriger zu erkennen. Während tiefe und lang anhaltende Traurigkeit Anlass für einen Arztbesuch sein kann, ist dies bei Hochstimmung weitaus seltener so, weil manischen Patienten nicht bewusst ist, dass mit ihrer geistigen Verfassung und ihrem Verhalten etwas nicht stimmt. Zeigt sich bei einem Patienten erstmals eine Manie, ohne dass zuvor depressive Phasen aufgetreten sind, muss der Arzt eine zugrunde liegende körperliche Krankheit ausschließen.

Symptome und Diagnose

Manische Symptome entwickeln sich gewöhnlich rasch innerhalb von wenigen Tagen. In den frühen leichten Stadien der Manie fühlt sich der Betroffene besser als sonst und scheint oft fröhlicher, jugendlicher und schwungvoller.

Ein manischer Patient ist im Allgemeinen freudig erregt, kann aber auch reizbar, streitsüchtig und offen feindselig sein. Im typischen Fall ist er überzeugt, dass es ihm gut geht. Diese Uneinsichtigkeit zusammen mit einem starken Aktivitätsdrang kann dazu führen, dass der Betroffene ungeduldig, aufdringlich und aggressiv gereizt reagiert, wenn man ihm widerspricht. Die geistige Aktivität beschleunigt sich. Der Betroffene ist leicht ablenkbar und wechselt von einem Thema und einer Beschäftigung zur nächsten. Falsche Überzeugungen von Reichtum, Einfluss, Ideenreichtum und Genialität führen dazu, dass die Betroffenen vorübergehend Wahnvorstellungen entwickeln oder sich für eine großartige Persönlichkeit halten, manchmal sogar glauben, Gott zu sein.

Manche Betroffenen meinen, von anderen unterstützt oder aber schikaniert zu werden, und haben Halluzinationen, bei denen sie Dinge sehen oder hören, die nicht existieren. Das Schlafbedürfnis nimmt ab. Ein manischer Patient ist unermüdlich, intensiv und leidenschaftlich beschäftigt, z. B. mit riskanten Geschäften, Wetten und gefährlichem Sexualverhalten, ohne die damit verbundenen Gefahren zu erkennen. In extremen Fällen sind die geistigen und körperlichen Aktivitäten derart hektisch, dass jeder klare Bezug zwischen Stimmung und Verhalten in einer Art sinnlosem Aktionismus

▲ siehe Seite 98   ■ siehe Seite 608

Körperliche Störungen, die eine Manie auslösen können

Medikamentennebenwirkungen
- Antidepressiva (mehrheitlich)
- Antidepressiva-Entzug
- Bromocriptin
- Kokain
- Kortisone
- Levodopa
- Methylphenidat

Infektionen
- Aids
- Gehirnentzündung
- Grippe
- Syphilis (Spätstadium)

Hormonstörungen
- Hoher Schilddrüsenhormonspiegel

Bindegewebeerkrankungen
- Systemischer Lupus erythematodes

Neurologische Krankheiten
- Hirntumoren
- Kopfverletzungen
- Chorea Huntington
- Multiple Sklerose
- Schlaganfall
- Chorea Sydenham
- Schläfenlappenepilepsie

untergeht (deliriöse Manie). Dann ist eine umgehende Behandlung erforderlich, da der Betroffene an rein körperlicher Erschöpfung sterben kann. Bei weniger ausgeprägter Aktivität kann eine Krankenhauseinweisung erforderlich sein, um den Betroffenen und seine Familie in Phasen der Überaktivität vor ruinösem finanziellem und sexuellem Verhalten zu schützen.

Eine Manie wird anhand ihrer Symptome diagnostiziert. Da manische Patienten jedoch notorisch leugnen, dass ihnen etwas fehlt, sind die Ärzte meist auf Informationen der Angehörigen angewiesen.

Behandlung

Unbehandelt hören manische Episoden plötzlicher auf als depressive Phasen und sind ge-

wöhnlich kürzer – wenige Wochen bis mehrere Monate.

Lithium kann die Symptome einer Manie lindern ▲. Da es etwa vier bis zehn Tage dauert, bis Lithium wirkt, gibt man oft gleichzeitig ein rasch wirksames Mittel wie Haloperidol, um Erregung und Überaktivität zu kontrollieren. Haloperidol kann jedoch Muskelsteife und Bewegungsstörungen verursachen. Haloperidol wird gewöhnlich nach etwa einer Woche abgesetzt.

Manisch-depressive Erkrankung

Bei manisch-depressiven Psychosen (bipolare Störungen) wechseln sich depressive mit manischen Phasen oder weniger ausgeprägten Erregungsphasen ab.

Man nimmt an, dass die Krankheit erblich ist. Frauen und Männer sind gleichermaßen betroffen, doch Frauen zeigen eher depressive, Männer eher manische Symptome.

Symptome und Diagnose

Manisch-depressive Psychosen beginnen gewöhnlich mit einer Depression, und es tritt mindestens eine manische Phase im Verlauf der Krankheit auf. Die depressiven Phasen dauern typischerweise drei bis sechs Monate. Bei der schwersten Form dieser Krankheit, der bipolaren Störung I, wechseln Depressionen und heftige Manien einander ab. Bei der weniger schweren Form, der bipolaren Störung II, wechseln sich kürzere depressive Phasen und Hypomanie ab. Die Symptome einer bipolaren Störung II treten oft in bestimmten Jahreszeiten immer wieder auf: Beispielsweise tritt die Depression im Herbst und Winter auf, kurze Erregungszustände dagegen im Frühling oder Sommer.

Bei einer noch leichteren Form der manisch-depressiven Erkrankung, der Zyklothymie, sind Hochstimmung und Depression weniger ausgeprägt, dauern gewöhnlich nur wenige Tage und treten recht häufig in unregelmäßigen Abständen wieder auf. Die Zyklothymie kann zwar schließlich in eine manisch-depressive Erkrankung münden, bei vielen Betroffenen kommt es aber nie zu schweren Depressionen oder Manien. Eine Zyklothymie hilft dem Betroffenen unter Umständen, in Beruf und Führungspositionen erfolgreich zu sein, außerordentliche Leistungen zu vollbringen und künstlerisch kreativ zu sein. Die Störung kann aber auch zu

▲ siehe Seite 600

einer wechselhaften Schul- und Berufslaufbahn, häufigen Wohnortwechseln, wiederholt wechselnden Beziehungen und gescheiterten Ehen sowie Alkohol- und Drogenexzessen führen. Bei etwa einem Drittel der Betroffenen führen diese Symptome zu einer Gemütskrankheit, die eine Behandlung erforderlich macht.

Die Diagnose einer manisch-depressiven Erkrankung beruht auf dem charakteristischen Muster von Symptomen. Etwa ein Drittel der Patienten mit bipolarer Störung zeigt *gleichzeitig* manische (oder hypomanische) und depressive Symptome. Diesen Zustand nennt man bipolaren Mischzustand.

Prognose und Behandlung

Manisch-depressive Erkrankungen kommen in aller Regel immer wieder. Manchmal geht die Depression nahtlos in eine Manie über und umgekehrt, ohne dass sich der Gemütszustand zwischendurch normalisiert. Bei manchen Betroffenen vollzieht sich dieser Wechsel schneller als bei anderen. Ein Teil der Betroffenen, vorwiegend Frauen, machen vier und mehr Episoden pro Jahr durch. Rasche Stimmungswechsel sind schwierig zu behandeln.

Alle Antidepressiva können einen Umschwung von Depression zu Hypomanie oder Manie und manchmal einen raschen Wechsel zwischen diesen Zuständen hervorrufen. Daher werden diese Mittel nur kurze Zeit verabreicht und ihre Wirkung auf die Stimmung genau überwacht. Beim ersten Anzeichen für einen Stimmungsumschwung wird das Antidepressivum abgesetzt. Bei den meisten manisch-depressiven Patienten empfehlen sich stimmungsstabilisierende Mittel, wie Lithium, oder ein krampflösendes Mittel, wenn sie mit Antidepressiva behandelt werden.

Eine normale Gemütslage beeinflusst Lithium nicht, bei vielen manisch-depressiven Patienten verringert es aber die Neigung zu Stimmungsumschwüngen. Der Lithiumspiegel im Blut wird durch Blutuntersuchungen überwacht. Mögliche Nebenwirkungen von Lithium sind Zittern, Muskelzuckungen, Übelkeit, Er-

brechen, Durchfall, Durst, übermäßiger Harndrang und Gewichtszunahme. Lithium kann Akne und Schuppenflechte verschlimmern und den Gehalt an Schilddrüsenhormonen im Blut absinken lassen, sodass eine Hormonbehandlung notwendig wird. Die Nebenwirkungen gehen in der Regel vorüber; sie lassen sich beseitigen oder zumindest mildern, indem die Lithiumdosis angepasst wird. Manchmal muss Lithium wegen der Nebenwirkungen jedoch abgesetzt werden. In seltenen Fällen kann der Langzeitgebrauch von Lithium die Nierenfunktion schädigen. Daher muss die Nierenfunktion alle drei bis vier Monate mit Blut- und Urintests überprüft werden.

Ein sehr hoher Lithiumspiegel im Blut kann zu Kopfschmerzen, geistiger Verwirrung, Benommenheit, Krampfanfällen und Herzrhythmusstörungen führen. Ältere Menschen sind dadurch eher gefährdet. Frauen, die schwanger werden möchten, müssen die Lithiumeinnahme abbrechen, da Lithium in seltenen Fällen Herzfehler beim ungeborenen Kind verursachen kann.

Menschen, die stimmungsstabilisierende Medikamente einnehmen, wird oft zu einer **Psychotherapie** geraten, vor allem, um ihnen zu helfen, die Behandlung fortzusetzen. Oft ist eine Familientherapie sinnvoll, damit die Betroffenen, ihre Ehepartner und Angehörigen die Krankheit besser verstehen und mit ihr umgehen lernen.

Auch **Lichttherapie** wird gelegentlich zur Behandlung manisch-depressiver Patienten eingesetzt, vor allem bei leichteren und jahreszeitlich bedingten Depressionen: Herbst-Winter-Depressionen und Frühjahr-Sommer-Hypomanie. Die Lichtintensität wird so eingestellt, dass sie der Jahreszeit gleicht, die der Therapeut nachzuahmen versucht. Ist die Lichtintensität zu hoch, kann der Patient in eine Hypomanie geraten oder manchmal Augenschäden davontragen. Die Lichttherapie sollte daher von einem Arzt beaufsichtigt werden, der sich auf die Behandlung von Gemütskrankheiten spezialisiert hat.

KAPITEL 102

Selbstmordverhalten

Als Selbstmordverhalten gilt der erfolgreiche oder nicht erfolgreiche Versuch, sich das Leben zu nehmen.

Selbstmordverhalten ist ein unmissverständliches Signal, dass jemand verzweifelt ist und jede Hoffnung verloren hat. Selbstmordverhalten umfasst Selbstmordgesten, -versuche und vollendeten Selbstmord. Selbstmordpläne und -handlungen, die kaum je zum Tod führen würden, nennt man Selbstmordgesten. Handlungen, die mit der Absicht zu sterben ausgeführt werden, aber nicht zum Ziel geführt haben, bezeichnet man als Selbstmordversuche. Manche Menschen, die sich umbringen wollen, werden rechtzeitig entdeckt und gerettet. Andere, die einen Selbstmordversuch begehen, haben zwiespältige Gefühle über das Sterben, und der Versuch scheitert möglicherweise deshalb, weil er eigentlich ein Hilfeschrei, verbunden mit einem starken Wunsch zu leben, ist. Hiervon zu unterscheiden ist der vollendete Selbstmord, der zum Tod führt.

Risikofaktoren für Selbstmord

- Alter über 50 Jahre
- Männlich
- Schmerzhafte oder behindernde Krankheit
- Alleine lebend
- Schulden oder Armut
- Schmerzlicher Verlust
- Demütigung oder Entehrung
- Depressionen, insbesondere in Zusammenhang mit Psychosen und Ängsten
- Andauernde Niedergeschlagenheit, selbst wenn andere Symptome der Depression zurückgehen
- Alkohol- und Drogenmissbrauch
- Frühere Selbstmordversuche
- Selbstmord in der Familie
- Gewalt in der Familie, einschließlich sexuellem Missbrauch
- Beschäftigung mit und Reden über Selbstmord
- Detaillierte Selbstmordpläne

Häufigkeit

Da die Selbstmordstatistiken hauptsächlich auf Todesscheinen und gerichtsmedizinischen Gutachten beruhen, wird die tatsächliche Häufigkeit sicher unterschätzt. Allerdings sind in Deutschland die Zahlen seit 1977, wo sich fast 14 000 Menschen umbrachten, eindeutig rückläufig.

Im Jahr 2002 starben 11 163 Menschen von eigener Hand, die Zahl der Versuche ist jedoch etwa zehnmal so hoch. Den größten Anteil stellen zwar Menschen über 65 Jahre; jedoch ist Selbstmord unter Jugendlichen zwischen 15 und 19 Jahren nach Autounfällen die häufigste Todesursache. Einige weitere Tendenzen lassen sich eindeutig feststellen: Der Anteil von Männern zu Frauen, die sich umbringen, beträgt zwei Drittel zu einem Drittel. In Städten liegt die Selbstmordrate höher als in ländlichen Gebieten, und in Familien mit Kindern oder in kinderreichen Gegenden ist Selbstmord seltener.

Selbstmordversuche geschehen dagegen häufiger vor dem mittleren Lebensalter, wobei Männer selbstzerstörerischer vorgehen: Zwei Drittel aller nicht tödlichen Selbstmordversuche werden von Frauen unternommen.

Verheiratete Männer und Frauen sind weniger selbstmordgefährdet als solche, die allein leben. Angehörige von Personen, die Selbstmord begangen oder versucht haben, begehen ebenfalls häufiger als andere Selbstmord.

Gruppenselbstmorde, z. B. bei einem Liebespaar oder Ehepartnern, sind Ausdruck einer extremen Form der Identifizierung mit der anderen Person. Wenn größere Gruppen Selbstmord begehen, hat dies meist einen sehr gefühlsbetonten oder fanatisch religiösen Hintergrund, der den starken Selbsterhaltungsdrang des Einzelnen überwältigt.

Weniger häufig ist Selbstmord unter praktizierenden Gläubigen, da diese Personen Halt in ihrem Glauben finden, enge soziale Bindungen haben, die sie vor selbstgefährdenden Handlungen bewahren, und aufgrund ihrer religiösen Überzeugungen keinen Selbstmord begehen dürfen. Religionszugehörigkeit und fester Glauben schützen jedoch nicht unbedingt vor impulsiven, ungeplanten Selbstmordhandlungen, die auf Enttäuschung, Ärger und Verzweiflung beruhen, vor allem wenn Gefühle von Schuld und Wertlosigkeit hinzukommen.

Ein Teil der Menschen, die Selbstmord begehen, hinterlässt einen Abschiedsbrief. In diesen Briefen geht es oft um persönliche Beziehungen und um Ereignisse nach dem Tod des Schreibenden. Ältere Menschen äußern sich oft besorgt über das Schicksal der Hinterbliebenen, während jüngere ihrem Ärger und Rachegefühlen Ausdruck geben. Ein Abschiedsbrief ist ein Zeichen dafür, dass ein Selbstmordversuch vorsätzlich war und die Gefahr weiterer Versuche besteht.

Ursachen

Selbstmordverhalten beruht gewöhnlich auf dem Zusammentreffen vieler Faktoren. Bei mehr als der Hälfte aller Selbstmordversuche spielen Depressionen ▲ eine Rolle. Eheprobleme, eine unglückliche oder beendete Liebesaffäre, bei Jugendlichen Streit mit den Eltern und – besonders bei älteren Menschen – der kürzlich erlittene Verlust einer nahe stehenden Person können eine Depression auslösen. Oft führt dann einer dieser Faktoren, z. B. das Ende einer wichtigen Beziehung, zum Handeln.

Kommen Depression und körperliche Krankheit zusammen, kann dies Anlass für einen Selbstmordversuch sein. Die meisten körperlichen Krankheiten, die mit einer erhöhten Selbstmordgefährdung einhergehen, betreffen Nervensystem und Gehirn entweder direkt (wie Aids, Demenz und Schläfenlappenepilepsie) oder ziehen Behandlungen nach sich, die Depressionen auslösen können (wie gewisse Medikamente bei hohem Blutdruck). Menschen, deren Depression mit Angstgefühlen und Merkmalen einer Psychose, wie Wahnvorstellungen, einhergeht, können stärker selbstmordgefährdet sein als solche, deren Depression keine derartigen Begleiterscheinungen aufweist.

Menschen, die eine schwere Kindheit durchgemacht haben, vor allem aufgrund zerrütteter Familienverhältnisse, Vernachlässigung und sexueller Gewalt, unternehmen vermehrt Selbstmordversuche, vielleicht, weil sie ein höheres Risiko haben, depressiv zu werden. Frauen, die durch ihren Partner Gewalt erlitten, oft auch als Kind misshandelt wurden, neigen ebenfalls häufiger zu Selbstmordversuchen.

Alkohol kann depressive Gefühle verstärken, was die Selbstmordneigung erhöht; zudem nimmt die Selbstkontrolle ab. Ein Teil derjenigen, die sich umzubringen versuchen, sind betrunken. Da Alkoholismus an sich und insbesondere gezieltes Rauschtrinken *(binge drinking)* bei den Betroffenen, wenn sie wieder nüchtern sind, oft tiefe Reuegefühle hervorrufen, sind Alkoholiker dann besonders selbstmordgefährdet.

Hilfe bei Selbstmordabsicht: Telefonseelsorge

Ein Mensch, der damit droht, sich umzubringen, befindet sich in einer Krise. Unter der bundesweit einheitlichen kostenlosen Telefonnummer 0800 1110111 und 0800 110222 bietet die Telefonseelsorge in ganz Deutschland rund um die Uhr Rat und Hilfe für solche, aber auch für andere Situationen. Die Mitarbeiter sind besonders geschulte Ehrenamtliche.

Ruft ein Selbstmordkandidat bei der Telefonseelsorge an, versucht der Mitarbeiter, eine Beziehung zu dem Anrufer aufzubauen. Der Mitarbeiter bemüht sich, konstruktive Hilfe für das Problem anzubieten, das die Krise ausgelöst hat, und ermutigt den Anrufer, etwas Positives zu dessen Lösung zu unternehmen. Vielleicht erinnert er den Anrufer daran, dass er Familie und Freunde hat, die sich um ihn sorgen und helfen wollen.

Außer Depressionen erhöhen auch andere psychiatrische Störungen die Selbstmordgefahr. Schizophrene Menschen ■ und solche mit anderen psychotischen Störungen hören möglicherweise Stimmen, die ihnen befehlen, sich umzubringen. Menschen mit einer Borderline-Persönlichkeitsstörung ★ oder einer antisozialen Persönlichkeitsstörung ●, besonders solche, die zu Gewalttätigkeiten neigen, zeigen möglicherweise Selbstmordgesten oder unternehmen einen Selbstmordversuch, um sich an jemandem zu rächen oder um damit etwas auszusagen.

Methoden

Die gewählte Methode hängt davon ab, welches Mittel verfügbar ist, und von kulturellen Faktoren. Sie kann auch die Ernsthaftigkeit der Absicht widerspiegeln, da bei manchen Methoden ein Überleben so gut wie ausgeschlossen ist, während bei anderen eine Rettung möglich ist. Erweist sich die gewählte Methode als nicht tödlich, bedeutet dies aber nicht, dass keine ernste Absicht dahinter steckt.

Eine Überdosis Medikamente einzunehmen

▲ siehe Seite 603   ■ siehe Seite 629
★ siehe Seite 621   ● siehe Seite 620

oder sich selbst zu vergiften, gehören zu den häufigsten Methoden bei Selbstmordversuchen.

Frauen bevorzugen für einen Selbstmordversuch »weiche« Methoden, vor allem Medikamente. Männer wählen hingegen eher Gewaltmethoden wie Erschießen und Erhängen. Bei einem Teil der Selbstmordversuche werden mindestens zwei Methoden oder mehrere Medikamente gleichzeitig verwendet, wodurch die Todeswahrscheinlichkeit steigt.

Vorbeugung

Manchmal kommt ein Selbstmord oder der Versuch sogar für enge Verwandte und Freunde völlig überraschend, aber fast immer gibt es klare Warnzeichen. Jede Selbstmordhandlung oder -drohung ist ein Schrei nach Hilfe.

Da ein Teil derjenigen, die einen Selbstmordversuch unternommen haben, innerhalb eines Jahres erneut versucht, sich umzubringen, müssen alle Menschen mit Selbstmordabsicht behandelt werden. Weil die meisten Selbstmörder depressiv sind, ist die richtige Diagnose und Behandlung einer Depression ein wichtiger Schritt, um die Tat zu verhindern. Die Wahl des richtigen Medikaments muss dem Risiko begegnen, dass sich die Selbstmordgefahr zu Beginn der Behandlung womöglich vergrößert, weil der Betroffene aktiver und entschlussfreudiger wird, aber immer noch depressiv ist.

Nach einem Selbstmordversuch ist gute psychiatrische und soziale Fürsorge nötig, um weitere Versuche zu verhüten. Da einem Selbstmord oft ein oder mehrere Versuche vorangehen, wird nach einem solchen Versuch so bald wie möglich eine psychiatrische Untersuchung durchgeführt. Sie hilft dem Arzt, Probleme zu erkennen, die zu der Handlung geführt haben, und eine entsprechende Behandlung zu planen.

Auswirkungen eines Selbstmords

Ein vollendeter Selbstmord wirkt sich auf alle Beteiligten emotional sehr stark aus. Familie, Freunde und Ärzte des Verstorbenen fühlen sich möglicherweise schuldig und beschämt, weil sie das Geschehen nicht verhindern konnten. Auch Wut über den Verstorbenen kann hochkommen. Schließlich erkennen sie vielleicht, dass sie weder allwissend noch allmächtig sind und der Selbstmord bei diesen Menschen nicht hätte verhindert werden können. Manchmal können Selbsthilfegruppen in dieser Situation eine Unterstützung sein.

Ein Selbstmordversuch hat ähnliche Auswirkungen. Allerdings haben diejenigen, die dem Betroffenen nahe stehen, Gelegenheit, auf den Hilferuf zu reagieren und dadurch mit ihren Gefühlen ins Reine zu kommen.

Beihilfe zur Selbsttötung

Beihilfe zum Selbstmord bezieht sich auf die Unterstützung, die ein Arzt, ein Familienmitglied oder ein Freund jemandem gewährt, der sein Leben beenden will. Beihilfe zum Selbstmord wird sehr kontrovers diskutiert. In Deutschland ist Derartiges verboten, in den Niederlanden beispielsweise jedoch unter bestimmten Bedingungen erlaubt.

KAPITEL 103

Essstörungen

Ernste Essstörungen werden in drei Kategorien eingeteilt: die Weigerung, ein Körpergewicht an der unteren Grenze des Normalen zu halten (Magersucht, Anorexia nervosa), Anfälle von Heißhunger mit anschließender Entleerung durch Erbrechen oder Abführen (Ess-Brechsucht, Bulimie) und Essanfälle ohne anschließende Entleerung. Bei Essanfällen nehmen die Betroffenen in kurzer Zeit rasch große Mengen kalorienreicher Nahrung zu sich, wobei sie sich nicht mehr kontrollieren können. Entleerung bedeutet, dass die Betroffenen anschließend willentlich Erbrechen herbeiführen oder Abführmittel, Einläufe und harntreibende Medikamente nehmen, um die Nahrung wieder aus dem Körper zu entfernen.

Essstörungen sind unter Frauen erheblich mehr verbreitet als unter Männern. Inzwischen sind sogar schon zehn- und zwölfjährige Mädchen als magersüchtig diagnostiziert worden.

Magersucht

Magersucht (Anorexie, Anorexia nervosa) ist durch eine gestörte Körperwahrnehmung gekennzeichnet, eine extreme Angst vor dem Dicksein und der Weigerung, ein an der unteren Normgrenze liegendes Körpergewicht zu halten, was bei Frauen zum Ausbleiben der Monatsblutungen führt.

Bei der Entwicklung von Magersucht spielen erbliche Faktoren nachweislich eine Rolle, doch auch soziale Faktoren gehören zum Ursachenbündel. Der Wunsch, schlank zu sein, beherrscht die westliche Gesellschaft, Übergewicht wird als unattraktiv, ungesund und nicht erstrebenswert dargestellt. Schon Kinder wissen um diese Einstellung, und zwei Drittel der jungen Mädchen halten Diät oder greifen zu anderen Mitteln, um ihr Gewicht zu kontrollieren. Nur wenige dieser Mädchen erkranken jedoch an Anorexie. Wahrscheinlich machen psychische Faktoren gewisse Menschen anfällig für die Entwicklung von Magersucht. Im Gebieten mit echtem Nahrungsmangel ist Magersucht selten.

Die meisten Magersüchtigen sind weiblich, doch die Zahl der magersüchtigen Männer ist im Steigen begriffen. Meist beginnt die Krankheit bei Jugendlichen, manchmal schon früher und nur selten im Erwachsenenalter. Magersucht kommt vorwiegend in der gesellschaftlichen Mittel- und Oberschicht der westlichen Welt vor, und die Zahl der Betroffenen nimmt offenbar zu.

Symptome

Eine Anorexie kann leicht und vorübergehend oder schwer und von Dauer sein. Viele magersüchtige Mädchen sind überaus gewissenhaft und haben hohe Ansprüche an sich selbst. Die ersten Hinweise auf eine nahende Essstörung sind eine zunehmende Beschäftigung mit der Ernährung und Sorgen über das Gewicht, sogar bei eigentlich schlanker Figur, wie es für die Betroffenen typisch ist. Je mehr die Betroffenen abnehmen, desto mehr sorgen sie sich um ihr Gewicht. Auch wenn sie völlig abgemagert sind, bestreiten sie, dass etwas nicht stimmt, klagen nicht über Appetitmangel und Gewichtsverlust und widersetzen sich einer Behandlung. Meist gehen sie nicht von sich aus zum Arzt, sondern werden von Familienangehörigen dorthin gebracht.

Anorexie heißt Appetitlosigkeit, aber wer an Anorexia nervosa leidet, ist in Wirklichkeit hungrig und denkt ständig ans Essen. Die Betroffenen beschäftigen sich mit Diäten und Kalorien, sie horten und verstecken Lebensmittel oder lassen sie absichtlich verkommen, sie sammeln Kochrezepte und bereiten üppige Mahlzeiten für andere zu. Etwa die Hälfte der Betroffenen hat Essanfälle und übergibt sich anschließend oder nimmt Abführmittel. Die andere Hälfte isst extrem wenig. Die Betroffenen sagen häufig nicht ehrlich, wie viel sie gegessen haben, verheimlichen ihr Erbrechen und ihr merkwürdiges Essverhalten. Viele nehmen auch harntreibende Mittel gegen einen aufgetriebenen Bauch.

Bei Frauen setzen die Monatsblutungen aus, manchmal schon bevor sie stark abgenommen haben. Frauen und Männer können das Interesse an Sex verlieren. Meist haben die Betroffenen einen langsamen Herzschlag, niedrigen Blutdruck, eine niedrige Körpertemperatur, Gewebeschwellungen durch Flüssigkeitseinlagerungen (Ödeme), dünnes, weiches Haar und eine übermäßige Körper- oder Gesichtsbehaarung. Auch sehr dünne Magersüchtige bleiben gewöhnlich aktiv und betreiben anstrengenden Sport, um ihr Gewicht zu kontrollieren. Bis sie völlig ausgezehrt sind, zeigen sie kaum Symptome von Mangelernährung. Depressionen sind verbreitet.

Die Magersucht verändert den Hormonstoffwechsel, z. B. nimmt der Östrogen- und Schilddrüsenhormongehalt im Blut deutlich ab, der Kortisolgehalt hingegen zu. Eine gravierende Unterernährung wirkt sich auf jedes Organsystem aus. Bei einem drastischen oder raschen Gewichtsverlust – das Gewicht liegt beispielsweise mehr als 25 Prozent unter dem wünschenswerten –, ist eine Gewichtszunahme entscheidend, denn Derartiges kann lebensbedrohlich sein. Herzprobleme und Störungen im Flüssigkeits- und Elektrolythaushalt (Natrium, Kalium, Chlorid) sind am gefährlichsten. Das Herz wird schwächer und pumpt weniger Blut durch den Körper. Die Betroffenen können austrocknen und leicht in Ohnmacht fallen. Das Blut kann zu alkalisch werden (Stoffwechselalkalose ▲) und der Kaliumspiegel im Blut absinken. Erbrechen und der Gebrauch von abführenden und harntreibenden Mitteln verschlimmern die Situation. Plötzliche Todesfälle, vermutlich durch Herzrhythmusstörungen, sind bekannt.

Diagnose und Behandlung

Magersucht wird anhand des schweren Gewichtsverlusts und der charakteristischen psy-

---

▲ siehe Seite 925

chischen Symptome diagnostiziert. Die typische Anorexiepatientin ist ein Mädchen in der Pubertät, das mindestens 15 Prozent an Gewicht verloren hat, Angst hat, dick zu sein, keine Monatsblutungen mehr hat, abstreitet, krank zu sein, und ansonsten gesund erscheint.

Die Behandlung besteht in der Regel aus zwei Schritten. Zum einen soll ein normales Körpergewicht erreicht werden, zum anderen eine Psychotherapie durchgeführt werden, um den psychischen Zustand zu verbessern und Rückfälle zu vermeiden.

Bei raschem oder drastischem Gewichtsverlust kann die Behandlung in einer Klinik beginnen, wo erfahrenes Personal die Person freundlich, aber bestimmt zum Essen ermutigt. Selten wird eine Patientin intravenös oder über eine Sonde ernährt, die durch die Nase in den Magen geführt wird. Manchmal weisen Ärzte, nachdem sie von einem Elternteil, einem Vormund oder dem Gericht dazu ermächtigt worden sind, schwer an Magersucht erkrankte Patientinnen gegen ihren Willen ins Krankenhaus ein.

Sobald der Ernährungszustand zufrieden stellend ist, beginnt man mit einer Langzeittherapie, die am besten von Spezialisten für Essstörungen durchgeführt wird. Diese Behandlung kann Einzel-, Gruppen- und Familientherapien und auch Medikamente einschließen. Die Behandlung hat das Ziel, eine ruhige, stabile und fürsorgliche Umgebung zu gewährleisten und zu ausreichender Nahrungsaufnahme zu ermutigen.

Bei Depressionen werden Antidepressiva verordnet. Insbesondere selektive Serotonin-Wiederaufnahmehemmer tragen dazu bei, nach einer Gewichtszunahme einen Rückfall zu verhindern.

Ess-Brechsucht

Ess-Brechsucht (Bulimie) ist gekennzeichnet durch wiederholte Essanfälle und anschließende Entleerung (willentlich herbeigeführtes Erbrechen oder die Einnahme abführender und harntreibender Mittel oder beides), strenge Diät oder übermäßige sportliche Aktivität, um die Auswirkungen der Essattacken zu kompensieren.

Wie bei der Magersucht spielen erbliche und soziale Faktoren bei dieser Erkrankung eine Rolle; überwiegend sind junge Frauen von Bulimie betroffen.

Symptome

Menschen, die an Bulimie leiden, haben wiederholt Essanfälle, in deren Verlauf sie innerhalb relativ kurzer Zeit große Mengen Nahrung zu sich nehmen. Oft lösen emotionale Belastungen die gewöhnlich geheim gehaltenen Essanfälle aus. Die Essanfälle gehen im Allgemeinen mit dem Gefühl einher, die Kontrolle verloren zu haben, z. B. zu essen, wenn man gar nicht hungrig ist oder so viel zu essen, dass es schmerzt. Um den Auswirkungen solcher Essanfälle entgegenzuwirken, versuchen Bulimikerinnen, sich anschließend durch Erbrechen oder Abführmittel zu entleeren, halten eine strikte Diät ein, betreiben exzessiv Sport oder kombinieren mehrere dieser Möglichkeiten. Viele nehmen auch harntreibende Mittel. Anders als bei Magersucht bewegt sich das Körpergewicht von Bulimikerinnen jedoch meist im Normalbereich.

Das Erbrechen kann zu Zahnschmelzschäden, Vergrößerung der Ohrspeicheldrüsen und Entzündungen der Speiseröhre führen. Erbrechen und Abführen können den Kaliumspiegel im Blut senken, was Herzrhythmusstörungen verursacht. Selten essen Bulimikerinnen bei einem Essanfall so viel, dass ihr Magen platzt oder ihre Speiseröhre reißt, was zu lebensgefährlichen Komplikationen führt.

Frauen mit Bulimie sind sich in der Regel ihres Verhaltens bewusst und haben Schuld- und Reuegefühle. Sie sind durchaus bereit, ihr Problem einem Arzt oder anderen Vertrauten mitzuteilen. Im Allgemeinen sind Bulimiepatientinnen offen, neigen zu impulsivem Verhalten, Alkohol- und Drogengebrauch und Depressionen.

Diagnose und Behandlung

Der Arzt vermutet eine Bulimie, wenn sich jemand – besonders eine junge Frau – allzu sehr um ihr Gewicht sorgt und über große Gewichtsschwankungen berichtet, vor allem wenn Anzeichen für einen übermäßigen Gebrauch von Abführmitteln bestehen. Weitere Hinweise sind geschwollene Speicheldrüsen in den Wangen, Narben auf den Fingergelenken, die entstehen, wenn mit den Fingern Erbrechen herbeigeführt wird, Schäden am Zahnschmelz durch Magensäure und ein niedriger Kaliumspiegel im Bluttest. Die Diagnose steht fest, wenn die Betroffene das Ess-Brechverhalten zugibt, seit mindestens drei Monaten zwei oder mehr Ess-Brech-Episoden pro Woche zu haben.

Die beiden erfolgversprechendsten Behandlungsansätze sind kognitiv-behaviorale Therapie und Medikamente.

Bei der kognitiv-behavioralen Therapie werden krank machende Gedanken identifiziert und dem Patienten wird geholfen, sie aufzugeben.

Antidepressiva, wie selektive Serotonin-Wiederaufnahmehemmer, sind ähnlich gut wirksam. Wenn das Mittel abgesetzt wird, kann es jedoch zu einem Rückfall kommen.

Esssucht

Die Esssucht ist durch Essanfälle gekennzeichnet, auf die keine Entleerung folgt.

Bei dieser Störung sorgen Essanfälle für eine übermäßige Kalorienaufnahme und damit für eine Gewichtszunahme. Die Störung tritt vorwiegend bei Übergewichtigen auf und wird mit zunehmendem Körpergewicht häufiger. Die Betroffenen sind in der Regel älter als die Menschen mit Magersucht und Ess-Brechsucht, und es sind mehr Männer unter ihnen.

Esssüchtige wählen gewöhnlich sehr kalorienreiche Nahrungsmittel (z. B. Kuchen und Eiscreme) und die Essanfälle werden geheim gehalten.

Menschen mit derartigen Essanfällen leiden unter ihrem Verhalten. Etwa die Hälfte ist depressiv. Die Störung verursacht zwar keine körperlichen Probleme wie die Bulimie, kann aber zu all den Problemen führen, die mit Fettleibigkeit einhergehen.

Behandlung

Abmagerungsdiäten werden der Störung nicht gerecht; sie können das Problem vielmehr verstärken. Besser geeignet sind psychotherapeutische Ansätze, vor allem in Gruppen durchgeführte Therapien (z. B. bei den »Weight Watchers«).

KAPITEL 104

Sexualität und psychosexuelle Störungen

Sexuelles Verlangen ist Bestandteil des Lebens gesunder Menschen. Welche Formen sexuellen Verhaltens und welche Einstellungen zur Sexualität als normal angesehen werden, ist allerdings innerhalb einer Gesellschaft, in verschieden Kulturen und zu unterschiedlichen Zeiten sehr variabel. Was »normale« Sexualität ist, lässt sich wahrscheinlich gar nicht definieren. Nicht nur die Sexualpraktiken, auch die Häufigkeit und der Wunsch nach sexueller Erfüllung unterliegen großen Schwankungen.

Sexuelle Aktivität ist nicht an das Alter gebunden. Viele ältere Menschen haben bis ins hohe Alter ein befriedigendes Sexualleben. Sexuelle Funktionsstörungen wie Impotenz bei Männern ▲ und Schmerzen beim Verkehr, Vaginismus oder Anorgasmie bei der Frau ■ können Menschen aller Altersstufen betreffen.

Die Einstellung der Gesellschaft zur Sexualität verändert sich. Beispiele dafür sind die gesellschaftliche Einstellung zu Selbstbefriedigung, Homosexualität und sexuelle Aktivität mit häufig wechselnden Partnern (Promiskuität).

So galt **Selbstbefriedigung** (Masturbation, Onanie) früher als pervers und sogar als Ursache für Geisteskrankheiten; heute sieht man in ihr eine normale sexuelle Aktivität während des ganzen Lebens. Selbstbefriedigung ist zwar normal, kann aber Schuldgefühle und psychisches Leid auslösen, die sich durch die missbilligende Einstellung anderer erklären. Dies kann erheblich belasten und sogar zu sexuellen Funktionsstörungen führen.

Wie die Selbstbefriedigung sah die Medizin die **Homosexualität** lange Zeit als »abartig« an. Homosexualität ist jedoch eine von Kindheit an bestehende sexuelle Orientierung, die die Erwachsenen dann zu einem homosexuellen Leben führt. Viele Menschen machen in der Jugend Erfahrungen mit Gleichgeschlechtlichen, leben als Erwachsene aber heterosexuell ★.

Homosexuelle entdecken, dass sie sich zu

▲ siehe Seite 1320   ■ siehe Seite 1361
★ siehe Seite 1531

Menschen des gleichen Geschlechts hingezogen fühlen, so wie Heterosexuelle merken, dass sie vom anderen Geschlecht angezogen werden. Die Anziehung scheint das Ergebnis ererbter und umweltbedingter Einflüsse zu sein und lässt sich nicht bewusst wählen. Daher macht der Begriff »sexuelle Vorliebe« wenig Sinn in Bezug auf die sexuelle Orientierung.

Immer mehr Homosexuelle stehen zu ihrer Neigung, obwohl sie mit einer weit verbreiteten gesellschaftlichen Missbilligung und mit Vorurteilen leben müssen. Sich zu seiner Homosexualität zu bekennen, ist meist ein weiter Weg, der mit erheblichen psychischen Belastungen verbunden ist.

Für manche Menschen ist häufiger Partnerwechsel **(Promiskuität)** zeitlebens die Regel. Bei manchen Personen kann ein solches Verhalten darauf hinweisen, dass sie nicht imstande sind, enge emotionale Bindungen über lange Zeit aufrecht zu halten. Dieses mag für sie Anlass sein, professionellen Rat einzuholen. Zudem erhöht ein häufiger Partnerwechsel das Risiko, sich mit einer sexuell übertragbaren Krankheit (z. B. HIV-Infektion, Hepatitis, Syphilis, Tripper, Gebärmutterhalskrebs) anzustecken.

Geschlechtsidentität

Der Unterschied zwischen Geschlecht und Geschlechtsidentität lässt sich vereinfacht so ausdrücken: Geschlechtszugehörigkeit ist das biologische Frau- bzw. Mannsein, während die Geschlechtsidentität bedeutet, ob sich jemand als Frau oder als Mann *fühlt*. Die Geschlechterrolle ist das, was man sich in unserer Gesellschaft im Allgemeinen unter Männlichkeit und Weiblichkeit vorstellt. Die sexuelle Rolle ist das Verhalten in der Öffentlichkeit, das mit der Wahl eines Geschlechtspartners verbunden ist (homosexuell, heterosexuell, bisexuell). Bei den meisten Menschen stimmen Geschlechtsidentität und Geschlechterrolle überein (d. h., ein Mann fühlt sich als Mann und verhält sich auch so).

Seine Geschlechtsidentität erfährt ein Kind in der Regel im Alter von 18 bis 24 Monaten. Jungen erleben, dass sie Jungen sind, indem sie wie solche behandelt werden, für Mädchen gilt das Gleiche. Auch wenn ein Kind Beschäftigungen vorzieht, die eher für das andere Geschlecht als typisch gelten, sehen sich Kinder mit ungestörter Geschlechtsidentität dennoch entsprechend ihrem biologischen Geschlecht. Ein Mädchen, das gerne Fußball spielt und sich mit anderen prügelt, hat also keine Störung seiner Geschlechtsidentität, solange es sich selbst als Mädchen sieht und mit sich im Reinen ist. Ebenso wenig hat ein Junge, der gerne mit Puppen spielt und lieber kocht als Sport treibt, eine Störung der Geschlechtsidentität, es sei denn, er sieht sich selbst nicht als Jungen oder fühlt sich mit seiner biologischen Männlichkeit nicht wohl.

Kinder, deren Genitalien sich nicht eindeutig als männlich oder weiblich erkennen lassen ▲, haben in der Regel keine Probleme mit ihrer Geschlechtsidentität, wenn sie eindeutig entweder als Junge oder als Mädchen erzogen werden, auch wenn das gewählte Geschlecht nicht mit dem genetischen übereinstimmt. Bei einigen Kindern hat sich diese Meinung jedoch als falsch herausgestellt.

Störungen der Geschlechtsidentität und Transsexualität

Die Geschlechtsidentität ist gestört, wenn der Wunsch besteht, dem anderen Geschlecht anzugehören, oder die Überzeugung, in einem Körper mit dem falschen Geschlecht »gefangen« zu sein.

Transsexualität ist eine extreme Störung der Geschlechtsidentität. Die Betroffenen glauben, das Opfer eines biologischen Versehens zu sein (das vor der Geburt passiert sein kann) und fühlen sich grausam in einem Körper gefangen, der nicht mit ihrer Geschlechtsidentität übereinstimmt. Die meisten Transsexuellen sind biologisch Männer, die sich gewöhnlich bereits in früher Kindheit mit Frauen identifizieren und ihre maskulinen Merkmale und Züge mit Abscheu betrachten.

Transsexuelle suchen möglicherweise psychologischen Rat, entweder, um damit zurechtzukommen, mit einem Körper zu leben, in dem sie sich nicht wohl fühlen, oder um Rat und Hilfe für eine Geschlechtsumwandlung zu suchen. Vielen Transsexuellen ist mit einer Kombination aus Beratung, Hormontherapie, Elektrolyse zum Haare-Entfernen und plastisch-chirurgischer Veränderungen der Geschlechtsorgane offenbar am besten geholfen.

Manche Transsexuelle sind damit zufrieden, ihre Geschlechterrolle zu verändern, indem sie wie jemand, der dem anderen Geschlecht angehört, leben, arbeiten und sich kleiden; zur Unterstreichung ihrer veränderten Geschlechterrolle können sie ihren Vornamen ändern. Sie

---

▲ siehe Seite 1493

versuchen jedoch nicht, ihre Anatomie zu verändern. Viele dieser Menschen erfüllen keines der Kriterien einer psychischen Störung.

Andere Transsexuelle übernehmen nicht nur Verhalten, Kleidung und Eigenarten des anderen Geschlechts, sondern nehmen auch Hormone ein, um ihre sekundären Geschlechtsmerkmale zu verändern. Bei biologisch männlichen Personen führt die Anwendung von Östrogen zu einem Wachstum der Brustdrüsen, einer Schrumpfung der männlichen Genitalien und zur Unfähigkeit, eine Erektion aufrechtzuerhalten. Bei biologisch weiblichen Personen führt die Anwendung von Testosteron beispielsweise zum Wachsen von Barthaaren, zum Tieferwerden der Stimme und zu Veränderungen im Körpergeruch.

Wieder andere Transsexuelle bestehen auf einer definitiven, operativen Geschlechtsumwandlung. Bei biologisch männlichen Personen wird sie durch die Gabe von weiblichen Hormonen (Östrogen) vorbereitet; dem schließen sich Operationen an, bei denen Penis und Hoden entfernt werden und eine künstliche Scheide angelegt wird. Biologisch weibliche Personen nehmen zunächst eine Zeit lang männliche Hormone (Testosteron). Später werden ihnen Brüste, Gebärmutter und Eierstöcke operativ entfernt, die Scheide verschlossen und ein künstlicher Penis geschaffen.

Transsexuelle, die sich einer Geschlechtsumwandlung unterzogen haben, können zwar keine Kinder bekommen, haben aber oft befriedigende sexuelle Beziehungen. Die Fähigkeit zum Orgasmus bleibt häufig auch nach der Operation erhalten, und manche Betroffene berichten, dass sie sich nach der Operation in sexueller Hinsicht zum ersten Mal wohl gefühlt haben. Nur wenige Transsexuelle ertragen jedoch die Prozeduren einer Geschlechtsumwandlung ausschließlich, um im anderen Geschlecht sexuell funktionstüchtig zu sein. Gewöhnlich ist die Bestätigung der Geschlechtsidentität die Motivation.

Abweichendes Sexualverhalten

Als abweichend gilt Sexualverhalten, bei dem die gängigen sexuellen Signale nicht zu einer Erregung führen und hoch spezialisierte Techniken notwendig sind, um zur Befriedigung zu gelangen.

Kennzeichnend für ein abweichendes Sexualverhalten ist es z. B., wenn jemand ausschließlich durch wiederholte, intensive Fantasien oder Verhaltensweisen sexuell erregbar ist, die sich auf Objekte (Schuhe, Unterwäsche, Gegenstände aus Leder oder Gummi) richten, wenn dieses Sexualverhalten mit dem Zufügen oder Ertragen von Schmerz bei sich selbst oder dem Partner verbunden ist, mit sexueller Gewalt gegen andere, z. B. Kinder oder hilflose Menschen, oder im Rahmen einer Vergewaltigung. Haben sich solche Neigungen einmal ausgebildet, was gewöhnlich in der späten Kindheit oder kurz vor Beginn der Pubertät der Fall ist, sind sie zeitlebens kaum veränderbar.

Zu reifen sexuellen Beziehungen gehört eine gewisse Vielfalt an Fantasien und Verhaltensweisen. Wenn die Beteiligten einverstanden sind, kann eine Liebesbeziehung auch ausgefallene Sexualpraktiken einschließen. Bei extrem abweichendem Sexualverhalten ist jedoch die Fähigkeit zur wechselseitigen sexuellen Betätigung nachhaltig beeinträchtigt. Im Extremfall stellen solche sexuellen Verhaltensweisen psychosexuelle Störungen (Paraphilien) dar, die die Fähigkeit zu einer liebevollen, auf Gegenseitigkeit beruhenden sexuellen Beziehung stark beeinträchtigen. Die Partner kommen sich möglicherweise wie Objekte vor und haben das Gefühl, sexuell unwichtig oder überflüssig zu sein.

Fetischismus

Beim Fetischismus dienen Gegenstände (Fetische) der sexuellen Erregung, manchmal vorzugsweise solche, die Menschen am Körper getragen haben. Fetischisten erregt und befriedigt es, die Unterwäsche anderer zu tragen, Gummi oder Leder zu tragen und Gegenstände, wie hochhackige Schuhe, zu halten, zu reiben und zu riechen. Solche Menschen sind unter Umständen ohne ihren Fetisch nicht zu sexueller Betätigung fähig.

Transvestismus

Transvestiten sind Männer, die sich wie eine Frau kleiden oder – seltener – Frauen, die Männerkleidung tragen. Die Betroffenen wollen jedoch nicht wie Transsexuelle ihr Geschlecht umwandeln. Das Verkleiden ist keine psychische Störung und muss sich nicht negativ auf die sexuelle Beziehung eines Paares auswirken.

Ein Transvestit schlüpft nicht nur deshalb in die Kleidung des anderen Geschlechts, um sich sexuell zu stimulieren, sondern auch, um Ängste abzubauen, sich zu entspannen und mit einer anderen Seite seiner Persönlichkeit zu experimentieren. Als Störung ist Transvestismus nur dann anzusehen, wenn die Betroffenen darunter leiden und Hilfe suchen.

Pädophilie

Hierunter versteht man eine Vorliebe für sexuelle Betätigung mit Kindern. In den westlichen Gesellschaften ist Pädophilie definiert als sexuelle Fantasie über oder sexuelle Beziehungen mit einem Kind unter 13 Jahren durch eine Person älter als 16 Jahre. Manche Pädophile fühlen sich ausschließlich von Kindern – oft einer bestimmten Altersstufe oder eines Entwicklungsstadiums – sexuell angezogen, andere hingegen von Kindern und Erwachsenen.

Pädophilie ist unter Männern sehr viel häufiger verbreitet als unter Frauen. Die meisten Opfer sind Mädchen, doch auch Jungen sind betroffen. Manche Pädophile konzentrieren sich ausschließlich auf Kinder in ihrer Familie oder solche in ihrem engeren Umfeld. Um die Kinder gefügig zu machen, wird häufig Gewalt oder Zwang ausgeübt, und die Opfer werden bedroht, damit sie schweigen.

Pädophilie kann mit einer Psychotherapie und Medikamenten behandelt werden, die den Sexualtrieb verändern. Ein Pädophiler kann eine solche Behandlung freiwillig absolvieren oder erst nach einer Straftat. Durch Einsperren, selbst für lange Zeit, verändern sich pädophiles Verlangen und pädophile Fantasien nicht.

Exhibitionismus

Exhibitionisten entblößen ihre Geschlechtsorgane gegenüber nichts ahnenden Fremden und werden davon sexuell erregt. Weiter gehende sexuelle Kontakte werden in der Regel nicht angestrebt; Exhibitionisten begehen nur selten Vergewaltigungen. Unter Frauen ist Exhibitionismus selten. Aufreizende Kleidung wird bei Frauen von der Gesellschaft zunehmend als normal akzeptiert.

Voyeurismus

Voyeure werden davon sexuell erregt, jemandem zuzusehen, der sich auszieht, nackt ist oder sich sexuell betätigt. Erregend ist der Vorgang des Zusehens, nicht sexuelle Handlungen mit der beobachteten Person. Milde Ausprägungen dieses Verhaltens werden oft als normal angesehen. Als Störung ist Voyeurismus bei Männern viel häufiger als bei Frauen; er kann das bevorzugte oder gar einzige Mittel sexueller Betätigung werden und viele Stunden des Auskundschaftens verschlingen. Wenn sich jemand Darbietungen mit sexuellem Inhalt anschaut, fasst man das nicht unter den Begriff Voyeurismus, weil diesen Veranstaltungen das Element der geheimen Beobachtung fehlt, das für Voyeurismus kennzeichnend ist. Das Internet ermöglicht es Voyeuren heutzutage, ihr Verlangen zu befriedigen, ohne in der Nachbarschaft herumzustreichen, wie es früher für dieses Verhalten als typisch galt.

Masochismus und Sadismus

Masochismus bedeutet, sexuelles Vergnügen daraus zu ziehen, dass man gedemütigt, geschlagen, gefesselt und anderweitig misshandelt wird. Sadismus ist der Gegenpart dazu: Jemand zieht sexuelle Befriedigung daraus, seinem Partner körperliches oder psychisches Leid zuzufügen. Manche Menschen leben ihre sadistischen Tendenzen mit Einwilligung ihres Partner aus, andere ohne Zustimmung ihrer Opfer. Fantasien von totaler Kontrolle und Dominanz spielen für Sadisten oft eine große Rolle, und der Partner wird möglicherweise aufwändig gefesselt und geknebelt.

Ein gewisses Maß an Leiden und Quälen ist als spielerisches Element in vielen sexuellen Beziehungen verbreitet, oft finden sich entgegengesetzt veranlagte Partner zusammen.

Extreme Formen von Masochismus oder Sadismus können jedoch schweren körperlichen und psychischen Schaden anrichten. Zu solchen Sexualpraktiken gehört beispielsweise Ersticken durch Würgen oder Aufhängen (entweder mithilfe eines Partners oder durch eigenhändiges Anbringen einer Halsschlinge). Ein vorübergehender Sauerstoffmangel im Gehirn zum Zeitpunkt des Orgasmus soll die sexuelle Entlastung verstärken, aber diese Praktiken können unbeabsichtigt zum Tode führen.

KAPITEL 105

Persönlichkeitsstörungen

Persönlichkeitsstörungen sind durch rigide und starre Wahrnehmungs-, Reaktions- und Verhaltensmuster gekennzeichnet, die einen Mangel an sozialer Anpassungsfähigkeit zeigen.

Jeder Mensch hat seine eigene charakteristische Art, andere Personen und Ereignisse wahrzunehmen und sich ihnen gegenüber zu verhalten. Das heißt, dass alle Menschen mit Stress und Belastungen auf ihre eigene, relativ gleiche Weise umgehen. Beispielsweise suchen manche Menschen in unangenehmen Situationen die Hilfe anderer, während andere davon ausgehen, dass sie das Problem allein lösen können. Einige spielen Schwierigkeiten herunter, andere bauschen sie auf. Unabhängig von ihrer Vorgehensweise zur Bewältigung von Schwierigkeiten suchen psychisch gesunde Menschen jedoch in der Regel nach einer Alternative, wenn sie mit einem Verhalten gescheitert sind.

Menschen mit Persönlichkeitsstörungen sind dagegen so unflexibel, dass sie nicht angemessen auf Probleme reagieren können. Diese mangelnde Anpassungsfähigkeit im Denken und Verhalten zeigt sich im frühen Erwachsenenalter, oft auch noch früher, und bleibt in der Regel das ganze Leben über bestehen. Die Betroffenen haben häufig Schwierigkeiten im sozialen Leben, bei zwischenmenschlichen Beziehungen und im Beruf.

Menschen mit gestörter Persönlichkeit sind sich nicht bewusst, dass ihr Verhalten und ihre Denkweise nicht angemessen sind; daher suchen sie von sich aus auch keine professionelle Hilfe. Stattdessen werden sie möglicherweise von Familienangehörigen und Freunden darauf hingewiesen, weil ihr Verhalten zu Problemen führt. Wenn Menschen mit Persönlichkeitsstörungen von sich aus Hilfe suchen – gewöhnlich wegen Ängsten, Depressionen oder Substanzmissbrauch –, neigen sie zu der Ansicht, ihre Probleme beruhten auf dem Verhalten der anderen oder auf einer besonders schwierigen Situation. Persönlichkeitsstörungen werden in drei Gruppen unterteilt: von sonderbarem oder exzentrischem, von dramatischem oder launischem und von ängstlichem oder gehemmtem Verhalten geprägte.

Sonderbares oder exzentrisches Verhalten

Paranoide Persönlichkeitsstörung: Menschen mit paranoider Persönlichkeit projizieren ihre eigenen Konflikte und Feindseligkeiten auf andere. Ihre Beziehungen sind im Allgemeinen von Kälte und Distanz geprägt. Sie vermuten feindselige und übel wollende Absichten hinter alltäglichen, harmlosen und sogar wohlmeinenden Handlungen anderer und reagieren auf Veränderungen mit Misstrauen. Oft führt ihr Argwohn dazu, dass sich andere aggressiv und zurückweisend verhalten, was ihre ursprünglichen Gefühle zu rechtfertigen scheint.

Menschen mit paranoider Persönlichkeit gehen oft gerichtlich gegen andere vor, vor allem, wenn sie empört sind. Sie sind nicht in der Lage, ihren Anteil an einem Konflikt zu erkennen. Sie arbeiten meist relativ isoliert, können aber sehr effektiv und gewissenhaft sein.

Menschen, die sich ohnehin wegen eines Gebrechens oder einer Behinderung (z. B. Hörstörungen) zurückgesetzt fühlen, verdächtigen andere besonders leicht, sie negativ zu beurteilen und abweisend zu behandeln. Solch ein erhöhtes Misstrauen ist jedoch noch kein Beweis für eine paranoide Persönlichkeit, es sei denn, anderen wird ungerechtfertigt Böswilligkeit vorgeworfen.

Schizoide Persönlichkeitsstörung: Menschen mit schizoider Persönlichkeit sind introvertiert, zurückgezogen und einzelgängerisch. Gefühlskälte und Distanz gegenüber anderen sind typisch. Schizoide Menschen sind meist mit ihren eigenen Gefühlen und Gedanken beschäftigt und fürchten enge und intime Beziehungen. Sie sprechen wenig, neigen zur Träumerei und ziehen theoretische Spekulationen praktischen Handlungen vor. Fantasievorstellungen sind ein verbreiteter Bewältigungsmechanismus.

Schizotype Persönlichkeitsstörung: Menschen mit schizotyper Persönlichkeit sind ebenso wie schizoide Personen ungesellig und gefühlskalt. Zusätzlich zeigen sich Eigentümlichkeiten in ihrer Denkweise, Wahrnehmung und Kommunikation. Diese Sonderlichkeiten ähneln zwar denen von Menschen mit Schizophrenie ▲, und manchmal liegt vor Ausbruch der Schizophrenie eine schizotype Persönlichkeit vor, dennoch entwickelt sich bei den meisten Erwachsenen mit schizotyper Persönlichkeit keine Schizophrenie.

▲ siehe Seite 629

Mögliche Folgen einer Persönlichkeitsstörung

- Anfälligkeit für Verhaltensweisen, die zu ernsten Erkrankungen führen können, wie Alkohol- und Drogensucht, selbstzerstörerisches Verhalten, leichtsinniges Sexualverhalten, Hypochondrie und Konflikte mit gesellschaftlichen Normen
- Medizinische und psychische Probleme der eigenen Kinder durch inkonsequente, widersprüchliche, allzu emotionale und verantwortungslose Kindererziehung
- Risiko für Nervenzusammenbruch durch Stress und psychiatrische Krankheiten (z. B. Ängste, Depressionen, Psychosen). Die Art der Erkrankung hängt zum Teil von der Art der Persönlichkeitsstörung ab
- Riskantes Gesundheitsverhalten durch Nichtbefolgen der Behandlungen und unzuverlässige Medikamentenanwendung
- Gestörtes Verhältnis zum Arzt. Die Betroffenen wollen keine Verantwortung für ihr Verhalten übernehmen, sind überaus argwöhnisch und halten sich für besonders hilfsbedürftig.

Bei manchen zeigen sich Anzeichen für magisches Denken – die Vorstellung, dass eine bestimmte Handlung etwas völlig anderes bewirken kann. Beispielsweise kann jemand glauben, er könne anderen schaden, indem er wütend auf sie ist. Menschen mit schizotyper Persönlichkeit haben möglicherweise auch Wahnvorstellungen.

Dramatisches oder launenhaftes Verhalten

Histrionische Persönlichkeitsstörung: Menschen mit einer histrionischen (hysterischen) Persönlichkeit suchen auffällig nach Beachtung, verhalten sich theatralisch sowie außerordentlich emotional und beschäftigen sich übermäßig mit ihrem Aussehen. Durch ihre lebhafte, übertriebene Art schließen sie schnell Bekanntschaften, die aber häufig oberflächlich sind. Ihre Gefühle erscheinen oft übertrieben, kindisch und darauf ausgerichtet, die Sympathie und Aufmerksamkeit (oft erotischer oder sexueller Natur) anderer zu wecken.

Menschen mit histrionischer Persönlichkeit neigen zu sexuell provozierendem Verhalten und dazu, jeder Beziehung einen sexuellen Anstrich zu geben. Dabei wollen sie nicht unbedingt wirklich eine sexuelle Beziehung, sondern ihr verführerisches Verhalten kaschiert oft den Wunsch nach Abhängigkeit und Schutz. Manche sind darüber hinaus hypochondrisch und übertreiben ihre körperlichen Beschwerden, um die nötige Aufmerksamkeit zu erhalten.

Narzisstische Persönlichkeitsstörung: Menschen mit narzisstischer Persönlichkeit fühlen sich anderen überlegen; sie brauchen Bewunderung, und es fehlt ihnen an Einfühlungsvermögen in andere. Sie sind von ihrem eigenen Wert und ihrer Bedeutung dermaßen überzeugt, dass Psychiater von »Größenwahn« sprechen. Menschen mit diesem Persönlichkeitstyp können äußerst empfindlich gegenüber Versagen, Niederlagen und Kritik sein; wenn sie damit konfrontiert sind, dass sie ihren eigenen hohen Ansprüchen nicht genügen, werden sie leicht wütend oder zutiefst niedergeschlagen. Da sie sich anderen überlegen fühlen, erwarten sie, dass sie bewundert und auch beneidet werden. Sie meinen, ihre Bedürfnisse müssten unverzüglich befriedigt werden, und beuten daher andere Menschen aus, deren Bedürfnisse und Überzeugungen sie für weniger wichtig halten. Ihr Verhalten anderen gegenüber ist meist sehr offensiv, daher gelten sie als egoistisch, arrogant und eigennützig. Diese Persönlichkeitsstörung tritt in der Regel – aber nicht ausschließlich – bei Erfolgstypen (»Überfliegern«) auf.

Antisoziale Persönlichkeitsstörung: Menschen mit antisozialer Persönlichkeit (früher psychopathische oder soziopathische Persönlichkeit genannt) – meist handelt es sich um Männer – sind die Rechte und Gefühle anderer gleichgültig. Ihre Beziehungen zu anderen sind geprägt von Unehrlichkeit und Betrug. Sie beuten andere Menschen aus, um materiellen Gewinn und persönliche Genugtuung daraus zu ziehen (anders als narzisstische Menschen, die sich anderen überlegen fühlen).

Charakteristischerweise tragen diese Menschen Konflikte impulsiv und unverantwortlich aus. Enttäuschungen verkraften sie schlecht, manchmal reagieren sie feindselig und gewalttätig. Obwohl sie anderen durch ihr antisoziales Verhalten schaden und Schwierigkeiten bereiten, zeigen sie normalerweise keine Schuldgefühle oder Reue. Stattdessen rechtfertigen sie ihr Verhalten und geben anderen die Schuld. Misserfolge und Bestrafungen veranlassen sie nur selten dazu, sich anders zu verhalten; sie fühlen sich dadurch eher in ihrer negativen Weltsicht bestätigt.

Menschen mit antisozialer Persönlichkeit neigen oft zu Alkoholismus, Drogensucht, sexuellen Abweichungen, häufigen Partnerwechseln und Straftaten. Nicht selten versagen sie in ihrem Beruf und ziehen von einem Ort zum anderen. Oft findet man in ihrer familiären Vorgeschichte antisoziales Verhalten, Drogengebrauch, Trennungen und körperliche Gewalt. Als Kinder wurden sie meist emotional vernachlässigt und körperlich misshandelt. Menschen mit antisozialer Persönlichkeit haben eine unterdurchschnittliche Lebenserwartung, wenn sie aber ein höheres Alter erreichen, nimmt die Störung in der Regel ab und das Verhalten stabilisiert sich.

Borderline-Persönlichkeitsstörung: Menschen mit Borderline-Persönlichkeit – überwiegend Frauen – sind in Bezug auf Selbsteinschätzung, Stimmung, Verhalten und zwischenmenschliche Beziehungen sehr wankelmütig. Ihre Denkvorgänge sind stärker gestört als diejenigen von Menschen mit einer antisozialen Persönlichkeitsstörung, und ihre Aggression wendet sich häufig gegen sich selbst. Sie sind wütender, impulsiver und im Hinblick auf ihre Identität verwirrter als Menschen mit einer histrionischen Persönlichkeitsstörung. Die Borderline-Persönlichkeit zeigt sich im frühen Erwachsenenalter, ihre Häufigkeit nimmt mit dem Alter ab.

Menschen mit Borderline-Persönlichkeit wurden in der Kindheit häufig vernachlässigt und missbraucht. Infolge dessen fühlen sie sich leer, zornig und meinen, Fürsorge zu verdienen. Sie haben oft sehr stürmische und intensive persönliche Beziehungen. Fühlen sich Borderline-Menschen gut betreut, erscheinen sie einsam und fast verwahrlost und benötigen aufgrund von Depressionen, Drogen- und Medikamentenmissbrauch, Essstörungen und früheren Misshandlungen oft Hilfe. Wenn sie jedoch fürchten, von einer Betreuungsperson im Stich gelassen zu werden, haben sie oft unangemessene und heftige Wutausbrüche, bei denen sich gleichzeitig ihre Ansicht über die Welt, sich selbst und andere völlig verändert – von schwarz zu weiß, Hass zu Liebe und umgekehrt, jedoch niemals neutral.

Menschen mit Borderline-Persönlichkeit, die sich im Stich gelassen und einsam fühlen, fragen sich unter Umständen, ob sie überhaupt existieren (d. h., sie fühlen sich unwirklich). Sie können hoffnungslos impulsiv werden, leichtsinnig ständig wechselnde sexuelle Beziehungen eingehen und drogensüchtig werden. Zeitweilig verlieren sie völlig den Bezug zur Wirklichkeit und leiden an psychotischen Denkmustern, Wahnvorstellungen und Halluzinationen.

Menschen mit Borderline-Persönlichkeit suchen gewöhnlich Allgemeinärzte auf; oft kommen sie regelmäßig wegen derselben Symptome oder vager Beschwerden, befolgen aber die ärztlichen Empfehlungen nicht. Die Borderline-Störung ist jene Persönlichkeitsstörung, die am häufigsten von Psychiatern behandelt wird, da die Betroffenen unaufhörlich nach jemandem suchen, der sich um sie kümmert.

Ängstliches oder gehemmtes Verhalten

Ängstlich-vermeidende Persönlichkeitsstörung: Menschen mit ängstlich-vermeidender Persönlichkeit reagieren auf Zurückweisungen übermäßig empfindlich und fürchten sich, Beziehungen aufzunehmen und etwas Neues zu beginnen. Sie haben den starken Wunsch nach Zuneigung und Anerkennung, meiden aber intime Beziehungen und Geselligkeit, da man sie ablehnen und enttäuschen könnte. Anders als Menschen mit einer schizoiden Persönlichkeitsstörung leiden diese Menschen unter ihrer Isolation und ihrer Unfähigkeit, unbeschwert mit anderen umzugehen. Und anders als Menschen mit Borderline-Persönlichkeit reagieren sie auf Ablehnung nicht ärgerlich, sondern erscheinen schüchtern und ängstlich. Die ängstlich-vermeidende Persönlichkeitsstörung ähnelt der sozialen Phobie ▲.

Abhängige Persönlichkeitsstörung: Menschen mit abhängiger Persönlichkeit übertragen anderen wichtige Entscheidungen und Verantwortungen und lassen zu, dass die Bedürfnisse derer, von denen sie abhängig sind, an die Stelle ihrer eigenen treten. Sie haben kein Selbstvertrauen und fühlen sich äußerst unsicher, wenn es darum geht, für sich selbst zu sorgen. Oft beteuern sie, dass sie keine Entscheidungen fällen können und nicht wissen, was und wie sie etwas tun sollen. Dieses Verhalten geht teils darauf zurück, dass Menschen mit abhängiger Persönlichkeit andere für fähiger halten, teils aber auch auf ihre Befürchtung, die Person, auf die sie angewiesen sind, zu verletzen, wenn sie ihre Meinung sagen. Menschen mit anderen Persönlichkeitsstörungen weisen oft Aspekte einer abhängigen Persönlichkeit auf, aber meist bleiben diese Züge hinter den dominierenden Merkmalen der anderen Störung verborgen. Manchmal entwickeln Erwachsene mit einer lang an-

▲ siehe Seite 598

HÄUFIGE BEWÄLTIGUNGSMECHANISMEN

MECHANISMUS	BESCHREIBUNG	FOLGEN	BETEILIGTE PERSÖNLICHKEITSSTÖRUNG
Projektion (Übertragung)	Ermöglicht, seine eigenen Gefühle und Gedanken anderen zu unterstellen	Führt zu Voreingenommenheit, Argwohn und übertriebener Sorge vor äußeren Gefahren	Typisch für paranoide und schizoide Persönlichkeitsstörungen; wird von Menschen mit Borderline-, antisozialer und narzisstischer Persönlichkeit eingesetzt, wenn sie unter akuten Stress stehen
Abspaltung	Ermöglicht, Schwarz-Weiß- und Alles-oder-Nichts-Schemata zu benutzen, um Menschen in Gruppen von idealisierten Heilsbringern und geschmähten Bösewichten einzuteilen	Vermeidet Ambivalenzen, wie jemanden zu mögen und gleichzeitig böse auf ihn zu sein, sowie Gefühle von Ungewissheit und Hilflosigkeit	Typisch für eine Borderline-Persönlichkeitsstörung
Abreagieren	Ermöglicht, nicht über eine schmerzliche Situation nachzudenken und schmerzliche Gefühle durchstehen zu müssen	Führt zu verantwortungslosen, leichtsinnigen und törichten Handlungen, z. B. Kriminalität, Promiskuität, Alkohol- und Drogenmissbrauch, die so zur Gewohnheit werden können, dass sich der Betroffene der Gefühle, die ihn zu diesen Handlungen veranlassen, gar nicht mehr bewusst ist	Sehr häufig bei Menschen mit Borderline- und antisozialer Persönlichkeitsstörung
Selbstzerstörerisches Verhalten	Führt dazu, aggressive Gefühle gegenüber anderen entweder direkt (z. B. durch Selbstverstümmelung) oder indirekt (z. B. durch eine dysmorphe Körperstörung) gegen sich selbst zu wenden; die indirekte Form wird als passive Aggression bezeichnet	Umfasst Fehlschläge und Krankheiten, die andere mehr betreffen als einen selbst sowie törichte, provokative Clownerien	Dramatisch bei Menschen mit Borderline-Persönlichkeit
Fantasieren	Nutzt eingebildete Beziehungen und persönliche Überzeugungssysteme zur Lösung von Konflikten und zur Flucht vor schmerzlichen Tatsachen (z. B. Einsamkeit)	Geht mit exzentrischem Verhalten, Meiden zwischenmenschlicher Nähe und Meiden jeden Kontakts mit der Außenwelt einher	Typisch für Menschen mit einer ängstlich-vermeidenden und schizoiden Persönlichkeitsstörung, die im Gegensatz zu Menschen mit Psychosen nicht an ihre Fantasien glauben und dementsprechend auch nicht danach handeln
Hypochondrie		Ermöglicht dem Betroffenen, mit Klagen über sein gesundheitliches Befinden Aufmerksamkeit zu erregen	Typisch für Menschen mit einer abhängigen, histrionischen und Borderline-Persönlichkeitsstörung

dauernden Krankheit eine abhängige Persönlichkeitsstörung.

Zwanghafte Persönlichkeitsstörung: Menschen mit zwanghafter (anankastischer) Persönlichkeit sind völlig erfüllt von Ordnung, Perfektionismus und Kontrolle. Sie sind zuverlässig, ordentlich und systematisch, doch aufgrund ihrer Inflexibilität können sie sich oft nicht auf Veränderungen einstellen. Da sie vorsichtig sind und sämtliche Aspekte eines Problems analysieren, finden sie es schwer, Entscheidungen zu treffen. Menschen mit zwanghafter Persönlichkeit nehmen ihre Verantwortung so ernst, dass sie keine Fehler dulden können; sie schenken Details so viel Aufmerksamkeit, dass sie ihre Aufgaben oft nicht erledigen können. Im Gegensatz zu Menschen mit einer Zwangsstörung ▲ zeigen Menschen mit einer zwanghaften Persönlichkeitsstörung weder immer wiederkehrende zwanghafte Handlungen noch ritualisiertes Verhalten.

Menschen mit zwanghafter Persönlichkeit sind oft sehr erfolgreich, vor allem in der Wissenschaft oder anderen geistig anspruchsvollen Gebieten, in denen Ordnung und Liebe zum Detail erwünscht sind. Allerdings können sie nur selten Genugtuung über ihre Leistungen empfinden. Sie fühlen sich von ihren Gefühlen losgelöst und in Beziehungen und Situationen unwohl, in denen sie keine Kontrolle haben, Ereignisse nicht vorhersehbar sind und sie sich auf andere verlassen müssen.

Diagnose

Der Arzt stützt die Diagnose einer Persönlichkeitsstörung darauf, dass jemand wiederholt unangepasste Denk- und Verhaltensmuster zeigt. Solche Muster machen sich in der Regel bemerkbar, weil sich der Betroffene hartnäckig weigert, sie zu verändern, auch wenn Anpassungsschwierigkeiten die Folge sind. Zudem bemerkt der Arzt wahrscheinlich die unangemessenen Abwehrmechanismen, die der Betroffene benutzt. Zwar setzt jedermann unbewusst Abwehrmechanismen ein, doch Menschen mit einer Persönlichkeitsstörung tun dies in einer derart unreifen und unangemessenen Weise, dass es zu Problemen in ihrem Alltag kommt.

Behandlung

Persönlichkeitsmerkmale brauchen Jahre, um sich zu entwickeln, daher kann auch die Behandlung Jahre dauern. Keine Kurzzeitbehandlung kann eine Persönlichkeitsstörung heilen, doch einige Veränderungen lassen sich rascher erreichen als andere. So können eine medikamentöse Behandlung und eine Verringerung von Belastungen im familiären und beruflichen Umfeld Symptome wie Angst und Depression rasch lindern. Verhaltensänderungen lassen sich innerhalb eines Jahres erzielen, Veränderungen im zwischenmenschlichen Bereich dauern länger. Bei jemandem mit einer abhängigen Persönlichkeit kann eine Verhaltensänderung z. B. darin bestehen, dass er aufhört zu behaupten, er könne keine Entscheidungen treffen; eine Veränderung im zwischenmenschlichen Bereich könnte darin bestehen, dass der Betroffene anfängt, Entscheidungen im familiären oder beruflichen Umfeld nicht länger auszuweichen und Verantwortung zu übernehmen.

Die Behandlung unterscheidet sich zwar nach Art der Persönlichkeitsstörung, doch einige Prinzipien gelten allgemein. Da die Betroffenen gewöhnlich kein Problem in ihrem Verhalten sehen, müssen sie mit den negativen Folgen ihres unangepassten Denkens und Verhaltens konfrontiert werden. Zu diesem Zweck zeigt ihnen ein Therapeut wiederholt die unerwünschten Folgen ihrer Denk- und Verhaltensmuster auf und setzt dem Betroffenen, wenn nötig, Grenzen. Sehr hilfreich und oft entscheidend ist es, die Familie des Betroffenen einzubeziehen, da der Gruppendruck bei der Verstärkung positiven bzw. der Unterdrückung negativen Verhaltens sehr wirkungsvoll sein kann. Gruppen- und Familientherapien, das Leben in speziellen Wohngruppen und die Teilnahme an therapeutischen Veranstaltung und Selbsthilfegruppen können bei der Behandlung wertvoll sein.

Eine Psychotherapie (Gesprächstherapie) ist der Eckpfeiler der meisten Behandlungen; sie muss gewöhnlich länger als ein Jahr fortgeführt werden, um unangemessenes Verhalten und das Muster der zwischenmenschlichen Beziehungen zu verändern. Im Rahmen einer guten Therapeuten-Patienten-Beziehung kann der Patient beginnen, die Ursachen für seine Probleme zu verstehen und sein unangemessenes Verhalten zu verändern. Die Psychotherapie kann ihm helfen, die Haltungen und Verhaltensweise (wie Abhängigkeit, Misstrauen, Arroganz und Manipulation) klarer zu erkennen, die zu zwischenmenschlichen Schwierigkeiten geführt haben.

Einige Persönlichkeitsstörungen, wie narzisstische oder zwanghafte Störungen, lassen sich am besten mit einer tiefenpsychologischen Psychotherapie ■ behandeln, die etwa drei Jahre dauern kann. Verhaltenstherapie ★ ist hilfreich,

---

▲ siehe Seite 600   ■ siehe Seite 588
★ siehe Seite 588

wenn es um die Veränderung von Verhalten, wie Leichtsinn, soziale Isolation, mangelnde Durchsetzungskraft und Temperamentsausbrüche, geht. Verhaltensänderungen sind für Menschen mit einer Borderline-, einer antisozialen und einer ängstlich-vermeidenden Persönlichkeitsstörung besonders wichtig. Antisoziale und paranoide Persönlichkeitsstörungen sind einer Therapie jedoch nur selten zugänglich.

Eine medikamentöse Behandlung kann bei Menschen mit Persönlichkeitsstörungen angebracht sein, die unter Depressionen, Phobien und einer Panikstörung leiden. Medikamente verschaffen jedoch gewöhnlich nur begrenzt Erleichterung. Im Gegensatz dazu lassen sich Gefühle wie Angst und tiefe Niedergeschlagenheit, die aus einer Persönlichkeitsstörung resultieren, nur selten zufrieden stellend mit Medikamenten behandeln. Darüber hinaus wird die medikamentöse Behandlung von Menschen mit einer Borderline-Persönlichkeitsstörung oft durch eine missbräuchliche Verwendung von Medikamenten oder Selbstmordversuche erschwert.

KAPITEL 106

Dissoziative Störungen

Zu den dissoziativen Störungen zählen Amnesie, Fugue, dissoziative Identitätsstörung, Depersonalisation und eine Reihe von weniger gut definierten Zuständen, die Psychiater als nicht näher bestimmte dissoziative Störungen bezeichnen. Dissoziative Störungen werden gewöhnlich durch extremen Stress ausgelöst. Derartiger Stress kann die Folge sein, wenn jemand Opfer oder Zeuge eines traumatischen Ereignisses, eines Unfalls oder Unglücks wird. Oder jemand leidet an inneren Konflikten, die so unerträglich sind, dass seine Psyche nicht zuträgliche oder unerwünschte Informationen und Gefühle von den bewussten Gedanken trennt.

Dissoziative Amnesie

Dissoziative Amnesie ist die Unfähigkeit, sich an wichtige persönliche Erlebnisse, gewöhnlich traumatische oder belastende, zu erinnern.

Dissoziative Amnesie ist eine Form des Gedächtnisverlustes (Amnesie). Darunter versteht man die völlige oder teilweise Unfähigkeit, sich an etwas zu erinnern ▲. Wenn eine psychische Störung einen derartigen Gedächtnisverlust verursacht, spricht man von dissoziativer Amnesie. Amnesie kann auch ein Symptom einer anderen Störung sein, wie einer akuten Belastungsreaktion, einer posttraumatischen Belastungsstörung und einer Somatisierungsstörung.

Gewöhnlich betreffen die Gedächtnislücken bei der dissoziativen Amnesie Fakten, die sonst zur routinemäßigen bewussten Aufmerksamkeit und zum »autobiografischen« Gedächtnis gehören: Man weiß, wer man ist, was man getan hat, wohin man gegangen ist, mit wem man gesprochen hat, was man gesagt, gedacht und gefühlt hat usw. Selbst wenn man das Geschehene vergessen hat, beeinflusst es weiterhin das Verhalten.

Die Gedächtnislücken von Menschen mit dissoziativer Amnesie umfassen meist wenige Minuten bis zu einigen Stunden und Tagen. Manchmal fehlt die Erinnerung jedoch für mehrere Jahre oder sogar das ganze Leben. Die meisten Menschen wissen, dass ihnen »ein Stück fehlt«, einigen wird der Gedächtnisverlust aber erst bewusst, wenn sie mit Beweisen für etwas konfrontiert werden, das sie getan haben und an das sie sich nicht erinnern. Manche Betroffene vergessen einen Teil, aber nicht alle Vorkommnisse in einem Zeitabschnitt, andere können sich an ihr gesamtes bisheriges Leben nicht mehr erinnern oder vergessen Dinge, sobald sie geschehen sind.

Dissoziative Amnesie kommt bei Menschen vor, die Kriege, Unfälle und Naturkatastrophen miterlebt haben. Es gibt viele Berichte über Menschen, deren Amnesie sich auf das Erleben

▲ siehe Seite 463

von sexueller Gewalt in der Kindheit erstreckt und die sich erst als Erwachsene wieder daran erinnern. Möglicherweise kehrt das Gedächtnis infolge einer Behandlung, späterer Ereignisse und Informationen, die der Betroffene erhält, zurück. Ob die wiedererlangten Erinnerungen tatsächlich den früheren Ereignissen entsprechen, bleibt jedoch ungewiss.

Symptome und Diagnose

Das vorherrschende Symptom der dissoziativen Amnesie ist der Gedächtnisverlust. Unmittelbar nach Beginn der Amnesie kann der Betroffene verwirrt wirken. Viele Betroffene sind mehr oder weniger stark deprimiert; manche belastet der Gedächtnisverlust sehr, andere weniger.

Für die Diagnose führt der Arzt körperliche und psychiatrische Untersuchungen durch. Blut und Urin werden getestet, um festzustellen, ob Schadstoffe oder Drogen den Gedächtnisverlust verursacht haben. Möglicherweise wird ein Elektroenzephalogramm aufgezeichnet, um zu beurteilen, ob Krampfanfälle die Ursache sind. Psychologische Tests helfen dem Arzt, die dissoziativen Erlebnisse des Betroffenen zu charakterisieren und einen Behandlungsplan zu entwickeln.

Behandlung und Prognose

Entscheidend ist eine Umgebung, die dem Betroffenen Rückhalt bietet und in der er sich gut aufgehoben fühlt. Häufig reicht dies aus, damit die fehlenden Erinnerungen allmählich zurückkehren. Wenn sich die Gedächtnislücken nicht von selbst wieder schließen oder wenn es dringend erforderlich ist, das Gedächtnis zurückzuerlangen, sind oft gezielte Methoden erfolgreich, mit denen sich Erinnerungen abrufen lassen. Unter Hypnose oder dem Einfluss von Medikamenten wie Midazolam wird der Betroffene nach seiner Vergangenheit befragt.

Dieses geschieht sehr vorsichtig, denn dabei kann die Erinnerung an die Umstände zurückkehren, die zu dem Gedächtnisverlust geführt haben, was sehr bestürzend sein kann. Die Erinnerungen, die durch solche Techniken zurückgerufen werden, entsprechen nicht unbedingt den tatsächlichen Ereignissen; nur durch die Bestätigung Dritter lässt sich feststellen, ob sie zutreffen.

Die Gedächtnislücken so weit wie möglich zu schließen, trägt dazu bei, die Kontinuität der persönlichen Identität und das Selbstgefühl wieder herzustellen. Sobald die Amnesie verschwunden ist, hilft die weitere Behandlung dem Betroffenen, das Trauma und die Konflikte,

die den Zustand herbeigeführt haben, zu verstehen und aufzuarbeiten.

Die meisten Betroffenen erlangen ihr Gedächtnis wieder und können die zugrunde liegenden Konflikte lösen. Einige Menschen können die Widerstände, die sie daran hindern, sich die fehlenden Bruchstücke ihrer Vergangenheit ins Gedächtnis zu rufen, allerdings nie überwinden.

Dissoziative Fugue

Menschen mit einer dissoziativen Fugue gehen ein- oder mehrmals plötzlich, unerwartet und absichtlich von zu Hause weg und erinnern sich an ihr bisheriges Leben nur noch bruchstückhaft oder gar nicht mehr.

Dissoziative Fugue kommt vornehmlich bei Menschen, die Kriege, Unfälle und Naturkatastrophen erlebt haben, vor.

Ursachen

Die Ursachen ähneln denen der dissoziativen Amnesie, allerdings kommen noch einige Faktoren hinzu. Die Fugue wird oft mit Simulieren verwechselt, weil sie in Situationen auftritt, in denen vermutet wird, der Betroffene möchte sich vor etwas drücken. Dissoziative Fuge tritt jedoch spontan auf und ist nicht vorgetäuscht. Simulieren bedeutet, dass jemand eine Krankheit vortäuscht, weil er dann für seine Handlungen nicht mehr verantwortlich gemacht wird, eine Entschuldigung hat, um keine Verantwortung übernehmen zu müssen und einem bestimmten Risiko, z. B. einer gefährlichen beruflichen Aufgabe, nicht länger ausgesetzt ist. Darüber hinaus scheinen viele dieser Fugue-Zustände eine getarnte Wunscherfüllung zu sein (z. B. Flucht vor überwältigendem Stress wie bei Scheidung und finanziellem Ruin). Andere Fälle hängen mit Zurückweisungen und Trennungen zusammen oder sind ein Schutz vor Selbstmord- und Mordimpulsen.

Wenn dissoziative Fuguezustände mehrmals auftreten, liegt gewöhnlich eine dissoziative Identitätsstörung vor.

Symptome und Diagnose

Die Fugue kann Stunden bis Wochen oder Monate, manchmal auch länger anhalten. Jemand in einem Fuguezustand, in dem er sich seiner gewohnten Identität nicht mehr bewusst ist, verlässt meist seinen Wohnort, seine Familie und seinen Arbeitsplatz. Ist die Fugue nur kurz, sieht es möglicherweise so aus, als habe der Betroffene vorübergehend bei der Arbeit gefehlt oder sei spät nach Hause gekommen; erscheint er verwirrt, wird er vielleicht von der Polizei aufgegriffen. Wenn die Fuge hingegen mehrere Tage oder länger dauert, entfernt sich der Betroffene unter Umständen weit von zu Hause und beginnt mit einer neuen Identität an einem neuen Arbeitsplatz, ohne sich einer Veränderung in seinem Leben bewusst zu sein. Der Betroffene erscheint normal und unauffällig. Irgendwann wird er sich möglicherweise seines Gedächtnisverlusts bewusst und gerät in Verwirrung bezüglich seiner Identität.

Oft haben die Betroffenen keinerlei Symptome oder sind während der Episoden nur leicht verwirrt. Wenn die Fuge aufhört, kommt es jedoch unter Umständen zu Depressionen, Unwohlsein, Kummer, Scham, intensiven Konflikten und selbstmörderischen oder aggressiven Regungen.

Der Arzt vermutet vielleicht eine dissoziative Fuge, wenn jemandem seine Identität nicht klar oder seine Vergangenheit rätselhaft ist oder wenn Konfrontationen seine neue oder fehlende Identität infrage stellen. Der Arzt stellt die Diagnose nach einer sorgfältigen körperlichen Untersuchung, um körperliche Erkrankungen auszuschließen, die eine Gedächtnisverlust auslösen bzw. zu ihm beitragen können. Eine psychologische Untersuchung wird ebenfalls durchgeführt.

Manchmal lässt sich die Fuge erst diagnostizieren, wenn dem Betroffenen seine frühere Identität wieder klar ist und er darunter leidet, sich in einer fremden Umgebung zu befinden. Meist wird die Diagnose rückwirkend gestellt, indem der Arzt die Vergangenheit des Betroffenen beleuchtet und Informationen sammelt, die aufdecken, unter welchen Umständen er seine Heimat verlassen hat, wie er zu seinem neuen Aufenthaltsort gereist ist und dieses Leben begonnen hat.

Behandlung und Prognose

Meist dauert die Fuge Stunden oder Tage und verschwindet dann von selbst. Die dissoziative Fuge wird ganz ähnlich wie die dissoziative Amnesie behandelt: mit Hypnose und Befragungen unter Medikamenteneinfluss ▲. Allerdings sind oft sämtliche Anstrengungen, die Erinnerung an die Fugueepisode wiederherzustellen, erfolglos. Ein Psychiater kann dem Betroffenen

helfen herauszufinden, wie er mit Situationen, Konflikten und Stimmungen, die die Fugue ausgelöst haben, umgehen sollte, um weiteren derartigen Episoden vorzubeugen.

Dissoziative Identitätsstörung

Bei einer dissoziativen Identitätsstörung, früher multiple Persönlichkeitsstörung genannt, kontrollieren zwei oder mehrere Identitäten oder Persönlichkeiten abwechselnd das Verhalten des Betroffenen.

Dissoziative Identitätsstörungen werden offenbar durch das Zusammentreffen mehrerer Faktoren hervorgerufen. Dazu gehören überwältigender Stress, die Fähigkeit, seine Erinnerungen, Empfindungen oder Identität von der bewussten Wahrnehmung zu trennen (dissoziative Fähigkeit), eine ungewöhnliche psychische Entwicklung sowie ungenügender Schutz und Fürsorge in der Kindheit.

Die menschliche Entwicklung erfordert es, dass Kinder lernen, komplizierte und verschiedenartige Informationen und Erfahrungen zu einem Ganzen zu verarbeiten. Während Kinder eine zusammenhängende, komplexe Identität erlangen, machen sie Phasen durch, in denen verschiedene Empfindungen und Gefühle voneinander getrennt bleiben. Mit diesen unterschiedlichen Empfindungen können Kinder verschiedene Identitäten erschaffen, allerdings entwickelt nicht jedes Kind, das Gewalt, Trennung oder ein Trauma erlebt, mehrere Persönlichkeiten. Wer die Fähigkeit dazu besitzt, kann auch auf normalem Wege damit fertig werden; die meisten der anfälligen Kinder werden von Erwachsenen ausreichend geschützt und beruhigt, sodass sie keine dissoziative Identitätsstörung entwickeln.

Symptome

Menschen mit dissoziativer Identitätsstörung haben oft eine ganze Reihe von Symptomen, die denen anderer Erkrankungen gleichen. Manche Symptome sprechen dafür, dass tatsächlich eine weitere Störung vorliegt, andere können das Eindringen vergangener Erfahrungen in die Gegenwart widerspiegeln. So kann Traurigkeit beispielsweise auf eine Depression hinweisen, oder es ist möglich, dass eine der Persönlichkeiten erneut Gefühle durchlebt, die mit vergangenen Schwierigkeiten zusammenhängen.

Die dissoziative Identitätsstörung ist ein anhaltender Zustand, der extrem belastend sein

▲ siehe Seite 625

kann. Menschen mit dieser Störung neigen dazu, sich selbst zu verletzen; Selbstverstümmelungen und Selbstmordversuche sind häufig.

Während bei der dissoziativen Persönlichkeitsstörung einige der Persönlichkeiten über wichtige persönliche Informationen verfügen, wissen gleichzeitig andere Persönlichkeiten nichts davon. In einer komplizierten inneren Welt scheinen einige Persönlichkeiten voneinander zu wissen und miteinander umzugehen. Beispielsweise kann Persönlichkeit A Persönlichkeit B kennen und wie ein Beobachter wissen, was B tut, während Persönlichkeit B Persönlichkeit A kennt oder auch nicht. Andere Persönlichkeiten können sich Persönlichkeit B bewusst sein oder nicht, und Persönlichkeit B wiederum kann sich ihrer bewusst sein oder auch nicht.

Der Wechsel der Persönlichkeiten und die fehlende Kenntnis des eigenen Verhaltens in der anderen Persönlichkeit lassen das Leben der Betroffenen oft zum Chaos werden. Da die Persönlichkeiten häufig miteinander in Verbindung stehen, berichten die Betroffenen davon, innere Gespräche und die Stimmen anderer Persönlichkeiten zu hören, die ihr Verhalten kommentieren oder sich an sie wenden. Sie haben ein gestörtes Zeitgefühl, Zeitversäumnisse und Gedächtnislücken. Zudem haben sie das Gefühl, sich selbst fremd zu sein (Depersonalisation), und den Eindruck, sich in einer unwirklichen Umgebung zu befinden (Derealisation). Die Betroffenen sind sehr damit beschäftigt, die Kontrolle zu behalten, sowohl über sich selbst als auch über andere. Darüber hinaus neigen Menschen mit einer dissoziativen Persönlichkeitsstörung zu schweren Kopfschmerzen und anderen körperlichen Schmerzen; zum Teil leiden sie auch unter sexuellen Funktionsstörungen. Zu verschiedenen Zeiten treten unterschiedliche Symptomkombinationen auf.

Menschen mit dissoziativer Identitätsstörung können sich oft nicht an Dinge erinnern, die sie getan haben, oder Veränderungen in ihrem Verhalten erklären. Von sich selbst sprechen sie oft als »wir«, »er« und »sie«. Während sich die meisten Menschen kaum an ihre ersten drei bis fünf Lebensjahre erinnern können, wissen Menschen mit dissoziativer Identitätsstörung darüber hinaus nur vage, was sie im Alter zwischen sechs und elf Jahren erlebt haben.

Diagnose

Um eine dissoziative Persönlichkeitsstörung festzustellen, führt der Arzt eine eingehende psychiatrische Befragung durch. Es gibt spezielle Fragebögen, die dem Arzt helfen, dissoziative Identitätsstörungen zu erkennen.

Möglicherweise führt der Arzt über einen längeren Zeitraum wiederholt Gespräche mit dem Patienten, oder er setzt bei den Befragungen eine Hypnosetherapie oder Medikamente ▲ ein, um an die verschiedenen Persönlichkeiten heranzukommen und um Informationen über einen Zeitraum zu erhalten, an den sich der Patient nicht mehr erinnert. Einige Fachleute sind jedoch der Ansicht, dass eine Hypnosetherapie und medikamentenunterstützte Befragung nicht eingesetzt werden sollten, weil sie meinen, dass diese Techniken selbst Symptome einer dissoziativen Persönlichkeitsstörung erzeugen können.

Behandlung und Prognose

Einige Symptome können zwar spontan kommen und gehen, die Störung verschwindet jedoch nicht von selbst. Die Sitzungen haben das Ziel, die Persönlichkeiten zu einer einzigen Persönlichkeit zu verschmelzen oder – wenn das nicht möglich ist – eine harmonische Beziehung zwischen den Persönlichkeiten zu erreichen, die eine normale Lebensführung erlaubt.

Medikamente können Symptome, wie Angstgefühle oder Depressionen, lindern, beeinflussen die eigentliche Krankheit aber nicht.

Dissoziatve Identitätsstörung und sexuelle Gewalt in der Kindheit

Der größte Teil der Erwachsenen mit einer dissoziativen Identitätsstörung berichtet, als Kind sexuelle Gewalt erlitten zu haben.

Obwohl dieses eine der Hauptursachen für eine dissoziative Identitätsstörung ist, heißt das nicht, dass all die Handlungen, die von Menschen mit dieser Störung behauptet werden, tatsächlich geschehen sind. Manche Aspekte einiger berichteter Erfahrungen sind eindeutig unzutreffend. Einige Personen haben zudem keine sexuelle Gewalt erlitten, sondern in früher Kindheit einen schweren Verlust, wie den Tod eines Elternteils, eine schwere körperliche Erkrankung oder eine andere, sehr belastende Erfahrung.

▲ siehe Seite 625

Eine Psychotherapie ist oft anstrengend und emotional belastend. Der Betroffene geht unter Umständen aufgrund der Handlungen der verschiedenen Persönlichkeiten und der Verzweiflung, die auftritt, wenn die Therapie traumatische Erinnerungen weckt, durch viele emotionale Krisen. Oft sind mehrere stationäre Aufenthalte in psychiatrischen Kliniken notwendig, um den Betroffenen zu helfen, schwierige Phasen zu überstehen und besonders schmerzliche Erinnerungen in den Griff zu bekommen.

Depersonalisation

Eine Depersonalisation ist durch das ständige oder wiederholte Gefühl gekennzeichnet, vom eigenen Körper oder Denkvorgängen losgelöst zu sein und das eigene Leben wie ein Außenstehender zu beobachten.

Eine Depersonalisation tritt oft nach lebensbedrohlichen Erlebnissen auf, z. B. nach Unfällen, Überfällen, schweren Krankheiten und Verletzungen. Als eigenständige Krankheit ist die Depersonalisationsstörung noch nicht umfassend untersucht worden, sodass weder Häufigkeit noch Ursachen bekannt sind.

Symptome und Diagnose

Depersonalisierte Menschen haben eine gestörte Wahrnehmung in Bezug auf ihre Identität, ihren Körper und ihr Leben, was sie sehr beunruhigt. Oft bestehen die Symptome nur kurze Zeit; sie können aber auch andauern oder viele Jahre lang wiederkehren. Die Betroffenen haben oft große Schwierigkeiten, ihre Beschwerden zu beschreiben und fürchten, verrückt zu werden.

Depersonalisationsstörungen können geringfügige, vorübergehende Beeinträchtigungen sein, die sich kaum auf das Verhalten auswirken. Manche Menschen gewöhnen sich an die Depersonalisation oder können sie abblocken. Andere werden ständig von Sorgen über ihren Geisteszustand geplagt, haben Angst, verrückt zu werden, und grübeln über die gestörte Wahrnehmung ihres Körpers und das Gefühl der Entfremdung sich selbst und der Welt gegenüber. Psychische Qualen hindern sie möglicherweise daran, sich auf ihre Arbeit und das Alltagsgeschehen zu konzentrieren.

Die Diagnose einer Depersonalisationsstörung beruht auf den Symptomen. Der Arzt untersucht den Betroffenen, um körperliche Krankheiten (z. B. Krampfanfälle), Drogen- und Medikamentenmissbrauch und andere psychische Krankheiten auszuschließen. Psychologische Tests und besondere Befragungsverfahren können dem Arzt helfen, das Problem zu erkennen.

Behandlung und Prognose

Das Gefühl der Depersonalisation verschwindet oft ohne Behandlung. Eine Behandlung ist nur angezeigt, wenn der Zustand andauert, wiederkehrt oder belastend ist. Dynamische Psychotherapie, Verhaltenstherapie und Hypnose haben sich als wirksam erwiesen ▲. Manchmal helfen Beruhigungsmittel und Mittel gegen Depressionen. Depersonalisationsstörungen folgen oft auf oder gehen mit anderen psychiatrischen Krankheiten einher, die behandelt werden müssen.

Eine gewisse Besserung lässt sich in den meisten Fällen erreichen. Viele Betroffene können vollständig gesunden, vor allem, wenn die Symptome in Stresssituationen auftreten, auf die bei der Behandlung eingegangen wird. Andere reagieren nicht so gut auf Behandlung, auch wenn es sein kann, dass sie sich allmählich von selbst erholen. Einige wenige sprechen gar nicht auf Behandlung an.

▲ siehe Seite 589

KAPITEL 107

Schizophrenie und wahnhafte Störungen

Schizophrenie und wahnhafte Störungen sind unterschiedliche Erkrankungen, denen bestimmte Merkmale gemein sein können, z. B. Wahnvorstellungen (Paranoia), Misstrauen und unrealistisches Denken. Schizophrenie ist jedoch eine Psychose, die mit dem Verlust des Realitätsbezugs und einem Abbau der allgemeinen Funktionsfähigkeit einhergeht. Bei wahnhaften Störungen bleibt der Realitätsbezug dagegen erhalten, abgesehen von dem sehr spezifischen und eng begrenzten unrealistischen Denken, das die Wahnvorstellungen beinhaltet. Zudem ist Schizophrenie relativ häufig, während wahnhafte Störungen selten sind.

Schizophrenie

Schizophrenie ist eine schwere psychische Störung, die durch einen Verlust des Realitätsbezugs (Psychose), Halluzinationen (gewöhnlich Hören von Stimmen), Wahnvorstellungen, abwegiges Denken, Gefühlsverflachung und Antriebsschwäche gekennzeichnet ist und das gesellschaftliche und berufliche Leben beeinträchtigt.

Schizophrenie ist in der ganzen Welt ein bedeutendes gesundheitliches Problem. An ihr erkranken in der Regel junge Menschen, und zwar gerade in dem Zeitraum, in dem sie unabhängig werden, und die Erkrankung kann zu lebenslanger Invalidität und Stigmatisierung führen.

Wann eine Schizophrenie einsetzt, ist oft schwer zu bestimmen, denn weil die Symptome nicht richtig gedeutet werden, dauert es oft mehrere Jahre, bis ein Betroffener medizinische Hilfe bekommt. Das durchschnittliche Alter für den Ausbruch einer Schizophrenie beträgt 18 Jahre bei Männern und 25 Jahre bei Frauen; nur selten erkranken Menschen im Kindes- oder Teenageralter ▲ oder im höheren Alter.

Wenn jemand mit seinem Alltag immer schlechter zurechtkommt, kann dies zu Alkohol- und Drogenmissbrauch, Armut und Obdachlosigkeit führen. Menschen mit einer unbehandelten Schizophrenie verlieren unter Umständen den Kontakt zu Familie und Freunden.

Ursachen

Die eigentliche Ursache der Schizophrenie ist unbekannt, doch der heutige Stand der Forschung spricht für eine Kombination von genetischen und umweltbedingten Faktoren. Grundsätzlich handelt es sich jedoch um ein biologisches Problem, nicht um eines, das durch eine schwere Kindheit oder eine psychisch belastende Umgebung hervorgerufen wird. Bei Menschen mit einem schizophrenen Elternteil oder Geschwister ist das Risiko, ebenfalls zu erkranken, erhöht. Wenn bei einem eineiigen Zwillingspaar einer der Zwillinge unter Schizophrenie leidet, beträgt die Erkrankungswahrscheinlichkeit für den anderen Zwilling 50 Prozent. Das spricht für eine starke erbliche Komponente.

Zu den anderen möglichen Ursachen zählen z. B. Probleme vor, während und nach der Geburt, wie eine Grippeinfektion im zweiten Schwangerschaftsdrittel, Sauerstoffmangel bei der Geburt, geringes Geburtsgewicht und eine Blutgruppenunverträglichkeit von Mutter und Kind.

Symptome

Die Symptome können plötzlich, innerhalb von Tagen und Wochen, oder langsam und schleichend über Jahre hinweg einsetzen. Stärke und Art der Symptome sind individuell verschieden, gewöhnlich sind sie aber so ausgeprägt, dass sie die Fähigkeit beeinträchtigen, einer Arbeit nachzugehen, mit anderen Menschen umzugehen und für sich selbst zu sorgen. Bei manchen Menschen mit Schizophrenie nimmt die geistige Leistungsfähigkeit ab, was zu Konzentrationsproblemen, Schwierigkeiten beim abstrakten Denken und beim Lösen von Problemen führt. Das Nachlassen der geistigen Fähigkeiten spielt bei den Behinderungen, unter der Menschen mit Schizophrenie leiden, eine Hauptrolle.

Stress, wie belastende Lebenserfahrungen, und Drogen- (auch Marihuana) und Medikamentenmissbrauch kann die Symptome auslösen bzw. verschlimmern. Die Symptome einer Schizophrenie lassen sich drei Hauptgruppen zuord-

▲ siehe Seite 1614

Krankheiten, die einer Schizophrenie ähneln

Schilddrüsenerkrankungen, Hirntumoren, Epilepsie, Nierenversagen, toxische Reaktionen auf Medikamente oder Drogen und Vitaminmangel können zu Symptomen führen, die denen einer Schizophrenie ähneln.

- **Akute vorübergehende psychotische Störung** ist eine Episode mit psychotischen Symptomen, die mindestens einen Tag, aber nicht länger als einen Monat andauert. Diese zeitlich begrenzte Störung tritt häufig bei Menschen mit einer Persönlichkeitsstörung auf und bei solchen, die ein sehr belastendes Erlebnis hatten, wie den Verlust eines nahe stehenden Menschen
- **Schizophreniforme Störung** liegt vor, wenn die Symptome auf Schizophrenie hindeuten, aber nur einen bis sechs Monate andauern. Diese Störung kann von selbst verschwinden oder sich zu einer manisch-depressiven Erkrankung bzw. einer Schizophrenie weiter entwickeln
- **Schizoaffektive Störung** ist ein Zustand, bei dem Verstimmungen (affektive Symptome), wie Depression oder Manie, mit den für Schizophrenie typischen Symptomen einhergehen
- **Schizoide Persönlichkeitsstörung** ist eine Persönlichkeitsstörung ▲, die Symptome der Schizophrenie aufweist, bei der die Symptome im Allgemeinen aber nicht so schwerwiegend sind, um als Psychose eingestuft zu werden. Menschen mit dieser Störung sind meist schüchtern und neigen dazu, sich zu isolieren; sie sind unter Umständen leicht misstrauisch und zeigen Denkstörungen. Genetische Untersuchungen sprechen dafür, dass eine schizoide Persönlichkeitsstörung eine leichte Form von Schizophrenie darstellt

nen: Wahnvorstellungen und Halluzinationen, Defizit- oder Negativsymptome sowie Denkstörungen und seltsames Verhalten. Ein Be-

▲ siehe Seite 619

troffener kann Symptome aus einer oder allen Gruppen haben.

Unter **Wahn** versteht man Fehlüberzeugungen, die mit einer falschen Interpretation von Wahrnehmungen oder Erfahrungen einhergehen. Schizophrene Menschen können beispielsweise an Verfolgungswahn leiden und glauben, dass man sie quält, verfolgt, betrügt und ausspioniert. Patienten mit Beziehungswahn glauben, Abschnitte in Büchern, Zeitungen und Liedern seien speziell an sie gerichtet. Bei Gedankenentzugs- oder Gedankeneingebungswahn meinen die Betroffenen, dass andere ihre Gedanken lesen können, dass ihre Gedanken auf andere übertragen werden und dass ihnen Gedanken und Regungen von außen eingegeben werden. Halluzinationen können Geräusche, Bilder, Gerüche, Geschmack und Berührungen umfassen; Halluzinationen von Geräuschen kommen am häufigsten vor. Die Betroffenen »hören« möglicherweise Stimmen, die ihr Verhalten kommentieren, sich miteinander unterhalten, kritische und beleidigende Bemerkungen machen.

Denkstörung bezeichnet eine unorganisierte Denkweise, die sich dadurch bemerkbar macht, dass jemand umständlich spricht, von einem Thema zum anderen wechselt und nicht zielstrebig zum Punkt kommt. Die Ausdrucksweise kann leicht unorganisiert sein oder völlig zusammenhanglos und unverständlich. Seltsames Verhalten kann eine Form kindlicher Albernheit und Erregung annehmen oder von unangemessener Erscheinung, Hygiene und Betragen. So genannte katatone Bewegungsmuster sind eine extreme Form seltsamen Verhaltens. Dabei nehmen die Betroffenen eine starre Position ein und widersetzen sich Versuchen, sie zu bewegen, oder sind im Gegenteil ständig ohne Anlass und Ziel in Bewegung.

Zu den **Defizit- oder Negativsymptomen** gehören Abstumpfung, Verarmung des Ausdrucks, Anhedonie und Ungeselligkeit. Abstumpfung bezeichnet eine Verflachung der Gefühle. Das Gesicht des Betroffenen erscheint unbeweglich, er nimmt kaum Blickkontakt auf und zeigt keine Gefühlsregungen. Dinge, die jemanden normalerweise zum Lachen oder zum Weinen bringen, rufen keinerlei Reaktion hervor. Verarmung des Ausdrucks bedeutet, dass sich eine Beeinträchtigung des Denkens in einer verminderten Ausdrucksfähigkeit widerspiegelt. Fragen werden möglicherweise knapp, mit ein oder zwei Worten, beantwortet, sodass der Eindruck innerer Leere entsteht. Anhedonie bezieht sich auf die verringerte Fähigkeit, Freude zu empfinden; die Betroffenen zeigen vielleicht kaum

Interesse an früheren Aktivitäten und verwenden mehr Zeit auf sinnlose Beschäftigungen. Ungeselligkeit weist auf fehlendes Interesse an Beziehungen zu anderen Menschen hin. Diese Negativsymptome treten oft zusammen mit einem allgemeinen Verlust der Motivation sowie des Gefühls für Sinn und Ziel des Tuns auf.

Mit **kognitiver Störung** wird die Schwierigkeit eines Betroffenen umschrieben, sich zu konzentrieren, zu erinnern und sein Leben zu organisieren, zu planen und Probleme zu lösen. Manche können sich nicht genügend konzentrieren, um zu lesen, dem roten Faden einer Geschichte zu folgen und Anweisungen auszuführen. Andere sind nicht in der Lage, Ablenkungen zu ignorieren oder sich länger auf eine Aufgabe zu konzentrieren. Daher kann eine berufliche Beschäftigung, die Aufmerksamkeit für Details oder komplexe Abläufe erfordert und Entscheidungen verlangt, unmöglich werden.

Formen der Schizophrenie

Manche Fachleute halten Schizophrenie für eine einzelne Störung, während andere glauben, dass es sich um ein Syndrom (eine Gruppe von Symptomen) handelt, dem zahlreiche Krankheiten zugrunde liegen. Um die Klassifizierung zu vereinheitlichen, hat man verschiedene Untergruppen der Schizophrenie vorgeschlagen. Einzelne Patienten können aber im Laufe der Zeit zu verschiedenen Untergruppen gehören.

Paranoide Schizophrenie ist dadurch charakterisiert, dass jemand in Wahnvorstellungen oder akustische Halluzinationen vertieft ist; ungeordnete Ausdrucksweise und unangemessene Emotionen spielen eine weniger große Rolle. Hebephrene Schizophrenie ist durch ungeordnetes Sprechen, ungeordnetes Verhalten und abgestumpfte oder unangemessene Emotionen gekennzeichnet. Bei der katatonen Schizophrenie stehen körperliche Symptome wie Unbeweglichkeit, übermäßige Bewegungsaktivität und das Einnehmen seltsamer Haltungen im Vordergrund. Undifferenzierte Schizophrenie weist oft Symptome aus allen Gruppen auf.

Diagnose

Ein Psychiater stellt die Diagnose anhand einer umfassenden Begutachtung der Vorgeschichte und der Symptome. Die Symptome müssen seit mindestens sechs Monaten andauernd bestehen und mit einer erheblichen Beeinträchtigung in Beruf, Schule und sozialen Kontakten einhergehen. Oft sind Informationen von Familienmitgliedern, Freunden und Lehrern wichtig, um festzustellen, wann die Krankheit begonnen hat.

Wie wirken Neuroleptika?

Neuroleptika (Antipsychotika) wirken offenbar am besten bei Halluzinationen, Wahnvorstellungen, Denkstörungen und Aggressionen. Am häufigsten werden sie bei Schizophrenie verordnet, aber sie scheinen unabhängig davon zu wirken, ob die Symptome im Rahmen von Manie, Schizophrenie, Demenz oder akuter Vergiftung mit Stoffen wie Amphetaminen auftreten.

Neuroleptika beeinflussen die Art und Weise, wie Informationen zwischen einzelnen Hirnzellen übermittelt werden. Das Gehirn eines Erwachsenen enthält mehr als zehn Milliarden Nervenzellen, so genannte Neurone. Jedes Neuron weist einen langen Fortsatz (Axon) auf, der die Information an andere Nervenzellen weiterleitet. Wie miteinander verbundene Kabel in einem gewaltigen Telefonnetz steht jedes einzelne Neuron mit mehreren tausend anderen Neuronen in kontinuierlichem Kontakt.

Information wandert in Form von elektrischen Signalen den Axon einer Zelle entlang. Erreicht ein Signal das Ende des Axons, wird eine winzige Menge eines chemischen Botenstoffs, eines so genannten Neurotransmitters, freigesetzt, um die Information an die nächste Zelle weiterzugeben. Die Neurotransmittermoleküle binden an spezifische Rezeptoren auf der Empfängerzelle, woraufhin diese ein neues Signal erzeugt.

Die Symptome einer Psychose werden offenbar durch eine übermäßige Aktivität von Zellen ausgelöst, die auf die Neurotransmitter Dopamin und Serotonin reagieren. Daher wirken Neuroleptika, indem sie die Rezeptoren für diese Botenstoffe blockieren, sodass die Kommunikation zwischen bestimmten Zellgruppen gedämpft wird.

Unterschiedliche Neuroleptika blockieren unterschiedliche Neurotransmittertypen. Alle bekannten Neuroleptika blockieren Dopaminrezeptoren. Die atypischen Neuroleptika Risperidon, Olanzapin, Quetiapin und Clozapin blockieren offenbar auch Serotoninrezeptoren. Sie haben ein anderes Nebenwirkungsprofil als die klassischen Neuroleptika.

Was ist ein malignes neuroleptisches Syndrom?

Ein malignes neuroleptisches Syndrom entwickelt sich bei bis zu drei Prozent der Menschen, die mit Neuroleptika behandelt werden, und zwar gewöhnlich innerhalb der ersten Behandlungswochen. Es tritt gehäuft bei Männern auf, weil bei ihnen die Medikamentendosis relativ hoch angesetzt wird.

Zu den Symptomen gehören Muskelstarre, hohe Temperatur, schneller Herzschlag, hoher Blutdruck und Koma. Geschädigte Muskeln setzen das Eiweiß Myoglobin frei, das im Urin ausgeschieden wird. Myoglobin färbt den Urin braun. Es kann zu Nierenschäden oder sogar Nierenversagen kommen.

Menschen mit diesem Syndrom werden im Allgemeinen auf der Intensivstation behandelt. Das Neuroleptikum wird abgesetzt, das Fieber mit Eisbädern und feuchten Handtüchern oder mit speziellen Kühldecken gesenkt, und ein muskelentspannendes Mittel verabreicht. Die intravenöse Gabe von Natriumbikarbonat hilft, eine Myoglobinurie zu vermeiden, weil der Urin dadurch weniger sauer wird. Wer einmal ein solches Syndrom entwickelt hat, darf dasselbe Neuroleptikum nicht mehr erhalten.

Mit Laboruntersuchungen wird nach Hinweisen auf Drogen- und Medikamentenmissbrauch und einer organischen, neurologischen oder hormonellen Störung gesucht, die Merkmale einer Psychose aufweisen kann. Beispiele für derartige Erkrankungen sind Hirntumoren, Schläfenlappenepilepsie, Schilddrüsenerkrankungen, Autoimmunkrankheiten, Chorea Huntington, Lebererkrankungen und unerwünschte Medikamentenwirkungen.

Schizophrene Menschen zeigen Auffälligkeiten im Gehirn, die sich mit Computer- und Kernspintomographie sichtbar machen lassen. Die Defekte sind jedoch nicht spezifisch genug, um für die Diagnose einer Schizophrenie bei einzelnen Patienten hilfreich zu sein.

Prognose

Für ein Jahr betrachtet, hängt die Prognose der Schizophrenie eng damit zusammen, wie gut der Behandlungsplan eingehalten wird. Ohne medikamentöse Behandlung erleiden 70 bis 80 Prozent derjenigen, die eine Schizophreniephase durchgemacht haben, innerhalb der nächsten zwölf Monate einen Rückfall. Wenn die Medikamente regelmäßig eingenommen werden, sinkt die Rückfallquote auf etwa 20 bis 30 Prozent, und die Symptome bessern sich meist beträchtlich.

Trotz des nachweislichen Nutzens einer medikamentösen Behandlung nehmen viele Menschen mit Schizophrenie ihre Medikamente nicht ein. Manche sehen nicht ein, dass sie krank sind, und lehnen eine Medikamenteneinnahme ab. Andere setzen die Mittel wegen der häufig belastenden unerwünschten Wirkungen ab. Bei wiederum anderen verhindern Vergesslichkeit und Desorganisation eine regelmäßige Einnahme.

Über längere Zeit gesehen, variiert die Prognose. Im Allgemeinen zeigt ein Drittel der Betroffenen eine erhebliche und dauerhafte Besserung, ein Drittel erreicht eine gewisse Besserung mit zwischenzeitlichen Rückfällen und bleibender Beeinträchtigung, und ein Drittel ist von schwerer und anhaltender Invalidität betroffen. Mit einer guten Prognose verbunden sind ein plötzlicher Beginn der Erkrankung, höheres Lebensalter bei Beginn, gute Kenntnisse und Leistungen vor der Erkrankung und der paranoide oder Nichtdefizittyp der Krankheit. Auf eine schlechte Prognose weisen ein Beginn in jungen Jahren hin, schlechte soziale und berufliche Fähigkeiten vor der Erkrankung, familiäre Vorbelastung und die hebephrene oder Defizitform der Krankheit.

Behandlung

Die Behandlungsziele sind, die Stärke der psychotischen Symptome zu verringern, das erneute Auftreten eines psychotischen Schubs und die damit verbundenen Beeinträchtigungen zu verhindern sowie Unterstützung zu bieten, sodass die Teilnahme am normalen Leben möglich bleibt. Die drei Säulen der Behandlung sind Medikamente, Wiedereingliederung und Psychotherapie.

Neuroleptika können die Symptome vermindern oder beseitigen, z. B. Wahnvorstellungen, Halluzinationen und unorganisiertes Denken. Wenn die akuten Symptome abgeklungen sind, verringert die weitere Einnahme von Neuroleptika die Wahrscheinlichkeit weiterer Schübe deutlich.

Leider haben Neuroleptika erhebliche Nebenwirkungen: Sie können dämpfend wirken, zu

℞ NEUROLEPTIKA

GRUPPE	ARZNEISTOFF	UNERWÜNSCHTE WIRKUNGEN (AUSWAHL)	BEMERKUNGEN
»Klassische« Neuroleptika			
	Chlorprothixen, Flupenthixol, Fluphenazin, Fluspirilen, Haloperidol, Levomepromazin, Melperon, Perazin, Perphenazin, Pipamperon, Promazin, Promethazin, Prothipendyl, Thioridazin, Zuclopenthixol	Mundtrockenheit, Sehstörungen, Krampfanfälle, Herzrasen, niedriger Blutdruck, Verstopfung, plötzliches, aber oft wieder vergehendes Zittern und Muskelsteife, was sich zur Muskelstarre (Rigor) entwickeln kann, unkontrollierte Bewegungen der Muskulatur in Gesicht und Armen (Spätdyskinesie), Fieber und Muskelschäden (malignes neuroleptisches Syndrom)	Nebenwirkungen sind bei älteren Menschen, Menschen mit Gleichgewichtsstörungen und schweren medizinischen Problemen viel häufiger. Viele dieser Mittel gibt es zum Spritzen
»Atypische« Neuroleptika			
	Clozapin, Olanzapin, Quetiapin, Risperidon	Schläfrigkeit und u. U. starke Gewichtszunahme sind die häufigsten Nebenwirkungen. Dadurch erhöhtes Risiko für Typ-2-Diabetes und erhöhte Blutfettwerte. Muskelzittern, unkontrollierte Bewegungen der Muskulatur von Gesicht und Armen (Spätdyskinesie) und Muskelschäden sind möglich, doch seltener als bei den klassischen Neuroleptika	Atypische Neuroleptika führen seltener zu Zittern, Muskelsteife, unkontrollierten Bewegungen, Fieber und Muskelschaden Clozapin kann zu Knochenmarkschäden und Krampfanfällen führen; es verringert die Zahl der weißen Blutkörperchen. Es wirkt oft bei Menschen, bei denen andere Medikamente versagen Clozapin und Olanzapin führen am häufigsten zur Gewichtszunahme

Muskelsteife, Zittern, Gewichtszunahme und motorischer Unruhe führen. Außerdem können diese Mittel Bewegungsstörungen (Spätdyskinesien) auslösen, die sich vor allem durch unwillkürliche Kau- und Schmatzbewegungen oder Verdrehen der Arme und Beine bemerkbar machen. Spätdyskinesien können nach dem Absetzen der Medikamente bestehen bleiben. Für sie gibt es keine wirksame Behandlung. Eine seltene, aber potenziell tödliche Nebenwirkung von Neuroleptika ist das maligne neuroleptische Syndrom, das von Muskelsteife, Fieber, Bluthochdruck und Bewusstseinsstörungen gekennzeichnet ist.

Für eine gewisse Gruppe von Patienten kann Clozapin die geeignete Behandlung sein. Dieses Mittel verursacht allerdings schwere Nebenwirkungen, vor allem Krampfanfälle und lebensgefährliche Knochenmarkschäden. Jeder Arzt, der Clozapin verschreibt, muss sich schriftlich verpflichten, in den ersten 18 Wochen der Behandlung wöchentlich, dann einmal monatlich das Blutbild zu kontrollieren, sodass Clozapin sofort abgesetzt werden kann, wenn die Zahl der weißen Blutkörperchen abnimmt.

Wiedereingliederung und psychosoziale Maßnahmen zielen darauf ab, schizophrenen Menschen jene Fähigkeiten zu erhalten oder sie ihnen wieder zu ermöglichen, die notwendig sind, um selbstständig zu leben: einer Tätigkeit nachzugehen, sich selbst zu versorgen, einzukaufen, einen Haushalt zu führen und mit anderen zurechtzukommen. Bei schweren Rückfällen kann ein Klinikaufenthalt notwendig sein, unter Umständen auch gegen den Willen des Betroffenen, wenn er sich oder andere gefährdet. Insgesamt ist das Ziel jedoch, dass die Patienten in die Gesellschaft eingegliedert leben. Manche

Betroffene können in einem Wohnheim oder in einer betreuten Wohngemeinschaft leben.

Eine kleine Zahl schizophrener Menschen ist nicht in der Lage, selbstständig zu leben, entweder aufgrund schwerer und nicht behandelbarer Symptome oder weil ihnen die notwendigen Fertigkeiten fehlen. Diese Menschen müssen in einer geschützten Umgebung betreut werden.

Psychotherapie hat im Allgemeinen das Ziel, die Basis für eine Zusammenarbeit zwischen dem Patienten, seiner Familie und dem Arzt zu schaffen. Auf diese Weise kann der Patient lernen, seine Krankheit zu verstehen und mit ihr umzugehen, Neuroleptika wie verordnet einzunehmen und Stresssituationen, die die Krankheit verschlimmern können, zu bewältigen.

Wahnhafte Störungen

Wahnhafte Störungen sind dadurch gekennzeichnet, dass eine oder mehrere Fehlüberzeugungen mindestens einen Monat lang vorliegen.

Wahnhafte Störungen zeigen sich gewöhnlich erstmals im mittleren oder hohen Lebensalter. Die Wahnvorstellungen sind dabei in der Regel nicht abwegig, sondern beziehen sich auf Situationen, die durchaus im wirklichen Leben auftreten können, wie die Vorstellung, verfolgt, vergiftet oder angesteckt zu werden, aus der Entfernung geliebt oder vom Partner betrogen zu werden. Die Krankheit wird in mehrere Untergruppen unterteilt.

Beim Liebeswahn kreisen die Wahnvorstellungen der Betroffenen darum, dass sich jemand in sie verliebt hat. Häufig versuchen die Betroffenen, über Telefonanrufe, Briefe und sogar Beobachten und Verfolgen *(Stalking)* mit der Person Kontakt aufzunehmen. Durch ihr wahnbedingtes Verhalten können sie mit dem Gesetz in Konflikt geraten.

Beim Größenwahn sind die Betroffenen überzeugt, ein besonderes Talent zu haben oder eine bedeutende Entdeckung gemacht zu haben.

Beim Eifersuchtswahn glauben die Betroffenen, ihr Partner sei untreu. Diese Überzeugung basiert auf falschen Schlüssen, die durch fragwürdige »Beweise« untermauert werden. Unter solchen Umständen sind körperliche Angriffe eine echte Gefahr.

Beim Verfolgungswahn meinen die Betroffenen, sie würden hintergangen, ausspioniert, verleumdet und schikaniert. Möglicherweise versuchen sie mehrfach, Recht zu bekommen, indem sie vor Gericht gehen oder andere Stellen anrufen. Als Rache für eine angebliche Verfolgung greifen sie unter Umständen zu Gewalt.

Der körperbezogene Wahn bezieht sich auf Körperfunktionen und Aussehen, beispielsweise eine angebliche Fehlbildung, Körpergeruch und Parasitenbefall.

Symptome und Diagnose

Eine wahnhafte Störung kann sich aus einer bereits bestehenden paranoiden Persönlichkeitsstörung ▲ entwickeln. Von früher Jugend an sind Menschen mit paranoider Persönlichkeit gegenüber anderen und ihren Motiven von Misstrauen und Argwohn erfüllt. Zu den ersten Symptomen gehören das Gefühl, ausgebeutet zu werden, und die Beschäftigung mit der Loyalität und Vertrauenswürdigkeit von Freunden; auch harmlose Bemerkungen als bedrohlich zu empfinden, lange Zeit Groll gegen jemanden zu hegen und empfindlich auf Kränkungen zu reagieren, ist üblich.

Wenn andere Zustände, die ebenfalls mit Wahnvorstellungen einhergehen, ausgeschlossen sind, begründet der Arzt die Diagnose einer wahnhaften Störung weitgehend mit der Vorgeschichte des Betroffenen. Vor allem muss der Arzt abschätzen, ob und wie gefährlich die Störung ist, insbesondere, in wieweit der Betroffene seine Wahnvorstellungen ausleben will.

Prognose und Behandlung

Wahnhafte Störungen führen nicht unbedingt zu schweren Beeinträchtigungen oder Wesensveränderungen. Die Betroffenen können jedoch in zunehmendem Maße in ihre Wahnvorstellungen verstrickt sein. Die meisten Betroffenen können weiterhin ihrem Beruf nachgehen.

Eine gute Beziehung zwischen Arzt und Patient ist für die Behandlung der wahnhaften Störung hilfreich. Eine Klinikeinweisung kann erforderlich sein, wenn der Arzt annimmt, dass der Betroffene sich oder andere gefährdet. Neuroleptika werden nicht in jedem Fall verordnet, können aber die Symptome unter Umständen wirksam unterdrücken. Langfristig zielt die Behandlung darauf ab, dass sich der Betroffene weniger auf seine Wahnvorstellungen konzentriert und sich einem lohnenderen und befriedigenderen Gebiet zuwendet; dieses Ziel ist jedoch häufig schwer zu erreichen.

▲ siehe Seite 619

KAPITEL 108

Substanzmissbrauch und Abhängigkeit

Abhängigkeit oder Sucht ist die zwanghafte, alles andere beherrschende Beschäftigung mit etwas Bestimmtem. Dabei kann es sich um Glücksspiele und die Einnahme beliebiger Stoffe, z. B. Drogen, handeln. Drogen können eine psychische Abhängigkeit verursachen, aber auch eine sowohl psychische als auch körperliche.

Psychische Abhängigkeit beruht auf dem Wunsch, ein Mittel immer wieder einzusetzen, um sich wohl zu fühlen, sich zu entspannen und Unangenehmes zu vermeiden. Mittel, die psychisch abhängig machen, beeinflussen gewöhnlich das Gehirn und haben eine oder mehrere der folgenden Wirkungen:
- Sie lindern Ängste und Spannungen.
- Sie lösen Hochstimmung, Euphorie und andere angenehme Stimmungen aus.
- Sie erzeugen das Gefühl, bessere geistige und körperliche Fähigkeiten zu besitzen.
- Sie verändern Sinneswahrnehmungen.

Psychische Abhängigkeiten können sehr stark sein und sich nur schwer überwinden lassen. Besonders häufig treten sie bei Mitteln auf, die Stimmung und Wahrnehmung verändern und das zentrale Nervensystem beeinflussen.

Abhängige verbringen einen Großteil ihres täglichen Lebens mit Dingen, die mit der Droge zu tun haben, sodass ihre Fähigkeit, zu arbeiten, zu lernen und normalen Umgang mit Familie und Freunden zu pflegen, in der Regel beeinträchtigt ist. Bei schwerer Abhängigkeit kreisen die Gedanken und Taten vorwiegend um Beschaffung und Einnahme des Mittels. Die Betroffenen manipulieren, lügen und stehlen möglicherweise, um ihre Sucht zu befriedigen. Süchtigen fällt es schwer, den Konsum zu beenden, meist fangen sie nach einer Zeit der Abstinenz wieder damit an.

Einige Stoffe verursachen **körperliche Abhängigkeit**, aber diese geht nicht immer mit einer psychischen einher. Bei körperlicher Abhängigkeit gewöhnt sich der Körper durch den ständigen Gebrauch an das Mittel, was zu Toleranz und bei Abbruch der Einnahme zu Entzugserscheinungen führt. **Toleranz** steht für das Bedürfnis, die Dosis des Mittels immer weiter zu erhöhen, um die gleiche Wirkung zu erzielen wie ursprünglich mit einer geringeren Menge.

Entzugserscheinungen treten auf, wenn das Mittel nicht mehr eingenommen oder seine Wirkung durch ein Gegenmittel aufgehoben wird. Im Entzug fühlen sich die Abhängigen krank und haben viele Symptome wie Kopfschmerzen, Durchfall und Zittern (Tremor). Der Entzug kann ernste und sogar lebensbedrohliche Symptome auslösen.

Abhängigkeit umfasst mehr als nur die körperliche Wirkung eines Mittels. Beispielsweise werden Krebspatienten, deren Schmerzen monate- und jahrelang mit Opioiden, wie Morphin, behandelt werden, so gut wie nie opiatsüchtig, auch wenn sie körperlich abhängig sind. Der Begriff Abhängigkeit ist hauptsächlich durch Verhaltensweisen, die den Betroffenen in vielerlei Hinsicht beeinträchtigen, sowie durch gesellschaftliche Missbilligung definiert. Fast jede Kultur hat irgendwann den Gebrauch bestimmter psychoaktiver Stoffe gebilligt, auch wenn diese bekanntermaßen ungesund waren. Substanzen, die die Stimmung verändern, z. B. Alkohol und halluzinogen wirkende Pilze, spielen für bestimmte religiöse Rituale eine bedeutende Rolle. Einige Kulturen billigen Mittel, die andere nicht zulassen. Unter Umständen wird ein Stoff erst akzeptiert und später abgelehnt.

Unter dem Begriff *Missbrauch* wird der Konsum von Wirkstoffen verstanden, von denen man zwar nicht abhängig ist, die aber eingenommen werden, obwohl bekannt ist, dass ihr Gebrauch ein bestehendes oder sich wiederholendes soziales, berufliches, psychisches oder körperliches Problem verursacht oder verstärkt. Eine andere Möglichkeit ist, dass sie in Situationen angewandt werden, in denen ihr Gebrauch den Körper gefährdet. Missbräuchlich kann eine ganze Reihe von Substanzen verwendet werden, von denen man es im Allgemeinen zunächst nicht vermutet: unter anderem Beruhigungsmittel, Schmerzmittel, Abführmittel, Nasentropfen.

Missbräuchlich verwendete Stoffe können zwar stark wirken, aber die Wirkung wird sehr davon beeinflusst, in welcher Stimmung und Umgebung der Konsument das Mittel anwendet. Wenn jemand beispielsweise traurig ist, kann Alkohol die Niedergeschlagenheit ver-

Substanzen mit Missbrauchspotenzial

Eine Reihe von Medikamenten wird missbräuchlich verwendet, obwohl sie nicht bewusstseinsverändernd wirken. Dieses geht zu Lasten der Lebensqualität und Gesundheit des Konsumenten.

Wer aufhört, derartige Medikamente einzunehmen, erleidet keine Entzugserscheinungen, aber es können medizinische Probleme auftreten, vor allem wenn die Medikamente abrupt abgesetzt werden.

Anabolika

Anabolika sind dem männlichen Geschlechtshormon Testosteron sehr ähnlich. Sie fördern Muskelwachstum und -kraft und führen zu vermehrter Energie. Daher werden Anabolika häufig im Sport eingesetzt, um einen Wettbewerbsvorteil zu erzielen. Die Konsumenten sind oft Sportler wie Ringer und Gewichtheber, fast immer sind es Männer.

Hohe Dosen Anabolika können zu Stimmungsschwankungen, irrationalem Verhalten und einer erhöhten Aggressivität führen. Sie können die Leber schädigen und Gelbsucht hervorrufen. Durch regelmäßige Anwendung verstärkt sich die Körperbehaarung; Akne verschlimmert sich. Mit Labortests lassen sich Abbauprodukte von Anabolika im Urin nachweisen.

Wachstumshormon

Das Wachstumshormon Somatotropin wird vom Gehirn produziert; damit kontrolliert der Körper den Einsatz von Eiweißen, Kohlenhydraten und Fetten zu Wachstumszwecken. Synthetisch hergestelltes Somatotropin kann bei Kindern, deren Kleinwuchs aus einer Hormonstörung beruht, eingesetzt werden. Wachstumshormone werden im Sport missbräuchlich eingesetzt, um den Anteil an Muskelmasse und damit die Muskelkraft zu erhöhen, während der Körperfettanteil gleichzeitig gesenkt wird.

Bei langfristiger Anwendung von Wachstumshormonen kann der Blutfettspiegel ansteigen, sich Diabetes entwickeln und das Herz vergrößern. Labortests, um synthetisches Wachstumshormon nachzuweisen, stehen nicht routinemäßig zur Verfügung.

Erythropoietin und Darbepoietin

Erythropoietin ist ein Hormon, das die Nieren produzieren und das das Knochenmark zur Bildung roter Blutkörperchen anregt. Mit synthetisch hergestelltem Erythropoietin werden Menschen mit Blutarmut aufgrund von Nierenversagen und solche mit bestimmten anderen Anämieformen behandelt. Darbepoietin ähnelt Erythropoietin und wird ebenfalls bei bestimmten Anämieformen eingesetzt. Manche Sportler setzen diese Medikamente missbräuchlich ein, um ihre Leistungsfähigkeit zu erhöhen, indem sie mehr rote Blutkörperchen bilden, die dann mehr Sauerstoff in ihre Muskulatur transportieren.

Bei Anwendung von Erythropoietin und Darbepoietin kann sich die körpereigene Regulation der Produktion von roten Blutkörperchen verändern, sodass die Zahl der roten Blutkörperchen plötzlich fällt, wenn die Mediamentenanwendung eingestellt wird. Labortests, die synthetisches Erythropoietin erfassen, stehen nicht routinemäßig zur Verfügung.

Entwässerungsmittel

Diese so genannten Diuretika beschleunigen die Ausscheidung von Salzen und Wasser durch die Nieren. Sie werden unter anderem bei Herzschwäche und Bluthochdruck eingesetzt. Sportler und Menschen mit Essstörungen, wie Magersucht, benutzen Entwässerungsmittel, um schnell an Gewicht zu verlieren. Die missbräuchliche Einnahme von Entwässerungsmitteln kann zu Austrocknung und zu einem schweren Mangel an Elektrolyten, z. B. Kalium, führen.

Abführmittel

So genannte Laxanzien fördern die Darmentleerung; mit ihnen wird eine Verstopfung behandelt. Menschen, die irrigerweise meinen, sie müssten häufig Stuhlgang haben, um gesund zu bleiben, setzen Abführmittel oft unnötig ein. Zudem verwenden Menschen mit Essstörungen, wie Magersucht, manchmal Abführmittel, um abzunehmen.

Der häufige Gebrauch von Abführmitteln kann zu Austrocknung und schwerem Elektrolytmangel führen. Ihr regelmäßiger Gebrauch kann auch die Aufnahme anderer Medikamente stören, sodass sie nicht wirken. Langfristiger Missbrauch von Abführmitteln schädigt die Dickdarmmuskulatur und zieht eine schwere chronische Verstopfung nach sich.

stärken. Dieselbe Person kann fröhlich sein, wenn sie sich gemeinsam mit gut gelaunten Freunden betrinkt. Nicht immer lässt sich vorhersagen, wie ein Wirkstoff bei derselben Person zu verschiedenen Zeiten wirkt.

Wie eine **Abhängigkeit** entsteht, ist komplex und nicht genau bekannt. Eine Rolle spielen die chemischen Eigenschaften des Mittels, seine Wirkung, die Persönlichkeit des Konsumenten und andere Faktoren wie genetische Veranlagung und soziale Zwänge. Besonders wenig weiß man darüber, wie es vom Ausprobieren über den gelegentlichen Konsum bis zu Toleranz und Abhängigkeit kommt. Menschen, die aufgrund ihrer familiären Vorgeschichte besonders suchtgefährdet sind, reagieren – soweit nachweisbar – in biologischer und physiologischer Hinsicht nicht anders auf Drogen als andere. Allerdings deuten einige Studien darauf hin, dass Alkoholkranke genetisch bedingt weniger stark auf Alkohol reagieren.

Relativ oft ermöglichen Familienangehörige und Freunde durch ihr Verhalten, dass der Abhängige in seiner Sucht verharrt. Diese Menschen bezeichnet man als Co-Abhängige. Sie melden den Abhängigen vielleicht beim Arbeitgeber krank oder entschuldigen sein Verhalten. Co-Abhängige flehen den Süchtigen zwar an, mit den Drogen oder dem Trinken aufzuhören, unternehmen darüber hinaus aber nur selten etwas, um ihm zu helfen, sein Verhalten zu ändern.

Schwangere Frauen geben Ärzten und Hebammen gegenüber oft nicht zu, dass sie Drogen nehmen oder alkoholabhängig sind. Doch eine schwangere Abhängige setzt das ungeborene Kind den Stoffen aus, die sie konsumiert; dadurch kann der Fetus körperlich abhängig werden ▲. Gleich nach der Geburt kann das Neugeborene schwere Entzugserscheinungen bekommen, wenn nicht sofort fachgerecht eingegriffen wird.

Alkohol

Alkoholismus ist durch die Neigung gekennzeichnet, mehr als beabsichtigt zu trinken, sowie durch erfolglose Versuche, mit dem Trinken aufzuhören, und durch weiteres Trinken trotz nachteiliger sozialer und beruflicher Folgen.

Alkoholismus ist weit verbreitet. Nach Erhebungen der deutschen Hauptstelle gegen die Suchtgefahren ist der Alkoholkonsum von etwa 9,3 Millionen Menschen in Deutschland als riskant einzustufen. Von 2,7 Millionen Personen nimmt man an, dass sie Alkohol missbräuchlich verwenden; 1,6 Millionen gelten als alkoholkrank.

Alkoholkranke haben über längere Zeit hinweg sehr viel Alkohol getrunken und sind von ihm abhängig. Die Menge, die jemand täglich trinkt, bevor er zum Alkoholkranken wird, variiert stark. Viele Alkoholiker sind Rauschtrinker, d. h., sie trinken an vielen Tagen fünf Drinks und mehr (ein alkoholisches Getränk entspricht z. B. 0,3 l Bier oder 0,15 l Wein) und an wenigen Tagen kaum oder gar keinen Alkohol.

Die Anfälligkeit für Alkoholismus und andere Störungen im Zusammenhang mit Alkoholmissbrauch ist unabhängig vom Alter. Zunehmend mehr Jugendliche haben Alkoholprobleme und bei ihnen sind die Folgen besonders schlimm. Ältere Erwachsene entwickeln höhere Alkoholspiegel im Blut pro konsumierter Alkoholmenge als jüngere. Das liegt vorwiegend an der altersbedingten Abnahme der Muskelmasse und der Zunahme des Fettgewebes.

Alkoholkrankheit führt zu zahlreichen zerstörerischen Verhaltensweisen. Aufgrund der Trunkenheit können familiäre und soziale Beziehungen zerbrechen, oft kommt es zu Ehescheidungen. Wegen häufiger Fehlzeiten verlieren Alkoholkranke meist den Arbeitsplatz. Sie haben sich oft nicht unter Kontrolle, fahren in betrunkenem Zustand Auto, verursachen Unfälle und tragen körperliche Verletzungen durch Stürze, Schlägereien und Verkehrsunfälle davon. Manche Alkoholkranke werden gewalttätig. Bei Männern führt Alkoholismus oft zu häuslicher Gewalt gegen Frauen und Kinder ■.

Andere alkoholbedingte Störungen erfüllen unter Umständen nicht die Definition des Alkoholismus. Jemand kann ein schwerwiegendes Alkoholproblem haben, aber dennoch in der Lage sein, seine beruflichen und familiären Pflichten zu erfüllen. Auf Dauer fordert der exzessive Alkoholkonsum jedoch seinen Tribut und führt zu vielen physischen und psychischen Problemen.

Ursachen

Alkoholbedingte Störungen weisen eine erbliche Komponente auf. Einige Untersuchungen sprechen dafür, dass alkoholgefährdete Menschen weniger leicht betrunken werden als Nichtalkoholiker, d. h., ihr Gehirn reagiert weniger empfindlich auf Alkohol.

▲ siehe Seite 1484
■ siehe Seite 1387

AUSWIRKUNGEN ANHALTENDEN ALKOHOLKONSUMS

ART DER BEEINTRÄCHTIGUNG	AUSWIRKUNGEN
Ernährungsstörungen	
Niedriger Folsäurespiegel	Blutarmut (Müdigkeit, Schwäche, Benommenheit), Fehlbildungen bei Kindern alkoholkranker Frauen
Niedriger Eisenspiegel	Blutarmut
Niedriger Niazinspiegel	Pellagra (Hautschäden, Durchfall, Depressionen)
Magen-Darm-Störungen	
Speiseröhre	Entzündung, Krebs
Magen	Entzündung, Geschwüre
Leber	Enzündung, Zirrhose, Krebs
Bauchspeicheldrüse	Entzündung, niedriger Blutzuckerspiegel, Krebs
Herz-Kreislauf-Störungen	
Herz	Herzrhythmusstörungen, Herzschwäche
Blutgefäße	Bluthochdruck, Arteriosklerose, Schlaganfall
Neurologische Störungen	
Gehirn	Verwirrtheit, Koordinationsstörung, schlechtes Kurzzeitgedächtnis, Psychose
Nerven	Schädigung der Nerven in Armen und Beinen, die die Bewegung kontrollieren (Schwierigkeiten beim Laufen)
Geschlechtsorgane	Verringerter Sexualtrieb

Das soziale Umfeld und gewisse Persönlichkeitsmerkmale können die Anfälligkeit für Alkoholkrankheit erhöhen. Alkoholkranke kommen häufig aus zerrütteten Familien, die Beziehung zu ihren Eltern ist oft gestört. Sie sind häufig einsam, isoliert, schüchtern, de-

pressiv oder feindselig. Alkoholkranke legen oft selbstzerstörerisches Verhalten an den Tag und können sexuell unreif sein. Ob diese Charakterzüge die Ursache oder das Resultat der Alkoholkrankheit sind, ist unklar.

Symptome und Komplikationen

Alkohol wird rasch aus dem Dünndarm ins Blut aufgenommen. Da der Körper den Alkohol schneller aufnimmt, als er ihn verarbeiten und ausscheiden kann, steigt der Alkoholspiegel im Blut rasch an. Erste Wirkungen können sich bereits nach wenigen Minuten zeigen.

Kleine Mengen Alkohol (15 bis 45 Gramm reiner Alkohol, d. h. ein bis drei alkoholische Getränke, die zu einem Blutalkoholspiegel von 0,5 Promille führen), können anregend wirken, sodass der Trinkende albern und gesprächig wird, vielleicht aber auch heftig und gewalttätig. Größere Mengen (die zu einem Blutalkoholspiegel von 0,8 Promille führen) dämpfen die Gehirnfunktion, führen zu Bewegungsstörungen und -verlangsamungen, Gangunsicherheiten und Schläfrigkeit. Während der Alkohol langsam verstoffwechselt wird, kann sich dieser Prozess umkehren, sodass eine ruhig gewordene Person wieder lebhaft und gewalttätig wird. Sehr große Mengen (die zu einem Blutalkoholspiegel von 3,0 Promille führen) können Koma und Tod zur Folge haben. In Deutschland ist gesetzlich festgelegt, dass man nur bis zu einem Blutalkoholspiegel von 0,5 Promille ein Fahrzeug straffrei führen darf.

Der fortgesetzte Konsum großer Mengen Alkohol schädigt viele Körperorgane, insbesondere Leber, Gehirn und Herz. Wie viele andere Drogen erzeugt auch Alkohol eine Toleranz, sodass Menschen, die regelmäßig mehr als zwei alkoholische Getränke pro Tag zu sich nehmen, mehr Alkohol als andere trinken können, ohne betrunken zu sein. Alkoholkranke können auch gegenüber anderen dämpfenden Mitteln eine Toleranz entwickeln; beispielsweise brauchen sie bei Benzodiazepinen eine höhere Dosis, um eine therapeutische Wirkung zu erzielen.

Hört ein Alkoholkranker plötzlich auf zu trinken, treten Entzugserscheinungen auf. Das Alkoholentzugssyndrom setzt gewöhnlich zwölf bis 48 Stunden nach dem letzten Alkoholkonsum ein. Leichte Symptome sind Zittern, Schwäche, Schweißausbrüche und Übelkeit. Manchmal kommt es zu Krampfanfällen. Wenn starke Trinker zu trinken aufhören, können sie eine Alkoholhalluzinose entwickeln. Sie haben Halluzinationen und hören scheinbar anklagende und drohende Stimmen, die Ängste und Entsetzen auslösen. Die Alkoholhalluzinose kann tagelang anhalten und lässt sich mit Neuroleptika, wie Chlorpromazin und Thioridazin, behandeln.

Werden die Entzugserscheinungen nicht behandelt, können die schwerwiegenden Symptome eines **Delirium tremens** auftreten. Dieses beginnt nicht sofort, sondern zwei bis zehn Tage, nachdem der Alkoholabhängige das Trinken eingestellt hat. Im Delirium tremens kommt es zunächst zu Angstzuständen und später zu zunehmender Verwirrung, Schlaflosigkeit, Alpträumen, starkem Schwitzen und tiefer Depression. Meist ist der Puls beschleunigt, und es tritt Fieber auf. Der Zustand kann sich zuspitzen bis hin zu flüchtigen Halluzinationen, Sinnestäuschungen, die Angst und Unruhe auslösen, und Orientierungslosigkeit mit erschreckenden optischen Halluzinationen. Vor allem im Halbdunkeln können wahrgenommene Dinge Entsetzen auslösen. Im Alkoholdelir glauben manche Menschen, dass der Boden unter ihnen schwankt, die Wände einstürzen und sich der Raum um sie dreht. Mit fortschreitendem Delirium fangen die Hände und manchmal auch der Kopf oder der ganze Körper an zu zittern, und die meisten Betroffenen verlieren völlig die Kontrolle über ihre Bewegungen. Das Delirium tremens kann, wenn es nicht behandelt wird, zum Tode führen.

Weitere Probleme sind unmittelbar den toxischen Wirkungen des Alkohols auf Gehirn und Leber zuzuschreiben. Eine alkoholgeschädigte Leber ▲ kann den Körper weniger gut von Schadstoffen befreien, die ein Leberkoma hervorrufen können. Ein beginnendes Leberkoma zeigt sich durch Teilnahmslosigkeit, Schläfrigkeit, starke Benommenheit (Stupor) und Verwirrung sowie in der Regel durch ein seltsames Händeflattern. Ein Leberkoma ist lebensbedrohlich und muss umgehend behandelt werden.

Korsakow-Amnesie ■ tritt vorwiegend bei Menschen auf, die regelmäßig große Mengen Alkohol trinken, vor allem bei schlechter Ernährung und Mangel an B-Vitaminen (insbesondere Thiamin). Bei der Korsakow-Amnesie geht das Kurzzeitgedächtnis verloren. Das Gedächtnis ist so schlecht, dass die Betroffenen oft Geschichten erfinden, um ihre Schwierigkeiten zu vertuschen (Konfabulation). Manchmal folgt die Korsakow-Amnesie auf eine Deliriumtremens-Attacke. Das Korsakow-Syndrom kann tödlich sein, wenn der Thiaminmangel nicht umgehend behoben wird. Zusätzlich zu der Korsakow-Amnesie kann eine Wernicke-Enzephalopathie auftreten; sie resultiert aus einem Thiaminmangel, wie er häufig durch starkes, anhaltendes Trinken verursacht wird. Die Sym-

Anonyme Alkoholiker (AA)

Von keiner Maßnahme haben so viele Alkoholkranke so stark profitiert wie von der Teilnahme an einer der Gruppen der Anonymen Alkoholiker (AA). Heute stehen jedem Alkoholkranken, der den Wunsch hat, mit dem Trinken aufzuhören, in den deutschsprachigen Ländern rund 2200 AA-Gruppen offen – und das ohne Kosten oder Gebühren. In Krankenhäusern und Kliniken gibt es über 230 AA-Gruppen und -kontakte. In den Justizvollzugsanstalten bestehen einschließlich der Kontaktmöglichkeiten nahezu 70 Gruppen.

Ein Alkoholkranker muss sich in der jeweiligen Gruppe wohl fühlen – günstig ist es, wenn die Teilnehmer neben dem Alkoholproblem andere gemeinsame Interessen haben. Die Anonymen Alkoholiker bieten den Betroffenen die Möglichkeit, außerhalb von Lokalen soziale Kontakte zu Gleichgesinnten aufzubauen, die sich gegenseitig unterstützen, wenn der Wunsch zu trinken wieder übermächtig zu werden droht. Die Teilnehmer berichten der ganzen Gruppe, wie sie sich jeden Tag anstrengen, um keinen Alkohol zu trinken. Da sich die Anonymen Alkoholiker gegenseitig helfen, wachsen Selbstachtung und Selbstvertrauen – Eigenschaften, für die viele vorher Alkohol brauchten.

ptome treten plötzlich auf und umfassen unter anderem Augenbewegungsstörungen, Verwirrung, unkoordinierte Bewegungen und eine verminderte Schmerzwahrnehmung.

Alkoholkrankheit kann zu chronischem Zittern (Tremor) führen. Alkohol kann die Gehirnregion schädigen, die für die Bewegungskoordination zuständig ist, was zu schlecht kontrollierten Arm- und Beinbewegungen führt. Eine alkoholbedingte Schädigung der Hüllen, die die Nerven im Gehirn umgeben, kann eine seltene Erkrankung, die Marchiafava-Bignami-Krankheit, hervorrufen. Menschen mit dieser Krankheit zeigen starke Unruhe, Verwirrung und Demenz. Einige erleiden Krampfanfälle und fallen ins Koma.

▲ siehe Kasten Seite 793   ■ siehe Seite 463

Alkoholkonsum kann eine bereits bestehende Depression verstärken, und Alkoholkranke sind stärker gefährdet, depressiv zu werden als Nichtalkoholiker. Da Alkoholismus, besonders Rauschtrinken, in nüchternen Phasen oft zu tiefer Reue führt, sind Alkoholkranke in diesen Phasen besonders selbstmordgefährdet.

Eine schwangere Frau, die seit längerem regelmäßig viel Alkohol trinkt, wird sehr wahrscheinlich ein Kind mit schweren Schäden gebären, wie niedrigem Geburtsgewicht, geringer Körpergröße, kleinem Kopf, Herz- und Muskelschäden sowie geringer Intelligenz und geistiger Behinderung ▲. Während der Schwangerschaft sollten Frauen daher auf Alkohol verzichten.

Befragung und Diagnose

Der Arzt vermutet möglicherweise eine Alkoholkrankheit bei jemandem, der unerklärliche Verhaltensänderungen oder selbstzerstörerisches Verhalten zeigt, oder wenn medizinische Probleme, wie Bluthochdruck und Magenschleimhautentzündung, nicht auf die übliche Behandlung reagieren.

Typische Fragen nach alkoholbedingten Problemen sind:

- An wie vielen Tagen der Woche trinken Sie durchschnittlich Alkohol?
- Wie viel trinken Sie an einem typischen Tag?
- Wie viel haben Sie an einem beliebigen Tag im letzten Monat maximal getrunken?
- Die nächsten Fragen ermitteln die Folgen des Trinkens:
- Haben Sie schon einmal das Gefühl gehabt, Sie sollten weniger trinken?
- Ärgert Sie Kritik an Ihren Trinkgewohnheiten?
- Haben Sie manchmal Schuldgefühle wegen Ihres Trinkens?
- Haben Sie schon einmal direkt nach dem Aufstehen getrunken, um Ihre Nerven zu beruhigen oder einen Kater zu kurieren?

Zwei oder mehr Ja-Antworten auf diese Fragen sprechen für eine Alkoholkrankheit, auch wenn viele Betroffene das nicht wahrhaben wollen.

Der Alkoholspiegel lässt sich mit einer Blutprobe bestimmen oder in der Atemluft abschätzen.

Behandlung

Alkoholkranke mit Entzugserscheinungen behandeln sich gewöhnlich selbst, indem sie wieder etwas trinken. Wenn jemand jedoch mit unerträglichen Entzugserscheinungen ins Krankenhaus kommt oder aufgrund von Alkoholmissbrauch eingeliefert wird, liegt ein **medizinischer Notfall** vor, der entsprechend behandelt wird. Dazu gehören Medikamente, wie Benzodiazepine, die die Übererregung, die beim Entzug auftritt, dämpfen. Einige Patienten mit Alkoholhalluzinose erhalten Neuroleptika.

Beim Delirium tremens müssen das hohe Fieber gesenkt und die starke Übererregung kontrolliert werden.

Wenn die akuten medizinischen Schwierigkeiten überwunden sind, sollten Maßnahmen zur **Entgiftung** und zur **Wiedereingliederung** einsetzen. In der ersten Behandlungsphase wird der Alkohol komplett entzogen. Schließlich muss der Alkoholkranke sein Verhalten ändern. Trocken zu bleiben ist schwierig. Ohne Hilfe werden die meisten Abhängigen innerhalb von Tagen oder Wochen rückfällig. Die Behandlung muss auf jeden einzelnen Alkoholkranken zugeschnitten werden. Familienangehörige zur Unterstützung heranzuziehen, ist ebenfalls wichtig.

Als Medikament, das die Alkoholabstinenz unterstützen soll, ist Acamprosat im Gebrauch. Es soll im Gehirn das durch den Alkoholentzug gestörte Gleichgewicht zwischen erregenden und hemmenden Botenstoffen wieder herstellen. Die bisher vorliegenden Studien zeigen, dass es vielen Alkoholkranken leichter fällt, abstinent zu werden, wenn sie außer einer psychotherapeutischen Behandlung noch Acamprosat bekommen. Allerdings ist trotz des Medikaments nach einem Jahr die Zahl derer, die ohne Alkohol leben, erschreckend gering.

Opioide

Opioide machen psychisch und körperlich abhängig. Die Sucht äußert sich als Drang, das Mittel immer wieder zu nehmen. Da sich eine Toleranz entwickelt, muss die Dosis ständig erhöht werden, um die erwünschte Wirkung zu erzielen; um Entzugserscheinungen zu verhindern, muss das gleiche oder ein ähnlich wirkendes Mittel regelmäßig konsumiert werden.

Opioide werden in der Medizin als Schmerzmittel ■ eingesetzt; zu ihnen gehören Kodein, das bei mittelstarken Schmerzen wirkt, nur ein geringes Suchtpotenzial hat und meist kombiniert mit Parazetamol und Azetylsalizylsäure angewandt wird, Dihydrokodein, Tilidin, Tramadol, Morphin und Hydromorphon. Heroin,

---

▲ siehe Seite 1484   ■ siehe Seite 436

ein illegales Opioid, ist eines der stärksten Rauschgifte.

Toleranz und leichte Entzugserscheinungen können bereits nach zwei- bis dreitägigem Gebrauch dieser Mittel auftreten. Wenn sich eine Toleranz entwickelt hat, merkt man den Abhängigen den Drogenkonsum kaum an; solange ihnen das Mittel zur Verfügung steht, können sie ihren täglichen Aktivitäten wie gewohnt nachgehen. Werden die Opioide zur Behandlung starker Schmerzen wie verordnet eingenommen, gibt es kein Risiko einer psychischen Abhängigkeit.

Symptome und Komplikationen

Opioide wirken stark beruhigend und führen dazu, dass Menschen ruhig und in sich gekehrt werden. Sie wirken schmerzlindernd und können eine Euphorie auslösen, manchmal allein deshalb, weil die starken Schmerzen endlich zurückgehen. Opioide können die sexuelle Lust erhöhen. Darüber hinaus führen sie unter Umständen zu Verstopfung, Hautrötung, niedrigem Blutdruck, Juckreiz, verengten Pupillen, langsamer und flacher Atmung, langsamem Herzschlag und Untertemperatur. Opioide können Verwirrung mit sich bringen, besonders bei älteren Menschen.

Eine Opioidsucht kann viele Komplikationen nach sich ziehen. Zu den körperlichen Problemen kommen solche hinzu, die entstehen wenn die Drogen mit unsterilen Nadeln gespritzt werden. Durch Nadeln, die mehrere Süchtige verwenden, werden beispielsweise Virushepatitis ▲ und Aids ■ übertragen.

Eine Opioidüberdosis ist lebensbedrohlich, vor allem deshalb, weil Opioide die Atmung dämpfen und Flüssigkeitsansammlungen in der Lunge bewirken können.

In der Schwangerschaft ist Rauschgiftkonsum besonders problematisch. Heroin und Methadon erreichen ohne weiteres über die Plazenta den Fetus. Neugeborene von drogensüchtigen Müttern zeigen sehr schnell Entzugserscheinungen wie Zittern, schrilles Schreien, Nervosität, Krampfanfälle und schnelle Atmung ★.

Entzugssymptome können sich vier bis sechs Stunden nach Absetzen des Opioids bemerkbar machen und erreichen in der Regel innerhalb von 36 bis 72 Stunden ihren Höhepunkt. Da der Körper die Wirkstoffe unterschiedlich schnell ausscheidet, variieren die Entzugserscheinungen je nachdem, welches Mittel gebraucht wurde. Die Entzugserscheinungen sind nach einer langen Zeit des Missbrauchs hoher Dosen Opioide schlimmer.

Das erste Entzugszeichen ist meist eine schnelle Atmung, die mit Gähnen, Schwitzen, tränenden Augen und laufender Nase einhergeht. Weitere Symptome sind gesteigerte Aktivität, das Gefühl gesteigerter Aufmerksamkeit, schnelle Atmung, Erregung, beschleunigter Herzschlag und Fieber, erweiterte Pupillen, Gänsehaut, Zittern, Muskelzuckungen, heiße und kalte Schauer, Muskelschmerzen, Appetitlosigkeit, Magen-Darm-Krämpfe und Durchfall.

Behandlung

Eine Überdosis Opioide ist ein **medizinischer Notfall** und muss sofort behandelt werden, damit er nicht tödlich endet. Opioide beeinträchtigen die Atmung und können zu Flüssigkeitsansammlungen in der Lunge führen (Lungenödem), was unter Umständen eine künstliche Beatmung erforderlich macht. Der Arzt spritzt gewöhnlich Naloxon, das die Wirkung der Opioide aufhebt.

Beim Entzug treten zunächst meist mehrere Tage lang akute und schwere Symptome auf, die erst allmählich abklingen. Die Symptome lassen sich mit dem Medikament Clonidin lindern. Durch Clonidin sinkt jedoch der Blutdruck und es treten Benommenheit, Unruhe, Schlaflosigkeit, Reizbarkeit, beschleunigter Herzschlag und Kopfschmerzen auf. Eine andere Möglichkeit für eine Heroin-Entzugsbehandlung ist der Ersatz durch Methadon. Auch Methadon ist ein Opioid; es wird eingenommen und verändert die Gehirnfunktionen weniger stark als andere Opioide. Da die Wirkung von Methadon wesentlich länger anhält als die von Heroin, muss es nicht so oft eingenommen werden; gewöhnlich ist eine Dosis am Tag ausreichend. Dann kann die Dosis langsam gesenkt werden.

Wenn Abhängige über lange Zeit ausreichende Methadongaben erhalten, können sie wieder in die Gesellschaft integriert werden. Da die Beschaffungsprobleme wegfallen, können sie wieder in den Arbeitsprozess eingegliedert werden. Wenn sie eine Wohnung und stabile soziale Beziehungen haben, sind die Voraussetzungen gegeben, um in die Gesellschaft zurückzufinden. Viele Heroinabhängige müssen jedoch lebenslang Methadon einnehmen. Dazu müssen sie täglich in der Einrichtung erscheinen, die das Methadon abgibt. Es wird in einer Dosierung verabreicht, die gerade ausreicht, um schwere Entzugserscheinungen zu verhindern.

▲ siehe Seite 796   ■ siehe Seite 1152
★ siehe Seite 1435

Einteilung der Betäubungsmittel

Wirkstoffe mit einem nachweislich großen Missbrauchspotenzial sind dem Betäubungsmittelgesetz unterstellt. Dieses Gesetz unterscheidet drei Gruppen von Stoffen: Stoffe der Gruppe I sind weder verkehrs- noch verschreibungsfähig; zu ihnen gehören z. B. Heroin und LSD. Jene der Gruppe II dürfen zwar gehandelt, aber nicht verordnet werden. Meist handelt es sich um Rohstoffe, die der Produktion von Arzneimitteln dienen; zu ihnen zählen z. B. Cocablätter. Die Stoffe der Gruppe III sind sowohl verkehrs- als auch verschreibungsfähig. In diese Gruppe fallen stark wirkende Schmerzmittel, wie Morphin.

Die Substanz Naltrexon blockiert die Opiatrezeptoren und kann so das Verlangen nach der Droge verringern. Ihre Wirkung hält so lange an, dass es genügt, alle zwei Tage 50 Milligramm Naltrexon einzunehmen. Das Medikament ist dazu gedacht, um Opiatabhängige nach der Entgiftung im Rahmen einer psychotherapeutisch geführten Entwöhnungsbehandlung medikamentös zu unterstützen.

Zu jeder Entzugsbehandlung gehört nach der körperlichen Entwöhnung eine psychotherapeutische Betreuung. Der Weg aus der Sucht ist ein lang dauernder Prozess, für den unterschiedliche Konzepte erarbeitet worden sind. Meist gehört dazu ein zeitlich befristeter Aufenthalt in einer außerstationären Einrichtung, z. B. in therapeutischen Wohngemeinschaften. Die Behandlung umfasst neben diversen psychotherapeutischen Interventionen auch Bildungsangebote, Sport und andere Maßnahmen.

Beruhigungs- und Schlafmittel

Medikamente gegen Angst- und Schlafstörungen können zu psychischer und körperlicher Abhängigkeit führen. Die wichtigste Medikamentengruppe sind die Benzodiazepine. Fast alle Menschen, die von diesen Mitteln abhängig sind, haben aus medizinischen Gründen mit der Einnahme begonnen und die Mittel ärztlich

verordnet bekommen. Eine Abhängigkeit kann sich bereits nach zweiwöchiger Dauerbehandlung einstellen.

Symptome und Komplikationen

Beruhigungs- und Schlafmittel beeinträchtigen die Aufmerksamkeit und führen zu undeutlicher Aussprache, schlechter Koordination, Verwirrung und verlangsamter Atmung. Diese Medikamente können einen Menschen abwechselnd depressiv und ängstlich machen. Bei manchen kommt es zu Gedächtnisstörungen, beeinträchtigtem Urteilsvermögen, Konzentrationsstörungen und beängstigenden Gefühlsschwankungen. Ältere Menschen können Zeichen einer Demenz entwickeln – möglicherweise sprechen sie langsam und haben Schwierigkeiten, ihre Gedanken zu ordnen und andere zu verstehen. Die Betroffenen fallen leicht hin und ziehen sich Knochenbrüche, insbesondere der Hüfte, zu.

Menschen, die länger als ein paar Tage Schlafmittel eingenommen haben, meinen, sie könnten ohne das Mittel nicht mehr schlafen. Und in der Tat können belastende Reaktionen eintreten, wenn ein solches Mittel nach längerer Anwendungszeit abrupt abgesetzt wird. Zunächst fühlen sich die Betroffenen nervös, ruhelos, ängstlich und kraftlos, und sie können nicht schlafen. Unter Umständen treten Austrocknung, Verwirrung und optische und akustische Halluzinationen auf, die denen beim Alkoholentzug (Delirium tremens ▲) ähneln. Nach dem Absetzen hoch dosierter Benzodiazepine können Krampfanfälle auftreten, gelegentlich sogar noch eine bis drei Wochen nach dem Absetzen. Um solche Entzugssymptome auffangen zu können, wird der Entzug nach einer Langzeiteinnahme von Benzodiazepinen gewöhnlich im Krankenhaus durchgeführt.

Behandlung

Personen, die eine Überdosis Beruhigungs- oder Schlafmittel eingenommen haben, müssen intensivmedizinisch behandelt werden. Bei einer Benzodiazepinüberdosierung kann Flumazenil als Gegenmittel gegeben werden.

Eine mehrwöchige Benzodiazepinbehandlung sollte »ausschleichend« beendet werden, um Entzugsreaktionen zu vermeiden. Dazu kann zunächst für eine Woche zu einem niedriger dosierten Mittel gewechselt werden. In der nächsten Woche wird das Mittel dann an einem Tag weggelassen. In der darauf folgenden Woche wird es zwei Tage lang nicht mehr eingenommen. In der dritten wird es nur noch jeden zweiten Tag verwendet und dann ganz weggelassen.

▲ siehe Seite 639

Nikotin

Nikotin ist der Wirkstoff im Tabak, von dem Raucher abhängig werden. Man geht davon aus, dass in Deutschland 9,5 Millionen Männer und 7,2 Millionen Frauen zwischen 18 und 59 Jahre rauchen. 45 Prozent von ihnen sind 18 bis 20 Jahre alt. Schätzungsweise 70 bis 80 Prozent der Raucher sind nikotinabhängig.

Symptome und Komplikationen

Nikotin wird beim Rauchen in den Körper aufgenommen und ruft im Allgemeinen kaum auffällige Symptome hervor. Einige Raucher bemerken eine Hautrötung und Hitzegefühl. Nikotinentzug kann hingegen zu vielen unangenehmen Symptomen führen: Reizbarkeit, Angstgefühle, Ruhelosigkeit, Kopfschmerzen, Benommenheit und Magenprobleme. Viele Menschen nehmen zu, wenn sie versuchen, das Rauchen aufzugeben.

Behandlung

Einem Teil der Raucher gelingt es, allein mit Willenskraft das Rauchen aufzugeben. Für die anderen haben sich Raucherentwöhnungsprogramme als am erfolgreichsten herausgestellt, die drei Elemente kombinieren: professionelle Beratung, umfassendes Training nach verhaltenstherapeutischen Gesichtspunkten und eine vorübergehende Nikotinersatztherapie mit Nikotinpflastern, -kaugummi oder -spray. Bei der Verhaltensmodifikation geht es darum, die Gewohnheitsmuster zu verändern, die im Tagesablauf des Betroffenen zum Rauchen führen. Wer sich z. B. bei Telefongesprächen, Kaffeepausen, Mahlzeiten, nach sexueller Aktivität, bei Langeweile und im Verkehrsstau eine Zigarette ansteckt, kann in solchen Situationen gezielt ein anderes Verhalten wählen.

Meist ist es besser, das Rauchen abrupt aufzugeben, statt den Zigarettenkonsum langsam zu verringern. Dabei kann die Wahl des Datums hilfreich sein, wenn man z. B. einen Feiertag oder Geburtstag wählt. Eine stressbelastete Zeit, in der man unter Termindruck steht, ist jedoch kein guter Zeitpunkt, um zu versuchen, mit dem Rauchen aufzuhören.

Bupropion kann als Medikament zum Einnehmen diejenigen beim Rauchverzicht unterstützen, die mit anderen Methoden erfolglos geblieben sind. Auch hierbei ist der Erfolg in einem kombinierten Entwöhnungsprogramm am besten. Da Bupropion antidepressiv wirkt, kann es für Menschen mit einer entsprechenden Neigung besonders geeignet sein.

Nikotin dämpft den Appetit und erhöht ein wenig den Kalorienverbrauch. Um der Gewichtszunahme zu begegnen, die mit dem Rauchstopp einhergeht, kann körperliche Bewegung hilfreich sein. Sie kann unter Umständen auch das Verlangen nach Nikotin mildern.

Bei vielen Menschen scheitern mehrere Versuche, das Rauchen aufzugeben. Solche Rückfälle bedeuten jedoch nicht, dass jemand unfähig ist, mit dem Rauchen aufzuhören. Vielen gelingt es schließlich doch noch, wenn sie ein strukturiertes Entwöhnungsprogramm durchführen.

Haschisch

Der Konsum von Haschisch bzw. Marihuana (Cannabis) ist weit verbreitet. Etwa 3 Millionen Menschen in Deutschland konsumierten 2002 Haschisch. Zwischen Haschisch und Marihuana besteht ein Unterschied, der aber im allgemeinen Sprachgebrauch kaum beachtet wird: Marihuana sind die Stängel, Blätter und Blütenspitzen der getrockneten Hanfpflanze, meist *Cannabis sativa*, die gewöhnlich in Form von Zigaretten (Joints) geraucht werden. Haschisch heißt das gepresste Harz der Pflanze. Aktiver Bestandteil der Pflanze ist Tetrahydrocannabinol (THC), das in vielen Varianten vorkommt; am stärksten wirkt Delta-9-THC.

Viele Menschen konsumieren hin und wieder Haschisch ähnlich wie Alkohol, ohne dass sie durch soziale oder psychische Fehlfunktionen auffallen oder abhängig werden. Manchmal entwickelt sich allerdings eine psychische Abhängigkeit von Haschisch, die alle Merkmale einer Sucht aufweisen kann.

Symptome und Komplikationen

Haschisch dämpft die Gehirnfunktionen und erzeugt einen traumähnlichen Zustand, in dem Gedanken zusammenhanglos und unkontrollierbar erscheinen. Zeitgefühl, räumliches Sehen und Farbwahrnehmungen können gestört sein. Farben scheinen greller, Geräusche lauter zu sein, und der Appetit ist vielleicht stärker. Haschisch löst Spannungen und ruft Wohlbehagen hervor. Das Gefühl von Begeisterung, Aufgekratztsein und innerer Freude (das »High-Gefühl«) hängt offenbar davon ab, in welchem Rahmen die Droge konsumiert wird – ob jemand sie allein oder mit anderen zusammen raucht und wie die Stimmung ist. Haschisch vermindert die motorischen Fähigkeiten, daher ist es riskant, danach Auto zu fahren und gefährliche Geräte zu bedienen.

Nach dem Konsum größerer Mengen Marihuana können Verwirrung und Orientierungslosigkeit auftreten. Unter Umständen entwickelt sich eine toxische Psychose, bei der die Betroffenen nicht wissen, wer sie sind, wo sie sich befinden und wie spät es ist. Vor allem psychisch Kranke sind für diese Wirkungen anfällig; es gibt eindeutige Hinweise, dass sich eine Schizophrenie durch Marihuanakonsum verschlimmern kann. Gelegentlich kommt es zu Panikreaktionen, insbesondere bei Erstkonsumenten. Weitere Wirkungen sind ein beschleunigter Herzschlag, blutunterlaufene Augen und trockener Mund.

Starker Haschischkonsum über lange Zeit kann bei Männern zu einer Abnahme der Testosteronproduktion, Hodengröße und Spermienzahl führen. Bei Frauen kann der Dauerkonsum unregelmäßige Menstruationszyklen auslösen. Diese Wirkungen sind aber nicht immer zu beobachten, und es ist nicht sicher, ob sie die Fruchtbarkeit beeinflussen. Die Kinder von Haschischkonsumentinnen haben ein unterdurchschnittliches Geburtsgewicht. Delta-9-THC gelangt in die Muttermilch und kann sich auf das gestillte Kind ebenso auswirken wie auf die Mutter.

Haschisch wird vom Körper langsam über mehrere Wochen ausgeschieden, daher sind Entzugserscheinungen gewöhnlich leicht. Bei langfristigen Haschischkonsumenten kann es bei abruptem Entzug zu verstärkter Muskelaktivität (z. B. Zuckungen) und Schlaflosigkeit kommen.

Diagnose und Behandlung

Haschischkonsum lässt sich noch mehrere Tage und Wochen durch Urintests sicher nachweisen, sogar bei nur gelegentlichem Konsum. Bei regelmäßigen Konsumenten bleiben die Testergebnisse mehrere Wochen und länger positiv, weil die Substanz langsam aus dem Körperfett freigesetzt wird. Ein positiver Urintest bedeutet, dass der Betroffene Marihuana genommen hat; er beweist nicht, dass er zur Zeit des Tests unter Drogeneinfluss stand.

Wer mit dem Haschischkonsum aufhören will, kann sich psychotherapeutisch beraten lassen. Der Erfolg des Ausstiegs hängt stark von der Motivation des Betroffenen ab; außerdem muss er bereit sein, sich aus dem Kreis der regelmäßigen Haschischkonsumenten zu lösen.

Aufputschmittel

Zu den Aufputschmitteln gehören die so genannten »Weckamine« Amphetamin, Methamphetamin (Speed) und Methylendioxymethamphetamin (MDMA). Letzteres ist meist der Hauptbestandteil von Ecstasy, doch werden auch verwandte Stoffe, wie Methylendioxyethylamphetamin (MDE) und Methylendioxyamphetamin (MDA) als Ecstasy gehandelt.

Amphetamine machen psychisch und körperlich abhängig. Vor vielen Jahren konnte eine Amphetaminabhängigkeit entstehen, weil dieses Mittel als Appetitzügler im Handel war. Inzwischen sind Amphetamine dem Betäubungsmittelgesetz unterstellt; sie sind nur noch illegal zu beschaffen.

Mit der Entwicklung der Technoszene ist der Konsum von Ecstasy in Deutschland sprunghaft angestiegen. Im Jahr 2002 beschlagnahmte die Polizei 3,2 Millionen Konsumeinheiten. Ein Drittel der 18- bis 59-Jährigen mit Drogenerfahrung gibt an, dass sie ohne Probleme Ecstasy auf dem illegalen Markt beschaffen können.

Die Droge wird oft in Clubs und Diskos bei so genannten »Raves« konsumiert, bei denen nach Technomusik die ganze Nacht getanzt wird. Amphetamine führen dazu, dass vermehrt Dopamin im Gehirn freigesetzt wird, was wahrscheinlich die Ursache für die stimmungshebende Wirkung ist. MDMA unterscheidet sich insofern von den anderen Amphetaminen, dass es die Wiederaufnahme von Serotonin, einem Nervenbotenstoff, im Gehirn stört.

Symptome und Komplikationen

Amphetamine erhöhen die Wachheit und die Konzentration, vermindern den Appetit und verbessern die körperliche Leistungsfähigkeit. Sie können ein Gefühl des Wohlbehagens, der Hochstimmung und der Enthemmung hervorrufen.

Amphetamine erhöhen auch den Blutdruck und den Herzschlag. Sogar unter gesunden jungen Sportlern, die sich mit Amphetaminen gedopt haben, sind tödliche Herzinfarkte vorgekommen. Der Blutdruck kann so stark ansteigen, dass ein Blutgefäß im Gehirn platzt und einen Schlaganfall verursacht. Drogen wie MDMA sind dann besonders gefährlich, wenn sie in warmen, schlecht belüfteten Räumen eingenommen werden, wenn der Konsument körperlich sehr aktiv ist (z. B. schnell und lange tanzt), stark schwitzt und nicht genügend trinkt, um die durch Schwitzen verloren gegangene Flüssigkeit zu ersetzen.

Wer gewohnheitsmäßig mehrmals am Tag Amphetamine einnimmt, entwickelt rasch eine Toleranz, sodass die Dosis schließlich mehrere *hundert* Mal höher sein kann als die ursprünglich verwendete. Menschen, die derart große Mengen konsumieren, zeigen fast immer psychotische Züge, denn Amphetamine können starke Ängste, Wahnvorstellungen und ein gestörtes Realitätsempfinden auslösen. Zu den psychotischen Reaktionen zählen akustische und optische Halluzinationen sowie Allmachtsgefühle. Solche Wirkungen können zwar grundsätzlich bei allen Konsumenten auftreten, aber psychisch Kranke, z. B. schizophrene Menschen, sind dafür besonders anfällig.

Wenn Amphetamine plötzlich abgesetzt werden, treten Symptome auf, die den Wirkungen der Droge entgegengesetzt sind. Die Betroffenen werden müde und schläfrig – diese Wirkung kann zwei bis drei Tage nach dem Entzug des Mittels anhalten. Manche werden sehr ängstlich und unruhig. Wenn jemand bereits deprimiert war, als er angefangen hat, Amphetamine zu nehmen, kann sich die Depression nach Absetzen der Medikamente verstärken; unter Umständen stellen sich Selbstmordtendenzen ein.

Behandlung

Gewöhnlich hilft es, die Betroffenen zu beruhigen und für eine ruhige, freundliche Umgebung zu sorgen. Wenn nötig, können Wahnvorstellungen und Halluzinationen mit Neuroleptika behandelt werden. Sie können jedoch einen drastischen Blutdruckabfall auslösen.

Bei Austrocknung und Selbstmordgefahr ist unter Umständen eine stationäre Behandlung notwendig.

Kokain

Kokain wirkt ähnlich wie Amphetamine, regt aber sehr viel stärker an. Kokain kann geschluckt, als Pulver in die Nase eingezogen (»geschnupft«) oder gespritzt werden, meist direkt in eine Vene. Wenn Kokain zusammen mit Natriumbikarbonat erhitzt wird, entsteht die freie Base, die »Crack« genannt und geraucht wird. Crack wirkt fast so schnell wie intravenös gespritztes Kokain.

Symptome und Komplikationen

Gespritztes oder geschnupftes Kokain erzeugt ein Gefühl äußerster Wachheit, Euphorie und Macht. Da die Wirkung nur etwa eine halbe Stunde anhält, nehmen Kokainabhängige die Droge mehrmals hintereinander. Kokain erhöht den Blutdruck und Herzschlag und verengt die Blutgefäße; dadurch kann es einen Herzinfarkt auslösen, sogar bei jungen gesunden Sportlern. Weitere Wirkungen sind Verstopfung, Darmschäden, extreme Nervosität, das Gefühl, etwas bewege sich unter der Haut (Ameisenkribbeln) – ein Hinweis auf mögliche Nervenschäden –, Krampfanfälle, Halluzinationen, Schlaflosigkeit, Wahnvorstellungen und Gewalttätigkeit. Bei Langzeitkonsumenten kommt es unter Umständen zu geschwürigen Veränderungen der Nasenscheidewand, die einen operativen Eingriff nötig machen können.

Schwangere kokainabhängige Frauen haben ein erhöhtes Risiko einer Fehlgeburt. Das ausgetragene Kind kann durch Kokain geschädigt sein, denn dieses gelangt in den kindlichen Blutkreislauf. Das Neugeborene einer kokainabhängigen Mutter kann einen ungewöhnlichen Schlafrhythmus und Koordinationsstörungen aufweisen ▲. Krabbeln, Gehen und Sprachentwicklung sind verzögert, aber dies kann auch die Folge von Mangelernährung und dem Missbrauch weiterer Drogen sein.

Zu den Entzugserscheinungen zählen u.a. extreme Müdigkeit und Niedergeschlagenheit – das Gegenteil der Kokainwirkungen. Nach Absetzen der Droge können Selbstmordgedanken auftauchen.

Behandlung

Kokain wirkt nur sehr kurz, sodass Vergiftungsreaktionen meist nicht behandelt zu werden brauchen. In der Notaufnahme können Blutdruck und Herzfrequenz ggf. mit Betablockern gesenkt werden. Möglicherweise sind auch Mittel gegen Krampfanfälle nötig. Auch sehr hohes Fieber kann eine Behandlung erforderlich machen.

Nach langem Kokainmissbrauch muss der Entzug unter genauer Überwachung geschehen, da die Gefahr von Depressionen und Selbstmord besteht. Ein Klinikaufenthalt kann erforderlich sein. Psychotherapie und Beratung haben sich als wirksame Behandlungsmethoden herausgestellt. Die unter Kokainsüchtigen verbreiteten psychischen Störungen, Depressionen und manisch-depressiven Störungen werden eventuell mit geeigneten Medikamenten behandelt.

▲ siehe Seite 1435

Missbrauch von Inhalationsmitteln mit medizinischer Verwendung

Amylnitrit dient in der Medizin dazu, die Herzarterien zu erweitern; dadurch wird der Herzmuskel besser durchblutet und Brustschmerzen aufgrund von Herzkranzgefäßerkrankungen nehmen ab. Zwei eng verwandte Substanzen, Butylnitrit und Isobutylnitrit werden medizinisch nicht verwendet, aber als Luftreiniger eingesetzt. Alle drei Nitrite können zu einem kurzen Blutdruckabfall führen, zu Benommenheit sowie Hitzewallungen und beschleunigtem Herzschlag; dies kann ein Gefühl der Erregung und der Euphorie erzeugen. Manche Menschen versprechen sich von der Inhalation dieser Mittel einen erhöhten sexuellen Genuss. Werden diese Nitrite zusammen mit Sildenafil (Handelsname *Viagra*) verwendet, können sie den Blutdruck gefährlich senken, und es kann zu Bewusstlosigkeit, Herz- und Schlaganfällen kommen.

Distickstoffmonoxid (Lachgas) wird medizinisch als Betäubungsmittel eingesetzt. Es wird auch als Treibgas in Dosen und für Sprühsahne verwendet. Lachgas wird manchmal missbräuchlich angewandt, da es ein Gefühl der Euphorie und einen angenehmen, traumartigen Zustand hervorruft. Ein solcher Missbrauch kann langfristig zu bleibendem Taubheitsgefühl und Schwäche in Armen und Beinen führen.

Halluzinogene

Zu den Halluzinogenen gehören LSD (Lysergsäurediethylamin), Psilocybin (Wirkstoff aus Pilzen), Meskalin (Wirkstoff aus Kakteen) und 2,5-Dimethoxy-4-methylamphetamin (DOM, STP), ein Amphetaminabkömmling. Es werden ständig neue Verbindungen synthetisiert, und die Liste der Halluzinogene wächst.

Symptome

Halluzinogene verzerren die akustische und optische Wahrnehmung. Welche Wirkung eintritt, hängt von der Stimmung des Konsumenten ab und dem Rahmen, in dem die Droge genommen wird. Wenn jemand beispielsweise deprimiert ist, fühlt er sich meist noch schlechter, wenn das Mittel zu wirken beginnt. Die Hauptgefahr beim Konsum dieser Drogen liegt in ihrer psychischen Wirkung und der Beeinträchtigung des Urteilsvermögens, was zu riskanten Entschlüssen und Unfällen führen kann. So mag jemand nach dem Gebrauch dieser Drogen davon überzeugt sein, dass er fliegen kann, und sich zum Beweis dessen aus dem Fenster stürzen.

Der Rauschzustand hängt auch davon ab, wie der Konsument mit den optischen und akustischen Verzerrungen umgehen kann. Ein unerfahrener, ängstlicher Konsument wird damit schlechter fertig als ein erfahrener, der keine Angst vor dem »Trip« hat. Unter dem Einfluss eines Halluzinogens, meist LSD, kann extreme Angst bis hin zur Panik auftreten. Einen derart unangenehmen Trip abzubrechen, ist nicht möglich.

Manchmal ist der Trip so schlimm oder löst eine bestehende Problematik aus, sodass der Konsument tagelang oder länger in einem psychotischen Zustand bleibt, auch wenn die Wirkung der Droge längst abgeklungen ist. Eine anhaltende Psychose tritt häufiger auf, wenn jemand bereits psychisch krank ist.

Bei chronischem und wiederholtem Missbrauch von Halluzinogenen, insbesondere von LSD, kommt es bei manchen Menschen zu so genannten Rückblenden (»Flashbacks«), nachdem sie mit dem Drogenkonsum aufgehört haben. Rückblenden sind dem Rauschzustand ähnlich, aber weniger intensiv. Meist verschwinden die Rückblenden innerhalb von sechs bis zwölf Monaten nach dem letzten LSD-Konsum, sie können aber bis zu fünf Jahre anhalten, vor allem, wenn die Betroffenen unter Ängsten und anderen psychischen Krankheiten leiden.

Behandlung

Die meisten Halluzinogenabhängigen begeben sich nicht in Behandlung. Bei einem schlechten Trip kann ein beruhigendes Gespräch in einem ruhigen, abgedunkelten Raum helfen. Man sollte dem Betroffenen versichern, dass seine Wahrnehmung durch die Droge verzerrt ist und die Wirkung nachlassen wird. Eine länger dauernde Psychose kann eine psychiatrische Behandlung erforderlich machen.

Phenzyklidin

Phenzyklidin (PCP, »angel dust«) wird meist mit Pflanzen wie Petersilie, Pfefferminze, Tabak und Haschisch vermischt geraucht. Gelegentlich wird es auch geschluckt oder gespritzt.

Symptome

PCP wirkt dämpfend auf das Gehirn und führt kurz nach Wirkungseintritt zu Verwirrung und Orientierungslosigkeit. Die Betroffenen wissen weder, wo und wer sie sind, noch Uhrzeit und Datum. Möglicherweise fallen sie in eine Art Trance, als ob sie hypnotisiert wären. PCP-Konsumenten können streitlustig werden und auch nach einem schweren Schlag weiterkämpfen, da sie keine Schmerzen empfinden. Speichel- und Schweißfluss, Blutdruck und Herzschlag können zunehmen, häufig zittern die Muskeln. Sehr große PCP-Mengen verursachen einen starken Blutdruckanstieg, der zu einem Schlaganfall, Krampfanfällen, lebensbedrohlich hohem Fieber und Koma führen kann. Chronischer PCP-Missbrauch kann Gehirn-, Nieren- und Muskelschäden hervorrufen.

Behandlung

Sehr erregte PCP-Konsumenten bringt man in der Klinik in einen ruhigen Raum, wo sie sich entspannen können; man überwacht Blutdruck, Herzschlag und Atmung. Besänftigendes Zureden kann die Erregung verstärken. Gegebenenfalls wird ein beruhigendes Mittel, z. B. Diazepam, notwendig. Unter Umständen wird der Magen ausgepumpt, und es werden Medikamente verabreicht, um die Ausscheidung von PCP zu beschleunigen.

Ketamin

Ketamin (Special K, K) ist ein Schmerz- und Narkosemittel; die Einnahme führt zu einem Gefühl des Losgelöstseins von der Umgebung. Ketamin wird gewöhnlich durch die Nase inhaliert (»geschnupft«), kann aber auch intravenös gespritzt werden.

Ketamin verringert die Schmerzwahrnehmung und beruhigt. Das Mittel verzerrt die Wahrnehmung des Konsumenten von seinem Körper und seiner Umwelt und verwirrt sein Zeitgefühl. In höherer Dosierung kann es zu Halluzi-nationen, paranoiden Wahnvorstellungen und dem Gefühl kommen, man sei vollkommen von der Welt losgelöst. Ketamin kann auch zu Gedächtnislücken von mehreren Stunden führen.

Behandlung

Gewöhnlich reicht eine ruhige, entspannende Atmosphäre aus, damit sich die Betroffenen erholen. Die Wirkung des Mittel lässt gewöhnlich in weniger als zwei Stunden nach.

Gammahydroxybutyrat

Gammahydroxybutyrat (GHB) wird geschluckt. In seiner Wirkung ähnelt es dem Ketamin.

Der Konsum von GHB ruft ein Gefühl der Ruhe und Entspannung hervor, unter Umständen aber auch von Müdigkeit und Hemmungslosigkeit. In höheren Dosierungen kann GHB zu Schwindel, Koordinationsverlust, Übelkeit und Erbrechen führen. Darüber hinaus können Krampfanfälle und Koma auftreten. Extrem gefährlich ist es, GHB mit anderen Beruhigungsmitteln, besonders mit Alkohol, zu kombinieren. Aus dieser Kombination resultieren die meisten Todesfälle.

Wird Gammahydroxybutyrat nach zuvor häufigem Konsum abgesetzt, kommt es zu Entzugserscheinungen.

Behandlung

Eine Behandlung ist nur bei einer Überdosis notwendig. Wenn die Atmung beeinträchtigt ist, muss der Patient eventuell künstlich beatmet werden.

Schnüffelstoffe

Schnüffelstoffe sind flüchtige Stoffe oder Dämpfe, die eingeatmet werden. Sie sind unter Jugendlichen relativ gebräuchlich. Viele gewöhnliche Haushaltsprodukte enthalten solche organischen Lösungsmittel.

Bei direkter Inhalation der Dämpfe ist der Effekt am größten. Daher sprühen Abhängige solche Produkte oft in eine Plastiktüte und atmen dann die Dämpfe ein (»schnüffeln«) oder sie tränken ein Tuch mit dem Mittel und halten es an die Nase oder stecken es in den Mund.

Symptome

Vergiftungserscheinungen treten rasch ein: Benommenheit, Schläfrigkeit, Verwirrtheit, undeutliche Aussprache und Schwierigkeiten beim Stehen und Gehen. Diese Wirkungen können einige Minuten oder über eine Stunde an-

Produkte, die Schnüffelstoffe enthalten

Klebstoffe
Modellbaukleber
Gummilösung
PVC-Kleber

Sprays
Sprühfarbe
Haarspray

Lösungsmittel und Gase
Nagellackentferner
Farbentferner
Farbverdünner
Tipp-Ex und Verdünner
Flüssiggas
Feuerzeugflüssigkeit
Benzin

Reinigungsmittel
Mittel zur chemischen Reinigung
Fleckentferner
Fettlöser

halten. Möglicherweise sind die Konsumenten auch aufgeregt – nicht weil die Chemikalien anregend wirken, sondern weil sie wie beim Alkoholkonsum die Kontrolle verlieren. Bereits beim erstmaligem direkten Einatmen eines dieser Produkte kann der Tod eintreten, weil entweder die Atmung gedämpft oder der Herzschlag unregelmäßig wird.

Wenn das eingeatmete Spray die Lunge verklebt und verhindert, dass Sauerstoff ins Blut gelangt, kann der Tod durch Ersticken eintreten.

Bei chronischem Missbrauch können schwere Schäden an Gehirn, Herz, Nieren, Leber und Lunge die Folge sein. Außerdem kann das Knochenmark Schaden nehmen, was die Produktion roter Blutkörperchen beeinträchtigt und Blutarmut verursacht.

Behandlung

Medizinisch werden Kinder und Jugendliche, die von Schnüffelstoffen abhängig sind, auf Organschäden untersucht. Außerdem ist eine intensive Betreuung erforderlich, um psychologische und umfeldbedingte Probleme anzugehen.

ERKRANKUNGEN VON MUND UND ZÄHNEN

KAPITEL 109

Der Mund

Blick in den Mund

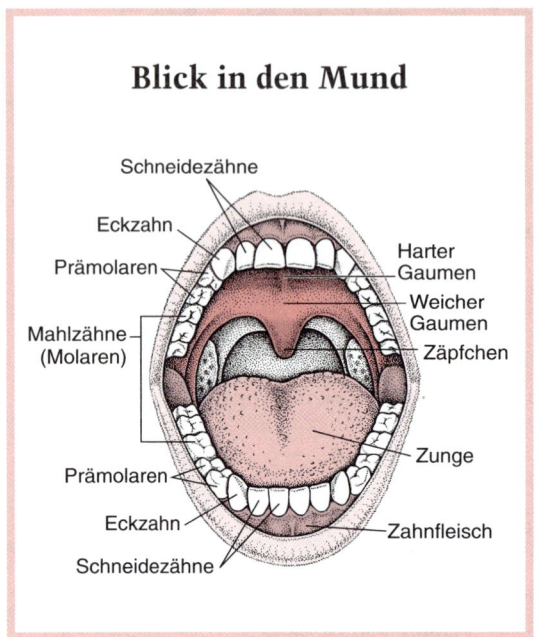

Schneidezähne
Eckzahn
Prämolaren
Mahlzähne (Molaren)
Prämolaren
Eckzahn
Schneidezähne
Harter Gaumen
Weicher Gaumen
Zäpfchen
Zunge
Zahnfleisch

Der Mund ist sowohl der Eingang zum Verdauungstrakt als auch zum Atmungssystem. Das Innere der Mundhöhle ist mit einer Schleimhaut ausgekleidet. Eine gesunde Mundschleimhaut ist rötlich, und das etwas hellere Zahnfleisch umschließt die Zähne fest.

Der Gaumen besteht aus zwei Teilen. Der vordere Teil ist hart und geriffelt (harter Gaumen), der hintere relativ glatt und weich (weicher Gaumen). Innen- und Außenseite der Lippen sind durch eine Nass-Trocken-Grenze scharf voneinander getrennt. Die Außenseite ähnelt der Haut, während die Innenseite eine feuchte Schleimhaut ist.

Am Mundboden liegt die Zunge, die dazu dient, Nahrung zu schmecken und zu durchmischen. Die Zunge trägt normalerweise winzige Erhebungen (Papillen) auf ihrer Oberfläche, die die Geschmacksknospen enthalten. Der Geschmackssinn ist relativ einfach. Er unterscheidet die Richtungen süß, sauer, salzig, bitter und umami. »Umami« wurde erst Anfang des 20. Jahrhunderts definiert. Der Begriff stammt

aus dem Japanischen und bedeutet »fleischig«, »herzhaft«. Der Geschmack findet sich am ehesten in eiweißreichen Nahrungsmitteln; durch den Geschmacksverstärker Natriumglutamat wird er konzentriert vermittelt. Als weitere geschmackliche Qualität werden alkalisch, metallisch und scharf angesehen.

Gerüche werden von Geruchsrezeptoren in der Nase wahrgenommen. Der Geruchssinn ist viel komplexer als der Geschmackssinn und kann zwischen vielen Geruchs- und Duftvarianten unterscheiden. Geschmacks- und Geruchssinn arbeiten zusammen, sodass Menschen zahlreiche Aromen identifizieren und genießen können. ▲

Die Speicheldrüsen produzieren Speichel. Es gibt drei große paarige: Ohrspeicheldrüse (Parotis), Unterkieferspeicheldrüse und Unterzungenspeicheldrüse. Neben diesen sind zahlreiche kleine Speicheldrüsen im Mund verteilt. Der Speichel gelangt durch kleine Gänge aus den Drüsen in den Mund.

Der Speichel dient mehreren Zwecken. Er hilft beim Kauen und Essen, indem er Nahrungsteilchen sammelt, sodass sie leicht aus dem Mund in die Speiseröhre gleiten können. Der Speichel beginnt bereits mit der Verdauung und löst Geschmacksstoffe aus der Nahrung, sodass sie leichter geprüft werden können. Nachdem die Nahrung den Mund verlassen hat, reinigt der Speichel die Mundhöhle. Speichel trägt dazu bei, die Mundschleimhaut gesund zu halten und beugt einem Mineralverlust der Zähne vor. Er neutralisiert nicht nur die von Mundbakterien produzierten Säuren, sondern enthält zudem viele Substanzen, wie Antikörper und Enzyme, die Bakterien, Pilze und Viren töten.

Menschen haben zwei Sätze natürlicher Zähne: Milchzähne und bleibende Zähne. Das Milchgebiss besteht aus 20 Zähnen: pro Kiefer zwei Paar Schneidezähne (Incisivi), ein Paar Eckzähne (Canini) und zwei Paar Mahlzähne (Backenzähne, Molaren). Das Erwachsenengebiss hat 32 bleibende Zähne: pro Kiefer zwei Paar Schneidezähne, ein Paar Eckzähne und fünf Paar Backenzähne (zwei Paar Vormahlzähne, die Prämolaren, und drei Paar Mahlzähne, die Molaren). Der letzte Mahlzahn in jeder Kieferhälfte wird als Weisheitszahn bezeichnet. Die Zahl der Weisheitszähne schwankt: Nicht bei allen Menschen brechen alle vier Weisheits-

▲ siehe Abbildung Seite 583

Farbveränderungen im Mund

Weiße Flecken können überall im Mund auftreten, oft handelt es sich um Nahrungsreste, die sich wegwischen lassen. Da weiße Verfärbungen jedoch auch ein Frühzeichen von Mundkrebs sein können, sollten sie stets ärztlich überprüft werden. Weitere Verfärbungen, die auftreten können, sind weiße, schwammartige Flecken infolge einer Erbkrankheit (weißer epithelialer Schleimhautnaevus, Naevus spongiosus albus mucosae), eine weiße Linie, die gegenüber den Zähnen über die Wangenschleimhaut verläuft und ein gräulichweißes Schleimhautareal (Leuködem).

Der Mund kann aufgrund einer Amalgamfüllung oder eines Leberflecks dunkelblaue oder schwarze Bereiche aufweisen. Starkes Zigarettenrauchen kann zu dunkelbraunen oder schwärzlichen Verfärbungen führen, der so genannten Rauchermelanose. Durch die Einnahme von blei- und silberhaltigen Medikamenten kann sich das Zahnfleisch grau färben. Das Antibiotikum Minozyklin verfärbt Knochen, was in Zahnnähe als graue oder braune Verfärbung sichtbar werden kann. Braune Bereiche im Mund können auch angeboren sein.

Manchmal sind Farbveränderungen im Mund ein Zeichen für eine Erkrankung, die den ganzen Körper betrifft. Wenn jemand an Blutarmut leidet, ist die Mundschleimhaut möglicherweise blass statt rötlich. Flecken, die an winzige, weiße Sandkörner erinnern, von einem roten Ring umgeben sind (Koplik-Flecken) und in der Wangenschleimhaut gegenüber den Backenzähnen auftauchen, können das erste Zeichen für Masern sein. Eine Nebennierenkrankheit (Addison-Krankheit) und Krebs (Melanom) können ebenso Farbveränderungen hervorrufen. Bei Aidskranken kann das Kaposi-Sarkom violette Flecken auf dem Gaumen verursachen. Kleine, rote Flecken auf dem Gaumen können auf eine Blutbildungsstörung und eine infektiöse Mononukleose hinweisen.

---

zähne durch; im Gebiss mancher Menschen fehlen sie völlig. Als letzte bleibende Zähne brechen die Weisheitszähne in der Regel im Alter von 17 bis 21 Jahren durch.

Die Zeitspanne, wann Zähne erscheinen, variiert enorm. Bei Babys machen die zentralen Schneidezähne den Anfang, sie treten gewöhnlich im Alter von etwa sechs Monaten aus dem Kiefer. Dann folgen die daneben sitzenden seitlichen Schneidezähne, daraufhin das erste Paar Backenzähne, die Eckzähne und schließlich das zweite Paar Backenzähne. Gewöhnlich sind mit etwa zweieinhalb Jahren alle Zähne des Milchgebisses vollständig durchgebrochen. Mit etwa sechs Jahren beginnt der Zahnwechsel: Die Zähne des Milchgebisses werden durch bleibende Zähne ersetzt. Die bleibenden Backenzähne, die etwa im sechsten Lebensjahr durchbrechen, nehmen ihren Platz hinter den letzten Milchgebissmolaren ein; sie ersetzen keine vorhandenen Zähne. Das gilt auch für das zweite und dritte bleibende Molarenpaar.

In seltenen Fällen trägt ein Neugeborenes schon bei seiner Geburt einen Zahn (Dens natalis), oder im ersten Monat nach der Geburt bricht ein Zahn durch (Dens neonatalis). Gewöhnlich handelt es sich dabei um Schneidezähne im Unterkiefer; es können aber auch überzählige Zähne sein. Diese Zähne werden nur dann entfernt, wenn sie beim Stillen stören und so locker werden, dass sie in die Luftröhre geraten können und ein Erstickungsrisiko darstellen.

Bei vielen Kindern brechen die bleibenden Schneidezähne im Unterkiefer so durch, dass sie hintereinander zu stehen kommen. Das Problem kann durch Platzmangel oder bleibende Zähne, die sich gedreht haben, bedingt sein; dann ist unter Umständen schon früh eine Zahnkorrektur nötig. Auch Daumenlutschen kann die Zahnstellung stören.

Ein Zahn unterteilt sich in die Zahnkrone oberhalb des Zahnfleischsaums und die Zahnwurzel unterhalb dieses Ansatzes. Die Krone ist von einer glänzend weißen Substanz überzogen, dem Zahnschmelz, der den Zahn schützt. Zahnschmelz ist das härteste Material im Körper, wenn dieser Schmelz jedoch beschädigt wird, kann der Körper ihn selbst kaum reparieren. Unter dem Zahnschmelz befindet sich der Dentinkern, ein Material ähnlich wie Knochen, aber härter. Das Dentin umgibt die Zahnhöhle (Pulpa), die Blutgefäße, Nerven und Bindegewebe enthält.

Die Blutgefäße und Nerven treten durch die Wurzelkanäle, die ebenfalls von Dentin umgeben sind, in die Zahnhöhle ein. In der Wurzel ist das Dentin von Wurzelzement bedeckt, einer dünnen, knochenartigen Substanz. Das Zement wird von einer Membran umgeben (Wurzelhaut), die den Zahn polstert und die Zementschicht und damit den ganzen Zahn sicher im Kiefer festhält.

Das Abbeißen von Nahrung mit den Schneidezähnen und das Kauen des Bissens mit den Backenzähnen zerlegt die Nahrung in leichter verdauliche Teile. Der Speichel aus den Speicheldrüsen überzieht die Nahrungspartikel mit Verdauungsenzymen und beginnt mit der Verdauung. Zwischen den Mahlzeiten wäscht der Speichelfluss Bakterien weg, die zu Karies und anderen Störungen führen können.

Ganz hinten in der Mundhöhle befindet sich eine kleine muskulöse Struktur, das Zäpfchen (Uvula), das man sehen kann, wenn man mit offenem Mund »Ahh« sagt. Das Zäpfchen hängt vom Ende des weichen Gaumens herab, der den Ausgang der Nasenhöhle vom Ausgang der Mundhöhle trennt. Normalerweise hängt das Zäpfchen senkrecht herab. Innerviert wird es vom Vagusnerv (dem 10. Hirnnerv).

Alterserscheinungen

Mit fortschreitendem Alter nimmt das Geschmacksempfinden ab. Älteren Menschen fällt es schwerer, Nahrung anhand ihres Geschmacks zu identifizieren, und viele Nahrungsmittel schmecken bitter. Auch Erkrankungen und Medikamente können den Geschmackssinn beeinträchtigen.

Menschen, die keine Karies und Parodontitis entwickeln bzw. die diese Erkrankungen durch zahnärztliches Eingreifen rechtzeitig und sorgfältig regulieren lassen, können auch noch im hohen Alter ihre Zähne haben. Viele verlieren jedoch einige oder alle Zähne und brauchen eine Teil- oder eine Vollprothese. Zahnverlust ist der Hauptgrund dafür, dass ältere Menschen nicht gut kauen können und daher unter Umständen unterernährt sind.

Mit zunehmendem Alter schwindet häufig der Zahnschmelz, was die Zähne für Zahnschäden und Zahnfäule anfällig macht. Der Hauptgrund für Zahnverlust ist jedoch Parodontitis. Sie tritt häufig bei Menschen mit schlechter Mundhygiene auf, bei Rauchern und bei Menschen mit Erkrankungen, wie Diabetes mellitus, Leukämie und Aids, sowie schlechter Ernährung.

Im Alter verringert sich die Speichelproduktion geringfügig. Die Bedeutung dieser Veränderung ist unbekannt; manche Fachleute sind der Ansicht, sie mache die Auskleidung der Speiseröhre anfälliger für Verletzungen.

KAPITEL 110

Erkrankungen von Lippen und Zunge

Lippen und Zunge können sich in Größe, Farbe und Oberflächenbeschaffenheit verändern. Einige dieser Veränderungen sind harmlos – beispielsweise sind die Lippen bei älteren Menschen oft dünner als in der Jugend. Zudem kann sich die Zunge an Stellen, wo Zähne fehlen, nach außen ausdehnen. Manche Veränderungen können jedoch gesundheitliche Störungen anzeigen.

Veränderungen der Lippen

Schwellung: Die Lippen können aufgrund einer allergischen Reaktion anschwellen. Ursache ist möglicherweise eine Empfindlichkeit gegenüber bestimmten Nahrungsmitteln, Medikamenten, Kosmetika oder Reizstoffen in der Luft. Bei gut der Hälfte bleibt die Ursache jedoch unbekannt. Eine angeborene Krankheit, das Angioödem oder Quincke-Ödem, verursacht ebenfalls immer wieder Schwellungen. Das Gleiche geschieht bei Erythema multiforme, einem Sonnenbrand und Verletzungen.

Die Behandlung hängt von der Ursache ab. Bei allergischen Reaktionen können besonders stark vergrößerte Lippen durch Injektionen von Kortison verkleinert werden. Sonst wird überschüssiges Lippengewebe möglicherweise chirurgisch entfernt, um das äußere Erscheinungsbild zu verbessern.

Entzündung: Bei einer Entzündung der Lippen (Cheilitis) können die Mundwinkel schmerzen, gereizt, eingerissen und schuppig sein. Ein ernährungsbedingter Mangel an Riboflavin, einem B-Vitamin, kann zu Cheilitis führen; dieser Vitaminmangel ist in der westlichen Welt jedoch selten.

In den Mundwinkeln können sich senkrechte Hautfalten und Hautreizungen bilden, wenn eine Prothese die so genannte physiologische »Bisshöhe« unterschreitet. Die Behandlung besteht darin, die Prothese richtig anzupassen bzw. auszuwechseln.

Verfärbungen: Sommersprossen und unregelmäßige braune Flecken (Melaninflecken) finden sich häufig und möglicherweise jahrelang in der Nähe der Lippen. Diese Flecken sind kein Anlass zur Sorge. Kleine, verstreute, braunschwarze Punkte können allerdings ein Hinweis auf eine erbliche Darmkrankheit sein, bei der sich in Magen und Darm Polypen bilden (Peutz-Jeghers-Syndrom ▲). Das Kawasaki-Syndrom, das als seltene Erkrankung bei Kindern unter fünf Jahren auftreten kann, kann zu trockenen und aufgesprungenen Lippen sowie geröteter Mundschleimhaut führen. ■

Wunde Stellen: Bei einer Erhebung oder einer Entzündung mit harten Rändern an den Lippen kann es sich um Symptome einer Herpes-simplex-Infektionen im Mund ★ oder um Syphilis handeln. Allerdings kann es auch ein Hautkrebs ● sein. Noch andere Erkrankungen, wie ein Keratoacanthom, haben keine bekannte Ursache.

Sonnenschäden: Sonnenbrand macht besonders die Unterlippe hart und spröde. Rote Sprenkel und ein weißlicher Film zeigen Schäden an, die das Risiko, dass sich dort eine Krebserkrankung entwickelt, vergrößern können. Derartige schwere Sonnenbrandschäden lassen sich verhindern, indem man Lippenbalsam mit hohem Sonnenschutzfaktor aufträgt oder das Gesicht mit einem breitkrempigen Hut vor Sonnenstrahlung schützt.

Veränderungen der Zunge

Verletzungen: Beschwerden an der Zunge werden am häufigsten durch Verletzungen verursacht. Die Zunge enthält viele Sensoren für Schmerzen und Berührungen und ist wesentlich schmerzempfindlicher als viele der übrigen Körperteile. Nicht selten beißt man sich versehentlich auf die Zunge, die aber schnell heilt. Eine scharfkantige Füllung und ein abgebrochener Zahn können das zarte Zungengewebe erheblich beschädigen.

Belag: Ein Belag auf den normalen Erhebungen der Zunge sieht wie ein Flaum aus. Auch bei Fieber, Antibiotikabehandlung und zu häufigem Gebrauch von peroxidhaltigen Mundspülungen kann die Zunge flaumig aussehen. Dieser Flaum auf der Zunge sollte nicht mit Leukoplakie an der Zungenseite verwechselt werden, wie sie für Aids typisch ist.

Verfärbungen: Die Zungenerhebungen können sich verfärben, wenn jemand raucht oder Tabak kaut, bestimmte Nahrungsmittel isst oder farbige Bakterien auf der Zunge wachsen.

Wenn jemand Wismutpräparate einnimmt, färbt sich die Zungenoberseite möglicherweise schwarz. Solche Verfärbungen lassen sich mit einer Zahnbürste oder einem Zungenschaber beseitigen.

Eine gerötete Zunge deutet auf perniziöse Anämie oder einen Vitaminmangel hin. Eine Eisenmangelanämie kann dazu führen, dass die Zunge blass und glatt aussieht, weil die normalen Erhebungen verschwinden. Das erste Zeichen für Scharlach ist oft eine erst erdbeer-, dann himbeerrote Verfärbung der Zunge. Eine himbeerfarbene Zunge kann bei einem kleinen Kind auch ein Zeichen für das Kawasaki-Syndrom sein.

Eine glatte rote Zunge und ein schmerzender Mund können auf Pellagra, einen ernährungsbedingten Mangel an Niazin (Vitamin B_3), hinweisen. Eine rote Zunge kann auch entzündet sein (Glossitis): Die Zunge ist rot, schmerzhaft und geschwollen. Schmerzhaftes Zungenbrennen kann ein Hinweis auf Glossodynie sein.

Weißliche Flecken, wie sie ähnlich manchmal auch in der Wangenschleimhaut zu finden sind, können bei Fieber, Flüssigkeitsmangel, dem zweiten Stadium von Syphilis, Soor, Knötchenflechte (Lichen ruber planus), Leukoplakie und Mundatmung auftreten.

▲ siehe Seite 763   ■ siehe Seite 1559

★ siehe Seite 658   ● siehe Seite 662

Mundbrennen

Mundbrennen (Burning-Mouth-Syndrom, Stomatodynie) tritt am häufigsten bei Frauen nach den Wechseljahren auf; in den meisten Fällen ist die Zunge betroffen (Glossodynie). Mundbrennen ist nicht dasselbe wie das zeitweilige Unbehagen, das viele Menschen nach dem Verzehr von stark reizenden oder sauren Speisen verspüren. Über die Ursachen weiß man wenig. Möglicherweise verbirgt sich dahinter eine Reihe von Problemen mit verschiedenen Ursachen, aber einem gemeinsamen Symptom.

Eine häufige Ursache ist die Einnahme von Antibiotika, die das Bakteriengleichgewicht im Mund verändern, sodass sich Candida-Pilze stark vermehren, was zu Soor führt. Schlecht sitzende Zahnprothesen und Allergien auf zahnärztliche Materialien kommen ebenfalls als Ursache infrage. Ein übermäßiger Gebrauch von Mundspüllösungen und -sprays kann auch zum Burning-Mouth-Syndrom führen, wie alles, was Mundtrockenheit hervorruft. Empfindlichkeit gegenüber gewissen Lebensmitteln und Lebensmittelzusatzstoffen, insbesondere Sorbinsäure und Benzoesäure (Konservierungsmittel), Propylenglykol (als Feuchtigkeitsspender in Lebensmitteln, Medikamenten und Kosmetika), Chiclegummi (ein Naturprodukt aus dem Saft der Sapodilla-Bäume; in einigen Kaugummis enthalten) und Zimt könnten eine Rolle spielen. Vitaminmangel, darunter Mangel an Vitamin B12, Folsäure und dem B-Komplex, kann Mundbrennen hervorrufen.

Ein schmerzhaftes, brennendes Gefühl kann den ganzen Mund betreffen (besonders Zunge, Lippen und Gaumen) oder nur die Zunge. Das Gefühl kann ständig vorhanden sein oder nur periodisch auftreten und sich im Verlauf des Tages verschlimmern. Zu den Symptomen, die gewöhnlich mit dem Mundbrennen einhergehen, gehören Mundtrockenheit, Durst und ein verändertes Geschmacksempfinden. Weitere Symptome sind ein verändertes Essverhalten, Reizbarkeit und Depressionen.

Das Leiden ist leicht zu diagnostizieren, aber schwer zu behandeln. Häufiges Trinken und Kaugummikauen können dazu beitragen, den Mund feucht zu halten. Antidepressiva, wie Nortriptylin, und Angst lösende Mittel, wie Clonazepam, sind manchmal hilfreich, doch diese Medikamente können das Übel auch verschlimmern, weil sie den Mund trocken machen. Manchmal verschwinden die Symptome ohne Behandlung, manchmal kehren sie später wieder zurück.

Von einer Landkartenzunge spricht man, wenn einige Bereiche der Zunge weiß, andere rot und glatt sind. Die verfärbten Bereiche verlagern sich offenbar im Laufe der Zeit. Die Störung verursacht keine Schmerzen und braucht nicht behandelt zu werden.

Wunde Stellen und Erhebungen: Wunde Stellen auf der Zunge können durch Herpes-simplex-Viren, Aphthen, Tuberkulose, Bakterieninfektionen und Syphilis im Frühstadium ausgelöst werden. Auch Allergien und Immunkrankheiten kommen als Ursache infrage.

Kleine Unebenheiten auf beiden Seiten der Zunge sind gewöhnlich harmlos. Wenn jedoch nur eine Seite betroffen ist, kann es sich um eine Krebserkrankung handeln. Unerklärliche rote oder weiße Bereiche, Entzündungen oder Knoten auf der Zunge – vor allem schmerzlose – können auf Krebs hindeuten und sollten vom Arzt untersucht werden. ▲ Die meisten bösartigen Tumoren im Mund finden sich an den Zungenrändern und am Mundboden. Auf der Zungenoberseite wachsen so gut wie nie Krebsgeschwüre, es sei denn, der Krebs hat sich aufgrund von Syphilis entwickelt.

Unangenehmes Gefühl: Ein unangenehmes Gefühl auf der Zunge kann durch Reizung hervorgerufen werden, wie sie einige – besonders sehr saure – Nahrungsmittel auslösen, aber auch durch Zahnpasta. Auch einige Medikamente kommen als Ursache infrage, ebenso Verletzungen und Infektionen. Eine häufige Infektion, die die Zunge beeinträchtigt, ist Soor (Candidiasis), bei dem sich auf der Zunge ein weißlicher Pilzbelag bildet. Mundbrennen (Burning-Mouth-Syndrom) kann zu starken Schmerzen im ganzen Mund führen.

Um herauszufinden, was das Unbehagen auf der Zunge hervorruft, geht man gewöhnlich nach dem Ausschlussprinzip vor. Wenn es sich nicht um eine Infektion handelt, reicht es unter

▲ siehe Seite 662

Umständen, Reizstoffe, wie Alkohol, Gewürze und Tabak, wegzulassen, die Marke von Zahnpasta, Mundwasser oder Kaugummi zu wechseln und einen scharfkantigen Zahn richten zu lassen. Auch Spülungen mit warmem Salzwasser können hilfreich sein. Soor kann mit dem Pilzmittel Nystatin behandelt werden, das auf die Mundschleimhaut aufgetragen wird.

Erkrankungen der Speicheldrüsen

Es gibt drei große Speicheldrüsenpaare im Mund. Das größte Paar liegt direkt hinter dem Kiefergelenk vor den Ohren (Ohrspeicheldrüse, Parotis). Zwei kleinere Paare, die Unterzungenspeicheldrüse und die Unterkieferspeicheldrüse, liegen unterhalb des Mundbodens. Weitere kleine Speicheldrüsen sind im ganzen Mundraum verteilt. All diese Drüsen produzieren Speichel, der bei der Verdauung der Nahrung hilft.

Neben Krebs ▲ sind es besonders zwei Störungen, die die Speicheldrüsen betreffen: eine führt zu einer Fehlfunktion der Speicheldrüsen, sodass nicht genug Speichel produziert wird, eine weitere bewirkt ein Anschwellen der Speicheldrüsen. Bei zu geringem Speichelfluss fühlt sich der Mund trocken an (Xerostomie).

Fehlfunktion der Speicheldrüsen

Gewisse Erkrankungen und Störungen können zu einer Fehlfunktion der Speicheldrüsen führen und damit die Speichelproduktion verringern. Dazu gehören die Parkinson-Krankheit, Depressionen, chronische Schmerzen, eine HIV-Infektion und das Sjögren-Syndrom. Auch Antidepressiva, Antihistaminika, Neuroleptika, Beruhigungsmittel, Methyldopa und Entwässerungsmittel können die Speichelproduktion reduzieren.

Nach einer Chemotherapie und nachdem ein Patient im Rahmen einer Krebsbehandlung im Kopf- oder Halsbereich bestrahlt wurde, funktionieren die Speicheldrüsen oft nicht mehr richtig. Eine Mundtrockenheit aufgrund einer Bestrahlung bleibt gewöhnlich bestehen, besonders wenn hohe Strahlendosen eingesetzt wurden. Bei einer Chemotherapie erholen sich die Speicheldrüsen nach gewisser Zeit gewöhnlich wieder.

Nicht immer beruht Mundtrockenheit auf einer Fehlfunktion der Speicheldrüsen. Sie kann auch auftreten, wenn man zu wenig trinkt und durch den Mund atmet; weitere mögliche Ursachen sind Angst und Stress. Mit zunehmendem Alter kann der Mund ebenfalls trockener werden; oft liegt dieses aber eher an den Medikamenten, die die Menschen einnehmen, als am Alterungsprozess.

Da Speichel einen gewissen natürlichen Schutz vor Zahnschäden darstellt, bilden sich bei wenig Speichel eher Löcher in den Zähnen – besonders an den Zahnwurzeln. Starke Mundtrockenheit kann zu Sprach- und Schluckschwierigkeiten führen.

Nur selten produzieren die Speicheldrüsen zu viel Speichel. Eine erhöhte Speichelproduktion hält gewöhnlich nur sehr kurz an und tritt beim Verzehr bestimmter – häufig besonders saurer – Lebensmittel auf. Oft genügt es schon, an diese Lebensmittel zu denken, damit sich die Speichelproduktion erhöht.

Anschwellen der Speicheldrüsen

Die Speicheldrüsen schwellen an, wenn einer der Gänge, durch die der Speichel in den Mund fließt, verstopft ist. Besonders beim Essen kann es dann zu Schmerzen kommen.

Der häufigste Grund für eine solche Verstopfung ist ein so genannter Speichelstein. Durch ihn wird der Speichel zurückgehalten, und die Drüse schwillt an. Außerdem können Bakterien die Drüse infizieren. Wenn die Schwellung kurz vor den Mahlzeiten zunimmt oder dann, wenn der Betroffene etwas Saures isst, handelt es sich wahrscheinlich um einen verstopften Drüsengang, denn die Erwartung der Nahrung regt die Speichelproduktion an, aber der Speichel kann nicht abfließen, wenn der Gang versperrt ist.

▲ siehe Seite 662

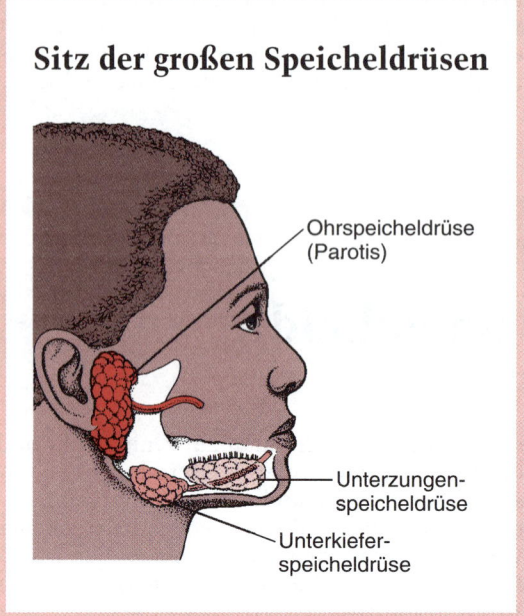

Sitz der großen Speicheldrüsen

Ohrspeicheldrüse
(Parotis)

Unterzungen-
speicheldrüse

Unterkiefer-
speicheldrüse

Mumps, einige bakterielle Entzündungen und Krankheiten, wie Aids, Sjögren-Syndrom, Diabetes mellitus und Sarkoidose, können die großen Speicheldrüsen anschwellen lassen. Auch Tumoren in den Speicheldrüsen können Schwellungen verursachen, die meist härter sind als bei Infektionen. Wenn es sich um einen Krebstumor handelt, kann sich die Drüse steinhart anfühlen und mit dem umliegenden Gewebe fest verbunden sein ▲.

Eine Verletzung an der Unterlippe – beispielsweise durch versehentliches Beißen – beschädigt unter Umständen eine winzige Speicheldrüse, sodass der Speichelfluss behindert ist.

▲ siehe Seite 662

Infolgedessen kann die Drüse anschwellen, und es entsteht eine kleine, weiche, bläuliche Beule (Mukozele). In der Regel verschwindet die Schwellung innerhalb weniger Wochen von selbst.

Diagnose und Behandlung

Aussagekräftige Tests zur Diagnose von Speicheldrüsenfehlfunktionen gibt es nicht. Der Arzt kann die Speicheldrüsen aber zusammendrücken (»melken«), um zu sehen, ob aus den Gängen Speichel quillt.

Eine Schwellung aufgrund einer Speichelgangverstopfung wird diagnostiziert, wenn die Schmerzen immer zu den Mahlzeiten auftreten. Um andere Ursachen herauszufinden, entnimmt der Zahnarzt oder Arzt eine Gewebeprobe aus der Speicheldrüse (Biopsie).

Ist ein Stein der Grund für die Verstopfung, kann der Zahnarzt den Stein manchmal entfernen, indem er den Gang von beiden Seiten zusammendrückt. Wenn das nicht funktioniert, kann der Arzt mit einem drahtähnlichen Instrument versuchen, den Stein herauszuziehen. Wenn es gar nicht anders geht, muss der Stein chirurgisch entfernt werden.

Eine störende oder immer wiederkehrende Mukozele, die nicht von selbst wieder verschwindet, kann durch einen kleinen Eingriff behoben werden. Ebenso lassen sich gutartige und bösartige Speicheldrüsentumoren in der Regel chirurgisch entfernen. Andere Behandlungsformen hängen von der Ursache ab.

Jeder, der eine Störung aufweist oder Medikamente einnimmt, die zu Mundtrockenheit führen, muss sehr auf seine Mundhygiene (Zähneputzen, Reinigung mit Zahnseide und Mundspülungen mit einer Fluoridlösung) achten, Zuckerverzehr vermeiden und sich alle drei bis vier Monate zahnärztlich untersuchen lassen.

Wenn es keine spezifische Behandlung gibt, können Speichelersatzpräparate hilfreich sein.

KAPITEL 112

Wunde Stellen im Mund

Wunde Stellen im Mund variieren in Aussehen und Größe beträchtlich. Einige sind erhaben und mit Flüssigkeit gefüllt (dann werden sie als Blase oder Bulla bezeichnet), andere können geschwürig sein. Ein Geschwür (Ulkus) ist ein Loch, das sich in der Mundschleimhaut bildet, wenn die oberste Zellschicht zerstört wird und das darunter liegende Gewebe sichtbar wird. Wegen der toten Zellen und der Nahrungsreste, die sich in der Vertiefung ablagern, erscheint ein solches Geschwür weiß.

Wunde Stellen und Bläschen können überall im Mund auftreten, innen und außen. Aphthen und Lippenherpes (Fieberbläschen) sind wohl die bekanntesten, aber es gibt viele weitere Typen und Ursachen für wunde Stellen am Mund. Jede derartige Stelle, die länger als zehn Tage bestehen bleibt, sollte von einem Arzt oder Zahnarzt untersucht werden, um sicherzustellen, dass es sich nicht um etwas handelt, woraus eine Krebserkrankung entstehen kann.

Aphthen

Aphthen sind kleine, schmerzhafte Geschwüre im Mundinneren.

Aphthen sind sehr häufig. Ihre Ursache ist nicht bekannt, aber offenbar spielt Stress eine Rolle. Eine Aphthe zeigt sich als runder, weißer Fleck mit rotem Rand. Die Entzündung bildet sich fast immer auf weichen, lockeren Geweben, insbesondere auf den Innenseiten von Lippen und Wangen, auf der Zunge, dem weichen Gaumen und manchmal im Rachen. Kleine Entzündungen (mit einem Durchmesser von weniger als einem Zentimeter) treten oft zu zweit oder dritt auf; im Allgemeinen verschwinden sie innerhalb von zehn Tagen von selbst und hinterlassen keine Narben. Größere Aphthen sind seltener; sie können unregelmäßig geformt sein, mehrere Wochen brauchen, um abzuheilen, und hinterlassen häufig Narben. Aids-Kranke haben oft große Aphthen, die wochenlang bestehen bleiben.

Viele Betroffene leiden immer wieder – oft mehrmals im Jahr – unter Aphthen.

Symptome und Diagnose

Eine Aphthe macht sich hauptsächlich durch Schmerzen bemerkbar, die gewöhnlich sehr viel stärker sind, als man es von einer so kleinen Entzündung erwartet. Die Schmerzen, die vier bis zehn Tage anhalten, verschlimmern sich, wenn der Betroffene heiße oder scharfe Gerichte zu sich nimmt. Eine schwere Aphthenbildung kann Fieber, Schwellungen der Lymphknoten im Hals und ein Gefühl allgemeiner Erschöpfung verursachen.

Ein Arzt oder Zahnarzt erkennt eine Aphthe anhand ihres Aussehens und der Schmerzen, die sie hervorruft.

Behandlung

Die Behandlung besteht darin, die Schmerzen zu lindern, bis die Entzündungen von selbst heilen. Ein Mittel zur örtlichen Betäubung, z. B. Lidokain, kann auf die betroffenen Stellen getupft oder als Mundspülung verwendet werden. Da diese Mundspülung jedoch Mund und Rachen taub macht und daher das Schlucken erschweren kann, sollte bei Kindern darauf geachtet werden, dass sie sich nicht verschlucken. Lidokain als Salbe kann auch direkt auf die Aphthe getupft werden. Gegen die Schmerzen kann ein schützender Zahnlack aus Carboxymethylzellulose, oft in Kombination mit einem Kortisonpräparat, wie Triamcinolon oder Betamethason, aufgetragen werden.

Bei vielen einzelnen Wunden kann mit einer Tetrazyklinlösung gespült werden. Wenn jemand immer wieder starke Entzündungen im Mund hat, kann er diese Mundspülung auch benutzen, sobald sich neue Stellen zeigen. Eine andere Behandlung besteht darin, Silbernitrat auf die Aphthe aufzutragen; dadurch wird der darunter liegende Nerv abgetötet, und die Schmerzen verschwinden.

In sehr schweren Fällen raten Arzt oder Zahnarzt zu einem Kortisonpräparat, sei es in Form einer Dexamethason-Mundspülung oder selten auch als Prednisontabletten. Vorher muss jedoch sichergestellt sein, dass der Patient keine Herpesinfektion im Mund hat, denn diese kann durch Kortison verstärkt werden. Kortisonhaltige Mundspülungen und Tabletten werden vom Körper stärker aufgenommen als Kortison aus Salben, daher können Nebenwirkungen zu einem Problem werden ▲.

▲ siehe Seite 354

Herpesinfektionen im Mund

Die primäre Herpesinfektion im Mundbereich (primäre Herpesgingivostomatitis) ist eine Erstinfektion mit Herpes-simplex-Viren. Sie verursacht schnell wachsende, schmerzhafte Entzündungen im Zahnfleisch und an anderen Teilen des Mundes. Die sekundäre Herpesinfektion (rezidivierender Herpes labialis) ist eine örtliche Reaktivierung des Virus und löst Fieberbläschen aus.

Die Erstinfektion mit dem Herpes-simplex-Virus (primärer Herpes) geschieht in der Regel im Kindesalter. Jeder weitere Ausbruch einer Herpesinfektion wird als sekundärer Herpes bezeichnet. Dabei handelt es sich nicht um eine Neuinfektion, sondern um eine Reaktivierung des Erregers. Es gibt mindestens zwei Formen des Herpes-simplex-Virus'. In der Vergangenheit rief das Herpes-simplex-Virus vom Typ 1 nur oberhalb der Taille Bläschen hervor, Typ 2 nur unterhalb der Taille (Genitalherpes ▲). Inzwischen können beide Typen jedoch am ganzen Körper Bläschen hervorrufen. Typ 2 ist im Allgemeinen virulenter als Typ 1.

Gewöhnlich stecken sich noch nicht infizierte Kinder bei einem Erwachsenen an, der Fieberblasen hat. Nur selten infiziert sich jemand im Erwachsenenalter zum ersten Mal.

Der Betroffene kann die Infektion von dem Zeitpunkt, an dem er das charakteristische Kribbeln verspürt, das einer Bläschenbildung vorausgeht (Frühsymptom), bis zur völligen Verkrustung weiterverbreiten. Ob die Infektionen durch Gegenstände, z. B. ein Glas, die der Infizierte berührt hat, weitergegeben werden kann, ist nicht bekannt.

Symptome

Die Erstinfektion mit Herpes in der Kindheit führt zu einer allgemeinen Zahnfleischentzündung und ausgedehnten Wunden im Mundbereich. Das Kind kann Fieber und geschwollene Lymphknoten im Halsbereich bekommen und sich insgesamt krank fühlen. Meist ist die Infektion jedoch leicht und wird gar nicht bemerkt. Eltern halten die Symptome oft für Beschwerden des Zahnens oder ein anderes Problem. Bei einer schweren Herpesinfektion bilden sich Bläschen im Mund des Kindes. Diese werden oft nicht erkannt, da sie innerhalb von ein bis zwei Tagen aufplatzen, wodurch der

Mund rau und wund wird. Die Entzündungen können überall im Mund auftreten, das Zahnfleisch ist jedoch immer betroffen. Obwohl sich das Kind nach einer Woche bis zehn Tagen besser fühlt, bleiben die Herpes-simplex-Viren dauerhaft im Körper.

Wenn die Erstinfektion mit Herpes-simplex-Viren im Erwachsenenalter geschieht, sind die Symptome gewöhnlich schwerer, mit zahlreichen, sich rasch entwickelnden wunden Stellen auf dem Zahnfleisch und in anderen Mundbereichen.

Anders als die Erstinfektion, die eine ausgedehnte Entzündung im Mundbereich verursacht, bilden sich bei einem späteren Wiederauflodern so genannte Fieberbläschen. Auf der Außenseite der Lippen entwickelt sich eine raue, offene Wunde und später eine Kruste, die innerhalb von zwei bis drei Wochen abheilt. Seltener bilden sich im Mundinneren – meist am Gaumen – Bläschen, die zunächst klein sind und dann zu einer schmerzhaften, roten, entzündeten Wunde zusammenwachsen. Diese bilden keine Krusten.

Auslöser für diesen Wiederausbruch der Infektion sind häufig ein Sonnenbrand auf den Lippen, Erkältungen, Fieber (daher »Fieberbläschen«) oder etwas anderes, das die Widerstandskraft des Körpers gegen Infektionen schmälert. Auch Zahnbehandlungen können zu einem Wiederaufflackern führen; wenn sich ein Fieberbläschen gebildet hat, sollte man einen Zahnarztbesuch bis zum Abheilen der Blasen verschieben.

Für die meisten Menschen ist das Wiederaufflackern einer herpesbedingten Mundinfektion lediglich schmerzhaft und lästig. Für Menschen, deren Immunsystem aufgrund von Krankheiten (z. B. Aids), Chemotherapie, Strahlentherapie oder einer Knochenmarktransplantation geschwächt ist, kann dies allerdings lebensbedrohlich sein. Dann können große, hartnäckige Wunden im Mundbereich die Nahrungsaufnahme erschweren, und das Virus kann sich auf das Gehirn ausbreiten.

Behandlung

Bei **primärem Herpes** ist das Ziel der Behandlung, die Schmerzen zu lindern, sodass der Betroffene schlafen und normal essen und trinken kann. Wegen der Schmerzen verweigern Kinder unter Umständen das Essen und Trinken völlig; wenn dann noch Fieber hinzukommt, kann das Kind schnell austrocknen. Erkrankte Kinder sollten daher viel trinken. Erwachsene und ältere Kinder können den Mund mit einer

▲ siehe Seite 1145

schmerzstillenden Lösung spülen. Auch ein Mundwasser mit Natriumbikarbonat wirkt beruhigend.

Bei **sekundärem Herpes** ist es wichtig, mit der Behandlung zu beginnen, sobald man das Gefühl hat, dass ein Schub bevorsteht. Dann wird eine Salbe mit Aciclovir aufgetragen. Die frühzeitige Einnahme von Vitamin C (1 bis 2 Gramm am Tag) kann dazu beitragen, dass die Blasen schneller abheilen. Das Virus selbst lässt sich nicht aus dem Körper entfernen.

Dass Fieberbläschen auftreten, ist weniger wahrscheinlich, wenn man die Lippen durch einen breitkrempigen Hut und eine Creme mit hohem Sonnenschutzfaktor vor direkter Sonnenstrahlung bewahrt. Außerdem sollten die Betroffenen Aktivitäten und Nahrungsmittel meiden, die bei ihnen bekanntermaßen die Fieberblasen auftreten lassen.

Ist die Herpesinfektion besonders schwer oder liegt eine Immunschwäche vor, kann Aciclovir zum Einnehmen verordnet werden, um Beschwerden zu lindern und die Heilung zu beschleunigen. Kortison wird nicht angewendet, weil es die Virenausbreitung fördern kann.

Andere Entzündungen im Mundbereich

Verletzungen und Reizungen – wenn man sich beispielsweise versehentlich in die Wange beißt oder wenn eine Tablette mit Azetylsalizylsäure zwischen Wange und Zahnfleisch gerät – können dazu führen, dass sich im Mund Bläschen bilden. In der Regel platzen sie auf, und es bilden sich kleine Geschwüre. Gutartige Geschwüre sind ziemlich schmerzhaft, bis die Heilung einsetzt. Rote, überwucherte Bereiche auf dem Gaumen können von schlecht sitzenden Zahnprothesen hervorgerufen werden und dadurch, dass die Prothese über Nacht nicht aus dem Mund genommen wird.

Eine seltene Erkrankung, die nekrotisierende Speicheldrüsenmetaplasie, kann durch eine Mundverletzung hervorgerufen werden. Dabei entwickelt sich im Munddach ein bis zwei Tage nach der Verletzung eine große, klaffende Wunde von bis zu zweieinhalb Zentimetern Durchmesser. Trotz des beunruhigenden Anblicks verläuft die nekrotisierende Speicheldrüsenmetaplasie praktisch schmerzlos und heilt ohne Behandlung innerhalb von zwei Monaten. Ein Arzt kann diese Erkrankung aufgrund ihrer Symptome von Mundkrebs unterscheiden. (Mundkrebs braucht längere Zeit, um so groß zu

werden und ist in diesem Stadium schmerzhaft.) Manchmal wird eine Gewebeprobe zur mikroskopischen Untersuchung (Biopsie) entnommen.

Bakterielle Infektionen können ebenfalls zu Entzündungen und Schwellungen im Mund führen. Ursache kann eine zu starke Vermehrung der normalen Bakterienflora im Mund sein oder neu hinzugekommene Bakterienstämme. Bakterieninfektionen, die von Zähnen oder Zahnfleisch ausgehen, können sich ausbreiten und eitergefüllte Infektionstaschen (Abszesse) bilden, oder auch weiträumige Infektionen auslösen. Bakterielle Infektionen, die sich von kariösen Zähnen in der unteren Zahnreihe auf den Mundboden ausgebreitet haben, können ernste Folgen haben. Eine besonders schwere Infektion, die Ludwig-Angina, verursacht starke Schwellungen im Mundboden, die sogar die Zunge nach oben drücken und die Atemwege behindern können. Infektionen von einem Zahn im Oberkiefer können sich auf das Gehirn ausbreiten.

Eine weiße, schmerzlose Wunde (Schanker) im Mund oder auf den Lippen, die eine bis dreizehn Wochen nach Oralverkehr auftritt, kann das Primärstadium von Syphilis ▲ sein. Gewöhnlich verschwindet die Entzündung nach einigen Wochen wieder. Einen bis vier Monate später kann sich auf den Lippen oder häufiger im Inneren des Mundes ein weißer Fleck (muköse Plaque) bilden – ein weiteres Zeichen für eine unbehandelte Syphilis. Sowohl der Schanker als auch die muköse Plaque sind so ansteckend, dass die Krankheit in diesem Stadium sogar durch Küssen übertragen werden kann. Im Spätstadium der Syphilis kann ein Loch im Gaumen entstehen.

Herpes zoster, das Virus, das sowohl für Windpocken als auch für Gürtelrose ■ verantwortlich ist, kann dazu führen, dass sich auf einer Mundseite zahlreiche Bläschen bilden. Diese Bläschen sind die Folge eines Wiederaufflackerns des Virus, der den Körper wie das Herpes-simplex-Virus nie wieder verlässt. Herpes zoster wird ähnlich wie ein schwerer Herpes-simplex-Schub behandelt, doch manchmal schmerzt der Mund noch eine gewisse Zeit (Wochen bis Monate), nachdem alles abgeheilt ist.

Wunde Stellen im Mund können auf die Behçet-Krankheit hinweisen, die mit Entzündungen zahlreicher Organe, wie Augen, Genitalien, Haut, Gelenken, Blutgefäßen, Gehirn und

---

▲ siehe Seite 1160   ■ siehe Seite 1146

Verdauungstrakt einhergeht. ▲ Die Knötchenflechte (Lichen ruber planus), eine Hauterkrankung, kann ebenfalls zu wunden Stellen im Mund führen, wenn diese Stellen auch meist nicht so unangenehm sind wie diejenigen auf der Haut. ■ Pemphigus und bullöses Pemphigoid, beides Hauterkrankungen, können ebenfalls Bläschenbildung Mund hervorrufen. ★

KAPITEL 113

Wucherungen im Mund

Gutartige Wucherungen, präkanzerogene (dysplastische) Schädigungen und kanzerogene (bösartige) Wucherungen können in allen Gewebetypen in und um den Mund entstehen, einschließlich Knochen, Muskeln und Nerven. Am häufigsten bilden sich Wucherungen auf den Lippen, den Seiten der Zunge, dem Mundboden und dem weichen Gaumen. Bei Menschen, die Tabak kauen und schnupfen, entwickeln sich Krebsgeschwülste oft auf der Innenseite von Lippen und Wangen. Nur selten handelt es sich bei Krebstumoren im Mundbereich um Metastasen, die von Krebserkrankungen in anderen Körperteilen ausgehen, wie z. B. Lunge, Brust oder Prostata.

Gutartige Wucherungen

In und um den Mund herum kann sich eine Reihe von gutartigen Wucherungen entwickeln. Ein Knoten oder eine Erhebung am Zahnfleisch (Gingiva) ist kein Alarmzeichen. Ein Knoten kann von einem Zahnfleisch- oder Zahnabszess oder durch eine Reizung hervorgerufen sein. Gutartige Wucherungen aufgrund einer Reizung sind relativ häufig und können, wenn nötig, chirurgisch entfernt werden. Bei einem Teil der Betroffenen treten gutartige Wucherungen am Gaumen jedoch erneut auf, wenn die Reizursache bestehen bleibt. Manchmal kann eine derartige Reizung, wenn sie lange Zeit anhält, zu einer Krebserkrankung führen. Da jede ungewöhnliche Wucherung im oder am Mund bösartig sein kann, sollte sie umgehend von einem Arzt oder Zahnarzt untersucht werden.

Gewöhnliche Warzen können sich im Mund bilden, wenn jemand an einer Warze lutscht. So genannte Feigwarzen (Condylomata acuminata) ● werden durch Oralverkehr übertragen. Der Arzt kann Warzen ◆ mit verschiedenen Methoden behandeln. Feigwarzen neigen dazu wiederzukehren.

In der Mitte des Gaumens oder im Unterkiefer unter der Zunge kann ein langsam wachsender Knochenvorsprung entstehen. Diese harte Wucherung ist harmlos und weit verbreitet. Sie macht sich in der Pubertät bemerkbar und bleibt das ganze Leben über bestehen. Selbst große Wucherungen brauchen nicht behandelt zu werden, außer wenn die darüber liegende Schleimhaut beim Essen beschädigt wird oder der Betroffene ein Gebiss benötigt, das den Gaumen bedeckt. Zahlreiche solche Knochenauswüchse im Mund können jedoch ein Hinweis auf das Gardner-Syndrom sein, eine erbliche Erkrankung des Verdauungstrakts ▼.

Keratoacanthome sind gutartige Auswüchse, die sich auf den Lippen und anderen der Sonne ausgesetzten Körperregionen bilden, wie Gesicht und Händen. Ein Keratoacanthom erreicht seine volle Größe von ein bis zweieinhalb Zentimetern oder mehr innerhalb von ein bis zwei Monaten, beginnt nach einigen weiteren Monaten zu schrumpfen und verschwindet schließlich ohne Behandlung.

Viele Zysten (flüssigkeitsgefüllte Blasen) im Mund rufen Kieferschmerzen und Schwellungen hervor. Oft entwickeln sie sich neben einem eingeklemmten Weisheitszahn, und obwohl sie nicht bösartig sind, können sie, wenn sie wachsen, beträchtliche Bereiche des Kieferknochens zerstören. Gewisse Zystentypen kehren nach der operativen Entfernung häufig wie-

▲ siehe Seite 371   ■ siehe Seite 1188
★ siehe Seite 1200   ● siehe Seite 1167
◆ siehe Seite 1212   ▼ siehe Seite 763

der. Auch auf dem Mundboden können sich zahlreiche Zystentypen entwickeln. Häufig werden sie chirurgisch entfernt, weil sie das Schlucken erschweren oder kosmetisch störend sind.

Odontome sind gutartige Wucherungen aus zahnbildenden Zellen, die wie kleine, unförmige zusätzliche Zähne aussehen. Da sie normalen Zähnen im Weg sein können, werden sie oft chirurgisch entfernt.

Die meisten Speicheldrüsentumoren sind gutartig, langsam wachsend und schmerzlos. Gewöhnlich treten sie als einzelner weicher, beweglicher Knoten unter der Wangenhaut oder -schleimhaut auf. Wenn sie flüssigkeitsgefüllt sind, fühlen sie sich manchmal fest an. Der häufigste Typ, ein so genannter Mischtumor oder pleomorphes Adenom, tritt vorwiegend bei Frauen über 40 Jahren auf. Dieser Typ kann entarten und wird operativ entfernt. Wird er nicht vollständig entfernt, kehrt er häufig zurück. Andere gutartige Tumoren werden ebenfalls operativ entfernt, entarten aber seltener und kehren auch seltener zurück.

Krebsvorstufen

Weiße, rote oder gemischt weißrote Bereiche, die sich nicht leicht abwischen lassen, nach zwei Wochen noch nicht verschwunden sind und sich nicht durch ein anderes Leiden erklären lassen, können präkanzerogen sein, das heißt, sie können, wenn sie nicht behandelt werden, bösartig werden. Dabei spielen dieselben Risikofaktoren eine Rolle wie bei kanzerogenen Wucherungen.

Wenn die feuchte Mundschleimhaut längere Zeit gereizt wird, kann sich ein flacher, weißer Fleck bilden, der sich nicht wegwischen lässt (Leukoplakie). Die betroffene Stelle ist weiß, da es sich um eine verdickte Keratinschicht handelt. Aus Keratin besteht auch die äußerste Schicht der Haut (Hornschicht), in der Mundschleimhaut ist jedoch weniger Keratin vorhanden.

Rote Stellen im Mund (Erythroplakie) zeigen dagegen Bereiche an, an denen die Mundschleimhaut dünner ist als normal. Das Gebiet sieht rot aus, da die darunter liegenden Blutgefäße durchschimmern. Erythroplakie ist ein bedenklicheres Vorzeichen für Krebs als Leukoplakie.

Krebs

Krebserkrankungen im Mund und Rachenraum sind gar nicht so selten. Sie lassen sich aber eher verhindern als die meisten anderen Krebsformen.

Die Suche nach Krebs im Mundbereich sollte Bestandteil ärztlicher und zahnärztlicher Untersuchungen sein, da die Früherkennung entscheidend ist. Bösartige Tumoren von weniger als einem Zentimeter Durchmesser lassen sich gewöhnlich leicht heilen. Schwieriger ist das, wenn der Krebstumor bereits die Lymphknoten in Kiefer und Hals erreicht hat.

Risikofaktoren

Ein erblicher Faktor macht manche Menschen anscheinend anfälliger für Mundkrebs als andere. Die beiden wichtigsten vermeidbaren Risikofaktoren für Krebserkrankungen im Mundbereich sind Alkohol- und Tabakkonsum. Tabakkonsum – Zigaretten- (besonders mehr als zwei Packungen täglich), Zigarren- und Pfeifenrauchen, Kautabak kauen und Schnupftabak schnupfen – ist für 80 bis 90 Prozent aller Mundkrebserkrankungen verantwortlich. Zigaretten und Zigarren sind dabei als Risikofaktoren gleichwertig, gefolgt in absteigender Ordnung von Tabakkauen und Pfeifenrauchen.

Chronischer oder starker Alkoholkonsum erhöht das Mundkrebsrisiko. Die Kombination von Alkohol und Tabak scheint mit größerer Wahrscheinlichkeit Krebs zu verursachen als ein Genussgift allein. Es spricht einiges dafür, dass auch Alkohol in Mundspüllösungen zu Mundkrebs beitragen kann. Daher sollten Menschen, die rauchen und Alkohol trinken, eine Mundspüllösung mit möglichst wenig Alkohol wählen.

Wenn sich einmal ein Krebstumor im Mund gebildet hat, ist die Gefahr eines Rückfalls (Rezidiv) erhöht. Dazu kann eine erbliche Neigung ebenso beitragen wie Bestrahlungen, wie sie zur Therapie des Krebses eingesetzt werden. Bei Menschen, die weiterhin Tabak und Alkohol konsumieren, nachdem sie zum ersten Mal Mundkrebs entwickelt haben, ist das Risiko, zum zweiten Mal zu erkranken, im Vergleich zur Normalbevölkerung um mehr als das Doppelte erhöht.

Ständige Reizung durch scharfkantige beschädigte Zähne, Füllungen und Zahnersatz (z. B. Kronen und Brücken) kann zum Mundkrebsrisiko beitragen. Syphilis kann, wenn sie jahrelang unbehandelt bleibt, zu Zungenkrebs führen, der einzigen Krebsform auf der Oberseite der Zunge. Sonnenschäden können Lippenkrebs hervorrufen.

Verschiedene Formen von Mundkrebs

Das Plattenepithelkarzinom ist der häufigste Mundkrebstyp. Fast 40 Prozent aller Plattenepithelkarzinome betreffen die Unterlippe; ein Großteil der übrigen den Mundboden und die Zunge. Diese Tumoren bilden einen harten Knoten oder eine geschwürige Stelle (Ulkus) mit harten Rändern, die periodisch bluten kann. Die betroffenen Bereiche können weiß, rot oder gemischt weißrot aussehen und glatt oder erhaben sein. Ein weiterer Krebstyp wird als Warzenkarzinom bezeichnet; solche Karzinome haben eine weiße, gefurchte Oberfläche und liegen in der Mundschleimhaut.

Andere Krebstypen sind seltener, z. B. Melanome und Kaposi-Sarkome. Ein Melanom wird häufig durch Sonnenschäden hervorgerufen und entwickelt sich gewöhnlich auf der Hautoberfläche, kommt aber selten auch im Mund – meist am Gaumen – vor. Meist handelt es sich dann um Metastasen von der Haut. Ein Melanom weist oft einen unebenen, ungleichmäßig geformten Rand auf und variiert in der Farbe von dunkelblau oder braun bis schwarz; es kann jedoch auch fleckig oder gesprenkelt aussehen. Wie die meisten bösartigen Tumoren blutet es gelegentlich. Das Kaposi-Sarkom ist eine Krebserkrankung der hautnahen Blutgefäße und derjenigen in der Mund- und Rachenschleimhaut ▲. Es tritt vorwiegend im Mund – meist am Gaumen – von Aidspatienten auf. Der Tumor ist meist purpurn oder braun gefärbt und leicht erhaben.

Bösartige Speicheldrüsentumoren sind weitaus seltener als gutartige. Der häufigste bösartige Tumor ist das Mukoepidermoidkarzinom, das sich in der Regel in einer der kleineren Speicheldrüsen im Gaumenbereich bildet. Es kann auch als Knoten in einer der großen Speicheldrüsen auftreten, entweder unter oder hinter dem Unterkiefer.

Zu den Krebstypen in den Kieferknochen zählen Osteosarkom und Tumormetastasen, die aus anderen Körperregionen in die Kieferknochen eingewandert sind.

Symptome

Mundkrebs bleibt gewöhnlich lange Zeit schmerzlos, ruft aber schließlich dann doch Schmerzen hervor, wenn er einen nahe gelegenen Nerv befällt. Schmerzen, die auf Krebs in Zunge oder Gaumen beruhen, machen sich gewöhnlich zuerst beim Schlucken bemerkbar, wie bei einem rauen Hals.

Bösartige Speicheldrüsentumoren können im Frühstadium schmerzen oder auch nicht. Krebs im Kiefer verursacht häufig Schmerzen und ein taubes oder seltsames Gefühl, ähnlich als wenn eine Betäubungsspritze ihre Wirkung verliert. Lippen- und Wangenkrebs schmerzt zum ersten Mal meist dann, wenn man unabsichtlich in das aufgetriebene Gewebe beißt.

Plattenepithelkarzinome sehen oft wie offene Wunden aus und wachsen leicht in die Tiefe.

Krebstumoren in den Lippen und anderen Bereichen des Mundes fühlen sich häufig steinhart an und sind fest mit dem darunter liegenden Gewebe verbunden, während sich die meisten gutartigen Tumoren in diesen Gebieten frei verschieben lassen. Durch Tabakkauen oder Schnupfen können sich kleine wulstige Erhebungen an der Innenseite der Wangen bilden. Diese Unebenheiten können sich zu einem Warzenkarzinom entwickeln. Bösartige Tumoren wachsen in der Regel rasch und fühlen sich hart an. Krebs in den kleinen Speicheldrüsen beginnt häufig mit einer kleinen Schwellung. Verfärbte Bereiche auf Zahnfleisch, Zunge oder Mundschleimhaut könnten auf Krebs hinweisen ■. Ein Bereich im Mund, der sich kürzlich braun oder dunkel verfärbt hat, kann ein Melanom sein. An der Stelle, an der eine Zigarette oder Pfeife gewohnheitsmäßig mit den Lippen gehalten wird, kann sich ein flacher, brauner, sommersprossenartiger Fleck bilden (Raucherfleck).

Diagnose

Krebs im Mund wird aufgrund seines Aussehens und der Symptome diagnostiziert. Der Arzt muss ein Melanom von einer gewöhnlichen Pigmentierung und von einer Verfärbung unterscheiden, die andere Gründe hat. Nur eine mikroskopisch untersuchte Gewebeprobe kann klären, ob es sich bei einem verdächtigen Bereich um Krebs handelt.

Auf Röntgenbildern lassen sich Tumoren nicht immer von Zysten, gutartigen Knochentumoren und Tochtergeschwülsten von Krebserkrankungen aus anderen Körperbereichen unterscheiden. Allerdings zeigen Röntgenaufnahmen meist die unregelmäßigen Begrenzungen von Tumoren im Kiefer und unter Umständen auch, dass der Krebs die Wurzeln nahe gelegener Zähne angegriffen hat, was für eine rasch wachsende Krebsgeschwulst typisch ist.

▲ siehe Seite 1224   ■ siehe Seite 661

Vorbeugung

Den Alkohol- und Tabakkonsum einzuschränken, beugt Krebs im Mundbereich vor. Darüber hinaus ist es hilfreich, raue Kanten an defekten Zähnen und Füllungen abschleifen zu lassen. Es gibt Hinweise, dass bestimmte Vitamine, wie Vitamin C und E sowie Betakarotin, eine Schutzwirkung haben können; dieses muss aber noch genauer untersucht werden. Direkte Sonneneinstrahlung zu meiden, verringert das Risiko von Lippenkrebs. Wenn die Lippen großflächig durch Sonnenbrand geschädigt sind, kann die äußerste Hautschicht chirurgisch oder mit dem Laser abgetragen werden, um einer Krebsbildung vorzubeugen.

Prognose und Behandlung

Krebsgeschwülste im Mund und um ihn herum können sich auf nahe gelegene Lymphknoten ausbreiten, die hart werden und anschwellen. Eine Ausbreitung (Metastasierung) auf weiter entfernte Körperregionen ist bei Plattenepithelkarzinomen selten, bei Osteosarkomen häufiger und bei Melanomen sehr häufig. Letztere können auf diese Weise ins Gehirn gelangen.

Die Heilungsrate bei Plattenepithelkarzinomen ist hoch, wenn das gesamte Karzinom samt umliegenden gesunden Gewebes entfernt wird, bevor die Lymphknoten befallen sind. Warzenkarzinome entwickeln sich erst spät im Leben und wachsen langsam. Auch maligne Melanome müssen möglichst frühzeitig behandelt werden.

Beim Plattenepithelkarzinom und den meisten anderen Mundkrebstypen sind Operation und Strahlentherapie die Säulen der Behandlung. Beide Verfahren werden häufig zusammen eingesetzt, besonders bei größeren Tumoren. Beim Melanom ist eine Operation das Mittel der Wahl.

Bei der Operation lässt sich das Ausmaß des Krebsbefalls feststellen. Möglicherweise werden die Lymphknoten unter und hinter dem Kiefer und entlang des Halses entfernt. Eine solche Operation kann sehr belastend sein, weil die gewohnte Gesichtsform verloren gehen kann. Um das Problem zu begrenzen, wird bei einem Lippenkarzinom z. B. die mikroskopisch kontrollierte Chirurgie (MKC) nach Mohs eingesetzt – dabei wird während der Operation ständig überprüft, ob sich in den abgetragenen Gewebeproben noch Krebszellen befinden –, oder die Krebszellen werden per Laser zerstört. Nachdem die Erkrankung unter Kontrolle gebracht worden ist, können die Funktionen und das Aussehen durch ästhetisch-chirurgische Eingriffe wiederhergestellt werden. Fehlende Zähne und Teile des Kiefers können durch Prothesen ersetzt werden.

Bei Krebs im Mund oder Rachen wird möglicherweise ausschließlich oder zusätzlich zu der Operation eine Strahlentherapie durchgeführt. Diese wird besonders bei ausgedehnten Tumoren eingesetzt, um das Karzinom zu verkleinern und die Symptome zu lindern. Die Strahlentherapie zerstört häufig die Speicheldrüsen; das führt zu Mundtrockenheit, durch die Karies oder andere Zahnbeschwerden auftreten können. Sind die Speicheldrüsen nicht zerstört worden, setzt die Speichelproduktion gewöhnlich einige Wochen nach Ende der Strahlenbehandlung wieder ein. Da bestrahlte Kieferknochen schlecht heilen, werden Zahnbehandlungen vor der Strahlentherapie durchgeführt. Zähne, die Probleme verursachen können, werden entfernt; die Wunden lässt man vor weiteren Eingriffen heilen.

Nach einer Strahlenbehandlung ist sorgfältige Mundhygiene wichtig. Dazu gehören regelmäßige zahnärztliche Kontrollen und gründliche Zahnpflege zu Hause, einschließlich Fluoridgaben. Wenn später ein Zahn gezogen werden muss, kann eine Sauerstoffüberdrucktherapie hilfreich sein, damit der Kiefer gut heilt und Knochen- und Weichteilgewebe nicht absterben (Osteoradionekrose).

Eine Chemotherapie hat bei Mundkrebs nur bedingten therapeutischen Wert. Beim Melanom setzt man Chemotherapie ein, wenn eine Operation nicht möglich ist.

KAPITEL 114

Zahnerkrankungen

Zu den Zahnerkrankungen gehören Karies (Zahnfäule), Entzündungen der Zahnpulpa (Pulpitis), periapikaler Abszess, eingeklemmte Zähne und Fehlbiss (Malokklusion). Abgebrochene, lockere und ausgeschlagene Zähne gelten als akute Zahnprobleme, ebenso starke Zahnschmerzen ▲. Karies, die oft zu Zahnschmerzen und Zahnausfall führt, ist mit guter Mundhygiene – Entfernen von Belägen und Vermeiden von Zahnsteinbildung – weitgehend zu vermeiden.

Unter **Zahnbelag** (Plaque) versteht man eine Mischung aus Bakterien, Speichel und toten Zellen, die bei jedermann Tag und Nacht auf den Zähnen abgelagert wird. Da Beläge das Wachstum von Kariesbakterien fördern, müssen sie täglich mit Zahnbürste und Zahnseide entfernt werden.

Zahnstein (Calculus) ist erhärteter (kalzifizierter) Zahnbelag, der an der Basis des Zahnes eine weiße Ablagerung bildet, besonders an der Zungenseite der Vorderzähne und der Wangenseite der oberen Backenzähne. Da sich Zahnstein aus Zahnbelag entwickelt, kann tägliches Zähneputzen die Zahnsteinbildung sehr eindämmen. Wenn sich jedoch erst einmal Zahnstein gebildet hat, kann ihn nur der Zahnarzt angemessen entfernen.

Um Zahnschäden vorzubeugen, sollte der Verzehr von Zucker beschränkt werden. Ein Mangel an Fluorid erhöht die Gefahr von Zahnschäden.

Symptome von Zahnerkrankungen

Das häufigste Symptom einer Zahnerkrankung sind sicherlich **Zahnschmerzen**. Ein Zahn kann durchgängig oder nur unter bestimmten Bedingungen schmerzen, z. B. beim Kauen oder wenn der Zahnarzt mit einem Instrument dagegen klopft. Zahnschmerzen sprechen für Karies oder eine Zahnfleischerkrankung. Auch frei liegende, aber unbeschädigte Zahnhälse, ausgesprochen kräftiges Kauen und Sprünge in den Zähnen können Zahnschmerzen verursachen. Wenn die Nebenhöhlen verstopft sind, können die oberen Zähne empfindlich sein.

Abgenutzte und lockere Zähne können ein Hinweis auf Zähneknirschen (Bruxismus) sein, eine Störung, die durch häufiges Zusammenpressen und Mahlbewegungen der Zähne gekennzeichnet ist. Zähneknirschen tritt vorwiegend im Schlaf auf, sodass die Betroffenen nichts davon wissen. Abnutzung bezieht sich auf die Fläche der Zähne, mit der die Nahrung zermahlen wird. Mit abgenutzten Zähnen lässt sich nicht so gut kauen.

Ungewöhnlich geformte Zähne können auf eine genetische oder hormonelle Störung oder auf eine vorgeburtliche Infektion hinweisen. Zähne können auch durch äußere Gewalteinwirkung missgestaltet werden.

Eine **ungewöhnliche Zahnfärbung** ist nicht dasselbe wie das Nachdunkeln oder Vergilben der Zähne, das mit dem Alter eintritt und wenn man seine Zähne färbenden Substanzen aussetzt, wie Kaffee, Tee, Rotwein und Zigarettenrauch. Ein Grauwerden des Zahnes kann auf eine vorangegangene Infektion der Pulpa hinweisen, dem lebendigen Zentrum des Zahnes. Dasselbe kann auftreten, wenn ein bleibender Zahn einen infizierten Milchgebisszahn ersetzt. Kinder, die mit Tetrazyklin behandelt wurden, können eine dauerhafte Zahnverfärbung haben, desgleichen Kinder, deren Mutter während der Schwangerschaft mit Tetrazyklin behandelt wurde. Bei übermäßiger Fluoridgabe im Kindesalter kann der Zahnschmelz weiße Sprenkel bekommen.

Veränderter Zahnschmelz kann durch eine Ernährung hervorgerufen werden, die wenig Vitamin D enthält; er kann auch die Folge von Infektionen im Kindesalter (wie Masern oder Windpocken) sein, die in der Phase auftrat, als sich die bleibenden Zähne bildeten. Zahnschmelzschäden können auch durch wiederholtes Erbrechen, wie bei der Ess-Brechsucht (Bulimie), entstehen, weil die Magensäure den Zahnschmelz angreift. Schwimmer, die viel Zeit in chloriertem Wasser verbringen, können ebenso Zahnschmelz verlieren wie Menschen, die beruflich mit Säuren und Chlor arbeiten. Ist der Zahnschmelz beschädigt, können Bakterien leichter in den Zahn eindringen und ihn angreifen.

Karies

Karies bedeutet die Zerstörung von Zähnen infolge eines Vorgangs, bei dem sich allmählich die harte Zahnoberfläche (Zahnschmelz) auf-

▲ siehe Seite 681

löst, bis auch das Innere des Zahnes angegriffen wird.

Karies ist eine ganz häufige Gesundheitsstörung bei Menschen. Wenn Karieslöcher nicht sachgerecht durch einen Zahnarzt behandelt werden, vergrößern sie sich immer mehr. Durch eine unbehandelte Karies können die Zähne letztlich verloren gehen.

Karies entsteht, wenn der Zahn dafür anfällig ist, wenn es Säure produzierende Bakterien gibt und wenn die Bakterien geeignete Nährstoffe vorfinden. Ein Zahn ist dann kariesanfällig, wenn sein Baumaterial relativ wenig Fluor enthält oder wenn er ausgeprägte Vertiefungen, Rillen und Ritzen hat, in denen sich bakterieller Zahnbelag (Plaque) ansammeln kann. Eine unzureichende Mundhygiene, die erlaubt, dass sich Zahnbelag und Zahnstein ablagern, beschleunigt diesen Prozess. Im Mund sind zwar viele Bakterien vorhanden, aber nur ganz bestimmte Arten schädigen die Zähne. Am häufigsten verursacht *Streptococcus mutans* Karies.

Manche Menschen haben besonders aggressive Kariesbakterien im Mund. Eltern können ihre Kinder mit diesen Bakterien anstecken, vermutlich durch Küssen oder gemeinsam benutztes Essbesteck. Die Bakterien vermehren sich im Mund des Kindes, bis die ersten Zähne durchbrechen, und können dann Karies verursachen. Wenn innerhalb einer Familie gehäuft Karies auftritt, ist dies also nicht unbedingt ein Zeichen für schlechte Mundhygiene und falsche Ernährung.

Wie Karies entsteht: Karies im Zahnschmelz, der harten Außenschicht der Zähne, vergrößert sich nur langsam. Wenn die darunter liegende Zahnschicht – das etwas weichere, weniger widerstandsfähige Dentin – erreicht ist, wird der Schaden rasch größer und betrifft dann auch die Pulpa, den innersten Teil des Zahnes, in welchem sich Nerven und Blutgefäße befinden. Es kann zwar zwei bis drei Jahre dauern, bis die Karies den Zahnschmelz durchdrungen hat, doch vom Dentin bis zur Pulpa – eine viel größere Strecke – braucht sie nur etwa ein Jahr. Daher kann Zahnhalskaries, die im Dentin beginnt, innerhalb kurzer Zeit ein großes Loch im Zahn verursachen.

An glatten Flächen wächst Karies langsam, dort lässt sie sich am besten verhindern bzw. behandeln. Der Zahnschaden zeigt sich dabei zunächst als weißer Fleck, in welchem Bakterien das Kalzium aus dem Zahnschmelz lösen.

Fissurenkaries beginnt meist schon bei Jugendlichen in den bleibenden Zähnen und betrifft die engen Ritzen in den Kauflächen und an der Wangenseite der Backenzähne. Fissurenkaries schreitet rasch voran. Oft lassen sich diese kariesanfälligen Bereiche nur schlecht reinigen, da die Rillen schmaler sind als die Borsten einer Zahnbürste.

Zahnhalskaries bildet sich bei Zahnfleischschwund, der gewöhnlich in der zweiten Lebenshälfte auftritt, in dem dann frei liegenden knochenähnlichen Gewebe, das die Zahnwurzel umgibt (Wurzelzement). Diese Art Karies entsteht oft durch Schwierigkeiten, die Zahnhälse zu reinigen, und wird durch zuckerreiche Ernährung begünstigt. Zahnhalskaries lässt sich von allen Kariesformen am schwierigsten verhindern.

Symptome

Ob Karies Schmerzen verursacht, hängt davon ab, welcher Teil des Zahnes befallen ist und wie tief sich der befallene Bereich erstreckt. Löcher im Zahnschmelz verursachen meist keine Schmerzen; erst wenn die Karies das Dentin erreicht hat, setzen Schmerzen ein. Manchmal treten die Zahnschmerzen nur auf, wenn man etwas Kaltes trinkt oder Süßes isst. Das deutet darauf hin, dass die Pulpa noch intakt ist. Wenn die Karies in diesem Stadium behandelt wird,

ZAHNÄRZTLICHE FACH-AUSDRÜCKE	
UMGANGSSPRACHE	FACHAUSDRUCK
Backenzähne (Mahlzähne)	Molaren
Biss	Okklusion
Dritte Zähne	Zahnvollprothese
Fehlbiss	Malokklusion
Goldplombe	Inlay
Hasenscharte	Lippenspalte
Lachgas	Stickoxid
Loch im Zahn	Karies
Oberkiefer	Maxilla
Füllung	Plombe
Unterkiefer	Mandibula
Zähne putzen	Mundhygiene, Kariesprophylaxe
Zahnfleisch	Gingiva
Zahnfleischschwund	Parodontose, Parodontitis
Zahnspange, Zahnklammer	Kieferorthopädische Geräte
Zahnstein	Calculus

Wie Karies entsteht

Die Abbildung links zeigt einen gesunden, kariesfreien Zahn; rechts ist ein Zahn mit drei verschiedenen Kariesschäden abgebildet.

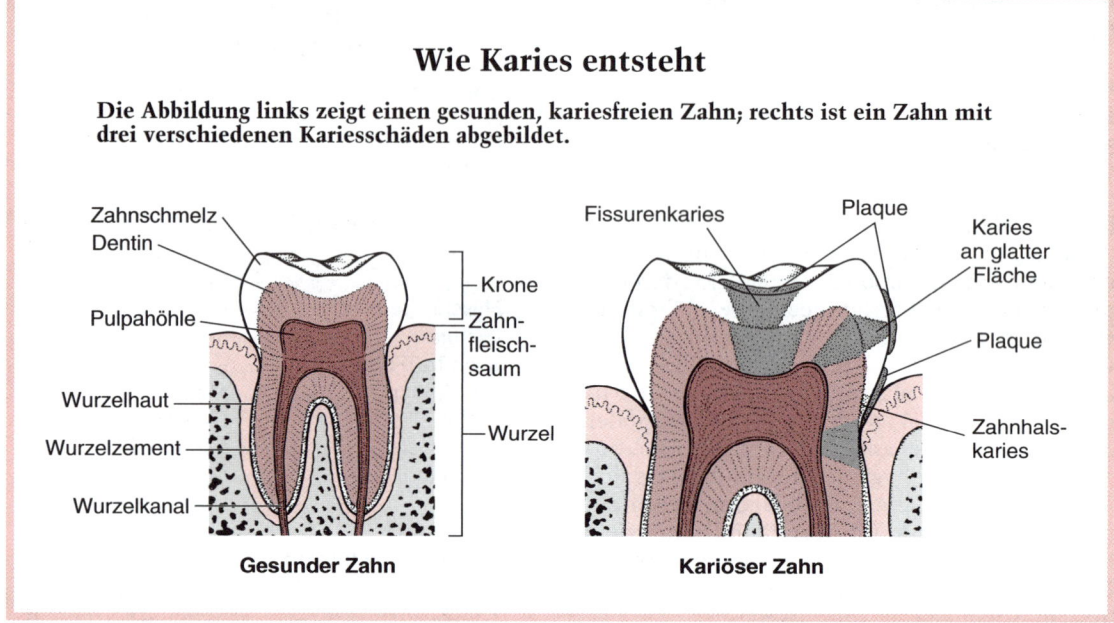

Gesunder Zahn

Kariöser Zahn

kann der Zahnarzt den Zahn in aller Regel retten; höchstwahrscheinlich sind Schmerzen und Probleme beim Kauen von da an behoben.

Wenn die Karieslöcher jedoch fast bis zur Pulpa reichen oder diese schon angegriffen ist, sind irreversible Schäden die Folge. Die Schmerzen klingen noch nach, wenn der Reiz (z. B. kaltes Wasser) weg ist, oder der Zahn tut sogar ohne äußeren Reiz weh.

Wenn die Bakterien in die Pulpa eindringen und diese abstirbt, können die Schmerzen vorübergehend verschwinden. Kurze Zeit später (Stunden oder Tage) reagiert der Zahn dann empfindlich, wenn der Betroffene kaut oder wenn er mit der Zunge oder einem Finger auf den Zahn drückt, da sich die Entzündung und die Infektion auf das Gewebe unter der Zahnwurzel ausgebreitet haben und sich ein Abszess gebildet hat. Der Eiter drückt den Zahn leicht aus seinem Bett. Beim Beißen und Kauen wird der Zahn wieder zurückgedrückt, was starke Schmerzen verursacht. Es kann sich immer mehr Eiter ansammeln, sodass das Zahnfleisch in der Umgebung anschwillt. Wenn sich der Eiter weiter im Kiefer verteilt, kann sich das Gewebe entzünden und der Eiter in den Mund oder sogar durch die Haut abfließen.

Diagnose und Vorbeugung

Wenn Karies behandelt wird, bevor Schmerzen auftreten, ist es weniger wahrscheinlich, dass

die Pulpa beschädigt worden ist, und es kann ein größerer Teil des Zahnes erhalten werden. Um Zahnschäden frühzeitig zu entdecken, fragt der Zahnarzt nach Schmerzen, begutachtet die Zähne, untersucht sie mit speziellen Instrumenten auf empfindliche und weiche Stellen und macht möglicherweise Röntgenaufnahmen. Alle sechs Monate sollte der Zahnarzt die Zähne kontrollieren, aber natürlich wird dabei nicht jedes Mal geröntgt.

Fünf Faktoren helfen mit, Karies vorzubeugen: gute Mundhygiene, richtige Ernährung, Fluoridversorgung, Kauflächenversiegelung und desinfizierende Mundspülungen.

Mundhygiene: Optimal wäre die Mundhygiene, wenn die Zähne nach jeder Mahlzeit geputzt würden. Da das aber nur wenigen gelingt, sollten die Zähne zumindest nach dem Frühstück und vor dem Zubettgehen geputzt und die Zahnzwischenräume täglich mit Zahnseide gereinigt werden. Dadurch werden bakterielle Zahnbeläge (Plaques) entfernt und Schäden an den glatten Zahnflächen verhindert. Das Putzen mit der Zahnbürste verhindert die Kariesbildung an den Zahnoberflächen, mit Zahnseide kommt man auch in die Zahnzwischenräume, die mit der Bürste nicht erreichbar sind.

Elektrische und Ultraschallzahnbürsten sind ausgezeichnet, aber eine gewöhnliche Zahnbürste reicht bei richtigem Gebrauch völlig aus. Richtiges Zähneputzen sollte etwa drei Minuten dauern. Die Zahnseide wird vorsichtig zwischen den Zähnen hin und her bewegt und dann am Zahnfleischsaum in C-Form um den Zahnhals gelegt. Mit einer senkrechten Gleitbewegung kann die Zahnseide dann so geführt werden, dass sie Beläge und Nahrungsreste entfernt.

Bakterieller Zahnbelag ist anfangs recht weich, und wenn er mindestens einmal innerhalb von 24 Stunden mit einer weichen Zahnbürste und Zahnseide entfernt wird, entsteht wahrscheinlich keine Karies. Wenn die Beläge jedoch verkalken – ein Vorgang, der nach etwa 24 Stunden beginnt – lassen sie sich nicht mehr so leicht entfernen.

Ernährung: Alle Kohlenhydrate können Zahnschäden verursachen, am schlimmsten ist aber Zucker. Einfache Zucker wirken alle gleich auf die Zähne, egal, ob es sich um Haushaltszucker (Saccharose), Zucker in Honig (Fruchtzucker und Traubenzucker), Obst (Fruchtzucker) oder Milch (Milchzucker) handelt. Immer wenn Zucker und Plaque zusammenkommen, produzieren die *Streptococcus mutans*-Bakterien Säure. Wie viel Zucker man zu sich nimmt, spielt keine Rolle; wichtig ist nur, wie lange die Zähne dem Zucker ausgesetzt sind. Es ist also schädlicher, eine Stunde lang an einem zuckerhaltigen Getränk zu nippen, als innerhalb von fünf Minuten einen Schokoriegel aufzuessen, auch wenn dieser mehr Zucker enthält.

Wer zu Karies neigt, sollte nur selten Süßigkeiten essen. Den Mund nach dem Verzehr von Süßigkeiten auszuspülen, bringt nicht so viel wie Zähneputzen. Light-Getränke, die mit Süßstoff gesüßt sind, tragen zwar keinen Zucker in den Mund, doch die meisten Softdrinks enthalten Säure, die zu Zahnschäden beiträgt. Tee und Kaffee ohne Zucker zu trinken, schützt ebenfalls vor Karies, vor allem bei freiliegenden Zahnhälsen.

Fluoridversorgung: Fluorid macht die Zähne, vor allem den Zahnschmelz, widerstandsfähig gegenüber der Säure, die zur Entstehung von Karies beiträgt. Eine ausreichende Fluoridversorgung ist besonders während des Zahnwachstums wirkungsvoll – etwa bis zum elften Lebensjahr. Viele Kinder bekommen in den ersten Lebensjahren Fluoridtabletten, oft zusammen

Ein strahlendes Lächeln dank kosmetischer Zahnbehandlung

Zahnkosmetik kann das Aussehen eines Menschen erheblich verändern. Die dabei eingesetzten Techniken kosten weniger Zeit als kieferorthopädische Eingriffe und sie umgehen den Verlust von Zahnstrukturen, wie er für Kronen und Brücken nötig ist.

Beim **Bonding** werden nach minimaler Zahnvorbereitung auf die natürlichen Zähne zahnfarbene Füllungen aufgebracht. Bonding ist eine konservative Technik, um abgebrochene oder abgesplitterte Zähne zu restaurieren, um Zwischenräume zwischen Zähnen zu schließen und um einen Teil des Zahnes zu dem Zweck abzudecken, Farbe oder Form zu verändern. Eine leicht saure Lösung dient dazu, die Zahnoberfläche zu säubern und leicht aufzurauen, sodass ein zahnfarbenes Kunstharz auf diese Oberflä-che aufgetragen werden kann. Bonding erlaubt dem Zahnarzt, das Aussehen der Zähne zu verbessern, ohne viel Zahnstruktur wegzunehmen.

Porzellan-Verblendungsschalen (Veneers) ähneln dem Bonding, doch anstatt eines Kunstharzes werden zahnfarbene Porzellanverblendungen benutzt, um Verfärbungen zu verdecken und die Form der Zähne zu verändern. Die Technik erfordert zwei Zahnarztbesuche. Nachdem die Zähne vorbereitet worden sind, wird ein Abdruck gemacht. Dann werden in einem Dentallabor die Verblendungsschalen hergestellt. Mit einer dünnen Schicht Kunststoffkleber werden die Verblendungsschalen anschließend am Zahn befestigt.

Bleichen dient zum Aufhellen der Zähne. Der Erfolg der Technik hängt von der ur-sprünglichen Farbe der Zähne ab. Produkte für das Zahnbleichen daheim enthalten in der Regel ein Peroxidgel, das in eine vorgefertigte Schablone gegeben wird, die das Gel an den Zähnen hält. Das Bleichmittel wird je nach Konzentration zwei bis vier Wochen lang täglich ein paar Stunden lang oder über Nacht mit den Zähnen in Kontakt gebracht. Man kann sich seine Zähne auch beim Zahnarzt bleichen lassen, was viel schneller geht. Die häufigste Nebenwirkung beim Zahnbleichen ist eine erhöhte Zahnempfindlichkeit. Ohne Wirkung bleibt Bleichen unter Umständen bei denjenigen, deren Zähne dunkel oder verfärbt sind, weil sie kariös oder bereits abgestorben sind, oder deren Verfärbung auf Medikamentennebenwirkungen oder gewisse Erkrankungen zurückgeht.

Wurzelbehandlung für einen schwer geschädigten Zahn

1. Der Zahn wird betäubt.
2. Um den Zahn wird eine Gummimanschette gelegt, die ihn von Bakterien im übrigen Mund abschirmt.
3. Bei Backenzähnen wird eine Öffnung in die Kaufläche, bei Schneidezähnen in die Zungenseite gebohrt.
4. Durch die Öffnung werden dünne Instrumente in die Pulpahöhle eingeführt und die restliche Pulpa komplett entfernt.
5. Die Wände der Pulpahöhle und der Wurzelkanäle werden geglättet und von der Öffnung bis zum Ende der Wurzel ein kegelfömiger Hohlraum freigelegt.
6. Der Hohlraum wird mit einer Füllung verschlossen.

mit Vitamin D. Wenn zu viel Fluorid eingenommen wird, können sich in den Zähnen Flecken und Verfärbungen bilden (Fluorose). Der Zahnarzt kann bei Menschen jeden Alters, die zu Karies neigen, einen Fluoridlack auf die Zähne auftragen. Fluoridhaltige Zahnpasten und Mundspülungen sind ebenfalls nützlich.

Kauflächenversiegelung: Schwer zu reinigende Rillen in den Backenzähnen kann der Zahnarzt versiegeln. Nachdem er das Gebiet gründlich gereinigt hat, trägt er flüssigen Kunststoff auf die Zahnoberflächen auf. Die ausgehärtete Flüssigkeit bildet eine effektive Barriere; die Nahrung kann dann nicht mehr in die Rillen gelangen, dort eventuell vorhandene Bakterien können keine Säure mehr produzieren. Die Versiegelung hält recht lange – bei etwa 90 Prozent der Menschen ist sie nach einem Jahr noch intakt und bei 60 Prozent noch nach zehn Jahren. Gelegentlich muss sie allerdings ausgebessert oder ersetzt werden.

Desinfizierende Mundspülungen: Menschen, die besonders anfällig für Karies sind, können eine desinfizierende Mundspülung benutzen. Der Zahnarzt beseitigt zunächst alle Zahnschäden und versiegelt dann alle Unebenheiten und Rillen. Dann benutzt der Betroffene mehrere Wochen lang ein Mundwasser mit Chlorhexidin, um die Bakterien in verbliebenen Plaques abzutöten. Die Anwendung beruht auf der Hoffnung, dass weniger gefährliche Bakterien die

Kariesbakterien verdrängen. Um das Bakterienwachstum zu begrenzen, muss der Betroffene zu Hause täglich mit einer Fluoridlösung spülen und zuckerfreies Kaugummi kauen.

Behandlung

Wenn Karies gestoppt wird, bevor das Dentin in Mitleidenschaft gezogen ist, kann sich der Zahnschmelz mithilfe einer Fluoridtherapie selbst reparieren, und der weiße Fleck auf dem Zahn verschwindet wieder. Eine Fluoridbehandlung erfordert ein verschreibungspflichtiges fluoridhaltiges Mundwasser. Sobald auch das Dentin betroffen ist, muss die beschädigte Zahnsubstanz entfernt und durch eine Füllung (Plombe) ersetzt werden. Wenn Karies möglichst früh behandelt wird, bleibt der Zahn kräftig, und es ist unwahrscheinlich, dass die Pulpa beschädigt wird.

Zahnfüllungen: Füllungen bestehen aus verschiedenen Materialien und können in einen Zahn oder um ihn herum eingebracht werden. Für Füllungen in Backenzähnen wird am häufigsten Amalgam (eine Mischung aus Quecksilber, Silber, Kupfer, Zinn und gelegentlich Zink, Palladium und Iridium) verwendet, da hier die Belastbarkeit wichtig ist und die silberne Farbe kaum auffällt. Amalgamfüllungen sind vergleichsweise preiswert und halten durchschnittlich 14 Jahre, bei guter Mundhygiene können es auch mehr als 40 Jahre sein. Die winzigen Mengen Quecksilber, die sich aus dem Amalgam lösen, sind zu gering, um die Gesundheit zu gefährden. Goldfüllungen (Inlays) sind teurer und erfordern mindestens zwei Zahnarztsitzungen; sie sind jedoch belastbarer und auch für sehr große Füllungen geeignet.

Für die Schneidezähne verwendet man lieber Kunststoff- oder Keramikfüllungen, da das silberne Amalgam hier sehr auffallen würde. Aber auch Backenzähne werden immer häufiger mit diesen Materialien gefüllt. Diese Füllungen haben zwar den Vorteil, dass sie farblich dem Zahnschmelz ähneln, sind aber teurer als Amalgam und halten oft nicht so lange, vor allem in den Backenzähnen, wo sie den Kaukräften standhalten müssen.

Glas-Ionomer, ein zahnfarbenes Füllungsmaterial, ist chemisch so zusammengesetzt, dass es Fluorid an den Zahn abgibt; dieses ist vor allem für Menschen nützlich, die anfällig sind für Karies, unter anderem am Zahnfleischrand. Mit diesem Material werden auch Schäden aufgrund einer falschen Putztechnik behoben.

Wurzelbehandlung und Zahnextraktion: Wenn die Karies so weit fortgeschritten ist, dass bleibende Schäden an der Pulpa entstanden sind, lassen sich die Schmerzen nur noch durch eine Wurzelbehandlung oder Ziehen des Zahnes (Zahnextraktion) beheben.

Die Lücke, die ein gezogener Zahn hinterlässt, sollte so bald wie möglich geschlossen werden. Andernfalls schieben die benachbarten Zähne in die Lücke hinein, was den Biss beeinträchtigt.

Brücken und Kronen: Als Zahnersatz kommt eine Brücke infrage – eine festsitzende Teilprothese, die die Lücke überbrückt und zu beiden Seiten auf den benachbarten Zähnen durch Kronen verankert ist – oder eine herausnehmbare Prothese. Fehlende Zähne können auch durch Zahnimplantate ersetzt werden.

Eine Krone überdeckt einen einzelnen Zahn. Damit sie die richtige Form hat, sind in der Regel zwei Zahnarztsitzungen erforderlich, manchmal auch mehr. In der ersten Sitzung bereitet der Zahnarzt den Zahn vor, indem er ihn abschleift, einen Abdruck anfertigt und eine provisorische Krone aufsetzt. Die richtige Krone wird dann anhand des Abdrucks in einem Zahntechniklabor maßgefertigt. Beim nächsten Zahnarztbesuch wird die provisorische Krone entfernt und die bleibende Krone auf dem abgeschliffenen Zahn befestigt.

Gewöhnlich bestehen Kronen aus Gold- oder anderen Metalllegierungen. Die Krone kann mit Keramik verblendet werden, damit sie farblich den Zähnen gleicht. Kronen können auch gänzlich aus Keramik bestehen; weil diese jedoch härter ist und einen stärkeren Abrieb am Zahnschmelz des gegenüberliegenden Zahnes verursacht, können Keramikkronen den anderen Zahn beschädigen. Kronen aus Keramik oder ähnlichen Materialien brechen etwas leichter als Metallkronen.

Entzündung der Zahnpulpa

Bei dieser schmerzhaften Erkrankung (Pulpitis) ist die Zahnpulpa entzündet, die innerste Zahnschicht (Zahnmark), in welcher die Nerven und Blutgefäße verlaufen.

Die häufigste Ursache für eine Entzündung der Zahnpulpa ist Karies, die zweithäufigste eine

---

Kronen, Brücken und Implantate

Beschädigter Zahn

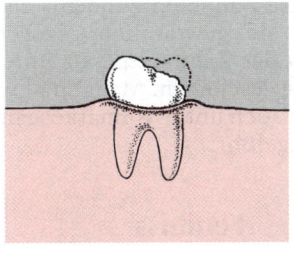

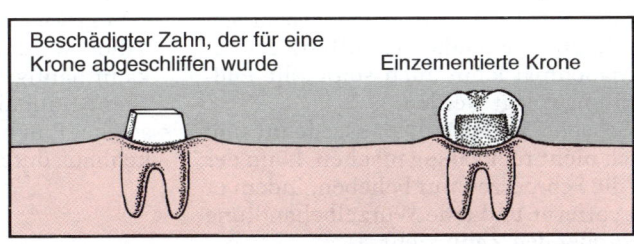

Beschädigter Zahn, der für eine Krone abgeschliffen wurde

Einzementierte Krone

Um einen beschädigten Zahn zu reparieren, schleift der Zahnarzt den Zahn zunächst in eine bestimmte Form, damit er dann eine Krone auf den abgeschliffenen Zahn aufsetzen kann.

Fehlender Zahn

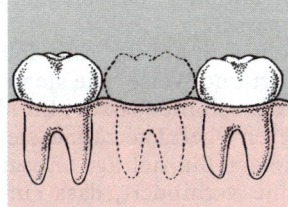

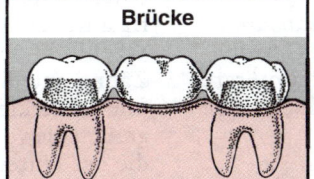

Brücke

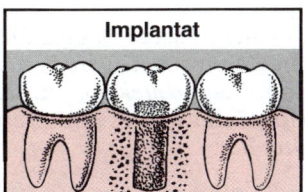

Implantat

Der Zahnarzt kann einen fehlenden Zahn entweder mit einer Brücke oder einem Implantat ersetzen.

Verletzung. Wenn sich eine leichte Entzündung bessert, bleiben unter Umständen keine bleibenden Schäden am Zahn zurück. Bei einer schweren Entzündung stirbt die Pulpa ab.

Symptome und Diagnose

Eine Entzündung der Zahnpulpa ist sehr schmerzhaft. Der Zahnarzt prüft, ob die Pulpa noch gesund genug ist, um sie zu erhalten. Dazu wird der Zahn beispielsweise einem Kältereiz ausgesetzt. Wenn die dadurch ausgelösten Schmerzen innerhalb weniger Sekunden, nachdem die Kälte zurückgezogen wurde, aufhören, ist die Pulpa noch gesund. Halten die Schmerzen aber an, nachdem der Kältereiz entfernt wurde, oder treten ohne Anlass Schmerzen auf, ist die Pulpa zu sehr geschädigt, um sie zu erhalten.

Der Zahnarzt kann die Pulpa auch mit einem elektrischen Reiz testen. Wenn der Patient die geringe elektrische Entladung am Zahn spürt, lebt die Pulpa noch. Allerdings kann man so nicht feststellen, ob die Pulpa noch gesund ist. Reagiert der Zahn empfindlich auf leichtes Beklopfen, heißt dieses oft, dass sich die Entzündung bereits auf das umliegende Gewebe und den Knochen ausgebreitet hat.

Behandlung

Die Entzündung geht zurück, wenn die Ursache behandelt wird. Wird die Pulpitis frühzeitig entdeckt, kann eine provisorische Füllung mit einem entzündungshemmenden Mittel (z. B. Zinkoxid-Nelkenöl) die Schmerzen lindern. Die Einlage kann sechs bis acht Wochen belassen und dann durch eine bleibende Füllung ersetzt werden. Manchmal kann auch sofort die endgültige Füllung gelegt werden.

Ist der Schaden an der Pulpa ausgedehnt und lässt er sich nicht rückgängig machen, kann der Zahnarzt die Schmerzen nur beheben, indem er die Pulpa entfernt und eine Wurzelbehandlung durchführt oder den Zahn zieht.

Periapikaler Abszess

Ein periapikaler Abszess ist eine Eiteransammlung um die Zahnwurzelspitze herum. Gewöhnlich ist er auf eine Infektion zurückzuführen, die sich vom Zahn auf das umliegende Gewebe ausgebreitet hat.

Der Körper bekämpft Infektionen mithilfe vieler weißer Blutkörperchen. Eiter besteht aus abgestorbenem Gewebe und diesen weißen Blutkörperchen. Bei einer Zahninfektion entleert sich der Eiter gewöhnlich zunächst ins Zahnfleisch, sodass das Zahnfleisch in der Nähe der Zahnwurzel anschwillt. Je nach Lage des Zahnes, entleert sich der Eiter dann im Bereich des Mundbodens oder der Wangen oder breitet sich sogar unter die Haut aus.

Der Zahnarzt behandelt einen Abszess und die damit zusammenhängende Gewebeentzündung, indem er die Infektion bekämpft und den Eiter ablaufen lässt. Dazu ist entweder eine Wurzelbehandlung oder ein kieferchirurgischer Eingriff nötig. Zahnärzte verordnen oft Antibiotika gegen die Infektion, wichtiger aber ist es, die erkrankte Pulpa und den Eiter zu entfernen.

Eingeklemmte Zähne

Eingeklemmte (impaktierte) Zähne sind Zähne, die im Zahnfleisch stecken bleiben und nicht richtig durchbrechen können.

Zu einer Einklemmung kommt es im Allgemeinen dadurch, dass Zähne zu eng stehen, sodass für die neuen Zähne nur wenig Platz bleibt. Auch wenn ein Milchzahn ausfällt, bevor der bleibende Zahn bereit zum Durchbruch ist, kann es zur Einklemmung kommen, denn dann wandern die verbleibenden Zähne in die Lücke ein, die eigentlich für den neuen Zahn reserviert ist. Am häufigsten werden die Weisheitszähne eingeklemmt, weil sie die letzten bleibenden Zähne sind, die durchbrechen, und im Kiefer oft nicht mehr genügend Platz für sie ist.

Eingeklemmte Zähne entzünden sich leicht, daher werden sie gewöhnlich gezogen. Das kann häufig in der Zahnarztpraxis unter örtlicher Betäubung geschehen. Manchmal wird ein solcher Eingriff auch unter Vollnarkose im Krankenhaus durchgeführt.

Fehlbiss

Unter Fehlbiss (Malokklusion) versteht man einen ungewöhnlichen Abgleich von Ober- und Unterkiefer, der verhindert, dass die Zähne richtig aufeinander passen.

Fehlbiss bezieht sich auf die Anordnung der Zähne und die Art und Weise, wie sie im Ober- und Unterkiefer zusammenpassen. Im Idealfall greifen die vorderen Oberkieferzähne leicht über die des Unterkiefers. Ein richtiges Zusammenpassen der Zähne verhindert, dass auf einige wenige Zähne zu viel Kraft ausgeübt wird und hält Lippen, Wangen und Zunge von den Beißflächen fern. Wenn die Zähne falsch stehen, werden einige Zähne zu stark belastet, was dazu führen kann, dass Teile der Krone herausbrechen oder sich die Zähne lockern.

Ursachen

Eine häufige Ursache von Fehlbiss ist ein Missverhältnis zwischen Kiefergröße und Zahngröße oder zwischen der Größe von Ober- und Unterkiefer. Diese Unterschiede können zu einer zu engen Zahnstellung und zu einem anomalen Biss führen. Eine andere Ursache ist der Verlust von einem oder mehreren Zähnen. Wenn ein Zahn verloren geht, neigen die nebenstehenden Zähne dazu, in die neu geschaffene Lücke einzuwandern, sodass sie »aus der Reihe tanzen«. Seltenere Ursachen von Fehlbiss sind falsche Zahnstellung aufgrund eines Kieferbruchs, Daumenlutschen über das vierte Lebensjahr hinaus, Mund- und Kiefertumoren sowie nicht richtig passende Kronen, Füllungen, Zahnspangen und Zahnklammern. Möglicherweise spielt beim Fehlbiss auch Vererbung eine Rolle.

Symptome und Diagnose

Fehlbiss löst gewöhnlich zunächst keine Symptome aus. Auf die Dauer kann er jedoch wegen der damit einhergehenden Belastung dazu führen, dass sich Zähne lockern oder abbrechen. Ein schwerer Fehlbiss kann auch zu Schwierigkeiten oder Unbehagen beim Abbeißen und Kauen oder beim Sprechen führen. Ein Fehlbiss, der die Mundhygiene behindert, kann das Risiko für Karies und Zahnfleischerkrankungen erhöhen. Fehlbiss kann vom Zahnarzt bei der Zahnuntersuchung festgestellt werden.

Vorbeugung und Behandlung

Nach dem Verlust oder dem Entfernen eines Zahnes oder von Zähnen (z. B., um Platz für andere bleibende Zähne zu schaffen), lassen sich Verlagerungen der zurückbleibenden Zähne durch Zahnklammern und andere kieferorthopädische Geräte verhindern. Sobald sich die Zähne richtig ausgerichtet haben und die Klammern entfernt sind, muss der Betroffene in der Regel zwei bis drei Jahre lang nachts eine Zahnspange tragen, um die Position der Zähne zu erhalten.

Fehlbiss lässt sich auf verschiedene Weise korrigieren, z. B. dadurch, dass durch kieferorthopädische Geräte ständig ein sanfter Druck auf die Zähne ausgeübt wird, um sie wieder in Reih' und Glied zu bringen (z. B. mithilfe von Zahnklammern, die mit einem Dentalkleber auf die Zähne aufgeklebt werden, oder einer Zahnspange, die herausgenommen werden kann). Bei geringem Fehlbiss können kieferorthopädische Geräte eingesetzt werden, die man kaum sieht. Manchmal reicht das allein aber nicht aus, und es ist eine Kieferoperation nötig. Eine weitere Technik zur Behandlung von Fehlbiss besteht darin, einige Zähne gezielt abzuschleifen und mit Kronen usw. aufzubauen.

KAPITEL 115

Erkrankungen des Zahn-halteapparats

Erkrankungen des Zahnhalteapparates (Parodontopathien) sind Entzündungen und Schäden an den Strukturen, die die Zähne umgeben und stützen; zu ihnen zählen in erster Linie Zahnfleisch, Knochen und die Außenschicht der Zahnwurzel.

Erkrankungen des Zahnhalteapparats werden hauptsächlich von Bakterien verursacht. Sie treten häufiger bei Menschen mit unzureichender Mundhygiene auf. Auch der Allgemeinzustand des Körpers kann den Zahnhalteapparat beeinflussen, z. B. bei Diabetes, schlechter Ernährung, Leukämie, Aids und durch Rauchen.

Zahnfleischentzündung

Eine Entzündung des Zahnfleischs bezeichnen Mediziner als Gingivitis.

Zahnfleischentzündung ist eine sehr häufige Erkrankung, bei der das Zahnfleisch rot und geschwollen ist und leicht blutet. Zahnfleischentzündungen verursachen im Frühstadium keine Schmerzen, sie werden daher leicht übersehen. Eine unbehandelte Gingivitis kann sich jedoch zu einer Parodontitis weiterentwickeln, einer schwereren Zahnfleischerkrankung, die zu Zahnverlust führen kann.

Zahnfleischentzündung durch Zahnbelag

Eine Zahnfleischentzündung ist fast immer die Folge unzulänglicher Mundhygiene mit Zahnbürste und -seide, sodass am Zahnfleischsaum bakterielle Zahnbeläge zurückbleiben. Dieser weiche, klebrige Belag (Plaque), der vorwiegend aus Bakterien besteht, sammelt sich am Zahnsaum und vor allem an defekten Füllungen und in der Nähe von schlecht gereinigten Teilprothesen, Brücken und kieferorthopädischen Geräten. Wenn Zahnbeläge länger als 24 Stunden auf den Zähnen bleiben, werden sie zu hartem Zahnstein, der sich mit Zahnbürste und Zahnseide nicht mehr vollständig entfernen lässt.

Das Zahnfleisch ist geschwollen und gerötet, statt ein gesundes Rosa aufzuweisen, und wird beweglich, statt fest und eng an den Zähnen anzuliegen. Beim Essen und Zähneputzen blutet es oft. Bei sehr schweren Entzündungen finden sich morgens Blutspuren auf dem Kopfkissen, vor allem wenn der Betroffene im Schlaf durch den Mund atmet.

Einer von Zahnbelag hervorgerufenen Zahnfleischentzündung kann man mit guter Mundhygiene vorbeugen, also durch täglichen Gebrauch von Zahnbürste und Zahnseide. Wer zu Zahnstein neigt, kann eine Anti-Plaque-Zahnpasta verwenden, die Pyrophosphat enthält. Hat sich bereits Zahnstein gebildet, kann diesen nur der Zahnarzt entfernen. Bei schlechter Zahnpflege, gesundheitlichen Störungen, die mit Zahnfleischentzündung verbunden sind, und einer vermehrten Bildung von Zahnbelägen ist die Reinigung durch den Zahnarzt unter Umständen in kürzeren Abständen erforderlich. Je nachdem, wie schnell sich Zahnstein bildet, sollte der Zahnarzt alle drei bis zwölf Monate aufgesucht werden. Da das Zahnfleisch sehr gut durchblutet ist, heilt es schnell wieder ab, wenn Zahnstein und Plaques entfernt worden sind und der Betroffene seine Zähne regelmäßig und sorgfältig mit Zahnbürste und -seide reinigt.

▲ siehe Seite 658

Zahnfleischentzündung durch Medikamente

Einige Medikamente können Zahnfleischwucherungen verursachen, sodass sich Zahnbeläge schwerer beseitigen lassen und häufiger Entzündungen auftreten. Phenytoin (bei Epilepsie), Ciclosporin (nach Organtransplantationen) und Kalziumantagonisten, wie Nifedipin (bei Bluthochdruck), können derartige Wucherungen hervorrufen. Auch hormonhaltige Empfängnisverhütungsmittel können eine Zahnfleischentzündung verschlimmern, ebenso eine Exposition gegenüber Blei, Wismut (in Kosmetika) und anderen Schwermetallen, wie Nickel (in Schmuck).

Erkrankungen, die Zahnfleischentzündung verursachen oder dazu beitragen, sollten behandelt werden. Wenn jemand ein Medikament einnehmen muss, das Zahnfleischwucherungen auslöst, muss das überschüssige Gewebe möglicherweise chirurgisch entfernt werden. Eine akribische Mundhygiene zu Hause und häufige zahnärztliche Kontrollen können das Zahnfleischwachstum jedoch verlangsamen, sodass sich eine chirurgische Entfernung erübrigt.

Zahnfleischentzündung durch Vitaminmangel

Selten ist ein Vitamin-C-Mangel (Skorbut) die Ursache von Zahnfleischentzündungen und -blutungen. Bei Niazinmangel (Pellagra) ist das Zahnfleisch ebenfalls entzündet und blutet leicht, außerdem besteht eine Anfälligkeit für Mundinfektionen, wie Soor und Zungenentzündung.

Vitamin-C- und Niazinmangel lassen sich durch eine vollwertige Ernährung mit viel frischem Obst, Gemüse und Getreideprodukten vermeiden. Ist er bereits eingetreten, können entsprechende Vitaminpräparate eingenommen werden.

Zahnfleischentzündung durch Infektionen

Virusinfektionen können zu Zahnfleischentzündungen führen. Die akute Herpesgingivostomatitis ist eine schmerzhafte Herpesvirusinfektion des Zahnfleischs und anderer Mundbereiche. ▲ Durch die Infektion ist das Zahnfleisch leuchtend rot, es treten zahlreiche kleine, weiße oder gelbe Wunden im Inneren des Mundes auf.

Eine akute Herpesgingivostomatitis wird gewöhnlich auch ohne Behandlung innerhalb von zwei Wochen besser. Intensive Zahnpflege hilft nicht, daher sollte man die Zähne behutsam putzen, solange die Infektion noch schmerzhaft ist. Möglicherweise empfiehlt der Zahnarzt eine schmerzlindernde Mundspülung, um Beschwerden beim Essen und Trinken zu mildern.

Auch **Pilzinfektionen** können zu Zahnfleischentzündung führen. Normalerweise ist das Pilzwachstum im Mund gering. Eine Antibiotikatherapie oder eine allgemeine Verschlechterung des Gesundheitszustands kann die Zahl der Pilze im Mund jedoch erhöhen. Soor (Candidiasis) ist eine Pilzinfektion, bei der ein starkes Wachstum von Pilzen, insbesondere *Candida albicans*, einen weißen Belag bildet, der den Gaumen reizt. Dieser Belag kann auch Zunge und Mundwinkel überziehen und, wenn er abgewischt wird, eine blutende Fläche hinterlassen ▲.

Soor kann mit dem Pilzmittel Nystatin behandelt werden. Eine gute Mundhygiene mit Zahnbürste und -seide und die Behandlung von zugrunde liegenden Dentalproblemen, wie eine schlecht sitzende Zahnprothese, können ebenfalls hilfreich sein. Die Prothese kann nachts in eine Nystatinlösung eingelegt werden.

Zahnfleischentzündung während der Schwangerschaft

Von einer Schwangerschaftsgingivitis spricht man, wenn sich eine leichte Zahnfleischentzündung in der Schwangerschaft verschlimmert. Ursache sind vorwiegend Veränderungen im Hormonhaushalt. Manchmal trägt die schwangere Frau auch selbst zu dem Problem bei, wenn sie aufgrund morgendlicher Übelkeit die Zahnpflege vernachlässigt. In der Schwangerschaft kann eine leichte Reizung, oft durch Zahnstein, eine knotige Zahnfleischwucherung hervorrufen, die Schwangerschaftsgeschwür genannt wird. Das aufgedunsene Gewebe blutet bei Verletzungen leicht und kann beim Essen hinderlich sein.

Wenn schwangere Frauen die Mundhygiene vernachlässigen, weil sie unter Übelkeit leiden, kann ein Zahnarzt Wege aufzeigen, wie Zähne und Zahnfleisch gepflegt werden können, ohne dass Übelkeit auftritt. Ein störendes Schwangerschaftsgeschwür kann chirurgisch entfernt werden, allerdings kommen solche Geschwüre im Laufe der Schwangerschaft oft wieder.

Zahnfleischentzündung nach den Wechseljahren

Über die schuppige Zahnfleischentzündung, eine schmerzhafte Entzündung, die vor allem Frauen nach den Wechseljahren betrifft, ist nur wenig bekannt. Bei dieser Erkrankung lösen sich die Außenschichten des Zahnfleischs von dem darunter liegenden Gewebe, sodass Nervenenden frei liegen. Das Zahnfleisch wird so locker, dass die äußeren Schichten mit einem Wattebausch weggewischt oder mit der Luftspritze des Zahnarztes weggeblasen werden können.

Entwickelt sich in den Wechseljahren eine schuppige Zahnfleischentzündung, kann eine Östrogenbehandlung sinnvoll sein. Andernfalls kann mit Kortisontabletten behandelt oder eine -salbe direkt auf das Zahnfleisch aufgetragen werden.

Zahnfleischentzündung bei Leukämie

Leukämie kann zu Zahnfleischentzündung führen. Tatsächlich ist eine Zahnfleischentzündung etwa bei einem Viertel der betroffenen Kinder das erste Krankheitszeichen. In das Zahnfleisch einwandernde Leukämiezellen verursachen eine Entzündung, die durch die Abwehrschwäche verschlimmert wird. Das Zahnfleisch ist gerötet und blutet leicht. Oft hält die Blutung mehrere Minuten an, da bei Leukämie die Blutgerinnung gestört ist.

Um Blutungen zu vermeiden, sollte man bei leukämiebedingter Zahnfleischentzündung Zähne und Zahnfleisch sanft mit einem Mulltupfer oder einem Schwamm abwischen, anstatt Zahnbürste und Zahnseide zu verwenden. Es kann sinnvoll sein, eine Mundspülung mit Chlorhexidin zu verwenden, um die Plaquebildung einzudämmen und Mundinfektionen vorzubeugen. Wenn man die Leukämie im Griff hat, heilt das Zahnfleisch bei guter Mundhygiene wieder ab.

Zahnfleischentzündung aufgrund eines eingeklemmten Zahnes

Bei der perikoronaren Zahnfleischentzündung schwillt das Zahnfleisch über einem noch nicht vollständig durchgebrochenen Zahn, meist einem Weisheitszahn, an. In dem Zahnfleischlappen über den noch im Zahnfleisch liegenden Zahnteilen können sich Flüssigkeiten, Nahrungsstücke und Bakterien ansammeln. Wenn der obere Weisheitszahn vor dem unteren durchbricht, reizt er beim Kauen diesen Zahnfleischlappen möglicherweise zusätzlich. Wenn eine Infektion auftritt, kann sich diese auf Rachen und Wangen ausbreiten.

Wenn der Weisheitszahn nur sehr schwer durchbricht, kann der Zahnarzt den Raum unter dem Zahnfleischlappen ausspülen, um Nahrungsreste und Bakterien zu entfernen. Wenn

---

▲ siehe Seite 1137

Parodontitis: von Zahnbelägen zum Verlust von Zähnen

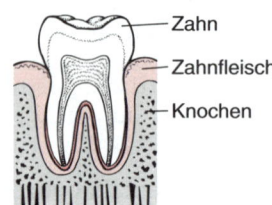

Zahn
Zahnfleisch
Knochen

Gesundes Zahnfleisch und gesunder Knochen halten den Zahn stabil in seiner Position.

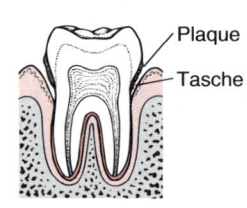

Plaque
Tasche

Zahnbeläge reizen das Zahnfleisch, und es entzündet sich. Mit der Zeit zieht sich das Zahnfleisch vom Zahn zurück, sodass eine Tasche entsteht, in die sich noch mehr Plaque einlagert.

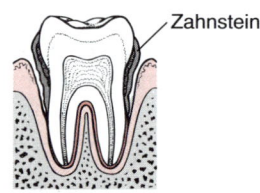

Zahnstein

Die Tasche wird tiefer, und die Zahnbeläge verhärten sich zu Zahnstein, auf dem sich weitere Plaques ansammeln.

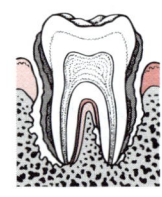

Die Zahnbeläge wandern weiter bis zur Zahnwurzel und greifen schließlich den Knochen an, in dem der Zahn eingebettet ist. Ohne diesen Halt lockert sich der Zahn und fällt aus.

anhand des Röntgenbilds abzusehen ist, dass der Zahn vermutlich im Unterkiefer stecken bleibt, extrahiert der Zahnarzt den oberen Zahn und verordnet für einige Tage Antibiotika, bevor er den unteren Zahn zieht. Manchmal wird der untere Zahn auch sofort gezogen.

Parodontitis

Parodontitis (auch Parodontose) bedeutet, dass sich eine Zahnfleischentzündung auf den Zahnhalteapparat ausdehnt.

Parodontitis ist eine der wichtigsten Ursachen, wenn Erwachsene Zähne verlieren; bei älteren Menschen ist es die Hauptursache. Die Infektion zerstört den Kieferknochen, der die Zähne an ihrem Platz hält. Die Erosion schwächt die Zahnhalterung und lockert den Zahn. Der betroffene Zahn kann schließlich ausfallen oder muss gezogen werden.

Ursachen

Meist ist die Parodontitis eine Folge von Zahnbelägen (Plaques) und Zahnstein, die sich über längere Zeit in Zahnzwischenräumen und am Zahnfleischsaum angesammelt haben. Zwischen den Zähnen und dem Zahnfleisch bilden sich Taschen, die bis zur Zahnwurzel und dem darunter liegenden Knochen reichen können. In diesen Taschen bilden sich in einer sauerstofffreien Atmosphäre Beläge, die das Wachstum von Bakterienarten fördern, die ohne Sauerstoff leben können. Wenn dieser Zustand anhält, wird schließlich so viel Kieferknochen in der Nachbarschaft solcher Taschen zerstört, dass der Zahn zu wackeln beginnt.

Wie schnell sich eine Parodontitis entwickelt, ist individuell verschieden, auch dann, wenn sich vergleichbare Mengen Zahnstein an den Zähnen befinden. Vermutlich liegt das daran, dass sich Art und Zahl der Bakterien in den Zahnbelägen unterscheiden und dass jeder anders auf diese Bakterien reagiert. Die Parodontitis kann ihre zerstörerische Aktivität schubweise entfalten und zwischen den Schüben einige Zeit offensichtlich zum Stillstand kommen.

Viele Gesundheitsstörungen, z. B. Diabetes, Down-Syndrom, Morbus Crohn, ein Mangel an weißen Blutkörperchen und Aids, können für Parodontitis anfälliger machen. Bei Aidspatienten verschlimmert sich die Parodontitis sehr schnell.

Symptome und Diagnose

Die ersten Anzeichen für eine Parodontitis sind blutendes, gerötetes Zahnfleisch und Mundgeruch (Halitose). Der Zahnarzt misst die Tiefe der Taschen mit einer dünnen Sonde, Röntgenaufnahmen zeigen, wie viel Knochensubstanz zerstört ist. Wenn immer mehr Knochen zerstört wird, lockern sich die Zähne und verändern ihre Position. Häufig neigen sich die Schneidezähne nach vorne. Parodontitis verursacht in der Regel erst dann Schmerzen, wenn sich die Zähne so weit gelockert haben, dass sie beim Kauen wackeln, oder sich ein Abszess gebildet hat.

Behandlung

Anders als die Zahnfleischentzündung, die in der Regel bei guter Zahnpflege wieder verschwindet, erfordert die Parodontitis eine professionelle Behandlung. Selbst mit sorgfältiger Mundhygiene kann man selber nur bis etwa zwei Millimeter unterhalb des Zahnfleischsaums putzen. Der Zahnarzt hingegen kann bis zu fünf Millimeter tiefe Zahnfleischtaschen reinigen, Zahnstein entfernen und die erkrankte Wurzeloberfläche abtragen. Sind die Zahnfleischtaschen über fünf Millimeter tief, ist oft eine Operation erforderlich. Der Zahnarzt oder Kieferchirurg entfernt möglicherweise auch einen Teil des lockeren Zahnfleischs, sodass das restliche wieder fest an den Zähnen anwachsen und der Betroffene Zahnbeläge wieder selbst entfernen kann.

Unter Umständen wird mit Antibiotika, wie Tetrazyklin oder Metronidazol, behandelt, vor allem, wenn sich ein Abszess gebildet hat. In besonders tiefe Taschen kann der Zahnarzt antibiotikagetränkte Fäden einlegen, sodass das Medikament in hoher Konzentration an der erkrankten Stelle wirken kann. Abszesse in Zahnnähe können zu Knochenschäden führen; ein sofortiger Eingriff und eine Antibiotikabehandlung können dafür sorgen, dass der Knochen wieder annähernd zu ursprünglicher Größe wächst. Ist der Mund nach einer solchen Operation sehr wund, kann eine einminütige Mundspülung mit Chlorhexidin zweimal täglich vorübergehend Zahnbürste und Zahnseide ersetzen.

Akute nekrotisierende ulzeröse Gingivitis

Die akute nekrotisierende ulzeröse Gingivitis (ANUG) ist eine schmerzhafte, nicht ansteckende Zahnfleischinfektion, die mit Schmerzen, Fieber und Müdigkeit einhergeht.

Mundgeruch

Mundgeruch (Halitose, Foetor ex ore) kann tatsächlich vorhanden oder eingebildet sein. Wirklicher Mundgeruch entsteht meist durch eine Kombination von Speiseresten in den Zahnzwischenräumen und schlechter Mundhygiene, was zu Zahnfleischerkrankungen und Infektionen führt.

Gerüche von Nahrungsmitteln, die flüchtige Öle enthalten, z. B. Zwiebeln und Knoblauch, gelangen über das Blut in die Lunge und werden ausgeatmet. Diese Gerüche lassen sich mit Mundhygiene nicht beseitigen.

Auch einige Erkrankungen verursachen Mundgeruch. Leberversagen verleiht dem Atem einen fauligen Geruch, bei Nierenversagen riecht der Atem nach Urin und bei schlecht eingestelltem Diabetes nach Nagellackentferner (Azeton). Eiter in der Lunge (Lungenabszess) verursacht einen äußerst unangenehmen Mundgeruch. Mundgeruch wird gewöhnlich nicht durch Probleme im Darm hervorgerufen. Ein Tumor in der Speiseröhre oder im Magen kann jedoch unter Umständen dazu führen, dass übel riechende Flüssigkeit oder Gase in die Mundhöhle aufsteigen.

Ist der Mundgeruch eingebildet, spricht man von einer psychogenen Halitose; dabei glaubt der Betroffene, sein Atem rieche schlecht, obwohl das gar nicht der Fall ist. Das Problem kann bei Menschen auftreten, die dazu neigen, normale körperliche Empfindungen zu übertreiben. Manchmal wird eine psychogene Halitose auch durch eine ernsthafte psychische Erkrankung, wie Schizophrenie, hervorgerufen. Jemand, der unter Zwangsvorstellungen leidet, fühlt sich vielleicht ständig schmutzig. Jemand, der unter Wahnvorstellungen (Paranoia) leidet, meint vielleicht, seine Organe würden verfaulen. Beide glauben unter Umständen, ihr Atem rieche schlecht.

Physische Ursachen lassen sich korrigieren oder beseitigen. Man kann z. B. aufhören, Zwiebeln, Knoblauch und andere scharf gewürzte Speisen zu essen und die Mundhygiene verbessern. Der tägliche Gebrauch eines Zungenschabers, um Ober- und Unterseite der Zunge zu reinigen, ist wirkungsvoll. Es gibt viele desodorierende Mundwässer und Sprays; einer ihrer wirksamsten Bestandteile ist Chlorophyll. Meist hält die Wirkung dieser Mittel aber nur ein paar Stunden an.

Einigen Menschen, die sich einbilden, Mundgeruch zu haben, kann vielleicht geholfen werden, indem ihr Arzt oder Zahnarzt ihnen versichert, dass sie keinen schlechten Atem haben. Bleibt das Problem bestehen, ist unter Umständen ein Besuch beim Psychotherapeuten ratsam.

Ungenügende Mundhygiene, körperliche und psychische Belastungen, schlechte Ernährung und Schlafmangel tragen zum Entstehen einer ANUG bei. Es sind vor allem Menschen betroffen, die bereits an einer einfachen Zahnfleischentzündung leiden und dann vor einer belastenden Situation stehen, beispielsweise einer Prüfung oder einem Wechsel der Arbeitsstelle. Unter Rauchern ist diese Infektion wesentlich verbreiteter als unter Nichtrauchern.

Die ANUG beginnt meist plötzlich mit schmerzendem Zahnfleisch, Unwohlsein und Müdigkeit. Außerdem tritt ein fauliger Mundgeruch auf. Das Zahnfleisch zwischen den Zähnen wirkt angefressen und ist von einer grauen Schicht aus abgestorbenem Gewebe bedeckt. Es blutet leicht, Essen und Trinken verursachen Schmerzen. Oft sind die Lymphknoten unter dem Kiefer angeschwollen, und die Körpertemperatur ist etwas erhöht.

Zunächst reinigt der Zahnarzt die Zähne vorsichtig und gründlich und entfernt dabei abgestorbenes Zahnfleisch und Zahnstein. Möglicherweise ist dazu eine örtliche Betäubung nötig, weil das Zahnfleisch sehr schmerzempfindlich ist. Der Patient soll in den ersten Tagen nach dieser Reinigung den Mund mehrmals täglich mit einer dreiprozentigen Wasserstoffperoxidlösung ausspülen, die 1:1 mit Wasser verdünnt wurde, statt die Zähne zu putzen, und die Zähne zusätzlich vorsichtig mit einem Watte-stäbchen abwischen. Auch Antibiotika können die ersten Tage eingenommen werden. Die Infektion spricht sehr gut auf sorgfältige Zahnhygiene (tägliches Zähneputzen mit Zahnbürste und -seide) an.

Zurückweichendes Zahnfleisch

Unter zurückweichendem Zahnfleisch versteht man den Verlust von Zahnfleischgewebe von der Zahnbasis, sodass die Oberfläche der Wurzel frei liegt.

Zu einem derartigen Zurückweichen kommt es gewöhnlich als Reaktion auf zu intensives Zähneputzen, doch es kann auch die Folge einer Verletzung sein oder als Folge des natürlichen Zurückweichens des dünnen, zarten Zahnfleischgewebes auftreten. Die meisten Menschen weisen einen gewissen Zahnfleischrückgang auf.

Die Zähne können sehr empfindlich auf Kälte, Süßes und Berührung reagieren. Der Rückgang kann mit Knochenverlust einhergehen und die Zähne anfälliger für Karies machen.

Eine Behandlung ist nötig, wenn Zahnfleisch oder Zähne berührungsempfindlich sind oder wenn sich Zahnbelag ansammelt. Im Rahmen der Behandlung wird weiches Gewebe vom Gaumen oder Spendergewebe in den befallenen Bereich transplantiert.

KAPITEL 116

Kiefergelenkerkrankungen

Die Kiefergelenke befinden sich auf beiden Seiten des Gesichts direkt vor den Ohren und verbinden das Schläfenbein und den Unterkiefer. Bänder, Sehnen und Muskeln stützen die Gelenke und sind für die Beweglichkeit des Kiefers verantwortlich.

Das Kiefergelenk ist kompliziert: Es öffnet und schließt sich wie ein Scharnier und verschiebt sich vorwärts, rückwärts und seitlich. Beim Kauen ist es enormen Druckkräften ausgesetzt. Im Kiefergelenk befindet sich eine spezielle Knorpelscheibe, die verhindert, dass Unterkiefer- und Schädelknochen aneinander reiben.

Zu den Kiefergelenkerkrankungen gehören Probleme an den Gelenken und den umgebenden Muskeln. Am häufigsten sind Frauen Anfang 20 und zwischen 40 und 50 Jahren betroffen. Nur selten sind Kiefergelenkanomalien angeboren.

Ursachen

Ursache für Kiefergelenkerkrankungen ist sehr häufig eine Kombination aus Muskelverspannungen und anatomischen Problemen innerhalb des Gelenks. Manchmal trägt auch eine psychische Komponente dazu bei. Spezifische Ursachen sind Muskelschmerzen und Verspan-

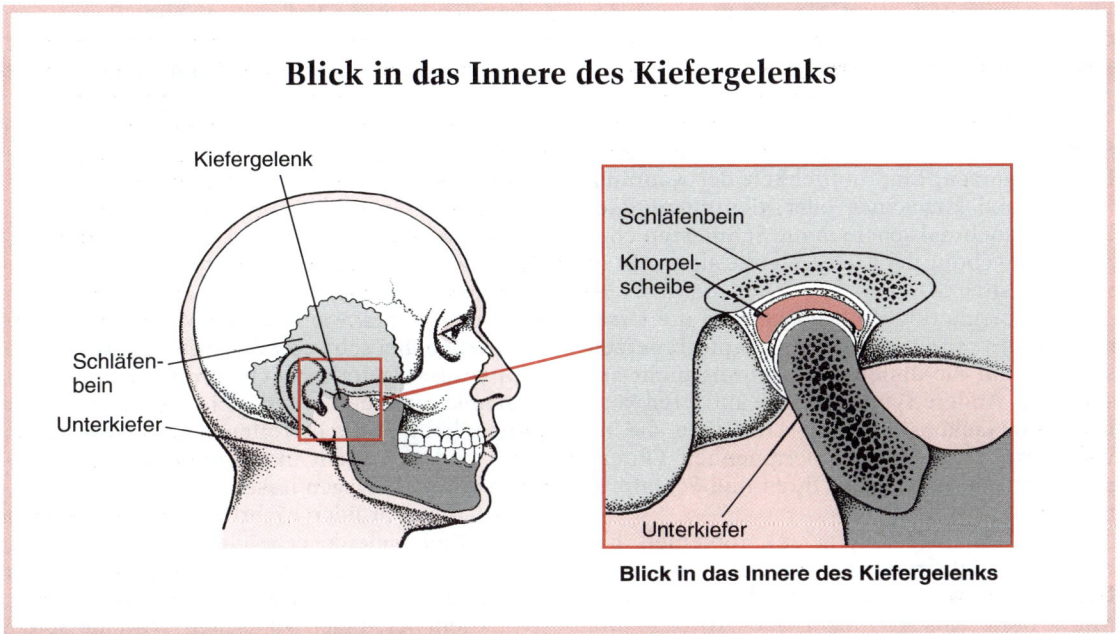

Blick in das Innere des Kiefergelenks

Kiefergelenk

Schläfenbein

Knorpel-scheibe

Schläfen-bein

Unterkiefer

Unterkiefer

Blick in das Innere des Kiefergelenks

nungen, interne Verlagerung der Knorpelscheibe, Gelenkentzündung, Gelenkversteifung und übermäßige Beweglichkeit des Gelenks.

Muskelschmerzen und Verspannungen im Bereich des Kiefergelenks (myofasziales Schmerzsyndrom) beruhen vorwiegend darauf, dass die Muskeln übermäßig beansprucht werden, sei es wegen Fehlbiss, fehlender Zähne, Verletzungen von Kopf oder Hals oder auch Zahnschmerzen. Schmerzen können zudem durch ein zu weites Öffnen des Mundes und durch Zähnezusammenbeißen und Zähneknirschen hervorgerufen werden. Im Schlaf sind die Kräfte beim Pressen und Knirschen meist größer als im Wachzustand.

Verlagerung der Knorpelscheibe bedeutet, dass die Knorpelscheibe im Inneren des Kiefergelenks vor ihrer normalen Position liegt. Bei einer internen Verlagerung ohne Reposition gleitet die Knorpelscheibe nie in ihre normale Position zurück, die Beweglichkeit des Kiefers ist eingeschränkt. Bei der häufigeren Verlagerung mit Reposition liegt die Knorpelscheibe nur bei geschlossenem Mund vor ihrer eigentlichen Position. Wenn der Mund aufgeht und sich der Kiefer nach vorne schiebt, rutscht die Knorpelscheibe wieder in ihre normale Lage. Wenn sich der Mund schließt, rutscht die Scheibe wieder nach vorne.

Gelenkentzündung im Kiefer kann aus einer Arthrose, einer rheumatoiden Arthritis, einer infektiösen Arthritis und einer Verletzung – besonders einer solchen, die ins Gelenk blutet – resultieren. Solche Verletzungen sind bei Kindern relativ häufig, die einen Schlag seitlich aufs Kinn erhalten.

Arthrose ▲, bei der der Knorpel im Gelenk abgenutzt ist, kommt am häufigsten bei älteren Menschen vor. Der Knorpel im Kiefergelenk ist nicht so widerstandsfähig wie der in anderen Gelenken. Zur Arthrose kommt es meist dann, wenn die Knorpelscheibe fehlt oder löchrig ist.

Rheumatoide Arthritis ■ ist eine Erkrankung, bei der der Körper sein eigenes Gewebe angreift und eine Gelenkentzündung verursacht. Das Kiefergelenk ist in der Regel das letzte Gelenk, das von rheumatoider Arthritis befallen wird.

Infektiöse Arthritis ★ wird von einer Infektion hervorgerufen, die sich aus einem Nachbarbereich, wie Kopf oder Hals, oder mit dem Blut aus einer anderen Körperregion auf das Kiefergelenk ausgebreitet hat.

Gelenkversteifung (Ankylose) tritt auf, wenn die Knochen im Gelenk zusammenwachsen oder die dazugehörigen Bänder verkalken.

Übermäßige Beweglichkeit (Hypermobilität) im Kiefer liegt vor, wenn die Bänder, die das Gelenk zusammenhalten, überdehnt sind. Dabei

▲ siehe Seite 348   ■ siehe Seite 351
★ siehe Seite 346

kann es aufgrund von Gelenkform, Bänderlockerheit und Muskelverspannung zu einer Ausrenkung des Kiefers kommen.

Symptome

Symptome eines Kiefergelenkproblems sind Kopfschmerzen, Empfindlichkeit der Kaumuskulatur und knackende oder klemmende Gelenke. Manchmal scheinen die Schmerzen eher in der Umgebung der Kiefergelenke als direkt in ihnen zu sitzen.

Kiefergelenkerkrankungen können die Ursache ständig wiederkehrender Kopfschmerzen sein, die auf die übliche Behandlung nicht ansprechen. Andere Symptome, die auftreten können, sind Nackensteife und -schmerzen, die bis in die Arme ausstrahlen, Benommenheit, Ohrenschmerzen, »verstopfte« Ohren und Schlafprobleme.

Menschen mit Kiefergelenkproblemen haben Schwierigkeiten, den Mund weit zu öffnen. Die meisten Menschen können bei geöffnetem Mund ohne Anstrengung Zeige-, Mittel- und Ringfinger übereinander in den Zwischenraum zwischen Ober- und Unterkiefer halten. Wenn jemand Probleme mit den Muskeln am Kiefergelenk hat, ist dieser Zwischenraum meist kleiner.

Muskelschmerzen und Verspannungen: Bei Muskelschmerzen schmerzt das Kiefergelenk selbst so gut wie gar nicht. Stattdessen haben die Betroffenen nach dem Aufwachen und in Stresssituationen während des Tages Schmerzen seitlich am Gesicht. Nächtliche Muskelverkrampfungen durch wiederholtes Zusammenpressen der Zähne und Zähneknirschen können dazu führen, dass die Betroffenen morgens mit Kopfschmerzen aufwachen, die im Laufe des Tages langsam verschwinden. Wenn sich der Mund öffnet, kann sich der Unterkiefer leicht nach der einen oder anderen Seite verschieben. Die Kaumuskulatur ist in der Regel berührungsempfindlich.

Verlagerung der Knorpelscheibe: Bei einer internen Verlagerung mit Reposition tritt gewöhnlich ein klickendes oder knackendes Geräusch im Gelenk auf, wenn der Mund weit geöffnet wird und wenn sich der Unterkiefer seitlich verschiebt. Bei vielen Menschen sind diese Geräusche im Gelenk die einzigen Symptome. Manche Menschen haben jedoch Schmerzen, besonders dann, wenn sie etwas Hartes kauen. Bei einem kleinen Prozentsatz der Menschen, denen Zähne fehlen und die mit den Zähnen knirschen, gibt es diese Geräusche auch bei geschlossenem Kiefer.

Bei einer internen Verlagerung ohne Reposition kommt es in der Regel zu Schmerzen, und die Betroffenen können ihren Mund, wie es für die meisten Kiefergelenkprobleme typisch ist, nur unter Schwierigkeiten weit öffnen. Nach sechs bis zwölf Monaten gehen die Schmerzen unter Umständen zurück, doch der Mund kann weiterhin nur eingeschränkt weit geöffnet werden.

Arthrose: Da die Arthrose vorwiegend auftritt, wenn die Knorpelscheibe fehlt oder löchrig geworden ist, haben die Betroffenen ein Reibungsgefühl, wenn sie den Mund öffnen oder schließen. Bei schwerer Arthrose flacht sich die Spitze des Kieferknochens ab, und die Betroffenen können den Mund nicht weit öffnen. Der Kiefer kann zu der betroffenen Seite verschoben sein und sich nicht in die ursprüngliche Position zurückbewegen lassen.

Bei rheumatoider Arthritis sind gewöhnlich beide Kiefergelenke etwa gleich stark betroffen, was bei anderen Kiefergelenkerkrankungen nur selten der Fall ist. Bei schweren Erkrankungen, vor allem bei jungen Menschen, wird die Spitze des Kieferknochens abgebaut und verkürzt sich. Diese Schäden können zu einer Fehlstellung der Zähne führen. Bei ausgedehnten Schäden kann der Kieferknochen schließlich mit dem Schädel verwachsen (Ankylose), sodass der Mund nur noch bedingt geöffnet werden kann.

Gelenkversteifung: Eine Verkalkung der Bänder in der Nähe des Gelenks ist gewöhnlich nicht schmerzhaft, allerdings lässt sich der Mund nur höchstens zweieinhalb Zentimeter weit öffnen. Wenn Knochen im Gelenk verwachsen sind, verursacht dies Schmerzen und eine stärkere Bewegungseinschränkung. Eine Verwachsung der Knochen innerhalb des Gelenks verursacht Schmerzen und beeinträchtigt die Kieferbeweglichkeit noch weiter.

Übermäßige Beweglichkeit: Bei übermäßiger Beweglichkeit kann der Unterkiefer nach vorne rutschen und sich völlig aus seiner Gelenkverbindung lösen; das tut weh und führt dazu, dass der Mund nicht mehr geschlossen werden kann. Dies kann immer wieder passieren.

Diagnose

Der Zahnarzt stellt die Diagnose fast immer anhand der gesundheitlichen Vorgeschichte und einer körperlichen Untersuchung. Zu der Untersuchung gehört es, das Gesicht an den Seiten abzutasten und mit dem kleinen Finger vorsichtig gegen das Ohr des Betroffenen zu drücken, während er den Mund öffnet und schließt. Außerdem tastet der Zahnarzt die Kaumuskulatur ab, um festzustellen, ob sie schmerzempfindlich ist, und achtet darauf, ob sich der Kiefer verschiebt, wenn der Betroffene die Kiefer schließt.

Wenn der Zahnarzt vermutet, dass die Knorpelscheibe nach vorne verlagert ist, können weitere Tests durchgeführt werden. Vor allem mit der Kernspintomographie kann der Arzt feststellen, ob sich die Knorpelscheibe verlagert hat oder warum die Behandlung nicht erfolgreich ist. Gelegentlich veranlasst der Zahnarzt eine Elektromyographie ▲, mit der die Muskelaktivität untersucht wird, um die Behandlung zu überwachen, oder seltener, um die Diagnose zu stellen.

Knirscht es im Gelenk, wenn der Betroffene den Mund öffnet, besteht Verdacht auf Arthrose; Röntgenaufnahmen und eine Computertomographie können die Diagnose bestätigen. Eine infektiöse Arthritis kann vorliegen, wenn der Bereich über und rund um das Kiefergelenk entzündet ist, das Gelenk schmerzt und der Mund sich nicht richtig öffnen lässt. Infektionen in anderen Körperbereichen können ebenfalls als Hinweis dienen. Um die Diagnose zu bestätigen, entnimmt der Arzt mit einer Kanüle eventuell Flüssigkeit aus dem Kiefergelenk, die auf Bakterien untersucht wird.

Ist übermäßige Beweglichkeit des Kiefergelenks das Problem, kann der Betroffene den Mund gewöhnlich mehr als drei Finger breit öffnen, und der Kiefer ist unter Umständen ständig ausgerenkt. Ist hingegen Gelenkversteifung das Problem, ist der Bewegungsspielraum des Kiefers in der Regel stark eingeschränkt.

Behandlung

Die Behandlung richtet sich nach der Ursache. Zwei weit verbreitete Methoden sind das Anbringen von Aufbissschienen und die Gabe von Schmerzmitteln.

Muskelschmerzen und Verspannungen: Wenn die Betroffenen wissen, dass sie die Zähne zusammenpressen oder knirschen, können sie etwas gegen diese Angewohnheit unternehmen. Das wichtigste Hilfsmittel ist eine Aufbissschiene aus Kunststoff, die über die obere oder untere Zahnreihe (meist die untere) angepasst wird und den »Biss« entlastet. Die Schiene verringert das Zähneknirschen in der Nacht und erlaubt den Muskeln, sich zu entspannen und zu erholen. Die Schiene verhütet auch Schäden an Zähnen, die durch das Knirschen außergewöhnlich stark belastet werden. Tagsüber werden solche Schienen nur so lange getragen, bis die Symptome verschwinden, was gewöhnlich in weniger als acht Wochen der Fall ist; bei

schweren Symptomen kann es auch länger dauern.

Unter Umständen verordnet der Zahnarzt eine physikalische Therapie, z.B. eine Ultraschallbehandlung, elektromyographisches Biofeedback (bei dem die Betroffenen lernen, ihre Muskeln bewusst zu entspannen), Kälteanwendung und Dehnübungen (bei denen der Kiefer passiv geöffnet wird, nachdem die Haut über dem schmerzenden Bereich mit einem Eisspray besprüht wurde, um die Schmerzen zu betäuben) oder Friktionsmassagen. Auch eine transkutane elektrische Nervenstimulation (TENS) kann hilfreich sein. Eine deutliche Verbesserung erreicht man oft mit Methoden zur Stressbewältigung, manchmal zusammen mit elektromyographischen Biofeedbackmethoden.

Medikamente gegen Muskelverspannungen lindern Verspannungen und Schmerzen, vor allem, bis eine Aufbissschiene angefertigt wird. Nichtsteroidale Entzündungshemmer helfen gegen die Schmerzen. Wenn die Schmerzen die Betroffenen vom Schlafen abhalten, werden manchmal für kurze Zeit Schlafmittel eingesetzt.

Unabhängig von der Art der Behandlung geht es den meisten Betroffenen innerhalb von rund drei Monaten deutlich besser. Wenn die Symptome nicht schwer sind, erholen sich die meisten innerhalb von zwei bis drei Jahren auch ohne Behandlung.

Verlagerung der Knorpelscheibe: Eine Behandlung ist dann erforderlich, wenn jemand Schmerzen im Kiefergelenk hat oder Schwierigkeiten, den Kiefer zu bewegen. Wenn der Betroffene unverzüglich nach Einsetzen der Beschwerden einen Zahnarzt aufsucht, lässt sich die Knorpelscheibe möglicherweise in ihre normale Position zurückdrücken. Besteht der Zustand seit weniger als drei Monaten, kann der Zahnarzt eine Aufbissschiene anpassen, die den Unterkiefer vorne hält. Die Schiene hält die Knorpelscheibe in ihrer Position, sodass sich die stützenden Bänder festigen können. Über einen Zeitraum von zwei bis vier Monaten verändert der Zahnarzt die Schiene so, dass der Kiefer wieder in seine normale Position zurückkehrt, in der Erwartung, dass die Knorpelscheibe am richtigen Platz bleibt.

Die Betroffenen sollen den Mund beim Gähnen oder Abbeißen möglichst nicht weit öffnen, weil die geschädigten Gelenke dabei nicht so gut geschützt sind wie normale Kiefergelenke.

▲ siehe Seite 429

Physikalische Therapie bei Schmerzen und Verspannungen der Kiefermuskulatur

- Ultraschall kann Wärme tief im Inneren des schmerzenden Gebiets erzeugen. Durch die Erwärmung weiten sich die Blutgefäße, sodass das Blut die Milchsäure, die sich in den überbeanspruchten Muskeln ansammelt und Schmerzen verursachen kann, schneller abtransportiert.
- Beim Biofeedback wird die Muskelaktivität mit einem Messgerät aufgezeichnet und angezeigt. Der Patient versucht, den ganzen Körper oder bestimmte Muskeln zu entspannen, während er die Anzeige beobachtet. Auf diese Weise lernt er, bestimmte Muskeln zu kontrollieren und zu entspannen.
- Kälteanwendung und Dehnübungen bedeuten, dass Wangen und Schläfen mit einem Eisspray besprüht werden, damit die Kiefermuskeln gedehnt werden können.
- Friktionsmassagen bestehen darin, Wangen und Schläfen mit einem rauen Handtuch abzureiben, um die Durchblutung zu fördern und den Abtransport von Milchsäure zu beschleunigen.
- Bei der transkutanen elektrischen Nervenstimulation (TENS) werden Nervenfasern, die keine Schmerzempfindungen übermitteln, mit einem Gerät gereizt. Die so entstehenden Nervenimpulse sollen die Schmerzimpulse hemmen.

Sie sollten ihre Nahrung klein schneiden und Lebensmittel wählen, die leicht zu kauen sind. Manchmal verklemmt sich die verschobene Knorpelscheibe vor dem Kiefergelenk, sodass sich der Mund nicht mehr vollständig öffnen lässt. Sie muss dann per Hand aus dieser Position entfernt werden, damit das Kiefergelenk seinen Spielraum zurückgewinnt. Es gibt Geräte, die – z. B. nach dem Wagenheberprinzip – die Spannweite zwischen den Kiefern ganz all-

mählich erhöhen; sie werden mehrmals täglich angewandt. Dasselbe lässt sich prinzipiell mit einem Stapel Zungenspatel erreichen, der langsam aufgestockt wird.

Wenn sich die Verlagerung der Knorpelscheibe auf diese Weise nicht beheben lässt, kann die Form der Knorpelscheibe chirurgisch korrigiert werden. Dann wird die Scheibe am richtigen Platz festgenäht. Dies ist aber seit Einführung der Arthroskopie ▲ relativ selten notwendig. Alle chirurgischen Verfahren werden gemeinsam mit einer Aufbissschienentherapie eingesetzt.

Arthrose: Ein arthrotisches Kiefergelenk sollte möglichst geschont werden. Eine Aufbissschiene oder eine Bissführungsplatte können gegen die Muskelverspannungen helfen. Nach etwa einem halben Jahr haben sich die Schmerzen mit oder ohne Behandlung meist gegeben, vermutlich weil der Gewebestreifen hinter der Knorpelscheibe vernarbt und dann die Funktion der eigentlichen Knorpelscheibe übernimmt. Die Beweglichkeit des Kiefers ist gewöhnlich weitgehend normal, auch wenn sich der Mund vielleicht nicht mehr ganz so weit öffnen lässt wie vorher.

Eine rheumatoide Arthritis im Kiefergelenk wird wie bei jedem anderen Gelenk behandelt. ■ Besonders wichtig ist es, die Beweglichkeit des Gelenks zu erhalten und eine Versteifung zu verhindern. Um das zu erreichen, eignen sich am besten Übungen nach Anweisung eines Krankengymnasten. Um die Symptome zu lindern, insbesondere Muskelverspannungen, tragen die Betroffenen nachts eine Aufbissschiene, die die Beweglichkeit des Kiefers nicht einschränkt. Ist der Kiefer eingeklemmt, kann eine Operation erforderlich sein sowie in seltenen Fällen ein künstliches Kiefergelenk.

Eine infektiöse Arthritis wird mit Antibiotika behandelt. Anfangs wird gewöhnlich Penizillin verabreicht, bis die Testergebnisse vorliegen und man weiß, welche Bakterien die Verursacher sind und welches Antibiotikum am wirksamsten ist. Falls sich im Gelenk Eiter angesammelt hat, kann er mit einer Kanüle abgeleitet werden.

Versteifung: Bei Verkalkungen helfen manchmal Dehnübungen, aber in der Regel ist ein chirurgischer Eingriff notwendig, um die Beweglichkeit des Kiefers wiederherzustellen.

Übermäßige Beweglichkeit: Vorbeugung und Behandlung eines aufgrund übermäßiger Beweglichkeit ausgerenkten Kiefers ★ sind dieselben wie sonst. Manchmal muss ein Helfer

▲ siehe Seite 324   ■ siehe Tabelle Seite 352
★ siehe Seite 682

dafür sorgen, dass der Unterkiefer wieder richtig einschnappt. Viele Betroffene, die öfter unter diesem Problem zu leiden haben, lernen jedoch, ihren Kiefer selbst wieder in die richtige Position zu bringen, indem sie ihre Muskeln bewusst entspannen und den Unterkiefer leicht bewegen, bis er wieder einschnappt. Wenn das Kiefergelenk öfter herausspringt, ist vielleicht eine Operation angezeigt, um die Bänder zu kürzen, damit das Gelenk fester wird.

Akute Zahnbeschwerden

Bestimmte Zahnprobleme müssen frühzeitig behandelt werden, um Beschwerden zu lindern und Schäden am Kauorgan weitgehend zu verhindern. Dazu gehören manche Zahnschmerzen, abgebrochene, lockere und ausgeschlagene Zähne, Kieferbrüche, ein ausgerenkter Kiefer und bestimmte Komplikationen im Anschluss an eine Zahnbehandlung.

Zahnschmerzen

Als Ursache für Zahnschmerzen kommen Karies, ein Abszess, Entzündungen des Zahnhalteapparats und – weitaus seltener – eine Nasennebenhöhlenentzündung (Sinusitis) infrage.

Wenn mehrere Zähne in der oberen Zahnreihe beim Kauen und Bücken (z. B. beim Schuhezubinden) schmerzen, beruht das wahrscheinlich auf einer Nasennebenhöhlenentzündung – vor allem wenn die Zahnschmerzen während einer Erkältung eingesetzt haben. Zusätzliche Symptome, die für eine Sinusitis sprechen, sind Kopfschmerzen sowie Schwellung und Berührungsempfindlichkeit der Haut über der betroffenen Nebenhöhle.

Abgebrochene, lockere und ausgeschlagene Zähne

Wenn beim Kauen oder während man etwas Kaltes isst ein kurzer stechender Schmerz auftritt, ist möglicherweise ein Zahn angebrochen. Solange noch kein Stück vom Zahn abgebrochen ist, kann der Zahnarzt eine Füllung einlegen.

Die oberen Schneidezähne sowie besonders hervorstehende Zähne sind anfällig für Verletzungen und Brüche. Wenn ein Zahn nach einer Verletzung nicht zugempfindlich ist, hat vermutlich nur der Zahnschmelz, die harte Außenschicht, Schaden genommen. Auch wenn ein kleines Stück Zahnschmelz abgebrochen ist, muss nicht sofort behandelt werden. Brüche, die bis in die Zwischenschicht des Zahnes (das Dentin) reichen, verursachen beim Kontakt mit Luft und Speisen meist Schmerzen, sodass sich die Betroffenen freiwillig bald in zahnärztliche Behandlung begeben. Wenn der Bruch den innersten Teil des Zahnes (die Pulpa) betrifft, erscheint ein roter Fleck und oft etwas Blut in dem Bruch. Dann kann eine Wurzelbehandlung erforderlich sein, um die restliche Pulpa zu entfernen, bevor sie abstirbt und starke Schmerzen verursacht.

Wenn sich ein Zahn infolge einer Verletzung aus seiner Verankerung gelöst hat oder das umliegende Zahnfleisch stark blutet, sollte man sofort einen Zahnarzt aufsuchen. Beschädigte Milchzähne im vorderen Bereich des Mundes sind gewöhnlich kein Problem. Bei schweren Schäden können die Zähne entfernt werden, ohne die bleibenden Zähne in Mitleidenschaft zu ziehen oder Platz für die nachrückenden Zähne zu verlieren.

Ausgeschlagene Milchzähne werden nicht wieder eingesetzt, weil dabei der nachwachsende bleibende Zahn geschädigt werden kann. Wenn ein bleibender Zahn ausgeschlagen wird, muss umgehend eine Behandlung eingeleitet werden. Der Zahn sollte mit einem sauberen Tuch abgewischt und wieder in das Zahnbett gelegt werden. Falls dies nicht möglich ist, legt man den Zahn am besten in ein Glas Milch und transportiert ihn so zum Zahnarzt. Auf jeden Fall sollten Patient und Zahn umgehend den nächsten Zahnarzt aufsuchen.

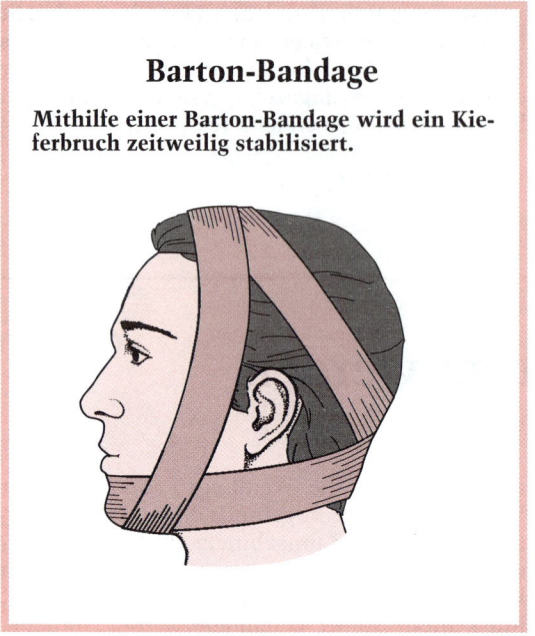

Barton-Bandage

Mithilfe einer Barton-Bandage wird ein Kieferbruch zeitweilig stabilisiert.

Wenn der Zahn innerhalb von 30 Minuten wieder eingepflanzt wird, bestehen gute Chancen, dass er dauerhaft wieder anwächst. Je länger der Zahn außerhalb des Zahnbetts ist, desto schlechter sind die Aussichten auf einen langfristigen Erfolg. In der Regel verankert der Zahnarzt den Zahn sieben bis zehn Tage lang an den benachbarten Zähnen. Bei den meisten wieder eingepflanzten Zähnen ist früher oder später eine Wurzelbehandlung erforderlich. Wenn auch der Knochen in der Nähe des Zahnbetts gebrochen ist, muss der Zahn sechs bis zehn Wochen lang geschient werden.

Kieferbruch

Ein Kieferbruch verursacht Schmerzen und verändert meist die Stellung der Zähne zueinander. Oft kann der Mund nicht mehr weit geöffnet werden oder verschiebt sich beim Öffnen oder Schließen zur Seite. Meist ist der Unterkiefer betroffen.

Brüche im Oberkiefer können Doppeltsehen verursachen (da die Augenmuskulatur in der Nähe ansetzt), Taubheitsgefühl in der Haut unterhalb der Augen (da Nerven beschädigt sein können) oder Unebenheiten im Wangenkno-

chen, die mit dem Finger ertastet werden können. Jede schwere Verletzung, die zu einem Kieferbruch geführt hat, kann auch die Halswirbelsäule beschädigt haben. Daher wird oft eine Röntgenaufnahme der Halswirbelsäule gemacht, um Schäden am Rückenmark auszuschließen, bevor der Kieferbruch versorgt wird. Ein Schlag, der so kräftig war, dass der Kiefer gebrochen ist, kann auch eine Gehirnerschütterung oder Blutungen im Schädel auslösen.

Bei Verdacht auf einen Kieferbruch sollte der Betroffene den Kiefer ruhig halten, die Zähne zusammen lassen und nicht bewegen. Der Kiefer kann mit der Hand gehalten werden oder besser noch mit einer Binde, die mehrmals vom Kinn über den Kopf gewickelt wird (Barton-Bandage). Derjenige, der die Binde anlegt, muss darauf achten, dass die Atmung nicht behindert wird. Sobald wie möglich sollte ein Arzt aufgesucht werden, da Brüche zu inneren Blutungen und einer Verlegung der Atemwege führen können.

Im Krankenhaus werden Ober- und Unterkiefer unter Umständen mit Drähten zusammengebunden; die Drähte müssen sechs Wochen an Ort und Stelle bleiben, damit der Knochen heilen kann. In dieser Zeit kann der Betroffene nur flüssige Nahrung mit einem Strohhalm zu sich nehmen. Viele Kieferbrüche werden mit einer Metallplatte repariert, die in einer Operation auf beiden Seiten des Bruchs in den Knochen eingeschraubt wird; der Kiefer bleibt dann nur wenige Tage fixiert, anschließend darf man mehrere Wochen nur weiche Nahrung essen. Bei Kindern werden manche Kieferbrüche gar nicht fixiert. Stattdessen erlaubt die anfängliche Behandlung in eingeschränktem Maß Bewegungen, nach wenigen Wochen darf der Kiefer wieder normal bewegt werden. Bei einem offenen Bruch, der sich über einen Zahn oder dessen Zahnbett bis in ein mit Keimen befallenes Gebiet, z. B. den Mund, erstreckt, gibt man Antibiotika.

Ausgerenkter Kiefer

Ein ausgerenkter Kiefer ist im Allgemeinen sehr schmerzhaft. Der Mund kann in der Regel nicht geschlossen werden, und der Unterkiefer ist oft zu einer Seite verschoben. Ursache ist meist ein zu weites Öffnen des Mundes oder eine Verletzung, aber auch Erbrechen, Gähnen, zu große Kieferbeweglichkeit (Hypermobilität) – oft aufgrund einer Kiefergelenkstörung – ▲ und lange Sitzungen beim Zahnarzt.

▲ siehe Seite 677

In der Regel richtet der Arzt den Kiefer per Hand wieder ein. Er legt seine in Gaze gehüllten Daumen auf das Zahnfleisch an den unteren Backenzähnen und drückt an der Außenseite der Zähne erst nach unten und dann nach hinten.

Wenn der Unterkiefer wieder an Ort und Stelle ist, erhält der Patient die Anweisung, den Mund in den nächsten sechs Wochen nicht weit zu öffnen. Im Allgemeinen können Patient und Familie lernen, wie sie einen ausgerenkten Kiefer wieder einrenken, sollte das Problem nochmals auftreten. Wenn der Betroffene sich den Kiefer schon mehr als einmal ausgerenkt hat, ist vielleicht eine Operation nötig, um das Risiko für weitere solche Vorfälle zu senken. Beispielsweise können die Bänder, die den Unterkiefer im Kiefergelenk mit dem Schädel verbinden, verkürzt werden und den Spielraum des Gelenks somit einschränken.

Probleme im Anschluss an eine Zahnbehandlung

Schwellungen sind nach bestimmten Behandlungen normal, insbesondere nach Zahnextraktionen und kieferchirurgischen Eingriffen. Sie lassen sich weitgehend verhindern, wenn man die Wange mit einem Kühlkissen kühlt, das sich der Gesichtsform anpasst. Wenn der Betroffene in den ersten 18 Stunden wach ist, sollte man die Wange immer 25 Minuten lang kühlen und dann eine fünfminütige Pause einhalten. Hält die Schwellung nach drei Tagen noch an oder vergrößert sie sich, sollte man den Zahnarzt aufsuchen, da sich die Wunde infiziert haben kann.

Eine Entzündung des frei liegenden Knochens im Zahnbett, die die Heilung verzögert, kann auftreten, nachdem ein unterer Backenzahn gezogen worden ist. Typischerweise bessern sich die Beschwerden zwei bis drei Tage nach der Zahnextraktion und werden dann plötzlich wieder schlimmer, meist verbunden mit Ohrenschmerzen. Obwohl die Entzündung innerhalb einer oder weniger Wochen von selbst abheilt, kann der Zahnarzt gegen die Schmerzen einen Mullstreifen, der mit einem entzündungshemmenden Medikament getränkt ist, in das Zahnbett einlegen. Dieser wird eine Woche lang jeden oder jeden zweiten Tag gewechselt.

Blutungen sind nach Eingriffen im Mundbereich normal. Gewöhnlich hören sie auf, wenn man in der ersten Stunde nach dem Eingriff ständig auf die Wunde drückt, in der Regel, indem man auf einen Mulltupfer beißt. Blutungen im Mund können schlimmer aussehen als sie sind, da auch eine geringe Menge Blut mit Speichel vermischt eine starke Blutung vortäuscht. Dauert die Blutung an, wird das Gebiet gesäubert und ein frischer Mulltupfer mit gleichbleibendem Druck gegen die Wunde gehalten. Bei Blutungen, die länger als ein paar Stunden anhalten, sollte der Zahnarzt verständigt werden.

Wer ständig gerinnungshemmende Mittel oder Azetylsalizylsäure einnimmt, sollte den Zahnarzt etwa eine Woche vor dem Eingriff darüber informieren, da diese Mittel die Blutungsneigung erhöhen. Der Zahnarzt oder der behandelnde Arzt können dann die Dosierung verändern oder das Mittel vorübergehend absetzen. Eine Tablette Azetylsalizylsäure kann die Blutungsneigung eine ganze Woche lang verstärken.

ERKRANKUNGEN DES VERDAUUNGSSYSTEMS

KAPITEL 118

Verdauungssystem

Das Verdauungssystem erstreckt sich vom Mund bis zum After. In ihm wird die Nahrung aufgenommen, in ihre Nährstoffe aufgespalten (verdaut), die Nährstoffe werden in die Blutbahn aufgenommen und die unverdaulichen Nahrungsbestandteile aus dem Körper ausgeschieden. Der Verdauungstrakt besteht aus Mund ▲, Rachen, Speiseröhre, Magen, Dünndarm, Dickdarm, Mastdarm (Rektum) und After (Anus). Zum Verdauungssystem gehören auch Organe, die außerhalb des Verdauungstrakts liegen: Bauchspeicheldrüse, Leber und Gallenblase.

Die Bauchhöhle ist der Raum, der die Verdauungsorgane hält. Sie wird vorne von der Bauchdecke (bestehend aus Schichten mit Haut, Fett, Muskel und Bindegewebe), hinten von der Wirbelsäule, oben vom Zwerchfell und unten von den Beckenorganen begrenzt. Sie wird wie die äußere Oberfläche der Verdauungsorgane vom Bauchfell (Peritoneum) ausgekleidet.

Zwischen dem Verdauungssystem und dem Gehirn besteht eine starke Verbindung. So beeinflussen psychologische Faktoren die Kontraktionen des Darmes, die Ausschüttung der Verdauungsenzyme und andere Funktionen des Verdauungstrakts. Sogar die Infektionsanfälligkeit, die zu Erkrankungen im Verdauungssystem führt, wird stark vom Gehirn beeinflusst. Das Verdauungssystem wiederum wirkt sich auf das Gehirn aus. So schlagen sich chronische oder wiederkehrende Krankheiten wie Reizdarmsyndrom, Kolitis ulzerosa und andere schmerzhafte Erkrankungen auf Gefühle, Ver-

▲ siehe Seite 650

Verdauungssystem

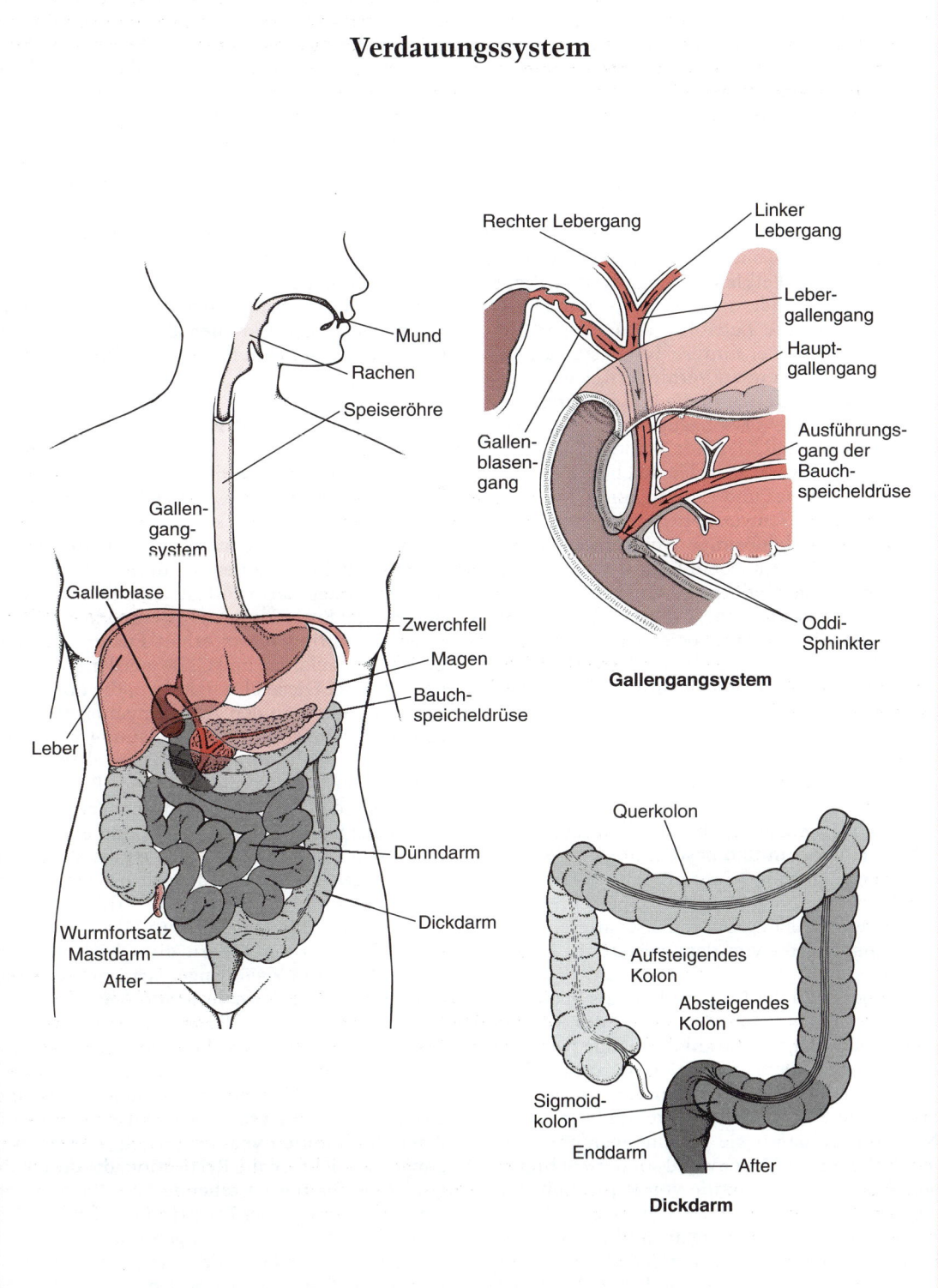

Mund

Rachen

Speiseröhre

Gallen-
gang-
system

Gallenblase

Leber

Zwerchfell

Magen

Bauch-
speicheldrüse

Dünndarm

Dickdarm

Wurmfortsatz

Mastdarm

After

Rechter Lebergang

Linker
Lebergang

Leber-
gallengang

Haupt-
gallengang

Gallen-
blasen-
gang

Ausführungs-
gang der
Bauch-
speicheldrüse

Oddi-
Sphinkter

Gallengangsystem

Querkolon

Aufsteigendes
Kolon

Absteigendes
Kolon

Sigmoid-
kolon

Enddarm

After

Dickdarm

halten und die Bewältigung des täglichen Lebens nieder. Diese wechselseitige Verbindung wird als Hirn-Darm-Achse bezeichnet.

Rachen und Speiseröhre

Der Rachen (Pharynx) liegt hinter und unter dem Mund. Wenn Nahrung und Flüssigkeiten den Mund verlassen, passieren sie den Rachen. Das Schlucken von Nahrung und Flüssigkeiten beginnt willentlich und geht automatisch weiter. Eine kleine Muskelklappe (Epiglottis) schließt sich, um zu verhindern, dass Nahrung und Flüssigkeiten über die Luftröhre (Trachea) in die Lunge gelangen. Der hintere Teil des Gaumensegels hebt sich, um zu verhindern, dass Nahrung und Flüssigkeiten in die Nase aufsteigen.

Die Speiseröhre (Ösophagus) – ein dünnwandiger Muskelkanal, der mit Schleimhaut ausgekleidet ist – verbindet den Rachen mit dem Magen. Nahrung und Flüssigkeiten werden nicht durch die Schwerkraft transportiert, sondern durch wellenförmige Muskelkontraktionen (Peristaltik). An jedem Ende der Speiseröhre befinden sich ringförmige Muskel (der obere und untere Speiseröhrensphinkter), die sich öffnen und schließen. Die Speiseröhrensphinkter verhindern im Normalfall das Zurückfließen des Mageninhalts in die Speiseröhre und den Rachen.

Magen

Der Magen ist ein großes bohnenförmiges, muskuläres Hohlorgan und besteht aus drei Regionen: Mageneingang (Cardia), Körper (Fundus) und Magenausgang (Antrum). Speisebrei und Flüssigkeiten gelangen durch den unteren Speiseröhrensphinkter von der Speiseröhre in den Magen.

Der obere Teil des Magens dient als Speicherraum. Der Eingang und der Körper des Magens entspannen sich, um die ankommende Nahrung aufzunehmen. Dann zieht sich der untere Teil des Magens rhythmisch zusammen, vermischt die Nahrung mit Magensäure und Enzymen (Magensäfte), damit sie verdaut werden kann. Die Zellen in der Magenwand sondern Schleim, Salzsäure und die Vorstufe von Pepsin (ein Enzym, das Eiweiß aufspaltet) ab. Der Schleim schützt die Zellen der Magenwand vor Schäden durch die Säure und Enzyme. Jede Störung dieser Schleimschicht – z. B. durch eine Infektion mit dem Bakterium *Helicobacter pylori* oder durch Azetylsalizylsäure – kann Schäden auslösen, die zu einem Magengeschwür führen.

Die Salzsäure sorgt für das sehr saure Milieu, das Pepsin braucht, um Eiweiße abbauen zu können. Der hohe Säuregehalt im Magen tötet die meisten Bakterien ab und schützt dadurch vor Infektionen. Die Säuresekretion wird durch Nervenimpulse an den Magen, Gastrin (ein vom Magen freigesetztes Hormon) und Histamin (eine Substanz, die der Magen ausschüttet) angeregt. Pepsin ist das einzige Enzym, das Kollagen, ein Eiweiß und der Hauptbestandteil von Fleisch, verdaut.

Nur wenige Substanzen, wie z. B. Alkohol und Azetylsalizylsäure können direkt, aber nur in geringer Menge, vom Magen ins Blut gelangen.

Dünndarm

Der Magen gibt den Speisebrei an den Zwölffingerdarm, den ersten Abschnitt des Dünndarms, weiter. Der Speisebrei kommt in einer Menge, die der Dünndarm verarbeiten kann, durch den Pförtner (Pylorus), einen Schließmuskel. Wenn der Zwölffingerdarm voll ist, signalisiert er dem Magen, die Entleerung zu unterbrechen.

Der Zwölffingerdarm erhält Enzyme aus der Bauchspeicheldrüse und Galle aus der Leber und Gallenblase. Diese Flüssigkeiten, die durch den Oddi-Sphinkter in den Zwölffingerdarm gelangen, sind wichtig für die Verdauung und Aufnahme von Nährstoffen. Die Peristaltik unterstützt auch die Verdauung und Resorption, indem sie den Speisebrei mit den Verdauungssäften des Darmes durchmischt und eindickt.

Auf den ersten Zentimetern ist die Wand des Zwölffingerdarms glatt, danach hat sie Falten, kleine Vorsprünge (Zotten oder Villi) und noch kleinere Ausstülpungen (Mikrovilli). Diese Villi und Mikrovilli vergrößern die Oberfläche der Deckschicht im Zwölffingerdarm und erleichtern dadurch die Aufnahme von Nährstoffen.

Der restliche Dünndarm, der sich unterhalb des Zwölffingerdarms befindet, besteht aus dem Leerdarm (Jejunum) und dem Krummdarm (Ileum). Diese Abschnitte des Dünndarms sind großteils für die Aufnahme von Fetten und anderen Nährstoffen verantwortlich. Darmbewegungen erleichtern die Resorption, die durch die große, aus Falten bestehende Oberfläche noch verstärkt wird. In der Darmwand befinden sich viele Blutgefäße, die die aufgenommenen Nährstoffe durch die Pfortader zur Leber transportieren. Die Darmwand gibt Schleim ab, der den Darminhalt gleitfähig macht, und Wasser, das die Auflösung der verdauten Nahrungsbestandteile unterstützt. Auch geringe Mengen von Enzymen, die Eiweiße, Zucker und Fette verdauen, werden ausgeschüttet.

Die Konsistenz des Darminhalts ändert sich langsam auf seinem Weg durch den Dünndarm. Im Zwölffingerdarm wird die Nahrung mit Bauchspeicheldrüsenenzymen und Galle versetzt, die aus dem Magen stammende Säure verringert sich. Der Speisebrei bewegt sich durch den Dünndarm fort und wird infolge der Durchmischung mit Wasser, Schleim, Galle und Bauchspeicheldrüsenenzymen flüssiger. Letztlich nimmt der Dünndarm vor der Entleerung in den Dickdarm die meisten Nährstoffe und die gesamte Flüssigkeit, bis auf etwa einen Liter, auf.

Bauchspeicheldrüse

Die Bauchspeicheldrüse enthält zwei Arten von Gewebe: die Acini produzieren die Verdauungsenzyme und die Inselzellen die Hormone. Die Bauchspeicheldrüse sondert Verdauungsenzyme in den Zwölffingerdarm und Hormone in die Blutbahn ab.

Die Verdauungsenzyme (wie z. B. Amylase, Lipase und Trypsin) werden von den Zellen der Acini freigesetzt und fließen über verschiedene Kanäle in den Bauchspeicheldrüsengang, der sich beim Oddi-Sphinkter mit dem Hauptgallengang vereinigt, um in den Zwölffingerdarm zu fließen. Die Enzyme werden in einer inaktiven Form abgesondert und erst aktiviert, wenn sie den Verdauungstrakt erreichen. Die Amylase verdaut Kohlenhydrate, die Lipase Fette und Trypsin Eiweiße. Die Bauchspeicheldrüse gibt auch große Mengen Natriumhydrogenkarbonat ab, das den Zwölffingerdarm schützt, indem es die aus dem Magen kommende Säure neutralisiert.

Die drei von der Bauchspeicheldrüse produzierten Hormone sind Insulin, das den Blutzuckerspiegel senkt, indem es Zucker in die Muskelzellen eintreten lässt, Glukagon, das den Blutzuckerspiegel anhebt, indem es die Leber zur Öffnung ihrer Speicher anregt, und Somatostatin, das die Ausschüttung der beiden anderen Hormone verhindert.

Leber

Die Leber ist ein großes Organ mit mehreren Funktionen ▲, von denen nur einige mit der Verdauung zu tun haben.

Die Nährstoffe werden in der Darmwand aufgenommen, die von vielen winzigen Blutgefäßen versorgt wird. Diese Kapillargefäße münden in Venen, die in größere Venen münden und schließlich als Pfortader in die Leber gelangen, wo das eingehende Blut verarbeitet wird.

In der Leber werden Bakterien und andere Fremdkörper aus dem Blut entfernt und viele aus dem Darm aufgenommene Nährstoffe werden weiter aufgespalten, damit der Körper sie verwenden kann. Diese Tätigkeit erledigt die Leber sehr schnell und gibt das mit Nährstoffen beladene Blut dann in den allgemeinen Blutkreislauf ab.

Die Leber erzeugt etwa die Hälfte des Cholesterins im Körper; der Rest stammt aus der Nahrung. Etwa 80 Prozent des von der Leber produzierten Cholesterins dient zur Herstellung von Galle. Die Leber sondert die Galle ab, die in der Gallenblase gespeichert wird, bis sie gebraucht wird.

Gallenblase und Gallenwege

Die Galle fließt aus der Leber durch den rechten und linken Lebergang, die sich zum Lebergallengang ■ vereinen. Dieser Gang verbindet sich mit dem Gallenblasengang zum Hauptgallengang. Am Oddi-Sphinkter, wo er sich in den Zwölffingerdarm entleert, stößt noch der Ausführungsgang der Bauchspeicheldrüse hinzu.

Zwischen den Mahlzeiten werden die Gallensalze in der Gallenblase gespeichert. Dann fließt nur wenig Galle in den Darm. Wenn Nahrung in den Zwölffingerdarm gelangt, sorgt eine Reihe von Hormon- und Nervensignalen dafür, dass sich die Gallenblase zusammenzieht. Die Galle fließt dann von der Gallenblase in den Dünndarm und vermischt sich mit der Nahrung.

Die Galle unterstützt die Verdauung und Aufnahme von Fetten und scheidet bestimmte Abbauprodukte des Körpers aus – vor allem Hämoglobin aus abgebauten Blutkörperchen und überschüssiges Cholesterin. Im Besonderen ist die Galle für folgende Funktionen zuständig:

- Gallensalze erhöhen die Löslichkeit von Cholesterin, Fetten und fettlöslichen Vitaminen, um ihre Aufnahme aus dem Darm zu erleichtern.
- Gallensalze regen im Dickdarm die Sekretion von Wasser an, damit sich der Darminhalt leichter weiter bewegt.

▲ siehe Seite 780   ■ siehe Seite 700

- Bilirubin (der wichtigste Gallenfarbstoff) wird als Abbauprodukt der roten Blutkörperchen mit der Galle ausgeschieden. Es färbt den Stuhl grünlichbraun.
- Arzneimittel und andere Abbauprodukte werden in die Galle ausgeschieden und später aus dem Körper entfernt.

Verschiedene Eiweiße, die bei der absorptiven Rolle der Galle eine wichtige Rolle spielen, werden in die Galle ausgeschieden.

Die Gallensalze werden im letzten Abschnitt des Dünndarms wieder in das Blut aufgenommen. Die Leber entzieht dann dem Blut diese Gallensalze und führt sie wieder der Gallenflüssigkeit zu (enterohepatischer Kreislauf). Alle Gallensalze durchlaufen diesen Zyklus zehn- bis zwölfmal pro Tag. Jedes Mal wird eine geringe Menge Gallensalze nicht wieder aufgenommen und gelangt in den Dickdarm, wo sie durch Bakterien in verschiedene Bestandteile aufgespalten werden. Manche Bestandteile werden wieder aufgenommen, der Rest wird mit dem Stuhl ausgeschieden.

Dickdarm

Der Dickdarm (Kolon) besteht aus dem Blinddarm (Zäkum), dem aufsteigenden (rechten) Dickdarm (Colon ascendens), dem querliegenden Dickdarm (Colon transversum), dem absteigenden Dickdarm (Colon descendens) und der Sigmaschlinge (Sigmoidkolon), die mit dem Mastdarm verbunden ist. Am Blinddarm mündet der Dünndarm in den Dickdarm. Dort beginnt das aufsteigende Kolon. Vom Blinddarm führt der Wurmfortsatz (Appendix), ein kleiner fingerartiger Schlauch, dessen Funktion unbekannt ist, weg. Der Dickdarm sondert Schleim ab und ist vor allem für die Aufnahme von Wasser aus dem Stuhl verantwortlich.

Der Darminhalt ist zwar flüssig, wenn er den Dickdarm erreicht, aber normalerweise fest, wenn er als Stuhl den Mastdarm erreicht. Die vielen Bakterien, die im Dickdarm sitzen, können manche Stoffe weiterverdauen und erzeugen dabei Gas. Die Darmbakterien produzieren auch eine Reihe von Substanzen, wie z. B. Vitamin K, das bei der Blutgerinnung eine wichtige Rolle spielt. Diese Bakterien sind notwendig für ein gesundes Funktionieren des Darmes. Krankheiten und Antibiotika können das Gleichgewicht zwischen den verschiedenen Bakterienarten im Dickdarm stören. Durch die entstehende Reizung werden Schleim und Wasser abgegeben und führen zu Durchfall.

Mastdarm und After

Der Mastdarm ist eine Kammer, die am Ende des Dickdarms beginnt, unmittelbar auf die Sigmaschlinge (Sigmoidkolon) folgt und am After endet. Für gewöhnlich ist der Mastdarm leer, weil der Stuhl weiter oben im absteigenden Dickdarm gespeichert wird. Sobald der absteigende Dickdarm gefüllt ist, gelangt Stuhl in den Mastdarm und löst Stuhldrang aus. Erwachsene und ältere Kinder können diesen Drang aushalten, bis sie auf die Toilette gehen können. Säuglinge und Kleinkinder haben noch nicht die Kontrolle über die Muskeln, die die Darmentleerung verzögern.

Der After ist die Öffnung an dem Ende des Verdauungstrakts, durch die der Stuhl den Körper verlässt. Der After besteht zum Teil aus Oberflächenschichten des Körpers, z. B. Haut, und zum Teil aus Darmgewebe. Er ist mit einer Fortsetzung der Außenhaut ausgekleidet. Der ringförmige Schließmuskel (Analsphinkter) sorgt dafür, dass der After bis zum Stuhlgang geschlossen bleibt.

Alterserscheinungen

Verglichen mit anderen Organsystemen, wirkt sich der Alterungsprozess auf die Funktionen des Verdauungssystems nur wenig aus. Dennoch spielt das Alter bei einigen Erkrankungen des Verdauungssystems eine Rolle. So treffen Divertikulose und Verdauungsstörungen (z. B. Verstopfung) als unerwünschte Wirkung bestimmter Medikamente ältere Menschen eher als jüngere.

Speiseröhre: Mit zunehmendem Alter nehmen die Stärke der Kontraktionen der Speiseröhre und die Spannung im oberen Schließmuskel der Speiseröhre (Ösophagussphinkter) ab. Diese Änderungen stören den Transport der Nahrung aber nicht. Viele ältere Menschen haben ein erhöhtes Risiko für Krankheiten, die die Peristaltik der Speiseröhre beeinträchtigen.

Magen: Mit zunehmendem Alter nimmt die Widerstandsfähigkeit der Magenwand gegen Schäden ab, was wiederum das Risiko für ein Magengeschwür erhöht, vor allem bei Menschen, die Azetylsalizylsäure und nichtsteroidale Entzündungshemmer einnehmen. Bei älteren Menschen kann der Magen aufgrund seiner verringerten Elastizität nicht mehr so viel Nahrung aufnehmen; auch die Geschwindigkeit, mit der der Magen die Nahrung an den Dünndarm weitergibt, nimmt ab. Diese Veränderungen rufen in der Regel aber keine Beschwerden hervor. Auf die Sekretion der Magensäfte (z. B. Magensäure und Pepsin) wirkt sich das Älterwerden kaum aus, aber Krankheiten wie die chronisch-atrophische Gastritis, die die Säuresekretion verringern, nehmen zu.

Dünndarm: Da sich das Älterwerden nur geringfügig auf die Struktur des Dünndarms auswirkt, ändern sich weder die Bewegung des Darminhalts durch den Dünndarm noch die Aufnahme der meisten Nährstoffe nennenswert. Die Laktaseproduktion nimmt ab; das löst bei vielen älteren Menschen eine Unverträglichkeit von Milchprodukten aus (Milchzuckerunverträglichkeit). Bestimmte Bakterien wachsen mit dem Alter oft übermäßig; das kann zu Gewichtsverlust führen. Bakterielle Überwucherung kann die Aufnahme von Nährstoffen, wie Folsäure, Eisen und Kalzium, verringern.

Bauchspeicheldrüse, Leber und Gallenblase: Mit zunehmendem Alter verliert die Bauchspeicheldrüse etwas an Gewicht; manches Gewebe wird durch Narbengewebe ersetzt (Fibrose). Diese Veränderungen verringern aber nicht die Fähigkeit der Bauchspeicheldrüse, Verdauungsenzyme und Natriumhydrogenkarbonat herzustellen. Auch die Insulinproduktion bleibt erhalten. Beim Altern von Leber und Gallenblase tritt eine Reihe von strukturellen und mikroskopischen Änderungen auf. ▲

Dickdarm und Mastdarm: Der Dickdarm ändert sich mit dem Alter nicht sehr. Der Mastdarm vergrößert sich etwas. Verstopfung nimmt zu. Das liegt wahrscheinlich an einer leicht verlangsamten Bewegung des Inhalts durch den Dickdarm und an mäßig verringerten Kontraktionen des Mastdarms, wenn er mit Stuhl gefüllt ist.

KAPITEL 119

Symptome und Diagnose

Störungen im Verdauungssystem (Gastrointestinalsystem) können gleichzeitig mehrere Abschnitte betreffen; manche Erkrankungen hingegen beeinträchtigen nur einen Abschnitt oder ein Organ.

Symptome

Symptome, wie Durchfall, Verstopfung, Blutungen im Verdauungstrakt, Regurgitation und Schluckbeschwerden, weisen in der Regel auf eine Erkrankung des Verdauungssystems hin. Nicht so spezifische Symptome, wie z. B. Bauchschmerzen, Blähungen, Appetitlosigkeit und Übelkeit, können auf verschiedenen Erkrankungen beruhen.

Der Begriff Verdauungsstörung umfasst Probleme des Verdauungstrakts, die von Reizmagen, Übelkeit und Erbrechen bis zu Regurgitation und dem Gefühl, einen Kloß im Hals zu haben (Globusgefühl), reichen. Aber auch eine gestörte Darmentleerung zählt zu diesen Problemen.

Durchfall

Bei Durchfall geht oft ungeformter Stuhl ab. Die Stuhlbeschaffenheit kann von weich über breiig bis wässrig reichen. Die Farbe kann von braun bis durchsichtig gehen. Schwarzer Stuhl zeigt meistens eine Blutung im Verdauungstrakt an. Wenn die Schwarzfärbung durch Blut bedingt ist, handelt es sich in der Regel um übel riechenden Teerstuhl (Melaena).

Vor oder während des Stuhlgangs kann es zu Krämpfen kommen. Manchmal geht mit dem Stuhl Gas ab. Manchen Menschen ist übel, vor allem wenn ein Erreger oder ein Schadstoff den Durchfall verursacht.

Verstopfung

Verstopfung ist seltener Stuhlgang. Fast immer hat der Betroffene harten Stuhl, der Beschwerden macht. Es kann auch das Gefühl entstehen, dass der Mastdarm nicht völlig entleert wurde.

Verstopfung kann zu Bauchschmerzen führen, wenn die Person während des Stuhlgangs

▲ siehe Seite 782

presst; bei manchen Menschen halten die Schmerzen zwischen den Stuhlgängen an. Die Verstopfung kann Übelkeit verursachen und den Appetit bremsen. Manchmal bekommen Menschen mit schwerer Verstopfung Koteinklemmung, bei der der Stuhl im letzten Abschnitt des Dickdarms und im Mastdarm hart wird und den Fluss von weiter oben im Darm blockiert. Koteinklemmung führt zu Krämpfen und Schmerzen im Mastdarm. Oft sickert wäßeriger Schleim rund um die Blockade durch und kann zu der irrigen Annahme führen, dass es sich um Durchfall und nicht um Verstopfung handelt.

Eine Verstopfung entsteht, wenn der Stuhl durch eine Erkrankung oder Medikamente länger für seinen Weg durch den Dickdarm braucht. Andere Ursachen von Verstopfung sind ein Wassermangel im Körper und ballaststoffarme Ernährung. Schmerzen und psychologische Störungen wie Depressionen können Verstopfung fördern. Vielfach ist die Ursache der Verstopfung unbekannt.

Blutungen im Verdauungstrakt

Überall im Verdauungstrakt, vom Mund bis zum After, kann eine Blutung auftreten. Das Blut kann in Erbrochenem sichtbar sein (Hämatemesis). Bei einer heftigen akuten Blutung ist das erbrochene Blut hellrot. Hat sich die Blutung verlangsamt oder aufgehört, kann das Erbrochene wie Kaffeesatz aussehen, weil das Blut von der Magensäure teilweise verdaut wurde.

Blut kann über den Mastdarm als Teerstuhl oder als hellrotes Blut (Hämatochezie) ausgeschieden werden. Die schwarze Farbe des Teerstuhls entsteht durch Blut, das über mehrere Stunden Magensäure, Enzymen und den Bakterien, die normalerweise den Dickdarm besiedeln, ausgesetzt war. Eine Hämatochezie ist wahrscheinlicher, wenn die Blutung aus dem Dickdarm kommt, obwohl sie auch durch eine sehr heftige Blutung in den oberen Abschnitten des Verdauungstrakts entstehen kann.

Blutungen im Verdauungstrakt können viele Ursachen haben: Magen- bzw. Zwölffingerdarmgeschwüre, krankhafte Verbindungen zwischen den Arterien und Venen des Darmes (arteriovenöse Fehlbildungen), Krampfadern in der Speiseröhre (Ösophagusvarizen), Reizung durch die Einnahme von Azetylsalizylsäure und nichtsteroidalen Entzündungshemmern, chronischentzündliche Darmerkrankungen und Krebs im Verdauungstrakt.

Schwerer und plötzlicher Blutverlust kann von schnellem Puls, niedrigem Blutdruck und verringertem Harnfluss begleitet sein. Der Patient kann kalte, klamme Hände und Füße haben. Die verringerte Blutzufuhr zum Gehirn, die bei einer schweren Blutung im Verdauungstrakt auftreten kann, kann zu Verwirrtheit, Orientierungslosigkeit, Müdigkeit und sogar extrem niedrigem Blutdruck führen.

Reizmagen

Als Reizmagen (Dyspepsie) werden Schmerzen und Unwohlsein in der Mitte des Oberbauchs zusammengefasst. Ein Reizmagen hat viele Ursachen, wie Magen-, Zwölffingerdarmgeschwüre und Magenkrebs. Eine Magenentzündung (Gastritis) kann Dyspepsie auslösen. *Helicobacter-pylori*-Bakterien können den Reizmagen fördern, wenn sie Entzündungen sowie Geschwüre im Magen und Zwölffingerdarm (dem ersten Abschnitt des Dünndarms) verursachen. Gallensteine in den Gallengängen erzeugen manchmal Dyspepsie. Einige Medikamente, vor allem Azetylsalizylsäure und nichtsteroidale Entzündungshemmer, rufen Symptome hervor. Bei vielen Menschen lässt sich aber keine Fehlfunktion feststellen (funktionelle Dyspepsie) und die Symptome werden mit erhöhter Empfindlichkeit und verstärkten Krämpfen in Verbindung gebracht.

Angst kann einen Reizmagen verursachen und verschlechtern – wahrscheinlich weil Angst unangenehme Empfindungen verstärken kann, sodass geringfügige Beschwerden zu einer ziemlichen Belastung werden. Manchmal kann Angst die ungewöhnliche Empfindlichkeit des Magens und Krämpfe verschlimmern und sie kann die Betroffenen seufzen, schnaufen und Luft schlucken (Aerophagie) lassen.

Intensität und Qualität der Schmerzen und Beschwerden im Oberbauch schwanken. Die meisten Menschen beschreiben sie als brennend oder nagend. Bei den einen verschlimmert Essen die Schmerzen, bei den anderen erleichtert es sie. Weitere Symptome sind Appetitlosigkeit, Übelkeit, Verstopfung, Durchfall, Blähungen, Rülpsen und laute Darmgeräusche.

Regurgitation

Regurgitation ist das Zurückfließen von Nahrung aus Speiseröhre und Magen ohne Übelkeit und kräftige Kontraktionen der Bauchmuskeln. Normalerweise verhindert der ringförmige Muskel (Sphinkter) zwischen Magen und Speiseröhre das Zurückfließen von saurem oder bitterem Material. Die Regurgitation von geschmackloser Flüssigkeit, die Schleim und unverdaute Nahrung enthält, kann durch eine Verengung (Striktur) oder Verstopfung der Speiseröhre bedingt sein. Die Ursache der Verstopfung kann eine verätzte Speiseröhre, Speiseröhrenkrebs und eine ungewöhnliche Nervensteuerung sein, die die Koordination zwischen Speiseröhre und dem Sphinkter am Mageneingang beeinträchtigt.

Regurgitation tritt manchmal ohne offensichtliche Ursache auf und wird Rumination (Wiederkäuen) genannt. In der Regel wird 15 bis 30 Minuten nach dem Essen Nahrung aus dem Magen wieder hochgebracht und gelangt oft bis in den Mund, wo sie wieder gekaut und geschluckt werden kann. Rumination bereitet weder Schmerzen noch Schluckbeschwerden. Sie ist bei Säuglingen häufig. Bei Erwachsenen kommt sie am häufigsten bei Personen mit psychischen Störungen, vor allem in Stressphasen, vor.

Schluckstörung

Bei einer Schluckstörung (Dysphagie) besteht der Eindruck, dass sich die Nahrung nicht normal vom Rachen zum Magen bewegt oder dass sie unterwegs stecken geblieben ist. Eine Schluckstörung kann entstehen, wenn mechanische Blockaden in Rachen, Speiseröhre und benachbarten Organen die Bewegung von Flüssigkeiten und Feststoffen hindern; das ist bei Speiseröhrenkrebs der Fall. Eine Schluckstörung kann auch durch Probleme im Nervensystem und in den Muskeln verursacht werden. Sie kann aber auch psychisch bedingt sein.

Globusgefühl

Das Globusgefühl ist das Gefühl, einen Kloß im Hals zu haben, obwohl sich dort nichts befindet. Es kann durch ungewöhnliche Muskelaktivität und Empfindlichkeit der Speiseröhre entstehen. Das Globusgefühl tritt manchmal auf, wenn Magensäure und Enzyme aus dem Magen in die Speiseröhre zurückfließen. Außerdem kann es bei häufigem Schlucken und Austrocknen des Rachens vorkommen, was durch Angst, andere starke Gefühle und schnelles Atmen bedingt ist.

Eine Art von Globusgefühl kann sich auch bei emotional stark bewegenden Ereignissen einstellen, z. B. Kummer, Angst, Zorn, Stolz und Glück.

Bauchschmerzen

Bauchschmerzen können auf Probleme im Verdauungstrakt oder einer anderen Stelle im Bauch hinweisen. Ältere Menschen haben seltener Bauchschmerzen als junge Erwachsene; der Schmerz entsteht langsamer. Kinder klagen häufig über Bauchschmerzen.

Schmerzen können z. B. durch Infektionen, Entzündungen, Geschwüre, unkoordinierte oder durch eine Verengung blockierte Muskelkontraktionen und durch Sauerstoffmangel in den Muskeln des Verdauungstrakts entstehen.

Erkrankungen, die zu Bauchschmerzen führen, sind z. B. Magendurchbruch (durch Magengeschwür), Reizdarmsyndrom, Infektion und Entzündung des Wurmfortsatzes und der Bauchspeicheldrüse und Krebs.

Die Kennzeichen von Bauchschmerzen verändern sich entsprechend den Ursachen. Beim Reizdarmsyndrom werden die Schmerzen oft als dumpf oder krampfhaft, bei einem Magen- oder Zwölffingerdarmgeschwür hingegen als brennend beschrieben.

Manche Menschen haben das vage Gefühl, der Schmerz sitzt überall, andere können ihn an einer bestimmten Stelle lokalisieren. Die Schmerzen einer Divertikulitis sind oft auf den linken Unterbauch beschränkt; bei einer Bauchfellentzündung aber im gesamten Bauch spürbar.

Bauchschmerzen lassen sich durch eine Lageveränderung, Essen und Stuhlgang beeinflussen. Eine Bauchspeicheldrüsenentzündung bereitet Schmerzen, die sich verschlimmern, wenn man sich im Bett umdreht, und leichter werden, wenn man sich aufsetzt und vorlehnt.

Brust- oder Rückenschmerzen

Brust- oder Rückenschmerzen beim Schlucken können den Schmerzen bei einer Herzkrankheit ähnlich sein; bei beiden wird oft ein Brennen und eine Enge hinter dem Brustbein (Sternum) beschrieben. Brustschmerzen im Zusammenhang mit Erkrankungen der Speiseröhre können als starkes Drücken, das zusammen mit Schluckstörungen bei heißen und kalten Getränken auftritt, wahrgenommen werden. Diese Art von Schmerz kann durch Erkrankungen der Speiseröhrenmuskeln, Schäden an der Deckschicht (Mukosa) der Speiseröhre, Bakterien-, Virus- und Pilzinfektionen des Rachens und Tumoren entstehen.

Blähungen

Bei Blähungen befindet sich viel Gas im Verdauungstrakt. Dieses wird durch den Mund (Aufstoßen) oder den After (Darmwind) abgegeben oder durch die Wände des Verdauungstrakts aufgenommen und dann von den Lungen ausgeschieden. Die Bakterien im Verdauungssystem bauen manche Gase zu Substanzen ab, die leichter ausgeschieden werden können.

Beim Essen geringe Luftmengen zu schlucken, ist völlig normal. Manche Menschen schlucken jedoch unbewusst viel davon (Aerophagie). Da der Großteil der geschluckten Luft durch Aufstoßen den Körper wieder verlässt, gelangt nur wenig davon in den übrigen Verdauungstrakt. Wenn viel Luft geschluckt wird, muss der Betreffende meist oft aufstoßen, und es gehen Winde ab.

Die Gase Wasserstoff, Methan und Kohlendioxid entstehen im Verdauungstrakt, wenn Bakterien Nahrungsbestandteile abbauen und verarbeiten. Personen, denen es an Enzymen mangelt, um z. B. Milchzucker (Laktose) abzubauen, produzieren viel Gas, wenn sie milchzuckerhaltige Nahrung zu sich nehmen. Fast jeder, der große Mengen Eiweiß oder Früchte isst, wird Blähungen bekommen.

Blähungen gehen oft mit Bauchschmerzen und einem aufgedunsenen Bauch einher. Manche Personen reagieren auf Gas im Verdauungssystem besonders empfindlich; andere wieder können große Mengen ohne Schmerzen und aufgetriebenem Bauch aushalten.

Appetitlosigkeit

Appetitlosigkeit (Anorexie) bedeutet, dass jemand keinen Hunger hat und nicht essen möchte. Sie kann durch Entzündungen und Infektionen bei Erkrankungen wie z. B. Gastritis und Gastroenteritis und durch Verstopfung ausgelöst werden. Auch Krebs kann zu Appetitlosigkeit führen.

Erkrankungen in anderen Körperteilen (z. B. in dem Gehirnareal, das den Appetit steuert) können ebenfalls Appetitlosigkeit hervorrufen und fördern.

Übelkeit

Übelkeit kann mit Schwindelgefühlen, unklaren Bauchschmerzen, Appetitlosigkeit und Brechreiz einhergehen. Sie entsteht, wenn das Brechzentrum im Gehirn aktiviert ist und tritt häufig bei Fehlfunktionen im Verdauungssystem auf. Manchen Menschen wird übel, wenn sie sich mit einem Schiff, Auto oder Flugzeug fortbewegen. Übelkeit kann auch während der Schwangerschaft vorkommen, vor allem in den ersten Wochen am Morgen. Viele Medikamente, darunter opioide Schmerzmittel wie Morphium und Mittel zur Krebsbehandlung, können Übelkeit hervorrufen.

Erbrechen

Erbrechen ist das kräftige Zusammenziehen des Magens, bei dem sein Inhalt die Speiseröhre hoch und durch den Mund hinaus befördert wird. Erbrechen tritt in der Regel bei Übelkeit auf und kann durch ihre Ursachen ausgelöst werden. Durch Erbrechen wird der Magen entleert, was dem Betroffenen oft, wenn auch nur vorübergehend, Erleichterung bringt. Ein Darmverschluss kann zum Erbrechen führen, wenn sich Nahrung und Flüssigkeit bis in den Magen zurückstauen. Eine Reizung oder Entzündung in Magen, Dünndarm und Gallenblase kann Erbrechen hervorrufen. Auch psychische Probleme können Übelkeit und Erbrechen verursachen. Viele Menschen mit Essstörungen führen solches Erbrechen absichtlich herbei. Unabsichtlich kommt es als konditionierte Antwort etwa auf psychischen Stress vor, z. B. um nicht in die Schule gehen zu müssen.

Das Erbrochene kann ganz unterschiedlich aussehen. Üblicherweise findet sich darin das, was vor kurzem gegessen wurde. Manchmal enthält es Nahrungsstücke. Wird Blut erbrochen, ist das Erbrochene hellrot (Hämatemesis). Wenn Galle dabei ist, ist das Erbrochene grün.

Erbrechen kann heftig sein. Der Betroffene krümmt sich zusammen und macht ziemlich laute Geräusche. Bei schwerem Erbrechen kann die Nahrung mehrere Meter weit fliegen (Projektilerbrechen). Beim Erbrechen steigt der Druck in der Speiseröhre stark an; bei schwerem Erbrechen kann die Schleimhaut in der Speiseröhre reißen. Bewusstlose können ihr Erbrochenes einatmen. Die sauren Bestandteile können die Lunge stark reizen.

Diagnose

In der Regel kann der Arzt aufgrund der Krankengeschichte und der körperlichen Untersuchung feststellen, ob jemand eine Erkrankung des Verdauungssystems hat. Er kann dann die geeigneten Untersuchungsmethoden auswählen, um die Diagnose zu bestätigen, Ausmaß und Schweregrad der Erkrankung zu bestimmen und um die Behandlung zu planen.

KRANKENGESCHICHTE UND KÖRPERLICHE UNTERSUCHUNG

Eine möglichst genaue Beschreibung der Symptome hilft dem Arzt bei der Diagnose. Dazu dienen bei Bauchschmerzen z. B. Fragen nach Art und Sitz des Schmerzes, beispielsweise: »Werden die Schmerzen nach dem Essen besser?«, oder: »Bessern sie sich beim Vorbeugen, oder werden sie schlimmer?«

Gewicht und der Gesamteindruck des Patienten können Hinweise auf eine Erkrankung des

Verdauungssystems geben. Meist wird zwar der ganze Körper untersucht, doch der Untersuchung von Bauch, Mastdarm und After kommt ein großer Stellenwert zu.

Zuerst betrachtet der Arzt den Bauch aus verschiedenen Blickwinkeln und prüft, ob die Bauchdecke durch das krankhafte Wachstum oder die Vergrößerung eines bestimmten Abschnitts des Verdauungstrakts gedehnt ist. Mit einem Stethoskop hört der Arzt den Bauch auf die Geräusche ab, die beim Transport von Material durch den Darm auftreten. Er tastet nach weichen Stellen, ungewöhnlichen Gewebemassen und vergrößerten Organen. Schmerzen, die durch leichten Druck auf den Bauch entstehen, aber abnehmen, wenn der Druck nachlässt (Loslassschmerz) weisen in der Regel auf eine Entzündung oder Infektion des Bauchfells hin.

After und Mastdarm werden mit einem behandschuhten Finger untersucht. Eine Stuhlprobe kann auf verstecktes (okkultes) Blut getestet werden. Bei Frauen hilft eine Beckenuntersuchung oft, Verdauungsprobleme von gynäkologischen zu unterscheiden.

PSYCHOLOGISCHE UNTERSUCHUNG

Da sich das Verdauungssystem und das Gehirn gegenseitig so sehr beeinflussen, ist für die Beurteilung von Verdauungsbeschwerden manchmal eine psychologische Untersuchung notwendig. Dabei können Angst, Depressionen und andere behandelbare psychische Störungen aufgedeckt werden.

DIAGNOSEVERFAHREN

Aufgrund der Krankengeschichte, der körperlichen und gegebenenfalls psychologischen Untersuchung werden die notwendigen Untersuchungsmethoden bestimmt. Zu ihnen gehören die Endoskopie, Röntgenuntersuchungen, Ultraschallaufnahmen, Untersuchungen mittels radioaktiver Substanzen und chemische Tests. Sie helfen dem Arzt, das Problem zu erkennen, zu lokalisieren und manchmal auch zu behandeln. Bei bestimmten Untersuchungen darf kein Stuhl im Verdauungstrakt sein, manche verlangen acht bis zwölf Stunden Fasten und andere brauchen überhaupt keine Vorbereitung.

Endoskopie

Bei dieser Methode werden innere Strukturen mit einem biegsamen optischen Instrument (Endoskop) untersucht. Durch den Mund eingeführt, kann das Endoskop zur Untersuchung von Speiseröhre (Ösophagoskopie), Magen (Gastroskopie) und einem Teil des Dünndarms (Gastroduodenoskopie) dienen. Durch den After eingeführt, werden mit dem Endoskop der Mastdarm (Rektoskopie), der untere Abschnitt von Dickdarm, Mastdarm und After (Sigmoidoskopie) sowie der gesamte Dickdarm inklusive Mastdarm und After (Koloskopie) untersucht. Bei manchen dieser Eingriffe bekommt der Untersuchte ein Schmerzmittel verabreicht.

Endoskope haben einen Durchmesser zwischen 0,5 und 1,3 Zentimetern und sind 30 bis 150 Zentimeter lang. Welches Endoskop gewählt wird, hängt von dem zu untersuchenden Abschnitt des Verdauungstrakts ab. Das Endoskop ist biegsam und verfügt über eine Lichtquelle und eine kleine Kamera, sodass es einen guten Blick auf die Schleimhaut des Verdauungstrakts gestattet. So werden Bereiche mit Reizungen, Geschwüren, Entzündungen und krankhaftem Gewebewachstum sichtbar.

Viele Endoskope haben eine kleine Biopsiezange, mit der Gewebeproben entnommen werden können. Diese Proben können dann auf Anzeichen für eine Entzündung, eine Infektion und Krebs untersucht werden. Da die Schleimhaut und die inneren Schichten der Wände des Verdauungstrakts keine schmerzempfindlichen Nerven haben (mit Ausnahme des unteren Teils des Afters) ist die Untersuchung schmerzfrei.

Endoskope können auch zur Behandlung eingesetzt werden. Durch einen dünnen Kanal im Endoskop kann der Arzt verschiedene Instrumente einführen. Mit einer Elektrosonde an der Spitze des Endoskops lassen sich krankes Gewebe zerstören, kleine Wucherungen entfernen und ein Blutgefäß veröden. Über eine Nadel an der Spitze des Endoskops können Medikamente in Krampfadern in der Speiseröhre gespritzt werden, um eine Blutung zu stoppen.

Bevor ein Endoskop über den Mund eingeführt wird, darf der Betroffene einige Stunden lang nichts essen. Nahrung im Magen kann die Sicht behindern und kann während der Untersuchung erbrochen werden. Vor einer endoskopischen Untersuchung von Mastdarm und Dickdarm muss der zu Untersuchende Abführmittel einnehmen; manchmal bekommt er einen Einlauf, um jeglichen Stuhl zu entfernen. Außerdem darf einige Stunden vor der Untersuchung nichts gegessen werden, weil die Nahrung erbrochen werden könnte und sie die Wirkung der Abführmittel und Einläufe verringern würde.

Komplikationen sind bei einer Endoskopie

Blick mit einem Endoskop in den Verdauungstrakt

Verschiedene Teile des Verdauungstrakts lassen sich mit dem Endoskop betrachten. Dabei handelt es sich um einen biegsamen Schlauch mit mehreren Kanälen. In ihnen wird Licht übertragen, um das Untersuchungsgebiet mit einer Kamera, die sich an der Spitze des Schlauchs befindet, betrachten zu können. Durch die Kanäle können Flüssigkeiten und Luft ein- und ausgepumpt und Biopsiezangen und chirurgische Instrumente eingebracht werden. Wird das Endoskop durch den Mund in den Verdauungstrakt geschoben, kann man mit ihm Speiseröhre, Magen und einen Teil des Dünndarms untersuchen. Wird es durch den After eingeführt, können mit ihm der Enddarm und der gesamte Dickdarm untersucht werden. Je nach Methode ist der Schlauch des Geräts verschieden lang und dick.

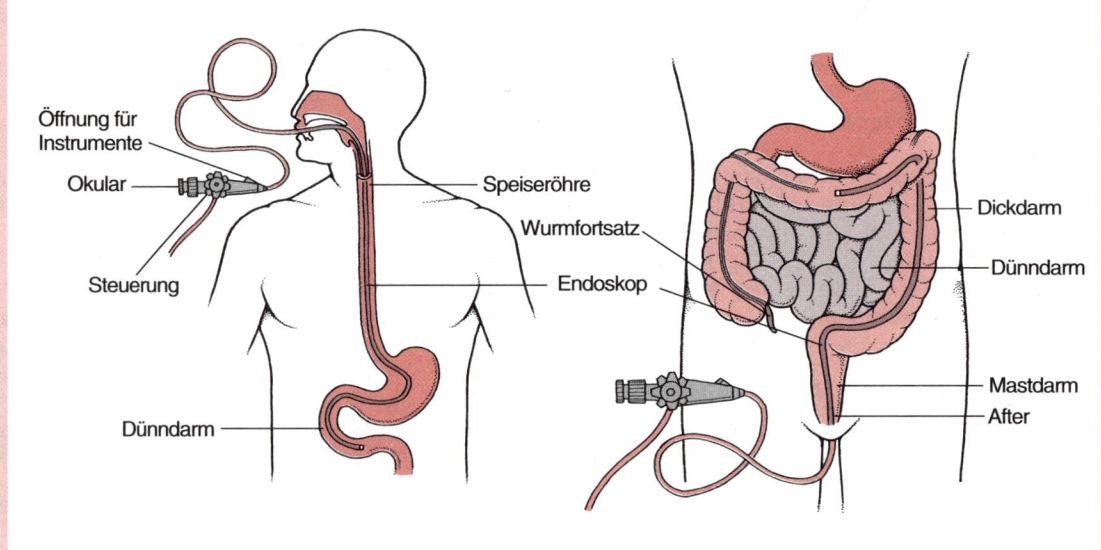

relativ selten. Manchmal verursachen sie eine Reizung der Schleimhaut im Verdauungstrakt und eine kleine Blutung. Dass sie den Verdauungstrakt verletzen oder sogar durchbohren, ist selten.

Laparoskopie

Bei einer Laparoskopie wird die Bauchhöhle mit einem Endoskop untersucht. Der Betroffene bekommt dazu eine Vollnarkose. Nach der Desinfektion des entsprechenden Hautbereichs wird, meistens im Nabel, ein kleiner Einschnitt gemacht. Dann wird das Endoskop in die Bauchhöhle vorgeschoben. Der Arzt kann nach Tumoren und anderen krankhaften Veränderungen suchen, praktisch jedes Organ in der Bauchhöhle untersuchen, Gewebeproben entnehmen und sogar chirurgische Eingriffe durchführen. Zu den Komplikationen zählen Blutungen, Infektionen und Durchbruch des Verdauungstrakts.

Röntgen

Röntgenuntersuchungen dienen oft zur Beurteilung von Verdauungsproblemen. Bei der üblichen Aufnahme des Bauchraums ist keine besondere Vorbereitung notwendig. Diese Röntgenaufnahmen zeigen im Allgemeinen Verengungen und Lähmungen des Verdauungstrakts und ungewöhnliche Luftmuster in der Bauchhöhle. Sie zeigen auch eine Vergrößerung von Leber, Nieren und Milz.

Untersuchungen mit Bariumsulfat als Kontrastmittel bringen oft mehr Informationen. Die Röntgenaufnahmen werden gemacht, nachdem der Betroffene eine bariumsulfathaltige Flüssigkeit geschluckt hat.

Das Bariumsulfat sieht auf den Röntgenbildern weiß aus und zeichnet das Innere des Verdauungstrakts nach, zeigt die Umrisse und Schleimhaut von Speiseröhre, Magen und Dünndarm. Bariumsulfat sammelt sich in kranken

Bereichen und zeigt daher Geschwüre, Tumoren, Engstellen, Schleimhautdefekte und vergrößerte Krampfadern in der Speiseröhre.

Röntgenaufnahmen können in Intervallen gemacht werden, um festzustellen, wo das Bariumsulfat gerade ist. Bei einer Röntgendurchleuchtung wird das Bariumsulfat auf seinem Weg durch den Verdauungstrakt beobachtet. Mit diesem Verfahren kann der Arzt sehen, wie die Speiseröhre und der Magen funktionieren, feststellen, ob ihre Kontraktionen normal sind und ob die Nahrung im Verdauungstrakt stecken bleibt. Für eine spätere Überprüfung kann der Prozess gefilmt werden.

Mit einem Bariumsulfateinlauf kann der untere Abschnitt des Dickdarms dargestellt werden. Beim Dickdarmröntgen (Irrigoskopie) zeigen sich dann Polypen, Tumoren und andere strukturelle Abweichungen. Diese Methode kann krampfartige Schmerzen und Unwohlsein verursachen.

Das aufgenommene Bariumsulfat wird letztlich als kalkweißer Stuhl ausgeschieden. Da Bariumsulfat starke Verstopfung auslösen kann, wird der Arzt sicherstellen, dass es nach der Untersuchung rasch ausgeschieden wird. Dabei kann ein leichtes Abführmittel helfen.

Ultraschall

Bei Ultraschalluntersuchungen erzeugen Schallwellen Bilder von inneren Organen. Der Arzt macht die Untersuchung, indem er den Schallkopf gegen die Bauchdecke presst und bewegt. Die Bilder werden auf einem Bildschirm gezeigt und eventuell als Videofilm aufgenommen. Eine Ultraschalluntersuchung zeigt Größe und Form von Organen, wie z. B. Leber und Bauchspeicheldrüse, der erkrankten Bereiche in ihnen und vorhandene Flüssigkeit. Da sie sich nicht gut eignet, um die Schleimhaut im Verdauungstrakt zu untersuchen, wird sie nicht so häufig für die Suche nach Tumoren und den Ursachen von Blutungen in Magen, Dünn- und Dickdarm verwendet. Eine endoskopische Ultraschalluntersuchung zeigt die Schleimhaut im Verdauungstrakt hingegen deutlicher.

Ultraschalluntersuchungen sind schmerzlos und verursachen keine Komplikationen. Endoskopische Ultraschalluntersuchungen haben das gleiche Risiko für Komplikationen wie die Endoskopie.

Computertomographie und Kernspintomographie

Computertomographie (CT) und Kernspintomographie (NMR) machen es möglich, den Bauch in verschiedenen Ebenen zu betrachten (Querschnitte).

Sowohl vor einer CT als auch vor einer NMR muss die Person nüchtern bleiben. Vor einer CT wird intravenös ein Röntgenkontrastmittel, vor einer Kernspintomographie ein paramagnetisches Kontrastmittel verabreicht. Die Person liegt entweder auf einem Tisch oder in einem röhrenförmigen Gerät und die Maschine tastet das Untersuchungsgebiet langsam ab.

Bei einer CT arbeitet das Gerät mit Röntgenstrahlung. Bei der Kernspintomographie ermöglichen die Reaktionen des Körpergewebes auf das Magnetfeld die Entwicklung von Bildern der darunter liegenden Organe. Bei beiden Verfahren muss der Patient während der Untersuchung ruhig liegen bleiben. Patienten mit Platzangst werden Probleme haben, wenn sie bei der Untersuchung in einer Röhre liegen müssen; es gibt aber schon immer mehr offene Geräte. Manche Menschen reagieren auf das Kontrastmittel mit Quaddeln, Kurzatmigkeit und, in seltenen Fällen, einem gefährlichen Blutdruckabfall.

Computer- und Kernspintomographie eignen sich, um Größe und Position der Bauchorgane zu bestimmen. Darüber hinaus lassen sich mit diesen Verfahren oft gutartige und bösartige Tumoren entdecken. Auch Änderungen im Verlauf von Blutgefäßen und ihrer Größe können erkannt werden. Entzündungen des Wurmfortsatzes (Appendizitis) und von Divertikeln (Divertikulitis) werden in der Regel offenkundig. Manchmal helfen diese Verfahren bei der Ausführung von radiologischen und chirurgischen Eingriffen.

Parazentese

Parazentese ist das Einführen einer Nadel in die Bauchhöhle und das Abziehen von Flüssigkeit. Normalerweise enthält die Bauchhöhle außerhalb des Verdauungstrakts nur wenig Flüssigkeit. Bei einer Lebererkrankung jedoch, bei Herzversagen, Magen- und Darmdurchbruch, Krebs und Milzriss kann sich Flüssigkeit ansammeln. Die Parazentese kann den Arzt bei der Diagnose einer Krankheit (z. B. bei der Gewinnung einer Flüssigkeitsprobe für die Analyse) und bei einer Behandlung (z. B. Entfernung von überschüssiger Flüssigkeit) unterstützen.

Für die Parazentese wird zunächst eine Hautpartie knapp unterhalb des Nabels desinfiziert und betäubt. Dann sticht der Arzt die Injektionsnadel durch Haut und Muskeln der Bauchdecke in die Flüssigkeit hinein. Für eine Laboruntersuchung genügt eine geringe Flüssigkeitsmenge.

Mehrere Liter können abgesaugt werden, um Spannungen zu verringern. Mögliche Komplikationen sind Durchbruch des Verdauungstrakts und Blutungen.

Test auf verborgenes Blut im Stuhl

Eine Blutung im Verdauungstrakt kann durch eine unbedeutende kleine Reizung, aber auch durch Krebs entstehen. Bei einer starken Blutung kann der Patient Blut erbrechen (Hämatemesis), hellrotes Blut mit dem Stuhl oder schwarzen Stuhl ausscheiden. Blut im Stuhl, das nicht sichtbar ist, kann chemisch nachgewiesen werden. So bekommt man erste Hinweise auf Geschwüre, Tumoren und andere Störungen.

Bei einer rektalen Untersuchung gewinnt der Arzt auf dem Handschuh eine Stuhlprobe, die auf ein mit Guajak imprägniertes Papier aufgebracht wird. Wird eine weitere Substanz zugesetzt, ändert sich die Farbe der Probe, wenn Blut vorhanden ist. Einen Satz mit drei solcher Teststreifen (Hämokkult) gibt es auch zum Gebrauch zu Hause. Die Stuhlproben nimmt man dann selbst und schickt sie an den Arzt. Wenn Blut nachweisbar ist, werden weitere Untersuchungen folgen.

Magen- und Dünndarmsonden

Bei der Intubation des Verdauungstrakts wird eine Sonde, ein dünner, biegsamer Kunststoffschlauch, durch die Nase oder den Mund in den Magen oder Dünndarm eingeführt. Dieser Eingriff dient sowohl der Diagnose als auch der Behandlung. Das Setzen einer Magen- oder Dünndarmsonde kann Brechreiz und Übelkeit auslösen. Die Größe des Schlauchs hängt vom Zweck ab.

Mit der Nasen-Magensonde (Intubation) kann eine Probe des Magensafts gewonnen werden. Die Sonde wird über die Nase und nicht über den Mund gelegt, weil der Schlauch so leichter zur Speiseröhre geführt werden kann. Die Route über die Nase führt nicht so leicht zu Reizungen und Husten. Durch eine Nasen-Magensonde lassen sich Blut im Magen feststellen und die Magensekrete auf Säuregehalt, Enzyme und andere Eigenschaften untersuchen. Bei Vergiftungsopfern wird aus dem Magensaft das Gift analysiert. Manchmal werden mit der Sonde über mehrere Stunden Proben gewonnen.

Die Nasen-Magensonde dient auch zur Behandlung bestimmter Erkrankungen. Zum Beispiel können Gifte ausgepumpt und mit Aktivkohle neutralisiert werden, Patienten mit Schluckstörungen wird auf diese Weise Flüssignahrung verabreicht.

Manchmal wird mit einer Nasen-Magensonde kontinuierlich der Mageninhalt abgesaugt. Am Ende des Schlauchs befindet sich in der Regel eine Absaugvorrichtung, die Gase und Flüssigkeit aus dem Magen entfernt. Dadurch verringert sich der Druck, wenn das Verdauungssystem verstopft ist oder nicht richtig funktioniert. Diese Art von Sonde wird oft nach Bauchoperationen eingesetzt, bis der Verdauungstrakt wieder seine normalen Funktionen übernimmt.

Eine Nasen-Darmsonde ist ein längerer Schlauch, der durch Nase und Magen bis in den Dünndarm geführt wird. Damit können Proben aus dem Dünndarm entnommen, kontinuierlich Flüssigkeit entfernt und Nahrung verabreicht werden.

Ösophagusmanometrie

Bei dieser Untersuchung wird ein Schlauch mit Druckmessern an der Oberfläche in die Speiseröhre eingeführt. Mit dem Manometer lässt sich feststellen, ob die Peristaltik der Speiseröhre ausreicht, um die Nahrung normal weiterzutransportieren. Manchmal wird ein ähnliches Gerät benutzt, um den Druck im Dickdarm zu messen und zu bestimmen, ob die Peristaltik, die für den Stuhlgang notwendig ist, angemessen ist.

Während der Ösophagusmanometrie kann auch der pH-Wert in der Speiseröhre gemessen werden, um zu erfahren, ob Magensäure in die Speiseröhre zurückfließt.

KAPITEL 120

Erkrankungen der Speiseröhre

Die Speiseröhre ist ein Schlauch, der vom Rachen bis zum Magen führt. Die Wände der Speiseröhre befördern die Nahrung nicht durch die Schwerkraft, sondern durch rhythmische Muskelbewegungen in den Magen.

Unter der Einmündung des Rachens in die Speiseröhre befindet sich ein Muskelband (oberer Ösophagussphinkter), etwas über der Einmündung der Speiseröhre in den Magen gibt es ein weiteres Muskelband (unterer Ösophagussphinkter). Wenn die Speiseröhre nicht tätig ist, ziehen sich diese Schließmuskeln zusammen, damit weder Nahrung noch Magensäure vom Magen in den Mund zurückfließen kann. Beim Schlucken entspannen sich die Schließmuskeln, damit Nahrung in den Magen gelangen kann. Mit zunehmendem Alter nehmen die Peristaltik in der Speiseröhre und die Spannung in den Schließmuskeln ab. Dieser so genannte Presbyösophagus bedingt, dass ältere Menschen anfälliger für Säurerückfluss aus dem Magen sind, vor allem wenn sie sich nach dem Essen hinlegen.

Zwei der häufigsten Symptome von Speiseröhrenerkrankungen sind Schluckstörungen (Dysphagie) und Brust- oder Rückenschmerzen. Sie können bei jeder Erkrankung der Speiseröhre auftreten.

Die in diesem Kapitel behandelten Erkrankungen der Speiseröhre sind durch Verengung, Motorik oder Verletzung bedingt. Bei einer anderen Erkrankung der Speiseröhre, den Krampfadern (Ösophagusvarizen) ▲, sind die Venen am unteren Ende der Speiseröhre erweitert und bluten leicht.

Verengung der Speiseröhre

Die Speiseröhre kann verengt oder völlig verstopft sein. Selten ist die Ursache genetisch bedingt, meist handelt es sich um das Fortschreiten einer Speiseröhrenverletzung oder um einen Tumor. Auch Essen und Fremdkörper können die Speiseröhre verengen. Verletzungen, die zu einer Verengung führen können, entstehen oft durch Schäden, die durch meist jahrelangen Rückfluss von Magensäure bedingt sind. Auch Medikamente und ätzende Substanzen können Verletzungen ■ hervorrufen. Druck gegen die Außenseite der Speiseröhre kann ebenfalls eine Verengung verursachen. Der Druck entsteht z. B. durch Vergrößerung des linken Herzvorhofs, ein Aortenaneurysma, eine Fehlbildung einer Arterie (Dysphagia lusoria), eine Fehlfunktion der Schilddrüse, einen Knochenvorsprung der Wirbelsäule und Krebs – am häufigsten Lungenkrebs. Eine weitere Ursache von Verengung sind gutartige und bösartige Tumoren der Speiseröhre.

Da diese Störungen die Speiseröhre verengen, haben die Betroffenen meistens Beschwerden beim Schlucken fester Nahrung. Schluckbeschwerden bei Flüssigkeiten treten, wenn überhaupt, viel später auf.

In der Regel wird eine Röntgenkontrastaufnahme (Breischluck) gemacht, um die Ursache und Position der Verengung zu bestimmen. Behandlung und Ergebnis sind von der Ursache abhängig.

SCHATZKI-RING

Der Schatzki-Ring (unterer Ösophagusring) entsteht durch einen chronischen Säureschaden und verengt den unteren Teil der Speiseröhre.

Normalerweise hat die Speiseröhre einen Durchmesser von 3,5 bis fünf Zentimetern. Ist sie durch einen Ring aus dichtem Gewebe auf weniger als einen Zentimeter eingeengt, kann das Schlucken fester Nahrung Schwierigkeiten machen. Dieses Symptom kann in jedem Lebensalter einsetzen, meist tritt es aber nach dem 25. Lebensjahr auf, weil der Ring durch die Säureschäden erst nach einiger Zeit entsteht. Die Schluckbeschwerden kommen und gehen wieder. Sie verschlimmern sich besonders durch Fleisch und trockenes Brot. Oft wird eine Röntgenkontrastaufnahme (Breischluck) gemacht, um den Schatzki-Ring zu entdecken.

Wenn man das Essen gut kaut und etwas Wasser trinkt, treten keine Symptome auf. Der Arzt kann die Engstelle reparieren, indem er ein Endoskop durch Mund und Rachen in die Speiseröhre einführt oder eine Dehnsonde (Bougie)

▲ siehe Seiten 771 und 788
■ siehe Seite 702

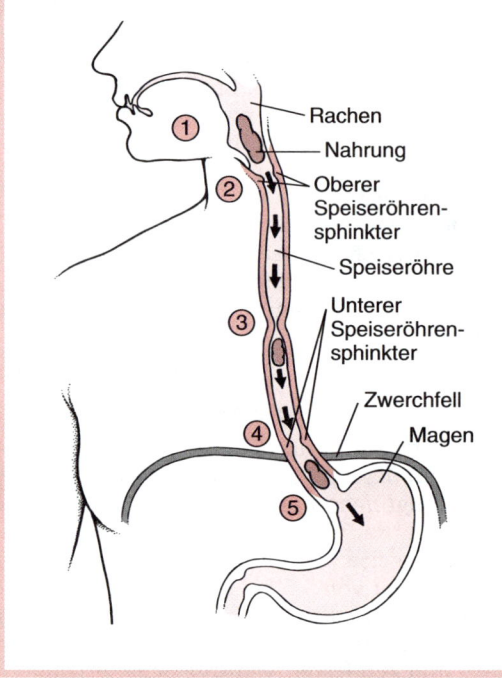
verwendet, um den Gang zu erweitern. In seltenen Fällen wird der Ring chirurgisch geöffnet.

ÖSOPHAGUSMEMBRANEN

Ösophagusmembranen (Plummer-Vinson-Syndrom, sideropenische Dysphagie) sind dünne Häute, die im oberen Drittel der Speiseröhre von der Schleimhaut quer durch das Innere der Röhre wachsen.

Ösophagusmembranen sind selten und treten am häufigsten bei Patienten mit schwerer unbehandelter Blutarmut durch Eisenmangel auf. Es ist nicht bekannt, wie Blutarmut zur Entwicklung von Ösophagusmembranen führt. Membranen in der oberen Speiseröhre erschweren

das Schlucken fester Nahrung. Für die Diagnose wird am besten eine Röntgendurchleuchtung gemacht, bei der der Patient Bariumsulfat als Kontrastmittel schluckt und dessen Passage kontinuierlich aufgenommen wird.

Nach einer erfolgreichen Behandlung des Eisenmangels verschwinden die Ösophagusmembranen. Falls nicht, können sie mit einer Dehnungssonde oder einem Endoskop durchstoßen werden.

Motorische Störungen der Speiseröhre

Für die Bewegung der Nahrung vom Mund in den Magen sind die koordinierte Tätigkeit von Mund und Rachen, die Peristaltik der Speiseröhre und die Entspannung der Schließmuskel notwendig. Ein Problem mit einer dieser Funktionen kann eine Schluckstörung (Dysphagie), Regurgitation, Erbrechen und das Ansaugen von Nahrung in die Atemwege (Aspiration) verursachen.

MOTORISCHE STÖRUNGEN DES RACHENS

Motorische Störungen des Rachens können Probleme beim Transport der Nahrung vom oberen Teil des Rachens in die Speiseröhre verursachen. Solche Probleme treten meistens bei Personen auf, die Erkrankungen der Rachenmuskeln oder der dazu gehörigen Nerven haben. Die häufigste Ursache ist ein Schlaganfall. Muskelentzündung in Verbindung mit einer Entzündung der Haut (Dermatomyositis), Sklerodermie, Myasthenia gravis, Muskeldystrophie, Pseudobulbärparalyse, Parkinson-Krankheit und amyotrophische Lateralsklerose können die Rachenmuskeln und Nerven betreffen. Eine Schluckstörung kann auch durch die Einnahme von Phenothiazinabkömmlingen (eine Gruppe von Neuroleptika) entstehen, weil diese Arzneimittel das normale Funktionieren der Rachenmuskeln beeinträchtigen können. Ein Patient mit einer motorischen Störung des Rachens bringt oft Nahrung über den hinteren Teil der Nase hoch oder atmet sie über die Luftröhre ein und muss dann husten.

Bei einer krikopharyngealen Koordinationsstörung bleibt der obere Ösophagussphinkter geschlossen oder öffnet sich unkoordiniert. Durch eine Fehlfunktion des Schließmuskels kann Nahrung immer wieder in die Luftröhre und die Lunge gelangen, was zu wiederkehrenden Lungeninfektionen und schließlich zu chronischer

Lungenkrankheit führen kann. Der Schließmuskel kann chirurgisch durchtrennt werden, damit er ständig entspannt ist. Ohne Behandlung kann durch die Erkrankung ein Divertikel entstehen – ein Sack, der gebildet wird, wenn die Schleimhaut der Speiseröhre durch den krikopharyngealen Muskel nach draußen und wieder zurück drängt.

DIFFUSER SPEISERÖHRENKRAMPF

Bei dem diffusen Speiseröhrenkrampf (Ösophagospasmus) sind die rhythmischen Muskelbewegungen (Peristaltik) der Speiseröhre aufgrund einer Fehlfunktion der Nerven gestört.

Bei dieser Störung werden die Muskelkontraktionen, die die Nahrung durch die Speiseröhre transportieren, durch wahllose Kontraktionen (nichtpropulsive Peristaltik) abgelöst. Zusätzlich öffnet und schließt sich bei einem Teil der Betroffenen der untere Ösophagussphinkter nicht normal.

Symptome

Muskelkrämpfe in der ganzen Speiseröhre werden für gewöhnlich als Schmerzen unter dem Brustbein wahrgenommen und kommen zusammen mit Schwierigkeiten beim Schlucken von Nahrung vor. Die Schmerzen treten auch nachts auf und können so stark sein, dass die Betroffenen aufwachen. Diffuse Speiseröhrenkrämpfe können sehr schmerzhaft sein, ohne dass Schluckbeschwerden hinzukommen. Diese oft als drückend beschriebenen Schmerzen unter dem Brustbein können bei Belastung und Anstrengungen auftreten und sind schlecht von Schmerzen aufgrund einer Herzkrankheit (Angina pectoris) zu unterscheiden. Im Laufe vieler Jahre kann sich daraus eine Achalasie entwickeln, eine Störung, bei der die rhythmischen Kontraktionen der Speiseröhre stark vermindert sind.

Diagnose

Röntgenbilder, die aufgenommen werden, während der Betroffene ein bariumsulfathaltiges Kontrastmittel schluckt, können zeigen, dass die Nahrung die Speiseröhre nicht normal passiert und dass sich die Wand der Speiseröhre unkoordiniert zusammenzieht und die Nahrung nicht weiterbefördert. Eine Szintigraphie der Speiseröhre (ein bildgebendes Verfahren, das die Passage von radioaktiv markierten Substanzen aufzeichnet) wird eingesetzt, um ungewöhnliche Bewegungen der Nahrung durch die Speiseröhre nachzuweisen. Druckmessungen (Manometrie) ▲ liefern die empfindlichsten und genauesten Analysen der Krämpfe. Wenn die Untersuchungen keinen Aufschluss ergeben, kann die Manometrie durchgeführt werden, nachdem der Betroffene gegessen hat oder Edrophonium bekommen hat, um die schmerzhaften Krämpfe auszulösen.

Behandlung

Ein diffuser Speiseröhrenkrampf ist oft schwer zu behandeln. Nitroglyzerin, lang wirkende Nitrate, Anticholinergika oder Kalziumantagonisten, wie Nifedipin, können die Symptome lindern. Manchmal sind starke Schmerzmittel notwendig. In vielen Fällen kann eine Verengung behandelt werden, indem eine Ballonsonde in der Speiseröhre aufgeblasen oder die Speiseröhre mithilfe von Metallstiften zunehmender Dicke gedehnt wird (Bougierung). Wenn alle anderen weniger radikalen Maßnahmen nicht zum Erfolg geführt haben, muss die Muskelschicht über die gesamte Länge der Speiseröhre durchtrennt werden.

Ösophagusachalasie

Bei der Ösophagusachalasie (Kardiospasmus, Megaösophagus) nehmen die rhythmischen, wellenförmigen Muskelkontraktionen, die die Nahrung die Speiseröhre hinunterbefördern (Peristaltik), stark ab, und der untere Ösophagussphinkter entspannt sich nicht normal.

Die Ösophagusachalasie entsteht durch eine Fehlfunktion der Nerven, die die rhythmischen Muskelkontraktionen der Speiseröhre steuern. Die Ursache ist unbekannt.

Symptome

Eine Ösophagusachalasie kann in jedem Lebensalter auftreten, beginnt aber gewöhnlich fast unmerklich zwischen dem 20. und 60. Lebensjahr und verschlimmert sich allmählich über Monate oder Jahre. Der enge untere Ösophagussphinkter bewirkt, dass sich der darüber liegende Teil der Speiseröhre stark vergrößert, was viele der Symptome fördert. Schwierigkeiten beim Schlucken von Nahrung sind das Hauptsymptom. Weitere Symptome sind möglicherweise Brustschmerzen, Zurückfließen des Inhalts aus der erweiterten Speiseröhre und

▲ siehe Seite 698

nächtliches Husten. Brustschmerzen sind eher selten und können beim Schlucken oder ohne Anlass auftreten. Etwa ein Drittel der Betroffenen stößt im Schlaf unverdaute Nahrung auf. Dabei kann Nahrung in die Lunge gelangen und Husten, eine Eiteransammlung (Lungenabszess), eine Erweiterung und Infektion der Bronchien (Bronchiektasie) und eine Lungenentzündung (Aspirationspneumonie) verursachen. Die Achalasie ist auch ein Risikofaktor für Speiseröhrenkrebs.

Diagnose

Eine Röntgendurchleuchtung der Speiseröhre, während der Patient ein bariumsulfathaltiges Kontrastmittel schluckt, zeigt die fehlende Peristaltik. Die Speiseröhre ist meistens nur leicht, manchmal aber enorm geweitet, am unteren Ösophagussphinkter jedoch eng. Eine Ösophagoskopie (endoskopische Untersuchung der Speiseröhre) ▲ zeigt die Erweiterung, aber keine einengenden Hindernisse. Der Arzt entnimmt eine Gewebeprobe für eine mikroskopische Untersuchung, um sicherzugehen, dass die Symptome nicht durch eine Krebserkrankung der unteren Speiseröhre hervorgerufen werden.

Behandlung

Das Ziel der Behandlung besteht darin, die Symptome zu lindern und zu erreichen, dass sich der untere Ösophagussphinkter leichter öffnet. Durch Nitrate (z. B. Nitroglyzerintabletten, die vor der Mahlzeit unter die Zunge gelegt werden) oder Kalziumantagonisten (Nifedipin) kann es gelingen, eine erneute mechanische Weitung hinauszuzögern; diese Arzneimittel tragen dazu bei, dass sich der Schließmuskel entspannt.

Zunächst versucht man, den Schließmuskel mechanisch zu weiten (Dilatation) – beispielsweise, indem man eine Ballonsonde aufpumpt. Bei einem Teil der Kranken hat diese Methode Erfolg, sie muss aber unter Umständen mehrmals wiederholt werden. Bei einigen Behandelten reißt die Speiseröhre bei der Dehnung ein; das kann zu Entzündungen in den umliegenden Geweben führen (Mediastinitis). Ein Riss in der Speiseröhrenwand muss in einer Notoperation geschlossen werden.

Als Alternative zur mechanischen Dehnung kann der Arzt Botulinumtoxin in den unteren Ösophagussphinkter spritzen. Diese neue Behandlungsmethode ist ebenso effektiv wie eine mechanische Dehnung; allerdings ist über die Langzeitwirkung noch nichts bekannt.

Wenn weder Dehnung noch Botulinumtoxin helfen, werden in der Regel die Muskelfasern des unteren Ösophagussphinkter chirurgisch durchtrennt. Der Eingriff kann laparoskopisch erfolgen. ■ Gleichzeitig erfolgt eine Operation, um den Rückfluss von Magensäure zu verhindern.

Ösophagusdivertikel

Ösophagusdivertikel sind ungewöhnliche Ausbuchtungen der Speiseröhre, die selten Schluckbeschwerden verursachen können.

Es gibt drei Arten von Ösophagusdivertikeln: Zenker-Divertikel im Rachenraum, Traktionsdivertikel in der Mitte der Speiseröhre und epiphrenische Divertikel vor dem Mageneingang. Jedes dieser Divertikel hat eine andere Ursache, aber vermutlich hängen alle mit Koordinationsschwierigkeiten beim Schlucken und bei der Muskelentspannung zusammen, wie sie bei bestimmten Erkrankungen, z. B. diffusem Speiseröhrenkrampf und Ösophagusachalasie vorkommen.

Große Divertikel können sich mit Nahrung füllen, die später beim Bücken und Hinlegen aufgestoßen wird. Infolgedessen gelangt unter Umständen im Schlaf Nahrung in die Lunge und verursacht eine Lungenentzündung (Aspirationspneumonie). Nur selten vergrößert sich die Ausbuchtung so sehr, dass das Schlucken schwer fällt.

Für die Diagnose wird der Schluckvorgang mit einer Röntgendurchleuchtung untersucht, für die der Patient ein bariumsulfathaltiges Kontrastmittel schlucken muss.

Gewöhnlich ist keine Behandlung notwendig. Bei schweren Symptomen kann das Divertikel chirurgisch entfernt werden. Bei einem diffusen Speiseröhrenkrampf oder Ösophagusachalasie muss wahrscheinlich die Schließmuskelenge behandelt werden.

Verletzung der Speiseröhre

Die Speiseröhre ist gegen Verletzungen relativ unempfindlich. Sie kann aber nach und nach durch das Rückfließen von Magensäure oder plötzlich durch Laugen und Säuren, reizende Arzneimittel, scharfe Gegenstände und sehr

▲ siehe Seite 695   ■ siehe Seite 696

starken Druck verletzt werden. Extremer Druck kann bei starkem Erbrechen auftreten.

Die plötzlichen Verletzungsarten können oft stechende Schmerzen unter dem Brustbein und Blutungen verursachen. Das Blut kann erbrochen werden und in den Stuhl gelangen. Es kann zu Ohnmachtsanfällen kommen, vor allem wenn die Speiseröhre platzt und dadurch Blut und Nahrung in das Mediastinum (der Bereich der Brust, der vorne durch das Brustbein, hinten durch die Wirbelsäule, oben durch den Eingang zur Brusthöhle und unten durch das Zwerchfell begrenzt ist) gelangen.

EROSIVE ÖSOPHAGITIS

Bei der erosiven Ösophagitis sind Bereiche der Speiseröhrenwand entzündet und von Säure verätzt.

Die häufigste Ursache einer erosiven Ösophagitis ist chronischer Säurerückfluss. Ätzende Substanzen, wie Reinigungsmittel, können die Speiseröhre angreifen, wenn sie verschluckt werden. Arzneimittel wie Acetylsalizylsäure, nichtsteroidale Entzündungshemmer, Bisphosphonate, Doxyzyklinkapseln und große Eisen- und Kaliumtabletten können schmerzhafte Schleimhautdefekte auslösen, wenn sie eine Zeit lang auf die Speiseröhre einwirken. Darum sollten die Einnahmevorschriften für diese Arzneimittel genau eingehalten werden.

Eine erosive Ösophagitis wird endoskopisch (Ösophagoskopie) diagnostiziert. Wenn der Schleimhautdefekt durch eine Tablette entstanden ist, kann sie zukünftig mit mehr Wasser hinuntergespült werden. Die Schmerzen vergehen oft nach ein paar Stunden. Manchmal bleiben die Schleimhautdefekte bestehen und führen zu einer Verengung der Speiseröhre.

SPEISERÖHRENEINRISS

Bei einer eingerissenen Speiseröhre durchdringt der Riss die Wand der Speiseröhre nicht.

Bei heftigem Erbrechen, Würgen und Aufstoßen können die untere Speiseröhre und der obere Teil des Magens einreißen (Lazeration, Mallory-Weiss-Syndrom). Als erstes Symptom blutet es gewöhnlich aus einer geplatzten Arterie.

Die Diagnose wird durch eine Endoskopie der Speiseröhre oder eine Arteriographie (Röntgenaufnahme der Arterien nach der Injektion eines Kontrastmittels) gestellt. Eine normale Röntgenaufnahme zeigt die Einrisse nicht.

Meist hören die Blutungen von selbst auf, aber manchmal muss die blutende Arterie chirurgisch geschlossen werden. Die Blutung lässt sich auch unter Kontrolle bringen, indem man bei der Arteriographie Vasopressin oder Epinephrin spritzt, um das Blutgefäß zu verengen.

GERISSENE UND GEPLATZTE SPEISERÖHRE

Risse und Löcher (Perforationen) durchdringen die Speiseröhrenwand; eine Perforation hat bestimmte Grenzen, aber beim Platzen ist das nicht der Fall.

Risse der Speiseröhre entstehen meistens durch heftiges Erbrechen. Bei einer endoskopischen Untersuchung der Speiseröhre ▲ oder anderen Vorgängen, bei denen Instrumente eingeführt werden, kann die Speiseröhre platzen. Ein Riss oder eine Perforation der Speiseröhre führt zu einer Entzündung von Brustgewebe außerhalb der Speiseröhre. Außerdem dringt Flüssigkeit in den Raum zwischen dem Brustfell ein, das die Lunge umhüllt (Pleuraerguss ■). Die Speiseröhre muss umgehend genäht und die Flüssigkeit aus dem Brustraum abgesaugt werden.

▲ siehe Seite 695   ■ siehe Seite 296

KAPITEL 121

Erkrankungen von Magen und Zwölffingerdarm

Zu den Erkrankungen von Magen und Zwölffingerdarm gehören Magenschleimhautentzündung, Magen- und Zwölffingerdarmgeschwür sowie Aufstoßen. Sie schädigen die Schleimhaut in der Speiseröhre, dem Magen und Zwölffingerdarm (dem ersten Abschnitt des Dünndarms). Diese Erkrankungen werden meistens durch Magensäure, Verdauungsenzyme (vor allem Pepsin), eine Infektion mit dem Bakterium *Helicobacter pylori* und die Einnahme von nichtsteroidalen Entzündungshemmern verursacht.

Magenschleimhautentzündung

Die Entzündung der Magenschleimhaut bezeichnen Mediziner als Gastritis.

Die Magenschleimhaut ist widerstandsfähig gegenüber Reizungen und wird gewöhnlich selbst durch starke Säuren nicht angegriffen. Dennoch entwickeln sich bei einer Gastritis Reizungen und Entzündungen in der Magenschleimhaut.

Ursachen

Eine Magenschleimhautentzündung kann durch Infektionen, Verletzungen und Störungen des Immunsystems verursacht werden.

Sie kann auf Infektionen mit Bakterien, Viren und Pilzen beruhen. Die häufigste Ursache einer Gastritis ist die Infektion mit *Helicobacter-pylori*-Bakterien. Eine Viren- oder Pilzgastritis kann bei Menschen mit einer chronischen Krankheit oder einem gestörten Immunsystem, z. B. bei Aids oder Krebs, oder durch die Einnahme von Medikamenten auftreten, die das Immunsystem unterdrücken.

Bei der erosiven Gastritis wird die Magenschleimhaut durch Medikamente, insbesondere Azetylsalizylsäure und nichtsteroidale Entzündungshemmer, Morbus Crohn, Bakterien- und Virusinfektionen und ätzende Substanzen gereizt und ausgehöhlt. Die erosive Gastritis kann sich plötzlich oder, häufiger, langsam bei ansonsten gesunden Menschen entwickeln.

Die akute Stressgastritis wird durch eine plötzliche schwere Krankheit oder Verletzung hervorgerufen. Die Verletzung muss nicht den Magen betreffen. Typische Auslöser sind beispielsweise ausgedehnte Verbrennungen und Verletzungen mit starken Blutungen. Es ist nicht bekannt, warum eine schwere Krankheit eine Magenschleimhautentzündung auslösen kann, aber es könnte einen Zusammenhang mit der verminderten Blutzufuhr zum Magen und einer Schädigung der Schutz- und Erneuerungsfähigkeit der Magenschleimhaut geben.

Eine Strahlengastritis kann auftreten, wenn die linke untere Seite der Brust oder der Oberbauch bestrahlt und dadurch die Magenschleimhaut gereizt wird.

Eine Postgastrektomiegastritis tritt auf, wenn ein Teil des Magens entfernt wurde. Die Entzündung entsteht dort, wo das Gewebe wieder zusammengenäht wurde. Man nimmt an, dass die Operation die Gastritis verursacht, wenn dabei die Magenschleimhaut zu wenig Blut erhält oder zu viel Kontakt mit Galle hat.

Die atrophische Gastritis entsteht, wenn Antikörper die Magenschleimhaut angreifen, sodass sie sehr dünn wird und Säure bzw. Enzyme produzierende Zellen absterben. Gewöhnlich sind ältere Menschen betroffen, vor allem wenn sie eine chronische *Helicobacter-pylori*-Infektion haben. Diese Magenschleimhautentzündung tritt auch nach einer teilweisen Entfernung des Magens auf.

Die eosinophile Gastritis kann durch eine allergische Reaktion auf eine Wurminfektion ausgelöst werden. In anderen Fällen ist die Ursache unbekannt. Bei dieser Art von Gastritis sammeln sich bestimmte weiße Blutkörperchen (Eosinophile) in der Magenwand an.

Das Ménétrier-Syndrom ist eine Gastritisform unbekannter Ursache. Bei dieser Krankheit bilden sich große, dicke Falten in der Magenwand, vergrößerte Drüsen und mit Flüssigkeit gefüllte Zysten. Die Krankheit kann durch eine ungewöhnliche Immunreaktion entstehen, es wurde aber auch ein Zusammenhang mit einer *Helicobacter-pylori*-Infektion hergestellt.

Bei Plasmazellgastritis sammeln sich bestimmte weiße Blutkörperchen (Plasmazellen) in der Magenwand und in anderen Organen an. Auch die Ursache dieser Krankheit ist unbekannt.

Wenn der Magen infiziert ist

Eine Infektion mit dem Bakterium *Helicobacter pylori* ist die häufigste Ursache einer Magenschleimhautentzündung. Sie ist auch eine der häufigsten Ursachen eines Magen- bzw. Zwölffingerdarmgeschwürs.

Helicobacter-pylori-Bakterien vermehren sich in der schützenden Schleimschicht der Magenwand. Dort sind sie den sauren Magensäften nicht so stark ausgesetzt. Fast alle Menschen mit einer *Helicobacter-pylori*-Infektion haben eine Gastritis, die den gesamten Magen oder nur den unteren Teil betrifft. Die Infektion löst manchmal auch eine erosive Gastritis aus. *Helicobacter pylori* fördert die Bildung von Geschwüren, indem es die Abwehrmechanismen gegen die Magensäure schwächt und indem es Giftstoffe bildet. Auch die Entstehung von Magenkrebs wird mit einer längeren *Helicobacter-pylori*-Infektion in Zusammenhang gebracht.

Die meisten Personen mit einer Magenschleimhautentzündung oder Geschwüren aufgrund einer *Helicobacter-pylori*-Infektion haben keine Symptome, sonst sind es die üblichen wie Verdauungsstörung, Schmerzen und Unwohlsein im Oberbauch.

Helicobacter pylori kann durch Atem- und Stuhlproben nachgewiesen werden. Diese Tests erkennen nur Personen mit aktiver *Helicobacter-pylori*-Infektion. In einem Bluttest sind Antikörper gegen *Helicobacter pylori* noch Jahre nach der Entfernung der Erreger nachweisbar.

Eine *Helicobacter-pylori*-Infektion muss mit Antibiotika behandelt werden. Dazu dient eine Dreifachtherapie. Ein bis zwei Wochen lang werden jeden Tag zweimal ein Protonenpumpenhemmer eingenommen, um die Säureproduktion zu verringern, und die Antibiotika Amoxizillin und Clarithromyzin. Eine andere Option ist die Kombination eines Wismutsalzes mit den Antibiotika Tetrazyklin und Metronidazol sowie einem Protonenpumpenhemmer. Bei dieser Behandlung müssen ein bis zwei Wochen lang vier Medikamente viermal täglich eingenommen werden. Die Wahrscheinlichkeit, dass ein peptisches Geschwür innerhalb eines Jahres wieder auftritt, geht von 60 bis 80 Prozent bei Patienten, die ohne Antibiotika behandelt werden, auf weniger als 20 Prozent zurück bei Patienten, die mit Antibiotika behandelt wurden. Außerdem kann die Behandlung der *Helicobacter-pylori*-Infektion Geschwüre heilen, die zuvor therapieresistent waren.

Symptome und Komplikationen

Die Gastritis verursacht in der Regel keine Symptome. Wenn Symptome auftreten, sind sie je nach Ursache der Magenschleimhautentzündung verschieden. Im Allgemeinen treten Schmerzen, Übelkeit, Erbrechen und Verdauungsstörungen auf. Die Gastritis kann zu Geschwüren führen, was die Symptome meistens verschlimmert.

Übelkeit und periodisch auftretendes Erbrechen können bei erosiver Gastritis, Strahlengastritis, Ménétrier-Syndrom und Plasmazellgastritis vorkommen. Schmerzen und Reizmagen können vor allem bei erosiver Gastritis, Strahlengastritis, Postgastrektomiegastritis und atrophischer Gastritis auftreten. Sehr leichte Schmerzen und Beschwerden sind auch bei einer akuten Stressgastritis möglich.

Geschwüre können besonders bei akuter Stressgastritis, erosiver Gastritis und Strahlengastritis entstehen. Sie können bluten und zu Bluterbrechen und schwarzem Stuhl führen. Bei der akuten Stressgastritis können die Geschwüre innerhalb weniger Tage nach einer Krankheit oder Verletzung zu bluten anfangen. Bei einer erosiven Gastritis oder einer Strahlengastritis entwickelt sich die Blutung langsamer. Anhaltende Blutungen können die Symptome von Blutarmut, z. B. Müdigkeit, Schwäche und leichte Benommenheit, auslösen. Wenn ein Geschwür die Magenwand durchbricht, gelangt Mageninhalt in die Bauchhöhle und löst eine Bauchfellentzündung (Peritonitis) und plötzlich einsetzende starke Schmerzen aus.

Manche Gastritiskomplikationen entwickeln sich langsam. Die Vernarbung und Verengung des Magenausgangs, die vor allem bei Strahlengastritis und eosinophiler Gastritis entsteht, kann starke Übelkeit und häufiges Erbrechen verursachen. Beim Ménétrier-Syndrom können sich wegen des Eiweißverlusts durch die entzündete Magenschleimhaut eine Flüssigkeitsretention und Gewebeschwellungen (Ödeme) entwickeln. Das Ménétrier-Syndrom erhöht das Risiko für Magenkrebs. Durch die verminderte Produktion von Intrinsic-Faktor (ein Eiweiß, das für die Aufnahme und Verwertung von Vitamin B_{12} notwendig ist) können Postgastrektomiegastritis und atrophische Gastritis Symptome von Blutarmut, wie Müdigkeit und Schwäche, auslösen. Ein Teil der Patienten mit atrophischer Gastritis entwickelt eine Metaplasie, bei der sich die Zellen der Magenwand verändern. Das kann das Risiko für Magenkrebs erhöhen.

Diagnose

Bei Schmerzen im Oberbauch sowie Übelkeit und Sodbrennen liegt der Verdacht auf eine Magenschleimhautentzündung nahe. Meist sind keine Untersuchungen nötig. Der Magen kann aber auch endoskopisch ▲ untersucht werden. Falls notwendig, kann dabei aus der Magenschleimhaut eine Gewebeprobe für eine mikroskopische Untersuchung entnommen werden.

Behandlung

Unabhängig von der Ursache der Gastritis können die Symptome mit Arzneimitteln behandelt werden, die die Magensäure neutralisieren und die Magensäureproduktion verringern. ■ Bei leichten Symptomen genügt oft die Einnahme von Mitteln, die die vorhandene Magensäure neutralisieren (Antazida). Sie müssen mehrmals täglich eingenommen werden und führen oft zu Durchfall oder Verstopfung. H_2-Blocker und Protonenpumpenhemmer verringern die Säureproduktion. H_2-Blocker sind wirksamer als Antazida und lassen sich einfach anwenden. Protonenpumpenhemmer werden verschrieben, wenn eine sehr effektive Behandlung notwendig ist. Wenn bei der Gastritis eine Infektion eine Rolle spielt, werden Antibiotika verschrieben. Sucralfat verhindert Reizungen. Wenn infolge der Gastritis ein Geschwür entsteht und die Magenwand durchbricht, ist in der Regel eine Notoperation erforderlich.

Patienten mit erosiver Gastritis müssen Medikamente wie Azetylsalizylsäure und nichtsteroidale Entzündungshemmer meiden. Möglich ist auch, sie gemeinsam mit einem Protonenpumpenhemmer oder Misoprostol einzunehmen, um die Magenschleimhaut zu schützen. Cox-2-Hemmer, wie Celecoxib und Etoricoxib, reizen die Magenschleimhaut nach Studienlage nicht so sehr wie die üblichen nichtsteroidalen Entzündungshemmer.

Die akute Stressgastritis heilt in der Regel vollständig aus, wenn die Grunderkrankung,

Verletzung oder Blutung erfolgreich behandelt wird. Allerdings kann es bei Patienten auf Intensivstationen lebensgefährliche Magenblutungen geben. Daher bemüht man sich, nach schweren Krankheiten, Verletzungen oder Verbrennungen eine akute Stressgastritis zu verhindern. Zu diesem Zweck erhalten die Patienten Mittel, die die Magensäureproduktion verringern. Mit ihnen werden auch Geschwüre behandelt.

Mit vielen Methoden wurde versucht, die starken Blutungen einer akuten Stressgastritis zu stoppen. Bluttransfusionen können die Blutungen verstärken. Während einer Endoskopie können blutende Stellen mit Wärme versiegelt werden; hält aber die Grunderkrankung an, blutet es erneut. Dauern die Blutungen an, muss als lebensrettende Maßnahme eventuell der Magen komplett entfernt werden.

Die Postgastrektomiegastritis bzw. atrophische Gastritis ist unheilbar. Die meisten Betroffenen, die aufgrund der Gastritis blutarm werden, müssen regelmäßig Vitamin B_{12}-Spritzen bekommen.

Bei der eosinophilen Gastritis muss der blockierte Magenausgang unter Umständen mit Kortison oder operativ behandelt werden. Das Ménétrier-Syndrom kann geheilt werden, indem der Magen teilweise oder vollständig entfernt wird; Medikamente sind unwirksam.

Magen- und Zwölffingerdarmgeschwür

Ein peptisches Geschwür (Ulkus) ist eine runde oder ovale Wunde, an der die Wand des Magens bzw. des Zwölffingerdarms durch Magensäure und Verdauungsenzyme angegriffen ist. Ein flaches Geschwür wird als Erosion bezeichnet.

Geschwüre dringen in die Schleimhaut von Magen oder Zwölffingerdarm (dem ersten Abschnitt des Dünndarms) ein. Aus einer Magenschleimhautentzündung können Geschwüre entstehen.

Die Bezeichnungen der Geschwüre weisen auf ihren Ort und die Umstände hin, unter denen sie entstehen. Das Zwölffingerdarmgeschwür ist die häufigste Form des peptischen Ulkus und bildet sich im Zwölffingerdarm, dem ersten Abschnitt des Dünndarms direkt unter dem Magen. Magengeschwüre sind weniger häufig; sie bilden sich gewöhnlich an der oberen Krümmung des Magens. Wenn ein Teil des Magens entfernt wird, können an der Stelle, an der

▲ siehe Seite 695   ■ siehe Seite 709

Komplikationen bei Magen- und Zwölffingerdarmgeschwüren

Die meisten Geschwüre heilen ohne Komplikationen ab. Allerdings kann es auch lebensbedrohliche Komplikationen wie z. B. Durchtritt, Durchbruch, Blutung und Verengung geben.

Durchtritt

Ein Geschwür kann durch die Muskelwand des Magens oder Zwölffingerdarms hindurch und in einem benachbarten Organ, also Leber oder Bauchspeicheldrüse, weiterwachsen. Das verursacht anhaltende, heftig stechende Schmerzen, unter Umständen auch außerhalb des betroffenen Gebiets – beispielsweise kann der Rücken wehtun, wenn ein Zwölffingerdarmgeschwür in die Bauchspeicheldrüse eindringt. Die Schmerzen können zunehmen, wenn der Patient seine Lage verändert. Wenn das Geschwür auf die Medikamente nicht anspricht, ist wahrscheinlich eine Operation notwendig.

Durchbruch

Geschwüre an der Vorderwand des Zwölffingerdarms oder seltener des Magens können die Wand durchbrechen und sich in die Bauchhöhle öffnen. Dadurch entstehen plötzlich starke und anhaltende Schmerzen, die sich auf den gesamten Bauch ausbreiten. Die Schmerzen strahlen bis in eine oder beide Schultern aus und nehmen bei tiefer Atmung zu. Da eine Lageveränderung die Schmerzen verschlimmert,

versuchen die Betroffenen oft ganz ruhig zu liegen. Der Bauch ist berührungsempfindlich; diese Empfindlichkeit wird stärker, wenn der Arzt tief in den Bauch drückt und dann plötzlich loslässt (Loslassschmerz). Bei älteren und schwer kranken Menschen sowie Patienten, die mit Kortison behandelt werden, sind die Symptome wahrscheinlich nicht so ausgeprägt. Fieber weist auf eine Infektion in der Bauchhöhle hin. Wenn der Zustand nicht behandelt wird, kann ein Schock eintreten. Dies ist ein Notfall, der eine Notoperation sowie Antibiotikainfusionen erfordert.

Blutungen

Blutungen sind eine häufige Komplikation bei Geschwüren, auch wenn sie keinerlei Schmerzen verursachen. Wenn hellrotes Blut oder rotbraune Klumpen von teilweise verdautem Blut, die wie Kaffeesatz aussehen, erbrochen werden und der Stuhl schwarz oder offensichtlich blutig ist, weist das auf ein blutendes Geschwür hin. Solche Blutungen können auch durch andere Magen-Darm-Krankheiten entstehen, aber der Arzt sucht nach der Ursache zunächst in Magen und Zwölffingerdarm. Wenn die Blutung nicht sehr stark ist, wird eine Endoskopie durchgeführt. Wird dabei ein blutendes Geschwür entdeckt, kann die Blutung endoskopisch gestoppt werden. Mit dem Endoskop kann auch

eine gerinnungshemmende Substanz in das blutende Geschwür gespritzt werden. Wenn die Ursache nicht gefunden wird und die Blutung nicht so stark ist, besteht die Behandlung u. a. aus H_2-Blockern und Protonenpumpenhemmern. Die Patienten bekommen Flüssigkeit infundiert und dürfen nichts essen und trinken, damit sich der Verdauungstrakt erholen kann. Wenn diese Maßnahmen nicht wirken, ist eine Operation notwendig.

Verengung

Angeschwollenes, entzündetes Gewebe am Rand eines Geschwürs oder Narben eines früheren Geschwürs können den Magenausgang und den Zwölffingerdarm verengen. Bei solchen Verengungen kommt es zu wiederholtem Erbrechen, wobei oft große Mengen von Nahrung hochkommen, die vor einigen Stunden gegessen wurden. Ein ungewöhnlich starkes Völlegefühl nach dem Essen, ein aufgeblähter Bauch und Appetitlosigkeit sind häufig die Symptome einer Verengung. Mit der Zeit kann das Erbrechen Gewichtsverlust, Austrocknung und eine Störung im Elektrolythaushalt verursachen. Durch die Behandlung der Geschwüre bessert sich in der Regel auch die Verengung, aber in schweren Fällen kann eine endoskopische oder chirurgische Operation erforderlich sein.

der restliche Magen mit dem Darm verbunden wird, Anastomosengeschwüre entstehen. Wie bei der akuten Stressgastritis können Stressgeschwüre durch die Belastung einer schweren Krankheit, Verletzung oder Verbrennung ausgelöst werden. Stressgeschwüre kommen im Magen und im Zwölffingerdarm vor.

Ursachen

Ein Geschwür bildet sich, wenn die Schleimhaut im Magen bzw. Zwölffingerdarm chronisch entzündet oder Reizmitteln, wie Magensäure oder dem Verdauungsenzym Pepsin, ausgesetzt ist.

Wie viel Magensäure gebildet wird, ist individuell verschieden und bleibt bei jedem Einzelnen lebenslang in etwa gleich. Wer viel Magensäure produziert, neigt zwar eher zu Geschwüren, doch offensichtlich spielen dabei noch andere Faktoren eine Rolle, denn auch Menschen, die nur wenig Magensäure bilden, entwickeln Magen- oder Zwölffingerdarmgeschwüre. Außerdem kommen Geschwüre bei älteren Menschen häufig vor, obwohl die Säureproduktion mit zunehmendem Alter abnimmt.

Die mit Abstand häufigsten Ursachen sind eine *Helicobacter-pylori*-Infektion und die Einnahme bestimmter Arzneimittel. Vor allem Azetylsalizylsäure, nichtsteroidale Entzündungshemmer (NSAR) und Kortison reizen die Magenschleimhaut und können Geschwüre verursachen. Personen mit erhöhtem Risiko für solche Geschwüre wird daher geraten, Cox-2-Hemmer statt der herkömmlichen NSAR zu verwenden, weil diese Arzneimittel die Magenschleimhaut nach Studienlage nicht so sehr reizen. ▲

Raucher haben ein größeres Risiko ein peptisches Geschwür zu bekommen als Nichtraucher und ihre Geschwüre heilen langsamer ab. Psychischer Stress kann zwar die Säureproduktion erhöhen, dennoch wurde kein Zusammenhang zwischen Magen- bzw. Zwölffingerdarmgeschwüren und psychischem Stress entdeckt.

Eine seltene Ursache von Geschwüren ist Krebs. Die Symptome von bösartigen Geschwüren sind denen von gutartigen Geschwüren sehr ähnlich. Bösartige Geschwüre sprechen aber normalerweise nicht auf die Behandlungen für gutartige Geschwüre an.

Symptome

Typischerweise heilen die Geschwüre erst ab, kommen dann aber wieder. Je nach Position des Geschwürs und Alter des Betroffenen sind die Symptome recht unterschiedlich. Kinder und ältere Menschen haben möglicherweise nicht die üblichen oder gar keine Symptome. Dann werden die Geschwüre erst entdeckt, wenn Komplikationen auftreten.

Etwa die Hälfte der Patienten mit Zwölffingerdarmgeschwür leidet unter den typischen Symptomen: nagende, brennende Schmerzen und Nüchternschmerz. Die Schmerzen sind beständig, leicht bis mittelschwer und sitzen normalerweise genau unter dem Brustbein. Sie treten eher auf, wenn der Magen leer ist. Beim Aufwachen schmerzt das Zwölffingerdarmgeschwür gewöhnlich noch nicht, vormittags setzen dann aber Schmerzen ein. Sie bessern sich, wenn die Betroffenen Milch trinken, etwas essen oder Mittel einnehmen, die die Magensäure neutralisieren, kehren aber meist zwei bis drei Stunden später wieder. Häufig werden die Betroffenen nachts von Schmerzen geweckt. Oft treten die Schmerzen über einen Zeitraum von einer bis mehreren Wochen mindestens einmal täglich auf und verschwinden danach möglicherweise auch ohne Behandlung. Allerdings kommen die Schmerzen in der Regel wieder, oft innerhalb der ersten zwei Jahre, manchmal erst nach mehreren Jahren. Gewöhnlich entwickelt sich ein charakteristisches Schmerzmuster, und die Betroffenen wissen oft aus Erfahrung, wann die Schmerzen wieder auftreten (häufig im Frühling und Herbst und in Stressphasen).

Die Symptome eines Magen-, Anastomosen- oder Stressgeschwürs sind oft ganz anders als bei einem Zwölffingerdarmgeschwür und folgen keinem Muster. Mahlzeiten können die Schmerzen zeitweise lindern, aber auch Schmerzen auslösen. Magengeschwüre verursachen leicht Schwellungen in den Geweben am Magenausgang, sodass die Nahrung aus dem Magen nur schlecht weiterbefördert wird. Daher können nach den Mahlzeiten Völlegefühl, Übelkeit und Erbrechen auftreten.

Bei Komplikationen, z. B. Blutungen oder Durchbruch, treten die Symptome von niedrigem Blutdruck, z. B. Schwindelgefühl und Ohnmachtsanfälle auf.

Diagnose

Ein Geschwür wird in Betracht gezogen, wenn jemand über charakteristische Magenschmerzen klagt. Manchmal behandelt der Arzt den Patienten gegen Geschwüre, um zu sehen, ob die Symptome dann nachlassen.

Geschieht das nicht, sind Untersuchungen erforderlich, um die Diagnose zu bestätigen. Um

▲ siehe Seite 436

die Geschwüre zu entdecken und die Grunderkrankung zu ermitteln, werden endoskopische und Röntgenkontrastuntersuchungen durchgeführt.

Zuerst wird meist eine Endoskopie gemacht. Mit ihr kann der Arzt Gewebe entnehmen (Biopsie), um festzustellen, ob das Geschwür bösartig ist und ob *Helicobacter-pylori*-Bakterien vorhanden sind. Blutungen lassen sich ebenfalls endoskopisch stillen und die Wahrscheinlichkeit, dass sie wieder auftreten, verringern.

Eine Röntgenkontrastaufnahme des oberen Magen-Darmtraktes ist sinnvoll, um den Schweregrad und die Größe eines Geschwürs zu bestimmen; das ist bei einer Endoskopie nicht immer klar zu erkennen.

Behandlung

Bei einer Infektion mit *Helicobacter-pylori*-Bakterien werden Antibiotika eingesetzt.

Unabhängig von ihrer Ursache besteht ein Teil der Behandlung von Magen- und Zwölffingerdarmgeschwüren darin, die Magensäure mit Medikamenten zu neutralisieren oder ihre Produktion zu vermindern. Bei den meisten Patienten dauert die Behandlung vier bis acht Wochen. Dass eine spezielle Magendiät die Heilung von Geschwüren beschleunigt oder ihr erneutes Auftreten verhindert, ist nicht erwiesen. Trotzdem ist es sinnvoll, Nahrungsmittel zu meiden, die Schmerzen und Völlegefühl auslösen. Außerdem sollte alles abgesetzt werden, was den Magen reizen kann, also z. B. nichtsteroidale Entzündungshemmer, Alkohol und Nikotin.

Antazida: Diese Medikamente lindern Beschwerden, indem sie die Magensäure neutralisieren. Ihre Wirksamkeit hängt von der Dosis und der produzierten Menge Magensäure ab. Antazida sind rezeptfrei als Tabletten und Flüssigkeit erhältlich. Im Allgemeinen haben sie bei Geschwüren keine heilende Wirkung.

Natriumbikarbonat und Kalziumkarbonat können kurzfristig Erleichterung verschaffen. Da diese Mittel jedoch ins Blut aufgenommen werden, stören sie bei Daueranwendung den Säure-Basen-Haushalt des Körpers und machen das Blut alkalisch (Alkalose ▲); das kann zu Übelkeit, Kopfschmerzen und Schwächegefühl führen. Daher sollten diese Antazida im Allgemeinen nicht länger als einige Tage in größerer Menge eingenommen werden. Wer sich salzarm ernähren muss, sollte diese Produkte ebenfalls meiden.

Aluminiumhydroxid ist ein relativ sicheres, häufig verwendetes Antazidum. Allerdings kann Aluminium im Magen-Darm-Trakt Phosphat binden und so den Phosphatspiegel im Blut senken, was zu Appetitlosigkeit und Schwächegefühl führen kann. Alkoholiker und Nierenkranke, einschließlich Dialysepatienten, sind durch diese Nebenwirkungen stärker gefährdet. Aluminiumhydroxid kann außerdem Verstopfung verursachen.

Magnesiumhydroxid ist wirksamer als Aluminiumhydroxid. Wenn lediglich viermal täglich ein bis zwei Esslöffel eingenommen werden, bleibt der Stuhl unbeeinflusst, mehr kann Durchfall verursachen. Da Magnesium in geringer Menge ins Blut aufgenommen wird, sollten Menschen mit Nierenschäden das Mittel geringer dosieren. Viele Antazida enthalten sowohl Magnesium- als auch Aluminiumhydroxid.

Säurehemmende Arzneimittel: H_2-Blocker (Cimetidin, Ranitidin, Famotidin und Nizatidin) lindern Symptome und unterstützen die Heilung, indem sie die Ausschüttung von Magensäure vermindern. Diese hochwirksamen Mittel werden ein- oder zweimal täglich eingenommen. Die meisten verursachen wenig ernste Nebenwirkungen. Cimetidin kann allerdings vor allem bei älteren Menschen Verwirrung auslösen. Außerdem beeinflusst es die Ausscheidung bestimmter Medikamente – z. B. von Theophyllin (bei Asthma), Phenprocoumon (zur Blutverdünnung) und Phenytoin (bei Epilepsie).

Protonenpumpenhemmer hemmen die Magensäureproduktion sehr wirksam. Sie sind vor allem zur Behandlung von Erkrankungen, die die Magensäureproduktion anregen (z. B. Zollinger-Ellison-Syndrom), nützlich.

Diverse Arzneimittel: Sucralfat wirkt möglicherweise, indem sich am Boden des Geschwürs eine Schutzschicht bildet, die die Heilung unterstützt. Das Mittel wirkt gut gegen peptische Geschwüre und ist eine Alternative zu Antazida. Sucralfat wird drei- bis viermal täglich eingenommen; da es nicht ins Blut übergeht, sind die Nebenwirkungen gering. Allerdings kann Verstopfung auftreten. Es kann die Wirksamkeit anderer Arzneimittel verringern.

Misoprostol kann eingesetzt werden, wenn verhindert werden soll, dass gleichzeitig eingenommene Azetylsalizylsäure oder nichtsteroidale Entzündungshemmer, wie Ibuprofen oder Diclofenac, Magen- und Zwölffingerdarmgeschwüre verursachen. Es verringert die Säureproduktion des Magens und macht seine Schleimhaut widerstandsfähiger gegen Säure. Allerdings

▲ siehe Seite 925

treten bei relativ vielen Menschen, die mit Misoprostol behandelt werden, Durchfall und andere Verdauungsprobleme auf. Außerdem kann es bei schwangeren Frauen eine Fehlgeburt auslösen. Für Personen, die nichtsteroidale Entzündungshemmer oder Kortison einnehmen, sind Protonenpumpenhemmer eine Alternative zu Misoprostol. Sie verringern nicht nur die Wahrscheinlichkeit, dass ein Geschwür auftritt, sondern weisen auch weniger unerwünschte Wirkungen auf.

Operation: Eine Operation ist bei Geschwüren selten nötig, da die medikamentöse Behandlung gut wirkt und sich Blutungen endoskopisch effektiv stoppen lassen. Eine Operation kommt hauptsächlich bei Komplikationen infrage, wie z. B. einem Durchbruch, einer Ver-

Zollinger-Ellison-Syndrom: ein Säure produzierender Krebs

Das Zollinger-Ellison-Syndrom bedingt, dass der Magen zu viel Säure produziert. Bei diesem Syndrom produziert ein bösartiger Tumor, der meistens im Zwölffingerdarm, in der Bauchspeicheldrüse oder den Gallengängen sitzt, das Hormon Gastrin. Es regt im Magen die Produktion von Magensäure an. Patienten mit Zollinger-Ellison-Syndrom bekommen fast immer viele Geschwüre, die trotz Behandlung wieder auftreten.

Typisch für diese Krankheit ist ein erhöhter Blutwert für Gastrin. Zu Testzwecken wird das Hormon Sekretin in eine Vene gespritzt, da es bei Patienten mit Zollinger-Ellison-Syndrom die Gastrinwerte stark erhöht. Außerdem können Tests eine erhöhte Produktion von Magensäure anzeigen. Mittels Computertomographie, endoskopischem Ultraschall und Szintigraphie kann der Tumor lokalisiert werden.

Mit Protonenpumpenhemmern lässt sich die Produktion überschüssiger Magensäure verringern. Eine operative Entfernung des Tumors kann heilsam sein. In jedem Fall verkleinert sie den Tumor, was wiederum die Säureproduktion verringert und örtliche Komplikationen wie z. B. einen Darmverschluss verhindert. Weder Bestrahlungen noch Chemotherapie sind sinnvoll.

engung, die nicht auf Medikamente anspricht oder wieder auftritt, bei Geschwüren, die zwei- oder mehrmals stark bluten, einem Magengeschwür, das möglicherweise bösartig ist, und schweren, immer wieder auftretenden peptischen Geschwüren.

Aufstoßen

Aufstoßen (Säurereflux, gastroösophagealer Reflux) bedeutet, dass Magensäure und Enzyme in die Speiseröhre zurückfließen und Entzündungen und Schmerzen in der Speiseröhre verursachen.

Die Magenschleimhaut schützt den Magen vor der Wirkung seiner eigenen Säure. Der Speiseröhre fehlt eine solche Schutzschicht jedoch. Dadurch kann Magensaft, der in die Speiseröhre zurückfließt, dort Schäden hervorrufen.

Ein Säurereflux tritt auf, wenn der untere Ösophagussphinkter, der ringförmige Muskel, der normalerweise den Rückfluss von Mageninhalt verhindert, nicht richtig arbeitet. Wenn man steht und sitzt, verhindert die Schwerkraft den Rückfluss des Mageninhalts. Das erklärt, warum sich der Reflux verschlechtern kann, wenn sich der Betroffene hinlegt. Rauchen und Nahrungsmittel wie Schokolade beeinflussen den Sphinktermuskel und machen einen Reflux wahrscheinlicher. Nach den Mahlzeiten, wenn Volumen und Säuregehalt des Mageninhalts höher sind, steigt das Refluxrisiko. Alkohol und Kaffee regen die Säureproduktion an. Eine verzögerte Entleerung des Magens (z. B. aufgrund diabetesbedingter Nervenschäden oder der Anwendung von Opioiden) kann den Säurereflux verschlimmern.

Symptome und Komplikationen

Das auffälligste Symptom von Säurereflux ist Sodbrennen, also brennende Schmerzen hinter dem Brustbein. Manchmal können diese Schmerzen sogar in den Nacken, den Rachen und das Gesicht ausstrahlen. Zusätzlich kann bei Sodbrennen Mageninhalt bis in den Mund zurückgelangen.

Eine Speiseröhrenentzündung (Ösophagitis) kann leichte, aber auch schwere Blutungen auslösen. Das Blut kann erbrochen werden oder den Verdauungstrakt passieren; dann wird es als schwarzer Stuhl oder, bei einer starken Blutung, als hellrotes Blut ausgeschieden.

Speiseröhrengeschwüre sind durch wiederholten Säurereflux entstandene schmerzhafte, of-

R_x ARZNEIMITTEL ZUR BEHANDLUNG VON PEPTISCHEN ERKRANKUNGEN

GRUPPE ARZNEISTOFF	UNERWÜNSCHTE WIRKUNGEN (AUSWAHL)	BEMERKUNGEN
Antazida		
Aluminiumhydroxid, Kalziumkarbonat, Magnesiumhydroxid, Natriumhydrogenkarbonat	Übelkeit, Kopfschmerzen, Appetitlosigkeit, Verstopfung (Aluminiumhydroxid), Durchfall (Magnesiumhydroxid)	Lindert vor allem die Symptome, kein Heilmittel
H₂-Blocker		
Cimetidin, Famotidin, Nizatidin, Ranitidin	Ausschlag, Fieber, Muskelschmerzen; kann bei Männern zu Brustvergrößerung und erektiler Dysfunktion führen; kann die Ausscheidung bestimmter Medikamente beeinträchtigen (Cimetidin); Verwirrung (Cimetidin, Ranitidin)	Die Dosis wird einmal täglich am Abend oder vor dem Schlafengehen genommen; die Einnahme am Morgen ist weniger wirksam
Protonenpumpenhemmer		
Lansoprazol, Omeprazol, Pantoprazol, Esomeprazol	Durchfall, Verstopfung, Kopfschmerzen	Meist gut verträglich, sehr wirksam zur Verringerung von Magensäure
Antibiotika		
Amoxizillin, Clarithromyzin, Metronidazol, Tetrazyklin	Durchfall (Amoxizillin, Clarithromyzin, Tetrazyklin), veränderter Geschmack, Übelkeit	Wirksam bei der Behandlung von durch *Helicobacter pylori* verursachten peptischen Geschwüren
Diverse		
Wismutsalze, Misoprostol, Sucralfat	Durchfall (Wismut, Misoprostol); dunkle Zunge und Stuhl (Wismut); Fehlgeburt (Misoprostol); Verstopfung (Wismut); kann die Wirkung anderer Medikamente einschränken (Sucralfat)	Wismut wird zusammen mit Antibiotika zur Behandlung der *Helicobacter-pylori*-Infektion verwendet

fene Wunden in der Wand der Speiseröhre. Sie können, wie bei Sodbrennen, Schmerzen hinter und unter dem Brustbein hervorrufen.

Verengungen (Strikturen) in der Speiseröhre erschweren das Schlucken fester Speisen. Eine Verengung der Atemwege kann zu Kurzatmigkeit und Keuchen führen. Weitere Symptome von Säurereflux sind Brustschmerzen, Halsentzündung, Heiserkeit, übermäßiger Speichelfluss, das Gefühl, einen Kloß im Hals zu haben (Globusgefühl), und Entzündung der Nebenhöhlen.

Nach einer längeren Reizung durch Säurereflux im unteren Abschnitt der Speiseröhre kommt es zu Veränderungen in der Wand der Speiseröhre, die zum Barrett-Syndrom werden können. Veränderungen können auch ohne Symptome auftreten. Diese veränderten Zellen sind präkanzerös und können in seltenen Fällen zu Krebs werden.

Diagnose

Die Symptome führen zur Diagnose. Um die Diagnose zu bestätigen und mögliche Komplikationen aufzuspüren, sind gelegentlich Röntgenuntersuchungen, eine endoskopische Untersuchung der Speiseröhre (Ösophagoskopie), Druckmessungen des unteren Ösophagussphinkter und eine Säuremessung in der Speiseröhre erforderlich.

Eine Ösophagoskopie kann die Diagnose bestätigen, wenn der Patient eine Ösophagitis oder das Barrett-Syndrom hat. Mit ihr kann auch ein Speiseröhrenkrebs ausgeschlossen werden.

Röntgenkontrastbilder, die aufgenommen werden, wenn der Kopf tiefer liegt als die Füße, können einen Reflux des Kontrastmittels aus dem Magen in die Speiseröhre zeigen. Die Röntgenbilder können außerdem Geschwüre und Verengungen der Speiseröhre zeigen.

Druckmessungen am unteren Ösophagussphinkter geben Aufschluss, wie fest dieser schließt, und können einen schlecht funktionierenden Schließmuskel von einem gesunden unterscheiden. Aufgrund des Testergebnisses entscheidet der Arzt, ob eine Operation sinnvoll ist.

Für die pH-Messung in der Speiseröhre wird ein biegsamer Schlauch mit einem Sensor an der Spitze über die Nase in die Speiseröhre eingeführt. Das andere Ende des Schlauchs hängt an einem Monitor, den der Patient am Gürtel trägt. Der Monitor zeichnet, meistens über 24 Stunden, den Säuregehalt in der Speiseröhre auf. Diese Untersuchung bestimmt nicht nur, wie viel Säurereflux auftritt, sondern auch die Beziehung zwischen den Symptomen und dem Säurereflux; sie ist bei Patienten mit Symptomen, die für Säurereflux untypisch sind, besonders hilfreich. Die pH-Messung in der Speiseröhre ist bei allen Patienten notwendig, für die eine Operation in Betracht kommt.

Vorbeugung und Behandlung

Das Anheben des Kopfendes des Bettes um etwa 15 Zentimeter verhindert, dass im Schlaf Säure hochkommt. Fette Speisen und Schokolade sollten ebenso gemieden werden wie Rauchen und Arzneimittel wie Anticholinergika, Antidepressiva, Kalziumkanalblocker und Nitrate, weil sie das Undichtwerden des unteren Speiseröhrensphinkters fördern. Der Verzicht auf Kaffee, Alkohol und andere Substanzen, die die Magensäureproduktion stark anregen oder die Entleerung des Magens verzögern, kann ebenfalls helfen.

Viele Arzneimittel zur Behandlung von Gastritis und Geschwüren im Magen und im Zwölffingerdarm können bei der Vorbeugung und Behandlung von Säurereflux helfen. ▲ Antazida, die vor dem Zubettgehen eingenommen werden, sind nützlich. Sie lindern die Schmerzen durch die Speiseröhrengeschwüre, indem sie die Menge der Magensäure, die in die Speiseröhre gelangt, verringern. Protonenpumpenhemmer sind die wirksamste Behandlung bei Säurereflux. Für die Heilung sind Arzneimittel notwendig, die die Magensäure über vier bis zwölf Wochen reduzieren. Die Geschwüre heilen langsam, treten wieder auf und können bei einem chronischen und schweren Verlauf eine verengte Speiseröhre hinterlassen.

Eine Engstelle in der Speiseröhre wird mit Arzneimitteln behandelt und immer wieder gedehnt, indem Ballonsonden oder Metallstifte mit zunehmender Dicke eingesetzt werden. Wenn die Aufdehnung (Bougierung) erfolgreich ist, können die Betroffenen weiterhin fast alles essen.

Das Barrett-Syndrom bildet sich nicht in jedem Fall zurück, wenn die Symptome verschwinden. Patienten mit Barrett-Syndrom sollen sich daher alle zwei bis drei Jahre endoskopisch untersuchen lassen, um die Gewissheit zu haben, dass sich kein Krebs entwickelt.

Eine Operation ist eine Möglichkeit, wenn die Symptome auf die medikamentöse Behandlung nicht ansprechen oder wenn die Speiseröhrenentzündung weiter besteht, obwohl die Symptome gelindert wurden. Außerdem kann ein chirurgischer Eingriff die bevorzugte Behandlung für Personen sein, die nicht jahrelang Medikamente einnehmen wollen. Die Operation kann laparoskopisch geschehen. Bei einem Teil der Patienten treten nach dem Eingriff Schluckbeschwerden, Blähungen und Bauchschmerzen nach dem Essen auf.

▲ siehe Seite 709

KAPITEL 122

Gastroenteritis

Gastroenteritis umschreibt eine Gruppe von Erkrankungen, die meistens durch eine Infektion mit einem Mikroorganismus oder durch Aufnahme von Giftstoffen verursacht wird.

Bei einer Gastroenteritis tritt in der Regel leichter bis schwerer Durchfall auf, der von Appetitlosigkeit, Übelkeit, Erbrechen, Krämpfen und Bauchschmerzen begleitet wird. Normalerweise verursacht eine Gastroenteritis lediglich Unannehmlichkeiten und Beschwerden; bei schwer kranken, sehr jungen und sehr alten Menschen kann sie jedoch zu einer Austrocknung ▲ und einer Elektrolytstörung ■ führen.

Ursachen

Infektionen, die Gastroenteritis auslösen, können von Mensch zu Mensch übertragen werden, vor allem wenn jemand an Durchfall erkrankt ist und sich nach dem Stuhlgang nicht gründlich die Hände wäscht. Wenn viele Menschen infizierte Lebensmittel essen oder solches Wasser trinken, kann eine Epidemie ausbrechen. Viele Lebensmittel können mit Bakterien verunreinigt sein und, wenn sie nicht gründlich gekocht oder pasteurisiert werden, Gastroenteritis verursachen. Verunreinigtes Wasser kann beispielsweise auch beim Schwimmen in einem Gewässer, das mit Tierkot verunreinigt ist, oder in einem Schwimmbecken, das mit dem Stuhl einer anderen Person verschmutzt ist, aufgenommen werden. Manchmal steckt man sich durch den Kontakt mit Tieren, die Träger des infektiösen Mikroorganismus' sind, an.

Bestimmte Bakterien produzieren Giftstoffe (Toxine), die die Zellen der Darmwand veranlassen, Wasser und Elektrolyte abzugeben. Eines dieser Toxine wird von dem Bakterium *Vibrio cholerae* produziert und ist für den wässrigen Durchfall, das Hauptsymptom der Cholera, verantwortlich. Andere *Vibrio*-Arten, die oft in rohen Schalentieren vorkommen, rufen eine ähnliche, aber nicht so starke Gastroenteritis hervor. Ein von dem häufig vorkommenden Bakterium *Escherichia coli (E. coli)* produzierter Giftstoff verursacht Reisedurchfall, manchmal auch Durchfall in Kindergärten.

Einige Bakterien (z. B. bestimmte Stämme von *E. coli*, *Campylobacter*, Shigellen und Salmonellen) dringen in die Darmschleimhaut ein, schädigen die Zellen, verursachen kleine, blutende Geschwüre und lassen beträchtliche Mengen von eiweiß- und mineralienhaltiger Flüssigkeit austreten.

Außer den Bakterien verursachen Virusarten, wie z. B. Rotaviren und das Norwalkvirus, Gastroenteritis. Im Winter können Rotaviren in den gemäßigten Zonen Durchfälle auslösen, die so ernst sind, dass Säuglinge und Kleinkinder ins Krankenhaus müssen.

Bestimmte Darmparasiten, vor allem *Giardia lamblia*, setzen sich auf der Darmschleimhaut fest oder dringen in sie ein und verursachen Übelkeit, Erbrechen, Durchfall und ein allgemeines Krankheitsgefühl. Die Infektion heißt Giardiasis. Wenn die Erkrankung chronisch wird, kann sie die Nährstoffaufnahme beeinträchtigen. *Cryptosporidium*, ein weiterer Darmparasit, verursacht wässrigen Durchfall, der manchmal von Bauchkrämpfen, Übelkeit und Erbrechen begleitet wird. Die Infektion, Cryptosporidiose, verläuft bei gesunden Menschen leicht, kann aber bei einem geschwächten Immunsystem sogar tödlich ausgehen. Sowohl mit *Giardia* als auch mit *Cryptosporidium* steckt man sich durch Trinken von verunreinigtem Wasser an.

Auch die Aufnahme von Giftstoffen kann eine Gastroenteritis auslösen. Diese werden in der Regel von Lebewesen wie einem Giftpilz oder exotischen Meerestieren produziert. Eine durch Chemikalien bedingte Gastroenteritis kann auch auftreten, wenn Wasser oder Lebensmittel aufgenommen werden, die mit Arsen, Blei, Quecksilber und Kadmium verseucht sind. Manche Menschen bekommen, wenn sie größere Mengen saure Lebensmittel, wie z. B. Zitrusfrüchte und Tomaten, essen, eine chemisch bedingte Gastroenteritis.

Symptome

Art und Schweregrad der Symptome hängen von der Art und Menge des aufgenommenen Mikroorganismus oder Giftstoffs ab. Die Symptome sind je nach Widerstandskraft des Betroffenen verschieden. Sie beginnen oft plötzlich – manchmal dramatisch – mit Appetitlosigkeit,

---

▲ siehe Seite 921   ■ siehe Seite 894

MIKROORGANISMEN, DIE GASTROENTERITIS VERURSACHEN

MIKROORGANISMUS	HÄUFIGE QUELLEN	SYMPTOME	BEHANDLUNG
Campylobacter	Essen von infiziertem Fleisch (vor allem zu wenig gegartes Geflügel); Trinken von infiziertem Wasser oder unpasteurisierter Milch	Oft blutiger, manchmal wässriger Durchfall für einen Tag bis eine Woche oder länger	Antibiotika können im frühen Stadium der Erkrankung die Symptome verkürzen (z. B. Erythromyzin oder Ciprofloxazin)
Salmonellen	Essen von infizierten Nahrungsmitteln; Kontakt mit Reptilien (Leguane, Schlangen, Schildkröten)	Hohes Fieber, Bauchkrämpfe, Übelkeit, Erbrechen, Durchfall (kann blutig sein). Symptome halten ohne Behandlung bis zu einer Woche an	Meist werden keine Antibiotika gegeben
Shigellen	Direkter Kontakt, vor allem in Tagesstätten	Können leicht oder schwer sein. Bei leichten Fällen wässriger, ungeformter Stuhl. Bei schweren Fällen hohes Fieber, schwere Bauchkrämpfe, Stuhl vermengt mit Blut und Schleim, schmerzhafter Stuhlgang. Symptome halten ohne Behandlung etwa eine Woche an	Antibiotika (z. B. Ciprofloxazin, Cotrimoxazol) verkürzen die Erkrankungsdauer und verringern die Wahrscheinlichkeit einer Übertragung auf andere Personen
Escherichia coli O157:H7	Essen von nicht durchgegartem Hackfleisch, Trinken von unpasteurisierter Milch und Saft; Schwimmen in verunreinigten Gewässern; direkter Kontakt; Berühren infizierter Tiere, anschließend Kontakt von Finger und Mund	Plötzliche Bauchkrämpfe, wässriger Durchfall, der innerhalb von 24 Stunden blutig werden kann, hämolytisch-urämisches Syndrom	Keine Antibiotika
Clostridium difficile	Meistens durch Bakterienwachstum nach Antibiotikabehandlung	Durchfall	Antibiotika werden abgesetzt. Manchmal Metronidazol oral
Ruhramöben (*Entamoeba histolytica*)	Essen und Trinken von verunreinigter Nahrung und Wasser	Blutiger Durchfall, Bauchschmerzen, Gewichtsverlust, dauert 1 bis 3 Wochen. Können Infektionen in der Leber und anderen Organen verursachen	Medikamente gegen Parasiten (z. B. Metronidazol, Iodoquinon, Paromomyzin)
Enterotoxin bildende *E. coli*	Essen und Trinken von verunreinigter Nahrung und Wasser	Häufiger wässriger Durchfall. Dauert meistens drei bis fünf Tage	Antibiotika, wie z. B. Ciprofloxazin und Azithromyzin können die Erkrankungsdauer verkürzen
Vibrio cholerae	Essen und Trinken von verunreinigter Nahrung und Wasser	Schmerzloser, wässriger Durchfall; Erbrechen. Kann zu massivem Flüssigkeitsverlust und Schock führen	Antibiotika, z. B. Ciprofloxazin, Doxyzyklin

MIKROORGANISMEN, DIE GASTROENTERITIS VERURSACHEN *(Fortsetzung)*

MIKROORGANISMUS	HÄUFIGE QUELLEN	SYMPTOME	BEHANDLUNG
Andere Arten von Vibrio	Meeresfrüchte	Wässriger Durchfall, oft mit leichter Übelkeit oder Erbrechen	Antibiotika, z. B. Ciprofloxazin, Doxyzyklin
Staphylococcus aureus	Essen von mit Bakterientoxinen infizierten Nahrungsmitteln	Starke Übelkeit und Erbrechen etwa zwei bis acht Stunden nach dem Verzehr	Keine Antibiotika
Clostridium perfringens	Essen von mit Bakterientoxinen infizierten Nahrungsmitteln	Meistens leicht. Wenn schwere Symptome auftreten, dann Bauchschmerzen, aufgetriebener Bauch, starker Durchfall, Austrocknung, Schock. Symptome beginnen etwa 8 bis 16 Stunden nach dem Verzehr	—
Virusinfektionen (Rotaviren, Norwalkvirus, Astroviren, Darm-Adenoviren)	Epidemien, oft saisonal bedingt	Häufiger wässriger Durchfall; Erbrechen und Fieber (leichter bei Astroviren). Dauert meist zwei bis sieben Tage (zehn Tage oder mehr bei Darm-Adenoviren)	Keine Antibiotika, keine Virustatika
Giardia	Trinken von verunreinigtem Flusswasser; direkter Kontakt, vor allem in Tagesstätten	Durchfall, Übelkeit, Appetitlosigkeit. Längere Krankheit (dauert zwischen einigen Tagen bis zu mehreren Wochen) kann vorkommen, Fettstuhl, Blähungen und Gewichtsverlust	Medikamente gegen Parasiten (z. B. Metronidazol, Furazolidon)
Cryptosporidium	Trinken von verunreinigtem Wasser; direkter Kontakt. Aidskranke sind besonders anfällig	Wässriger Durchfall, Bauchkrämpfe, Übelkeit, Erbrechen	Keine Antibiotika

Übelkeit oder Erbrechen. Darmgeräusche und Bauchkrämpfe können auftreten. Durchfall ist das häufigste Symptom; er kann von sichtbarem Blut und Schleim begleitet sein. Darmschlingen können durch Blähungen schmerzhaft anschwellen. Der Patient kann ein allgemeines Krankheitsgefühl, Muskelschmerzen und Fieber haben und sich sehr erschöpft fühlen.

Starkes Erbrechen und Durchfall können einen ausgeprägten Wassermangel auslösen ▲. Zu den Symptomen einer solchen Austrocknung gehören Schwäche, verringerte Harnproduktion, Mundtrockenheit und bei Kleinkindern Mangel an Tränenflüssigkeit beim Weinen. Übermäßiges Erbrechen und starker Durchfall können den Kaliumgehalt des Blutes absinken lassen. Der Natriumgehalt im Blut kann vor allem dann absinken, wenn der Patient die verloren gegangene Flüssigkeit durch solche ersetzt, die wenig oder kein Salz enthält. Wasser- und Elektrolytungleichgewichte können vor allem bei jungen, alten und chronisch kranken Menschen ernst sein.

▲ siehe Seite 921

Gastroenteritis als Nebenwirkung von Medikamenten

Übelkeit, Erbrechen und Durchfall sind häufig Nebenwirkungen von Medikamenten. Zu den Hauptverursachern gehören Antazida mit Magnesium, Antibiotika, Zytostatika, Kolchizin (bei Gicht), Digoxin (bei Herzversagen und bestimmten Herzrhythmusstörungen) und Abführmittel. Der Missbrauch von Abführmitteln führt zu Schwäche, Erbrechen, Durchfall, Elektrolytverlust und anderen Störungen.

Es kann schwierig sein, zu erkennen, dass ein Medikament Gastroenteritis verursacht. Bei leichten Fällen wird das Medikament zuerst abgesetzt und später wieder eingenommen. Bei schweren Erkrankungen wird das Medikament unter Umständen ganz abgesetzt.

Diagnose

Die Diagnose einer Gastroenteritis ist in der Regel schon durch die Symptome offensichtlich, aber oft nicht die Ursache. Manchmal hatten Familienmitglieder oder Arbeitskollegen erst kürzlich ähnliche Symptome. In anderen Fällen kann die Gastroenteritis auf unzureichend gekochtes, verdorbenes und verunreinigtes Essen wie z. B. rohe Meeresfrüchte oder ungekühlte Majonäse, zurückgeführt werden. Erst kurz zurückliegende Reisen in bestimmte Länder können auch Hinweise geben.

Wenn die Symptome schwer sind oder länger als 48 Stunden anhalten, können Blutproben auf weiße Blutkörperchen, Bakterien, Viren und Parasiten untersucht werden. Nur selten kann eine Laboranalyse von Erbrochenem, Nahrung oder Blut bei der Bestimmung der Ursache helfen.

Bei Symptomen, die länger als ein paar Tage dauern, kann der Dickdarm mit einem Koloskop (einem biegsamen Beobachtungsschlauch) untersucht werden, um festzustellen, ob eine Krankheit wie Kolitis ulcerosa vorliegt.

Vorbeugung und Behandlung

Da die meisten Infektionen, die Gastroenteritis auslösen, von Mensch zu Mensch übertragen werden, d. h. vor allem durch direkten oder indirekten Kontakt mit infiziertem Stuhl, ist gründliches Händewaschen mit Seife nach jedem Stuhlgang die wirksamste Vorbeugung. Um Infektionen, die durch Nahrungsmittel übertragen werden, zu vermeiden, sollten Fleisch und Eier gut gekocht und Speisereste gleich nach dem Kochen tiefgekühlt werden. Es sollten nur pasteurisierte Milchprodukte und hitzebehandelte Säfte verwendet werden. Bei Säuglingen ist Stillen die einfachste Methode, um eine Gastroenteritis zu verhindern.

Normalerweise braucht bei einer Gastroenteritis nicht mehr getan zu werden, als ausreichend zu trinken. Auch ein Mensch, der erbricht, sollte in kleinen Schlucken so viel wie möglich trinken. Wenn Erbrechen oder Durchfall länger dauern oder der Patient stark ausgetrocknet ist, kann es notwendig sein, Flüssigkeit und Elektrolyte intravenös zu verabreichen. Da Kinder schneller austrocknen können, sollten sie Flüssigkeiten mit der richtigen Mischung aus Salz und Zucker bekommen. Solche Elektrolytlösungen sind in der Apotheke erhältlich. Kohlensäure- und koffeinhaltige Getränke, Tee, Sportlergetränke und Fruchtsäfte sind nicht geeignet. Um starkes Erbrechen zu lindern, können Zäpfchen angewendet werden, oder der Arzt kann ein entsprechendes Medikament spritzen.

Sobald die Symptome abklingen, kann der Patient nach und nach eine reizarme Kost zu sich nehmen: gekochte Kartoffeln, Bananen, Reis, Apfelmus und Weißbrot. Wenn der Durchfall trotzdem noch einen ganzen Tag lang anhält, aber kein Blut im Stuhl ist – was auf eine ernste bakterielle Infektion hinweisen würde –, kann Loperamid eingenommen werden.

Durchfall wird nur selten mit Antibiotika behandelt, da sie selbst Durchfall verursachen und das Wachstum von antibiotikaresistenten Organismen fördern können. Sie können aber eingesetzt werden, wenn Bakterien, wie z. B. *Campylobacter*, *Shigellen* und *Vibrio*, die Ursache sind.

Blutige Dickdarmentzündung

Bei der blutigen Dickdarmentzündung (hämorrhagische Kolitis) infizieren Stämme des Bakteriums Escherichia coli (E. coli), die man unter der Bezeichnung enterohämorrhagische E. coli (EHEC) zusammenfasst, den Dickdarm. Sie produzieren ein Gift, das blutigen Durchfall und andere schwere Komplikationen auslöst.

Die hämorrhagische Kolitis kann bei Menschen aller Altersgruppen auftreten, ist aber bei Kindern und alten Menschen am häufigsten. Die

Krankheit kann von Mensch zu Mensch übertragen werden. Da die Bakterienstämme vor allem im Darm gesunder Rinder leben, sind die Hauptinfektionsquellen rohes oder nicht ausreichend gegartes Fleisch, vor allem Hackfleisch, und nicht pasteurisierte Milch bzw. Rohmilchprodukte.

EHEC-Toxine schädigen die Schleimhaut des Dickdarms. Wenn sie in die Blutbahn gelangen, können sie auch andere Organe, z. B. die Nieren, schädigen.

Symptome

Schwere Bauchkrämpfe setzen plötzlich mit wässrigem Durchfall ein, der meist innerhalb von 24 Stunden blutig wird. Er dauert zwischen einem Tag und acht Tagen. In der Regel tritt kein oder nur leichtes Fieber auf, das manchmal aber 39 °C übersteigen kann.

Bei drei bis 20 Prozent der Erkrankten, vor allem aber bei Kindern bis zu vier Jahren und Menschen mit geschwächtem Immunsystem, tritt eine schwere Komplikation, das hämolytisch-urämische Syndrom (HUS) ▲, auf. Die Symptome sind Müdigkeit, Schwäche und Schwindelgefühl aufgrund einer Blutarmut, die durch die Zerstörung der roten Blutkörperchen (hämolytische Anämie) entsteht, eine niedrige Blutplättchenzahl (Thrombozytopenie) und plötzliches Nierenversagen. Manche Patienten mit hämolytisch-urämischem Syndrom erleiden Komplikationen der Nerven und Hirnschäden, wie Krampf- oder Schlaganfälle. Diese Komplikationen treten normalerweise in der zweiten Woche der Erkrankung auf; vorher kann das Fieber ansteigen.

Diagnose, Behandlung und Vorbeugung

Der Verdacht auf eine hämorrhagische Kolitis liegt nahe, wenn ein Patient blutigen Durchfall hat. Für die Diagnose werden Stuhlproben auf EHEC untersucht. Andere Untersuchungen wie z. B. eine Koloskopie werden gemacht, wenn der Arzt annimmt, dass andere Krankheiten den blutigen Durchfall verursachen.

Der wichtigste Aspekt der Behandlung ist die ausreichende Flüssigkeitszufuhr. Manchmal geht aber so viel Flüssigkeit verloren, dass sie durch Infusionen ersetzt werden muss. Die Ernährung besteht aus reizarmer Kost: gekochte Kartoffeln, Bananen, Reis, Apfelmus und Weißbrot. Antibiotika erhöhen das Risiko eines hämolytisch-urämischen Syndroms. Patienten, die Komplikationen haben, brauchen eine intensivmedizinische Behandlung im Krankenhaus sowie eine Dialyse ■.

Eine EHEC-Infektion ist vermeidbar, wenn Lebensmittel auf 70 °C erhitzt werden. Darum sollte im Haushalt nur abgekochte oder pasteurisierte Milch verwendet und nur durchgegartes Rindfleisch gegessen werden. Die deutschen Vorschriften im Lebensmittelrecht treffen zwar Vorkehrungen, sodass eine Erregerübertragung durch Milch und Käse wenig wahrscheinlich ist. Allerdings sind Weich- und Frischkäse wegen des hohen Feuchtigkeitsgehalts besonders anfällig für Mikroorganismen; und Rohmilchkäse darf auch aus dem Ausland importiert werden. Außerdem wird Milch nicht flächendeckend auf *EHEC* untersucht. Wer also ganz sicher gehen will, sollte auf Rohmilchkäse verzichten. Besonders empfehlenswert ist diese Gesundheitsvorsorge für die gefährdeten Gruppen: kleine Kinder, alte Menschen und immungeschwächte Personen.

Lebensmittelvergiftung durch Staphylokokken

Eine Lebensmittelvergiftung durch Staphylokokken entsteht durch den Verzehr von Nahrung, die mit den Giften bestimmter Staphylokokken verunreinigt ist, und führt zu Durchfall und Erbrechen.

Eine Lebensmittelvergiftung durch Staphylokokken entsteht nicht, weil man die Bakterien schluckt, man nimmt vielmehr die Toxine auf, die in der verunreinigten Nahrung vorhanden sind. Zu den häufig verunreinigten Lebensmitteln gehören Pudding, mit Creme gefülltes Gebäck, Milch, verarbeitetes Fleisch und Fisch. Das Risiko für einen Ausbruch ist hoch, wenn Lebensmittelverarbeiter mit Hautinfektionen Lebensmittel verunreinigen, die dann bei Zimmertemperatur gelagert werden.

Symptome und Diagnose

Etwa zwei bis acht Stunden nach dem Verzehr der verunreinigten Lebensmittel setzen die Symptome plötzlich mit starker Übelkeit und Erbrechen ein. Als weitere Symptome sind Bauchkrämpfe, Durchfall, manchmal auch Kopfschmerzen und Fieber möglich. Schwerer Flüssigkeits- und Elektrolytverlust kann zu Schwäche und sehr niedrigem Blutdruck (Schock) führen. Die Symptome dauern meistens weniger als zwölf Stunden. Anschließend sind die

---

▲ siehe Seite 990   ■ siehe Seite 826

Betroffenen wieder völlig gesund. Bei sehr jungen und sehr alten Menschen, sowie bei Patienten, die durch chronische Krankheit geschwächt sind, kann eine solche Lebensmittelvergiftung aber auch gefährlich sein.

Die Diagnose stellt der Arzt anhand der Symptome. Dass die Lebensmittelvergiftung durch Staphylokokken ausgelöst wurde, kann angenommen werden, wenn andere Menschen, die die gleiche Nahrung gegessen haben, ähnliche Symptome aufweisen und die Erkrankung auf eine einzige Quelle der Verunreinigung zurückgeführt werden kann.

Vorbeugung und Behandlung

Die sorgfältige Zubereitung von Essen kann eine Lebensmittelvergiftung durch Staphylokokken verhindern. Menschen mit einer Hautinfektion sollten keine Nahrung für andere zubereiten, bis die Infektion abgeheilt ist.

Die Behandlung besteht in der Regel in ausreichender Flüssigkeitszufuhr. Bei starker Übelkeit und Erbrechen kann ein Medikament als Zäpfchen gegeben werden. Wenn sehr viel Flüssigkeit verloren gegangen ist, kann sie durch Infusionen ersetzt werden.

Lebensmittelvergiftung durch *Clostridium perfringens*

Eine Lebensmittelvergiftung durch Clostridium perfringens *entsteht, wenn man Nahrungsmittel zu sich nimmt, die mit Clostridium perfringens verunreinigt sind. Das Bakterium setzt im Dünndarm ein Gift frei, das oft Durchfall auslöst.*

Manche Stämme verursachen eine leichte bis mittelschwere Erkrankung, die auch ohne Behandlung besser wird; andere Stämme führen zu einer schweren Gastroenteritis, die den Dünndarm schädigen kann. Meistens ist verunreinigtes Fleisch für den Ausbruch von Lebensmittelvergiftungen durch *Clostridium perfringens* verantwortlich. Manche Stämme lassen sich durch Erhitzen nicht zerstören, andere schon.

Symptome, Diagnose und Behandlung

Die Gastroenteritis verläuft meistens mild, kann aber Bauchkrämpfe, Blähungen, schweren Durchfall, Austrocknung und einen starken Blutdruckabfall (Schock) auslösen. Normalerweise vermutet der Arzt die Diagnose bei einem lokalen Ausbruch der Krankheit. Die Diagnose wird bestätigt, indem verunreinigte Nahrungs-

mittel auf *Clostridium perfringens* untersucht werden. Behandelt wird mit Flüssigkeitsersatz und Bettruhe.

Reisedurchfall

Als Reisedurchfall (Montezumas Rache) bezeichnet man Durchfall, Übelkeit und Erbrechen, wenn sie auf Reisen in Länder mit unzureichender Trinkwasseraufbereitung vorkommen.

Reisedurchfall tritt auf, wenn Menschen Bakterien aus Nahrungsmitteln und Wasser, denen sie noch nicht ausgesetzt waren und gegen die sie infolgedessen nicht immun sind, aufnehmen. Sie tritt meist in Ländern mit schlechten sanitären Einrichtungen und mangelnder Abwasserklärung auf. Die Organismen, die am wahrscheinlichsten Reisedurchfall verursachen, sind die Arten von *Escherichia coli*, die bestimmte Gifte erzeugen, und einige Viren, wie das Norwalkvirus.

Symptome und Diagnose

Übelkeit, Erbrechen, Blähungen, Bauchkrämpfe und Durchfall können in jeder Kombination und jedem Schweregrad vorkommen. Erbrechen, Kopf- und Muskelschmerzen sind besonders häufig bei Infektionen mit dem Norwalkvirus. Es sind meistens leichte Erkrankungen, die ohne Behandlung innerhalb von drei bis fünf Tagen wieder vergehen. Diagnostische Untersuchungen sind selten notwendig.

Vorbeugung und Behandlung

Reisende sollten nur wirklich heiß serviertes Essen zu sich nehmen, das vollkommen durchgegart ist. Rohes, ungeschältes Obst und Salat mit ungekochtem Gemüse sind bedenklich. Früchte sollten Reisende nur essen, wenn sie sie selbst geschält haben. Getränke aus originalverschlossenen Flaschen und solche aus frisch gekochtem Wasser sind unbedenklich. Eiswürfel hingegen sind unbedingt zu meiden.

Die vorbeugende Anwendung von Antibiotika wird nur Personen empfohlen, die besonders anfällig für die Folgen von Reisedurchfall sind, also beispielsweise bei einer Störung des Immunsystems.

Bei Durchfall sollte viel getrunken werden; die Ernährung ist reizarm, besteht also z. B. aus gekochten Kartoffeln, Bananen, Reis, Apfelmus und Weißbrot. Als Durchfallmittel kann Loperamid eingenommen werden. Reisende, die Fieber bekommen oder Blut im Stuhl haben, sollten einen Arzt aufsuchen.

Andere Lebensmittelvergiftungen

Eine Lebensmittelvergiftung kann auch durch das Essen von giftigen Pflanzen oder Tieren entstehen.

Pilzvergiftung: Wie gefährlich Giftpilze sind, kann je nach Wachstumsstadium und Zubereitungsart unterschiedlich sein. Bei vielen Arten von *Inocybe* und einigen Arten von *Clitocybe* ist Muskarin die gefährliche Substanz. Zu den Symptomen, die ein paar Minuten bis zwei Stunden nach dem Essen einsetzen können, gehören verstärkter Tränen- und Speichelfluss, Verengung der Pupillen, Schwitzen, Erbrechen, Magenkrämpfe, Durchfall, Schwindelgefühl, Verwirrung, Koma und manchmal Krampfanfälle. Bei entsprechender Behandlung erholt sich der Patient innerhalb von 24 Stunden. Ohne Behandlung können solche Vergiftungen tödlich ausgehen.

Bei einer Phalloidin-Vergiftung, die durch den Knollenblätterpilz (Amanita phalloides) und ähnliche Pilzarten ausgelöst wird, setzen die Symptome nach sechs bis 24 Stunden ein.

Die Betroffenen entwickeln Magen-Darm-Störungen, alle Anzeichen einer akuten Leberentzündung und Symptome einer gestörten Hirnfunktion. Mit der möglichst schnellen Infusion von hoch dosiertem Silibinin wird versucht, die Zerstörung der Leber aufzuhalten.

Pflanzenvergiftung: Der Verzehr von giftigen Blättern und Früchten ist vor allem bei kleinen Kindern eine häufige Ursache von Vergiftungen. Entsprechende Pflanzenarten gibt es sowohl wild wachsend, als auch als Zierpflanzen im Garten und als Topfpflanzen im Haus.

Fischvergiftung: Der Verzehr von giftigen oder verdorbenen Fischen und Meeresfrüchten kann zu Gastroenteritis führen. Als Gifte kommen infrage: Ciguatoxin, Tetrodotoxin und Histamin.

Eine **Ciguatoxinvergiftung** kann nach dem Verzehr einer der 400 Fischarten aus den tropischen Riffs von Florida, den Westindischen Inseln und dem Pazifik auftreten. Das Gift wird von bestimmten Dinoflagellaten produziert. Dieses sind mikroskopisch kleine Meerestiere, die von den Fischen gefressen werden und die sich in ihrem Fleisch ansammeln. Größere, ältere Fische sind giftiger als die kleineren, jüngeren. Der Geschmack des Fisches verändert sich dadurch nicht. Gängige Verarbeitungsmethoden zerstören das Gift nicht. Die ersten Symptome – Bauchkrämpfe, Übelkeit, Erbrechen und Durchfall – beginnen zwischen zwei und acht Stunden nach dem Verzehr des Fisches und hal-

ten sechs bis 17 Stunden an. Spätere Symptome sind Juckreiz, Ameisenlaufen, Kopf-, Muskel- und Gesichtsschmerzen und eine Umkehrung des Wärme- und Kälteempfindens. Selbst nach ein paar Monaten können noch unangenehme Empfindungen auftreten.

Die **Tetrodotoxinvergiftung** durch den japanischen Kugelfisch ähnelt der Ciguatoxinvergiftung. Die Lähmung der Atemmuskulatur kann zum Tod führen.

Eine **Histaminvergiftung** durch z. B. Makrele, Tunfisch und Golddorade tritt auf, wenn sich das Gewebe des Fisches zersetzt und hohe Histaminkonzentrationen entstehen. Unmittelbar nach der Aufnahme in den Körper verursacht Histamin eine Hitzewelle im Gesicht. Einige Minuten, nachdem der Betroffene den Fisch gegessen hat, kann es Übelkeit, Erbrechen, Magenschmerzen und Nesselsucht (Urtikaria) auslösen. Die Symptome halten meistens nicht länger als 24 Stunden an.

Eine **Neurotoxinvergiftung** kann zwischen Juni und Oktober, vor allem in den USA an der Pazifikküste und der Küste von Neuengland auftreten. Meeresfrüchte wie Muscheln und Austern können während der roten Flut, bei der das Meerwasser rot gefärbt ist, giftige Dinoflagellaten aufnehmen. Sie produzieren ein Gift, das die Nerven angreift (Neurotoxine ▲). Das Gift, das eine paralytische Schalentier-Vergiftung auslöst, wird durch Kochen nicht zerstört. Das erste Symptom, ein Prickeln um den Mund, beginnt zwischen fünf und 30 Minuten nach dem Essen; Übelkeit, Erbrechen und Bauchkrämpfe folgen. Etwa ein Viertel der Be-

---

▲ siehe Seite 565

China-Restaurant-Syndrom

Beim China-Restaurant-Syndrom handelt es sich um eine Überempfindlichkeit gegen den Geschmacksverstärker Natriumglutamat, der häufig in der chinesischen Küche verwendet wird. Bei empfindlichen Menschen ruft Natriumglutamat Spannungen im Gesicht, Brustschmerzen und ein brennendes Gefühl im ganzen Körper hervor. Viele Personen bekommen auch Angst. Die Menge Natriumglutamat, die diese Symptome auslösen kann, ist individuell verschieden.

troffenen bekommt innerhalb der nächsten Stunden Muskelschwäche; manchmal wird daraus eine Lähmung von Armen und Beinen. Eine ausgeprägte Schwäche der Atemmuskulatur kann tödlich sein.

Chemikalienvergiftung: Gastroenteritis kann bei Menschen vorkommen, die ungewaschenes Obst und Gemüse gegessen haben, das mit Arsen, Blei oder organischen Insektiziden besprüht wurde. Säurehaltige Getränke lösen aus Tongefäßen mit bleihaltiger Glasur das Blei heraus. Lebensmittel, die in mit Kadmium beschichteten Behältern aufbewahrt werden, tragen Kadmium in den Körper ein.

Behandlung

Die meisten Patienten mit einer Lebensmittelvergiftung erholen sich schnell und vollständig. Sobald die Symptome beginnen, sollte der Betroffene viel trinken. Wenn er jedoch nichts bei sich behalten kann, muss die Flüssigkeit intravenös verabreicht werden.

Das Gift sollte so schnell wie möglich aus dem Magen entfernt werden. Bei den meisten Menschen geschieht das, indem sie erbrechen. Es ist sinnvoll, etwas von dem ersten Erbrochenen aufzuheben, damit dieses später untersucht werden kann. Im Krankenhaus wird üblicherweise der Magen ausgepumpt, um das Gift aus dem Magen zu entfernen. Ein Abführmittel kann helfen, die Gifte schneller aus dem Darm zu entfernen.

Bei bekannten Giften wird mit einer spezifischen Behandlung begonnen. So wird Atropin bei bestimmten Pilzvergiftungen verabreicht. Eine Knollenblätterpilzvergiftung wird mit Silibinin behandelt. Bei einer Ciguatoxinvergiftung wird manchmal Mannit infundiert. Antihistaminika helfen, die Auswirkungen einer Histaminvergiftung zu begrenzen.

KAPITEL 123

Zwerchfellbruch, Magenstein und Fremdkörper

Der Magen ist ein großes bohnenförmiges Organ, das die geschluckte Nahrung und Flüssigkeit aufnimmt. Er liegt normalerweise im Bauch unter dem Zwerchfell.

Zwerchfellbruch

Bei einem Zwerchfellbruch (Hiatushernie) stülpt sich ein Teil des Magens durch das Zwerchfell nach oben.

Für gewöhnlich ist die Ursache eines Zwerchfellbruchs nicht bekannt. Bei Kindern kann ein solcher Zwerchfellbruch ▲ angeboren sein. Bei Erwachsenen tritt die Erkrankung meist als so genannte Hiatushernie auf, bei der sich der Magen durch die Öffnung, in der die Speiseröhre durch das Zwerchfell tritt, nach oben bewegt.

Bei einer Hiatusgleithernie befinden sich der Übergang zwischen Speiseröhre und Magen sowie ein Teil des Magens in einer anderen Position als sonst, nämlich oberhalb des Zwerchfells.

Bei einer paraösophagealen Hiatushernie liegt der Übergang zwischen Speiseröhre und Magen in der normalen Position unterhalb des Zwerchfells, aber ein Teil des Magens ist durch das Zwerchfell nach oben verlagert und befindet sich neben der Speiseröhre.

Symptome

Eine Hiatusgleithernie tritt mit zunehmendem Alter häufiger auf. Die meisten Brüche sind sehr klein und bereiten keine oder nur geringfügige Beschwerden. Diese hängen dann mit einem gastroösophagealen Reflux ■ zusammen und führen zu Sodbrennen, wenn man sich nach dem Essen hinlegt.

Eine paraösophageale Hiatushernie kann vom Zwerchfell eingeklemmt werden. Wenn dadurch

---

▲ siehe Seite 1496   ■ siehe Seite 710

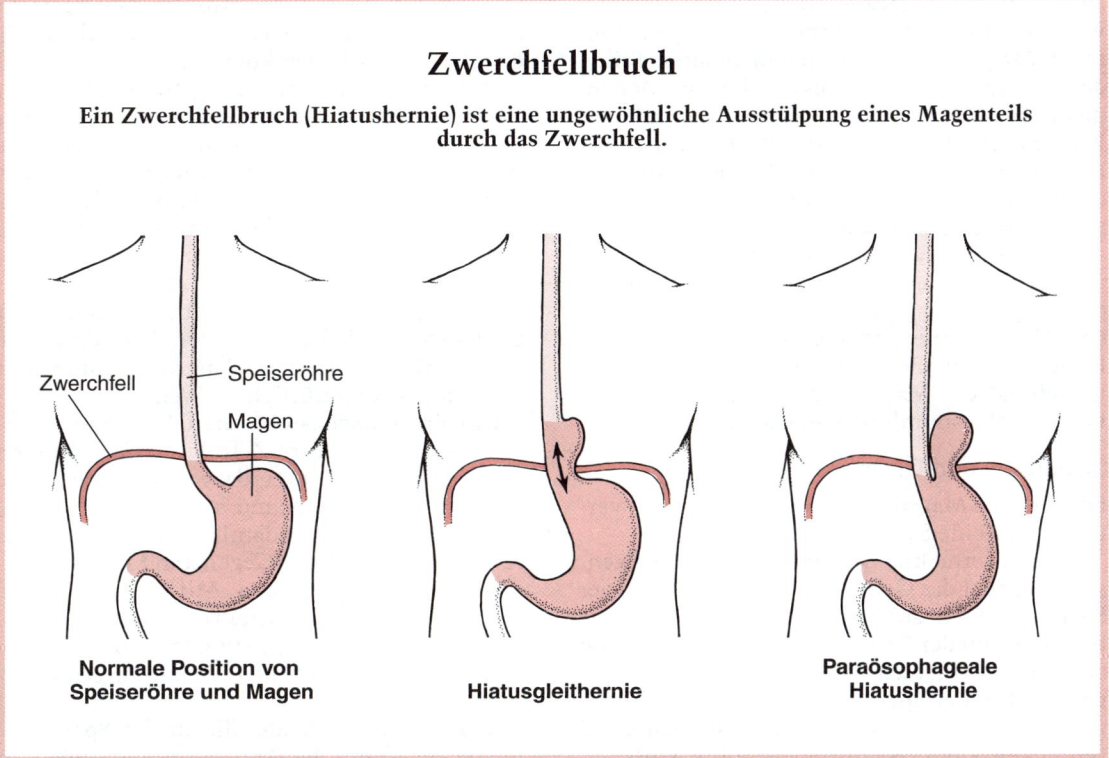

Zwerchfellbruch

Ein Zwerchfellbruch (Hiatushernie) ist eine ungewöhnliche Ausstülpung eines Magenteils durch das Zwerchfell.

Zwerchfell — Speiseröhre
Magen

Normale Position von Speiseröhre und Magen

Hiatusgleithernie

Paraösophageale Hiatushernie

die Blutversorgung unterbrochen wird (Strangulation), treten Schmerzen auf, und es wird eine sofortige Notoperation erforderlich.

Selten gibt es bei einem Zwerchfellbruch Blutungen aus der Schleimhaut.

Diagnose und Behandlung

Röntgenaufnahmen zeigen den Zwerchfellbruch üblicherweise deutlich.

Mit erhöhtem Kopfteil zu schlafen, kann den Symptomen vorbeugen. Antazida und Medikamente, die die Magensäureproduktion senken, lindern die Beschwerden. ▲

Eine paraösophageale Hiatushernie kann chirurgisch korrigiert werden, um zu verhindern, dass sie eingeklemmt wird. Derartiges ist aber nur selten notwendig.

Magenstein (Bezoar) und Fremdkörper

Magen- und Darmsteine *sind dichte Ansammlungen von teilweise verdautem und unverdautem Material, die im Magen oder anderen Abschnitten des Verdauungstrakts stecken.*

Fremdkörper *sind kleine verschluckte Gegenstände, die im Verdauungstrakt stecken bleiben können und ihn manchmal durchstoßen (perforieren).*

Unverdauliches kann sich im Magen ansammeln. Das liegt teilweise an seiner Form und an der engen Öffnung, durch die sich der Mageninhalt in den ersten Abschnitt des Dünndarms entleert. Unverdauliches (Magen-/Darmsteine) und Fremdkörper mit einem Durchmesser von mehr als zwei Zentimetern kommen selten aus dem Magen heraus. Magen- und Darmsteine bestehen aus teilweise verdauten Haaren oder Fasern von Obst und Gemüse, die sich im Magen oder an einer anderen Stelle im Verdauungstrakt ansammeln. Diese Ballen können Engstellen nicht überwinden und sitzen dann im Verdauungstrakt fest. Auch gehärtete Reste von Medikamenten, wie z. B. Antazida, können sich ansammeln und stecken bleiben.

Kleine, unverdauliche Gegenstände passieren den Verdauungstrakt und werden mit dem Stuhl

▲ siehe Seite 711

ausgeschieden. Größere oder scharfe Objekte, wie z. B. Fischgräten, können in der Speiseröhre, im Magen und selten auch in anderen Teilen des Verdauungstrakts stecken bleiben. Manchmal werden Fremdkörper absichtlich geschluckt: Bei Drogenkurieren finden sich schon mal mit Drogen gefüllte Behältnisse, die sie so im Verdauungstrakt unbemerkt durch die Kontrollen zu schmuggeln versuchen.

Bei Personen, die eine Operation im Verdauungstrakt hatten, vor allem wenn ihnen ein Teil des Magens oder Darmes entfernt wurde, bleiben Magensteine und Fremdkörper besonders leicht stecken. Bei Diabetikern entleert sich manchmal der Magen nicht richtig; auch das kann zur Ansammlung von Nahrung führen.

Symptome und Diagnose

Die meisten Magensteine und Fremdkörper verursachen keine Symptome.

Ein verschluckter kleiner, stumpfer Gegenstand erzeugt das Gefühl, als stecke etwas in der Speiseröhre. Dieses kann selbst dann noch anhalten, wenn der Gegenstand den Magen schon erreicht hat. Verbleibt ein kleiner, scharfer Gegenstand in der Speiseröhre, kann das Schmerzen verursachen, obwohl der Betroffene normal schlucken kann. Ist die Speiseröhre vollständig verstopft, kann der Betroffene nicht einmal Speichel schlucken und muss ständig spucken. Wenn er zu erbrechen versucht, kann er keinen Mageninhalt nach draußen befördern.

Manchmal führen Magensteine oder Fremdkörper zu Blut im Stuhl. Wenn sie den Magen, den Dünndarm oder, in seltenen Fällen, den Dickdarm teilweise oder vollständig verstopfen, verursachen sie Krämpfe, Blähungen, Appetitlosigkeit, Erbrechen und manchmal Fieber. Wenn ein scharfer Gegenstand den Magen oder Darm durchbricht, verteilt sich der Stuhl in dem Gebiet um den Darm und führt zu starken Bauchschmerzen, Fieber, Ohnmacht und manchmal auch Schock. Ein solches Leck ist ein medizinischer Notfall, weil es eine Bauchfellentzündung ▲ auslösen kann. Wenn ein mit Drogen gefüllter Ballon im Verdauungstrakt platzt, kann sein Träger durch eine Überdosis der Droge zu Schaden kommen.

Hindernisse im Verdauungstrakt sind meist auf einer Röntgenaufnahme zu sehen. Mit einer endoskopischen Untersuchung lässt sich die Art des Gegenstands bestimmen. Nur selten werden Computertomographie und Ultraschall eingesetzt, um das Problem zu erkennen.

Behandlung

Die meisten Magensteine und Fremdkörper brauchen nicht behandelt zu werden. Selbst eine kleine Münze passiert den Verdauungstrakt problemlos auf natürlichem Weg.

Um einen Magenstein aufzulösen, kann mehrere Tage lang gelöste Zellulase eingenommen werden. Wird vermutet, dass in der Speiseröhre ein stumpfer Gegenstand steckt, kann Glukagon gespritzt werden, damit sich die Speiseröhre entspannt und der Gegenstand den Verdauungstrakt passieren kann. Mit Metoclopramid lassen sich Muskelkontraktionen auslösen, die die Passage von Magensteinen und stumpfen Fremdkörpern durch den Verdauungstrakt erleichtern.

Manche Gegenstände, die in der Speiseröhre stecken, kann der Arzt entfernen, indem er einen dünnen Schlauch mit einem Ballon an seinem Ende durch den Mund bis unter den Gegenstand führt. Der Ballon wird aufgeblasen und mit der Entfernung des Katheters wird auch der Gegenstand entfernt.

Da scharfe Objekte die Speiseröhrenwand durchstoßen und ernste Konsequenzen haben können, müssen sie endoskopisch oder operativ entfernt werden. Batterien werden ebenfalls entfernt, weil sie zu inneren Verätzungen führen können. Wenn vermutet wird, dass jemand Drogenpäckchen geschluckt hat, werden sie ebenfalls entfernt.

▲ siehe Seite 776

KAPITEL 124

Bauchspeicheldrüsenentzündung

Medizinisch heißt die Entzündung der Bauchspeicheldrüse Pankreatitis.

Die Bauchspeicheldrüse ist ein blattförmiges Organ von etwa zwölf Zentimetern Länge. Sie ist umgeben von der Unterseite des Magens und der Wand des Zwölffingerdarms (dem ersten Abschnitt des Dünndarms). Die drei hauptsächlichen Funktionen der Bauchspeicheldrüse sind die Abgabe von Verdauungsenzymen in den Zwölffingerdarm, die Abgabe der Hormone Insulin und Glukagon, die den Blutzuckerspiegel steuern, ins Blut und die Abgabe einer erheblichen Menge von Natriumhydrogenkarbonat in den Zwölffingerdarm, mit dem die Magensäure neutralisiert wird.

Eine Bauchspeicheldrüsenentzündung kann durch Gallensteine, Alkohol, Medikamente, Virusinfektionen und Verdauungsenzyme ausgelöst werden. Normalerweise vergeht die Entzündung ebenso schnell wie sie entsteht (akute Pankreatitis). Hält sie jedoch an, zerstört sie allmählich die Funktion der Bauchspeicheldrüse (chronische Pankreatitis).

Akute Bauchspeicheldrüsenentzündung

Eine akute Bauchspeicheldrüsenentzündung (Pankreatitis) tritt plötzlich auf und kann leicht bis lebensbedrohlich verlaufen.

Gallensteine und Alkoholmissbrauch sind die häufigsten Ursachen einer akuten Bauchspeicheldrüsenentzündung. Gallensteine sind bei Frauen deutlich häufiger die Ursache als bei Männern.

Normalerweise entlässt die Bauchspeicheldrüse ihre Verdauungssekrete durch den Bauchspeicheldrüsengang in den Zwölffingerdarm. Die Flüssigkeit enthält die Verdauungsenzyme in inaktiver Form und Hemmstoffe, die jedes Enzym inaktivieren, das auf dem Weg in den Zwölffingerdarm aktiviert wird. Ist dieser Bauchspeicheldrüsengang durch einen Gallenstein, der im Oddi-Sphinkter steckt, verstopft, stoppt der Fluss der Verdauungssekrete. Wenn die Verstopfung rasch vorübergeht, bleibt der Schaden gering. Hält die Verstopfung aber an, sammeln

sich aktivierte Enzyme in der Bauchspeicheldrüse an und überwinden die Hemmstoffe. Dann beginnen die Enzyme, die Zellen der Bauchspeicheldrüse zu verdauen. Das führt zu einer starken Entzündung.

Der jahrelange tägliche Konsum von etwa 60 Milliliter Alkohol – das entspricht etwa einem halben Liter Wein, vier Flaschen Bier à 0,3 Liter oder etwa 150 Milliliter Schnaps – kann zu einer Verstopfung der kleinen Gänge in der Bauchspeicheldrüse, die in den Ausführungsgang münden, führen und schließlich eine akute Bauchspeicheldrüsenentzündung verursachen. Ein Alkoholexzess oder eine besonders üppige Mahlzeit kann dann den Ausbruch der Entzündung beschleunigen. Viele andere Erkrankungen können ebenfalls zu einer Bauchspeicheldrüsenentzündung führen.

Auch Medikamente können die Bauchspeicheldrüse reizen. Normalerweise geht die Entzündung zurück, wenn das Medikament abgesetzt wird. Viren können eine meist kurz dauernde Entzündung auslösen.

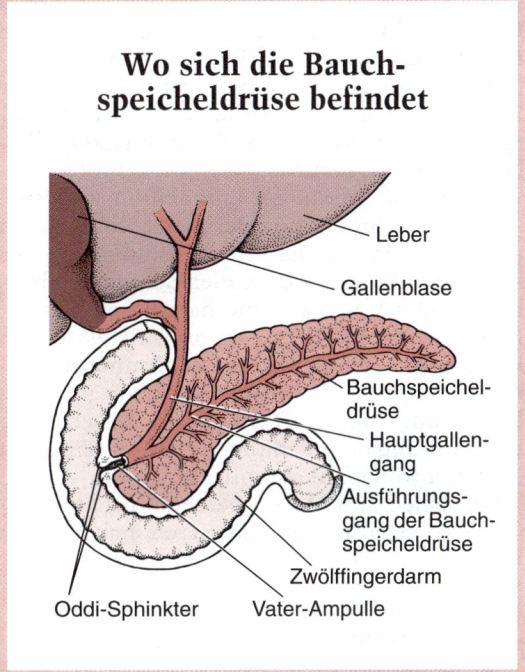

Wo sich die Bauchspeicheldrüse befindet

- Leber
- Gallenblase
- Bauchspeicheldrüse
- Hauptgallengang
- Ausführungsgang der Bauchspeicheldrüse
- Zwölffingerdarm
- Oddi-Sphinkter
- Vater-Ampulle

Ursachen einer akuten Bauchspeicheldrüsenentzündung

- Gallensteine
- Alkoholmissbrauch
- Medikamente wie z. B. Furosemid und Azathioprin
- Östrogenbehandlung bei gleichzeitig hohen Blutfettwerten
- Nebenschilddrüsenüberfunktion und hohe Kalziumwerte im Blut
- Mumps
- Hohe Blutfettwerte (vor allem Triglyzeride)
- Schädigung der Bauchspeicheldrüse durch Operation oder Endoskopie
- Schädigung der Bauchspeicheldrüse durch Verletzungen
- Bauchspeicheldrüsenkrebs
- Verringerte Blutversorgung der Bauchspeicheldrüse z. B. wegen eines sehr niedrigen Blutdrucks
- Erbliche Bauchspeicheldrüsenentzündung
- Nierentransplantation

Symptome

Die meisten Patienten leiden unter Übelkeit und Brechreiz. Fast alle haben starke Bauchschmerzen im mittleren Oberbauch unter dem Brustbein. Die Schmerzen strahlen oft in den Rücken aus. Nur selten sind die Schmerzen zuerst im Unterbauch spürbar. Erträglich sind die Schmerzen vor allem bei jenen Menschen, deren Bauchspeicheldrüsenentzündung auf Alkoholmissbrauch beruht.

Wenn Gallensteine die Entzündung auslösen, setzen die Schmerzen in der Regel plötzlich ein und erreichen innerhalb von Minuten ihre maximale Stärke. Die stechenden Schmerzen bleiben gleichmäßig stark und halten tagelang an. Husten, starke Bewegungen und tiefes Atmen können die Schmerzen verschlimmern; aufrechtes Sitzen und Vorbeugen können etwas Erleichterung bringen. Oft unterdrückt selbst die Injektion von opiumähnlichen Schmerzmitteln die Beschwerden nicht vollständig.

Menschen mit Bauchspeicheldrüsenentzündung sehen krank aus, schwitzen, haben einen beschleunigten Puls (100 bis 140 Schläge pro Minute) und atmen flach und schnell. Die beschleunigte Atmung kann infolge einer Entzündung der Lunge, kollabierten Lungengewebes (Atelektase ▲) sowie einer Flüssigkeitsansammlung im Brustkorb (Pleuraerguss ■) auftreten. Diese Zustände verkleinern den Bereich an Lungengewebe, das für die Übertragung von Sauerstoff an das Blut zur Verfügung steht.

Nach einigen Stunden kann die Körpertemperatur bis auf 38,3 °C ansteigen. Der Blutdruck kann hoch oder niedrig sein, fällt aber eher, wenn der Betroffene steht. Dann kann es sein, dass er ohnmächtig wird. Mit fortschreitender akuter Bauchspeicheldrüsenentzündung nehmen die Patienten ihre Umgebung immer weniger wahr; manche sind fast bewusstlos. Gelegentlich wird das Weiße der Augen gelb.

Komplikationen

Durch Schäden an der Bauchspeicheldrüse gelangen aktivierte Enzyme und Zytokine ★ aus dem Organ in den Bauchraum, wo sie Reizungen und Entzündungen des Bauchfells und anderer Organe verursachen. Die aktiven Substanzen werden aus dem Bauchraum in Lymphgefäße und schließlich in die Blutbahn aufgenommen. Das kann zu niedrigem Blutdruck und Schäden an Organen außerhalb des Bauchraums, wie z. B. der Lunge, führen. Der Teil der Bauchspeicheldrüse, der Hormone, vor allem Insulin, produziert, ist meist nicht betroffen und wird nicht geschädigt. Bei jedem fünften Patienten mit akuter Bauchspeicheldrüsenentzündung schwillt der Oberbauch an. Diese Schwellungen entstehen, wenn der Inhalt von Magen und Darm nicht weitertransportiert wird (gastrointestinaler Ileus ●) und wenn sich die Bauchspeicheldrüse vergrößert und den Magen nach vorne drückt.

Außerdem kann sich Flüssigkeit im Bauchraum ansammeln (Bauchwassersucht ◆).

Bei einer schweren akuten Bauchspeicheldrüsenentzündung (nekrotisierende Pankreatitis) können Blut und Verdauungssaft in den Bauchraum gelangen. Letztlich kann das zum Schock führen. Eine schwere akute Pankreatitis ist lebensbedrohlich.

Vor allem nach der ersten Erkrankungswoche besteht das Risiko einer Infektion der Bauchspeicheldrüse. Diese Vermutung liegt nahe, wenn sich der Zustand des Patienten verschlechtert, Fieber auftritt und die Zahl der weißen Blutkörperchen ansteigt, nachdem andere Symptome schon am Abklingen waren. Die Diagnose wird durch einen Nachweis der

▲ siehe Seite 275   ■ siehe Seite 296

★ siehe Seite 1048   ● siehe Seite 773

◆ siehe Seite 788

Bakterien gesichert und durch eine Computertomographie. Das Material für die Bakterienkultur wird gewonnen, indem eine Nadel durch die Haut in die Bauchspeicheldrüse eingeführt wird. Eine Infektion wird mit Antibiotika behandelt; meistens müssen infiziertes und totes Gewebe operativ entfernt werden.

Manchmal sammeln sich in der Bauchspeicheldrüse Verdauungsenzyme, Flüssigkeit und Gewebereste, wie bei einer Zyste. Diese Pseudozyste hat aber nicht die bei anderen Zysten übliche Auskleidung, und vergrößert sich wie ein Ballon. Eine Pseudozyste, die größer wird und Schmerzen oder andere Symptome hervorruft, wird schnell ausgetrocknet, denn wenn sie weiterwächst, sich infiziert, blutet oder aufplatzt, entsteht eine lebensgefährliche Situation. Je nach ihrer Lage wird die Pseudozyste im Rahmen einer Operation geleert, oder es wird ein Katheter durch die Haut oder ein Endoskop über Mund, Magen und Darm eingeführt, aus denen dann mehrere Wochen lang die Flüssigkeit abgeleitet wird.

Diagnose

Charakteristische Bauchschmerzen lassen den Arzt eine akute Bauchspeicheldrüsenentzündung vermuten, vor allem bei Patienten mit einer Gallenblasenerkrankung oder bei solchen, die reichlich Alkohol konsumieren. Bei der Untersuchung fällt auf, dass die Bauchwandmuskeln hart sind. Beim Abhören mit dem Stethoskop kann der Arzt nur wenige oder gar keine Darmgeräusche hören.

Einige Tests erhärten die Diagnose einer akuten Bauchspeicheldrüsenentzündung. Die Blutwerte von zwei der von der Bauchspeicheldrüse produzierten Enzymen, Amylase und Lipase, steigen normalerweise am ersten Tag der Erkrankung an und sinken innerhalb einer Woche wieder auf den Normalwert. Wenn der Patient bereits andere Pankreatitisschübe hatte, werden die Werte für diese Enzyme nicht ansteigen; wahrscheinlich ist dann bereits so viel Bauchspeicheldrüsengewebe zerstört, dass nur noch wenig Enzyme produzierende Zellen übrig sind. Die Zahl der weißen Blutkörperchen ist meistens erhöht.

Prognose

Wenn die Computertomographie zeigt, dass die Bauchspeicheldrüse nur leicht geschwollen ist, ist mit einer baldigen Genesung zu rechnen. Zeigt die Aufnahme hingegen große Flächen zerstörten Bauchspeicheldrüsengewebes, sind die Heilungsaussichten weniger gut.

Behandlung

Eine leichte Bauchspeicheldrüsenentzündung wird mit Schmerzmitteln und einigen Tagen Nahrungskarenz behandelt. Meistens kann nach zwei bis drei Tagen wieder normal gegessen werden.

Eine mittelschwere bis schwere Bauchspeicheldrüsenentzündung muss im Krankenhaus behandelt werden. Die Patienten dürfen anfangs weder essen noch trinken, weil beides die Bauchspeicheldrüse zur vermehrten Produktion von Enzymen anregt. Wenn Schmerzen und Übelkeit rasch nachlassen und keine Komplikationen auftreten, können Nahrung und Flüssigkeit durch eine Sonde zugeführt werden. Klingen die Symptome aber nicht rasch wieder ab oder kommen Komplikationen hinzu, wird die Flüssigkeit infundiert, um Austrocknung und niedrigen Blutdruck, die die Bauchspeicheldrüsenentzündung verschlimmern können, zu vermeiden.

Bei Patienten mit einer schweren akuten Bauchspeicheldrüsenentzündung werden auf der Intensivstation die Lebenszeichen (Puls, Blutdruck und Atemfrequenz) und die Harnproduktion ständig überwacht. Immer wieder wird die Zusammensetzung des Blutes überprüft. Bestimmt werden der Hämatokritwert, Blutzuckerspiegel, Elektrolytwerte, Leukozytenzahl sowie Amylase- und Lipasewerte. Durch die Nase kann eine Magensonde eingeführt werden, um Flüssigkeiten und Luft abzusaugen, vor allem bei anhaltender Übelkeit, Erbrechen und bei einem Darmverschluss.

Bei Patienten mit Blutdruckabfall oder Schock wird das Blutvolumen sorgfältig mit Infusionen stabilisiert und die Herzfunktion überwacht. Manche brauchen zusätzlichen Sauerstoff, Schwerstkranke mittels Beatmungsgerät. Starke Schmerzen werden meistens mit Opioiden behandelt.

Gelegentlich ist während der ersten Tage einer schweren akuten Bauchspeicheldrüsenentzündung eine Operation notwendig. Sie kann durchgeführt werden, um eine unsichere Diagnose abzuklären oder um eine verletzungsbedingte Entzündung zu behandeln. Wenn sich der Zustand eines Patienten nach der ersten Woche verschlechtert, kann operiert werden, um infiziertes und totes Gewebe aus dem Organ zu entfernen.

Wenn eine akute Bauchspeicheldrüsenentzündung auf Gallensteine zurückzuführen ist, hängt die Behandlung von der Schwere der Erkrankung ab. Bei einer leichten Bauchspeicheldrüsenentzündung kann die Entfernung der

Gallenblase warten, bis die Symptome abklingen. Eine schwere Bauchspeicheldrüsenentzündung aufgrund von Gallensteinen kann mit endoskopischer retrograder Cholangiopankreatikographie (ERCP) ▲ oder operativ behandelt werden. Obwohl bei dem größten Teil der Patienten mit einer Gallensteinpankreatitis der Stein spontan abgeht, ist in der Regel eine ERCP notwendig, wenn sich der Zustand des Betroffenen nach den ersten 24 Stunden im Krankenhaus nicht bessert. Bei der Operation werden die Gallenblase entfernt und die Gänge ausgeräumt. Ältere Menschen, die gleichzeitig z. B. an Herzkrankheiten leiden, werden zuerst endoskopisch behandelt. Wenn diese Behandlung versagt, ist eine Operation notwendig.

Chronische Bauchspeicheldrüsenentzündung

Eine chronische Bauchspeicheldrüsenentzündung bleibt längere Zeit bestehen.

Die häufigste Ursache einer chronischen Bauchspeicheldrüsenentzündung ist Alkoholmissbrauch. Als andere Ursachen kommen eine genetische Veranlagung und Hindernisse im Pankreasgang durch Verengungen und Bauchspeicheldrüsenkrebs infrage. Nur selten verengt eine schwere akute Bauchspeicheldrüsenentzündung den Pankreasgang so sehr, dass dadurch die Entzündung chronisch wird. In tropischen Gebieten (z. B. Indien, Indonesien und Nigeria) haben Kinder und Jugendliche häufig eine chronische Bauchspeicheldrüsenentzündung.

Symptome

Die Symptome einer chronischen Bauchspeicheldrüsenentzündung ähneln denen einer akuten Bauchspeicheldrüsenentzündung; sie können sich auf zweierlei Art äußern: Die Betroffenen haben anhaltende Schmerzen wechselnder Stärke in der Mitte des Bauches. Bei dieser Art ist es wahrscheinlicher, dass eine Komplikation, wie z. B. ein Entzündungsherd, eine Zyste oder Bauchspeicheldrüsenkrebs, auftritt. Bei der anderen Art gibt es immer wieder leichten oder mittelschwere akute Bauchspeicheldrüsenentzündungen mit den entsprechenden Symptomen. Die Schmerzen sind manchmal sehr stark und halten stunden- und tagelang

an. Mit fortschreitender Erkrankung gehen die Zellen, die Verdauungsenzyme produzieren, allmählich zugrunde, sodass die Schmerzen schließlich ausbleiben.

Da die Drüse immer weniger Verdauungsenzyme absondert, werden die Nährstoffe nicht mehr richtig aus der Nahrung aufgenommen (Malabsorption). Die Betroffenen setzen große Mengen hellen, fettigen, übel riechenden Stuhls ab, der Öltropfen enthalten kann. Meist verliert der Betroffene an Gewicht. Schließlich werden die Insulin produzierenden Zellen der Bauchspeicheldrüse zerstört, wodurch sich allmählich ein Diabetes mellitus entwickelt.

Diagnose

Der Verdacht auf eine chronische Pankreatitis beruht auf den Symptomen oder akuten Bauchspeicheldrüsenentzündungen in der Vergangenheit. Blutuntersuchungen sind weniger hilfreich als bei der akuten Form, können jedoch erhöhte Amylase- und Lipasewerte zeigen. Auch der Blutzuckerspiegel, der möglicherweise erhöht ist, wird bestimmt.

Röntgenaufnahmen, Ultraschalluntersuchungen und Computertomographie werden bei einer chronischen Bauchspeicheldrüsenentzündung nicht routinemäßig gemacht. Sie können allerdings Steine in der Bauchspeicheldrüse zeigen. Mit einer endoskopischen retrograden Cholangiopankreatikographie (ERCP) ■ lassen sich Erweiterungen, Verengungen und Steine in den Pankreasgängen aufspüren. Eine Computertomographie kann außer diesen Veränderungen auch noch Größe, Form und Struktur der Bauchspeicheldrüse zeigen.

Behandlung

Die Schübe der chronischen Bauchspeicheldrüsenentzündung werden wie eine akute Entzündung behandelt. Eine Ernährung über Infusionen gestattet es Bauchspeicheldrüse und Darm, sich zu erholen, und kann schmerzhafte Rückfälle lindern. Dennoch sind oft starke Schmerzmittel nötig.

Häufigkeit und Stärke von Entzündungsschüben lassen sich verringern, wenn man die Mahlzeiten auf vier oder fünf Portionen am Tag verteilt, und diese wenig Fett und Eiweiß, aber viele Kohlenhydrate enthalten. Alkohol ist strikt untersagt. Halten die Schmerzen an, sucht der Arzt nach Komplikationen, beispielsweise einem Entzündungsherd am Kopf der Bauchspeicheldrüse nahe des Zwölffingerdarms oder einer Pseudozyste. Ein Entzündungsherd muss möglicherweise chirurgisch entfernt werden,

▲ siehe Seite 783 und Abbildung Seite 784

■ siehe Seite 783 und Abbildung Seite 784

eine Pseudozyste, deren Wachstum Schmerzen verursacht, muss entlastet werden.

Wenn keine Komplikationen vorliegen, aber weiterhin Schmerzen auftreten, spritzt der Arzt für gewöhnlich Lidokain und Kortison, um die Nerven zu betäuben, die von der Bauchspeicheldrüse Impulse ans Gehirn leiten. Wenn das nicht hilft, kann eine Operation durchgeführt werden. Ist beispielsweise der Pankreasgang erweitert, kann man eine Umleitung (Bypass) von der Bauchspeicheldrüse zum Dünndarm anlegen, was bei den meisten Betroffenen die Schmerzen lindert. Wenn der Gang nicht erweitert ist, muss eventuell ein Teil der Bauchspeicheldrüse entfernt werden. Diese teilweise Entfernung der Bauchspeicheldrüse bedeutet, dass jene Zellen, die Insulin produzieren, auch entfernt werden. Dann ist die Folge ein Diabetes mellitus.

Menschen, die nicht mehr genügend Verdauungsenzyme produzieren, können diese als Medikament einnehmen. Das verbessert die Nährstoffaufnahme und lässt den Stuhl weniger fettig sein, beseitigt die Probleme jedoch nicht völlig. Wenn zu viel Magensäure Probleme bereitet, können zusätzlich Antazida, H_2-Blocker oder Protonenpumpenhemmer eingesetzt werden. Eine solche Behandlung führt meist dazu, dass sich die Betroffenen insgesamt besser fühlen, an Gewicht zunehmen, weniger Stuhlgänge am Tag haben und keine Fetttropfen mehr im Stuhl sind.

Wenn diese Maßnahmen nicht wirken, kann man versuchen, den Fettanteil in der Nahrung zu verringern. Möglicherweise müssen dann die fettlöslichen Vitamine A, D, E und K als Medikament eingenommen werden.

Der Diabetes, der durch eine chronische Bauchspeicheldrüsenentzündung verursacht wird, muss üblicherweise mit Insulin behandelt werden. Problematisch ist, dass die Betroffenen auch kaum noch Glukagon produzieren, ein Hormon, das die Wirkung von Insulin ausgleicht. Ein Insulinüberschuss im Blut verursacht einen niedrigen Blutzuckerspiegel, der zu einem hypoglykämischen Schock ▲ führen kann.

Malabsorptionssyndrome

Malabsorptionssyndrome beruhen darauf, dass Nährstoffe nicht richtig aus dem Dünndarm ins Blut aufgenommen werden.

Die Nahrung wird zunächst verdaut; dann werden die entstandenen Nährstoffe vornehmlich aus dem Dünndarm ins Blut aufgenommen. Störungen beruhen darauf, das entweder die Verdauung oder die Aufnahme der Nährstoffe beeinträchtigt ist.

Um Nahrung zu verdauen, muss sie ausreichend mit Magensäure und Verdauungsenzymen vermischt werden. Dieser Vorgang ist z. B. dann gestört, wenn ein Teil des Magens entfernt wurde. Bei manchen Krankheiten produziert der Körper nicht genügend Verdauungsenzyme oder Galle. Eine häufige Ursache für Malabsorption ist die ungenügende Produktion von Verdauungsenzymen durch die Bauchspeicheldrüse, wie bei einigen Krankheiten der Bauchspeicheldrüse, oder durch den Dünndarm bei Laktase-mangel. Die Verdauung kann darüber hinaus beeinträchtigt sein, wenn im Magen zu viel Säure oder in der Leber zu wenig Gallenflüssigkeit produziert werden und wenn die Bakterienbesiedlung im Dünndarm gestört ist.

Krankheiten, die die Schleimhaut des Dünndarms schädigen, können die Nährstoffaufnahme verschlechtern. Die normale Darmschleimhaut hat Falten mit kleinen und sehr kleinen Vorsprüngen (Villi und Mikrovilli). Dadurch bekommen die Darmzotten eine enorme Oberfläche, mit der sie Nährstoffe aufnehmen können. Wenn ein großer Abschnitt des Dünndarms chirurgisch entfernt wurde, verkleinert sich diese Fläche beträchtlich (Kurzdarmsyndrom). Darmschleimhautschäden treten auf bei Virus-, Bakterien- und Parasiteninfektionen, durch Medikamente, wie Neomyzin, durch Alkohol, bei

▲ siehe Seite 961

Glutenunverträglichkeit (Zöliakie) und Morbus Crohn. Bestimmte Störungen in den übrigen Schichten der Darmwand können den Durchtritt von Nährstoffen aus dem Darm in das Blut verhindern, z. B. wenn Lymphgefäße durch ein Lymphom blockiert sind oder der Dünndarm schlecht durchblutet ist.

Symptome

Die Symptome von Malabsorptionssyndromen beruhen auf dem Mangel an Nährstoffen.

Wenn die Aufnahme von Fetten gestört ist, wird der Stuhl hell, weich, voluminös und übel riechend (Fettstuhl, Steatorrhö). Derartiger Stuhl klebt an der Toilettenschüssel oder schwimmt auf dem Wasser und lässt sich schwer wegspülen. Bestimmte Zuckerarten können explosionsartigen Durchfall, einen aufgetriebenen Bauch und Blähungen verursachen.

Durch Malabsorption kann es an sämtlichen Nährstoffen mangeln oder an einzelnen Nahrungsbestandteilen, wie Eiweiß, Fett, Zucker, Vitaminen und Mineralstoffen. Die Betroffenen nehmen in der Regel ab. Die Symptome hängen vom jeweiligen Mangel ab. Ein Eiweißmangel kann Schwellungen (Ödeme) im ganzen Körper, trockene Haut und Haarausfall auslösen.

Diagnose

Wenn jemand trotz ausreichender und ausgewogener Ernährung abnimmt und an Durchfall leidet, besteht der Verdacht auf ein Malabsorptionssyndrom. Die gestörte Nährstoffaufnahme ist nicht so auffällig und bei älteren Menschen oft schwerer zu diagnostizieren als bei jungen.

Laboruntersuchungen können die Diagnose bestätigen. Eine gestörte Fettaufnahme, wie sie bei fast allen Malabsorptionssyndromen auftritt, lässt sich am besten nachweisen, indem der Fettanteil in Stuhlproben, die über drei bis vier Tage gesammelt werden, bestimmt wird. Mehr als sechs Gramm Fett pro Tag im Stuhl erhärtet die Diagnose. Die mangelhafte Aufnahme anderer Stoffe, z. B. von Milchzucker und Vitamin B_{12}, lässt sich ebenfalls mit Labortests feststellen.

Stuhlproben werden mit bloßem Auge und unter dem Mikroskop begutachtet. Wenn unverdaute Nahrungsbestandteile sichtbar sind, passiert die Nahrung den Darm vermutlich zu schnell. Ein hoher Fettanteil im Stuhl, kombiniert mit Gelbsucht weist auf eine verringerte Produktion oder Sekretion von Galle hin. Werden Parasiten oder deren Eier in den Stuhlproben entdeckt, hängt die Malabsorption höchstwahrscheinlich damit zusammen.

Um Veränderungen im Dünndarm zu erkennen, kann es notwendig sein, Gewebe zu entnehmen (Biopsie) und mikroskopisch zu untersuchen. Das geschieht endoskopisch, indem ein schlauchförmiges optisches Instrument mit einer kleinen Zange durch den Mund in den Dünndarm eingeführt wird.

Wird vermutet, dass eine Funktionsstörung der Bauchspeicheldrüse die Ursache der Malabsorption ist, werden Tests gemacht, um ihre Funktion zu überprüfen. Bei dem einen Test wird mit einer Sonde aus dem Dünndarm Verdauungssaft entnommen, der das Bauchspeicheldrüsensekret enthält. Bei einem anderen Test schluckt der Betreffende eine Substanz, zu deren Verdauung Bauchspeicheldrüsenenzyme notwendig sind. Die Verdauungsprodukte werden dann im Urin bestimmt.

Milchzuckerunverträglichkeit

Milchzuckerunverträglichkeit (Laktoseintoleranz) besteht, wenn Milchzucker, der in Milch und ihren Produkten vorkommt, nicht verdaut werden kann, weil es an dem Enzym Laktase mangelt. Dadurch treten Bauchkrämpfe und Durchfall auf.

Milchzucker (Laktose), ein Mehrfachzucker, kommt vor allem in Milch und Milchprodukten vor. Er wird von dem Enzym Laktase, das in der Schleimhaut des Dünndarms gebildet wird, in seine Bestandteile Glukose und Galaktose aufgespalten. Diese Einfachzucker können durch die Darmwand ins Blut übertreten. Bei einem Laktasemangel wird der Milchzucker nicht aufgespalten. Der im Darm verbleibende Milchzucker zieht Wasser aus dem Blut in den Dünndarm. Die Folge ist Durchfall. Die Bakterien im Dickdarm verarbeiten den Zucker; dabei entsteht Kohlensäure, die Blähungen (Flatulenz) verursacht.

Eine Unverträglichkeit anderer Zuckerarten kommt relativ selten vor. So verhindert ein Mangel des Enzyms Saccharase, dass Saccharose in das Blut aufgenommen wird. Bei einem Mangel an Maltase und Isomaltase sind die Symptome ähnlich.

Symptome

Menschen mit einer Laktoseintoleranz vertragen keine Milch und Milchprodukte, die Milchzucker enthalten. Manche Menschen merken dieses recht früh und meiden solche Lebensmittel.

Kinder, die keinen Milchzucker vertragen, bekommen Durchfall und nehmen nicht zu, wenn Kuhmilch Bestandteil der Ernährung ist. Bei Erwachsenen können nach einer milchzuckerhaltigen Mahlzeit laute Darmgeräusche, ein aufgetriebener Bauch, Blähungen, Übelkeit, starker Stuhldrang (zwischen 30 Minuten und zwei Stunden nach dem Essen), Bauchkrämpfe und Durchfall auftreten. Starker Durchfall kann die vollständige Aufnahme von Nährstoffen verhindern, weil sie zu schnell aus dem Körper entfernt werden.

Diagnose und Behandlung

Der Verdacht auf Milchzuckerunverträglichkeit besteht, wenn jemand nach dem Verzehr von Milchprodukten Beschwerden bekommt. Wenn die Symptome nach drei bis vier Wochen Ernährung ohne Milchprodukte aufhören, ist die Diagnose bestätigt.

Bei einer Milchzuckerunverträglichkeit können Lebensmittel, die Milchzucker enthalten, also vorwiegend Milch und Milchprodukte, gemieden werden. Laktase ist in flüssiger Form und als Tabletten erhältlich und kann der Milch zugesetzt werden. Supermärkte bieten laktosereduzierte Milch und ähnliche Produkte an. Wer Milchprodukte meidet, kann jedoch einen Kalziummangel entwickeln. Um dem vorzubeugen, kann die Einnahme von Kalziumpräparaten sinnvoll sein.

Zöliakie

Zöliakie (einheimische Sprue) ist eine erbliche Krankheit, bei der eine allergische Reaktion auf das Getreideeiweiß Gluten zu Veränderungen in der Schleimhaut des Dünndarms führt und dadurch eine Verdauungsstörung auslöst.

Bei Zöliakie löst der Eiweißstoff Gluten (Klebereiweiß), der im Weizen und in geringer Menge auch in Roggen, Gerste und Hafer vorkommt, die Produktion bestimmter Antikörper aus. Diese Antikörper schädigen die Dünndarmschleimhaut; dadurch flachen sich die Darmzotten (Villi) ab. Ein Darm mit einer derart glatten Oberfläche kann jedoch weitaus weniger Nährstoffe abbauen und aufnehmen als ein gesunder.

Wenn die Betroffenen glutenhaltige Lebensmittel meiden, bildet sich in der Regel die normale bürstenartige Beschaffenheit der Darmschleimhaut wieder zurück, und der Darm funktioniert wieder normal.

SYMPTOME EINES NÄHRSTOFFMANGELS

NÄHRSTOFF	SYMPTOME (AUSWAHL)
Eisen	Müdigkeit und Schwäche (wegen Blutarmut)
Folsäure	Müdigkeit und Schwäche (wegen Blutarmut)
Kalzium	Knochenschmerzen und -verformungen; erhöhtes Risiko für Knochenbrüche (durch Knochenschwund bzw. Osteoporose); Muskelkrämpfe; Verfärbung der Zähne und größere Anfälligkeit für Karies
Magnesium	Muskelkrämpfe
Niazin	Durchfall; Hautkrankheiten, Verwirrtheit (bei Pellagra), entzündete Zunge
Eiweiße	Gewebeschwellungen (Ödem) meist in den Beinen; trockene Haut; Haarausfall
Vitamin A	Nachtblindheit
Vitamin B_1	Prickelndes und stechendes Gefühl, vor allem in den Füßen; Herzversagen
Vitamin B_2	Entzündete Zunge und eingerissene Mundwinkel
Vitamin B_{12}	Müdigkeit und Schwäche (wegen Blutarmut); Verwirrtheit
Vitamin C	Schwäche; Zahnfleischbluten
Vitamin D	Verringerte Knochendichte; Knochenschmerzen
Vitamin K	Neigung zu Blutungen und blauen Flecken

Symptome

Zöliakie kann in jedem Lebensalter einsetzen. Manche Betroffene zeigen erst im Erwachsenenalter Symptome. Wie schwer sie sind, hängt davon ab, wie viel vom Dünndarm betroffen ist.

Erwachsene mit der typischen Form der Erkrankung leiden unter Durchfall, Unterernährung und Gewichtsverlust. Manche haben überhaupt keine Symptome, die den Verdauungstrakt betreffen. Ein Teil der Patienten mit Zöliakie bekommt einen schmerzhaften, juckenden Hautausschlag mit Bläschen (Dermatitis herpetiformis ▲).

▲ siehe Seite 1201

Bei Kindern zeigen sich erst dann Symptome, wenn sie glutenhaltige Nahrungsmittel essen. Einige Kinder haben nur leichte Magenbeschwerden, während andere unter schmerzhaften Blähungen leiden und hellen, übel riechenden, voluminösen Stuhl absetzen.

Durch den Nährstoffmangel kommt es bei Zöliakie zu weiteren Symptomen, die bei Kindern meistens stärker ausgeprägt sind als bei Erwachsenen. Bei manchen Kindern ist das Wachstum gestört. Aufgrund der schlechten Aufnahme von Kalzium wachsen die Knochen schlecht, es besteht ein höheres Risiko für Knochenbrüche, es treten Knochen- und Gelenkschmerzen auf. Bei Kalziummangel können sich die Zähne verfärben und für Karies anfälliger werden.

Eisenmangel und die ungenügende Versorgung mit Vitamin B_{12} führen zu einer Blutarmut, die Müdigkeit und Schwäche nach sich zieht. Wenn der Eiweißspiegel im Blut sinkt, lagert sich Flüssigkeit in den Geweben ein, die daraufhin anschwellen (Ödeme). Die fehlende Aufnahme von B-Vitaminen kann Nervenschäden auslösen und ein Kribbeln in Armen und Beinen hervorrufen. Mädchen mit Zöliakie haben unter Umständen keine Menstruationsblutungen, da die Östrogenproduktion gestört ist.

Diagnose

Beim Verdacht auf Zöliakie kann der Spiegel der spezifischen Antikörper bestimmt werden, die entstehen, wenn ein Patient mit Zöliakie Gluten zu sich nimmt. Die Diagnose steht fest, wenn eine Gewebeprobe die typische Abflachung der Darmzotten im Dünndarm zeigt und wenn sich die Darmwand wieder normalisiert, nachdem der Betroffene keine glutenhaltigen Nahrungsmittel mehr isst.

Behandlung und Prognose

Da sogar geringe Mengen Gluten Beschwerden auslösen können, muss eine völlig glutenfreie Diät eingehalten werden. Normalerweise reagieren die Patienten schnell auf diese Art der Ernährung. Gluten ist in so vielen Lebensmitteln enthalten, dass die Betroffenen detaillierte Listen mit zu meidenden Nahrungsmitteln erhalten und eingehend über die geeignete Diät unterrichtet werden.

Manche Menschen sprechen nur schlecht oder gar nicht auf eine glutenfreie Diät an. Dann ist entweder die Diagnose falsch, oder die Krankheit ist in einem unbeeinflussbaren Stadium. In letzterem Fall können Kortisonpräparate, wie z. B. Prednison, helfen. Wenn in seltenen Fällen weder der Entzug von Gluten noch die Behandlung mit Medikamenten helfen, ist eine Ernährung über Infusionen notwendig. Kinder, die bereits schwer erkrankt sind, wenn die Diagnose gestellt wird, müssen manchmal eine Weile so ernährt werden.

Tropische Sprue

Tropische Sprue ist eine Krankheit unbekannter Ursache, die in den Tropen und Subtropen auftritt und bei den Betroffenen durch Veränderungen in der Dünndarmschleimhaut zu Verdauungsstörungen und Mangel an einer ganzen Reihe von Nährstoffen führt.

Die tropische Sprue kommt hauptsächlich in der Karibik, Südindien und Südostasien vor. Sowohl die einheimische Bevölkerung als auch Zuwanderer können daran erkranken, wobei Kinder selten betroffen sind. Die Ursache ist unbekannt, die Daten weisen aber auf eine infektiöse Ursache hin.

Symptome und Diagnose

Heller Stuhl, Durchfall und Gewichtsabnahme sind typische Symptome einer tropischen Sprue. Andere Symptome einer gestörten Nährstoffaufnahme können hinzukommen. Aufgrund des Vitamin-B_2-Mangels ist die Zunge entzündet. Ein Mangel an Prothrombin, das eine wichtige Rolle bei der Blutgerinnung spielt, führt dazu, dass leicht blaue Flecke und nach Verletzungen lang anhaltende Blutungen auftreten. Eine Blutarmut beruht typischerweise auf einer unzureichenden Aufnahme von Eisen, Vitamin B_{12} und Folsäure und führt zu Müdigkeit und Schwäche.

Wenn jemand an Blutarmut und Mangelerscheinungen leidet und im Verbreitungsgebiet der tropischen Sprue lebt oder gelebt hat, besteht der Verdacht auf diese Krankheit. Röntgenaufnahmen des Dünndarms zeigen nicht in jedem Fall Veränderungen. Eine endoskopisch gewonnene Gewebeprobe des Dünndarms zeigt unter dem Mikroskop charakteristische, aber nicht spezifische Auffälligkeiten. Eine Stuhlprobe kann untersucht werden, um Parasiten oder Bakterien als Ursache auszuschließen.

Behandlung

Die Behandlung der tropischen Sprue besteht in der Gabe von Antibiotika, entweder Tetrazyklin oder Oxytetrazyklin. Die Nahrung wird nach Bedarf ergänzt, insbesondere durch Folsäure- und Vitamin-B_{12}-Präparate.

Whipple-Krankheit

Die Whipple-Krankheit (intestinale Lipodys-trophie) entsteht durch eine seltene bakterielle Entzündung, die die Schleimhaut des Dünn-darms schädigt und auch andere Organe be-treffen kann.

Die Whipple-Krankheit betrifft hauptsächlich Männer zwischen 30 und 60 Jahre. Die Ursache ist eine Infektion mit dem Mikroorganismus *Tropheryma whippelii*. Die Infektion macht sich normalerweise im Dünndarm bemerkbar, kann sich aber auch auf Organe, wie Herz, Lun-ge, Gehirn, Gelenke und Augen, ausbreiten.

Symptome

Zu den Symptomen der Whipple-Krankheit ge-hören Durchfall, eine Dunkelfärbung der Haut, sowie entzündete und schmerzende Gelenke. Die schwere Störung der Nährstoffaufnahme führt zu Gewichtsabnahme und Schwäche, die durch Blutarmut verursacht wird. Weitere häu-fige Symptome sind Bauchschmerzen, Husten und Schmerzen beim Atmen durch eine Brust-fellentzündung. In dem Zwischenraum zwi-schen den Schichten des Brustfells kann sich Flüssigkeit ansammeln (Pleuraerguss ▲). Die Lymphknoten können anschwellen. Bei Patien-ten mit der Whipple-Krankheit können Herz-geräusche auftreten. Verwirrung, Gedächtnis-verlust und unkontrollierte Augenbewegungen zeigen, dass sich die Infektion ins Gehirn aus-gebreitet hat. Unbehandelt schreitet die Whipp-le-Krankheit fort und führt zum Tod.

Diagnose und Behandlung

Die Diagnose wird mithilfe einer Gewebeent-nahme aus dem Dünndarm oder aus einem ver-größerten Lymphknoten gestellt.

Die Whipple-Krankheit wird mit Antibiotika, wie Tetrazyklin, Ampizillin, Cotrimoxazol und Penizillin, behandelt, die für sechs Monate bis zu einem Jahr eingenommen werden müssen. Die Symptome bessern sich zwar rasch, dennoch kann die Krankheit später wieder auftreten.

Intestinale Lymphangiektasie

Bei dieser Erkrankung (idiopathische Hypopro-teinämie) erweitern sich die Lymphgefäße, die die Dünndarmschleimhaut versorgen, und ver-stopfen.

Die Lymphgefäße im Verdauungstrakt trans-portieren Lymphozyten, die zu den weißen Blut-körperchen gehören. Dass die Lymphgefäße er-weitert sind, kann angeboren sein oder, in selte-nen Fällen, im Laufe des Lebens infolge einer Entzündung der Bauchspeicheldrüse oder ei-ner Verhärtung des Herzbeutels auftreten. Die Lymphflüssigkeit gelangt aus den geschwolle-nen Lymphgefäßen in die Darmwand. Das ver-hindert die Aufnahme von Fett und Eiweiß ins Blut.

Symptome und Diagnose

Die Betroffenen haben Durchfall. Übelkeit, Er-brechen, Fettstühle und Bauchschmerzen kön-nen ebenfalls auftreten. Wenn die Lymphgefäße in anderen Körperteilen blockiert sind, treten Schwellungen (Ödeme) auf.

Aufgrund des niedrigen Eiweißspiegels im Blut kann das Gewebe weiter anschwellen. Die Zahl der Lymphozyten im Blut sinkt ab. Der Cholesterinspiegel im Blut ist möglicherweise niedrig.

Um die Krankheit zu diagnostizieren, wird eine Gewebeprobe aus dem Dünndarm entnom-men, die zeigt, dass die Lymphgefäße erweitert sind. Die Messung des Eiweißes Alpha-1-Anti-trypsin im Stuhl kann zeigen, wie stark der Ei-weißverlust durch den Darm ist.

Behandlung

Die intestinale Lymphangiektasie wird behan-delt, indem man die Ursache der Lymphgefäß-erweiterung behebt. Die Symptome können ge-lindert werden durch eine fettarme Ernährung und die Einnahme bestimmter Triglyzeride, die direkt vom Blut und nicht durch die Lymph-gefäße aufgenommen werden.

▲ siehe Seite 296

KAPITEL 126

Chronisch entzündliche Darmerkrankungen

Bei chronisch entzündlichen Darmerkrankungen entsteht eine Entzündung des Darmes, die zu Bauchkrämpfen und Durchfall führt.

Morbus Crohn und Kolitis ulzerosa sind die zwei häufigsten chronisch entzündlichen Darmerkrankungen. Beide Krankheiten haben viele Gemeinsamkeiten, aber es gibt doch einige Unterschiede. Morbus Crohn etwa kann im Prinzip jeden Abschnitt des Verdauungstrakts befallen, während die Kolitis ulzerosa fast immer nur im Dickdarm auftritt. Die Ursache dieser Krankheiten ist nicht bekannt. Erst vor kurzem sind die Kollagenkolitis, lymphozytische Kolitis und Diversionskolitis als chronisch entzündlichen Darmerkrankungen anerkannt worden.

Für die Diagnose chronisch entzündliche Darmerkrankung muss der Arzt zuerst andere Ursachen für die Entzündung, wie z. B. Infektionen mit Parasiten oder Bakterien, ausschließen. Dazu führt er verschiedene Tests durch. Bei einer Sigmoidoskopie gewonnene Stuhlproben werden auf Bakterien und Parasiten untersucht. Auch Blutproben können zum Nachweis von Bakterien und Parasiten bzw. einer Sekundärinfektion durch Antibiotika dienen. Der Arzt untersucht den Mastdarm auf sexuell übertragbare Krankheiten wie Tripper, Herpes und Chlamydieninfektion. Aus der Mastdarmschleimhaut können Gewebeproben entnommen werden und unter dem Mikroskop auf Hinweise für Dickdarmkrebs und andere Krankheiten, die blutigen Durchfall verursachen können, untersucht werden. Andere mögliche Ursachen, die ausgeschlossen werden müssen, sind ischämische Kolitis, die häufiger bei Menschen über 50 Jahre auftritt, bei Frauen Eierstockentzündung, Eileiterschwangerschaft, Eierstockzysten und -tumoren, Zöliakie und tropische Sprue.

Morbus Crohn

Morbus Crohn (Enteritis regionalis, granulomatöse Ileitis, Ileokolitis) ist eine chronische Entzündung der Darmwand, die in jedem Abschnitt des Verdauungstrakts auftreten kann.

Die Ursache von Morbus Crohn ist unbekannt. Man nimmt an, dass der Darm aufgrund einer Fehlfunktion des Immunsystems auf Umwelteinflüsse, Nahrung oder Keime überreagiert. Manche Menschen haben eine genetische Veranlagung für diese Fehlfunktion des Immunsystems. Rauchen scheint sowohl die Entwicklung als auch die periodischen Krankheitsschübe von Morbus Crohn zu fördern.

In den vergangenen Jahrzehnten hat die Verbreitung von Morbus Crohn weltweit zugenommen. Er betrifft etwa ebenso viele Männer wie Frauen und tritt familiär gehäuft auf. Die meisten Menschen bekommen Morbus Crohn etwa zwischen 15 und 25 Jahren.

Am häufigsten tritt Morbus Crohn im letzten Abschnitt des Dünndarms (Ileum) und im Dickdarm auf; er kann aber vom Mund bis zum After jeden Abschnitt des Verdauungstrakts befallen, selbst die Haut um den After. Bei dieser Krankheit wechseln sich erkrankte und gesunde Darmsegmente ab (Skipläsionen). Dort, wo der Morbus Crohn aktiv ist, ist der Darm in seiner ganzen Dicke betroffen.

Symptome und Komplikationen

Die häufigsten Frühsymptome von Morbus Crohn sind chronischer (manchmal blutiger) Durchfall, Bauchkrämpfe, Fieber, Appetitlosigkeit und Gewichtsverlust. Die Symptome können tage- und wochenlang anhalten und dann ohne Behandlung verschwinden. Eine vollständige und dauerhafte Heilung nach einem einzigen Schub ist sehr selten. Morbus Crohn tritt in der Regel immer wieder in leichteren oder schwereren, kürzeren oder längeren Schüben auf. Schwere Krankheitsschübe führen zu starken Schmerzen, Austrocknung und Blutverlust. Es ist nicht bekannt, warum die Symptome kommen und gehen und was neue Schübe auslöst oder den Schweregrad bestimmt. Die Entzündung neigt dazu, im gleichen Abschnitt des Darmes aufzutreten, kann aber auf einen anderen Abschnitt übergreifen, wenn eine erkrankte Stelle operativ entfernt wurde.

Zu den häufigen Komplikationen der Entzündung gehören Engstellen im Darm (Stenosen), eitergefüllte Infektionsherde (Abszesse) sowie unnatürliche Verbindungsgänge (Fisteln). Fisteln können den Darm mit der Blase, oder den Darm mit der Hautoberfläche verbinden, vor allem in der Aftergegend. Obwohl Fisteln aus dem Dünndarm häufig vorkommen, sind weite Durchbruchstellen selten.

Wenn der Dickdarm stark betroffen ist, treten häufig Mastdarmblutungen auf. Nach vielen Jahren ist das Risiko für Darmkrebs deutlich erhöht. Etwa ein Drittel der Patienten mit Morbus Crohn hat Probleme um den After, vor allem Fisteln und Risse in der Schleimhaut des Afters (Analfissuren). Bei Morbus Crohn können Komplikationen durch Erkrankungen anderer Organe, wie z. B. Gallensteine, unzureichende Nährstoffaufnahme, Harnwegsinfekte, Nierensteine und Ablagerungen des Proteins Amyloid in mehreren Organen (Amyloidose) auftreten.

Bei einem Krankheitsschub mit Symptomen im Verdauungstrakt können an zusätzlichen Symptomen auftreten: Gelenkentzündung, Entzündung des Weißen im Auge, Entzündung der Mundschleimhaut, entzündete Hautknötchen auf Armen und Beinen sowie blaurote Hautgeschwüre, die mit Eiter gefüllt sind. Wenn der Morbus Crohn keine Symptome im Verdauungstrakt verursacht, kann der Patient dennoch eine Entzündung der Wirbelsäule, der Hüftgelenke, eine Entzündung im Auge und eine der Gallengänge haben.

Bei Kindern sind Bauchschmerzen und Durchfall oft nicht die Hauptsymptome; sie können sogar ganz fehlen. Stattdessen können Wachstumsverzögerung, Gelenkentzündung, Fieber oder Schwäche und Müdigkeit wegen Blutarmut im Vordergrund stehen.

Diagnose

Der Verdacht auf Morbus Crohn besteht, wenn immer wieder krampfartige Bauchschmerzen und Durchfall auftreten, vor allem wenn Morbus Crohn in der Familie vorkommt oder Probleme in der Aftergegend auftreten. Andere Hinweise sind Entzündungen von Gelenken, Augen und Haut. Im rechten Unterbauch ist meistens eine Verhärtung tastbar.

Blutuntersuchungen können eine Blutarmut, eine erhöhte Zahl weißer Blutkörperchen, einen geringen Albuminspiegel und andere Entzündungszeichen aufdecken.

Eine Untersuchung des Dickdarms mit einem schlauchförmigen optischen Instrument (Koloskopie) und die Entnahme einer Gewebeprobe zur mikroskopischen Untersuchung (Biopsie) folgen meist auf die körperliche Untersuchung und die Bluttests.

Wenn der Morbus Crohn auf den Dünndarm beschränkt ist, kann eine Koloskopie die Krankheit nicht nachweisen. Das gelingt eher mit Röntgenaufnahmen, für die ein Kontrastmittel eingenommen wurde. Röntgenaufnahmen nach einem Einlauf mit einem Kontrastmittel zeigen charakteristische Veränderungen im Dickdarm. Eine Computertomographie kann Veränderungen zeigen, die für die Unterscheidung von Morbus Crohn und Kolitis ulzerosa hilfreich sind; sie ist auch am besten geeignet, um Komplikationen außerhalb der Darmwand, wie z. B. Abszesse oder Fisteln zu erkennen.

Behandlung und Prognose

Die Behandlung des Morbus Crohn soll die Entzündung abschwächen und die Symptome lindern.

Durchfallmittel: Diese Medikamente stoppen den Durchfall und lindern die Krämpfe ▲. Zu ihnen gehören Anticholinergika und Loperamid. Methylzellulose und Flohsamenpräparate helfen vorbeugend gegen Reizungen am After, indem sie den Stuhl festigen.

Entzündungshemmende Mittel: Mit Sulfasalazin, Mesalazin und Olsalazin werden die Entzündungen eingedämmt. Diese Medikamente können die Symptome unterdrücken und vor allem im Dickdarm die Entzündung verringern. Mesalazin ist zur Vorbeugung von Schüben einigermaßen wirksam. Bei starken Schüben helfen diese Medikamente weniger.

Kortison kann Fieber und Durchfall deutlich bessern, Schmerzen und Empfindlichkeit im Bauch lindern sowie den Appetit und das Allgemeinbefinden positiv beeinflussen. Eine Langzeitbehandlung mit Kortisonen verbindet sich allerdings mit teils ernsten unerwünschten Wirkungen ■.

Im Allgemeinen wird Kortison zunächst hoch dosiert eingenommen, um die Entzündung und die Symptome zu lindern; dann wird die Dosis langsam reduziert und das Medikament abgesetzt. Budesonid, ein neueres Kortison, hat zwar weniger Nebenwirkungen als Prednisolon, ist aber auch weniger wirksam und verhindert Rückfälle nicht länger als sechs bis neun Monate.

Immunsuppressiva: Medikamente, wie z. B. Azathioprin und Mercaptopurin, dämpfen das Immunsystem und werden bei Patienten mit Morbus Crohn eingesetzt, die nicht auf andere Medikamente ansprechen. Sie sind besonders

---

▲ siehe Seite 750   ■ siehe Seite 354

℞ ARZNEIMITTEL GEGEN DARMENTZÜNDUNG

GRUPPE	ARZNEISTOFF	UNERWÜNSCHTE WIRKUNGEN (AUSWAHL)	BEMERKUNGEN
Aminosalizylate			
	Mesalazin, Olsalazin, Sulfasalazin	Übelkeit, Kopfschmerzen, Schwindelgefühl, Müdigkeit; selten Entzündung von Leber und Bauchspeicheldrüse	Bauchschmerzen, Schwindelgefühl und Müdigkeit sind dosisabhängig. Die Nebenwirkungen können bei Sulfasalazin stärker sein als bei den anderen Aminosalizylaten
Kortisone			
	Prednison	Diabetes mellitus, hoher Blutdruck, grauer Star, Osteoporose; Dünnerwerden der Haut, psychische Probleme (siehe Kasten Seite 354)	Diabetes und Bluthochdruck sind wahrscheinlicher bei Personen mit anderen Risikofaktoren
	Budesonid	Diabetes mellitus, hoher Blutdruck, grauer Star, Osteoporose (siehe Kasten Seite 354)	Weniger Nebenwirkungen als bei vielen anderen Kortisonen
Immunmodulatoren			
	Azathioprin, Mercaptopurin	Allergische Reaktionen, Verringerung der Anzahl weißer Blutkörperchen	
	Ciclosporin	Bluthochdruck, Nierenversagen, Krebs im Lymphsystem (Lymphome)	Nebenwirkungen werden bei längerem Gebrauch wahrscheinlicher
	Methotrexat	Vernarbung der Leber (Leberzirrhose), Verringerung der Anzahl weißer Blutkörperchen	
	Infliximab	Bauchschmerzen, Bronchitis, Infektion	Zahlreiche Nebenwirkungen wie z. B. Fieber, Quaddeln, niedriger Blutdruck, Atembeschwerden während der Infusion möglich

wirksam, um lange Phasen der Krankheitsruhe zu erhalten. Diese Medikamente verbessern das Allgemeinbefinden erheblich, verringern den Bedarf an Kortison und lassen Fisteln oft abheilen. Allerdings entfaltet sich ihre volle Wirkung oft erst nach zwei bis vier Monaten, und sie können ernst zu nehmende unerwünschte Wirkungen haben. Daher überwacht der Arzt den Betroffenen sorgfältig auf Anzeichen von Allergien, Entzündungen der Bauchspeicheldrüse und eine gestörte Blutbildung.

Methotrexat, das einmal pro Woche gespritzt wird, hilft manchen Menschen, die auf Kortison, Azathioprin oder Mercaptopurin nicht ansprechen oder sie nicht vertragen. Hoch dosiertes Ciclosporin kann die Entzündung vermindern und Fisteln heilen, aber es kann nur begrenzte Zeit angewendet werden.

Infliximab beeinflusst ebenfalls das Immunsystem und wird aus monoklonalen Antikörpern hergestellt. Es kann bei mittelschwerem bis schwerem Morbus Crohn, der auf andere Medikamente nicht angesprochen hat, infundiert werden. Weil der Erfolg jeder Infusion nur kurz anhält, sind für die Zeit zwischen den Infliximab-Infusionen andere Behandlungen nötig. Da es sich um ein relativ neues Medikament handelt, sind der langfristige Nutzen und die Nebenwirkungen noch nicht ausreichend bekannt.

Breitbandantibiotika: Mit Antibiotika, die gegen viele Arten von Bakterien wirksam sind, werden oft infektiöse Komplikationen behandelt. Menschen, die an Abszessen und Fisteln am After leiden, profitieren von dem Antibiotikum Metronidazol, das auch hilft, die nichtinfektiösen Beschwerden, wie Durchfall und Bauchkrämpfe, zu lindern. Eine Langzeitbehandlung mit Metronidazol kann jedoch zu Nervenschäden führen, die sich durch Kribbeln und Stechen in Armen und Beinen äußern. Diese Nebenwirkung verschwindet gewöhnlich wieder, wenn das Medikament abgesetzt wird, allerdings flammt der Morbus Crohn dann oft wieder auf.

Einige andere Antibiotika, wie z. B. Ciprofloxazin und Levofloxazin, können anstelle von oder zusammen mit Metronidazol eingesetzt werden.

Eine so genannte **Elementardiät** (»Astronautennahrung«), bei der jeder Nahrungsbestandteil genau gemessen wird, kann zumindest vorübergehend den Zustand bessern, wenn eine Engstelle oder eine Fistel vorliegt. Besonders Kinder nehmen dann mehr an Gewicht zu, als dies sonst möglich wäre. Diese Diäten können vor oder zusätzlich zu einer Operation versucht werden. Manchmal müssen die Patienten vollständig über Infusionen (parenteral) ernährt werden, unter Umständen mit einer hoch kalorischen Nährlösung, um die schlechte Nährstoffaufnahme im Darm auszugleichen, die typisch für den Morbus Crohn ist.

Operation: Wenn der Darm blockiert ist (Darmverschluss) oder Abszesse und Fisteln nicht abheilen, kann eine Operation erforderlich werden. Erkrankte Darmabschnitte chirurgisch zu entfernen, mag die Beschwerden zwar erleichtern, heilt die Krankheit aber nicht. Oft tritt die Entzündung dort wieder auf, wo der restliche Darm zusammengenäht wurde. Diese Tendenz lässt sich durch eine medikamentöse Behandlung nach der Operation verringern. Bei etwa der Hälfte der Operierten ist ein weiterer Eingriff erforderlich. Darum wird nur dann operiert, wenn bestimmte Komplikationen dazu zwingen oder die medikamentöse Therapie versagt. Die meisten Patienten, die sich operieren ließen, beurteilen ihre Lebensqualität nach dem Eingriff aber besser als vorher.

Kolitis ulzerosa

Kolitis ulzerosa ist eine chronische Krankheit mit Entzündungen und Geschwüren im Dickdarm, durch die Schübe mit blutigem Durchfall, Bauchkrämpfe und Fieber auftreten.

Eine Kolitis ulzerosa kann in jedem Lebensalter beginnen, tritt aber gewöhnlich zwischen dem 15. und 30. Lebensjahr auf. Eine kleine Gruppe von Betroffenen erlebt den ersten Krankheitsschub im Alter von 50 bis 70 Jahren.

Bei der Kolitis ulzerosa sind in der Regel nicht alle Schichten der Darmwand erkrankt; der Dünndarm ist fast nie betroffen. Die Erkran-

kung beginnt gewöhnlich im Mastdarm oder im Sigmoidkolon, dem untersten Teil des Dickdarms, und breitet sich dann auf andere Bereiche im Dickdarm oder den ganzen Dickdarm aus. Manchmal ist schon zu Beginn der Krankheit fast der gesamte Dickdarm betroffen.

Eine Proktitis betrifft nur den Mastdarm und ist eine sehr häufige, aber leichtere Form der Kolitis ulzerosa.

Die Ursache der Kolitis ulzerosa ist unbekannt; genetische Faktoren und eine Überaktivität des Immunsystems im Darm spielen möglicherweise eine Rolle. Rauchen scheint das Risiko für eine Kolitis ulzerosa zu verringern. Angesichts der vielen gesundheitlichen Probleme, die durch Zigarettenrauchen entstehen, ist es dennoch nicht angebracht, zu rauchen, um das Risiko einer Kolitis ulzerosa zu senken.

Symptome

Die Kolitis ulzerosa verläuft schubförmig. Die Krankheitsschübe setzen oft plötzlich mit heftigen Beschwerden ein und führen zu starkem Durchfall, hohem Fieber, Bauchschmerzen und Bauchfellentzündung. Während dieser Schübe sind die Betroffenen schwer krank. Häufiger beginnen die Schübe schleichend mit Stuhldrang, leichten Krämpfen im Unterbauch und sichtbaren Blut- und Schleimbeimengungen im Stuhl. Ein Schub kann Tage oder Wochen dauern und jederzeit wieder auftreten.

Wenn sich die Erkrankung auf Mastdarm und Sigmoidkolon beschränkt, ist der Stuhl unter Umständen von normaler Konsistenz oder hart und trocken, bei oder zwischen den Darmentleerungen geht jedoch Schleim ab, der große Mengen roter und weißer Blutkörperchen enthält. Allgemeine Krankheitszeichen wie Fieber fehlen oder sind nur leicht.

Betrifft die Krankheit höher gelegene Dickdarmabschnitte, ist der Stuhl weicher, und die Patienten haben zehn- bis zwanzigmal täglich Stuhlgang. Oft werden sie von schweren Bauch- und schmerzhaften Muskelkrämpfen im Mastdarm gequält, die den Stuhldrang begleiten. Auch nachts lassen die Schmerzen nicht nach. Der Stuhl kann wässrig sein und Eiter, Blut und Schleim enthalten. Oft besteht er fast ausschließlich aus Blut und Eiter. Fieber, Appetitlosigkeit und Gewichtsabnahme können hinzukommen.

Komplikationen

Blutungen sind die häufigste Komplikation und führen oft zur Blutarmut durch Eisenmangel. Bei fast zehn Prozent der Kolitiskranken wird ein sich sehr schnell verschlimmernder erster Schub zu einer ernsten Bedrohung. Es kommt zu starken Blutungen, Darmdurchbruch (Perforation) oder einer ausgedehnten Infektion.

Bei der **toxischen Kolitis,** einer besonders ernsten Komplikation, sind alle Schichten der Darmwand betroffen. Die Schäden verursachen einen Darmverschluss, d. h., die Darmmuskulatur bewegt sich nicht mehr, sodass der Darminhalt nicht weiterbefördert wird. Der Bauch ist aufgebläht. Wenn sich die toxische Kolitis verschlimmert, verliert der Dickdarm seine Muskelspannung und weitet sich innerhalb weniger Tage oder sogar Stunden. Röntgenaufnahmen des Bauchraums zeigen Gasansammlungen in den gelähmten Darmabschnitten.

Wenn sich der Dickdarm sehr stark weitet, spricht man von einem **toxischen Megakolon**. Die Betroffenen sind schwer krank und haben hohes Fieber. Der Bauch schmerzt und ist empfindlich, die Zahl der weißen Blutkörperchen ist erhöht. Wenn der Darm platzt, besteht akute Lebensgefahr.

Dickdarmkrebs ist eine schwere Folgeerkrankung in den späteren Krankheitsphasen. Das Risiko ist bei einer ausgedehnten, lange bestehenden Kolitis ulzerosa erhöht. Am größten ist es, wenn der gesamte Dickdarm betroffen ist und die Krankheit länger als acht Jahre besteht, unabhängig davon, wie oft Krankheitsschübe aufgetreten sind. Diesen Kranken empfiehlt man, in regelmäßigen Abständen – alle ein bis zwei Jahre – eine Koloskopie (Dickdarmspiegelung) machen zu lassen. Dabei werden aus verschiedenen Dickdarmbereichen Gewebeproben zur mikroskopischen Untersuchung entnommen.

Bei Kolitis ulzerosa treten etwas **andere Komplikationen** auf als bei Morbus Crohn. Bei einem erneuten Schub der Magen-Darm-Symptome können gleichzeitig Gelenkentzündungen, Entzündungen des Weißen im Auge, entzündete Hautknoten und eitrige, blaurote Hautgeschwüre auftreten. Unabhängig von einem Wiederaufflammen der Magen-Darm-Symptome kommen Entzündungen der Wirbelsäule und der Gelenke im Becken sowie im Augeninneren vor.

Obwohl viele Kolitiskranke eine geringe Funktionsstörung der Leber haben, zeigen nur wenige Symptome einer Leberkrankheit. Als schwere Lebererkrankungen kommen Entzündungen der Leber und der Gallengänge vor, die zu Verengungen und schließlich zum Verschluss der Gallenwege führen, und eine Verdrängung von funktionsfähigem Lebergewebe durch Bindegewebe. Die Entzündung der Gallengänge

kann Jahre vor den Darmbeschwerden auftreten und das Risiko für Dickdarmkrebs erhöhen.

Diagnose

Die Symptome des Patienten und eine Stuhluntersuchung helfen bei der Diagnose. Blutuntersuchungen zeigen eine Blutarmut, eine erhöhte Zahl weißer Blutkörperchen, einen niedrigen Albuminspiegel und eine erhöhte Blutsenkung. Eine endoskopische Untersuchung des unteren Dickdarmabschnitts (Sigmoidoskopie) bestätigt die Diagnose und hilft, den Schweregrad der Entzündung zu beurteilen. Auch in den beschwerdefreien Intervallen sieht der Darm nur selten normal aus, und Gewebeproben lassen bei einer mikroskopischen Untersuchung Zeichen einer chronischen Entzündung erkennen.

Röntgenaufnahmen des Bauchraums können auf den Schweregrad und die Ausdehnung der Erkrankung hinweisen. Röntgenkontrastaufnahmen nach einem Bariumsulfateinlauf und eine endoskopische Untersuchung des Dickdarms (Koloskopie) werden gewöhnlich erst nach Beginn der Behandlung durchgeführt, da während der aktiven Krankheitsschübe die Gefahr besteht, dass der Arzt dabei die Darmwand durchstößt. Irgendwann wird in der Regel jedoch der ganze Dickdarm mit einer Koloskopie untersucht, um festzustellen, wie weit sich die Erkrankung ausgedehnt hat.

Prognose und Behandlung

Eine Kolitis ulzerosa verläuft normalerweise chronisch mit Schüben und Ruhephasen. Ein sich schnell verschlechternder erster Schub führt bei etwa zehn Prozent der Betroffenen zu ernsten Komplikationen. Vollständige Erholung nach einem einzelnen Schub kann es bei weiteren zehn Prozent geben. Bei Betroffenen, die nur einmal erkranken, werden die Geschwüre eher auf eine nicht erkannte Infektion als auf echte Kolitis ulzerosa zurückzuführen sein.

Patienten, deren Entzündung und Geschwüre auf den Mastdarm beschränkt sind (ulzeröse Proktitis), haben die beste Prognose. Schwere Komplikationen sind unwahrscheinlich; bei etwa zehn bis 30 Prozent der Patienten breitet sich die Krankheit auf den Dickdarm aus und wird dadurch zu einer Kolitis ulzerosa.

Ziel der Behandlung ist, die Entzündung einzudämmen, Beschwerden zu lindern und mögliche Flüssigkeits- und Nährstoffverluste auszugleichen.

Ernährungseinschränkungen: Eisenpräparate können die Blutarmut ausgleichen, die der ständige Blutverlust mit dem Stuhl verursacht. Die

Betroffenen sollten rohes Obst und Gemüse meiden, um Verletzungen an der entzündeten Dickdarmschleimhaut zu verhindern. Eine milchfreie Diät verringert manchmal die Beschwerden und lohnt einen Versuch; er kann aber abgebrochen werden, wenn kein Nutzen erkennbar ist.

Durchfallmittel: Anticholinergika oder niedrig dosiertes Loperamid werden bei relativ leichtem Durchfall eingesetzt. Bei stärkerem Durchfall sind höhere Dosen von Loperamid erforderlich. In schweren Fällen wird die Einnahme von Durchfallmitteln sorgfältig überwacht, damit kein toxisches Megakolon entsteht.

Entzündungshemmende Mittel: Mit Sulfasalazin, Mesalazin und Olsalazin werden die Entzündungen bei Kolitis ulzerosa eingedämmt und erneute Krankheitsschübe verhindert. Meist nimmt man diese Mittel in Tablettenform ein, manche Wirkstoffe gibt es auch als Klistier oder Zäpfchen. Unabhängig davon, wie sie angewendet werden, sind diese Medikamente bestenfalls mäßig wirksam zur Behandlung leichter oder mäßiger Krankheitsaktivität und für die Erhaltung der Ruhephase (Remissionserhaltung).

Bei mittelschwerer Erkrankung, die nicht zur Bettruhe zwingt, wird meist Kortison, z. B. Prednisolon, verordnet. In recht hoher Dosis bewirkt es eine erhebliche Besserung. Nachdem die Entzündung durch Kortison eingedämmt ist, wird oft zusätzlich Sulfasalazin, Olsalazin oder Mesalazin gegeben. Das Kortison wird dann in immer geringerer Dosis eingenommen und schließlich abgesetzt. Eine Langzeitbehandlung mit Prednisolon führt zu Nebenwirkungen, die meist nach dem Absetzen des Mittels verschwinden. Ein neueres Kortison, Budesonid, hat zwar weniger Nebenwirkungen als Prednisolon, ist aber auch nicht so wirksam. Wenn die Kolitis ulzerosa auf die linke Seite des Dickdarms (absteigender Dickdarm) und den Mastdarm beschränkt ist, kann man Kortison oder Mesalazin als Klistier geben.

Wenn sich die Krankheit verschlimmert, ist eine Krankenhausbehandlung erforderlich. Dann werden Kortison und Flüssigkeiten infundiert. Bei starken Blutungen aus dem Mastdarm sind möglicherweise Blutübertragungen nötig.

Immunsuppressiva: Azathioprin und Mercaptopurin werden eingesetzt, um beschwerdefreie Intervalle bei Betroffenen, die ansonsten eine Dauertherapie mit Kortison benötigen würden, auszudehnen. Diese Medikamente hemmen die Funktion der T-Zellen, die ein wichtiger Bestandteil des Immunsystems sind. Da sie nur langsam wirken, ist ihr Nutzen erst nach zwei bis vier Monaten sichtbar. Bei schweren Krankheitsschüben und erfolgloser Behandlung mit Kortison ist Ciclosporin eingesetzt worden, aber trotz anfänglichen Ansprechens des Ciclosporin mussten einige der so behandelten Patienten schließlich doch operiert werden.

Chirurgie: Der häufigste Grund für eine Operation ist eine chronische Erkrankung ohne symptomfreie Intervalle, die ansonsten zu Arbeitsunfähigkeit führen würde oder eine Dauerbehandlung mit hohen Kortisondosen erforderlich machte. Nur selten machen schwerwiegende kolitisbedingte Probleme außerhalb des Darmes, z. B. Pyoderma gangränosum, eine Operation erforderlich.

Außer in Notfällen wird eine Operation dann durchgeführt, wenn eine Krebserkrankung oder Vorstufen dazu (Dysplasien) im Dickdarm festgestellt wurden. Auch bei Verengungen im Dickdarm und bei Wachstumsstörungen bei Kindern ist eine Operation angezeigt. Eine vollständige Entfernung von Dickdarm und Mastdarm heilt die Kolitis ulzerosa definitiv. Der Preis für diese Heilung war bisher in der Regel ein dauerhafter künstlicher Darmausgang (Ileostomie) mit Stomabeutel, d. h. eine chirurgisch geschaffene Verbindung zwischen dem untersten Dünndarmabschnitt und einer Öffnung in der Bauchdecke. Mittlerweile gibt es aber verschiedene andere Verfahren. Am häufigsten wird eine so genannte ileoanale Anastomose angelegt. Dabei werden der Dickdarm und der Großteil des Mastdarms entfernt, aus dem Dünndarm wird ein kleines Reservoir gebildet und mit dem verbliebenen Mastdarmteil kurz vor dem After verbunden. Durch dieses Verfahren bleibt die Fähigkeit zur kontrollierten Darmentleerung erhalten. Allerdings können einige Komplikationen auftreten, z. B. kann sich das Reservoir entzünden.

Bei einer ulzerierenden Proktitis ist selten eine Operation erforderlich. Bei einigen Betroffenen können die Beschwerden aber ziemlich hartnäckig sein.

Eine toxische Kolitis ist ein Notfall, bei dem möglicherweise operiert werden muss. Sobald der Arzt eine toxische Kolitis feststellt oder der Verdacht besteht, es könnte sich ein toxisches Megakolon bilden, werden sämtliche Mittel gegen Durchfall abgesetzt. Der Patient darf nichts mehr essen, und es wird ein Schlauch durch die Nase in den Magen oder den Dünndarm eingeführt und immer wieder Magen- bzw. Darminhalt abgesaugt. Flüssigkeit, Nährstoffe und Medikamente werden ausschließlich über Infusionen verabreicht. Der Patient wird sorgfältig auf Anzeichen für eine Bauchfellentzündung oder einen Darmdurchbruch überwacht. Wenn sich der Zustand des Betroffenen trotz dieser Maßnahmen innerhalb von 24 bis 48 Stunden nicht bessert, ist eine Notoperation erforderlich, bei der der Dickdarm vollständig oder größtenteils entfernt wird.

Kollagenkolitis und lymphozytische Kolitis

Kollagenkolitis und lymphozytische Kolitis sind chronische Krankheiten, bei denen bestimmte Arten von weißen Blutkörperchen in die Schleimhaut des Dickdarms eindringen und dadurch wässrigen Durchfall auslösen.

Diese chronischen Erkrankungen können den gesamten Dickdarm (inklusive Sigmoidkolon und Mastdarm), oft in fleckartiger Verteilung, betreffen. In der Darmschleimhaut entsteht eine dickere Schicht Bindegewebe (Kollagen) oder eine Ansammlung von Lymphozyten.

Die Ursache ist nicht bekannt. Es könnte sich um eine überschießende Immunreaktion auf einen unbekannten Auslöser handeln. Viele Patienten mit Kollagenkolitis und lymphozytischer Kolitis nehmen regelmäßig nichtsteroidale Entzündungshemmer ein; es ist aber nicht erwiesen, dass diese Medikamente die Erkrankungen verursachen. Anders als Morbus Crohn und Kolitis ulzerosa erhöhen Kollagenkolitis und lymphozytische Kolitis nicht das Risiko für Dickdarmkrebs.

Kollagenkolitis tritt vor allem bei Frauen mittleren Alters auf. Lymphozytische Kolitis kann bei jüngeren Menschen vorkommen und betrifft beide Geschlechter gleichermaßen.

Symptome und Diagnose

Außer unblutigem, wässrigem Durchfall haben Patienten mit Kollagenkolitis und lymphozytischer Kolitis oft Bauchkrämpfe, Übelkeit, einen aufgetriebenen Bauch und Gewichtsverlust. Mehrtägiges Fasten verringert oft die Häufigkeit und die Menge des Durchfalls. Durchfall und die anderen Symptome schwanken oft zwischen schlechteren Zeiten und Phasen deutlicher Besserung oder gar Beschwerdefreiheit.

Der Arzt zieht die Diagnose Kollagenkolitis oder lymphozytische Kolitis in Betracht, wenn der Patient ständig wässrigen Durchfall hat und wenn die Untersuchungen keine andere Ursache anzeigen. Die Diagnose der beiden Krankheiten wird durch die mikroskopische Untersuchung mehrerer Gewebeproben, die bei einer Dickdarmspiegelung (Koloskopie) aus der Darmschleimhaut entnommen werden, gesichert.

Behandlung

Medikamente gegen Durchfall, wie z. B. Anticholinergika und Loperamid, wirken bei vielen Patienten mit diesen Erkrankungen. Entzündungshemmende Medikamente, z. B. Sulfasalazin und Mesalazin, sind ebenfalls wirksam. Antibiotika wie Metronidazol und Erythromyzin scheinen auch zu helfen, obwohl Infektionen nicht als Ursache der Krankheiten gelten. Kortison, wie z. B. Prednisolon, ist ebenfalls wirksam, bleibt aber in der Regel Patienten vorbehalten, die auf andere Medikamente nicht ansprechen.

Diversionskolitis

Eine Diversionskolitis ist eine Entzündung im unteren Abschnitt des Dickdarms, nachdem der Stuhl oberhalb dieses Abschnitts chirurgisch umgeleitet wurde.

Manche Patienten haben eine Ileostomie – eine chirurgisch geschaffene Verbindung zwischen dem untersten Abschnitt des Dünndarms und einer Öffnung in der Bauchwand – oder eine Kolostomie, eine chirurgisch geschaffene Verbindung zwischen dem Dickdarm und einer Öffnung in der Bauchwand. Ileostomien und Kolostomien können bei der Behandlung von Krankheiten, wie z. B. Krebs, Kolitis ulzerosa, Divertikulitis, oder von Verletzungen des Darmes entstehen. Bei vielen Menschen, vor allem wenn anzunehmen ist, dass die Umgehung des Dickdarms nur vorübergehend ist, wird entweder der gesamte Dickdarm oder ein Teil davon unterhalb des Punkts, wo der Stuhl abgeleitet wird, belassen.

Innerhalb eines Jahres nach der Operation leidet etwa ein Drittel der Patienten, bei denen ein Teil oder der gesamte Dickdarm belassen wurde, an den Symptomen einer Diversionskolitis. Sie reichen von der Abgabe von Schleim bis zu Mastdarmblutung und Schmerzen. Die meisten Patienten brauchen keine Behandlung, weil es sich um leichte Beschwerden handelt. Die Operation, in der die zwei getrennten Abschnitte des Darmes wieder aneinander gefügt und der normale Stuhlfluss wiederhergestellt werden, führt in der Regel zur Rückbildung der Entzündung und der Symptome.

KAPITEL 127

Antibiotikaassoziierte Kolitis

Diese Entzündung des Dickdarms ist auf die Einnahme von Antibiotika zurückzuführen, die das Wachstum darmfremder Bakterien begünstigen.

Viele Antibiotika verändern das Gleichgewicht zwischen den Arten und der Menge der Bakterien, die normalerweise den Darm besiedeln, sodass sich bestimmte krankheitsverursachende Bakterien vermehren und andere verdrängen können. Infektionen und Überwucherung verursachen vor allem *Clostridium-difficile*-Bakterien, die zwei Giftstoffe produzieren, welche die schützende Darmschleimhaut angreifen.

Die Antibiotika, die am häufigsten Darmprobleme verursachen, sind Clindamyzin, Penizilline, wie z. B. Ampizillin, und Cephalosporine, wie z. B. Cephalotin. Auch Erythromyzin, Cotrimoxazol, Chloramphenicol, Tetrazyklin und Chinolone, wie Norfloxazin, können solche Erkrankungen hervorrufen.

Am häufigsten tritt eine Infektion mit *Clostridium difficile* auf, wenn ein Antibiotikum geschluckt wird; sie kann aber auch vorkommen, wenn es gespritzt oder über Infusionen verabreicht wird. Das Risiko nimmt mit steigendem Lebensalter zu.

Symptome

Die Symptome zeigen sich gewöhnlich bereits, während der Betroffene das Antibiotikum einnimmt. Bei einem Drittel der Kranken kommt es jedoch erst ein bis zehn Tage nach Abschluss der Behandlung zu Beschwerden, manchmal sogar erst nach bis zu sechs Wochen.

Typische Symptome reichen entsprechend dem Grad der Entzündung von leichtem bis zu blutigem Durchfall mit Bauchschmerzen und Fieber. Ganz schwere Erkrankungen verursachen eine lebensbedrohliche Austrocknung, Blutdruckabfall, toxisches Megakolon ▲ und einen Durchbruch des Dickdarms.

Diagnose

Die Diagnose einer antibiotikaassoziierten Kolitis bestätigt sich, wenn in einer Stuhlprobe die Giftstoffe, die diese Bakterien produzieren, nachweisbar sind. In etwa 20 Prozent der leichten Fälle von antibiotikaassoziierter Kolitis und über 90 Prozent der schweren Fälle sind Giftstoffe von *Clostridium difficile* nachweisbar. Manchmal müssen zwei oder drei Stuhlproben gewonnen werden, damit der Giftstoff nachgewiesen werden kann.

Der Arzt diagnostiziert die Kolitis, indem er sich den entzündeten Dickdarm (Sigmakolon) mithilfe eines endoskopischen Geräts ansieht. Wenn sich die erkrankten Darmabschnitte außerhalb der Reichweite des Sigmoidoskops befinden, muss möglicherweise eine Koloskopie durchgeführt werden, bei der der gesamte Dickdarm mit dem längeren Endoskop begutachtet werden kann. Das ist aber in der Regel nicht notwendig.

Behandlung

Wenn bei jemandem mit einer antibiotikaassoziierten Kolitis starker Durchfall auftritt, wäh-

Clostridium-difficile-Kolitis, die nicht durch Antibiotika verursacht wird

Manchmal tritt eine Kolitis mit erwiesener *Clostridium-difficile*-Infektion auf, obwohl kurz zuvor keine Antibiotika verwendet wurden. Körperlich belastende Ereignisse, wie Operationen, können wahrscheinlich zu der gleichen Art von Ungleichgewicht bei Art und Menge von Bakterien im Darm führen, die wiederum eine *Clostridium-difficile*-Infektion und die Entwicklung einer Kolitis ermöglicht. Krankenhauspatienten und Bewohner eines Pflegeheims können eine Kolitis bekommen, wenn sie sich bei anderen Infizierten mit *Clostridium difficile* anstecken. Da die Bakterien oft unbemerkt mit den Händen weitergetragen werden, lässt sich ihre Verbreitung durch sorgfältiges Händewaschen verhindern. Sonst gesunde Menschen können Träger der *Clostridium-difficile*-Bakterien sein, obwohl sie selbst keine Kolitissymptome haben.

▲ siehe Seite 736

rend er Antibiotika einnimmt, wird das Mittel sofort abgesetzt, es sei denn, es ist lebenswichtig. Medikamente, die die Darmbewegungen verlangsamen, wie z. B. Loperamid, werden in der Regel vermieden, da der Dickdarm den Bakteriengiften dann länger ausgesetzt wäre, was die Krankheit verlängern kann. Antibiotikabedingter Durchfall ohne Komplikationen hört meist zehn bis zwölf Tage nach Absetzen des Antibiotikums von selbst auf. Dann ist keine Behandlung erforderlich. Falls leichte Beschwerden anhalten, kann Colestyramin wirksam sein, vermutlich weil es die Giftstoffe bindet.

Bei schwerer antibiotikaassoziierter Kolitis wirkt meist das Antibiotikum Metronidazol gegen die *Clostridium-difficile*-Bakterien. Vancomyzin, ebenfalls ein Antibiotikum, bleibt ganz schweren Erkrankungen und behandlungsresistenten Fällen vorbehalten. Bei 20 Prozent der Betroffenen kehren die Symptome wieder, und sie müssen erneut mit Antibiotika behandelt werden. Wenn immer wieder Durchfall auftritt, ist unter Umständen eine Langzeitbehandlung mit Antibiotika erforderlich. Um die normale Darmflora wiederherzustellen, werden manchmal Produkte mit Milchsäurebakterien *(Laktobazillus)* eingenommen oder andere Bakterienarten (Bacteroides) über den Mastdarm verabreicht. Das sind aber keine Routinebehandlungen.

Nur selten verläuft eine antibiotikaassoziierte Kolitis so schwer, dass der Betroffene im Krankenhaus behandelt werden muss. Er bekommt dann Flüssigkeit und Salze über Infusionen und Bluttransfusionen. Als lebensrettende Maßnahme muss sehr selten der Dickdarm vollständig entfernt oder vorübergehend ein künstlicher Darmausgang angelegt werden. Für eine solche Ileostomie wird operativ eine Verbindung zwischen dem Dünndarm und einer künstlichen Öffnung in der Bauchdecke geschaffen, sodass kein Stuhl mehr in Dickdarm und Mastdarm gelangt.

KAPITEL 128

Divertikelkrankheiten

Kennzeichen von Divertikelkrankheiten sind kleine, sackförmige Ausbuchtungen (Divertikel) in der Muskelschicht des Magen-Darm-Traktes.

Weitaus am häufigsten finden sich Divertikel im Dickdarm. Selten kommen sie auch im Magen und im Dünndarm vor. Das Meckel-Divertikel ▲ ist die häufigste Divertikelkrankheit im Dünndarm; sie ist bei einem Teil der Menschen angeboren.

Das Auftreten von Divertikeln bezeichnet man als Divertikulose – ein Zustand, der meist nach dem mittleren Lebensalter auftritt. Wenn sich die Divertikel entzünden, spricht man von einer Divertikulitis.

Divertikulose

Divertikulose bedeutet, dass es, meist im Dickdarm, mehrere Divertikel gibt.

Divertikel können überall im Dickdarm entstehen, am häufigsten treten sie jedoch im Sigmoidkolon auf, dem untersten Teil des Dickdarms unmittelbar vor dem Mastdarm.

Divertikel haben einen Durchmesser zwischen wenigen Millimetern und etwa drei Zentimetern. Vor dem 40. Lebensjahr sind sie eher selten, danach steigt die Häufigkeit. So gut wie jeder 90-Jährige hat zahlreiche Divertikel.

Riesendivertikel sind selten und haben einen Durchmesser von drei bis 15 Zentimetern. Riesendivertikel können einzeln auftreten.

Ursache

Es wird angenommen, dass Divertikel durch Krämpfe in der Muskelschicht im Darm entstehen. Die Ursache dieser Darmkrämpfe ist nicht bekannt, kann aber mit ballaststoffarmer Ernäh-

▲ siehe Seite 1569

rung und zu wenig Flüssigkeitszufuhr zusammenhängen.

Die Muskelkrämpfe erhöhen den Druck im Dickdarm, sodass sich ein Teil der Darmwand an einer Schwachstelle, gewöhnlich dort, wo eine Arterie in die Muskelschicht der Dickdarmwand eindringt, ausstülpt. Die Muskelschicht des Sigmoidkolons ist bei Patienten mit Divertikulose häufig verdickt. Die Ursache von Riesendivertikeln ist nicht geklärt.

Symptome

Divertikel sind an sich ungefährlich. In der Regel verursacht die Divertikulose keine Beschwerden. Unerklärliche schmerzhafte Bauchkrämpfe, Durchfall und andere Darmentleerungsstörungen können aber auf eine Divertikulose zurückgeführt werden. Die Divertikel können an ihrer schmalen Einmündung in den Darm bluten, manchmal so stark, dass Blut über den Mastdarm abgeht. Solche Blutungen treten auf, wenn Stuhl in einem Divertikel festsitzt und dadurch ein Blutgefäß (meistens die Arterie neben dem Divertikel) verletzt wird. Wenn Stuhl in einem Divertikel festsitzt, kann dies nicht nur Blutungen auslösen, sondern auch Entzündungen und Infektionen, sodass eine Divertikulitis die Folge ist.

Diagnose

Der Verdacht auf Divertikulose besteht bei Symptomen wie unerklärlichen schmerzhaften Bauchkrämpfen, Durchfall, anderen Darmentleerungsstörungen und Blutungen aus dem Mastdarm. Die Diagnose wird mit einer Röntgenuntersuchung mit Kontrastmitteleinlauf oder einer Koloskopie bestätigt. Bei starken Bauchschmerzen wird stattdessen eine Computertomographie durchgeführt, um zu verhindern, dass der entzündete Darm verletzt wird oder gar platzt.

Wenn Blut im Stuhl vorkommt, ist eine endoskopische Untersuchung des Dickdarms (Koloskopie) meistens die beste Methode, um die Ursache der Blutung festzustellen. Um die Ursache zu bestimmen, können auch eine Angiographie oder Aufnahmen nach der Injektion von radioaktiven roten Blutkörperchen notwendig sein.

Behandlung

Das Ziel der Behandlung ist meist, die Darmkrämpfe zu verringern. Die besten Mittel dafür sind eine ballaststoffreiche Ernährung (Gemüse, Obst, Vollkornprodukte) und ausreichende Flüssigkeitszufuhr. Eine größere Masse im Dick-

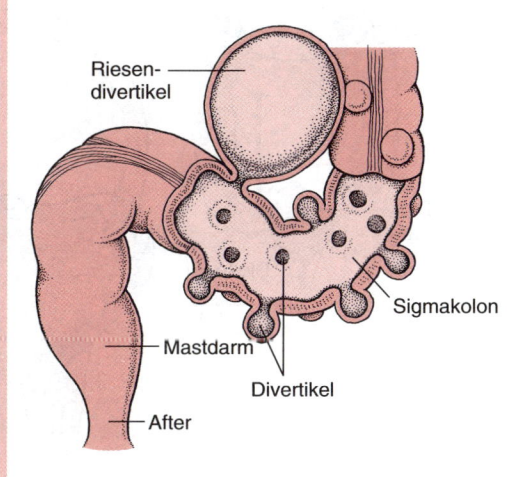

Was ist Divertikulose?

Bei Divertikulose entstehen vor allem im letzten Abschnitt des Dickdarms (Sigmakolon) ballonartige Ausstülpungen (Divertikel). Die meisten Divertikel haben einen Durchmesser zwischen 0,3 und 2,5 Zentimeter. Aus unbekannten Gründen werden manche Divertikel sehr groß – bis zu 15 Zentimeter Durchmesser.

Riesendivertikel

Sigmakolon

Mastdarm

Divertikel

After

darm verringert die Krämpfe, und der Druck auf die Darmwand sinkt. Wenn dies allein nicht ausreicht, kann man zusätzlich Weizenkleie oder ein Quellmittel einnehmen, z. B. Flohsamen oder Methylzellulose.

Eine unkomplizierte Divertikulose, bei der der Patient keine Anzeichen von Entzündung, Infektion oder Komplikationen aufweist, muss nicht operiert werden. Bei wiederkehrenden Blutungen oder wenn die Ursache der Blutung nicht gefunden wird, kann eine operative Entfernung eines großen Teils des Dickdarms erforderlich sein; eine solche Operation wird aber nur selten durchgeführt.

Eine Operation ist nur bei Riesendivertikeln erforderlich, da sich diese leicht entzünden und dann aufplatzen.

Divertikulitis

Divertikulitis ist eine Entzündung oder Infektion eines oder mehrerer Divertikel, vor allem im letzten Abschnitt des Dickdarms.

Komplikationen einer Divertikelkrankheit

Ein Divertikel kann in den Darm bluten. Wenn es platzt, ergießt sich der Darminhalt mit Bakterien und Blut in die Bauchhöhle, was oft zu Infektionen führt. Ein unnatürlicher Kanal (Fistel) kann zwischen dem Dickdarm und einem anderen Organ entstehen. Das ist meistens dann der Fall, wenn ein Divertikel, das ein anderes Organ berührt, platzt.

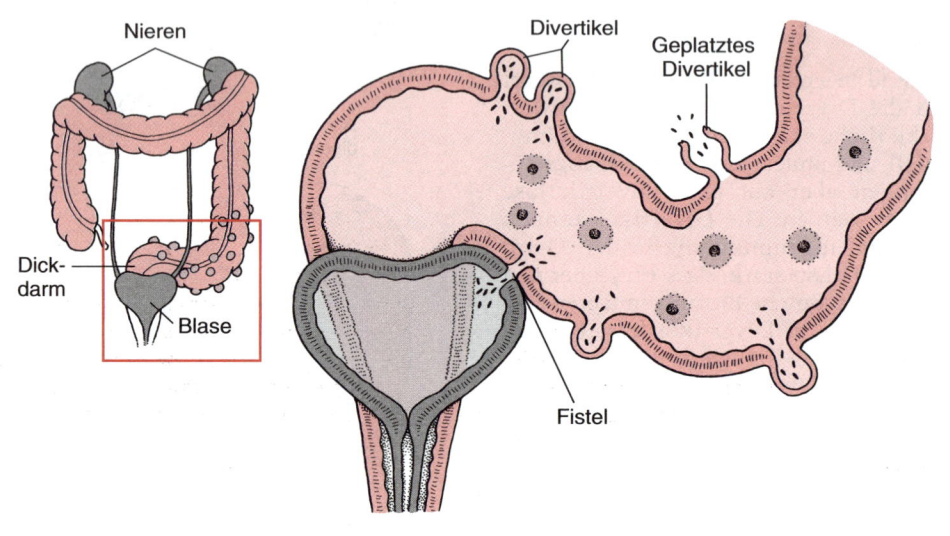

Nieren · Divertikel · Geplatztes Divertikel · Dickdarm · Blase · Fistel

Divertikulitis tritt bei Patienten mit Divertikulose auf und betrifft am häufigsten das Sigmoidkolon, den letzten Abschnitt des Dickdarms unmittelbar vor dem Mastdarm. Vor dem 40. Lebensjahr ist eine Divertikulitis seltener als danach. Allerdings kann die Divertikulitis in jedem Alter zu einer sehr schweren Erkrankung werden. Am schwersten verläuft sie bei älteren Menschen, vor allem wenn sie Kortison einnehmen oder andere Medikamente, die das Immunsystem unterdrücken und dadurch das Infektionsrisiko erhöhen. Von den Betroffenen unter 50 Jahren, die operiert werden müssen, sind dreimal mehr Männer als Frauen; bei den über 70-Jährigen kehrt sich das Verhältnis um.

Symptome und Diagnose

Typische Symptome einer Divertikulitis sind Schmerzen, Empfindlichkeit (meist im linken Unterbauch) und Fieber. Im Unterschied zur Divertikulose verursacht eine Divertikulitis keine Blutungen im Verdauungstrakt.

Wenn der Arzt weiß, dass der Betroffene eine Divertikulose hat, kann er die Diagnose Divertikulitis fast ausschließlich anhand der Symptome stellen. Zahlreiche Erkrankungen des Dickdarms und anderer Organe des Bauch- und Beckenraums können ähnliche Symptome wie eine Divertikulitis haben: Entzündung des Blinddarmfortsatzes, Dickdarm- oder Eierstockkrebs, ein Abszess und gutartige Geschwülste in der Gebärmutterwand.

Eine Computertomographie oder eine Ultraschalluntersuchung kann bei der Unterscheidung helfen, dass es sich um eine Divertikulitis und nicht um eine Entzündung des Blinddarmfortsatzes oder einen Abszess handelt.

Sobald die Entzündung abgeklungen ist, kann eine endoskopische Untersuchung des Dickdarms oder eine Röntgenkontrastaufnahme mit einem Bariumsulfateinlauf durchgeführt werden. Diese Untersuchungen dienen dazu, die Diagnose zu bestätigen und festzustellen, wie schwer die Erkrankung ist. Beide Verfahren können erst einige Wochen nach der Behandlung stattfinden, weil sie den entzündeten Darm verletzen können. Möglicherweise muss auf Verdacht operiert werden, um die Diagnose zu bestätigen.

Komplikationen

Die Entzündung der Darmwand kann zu ungewöhnlichen Verbindungsgängen (Fisteln) zwischen dem Dickdarm und anderen Organen führen. In der Regel entstehen Fisteln, wenn ein Divertikel im Dickdarm ein anderes Organ, wie z. B. die Blase, berührt und das Divertikel platzt. Die Entzündung und die Bakterien des Dickdarms dringen in das Nachbarorgan ein; dadurch entsteht dann die Fistel. Die meisten Fisteln bilden sich zwischen dem Sigmoidkolon und der Harnblase. Bei Männern kommen sie häufiger vor als bei Frauen; nach einer Gebärmutterentfernung steigt auch bei Frauen das Risiko. Durch eine solche Fistel gelangt Darminhalt mit Darmbakterien in die Blase und verursacht Harnweginfektionen. Fisteln können sich auch zwischen Dickdarm und Dünndarm, Gebärmutter, Scheide, Bauchdecke oder sogar dem Oberschenkel oder der Brust ausbilden.

Weitere mögliche Komplikationen bei einer Divertikulitis sind Entzündungen in anderen Organen in der Umgebung (z. B. Gebärmutter, Blase und andere Bereiche des Verdauungstrakts), Aufbrechen der Divertikelwand, Abszessbildung, Bauchfellentzündung und Blutungen. Wiederholte Schübe können zu einem Darmverschluss führen, weil die resultierende Vernarbung und Muskelverdickung den Dickdarm verengen und die Passage von festem Stuhl verhindern kann.

Behandlung

Eine leichte Divertikulitis kann zu Hause mit Schonung, flüssiger Nahrung und Antibiotika behandelt werden. Die Symptome verschwinden meist schnell wieder. Nach einigen Tagen kann man mit leichter Kost beginnen und täglich Flohsamenpräparate einnehmen. Nach einem Monat kann wieder auf eine ballaststoffreiche Ernährung umgestellt werden.

Bei stärkeren Beschwerden – z. B. Bauchschmerzen, Fieber über 38 °C, schlechtes Ansprechen auf Antibiotika und anderen Anzeichen für eine schwere Infektion oder Komplikation – ist in der Regel eine Behandlung im Krankenhaus erforderlich. Die Betroffenen erhalten Flüssigkeit und Antibiotika über Infusionen, dürfen nichts essen und müssen Bettruhe einhalten, bis sich die Symptome bessern. Etwa 20 Prozent der Erkrankten muss operiert werden, weil sich ihr Zustand nicht bessert.

Wenn die Stelle der Blutung bekannt ist, wird meist nur der betroffene Darmabschnitt entfernt. Ist sie nicht bekannt, wird ein größerer Darmabschnitt entfernt (subtotale Kolektomie).

DIVERTIKULITIS: GRÜNDE FÜR EINE OPERATION	
ZUSTAND	BEGRÜNDUNG
Zwei oder mehr schwere Divertikulitisschübe (oder ein schwerer Divertikulitisanfall bei einem Patienten unter 50 Jahre)	Hohes Risiko schwerer Komplikationen Narbige Verengung des Sigmakolons
Hohes Risiko schwerer Komplikationen Ständige Druckschmerzen im Bauch	Kann Krebserkrankung sein
Im Röntgenbild verdächtige Veränderungen im Sigmakolon	Kann Krebserkrankung sein
Schmerzen beim Urinieren	Kann Warnsignal einer bevorstehenden Fistelbildung zwischen Dickdarm und Blase sein
Plötzliche Bauchschmerzen bei Personen, die Kortison einnehmen	Dickdarm kann in die Bauchhöhle durchgebrochen sein

Eine Notoperation ist bei einem Darmdurchbruch und einer Bauchfellentzündung erforderlich. Der Chirurg entfernt gewöhnlich den aufgeplatzten Darmabschnitt und legt vorübergehend einen künstlichen Darmausgang an, d. h. eine Öffnung des Dickdarms durch die Bauchdecke ▲. Nach zehn bis zwölf Wochen werden die Enden des Darmes in einer weiteren Operation wieder miteinander verbunden und der künstliche Darmausgang verschlossen.

Eine Operation kann bei manchen Patienten mit Divertikulitis wahlweise erfolgen. Wenn ein Abszess entdeckt wird, könnte er vor einer Operation durch die Haut entleert werden.

Fisteln werden behandelt, indem man den Dickdarmabschnitt, in dem die Fistel beginnt, entfernt, die Dickdarmenden wieder miteinander verbindet und den anderen betroffenen Bereich (z. B. die Harnblase oder den Dünndarm) repariert.

▲ siehe Abbildung Seite 766

KAPITEL 129

Störungen der Darmperistaltik

Darmfunktion und Stuhlgang sind individuell sehr verschieden; sie variieren auch bei jedem Einzelnen zu verschiedenen Zeiten. Ernährung, Stress, Medikamente, Krankheiten und sogar soziale und kulturelle Einflüsse wirken sich auf den Stuhlgang aus. Als normal gelten Darmentleerungen zwischen zwei- bis dreimal pro Woche und zwei- bis dreimal täglich. Wenn sich die Häufigkeit der Entleerungen oder Konsistenz oder Menge des Stuhls verändert oder der Stuhl Blut, Schleim, Eiter oder sehr viel Fett enthält, kann dies auf eine Erkrankung hindeuten.

Verstopfung

Bei Verstopfung (Obstipation) haben die Betroffenen nur selten oder unter Schmerzen Stuhlgang.

Verstopfung kann akut und chronisch sein. Akute Verstopfung beginnt plötzlich und gut erkennbar. Chronische Verstopfung kann sich schleichend entwickeln und monate- und jahrelang hinziehen.

Ein Mensch mit Verstopfung produziert oft oder sogar immer harten Stuhl, der sich nur schwer ausscheiden lässt. Der Betroffene hat das Gefühl, dass der Mastdarm nicht vollständig entleert ist. Viele Menschen glauben, dass sie an Verstopfung leiden, wenn sie nicht täglich Stuhlgang haben. Da Menschen aber nicht täglich Stuhlgang haben müssen, weisen seltenere Darmentleerungen nicht unbedingt auf ein Problem hin, außer die Gewohnheiten hätten sich stark verändert. Das Gleiche gilt für Farbe und Konsistenz des Stuhls: Nur wenn sich der Stuhl plötzlich grundlegend verändert, liegt vielleicht eine Störung vor.

Ursachen

Verlangsamte Stuhlpassage: Verstopfung tritt auf, wenn sich die Passage des Kots durch den Dickdarm verzögert. Unter normalen Bedingungen wird dem Kot auf seinem Weg durch den Dickdarm Wasser entzogen. Bei einer langsameren Passage kann der Dickdarm dem Kot mehr Wasser entziehen, was zu dem für Verstopfung typischen trockenen, harten Stuhl und der damit verbundenen schwierigen Stuhlabgabe führt.

Zahlreiche Medikamente, z. B. Mittel gegen Magenübersäuerung (Antazida), die Aluminiumhydroxid enthalten, Eisensalze, Anticholinergika, blutdrucksenkende Mittel, opioide Schmerzmittel und viele Beruhigungsmittel (Tranquilizer) können Verstopfung hervorrufen, weil sie die Passage verzögern. Da körperliche Aktivität dem Dickdarm hilft, den Stuhl zu transportieren, führt Bewegungsmangel oft zu Verstopfung. Kranke, die Bettruhe einhalten müssen, leiden daher oft unter Verstopfung.

Zu den Störungen und Krankheiten, die die Durchgangzeit von Stuhl verzögern können, gehören Schilddrüsenunterfunktion, ein erhöhter Kalziumspiegel des Blutes und die Parkinson-Krankheit. Bei Diabetikern verlangsamt sich die Tätigkeit von Teilen des Verdauungstrakts oft. Weitere Ursachen wie z. B. schlechte Durchblutung des Dickdarms und Verletzungen an Nerven oder der Wirbelsäule können ebenfalls Verstopfung auslösen.

Darmträgheit bedeutet, dass der Dickdarm nicht mehr auf die Reize reagiert, die normalerweise zu seiner Entleerung führen: Essen, ein voller Magen, ein voller Dickdarm und Stuhl im Mastdarm. Wenn die Kontraktionen im Dickdarm abnehmen und der Mastdarm nicht mehr reagiert, wenn er mit Stuhl gefüllt ist, führt das zu schwerer, chronischer Verstopfung. Darmträgheit tritt oft bei älteren, geschwächten und bettlägerigen Menschen auf, manchmal aber auch bei gesunden jungen Frauen (seltener bei gesunden jüngeren Männern). Darmträgheit tritt manchmal auch bei Menschen auf, die den Stuhlgang gewohnheitsmäßig hinauszögern oder zu lange Abführmittel und Klistiere verwendet haben.

Austrocknung und ballaststoffarme Ernährung: Austrocknung verursacht Verstopfung, weil der Körper versucht, Wasser im Körper zu behalten, indem er dem Stuhl zusätzlich Wasser entzieht. Eine ballaststoffarme Ernährung kann zu Verstopfung führen, weil die Fasern mithelfen, das Wasser im Stuhl zu halten, der dadurch an Masse gewinnt und leichter ausgeschieden werden kann.

Verengung: Verstopfung beruht manchmal auf einer Engstelle im Dickdarm, die durch Krebs bedingt ist, vor allem wenn er im letzten Abschnitt des Dickdarms die Bewegung von Stuhl verhindert. Magensteine (dichte Ansammlungen von teilweise verdautem und unverdautem Material) und Fremdkörper können ebenfalls den Darm blockieren. ▲ Nach einer Bauchoperation können, meistens im Dünndarm, auch Engstellen entstehen, weil sich Verwachsungen aus fibrösem Bindegewebe bilden.

Dyschezie: Bei einer Dyschezie ist die Stuhlabgabe gestört, weil die Becken- und Aftermuskulatur nicht kontrolliert bewegt werden können.

Für eine normale Darmentleerung müssen sich die Beckenmuskeln (die Muskeln, die Blase, Gebärmutter und Mastdarm tragen und halten) und die ringförmigen Schließmuskeln (Sphinkter) am After entspannen. Andernfalls bleiben Bemühungen, Stuhl abzusetzen, trotz starker Anstrengung erfolglos. Menschen mit einer gestörten Stuhlentleerung spüren, dass sie zur Toilette müssen, können aber keinen Stuhl abgeben, selbst wenn er weich ist.

Zu den Bedingungen, die die Muskelkontrolle beeinflussen, gehören das fehlerhafte Zusammenspiel der Beckenbodenmuskeln, wenn sich die Muskeln bei der Darmentleerung nicht entspannen oder sich sogar zusammenziehen (Anismus), eine Ausbuchtung des Mastdarms in die Scheide (Rektozele), eine Ausstülpung des Dünndarms in den Mastdarm (Enterozele), Mastdarmgeschwüre und Mastdarmvorfall.

Alterserscheinungen: Vor allem ältere Menschen haben häufig Verstopfung. Altersbedingte Änderungen im Dickdarm, die vermehrte Verwendung von Medikamenten und die geringere körperliche Aktivität verzögern den Durchgang des Kots durch den Dickdarm. Verstopfung tritt bei längerer Krankheit gehäuft auf. Der Mastdarm vergrößert sich mit zunehmendem Alter und durch die verstärkte Speicherung von Stuhl im Mastdarm verhärtet und verkeilt er sich.

Schmerzen und psychogene Faktoren: Chronische Schmerzen und psychische Störungen, vor allem Depressionen, sind häufige Ursachen für akute und chronische Verstopfung. Sie kann dadurch entstehen, dass Botenstoffe im Gehirn, wie z. B. Serotonin, die den Verdauungstrakt beeinflussen, in veränderter Konzentration vorliegen.

Symptome und Komplikationen

Verstopfung kann beim Pressen während des Stuhlgangs Bauchschmerzen auslösen. Bei manchen Betroffenen halten die Schmerzen auch zwischen den Stuhlgängen an. Verstopfung kann Übelkeit und Appetitlosigkeit verursachen.

Pressen während des Stuhlgangs erhöht den Druck auf die Venen um den After und kann zu Hämorrhoiden führen. Pressen lässt den Blutdruck vorübergehend stark ansteigen.

Verstopfung ist einer der wichtigsten Risikofaktoren für die Entstehung der Divertikelkrankheit. Die Wände des Dickdarms werden durch den höheren Druck, der für den Transport des spärlichen und harten Stuhls notwendig ist, beschädigt. Diese Schäden an der Dickdarmwand führen zur Bildung von ballonartigen Ausstülpungen (Divertikel), die verstopfen und sich entzünden können.

Bei Verstopfung entsteht manchmal eine Koteinklemmung, bei der der Stuhl im letzten Abschnitt des Dickdarms und im Mastdarm hart wird und den Transport von anderem Stuhl blockiert. Sie kommt besonders häufig vor bei älteren Menschen, Schwangeren und Patienten mit Darmträgheit. Koteinklemmung führt zu Krämpfen, Schmerzen im Mastdarm und starken, aber zwecklosen Anstrengungen, den Darm zu entleeren. Oft sickern wässriger Schleim oder flüssiger Stuhl um die Blockade herum und vermitteln den falschen Eindruck von Durchfall. Koteinklemmung kann Verstopfung noch verschlimmern.

Diagnose

Wenn Verstopfung zum ersten Mal auftritt und es keine einfache Erklärung dafür gibt, wie z. B. veränderte Ernährungsgewohnheiten, wenig Bewegung oder der Gebrauch von Medikamenten, die Verstopfung auslösen, lässt der Arzt das Blut untersuchen, um eine Schilddrüsenunterfunktion und einen erhöhten Kalziumspiegel des Blutes auszuschließen. Wenn Krebs als Ursache infrage kommt, wird der untere Dickdarmabschnitt endoskopisch untersucht (Sigmoidoskopie) oder eine Röntgenkontrastaufnahme mit Bariumeinlauf durchgeführt.

Vorbeugung und Behandlung

Sowohl Vorbeugung als auch Behandlung von Verstopfung setzen auf ausreichende Bewegung, ballaststoffreiche Ernährung und genügende Flüssigkeitszufuhr. Zur Behandlung können gelegentlich Abführmittel verwendet werden. Wenn ein Medikament eingenommen werden muss, das leicht Verstopfung auslösen kann, können vorbeugend ein Abführmittel angewendet sowie mehr Ballaststoffe und mehr Flüssigkeit zugeführt werden.

Gemüse, Obst und Kleie sind ausgezeichnete Quellen für Ballaststoffe. Viele Menschen ge-

▲ siehe Seite 721

℞ ARZNEIMITTEL ZUR VORBEUGUNG ODER BEHANDLUNG VON VERSTOPFUNG

GRUPPE	ARZNEISTOFF	UNERWÜNSCHTE WIRKUNGEN (AUSWAHL)	BEMERKUNGEN
Ballaststoffe			
	Kleie, Methylzellulose, Psyllium	Blähungen	Ballaststoffe dienen dazu, chronische Verstopfung zu vermeiden und sie zu behandeln
Stuhlerweichende Mittel			
	Docusat	Übelkeit (vor allem bei flüssiger Darreichungsform)	Mit stuhlerweichenden Mitteln wird Verstopfung behandelt
Osmotische Substanzen			
	Laktulose, Magnesiumsalze (Magnesiumhydroxid, Magnesiumsulfat), Natriumphosphat, Sorbitol	Krämpfe, Blähungen (Laktulose, Sorbitol)	Osmotische Substanzen eignen sich eher zur Behandlung als zur Vorbeugung
Darmreizende Abführmittel			
	Bisacodyl, Cascararinde, Rizinusöl, Sennesblätter	Bauchschmerzen (Krämpfe); längerer Gebrauch kann den Dickdarm schädigen	Nicht anwenden, wenn eine Darmverengung bestehen könnte

ben mehrmals am Tag zwei bis drei Teelöffel Kleie über Getreidegerichte oder Obst. Man muss viel trinken, damit die Ballaststoffe ihre Wirkung entfalten können.

Wenn eine Grunderkrankung Verstopfung verursacht, muss sie behandelt werden.

Dyschezie kann nicht so einfach mit Abführmitteln behandelt werden. Entspannungsübungen und Biofeedback werden teilweise mit Erfolg bei Beckenbodenschwäche eingesetzt. Eine Operation kann erforderlich sein, um eine Enterozele oder eine große Rektozele zu beheben.

Koteinklemmung kann nicht über die Ernährung oder mit Abführmitteln behandelt werden. In der Regel muss der harte Stuhl von einem Arzt manuell entfernt werden. Manchmal kann die Einklemmung mit einem Einlauf aufgelöst werden.

Übereifrige Behandlung, vor allem die längere Behandlung mit anregenden Abführmitteln, Zäpfchen und Einläufen kann zu Durchfall, Austrocknung, Krämpfen und zur Abhängigkeit von Abführmitteln führen.

Abführmittel: Viele Menschen nehmen Abführmittel (Laxanzien) ein. Bestimmte Mittel sind für den Dauergebrauch geeignet, andere sollten nur gelegentlich benutzt werden. Einige Abführmittel können einer Verstopfung vorbeugen, andere dienen der Behandlung.

Füll- und Quellmittel, wie z.B. Weizenkleie und Flohsamen, quellen im Darm auf und machen den Stuhl voluminöser. Das größere Stuhlvolumen regt die natürlichen Darmbewegungen an. Außerdem machen Füll- und Quellmittel den Stuhl weicher, sodass die Darmentleerung leichter fällt. Sie wirken langsam und sanft und sind der sicherste Weg, um regelmäßigen Stuhlgang zu fördern. Anfangs nimmt man davon nur eine geringe Menge und steigert sie allmählich, bis regelmäßiger Stuhlgang gewährleistet ist. Bei der Einnahme von Füll- und Quellmitteln muss man unbedingt viel trinken.

Stuhlweichmacher, wie z.B. Docusat, erhöhen die Wassermenge, die der Stuhl enthält. Bei diesen Mitteln handelt es sich um Netzmittel (Detergenzien), die die Oberflächenspannung des Stuhls herabsetzen, sodass Wasser besser eindringen und den Stuhl weicher machen kann. Dadurch wird er voluminöser, was wiederum die normalen Darmbewegungen anregt, sodass der weichere Stuhl leichter entleert werden kann. Diese Stuhlweichmacher sollten Personen mit Hämorrhoiden und jenen, die vor kurzem eine Operation hatten und Anstrengung bei der Darmentleerung vermeiden müssen, vorbehalten bleiben.

Osmotisch wirkende Stoffe ziehen viel Wasser in den Dickdarm hinein, sodass der Stuhl weicher und lockerer wird. Die größere Flüssigkeitsmenge dehnt außerdem die Wände des Dickdarms und regt die Darmbewegung an. Diese Abführmittel sind entweder Salze oder zuckerähnliche Stoffe, die der Körper nicht aufnimmt. Osmotisch wirkende Stoffe, die Magnesium und Phosphat enthalten, werden zum Teil ins Blut aufgenommen und können Menschen mit Nierenschäden gefährden. Sie entfalten ihre Wirkung meist innerhalb von drei Stunden und werden vor Röntgenuntersuchungen des Verdauungstrakts und vor endoskopischen Untersuchungen des Dickdarms eingesetzt, um den Darm zu leeren.

Anregende Abführmittel, zu denen z. B. Sennesblätter und Cascararinde gehören, enthalten darmreizende Stoffe, die direkt auf die Dickdarmwand wirken und sie zu Muskelkontraktionen anregen, die den Stuhl weiterbefördern. Sie führen gewöhnlich innerhalb von sechs bis acht Stunden zum Abgang eines halbfesten Stuhls, verursachen jedoch oft Bauchkrämpfe. In Zäpfchenform wirken diese Mittel innerhalb von 15 bis 60 Minuten.

Bei längerer Anwendung können anregende Abführmittel den Dickdarm durch Ablagerungen von Pigmenten (Melanosis coli) schädigen. Außerdem kann sich der Darm an diese Abführmittel gewöhnen, sodass er ohne sie träge wird; dann kann sich eine Abhängigkeit von Abführmitteln entwickeln. Aus all den genannten Gründen sollen Abführmittel nur für kurze Zeit eingesetzt werden. Sie sind nützlich für die Vorbeugung bei Verstopfung durch Medikamente, die die Darmbewegungen hemmen, wie z. B. Opioide. Abführmittel werden oft vor diagnostischen Untersuchungen eingesetzt, um den Darm zu leeren.

Einläufe waschen den Stuhl auf mechanische Weise aus dem Mastdarm und dem unteren Abschnitt des Dickdarms aus. Kleinere Einläufe in Spritzflaschen sind in der Apotheke erhältlich. Sie können auch mit einer wieder verwendbaren Ballonspritze angewendet werden. Einläufe mit kleinem Volumen reichen aber oft nicht aus, vor allem bei älteren Menschen, bei denen das Fassungsvermögen des Mastdarms zunimmt, da er sich leichter dehnt. Große Einläufe werden mit einem Einlaufsack verabreicht. Reines Wasser ist gut für den Einlauf geeignet. Das Wasser sollte Zimmertemperatur haben. Zwischen 150 und 300 Milliliter Wasser werden vorsichtig in den Mastdarm eingeleitet. Zusätzlicher Druck ist gefährlich. Das Wasser wird dann wieder ausgestoßen und wäscht den Stuhl mit aus.

Fertige Einläufe enthalten kleine Mengen Salz, oft Phosphate. Auch selbst gemachten Einläufen können Salze zugesetzt werden. Sie haben aber kaum Vorteile im Vergleich zu reinem Wasser.

Durch die Zugabe von Seife kann die abführende Wirkung des Einlaufs verstärkt werden. Seifeneinläufe sind sinnvoll, wenn Einläufe mit reinem Wasser nicht wirken. Sie können aber Krämpfe verursachen.

Sehr große Einläufe, so genannte Dickdarmeinläufe werden nur selten bei Patienten mit ganz schwerer Verstopfung angewendet.

Manche Heilpraktiker empfehlen Dickdarmeinläufe (Kolon-Hydrotherapie), weil sie glauben, dass die Reinigung des Dickdarms positiv wirkt. Den Einläufen werden oft Tee, Kaffee und andere Substanzen zugefügt. Sie haben keine nachweisbare gesundheitsfördernde Wirkung und können gefährlich sein.

Durchfall

Von Durchfall (Diarrhö) spricht man, wenn mehrmals am Tag sehr viel und sehr wässriger Stuhl ausgeschieden wird.

Die Häufigkeit des Stuhlgangs ist nicht das einzige Kriterium für Durchfall. Manche Menschen haben drei- bis fünfmal täglich Stuhlgang. Wer viele pflanzliche Ballaststoffe aufnimmt, produziert ziemlich viel Stuhl; allerdings ist der deutlich geformt und nicht wässrig. Bei Durchfall wird dem Stuhl nicht genug Wasser entzogen; dadurch ist er locker und ungeformt. Oft treten im Zusammenhang mit Durchfall auch Blähungen, Krämpfe, Stuhldrang, Übelkeit und Erbrechen auf.

Ursachen

Normalerweise besteht Stuhl zu 60 bis 90 Prozent aus Wasser; Durchfall entsteht, wenn der Wassergehalt über 90 Prozent liegt. Stuhl enthält zu viel Wasser, wenn er zu schnell durch den Verdauungstrakt geschleust wird, wenn bestimmte Bestandteile des Stuhls verhindern, dass der Dickdarm ihm Wasser entzieht, oder wenn der Dickdarm Wasser an den Stuhl abgibt. Durchfall kann verschiedene Ursachen haben:

Medikamente, Infektionen mit Viren, Bakterien und Parasiten, Nahrungsbestandteile, Stress, Chemikalien, Tumoren sowie chronische Erkrankungen, wie z. B. Reizdarmsyndrom und chronisch entzündliche Darmerkrankungen. Malabsorptionssyndrome, bei denen die Nahrung nicht richtig verdaut werden kann, sind auch eine mögliche Ursache.

Eine **beschleunigte Darmpassage** kann zu Durchfall führen. Damit der Stuhl eine normale Konsistenz hat, muss er für eine bestimmte Zeit im Dickdarm sein. Wird er zu rasch ausgeschieden, ist er wäßerig. Viele Erkrankungen und Behandlungen können die Zeit verkürzen, in der der Kot durch den Dickdarm geschleust wird, u.a. eine Schilddrüsenüberfunktion, Zollinger-Ellison-Syndrom, die chirurgische Entfernung eines Dünndarm-, Dickdarm- oder Magenabschnitts, eine Durchtrennung des Vagusnervs zur Behandlung von Geschwüren, eine operative Ausschaltung eines Teiles des Darmes und Medikamente, wie magnesiumhaltige Abführmittel und solche zur Neutralisation von Magensäure (Antazida), Prostaglandine, Serotonin und sogar Koffein. Viele Nahrungsmittel können die Passage beschleunigen. Manche Menschen vertragen bestimmte Nahrungsmittel nicht und bekommen durch sie immer Durchfall. Stress und Angst sind ebenfalls häufige Ursachen.

Osmotischer Durchfall (Wasserretention im Stuhl) tritt auf, wenn bestimmte Stoffe, die nicht ins Blut aufgenommen werden können, im Darm bleiben. Diese Stoffe bewirken, dass übermäßig viel Wasser im Stuhl zurückgehalten wird. Einige Obstsorten und Bohnen sowie Zuckeraustauschstoffe, wie Xylit, Sorbit und Mannit, die in diätetischen Lebensmitteln, Süßigkeiten und Kaugummi enthalten sind, können osmotischen Durchfall auslösen. Auch ein Laktasemangel kann osmotischen Durchfall verursachen. (Laktase ist ein Enzym, das normalerweise im Dünndarm vorhanden ist und Milchzucker in seine Bestandteile Glukose und Galaktose spaltet, sodass sie ins Blut aufgenommen werden können.) Wenn Menschen mit Laktasemangel Milch trinken und Milchprodukte essen, wird der Milchzucker nicht gespalten. Er reichert sich im Darm an und ruft osmotischen Durchfall hervor. Wie stark der Durchfall ist, hängt davon ab, wie viel des osmotisch wirkenden Stoffes aufgenommen worden ist. Der Durchfall hört bald auf, wenn der Betroffene diesen Stoff nicht mehr zu sich nimmt.

Auch Blut ist im Verdauungstrakt ein osmo-

tisch wirkender Stoff und führt zu schwarzem Teerstuhl. Störungen der Darmflora, d. h. eine übermäßige Vermehrung der normalen Darmbakterien oder eine Besiedlung mit Bakterien, die normalerweise nicht im Darm zu finden sind, können ebenfalls osmotischen Durchfall auslösen. Infektionen mit Parasiten, z. B. Amöben, können ebenfalls dazu führen. Antibiotika können osmotischen Durchfall auslösen, indem sie die normalen Darmbakterien (Darmflora) zerstören.

Sekretorischer Durchfall tritt auf, wenn Dünndarm und Dickdarm Salze (insbesondere Natriumchlorid) und Wasser in den Stuhl abgeben. Diese Sekretion kann durch Giftstoffe ausgelöst werden – beispielsweise jenes Gift, das bei einer Cholerainfektion gebildet wird, und Gifte, wie es sie bei anderen infektiösen Durchfallerkrankungen (z. B. durch Bakterien, wie *Campylobacter*, und Parasiten, wie *Cryptosporidium*) gibt.

Der Durchfall kann außergewöhnlich heftig sein; bei Cholera wird mehr als ein Liter wässriger Stuhl in der Stunde ausgeschieden. Zu den anderen Stoffen, die eine Sekretion von Wasser und Salzen verursachen können, gehören Abführmittel, wie Rizinusöl, und Gallensäuren. (Sie können sich nach der Entfernung eines Dünndarmabschnitts ansammeln.) Auch bestimmte seltene Tumoren, wie Karzinoide, Gastrinome und Vipome, führen zu sekretorischem Durchfall.

Exsudativer Durchfall tritt auf, wenn die Dickdarmschleimhaut entzündet, vereitert oder geschwollen ist und Eiweißstoffe, Blut, Schleim und andere Flüssigkeiten absondert, durch die sich Masse und Wassergehalt des Stuhls vermehren. Dieser Art von Durchfall können viele Erkrankungen zugrunde liegen, u.a. Kolitis ulzerosa, Morbus Crohn, Tuberkulose, Lymphome und Krebs. Wenn die Schleimhaut des Mastdarms entzündet ist, verspüren die Betroffenen starken Stuhldrang und müssen oft zur Toilette, da der entzündete Mastdarm empfindlich auf eine Dehnung durch Kot reagiert.

Symptome und Komplikationen

Durchfall ist gekennzeichnet durch häufigen, ungeformten Stuhl. Die Konsistenz des Stuhls kann von weich und dickflüssig bis zu wässrig gehen. Die Farbe kann von braun bis durchsichtig reichen. Schwarzer Stuhl kann ein Hinweis auf eine Blutung im Verdauungstrakt sein, aber auch einige Medikamente, z. B. Wismutsubsalizylat und Eisen, können den Stuhl schwarz färben. Wenn Blut die schwarze Färbung verursacht, handelt es sich normalerweise um übel riechenden Teerstuhl.

Krämpfe können vor und während einer Darmentleerung auftreten. Manchmal gehen große Gasmengen mit dem Stuhl ab. Manchen Menschen wird übel, vor allem dann, wenn ein Erreger oder ein Gift den Durchfall verursacht.

Durch starken Durchfall gehen viel Wasser und Elektrolyte, wie Natrium, Kalium, Magnesium und Chlorid, verloren. Ist der Flüssigkeits- und Salzverlust erheblich, kann der Blutdruck so sehr abfallen, dass der Betroffene ohnmächtig wird und Herzrhythmusstörungen und andere ernste Störungen auftreten. Besonders gefährdet sind kleine Kinder, ältere und geschwächte Menschen und Patienten mit schwerem Durchfall. Auch Bikarbonat kann mit dem Stuhl verloren gehen, was zu einer Störung im Säure-Basen-Haushalt führt (metabolische Azidose ▲).

Diagnose

Zunächst klärt der Arzt, ob der Durchfall plötzlich und für kurze Zeit aufgetreten ist oder ob er anhält. Wenn akuter Durchfall länger als 72 Stunden (weniger, wenn auch Blut ausgeschieden wird) anhält, muss ein Arzt aufgesucht werden. Der Arzt prüft, ob eine veränderte Ernährungsweise die Ursache sein kann, ob Fieber, Schmerzen und Ausschlag vorliegen und ob der Betroffene Kontakt zu anderen Personen mit ähnlichen Beschwerden hatte. Wenn es nur leichter Durchfall ist, der noch nicht länger als eine Woche dauert, reichen die Symptome und die körperliche Untersuchung aus, um die Behandlung zu bestimmen. Bei Bedarf können Stuhlproben untersucht werden. Anhand dessen stellt der Arzt fest, ob der Stuhl wässrig oder geformt ist, ob er auffällig riecht und Fett, Blut oder unverdaute Nahrungsbestandteile enthält. Es kann das Stuhlvolumen innerhalb von 24 Stunden bestimmt werden.

Hält der Durchfall an, muss oft eine Stuhlprobe mikroskopisch auf Zellen, Schleim, Fett und andere Substanzen untersucht werden. Er kann auch auf Blut und Stoffe untersucht werden, die osmotischen Durchfall auslösen. In der Probe können infektiöse Organismen, z. B. bestimmte Bakterien, Amöben, *Giardia* und *Cryptosporidium* nachgewiesen werden, die die Sekretion anregen. Falls der Betroffene heimlich Abführmittel einnimmt, lässt sich dies ebenfalls in der Stuhlprobe nachweisen. Unter Umständen wird der untere Dickdarmabschnitt endoskopisch untersucht, sodass der Arzt die Schleimhaut von Mastdarm und After betrachten kann (Sigmoidoskopie). Manchmal wird dabei eine Gewebeprobe aus der Mastdarmschleimhaut entnommen (Biopsie), um sie mikroskopisch zu untersuchen.

Behandlung

Durchfall ist ein Symptom. Seine Behandlung richtet sich nach der Ursache. Oft müssen die Betroffenen lediglich die auslösenden Stoffe weglassen, z. B. zuckerfreien Kaugummi oder ein bestimmtes Medikament, damit der Durchfall aufhört. Manchmal hört ein chronischer Durchfall auf, wenn die Betroffenen nichts Koffeinhaltiges (Kaffee, Cola) mehr trinken. Wenn Viren die Ursache sind, hört der Durchfall nach 24 bis 48 Stunden von selbst auf.

Als Medikamente zur Behandlung von Durchfall stehen adsorbierende Stoffe, wie Kaolin und Pektin, zur Verfügung, die Chemikalien, Giftstoffe und infektiöse Organismen aufnehmen. Sie können auch den Stuhl festigen. Ein anderes gebräuchliches Medikament ist Loperamid.

Zu den rezeptpflichtigen Medikamenten gehören Opioide und andere Substanzen, die die Darmmuskeln entspannen. Manchmal helfen auch Quellmittel, z. B. Flohsamen oder Leinsamen, die sonst bei chronischer Verstopfung verwendet werden, gegen Durchfall.

DURCHFALLAUSLÖSER	
LEBENSMITTEL UND ARZNEIMITTEL	**BESTANDTEIL**
Apfelsaft, Birnensaft, zuckerfreier Kaugummi, Pfefferminzbonbons	Sorbit, Mannit
Apfelsaft, Birnensaft, Weintrauben, Honig, Datteln, Nüsse, Feigen, Limonaden (vor allem mit Fruchtgeschmack)	Fruktose
Kristallzucker	Saccharose
Milch, Eis, Jogurt, Weichkäse, Schokolade	Laktose
Magnesiumhaltige Antazida	Magnesium
Kaffee, Tee, Cola-Getränke, koffeinhaltige Schmerztabletten	Koffein
Fettfreie Kartoffelchips, fettfreies Speiseeis	Olestra

▲ siehe Seite 924

℞ ARZNEIMITTEL ZUR BEHANDLUNG VON DURCHFALL

GRUPPE	ARZNEISTOFF	UNERWÜNSCHTE WIRKUNGEN (AUSWAHL)	BEMERKUNGEN
Adsorbenzien			
	Kaolin, Pektin	Gut verträglich	Adsorbierende Substanzen sind nicht so wirksam wie Darmmuskel-relaxanzien
Darmmuskelrelaxanzien			
	Loperamid	Darmverschluss im Dickdarm	Vorsichtige Anwendung erforder-lich, wenn eine Infektion als Ursa-che des Durchfalls vermutet wird

Wenn starker Durchfall zu Austrocknung führt, ist unter Umständen eine Behandlung im Krankenhaus notwendig, bei der Infusionen mit Wasser und Salzen gegeben werden. Solange weder Erbrechen noch Übelkeit auftreten, sollte Flüssigkeit mit einem ausgewogenen Gehalt an Wasser, Zucker und Salzen getrunken werden.

Reizdarmsyndrom

Beim Reizdarmsyndrom (Reizkolon) sind die Bewegungen (Peristaltik) des gesamten Magen-Darm-Trakts gestört, was zu Bauchschmerzen, Verstopfung und Durchfall führt.

Bei dieser Störung ist der Magen-Darm-Trakt besonders empfindlich gegenüber Reizen. Stress, Ernährung, Medikamente, Hormone und sonstige geringfügige Irritationen können zu ungewöhnlichen Kontraktionen der Magen-Darm-Muskulatur und Durchfall führen. Phasen der Verstopfung wechseln mit Durchfallepsioden ab. Frauen leiden dreimal häufiger an einem Reizdarmsyndrom als Männer.

Das Gehirn hat eine sehr starke Kontrolle über den Verdauungstrakt. Stress, Angst, Depressionen und jedes starke Gefühl können zu Durchfall, Verstopfung und anderen Veränderungen der Darmfunktion führen und verschlimmern oft Schübe eines Reizdarmsyndroms.

Während eines Schubs zieht sich der Magen-Darm-Trakt stark und oft zusammen; das beschleunigt die Passage von Nahrung und Stuhl durch den Dünndarm und führt oft zu Durchfall. Die krampfartigen Schmerzen rühren offenbar von den starken Kontraktionen des Dickdarms und einer erhöhten Empfindlichkeit der Schmerzrezeptoren im Dickdarm her, die die Dehnung und den Druck spüren.

Bei einigen Personen ist möglicherweise eine kalorienreiche Mahlzeit oder fettreiche Ernährung verantwortlich. Bei anderen scheinen Weizen, Milchprodukte, Kaffee, Tee und Zitrusfrüchte die Beschwerden zu verschlimmern; es ist jedoch nicht sicher, ob diese Nahrungsmittel tatsächlich die Auslöser sind. Andere haben beobachtet, dass hastiges Essen oder Essen nach einer längeren Zeit ohne Nahrung einen Schub des Reizdarmsyndroms fördert.

Symptome

Schmerzhafter Durchfall kann sehr plötzlich und mit starkem Stuhldrang einsetzen. Manchmal ist der Stuhldrang so stark, dass der Betroffene die Toilette nicht mehr rechtzeitig erreicht. In der Nacht tritt nur selten Durchfall auf. Manchmal wechseln sich Verstopfung und Durchfall ab. Der Stuhl enthält oft Schleim. Entweder haben die Betroffenen anfallartig oder ständig dumpfe Schmerzen und Krämpfe, gewöhnlich im Unterbauch. Blähungen, Übelkeit, Kopfschmerzen, Mattigkeit, Depressionen, Ängste und Konzentrationsschwierigkeiten können hinzukommen. Nach dem Stuhlgang sind die Schmerzen meist besser.

Diagnose

Die meisten Menschen mit einem Reizdarmsyndrom erscheinen gesund. Eine körperliche Untersuchung zeigt im Allgemeinen nichts Auffälliges außer einer Empfindlichkeit im Bereich des Dickdarms. Der Arzt führt gewöhnlich einige Untersuchungen durch, wie z. B. Bluttests, eine Stuhluntersuchung und eine Sigmoidoskopie, um das Reizdarmsyndrom von einer entzündlichen Darmerkrankung und vielen anderen Erkrankungen abzugrenzen, die zu Bauchschmerzen und veränderten Stuhlgewohnheiten führen können. Die Untersuchungsergebnisse sind meist normal, nur der Stuhl ist möglicherweise wässrig. Eine Sigmoidoskopie kann krampfartige Schmerzen hervorrufen, zeigt aber ansonsten nichts Auffälliges. Manchmal werden weitere Untersuchungen, z. B. eine Ultraschallaufnahme des Bauchraums, Röntgenaufnahmen des Darmes und eine Koloskopie eingesetzt.

Behandlung

Die Behandlung des Reizdarmsyndroms ist individuell verschieden. Wenn die Betroffenen wissen, dass bestimmte Nahrungsmittel oder Situationen die Beschwerden hervorrufen, sollten sie diese so weit wie möglich meiden. Den meisten Betroffenen, vor allem jenen, die leicht Verstopfung bekommen, hilft regelmäßige Bewegung, damit der Magen-Darm-Trakt normal funktioniert.

Im Allgemeinen ist eine ausgewogene Ernährung hilfreich. Fünf bis sechs kleinere Mahlzeiten sind besser als drei große Mahlzeiten pro Tag. Wer zu Blähungen neigt, sollte Bohnen, Kohl und andere schwer verdauliche Nahrungsmittel meiden. Von Sorbit, einem Zuckeraustauschstoff, der in diätetischen Lebensmitteln, bestimmten Medikamenten und Kaugummi enthalten ist, sollte nicht allzu viel verzehrt werden. Auch Fruchtzucker, ein Inhaltsstoff von Obst und einigen Pflanzen, sollte nur in geringer Menge aufgenommen werden. Manchen Betroffenen hilft eine fettarme Ernährung. Wer sowohl an Reizdarmsyndrom als auch Laktasemangel leidet, sollte keine Milchprodukte essen.

Manchmal bessert sich der Zustand durch eine ballaststoffreiche Ernährung, insbesondere wenn Verstopfung das Hauptproblem ist. Die Betroffenen können zu jeder Mahlzeit einen Teelöffel Weizenkleie oder Flohsamen mit reichlich Flüssigkeit einnehmen. Der höhere Ballaststoffanteil kann aber einige Symptome verschlimmern, z. B. die Blähungen.

Krampflösende Medikamente, die die Funktionen des Verdauungstrakts verzögern, werden gerne verschrieben, aber ihr Nutzen bei Reizdarmsyndrom ist nicht geklärt. Gegen Durchfall hilft z. B. Loperamid. Pfefferminzöl hilft oft bei Blähungen und Krämpfen.

Wenn eine psychische Störung als Ursache erkannt wird, kann ihre Behandlung die Symptome des Reizdarmsyndroms lindern. Antidepressiva, leichte Beruhigungsmittel, Psychotherapie, Hypnose und Verhaltenstherapie nützen manchen Betroffenen.

Stuhlinkontinenz

Stuhlinkontinenz bedeutet eine mangelnde Kontrolle über die Darmentleerung.

Stuhlinkontinenz kann vorübergehend bei akutem Durchfall auftreten und wenn harte Stuhlpfropfen im Mastdarm festsitzen. Als Ursache für eine bleibende Stuhlinkontinenz kommen infrage: Verletzungen am After und im Rückenmark, Mastdarmvorfall, Demenz, neurologische Schäden nach Diabetes, Tumoren am After und geburtsbedingte Verletzungen des Beckenbodens.

Der Arzt sucht nach körperlichen und nervenbedingten Auffälligkeiten, die für die Stuhlinkontinenz verantwortlich sein können. Dazu werden After und Mastdarm untersucht, das Empfindungsvermögen am After geprüft und normalerweise auch der untere Dickdarmabschnitt endoskopisch untersucht (Sigmoidoskopie). Möglicherweise sind noch weitere Tests erforderlich, z. B. eine Funktionsprüfung der Nerven und Muskeln im Beckenbereich.

Um die Stuhlinkontinenz zu beheben, versucht man als Erstes, einen regelmäßigen Stuhlgang zu erreichen, sodass der Stuhl eine gute Konsistenz hat. Oft helfen geänderte Essgewohnheiten, z. B. eine Erhöhung des Ballaststoffanteils. Wenn dies nicht zum Erfolg führt, kann man ein Medikament einsetzen, das die Darmbewegungen verlangsamt, z. B. Loperamid.

Ein Muskeltraining kann die Spannung und Kraft des Schließmuskels erhöhen und dazu beitragen, dass die Stuhlinkontinenz nicht wieder auftritt. Mithilfe von Biofeedback kann man den Schließmuskel schulen und das Empfindungsvermögen für Stuhl im Mastdarm verbessern. Etwa 70 Prozent aller hoch motivierten Betroffenen profitieren vom Biofeedbacktraining.

Bei manchen Menschen, deren Stuhlinkontinenz anhält, hilft eine Operation – wenn die Ursache beispielsweise in einer Verletzung des Afters oder einem anatomischen Defekt in der Region liegt. Als letzter Ausweg kann ein künstlicher Darmausgang (Kolostomie, Anus praeter) angelegt werden; dabei wird operativ zwischen Dickdarm und Bauchdecke eine Öffnung geschaffen. Der After wird zugenäht, und der Betroffene entleert seinen Stuhl in einen auswechselbaren Plastikbeutel, der an der

Öffnung in der Bauchdecke befestigt wird. Der künstliche Darmausgang muss aber keine Dauerlösung sein.

Blähungen

Bei Blähungen (Flatulenz) sind Magen oder Darm durch Luft oder andere Gase aufgebläht.

Große Gasmengen können sich im Magen und weiter unten im Verdauungstrakt sammeln. Überschüssiges Gas wird durch den Mund ausgeschieden (Aufstoßen, Rülpsen) oder durch den After (umgangssprachlich als Winde oder Furz bezeichnet und vom Arzt als Flatus bezeichnet). Es kann aber auch durch die Wände des Verdauungstrakts ins Blut aufgenommen und über die Lunge abgeatmet werden. Die Bakterien im Verdauungstrakt bauen einige Gase ab.

Beim Essen wird normalerweise immer etwas Luft verschluckt. Manche Menschen schlucken jedoch unbewusst große Mengen Luft (Aerophagie), vor allem wenn sie Angst haben. Der Großteil der Luft wird später durch Aufstoßen wieder aus dem Magen befördert, sodass nur wenig Luft in den Darm gelangt. Wenn man viel Luft geschluckt hat, fühlt man sich aufgedunsen, muss aufstoßen oder hat Blähungen.

Im Magen-Darm-Trakt entstehen durch verschiedene Mechanismen andere Gase. Darmbakterien, die bei der Verdauung mithelfen, produzieren Wasserstoff, Methan und Kohlendioxid, vor allem nach dem Verzehr von Nahrungsmitteln, wie Bohnen und Kohl. Menschen, denen es an jenen Enzymen mangelt, die bestimmte Zucker abbauen, produzieren ebenfalls viel Gas, wenn sie etwas essen, was diese Zuckerarten enthält. Die Unverträglichkeit von Milchzucker (Laktasemangel), die von Gluten (Zöliakie) und Funktionsstörungen der Bauchspeicheldrüse (Pankreasinsuffizienz) führen sämtlich dazu, dass viel Gas im Darm entsteht. Patienten mit Reizdarmsyndrom produzieren nicht viel Gas, obwohl sich die Passage normaler Gasmengen durch den Dickdarm verändert haben kann. Fast jeder, der große Mengen Eiweiß oder Obst isst, bekommt Blähungen.

Symptome

Häufig wird angenommen, dass Luft im Darm für Bauchschmerzen und einen aufgedunsenen Bauch verantwortlich ist; der genaue Zusammenhang zwischen Flatulenz und diesen Symptomen ist aber nicht bekannt. Manche Menschen scheinen besonders empfindlich gegenüber der Wirkung von Gasen auf den Verdauungstrakt zu sein, während andere auch dann keine Beschwerden haben, wenn viel Gas im Darm ist.

Kurz nach dem Essen und in Stressphasen muss man eher aufstoßen. Kohlensäurehaltige Getränke können auch ein Auslöser sein. Manche Menschen fühlen kurz vor dem Aufstoßen eine gewisse Enge in der Brust oder im Magen, die leichter wird, sobald das Gas abgegeben wurde.

Normalerweise gehen öfter als zehnmal täglich Blähungen durch den After ab, bei Flatulenz kann es wesentlich häufiger sein. Das durch den After abgehende Gas kann, muss aber nicht stinken. Gelegentlich tritt Stuhlinkontinenz auf, wenn jemand versucht, Blähungen abzusetzen und dabei überraschend auch Stuhl abgeht.

Säuglinge mit Bauchkrämpfen haben viel Gas im Darm. Ob diese Kinder tatsächlich mehr Gase produzieren als andere oder nur empfindlicher reagieren, weiß man nicht.

Behandlung

Blähungen und Aufstoßen lassen sich schlecht lindern. Wenn Aufstoßen das Hauptproblem ist, kann es helfen, weniger Luft zu schlucken. Dies ist allerdings nicht leicht zu bewerkstelligen, weil den Betroffenen ihr Tun in der Regel nicht bewusst ist. Kein Kaugummi zu kauen und in entspannter Atmosphäre weniger hastig zu essen, schafft möglicherweise Abhilfe.

Bei Blähungen und reichlichem Abgang von Gas muss man eventuell seine Ernährungsweise umstellen und schwer verdauliche Speisen meiden. Um festzustellen, was die Beschwerden verursacht, sollte jeweils immer nur ein Nahrungsmittel oder eine Gruppe bestimmter Nahrungsmittel vorübergehend weggelassen werden. Als Erstes kann man z. B. auf Milch und Milchprodukte verzichten, dann auf frisches Obst, dann bestimmte Gemüsesorten und schließlich andere Produkte. Auch Getränke mit Kohlensäure sollten gemieden werden.

Manchmal lässt sich die Gasbildung durch Medikamente eindämmen, obwohl dies in der Regel nicht zum Erfolg führt. Simeticon kann etwas Besserung bringen. Ätherische Öle, wie das der Pfefferminze, lindern vor allem krampfhafte Blähungen. Manchen Betroffenen hilft eine ballaststoffreiche Ernährung, bei anderen verschlimmert dies die Beschwerden. Chlorophyll und Aktivkohle verringern zwar nicht die Blähungen, helfen aber gegen den üblen Geruch.

KAPITEL 130

Erkrankungen von After und Mastdarm

Der After (Anus) ist der Darmausgang am Ende des Verdauungstrakts, durch den der Stuhl den Körper verlässt. Der Mastdarm (Rektum) ist der Abschnitt des Verdauungstrakts oberhalb des Afters, in dem sich der Stuhl sammelt, bevor er ausgeschieden wird.

Der After wird zum Teil aus oberflächlichen Gewebeschichten des Körpers, wie der Haut, gebildet und zum Teil aus Darmgewebe. Die Wand des Mastdarms besteht aus glänzend orangerotem Gewebe, das ähnlich wie die gesamte Darmwand Schleimdrüsen enthält. Die Wände des Mastdarms sind relativ unempfindlich gegenüber Schmerzen, die Nerven am After und der umgebenden Haut jedoch äußerst schmerzempfindlich.

Die Venen des Mastdarms und Afters führen einerseits zur Pfortader, die Blut zur Leber transportiert, andererseits in den allgemeinen Blutkreislauf. Die Lymphgefäße im Mastdarm leeren sich in den Dickdarm, die Lymphgefäße am After in die Lymphknoten in der Leiste.

Ein Muskelring (Analsphinkter) hält den After verschlossen. Dieser Schließmuskel wird unbewusst vom vegetativen Nervensystem ▲ kontrolliert, nur sein unterer Anteil kann willentlich entspannt und angespannt werden.

Um Erkrankungen des Afters und des Mastdarms zu diagnostizieren, sucht der Arzt die Haut am After nach auffälligen Stellen ab. Bei Männern führt er einen behandschuhten Finger in den Mastdarm ein; bei Frauen werden gleichzeitig Mastdarm und Scheide abgetastet. Als Nächstes betrachtet der Arzt After und Mastdarm mit einem kurzen, starren optischen Instrument (Proktoskop). Ein etwa 30 Zentimeter langes Sichtgerät (Rektoskop) kann ebenfalls zum Einsatz kommen. Unter Umständen wird dann ein noch längeres biegsames Instrument (Sigmoidoskop ■) eingeführt, mit dem der Arzt den Dickdarm in einer Länge von bis zu 60 Zentimetern über dem After begutachten kann. Falls das Gebiet am After schmerzt, kann der Patient vor der Sigmoidoskopie ein Mittel zur örtlichen Betäubung erhalten oder sogar eine Vollnarkose. Meist wird der Darm vorher mit einem Einlauf gereinigt. Bei der Sigmoidoskopie können Gewebeproben und Abstriche für mikroskopische Untersuchungen und mikrobiologische Kulturen entnommen werden. Vielleicht wird auch eine Röntgenaufnahme nach dem Einlauf eines bariumsulfathaltigen Kontrastmittels durchgeführt.

Hämorrhoiden

Hämorrhoiden sind angeschwollene Venen in der Wand von Mastdarm und After.

Hämorrhoiden treten auf, wenn sich die Venen im Mastdarm und After vergrößern. Hämorrhoiden können sich entzünden, Blutgerinnsel bilden, bluten und sich verdicken und hervortreten. Hämorrhoiden innerhalb des Afters nennt man innere Hämorrhoiden, solche, die außerhalb des Afters hervortreten, äußere Hämorrhoiden.

Hämorrhoiden können durch wiederholtes starkes Pressen beim Stuhlgang entstehen. Durch Verstopfung werden sie schlimmer. Leberkrankheiten erhöhen den Blutdruck in der Pfortader, was gelegentlich zu Hämorrhoiden führt, die der Arzt von gewöhnlichen Hämorrhoiden unterscheiden kann.

Symptome und Diagnose

Hämorrhoiden können bluten, typischerweise nach dem Stuhlgang, sodass Blut im Stuhl oder am Toilettenpapier sichtbar ist. Das Blut färbt möglicherweise das Wasser in der Toilette rot. Meist ist es jedoch nur wenig Blut. Hämorrhoiden führen nur höchst selten zu starkem Blutverlust oder Blutarmut.

Hämorrhoiden, die aus dem After hervortreten, können mit dem Finger vorsichtig zurückgeschoben werden, oder sie ziehen sich von selbst zurück. Sie können anschwellen und schmerzen, wenn ihre Außenseite wund gescheuert ist oder ein Blutgerinnsel in der Vene entsteht. Seltener sondern Hämorrhoiden Schleim ab und erzeugen ein Gefühl, als ob der Mastdarm nicht vollständig geleert sei. Juck-

▲ siehe Seite 420   ■ siehe Seite 695

Abbinden von Hämorrhoiden

Innere Hämorrhoiden können entfernt werden, indem sie mit Gummibändern abgebunden werden (Gummibandligatur). Das dazu verwendete Instrument (Ligator) besteht aus eine Zange, die an einem Ende von einem Zylinder mit 0,7 Zentimeter Gummibändern umgeben ist. Der Ligator wird durch ein kurzes, starres Beobachtungsrohr in den After eingeführt und die Hämorrhoide wird mit der Zange erfasst. Der Zylinder wird über die Zange und die Hämorrhoide geschoben, wobei die Gummibänder vom Zylinder weggedrückt und um den Ansatz der Hämorrhoide herumgeschoben werden. Die Gummibänder unterbrechen die Blutversorgung der Hämorrhoide. Sie verkümmert und fällt nach ein paar Tagen schmerzlos ab.

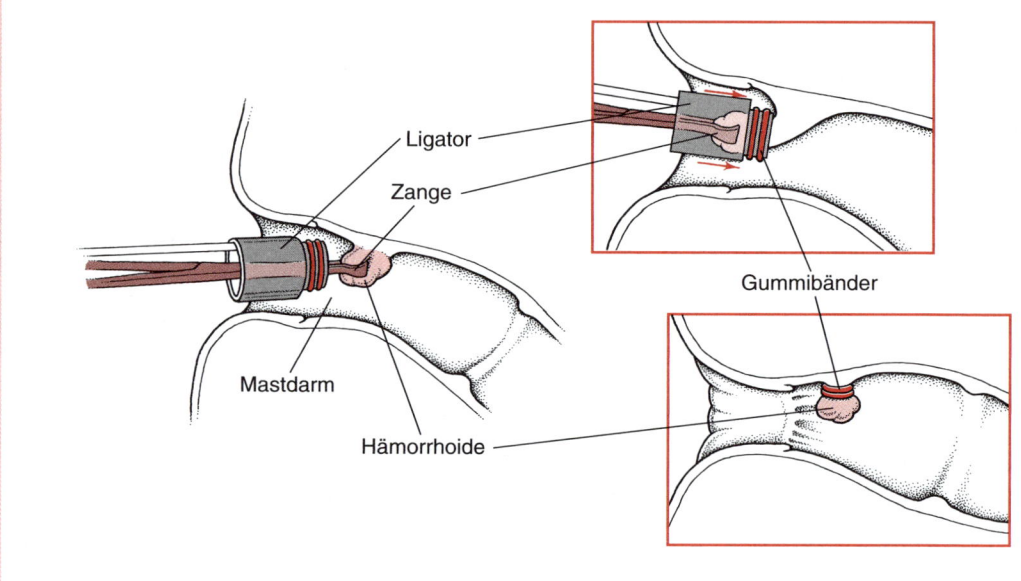

Ligator
Zange
Gummibänder
Mastdarm
Hämorrhoide

reiz am After ist kein Symptom für Hämorrhoiden, kann jedoch auftreten, weil der schmerzende Bereich schwer zu säubern ist.

Der Arzt kann geschwollene, schmerzende Hämorrhoiden sofort erkennen, wenn er After und Mastdarm untersucht. Eine Proktoskopie und Sigmoidoskopie helfen festzustellen, ob eine ernstere Erkrankung, z. B. ein Tumor, vorliegt.

Behandlung

Gewöhnlich müssen Hämorrhoiden nicht behandelt werden, es sei denn, sie verursachen Beschwerden. Verstopfung und die damit verbundene Anstrengung beim Stuhlgang lassen sich mit Quellmitteln, wie Leinsamen und Flohsamenschalen, und anderen Mitteln, die den Stuhl weicher machen, lindern. Die Symptome können auch mit einem Sitzbad gemindert

werden. Dabei wird der After in warmes Wasser getaucht, das sich z. B. in einem Behälter über der Toilettenschüssel befindet.

In blutende Hämorrhoiden kann der Arzt einen Stoff spritzen, der bewirkt, dass die Venen durch Narbengewebe verschlossen werden (Venenverödung).

Große innere Hämorrhoiden sowie solche, die auf eine Verödung nicht ansprechen, werden mit elastischen Bändern abgebunden. Diese Venenligatur führt dazu, dass die Hämorrhoiden austrocknen und sich schmerzlos ablösen. In Abständen von mindestens zwei Wochen wird eine Hämorrhoide nach der anderen behandelt. Drei bis sechs Behandlungen sind erforderlich. Hämorrhoiden lassen sich auch mit Laser, Infrarotlicht und Elektrizität zerstören. Eine Operation kommt infrage, wenn alle anderen Behandlungen erfolglos waren. Der Eingriff kann starke Schmerzen verursachen. Zu den neueren, weniger schmerzhaften Methoden gehört eine unter Doppler-Ultraschall-Kontrolle durchgeführte Ligatur der Hämorrhoidenarterien, bei der diese Arterien abgebunden werden, sodass den Hämorrhoiden die Blutversorgung abgeschnitten wird. Eine weitere Operationsmethode ist die periphere Stapler-Hämorrhoidektomie.

Wenn ein Blutgerinnsel in einer Hämorrhoide Schmerzen verursacht, ist eine Behandlung mit warmen Sitzbädern, Kompressen mit Hamamelisextrakt oder mit Salben, die ein Mittel zur örtlichen Betäubung enthalten, möglich. Nach kurzer Zeit gehen Schmerzen und Schwellungen zurück, Blutgerinnsel lösen sich innerhalb von vier bis sechs Wochen auf. Als Alternative kann der Arzt die Vene öffnen und das Blutgerinnsel entfernen, um die Schmerzen möglichst rasch zu stoppen.

Analfissur

Eine Analfissur ist ein Riss oder ein Geschwür in der Wand des Afters.

Analfissuren entstehen gewöhnlich aufgrund einer Verletzung durch harten Stuhl. In seltenen Fällen kann auch Analverkehr die Ursache sein. Fissuren können dazu führen, dass sich der Schließmuskel verkrampft, was die Heilung verhindert.

Fissuren verursachen Schmerzen und Blutungen während oder unmittelbar nach dem Stuhlgang. Die Schmerzen halten Minuten bis Stunden an und geben sich dann bis zum nächsten Stuhlgang. Der Arzt diagnostiziert eine Analfissur, indem er den After inspiziert.

Behandlung

Mittel, die den Stuhl weicher machen, oder Quellmittel, wie Leinsamen und Flohsamenschalen, können Verletzungen durch harten Stuhl vermindern und gleichzeitig den Mastdarm befeuchten und beruhigen. Ein Gleitmittel in Zäpfchenform kann ebenfalls hilfreich sein. Außerdem empfiehlt es sich, nach jedem Stuhlgang zehn bis 15 Minuten lang ein warmes Sitzbad zu nehmen, um die Beschwerden zu lindern und die Durchblutung zu verbessern, was die Heilung fördert.

Vielversprechende experimentelle Behandlungsansätze wurden entwickelt, um den Schließmuskelkrampf zu verringern und das Abheilen der Fissuren zu fördern. So können Toxine von *Clostridium botulinum* in den Schließmuskel injiziert werden bzw. Nitroglyzerin oder Kalziumkanalblocker im Bereich der Fissur aufgetragen werden.

Wenn diese Maßnahmen keinen Erfolg haben, ist möglicherweise eine Operation erforderlich. Der Schließmuskelkrampf kann gelindert werden, indem der After gedehnt wird oder indem der innere Schließmuskel durchtrennt wird.

Anorektaler Abszess

Ein anorektaler Abszess ist eine Eiteransammlung in der Nähe von After und Mastdarm, die durch Bakterien verursacht wird.

Abszesse können tief im Mastdarm und in der Nähe der Afteröffnung entstehen, wenn Bakterien in eine Schleimdrüse von Mastdarm oder After eindringen und sich dort vermehren. Obwohl im After viele Bakterien vorkommen, tritt in der Regel keine Infektion auf, weil der innere Sphinkter eine Barriere darstellt und reichlich Blut in die Region fließt. Wenn es doch zu einer Infektion kommt, wird sie meistens durch eine Kombination verschiedener Bakterienarten verursacht. Ein Abszess kann im umliegenden Gewebe beträchtlichen Schaden anrichten und zu Stuhlinkontinenz führen.

Symptome und Diagnose

Abszesse direkt unter der Haut können angeschwollen, gerötet, empfindlich und sehr schmerzhaft sein. Wenn sie weiter oben im Mastdarm sitzen, machen sie oft weniger Beschwerden, können aber Fieber und Schmerzen im Unterbauch auslösen. Oft kann der Arzt den Abszess in der Haut am After sehen. Mit einem behandschuhten Finger ertastet er empfindliche Schwellungen im Mastdarm, auch wenn äußerlich davon nichts zu erkennen ist. Eine leichte Schwellung im Mastdarm weist auf einen Abszess hin.

Behandlung

Antibiotika sind nur bedingt von Nutzen, es sei denn, der Betroffene hat Fieber, Diabetes oder eine Infektion. Gewöhnlich besteht die Behandlung darin, ein Mittel zur örtlichen Betäubung zu spritzen und dann den Abszess zu eröffnen, damit der Eiter abfließen kann. Gelegentlich muss dieser Eingriff im Krankenhaus unter Vollnarkose erfolgen. Wenn der Eiter komplett abgeflossen ist, kann sich ein Gang mit einer Mündung an der Haut bilden (anorektale Fistel).

Anorektale Fistel

Eine anorektale Fistel ist ein normalerweise nicht angelegter Gang, der vom After oder Mastdarm meist zur Haut in der Nähe des Afters, gelegentlich aber auch zu einem anderen Organ, z. B. der Scheide, führt.

Die meisten Fisteln entwickeln sich von einer Drüse tief in der Wand von After oder Mastdarm aus. Manchmal entstehen sie durch die Drainage eines anorektalen Abszesses, oft lässt sich die Ursache jedoch nicht ermitteln. Menschen, die an Morbus Crohn oder Tuberkulose leiden, sind häufiger betroffen. Fisteln können aber auch bei Divertikulitis, Krebs und Verletzungen in After und Mastdarm auftreten. Bei Säuglingen handelt es sich gewöhnlich um eine angeborene Störung; sie kommt bei Jungen häufiger vor als bei Mädchen. Fisteln, die Mastdarm und Scheide verbinden, können durch eine Strahlentherapie, Krebs, Morbus Crohn und bei Frauen durch eine Verletzung während der Geburt entstehen.

Symptome und Diagnose

Fisteln können schmerzen und eitern. Der Arzt kann gewöhnlich die Öffnung(en) der Fistel sehen oder sie unter der Haut spüren. Um Länge und Verlauf der Fistel zu ermitteln, kann er eine Sonde in die Fistel einführen. Mithilfe eines Endoskops, das in den After eingeführt wird, und der Sonde kann der Arzt innere Öffnungen der Fistel erkennen. Eine endoskopische Untersuchung des Dickdarms hilft dem Arzt herauszufinden, ob Krebs, Morbus Crohn oder eine andere Erkrankung die Ursache ist.

Behandlung

Die einzig wirksame Behandlung ist eine Operation, bei der unter Umständen der Schließmuskel teilweise durchtrennt werden muss. Wird er zu sehr beschädigt, können Schwierigkeiten bei der Darmkontrolle die Folge sein. Bei Durchfall oder akutem Morbus Crohn wird gewöhnlich nicht operiert, da diese Krankheiten die Wundheilung verzögern.

Proktitis

Proktitis ist eine Entzündung der Schleimhaut im Mastdarm.

Die Proktitis hat mehrere Ursachen. Sie kann die Folge eines Morbus Crohn oder einer Kolitis ulzerosa sein. Auch bestimmte sexuell übertragbare Krankheiten (z. B. Tripper, Syphilis, Infektionen mit Chlamydien, Herpes-simplex- und Zytomegalieviren) können eine Proktitis hervorrufen, vor allem bei homosexuellen Männern.

Immunstörungen begünstigen die Entstehung einer Proktitis, vor allem bei Infektionen mit Herpes-simplex- und Zytomegalievieren. Eine Proktitis kann von bestimmten Bakterien, z. B. Salmonellen, verursacht werden und durch Antibiotika, welche die normalerweise im Darm vorhandenen Bakterien (Darmflora) verringern und dadurch das Wachstum anderer Bakterien fördern. ▲ Eine weitere Ursache ist eine Strahlentherapie des Mastdarms und anderer Organe in der Nähe, die in der Regel zur Behandlung von Prostata- und Mastdarmkrebs dient.

Symptome und Diagnose

Eine Proktitis verursacht meist schmerzlose Blutungen oder Schleimabsonderungen aus dem Mastdarm. Wenn ein Tripper, Herpes-simplex- oder Zytomegalievieren die Ursache sind, können After und Mastdarm äußerst schmerzempfindlich sein.

Für die Diagnose begutachtet der Arzt den Mastdarm mithilfe eines Endoskops (Rektoskop oder Sigmoidoskop) und entnimmt eine Gewebeprobe aus der Schleimhaut des Mastdarms. Im Labor lassen sich dann Bakterien, Pilze und Viren als Auslöser der Proktitis nachweisen. Unter Umständen werden noch andere Bereiche des Darmes untersucht, entweder mit einem Endoskop oder mit einer Röntgenkontrastaufnahme nach Bariumsulfateinlauf.

Behandlung

Wenn eine bakterielle Infektion die Ursache ist, lässt sich die Proktitis am besten mit Antibiotika behandeln. Ist sie die Folge einer Antibiotikatherapie, sollten die schädlichen Bakterien, die die normale Darmflora verdrängt haben, mit Metronidazol oder Vancomyzin abgetötet werden.

Nach einer Strahlentherapie und bei unbekannter Ursache können Kortison, z. B. Hydrokortison, und Mesalazin als entzündungshemmende Mittel die Beschwerden lindern. Diese Mittel gibt es als Einlauf und Zäpfchen. Manche Kortisonpräparate gibt es als Rektalschaum, der mit einem Applikator in den After eingeführt wird. Gleichzeitig kann Mesalazin oder

▲ siehe Seite 739

ein ähnliches Mittel in Tablettenform eingenommen werden. Falls diese Medikamente die Entzündung nicht heilen, kann man Formalin direkt im entzündeten Bereich anwenden oder Kortison auch in Tablettenform einnehmen. Laser- oder Argonplasmakoagulation – Verfahren zur Verödung von Venen – wurden auch schon eingesetzt.

Pilonidalkrankheit

Diese Infektion entsteht, wenn ein Haar in der Steißbeingegend in die Haut einwächst.

Ein Pilonidalabszess ist eine Eiteransammlung an der infizierten Stelle; ein Pilonidalsinus ist eine chronisch nässende Wunde an dieser Stelle.

Meist sind junge, stark behaarte Männer betroffen. Um eine Pilonidalkrankheit von anderen Störungen zu unterscheiden, sucht der Arzt nach Grübchen in dem infizierten Gebiet oder in dessen Nähe. Ein Pilonidalsinus kann Schmerzen und Schwellungen verursachen. Ein Pilonidalabszess muss in der Regel aufgeschnitten werden, um den Eiter abzulassen. Ein Pilonidalsinus wird gewöhnlich chirurgisch entfernt.

Mastdarmvorfall

Beim Mastdarmvorfall (Rektumprolaps) wölbt sich der Mastdarm durch den After vor.

Ein Mastdarmvorfall bewirkt, dass sich der Mastdarm von innen nach außen stülpt, sodass die Mastdarmschleimhaut als dunkelrote, feuchte, fingerähnliche Vorwölbung aus dem After hervortritt. In seltenen Fällen wölbt sich der Mastdarm in die Scheide vor (Rektozele ▲).

Ein vorübergehender Prolaps lediglich der Mastdarmschleimhaut tritt oft bei ansonsten gesunden Säuglingen auf, vermutlich wenn sich das Kind beim Stuhlgang angestrengt hat; er gibt nur selten Anlass zur Sorge. Bei Erwachsenen ist der Mastdarmvorfall in der Regel von Dauer und verschlimmert sich oft, sodass ein größerer Teil des Mastdarms hervortritt.

Ein vollständiger Vorfall des Mastdarms tritt am häufigsten bei Frauen über 60 Jahren auf.

Um das Ausmaß des Prolaps festzustellen, untersucht der Arzt das Gebiet, während der Patient steht oder hockt und während er presst. Beim Abtasten des Schließmuskels stellt der Arzt oft eine verringerte Muskelspannung fest. Eine endoskopische Untersuchung mit einem

Sigmoidoskop und eine Röntgenkontrastaufnahme des Dickdarms zeigen, ob eine Erkrankung die Ursache ist, z. B. eine der Nerven, die den Schließmuskel versorgen.

Behandlung

Bei Säuglingen und Kindern gibt man Mittel, die den Stuhl weicher machen, damit die Kinder beim Stuhlgang nicht so stark drücken müssen. Wenn die Gesäßhälften zwischen den Stuhlgängen zusammengewickelt werden, heilt der Prolaps gewöhnlich von selbst.

Bei Erwachsenen muss das Problem chirurgisch behoben werden. Bei einer Operationstechnik wird der Mastdarm angehoben, nach hinten gezogen und am Kreuzbein befestigt. Bei einer anderen wird ein Teil des Mastdarms entfernt.

Wenn der Betroffene aufgrund seines Alters oder seines schlechten Gesundheitszustands nicht operiert werden kann, kann ein Draht- oder Plastikring in den Schließmuskel eingelegt werden (Thiersch-Verfahren). Eine andere Methode ist, einen Abschnitt des Mastdarms oder die überschüssige Mastdarmwand auszuschneiden.

Afterjucken

Juckreiz am After (Pruritus ani) kann viele Ursachen haben:

Hautkrankheiten, wie Schuppenflechte und atopische Dermatitis, Diabetes und Leberkrankheiten, Erkrankungen des Afters (z. B. Stielwarzen, nässende Analfisteln) und Krebs (z. B. Bowen-Krankheit), allergische Reaktionen, z. B. eine Kontaktdermatitis durch Mittel zur örtlichen Betäubung oder Salben, die auf die Haut aufgetragen wurden, oder durch Seifenbestandteile. Infektionen mit Pilzen und Bakterien, Parasitenbefall, z. B. Würmer, oder seltener Milben und Läuse sind auch mögliche Ursachen. Der Juckreiz kann auch eine Nebenwirkung von Antibiotika, insbesondere von Tetrazyklinen sein.

Gewürze, Zitrusfrüchte, Kaffee, Bier, Colagetränke und Vitamin-C-Präparate können den After reizen, wenn sie mit dem Stuhl ausgeschieden werden, was wiederum zu Juckreiz führen kann.

Schlechte Hygiene, bei der Stuhlreste zu Reizungen führen (vor allem bei großen äußeren

▲ siehe Seite 1359

Hämorrhoiden), oder übertriebene Hygiene mit sehr viel Seife und heftigem Schrubben kommen ebenfalls als Auslöser infrage. Wärme und übermäßiges Schwitzen aufgrund von enger Unterwäsche (vor allem solcher aus Kunstfasern), Strumpfhosen, Übergewicht und warmes Wetter können auch eine Rolle spielen. Oder der Juckreiz ist bedingt durch Angst, die einen Teufelskreis (Angst-Juckreiz-Angst-Zyklus) entstehen lässt, bei dem der ängstliche Betroffene den Drang verspürt sich zu kratzen, was dann zu Reizungen und Infektionen führt, die wiederum Juckreiz auslösen, der schließlich zu noch mehr Angst führt.

Behandlung

Nach dem Stuhlgang sollte der After mit saugfähiger Baumwolle, am besten mit einem feuchten, warmen Waschlappen, gesäubert werden. Gegen Feuchtigkeit im Afterbereich kann Babypuder oder Maisstärke verwendet werden. Auch Kortisonsalben, Pilzcremes, z. B. mit Miconazol, und beruhigende Zäpfchen können helfen. Nahrungsmittel, die das Afterjucken möglicherweise auslösen, sollten für eine Weile weggelassen werden, um zu sehen, ob eine Besserung eintritt. Lockere Kleidung und leichtes Bettzeug sind ratsam. Wenn sich der Zustand nicht bessert und der Verdacht auf Krebs besteht, wird eine Hautprobe untersucht.

Fremdkörper

Versehentlich verschluckte Dinge, z. B. Zahnstocher, Fischgräten und Hähnchenknochen, können am Übergang vom Mastdarm zum After stecken bleiben ▲. Unter Umständen sind die Gegenstände auch absichtlich eingeführt worden. Klistierspitzen, Thermometer und Gegenstände zur sexuellen Stimulation können im Mastdarm stecken bleiben. Solche größeren Fremdkörper stecken gewöhnlich in der Mitte des Mastdarms fest.

Wenn beim Stuhlgang plötzlich unsägliche Schmerzen auftreten, ist dies ein Hinweis darauf, dass ein Fremdkörper, meist am Übergang zwischen Mastdarm und After, in die Darmwand eindringt. Weitere Symptome hängen von Größe und Form des Fremdkörpers ab, sowie davon, wie lange er sich schon dort befindet und ob er eine Infektion verursacht und die Darmwand durchbrochen hat.

Der Arzt kann den Gegenstand ertasten, wenn er After und Mastdarm mit einem behandschuhten Finger untersucht. Um sicher zu gehen, dass die Dickdarmwand nicht beschädigt ist, wird möglicherweise der Bauch untersucht, eine Sigmoidoskopie und eine Röntgenuntersuchung durchgeführt.

Behandlung

Wenn der Arzt den Fremdkörper ertasten kann, wird in der Regel ein Mittel zur örtlichen Betäubung unter die Haut am After gespritzt. Anschließend kann der After mit einem Instrument aufgedehnt und der Fremdkörper herausgeholt werden. Die natürlichen Bewegungen des Dickdarms befördern den Fremdkörper gewöhnlich nach unten, sodass man ihn entfernen kann.

Manchmal ist eine Operation erforderlich, wenn der Arzt den Fremdkörper nicht ertasten oder der Gegenstand nicht durch den After entfernt werden kann. Der Betroffene erhält eine örtliche Betäubung oder eine Vollnarkose, damit der Gegenstand vorsichtig in Richtung After geschoben oder der Dickdarm aufgeschnitten werden kann, um den Fremdkörper zu beseitigen. Mit einer anschließenden Sigmoidoskopie wird nach Schäden in der Darmwand gesucht.

▲ siehe Seite 721

KAPITEL 131

Tumoren im Verdauungssystem

Im gesamten Verdauungstrakt, von der Speiseröhre bis zum Mastdarm, aber auch in der Gallenblase ▲, der Leber ■ und in der Bauchspeicheldrüse, können sich verschiedene Wucherungen (Tumoren) bilden. Diese Tumoren können gutartig oder bösartig sein.

Gutartige Tumoren der Speiseröhre

Gutartige Tumoren in der Speiseröhre sind selten und kaum je gefährlich.

Der häufigste gutartige Tumor in der Speiseröhre ist ein Leiomyom, eine Wucherung der glatten Muskulatur. Es tritt am häufigsten zwischen dem 30. und 60. Lebensjahr auf. Die meisten Leiomyome sind klein und brauchen nicht behandelt zu werden. Nur wenige Leiomyome werden so groß, dass sie einen Teil der Speiseröhre verstopfen und Schluckbeschwerden oder Schmerzen verursachen. Letztere lassen sich mit Schmerzmitteln lindern; eine dauerhafte Heilung ist aber nur durch eine operative Entfernung möglich.

Andere Arten von gutartigen Tumoren können aus Bindegewebe (fibrovaskuläre Polypen) oder nervenähnlichem Gewebe (Neurinome) bestehen. Sie sind selten.

Speiseröhrenkrebs

Bei Speiseröhrenkrebs handelt es sich überwiegend um Plattenepithel- und Adenokarzinome, die sich in den Zellen der Speiseröhrenwand bilden. Diese Tumorarten treten bei Männern häufiger auf als bei Frauen. Krebstumoren können überall in der Speiseröhre entstehen. Sie können sich als Verengung, Knoten oder Fistel zwischen der Speiseröhre und den Atemwegen oder als auffällig flache Stelle bemerkbar machen.

Weitere Formen von Speiseröhrenkrebs sind Lymphome (Krebserkrankung weißer Blutzellen, der Lymphozyten), Leiomyosarkome (Krebs der glatten Speiseröhrenmuskulatur) und Metastasen, die sich von einer Krebserkrankung an einer anderen Stelle im Körper hierher ausgebreitet haben.

Risikofaktoren

Rauchen und Alkoholmissbrauch erhöhen das Risiko, an Speiseröhrenkrebs zu erkranken; beides sind Hauptrisikofaktoren für ein Plattenepithelkarzinom. Personen, die mit dem humanen Papillomavirus infiziert sind, eine Krebserkrankung im Kopf- oder Halsbereich oder eine Strahlentherapie der Speiseröhre wegen eines nahe gelegenen Tumors hatten, haben ein größeres Risiko, an Speiseröhrenkrebs zu erkranken.

Bei Patienten mit Ösophagusachalasie, Ösophagusmembranen und bei solchen, deren Speiseröhre aufgrund einer Verätzung verengt ist, tritt Speiseröhrenkrebs häufiger auf. Wenn aus dem Magen zurückfließende Säure lange Zeit die Speiseröhre reizt, kann eine Krebsvorstufe entstehen (Barrett-Ösophagus). In den meisten Industrieländern entsteht zwar selten Speiseröhrenkrebs durch einen Barrett-Ösophagus, dennoch nimmt seine Häufigkeit schneller zu als die aller anderen Arten von Speiseröhrenkrebs.

Symptome

In der Frühphase kann Speiseröhrenkrebs unbemerkt bleiben. Da Tumoren in der Speiseröhre aber irgendwann die Nahrungspassage beeinträchtigen, sind Schwierigkeiten beim Schlucken fester Nahrung meist das erste Symptom. Später fällt es dem Betroffenen schwer, weiche Nahrung zu schlucken, am Ende bereiten auch Flüssigkeiten Probleme. In der Folge verliert der Patient erheblich an Gewicht.

Wenn die Erkrankung fortschreitet, breitet sich der Tumor über Nerven und andere Gewebe sowie Organe aus. Er kann die Nerven, die die Stimmbänder steuern, zusammendrücken und Heiserkeit verursachen. Das Zusammenpressen der umliegenden Nerven kann das Horner-Syndrom ★, Schmerzen und Schluckauf auslösen. Der Tumor breitet sich meistens auf die Lunge aus, wo er zu Kurzatmigkeit führen kann, und auf die Leber, wo er Fieber und Schwellungen im Bauch hervorrufen kann. Metastasen in den Knochen können schmerzhaft sein. Metastasen im Kopf können Kopfschmer-

▲ siehe Seite 810   ■ siehe Seite 804
★ siehe Seite 579

Seltene Arten von Speiseröhrenkrebs

Zu den seltenen Arten von Speiseröhrenkrebs gehören Lymphome (Krebs im Lymphsystem), Leiomyosarkome (Krebs in der glatten Speiseröhrenmuskulatur) und Metastasen (Krebs aus einem anderen Körperteil). Alle diese Arten treten bei Männern häufiger auf als bei Frauen.

Zu den Risikofaktoren für das Auftreten eines Lymphoms gehören Infektion mit dem Bakterium *Helicobacter pylori* (das bei der Entstehung von Darmgeschwüren eine Rolle spielt), Störung des Immunsystems und unabsichtliche oder durch Strahlentherapie bei Krebs in der Nähe der Speiseröhre bedingte Strahlenbelastung. Das Risiko für Metastasen in der Speiseröhre hängt davon ab, wo der Krebs seinen Ursprung hat; Leberkrebs, Brustkrebs und Hautkrebs bilden relativ oft Tochtergeschwülste in der Speiseröhre. Die Risikofaktoren für die Entstehung eines Leiomyosarkoms sind nicht bekannt.

Lymphome werden mit Chemotherapie und Bestrahlungen behandelt. Die Operation von Leiomyosarkomen kann die Symptome lindern. Eine Chemotherapie nach einer Operation kann die Überlebensrate etwas erhöhen. Da Metastasen oft die Speiseröhre verengen, wird ein Röhrchen eingesetzt oder eine Lasertherapie durchgeführt. Der Einsatz von Chemotherapie oder Bestrahlungen hängt bei Metastasen von der Art der Krebserkrankung ab, die sich auf die Speiseröhre ausgedehnt hat.

zen, Verwirrtheit und Krampfanfälle verursachen. Darmmetastasen führen möglicherweise zu Erbrechen, Blut im Stuhl und Blutarmut. Metastasen in den Nieren verursachen oft keine Symptome.

Im Spätstadium kann der Krebs die Speiseröhre vollständig verstopfen. Da Schlucken unmöglich wird, sammelt sich Sekret im Mund, was sehr belastend sein kann.

Diagnose

Speiseröhrenkrebs wird im Rahmen einer endoskopischen Untersuchung diagnostiziert. So kann der Arzt die verdächtige Stelle begutachten, Gewebe für eine mikroskopische Untersuchung entnehmen (Biopsie) und Zellen zu demselben Zweck sammeln (Bürstenzytologie). Eine Röntgenkontrastaufnahme erfolgt nur, wenn keine Endoskopie möglich ist. Der Betroffene muss dazu eine Bariumsulfatlösung trinken (»Breischluck«), die im Röntgenbild sichtbar ist, sodass die Umrisse der Speiseröhre und mögliche Hindernisse zu erkennen sind. Dabei kann aber keine Gewebeprobe entnommen werden. Mit Computertomographie, Ultraschall und einer endoskopischen Ultraschalluntersuchung kann die Ausdehnung des Tumors beurteilt werden.

Behandlung

Üblicherweise wird der Tumor chirurgisch entfernt. Dadurch bessern sich die Symptome. Auch eine Chemotherapie, möglicherweise kombiniert mit einer Strahlentherapie, kann eingesetzt werden, um die Symptome zu bessern. Schwierigkeiten beim Schlucken können große Angst bereiten. Sie lassen sich lindern, indem die Speiseröhre geweitet oder mit einem Schlauch offen gehalten wird. Der Tumor kann auch umgangen werden, indem aus einer Darmschlinge eine Umleitung geformt wird. Krebsgewebe, das die Speiseröhre blockiert, kann mit dem Laser entfernt werden.

Eine neuere Technik zur Linderung der Beschwerden ist die fotodynamische Therapie, bei der eine lichtempfindliche Substanz, die von den Krebszellen erheblich besser aufgenommen wird als von den gesunden Zellen im umliegenden Gewebe, 48 Stunden vor der Behandlung infundiert wird. Die Substanz wird von Laserlicht, das mit einem Endoskop in die Speiseröhre geleitet wird, aktiviert und zerstört das Krebsgewebe. Dadurch öffnet sich die Speiseröhre wieder. Die fotodynamische Therapie beseitigt bei Menschen, die wegen ihres schlechten Gesundheitszustands nicht operiert werden können, Hindernisse schneller als eine Strahlen- oder Chemotherapie.

Ein ausreichend ernährter Patient übersteht jede Behandlung besser als ein ausgezehrter. Betroffene, die schlucken können, können mit konzentrierter Flüssignahrung ernährt werden, sonst bekommen sie die Nahrung eine Zeit lang über eine Sonde oder über Infusionen.

Gutartige Tumoren im Magen

Da gutartige Tumoren im Magen kaum je Beschwerden oder medizinische Probleme verursachen, bleiben sie meistens unerkannt und unbehandelt. Blutende Tumoren müssen gelegentlich operativ entfernt werden.

Magenpolypen sind seltene, gutartige, runde Wucherungen, die in die Magenhöhle reichen. Weil es Krebsvorstufen sein können, werden sie meist endoskopisch entfernt. Durch das Endoskop wird die Wucherung direkt mit elektrischem Strom, Hitze oder einem sehr energiereichen Lichtstrahl behandelt.

Magenkrebs

Bei Magenkrebs handelt es sich fast immer um Adenokarzinome, die aus Drüsenzellen der Magenschleimhaut entstehen.

Es wird geschätzt, dass in Deutschland jedes Jahr etwa 18 500 Magenkrebserkrankungen neu auftreten. Damit ist Magenkrebs bei Frauen die fünfthäufigste und bei Männern die sechsthäufigste Art bösartiger Tumoren.

Ursachen und Risikofaktoren

Die Ursache von Adenokarzinomen des Magens ist nicht bekannt. Magenkrebs beginnt oft an einer Stelle, an der die Schleimhaut entzündet ist. Allerdings kann eine solche Entzündung auch die Folge der Erkrankung und nicht ihre Ursache sein. Bestimmte Nahrungsmittel, vor allem geräucherte, stehen im Verdacht, die Entstehung von Magenkrebs zu fördern.

Es wird auch diskutiert, ob Magengeschwüre zur Krebsentstehung beitragen, aber die Mehrzahl der Menschen, die an Geschwüren und Magenkrebs leiden, hatte vermutlich schon einen unerkannten Krebs, bevor die Geschwüre auftraten. *Helicobacter-pylori*-Bakterien, die bei der Entstehung von Zwölffingerdarmgeschwüren eine Rolle spielen, sind möglicherweise auch bei Magenkrebs von Bedeutung.

Magenpolypen sind vermutlich Krebsvorstufen und werden daher entfernt. Die Krebsgefahr ist besonders hoch, wenn die Polypen aus Drüsenzellen bestehen und mehr als zwei Zentimeter Durchmesser haben oder wenn mehrere Polypen vorliegen.

Auch Ernährungsfaktoren wurde eine Bedeutung für die Entstehung von Magenkrebs zugeschrieben. Dazu gehören eine salzreiche und kohlenhydratreiche Ernährung, ein hoher Anteil an Nitraten, mit denen geräucherte und gepökelte Nahrungsmittel oft versetzt sind, und ein geringer Verzehr von grünem Blattgemüse und Obst. Ob diese Faktoren tatsächlich Krebs begünstigen, ist nicht erwiesen.

Symptome

Im Frühstadium verursacht Magenkrebs keine eindeutigen Symptome und kann daher leicht übersehen werden. Die Frühsymptome von Magenkrebs, wie z. B. brennende Magenschmerzen, werden unter Umständen mit denen eines Geschwürs verwechselt. Wenn sich die Beschwerden durch die Einnahme von Medikamenten gegen Magengeschwüre nicht bessern, fällt der Verdacht auf Magenkrebs. Völlegefühl und Unwohlsein können selbst nach kleineren Mahlzeiten auftreten.

Gewichtsabnahme oder Schwäche beruhen meist auf Schwierigkeiten beim Essen oder der Unfähigkeit, bestimmte Vitamine und Mineralien aufzunehmen. Sehr leichte Blutungen, die ansonsten keine Symptome verursachen, Vitamin-B$_{12}$-Mangel und Eisenmangel aufgrund fehlender Magensäure können zu Blutarmut führen. Nur selten erbrechen die Betroffenen viel Blut oder scheiden schwarzen, klebrigen Stuhl (Teerstuhl) aus. Im fortgeschrittenen Stadium kann der Arzt unter Umständen eine Verdickung durch die Bauchdecke hindurch ertasten.

Selbst ein kleiner Magentumor kann schon im Frühstadium Tochtergeschwülste in andere Körperorgane absiedeln. Mögliche Folgen sind eine Vergrößerung der Leber, Gelbsucht, Bauchwassersucht und bösartige Hautknoten. Meta-

Seltene Arten von Magenkrebs

Ein Lymphom ist ein Krebs im Lymphsystem, der auch im Magen auftreten kann. Man nimmt an, dass das Bakterium *Helicobacter pylori* bei der Entwicklung von Lymphomen im Magen eine Rolle spielt. Eine Operation ist oft die erste Behandlung. Chemotherapie und Strahlentherapie sind bei der Behandlung von Lymphomen erfolgreicher als bei Adenokarzinomen.

Ein Leiomyosarkom ist ein Krebs der glatten Magenmuskulatur, der am besten chirurgisch behandelt wird. Wenn die Erkrankung zum Zeitpunkt der Entdeckung schon Metastasen in anderen Körperteilen gebildet hat, kann eine Chemotherapie hilfreich sein. Das neue Medikament Imatinib hat sich als wirksam erwiesen bei der Behandlung von inoperablen Leiomyosarkomen.

stasen in den Knochen führen leicht zu Knochenbrüchen.

Diagnose

Die Diagnose wird am besten endoskopisch gestellt, da man so den Magen direkt begutachten und Gewebe für eine mikroskopische Untersuchung entnehmen kann. Auch auf *Helicobacter-pylori*-Bakterien kann so geprüft werden. Röntgenkontrastaufnahmen werden kaum noch durchgeführt, weil sich kleine Tumoren im Frühstadium mit ihnen nur selten nachweisen lassen und auch keine Biopsie möglich ist.

Behandlung

Ein Karzinom, das auf den Magen beschränkt ist, wird gewöhnlich operiert. Je nach Größe des Tumors werden ein Teil des Magens oder der gesamte Magen und die Lymphknoten in der Umgebung entfernt. Chemotherapie und Bestrahlungen folgen nicht immer.

Wenn sich das Karzinom auf andere Organe ausgedehnt hat, muss die Operation so angelegt werden, dass auch die sonstigen Symptome gebessert werden. Wenn beispielsweise der Weitertransport der Nahrung am unteren Ende des Magens behindert ist, wird der Magen so mit dem Dünndarm verbunden, dass der betroffene Bereich umgangen wird.

Gutartige Tumoren im Dünndarm

Die meisten Tumoren im Dünndarm sind gutartig. Zu ihnen gehören Wucherungen von Fettzellen (Lipome), Nervenzellen (Neurofibrome), Bindegewebe (Fibrome) und Muskelzellen (Leiomyome).

Die meisten gutartigen Tumoren verursachen keine Symptome. Größere Wucherungen können jedoch dazu führen, dass Blut im Stuhl ist, dass der Darm ganz oder teilweise blockiert oder seine Durchblutung gestört ist, weil sich ein Darmabschnitt in einen anderen einstülpt (Invagination).

Wenn die Symptome darauf hindeuten, dass der Tumor am Anfang oder am Ende des Dünndarms sitzt, führt der Arzt möglicherweise eine Endoskopie durch, um den Tumor zu begutachten und Gewebe für eine mikroskopische Untersuchung zu entnehmen. In einer Röntgenkontrastaufnahme wird der ganze Dünndarm dargestellt; sie kann die Umrisse des Tumors zeigen. Eine Röntgenuntersuchung der Blutgefäße, für die ein Kontrastmittel in eine Darmarterie gespritzt wird, ist insbesondere dann

sinnvoll, wenn der Tumor blutet. Denselben Zweck erfüllt eine Szintigraphie mit radioaktivem Technetium, das in eine Darmarterie gespritzt wird; auf Röntgenbildern sieht man, wo das Technetium in den Darm ausläuft, sodass man die Blutungsstelle lokalisieren kann. Die Blutung wird dann operativ gestillt.

Kleine Geschwülste lassen sich mit dem Endoskop entweder elektrisch, mit Hitze oder mit dem Laser zerstören. Bei großen Wucherungen ist möglicherweise eine Operation erforderlich.

Dünndarmkrebs

Karzinome im Dünndarm sind sehr selten; in den USA treten sie bei weniger als 2 von 100 000 Menschen pro Jahr auf. Die häufigste Krebsart, die im Dünndarm vorkommt, ist das Adenokarzinom. Es bildet sich in den Drüsenzellen der Dünndarmschleimhaut. Patienten mit Morbus Crohn im Dünndarm haben ein erhöhtes Risiko für derartige Karzinome.

Symptome und Diagnose

Die Karzinome können einen Darmverschluss und Blutungen im Darm verursachen, was unter anderem zu folgenden Symptomen führt: Blut im Stuhl, krampfartige Bauchschmerzen, aufgeblähter Bauch und Erbrechen.

Ein Endoskop kann durch den Mund bis in den Zwölffingerdarm und den Leerdarm geführt werden, um den Tumor zu lokalisieren und Gewebe für eine mikroskopische Untersuchung zu entnehmen (Biopsie). Krebs im Krummdarm, dem unteren Abschnitt des Dünndarms, kann der Arzt manchmal erkennen, indem er ein Endoskop durch den After und den gesamten Dickdarm bis zum Krummdarm vorschiebt (Koloskopie). Röntgenkontrastaufnahmen können den gesamten Dünndarm und damit auch den Tumor zeigen. Eine Röntgenkontrastaufnahme der Darmarterien wird vor allem dann durchgeführt, wenn der Tumor blutet. Wird das radioaktive Element Technetium in die Arterie gespritzt, kann im Röntgenbild beobachtet werden, wie es in den Darm gelangt; so lassen sich blutende Stellen des Tumors erkennen. Die Blutung kann dann operativ behoben werden. Manchmal ist für die Diagnose eines Tumors im Dünndarm eine Operation auf Verdacht notwendig.

Behandlung

Die sicherste Behandlung für alle Arten von bösartigen Wucherungen besteht darin, den Tumor chirurgisch zu entfernen. Ob danach eine

Chemotherapie und Bestrahlungen durchgeführt werden, richtet sich nach der individuellen Situation.

Polypen in Dickdarm und Mastdarm

Ein Polyp ist eine Wucherung der Darmschleimhaut, die in den Darm oder Mastdarm hineinragt und gutartig oder bösartig sein kann. Polypen können sehr verschieden groß sein. Je größer der Polyp, desto größer ist das Risiko, dass er bösartig oder eine Krebsvorstufe ist. Polypen können mit oder ohne Stiel wachsen. Bei Wucherungen ohne Stiel ist es wahrscheinlicher, dass sie bösartig werden, als bei solchen mit Stiel. Adenomatöse Polypen, die vor allem aus Drüsenzellen der Dickdarmschleimhaut bestehen, können Krebsvorstufen sein.

Manche Polypenerkrankungen sind erblich angelegt, wie z. B. familiäre Polyposis, Gardner-Syndrom und Peutz-Jeghers-Syndrom. Bei familiärer Polyposis können in Dickdarm und Mastdarm schon in der Kindheit oder Jugend hundert oder mehr adenomatöse Polypen wachsen. Nahezu alle unbehandelten Betroffenen erkranken vor dem 40. Lebensjahr an Dickdarmkrebs. Beim Gardner-Syndrom treten neben Darmpolypen gutartige Tumoren in anderen Körperteilen (z. B. Schädel, Kiefer, Haut) auf. Durch das Peutz-Jeghers-Syndrom entstehen im Magen, Dünndarm, Dickdarm und Mastdarm kleine Polypen, so genannte Hamartome. Diese Polypen sind entweder von Geburt an vorhanden oder bilden sich in früher Kindheit. Das Peutz-Jeghers-Syndrom geht nicht mit einem erhöhten Darmkrebsrisiko einher. Allerdings ist das Risiko für Bauchspeicheldrüsen-, Brust-, Lungen-, Eierstock- und Gebärmutterkrebs erhöht.

Symptome und Diagnose

Polypen verursachen meist keine Beschwerden; allenfalls treten Blutungen aus dem Mastdarm auf. Ein großer Polyp kann Krämpfe, Bauchschmerzen oder einen Darmverschluss auslösen. Große Polypen mit fingerähnlichen Ausstülpungen (villöse Adenome) geben möglicherweise Wasser und Salze in den Darm ab und verursachen so starken wässrigen Durchfall, dass der Kaliumspiegel im Blut sinkt. Nur selten hängt ein Polyp mit einem langen Stiel aus dem After heraus. Patienten mit Peutz-Jeghers-Syndrom haben eine braune Haut und braune Schleimhaut, vor allem an Lippen und Zahnfleisch.

Manchmal kann der Arzt Polypen im Mastdarm ertasten, meist werden sie jedoch bei einer endoskopischen Untersuchung des unteren Dickdarms entdeckt. Wenn dabei ein Polyp sichtbar ist, wird meist der gesamte Dickdarm endoskopisch untersucht (Koloskopie). Eine solche Untersuchung ist notwendig, weil meist mehr als ein Polyp vorhanden ist und weil diese bösartig sein können. Bei der Koloskopie kann der Arzt Gewebe aus allen Stellen entnehmen, die bösartig zu sein scheinen.

Behandlung

Zunächst erhält der Betroffene Abführmittel und einen Einlauf, um den Darm zu leeren. Dann werden die Polypen im Rahmen einer Koloskopie mit einer Zange oder einer elektrischen Drahtschlinge entfernt. Dabei kann der Darm verletzt werden oder eine Blutung auftreten. Wenn der Polyp keinen Stiel hat oder nicht endoskopisch entfernt werden kann, ist unter Umständen eine Bauchoperation erforderlich.

Die entfernten Polypen werden im Labor untersucht. Stellt sich ein Polyp dabei als bösartig heraus, hängt die Behandlung davon ab, wie wahrscheinlich es ist, dass sich der Krebs schon ausgebreitet hat. Ist das Risiko gering, ist keine weitere Behandlung erforderlich. Bei einem hohen Risiko, vor allem wenn sich der Krebs bis in den Stiel des Polypen ausgebreitet hat, wird der betroffene Dickdarmabschnitt entfernt und der Darm wieder zusammengenäht.

Seltene Arten von Dünndarmkrebs

Gutartige Wucherungen (Karzinoide) können in den Drüsenzellen des Dünndarms entstehen. Karzinoide geben oft Hormone ab, die zu Durchfall und einer aufgeschwemmten Haut führen. Durch Chemotherapie und andere Medikamente lassen sich die von Karzinoiden ausgelösten Symptome beherrschen.

Lymphome können sich im mittleren Abschnitt (Leerdarm) und im unteren Abschnitt des Dünndarms (Krummdarm) entwickeln. Durch das Lymphom kann ein Darmabschnitt steif werden oder sich verlängern. Dieser Krebs ist häufiger bei Patienten mit Zöliakie. Chemotherapie und Strahlentherapie können helfen, die Symptome zu beherrschen.

Leiomyosarkome entstehen in den Muskelzellen der Dünndarmwand. Die Behandlung besteht in ihrer operativen Entfernung.

Stadien von Dickdarmkrebs

STADIUM 0: Der Krebs ist auf die innere Schicht (Oberflächenschleimhaut) des Dickdarms, die den Polypen bedeckt, begrenzt.

STADIUM 1: Der Krebs breitet sich in dem Raum zwischen der inneren Schicht und der Muskelschicht des Dickdarms aus. (Dieser Raum enthält Blutgefäße, Nerven und Lymphgefäße.)

STADIUM 2: Der Krebs dringt in die Muskelschicht und äußere Schicht des Dickdarms ein.

STADIUM 3: Die Tumorzellen sind noch weiter in das Darmgewebe hineingewachsen.

STADIUM 4 (wird hier nicht gezeigt): Der Krebs breitet sich auf andere Organe, wie Leber, Lunge, Eierstöcke oder das Bauchfell, aus.

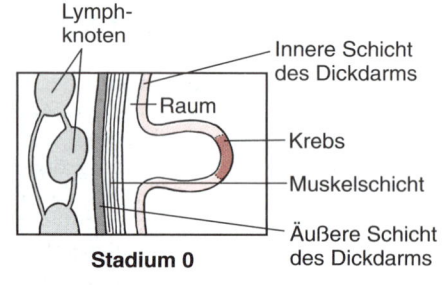

Lymphknoten — Innere Schicht des Dickdarms — Raum — Krebs — Muskelschicht — Äußere Schicht des Dickdarms

Stadium 0

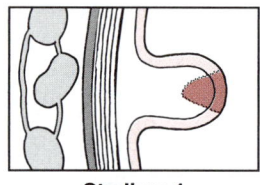

Stadium 1

Stadium 2

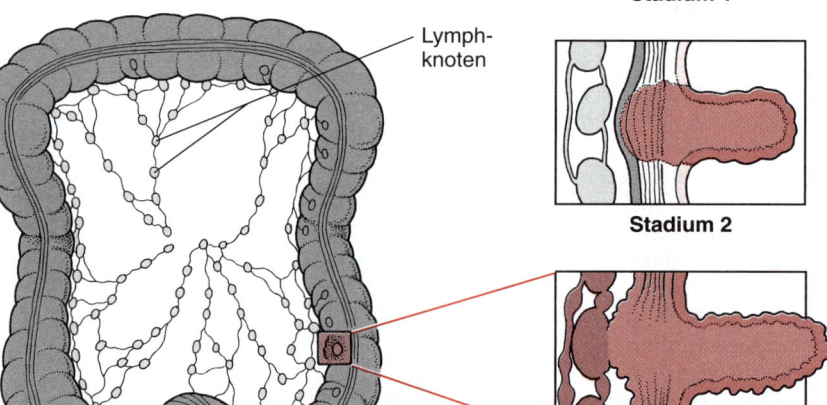

Lymphknoten

Stadium 3

Ein Jahr nach der Entfernung eines Polypen und anschließend in regelmäßigen Abständen, die der Arzt festlegt, wird der gesamte Dickdarm endoskopisch untersucht. Sollte eine solche Koloskopie aufgrund einer Verengung im Dickdarm nicht möglich sein, wird nach einem Kontrastmitteleinlauf eine Röntgenaufnahme gemacht.

Bei Patienten mit familiärer Polyposis ist die Krebsgefahr in der Regel nur zu bannen, indem Dickdarm und Mastdarm vollständig entfernt werden. Bei einigen Betroffenen verschwinden die Polypen im Mastdarm jedoch manchmal bereits, wenn allein der Dickdarm entfernt und der Dünndarm mit dem Mastdarm verbunden wird. Der verbliebene Teil des Mastdarms wird dann alle drei bis sechs Monate endoskopisch untersucht, und neu entstandene Polypen werden entfernt. Wachsen die Polypen aber zu schnell nach, muss der Mastdarm doch entfernt und ein künstlicher Darmausgang angelegt werden. Dabei wird chirurgisch eine Öffnung durch die Bauchdecke geschaffen, durch die der Dünndarminhalt in einen Plastikbeutel abfließt (Ileostomie).

Derzeit wird untersucht, ob bestimmte nichtsteroidale Entzündungshemmer das Wachstum der Polypen bei Patienten mit familiärer Polyposis hemmen können. Die Ergebnisse liegen zwar noch nicht vor, dennoch ist anzunehmen, dass die Wirkung zeitlich begrenzt ist. Sobald die Medikamente abgesetzt werden, beginnen die Polypen wieder zu wachsen.

Kolorektales Karzinom

Dickdarm- und Mastdarmkrebs (kolorektales Karzinom) sind meistens Adenokarzinome, die sich auf der Schleimhaut im Dickdarm und Mastdarm entwickeln. Dickdarmkrebs beginnt meist in Form einer knopfähnlichen Schwellung auf der Darmschleimhautwand oder auf einem Polypen. Wenn der Tumor wächst, dringt er in die Darmwand ein. Auch Lymphknoten in der Umgebung können befallen werden. Da das Blut aus der Darmwand zur Leber fließt, breitet sich der Dickdarmkrebs bald, nachdem er die benachbarten Lymphknoten erreicht hat, auf die Leber aus. Dann bilden sich in der Leber Krebsmetastasen.

In Deutschland stellen Dickdarm- und Mastdarmkrebs die zweithäufigste Krebstodesursache dar. Bei Frauen ist Darmkrebs die zweithäufigste Krebserkrankung, bei Männern die dritthäufigste. Das Erkrankungsrisiko steigt nach dem 45. Lebensjahr deutlich an; das mittlere Erkrankungsalter liegt bei Männern bei 67, bei Frauen bei 72 Jahren.

Risikofaktoren

Wenn in der Familie Dickdarmkrebs bereits häufiger vorgekommen ist, ist die Gefahr, dass weitere Familienmitglieder erkranken, erhöht. Das Risiko ist ebenfalls erhöht, wenn in der familiären Vorgeschichte familiäre Polyposis ▲ und ähnliche Erkrankungen auftauchen. Auch Menschen, die an Kolitis ulzerosa oder Morbus Crohn leiden, erkranken überdurchschnittlich häufig an Dickdarmkrebs. Das Risiko hängt davon ab, wie alt der Betroffene war, als die Krankheit begann, und wie lange sie schon anhält.

Eine fettreiche und ballaststoffarme Ernährung erhöht das Risiko. Eine erhebliche Belastung durch industrielle Krebs erregende Substanzen in Wasser und Luft kann eine Rolle spielen.

Symptome

Krebstumoren in Dick- und Mastdarm wachsen langsam und bleiben lange beschwerdelos. Die Symptome hängen von der Art, der Position und der Ausdehnung des Tumors ab.

Müdigkeit und Schwäche, die auf versteckten Blutungen beruhen, können die einzigen Symptome sein. Ein Tumor im linken, absteigenden Teil des Dickdarms führt meist eher zu einem Darmverschluss, weil dieser Darmbereich einen geringeren Durchmesser hat als der rechte und der Stuhl hier bereits halbfest ist. Tumoren wachsen im absteigenden Dickdarm oft ringförmig, sodass sich Verstopfung und häufiger Stuhlgang abwechseln. Die Betroffenen gehen oft wegen Bauchkrämpfen oder starken Bauchschmerzen und Verstopfung zum Arzt. Ein Tumor im rechten, aufsteigenden Dickdarm verursacht erst im Spätstadium einen Verschluss, weil dieser Darmabschnitt einen größeren Durchmesser hat und der Darminhalt hier noch flüssig ist. Wenn der Tumor entdeckt wird, kann er schon so groß sein, dass der Arzt ihn durch die Bauchdecke ertasten kann.

Die meisten Tumoren bluten, gewöhnlich allerdings nur leicht. Der Stuhl ist möglicherweise mit Blut beschmiert oder vermischt, aber oft ist das Blut nicht sichtbar und kann nur mit einem Labortest nachgewiesen werden ■. Bei Mastdarmkrebs sind Blutungen beim Stuhlgang in der Regel das erste Symptom. Bei Mastdarmblutungen zieht der Arzt immer Krebs in Erwägung, auch dann, wenn bekannt ist, dass der Betroffene Hämorrhoiden hat oder an Divertikulose leidet. Mastdarmkrebs kann Schmerzen beim Stuhlgang verursachen und das Gefühl, der Darm sei nicht völlig entleert worden. Das Sitzen kann Schmerzen verursachen. Allerdings bemerkt der Betroffene gewöhnlich erst dann Schmerzen durch den Tumor selbst, wenn sich dieser auf Gewebe außerhalb des Mastdarms ausgebreitet hat.

Diagnose

Dickdarmkrebs wird nur dann früh erkannt, wenn regelmäßig daraufhin untersucht wird. Darum sieht das Krebsfrüherkennungsprogramm der gesetzlichen Krankenkassen in Deutschland für Menschen ab 50 Jahren eine jährliche Untersuchung auf okkultes Blut im Stuhl (Hämokkulttest) vor. Damit das Testergebnis möglichst zuverlässig ist, sollte sich der Betroffene drei Tage vor der Stuhlprobe

▲ siehe Seite 763   ■ siehe Seite 698

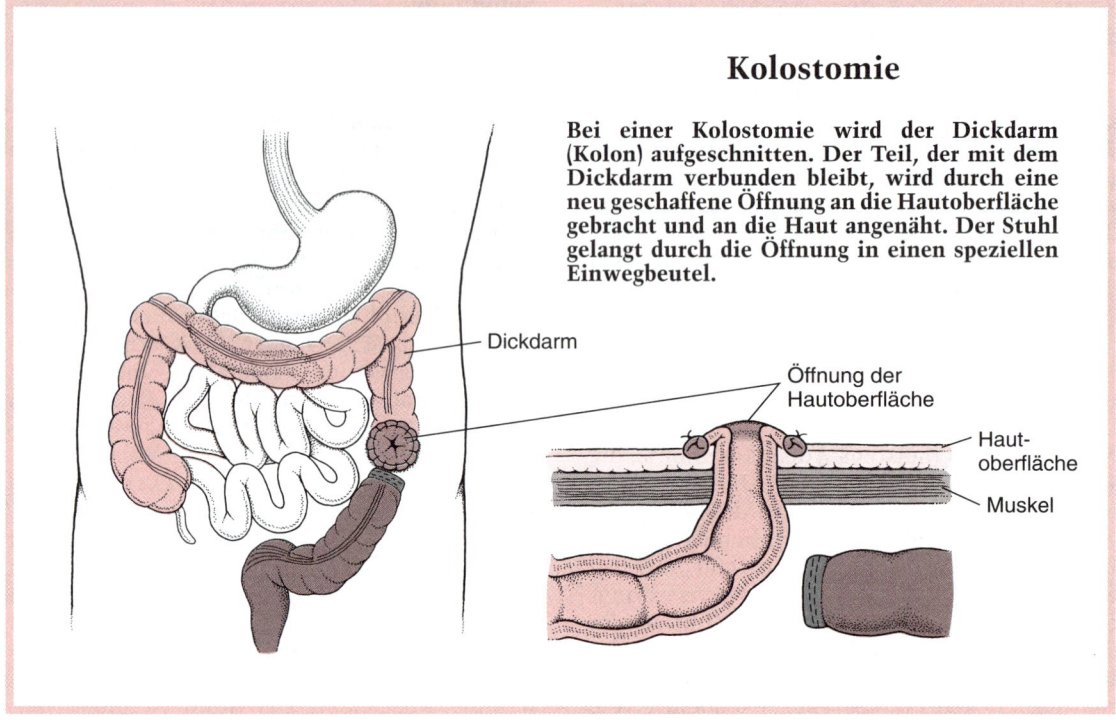

Kolostomie

Bei einer Kolostomie wird der Dickdarm (Kolon) aufgeschnitten. Der Teil, der mit dem Dickdarm verbunden bleibt, wird durch eine neu geschaffene Öffnung an die Hautoberfläche gebracht und an die Haut angenäht. Der Stuhl gelangt durch die Öffnung in einen speziellen Einwegbeutel.

Dickdarm

Öffnung der Hautoberfläche

Haut-oberfläche

Muskel

ballaststoffreich und fleischarm ernähren. Eine andere Möglichkeit ist, Stuhl zu untersuchen, den der Arzt bei einer rektalen Untersuchung gewonnen hat. Wenn bei einem dieser Tests Blut im Stuhl entdeckt wird, sind weiterführende Untersuchungen erforderlich.

Als weitere Früherkennungsuntersuchung wird allen Versicherten ab 56 Jahren eine Dickdarmspiegelung (Koloskopie) angeboten, bei der der gesamte Darm vom After her endoskopisch untersucht wird. Eine Wiederholung dieser Untersuchung ist nach zehn oder mehr Jahren vorgesehen. Bei der Spiegelung können auffällige Wucherungen, wie Polypen, gleich entfernt werden.

Blutuntersuchungen werden für die Diagnose des kolorektalen Karzinoms nicht eingesetzt, sie können aber hilfreich sein, um die Wirksamkeit der Behandlung zu überwachen. Vor der Operation ist die Blutkonzentration des carcinoembryonalen Antigens (CEA) gewöhnlich hoch, danach ist sie deutlich geringer. Wenn bei den regelmäßigen Nachuntersuchungen ein Anstieg dieses Tumormarkers auffällt, deutet das darauf hin, dass der Krebs wieder aufgetreten ist. Zwei weitere, ähnliche Krebsmarker, CA 19-9 und CA 125, sind manchmal bei einem kolorektalen Karzinom erhöht.

Behandlung

Die Behandlung von Dickdarmkrebs ist umso erfolgreicher, je früher die Erkrankung erkannt wird. Üblicherweise werden dabei der betroffene Darmabschnitt und die in der Nähe befindlichen Lymphknoten chirurgisch entfernt und der Darm wieder zusammengenäht. Wenn der Tumor die Dickdarmwand durchbohrt hat und sich auf wenige, nahe gelegene Lymphknoten ausgebreitet hat, kann im Anschluss an die Operation eine Chemotherapie durchgeführt werden.

Bei Mastdarmkrebs hängt die Operationsmethode davon ab, wie weit der Tumor vom After entfernt ist und wie tief er in die Darmwand eingedrungen ist. Wenn möglich, wird nur ein Teil des Mastdarms entfernt, sodass ein Stumpf und der After intakt bleiben. Der Mastdarmstumpf wird dann mit dem Ende des Dickdarms verbunden. Ist das nicht möglich und müssen Mastdarm und After vollständig entfernt werden, wird ein künstlicher Darmausgang angelegt (Kolostomie). Der Darminhalt läuft dann durch die Öffnung in der Bauchdecke in einen Beutel.

Wenn Mastdarmkrebs die Darmwand durchbrochen und einige Lymphknoten befallen hat, kann auf die chirurgische Entfernung des Tumors eine Chemotherapie folgen. Eine Strahlentherapie kann dazu beitragen, das Wachstum eventuell verbliebener Tumoren einzudämmen und Rückfälle hinauszuzögern.

Wenn sich ein kolorektales Karzinom auf Lymphknoten, die vom Dickdarm oder Mastdarm weit entfernt sind, auf das Bauchfell oder auf andere Organe ausgebreitet hat, kann nach der Operation eine Chemotherapie mit Fluorouracil und Levamisol erfolgen. Ist der Krebs so weit fortgeschritten, dass er sich chirurgisch nicht vollständig entfernen lässt, können zumindest die Beschwerden gelindert werden, z. B. indem Darmverschlüsse operativ behoben werden.

Wenn sich die Krebszellen ausschließlich auf die Leber ausgebreitet haben, kann man die Mittel zur Chemotherapie direkt in die Arterie spritzen, die die Leber versorgt. Eine kleine Medikamentenpumpe, die entweder unter die Haut eingepflanzt oder an einem Gürtel getragen wird, macht den Patienten relativ unabhängig von ärztlichen Einrichtungen. Wenn sich der Krebs über die Leber hinaus im Körper ausgebreitet hat, bietet diese Behandlungsmethode jedoch keine Vorteile.

Bei Patienten, die wegen ihres schlechten Allgemeinzustands nicht operiert werden können, kann der Tumor mit einem Verfahren, das Desikkation genannt wird, geschrumpft werden. Die Desikkation erfolgt entweder mit einer Sonde, die die Tumoroberfläche mit Elektrizität behandelt (Elektrokauter), oder mit einem Gerät, das den Tumor durch elektrisiertes Argon (Argonplasmakoagulator) trocknet. Beide Geräte können durch ein Koloskop eingebracht werden. Das Verfahren kann die Symptome lindern, da es die Tumormasse verringert.

Krebs am After

Ein Analkarzinom entsteht in den Hautzellen unmittelbar um den After oder in der Schleimhaut des Übergangsbereichs von After und Mastdarm. Im Gegensatz zu Dickdarm und Mastdarm, wo fast immer Adenokarzinome auftreten, ist Krebs am After meistens ein Plattenepithelkarzinom.

Die Ursache von Analkarzinomen ist unbekannt. Aufnehmender Analverkehr wird mit dieser Krebsart in Verbindung gebracht; eine Infektion mit einem bestimmten Typ des sexuell übertragbaren humanen Papillomavirus (HPV Typ 16) wurde als eine wahrscheinliche Ursache identifiziert.

Symptome und Diagnose

Bei einem Analkarzinom treten oft Blutungen beim Stuhlgang, Schmerzen und manchmal auch Juckreiz um den After auf. Etwa ein Viertel der Patienten mit Krebs am After hat keine Symptome; bei ihnen wird der Krebs bei einer Routineuntersuchung entdeckt.

Um ein Analkarzinom zu diagnostizieren, überprüft der Arzt zuerst die Haut um den After auf krankhafte Veränderungen. Die Schleimhaut im After und unteren Mastdarm wird auf Stellen abgetastet, die sich anders anfühlen als die Umgebung. Dann entnimmt der Arzt Gewebe aus dem veränderten Bereich (Biopsie) und lässt es mikroskopisch untersuchen.

Behandlung

Strahlentherapie in Kombination mit Chemotherapie kann statt oder zusätzlich zu einer Operation eingesetzt werden. Eine Operation alleine wird vermieden, um den Schließmuskel, also den Muskelring, der den After bis zum Stuhlgang verschließt, nicht zu beeinträchtigen; das könnte zum Verlust der Kontrolle über den Stuhlgang führen (Stuhlinkontinenz). Eine umfangreichere Operation ist manchmal notwendig, wenn die Ergebnisse einer Kontrollbiopsie nach der ersten Behandlung zeigen, dass der Krebs wieder aufgetreten ist.

Bauchspeicheldrüsenkrebs

Etwa 95 Prozent der bösartigen Bauchspeicheldrüsentumoren sind Adenokarzinome. Sie haben ihren Ursprung meistens in den Drüsenzellen, die den Bauchspeicheldrüsengang auskleiden, und treten in der Regel im Pankreaskopf auf, dem Teil, der dem Zwölffingerdarm am nächsten liegt.

In Deutschland erkranken jedes Jahr etwas mehr als 10 000 Personen neu an Bauchspeicheldrüsenkrebs. Die meisten sind älter als 60 Jahre. Es sind geringfügig mehr Frauen betroffen als Männer.

Symptome und Komplikationen

Pankreaskopfkarzinome können das Abfließen der Galle in den Dünndarm behindern ▲. Daher ist eine Gelbsucht aufgrund einer Blockade des Gallengangs ein typisches früh auftretendes Symptom. Bei Gelbsucht sind die Haut, das Weiße der Augen und andere Gewebe gelblich

▲ siehe Seiten 723 und 810

Seltene Arten von Bauchspeicheldrüsenkrebs

Ein Zystadenokarzinom der Bauchspeicheldrüse ist eine seltene Art von Bauchspeicheldrüsenkrebs, das aus einem mit Flüssigkeit gefüllten, gutartigen Tumor (Zystadenom) entsteht. Es verursacht oft Schmerzen im Oberbauch und kann so groß werden, dass es der Arzt durch die Bauchwand fühlen kann. Die Diagnose wird in der Regel mit Ultraschall oder Computertomographie der Bauchspeicheldrüse gestellt. Da nur ein kleiner Teil dieser Tumoren Metastasen gebildet haben bis sie behandelt werden, hat ein Zystadenokarzinom eine viel bessere Prognose als ein Adenokarzinom.

Der intraduktale Tumor ist eine kürzlich entdeckte Art von Bauchspeicheldrüsenkrebs, der durch Vergrößerung des Ausführungsgangs, übermäßige Schleimproduktion und gelegentliche Schmerzen gekennzeichnet ist. Mehr als ein Drittel dieser Tumoren sind bösartig; es ist aber noch nicht bekannt, wie sich intraduktale Tumoren entwickeln und ausbreiten. Da die diagnostischen Tests nicht zwischen den gutartigen und bösartigen Formen dieses Tumors unterscheiden können, ist eine Operation die beste Diagnose- und Behandlungsoption.

gefärbt. Gelbsucht wird von einem Juckreiz am ganzen Körper begleitet, weil sich Kristalle der Gallensalze unter der Haut ablagern. Erbrechen tritt auf, wenn der Krebs im Pankreaskopf den Übertritt des Mageninhalts in den Dünndarm behindert oder den Dünndarm selbst verengt.

Adenokarzinome im Körper (Mittelteil) oder Schwanz (dem am weitesten vom Zwölffingerdarm entfernten Teil) der Bauchspeicheldrüse verursachen meist erst dann Beschwerden, wenn der Tumor eine gewisse Größe erreicht hat. Daher hat sich zum Zeitpunkt der Diagnose bei sehr vielen Kranken der Tumor bereits über die Bauchspeicheldrüse hinaus auf benachbarte Lymphknoten, Leber oder Lunge ausgebreitet. Die ersten Anzeichen sind gewöhnlich starke Schmerzen im Oberbauch, die in den Rücken ausstrahlen, und deutlicher Gewichtsverlust.

▲ siehe Seite 783 und Abbildung Seite 784

Adenokarzinome im Körper und im Schwanz der Bauchspeicheldrüse können die Vene, die von der Milz kommt, quetschen. Dann kann sich die Milz vergrößern, und in der Nähe von Magen und Speiseröhre können Krampfadern entstehen. Wenn diese platzen, treten starke Blutungen auf, vor allem aus der Speiseröhre.

Diagnose

Eine Frühdiagnose ist schwierig, weil die Symptome erst spät auftreten und sowohl die körperliche Untersuchung als auch Bluttests normale Ergebnisse aufweisen. Bei Verdacht auf einen Bauchspeicheldrüsenkrebs ist eine Computertomographie das exakteste Diagnoseverfahren. Häufig werden auch Ultraschalluntersuchungen, Röntgenkontrastaufnahmen des Pankreasgangs (endoskopische retrograde Cholangiopankreatikographie, ERCP ▲) und Kernspintomographie durchgeführt.

Um die Diagnose zu sichern, kann der Arzt Gewebe aus der Bauchspeicheldrüse entnehmen (Biopsie) und mikroskopisch untersuchen lassen. Für die Gewebeprobe wird unter CT- oder Ultraschallsicht eine Nadel durch die Haut eingeführt. Dabei wird der Tumor aber oft verfehlt, und es können Krebszellen entlang des Einstichkanals der Nadel verbreitet werden. Möglicherweise wird auch eine Gewebeprobe aus der Leber entnommen, um festzustellen, ob sich der Krebs bereits ausgebreitet hat. Wenn die Testergebnisse normal sind, sich der Verdacht auf ein Adenokarzinom der Bauchspeicheldrüse aber nicht hat ausräumen lassen, wird möglicherweise operiert, um festzustellen, worauf die Symptome beruhen.

Behandlung

Bauchspeicheldrüsenkarzinome werden nach Möglichkeit operiert. Dabei wird entweder nur die Drüse oder zusätzlich noch der Zwölffingerdarm entfernt. Eine zusätzliche Chemotherapie und Bestrahlungen verbessern die Behandlungsergebnisse nicht unbedingt.

Leichte Schmerzen werden mit Azetylsalizylsäure oder Parazetamol behandelt, bei starken Schmerzen im Oberbauch sind opioide Schmerzmittel, wie Kodein oder Morphin, notwendig. Bei sehr starken Schmerzen kann eine Injektion zur Nervenblockade die Schmerzwahrnehmung ausschalten. Die fehlenden Verdauungsenzyme der Bauchspeicheldrüse können als Medikament eingenommen werden. Wenn sich durch die Erkrankung oder die Behandlung ein Diabetes einstellt, muss Insulin gespritzt werden.

Eine Blockade des Galleflusses kann eine Zeit lang gelindert werden, indem in den unteren Abschnitt des Ganges, der die Galle aus Leber und Gallenblase ableitet, ein Röhrchen (Stent) eingesetzt wird. Letztlich wird der Tumor aber meist den Gang ober- und unterhalb des Stents verstopfen. Alternativ dazu kann chirurgisch einen Kanal geschaffen werden, der die Blockade umgeht. Ein Dünndarmverschluss kann z. B. mit einem Kanal, der den Magen mit einem Dünndarmabschnitt nach dem Verschluss verbindet, umgangen werden.

Andere Tumoren der Bauchspeicheldrüse

INSULINOM

Ein Insulinom ist ein seltener Tumor der Bauchspeicheldrüse, der das Hormon Insulin produziert, das den Blutzuckerspiegel senkt. Nur zehn Prozent aller Insulinome sind bösartig.

Symptome

Die Symptome eines Insulinoms beruhen auf dem niedrigen Blutzuckerspiegel (Unterzuckerung, Hypoglykämie). Sie treten meist morgens auf, weil der Betroffene dann längere Zeit nichts gegessen hat. Zu den Symptomen gehören Schweißausbrüche, Zittern, Herzklopfen, Nervosität, Schwächezustände und großer Hunger. Weitere Symptome sind Kopfschmerzen, Verwirrtheit, Sehstörungen, unsicherer Gang und merkliche Persönlichkeitsveränderungen. Der niedrige Blutzuckerspiegel kann sogar zum Verlust des Bewusstseins, zu Krampfanfällen und zum Koma führen.

Diagnose und Behandlung

Die Diagnose eines Insulinoms kann schwierig sein. Der Betroffene muss dazu mindestens 24 Stunden lang fasten, manchmal bis zu 72 Stunden, und wird genau überwacht, meist im Krankenhaus. Nach dieser Zeit treten die Symptome in der Regel auf, und es werden Zucker- und Insulinspiegel im Blut bestimmt. Ein sehr niedriger Blutzuckerspiegel und ein hoher Insulinspiegel weisen auf ein Insulinom hin. Dessen Position muss genau bestimmt werden. Dazu werden Ultraschalluntersuchungen, eine Computertomographie und eine Röntgenkontrastaufnahme der Arterien (Arteriographie) durchgeführt. Manchmal lässt sich der Sitz des Tumors jedoch nur bei einem chirurgischen Eingriff ermitteln.

Die Behandlung besteht darin, das Insulinom zu entfernen. Gelingt das nicht vollständig, und bestehen die Symptome weiter, können Medikamente wie z. B. Streptozocin oder Octreotid helfen.

GASTRINOM

Ein Gastrinom ist ein Tumor in der Bauchspeicheldrüse oder im Zwölffingerdarm, der große Mengen des Hormons Gastrin produziert. Dieses regt den Magen dazu an, Säure und Enzyme abzusondern; dadurch bilden sich Geschwüre (peptische Ulzera).

Meist gibt es in der Bauchspeicheldrüse und der Umgebung mehrere Tumoren. Etwa die Hälfte von ihnen ist bösartig. Manchmal treten Gastrinome im Rahmen der multiplen endokrinen Neoplasie auf, einer angeborenen Krankheit, bei der sich in verschiedenen Hormondrüsen Tumoren bilden, so auch in den Insulin produzierenden Zellen der Bauchspeicheldrüse.

Symptome und Diagnose

Die große Menge Gastrin, die das Gastrinom ausschüttet, ruft Symptome wie beim Zollinger-Ellison-Syndrom ▲ hervor. Dazu gehören mittlere bis starke Bauchschmerzen aufgrund der aggressiven, säurebedingten Geschwüre in Magen, Zwölffingerdarm und anderen Darmabschnitten. Allerdings hat etwa ein Viertel der Patienten mit Zollinger-Ellison-Syndrom zum Zeitpunkt der Diagnose kein Geschwür. Die Geschwüre können die Magen- bzw. Darmwand durchbrechen, bluten und den Darm blockieren; dies kann lebensbedrohlich sein. Bei über der Hälfte der Erkrankten sind die Symptome durch die Gastrinome jedoch nicht schlimmer, als wenn die Geschwüre eine andere Ursache haben. Bei 25 bis 40 Prozent der Betroffenen ist Durchfall das erste Symptom.

Wenn jemand häufig Magen- bzw. Darmgeschwüre hat oder mehrere Geschwüre gleichzeitig, die nicht auf die üblichen Behandlungsmethoden ansprechen, besteht der Verdacht auf ein Zollinger-Ellison-Syndrom. Mit einer Blutuntersuchung lässt sich der stark erhöhte Gastrinspiegel zuverlässig nachweisen. Magensaftproben, die über einen dünnen Schlauch, der durch die Nase in den Magen gelegt wird, entnommen werden, enthalten sehr viel Säure. Es kann schwierig sein, die Tumoren zu lokalisie-

▲ siehe Seite 710

ren, weil es meist viele kleine sind. Daher setzt man verschiedene bildgebende Verfahren ein, z. B. Computertomographie, Ultraschall- und Röntgenaufnahmen der Blutgefäße (Arteriographie).

Behandlung

Hoch dosierte Protonenpumpenhemmer ▲, wie z. B. Omeprazol, können die Säurekonzentration wirksam verringern und die Symptome vorübergehend lindern. Ein Teil derjenigen, die nicht an der angeborenen multiplen endokrinen Neoplasie leiden, können durch eine Operation geheilt werden. Wenn diese Maßnahmen versagen, muss möglicherweise der Magen vollständig entfernt werden. Diese Operation beseitigt zwar nicht die Tumoren, da aber das Gastrin nun nicht mehr auf den Magen einwirken kann, verschwinden die Symptome. Nach der Operation müssen regelmäßig Eisen und Kalzium eingenommen und Vitamin B$_{12}$ gespritzt werden.

Wenn sich bösartige Tumoren auf andere Körperteile ausgebreitet haben, kann eine Chemotherapie dazu beitragen, die Zahl der Tumorzellen und den Gastrinspiegel zu verringern.

GLUKAGONOM

Ein Glukagonom ist ein Tumor der Bauchspeicheldrüse, der das Hormon Glukagon produziert. Dadurch erhöht sich der Blutzuckerspiegel; das ruft einen charakteristischen Hautausschlag hervor.

Der größte Teil der Glukagonome ist bösartig. Allerdings wachsen sie nur langsam. Die Symptome setzen etwa im Alter von 50 Jahren ein. Die meisten Betroffenen sind Frauen.

Symptome und Diagnose

Ein hoher Glukagonspiegel löst die Symptome eines Diabetes mellitus aus. Oft nehmen die Betroffenen ab. Das deutlichste Zeichen der Erkrankung ist aber ein schuppiger, rotbrauner Hautausschlag. Er beginnt in der Leiste und wandert zu Gesäß, Unterarmen und Beinen. Die Zunge ist glatt, glänzend und leuchtend orange, oft sind die Mundwinkel eingerissen. Blutuntersuchungen können eine Blutarmut und niedrige Blutfettwerte nachweisen.

Die Diagnose ergibt sich durch den Nachweis des hohen Glukagonspiegels im Blut; der Sitz des Tumors wird dann durch eine Röntgenaufnahme der Blutgefäße (Arteriographie ■) und eine Bauchoperation bestimmt.

Behandlung

Im Idealfall wird der Tumor chirurgisch entfernt, und die Symptome verschwinden vollständig. Ist das jedoch nicht möglich oder hat sich der Tumor bereits ausgebreitet, senkt eine Chemotherapie unter Umständen den Glukagonspiegel und lindert die Symptome. Das Medikament Octreotid kann den Glukagonspiegel ebenfalls senken und Hautausschlag sowie Appetitlosigkeit beseitigen, sodass die Betroffenen wieder zunehmen. Allerdings kann Octreotid den Blutzuckerspiegel auch weiter in die Höhe treiben. Gegen den Hautausschlag können Zinksalben aufgetragen werden. Manchmal wird der Ausschlag behandelt, indem man Aminosäuren und Fettsäuren infundiert.

KAPITEL 132

Notfälle

Bestimmte Erkrankungen des Verdauungstrakts können lebensbedrohlich sein und erfordern eine sofortige Behandlung – oftmals eine Operation. In der Regel begleiten starke Bauchschmerzen diese Notfälle. Wenn jemand Bauchschmerzen hat, muss der Arzt entscheiden, ob eine Notoperation erforderlich ist, um das Problem zu erkennen und gleichzeitig zu behandeln, oder ob die Operation warten kann, bis die Ergebnisse der diagnostischen Tests vorliegen. Eine Notoperation erfolgt, wenn die Bauchschmerzen durch einen Darmverschluss, beim Durchbruch

▲ siehe Seite 709 und Tabelle Seite 711
■ siehe Seite 783

eines Organs, wie z.B. der Gallenblase, des Blinddarmfortsatzes oder des Darmes, oder durch einen Abszess verursacht werden.

Blutungen im Verdauungstrakt

Blutungen können aus verschiedenen Gründen überall im Verdauungstrakt auftreten, vom Mund bis zum After. Das Blut kann im Stuhl oder Erbrochenen sichtbar sein; ist es versteckt (okkult), kann es nur mit Labortests nachgewiesen werden.

Manchmal gibt es in Magen und Darm unnatürliche Verbindungen zwischen Arterien und Venen. Diese fehlgebildeten Blutgefäße sind brüchig, platzen leicht auf und bluten immer wieder, vor allem bei älteren Menschen auch stärker. Die Venen in der Speiseröhre können zu Krampfadern (Ösophagusvarizen) werden, die brüchig sind und leicht bluten ▲.

Medikamente, wie Azetylsalizylsäure und nichtsteroidale Entzündungshemmer, können den Verdauungstrakt reizen und Blutungen auslösen. Gerinnungshemmer und Medikamente, die Blutgerinnsel auflösen, wie z.B. Streptokinase und Gewebeplasminogen-Aktivator, können ebenso zu Blutungen im Verdauungstrakt führen.

Symptome

Mögliche Symptome sind blutiges Erbrechen (Hämatemesis), schwarzer, klebriger Stuhl (Teerstuhl) und hellrote Blutbeimengungen im Stuhl (Blutstuhl). Teerstuhl ist meist die Folge von Blutungen weit oben im Verdauungstrakt – z.B. im Magen oder Zwölffingerdarm; die schwarze Farbe des Bluts ist durch die Wirkung von Magensäure und Enzymen bedingt. Eine einzige heftige Blutung kann bis zu eine Woche lang Teerstuhl hervorrufen, anhaltende Teerstühle bedeuten also nicht unbedingt, dass es ständig blutet.

Länger anhaltende Blutungen können Symptome einer Blutarmut auslösen, z.B. leichte Ermüdbarkeit und eine außergewöhnlich blasse Gesichtsfarbe. Wenn solche Symptome fehlen, stellt der Arzt aber vielleicht fest, dass der Blutdruck ungewöhnlich stark abfällt, wenn sich der Betroffene aus dem Liegen aufrichtet.

Symptome, die auf einen schweren Blutverlust hindeuten, sind u.a. schneller Herzschlag, niedriger Blutdruck und geringe Harnproduktion. Hände und Füße der Betroffenen sind möglicherweise kalt und feucht. Die aufgrund des Blutverlusts verminderte Durchblutung des

URSACHEN VON BLUTUNGEN	
SITZ	URSACHE
Speiseröhre	Gewebeeinriss
	Reizung (Speiseröhrenentzündung)
	Ösophagusvarizen
	Krebs
Magen	Geschwür
	Gutartiger oder bösartiger Tumor
	Reizung (Gastritis)
	Reißen unnatürlicher Gefäßverbindungen zwischen Venen und Arterien (arteriovenöse Fehlbildung)
Dünndarm	Zwölffingerdarmgeschwür
	Gutartiger oder bösartiger Tumor
	Arteriovenöse Fehlbildung
Dickdarm	Krebs
	Polypen
	Chronisch entzündliche Darmerkrankungen (Morbus Crohn und Kolitis ulzerosa)
	Divertikelkrankheit
	Arteriovenöse Fehlbildung
	Gestörter Blutfluss (ischämische Kolitis)
Mastdarm	Krebs
	Gutartiger Tumor
After	Hämorrhoiden
	Gewebeeinriss
Im gesamten Verdauungstrakt	Fremdkörper

Gehirns kann zu Verwirrtheit, Orientierungslosigkeit, Schlaflosigkeit und sogar zu einem Schock ■ führen.

Die Symptome eines schweren Blutverlusts sind verschieden, je nachdem, ob noch andere Krankheiten vorliegen. Wenn jemand beispielsweise an einer Erkrankung der Herzkranzgefäße leidet, treten vielleicht plötzlich Brustschmerzen oder Symptome eines Herzinfarkts auf. Die Symptome anderer Krankheiten – Herzver-

▲ siehe Seite 788   ■ siehe Seite 135

sagen, Bluthochdruck, Lungenkrankheiten und Nierenversagen – können sich verschlimmern. Bei Patienten mit Leberkrankheiten können Darmblutungen dazu führen, dass sich Giftstoffe ansammeln, was wiederum Veränderungen der Persönlichkeit, des Bewusstseins und der geistigen Fähigkeiten hervorruft (Leberenzephalopathie ▲).

Diagnose

Nach der Überprüfung der Symptome und der Untersuchung einer Stuhlprobe kann der Arzt eine Blutung im Verdauungstrakt vermuten. Wenn das Blut im Stuhl nicht sichtbar ist, kann die Substanz Guajak zugesetzt werden, um das verborgene Blut ■ nachzuweisen. Möglicherweise ist es notwendig, eine Probe mit Mageninhalt zu entnehmen; wenn kein Erbrochenes vorhanden ist, das auf Blut getestet werden kann, muss der Arzt durch den Mund eine Magensonde einführen, um die Probe zu entnehmen.

Sobald feststeht, dass es eine Blutung gab oder noch immer gibt, untersucht der Arzt den Mastdarm, um Hinweise auf den Ursprung der Blutung zu bekommen. Dabei achtet der Arzt auf Hämorrhoiden, Schleimhautrisse und Tumoren. Weitere Untersuchungen, wie Röntgenaufnahmen und Endoskopie, hängen dann davon ab, ob der Arzt die Blutungsquelle im oberen Verdauungstrakt (Speiseröhre, Magen und Zwölffingerdarm) oder im unteren Verdauungstrakt (unterer Dünndarm, Dickdarm, Mastdarm und After) vermutet.

Das Wissen um die Symptome, die den Blutungen vorausgingen, kann bei der Suche nach der Ursache helfen. Bauchschmerzen, die durch Essen oder Antazida vergehen, weisen auf ein Magen- oder Zwölffingerdarmgeschwür hin. Blutende Geschwüre sind aber oft nicht schmerzhaft. Der Arzt wird auch nach dem Gebrauch von Azetylsalizylsäure und nichtsteroidalen Entzündungshemmern, die die Magenschleimhaut schädigen können, fragen.

Bei Blutungen im Verdauungstrakt wird – wenn der Betroffene ohne erkennbaren Grund keinen Appetit hat und abnimmt – auch geprüft, ob Krebs die Ursache ist. Schwierigkeiten beim Schlucken können ein Hinweis auf Speiseröhrenkrebs oder eine Verengung der Speiseröhre sein. Sehr heftiges Erbrechen und Würgen unmittelbar vor der Blutung deuten auf einen Riss in der Speiseröhre hin, allerdings übergibt

sich nur etwa die Hälfte der Patienten mit solch einem Riss. Verstopfung oder Durchfall verbunden mit Blutungen oder verborgenem Blut im Stuhl können durch Tumoren oder einen Polyp im Dickdarm verursacht werden, vor allem, wenn die Betroffenen älter sind als 45 Jahre. Frisches Blut auf der Oberfläche des Stuhles kann von Hämorrhoiden oder einer Erkrankung des Mastdarms stammen.

Zu wissen, dass der Betroffene bestimmte andere Krankheiten hat, kann bei der Suche nach der Ursache helfen. Beispielsweise haben Patienten mit einer Leberkrankheit eher arteriovenöse Fehlbildungen im Magen und Krampfadern in der Speiseröhre.

Behandlung

Bei dem größten Teil der Betroffenen kann der Körper die Blutungen im Verdauungstrakt selbst stoppen, oder sie sind nicht schwerwiegend. Wenn sie jedoch anhalten oder plötzlich ein erheblicher Blutverlust auftritt, werden die Patienten ins Krankenhauses eingeliefert.

Bei einem großen Blutverlust werden Flüssigkeiten über Infusionen zugeführt, möglicherweise sind sogar Bluttransfusionen notwendig. Nach einer Transfusion wird der Patient genau auf Hinweise für eine anhaltende Blutung, wie z. B. erhöhten Puls, Blutdruckabfall oder Blutverlust über den Mund oder After, beobachtet.

Blutungen aus Krampfadern in der Speiseröhre können auf verschiedene Weise behandelt werden. Eine Möglichkeit ist die Venenverödung, bei der eine Substanz in die blutenden Venen gespritzt wird, die eine Entzündung und Vernarbung der Venen auslöst.

Bei einer anderen Methode werden die Krampfadern im Rahmen einer Endoskopie mit Gummibändern abgebunden. Eine dritte Möglichkeit, die nur noch selten angewendet wird, ist, eine Ballonsonde durch den Mund in die Speiseröhre einzuführen und den Ballon aufzublasen, um Druck auf die blutenden Stellen auszuüben und sie so zu verschließen.

Magenblutungen können oft endoskopisch gestillt werden, indem das blutende Gefäß elektrisch verödet oder eine Substanz eingespritzt wird, die das Blut vor Ort gerinnen lässt. Falls diese Maßnahmen scheitern, ist möglicherweise eine Operation erforderlich.

Blutungen im unteren Darmtrakt erfordern gewöhnlich keine Notfallbehandlung, es sei denn, der Patient verliert in kurzer Zeit viel Blut. Möglicherweise müssen eine Endoskopie oder Untersuchungen mit Radioisotopen durchgeführt werden.

▲ siehe Seite 789   ■ siehe Seite 698

Abszesse im Bauchraum

Ein Abszess ist eine Eitertasche, die meist durch eine bakterielle Infektion entsteht.

Abszesse im Bauchraum können unter dem Zwerchfell, in der Mitte des Bauches oder hinter der Bauchhöhle entstehen. Abszesse können sich auch innerhalb oder um jedes Bauchorgan, wie z. B. Nieren, Milz, Bauchspeicheldrüse, Leber oder Prostata bilden. Die Ursachen von Abszessen sind oft Verletzungen, Infektionen, das Platzen des Darmes oder Infektionen in anderen Bauchorganen.

Ursachen und Symptome

Unter dem Zwerchfell kann ein Abszess entstehen, wenn eine infektiöse Flüssigkeit (z. B. aus einem geplatzten Wurmfortsatz) durch den Druck der Bauchorgane und den Sog, der durch die Bewegung des Zwerchfells beim Atmen entsteht, nach oben gezogen wird. Die Symptome sind Husten, Schmerzen beim Atmen und in einer Schulter – ein Beispiel für übertragenen Schmerz, der auftritt, weil die Schulter und das Zwerchfell vom gleichen Nervenstrang versorgt werden und das Gehirn die Schmerzquelle falsch interpretiert ▲.

Abszesse im Mittelbauch können durch einen geplatzten Wurmfortsatz oder Darm, chronisch entzündliche Darmerkrankungen, Divertikelkrankheit und eine Bauchwunde entstehen. Der Bauch ist im Bereich um den Abszess schmerzhaft.

Abszesse im Beckenbereich können durch die gleichen Krankheiten entstehen wie Abszesse im Mittelbauch und durch gynäkologische Infektionen. Die Symptome können von Bauchschmerzen über Durchfällen durch Darmreizungen bis zu häufigem Harndrang wegen einer Blasenreizung gehen.

Abszesse hinter der Bauchhöhle (retroperitoneale Abszesse) liegen hinter dem Bauchfell – der Membran, die die Bauchhöhle und Organe umgibt. Die Ursachen sind ähnlich wie die von Abszessen im Bauchraum, z. B. Entzündung und Infektion des Wurmfortsatzes (»Blinddarmentzündung«) und Bauchspeicheldrüsenentzündung. Schmerzen treten meistens im Kreuzbereich auf und verschlechtern sich, wenn der Betroffene das Bein bewegt.

Üblicherweise bilden sich Abszesse in der Bauchspeicheldrüse nach einer akuten Bauchspeicheldrüsenentzündung. Die Symptome, wie Fieber, Bauchschmerzen, Übelkeit und Erbrechen, beginnen oft etwa eine Woche, nachdem sich der Patient von der Bauchspeicheldrüsenentzündung erholt hat.

Leberabszesse können von Bakterien und Amöben (einzelligen Parasiten) verursacht werden. Bakterien können von einer infizierten Gallenblase, einer penetrierenden oder stumpfen Wunde, einer Infektion im Bauch, z. B. einem nahe gelegenen Abszess und von einem anderen Organ mit dem Blut in die Leber gelangen.

Abszesse in der Milz werden durch eine Infektion verursacht, die mit dem Blut die Milz erreicht, durch eine Verletzung der Milz und durch die Ausbreitung einer Infektion von einem Abszess in der Nähe, wie z. B. unter dem Zwerchfell. Schmerzen können in der linken Seite des Bauches, im Rücken und in der linken Schulter auftreten.

Diagnose und Behandlung

Bei einem Abszess sind Fehldiagnosen möglich, weil die Symptome häufig durch nicht so schwerwiegende Probleme verursacht werden. Wenn jemand einen Abszess hat, zeigen Bluttests oft eine ungewöhnlich große Zahl weißer Blutkörperchen. Mit Röntgenaufnahmen, Ultraschall, Computer- und Kernspintomographie kann ein Abszess von z. B. Tumoren oder Zysten unterschieden werden, sowie seine Größe und Position bestimmt werden. Da Abszesse und Tumoren oft die gleichen Symptome verursachen und bei bildgebenden Verfahren ähnliche Ergebnisse bringen, kann eine definitive Diagnose erst durch die mikroskopische Untersuchung einer Eiterprobe oder des chirurgisch entfernten Abszesses erfolgen.

Bei fast allen Patienten mit einem Abszess im Bauchraum muss der Eiter chirurgisch oder mit einer Nadel entfernt werden. Die Nadel wird unter Ultraschall- oder CT-Kontrolle gesetzt. Antibiotika werden in der Regel zusammen mit einer Drainage eingesetzt, um zu verhindern, dass sich die Infektion ausbreitet und um die Infektion vollständig zu beseitigen. Wenn im Labor der Infektionserreger bestimmt wurde, kann danach das wirksamste Antibiotikum ausgewählt werden. Allerdings heilen Antibiotika nur selten einen Abszess ohne Drainage.

Mechanischer Darmverschluss

Bei einem mechanischen Darmverschluss (Ileus) wird der Darminhalt überhaupt nicht meh

---

▲ siehe Seite 431

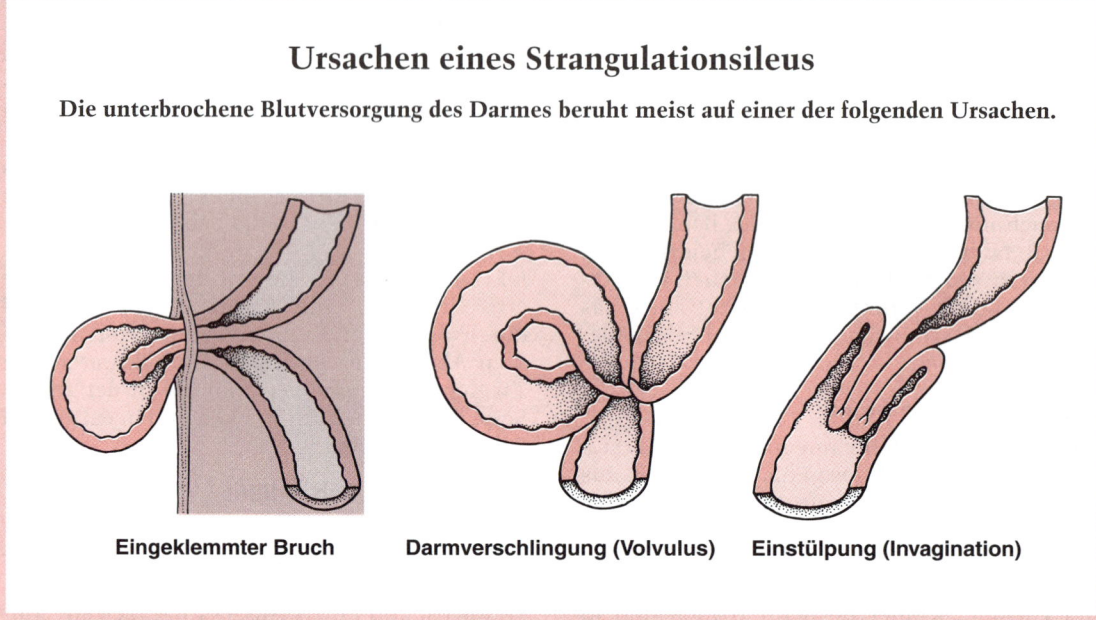

Ursachen eines Strangulationsileus

Die unterbrochene Blutversorgung des Darmes beruht meist auf einer der folgenden Ursachen.

Eingeklemmter Bruch | **Darmverschlingung (Volvulus)** | **Einstülpung (Invagination)**

oder nur bedingt weiterbefördert, weil der Darm durch ein Hindernis blockiert ist.

Ein Verschluss kann überall im Darm auftreten. Der Darmabschnitt oberhalb des Verschlusses funktioniert weiter. Wenn er sich mit Nahrung, Flüssigkeit, Verdauungssäften und Gas füllt, dehnt er sich aus. Die Schleimhaut schwillt an und entzündet sich. Ohne Behandlung kann der Darm platzen, sein Inhalt in die Bauchhöhle fließen und dort zu Infektionen und Entzündungen führen.

Bei Neugeborenen und Säuglingen ist die Ursache für den Darmverschluss in der Regel eine angeborene Störung, ein harter Klumpen Kindspech oder eine Verdrehung des Darmes.

Bei Erwachsenen kann ein Zwölffingerdarmverschluss auf Bauchspeicheldrüsenkrebs beruhen, auf Narben von Geschwüren, früheren Operationen, Morbus Crohn und auf Verwachsungen, bei denen Bindegewebestränge den Darm umschließen. Ein Verschluss kann auch auftreten, wenn sich ein Teil des Darmes ausstülpt, z. B. durch eine Schwachstelle in der Bauchmuskulatur (Leistenbruch), und dort festsitzt. Nur selten sind ein Gallenstein, verklumpte Speisereste oder eine Ansammlung von Würmern die Ursache.

Im Dickdarm führt häufig ein bösartiger Tumor zu einem Verschluss. Infolge von Vernarbung und Verwachsungen tritt ein Verschluss

leichter nach einer Darmoperation auf. Ein harter Stuhlklumpen kann den Dickdarm ebenfalls blockieren.

Wenn der Verschluss die Durchblutung des Darmes stört, bezeichnet man dies als Strangulationsileus. Bei etwa einem Viertel der Dünndarmverschlüsse tritt eine Strangulation auf. Gewöhnlich beruht sie darauf, dass sich ein Teil des Darmes ausgestülpt hat (Leistenbruch) und nun in dieser Ausbuchtung festsitzt (eingeklemmter Bruch), dass sich eine Darmschlinge verdreht hat (Volvulus) oder dass sich ein Darmabschnitt in einen anderen eingestülpt hat (Invagination). Das nicht mehr durchblutete Gewebe kann innerhalb von Stunden absterben; es bildet sich eine so genannte Gangrän. Dabei kann das betroffene Organ aufbrechen; dann entzündet sich das Bauchfell, das den Bauchraum auskleidet, und infiziert sich. Unbehandelt kann dies tödlich enden. Darum muss bei einem Darmverschluss notfallmäßig eingegriffen werden.

Symptome und Diagnose

Symptome für einen Darmverschluss sind krampfartige Bauchschmerzen, ein aufgeblähter Bauch und Appetitlosigkeit. Die Schmerzen werden immer stärker und treten ohne Pause auf. Erbrechen – ein häufiges Symptom – beginnt bei einem Dickdarmverschluss später als bei einem Dünndarmverschluss. Ein vollständiger Verschluss kann starke Verstopfung hervorrufen, während bei einem teilweisen Verschluss Durchfall auftreten kann. Häufig kommt Fieber hinzu, insbesondere, wenn die Darmwand geplatzt ist. Eine solche Perforation führt rasch zu einer schweren Entzündung und Infektion, die einen Schock ▲ auslösen kann.

Der Arzt untersucht den Bauch auf Schmerzempfindlichkeit und auffällige Schwellungen und Verdickungen. Die Geräusche, die ein funktionierender Darm produziert und die man mit dem Stethoskop hören kann, sind möglicherweise sehr laut oder fehlen völlig. Wenn eine Perforation zu einer Bauchfellentzündung geführt hat, hat der Betroffene Schmerzen, wenn der Arzt auf die Bauchdecke drückt; die Schmerzen verstärken sich, wenn der Druck plötzlich nachlässt (Loslassschmerz).

Röntgenbilder zeigen unter Umständen erweiterte Darmschlingen, die Aufschluss über den Sitz des Verschlusses geben. Das Röntgenbild zeigt Luft im Bauchraum oder unter dem Zwerchfell – ein Zeichen für eine Perforation.

Behandlung

Bei Verdacht auf Darmverschluss wird der Betroffene im Krankenhaus behandelt. Meist wird ein Schlauch durch die Nase in den Magen oder Darm gelegt, um deren Inhalt oberhalb des Verschlusses abzusaugen. Über eine Infusion werden Flüssigkeit und Salze gegeben, um Verluste durch Erbrechen und Durchfall auszugleichen.

Manchmal löst sich ein Verschluss ohne weitere Behandlung von selbst wieder, vor allem wenn eine Verwachsung die Ursache ist. Wenige Störungen, z. B. ein verdrehter Darmabschnitt im unteren Dickdarm, lassen sich mithilfe eines Endoskops, das durch den After eingeführt wird, oder mit einem Kontrastmitteleinlauf, der den Darm füllt, beheben. In aller Regel wird jedoch so bald wie möglich operiert. Die Ursache des Verschlusses bestimmt, ob der Chirurg die Blockade ohne Entfernung des betroffenen Darmabschnitts lösen kann.

Funktioneller Darmverschluss

Funktioneller Darmverschluss (Darmlähmung, paralytischer Ileus) bedeutet, dass die normalen Muskelkontraktionen der Darmwand vorübergehend aussetzen.

Bei einem funktionellen Darmverschluss wird ebenso wie bei einem mechanischen der Darminhalt nicht mehr weiterbefördert. Im Gegensatz zum mechanischen Darmverschluss platzt beim funktionellen jedoch der Darm nur selten.

Ein funktioneller Darmverschluss tritt häufig 24 bis 72 Stunden nach einer Bauchoperation auf. Andere Ursachen können eine Infektion, ein Blutgerinnsel im Bauchraum, Durchblutungsstörungen des Darmes aufgrund von Gefäßverkalkung und eine Verletzung einer Darmarterie oder -vene sein. Auch eine Störung außerhalb des Darmes kann einen funktionellen Darmverschluss auslösen, z. B. Nierenversagen und Störungen im Salzhaushalt des Körpers, wie ein geringer Kaliumspiegel oder ein erhöhter Kalziumspiegel im Blut. Als weitere Ursachen kommen Medikamente, wie z. B. opiathaltige Schmerzmittel und Anticholinergika ■, oder eine Schilddrüsenunterfunktion infrage.

Symptome und Diagnose

Die Symptome eines funktionellen Darmverschlusses sind ein aufgeblähter Bauch, Erbrechen, starke Verstopfung und Krämpfe.

Der Arzt hört mit dem Stethoskop kaum oder gar keine Darmgeräusche. Eine Röntgenaufnahme des Bauchraums zeigt erweiterte Darmschlingen. Manchmal wird der Dickdarm endoskopisch untersucht (Koloskopie).

Behandlung

Gase und Flüssigkeiten, die sich infolge des Verschlusses im Darm ansammeln, müssen entfernt werden. Manchmal geschieht das, indem ein Schlauch durch den After in den Dickdarm eingeführt wird. Außerdem wird ein Schlauch durch die Nase in den Magen oder Dünndarm eingeführt, um deren Inhalt abzusaugen und den Verdauungstrakt vom Druck zu entlasten. Der Betroffene darf weder essen noch trinken, bis sich die Darmlähmung gibt. Bis dahin werdem Flüssigkeit und Salze über Infusionen verabreicht.

Blinddarmentzündung

Bei der «Blinddarmentzündung» (Appendizitis) ist nicht der eigentliche Blinddarm entzündet, sondern der so genannte Wurmfortsatz, der am Blinddarm hängt.

Der Wurmfortsatz (Appendix) ist eine kleine, fingerähnliche Ausstülpung des Blinddarms. Der Blinddarm ist der erste Teil des Dickdarms an der Einmündung des Dünndarms. Der Wurm-

---

▲ siehe Seite 135   ■ siehe Seite 73

fortsatz spielt möglicherweise eine Rolle als Immunorgan, ist aber nicht lebenswichtig.

Blinddarmentzündungen sind ganz häufig die Ursache für plötzlich einsetzende Bauchschmerzen und Bauchoperationen. Vorwiegend sind Menschen zwischen dem zehnten und 30. Lebensjahr betroffen.

Was eine Blinddarmentzündung verursacht, ist nicht genau bekannt. Meist löst vermutlich ein Hindernis im Wurmfortsatz einen Prozess aus, der zu einer Entzündung und Infektion führt. Wenn die Entzündung nicht behandelt wird, kann der Wurmfortsatz aufplatzen, sodass der Darminhalt mitsamt den darin befindlichen Darmbakterien in den Bauchraum gelangt. Die Folge ist eine Bauchfellentzündung, die lebensbedrohlich werden kann. Ein geplatzter Wurmfortsatz kann zu einer Eiteransammlung (Abszess) führen. Bei Frauen kann eine Infektion der Eierstöcke und der Eileiter auftreten; eine dadurch bedingte Verwachsung der Eileiter kann Unfruchtbarkeit nach sich ziehen. Wenn Bakterien aus dem geplatzten Wurmfortsatz ins Blut gelangen, entwickelt sich eine lebensgefährliche Blutvergiftung (Sepsis ▲).

Symptome

Bei weniger als der Hälfte der Menschen mit Blinddarmentzündung tritt eine charakteristische Kombination von Symptomen auf: Übelkeit, Erbrechen und quälende Schmerzen im rechten Unterbauch. Die Schmerzen können plötzlich im Oberbauch oder am Nabel einsetzen, dann kommen Übelkeit und Erbrechen hinzu. Nach einigen Stunden verschwindet die Übelkeit, und die Schmerzen wandern in den rechten Unterbauch. Wenn der Arzt auf diese Stelle drückt, treten Schmerzen auf, die sich verstärken, wenn der Druck nachlässt. Fieber bis zu 38,5 °C ist häufig.

Besonders bei Kleinkindern und Kindern beschränken sich die Schmerzen nicht auf den rechten Unterbauch. Bei älteren Menschen und schwangeren Frauen sind sie meist nicht so stark, und der Bauch ist weniger empfindlich.

Wenn der Wurmfortsatz platzt, verstärken sich die Schmerzen, und das Fieber steigt. Eine sich verschlimmernde Infektion kann einen Schock ■ auslösen.

Diagnose

Der Arzt vermutet eine Blinddarmentzündung nach der Überprüfung der Symptome und der Untersuchung des Bauches. Eine Blutuntersuchung ergibt aufgrund der Infektion einen leichten Anstieg der Zahl der weißen Blutkörperchen. In den frühen Stadien der Blinddarmentzündung sind Röntgen- und Ultraschallaufnahmen oder eine Computertomographie sinnlos. Gewöhnlich basiert die Diagnose auf dem Ergebnis einer körperlichen Untersuchung.

Behandlung

Ein entzündeter Blinddarm wird gewöhnlich bald operiert (Appendektomie). Allerdings zeigt sich dabei, dass der Wurmfortsatz bei etwa einem Fünftel der Operierten doch gesund war. Die Operation so lange hinauszuschieben, bis die Ursache der Bauchschmerzen eindeutig feststeht, kann jedoch gefährlich werden: Ein entzündeter Wurmfortsatz kann in weniger als 24 Stunden nach Beginn der Symptome platzen.

Zwei bis drei Tage nach der Operation können die Betroffenen das Krankenhaus gewöhnlich verlassen. Sie erholen sich rasch und vollständig.

Bei einem geplatzten Wurmfortsatz sind unter Umständen mehrere Operationen erforderlich. Trotz des Einsatzes von Antibiotika kann die Genesung langwierig verlaufen.

Bauchfellentzündung

Bei einer Bauchfellentzündung (Peritonitis) ist die Haut entzündet, die den Bauchraum auskleidet; das wird gewöhnlich durch eine Infektion verursacht.

Eine Bauchfellentzündung tritt meist dann auf, wenn sich die Infektion eines entzündeten Bauchorgans in den Bauchraum ausbreitet. Häufig ist die Infektionsquelle ein Riss in Magen, Darm, Gallenblase oder Wurmfortsatz. Die Infektion kann sich mit dem Blut auch von anderen Körperteilen auf das Bauchfell ausbreiten. Das Bauchfell ist erstaunlich widerstandsfähig gegenüber Infektionen. Wenn die Infektionsquelle bald beseitigt wird, kommt es in der Regel nicht zu einer Entzündung, und das Bauchfell heilt ohne Behandlung.

Bei sexuell aktiven Frauen sind oft Entzündungen der Beckenorgane ★ die Ursache für eine Bauchfellentzündung. Eine Infektion der Gebärmutter und der Eileiter, die z. B. durch Chlamydien oder Erreger des Trippers verur-

---

▲ siehe Seite 1114   ■ siehe Seite 135
★ siehe Seite 1357

sacht sein kann, kann sich auf den Bauchraum ausbreiten.

Nach einer Operation kann aus verschiedenen Gründen eine Bauchfellentzündung auftreten. Wenn Gallenblase, Harnleiter, Harnblase oder Darm verletzt wurden, können Bakterien in den Bauchraum gelangen. Wenn bei Operationen Darmabschnitte wieder verbunden werden, kann Darminhalt austreten.

Eine Peritonealdialyse, wie sie bei Nierenversagen angewendet werden kann, führt häufig zu einer Entzündung des Bauchfells. Ursache sind gewöhnlich Verunreinigungen, die über den Dialyseschlauch in den Bauchraum eindringen und eine Infektion auslösen.

Aber auch ohne Infektion kann sich das Bauchfell aufgrund einer Reizung der Bauchorgane entzünden. Beispielsweise kann eine Entzündung der Bauchspeicheldrüse eine Peritonitis hervorrufen. Ebenso kann Puder von chirurgischen Handschuhen der Auslöser sein.

Eine spontane Bauchfellentzündung kann bei Patienten mit Bauchwassersucht auftreten. Viele dieser Patienten haben eine alkoholbedingte Leberkrankheit oder leiden an Herzversagen. Die Infektion der Flüssigkeit geschieht ohne offensichtliche Quelle.

Symptome

Meist müssen sich die Betroffenen übergeben, haben hohes Fieber und einen schmerzempfindlichen Bauch. Die Symptome einer Bauchfellentzündung hängen zum Teil von der Art und Ausdehnung der Infektion ab. Die meist starken Schmerzen können in nur einem kleinen Bereich oder im gesamten Bauchraum auftreten.

Wird die Bauchfellentzündung nicht umgehend behandelt, treten schnell Komplikationen auf. Es können sich ein oder mehrere Eiteransammlungen (Abszesse) bilden. Die Infektion kann Verwachsungen hinterlassen, die möglicherweise zu einem Darmverschluss führen. Die Darmbewegungen kommen zum Stillstand, Flüssigkeit staut sich in Dünn- und Dickdarm. Außerdem fließt Flüssigkeit aus dem Blut in den Bauchraum. Eine schwere Austrocknung ist die Folge. Auch Elektrolyte, wie Natrium und Kalium, werden aus dem Blut ausgeschwemmt. Schwerwiegende Komplikationen – z. B. Lungen-, Nieren- oder Leberversagen und Blutgerinnsel überall im Körper – schließen sich an.

Diagnose

Eine rasche Diagnose entscheidet über Leben und Tod. Es werden Röntgenbilder vom liegenden und stehenden Menschen gemacht. Zeigen sie Gasansammlungen im Bauchraum, weist das auf ein Leck im Darmtrakt hin. Manchmal zieht der Arzt mit einer Nadel etwas Flüssigkeit aus dem Bauchraum, damit das Labor den Erreger der Infektion identifizieren und testen kann, welche Antibiotika wirksam sind. Diese Methode ist relativ einfach und wird durchgeführt, während der Betroffene sitzt oder im Bett liegt. Eine Operation ist jedoch der zuverlässigste Weg, um die Diagnose zu sichern.

Behandlung

In der Regel wird sofort auf Verdacht operiert, vor allem, wenn möglicherweise eine Blinddarmentzündung, ein durchgebrochenes Geschwür oder Divertikulitis die Ursache sind. Bei einer Bauchspeicheldrüsenentzündung oder einer Entzündung der Beckenorgane bei Frauen ist meist keine Notoperation erforderlich.

Eine Behandlung mit Antibiotika wird sofort eingeleitet. Außerdem wird ein Schlauch durch die Nase in den Magen oder Dünndarm gelegt, um Flüssigkeit und Gase abzusaugen. Mögliche Flüssigkeits- und Salzverluste werden über Infusionen ausgeglichen.

Ischämische Kolitis

Bei der ischämischen Kolitis ist die Blutzufuhr zum Dickdarm unterbrochen.

Eine ischämische Kolitis kann durch eine plötzliche oder – häufiger – eine chronische Verstopfung der Arterien, die den Dickdarm mit Blut versorgen, entstehen. Blutgerinnsel können eine akute Blockade auslösen. Fettablagerungen können zu einer chronischen Verstopfung führen. An der Schleimhaut und an den inneren Schichten der Darmwand treten Schäden auf, deren Ausmaß von der Dauer und der Schwere der Blockade abhängt. Die Schädigung führt zu Geschwüren in der Dickdarmschleimhaut. Eine ischämische Kolitis betrifft vor allem Menschen über 50 Jahre.

Symptome und Diagnose

Meistens hat der Patient Bauchschmerzen, die öfter auf der linken Seite auftreten, aber überall im Bauchraum vorkommen können. Der Betroffene hat häufig einen ungeformten Stuhl, oft begleitet von dunkelroten Klumpen. Manchmal wird auch hellrotes Blut ohne Stuhl ausgeschieden. Leichtes Fieber (in der Regel unter 38 °C) ist häufig.

Auf der Grundlage der Symptome kann der Arzt, vor allem bei Menschen über 50 Jahren, eine ischämische Kolitis vermuten. Ein auf leichten Druck weicher Bauch stellt einen weiteren Hinweis auf eine ischämische Kolitis dar. Eine Koloskopie oder eine Röntgenkontrastaufnahme des Dickdarms ist erforderlich, um eine ischämische Kolitis von anderen Entzündungsarten, wie z. B. Infektionen oder chronisch entzündlichen Darmerkrankungen, zu unterscheiden.

Behandlung

Patienten mit ischämischer Kolitis werden im Krankenhaus behandelt. Zu Beginn dürfen sie weder essen noch trinken, damit der Darm ruhig gestellt wird. Stattdessen bekommen sie Infusionen mit Flüssigkeit, Elektrolyten und Nährstoffen. Oft werden Antibiotika verabreicht, um Infektionen zu vermeiden, die auf die Entzündung folgen können. Innerhalb weniger Tage werden die Antibiotika wieder abgesetzt und das Essen wieder aufgenommen. Mehr als die Hälfte der Patienten mit ischämischer Kolitis erholt sich innerhalb von ein bis zwei Wochen. Wenn die Unterbrechung der Blutversorgung aber schlimmer ist oder länger dauert, muss der betroffene Dickdarmabschnitt wahrscheinlich operativ entfernt werden.

ERKRANKUNGEN VON LEBER UND GALLENBLASE

KAPITEL 133

Leber und Gallenblase

Die Leber und die Gallenblase befinden sich im rechten Oberbauch und sind durch das Gallengangsystem miteinander verbunden, das in den ersten Abschnitt des Dünndarms (Zwölffingerdarm) mündet. Die Leber und die Gallenblase sind zwar an einigen Funktionen gleichermaßen beteiligt, dennoch sind sie sehr verschieden.

Leber

Die keilförmige Leber ist das größte und in gewisser Weise komplexeste Organ im Körper, eine Art chemische Fabrik. Sie hat viele lebenswichtige Funktionen inne, unter anderem reguliert sie die Konzentration chemischer Substanzen im Körper und produziert gerinnungsfördernde Substanzen.

Funktionen der Leber

Die Leber produziert ungefähr die Hälfte des Cholesterins im Körper; der Rest stammt aus der Nahrung. Das meiste von der Leber erzeugte Cholesterin dient zur Bildung der Galle, einer grünlichgelben, zähen Flüssigkeit, welche die Verdauung unterstützt. Cholesterin ist auch notwendig, um Hormone wie Östrogen, Testosteron und die Nebennierenhormone zu produzieren, und es ist ein lebenswichtiger Bestandteil jeder Zellmembran. Die Leber bildet auch andere Verbindungen, vor allem Eiweiße. Blutgerinnungsfaktoren sind z. B. Eiweiße, die nötig sind, um Blutungen zu stoppen. Das Protein Albumin ist notwendig, um den Druck im Blutstrom aufrechtzuerhalten.

Zucker werden in der Leber als Glykogen gespeichert und bei Bedarf in die Blutbahn abgegeben – z. B. wenn der Blutzuckerspiegel sinkt, wie während des Schlafes.

Darüber hinaus baut die Leber Stoffe, die sie aus dem Darm aufgenommen hat oder anderswo im Körper angefallen sind, ab und gibt sie in die Galle oder ins Blut ab. Die Substanzen, die in die Galle ausgeschieden werden, gelangen in den Darm und verlassen mit dem Stuhl den Körper. Die im Blut werden von den Nieren gefiltert und verlassen den Körper mit dem Harn. Die Leber verstoffwechselt (metabolisiert) auch Arzneistoffe, ▲ wodurch sie inaktiviert oder leichter aus dem Körper ausgeschieden werden können.

Störungen der Leberfunktion lassen sich grob in zwei Gruppen einteilen: durch Fehlfunktionen der Leberzellen verursachte (wie Zirrhose und Hepatitis) und durch eine Behinderung des Galleflusses von der Leber durch das Gallengangsystem verursachte (wie Gallensteine und Krebs).

Blutversorgung der Leber

Die Leber erhält Blut vom Darm und direkt vom Herz. Haarfeine Kapillargefäße in der Darmwand münden in die Pfortader, die in die Leber eintritt. Das Blut fließt durch ein Gitterwerk winziger Kanäle in der Leber, wo verdaute Nährstoffe und anderes verarbeitet werden. Die Leberarterie bringt Blut vom Herzen zur Leber. Dieses Blut transportiert Sauerstoff für das Lebergewebe sowie Cholesterin und andere Substanzen, die die Leber verarbeitet. Blut vom Darm und vom Herzen mischt sich im Lebergewebe und fließt durch die Lebervene zum Herzen zurück.

Gallenblase und Gallengangsystem

Die Gallenblase ist ein kleiner, birnenförmiger muskulärer Vorratssack für die Galle. Diese fließt aus der Leber durch den linken und rechten Lebergallengang, die zusammen den Gallengang bilden. Dieser verbindet sich dann mit dem Gallenblasengang, der von der Gallenblase kommt, zum Hauptgallengang. Der Hauptgallengang mündet etwas unterhalb des Magens beim Oddi-Sphinkter (ein ringförmiger Muskel) in den Dünndarm.

Ungefähr die Hälfte der zwischen den Mahlzeiten abgegebenen Galle wird durch den Gallenblasengang in die Gallenblase geleitet und dort gespeichert. In ihr wird bis zu 90 Prozent des Wassers der Gallenflüssigkeit ins Blut abgegeben, sodass die verbleibende Galle hoch konzentriert wird. Die restliche Galle fließt direkt durch den Hauptgallengang in den Dünndarm. Wenn Nahrung in den Dünndarm gelangt, sorgt

▲ siehe Seite 63

Leber und Gallenblase

Die Leberzellen produzieren Galle, die in die Gallenwege fließt. Diese Kanäle verbinden sich zum linken und rechten Lebergang, die wiederum den gemeinsamen Gallengang bilden. Dieser gemeinsame Gallengang verbindet sich dann mit dem Gallenblasengang, der von der Gallenblase kommt, zum Hauptgallengang. Der Hauptgallengang und der Bauchspeicheldrüsengang vereinigen sich und münden beim Oddi-Sphinkter in den Dünndarm.

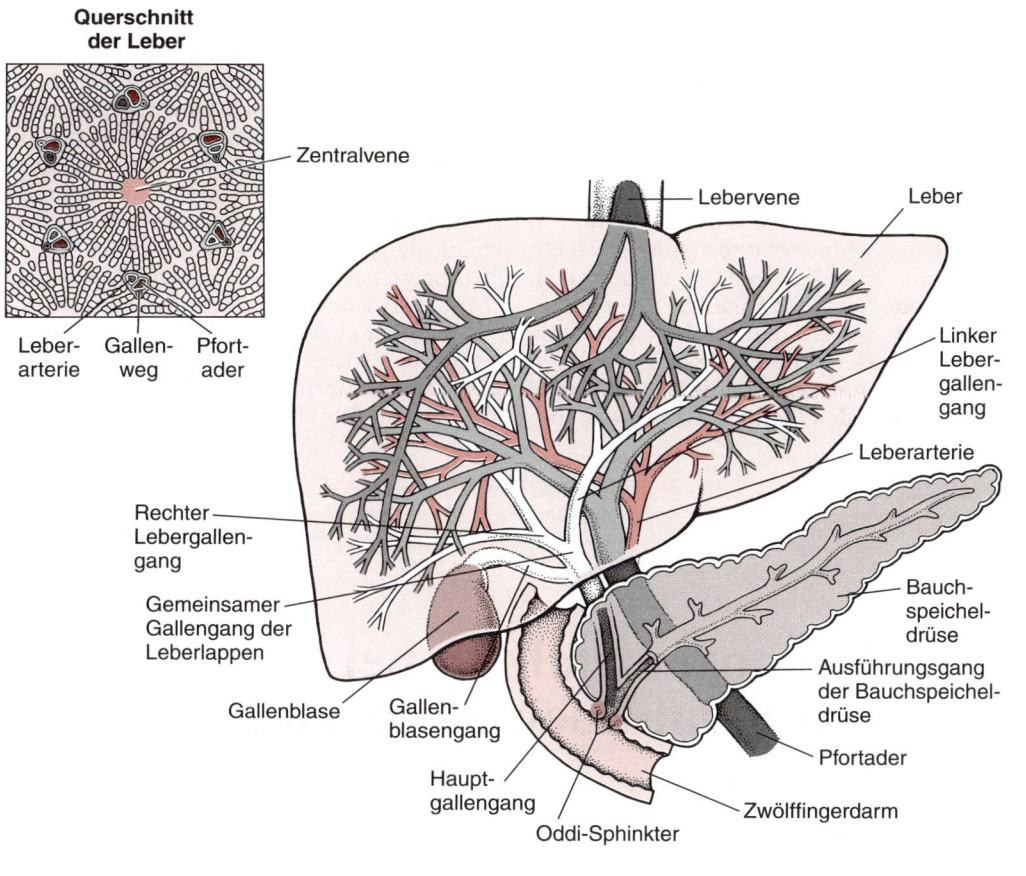

Querschnitt der Leber

Zentralvene

Leber-arterie Gallen-weg Pfort-ader

Lebervene

Leber

Linker Leber-gallen-gang

Leberarterie

Rechter Lebergallen-gang

Gemeinsamer Gallengang der Leberlappen

Gallenblase

Gallen-blasengang

Haupt-gallengang

Oddi-Sphinkter

Bauch-speichel-drüse

Ausführungsgang der Bauchspeichel-drüse

Pfortader

Zwölffingerdarm

eine Reihe von Hormon- und Nervensignalen dafür, dass sich die Gallenblase zusammenzieht und sich der Oddi-Sphinkter entspannt und daher öffnet. Die Galle fließt dann von der Gallenblase in den Dünndarm, vermischt sich mit der Nahrung und erfüllt so ihre Verdauungsfunktionen.

Nach der Dünndarmpassage werden etwa 95 Prozent der Gallensalze durch die Darmwand des unteren Dünndarms wieder in das Blut aufgenommen. Die Leber entzieht dann dem Blut diese Gallensalze und führt sie wieder

der Gallenflüssigkeit zu. Diesen Zyklus durchlaufen die Gallensalze zehn- bis zwölfmal pro Tag. Jedes Mal wird eine geringe Menge Gallensalze nicht resorbiert und gelangt in den Dickdarm, wo sie durch Bakterien abgebaut wird. Manche Gallensalze werden im Dickdarm aufgenommen, der Rest wird mit dem Stuhl ausgeschieden.

Die Gallenblase ist nicht lebensnotwendig. Wird sie entfernt, z. B. aufgrund einer Entzündung, gelangt die Galle direkt von der Leber in den Dünndarm.

Galle besteht aus Gallensalzen, Elektrolyten wie Natrium und Hydrogenkarbonat, Farbstoffen, wie Bilirubin, Cholesterin und Fetten (Lipide). Mit der Galle werden Abbauprodukte und überschüssiges Cholesterin aus dem Körper ausgeschieden. Zudem unterstützt die Galle die Fettverdauung und -aufnahme. Gallensalze erhöhen die Löslichkeit von Cholesterin, Fetten und fettlöslichen Vitaminen, um ihre Aufnahme aus dem Darm zu erleichtern. Hämoglobin – das Eiweiß, das im Blut den Sauerstoff transportiert – aus den abgebauten roten Blutkörperchen wird in Bilirubin, den wichtigsten Gallenfarbstoff, verwandelt und mit der Galle ausgeschieden. Darüber hinaus sondert die Gallenflüssigkeit Eiweiße ab, die für die Gallenfunktion wichtig sind.

Gallensteine können den Fluss der Galle von der Gallenblase behindern und Schmerzen (Gallenkolik) und eine Entzündung verursachen. Sie können von der Gallenblase in den Gallengang wandern, wo sie den Abfluss der Galle zum Darm blockieren und Gelbsucht auslösen können. Auch Tumoren und andere seltenere Ursachen können den Gallenfluss blockieren.

Alterserscheinungen

Der Alterungsprozess der Leber zeigt sich durch strukturelle und mikroskopische Veränderungen. Ihre Farbe ändert sich von hell- zu dunkelbraun. Ihre Größe und Durchblutung nehmen ab. Die Ergebnisse der Leberfunktionstests bleiben im Allgemeinen aber normal.

Die Fähigkeit der Leber, Substanzen abzubauen, nimmt mit dem Alter ab. Manche Arzneistoffe werden daher bei älteren Personen nicht mehr so schnell inaktiviert wie bei jungen. Ältere Menschen laufen dadurch Gefahr, eine zu hohe Medikamentendosis ▲ zu erhalten; bei ihnen muss die Dosierung sorgfältig geprüft werden. Da die Belastungsfähigkeit der Leber mit dem Alter nachlässt, können Substanzen, die für die Leber giftig sind, bei älteren Menschen mehr Schaden anrichten als bei jüngeren. Geschädigte Leberzellen werden bei älteren Menschen nicht mehr so schnell repariert wie bei jüngeren.

Galleproduktion und -fluss verringern sich mit dem Alter. Das ist wahrscheinlich ohne Bedeutung, kann aber im Alter das Risiko einer Gallensteinbildung erhöhen.

KAPITEL 134

Diagnoseverfahren bei Leber- und Gallenblasenerkrankungen

Verschiedene Methoden helfen, Erkrankungen von Leber, Gallenblase und Gallengangsystem zu beurteilen. Zu den wichtigsten gehören die so genannten Leberfunktionstests. Die Bezeichnung ist aber irreführend, da Leberfunktionstests nicht wirklich das Funktionieren der Leber überprüfen, sondern eine Entzündung oder Schädigung der Leber anzeigen.

Je nach vermutetem Problem können bildgebende Verfahren, wie Ultraschall, Computer- und Kernspinresonanztomographie eingesetzt werden. Für eine mikroskopische Untersuchung kann der Arzt auch Lebergewebe entnehmen (Leberbiopsie).

Bildgebende Verfahren

Eine **Ultraschallaufnahme** liefert mittels Schallwellen Bilder von der Leber, der Gallenblase und des Gallengangsystems. Das Verfahren eignet sich gut, um strukturelle Abweichungen, wie Tumoren, aufzufinden; diffuse Veränderungen, wie Zirrhosen oder Fettleber erkennt es weniger gut. Ultraschall ist die sicherste Technik, um Bilder von der Gallenblase und dem Gallengangsystem zu erhalten.

Gallensteine in der Gallenblase lassen sich im Ultraschall gut auffinden. Mit ihm wird auch leicht zwischen Gelbsucht durch Gallengangverschluss und Gelbsucht durch eine Funktionsstörung der Leberzellen unterschieden; der Ultraschall zeigt, dass die Gänge durch

---

▲ siehe Seite 73

ein Hindernis ausgeweitet sind. Die Doppler-Sonographie zeigt den Blutfluss in den Blutgefäßen der Leber. Der Ultraschall dient auch zur Sichtkontrolle bei einer Biopsie, um die Nadel für die Gewebeprobe einzuführen.

Bei der **Szintigraphie** wird eine radioaktiv markierte Substanz in den Körper gespritzt und – in diesem Fall – von den Leberzellen aufgenommen. Die Radioaktivität wird von einer Gammastrahlenkamera (über dem Oberbauch) aufgefangen, die an einen Computer, der die Bilder erzeugt, angeschlossen ist. Die **Choleszintigraphie** (hepatobiliäre Szintigraphie) verfolgt den Weg einer radioaktiven Substanz, die von der Leber abgegeben wurde, durch das Gallengangsystem. Dieses Verfahren kann die Verstopfung des Gallenblasengangs feststellen, die zu einer akuten Gallenblasenentzündung (Cholezystitis) ▲ führt.

Die **Computertomographie** ist bei der Feststellung von Tumoren besonders nützlich. Sie kann auch diffuse Erkrankungen wie Fettleber und unnatürlich dichtes Lebergewebe entdecken, das durch Eisenüberschuss verursacht wird.

Die **Kernspinresonanztomographie** liefert ähnlich aussagekräftige Bilder wie die Computertomographie.

Bei der **Arteriographie** wird in die Leberarterie ein Kontrastmittel eingespritzt. Röntgenbilder zeigen dann die Leberarterie und ihre Verästelungen. Eine Arteriographie der Leberarterie ist besonders hilfreich bei der Untersuchung und manchmal auch bei der Behandlung des so genannten hepatozellulären Karzinoms ■.

Bei der **endoskopischen retrograden Cholangiopankreatographie (ERCP)** wird ein Endoskop über Mund, Speiseröhre, Magen und Zwölffingerdarm eingeführt. Dann werden ein feiner Schlauch durch das Endoskop in den Gallengang eingeführt und ein Kontrastmittel in die Gänge des Gallengangsystems gespritzt. Anschließend werden das Gallengangsystem, der Bauchspeicheldrüsengang und seine Nebengänge geröntgt. Dieses Verfahren löst bei drei bis fünf Prozent der untersuchten Personen eine Entzündung der Bauchspeicheldrüse aus.

Perkutane transhepatische Cholangiographie bedeutet, dass eine lange Nadel durch die Haut in die Leber eingeführt und dann ein Röntgenkontrastmittel in einen der Gallengänge der Leber injiziert wird. Das Einstechen der Nadel geschieht unter Ultraschallsicht. Die Röntgenbilder zeigen das Gallengangsystem deutlich, vor allem eine Blockade in der Leber.

Die **operative Cholangiographie** verwendet ebenfalls ein Kontrastmittel, das auf Röntgen-

Leberfunktionstests

Leberfunktionstests werden anhand von Blutproben gemacht. Die meisten Tests bestimmen die Konzentration von Enzymen und anderen Substanzen im Blut. Eine Untersuchung ermittelt die Blutgerinnungszeit. Werte, die über dem Normalwert liegen, können eine Entzündung oder Schädigung der Leber anzeigen.

- Alanintransaminase (ALT)
- Albumin
- Alkalische Phosphatase
- Alphafetoprotein
- Aspartattransaminase (AST)
- Bilirubin
- Gammaglutamyltranspeptidase
- Laktatdehydrogenase
- Mitochondrien-Antikörper
- 5'-Nukleotidase
- Prothrombinzeit

bildern sichtbar ist. Es wird während einer Operation direkt in die Gallengänge gespritzt.

Einfache **Röntgenaufnahmen** können oft einen verkalkten Gallenstein sichtbar machen. Nicht verkalkte Gallensteine bleiben in der Regel unentdeckt.

Leberbiopsie

Eine Gewebeprobe aus der Leber kann während eines operativen Eingriffs, häufiger aber durch das Einstechen einer Nadel durch die Haut gewonnen werden (perkutane Leberbiopsie). Vor diesem Eingriff wird der Bereich örtlich betäubt. Um das Gebiet einzugrenzen, aus dem die Probe entnommen wird, werden Ultraschall- oder CT-Aufnahmen gemacht. Meist wird eine Leberbiopsie ambulant durchgeführt. Nach der Gewebeentnahme bleibt der Patient noch drei bis vier Stunden im Krankenhaus, um zu kontrollieren, ob eine Komplikation, wie z. B. ein Lebereinriss, eingetreten ist. Aus einer verletzten Leber kann es in den Bauchraum bluten. Das kann einen Schock auslösen. Außerdem kann Galle in den Bauchraum fließen und eine

▲ siehe Seite 808   ■ siehe Seite 804

Bildgebende Verfahren zur Beurteilung des Gallengangsystems

Computertomographie und Ultraschall werden häufig verwendet, um das Gallengang-system darzustellen. Darüber hinaus können die nachfolgenden Verfahren eingesetzt werden. Dabei wird ein Röntgenkontrastmittel in das Gallengangsystem gespritzt; dann werden Röntgenaufnahmen gemacht. Diese Methoden können Hindernisse und sonstige Veränderungen im Gallengangsystem aufzeigen.

Endoskopische retrograde Cholangiopankreato-graphie	Perkutane transhepatische Cholangiographie	Operative Cholangiographie
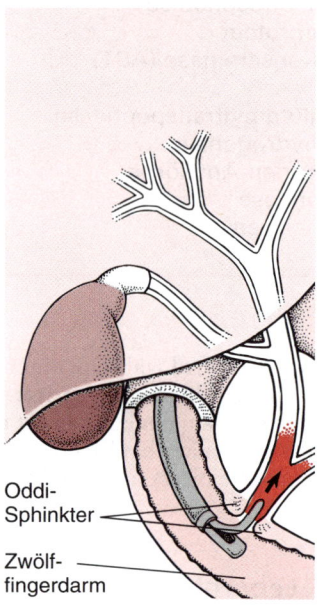	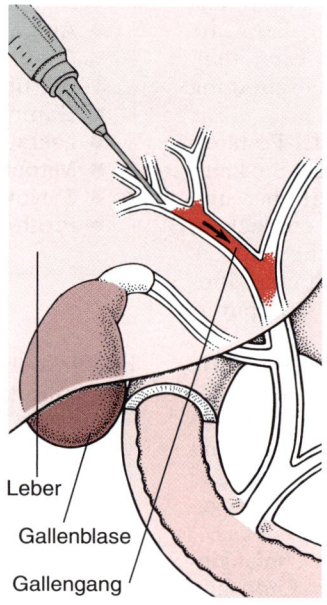	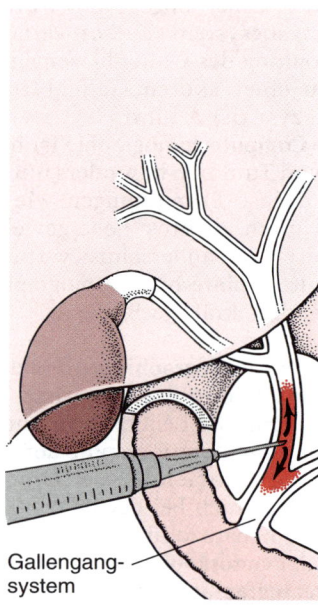

Oddi-Sphinkter

Zwölf-fingerdarm

Leber

Gallenblase

Gallengang

Gallengang-system

Bei einer endoskopischen retrograden Cholangiopan-kreatographie (ERCP) wird ein Röntgenkontrastmittel durch ein Endoskop, das über Mund und Magen in den Zwölffingerdarm eingeführt wird, eingebracht. Das Kontrastmittel wird nach dem Oddi-Sphinkter eingespritzt und fließt dann hinauf ins Gallengangsystem.

Bei einer perkutanen trans-hepatischen Cholangiographie wird ein Kontrastmittel durch die Haut direkt in einen kleinen Gallengang in der Leber gespritzt. Das Kontrastmittel fließt dann durch das Gallengangsystem.

Bei einer operativen Cholangiographie wird während einer Gallenblasenoperation ein Kontrastmittel direkt in das Gallengangsystem gespritzt.

Entzündung des Bauchfells (Peritonitis) verursachen. Da Blutungen noch bis zu 14 Tage später auftreten können, sollte sich der Betroffene in dieser Zeit nicht weiter als eine Stunde Fahrzeit vom Krankenhaus entfernen. Nach einer Leberbiopsie kommen häufig leichte Schmerzen im rechten Oberbauch vor, die manchmal bis zur rechten Schulterspitze ausstrahlen; sie lassen sich meistens durch Schmerzmittel lindern.

Bei einer transvenösen Leberbiopsie wird ein Katheter durch eine Halsvene eingeführt, durch das Herz geschleust und in eine der Lebervenen, die von der Leber kommen, gelegt. Die Nadel des Katheters wird dann durch die Venenwand in die Leber vorgeschoben. Bei dieser Technik wird die Leber nicht so leicht verletzt wie bei einer perkutanen Leberbiopsie, und sie ist besonders hilfreich bei Menschen, die leicht zu Blutungen neigen.

KAPITEL 135

Krankheitsbilder bei Lebererkrankungen

Eine Lebererkrankung kann sich auf verschiedene Art zeigen. Besonders wichtige Störungen sind Gelbsucht, Gallenstauung, Lebervergrößerung, Pfortaderhochdruck, Bauchwassersucht, Leberenzephalopathie und Leberversagen.

Manchmal sind die Erscheinungsformen einer Lebererkrankung nicht offensichtlich. Die Symptome können z. B. Müdigkeit, Unwohlsein, Appetitlosigkeit und leichter Gewichtsverlust sein, aber diese Symptome gibt es bei sehr vielen anderen Krankheiten. Daher können Lebererkrankungen, vor allem im Frühstadium, leicht übersehen werden.

Gelbsucht

Bei einer Gelbsucht sind die Haut und die Augenbindehaut gelb verfärbt. Sie entsteht durch überhöhte Blutwerte des Gallenfarbstoffs Bilirubin.

Alte und funktionsuntüchtige rote Blutkörperchen werden vor allem von der Milz aus dem Kreislauf entfernt. Dabei wird Hämoglobin, der Teil der roten Blutkörperchen, der den Sauerstoff transportiert, zu dem dunkelgrün bis gelben Farbstoff Bilirubin abgebaut. Bilirubin wird dann zur Leber transportiert und als Bestandteil der Galle in den Darm ausgeschieden. Wenn Bilirubin nicht in die Galle ausgeschieden werden kann, reichert es sich im Blut an. Über-

schüssiges Bilirubin wird dann in der Haut abgelagert und führt zu der gelblichen Verfärbung.

Hohe Bilirubinwerte im Blut können durch Störungen entstehen, die ihren Ursprung innerhalb oder außerhalb der Leber haben. Eine Schädigung der Leber durch Entzündungen oder Vernarbungen kann die Ausscheidung von Bilirubin in die Galle verhindern. Es können auch die Gallengänge, die Galle von der Leber zum Dünndarm transportieren, durch einen Gallenstein oder einen Tumor verstopft sein.

Seltener können die hohen Bilirubinwerte, die sich aus dem Abbau großer Mengen roter Blutkörperchen ergeben, die Leber überfordern. Das ist am häufigsten bei Neugeborenen mit Gelbsucht der Fall ▲. Besonders häufig sind davon Frühgeborene betroffen.

Beim Gilbert-Syndrom sind die Bilirubinwerte leicht erhöht, aber meistens nicht genug, um Gelbsucht zu verursachen. Diese manchmal erbliche Krankheit wird meistens bei jungen Erwachsenen während einer Routineuntersuchung diagnostiziert. Sie verursacht keine Probleme.

Bei Menschen, die reichlich Karotten essen, kann die Haut einen leichten Gelbstich bekommen; ihre Augen werden aber nicht gelb. Das ist keine Gelbsucht und hat auch nichts mit einer Erkrankung der Leber zu tun.

▲ siehe Seite 1478

Die wichtigsten klinischen Merkmale einer Lebererkrankung

Gelbsucht
Lebervergrößerung
Flüssigkeit im Bauch (Aszites)
Verwirrtheit durch eine Verschlechterung der Gehirnfunktion aufgrund der Anreicherung von Schadstoffen im Blut (Enzephalopathie)
Blutung im Magen-Darm-Trakt aus großen, geschlängelten Venen (Krampfadern)
Pfortaderhochdruck (hoher Blutdruck in der Pfortader)

Haut
- Spinnenartige Blutgefäße
- Rote Handflächen
- Leuchtend rote Hautfarbe
- Jucken

Blut
- Verringerung der Zahl der roten Blutkörperchen (Anämie)
- Verringerung der Zahl der weißen Blutkörperchen (Leukopenie)
- Verringerung der Zahl der Blutplättchen (Thrombozytopenie)
- Blutungsneigung (Koagulopathie)

Hormone
- Hoher Insulinspiegel, aber nur wenig Wirksamkeit; daher ist der Blutzuckerspiegel hoch
- Ausbleiben der Menstruation und verringerte Fruchtbarkeit (bei Frauen)
- Impotenz und Feminisierung (bei Männern)

Herz und Blutgefäße
- Erhöhung Herzfrequenz und der Menge des gepumpten Blutes
- Niedriger Blutdruck

Allgemein
- Müdigkeit
- Schwäche
- Gewichtsverlust
- Appetitlosigkeit
- Übelkeit
- Fieber

▲ siehe Seite 695   ■ siehe Seite 793
★ siehe Seite 1425

Symptome

Bei Gelbsucht erscheinen die Haut und das Weiße der Augen gelb. Der Harn ist oft dunkel, weil das überschüssige Bilirubin durch die Nieren ausgeschieden wird. Andere Symptome, wie z. B. Juckreiz und heller Stuhl, treten abhängig von der eigentlichen Ursache der Gelbsucht auf. Eine Entzündung der Leber beispielsweise kann Appetitlosigkeit, Übelkeit, Erbrechen und Fieber verursachen. Blockierung der Galle kann die Symptome der Gallestauung hervorrufen.

Diagnose und Behandlung

Ein Arzt setzt Labortests und bildgebende Verfahren ein, um die Ursache der Gelbsucht zu bestimmen. Wenn das Problem eine Lebererkrankung, z. B. eine Virushepatitis ist, verschwindet die Gelbsucht normalerweise, wenn sich der Zustand der Leber bessert. Ist das Problem ein verstopfter Gallengang, wird er üblicherweise so bald wie möglich mittels offener oder endoskopischer Operation ▲ eröffnet.

Gallenstauung

Wenn sich der Gallenfluss verringert oder zum Stillstand kommt, sprechen Mediziner von Cholestase.

Der Gallenfluss kann an jedem Punkt zwischen den Leberzellen und dem Zwölffingerdarm beeinträchtigt sein. Obwohl die Galle, die von der Leber erzeugte Verdauungsflüssigkeit, nicht abfließt, verarbeitet die Leber weiter Bilirubin, das in die Blutbahn gelangt.

Die Ursachen einer Gallenstauung können innerhalb oder außerhalb der Leber liegen. Zu den Ursachen in der Leber gehören Hepatitis, primäre biliäre Zirrhose ■, Alkohollebersyndrom, die Wirkung von Arzneimitteln und die Auswirkungen der hormonellen Veränderungen während der Schwangerschaft. ★ Zu den Ursachen außerhalb der Leber zählen Steine im Gallengang, die Verengung eines Gallengangs, Krebs im Gallengang, Bauchspeicheldrüsenkrebs und Entzündung der Bauchspeicheldrüse.

Symptome

Gelbsucht, dunkler Harn, heller Stuhl und Juckreiz am ganzen Körper sind die charakteristischen Symptome einer Gallenstauung. Gelbsucht entsteht durch überschüssiges Bilirubin, das in der Haut abgelagert und über die Nieren ausgeschieden wird. Das Zurückhalten von

Galleprodukten in der Haut kann zu Jucken und durch Kratzen zu Hautschäden führen. Wegen eines Bilirubinmangels im Darm ist der Stuhl manchmal blass. Der Stuhl kann auch viel Fett enthalten (Steatorrhö), weil es im Darm nicht genügend Galle gibt, die die Fettverdauung unterstützt. Aufgrund des Gallemangels im Darm werden auch Kalzium und Vitamin D nicht richtig aufgenommen. Wenn die Gallenstauung anhält, kann ein Mangel an diesen Nährstoffen Knochenschwund verursachen. Da auch Vitamin K, das für die Blutgerinnung wichtig ist, schlecht aufgenommen wird, entsteht eine Blutungsneigung.

Anhaltende Gelbsucht durch Gallenstauung erzeugt eine schlammige Hautfarbe und gelbe Fettablagerungen in der Haut. Die eigentliche Ursache der Gallenstauung bestimmt, ob die Person andere Symptome wie Bauchschmerzen, Appetitlosigkeit, Erbrechen und Fieber hat.

Diagnose

Der Arzt bestimmt auf Grundlage der Symptome und des körperlichen Befunds, ob die Ursache innerhalb oder außerhalb der Leber liegt. Auf eine Ursache innerhalb der Leber weisen Appetitlosigkeit, Übelkeit und Erbrechen hin. Sie alle sind Symptome einer Hepatitis. Auch starker Alkoholkonsum und Arzneimittel, die eine Gallenstauung auslösen können, deuten auf eine Ursache in der Leber hin. Kleine, spinnenartige Blutgefäße in der Haut, eine vergrößerte Milz und Flüssigkeit in der Bauchhöhle sind Anzeichen einer chronischen Leberkrankheit.

Hinweise auf eine Ursache außerhalb der Leber sind intermittierende Schmerzen im rechten Oberbauch, manchmal auch in der rechten Schulter und eine vergrößerte Gallenblase.

Üblicherweise sind bei Menschen mit Gallenstauung die Blutwerte des Enzyms alkalische Phosphatase sehr hoch. Ein Bluttest, der den Bilirubinspiegel misst, zeigt, wie schwer die Gallenstauung ist, sagt aber nichts über die Ursache.

Ultraschall und Computertomographie werden fast immer durchgeführt, wenn die Ergebnisse der Bluttests von der Norm abweichen. Sie helfen dem Arzt, zwischen einer Lebererkrankung und einer Verlegung der Gallengänge zu unterscheiden. Wenn die Ursache in der Leber zu liegen scheint, kann eine Leberbiopsie ▲ durchgeführt werden. Sie begründet normalerweise die Diagnose. Scheint die Ursache in einer Blockade der Gallengänge zu liegen, wird die Art der Verstopfung oft endoskopisch ■ abgeklärt.

Behandlung

Verstopfte Gallengänge werden meistens in einer offenen oder endoskopischen Operation durchgängig gemacht. Eine Verstopfung in der Leber muss entsprechend der Ursache behandelt werden. Ist ein Arzneimittel die Ursache, wird es abgesetzt. Bei einer Hepatitis muss die Krankheit ihren Verlauf nehmen.

Colestyramin kann eingenommen werden, um den Juckreiz zu stoppen. Dieses Arzneimittel verbindet sich mit bestimmten Galleprodukten im Darm, damit sie nicht mehr erneut aufgenommen werden und die Haut reizen können. Wenn die Leber nicht schwer geschädigt ist, kann die Einnahme von Vitamin K die Blutgerinnung fördern. Kalzium- und Vitamin-D-Zusätze werden oft genommen, wenn die Gallestauung anhält, sie sind aber nicht sehr wirksam, um Knochenkrankheiten vorzubeugen.

Lebervergrößerung

Eine vergrößerte Leber (Hepatomegalie) zeigt in der Regel eine Lebererkrankung an. Allerdings haben viele Menschen mit einer Leberkrankheit eine normal große oder sogar eine geschrumpfte Leber.

Eine vergrößerte Leber verursacht meistens keine Symptome. Ist sie extrem vergrößert, kann sie Bauchschmerzen und Völlegefühl verursachen. Hat sich die Leber rasch vergrößert, kann sie sich weich anfühlen. Bei der körperlichen Untersuchung kann der Arzt die Größe der Leber abschätzen, indem er tastet, ob sie unter den Rippenbogen reicht. Beim Abtasten registriert der Arzt auch ihre Beschaffenheit. Die Leber fühlt sich für gewöhnlich weich an, wenn sie wegen akuter Hepatitis, Fettzelldurchwachsung, Blutstauung und frühem Verschluss der Gallengänge vergrößert ist. Sie fühlt sich hart und unregelmäßig an, wenn sie wegen einer Zirrhose vergrößert ist. Deutliche Knoten weisen meistens auf Krebs hin. Die Behandlung richtet sich nach der Ursache.

Pfortaderhochdruck

Pfortaderhochdruck ist ungewöhnlich hoher Blutdruck in der Pfortader, dem großen Gefäß, das das Blut vom Darm zur Leber bringt.

▲ siehe Seite 783   ■ siehe Seite 695

Die Pfortader erhält Blut vom ganzen Darm und von Milz, Bauchspeicheldrüse und Gallenblase. Nach dem Eintritt in die Leber verteilt sich das Blut in den linken und den rechten Ast und dann in winzige Kanäle, die durch die Leber führen. Blut, das die Leber verlässt, fließt durch die Lebervene ▲ zurück in den allgemeinen Kreislauf.

Zwei Faktoren können den Blutdruck in den Lebergefäßen erhöhen: größeres Volumen des durch die Gefäße fließenden Blutes und erhöhter Widerstand gegen den Blutfluss durch die Leber. In den westlichen Ländern ist die häufigste Ursache für Pfortaderhochdruck ein durch Zirrhose (meist durch Alkoholmissbrauch entstanden) bedingter erhöhter Widerstand gegen den Blutfluss. Bei Pfortaderhochdruck entstehen zusätzliche venöse Blutgefäße (Kollateralen), die das Pfortadersystem direkt mit dem allgemeinen Kreislauf verbinden und damit die Leber umgehen. Wegen dieser »Umleitung« können Substanzen, die die Leber normalerweise aus dem Blut entfernt, in den allgemeinen Kreislauf gelangen. Kollaterale Gefäße entwickeln sich vor allem am unteren Ende der Speiseröhre. Hier schwellen die Gefäße an und krümmen sich – sie werden zu Krampfadern (Ösophagusvarizen). Diese angeschwollenen Gefäße sind brüchig und bluten leicht, manchmal stark. Andere kollaterale Gefäße können sich um den Nabel und am Mastdarm entwickeln.

Symptome und Diagnose

Durch Pfortaderhochdruck vergrößert sich oft die Milz, deren Blutversorgung über die Milzvene in die Pfortadergefäße mündet. Eine eiweißhaltige Flüssigkeit kann von der Oberfläche der Leber und des Darmes in die Bauchhöhle sickern. Es ist eine Bauchwassersucht entstanden. Krampfadern am unteren Ende der Speiseröhre und in der Magenschleimhaut bluten leicht und manchmal sehr stark. Krampfadern im Mastdarm können auch, aber viel seltener bluten.

Die vergrößerte Milz lässt sich normalerweise durch die Bauchdecke tasten. Flüssigkeit ist an dem geschwollenen Bauch zu erkennen und durch ein dumpfes Geräusch beim Abklopfen des Bauches. Mit Ultraschall kann der Blutfluss in den Lebergefäßen untersucht und im Bauch vorhandene Flüssigkeit entdeckt werden. Auch mit der Computertomographie können die vergrößerten Gefäße untersucht werden. Der Druck im Pfortadersystem kann direkt durch das Einführen einer Nadel durch die Bauchdecke in die Leber oder die Milz gemessen werden.

Behandlung

Der Arzt kann versuchen, z. B. mit Propranolol den Druck in der Pfortader zu senken, um das Risiko von Blutungen aus den Ösophagusvarizen zu verringern.

Eine Blutung aus Ösophagusvarizen ist ein medizinischer Notfall ■. Medikamente wie Vasopressin und Oktreotid können intravenös gegeben werden, um die blutenden Gefäße zusammenzuziehen. Bluttransfusionen gleichen den Blutverlust aus. Eine endoskopische Untersuchung wird meistens durchgeführt, um zu bestätigen, dass die Blutung aus den Varizen kommt. Die Gefäße können mit Gummibändern und durch Einspritzen einer Chemikalie über das Endoskop verschlossen werden.

Wenn die Blutung anhält oder immer wieder auftritt, kann operativ eine Verbindung (Shunt) zwischen dem venösen System der Leber und dem allgemeinen Gefäßsystem angelegt werden. Das senkt den Druck in der Pfortader, weil der Druck im allgemeinen Gefäßsystem viel geringer ist.

Um einen transjugulären intrahepatischen portosystemischen Shunt (TIPS) anzulegen, wird unter Röntgensicht eine Nadel durch die Leber eingeführt. Durch sie wird die Pfortader direkt mit einer der Lebervenen verbunden. Shunt-Operationen stoppen zwar erfolgreich die Blutung, haben aber gewisse Risiken wie beispielsweise die Entstehung einer Leberenzephalopathie ★. Das TIPS-Verfahren ist zwar weniger gefährlich als andere portal-systemischen Shunt-Operationen, muss aber von Zeit zu Zeit wiederholt werden, weil sich der Shunt wieder verengen kann.

Bauchwassersucht

Bei Bauchwassersucht (Aszites) sammelt sich Flüssigkeit in der Bauchhöhle an.

Bauchwassersucht tritt eher bei chronischen als bei akuten Krankheiten auf. Sie kommt am häufigsten bei Zirrhose, vor allem bei Alkoholleberzirrhose vor. Andere Lebererkrankungen, bei denen Bauchwassersucht auftreten kann, sind Alkoholhepatitis ohne Zirrhose, chronische Hepatitis und Verstopfung der Lebervene. Bauchwassersucht kann auch bei Nichtleber-

▲ siehe Seite 801   ■ siehe Seite 771

★ siehe Seite 789

erkrankungen wie Krebserkrankungen, Herzinsuffizienz, Nierenversagen, Bauchspeicheldrüsenentzündung und bei Tuberkulose im Bauchfell vorkommen.

Bei Patienten mit einer Lebererkrankung sickert die Aszitesflüssigkeit von der Oberfläche der Leber und des Darmes. Dafür ist eine Kombination von Faktoren verantwortlich: Pfortaderhochdruck, verringerte Fähigkeit der Blutgefäße Flüssigkeit zurückzuhalten, Wasserretention der Nieren und Veränderungen bei verschiedenen Hormonen und chemischen Substanzen, die die Körperflüssigkeiten regulieren.

Symptome und Diagnose

Kleine Flüssigkeitsmengen rufen im Bauch normalerweise keine Symptome hervor, große Mengen können den Bauchraum aufblähen und Unwohlsein verursachen. Der Druck des angeschwollenen Bauches auf den Magen führt zu Appetitlosigkeit, der Druck auf die Lunge zu Kurzatmigkeit. Wenn der Arzt den Bauch abklopft, macht die Flüssigkeit ein dumpfes Geräusch. Enthält der Bauch große Mengen Flüssigkeit, ist er gespannt, der Nabel ist flach oder sogar nach außen gedrückt. Bei manchen Patienten mit Bauchwassersucht schwellen die Knöchel an (Ödeme).

Wenn unklar ist, ob eine Bauchwassersucht besteht und warum, kann Ultraschall eingesetzt werden. Zusätzlich kann mit einer Nadel eine Flüssigkeitsprobe entnommen werden (Parazentese ▲). Verschiedene Labortests können helfen, die Ursache einer Bauchwassersucht herauszufinden.

Behandlung

Die grundlegende Behandlung für Bauchwassersucht ist Bettruhe und eine salzarme Diät, die normalerweise mit Arzneimitteln, die die Nieren mehr Flüssigkeit ausscheiden lassen (Diuretika), kombiniert werden. Wenn die Bauchwassersucht das Atmen und Essen erschwert, kann die Flüssigkeit durch eine Nadel abgezogen werden. Allerdings sammelt sich die Flüssigkeit wieder im Bauch, wenn der Patient kein Diuretikum einnimmt. Oftmals geht viel Albumin (das wichtigste Eiweiß im Plasma) aus dem Blut in die Bauchflüssigkeit verloren, weshalb Albumin intravenös zugeführt werden muss.

Manchmal entwickelt sich bei Bauchwassersucht ohne ersichtlichen Grund eine spontane bakterielle Bauchfellentzündung, vor allem bei Menschen mit Alkoholzirrhose. Sie wird so schnell wie möglich mit Antibiotika behandelt.

Leberenzephalopathie

Bei der Leberenzephalopathie (portosystemische Enzephalopathie, hepatische Enzephalopathie oder Leberkoma) verschlechtert sich die Gehirnfunktion aufgrund giftiger Substanzen, die normalerweise von der Leber entfernt werden und nun im Blut ansteigen.

Substanzen, die in die Blutbahn aufgenommen werden, passieren die Leber; Schadstoffe werden dort entfernt. Viele dieser Schadstoffe sind normale Abbauprodukte der Eiweißverdauung. Bei einem Leberkoma werden die Schadstoffe nicht entfernt, weil die Leberfunktion beeinträchtigt ist. Wenn sich als eine Auswirkung der Lebererkrankung zwischen dem Pfortadersystem und dem allgemeinen Kreislauf Verbindungen gebildet haben, können manche Gifte die Leber umgehen. Ein chirurgischer Bypass zur Korrektur von Pfortaderhochdruck (portosystemischer Shunt) kann die gleiche Wirkung haben. Was auch immer die Ursache ist, das Ergebnis ist das Gleiche: Gifte können ins Gehirn gelangen und seine Funktion beeinträchtigen. Es ist nicht bekannt, welche Substanzen für das Gehirn giftig sind. Hohe Blutwerte von Eiweißabbauprodukten, wie Ammoniak, scheinen aber eine Rolle zu spielen.

Bei einer chronischen Lebererkrankung führt meistens ein Ereignis, das den Leberschaden verstärkt, wie eine akute Infektion oder ein Alkoholexzess, zur Enzephalopathie. Oder sie entsteht durch einen hohen Verzehr an Eiweiß, wodurch sich der Anteil an Proteinabbauprodukten im Blut erhöht. Auch Blutungen im Verdauungstrakt, z. B. aus Ösophagusvarizen, können den Anteil an Proteinabbauprodukten ansteigen lassen, was direkt das Gehirn betreffen kann. Bestimmte Arzneimittel – vor allem manche Beruhigungs-, Schmerzmittel und Diuretika – können eine Enzephalopathie auslösen. Wenn so eine beschleunigende Ursache entfernt ist, kann die Enzephalopathie verschwinden.

Symptome und Diagnose

Die Symptome einer Leberenzephalopathie sind das Ergebnis einer verminderten Gehirnfunktion, vor allem Bewusstseinsstörungen. In den frühesten Stadien gibt es leichte Veränderungen im logischen Denken, in der Persönlichkeit und im Verhalten. Die Stimmung der Person kann

▲ siehe Seite 697

sich verändern und das Urteilsvermögen kann beeinträchtigt sein.

Das normale Schlafmuster kann gestört sein. Der Atem kann moderig bis süß riechen. Wenn der Patient die Arme ausstreckt, zeigen seine Hände eine grobe, flatternde Bewegung (Tremor). Mit fortschreitender Krankheit wird die Person meistens schläfrig und verwirrt. Bewegungen und Sprechen werden schleppend. Desorientierung ist häufig. In seltenen Fällen kann ein Patient mit Enzephalopathie auch aufgeregt sein. Schließlich kann der Patient das Bewusstsein verlieren und ins Koma fallen.

Ein Elektroenzephalogramm (EEG) ▲ kann bei der Diagnose einer frühen Enzephalopathie helfen. Sogar bei leichten Erkrankungen zeigt es ungewöhnliche Gehirnwellen. Bluttests weisen meistens ungewöhnlich hohe Ammoniakwerte auf.

Bei älteren Menschen kann die Diagnose eines Leberkomas im Frühstadium schwieriger sein, da seine ersten Symptome (gestörtes Schlafmuster und leichte Verwirrung) auf Demenz zurückgeführt oder als Delirium verkannt werden können ■.

Behandlung

Faktoren, die die Verschlechterung der Hirnfunktion beschleunigen, wie eine Infektion oder ein Arzneimittel, müssen ausgeschaltet werden. Giftstoffe aus dem Darm sollen eventuell durch eine Diät eliminiert werden. Dabei wird die Eiweißzufuhr verringert oder ganz gestrichen. Dann dienen Kohlenhydrate als wichtigste Kalorienquelle.

Später können pflanzliche Eiweiße, z. B. aus Soja, in die Diät eingeführt und der Anteil an tierischem Eiweiß gering gehalten werden. Dadurch verbessert sich das Eiweißgleichgewicht, ohne die Leberenzephalopathie zu verschlechtern. Der höhere Ballaststoffgehalt der pflanzlichen Nahrung beschleunigt die Passage des Nahrungsbreis durch den Darm und hilft, die Aufnahme von Ammoniak zu verringern.

Der synthetische Zucker Laktulose wirkt ähnlich: Er verändert den Säuregehalt im Darm, wirkt abführend und verringert dadurch die Aufnahme von Ammoniak. Einläufe können

auch gegeben werden. Manchmal kann der Patient statt Laktulose das Antibiotikum Neomyzin einnehmen. Es verringert die Zahl der Darmbakterien, die normalerweise die Eiweißverdauung unterstützen. Längerer Gebrauch von Neomyzin kann aber die Nieren schädigen und Taubheit auslösen.

Leberversagen

Leberversagen ist eine starke Verschlechterung der Leberfunktion.

Leberversagen kann aus jeder Art von Lebererkrankung wie Virushepatitis, Zirrhose und Leberschaden durch Alkohol und Arzneimittel wie Parazetamol entstehen. Bevor die Leber versagt, muss ein großer Teil von ihr geschädigt sein. Leberversagen kann sich schnell über Tage oder Wochen entwickeln (akutes Leberversagen) oder allmählich über Monate oder Jahre (chronisches Leberversagen).

Symptome und Diagnose

Ein Patient mit Leberversagen hat meistens Gelbsucht, neigt zu Blutergüssen und Blutungen, Bauchwassersucht, Leberenzephalopathie und befindet sich in schlechtem Allgemeinzustand. Andere häufige Symptomen sind Erschöpfung, Schwäche, Übelkeit und Appetitlosigkeit.

Die klinischen Erscheinungsformen allein liefern schon einen starken Hinweis auf Leberversagen. Bluttests zeigen meistens schwere Leberfunktionsstörungen an.

Prognose und Behandlung

Die Behandlung hängt von der Ursache und den spezifischen klinischen Erscheinungsformen ab. Der Patient wird meistens auf eine einschränkende Diät gesetzt. Der Eiweißkonsum wird sorgfältig kontrolliert: Zu viel Eiweiß kann eine Funktionsstörung des Gehirns verursachen; zu wenig kann zu Gewichtsverlust führen. Der Natriumverbrauch wird niedrig gehalten, um die Flüssigkeitsansammlung im Bauchraum zu behandeln. Alkohol muss völlig gemieden werden, weil er den Leberschaden verschlimmern kann.

Letzte Behandlungsoption bei Leberversagen ist ein Lebertransplantation ★.

▲ siehe Seite 428   ■ siehe Seite 464
★ siehe Seite 1075

KAPITEL 136

Fettleber, Zirrhose und verwandte Erkrankungen

Fettleber, Zirrhose, primäre biliäre Zirrhose, primäre sklerosierende Cholangitis und Alpha-1-Antitrypsinmangel entstehen durch eine Verletzung der Leber. Die Schädigungen können durch Alkohol, Arzneistoffe, Verunreinigungen in Nahrungsmitteln und die Anreicherung von Abbausubstanzen im Blut entstehen. Andere Ursachen sind Infektionen und Erkrankungen, bei der der Körper sein eigenes Gewebe angreift (Autoimmunreaktion ▲). Manchmal ist die genaue Ursache solcher Leberschädigungen unbekannt.

Fettleber

Bei einer Fettleber sammeln sich in den Leberzellen übermäßig viel Triglyzeride an.

Die häufigsten Ursachen für Fettleber sind in den Industriestaaten Alkoholismus, Übergewicht, Diabetes und erhöhte Triglyzeridwerte. Zu den anderen Ursachen gehören Mangelernährung, Stoffwechselkrankheiten, wie die Glykogenspeicherkrankheiten ■, und Arzneimittel, z. B. Kortison, Tetrazyklin und Azetylsalizylsäure. Wie diese Krankheiten oder Faktoren die Fettansammlung in der Leber auslösen, ist unbekannt. Eine fettreiche Ernährung allein verursacht keine Fettleber.

Ein Erklärungsansatz ist, dass diese Krankheiten oder Faktoren die Geschwindigkeit, mit der Fett verarbeitet und aus dem Körper ausgeschieden wird, verlangsamen. Dann wird das sich anreichernde Fett in den Leberzellen gespeichert.

Manchmal ist die Ursache der Fettleber unklar, vor allem bei Neugeborenen. Es handelt sich aber wahrscheinlich um einen Defekt in den Mitochondrien der Leberzellen.

Bei manchen Menschen wird eine Fettleber mit Fettleibigkeit und Diabetes mellitus in Zusammenhang gebracht. Erhöhte Triglyzeridwerte führen dann, wahrscheinlich wegen einer zugrunde liegenden Entzündung, zu Vernarbung und Zirrhose. Diese Art von Fettleber wird auch als nichtalkoholische Steatohepatitis bezeichnet.

Symptome und Diagnose

Eine Fettleber ruft meistens keine Symptome hervor. Nur selten verursacht sie Gelbsucht, Übelkeit, Erbrechen, Schmerzen und einen weichen Bauch.

Eine vergrößerte Leber ohne andere Symptome weist auf eine Fettleber hin. Leberfunktionstests sollen z. B. eine Entzündung ★ aufdecken, die manchmal gemeinsam mit dem zusätzlichen Fett in den Leberzellen auftritt und bei der ein Zusammenhang mit der Entstehung von Leberzirrhose bei einer nichtalkoholischen Steatohepatitis vermutet wird. Die Diagnose wird durch eine Leberbiopsie bestätigt ●.

Prognose und Behandlung

Zu viel Fett in der Leber stellt an sich kein großes Problem dar, zumal es bei Alkoholabstinenz verschwinden kann. Die Grundkrankheit kann hingegen sehr wohl problematisch sein. Die anhaltende Schädigung der Leber durch Gifte wie Alkohol kann die Fettleber zur Zirrhose fortschreiten lassen. Die Behandlung der Fettleber zielt daher auf eine Verringerung oder Beseitigung der eigentlichen Ursache ab.

Leberzirrhose

Eine Zirrhose ist die Zerstörung normalen Lebergewebes, bei der nicht mehr funktionstüchtiges Narbengewebe Gebiete mit funktionierendem Lebergewebe umgibt.

Hauptursachen von Leberzirrhose sind Alkoholmissbrauch und chronische Hepatitis. Das entstehende Narbengewebe beeinträchtigt die Leberfunktion und behindert den Blutfluss durch die Pfortader (die Vene, die das Blut vom Darm zur Leber transportiert). Eine Folge dieser Hemmung ist hoher Blutdruck (Pfortaderhochdruck ◆).

▲ siehe Seite 1070   ■ siehe Seiten 392 und 1597

★ siehe Kasten Seite 783   ● siehe Seite 783

◆ siehe Seite 787

Ursachen von Fettleber

- Fettleibigkeit
- Diabetes
- Chemikalien und Arzneimittel, wie Alkohol, Kortisone, Tetrazykline, Valproinsäure, Methotrexat
- Unterernährung und Eiweißmangel
- Schwangerschaft
- Überdosierung von Vitamin A
- Bypass-Operation des Dünndarms
- Mukoviszidose (wahrscheinlich von Unterernährung begleitet)
- Genetische Defekte im Glykogen-, Galaktose-, Tyrosin- und Homozystinstoffwechsel
- Mittelketten-Acyl-CoA-Dehydrogenase-Defekt
- Cholesterinesterasemangel
- Phytansäurespeicherkrankheit (Refsum-Syndrom)
- A-Betalipoproteinämie
- Reye-Syndrom

Symptome und Komplikationen

Viele Menschen mit einer leichten Leberzirrhose haben keine Symptome und scheinen über Jahre gesund zu sein. Andere sind schwach, haben wenig Appetit, fühlen sich krank und nehmen ab. Wenn der Gallefluss ständig behindert ist, hat die Person Gelbsucht ▲, Juckreiz am ganzen Körper und kleine, gelbe Hautknötchen, vor allem um die Augenlider. Da die geschädigte Leber weniger Gallensalze produziert, ist die Aufnahme von Fetten und fettlöslichen Vitaminen gestört. Unterernährung ist häufig eine Folge der gestörten Aufnahme von Vitaminen und das Ergebnis von Appetitlosigkeit.

Als weitere Auswirkungen einer Zirrhose, die auch bei anderen Ursachen eines Leberversagens vorkommen, können sich entwickeln: Muskelschwund, Rötung der Handflächen, Beugekontraktur der Finger (Dupuytren-Kontraktur), kleine spinnenartige Gefäße in der Haut, Vergrößerung der Speicheldrüsen in den Wangen, Haarausfall in der Achselhöhle, bei Männern Brustwachstum (Gynäkomastie) und

Schrumpfung der Hoden, weil die geschädigte Leber Östrogen nicht abbauen kann.

Manche Komplikationen einer Zirrhose entstehen durch hohen Blutdruck, der am unteren Ende der Speiseröhre Krampfadern (Ösophagusvarizen ■) entstehen lassen kann. Bei Blutungen aus den Krampfadern am unteren Ende der Speiseröhre kann der Betroffene viel Blut erbrechen. Pfortaderhochdruck kann zusammen mit einer schlechten Leberleistung zu Wasseransammlung im Bauch (Aszites ★) führen. Andere Komplikationen bei einer Zirrhose sind Nierenversagen ● und eine Verschlechterung der Gehirnfunktion (Leberkoma ◆).

Der Leberzellkrebs (Hepatom) ist eine weitere Komplikation einer Leberzirrhose, vor allem wenn die Zirrhose von chronischer Hepatitis B oder C, Eisenüberschuss oder Glykogenspeicherkrankheit verursacht wird. Leberzellkrebs kann auch aus einer alkoholbedingten Leberzirrhose entstehen.

Diagnose

Eine Leberzirrhose wird in der Regel aufgrund der Symptome, der körperlichen Untersuchung und den Risikofaktoren wie Alkoholmissbrauch diagnostiziert. Bei der körperlichen Untersuchung tastet der Arzt eine kleine, feste Leber, manchmal auch kleine Knötchen an ihrer Oberfläche. Die Leberfunktionstests sind oft unauffällig. Selbst wenn die Gesamtaktivität der Leber 85 Prozent unter dem Normalwert liegt, kann das Organ noch lebenswichtige Funktionen ausführen. Ultraschallaufnahmen und eine Computertomographie können zeigen, dass die Leber geschrumpft ist oder eine Form hat, die auf eine Zirrhose hinweist. In der Leberszintigraphie werden die funktionierenden und vernarbten Gebiete der Leber sichtbar. Die Diagnose wird durch eine Leberbiopsie bestätigt.

Prognose und Behandlung

Eine Leberzirrhose schreitet gewöhnlich fort. Wenn der Betroffene im Frühstadium der Zirrhose das Trinken von Alkohol aufgibt, stoppt der Prozess der Vernarbung zwar, aber es bleibt Narbengewebe zurück. Im Allgemeinen ist die Prognose schlechter, wenn ernste Komplikationen, wie Bluterbrechen, Bauchwassersucht und Funktionsstörungen des Gehirns, aufgetreten sind.

Eine Zirrhose ist nicht heilbar. Der Erkrankung muss daher vorgebeugt werden, oder sie muss in einem sehr frühen Stadium zum Stillstand gebracht werden. Zur Therapie gehört der Entzug giftiger Substanzen wie Alkohol und die

▲ siehe Seite 785   ■ siehe Seite 788
★ siehe Seite 788   ● siehe Seite 821
◆ siehe Seite 789

Wie Alkohol die Leber schädigt

Im Allgemeinen bestimmt bei der alkoholbedingten Lebererkrankung die Menge des konsumierten Alkohols (wie viel und wie oft) das Risiko und das Ausmaß des Leberschadens. Frauen sind anfälliger dafür als Männer. Bei Frauen, die jahrelang Alkohol trinken, kann bereits der tägliche Konsum von 20 Milliliter reinem Alkohol – das entspricht etwa 200 Milliliter Wein, knapp 400 Milliliter Bier oder 60 Milliliter Whisky – einen Leberschaden hervorrufen. Für Männer gilt das Doppelte dieser Mengen.

Welche Menge Alkohol einen Leberschaden verursacht, ist von Mensch zu Mensch verschieden. Dabei gibt es drei Arten von Leberschäden: Fettansammlung (Fettleber), Entzündung (Alkoholhepatitis) und Vernarbung (Zirrhose). Menschen mit einer Fettleber haben meistens keine Symptome. Die Leber kann vergrößert und manchmal weich sein. Bei einer Alkoholhepatitis treten Fieber, Gelbsucht, eine Erhöhung der Zahl der weißen Blutkörperchen und eine weiche, schmerzhafte und vergrößerte Leber auf. In der Haut können sich spinnenartige Gefäße zeigen. Eine Zirrhose kann die gleichen Symptome verursachen wie eine Alkoholhepatitis. Zusätzliche Komplikationen können Pfortaderhochdruck, Milzvergrößerung, Flüssigkeitsansammlung in der Bauchhöhle, Nierenversagen durch Leberversagen, Verwirrung und Leberkrebs sein. Wenn ein Mensch mit einer alkoholbedingten Lebererkrankung weiter Alkohol trinkt, wird der Leberschaden fortschreiten. Gibt er das Trinken auf, kann sich die Leber zum Teil wieder selbst regenerieren, obwohl die Veränderung des Lebergewebes bleibt. Die einzige wirksame Behandlung ist die Alkoholabstinenz. Um die Betroffenen darin zu unterstützen, gibt es strukturierte Entwöhnungsprogramme. Auch die Teilnahme an Selbsthilfegruppen wie den Anonymen Alkoholikern (AA) erhöht die Erfolgswahrscheinlichkeit.

Behandlung von Komplikationen. Wenn der Patient Arzneimittel einnehmen muss, die von der Leber verarbeitet werden, müssen diese viel niedriger dosiert werden als üblich. Bei der Ernährung wird sorgfältig auf die Zufuhr an Eiweiß und Natrium geachtet, und es werden zusätzlich Vitamine verabreicht.

Eine Lebertransplantation kann einem Patienten mit fortgeschrittener Zirrhose helfen. Wenn der Patient aber weiter Alkoholmissbrauch betreibt oder die eigentliche Ursache nicht verändert werden kann, wird letztlich auch die transplantierte Leber eine Zirrhose entwickeln.

Primäre biliäre Zirrhose

Bei der primären biliären Zirrhose entzünden sich die Gallengänge in der Leber, vernarben und verstopfen schließlich.

Als Ursache der Erkrankung geht man von einer Autoimmunerkrankung ▲ aus, bei der das Immunsystem körpereigenes Gewebe angreift. Eine primäre biliäre Zirrhose tritt in Zusammenhang mit Polyarthritis, Sklerodermie und einer Form von Schilddrüsenüberfunktion auf.

Anders als bei der primären sklerosierenden Cholangitis betrifft die primäre biliäre Zirrhose nur die Gallengänge in der Leber.

Die primäre biliäre Zirrhose beginnt mit einer Entzündung der Gallengänge in der Leber. Sie behindert den Gallefluss aus der Leber, weshalb Galle in den Leberzellen bleibt oder in die Blutbahn übertritt. Mit dem Übergreifen der Entzündung auf die restliche Leber entwickelt sich ein Gitterwerk aus Narbengewebe in der ganzen Leber.

Symptome und Diagnose

Die primäre biliäre Zirrhose beginnt meistens allmählich. Juckreiz und gelegentliche Müdigkeit sind oft die ersten Symptome. Zu den Symptomen, die erst Monate oder Jahre später auftreten können, gehören Vergrößerung der Fingerenden (Trommelschlägelfinger) sowie Veränderungen von Knochen, Nerven und Nieren. Der Stuhl kann blass, fettig und übel riechend sein (Steatorrhoe). Später können sich die Symptome und Komplikationen einer Zirrhose entwickeln.■ Die meisten Patienten erkranken an Osteoporose.

▲ siehe Seite 1070   ■ siehe Seite 791

Bei der körperlichen Untersuchung ist meist eine vergrößerte, feste Leber und eine vergrößerte Milz zu tasten. Im Spätstadium schrumpft die vernarbte Leber. Ein Teil der Betroffenen hat kleine gelbe Ablagerungen in der Haut (Xanthome) oder an den Augenlidern (Xanthelasma). Bei einigen ist die Haut stark pigmentiert. Einige haben zu Beginn nur eine Gelbsucht. Bei anderen entwickelt sich diese erst später.

Der andere Teil der Betroffenen hat keine Symptome. Bei ihnen wird die primäre biliäre Zirrhose festgestellt, weil bei einer routinemäßigen Blutuntersuchung abweichende Werte auffallen. Antikörper gegen Mitochondrien werden im Blut von mehr als 90 Prozent der Betroffenen gefunden.

Wenn Gelbsucht und Abweichungen bei den Lebertests offensichtlich sind, können mit Ultraschallaufnahmen und einer Kernspintomographie des Gallengangsystems (Magnetresonanzcholangiographie) Veränderungen und Verengungen der Gallengänge außerhalb der Leber dargestellt werden. Die Diagnose primäre biliäre Zirrhose wird durch den Befund, dass in den Gallengängen außerhalb der Leber kein Verschluss existiert, gestützt. Daraus folgt, dass das Problem in der Leber liegt. Eine Leberbiopsie ▲ bestätigt die Diagnose ebenso wie der Nachweis von Antikörpern gegen Mitochondrien. Diese zeigt auch das Krankheitsstadium.

Prognose und Behandlung

Eine primäre biliäre Zirrhose verläuft sehr unterschiedlich. Personen, die zunächst symptomfrei sind, entwickeln nach zwei bis sieben Jahren Symptome. Andere haben zehn bis 15 Jahre lang kaum Symptome. Wieder andere werden nach drei bis fünf Jahren schwer krank. Die Krankheit führt schließlich zu schwerer Leberzirrhose.

Die Krankheit ist nicht heilbar. Der Juckreiz kann mit Colestyramin gelindert werden. Die Gabe von Kalzium und Vitamin A, D und K kann notwendig sein, weil diese Vitamine fettlöslich sind und nicht richtig aus dem Darm aufgenommen werden, wenn nicht genügend Galle vorhanden ist. Das Arzneimittel Ursodeoxycholsäure scheint den Verlauf der Krankheit etwas zu mildern und wird im Allgemeinen gut vertragen. Eine Lebertransplantation ■ ist die beste Behandlung für Patienten, die ins Endstadium kommen.

▲ siehe Seite 783   ■ siehe Seite 1075
★ siehe Seite 1070   ● siehe Seite 791
◆ siehe Seite 783 und Abbildung Seite 784

Primäre sklerosierende Cholangitis

Bei der primären sklerosierenden Cholangitis entzünden sich die Gallengänge innerhalb und außerhalb der Leber, vernarben und verlegen sich schließlich.

Bei primärer sklerosierender Cholangitis verengt das Narbengewebe die Gänge, blockiert sie und verursacht dadurch eine Zirrhose. Die Ursache ist unbekannt, wahrscheinlich gibt es aber einen Zusammenhang zum Immunsystem, das körpereigenes Gewebe angreift. ★ Die Krankheit betrifft am häufigsten junge Männer. Sie tritt gewöhnlich bei Menschen mit chronisch-entzündlichen Darmerkrankungen auf, vor allem bei Kolitis ulcerosa.

Symptome und Komplikationen

Die Symptome beginnen für gewöhnlich langsam mit sich verstärkender Müdigkeit, Juckreiz und Gelbsucht. Es können anfallartige Schmerzen im rechten Oberbauch und Fieber, die von der Entzündung und wiederkehrenden Infektion der Gallengänge (bakterielle Cholangitis) herrühren, auftreten. Eine bakterielle Cholangitis ist aber selten, außer wenn das Gangsystem manipuliert wurde. Manchmal werden endoskopisch Stents eingesetzt, die die Gallengänge offen halten sollen. Dieser Eingriff kann zu einer bakteriellen Cholangitis führen. Ein Betroffener kann eine vergrößerte Leber und Milz oder Symptome einer Zirrhose haben ●. Die Person kann auch Pfortaderhochdruck, Bauchwassersucht und Leberversagen entwickeln.

Bei einem Teil der Patienten mit primärer sklerosierender Cholangitis entsteht ein Krebs in den Gallengängen (Cholangiokarzinom).

Diagnose

Da manche Menschen jahrelang keine Symptome haben, kann die Erkrankung durch abweichende Werte bei Leberfunktionstests, die aufgrund einer anderen Erkrankung durchgeführt werden, entdeckt werden.

Die Diagnose wird gewöhnlich mit endoskopischer retrograder Cholangiopankreatographie (ERCP) oder perkutaner Cholangiographie bestätigt. ◆ Bei einer ERCP werden Röntgenaufnahmen gemacht, nachdem ein Kontrastmittel durch ein Endoskop in die Gallengänge gespritzt wurde. Bei einer perkutanen Cholangiographie werden die Röntgenbilder gemacht, nachdem ein Kontrastmittel direkt in die Gallengänge gespritzt wurde. In zunehmendem Maße werden zur Diagnose Ultraschallaufnahmen des

Bauchraums und Kernspintomographie des Gallengangsystems eingesetzt. Eine Leberbiopsie ▲ kann notwendig sein, um die Diagnose zu bestätigen.

Prognose und Behandlung

Die primäre sklerosierende Cholangitis verschlechtert sich gewöhnlich allmählich. Arzneimittel wie Kortison, Azathioprin, Penizillamin und Methotrexat sind nicht sehr wirksam und können schwere Nebenwirkungen haben. Der Wert von Ursodeoxycholsäure bleibt unklar. Die einzige Heilungschance liegt bei einer primären sklerosierenden Cholangitis in einer Lebertransplantation ■.

Wiederkehrende Infektionen der Gallengänge verlangen eine Behandlung mit Antibiotika. Wenn möglich, sollten die verengten Teile der Gallengänge mittels ERCP erweitert werden.

Wenn ein Krebs in den Gallengängen chirurgisch nicht entfernt werden kann, sollten endoskopisch Stents in die verengten Gallengänge eingesetzt werden, um sie zu eröffnen.

Alpha-1-Antitrypsinmangel

Der erblich angelegte Alpha-1-Antitrypsinmangel kann Lungen- und Lebererkrankungen verursachen.

Alpha-1-Antitrypsin ist ein von der Leber produziertes Enzym, das in die Blutbahn abgegeben wird. Manche Gewebe nehmen dieses Enzym auf und sondern es in der Flüssigkeit ab, die sie produzieren. Daher kommt Alpha-1-Antitrypsin normalerweise in Speichel, der Flüssigkeit im Zwölffingerdarm, Lungensekreten, Tränen, Nasensekreten und der Gehirnflüssigkeit vor.

Alpha-1-Antitrypsin hemmt die Tätigkeit von Eiweiß abbauenden Enzymen (Proteasen). Bei einem Alpha-1-Antitrypsinmangel können die Proteasen Gewebe, vor allem solche in Lunge und Leber, schädigen. Bei Alpha-1-Antitrypsinmangel kann die Leber das Enzym nicht abgeben; es sammelt sich dann in der Leber an und zerstört sie schließlich. Die Erkrankung wird in der Regel bei Kindern, seltener bei Erwachsenen diagnostiziert.

Symptome und Prognose

Ein Teil der Kinder mit Alpha-1-Antitrypsinmangel hat geringe krankhafte Veränderungen in der Leber, andere weisen keine Anzeichen einer fortschreitenden Krankheit auf, viele andere entwickeln Leberzirrhose und Pfortaderhochdruck.

Erwachsene mit Alpha-1-Antitrypsinmangel entwickeln häufiger eine Lungenkrankheit, die zu zunehmender Kurzatmigkeit führt (Emphysem). Nur selten bekommen erwachsene Kranke Leberzirrhose, die schließlich zu Leberkrebs führen kann.

Behandlung

Eine Behandlung mit synthetischem Alpha-1-Antitrypsin hat sich bei Kindern als viel versprechend erwiesen. Dennoch ist die Lebertransplantation ★ die bisher erfolgreichste Behandlung. Normalerweise tritt in der transplantierten Leber, die Alpha-1-Antitrypsin produziert und abgibt, der Leberschaden nicht wieder auf.

Die Behandlung von Erwachsenen richtet sich für gewöhnlich auf die Lungenkrankheit ●. Zu den Maßnahmen gehören die Vorbeugung von Lungeninfektionen und die Entwöhnung vom Rauchen. Eine Lebertransplantation ist auch bei Erwachsenen erfolgreich.

▲ siehe Seite 783   ■ siehe Seite 1075

★ siehe Seite 1075   ● siehe Seite 265

KAPITEL 137

Hepatitis

Hepatitis ist eine Entzündung der Leber.

Hepatitis ist häufig die Folge einer Virusinfektion, vor allem mit einem der fünf Hepatitisviren: A, B, C, D und E. Seltener ist Hepatitis die Folge anderer Virusinfektionen wie Pfeiffersches Drüsenfieber, Gelbfieber und Zytomegalieinfektion. Die wichtigsten nichtviralen Ursachen von Hepatitis sind Alkoholismus und Arzneimittel wie Isoniazid (bei Tuberkulose). Eine Hepatitis kann akut oder chronisch verlaufen.

Akute Virushepatitis

Bei der akuten Virushepatitis wird die Entzündung der Leber durch eine Infektion mit einem der fünf Hepatitisviren ausgelöst; bei den meisten Menschen beginnt die Entzündung plötzlich und dauert ein paar Wochen.

Symptome

Symptome der akuten Virushepatitis können von leichten, grippeähnlichen bis zu denen des tödlichen Leberversagens gehen. Wie schwer die Symptome sind und wie rasch die Heilung einsetzt, schwankt entsprechend dem Virus und der Reaktion des Betroffenen auf die Infektion beträchtlich. Hepatitis A und C bedingen oft nur sehr leichte oder gar keine Symptome, während B und E eher schwere Symptome auslösen. Eine Begleitinfektion von Hepatitis B mit Hepatitis D kann die Symptome verschlimmern.

Die in der Regel plötzlich beginnenden Symptome einer Virushepatitis sind Appetitlosigkeit, Krankheitsgefühl, Übelkeit, Erbrechen und oft Fieber. Bei Rauchern ist die Abneigung gegen Zigaretten typisch. Manchmal entwickeln Patienten, vor allem bei einer Infektion mit Hepatitis B, Gelenkbeschwerden und einen roten, juckenden Hautausschlag (Quaddeln).

Nach ein paar Tagen wird der Harn dunkel, und es kann sich eine Gelbsucht zeigen. Beide Symptome treten auf, weil sich Bilirubin, der Hauptfarbstoff der Galle, im Blut anreichert. Die meisten Symptome verschwinden normalerweise zu diesem Zeitpunkt, und der Patient fühlt sich besser, obwohl sich die Gelbsucht verschlimmert. Die Gelbsucht erreicht meistens nach ein bis zwei Wochen ihren Höhepunkt und lässt dann innerhalb von zwei bis vier Wochen nach. Es können die Symptome einer Gallestauung – blasser Stuhl und allgemeiner Juckreiz – auftreten.

Selten können sich, vor allem bei Hepatitis B, die Symptome bis zum Leberversagen verschlechtern.

Diagnose

Der Arzt vermutet eine akute Virushepatitis aufgrund der Symptome. Beim Tasten erscheint die Leber oft weich und etwas vergrößert. Die Leberfunktionstests zeigen, dass die Leber entzündet ist. Sie können auch helfen, eine Hepatitis durch Alkoholmissbrauch von einer Virushepatitis zu unterscheiden. In der Regel können das die Hepatitis auslösende Virus und die spezifischen Antikörper, die der Körper dagegen bildet, bestimmt werden.

Vorbeugung

Das Risiko einer Infektion mit Hepatitis-A-Viren lässt sich mit Hygienemaßnahmen verringern. Darüber hinaus kann gegen Hepatitis A, aber auch Hepatitis B geimpft werden. Der volle Impfschutz entwickelt sich erst nach mehreren Impfungen im Abstand von mehreren Wochen. Ungeimpfte, die mit Hepatitis-A- oder -B-Viren in Kontakt gekommen sind, können mit einem Immunglobulin-Präparat Antikörper gespritzt bekommen. Diese Maßnahme schützt nur eine begrenzte Zeit und auch das nicht sicher. Gegen Hepatitis-C-, -D- und -E-Viren gibt es keinen Impfstoff. Eine Impfung gegen Hepatitis B verringert allerdings auch das Infektionsrisiko mit dem Hepatitis-D-Virus.

Behandlung und Prognose

In den meisten Fällen ist keine Behandlung notwendig; Patienten mit ungewöhnlich schwer verlaufender akuter Virushepatitis werden aber wahrscheinlich ins Krankenhaus eingewiesen. Nach den ersten Krankheitstagen kehrt der Appetit zurück. Bettruhe ist ebenso wenig notwendig wie Einschränkungen bei Ernährung oder Aktivität. Auch Vitamingaben sind unnötig. Wenn die Gelbsucht abgeklungen ist, sind die meisten Menschen wieder arbeitsfähig, auch wenn die Ergebnisse der Leberfunktionstests nicht ganz normal sind.

Hepatitispatienten sollten Alkohol meiden, bis sie wieder ganz gesund sind ▲. Arzneimittel wie Phenprocoumon (zur Hemmung der Blutgerinnung) und Theophyllin (bei Asthma), die sich im Körper anreichern können, weil die Leber sie nicht abbauen kann, werden abgesetzt oder in ihrer Dosis reduziert.

Menschen mit einer akuten Virushepatitis erholen sich meistens ohne Behandlung nach vier bis acht Wochen. Hepatitis A wird kaum je chronisch. Patienten mit Hepatitis C und in geringerem Ausmaß solche mit Hepatitis B können jedoch Virusträger werden. Diese Dauerausscheider haben keine Symptome, sind aber infiziert und können eine chronische Hepatitis bekommen, obwohl die Krankheit nicht offensichtlich ist, und sie können das Virus auf andere übertragen. Dauerausscheider haben ein Risiko für Leberzirrhose ■ und Leberkrebs ★.

Chronische Hepatitis

Chronische Hepatitis ist eine Entzündung der Leber, die mindestens sechs Monate dauert.

Chronische Hepatitis tritt viel seltener auf als akute Hepatitis und kann Jahre und Jahrzehnte dauern. Bei den meisten Patienten ist sie ziemlich leicht und ruft keine nennenswerten Leberschäden hervor. Bei manchen schädigt die ständige Entzündung aber langsam die Leber und führt schließlich zu Leberzirrhose, Leberversagen und manchmal auch zu Leberkrebs.

Ursachen

Etwa ein Drittel der chronischen Hepatitiserkrankungen entwickelt sich nach einer akuten Virushepatitis. Bei den restlichen zwei Dritteln entsteht die Krankheit allmählich ohne offensichtliche Symptome; bei den meisten von ihnen ist sie von einem der Hepatitisviren verursacht.

Am häufigsten, nämlich zu etwa 75 Prozent, ruft das Hepatitis-C-Virus einen chronischen Krankheitsverlauf hervor. Von den Hepatitis-B-Infektionen bei Erwachsenen werden etwa 5 Prozent chronisch; von denen bei Kleinkindern etwa 30 Prozent. Wurde ein Kind jedoch um den Zeitpunkt der Geburt herum infiziert, wird die Erkrankung zu etwa 90 Prozent chronisch. Eine kombinierte Hepatitis-B- und -D-Infektion wird häufig chronisch. Hepatitis-A- und -E-Viren lösen keine chronische Hepatitis aus.

Arzneimittel wie Methyldopa (bei hohen Blutdruck), Isoniazid (bei Tuberkulose), Nitrofurantoin (bei Harnweginfektionen) und möglicherweise Parazetamol (bei Schmerzen) können vor allem nach Langzeitgebrauch eine chronische Hepatitis verursachen. Morbus Wilson, eine seltene Erbkrankheit, ● bei der es zu einer krankhaften Kupferspeicherung in der Leber kommt, kann bei Kindern und jungen Erwachsenen chronische Hepatitis auslösen.

Niemand weiß genau, warum Viren und Arzneimittel bei manchen Menschen chronische Hepatitis auslösen und bei anderen nicht und warum der Schweregrad unterschiedlich ist. Bei vielen Patienten mit chronischer Hepatitis lässt sich keine offensichtliche Ursache finden. Bei manchen scheint eine überschießende Reaktion des Immunsystems für die chronische Entzündung verantwortlich zu sein. Diese Reaktion kann auftreten, wenn der Körper sein eigenes gesundes Gewebe angreift (Autoimmunreaktion ◆). Eine solche Autoimmunhepatitis ist bei Frauen häufiger als bei Männern.

Symptome und Diagnose

Viele Menschen merken nichts von ihrer chronischen Hepatitis. Wenn Symptome auftreten, sind das Krankheitsgefühl, Appetitlosigkeit und Erschöpfung. Manchmal bestehen etwas Fieber und Oberbauchbeschwerden. Gelbsucht kann auftreten oder auch nicht. Schließlich können sich die Kennzeichen einer chronischen Lebererkrankung entwickeln: vergrößerte Milz, spinnenartige Blutgefäße in der Haut und Flüssigkeitsansammlung im Gewebe. Die Anzeichen einer Autoimmunhepatitis können vor allem bei jungen Frauen fast jedes Organ betreffen; zu ihnen gehören Akne, Ausbleiben der Menstruation, Gelenkschmerzen, Vernarbung der Lunge, Entzündung der Schilddrüse und der Nieren sowie Blutarmut.

Viele Menschen leben jahrelang mit chronischer Hepatitis, ohne dass sich ein fortschreitender Leberschaden entwickelt. Bei anderen verschlechtert sich die Krankheit allmählich. Im Laufe von Jahren bekommt ein geringerer Teil der Patienten mit chronischer Hepatitis C und etwa die Hälfte der Patienten mit Autoimmunhepatitis eine Leberzirrhose, mit oder ohne Leberversagen.

▲ siehe Kasten Seite 793   ■ siehe Seite 791
★ siehe Seite 804   ● siehe Kasten Seite 898
◆ siehe Seite 1070

HEPATITISVIREN

VIRUS	ÜBERTRAGUNG	SYMPTOME UND PROGNOSE	VORBEUGUNG
Hepatitis A	Hepatitis A wird vor allem fäkal-oral übertragen, meistens infolge mangelnder Hygiene, wenn z. B. ein Infizierter mit nach dem Toilettengang ungewaschenen Händen Essen zubereitet. Manchmal verbreitet sich die Infektion in Kinderkrippen, wo das Personal mit dem infizierten Stuhl in Windeln in Kontakt kommt. Rohe Meeresfrüchte können verunreinigt sein, wenn sie aus Gewässern stammen, in die ungeklärte Abwässer eingeleitet werden. Durch Trinkwasser und Nahrungsmittel übertragene Epidemien sind vor allem in Ländern der dritten Welt häufig. Hepatitis A ist durch Geschlechtsverkehr übertragbar.	Die meisten Infektionen mit Hepatitis A vergehen unbemerkt; es können aber auch die typischen Symptome einer akuten Hepatitis auftreten. Üblicherweise heilt die Erkrankung vollständig aus. Weder gibt es Dauerausscheider noch entsteht eine chronische Hepatitis.	In Gegenden mit hohem Infektionsrisiko sind die persönliche Hygiene und die bei der Verarbeitung von Lebensmitteln wichtig. Achtung auch bei der Auswahl der Nahrungsmittel und des Wassers. Wer in Gebiete reist, in denen die Krankheit weit verbreitet ist, kann sich vorbeugend gegen Hepatitis A impfen lassen. Als Sofortschutz kann Immunglobulin gespritzt werden.
Hepatitis B	Für Hepatitis B gelten ähnliche Infektionswege wie für HIV: Kontakt mit infiziertem Blut, Sperma, Scheidenflüssigkeit, Speichel, Tränen, Muttermilch und Urin. Der wichtigste Übertragungsweg ist heterosexueller Kontakt, gefolgt von intravenösem Drogengebrauch und homosexueller Aktivität. Eine infizierte schwangere Frau kann das Virus bei der Geburt auf ihr Kind übertragen. Hepatitis B kann von gesunden Dauerausscheidern des Virus übertragen werden. Ungeklärt ist, ob Insektenstiche das Virus übertragen können. Viele Hepatitis-B-Fälle haben keine bekannte Quelle.	Hepatitis B verläuft leicht bis schwer, ist aber eine viel schwerere Erkrankung als Hepatitis A. Bei Erwachsenen werden etwa fünf Prozent der Infektionen chronisch, bei Kindern ist der Prozentsatz erheblich höher. Folgeerkrankungen wie Zirrhose und Leberkrebs können auftreten. Ist die Hepatitis B zusätzlich von Hepatitis D begleitet, verschlimmern sich die Symptome. Gelenkschmerzen und rote, juckende Quaddeln auf der Haut sind bei Hepatitis B wahrscheinlicher als bei einer Infektion mit anderen Hepatitisviren.	Personen mit erhöhtem Infektionsrisiko, wie medizinischem Personal, Familienangehörigen von Dauerausscheidern, intravenös Drogenabhängigen, homosexuell aktiven Männern und Langzeitgefangenen, wird empfohlen, sich impfen zu lassen. Seit 1995 gehört die Hepatitis-B-Impfung zu den Standardimpfungen für Kinder. Bei Dialysepatienten, Personen mit Zirrhose und geschwächtem Immunsystem ist der Impfschutz unsicher. Neugeborene von Hepatitis-B-infizierten Müttern erhalten bei der Geburt Hepatitis-B-Immunglobulin und eine Impfung. Mit dieser Kombination lässt sich zu etwa 95 Prozent die Infektion des Kindes vermeiden.

HEPATITISVIREN *(Fortsetzung)*

VIRUS	ÜBERTRAGUNG	SYMPTOME UND PROGNOSE	VORBEUGUNG
Hepatitis C	Der in Deutschland häufigste Übertragungsweg für Hepatitis C ist intravenöser Drogenkonsum; medizinische Handlungen stehen dahinter zurück. Übertragung durch sexuelle Kontakte und von einer infizierten Mutter auf ihr Kind sind ungewöhnlich. Aus unbekannten Gründen haben Patienten mit Alkohollebersyndrom oft auch Hepatitis C. Ein kleiner Anteil gesunder Menschen scheint ständiger Träger des Hepatitis-C-Virus zu sein.	Eine akute Hepatitis C verläuft in der Regel milde und symptomlos. Die Leberfunktion kann sich verbessern und dann über mehrere Monate oder Jahre immer wieder schwanken. 70 bis 80 Prozent der Infektionen verlaufen chronisch. Folgeerkrankungen können Zirrhose und Leberkrebs sein.	Für infizierte Tätige im Gesundheitswesen gibt es standardisierte Verhaltensempfehlungen. Ein Impfstoff ist derzeit nicht verfügbar.
Hepatitis D	Hepatitis D ist in Deutschland selten. Übertragungswege sind enger Hautkontakt, sexuelle Aktivität und Blut.	Eine Hepatitis-D-Infektion ist an das Vorhandensein einer Infektion mit Hepatitis B gebunden; sie können gemeinsam eintreten, oder zu einer Hepatitis-B-Infektion kann eine mit Hepatitis D hinzukommen.	Eine Hepatitis-B-Impfung schützt auch vor Hepatitis D.
Hepatitis E	Hepatitis E wird vor allem fäkal-oral übertragen. In Entwicklungsländern verursacht es gelegentlich Epidemien, die denen von Hepatitis A ähneln.	Hepatitis E kann vor allem bei Schwangeren starke Symptome einer akuten Virushepatitis hervorrufen. Chronische Hepatitis E oder Dauerausscheider gibt es nicht.	Zur Zeit ist kein Impfstoff verfügbar.

Die Symptome und Ergebnisse der Leberfunktionstests liefern zwar nützliche Informationen, doch für eine endgültige Diagnose ist eine Leberbiopsie ▲ unbedingt erforderlich. Durch die mikroskopische Untersuchung des Lebergewebes kann der Arzt die Schwere der Entzündung bestimmen und feststellen, ob sich eine Vernarbung oder Zirrhose entwickelt hat. Die Biopsie kann auch die eigentliche Ursache der Hepatitis aufdecken.

Behandlung

Patienten mit fortschreitender chronischer Hepatitis C werden meist mit Interferon und Ribavirin behandelt. Diese Kombination kann die Entzündung stoppen. Nach dem Ende der Behandlung kommt es aber leicht zum Rückfall. Häufig treten Nebenwirkungen auf. Bei Patienten mit chronischer Hepatitis B werden zur Therapie Interferon und Lamivudin eingesetzt.

Die Autoimmunhepatitis wird normalerweise mit Kortison, manchmal kombiniert mit Azathioprin behandelt. Diese Arzneimittel unterdrücken die Entzündung und lindern die Symptome. Trotzdem kann die Vernarbung (Fibrose) der Leber langsam fortschreiten. Da das Abbrechen der Therapie meistens zu einem Rückfall führt, müssen die meisten Patienten die Arzneimittel ständig einnehmen.

▲ siehe Seite 783

Ohne Rücksicht auf Ursache und Art der chronischen Hepatitis müssen alle Komplikationen – wie z. B. Bauchwassersucht ▲ und Störung der Hirnfunktionen (Leberenzephalopathie ■) – behandelt werden.

Eine Lebertransplantation ★ kommt bei schwerem Leberversagen in Betracht. Sie ist bei Hepatitis B aber nicht uneingeschränkt geeignet, weil die Infektion schnell und intensiv auch in der transplantierten Leber auftritt. Bei Patienten mit Hepatitis C tritt die Infektion in der transplantierten Leber fast immer wieder auf – allerdings in sehr leichter Form.

KAPITEL 138

Erkrankungen der Blutgefäße der Leber

Die Leber erhält drei Viertel ihrer Blutversorgung von der Pfortader, die nährstoffreiches Blut vom Darm bringt. Dieses Blut transportiert verdaute Nahrungsstoffe in die Leber, wo sie verarbeitet werden. Das restliche Viertel ihrer Blutversorgung stammt von der Leberarterie, die sauerstoffreiches Blut vom Herzen bringt.

Das Blut verlässt die Leber durch die Lebervenen. Dieses Blut ist eine Mischung aus dem Blut der Leberarterie und dem Blut der Pfortader. Die Lebervenen münden in die Hohlvene – die größte Vene im Körper –, die sich ins Herz entleert.

Mit zunehmendem Alter nimmt der Blutfluss durch die Leber ab. Das verringert die Fähigkeit der Leber, Arzneistoffe zu inaktivieren und Schadstoffe aus dem Blut zu entfernen.

Fehlbildungen der Leberarterie

Die Leberarterie transportiert sauerstoffreiches Blut vom Herz zur Leber. Sie ist die Hauptquelle der Leber für Blut und Sauerstoff. Die Pfortader versorgt die Leber auch mit Blut und stellt damit sicher, dass dieses lebenswichtige Organ immer genug Blut erhält.

Verengung oder Verstopfung: Eine Verengung oder Verstopfung verringert den Blutfluss durch die Leberarterie und beeinträchtigt die Blutver-

sorgung der Leber. Der Engpass in der Leberarterie kann auf einer Verletzung oder einem Blutgerinnsel beruhen. Blutgerinnsel werden im Allgemeinen durch eine Entzündung der Arterienwand oder durch die Infusion von Zytostatika und anderen giftigen oder reizenden Substanzen in die Arterie verursacht. Die Verstopfung der Leberarterie wird mit einer Röntgenkontrastaufnahme (Arteriographie) oder einer Magnetresonanzangiographie diagnostiziert.

Auch bei einem Schock (durch Herzinsuffizienz, starken Verlust von Blut oder anderen Körperflüssigkeiten oder eine Infektion) und einer Sichelzellenerkrankung fließt weniger Blut durch die Leberarterie.

Aufgrund der doppelten Blutversorgung der Leber schädigt der verringerte Blutfluss durch die Leberarterie die Leber nicht oder führt nur zu geringfügigen Problemen. Ein schwerer Leberschaden aufgrund verringerter Durchblutung, eine so genannte ischämische Hepatitis, kann nach einer Lebertransplantation und einem Blutgerinnsel in der Pfortader auftreten. Meist müssen aber die Probleme, die sich aus der Ursache der verringerten Durchblutung ergeben, wie Schock durch schwere Herzinsuffizienz, dringlicher behandelt werden als die ischämische Hepatitis selbst. Zu den Symptomen einer ischämischen Hepatitis gehören Übelkeit, Erbrechen, vergrößerte Leber und ein weicher Bauch. Entsprechende Ergebnisse der Leberfunktionstests bestätigen die Diagnose. Die Therapie der ischämischen Hepatitis konzentriert sich darauf, die Blutversorgung der Leber wieder

▲ siehe Seite 788   ■ siehe Seite 789
★ siehe Seite 1075

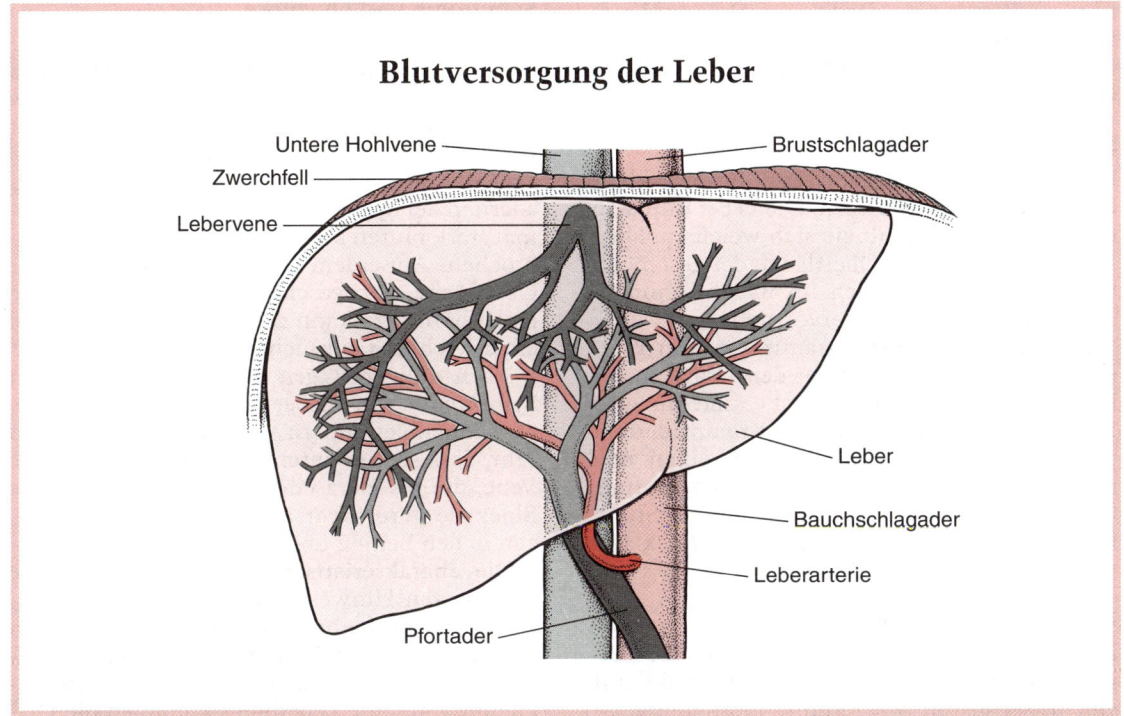

Blutversorgung der Leber

- Untere Hohlvene
- Zwerchfell
- Lebervene
- Brustschlagader
- Leber
- Bauchschlagader
- Leberarterie
- Pfortader

herzustellen. Für die Leber selbst gibt es keine spezifische Behandlung.

Die äußeren Gallengänge (linker und rechter Lebergang und der Hauptgallengang) erhalten ihr Blut ausschließlich von der Leberarterie. Daher kann jede Durchblutungsstörung in der Arterie, die die Gallengänge versorgt, Zellen schädigen und absterben lassen. Das wiederum kann eine Verengung des Gallengangs und Gelbsucht auslösen. Die Verengung wird mit endoskopisch retrograder Cholangiopankreatographie ▲ und durch das Einsetzen eines Stents behandelt.

Aneurysmen: Ein Aneurysma ist eine Ausbuchtung an einer Schwachstelle einer Arterie ■. Ein Aneurysma in der Leberarterie wird meist durch eine Infektion, Arteriosklerose, Verletzung oder Panarteriitis nodosa ausgelöst ★. Drückt ein Aneurysma auf einen nahen Gallengang, kann es ihn verengen oder sogar blockieren, wodurch die Galle aus der Leber nicht abfließen und sich in weiterer Folge Gelbsucht entwickeln kann. Ein Aneurysma kann auch in einen nahen Gallengang bluten.

Ein Aneurysma lässt sich mit einer Röntgenkontrastaufnahme (Arteriographie) und computertomographisch diagnostizieren.

Ein Aneurysma kann behandelt werden, indem ein Katheter in die Leberarterie eingeführt

und eine Substanz eingespritzt wird, die ein Blutgerinnsel auslöst und so das Gefäß blockiert (Embolisierung). Wenn dieses Verfahren versagt, wird die Arterie bei einer Operation direkt unterbunden.

Venenverschlusskrankheit

Hierbei sind die kleinen Venen in der Leber verstopft.

Die Venenverschlusskrankheit kann in jedem Alter auftreten. Kinder zwischen dem ersten und dritten Lebensjahr sind besonders anfällig, weil sie sehr enge Blutgefäße haben. Die kleinen Venen können durch Substanzen, die für die Blutgefäße in der Leber giftig sind, blockiert werden. Dazu gehören Alkaloide aus *Crotalaria* und *Senecio*-Blätter, die in Jamaika für Kräutertee verwendet werden, und Zytostatika wie Cyclophosphamid und Azathioprin. Eine Strahlentherapie kann ebenso wie Antikörper, die bei der Abstoßung eines Lebertransplantats entste-

---

▲ siehe Seite 783 und Abbildung Seite 784

■ siehe Seite 213   ★ siehe Seite 368

hen, zur Verstopfung der kleinen Venen führen. Diese verursacht einen Blutstau in der Leber und verringert die Leberdurchblutung. Dieses wiederum schädigt die Leberzellen.

Symptome

Die Symptome der Venenverschlusskrankheit können plötzlich einsetzen. Die Leber füllt sich mit Blut; dadurch fühlt sie sich weich an. Flüssigkeit kann von der Oberfläche der geschwollenen Leber tropfen, sich im Bauch sammeln und Bauchwassersucht hervorrufen.

Es kann eine Gelbsucht auftreten. Der Blutrückstau in der Leber erhöht den Druck in der Pfortader (Pfortaderhochdruck) und in den Venen. Der höhere Druck kann Krampfadern in der Speiseröhre verursachen, die reißen und manchmal stark bluten können. Die Blutung führt zu Bluterbrechen und zu Blut im Stuhl. Bei einer starken Blutung kann ein Schock auftreten.

Prognose und Behandlung

Die Prognose hängt vom Ausmaß der Schädigung ab und davon, ob sich der Kontakt mit einem Schadstoff wiederholt. Normalerweise verschwindet eine Blockade schnell, und der Patient erholt sich mit oder ohne Behandlung. Der Druck in der Pfortader kann aber auch hoch bleiben und zu einer Zirrhose führen. Auch Leberversagen ist möglich, wenn die Durchblutungssituation nicht verbessert wird.

Für die verstopften Venen gibt es keine spezifische Behandlung.

Budd-Chiari-Syndrom

Diese seltene Krankheit wird durch Blutgerinnsel ausgelöst, die vollständig oder teilweise die großen Venen, die Blut von der Leber wegführen, verstopfen.

Die Ursache des Budd-Chiari-Syndroms ist meistens unbekannt. Manchmal tritt es im Zusammenhang mit einer Blutgerinnungsstörung, einer Sichelzellenerkrankung oder einer Schwangerschaft auf. Direkter Druck auf die Venen durch eine Verletzung, einen Leberabszess, Leber- oder Nierenkrebs macht die Entstehung von Blutgerinnseln wahrscheinlicher.

Symptome und Diagnose

Die Symptome des Budd-Chiari-Syndroms können plötzlich beginnen und sehr schwer sein, meistens setzen sie aber allmählich ein. Die Leber füllt sich mit Blut und wird weich. Der Druck in der Pfortader erhöht sich; die Folgen zeigen sich aber erst nach Monaten: Krampfadern in der Speiseröhre, die reißen und manchmal stark bluten können. Oft wird auch Blut erbrochen. Außerdem tropft Flüssigkeit von der Oberfläche der geschwollenen Leber in die Bauchhöhle. Es kann zu Bauchschmerzen und einer leichten Gelbsucht kommen.

Nach einigen Tagen oder Monaten können Symptome von Leberversagen auftreten ▲. Manchmal vergrößern sich die Blutgerinnsel so sehr, dass sie die untere Hohlvene – die größte Vene, die ins Herz eintritt – verstopfen. Diese Blockade verursacht beträchtliche Schwellungen in den Beinen und im Bauch.

Die charakteristischen Symptome sind die wichtigsten Hinweise für die Diagnose. Röntgenkontrastaufnahmen der Venen können den genauen Ort der Verstopfung zeigen. Ultraschallaufnahmen, eine Kernspinresonanztomographie und eine Leberbiopsie können die Diagnose bestätigen. ■

Prognose und Behandlung

Bei einer lediglich verengten Vene können Medikamente, die die Blutgerinnung hemmen, und solche, die Blutgerinnsel auflösen, eingesetzt werden. Bei blutenden Krampfadern in der Speiseröhre kann operiert werden, um den Druck in der Pfortader zu verringern. Dann wird die Pfortader mit der unteren Hohlvene verbunden und der Blutfluss um die Leber herum geführt. Diese neu geschaffene Verbindung kann aber das Risiko eines Gehirnschadens durch eine Leberkrankheit (Leberenzephalopathie) erhöhen. Eine Lebertransplantation ★ kann vor allem bei Patienten mit schwerem Leberversagen infrage kommen.

Pfortaderthrombose

Hierbei ist die Pfortader, die Blut zur Leber führt, durch Blutgerinnsel verstopft.

Die Pfortaderthrombose kann durch eine Blutgerinnungsstörung und jede andere Erkrankung, die zu einem Blutstau in der Pfortader führt, verursacht werden, wie z. B. Budd-Chiari-Syndrom, chronische Herzinsuffizienz ● und chronische konstriktive Perikarditis ◆. Andere

▲ siehe Seite 790   ■ siehe Seite 783
★ siehe Seite 1075   ● siehe Seite 137
◆ siehe Seite 176

mögliche Ursachen sind Leberzirrhose, Leber-, Bauchspeicheldrüsen- und Magenkrebs. Auch eine Entzündung der Gallengänge, der Bauchspeicheldrüse und ein Leberabszess kommen infrage. Bei Neugeborenen kann die Pfortaderthrombose durch eine Infektion des Nabels entstehen. Pfortaderthrombose kann bei Schwangeren auftreten, vor allem bei denen mit Eklampsie ▲. Bei mehr als der Hälfte der Betroffenen bleibt die Ursache der Pfortaderthrombose unklar.

Symptome und Diagnose

Durch den Verschluss erhöht sich der Druck in der Pfortader und in den Gefäßen, die in sie einmünden. Der erhöhte Druck kann Krampfadern in der Speiseröhre (Ösophagusvarizen) auslösen, die platzen und stark bluten können. Die Blutung führt zum Erbrechen von Blut. Eine solche Blutung ist oft das erste Symptom einer Pfortaderthrombose. Die Milz vergrößert sich üblicherweise, vor allem bei Kindern. Der Arzt kann eine vergrößerte, weiche Milz ertasten.

Bei einem Teil der Patienten mit Pfortaderthrombose entwickelt sich die Verstopfung so langsam, dass der Körper neue Gefäße um die Blockade (kollaterale Gefäße) bilden kann. Nur selten öffnet sich die Pfortader wieder und selbst dann kann der Pfortaderhochdruck weiter bestehen.

Eine Pfortaderthrombose wird vor allem dann vermutet, wenn es im oberen Verdauungstrakt plötzlich blutet und die Milz vergrößert ist. Ultraschall, Computertomographie und Kernspintomographie können nützlich sein. Zur Bestätigung der Diagnose wird Lebergewebe entnommen und mikroskopisch untersucht (Leberbiopsie ■). Zeigt diese einen normalen Zellbefund, beruht der Pfortaderhochdruck wahrscheinlich auf einer Pfortaderthrombose. Ultraschall und Computertomographie können die Verstopfung zeigen.

Die Diagnose wird durch eine Röntgenkontrastaufnahme der Pfortader (Angiographie) oder eine Kernspintomographie bestätigt.

Behandlung

Ziel der Behandlung ist, den Druck in der Pfortader zu verringern und einer Blutung aus Krampfadern in der Speiseröhre vorzubeugen.

Eine Operation wird notwendig, wenn Pfortader und Hohlvene miteinander verbunden werden sollen, damit das Blut die Leber umgeht und sich der Druck in der Pfortader verringert. Die Bypass-Operation erhöht aber das Risiko eines Leberkomas (Hirnschaden durch Lebererkrankung) ★.

Bei manchen Patienten ist eine Lebertransplantation ● angebracht.

Ein Arzt kann zunächst versuchen, die Krampfadern mit einem Gummi abzubinden oder sie zu veröden, indem er durch ein Endoskop eine gewebereizende Chemikalie in sie hineinspritzt.

Blutgefäßerkrankungen aufgrund anderer Krankheiten

Durch schwere Herzinsuffizienz kann sich der Druck in den von der Leber wegführenden Venen erhöhen. Dieser erhöhte Druck kann zu einem Leberschaden führen. Wenn die Herzschwäche behandelt wird, kann auch die Leber wieder normal funktionieren.

Die Sichelzellenanämie ◆ ist eine Erbkrankheit der roten Blutkörperchen. Bei dieser Krankheit verstopfen ungewöhnlich geformte rote Blutkörperchen Blutgefäße in der Leber und verursachen einen Leberschaden.

Die hämorraghische Teleangiektasie (Osler-Rendu-Weber-Krankheit ▼) ist eine vererbbare Krankheit, die die Leber betreffen kann. Dann bilden sich in ihr Bereiche mit ungewöhnlich weiten Blutgefäßen (Teleangiektasien). Diese abnormen Blutgefäße verbinden Arterien mit Venen. Diese so genannten Shunts können eine schwere Herzinsuffizienz auslösen, die die Leber weiter schädigen und vergrößern kann. Der kurzgeschlossene Blutfluss erzeugt auch ein ständiges rauschendes Geräusch, das mit dem Stethoskop zu hören ist. Teile der Leber sind vernarbt (Leberzirrhose und Fibrose), und es treten gutartige Tumoren aus Blutgefäßen (Hämangiome) auf.

▲ siehe Seite 1424   ■ siehe Seite 783
★ siehe Seite 789   ● siehe Seite 1075
◆ siehe Seite 983   ▼ siehe Seite 987

KAPITEL 139

Lebertumoren

Lebertumoren können gutartig oder bösartig sein. Bösartige Lebertumoren können in der Leber entstehen (Primärtumoren) oder sich von anderen Körperteilen auf die Leber ausbreiten (Metastasen). Die meisten Lebertumoren sind Metastasen, weil das Organ große Blutmengen vom Herz und Verdauungstrakt filtert.

Gutartige Lebertumoren sind relativ häufig, verursachen aber meistens keine Symptome. Die meisten werden zufällig bei einer Ultraschallaufnahme, Computertomographie oder Kernspinresonanztomographie aus einem anderen Grund entdeckt. Nur selten sind gutartige Tumoren der Grund dafür, dass sich die Leber vergrößert oder es in die Bauchhöhle blutet. Leberfunktionstests fallen meist normal aus, weil die Leber sogar mit einer Geschwulst normal arbeiten kann.

Hämangiom

Hierbei handelt es sich um einen gutartigen Lebertumor, der aus einer ungewöhnlichen Ansammlung von Blutgefäßen besteht.

Kleine Hämangiome verursachen meist keine Symptome. In der Regel werden sie zufällig bei einer Ultraschalluntersuchung oder Computertomographie entdeckt. Diese Tumoren brauchen nicht behandelt zu werden. Hämangiome, die Symptome hervorrufen, sind sehr selten. Bei Kleinkindern werden große Hämangiome manchmal dadurch entdeckt, dass sie viele Blutgerinnsel bilden und eine Herzschwäche verursachen. Sie müssen dann operativ entfernt werden.

Leberzelladenom

Ein hepatozelluläres Adenom ist ein häufiger gutartiger Tumor der Leber, der mit einem bösartigen Tumor verwechselt werden und in seltenen Fällen platzen und bluten kann.

Hepatozelluläre Adenome treten vornehmlich bei Frauen im gebärfähigen Alter auf, vor allem wenn sie die »Pille« nehmen. Hierbei handelt es sich um eine seltene unerwünschte Wirkung.

Da diese Tumoren in der Regel keine Symptome verursachen, bleiben sie meist unentdeckt. Nur selten bricht ein hepatozelluläres Adenom plötzlich auf. Es blutet dann in die Bauchhöhle, was in einer Notoperation versorgt werden muss. Durch die »Pille« ausgelöste hepatozelluläre Adenome verschwinden oft, wenn die Frau das Medikament absetzt. Wenn ein solches Adenom bösartig wird, was ganz selten vorkommt, wird es wie ein hepatozelluläres Karzinom behandelt.

Leberzellkrebs

Ein Leberzellkrebs (Hepatom, hepatozelluläres Karzinom) entsteht in den Leberzellen.

Leberzellkrebs ist die häufigste Krebsart, die ihren Ursprung in der Leber hat. Eine chronische Hepatitis-B-Infektion erhöht das Risiko für Leberzellkrebs um mehr als das Hundertfache; auch bei einer chronischen Hepatitis-C-Infektion steigt das Risiko. Darüber hinaus kann ein Leberzellkrebs von Krebs erregenden Substanzen verursacht werden. Besonders gefährlich sind Aflatoxine – Giftstoffe von Pilzen, die in Lebensmitteln vorkommen können.

Eine andere häufige Ursache für hepatozelluläre Karzinome sind eine lang dauernde Leberzirrhose infolge von Alkoholmissbrauch. Andere Arten von Zirrhose werden auch mit Leberzellkrebs in Verbindung gebracht; das Risiko dafür ist aber bei primärer biliärer Zirrhose geringer als bei anderen Zirrhosearten.

Das fibrolamelläre Karzinom ist eine seltene Art von Leberzellkrebs, die meistens relativ junge Erwachsene betrifft. Es wird weder durch Zirrhose, Hepatitisinfektionen noch andere bekannte Risikofaktoren verursacht.

Symptome

Die ersten Symptome eines hepatozellulären Karzinoms sind meistens Bauchschmerzen, Gewichtsverlust und eine große Masse, die im rechten Oberbauch zu tasten ist. Möglich ist auch, dass jemand, der schon lange eine Zirrhose hat, unerwartet schwerer erkrankt. Es kann Fieber auftreten. Manchmal sind die ersten Symptome akute Bauchschmerzen und Schock durch extrem niedrigen Blutdruck, weil der Tumor inzwischen aufgebrochen ist und es daraus blutet.

Diagnose

Bei Patienten mit Leberzellkrebs sind die Blutwerte für Alphafetoprotein normalerweise hoch. Manchmal zeigen Bluttests niedrige Blutzuckerwerte und hohe Werte für Kalzium, Fette und rote Blutkörperchen.

Zunächst liefern die Symptome nur wenig Anhaltspunkte für die Diagnose. Wenn sich die Leber aber tastbar vergrößert, kann der Arzt vor allem dann ein hepatozelluläres Karzinom vermuten, wenn der Betroffene eine lang dauernde Zirrhose hat. Manchmal lassen sich mit einem Stethoskop über der Leber rauschende und kratzende Geräusche hören.

Ultraschall- und computertomographische Aufnahmen des Bauchraums zeigen manchmal Tumoren, die noch symptomlos geblieben sind. Auch eine Röntgenkontrastaufnahme der Leberarterie (hepatische Arteriographie) kann einen Leberzellkrebs aufdecken. Sie ist besonders nützlich vor einer operativen Entfernung des hepatozellulären Karzinoms, weil sie dem Chirurgen die genaue Lage der Leberblutgefäße zeigt.

Eine Leberbiopsie ▲, bei der aus der Leber eine Gewebeprobe für eine mikroskopische Untersuchung entnommen wird, kann die Diagnose bestätigen.

Prognose und Behandlung

Ein Leberzellkrebs wird wenn möglich operativ entfernt. Denkbar ist auch eine Chemotherapie, bei der Zytostatika in ein Lebergefäß gespritzt werden, sodass die Arzneistoffe die Leberzellen direkt und hoch konzentriert erreichen.

Andere primäre Leberzellkarzinome

Ein **Cholangiokarzinom** ist ein relativ langsam wachsender Krebs, der in der Deckschicht der Gallenkanäle in der Leber oder den Gallengängen außerhalb der Leber entsteht. Manchmal entwickeln Patienten mit lang dauernder Kolitis ulzerosa und sklerosierender Cholangitis ein Cholangiokarzinom. Die Symptome des Karzinoms sind oft vage, können aber auch als plötzliche Verschlechterung des Allgemeinzustands mit Gelbsucht, Gewichtsverlust und Bauchschmerzen auftreten.

Ein **Hepatoblastom** ist eine der häufigeren Krebsarten bei Säuglingen. Gelegentlich tritt es bei älteren Kindern auf und kann Hormone, die so genannten Gonadotropine, bilden, die zu einer verfrühten Pubertät führen ■. Die eigentliche Ursache ist nicht bekannt.

Ein **Angiosarkom** ist ein seltener Krebs, der in den Blutgefäßen der Leber entsteht. Ein Angiosarkom kann durch den Kontakt mit Vinylchlorid am Arbeitsplatz, z. B. bei der Produktion von Polyvinylchlorid (PVC), oder durch Kontakt mit Arsen ausgelöst werden. Meist ist die Ursache aber unbekannt.

Diagnose und Behandlung

Ein Hepatoblastom wird vermutet, wenn der Arzt bei einem Säugling eine große Masse im rechten Oberbauch tastet und das Kind in schlechtem Allgemeinzustand ist. Cholangiokarzinome in der Leber, Hepatoblastome und Angiosarkome werden nur durch eine Leberbiopsie ★ erkannt. Cholangiokarzinome der Gallengänge außerhalb der Leber werden durch eine endoskopische retrograde Cholangiopankreatographie (ERCP) oder perkutane transhepatische Cholangiographie ● diagnostiziert.

Wenn der Krebs relativ früh entdeckt wird, kann der Tumor chirurgisch entfernt werden.

Lebermetastasen

Lebermetastasen sind Tumoren, die sich von anderen Stellen im Körper auf die Leber ausgebreitet haben.

Besonders häufig stammen Lebermetastasen von einem Krebs der Lunge, der Brust, des Dickdarms, der Bauchspeicheldrüse und des Magens. Auch Leukämie und Lymphome können die Leber einbeziehen. Manchmal ist eine Lebermetastase das erste Zeichen eines Krebses.

Symptome

Zu den ersten Symptomen gehören Gewichtsverlust und Appetitlosigkeit, auch Fieber kann auftreten. Normalerweise ist die Leber vergrößert und hart; oft fühlt sie sich auch geschwollen an. Gelegentlich ist die Milz vergrößert, vor allem wenn der Krebs in der Bauchspeicheldrüse entstanden ist. Solange der Krebs die Gallengänge nicht verstopft, gibt es keine oder nur eine leichte Gelbsucht. Später kann der Bauch durch Flüssigkeit aufgebläht sein (Bauchwassersucht ◆). Später kann sich die Gelbsucht

---

▲ siehe Seite 783   ■ siehe Kasten Seite 1533

★ siehe Seite 783   ● siehe Seite 783

◆ siehe Seite 788

immer mehr verstärken. Der Patient kann auch verwirrt und benommen sein, weil sich Schadstoffe im Gehirn ansammeln (Leberenzephalopathie ▲).

Diagnose

Die Tumoren schädigen die Leber oft, führen zu Fehlfunktionen und abweichenden Ergebnissen beim Leberfunktionstest. Mittels Ultraschallaufnahmen, Computer- und Kernspinresonanztomographie lassen sich kleine Tumoren nicht immer entdecken und nicht sicher von einer Zirrhose und anderen Störungen unterscheiden, größere hingegen schon eher.

Eine Leberbiopsie ■ kann die Diagnose bestätigen. Vor allem wenn die Biopsienadel unter Ultraschallsicht eingestochen wird, erhöht sich die Wahrscheinlichkeit, krebsartiges Gewebe zu gewinnen. Sonst kann eine Gewebeprobe auch laparoskopisch gewonnen werden.

Behandlung

Je nach Art des Krebses werden Zytostatika eingesetzt. Wenn sie in die Leberarterie gespritzt werden, erreicht eine hohe Medikamentenkonzentration die Krebszellen in der Leber. Bei starken Schmerzen kann manchmal eine Strahlentherapie hilfreich sein.

Wenn sich in der Leber nur ein einziger Tumor befindet, kann er chirurgisch entfernt werden, vor allem wenn er von einem Darmkrebs stammt. Die Begleiterscheinungen eines fortgeschrittenen Krebses werden symptomatisch behandelt ★.

KAPITEL 140

Gallenblasenerkrankungen

Die Gallenblase liegt als kleines, birnenförmiges Organ unterhalb der Leber. Sie speichert Galle, den von der Leber produzierten grünlichgelben Verdauungssaft. Wenn Galle gebraucht wird, zieht sich die Gallenblase zusammen und presst sie durch den unteren Teil des Gallengangs in den Dünndarm.

Erkrankungen wie Gallensteine und Tumoren können das Fließen der Galle durch die Gallengänge behindern. Manchmal kann eine Verletzung bei einer Gallenblasenoperation eine Verstopfung auslösen; oder der Gang ist verengt, weil er durch eine chronisch kranke Bauchspeicheldrüse führt. Krebs in der Gallenblase ist sehr selten.

Gallensteine

*Gallensteine sind eine Ansammlung von Kristallen (hauptsächlich Cholesterin) in der Gallenblase (**Cholelithiasis**) oder im Gallengangsystem (**Choledocholithiasis**).*

Gallensteine treten bei Frauen relativ häufig auf. Die meisten haben aber keine Probleme damit.

Gallensteine bestehen meist aus Cholesterin, das in Wasser unlöslich, in der Gallenflüssigkeit aber löslich ist. Galle enthält viel Cholesterin, das meistens flüssig bleibt. Wenn die Galle jedoch mit Cholesterin übersättigt ist, kann es ausfallen; dann sammeln sich mikroskopisch kleinen Kristalle an. Manche Gallensteine, so genannte Pigmentsteine, bestehen aus Kalziumsalzen und Bilirubin, dem wichtigsten Gallenfarbstoff.

Die meisten Gallensteine bilden sich in der Gallenblase, wo die kleinen Kristalle zu größeren Gebilden heranwachsen. Gallensteine in den Gallengängen sind von der Gallenblase dorthin gewandert. Steine, die in einem Gallengang entstanden sind, werden in der Regel mit einer Infektion oder einer Entzündung in Verbindung gebracht und bestehen aus Pigmentmaterial. Jeder Stein in den Gallengängen kann eine Verstopfung mit Entzündung und bakterieller Infektion auslösen. Daraus kann sich eine Verengung entwickeln, die den Gallefluss selbst dann noch dauerhaft behindert, nachdem der Stein abgegangen ist.

▲ siehe Seite 789   ■ siehe Seite 783
★ siehe Seite 44

Symptome

Die meisten Gallensteine – vor allem wenn sie in der Gallenblase bleiben – verursachen lange Zeit keine Symptome.

Üblicherweise gelangen Gallensteine von der Gallenblase in die Gallengänge. Wenn sie klein sind, kommen sie problemlos bis in den Dünndarm. Sie können aber auch in den Gängen bleiben, ohne den Gallefluss zu behindern und Beschwerden zu bereiten. Wenn Gallensteine einen Gallengang verlegen, lösen sie Schmerzen, Übelkeit und Erbrechen aus. Die Verstopfung kann das Bakterienwachstum begünstigen, zu einer Infektion in den Gängen und manchmal auch zu Abszessen in der Leber führen. Eine Infektion kann von Fieber, Schüttelfrost und Gelbsucht begleitet sein. Gelegentlich tritt eine lebensbedrohliche Infektion der Gallengänge (bakterielle Cholangitis) auf. Bei dieser Krankheit können Bakterien in die Blutbahn gelangen und an anderen Stellen im Körper Infektionen auslösen.

Steine, die den Gallenblasenausgang oder den Gang, der die Gallenblase mit dem Hauptgallengang verbindet, verlegen, führen zu anhaltenden Schmerzen im rechten Oberbauch (Gallenkolik). Die Schmerzen kommen allmählich, können zwischen 30 Minuten und zwölf Stunden anhalten und dann nachlassen. Kontinuierliche Verstopfung verursacht eine Gallenblasenentzündung (akute Cholezystitis ▲). Die anhaltenden Schmerzen können bis ins rechte Schulterblatt ausstrahlen. Auch Fieber kann auftreten.

Gallensteine, die den Gang, der die Bauchspeicheldrüse mit dem Hauptgallengang verbindet, verlegen, verursachen eine schmerzhafte Entzündung der Bauchspeicheldrüse.

Selten durchdringen große Gallensteine allmählich die Wand der Gallenblase, gelangen in den Dünndarm und lösen einen Darmverschluss (Gallensteinileus) aus. Diese Störung tritt bei älteren Menschen häufiger auf.

Diagnose

Bei einer Gallenkolik sind die Blutuntersuchungen meistens unauffällig. Bei einer akuten Gallenblasenentzündung ist die Zahl der weißen Blutkörperchen erhöht, die Leberfunktionstests weisen auf Abweichungen hin und zeigen das Muster einer gestörten Gallesekretion (Gallestauung), oft mit einem Anstieg der Bilirubinwerte. In Ultraschallaufnahmen sind Gallensteine in der Gallenblase sehr sicher zu erkennen. Befinden sich die Steine in den Gallengängen, sind Ultraschallaufnahmen zwar

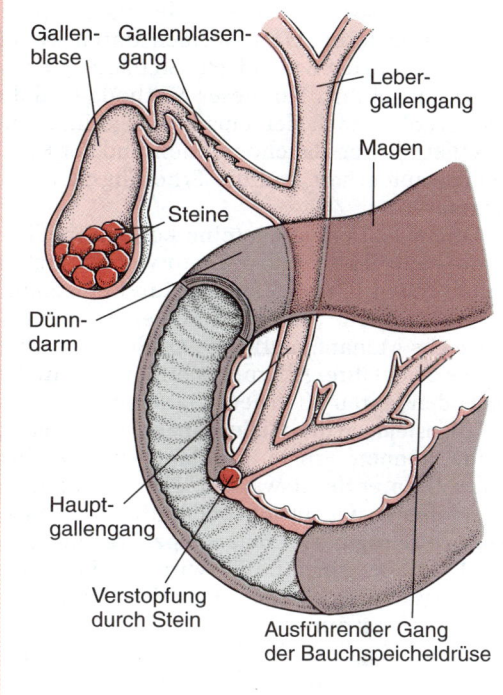

Was sind Gallensteine?

Gallensteine bestehen in der Regel vor allem aus Cholesterin, das aus der Gallenflüssigkeit auskristallisiert ist. Gallensteine bilden sich normalerweise in der Gallenblase und können im Gallenblasengang, dem Hauptgallengang oder dem Bauchspeicheldrüsengang stecken bleiben.

Gallen-
blase

Gallenblasen-
gang

Leber-
gallengang

Magen

Steine

Dünn-
darm

Haupt-
gallengang

Verstopfung
durch Stein

Ausführender Gang
der Bauchspeicheldrüse

nicht so aussagekräftig, aber sie können zeigen, dass die Verstopfung die Gänge ausgeweitet hat. Auch andere Diagnoseverfahren wie eine endoskopische retrograde Cholangiopankreatographie (ERCP) ■, Computertomographie oder Kernspintomographie des Gallengang- und Bauchspeicheldrüsensystems können notwendig sein.

Behandlung

Die meisten Menschen mit symptomlosen, »stummen« Gallensteinen brauchen keine Behandlung. Solche mit periodisch auftretenden Schmerzen können fettes Essen vermeiden oder

▲ siehe Seite 808   ■ siehe Seiten 783 und 808

einschränken. Das verhindert aber nur selten die Schmerzen oder ändert etwas an der Entwicklung der Symptome.

Gallensteine in der Gallenblase: Wenn häufig Gallenkoliken auftreten, kann der Arzt die Gallenblase (Cholezystektomie) entfernen. Dadurch ändert sich bei der Verdauung nichts. Auch eine Diät ist nach der Operation nicht notwendig. Während der Operation kann der Arzt prüfen, ob sich auch in den Gallengängen Steine befinden.

Üblicherweise wird die Gallenblase laparoskopisch entfernt. Dazu werden durch kleine Einschnitte in der Bauchdecke Schläuche in den Körper eingeführt. Bei dieser Methode sind die Beschwerden nach der Operation geringer als bei einer offenen Bauchoperation und der Krankenhausaufenthalt und die Erholungszeit sind kürzer.

Manche Gallenblasensteine können medikamentös aufgelöst werden. Dazu werden täglich Gallensäuren (Ursodeoxycholsäure) eingenommen. Sehr kleine Steine können sich innerhalb von sechs Monaten auflösen, größere brauchen ein bis zwei Jahre. Allerdings bilden sich in den folgenden Jahren oft erneut Gallensteine.

Gallensteine in den Gallengängen: Gallengangsteine können ernste Probleme verursachen und sollten entfernt werden. Das geschieht in einer offenen Operation oder mit einer **endoskopisch retrograden Cholangiopankreatographie (ERCP)** ▲. Bei einer ERCP wird ein Endoskop (ein biegsamer Beobachtungsschlauch mit chirurgischen Instrumenten) über Mund, Speiseröhre und Magen in den Dünndarm eingeführt. Ein dünner Katheter wird über das Endoskop in den Oddi-Sphinkter und dann in den Gallengang eingebracht. Durch den Katheter wird ein Röntgenkontrastmittel in die Gallengänge gespritzt, und es werden Röntgenaufnahmen gemacht, um krankhafte Veränderungen zu entdecken.

Die meisten Gallengangsteine lassen sich bei einer ERCP entfernen, nicht jedoch solche in der Gallenblase. Dazu wird ein Instrument durch das Endoskop eingeführt, mit dem der untere Gallengang dort aufgeschnitten wird, wo er in den Zwölffingerdarm mündet. Manchmal gehen die Steine nach dem Schnitt spontan in den Dünndarm ab. Wenn nicht, wird ein Korb in die Gallengänge eingeführt, der den Stein einfängt und umschließt. Anschließend wird der Korb durch das Endoskop herausgezogen. Nach dem Schnitt ist der Oddi-Sphinkter zwischen den Gallengängen und dem Zwölffingerdarm so weit offen, dass weitere Steine spontan in den Dünndarm gelangen und ausgeschieden werden können.

Zu den Komplikationen der ERCP gehören Blutungen, Entzündung der Bauchspeicheldrüse und Durchbruch oder Infektion der Gallengänge. Bei einigen Betroffenen verengen sich die entzündeten Gallengänge; bei ihnen können später erneut Gallensteine auftreten.

Den meisten Menschen, deren Gallengänge endoskopisch eröffnet wurden, wird später die Gallenblase entfernt. Andernfalls besteht das Risiko, später akute Probleme mit der Gallenblase oder Steine im Gangsystem zu bekommen, die immer wieder zu Verstopfung führen.

Gallenblasenentzündung

Eine Entzündung der Gallenblasenwand (Cholezystitis entsteht meistens durch einen Gallenstein, der den Gallenblasengang verstopft.

Eine akute Gallenblasenentzündung setzt plötzlich ein und führt zu starken, wiederkehrenden Schmerzen im Oberbauch (Gallenkolik). Eine chronische Gallenblasenentzündung dauert länger an und ist durch wiederholte Schmerzattacken über längere Zeit gekennzeichnet.

Die meisten Menschen mit einer akuten Gallenblasenentzündung haben Gallensteine. Die Entzündung beginnt meistens ohne Infektion, aber diese kann später noch hinzukommen.

Nur selten tritt eine akute Gallenblasenentzündung bei jemandem ohne Gallensteine auf. Dieses ist eine schwere Erkrankung, die nach schweren Verletzungen, Operationen, Verbrennungen, Blutvergiftung und kritischen Erkrankungen – vor allem bei Patienten, die längere Zeit intravenös ernährt werden – auftritt. Sie kann auch bei Kindern vorkommen und wird wahrscheinlich durch eine virale oder andere Infektion verursacht.

Eine chronische Gallenblasenentzündung schädigt die Gallenblase durch wiederkehrende akute, meist durch Gallensteine bedingte Entzündungen. Das Organ kann dickwandig werden, vernarben und sich verkleinern. Meist enthält die Gallenblase »Schlamm« oder Gallensteine, die den Gallenblasenausgang oder den Gallenblasengang verlegen.

Symptome

Ein Gallenanfall beginnt mit einer Gallenkolik – ein scharfer Schmerz im rechten Ober-

▲ siehe Seite 783

bauch. Der Schmerz kann sich verschlimmern, wenn der Betroffene tief atmet und erstreckt sich oft bis zum unteren Teil des rechten Schulterblatts. Der Schmerz kann unerträglich werden; Übelkeit und Erbrechen sind üblich. Meist halten die Schmerzen länger als zwölf Stunden an.

Innerhalb weniger Stunden werden die Bauchmuskeln auf der rechten Seite hart. Fieber tritt bei etwa einem Drittel der Patienten auf, ist aber bei älteren Menschen nicht so wahrscheinlich. Das Fieber ist zunächst nicht sehr hoch, steigt dann aber langsam auf über 38 °C.

Normalerweise lässt ein Gallenanfall in zwei bis drei Tagen nach und vergeht innerhalb einer Woche vollständig. Hält der Anfall an, weist das auf schwere Komplikationen hin. Hohes Fieber, Schüttelfrost, ein deutlicher Anstieg der weißen Blutkörperchen und ein Stoppen der normalen Vorwärtsbewegung des Darmes (Ileus ▲) kann auf einen Abszess, abgestorbenes Gewebe (Gangrän) oder einen Gallenblasendurchbruch hinweisen. Unter diesen Umständen ist eine Notoperation erforderlich.

Es können noch andere Komplikationen auftreten. Ein Gallenanfall, der von Gelbsucht ■ oder einem Gallerückstau in der Leber begleitet wird, zeigt an, dass der Hauptgallengang durch einen Gallenstein oder eine Entzündung (teilweise) verlegt ist. Bei einem erhöhten Blutwert der Bauchspeicheldrüsenenzyme Amylase oder Lipase kann eine Entzündung der Bauchspeicheldrüse vorliegen, die von einem Gallenstein, der den Bauchspeicheldrüsengang verlegt, verursacht wird.

Bei einer nichtsteinbedingten Gallenblasenentzündung gehen den plötzlichen Schmerzen im Oberbauch normalerweise keine Beschwerden oder andere Anzeichen einer Erkrankung der Gallenblase voraus. In der Regel handelt es sich um eine schwere Erkrankung, die zu Wundbrand oder Gallenblasendurchbruch führen kann.

Diagnose

Sowohl die akute als auch die chronische Gallenblasenentzündung werden aufgrund der Symptome und Testergebnisse, die auf eine Entzündung der Gallenblase hinweisen, erkannt. Eine erhöhte Zahl weißer Blutkörperchen zeigt eine Entzündung und/oder Infektion an. Ultraschallbilder bestätigen, dass es in der Gallenblase Steine gibt, die wahrscheinlich für die Koliken verantwortlich sind. In ihnen wird auch die Verdickung der Gallenblasenwand sichtbar, die bei einer chronischen Gallenblasenentzündung typisch ist.

Eine Gallenwegszintigraphie (Choleszintigraphie) ist nützlich, wenn es schwierig ist, eine akute Gallenblasenentzündung zu diagnostizieren. Bei diesem Verfahren wird eine radioaktive Substanz gespritzt und ihr Weg von der Leber durch das Gallengangsystem verfolgt. Es werden Bilder von der Leber, den Gallengängen, der Gallenblase und dem oberen Dünndarm gemacht. Erreicht die Substanz die Gallenblase nicht, liegt es nahe, dass ein Stein den Gallenblasengang verschlossen hat.

Behandlung

Ein Mensch mit einer Gallenblasenentzündung wird im Allgemeinen ins Krankenhaus eingeliefert, bekommt Flüssigkeit und Elektrolyte infundiert und darf weder essen noch trinken. Mit einem Schlauch, der durch die Nase in den Magen geführt wird, kann der Magen abgesaugt und die Flüssigkeit im Darm, der wegen der Entzündung der Bauchhöhle nicht richtig funktioniert, verringert werden. Meistens werden Antibiotika gegeben.

Bei einer akuten Gallenblasenentzündung wird die Gallenblase meistens rasch entfernt. Wenn der Anfall nachlässt, kann die Gallenblase auch nach sechs Wochen oder später entfernt werden. Wenn Komplikationen wie Abszessbildung, Wundbrand oder ein Gallenblasendurchbruch vermutet werden, ist eine Notoperation erforderlich.

Bei einer chronischen Gallenblasenentzündung wird die Gallenblase operativ, meistens mit einer laparoskopischen Cholezystektomie, entfernt, sobald der akute Anfall nachlässt.

Bei einer nichtsteinbedingten Gallenblasenentzündung ist eine Notoperation erforderlich.

Bei einigen Menschen können erneut Schmerzepisoden, die sich wie Gallenanfälle anfühlen, auftreten, obwohl ihre Gallenblase entfernt wurde. Die Ursache ist unbekannt; sie können von der gestörten Funktion des Oddi-Sphinkters, der Öffnung, die die Abgabe von Galle in den Dünndarm steuert, herrühren. Der Schmerz kann sich aus dem erhöhten Druck in den Gängen ergeben, der durch den Widerstand gegen den Gallefluss oder die Absonderungen der Bauchspeicheldrüse verursacht wird. Bei manchen Menschen können kleine Gallensteine, die bei der Operation zurückgeblieben sind, Schmerzen auslösen. Mit einer endoskopischen retrograden Cholangiopankreatographie (ERCP) kann dann der Oddi-Sphinkter erweitert wer-

---

▲ siehe Seite 775   ■ siehe Seite 785

den. Dieses Verfahren lindert die Symptome bei Menschen, die eine Störung des Schließmuskels haben. Bei anderen ist die Schmerzursache ein anderes Problem, wie z. B. ein Reizdarmsyndrom oder ein peptisches Geschwür.

Gallengangtumoren

Krebs ist viel seltener die Ursache eines Gallengangverschlusses als Gallensteine. Die meisten Tumoren entstehen im Kopf der Bauchspeicheldrüse, durch den der Hauptgallengang verläuft ▲. Seltener entstehen Tumoren im Gallengangsystem selbst am Zusammenfluss von Hauptgallengang und Pankreasgang, in der Gallenblase oder in der Leber. Noch seltener können die Gallengänge von einem Krebs verlegt sein, der sich von einem anderen Körperteil ausgebreitet hat, oder die Gallengänge werden durch Lymphknoten, die von Lymphomen befallen sind, zusammengedrückt ■. Gutartige Tumoren in den Gallengängen führen ebenfalls zu einem Verschluss.

Symptome und Diagnose

Die Symptome eines Gallengangverschlusses sind fortschreitende Gelbsucht, Bauchschmerzen, Appetitlosigkeit, Gewichtsverlust und Juckreiz, meistens ohne Fieber und Schüttelfrost. Die Symptome verschlimmern sich allmählich.

Ein Tumor in den Gallengängen kann durch Ultraschallaufnahmen oder Computertomographie diagnostiziert werden. In der Regel wird eine Gewebeprobe gewonnen, indem unter Ultraschall- oder CT-Sicht eine Nadel durch die Haut eingeführt wird. Auch die endoskopische retrograde Cholangiopankreatographie ★ kann zur Gewinnung einer Gewebeprobe herangezogen werden.

Behandlung

Mit ERCP können so genannte Stents eingesetzt werden, die sicherstellen, dass die Galle um den Verschluss herumfließen kann. Dadurch verringern sich auch die Schmerzen und der Juckreiz. Meistens wird versucht, den Krebs operativ zu entfernen; manchmal wird auch eine Strahlentherapie erwogen. Bei Metastasen aus einem anderen Körperteil kann eine Chemotherapie die Symptome lindern.

▲ siehe Seite 767   ■ siehe Seite 1010

★ siehe Seite 783

ERKRANKUNGEN DER NIEREN UND HARNWEGE

KAPITEL 141

Nieren und Harnwege

Normalerweise hat jeder Mensch zwei Nieren. Jede Niere hat einen Harnleiter, der sie mit der Harnblase verbindet; von der Harnblase führt die Harnröhre nach außen. Jede Niere produziert ständig Urin, der bei geringem Druck durch die Harnleiter in die Harnblase gelangt. Von der Blase läuft der Urin durch die Harnröhre aus dem Körper. Im Normalfall ist der Urin frei von Bakterien und anderen infektiösen Erregern.

Nieren

Die Nieren sind paarige bohnenförmige Organe von rund zehn bis zwölf Zentimeter Länge. Sie liegen beiderseits der Wirbelsäule, direkt hinter der Bauchhöhle. Jede Niere wird von einem Zweig der Aorta, der Nierenarterie, mit Blut versorgt. Aus ihr strömt das Blut in immer kleinere Arterien, bis es schließlich in die kleinsten, die Arteriolen, gelangt. Anschließend fließt es weiter in die Glomeruli, die aus Knäueln mikroskopisch kleiner Blutgefäße, den Kapillaren, bestehen. Das Blut verlässt jeden Glomerulus durch eine weitere Arteriole, die mit einer kleinen Vene in Verbindung steht. Die kleinen Venen vereinigen sich zu einer einzigen großen Nierenvene, die das Blut aus den Nieren wegführt.

Nephrone sind mikroskopisch kleine Filtereinheiten, die Blut filtern und Urin produzieren. Jede Niere enthält etwa eine Million Nephrone. Ein Nephron besteht aus einer hohlwandigen, schalenähnlichen Struktur (Bowman-Kapsel), die ein Bündel Blutgefäße (den Glomerulus) enthält – diese beiden Strukturen zusammen heißen Nierenkörperchen –, einem dünnen Rohr (Tubulus), das Flüssigkeit aus der Bowman-Kapsel abführt, und einem Sammelrohr, das die Flüssigkeit aus den Tubuli aufnimmt, die inzwischen zu Urin geworden ist. Jeder Tubulus setzt sich aus drei miteinander verbundenen Abschnitten zusammen: dem proximalen Tubulus, der Henle-Schleife und dem distalen Tubulus. Die Niere besteht aus einem äußeren Teil, der Nierenrinde, und einem inneren Teil, dem Nierenmark. Alle Glomeruli liegen in der Nierenrinde, während die Tubuli Rinde und Mark durchziehen. Der Urin gelangt aus den Sammelrohren Tausender von Nephrone in eine tassenförmige Struktur, den Nierenkelch. Jede Niere weist mehrere Nierenkelche auf, die sich alle in eine einzelne zentrale Kammer, das Nierenbecken, entleeren. Aus dem Nierenbecken einer jeden Niere fließt der Urin in den Harnleiter.

Nierenfunktion

Alle Funktionen, die gewöhnlich zwei Nieren erfüllen, können auch von einer einzigen, gesunden Niere übernommen werden. Manche Menschen werden mit nur einer Niere geboren, andere entschließen sich, eine Niere zu spenden. In wieder anderen Fällen kann eine Niere durch Erkrankung oder Verletzung schwer geschädigt sein und damit ausfallen.

Filtration und Ausscheidung von Stoffwechselendprodukten: Die wichtigste Funktion der Nieren besteht darin, das Blut zu filtern und Endprodukte des Stoffwechsels sowie überschüssiges Wasser und Elektrolyte (wie Natrium, Kalium, Chlorid, Glukose und Bikarbonat) auszuschei-

Harnwege

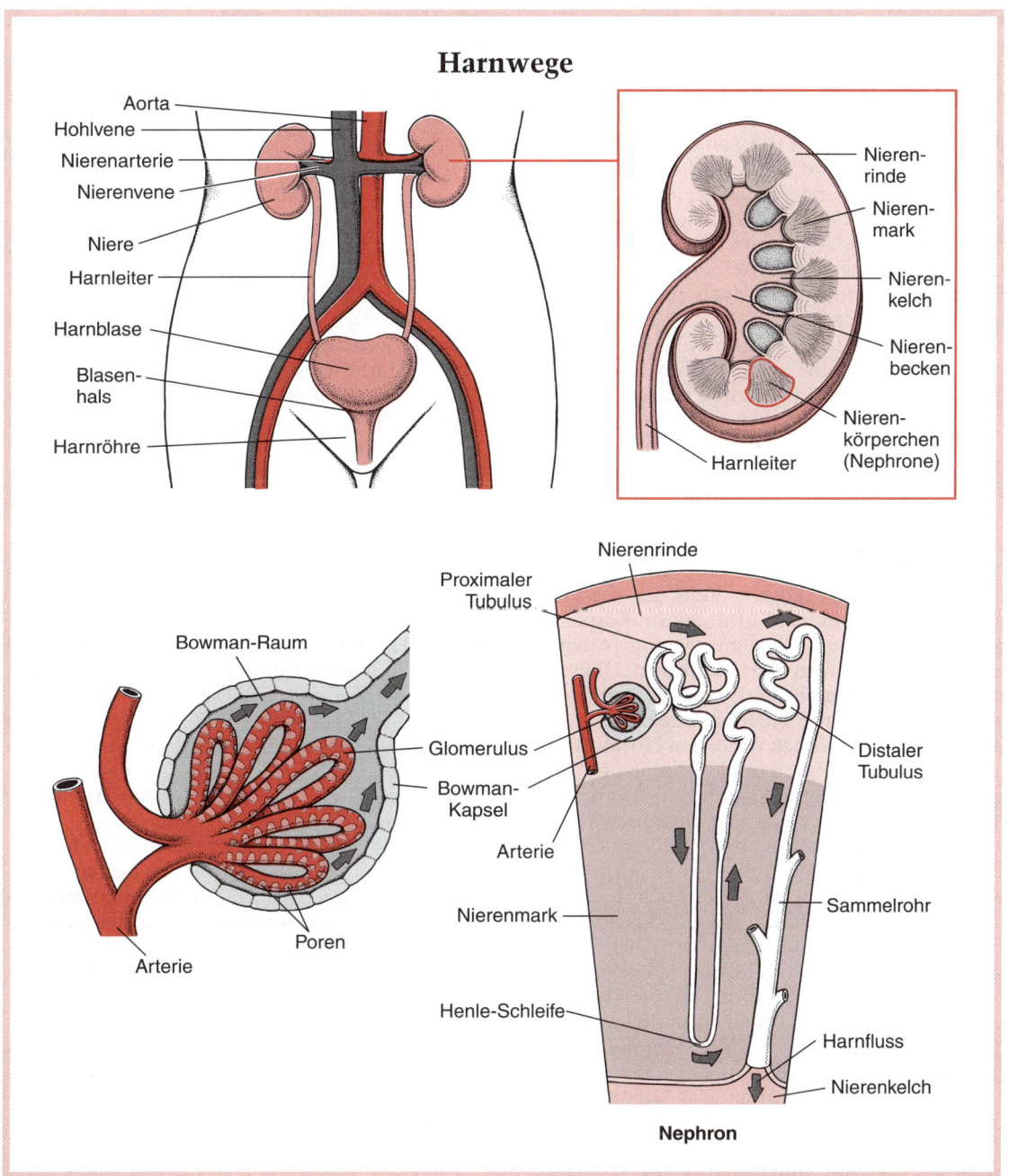

Aorta
Hohlvene
Nierenarterie
Nierenvene
Niere
Harnleiter
Harnblase
Blasen-
hals
Harnröhre

Nieren-
rinde
Nieren-
mark
Nieren-
kelch
Nieren-
becken
Nieren-
körperchen
(Nephrone)
Harnleiter

Nierenrinde
Proximaler
Tubulus
Bowman-Raum
Glomerulus
Bowman-
Kapsel
Arterie
Nierenmark
Arterie
Poren
Henle-Schleife
Distaler
Tubulus
Sammelrohr
Harnfluss
Nierenkelch

Nephron

den (Exkretion). Darüber hinaus werden viele Medikamente über die Nieren ausgeschieden.

Das Blut tritt mit hohem Druck in den Glomerulus ein. Ein Großteil der Blutflüssigkeit wird durch die kleinen Poren in den Gefäßwänden im Glomerulus und in den inneren Schichten der Bowman-Kapsel gefiltert: Blut-

körperchen und die meisten großen Moleküle, wie Eiweiße, bleiben zurück. Die klare gefilterte Flüssigkeit (Filtrat) befindet sich dann im Bowman-Raum (der Bereich zwischen den inneren und äußeren Schichten der Bowman-Kapsel) und gelangt in die Röhre, die von der Bowman-Kapsel wegführt. Im ersten Abschnitt der Röhre (proximaler Tubulus) werden das meiste Natrium, Wasser, Glukose und andere gefilterte Substanzen letztlich wieder ins Blut zurückgeschleust. Der nächste Abschnitt des Nephrons ist die Henle-Schleife. Während des Durchgangs der Flüssigkeit durch die Schleife werden Natrium, Kalium und Chlorid herausgepumpt, und die verbleibende Flüssigkeit wird immer mehr verdünnt. Diese Flüssigkeit gelangt hinauf in den nächsten Abschnitt des Nephrons (distaler Tubulus), wo im Tausch gegen Kalium und Säure (Wasserstoffionen) noch mehr Natrium hinausgepumpt wird.

Die Flüssigkeit aus mehreren Nephronen gelangt in ein Sammelrohr. In ihm kann diese Flüssigkeit als verdünnter Harn weiter durch die Niere laufen, es kann aber auch Wasser daraus ins Blut zurückgeschleust (rückresorbiert) werden, sodass sich der Harn stärker konzentriert. Durch Hormone, die die Nierenfunktion beeinflussen, steuert der Körper die Konzentration des Harns entsprechend seinem Wasserbedarf.

Regulation des Blutdrucks: Eine weitere Aufgabe der Nieren besteht darin, durch die Ausscheidung von Natrium den Blutdruck im Körper regulieren zu helfen. Wird nur wenig Natrium ausgeschieden, steigt der Blutdruck. Überdies trägt die Niere durch die Produktion eines Enzyms namens Renin zur Blutdruckregulierung bei. Sinkt der Blutdruck unter den Normalwert, geben die Nieren Renin in das Blut ab und aktivieren damit das Renin-Angiotensin-Aldosteron-System ▲, das seinerseits den Blutdruck ansteigen lässt. Eine Person, die unter Nierenversagen leidet, kann den Blutdruck nicht so gut regulieren und leidet häufig unter Bluthochdruck.

Hormonabgabe: Durch die Produktion von Hormonen tragen die Nieren dazu bei, andere wichtige Funktionen im Körper zu regulieren, beispielsweise die Produktion von roten Blutkörperchen sowie Knochenwachstum und -erhalt.

Die Nieren produzieren das Hormon Erythropoietin, das die Herstellung von roten Blutzellen im Knochenmark anregt. Das Knochenmark entlässt die roten Blutkörperchen dann ins Blut.

Gesundes Knochenwachstum und der Erhalt gesunder Knochen sind ein komplexer Prozess, an dem mehrere Organsysteme beteiligt sind, darunter auch die Nieren. Die Nieren helfen, den Kalzium- und den Phosphatspiegel zu regulieren; beide Mineralien sind für die Knochengesundheit unerlässlich. Dazu wandeln die Nieren die inaktive Form von Vitamin D (einer

Art Hormon), die in der Haut produziert wird und auch in vielen Nahrungsmitteln vorkommt, in die aktive Form Kazitriol um. Kazitriol regt dann die Aufnahme von Kalzium und Phosphat aus dem Dünndarm an.

Harnleiter

Der Harn, der in den Nieren gebildet wurde, fließt durch die Harnleiter (Ureter) in die Blase, aber nicht etwa passiv wie Wasser durch ein Rohr. Die Harnleiter sind Muskelschläuche von rund 40 Zentimeter Länge, die immer wieder kleine Harnmengen mit geringem Druck in Kontraktionswellen weitertreiben. An der Blase angekommen, läuft jeder Harnleiter durch einen Schließmuskel (Sphinkter), einen ringförmigen Muskel, der sich öffnet, um den Harn durchzulassen und sich dann wie die Blende einer Kamera wieder fest schließt.

Harnblase

In der Harnblase sammelt sich der Urin, der durch die beiden Harnleiter regelmäßig herangeführt wird. Die Harnblase ist ein dehnbarer, muskulöser Sack und vergrößert sich, um das steigende Urinvolumen aufzunehmen. Wenn sich die Blase schließlich füllt, werden Nervensignale ins Gehirn gesandt, die den Harndrang übermitteln.

Während des Wasserlassens öffnet sich ein anderer Schließmuskel, der zwischen Blase und Harnröhre (Urethra) liegt (beim Blasenhals), und macht es möglich, dass der Urin abfließen kann. Gleichzeitig zieht sich die Blasenwand automatisch zusammen und erzeugt Druck, der den Urin durch die Harnröhre presst. Werden die Muskeln der Bauchwand willkürlich angespannt, erhöht das den Druck noch. Die Schließmuskeln, durch die die Harnleiter in die Blase eintreten, bleiben fest geschlossen, damit der Harn nicht in die Harnleiter zurückfließen kann.

Harnröhre

Die Harnröhre (Urethra) ist ein Schlauch, der den Urin aus der Blase nach außen führt. Bei Männern ist die Harnröhre etwa 20 Zentimeter lang und endet in der Penisspitze. Bei Frauen ist sie etwa vier Zentimeter lang und endet in der Vulva.

▲ siehe Seite 121

Alterserscheinungen

Wenn Menschen älter werden, verlieren ihre Nieren langsam, aber stetig an Gewicht. Nach dem 30. bis 40. Lebensjahr nimmt bei rund zwei Drittel aller Menschen (selbst bei denjenigen ohne Nierenerkrankungen) die Rate, mit der ihre Nieren Blut filtern, allmählich ab. Bei dem verbleibenden Drittel älterer Menschen ändert sich diese Rate jedoch nicht, was dafür spricht, dass auch andere Faktoren als das Alter die Nierenfunktion beeinträchtigen können.

Mit dem Alter gehen viele Glomeruli verloren, weil sich die Wände einiger der kleinen Arterien, die die Glomeruli mit Blut versorgen, verdicken oder weil diese Arterien gänzlich verstopfen. Zusammen mit dem Verlust der Glomeruli nimmt die Fähigkeit der Nephrone ab, den Urin zu konzentrieren oder zu verdünnen und Säure (Wasserstoffionen) auszuscheiden. Trotz solcher altersbedingter Veränderungen bleiben die Nieren jedoch in der Lage, die Bedürfnisse des Körpers zu erfüllen. Altersbedingte Veränderungen führen nicht automatisch zu einer Nierenerkrankung, doch sie verringern die verfügbare Reservekapazität der normalen Nierenfunktion.

Die Harnleiter verändern sich mit zunehmendem Alter kaum, anders als Harnblase und Harnröhre. Die Höchstmenge an Urin, die die Blase halten kann, nimmt ab. Ebenso verringert sich die Fähigkeit, den Zeitpunkt des Wasserlassens hinauszuschieben, nachdem zum ersten Mal Harndrang verspürt wurde. Die Rate des Urinflusses aus der Blase in die Harnröhre verlangsamt sich. Das ganze Leben hindurch zieht sich die Wandmuskulatur der Harnblase ganz unabhängig von jedem Harndrang oder einer Möglichkeit zum Wasserlassen immer wieder einmal zusammen. Bei jüngeren Menschen werden die meisten dieser Blasenmuskelkontraktionen durch Signale übergeordneter Zentren in Rückenmark und Gehirn blockiert, doch die Zahl sporadischer Kontraktionen, die nicht blockiert werden, steigt mit zunehmendem Alter. Außerdem nimmt die Menge an Urin zu, die nach dem Wasserlassen in der Blase verbleibt. Bei Frauen verkürzt sich die Harnröhre und ihre Auskleidung wird dünner; durch diese Veränderungen fällt es dem Blasenschließmuskel schwerer, die Blase dicht zu verschließen. Der Auslöser für diese Veränderungen in der weiblichen Harnröhre ist offenbar der sinkende Östrogenspiegel während der Wechseljahre.

KAPITEL 142

Symptome und Diagnose von Erkrankungen der Nieren und Harnwege

Erkrankungen der Nieren und Harnwege können eine oder beide Nieren, einen oder beide Harnleiter, die Harnblase oder die Harnröhre betreffen.

Symptome

Die Symptome von Nieren- und Harnwegerkrankungen liefern dem Arzt häufig wichtige Hinweise. Einige Nieren- und Harnwegerkrankungen, wie Infektionen, Steine, Harnwegverengung und Tumoren, können jedoch vorliegen, ohne dass der Betroffene Symptome verspürt. Insbesondere chronisches Nierenversagen ruft keine Symptome hervor, bis die Krankheit fort-

geschritten ist. Erste Anzeichen sind oft ein allgemeines Krankheitsgefühl und Appetitmangel. Bei älteren Menschen kann das erste erkennbare Symptom Verwirrtheit sein.

Fieber

Fieber kann ein Symptom einer Nierenentzündung (Nephritis) oder von Nierensteinen aufgrund einer Infektion sein. Eine bakterielle Infektion der Niere (Pyelonephritis) verursacht meistens hohes Fieber. Nierenkrebs tut das nur manchmal. Eine Blasenentzündung (Zystitis) ruft im Allgemeinen kein Fieber hervor, es sei denn, sie wird durch Steine oder einen Verschluss (Obstruktion) kompliziert.

Schmerzen

Nierenschmerzen werden meistens in der Seite oder im Rücken empfunden, manchmal strahlen sie bis in die Bauchmitte aus. Gewöhnlich beruht der Schmerz darauf, dass sich die äußere, schmerzempfindliche Hülle der Niere (Nierenkapsel) dehnt; das kann bei jeder Krankheit, die das Nierengewebe anschwellen lässt, auftreten.

Ein Nierenstein verursacht furchtbare Schmerzen, wenn er in einen Harnleiter gelangt. Der Harnleiter zieht sich zusammen und löst heftige krampfartige Schmerzen (Nierenkolik) im unteren Rückenbereich aus, die oft bis in die Leistengegend ausstrahlen. Die Schmerzen hören auf, wenn sich der Harnleiter entspannt oder sobald der Stein in die Blase gelangt ist.

Schmerzen in der Blase werden meistens durch eine bakterielle Infektion ausgelöst und sind während des Wasserlassens über dem Schambein und am äußeren Ende der Harnröhre spürbar. Ist der Harnfluss blockiert, schmerzt es meist oberhalb des Schambeins. Eine sich langsam entwickelnde Harnstauung kann die Blase jedoch schmerzlos vergrößern.

Erschöpfung, Übelkeit, Erbrechen und Juckreiz

Erschöpfung, Übelkeit, Erbrechen und allgemeines Hautjucken entwickelt sich häufig bei Menschen, die unter Nierenversagen leiden. Diese Symptome werden von den Endprodukten des Stoffwechsels hervorgerufen, die sich im Körper ansammeln, darunter auch Säuren, die die erkrankten Nieren nicht mehr ausscheiden können. Ein Grund für die Erschöpfung kann auch die verminderte Produktion von roten Blutkörperchen sein, ein häufiges Problem bei chronischem Nierenversagen.

Schwellungen

Schwellungen resultieren aus Flüssigkeitsansammlungen im Gewebe (Ödeme) und können zu Gewichtszunahme führen. Am auffälligsten sind Schwellungen gewöhnlich an Fußknöcheln und Füßen, doch Bauch- und Kreuzbeinregion, Hände und Gesicht können ebenfalls betroffen sein.

Zu einer Schwellung kann es kommen, wenn die Nieren nicht in der Lage sind, überschüssiges Wasser und Natrium aus dem Körper auszuscheiden. Solche Ödeme können sich auch aufgrund einer Nierenstörung entwickeln, die dazu führt, dass große Mengen Eiweiß (insbesondere Albumin) mit dem Urin ausgeschieden werden (nephrotisches Syndrom). Wenn der Albumin-

▲ siehe Seite 1313

spiegel im Blut stark fällt, kommt es zu Schwellungen, weil Flüssigkeit ins Gewebe sickert.

Probleme beim Wasserlassen

Die meisten Menschen müssen etwa vier- bis sechsmal täglich zur Toilette, meistens tagsüber. Erwachsene scheiden normalerweise täglich etwa zwischen 400 Milliliter und zwei Liter Urin aus, Kinder manchmal nur 150 Milliliter.

Häufigkeit: Alles, was die Urinproduktion erhöht, wie harntreibende Mittel (Diuretika, Entwässerungsmittel) und ein hoher Blutzuckerspiegel, kann zu häufigem Wasserlassen führen. Häufiges Wasserlassen, ohne dass aber die Tagesharnmenge insgesamt ansteigt, ist symptomatisch für eine Blasenentzündung oder eine Blasenreizung, wie sie durch einen Fremdkörper, Stein oder Tumor hervorgerufen wird. Ein Tumor oder eine andere Masse, die auf die Blase drückt, kann ebenfalls häufiges Urinieren nach sich ziehen, weil die Masse die Aufnahmekapazität der Blase verringert. Auch wenn sich die Blase nur unvollständig entleeren lässt, weil ihr Abfluss eingeengt ist, oft wegen einer vergrößerten Prostata, muss man häufiger zur Toilette.

Veränderung der Menge: Viele Nierenerkrankungen beeinträchtigen die Fähigkeit der Nieren, Harn zu konzentrieren. Sehr große Harnmengen sind meistens eine Reaktion auf einen hohen Blutzuckerspiegel (wie bei Diabetes mellitus), eine zu geringe Menge des von der Hirnanhangdrüse produzierten antidiuretischen Hormons (Diabetes insipidus), oder sie beruhen auf der mangelnden Reaktion der Nieren auf dieses Hormon (nephrogener Diabetes insipidus).

Eine Nierenerkrankung, die Blockierung eines Harnleiters, der Blase oder der Harnröhre kann den täglichen Harnausstoß plötzlich auf weniger als 300 Milliliter pro Tag verringern. Bleibt die Urinmenge über längere Zeit unter 150 Milliliter, erhöht sich der Anteil von Stoffwechselendprodukten im Blut (Azotämie).

Nächtliches Wasserlassen: Häufiges Wasserlassen während der Nacht (Nykturie) kann in den frühen Stadien einer Nierenerkrankung auftreten. Wenn jemand nachts häufig zur Toilette muss, liegt es wahrscheinlich daran, dass die Nieren den Harn nicht gut konzentrieren können. Nykturie tritt aber auch bei Menschen mit Herzversagen, Leberversagen oder schlecht kontrolliertem Diabetes auf. Vermehrtes nächtliches Abgeben sehr kleiner Mengen Urin kann die Folge eines Harnstaus sein, weil der Abfluss der Blase verlegt ist; vor allem bei älteren Männern liegt das meist an einer vergrößerten Prostata ▲. Manchmal kann häufiges nächtliches

Wasserlassen auch nur daran liegen, dass abends viel getrunken wurde, vor allem Alkohol, Kaffee oder Tee.

Bettnässen (Enuresis) ist während der ersten drei oder vier Lebensjahre normal. Danach kann es auf ein Problem, wie die verzögerte Reifung der Muskeln und Nerven der unteren Harnwege, eine Infektion oder Verengung der Harnröhre oder unzureichende Kontrolle über die Blasennerven hinweisen. Eine solche Störung ist oft genetisch bedingt, gelegentlich auch psychisch.

Zögerlicher Urinfluss, Pressen und Tröpfeln: Wenn der Urin nur zögerlich zu fließen beginnt, man pressen muss, der Harnstrahl schwach ist und es am Ende noch eine Zeit lang nachtröpfelt, ist meist die Harnröhre verengt. Bei Männern werden diese Symptome am häufigsten von einer vergrößerten Prostata verursacht, seltener durch eine verengte Harnröhre (Striktur). Ähnliche Symptome bei einem Knaben können bedeuten, dass er mit einer ungewöhnlich engen Harnröhre geboren wurde oder dass seine Harnröhrenöffnung äußerst eng ist. Auch bei Frauen kann diese Öffnung sehr eng sein.

Starker Harndrang: Eine Blasenreizung kann das Wasserlassen schmerzhaft machen (Dysurie) und einen zwanghaften Harndrang auslösen, der sich wie eine nahezu ununterbrochene schmerzhafte Spannung (Tenesmus) anfühlt. Die Harnmenge ist meistens gering, aber wer nicht sofort die Toilette aufsucht, kann die Blasenkontrolle verlieren.

Inkontinenz: ▲ Unkontrollierter Harnabgang (Inkontinenz) kann die Folge verschiedener Krankheiten sein.

Blut oder Gas im Harn: Blut (Hämaturie) kann den Harn rot bis braun färben, je nachdem, wie viel er enthält, wie lange das Blut im Harn gewesen ist und wie sauer der Urin ist. Eine Blutmenge, die zu gering ist, um den Harn rot zu färben, kann durch eine chemische oder mikroskopische Untersuchung entdeckt werden. Blut im Harn ohne Schmerzen kann durch Probleme in Blase, Harnröhre, Harnleitern oder Niere ausgelöst werden. Ursachen, die zu Blut im Harn führen und schmerzfrei oder auch schmerzhaft sein können, sind Nierensteine, Nierenzysten, Sichelzellenanämie, Stauungsniere, Blasen- und Nierenkrebs. Blut im Urin, das von Schmerzen begleitet ist, resultiert häufig aus einer Nieren- oder Blasenentzündung oder einem Stein bzw. einem Blutgerinnsel, das durch einen der Harnleiter oder die Harnröhre wandert.

Das seltene Symptom des Abgehens von Winden mit dem Harn zeigt meistens eine unnatürliche Verbindung (Fistel) zwischen Harnwegen und Darm an. Eine Fistel kann eine Komplikation aufgrund einer Divertikulitis, anderer Arten von Darmentzündungen, eines Abszesses oder einer Krebserkrankung sein. Auch eine Fistel zwischen Blase und Scheide kann die Ursache dafür sein, dass mit dem Urin Luft abgeht. Selten können Bakterien im Urin Gas erzeugen.

Veränderung der Harnfarbe: Sehr verdünnter Harn ist gewöhnlich nahezu farblos, konzentrierter dunkelgelb. Andere Farben als gelb sind ungewöhnlich, wenn sie nicht durch Nahrungs- oder Arzneimittel verursacht werden. Lebensmittelfarbstoffe können den Harn rot färben, und Arzneimittel können vielerlei Farben hervorrufen: braun, schwarz, blau, grün oder rot. Brauner Harn kann abgebautes Hämoglobin (das Eiweiß, das den Sauerstoff in den roten Blutkörperchen transportiert) enthalten, wenn Blut aufgrund einer Nieren-, Harnleiter- oder Blasenerkrankung in den Harn gelangt ist. Seltener ist abgebautes Hämoglobin aufgrund gewisser Störungen, wie einer hämolytischen Anämie, im Harn zu finden. Abgebautes Muskeleiweiß, das nach einer schweren Muskelverletzung in den Harn ausgeschieden wird, kann den Harn ebenfalls braun färben. Der Harn kann aufgrund einer Porphyrie rot und aufgrund von Melanomen schwarz gefärbt sein. Trüber Harn weist auf Eiter aus einer Harnweginfektion oder Salzkristalle hin, die sich aus Harn- oder Phosphorsäure gebildet haben. Eine mikroskopische Untersuchung des Harnsediments und eine chemische Analyse des Urins klären meist den Grund der ungewöhnlichen Farbe.

Veränderung des Harngeruchs: Der Geruch des Harns kann Hinweise auf gewisse Erkrankungen und Störungen geben. Dieser Geruch ist gewöhnlich stärker, wenn der Harn konzentrierter ist, wie im Fall einer Entwässerung (Dehydrierung). Bei einer bakteriellen Infektion der Nieren oder der Harnwege kann der Harn faulig riechen. Bei Menschen, die unter einem nicht kontrollierten Diabetes mellitus leiden, riecht der Harn unter Umständen süßlich. Bei einem Kind mit Phenylketonurie ■ riecht der Harn modrig.

Untersuchungsmethoden

Wenn der Arzt eine Nieren- oder Harnwegerkrankung vermutet, tastet er die Nieren ab. Außer bei Neugeborenen lassen sich die Nieren normalerweise nicht ertasten, aber geschwolle-

---

▲ siehe Seite 850   ■ siehe Seite 1599

Mittelstrahlurin gewinnen

1. Männer reinigen die Spitze des Penis, Frauen den Bereich der Harnröhrenöffnung mit einem Tupfer, der eine antiseptische Substanz enthält.
2. Die erste Portion Urin, die aus der Harnröhre austritt, lässt man in die Toilette fließen.
3. Dann setzt man wieder zum Urinieren an und sammelt eine Probe des Strahls in einem sterilen Becher.

ne Nieren oder ein Nierentumor sind manchmal zu fühlen. Auch eine vergrößerte Blase ist oft zu spüren. Männer wird der Arzt vom Mastdarm her untersuchen, um zu fühlen, ob die Prostata vergrößert ist, auch wenn das Ergebnis dieser Untersuchung nicht immer etwas darüber aussagt, wie sehr die Prostata die Harnwege verlegt. Bei einer Frau kann eine Scheidenuntersuchung Informationen über Blase und Harnröhre liefern. Weitere Diagnoseverfahren bei Nieren- und Harnwegerkrankungen können Harnanalyse, Bluttests, die die Nierenfunktion widerspiegeln, bildgebende Verfahren sowie Gewebe- und Zellproben sein.

Urinuntersuchung

Routinemäßig wird der Urin mit chemischen Verfahren auf Eiweiß, Zucker und Ketone untersucht, mikroskopisch kann er auf rote und weiße Blutkörperchen geprüft werden. Einfache Labortests können Art und Menge einer Reihe von Substanzen im Harn nachweisen. Sie werden mit einem Teststreifen durchgeführt, an dessen Ende sich ein mit Chemikalien getränktes Feld befindet; die Chemikalien reagieren auf Substanzen im Urin, und das Feld verfärbt sich. Teststreifen werden routinemäßig zur Urinuntersuchung eingesetzt.

Eiweiß im Harn (Proteinurie) lässt sich meistens schnell mit einem Teststreifen nachweisen, manchmal sind aber kompliziertere Techniken notwendig. Je nach Ursache kann das Eiweiß ständig oder nur zeitweise im Urin auftreten. Eine Proteinurie ist meistens ein Zeichen für eine Nierenerkrankung, aber sie kann auch ganz normal sein, z. B. nach einer großen Belastung wie einem Marathonlauf.

Glukose (Zucker) im Harn (Glukosurie) lässt sich ebenfalls mit einem Teststreifen nachweisen. Die häufigste Ursache ist Diabetes melli-

tus. Wenn der Urin immer wieder Glukose enthält, obwohl die Blutzuckerwerte normal sind, liegt wahrscheinlich eine Nierenstörung (renale Glukosurie) vor.

Ketone im Harn (Ketonurie) können mit Teststreifen nachgewiesen werden. Sie entstehen, wenn der Körper Fett abbaut. Hungern, ein unbehandelter Diabetes und manchmal eine Alkoholvergiftung können Ketone im Harn auftreten lassen.

Blut im Harn (Hämaturie) ist mit einem Teststreifen oder einer mikroskopischen Untersuchung feststellbar. Manchmal enthält der Harn so viel Blut, dass es ihn rot oder braun färbt.

Nitrit im Harn (Nitriturie) ist ebenfalls mit einem Teststreifen nachweisbar. Die Nitritwerte steigen an, wenn der Urin Bakterien enthält. Darum wird dieser Test zur schnellen Diagnose von Infektionen verwendet.

Leukozytenesterase (ein Enzym in bestimmten weißen Blutkörperchen) im Harn kann mit einem Teststreifen festgestellt werden. Leukozytenesterase ist ein Zeichen für eine Entzündung, am häufigsten beruht diese auf einer bakteriellen Infektion.

Der **Säuregehalt** des Harns wird auch mit einem Teststreifen gemessen. Bestimmte Nahrungsmittel und Stoffwechselstörungen können ihn verändern.

Die **Konzentration des Harns** (Osmolalität, spezifisches Gewicht) kann wichtig sein, um eine gestörte Nierenfunktion zu diagnostizieren. Der Arzt kann eine übliche Urinprobe untersuchen oder spezielle Tests veranlassen, die die Fähigkeit der Nieren prüfen, Urin zu konzentrieren. Bei einem dieser Tests darf die Person zwölf bis 14 Stunden lang nichts trinken, bei einem anderen wird ihr das antidiuretische Hormon Vasopressin injiziert. Danach wird die Harnkonzentration gemessen. Normlerweise sollte jeder dieser Tests zu hoch konzentriertem Harn führen; bei bestimmten Nierenerkrankungen ist er aber ungewöhnlich verdünnt.

Normaler Harn enthält nur wenig Zellen und andere Gewebereste aus den Harnwegen. Wer eine Harnwegerkrankung hat, scheidet mehr Zellen aus; sie bilden ein **Sediment**, wenn der Harn zentrifugiert wird oder sich absetzt. Das Sediment kann man unter dem Mikroskop untersuchen, um Informationen über die Erkrankung zu erhalten.

Mit **Harnkulturen**, in denen im Labor Bakterien gezüchtet werden, werden Harnweginfektionen diagnostiziert. Dazu ist eine nicht verunreinigte Harnprobe notwendig, die aus Mittelstrahlurin gewonnen werden kann. Mit anderen Methoden wird der Urin direkt aus der Blase entnommen: Es kann ein Katheter durch die Harnröhre in die Blase geschoben werden, oder die Blase kann mit einer Nadel durch die Bauchdecke punktiert werden (suprapubische Punktion).

Nierenfunktionstests

Die Nierenfunktion lässt sich sowohl durch die Analyse einer Blutprobe als auch einer Harnprobe beurteilen. Die Filtrationsrate der Nieren kann man schätzen, indem man das Abbauprodukt Kreatinin im Blutserum misst. Auch der Blut-Harnstoff-Stickstoff-Wert (BUN) kann anzeigen, wie gut die Nieren funktionieren, obwohl viele Faktoren diesen Wert ändern können. Der Kreatinin-Clearance – einem genaueren Test – kann man sich annähern, indem man eine Blutprobe untersucht und den dabei gefundenen Serumkreatininspiegel zu Alter, Gewicht und Geschlecht in Beziehung setzt; will man die Kreatinin-Clearance genau bestimmen, muss man den Harn von 24 Stunden sammeln.

Bildgebende Verfahren

Eine **Röntgenaufnahme** des Bauches kann Größe und Lage der Nieren sowie kalziumhaltige Steine im Harntrakt zeigen, aber eine Ultraschallaufnahme eignet sich dafür meistens besser.

Bei der **Ultraschalluntersuchung** dienen Schallwellen dazu, anatomische Strukturen, wie Nieren, Harnleiter und Harnblase, sichtbar zu machen. Die Technik ist einfach, schmerzlos und sicher, und man benötigt kein Röntgenkontrastmittel. Mit ihr können Nieren, Harnleiter und Blase dargestellt werden; die Methode hat zusätzlich den Vorteil, dass selbst dann gute Bilder entstehen, wenn die Nieren schlecht funktionieren. Ultraschalluntersuchungen liefern einige indirekte Informationen über die Nierenfunktion; sie sind sehr gut geeignet, Größe und Lage der Nieren abzuschätzen, Blockaden der Harnwege zu entdecken und Fehlbildungen zu diagnostizieren. Ultraschalluntersuchungen sind zwar weniger genau als eine Computertomographie, wenn es um die Früherkennung von Nierentumoren geht, doch sie sind besonders geeignet, um eine gutartige (benigne) Zyste von einer komplexeren Zyste oder einer soliden, möglicherweise kanzerogenen Masse zu unterscheiden. Per Ultraschall lässt sich auch die am besten geeignete Stelle für eine Nierenbiopsie finden.

Alle Steintypen in den Harnwegen, auch solche, die kein Kalzium enthalten, können mittels Ultraschall entdeckt werden. Besteht der Verdacht, dass der Harnfluss aus der Blase blockiert ist, wird manchmal per Ultraschall ge-

Probleme beim Einsatz von Röntgenkontrastmitteln

Röntgenkontrastmittel werden bei bildgebenden Verfahren routinemäßig eingesetzt, um Nieren und Harnwege darzustellen. Eine Reihe dieser Verbindungen kann Probleme bereiten: Manche Menschen reagieren auf Kontrastmittel ähnlich wie auf ein Allergen; andere bekommen durch die toxische Wirkung des Mittels Nierenprobleme.

Nach der Injektion eines Röntgenkontrastmittels können die Untersuchten eine quasi-allergische Reaktion mit rotem, juckenden Quaddelausschlag, Atembeschwerden und fallendem Blutdruck zeigen. Sehr selten kann diese Reaktion tödlich verlaufen. Ob jemand so reagieren wird, lässt sich nicht mit Sicherheit vorhersagen. Risikopatienten können jedoch vor der Kontrastmittelinjektion Medikamente wie Prednison oder Diphenhydramin erhalten. Sie verringern das Risiko einer allergischen Reaktion und verringern ihre Stärke, wenn sie doch eintritt.

Die Nierenprobleme infolge der toxischen Effekte des Kontrastmittels variieren. Häufig nimmt die Nierenfunktion ein wenig ab. Ein schweres, manchmal irreversibles Nierenversagen kann auftreten, wenn die Nieren bereits vorgeschädigt sind und wenn medizinische Probleme vorliegen, die die Nierendurchblutung verringern, wie Entwässerung, Herzversagen und Diabetes. Wenn bei einem Risikopatienten vor einer Röntgenuntersuchung ein Kontrastmittel gespritzt werden muss, nimmt er zuvor Azetylzystein ein und bekommt Flüssigkeit infundiert. Außerdem wird das Kontrastmittel möglichst niedrig dosiert. Manchmal wird auch eine andere Untersuchung gewählt, z. B. eine Computer- oder Kernspintomographie.

messen, wie viel Harn in der Harnblase zurückbleibt, nachdem sich der Patient bemüht hat, sie möglichst zu leeren. Blasentumoren können zwar mit Ultraschall erkannt werden, doch die Computertomographie ist zuverlässiger.

Eine **Computertomographie** (CT) dient zur Bestimmung der Nierenmasse. Bei der Computertomographie mit Spiraltechnik (Spiral-CT) werden Patient und Röhre gleichlaufend bewegt. Das erlaubt spezielle Bilder bestimmter Strukturen, und der Abtastvorgang mit den Röntgenstrahlen ist schneller abgeschlossen. Diese Technik wird oft bei Verdacht auf Nierensteine eingesetzt, weil man damit alle Steine entdeckt. Das Spiral-CT kommt bei der Suche nach Steinen oder Blutungen in die Nieren oder das umgebende Gewebe ohne Röntgenkontrastmittel aus. Erst wenn mit dieser Technik Blockaden der Nierenarterien besser sichtbar gemacht werden sollen, wird eine geringe Menge Röntgenkontrastmittel eingesetzt.

Die **Kernspintomographie** (NMR) liefert dreidimensionale Bilder von Nieren, Blutgefäßen und dem Gewebe rund um die Nieren. Mit dieser Technik lassen sich Tumoren von Zysten unterscheiden. Zusammen mit einem paramagnetischen Kontrastmittel, das die Bildauflösung verbessert, lässt sich mit NMR feststellen, ob die Blutgefäße, die die Nieren versorgen, z. B. krankhaft verändert oder blockiert sind.

Die **intravenöse Urographie** ist eine Röntgentechnik, mit der die Nieren und ableitenden Harnwege dargestellt werden. Diese Technik dient z. B. dazu, bei Harnstauung Sitz und Ursache des Problems herauszufinden. Sie kann auch ungewöhnliche Verbindungen (Fisteln) zwischen den Harnwegen und der Haut oder anderen Organen aufzeigen. Für Menschen mit schlecht funktionierenden Nieren, die das Kontrastmittel nicht konzentrieren können, eignet sich die intravenöse Urographie nicht gut.

Ein **Zystogramm**, ein Röntgenbild der Blase, erhält man als Teil der intravenösen Urographie. Ein Miktionszystourethrogramm entsteht, wenn der Arzt das Kontrastmittel durch die Harnröhre einlaufen lässt und Röntgenaufnahmen vor, während und nach dem Urinieren gemacht werden. Das ist besonders aufschlussreich bei häufig wiederkehrenden Harnweginfektionen.

Bei der **retrograden Urographie** werden ähnliche Kontrastmittel wie bei einer intravenösen Urographie direkt durch ein Endoskop oder einen Katheter in einen Harnleiter eingebracht. Diese Technik liefert gute Bilder von Blase, Harnleiter sowie dem unteren Teil der Nieren und wird veranlasst, wenn die intravenöse Urographie nicht erfolgreich war. Eine retrograde Urographie ist auch nützlich, wenn ein blockierter Harnleiter untersucht werden soll. Nachteilig sind das Infektionsrisiko und die Notwendigkeit einer Narkose.

Ein weiteres bildgebendes Verfahren zur Darstellung der Niere ist die **Radioisotopennephrographie** (auch als Nierensequenzszintigraphie bezeichnet). Dazu wird dem Patienten eine schwach radioaktive Substanz injiziert und die kleinen Mengen radioaktiver Strahlung, die diese Substanz aussendet, mit einer so genannten Gammakamera nachgewiesen. Bei einem Typ dieser Technik wird die Durchblutung der Nieren gemessen (Renogramm); andere Typen dienen zur Diagnose anderer Nierenprobleme.

Die **Angiographie,** bei der das Kontrastmittel in eine Arterie gespritzt wird, ist das eingreifendste Verfahren, um die Nieren darzustellen; es bleibt jenen Situationen vorbehalten, in denen der Arzt beispielsweise die Blutversorgung der Nieren beurteilen muss. Als Komplikationen können bei einer Angiographie auftreten: Verletzung der Arterie und benachbarter Organe, Blutungen, allergieähnliche Reaktionen auf das Kontrastmittel und vom Kontrastmittel ausgelöstes akutes Nierenversagen.

Zystoskopie

Der Arzt kann einige Blasen- und Harnröhrenprobleme diagnostizieren, indem er durch ein flexibles röhrenförmiges Instrument schaut (Zystoskop, eine Art Endoskop). Ein derartiges Zystoskop ist etwa so dick wie ein Bleistift und 30 Zentimeter bis anderthalb Meter lang. Die meisten derartigen Instrumente weisen eine Lichtquelle auf, sodass der Arzt das Innere der Blase und der Harnröhre sehen kann. Viele Zystoskope tragen darüber hinaus an ihrer Spitze ein kleines Schneidegerät (Biopsiezange), mit dem der Arzt eine Gewebeprobe aus der Blasenauskleidung entnehmen kann.

Gewebe- und Zellproben

Eine **Nierenbiopsie** (Gewebeprobe, die unter dem Mikroskop untersucht wird) dient vor allem dazu, Probleme mit den kleinen Gefäßknäueln in der Niere, den Glomeruli, oder ungewöhnliche Ursachen für akutes Nierenversagen zu diagnostizieren. Sie wird auch oft bei einer transplantierten Niere durchgeführt, um Anzeichen einer Abstoßungsreaktion zu erkennen.

Für eine Nierenbiopsie liegt der Patient auf dem Bauch. Ihm wird ein Lokalanästhetikum in die Haut und die Muskeln des Rückens über den Nieren gespritzt. Die Biopsienadel wird eingeführt und Gewebe für die mikroskopische Untersuchung entnommen. Der Weg der Nadel wird im Ultraschallbild oder per CT kontrolliert, um die richtige Entnahmestelle zu finden und große Blutgefäße zu umgehen.

Dieses Verfahren eignet sich nicht für Menschen mit Bluthochdruck, Blutgerinnungsstörungen, akuten Harnweginfektionen oder nur einer Niere (mit Ausnahme einer transplantierten Niere). Zu den Komplikationen gehören Blutungen rund um die Niere und die Bildung kleiner arteriovenöser Fisteln (anomaler Verbindungen zwischen sehr kleinen Arterien und Venen).

Eine mikroskopische Untersuchung der Zellen im Urin (**Zytologie**) ist nützlich für die Diagnose einer Krebserkrankung der Harnwege. Bei gefährdeten Personen – z. B. Rauchern, Arbeitern in der Petrochemie und Menschen mit schmerzlosen Blutungen – kann mit der Harnzytologie auf Nieren- und Blasenkrebs geprüft werden. Bei Patienten, denen ein Blasen- oder Nierentumor entfernt wurde, kann sie zur Nachuntersuchung dienen. Falschpositive Ergebnisse können durch eine andere Krankheit, wie eine Entzündung, zustande kommen und Krebs anzeigen, obwohl keiner vorhanden ist; und sie können – besonders bei einem Krebs im Frühstadium oder bei einem sehr langsam wachsenden Krebs – falschnegativ sein, also eine bestehende Krebserkrankung nicht anzeigen.

KAPITEL 143

Nierenversagen

Beim Nierenversagen ist die Nierenfunktion derart gestört, dass die Nieren nicht mehr in der Lage sind, Endprodukte des Stoffwechsels hinreichend auszuscheiden.

Nierenversagen kann viele Ursachen haben; einige von ihnen lassen die Nierenfunktion schnell zusammenbrechen (akutes Nierenversagen), wohingegen andere zu einem allmählichen Niedergang der Nierenfunktion (chronisches Nierenversagen) führen. Die Nieren verlieren dabei nicht nur die Fähigkeit, Endprodukte des Stoffwechsels, wie Kreatinin und Blut-Harnstoff-Stickstoff, aus dem Blut zu filtern, sondern sie können zudem auch die Menge und Verteilung des Körperwassers (Flüssigkeitsgleichgewicht) und die Konzentration der Elektrolyte (Natrium, Kalium, Kalzium, Phosphat) im Blut nicht mehr so gut kontrollieren.

Wenn das Nierenversagen chronisch wird, steigt der Blutdruck häufig an. Die Nieren können nicht länger genügend Erythropoietin produzieren – jenes Hormon, das die Bildung von roten Blutkörperchen anregt. Das führt zu Blutarmut (Anämie). Bei Kindern wirkt sich Nierenversagen auf das Knochenwachstum aus. Bei Kindern wie Erwachsenen kann Nierenversagen zu schwächeren, nicht normal ausgebildeten Knochen führen.

Nierenversagen kann in jedem Alter auftreten, doch sowohl akutes als auch chronisches Nierenversagen kommt bei älteren Menschen häufiger vor als bei jüngeren, da Ältere häufiger schwere Krankheiten entwickeln. Viele Ursachen von Nierenversagen lassen sich behandeln, und die Nieren erholen sich möglicherweise. Dank der Möglichkeit zur Blutwäsche (Dialyse) ist Nierenversagen von einer tödlichen zu einer chronischen Krankheit geworden.

Akutes Nierenversagen

Beim akuten Nierenversagen verschlechtert sich die Fähigkeit der Nieren, das Blut von Schadstoffen zu reinigen, zunehmend schneller (im Verlauf von Tagen bis Wochen).

Akutes Nierenversagen kann durch alles entstehen, was die Blutversorgung der Nieren verringert, den Abfluss des Harns blockiert, nachdem er die Nieren verlassen hat, oder die Nieren selbst verletzt. Auch Nierenerkrankungen können zu einem akuten Nierenversagen führen. In vielen Fällen lässt sich jedoch keine Ursache für ein akutes Nierenversagen finden.

Symptome

Die Symptome hängen von der Schwere des Nierenversagens, der Geschwindigkeit, mit der es sich entwickelt, und der zugrunde liegenden Ursache ab.

HAUPTURSACHEN FÜR EIN AKUTES NIERENVERSAGEN

STÖRUNG	MÖGLICHE URSACHEN
Unzureichende Blut versorgung der Nieren	Nicht genug Blut durch Blutverlust, schweren Natrium- und Wassermangel oder eine Verletzung, die die Blutgefäße blockiert
	Das Herz pumpt zu schwach (Herzschwäche)
	Extrem niedriger Blutdruck (Schock)
	Leberversagen (hepatorenales Syndrom)
Harnstauung	Vergrößerte Prostata
	Ein Tumor, der auf die Harnwege drückt oder in den Harnwegen sitzt
	Steine
Verletzungen in den Nieren	Allergische Reaktionen (z. B. auf Röntgenkontrastmittel)
	Toxische Substanzen (Medikamente, Gifte)
	Erkrankungen, die die Filtereinheiten (Nephrone) der Nieren beeinträchtigen (akute Glomerulonephritis und Gefäßverletzungen, wie sie beim hämolytisch-urämischen Syndrom, bei systemischem Lupus erythematodes, atheroembolischer Nierenerkrankung, Wegener-Klinger-Granulomatose, rheumatoider Arthritis auftreten)
	Verstopfte Arterien und Venen in den Nieren
	Verstopfung in den Nieren (z. B. durch Oxalat- oder Harnsäurekristalle)
	Operationen, die die Nieren verletzen können
	Verletzungen der Nieren, z. B. durch eine Bauchwunde

Bei manchen Menschen ist das erste Symptom eine Flüssigkeitsverhaltung, durch die Füße und Fußknöchel anschwellen und Gesicht und Hände aufgedunsen wirken. Der ausgeschiedene Harn ist unter Umständen colafarben, was auf eine ganze Reihe von Nierenstörungen hinweisen kann. Die Harnmenge (die bei den meisten gesunden Erwachsenen zwischen 400 Milliliter und zwei Liter pro Tag liegt) sinkt oft auf weniger als einen halben Liter pro Tag oder geht ganz auf null zurück. Eine sehr geringe Urinproduktion wird als Oligurie, das völlige Erliegen der Urinproduktion als Anurie bezeichnet. Einige Menschen mit einem akuten Nierenversagen produzieren weiterhin eine normale Harnmenge.

Wenn das akute Nierenversagen anhält und sich Stoffwechselendprodukte im Körper ansammeln, können sich Symptome, wie Erschöpfung, verminderte Konzentrationsfähigkeit, Appetitverlust und allgemeiner Juckreiz (Pruritus) einstellen. Dazu können ein beschleunigter Herzschlag (Tachykardie) und Benommenheit kommen.

Ein akutes Nierenversagen kann dadurch ausgelöst werden, dass der Harn nicht aus der Niere abfließen kann, weil der Abfluss blockiert ist. Dann zwingt der Rückstau des Harns das Nie-renbecken, sich auszudehnen (Stauungsniere oder Wassersackniere, medizinisch Hydronephrose), was meistens einen milden bis unerträglichen, krampfartigen Schmerz in der Seite hervorruft. Einige Menschen haben Blut im Urin. Wenn die Blockade unterhalb der Harnblase sitzt, vergrößert sich die Blase. Geschieht dies rasch, löst es große Schmerzen aus. Geschieht es langsam, sind die Schmerzen vielleicht gering, doch der untere Bauchbereich kann aufgrund der deutlich vergrößerten Blase aufgetrieben erscheinen.

Wenn sich das akute Nierenversagen während eines Krankenhausaufenthalts entwickelt, hängt es häufig mit einer kürzlich erlittenen Verletzung, einer Operation, Medikamenten oder einer Erkrankung, wie einer Infektion, zusammen. Die Symptome der Ursache, die dem akuten Nierenversagens zugrunde liegt, sind dann unter Umständen vorherrschend: So können hohes Fieber, Schock, Herz- und Leberversagen vor dem Nierenversagen auftreten und schlimmer sein als eines der Symptome des Nierenversagens.

Manche Erkrankungen, die akutes Nierenversagen auslösen, beeinträchtigen auch andere Körperteile. Die Wegener-Klinger-Granulomatose ▲ beispielsweise, die die Blutgefäße in den Nieren schädigt, kann auch Blutgefäße in den Lungen in Mitleidenschaft ziehen, wodurch die Betroffenen dann Blut husten. Hautausschläge sind typisch für manche Ursachen von akutem Nierenversagen, zu denen rheumatoide Arthritis, systemischer Lupus erythematodes und bestimmte Arzneimittel gehören.

Diagnose

Die Ärzte vermuten ein akutes Nierenversagen, wenn die Urinmenge abnimmt. Blutuntersuchungen, mit denen die Spiegel von Kreatinin und Harnstoff sowie Stickstoff (Abbauprodukte, die die Nieren normalerweise aus dem Blut entfernen) bestimmt werden, helfen, die Diagnose zu belegen. Wenn der Kreatininwert zunehmend ansteigt, weist das auf akutes Nierenversagen hin. Der Kreatininspiegel ist auch der beste Indikator für das Ausmaß oder die Schwere des Nierenversagens: Je höher der Spiegel, desto schwerer ist das Nierenversagen. Anhand anderer Bluttests lassen sich Stoffwechselstörungen aufdecken, die im Zusammenhang mit Nierenversagen auftreten, wie ein zu hoher Säuregehalt (Azidose), ein zu hoher Kalium- (Hyperkaliämie) und ein zu geringer Natrium-spiegel (Hyponatriämie) sowie ein zu hoher Phosphatspiegel (Hyperphosphatämie).

Die körperliche Untersuchung kann dem Arzt helfen, die Ursache für das akute Nierenversagen zu finden. Dabei tastet der Arzt die Nieren ab, um festzustellen, ob sie vergrößert oder druckempfindlich sind, was auf eine Stauungsniere hinweist. Anhand von Harnuntersuchungen, wie einer Harnanalyse und der Bestimmung gewisser Elektrolyte, kann der Arzt die Ursache weiter eingrenzen.

Die Untersuchung der Nieren mit Ultraschall oder Computertomographie ist hilfreich; die Verfahren liefern z. B. so grundsätzliche Informationen wie die Größe der Nieren. Per Ultraschall lässt sich auch eine Stauungsniere oder eine vergrößerte Harnblase erkennen. Röntgenaufnahmen der Nierenarterien oder Venen (Angiographie) können eingesetzt werden, wenn blockierte Blutgefäße vermutet werden. Eine Kernspintomographie (NMR) kann durchgeführt werden, wenn man Röntgenkontrastmittel für zu gefährlich hält. Decken diese Untersuchungen die Ursache des Nierenversagens nicht auf, kann eine Biopsie notwendig sein.

Prognose und Behandlung

Akutes Nierenversagen und seine unmittelbaren Komplikationen, wie Flüssigkeitsverhalt, hoher Säure- und Kaliumspiegel sowie erhöhte Harnstoffwerte im Blut, können oft erfolgreich behandelt werden. Ist die Blutversorgung der Nieren eingeschränkt, weil durch Blutung, Erbrechen oder Durchfall Körperflüssigkeit verloren gegangen ist, kann das behandelt werden.

Jede Ursache für ein akutes Nierenversagen, die sich therapieren lässt, wird so schnell wie möglich behandelt. Wenn beispielsweise eine Harnstauung die Ursache ist, wird diese per Endoskopie oder Operation schnellstmöglich beseitigt.

Oft genügt eine zwar einfache, aber äußerst gewissenhafte Behandlung, damit sich die Nieren selbst heilen können; das gilt besonders dann, wenn das Nierenversagen noch nicht länger als fünf Tage bestanden hat und nicht durch andere Probleme, wie eine Infektion, kompliziert wird.

Die Anwendung aller Substanzen, die durch die Nieren ausgeschieden werden, inklusive Arzneimittel wie Digoxin und bestimmte Antibiotika, muss streng beschränkt werden. Die Trinkmenge wird auf die Menge eingegrenzt, die verloren gegangen ist, es sei denn, es ist eine Hydrierung nötig. Der Patient wird täglich gewogen, um die Flüssigkeitsaufnahme zu überwachen. Steigt das Gewicht von einem Tag auf den anderen deutlich an, weist das darauf hin, dass zu viel getrunken wurde.

Zusätzlich zu Glukose oder hoch konzentrierter Kohlenhydratnahrung werden oral oder intravenös Aminosäuren (Bausteine von Eiweißen) gegeben, um entsprechende Eiweißspiegel aufrechtzuerhalten. Die Aufnahme von Kochsalz (Natriumchlorid) und Kalium wird gewöhnlich eingeschränkt.

Manchmal wird Natriumpolystyrensulfonat gegeben, um einen hohen Kaliumspiegel zu senken. Mit Kalziumsalzen (Kalziumkarbonat und Kalziumazetat) kann ein hoher Phosphatspiegel verhindert bzw. gesenkt werden.

Die Flüssigkeitsaufnahme ist bei Patienten, die sich von einem akuten Nierenversagen aufgrund einer Blockade der Harnwege erholen, nicht eingeschränkt. In der Rekonvaleszenz können die Nieren Wasser und Natrium nicht normal zurückgewinnen, und eine Weile lang wird mehr Harn als gewöhnlich produziert. Aus diesem Grund müssen bei solchen Patienten unter Umständen Flüssigkeit und Elektrolyte, wie Natrium, Kalium und Magnesium, ersetzt werden.

Das akute Nierenversagen kann so schwer sein, dass eine Dialyse – meist eine Hämodialy-

---

▲ siehe Seite 370

se ▲ – notwendig ist, um Stoffwechselabbauprodukte und überschüssiges Wasser zu entfernen. Dann wird nach der Diagnose so schnell wie möglich mit der Dialyse begonnen. Eine Dialyse ist vielleicht nur zeitweise nötig, bis die Nieren ihre Arbeit wieder aufnehmen, was gewöhnlich nach mehreren Tagen bis Wochen der Fall ist. Sind sie jedoch zu stark geschädigt, um sich zu erholen, wird aus dem akuten ein chronisches Nierenversagen.

Chronisches Nierenversagen

Beim chronischen Nierenversagen schreitet die Abnahme der Nierenfunktion über Monate bis Jahre langsam fort, und es reichern sich Stoffwechselabbauprodukte im Blut an (Azotämie).

Viele Krankheiten können die Nieren irreversibel schädigen. Ein akutes Nierenversagen kann chronisch werden, wenn sich die Nierenfunktion nach der Behandlung nicht erholt. Daher kann alles, was zu einem akuten Nierenversagen führen kann, auch ein chronisches Nierenversagen hervorrufen. Die häufigste Ursache für ein chronisches Nierenversagen ist Diabetes mellitus, gefolgt von hohem Blutdruck. Beide Störungen schädigen die kleinen Blutgefäße der Niere. Andere Gründe für ein chronisches Nierenversagen sind verlegte Harnwege, Nierenanomalien (wie polyzystische Nierenerkrankung und Glomerulonephritis) sowie Autoimmunerkrankungen (wie systemischer Lupus erymathodes), bei denen Antikörper die kleinen Blutgefäße (Glomeruli) und Kanälchen (Tubuli) der Nieren schädigen.

Symptome

Bei chronischem Nierenversagen können sich die Symptome langsam oder aus einem akuten Nierenversagen heraus entwickeln. Jemand mit leichter bis mittelschwerer Nierenschwäche kann leichte Symptome haben, obwohl der Gehalt an Harnstoff und anderer Abbauprodukte des Stoffwechsels im Blut ansteigt. In diesem Stadium muss der Betroffene häufig mehrmals in der Nacht zur Toilette (Nykturie), weil die Nieren nicht genügend Wasser aus dem Urin aufnehmen können, um ihn wie gewöhnlich im Laufe der Nacht zu konzentrieren.

Je weiter das Nierenversagen fortschreitet und sich Schadstoffe im Blut anreichern, desto mehr fühlt sich der Betroffene erschöpft, ermüdet schnell und wird geistig träger. Diese Symptome verstärken sich, wenn das Blut stärker sauer wird (Azidose). Die Folge können Appetitlosigkeit und Kurzatmigkeit sein. Erschöpfung und allgemeine Schwäche sind auch teilweise durch einen Rückgang der Produktion an roten Blutkörperchen und der daraus resultierenden Blutarmut (Anämie) bedingt. Menschen mit chronischem Nierenversagen bekommen leicht blaue Flecken und neigen nach Verletzungen zu lang anhaltenden Blutungen. Chronisches Nierenversagen verringert auch die Fähigkeit des Körpers, Infektionen abzuwehren.

Durch die Ansammlung von schädlichen Substanzen im Blut kommt es zu Nerven- und Muskelsymptomen wie Muskelzuckungen, -schwäche und -krämpfen sowie Schmerzen. In den Gliedmaßen kann der Betroffene ein Brennen und Stechen verspüren und in bestimmten Gebieten die Empfindungsfähigkeit verlieren. Aufgrund der zunehmenden Ansammlung von Abbauprodukten im Blut kann es zu einer Gehirnstörung (Enzephalopathie) mit Verwirrtheit, Teilnahmslosigkeit und Krampfanfällen kommen.

Bei Menschen mit Nierenversagen entwickelt sich oft ein hoher Blutdruck, weil die kranken Nieren Hormone produzieren, die den Blutdruck ansteigen lassen. Zudem können die geschädigten Nieren das überschüssige Salz und Wasser nicht ausscheiden. Salz- und Flüssigkeitsansammlung können zu Herzschwäche und Kurzatmigkeit führen. Der Herzbeutel (Perikard) kann sich aufgrund der angehäuften Abbauprodukte im Blut entzünden (Perikarditis). Diese Komplikation wiederum kann Brustschmerzen und niedrigen Blutdruck nach sich ziehen. Der Triglyzeridspiegel im Blut ist häufig erhöht, was zusammen mit Bluthochdruck das Arterioskleroserisiko steigert. Die angesammelten Schadstoffe beeinträchtigen den Verdauungstrakt, führen zu Appetitlosigkeit, Übelkeit, Erbrechen und einem unangenehmen Geschmack im Mund. Diese Symptome können Unterernährung und Gewichtsverlust bedingen. Menschen mit fortgeschrittenem Nierenversagen haben häufig Darmgeschwüre und Blutungen. Die Haut kann sich gelbbraun verfärben, manchmal ist die Harnstoffkonzentration so hoch, dass die Substanz aus dem Schweiß auskristallisiert und die Haut weiß überpudert (urämischer Frost). Manche Patienten mit chronischem Nierenversagen haben einen sehr unangenehmen Juckreiz am ganzen Körper.

Darüber hinaus können Bildung und Erhalt von Knochengewebe gestört sein (renale Osteo-

▲ siehe Seite 827

dystrophie), wenn bestimmte Faktoren, die mit einem chronischen Nierenversagen einhergehen, lange Zeit anhalten. Dazu gehören ein hoher Parathormonspiegel, eine niedrige Kazitriolkonzentration (Kazitriol ist die aktive Form von Vitamin D) und eine hohe Phosphatkonzentration im Blut sowie eine gestörte Kalziumaufnahme. Eine renale Osteodystrophie kann zu Knochenschmerzen und einem erhöhten Risiko für Knochenbrüche führen.

Diagnose

Chronisches Nierenversagen wird mit Bluttests diagnostiziert. Typisch ist, dass das Blut mäßig sauer reagiert (Azidose). Die beiden Stoffwechselabbauprodukte Harnstoff und Kreatinin, die die Nieren normalerweise herausfiltern, reichern sich im Blut an. Der Kaliumspiegel im Blut ist normal oder leicht erhöht, kann aber auch gefährlich ansteigen, wenn das Nierenversagen fortschreitet oder der Patient große Mengen an Kalium zu sich nimmt. Meistens hat der Betroffene eine mittelgradige Blutarmut. Oft ist auch der Triglyzeridspiegel im Blut erhöht. Kalzium- und Kazitriolspiegel nehmen ab, Phosphat- und Parathormonkonzentration steigen.

Das Harnvolumen bleibt in der Regel annähernd gleich, unabhängig von der Trinkmenge. Eine Urinuntersuchung kann viele Störungen, wie Eiweiß im Urin und veränderte Zellen, aufdecken.

Bei fortschreitendem Nierenversagen wird es immer schwieriger, eine genaue Ursache zu finden. Eine Nierenbiopsie ist unter Umständen am aussagekräftigsten, doch sie ist nicht angebracht, wenn sich im Ultraschall zeigt, dass die Nieren klein und vernarbt sind.

Prognose und Behandlung

Chronisches Nierenversagen verschlechtert sich im Allgemeinen ungeachtet der Behandlung und hat unbehandelt eine ungünstige Prognose. Erkrankungen, die Nierenversagen auslösen oder verschlimmern, sowie die negativen Folgen des Nierenversagens für den Allgemeinzustand müssen so schnell wie möglich behandelt werden. So werden Infektionen sofort mit Antibiotika behandelt, und jede Blockade der Harnwege wird möglichst behoben.

Wie rasch die Nierenfunktion abnimmt, hängt in gewissem Maße von der Ursache ab, die dem Nierenversagen zugrunde liegt. Beispielsweise verlangsamt eine gute Einstellung des Blutzuckers und das Senken eines Bluthochdrucks bei Diabetikern die Verschlechterung der Nierenfunktion. So genannte ACE-Hemmer (vom

Gründe für eine Dialyse

Mit einer Dialyse wird begonnen, wenn aufgrund des Nierenversagens folgende Störungen eingetreten sind:

- Gestörte Gehirnfunktion (urämische Enzephalopathie)
- Herzbeutelentzündung (Perikarditis)
- Starke Übersäuerung des Blutes (Azidose), die auf andere Behandlung nicht anspricht
- Herzschwäche
- Starke Ödembildung im ganzen Körper
- Flüssigkeitsansammlung in der Lunge (Lungenödem), die nicht auf andere Behandlung reagiert
- Ein sehr hoher Kaliumspiegel im Blut (Hyperkaliämie)

englischen *Angiotensin converting enzyme*, Angiotensin umwandelndes Enzym) und auch Angiotensinrezeptorblocker können die Verschlechterung der Nierenfunktion bei manchen Menschen mit chronischem Nierenversagen aufhalten.

Mit dem gewissenhaften Befolgen einer Diät lässt sich eine Reihe möglicher Komplikationen zumindest zum Teil kontrollieren. Manchmal kann man eine leichte Azidose mit einer erhöhten Kohlenhydrat- und einer verringerten Eiweißzufuhr in den Griff bekommen. Eine mittelschwere bis schwere Azidose erfordert jedoch meist eine Behandlung mit Natriumbikarbonat. Die Verschlechterung der Nierenfunktion lässt sich durch eine Beschränkung der täglich aufgenommenen Eiweißmenge etwas verzögern. In diesem Fall muss der Betroffene genügend Kohlenhydrate zu sich nehmen, um die verringerte Eiweißzufuhr aufzufangen. Durch eine fettarme Ernährung lässt sich der Gehalt an Triglyzeriden im Blut etwas senken. Reicht das nicht aus, können Arzneimittel, wie Gemfibrozil, den Triglyzeridspiegel senken.

Die Natrium(Salz)zufuhr braucht meistens nicht eingeschränkt zu werden, es sei denn, es sammelt sich Flüssigkeit im Gewebe an (Ödeme), oder es entsteht Bluthochdruck. Bei einer Herzschwäche muss die Natriumaufnahme mit der Nahrung verringert werden. Entwässerungsmittel (Diuretika) können selbst dann eingesetzt werden, um die Symptome einer Herzschwäche zu lindern, wenn die Nieren nur noch schlecht arbeiten, doch um die überschüssige

MÖGLICHE KOMPLIKATIONEN EINER HÄMODIALYSE

KOMPLIKATION	URSACHE
Fieber	Bakterien oder Fieber erregende Substanzen (Pyrogene) in der Blutbahn
	Überhitztes Dialysat
Lebensbedrohliche allergische Reaktion (Anaphylaxie)	Allergie auf eine Substanz in der Maschine
Niedriger Blutdruck	Zu großer Flüssigkeitsentzug
Herzrhythmusstörungen	Ungewöhnliche Blutwerte für Kalium und andere Substanzen
Luftembolie	Luft gelangt über die Maschine ins Blut
Blutungen in Darm, Gehirn, Augen und Bauch	Heparin, mit dem einer Blutgerinnung nung in der Maschine vorgebeugt wird
Infektion	Anlegen einer Venenkanüle als Zugang für die Hämodialyse

Flüssigkeit zu eliminieren, kann eine Dialyse notwendig sein.

Bei chronischem Nierenversagen bestimmt meistens die Veränderung im Durstgefühl, wie viel jemand trinkt. Gelegentlich muss die Flüssigkeitsmenge aber eingeschränkt werden, damit die Natriumkonzentration im Blut nicht zu stark absinkt. Stark kaliumhaltige Nahrungsmittel, wie Datteln und Bananen, sollten nur in Maßen verzehrt werden; Kochsalzersatz, der meist aus einem Kaliumsalz besteht, ist zu meiden. Zu viel Kalium im Blut (Hyperkaliämie) ist gefährlich, weil es das Risiko für Herzrhythmusstörungen und Herzstillstand erhöht. Übersteigt der Kaliumspiegel eine Grenze, können Medikamente gegeben werden; es kann aber auch eine Notfalldialyse notwendig sein.

Der erhöhte Phosphatspiegel im Blut kann zu Kalzium- und Phosphatablagerungen im Gewebe, einschließlich der Blutgefäße, führen. Der Phosphatgehalt lässt sich begrenzen, indem man den Anteil an stark phosphathaltigen Nahrungsmitteln in der Nahrung einschränkt; dazu gehören Milchprodukte, Leber, Gemüse, Nüsse und die meisten Softdrinks. Auch die Einnahme von Arzneimitteln wie Kalziumkarbonat, Kalziumazetat und Aluminiumhydroxid (ein gebräuchliches Antazidum), die den Phosphatspiegel im Blut senken, kann helfen.

Blutarmut entsteht, wenn die Nieren nicht mehr genügend Erythropoietin bilden können – jenes Hormon, das die Produktion der roten Blutzellen anregt. Diese Blutarmut vergeht langsam, wenn Erythropoietin als Medikament gespritzt oder Darbepoetin verabreicht wird. Bluttransfusionen kommen nur infrage, wenn die Blutarmut bedrohlich ist, Symptome verursacht oder nicht auf Erythropoietin bzw. Darbepoetin anspricht. Die Ärzte suchen auch nach anderen Ursachen der Blutarmut, vor allem nach dem ernährungsbedingten Mangel an Eisen, Folsäure und Vitamin B_{12} oder nach einem Überschuss an Aluminium im Körper. Den meisten Menschen, die regelmäßig Erythropoietin oder Darbepoetin erhalten, wird intravenös Eisen zugeführt, um einem Eisenmangel vorzubeugen, der die körpereigene Reaktion auf diese Medikamente stört. Bei älteren Menschen erfordert diese Blutarmut oft eine aggressivere Vorgehensweise, denn sie leiden häufiger unter Herzerkrankungen, die sich durch eine Anämie verschlimmern können. Eine Blutungsneigung bei chronischem Nierenversagen kann für eine gewisse Zeit durch die Transfusion von Blutplättchen oder Plasma oder durch Arzneimittel, wie Desmopressin, behoben werden. Solch eine Behandlung kann nach einer Verletzung, vor einer Operation oder Zahnextraktion notwendig sein.

Ein mäßiger bis starker Anstieg des Blutdrucks wird mit den üblichen Hochdruckmedikamenten behandelt, um einer weiteren Beeinträchtigung von Herz- und Nierenfunktion vorzubeugen.

Wenn die anfänglichen Behandlungen das Nierenversagen nicht mehr aufhalten, wird entweder eine Langzeitdialyse oder eine Nierentransplantation ▲ erwogen.

Verfahren zur Blutreinigung

Bei allen Verfahren zur Blutreinigung (Dialyse) werden Substanzen, die der Körper mit dem Urin ausscheiden muss, Abbauprodukte des Stoffwechsels und überschüssiges Wasser aus dem Körper entfernt.

Die Entscheidung, eine Dialyse zu beginnen, ist nicht leicht, denn sie verlangt eine tief greifende

▲ siehe Seite 1074

Umstellung der Lebensweise und bedeutet die Abhängigkeit von lebenserhaltenden Maschinen. Eine erfolgreiche Dialysebehandlung führt zu einem relativ normalen Leben und einer ebensolchen Ernährung, wobei die Zahl der roten Blutkörperchen akzeptabel und der Blutdruck normal sind, ein Nervenschaden nicht fortschreitet und andere Komplikationen vermieden werden.

Viele Ärzte beginnen bei akutem Nierenversagen vorbeugend mit der Dialyse, wenn die Urinmenge gering ist, und sie setzen die Behandlung fort, bis die Blutuntersuchungen zeigen, dass die Nierenfunktion wiederhergestellt ist. Mit einer kurzzeitigen Dialyse lassen sich auch gewisse Medikamente und Gifte aus dem Körper entfernen.

Bei chronischem Nierenversagen raten Ärzte zu einer Dialyse, wenn Tests zeigen, dass die Nieren die Abbauprodukte nicht mehr ausreichend entfernen oder wenn jemand seinen alltäglichen Tätigkeiten nicht mehr nachgehen kann. Bei chronischem Nierenversagen kann die Dialyse eine Langzeittherapie sein oder eine notwendige Maßnahme vor einer Transplantation.

Eine derartige Dialyse erfordert die Zusammenarbeit eines Behandlungsteams. Der Arzt steuert und überwacht die Dialysebehandlung und greift bei Komplikationen ein. Andere medizinisch ausgebildete Kräfte kümmern sich um das physische und psychische Befinden des Patienten und besprechen mit ihm Themen wie körperliche Bewegung und Fitness. Es wird über die geeignete Ernährung gesprochen und die Reaktion des Patienten auf eine Ernährungsumstellung überwacht. Unter Umständen ist auch jemand nötig, der den Transport zum Dialyseort und die häusliche Betreuung organisiert.

Dialyseverfahren

Es gibt prinzipiell zwei Dialyseverfahren, die Hämodialyse und die Peritonealdialyse.

Bei der **Hämodialyse** wird das Blut durch einen Dialysator außerhalb des Körpers geleitet. Diese so genannte künstliche Niere filtert Abbauprodukte des Stoffwechsels aus dem Blut und führt das gereinigte Blut anschließend in den Kreislauf des Patienten zurück. Dabei kann die Gesamtmenge der zurückgeleiteten Flüssigkeit je nach Bedarf reguliert werden. Eine derartige Hämodialyse wird gewöhnlich in einem Dialysezentrum im Krankenhaus oder in einer spezialisierten Praxis durchgeführt.

Bei der Hämodialyse braucht man jedes Mal einen Zugang zur Blutbahn. Kurzfristig lässt

MÖGLICHE KOMPLIKATIONEN EINER PERITONEALDIALYSE

KOMPLIKATION	URSACHE
Blutungen	Unabsichtliches Verletzen eines inneren Organs beim Setzen des Katheters oder Blutung an der Austrittsstelle des Katheters bzw. in der Bauchhöhle
Austreten von Flüssigkeit	Der Katheter schließt nicht dicht mit der Bauchwand ab
Infektionen	Mangelnde Sterilität beim Dialyseprozess
Niedriger Albuminspiegel im Blut	Albuminverlust durch die bei der Dialyse entfernte Flüssigkeit
Vernarbung des Bauchfells	Entzündung und Infektion, Elektrolytgehalt der Dialyseflüssigkeit und gewisse Medikamente
Hoher Glukosespiegel im Blut	Verwendung eines Peritonealdialysats mit hoher Glukosekonzentration, um Wasser und Natrium während der Dialyse zu entfernen
Bauchdecken- und Leistenbruch	Die ständige Dehnung der Bauchhöhle durch die Dialyseflüssigkeit schwächt Barrieren, die normalerweise übermäßige Bewegungen von Organen und anderen Strukturen verhindern
Verstopfung	Eine zu geringe Ballaststoffaufnahme oder Kalziumsalze, die zur Behandlung eines hohen Phosphatspiegels im Blut dienen, können den Fluss des Dialysats in die bzw. aus der Bauchhöhle beeinträchtigen

sich so ein Zugang herstellen, indem der Arzt einen Katheter in eine große Vene – gewöhnlich eine Halsvene – einführt. Um den Zugang langfristig zu erleichtern, werden eine Arterie und eine Vene chirurgisch miteinander verbunden (arteriovenöse Fistel). Dabei wird gewöhnlich eine Arterie im Unterarm (Speichenarterie, Ar-

Vergleich von Hämodialyse und Peritonealdialyse

Wenn die Nieren versagen, können Abbauprodukte und überschüssiges Wasser durch Hämodialyse und Peritonealdialyse aus dem Blut entfernt werden.

Bei der Hämodialyse wird das Blut aus dem Körper abgeleitet und durchströmt einen Dialysator, eine Maschine, die Blut filtert (künstliche Niere). Eine operativ geschaffene Verbindung zwischen einer Arterie und einer Vene (arteriovenöse Fistel) erleichtert den Blutaustausch.

Bei der Peritonealdialyse dient das Bauchfell (Peritoneum) als Filter. Das Bauchfell ist eine Membran, die die Bauchhöhle auskleidet und die inneren Organe überzieht.

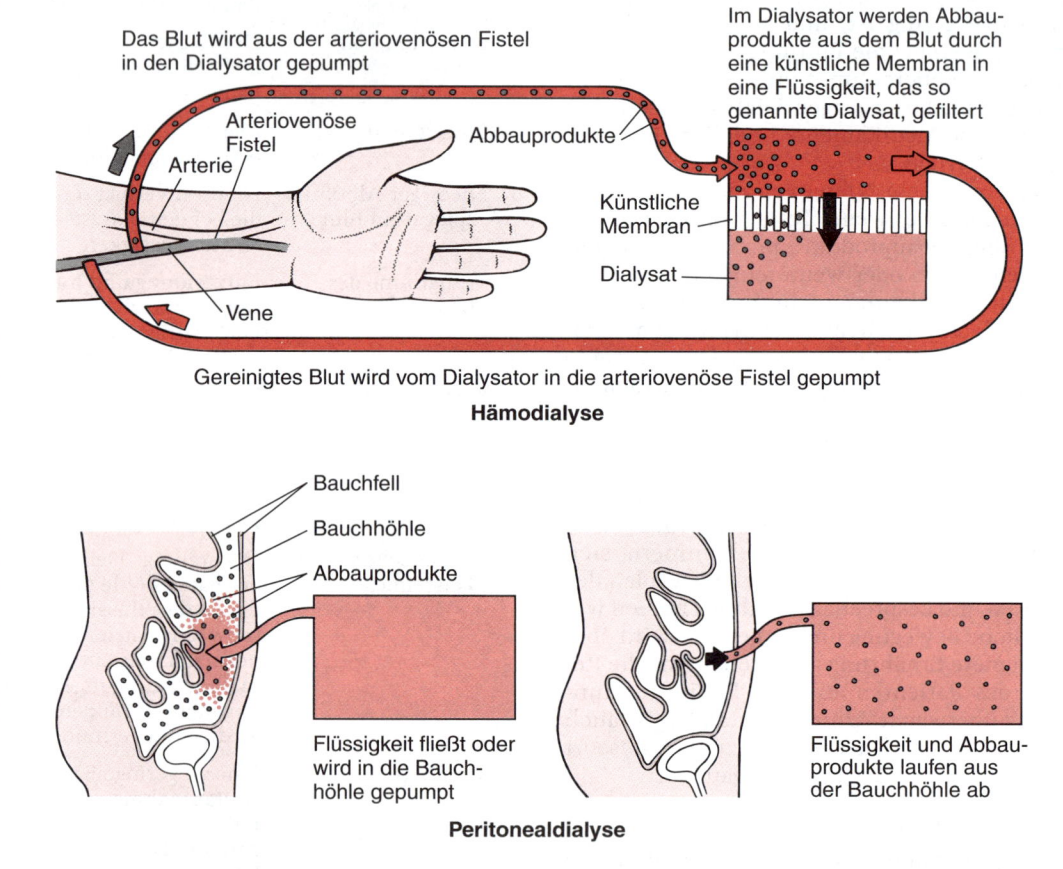

Das Blut wird aus der arteriovenösen Fistel in den Dialysator gepumpt

Im Dialysator werden Abbauprodukte aus dem Blut durch eine künstliche Membran in eine Flüssigkeit, das so genannte Dialysat, gefiltert

Arteriovenöse Fistel
Arterie
Abbauprodukte
Künstliche Membran
Dialysat
Vene

Gereinigtes Blut wird vom Dialysator in die arteriovenöse Fistel gepumpt

Hämodialyse

Bauchfell
Bauchhöhle
Abbauprodukte

Flüssigkeit fließt oder wird in die Bauchhöhle gepumpt

Flüssigkeit und Abbauprodukte laufen aus der Bauchhöhle ab

Peritonealdialyse

teria radialis) mit einer Vene am Unterarm (Vena cephalica) verbunden. In der Folge dehnt sich die Unterarmvene und lässt sich immer wieder gut mit einer Kanüle anstechen. Wenn man keine Fistel schaffen kann, können Arterie und Vene durch ein Kunststoffröhrchen verbunden werden. In diesem Fall wird bei der Hämodialyse das Kunststofftransplantat angestochen.

Das Blut des Dialysepatienten wird mit Heparin versetzt, um zu verhindern, dass es im Dia-

lysator gerinnt. Der Dialysator besteht aus zwei Kammern, die durch eine poröse künstliche Membran voneinander getrennt sind. In der einen befindet sich das Blut, in der anderen eine Spülflüssigkeit (das Dialysat), deren chemische Zusammensetzung der normalen Körperflüssigkeit ähnelt. Der osmotische Druck in der Kammer mit dem Dialysat ist geringer als in der mit dem Blut. Dem Konzentrationsgefälle folgend treten die Flüssigkeit, die Abbauprodukte und Giftstoffe des Blutes, die relativ kleine Moleküle sind, durch die Membran in das Dialysat über. Blutkörperchen und die meisten Eiweißmoleküle sind zu groß, um die Poren der Membran zu passieren. Sie bleiben im dialysierten Blut zurück, das in den Körper des Patienten zurückgeleitet wird.

Künstliche Nieren sind unterschiedlich groß und arbeiten unterschiedlich effizient. Eine Hämodialyse dauert gewöhnlich drei bis vier Stunden. Die meisten Patienten mit chronischem Nierenversagen brauchen sie dreimal pro Woche.

Bei der **Peritonealdialyse** wirkt das Bauchfell – jene Membran, die die Bauchhöhle auskleidet und die inneren Organe bedeckt – als Filter. Diese Membran hat eine große Oberfläche und ist reich an Blutgefäßen. Substanzen können leicht aus dem Blut durch das Bauchfell in die Bauchhöhle durchsickern. Durch die Bauchdecke wird ein Katheter eingeführt und Flüssigkeit (Dialysat) in die Bauchhöhle infundiert. Die Flüssigkeit muss lange genug in der Bauchhöhle bleiben, damit die Abbaustoffe im Blut langsam in sie übergehen können. Dann lässt man die Flüssigkeit ablaufen, entsorgt sie und ersetzt sie durch frisches Dialysat.

Meistens wird ein Katheter aus Silikon oder Polyurethan verwendet, weil die Flüssigkeit gleichmäßig hindurchfließt und er kaum Schaden anrichtet. Der Katheter wird dem Patienten vorübergehend oder auf Dauer operativ eingesetzt. Eine Art von Dauerkatheter kann mit der Haut einen Abschluss bilden; man kann ihn verschließen, wenn er nicht benutzt wird.

Für eine Peritonealdialyse gibt es verschiedene Techniken. Bei der einfachsten, der manuellen intermittierenden Peritonealdialyse, werden die mit Flüssigkeit gefüllten Beutel auf Körpertemperatur erwärmt; die Flüssigkeit wird zehn Minuten lang in die Bauchhöhle gepumpt, bleibt dort 60 bis 90 Minuten und läuft dann zehn bis 20 Minuten lang ab. Die gesamte Behandlung kann zwölf Stunden dauern.

Eine andere Technik ist die automatische intermittierende Peritonealdialyse, die vom Patienten zu Hause durchgeführt werden kann.

Bei der kontinuierlichen ambulanten Peritonealdialyse bleibt die Flüssigkeit sehr lange in der Bauchhöhle. Gewöhnlich lässt man die Lösung vier- oder fünfmal pro Tag ablaufen und ergänzt sie. Allgemein tauschen die Patienten die Flüssigkeit dreimal täglich im Abstand von vier oder mehr Stunden aus. Jeder Austausch dauert 30 bis 45 Minuten. Ein längerer Austausch (acht bis zwölf Stunden) erfolgt nachts im Schlaf.

Bei einer anderen Technik, der kontinuierlichen automatischen Peritonealdialyse, wird das Dialysat nachts im Schlaf in kurzen Abständen automatisch gewechselt, wohingegen es am Tag länger in der Bauchhöhle verbleibt, ohne gewechselt zu werden. Bei dieser Technik braucht das Dialysat am Tag nicht so oft ausgetauscht zu werden; wegen der sperrigen Ausrüstung, die in der Nacht gebraucht wird, schränkt sie aber die nächtliche Mobilität ein.

Wahl des Dialyseverfahrens

Bei der Entscheidung, welches das richtige Dialyseverfahren ist, müssen viele Faktoren berücksichtigt werden, unter anderem der Lebensstil. Die Peritonealdialyse lässt sich zu Hause durchführen, sodass der Patient kein Dialysezentrum aufsuchen muss.

Die Hämodialyse wird bei Patienten mit frischen Bauchwunden oder einer frischen Bauchoperation durchgeführt. Die Peritonealdialyse wird von jenen besser vertragen, deren Blutdruck häufig zwischen Phasen mit hohem oder normalem Blutdruck und Phasen mit niedrigem Blutdruck schwankt. Bei der Hämodialyse lässt sich ein hoher Blutdruck dadurch leicht kontrollieren, dass man die bei der Dialyse zurückgegebene Flüssigkeitsmenge verringert. Sonst muss der Blutdruck medikamentös gesenkt werden.

Zusätzliche Bedingungen

Dialysepatienten brauchen eine besondere Ernährung. Da diejenigen, die sich einer Peritonealdialyse unterziehen, wenig Appetit haben und während der Peritonealdialyse Eiweiß verlieren, benötigen sie im Allgemeinen eine relativ eiweißreiche Kost. Der Salzkonsum – sowohl der von gewöhnlichem, natriumhaltigen Kochsalz als auch von kaliumhaltigem Salz – muss eingeschränkt werden.

Diejenigen, die sich einer Hämodialyse unterziehen, müssen ihren täglichen Natrium- und Kaliumkonsum noch stärker einschränken. Auch auf Nahrungsmittel mit einem hohen Phosphatgehalt sollte weitgehend verzichtet werden. Patienten, deren Natriumspiegel im Blut ständig niedrig ist oder abnimmt, müssen ihre tägliche Flüssigkeitsaufnahme einschränken. Tägliches Wiegen ist wichtig, um die Gewichtszunahme zu überwachen. Eine zu starke Zunahme zwischen zwei Hämodialysebehandlungen spricht für eine übermäßige Flüssigkeitsansammlung im Körper.

Multivitaminpräparate müssen die Nährstoffe ersetzen, die durch die Hämodialyse oder die Peritonealdialyse verloren gehen. Erythropoietin oder Darbepoetin können gegeben werden, um die Produktion der roten Blutkörperchen anzuregen. Mit Phosphatbindern wie Kalzium-karbonat oder Kalziumazetat lässt sich überschüssiges Phosphat zur Ausscheidung bringen.

Eine geringe Kalziumkonzentration im Blut und eine schwere Knochenerkrankung (wie renale Osteodystrophie) kann mit Kazitriol (der aktiven Form von Vitamin D) und Kalziumgaben behandelt werden.

Dialysepatienten büßen immer an Lebensqualität ein. Viele Hämodialysepatienten belastet vor allem der Verlust ihrer Unabhängigkeit und die Umstellung ihrer gewohnten Lebensweise sehr. Sie sind vom Behandlungsteam abhängig und müssen sich regelmäßig den Transport zum Dialysezentrum und zurück organisieren. Dialysesitzungen, deren Termine sich oft nach den Bedürfnissen anderer richten müssen, beeinflussen Arbeitszeit, Terminplan und Freizeitaktivitäten der Patienten. Für manche kann es unmöglich sein, noch regelmäßig erwerbstätig zu sein.

Als Folge dieser Verluste können Dialysepatienten depressiv und ängstlich werden, doch die meisten lernen letztlich, mit der Dialyse zu leben. Psychologische und soziale Probleme nehmen im Allgemeinen ab, wenn es gelingt, die Patienten zu ermuntern, ihre Unabhängigkeit zu wahren und sich wieder ihren früheren Interessen zu widmen.

Die Dialysepatienten und ihre Familien brauchen psychologische und soziale Beratung wie sie viele Dialysezentren anbieten, um mit Depressionen, Verhaltensproblemen, Verlusten oder Fragen der Anpassung fertig zu werden. Besonders hilfreich ist die Teilnahme an einer Selbsthilfegruppe.

Viele Dauerdialyse-Patienten sind 60 Jahre und älter. Älteren Menschen gelingt es häufig besser, sich an eine Dauerdialyse zu gewöhnen als jüngeren; sie werden dadurch jedoch unter Umständen stärker von ihren erwachsenen Kindern abhängig und können nicht mehr alleine leben. Ältere Menschen empfinden die Behandlung zudem häufig als ermüdend. Oft müssen erprobte Familienrollen und eingeführte Verantwortlichkeiten an die Dialyseroutine angepasst werden, was Stress, Schuldgefühle und das Gefühl der Unzulänglichkeit auslösen kann.

Kinder mit gestörtem Wachstum mögen sich isoliert und von den Altersgenossen verschieden fühlen. ▲ Für Kinder, die sich einer Dialyse unterziehen müssen, ist eine geeignete Ernährung besonders wichtig, denn sie brauchen genügend Nährstoffe, um zu wachsen. Für Jugendliche und junge Erwachsene wird die Auseinandersetzung mit Identität, Unabhängigkeit und Körpergefühl durch die Dialyse noch komplizierter.

KAPITEL 144

Nierenentzündung

Mediziner nennen eine Entzündung der Nieren Nephritis.

Eine Nierenentzündung kann durch eine Infektion verursacht werden, wie bei der Nierenbeckenentzündung (Pyelonephritis) ■, oder durch Kontakt mit einem Giftstoff. Häufiger entwickelt sich eine Nierenentzündung jedoch durch eine entgleisende Immunreaktion, die die Nieren schädigt. Eine fehlgeleitete Immunreaktion kann auf zwei Arten entstehen: 1. Antikörper können entweder die Niere selbst angreifen oder Antigene (jene Substanzen, die eine Immunreak-

tion anregen), die auf den Nierenzellen sitzen. 2. Antigen und Antikörper können sich an einem anderen Ort im Körper aneinander koppeln, einen Immunkomplex bilden und sich dann an die Nierenzellen hängen.

Bei einigen Formen der Nierenentzündung wird das Nierengewebe von weißen Blutkörperchen infiltriert, und es lagern sich Antikörper ab. Bei anderen Formen führt die Entzündung zu Gewebeschwellungen oder Vernarbungen, ohne dass weiße Blutkörperchen oder Antikörper eine Rolle spielten. Eine Nierenentzündung kann überall in der Niere auftreten. Sie betrifft häufig die Glomeruli (den ersten Teil des Filterapparats der Niere). Eine derartige Entzündung wird als Glomerulonephritis bezeichnet.

▲ siehe Seite 1622   ■ siehe Seite 865

Ein geschädigter Glomerulus lässt Substanzen passieren und in den Urin gelangen, die normalerweise nicht aus dem Blut herausgefiltert werden: Eiweiße, Blut, weiße Blutkörperchen und Gewebereste. Eine fortschreitende Schädigung der Glomeruli führt dazu, dass die Urinmenge sinkt und sich Abbauprodukte des Stoffwechsels im Blut ansammeln. Bei einer schweren Schädigung häufen sich Entzündungszellen und geschädigte Glomeruluszellen an und drücken die Kapillaren im Glomerulus zusammen, was die Filtration stört. Es kommt zu Vernarbungen, die die Nierenfunktion beeinträchtigen und die Urinproduktion verringern. In den Kapillargefäßen, die die Glomeruli versorgen, können sich winzige Blutgerinnsel (Mikrothrombi) bilden.

Es gibt drei Haupttypen von Glomerulonephritiden: nephritisches Syndrom, nephrotisches Syndrom sowie asymptomatische Proteinurie samt Hämaturie. Diese drei Typen schließen einander nicht aus, jemand kann zwei Typen gleichzeitig haben oder unter einem Typ leiden, der sich später in einen anderen verwandelt.

Seltener kommt es vor, dass eine Nierenentzündung die Tubuli und das sie umgebende Gewebe (tubulointerstitielles Gewebe) betrifft. Eine derartige Entzündung wird als interstitielle Nephritis bezeichnet. Ein Nierentubulus ist ein mikroskopisch dünner Schlauch, der Flüssigkeit und Substanzen enthält, die aus den Blut durch den Glomerulus in den Gang gefiltert worden sind, und der Urin ins Nierenbecken entleert. Jeder Tubulus ist von interstitiellem Gewebe umgeben, das einen Tubulus vom anderen trennt. Entzünden sich Tubuli und umliegendes Gewebe, kann die Niere den Harn unter Umständen nicht mehr konzentrieren, Stoffwechselabbauprodukte nicht mehr richtig ausscheiden und die Exkretion von Natrium und anderen Elektrolyten, wie Kalium, nicht mehr regulieren. Aus einer derartigen Entzündung entwickelt sich daher häufig ein Nierenversagen.

Eine Nierenentzündung kann auch die Blutgefäße in der Niere betreffen. Eine solche Entzündung wird als Vaskulitis bezeichnet.

Nephritisches Syndrom

Diese Entzündung der Glomeruli ist durch Gewebeschwellung (Ödem), Bluthochdruck und rote Blutkörperchen im Urin gekennzeichnet.

Das nephritische Syndrom kann plötzlich oder innerhalb kurzer Zeit entstehen (akutes nephritisches Syndrom) oder sich langsam entwickeln und fortschreiten (chronisches nephritisches Syndrom). Bei einer kleinen Zahl von Kindern und deutlich mehr Erwachsenen entwickelt sich aus dem akuten nephritischen Syndrom eine rasch fortschreitende Glomerulonephritis, bei der die meisten Glomeruli zerstört werden, was zu Nierenversagen führt.

Ursachen

Das akute nephritische Syndrom resultiert am häufigsten aus einer Streptokokkeninfektion und wird dann als Poststreptokokken-Glomerulonephritis bezeichnet. Ein solches Syndrom entwickelt sich gewöhnlich nach einer Hals- oder Hautinfektion bei Kindern zwischen zwei und 14 Jahren. Infektionen durch andere Bakterientypen, wie Staphylokokken und Pneumokokken, Virusinfektionen, wie Windpocken, und Parasiteninfektionen, wie Malaria, können ebenfalls zu einem akuten nephritischen Syndrom führen. Membranoproliferative Glomerulonephritis, IgA-Nephropathie (IgA-Glomerulonephritis), Purpura Schönlein-Henoch, systemischer Lupus erythematodes, gemischte Kryoglobulinämie, Goodpasture-Syndrom und Wegener-Klinger-Granulomatose sind allesamt nichtinfektiöse Ursachen für ein akutes nephritisches Syndrom. Ein akutes nephritisches Syndrom, das sich zu einer rasch fortschreitenden Glomerulonephritis entwickelt, resultiert meist aus Erkrankungen, an denen eine gestörte Immunreaktion beteiligt ist.

Warum jemand an einem chronischen nephritischen Syndrom erkrankt, lässt sich meist nicht feststellen. Oft resultiert ein chronisches nephritisches Syndrom aus denselben Zuständen, die auch ein akutes nephritisches Syndrom hervorrufen.

Symptome

Etwa die Hälfte der Patienten hat keine Beschwerden. Wenn doch Symptome auftreten, staut sich als Erstes Flüssigkeit, und das Gewebe schwillt an (Ödem), die Urinmenge nimmt ab, der Urin wird dunkel und enthält Blut. Ein Ödem kann zunächst als geschwollene Augenlider und geschwollenes Gesicht auffallen, später betrifft es vornehmlich die Beine. Wenn die Nierenfunktion beeinträchtigt wird, steigt der Blutdruck. Bluthochdruck und Gehirnschwellung können Kopfschmerzen, Sehstörungen und weitere ernste Funktionsstörungen des Gehirns auslösen. Bei älteren Menschen sind unspezifische Symptome, wie Übelkeit und ein allgemeines Krankheitsgefühl, häufiger.

Wenn sich eine rasch fortschreitende Glomerulonephritis entwickelt, sind Schwäche, Erschöpfung und Fieber die offensichtlichsten Frühsymptome. Auch Übelkeit, Appetitlosigkeit, Erbrechen, Gelenk- und Bauchschmerzen sind häufig. Etwa die Hälfte der Patienten hatte im Monat vor dem Nierenversagen eine grippeähnliche Erkrankung. Diese Menschen leiden unter Ödemen, die durch die Flüssigkeitsstauung ausgelöst werden; die meisten produzieren sehr wenig Urin. Bluthochdruck ist nicht häufig und selten schwer.

Da ein chronisches nephritisches Syndrom gewöhnlich nur sehr leichte oder vage Symptome hervorruft, bleibt es bei den meisten Betroffenen unentdeckt. Durch Flüssigkeitsrückhalt kann es zu Ödemen kommen. Bluthochdruck ist häufig. Diese Krankheit kann bis zum Nierenversagen fortschreiten, das seinerseits zu Juckreiz, Erschöpfung, Appetitverlust, Übelkeit, Erbrechen und Atembeschwerden führen kann.

Diagnose

Ärzte prüfen die Möglichkeit eines akuten nephritischen Syndroms bei Patienten, die nach einer Halsentzündung oder einer anderen Infektion Symptome des Syndroms entwickeln und deren Labortests auf eine gestörte Nierenfunktion hindeuten. Urinuntersuchungen zeigen schwankende Mengen an Eiweiß und Blutzellen im Urin, und die Blutwerte für Harnstoff und Kreatinin – zwei Abbauprodukte des Stoffwechsels – sind hoch.

Bei Menschen mit einer rasch fortschreitenden Glomerulonephritis sind unter dem Mikroskop fast immer Klumpen von roten oder weißen Blutkörperchen zu sehen. Bluttests weisen eine manchmal schwere Blutarmut und meistens eine unnatürlich hohe Anzahl weißer Blutkörperchen nach. Bei Verdacht auf nephritisches Syndrom wird in der Regel eine Nierenbiopsie durchgeführt, um die Diagnose zu bestätigen, die möglichen Ursache einzukreisen, das Ausmaß der Vernarbung festzustellen und die Chancen für eine Erholung der Nierenfunktion abzuschätzen.

Manchmal sind zusätzliche Tests nützlich, um die Ursache des nephritischen Syndroms abzuklären. So lässt sich mit einer Kultur aus einem Halsabstrich eine Streptokokkeninfektion nachweisen. Die Antikörperwerte im Blut gegen Streptokokken können höher sein als normal oder über mehrere Wochen hinweg kontinuierlich ansteigen. Ein akutes nephritisches Syndrom, das auf eine Infektion mit anderen Erregern als Streptokokken folgt, ist meistens leichter zu diagnostizieren, weil seine Symptome oft einsetzen, wenn die Infektion noch offensichtlich ist. Manchmal sind Laborkulturen und Bluttests nötig, um die Organismen zu identifizieren, die diese anderen Infektionstypen hervorrufen.

Da sich das chronische nephritische Syndrom allmählich entwickelt und jahrelang keine Symptome zeigt, bleibt es bei den meisten Menschen unerkannt. Vielleicht wird es bei einer Routineuntersuchung einer Person erkannt, bei der nichts auf ein Problem hinweist, außer dass Eiweiß und möglicherweise Blutzellen im Urin vorkommen. Da die Symptome vieler Nierenerkrankungen identisch sind, ist eine Nierenbiopsie die zuverlässigste Methode, um sie im Frühstadium voneinander zu unterscheiden. Eine Biopsie wird jedoch nur selten gemacht, wenn die Nieren schon geschrumpft und vernarbt sind, weil dann die Chancen, spezifische Informationen über die Ursache zu erhalten, gering sind.

Prognose

Rund 80 bis 90 Prozent der Kinder und rund 60 Prozent der Erwachsenen mit einem akuten nephritischen Syndrom erholen sich vollständig.

Die Prognose für Patienten mit rasch fortschreitender Glomerulonephritis hängt davon ab, wie stark die Glomeruli geschädigt sind und ob die Ursache der Schädigung, wie eine Infektion, beseitigt werden kann. Bei rund der Hälfte der Betroffenen, die innerhalb von Wochen oder einigen Monaten behandelt werden, bleibt die Nierenfunktion erhalten, und es ist keine Dialyse notwendig. Da die Frühsymptome jedoch nur schwach sind, sind sich die Betroffenen ihrer Krankheit nicht bewusst und gehen erst zum Arzt, wenn es zum Nierenversagen gekommen ist. Die Prognose hängt auch von der Ursache, dem Alter und anderen Krankheiten ab, unter denen jemand leidet.

Bei einigen Kindern und Erwachsenen, die sich nicht völlig vom akuten nephritischen Syndrom erholen, entwickeln sich unter Umständen andere Nierenstörungen, wie eine asymptomatische Proteinurie samt Hämaturie oder ein nephrotisches Syndrom. Andere Menschen mit einem akuten nephritischen Syndrom, besonders ältere Menschen, entwickeln ein chronisches nephritisches Syndrom.

Behandlung

Für die meisten Kranken, die unter einem akuten nephritischen Syndrom leiden, gibt es keine spezifische Behandlung. Eine eiweiß- und salzarme Ernährung kann notwendig sein, bis sich die Nierenfunktion erholt hat.

Diuretika können die Nieren dabei unterstützen, überschüssiges Wasser und Salz auszuscheiden. Hoher Blutdruck muss medikamentös gesenkt werden.

Besteht Verdacht auf eine bakterielle Infektion als Ursache des akuten nephritischen Syndroms, bleiben Antibiotikagaben gewöhnlich erfolglos, weil die Nierenentzündung erst eine bis sechs (durchschnittlich zwei) Wochen nach der Infektion einsetzt. Wenn die bakterielle Infektion bei der Entdeckung des akuten nephritischen Syndroms noch besteht, wird eine Antibiotikatherapie begonnen. Ist die Ursache eine Malariainfektion, helfen entsprechende Arzneimittel.

Bei einer rasch fortschreitenden Glomerulonephritis beginnt man sofort mit der Gabe von Medikamenten, die das Immunsystem unterdrücken (Immunsuppressiva). Hoch dosiertes Kortison wird meistens eine Woche lang intravenös und dann als Tabletten gegeben. Auch Cyclophosphamid – ein Arzneimittel, das das Immunsystem unterdrückt –, kann eingesetzt werden. Zusätzlich kann eine Plasmapherese durchgeführt werden, mit deren Hilfe Antikörper aus dem Blut des Patienten gefiltert werden. Dabei wird das Patientenblut von einem Gerät gefiltert, von Antikörpern befreit und dann wieder zurückgegeben. Ist die Krankheit schon fortgeschritten, kann eine Dialyse die einzige brauchbare Behandlung sein. Die Alternative ist eine Nierentransplantation, obwohl die ursprüngliche Erkrankung auch die transplantierte Niere beeinträchtigen kann.

ACE-Hemmer verlangsamen häufig das Fortschreiten eines chronischen nephritischen Syndroms. Auch Medikamente, die den Blutdruck senken, und eine verringerte Natriumaufnahme – unter Umständen auch eine verminderte Eiweißaufnahme – können helfen, die Verschlechterung der Nierenfunktion zu verlangsamen. Bei Nierenversagen hilft nur eine Dialyse oder eine Nierentransplantation.

Nephrotisches Syndrom

Das nephrotische Syndrom ist eine Glomeruluserkrankung, durch die der Körper mit dem Urin laufend viel Eiweiß verliert; vor allem der Albumingehalt im Blut sinkt, überschüssiges Salz und Wasser werden zurückgehalten (Ödembildung).

Was kann zu einem nephrotischen Syndrom führen?

Krankheiten
- Amyloidose
- Krebserkrankungen (Lymphom, Leukämie, verschiedene solide Tumoren)
- Diabetes mellitus*
- Toxikämie (schwangerschaftsbedingt)
- Nephritisches Syndrom
- Systemischer Lupus erythematodes*
- Immunbedingte Gefäßerkrankungen (Purpura Schönlein-Henoch, Polyarthritis, rasch fortschreitende Glomerulonephritis)
- Virusinfektionen (Hepatitis B*, Hepatitis C*, HIV*)

Arzneimittel
- Gold
- Nichtsteroidale Entzündungshemmer*
- Penizillamin
- Intravenös gespritztes Heroin

Allergien
- Insektenstiche
- Pollen

* Die Sterne kennzeichnen die häufigsten Ursachen

Das nephrotische Syndrom kann sich aus einem langsam fortschreitenden Verlust von Eiweiß im Urin (Mikroalbuminurie) oder plötzlich entwickeln. Es kann in jedem Alter auftreten. Bei Kindern ist es am häufigsten zwischen 18 Monaten und vier Jahren, es sind mehr Jungen als Mädchen betroffen. Bei älteren Menschen ist die Geschlechterverteilung nicht mehr so ungleich.

Der Eiweißverlust im Urin (Proteinurie) geht mit einem niedrigen Spiegel an Eiweißen, besonders Albumin, einem erhöhten Blutfettspiegel, einer verstärkten Neigung zu Blutgerinnseln und einer höheren Infektionsanfälligkeit einher. Der verminderte Albuminspiegel im Blut führt zu Ödemen an Stellen, wo sich normalerweise keine Flüssigkeit ansammelt, und zu einem Natriumrückhalt.

Ursachen

Das nephrotische Syndrom kann durch eine breite Palette von Krankheiten hervorgerufen werden, die andere Körperregionen betreffen, insbesondere durch Diabetes, systemischen Lupus erythematodes und verschiedene Virusinfektionen. Ein nephrotisches Syndrom kann sich auch aus einem nephritischen Syndrom entwickeln. Eine ganze Reihe nierenschädigender Arzneimittel, besonders nichtsteroidale Entzündungshemmer, können ebenfalls ein nephrotisches Syndrom auslösen, Ursache können aber auch allergische Reaktionen sein, z. B. auf Insektenstiche. Einige Formen des Syndroms sind erblich.

Symptome

Frühsymptome sind Appetitlosigkeit, allgemeines Krankheitsgefühl, geschwollene Augenlider, Bauchschmerzen, Muskelschwund (Atrophie), Gewebeschwellung, weil übermäßig viel Salz und Flüssigkeit zurückgehalten werden, und schaumiger Urin. Der Bauch kann durch die große Flüssigkeitsmenge geschwollen sein (Bauchwassersucht, Aszites); Flüssigkeit im Raum um die Lungen (Pleuraerguss) kann Kurzatmigkeit verursachen. Andere Symptome können geschwollene Knie und bei Männern ein geschwollener Hodensack sein. Meist zirkuliert die Flüssigkeit, die zur Schwellung führt, und sammelt sich am Morgen in den Augenlidern und nach dem Aufstehen in den Knöcheln. Sich verstärkende Schwellungen können den gleichzeitig stattfindenden Muskelschwund verdecken.

Bei Kindern kann nach dem Aufstehen der Blutdruck abfallen; es kann sich insgesamt ein niedriger Blutdruck entwickeln, der zum Schock führen kann. Bei Erwachsenen kann der Blutdruck niedrig, normal oder hoch sein. Die Urinmenge kann abnehmen; wegen des geringen Blutvolumens und der verminderten Blutversorgung der Nieren kann es zum Nierenversagen kommen. Gelegentlich tritt das Nierenversagen plötzlich auf.

Weil mit dem Urin viele Nährstoffe verloren gehen, kann eine Mangelernährung einsetzen. Das kann das Wachstum bremsen, die Knochen können Kalzium verlieren. Haare und Nägel können brüchig werden, und es können Haare ausfallen. Aus unbekanntem Grund können sich in den Nagelbetten horizontale weiße Linien bilden.

Das Bauchfell kann sich entzünden (Peritonitis). Opportunistische Infektionen, die durch gewöhnlich harmlose Bakterien ausgelöst werden, sind häufig. Das liegt vermutlich daran, dass die Antikörper, die normalerweise Infektionen bekämpfen, in den Urin abgegeben oder nicht in der normalen Menge gebildet werden. Die Blutgerinnung wird gestört; das erhöht das Risiko erheblich, dass sich in den Gefäßen, vor allem in der Hauptvene der Niere, Blutgerinnsel bilden.

Seltener kommt es vor, dass das Blut nicht gerinnt, was dann zu vermehrten Blutungen führt. Hoher Blutdruck und Komplikationen, die das Herz und das Gehirn betreffen, treten am ehesten bei Diabetikern und Menschen mit systemischem Lupus erythematodes auf.

Diagnose

Die Diagnose des nephrotischen Syndrorns beruht auf den Symptomen, der körperlichen Untersuchung und den Laborergebnissen. Um den Eiweißverlust zu messen, ist eine über 24 Stunden gesammelte Urinprobe geeignet, doch vielen Betroffenen gelingt es nicht, ihren Urin über einen so langen Zeitraum zu sammeln. Alternativ kann in einer zufällig entnommenen Urinprobe das Verhältnis von Eiweiß zu Kreatinin im Urin bestimmt werden. Mit Bluttests und anderen Urinuntersuchungen lassen sich weitere typische Merkmale des Syndroms entdecken. Die Albuminkonzentration im Blut ist niedrig, weil dieses lebenswichtige Eiweiß mit dem Harn verloren geht und seine Neubildung gestört ist. Häufig enthält der Urin Klumpen aus Zellen, Eiweiß und Fett. Der Natriumspiegel im Harn ist niedrig, der Kaliumspiegel hoch.

Die Blutfettwerte sind hoch, manchmal erreichen sie das Zehnfache des Normalwerts oder mehr. Auch die Fettwerte im Urin sind hoch. Blutarmut kann auftreten. Die Werte für die Blutgerinnungsfaktoren können erhöht oder verringert sein.

Der Arzt untersucht mögliche Ursachen des nephrotischen Syndroms inklusive Arzneimittel. Die Analyse von Harn und Blut kann eine zugrunde liegende Erkrankung aufdecken. Wenn der Patient Gewicht verloren hat oder älter ist, wird nach einer Krebserkrankung gesucht. Eine Nierenbiopsie ist besonders nützlich, um spezifische Schäden des Nierengewebes zu erkennen.

Prognose

Die Prognose variiert in Abhängigkeit von der Ursache des nephrotischen Syndroms, vom Alter des Patienten und der Art des Nierenschadens. Die Symptome können völlig verschwinden, wenn das nephrotische Syndrom durch eine behandelbare Krankheit, wie eine Infektion oder Krebs, oder durch Arzneimittel verursacht wird. Das ist bei etwa der Hälfte der erkrankten Kinder so, aber seltener bei Erwachsenen. Die Prognose ist im Allgemeinen gut, wenn die zugrunde liegende Erkrankung auf Kortison anspricht. Wurde das Syndrom durch eine HIV-Infektion ausgelöst, schreitet es meistens fort und führt oft innerhalb von drei bis vier Monaten zu einem vollständigen Nierenversagen.

Wenn die Ursache systemischer Lupus erythematodes oder Diabetes mellitus ist, stabilisiert oder vermindert eine Behandlung mit ACE-Hemmern häufig die Eiweißmenge im Urin. Einige Patienten reagieren jedoch nicht auf eine derartige Behandlung und entwickeln innerhalb weniger Jahre ein progressives Nierenversagen.

Resultiert das nephrotische Syndrom aus einer Infektion, einer Allergie oder intravenösem Heroinmissbrauch, hängt die Prognose davon ab, wie frühzeitig und wirksam die zugrunde liegende Ursache behandelt wird.

Vorbeugung und Behandlung

ACE-Hemmer, wie Enalapril, Quinapril und Lisinopril, sind die Hauptsäulen von Vorbeugung und Behandlung. Wenn jemand mit einer Erkrankung wie systemischem Lupus erythematodes oder Diabetes mellitus eine leichte oder mittlere Proteinurie aufweist, wird sobald wie möglich ein ACE-Hemmer eingesetzt, um zu verhindern, dass sich die Eiweißausscheidung im Urin verschlimmert und zu einem nephrotischen Syndrom entwickelt.

Eine Behandlung mit ACE-Hemmern verringert meistens die Eiweißausscheidung im Harn und die Lipidkonzentration im Blut. Bei Menschen mit mittlerer bis schwerer Fehlfunktion der Nieren können diese Medikamente allerdings den Kaliumspiegel im Blut erhöhen.

Zur allgemeinen Therapie gehört eine Ernährung, die normale Mengen Eiweiß und Kalium, aber wenig gesättigte Fette und Natrium enthält. Bei Verzehr von zu viel Eiweiß steigt der Eiweißgehalt im Urin.

Wenn sich im Bauch Flüssigkeit ansammelt, können mehrere kleinere Mahlzeiten die Symptome lindern. Bluthochdruck wird meistens mit Diuretika behandelt. Diese können auch die Flüssigkeitsansammlung und die Gewebeschwellung verringern, erhöhen aber das Risiko der Bildung von Blutgerinnseln. Blutgerinnungshemmende Mittel (Antikoagulantien) können das vermeiden helfen. Infektionen können lebensgefährlich sein und müssen sofort behandelt werden.

Die Behandlung zielt, wo immer möglich, auf die zugrunde liegende Ursache. Wird eine Infektion gestoppt, die das nephrotische Syndrom auslöst, ist eine Heilung möglich. Liegt die Ursache in einer behandelbaren Erkrankung, wie Hodgkin-Krankheit oder einer anderen Art von Krebs, kann eine erfolgreiche Behandlung dieser Krankheit die Nierensymptome beseitigen. Beendet ein Heroinabhängiger mit nephroti-

schem Syndrom im Frühstadium den Missbrauch, können die Symptome verschwinden. Menschen mit einer Bienengiftallergie sollten sich vor diesen Insekten in Acht nehmen. Bei einer Insektenstichallergie kann eine Hyposensibilisierung durchgeführt werden, durch die sich das nephrotische Syndrom zurückbilden kann. Wenn ein Medikament für das Syndrom verantwortlich ist, muss das Arzneimittel abgesetzt werden.

Bleibt die Ursache im Dunkeln, erhält der Patient Kortison und Medikamente, die das Immunsystem dämpfen, wie Cyclophosphamid. Solche Arzneimittel sind für Kinder jedoch ungünstig, weil sie das Wachstum hemmen und die sexuelle Entwicklung unterdrücken können ▲.

Asymptomatische Proteinurie und Hämaturie

Bei dieser Glomerulusschädigung finden sich ständig oder zeitweilig kleine Mengen an Eiweiß oder Blut im Urin.

Manchmal findet man bei routinemäßigen Urintests ein wenig Eiweiß (Proteinurie) und Blut (Hämaturie) im Urin, ohne dass der Betroffene weitere Symptome zeigt. So genannte Harnzylinder und ungewöhnlich geformte rote Blutkörperchen weisen darauf hin, dass das Blut im Urin aus den Glomeruli stammt. Eine Nierenbiopsie kann zeigen, dass die Glomeruli Antikörperablagerungen enthalten oder leichte Veränderungen in den Zellen aufweisen, die das Blut filtern. Eine solche Nierenbiopsie wird jedoch nur selten durchgeführt, weil die Wahrscheinlichkeit, eine behandelbare Erkrankung zu finden, sehr gering ist.

Meist wird den Betroffenen empfohlen, sich ein- bis zweimal im Jahr untersuchen und ihren Urin prüfen zu lassen. Ist die Menge an Eiweiß oder Blut im Urin deutlich erhöht oder entwickeln sich Symptome, die für eine spezifische Erkrankung sprechen, werden weitere Tests durchgeführt. Bei den meisten Menschen mit asymptomatischer Proteinurie und Hämaturie verschlechtert sich der Gesundheitszustand nicht, und ihr Zustand bleibt unter Umständen lebenslang unverändert.

▲ siehe Seite 354

Interstitielle Nephritis

Eine interstitielle Nephritis ist eine Entzündung der Nierenkanälchen und des umliegenden Gewebes.

Eine interstitielle Nephritis kann akut oder chronisch sein und führt häufig zu einem Nierenversagen. Sie kann durch verschiedene Erkrankungen, Medikamente oder Gifte verursacht werden, die die Nieren schädigen.

Ursachen

Die häufigste Ursache sind allergische Reaktionen auf Medikamente wie Penizillin, Sulfonamide, Diuretika, nichtsteroidale Entzündungshemmer und Azetylsalizylsäure. Zwischen dem Kontakt mit dem Allergen, das die Reaktion ausgelöst hat, und der Entwicklung einer akuten interstitiellen Nephritis liegen fünf Tage bis fünf Wochen.

Auch eine bakterielle Infektion der Nieren (Pyelonephritis) kann eine akute oder chronische interstitielle Nephritis auslösen.

Symptome und Diagnose

Manche Menschen zeigen kaum oder keine Symptome. Wenn Beschwerden auftreten, sind sie sehr unterschiedlich und können sich plötzlich oder allmählich entwickeln.

Bei einer sich rasch entwickelnden interstitiellen Nephritis kann die Urinmenge normal oder verringert sein. Manche Menschen haben Beschwerden wie bei einem Harnweginfekt: Fieber, schmerzhaftes Wasserlassen, Eiter im Urin und Schmerzen im unteren Rücken oder in der Seite. Ist eine allergische Reaktion die Ursache, können Fieber und Ausschlag hinzukommen.

Wenn sich die interstitiellen Nephritis langsam entwickelt, entsprechen die ersten Symptome denen eines Nierenversagens: Juckreiz, Erschöpfung, Appetitverlust, Übelkeit, Erbrechen und Atemnot. Im Frühstadium der Erkrankung ist der Blutdruck normal oder leicht erhöht.

Labortests ergeben gewöhnlich Anzeichen für ein Nierenversagen, wie eine erhöhte Konzentration von Abbauprodukten im Blut. Eine Nierenbiopsie ist die einzige schlüssige Methode zur Diagnose; sie wird jedoch nur selten durchgeführt, es sei denn, die Ursache lässt sich nicht finden, oder es wird eine Kortisonbehandlung in Betracht gezogen.

Wenn sich eine interstitielle Nephritis plötzlich entwickelt, kann der Urin fast normal sein und nur Spuren von Eiweiß oder Eiter aufweisen; meist sind die Störungen aber auffällig. Der Harn kann zahlreiche weiße Blutkörperchen enthalten, darunter Eosinophile. Eosinophile tauchen im Urin selten auf; sind sie aber vorhanden, hat der Patient fast sicher eine akute interstitielle Nephritis, verursacht durch eine allergische Reaktion. Auch die Zahl der Eosinophilen im Blut kann erhöht sein.

Bei einer allergischen Reaktion sind die Nieren wegen der damit einhergehenden Entzündung meistens vergrößert. Dieses lässt sich im Röntgen- und Ultraschallbild erkennen.

Prognose und Behandlung

Die Nierenfunktion bessert sich meistens, wenn ein auslösendes Medikament abgesetzt wird oder die Behandlung der zugrunde liegenden Ursache erfolgreich verläuft, obwohl die Nieren häufig etwas vernarben. Manchmal ist der Schaden irreversibel. Eine Kortisonbehandlung kann die Erholung der Nierenfunktion beschleunigen, wenn die Ursache der Erkrankung eine allergische Reaktion war. Verschlechtert sich die Nierenfunktion und entwickelt sich ein Nierenversagen, ist gewöhnlich eine Dialyse nötig. In einigen Fällen ist die Schädigung irreversibel, und das Nierenversagen wird chronisch.

Wenn die Entzündung allmählich fortschreitet, können sich Nierenschäden in verschiedenen Teilen der Niere unterschiedlich schnell entwickeln. Ist der proximale Tubulus geschädigt, kann die übliche Wiederaufnahme von Natrium, Kalium, Bikarbonat, Harnsäure und Phosphat verändert sein, was zu einem niedrigen Bikarbonatspiegel (metabolische Azidose), einem niedrigen Kaliumspiegel (Hypokaliämie), einem niedrigen Harnsäurespiegel (Hypourikämie) und einem niedrigen Phosphatspiegel (Hypophosphatämie) führt. Bei einer Schädigung des distalen Tubulus kann die Niere den Harn gewöhnlich nicht mehr konzentrieren, und die täglich ausgeschiedene Harnmenge nimmt zu (Polyurie). Die Nierenschädigung schreitet gewöhnlich fort und weitet sich auf den größten Teil oder die gesamte Niere aus, sodass eine Dialyse oder eine Nierentransplantation erforderlich werden.

KAPITEL 145

Erkrankungen der Blutgefäße der Nieren

Die Versorgung der Nieren mit Blut ist wesentlich für ihre Arbeit. Jede Verringerung oder Unterbrechung der Blutversorgung kann zu Problemen wie Nierenschaden, Nierenfunktionsstörung und erhöhtem Blutdruck führen. Wenn die Nierenarterien vollständig blockiert sind, stirbt die gesamte Niere oder der Teil, der von diesen Arterien versorgt wurde, ab (Niereninfarkt); das kann zu Nierenversagen führen.

Erkrankungen der Blutgefäße der Niere können viele Ursachen haben, beispielsweise Verschluss der Nierenarterien oder -venen, Entzündung der Blutgefäße (Vaskulitis) und Verletzung der Nieren oder Blutgefäße.

Niereninfarkt

Es gibt zwei Nierenarterien; eine versorgt die rechte, die andere die linke Niere mit Blut. Diese Arterien verzweigen sich in viele kleinere Arterien. Ein Verschluss der Nierenarterie oder einer ihrer mittelgroßen Äste ist selten und entsteht am ehesten, wenn ein im Blut schwimmendes Teilchen (Embolus) in der Arterie stecken bleibt. Der Embolus kann von einem größeren Blutgerinnsel (Thrombus) im Herzen stammen oder sich von einer Cholesterinablagerung (Atherom) in der Aorta abgelöst haben.

Andererseits kann der Infarkt von einem Gerinnsel in der Nierenarterie (akute Thrombose) selbst herrühren, das in einer verletzten Arterie entstanden ist. Die Verletzung kann durch eine Operation, eine Angiographie oder Gefäßplastik verursacht sein. Das Gerinnsel kann auch von einer schweren Arteriosklerose stammen, einer Arterienentzündung (Arteriitis) oder einem gerissenen Aneurysma der Nierenarterie. (Ein Aneurysma ist eine bauchige, dünne Stelle in der Gefäßwand.)

Ein Riss in der Innenwand der Aorta oder Nierenarterie blockiert den Blutfluss in der Arterie, oder die Arterie platzt. Zu den dem Niereninfarkt zugrunde liegenden Ursachen gehören Arteriosklerose und eine krankhafte Entwicklung von Bindegewebe in der Arterienwand (fibröse Dysplasie). Diese Erkrankungen können selbst ohne Blutgerinnsel zu einer starken Verengung oder zu einer teilweisen Blockade der Nierenarterien führen (Nierenarterienstenose).

Symptome

Ist die Nierenarterie teilweise blockiert, verursacht dies gewöhnlich keine Symptome. Es kann aber an der betroffenen Seite einen ständigen Schmerz im unteren Rücken (Flankenschmerz), gelegentlich auch im Unterbauch auslösen. Der Teilverschluss kann zudem allmählich zu Bluthochdruck führen. Wenn jemand unter einem allmählich fortschreitenden Verschluss einer oder beider Nierenarterien leidet, kann sich ein bereits vorliegender Bluthochdruck plötzlich verschlechtern. Wenn eine Person zur Behandlung des Bluthochdrucks einen ACE-Hemmer oder einen Angiotensin-II-Blocker erhält, kann die Nierenfunktion rasch abnehmen. Wird das Medikament sofort abgesetzt, kann sich die Nierenfunktion wieder erholen.

Wurde der Arterienverschluss von einem Blutgerinnsel hervorgerufen, das sich in einem Nierenarteriensegment festgesetzt hat, können sich auch an anderen Stellen im Körper Blutgerinnsel befinden, z. B. im Darm, im Gehirn und in der Haut von Fingern und Zehen. Diese Blutgerinnsel können Schmerzen hervorrufen, aber auch kleine Geschwüre, einen Wundbrand und einen leichten Schlaganfall.

Eine vollständige Blockade einer der beiden Nierenarterien kann zu Fieber, Übelkeit, Erbrechen und Rückenschmerzen führen. Selten ruft Derartiges Blutungen hervor, die den Harn rot oder dunkelbraun färben. Eine vollständige Blockade beider Nierenarterien – oder einer bei Menschen mit nur einer Niere – stoppt die Harnproduktion völlig und legt die Nieren lahm (akutes Nierenversagen).

Diagnose

Ein Verdacht auf Niereninfarkt basiert auf den Symptomen. Bluttests zeigen meistens eine ungewöhnlich große Zahl weißer Blutkörperchen. Im Urin finden sich Eiweiß und mikroskopisch kleine Mengen Blut; selten ist es so viel, dass man es sehen kann. Der Laktatdehydrogenasespiegel im Blut ist häufig erhöht; Laktatdehydrogenase ist ein Enzym, das oft freigesetzt wird, wenn ein Organ geschädigt ist.

Für die Diagnose ist eine Aufnahme der Niere notwendig, weil man aufgrund der Symptome oder Labortests einen Niereninfarkt nicht genau diagnostizieren kann; nur so lässt sich nach-

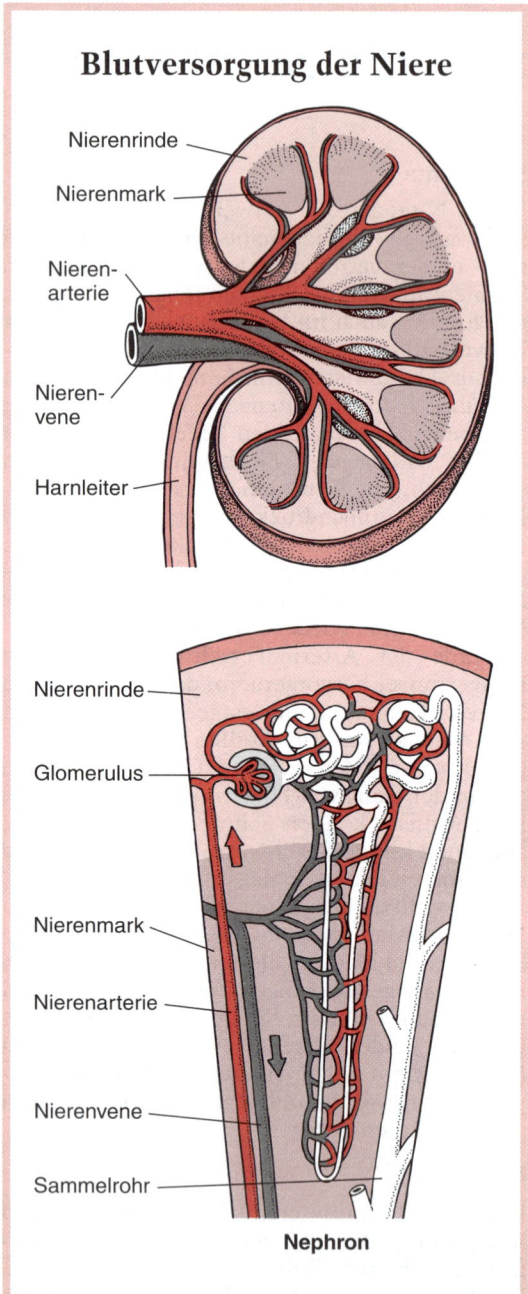

Blutversorgung der Niere

Nierenrinde

Nierenmark

Nierenarterie

Nierenvene

Harnleiter

Nierenrinde

Glomerulus

Nierenmark

Nierenarterie

Nierenvene

Sammelrohr

Nephron

weisen, dass die Nieren nicht richtig funktionieren. Eine intravenöse Urographie oder Szintigraphie kann zeigen, dass die betroffene Niere nicht oder nur ungenügend durchblutet wird.

▲ siehe Kasten Seite 989   ■ siehe Kasten Seite 989

Da die schlechte Nierenfunktion aber auch andere Ursachen als einen Niereninfarkt haben kann, ist unter Umständen eine Ultraschalluntersuchung oder eine retrograde Urographie nötig, um die Ursachen zu unterscheiden.

Einer der besten Wege, die Diagnose zu bestätigen und ein klares Bild zu bekommen, ist eine Arteriographie der Niere. Sie wird aber nur durchgeführt, wenn erwogen wird, den Verschluss zu eröffnen. Eine Alternative bietet eine Sonderform der Computertomographie, das Spiral-CT, mit dessen Hilfe sich eine Blockade präzise ausmachen lässt. Wie gut sich die Nierenfunktion wieder erholen wird, lässt sich mit einer intravenösen Urographie oder Szintigraphie beurteilen, die im Abstand von einem Monat wiederholt wird.

Behandlung

Ziel der Behandlung ist es, eine weitere Verschlechterung der Durchblutung zu verhindern und die vorliegende Verstopfung im Gefäß zu beseitigen. Bei Blutgerinnseln besteht die übliche Behandlung in gerinnungshemmenden Mitteln (Antikoagulantien) ▲; diese Mittel werden zunächst intravenös und später oral über längere Zeit verabreicht. Sie verhindern, dass sich das Blutgerinnsel vergrößert und sich neue Gerinnsel bilden. Medikamente, die Gerinnsel auflösen (Thrombolytika ■), sind möglicherweise wirksamer als gerinnungshemmende Mittel. Thrombolytika verbessern die Nierenfunktion jedoch nur, wenn die Arterie nicht völlig verstopft ist oder die Gerinnsel rasch aufgelöst werden können. Nach drei Stunden ist die Gefahr einer permanenten Nierenschädigung und eines Niereninfarkts groß.

Verstopfte Blutgefässe können zwar auch operativ eröffnet werden, doch das Risiko für Komplikationen ist relativ groß; außerdem verbessert das die Nierenfunktion nicht mehr als gerinnungshemmende oder gerinnselauflösende Mittel. Daher wird eine medikamentöse Therapie fast immer bevorzugt. Unter folgender Voraussetzung ist eine Operation jedoch die Behandlung der Wahl: Sie wird innerhalb von zwei bis drei Stunden durchgeführt, um ein Blutgerinnsel in der Nierenarterie zu entfernen, das durch eine Verletzung (traumatische Nierenarterienthrombose) entstanden ist.

Um die Engstelle zu erweitern, die durch Arteriosklerose oder eine fibröse Dysplasie hervorgerufen worden ist, kann der Arzt einen Ballonkatheter von der Oberschenkelarterie in der Leiste bis zur Nierenarterie einführen. Der Ballon wird aufgeblasen, um das verlegte Gebiet aufzudehnen (perkutane transluminale Angioplastie). Im Rahmen dieser Behandlung kann der Arzt ein kurzes Röhrchen (Stent) in die Arterie einsetzen, um einen erneuten Gefäßverschluss zu verhindern. Anschließend werden gerinnungshemmende Mittel gegeben. Bleibt eine Angioplastie ohne Erfolg, muss ein Gefäßverschluss aufgrund von Arteriosklerose oder fibröser Dysplasie operativ entfernt oder durch einen Bypass umgangen werden.

Die Nierenfunktion kann sich zwar durch Behandlung verbessern, meistens wird sie aber nicht so wie vorher. Die Prognose ist schlecht, wenn Fragmente von Blutgerinnseln aus anderen Körperregionen beteiligt sind, weil ähnliche Gerinnsel häufig gleichzeitig auch in Gehirn, Leber, Darm und Füßen zu Problemen führen.

Nierenerkrankung bei überhöhten Blutfettwerten

Wenn die Blutfettwerte lange Zeit erhöht sind und sich in den Blutgefäßen Ablagerungen gebildet haben, sind meist auch die Nieren in Mitleidenschaft gezogen. Dann kann viel kleines, fetthaltiges Material (Fettpfropf, Embolus) die kleinen Nierenarterien verstopfen und Nierenversagen verursachen. Mediziner sprechen dann von einer atheroembolischen Nierenerkrankung.

Von den Fettauflagerungen, die an der Gefäßwand – gewöhnlich der Aorta – kleben, brechen Teile ab, werden zu den kleinen Nierenarterien transportiert und blockieren deren Blutversorgung. Gewöhnlich sind beide Nieren gleichermaßen und gleichzeitig betroffen.

Diese Erkrankung kann spontan auftreten oder als Komplikation einer Operation oder von Manipulationen an der Aorta, z. B. einer Angiographie, bei der unabsichtlich Ablagerungen gelöst werden, die die Aorteninnenwand bedecken. Die atheroembolische Nierenerkrankung tritt am häufigsten bei älteren Menschen auf.

Symptome und Diagnose

Die atheroembolische Nierenerkrankung entwickelt sich in der Regel allmählich; sie bleibt so lange symptomlos, bis das Nierenversagen fortgeschritten ist. Wenn die Blockade durch medizinische Maßnahmen an der Aorta entstanden ist, ist der zeitliche Zusammenhang meistens offensichtlich, und die Nieren versagen plötzlich. Oft nimmt die ausgeschiedene Harnmenge ab.

Wenn Dauer und Schwere des Nierenversagens

Fibröse Dysplasie: eine Ursache für Niereninfarkt

Fibröse Dysplasie oder fibromuskuläre Dysplasie tritt vorwiegend bei jungen Frauen auf; die Ursache ist unbekannt. Bei der fibrösen Dysplasie verengt bindegewebiges (fibröses) Material eine oder beide Nierenarterien meist an mehreren Stellen, was zu einer Nierenarterienstenose führt. Rund 10 bis 30 Prozent aller Nierenarterienstenosen bei Erwachsenen gehen auf eine fibröse Dysplasie zurück. Eine Nierenarterienstenose aufgrund einer fibrösen Dysplasie führt häufig zu Bluthochdruck.

Behandelt wird diese Verengung meistens mit einem gefäßchirurgischen Verfahren (Angioplastik). Bei vielen Betroffenen kehrt die Erkrankung nach der Behandlung nicht zurück, und der hohe Blutdruck normalisiert sich oder bessert sich zumindest. Nur selten führt eine fibröse Dysplasie zu Nierenversagen.

zunehmen, treten Erschöpfung, Übelkeit, Appetitverlust, Juckreiz und Konzentrationsschwierigkeiten auf. Die Symptome werden nicht spezifisch von der atheroembolischen Nierenerkrankung verursacht, sondern sie spiegeln die Störungen in Muskeln, Gehirn und Nerven, Herz, Verdauungstrakt und der Haut wider, die auf dem Nierenversagen beruhen.

Die Emboli sind meistens nicht auf die Nierenarterien begrenzt, sondern verstopfen häufig auch die Blutgefäße anderer Organe. Wenn Emboli in die Arme und Beine, besonders in die Zehen, gelangen, kann sich die Haut netzartig violett verfärben und sogar ein Wundbrand entstehen. Im Auge können Emboli plötzliche Blindheit auslösen.

Die atheroembolische Nierenerkrankung wird durch eine Nierenbiopsie diagnostiziert: Bei der mikroskopischen Untersuchung der mit einer Nadel gewonnenen Gewebeprobe fallen Fettteilchen auf, welche die kleinen Arterien verstopfen. Ist die Haut verfärbt, kann eine Hautbiopsie hilfreich sein.

Prognose und Behandlung

Wenn die Emboli ins Gehirn wandern, können sie zu »kleinen« Schlaganfällen führen. Die Prognose hängt davon ab, wie rasch der Körper reagiert, um zu verhindern, dass weitere Stücke fetthaltigen Materials als Emboli abbrechen. Reagiert er schnell, ist der Schaden häufig nur minimal. Wenn sich aber immer weiter Emboli von den Gefäßwänden lösen, können Organe ausfallen.

Die Behandlung eines fortgeschrittenen Nierenversagens aufgrund einer atheroembolischen Nierenerkrankung besteht in einer Dialyse oder in manchen Fällen Transplantation.

Nierenrindennekrose

Eine Nierenrindennekrose ist eine seltene Art von Gewebetod. Hierbei stirbt ein Teil oder das gesamte Gewebe im äußeren Bereich der Nieren (Nierenrinde) ab, nicht jedoch der innere Teil (Nierenmark). Dies führt zu akutem Nierenversagen.

Eine Nierenrindennekrose kann in jedem Alter auftreten. Etwa zehn Prozent der Erkrankungen betreffen Säuglinge und Kinder. Bei mehr als der Hälfte der Neugeborenen mit dieser Erkrankung ist die Geburt schwierig, weil sich der Mutterkuchen ablöst; die nächst häufige Ursache ist eine bakterielle Infektion des Blutes (bakterielle Sepsis). Bei Kindern kann die Nierenrindennekrose auf eine Infektion, Wassermangel, Schock oder ein hämolytisch-urämisches Syndrom ▲ folgen.

Bei Erwachsenen verursachen Blutvergiftungen ein Drittel der Nierenrindennekrosen. Etwa die Hälfte aller Fälle bei Frauen tritt im Rahmen von Schwangerschaftskomplikationen auf, wie einer plötzlichen Ablösung der Plazenta, einer ungewöhnlichen Lage der Plazenta (Placenta praevia), Blutungen aus der Gebärmutter, Infektionen unmittelbar nach der Geburt (Kindbettfieber), Verstopfung einer Arterie (Embolie) durch Fruchtwasser, Tod des Fetus in der Gebärmutter und Schwangerschaftshochdruck (Präeklampsie).

Zu den anderen Ursachen gehören die Abstoßung einer transplantierten Niere, Verbrennungen, Entzündung der Bauchspeicheldrüse, Verletzung, Schlangenbiss und Vergiftung.

Symptome und Diagnose

Da der Urin Blut enthält, ist er oft rot oder dunkelbraun gefärbt. Im unteren Rückenbereich können Schmerzen auf beiden Seiten auftreten.

▲ siehe Seite 990

Fieber kommt oft vor. Häufig ist der Blutdruck nur leicht erhöht oder sogar niedrig.

Eine Nierenrindennekrose kann anderen Arten von Nierenversagen ähneln. Ärzte vermuten eine Nekrose, wenn die Harnproduktion plötzlich völlig zurückgeht, ohne dass etwas auf eine Verstopfung in den Harnleitern oder der Blase hinweist, und es findet sich Blut im Urin von Patienten mit Bedingungen, die eine Nierenrindennekrose auslösen können.

Der wenige Urin, der produziert wird, enthält Eiweiß und viele rote Blutkörperchen zusammen mit weißen Blutkörperchen und Harnzylindern. Im Frühstadium der Krankheit sind die Werte für einige Enzyme, die bei einer Schädigung des Nierengewebes freigesetzt werden und sich aus einer Blutprobe bestimmen lassen, ungewöhnlich hoch, z. B. der Laktatdehydrogenasewert.

Im Frühstadium erscheinen die Nieren im Ultraschallbild häufig vergrößert; nach sechs bis acht Wochen schrumpfen sie dann auf etwa die Hälfte der normalen Größe. Kalziumablagerungen im Röntgenbild weisen auf eine Nierenrindennekrose hin, sie tauchen aber nur bei 20 bis 50 Prozent der Patienten auf. Die Diagnose wird meistens durch Computertomographie gestellt. Eine Nierenbiopsie oder Arteriographie liefert wichtige Informationen, doch bei beiden muss in den Körper eingedrungen werden; sie werden nur selten angewandt.

Behandlung

Die Behandlung ist oft kompliziert, weil die zugrunde liegende Erkrankung behandelt werden muss. Nierenversagen erfordert eine Dialyse. Manchmal verbessert sich die Nierenfunktion wieder so sehr, dass die Dialyse nach einigen Monaten beendet werden kann. Für die Mehrheit ist aber eine Nierentransplantation oder lebenslange Dialyse die einzige Lösung.

Bösartige Nephrosklerose

Die bösartige (maligne) Nephrosklerose geht mit sehr hohem Blutdruck (maligne Hypertonie) einher. Dadurch werden die kleinsten Arterien in den Nieren geschädigt, und das Nierenversagen schreitet schnell fort.

Nephrosklerose mit malignem Bluthochdruck kommt bei etwa einem Prozent der Menschen mit Bluthochdruck vor. Sie tritt am häufigsten bei Männern im Alter zwischen 40 und 50 Jahren und bei Frauen von etwa 30 Jahren auf.

Ein maligner Bluthochdruck entsteht am häufigsten aus schlecht eingestelltem Bluthochdruck, kann aber auch von Krankheiten herrühren, wie Glomerulonephritis, chronischem Nierenversagen, Verengung der Nierenarterie (renal-vaskuläre Hypertonie), Entzündung der Nierenblutgefäße (renale Vaskulitis) und seltenen hormonellen Störungen, wie Phäochromozytom, Conn-Syndrom und Cushing-Krankheit.

Symptome und Diagnose

Die Symptome entstehen durch die Schäden an Gehirn, Herz und Nieren, die der sehr hohe Blutdruck verursacht. Auffällig sind Unruhe, Sehstörungen, Kopfschmerzen, Übelkeit und Erbrechen, Schläfrigkeit und Verwirrung. Bei einer Schwellung (Ödem) oder einer Blutung im Gehirn kann der Patient einen Schlaganfall erleiden und ins Koma fallen.

Wenn der Arzt den Augenhintergrund im Ophthalmoskop betrachtet, kann er Blutungen, Flüssigkeitsansammlungen und Schwellungen am Sehnerv sehen. Das Herz vergrößert sich, Herzschwäche tritt häufig auf.

Die Nierenschädigung führt schließlich zu den typischen Symptomen für Nierenversagen, wie Erschöpfung und Schwäche. Da die Nieren nicht funktionieren, gelangt Eiweiß in den Urin. Die mikroskopische Urinuntersuchung zeigt Blutzellen und Harnzylinder. Oft besteht Blutarmut, weil die roten Blutkörperchen abgebaut werden, ihre Produktion aber gestört ist. Auch eine Störung der Blutgerinnung in den Gefäßen ist häufig (Verbrauchskoagulopathie ▲). Die Renin- und Aldosteronwerte (Substanzen, die die Nieren produzieren und die den Blutdruck regulieren) im Blut sind sehr hoch.

Prognose und Behandlung

Es ist vorteilhaft, den erhöhten Blutdruck durch eine entsprechende Ernährung und Medikamente zu senken. Auch die Niereninsuffizienz sollte behandelt werden.

Patienten mit leichterem Nierenversagen profitieren am ehesten von der Behandlung. Die Dialyse erhält das Leben von Menschen mit fortschreitendem Nierenversagen; manchmal erholen sie sich so weit, dass die Dialyse beendet werden kann.

Nierenvenenthrombose

Bei einer Nierenvenenthrombose ist jene Nierenvene verstopft, die das Blut von der Niere wegführt.

Bei Erwachsenen geht diese Erkrankung meistens mit anderen Nierenerkrankungen einher, die zum nephrotischen Syndrom führen, bei dem mit dem Urin große Mengen Eiweiß verloren gehen. Sie kann auch durch Nierenkrebs ausgelöst werden oder durch Krankheiten, z. B. einen Tumor, der auf die Nierenvene oder auf die untere Hohlvene drückt, in die die Nierenvene mündet. Andere mögliche Ursachen sind Einnahme der »Pille«, eine Verletzung oder, selten, eine Thrombophlebitis migrans; bei dieser Krankheit entstehen Blutgerinnsel abschnittweise in verschiedenen Venen im ganzen Körper.

Symptome und Diagnose

Die Nierenvenen verstopfen gewöhnlich allmählich (chronisch), es kann aber auch plötzlich (akut) einsetzen. Je nachdem, ob die Krankheit allmählich oder plötzlich beginnt, folgt ihr Verlauf einem von zwei Mustern.

Bei Erwachsenen beginnt die Krankheit meistens allmählich und schreitet langsam fort; sie haben meistens keine Symptome, und die Krankheit bleibt unerkannt. Gelegentlich erhält der Arzt einen Hinweis, wenn sich ein Stück des Blutgerinnsels ablöst und in die Lunge wandert (Lungenembolie ■). Das führt zu plötzlichen Brustschmerzen, die sich beim Atmen verschlimmern, und zu Atemnot. Bei anderen Patienten nimmt die Harnausscheidung ab.

Bei den meisten Kindern und einer begrenzten Zahl von Erwachsenen verläuft die Erkrankung akut, führt zu Symptomen und wird erkannt. Das erste Symptom sind häufig Schmerzen, die typischerweise im Rückenbereich hinter den unteren Rippen und in den Hüften auftreten. Die Person hat Fieber, scheidet wenig Urin aus und hat Eiweiß sowie Blut im Urin. Weil zu wenig Flüssigkeit und Salz (Natrium) ausgeschieden werden, schwillt das Gewebe an (Ödem). Bei der Blutuntersuchung fällt ein Anstieg der weißen Blutkörperchen auf, andere Werte deuten auf Nierenversagen hin.

Eine Ultraschallaufnahme zeigt eine vergrößerte Niere, wenn sich die Venenverstopfung plötzlich entwickelt hat, oder eine geschrumpfte Niere, wenn sie sich allmählich entwickelt hat. Intravenöse Urographie und Szintigraphie zeigen eine schlechte Nierenfunktion. Röntgenaufnahmen der unteren Hohlvene oder der Nierenvene (Venographie) können die Thrombose im Umriss sichtbar machen; auch Doppler-Sonographie, bei der mit Schallwellen ge-

---

▲ siehe Seite 993   ■ siehe Seite 268

arbeitet wird, ist oft hilfreich. Wenn noch mehr Informationen nötig sind, können eine Computertomographie oder eine Angiographie der Nierenarterien gemacht werden.

Prognose und Behandlung

Wie sich die Krankheit entwickelt, hängt von der Ursache der Thrombose, den Komplikationen und dem Grad des Nierenversagens ab. An einer Nierenvenenthrombose stirbt nur selten jemand; wenn doch, beruht der Tod meist auf einer tödlichen Ursache der Thrombose oder auf Komplikationen, wie einer Lungenembolie. Ob die Nierenfunktion noch ausreicht, hängt

davon ab, ob eine oder beide Nieren beeinträchtigt sind, ob die Blutversorgung wiederhergestellt werden kann und wie die Nierenfunktion vor der Thrombose war.

Gerinnungshemmende Arzneimittel verbessern meistens die Nierenfunktion, weil sie der Bildung weiterer Gerinnsel vorbeugen und eine Lungenembolie verhindern. Die Gabe von Medikamenten, die Gerinnsel auflösen (Thrombolytika), wird erst erprobt, ist aber viel versprechend. Selten wird operiert, um ein Gerinnsel in der Nierenvene zu entfernen. Entfernt wird eine Niere nur, wenn sich andere Komplikationen entwickeln, wie ein hoher Blutdruck.

KAPITEL 146

Stoffwechselbedingte und angeborene Nierenkrankheiten

Nierenstörungen können ihren Ursprung im Aufbau des Organs oder in seinem Stoffwechsel haben. Viele sind erblich und schon bei der Geburt vorhanden (angeboren). Andere erbliche Nierenstörungen manifestieren sich erst Jahre später.

Renal-tubuläre Azidose

Bei der renal-tubulären Azidose können die Nierenkanälchen nicht genügend Säure aus dem Blut entfernen und in den Harn ausscheiden.

Normalerweise entfernen die Nieren Säuren, die beim Abbau von Nahrungsmitteln entstehen, aus dem Blut und scheiden sie in den Harn aus. Bei renal-tubulärer Azidose, einer von mehreren Ursachen für eine metabolische Azidose, funktionieren die Nierenkanälchen nicht richtig; daher gelangt zu wenig Säure in den Harn und reichert sich stattdessen im Blut an. Das Elektrolytgleichgewicht ist ebenfalls gestört. Eine renal-tubuläre Azidose kann zu folgenden Problemen führen:
• Niedriger oder hoher Kaliumgehalt im Blut
• Kalziumablagerungen in der Niere
• Eine Neigung zum Austrocknen (Dehydrierung)

• Schmerzhafte Erweichung und Verbiegung der Knochen (Osteomalazie und Rachitis)
Eine renal-tubuläre Azidose kann erblich sein oder durch Arzneimittel, wie Azetazolamid und Amphotericin B, eine Schwermetallvergiftung oder eine Autoimmunerkrankung, wie systemischer Lupus erythematodes und Sjögren-Syndrom, verursacht werden.

Symptome und Diagnose

Es gibt drei Typen von renal-tubulärer Azidose: Typ 1, Typ 2 und Typ 4. Jeder Typ ruft etwas andere Symptome hervor. Bei einem niedrigen Kaliumgehalt des Blutes, wie er bei Typ 1 und 2 vorkommt, können sich neurologische Störungen entwickeln: Muskelschwäche, verminderte Reflexe und sogar Lähmung. Bei Typ 4 ist der Kaliumspiegel gewöhnlich erhöht, wenn in der Regel auch nicht so stark, dass Symptome auftreten; wenn doch, kann es zu Herzrhythmusstörungen und Lähmungen kommen. Bei Typ 1 können sich Nierensteine bilden, die die Nierenzellen schädigen und manchmal zu chronischem Nierenversagen führen.

Ein Arzt zieht eine renal-tubuläre Azidose vom Typ 1 oder 2 in Betracht, wenn jemand gewisse charakteristische Symptome zeigt (Muskelschwäche, verminderte Reflexe) und wenn

ARTEN VON RENAL-TUBULÄRER AZIDOSE

TYP*	URSACHE	ZUGRUNDE LIEGENDE STÖRUNG	SYMPTOME UND STOFFWECHSELSTÖRUNGEN
1	Erblich bedingt, durch Autoimmunerkrankung oder Arzneimittel ausgelöst; Ursache meistens unbekannt, besonders bei Frauen	Unvermögen, Säure in den Urin auszuscheiden	Hoher Säuregehalt des Blutes; leichter Wassermangel; niedriger Blutkaliumspiegel, der zu Muskelschwäche und Lähmung führt; brüchige Knochen; Knochenschmerzen; Nierensteine (Kalziumablagerungen); Nierenversagen
2	Meist durch eine Erbkrankheit wie Fanconi-Syndrom, erbliche Fruktoseintoleranz, Wilson-Krankheit oder Lowe-Syndrom verursacht; durch Schwermetallvergiftung oder Medikamente bedingt	Unvermögen, Bikarbonat aus dem Urin wieder ins Blut aufzunehmen, es geht daher verloren	Hoher Säuregehalt des Blutes, leichter Wassermangel, niedriger Blutkaliumspiegel
4	Nicht erblich bedingt: durch Diabetes, eine Autoimmunerkrankung, Sichelzellenanämie oder eine Blockade der Harnwege verursacht	Mangel an Aldosteron oder Unvermögen, darauf angemessen zu reagieren (Aldosteron hilft bei der Regulation der Kalium- und Natriumausscheidung durch die Niere)	Hoher Gehalt des Blutes an Säure und Kalium, was selten Symptome verursacht, es sei denn, der Kaliumspiegel ist so hoch, dass unregelmäßiger Herzschlag und Muskellähmung auftreten

* Anmerkung: Es gibt keinen Typ 3

eine Blutuntersuchung hohe Säure- und niedrige Bikarbonat- sowie Kaliumwerte zeigt. Eine renal-tubuläre Azidose vom Typ 4 wird vermutet, wenn die hohen Kaliumwerte mit hohen Säure- und niedrigen Bikarbonatwerten im Blut einhergehen. Spezielle Tests helfen, den Typ der renal-tubulären Azidose zu bestimmen.

Behandlung

Die Behandlung hängt vom Typ ab. Bei den Typen 1 und 2 wird die Säure im Blut neutralisiert, indem man täglich Bikarbonatlösung trinkt. Die Therapie lindert die Symptome, beugt Nierenversagen und Knochenerkrankung vor oder verhindert, dass sich diese Probleme verschlimmern. Es gibt auch andere speziell zubereitete Lösungen, und manchmal sind Kaliumpräparate notwendig. Bei Typ 4 ist die Azidose so leicht, dass möglicherweise kein Bikarbonat nötig ist. Hohe Kaliumspiegel lassen sich durch Einschränkung der Kaliumaufnahme und, falls notwendig, Einnahme von Diuretika senken.

Renale Glukosurie

Bei der renalen Glukosarie wird mit dem Urin Glukose (Zucker) ausgeschieden, obwohl die Blutzuckerwerte normal oder sogar niedrig sind.

Normalerweise scheidet der Körper nur dann Glukose mit dem Urin aus, wenn das Blut zu viel davon enthält. Bei den meisten gesunden Menschen wird die Glukose, die von den Nieren aus dem Blut gefiltert wird, wieder vollständig ins Blut aufgenommen. Bei renaler Glukosurie ist jedoch der Blutzuckerspiegel normal oder sogar niedrig, und es geht trotzdem Glukose mit dem Urin verloren. Ursache ist eine Fehlfunktion der Nierenkanälchen, die die Wiederaufnahme von Glukose vermindert. Glukosurie kann erblich sein.

Glukosurie verursacht weder Symptome noch ernste Störungen. Der Arzt stellt die Diagnose, wenn eine Urinuntersuchung Glukose im Harn nachweist, obwohl die Blutzuckerwerte normal sind. Eine Behandlung ist nicht nötig. Manche Personen mit Glukosurie entwickeln allerdings einen Diabetes.

Nephrogener Diabetes insipidus

Beim nephrogenen Diabetes insipidus verlässt eine große Menge verdünnten Urins die Nieren, weil sie nicht auf das antidiuretische Hormon reagieren und den Harn nicht konzentrieren können.

Sowohl bei Diabetes insipidus als auch bei Diabetes mellitus, dem ungleich häufigeren Diabetestyp, werden große Harnmengen ausgeschieden. Abgesehen davon sind die beiden Diabetestypen sehr verschieden.

Es gibt zwei Typen von Diabetes insipidus. Beim nephrogenen Diabetes insipidus reagieren die Nieren nicht auf das antidiuretische Hormon und scheiden daher große Mengen verdünnten Harns aus. Bei dem anderen, häufigeren Typ (zentraler Diabetes insipidus ▲) kann die Hirnanhangdrüse kein antidiuretisches Hormon abgeben.

Ursachen

Normalerweise passen die Nieren die Harnkonzentration an die Bedürfnisse des Körpers an. Dazu reagieren sie auf den Gehalt des Blutes an antidiuretischem Hormon. Dieses Hormon, das von der Hirnanhangdrüse (Hypophyse) produziert wird, signalisiert den Nieren, Wasser zurückzuhalten und den Harn zu konzentrieren. Beim nephrogenen Diabetes insipidus reagieren die Nieren nicht auf dieses Signal.

Nephrogener Diabetes insipidus kann erblich sein. Das Gen, das die Erkrankung verursacht, ist rezessiv und liegt auf dem X-Chromosom; deshalb entwickeln meistens nur Männer Symptome. Frauen, die das Gen tragen, können die Krankheit an ihre Söhne weitergeben. Zu den anderen Ursachen von nephrogenem Diabetes insipidus gehören Medikamente, die die Wirkung des antidiuretischen Hormons blockieren, wie Lithium, mit dem manisch-depressive Störungen behandelt werden. Auch ein hoher Kalziumspiegel und ein niedriger Kaliumspiegel im Blut blockieren die Wirkung des antidiuretischen Hormons teilweise.

Symptome und Diagnose

Beim vererbten nephrogenen Diabetes insipidus zeigen sich die Symptome meistens bald nach der Geburt: übermäßiger Durst (Polydipsie) und große Mengen verdünnter Urin (Polyurie). Da Säuglinge ihren Durst nicht mitteilen

können, können sie sehr stark austrocknen. Sie können hohes Fieber bekommen, das von Erbrechen und Krampfanfällen begleitet wird.

Wird ein nephrogener Diabetes insipidus nicht rasch behandelt, kann das Gehirn Schaden nehmen und das Kind eine geistige Behinderung davontragen. Häufige Episoden von Austrocknung können die körperliche Entwicklung verzögern. Ein richtig behandelter Säugling kann sich aber normal entwickeln.

Labortests weisen hohe Natriumwerte im Blut und sehr verdünnten Urin nach. Die Diagnose wird bestätigt, indem man mit dem Wasserentzugstest (Durstversuch ■) die Reaktion der Nieren auf das antidiuretische Hormon prüft.

Prognose und Behandlung

Wenn ein nephrogener Diabetes insipidus diagnostiziert wird, bevor der Betroffene stark austrocknet, ist die Prognose gut. Bei Erwachsenen trägt die Behebung der zugrunde liegenden Ursache dazu bei, dass sich die Nierenfunktion wieder erholt.

Um einer Austrocknung vorzubeugen, müssen Menschen mit nephrogenem Diabetes insipidus immer genügend trinken, sobald sie durstig sind. Säuglinge und Kleinkinder müssen häufig Wasser bekommen. Wer genug trinkt, trocknet gewöhnlich nicht aus, doch mehrere Stunden ohne Flüssigkeit können eine schwere Austrocknung verursachen. Eine salzarme Ernährung kann hilfreich sein.

Nichtsteroidale Entzündungshemmer und Thiazid-Diuretika werden manchmal zur Behandlung dieser Nierenstörung eingesetzt. Beide Medikamente führen auf unterschiedlichen Wegen dazu, dass die Nieren wieder mehr Wasser und Natrium aufnehmen; dadurch nimmt die ausgeschiedene Urinmenge ab. Da die meisten Menschen mit nephrogenem Diabetes insipidus wenig auf das antidiuretische Hormon reagieren, kann Desmopressin (ein Medikament, das dem antidiuretischen Hormon sehr ähnlich ist) die ausgeschiedene Urinmenge ebenfalls vermindern.

Zystinurie

Zystinurie ist eine seltene Erkrankung, bei der die Aminosäure Zystin mit dem Urin ausgeschieden wird, was oft zur Bildung von Zystinsteinen in den Harnwegen führt.

Zystinurie wird durch einen erblichen Defekt der Nierenkanälchen verursacht. Das Gen, das

▲ siehe Seite 938   ■ siehe Seite 938

Zystinurie hervorruft, ist rezessiv ▲; wer diese Erkrankung hat, muss also zwei entsprechende Gene geerbt haben, von jedem Elternteil eines. Personen, die das Gen tragen, aber nicht krank sind, haben ein normales und ein krankes Gen. Diese Menschen können mehr Zystin als üblich in den Harn ausscheiden; selten ist es aber so viel, dass sich Steine bilden.

Symptome und Diagnose

Zystinsteine bilden sich in der Blase, dem Nierenbecken und den Harnleitern. Symptome treten in der Regel zwischen dem 10. und 30. Lebensjahr auf. Als Erstes quält meistens ein intensiver Schmerz, der durch den Krampf des Harnleiters ausgelöst wird, in dem ein Stein stecken geblieben ist. Sind die Harnwege durch Steine blockiert, kann das zu Harnweginfektionen und Nierenversagen führen.

Der Arzt untersucht auf Zystinurie, wenn jemand immer wieder Nierensteine hat. Zystin bildet im Harn Kristalle, die unter dem Mikroskop sichtbar sind. Eine übermäßige Zystinmenge im Urin kann durch mehrere Tests bestimmt werden.

Behandlung

Die Zystinkonzentration niedrig zu halten, soll der Bildung von Zystinsteinen vorbeugen. Dazu muss ein Patient mit Zystinurie so viel trinken, dass er täglich etwa vier Liter Urin bildet und ausscheidet.

Während der Nacht, ohne Flüssigkeitszufuhr, wird weniger Harn produziert, dann steigt die Wahrscheinlichkeit, dass sich Steine bilden. Dieses Risiko lässt sich durch Flüssigkeitszufuhr vor dem Schlafengehen verringern. Eine andere Behandlungsmöglichkeit ist, den Urin durch die Einnahme von Kaliumzitrat oder Natriumbikarbonat alkalischer zu machen, denn Zystin löst sich leichter in alkalischem als in saurem Harn.

Die erhöhte Wasseraufnahme und der Versuch, den Urin zu alkalisieren, können zu einem aufgeblähten Bauch führen, was es manchen Betroffenen schwer macht, diese Behandlung zu akzeptieren.

Wenn sich trotz dieser Maßnahmen weiter Steine bilden, können Arzneimittel wie Penizillamin, Tiopronin oder Captopril versucht werden. Captopril ist etwas weniger wirksam als die beiden anderen Medikamente, hat aber weniger unerwünschte Wirkungen. Gewöhnlich führt eine derartige medikamentöse Behandlung zum Erfolg, doch das Risiko, dass sich weiter Steine bilden, ist hoch.

Debré-Toni-Fanconi-Syndrom

Das Debré-Toni-Fanconi-Syndrom ist eine seltene Erkrankung, bei der die Funktion der Nierenkanälchen gestört ist. Dadurch werden mit dem Urin übermäßig viel Glukose, Bikarbonat, Phosphat und bestimmte Aminosäuren ausgeschieden.

Das Fanconi-Syndrom kann erblich sein und durch Schwermetalle, chemische Substanzen, Vitamin-D-Mangel, Nierentransplantation, multiples Myelom und Amyloidose ausgelöst werden.

Symptome und Diagnose

Beim ererbten Fanconi-Syndrom beginnen die Symptome meistens im Säuglingsalter. Das Kind scheidet große Harnmengen aus. Andere Symptome sind Schwäche und Knochenschmerzen.

Die Symptome und eine Blutuntersuchung, die hohe Säurewerte nachweist, deuten auf ein Fanconi-Syndrom hin. Die Diagnose wird bestätigt, wenn Harntests hohe Glukose-, Bikarbonat-, Phosphat-, Harnsäure-, Kalium- und Natriumwerte ergeben. Meistens ist bereits Knochen- oder Nierengewebe geschädigt, bevor die Diagnose gestellt wird.

Behandlung

Das Fanconi-Syndrom ist unheilbar, doch bei richtiger Behandlung lässt es sich kontrollieren. Dadurch lässt sich verhindern, dass sich Schäden an Knochen- oder Nierengewebe verschlimmern; manchmal lassen sie sich sogar rückgängig machen. Der hohe Säuregehalt des Blutes (Azidose) kann durch das Trinken von Natriumbikarbonatlösung ausgeglichen werden. Niedrige Kaliumwerte können die Einnahme von Kaliumpräparaten erforderlich machen. Sind die Knochen betroffen, müssen Phosphate und Vitamin D eingenommen werden. Eine Nierentransplantation kann lebensrettend sein, wenn bei einem erkrankten Kind die Nieren versagen.

Vitamin-D-resistente Rachitis

Bei der seit Neuem hypophosphatämisch genannten Rachitis werden die Knochen weich und biegsam, weil das Blut zu wenig Phosphat und nicht genügend aktives Vitamin D enthält.

▲ siehe Seite 12

Diese sehr seltene Krankheit ist fast immer erblich; sie ist in einem dominanten Gen auf dem X-Chromosom angelegt. Der genetische Defekt verursacht eine Nierenstörung, durch die zu viel Phosphat mit dem Urin ausgeschieden wird; dadurch ist der Phosphatgehalt im Blut niedrig. Weil die Knochen zum Wachsen Phosphat brauchen, verursacht sein Mangel schadhafte Knochen. Bei Frauen mit Vitamin-D-resistenter Rachitis ist die Knochenerkrankung leichter als bei Männern. Nur selten entwickelt sie sich als Folge bestimmter Krebserkrankungen, wie Riesenzelltumoren der Knochen, Knochensarkomen, Prostata- und Brustkrebs. Vitamin-D-resistente Rachitis ist etwas anderes als die durch Vitamin-D-Mangel ▲ ausgelöste Rachitis.

Symptome und Behandlung

Vitamin-D-resistente Rachitis beginnt meistens im ersten Lebensjahr. Sie kann so leicht verlaufen, dass sie keine Beschwerden bereitet, und so schwer, dass sich die Beine und andere Knochen verbiegen, Kleinwuchs und Knochenschmerzen auftreten. Ein knöcherner Höcker an der Stelle, an der sich die Muskeln mit den Knochen verbinden, kann die Bewegung der Gelenke behindern. Wenn sich die Schädelknochen eines Babys zu früh schließen, kann das zu Krampfanfällen führen. Labortests zeigen, dass der Kalziumspiegel im Blut normal, der Phosphatspiegel aber niedrig ist.

Das Ziel der Behandlung ist, den Phosphatspiegel im Blut zu erhöhen, sodass sich die Knochen normal entwickeln können. Phosphat kann in Tablettenform eingenommen werden und sollte mit Kazitriol, der aktivierten Form von Vitamin D, kombiniert werden. Vitamin D allein ist nicht hilfreich. Die Behandlung führt jedoch oft zu einem hohen Kalziumspiegel im Blut, der Ansammlung von Kalzium im Nierengewebe und zu Nierensteinen. Dadurch können die Nieren und andere Gewebe geschädigt werden.

Bei manchen Erwachsenen bessert sich eine tumorbedingte Vitamin-D-resistente Rachitis deutlich, nachdem der Tumor entfernt wurde.

Hartnup-Krankheit

Die Hartnup-Krankheit ist eine seltene Erbkrankheit, die zu Hautausschlag und Gehirnveränderungen führt. Bei ihr werden Tryptophan und andere Aminosäuren schlecht aus dem Darm aufgenommen, andererseits im Übermaß mit dem Urin ausgeschieden.

Die Hartnup-Krankheit tritt auf, wenn jemand von beiden Eltern das rezessive Gen für die Erkrankung erbt. Das defekte Gen kontrolliert die Aufnahme von gewissen Aminosäuren aus dem Darm und die Wiederaufnahme dieser Aminosäuren in den Nieren. Daher kann jemand, der an der Hartnup-Krankheit leidet, Aminosäuren nicht richtig aus dem Darm aufnehmen und sie nicht richtig aus den Nierenkanälchen zurückgewinnen. Große Mengen an Aminosäuren, wie Tryptophan, werden mit dem Urin ausgeschieden. Daher verarmt der Körper an Aminosäuren, die die Bausteine der Eiweiße sind. Bei Tryptophanmangel im Blut kann der Körper nicht genügend von dem B-Vitamin Nikotinamid herstellen; das gilt besonders bei Stress, wenn mehr B-Vitamine gebraucht werden.

Symptome

Die Symptome können im Säuglings- und Kleinkindesalter einsetzen, manchmal aber auch erst im frühen Erwachsenenalter. Sie können durch Sonnenlicht, Fieber, Arzneimittel und Stress ausgelöst werden. Fast immer geht dem Schub eine Phase schlechter Ernährung voraus. Die Krankheitsausbrüche werden meistens mit zunehmendem Alter seltener. Die meisten Symptome treten sporadisch auf und beruhen auf einem Mangel an Nikotinamid. An Körperteilen, die der Sonne ausgesetzt sind, tritt ein Ausschlag auf. Geistige Behinderung, Kleinwuchs, Kopfschmerzen, ein unruhiger Gang, Kollaps und Ohnmachtsanfälle sind häufig. Es können sich auch psychische Störungen, wie Angstgefühle, rasche Stimmungsschwankungen, Wahnvorstellungen und Halluzinationen, entwickeln.

Diagnose und Behandlung

Urinuntersuchungen zeigen einen krankhaft hohen Spiegel von Aminosäuren und ihren Abbauprodukten.

Patienten mit der Hartnup-Krankheit können Schübe vermeiden, indem sie auf eine gute Ernährung achten und zusätzlich Nikotinamid oder Niazin, ein B-Vitamin, das Nikotinamid sehr ähnlich ist, einnehmen. Eine eiweißreiche Ernährung kann den Mangel ausgleichen, der durch die schlechte Aufnahme von Aminosäuren im Magen-Darm-Trakt und die übermäßige Ausscheidung entsteht.

▲ siehe Seite 885

Bartter-Syndrom

Beim Bartter-Syndrom scheiden die Nieren zu viele Elektrolyte (Kalium, Natrium und Chlorid) aus, was zu Störungen des Elektrolythaushalts führt.

Das Bartter-Syndrom ist in der Regel erblich und wird von einem rezessiven Gen verursacht. Betroffene haben also zwei rezessive Gene für die Krankheit geerbt, eines von jedem Elternteil. Das defekte Gen bewirkt, dass die Nieren viel Natrium, Chlorid und Kalium ausscheiden. Der Verlust von Natrium und Chlorid führt zu einer leichten Entwässerung; infolgedessen produziert der Körper mehr von den Hormonen Renin und Aldosteron. Die Zunahme des Aldosteronspiegels im Blut verstärkt die Kalium- und Säureausscheidung der Nieren, was zu einer Hypokaliämie und einer metabolischen Alkalose ▲ führt.

Symptome

Kinder mit Bartter-Syndrom wachsen langsam und scheinen unterernährt. Sie können Muskelschwäche und übermäßigen Durst haben, viel Urin ausscheiden und geistig behindert sein. Der Verlust von Natrium und Chlorid führt zu einer leichten chronischen Austrocknung.

Der Arzt vermutet ein Bartter-Syndrom bei Kleinkindern aufgrund der Symptome. Die Laborergebnisse, die niedrige Kalium-, Natrium- und Chloridwerte im Blut zeigen, stützen die Diagnose. Ähnliche Befunde können jedoch auch auftreten, wenn Kinder mit Essstörungen, wie Ess-Brechsucht (Bulimia nervosa), willentlich erbrechen und Diuretikamissbrauch betreiben.

Behandlung

Viele Folgen des Bartter-Syndroms lassen sich durch die Einnahme von Kaliumpräparaten und Medikamenten verhindern, die die Ausscheidung von Kalium in den Urin verringern, wie Spironolakton (das die Aldosteronwirkung blockiert), Triamteren, Amilorid, Captopril, Propranolol oder Indometazin. Es ist wichtig, ausreichend zu trinken, um die übermäßigen Flüssigkeitsverluste auszugleichen.

Liddle-Syndrom

Das Liddle-Syndrom ist eine seltene Erbkrankheit, bei der die Nieren Kalium ausscheiden, aber viel Natrium und Wasser zurückhalten. Das führt zu Bluthochdruck.

Polyzystische Nieren-erkrankung

Bei polyzystischer Nierenerkrankung bilden sich in beiden Nieren viele Zysten. Sie vergrößern sich allmählich und zerstören einen Teil des normalen Nierengewebes.

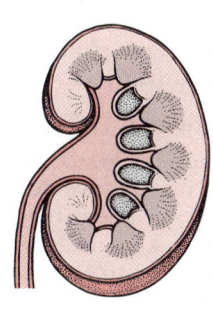 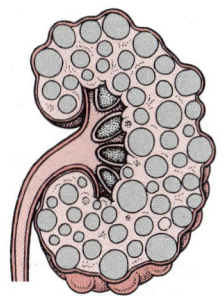

Gesundes Nierengewebe **Polyzystisches Nierengewebe**

Das Gen, das das Liddle-Syndrom auslöst, ist dominant; das heißt, dass die Kinder einer Person mit dieser Störung ein 50-prozentiges Risiko haben, die Krankheit zu bekommen. Die Krankheit ruft nicht immer Symptome hervor; wenn doch, dann setzen Symptome wie Bluthochdruck oft bereits in der Kindheit ein.

Die Erkrankung lässt sich wirksam mit Medikamenten behandeln, die die Natriumausscheidung fördern und die Kaliumausscheidung vermindern, wie Triamteren und Amilorid. Diese Medikamente senken erfolgreich den Blutdruck.

Polyzystische Nierenerkrankung

Die polyzystische Nierenerkrankung wird vererbt. Dabei bilden sich in beiden Nieren viele Zysten; die Nieren vergrößern sich, haben aber nur wenig funktionierendes Nierengewebe.

Der genetische Defekt, der polyzystische Nieren verursacht, kann dominant oder rezessiv sein. Betroffene haben also entweder von einem Elternteil ein dominantes Gen oder von beiden Eltern je ein rezessives Gen bekommen. Diejenigen, deren defektes Gen dominant ist, haben

▲ siehe Seite 925

meistens bis ins Erwachsenenalter keine Probleme; bei rezessivem Erbgang verläuft die Erkrankung von Kindheit an schwer.

Die genetische Störung führt überall in den Nieren zur Bildung von Zysten. Mit zunehmendem Alter vergrößern sich die Zysten allmählich; damit geht eine schlechtere Durchblutung sowie eine Vernarbung des Nierengewebes einher. Es können sich Nierensteine entwickeln, und schließlich kann es zu Nierenversagen kommen. Der genetische Defekt kann auch in anderen Organen zu Zystenbildung führen, z. B. in Leber und Bauchspeicheldrüse.

Symptome und Komplikationen

Bei der rezessiven Form dieser Erkrankung, die bereits in der Kindheit einsetzt, werden die Zysten so groß, dass der Bauch hervortritt. Ein schwer kranker Säugling kann kurz nach der Geburt sterben, weil sich die Lunge im Fetus durch das Nierenversagen nur schlecht entwickeln konnte. Auch die Leber ist beeinträchtigt. Im Alter von fünf bis zehn Jahren neigen Kinder mit dieser Erkrankung dazu, einen Bluthochdruck in jenen Gefäßen zu entwickeln, die Darm und Leber verbinden (Pfortaderhochdruck). Schließlich versagen Leber- und Nierenfunktion.

Bei der dominanten Form der polyzystischen Nierenerkrankung entwickeln sich die Zysten langsam und nehmen an Größe und Zahl zu. Charakteristischerweise beginnen die Symptome im frühen oder mittleren Erwachsenenalter. Zu den Symptomen zählen gewöhnlich Schmerzen in Bauch oder Seiten, Blut im Urin, häufiges Wasserlassen und heftige, krampfartige Schmerzen durch Nierensteine. Erschöpfung, Übelkeit und andere Folgen eines Nierenversagens können auftreten, wenn der Betroffene nur wenig funktionierendes Nierengewebe hat. Chronische Infektionen sind häufig und können das Nierenversagen verschlimmern. Mindestens die Hälfte der Patienten mit polyzystischen Nieren hat zum Zeitpunkt der Diagnose hohen Blutdruck.

Etwa ein Drittel der Menschen mit polyzystischen Nieren hat auch Zysten in der Leber; sie beeinträchtigen aber die Leberfunktion nicht. Etwa zehn Prozent der Betroffenen haben erweiterte Blutgefäße (Aneurysmen) im Gehirn. Wenn sie sich ausdehnen, rufen sie gewöhnlich Kopfschmerzen hervor. Hirnaneurysmen führen leicht zu Gehirnblutungen und Schlaganfällen.

Diagnose, Prognose und Behandlung

Ein Arzt vermutet diese Krankheit aufgrund der Familiengeschichte und von Nierenfunktionstests. Bei fortgeschrittener Krankheit und sehr großen Nieren ist die Diagnose offensichtlich. Ultraschall und Computertomographie zeigen das charakteristische Bild von Nieren und Leber, die durch die Zysten wie von Motten zerfressen aussehen.

Die Behandlung von Harnweginfektionen und Bluthochdruck kann das Leben verlängern. Mehr als die Hälfte der Kranken erleidet jedoch irgendwann im Leben ein Nierenversagen. Dann ist eine Dialyse oder eine Nierentransplantation notwendig.

Markzystenerkrankung

Bei der seltenen Markzystenerkrankung entwickeln sich tief in den Nieren Zysten, die zu einem Nierenversagen führen.

Die Markzystenerkrankung wird gewöhnlich durch eine nicht genetisch bedingte Fehlbildung während der Entwicklung des Fetus verursacht; sehr viel seltener ist sie erblich.

Die Erkrankung schädigt die Nierenkanälchen, die daraufhin den Urin weniger gut konzentrieren und Natrium schlechter zurückgewinnen können. Wenn nicht ausreichend Natrium aufgenommen wird, kann es zu Austrocknung, einem niedrigen Natriumspiegel sowie einem erhöhten Harnstoff- und Kreatininspiegel im Blut kommen.

Symptome und Diagnose

Die Symptome setzen meistens vor dem 20. Lebensjahr ein, sind aber sehr unterschiedlich; bei einigen Menschen beginnen sie erst viel später. Die Betroffenen produzieren große Mengen Urin, weil ihre Nieren nicht auf das antidiuretische Hormon reagieren, das den Nieren das Signal gibt, den Harn zu konzentrieren. Damit wird auch übermäßig viel Salz ausgeschieden. Verzögertes Wachstum und Anzeichen einer Knochenerkrankung sind bei Kindern häufig. Bei vielen Menschen entwickeln sich diese Probleme langsam über mehrere Jahre; der Körper gleicht dies so gut aus, dass die Probleme erst erkannt werden, wenn das Nierenversagen fortgeschritten ist.

Labortests zeigen die schlechte Nierenfunktion. Der Natriumspiegel im Blut ist oft niedrig. Röntgenbilder zeigen kleine Nieren. Auf Ultraschallaufnahmen können Zysten zu sehen sein, die tief in den Nieren liegen; oft sind die Zysten aber zu klein, um sie nachzuweisen. Besser lassen sich solche Zysten im Computertomogramm darstellen.

Prognose und Behandlung

Die Krankheit schreitet langsam fort. Um die große Menge an verdünntem Urin und ausgeschiedenem Salz zu kompensieren, muss der Patient Tag für Tag viel trinken und viel Salz (Natrium) zu sich nehmen. Bei Nierenversagen ist eine Dialyse oder Nierentransplantation notwendig.

Markschwammniere

Die Markschwammniere ist eine ungewöhnliche Erkrankung. Bei ihr sind die harnführenden Nierenkanälchen erweitert; das lässt das Nierengewebe schwammig erscheinen.

Eine Markschwammniere wird gewöhnlich durch eine nicht genetisch bedingte Fehlbildung während der Entwicklung des Fetus verursacht; sehr viel seltener ist sie erblich. Eine Markschwammniere verursacht meist keine Symptome, kann aber für Nierensteine, Blut im Urin und Niereninfektionen anfällig machen. Kalziumablagerungen in den Nieren treten bei mehr als der Hälfte der Betroffenen auf.

Die Symptome veranlassen den Arzt, die Nieren zu röntgen; dabei werden die Kalziumablagerungen sichtbar. Die Diagnose lässt sich durch Röntgenaufnahmen bestätigen, durch die erkennbar wird, wie die Nieren ein intravenös gespritztes Kontrastmittel ausscheiden. Ultraschallaufnahmen können zwar hilfreich sein, zeigen aber möglicherweise die winzigen Zysten nicht, die tief in den Nieren liegen.

Wenn eine Markschwammniere nicht zu Kalziumablagerungen führt, ist meistens keine Behandlung notwendig. Die Einnahme von Thiazid-Diuretika, viel Flüssigkeit und eine kalziumarme Ernährung können der Bildung von Nierensteinen und einer Verstopfung der Harnwege vorbeugen. Kommt es dennoch zu einer Blockade der Harnwege, kann eine Operation notwendig werden. Infektionen werden mit Antibiotika behandelt.

Alport-Syndrom

Bei dieser erblichen Erkrankung ist die Nierenfunktion schlecht; mit dem Urin wird Blut ausgeschieden, und manchmal treten Taubheit und Augenschäden auf.

Das Alport-Syndrom wird gewöhnlich von einem defekten Gen auf dem X-Chromosom verursacht, doch manchmal resultiert es auch aus einem defekten Gen auf einem autosomalen Chromosom (d. h. einem Nicht-Geschlechtschromosom). Bei einem Genträger beeinflussen andere Faktoren, wie schwer die Erkrankung wird. Frauen mit einem defekten Gen auf einem ihrer zwei X-Chromosome bleiben meistens symptomlos, auch wenn ihre Nierenleistung etwas verringert sein kann; die meisten von ihnen haben etwas Blut im Urin. Bei Männern mit dem defekten Gen (Männer haben kein zweites X-Chromosom, das den Defekt ausgleicht) entwickelt sich meistens zwischen dem 20. und 30. Lebensjahr Nierenversagen. Viele Patienten mit dem defekten Gen auf nur einem autosomalen Chromosom haben keine anderen Symptome als Blut im Urin; allerdings kann dieser auch Eiweiß, weiße Blutkörperchen und verschiedene Arten von Harnzylindern (kleine Zellklumpen) enthalten, die unter dem Mikroskop sichtbar sind.

Das Alport-Syndrom kann auch andere Organe als die Nieren betreffen. Hörprobleme – meistens eine Unfähigkeit, hochfrequente Töne zu hören – sind häufig. Auch ein grauer Star kann auftreten, ist aber seltener als Schwerhörigkeit. Fehlbildungen von Hornhaut, Linse oder Netzhaut führen manchmal zu Blindheit. Ferner können Nervenstörungen (Polyneuropathie) auftreten und eine verringerte Zahl von Blutplättchen (Thrombozytopenie).

Menschen mit Nierenversagen brauchen eine Dialyse oder eine Nierentransplantation.

Nagel-Patella-Syndrom

Diese seltene Erbkrankheit des Bindegewebes führt zu Fehlbildungen der Nieren, Knochen, Gelenke und Fingernägel.

Das Gen, das dieses Syndrom auslöst, ist dominant. Bei Menschen mit diesem Syndrom fehlen meistens eine oder beide Kniescheiben (Patella), oder ein Armknochen (die Speiche) ist am Ellenbogen verdreht, und der Hüftknochen ist ungewöhnlich geformt. Die Betroffenen haben entweder keine oder schlecht entwickelte Fingernägel mit Kanten und Furchen. Die Regenbogenhaut der beiden Augen kann unterschiedlich gefärbt sein.

Es kann sich Bluthochdruck entwickeln. Der Harn enthält wenig Eiweiß und selten Blut. Das kann den Arzt veranlassen, einen Nierenfunktionstest durchzuführen. Bei etwa 30 Prozent der Menschen mit beeinträchtigten Nieren entwickelt sich schließlich Nierenversagen. Die Diagnose wird bestätigt, indem man die Knochen röntgt und Nierengewebe entnimmt.

Eine effektive Behandlung für dieses Syndrom gibt es nicht. Eine Kontrolle des Blutdrucks kann die Verschlechterung der Nierenfunktion möglicherweise verlangsamen. Derjenige, der ein Nierenversagen erleidet, braucht eine Dialysebehandlung oder eine Nierentransplantation.

KAPITEL 147

Harninkontinenz

Als Harninkontinenz bezeichnet man das unkontrollierte Abgehen von Urin.

Harninkontinenz tritt vorwiegend bei älteren Menschen auf, kann aber in jedem Alter vorkommen. Bei jüngeren Erwachsenen ist etwa einer von fünf in gewissem Maß betroffen; bei älteren Menschen hat etwa einer von drei Probleme mit der Blasenkontrolle. In den meisten Altersgruppen trifft es Frauen häufiger als Männer.

Das Ausmaß der Harninkontinenz unterscheidet sich innerhalb der Altersgruppe. Bei jüngeren Menschen setzt Inkontinenz gewöhnlich plötzlich ein und bildet sich oft rasch und mit nur wenig oder ganz ohne Behandlung wieder zurück. Zudem können jüngere Menschen den Harndrang meist noch weitgehend kontrollieren. Ältere Menschen sind oft schwerer und häufiger betroffen, und bei ihnen bildet sich die Inkontinenz meist nicht so rasch oder ohne Behandlung zurück.

Obwohl Harninkontinenz häufig erfolgreich behandelbar und sehr oft heilbar ist, wird sie vielfach weder diagnostiziert noch behandelt. Oft leben die Betroffenen mit ihrer Inkontinenz, ohne professionelle Hilfe zu suchen, weil sie sich schämen oder glauben, Inkontinenz sei eine unvermeidliche Erscheinung des Alterns. Häufig fühlen sie sich durch ihr Leiden isoliert und werden depressiv. Zudem ist Inkontinenz oft ein Grund für die Einweisung in ein Pflegeheim, weil sich Pflegende zu Hause überfordert fühlen.

Harninkontinenz kann zu vielen Komplikationen führen. Blasen- und Niereninfektionen treten häufig auf. Besonders unter älteren Menschen kann Inkontinenz das Risiko für Hautausschläge und Druckgeschwüre (weil der Urin die Haut reizt) sowie für Stürze (beim eiligen Aufsuchen der Toilette) erhöhen.

Kontrolle des Wasserlassens

Die Nieren produzieren ständig Harn, der durch die Harnleiter in die Blase fließt und dort gesammelt wird. Der unterste Teil der Blase (der Blasenhals) ist von einem Schließmuskel umgeben. Solange dieser geschlossen ist, ist die Harnröhre, die den Urin aus der Blase leitet, versperrt. Der Schließmuskel sorgt dafür, dass der Urin in der Blase zurückgehalten wird.

Ist die Blase bis zu einem bestimmten Grad gefüllt, übermittelt sie Nervensignale zum Rückenmark und an das Gehirn; man nimmt den Harndrang wahr. Dann kann man bewusst entscheiden, ob man die Blase entleert oder den Urin noch eine Weile zurückhält. Ist die Entscheidung zum Urinieren gefallen, entspannt sich der Schließmuskel. Dann kann der Urin durch die Harnröhre hinausfließen, und die Muskeln der Blasenwand ziehen sich zusammen, um den Harn hinauszudrücken. Diesen Druck auf die Blase kann man verstärken, indem man die Muskeln in der Bauchdecke und im Beckenboden anspannt.

Mit zunehmendem Alter treten Veränderungen auf, die die Fähigkeit eines Menschen beeinträchtigen, das Urinieren zu kontrollieren. Die Urinmenge, den die Blase halten kann, nimmt ab. Die Fähigkeit, den Urin zurückzuhalten, nachdem man Harndrang verspürt, lässt ebenfalls nach. Die Rate des Urinflusses aus der Blase und durch die Harnröhre sinkt. In jedem Alter treten – unabhängig vom Drang und von der Möglichkeit zum Wasserlassen – sporadisch Kontraktionen der Blasenwandmuskulatur auf; die meisten Kontraktionen werden in jungen Jahren von Rückenmark und Gehirn blockiert,

SUBSTANZEN, DIE HARNINKONTINENZ HERVORRUFEN ODER VERSCHLIMMERN KÖNNEN

SUBSTANZGRUPPE	BEISPIELE	WIRKUNGEN
Alkohol	Wein, Bier, Schnaps	Erhöht die Harnproduktion
Alphasympatho-mimetika	Erkältungsmittel mit Pseudoephedrin	Verengen den Blasenschließmuskel; können zu Harnstau und Überlaufinkontinenz führen
Alphasympatho-lytika	Prazosin, Terazosin, Doxazosin, Tamsulosin	Lassen Blasenausgang und Harnröhre erschlaffen; können zu Stressinkontinenz führen
ACE-Hemmer	Captopril, Benazepril und andere	Können zu Husten führen und Stressinkontinenz verschlimmern
Anticholinergika	Antihistaminika, Atropin, Antidepressiva	Stören die Blasenkontraktion und verschlimmern Verstopfung; können zu Harnstau und Überlaufinkontinenz führen
Antidepressiva	Amitriptylin, Desipramin, Nortriptylin	Stören die Blasenkontraktion und verschlimmern Verstopfung; können zu Harnstau und Überlaufinkontinenz führen
Antipsychotika	Haloperidol, Thioridazin, Thiothixen, Risperidon und andere	Können zu Bewegungsstörungen führen und Dranginkontinenz verschlimmern
Kalziumkanal-blocker	Diltiazem, Verapamil	Stören die Blasenkontraktion und verschlimmern Verstopfung; können zu Harnstau und Überlaufinkontinenz führen
Diuretika	Koffein, Thiazid, Furosemid und andere	Erhöhen die Harnproduktion
Opioide	Morphin, Kodein, Oxykodon und andere	Stören die Blasenkontraktion und verschlimmern Verstopfung; können zu Harnstau und Überlaufinkontinenz führen
Sedativa und Hypnotika	Diazepam, Flurazepam, Lorazepam und andere	Können zu verlagsamten Bewegungen führen und Dranginkontinenz verschlimmern

doch mit zunehmendem Alter steigt die Zahl der nicht blockierten Kontraktionen. Auch die Menge an Urin, der nach dem Wasserlassen noch in der Blase bleibt (Restharn), nimmt im Alter zu. Bei Frauen verkürzt sich die Harnröhre, und ihre Auskleidung wird dünner, wenn der Östrogenspiegel in den Wechseljahren sinkt; dadurch kann der Blasenschließmuskel nicht mehr so dicht schließen. Bei Männern vergrößert sich die Prostata, was unter Umständen den Urinfluss durch die Harnröhre behindert. All diese altersbedingten Veränderungen erhöhen das Inkontinenzrisiko, doch zu Inkontinenz kommt es gewöhnlich nur dann, wenn andere Faktoren, wie ein medizinisches Problem, hinzukommen. Viele Störungen können die Fähigkeit, das Wasserlassen zu kontrollieren, beeinträchtigen oder völlig zum Erliegen bringen.

Formen und Ursachen

Die Inkontinenzformen werden danach eingeteilt, ob sich der Kontrollverlust vor kurzem und plötzlich eingestellt (akute Harninkontinenz) oder sich allmählich entwickelt hat und andauert (chronische Harninkontinenz). Häufigste Ursache für eine plötzliche Inkontinenz ist eine Blaseninfektion (Zystitis). Andere Ursachen für Inkontinenz sind Krankheiten, welche die Beweglichkeit beeinträchtigen (wie ein Hüftbruch) oder Verwirrung auslösen (z. B. eine schwere Infektion, wie eine Lungenentzündung), übermäßiger Konsum von koffeinhaltigen Getränken und Alkohol sowie Erkrankungen, die die Blase oder Harnröhre reizen, wie atrophische Scheidenentzündung und schwere Verstopfung. Eine anhaltende Inkontinenz kann durch Veränderungen im Gehirn (z. B. Schlag-

Neurogene Blase: eine Ursache für Überlaufinkontinenz

Eine neurogene Blase entleert sich nicht richtig, weil die Nervenverbindungen zwischen Gehirn, Rückenmark und Blase geschädigt sind. Erkrankungen wie Diabetes, Schlaganfall und multiple Sklerose können zu neurogenen Blasenentleerungsstörungen führen. Bei einer solchen Störung kann sich die Blase nicht zusammenziehen und entleeren, oder sie kann übermäßig gespannt (spastisch) sein und sich durch unkontrollierte Reflexe entleeren. Rückenmarkverletzungen sind eine häufige Ursache für eine spastische Blase. Die häufigste Ursache für eine kontraktionsschwache Blase bei Kindern ist eine Fehlbildung des Rückenmarks, wie ein »offener Rücken« (Spina bifida) oder eine Vorwölbung des Rückenmarks durch die Wirbel (Myelomeningozele).

Eine kontraktionsschwache Blase dehnt sich gewöhnlich sehr stark aus; diese Vergrößerung ist nicht schmerzhaft. Manchmal verliert die vergrößerte Blase ständig etwas Urin (Überlaufinkontinenz). Menschen mit einer kontraktionsschwachen Blase haben häufig Blaseninfektionen, oft bilden sich in der Blase Steine.

Eine spastische Blase kann sich ohne willentliche Kontrolle und ohne Vorwarnung entleeren. Wenn sich die Blasenmuskulatur zusammenzieht, während der Blasenschließmuskel geschlossen ist, erhöht sich der Druck in der Blase, was zu einem Rückfluss von Urin in die Nieren führt.

Bei beiden Typen von neurogenen Blasenentleerungsstö-rungen lassen sich Symptome und Komplikationen mit einer geeigneten und konsequent angewandten Therapie lindern.

Wenn eine Nervenverletzung die kontraktionsschwache Blase verursacht, kann ein Katheter durch die Harnröhre eingeführt werden, um einer Schädigung der Blasenmuskulatur durch Überdehnung und einer Blaseninfektion vorzubeugen. Bleibt die Blasenschwäche bestehen, können die Betroffenen lernen, sich drei- bis sechsmal täglich selbst einen Katheter zu legen und ihn nach der Blasenentleerung zu entfernen. Medikamente sind bei einer kontraktionsschwachen Blase von nur geringem Nutzen. Die Blase, die Nerven, welche die Blase kontrollieren, und das Rückenmark können elektrisch stimuliert werden, um eine Kontraktion der Blasenmuskulatur auszulösen; diese Art der Behandlung befindet sich noch im Versuchsstadium.

Bei Patienten mit spastischer Blase kann eine Katheterisierung notwendig sein, wenn Krämpfe im Blasenhals eine vollständige Entleerung der Blase verhindern. Eine spastische Blase lässt sich meist durch Anticholinergika entspannen. Diese Arzneimittel verursachen häufig Nebenwirkungen, wie Mundtrockenheit und Verstopfung. Außerdem können sie die normalen Kontraktionen, die nötig sind, um die Blase zu entleeren, beeinträchtigen.

Manchmal lässt sich die Koordination zwischen Blase und Blasenschließmuskel, der sich öffnen muss, damit sich die Blase entleeren kann, durch Medikamente verbessern, die den Sympathikus blockieren. Bei vielen Menschen, die nicht auf medikamentöse Behandlung reagieren, kann eine elektrische Stimulation die Überaktivität der Blase verringern. Auch eine Operation, bei der die Harnblase durch einen Darmabschnitt vergrößert wird (Augmentations-Zystoplastie), kann manchen Menschen mit spastischer Blase helfen. Danach muss die Harnblase vom Patienten per Katheter durch die Harnröhre entleert werden.

Wenn sich die Nierenfunktion verschlechtert oder wenn die Entleerung der Harnblase per Dauerkatheter nicht infrage kommt, kann eine Operation notwendig werden, bei der man den Urin zu einer äußeren Öffnung (Stoma) umleitet, die in der Bauchdecke angelegt wird.

In allen Fällen ist man bemüht, das Risiko einer Steinbildung im Harn gering zu halten. Die Nierenfunktion wird streng überwacht. Eine Nieren- oder Harnweginfektion wird sofort behandelt. Es wird empfohlen, täglich mindestens zwei Liter zu trinken, um den Urin zu verdünnen. Weil Immobilität das Risiko von Komplikationen bei Menschen mit neurogenen Blasenentleerungsstörungen erhöht, sollen sich diejenigen, die dazu in der Lage sind, so bald wie möglich bewegen. Bei Menschen, die gelähmt sind, hilft eine häufige Umlagerung, Komplikationen zu vermeiden.

anfall), Erkrankungen der Nerven von und zur Blase, Erkrankungen von Blase und Harnröhre oder Störungen entstehen, die geistige Funktionen und Mobilität beeinträchtigen.

Harninkontinenz wird nach ihren Symptomen in Drang-, Stress-, Überlaufinkontinenz und funktionelle Inkontinenz sowie Mischtypen unterteilt.

Dranginkontinenz ist ein plötzlicher und starker Harndrang, gefolgt von unkontrolliertem Harnverlust. Einige Betroffene können den Urin trotz des starken Harndrangs zurückhalten und bleiben kontinent. Menschen mit Dranginkontinenz bleibt meist nur wenig Zeit, um die Toilette zu erreichen. Dranginkontinenz wird besonders dann zum Problem, wenn jemand durch eine Krankheit oder eine Verletzung gehindert ist, schnell die Toilette zu erreichen.

Bei älteren Menschen ist Dranginkontinenz die häufigste Form von chronischer Inkontinenz; oft gibt es keine klare Ursache. Mögliche Ursachen für Dranginkontinenz bei älteren Menschen sind Überaktivität der Blase bei gleichzeitig schlechter Kontraktionsfähigkeit der Blasenmuskulatur. Chronische Inkontinenz hängt teilweise mit Veränderungen in der Hirnregion des Frontallappens zusammen, die das Wasserlassen kontrolliert. Diese Veränderungen können mit neurologischen Erkrankungen einhergehen, insbesondere Schlaganfall und Demenz, die die Fähigkeit des Gehirns beeinträchtigen, die Blasenfunktion zu steuern. Chronische Überaktivität der Blase ist bei älteren Menschen häufig; sie ruft den plötzlichen und starken Harndrang wie auch das häufige Wasserlassen bei Tag und bei Nacht hervor.

Stressinkontinenz ist der unkontrollierte Abgang von Harn beim Husten, Niesen, bei Anstrengung, beim Heben schwerer Lasten und immer dann, wenn sich plötzlich der Druck im Bauchraum erhöht. Es ist die häufigste Form von Inkontinenz bei jungen Frauen und Frauen mittleren Alters und kann durch eine Schwäche des Blasenschließmuskels ausgelöst werden. Manchmal liegt die Ursache in Veränderungen der Harnröhre, die durch Geburten, eine Beckenoperation und eine ungewöhnliche Lage von Gebärmutter oder Harnröhre entstanden sind. Stressinkontinenz nach den Wechseljahren beruht darauf, dass der geringere Östrogenspiegel zu einer geschwächten Harnröhre beiträgt und sich deren Widerstand gegen den Harnfluss daher verringert. Bei Männern kann Stressinkontinenz auf eine Prostataoperation folgen, wenn der obere Teil der Harnröhre oder der Blasenhals verletzt wurde. Bei beiden Geschlechtern kann

Fettleibigkeit Stressinkontinenz hervorrufen oder verschlimmern, weil das große Gewicht auf die Blase drückt.

Einige Menschen mit schwerer Stressinkontinenz verlieren fast ständig Urin (völlige Inkontinenz). Bei Erwachsenen kommt es gewöhnlich dazu, wenn sich der Blasenschließmuskel nicht ausreichend schließt. Bei manchen Kindern beruht diese Art von Inkontinenz darauf, dass sich die Harnröhre nicht zu einem Kanal geschlossen hat.

Überlaufinkontinenz ist das unkontrollierte Austreten kleiner Harnmengen aus einer vollen Blase, das gewöhnlich durch eine Harnstauung oder schwache Kontraktionen der Blasenmuskulatur hervorgerufen wird. Wenn der Harnfluss unterbrochen ist und sich die Blasenmuskeln nicht länger zusammenziehen können, wird die Blase überfüllt und vergrößert sich. Der Druck in der Blase steigt so stark an, dass kleine Mengen Urin herauströpfeln.

Bei Kindern können Verengungen am Ende der Harnröhre oder des Blasenhalses aufgrund eines Geburtsfehlers die ableitenden Harnwege blockieren. Bei erwachsenen Männern beruht ein verengter Blasenhals meistens auf einer gutartigen Vergrößerung der Prostata oder auf Prostatakrebs. Seltener liegt es daran, dass der Blasenhals oder die Harnröhre nach einer Prostataoperation verengt sind (Striktur). Bei Männern und Frauen kann eine Verstopfung eine Überlaufinkontinenz bedingen, denn wenn der Stuhl den Mastdarm füllt, kann er auf den Blasenhals und die Harnröhre drücken. Eine Reihe von Medikamenten können die Fähigkeit der Blase beeinträchtigen, sich zusammenzuziehen und zu einer erweiterten Blase sowie Überlaufinkontinenz führen. Zu ihnen gehören solche, die das Gehirn und das Rückenmark beeinflussen oder die Übermittlung von Nervensignalen stören, wie Anticholinergika und Narkotika. Auch eine Fehlfunktion der Nerven, die zu neurogenen Blasenentleerungsstörungen führt, kann eine Überlaufinkontinenz verursachen; Gleiches gilt für Diabetes.

Bei der **funktionellen Inkontinenz** kommt es zu Harnabgang, weil die Betroffenen nicht zur Toilette gehen können (oder wollen). Die häufigsten Ursachen sind Leiden, die zum Verlust der Mobilität führen, wie Schlaganfall und schwere Arthritis, sowie Erkrankungen, die die geistige Gesundheit beeinträchtigen, wie eine Demenz aufgrund einer Alzheimererkrankung. Nur selten können Menschen so starke Depressionen oder andere psychische Störungen entwickeln, dass sie nicht auf die Toilette gehen. In diesem

Fall spricht man von psychogener Inkontinenz.
Mischtypen der Inkontinenz treten manchmal auf. Zum Beispiel kann ein Kind eine Inkontinenz haben, die aus einer Fehlfunktion der Nerven und psychischen Faktoren resultiert. Ein Mann kann eine Überlaufinkontinenz durch eine Prostatavergrößerung zusammen mit einer Dranginkontinenz durch einen Schlaganfall haben. Bei älteren Frauen treten oft Drang- und Stressinkontinenz gemeinsam auf.

Diagnose

Zunächst wird der Arzt den Patienten nach der Geschichte des Problems befragen und sich danach erkundigen, wie stark die Inkontinenz die Lebensqualität und die Fähigkeit zur Bewältigung des Alltags beeinträchtigt. Diese Fragen helfen, die Ursache des Problems herauszufinden und einen geeigneten Behandlungsplan zu entwickeln.

Möglicherweise fordert der Arzt den Patienten auf, mindestens drei Tage lang über sein Wasserlassen Buch zu führen (»Blasentagebuch«). Diese Aufzeichnungen können dem Arzt helfen, die Ursache für die Inkontinenz zu finden. Aufgezeichnet werden Häufigkeit und Zeitpunkt des Wasserlassens, ob die Kontrolle dabei verloren ging oder nicht, und wie viel Harn ungefähr unfreiwillig abging.

Eine körperliche Untersuchung kann wertvolle Hinweise liefern. Anhand einer Rektaluntersuchung lässt sich eine schwere Verstopfung diagnostizieren. Eine Beckenuntersuchung bei Frauen hilft festzustellen, ob die Schleimhaut von Harnröhre oder Scheide aufgrund des geringen Östrogenspiegels ausgedünnt ist oder ein Blasenvorfall vorliegt (Zystozele). Stressinkontinenz wird aufgrund der Krankheitsgeschichte diagnostiziert, und nachdem bei Frauen die Scheide untersucht und der Harnabgang beim Husten oder bei Belastung beobachtet wurde. Die Menge an Urin, die nach dem Wasserlassen noch in der Blase bleibt (Restharn), wird oft im Ultraschallbild ermittelt oder indem man den Restharn über einen Katheter ableitet. Viel Restharn weist auf eine Verengung oder ein Problem mit den Nerven oder der Blasenmuskulatur hin, das zu Überlaufinkontinenz führen kann. Um festzustellen, ob eine Infektion vorliegt, muss der Urin untersucht werden.

In manchen Fällen sind Spezialtests während des Urinierens (urodynamische Bewertung) notwendig. Gemessen wird der Druck in der Blase im Ruhe- und Füllungszustand. Dazu wird ein Katheter in die Blase eingeführt, durch den die Blase mit Wasser gefüllt wird. Dann wird der Druck in der Blase aufgezeichnet. Normalerweise nimmt der Druck langsam zu. Bei manchen Menschen baut sich der Druck aber wellenförmig auf oder steigt vor der vollständigen Füllung der Blase zu stark an. Das Druckmuster hilft dem Arzt, den Mechanismus der Inkontinenz zu verstehen und die beste Behandlung zu finden. Ein anderer Test misst die Geschwindigkeit des Harnflusses. Er kann helfen, festzustellen, ob der Urinfluss behindert ist oder ob sich die Blasenmuskeln stark genug zusammenziehen können, um den Harn nach außen zu befördern.

Behandlung

Welche Behandlung geeignet ist, hängt von der Art des Problems und Ursache der Inkontinenz ab.

Die Betroffenen sollten über Blasenfunktion, Arzneimittelwirkung, Flüssigkeitszufuhr sowie die Bedeutung von regelmäßigem Wasserlassen und Stuhlgang informiert werden. Manchmal genügen schon einfache Verhaltensveränderungen. Dazu gehört z. B. in regelmäßigen Abständen – alle zwei bis drei Stunden – zur Toilette zu gehen, um die Blase relativ leer zu halten. Koffeinhaltige Getränke reizen die Blase und sollten gemieden werden. Ferner sollten die Patienten täglich 1,5 bis 2 Liter trinken, damit sich der Urin nicht zu stark konzentriert; dieses kann die Blase reizen. Medikamente, die die Blasenfunktion beeinträchtigen, können häufig abgesetzt werden. Menschen, die Entwässerungsmittel einnehmen, brauchen eine Toilette in der Nähe, wenn das Medikament wirkt.

Lässt sich die Inkontinenz damit nicht völlig unter Kontrolle bringen, können spezielle Inkontinenzeinlagen getragen werden. Sie sind in der Apotheke und im Sanitätshandel erhältlich und gestatten es, weiterhin sozial aktiv zu bleiben, weil sie den Urin geruchsneutral auffangen und unauffällig getragen und entsorgt werden können.

Episoden von **Dranginkontinenz** lassen sich oft verhindern, indem man in regelmäßigen Abständen zur Toilette geht, bevor der Drang auftritt. Sehr hilfreich können Techniken sein, mit denen man die Blase trainiert, z. B. Beckenbodenübungen. Die Beckenbodenmuskulatur lässt sich mit einem gezielten Training (Kegel-Übungen) stärken. Ohne Anleitung fällt es allerdings meist schwer, zu lernen, welche Muskeln man wie anspannen soll. Darum sind Kurse bei Hebammen oder Physiotherapeutinnen sehr empfehlenswert. Bei den Übungen werden die Muskeln mehrmals am Tag immer wieder zusammengezogen, um sie zu kräftigen und um zu lernen, wie man sie in jenen Situationen richtig einsetzt, in denen man Urin verlieren kann, z. B. beim Husten.

Medikamente, die die Blase entspannen, können ebenfalls helfen. Die beiden zu diesem Zweck am häufigsten eingesetzten Medikamente sind Oxybutynin und Tolterodin. Beide können einmal am Tag eingenommen werden. Diese Mittel können zwar die Blasenreizbarkeit und den starken Harndrang reduzieren, können aber auch unerwünschte Wirkungen, wie Mundtrockenheit, Verstopfung, Rückfluss von Magenflüssigkeit in die Speiseröhre und sogar Harnstau, haben.

Für Menschen mit **Stressinkontinenz** ist es gewöhnlich hilfreich, häufig Wasser zu lassen, um eine volle Blase zu vermeiden, und ihre Beckenbodenmuskulatur zu trainieren. Bei Frauen mit Stressinkontinenz können Östrogene das Problem erleichtern – entweder lokal angewandt als Scheidencreme oder -zäpfchen, als Tabletten eingenommen oder als Pflaster angewandt. Inkontinenzeinlagen können die geringe Harnmenge aufnehmen, die bei Belastung meistens austritt.

Eine schwere Inkontinenz, die auf eine konservative Behandlung nicht anspricht, kann chirurgisch behoben werden. Dazu dienen Verfahren, die die Blase anheben und den Abflussweg stärken. Manchmal hilft eine Kollageninjektion um die Harnröhre. Ein Blasenschließmuskel, der sich nicht richtig schließt, kann durch einen künstlichen Schließmuskel ersetzt werden.

Bei einer **Überlaufinkontinenz** aufgrund einer vergrößerten Prostata oder einer anderen Verengung ist meistens eine Operation notwendig. Es gibt mehrere Verfahren, mit denen die Prostata als Ganzes oder zum Teil entfernt werden kann. Bei manchen Männern kann das Medikament Finasterid die Prostata verkleinern oder ihr Wachstum stoppen, sodass eine Operation vermieden oder zumindest hinausgezögert werden kann. Auch Medikamente wie Terazosin und Tamsulosin, die den Schließmuskel entspannen, helfen oft.

Wenn die Überlaufinkontinenz in einer Schwäche der Blasenmuskeln begründet ist, sind Medikamente in der Regel nicht hilfreich. Ein leichter Druck der Hände auf den Unterbauch genau über der Blase kann vor allem den Patienten helfen, die Schwierigkeiten haben, die Blase völlig zu entleeren. Manchmal muss die Blase mit einem Katheter entleert werden, um Komplikationen, wie periodisch wiederkehrende Infektionen und Nierenschäden, zu vermeiden. Dazu dient ein Dauerkatheter oder ein Katheter, den man dann einführt, wenn es nötig ist, und sonst wieder entfernt.

Die Behandlung von **funktioneller Inkontinenz** besteht in regelmäßiger Hilfe beim Toilettengang. Beispielsweise kann jemand die inkontinenten Patienten erinnern, in festen Zeitabständen zu urinieren, gewöhnlich alle drei bis vier Stunden, sodass die Blase geleert wird, bevor es zur Inkontinenz kommt. Wenn Depressionen bei der Inkontinenz eine Rolle spielen, sollten sie behandelt werden. Auch das Tragen von Einlagen kann hilfreich sein; ein Patient sollte jedoch nicht unnötig abhängig davon werden.

KAPITEL 148

Blockierte Harnwege

Sind die Harnwege blockiert – irgendwo zwischen den Nieren, wo der Harn entsteht, bis zur Harnröhre, durch die er den Körper verlässt –, steigt der Druck in den Harnwegen und der Harnfluss verlangsamt sich. Eine solche Blockade kann plötzlich auftreten oder sich langsam – über Tage, Wochen und sogar Monate – entwickeln. Sie kann vollständig sein oder die Harnwege teilweise blockieren.

Durch blockierte Harnwege können sich die Nieren erweitern, was sie schädigt. Obwohl sich die Nieren gewöhnlich erholen, wenn die Blockade rasch beseitigt wird, kann es zu Dauerschäden kommen. Blockierte Harnwege können zudem zu Steinbildung und Harnweginfekten führen. Eine Infektion kann entstehen, wenn in die Harnwege eingedrungene Bakterien bei behindertem Harnfluss nicht ausgewaschen werden.

Stauungsniere

Bei einer Stauungsniere (Hydronephrose) erweitern sich die Nieren durch den rückwärts gerichteten Druck des Urins, der entsteht, wenn der Harnabfluss behindert ist.

Normalerweise fließt der Harn mit sehr geringem Druck aus den Nieren. Wenn der Harnfluss stockt, staut sich der Harn in den kleinen Kanälen der Nieren und in den zentralen Sammelgebieten (Nierenbecken); dadurch erweitern sich die Nieren und drücken auf ihre empfindlichen Gewebe. Der lange anhaltende Druck einer schweren Stauungsniere schädigt das Nierengewebe letztlich so sehr, dass die Nierenfunktion allmählich verloren geht.

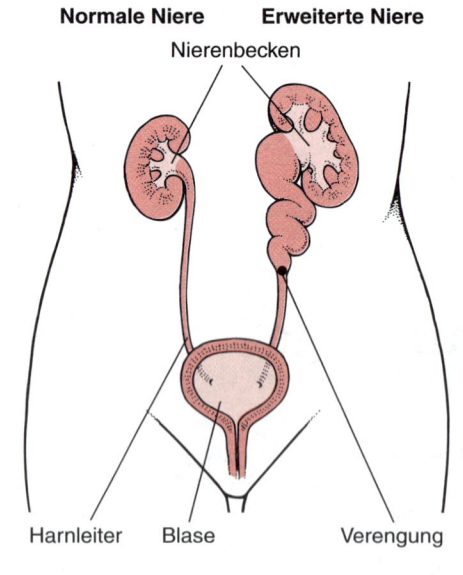

Stauungsniere: eine erweiterte Niere

Bei einer Stauungsniere ist die Niere erweitert, weil der Harnfluss behindert ist und sich Urin in den kleinen Kanälen der Niere und im zentralen Sammelgebiet (Nierenbecken) zurückstaut.

Normale Niere   **Erweiterte Niere**

Nierenbecken

Harnleiter   Blase   Verengung

▲ siehe Seite 1313

Eine lange dauernde Überdehnung von Nierenbecken und Harnleiter kann die rhythmischen Muskelkontraktionen hemmen, die normalerweise den Harn über die Harnleiter in die Blase treiben. Wenn dann Bindegewebe das Muskelgewebe in den Wänden des Harnleiters ersetzt, kann das zu einem Dauerschaden führen.

Ursachen

Eine Stauungsniere entsteht gewöhnlich, weil die Verbindungsstelle von Harnleiter und Nierenbecken verstopft ist. Folgende Ursachen kommen infrage:

- Fehlbildungen, z. B. wenn der Harnleiter im Nierenbecken zu hoch ansetzt
- Ein Knick in dieser Verbindung, weil sich eine Niere senkt
- Steine im Nierenbecken
- Der Harnleiter wird durch bindegewebige Bänder, eine ungewöhnlich verlaufende Arterie oder Vene oder durch einen Tumor zusammengepresst
- Die Stauungsniere kann auch durch eine Blockade unterhalb der Verbindungsstelle von Harnleiter und Nierenbecken oder durch Rückfluss von Harn aus der Blase entstehen. Hier gibt es folgende Ursachen:
- Steine im Harnleiter
- Tumoren im oder in der Nähe des Harnleiters
- Verengung des Harnleiters durch eine angeborene Fehlbildung, Verletzung, Infektion, Strahlentherapie oder Operation
- Erkrankungen der Muskeln oder Nerven im Harnleiter oder in der Blase
- Bildung von Bindegewebe in oder um den Harnleiter durch Operation, Röntgenbestrahlung oder Medikamente (besonders Methysergid)
- Ausbuchtung des unteren Endes eines Harnleiters in die Blase (Ureterozele)
- Krebs in Blase, Gebärmutterhals, Gebärmutter, Prostata oder anderen Beckenorganen
- Engpass, der den Fluss des Urins von der Blase in die Harnröhre behindert und durch Prostatavergrößerung ▲ (meist gutartig) oder durch Zusammenballung von Stuhl im Mastdarm entsteht
- Rückfluss von Harn aus der Blase aufgrund einer angeborenen Fehlbildung oder einer Verletzung

Gelegentlich entsteht eine Stauungsniere während der Schwangerschaft, wenn die wachsende Gebärmutter die Harnleiter zusammendrückt. Hormonelle Veränderungen in der Schwangerschaft können das Problem verstärken, wenn sie die Muskelkontraktionen, die normalerweise den Harn zur Blase bewegen, verringern. Diese Art von Stauungsniere endet meistens mit der Geburt, auch wenn das Nierenbecken und die Harnleiter danach noch eine Zeit lang erweitert bleiben können.

Symptome

Die Symptome hängen von der Ursache der Verengung, deren Sitz und Dauer ab. Wenn die Blockade schnell einsetzt (akute Stauungsniere), kommt es meistens zur Nierenkolik – sehr starke an- und abschwellende Schmerzen in der Flanke (dem Gebiet zwischen Rippen und Hüfte) der betroffenen Seite. Eine Teilblockade kann den Harnfluss verlangsamen. Zu einem kompletten Harnstau kommt es, wenn die Harnleiter beider Nieren vollständig verstopft sind oder die Harnröhre völlig blockiert ist.

Wenn die Stauungsniere langsam fortschreitet (chronische Stauungsniere), können die Symptome ausbleiben, oder es kann Anfälle von dumpfem Schmerz in der Flanke der betroffenen Seite geben. Die Stauungsniere kann periodisch auftreten und extrem schmerzhaft sein, wenn sie auf einer zeitweisen Überfüllung des Nierenbeckens oder einem zeitweisen Verschluss des Harnleiters beruht, der dadurch zustande kommt, dass sich die Niere nach unten verschoben hat.

Die Stauungsniere kann unklare Darmsymptome wie Übelkeit, Erbrechen und Bauchschmerzen verursachen. Diese Symptome treten manchmal bei Kindern auf, deren Stauungsniere von einem Geburtsschaden stammt, bei dem die Verbindungsstelle zwischen Nierenbecken und Harnleiter zu eng ist. Harnweginfekte – mit Eiter im Harn, Fieber und Beschwerden im Gebiet der Blase oder Niere – sind ziemlich häufig. Ist der Harnfluss behindert, können sich Steine bilden. Wenn beide Nieren blockiert sind, kann es zu einem Nierenversagen kommen.

Diagnose

Eine frühe Diagnose ist wichtig, weil sich eine Harnwegblockade in den meisten Fällen korrigieren lässt und eine Verzögerung der Behandlung zu irreversiblen Nierenschäden führen kann. Der Verdacht auf Stauungsniere kann dem Arzt während einer körperlichen Untersuchung kommen. Manchmal lässt sich eine vergrößerte Niere in der Flanke ertasten, besonders dann, wenn sie bei einem Säugling, einem Kind oder einem schlanken Erwachsenen stark vergrößert ist.

Die Stauungsniere lässt sich mit verschiedenen Verfahren diagnostizieren. Als Erstes wird oft eine Blasenkatheterisierung vorgenommen,

bei der ein flexibles Rohr durch die Harnröhre in die Blase eingeschoben wird. Wenn durch den Katheter große Mengen Harn aus der Blase abfließen, ist entweder der Blasenausgang oder die Harnröhre blockiert.

Eine Ultraschalluntersuchung liefert gute Bilder von Nieren, Harnleiter und Blase und ist bei Kindern und Schwangeren besonders nützlich, denn bei diesem Verfahren treten weniger Komplikationen auf als bei Röntgenkontrastuntersuchungen. Gewöhnlich lässt sich damit die Ursache für die Harnwegblockade finden.

Bei der intravenösen Urographie werden die Nieren geröntgt, nachdem ein Kontrastmittel in die Blutbahn gespritzt wurde. Röntgenbilder der Blase und der Harnröhre werden gemacht, nachdem das Kontrastmittel die Nieren passiert hat; bei der retrograden Urographie wird das Kontrastmittel durch die Harnröhre in die Harnwege eingebracht. Diese Untersuchungen liefern Informationen über den Harnfluss durch die Nieren.

Bei der Zystoskopie, bei der ein Beobachtungsschlauch mit einer Glasfaseroptik in die Harnröhre eingeführt wird, wird das Blaseninnere direkt betrachtet.

Die Ergebnisse einer Urinanalyse zeigen gewöhnlich normale Werte; wenn aber ein Stein oder eine Krebsgeschwulst die Ursache für die Blockade der Harnwege ist oder die Blockade mit einer Infektion einhergeht, können sich weiße und rote Blutkörperchen in der Probe befinden.

Behandlung und Prognose

Bei einer akuten Stauungsniere wird der Harn, der sich über dem Engpass in der Niere angesammelt hat, so schnell wie möglich – meistens mit einer Nadel durch die Haut – abgesaugt. Ziel ist es, einen Verlust der Nierenfunktion zu verhindern oder eine bereits eingetretene Schädigung zu begrenzen. Die Blockade muss ebenfalls rasch beseitigt werden. Wie man dabei vorgeht, richtet sich nach der Ursache, doch meist ist eine Operation erforderlich, z. B. um einen Stein aus dem Nierenbecken oder dem Harnleiter zu entfernen.

Komplikationen einer akuten Stauungsniere, wie Harnweginfektionen und Nierenversagen, werden sofort behandelt. Die Ursache für die Stauungsniere wird, wenn möglich, behoben.

Bei einer chronischen Stauungsniere sind gewöhnlich keine Notfallmaßnahmen erforderlich. Die Behandlung besteht darin, den Urin oberhalb der Engstelle abzuziehen. Zu diesem Zweck kann man beispielsweise weiche Röhr-

Nierensteinzertrümmerung mit Schallwellen

Manche Nierensteine lassen sich durch Schallwellen zertrümmern, die von einem Lithotripter erzeugt werden. Dieses Verfahren heißt extrakorporale Stoßwellenlithotripsie. Nachdem der Stein im Ultraschallbild geortet wurde, wird der Lithotripter gegen den Rücken gedrückt, die Stoßwellen werden auf den Stein gebündelt und zerteilen ihn. Dann muss der Patient viel trinken, um die Bruchstücke des Steins aus der Niere herauszuspülen und ihre Ausscheidung mit dem Urin zu unterstützen. Manchmal erscheint Blut im Harn oder der Bauch ist nach dem Eingriff geschwollen, aber ernste Probleme sind selten.

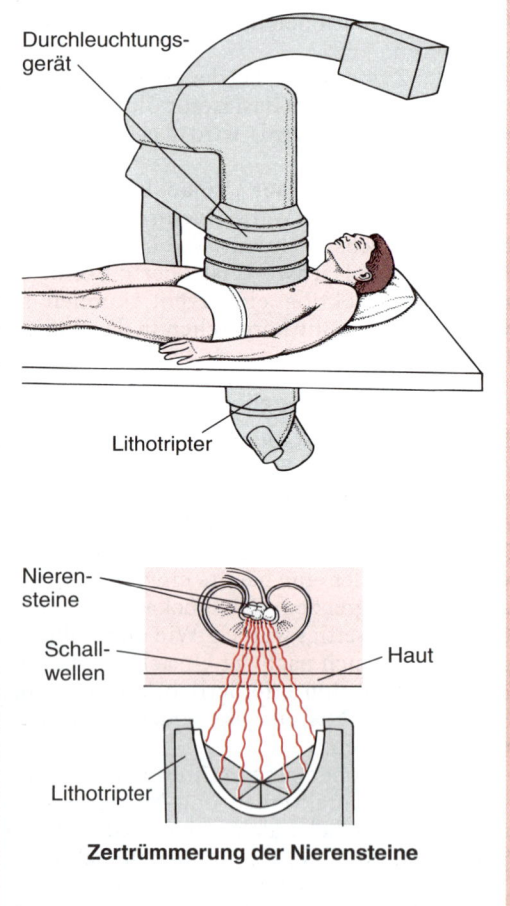

Durchleuchtungsgerät

Lithotripter

Nierensteine

Schallwellen

Haut

Lithotripter

Zertrümmerung der Nierensteine

▲ siehe Seite 1315

chen (Harnleiterstents) in den Harnleiter einsetzen, um einen Engpass zu umgehen. Zu den Komplikationen, die dabei auftreten können, gehören Verlagerungen des Stents, Infektionen, Reizungen und Beschwerden.

Eine chronische Stauungsniere wird behandelt, indem man die Ursache behebt und die Verengung korrigiert. Ein enger oder fehlgebildeter Harnleiterabschnitt kann chirurgisch entfernt und die Schnittenden können verbunden werden. Manchmal müssen die Harnleiter operativ von Bindegewebe befreit werden. Ist die Einmündung der Harnleiter in die Blase verstopft, können die Harnleiter chirurgisch abgetrennt und an einen anderen Teil der Blase angeschlossen werden.

Wenn die Harnröhre durch eine vergrößerte oder von Krebs befallene Prostata zusammengedrückt ist, kann die Behandlung in Medikamenten bestehen, z. B. einer Hormontherapie bei Prostatakrebs ▲, einer Operation oder einer Erweiterung der Harnröhre mit Dilatatoren. Bei Steinen, die den Harnfluss blockieren, können andere Therapien notwendig sein.

Eine Operation, um eine akute Stauungsniere in einer oder beiden Nieren zu beheben, ist meistens erfolgreich, wenn die Blockade beseitigt werden kann und die Nieren angemessen funktionieren. Die Prognose für eine chronische Stauungsniere ist ungewiss.

Steine in den Harnwegen

Überall in den Harnwegen können sich harte, steinähnliche Massen bilden, die Schmerzen, Blutungen und eine Infektion auslösen und den Harnabfluss behindern können.

Je nachdem, wo sich ein Stein bildet, bezeichnet man ihn als Nieren-, Harnleiter- oder Blasenstein. Der Prozess der Steinbildung wird Urolithiasis (Nephrolithiasis) genannt.

Steine treten gehäuft bei älteren Menschen und bei Männern auf. Sie können entstehen, weil der Urin zu sehr mit Salzen, die Steine bilden können, gesättigt ist, oder weil ihm die normalen Hemmstoffe gegen die Steinbildung fehlen. Zitrat ist ein solcher Hemmstoff, denn es verbindet sich normalerweise mit Kalzium, das häufig an der Steinbildung beteiligt ist. Etwa 80 Prozent der Steine bestehen aus Kalzium; der Rest aus Substanzen wie Harnsäure, Zystin und Phosphat. Phosphatsteine – eine Mischung aus Magnesium, Ammonium und Phosphat – werden auch Infektionssteine genannt, weil sie sich nur in infiziertem Harn bilden. Steine finden sich häufiger bei Menschen mit gewissen Erkrankungen (z. B. Bluthochdruck und Kurzdarm-Syndrom) und solchen, die sich sehr eiweißreich ernähren oder nicht genug trinken.

Die Steine können so klein sein, dass man sie nicht sieht, oder bis zu drei Zentimeter und mehr Durchmesser haben. Ein großer, so genannter Nierenbeckenausgussstein wird durch das Nierenbecken geformt und kann dieses und die zufließenden Kanäle fast vollständig ausfüllen.

Steine können einen Harnweginfekt verursachen. Wenn Steine den Harnfluss blockieren, sammeln sich Bakterien in dem Urin an, der über dem Verschluss steht; das führt zu einer Infektion. Wenn Steine lange Zeit die Harnwege verlegen, staut sich der Harn in den Kanälen der Niere und erzeugt Druck, der die Niere erweitern (Stauungsniere) und sie schließlich schädigen kann.

Symptome

Steine, besonders die kleinen, können symptomlos bleiben. Steine in der Blase können Schmerzen im Unterbauch verursachen. Solche, die den Harnleiter, das Nierenbecken oder einen Harnleiter verlegen, können Rückenschmerzen und starke kolikartige Schmerzen auslösen. Das Kennzeichen einer Nierenkolik ist ein sehr starker an- und abschwellender Schmerz, meistens in der Seite, der sich über den Bauch oft bis zu den Geschlechtsorganen und an der Innenseite der Oberschenkel ausbreitet.

Andere Symptome sind Übelkeit und Erbrechen, aufgeblähter Bauch, Schüttelfrost, Fieber und Blut im Harn. Der Betroffene muss oft urinieren, vor allem, wenn der Stein durch den Harnleiter abgeht.

Diagnose

Verursachen Steine Schmerzen, so sprechen die Nierenkolik und die Druckempfindlichkeit im Rücken und in der Leiste oder Schmerzen im Genitalbereich, für die es keinen anderen Grund gibt, für Nierensteine. Eine mikroskopische Urinanalyse kann Blut und Eiter sowie kleine Kristalle nachweisen. Meist sind keine weiteren Tests nötig – es sei denn, der Schmerz hält länger als ein paar Stunden an oder die Diagnose ist ungewiss.

Röntgenbilder und Ultraschallaufnahmen des Bauchs können Kalzium-, Zystin- und Phosphatsteine zeigen, jedoch gewöhnlich keine Harnsäuresteine. Bei Bedarf sind auch andere Verfahren möglich. Für eine intravenöse Urographie wird ein Röntgenkontrastmittel in eine Vene gespritzt; es gelangt in die Nieren, wo es die Harnsäuresteine umfließt und so auf den Röntgenbildern sichtbar macht. Bei einer retrograden Urographie wird das Kontrastmittel durch die Harnröhre in die Harnwege eingebracht. Eine Computertomographie wird in der Regel nur dann gemacht, wenn die Diagnose mit anderen Verfahren nicht gelingt.

Behandlung

Kleine Steine, die weder Beschwerden noch eine Verengung oder Infektion verursachen, brauchen nicht behandelt zu werden. Viel zu trinken hilft, manche Steine auszuspülen; wenn ein Stein einmal abgegangen ist, ist keine andere unmittelbare Behandlung notwendig. Die Nierenkolikschmerzen können mit starken Schmerzmitteln gelindert werden.

Manche Arten von Steinen können, wenn ihr Durchmesser weniger als 1,5 Zentimeter beträgt, im Nierenbecken oder dem oberen Teil des Harnleiters mit Stoßwellen zertrümmert werden (extrakorporale Stoßwellenlithotripsie). Der Steinsand geht dann mit dem Urin ab. Manchmal wird ein Stein durch einen kleinen Einschnitt in der Haut entfernt (perkutane Nephrolithotomie) oder der Stein wird mit einer Lithotripsie-Sonde zertrümmert.

Kleine Steine im unteren Teil des Harnleiters können endoskopisch entfernt werden – durch einen dünnen, biegsamen Schlauch, der durch die Harnröhre und Blase eingeführt wird. Manchmal wird das Endoskop zusammen mit einer Vorrichtung eingesetzt, die Steine zertrümmert; diese Bruchstücke können dann endoskopisch entfernt oder mit dem Urin ausgespült werden (intrakorporale Lithotripsie).

Harnsäuresteine lassen sich manchmal allmählich auflösen, indem man den Urin alkalisiert (z. B. mit Kaliumzitrat, das vier bis sechs Monate lang eingenommen wird); andere Steinarten können auf diese Weise aber nicht beseitigt werden. Größere Steine, die die Harnwege blockieren, müssen chirurgisch entfernt werden.

Vorbeugung

Mit welchen Maßnahmen sich die Bildung neuer Steine verhindern lässt, hängt von ihrer Zusammensetzung ab. Sie wird analysiert und der Gehalt des Urins an diesen steinbildenden Substanzen bestimmt.

Es wird empfohlen, täglich zwei bis drei Liter zu trinken. Auch eine kalziumarme Ernährung kann helfen. Viele Menschen mit Kalziumsteinen scheiden mit dem Urin überschüssiges

Kalzium aus (Hyperkalziurie). Thiazid-Diuretika verringern die Konzentration von Kalzium im Urin und verhindern die Bildung neuer Steine. Mit Kaliumzitrat lässt sich der Zitratspiegel im Urin anheben. Zitrat bremst die Entstehung von Kalziumsteinen.

Viel Oxalat im Urin fördert die Bildung von Kalziumoxalatsteinen. Oxalat gelangt durch übermäßigen Verzehr von Nahrungsmitteln wie Rhabarber, Spinat, Kakao, Nüssen, Pfeffer und Tee oder bei bestimmten Darmerkrankungen in den Urin. Im ersten Fall kann eine Ernährungsumstellung helfen; im zweiten muss die Darmerkrankung behandelt werden.

Nur selten entstehen Kalziumsteine durch Krankheiten wie Nebenschilddrüsenüberfunktion, Sarkoidose, Vitamin-D-Überdosierung, renal-tubuläre Azidose und Krebs. Dann muss die Grundkrankheit behandelt werden.

Bei Harnsäuresteinen wird empfohlen, wenig Fleisch, Fisch und Geflügel zu essen, weil diese Nahrungsmittel die Harnsäurewerte erhöhen. Mit Allopurinol lässt sich die Bildung von Harnsäure verringern. Kaliumzitrat macht den Urin alkalisch. Das ist vorteilhaft, weil sich Harnsäuresteine bilden, wenn der Säuregehalt im Harn hoch ist.

Phosphatsteine müssen gewöhnlich durch extrakorporale Stoßwellenlithotripsie oder eine Operation entfernt werden. Solange die Steine nicht entfernt sind, sind Antibiotika gegen Harnweginfekte nutzlos.

KAPITEL 149

Harnweginfekte

Bei gesunden Menschen ist der Urin in der Blase steril; er enthält weder Bakterien noch andere Krankheitserreger. Auch in der Harnröhre, dem Kanal, in dem der Urin von der Blase aus dem Körper geführt wird, befinden sich keine Erreger oder zu wenig, um eine Infektion auszulösen.

Jeder Teil der Harnwege kann allerdings infiziert werden. Diese Infektionen werden unterteilt in solche der ableitenden und der oberen Harnwege; »ableitend« bezieht sich auf die Harnröhre und Blase, »obere« meint im Bereich der Nieren und Harnleiter. Harnweginfekte können bei Kindern ▲ wie auch bei Erwachsenen auftreten.

Ursachen

Die Infektionserreger können auf zwei Wegen in die Harnwege gelangen. Am häufigsten steigen sie vom unteren Ende des Harntrakts auf, von der Öffnung der Harnröhre – beim Mann von der Spitze des Penis, bei der Frau von der Vulva –, und breiten sich nach oben aus. Der andere mögliche Weg geht über die Blutbahn direkt in die Nieren.

Harnweginfekte können durch Bakterien, Viren, Pilze und verschiedene Parasiten ausgelöst werden.

Bakterien: Bakterielle Infektionen der ableitenden Harnwege – der Blase und Harnröhre – sind sehr häufig, besonders bei heranwachsenden Mädchen. *Escherichia coli* ist das häufigste Bakterium. Hat jemand einen Nierenstein, können auch *Proteus*-Bakterien gedeihen. Im Alter von 20 bis 50 Jahren sind Harnweginfekte bei Frauen rund 50-mal häufiger als bei Männern. Da Männer eine längere Harnröhre haben als Frauen, ist es für die Bakterien schwieriger, so weit hinaufzugelangen, um eine Infektion auszulösen. Im höheren Alter steigt die Häufigkeit von Harnweginfekten bei beiden Geschlechtern; der Häufigkeitsunterschied zwischen Männern und Frauen nimmt gleichzeitig ab.

Mehr als 85 Prozent der Harnweginfekte werden durch Bakterien aus Darm und Scheide verursacht. In der Regel werden die Bakterien, die in die Harnwege eindringen, jedoch wieder hinausgespült, wenn sich die Blase entleert.

Viren: Infektionen mit dem Herpes-simplex-Virus Typ 2 (HSV-2) betreffen bei Männern den Penis und können bei Frauen die Vulva, den Damm, das Gesäß, den Muttermund und die Scheide befallen. Ist die Harnröhre infiziert, kann

▲ siehe Seite 1544

das Wasserlassen schmerzhaft sein und die Entleerung der Blase Probleme bereiten.

Pilze: Pilzinfektionen der Harnwege werden am häufigsten von *Candida* (Hefepilz, der Candidose auslöst) verursacht, und zwar bei Menschen mit geschwächtem Immunsystem oder einem Blasenkatheter. Selten befallen andere Pilzarten die Harnwege; zu ihnen gehören jene, die zu Blastomykose *(Blastomyces)* oder Kokzidioidomykose *(Coccidioides)* führen. Pilze und Bakterien infizieren die Nieren oft gleichzeitig.

Parasiten: Eine Reihe von Parasiten, darunter auch Würmer, können Harnweginfekte auslösen.

Trichomoniasis, die von Protozoen verursacht wird, ist eine sexuell übertragbare Erkrankung, die einen grünlichgelben, schaumigen Ausfluss aus der Scheide hervorruft. Selten werden Blase und Harnröhre infiziert. Trichomoniasis ruft bei Männern meistens keine Symptome hervor, kann aber eine Entzündung der Prostata (Prostatitis) verursachen.

Schistosomiasis (Bilharziose), eine Saugwurminfektion, kann die Nieren, Harnleiter und Blase betreffen und ist eine häufige Ursache schwerer Nierenfunktionsstörungen in Afrika, Südamerika und Asien. Die Infektion kann anhaltende Blasenentzündungen auslösen, die schließlich zu Blasenkrebs führen können.

Malaria, eine Krankheit, die durch von Stechmücken übertragene Protozoen ausgelöst wird, kann die kleinen Blutgefässe der Nieren (Glomeruli) verstopfen und rasch die roten Blutkörperchen schädigen (Hämolyse); sie führt zu akutem Nierenversagen.

Filariose, eine Fadenwurminfektion, verstopft die Lymphgefäße, wodurch Lymphflüssigkeit in den Urin gelangt (Chylurie). Filariose führt zu enormen Gewebeschwellungen (Elephantiasis), die bei Männern den Hodensack einbeziehen können.

Harnröhrenentzündung

Bei einer Harnröhrenentzündung (Urethritis) ist die Harnröhre, jener Kanal, der den Harn aus der Blase und dem Körper leitet, infiziert.

Die Harnröhre kann mit Bakterien, Pilzen oder Viren infiziert sein. Bei Frauen gelangen die Erreger im Allgemeinen von der Scheide in die Harnröhre. Meist stammen die Bakterien aus dem Dickdarm und erreichen die Scheide vom After her. Bei Männern entwickelt sich eine Harnröhrenentzündung viel seltener, weil ihre Harnröhrenöffnung viel weiter vom After ent-

Faktoren, die bakterielle Harnweginfektionen fördern

Aufsteigende Infektionen
- Blockierung im Harntrakt (z. B. durch Steine)
- Gestörte Blasenfunktion, wie bei neurologischen Störungen, aufgrund derer die Blase nicht vollständig entleert werden kann
- Undichtigkeit des Ventils zwischen Harnleiter und Blase, wodurch Harn und Bakterien aus der Blase zurückfließen können (Reflux) und möglicherweise bis in die Nieren zurückgelangen
- Einführung eines Katheters oder eines Instruments durch den Arzt
- Geschlechtsverkehr
- Gebrauch eines Scheidendiaphragmas mit spermientötenden Mitteln
- Fisteln zwischen Scheide und Blase oder zwischen Darm und Blase
- Prostataentzündung

Durch das Blut übertragene Infektionen
- Infektionen in der Blutbahn (Blutvergiftung)
- Infektion der Herzklappen (infektiöse Endokarditis)

fernt ist und beim Geschlechtsverkehr nicht so leicht verletzt wird.

Sexuell übertragbare Erreger – wie *Neisseria gonorrhoeae*, der Tripper (Gonorrhö) ▲ verursacht – erreichen die Scheide oder den Penis beim Geschlechtsverkehr mit einem infizierten Partner und können sich in die Harnröhre ausbreiten. Auch Chlamydien und Herpes-simplex-Viren können sexuell übertragen werden und dann eine Harnröhrenentzündung auslösen. ■

Wenn Männer eine Harnröhrenentzündung bekommen, sind sehr häufig Gonokokken die Ursache. Bei Frauen können diese Erreger zwar auch die Harnröhre befallen, doch Scheide, Gebärmutterhals, Gebärmutter, Eierstöcke und Eileiter sind stärker gefährdet. Trichomonaden, parasitische Einzeller, können ebenfalls bei Männern eine Harnröhrenentzündung auslösen. Bei Frauen sind sie oft Ursache einer Scheideninfektion.

▲ siehe Seite 1163   ■ siehe Seite 1164

Interstitielle Zystitis: Blasenentzündung ohne Infektion

Die interstitielle Zystitis ist eine schmerzhafte Entzündung der Blase, ohne dass Anzeichen für eine Infektion vorlägen. Die Ursache dieser Entzündung ist unbekannt; im Urin sind keine Infektionserreger zu finden. Gewöhnlich sind Frauen mittleren Alters betroffen, Männer nur sehr selten.

Die Symptome sind häufiges schmerzhaftes Wasserlassen und oft Eiter und Blut im Urin, die bei einer mikroskopischen Untersuchung entdeckt werden. Gelegentlich sieht man das Blut sogar im Urin. Mit der Zeit kann die chronische Entzündung zu einer geschrumpften Blase führen. Die Diagnose wird nach einer Zystoskopie gestellt, bei der kleine oberflächliche Blutungen und Geschwüre zu sehen sind.

Eine Reihe von Behandlungen wurde versucht, aber keine ist besonders zufrieden stellend. Manchmal helfen schmerzstillende Medikamente, Anticholinergika oder Antidepressiva.

Symptome

Bei Frauen kann eine Harnröhrenentzündung zu Schmerzen beim Wasserlassen führen. Auch eine Scheideninfektion kann Schmerzen beim Wasserlassen verursachen, weil der saure Urin über die entzündeten Schamlippen fließt. Bei Männern beginnt eine Harnröhrenentzündung meistens mit einem Ausfluss aus der Harnröhre. Er enthält gelblichgrünen Eiter, wenn Gonokokken beteiligt sind, oder klaren Schleim bei anderen Organismen. Andere Symptome einer Harnröhrenentzündung bei Männern sind Schmerzen während des Wasserlassens und ein häufiger starker Harndrang.

Eine nicht oder unzureichend behandelte Gonokokkeninfektion der Harnröhre kann schließlich die Harnröhre verengen (Striktur). Dadurch erhöht sich das Risiko, dass sich die Entzündung auf die Blase (Zystitis) und die Nieren (Pyelonephritis) ausbreitet. Ein unbehandelter Tripper führt gelegentlich zu einem Abszess um die Harnröhre. Der Abszess kann Ausstülpungen aus der Harnröhrenwand (Harnröhrendivertikel) bilden, die sich ebenfalls infizieren können. Wenn der Abszess die Haut durchbricht,

kann der Harn durch den neu geschaffenen Gang (Harnröhrenfistel) fließen.

Diagnose, Vorbeugung und Behandlung

Die Diagnose einer Harnröhrenentzündung ergibt sich meist durch die Symptome. Von dem Ausfluss kann im Labor eine Probe untersucht werden, um den Erreger zu bestimmen.

Durch die Benutzung von Kondomen lassen sich sexuell übertragbare Krankheiten, die zu Harnröhrenentzündung führen, vorbeugen. Die Behandlung hängt von der Infektionsursache ab. Bei einer bakteriellen Infektion werden Antibiotika gegeben. Pilzinfektionen werden mit Pilzmitteln behandelt. Eine Herpes-simplex-Infektion kann mit einem antiviralen Medikament, wie Aciclovir, behandelt werden.

Blasenentzündung

Mediziner nennen eine Blasenentzündung Zystitis.

Frauen haben – besonders im fortpflanzungsfähigen Alter – häufig Blaseninfektionen; bei manchen treten sie immer wieder auf. Dafür gibt es eine Reihe von Gründen – z.B. die geringe Länge der Harnröhre und ihre Nähe zu Scheide und After, wo Bakterien häufig sind. Geschlechtsverkehr kann Blaseninfektionen ebenfalls fördern, weil die Bewegungen beim Sex zu winzigen Verletzungen in der Harnröhre führen und Bakterien in sie hineingerieben werden können. Schwangere Frauen entwickeln besonders leicht eine Blasenentzündung, weil sich die Blase in der Schwangerschaft oft nicht vollständig entleeren lässt.

Der Gebrauch eines Scheidendiaphragmas erhöht das Risiko einer Blaseninfektion wahrscheinlich deshalb, weil das Spermizid, mit dem das Diaphragma kombiniert wird, die Scheidenflora stört und Bakterien in der Scheide gedeihen lässt, die Blasenentzündung auslösen. Selten beruhen wiederkehrende Blaseninfektionen bei Frauen auf einer unnatürlichen Verbindung zwischen Blase und Scheide (Blasenscheidenfistel).

Blaseninfektionen sind bei Männern seltener; sie beginnen im Allgemeinen mit einer Infektion der Harnröhre, die in die Prostata und dann in die Blase zieht. Andererseits kann eine Blaseninfektion durch einen Katheter oder ein bei einer Operation verwendetes Instrument bedingt sein. Die häufigste Ursache wiederkehrender Blaseninfektionen bei Männern ist eine chronische bakterielle Infektion der Prostata. In der Blase können Antibiotika die Bakterien zwar schnell beseitigen, doch die Prostata erreichen die meisten dieser Medikamente nicht gut genug, um eine Infektion zu heilen. Bakterien, die in der Prostata bleiben, neigen daher dazu, die Blase erneut zu infizieren, wenn die Medikamente abgesetzt werden.

Wenn der Harn aufgrund eines Nierensteins oder einer vergrößerten Prostata nur schlecht abfließen kann, staut sich der infizierte Harn, und die Bakterien vermehren sich. Dadurch wächst das Risiko für einen Infektion oberhalb des Engpasses.

Bei Männern und Frauen kann sich eine unnatürliche Verbindung zwischen Blase und Darm entwickeln (Blasenmastdarmfistel); durch eine derartige Verbindung gelangen manchmal Luft und Gas produzierende Bakterien in die Blase und vermehren sich dort. Solche Infektionen können Luftblasen im Urin hervorrufen (Pneumaturie). Eine Gebärmutter- oder eine Blasensenkung kann dazu führen, das sich die Blase nicht vollständig entleert; dadurch erhöht sich das Risiko für eine Blasenentzündung.

Manchmal kann sich die Blase auch entzünden, ohne dass eine Infektion vorliegt (interstitielle Zystitis).

Symptome

Blaseninfektionen rufen meist häufigen Harndrang und Brennen oder Schmerzen beim Wasserlassen hervor. Der starke Harndrang kann zu einem unkontrollierten Harnverlust führen (Harninkontinenz); das gilt vor allem für ältere Menschen. Fieber ist selten. Der Schmerz wird meistens über dem Schambein und oft auch im unteren Rücken gefühlt. Ein weiteres Symptom ist häufiges Wasserlassen in der Nacht (Nykturie). Der Harn ist oft trübe und enthält bei einem Teil der Betroffenen Blut. Die Symptome können ohne Behandlung verschwinden.

Manchmal verursacht eine Blaseninfektion – besonders bei älteren Menschen – keine Symptome und wird zufällig entdeckt, wenn der Urin aus einem anderen Grund untersucht wird. Ein Patient mit gestörter Nervenversorgung der Blase (neurogene Blase ▲) oder mit einem Dauerkatheter kann eine symptomlose Blaseninfektion haben, bis es zu einer Niereninfektion kommt oder unerklärliches Fieber auftritt.

Diagnose

Ein Arzt kann eine Blaseninfektion aufgrund ihrer typischen Symptome diagnostizieren. Zur Untersuchung muss der Patient Mittelstrahl-

Blaseninfektionen bei Frauen vorbeugen

Bei Frauen, die dreimal oder öfter pro Jahr unter Blaseninfektionen zu leiden haben, können folgende Maßnahmen helfen:

- Moosbeeren- oder Preiselbeersaft (engl. cranberry, verschiedene Vaccinium-Arten) trinken. Die Säfte enthalten eine Substanz, die Bakterienwachstum hemmt; außerdem wird der Urin sauer, was ebenfalls wachstumshemmend wirkt
- Flüssigkeitszufuhr erhöhen
- Häufig Urinieren
- Möglichst bald nach dem Geschlechtsverkehr urinieren
- Gebrauch eines Scheidendiaphragmas in Kombination mit einem spermientötenden Mittel vermeiden
- Langfristig niedrig dosierte Antibiotika einnehmen. Gewöhnlich wird das Antibiotikum täglich, dreimal pro Woche oder unmittelbar nach dem Geschlechtsverkehr eingenommen

urin ■ abgeben, der nicht mit Bakterien aus der Scheide oder der Penisspitze verunreinigt sein darf. Mit einem Teststreifen, der in den Urin getaucht wird, lassen sich auf einfache Weise zwei Substanzen nachweisen, die sich normalerweise nicht im Urin befinden: Nitrite, die von Bakterien freigesetzt werden, und Leukozytenesterase (ein Enzym, das man in gewissen weißen Blutkörperchen findet); dieses Enzym ist ein Hinweis darauf, dass der Körper versucht, die Bakterien im Urin zu bekämpfen.

Die Urinprobe wird mikroskopisch auf rote und weiße Blutkörperchen und andere Substanzen untersucht. Die Bakterien werden gezählt, und es wird eine Kultur angelegt, um die Bakterienart zu bestimmen. Bei einer Infektion findet sich meistens eine Bakterienart im Übermaß.

Bei Männern genügt meist eine Probe Mittelstrahlurin für die Diagnose. Bei Frauen ist diese Probe manchmal durch Bakterien aus der Scheide verunreinigt. Enthält die Urinprobe nur wenige Bakterien oder viele verschiedene Bakterienarten gleichzeitig, spricht dies für eine Verunreinigung. Dann kann der Arzt die Urin-

▲ siehe Kasten Seite 852   ■ siehe Kasten Seite 818

probe mit einem Katheter direkt aus der Blase gewinnen, um sicherzustellen, dass der Urin nicht verunreinigt ist.

Die Ursache für Harnweginfektionen zu finden, ist bei mehreren Patientengruppen besonders wichtig; dazu zählen Kinder unter fünf Jahren, Männer jeden Alters und Frauen mit wiederholt auftretenden Infektionen (drei oder mehr pro Jahr), besonders dann, wenn die Infektionen mit Anzeichen für blockierte Harnwege, eine Harnweginfektion im oberen Bereich (Nieren und Harnleiter) oder eine Infektion mit *Proteus*-Bakterien einhergehen. Bei diesen Patientengruppen lässt sich wahrscheinlich eine Infektionsursache finden, die über die Gabe von Medikamenten zur Infektionsbekämpfung hinaus eine spezielle Behandlung erfordert. Der Arzt kann eine Röntgenuntersuchung veranlassen, bei der ein Kontrastmittel in eine Vene gespritzt wird, das die Nieren dann in den Harn ausscheiden. Die Röntgenbilder zeigen die Nieren, Harnleiter und Blase. Eine Ausscheidungszystourethrographie, bei der das Kontrastmittel in die Blase eingebracht und sein Austritt verfolgt wird, eignet sich besonders bei Kindern, um den Abfluss des Urins aus der Blase zu untersuchen. Außerdem lassen sich damit Harnröhrenverengungen erkennen. Eine retrograde Urethrographie, bei der das Kontrastmittel direkt in die Harnröhre gespritzt wird, ist hilfreich, um Verengungen, Ausstülpungen und unnatürliche Verbindungen (Fisteln) der Harnröhre zu erkennen. Das Blaseninnere mit einem Endoskop direkt zu betrachten (Zystoskopie), kann bei der Diagnose helfen, wenn sich eine Blaseninfektion trotz Behandlung nicht bessert.

Behandlung

Menschen, die häufig Blaseninfektionen haben, können langfristig Antibiotika in niedriger Dosierung einnehmen, um Infektionen vorzubeugen. Das Antibiotikum wird gewöhnlich einmal täglich oder dreimal pro Woche oder unmittelbar nach dem Geschlechtsverkehr geschluckt.

Viel Flüssigkeit kann Blaseninfektionen vorbeugen. Die Spülkraft des Harns wäscht viele Bakterien aus; die natürlichen Abwehrkräfte beseitigen den Rest.

Eine Blasenentzündung wird gewöhnlich mit Antibiotika behandelt. Die Behandlung einer symptomlosen Blasenentzündung kann sich negativ auswirken, weil dadurch unter Umständen das Wachstum von antibiotikaresistenten Bakterien gefördert wird. In der Schwangerschaft wird eine Blasenentzündung jedoch auch dann behandelt, wenn die Frau keine Symptome aufweist, weil die Gefahr besteht, dass die Infektion auf die Nieren übergreift.

Bevor der Arzt ein Antibiotikum verordnet, prüft er, ob die Person eine Erkrankung hat, die eine Blaseninfektion verschlimmern würde, etwa anatomische Fehlbildungen, Diabetes oder ein geschwächtes Immunsystem, das die Fähigkeit des Patienten verringert, Infektionen zu bekämpfen. Bei solchen Erkrankungen kann eine aggressivere Behandlung nötig sein – vor allem, weil die Infektion wahrscheinlich zurückkehrt, sobald der Patient keine Antibiotika mehr einnimmt.

Bei Frauen mit unkomplizierten Harnweginfektionen reicht es meist aus, das Antibiotikum drei Tage lang einzunehmen. Bei Infektionen, die nicht als unkompliziert eingestuft werden, wird das Antibiotikum gewöhnlich sieben bis zehn Tage lang eingenommen. Bei Männern gelten alle Harnweginfektionen als kompliziert; darum nehmen sie das Antibiotikum nach einem Erregernachweis in der Regel zehn bis 14 Tage lang ein.

Eine Reihe von Medikamenten sollen vor allem häufigen hartnäckigen Harndrang und schmerzhaftes Wasserlassen erleichtern. Atropin z. B. kann Muskelkrämpfe lösen, die den Harndrang hervorrufen.

Mit einer Operation kann eine Harnabflussbehinderung, welche eine Infektion wahrscheinlicher macht, beseitigt oder z. B. eine Gebärmutter- und Blasensenkung korrigiert werden.

Den Urin aus einem blockierten Bereich mit einem Katheter abzuführen hilft, die Infektion unter Kontrolle zu bekommen.

Vor der Operation wird meistens ein Antibiotikum gegeben, um das Risiko zu verringern, dass sich die Infektion auf den ganzen Körper ausbreitet.

Harnleiterentzündung

Eine Infektion einer oder beider Harnleiter nennen Mediziner Ureteritis.

Häufigste Ursache ist die Ausbreitung einer Infektion von den Nieren oder der Blase. Auch eine Harnstauung kommt infrage, die darauf beruht, dass die Nervenversorgung eines Teils des Harnleiters gestört ist. Die zugrunde liegende Blasen- oder Niereninfektion wird behandelt. Die Harnleiterabschnitte mit schadhaften Nerven können chirurgisch entfernt werden.

Nierenbeckenentzündung

Bei einer Nierenbeckenentzündung (Pyelone-phritis) sind eine oder beide Nieren mit Bak-terien infiziert.

Nierenbeckenentzündungen sind bei Frauen häufiger als bei Männern. *Escherichia coli*, eine Bakterienart, die normalerweise im Dickdarm vorkommt, verursacht etwa 90 Prozent der üb-lichen Niereninfektionen. Die Infektion steigt meistens aus dem Genitalbereich über die Harnröhre zur Blase und weiter durch die Harn-leiter zu den Nieren auf. In einem gesunden Harntrakt verhindert der Harnfluss, dass die Infektion in die Nieren aufsteigt, weil er die Erreger auswäscht; außerdem versperren die Harnleiter an ihrer Mündung in die Blase dem Harn den Weg nach oben. Alles, was den Harn-abfluss behindert, z. B. ein Nierenstein oder eine vergrößerte Prostata, oder wenn Harn aus der Blase in die Harnleiter zurückfließt, erhöht das Risiko für eine Nierenbeckeninfektion.

Infektionen anderer Körperbereiche können vom Blut zu den Nieren getragen werden. Eine Staphylokokkeninfektion der Haut z. B. kann sich über das Blut auf die Nieren ausbreiten.

Weitere Faktoren, die das Risiko einer Nieren-infektion erhöhen, sind blockierte Harnwege, Schwangerschaft, Diabetes und Erkrankungen, die die Abwehrkräfte des Körpers verringern. In der Schwangerschaft drückt die vergrößerte Gebärmutter auf die Harnleiter, was zu einer gewissen Harnstauung führen kann. Auch das Risiko, dass der Urin aus der Blase in die Harn-leiter zurückfließt, ist erhöht, weil sich die Harnleiter erweitern und die Muskelkontrak-tionen abnehmen, die den Urin die Harnleiter hinab in die Blase transportieren.

Symptome und Komplikationen

Die Symptome einer Niereninfektion begin-nen meistens plötzlich: Schüttelfrost, Fieber, Schmerzen auf beiden Seiten des unteren Rückens, Übelkeit und Erbrechen.

Etwa ein Drittel der Menschen mit Nieren-infektionen hat Symptome wie bei einer Infek-tion der ableitenden Harnwege, nämlich häufi-ges, schmerzhaftes Wasserlassen. Eine oder beide Nieren können vergrößert sein und den unteren Rückenbereich auf beiden Seiten druckempfind-lich machen. Manchmal sind die Bauchmuskeln stark zusammengezogen. Auch heftigste Schmer-zen durch Krämpfe eines Harnleiters (Nieren-kolik) sind möglich. Die Krämpfe können auf infektionsbedingten Reizungen oder einem abge-

henden Nierenstein beruhen. Bei Kindern sind die Symptome einer Niereninfektion oft leicht und darum schwieriger zu erkennen ▲.

Bei einer chronischen Nierenbeckenentzün-dung kann der Schmerz verschwommen sein, das Fieber kann kommen und gehen oder gänz-lich fehlen. Eine chronische Nierenbeckenent-zündung kommt nur bei Patienten mit einer ernsthaften Grunderkrankung, wie einer Harn-wegverengung, großen, hartnäckigen Nieren-steinen oder, am häufigsten, bei kleinen Kin-dern Rückfluss von Urin aus der Blase in die Harnleiter, vor. Nur selten führen Tuberkulose und Pilzinfektionen zu einer Nierenbeckenent-zündung. Ebenfalls selten kann eine chronische Nierenbeckenentzündung die Nieren so schädi-gen, dass sie nicht mehr richtig funktionieren. Die Folge ist ein Nierenversagen.

Diagnose

Bei den typischen Symptomen einer Nieren-beckenentzündung lässt der Arzt eine Urinpro-be mikroskopisch untersuchen und eine Bak-terienkultur anlegen, um die Bakterienart zu bestimmen. Zudem wird mittels Bluttests nach einer erhöhten Konzentration von weißen Blut-körperchen und nach Bakterien im Blut gesucht.

Zusätzliche Untersuchungen werden durch-geführt, wenn Nierenkoliken starke Rücken-schmerzen verursachen, der Patient auf Anti-biotika nicht innerhalb von 48 Stunden anspricht und die Symptome kurz nach dem Absetzen der Antibiotika wieder auftreten; desgleichen bei Männern, weil sie nur selten Niereninfektio-nen bekommen. Ultraschall- oder Röntgenauf-nahmen können Nierensteine, strukturelle Ver-änderungen und andere Ursachen für blockierte Harnwege zeigen.

Behandlung

Antibiotika werden eingesetzt, sobald die Dia-gnose Nierenbeckeninfektion wahrscheinlich ist und der Betroffene Blut- und Harnproben für Labortests abgegeben hat. Die Wahl des Antibio-tikums und seine Dosierung können geändert werden, wenn die Testergebnisse das nahe legen.

Die 14-tägige Einnahme von Antibiotika ist erfolgreich, wenn der Patient weder unter Übel-keit noch Erbrechen leidet, keine Anzeichen für eine Entwässerung zeigt, die Schmerzen sich mit Schmerzmitteln beherrschen lassen und weder hohes Fieber noch Schüttelfrost auftre-ten. Andernfalls wird stationär behandelt. Im

▲ siehe Seite 1567

Krankenhaus werden gewöhnlich ein bis zwei Tage lang Antibiotika gespritzt oder intravenös verabreicht; anschließend kann die Behandlung meist auf eine orale Antibiotikaeinnahme umgestellt werden.

Eine Antibiotikabehandlung, mit der ein Wiederauftreten der Infektion verhindert werden soll, dauert meistens zwei Wochen, kann aber bei Männern, bei denen eine solche Infektion gewöhnlich hartnäckiger ist, bis zu sechs Wochen betragen. Eine letzte Harnprobe wird meist vier bis sechs Wochen nach dem Absetzen der Antibiotika geprüft, um sich zu vergewissern, dass die Erreger eliminiert wurden.

Wurden Faktoren festgestellt, die eine Nierenbeckenentzündung begünstigen, wie eine Blockade der Harnwege, eine strukturelle Veränderung oder ein Stein, kann eine Operation notwendig sein.

Menschen, die häufig Niereninfektionen haben und deren Infektionen nach dem Absetzen der Antibiotika zurückkehren, können vorbeugend täglich eine geringe Antibiotikadosis einnehmen. Wie lange eine solche Therapie im Idealfall dauert, ist nicht bekannt; sie wird aber oft nach einem Jahr beendet. Tritt die Infektion erneut auf, kann die Prophylaxe auf unbestimmte Zeit fortgesetzt werden.

KAPITEL 150

Verletzungen der Harnorgane

Die Nieren und die übrigen Harnwege können auf vielfältige Weise verletzt werden, beispielsweise durch stumpfe und »eindringende« Gewalteinwirkung (am häufigsten bei Autounfällen, Stürzen sowie Schuss- und Stichwunden), Strahlenbehandlung und Operationen. Harnwegverletzungen treten häufig zusammen mit Verletzungen anderer Organe, besonders der Bauchorgane, auf.

Da die Nieren die Abbaustoffe des Stoffwechsels fortlaufend aus dem Blut filtern und durch die Harnwege aus dem Körper ableiten, können Nieren- und Harnwegverletzungen zu Nierenversagen führen. Weitere Komplikationen derartiger Verletzungen sind Blutungen, Aussickern von Urin aus den Harnwegen ins umliegende Gewebe und Infektionen. Um eine irreversible Schädigung zu vermeiden, sind rasche Diagnose und Behandlung erforderlich.

Nierenverletzungen

Ursache von Nierenverletzungen ist gewöhnlich stumpfe Gewalteinwirkung aufgrund von Autounfällen, Stürzen und Sportverletzungen. Tiefe Nierenverletzungen entstehen in der Regel durch Schuss- oder Stichwunden. Seltenen werden solche Verletzungen durch medizinische Maßnahmen, wie eine Nierenbiopsie, her-

vorgerufen. Auch bei Behandlungen, wie bei der extrakorporalen Stoßwellenlithotripsie zur Zertrümmerung von Nierensteinen und der perkutanen Entfernung von Nierensteinen, kann es zu Nierenverletzungen kommen.

Symptome und Diagnose

Wenn Nierenverletzungen nicht behandelt werden oder sehr ernst sind, können Komplikationen wie Nierenversagen, hoher Blutdruck, verlängerte Blutungen und Infektionen resultieren.

Vorgeschichte, Beschwerden und körperliche Untersuchung des Patienten helfen bei der Diagnose einer Nierenverletzung. Blut im Urin – mit bloßem Auge oder unter dem Mikroskop sichtbar – ist der stärkste Hinweis auf eine Nierenverletzung. Wenn jemand aufgrund einer schweren Nierenverletzung viel Blut verliert, kann dadurch der Blutdruck absinken. Andere Hinweise auf eine Nierenverletzung sind Quetschungen an der Seite (zwischen Rippen und Hüfte), Druckstellen vom Sicherheitsgurt, gebrochene untere Rippen und Schmerzen im Oberbauch. Die meisten stumpfen Nierenverletzungen sind leicht und führen zu nur mikroskopisch sichtbaren Spuren von Blut im Urin. Bei Stich- und Schussverletzungen verrät die Lage der Wunde, ob die Nieren betroffen sein können.

Verletzungen der Niere

Nierenverletzungen können unterschiedlich schwer sein. Eine geringfügige Verletzung quetscht die Niere möglicherweise nur. Bei einer schwerwiegenderen Verletzung kann die Niere einreißen, wobei Urin in das umliegende Gewebe gelangt. Reißt die Niere von ihrem Stiel ab, kann das zu massiven Blutungen und zum Schock oder Tod führen. Bei den meisten Nierenverletzungen findet man Blut im Urin.

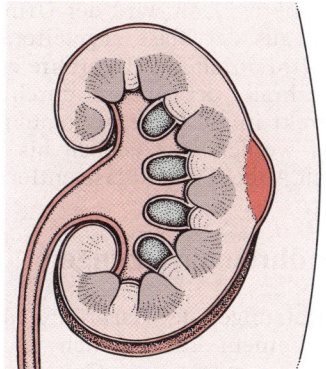
Quetschung

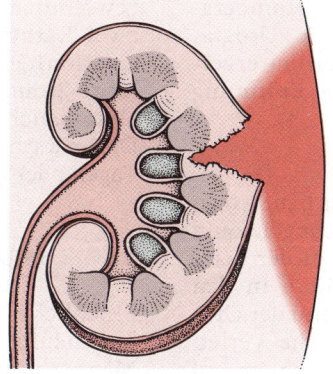
Riss

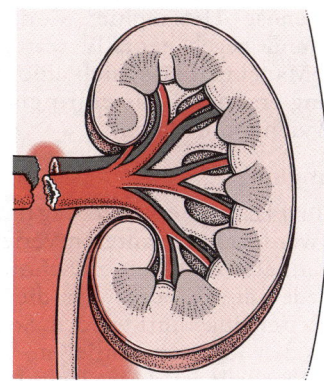
Stielverletzung

Beim Verdacht auf Nierenverletzung lassen sich Lage und Ausmaß der Verletzung durch Darstellung der Nieren und der Harnwege, z. B. mittels Computertomographie oder intravenöser Urographie, genau feststellen. Ab und zu sind weiterführende bildgebende Untersuchungen nötig, um die Diagnose zu bestätigen.

Behandlung

Im Allgemeinen erholen sich die meisten Patienten von ihren Nierenverletzungen, vorausgesetzt, sie werden rasch diagnostiziert und behandelt. Die Behandlung beginnt mit Maßnahmen, die den Blutverlust auffangen und einen Schock verhindern sollen. Um den Blutdruck zu normalisieren und die Urinproduktion anzuregen, wird Flüssigkeit intravenös gegeben. Bei leichten Nierenschäden, wie bei jenen durch die extrakorporale Stoßwellenlithotripsie, genügen meist eine geregelte Flüssigkeitsaufnahme und Bettruhe. Schwerwiegende Verletzungen erfordern häufig einen chirurgischen Eingriff. Manchmal sind Bluttransfusionen nötig; nur selten muss die verletzte Niere entfernt werden.

Ein Nierenversagen kann eine lebenslange Behandlung nötig machen. Andere Komplika-

tionen, die bei Nierenverletzungen auftreten können, sind Bluthochdruck, verlängerte Blutungen und Infektionen.

Harnleiterverletzungen

Die Mehrzahl der Harnleiterverletzungen ereignet sich bei Operationen im Becken- oder Bauchbereich, z. B. bei einer Gebärmutterentfernung, einer Dickdarmentfernung oder einer Harnleiterspiegelung. Andere Ursachen für Harnleiterverletzungen sind tiefe Wunden. Eine durch einen Schlag verursachte Verletzung des Harnleiters ist eher ungewöhnlich. Selten kann bei stumpfen Verletzungen, insbesondere solchen, bei denen der Rumpf gewaltsam zurückgebogen wird, der obere Harnleiterteil von der Niere abreißen.

Symptome und Diagnose

Bleiben Harnleiterverletzungen unbehandelt, können Komplikationen wie Fistelbildung, Harnleiterverengung, hartnäckiges Aussickern von Urin und Infektionen auftreten.

Häufig werden Harnleiterverletzungen nicht sofort erkannt. Gewöhnlich vermutet der Arzt eine solche Verletzung, wenn der Patient kürzlich operiert worden ist oder wenn er eine tiefe Bauchwunde feststellt. Menschen mit Harnleiterverletzungen klagen unter Umständen nur über Schmerzen im Bauch oder in der Seite, oder sie stellen vielleicht fest, dass Urin aus ihrer Wunde läuft. Führt der ständige Urinaustritt zu einer Infektion, kann Fieber auftreten. Manchmal findet sich Blut im Urin.

Zu den üblichen Diagnoseverfahren zählen intravenöse Urographie, Computertomographie und gegebenenfalls retrograde Urographie. Manchmal lässt sich eine Harnleiterverletzung erst durch die chirurgische Eröffnung der Bauchhöhle klären.

Behandlung

Bei einer Harnleiterverletzung muss häufig operiert werden. Bei leichteren Verletzungen kann ein Katheter durch einen Schnitt in der Seite entweder direkt oder über die Niere in den Harnleiter eingeführt werden. So kann der Urin durch den Katheter abfließen, bis die Verletzung abgeheilt ist. Lässt sich das Problem auf diese Weise nicht beheben, muss möglicherweise noch einmal operiert werden.

Blasenverletzungen

Verletzungen im Beckenbereich, wie sie bei Autounfällen oder schweren Stürzen vorkommen, können die Blase reißen lassen. Auch tiefe Wunden können die Blase verletzen. Darüber hinaus kann die Blase bei diagnostischen Tests und Operationen im Becken- und Unterbauchbereich versehentlich verletzt werden.

Symptome und Diagnose

Die wichtigsten Symptome sind Blut im Urin und Schwierigkeiten beim Wasserlassen. Wenn der unterste Teil der Blase, an dem der Muskel sitzt, der das Urinieren kontrolliert, verletzt wurde, kann das häufiges Wasserlassen und unkontrollierbaren Harnabgang (Harninkontinenz) nach sich ziehen. Führt die Verletzung zu einer Infektion, kann dies zu Veränderungen beim Wasserlassen und zu Fieber führen.

Bleiben Blasenverletzungen unbehandelt, können sich häufiger und starker Harndrang, Infektionen und Inkontinenz entwickeln.

Die Diagnose einer Blasenverletzung wird am besten durch eine Zystographie gestellt; hierbei werden ein Kontrastmittel in die Blase gespritzt und dann Röntgenaufnahmen gemacht, um undichte Stellen zu finden.

Behandlung

Leichte Blasenverletzungen, wie Quetschungen oder kleine Risse, können behandelt werden, indem man einen Katheter in die Harnröhre einführt und den Urin fünf bis zehn Tage lang auf diese Weise ablaufen lässt. In dieser Zeit kann die Blase abheilen. Um nach schwereren Verletzungen und solchen, bei denen Urin in die Bauchhöhle austritt, festzustellen, wie groß der Blasenriss ist, und um ihn zu beheben, wird gewöhnlich operiert. Dann wird der Urin mit zwei Kathetern aus der Blase abgeleitet: Der eine Katheter wird durch die Harnröhre eingeführt (transurethral), der andere durch den Unterbauch direkt in die Blase (suprapubisch). Diese Katheter werden nach sieben bis zehn Tagen oder nach Abheilen der Blase entfernt.

Harnröhrenverletzungen

Erhebliche Verletzungen der Harnröhre entstehen häufig bei einem Beckenbruch und bei Männern durch eine extreme Grätsche der Beine. Durch chirurgische Eingriffe kann die Harnröhre unabsichtlich verletzt werden, desgleichen wenn durch sie Instrumente eingeführt werden, wie bei der Blasenkatheterisierung oder der Zystoskopie. Selten sind Harnröhrenverletzungen selbst herbeigeführt, beispielsweise, wenn jemand einen Fremdkörper direkt in die Harnröhre einführt.

Einige Verletzungen der Harnröhre führen lediglich zu einer Quetschung. Ist die Auskleidung der Harnröhre eingerissen, kann Urin in das Gewebe von Penis, Hodensack, Bauchdecke und Damm gelangen.

Symptome und Diagnose

Zu den häufigsten Symptomen gehören Blut an der Penisspitze bei Männern oder der Harnröhrenöffnung bei Frauen, blutiger Urin und Harnverhalten. Bei Komplikationen gelangt Urin in das umliegende Gewebe; dann kann es zu Infektionen mit Fieber und anderen Symptomen kommen. Eine weitere, sich später einstellende Komplikation ist eine Verengung der Harnröhre an oder in der Nähe der verletzten Stelle. Wenn die Harnröhre während einer Operation verletzt wird, kann sich eine Harninkontinenz entwickeln. Bei Männern können auch die zum Penis führenden Arterien und Nerven geschädigt werden, was unter Umständen zu Impotenz führt.

Werden Harnröhrenverletzungen nicht behandelt, können sich Komplikationen, wie eine

Verengung der Harnröhre, hartnäckige Infektionen, Harninkontinenz und Impotenz, entwickeln.

Diagnostiziert wird eine solche Verletzung durch eine Röntgenaufnahme, bei der ein Kontrastmittel direkt in die Harnröhre eingeleitet wird (retrograde Urethrographie).

Behandlung

Geringfügigere Quetschungen der Harnröhre, bei denen kein Urin austritt, werden behandelt, indem ein Katheter in die Blase eingeführt wird. Er leitet einige Tage den Urin ab, bis die Harnröhre abgeheilt ist. Bei allen anderen Verletzungen muss der Urin durch einen direkt in die Blase gelegten Katheter um die Harnröhre herum geleitet werden. Eine Verengung der Harnröhre kann chirurgisch behoben werden.

KAPITEL 151

Krebs der Nieren und Harnwege

Bei Menschen jeden Alters oder Geschlechts können sich Tumoren der Nieren und Harnwege entwickeln. Viele von ihnen sind bösartig.

Nierenkrebs

Nierenkrebs (Adenokarzinom der Niere; Nierenzellkarzinom; Hypernephrom) ist bei Erwachsenen nicht sonderlich häufig; Männer sind doppelt so häufig betroffen wie Frauen. Raucher sind doppelt so stark gefährdet wie Nichtraucher, ein Nierenkarzinom zu entwickeln. Andere Risikofaktoren sind z. B. Kontakt mit giftigen Chemikalien und Fettleibigkeit.

Die meisten soliden Tumoren sind krebsartig, Nierenzysten (hohle, mit Flüssigkeit gefüllte Gewächse) dagegen normalerweise nicht. Fast alle Nierentumoren sind Nierenzellkarzinome; eine andere Form von Nierenkrebs (Wilms-Tumor ▲) tritt bei Kindern auf.

Symptome und Diagnose

Meistens ist blutiger Urin das erste Symptom; allerdings kann die Blutmenge so gering sein, dass sie nur unter dem Mikroskop zu erkennen ist. Doch der Urin kann auch deutlich rot gefärbt sein. Weitere, sehr häufig auftretende Symptome sind Schmerzen in der Seite, Fieber und Gewichtsverlust. Manchmal wird ein Nierentumor entdeckt, wenn der Arzt eine Vergrößerung oder eine Geschwulst im Unterleib ertastet. Ein Tumor kann zufällig entdeckt werden, wenn ein anderes Problem abgeklärt wird.

Die Zahl der roten Blutkörperchen kann stark ansteigen. Dies führt zu einer sekundären Polyzythämie. Sie beruht darauf, dass die erkrankte Niere sehr viel Erythropoietin produziert, ein Hormon, welches das Knochenmark verstärkt zur Bildung von roten Blutkörperchen anregt. Auf der anderen Seite kann Nierenkrebs auch zu einer Abnahme der Zahl von roten Blutkörperchen führen, weil mit dem Urin Blut verloren geht. Einige Patienten entwickeln einen ungewöhnlich hohen Blutkalziumspiegel (Hyperkalzämie).

Bei einem Verdacht auf Nierenkrebs kann der Tumor durch intravenöse Urographie, Ultraschall und Computertomographie diagnostiziert werden. Mit einer Kernspintomographie erhält man Angaben, wie weit sich der Tumor in die umliegenden Gewebe einschließlich der Venen ausgebreitet hat. Ist der Tumor hohl (eine Zyste), kann aus ihm mit einer Nadel Flüssigkeit abgezogen und untersucht werden.

Behandlung

Beschränkt sich der Krebs ausschließlich auf die Niere, sind die Heilungsaussichten relativ gut, wenn die betroffene Niere und die Lymphknoten entfernt werden. Dann werden unter Umständen nur der Tumor und ein Rand angrenzenden normalen Gewebes entfernt; der Rest der Niere wird verschont. Manchmal muss jedoch die ganze Niere entfernt werden.

▲ siehe Seite 1604

Prognose

Viele Faktoren beeinflussen die Prognose. Patienten, deren Krebs auf die Niere beschränkt ist, haben gute Heilungsaussichten.

Sonst konzentriert sich die Behandlung auf eine Schmerzlinderung und Maßnahmen, die die Lebensqualität verbessern.

Krebs von Nierenbecken und Harnleitern

Krebs kann sich auch in den Harnleitern entwickeln und in jenen Zellen, die das Nierenbecken auskleiden (Übergangszellkarzinom des Nierenbeckens). Das Nierenbecken ist jener Teil der Niere, durch den der Urin in die Harnleiter läuft. Nierenbecken und Harnleiter erkranken viel seltener an Krebs als die übrige Niere und die Blase.

Symptome und Diagnose

Gewöhnlich ist blutiger Urin das erste Symptom. Ist der Harnfluss behindert, kann es zu krampfartigen Schmerzen in der Seite oder im Unterbauch kommen.

Die Diagnose wird mittels intravenöser oder retrograder Urographie gestellt. Eine Computertomographie erleichtert es, zwischen einem Nierenstein und einem Tumor oder Blutgerinnsel zu unterscheiden. Außerdem kann sie darüber Aufschluss geben, wie weit der Tumor gewachsen ist. Bei einer mikroskopischen Urinuntersuchung können Krebszellen festgestellt werden. Mithilfe eines Geräts mit Glasfaseroptik – ein Ureteroskop oder ein Nephroskop –, das durch die Blase geschoben oder durch die Bauchdecke eingeführt wird, können kleine Tumoren untersucht und gelegentlich sogar behandelt werden.

Behandlung und Prognose

Hat sich der Krebs noch nicht über das Nierenbecken hinaus ausgebreitet, werden für gewöhnlich Niere und Harnleiter sowie ein kleiner Teil der Blase chirurgisch entfernt (Nephroureterektomie). Manchmal jedoch, z. B. wenn die Nieren nicht gut funktionieren oder der Patient nur eine Niere hat, wird die Niere nicht entfernt, da der Patient sonst auf eine Dialyse angewiesen wäre. Einige Tumoren in Nierenbecken und Harnleiter können mit einem Laser behandelt werden, der die Krebszellen zerstört,

und durch einen chirurgischen Eingriff, der nur den Tumor selbst entfernt und die Niere, den nicht befallenen Teil des Harnleiters und die Harnblase unberührt lässt. Hat sich der Krebs ausgebreitet, wird mit Chemotherapie behandelt.

Nach der Operation wird das Blaseninnere regelmäßig endoskopisch untersucht (Zystoskopie), da Patienten, die diese Tumorart hatten, anfällig sind für Blasenkrebs.

Blasenkrebs

Von Blasenkrebs sind ungefähr dreimal so viel Männer betroffen wie Frauen. Im Urin können sich bestimmte Chemikalien anreichern, die Krebs verursachen. Rauchen ist der wichtigste einzelne Risikofaktor für Blasenkrebs und die Ursache für mindestens die Hälfte aller Neuerkrankungen. Auch eine chronische Reizung, wie sie beispielsweise mit Schistosomiasis (einer Parasiteninfektion) oder Blasensteinen einhergeht, macht anfällig für Blasenkrebs. Allerdings spielt eine solche Reizung nur bei wenigen Erkrankungen eine Rolle.

In den meisten Fällen entwickelt sich Krebs in den Zellen, die die Blase auskleiden (Übergangszellkarzinom der Harnblase), demselben Zelltyp, der auch Nierenbecken und Harnleiter auskleidet.

Symptome und Diagnose

Oft entsteht der Verdacht auf Blasenkrebs, bevor Symptome auftreten, wenn bei einer mikroskopischen Routineuntersuchung des Urins rote Blutkörperchen festgestellt werden. Das Blut im Urin kann allerdings auch mit dem bloßen Auge sichtbar sein. Später können Symptome, wie Schmerzen und Brennen beim Wasserlassen und ein häufiges, dringendes Bedürfnis zum Wasserlassen, auftreten. Die Beschwerden von Blasenkrebs können dieselben sein wie bei einer Blasenentzündung (Zystitis) ▲; beide Erkrankungen können auch gemeinsam auftreten. Wenn die Symptome nach der Behandlung einer Infektion nicht verschwinden, verstärkt sich der Verdacht auf Blasenkrebs. Bei einer speziellen mikroskopischen Untersuchung (Zytologie) ■ sind häufig Krebszellen erkennbar.

Zystographie oder intravenöse Urographie – nach Injektion eines Kontrastmittels durchgeführte Röntgenaufnahmen – können eine unregelmäßige Kontur der Blasenwand zeigen, was an einen Tumor denken lässt. Auch mit Ultraschall, Computertomographie und Kernspin-

---

▲ siehe Seite 862   ■ siehe Seite 821

tomographie lassen sich Blasenveränderungen feststellen. Gewöhnlich geschieht das zufällig, wenn ein anderes gesundheitliches Problem abgeklärt wird. Wurde bei einer dieser Untersuchungen eine Wucherung festgestellt, schaut der Arzt durch ein durch die Harnröhre geführtes Zystoskop in das Blaseninnere und entnimmt für die mikroskopische Untersuchung Proben der veränderten Bereiche (Biopsie).

Behandlung

Krebsgeschwüre, die an der Innenwand der Blase sitzen oder nur in die oberste Lage der dortigen Muskelschicht eingedrungen sind, können bei einer Zystoskopie entfernt werden. Allerdings bilden sich bei diesen Patienten später häufig neue Krebsgeschwüre, manchmal an der gleichen, öfter jedoch an anderen Stellen in der Blase. Das Wiederauftreten von Oberflächengeschwüren an der Innenwand der Blase lässt sich begrenzen, wenn nach der Entfernung des Tumors wiederholt Chemotherapeutika oder BCG (eine Substanz, die das körpereigene Immunsystem anregt) in die Blase getropft werden. Diese Behandlung kann auch bei Patienten angewandt werden, deren Tumoren sich nicht durch ein Zystoskop entfernen lassen.

Tumoren, die tief in die Blasenwand eingedrungen oder sogar durch sie hindurchgewachsen sind, können mit dem Zystoskop nicht komplett entfernt werden. Normalerweise wird dann die Blase ganz oder teilweise entfernt (Zystektomie). Manchmal lässt sich die Krebserkrankung allein durch Strahlentherapie oder in Verbindung mit Chemotherapie heilen.

Wurde die Blase komplett entfernt, muss der Urin auf andere Weise abgeleitet werden. Normalerweise wird der Urin in einer aus einem Darmabschnitt gebildeten Röhre (Ileumschlinge) durch eine Öffnung in der Bauchdecke (Stoma) geleitet. Der Urin wird dann außerhalb des Körpers in einem Plastikbeutel gesammelt.

Andere Methoden, den Urin umzuleiten, können zwei Gruppen zugeordnet werden: das Einsetzen einer neuen Blase an die Stelle der entfernten und der kontinente Blasenersatz. In beiden Fällen wird aus einem Darmabschnitt ein inneres Reservoir für den Urin gebildet.

Bei der ersten Methode wird der Sammelbehälter an die Harnröhre angeschlossen. Der Patient lernt, diesen Behälter durch Entspannen der Beckenbodenmuskulatur und Anspannen des Bauches zu leeren, sodass der Urin mehr oder weniger normal durch die Harnröhre fließt. Die meisten Patienten beherrschen diese Methode tagsüber, nachts kann es allerdings sein, dass sie inkontinent sind.

Beim kontinenten Blasenersatz wird der Sammelbehälter an eine Öffnung in der Bauchdecke angeschlossen. Ein außerhalb des Körpers angebrachter Plastikbeutel ist nicht erforderlich, da der Urin in dem Sammelbehälter verbleibt, bis ihn der Patient durch Einführen eines Katheters durch das Stoma entleert. Der Behälter wird in regelmäßigen Abständen geleert.

Tumoren, die Metastasen gebildet haben, müssen chemotherapeutisch behandelt werden. Bei denjenigen, die gut auf Chemotherapie ansprechen, kann die Harnblase entfernt werden (Zystektomie), oder sie kann mit Strahlentherapie behandelt werden.

Krebs der Harnröhre

Krebserkrankungen der Harnröhre sind selten. Sie können bei Männern und Frauen vorkommen und treten meist nach dem 50. Lebensjahr auf. Gewisse Typen des humanen Papillomavirus stehen in Verdacht, bei manchen Menschen Harnröhrenkrebs auszulösen. Ansonsten ist die Ursache unbekannt.

Das erste Symptom ist normalerweise Blut im Urin, das entweder nur unter dem Mikroskop sichtbar ist oder den Urin rot färbt. Der Harnfluss kann behindert sein, sodass das Wasserlassen erschwert und nur langsam mit dünnem Strahl möglich ist. Dünnwandige, blutende Wucherungen am Ausgang der Harnröhre einer Frau können krebsartig sein. Um einen Tumor zu bestätigen, muss eine Biopsie durchgeführt werden.

Zur Behandlung von Harnröhrentumoren wird bestrahlt, operiert, oder beide Methoden werden kombiniert.

KAPITEL 152

Ernährung

Als Ernährung gilt der Prozess des Essens und Trinkens, der Aufnahme und der Verwertung von Nährstoffen, die der Körper für Wachstum, Entwicklung und zur Aufrechterhaltung des Lebens benötigt.

Um sich richtig zu ernähren, braucht der Mensch eine Kost mit einer Vielzahl von Nährstoffen. Eine gesunde Ernährung sichert ein angemessenes Gewicht mit einer altersgemäßen Verteilung von Fett- und Muskelmasse sowie die Fähigkeit, die täglichen körperlichen und geistigen Aufgaben zu meistern.

Ist die Versorgung mit Nährstoffen unzureichend, kann sich eine Mangelkrankheit entwickeln. Um eine solche zu diagnostizieren, werden Essgewohnheiten und Speisepläne erfragt und eine körperliche Untersuchung durchgeführt. Wie groß der Fettanteil am Körperwicht ist, lässt sich genau ermitteln, indem die Person unter Wasser gewogen wird; einen annähernden Wert liefern die Messung der Hautstärke oder eine bioelektrische Impedanzanalyse. Die Nährstoffzusammensetzung des Blutes kann im Labor bestimmt werden.

Nährstoffe werden in zwei Klassen eingeteilt: Makro- und Mikronährstoffe. Makronährstoffe werden jeden Tag in erheblicher Menge benötigt. Zu ihnen zählen Eiweiß (Protein), Fette und Kohlenhydrate, einige Mineralstoffe und Wasser. Für jede Kalorie verbrauchter Energie sollte ein Milliliter Wasser – das sind etwa 2,5 Liter täglich – zugeführt werden. Der tägliche Bedarf an Mikronährstoffen, zu denen Vitamine und Spurenelemente gehören, liegt zwischen Tausendstel Gramm- (Milligramm) und Millionstel Grammmengen (Mikrogramm).

Die übliche Kost enthält bis zu 100 000 verschiedene Stoffe. Nur 300 davon sind als Nährstoffe klassifiziert, 45 sind essenzielle Nährstoffe. Nahrungsmittel liefern darüber hinaus Ballaststoffe, Zellulose, Pektine, sekundäre Pflanzenstoffe und pflanzliche Gummistoffe. Nahrungsmittel können Zusätze, wie Konservierungsstoffe, Emulgatoren, Antioxidantien und Stabilisatoren, enthalten, die die Produktion, Verarbeitung, Lagerung und Verpackung von Nahrungsmitteln erleichtern. Gewürze, Aromastoffe, Farbstoffe, Geschmacksverstärker und viele andere Inhaltsstoffe beeinflussen das Erscheinungsbild, den Geschmack und die Haltbarkeit von Nahrungsmitteln.

GRÖSSEN- UND GEWICHTS-TABELLE FÜR ERWACHSENE*

	GEWICHT (IN KILOGRAMM)	
GRÖSSE (IN CM)	FRAUEN	MÄNNER
147	41–55	–
150	43–56	–
152	44–57	–
155	46–59	48–61
157	47–61	49–62
160	48–62	50–64
162	50–64	52–66
165	52–66	53–67
168	54–68	55–70
170	55–70	57–72
173	57–72	58–74
175	60–74	61–75
178	61–76	62–78
180	–	64–80
183	–	66–82
185	–	67–85
188	–	69–87
190	–	71–89

* Größe ist ohne Schuhe; Gewicht ist ohne Kleidung

Kohlenhydrate, Eiweiß und Fette

Kohlenhydrate, Eiweiß und Fette machen etwa 90 Prozent des Trockengewichtes der Nahrung und 100 Prozent ihrer Energie aus. Als Energiequelle sind die drei Bestandteile im Verhältnis zu ihrem jeweiligen Energiegehalt austauschbar. Jeweils ein Gramm Kohlenhydrate oder Eiweiß liefert vier Kalorien, ein Gramm Fett neun Kalorien. Allerdings steht die Energie dieser Nährstoffe unterschiedlich schnell zur Verfügung: Kohlenhydrate sind die schnellsten, Fette die langsamsten Energielieferanten.

Kohlenhydrate, Eiweiße und Fette werden im Darm aufgenommen und in ihre einzelnen Bausteine zerlegt: Kohlenhydrate in Zucker, Eiweiße in Aminosäuren, Fette in Fettsäuren und Glyzerin. Der Körper verwendet diese Bausteine gemeinsam mit anderen Bestandteilen, um

Übergewichtig oder mager? Die Körperzusammensetzung

Anhand des Body-Mass-Index' lässt sich ablesen, ob die Person ein angemessenes Gewicht hat. Diese Zahl errechnet sich, indem das Gewicht (in Kilogramm) durch die Körpergröße (in Metern zum Quadrat) geteilt wird ▲. Ein Body-Mass-Index zwischen 18 und 25 wird üblicherweise als normal betrachtet. Ein weniger offensichtlicher, aber sehr wichtiger Wert ist das Verhältnis von Fett und Muskelmasse zueinander (Körperzusammensetzung). Dieser Wert kann auf verschiedene Weise ermittelt werden.

Das Wiegen unter Wasser (hydrostatische Waage) gibt Aufschluss über die Körperzusammensetzung. Knochen und Muskeln haben eine höhere Dichte als das Wasser; deshalb wiegt eine Person mit einem hohen Anteil an magerem Gewebe unter Wasser mehr als eine Person mit hohem Fettanteil. Diese Methode ist die zuverlässigste, sie erfordert jedoch eine Spezialausrüstung und einigen Zeitaufwand.

Schätzen lässt sich die Körperzusammensetzung durch Messen der Dicke des Unterhautfettgewebes (Hautfaltendicke) oder durch eine bioelektrische Impedanzanalyse. Die Hautfaltendicke wird auf der Außenseite des linken Oberarms (Trizeps-Hautfalte) mit einem Messzirkel ermittelt. Als normal gilt eine Hautfaltendicke von etwa 1,8 cm bei Männern und 2,5 cm bei Frauen. Dieser Messwert kann in Verbindung mit dem Umfang des linken Oberarmes zur Bestimmung des Skelettmuskelanteils im Körper dienen (Lean Body Mass oder LBM).

Die bioelektrische Impedanzanalyse misst den elektrischen Widerstand der Körpergewebe bei einer unmerklich geringen Spannung. Dafür stellt sich die betreffende Person barfuß auf Metallplatten: Der Strom wird durch den einen Fuß geschickt und gelangt durch den anderen zurück. Das Körperfett und die Knochen setzen dem Strom einen größeren Widerstand entgegen als die Muskeln. Der Messwert des Widerstands lässt Rückschlüsse auf den Anteil des Körperfetts zu. Der Test dauert ungefähr eine Minute.

Mit der Zwei-Spektren-Röntgen-Absorptiometrie (DXA) können Menge und Verteilung des Körperfetts sehr genau ermittelt werden. Dieses sichere Verfahren verwendet eine sehr geringe Dosis von Röntgenstrahlen. Es ist allerdings zu teuer, um es als Routineverfahren einzusetzen.

Stoffe herzustellen, die er für seine Funktionen, sein Wachstum und seine Bewegung braucht.

Kohlenhydrate: Abhängig von ihrer Molekülgröße können Kohlenhydrate einfach oder komplex strukturiert sein. Zu den einfachen Kohlenhydraten gehören Zucker, wie Glukose und Fruktose. Ihre kleinen Moleküle kann der Körper leicht zerlegen, sodass sie rasch Energie liefern. Früchte, Milchprodukte und Honig enthalten reichlich einfache Kohlenhydrate; darauf beruht der süße Geschmack der meisten Süßwaren und Kuchen.

Komplexe Kohlenhydrate sind aus langen Ketten von einfachen Kohlenhydraten zusammengesetzt. Diese größeren Moleküle liefern die Energie langsamer als Einfachzucker. Komplexe Kohlenhydrate kommen in Getreideprodukten, wie Brot und Nudeln, in Bohnen und Wurzelgemüsen, wie Kartoffeln, vor.

Der Körper kann nur eine relativ geringe Menge Energie in Form von Kohlenhydraten speichern; die Gesamtmenge entspricht etwa dem Tagesbedarf. Die Leber speichert einige als Glykogen, ein komplexes Kohlenhydrat, das der Körper schnell zur Energiegewinnung einsetzen kann. Auch Muskeln speichern Glykogen, das bei intensiver Anstrengung verbraucht wird. Einige Körpergewebe speichern ebenfalls komplexe Kohlenhydrate, die aber nicht der Energieversorgung dienen.

Etwa 50 bis 55 Prozent der täglich aufgenommenen Kalorien sollten aus Kohlenhydraten stammen.

Eiweiß: Eiweiße (Proteine) bestehen aus Aminosäuren, die komplex verkettet sind. Sie zu zerlegen dauert einige Zeit. Darum sind Proteine eine langsamer verfügbare, aber länger vorhaltende Energiequelle als Kohlenhydrate. Es gibt 20 Aminosäuren. Die meisten kann der Körper selbst aufbauen. Neun kann er aber nicht selbst herstellen, sie müssen mit der Nahrung zugeführt werden (essenzielle = lebensnotwendige Aminosäuren). Dieses sind Histidin, Isoleuzin, Leuzin, Lysin, Methionin, Phenylalanin, Threonin, Tryptophan und Valin.

▲ siehe Tabelle Seite 908

Der Körper enthält große Mengen Eiweiß. Es ist ein wichtiger Aufbaustoff im Körper und der wichtigste Bestandteil der meisten Zellen, z. B. sind Muskeln, Bindegewebe und Haut aus Proteinen aufgebaut.

Erwachsene brauchen etwa 60 Gramm Eiweiß pro Tag (0,8 Gramm pro Kilogramm Körpergewicht oder zehn bis 15 Prozent der Gesamtkalorienmenge). Erwachsene, die um Muskelaufbau bemüht sind, brauchen etwas mehr. Aus einer Eiweißversorgung, die den Bedarf überschreitet, baut der Körper jedoch nicht mehr Muskeln auf. Stattdessen zerlegt er das Eiweiß und lagert es als Fett ab, um es bei Bedarf als Energie zu nutzen.

Fette: Diese komplexen Moleküle bestehen aus Fettsäuren und Glyzerin. Fette sind die langsamste, aber gehaltvollste Energiequelle. Jedes Gramm Fett liefert dem Körper neun Kalorien, mehr als doppelt so viel wie Eiweiß und Kohlenhydrate. Jede überschüssige Energie speichert der Körper in Form von Fett. Es wird in der Bauchregion (omentales Fett) und unter der Haut (subkutanes Fett) abgelagert und bei erhöhtem Energiebedarf genutzt. Auch in Blutgefäßen und Organen wird Fett abgelagert; dort kann es die Durchblutung behindern und Organe schädigen.

So genannte essenzielle Fettsäuren kann der Körper nicht selbst aufbauen. Sie müssen mit der Nahrung zugeführt werden. Sie machen bei normaler Ernährung etwa sieben Prozent des Fettverbrauchs und etwa drei Prozent der täglichen Gesamtkalorien aus (etwa acht Gramm). Essenzielle Fettsäuren sind Linolsäure, Linolensäure, Arachidonsäure, Eikosapentaensäure und Dokosahexaensäure. Linol- und Linolensäure kommen in Pflanzenölen vor. Eikosapentaensäure und Dokosahexaensäure sind in Fischölen enthalten und unerlässlich für die Gehirnentwicklung. Im Körper kann Arachidonsäure aus Linolsäure aufgebaut werden; aus Linolensäure kann der Organismus Eikosapentaensäure und Dokosahexaensäure herstellen – dennoch sollte Fischöl als Quelle genutzt werden.

Bei den Fetten wird zwischen einfach ungesättigten, mehrfach ungesättigten und gesättigten unterschieden. Gesättigte Fette erhöhen tendenziell den Cholesterinspiegel und das Risiko für Arteriosklerose. Es gibt Anhaltspunkte, dass der Verzehr von Transfettsäuren, eine weitere Fettart, den Cholesterinspiegel erhöht und das Arterioskleroserisiko steigert ▲.

Der Fettanteil der täglich aufgenommenen Kalorienmenge sollte unter 30 Prozent liegen; das sind weniger als 90 Gramm pro Tag. Vor allem sollte der Anteil an gesättigten Fetten, Transfettsäuren und Cholesterin in der Nahrung gering gehalten werden. Bei Personen mit hohen Cholesterinwerten kann es sinnvoll sein, den Fettkonsum noch weiter zu reduzieren. Wird die Fettzufuhr nämlich auf weniger als zehn Prozent der Tageskalorien reduziert, sinkt der Cholesterinspiegel ganz erheblich.

Vitamine und Mineralstoffe

Die meisten Vitamine und alle Mineralstoffe sind essenziell; das heißt, der Körper kann sie nicht selbst produzieren, sondern sie müssen mit der Nahrung zugeführt werden.

Vitamine werden in wasserlösliche und fettlösliche unterteilt. Zu den ersteren gehören Vitamin C und die acht B-Vitamine, zu den letzteren Vitamin A, D, E und K.

Zu den Mineralstoffen, von denen täglich etwa ein bis zwei Gramm benötigt werden, gehören Kalzium, Chlorid, Magnesium, Phosphor, Kalium und Magnesium. Von Spurenelementen, wie Kupfer, Fluor, Jod, Eisen, Selen und Zink sind hingegen nur winzige Mengen nötig. Abgesehen von Fluor aktivieren alle diese Mineralstoffe Enzyme im Stoffwechsel. Fluor geht mit Kalzium eine stabile Verbindung ein und hilft so, den Mineralgehalt von Knochen und Zähnen aufrechtzuerhalten und Schäden zu verhüten. Spurenelemente wirken bei Überdosierung giftig; Arsen, Nickel und Chrom sind als Krebs auslösend eingestuft.

Einige Vitamine und Mineralstoffe (wie Vitamin C, E und Selen) wirken als Antioxidantien, ähnlich wie Stoffe in Früchten und Gemüsen (z. B. Betakarotin). Antioxidantien schützen Zellen vor einer Schädigung durch freie Radikale, die als reaktionsfreudige Nebenprodukte des Stoffwechsels freigesetzt werden. Freie Radikale werden für Herzkrankheiten und Krebs mitverantwortlich gemacht. Menschen, die reichlich Früchte und Gemüse mit viel Antioxidantien zu sich nehmen, entwickeln seltener Herzerkrankungen und bestimmte Krebsarten. Es ist aber noch nicht geklärt, ob diese Vorteile den Antioxidantien oder anderen Inhaltsstoffen der Früchte und Gemüse zu verdanken sind.

▲ siehe Kasten Seite 190

Ballaststoffe

Viele Nahrungsmittel enthalten Ballaststoffe – komplexe, nur zum Teil verdauliche Kohlenhydrate. Der verdauliche Anteil liefert einige Kalorien, der unverdauliche vergrößert das Nahrungsvolumen. Letzteres unterstützt den Darm, seinen Inhalt weiterzubefördern, verhindert Verstopfung und verringert den Pressdruck im Darm, was der Bildung von Divertikeln vorbeugt. Ballaststoffe tragen dazu bei, die Krebs erregenden Stoffe, die die Dickdarmbakterien produzieren, zu entsorgen und unterstützen die Regulierung des Zucker- und Cholesterinspiegels im Blut nach den Mahlzeiten. Täglich sollten etwa 30 Gramm Ballaststoffe aufgenommen werden. Eine durchschnittliche Portion Früchte, Gemüse und Getreideprodukte enthält zwischen zwei und vier Gramm Ballaststoffe.

Energiebedarf

Seit 1.1.1976 ist in Deutschland gesetzlich festgelegt, dass bei den Maßeinheiten die so genannten SI-Einheiten zu verwenden sind. Dieses sind die Basiseinheiten bzw. hiervon abgeleitete Einheiten des Système International d'Unités. Die gültige SI-Einheit für Arbeit, Energie und Wärme und damit auch für den Nährwert von Nahrungsinhaltsstoffen ist Joule (J). Die dafür früher gültige Einheit ist die Kalorie. 1 J entspricht 0,239 cal und umgekehrt: 1 cal entspricht 4,187 J. Da sich im alltäglichen Gebrauch die Verwendung der Maßeinheit Joule jedoch noch nicht durchgesetzt hat und immer noch von Kalorien gesprochen wird, baut der folgende Text noch auf dieser alten Maßeinheit auf.

Die Energie, die der Körper aus Nahrungsmitteln bezieht, benötigen die Zellen für ihre Funktionen. Wenn die Energiezufuhr den Bedarf des Körpers überschreitet, speichert der Körper die überschüssige Energie. Das meiste davon als Fett, einen Teil in Form von Kohlenhydraten in Leber und Muskeln. Ein Überschuss von 200 Kalorien täglich führt in zehn Tagen zu einer Gewichtszunahme von etwa 250 Gramm – vorwiegend durch Fett.

Ist die Energiezufuhr zu gering, greift der Körper auf seine Kohlenhydratreserven in Leber und Muskeln zurück. Da der Körper diese Reserven schnell aktiviert und dabei auch Wasser freisetzt, verliert er rasch an Gewicht. Allerdings hält die kleine Kohlenhydratreserve nur kurze Zeit vor. Die Umwandlung von Fett in Energie ist ein langsamer Prozess; dabei tritt der Ge-

Wie sich die Kalorien der Nahrung messen lassen

Die Etiketten auf Lebensmitteln geben häufig den Kalorienwert an. Wie aber wird dieser ermittelt? Die Antwort ist verblüffend einfach: Das Nahrungsmittel wird verbrannt. Eine Probe des Nahrungsmittels wird in eine mit Sauerstoff gefüllte, von Wasser umgebene isolierte Kammer gegeben (Bombenkalorimeter). Darin wird die Probe komplett verbrannt. Die dabei entstehende Hitze erhöht die Temperatur des umgebenden Wassers; dieser Messwert ergibt die Zahl der Kalorien, die das Nahrungsmittel enthält. Klettert z. B. die Wassertemperatur um 20 Grad, enthält das Nahrungsmittel 20 Kalorien. Dieses Verfahren wird direkte Kalorimetrie genannt

wichtsverlust nur langsam ein. Da der Körper umfangreiche Fettreserven hat, kann er aus ihnen für längere Zeit Energie bereitstellen. Nur bei länger dauernden, drastischen Einschränkungen der Energiezufuhr greift der Körper auf körpereigenes Eiweiß zurück. Die Energiereserven eines normalgewichtigen Menschen reichen aus, um acht bis zwölf Wochen vollkommenen Hungerns zu überstehen.

Je nach Alter, Geschlecht und körperlicher Aktivität brauchen Menschen täglich zwischen 1 000 und etwa 4 000 Kalorien. Der tägliche Energiebedarf beträgt für Frauen bis 51 Jahre mit sitzender Tätigkeit 1900 Kalorien, ab 65 Jahre 1600 Kalorien. Für Männer sind es 2 400 Kalorien, ab 65 Jahre 2 000 Kalorien. Bei überwiegend gehender und stehender Tätigkeit erhöht sich der Bedarf bei Frauen um jeweils 500 Kalorien, bei jüngeren Männern um 700, bei älteren um 500 Kalorien. Sportliche Aktivitäten und körperlich anstrengende Freizeitbeschäftigungen erhöhen den Kalorienbedarf.

Ernährungsrichtlinien für Kinder und Erwachsene basieren auf dem durchschnittlichen Bedarf von Menschen, die weder Gewicht zu- noch abnehmen müssen und nicht aus speziellen Gründen auf bestimmte Nahrungsmittel verzichten müssen.

Ernährungsbedarf

Um Menschen einen Anhalt zu geben, wie eine »gesunde Ernährung« beschaffen ist, sind allgemeine Richtlinien entwickelt worden. Die Deutsche Gesellschaft für Ernährung veröffentlicht regelmäßig die empfohlenen Verzehrmengen für Nährstoffe, Vitamine ▲ und Mineralstoffe ■. Wenn sich gesunde Menschen dementsprechend ernähren, ist ihr Bedarf an den aufgeführten Stoffen gedeckt.

In einer so genannten Ernährungspyramide ist anschaulich dargestellt, welche Bestandteile in welcher Menge im Durchschnitt zu einer gesunden Ernährung gehören. Die Mengen variieren, da sie vom individuellen Energiebedarf abhängen. Immer jedoch sollten Getreideprodukte die Basis der Ernährung bilden. Für Obst und Gemüse gilt die Regel »Nimm fünf am Tag« und die möglichst frisch und roh oder auch als Saft. Milch und Milchprodukte sollten täglich verzehrt werden; Fisch einmal pro Woche; Fleisch, Wurst und Eier in Maßen. Das Nahrungsfett sollte täglich nicht mehr als 70 bis 90 Gramm ausmachen; das bedeutet für die meisten Menschen, ein gutes Drittel weniger aufzunehmen als gewohnt.

Diäten

Ernährungswissenschaftlich meint der Begriff Diät alles, was ein Mensch zu sich nimmt. Enger gefasst bezieht er sich auf Formen von Schon- und Krankenkost, die speziellen Ernährungszwecken dienen sollen. Solche Diäten haben früher in der Krankenbehandlung eine große Rolle gespielt, sind heute jedoch weitgehend verlassen worden.

Umgangssprachlich wird »Diät« vorwiegend für eine kalorienreduzierte Ernährung gebraucht, die das Ziel verfolgt, Gewicht abzunehmen.

GEWICHTSREDUKTION

Wer abnehmen will, muss weniger Kalorien aufnehmen, als sein Körper verbraucht. Um 500 Gramm Fett zu verlieren, muss man zehn Tage lang 200 Kalorien weniger zuführen, als der Körper benötigt. Spart man das Doppelte ein, kann man alle fünf bis sieben Tage etwa 500 Gramm Gewicht verlieren. Ein Kilogramm Körperfett entspricht etwa 7000 Kalorien.

In vielen Schlankheitsdiäten wird die tägliche Kalorienmenge auf 1200 bis 1500 reduziert. Eine noch stärkere Reduktion führt zur Unterversorgung mit essenziellen Nährstoffen wie Eiweiß, Eisen und Kalzium. Um gesund abzunehmen, sollte die Kost etwa das gleiche Volumen haben wie vorher, aber mehr Ballaststoffe und Flüssigkeit enthalten. Am effektivsten ist es, den Fettanteil zu verringern; Alkohol und Zucker sind entbehrlich. Auf den Etiketten vieler Fertigprodukte ist mittlerweile außer der Zusammensetzung auch der Kaloriengehalt angegeben. So genannte »Light«-Produkte mit verringertem Anteil an Fett und Zucker können die Abnehmebemühungen unterstützen.

Da körperliche Bewegung den Kalorienverbrauch des Körpers erhöht, ist sie ein wesentliches Element zur Gewichtsreduktion. Beispielsweise verbrennt man bei einer Stunde raschen Gehens rund 240 Kalorien. Beim Laufen verbraucht man rund 400 Kalorien in der Stunde.

Mehrere kleine Mahlzeiten, über den Tag verteilt, können die Gewichtsabnahme fördern. Der Insulinspiegel steigt nach der Mahlzeit normalerweise an; besonders wenn bevorzugt Kohlenhydrate verzehrt werden, die schnell ins Blut übertreten, wird mehr Insulin ausgeschüttet. Hohe Insulinspiegel fördern aber die Entstehung von Fettdepots und verstärken das Hungergefühl. Bei häufigeren kleinen Mahlzeiten steigt der Insulinspiegel nicht so stark an, die Fettablagerung wird erschwert und das Hungergefühl gedämpft. Auch der Verzehr bestimmter Nahrungsmittel zu gewissen Tageszeiten kann den Gewichtsverlust unterstützen. Beispielsweise sollten schnelle Energielieferanten wie schnell aufnehmbare Kohlenhydrate möglichst am Morgen und vor ausgiebiger Bewegung verzehrt werden, weil der Körper dann eine größere Energiemenge benötigt. Am geringsten ist der Energiebedarf in der Nacht.

Eiweißreiche, kohlenhydratarme Ernährung: Ernährungsformen mit hohem Eiweißanteil und geringem Gehalt an einfachen Kohlenhydraten sind bei Schlankheitskuren in Mode. Solche Diätformen sind oft auch fettarm. Bei der Atkins-Diät ist jedoch das Gegenteil der Fall.

Hinter diesen Diäten steht die Überlegung, dass langsame Energielieferanten wie Eiweiß und Fett für einen ständigen Energienachschub sorgen und auf diese Weise das Abnehmen fördern können. Hinzu kommt, dass man sich nach dem Verzehr von Eiweiß länger satt fühlt als nach der Aufnahme von schnell abbaubaren Kohlenhydraten, da diese den Magen rasch wie-

---

▲ siehe Tabelle Seite 886   ■ siehe Tabelle Seite 895

Die Ernährungspyramide

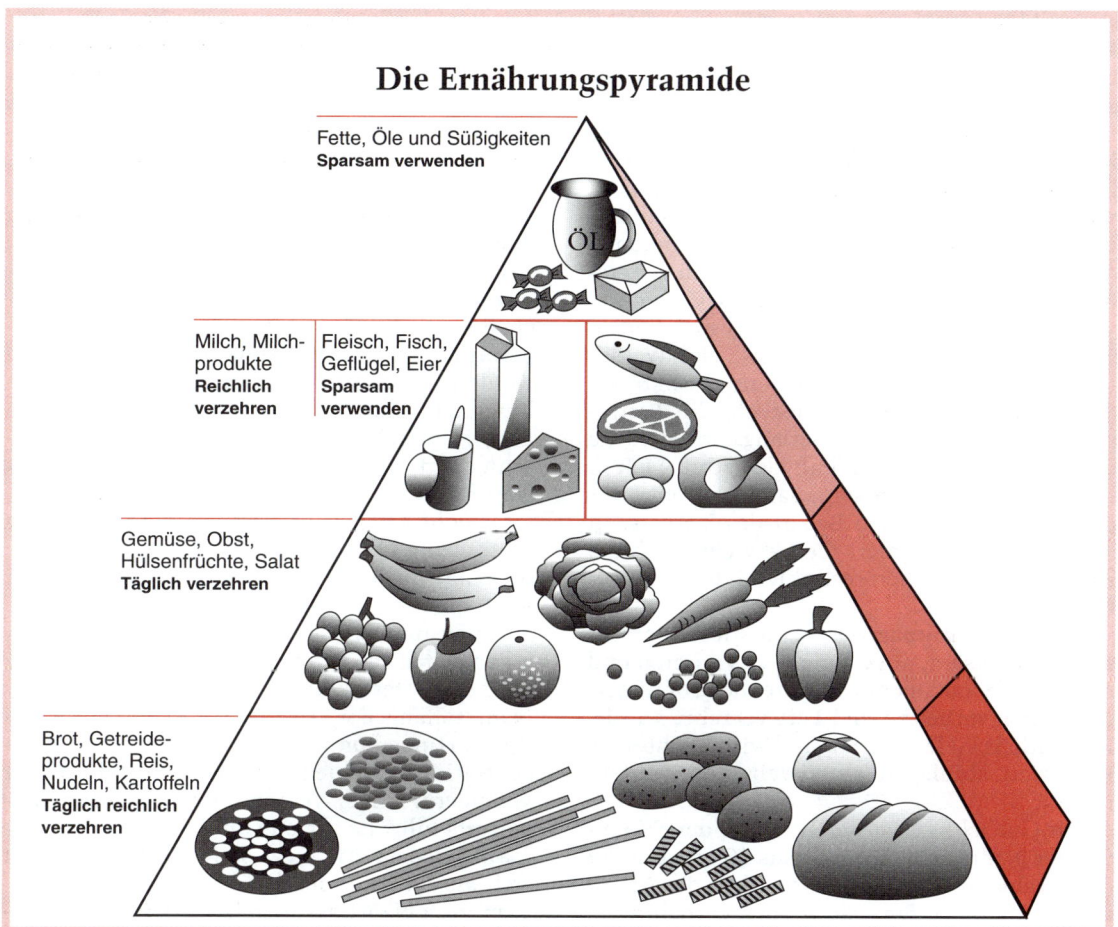

Fette, Öle und Süßigkeiten
Sparsam verwenden

Milch, Milch-
produkte
**Reichlich
verzehren**

Fleisch, Fisch,
Geflügel, Eier
**Sparsam
verwenden**

Gemüse, Obst,
Hülsenfrüchte, Salat
Täglich verzehren

Brot, Getreide-
produkte, Reis,
Nudeln, Kartoffeln
**Täglich reichlich
verzehren**

der verlassen und schnell verdaut werden. Auch die Insulinproduktion wird durch schnell abbaubare Kohlenhydrate angeregt, was sowohl den Appetit als auch die Bildung von Fettdepots fördert.

Einige dieser Diäten empfehlen, Nahrungsmittel mit hohem glykämischem Index (GI) zu meiden. Kohlenhydrathaltige Nahrungsmittel werden nach ihrem glykämischen Index beurteilt, der anzeigt, wie schnell die Kohlenhydrate verdaut werden und wie das Nahrungsmittel den Blutzucker beeinflusst. Zuckerhaltige Nahrungsmittel, wie Honig und Süßigkeiten, und sehr stärkehaltige Produkte, wie Kartoffeln und Weißmehlprodukte, haben einen hohen glykämischen Index, weil sie rasch verdaut werden und den Blutzuckerspiegel ansteigen lassen. Der Index ist nützlich für Diabetiker, die ihren Blutzucker ständig kontrollieren müssen, und für Sportler, die nach Wettkämpfen ihren nor-

malen Blutzuckerspiegel wiederherstellen müssen. Für Abnehmwillige ist der glykämische Index dagegen wenig hilfreich, denn der Unterschied zwischen den schnell verdaulichen Kohlenhydraten mit hohem glykämischem Index und denen mit niedrigem GI ist so gering, dass er bei den meisten Diäten nicht ins Gewicht fällt.

Vor lange beibehaltenen eiweißreichen Diäten wird gewarnt, weil sehr eiweißreiche Diäten möglicherweise zu Nierenschwäche führen können. Menschen mit bestimmten Nieren- und Lebererkrankungen sollten von einer eiweißreichen Diät Abstand nehmen.

Auch Diäten mit einem Kohlenhydratanteil von weniger als 100 Gramm am Tag können zu Problemen führen. Dann bilden sich nämlich verstärkt Ketonkörper, weil der Organismus auf seine Fettreserven zurückgreift. Hält sich ihre Konzentration in Grenzen, scheiden die Nieren sie problemlos aus. In höherer Konzentration können sie jedoch Übelkeit, Müdigkeit, schlechten Atem und sogar Benommenheit (wegen zunehmender Austrocknung) und Herzrhythmusstörungen (wegen der Störung des Elektrolythaushalts) hervorrufen. Bei einer kohlenhydratarmen Diät sollte viel Wasser getrunken werden, damit die Ketonkörper mit reichlich Urin aus dem Körper gespült werden können.

Kohlenhydratarme Diäten erzielen in der ersten Woche meist einen erstaunlichen Gewichtsverlust, wenn der Körper die gespeicherten Kohlenhydrate nutzt. Dabei wird viel Wasser freigesetzt, was den Gewichtsverlust verstärkt. Später beginnt der Körper jedoch, die Fettreserven anzugreifen, dann verlangsamt sich die Gewichtsabnahme. Kohlenhydratarme Diäten können sehr fettreich sein; dann überschreitet die Kalorienzufuhr den Bedarf des Körpers. In solchen Fällen stagniert die Gewichtabnahme, sobald die gespeicherten Kohlenhydrate aufgebraucht sind.

Fettarme Ernährung: Diese Kostform ist besonders wirksam, um Gewicht zu verlieren und nicht wieder zuzunehmen, unter der Voraussetzung, dass vorher zu viel Fett verzehrt wurde. Fett enthält viele Kalorien und wird leichter als Körperfett abgelagert als Eiweiß und Kohlenhydrate.

Um Gewicht zu verlieren, sollte der Fettanteil der Nahrung nicht mehr als 30 Prozent der Tageskalorien ausmachen. Vor allem der Anteil an gesättigten Fetten – sie werden vornehmlich beim Frittieren eingesetzt – sollte zugunsten einfach und mehrfach gesättigter Fettsäuren verringert werden. Durch die reduzierte Fettaufnahme kann auch der Anteil an Fettstoffen im Blut sinken. ▲

Ballaststoffreiche Ernährung: Ballaststoffe tragen indirekt zum Gewichtsverlust bei. Sie erhöhen das Volumen der Nahrung und verlangsamen ihren Weitertransport aus dem Magen; dadurch fühlt man sich rascher und länger gesättigt. Ballaststoffreiche Kost muss gründlich gekaut werden; dadurch isst man langsamer und vielleicht auch weniger. Zudem enthalten ballaststoffreiche Nahrungsmittel wie Früchte, Gemüse, Brot und Hülsenfrüchte kaum Fett.

Flüssigdiäten: Der Handel bietet trinkbare Produkte zur Gewichtsreduktion an. Sie müssen so zusammengesetzt sein, dass mit der Tagestrinkmenge auch der durchschnittliche Bedarf an Vitaminen und Mineralstoffen gedeckt ist.

Solche Produkte können – für kurze Zeit angewandt – helfen, sich zum Abnehmen zu motivieren, weil sich damit rasch ein sichtbarer Erfolg einstellt. Um diesen jedoch zu halten, muss der Betreffende lernen, sich anders zu ernähren als bisher. Dazu eignen sich diese Produkte nicht.

Grapefruitdiät: Immer wieder werden Diäten propagiert, bei denen nur ein Nahrungsmittel, und das in großer Menge, gegessen werden darf, während alle anderen vom Speiseplan gestrichen sind. Die Grapefruitdiät, bei der nur Grapefruits gegessen und Grapefruitsaft getrunken werden darf, gehört dazu. Hinter dieser Empfehlung steht die Annahme, dass Grapefruits ein Enzym enthalten, das die Fettverbrennung beschleunigt; diese Vermutung ist aber nicht bewiesen.

Obwohl Grapefruits gesund sind und kein Fett, wenig Natrium und reichlich Vitamin C, Betakarotin und Ballaststoffe enthalten – eine Kost, die nur eine einzige Frucht zulässt, ist ernährungsmedizinisch ungesund. Sie kann Menschen helfen, die Kalorienmenge zu beschränken, aber sie liefert keinesfalls ein ausgeglichenes Nährstoffangebot, das für die Gesundheit wichtig ist. Hinzu kommt, dass Grapefruits die Konzentration verschiedener Arzneimittel im Blut verändern. ■ Der Verzehr großer Mengen Grapefruits führt häufig zu Durchfall.

Modediäten: Andere Kostformen orientieren sich an der Theorie, dass der Verzehr von bestimmten Nahrungsmitteln zu definierten Zeiten den Gewichtsverlust fördert. Ein Beispiel ist die Beverly-Hills-Diät, die Zyklen bestimmter Nahrungsmittel über sechs Wochen hinweg vorschreibt. Zeitweilig isst der Betroffene nichts außer Obst, dann wieder ausschließlich Brot, dann nur Eiweiß, schließlich nichts als Fett. Wissenschaftlich wird diese Kostform als ungesund eingestuft.

Die meisten Modediäten weisen folgende Kennzeichen auf: Sie beschränken die Kalorienaufnahme sehr stark, empfehlen Zusatzstoffe, die die Fettverbrennung beschleunigen sollen, oder lassen nur den Verzehr eines ganz bestimmten Nahrungsmittels zu. Die Richard-Simmons-Diät (900 Kalorien pro Tag) und die Atkins-Diät (2000 Kalorien täglich) enthalten sehr wenig Kohlenhydrate und können zur Austrocknung führen, wenn nicht genügend Flüssigkeit zugeführt wird. Wer die Richard-Simmons-Diät längere Zeit durchhält, kann einen Mangel an Eisen, Kalzium und Eiweiß ebenso wie einen Mangel der Vitamine A, B_1, B_2 und B_3 entwickeln. Die Atkins-Diät ist sehr reich an

▲ siehe Seiten 189 und 915   ■ siehe Seite 71

Fett und Cholesterin. Die Beverly-Hills-, Reis- und Pritikin-Diät sind fettarm und eiweißarm, aber reich an Kohlenhydraten. Bei der Beverly-Hills-Diät und der Reisdiät kommt es zu einem Mangel an Eisen, Kalzium und Vitamin B$_{12}$. Die Pritikin-Diät liefert Nährstoffe relativ ausgewogen, aber ihre Fettarmut lässt sie wenig schmackhaft sein; sie ist deshalb kaum durchzuhalten. Diese Diäten haben nicht bewiesen, dass sie zu dauerhaftem Gewichtsverlust führen; manche sind sogar gefährlich, weil sie unzureichende Mengen an essenziellen Nährstoffen liefern und zu schweren Stoffwechselstörungen führen können – z. B. Verlust an Knochendichte (Osteoporose), Menstruationsstörungen, Herzrhythmusstörungen, erhöhtem Cholesterinspiegel, Nierensteinen und Gichtanfällen.

Unterernährung

Unterernährung wird definiert als Kalorienmangel oder Mangel an einem bzw. mehreren essenziellen Nährstoffen.

Das Problem der Industrieländer ist Überernährung! Unterernährung kommt allenfalls bei sehr armen Menschen, namentlich Obdachlosen, und bei Menschen mit psychiatrischen Erkrankungen vor. Auch Menschen mit schweren Krankheiten essen bisweilen nicht genug. Bei sehr betagten, allein lebenden Menschen, wird manchmal eine Unterernährung registriert, und auch Menschen, die in Pflege- und Altenheimen leben, erhalten oft nicht genügend Kalorien.

Schwerer Nahrungsmangel, wie er in den Entwicklungsländern vorkommt, kann einen Marasmus verursachen. Diese Krankheit tritt vor allem bei Kleinkindern und jüngeren Kindern auf; sie magern ab und trocknen aus. Die Kinder zu stillen, ist ein guter Schutz gegen diese Krankheit. Ein schwerer Mangel an Eiweiß löst die Krankheit Kwashiorkor aus, die seltener vorkommt als Marasmus. Der Ausdruck ist von einem afrikanischen Wort abgeleitet, das »erstes Kind – zweites Kind« bedeutet – denn das Erstgeborene erkrankt häufig, wenn das zweite Kind kommt und den Platz des ersten an der Mutterbrust einnimmt. Die Kinder entwickeln Kwashiorkor erst, wenn sie entwöhnt sind; sie sind deshalb meist älter als die mit Marasmus. Kwashiorkor scheint auf die Regionen der Welt begrenzt zu sein, in denen die üblichen Nahrungsmittel, die das Kind nach dem Abstillen bekommt, sehr wenig Eiweiß enthalten, auch wenn sie genügend Kalorien in Form von Kohlenhydraten liefern. Solche Nahrungsmittel sind Yamwurzeln, Cassava-Wurzeln, Reis, Süßkartoffeln und grüne Bananen. Im Prinzip kann jeder Mensch, dessen Nahrung fast ausschließlich aus Kohlenhydraten besteht, Kwashiorkor entwickeln. Die Personen speichern Flüssigkeit und erscheinen dadurch aufgedunsen.

Bei einem Mangel an Kalorien und Eiweiß wird die Krankheit Kwashiorkor-Marasmus genannt.

Hungern ist die extremste Form von Unterernährung. Davon spricht man, wenn lebenswichtige Nährstoffe für eine längere Zeit teilweise oder gänzlich fehlen.

Ursachen

Unterernährung kann auf Nahrungsmangel beruhen, aber auch auf Krankheiten, die die Aufnahme, den Stoffwechsel und die Verarbeitung von Nährstoffen beeinträchtigen, oder die eine erheblich gesteigerte Zufuhr an bestimmten Nährstoffen erfordern.

Auch die Einnahme bestimmter Arzneimittel kann eine Unterernährung begünstigen. Viele Medikamente dämpfen den Appetit, manche verursachen Übelkeit. Thyroxin und Theophyllin beispielsweise beschleunigen den Stoffwechsel, Colestyramin hingegen behindert die Aufnahme von Nährstoffen im Darm. Auch der Entzug von Angst lösenden Medikamenten und anderen Psychopharmaka oder der von Alkohol kann zu Gewichtsverlust führen.

Bei der Unterernährung älterer Menschen kommen gewöhnlich mehrere Faktoren zusammen: Sie nehmen nicht genügend Nahrung

Ursachen von Unterernährung

Mangel an Nahrung
- Armut
- Hungersnot
- Unfähigkeit, sich Nahrung zu beschaffen (z. B. weil eine körperliche Behinderung vorliegt oder ein Transportmittel fehlt)
- Freiwillige Nahrungsabstinenz (bei Fasten oder strenger Reduktionsdiät)

Krankheiten, die das Essen, die Verwertung und die Aufnahme von Nährstoffen beeinträchtigen
- Resorptionsstörungen
- Entzündliche Darmerkrankungen
- Lebererkrankungen
- Anorexie
- Depressionen
- Alkoholismus
- Drogenmissbrauch

Stark erhöhter Kalorienbedarf
- Krebs
- Verletzungen, z. B. Verbrennungen
- Operationen
- Überfunktion der Schilddrüse
- Infektionen
- Nierenerkrankungen
- Hohes Fieber
- Ausgiebiges sportliches Training, etwa bei Rehabilitation oder vor athletischen Wettbewerben
- Schwangerschaft und Stillzeit
- Wachstum und Entwicklung bei Kleinkindern, Kindern und Heranwachsenden

kann das Kauen und Schlucken oder das Zubereiten von Essen erschweren. Das dauernde Zittern bei der Parkinson-Krankheit verursacht einen gesteigerten Kalorienverbrauch, der ausgeglichen werden muss. Auch Zahnprobleme können das Essen erschweren. Unzureichende Nährstoffverwertung, Krebserkrankungen, die den Appetit verringern und gleichzeitig den Kalorienbedarf erhöhen, und Depressionen, die den Appetit mindern, sind unter alten Menschen verbreitet. Demente Patienten vergessen einfach zu essen und verlieren dadurch an Gewicht. Bei fortgeschrittener Demenz können die Betroffenen nicht mehr selbstständig essen. Ältere Menschen nehmen auch häufig Medikamente, die Gewichtsverlust bewirken.

Symptome

Das auffälligste Zeichen einer Unterernährung ist der Verlust von Körperfett. Schon am Gesicht ist die Störung zu erkennen: Die Wangen sind eingefallen, die Augen eingesunken.

Bei anhaltendem Nahrungsmangel können Erwachsene bis zur Hälfte ihres Körpergewichts verlieren, Kinder sogar noch mehr. Die Knochen stehen hervor, die Haut wird dünn, trocken, unelastisch, bleich und kalt. Das Haar wird trocken und spärlich, und es fällt aus. Wenn dieses Dahinschwinden auf einer Krankheit beruht, spricht man von Kachexie.

Weitere Symptome sind Müdigkeit, Frieren, Durchfall, Verwirrtheit und Apathie, manche Menschen werden sogar unansprechbar. Bei stark unterernährten Kindern verlangsamt sich die Entwicklung erheblich, manche bleiben geistig zurück. Die Zahl mancher Arten von weißen Blutkörperchen nimmt ab. So wird das Immunsystem geschwächt, das Risiko von Infektionen nimmt zu. Bleibt der Nahrungsmangel über lange Zeit bestehen, können sich Herzversagen und Atmungsinsuffizienz entwickeln.

Diagnose und Behandlung

Eine Unterernährung ist augenfällig. Mit Röntgenaufnahmen und Blutuntersuchungen können die Auswirkungen der Unterernährung ermittelt werden. So kann z. B. im Blut der Albuminspiegel als Maß für die Eiweißversorgung gemessen werden.

Die Behandlung besteht darin, allmählich mehr Nahrung aufzunehmen, am besten in Form von mehreren kleinen, gehaltvollen Mahlzeiten am Tag. Menschen, die gehungert haben, müssen sehr vorsichtig mit der Ernährung beginnen. Die allzu rasche Zufuhr großer Mengen Nahrung würde die Verdauungsorgane überfordern.

zu sich; allein Lebende haben kein Interesse, sich Mahlzeiten zuzubereiten; körperliche Gebrechen und beeinträchtigte Beweglichkeit erschweren das Einkaufen und die Zubereitung. Darüber hinaus fühlen sich ältere Menschen offenbar rasch satt – möglicherweise weil altersbedingte Veränderungen den Appetit verringern und das Sättigungsgefühl verstärken. Ein verringertes Geruchs- und Geschmacksempfinden kann die Freude am Essen trüben, und schließlich lässt mit dem Alter die Aufnahmefähigkeit für bestimmte Nährstoffe nach.

Viele Krankheiten, die bei alten Menschen häufig auftreten, können eine Unterernährung noch verstärken. Ein Schlaganfall oder Zittern

Künstliche Ernährung: Wenn jemand nicht essen kann, kann eine Sonde in den Verdauungstrakt bzw. in eine Vene eingeführt werden.

Menschen, die nicht genügend essen können, z. B. solche mit schweren Verbrennungen, oder die nicht schlucken können, wie Schlaganfallpatienten, werden künstlich ernährt. Dabei wird ein dünner Plastikschlauch durch die Nase und den Hals bis in den Magen oder zum Dünndarm geführt. Bei lang dauernder Sondenernährung kann die Sonde auch direkt durch die Bauchdecke in den Magen oder Dünndarm geführt werden.

Sondennahrung enthält alle Nährstoffe des menschlichen Bedarfs. Es gibt spezielle Nährlösungen, es können aber auch feste Speisen zubereitet, entsprechend zerkleinert und über den Schlauch verabreicht werden.

Das häufigste Problem, wenn ältere Menschen künstlich ernährt werden, ist das Inhalieren von Nahrung in die Lunge, was eine Lungenentzündung auslöst. Das Risiko lässt sich verringern, wenn der Kopf etwas erhöht gelagert und die Nahrung sehr langsam gegeben wird, um ihr Aufsteigen in die Speiseröhre zu verhindern. Bei manchen Patienten stellen sich Durchfall und Bauchbeschwerden ein. Die erforderliche Wassermenge, die Zusammensetzung der Elektrolyte im Blut und die Konzentration der Harnsäure müssen kontrolliert werden, um ein Ungleichgewicht zu vermeiden.

Intravenös werden die Menschen ernährt, deren Verdauungstrakt die erforderlichen Nährstoffe nicht richtig aufnehmen kann (etwa bei einer Resorptionsstörung) oder wenn vorübergehend keine Nahrungsaufnahme möglich ist (wie bei Kolitis ulzerosa oder schwerer Bauchspeicheldrüsenentzündung). Wenn die komplette Ernährung durch den Schlauch erfolgt, muss dieser relativ groß sein; dazu wird er in eine große Vene geführt, etwa in die Vena subclavia, direkt unter dem Schlüsselbein.

Bei intravenöser Ernährung besteht ständig das Risiko einer Infektion, weil der Katheter längere Zeit an seinem Platz bleibt und weil die zugeführten Lösungen reichlich Glukose enthalten, die das Wachstum von Bakterien fördert.

WIE HUNGER DEN KÖRPER SCHÄDIGT

BEREICH	WIRKUNG
Verdauungssystem	Verminderte Magensäureproduktion Verkleinerung des Darmtrakts Häufiger Durchfall
Herz-Kreislauf-System	Verkleinerung des Herzens, verringerte Blutmenge, verringerte Herzfrequenz, niedriger Blutdruck Am Ende Herzschwäche
Atmung	Verlangsamte Atmung und verringerte Lungenkapazität Am Ende Atmungsinsuffizienz
Fortpflanzungssystem	Verkleinerung der Eierstöcke bei Frauen und der Hoden bei Männern Verlust des sexuellen Antriebs (Libido) Ausbleiben der Menstruation bei Frauen
Nervensystem	Apathie und Verwirrung Bei Kindern (manchmal) geistige Zurückgebliebenheit Geistige Ausfälle bei älteren Menschen
Muskeln	Verringerung der Muskelmasse und -kraft; verminderte Fähigkeit zu trainieren oder zu arbeiten
Blut	Blutarmut
Stoffwechsel	Niedrige Körpertemperatur Flüssigkeitsansammlungen in Armen, Beinen und Bauch Abnahme des Unterhautfettgewebes
Haut und Haar	Dünne, trockene, unelastische Haut und trockenes, dünnes, leicht ausfallendes Haar
Immunsystem	Verringerte Abwehrkraft gegen Infektionen und verzögerte Wundheilung

KAPITEL 154

Vitamine

Vitamine sind wesentlicher Bestandteil einer gesunden Ernährung, von denen der Körper aber nur sehr geringe Mengen braucht. Welche Menge gesunde Menschen davon jeweils im Durchschnitt pro Tag aufnehmen sollten, um gesund zu bleiben, ist z. B. in den »Referenzwerten für die Nährstoffzufuhr« der Deutschen Gesellschaft für Ernährung veröffentlicht. Für einige Vitamine ist eine vertretbare Obergrenze definiert, bei deren Überschreiten sich das Risiko für schädliche Wirkungen erhöht.

Menschen, die sich abwechslungsreich ernähren, erleiden keinen Vitaminmangel. Die Aufnahme einer sehr großen oder sehr geringen Menge bestimmter Vitamine kann jedoch zu einer ernährungsbedingten Erkrankung führen. Menschen, die vegan leben, also gar keine tierischen Produkte verzehren, entwickeln leicht einen Vitamin-B$_{12}$-Mangel, da dieses Vitamin nur in tierischen Nahrungsmitteln enthalten ist. Andererseits können große Mengen Vitamine schädliche Wirkungen haben.

Von allen Vitaminen hat der Körper einen gewissen Vorrat, der aber für jedes Vitamin unterschiedlich lange reicht. Die meisten Vitamine sollten möglichst täglich in der Nahrung enthalten sein. Von den Vitaminen A, D und B$_{12}$ gibt es allerdings einen größeren Speicher, vornehmlich in der Leber.

Alles, was die Aufnahme von Fett im Darm beeinträchtigt, kann auch die Aufnahme der fettlöslichen Vitamine A, D, E und K behindern und damit das Risiko für ein Vitamindefizit erhöhen. Zu den Krankheiten dieser Art gehören der Morbus Crohn, die Mukoviszidose, der Verschluss der Gallengänge und Störungen der Nährstoffaufnahme im Darm.

Vitamin A

Es gibt verschiedene Formen von Vitamin A. Eine davon ist Teil der lichtempfindlichen Nervenzellen (Fotorezeptoren) in der Netzhaut des Auges. Eine andere Form hält die Haut und die Auskleidung von Lunge, Darm und Harntrakt gesund. Karotinoide wie Betakarotin werden im Körper langsam zu Vitamin A umgewandelt. Medikamente, die Vitamin A ähneln (Retinoide), werden bei schwerer Akne und Psoriasis eingesetzt und versuchsweise bei der Behandlung bestimmter Krebsarten.

VITAMIN-A-MANGEL

Ein Vitamin-A-Mangel kommt vor, wenn Menschen nicht genügend Leber, gelbe und grüne Blattgemüse, Eier und Vollmilchprodukte zu sich nehmen. Erkrankungen, die die Fettabsorption im Darm stören, können die Aufnahme von Vitamin A reduzieren und das Risiko für einen Mangel erhöhen. Darm- und Bauchspeicheldrüsenoperationen können die gleiche Wirkung haben. Leberkrankheiten können die Speicherung von Vitamin A behindern.

Symptome, Diagnose und Behandlung

Ein frühes Anzeichen eines Vitamin-A-Mangels ist Nachtblindheit, die durch eine Netzhauterkrankung verursacht wird. Die Lederhaut und die Hornhaut der Augen können austrocknen (Xerophthalmie). Die Erkrankung kommt häufig bei Kindern mit erheblicher Unterernährung ▲ und Eiweißmangel vor. Auf der Lederhaut können schaumartige Ablagerungen (Bitot-Flecke) erscheinen. Die Hornhaut wird weich, es entstehen Geschwüre. Vitamin-A-Mangel ist in Entwicklungsländern ein häufiger Grund für Blindheit.

Die Diagnose stützt sich auf die Symptome und einen niedrigen Vitamin-A-Spiegel im Blut. Zur Behandlung nehmen die Betroffenen Vitamin-A-Präparate ein.

VITAMIN-A-ÜBERDOSIERUNG

Das Zehnfache der empfohlenen Tagesdosis und noch mehr über Monate hinweg kann schädlich sein. Bei Kleinkindern können schon geringere Mengen giftig wirken, manchmal innerhalb von wenigen Wochen.

Karotinoide in Nahrungsmitteln haben diesen Effekt nicht. Wenn davon große Mengen verzehrt werden, färbt sich die Haut allerdings dunkelgelb, besonders die in den Hand- und Fußflächen. Hoch dosierte Beta-Karotin-Präparate können das Krebsrisiko erhöhen.

▲ siehe Seite 881

Symptome, Diagnose und Behandlung

Wenn eine sehr große Menge Vitamin A auf einmal eingenommen wird, kann es nach ein paar Stunden zu Benommenheit, Reizbarkeit, Kopfschmerzen und Erbrechen kommen, danach schält sich die Haut. Bei Kindern erhöht sich der Druck im Gehirn, und es kommt zu Erbrechen.

Wird über längere Zeit hinweg zu viel Vitamin A konsumiert, werden die Haare strohig, fallen aus (auch die Augenbrauen), die Lippen springen auf und die trockene, raue Haut schält sich. Später kommen starke Kopfschmerzen hinzu, erhöhter Druck im Gehirn und allgemeines Schwächegefühl. Knochen- und Gelenkschmerzen sind besonders bei Kindern häufig. Die Leber und die Milz können sich vergrößern.

Die Einnahme von Isotretinoin (ein Vitamin-A-Derivat zur Behandlung schwerer Akne) während der Schwangerschaft kann zu Fehlbildungen beim Baby führen. Schwangere und Frauen mit Kinderwunsch sollten täglich nicht mehr als 3 Milligramm Retinol bzw. 10 000 IE Vitamin A einnehmen, da das Risiko von Fehlbildungen beim Kind nicht ausgeschlossen werden kann.

Vitamin D

Vitamin D existiert in zwei für die Ernährung wichtigen Formen. Vitamin D_2 (Ergocalciferol) entsteht in Pflanzen und wird mit der Nahrung aufgenommen. Vitamin D_3 (Cholecalciferol) kommt in Lebertran und fettem Fisch vor. Außerdem bildet der Körper bei Sonnenbestrahlung Vitamin D_3 in der Haut. Vitamin D wird hauptsächlich in der Leber gespeichert. Es muss von der Leber und den Nieren erst in seine wirksame Form umgewandelt werden. In seiner aktiven Form fördert Vitamin D die Aufnahme von Kalzium und Phosphor im Darm; deshalb ist es zur Bildung und Erhaltung gesunder Knochen notwendig.

VITAMIN-D-MANGEL

Bei einem Vitamin-D-Mangel sinkt der Gehalt an Kalzium und Phosphat im Blut, da das Vitamin für die Aufnahme dieser Mineralstoffe notwendig ist. Dieses wirkt sich auf die Knochen aus. Die Vitamin-D-Mangel-bedingte Knochenerkrankung heißt bei Kindern Rachitis, bei Erwachsenen Osteomalazie.

Zu einem Vitamin-D-Defizit kann es kommen, wenn die Nahrung nicht genügend Vitamin D enthält oder wenn sich der Betreffende nicht lange genug unter freiem Himmel aufhält. Eine schwangere Frau kann durch einen Vitamin-D-Mangel Osteomalazie bekommen, für das Neugeborene besteht die Gefahr einer Rachitis. Da Muttermilch nur wenig Vitamin D enthält, können Brustkinder, die nicht ausreichend dem Sonnenlicht ausgesetzt sind, an Rachitis erkranken.

Bei älteren Menschen ist ein Vitamin-D-Mangel gar nicht so selten, weil beide Faktoren – unzureichende Aufnahme mit der Nahrung und kaum Aufenthalt im Freien – zusammenkommen können. Weil bei Menschen mit einer Nieren- oder Lebererkrankung manchmal nicht mehr genügend Vitamin D in seine wirksame Form umgewandelt werden kann, besteht die Gefahr einer Osteomalazie. Störungen der Nährstoffaufnahme und die Einnahme bestimmter Mittel gegen Epilepsie erhöhen das Risiko eines Vitamin-D-Mangels. Verschiedene seltene ererbte Formen von Rachitis können sich entwickeln, wenn der Körper Vitamin D nicht ordnungsgemäß verarbeitet.

Symptome, Diagnose und Behandlung

Bei Babys sind oft Muskelkrämpfe infolge eines niedrigen Kalziumspiegels das erste Anzeichen. Ältere Kleinkinder brauchen unter Umständen sehr lange, bis sie sitzen und krabbeln; die Fugen zwischen den Schädelknochen schließen sich nur langsam. Bei Kindern zwischen einem und vier Jahren können die Knochen eigenartig wachsen, wodurch sich die Wirbelsäule verkrümmt und sich O- und X-Beine ausbilden. Diese Kinder lernen nur schwer Gehen. Älteren Kindern und Jugendlichen bereitet das Gehen Schmerzen. Die Beckenknochen können abflachen und bei Mädchen den Geburtskanal verengen.

Bei Erwachsenen werden die Knochen, vor allem die Wirbelsäule, das Becken und die Beine, schwach. Die betroffenen Bereiche sind manchmal berührungsempfindlich, und es kann zu Knochenbrüchen kommen.

Die Diagnose einer Rachitis oder Osteomalazie stützt sich auf die Symptome, auf Röntgenaufnahmen der Knochen und den Nachweis zu geringer Mengen von Nebenprodukten des Vitamin D im Blut.

Zur Behandlung gehört die tägliche Einnahme von Vitamin-D- und Kalziumpräparaten. Menschen mit einer chronischen Leber- oder Nierenerkrankung brauchen möglicherweise spezielle Aufbereitungen von Vitamin-D-Präparaten.

VITAMINE

Vitamin	Ergiebige Quellen	Hauptaufgaben	Empfohlene Verzehrmenge für Erwachsene	Sichere Obergrenze
Fettlösliche Vitamine				
Vitamin A (Retinol)	Als Vitamin A: Lebertran, Rinderleber, Eidotter, Butter und Sahne Als Karotinoide wie Beta-Karotin: Dunkelgrünes frisches Gemüse, gelbes Gemüse und Früchte	Wird benötigt zur Bildung lichtempfindlicher Nervenzellen (Fotorezeptoren) in der Netzhaut, hilft, normale Sehkraft zu erhalten Dient der Gesunderhaltung der Haut und der Auskleidung von Lunge, Darm und Harntrakt Hilft beim Schutz gegen Infektionen Wird als Basis zur Herstellung von Medikamenten (Retinoide) verwendet, die bei schwerer Akne eingesetzt werden	1 Milligramm, 1,1 Milligramm für Schwangere und stillende Mütter	3000 Mikrogramm
Vitamin D	Als Vitamin D_2 (Ergocalciferol) oder D_3 (Cholecalciferol): Fetter Fisch, Lebertran und Eidotter; bildet sich auch in der Haut, wenn sie Sonnenlicht ausgesetzt ist	Fördert die Aufnahme von Kalzium und Phosphor aus dem Darm Wird benötigt zum Aufbau, Wachstum und Reparatur der Knochen	200 IE für Menschen bis 50 und jünger 400 IE für Menschen über 65	2000 IE
Vitamin E	Pflanzenöl, Weizenkeime, Blattgemüse, Eidotter, Margarine und Hülsenfrüchte	Wirkt als Antioxidans, schützt die Zellen vor Schädigung durch freie Radikale	15 Milligramm	1500 IE
Vitamin K	Als Phyllochinon: Grünes Blattgemüse (Kohl, Spinat, grüner Salat), Sojabohnen und Pflanzenöle (wie Rapsöl) Als Menachinon: Erzeugt von Bakterien im Darm	Hilft bei der Bildung von Blutgerinnungsfaktoren und ist notwendig für die Blutgerinnung	65 Mikrogramm für Frauen 80 Mikrogramm für Männer	–
Wasserlösliche Vitamine				
Vitamin B_1 (Thiamin)	Trockenhefe, Getreide, Fleisch (besonders Schwein und Leber), Nüsse, Hülsenfrüchte und Kartoffeln	Wird benötigt zum Stoffwechsel von Kohlenhydraten und für die Nerven- und Herzfunktion	1 Milligramm für Frauen 1,2 Milligramm für Männer	–
Vitamin B_2 (Riboflavin)	Milch, Käse, Leber, Fleisch, Fisch, Eier	Wird benötigt für den Stoffwechsel von Kohlenhydraten und Aminosäuren und für gesunde Schleimhäute, z. B. im Mund	1,2 Milligramm für Frauen 1,4 Milligramm für Männer	–

VITAMINE *(Fortsetzung)*

VITAMIN	ERGIEBIGE QUELLEN	HAUPTAUFGABEN	EMPFOHLENE VERZEHRMENGE FÜR ERWACHSENE	SICHERE OBERGRENZE
Wasserlösliche Vitamine *(Fortsetzung)*				
Niazin (Nikotinsäure oder Nikotinsäureamid)	Trockenhefe, Leber, Fleisch, Fisch, Hülsenfrüchte und Vollkornprodukte	Wird benötigt für den Stoffwechsel von Kohlenhydraten, Fetten und vielen weiteren Substanzen	13 Milligramm für Frauen 15 Milligramm für Männer	35 Milligramm
Pantothensäure	Leber, Fleisch, Eidotter, Hefe und Gemüse	Wird benötigt für den Stoffwechsel von Kohlenhydraten und Fetten	6 Milligramm (Schätzwert)	–
Vitamin B_6 (Pyridoxin)	Trockenhefe, Leber, Innereien, Vollkornprodukte, Fisch und Gemüse	Wird benötigt für den Stoffwechsel von Amino- und Fettsäuren, für Nervenfunktion, zur Bildung roter Blutkörperchen und für gesunde Haut	1,2 Milligramm für Frauen 1,5 Milligramm für Männer	100 Milligramm
Biotin	Leber, Nieren, Eidotter, Milch, Fisch, Hefe, Blumenkohl, Nüsse und Gemüse	Wird benötigt für den Stoffwechsel der Kohlenhydrate und Fettsäuren	30–60 Mikrogramm (Schätzwert)	–
Vitamin B_{12} (Kobalamin)	Leber, Fleisch (speziell Rind, Schwein und Innereien), Eier, Milch und Milchprodukte	Wird benötigt für die Ausreifung roter Blutkörperchen, für die Nervenfunktion und die DNA-Synthese	3 Mikrogramm	–
Folsäure	Frisches grünes Blattgemüse, Spargel, Brokkoli, Tomaten, Früchte (speziell Zitrusfrüchte), Leber und andere Innereien, Trockenhefe, Teigwaren und Zerealien (allerdings zerstört starkes Erhitzen 50–95 Prozent des Folsäuregehaltes in der Nahrung)	Wird benötigt zur Ausreifung roter Blutkörperchen und für die DNA- und RNA-Synthese	400 Mikrogramm	1000 Mikrogramm
Vitamin C (Askorbinsäure)	Zitrusfrüchte, Tomaten, Kartoffeln, Kohl, grüner Pfeffer	Wird benötigt für Bildung und Wachstum der Knochen und des Bindegewebes, für Heilung von Wunden und Verbrennungen sowie zur Funktion der Blutgefäße Wirkt als Antioxidans, schützt Zellen vor Schädigung durch freie Radikale Unterstützt den Körper bei der Eisenaufnahme	100 Milligramm 50 Milligramm mehr für Raucher	2000 Milligramm

IE = Internationale Einheit; DNA = Desoxyribonukleinsäure; RNA = Ribonukleinsäure

VITAMIN-D-ÜBERDOSIERUNG

Die tägliche Einnahme sehr hoher Dosen Vitamin D über mehrere Monate hinweg erhöht den Kalziumspiegel im Blut (Hyperkalzämie ▲) und kann schädlich wirken.

Frühe Anzeichen sind Appetitlosigkeit, Übelkeit und Erbrechen, gefolgt von extremem Durst, Schwächegefühl, Nervosität und hohem Blutdruck. Aufgrund des hohen Kalziumspiegels lagert der Körper überall Kalzium ein, vornehmlich in Nieren, Blutgefäßen, Lunge und Herz. Die Nieren werden unter Umständen dauerhaft geschädigt. Als Folge steigt die Harnproduktion, Eiweiß gelangt in den Urin, und der Gehalt an Harnstoff im Blut nimmt zu. Es kann zum Nierenversagen kommen.

Eine Vitamin D-Überdosierung wird durch Messen des Vitamin-D-Gehalts im Blut festgestellt. Die Behandlung besteht im Absetzen des Vitamin-D-Präparats, gefolgt von einer vorübergehend kalziumarmen Ernährung, um die Wirkung des hohen Kalziumspiegels im Blut auszugleichen, sowie in der Einnahme von Medikamenten, die eine Freisetzung von Kalzium aus den Knochen unterdrücken.

Vitamin E

Vitamin E ist ein Antioxidans: Es schützt Zellen vor der Schädigung durch freie Radikale, die sehr reaktionsfreudige Nebenprodukte des Zellstoffwechsels sind.

VITAMIN-E-MANGEL

Bei einer fettarmen Diät wird möglicherweise nicht genügend Vitamin E aufgenommen, da Pflanzenöle die Hauptquelle dieses Vitamins sind. Störungen der Fettaufnahme können ebenfalls das Risiko für einen Vitamin-E-Mangel erhöhen. Neugeborene Babys haben nur relativ kleine Vitamin-E-Reserven; darum besteht bei ihnen ein erhöhtes Risiko für einen Vitamin-E-Mangel.

Vitamin-E-Mangel tritt selten bei älteren Kindern und Erwachsenen auf. Zu den Symptomen können dann gegebenenfalls verminderte Reflexe, Schwierigkeiten beim Gehen, Verlust der Koordinationsfähigkeit, Gefühllosigkeit im Körper (Betroffene finden ihre eigenen Gliedmaßen nicht, ohne hinzuschauen) und Muskelschwäche gehören.

Frühgeborene mit einem Vitamin-E-Defizit können an einer Form von Blutarmut erkranken, bei der die roten Blutkörperchen zerstört werden (hämolytische Anämie). Zu weiteren Krankheiten gehören Blutungen (Hämorrhagie) innerhalb des Gehirns und Retinopathia praematurorum ■, bei der sich die Blutgefäße in den Augen ungewöhnlich vergrößern.

Ein Vitamin-E-Mangel muss durch Gaben des Vitamins ausgeglichen werden.

VITAMIN-E-ÜBERDOSIERUNG

Hohe Dosen Vitamin E können das Risiko für Blutungen und einen blutigen Schlaganfall erhöhen, vor allem bei Menschen, die ein Mittel zur Hemmung der Blutgerinnung einnehmen. Frühgeborenen gibt man unter Umständen Vitamin E, um das Risiko einer Retinopathie zu verringern. Gelegentlich treten bei Erwachsenen, die sehr hohe Dosen Vitamin E eingenommen haben, Muskelschwäche, Müdigkeit, Übelkeit und Durchfall auf.

Zur Behandlung werden die Vitamin-E-Präparate abgesetzt. Falls nötig, wird Vitamin K gegeben, um Blutungen zu stillen.

Vitamin K

Von Vitamin K gibt es zwei Formen. Phyllochinon kommt in Pflanzen vor und wird mit der Nahrung aufgenommen. Menachinon wird von Darmbakterien gebildet, kann aber so nur in begrenztem Maße aufgenommen werden. Vitamin K ist für die Umwandlung jener Eiweißstoffe notwendig, die helfen, Blutungen zu stillen (Gerinnungsfaktoren) und daher insgesamt für die Gerinnungsfähigkeit des Blutes. Zusätzlich wird es für gesunde Knochen benötigt.

VITAMIN-K-MANGEL

Eine gestörte Fettaufnahme kann die Resorption von Vitamin K beeinträchtigen und einen Mangel verursachen. Auch wenn jemand viel Paraffinöl zu sich nimmt, wird nicht genügend Vitamin K aufgenommen. Ein Defizit an Vitamin K kann bei Menschen eintreten, die Gerinnungshemmer, Antiepileptika und gewisse Antibiotika einnehmen müssen.

Eine Form von Vitamin-K-Mangel zeigt sich bei Neugeborenen als verstärkte Blutungsneigung. Um dieser Krankheit vorzubeugen, erhalten Neugeborene eine Vitamin-K-Injektion. Brustkinder, die kein Vitamin K erhalten haben,

---

▲ siehe Seite 897   ■ siehe Seite 1477

sind besonders anfällig für einen entsprechenden Mangel.

Symptome, Diagnose und Behandlung

Hauptsymptom sind Blutungen: in die Haut, aus der Nase, aus einer Wunde, im Magen oder Darm. Blut kann auch im Urin und Stuhl auftreten. Bei Neugeborenen kann es zu lebensgefährlichen Blutungen im Gehirn kommen. Ein Vitamin-K-Mangel kann die Knochen schwächen.

Bei einem vermuteten Vitamin-K-Mangel wird mit einem Bluttest die Gerinnungsfähigkeit geprüft. Das Testergebnis ist auch dann auffallend, wenn Gerinnungshemmer eingenommen wurden oder ein Leberschaden vorliegt.

Die Behandlung besteht aus Vitamin-K-Injektionen oder einer Dosisanpassung der Gerinnungshemmer. Menschen mit einem Defizit an Vitamin K und einem schweren Leberleiden brauchen eventuell Bluttransfusionen zur Ergänzung der Gerinnungsfaktoren.

Vitamin B$_1$

Vitamin B$_1$ (Thiamin) ist lebensnotwendig im Stoffwechsel der Kohlenhydrate, um Energie zu produzieren, und für die normale Funktion von Nerven und Herz.

VITAMIN-B$_1$-MANGEL

Ein Mangel an Vitamin B$_1$ kann bei Menschen auftreten, deren Basis der Ernährung Reis ist. Handelt es sich dabei um polierten, weißen Reis, fehlt die vitaminreiche braune, äußere Schicht des Reis. Alkoholkranke, die mehr trinken als essen, haben ebenfalls ein hohes Risiko für Vitamin-B$_1$-Mangel.

Symptome

Frühsymptome sind Müdigkeit, Reizbarkeit, Gedächtnisstörungen, Appetitlosigkeit, Schlafstörungen, Bauchschmerzen und Gewichtsverlust. Mit der Zeit kann ein schwerer Vitamin-B$_1$-Mangel (Beriberi) entstehen, der charakterisiert ist durch Veränderungen an Nerven, Herz und Gehirn.

Die so genannte trockene Beriberi führt zu Störungen an Nerven und Muskeln. Zu den Symptomen gehören Prickeln (Kribbeln) in den Zehen, Brennen in den Füßen, das in der Nacht besonders schlimm ist, und Schmerzen, Schwäche und Muskelschwund in den Beinen.

Die feuchte Beriberi verursacht Herzstörungen. Symptome sind eine große Auswurffrak-

tion des Herzens, schnelle Herzfrequenz und Erweiterung der Blutgefäße; die Haut wird dabei warm und feucht. Da das Herz die große Blutmenge nicht bewältigen kann, kommt es allmählich zur Herzschwäche. Dabei sammelt sich Flüssigkeit in den Beinen und der Lunge.

Störungen im Gehirn durch Vitamin-B$_1$-Mangel treten in erster Linie bei Alkoholikern auf, vor allem dann, wenn sich ein chronischer Vitamin-B$_1$-Mangel plötzlich verschlimmert, z. B. weil der Vitamin-B$_1$-Spiegel etwa durch Alkoholmissbrauch rapide absinkt oder wenn der Körper plötzlich große Mengen Vitamin B$_1$ fordert – beispielsweise wenn ein unterernährter Alkoholiker künstlich ernährt wird.

Das Frühstadium der Störungen im Gehirn heißt Korsakow-Syndrom, das spätere Stadium Wernicke-Enzephalopathie. Zusammengenommen spricht man vom Wernicke-Korsakow-Syndrom ▲. Beim Korsakow-Syndrom geht die Merkfähigkeit verloren; die Wernicke-Enzephalopathie führt zu geistiger Verwirrung, Schwierigkeiten beim Gehen und Augenproblemen. Unbehandelt können sich die Symptome der Wernicke-Enzephalopathie gravierend verschlimmern.

Diagnose und Behandlung

Die Diagnose stützt sich auf die Symptome. Zur Behandlung wird Vitamin B$_1$ eingenommen.

Die Wernicke-Enzephalopathie ist ein medizinischer Notfall und wird mehrere Tage lang mit hohen Dosen Vitamin B$_1$ behandelt. Wenn Kranke, oft Alkoholiker, intravenös ernährt werden müssen, enthält die Flüssigkeit auch Vitamin B$_1$. Bei Menschen mit Wernicke-Korsakow-Syndrom bleiben oft gewisse Hirnschäden bestehen. Symptome der Beriberi können Jahre nach einer vermeintlichen Heilung wieder auftreten.

Vitamin B$_2$

Vitamin B$_2$ (Riboflavin) ist lebensnotwendig für den Stoffwechsel von Kohlenhydraten und Aminosäuren. Es hilft, die Schleimhäute (beispielsweise im Mund) gesund zu erhalten.

VITAMIN-B$_2$-MANGEL

Ein Mangel an Vitamin B$_2$ allein ist ungewöhnlich. Üblicherweise trifft er mit Defiziten an-

▲ siehe Seite 463

derer B-Vitamine zusammen bei Personen, die unter Eiweißmangel und Unterernährung leiden. Chronische Erkrankungen wie Herzkrankheit, Krebserkrankungen und Diabetes mellitus sowie Verdauungsstörungen erhöhen das Risiko eines Vitamin-B$_2$-Mangels ebenso wie fortdauernde Dialyse ▲.

Zu den Symptomen gehören schmerzhafte Risse in den Mundwinkeln und an den Lippen sowie Entzündungen im Mund und an der Zunge. Die Zunge wird magentarot, es erscheinen nässende Stellen rund um die Nase und im Bereich zwischen Nase und Lippen.

Die Diagnose basiert auf den Symptomen und dem Nachweis einer generellen Unterernährung ■. Hohe Dosen von Vitamin B$_2$ werden eingenommen, bis sich die Symptome gebessert haben. Menschen, die sich einer Dialyse unterziehen müssen oder die an einer Verdauungsstörung leiden, sollten Vitamin-B$_2$-Präparate einnehmen.

Niazin

Niazin ist unerlässlich für die Verarbeitung von Kohlenhydraten, Fetten und vielen anderen Substanzen im Körper.

NIAZINMANGEL

Ein Mangel an Niazin (Nikotinsäure, Nikotinsäureamid) verursacht Pellagra – allerdings nur, wenn auch ein Tryptophanmangel vorliegt. Der Körper kann Tryptophan in Niazin umwandeln. Menschen, deren Hauptnahrungsquelle Mais ist, haben ein hohes Risiko, an Pellagra zu erkranken, weil Mais nur wenig Niazin und Tryptophan enthält. Außerdem kann das Niazin aus Mais im Darm nicht verwertet werden, wenn das Getreide nicht vorher mit Alkali behandelt wird (z. B. für die Zubereitung von Tortillas). Pellagra kann eine saisonale Krankheit sein, die im Frühjahr beginnt und den Sommer andauert, wenn die Nahrung hauptsächlich aus Maisprodukten besteht.

Alkoholiker und unterernährte Menschen haben ein hohes Risiko, an Pellagra zu erkranken. Unzureichende Zufuhr von Eisen und der Vitamine B$_2$ und B$_6$ erhöhen die Gefahr eines Niazinmangels. Pellagra ist auch möglich bei Menschen mit der Hartnup-Krankheit ★, einer

seltenen Erbkrankheit, bei der die Tryptophanaufnahme gestört ist.

Symptome, Diagnose und Behandlung

Pellagra greift die Haut, den Verdauungstrakt und das Gehirn an. Es kann ein symmetrischer rötlicher Ausschlag, der einem Sonnenbrand ähnelt, auftreten; er kann sich beim Aufenthalt im Sonnenlicht verschlimmern (Photosensibilisierung). Die Hautschäden sind bleibend, und die betroffenen Bereiche können braun und schuppig werden.

Der gesamte Verdauungstrakt ist betroffen. Zunge und Mund können sich entzünden und rot färben. Die Zunge kann anschwellen, und der Mund brennt; an beiden können offene Wunden auftreten. Auch der Rachen und die Speiseröhre können brennen. Weitere Symptome sind Übelkeit, Erbrechen, Verstopfung und Durchfall.

Später entwickeln sich Müdigkeit, Schlaflosigkeit und Apathie. Funktionsstörungen des Gehirns (Enzephalopathie) folgen gewöhnlich. Sie äußern sich in Benommenheit, Desorientierung, Halluzinationen und Gedächtnisverlust.

Die Diagnose stützt sich auf die Ernährungsgewohnheiten, die Symptome und Begleitumstände des Kranken. Pellagra wird mit hohen Dosen Nikotinsäureamid, einer Form des Niazins, behandelt. Präparate mit anderen B-Vitaminen werden zusätzlich genommen.

NIAZINÜBERDOSIERUNG

Hoch dosiertes Niazin (aber nicht Nikotinsäureamid) kann eingesetzt werden, um einen hohen Blutfettspiegel zu senken. Unerwünschte Wirkungen sind Hitzewallungen, Juckreiz, Gicht, Leberschaden und ein erhöhter Blutzuckerspiegel. Die meisten lassen sich verringern, indem mit einer relativ kleinen Menge begonnen und die Dosis allmählich gesteigert wird.

Vitamin B$_6$

Vitamin B$_6$ (Pyridoxin) ist lebensnotwendig für den Stoffwechsel von Aminosäuren und Fettsäuren, für normale Nervenfunktion und die Bildung roter Blutkörperchen. Es hilft außerdem, die Haut gesund zu erhalten.

VITAMIN-B$_6$-MANGEL

Ein Vitamin-B$_6$-Mangel kann die Folge ungenügender Aufnahme sein oder durch Arznei-

---

▲ siehe Seite 828   ■ siehe Seite 881
★ siehe Seite 846

mittel entstehen, die die Vitamin-B_6-Reserven im Körper aufbrauchen. Hierzu gehören Isoniazid (bei Tuberkulose), Hydralazin (bei hohem Blutdruck) und Penizillamin (bei rheumatoider Arthritis).

Vitamin-B_6-Mangel kann bei Kleinkindern Krämpfe auslösen. Bei Erwachsenen kann er zu Blutarmut und Hautentzündung mit Rötung und schuppigen Abschälungen führen. Die Hände und Füße können sich taub anfühlen und prickeln. Die Zunge kann sich entzünden und röten, und es können Risse in den Mundwinkeln entstehen. Der Betroffene kann verwirrt, reizbar und depressiv werden.

Die Diagnose basiert auf den Umständen, den Symptomen und der Reaktion auf Vitamin-B_6-Präparate. Wer die oben aufgeführten Medikamente einnimmt, sollte ein Vitamin-B_6-Präparat einnehmen.

VITAMIN-B_6-ÜBERDOSIERUNG

Mit hoch dosiertem Vitamin B_6 werden Krankheiten wie Karpaltunnelsyndrom, prämenstruelles Syndrom und Neuropathien behandelt, auch wenn kaum Beweise für den Nutzen vorliegen. Die Einnahme solch hoher Dosen kann Schmerzen und Taubheitsgefühle in Füßen und Beinen verursachen.

Die Diagnose stützt sich auf die Symptome und die vorhergegangene Einnahme großer Mengen Vitamin B_6. Die Präparate müssen abgesetzt werden. Die Folgen der Überdosierung vergehen langsam; Schwierigkeiten beim Gehen können bestehen bleiben.

Vitamin B_{12}

Vitamin B_{12} (Kobalamin) ist zusammen mit Folsäure notwendig für die Reifung der roten Blutkörperchen und die Synthese von DNA, dem Genmaterial der Zellen. Vitamin B_{12} ist auch für eine normale Nervenfunktion wichtig. Anders als die meisten anderen Vitamine wird Vitamin B_{12} in beträchtlicher Menge eingelagert, hauptsächlich in der Leber. Die körpereigenen Speicher dieses Vitamins reichen etwa drei bis fünf Jahre.

VITAMIN-B_{12}-MANGEL

Gewöhnlich entsteht ein Mangel an Vitamin B_{12} durch unzureichende Aufnahme im Körper. Ursache kann sein, dass der Intrinsic-Faktor fehlt, ein Eiweißstoff, der im Magen gebildet wird.

Normalerweise wird Vitamin B_{12} im letzten Abschnitt des Dünndarms, der in den Dickdarm mündet, aufgenommen. Allerdings muss das Vitamin dafür an den Intrinsic-Faktor gekoppelt werden. Ohne Intrinsic-Faktor bleibt das Vitamin B_{12} im Dünndarm und wird mit dem Stuhl ausgeschieden. Der Intrinsic-Faktor kann beispielsweise aufgrund einer Autoimmunreaktion fehlen; dann bildet das Immunsystem Antikörper, die die Magenzellen, die den Intrinsic-Faktor produzieren, zerstören.

Bei älteren Menschen kann ein Vitamin-B_{12}-Mangel darauf beruhen, dass sie nur wenig Magensäure bilden; dadurch ist die Fähigkeit des Körpers eingeschränkt, Vitamin B_{12} aus dem Eiweiß im Fleisch zu gewinnen. Unnatürliches Wachstum von Bakterien im Dünndarm kann die Verwertung des Vitamin B_{12} beeinträchtigen. Erkrankungen, die die Nährstoffaufnahme im Darm stören, können auch die Aufnahme von Vitamin B_{12} behindern. Eine Infektion mit dem Fischbandwurm kann ebenfalls die Verwertung von Vitamin B_{12} im Darm stören. Leberkrankheiten können die Speicherung von Vitamin B_{12} hemmen. Wenn der Magen, in dem der Intrinsic-Faktor gebildet wird, oder jener Teil des Dünndarms, in dem das Vitamin B_{12} aufgenommen wird, entfernt wurden, kann ein Vitamin-B_{12}-Mangel resultieren. Auch Menschen, die vegan leben, also gar keine tierischen Produkte zu sich nehmen, sind durch Vitamin-B_{12}-Mangel gefährdet, da Vitamin B_{12} nur in tierischen Produkten enthalten ist. Brustkinder einer sich so ernährenden Mutter haben ein hohes Risiko für Vitamin-B_{12}-Mangel.

Symptome

Da Vitamin B_{12} zur Produktion ausgereifter Blutkörperchen gebraucht wird, kann ein Defizit zu Blutarmut führen (perniziöse Anämie). Sie ist gekennzeichnet durch ungewöhnlich große rote Blutkörperchen (Makrozyten) und weiße Blutkörperchen mit verändertem Zellkern. Weil die Leber viel Vitamin B_{12} speichert, tritt die perniziöse Anämie eventuell erst drei bis fünf Jahre nach dem Zeitpunkt auf, zu dem der Körper die Verwertung des Vitamin B_{12} eingestellt hat.

Die Blutarmut durch Vitamin-B_{12}-Mangel entwickelt sich allmählich, sodass der Körper sich ein wenig anpassen kann. Folglich kann die Blutarmut ernster sein, als die Symptome vermuten lassen. Die Anämie verursacht Schwäche und Müdigkeit. Schwere Blutarmut führt zu Atemnot, Benommenheit und einem schnellen Puls.

Homozystein: eine ernährungsbedingte Herzkrankheit?

Homozystein ist eine Aminosäure im Blut. Ein hoher Spiegel von Homozystein wird in Verbindung gebracht mit einem erhöhten Risiko für Arteriosklerose, die zu Herzinfarkt und Schlaganfall führen kann.

Der Homozysteinspiegel kann sich durch eine Erbkrankheit erhöhen. Der Spiegel kann auch bei Menschen ansteigen, die nicht genügend Folsäure und die Vitamine B_6 und B_{12} mit der Nahrung aufnehmen. Diese Vitamine helfen, das Homozystein im Körper aufzuschließen. Menschen mit einem hohen Spiegel dieser Vitamine haben oft einen relativ niedrigen Homozysteinspiegel. Jedoch haben Folsäure-Präparate noch nicht erkennen lassen, dass sie das Risiko einer Arteriosklerose reduzieren, und es gibt keine Leitlinien, wie viel Vitamin B man ergänzend zuführen sollte, um den Homozysteinspiegel zu senken. In der Konsequenz ist es nicht ratsam, routinemäßig Ergänzungsmittel zu nehmen. Vielmehr sollten allgemein vitaminreiche Nahrungsmittel bevorzugt werden.

Ein Defizit an Vitamin B_{12} kann selbst dann zu Nervenschäden führen, wenn keine Blutarmut auftritt, besonders bei Menschen über 60 Jahre. Die Beine sind früher und häufiger als die Arme betroffen. Ein Kribbeln ist in den Füßen und Händen zu spüren; Beine, Füße und Hände werden gefühllos. Ebenso gehen die Sinne für Vibrationen und Ortsbestimmung verloren. Leichte bis mittlere Muskelschwäche entwickelt sich, und die Reflexe können verloren gehen. Das Gehen bereitet Schwierigkeiten. Manche Menschen werden konfus, reizbar und leicht depressiv. Ein fortgeschrittener Vitamin-B_{12}-Mangel kann zum Delirium führen, zu Paranoia und gestörter geistiger Funktion, einschließlich Demenzerscheinungen und anderen psychischen Auffälligkeiten.

Diagnose

Gewöhnlich wird Vitamin-B_{12}-Mangel vermutet, wenn bei Routine-Blutuntersuchungen vergrößerte rote Blutkörperchen entdeckt werden. Dann misst man den Vitamin-B_{12}-Spiegel im Blut.

Ist die Ursache des Vitamin-B_{12}-Mangels unklar, kann ein Schilling-Test durchgeführt werden. Eine winzige Menge radioaktives Vitamin B_{12} wird geschluckt, dann wird die vom Organismus aufgenommene Menge gemessen. Nun wird Vitamin B_{12} zusammen mit Intrinsic-Faktor verabreicht, und wieder wird die aufgenommene Menge gemessen. Wenn das Vitamin B_{12} nur aufgenommen werden kann, wenn es zusammen mit dem Intrinsic-Faktor gegeben wird, so bestätigt dies die Diagnose einer perniziösen Anämie.

Behandlung

Die Behandlung von Vitamin-B_{12}-Mangel oder perniziöser Anämie besteht in der Gabe von Vitamin B_{12}. Dieses muss injiziert werden. Zunächst geschieht das häufiger, bis sich der Vitamin-B_{12}-Spiegel normalisiert hat; danach werden die Injektionen nur noch einmal monatlich gegeben.

Folsäure

Folsäure (Folat) ist zusammen mit Vitamin B_{12} notwendig für die Bildung normaler roter Blutkörperchen und für die Synthese von DNA, dem genetischen Material der Zellen.

FOLSÄUREMANGEL

Da der Körper nur wenig Folsäure speichern kann, führt eine folsäurefreie Ernährung innerhalb weniger Monate zu einem Defizit. Folsäuremangel kommt relativ oft vor, da viele Menschen zu wenig rohes grünes Gemüse und Zitrusfrüchte essen. Zudem stört Alkohol in großer Menge die Aufnahme und die Verwertung von Folsäure. Antiepileptika, wie Phenytoin und Phenobarbital, und Sulfasalazin zur Behandlung von Kolitis ulzerosa und rheumatoider Arthritis verringern die Aufnahme dieses Vitamins. Methotrexat (bei Krebs und rheumatoider Arthritis) und Cotrimoxazol (bei Infektionen) beeinträchtigen die Verwertung von Folsäure.

Frauen in der Schwangerschaft und Stillzeit sowie Menschen, die sich einer Dialyse unterziehen müssen, haben einen erhöhten Bedarf an Folsäure.

Symptome, Diagnose und Behandlung

Bei Menschen mit Folsäuremangel entwickelt sich Blutarmut ähnlich wie bei einem Mangel an Vitamin B_{12}.

Das erste Anzeichen kann Müdigkeit sein, Blässe, Reizbarkeit, Atemnot und Benommenheit kommen hinzu. Darüber hinaus kann bei Folsäuremangel die Zunge rot und wund sein, der Tastsinn kann eingeschränkt sein und Gewichtsverlust und Durchfall können auftreten. Bei schwangeren Frauen erhöht sich durch Folsäuremangel das Risiko für ein Kind mit einem Neuralrohrdefekt.

Wenn die Blutuntersuchung bei einer Person mit Blutarmut oder Unterernährung große rote Blutkörperchen zeigt, wird der Folsäurespiegel bestimmt.

Die Behandlung besteht in der täglichen Einnahme von Folsäurepräparaten. Menschen, die Medikamente nehmen, die die Aufnahme und Verwertung von Folsäure behindern, sollten hoch dosierte Folsäurepräparate vorbeugend einnehmen. Frauen, die schwanger sind oder eine Schwangerschaft planen, sollten höhere Dosen einnehmen, um das Risiko zu mindern, dass ihr Baby eine Fehlbildung des Gehirn-Rückenmark-Kanals bekommt.

FOLSÄUREÜBERDOSIERUNG

Sehr hohe Dosen Folsäure können bei Menschen mit Vitamin-B$_{12}$-Mangel Nervenleiden verschlimmern.

Vitamin C

Vitamin C (Askorbinsäure) ist unerlässlich für den Knochenaufbau und das Bindegewebe. Vitamin C hilft dem Körper, Eisen aufzunehmen und lässt Verbrennungen und Wunden besser heilen. Wie Vitamin E ist auch Vitamin C ein Antioxidans: Es schützt die Zellen vor der Schädigung durch freie Radikale – reaktiver Nebenprodukte des Zellstoffwechsels, die unter anderem mit der Entstehung von Krebserkrankungen in Verbindung gebracht werden.

VITAMIN-C-MANGEL

Vitamin-C-Mangel verursacht Skorbut. Bei Erwachsenen ist das Defizit meistens die Folge einer Vitamin-C-armen Ernährung. Schwangerschaft, Stillzeit, Operationen und Verbrennungen können den Bedarf des Körpers an Vitamin C beträchtlich steigern. Rauchen erhöht den Vitamin-C-Bedarf um 30 bis 50 Prozent.

Bei Erwachsenen kann eine Vitamin-C-arme Ernährung innerhalb weniger Monate zu Blutungen unter der Haut führen (besonders rund um die Haaransätze oder als Blutergüsse), am Zahnfleisch und in den Gelenken. Zu den Symptomen zählen Reizbarkeit, Depression, Gewichtsverlust, Müdigkeit und allgemeines Schwächegefühl. Das Zahnfleisch schwillt an, wird purpurrot und porös. Die Zähne lockern sich allmählich. Infektionen treten auf, und Wunden heilen schlecht.

Bei Kindern tritt Reizbarkeit auf, Schmerzen bei Bewegung und Appetitverlust. Kleine Kinder erreichen nicht das normale Gewicht. Das Knochenwachstum ist eingeschränkt, und Blutungen sowie Blutarmut treten auf.

Die Diagnose von Skorbut basiert auf den Symptomen. Bei Blutuntersuchungen zeigt sich der niedrige Vitamin-C-Spiegel. Skorbut wird mit Vitamin-C-Präparaten behandelt.

VITAMIN-C-ÜBERDOSIERUNG

Hohe Dosen Vitamin C sollen als Antioxidans Zellen vor der Schädigung durch freie Radikale schützen. Diese reaktiven Nebenprodukte des Zellstoffwechsels stehen in Verdacht, Krankheiten wie Arteriosklerose, Krebs, Lungenkrankheiten, Erkältung, grauen Star und Gedächtnisverlust zu fördern. Ob hohe Dosen Vitamin C vor diesen Krankheiten schützen, ist unklar. Allerdings sind große Mengen Vitamin C nicht giftig, obwohl sie Übelkeit und Durchfall hervorrufen können. Außerdem können sie die Ergebnisse einiger Bluttests verfälschen.

KAPITEL 155

Mineralstoffe und Spurenelemente

Mineralstoffe sind für die Funktion der Körperzellen unerlässlich. Der Körper benötigt eine große Menge Natrium, Kalium, Kalzium, Magnesium, Chlorid und Phosphat. Deutlich geringer ist der Bedarf an Kupfer, Fluorid, Jod, Eisen, Selen und Zink. Dieses sind die so genannten Spurenelemente.

Wird von bestimmten Mineralstoffen zu wenig oder zu viel zugeführt, kann dies zu ernährungsbedingten Krankheiten führen. Eisen- und Jodmangel können sogar trotz ausgewogener Ernährung eintreten. Auch bei einer lange durchgeführten unausgewogenen Abmagerungskur kann sich ein Mineralstoffmangel einstellen. Zum Beispiel besteht bei Vegetariern das Risiko eines Eisenmangels. Auch ihre Versorgung mit Vitamin B$_{12}$ kann unzureichend sein. Die unkontrollierte Einnahme von hohen Dosen Mineralstoffen kann schädlich sein.

Einige Mineralstoffe sind wichtig als Elektrolyte. Mit ihnen reguliert der Körper seine Nerven- und Muskelfunktion und den Säure-Basen-Haushalt ▲. Elektrolyte helfen dem Körper, die Flüssigkeitsverteilung in den verschiedenen Bereichen des Körpers aufrechtzuerhalten. In unterschiedlicher Konzentration befinden sich die Elektrolyte vornehmlich in drei Kompartimenten: der Zellflüssigkeit, der Flüssigkeit in der Umgebung der Zellen und im Blut.

Der Körper muss die Elektrolytkonzentration in diesen Kompartimenten innerhalb enger Grenzen halten. Er steuert das, indem Elektrolyte in die Zellen hinein oder aus ihnen heraus verlagert werden. Die Nieren filtern die Elektrolyte im Blut und scheiden überflüssige mit dem Urin aus, sodass zwischen Zufuhr und Ausscheidung ein Gleichgewicht entsteht.

Ein Elektrolyt-Ungleichgewicht kann bei Flüssigkeitsmangel entstehen; auch bestimmte Medikamente, Herz-, Nieren- und Leberkrankheiten, intravenöse Ernährung und eine erheblich reduzierte Zufuhr von Nährstoffen können dazu führen.

Um ernährungsbedingte Krankheiten und Elektrolytstörungen zu erkennen, wird im Labor der Mineralstoffgehalt im Blut oder im Urin gemessen.

▲ siehe Seite 923

Kalzium

Das meiste Kalzium befindet sich in den Knochen. Kalzium kommt aber auch in den Zellen (speziell den Muskelzellen) und im Blut vor. Kalzium ist unerlässlich für die Muskelkontraktion und für die Funktion vieler Enzyme. Es wird für die Bildung von Knochen und Zähnen, die Blutgerinnung und einen normalen Herzrhythmus benötigt.

Der Körper steuert die Menge Kalzium in Zellen und Blut präzise. Um den Kalziumspiegel im Blut aufrechtzuerhalten, müssen täglich etwa 1000 bis 1500 Milligramm Kalzium aufgenommen und überschüssiges Kalzium muss mit dem Urin ausgeschieden werden. Liefert die Ernährung nicht genügend Kalzium, wird es aus den Knochen ins Blut abgegeben. Hält dieser Zustand an, schwächt das die Knochen, und es kann eine Osteoporose entstehen.

Der Kalziumgehalt im Blut wird vornehmlich von zwei Hormonen gesteuert: Parathormon und Kalzitonin. Parathormon wird von den vier Nebenschilddrüsen gebildet, die sich hinter der Schilddrüse im Hals befinden. Wenn der Kalziumspiegel im Blut sinkt, schütten die Nebenschilddrüsen mehr Parathormon aus; steigt der Kalziumspiegel, wird weniger gebildet. Das Parathormon regt den Verdauungsapparat an, mehr Kalzium aufzunehmen und veranlasst die Nieren, Vitamin D zu aktivieren. Das Vitamin D fördert die Fähigkeit, Kalzium aufzunehmen. Parathormon veranlasst auch die Knochen, Kalzium ins Blut freizusetzen, und die Nieren, weniger Kalzium mit dem Urin auszuscheiden.

Das Hormon Kalzitonin wird von Zellen der Schilddrüse produziert; es senkt den Kalziumspiegel im Blut, indem es die Freisetzung aus den Knochen hemmt.

KALZIUMMANGEL

Der Großteil des Kalziums im Blut wird von dem Eiweiß Albumin transportiert. Dieses gebundene Kalzium dient als Reserve, es hat keine aktive Aufgabe im Körper. Im Gegensatz dazu beeinflusst ungebundenes Kalzium die Körperfunktionen. Gewöhnlich entspricht die Menge des Kalziums im Blut dem Gehalt an ungebundenem Kalzium.

MINERALSTOFFE

MINERALSTOFF	ERGIEBIGE QUELLEN	HAUPTAUFGABEN	EMPFOHLENE AUFNAHMEMENGE FÜR ERWACHSENE	SICHERE OBERGRENZE
Kalzium	Milch und Milchprodukte, Fleisch, Fisch, Eier, Getreideprodukte, Bohnen, Früchte und Gemüse	Erforderlich für den Aufbau von Knochen und Zähnen, für die Blutgerinnung, die Muskelfunktion und für normalen Herzrhythmus	1 000 Milligramm	2 500 Milligramm
Chlorid	Salz, Rindfleisch, Käse, grüne Oliven, Maisbrot, Kartoffelchips, Sauerkraut, Fertig- und Dosengerichte	Ist beteiligt am Elektrolythaushalt	mind. 830 Milligramm (Schätzwert)	–
Kupfer	Innereien, Schalentiere (vor allem Austern), Schokolade, Pilze, Nüsse, Trockengemüse und Vollkornprodukte	Wird zur Bildung von Enzymen für die Energieproduktion, Antioxidation (Schutz vor Zellschäden durch reaktionsfreudige Nebenprodukte des Zellstoffwechsels, freie Radikale), für die Bildung von Adrenalin, roten Blutkörperchen, Knochen und Bindegewebe benötigt	1–1,5 Milligramm (Schätzwert)	10 000 Mikrogramm
Fluorid	Salzwasserfisch, Tee, Kaffee und fluoridiertes Trinkwasser	Nötig für den Aufbau von Knochen und Zähnen	3,1 Milligramm für Frauen 3,8 Milligramm für Männer	10 Milligramm
Jod	Meeresfrüchte, jodiertes Salz, Milchprodukte	Wichtig für die Bildung der Schilddrüsenhormone	200 Mikrogramm	1 100 Mikrogramm
Eisen	Als Häm-Eisen in Fleisch, Geflügel, Fisch, Nieren und Leber Als Nicht-Hämeisen in Sojabohnenmehl, Bohnen, Melasse, Spinat, Muscheln, Trockenfrüchten	Wird benötigt für die Bildung vieler Enzyme im Körper. Ist ein wichtiger Bestandteil von Muskelzellen und Hämoglobin (das den roten Blutkörperchen den Sauerstoffaustausch zur Versorgung der Körpergewebe ermöglicht)	10 Milligramm; 15 Milligramm für Frauen vor den Wechseljahren 30 Milligramm für Schwangere 20 Milligramm für stillende Mütter	45 Milligramm
Magnesium	Grünes Blattgemüse, Nüsse, Getreideprodukte und Meeresfrüchte	Nötig für den Aufbau von Knochen und Zähnen, für Nerven- und Muskelfunktion und die Tätigkeit von Enzymen	300 Milligramm für Frauen 350 Milligramm für Männer	–
Phosphor	Milch, Käse, Fleisch, Geflügel, Fisch, Getreideprodukte, Nüsse und Gemüse	Nötig für die Bildung von Knochen und Zähnen und die Energieproduktion Auch zur Herstellung von Nukleinsäuren wie DNA (Desoxyribonukleinsäure)	700 Milligramm	4 000 Milligramm

MINERALSTOFFE *(Fortsetzung)*

MINERALSTOFF	ERGIEBIGE QUELLEN	HAUPTAUFGABEN	EMPFOHLENE AUFNAHMEMENGE FÜR ERWACHSENE	SICHERE OBERGRENZE
Kalium	Voll- und Magermilch, Bananen, Tomaten, Orangen, Melonen, Kartoffeln, Süßkartoffeln, Pflaumen, Rosinen, Spinat, Rübenkraut, Kohlblätter, Grünkohl, andere grüne Blattgemüse, die meisten Erbsen und Bohnen	Wichtig für Nerven- und Muskelfunktion Beteiligt am Elektrolythaushalt	mind. 2 Gramm (Schätzwert)	–
Selen	Fleisch, Meeresfrüchte und Getreideprodukte (je nach Selengehalt des Ackerbodens)	Dient zusammen mit Vitamin E als Antioxidans, schützt Zellen gegen Schädigung durch freie Radikale, die Nebenprodukte des Zellstoffwechsels sind nötig für die Schilddrüsenfunktion	30–70 Mikrogramm (Schätzwert)	400 Mikrogramm
Natrium	Salz, Rindfleisch, Schweinespeck, Sardinen, Käse, grüne Oliven, Maisbrot, Kartoffelchips, Sauerkraut, Fertig- und Dosengerichte	Erforderlich für Nerven- und Muskelfunktion Beteiligt am Elektrolythaushalt	mind. 550 Milligramm (Schätzwert)	2.400 Milligramm
Zink	Innereien wie Leber, Eier und Meeresfrüchte	Beteiligt an der Bildung von Enzymen und Insulin Erforderlich für gesunde Haut, Wundheilung und Wachstum	7 Milligramm für Frauen 10 Milligramm für Männer	–

Wenn mit dem Urin übermäßig viel Kalzium verloren geht oder wenn die Kalziumabgabe der Knochen an das Blut gestört ist, entsteht ein Kalziummangel (Hypokalzämie). Dieser kann bei zu niedrigem Spiegel an Parathormon eintreten (wenn z. B. die Nebenschilddrüsen geschädigt wurden), wenn jemand ohne Nebenschilddrüsen geboren ist oder wenn der Körper zu schwach auf das ausgeschüttete Parathormon reagiert. Ein Magnesiummangel kann Hypokalzämie auslösen, weil er die Wirkung des Parathormons vermindert. Andere Ursachen können ein Vitamin-D-Mangel, Nierenschädigung, unzureichende Zufuhr von Kalzium mit der Nahrung, Krankheiten, bei denen die Kalziumaufnahme gestört ist, und eine Bauchspeicheldrüsenentzündung sein.

Ein leicht verminderter Kalziumspiegel im Blut bleibt unbemerkt. Mit der Zeit beeinträchtigt die Hypokalzämie aber das Gehirn und löst neurologische oder psychische Störungen aus wie Verwirrtheit, Gedächtnisverlust, Delirium, Depressionen und Halluzinationen. Diese Symptome vergehen, wenn der normale Kalziumspiegel wiederhergestellt wird. Ein extrem niedriger Kalziumspiegel kann Lippen, Zunge, Finger und Füße kribbeln lassen; auch Muskelschmerzen, Verkrampfung der Halsmuskulatur, Versteifungen, Muskelkrämpfe sowie Herzrhythmusstörungen können auftreten.

Die Hypokalzämie wird häufig bei Routine-Blutuntersuchungen entdeckt. Behandelt wird sie mit Kalziumpräparaten zum Einnehmen. Die Einnahme von Vitamin-D-Präparaten hilft,

Was ist Hyperparathyroidismus?

Die Nebenschilddrüsen setzen das Parathormon frei, das die Aufnahme von Kalzium im Verdauungstrakt fördert und die Knochen dazu anregt, gespeichertes Kalzium freizusetzen. Wenn die Nebenschilddrüsen zu viel Parathormon bilden, entsteht Hyperparathyroidismus. Personen mit dieser Erkrankung haben zu viel Kalzium und einen normalen bis niedrigen Blutphosphatspiegel. Parathormon veranlasst die Nieren, mehr Phosphat auszuscheiden, aber es regt auch die Knochen an, Phosphat ins Blut freizusetzen. Diese zwei Effekte bestimmen, ob der Phosphatspiegel normal bleibt oder sinkt.

Ein primärer Hyperparathyroidismus tritt vornehmlich auf, wenn eine Störung die Freisetzung von übermäßig viel Parathormon bewirkt. Bei etwa 90 Prozent aller Personen mit primärem Hyperparathyroidismus ist die Störung ein nicht bösartiger Tumor in einer der Nebenschilddrüsen. Beim Rest der Fälle vergrößern sich die Drüsen und produzieren zu viel Hormon. Nur selten sind Schilddrüsenkarzinome für einen Hyperparathyroidismus verantwortlich.

Primärer Hyperparathyroidismus tritt häufiger bei Frauen als bei Männern auf. Er entwickelt sich eher bei älteren Menschen und solchen, die eine Strahlentherapie im Halsbereich erhalten haben. Manchmal tritt er als Teil des Syndroms bei multipler endokriner Neoplasie ▲, einer seltenen Erbkrankheit, auf.

Sekundärer Hyperparathyroidismus entwickelt sich, wenn zu viel Parathormon als Reaktion auf einen starken Abfall der Kalziumspiegel im Blut vorhanden ist. Zum Beispiel verursachen chronische Nierenkrankheiten und Vitamin-D-Mangel einen stark erniedrigten Kalziumspiegel und so einen Hyperparathyroidismus. Eine ständige Anregung der Nebenschilddrüsen wie bei Hypokalzämie kann ebenfalls einen sekundären Hyperparathyroidismus hervorrufen.

Primärer Hyperparathyroidismus wird gewöhnlich behandelt, indem eine oder mehrere Nebenschilddrüsen entfernt werden. Die Operation zielt auf die Entfernung des gesamten Gewebes ab, das übermäßig viel Parathormon bildet. Die Behandlung des sekundären Hyperparathyroidismus richtet sich nach der jeweiligen Ursache.

---

die Aufnahme von Kalzium im Verdauungstrakt zu verbessern.

KALZIUMÜBERSCHUSS

Ein zu hoher Kalziumspiegel im Blut (Hyperkalzämie) wird gewöhnlich durch eine übermäßige Produktion von Parathormon durch die Nebenschilddrüsen ausgelöst (Hyperparathyroidismus).

Eine andere Ursache ist die Aufnahme einer großen Menge Kalzium. Gelegentlich entwickelt sich eine Hyperkalzämie bei Menschen mit Magengeschwüren, wenn sie viel Milch trinken und kalziumhaltige Antazida einnehmen (Milch-Alkali-Syndrom). Auch eine Überdosis von Vitamin D kann den Kalziumspiegel im Blut beeinflussen, weil es die Aufnahme von Kalzium im Verdauungstrakt erheblich steigert.

Eine Hyperkalzämie kommt häufig bei Krebspatienten vor. Krebserkrankungen der Nieren, der Lunge und der Eierstöcke können viel von einem Eiweißstoff freisetzen, der ähnlich wirkt wie Parathormon (paraneoplastisches Syndrom ■). Kalzium kann auch ins Blut freigesetzt werden, wenn sich ein Krebs auf die Knochen ausbreitet und Knochenzellen zerstört. Solche Knochenmetastasen gibt es häufig bei Krebserkrankungen von Prostata, Brust und Lunge. Ein multiples Myelom (ein Krebs des Knochenmarks) kann ebenfalls den Knochen zerstören und eine Hyperkalzämie zur Folge haben. Auch andere Krebsformen können den Kalziumspiegel im Blut erhöhen; die Wirkweise ist noch unklar.

Krankheiten, bei denen Knochen geschädigt werden und Kalzium freigesetzt wird, können ebenfalls einen Kalziumüberschuss bewirken. Bei der Paget-Krankheit wird Knochen abgebaut, aber der Kalziumspiegel im Blut bleibt gewöhnlich unverändert. Er kann ansteigen, wenn die Betroffenen zu wenig trinken oder viel sitzen oder liegen – weil die Knochen dann nicht ausreichend belastet werden. Manchmal entwickeln gelähmte Menschen und solche, die sehr lange bettlägerig sind, eine Hyperkalzämie, weil die unbelasteten Knochen viel Kalzium ins Blut freisetzen.

▲ siehe Seite 963   ■ siehe Kasten Seite 1031

Wilson-Krankheit: wenn zu viel Kupfer vorhanden ist

Bei der Wilson-Krankheit, einer seltenen Erbkrankheit, setzt die Leber überschüssiges Kupfer nicht wie normalerweise über die Galle frei. Dadurch reichert sich das Kupfer in der Leber an und schädigt sie. Die Leber gibt dann Kupfer direkt ins Blut ab, das sich in anderen Organen, wie dem Gehirn und den Augen, anreichert.

Symptome treten meist nach dem fünften Lebensjahr auf. Bei fast der Hälfte der Betroffenen handelt es sich um Anzeichen einer Gehirnschädigung. Dazu zählen Zittern, Sprech- und Schluckschwierigkeiten, Koordinationsprobleme, unkontrollierbare unwillkürliche Bewegungen (Veitstanz, Chorea Huntington), Persönlichkeitsveränderungen und Psychosen (wie Schizophrenie oder manisch-depressive Erkrankungen). Bei den meisten anderen Betroffenen rühren die Symptome von Leberschädigungen her, die in Hepatitis und schließlich Zirrhose bestehen können. In der Hornhaut der Augen äußert sich die Kupferansammlung als goldene oder grüngoldene Ringe.

Der Arzt vermutet die Wilson-Krankheit aufgrund der Symptome wie unerklärlicher Hepatitis, Zittern und Persönlichkeitsveränderungen. Gesichert wird die Diagnose durch Blutuntersuchungen und eine Leberbiopsie. Kinder, in deren Familie es Krankheitsfälle gibt, werden im Alter von zwei Jahren untersucht.

Zur Behandlung werden Medikamente, wie Penizillamin, die Kupfer binden, eingenommen. Die Einnahme von Zinkpräparaten kann die Kupferaufnahme im Körper verringern helfen. Ohne lebenslange Behandlung endet die Wilson-Krankheit tödlich. Personen, die ihre Medikamente nicht nach Anweisung des Arztes einnehmen, vor allem jüngere Patienten, können Leberversagen entwickeln. Dann bleibt als Behandlungsmöglichkeit nur eine Lebertransplantation.

wöhnlich Verstopfung, Übelkeit, Erbrechen, Unterleibschmerzen, Appetitlosigkeit und große Mengen Urin. Eine schwere Hyperkalzämie beeinträchtigt oft die Gehirnfunktion, führt zu Verwirrung, Gefühlsausbrüchen, Delirium, Halluzinationen und Koma. Muskelschwäche und Herzrhythmusstörungen können auftreten. Bei Menschen mit chronischer Hyperkalzämie können sich Nierensteine bilden.

Bei leichter Hyperkalzämie genügt es meist, die Ursache zu beseitigen. Menschen mit normaler Nierenfunktion und einer Neigung zur Hyperkalzämie sollen viel trinken, um die Ausscheidung von Kalzium über die Nieren anzuregen und Austrocknung zu verhindern.

Bei sehr hohen Kalziumspiegeln und Anzeichen von geistiger Störung und Muskelschwäche werden Flüssigkeit und Diuretika so lange intravenös verabreicht, bis sich die Nierenfunktion normalisiert. Dialyse ist eine sehr wirksame, sichere und zuverlässige Behandlung, aber sie ist Patienten mit schwerer Hyperkalzämie vorbehalten, die nicht anders behandelt werden können.

Medikamente, wie Plikamyzin, Galliumnitrat, Kalzitonin, Bisphosphonate und Kortison können zur Therapie der Hyperkalzämie eingesetzt werden.

Teilweise schwierig zu behandeln ist die durch Krebs verursachte Hyperkalzämie. Wenn die Krebserkrankung nicht unter Kontrolle gebracht werden kann, kehrt die Hyperkalzämie trotz bester Behandlung oft zurück.

Kupfer

Der größte Teil des Kupfers liegt in der Leber, den Knochen und den Muskeln; Spuren finden sich aber in allen Körpergeweben. Die Leber scheidet Kupfer mit der Galle aus. Kupfer ist Bestandteil vieler Enzyme. Manche von ihnen dienen dazu, Energie bereitzustellen oder das Hormon Adrenalin, die roten Blutkörperchen, die Knochen und das Bindegewebe zu bilden. Andere Enzyme dienen als Antioxidantien. Sie helfen, die Zellen gegen Schädigung durch freie Radikale zu schützen, die als reaktionsfreudige Nebenprodukte des Zellstoffwechsels entstehen.

KUPFERMANGEL

Bei gesunden Menschen tritt ein Kupfermangel nur selten auf. Am häufigsten kommt er bei Kindern vor, die zu früh geboren wurden, sich

Die Hyperkalzämie verursacht lange keine Symptome. Die frühesten Anzeichen sind gevon schwerer Unterernährung erholen oder an ständigem Durchfall leiden. Auch eine schwere Krankheit, bei der die Aufnahme von Nährstoffen gestört ist (wie Zöliakie, Morbus Crohn, Mukoviszidose und tropische Sprue), kann den Mangel auslösen. Eine hohe Zufuhr von Zink oder Eisen kann die Aufnahmefähigkeit für Kupfer herabsetzen.

Anzeichen für Kupfermangel sind Müdigkeit, Blutungen unter der Haut, Schädigung der Blutgefäße und ein vergrößertes Herz. Blutarmut kommt häufig hinzu, die Zahl der weißen Blutkörperchen nimmt ab.

Die Diagnose des Kupfermangels stützt sich auf die Symptome und auf Blutuntersuchungen, die niedrige Spiegel von Kupfer und Zäruloplasmin (ein kupferhaltiges Eiweiß) belegen. Ein nachgewiesener Kupfermangel wird mit Kupferpräparaten, die ärztlich verordnet werden sollten, behandelt.

KUPFERÜBERSCHUSS

Ein zu hoher Verzehr von Kupfer ist selten. Jede Art von Kupfer, die nicht an ein Eiweiß gebunden ist, wirkt giftig. Säurehaltige Nahrungsmittel und Getränke, die über längere Zeit mit Kupferbehältnissen in Kontakt waren, können mit Spuren ungebundenen Kupfers verunreinigt werden. Dessen Aufnahme kann zu Übelkeit, Erbrechen und Durchfall führen. Große Mengen können die Nieren schädigen und die Urinproduktion hemmen; es kann auch zu Blutarmut durch zerstörte Blutkörperchen kommen.

Für die Diagnose wird der Gehalt an Kupfer und Zäruloplasmin im Blut und im Urin gemessen. Zur Behandlung werden Medikamente, die Kupfer binden, eingesetzt.

Fluorid

Im Körper kommt das meiste Fluorid in den Knochen und Zähnen vor.

FLUORIDMANGEL

Fluoridmangel kann Zahnzerfall und möglicherweise auch Osteoporose bewirken. Die ausreichende Aufnahme von Fluoriden – besonders in der Kinder- und Jugendzeit – kann Zahnzerfall vorbeugen und die Knochen stärken. Die Anwendung von fluorhaltigen Zahnpflegemitteln kann das Risiko für Zahnschäden verringern.

FLUORIDÜBERDOSIERUNG

Menschen, deren Wasser viel Fluorid enthält, können zu viel davon aufnehmen. Sie entwickeln eine Fluorose. Fluoride reichern sich in den Zähnen an. Bei Überdosierung bilden sich kreidig weiße, unregelmäßige Flecken auf dem Zahnschmelz und lassen die Zähne gesprenkelt erscheinen. Der Schmelz kann auch höckerig werden. Diese Erscheinungen beeinträchtigen offenbar nur das Aussehen der Zähne, machen den Schmelz aber widerstandsfähiger gegen Karies. Fluoride reichern sich auch in den Knochen an. In seltenen Fällen führt eine anhaltend hohe Aufnahme von Fluoriden zu zwar dichten, aber schwachen Knochen, zu Knochenveränderungen an der Wirbelsäule sowie zur Degeneration von Bändern durch Einlagerung von Kalzium.

Die Diagnose wird aufgrund der Symptome gestellt. Zur Behandlung gehört die Verringerung der Fluoridzufuhr.

Jod

Die Hauptmenge des im Körper vorhandenen Jods findet sich in der Schilddrüse. Jod ist unentbehrlich, um Schilddrüsenhormone zu bilden.

JODMANGEL

In Deutschland enthalten Nahrung und Trinkwasser zu wenig Jod, um den täglichen Bedarf sicherzustellen. Darum wird dringend geraten, im Haushalt jodiertes Salz zu verwenden.

Bei Jodmangel vergrößert sich die Schilddrüse in Form eines Kropfes. Jodmangel ruft die gleichen Symptome hervor wie eine Unterfunktion der Schilddrüse ▲. Bei betroffenen Erwachsenen treten Schwellungen der Haut, Heiserkeit, Geistesstörungen, trockene und schuppige Haut, spärliches und strohiges Haar und Gewichtszunahme auf. Durch einen Jodmangel bei Schwangeren können das Wachstum und die Gehirnentwicklung des Babys gestört sein. Wird das Kind nicht kurz nach der Geburt behandelt, bleibt es in seiner Entwicklung geistig und körperlich zurück (Kretinismus). Bei einem radioaktiven Unfall erhöht Jodmangel bei Kindern das Risiko von Schilddrüsenkrebs, weil die unterversorgte Schilddrüse das radioaktive Jod speichert.

▲ siehe Seite 945

Die Diagnose des Jodmangels beruht auf Blutuntersuchungen, die einen niedrigen Spiegel von Jod und Schilddrüsenhormonen oder einen hohen Spiegel von thyroideastimulierendem Hormon (TSH) zeigen, oder – bei Erwachsenen – auf dem sichtbaren Kropf. Die Behandlung erfolgt mit Jodpräparaten. Bei Kindern kann zusätzlich die Gabe von Schilddrüsenhormonen erforderlich sein – manchmal sogar lebenslang.

JODÜBERSCHUSS

Eine übermäßige Zufuhr von Jod kommt kaum vor. Wenn, ist sie auf die Einnahme von Jodpräparaten zurückzuführen. Dieses kann eine Überaktivität der Schilddrüse und die Bildung von übermäßig viel Schilddrüsenhormonen bewirken ▲. Dadurch vergrößert sich die Schilddrüse und bildet einen Kropf.

Die Diagnose wird anhand der Symptome und der erhöhten Spiegel von Jod und thyroideastimulierendem Hormon (TSH) im Blut gestellt. Die Aufnahme jodhaltiger Medikamente und jodierter Nahrungsmittel wird eingestellt.

Eisen

Der Großteil des Eisens im menschlichen Körper liegt im Hämoglobin vor. Hämoglobin ist der Bestandteil der roten Blutkörperchen, der die Aufnahme von Sauerstoff und dessen Transport in die Körpergewebe möglich macht. Eisen ist ein wichtiger Bestandteil von Hämoglobin und Muskelzellen. Es wird auch zur Bildung verschiedener Enzyme im Körper benötigt.

Der Körper kann Eisen wiederverwenden: Aus den abgestorbenen roten Blutkörperchen wird es wieder ins Knochenmark befördert, um bei der Neubildung von roten Blutkörperchen eingesetzt zu werden. Eine kleine Menge Eisen verliert der Mensch täglich, vorwiegend durch Zellen, die von den Schleimhäuten des Darmes abgestoßen werden. Diese Menge wird ersetzt durch die ein bis zwei Milligramm Eisen, die täglich aus der Nahrung aufgenommen werden.

Nahrungsmittel enthalten zweierlei Arten von Eisen: Häm-gebundenes Eisen, das in tierischen Produkten vorkommt, und Nicht-Hämeisen. Nicht-Hämeisen macht mehr als 85 Prozent des Eisens in der durchschnittlichen Ernährung aus. Der Körper kann aber nur weniger als 20 Prozent des mit der Nahrung zugeführten Nicht-Hämeisens aufnehmen. Es kann besser verwertet werden, wenn es gleichzeitig mit tierischem Eiweiß und Vitamin C verzehrt wird. Häm-gebundenes Eisen wird erheblich besser aufgenommen als Nicht-Hämeisen.

EISENMANGEL

Eisenmangel ist weltweit der am häufigsten auftretende Mineralstoffmangel, der Blutarmut bei Männern, Frauen und Kindern bewirkt.

Bei Erwachsenen beruht ein Eisenmangel meist auf Blutverlust. Frauen vor den Wechseljahren können aufgrund der Monatsblutung Eisenmangel entwickeln. Bei Männern und Frauen nach den Wechseljahren deutet ein Eisenmangel gewöhnlich auf Blutungen im Verdauungstrakt hin – z. B. durch ein blutendes Geschwür oder einen Polypen im Dickdarm. Der Mangel kann aber auch durch Blutungen in anderen Bereichen des Körpers, etwa den Nieren, bewirkt werden.

Eisenmangel kann auf eine unausgewogene Ernährung zurückzuführen sein, vor allem bei Kindern, die in der Wachstumsphase einen höheren Eisenbedarf haben. Heranwachsende Mädchen, die kein Fleisch essen, können einen Eisenmangel entwickeln, weil sie immer noch wachsen und auch schon menstruieren. Schwangere Frauen können wegen des stark erhöhten Eisenbedarfs des Fetus Eisenmangel bekommen.

Symptome

Wenn die Eisenreserven im Körper erschöpft sind, kommt es zur Blutarmut ■. Sie bewirkt Blässe, Schwäche, Verwirrtheit, Schläfrigkeit und Müdigkeit. Die Konzentrations- und Lernfähigkeit können gestört sein. Bei schwerer Blutarmut können Kopfschmerzen, Ohrgeräusche, Flecken vor den Augen, Verdauungsstörungen, Atemnot, Benommenheit und eine erhöhte Herzfrequenz auftreten. Gelegentlich verursacht eine schwere Blutarmut Brustschmerzen und Herzschwäche. Auch die Menstruation kann ausbleiben.

Zusätzlich zur Anämie kann Eisenmangel zum Pica-Syndrom führen, dem Verlangen nach Stoffen wie Eis, Erde oder reiner Stärke, die Fingernägel werden dünn und verformen sich konkav, und es kann zu nächtlichen Muskelkrämpfen in den Beinen kommen. In seltenen Fällen bilden sich bei Eisenmangel membranartige Strukturen in der Speiseröhre und bewirken Schluckbeschwerden.

▲ siehe Seite 942   ■ siehe Seite 979

Hämochromatose: wenn sich zu viel Eisen anreichert

Die Eisenspeicherkrankheit (Hämochromatose) ist eine Erbkrankheit, bei der zu viel Eisen aufgenommen und im Körper gespeichert wird. Sie kann lebensgefährlich werden, ist aber gewöhnlich gut zu behandeln.

Meist treten die Symptome allmählich auf, oft nicht vor den mittleren Lebensjahren oder erst später. Bei Frauen beginnen Symptome gewöhnlich nach der Menopause, da Menstruationsblutungen und Schwangerschaften einigen Schutz bieten.

Die Symptome sind unterschiedlich, weil Eisenüberschuss jeden Teil des Körpers schädigen kann, darunter auch Gehirn, Leber, Bauchspeicheldrüse, Lunge und Herz. Die Leber und die Bauchspeicheldrüse können zuerst geschädigt sein, was

Symptome einer Leberzirrhose oder eines Diabetes hervorruft. Die Symptome können aber auch unbestimmt sein und den ganzen Körper betreffen. Später kann die Haut einen Bronzeton annehmen.

Bei 50 bis 60 Prozent der Betroffenen tritt ein Diabetes mellitus auf. Herzschwäche und Herzrhythmusstörungen kommen bei manchen Patienten vor. Leberkrebs kann ebenfalls auftreten. Viele Männer haben eine geringe Konzentration an männlichen Hormonen. Arthritis, erektile Dysfunktion, Unfruchtbarkeit, Unterfunktion der Schilddrüse und chronische Müdigkeit können sich entwickeln. Eine Eisenspeicherkrankheit kann bestehende neurologische Krankheiten verschlimmern.

Es ist schwierig, die Diagnose der Hämochromatose aufgrund der Symptome zu stellen. Blutuntersuchungen zur Bestimmung von zwei wichtigen Stoffen können jedoch Patienten erkennen lassen, die unter Beobachtung bleiben sollten. Diese Stoffe sind Ferritin, ein Eisen bindendes Eiweiß, und Transferrin, dem Eiweiß, das Eisen transportiert, sofern es sich nicht in roten Blutkörperchen befindet. Eine Leberbiopsie gibt Leberschäden zu erkennen.

Behandelt wird gewöhnlich mit Aderlässen. Sie verhüten weitere Organschädigungen, können aber bestehende Schäden nicht rückgängig machen. Meist wird ein- oder zweimal pro Woche etwa 500 Milliliter Blut abgenommen – bis der Ferritinspiegel wieder normal erscheint.

Diagnose

Ein Eisenmangel wird anhand der Symptome und der Ergebnisse von Blutuntersuchungen diagnostiziert. Diese zeigen einen niedrigen Spiegel von Hämoglobin (als Träger des Eisens), einen niedrigen Hämatokrit (das Verhältnis der Blutzellen zum Gesamtvolumen des Blutes) und eine verminderte Zahl roter Blutkörperchen, die zudem ungewöhnlich klein sind. Bestimmt wird die Eisenmenge im Transferrin, dem Eiweißträgerstoff, der das Eisen außerhalb der roten Blutkörperchen transportiert. Wenn der Wert unter zehn Prozent sinkt, liegt ein Eisenmangel nahe. Zur Gewissheit wird dies, wenn auch der Ferritinspiegel niedrig ist, jenes Eiweißes, das Eisen speichert. Allerdings können selbst bei Eisenmangel Entzündungen, Infektionen, Krebs oder Leberschäden den Ferritinspiegel ansteigen lassen.

Gelegentlich ist eine Knochenmarkuntersuchung nötig, um die Diagnose zu stellen. Dafür wird eine Probe von Knochenmarkzellen mit einer Nadel aus dem Hüftknochen entnommen und mikroskopisch auf ihren Eisengehalt untersucht.

Behandlung

Da die häufigste Ursache für Eisenmangel bei Erwachsenen Blutungen sind, wird zunächst nach einer dauerhaften Blutung gesucht. Die Einnahme der »Pille« kann sehr starke Monatsblutungen abschwächen. Operationen können zur Versorgung eines blutenden Geschwürs oder eines Darmpolypen erforderlich sein. Bei schwerer Blutarmut kann eine Bluttransfusion nötig werden.

Zur Behandlung gehört die tägliche Einnahme von Eisenpräparaten. Normale Ernährung reicht nicht aus, um den Eisenverlust auszugleichen. Eisen wird am besten aufgenommen, wenn es auf nüchternen Magen oder 30 Minuten vor bzw. zwei Stunden nach den Mahlzeiten eingenommen wird; vor allem dann, wenn die Kost pflanzliche Ballaststoffe, Phytate, Kleie, Kaffee oder Tee enthält, die die Aufnahme von Eisen hemmen. Die Einnahme von Eisenpräparaten auf nüchternen Magen kann allerdings Übelkeit, Verdauungsstörungen und Verstopfung auslösen. Dann müssen die Präparate doch zu den Mahlzeiten eingenommen werden. Auch Antazida und Kalziumpräparate können die Eisenaufnahme hemmen. Die Zufuhr von Vitamin C in Säften oder als Nahrungsergänzung kann die Eisenaufnahme fördern. Der Verzehr kleiner Fleischportionen, die das am besten resorbierbare Eisen (Häm-gebundenes Eisen) enthalten, kann auch die Aufnahme des schwerer aufnehmbaren Nicht-Hämeisens steigern. Eisenpräparate färben den Stuhl schwarz – eine harmlose Nebenwirkung.

Eiseninjektionen sind nötig bei Menschen, die Tabletten nicht vertragen oder die über den Verdauungstrakt zu wenig Eisen aufnehmen.

Bis sich eine Eisenmangelanämie bessert, kann es drei bis sechs Wochen dauern. Nach dieser Zeit sollten die Eisenpräparate noch sechs Monate lang weiter eingenommen werden, um die Eisenspeicher des Körpers aufzufüllen. Regelmäßige Blutuntersuchungen sollen prüfen, ob genügend Eisen zugeführt wird und keine Dauerblutung vorliegt.

Frauen ohne Menstruation und Männer sollten ohne Anweisung des Arztes keine Eisenpräparate einnehmen. Sie könnten es erschweren, eine Blutung im Verdauungstrakt festzustellen. Solche Blutungen können Anzeichen für schwere Krankheiten sein.

In der Schwangerschaft gehört die Verordnung von Eisenpräparaten zum Vorsorgeprogramm. Die meisten Babys, insbesondere Frühgeborene und solche mit niedrigem Geburtsgewicht, müssen Eisen zugeführt bekommen. Säuglingsfertignahrungen sind bereits mit Eisen angereichert; für gestillte Babys gibt es flüssige Eisenpräparate.

EISENÜBERSCHUSS

Zu viel Eisen kann sich im Körper anreichern. Ursachen können Bluttransfusionen und eine anhaltende übermäßige Zufuhr von Eisenpräparaten sein. Eine weitere Ursache ist die Hämochromatose, eine Erbkrankheit. Ein akuter Eisenüberschuss kann Erbrechen, Durchfall und Schädigungen des Darmes hervorrufen. Langzeitige übermäßige Eisenzufuhr kann die Herzkranzgefäße schädigen. Zur Behandlung wird Deferoxamin eingesetzt, das sich mit Eisen verbindet und mit dem Urin ausgeschieden wird. Die Behandlung einer Hämochromatose besteht im Aderlass.

Magnesium

Der überwiegende Teil des Magnesiums im Körper kommt in den Knochen vor; nur eine geringe Menge befindet sich im Blut. Magnesium ist unerlässlich für den Aufbau von Knochen und Zähnen sowie für normale Nerven- und Muskelfunktion. Viele Enzyme im Körper brauchen Magnesium für ihre Funktion. Der Körper erhält Magnesium über die Nahrung und scheidet es mit Urin und Stuhl aus.

MAGNESIUMMANGEL

Die häufigsten Gründe für Magnesiummangel sind unzureichende Zufuhr mit der Nahrung und unzureichende Aufnahme (Malabsorption). Magnesiummangel tritt häufiger bei Personen mit hohem Alkoholkonsum und dauerhaftem Durchfall auf. Ein Mangel kann sich auch einstellen, wenn die Nieren übermäßig viel Magnesium ausscheiden. Hohe Spiegel von Aldosteron, antidiuretischem Hormon und von Schilddrüsenhormonen können Magnesiummangel hervorrufen, weil sie die Magnesiumabgabe durch die Nieren steigern. Diuretika, das Pilzmittel Amphotericin B und das Krebsmedikament Cisplatin können ebenfalls Magnesiummangel bewirken.

Symptome des Magnesiummangels sind Übelkeit, Schläfrigkeit, Schwäche, Persönlichkeitsveränderungen, Muskelkrämpfe, Zittern und Appetitlosigkeit. Die Diagnose wird aufgrund der niedrigen Magnesiumspiegel im Blut gestellt.

Magnesium wird zugeführt, wenn der Mangel Symptome auslöst oder wenn der Magnesiumspiegel sehr niedrig ist. Magnesium kann geschluckt oder gespritzt werden.

MAGNESIUMÜBERSCHUSS

Ein Magnesiumüberschuss entwickelt sich nur bei Menschen mit Nierenversagen, die Magnesiumsalze erhalten, und solchen, die mit magnesiumhaltigen Medikamenten (wie Mitteln gegen Magensäure oder Abführmitteln) behandelt werden.

Anzeichen eines Magnesiumüberschusses sind Schwäche, abgesunkener Blutdruck und beeinträchtigte Atmung. Bei schwerem Magnesiumüberschuss kann es zum Herzstillstand kommen. Die Diagnose wird aufgrund der erhöhten Magnesiumspiegel im Blut gestellt.

Menschen mit erheblichem Magnesiumüberschuss bekommen Kalziumglukonat gespritzt. Intravenös verabreichte Diuretika können die Ausscheidung von Magnesium über die Nieren erhöhen; bei eingeschränkter Nierenfunktion ist gewöhnlich eine Dialyse erforderlich.

Phosphat

Phosphor ist im Körper fast ausschließlich in Form von Phosphaten enthalten. Das meiste davon sitzt in den Knochen. Der Rest kommt hauptsächlich innerhalb der Zellen vor, wo es am Energiestoffwechsel beteiligt ist. Phosphat ist erforderlich für den Aufbau von Knochen und Zähnen. Es ist auch ein wichtiger Baustein von Stoffen, die der Energiegewinnung und dem Aufbau von DNA dienen. Phosphat wird mit der Nahrung aufgenommen und in Urin und Stuhl ausgeschieden.

PHOSPHATMANGEL

Chronischer Phosphatmangel tritt bei Menschen mit Hyperparathyroidismus, Unterfunktion der Schilddrüse, gestörter Nierenfunktion oder langzeitiger Anwendung von Diuretika auf. Auch der Langzeitgebrauch von aluminiumhaltigen Antazida und von hohen Dosen Theophyllin können die Phosphatspeicher des Körpers leeren. Das Gleiche gilt für stark unterernährte Menschen, Personen mit diabetischer Ketoazidose, bei schwerer Alkoholvergiftung und großflächigen Verbrennungen. Wenn sich Menschen von diesen Krankheiten erholen, kann der Phosphatspiegel im Blut schnell gefährlich absinken, da hierbei große Mengen Phosphat benötigt werden.

Symptome treten nur auf, wenn der Phosphatspiegel im Blut stark abfällt. Eine Muskelschwäche kann sich bis hin zur Benommenheit und zum Koma verschlimmern. Länger anhaltender leichter Phosphatmangel kann die Knochen schwächen und zu Knochenschmerzen und -brüchen führen.

Ein Liter fettarmer Milch täglich enthält eine ausreichende Menge Phosphat. Eine symptomlose Person mit leichtem Phosphatmangel kann Phosphatpräparate einnehmen – das kann allerdings zu Durchfall führen. Bei schwerem Phosphatmangel und wenn keine Einnahme möglich ist, werden Phosphate intravenös verabreicht.

PHOSPHATÜBERSCHUSS

Ein Phosphatüberschuss kommt selten vor, es sei denn bei Personen mit schwerer Nierenschädigung. Eine Dialyse ist wenig geeignet, Phosphat zu entfernen.

Der Phosphatüberschuss verursacht nur selten Symptome. Es kann eine fortschreitende Knochenschädigung auftreten, die zu Schmerzen und erhöhter Bruchanfälligkeit führt. Kalzium- und Phosphatkristalle können sich in den Wänden der Arterien und des Herzens absetzen und schwere Arteriosklerose, Schlaganfall, Herzinfarkt und Kreislaufschwäche bewirken. Kristalle können sich auch in der Haut ablagern, die dann stark juckt.

Behandelt wird Phosphatüberschuss bei Personen mit Nierenschädigung durch Verringerung der Phosphatzufuhr in der Nahrung und durch Hemmung der Phosphataufnahme im Darm. Antazida, die Phosphate binden, sollten mit den Mahlzeiten eingenommen werden.

Kalium

Der Hauptteil des Kaliums im menschlichen Körper befindet sich innerhalb der Zellen. Kalium ist wichtig für die Funktion von Zellen, Nerven und Muskeln.

Im Blut muss der Kaliumspiegel innerhalb enger Grenzen aufrechterhalten werden. Ein zu hoher oder zu niedriger Kaliumspiegel kann ernsthafte Auswirkungen haben, etwa Herzrhythmusstörungen oder Herzstillstand. Der Organismus nutzt das in den Zellen eingelagerte Kalium, um den Kaliumspiegel im Blut konstant zu halten.

Kalium wird mit der Nahrung aufgenommen und vorwiegend mit dem Urin ausgeschieden – etwas Kalium geht allerdings auch immer über die Verdauung und den Schweiß verloren. Gesunde Nieren können die Ausscheidung von Kalium der Zufuhr anpassen, um Schwankungen in der Ernährung auszugleichen. Einige Medikamente und bestimmte Erkrankungen beeinflussen den Austausch von Kalium zwischen Zellen und Umgebung, was sich auf den Kaliumspiegel im Blut stark auswirkt.

KALIUMMANGEL

Erheblicher Kaliumverlust kann durch Erbrechen, Durchfall, chronischen Gebrauch von Abführmitteln und Dickdarmpolypen entstehen. Nur gelegentlich bewirkt starkes Schwitzen in extremer Hitze und Trockenheit einen höheren Kaliumverlust. Bei Menschen, die sich ausgewogen ernähren, beruht ein Kaliummangel kaum je auf einer unzureichenden Kaliumzufuhr.

Die übermäßige Ausscheidung von Kalium mit dem Urin beruht meistens auf der Einnahme von Diuretika. Beim Cushing-Syndrom ▲

▲ siehe Seite 951

produzieren die Nebennieren zu viel Aldosteron; dieses Hormon regt die Nieren zur Ausscheidung großer Mengen Kalium an. Kalium wird auch bei Personen übermäßig ausgeschieden, die große Mengen Lakritze essen oder bestimmte Sorten Kautabak kauen. Menschen mit Liddle-Syndrom ▲, Bartter-Syndrom ■ und Debré-Toni-Fanconi-Syndrom ★ haben gelegentlich Störungen, bei denen die Fähigkeit der Nieren zur Regulierung des Kaliumhaushaltes herabgesetzt ist.

Medikamente wie Insulin und die Asthmamittel Salbutamol, Terbutalin und Theophyllin erhöhen die Einwanderung von Kalium in die Zellen und können so Kaliummangel bewirken. Meist ist aber die Einnahme dieser Mittel nicht die einzige Ursache für Kaliummangel.

Eine geringfügige Abnahme des Kaliumspiegels im Blut verursacht gewöhnlich keine Symptome. Ein stärkerer Mangel kann Muskelschwäche, -zucken und sogar -lähmungen bewirken. Herzrhythmusstörungen können vor allem bei Menschen mit Herzkrankheiten auftreten. Personen, die das Herzmittel Digoxin einnehmen, sind bereits durch leichten Kaliummangel gefährdet.

Kalium wird durch Verzehr kaliumreicher Nahrungsmittel und die Einnahme von Kaliumpräparaten zugeführt. Da es die Verdauung reizen kann, sollte das Medikament besser in kleinen Dosen über den Tag verteilt zu den Mahlzeiten eingenommen werden als in einer einzelnen größeren Dosis.

Die meisten Patienten, die mit Diuretika behandelt werden, brauchen kein zusätzliches Kalium einzunehmen. Dennoch kontrollieren Ärzte regelmäßig den Kaliumspiegel im Blut, um die Medikation bei Bedarf anpassen zu können. Alternativ können bei Patienten mit normaler Nierenfunktion Kalium sparende Diuretika, wie Triamteren, Amilorid und Spironolacton, eingesetzt werden.

KALIUMÜBERSCHUSS

Ein Kaliumüberschuss kommt vor, wenn die Nieren nicht genügend Kalium ausscheiden. Die wahrscheinlich häufigste Ursache ist die Einnahme von Medikamenten, die die Durchblutung der Nieren oder deren Ausscheidungsfähigkeit für Kalium herabsetzen. Dazu gehören Triamteren, Spironolacton und ACE-Hemmer.

Auch die Addison-Krankheit ●, bei der die Nebennieren zu wenig Aldosteron produzieren, das die Kaliumausscheidung anregt, kann zu Kaliumüberschuss führen. Bei Nierenversagen stellt sich ein schwerer Kaliumüberschuss ein.

Bei Quetschungen, die ausgedehnte Muskelbereiche betreffen, schweren Verbrennungen und Überdosen von Crack können die Zellen plötzlich eine größere Menge Kalium freisetzen. Das kann die Nieren überfordern und zu lebensbedrohlichem Kaliumüberschuss führen.

Ein leichter Kaliumüberschuss verursacht selten Symptome. Er wird meist bei Routine-Blutuntersuchungen oder bei Veränderungen im Elektrokardiogramm entdeckt. Erhöhte Kaliumspiegel im Blut können zu Herzrhythmusstörungen führen. Bei sehr hohen Kaliumspiegeln droht ein Herzstillstand.

Bei leichtem Kaliumüberschuss werden die Kaliumzufuhr verringert und Medikamente abgesetzt, die die Ausscheidungsfähigkeit der Nieren für Kalium herabsetzen. Bei normaler Nierenfunktion kann ein Diuretikum die Kaliumausscheidung anregen.

Sofortige Behandlung ist bei schwerem Kaliumüberschuss erforderlich. Oral oder als Klistier kann ein Harz verabreicht werden, das Kalium aus dem Verdauungstrakt an sich bindet und mit dem Stuhl ausgeschieden wird. Bei dieser Behandlung wird gleichzeitig Durchfall ausgelöst, um das mit Kalium angereicherte Harz schnellstmöglich auszuschleusen.

Wenn eine noch schnellere Behandlung erforderlich ist, kann der Patient intravenös eine Lösung mit Kalzium, Glukose oder Insulin erhalten. Kalzium hilft, das Herz vor der Wirkung hoher Kaliumspiegel zu schützen, es beeinflusst aber nicht direkt den Kaliumspiegel. Glukose und Insulin regen dagegen das Kalium an, in die Zellen einzuwandern, und senken so den Blutspiegel. Bleiben diese Maßnahmen ohne Wirkung oder besteht ein Nierenversagen, kann eine Dialyse nötig werden, um den Kaliumüberschuss zu entfernen.

Selen

Selen ist in allen Geweben präsent. Es wirkt zusammen mit Vitamin E als Antioxidans. Es verstärkt den Zellschutz gegenüber Schädigungen durch freie Radikale, die als reaktionsfreudige Nebenprodukte im Zellstoffwechsel entstehen. Selen ist auch für die Funktion der Schilddrüse erforderlich.

▲ siehe Seite 847   ■ siehe Seite 847

★ siehe Seite 845   ● siehe Seite 949

SELENMANGEL

Ein Selenmangel tritt selbst dort selten auf, wo die Selenzufuhr besonders gering ist. In China gibt es Selenmangel im Zusammenhang mit der Keshan-Krankheit, einer Viruserkrankung, die hauptsächlich Kinder und junge Frauen betrifft. Die Keshan-Krankheit schädigt das Herz und bewirkt auf Dauer Herzschwäche.

Bei Selenmangel fehlt es an Antioxidantien in Herz und Muskeln. Als Folge davon entwickeln sich Herz- und Muskelschwäche.

Ein Selenmangel wird durch die Einnahme des Spurenelements behoben.

SELENÜBERSCHUSS

Schon die Einnahme von mehr als einem Milligramm Selen pro Tag kann schädigend wirken. Zu den Symptomen gehören Übelkeit und Erbrechen, Ausfall von Haaren und Nägeln, schuppige Haut und Nervenschäden. Die Diagnose stützt sich auf die Symptome, vor allem auf plötzlichen Haarausfall. Zur Behandlung wird die Selenzufuhr eingeschränkt.

Natrium

Der Hauptteil des Natriums kommt im Blut und in der Flüssigkeit der Zellumgebung vor. Natrium ist für alle Körperzellen nötig, um den Flüssigkeitshaushalt aufrechtzuerhalten ▲. Natrium spielt eine Schlüsselrolle bei allen Nerven- und Muskelfunktionen. Es wird mit der Nahrung und mit Getränken aufgenommen und vorwiegend über Schweiß und Urin ausgeschieden. Gesunde Nieren sorgen für einen ausgeglichenen Natriumgehalt im Körper, indem sie die Ausscheidung mit dem Urin steuern.

Bei einem Ungleichgewicht von Natriumzufuhr und -verlust ändert sich die Gesamtmenge des Natriums im Körper. Diese Veränderungen sind eng verbunden mit dem Wasseranteil im Blut. Bei einem Natriummangel verringert sich das Blutvolumen. Dadurch steigen der Blutdruck und die Herzfrequenz; es kann zu Benommenheit und manchmal zum Schockzustand kommen.

Umgekehrt nimmt das Blutvolumen zu, wenn viel Natrium im Körper vorhanden ist; dann sammelt sich Flüssigkeit im Raum außerhalb der Zellen, und die Gewebe speziell in den Füßen und Knöcheln schwellen an (Ödem).

Der Körper kontrolliert das Blutvolumen ständig. Sensoren im Herzen, in den Blutgefäßen und Nieren erkennen ein zu großes Blutvolu-

men und regen die Nieren zu vermehrter Ausscheidung von Natrium an; auf diese Weise wird das Blutvolumen normalisiert. Die Sensoren in Blutgefäßen und Nieren reagieren auch auf ein zu geringes Blutvolumen und lösen einen von mehreren Mechanismen aus, die das Blutvolumen ansteigen lassen. Einer davon betrifft die Nebennieren, die das Hormon Aldosteron produzieren. Dieses veranlasst die Nieren, Natrium zurückzuhalten und Kalium auszuscheiden. ■ Ein anderer Mechanismus betrifft die Hirnanhangdrüse, die antidiuretisches Hormon freisetzt. Dieses veranlasst die Nieren, Wasser zurückzuhalten. Zurückgehaltenes Natrium und Wasser bewirken eine verminderte Urinproduktion, was schließlich das Blutvolumen ansteigen lässt.

Das Blutvolumen verhält sich meist genau parallel zum Natriumgehalt im Körper, der nicht direkt gemessen werden kann. Der Natriumspiegel im Blut hingegen lässt sich leicht messen. Nur spiegeln Veränderungen der Natriumspiegel im Blut nicht unbedingt auch Veränderungen der Gesamtmenge des Körpernatriums wider; sie haben auch andere Ursachen.

NATRIUMMANGEL

Bei Natriummangel ist der Natriumspiegel im Blut zu niedrig. Dies kann geschehen, wenn Menschen sehr viel Wasser trinken – das kommt bei Menschen mit bestimmten psychiatrischen Erkrankungen manchmal vor – oder wenn Patienten im Krankenhaus intravenös große Mengen Wasser erhalten. In jedem Fall übersteigt die zugeführte Flüssigkeitsmenge die Fähigkeit der Nieren, den Überschuss auszuscheiden. Geringere Wassermengen können allenfalls bei nierengeschädigten Personen zu einem Natriummangel führen, etwa bei Patienten mit Nierenversagen. Natriummangel tritt bei Menschen mit Herzschwäche oder Zirrhose häufig auf. Übermäßiger Flüssigkeitsverlust wie bei chronischem Durchfall kann ebenfalls Natriummangel bewirken.

Eine weitere Ursache von Natriummangel ist eine unangemessene Produktion von antidiuretischem Hormon durch die Hirnanhangdrüse. Natriummangel kann auch bei Personen mit Unterfunktion der Nebennieren ★ auftreten, bei denen zu viel Natrium über den Urin ausgeschieden wird.

▲ siehe Seite 920   ■ siehe Seite 948

★ siehe Seite 949

Wenn der Körper zu viel antidiuretisches Hormon herstellt

Antidiuretisches Hormon (Vasopressin) steuert den Wassergehalt im Körper und den Natriumspiegel im Blut. Die Hirnanhangdrüse produziert Vasopressin und schüttet es bei Flüssigkeitsmangel oder stark erhöhtem Elektrolytgehalt aus. Schmerz, Stress, Anstrengung und ein niedriger Blutzuckerspiegel können ebenfalls zur Freisetzung von Vasopressin führen. Die gleiche Wirkung haben folgende Medikamente:

- Carbamazepin (ein krampflösendes Mittel)
- Vincristin (ein Krebsmedikament)
- Clofibrat (zur Senkung des Cholesterinspiegels)
- Psychopharmaka
- Azetylsalizylsäure, Ibuprofen und andere nichtsteroidale Schmerzmittel
- Oxytozin (zur Wehenanregung)

Wenn zu viel antidiuretisches Hormon ausgeschüttet wird, fällt der Natriumspiegel im Blut, und der Körper hält Wasser zurück. Dieser Vorgang wird Syndrom der unangemessenen ADH-Sekretion (SIADH) genannt. Die Symptome sind die Gleichen wie bei Natriummangel, der dabei auch auftritt.

SIADH kommt am häufigsten bei älteren Menschen vor. Das Syndrom betrifft Patienten mit Herzschwäche und seltener solche mit Krankheiten des Hypothalamus, wozu auch Gehirntumoren in diesem Bereich gehören. SIADH wird auch mit anderen Krankheiten in Zusammenhang gebracht; dazu zählen Meningitis, Enzephalitis, Psychosen, Lungenentzündung und Atmungsinsuffizienz.

Bei einigen Lungenkrebsarten wird antidiuretisches Hormon auch außerhalb der Hirnanhangdrüse produziert. Deshalb überprüfen Ärzte beim Verdacht auf SIADH nicht nur die Hirnanhangdrüse, sondern sie suchen auch nach Krebserkrankungen.

Bei SIADH-Patienten wird die Flüssigkeitszufuhr beschränkt und nach Möglichkeit die Ursache der Krankheit behandelt. Wenn der Natriumspiegel im Blut weiter fällt oder trotz eingeschränkter Flüssigkeitszufuhr nicht ansteigt, werden Medikamente gegeben, die die Wirkung des antidiuretischen Hormons aufheben (z. B. Demeclozyklin oder Thiaziddiuretika).

Wenn der Natriumspiegel im Blut sehr schnell abfällt, treten Symptome gewöhnlich schneller und schwerer auf. Vor allem das Gehirn reagiert empfindlich auf Veränderungen des Blutnatriums. Deshalb treten zuerst Anzeichen wie Lethargie und Verwirrung auf. Bei stärkerem Natriummangel können Muskelzittern und Krampfanfälle auftreten; Stupor, Koma und der Tod können die Folge sein. Zur Diagnose des Natriummangels wird der Natriumspiegel im Blut gemessen.

Ein leichter Natriummangel kann durch die Begrenzung der täglichen Flüssigkeitszufuhr auf einen Liter pro Tag behandelt werden. Schwerer Natriummangel ist ein Notfall. Zur Behandlung wird der Natriumblutspiegel medikamentös erhöht, oder es wird intravenös Flüssigkeit verabreicht. Wird der Natriumspiegel zu schnell erhöht, kann das zu schwerer und oft bleibender Gehirnschädigung führen.

NATRIUMÜBERSCHUSS

Bei einem Natriumüberschuss enthält der Körper im Verhältnis zur Natriummenge zu wenig Wasser. Das ist bei der Austrocknung (Dehydratation) ▲ der Fall.

Natriumüberschuss tritt bei Menschen auf, die zu wenig trinken und bei solchen, die unter Durchfällen, Erbrechen, Fieber, übermäßigem Schwitzen (vor allem bei heißem Wetter) und gestörter Nierenfunktion leiden. Natriumüberschuss kann bei Diabetes insipidus ■ auftreten, wobei die Nieren zu viel Wasser ausscheiden. Weitere Ursachen eines Natriumüberschusses können Kopfverletzungen und neurochirurgische Eingriffe im Bereich der Hirnanhangdrüse, Störungen des Elektrolythaushalts, die Sichelzellenkrankheit und Drogenmissbrauch (z. B. von Lithium und Diuretika) sein.

Natriumüberschuss kommt am häufigsten bei älteren Menschen vor, deren Durstempfinden nachgelassen hat. Bettlägerige und demente Personen haben oft keine Getränke in Reichweite. Da im Alter die Fähigkeit der Nieren nachlässt, den Urin zu konzentrieren, speichern ältere Menschen Wasser schlechter im Körper.

▲ siehe Seite 921   ■ siehe Seite 938

Ein besonderes Risiko für Natriumüberschuss haben ältere Menschen, die Diuretika einnehmen, vor allem bei heißem Wetter und wenn sie erkranken und nicht genügend trinken.

Die wichtigsten Symptome eines Natriumüberschusses betreffen das Gehirn. Gravierender Überschuss kann zu Verwirrtheit, Muskelzittern, Krampfanfällen, Koma und Tod führen.

Bei Natriumüberschuss muss Wasser zugeführt werden. Außer in sehr leichten Fällen wird Wasser, das eine geringe, ausgewogene Menge Kalium enthält, intravenös verabreicht. Der Natriumspiegel im Blut wird nur sehr allmählich gesenkt, weil eine zu schnelle Veränderung das Gehirn dauerhaft schädigen kann.

Zink

Zink ist im ganzen Körper verteilt. Es ist Bestandteil von über 100 Enzymen und auch an der Bildung von RNA und DNA beteiligt. Zink ist unerlässlich für gesunde Haut, Wundheilung und Wachstum. Ein Gutteil des Zinks in der Nahrung wird vom Körper nicht aufgenommen.

ZINKMANGEL

Bei Menschen, die kaum Fleisch, Leber, Eier und Meeresfrüchte verzehren, tritt Zinkmangel am ehesten auf. Nahrungsmittel, wie Getreide, die viel Phytinsäure, Eisen und Kalzium enthalten, können die Aufnahmefähigkeit für Zink herabsetzen. Außerdem können Leber- und Bauchspeicheldrüsenerkrankungen, Alkoholismus, Diabetes und Krankheiten, bei denen die Aufnahmefähigkeit für Zink vermindert ist, zu

Zinkmangel führen. Auch die Einnahme von Diuretika und anhaltende intravenöse Ernährung können diese Störung verursachen. Acrodermatitis enterophathica, eine seltene erbliche Krankheit, bei der die Zinkaufnahme gestört ist, kann zu Zinkmangel, Durchfall und Ausschlägen führen.

Zu den frühen Symptomen gehören Appetitlosigkeit und verlangsamtes Wachstum bei Kindern. Weitere Symptome sind fleckenförmiger Haarausfall, gestörtes Geruchs- und Geschmacksempfinden, Entzündungen der Haut und Nachtblindheit. Bei Männern kann die Spermienproduktion verringert sein. Das Abwehrsystem und die Wundheilung können gestört sein. Bei Acrodermatitis enterophathica treten Symptome gewöhnlich auf, wenn das Baby abgestillt wird.

ZINKÜBERSCHUSS

Eine übermäßige Zinkzufuhr gibt es nur selten. Sie kann auftreten, wenn säurehaltige Speisen und Getränke aus zinkhaltigen (galvanisierten) Behältern kommen. Symptome sind ein metallischer Geschmack im Mund, Übelkeit, Erbrechen und Durchfall. Die Aufnahme von einem Gramm und mehr Zink – das ist das 70fache der empfohlenen täglichen Aufnahme – kann tödlich sein.

In bestimmten Industriebetrieben kann das Einatmen von Zinkoxiddämpfen zu schneller Atmung, Schwitzen und Schwäche führen (Zinkfieber). Die Langzeitaufnahme zu großer Mengen Zink kann die Aufnahmefähigkeit für Kupfer senken und das Immunsystem beeinträchtigen.

Übergewicht

Bei Übergewicht sammelt sich im Körper übermäßig viel Körperfett an.

Zur medizinischen Beurteilung des Gewichts eines Menschen dient der Body-Mass-Index (BMI). Er wird errechnet, indem das Gewicht (in Kilogramm) durch das Quadrat der Körpergröße

(in Metern) dividiert wird. Ein BMI zwischen 18,5 und 24,9 gilt als Normalgewicht. Werte zwischen 25 und 29,9 sieht man als Übergewicht an; ab einem BMI von 30 spricht man von Fettleibigkeit (Adipositas).

Bei Übergewicht wird auch die prozentuale Verteilung von Fett und Muskeln im Körper be-

SO BESTIMMEN SIE IHREN BODY-MASS-INDEX

GRÖSSE (IN METERN)	GEWICHT (IN KILOGRAMM)				
–	50	54	58	62	68
1,50	22	24	26	28	30
1,52	22	23	25	27	29
1,54	21	23	24	26	29
1,56	21	22	24	25	28
1,58	20	22	23	25	27
1,60	20	21	23	25	27
1,62	19	21	22	24	26
1,64	19	20	22	24	25
1,66	18	20	21	22	25
1,68	18	20	21	22	25
1,70	17	19	20	21	24
1,72	17	19	20	21	24
1,74	17	18	19	20	22
1,76	16	17	19	20	22
1,78	16	17	18	20	21
1,80	15	17	18	19	21
1,82	15	16	18	19	21
1,84	15	16	18	18	20
1,86	14	16	17	18	20
1,88	14	16	17	18	20
1,90	14	15	16	17	19
1,92	14	15	16	17	18
1,94	13	14	15	16	18
1,96	13	14	15	16	18
1,98	13	14	15	16	17
2,00	13	14	15	16	17

Unter-
gewicht: **Niedriger als 17,9**

Normal-
gewicht: **18 bis 25**

Übergewicht: **25,1 bis 29,9**

Adipositas,
Mäßig: **30 bis 40**
Schwer: **über 40**

trachtet. Frauen mit mehr als 30 und Männer mit mehr als 25 Prozent Körperfett ▲ werden als adipös eingestuft. Sehr muskulöse Menschen mit geringem Körperfettanteil (z. B. Bodybuilder) können einen hohen BMI haben, ohne adipös zu sein.

Nach einer Erhebung vom Mai 2003 war jeder zweite Erwachsene in Deutschland übergewichtig (BMI über 25). Starkes Übergewicht (BMI über 30) hatte 13 Prozent der Bevölkerung. In beiden Gruppen stellen die Männer den größeren Anteil. Die meisten stark übergewichtigen Menschen gibt es in der Altersgruppe der 65- bis 70-Jährigen.

Ursachen

Übergewicht entsteht, wenn mehr Kalorien aufgenommen als verbraucht werden. Wie viel Kalorien jemand braucht, ist unterschiedlich – je nach Geschlecht, Alter, körperlicher Aktivität und Stoffwechselrate, der Geschwindigkeit, mit der Kalorien im Körper verbrannt werden.

Genetische und Umweltfaktoren beeinflussen das Körpergewicht, aber es ist noch unklar, wie dies genau geschieht. Eine Erklärung wäre, dass das Körpergewicht im Bereich eines Sollwerts geregelt wird – ähnlich einem eingestellten Thermostatwert. Manche Menschen könnten danach einen höheren Sollwert als normal haben, was erklären würde, weshalb sie übergewichtig sind und weshalb es ihnen so schwer fällt, ihr Gewicht zu verringern oder zu halten.

Übergewicht tritt in Familien gehäuft auf. Es ist aber schwer herauszufinden, ob das bedeutet, dass diese Menschen die gleichen Erbanlagen haben oder auf ähnliche Weise leben. Erbfaktoren könnten ein bis zwei Drittel der Schwankungsbreite beim Körpergewicht erklären.

▲ siehe Kasten Seite 875

SO BESTIMMEN SIE IHREN BODY-MASS-INDEX (Fortsetzung)

GEWICHT
(IN KILOGRAMM)

72	78	84	90	94	100	104	110	114	120	126
32	35	37	40	42	44	46	49	51	53	56
31	34	36	39	41	43	45	48	49	52	55
30	33	35	38	40	42	44	46	48	51	53
30	32	35	37	39	41	43	45	47	49	52
29	31	34	36	38	40	42	44	46	48	50
28	30	33	35	37	39	41	43	45	47	49
27	30	32	34	36	38	40	42	44	46	48
27	29	31	34	35	37	39	41	42	45	47
26	28	30	33	34	36	38	40	41	44	46
26	28	30	32	33	35	37	39	40	43	45
25	27	29	31	33	35	36	38	40	42	44
24	26	28	30	32	34	35	37	39	41	43
24	26	28	30	31	33	34	36	38	40	42
23	25	27	29	30	32	34	36	37	39	41
23	25	27	28	30	32	33	35	36	38	40
23	24	26	28	29	31	32	34	35	37	39
22	24	25	27	28	30	31	33	34	36	38
21	23	25	27	28	30	31	33	34	35	37
21	23	24	26	27	29	30	32	33	35	36
21	23	24	25	27	28	30	31	32	34	36
20	22	23	25	26	28	29	30	32	33	35
20	21	23	24	25	27	28	30	31	33	34
19	21	22	24	25	27	28	29	30	32	34
19	20	22	23	24	26	27	29	30	31	33
18	20	21	23	24	26	27	28	29	31	32
18	20	21	23	24	25	26	28	29	30	32

Verschiedene Gene beeinflussen das Körpergewicht. So steuert das OB-Gen die Produktion des Eiweißes Leptin durch die Fettzellen. Leptin beeinflusst Rezeptoren in jenem Teil des Gehirns, der den Appetit steuert. Die Botschaft von Leptin ist: Die Nahrungsaufnahme vermindern, und die Menge der verbrannten Energie steigern. Forscher entdeckten, dass Mutationen des OB-Gens die Leptinbildung verhindern und zu schwerer Adipositas bei Mäusen und auch bei einer kleinen Zahl von Kindern führen. In solchen Fällen kann die Gabe von Leptin das Körpergewicht auf ein normales Maß senken. Vermutlich beeinflussen bei den meisten Menschen aber mehrere Gene das Gewicht, und jedes hat eine bestimmte Wirkung. Diese Gene sind bisher nicht identifiziert. Deshalb ist eine Gentherapie der Adipositas in nächster Zukunft unwahrscheinlich.

Bewegungsarmut ist ein Hauptgrund für das ansteigende Gewicht der Menschen in Wohlstandgesellschaften. Das gilt auch für ältere Personen. Hinzu kommt eine insgesamt relativ fettreiche Ernährung.

Auch der Alkoholkonsum trägt nicht unerheblich zum Übergewicht bei. Da Alkohol zusätzlich zur normalen Nahrung getrunken wird, erhöht er die Kalorienaufnahme. Schon ein Schnaps (0,2 cl) enthält 40 bis 50 Kalorien; ein halber Liter Bier (mit rund 5 Prozent Alkohol) etwa 220 Kalorien. Alkohol wird sofort nach dem Trinken als Energie verwertet, die überschüssigen Kalorien aus der Nahrung werden als Fett abgelagert. Außerdem regt Alkohol den Appetit an und verringert die Selbstkontrolle, sodass eventuell auch mehr gegessen wird.

Sozioökonomische Faktoren beeinflussen vor allem bei Frauen das Gewicht erheblich. In den Industrieländern sind Frauen mit niedrigerem sozialem Status häufiger übergewichtig als Frauen mit höherem Status.

Menschen, die schon als Kinder übergewichtig waren ▲, haben als Erwachsene ein höheres Adipositasrisiko; das ist hauptsächlich auf die Bildung von Fettzellen im Kindesalter zurückzuführen. Ehemals übergewichtige Kinder haben bis zu fünfmal mehr Fettzellen als Personen, die immer normalgewichtig waren. Die Zahl der Fettzellen bildet sich nicht mehr zurück; deshalb kann ein Gewichtsverlust nur durch erhebliche Verringerung der Fettmenge in jeder Zelle erreicht werden. Dies begrenzt die Möglichkeiten des Gewichtsverlusts insgesamt und macht es schwierig, ein niedriges Gewicht zu halten.

Eine Gewichtszunahme während der Schwangerschaft ist normal und notwendig. Dennoch beginnen für manche Frauen in der Schwangerschaft die Gewichtsprobleme: Sie nehmen sehr stark zu und werden das Übergewicht nach der Geburt nicht mehr los.

Mit den Wechseljahren nehmen viele Frauen an Gewicht zu. In dieser Zeit führen die hormonellen Veränderungen zu einer Neuverteilung des Körperfetts, das sich nun eher im Bereich der Taille ansammelt als an den Hüften und Oberschenkeln. Diese Neuverteilung erhöht auch die Gesundheitsrisiken ■. Ein Nachlassen der körperlichen Aktivität trägt zur Gewichtszunahme bei.

Psychische Faktoren, wie Aufregung, werden nicht länger als wichtige Ursache für Übergewicht betrachtet. Stress kann jedoch das Gewicht beeinflussen. Denn unter Stress essen manche Menschen mehr, andere allerdings weniger.

Hormonelle Störungen führen selten zu Übergewicht. Übermäßige Ausschüttung von Kortison durch die Nebennieren (Cushing-Syndrom) bewirkt eine ungewöhnliche Form der Fettleibigkeit, bei der sich das Fett nur am Rumpf ablagert, während die Arme und Beine dünn bleiben. Auch das polyzystische Ovarialsyndrom ★ kann mit Adipositas verknüpft sein. Gelegentlich führt ein erhöhter Spiegel von Insulin im Blut zu krankhaftem Übergewicht.

Gewichtszunahme ist eine unerwünschte Wirkung vieler Medikamente, die für verbreitete Krankheiten eingesetzt werden, so z. B. vieler Antidepressiva und Psychopharmaka, einiger Mittel bei Bluthochdruck und Kortisonpräparate.

Wer mit dem Rauchen aufhört, nimmt gewöhnlich zu. Nikotin hemmt den Appetit und erhöht die Stoffwechselrate. Wenn kein Nikotin mehr zugeführt wird, erhöht sich die Nahrungsaufnahme, und die Stoffwechselrate sinkt – es werden weniger Kalorien verbrannt. Das Körpergewicht kann um fünf bis zehn Prozent ansteigen.

Symptome

Übermäßiges Körperfett verändert das Erscheinungsbild. Schwer übergewichtige Menschen gehen breitbeiniger, was den Gang weniger stabil macht und die Gelenke stärker belastet. Dadurch kann eine Arthrose entstehen oder sich verschlimmern, vornehmlich in den Hüften, Knien und Knöcheln; das macht das Gehen noch beschwerlicher. Schmerzen im Bereich der Lendenwirbelsäule können sich entwickeln. Müdigkeit tritt häufig auf. Körperliche und soziale Aktivitäten verringern sich wegen Müdigkeit, Transportschwierigkeiten oder anderer Komplikationen immer mehr. In Füßen und Knöcheln sammelt sich häufig Flüssigkeit (Ödeme).

Weil adipöse Menschen in Relation zu ihrem Gewicht nur eine kleine Körperoberfläche haben, können sie überschüssige Körperwärme nicht so schnell abgeben; sie schwitzen daher mehr als andere. Hautprobleme sind häufig, weil in den Hautfalten ständig Feuchtigkeit zurückbleibt.

Fettsüchtige Menschen können Atemschwierigkeiten und Atemnot entwickeln, selbst wenn sie sich nur geringfügig anstrengen. Probleme entstehen durch den Druck, den das Fett in der Brustwand und unterhalb des Zwerchfells ausübt. Der Luftstrom kann auch durch Fett behindert sein, das sich im Gewebe des inneren Halses ablagert und die Luftwege beengt. Auf dem Rücken zu schlafen erschwert das Atmen noch mehr (unabhängig vom Körpergewicht). Atemprobleme können den Schlaf stören, die Atmung kann immer wieder vorübergehend aussetzen ●. Diese so genannte Schlafapnoe kann zu Schläfrigkeit tagsüber, Bluthochdruck und Schlaganfall führen.

Übergewicht erhöht das Risiko für viele Krankheiten. Zum Beispiel kommt es häufiger zu Herzschwäche, weil das Herz stärker arbeiten muss. Krebserkrankungen von Brust, Gebärmutter und Eierstöcken bei Frauen, Darmkrebs, Rektumkrebs und Prostatakrebs bei Männern treten bei übergewichtigen Menschen häufiger auf als bei normalgewichtigen. Verbreitet sind auch Menstruationsschwierigkeiten, Arthrose, Gicht und Erkrankungen der Galle.

Das Risiko für bestimmte Krankheiten ist auch abhängig von der Fettverteilung im Kör-

▲ siehe Seite 1534   ■ siehe Seite 911
★ siehe Seite 1349   ● siehe Seite 456

per. Bei Männern und bei Frauen nach den Wechseljahren setzt sich mehr Fett am Bauch ab. Dadurch entsteht die so genannte Apfelfigur. Bei Frauen vor den Wechseljahren sitzt das Fett eher an den Oberschenkeln und am Gesäß; dies ergibt die Birnenfigur. Die erste Version der Fettverteilung geht mit einem höheren Risiko für koronare Herzkrankheit, Schlaganfall, Bluthochdruck, Typ-2-Diabetes und erhöhten Blutfettwerten einher. Diese Risiken lassen sich aber erheblich mindern, indem das Körpergewicht um fünf bis zehn Prozent verringert wird. Dann sinkt der erhöhte Blutdruck: Viele Menschen mit Typ-2-Diabetes brauchen keine Medikamente mehr, um ihren Blutzuckerspiegel zu senken. Gewichtsabnahme und eine fettarme Ernährung können auch die Blutfettwerte erheblich verbessern.

Übergewicht verdoppelt oder verdreifacht das Risiko eines vorzeitigen Todes. Je höher das Übergewicht, desto höher das Risiko. Rund 80 000 Tote – das sind zehn Prozent aller Sterbefälle – sind laut Weltgesundheitsorganisation jährlich in Deutschland die Folge von Übergewicht und seinen Folgeerkrankungen.

In einer Gesellschaft, in der Schlanksein als Ideal gilt, zieht Übergewicht auch psychologische und emotionale Probleme nach sich. Viele junge übergewichtige Frauen leiden unter ihrem Erscheinungsbild, was zu Befangenheit und Unbehagen in bestimmten Situationen führen kann. Übergewichtige Menschen begegnen immer wieder Vorurteilen und Diskriminierungen im Beruf, was zu Ablehnung und Minderwertigkeitsgefühlen führt.

Diagnose und Behandlung

Übergewicht ist augenfällig; sein Schweregrad wird mit dem BMI bestimmt. Andere Untersuchungen, etwa zur genauen Feststellung der Körperzusammensetzung ▲, sind selten erforderlich.

Die meisten übergewichtigen Menschen legen mit der Zeit immer mehr an Gewicht zu. Kurzzeitige Gewichtsabnahmen sind nur selten erfolgreich. Um dauerhaft abzunehmen, müssen weniger Kalorien aufgenommenen als verbraucht werden. Das geschieht mit einer Ernährungsumstellung und verstärkter körperlicher Aktivität.

Wie sich herausgestellt hat, sind die Programme am erfolgreichsten, um übergewichtigen Menschen zu helfen, Gewicht zu verlieren, die Ernährungsberatung, Bewegungsangebote und verhaltenstherapeutische Elemente kombinieren. Eine große Stütze ist dabei die Teilnah-

Ein Bypass im Verdauungstrakt

Beim gastrischen Bypass werden Reihen von Nähten gelegt, um den Magen in zwei Segmente zu teilen. Nahrung kann nur in den oben gelegenen, kleineren Teil gelangen. Der Dünndarm wird abgetrennt, der untere Teil des Dünndarms wird mit der Magentasche verbunden. Auf diese Weise werden der untere Teil des Magens und ein Teil des Dünndarms umgangen. In der Folge kann nur noch wenig Nahrung auf einmal gegessen werden, zugleich werden weniger Nährstoffe aufgenommen. Der Dünndarmabschnitt oberhalb des Schnittes wird weiter unten mit dem Dünndarm verbunden. So übernehmen die Verdauungssäfte, die im lahm gelegten Teil des Magens und Darmes freigesetzt werden, im restlichen Dünndarm ihre Verdauungsfunktion.

Die Operation wird laparoskopisch durchgeführt. Diese Operation erfordert eine Betäubung, meist eine Vollnarkose. Wenn ein Krankenhausaufenthalt notwendig ist, dauert er nicht länger als einen Tag. Hinterher kann eine fett- und zuckerreiche Kost Verdauungsstörungen, Übelkeit, Durchfall, Schwitzen, Schwäche und fühlbares Herzklopfen auslösen. Das hält meist nur kurze Zeit an. Manchmal führt die verringerte Aufnahme von Nährstoffen zur Eisenmangelanämie und zu Nährstoffmangel. Entsprechende Nahrungsergänzungspräparate können einen solchen Mangel fast immer verhüten.

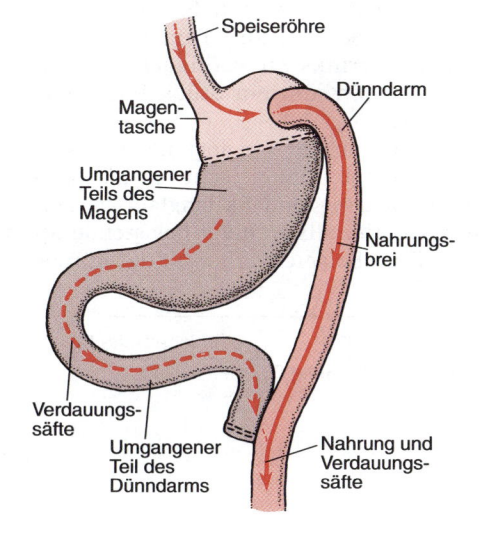

Speiseröhre

Dünndarm

Magentasche

Umgangener Teils des Magens

Nahrungsbrei

Verdauungssäfte

Umgangener Teil des Dünndarms

Nahrung und Verdauungssäfte

▲ siehe Kasten Seite 875

me an Gruppen Gleichgesinnter, wie sie beispielsweise die Weight Watchers darstellen. Auch die gesetzlichen Krankenkassen bieten Ernährungsberatungen an. Erst wenn diese Maßnahmen erfolglos geblieben sind und zusätzliche Erkrankungen oder Risikofaktoren vorliegen, kann erwogen werden, für eine begrenzte Zeit Medikamente anzuwenden. Menschen mit einem BMI über 30 sind jedoch auch ohne Begleiterkrankungen dringend behandlungsbedürftig.

Diät ▲ **und Ernährungsberatung:** Eine Gewichtsreduktion kann nur anhalten, wenn die Essgewohnheiten dauerhaft verändert werden. Anerkannte Programme leiten die Teilnehmer dazu an, ihre Essgewohnheiten allmählich zu verändern, um den Verzehr komplexer Kohlenhydrate (wie Obst, Gemüse, Brot und Nudeln) zu steigern und den Fettverzehr zu verringern. Modediäten können gefährlich sein und sind zu meiden. Die täglich aufgenommene Kalorienmenge wird je nach Ausgangsgewicht langsam reduziert; sie sinkt aber nicht unter 1200 bis 1500 am Tag. Diäten mit nur 800 Kalorien werden nicht mehr empfohlen, da danach das Körpergewicht gewöhnlich sehr rasch wieder ansteigt.

Körperliche Aktivität: Regelmäßige moderate Körperbewegung unterstützt die Gewichtsabnahme. Ziel sollte sein, an fünf bis sieben Tagen der Woche je 30 Minuten oder mehr körperlich aktiv zu sein ■. Bewegung steigert zwar den Kalorienverbrauch, kann aber eine Ernährungsumstellung nicht ersetzen. Es bedarf einer Stunde Gehen, um die Kalorien eines einzigen alkoholischen Drinks zu verbrauchen, und einer Stunde Laufen, um ein Stück Käsekuchen zu verbrennen.

Dauersportarten wie Jogging und schnelles Gehen (Tempo: fünf bis acht km/h), Radfahren, Tennis, Skating und Skilanglauf verbrauchen mehr Kalorien als weniger belastende Sportarten ●. Zum Beispiel verbrennt der Körper beim schnellen Gehen etwa vier Kalorien pro Minute, also 240 pro Stunde; beim Laufen sogar sechs bis acht Kalorien pro Minute, also 360 bis 500 pro Stunde.

Medikamente: Derzeit gibt es zwei Medikamente zur Unterstützung der Gewichtsabnahme auf dem deutschen Markt: Orlistat und Sibutramin. Orlistat hemmt die Aufspaltung und Aufnahme von Fett im Darm, sodass nicht so viel Fett ins Blut gelangt. Sibutramin wird als Appetithemmer betrachtet, der Botenstoffe im Appetitzentrum des Gehirns beeinflusst. Mithilfe dieses Medikaments wird aber selten ein Gewichtsverlust von mehr als zehn Prozent erzielt.

Operation: Bei Menschen mit einem BMI von über 40 kann chirurgisch eingegriffen werden. So können am Magen eine Reihe von Nähten und ein Plastikband angebracht werden, die den Magen so verkleinern, dass er nur noch 20 bis 30 Milliliter Inhalt fasst. Das reduziert die Nahrungsmenge, die auf einmal aufgenommen werden kann, drastisch. Bei einer anderen Operation wird zusätzlich ein Teil des Dünndarms überbrückt, um die Nährstoffaufnahme zu verringern. Ursprünglich wurden solche Operationen am offenen Bauch vorgenommen. Immer mehr setzt sich jedoch ein laparoskopisches Verfahren durch, bei dem durch einen kleinen Schnitt unterhalb des Nabels ein Endoskop mit Sichtgerät eingeführt wird.

Diese Operationen bewirken einen beachtlichen Gewichtsverlust – die Hälfte oder sogar mehr des gesamten Übergewichts, insgesamt zwischen 40 und 80 Kilogramm. Der Gewichtsverlust tritt anfangs sehr schnell ein, verlangsamt sich aber dann für etwa zwei Jahre. Der Eingriff verringert signifikant die mit Übergewicht verbundenen Risiken, wie Bluthochdruck und Diabetes, und bessert beim Patienten die Stimmung, das Selbstwertgefühl, das Erscheinungsbild, die körperliche Aktivität sowie das Arbeitsvermögen und die Umgangsfähigkeit mit anderen Menschen.

Wenn Betroffene an spezialisierten Zentren entsprechend geschult werden, wird die Operation gut vertragen.

▲ siehe Seite 878   ■ siehe Seite 32
● siehe Tabelle Seite 35

KAPITEL 157

Fettstoffwechselstörungen

LIPOPROTEINE: LIPIDTRÄGER

ART	ENTSTEHUNG	FETTBINDUNG	FUNKTION
Chylomikronen	Gebildet im Darm aus Nahrungsfetten	Hauptsächlich Triglyzeride	Transport der verdauten Fette (als Triglyzeride) zu Muskeln und Fettzellen
Lipoproteine sehr niedriger Dichte (VLDL)	In der Leber gebildet	Mehr als die Hälfte Triglyzeride, etwa ein Viertel Cholesterin	Transport der Triglyzeride aus der Leber zu den Fettzellen
Lipoproteine niedriger Dichte (LDL)	Werden aus VLDL nach der Übergabe der Triglyzeride an die Fettzellen gebildet	Mehr als die Hälfte Cholesterin, weniger als $1/10$ Triglyzeride	Cholesterintransport zu verschiedenen Zellen
Lipoproteine mit hoher Dichte (HDL)	Gebildet in der Leber und im Dünndarm	Zirka ein Viertel Cholesterin, etwa $1/20$ Triglyzeride	Beseitigung des Cholesterins aus den Geweben und Transport zur Leber

Cholesterin und Triglyzeride sind wichtige Fette (Lipide) im Blut. Cholesterin ist ein lebensnotwendiger Bestandteil der Zellmembranen, der Gehirn- und Nervenzellen sowie der Galle, den der Körper braucht, um Fette und fettlösliche Vitamine aufzunehmen. Der Körper verwendet Cholesterin bei der Produktion von Vitamin D und Hormonen wie Östrogen, Testosteron und Kortison. Was der Körper an Cholesterin braucht, kann er selbst produzieren; er versorgt sich aber auch mit Cholesterin aus der Nahrung. Triglyzeride sind die Substanzen, in denen der Körper Fett in den Fettzellen speichert. Sie können aktiviert und zur Energiegewinnung verwendet werden. Die Triglyzeride werden im Darm und in der Leber aus Fettbausteinen, den Fettsäuren, gebildet. Einige Arten der Fettsäuren ■ werden vom Körper produziert, andere müssen aus der Nahrung gewonnen werden.

Fette wie Cholesterin und Triglyzeride können nicht frei im Blut zirkulieren, weil sie sich nicht in Wasser lösen. Um im Blut zirkulieren zu können, verbinden sie sich mit Eiweißstoffen oder anderen Substanzen und bilden so genannte Lipoproteine.

Es gibt verschiedene Arten von Lipoproteinen. Jede Form hat eine eigene Aufgabe und wird auf etwas andere Weise zerlegt und ausgeschieden. Zu den Lipoproteinen gehören Chylomikronen, Lipoproteine mit sehr niedriger Dichte (VLDL = very low density lipoproteins), Lipoproteine geringer Dichte (LDL = low-density lipoproteins) und Lipoproteine mit hoher Dichte (HDL = high-density lipoproteins). Cholesterin, das mit LDL transportiert wird, heißt LDL-Cholesterin, jenes, das mit HDL transportiert wird, HDL-Cholesterin.

Der Körper kann den Gehalt an Lipoproteinen und damit auch den Lipidspiegel regulieren, indem er die Produktion der Lipoproteine steigert oder senkt. Er kann auch steuern, wie schnell Lipoproteine in den Blutkreislauf gelangen und wieder daraus entfernt werden.

Die Spiegel von Cholesterin und Triglyzeriden variieren beträchtlich. Von einer Messung zur nächsten kann der Cholesterinspiegel um rund 10 Prozent schwanken, der Triglyzeridspiegel bis zu 25 Prozent.

Aufgrund des Alters, verschiedener Krankheiten, der Einnahme bestimmter Medikamente und des Lebensstils (fettreiche Ernährung, körperliche Inaktivität und Übergewicht) kann die

■ siehe Seite 876

Blutkonzentration der Lipide unerwünscht hoch ansteigen.

Ein hoher Lipidspiegel (speziell Cholesterin) kann langfristig zu Problemen führen, wie Arteriosklerose. Generell erhöht ein hoher Gesamtcholesterinspiegel oder ein hoher LDL-Cholesterinwert (das »böse« Cholesterin) das Risiko für Arteriosklerose und damit die Gefahr für Herzinfarkt und Schlaganfall. Jedoch erhöhen nicht alle Formen von Cholesterin dieses Risiko. Ein hoher Wert des HDL-Cholesterins (des »guten« Cholesterins) kann das Risiko senken, und im Gegenzug erhöht es ein niedriger HDL-Wert. Die Wirkung der Triglyzeride hinsichtlich des Herzinfarktrisikos ist weniger eindeutig. Aber sehr hohe Triglyzeridwerte (höher als 500 mg/dl bzw. 5,6 mmol/l) können die Entstehung einer Bauchspeicheldrüsenentzündung begünstigen. Menschen über 35 Jahren sollten alle zwei Jahre einen Gesundheitscheck-up durchführen lassen, der zum Vorsorgeprogramm der Krankenkassen gehört. Dabei wird dann auch der Spiegel von Gesamtcholesterin, Triglyzeriden, LDL- und HDL-Cholesterin bestimmt.

Hyperlipoproteinämie

Bei der Hyperlipoproteinämie (Hyperlipidämie) treten extrem hohe Lipidspiegel (Cholesterin, Triglyzeride oder beides) auf.

Im Alter erhöht sich der Lipoproteinspiegel leicht; daher steigen auch die Lipide, besonders das LDL-Cholesterin, an. Bei Männern ist der Spiegel gewöhnlich ein wenig höher als bei Frauen, aber bei diesen erhöht er sich nach den Wechseljahren. Die ansteigende Lipoproteinkonzentration im Alter kann zur Hyperlipoproteinämie führen und das Risiko einer Arteriosklerose erhöhen. (Ein hoher HDL-Cholesterinspiegel, also des »guten Cholesterins«, ist von Vorteil und wird nicht als Krankheit betrachtet.)

Zu den Faktoren, die das Risiko einer Hyperlipoproteinämie erhöhen, zählen nahe Verwandte, die unter dieser Krankheit leiden, Übergewicht, eine Ernährung, die reich an Fett und Cholesterin ist, körperliche Inaktivität und erheblicher Alkoholkonsum.

Die Reaktionsweisen der Menschen auf ihre Ernährungsweise sind unterschiedlich. Jemand kann viel tierisches Fett verspeisen, und der Gesamtcholesterinspiegel steigt dennoch nicht über 200 mg/dl (5,1 mmol/l). Eine andere Person kann einer streng fettarmen Diät folgen und ihr Gesamtcholesterinspiegel sinkt nicht unter 260 mg/dl (6,7 mmol/l). Diese Unterschiede scheinen hauptsächlich genetisch bestimmt zu sein. Die genetische Veranlagung beeinflusst die Kapazität, mit der der Körper diese Fette erzeugt, verbraucht und verteilt. Eine extreme Überernährung kann ebenso zu hohen Triglyzeridspiegeln führen wie exzessiver Alkoholkonsum.

Manche Krankheiten ▲ lassen die Lipidspiegel ansteigen. Schlecht eingestellter Diabetes und Nierenversagen können das Gesamtcholesterin und den Triglyzeridspiegel ansteigen lassen. Bei einer Verschlusskrankheit der Leber und Unterfunktion der Schilddrüse kann der Gesamtcholesterinspiegel ansteigen.

Östrogen zum Einnehmen, Kortison und teilweise auch Thiaziddiuretika können den Triglyzeridspiegel ansteigen lassen.

Symptome

Ein hoher Lipidanteil im Blut ruft gewöhnlich keine Symptome hervor. Gelegentlich wird bei besonders hohen Werten Fett in der Haut und an den Sehnen abgelagert, wodurch Knoten (Xanthome) entstehen. Bei sehr hohen Triglyzeridspiegeln können sich Leber und Milz vergrößern und das Risiko für eine Bauchspeicheldrüsenentzündung erhöhen.

Das Risiko einer Arteriosklerose erhöht sich mit der Höhe des Cholesterinspiegels. Die Arte-

WÜNSCHENSWERTER LIPID-SPIEGEL BEI ERWACHSENEN	
LIPID	ZIEL (MG/DL)*
Gesamtcholesterin	Weniger als 200 mg/dl (5,1 mmol/l)
Lipoprotein niedriger Dichte (LDL)-Cholesterin	Weniger als 100 mg/dl (2,6 mmol/l)
Lipoprotein hoher Dichte (HDL)-Cholesterin	Mehr als 40 mg/dl (1,0 mmol/l)
Triglyzeride	Weniger als 150 mg/dl (1,7 mmol/l)

* mg/dl = Milligramm pro Deziliter Blut
   mmol/l = Millimol pro Liter Blut

▲ siehe Seite 916

WENIGER FETT UND CHOLESTERIN IN DER NAHRUNG

ART DES FETTES	EMPFOHLENE VERZEHRMENGE	QUELLEN
Gesättigte Fette	7 bis 10 % der Gesamtkalorien	Fleisch
	Weniger als 7 % für Menschen mit hohem Lipidspiegel oder koronarer Herzkrankheit	Nicht entrahmte Milchprodukte wie Vollmilch, Käse und Butter
		Gehärtete Pflanzenöle
Mehrfach ungesättigte Fette	Bis zu 10 % der Gesamtkalorien	
Omega-3-Fette		Fetter Fisch wie Makrele, Lachs und Tunfisch
Omega-6-Fette		Pflanzenöle wie Maisöl und Distelöl
Einfach ungesättigte Fette	Bis zu 20 % der Gesamtkalorien	Rapsöl Olivenöl Nüsse Avocados
Cholesterin	Weniger als 300 mg am Tag (weniger als 200 mg am Tag für Personen mit hohem Lipidspiegel oder Herzkrankheit)	Eidotter Innereien wie Leber Fleisch Geflügel Fisch und andere Meerestiere Nicht entrahmte Milchprodukte

riosklerose kann die Arterien schädigen, die das Herz mit Blut versorgen, jene, die Blut zum Gehirn transportieren, und jene, die den restlichen Körper versorgen. Deshalb erhöht ein hoher Wert an Gesamtcholesterin auch das Risiko für Herzinfarkt und Schlaganfall. Ein niedriger Gesamtcholesterinspiegel gilt generell gesundheitlich als besser hinsichtlich der Risikofaktoren als ein hoher. Allerdings ist ein sehr niedriger Cholesterinspiegel möglicherweise auch nicht gesund ▲. Bei Erwachsenen ist ein Gesamtcholesterinspiegel von weniger als 200 mg/dl (5,1 mmol/l) erstrebenswert. Das Herzinfarktrisiko ist mehr als verdoppelt, wenn der Gesamtcholesterinspiegel 300 mg/dl (7,7 mmol/l) erreicht.

Das Gesamtcholesterin ist lediglich ein Anhaltspunkt hinsichtlich des Arterioskleroserisikos. Wichtiger sind bestimmte Komponenten des Gesamtcholesterins – hauptsächlich LDL- und HDL-Cholesterin. Ein hoher Gehalt an LDL-Cholesterin erhöht das Risiko, ein hoher Level von HDL-Cholesterin senkt es, und ein HDL-Cholesterinwert von weniger als 40 mg/dl (1,0 mmol/l) erhöht es wieder. Ein LDL-Cholesterinwert von weniger als 100 mg/dl (2,6 mmol/l) gilt derzeit als optimal.

Ob hohe Triglyzeridwerte das Risiko für Herzinfarkt und Schlaganfall erhöhen, ist ungewiss. Ein Triglyzeridspiegel über 150 mg/dl (1,7 mmol/l) gilt schon als Abweichung, aber ein hoher Wert scheint nicht bei jedermann das Risiko zu erhöhen. Bei Menschen mit einem hohen Triglyzeridspiegel ist die Gefahr für Herzinfarkt und Schlaganfall größer, wenn sie außerdem einen niedrigen HDL-Cholesterinwert aufweisen, unter Diabetes oder Nierenerkrankung leiden oder nahe Verwandte mit Arteriosklerose haben.

Diagnose

Die Spiegel von Gesamtcholesterin, LDL-Cholesterin, HDL-Cholesterin und Triglyzeriden – das so genannte Lipidprofil – wird in einer Blutprobe bestimmt. Da Nahrungsmittel und Getränke die Triglyzeridwerte vorübergehend ansteigen lassen können, darf der Untersuchte mindestens zwölf Stunden vor der Blutabnahme nichts gegessen und getrunken haben.

Bei sehr hohen Lipidwerten im Blut muss versucht werden, die zugrunde liegende Krankheit

▲ siehe Seite 919

mit speziellen Bluttests zu finden. Als Ursache kommen ererbte Hyperlipoproteinämien, bei denen sich unterschiedliche Lipidstörungen und Risiken zeigen, sowie andere Krankheiten, wie eine Unterfunktion der Schilddrüse, infrage.

Behandlung

Basis der Behandlung bei erhöhten Cholesterin- und Triglyzeridwerten sind Abnehmen bei Übergewichtigen, Rauchverzicht bei Rauchern, Reduktion von Fett und Cholesterin in der Nahrung, Steigerung körperlicher Aktivität und ggf. in der Einnahme lipidsenkender Arzneimittel.

In einer angemessenen Ernährung macht der Fettanteil nicht mehr als 35 Prozent der Gesamtkalorien aus. Auch die Art des Fettes ist wichtig. ▲ Fette können gesättigt, einfach ungesättigt und mehrfach ungesättigt sein. Gesättigte Fette erhöhen den Cholesterinspiegel stärker als andere Fettarten. Gesättigte Fette sollten nicht mehr als sieben bis zehn Prozent der Gesamtkalorien am Tag liefern. Mehrfach ungesättigte Fette, zu denen auch Omega-3- und Omega-6-Fette gehören, und einfach ungesättigte Fette können dazu beitragen, den Gehalt an Triglyzeriden und LDL-Cholesterin im Blut zu verringern. Viele Lebensmittel weisen mittlerweile den Fettgehalt auf dem Etikett aus.

Große Mengen gesättigter Fette kommen in Fleisch, Eidotter, vollfetten Milchprodukten und einigen Nusssorten (z. B. Macadamia-, Kokosnüsse) vor. Pflanzenöle enthalten zwar weniger gesättigte Fette, aber nur bei einigen ist der Anteil an gesättigten Fetten wirklich gering.

Margarine, die aus mehrfach ungesättigten Pflanzenölen hergestellt wird, wurde einst als gesünderer Ersatz für Butter betrachtet, die zum großen Teil aus gesättigtem Fett besteht (ungefähr zu 60 Prozent). Jedoch enthalten einige Margarinesorten und manche industriell zubereiteten Speisen Transfettsäuren ■, die den Spiegel des LDL-Cholesterins erhöhen und den des HDL-Cholesterins senken können. Halbflüssige Margarinearten enthalten weniger gesättigte Fette als Butter, kein Cholesterin und weniger Transfettsäuren.

Eine angemessene Ernährung besteht aus viel Obst, Gemüse und Getreideprodukten, die von Natur aus wenig Fett und kein Cholesterin enthalten. Außerdem sind sie ballaststoffreich. Ballaststoffe binden die Fette im Darm und helfen, den Cholesterinspiegel zu senken.

▲ siehe Seite 189   ■ siehe Kasten Seite 190

★ siehe Seite 188

Regelmäßige körperliche Bewegung kann dazu beitragen, den LDL-Cholesterinspiegel zu senken und den des HDL-Cholesterins anzuheben.

Eine Behandlung mit Lipidsenkern hängt nicht allein vom Lipidspiegel des Betroffenen ab, sondern auch davon, ob eine koronare Herzkrankheit, Diabetes und weitere Risikofaktoren für koronare Herzkrankheit vorliegen ★. Für Personen mit koronarer Herzkrankheit und Diabetes ist das Ziel ein LDL-Cholesterinspiegel von 100 mg/dl (2,6 mmol/l) oder weniger. Diese Patienten müssen gewöhnlich Lipidsenker einnehmen.

Es gibt verschiedene Arten von lipidsenkenden Medikamenten: Gallensäurebinder, Fibrate, Niazin, Statine und Cholesterinresorptionshemmer. Sie senken den Lipidspiegel auf unterschiedliche Weise. Dementsprechend haben die jeweiligen Arzneimittel auch unterschiedliche unerwünschte Wirkungen.

Lipidsenker verändern nicht nur das Fettstoffmuster, sondern sie dienen auch zur Vorbeugung einer koronaren Herzkrankheit. Zusätzlich haben Niazin und Statine gezeigt, dass sie das Risiko eines frühzeitigen Todes verringern können.

ERBLICHE HYPERLIPOPROTEINÄMIEN

Am höchsten sind die Cholesterin- und Triglyzeridspiegel bei Menschen mit ererbten Hyperlipoproteinämien, die den Stoffwechsel und den Abbau der Lipide beeinträchtigen.

Bei der **familiären Hyperchylomikronämie**, einer seltenen Krankheit, kann der Körper die Chylomikronen nicht aus dem Blut entfernen. Unbehandelt steigt der Triglyzeridspiegel oft auf über 1000 mg/dl (11,3 mmol/l). Die Symptome treten während der Kindheit oder in der Jugend auf. Sie äußern sich als wiederholte anfallartige Bauchschmerzen, einer vergrößerten Leber und Milz und rötlichgelben Verdickungen in der Haut über Ellenbogen, Knien, Gesäß, Rücken, Vorderseite der Beine und Rückseiten der Arme. Diese Verdickungen (eruptive Xanthome) sind Fettablagerungen. Der Verzehr von Fett verstärkt die Symptome. Diese Erkrankung führt zwar nicht zu Arteriosklerose, aber sie kann eine Bauchspeicheldrüsenentzündung verursachen. Patienten, die an dieser Krankheit leiden, müssen jede Art von Fett meiden.

Bei der **familiären Hypercholesterinämie** ist der Spiegel des Gesamtcholesterins hoch. Diese schwere Krankheit betrifft etwa eine von 500 Personen. Die Betroffenen können Fett-

RATSCHLÄGE FÜR EINE ERNÄHRUNG MIT NIEDRIGEM GEHALT AN CHOLESTERIN UND GESÄTTIGTEN FETTEN

NAHRUNGSMITTEL-KATEGORIE	SPEISEN MEIDEN	BEVORZUGT ESSEN
Fleisch und Fleisch-produkte	Fette Stücke von Rind, Lamm und Schwein; Spareribs; Innereien; Aufschnitt; Würstchen und Hot Dogs	Fisch; Huhn und Truthahn (ohne Haut) sowie magere Stücke von Rind, Lamm, Schwein und Kalb
Milchprodukte	Vollmilch, Kondensmilch, Sahne, Halb-und-Halb, die meisten Kaffeeweißer und Schlagsahne	Entrahmte Milch, Milch mit $1/2$ % Fett, Milch mit 1 % Fett und Buttermilch
	Vollmilch-Joghurt, Vollmilch-Hüttenkäse, Käse (wie Schimmelkäse, Roquefort, Camembert, Cheddar und Emmentaler), Sahnequark, Sauerrahm und Eiscreme	Fettloser oder fettarmer Joghurt, fettarmer Hüttenkäse, fettarme Käsesorten, Fruchteis, Sorbets und gefrorener fettarmer Joghurt
	Butter und Butter-Margarine-Mischungen	Weiche Margarinesorten aus flüssigen Pflanzenölen, Oliven- und Rapsöl sowie Margarineprodukte mit Phytosterolen oder -stanolen
	Eidotter (höchstens 3 die Woche)	Cholesterinfreie Ei-Ersatzstoffe und Eiklar (2 ganze Eiklar können 1 Ei in der Zubereitung ersetzen)
Industriell hergestellte Backwaren	Torten, Kuchen, Doughnuts, Croissants, Konditorwaren, Muffins, Biskuits, fettreiche Cracker, fettreiche Plätzchen, Eiernudeln und Brotsorten, die mit Eiern hergestellt sind	Selbst gebackene Kuchen mit ungesättigten Ölen; Biskuitkuchen; fettarme Kekse und Cracker; Reis, Nudeln sowie Brot und Zerealien aus Vollkorn* (Hafermehl, Kleie, Roggen und Getreidemischungen)
Gesättigte Fette und Öle	Schokolade	Kakaopulver, Johannisbrot und fettfreier Schokoladensirup
	Kokosöl, Palmöl, Schweinefett und Speck	Ungesättigte Pflanzenöle aus Raps, Oliven, Mais, Distel, Sesam, Soja und Sonnenblumen
Dressings	Dressings mit Eidotter	Fettarme Mayonnaise und Salatdressings mit flüssigem Öl
Obst und Gemüse	Obst und Gemüse, die mit Butter, gesättigten Fetten, Sahne oder Saucen mit gesättigten Fetten zubereitet sind	Frische, gefrorene, konservierte und getrocknete Früchte oder Gemüse*
	Kokosnüsse*	Samen und Nüsse

* Früchte, Obst, Getreide, Samen und Nüsse enthalten kein Cholesterin und die meisten keine gesättigten Fette.

depots (Xanthome) an den Sehnen in Fersen, Knien, Ellenbogen und Fingern aufweisen. Die familiäre Hypercholesterinämie kann schnell in eine fortschreitende Arteriosklerose münden und zu einem frühen Tod durch koronare Herzkrankheit führen. Ein Sechstel der Männer mit dieser Erkrankung erleiden bereits mit 40 Jahren einen Herzinfarkt und zwei Drittel im Alter von 60 Jahren. Frauen mit dieser Krankheit haben ebenfalls ein erhöhtes, aber später einsetzendes Risiko. Ungefähr zwei Fünftel dieser Frauen erleiden mit etwa 60 Jahren einen Herzinfarkt.

Die Behandlung beginnt mit einer Ernährung, die arm an gesättigten Fetten und Cholesterin ist. Wenn nötig, sollten das Gewicht reduziert,

℞   LIPIDSENKENDE ARZNEIMITTEL

ARZNEISTOFF	WIRKUNGSWEISE	EINSATZ BEI	UNERWÜNSCHTE WIRKUNG (AUSWAHL)
Cholesterinresorptionshemmer			
Ezetimib	Blockiert die Aufnahme von Cholesterin aus dem Darm, vermindert den LDL-Cholesterinspiegel im Blut	Bei hohem LDL-Cholesterinspiegel	Kopfschmerzen, Bauchschmerzen, Durchfall; selten Erhöhung von Leber- und Muskelenzymen
Fibrate			
Fenofibrat, Gemfibrozil	Erhöht den Lipidabbau und beschleunigt die Entfernung von VLDL aus dem Blut; außerdem kann es die VLDL-Produktion der Leber herabsetzen	Hohes VLDL-Cholesterin Niedriges HDL-Cholesterin Broad-Beta-Disease	Durchfall, Übelkeit, Blähungen, Bauchschmerzen, Ausschlag, erhöhte Werte von Leberenzymen, Muskelentzündung und Gallensteine
Gallensäurebinder			
Colestyramin, Colestipol	Binden die Gallensäuren im Darm; dadurch werden die Säuren eher ausgeschieden als zur Bildung von Galle verwendet; so wird die Leber angeregt, mehr LDL-Cholesterin aus dem Blutkreislauf zu entnehmen, um Galle zu erzeugen	Hohe Cholesterinwerte	Verstopfung, Bauchschmerzen, Übelkeit, Blähungen, binden sich an andere Medikamente (und reduzieren deren Wirkung) sowie ein erhöhter Triglyzeridspiegel
Lipoprotein-Synthese-Hemmer			
Niazin	Vermindert die Produktion des VLDL, welches für die Bildung von LDL-Cholesterin gebraucht wird	Bei hohem LDL- und VLDL-Cholesterin und niedrigem HDL-Cholesterin Broad-Beta-Disease	Rötung, Juckreiz, Verdauungsbeschwerden, Ulzera, erhöhte Werte von Leberenzymen, Gicht und ein hoher Blutzuckerspiegel
Statine (HMG-CoA-Reduktasehemmer)			
Atorvastatin, Fluvastatin, Lovastatin, Pravastatin, Simvastatin	Blockieren die Synthese des Cholesterins, erhöhen die Entfernung des LDL-Cholesterins aus dem Blut	Bei hohem LDL-Cholesterin und kombinierter Hyperlipidämie	Leichte Verstopfung, weiche Stühle, Blähungen, Kopfschmerzen, Ausschlag, Müdigkeit und selten erhöhte Werte von Leberenzymen, Muskelschmerzen durch Entzündungen (Myositis) sowie Muskelabbau (Rhabdomyolyse)

HMG-CoA = 3-Hydroxy-3-Methylglutaryl-Coenzym-A

das Rauchen aufgegeben und die körperliche Aktivität gesteigert werden. Zusätzlich wird mit Lipidsenkern behandelt.

Bei der **familiären kombinierten Hyperlipidämie** können die Spiegel von Cholesterin und Triglyzeriden hoch sein. Diese Krankheit betrifft etwa ein bis zwei Prozent der Menschen. Normalerweise erhöht sich dabei der Lipidspiegel nach dem 30. Lebensjahr; manchmal schon in jüngerem Alter, besonders bei Personen mit Übergewicht, die sehr fettreich essen oder an dem metabolischen Syndrom leiden.

Zur Behandlung gehören die Einschränkung von Fett, Cholesterin und Zucker in der Nahrung sowie körperliche Bewegung und nach Möglichkeit Gewichtsverlust. Viele Menschen mit dieser Krankheit benötigen Lipidsenker.

Bei der **familiären Broad-Beta-Disease (Typ III der Hyperlipoproteinämien)** sind die Spiegel von VLDL und Gesamtcholesterin sowie Triglyzeriden hoch. In diesem Fall erhöhen sich die Spiegel durch eine ungewöhnliche Form von VLDL, die sich im Blut ansammelt. Fettablagerungen können in der Haut an Ellenbogen und Knien entstehen. Diese seltene Erkrankung führt frühzeitig zu einer schweren Arteriosklerose. Im mittleren Alter bewirkt die Arteriosklerose oft Stauungen in den Herzkranzgefäßen und peripheren Arterien. Verminderte Durchblutung der Beine kann zu Schmerzen beim Gehen führen. ▲

Zur Behandlung gehört es, das empfohlene Körpergewicht zu erreichen und den Anteil an Cholesterin, gesättigten Fetten und Kohlenhydraten in der Nahrung zu verringern. Ein Lipidsenker wird gewöhnlich benötigt. Durch die Behandlung können der Lipidspiegel normalisiert und das Fortschreiten der Arteriosklerose verzögert werden; die Fettdepots in der Haut verringern sich oder verschwinden.

Bei der **familiären Hypertriglyzeridämie** ist der Triglyzeridspiegel hoch. Diese Krankheit betrifft etwa ein Prozent der Menschen. In manchen von dieser Krankheit betroffenen Familien tritt die Arteriosklerose schon in jungen Jahren auf, in anderen nicht. Allein Abnehmen und Alkoholverzicht können den Triglyzeridspiegel auf das Normalmaß senken. Falls nicht, ist ein Lipidsenker angebracht. Bei Diabetikern ist die gute Einstellung der Blutzuckerwerte wichtig.

Bei der **schweren gemischten Hyperlipoproteinämie** ist der Triglyzeridspiegel sehr hoch. Der Körper kann bei der schweren Form dieser Krankheit, die selten vorkommt, das Übermaß an Triglyzeriden nicht ausreichend verarbeiten und ausscheiden. Bei Menschen, die an einer leichteren Form der Erkrankung leiden, kann der Triglyzeridspiegel sehr hoch ansteigen, wenn noch andere Faktoren hinzukommen, wie Alkoholmissbrauch, schlecht eingestellter Diabetes und Nierenversagen. Zu den Symptomen zählen zahlreiche Fettablagerungen in der Haut auf der Vorderseite der Beine und der Rückseite der Arme, eine vergrößerte Milz und Leber, Bauchschmerzen und ein vermindertes Empfindungsvermögen durch Nervenschädigung. Der Verzehr von Fett und der Konsum von Alkohol verschlimmern die Be-

Metabolisches Syndrom: Ein Bündel von Problemen

Das metabolische Syndrom umfasst einen hohen Triglyzeridspiegel, einen niedrigen HDL-Cholesterin-Spiegel, hohen Blutdruck, Resistenz gegen die Wirkung von Insulin, hohen Blutzuckerspiegel und eine erhöhte Neigung zu Blutgerinnseln. Übergewicht zählt ebenso dazu (besonders, wenn sich das Fett in der Bauchregion konzentriert). All diese Probleme erhöhen gemeinsam das Risiko für koronare Herzkrankheit.

Zur Behandlung gehören Gewichtsabnahme, gesteigerte körperliche Aktivität, blutdrucksenkende Mittel und Azetylsalizylsäure, um Blutgerinnsel vorzubeugen. Viele Menschen mit metabolischem Syndrom brauchen lipidsenkende Medikamente.

schwerden. Die Krankheit kann zur Entzündung der Bauchspeicheldrüse führen. Fettverzehr kann wiederholte folgenschwere Anfälle von Bauchspeicheldrüsenentzündung verursachen. Wird der Fettverzehr auf weniger als 50 Gramm am Tag reduziert, können die schweren Folgen ausbleiben. Gewichtsabnahme und Alkoholverzicht tragen ebenfalls dazu bei. Lipidsenker können hilfreich sein.

Hypolipoproteinämie

Bei der Hypolipoproteinämie ist der Lipidspiegel im Blut ungewöhnlich niedrig.

Ein niedriger Lipidspiegel verursacht selten Probleme, kann aber auf eine andere Erkrankung deuten. Er kann z. B. auf einer Überfunktion der Schilddrüse, Blutarmut, Unterernährung, Krebs und schlechter Verwertung der Nahrung im Darm (Malabsorption) beruhen. Einige erbliche Krankheiten, wie Abeta-Lipoproteinämie und Analpha-Lipoproteinämie führen zu so niedrigen Lipidspiegeln, dass ernste Folgen auftreten.

Bei der **Abeta-Lipoproteinämie**, einer seltenen Krankheit, ist kein LDL-Cholesterin vorhanden,

▲ siehe Seite 204

und der Körper kann keine Chylomikronen herstellen. Dadurch ist die Verdauung von Fett und fettlöslichen Vitaminen ganz stark eingeschränkt. Das zieht es nach sich, dass sich im Stuhl große Mengen Fett (Steatorrhö) finden. Die roten Blutkörperchen sind missgestaltet. Die Netzhaut der Augen degeneriert; dies führt zu einem Zustand, der der Retinopathia pigmentosa ähnelt. Wird das Zentralnervensystem geschädigt, treten Koordinationsprobleme (Ataxie) auf.

Die Abeta-Lipoproteinämie ist zwar nicht heilbar, doch hohe Dosen Vitamin E können die Schädigung des Zentralnervensystems hinauszögern oder verlangsamen.

Bei der **Hypobeta-Lipoproteinämie** ist der Spiegel des LDL-Cholesterins sehr niedrig. Gewöhnlich treten dabei keine Symptome auf, und es ist keine Behandlung notwendig. Bei der schwersten Form der Hypobeta-Lipoproteinämie ist fast gar kein LDL-Cholesterin vorhanden. Die Symptome gleichen jenen der Abeta-Lipoproteinämie.

Bei der **Analpha-Lipoproteinämie** ist der HDL-Cholesterinspiegel niedrig. Das ist oft erblich. Verstopfung, körperliche Inaktivität, Zigarettenrauchen, Diabetes und Nierenerkrankungen können zu einem niedrigen HDL-Cholesterinspiegel beitragen. Medikamente wie Betablocker und anabole Steroide können den HDL-Cholesterinspiegel senken. Ein niedriger Spiegel des HDL-Cholesterins kann das Risiko für Arteriosklerose ▲ erhöhen. Deshalb sollte der Lebensstil so geändert werden, dass alles vermieden wird, was den HDL-Cholesterinspiegel senken könnte. Die Betroffenen sollten also abnehmen, mehr körperlich aktiv sein und das Rauchen einstellen. Einige Lipidsenker heben den Spiegel des HDL-Cholesterins an und können bei Menschen eingesetzt werden, die außerdem zu hohe LDL-Cholesterin- und Triglyzeridwerte haben.

KAPITEL 158

Wasserhaushalt

Wasser macht die Hälfte bis zwei Drittel des durchschnittlichen Gewichts eines Menschen aus. Fettgewebe hat einen geringen Wasseranteil. Da Frauen gewöhnlich einen höheren Fettanteil haben als Männer, ist bei ihnen der Wasseranteil geringer (52 bis 55 Prozent) als bei Männern (60 Prozent). Der Wasseranteil ist auch bei älteren und adipösen Menschen geringer. Ein 68 Kilogramm schwerer Mann hat ungefähr 45 Liter Wasser im Körper: 27 bis 32 Liter davon innerhalb der Zellen, neun Liter in den Zellzwischenräumen und etwas mehr als vier Liter (oder acht Prozent des Gesamtwassers) im Blut. Der Körper steuert die Menge des Wassers in jedem dieser Bereiche. Wasser wird je nach Bedarf verteilt, um in jedem Bereich die benötigte Menge konstant und die Körperfunktionen normal zu halten.

Die Wasseraufnahme muss die -ausscheidung ausgleichen. Gesunde Erwachsene sollten wenigstens 1,8 bis 2,5 Liter Flüssigkeit täglich aufnehmen. Mehr zu trinken ist immer besser als zu wenig, denn der Körper kann Wasser leichter ausscheiden als speichern. Gesunde Nieren können allerdings mit sehr schwankender Flüssigkeitszufuhr fertig werden.

Der Körper nimmt das Wasser vornehmlich aus dem Verdauungstrakt auf. Zusätzlich fällt bei der Verwertung von Nährstoffen im Stoffwechsel Wasser an.

Der Körper verliert Wasser in erster Linie durch Ausscheidung von Urin. Die Nieren scheiden täglich zwischen einem halben Liter und sechs bis zehn Litern Urin aus. Knapp zwei Liter Wasser täglich gehen durch Schweiß über die Haut und beim Ausatmen über die Lunge verloren. Starkes Schwitzen – etwa bei anstrengendem Sport – kann den Wasserverlust erheblich ansteigen lassen. Normalerweise wird mit der Verdauung nur wenig Wasser ausgeschieden. Allerdings können wiederholtes Erbrechen und starker Durchfall einen Wasserverlust von etwa vier Litern und mehr am Tag bewirken.

▲ siehe Seite 183

Normalerweise kann der Mensch genügend trinken, um den Wasserverlust auszugleichen. Bei unstillbarem Erbrechen und schweren Durchfällen gelingt das aber manchmal nicht mehr; das führt zur Austrocknung. Auch Verwirrtheit, Behinderungen und Bewusstlosigkeit können die Ursache sein, dass jemand nicht genügend trinkt.

Mineralsalze wie Natrium und Kalium sind im Körperwasser gelöst. Der Wasser- und der Elektrolythaushalt ▲ sind eng miteinander verbunden. Der Körper ist stets bemüht, die Gesamtmenge an Wasser und die Konzentration der Elektrolyte im Blut konstant zu halten. Wenn beispielsweise der Natriumspiegel zu hoch ansteigt, entwickelt sich Durst und führt zu vermehrter Flüssigkeitsaufnahme. Zusätzlich regt ein im Gehirn gebildetes Hormon bei Durst die Nieren an, weniger Urin auszuscheiden. Zusammen ergibt dies eine Vermehrung der Flüssigkeitsmenge im Blut. Dadurch wird das Natrium verdünnt, und die Balance zwischen Wasser und Natrium ist wiederhergestellt. Wenn dagegen der Natriumspiegel absinkt, scheiden die Nieren vermehrt Urin aus; dies vermindert die Wassermenge im Blut und stellt auf diese Weise die Balance wieder her.

Austrockung

Austrockung (Dehydratation) ist ein Wassermangel im Körper.

Zur Austrocknung kommt es, wenn der Körper mehr Flüssigkeit verliert als er zugeführt bekommt. Erbrechen, Durchfall, die Einnahme von Diuretika, starkes Schwitzen und verringerte Flüssigkeitszufuhr können der Grund sein.

Vor allem ältere Menschen trocknen leicht aus, weil ihr Durstzentrum nicht mehr so gut arbeitet. Deshalb bemerken sie den Vorgang oft nicht. Auch Krankheiten wie Diabetes mellitus ■, Diabetes insipidus ★ und die Addison-Krankheit ● können die Urinausscheidung anregen und zur Dehydratation führen.

Die erste Reaktion des Körpers ist eine Aktivierung des Durstzentrums im Gehirn. Kann die Wasserzufuhr aber mit der -ausscheidung nicht Schritt halten, verschlimmert sich die Dehydratation. Wasser wird aus den Zellen ins Blut transportiert, um das nötige Blutvolumen und den Blutdruck aufrechtzuerhalten. Bei fortgesetzter Dehydratation beginnen die Körpergewebe auszutrocknen, Zellen fangen an zu schrumpfen und funktionieren nicht mehr rich-

In sorgfältiger Balance

Im Körper wirken mehrere Mechanismen zusammen, um den Wasserhaushalt zu regulieren. Einer der wichtigsten ist der Durst. Wenn der Körper Wasser braucht, werden Nervenzentren im Gehirn angeregt und lösen Durstempfinden aus. Dieses Gefühl wird in dem Maße stärker, in dem das Wasserbedürfnis des Körpers ansteigt. Wenn zu viel Flüssigkeit im Körper ist, gibt es kein Durstgefühl.

Ein anderer Mechanismus zur Kontrolle des Wasserhaushaltes beteiligt die Hirnanhangdrüse und die Nieren. Bei Wassermangel setzt die Hirnanhangdrüse antidiuretisches Hormon ins Blut frei. Dieses Hormon regt die Nieren an, Wasser zurückzuhalten und mit dem Urin nur wenig auszuscheiden. Bei Wasserüberschuss im Körper verringert die Hirnanhangdrüse die Freisetzung von antidiuretischem Hormon und ermöglicht den Nieren so, mehr Wasser mit dem Urin auszuscheiden.

Der Körper kann bei Bedarf auch Wasser von einem Bereich in einen anderen verschieben. Bei schwerem Wassermangel nimmt die Wassermenge im Blut ab; dann verschiebt der Körper Wasser aus den Zellen ins Blut – so lange, bis die Menge durch Flüssigkeitszufuhr wieder ersetzt werden kann. Bei Wasserüberschuss steigt der Wasseranteil im Blut; in diesem Fall verschiebt der Körper überschüssiges Wasser in die Zellen und die Zellzwischenräume. Auf diese Weise können das Blutvolumen und der Blutdruck immer relativ konstant gehalten werden.

tig. Zu den Symptomen gehören Durst, verringertes Schwitzen, verminderte Hautelastizität, verringerte Urinproduktion und trockener Mund. Gehirnzellen reagieren besonders empfindlich auf Flüssigkeitsverlust. Deshalb ist Verwirrtheit eines der wichtigsten Anzeichen für eine schwere Dehydratation. In besonders schweren Fällen kann die Austrocknung zum Koma führen.

▲ siehe Seite 894   ■ siehe Seite 954
★ siehe Seite 938   ● siehe Seite 949

Bei der Dehydratation erhöht sich der Natriumspiegel ▲ im Blut. Die häufigsten Ursachen für diese Störung führen jedoch zu einem Verlust von Elektrolyten, vor allem Natrium und Kalium. So wird die Dehydratation häufig von einem Elektrolytmangel begleitet – Natrium wird zwar ausgeschieden, aber weil immer mehr Wasser verloren geht, steigt die Natriumkonzentration doch. Wenn im Blut Elektrolyte fehlen, wird Wasser weniger bereitwillig aus den Zellen ins Blut transportiert. Infolgedessen wird die Wassermenge im Blut nicht wie normalerweise ergänzt. Der Blutdruck fällt ab, es stellen sich Benommenheit und Ohnmacht ein, vor allem im Stehen. Wenn der Verlust von Wasser und Elektrolyten anhält, kann der Blutdruck gefährlich tief absinken, was zu Schock und schwerer Schädigung innerer Organe wie der Nieren, der Leber und des Gehirns führt.

Behandlung

Erwachsene sollten mindestens sechs Gläser Flüssigkeit am Tag trinken, an heißen Tagen deutlich mehr. Anstrengungen, Fieber und heißes Wetter erhöhen den Wasserbedarf des Körpers. Eine leichte Dehydratation kann sich durch Trinken von viel Wasser beheben lassen. Wenn es auch an Elektrolyten, vor allem Natrium und Kalium, mangelt, müssen diese Stoffe ersetzt werden. Bei erheblicher sportlicher Anstrengung dienen dazu Elektrolytgetränke. Mit ihnen kann auch eine leichte Dehydratation behandelt werden. Ebenso hilfreich ist es, nach dem Sport viel zu trinken und etwas Salz aufzunehmen. Bevor Patienten mit Herz- und Nierenkrankheiten ein Sporttraining aufnehmen, sollten sie mit ihrem Arzt besprechen, wie sie den Flüssigkeitsverlust am besten ausgleichen.

Eine schwerere Dehydratation gehört in ärztliche Hände. Bei stark abgesunkenem Blutdruck wird eine Kochsalzlösung infundiert.

Auch die Ursache muss behandelt werden. Beispielsweise werden bei Durchfall zusätzlich zur Flüssigkeit auch Medikamente gegeben, die den Durchfall stoppen.

Überwässerung

Ein Überschuss an Wasser im Körper heißt medizinisch Hyperhydratation.

Zur Hyperhydratation kommt es, wenn der Körper mehr Wasser aufnimmt als er ausscheidet. Dann gibt es im Körper zu viel Wasser und zu wenig Natrium (Hyponaträmie) ■. Sofern die Hirnanhangdrüse, die Nieren, Leber und Herz normal arbeiten, führt überreichliches Trinken nicht zur Hyperhydratation. Um die Ausscheidungskapazität des Körpers für Wasser zu übersteigen, müsste ein Erwachsener mit normaler Nierenfunktion regelmäßig mehr als neun Liter Wasser täglich trinken.

Eine Hyperhydratation kommt häufiger bei Menschen vor, deren Nieren nicht normal Urin ausscheiden – z. B. bei Patienten mit Krankheiten des Herzens, der Nieren und der Leber. Hyperhydratation kann sich auch beim Syndrom einer Störung des antidiuretischen Hormons einstellen. Dabei bildet die Hirnanhangdrüse zu viel ADH ★, was die Nieren dazu anregt, Wasser zurückzuhalten.

Gehirnzellen reagieren sehr empfindlich auf Wasserüberschuss und -mangel. Wenn sich die Hyperhydratation langsam entwickelt, können sich die Gehirnzellen einigermaßen anpassen, sodass kaum Symptome auftreten. Tritt sie aber rasch ein, kann es zu Verwirrtheit, Krampfanfällen und Koma kommen.

Ärzte unterscheiden zwischen Hyperhydratation und Erhöhung des Blutvolumens. Bei Hyperhydratation und normalem Blutvolumen dringt das überschüssige Wasser in die Zellen ein, Wasseransammlungen im Gewebe (Ödeme) treten nicht auf. Bei Hyperhydratation und erhöhtem Blutvolumen verhindert ein Natriumüberschuss, dass das überschüssige Wasser in die Zellen gelangt; stattdessen sammelt es sich in den Zellzwischenräumen und bildet Ödeme in der Brust, dem Bauchraum und den Füßen.

Behandlung

Unabhängig von der Ursache muss bei Hyperhydratation die Flüssigkeitszufuhr eingeschränkt werden. Besserung stellt sich innerhalb von wenigen Tagen ein, wenn weniger als ein Liter Flüssigkeit pro Tag getrunken wird. Wenn die Hyperhydratation ihre Ursache in Erkrankungen von Herz, Leber oder Nieren hat, kann eine Beschränkung der Natriumzufuhr helfen.

Ein Diuretikum kann die Urinausscheidung anregen. Im Allgemeinen sind Diuretika am wirksamsten, wenn die Hyperhydratation von einem erhöhten Blutvolumen begleitet wird.

▲ siehe Seite 906   ■ siehe Seite 905
★ siehe Kasten Seite 906

Alterserscheinungen

Sehr junge, vor allem Frühgeborene, und sehr alte Menschen sind besonders anfällig für Störungen im Wasserhaushalt. Bei beiden Gruppen arbeiten die Nieren schwächer als während des übrigen Lebens. Deshalb können frühgeborene Babys sehr leicht austrocknen, vor allem bei Durchfällen. Eine Hyperhydratation kann auftreten, wenn sie zu viel Flüssigkeit intravenös erhalten.

Ältere Menschen sind besonders anfällig für Dehydratation. Häufige Ursachen sind Verwirrtheit und Krankheiten, die es erschweren, sich etwas zu trinken zu holen. Zusätzlich empfinden ältere Menschen Durst langsamer und weniger intensiv als jüngere Menschen; deshalb trinken sie meist zu wenig. Darüber hinaus haben ältere Menschen einen höheren Anteil an Körperfett. Weil Fett weniger Wasser enthält als mageres Gewebe, nimmt der Wasseranteil im Körper mit zunehmendem Alter ab.

KAPITEL 159

Säure-Basen-Haushalt

Der Gehalt des Blutes an Säuren und Basen bestimmt einige seiner wichtigen Eigenschaften. Der Säuregehalt erhöht sich, wenn die Menge von Säurebildnern im Körper ansteigt oder wenn der Spiegel von basischen (alkalischen) Stoffen im Körper abfällt. Die Säure-Basen-Haushalt im Blut wird genau geregelt, weil schon geringe Abweichungen vielen Organen schwer schaden können.

Eine Möglichkeit, den pH-Wert des Blutes normal zu halten, ist die Ausscheidung von Kohlendioxid über die Lunge. Kohlendioxid ist schwach sauer und entsteht als Endprodukt der Stoffwechselreaktionen mit Sauerstoff, den die Zellen ununterbrochen verarbeiten und ins Blut abgeben. Dieses befördert es zur Lunge, wo es ausgeatmet wird. Wenn sich Kohlendioxid im Blut anreichert, fällt der pH-Wert des Blutes. Das Gehirn steuert die ausgeatmete Menge Kohlendioxid über die Geschwindigkeit und Tiefe der Atemzüge. Je schneller und tiefer man atmet, desto mehr Kohlendioxid wird ausgeatmet, desto mehr steigt der Blut-pH-Wert an.

Auch die Nieren beeinflussen den pH-Wert des Blutes, und zwar durch verstärkte oder verminderte Ausscheidung von Säuren und Basen. Dieser Vorgang geschieht aber deutlich langsamer als bei der Lunge. Darum braucht es gewöhnlich mehrere Tage, bis sich der Säure-Basen-Haushalt durch die Nierentätigkeit verändert.

Darüber hinaus enthält das Blut Puffersysteme, die einen plötzlichen Anstieg der Säuren und Basen bis zu einem gewissem Maß abfangen

können. Die Puffer bestehen aus Kombinationen von schwachen Säuren und Basen, die sich unter normalen pH-Bedingungen im Gleichgewicht befinden. Das wichtigste Puffersystem im Blut sind die Kohlensäure als schwache Säure und Bikarbonat-Ionen als entsprechende schwache Base.

Azidose und **Alkalose** sind Störungen im Säure-Basen-Haushalt. Bei der Azidose ist der pH-Wert niedrig, weil zu viel Säure oder zu wenig Basen im Blut sind. Bei der Alkalose ist der pH-Wert höher, weil das Blut zu basisch ist. Azidose und Alkalose sind keine Krankheiten, sondern vielmehr die Auswirkungen einer ganzen Reihe von Störungen. Das Auftreten einer Azidose oder Alkalose weist immer auf ein ernstes Grundproblem hin.

Was ist der pH-Wert des Blutes?

Säuren und Basen werden nach der pH-Skala eingeteilt, die von 0 (stark sauer) bis 14 (stark basisch oder alkalisch) reicht. Ein pH von 7,0, genau in der Mitte der Skala, ist der neutrale Wert. Blut ist normalerweise leicht basisch, mit einem pH-Wert zwischen 7,35 und 7,45. Um ordnungsgemäß zu funktionieren, muss der Körper den Blut-pH-Wert im Bereich von 7,4 halten.

Häufige Ursachen für metabolische Azidose und metabolische Alkalose

Metabolische Azidose
- Nierenversagen
- Renale Azidose (eine Form von Nierenerkrankung)
- Diabetische Ketoazidose (Bildung von Ketonkörpern)
- Laktatazidose (Bildung von Milchsäure)
- Vergiftung durch Ethylenglykol, Methanol, Paraldehyd, Azetazolamid, Ammoniumchlorid oder Überdosen von Azetylsalizylsäure
- Verlust von Basen wie Bikarbonat durch die Verdauung infolge von Durchfall, künstlichem Darmausgang und Anus praeter

Metabolische Alkalose
- Einnahme von Diuretika (Thiazide, Furosemid, Ethacrynsäure)
- Säureverlust durch Erbrechen oder Magendrainage
- Überfunktion der Nebennieren (Cushing-Syndrom oder Einnahme von Kortison)

Je nach Ursache wird zwischen metabolischer und respiratorischer Azidose und Alkalose unterschieden. Metabolische Azidose und Alkalose beruhen auf einem Ungleichgewicht in der Produktion von Säuren und Basen und deren Ausscheidung durch die Nieren. Respiratorische Azidose und Alkalose werden vorwiegend durch Lungenerkrankungen und Atmungsstörungen verursacht.

Azidose

Azidose bedeutet einen Anstieg des Säuregehalts des Blutes. Sie wird hervorgerufen durch einen Säureüberschuss oder durch einen Mangel an Bikarbonat (metabolische Azidose) oder durch eine Anreicherung von Kohlendioxid im Blut, was auf unzureichende Lungenfunktion oder zu langsame Atmung zurückzuführen ist (respiratorische Azidose).

Wenn ein Säureanstieg die körpereigenen Puffersysteme überfordert, übersäuert das Blut. Durch das Absinken des Blut-pH-Werts wird das Atemzentrum des Gehirns angeregt, die Atmung zu verstärken und vertiefen. Damit erhöht sich die ausgeschiedene Kohlendioxidmenge.

Auch die Nieren beteiligen sich durch vermehrte Ausscheidung von Säuren mit dem Urin. Wenn der Organismus jedoch weiterhin zu viel Säure produziert, kann sich eine schwere Azidose entwickeln, die schließlich sogar ins Koma münden kann.

Ursachen

Zu einer metabolischen Azidose kommt es, wenn die Säuremenge im Körper durch Aufnahme von Säurebildnern wie Methylalkohol, Ethylenglykol oder hohe Dosen von Azetylsalizylsäure übermäßig ansteigt. Die metabolische Azidose kann aber auch die Folge eines entgleisten Stoffwechsels sein. Das ist der Fall in fortgeschrittenen Stadien von Schock und bei schlecht eingestelltem Typ-1-Diabetes. Selbst eine normale Säuremenge kann zur Azidose führen, wenn die Nieren nicht mehr in der Lage sind, die nötigen Produkte mit dem Urin auszuscheiden.

Die respiratorische Azidose entwickelt sich, wenn die Lunge nicht genügend Kohlendioxid ausscheidet. Das kann bei schweren Lungenerkrankungen (wie Lungenemphysem, chronischer Bronchitis, schwerer Lungenentzündung, Lungenödem und Asthma) der Fall sein. Eine respiratorische Azidose kann auch entstehen, wenn Erkrankungen der Nerven oder Muskeln im Brustbereich die Atmung beeinträchtigen. Zudem kann ein Patient eine respiratorische Azidose entwickeln, der durch Opioide oder starke Schlafmittel ruhig gestellt wird, weil diese die Atmung verlangsamen.

Symptome

Eine leichte metabolische Azidose kann symptomlos bleiben, aber es kann auch zu Übelkeit, Erbrechen und Müdigkeit kommen. Die Atmung verstärkt und beschleunigt sich. Verschlimmert sich die Azidose, fühlt sich der Patient sehr schwach, schläfrig oder verwirrt und leidet unter zunehmender Übelkeit. Schließlich kann der Blutdruck absinken und sich ein Schockzustand einstellen.

Die ersten Anzeichen einer respiratorischen Azidose können Kopfschmerzen und Schläfrigkeit sein. Letztere kann sich sogar bis zum Stupor oder Koma steigern. Beides kann plötzlich auftreten, wenn die Atmung aussetzt oder schwer beeinträchtigt wird; es kann sich auch über Stunden hinweg entwickeln, wenn die Atmung weniger schwer beeinträchtigt ist.

Diagnose

Zur Diagnose der Azidose wird gewöhnlich des Blut-pH in einer arteriellen Blutprobe gemessen; diese wird meist aus der Arterie am Handgelenk entnommen. Es muss arterielles Blut sein, weil venöses Blut größere Mengen Bikarbonat enthält und deshalb keine genaue Messung des Blut-pH-Werts zulässt.

Weitere Hinweise auf die Ursache der Azidose liefert die Konzentration an Kohlendioxid und Bikarbonat im Blut.

Behandlung

Die Behandlung der metabolischen Azidose richtet sich nach der Ursache. Ein Diabetes muss beispielsweise mit Insulin eingestellt werden; bei Vergiftungen müssen die giftigen Stoffe aus dem Blut ausgeleitet werden.

Die Behandlung der respiratorischen Azidose zielt auf eine Verbesserung der Lungenfunktion. Medikamente, die die Atmung verbessern, können bei Menschen helfen, die an Lungenerkrankungen wie Asthma und Emphysem leiden. Bei Patienten mit schwer beeinträchtigter Lungenfunktion kann eine künstliche Beatmung ▲ erforderlich sein.

Eine leichte Azidose kann direkt behandelt werden, indem intravenös Flüssigkeiten gegeben werden. In schwereren Fällen kann Bikarbonat intravenös verabreicht werden; allerdings führt dies nur zu vorübergehender Besserung und kann Störungen bewirken, weil es den Körper mit Natrium und Wasser übermäßig belastet.

Alkalose

Alkalose ist eine übermäßige basische Belastung des Blutes durch zu viel Bikarbonat, einen Säureabfall im Blut (metabolische Alkalose) oder durch einen zu geringen Kohlendioxidspiegel im Blut, der von zu raschem oder zu tiefem Atmen herrührt (respiratorische Alkalose).

Eine metabolische Alkalose tritt auf, wenn der Körper zu viel Säuren verliert oder zu viele Basen erhält. Zu einem Säureverlust kommt es z. B. bei fortgesetztem Erbrechen oder wenn die Magensäure abgesaugt wird. In seltenen Fällen entwickelt sich eine metabolische Alkalose bei Personen, die zu viel Basenstoffe wie Backsoda (kohlensaures Natrium) aufgenommen haben. Außerdem kann eine metabolische Alkalose auftreten, wenn ein starker Verlust von Natrium und Kalium die Fähigkeit der Nieren mindert, den Säuregrad des Blutes zu regulieren. Zum Beispiel kann die Einnahme von Diuretika oder von Kortisonpräparaten schon für einen Kaliumverlust ausreichen, der eine metabolische Alkalose zur Folge hat.

Die respiratorische Alkalose entsteht durch schnelles, tiefes Atmen (Hyperventilation), wenn zu viel Kohlendioxid abgeatmet wird. Der häufigste Anlass für Hyperventilation und damit auch für respiratorische Alkalose ist Angst. Zu weiteren Ursachen zählen Schmerzen, Zirrhose, geringe Sauerstoffsättigung im Blut, Fieber und Überdosierung von Azetylsalizylsäure (was aber auch eine metabolische Azidose hervorrufen kann) ■.

Symptome und Diagnose

Alkalose kann symptomlos bleiben oder Verwirrtheit, Muskelzucken und Muskelkrämpfe hervorrufen. Bei schwerer Alkalose können dauerhafte Muskelverkrampfungen auftreten.

Eine Blutprobe aus einer Arterie weist den alkalischen Grad des Blutes nach.

Behandlung

Die metabolische Alkalose wird durch Substitution von Wasser und Elektrolyten (Natrium und Kalium) behandelt, während gleichzeitig die ursächliche Störung behoben wird. Gelegentlich wird bei schwerer metabolischer Alkalose gelöste Säure in Form von Ammoniumchlorid intravenös gegeben.

Bei respiratorischer Alkalose besteht die einzig nötige Behandlung in der Verringerung der Atmung. Wenn respiratorische Alkalose durch Angst entsteht, kann schon das bewusste Bemühen, langsam zu atmen, die Störung beheben. Wenn Schmerzen die Atmung beschleunigen, ist eine Schmerzlinderung notwendig. Durch das Atmen in eine Papiertüte (nicht Plastiktüte wegen der Erstickungsgefahr!) kann der Kohlendioxidspiegel im Blut ansteigen, da das ausgeatmete Kohlendioxid beim Einatmen wieder aufgenommen wird.

▲ siehe Seite 308   ■ siehe Seite 924

KAPITEL 160

Porphyrien

Unter Porphyrie wird eine Gruppe von Störungen verstanden, bei denen es an Enzymen mangelt, die an der Blutbildung beteilig sind.

Häm ist eine chemische Substanz, die Eisen enthält und dem Blut seine rote Farbe verleiht; es ist ein Schlüsselbestandteil mehrerer wichtiger Eiweißstoffe im Körper. Die lebenswichtige Aufgabe des Häm besteht in seiner Fähigkeit, Sauerstoff zu binden. Häm ist Bestandteil des Hämoglobins, also des Eiweißes, das rote Blutkörperchen zum Sauerstofftransport in alle Bereiche des Körpers befähigt. Häm ist weiterhin Bestandteil der Cytochrome. Einige Cytochrome verarbeiten in der Leber chemische Stoffe – z. B. Medikamente und Hormone –, damit der Körper sie leichter ausscheiden kann.

Häm wird im Knochenmark und in der Leber in einem komplizierten Vorgang gebildet, an dem acht verschiedene Enzyme beteiligt sind. Im Laufe dieses Vorgangs entstehen Zwischenprodukte (Häm-Vorläufer), die ihrerseits verändert werden. Wenn es an einem der für die Häm-Synthese notwendigen Enzyme mangelt, können sich bestimmte Häm-Vorläufer in Körpergeweben anreichern (vor allem im Knochenmark und in der Leber), sie können vermehrt im Blut auftreten und mit Urin und Stuhl ausgeschieden werden. Bei den speziellen Häm-Vorläufern kommt es immer darauf an, welches Enzym fehlt. Eine Gruppe der Häm-Vorläufer wird Porphyrine genannt.

Zu den Porphyrien gehört eine Reihe von Krankheiten, von denen jede durch eine spezifische Störung in der Häm-Synthese entsteht. Die meisten Porphyrien sind vererbbare Krankheiten. Alle Menschen mit einer bestimmten Porphyrie haben den gleichen Enzymmangel. Im Ergebnis mangelt es an einem speziellen Enzym, das an der Häm-Synthese beteiligt ist, oder dieses ist wirkungslos; als Folge sammeln sich bestimmte Häm-Vorläufer an.

Einige Porphyrien, bei denen bestimmte Porphyrine in der Haut abgelagert werden, führen zu einer Überempfindlichkeit gegenüber Sonnenlicht (Fotosensibilität). Unter Einwirkung von Licht und Sauerstoff können diese Porphyrine eine belastende Form von instabilem Sauerstoff bilden, die Hautschäden verursachen kann. Auch Nervenschädigungen, die zu Schmerzen und Lähmungen führen, können bei bestimmten Porphyrien entstehen. Andere lösen Bauchschmerzen und Leberschäden aus.

Die drei häufigsten Porphyrien sind: Porphyria cutanea tarda, die akute intermittierende Porphyrie und die erythropoetische Protoporphyrie. Diese Krankheiten sind sehr unterschiedlich: Nicht nur die Symptome sind verschieden, auch für die Diagnose sind unterschiedliche Untersuchungen nötig, und zur Behandlung werden verschiedene Methoden eingesetzt. Manche Merkmale dieser drei stimmen mit denen selten auftretender Porphyrien überein (Deltaaminolävulinsäure-Dehydratase-Mangel, kongenitale erythropoetische Porphyrie, hepatoerythropoetische Porphyrie, hereditäre Koproporphyrie und Porphyria variegata).

Porphyria cutanea tarda

Die Porphyria cutanea tarda (PCT) ist die häufigste Porphyrie. Sie führt bei Sonnenlichteinstrahlung zu Blasenbildung auf der Haut.

Die Porphyria cutanea tarda kommt weltweit vor. Es scheint, als wäre die PCT die einzige, die bei Personen ohne ererbten Enzymdefekt in der Häm-Synthese auftreten kann.

Die PCT beruht auf einer fehlenden Aktivität des Enzyms Uroporphyrinogen-Dekarboxylase, wodurch sich Porphyrine in der Leber anreichern. Die Hautschäden entstehen, weil die in der Leber gebildeten Porphyrine über das Blut in die Haut transportiert werden.

Einige Förderfaktoren werden mit PCT in Zusammenhang gebracht; dazu zählen ein erhöhter Eisengehalt im Körper, mäßiger oder starker Alkoholmissbrauch, Östrogeneinnahme, Hepatitis-C-Infektion und möglicherweise Rauchen. Die HIV-Infektion ist ein seltenerer Förderfaktor. All diese Faktoren beeinflussen vermutlich die Reaktion von Eisen und Sauerstoff in der Leber und hemmen oder schädigen so das Enzym Uroporphyrinogen-Dekarboxylase.

Bei etwa 80 Prozent der Menschen mit PCT ist die Krankheit offenbar nicht erblich bedingt; sie wird dann als sporadisch bezeichnet. Beim Rest der Fälle ist die Krankheit ererbt und wird familiär genannt.

Symptome und Diagnose

Menschen mit Porphyria cutanea tarda bekommen immer wieder Blasen verschiedener Größe auf Hautstellen, die der Sonne ausgesetzt sind. Die Wunden verschorfen und brauchen lange, bis sie heilen und vernarben. Besonders die Haut der Hände ist verletzlich. Der Haarwuchs im Gesicht oder auf anderen der Sonne ausgesetzten Hautstellen kann sich verstärken. Meist entwickelt sich ein Leberschaden; Zirrhose und sogar Leberkrebs können schließlich folgen.

Zur Diagnose einer PCT untersucht der Arzt das Blutplasma, den Urin und Stuhl, um erhöhte Porphyrinwerte festzustellen. Die bei PCT erhöhten spezifischen Porphyrine bilden ein bestimmtes Muster, das diese von den übrigen Porphyrien unterscheidet.

Behandlung

Bei Porphyrie wird ein Aderlass durchgeführt, bei dem etwa ein halber Liter Blut abgenommen wird. So wird der Eisenüberschuss allmählich verringert, dann normalisiert sich die Aktivität des Enzyms Uroporphyrinogen-Dekarboxylase in der Leber, und der Porphyringehalt in der Leber und im Blutplasma sinkt allmählich. Die Hautprobleme bessern sich. Bei Eisenmangel werden die Aderlässe ausgesetzt.

Sehr geringe Dosen von Chloroquin oder Hydroxychloroquin können zur Behandlung der PCT wirksam sein. Diese Medikamente transportieren den Porphyrin-Überschuss aus der Leber. Allerdings können bei zu hoher Dosierung die Porphyrine zu schnell entfernt werden, vorübergehend die Krankheit verschlimmern und die Leber schädigen.

Bei Frauen, die Östrogenpräparate nehmen, wird das Hormon, das ein Förderfaktor der Porphyrie ist, abgesetzt bis die Aderlässe abgeschlossen sind und der Porphyrinspiegel normal ist. Erst dann wird Östrogen wieder eingesetzt; nur selten gibt es einen Porphyrie-Rückfall.

Alkohol und andere Förderfaktoren zu meiden, ist hilfreich.

Akute intermittierende Porphyrie

Die akute intermittierende Porphyrie (AIP) ist die häufigste akute Porphyrie; sie bewirkt neurologische Symptome.

Akute intermittierende Porphyrie kommt gehäuft bei Menschen in Nordeuropa vor. Betroffene machen die ersten Erfahrungen mit dieser

Die Einteilung der Porphyrien

Porphyrien werden in verschiedener Weise eingeteilt. Die genaueste Einteilung ist die nach dem jeweils vorliegenden spezifischen Enzymmangel. Nach einer anderen Klassifizierung werden Porphyrien, die neurologische Symptome verursachen (akute Porphyrien), von solchen unterschieden, die Lichtempfindlichkeit hervorrufen (kutane Porphyrien). Ein drittes Klassifizierungssystem trifft die Unterscheidung, ob sich Häm-Vorläufer hauptsächlich in der Leber (hepatische Porphyrie) oder im Knochenmark (erythropoetische Porphyrie) anreichern. Manche Porphyrien kommen deshalb in mehr als nur einer dieser Kategorien vor.

Krankheit, wenn sich der erste Anfall neurologischer Symptome einstellt. Anfälle sind bei Frauen häufiger als bei Männern.

Die AIP beruht auf einem Mangel des Enzyms Porphobilinogen-Deaminase, der zu einer Anreicherung der Häm-Vorläufer Deltaaminolävulinsäure und Porphobilinogen in der Leber führt. Die Krankheit wird über ein einzelnes verändertes Gen von einem der Elternteile ererbt. Das normale Gen vom anderen Elternteil sorgt dafür, dass etwa halb so viel Enzym wie normal vorhanden ist – was ausreicht, um normale Mengen von Häm zu produzieren. Selten wird die Krankheit von beiden Eltern vererbt; dann treten Symptome schon in der Kindheit auf, und das Wachstum ist gestört.

Die meisten Menschen mit einem Mangel an Porphobilinogen-Deaminase bekommen nie Symptome. Nur bei einigen Betroffenen können Faktoren wie Arzneimittel, Hormone oder Essen Symptome hervorrufen und einen Anfall bewirken. Viele Medikamente (Barbiturate, krampflösende Mittel und Sulfonamide) können einen Anfall auslösen. Hormone wie Progesteron und verwandte Steroide können Symptome fördern – ebenso wie kalorienarme und kohlenhydratarme Diäten oder große Mengen von Alkohol oder Rauchen. Stress, bedingt durch Infektionen, Krankheiten, Operationen und Ärger können dies ebenso. Gewöhnlich sind mehrere Faktoren daran beteiligt. Manchmal können die auslösenden Faktoren überhaupt nicht festgestellt werden.

Symptome

Die Symptome treten in Form von Anfällen auf, die mehrere Tage oder Wochen, manchmal sogar noch länger dauern können. Meist treten die Anfälle erstmals nach der Pubertät auf. Bei manchen Frauen machen sich die Anfälle in der zweiten Hälfte des Menstruationszyklus bemerkbar.

Bauchschmerzen sind die häufigsten Symptome. Die Beschwerden können sehr heftig sein. Hinzu kommen Magen-Darm-Symptome wie Übelkeit, Erbrechen, Verstopfung oder Durchfall und ein aufgeblähter Bauch. Die Blase kann betroffen sein, was sich durch Schwierigkeiten beim Wasserlassen, manchmal auch durch eine überfüllte Harnblase bemerkbar macht. Eine schnelle Herzfrequenz, erhöhter Blutdruck, Schwitzen und Unruhe sind weitere häufige Anzeichen während eines Anfalls; Schlaflosigkeit ist typisch. Der erhöhte Blutdruck kann nach dem Ende des Anfalls bestehen bleiben.

Alle Symptome, auch die Magen-Darm-Beschwerden, sind Auswirkungen des Nervensystems. Es können Nerven, die Muskeln steuern, geschädigt sein und zu Schwäche führen, die normalerweise in den Schultern und Armen beginnt. Die Schwäche kann auf alle Muskeln übergreifen, auch auf die Atemmuskeln. Zittern und Krampfanfälle können auftreten.

Die Erholung von einem Anfall nimmt einige Tage in Anspruch; die Besserung schwerer Muskelschwäche kann sogar Monate oder Jahre in Anspruch nehmen.

Diagnose

Die schweren Störungen im Magen-Darm-Bereich und an den Nerven ähneln denen vieler häufig auftretender Krankheiten. Laboruntersuchungen des Urins zeigen erhöhte Spiegel von zwei Häm-Vorläufern (Deltaaminolävulinsäure und Porphobilinogen). Während eines Anfalls sind die Werte dieser Vorläufer sehr hoch – ebenso bei Personen, die immer wieder Anfälle haben. Aus den Vorläufern können sich Porphyrine mit rötlicher und bräunlicher Farbe bilden. Diese färben den Urin dunkel, vor allem nach der Einwirkung von Sonnenlicht auf den Körper.

Symptomlose Verwandte können als Krankheitsträger identifiziert werden, indem man die Porphobilinogen-Deaminase in den roten Blutkörperchen misst; auch ein DNA-Test kann manchmal hilfreich sein.

▲ siehe Seite 1350

Vorbeugung und Behandlung

Anfälle einer AIP können durch gesunde Ernährung und Vermeiden von Medikamenten, die sie provozieren könnten, verhütet werden. Keinesfalls sollte mit einer Gewaltkur versucht werden, rasch Gewicht zu verlieren. Häm kann verabreicht werden, um Anfällen vorzubeugen. Prämenstruelle Anfälle kann man bei Frauen durch Gabe von GnRH-Analoga verhindern. Diese Medikamente werden sonst zur Behandlung von Endometriose ▲ eingesetzt.

Patienten mit einem Anfall akuter intermittierender Porphyrie werden oft im Krankenhaus behandelt. Betroffene mit heftigen Anfällen erhalten Häm intravenös. Daraufhin sinken die Blut- und Urinspiegel von Deltaaminolävulinsäure und Porphobilinogen, und die Symptome bessern sich innerhalb weniger Tage. Setzt die Behandlung verzögert ein, dauert die Erholungsphase länger; dann können bleibende Nervenschäden auftreten.

Bei Patienten, deren Anfall auf eine kalorienarme Diät zurückzuführen ist, kann es hilfreich sein, Glukose intravenös zu verabreichen oder eine kohlenhydratreiche Kost zuzuführen; aber diese Maßnahmen sind weniger wirksam als die Gabe von Häm. Gegen die Schmerzen können Medikamente (wie Opioide) gegeben werden, bis die Gabe von Häm oder Glukose wirkt.

Übelkeit, Erbrechen, Angst und Unruhe werden kurzzeitig mit Phenothiazin behandelt. Schlaflosigkeit kann mit Chloralhydrat oder mit schwachen Dosen eines Benzodiazepins behandelt werden. Bei überfüllter Blase wird der Urin mit einem Blasenkatheter abgeleitet.

Der Arzt vergewissert sich, dass der Patient keines der Medikamente nimmt, die als Anfallauslöser bekannt sind; er widmet sich nach Möglichkeit auch anderen Faktoren, die zum Anfall geführt haben könnten. Die Behandlung von Krampfanfällen ist problematisch, da fast alle krampflösenden Mittel den Anfall verstärken. Betablocker können die schnelle Herzfrequenz und den Bluthochdruck senken; sie sind aber nicht bei dehydrierten Patienten angebracht, denn diese brauchen eine hohe Herzfrequenz, um den Kreislauf aufrechtzuerhalten.

Erythropoetische Protoporphyrie

Bei der erythropoetischen Protoporphyrie (EPP) liegt eine Lichtempfindlichkeit vor.

Die erythropoetische Protoporphyrie tritt besonders bei Weißen auf, kann aber Menschen jeglicher Herkunft betreffen. EPP kommt gleich häufig bei Männern und Frauen vor.

Bei der EPP führt ein Mangel des Enzyms Ferrochelatase zu einer Ansammlung des Häm-Vorläufers Protoporphyrin im Knochenmark, in roten Blutkörperchen, im Blutplasma, der Haut und der Leber. Der Enzymmangel ist meist von einem der Elternteile ererbt.

Ansammlungen von Protoporphyrin in der Haut führen zu extremer Empfindlichkeit gegenüber Sonnenlicht. Das Licht aktiviert die Porphyrinmoleküle, die das umliegende Gewebe schädigen. Ansammlungen von Protoporphyrinen in der Leber können Leberschäden bewirken. In der Galle können Protoporphyrine zu Gallensteinen führen.

Symptome und Diagnose

Die Symptome treten schon in der Kindheit auf. Schmerzen und Schwellungen beginnen sehr bald nach der Einwirkung von Sonnenlicht. Da aber Blasenbildung und Vernarbungen selten sind, ist die Krankheit nicht immer gleich zu erkennen. Gallensteine ▲ verursachen typische Beschwerden. Leberschäden können mit der

Zeit zum Leberversagen führen, begleitet von Gelbsucht und Milzvergrößerung.

Die Porphyrinspiegel im Urin sind nicht erhöht. Die Diagnose wird deshalb gestellt, wenn erhöhte Protoporphyrinspiegel im Blutplasma und in den roten Blutkörperchen nachgewiesen werden.

Vorbeugung und Behandlung

Die Vermeidung von Sonnenlicht ist die wichtigste Maßnahme. Versehentliche Sonnenlicht-Exposition wird genauso behandelt wie ein Sonnenbrand ■.

Betakarotin kann die Lichtverträglichkeit bei vielen Menschen erhöhen, wenn es in ausreichender Dosierung verabreicht wird, sodass sich die Haut leicht gelb färbt. Dennoch sollte direktes Sonnenlicht vermieden werden. Bei Betroffenen mit protoporphyrinhaltigen Gallensteinen kann eine Operation nötig werden. Wenn ein schwerer Leberschaden vorliegt, kann eine Lebertransplantation erforderlich sein.

▲ siehe Seite 806   ■ siehe Seite 1214

ERKRANKUNGEN IM HORMONSYSTEM

KAPITEL 161

Funktion des Hormonsystems

Das Hormonsystem besteht aus Drüsen und Organen, die Hormone freisetzen und so zahlreiche Körperfunktionen steuern. Hormonproduzierende Drüsen geben ihre Hormone direkt ins Blut ab, während z. B. Verdauungsdrüsen ihre Produkte in den Magen oder Darm entlassen.

Hormonproduzierende Drüsen

Die wichtigsten Drüsen des Hormonsystems sind der Hypothalamus, die Hirnanhangdrüse, die Schilddrüse, die Nebenschilddrüsen, die Inselzellen der Bauchspeicheldrüse, die Nebennie-

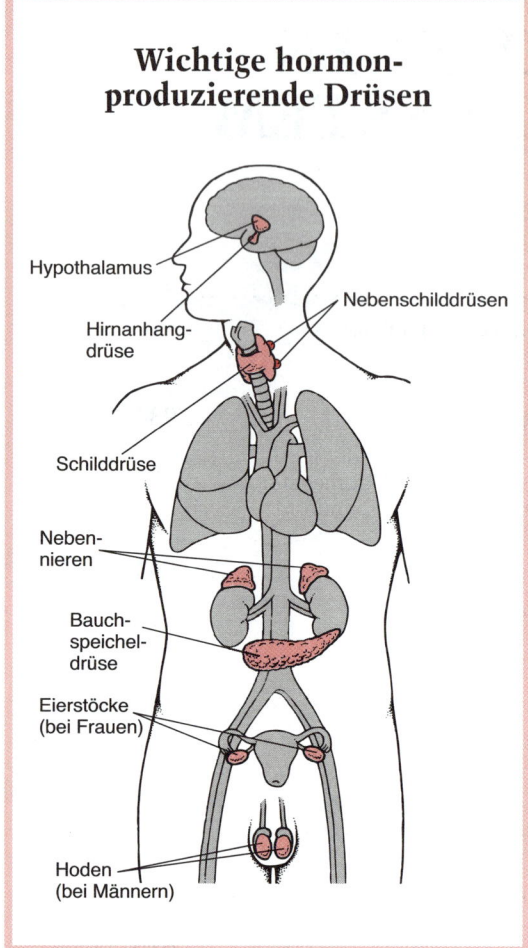

Wichtige hormon-produzierende Drüsen

Hypothalamus

Hirnanhang-drüse

Nebenschilddrüsen

Schilddrüse

Neben-nieren

Bauch-speichel-drüse

Eierstöcke (bei Frauen)

Hoden (bei Männern)

Brustdrüsen setzen beispielsweise ganz andere Stoffe als Hormone frei.

Hormonelle Funktion

Die Hauptaufgabe der Hormondrüsen ist es, Hormone direkt in die Blutbahn auszuschütten. Hormone sind chemische Substanzen, die die Aktivität eines bestimmten Körperbereichs steuern. Im Wesentlichen dienen sie als Botenstoffe, die Aktivitäten anregen und kontrollieren.

Im Zielbereich binden sich Hormone an Rezeptoren, ähnlich wie ein Schlüssel ins Schloss greift, und übermitteln ihre Botschaft, die den Zielbereich zu einer bestimmten Aktion veranlasst. Die Rezeptoren können sowohl im Zellkern als auch an der Zelloberfläche sitzen.

Hormone steuern die Funktion innerer Organe, beeinflussen so unterschiedliche Prozesse wie Wachstum und Entwicklung, Fortpflanzung und die sexuellen Merkmale. Hormone wirken sich auch darauf aus, wie der Körper Energie speichert; sie steuern den Flüssigkeitshaushalt und den Gehalt von Salz und Zucker im Blut. Schon eine sehr kleine Hormonmenge kann starke Reaktionen im Körper bewirken.

Hormone verteilen sich zwar im ganzen Körper, doch sie beeinflussen bestimmte Organe und Gewebe. Zum Beispiel richtet sich das in der Hirnanhangdrüse gebildete thyroideastimulierende Hormon nur auf die Schilddrüse. Das Hormon hingegen, das in der Schilddrüse gebildet wird, beeinflusst Zellen im ganzen Körper und ist am Zellwachstum, der Steuerung der Herzfrequenz und der Geschwindigkeit, mit der Nahrung in Energie verwandelt wird, beteiligt. Insulin, das die Inselzellen der Bauchspeicheldrüse bilden, beeinflusst den Stoffwechsel von Zucker, Eiweiß und Fett im ganzen Körper.

Die meisten Hormone sind Eiweißstoffe, andere sind Steroide – fettige Substanzen, die aus Cholesterin gebildet werden.

ren, die Hoden bei Männern und die Eierstöcke bei Frauen. Während der Schwangerschaft produziert auch die Plazenta Hormone.

Nicht alle Organe, die Hormone und hormonartige Stoffe freisetzen, werden als Teil des Hormonsystems betrachtet. Beispielsweise produzieren die Nieren die Hormone Renin und Angiotensin, die den Blutdruck steuern, und Erythropoietin, das das Knochenmark zur Herstellung von roten Blutkörperchen anregt. Außerdem entstehen im Verdauungssystem eine Reihe von Hormonen, die die Verdauung steuern, die Insulinausscheidung der Bauchspeicheldrüse anregen und z. B. Hunger bewirken. Fettgewebe sondert Hormone ab, die den Stoffwechsel und den Appetit steuern. Die Bezeichnung »Drüse« bedeutet nicht, dass ein Organ zum Hormonsystem gehört. Schweißdrüsen, Schleimdrüsen und die weiblichen

Hormonelle Steuerung

Für eine normale Funktion muss jedes Hormon innerhalb bestimmter Grenzen freigesetzt werden. Der Körper spürt genau, ob mehr oder weniger von einem Hormon erforderlich ist. Viele Hormondrüsen werden durch das Zusammenspiel der Signale zwischen dem Hypothalamus im Gehirn und der Hirnanhangdrüse, die an der Gehirnbasis sitzt, gesteuert (Hypothala-

WICHTIGE HORMONE

BILDUNGSORT	HORMON	AUFGABE
Hirnanhang-drüse	Antidiuretisches Hormon (Vasopressin)	Veranlasst die Nieren, Wasser zurückzuhalten und hilft zusammen mit Aldosteron, den Blutdruck zu steuern
	Adrenokortikotropes Hormon (ACTH)	Steuert Produktion und Ausschüttung der Hormone der Nebennierenrinden
	Wachstumshormon	Steuert Wachstum und Entwicklung; fördert die Eiweiß-produktion
	Luteinisierendes Hormon und folli-kelstimulierendes Hormon	Steuern die Fortpflanzungsfunktionen wie die Produktion von Sperma und Samen, die Eireife und die Menstruations-zyklen; bilden die männlichen und weiblichen Geschlechts-merkmale aus
	Oxytozin	Regt Muskeln der Gebärmutter und der Milchgänge zu Kon-traktionen an
	Prolaktin	Steuert die Milchproduktion in den Milchdrüsen der Brust
	Thyroideastimulie-rendes Hormon	Regt Produktion und Ausschüttung der Schilddrüsen-hormone an
Nebenschild-drüsen	Parathormon	Steuert Knochenbildung sowie die Ausscheidung von Kalzium und Phosphor
Schilddrüse	Schilddrüsenhormon	Steuert die Körperfunktionen (Stoffwechselrate)
Nebennieren	Aldosteron	Hilft bei der Regulierung des Salz- und Wasserhaushalts
	Kortison	Hat vielfältige Wirkungen im ganzen Körper; vor allem antientzündliche Wirkung, hält Blutzuckerspiegel, Blut-druck und Muskelstärke aufrecht; regelt auch den Salz- und Wasserhaushalt
	Dehydroepian-drosteron (DHEA)	Beeinflusst Knochen, Stimmung und Immunsystem
	Adrenalin und Noradrenalin	Beeinflussen Herz, Lunge, Blutgefäße und Nervensystem
Bauchspeichel-drüse	Glukagon	Hebt den Blutzuckerspiegel an
	Insulin	Senkt den Blutzuckerspiegel; beeinflusst die Verwertung (Me-tabolismus) von Zucker, Eiweiß und Fett im ganzen Körper
Nieren	Erythropoietin	Regt die Bildung roter Blutkörperchen an
	Renin	Steuert den Blutdruck
	Angiotensin	Steuert den Blutdruck
Eierstöcke	Östrogen	Steuert die Entwicklung der weiblichen Geschlechtsmerk-male und die Fortpflanzungsfähigkeit
	Progesteron	Bereitet die Gebärmutterschleimhaut auf das Einnisten einer befruchteten Eizelle und die Milchdrüsen auf die Milchbildung vor
Hoden	Testosteron	Steuert die Entwicklung der männlichen Geschlechts-merkmale und die Fortpflanzungsfähigkeit
Verdauungstrakt	Cholezystokinin	Steuert die Darmmotilität, mit deren Hilfe Nahrung durch den Darm befördert wird, und die Kontraktionen der Gallen-blase
	Glukagon-ähnliches Peptid-1	Erhöht die Ausschüttung von Insulin durch die Bauchspei-cheldrüse

mus-Hypophysen-System). Der Hypothalamus schüttet Hormone aus, die die Hirnanhangdrüse steuern. So wird die Ausschüttung des Wachstumshormons durch die Hirnanhangdrüse z. B. durch Gh-Relin gesteuert. Die Hirnanhangdrüse ▲ wiederum steuert die Funktion anderer Hormondrüsen. Die Hirnanhangdrüse reguliert ihre eigene Hormonausschüttung, indem sie auf die Blutspiegel anderer Hormone reagiert.

Noch viele andere Faktoren greifen in die hormonelle Steuerung ein. So veranlasst das Saugen eines Babys an der Mutterbrust beispielsweise die Hirnanhangdrüse, Prolaktin und Oxytozin auszuschütten – Hormone, die Milchbildung und Milchfluss anregen. Ansteigende Blutzuckerwerte regen die Inselzellen der Bauchspeicheldrüse zur Bildung von Insulin an. Teile des Nervensystems stimulieren die Hirnanhangdrüse zur Produktion von Adrenalin.

KAPITEL 162

Krankheiten der Hirnanhangdrüse

Die erbsenförmige Hirnanhangdrüse (Hypophyse) liegt in einem knöchernen Bett (Türkensattel, Sella turcica) an der Schädelbasis. Der Türkensattel schützt die Drüse, lässt ihr aber kaum Raum für Vergrößerung.

Die Hirnanhangdrüse steuert die Funktion fast aller anderen Hormondrüsen. Umgekehrt wird die Hypophyse weitgehend vom Hypothalamus gesteuert, einem Bereich, der direkt oberhalb der Hirnanhangdrüse im Gehirn liegt. Die Hirnanhangdrüse steuert mit der Menge ihrer Hormone die Aktivität der Zieldrüsen.

Die Hirnanhangdrüse besteht aus dem Hypophysenvorderlappen (Adenohypophyse), der etwa 80 Prozent des Drüsengewichts ausmacht, und dem Hypophysenhinterlappen (Neurohypophyse). Beide sind mit dem Hypothalamus durch ein Zwischenstück verbunden, das Blutgefäße und Nervenzellen enthält. Der Hypothalamus steuert den Vorderlappen durch Freisetzung von Hormonen in die verbindenden Blutgefäße; Nervensignale steuern den Hinterlappen.

Der **Hypophysenvorderlappen** schüttet sechs wichtige Hormone aus: Wachstumshormon, das Wachstum und körperliche Entwicklung reguliert und den Körperbau bestimmt, indem es Muskelbildung und Fettabbau steuert; das thyroideastimulierende Hormon, das die Schilddrüse zur Produktion von Schilddrüsenhormon anregt; das adrenokortikotrope Hormon (ACTH),

das die Nebennieren zur Bildung von Kortison und anderen Hormonen anregt; das follikelstimulierende Hormon und das luteinisierende Hormon (Gonadotropine), welche die Hoden zur Spermienbildung, die Eierstöcke zur Follikelbildung und die Fortpflanzungsorgane zur Produktion von Sexualhormonen (Testosteron und Östrogen) anregen; schließlich Prolaktin, das die Milchdrüsen der Frau zur Milchbildung anregt.

Der Vorderlappen stellt ferner Hormone her, die die Hautbräunung (melanozytenstimulierendes Hormon), eine Hemmung des Schmerzempfindens (Endorphine) und eine Kontrolle des Immunsystems bewirken.

Der **Hypophysenhinterlappen** stellt zwei Hormone her: antidiuretisches Hormon (Vasopressin) und Oxytozin. Ersteres ist wichtig für den Wasserhaushalt ■, weil es die Wassermenge reguliert, die die Nieren ausscheiden. Oxytozin regt die Gebärmutter bei der Geburt zu Kontraktionen an und verhütet sofort nach der Geburt starke Blutungen. Es steuert auch die Kontraktionen der Milchgänge in der Brust, wodurch Milch zur Brustwarze der Frau transportiert wird.

Die Hormone der Hirnanhangdrüse werden nicht kontinuierlich gebildet, sondern in so genannten Pulsen alle ein bis drei Stunden freigesetzt. Bei einigen Hormonen, wie Kortikotropin, Wachstumshormon und Prolaktin, steigen und fallen die Blutspiegel im Verlauf des Tages in immer der gleichen Weise; dabei wird der Höchststand gewöhnlich kurz vor dem Erwachen und der Tiefststand kurz vor dem Schla-

---

▲ siehe Kasten Seite 935   ■ siehe Seite 920

fengehen erreicht. Die Abgabe anderer Hormone hängt von anderen Faktoren ab. So bestimmt der Menstruationszyklus bei Frauen die Spiegel des luteinisierenden und follikelstimulierenden Hormons.

Die häufigsten Störungen der Hirnanhangdrüse beruhen auf gutartigen Tumoren (Adenome). Dadurch kann es einerseits zur Überproduktion von Hormonen kommen; andererseits kann er auf die Zellen der Hypophyse drücken, sodass sie weniger Hormone produziert. Manchmal wird von einem Hormon zu viel produziert und von einem anderen zu wenig.

Störungen der Hirnanhangdrüse werden mit Verfahren wie Computer- und Kernspintomographie festgestellt, die Größenveränderungen zeigen und auch Tumoren erkennen lassen. Auch die Konzentration der Hirnanhangdrüsenhormone im Blut wird getestet.

Einige Hormonwerte werden indirekt ermittelt. Beispielsweise steigen die Blutspiegel von Kortikotropin, Wachstumshormon und Prolaktin an, wenn Insulin gespritzt wird. Anstelle des Wachstumsfaktors wird der insulinähnliche Wachstumsfaktor I (IGF I) bestimmt.

Vergrößerung der Hirnanhangdrüse

Eine vergrößerte Hirnanhangdrüse ist meist auf einen Tumor zurückzuführen, kann aber auch die Folge einer Blutung in der Drüse oder einer Krankheit wie Tuberkulose und Sarkoidose sein. Eine vergrößerte Hypophyse kann Kopfschmerzen, aber auch Sehverlust zur Folge haben, wenn sie auf den oberhalb verlaufenden Sehnerven drückt. Anfangs betrifft der Sehverlust häufig nur die oberen Gesichtsfelder am äußeren Rand beider Augen. Daneben können Über- oder Unterproduktion von Hypophysenhormonen auftreten.

Unterfunktion der Hirnanhangdrüse

Bei einer Unterfunktion der Hirnanhangdrüse (Hypophyseninsuffizienz) mangelt es an einem oder mehreren Hypophysenhormonen.

Diese selten auftretende Störung kann durch Tumoren und eine unzureichende Blutversorgung der Hirnanhangdrüse ausgelöst werden.

Symptome und Komplikationen

Die Symptome entwickeln sich gewöhnlich allmählich und können lange unbeachtet bleiben.

Hypophyse: die Steuerungsdrüse

Die erbsenförmige Hirnanhangdrüse (Hypophyse) liegt an der Gehirnbasis. Sie bildet eine Reihe von Hormonen, von denen jedes einen bestimmten Teil des Körpers beeinflusst (Zielorgane). Auf diese Weise steuert die Hypophyse die Funktion vieler anderer endokriner Drüsen.

HORMON	ZIELORGAN
Antidiuretisches Hormon	Niere
Beta-Melanozyten-stimulierendes Hormon	Haut
Kortikotropin	Nebennieren
Endorphine	Gehirn
Enkephaline	Gehirn
Follikelstimulierendes Hormon	Eierstöcke bzw. Hoden
Wachstumshormon	Muskeln und Knochen
Luteinisierendes Hormon	Eierstöcke bzw. Hoden
Oxytozin	Gebärmutter und Brustdrüsen
Thyroideastimulierendes Hormon	Schilddrüse

Sie richten sich immer nach dem Hormon, an dem Mangel besteht. Manchmal nimmt nur

Was eine Unterfunktion der Hirnanhangdrüse verursacht

Ursachen, die vorwiegend die Hirnanhangdrüse betreffen:
- Hypophysentumoren
- Unzureichende Blutversorgung der Hypophyse (durch schwere Blutungen, Blutgerinnsel, Blutarmut und andere Ursachen)
- Infektionen und Entzündungen
- Sarkoidose oder Amyloidose (seltene Krankheiten)
- Bestrahlung
- Operative Entfernung von Hypophysengewebe
- Autoimmunkrankheiten

Ursachen, die vorwiegend den Hypothalamus und damit indirekt die Hirnanhangdrüse betreffen:
- Tumoren des Hypothalamus
- Entzündungen
- Kopfverletzungen
- Chirurgische Schädigung der Hypophyse oder der Blutgefäße und Nerven, die sie versorgen

die Bildung eines einzelnen Hypophysenhormons ab; typischer ist jedoch, dass die Spiegel mehrerer Hypophysenhormone gleichzeitig absinken. Häufig sinken die Werte des Wachstumshormons und des luteinisierenden und follikelstimulierenden Hormons ab, bevor die Werte des thyroideastimulierenden Hormons und des Kortikotropins herunter gehen.

Wachstumshormonmangel: Das Wachstum verlangsamt sich. Beginnt das bereits in der Kindheit, bleibt der Mensch klein (Zwergwuchs). Bei Erwachsenen führt ein Wachstumshormonmangel zu vermehrter Fettbildung, verringerter Muskelmasse, Knochenschwäche und Energiemangel.

Gonadotropinmangel (follikelstimulierendes und luteinisierendes Hormon): Bei Frauen vor den Wechseljahren bleibt durch den Mangel die Periode aus (Amenorrhö); Unfruchtbarkeit, trockene Scheidenhaut und eine Abschwächung weiblicher Merkmale sind typisch. Bei Männern verkleinern sich durch einen Mangel an diesen Hormonen die Hoden, die Spermienproduktion verringert sich, einige typisch männliche Attribute gehen verloren und der Mann ist unfruchtbar. Ein Mangel an luteinisierendem und follikelstimulierendem Hormon liegt auch beim Kallmann-Syndrom vor, bei dem Betroffene zusätzlich eine Lippen- oder Gaumenspalte ▲ und Farbenblindheit aufweisen können; außerdem können sie unfähig sein, Gerüche wahrzunehmen.

Mangel an thyroideastimulierendem Hormon: Dieser Hormonmangel führt zu einer Unterfunktion der Schilddrüse ■, was Verwirrung, Kälteempfindlichkeit, Gewichtszunahme und trockene Haut bewirken kann.

Kortikotropinmangel: Er führt zur Unterfunktion der Nebennieren (Addison-Krankheit ★), die Müdigkeit, niedrigen Blutdruck, abgesunkenen Blutzuckerspiegel und verringerte Stressbelastbarkeit zur Folge hat. Wenn der Körper gar kein Kortikotropin bildet, entsteht eine lebensbedrohliche Situation.

Prolaktinmangel: Dieser Mangel beeinträchtigt die Milchbildung bei Frauen nach einer Geburt. Eine der Ursachen ist das Sheehan-Syndrom, eine seltene, bei Geburten auftretende Komplikation. Es entwickelt sich bei übermäßigem Blutverlust und Schock während der Geburt, wenn dies die Hirnanhangdrüse teilweise zerstört. Zu den Symptomen gehören Müdigkeit, Ausfall von Scham- und Achselhaaren und die Unfähigkeit, Muttermilch zu bilden. Bei Männern hat Prolaktinmangel keine bekannten Folgen.

Diagnose

Da die Hirnanhangdrüse andere Drüsen zur Hormonbildung anregt, verringern sich bei ihrer Unterfunktion die von den anderen Drüsen gebildeten Hormonmengen. Wenn die Symptome auf eine Unterfunktion verschiedener Drüsen hindeuten, kann eine Hypophyseninsuffizienz oder ein Mangelsyndrom mehrerer Drüsen vermutet werden.

Zunächst wird gewöhnlich der Blutspiegel der Hormone gemessen, die die Hirnanhangdrüse bildet, und der Hormone, die die Zielorgane produzieren. Beispielsweise werden bei einer Schilddrüsenunterfunktion, die auf ein Versagen der Hirnanhangdrüse zurückzuführen ist, sowohl niedrige Spiegel von Schilddrüsenhormonen als auch niedrige Spiegel des thyroideastimulierenden Hormons, das die Hypophyse bildet, festgestellt. Ist die Schilddrüsenunterfunktion jedoch die Folge eines Versagens der Schilddrüse,

▲ siehe Seite 1497   ■ siehe Seite 945
★ siehe Seite 949

werden sich niedrige Spiegel des Schilddrüsenhormons, aber hohe Spiegel des thyroideastimulierenden Hormons zeigen.

Die Produktion des Wachstumshormons lässt sich mit keiner Methode genau bestimmen. Der Organismus setzt Wachstumshormon in mehreren Pulsen täglich frei, und das Hormon wird schnell verarbeitet. Die Hormonspiegel in einem bestimmten Augenblick können also nicht verlässlich aussagen, ob die Freisetzung im Tagesverlauf normal ist. Stattdessen wird der Spiegel des insulinähnlichen Wachstumsfaktors I (IGF I) im Blut gemessen. Die Bildung dieses Hormons wird nämlich vom Wachstumshormon gesteuert, und der Spiegel des IGF I verändert sich nur langsam, aber immer im Verhältnis zur Gesamtmenge des von der Hirnanhangdrüse gebildeten Wachstumshormons.

Die Konzentration von luteinisierendem und follikelstimulierendem Hormon richtet sich bei Frauen nach der Phase des Menstruationszyklus. Bei Frauen nach den Wechseljahren sind die Spiegel dieser beiden Hormone normalerweise hoch.

Kortikotropin wird gewöhnlich über die Reaktion von seinem Zielhormon Kortison auf bestimmte Reize bestimmt – etwa auf einen erniedrigten Blutzuckerspiegel nach einer Insulininjektion. Wenn sich der Kortisonspiegel nicht verändert und der Kortikotropinspiegel im Blut normal oder niedrig bleibt, gilt eine Mangelproduktion von Kortikotropin als gesichert.

Wenn eine Hypophyseninsuffizienz durch Blutuntersuchungen nachgewiesen ist, werden gewöhnlich computer- oder kernspintomographische Aufnahmen gemacht. In den CT- und NMR-Bildern lassen sich Bereiche ungewöhnlichen Gewebewachstums ebenso erkennen wie Größenveränderungen. Die Blutgefäße, die die Hypophyse versorgen, können mittels zerebraler Angiographie untersucht werden ▲.

Behandlung

Ein Hypophysentumor wird gewöhnlich chirurgisch entfernt; damit vergehen die durch Druck entstandenen Symptome und die Einschränkungen des Gesichtsfelds. Sehr große Tumoren ausgenommen, kann die Operation meist durch die Nase erfolgen.

Bei sehr großen Tumoren und solchen, die sich auf den Bereich jenseits des Türkensattels ausgebreitet haben, wird nach der Operation eine Hochenergiebestrahlung eingesetzt, um die verbliebenen Tumorzellen zu zerstören. Durch die Bestrahlung der Hypophyse verringert sich häufig die Drüsenfunktion. Deshalb wird die

Pluriglanduläre Insuffizienz

Unter pluriglandulärer Insuffizienz werden Erbkrankheiten verstanden, bei denen verschiedene endokrine Drüsen gleichzeitig gestört sind. Die Störung kann auf eine Autoimmunreaktion zurückzuführen sein, bei der die Abwehrkräfte des Körpers die eigenen Körperzellen angreifen. Die pluriglanduläre Insuffizienz wird in drei Formen aufgeteilt:

Typ 1: Bei dieser Form, die bei Kindern auftritt, liegt eine Unterfunktion der Nebenschilddrüsen und Nebennieren vor, was zu Diabetes, Hepatitis, Gallensteinen, Haarausfall und schlechter Nährstoffverwertung führt. Betroffene Kinder entwickeln häufig chronische Hefepilzinfektionen.

Typ 2: Diese Form betrifft Erwachsene. Hier liegt eine Unterfunktion der Nebennieren und der Schilddrüse vor; letztere kann manchmal auch überaktiv sein. Betroffene können einen Diabetes entwickeln.

Typ 3: Ähnelt sehr dem Typ 2, nur die Nebennieren funktionieren bei dieser Form normal.

Arbeit der Zieldrüsen meist drei bis sechs Monate lang, später dann einmal jährlich kontrolliert. Tumoren, die Prolaktin bilden, können mit Dopaminagonisten wie Bromocriptin und Cabergolin behandelt werden. Diese Medikamente verkleinern den Tumor und verringern gleichzeitig den Prolaktinspiegel.

Wenn sich die Ursachen der Hypophyseninsuffizienz nicht beseitigen lassen, werden die fehlenden Hormone ersetzt, gewöhnlich die Zielhormone. Menschen mit einem Mangel an thyroideastimulierendem Hormon nehmen dann die fehlenden Schilddrüsenhormone ein; Patienten mit Kortikotropinmangel bekommen Nebennierenhormone wie Hydrokortison; fehlen luteinisierendes und follikelstimulierendes Hormon, werden Östrogen, Progesteron und Testosteron gegeben.

Das Wachstumshormon kann als Medikament gespritzt werden. Wenn das bei Kindern

▲ siehe Seite 428

mit Wachstumshormonmangel geschieht, bevor noch die Wachstumsfugen der Knochen geschlossen haben, schützt dies vor Minderwuchs.

Zentraler Diabetes insipidus

Bei dieser Erkrankung mangelt es an antidiuretischem Hormon, was zur Ausscheidung übermäßiger Mengen stark verdünnten Urins führt (Polyurie).

Ursachen

Beim zentralen Diabetes insipidus steht im Körper nicht genügend antidiuretisches Hormon (Vasopressin) zur Verfügung – das Hormon, das den Wasserhaushalt regulieren hilft. ▲ Antidiuretisches Hormon wird im Hypothalamus gebildet, von der Hirnanhangdrüse gespeichert und ins Blut freigesetzt.

Ursache kann eine unzureichende Produktion des antidiuretischen Hormons durch den Hypothalamus sein, aber auch die Unfähigkeit der Hypophyse, das Hormon freizusetzen. Weitere Ursachen eines Diabetes insipidus centralis sind Schädigungen des Hypothalamus und der Hirnanhangdrüse durch Operation, Verletzungen, Tumoren, Sarkoidose und Tuberkulose, Verschlüsse und Aneurysmen der Arterien, die das Gehirn versorgen, einige Formen von Enzephalitis und Meningitis und die seltene Langerhanszell-Granulomatose (Histiozytose X). Eine andere Form, der so genannte Diabetes insipidus renalis ■, wird durch Störungen der Nieren bewirkt.

Symptome und Diagnose

Die Symptome können sich in jedem Alter allmählich oder ganz plötzlich einstellen. Oft sind die einzigen Anzeichen unstillbarer Durst und die Ausscheidung von Unmengen von Urin. Betroffene können zwischen einem und 40 Litern Flüssigkeit am Tag trinken, um die ausgeschiedene Flüssigkeit zu ersetzen. Bevorzugt wird oft eiskaltes Wasser. Ist kein Flüssigkeitsausgleich möglich, entwickelt sich schnell eine Austrocknung, was zu niedrigem Blutdruck und Schock führen kann. Die Betroffenen scheiden weiterhin große Mengen Urin aus; besonders während der Nacht ist dies auffällig.

Die Urinmenge lenkt den Verdacht auf einen Diabetes. Zunächst wird der Urin auf Zucker untersucht, um Diabetes mellitus auszuschließen. Blutuntersuchungen weisen ungewöhnliche Konzentrationen vieler Elektrolyte nach, unter anderem hohe Natriumwerte. Zu den Untersuchungen gehört der so genannte Durstversuch, bei dem über zwölf Stunden hinweg die Urinausscheidung, die Spiegel der Elektrolyte im Blut (besonders Natrium) und das Körpergewicht beobachtet werden, ohne dass die betroffene Person etwas trinken darf. Ein Arzt kontrolliert den Zustand des Patienten während des gesamten Versuchs. Nach zwölf Stunden – auch früher, falls der Blutdruck abfällt, der Herzrhythmus zunimmt oder wenn mehr als fünf Prozent des Körpergewichts verloren gehen – wird der Test abgebrochen und der Arzt spritzt antidiuretisches Hormon. Die Diagnose Diabetes insipidus centralis ist bestätigt, wenn als Reaktion auf das Vasopressin die übermäßige Urinausscheidung nachlässt, der Urin stärker konzentriert wird, der Blutdruck ansteigt und das Herz wieder normal schlägt. Ist das nicht der Fall, ist von einem Diabetes insipidus renalis auszugehen.

Behandlung

Vasopressin und Desmopressin, Spielarten des antidiuretischen Hormons, werden mehrmals am Tag als Nasenspray verabreicht. Die Dosis wird auf den Wasserhaushalt und eine normale Urinausscheidung ausgerichtet. Eine Überdosis dieser Medikamente kann zu einer Überwässerung, zu Wasseransammlungen und weiteren Störungen führen. Bei Personen mit zentralem Diabetes insipidus, die sich einer Operation unterziehen müssen oder bewusstlos sind, wird das Hormon meist gespritzt.

Manchmal kann der zentrale Diabetes insipidus mit Medikamenten behandelt werden, die die Bildung von antidiuretischem Hormon anregen; dazu zählen Carbamazepin, Clofibrat und verschiedene Mittel zur Entwässerung (Thiazide). Bei Personen mit schwerer Erkrankung bringen diese Arzneimittel die Symptome aber kaum unter Kontrolle.

Akromegalie und Riesenwuchs

Eine Überproduktion von Wachstumshormonen bewirkt übermäßiges Wachstum. Bei Kindern heißt diese Störung Gigantismus oder Riesenwuchs, bei Erwachsenen Akromegalie.

Wachstumshormon regt das Wachstum von Knochen, Muskeln und innerer Organe an. Eine

---

▲ siehe Kasten Seite 921   ■ siehe Seite 844

Überproduktion beruht fast immer auf gutartigen Tumoren der Hirnanhangdrüse. Bestimmte seltene Tumoren von Bauchspeicheldrüse und Lunge können ebenfalls Hormone bilden, die die Hirnanhangdrüse zur übermäßigen Bildung von Wachstumshormon anregen.

Symptome

Wenn die Überproduktion von Wachstumshormon einsetzt, bevor sich bei Kindern die Wachstumsfugen geschlossen haben, führt das zum Riesenwuchs. Die Röhrenknochen wachsen enorm, Arme und Beine verlängern sich. Die Pubertät kann verzögert eintreten und die Ausbildung der Geschlechtsmerkmale kann unvollkommen bleiben.

Meist setzt die übermäßige Produktion von Wachstumshormon zwischen dem 30. und 50. Lebensjahr ein, lange nachdem sich die Wachstumsfugen der Knochen geschlossen haben. Dann führt das zur Akromegalie, bei der sich die Knochen eher verformen als verlängern. Da die Veränderungen sehr langsam eintreten, werden sie oft über Jahre hinweg nicht wahrgenommen.

Die Gesichtszüge der Betroffenen vergröbern sich, Hände und Füße vergrößern sich. Es werden größere Fingerringe, Handschuhe, Schuhe und Hüte gebraucht. Durch das Wachstum der Kieferknochen kann das Gebiss vorstehen (Prognathismus). Wenn sich der Knorpel im Kehlkopf verstärkt, wird die Stimme tiefer und rauer. Auch die Rippen können sich verdicken und eine Fassbrust ausbilden. Gelenkschmerzen sind häufig; nach Jahren kann sich eine Arthrosis deformans einstellen.

Bei Riesenwuchs und Akromegalie kann sich die Zunge vergrößern und stärker gefurcht sein. Raue, dunkle Körperbehaarung tritt zugleich mit einer verdickten Haut auf. Die Talg- und Schweißdrüsen der Haut vergrößern sich, es wird mehr Schweiß gebildet, der Körpergeruch wird häufig streng. Auch das Herz kann sich vergrößern und in seiner Funktion stark beeinträchtigt sein. Manche Betroffene haben seltsame Empfindungen und Schwäche in Armen und Beinen, wenn das wachsende Gewebe auf die Nerven drückt. Wenn die Nerven, die Signale von den Augen zum Gehirn übertragen, gequetscht werden, führt das zu Sehverlust, vor allem in den äußeren Gesichtsfeldern. Der zunehmende Druck auf das Gehirn kann schwere Kopfschmerzen verursachen.

Fast alle Frauen mit Akromegalie haben einen unregelmäßigen Zyklus. Bei manchen Frauen tritt Milch aus der Brust aus (Galaktorrhö), obwohl sie nicht in der Stillzeit sind; Ursache ist entweder ein Überschuss an Wachstumshormon oder eine gesteigerte Prolaktinbildung. Etwa ein Drittel der betroffenen Männer entwickelt Impotenz. Auch das Risiko für Diabetes mellitus, Bluthochdruck, Herzschwäche, Schlafapnoe und bestimmte Tumoren, vor allem Dickdarmkrebs, steigt an. Eine unbehandelte Akromegalie schränkt die Lebenserwartung ein.

Diagnose

Bei Kindern erscheint ein rasches Wachstum anfangs oft nicht ungewöhnlich. Mit der Zeit wird das extreme Wachstum aber offensichtlich.

Bei Erwachsenen wird die Diagnose Akromegalie oft viele Jahre lang nicht gestellt, da sich die Veränderungen sehr langsam vollziehen. Vergleichende Fotos, in Abständen von Jahren aufgenommen, können dem Arzt bei der Diagnose helfen. Eine Röntgenaufnahme des Schädels kann die Verdickung der Knochen und die Vergrößerung der Nasennebenhöhlen zeigen. Röntgenbilder der Hände lassen die Verdickung der Knochen an den Fingerspitzen und die Schwellungen der Gewebe an den Knochen erkennen. Die Blutzuckerwerte und der Blutdruck können erhöht sein.

Die Diagnose wird durch Blutuntersuchungen gesichert, die hohe Spiegel des Wachstumshormons und des insulinähnlichen Wachstumsfaktors I (IGF I) erkennen lassen. Da das Wachstumshormon in kurzen Pulsen freigesetzt wird und sich die Spiegel von Wachstumshormon auch bei Menschen ohne Akromegalie rasch ändern, genügt ein einzelner hoher Wert für eine Diagnose nicht. Der Arzt muss etwas verabreichen, was den Spiegel von Wachstumshormon normalerweise senkt – im Allgemeinen einen Glukosetrank – um zu zeigen, dass seine Konzentration nicht abnimmt. Dieser Test ist überflüssig, wenn schon die äußeren Zeichen einer Akromegalie ins Auge fallen, der IGF-I-Spiegel erhöht ist und wenn bei bildgebenden Verfahren ein Tumor an der Hirnanhangdrüse erkennbar ist.

Gewöhnlich werden Computer- (CT) oder Kernspintomographie (MRT) eingesetzt, um ein ungewöhnliches Gewebewachstum im Bereich der Hirnanhangdrüse zu zeigen. Bei den meisten Betroffenen wird ein Tumor entdeckt.

Behandlung

Um die Überproduktion des Wachstumshormons zu stoppen oder zu verringern, kann eine Kombination aus Operation, Bestrahlung und Arzneimitteln eingesetzt werden.

Eine Operation verringert die Tumorgröße und die Produktion von Wachstumshormon sofort, ohne dass ein Mangel an anderen Hypophysenhormonen entsteht. Sind die Tumoren allerdings schon relativ groß, reicht die Operation allein oft nicht aus. Dann folgt häufig eine Bestrahlung; dieses vor allem, wenn ein beträchtlicher Teil des Tumors übrig geblieben ist und die Akromegalie weiter besteht.

Eine Hochenergiestrahlentherapie verursacht weniger Schäden als eine Operation. Bis diese Behandlung voll wirkt, kann es allerdings Jahre dauern, und sie führt bisweilen zu einem Mangel an anderen Hypophysenhormonen, da oft auch gesundes Gewebe in Mitleidenschaft gezogen wird.

Mit einer stereotaktischen Radiochirurgie wird versucht, zu schnelleren Ergebnissen zu kommen und das Gewebe der Hypophyse zu schonen.

Arzneimittel sollen die Konzentration der Wachstumshormone senken. Gelegentlich bringen Bromocriptin und andere Dopaminagonisten Teilerfolge. Am wirksamsten sind jedoch Somatostatine – Hormone, die die Bildung und Freisetzung des Wachstumshormons hemmen. Zu diesen Medikamenten zählen Octreotid und seine neueren, länger wirksamen Varianten. Sie brauchen zwar nur einmal im Monat verabreicht zu werden, halten die Akromegalie aber nur so lange unter Kontrolle, wie sie angewendet werden.

Galaktorrhö

Hierunter versteht man die Bildung von Milch in der Brust bei Männern und Frauen, die kein Kind stillen.

Die Ursache für Galaktorrhö liegt bei beiden Geschlechtern in einem Prolaktin bildenden Tumor (Prolaktinom) der Hirnanhangdrüse. Prolaktinome sind bei der Diagnose gewöhnlich noch sehr klein, neigen aber dazu, sich zu vergrößern. Eine Galaktorrhö kann auch durch Medikamente ausgelöst werden; dazu zählen Phenothiazin, bestimmte Bluthochdruckpräparate (besonders Methyldopa), Opioide und sogar Lakritze, wenn sie über lange Zeit im Übermaß konsumiert wird. Eine andere Ursache für Galaktorrhö kann in einer Schilddrüsenunterfunktion bestehen.

Symptome

Die Milchabsonderung kann das einzige Symptom der Hyperprolaktinämie sein. Bei vielen Frauen setzt aber auch die Menstruation aus (Amenorrhö) oder tritt seltener ein. Frauen mit Prolaktinom bekommen oft Hitzewallungen und wegen des niedrigen Östrogenspiegels eine trockene Scheide, was beim Sex Beschwerden bereiten kann. Etwa zwei Drittel der betroffenen Männer verlieren das Interesse an Sex und werden impotent. Hohe Prolaktinspiegel können bei Männern und Frauen zu Unfruchtbarkeit führen.

Ein großes Prolaktinom kann auf die Gehirnnerven, die direkt oberhalb der Hypophyse verlaufen, drücken; dies kann zu Kopfschmerzen und Gesichtsfeldausfällen führen ▲.

Diagnose

Die Diagnose wird bei Frauen vermutet, wenn die Menstruation ausbleibt oder seltener erfolgt und unerwartet Milch gebildet wird. Sie wird auch bei Männern mit verringerter Libido und erniedrigten Testosteronspiegeln angenommen, wenn sie Milch bilden. Bestätigt wird die Diagnose durch hohe Prolaktinspiegel im Blut. Um ein Prolaktinom festzustellen, werden Computer- und Kernspintomographie eingesetzt.

Ist das Prolaktinom deutlich zu erkennen, wird ein Augenspezialist das Sehvermögen prüfen.

Behandlung

Medikamente zum Einnehmen, wie Bromocriptin und Cabergolin, können die Wirkung von Dopamin anregen – jenes Stoffes, der im Gehirn die Prolaktinproduktion hemmt. Bei den meisten Betroffenen genügt es, den Prolaktinspiegel zu senken, um die Symptome und Auswirkungen zu stoppen. Die Medikamente lassen den Tumor häufig schrumpfen und bessern die Sehstörungen. Eine Operation kann bei kleineren Prolaktinomen eine Behandlungsalternative sein.

Frauen, die aufgrund eines kleinen Prolaktinoms einen niedrigen Östrogenspiegel haben, können, wenn sie nicht schwanger werden wollen, die »Pille« einnehmen. Um sicher zu sein, dass sich der Tumor dadurch nicht vergrößert hat, soll im Abstand von einem oder wenigstens zwei Jahren eine CT oder MR gemacht werden.

Größere Tumoren werden mit Dopaminagonisten, wie Bromocriptin und Pergolid, behandelt. Sie werden operiert, wenn sich die Symptome medikamentös nicht zum Verschwinden bringen lassen. Vor dem Eingriff kann versucht

---

▲ siehe Kasten Seite 1301

werden, mit Dopaminagonisten den Tumor zu verkleinern. Auch nach der Operation sind sie oft noch notwendig.

Eine Bestrahlungstherapie mit radioaktiver Strahlung kann manchmal nötig sein, wenn der Tumor auf andere Behandlungsmethoden nicht anspricht.

Empty-Sella-Syndrom

Beim Empty-Sella-Syndrom vergrößert sich der Türkensattel, das knöcherne Bett der Hirnanhangdrüse an der Gehirnbasis, während die Drüse selbst normal groß bleibt oder sogar schrumpft.

Das Empty-Sella-Syndrom ist ein Defekt in der Gewebebarriere, die normalerweise die Gehirnflüssigkeit vom Türkensattel fern hält. Als Folge davon drückt die Gehirnflüssigkeit auf die Hirnanhangdrüse und die Wände des Türkensattels. Dadurch kann er sich vergrößern und die Hypophyse schrumpft.

Das Empty-Sella-Syndrom kommt am häufigsten bei Frauen in mittleren Jahren vor, die übergewichtig sind und zu hohen Blutdruck haben. Weniger häufig tritt die Störung nach Operationen, Strahlenbehandlung und Absterben eines Hypophysentumors auf.

Das Empty-Sella-Syndrom kann symptomlos verlaufen. Etwa die Hälfte der Betroffenen hat Kopfschmerzen, bei manchen kommt es zu Bluthochdruck. Selten tritt Gehirnflüssigkeit durch die Nase aus, und es kommt zu Sehstörungen.

Diagnostiziert wird das Empty-Sella-Syndrom durch Computer- oder Kernspintomographie. Die Funktion der Hirnanhangdrüse wird überprüft, um Hormonüberproduktion oder -mangel auszuschließen.

Eine Behandlung ist nur bei Über- oder Unterproduktion von Hypophysenhormonen notwendig.

KAPITEL 163

Schilddrüsenerkrankungen

Die Schilddrüse misst etwa fünf Zentimeter im Durchmesser und liegt direkt unter der Haut unter dem Kehlkopf. Die beiden Lappen der Drüse sind in der Mitte miteinander verbunden und verleihen ihr die Form einer Schleife. Normalerweise kann man die Drüse nicht sehen und kaum fühlen; doch wenn sie sich vergrößert, ist sie leicht zu ertasten. Es kann auch eine deutliche Wölbung entstehen.

Die Schilddrüse setzt Hormone frei, die die Geschwindigkeit chemischer Funktionsabläufe regeln (Stoffwechselrate). Schilddrüsenhormone regen fast alle Körpergewebe an, Eiweißstoffe zu bilden, und sie erhöhen die Sauerstoffmenge, die die Zellen verbrauchen. Zudem beeinflussen sie die Frequenz von Herzschlag und Atmung, die Geschwindigkeit der Verbrennung von Kalorien, den Zustand der Haut, das Wachstum, die Körpertemperatur, die Fruchtbarkeit und die Verdauung.

Die Schilddrüse produziert zwei Hormone: T_4 (Thyroxin) und T_3 (Trijodthyronin). T_4 beeinflusst die Stoffwechselrate nur wenig. Das aktivere Hormon ist T_3, in das T_4 umgewandelt wird. Dieses geschieht in der Leber und in anderen Geweben.

Um Hormone herstellen zu können, braucht die Schilddrüse Jod, ein Element, das in Nahrungsmitteln und im Wasser vorkommt. Die Schilddrüse speichert Jod und verarbeitet es zu Schilddrüsenhormonen. Dabei löst sich ein Teil der Jodmenge, kehrt zur Schilddrüse zurück und wird zur Bildung weiterer Schilddrüsenhormone benutzt. Seltsamerweise setzt die Schilddrüse etwas weniger Hormone frei, wenn sie große Mengen Jod mit dem Blut bekommt.

Der Körper regelt die Konzentration an Schilddrüsenhormonen mit einem komplizierten Mechanismus. Der Hypothalamus im Gehirn sondert Thyrotropin-Releasing-Hormon (TRH) ab, das die Hirnanhangdrüse anregt, thyroideastimulierendes Hormon (TSH) zu erzeugen. Dieses regt die Schilddrüse an, Hormone zu bilden. Die Hirnanhangdrüse verlangsamt oder be-

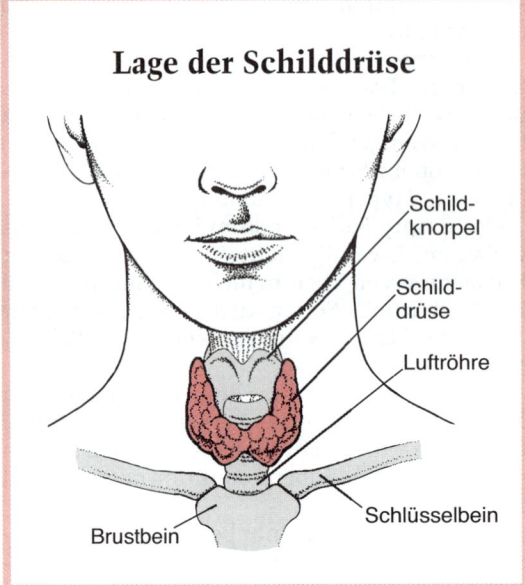

Lage der Schilddrüse

Schild-knorpel

Schild-drüse

Luftröhre

Schlüsselbein

Brustbein

schleunigt die Freisetzung von TSH abhängig vom Schilddrüsenhormongehalt des Blutes.

Die Schilddrüse bildet auch das Hormon Kalzitonin, das für die Knochenstärke mit verant-

Low-T$_3$- und Low-T$_4$-Syndrom

Bei dieser Erkrankung sind die Ergebnisse der Schilddrüsentests unnormal, obwohl die Schilddrüse normal funktioniert.

Das Low-T$_3$- und Low-T$_4$-Syndrom tritt häufig bei Patienten auf, die unter einer schweren Erkrankung, aber keiner Krankheit der Schilddrüse, leiden. Bei bestimmten Krankheiten, bei Unterernährung und einer Operation wird das Schilddrüsenhormon T$_4$ nicht wie sonst in das aktive Hormon T$_3$ umgewandelt. So sammeln sich große Mengen von rT$_3$ an (reverses Trijodthyronin), einem inaktiven Schilddrüsenhormon. Trotz dieser gestörten Umwandlung bleibt die Schilddrüse bei ihrer Normalfunktion und steuert die Stoffwechselvorgänge im Körper. Da kein Schilddrüsenproblem vorliegt, ist auch keine Behandlung nötig. Die Labortests zeigen wieder normale Werte, sobald die zugrunde liegende Krankheit geheilt ist.

wortlich ist, weil es dazu beiträgt, Kalzium in die Knochen einzubauen.

Diagnoseverfahren

Beim Schilddrüsenfunktionstest wird zunächst das TSH im Blut bestimmt. Da dieses Hormon die Schilddrüse stimuliert, ist der TSH-Spiegel bei Schilddrüsenunterfunktion hoch und bei Überfunktion niedrig. In seltenen Fällen jedoch, wenn die Hirnanhangdrüse nicht richtig funktioniert, gibt der TSH-Spiegel die Schilddrüsenfunktion nicht akkurat wieder.

Darüber hinaus wird der Blutspiegel der Schilddrüsenhormone bestimmt, manchmal auch der des thyroxinbindenden Globulins, eines Eiweißstoffs, der die Schilddrüsenhormone im Blut bindet. Eine Abweichung kann zur Fehlinterpretation des Gesamtspiegels der Schilddrüsenhormone führen. Der Gehalt an thyroxinbindendem Globulin im Blut ist bei Menschen geringer, die an einer Nierenkrankheit leiden oder anabole Steroide einnehmen. Er ist höher bei Frauen, die schwanger sind oder Östrogen anwenden sowie bei Menschen im Frühstadium einer Hepatitis.

Wenn der Arzt Knoten in der Schilddrüse fühlt, wird er das Organ mit Ultraschall untersuchen. Dabei wird die Größe erkennbar und ob die Verwachsungen fest oder mit Flüssigkeit gefüllt sind. Die Szintigraphie nutzt radioaktives Jod oder Technetium, um ein Bild der Schilddrüse zu erstellen, das jede Veränderung zeigt. Die Szintigraphie kann auch helfen festzustellen, ob ein spezieller Bereich der Drüse im Vergleich zum Rest normal funktioniert oder ob er über- oder unteraktiv ist.

Zusätzliche Tests werden nötig, wenn unklar ist, ob das Problem bei der Schilddrüse oder der Hirnanhangdrüse liegt. Bei einem dieser Tests wird Thyrotropin-Releasing-Hormon injiziert und danach der TSH-Spiegel im Blut gemessen. Vermutet man einen Schilddrüsenkrebs, wird eine Biopsie durchgeführt. Beim Verdacht auf ein medulläres Karzinom misst man den Kalzitoninspiegel im Blut.

Schilddrüsenüberfunktion

Bei einer überaktiven Schilddrüse (Hyperthyreose) sind die Blutspiegel an Schilddrüsenhormonen hoch, die körperlichen Funktionen beschleunigt.

Eine Überfunktion der Schilddrüse kann in jedem Alter auftreten. Bei Frauen ist sie nach der

Geburt eines Kindes und nach den Wechseljahren häufiger.

Ursachen

Ursachen einer Überfunktion der Schilddrüse können sein: Basedow-Krankheit, Entzündung, Knoten und übermäßige Stimulation durch eine überaktive Hirnanhangdrüse.

Die **Basedow-Krankheit** ist die häufigste Ursache einer Schilddrüsenüberfunktion. Diese Autoimmunkrankheit wird durch Antikörper verursacht, die die Schilddrüse veranlassen, viel Schilddrüsenhormon zu produzieren und ins Blut freizusetzen. Basedow-Krankheit ist oft erblich, besonders bei Frauen, und führt fast immer zu einer vergrößerten Schilddrüse. Die Basedow-Krankheit kann sich spontan zurückbilden; eine Behandlung ist nur während der Phase der Überfunktion nötig.

Bei einer **Schilddrüsenentzündung** (Thyroiditis), sowohl bei der subakuten schmerzhaften als auch der subakuten schmerzlosen und, viel seltener, bei der Hashimoto-Thyroiditis setzt die Drüse eingelagertes Hormon frei. Dadurch kommt es zur Überfunktion, der gewöhnlich eine Unterfunktion folgt, weil die Hormonspeicher erschöpft sind. Schließlich stellt sich meist die Normalfunktion der Schilddrüse wieder ein. **Schadstoffe und Strahlenbelastung** können ebenso eine Entzündung mit nachfolgender Überfunktion verursachen.

Ein **Schilddrüsenknoten** ist durch unnatürliches Gewebewachstum innerhalb der Schilddrüse entstanden. Das Gewebe produziert auch dann Schilddrüsenhormone, wenn es nicht durch thyroideastimulierendes Hormon dazu angeregt worden ist. Damit setzt der Knoten den Steuerungsmechanismus der Schilddrüse außer Kraft und erzeugt Schilddrüsenhormone in großer Menge. Ein Kropf mit vielen Knoten (Plummer-Krankheit) tritt häufiger im Alter auf.

Eine **überaktive Hirnanhangdrüse** erzeugt möglicherweise zu viel thyroideastimulierendes Hormon, das dann zur Überproduktion von Schilddrüsenhormonen führt. Diese Ursache ist jedoch sehr selten.

Symptome

Bei den meisten Menschen mit einer Schilddrüsenüberfunktion ist das Organ vergrößert (Struma, Kropf). Dabei kann die gesamte Drüse vergrößert sein oder sie enthält in bestimmten Bereichen Knoten. Die Drüse kann druckempfindlich sein und schmerzen.

Unabhängig von der Ursache äußern sich die Symptome als Beschleunigung der Kör-

Thyreotoxische Krise

Die thyreotoxische Krise, eine plötzlich auftretende Überaktivität der Schilddrüse, ist ein lebensbedrohlicher medizinischer Notfall. Alle Körperfunktionen werden gefährlich beschleunigt. Das Herz kann lebensgefährlich unregelmäßig schlagen, der Puls kann sich extrem beschleunigen, ein Kreislaufschock kann eintreten. Die Krise kann Fieber hervorrufen, extreme Schwäche und Muskelschwund, Rastlosigkeit, Stimmungsschwankungen, Konfusion, Bewusstseinsstörungen (sogar Koma) und eine vergrößerte Leber mit leichter Gelbsucht.

Generell wird die thyreotoxische Krise durch eine nicht oder unzureichend behandelte Überfunktion der Schilddrüse verursacht und kann durch Infektion, Verletzung, Operation, schlecht kontrollierten Diabetes, Schwangerschaft und Geburt, Absetzen des Schilddrüsenmedikaments und andere Stressfaktoren ausgelöst werden. Sie kommt selten bei Kindern vor.

perfunktionen: erhöhte Herzfrequenz, hoher Blutdruck, unregelmäßiger Herzrhythmus, extremes Schwitzen, Zittern der Hände, Nervosität, Angstgefühle, Schlafstörungen, Gewichtsverlust trotz gesteigerten Appetits, erhöhte Neigung zu Aktivität trotz Müdigkeit und Schwächegefühl, häufige umfangreiche Stuhlgänge, gelegentlich mit Durchfällen. Bei älteren Menschen mit Hyperthyreose fehlen diese charakteristischen Symptome mitunter; sie werden eher apathisch und leiden unter Schwäche, Schläfrigkeit, Konfusion, Zurückgezogenheit und Depression. Eine Hyperthyreose kann Veränderungen in den Augen hervorrufen. Betroffene Personen haben einen starren Blick.

Bei einer Basedow-Krankheit können rund um die Augen Schwellungen, verstärkte Tränenproduktion, Reizungen und ungewöhnliche Lichtempfindlichkeit vorkommen. Zusätzlich können die Augäpfel hervortreten (Exophthalmus ▲). Dieses ist durch eine Substanz bedingt, die sich in der Augenhöhle hinter den Augen bildet. Die Muskeln, die die Augen bewegen,

▲ siehe Seite 1304

entzünden sich und funktionieren nicht mehr richtig. Dadurch wird es schwierig oder ganz unmöglich, die Augen normal zu bewegen und die Augenbewegungen zu koordinieren. Dies führt zum Doppeltsehen. Manchmal schließen die Augenlider nicht vollständig; dann sind die Augen nicht mehr ausreichend vor Austrocknung und Fremdkörpern geschützt. Diese Augenveränderungen können schon vor den anderen Anzeichen einer Hyperthyreose auftreten und frühzeitig eine Basedow-Krankheit andeuten. Sie können aber auch noch erscheinen oder sich verschlimmern, nachdem die übermäßige Hormonproduktion der Schilddrüse unter Kontrolle gebracht wurde.

Wenn die Basedow-Krankheit die Augen beeinträchtigt, wird gelegentlich unter der Haut der Schienbeine eine Substanz abgelagert, die jener hinter den Augen ähnlich ist. Der verdickte Bereich kann jucken, sich röten und sich hart anfühlen.

Diagnose

Der Verdacht auf eine Überfunktion der Schilddrüse stellt sich anhand der Symptome. Bluttests bestätigen die Diagnose. Oft beginnen die Untersuchungen mit der Messung thyroideastimulierenden Hormons. Bei einer überaktiven Schilddrüse ist der TSH-Wert üblicherweise niedrig. Dann wird die Konzentration der Schilddrüsenhormone im Blut gemessen. Um eine Basedow-Krankheit abzuklären, wird im Blut nach Schilddrüsenantikörpern gesucht.

Eine Szintigraphie zeigt, ob ein Knoten überaktiv ist und übermäßig viel Hormone produziert. Bei der Basedow-Krankheit zeigt die Szintigraphie eine insgesamt überaktive Schilddrüse. Bei einer Entzündung lässt die Szintigraphie nur geringfügige Aktivität erkennen.

Prognose und Behandlung

Eine unbehandelte Schilddrüsenüberfunktion kann das Herz und andere Organe schädigen. Die Behandlung orientiert sich an der Ursache.

Betablocker wie Propranolol verlangsamen die Herzfrequenz, beruhigen das Zittern und dämmen die Angstgefühle ein. Sie regeln jedoch nicht die gestörte Schilddrüsenfunktion. Deshalb werden sie nur so lange gegeben, bis andere Behandlungsmethoden die Hormonproduktion normalisiert haben.

Mit Carbimazol und Thiamazol wird eine Schilddrüsenüberfunktion behandelt. Sie hemmen die Produktion von Schilddrüsenhormonen und können die Schilddrüsenfunktion innerhalb von sechs bis zwölf Wochen regulieren. Höhere Dosen dieser Mittel wirken möglicherweise schneller, erhöhen aber das Risiko für Nebenwirkungen.

Wenn eine Schilddrüsenüberfunktion ganz schnell zurückgefahren werden muss, wird Jod in hoher Dosierung angewendet. Mit Jod kann auch eine Überfunktion unter Kontrolle gehalten werden, bis die Schilddrüse operativ entfernt wird. Für eine langfristige Anwendung ist es nicht geeignet.

Überaktive Schilddrüsenbereiche lassen sich mit radioaktivem Jod, das eingenommen wird, zerstören, weil die Drüse das Jod speichert. Eine solche Behandlung geschieht im Krankenhaus, um sicherzustellen, dass die radioaktiven Ausscheidungen ordnungsgemäß entsorgt werden. Der Patient wird erst entlassen, wenn die Radioaktivität unter den gesetzlich festgelegten Grenzwert abgeklungen ist. Dann stellt er für seine Umwelt keine Gefahrenquelle mehr dar. Eine Schwangerschaft sollte für ungefähr sechs Monate lang vermieden werden.

Einige Ärzte versuchen, das radioaktive Jod so zu dosieren, dass nur so viel von der Schilddrüse zerstört wird, um die Hormonproduktion zu normalisieren, ohne dabei die Schilddrüsenfunktion zu sehr einzuschränken; andere geben eine höhere Dosis, um die Schilddrüse total zu zerstören. Meistens müssen Patienten nach dieser Behandlung für den Rest ihres Lebens ersatzweise Schilddrüsenhormone einnehmen. ▲ Die Befürchtung, das radioaktive Jod könne Krebs verursachen, hat sich nie bestätigt. Das radioaktive Jod wird an Schwangere oder stillende Mütter nicht verabreicht, da es in die Plazenta gelangt und in die Brustmilch eindringt und die Schilddrüse des ungeborenen oder gestillten Kindes zerstören kann.

Die Schilddrüse zu entfernen (Thyroidektomie), ist eine Behandlungsmöglichkeit für junge Menschen mit Hyperthyreose, für solche mit sehr großem Kropf und jene, die allergisch auf Medikamente gegen Hyperthyreose reagieren oder unter den Nebenwirkungen leiden. Tritt nach der Operation eine Unterfunktion der Schilddrüse auf, müssen lebenslang Schilddrüsenhormone eingenommen werden. Zu den seltenen Nebenwirkungen der Operation gehören Stimmbandlähmung und Schädigung der Nebenschilddrüsen, die den Kalziumspiegel im Blut steuern.

Bei der Basedow-Krankheit kann eine zusätzliche Behandlung der Beschwerden an Augen

▲ siehe Seite 946

℞ ARZNEIMITTEL BEI SCHILDDRÜSENÜBERFUNKTION

GRUPPE	ARZNEISTOFF	UNERWÜNSCHTE WIRKUNGEN (AUSWAHL)	BEMERKUNGEN
Thyreostatika			
	Carbimazol, Propylthiouracil	Allergische Reaktionen (gewöhnlich Hautausschläge); Übelkeit; Nachlassen des Geschmackssinns; Infektion (selten) als Folge von zu wenig weißen Blutkörperchen; Leberfunktionsstörung	Drosselt die Produktion von Schilddrüsenhormonen
Nichtmetalle			
	Jod	Hautausschlag	Drosselt die Produktion und die Freisetzung von Schilddrüsenhormonen
Radioisotope			
	Radioaktives Jod	Verursacht Unterfunktion der Schilddrüse	Zerstört die Schilddrüse
Betablocker			
	Atenolol, Metoprolol, Propranolol	Bei Menschen mit Atemwegerkrankung kann Keuchen auftreten; periphere Gefäßerkrankungen und Depressionen können sich verschlimmern; Blutdrucksenkung	Bremst viele Wirkungen des überschüssigen Schilddrüsenhormons auf andere Organe

und Haut nötig sein. Die Augenbeschwerden können gelindert werden, indem das Kopfteil des Bettes angehoben wird, durch Einträufeln von Augentropfen, durch Schlafen mit einer Augenbinde und gelegentlich durch die Einnahme von Diuretika (Medikamente, die die Flüssigkeitsausscheidung beschleunigen). Gegen das Doppeltsehen können Prismenbrillen helfen. Schließlich können die Einnahme von Kortison, Strahlenbehandlung der Augenhöhlen und eine Operation nötig sein, wenn die Augen ernsthaft beeinträchtigt sind. Kortisonhaltige Salben können bei Juckreiz und Verhärtungen der geschädigten Haut helfen. Oft verschwindet das Problem auch ohne Behandlung nach Monaten oder Jahren.

Schilddrüsenunterfunktion

Bei einer Schilddrüsenunterfunktion (Hypothyreose) werden nicht genügend Schilddrüsenhormone produziert; dadurch verlangsamen sich die Lebensfunktionen.

Vornehmlich bei älteren Menschen kommt eine Unterfunktion der Schilddrüse häufig vor. Frauen sind davon deutlich häufiger betroffen als Männer. Eine sehr schwere Unterfunktion wird Myxödem genannt.

Ursachen

Die häufigste Ursache einer Schilddrüsenunterfunktion ist die Hashimoto-Thyroiditis ▲, bei der die Entzündung die Schilddrüse allmählich zerstört.

Andere Ursachen sind die subakute schmerzlose und subakute schmerzhafte Thyroiditis. Diese Hypothyreose hält nur kurz an, da die Schilddrüse intakt bleibt.

Wenn die Schilddrüse bei einer Überfunktion oder einem Karzinom entfernt oder mit radioaktivem Jod zerstört wurde, resultiert daraus eine Unterfunktion.

Anhaltender Jodmangel ist der häufigste Grund für eine Schilddrüsenunterfunktion in

▲ siehe Seite 946

Deutschland. Inzwischen ist dieses Risiko geringer geworden, da immer mehr jodiertes Speisesalz verwendet wird. Zu den selteneren Ursachen eine Schilddrüsenunterfunktion zählen Krankheiten, bei denen veränderte Enzyme in den Schilddrüsenzellen die Drüse daran hindern, genügend Hormone zu produzieren und freizusetzen. Andere seltene Krankheiten führen dazu, dass der Hypothalamus oder die Hirnanhangdrüse nicht genügend thyroideastimulierendes Hormon abgeben, das für die Anregung der Schilddrüse notwendig ist.

Symptome

Wenn es an Schilddrüsenhormon fehlt, verlangsamen sich die Körperfunktionen. Die Symptome sind sehr untypisch und treten erst allmählich auf. Sie können als Depression falsch gedeutet werden, besonders bei älteren Menschen. Der Gesichtsausdruck wird stumpf, die Stimme ist heiser und die Sprache langsam; die Augenlider erschlaffen, und die Augen sowie das Gesicht schwellen an. Viele Menschen mit Hypothyreose nehmen an Gewicht zu, bekommen Verstopfung und können Kälte nicht vertragen. Das Haar wird schütter, faserig und trocken, die Haut unansehnlich, trocken, schuppig und dick. Bei manchen Menschen entwickelt sich ein Karpaltunnelsyndrom ▲, bei dem die Hände kribbeln und schmerzen. Der Puls geht langsam, die Handflächen und Fußsohlen erscheinen leicht orange (Karotinikterus) und die seitlichen Augenbrauen fallen allmählich aus. Einige Betroffene, speziell ältere, können konfus und vergesslich wirken – Anzeichen, die leicht als Demenz missdeutet werden können.

Unbehandelt kann eine Schilddrüsenunterfunktion schließlich zu Blutarmut, niedriger Körpertemperatur und Herzschwäche führen. Diese kann sich zu Verwirrung, Benommenheit und Koma steigern; dabei wird die Atmung langsam, es treten Krämpfe auf und die Blutzufuhr zum Gehirn nimmt ab. Ein solches Myxödemkoma kann bei jemandem mit Hypothyreose durch körperlichen Stress, wie Aufenthalt in der Kälte, durch Infektion, Verletzung und Operation sowie durch Medikamente, die Gehirnfunktionen hemmen, ausgelöst werden.

Diagnose

Eine Hypothyreose kann diagnostiziert werden, indem die Konzentration des thyroideastimulierenden Hormons im Blut bestimmt wird.

Wenn die Hypothyreose durch unzureichende Produktion von thyroideastimulierendem Hormon ausgelöst wurde – was selten ist –, ist ein zweiter Bluttest notwendig, bei dem der Blutspiegel des Schilddrüsenhormons T_4, das nicht an ein Eiweiß gebunden ist, gemessen wird. Ein niedriger Spiegel bestätigt die Schilddrüsenunterfunktion.

Behandlung

Zur Behandlung wird das Schilddrüsenhormon T_4 eingenommen. In Notfällen, wie dem Myxödemkoma, kann der Arzt T_4, T_3 oder beides intravenös geben.

Die Behandlung beginnt mit kleinen Hormondosen, die allmählich gesteigert werden. Die Anfangsdosis und die Steigerungsrate werden bei älteren Menschen besonders niedrig gewählt, da sie ein erhöhtes Risiko für Nebenwirkungen haben. Die Dosis wird so lange allmählich gesteigert, bis der Blutspiegel des thyroideastimulierenden Hormons wieder normal ist. In der Schwangerschaft muss die Dosis angepasst werden.

Schilddrüsenentzündungen

In der Fachsprache heißt eine Schilddrüsenentzündung Thyroiditis.

Hiervon gibt es drei Formen: Hashimoto-Thyroiditis (autoimmune Thyroiditis), subakute schmerzhafte Thyroiditis (granulomatöse Thyroiditis) und subakute schmerzlose Thyroiditis (lymphozytäre Thyroiditis, Post-partum-Thyroiditis).

Hashimoto-Thyroiditis: Dieses ist die häufigste Form der Schilddrüsenentzündung und auch die häufigste Ursache für eine Unterfunktion. Aus unbekannten Gründen schädigt der Körper sich selbst (Autoimmunreaktion ■): Weiße Blutkörperchen dringen in die Schilddrüse ein, und es bilden sich Antikörper, die das Organ angreifen. Viele Menschen mit Hashimoto-Thyroiditis leiden unter weiteren Drüsenerkrankungen wie Diabetes, einer Unterfunktion der Nebennieren und Nebenschilddrüsen sowie anderen Autoimmunkrankheiten wie perniziöser Anämie, rheumatoider Arthritis, Sjögren-Syndrom und systemischem Lupus erythematodes.

Die Hashimoto-Thyroiditis tritt vornehmlich bei älteren Frauen auf und das familiär gehäuft. Die Krankheit betrifft öfter Menschen mit Chromosomenstörungen, wie Down-, Turner- und Klinefelter-Syndrom.

▲ siehe Seite 379   ■ siehe Seite 1070

Hashimoto-Thyroiditis beginnt oft mit einer schmerzlosen, starken Vergrößerung der Schilddrüse oder einem Völlegefühl im Hals. Das Drüsengewebe ist gummiartig und fühlt sich manchmal klumpig an. Etwa die Hälfte der Betroffenen entwickelt eine Unterfunktion der Schilddrüse. Bei den meisten anderen bleibt die Drüsenfunktion normal, nur bei wenigen wird die Schilddrüse zuerst überaktiv, bevor es zur Unterfunktion kommt.

Der Arzt macht einen Schilddrüsenfunktionstest, um die Drüsenfunktion zu prüfen. Ein Bluttest kann die Schilddrüsenantikörper zeigen. Der Spiegel des thyroideastimulierenden Hormons (TSH) wird gemessen, um sicherzugehen, dass keine Unterfunktion vorliegt.

Für die Hashimoto-Thyroiditis gibt es keine spezifische Behandlung.

Bei den meisten Menschen stellt sich mit der Zeit eine Unterfunktion ein; dann müssen sie die lebenslang Schilddrüsenhormone einnehmen. Diese helfen auch, den Umfang der Schilddrüse zu verkleinern. Menschen mit der Hashimoto-Thyroiditis sollten extremen Jodkonsum vermeiden.

Subakute schmerzhafte Thyroiditis: Die subakute schmerzhafte Thyroiditis tritt gewöhnlich ganz plötzlich auf. Die Schilddrüse setzt übermäßig viel Schilddrüsenhormon frei, was zur Überfunktion führt, der fast immer eine vorübergehende Unterfunktion folgt, bis die Schilddrüse schließlich wieder normal funktioniert.

Die subakute schmerzhafte Thyroiditis tritt oft nach einer Viruserkrankung auf und beginnt mit den Beschwerden eines entzündeten Rachens; in Wirklichkeit sind es aber Halsschmerzen im Bereich der Schilddrüse. Die Kranken sind sehr müde. Die Schilddrüse wird zunehmend empfindlich und der Kranke bekommt leichtes Fieber. Der Schmerz kann von einem Bereich im Hals zum anderen wandern, sich auf den Kiefer und die Ohren ausbreiten und heftiger schmerzen, wenn man den Kopf dreht oder schluckt. Subakute schmerzhafte Thyroiditis wird oft anfangs als Zahnproblem und Rachen- oder Ohrinfektion fehlgedeutet.

Generell vergeht diese Form der Thyroiditis innerhalb weniger Monate von selbst; die meisten Menschen erholen sich vollständig. Manchmal kehrt sie aber zurück oder – seltener – schädigt die Schilddrüse so weit, dass eine Unterfunktion zurückbleibt.

Azetylsalizylsäure und nichtsteroidale Entzündungshemmer können Schmerzen und Entzündung lindern. In schweren Fällen kann mit Kortison behandelt werden, was nach sechs bis acht Wochen abgesetzt wird. Geschieht das abrupt oder zu früh, kehren die Symptome oft mit voller Stärke zurück. Bei ernsten Symptomen der Überfunktion kann ein Betablocker helfen.

Subakute schmerzlose Thyroiditis: Die Form der Schilddrüsenentzündung tritt typischerweise bei Frauen unmittelbar nach Geburt eines Kindes auf, wobei sich die Schilddrüse vergrößert, aber nicht druckempfindlich wird. Die Erkrankung wiederholt sich bei jeder folgenden Schwangerschaft. Mehrere Wochen bis Monate leidet die Frau unter einer Schilddrüsenüberfunktion, gefolgt von einer Unterfunktion, bevor das Organ seine normale Funktion allmählich zurückgewinnt.

Die Überfunktion kann eine Behandlung über mehrere Wochen erforderlich machen, oft mit einem Betablocker wie Propranolol. Während der Zeit der Unterfunktion braucht die Betroffene möglicherweise Schilddrüsenhormone, gewöhnlich nur für ein paar Monate. Bei ungefähr einem Teil der Erkrankten bleibt die Unterfunktion jedoch bestehen; diese Menschen müssen lebenslang Schilddrüsenhormone einnehmen.

Schilddrüsenkarzinom

Die Ursache für Schilddrüsenkrebs ist unbekannt, allerdings reagiert das Organ sehr empfindlich auf Strahlung. Tumoren der Schilddrüse entstehen häufig bei Menschen, deren Kopf, Hals oder Brust in der Kindheit bestrahlt wurden; meist bei gutartigen Erkrankungen. Eine solche Behandlung ist heute nicht mehr üblich.

Selten vergrößert sich durch einen Tumor die ganze Schilddrüse. Vielmehr entstehen durch ihn innerhalb der Schilddrüse kleine Knoten. Wenn nur ein Knoten statt mehrerer gefunden wird, dieser eher fest ist als mit Flüssigkeit gefüllt und rasch wächst und er nur wenig Schilddrüsenhormone produziert, können das Hinweise darauf sein, dass der Knoten bösartig ist.

Eine schmerzlose Geschwulst im Hals ist gewöhnlich das erste Anzeichen für Schilddrüsenkrebs. Dann wird die Konzentration des thyroideastimulierenden Hormons (TSH) im Blut bestimmt. Eine Szintigraphie zeigt, ob der Knoten Schilddrüsenhormone produziert; sie wird durchgeführt, wenn der TSH-Spiegel niedrig ist. Eine Ultraschalluntersuchung ist weniger hilfreich, kann aber zeigen, ob der Knoten fest oder mit Flüssigkeit gefüllt ist oder ob weitere Knoten vorhanden sind.

Meist wird auch Gewebe aus dem Knoten für eine mikroskopische Untersuchung entnommen. Eine solche Biopsie ist fast immer schmerzlos und wird bei örtlicher Betäubung in der Arztpraxis durchgeführt. Der Nadeleinstich wird unter Ultraschallsicht vorgenommen.

Das **papilläre Schilddrüsenkarzinom** ist die häufigste Form von Schilddrüsenkrebs. Sie trifft ungefähr zwei- bis dreimal so viele Frauen wie Männer, kommt bei jüngeren Menschen zwar häufiger vor, wächst und verbreitet sich aber schneller bei älteren Menschen. Menschen mit einer Strahlenbehandlung des Halses haben ein erhöhtes Risiko für diese Erkrankung.

Das papilläre Schilddrüsenkarzinom wächst innerhalb der Schilddrüse, kann sich auf die nahe gelegenen Lymphknoten und mit der Zeit auch auf weiter entfernte Bereiche ausbreiten.

Zur Behandlung werden Knoten, die kleiner als zwei Zentimeter sind, zusammen mit dem unmittelbar umgebenden Schilddrüsengewebe entfernt. Bei größeren Knoten wird der größte Teil oder die gesamte Drüse entfernt. Oft werden verbleibendes Schilddrüsengewebe und Krebszellen mit radioaktivem Jod zerstört. Durch die Gabe von Schilddrüsenhormon wird jegliches Wachstum von Schilddrüsengewebe unterdrückt.

Follikuläres Schilddrüsenkarzinom kommt öfter bei älteren Menschen vor und trifft mehr Frauen als Männer.

Das follikuläre Schilddrüsenkarzinom ist deutlich aggressiver als das papilläre; es neigt dazu, sich mit dem Blut auszubreiten und in entfernten Bereichen des Körpers festzusetzen. Die Behandlung des follikulären Schilddrüsen-karzinoms besteht darin, so viel Schilddrüsengewebe wie möglich zu entfernen und verbleibendes Gewebe mit radioaktivem Jod zu zerstören. Dazu gehören auch eventuell vorhandene Metastasen.

Anaplastisches Schilddrüsenkarzinom stellt einen geringen Anteil der Schilddrüsenkarzinome und kommt am häufigsten bei älteren Frauen vor. Diese Krebsform wächst sehr schnell und verursacht gewöhnlich eine große Wucherung im Hals. Auch sie tendiert dazu, sich über den ganzen Körper zu verbreiten.

Zur Behandlung werden Chemotherapie und Strahlenbehandlung eingesetzt.

Medulläres Schilddrüsenkarzinom beginnt zwar in der Schilddrüse, aber in anderen Zellen als jenen, die das Schilddrüsenhormon produzieren. Der Ursprung dieser Krebserkrankung ist eine der C-Zellen, die über die ganze Schilddrüse verteilt sind und das Hormon Kalzitonin freisetzen. Das bösartig veränderte Gewebe erzeugt sehr viel Kalzitonin. Da das medulläre Schilddrüsenkarzinom auch andere Hormone produzieren kann, können sich ungewöhnliche Symptome zeigen.

Diese Krebsform neigt dazu, sich auf die Lymphknoten und mit dem Blut auf Leber, Lunge und Knochen zu verbreiten. Das medulläre Schilddrüsenkarzinom kann gemeinsam mit anderen Formen von hormonproduzierenden Tumoren auftreten; ihre Gesamtheit nennt man multiple endokrine Neoplasien ▲.

Zur Behandlung wird die Schilddrüse entfernt. Eine zusätzliche Operation kann nötig sein, um zu erkennen, ob sich der Krebs auf die Lymphknoten ausgebreitet hat.

KAPITEL 164

Erkrankungen der Nebennieren

Die beiden Nebennieren sitzen jeweils auf der Spitze einer Niere. Ihr innerer Teil, das Mark, bildet Adrenalin (Epinephrin), das daran beteiligt ist, Blutdruck, Herzfrequenz, Schwitzen und andere Funktionen des sympathischen Nervensystems zu steuern. Der äußere Teil, die Rinde, setzt verschiedene Hormone frei, etwa Kortisone, wie Kortisol, und Aldosteron, das den Blutdruck sowie den Gehalt von Salz und Kalium im Körper steuert. Die Nebennieren sind auch wichtig für die Produktion der Androgene, wie Testosteron und ähnliche Hormone.

▲ siehe Seite 963

Die Nebennieren werden zum Teil vom Gehirn gesteuert. Der Hypothalamus, eine kleine Drüse im Gehirn, produziert Kortikotropin-Releasing-Hormon und Vasopressin. Beide Hormone regen die Hirnanhangdrüse an, Kortikotropin (auch: ACTH) freizusetzen, was wiederum die Nebennieren veranlasst, Kortison auszuschütten. Das Renin-Angiotensin-Aldosteron-System wird überwiegend von den Nieren reguliert; es veranlasst die Nebennieren, mehr oder weniger Aldosteron herzustellen.

Der Körper steuert die Konzentration von Kortison ganz nach Bedarf. Gewöhnlich ist der Blutspiegel am frühen Morgen höher als tagsüber. Steht der Körper unter Stress, etwa durch Krankheit, steigen die Kortisonspiegel erheblich an.

Addison-Krankheit

Die Addison-Krankheit beruht auf einer Unterfunktion der Nebennieren; dadurch mangelt es an den entsprechenden Hormonen.

Die genaue Ursache der Addison-Krankheit ist nicht bekannt. Bei einem Teil der Kranken schädigt eine Autoimmunreaktion ▲ die Nebennieren, bei der das Immunsystem die Nebennierenrinde angreift und zerstört. Bei den anderen werden die Nebennieren durch Krebs, Infektionen wie Tuberkulose und andere Krankheiten zerstört. Bei Kindern kann die Addison-Krankheit vererbt sein.

Eine sekundäre Nebennierenrindenschwäche ähnelt der Addison-Krankheit. Dann beruht die Unterfunktion aber darauf, dass die Hirnanhangdrüse die Nebennieren nicht ausreichend zur Hormonproduktion anregt.

Wenn die Nebennieren unzureichend arbeiten, mangelt es an allen Hormonen, die das Organ produziert. Infolgedessen beeinflusst die Addison-Krankheit den Wasserhaushalt, Natrium- und Kaliumspiegel ebenso wie die Fähigkeit des Organismus, den Blutdruck zu regulieren und Stress zu verarbeiten. Zusätzlich kann es an Androgenen wie Dehydroepiandrosteron (DHEA) mangeln. Frauen verlieren dann ihre Körperbehaarung. Bei Männern macht das von den Hoden gebildete Testosteron diesen Verlust wett.

Wenn die Nebennieren durch Infektion oder Krebs zerstört werden, geht das Nebennierenmark und damit die Quelle für Adrenalin verloren. Dies äußert sich jedoch nicht in Symptomen.

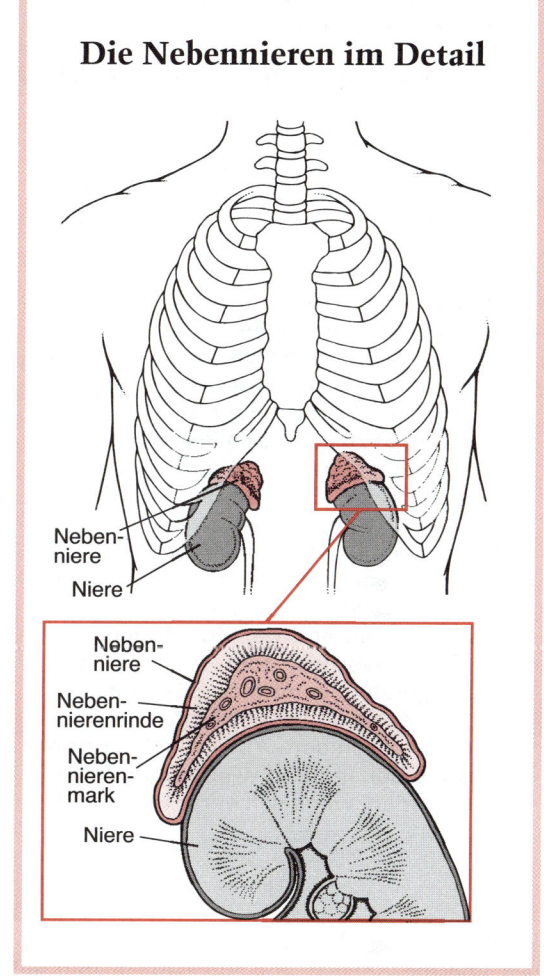

Die Nebennieren im Detail

Nebenniere
Niere

Nebenniere
Nebennierenrinde
Nebennierenmark
Niere

Ein Aldosteronmangel führt zur Ausscheidung großer Mengen Natrium und Kalium, wodurch der Blutspiegel dieser Mineralien sinkt. Die Nieren sind außerstande, den Urin zu konzentrieren, sodass bei Personen mit Addison-Krankheit der Natriumspiegel im Blut abfällt, wenn sie viel Wasser trinken oder zu viel Natrium verlieren. Durch die Unfähigkeit, den Urin zu konzentrieren, wird übermäßig viel Wasser ausgeschieden. Das kann eine schwere Austrocknung nach sich ziehen, die letztlich in einen Schock münden kann.

Durch Kortisonmangel reagieren die Zellen sehr empfindlich auf Insulin; daduch kann der Blutzucker gefährlich absinken. Außerdem

▲ siehe Seite 1070

Wie Kortisone die Funktion der Nebennieren unterdrücken

Hohe Dosen von Kortison, wie Prednison, können die Funktion der Nebennieren unterdrücken, weil das Medikament den Hypothalamus und die Hirnanhangdrüse daran hindert, Hormone zu produzieren, die normalerweise die Nebennierenfunktion anregen. Wird das Kortison abrupt abgesetzt, kann der Körper die Tätigkeit der Nebennieren nicht so schnell wiederherstellen; es stellt sich eine vorübergehende Nebennierensuffizienz (ähnlich der Addison-Krankheit) ein. Auch in Stresssituationen ist der Körper nicht zur zusätzlichen Produktion des erforderlichen Kortisons in der Lage.

Deshalb wird Kortison niemals abrupt abgesetzt, wenn es für zwei oder drei Wochen eingenommen wurde. Die Dosis wird vielmehr über Wochen oder Monate hinweg langsam verringert. Wenn die Patienten während der Kortisoneinnahme krank werden oder unter starken Stress geraten, kann eine Erhöhung der Kortisondosis nötig sein. Unter Umständen muss nach dem Absetzen des Kortisons die Behandlung wieder aufgenommen werden, wenn schwerer Stress dies erfordert.

kann aus Eiweiß keine Energie gewonnen werden und die Abwehr von Infektionen und die Wundheilung sind erschwert. Die Muskeln werden schwach, selbst das Herz kann unfähig werden, ausreichend Blut zu pumpen. Außerdem kann der Blutdruck gefährlich absinken.

Patienten mit Addison-Krankheit können unter Stress kein zusätzliches Kortison ausschütten. Das erschwert es ihnen, mit Krankheiten, großer Müdigkeit, schweren Verletzungen, Operationen und möglicherweise auch seelischem Stress fertig zu werden.

Bei Addison-Krankheit setzt die Hirnanhangdrüse mehr Kortikotropin frei, um die Nebennieren anzuregen. Dieses Hormon verstärkt die Melaninproduktion, sodass sich die Haut und die Schleimhäute im Mund dunkel färben.

Symptome

Gleich nach dem Beginn der Addison-Krankheit fühlt sich der Betroffene schwach, müde und schwindlig, wenn er nach dem Liegen oder Sitzen aufsteht. Diese Probleme können allmählich und schleichend auftreten. Menschen mit Addison-Krankheit bekommen dunkle Hautareale, die nach Sonnenbräunung aussehen, aber an Stellen auftreten, die nie der Sonne ausgesetzt waren. Auf der Stirn, im Gesicht und an den Schultern können schwarze Fleckchen auftreten; Brustwarzen, Lippen, Mund, After, Hodensack und Scheide können sich blauschwarz verfärben.

Die meisten Betroffenen verlieren an Gewicht, leiden an Austrocknung, verlieren den Appetit und entwickeln Muskelschmerzen, Übelkeit, Erbrechen und Durchfälle. Viele werden kälteempfindlich. Bis zum schweren Krankheitsstadium treten die Symptome meist nur unter Stressbelastung auf. Anfälle von Unterzuckerung, gepaart mit Nervosität und extremem Hunger können vor allem bei Kindern auftreten.

Unbehandelt führt die Addison-Krankheit zu schweren Bauchschmerzen, lähmender Müdigkeit, extrem niedrigem Blutdruck, Nierenversagen und möglicherweise Schock (Addison-Krise). Eine solche Krise tritt häufig ein, wenn der Körper unter großen Stress gerät.

Diagnose

Da die Symptome unbestimmt sind, lässt die Diagnose häufig auf sich warten. Manchmal führt eine heftige Stresssituation zu auffälligen Symptomen und kann eine Krise auslösen.

Blutuntersuchungen können niedrige Natrium- und hohe Kaliumspiegel zeigen und darauf hindeuten, dass die Nieren nicht richtig funktionieren. Bei Verdacht auf Addison-Krankheit misst der Arzt die Kortisonspiegel, die niedrig ausfallen können, und die Kortikotropinspiegel, die erhöht sein können. Meist wird die Diagnose gesichert, indem das Kortison nach einer Stimulierung durch Kortikotropin gemessen wird. Wenn sich verringerte Kortisonspiegel ergeben, müssen weitere Untersuchungen feststellen, ob eine Addison-Krankheit oder eine sekundäre Nebennierenschwäche vorliegt.

Behandlung

Die Addison-Krankheit kann lebensbedrohlich sein; es muss Kortison gegeben werden. Meist beginnt die Behandlung mit Hydrokortison oder Prednison zum Einnehmen. Nur im schweren Krankheitsstadium kann Kortison anfangs gespritzt werden.

Weil der Körper das meiste Kortison am Morgen freisetzt, sollte die größte Dosis des Medikaments am Morgen eingenommen werden, der Rest über den Tag verteilt. Die Behandlung muss lebenslang fortgesetzt werden. Bei Krankheiten können höhere Dosen von Hydrokortison erforderlich sein; bei Durchfall und Erbrechen muss es gespritzt werden.

Die meisten Patienten brauchen zusätzlich Fludrokortison, um die normale Ausscheidung von Natrium und Kalium wiederherzustellen.

Cushing-Syndrom

Beim Cushing-Syndrom ist der Kortisonspiegel erhöht, meist verursacht durch eine Überfunktion der Nebennieren.

Eine Überproduktion von Kortison durch die Nebennieren kann durch eine Störung der Nebennieren selbst, aber auch durch zu starke Anregung seitens der Hirnanhangdrüse verursacht sein. Aufgrund einer Hypophysenstörung, etwa durch einen Tumor, kann die Drüse zu viel Kortikotropin ausschütten – das Hormon, das die Kortisonproduktion der Nebennieren steuert. Auch Tumoren außerhalb der Hirnanhangdrüse, etwa kleinzelliger Lungenkrebs, können Kortikotropin freisetzen. Dieses kann auch von so genannten Karzinoid-Tumoren gebildet werden, die überall im Körper auftreten können.

Manchmal bildet sich in den Nebennieren ein gutartiger Tumor, sodass sehr viel Kortison produziert wird. Nebennieren-Adenome sind sehr häufig, aber nur ein kleiner Teil der Betroffenen produziert übermäßig Hormone. Bösartige Tumoren der Nebennieren kommen sehr selten vor.

Das Cushing-Syndrom kann auch bei Personen auftreten, die aus medizinischem Grund hohe Dosen Kortison einnehmen müssen. Dann können sich die gleichen Symptome einstellen wie bei jemanden, der zu viel von dem Hormon erzeugt.

Symptome

Kortison verändert die Menge und die Verteilung von Körperfett. Übermäßig sammelt es sich im Rumpfbereich, vor allem im Bereich des Nackens an. Personen mit Cushing-Syndrom haben gewöhnlich ein großflächiges, rundes Gesicht. Arme und Beine sind meist schlank im Vergleich zum dicken Rumpf. Die Muskeln büßen an Umfang ein und werden schwach. Die Haut wird dünn, ist anfällig für Blutergüsse und heilt nach Schnitten und Schürfungen schlecht. Im Bauchbereich können purpurne Streifen auftreten, ähnlich wie Schwangerschaftsstreifen.

Personen mit Cushing-Syndrom ermüden sehr rasch.

Dauerhaft hohe Kortisonspiegel erhöhen den Blutdruck, führen zu Knochenschwäche und vermindern die Abwehrkraft gegen Infektionen. Erhöht ist das Risiko für Nierensteine und Diabetes; es können Depressionen und Halluzinationen auftreten. Frauen haben häufig Menstruationsstörungen. Kinder mit Cushing-Syndrom wachsen langsam und bleiben klein. Bei manchen Betroffenen produzieren die Nebennieren viel Androgene (Testosteron und ähnliche Hormone), was bei Frauen zu verstärkter Behaarung im Gesicht und am Körper, bei Männern zu Kahlköpfigkeit und gesteigerter sexueller Lust führen kann.

Diagnose

Es wird der Kortisonspiegel im Blut gemessen. Normalerweise ist dieser am Morgen hoch und später am Tag niedriger. Bei Personen mit Cushing-Syndrom ist der Kortisonspiegel ganztägig erhöht.

Dann kann der Arzt einen Dexamethason-Suppressionstest veranlassen. Dexamethason hemmt die Funktion der Hirnanhangdrüse mit der Folge, dass die Kortisonausschüttung durch die Nebennieren gehemmt wird. Wird das Cushing-Syndrom über eine gesteigerte Anregung durch die Hypophyse ausgelöst, fällt der Kortisonspiegel um ein bestimmtes Maß, aber nicht so drastisch wie bei Personen ohne Cushing-Syndrom. Liegt eine andere Ursache vor, bleibt der Kortisonspiegel hoch. Bei hohen Kortikotropinspiegeln liegt eine Überstimulation der Nebennieren nahe.

Um die genaue Ursache herauszufinden, können eine Computer- oder Kernspintomographie der Hirnanhangdrüse und der Nebennieren und eine Röntgenaufnahme der Brust oder ein CT der Lunge notwendig sein.

Wird eine Überproduktion von Kortikotropin vermutet, werden Blutproben aus verschiedenen Körperteilen entnommen.

Behandlung

Die Behandlung hängt davon ab, wo das Problem zu suchen ist. Mit einer Operation kann ein Hypophysentumor entfernt, mit einer Bestrahlung zerstört werden. Tumoren der Nebennieren lassen sich meist chirurgisch beseitigen; unter Umständen müssen die Nebennieren gänzlich entfernt werden. Solche Patienten müssen lebenslang Kortison einnehmen. Tumoren außerhalb der Hypophyse und der Nebennieren, die übermäßig Hormone bilden, können meist

Was ist das Nelson-Syndrom?

Das Nelson-Syndrom kann bei Patienten auftreten, denen beide Nebennieren aufgrund eines Cushing-Syndroms entfernt wurden. Beim Nelson-Syndrom bildet sich ein Tumor der Hirnanhangdrüse, der viel Kortikotropin und andere Hormone freisetzt, die Melanozyten anregen; dieses führt zur Dunkeltönung der Haut. Der wachsende Hypophysentumor kann auf benachbarte Teile des Gehirns drücken und Kopfschmerzen und Sehstörungen bewirken. Wenn nötig, kann das Nelson-Syndrom durch Bestrahlung oder operative Entfernung der Hirnanhangdrüse behandelt werden.

operativ entfernt werden. Bestimmte Medikamente können die Kortisonspiegel senken und werden z. B. eingesetzt, wenn auf eine wirksamere Behandlung gewartet werden muss.

Virilisierung

Virilisierung ist die Entwicklung männlicher Attribute bei Frauen, meist als Folge einer Überproduktion von Androgenen (Testosteron und ähnlicher Hormone) durch die Nebennieren.

Der häufigste Grund für Virilisierung ist eine Vergrößerung der hormonproduzierenden Teile der Nebennierenrinde. Manchmal ist ein kleiner Tumor die Ursache, gelegentlich auch ein Tumor außerhalb der Nebennieren. Athletinnen, die Anabolika ▲ einnehmen, um ihre Muskelmasse zu vergrößern, können Symptome einer Virilisierung entwickeln. Zystische Vergrößerungen der Eierstöcke können das Gleiche bewirken. Manchmal ruft eine Enzymstörung in den Nebennieren eine Virilisierung hervor.

Symptome und Diagnose

Eine Virilisierung zeigt sich an übermäßigem Haarwuchs im Gesicht und am Körper (Hirsutismus), Kahlköpfigkeit, Akne, tieferer Stimme, zunehmender Muskelkraft und erhöhtem sexu-

ellen Antrieb. Bei Frauen schrumpft die Gebärmutter, die Klitoris vergrößert sich, die Brüste verkleinern sich und die Menstruation bleibt aus.

Diese körperlichen Veränderungen weisen auf die Diagnose hin. Ein Test ermittelt den Androgenspiegel im Blut. Ist er sehr hoch, kann der Dexamethason-Suppressionstest helfen, herauszufinden, ob das Problem durch die Nebennieren bedingt ist und ob es sich um einen Tumor oder eine Überfunktion der Nebennierenrinde handelt. Die Bilder einer Computer- und einer Kernspintomographie zeigen die Nebennieren genauer. Bei Frauen mit polyzystischen Eierstöcken kann der Testosteronwert normal erscheinen, aber es ist nur ein geringer davon an ein Eiweiß gebunden, sodass der ungebundene Teil relativ hoch ausfällt.

Behandlung

Bei Androgen bildenden Tumoren und Nebennierenkrebs werden gewöhnlich die Nebennieren mit dem Tumor entfernt. Bei einer Überfunktion der Rinde kann Dexamethason gewöhnlich die Androgenproduktion verringern. Eine nur schwache Virilisierung durch polyzystische Eierstöcke braucht eventuell keine Behandlung. Andernfalls kann sie mit Medikamenten, wie der »Pille«, behandelt werden, die den Spiegel an freiem Testosteron senken, oder mit Mitteln, die die Wirkung des Testosterons unterdrücken.

Hyperaldosteronismus

Eine Überproduktion von Aldosteron führt zu Flüssigkeitsstau und Blutdruckanstieg, Schwäche und – selten – zu Perioden von Lähmung.

Aldosteron wird von den Nebennieren gebildet und ausgeschüttet; es regt die Nieren an, weniger Natrium und mehr Kalium auszuscheiden. Die Aldosteronproduktion wird teilweise durch Kortikotropin (freigesetzt von der Hypophyse) und teilweise durch das Renin-Angiotensin-Aldosteron-System gesteuert ■. Renin ist ein von den Nieren gebildetes Enzym; es steuert die Tätigkeit des Hormons Angiotensin, das die Nebennieren zur Aldosteronproduktion anregt.

Hyperaldosteronismus kann durch einen meist gutartigen Tumor in der Nebenniere hervorgerufen werden (Conn-Syndrom); manchmal sind auch beide Nebennieren beteiligt und überaktiv. Gelegentlich entsteht Hyperaldosteronismus als Folge von Krankheiten wie sehr hohem

▲ siehe Seite 636   ■ siehe Seite 121

Blutdruck und durch Verengung einer der Nierenarterien.

Symptome und Diagnose

Durch hohe Aldosteronspiegel sinkt der Kaliumspiegel. Das kann zu Schwäche, Brennen, Muskelkrämpfen und Episoden von Lähmungen führen. Manche Betroffene werden extrem durstig und müssen häufig Wasser lassen.

Bei Verdacht auf Hyperaldosteronismus werden zunächst die Blutspiegel von Natrium und Kalium, eventuell auch der Aldosteronspiegel bestimmt. Bei erhöhten Werten wird die Wirkung von Aldosteron mit Spironolacton blockiert; so stellt sich heraus, ob sich die Natrium- und Kaliumwerte wieder normalisieren. Beim Conn-Syndrom sind auch die Reninspiegel sehr niedrig.

Bei einem Überschuss an Aldosteron werden die Nebennieren auf einen gutartigen Tumor hin untersucht. Dabei können Computer- und Kernspintomographie hilfreich sein; manchmal sind auch Blutproben aus verschiedenen Körperteilen vonnöten.

Behandlung

Ein Tumor kann meist chirurgisch entfernt werden. Danach normalisiert sich der Blutdruck und bei den meisten Betroffenen verschwinden auch die übrigen Symptome. Wird kein Tumor gefunden und beide Nebennieren sind überaktiv, senkt eine teilweise Entfernung der Nebennieren den Blutdruck möglicherweise nicht ausreichend; die komplette Entfernung führt jedoch zur Addison-Krankheit und zieht eine lebenslange Behandlung nach sich. Mit Spironolacton lassen sich die Symptome jedoch meist unter Kontrolle halten.

Phäochromozytom

Dieser Tumor geht meist von speziellen Zellen der Nebennieren aus und bewirkt eine Überproduktion von Katecholaminen – das sind hochwirksame Substanzen, die unter anderem den Blutdruck ansteigen lassen.

Phäochromozytome bilden sich in den Nebennieren oder in speziellen Zellen außerhalb. Der größte Teil dieser Tumoren ist gutartig.

Einige Betroffene haben eine erbliche Störung, die so genannte multiple endokrine Neoplasie ▲, die sie anfällig macht für Tumoren in der Schilddrüse, der Nebenschilddrüse und den Nebennieren. Phäochromozytome können auch

Warum Lakritze gefährlich sein kann

Der Verzehr großer Mengen Lakritze kann die Symptome eines Hyperaldosteronismus hervorrufen. Lakritze enthält nämlich einen Stoff, der ähnlich wirkt wie Aldosteron; allerdings enthalten viele Süßigkeiten, die verkauft werden, nur wenig oder gar keine echte Lakritze.

bei Menschen auftreten, die an der von Hippel-Lindau-Krankheit oder an Neurofibromatose (Recklinghausen-Erkrankung) leiden.

Symptome

Phäochromozytome sind meist sehr klein. Dennoch können sie reichlich Katecholamine produzieren. Zu ihnen gehören Adrenalin (Epinephrin), Noradrenalin und Dopamin, die den Blutdruck erhöhen, die Herzfrequenz steigern und andere Wirkungen haben, die gewöhnlich mit lebensbedrohlichen Situationen in Zusammenhang gebracht werden.

Das markanteste Symptom eines Phäochromozytoms ist schwerer Bluthochdruck. Hinzu kommen ein schneller, hämmernder Herzschlag, übermäßiges Schwitzen, Benommenheit im Stehen, schnelle Atmung, kalte, feuchte Haut, schwere Kopfschmerzen, Brust- und Magenschmerzen, Übelkeit, Erbrechen, Sehstörungen, prickelnde Finger, Verstopfung und das Gefühl eines nahenden Unheils. Treten diese Symptome plötzlich und stark auf, können sie einer Panikattacke ähneln. Bei der Hälfte der Betroffenen kommen und verschwinden die Symptome, manchmal ausgelöst durch Druck auf den Tumor, durch Massagen, Medikamente (vor allem Schmerzmittel und Betablocker), Schicksalsschläge und, wenn auch selten, durch bloßes Urinieren. Allerdings treten solche Symptome bei vielen Menschen als Anzeichen einer Angsterkrankung, nicht als Folge einer Nebennierenstörung, auf.

Diagnose

Ein wiederholt sehr hoher Blutdruck bei jungen Personen lenkt den Verdacht auf ein Phäochromozytom. Dann kann die Konzentration der Katecholamine im Blut oder im Urin gemessen

▲ siehe Seite 963

werden. Wird der Blutdruck des Betroffenen ohne Wissen um die Erkrankung mit einem Betablocker gesenkt, kann sich der Hochdruck verstärken. Diese paradoxe Reaktion ist oft eine wichtige Diagnosebestätigung.

Computer- und Kernspintomographie können helfen, das Phäochromozytom zu lokalisieren. Auch ein Test, bei dem radioaktive Substanzen injiziert werden, die sich im Phäochromozytom anreichern, kann hilfreich sein.

Behandlung

Die beste Behandlung ist, das Phäochromozytom zu entfernen. Vor der Operation wird versucht, die Hormonsekretion mit Phenoxybenzamin zu stoppen; denn zu hohe Katechol-aminspiegel können während der Operation gefährlich werden. Ist das Phäochromozytom erfolgreich entfernt worden, können die weiteren Symptome mit einem Betablocker kontrolliert werden.

Das Wachstum eines bösartigen, metastasierenden Phäochromozytoms kann mit einer Chemotherapie mit Cyclophosphamid, Vincristin und Dacarbazin gebremst werden. Sehr wirksam ist auch eine Behandlung mit einem Radioisotop, das gezielt das Tumorgewebe angreift (MIBG-Therapie). Die gefährlichen Wirkungen der hohen Konzentration an Katecholaminen lassen sich fast immer mit Phenoxybenzamin oder einem ähnlichen Mittel und zusätzlichen Betablockern beheben.

KAPITEL 165

Diabetes mellitus

Bei dieser Stoffwechselkrankheit sind die Blutzuckerwerte erhöht, was bei nicht angemessener Behandlung schwere Folgekrankheiten nach sich zieht.

Das von der Bauchspeicheldrüse produzierte Hormon Insulin reguliert, wie viel Zucker das Blut enthält. Wenn ein Mensch isst oder trinkt, wird die Nahrung in einzelne Nährstoffe zerlegt, unter anderem in Zucker, den der Körper für seine Funktion benötigt. Der Zucker wird vom Blut aufgenommen und regt die Bauchspeicheldrüse zur Ausschüttung von Insulin an. Dieses wiederum ermöglicht es dem Zucker, in die Zellen einzudringen. In ihnen wird Zucker in Energie umgewandelt, die entweder sofort verwertet oder gespeichert wird.

Der Blutzuckerspiegel verändert sich im Verlauf des Tages. Er steigt nach einer Mahlzeit an und kehrt innerhalb von zwei Stunden wieder zum Normalwert zurück. Mit dem Erreichen des Normalwerts nimmt die Insulinproduktion ab. Der Blutzuckerspiegel bewegt sich normalerweise etwa zwischen 70 und 110 Milligramm pro Deziliter (mg/dl). Nach dem Verzehr großer Mengen Kohlenhydraten kann er ansteigen. Menschen über 65 Jahre haben nach dem Essen meist leicht erhöhte Werte.

Wenn das vom Körper produzierte Insulin nicht ausreicht, um den Zucker in die Zellen zu bringen, steigt der Zuckergehalt des Blutes; dieses und der gleichzeitige Zuckermangel in den Zellen erklären die Symptome und Komplikationen bei Diabetes.

Typen

Typ 1: Beim Typ-1-Diabetes (früher Jugenddiabetes) sind mehr als 90 Prozent der Insulin produzierenden Zellen der Bauchspeicheldrüse zerstört. Sie stellt deshalb nur wenig oder gar kein Insulin mehr her. Die meisten Menschen mit Typ-1-Diabetes bekommen die Krankheit vor dem 30. Lebensjahr.

Als Ursache wird vermutet, dass in der Kindheit oder im frühen Erwachsenenalter eine Virusinfektion oder ein Nahrungsbestandteil die Zellen des Immunsystems veranlasst, die Insulin produzierenden Zellen der Bauchspeicheldrüse zu zerstören. Vielleicht macht auch eine Veranlagung manche Menschen empfindlicher für diesen Auslöser.

Typ 2: Beim Typ-2-Diabetes (früher Altersdiabetes) stellt die Bauchspeicheldrüse weiterhin Insulin her, zunächst sogar mehr als normal. Da die Zellen aber zunehmend unempfindlicher gegenüber dem Insulin werden, reicht es nicht

MÖGLICHE SPÄTFOLGEN DES DIABETES

BETROFFENES GEWEBE ODER ORGAN	VORGANG	AUSWIRKUNGEN
Blutgefäße	Es bilden sich arteriosklerotische Plaques und verschließen große oder mittelgroße Arterien am Herzen, im Gehirn, den Beinen und dem Penis. Wände der kleinen Blutgefäße werden geschädigt und können aufreißen; es findet kein normaler Sauerstofftransport mehr statt	Mangeldurchblutung führt zu schlecht heilenden Wunden, kann Herzkrankheit, Schlaganfall, Geschwüre an Füßen und Händen, Erektionsprobleme (Impotenz) und Infektionen bewirken
Augen	Die kleinen Blutgefäße der Netzhaut werden geschädigt	Verringerte Sehfähigkeit und schließlich Blindheit
Nieren	Die Blutgefäße in den Nieren verstärken sich; Eiweiß gelangt in den Urin; das Blut wird nicht mehr normal gefiltert	Verminderte Nierenfunktion; Nierenversagen
Nerven	Wenn die Glukose nicht normal verwertet und die Blutversorgung vermindert wird, führt das zu Nervenschädigungen	Plötzliche oder allmählich einsetzende Schwäche eines Beins; verringerte Empfindlichkeit, Kribbeln und Schmerzen in Händen und Füßen; chronische Nervenschäden
Vegetatives Nervensystem	Schäden an den Nerven, die Blutdruck und die Verdauungsarbeit steuern	Veränderungen des Blutdrucks; Schluckbeschwerden und gestörte Verdauung mit Durchfällen
Haut	Schlechte Durchblutung der Haut und nachlassende Empfindsamkeit führen immer wieder zu Verletzungen	Wunden, schwere Infektionen; schlechte Heilung
Bindegewebe	Durch schlecht verstoffwechselte Glukose verdickt sich das Gewebe oder zieht sich zusammen	Karpaltunnelsyndrom; Dupuytren-Kontraktur

aus, um den Blutzuckerspiegel im Normalbereich zu halten.

Typ-2-Diabetes beginnt meistens bei Menschen über 30 Jahre und wird mit dem Alter häufiger. Typ-2-Diabetes tritt familiär gehäuft auf.

Der Hauptrisikofaktor für Typ-2-Diabetes ist Übergewicht. Da Übergewicht die Insulinresistenz fördert, brauchen solche Menschen viel Insulin, um ihren Blutzuckerspiegel zu normalisieren.

Bestimmte Krankheiten und Medikamente können die Art und Weise beeinflussen, wie der Körper Insulin verwertet. Eine hohe Dosis Kortison (als Folge des Cushing-Syndroms und als Medikament) und Schwangerschaft (Gestationsdiabetes ▲) verändern die Insulinempfindlichkeit. Diabetes kann auch bei Menschen auftreten, die vermehrt Wachstumshormon produzieren, und bei solchen mit hormonproduzierenden Tumoren. Schwere und wiederholte Entzündungen der Bauchspeicheldrüse und andere Erkrankungen, die das Organ direkt schädigen, können ebenfalls in Diabetes münden.

Symptome

Die Symptome sind bei beiden Diabetestypen sehr ähnlich. Die ersten Anzeichen hängen unmittelbar mit dem hohen Blutzucker zusammen. Wenn dieser über 160 bis 180 mg/dl ansteigt, wird mit dem Urin Zucker ausgeschieden. Erhöht sich der Zuckergehalt im Urin noch weiter, scheiden die Nieren zusätzlich Wasser

▲ siehe Seite 1425

aus, um die Zuckermenge zu verdünnen. Da die Nieren viel Urin produzieren, scheiden unbehandelte Diabetiker große Mengen Urin aus (Polyurie). Dieses wiederum führt zu starkem Durst (Polydipsie). Aufgrund des gestörten Stoffwechsels verlieren die Betroffenen an Gewicht. Zu weiteren Symptomen gehören verschwommenes Sehen, Benommenheit, Übelkeit und Leistungsminderung.

Typ 1: Bei Personen mit Typ-1-Diabetes beginnen die Symptome plötzlich und dramatisch. Sehr rasch kann sich eine **Ketoazidose** einstellen. Ohne Insulin können die meisten Zellen den Zucker aus dem Blut nicht verwerten. Da sie aber Energie brauchen, wird Fett abgebaut, wobei so genannte Ketonkörper entstehen. Diese liefern den Zellen zwar Energie, säuern aber zugleich das Blut an ▲. Die wichtigsten Anzeichen dieser Ketoazidose sind übermäßiger Durst und Flüssigkeitsausscheidung, Gewichtsverlust, Übelkeit, Erbrechen, Müdigkeit, und – vor allem bei Kindern – Bauchschmerzen. Die Atmung wird tiefer und schneller und der Atem riecht nach Nagellackentferner – das ist der Geruch der abgeatmeten Ketonkörper. Unbehandelt kann die diabetische Ketoazidose innerhalb weniger Stunden zu Koma und Tod führen.

Typ 2: Menschen mit Typ-2-Diabetes können jahre- und jahrzehntelang keine Symptome haben, bevor ihre Krankheit diagnostiziert wird. Die Symptome können schwer zu erkennen sein. Vermehrtes Urinieren und Durst sind anfangs nur leicht ausgeprägt, verstärken sich aber innerhalb von Wochen und Monaten. Schließlich fühlen sich die Betroffenen sehr müde, sehen verschwommen und leiden unter Austrocknung.

Manchmal ist im Frühstadium des Diabetes der Blutzucker auch unnatürlich niedrig ■.

Gewöhnlich entwickelt sich bei Menschen mit Typ-2-Diabetes keine Ketoazidose, weil sie noch Insulin produzieren. Aber die Blutzuckerwerte können extrem hoch ansteigen (oft sogar über 1000 mg/dl). So hohe Werte resultieren häufig aus zusätzlichen Stressfaktoren wie Infektionen und Arzneimitteln. Bei sehr hohen Blutzuckerwerten kann sich eine schwere Austrocknung entwickeln, die zu geistiger Verwirrung, Benommenheit und Krämpfen führen kann (hyperglykämisches-hyperosmolares Koma).

Komplikationen

Ein Diabetes kann nach Jahren schwere Folgekrankheiten nach sich ziehen. Bei Diabetikern, die ihren Blutzuckerspiegel im Normbereich halten können, ist es jedoch weniger wahrscheinlich, dass sich diese Komplikationen einstellen und verschlimmern.

Aufgrund des hohen Zuckergehalts im Blut verengen sich die Blutgefäße. Stoffe, die sich aus dem Zucker aufbauen, reichern sich in den Innenwänden der Kapillaren an, verstärken sie und lassen sie durchlässig werden. Aufgrund der verdickten Wände versorgen sie Haut und Nerven weniger gut mit Blut. Ein hoher Blutzuckerspiegel lässt auch die Blutfettwerte ansteigen, was zu Arteriosklerose ★ und schlechter Durchblutung durch die größeren Blutgefäße führt.

Mit der Zeit schädigen der erhöhte Blutzucker und die verminderte Blutversorgung Herz, Gehirn, Beine, Augen, Nieren, Nerven und Haut; es kann zu koronarer Herzkrankheit, Herzschwäche, Schlaganfall, Durchblutungsstörungen in den Beinen, Sehschwäche, Nierenversagen, Nervenschädigungen und Hautveränderungen kommen. Diabetiker erleiden häufiger als Nichtdiabetiker einen Herzinfarkt und Schlaganfall.

Die schlechte Hautdurchblutung kann zu Geschwüren und Infektionen führen; Wunden heilen nur langsam. Diabetiker sind vor allem gefährdet, Geschwüre und Infektionen an Beinen und Füßen zu bekommen. Allzu oft heilen diese Wunden ganz schlecht oder gar nicht; schließlich kann die Amputation eines Fußes oder Beines erforderlich werden.

Diabetiker bekommen auch häufig Infektionen durch Bakterien und Pilze, vorwiegend auf der Haut. Bei einem hohen Blutzuckerspiegel können die Abwehrzellen des Immunsystems Infektionen nicht mehr wirksam genug abwehren. Deshalb verlaufen Infektionen von Mal zu Mal schwerer.

Schädigungen der Blutgefäße im Auge können zum Verlust der Sehfähigkeit führen ●. Mit Laseroperationen können verletzte Blutgefäße des Auges versorgt werden, um weiteren Schaden von der Netzhaut abzuwenden. Diabetiker sollten ihre Augen jedes Jahr untersuchen lassen.

Die Nierenfunktion kann gestört sein – bis hin zum Nierenversagen, das eine Dialyse oder eine Nierentransplantation erforderlich macht. Als frühes Zeichen einer Nierenschädigung dient der Nachweis des Eiweißstoffes Albumin im Urin. Bei den ersten Anzeichen einer Nie-

---

▲ siehe Seite 923   ■ siehe Seite 961
★ siehe Seite 183   ● siehe Seite 1297

renschädigung können Diabetiker mit ACE-Hemmern behandelt werden; sie bremsen das Fortschreiten der Nierenschädigung.

Nervenschäden können sich in unterschiedlicher Weise zeigen. Wenn nur ein einzelner Nerv geschädigt ist, kann plötzlich Schwäche in einem Arm oder Bein auftreten. Sind die Nerven der Hände, Beine und Füße geschädigt, stellen sich ungewöhnliche Gefühle ein; es kann zu Kitzeln oder Brennen und Schwäche in Armen oder Beinen kommen ▲. Schädigung der Hautnerven ziehen häufig Verletzungen nach sich, da die Betroffenen Druck und Temperaturen nicht mehr fühlen.

Diagnose

Die Diagnose Diabetes wird nach Blutzuckermessungen gestellt. Das geschieht entweder bei einer Routineuntersuchung oder wenn Symptome wie gesteigerter Durst, vermehrte Urinausscheidung und Hunger, wiederkehrende Infektionen und andere diabetestypische Anzeichen eine solche Untersuchung nahe legen.

Der Zuckergehalt wird entweder aus einer Blutprobe im Nüchternzustand oder unabhängig davon, wann gegessen wurde, bestimmt. Wenn an mindestens zwei Tagen der Nüchternblutzucker über 126 mg/dl lag oder wenn der Blutzuckergehalt nach dem Essen zweimal über 200 mg/dl lag, ist von einem Diabetes auszugehen.

Die Bestimmung des Eiweißstoffs Hämoglobin A_{1c} (HbA_{1c}-Wert oder glykosiliertes Hämoglobin) ■ ist vor allem zur Diagnose bei Erwachsenen hilfreich, bei denen die Blutzuckerwerte nur leicht erhöht sind.

In manchen Fällen ist auch der so genannte orale Glukosetoleranztest angebracht, etwa wenn bei einer schwangeren Frau ein Gestationsdiabetes ★ vermutet wird oder wenn ältere Menschen zwar Symptome eines Diabetes haben, aber normale Nüchternblutzuckerwerte. Für diesen Test wird zunächst der Nüchternblutzucker bestimmt; dann trinkt der Untersuchte eine Lösung mit einer Standardmenge Glukose. Innerhalb der nächsten zwei bis drei Stunden werden dann mehrere Blutproben entnommen, aus denen sich erkennen lässt, ob der Zuckerspiegel im Blut ungewöhnlich hoch angestiegen ist.

Behandlung

Wer in einer gesetzlichen Krankenkasse versichert ist, hat die Möglichkeit, an einem strukturierten Behandlungsprogramm für Typ-2-Diabetes teilzunehmen.

Der diabetische Fuß

Diabetes ruft viele Veränderungen im Körper hervor. Sehr häufig, aber schwer zu behandeln sind folgende Veränderungen an den Füßen:

- Neuropathie (Nervenschäden) beeinträchtigen die Empfindlichkeit der Füße, sodass Schmerzen nicht mehr empfunden werden. Reizungen und Verletzungen können unbemerkt bleiben; eine Verletzung kann bis unter die Haut gehen, bevor Schmerz empfunden wird.
- Andere Veränderungen der Empfindungsfähigkeit wirken sich darauf aus, wie Diabetiker ihre Füße belasten – so bilden sich Schwielen. Diese erhöhen in Verbindung mit trockener Haut das Risiko für Hautschäden.
- Diabetes kann die Durchblutung der Füße verringern und damit das Risiko erhöhen, dass sich nach Verletzungen schlecht heilende Geschwüre bilden.

Zusätzlich zu diesen Veränderungen an den Füßen kann Diabetes die Abwehrkraft des Körpers gegen Infektionen verringern. Deshalb bilden sich häufig Infektionen an Geschwüren; solche Infektionen können ernst und schwierig zu behandeln sein und in einen Wundbrand ausarten.

Fußpflege ist deshalb unerlässlich ●. Die Füße sollten vor jeglicher Verletzung geschützt werden; die Haut braucht Feuchtigkeit durch ein geeignetes Hautpflegemittel. Schuhe sollten gut passen und keine Druckstellen verursachen. Sie sollten geräumig sein, damit sich der Fuß unter Belastung beim Stehen ausbreiten kann. Barfußlaufen ist zu vermeiden. Regelmäßiger Besuch eines Fußpflegers oder Podologen zum Schneiden der Zehennägel und zur Entfernung von Schwielen kann hilfreich sein. Die Empfindungsfähigkeit und die Durchblutung der Füße sollten regelmäßig vom Arzt überprüft werden.

▲ siehe Seite 571   ■ siehe Seite 961
★ siehe Seite 1425   ● siehe Kasten Seite 210

Zu dieser Behandlung gehören eine der Erkrankung angepasste Ernährung, Bewegung und für die meisten Betroffenen auch Arzneimittel. Bei einem gut eingestellten Blutzucker ist das Risiko, dass sich Spätkomplikationen entwickeln, gering. Darüber hinaus müssen ein erhöhter Blutdruck und erhöhte Blutfettwerte unbedingt gesenkt werden.

Für die richtige Behandlung ist es hilfreich, wenn die Betroffenen die Zusammenhänge und Umstände ihrer Krankheit gut kennen, wenn sie verstehen, wie Ernährung und Bewegung mit dem Blutzucker zusammenhängen, und wie sie Komplikationen vermeiden können. Solche Informationen werden in Diabetikerschulungen vermittelt.

Diabetiker sollten immer einen Diabetikerausweis bei sich haben. Im Notfall ist es dann leichter, angemessen zu handeln.

Eine gesunde, ausgewogene Ernährung und das Vermeiden von Übergewicht sind für beide Diabetestypen wichtig. Um den Betroffenen dabei zu helfen, sieht das strukturierte Behandlungsprogramm eine Ernährungsberatung vor.

Menschen mit Typ-1-Diabetes brauchen nur normal große Mengen Insulin, solange sie nicht übergewichtig sind. Menschen mit Typ-2-Diabetes, die Übergewicht reduzieren und sich ausreichend bewegen, können unter Umständen noch eine Zeit lang ohne Medikamente auskommen. Hilfreich ist es auch, mehrere kleine statt wenige große Mahlzeiten über den Tag verteilt einzunehmen. Da der Fettstoffwechsel bei Diabetes oft gestört ist, sollten möglichst wenig gesättigte Fette aufgenommen werden. Es kann notwendig sein, die Blutfettwerte mit Medikamenten zu senken.

Regelmäßig ausreichende Bewegung ist eine weitere Säule in der Behandlung des Diabetes. Sie hilft, Gewicht und Blutzuckerwerte zu stabilisieren.

Die bedeutendste unerwünschte Wirkung der Diabetesbehandlung sind Unterzuckerungen ▲. Dann ist zu wenig Glukose im Blut und dem Körper muss in kürzester Zeit Zucker zugeführt werden. Üblicherweise dient dazu Traubenzucker, aber auch normaler Haushaltszucker (Saccharose) ist geeignet. Eine andere Möglichkeit ist es, ein Glas zuckerhaltiges Fruchtsaftgetränk oder Limonade zu trinken oder ein Stück Kuchen oder Obst zu essen. Der Notdienst wird wahrscheinlich Glukose in eine Vene spritzen.

▲ siehe Seite 961

Wenn ein Diabetiker mit einer schweren Unterzuckerung nicht mehr schlucken kann, kann Glukagon gespritzt werden. Es veranlasst die Leber, gespeicherte Glukose rasch freizusetzen. Für Diabetiker gibt es kleine, transportable Behälter, die Glukagonspritzen für den Notfall enthalten.

Die diabetische Ketoazidose ist ein medizinischer Notfall, der die sofortige Einlieferung in ein Krankenhaus erforderlich macht. Neben Elektrolyten wie Natrium, Kalium, Chlorid und Phosphat werden große Mengen Flüssigkeit intravenös gegeben, um den Flüssigkeitsverlust auszugleichen. Gewöhnlich wird auch Insulin intravenös gegeben, damit es schnell wirkt und die Dosis immer wieder angepasst werden kann. Alle paar Stunden werden die Blutspiegel von Zucker, Ketonen und Elektrolyten gemessen. Auch der Säuregrad des Blutes wird geprüft. Dieser muss zwar manchmal normalisiert werden, doch meist reicht es schon aus, den Blutzuckerspiegel zu senken und die Elektrolyte zu ersetzen, um die normale Säure-Basen-Balance wiederherzustellen.

Die Behandlung des hyperosmolaren Komas verläuft ähnlich wie die der Ketoazidose. Flüssigkeit und Elektrolyte müssen ersetzt werden. Der Blutzuckerspiegel muss langsam normalisiert werden, um plötzliche Flüssigkeitsansammlungen im Gehirn zu vermeiden. Bei dieser Komplikation lassen sich die Blutzuckerwerte meist leichter senken als bei der Ketoazidose und auch die Probleme mit der Übersäuerung des Blutes sind nicht so schwerwiegend.

Insulintherapie

Typ-1-Diabetiker brauchen immer eine Insulinbehandlung; auch bei vielen Menschen mit Typ-2-Diabetes ist sie nötig. Insulin wird gespritzt; geschlucktes Insulin wird im Magen zerstört. Neue Formen von Insulin zum Einsprühen in die Nase oder Einnehmen werden derzeit erprobt.

Insulin wird in das Unterhautfettgewebe gespritzt, meist in den Bauch, den Oberschenkel und den Oberarm. Der Einstich der besonders dünnen Nadel ist nahezu schmerzlos. Die meisten Menschen mit Diabetes spritzen sich Insulin mit einem »Pen«, der eine mit Insulin gefüllte Patrone enthält. Einige verwenden eine Insulinpumpe, die über eine dauerhaft gelegte dünne Nadel kontinuierlich Insulin abgibt, ähnlich wie es der gesunde Körper tut. Bei Bedarf, zum Beispiel zum Essen, wird zusätzliches Insulin entlassen.

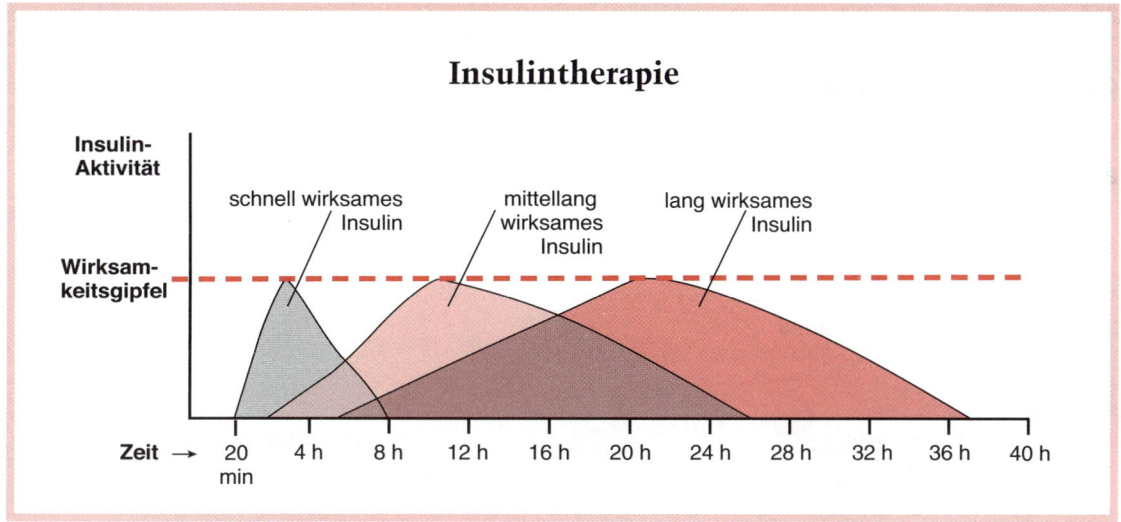

Die verschiedenen Insulinzubereitungen werden danach unterteilt, wie schnell ihre Wirkung einsetzt und wie lange sie andauert. Die Wirkung von Normalinsulin (Altinsulin) setzt nach zwei bis vier Stunden ein und hält sechs bis acht Stunden an. Es wird üblicherweise 15 bis 20 Minuten vor der Mahlzeit gespritzt, um die Blutzuckerspitzen nach dem Essen abzufangen. Das Analog-Insulin Lispro wirkt am schnellsten.

Verzögerungsinsulin (Basalinsulin) enthält Substanzen wie Zink oder Protamin, durch die das Insulin langsamer freigesetzt wird. Die Wirkung beginnt nach einer bis drei Stunden, erreicht seine maximale Aktivität nach sechs bis zehn Stunden und hält 18 bis 26 Stunden an. Diese Art Insulin wird morgens und abends gespritzt, um die Grundversorgung abzudecken.

Lang wirkende Produkte, wie das Insulin-Analogon Glargin, zeigen in den ersten sechs Stunden kaum Wirkung, stellen danach aber die Versorgung für 28 bis 36 Stunden sicher.

Darüber hinaus gibt es eine Reihe von Präparaten, in denen Insulin unterschiedlich langer Wirkdauer in unterschiedlichem Verhältnis miteinander gemischt sind.

Insulinzubereitungen halten sich bei Raumtemperatur monatelang und lassen sich überallhin transportieren. Insulin sollte jedoch nie extremen Temperaturen ausgesetzt werden.

Es gibt zwei grundsätzlich verschiedene Therapieformen: Bei der konventionellen Insulintherapie wird eine ärztlich festgelegte Insulinmenge gespritzt und der Diabetiker muss seinen Lebensrhythmus der Wirkung des Medikaments anpassen. Bei der so genannten intensivierten Insulintherapie werden das Insulin für die Grundversorgung (Basalinsulin) und das Mahlzeiteninsulin voneinander getrennt gespritzt. Je strikter ihre Gabe voneinander abgekoppelt ist und je kürzer das Mahlzeiteninsulin wirkt, desto besser kann die Therapie die Verhältnisse im gesunden Körper nachahmen. Diese Therapieform setzt eine große Eigenverantwortlichkeit beim Diabetiker voraus, der in einer Schulung mit den Besonderheiten dieser Behandlung vertraut gemacht wird. Fester Bestandteil dieser Behandlungsart sind unter anderem häufige Blutzuckerselbstkontrollen.

Das ständige Spritzen kann die Haut und darunter liegende Gewebeschichten schädigen. Allergische Reaktionen, die jedoch selten auftreten, können für Stunden Schmerzen und Brennen, Rötung, Jucken und Schwellungen rund um die Einstichstelle verursachen. Häufig führen die Injektionen zu Fettansammlungen, die Knoten in der Haut bilden; sie können aber auch Fett zerstören und Dellen hervorrufen. Um diese Komplikationen zu vermeiden, ist es sinnvoll, die Einstichstellen regelmäßig zu wechseln.

Diabetesmedikamente zum Einnehmen

So genannte Antidiabetika senken bei Typ-2-Diabetikern den Blutzuckerspiegel. Bei Typ-1-Diabetikern wirken sie nicht. Sulfonylharnstoffe, wie Glibenclamid, und Glinide, wie Repaglinid, regen die Bauchspeicheldrüse zu vermehrter Insulinproduktion an. Biguanide, wie Metformin, und die so genannten Glita-

℞ ANTIDIABETIKA

GRUPPE	ARZNEISTOFF	TAGESDOSIERUNG	UNERWÜNSCHTE WIRKUNGEN (AUSWAHL)
Biguanid			
	Metformin	2–3	Durchfall; Übersäuerung der Körperflüssigkeiten (selten); Leberversagen (selten)
Sulfonylharnstoffe			
	Glibenclamid	1–3	Gewichtszunahme
	Glimepirid	1	
»Glinide«			
	Nateglinid	3	Gewichtszunahme
	Repaglinid	3	
»Glitazone«			
	Pioglitazon	1	Gewichtszunahme; Flüssigkeitsansammlungen (Ödeme)
	Rosiglitazon	1–2	
Glukosidase-Inhibitoren			
	Acarbose	3	Durchfall; Bauchschmerzen; Blähungen
	Miglitol	3	

zone, wie Rosiglitazon, steigern hingegen die Empfindlichkeit des Körpers für Insulin. Glukosidase-Inhibitoren, wie Acarbose, wirken hingegen, indem sie im Darm die Spaltung von Kohlenhydraten in Glukose verzögern.

Diabetesmedikamente kommen bei Typ-2-Diabetes zum Einsatz, wenn Ernährungsumstellung und körperliches Training den Blutzucker nicht ausreichend senken. Wenn ein Präparat allein nicht ausreichend wirkt, können mehrere Medikamente miteinander kombiniert werden. Wenn sich die angestrebten Behandlungsziele mit der Tablettenbehandlung nicht erreichen lassen, wird zur Insulintherapie gewechselt.

Kontrolluntersuchungen

Kontrollen sind ein unverzichtbarer Teil der Diabetesbehandlung. Diabetiker müssen Ernährung, Bewegung und Medikation aufeinander abstimmen. Anhand der gemessenen Blutzuckerwerte lässt sich festlegen, wie viel Insulin gespritzt werden muss.

Viele Faktoren beeinflussen den Blutzuckerspiegel: Ernährung, Bewegung, Stress, Krankheit, Medikamente, sogar die Tageszeit. Nach dem Essen kohlenhydratreicher Speisen schnellt der Blutzucker hoch, durch körperliche Anstrengung sinkt er. Stress, Infektionen und verschiedene Medikamente lassen den Blutzuckerspiegel ansteigen. Aufgrund der natürlichen Ausschüttung von Wachstumshormon und Kortison steigt der Blutzucker in den frühen Morgenstunden an (Dawn-Phänomen). Der Blutzuckerwert schnellt auch dann nach oben, wenn der Körper als Antwort auf niedrige Blutzuckerwerte Glukagon freisetzt (Somogyi-Effekt).

Die Zuckerbestimmung geschieht mit einem Messgerät aus einem Bluttropfen, der durch den Stich einer winzigen Lanzette in die Fingerkuppe gewonnen wird. Die Lanzette dringt auf Knopfdruck leicht und schnell durch die Haut. Die meisten Menschen empfinden dieses als nahezu schmerzlos. Der Bluttropfen wird auf einem Reagenzstreifen in das Gerät geschoben, das aus den chemischen Veränderungen den Blutzuckerwert errechnet und als Zahl auf ein Display überträgt.

Ein neues Gerät erkennt den Blutzucker durch die Haut, ohne eine Blutprobe zu benötigen. Dieses Gerät wird wie eine Armbanduhr getragen. Ein hörbarer Alarm kann eingestellt werden, wenn die Messwerte zu hoch oder zu tief ausfallen. Der Nachteil dieses Geräts ist, dass es regelmäßig mithilfe einer Blutuntersuchung geeicht werden muss, die Haut irritiert und unförmig groß ist.

Hilfreich für die Behandlung ist das Führen eines Tagebuchs, in das die Blutzuckerwerte, die Medikamentendosierung und besondere Ereignisse eingetragen werden.

Bei einigen Formen der konventionellen Therapie kann es genügen, wenn der Diabetiker zu bestimmten Zeiten den Zucker im Urin bestimmt. Der Urintest sagt allerdings nur, dass der Blutzucker eine bestimmte Grenze überschritten hat; er gibt nicht den genauen Wert des Zuckergehalts im Blut an.

Bei den regelmäßigen ärztlichen Kontrollen wird der HbA_{1c}-Wert bestimmt. Wenn das Blut lange Zeit viel Zucker enthält, verändert sich das Hämoglobin – das Eiweiß, das im Blut den Sauerstoff transportiert. Während der Blutzuckerwert nur eine Momentaufnahme darstellt, gibt der HbA_{1c}-Wert Auskunft, wie die Blutzuckereinstellung in den vergangenen Wochen war. Den HbA_{1c}-Normalwert von unter sieben Prozent erreichen Diabetiker kaum. Bei einer guten Blutzuckereinstellung liegt der HbA_{1c}-Wert unter acht Prozent. Werte über neun Prozent lassen eine weniger gute und solche über zwölf Prozent eine sehr schlechte Einstellung erkennen. Im Rahmen des strukturierten Behandlungsprogramms wird der HbA_{1c}-Wert alle drei Monate bestimmt und so die Diabeteseinstellung in den vergangenen drei Monaten kontrolliert.

Therapien im Versuchsstadium

Die Transplantation von Insulin produzierenden Zellen bei Patienten mit Typ-1-Diabetes befindet sich noch im experimentellen Stadium. Nach einer solchen Transplantation müssen regelmäßig Medikamente eingenommen werden, die das Immunsystem unterdrücken, damit die fremden Zellen nicht abgestoßen werden. Neuere Verfahren können die Immunsuppression eventuell unnötig machen.

Unterzuckerung

Bei einer Unterzuckerung (Hypoglykämie) enthält das Blut ungewöhnlich wenig Zucker (Glukose).

Gewöhnlich hält der Körper den Blutzuckerspiegel zwischen 70 und 110 Milligramm pro Deziliter (mg/dl) aufrecht. Bei einer Unterzuckerung sinkt der Blutzucker stark ab. Im Gegensatz dazu steigt der Blutzuckerspiegel bei Diabetes mellitus stark an (Überzuckerung, Hyperglykämie). Dennoch können bei Patienten mit Diabetes, die mit Insulin oder Sulfonylharnstoffen behandelt werden, immer wieder Unterzuckerungen auftreten.

Niedrige Blutzuckerspiegel beeinträchtigen die Funktion vieler Organe. Vor allem das Gehirn reagiert empfindlich, denn Zucker ist seine wichtigste Energiequelle. Wenn der Blutzucker weit unter den Normwert abfällt, regt das Gehirn die Nebennieren zur Ausschüttung von Adrenalin, die Bauchspeicheldrüse zur Freisetzung von Glukagon und die Hirnanhangdrüse zur Ausschüttung von Wachstumshormon an – insgesamt bewirkt dies die Freisetzung von Zucker ins Blut durch die Leber.

Ursachen

Medikamente: Die meisten Unterzuckerungen bei Diabetikern werden durch Insulin oder Medikamente, wie Sulfonylharnstoffe, verursacht, mit denen der Blutzucker gesenkt wird. Sie treten häufiger auf, wenn der Blutzucker besonders genau dem Normwert angepasst werden soll. Patienten, die abnehmen oder ein Nierenversagen entwickeln, neigen besonders zur Unterzuckerung. Ältere Menschen sind empfindlicher als jüngere für Unterzuckerungen als Reaktion auf Sulfonylharnstoffe.

Wenn ein Diabetiker nach dem Spritzen von Insulin weniger als gewöhnlich isst oder sich körperlich mehr anstrengt, kann das Hormon den Blutzucker stark absenken. Vor allem Patienten mit lange bestehendem Diabetes sind für Unterzuckerungen anfällig, weil sie nicht genug Glukagon und Adrenalin bilden. Die ausgeschüttete Menge reicht nicht, um den Blutzucker anzuheben.

Auch Arzneimittel für andere Erkrankungen können Hypoglykämien verursachen, vor allem Pentamidin, mit dem eine bei Aids häufig auftretende Lungenentzündung behandelt wird, oder Chinin, das bei Muskelkrämpfen angewendet wird.

Eine seltene Form der medikamentenabhängigen Unterzuckerung kommt bei Personen mit Münchhausen-Syndrom vor, die heimlich Insulin oder andere Arzneimittel anwenden ▲.

Fasten: Bei der Fasten-Hypoglykämie kann der Körper nach einer Zeit ohne Nahrung die erforderlichen Blutzuckerspiegel nicht mehr aufrechterhalten. Bei ansonsten gesunden Menschen führt das aber nur in Ausnahmefällen zur Unterzuckerung.

Eine Fasten-Hypoglykämie kann sich bei Menschen einstellen, die viel Alkoholhaltiges trinken, ohne zu essen; dann verhindert der Alkohol die Freisetzung von Zucker durch die Leber. Bei Patienten mit Leberkrankheiten wie viraler Hepatitis, Zirrhose und Krebs kann die Leber nicht mehr ausreichend Zucker speichern. Babys und Kinder mit einem Defekt der Enzyme, die den Zuckerhaushalt regulieren, können ebenfalls eine Fasten-Hypoglykämie entwickeln.

Ernährung: Eine Unterzuckerung kann sich auch als Reaktion nach einem stark kohlenhydrathaltigen Essen einstellen. Darauf kann der Körper überschießend antworten, sodass mehr Insulin gebildet wird als nötig.

Wenn ein Teil des Magens entfernt wurde, wird Zucker besonders schnell verwertet; das kann zu einer übermäßigen Insulinausschüttung führen. Auch Probleme bei der Verwertung der Zucker Fruktose und Galaktose und der Aminosäure Leuzin können eine Unterzuckerung hervorrufen. Eine seltene Form der reaktiven Hypoglykämie kann nach dem Trinken von Alkohol in Verbindung mit Zucker (etwa Gin mit Tonic) auftreten.

Andere Ursachen: Einige Ursachen für Unterzuckerung scheinen in keinem Zusammenhang mit der Ernährung zu stehen; dennoch können Fasten und intensives Training eine Unterzuckerung verschlimmern. Manchmal kann ein Tumor der Bauchspeicheldrüse zu übermäßiger

Bildung von Insulin und damit zur Hypoglykämie führen. Bei manchen Patienten senkt eine Autoimmunkrankheit den Blutzucker, indem sie die Ausschüttung von Insulin beeinflusst. Krankheiten, die die Hormonbildung in der Hypophyse und den Nebennieren verringern (vor allem die Addison-Krankheit) können zur Hypoglykämie führen. Diese kann auch bei bestimmten schweren Krankheiten auftreten, etwa bei Nieren- und Herzschwäche, bei Krebs und Schock – vorwiegend bei Patienten, die auch wegen Diabetes behandelt werden.

Symptome

Die Anzeichen einer Unterzuckerung werden meist erst spürbar, wenn der Blutzucker unter 60 mg/dl abgesunken ist. Manche Menschen empfinden Symptome schon bei etwas höheren Spiegeln, vor allem, wenn der Blutzucker rapide abfällt; andere wieder haben keine Symptome, bis der Blutzucker noch viel weiter abgefallen ist.

Zuerst beantwortet der Körper einen Abfall der Blutzuckerwerte, indem er durch die Nebennieren Adrenalin ausschüttet. Dieses regt die Ausschüttung von Zucker aus den Körperspeichern an, verursacht aber Symptome, die einer Angstattacke ähneln: Schwitzen, Nervosität, Zittern, Ohnmacht, Herzklopfen und Hunger. Bei schweren Unterzuckerungen erhält das Gehirn zu wenig Zucker; das kann zu Benommenheit, Müdigkeit, Schwäche, Kopfschmerzen, Konzentrationsschwäche, Verwirrung und einem Benehmen führen, das einer Trunkenheit ähnelt; ferner können undeutliche Aussprache, Sehstörungen, Krampfanfälle und Koma auftreten. Eine länger dauernde Unterzuckerung kann das Gehirn schädigen.

Die Symptome können langsam oder plötzlich auftreten, sie können sich innerhalb von Minuten von leichter Unbehaglichkeit bis zu schwerer Verwirrung und Panik wandeln. Diabetiker, die schon häufig Unterzuckerungen erlebt haben, bemerken die typischen Symptome oft nicht mehr richtig, sodass ohne Vorwarnung Bewusstlosigkeit und Koma eintreten können.

Bei Patienten mit einem Insulin bildenden Tumor der Bauchspeicheldrüse treten die Symptome häufig am Morgen auf – vor allem, wenn die Zuckervorräte im Blut durch Sport vor dem Frühstück aufgebraucht wurden. Anfangs erleben Tumorpatienten meist nur gelegentlich eine Unterzuckerung; nach Monaten oder Jahren werden die Anfälle dann häufiger und schwerer.

▲ siehe Kasten Seite 590

Diagnose

Diabetiker kennen üblicherweise die typischen Symptome einer Unterzuckerung. Sie wird durch die Blutzuckermessung bestätigt. Ein niedriger Blutzuckerspiegel in Verbindung mit den typischen Symptomen einer Hypoglykämie bestätigt die Diagnose auch bei Nichtdiabetikern. Lassen die Symptome innerhalb von Minuten nach Zuckerzufuhr nach, stützt dies die Diagnose.

Bei dem Verdacht, dass Arzneimittel wie Pentamidin oder Chinin die Hypoglykämie auslösen, wird das Medikament abgesetzt; dann wird der Blutzucker gemessen, um zu sehen, ob er ansteigt. Bleibt die Ursache immer noch unklar, können weitere Labortests erforderlich sein.

Wird ein Insulin produzierender Tumor vermutet, kann die wiederholte Messung der Insulinspiegel im Blut während einer Fastendauer von bis zu 72 Stunden nötig werden.

Behandlung

Die Symptome einer Unterzuckerung lassen innerhalb von Minuten nach, wenn Zucker zugeführt wird: als Traubenzuckertablette, durch Trinken eines zuckerhaltigen Getränks oder Essen einer Süßigkeit. Menschen, die mit Unterzuckerungen rechnen müssen, sollten immer Traubenzucker mit sich führen, weil er schnell wirkt. Nach dem Zucker muss dann etwas gegessen werden, was komplexe Kohlenhydrate enthält, etwa Brot oder ein Apfel. Wenn bei schwerer oder lang anhaltender Unterzuckerung nichts gegessen oder getrunken werden kann, kann der Arzt Glukose intravenös verabreichen.

Insulin spritzende Diabetiker sollten für den Notfall Glukagon mit sich führen. Glukagon wird injiziert und regt die Leber an, Zucker freizusetzen. Dadurch wird der Blutzucker innerhalb von fünf bis 15 Minuten wieder normalisiert.

Insulin bildende Tumoren werden operativ entfernt. Vor der Operation erhält der Patient ein Medikament wie Diazoxid, um die Insulinproduktion zu unterdrücken.

Nichtdiabetiker, die zu Unterzuckerungen neigen, sollten häufiger kleine Imbisse statt drei ausgedehnter Mahlzeiten zu sich nehmen. Risikopersonen sollten einen Ausweis oder einen Anhänger mit sich führen, um im Notfall das medizinische Personal über den Krankheitszustand zu informieren.

KAPITEL 167

Multiple endokrine Neoplasien

Multiple endokrine Neoplasien sind seltene Störungen, bei denen mehrere endokrine Drüsen Tumoren entwickeln oder wuchern, ohne dass sich Tumoren bilden.

Multiple endokrine Neoplasien können bei Menschen jeden Alters auftreten. Sie sind fast immer ererbt.

Multiple endokrine Neoplasien treten in drei Formen auf: MEN 1, MEN 2A, MEN 2B. Gelegentlich überschneiden sich diese Formen. Die Tumoren oder die vergrößerten Drüsen setzen meist übermäßig viel Hormone frei. Obwohl sich die Tumoren oder das Wachstum in mehreren Drüsen gleichzeitig entwickeln, nehmen die Veränderungen einige Zeit in Anspruch.

Krankheitsformen

Typ MEN 1: Patienten mit der multiplen endokrinen Neoplasie des Typs 1 entwickeln Tumoren in zwei oder mehr der folgenden Drüsen: Nebenschilddrüsen (die kleinen Drüsen, die an der Schilddrüse sitzen), Bauchspeicheldrüse, Hirnanhangdrüse und, weniger häufig, Schilddrüse und Nebennieren.

Fast alle Patienten mit MEN 1 haben Tumoren der Nebenschilddrüsen; die meisten sind gutartig, aber sie regen die Drüsen zu übermäßiger Ausschüttung von Parathormon an (Hyperparathyroidismus ▲). Der Parathormonüberschuss lässt gewöhnlich die Kalziumspiegel im Blut ansteigen, was manchmal Nierensteine verursacht.

▲ siehe Seite 897

Die meisten Betroffenen haben auch Tumoren der hormonproduzierenden Zellen (Inselzellen) der Bauchspeicheldrüse. Einige von ihnen führen zu hohen Insulinspiegeln und demzufolge zu niedrigem Blutzucker (Hypoglykämie), vor allem, wenn die betreffende Person stundenlang nichts isst. Mehr als die Hälfte der Inselzelltumoren bilden viel Gastrin, das die Säurebildung im Magen übermäßig anregt. Solche Patienten entwickeln oft Magengeschwüre, die häufig bluten, zum Magendurchbruch führen und Mageninhalt in die Bauchhöhle entlassen, oder die den Magen verschließen. Der Säureüberschuss beeinträchtigt auch die Tätigkeit der Enzyme der Bauchspeicheldrüse, was zu Durchfall und Fettstühlen (Steatorrhö) führen kann. Die restlichen Inselzelltumoren können noch andere Hormone bilden, z. B. vasoaktives intestinales Peptid, das schwere Durchfälle und Austrocknung hervorrufen kann.

Einige Inselzelltumoren sind bösartig und können in andere Körperregionen streuen. Bösartige Inselzelltumoren wachsen langsamer als andere Formen von Krebs im Bereich der Bauchspeicheldrüse.

Die meisten Patienten mit MEN 1 entwickeln auch Tumoren der Hypophyse. Einige davon bilden das Hormon Prolaktin, was zu Menstruationsstörungen bei Frauen und erektiler Dysfunktion (Impotenz) bei Männern führt. Andere Tumoren produzieren Wachstumshormon und führen zu Akromegalie ▲. Einige wenige Hypophysentumoren bilden Kortikotropin, das die Nebennieren überstimuliert, zur Freisetzung von zu viel Kortisonen und zum Cushing-Syndrom ■ führt. Einige wenige Tumoren der Hirnanhangdrüse bilden überhaupt keine Hormone. Manche verursachen Kopfschmerzen, Sehstörungen und eine verminderte Funktion der Hypophyse als Folge des Drucks auf benachbarte Teile des Gehirns.

Bei manchen Betroffenen mit MEN 1 kommen Tumoren oder übermäßiges Wachstum und überschießende Tätigkeit der Schilddrüse und der Nebennieren vor. Einige Betroffene entwickeln ein so genanntes Karzinoid ★. Manche Patienten bilden weiche, gutartige Fettansammlungen dicht unter der Haut (Lipome).

Typ MEN 2A: Patienten mit multipler endokriner Neoplasie des Typs 2A entwickeln Tumoren in zwei oder drei der folgenden Drüsen: Schilddrüse, Nebennieren und Nebenschilddrüsen.

Fast alle MEN-2A-Betroffene entwickeln ein medulläres Schilddrüsenkarzinom ●. Etwa 50 Prozent leiden an Phäochromozytom ◆, Tumoren der Nebennieren, die gewöhnlich als Folge des Anstiegs von Adrenalin und anderer von ihnen produzierter Stoffe den Blutdruck erhöhen. Schwerer Bluthochdruck kann zeitweilig oder dauerhaft auftreten.

Einige MEN-2A-Patienten haben überaktive Nebenschilddrüsen und daher erhöhte Kalziumspiegel im Blut, was zu Nierensteinen führen kann. Bei anderen wachsen die Nebenschilddrüsen übermäßig, ohne jedoch große Mengen von Parathormon zu bilden; diese Patienten haben keine durch hohe Kalziumspiegel bewirkte Probleme.

Typ MEN 2B: Die multiple endokrine Neoplasie des Typs 2B kann zu medullären Schilddrüsenkarzinomen, Phäochromozytomen und Neuromen (Geschwulsten an Nerven) führen.

Der medulläre Schilddrüsenkrebs beim MEN 2B tritt meist in einem frühen Stadium auf; er ist schon bei Kindern mit drei Monaten festgestellt worden. Die Tumoren wachsen schneller und breiten sich rascher aus als jene bei MEN 2A.

Die meisten MEN-2B-Betroffenen entwickeln Neurome in den Schleimhäuten. Diese Neurome treten als glänzende Knötchen im Bereich von Lippen, Zunge und der Mundschleimhaut in Erscheinung. Neurome können auf den Augenlidern und der glänzenden Oberfläche der Augen, aber auch an der Bindehaut und der Hornhaut, auftreten. Augenlider und Lippen können anschwellen.

Veränderungen im Bereich des Verdauungstrakts können zu Verstopfung und Durchfall führen. Gelegentlich bilden sich im Dickdarm große Ausweitungen (Megakolon). Vermutlich sind diese auf Neurome zurückzuführen, die an den Nerven des Darmtrakts entstehen.

Patienten mit MEN 2B leiden oft an Veränderungen des Rückgrats, der Knochen an den Füßen und Oberschenkeln. Viele haben ungewöhnlich lange Gliedmaßen und gelockerte Gelenke.

Früherkennung

Da etwa die Hälfte der Kinder von Patienten mit einer multiplen endokrinen Neoplasie diese Krankheit erben, kann man eine Früherkennung veranlassen. Es gibt Gentests für jede der Krankheitsformen. Sie sollten aber immer nur nach einer ausführlichen Beratung durchgeführt werden.

▲ siehe Seite 938   ■ siehe Seite 951
★ siehe Seite 965   ● siehe Seite 948
◆ siehe Seite 953

Behandlung

Die Veränderungen der einzelnen Drüsen werden individuell behandelt. Tumoren können entfernt werden. Das hormonelle Gleichgewicht kann durch Medikamente, die die überschießende Wirkung der Hormone ausgleichen, wiederhergestellt werden. Bei einer vergrößerten und überaktiven Drüse ohne Tumor können Medikamente die Überaktivität ausgleichen.

Bei einem medullären Schilddrüsentumor wird meist die Schilddrüse entfernt, wenn MEN 2A oder MEN 2B nachgewiesen sind. Anders als bei anderen Formen des Schilddrüsenkrebses kann diese Art nicht mit radioaktivem Jod behandelt werden.

Nach der Entfernung der Schilddrüse ist ein lebenslanger Ersatz der Schilddrüsenhormone notwendig.

Karzinoide

Karzinoide sind Wucherungen, die eine übermäßige Menge hormonähnlicher Substanzen produzieren.

Karzinoide entstehen gewöhnlich in den hormonbildenden Zellen im Dünndarm oder im übrigen Magen-Darm-Trakt. Sie können auch in der Bauchspeicheldrüse, den Hoden, den Eierstöcken und der Lunge auftreten. Karzinoide können reichlich hormonähnliche Substanzen bilden, z. B. Serotonin, Bradykinin, Histamin und Prostaglandin. Ihr Überschuss kann vielfältige Symptome hervorrufen, die als Karzinoid-Syndrom bezeichnet werden.

Wenn Karzinoide im Verdauungstrakt oder in der Bauchspeicheldrüse auftreten, gelangen die Stoffe, die sie bilden, in ein Blutgefäß, das direkt zur Leber führt (Pfortader), wo sie von Enzymen zerstört werden. Daher verursachen Karzinoide im Verdauungstrakt meist keine Symptome, bis Metastasen die Leber befallen.

Die Symptome des Karzinoid-Syndroms richten sich nach der durch die Karzinoide gebildeten Substanz.

Symptome

Die Symptome beim Karzinoid ähneln denen anderer Tumoren im Magen-Darm-Bereich: krampfartige Schmerzen und Veränderungen des Stuhlgangs als Folge von Verstopfung.

Weniger als zehn Prozent der Betroffenen entwickeln Symptome des Karzinoid-Syndroms. Die häufigsten und frühesten Symptome sind unangenehme Rötungen, die bevorzugt an Kopf und Hals auftreten. Das Erröten wird als Folge der Weitstellung von Blutgefäßen häufig durch Emotionen, oft auch durch Essen und Trinken von Alkohol oder heißen Getränken bewirkt. Die Rötungen können sich abwechseln mit Zeiten, in denen die Haut bläulich erscheint. Starke Kontraktionen des Darms können zu Bauchkrämpfen und Durchfall führen. Der Darm ist oft nicht mehr ausreichend in der Lage, Nährstoffe aufzunehmen, was zu einer Mangelernährung und fettigen, faulig riechenden Stühlen führen kann.

Es können Schäden am Herzen auftreten, und die Füße und Beine können anschwellen (Ödeme). Keuchen und Atemnot können sich als Folge des behinderten Luftstroms in der Lunge einstellen. Einige Patienten mit Karzinoid-Syndrom verlieren das Interesse am Sex, manche Männer werden impotent.

Diagnose

Wenn die Symptome einen Verdacht auf ein Karzinoid nahe legen, kann die Menge von 5-Hydroxyindolessigsäure (5-HIAA) – eines der chemischen Nebenprodukte von Serotonin – im 24-Stunden-Sammelurin bestimmt werden. Wenigstens drei Tage vor diesem Test darf der Betreffende nichts mehr essen, was viel Serotonin enthält: also z. B. Bananen, Tomaten, Pflaumen, Avocados, Ananas, Auberginen und Walnüsse.

Medikamente wie Guaifenesin (enthalten in manchen Hustensäften), Methocarbamol (ein Mittel zur Muskelentspannung) und Phenothiazin (bei Psychosen) können die Untersuchungsergebnisse beeinträchtigen.

Um das Karzinoid zu lokalisieren, werden Computer- und Kernspintomographie und Arteriographie eingesetzt. Diese Verfahren können auch helfen, festzustellen, ob Lebermetastasen vorliegen. Manchmal ist ein operativer Eingriff nötig, um den Tumor zu finden.

Auch die Positronenemissionstomographie (PET) ist ein geeignetes Verfahren. Die meisten Karzinoide haben Rezeptoren für das Hormon Somatostatin. Der Arzt kann eine radioaktive Form des Somatostatins ins Blut bringen und die PET benutzen, um den Tumor zu finden und zu erkennen, ob er schon metastasiert hat.

Behandlung

Ein Karzinoid, das auf einen bestimmten Bereich begrenzt ist, etwa den Blinddarm, den Dünndarm, das Rektum oder die Lunge, kann operiert werden. Ist die Leber angegriffen, kann eine Operation die Symptome mildern.

Die Symptome, die Karzinoide bereiten, lassen sich oft mit einer Chemotherapie aus Streptozocin und Fluorouracil und manchmal Doxorubicin lindern. Ebenfalls geeignet ist Octreotid. Tamoxifen, Interferon alpha und Eflornithin können das Wachstum des Tumors hemmen. Phenothiazin, Cimetidin und Phentolamin werden gegen die Hautrötungen eingesetzt. Prednison wird manchmal bei Karzinoiden der Lunge und schweren Anfällen von Erröten verabreicht. Durchfall kann mit Kodein, Opiumtinktur, Diphenoxylat und Cyproheptadin unter Kontrolle gebracht werden.

ERKRANKUNGEN DES BLUTES

KAPITEL 169

Das Blut

Das Blut ist eine komplexe Mischung aus Plasma – dem flüssigen Bestandteil –, weißen und roten Blutkörperchen und Blutplättchen. Auf seinem Weg vom Herz durch den Kreislauf und zurück zum Herzen braucht das Blut zwischen 20 und 30 Sekunden.

Dem Blut kommen lebenswichtige Funktionen zu. Es versorgt die Gewebe mit Sauerstoff und lebensnotwendigen Nährstoffen, wie Fetten, Zucker, Mineralstoffen und Vitaminen; gleichzeitig bringt es Kohlendioxid in die Lunge sowie andere Abbauprodukte in die Leber und in die Nieren, damit sie abgebaut und aus dem Körper ausgeschieden werden können. Es transportiert Hormone als chemische Botenstoffe, die der Kommunikation der Körperzellen untereinander dienen. Außerdem enthält das Blut Bestandteile, die Infektionen bekämpfen und Blutungen stoppen.

Bestandteile des Blutes

Plasma

Blut besteht zu mehr als der Hälfte aus Flüssigkeit, dem Blutplasma: Wasser, in dem Salze und Eiweißstoffe (Proteine) gelöst sind. Den Hauptanteil der Eiweiße stellt das Albumin, das den Austritt von Flüssigkeit aus den Blutgefäßen ins Gewebe verhindert; es bindet sich an Substanzen wie Hormone und bestimmte Medikamente und transportiert sie. Weitere Eiweiße sind die Antikörper (Immunglobuline), die den Körper aktiv gegen Viren, Bakterien, Pilze und Krebszellen verteidigen, sowie die Gerinnungsfaktoren, die Blutungen stoppen.

Das Plasma ist für den Körper ein wichtiger Wasserspeicher, weil es fehlendes Wasser ersetzen oder überschüssiges Wasser aus dem Gewebe aufnehmen kann. Wenn Körpergewebe zusätzliche Flüssigkeit brauchen, ist das Wasser im Plasma die erste Quelle, um diesen Bedarf zu decken. Außerdem schützt es die Blutgefäße davor, zu zerreißen oder zu verstopfen, und es hilft, den Blutdruck und den Kreislauf überall im Organismus stabil zu halten, indem es Blutgefäße füllt und ständig durchfließt. Eine weitere Aufgabe des Blutplasmas ist, den Körper zu wärmen oder zu kühlen, indem es die Wärme von Körpergeweben an den Ort bringt, wo sie gebraucht wird, und indem es durch Arme, Beine und Kopf fließt, die die Wärme leichter abgeben.

Rote Blutkörperchen

Rote Blutkörperchen (Erythrozyten) machen etwa 40 Prozent des Blutvolumens aus. Diese Zellen enthalten roten Blutfarbstoff, das Eiweiß Hämoglobin. Es bindet Sauerstoff und transportiert ihn von der Lunge in die Körpergewebe. Sauerstoff verbrauchen die Zellen bei der Energiegewinnung. Dabei entsteht Kohlendioxid, das die roten Blutkörperchen von den Geweben zurück zur Lunge befördern, über die es abgeatmet wird. Bei einer geringen Zahl roter Blutkörperchen (Blutarmut), transportiert das Blut nur wenig Sauerstoff, und es kommt zu Müdigkeit und Schwäche. Wenn die Anzahl der roten Blutkörperchen sehr hoch ist (Polyzythämie), wird das Blut »dick« und gerinnt relativ leicht. Dann steigt das Risiko für einen Herzinfarkt oder Schlaganfall.

Weiße Blutkörperchen

Es gibt weitaus weniger weiße Blutkörperchen (Leukozyten) als rote. (Auf ein weißes Blutkörperchen kommen etwa 660 rote.) Die weißen Blutkörperchen werden in fünf Hauptgruppen unterteilt, die alle vorrangig die Aufgabe haben, den Körper vor Infektionen zu schützen. **Neutrophile** stellen den Hauptanteil der weißen Blutkörperchen. Sie helfen, den Körper vor Bakterien und Pilzen zu schützen und vernichten gefährliche Stoffe im Blut. **Lymphozyten** umfassen drei große Gruppen: T-Zellen und natürliche Killerzellen helfen, den Organismus vor Virusinfektionen zu schützen; außerdem können sie einige Arten von Krebszellen erkennen und zerstören. Aus den B-Zellen entwickeln sich Antikörper produzierende Plasmazellen. **Monozyten** beseitigen tote oder beschädigte Zellen und unterstützen die Abwehr infektiöser Mikroorganismen. **Eosinophile** töten Parasiten, zerstören Krebszellen und sind an allergischen Reaktionen beteiligt. **Basophile** wirken ebenfalls bei allergischen Reaktionen mit.

Viele weiße Blutkörperchen kleben an den Wänden der Blutgefäße fest oder passieren sie sogar, um in tiefer liegende Gewebe vorzudringen. Wenn die weißen Blutkörperchen eine gestörte Stelle erreichen, setzen sie Botenstoffe frei, die weitere weiße Blutkörperchen anlocken. Leukozyten gleichen einer Armee, die im ganzen Körper verteilt und jederzeit bereit ist, sich an bestimmten Stellen zum Kampf zu sammeln, z.B. dort, wo Krankheitskeime eindringen. Sie erreichen das, indem sie diese Organismen umhüllen und verdauen und indem sie Antikörper an Keime hängen, damit sie leichter zerstört werden können ▲.

Bei einer nur geringen Zahl von weißen Blutkörperchen (Leukopenie) treten Infektionen leichter auf. Ein Anstieg der Zahl der weißen Blutkörperchen (Leukozytose) muss nicht unbedingt Symptome verursachen, kann aber ein Hinweis auf eine Infektion oder Leukämie sein.

Blutplättchen

Blutplättchen (Thrombozyten) sind zellähnliche Teilchen und kleiner als weiße oder rote Blutkörperchen. Im Blut befinden sich normalerweise weniger Blutplättchen als rote Blutkörperchen; das Verhältnis liegt bei etwa eins zu 20. Blutplättchen haben die Aufgabe, Blutungen zu stoppen. Sie sammeln sich an der blutenden Stelle, werden klebrig und ballen sich zusammen, um das Blutgefäß abzudichten und die Blutung zu stillen. Gleichzeitig setzen sie Stoffe frei, die die Blutgerinnung begünstigen. Wenn es an Blutplättchen mangelt (Thrombopenie), sind blaue Flecken und ungewöhnliche Blutungen wahrscheinlicher. Wenn die Zahl der Blutplättchen sehr hoch ist (Thrombozythämie), kann das Blut sehr rasch gerinnen; dadurch kann es zu einem Herzinfarkt oder Schlaganfall kommen.

Blutzellenbildung

Die roten, die meisten weißen Blutkörperchen sowie die Blutplättchen werden im Knochenmark, einem weichen Fettgewebe in den Knochenhöhlen, gebildet. T- und B-Zellen entstehen auch in den Lymphknoten und in der Milz; in der Thymusdrüse wachsen T-Zellen heran.

Innerhalb des Knochenmarks stammen alle Blutzellen von einem einzigen Zelltyp ab, den Stammzellen. Wenn sich eine Stammzelle teilt, werden daraus zuerst unreife rote oder weiße Blutkörperchen oder Plättchen produzierende Zellen (Megakaryozyten). Dann teilt sich die unreife Zelle erneut, entwickelt sich weiter, und schließlich wird ein rotes oder weißes Blutkörperchen oder ein Blutplättchen daraus. Der Bedarf im Körper bestimmt die Geschwindigkeit, mit der die Blutkörperchen gebildet werden. Normale Blutzellen leben nur eine begrenzte Zeit: weiße Blutkörperchen einige Stunden bis Tage, Blutplättchen etwa zehn Tage, rote Blutkörperchen 120 Tage. Sie müssen also ständig ersetzt werden. Wenn der Sauerstoffgehalt im Gewebe oder die Zahl der roten Blutkörperchen abnimmt, setzen die Nieren Erythropoietin frei: ein Hormon, das das Knochenmark zur Herstellung von roten Blutkörperchen anregt. Bei Infektionen gibt das Knochenmark zusätzliche weiße Blutkörperchen ab, im Falle von Blutungen verstärkt Blutplättchen.

Alterserscheinungen

Sowohl beim Knochenmark als auch bei den Blutzellen treten gewisse Alterserscheinungen auf. Da der Fettanteil im Knochenmark zunimmt, sinkt der Anteil des zellproduzierenden Knochenmarks. Probleme können dann auftreten, wenn der Körper mehr Blutzellen braucht: Das Knochenmark eines älteren Menschen kann diesen gesteigerten Bedarf möglicherweise nicht mehr so gut decken. Die häufigste Folge ist Blutarmut.

▲ siehe Seite 1044

KAPITEL 170

Symptome und Diagnose von Bluterkrankungen

Krankheiten, die die Blutzellen oder Eiweiße im Blutgerinnungssystem betreffen, werden Bluterkrankungen (hämatologische Störungen) genannt. Zur Diagnose dieser Erkrankungen dienen verschiedene Tests.

Symptome

Die Symptome von Bluterkrankungen sind oft unspezifisch, d.h., sie können auf Krankheiten fast aller Organe des Körpers beruhen. Zu diesen Symptomen gehören Müdigkeit, Schwäche, Kurzatmigkeit, Fieber, Gewichtsverlust, Schmerzen, Schwindelgefühle, Ohnmacht, starke Blutungen, leicht entstehende Blutergüsse und sehr kleine, rote oder violette Flecken auf der Haut.

Ein einzelnes Symptom zeigt zwar keine Blutkrankheit eindeutig an, bestimmte Symptomgruppen weisen aber auf diese Möglichkeit hin. Solche Symptomgruppen beruhen meist auf einer Verringerung von Blutzellen, wie z.B. einer verringerten Zahl roter Blutkörperchen (Blutarmut), einer verringerten Zahl weißer Blutkörperchen (Leukopenie) oder einer verringerten Zahl von Blutplättchen (Thrombopenie). So kann beispielsweise ein Patient mit Schwächezuständen oder Kurzatmigkeit eine Blutarmut haben. Fieber und Infektionen können darauf beruhen, dass der Betroffene zu wenig weiße Blutkörperchen hat. Wenn jemand leicht blutet oder leicht Blutergüsse bekommt, mangelt es möglicherweise an Blutplättchen.

Gelegentlich stehen die Symptome mit einem Anstieg der Zahl der Blutkörperchen in Verbindung. Bei zu viel roten Blutkörperchen können beispielsweise Symptome wie Kurzatmigkeit, Kopfschmerzen, Schwindel und Verwirrtheit auftreten.

Störungen der Gerinnungsfaktoren können zu unzureichender Blutgerinnung (Blutergüsse und Blutungen) oder zu Blutgerinnseln (die warme, schmerzhafte Bereiche in den Beinen, plötzliche Kurzatmigkeit oder Brustschmerzen auslösen können) führen.

▲ siehe Seite 782

Diagnose

Blutuntersuchungen im Labor

Blutuntersuchungen werden in der Medizin oft gemacht. Die Tests sagen viel aus über das Geschehen im Körper, weil das Plasma so viele lebenswichtige Substanzen transportiert. So kann die Funktionsfähigkeit der Schilddrüse beispielsweise relativ leicht überprüft werden, indem man die Konzentration der Schilddrüsenhormone im Blut bestimmt. In gleicher Weise lassen sich die Enzyme der Leber im Blut bestimmen ▲ und so Rückschlüsse auf ihre Funktionsfähigkeit ziehen. Bei einigen Blutuntersuchungen werden die Bestandteile und Funktionen des Blutes selbst bestimmt; sie dienen meist zur Diagnose von Bluterkrankungen.

Großes Blutbild: Bei dieser Blutuntersuchung wird die grundsätzliche Zusammensetzung des Blutes (Zahl der roten und weißen Blutkörperchen und Blutplättchen) ermittelt. Entsprechende Apparate liefern dieses Ergebnis in weniger als einer Minute aus einem kleinen Tropfen Blut. Meistens ergänzt eine mikroskopische Untersuchung der Blutzellen das Blutbild.

Neben der Anzahl der Blutkörperchen und Blutplättchen, dem prozentualen Anteil der verschiedenen Arten von weißen Blutkörperchen und dem Gehalt an rotem Blutfarbstoff gibt das Blutbild auch die Größe und Form der roten Blutkörperchen an. Ungewöhnliche rote Blutkörperchen sind zerstückelt, oder ihre Form gleicht Tränentropfen, Mondsicheln oder Nadeln. Aus diesen Unregelmäßigkeiten lässt sich auf eine bestimmte Ursache der Blutarmut schließen. So sind sichelförmige Zellen bezeichnend für die Sichelzellenanämie. Sehr kleine rote Blutkörperchen können ein frühes Zeichen einer Eisenmangelanämie sein, während große, ovale Erythrozyten einen Mangel an Folsäure oder Vitamin B_{12} vermuten lassen.

Beim Blutbild wird auch die Zahl der weißen Blutkörperchen bestimmt. Wenn der Arzt genauere Informationen über den Zustand eines Patienten braucht, werden die verschiedenen Arten von weißen Blutkörperchen (Differenzialblutbild) gezählt. Liegt die Gesamtzahl der weißen Blutkörperchen oder die Zahl der ver-

GROSSES BLUTBILD

TEST	WAS WIRD GEMESSEN	NORMALWERTE
Hämoglobin	Menge des Sauerstoff trans-portierenden Hämoglobins in den roten Blutkörperchen	Männer: 14–17 g/dl Frauen: 12,5–15 g/dl
Hämatokrit	Anteil der roten Blutkörperchen am gesamten Blutvolumen	Männer: 42–50 % Frauen: 36–45 %
Durchschnittliche Größe der einzelnen Zellen	Geschätzter Rauminhalt des einzelnen Blutkörperchens	86–98 Femtoliter
Blutzählung der weißen Blut-körperchen	Anzahl der weißen Blutkörperchen in einer bestimmten Menge Blut	4 500–10 500 pro Mikroliter Blut
Differenzialblutbild der weißen Blut-körperchen	Prozentualer Anteil der verschie-denen Arten von weißen Blut-körperchen	Neutrophile segmentkernige Granulozyten: 34–75 % Neutrophile stabkernige Granulozyten: 0–8 % Lymphozyten: 12–50 % Monozyten: 2–9 % Eosinophile Granulozyten: 0–5 % Basophile Granulozyten: 0–3 %
Blutplättchen-zählung	Anzahl der Blutplättchen (Thrombozyten) in einer bestimmten Menge Blut	140 000–450 000 pro Mikroliter Blut
Durchschnittliches Blutplättchen-volumen	Durchschnittliche Menge an Blutplättchen	7–10 Femtoliter

schiedenen Arten von weißen Blutkörperchen über oder unter dem Normalwert, kann der Arzt diese Zellen unter dem Mikroskop unter-suchen und dabei Kennzeichen bestimmter Krankheiten finden. So können viele weiße Blut-körperchen mit einem sehr unreifen Erschei-nungsbild auf eine Krebserkrankung der weißen Blutkörperchen (Leukämie) hinweisen.

Die Blutplättchen werden im Rahmen eines Blutbilds ebenfalls gezählt. Ihre Zahl ist ein wichtiges Maß für die Blutgerinnung. Wenn das Blut ungewöhnlich viele Blutplättchen enthält (Thrombozytose, Thrombozythämie), können sie vor allem in den kleinen Blutgefäßen von Herz und Gehirn Blutgerinnsel verursachen.

Ein spezielles Blutbild, die **Retikulozyten-zählung**, gibt die Zahl der neu entstandenen roten Blutzellen (Retikulozyten) an. Diese bil-den im Normalfall ein Prozent der Gesamtzahl an roten Blutkörperchen. Bei einem erhöhten Bedarf an roten Blutkörperchen wird das Kno-chenmark normalerweise zur Produktion von mehr Retikulozyten angeregt. So ist die Zahl der jungen Blutkörperchen ein Gradmesser für die Funktion des Knochenmarks.

Blutgruppenbestimmung: Die Blutgruppe wird durch Eiweiße auf der Oberfläche von roten Blutkörperchen festgelegt. Sie wird bestimmt, indem man die Reaktion einer Blutprobe auf be-stimmte Antikörper misst. Die Blutgruppe muss vor einer Transfusion ermittelt werden ▲.

Blutungszeit und andere Gerinnungstests: Die Fähigkeit des Körpers, Blutungen zu stoppen,

▲ siehe Kasten Seite 974

Entnahme von Knochenmark

Knochenmarkproben werden gewöhnlich aus dem Beckenkamm entnommen. Der Patient liegt auf der Seite, das Gesicht vom Arzt abgewandt, ein Knie angewinkelt über dem anderen Bein. Nachdem die Haut über dem Knochen örtlich betäubt worden ist, führt der Arzt eine Nadel in den Knochen ein und entnimmt das Mark.

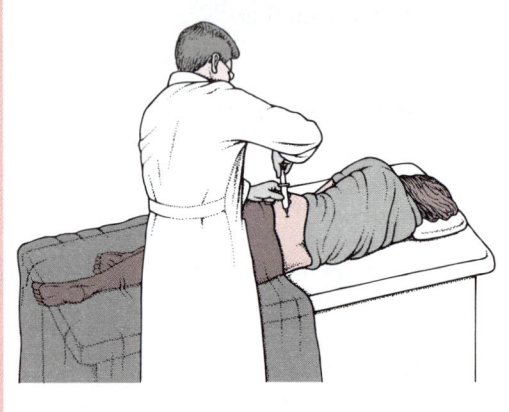

kann mit der Blutungszeit bestimmt werden. Bei diesem Test fügt man dem Patienten am Unterarm einen kleinen Schnitt zu und misst die Zeit, bis die Blutung aufhört. Dieser Test ist vor allem ein Maß für die Funktion der Blutplättchen. Die meisten Untersuchungen der Plättchenfunktion werden aber apparativ durchgeführt.

Mit anderen Tests wird die Gesamtfunktion der vielen verschiedenen Gerinnungsfaktoren, die für eine normale Blutgerinnung notwendig sind, gemessen. Die gebräuchlichsten dieser Tests sind die Prothrombinzeit und die partielle Thromboplastinzeit. Auch die Konzentration der einzelnen Gerinnungsfaktoren kann exakt bestimmt werden.

Knochenmarkuntersuchung

Manchmal muss eine Probe aus dem Knochenmark untersucht werden, um zu erkennen, warum Blutzellen nicht normal ausgebildet sind. Die Entnahme kann mit der Absaugmethode (Aspirationsbiopsie) oder durch eine Punktion (Biopsie) geschehen. Beide Male werden die Proben gewöhnlich aus dem Beckenkamm entnommen; die Absaugmethode wird manchmal auch am Brustbein gemacht. Bei jüngeren Kindern werden die Proben aus dem Schienbein gewonnen.

Wenn beide Arten von Proben nötig sind, werden sie gewöhnlich zur selben Zeit entnommen. Nach der örtlichen Betäubung von Haut und Gewebe über dem Knochen wird die Nadel einer Spritze in den Knochen eingeführt. Um das Knochenmark abzusaugen, zieht der Arzt den Kolben der Spritze zurück und zieht eine kleine Menge des weichen Knochenmarks heraus, das dann auf eine Glasscheibe gestrichen und unter dem Mikroskop geprüft werden kann. Spezielle Tests wie Bakterien- und Pilzkulturen oder Virusuntersuchungen, aber auch die Bestimmung von Chromosomen sowie die Analyse von Zelloberflächenproteinen (Durchflusszytometrie) können mit dieser Probe durchgeführt werden. Theoretisch würde die abgesaugte Probe genügend Informationen enthalten, um eine Diagnose zu stellen, in der Praxis zerstört aber das Aufziehen in die Spritze häufig das empfindliche Knochenmark. So ist der wirkliche Zustand der Zellen oft nur sehr schwer zu bestimmen.

Der Arzt entnimmt auch eine Gewebeprobe, wenn er die anatomischen Verhältnisse der Zellen und die Struktur der Gewebe genau bestimmen will. Mit einer Hohlnadel wird ein kleines Stück Knochenmark entnommen. Diese Probe wird konserviert und in dünne Scheiben geschnitten, die unter dem Mikroskop untersucht werden.

Eine Entnahme von Knochenmark verursacht im Allgemeinen mäßige Schmerzen und ein wenig Unwohlsein. Die ganze Angelegenheit dauert wenige Minuten.

KAPITEL 171

Bluttransfusion

Bei einer Bluttransfusion werden Blut oder Blutbestandteile von einer Person (Spender) auf eine andere (Empfänger) übertragen.

Bluttransfusionen dienen dazu, die Kapazität des Blutes, Sauerstoff zu transportieren, zu verbessern, dem Körper nach Blutverlusten die nötige Blutmenge zurückzugeben, die Abwehrkraft zu stärken und Störungen der Blutgerinnung auszugleichen. Typische Empfänger sind Unfallopfer, Patienten, die operiert werden, oder bei denen Krebs (z. B. Leukämie) oder andere Krankheiten (z. B. Sichelzellenanämie oder Thalassämie) behandelt werden.

Das so genannte Transfusionsgesetz reguliert in Deutschland die Sammlung, Lagerung und den Transport von Blut und seinen Bestandteilen. Die Vorschriften wurden zum Schutz der Spender und der Empfänger erlassen. Durch sie ist der Empfang von Spenderblut und den daraus hergestellten Produkten sehr sicher geworden. Dennoch bergen Bluttransfusionen für den Empfänger weiterhin Risiken, wie z. B. allergische Reaktionen, Fieber und Schüttelfrost, Überlastung des Blutvolumens und Infektionen mit Bakterien und Viren. Seit die möglichen Spender von Blut auf das Vorliegen einer Infektion mit HIV, Hepatitis B und C getestet werden, ist das Risiko, durch die Gabe von Fremdblut oder Blutprodukten mit den entsprechenden Krankheiten infiziert zu werden, äußerst gering geworden.

Blutspenden

Der Vorgang des Blutspendens dauert etwa eine Stunde. Potenzielle Blutspender müssen vom ärztlichen Personal, das die Blutspende vornimmt und überwacht, als dafür geeignet befunden werden. Die Spender werden vorher untersucht, um sicherzugehen, dass sie gesund sind. Faktoren, die Freiwillige als Blutspender ausschließen können, sind z. B. Krankheiten wie Hepatitis, Herzschwäche, Krebserkrankungen, schwere Formen von Asthma, Störungen im Blut, möglicher Kontakt zu Prionenerkrankungen (neue Variante der Creutzfeld-Jakob-Krankheit ▲), Aids und Verhaltensweisen, die nahe legen, dass der Betreffende mit dem Aidsvirus ■ in Kontakt kommt.

Untersuchung von Spenderblut auf Krankheitserreger

Das Transfusionsblut kann Erreger einer ansteckenden Krankheit, die im Spenderblut enthalten sind, auf den Empfänger übertragen. Deshalb wird das gespendete Blut sorgfältig auf Antikörper gegen die Erreger von ansteckenden Krankheiten untersucht, so auf die von virusbedingten Leberentzündungen, Aids und Syphilis.

Virushepatitis
Gespendetes Blut wird überprüft, ob es mit den Erregern von Hepatitis B oder C infiziert ist, die bei Bluttransfusionen übertragen werden können. Diese Tests können zwar nicht alle Virusvarianten erkennen, aber aufgrund der verbesserten Untersuchungsmethoden besteht nur noch ein minimales Risiko, sich durch eine Bluttransfusion mit Hepatitis zu infizieren.

Aids
Jedes Spenderblut wird auf Antikörper gegen HI-Viren, die Erreger der Immunschwächekrankheit Aids, geprüft. Der Test ist nicht absolut verlässlich, aber als mögliche Spender werden ohnehin Menschen mit einem erhöhten Risiko für eine HIV-Infektion ausgeschlossen (z. B. Rauschgiftkonsumenten, solche mit riskantem Sexualverhalten).

Syphilis
Mit Bluttransfusionen wird nur selten Syphilis übertragen. Die Blutspender werden nicht nur untersucht, sondern auch das Spenderblut wird auf Antikörper gegen Syphilis getestet. Die Blutkonserven werden darüber hinaus auf sehr niedrige Temperaturen heruntergekühlt – Temperaturen, die Syphiliserreger abtöten.

▲ siehe Seite 526   ■ siehe Seite 1152

Blutgruppenbestimmung

Die Übertragung von Blut, das nicht dem des Empfängers entspricht, kann gefährlich sein. Daher wird bei dem gespendeten Blut die Blutgruppe bestimmt. Das geschieht, indem auf bestimmte Eiweiße (Rhesusfaktor und Blutgruppenantigene A und B) auf der Oberfläche der roten Blutkörperchen geprüft wird.

Die vier Hauptblutgruppen sind A, B, AB und 0; für jede Gruppe ist das Blut entweder Rhesus-positiv oder Rhesus-negativ. So hat beispielsweise ein Mensch mit 0-negativem Blut rote Blutkörperchen, denen sowohl die A- und B-Antigene als auch der Rhesusfaktor fehlen. Bei AB-positivem Blut haben die roten Blutkörperchen die A- und B-Antigene sowie den Rhesusfaktor. Manche Blutgruppen sind wesentlich häufiger als andere.

Im Notfall kann jeder Mensch rote Blutkörperchen der Gruppe 0 bekommen. Menschen mit der Blutgruppe 0 sind daher Universalspender. Da Menschen mit der Blutgruppe AB rote Blutkörperchen von allen Blutgruppen bekommen können, gelten sie als Universalempfänger. Empfänger mit Rhesus-negativem Blut müssen Blut von Rhesus-negativen Spendern bekommen; Empfänger mit Rhesus-positivem Blut können sowohl Rhesus-negatives als auch Rhesus-positives Blut erhalten.

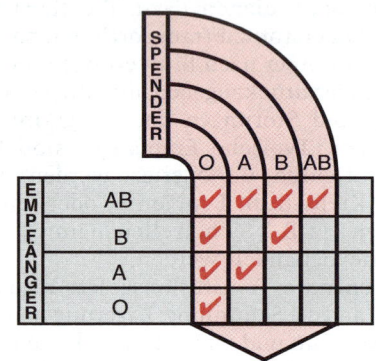

Arten der Transfusion

Die meisten Blutspenden werden in ihre Bestandteile aufgeteilt (fraktioniert): rote Blutkörperchen, Blutplättchen, Plasma, Gerinnungsfaktoren, Antikörper (Immunglobuline) und weiße Blutkörperchen. Es hängt von der Situation ab, ob der Betroffene nur Blutzellen, nur Gerinnungsfaktoren oder einen anderen Bestandteil des Blutes bekommt. Durch die Transfusion von ausgewählten Blutbestandteilen kann die Behandlung treffsicher sein und weniger Nebenwirkungen haben; außerdem können mit den verschiedenen Bestandteilen aus einer Einheit Blut mehrere Personen behandelt werden.

Rote Blutkörperchen: Erythrozytenkonserven werden am häufigsten übertragen; sie können die Funktion des Blutes, Sauerstoff zu transportieren, wiederherstellen. Dieser Bestandteil kann Menschen mit Blutungen oder starker Blutarmut gegeben werden. Die roten Blutkörperchen werden vom flüssigen Blutplasma, den anderen Zellen und zellähnlichen Bestandteilen getrennt. Nach diesem Schritt werden die roten Blutkörperchen konzentriert, damit sie weniger Platz einnehmen. Gekühlte rote Blutkörperchen halten sich gewöhnlich 42 Tage lang. Wenn z. B. eine seltene Blutgruppe erhal-

Im Allgemeinen darf ein Spender nur alle 56 Tage Blut spenden. Heute bekommen Blutspender kein Geld mehr, denn der pekuniäre Anreiz hatte bedürftige Menschen dazu veranlasst, Blut zu spenden und dabei Umstände zu verheimlichen, die sie als Spender ungeeignet machen. Außerdem lockte diese Möglichkeit, zu Geld zu kommen, Personen wie Drogenabhängige an, die zu den Hochrisikogruppen für übertragbare Krankheiten, wie Aids und Hepatitis B, gehören.

Zum Blutspenden sitzt man in einem Liegestuhl oder liegt auf einem Bett. Zuerst untersucht das medizinische Personal die Innenseite des Ellenbogens und bestimmt, welche Vene genutzt wird. Nach der Reinigung des Bereiches um die Vene wird eine Nadel in die Vene gestochen und mit einem sterilen Verband fixiert. Der Spender spürt gewöhnlich einen kleinen Stich, danach bleibt der Vorgang schmerzlos. Das Blut gelangt durch die Nadel in den Sammelbehälter. Die Spende selbst nimmt zehn Minuten in Anspruch.

Eine einzelne Spende umfasst ungefähr einen halben Liter Blut. Das frisch abgenommene Blut wird, versehen mit Konservierungsmitteln und Stoffen, die das Gerinnen verhindern, in sterile Plastikbeutel eingeschweißt. Von jeder Spende wird eine Probe auf infektiöse Krankheiten wie Aids, Virushepatitis und Syphilis untersucht.

ten bleiben soll, können rote Blutkörperchen eingefroren werden; dann sind sie bis zu zehn Jahre haltbar.

Blutplättchen können bei der Wiederherstellung der Gerinnungsfähigkeit des Blutes mithelfen. Sie werden meistens Patienten mit zu wenig Blutplättchen (Thrombopenie) gegeben, die schwere und spontane Blutungen bekommen können. Blutplättchen können nur fünf Tage gelagert werden.

Blutgerinnungsfaktoren sind Plasmaproteine, die normalerweise mit den Blutplättchen für die Blutgerinnung zusammenarbeiten. Gerinnungsfaktoren können aus Plasmaprodukten gewonnen oder gentechnisch hergestellt werden, wobei sie dann rekombinante Faktorkonzentrate heißen. Ohne Gerinnungsfaktoren würden Blutungen nicht aufhören. Einzelne konzentrierte Gerinnungsfaktoren können Patienten verabreicht werden, die eine angeborene Gerinnungsstörung, wie die Bluterkrankheit (Hämophilie) oder von Willebrand-Krankheit, haben oder die (meistens wegen einer schweren Infektion oder einer Leberkrankheit) nicht genug Gerinnungsfaktoren produzieren können.

Plasma ist eine Quelle für Gerinnungsfaktoren. Es wird bei Blutungsstörungen verwendet, wenn der fehlende Gerinnungsfaktor unbekannt oder der genaue Gerinnungsfaktor nicht vorhanden ist. Darüber hinaus kommt es zum Einsatz, wenn die Blutung durch die mangelnde Produktion aller oder vieler Gerinnungsfaktoren wegen eines Leberversagens oder einer schweren Infektion verursacht wird. Plasma, das sofort nach der Trennung von den Zellen des Spenderbluts eingefroren wird (Fresh Frozen Plasma), ist bis zu einem Jahr haltbar.

Antikörper (Immunglobuline) sind die krankheitsabwehrenden Bestandteile des Blutes und dienen dazu, Menschen passiv zu immunisieren, die mit einer Infektionskrankheit, wie z. B. Windpocken oder Hepatitis, in Kontakt gekommen sind oder keine oder zu wenig Antikörper gegen die Erkrankung haben. Antikörper werden aus dem Blut behandelter Plasmaspender hergestellt.

Weiße Blutkörperchen werden übertragen, um bei Menschen mit einer stark verringerten Zahl weißer Blutkörperchen oder ungewöhnlich funktionierenden weißen Blutkörperchen lebensbedrohliche Infektionen zu behandeln. Die Transfusion von weißen Blutkörperchen ist selten, weil sie durch verbesserte Antibiotika und den Einsatz von Wachstumsfaktoren nicht mehr so oft gebraucht werden. Weiße Blutkörperchen werden durch Hämapherese gewonnen und können bis zu 24 Stunden gelagert werden.

Spezielle Verfahren der Blutübertragung

Plasmapherese

Bei der Plasmapherese wird dem Spender ein bestimmter Blutbestandteil, der für den Empfänger wichtiger ist als das Vollblut, abgenommen. Werden z. B. Blutplättchen gebraucht, wird dem Spender erst einmal das volle Blut abgenommen. In einem Spezialgerät werden aus diesem Blut die Blutplättchen herausgefiltert, das restliche Blut wird dem Spender zurückgegeben. Auf diese Weise wird der Blutverlust des Spenders so gering gehalten, dass insgesamt acht- bis zehnmal so viele Blutplättchen gewonnen werden können wie bei einer einzelnen Vollblutspende.

Eigenbluttransfusion

Bei einer Eigenbluttransfusion (autologe Transfusion) erhält der Empfänger das Blut, das er selbst gespendet hat. Zum Beispiel kann jemand in den Wochen vor einem geplanten operativen Eingriff mehrere Einheiten Blut spenden, die ihm dann während oder nach dem Eingriff verabreicht werden können. Bei einem Patienten, der während einer Operation stark blutet, kann das austretende Blut gesammelt und ihm dann zurückgegeben werden. Bei einer Eigenbluttransfusion ist das Risiko für Unverträglichkeiten und eine Übertragung von Krankheiten ausgeschaltet.

Gezielte Blutspende

Familienmitglieder oder Freunde können einander gezielt Blut spenden, vorausgesetzt, dass Blutgruppe und Rhesusfaktor übereinstimmen. Manche Menschen haben ein besseres Gefühl, wenn sie wissen, von wem das Transfusionsblut stammt, selbst wenn das Blut von Familienangehörigen oder Freunden nicht unbedingt weniger gefährlich ist als das von einem unbekannten Menschen. Blut von Familienangehörigen wird einer Strahlenbehandlung unterzogen, um die Abstoßungsreaktion (graft-versus-host) zu verhindern. Solche Abstoßungsreaktionen auf Bluttransfusionen sind zwar selten, aber sie kommen häufiger vor, wenn Spender und Empfänger verwandt sind.

Stammzellenapherese

Bei der Stammzellenapherese werden dem Spender nur Stammzellen und kein Vollblut entnommen. Vor dem Spenden wird dem Spender ein Wachstumsfaktor gespritzt, der das Kno-

Behandlung von Krankheiten durch Blutreinigung

Bei einer Hämapherese wird dem Kranken Blut abgenommen, aus dem bestimmte unerwünschte Zellen, Substanzen oder Blutplättchen entfernt werden; das restliche Blut wird dem Patienten wieder zurückgegeben. Dieser Vorgang kann zur Gewinnung von Blutzellen oder Blutplättchen dienen (z. B. Stammzellenapherese, Plasmapherese). Er wird auch zur Blutreinigung verwendet, indem bei schwerkranken Patienten, die auf keine konventionelle Behandlung angesprochen haben, schädliche Stoffe und überschüssige Blutkörperchen oder Blutplättchen entfernt werden. Für eine wirkungsvolle Blutreinigung muss die Hämapherese die unerwünschten Substanzen schneller entfernen, als der Körper sie nachproduzieren kann.

Die zwei gebräuchlichsten Arten von Hämapherese, die zur Blutreinigung verwendet werden, sind die Zellapherese und die Plasmapherese. Bei der **Plasmapherese** werden schädliche Stoffe aus dem Blutplasma (dem flüssigen Anteil des Blutes) entfernt. Beispielsweise wird damit Myasthenia gravis, eine krankhafte Muskelschwäche, behandelt, und auch das Guillain-Barré-Syndrom (eine Art entzündlicher Lähmung der Nervenbahnen), das Goodpasture-Syndrom (eine allergische Erkrankung mit Blutungen in der Lunge und den Nieren), Pemphigus vulgaris (starke, manchmal tödliche Blasenbildung auf der Haut), Kryoglobulinämie (eine Art von krankhafter Antikörperbildung) sowie thrombotische thrombozytopenische Purpura (eine seltene Gerinnungsstörung). Die **Zellapherese** entfernt bestimmte überzählige Blutzellen. Auf diese Weise werden die Polyzythämie behandelt, bei der die roten Blutkörperchen krankhaft vermehrt sind, bestimmte Arten von Leukämie und Thrombozytose, bei der die Anzahl der Blutplättchen erhöht ist.

Die Hämapherese sollte nur wiederholt werden, wenn es unbedingt notwendig ist. Die große Flüssigkeitsmenge, die bei der Abnahme und Rückgabe des Blutes ständig zwischen Blutgefäßen und Körpergeweben wechselt, bereitet dem Körper, der ohnehin schon krank ist, zusätzliche Schwierigkeiten.

---

chenmark zur Abgabe von Stammzellen ins Blut anregt. Dem Spender wird dann Vollblut abgenommen, und ein Apparat, der das Blut in seine Bestandteile aufteilt, entfernt die Stammzellen und gibt dem Spender das restliche Blut wieder zurück.

Vorsichtsmaßnahmen und Nebenwirkungen

Verschiedene Maßnahmen dienen dazu, die Möglichkeit von unerwünschten Wirkungen während der Transfusion gering zu halten. Bevor eine Transfusion eingeleitet wird, mischt ein Mitarbeiter im Labor einen Tropfen Spenderblut mit einem Blutstropfen des Empfängers, um sicherzugehen, dass das Blut zusammenpasst. Dieser Test wird Kreuzprobe genannt. Wenn das Blut ausreichend getestet wurde und keine Antikörper vorhanden sind, kann dieser Vorgang elektronisch vom Computersystem der Blutbank durchgeführt werden.

Zweimal werden die Etiketten auf den Blutbeuteln, die verwendet werden sollen, geprüft, ob sie auch wirklich für diesen Empfänger vorgesehen sind. Erst dann wird das Spenderblut dem Kranken langsam in die Vene infundiert. Normalerweise dauert das Einleiten jedes Beutels Blut zwei Stunden oder länger. Da die meisten gefährlichen Nebenwirkungen während der ersten 15 Minuten auftreten, wird der Patient in diesem Zeitraum besonders genau beobachtet. Danach sieht eine Krankenschwester in regelmäßigen Abständen nach dem Blutempfänger. Die Transfusion wird sofort beendet, wenn sich unerwünschte Wirkungen zeigen.

Die überwiegende Mehrheit der Blutübertragungen verläuft heute sicher und erfolgreich; jedoch gibt es gelegentlich leichte, etwas seltener aber auch ernste oder sogar sehr schwere Nebenwirkungen. Die häufigsten Abwehrreaktionen sind Fieber und allergische Reaktionen, die bei etwa ein bis zwei Prozent aller Transfusionen beobachtet werden. Die Anzeichen sind meist Juckreiz, Ausschlag, Schwellungen, Fieber und Kopfschmerzen. Weniger häufig sind Atembeschwerden, Atemnot sowie Muskelkrämpfe. Nur selten ist eine allergische Reaktion so stark, dass sie zu Blutdruckabfall und Schock führt. Allerdings gibt es heute vorbeugende Maßnahmen, die eine Blutübertragung auch für solche Patienten verträglich machen, bei denen früher allergische Reaktionen auftraten. Solchen Patienten können gewaschene rote Blutkörperchen verabreicht werden. Das Waschen der roten Blutkörperchen entfernt Bestandteile aus dem Spenderblut, die allergische Reaktionen auslösen können. Häufiger wird das übertragene Blut gefiltert, um die Anzahl der weißen Blutkörperchen zu verringern (Leukozytenreduktion). Die Leukozytenreduktion erfolgt meistens, indem ein Spezialfilter in den Transfusionsschlauch eingesetzt wird. Das Blut kann auch vor der Lagerung gefiltert werden.

Auch nach der sorgfältigsten Blutgruppenbestimmung und durchgeführter Kreuzprobe kann eine Unverträglichkeit auftreten und etwa dazu führen, dass die roten Blutkörperchen kurz nach der Transfusion durch das Abwehrsystem des Empfängers zerstört werden (hämolytische Reaktion). Gewöhnlich beginnt dieser Abwehrkampf mit einem allgemeinen Unwohlsein oder Angstzuständen des Patienten während oder unmittelbar nach der Transfusion. Manchmal zeigen sich Atembeschwerden, Brustbeklemmungen, Hitzewallungen oder starke Rückenschmerzen. Sehr selten nehmen

diese Reaktionen einen tödlichen Verlauf. Der Arzt kann bei einer Untersuchung feststellen, ob eine hämolytische Reaktion rote Blutkörperchen zerstört; dann wird nämlich Hämoglobin, der rote Blutfarbstoff, ins Blut und in den Urin freigesetzt.

Der Organismus von Transfusionspatienten kann von der Menge der verabreichten Flüssigkeit überlastet werden. Blutempfänger, die unter einer Herzkrankheit leiden, sind dafür besonders anfällig. Deshalb wird bei solchen Patienten die Transfusion besonders langsam verabreicht, und sie werden dabei pausenlos beobachtet.

Die **Graft-versus-host-Reaktion** ist eine ungewöhnliche Komplikation bei Bluttransfusionen. Sie betrifft hauptsächlich Menschen, deren Abwehrkraft durch Medikamente oder Krankheit geschwächt ist. Bei dieser Reaktion greifen die gespendeten weißen Blutkörperchen (Transplantat = graft) das Gewebe des Blutempfängers (des Wirtes = host) an. Die Anzeichen dafür sind Fieber, Ausschlag, niedriger Blutdruck, Zerstörung von Gewebe und Schock. Diese Reaktionen können tödlich sein, werden aber ausgeschaltet, indem die Blutprodukte für Menschen mit einem geschwächten Immunsystem bestrahlt werden.

KAPITEL 172

Blutarmut

Blutarmut (Anämie) entsteht bei einem Mangel an roten Blutkörperchen oder an rotem Blutfarbstoff (Hämoglobin). Dieses Eiweiß transportiert den Sauerstoff im Blut.

Mithilfe von Hämoglobin transportieren die roten Blutkörperchen den Sauerstoff von der Lunge in alle Bereiche des Organismus. Ist die Zahl der roten Blutkörperchen oder der Hämoglobingehalt vermindert, kann das Blut nicht mehr genügend Sauerstoff transportieren. Durch die ungenügende Sauerstoffversorgung der Gewebe entstehen die Symptome der Blutarmut.

Ursachen

Die zahlreichen Ursachen von Blutarmut lassen sich in drei Gruppen zusammenfassen: Blutver-

lust (übermäßig starke Blutung), unzureichende Bildung von roten Blutkörperchen und Zerstörung roter Blutkörperchen (Hämolyse).

Starker Blutverlust kann plötzlich bei einem Unfall oder während einer Operation auftreten. Er entwickelt sich langsam, wenn es im Verdauungs- oder Harntrakt immer wiederkehrende Blutungen gibt. Chronische Blutungen lassen den Eisenspiegel absinken, was die Blutarmut verschlimmert.

Blutarmut kann auch entstehen, wenn der Körper nicht genug rote Blutkörperchen produziert. Für ihre Produktion sind viele Substanzen notwendig; die wichtigsten sind Eisen, Vitamin B_{12} und Folsäure. Der Körper braucht aber auch Spuren von Vitamin C, B_2 und Kupfer, sowie Hormone (vor allem Erythropoietin, das die Bildung der roten Blutkörperchen anregt). Ohne diese Substanzen verläuft der Bildungsvorgang langsam und unangemessen oder die roten Blutkörperchen sind deformiert und können den Sauerstoff nicht richtig transportieren. Chronische Krankheiten können ebenfalls die Bildung roter Blutkörperchen beeinträchtigen. Wenn z. B. Leukämie, Lymphome oder Metastasen in das Knochenmark eindringen und es ersetzen, sinkt die Produktion der roten Blutkörperchen ab.

Auch wenn viele rote Blutkörperchen zerstört werden, kann es zu Blutarmut kommen. Normalerweise leben rote Blutkörperchen etwa 120 Tage. Abraumzellen im Knochenmark, in der Milz und der Leber entdecken und zerstören rote Blutkörperchen, die ihre übliche Lebensdauer erreicht oder überschritten haben. Wenn rote Blutkörperchen zu früh zerstört werden (Hämolyse), versucht das Knochenmark, das auszugleichen, indem es schneller neue Zellen bildet. Überschreitet die Zahl der zerstörten roten Blutkörperchen die der neu gebildeten, kommt es zur hämolytischen Anämie, einer Krankheit, die relativ selten ist im Vergleich mit Blutarmut durch starke Blutungen und verringerter Bildung von roten Blutkörperchen.

Symptome und Diagnose

Die Symptome hängen davon ab, wie stark die Blutarmut ausgeprägt ist und wie schnell sie sich entwickelt. Manche Patienten haben bei einer leichten Blutarmut, vor allem wenn sie sich langsam entwickelt, gar keine Symptome, andere nur bei körperlicher Anstrengung. Eine stärkere Blutarmut kann sogar dann Beschwerden hervorrufen, wenn der Patient ruht. Die Symptome verstärken sich, wenn sich eine Blutarmut sehr schnell entwickelt, wie z. B. bei einem geplatzten Blutgefäß.

Eine leichte Blutarmut kann Müdigkeit, Schwäche und Blässe verursachen. Abgesehen davon kann eine schwerere Blutarmut Konzentrationsstörungen und leichten Schwindel, verstärkten Durst, Schwitzen, schwachen und schnellen Puls und schnelles Atmen auslösen. Eine schwere Blutarmut kann zu starken Wadenkrämpfen bei Belastung, Kurzatmigkeit und Brustschmerzen führen, vor allem, wenn der Betroffene bereits Probleme mit der Blutversorgung in den Beinen oder bestimmte Lungen- oder Herzkrankheiten hat.

Manchmal kann Blutarmut durch einfache Bluttests festgestellt werden, bevor der Betroffene Symptome bemerkt.

Niedrige Hämoglobinwerte und ein geringer prozentualer Anteil von roten Blutkörperchen im Verhältnis zum gesamten Blutvolumen (Hämatokrit) bestätigen die Blutarmut. Mit anderen Untersuchungen wird die Ursache der Blutarmut bestimmt.

Blutarmut durch starke Blutungen

Blutarmut entsteht durch starke Blutungen, wenn dabei mehr rote Blutkörperchen verloren gehen als gebildet werden können.

Die häufigste Ursache für eine Blutarmut ist übermäßig starker Blutverlust. Wenn Blut verloren geht, entzieht der Körper den Geweben außerhalb der Blutbahnen ganz schnell Wasser, um das Flüssigkeitsvolumen in den Blutgefäßen aufrechtzuerhalten. Dadurch wird das Blut aber verdünnt, und die Konzentration der roten Blutzellen verringert sich. Normalerweise gleicht der Körper den Verlust allmählich durch eine erhöhte Produktion von roten Blutkörperchen wieder aus.

Die Symptome können zuerst ernst sein, vor allem wenn eine starke Blutung ganz plötzlich auftritt, wie beispielsweise durch einen Unfall, eine Operation, Geburt oder ein verletztes Blutgefäß. Ein plötzlicher großer Blutverlust kann zwei Probleme bewirken: Einerseits fällt der Blutdruck ab, da die geringere Flüssigkeitsmenge den Druck in den Blutgefäßen nicht mehr erhalten kann, andererseits nimmt der Sauerstoffgehalt im Körper ab, da die Zahl der Blutkörperchen, die ihn transportieren, vermindert ist. In beiden Fällen können ein Herzinfarkt oder Schlaganfall und sogar der Tod die Folge sein.

Weit häufiger als ein plötzlicher Blutverlust kommt ein chronischer durch ständige oder immer wieder auftretende Blutungen vor. Solche Blutungen können in verschiedenen Organen auftreten. Leicht zu erkennen sind häufiges Nasenbluten und Blutungen bei Hämorrhoiden. Chronische Blutungen in anderen Bereichen des Körpers sind nicht so augenfällig, wie z. B. blutende Geschwüre im Magen oder Dünndarm sowie blutende Wucherungen (Polypen) und Tumoren im Dickdarm. In diesen Fällen ist der Blutverlust gering; im Stuhl wird kein rotes Blut sichtbar. Dieser Blutverlust wird deshalb okkult (= verborgen) genannt. Weitere Quellen für fortwährende Blutungen können Nieren- oder Blasentumoren sein. Bei ihnen wird das Blut mit dem Urin ausgeschieden. Außerdem kann hoher Blutverlust auch seine Ursache in wiederholt starken Monatsblutungen haben, z. B. bei Endometriose.

DIE WICHTIGSTEN URSACHEN VON BLUTARMUT

ÜBERMÄSSIG STARKE BLUTUNG	VERMINDERTE PRODUKTION ROTER BLUTKÖRPERCHEN	VERMEHRTE ZERSTÖRUNG ROTER BLUTKÖRPERCHEN
Plötzlich	Eisenmangel	Vergrößerte Milz
Unfälle	Vitamin-B_{12}-Mangel	Mechanische Schädigung der roten Blutkörperchen
Operationen	Folsäuremangel	
Geburt	Vitamin-C-Mangel	Autoimmunreaktionen gegen rote Blutkörperchen
Gerissene Blutgefäße	Chronische Krankheiten	
	Aplastische Anämie	Paroxysmale nächtliche Hämoglobinurie
Chronisch	Myeolofibrose	Kugelzellenanämie
Nasenbluten	Myelodysplasie	Elliptozytose
Hämorrhoiden	Multiples Myelom	Mangel an Glukose-6-Phosphat-Dehydrogenase
Geschwüre im Magen oder Dünndarm	Leukämien	
	Lymphome	Sichelzellenanämie
Krebs oder Polypen im Magen-Darm-Trakt	Metastasierende Krebs-erkrankungen	Hämoglobin-C-Krankheit
Nieren- und Blasentumoren		Hämoglobin-S-C-Krankheit
Übermäßig starke Monats-blutungen		Hämoglobin-E-Krankheit
		Thalassämie

Symptome und Diagnose

Die Symptome ähneln denen der anderen Arten von Blutarmut. Die Geschwindigkeit und das Ausmaß des Blutverlusts sind entscheidend, ob leichte oder ernste Symptome auftreten.

Verliert der Körper innerhalb weniger Stunden ein Drittel seiner Blutmenge, können die Folgen sehr gefährlich sein. Bei raschem Blutverlust treten gewöhnlich Schwindelzustände und Kreislaufstörungen im Sitzen oder Stehen auf. Wenn sich der Blutverlust über mehrere Tage, Wochen oder einen längeren Zeitraum verteilt, selbst wenn dabei zwei Drittel des Blutvolumens verloren gehen, treten wahrscheinlich nur Müdigkeit und Schwäche oder möglicherweise gar keine Symptome auf, wenn der Betroffene genug trinkt.

Der Arzt vermutet, dass Blutverlust die Blutarmut hervorruft, wenn der Patient die Symptome einer Blutarmut beschreibt und eine Blutung bemerkt hat. Um die Quelle der Blutung zu finden, werden Stuhl und Urin untersucht. Bei der Suche können auch bildgebende Verfahren und Endoskopie eine Rolle spielen.

Behandlung

Eine Transfusion von roten Blutkörperchen ist bei plötzlichem, hohem Blutverlust oder schwerer Anämie die einzige zuverlässige Therapie. Außerdem muss die Ursache gefunden und die Blutung gestillt werden. Wenn das Blut nur langsam verloren geht oder die Blutarmut nicht so schwer ist, kann der Körper selbst ausreichend rote Blutzellen herstellen und die Anämie beheben. Da bei den Blutungen Eisen verloren geht, das zur Produktion roter Blutkörperchen benötigt wird, müssen viele Patienten über einige Monate Eisenpräparate einnehmen.

Eisenmangelanämie

Eine Eisenmangelanämie entsteht durch geringe oder entleerte Eisenspeicher; das Eisen wird bei der Produktion von roten Blutkörperchen benötigt.

Eine Eisenmangelanämie entwickelt sich in der Regel langsam, weil es mehrere Monate dauern kann, bis die Eisenreserven des Körpers aufgebraucht sind. Mit abnehmender Eisenreserve produziert das Knochenmark immer weniger rote Blutkörperchen. Wenn die Reserven erschöpft sind, gibt es nicht nur weniger, sondern auch viel kleinere rote Blutkörperchen.

ANDERE URSACHEN VON BLUTARMUT

URSACHE	MECHANISMUS	BEHANDLUNG	BEMERKUNGEN
Milzvergrößerung	Die vergrößerte Milz fängt und zerstört zu viele rote Blutkörperchen	Die Behandlung ist auf die Krankheit ausgerichtet, die die Vergrößerung der Milz ausgelöst hat. Manchmal muss die Milz entfernt werden	Die Symptome sind meist schwach. Oft verringert eine vergrößerte Milz die Anzahl der Blutplättchen und der weißen Blutkörperchen
Schädigung roter Blutkörperchen	Ungewöhnliche Veränderungen in den Blutgefäßen (z. B. ein Aneurysma), eine künstliche Herzklappe oder ein sehr hoher Blutdruck können normale rote Blutkörperchen auseinander brechen lassen	Die Ursache der Schädigung wird festgestellt und beseitigt	Die Nieren filtern die Bestandteile der roten Blutkörperchen aus dem Blut, können von ihnen aber auch geschädigt werden
Paroxysmale nächtliche Hämoglobinurie	Das Immunsystem zerstört anfallartig rote Blutkörperchen, nicht nur in der Nacht	Kortison lindert die Symptome, heilt die Krankheit aber nicht. Patienten mit Blutgerinnseln müssen die Blutgerinnung medikamentös hemmen. Eine Knochenmarktransplantation kann erforderlich sein	Kann starke Magenkrämpfe und Blutgerinnsel in den großen Venen des Bauchraums und der Beine auslösen
Hereditäre Spherozytose	Rote Blutkörperchen werden fehlgebildet und steif, von der Milz abgefangen und dort zerstört	In der Regel ist keine Behandlung erforderlich; bei einer schweren Blutarmut muss möglicherweise die Milz entfernt werden	Eine vererbte Krankheit, die Knochenveränderungen, wie z. B. einen Turmschädel sowie zusätzliche Finger und Zehen verursachen kann
Hereditäre Elliptozytose	Rote Blutkörperchen sind oval oder elliptisch und haben nicht die normale Scheibenform	Bei einer schweren Blutarmut muss möglicherweise die Milz entfernt werden	Die Blutarmut ist meistens leicht und muss nicht behandelt werden
Glukose-6-phosphat-Dehydrogenase-mangel	Das Enzym Glukose-6-phosphat-Dehydrogenase fehlt in den Membranen der roten Blutkörperchen. Ohne dieses Enzym brechen die roten Blutkörperchen leicht auseinander	Vorbeugung ist möglich durch Vermeiden der Auslösesituationen oder -substanzen (Fieber, diabetisches Koma, Azetylsalizylsäure, Vitamin K, Favabohnen)	Eine vererbte Krankheit, die fast nur Männer betrifft. Etwa 10 Prozent der farbigen Männer und ein geringerer Prozentsatz von Weißen aus der Mittelmeerregion haben die Krankheit

Eisenmangel ist eine der häufigsten Ursachen für eine Blutarmut, und Blutverlust ist der häufigste Grund für einen Eisenmangel bei Erwachsenen. Bei Männern und Frauen nach den Wechseljahren weist ein Eisenmangel oft auf innere Blutungen im Magen-Darm-Trakt hin. Jüngere Frauen entwickeln manchmal aufgrund starker Monatsblutungen ein Eisendefizit. Eine eisenarme Ernährung ▲ kann bei Kindern und Jugendlichen und bei Schwangeren am Eisenmangel schuld sein.

▲ siehe Seite 900

Symptome und Diagnose

Die Symptome einer Eisenmangelanämie entwickeln sich allmählich und ähneln den Symptomen, die durch andere Arten von Blutarmut entstehen.

Bei einer Anämie wird mit Bluttests gewöhnlich zuerst nach einem Eisenmangel gesucht. Bei einem Eisenmangel sind die roten Blutkörperchen eher klein und blass. Eisengehalt und Transferrin (das Eiweiß, das Eisen im Serum, außerhalb der roten Blutzellen transportiert) werden gemessen und verglichen. Der empfindlichste Test, um einem Eisenmangel auf die Spur zu kommen, ist die Bestimmung von Ferritin, einer Verbindung, die Eisen speichert. Niedrige Ferritinspiegel signalisieren ein Eisendefizit. Manchmal führt der Ferritinspiegel jedoch in die Irre, weil er durch einen Leberschaden, eine Entzündung, Infektion oder durch Krebs ansteigen kann. In diesem Fall muss der Arzt die Konzentration eines Proteins auf der Oberfläche von Zellen, die sich an Transferrin binden (Transferrin-Rezeptor), bestimmen.

Um eine Diagnose zu stellen, ist gelegentlich eine Knochenmarkbiopsie notwendig, um den Eisengehalt der Blutzellen im Knochenmark zu bestimmen.

Behandlung

Da starke Blutungen den häufigsten Grund für einen Eisenmangel darstellen, ist es natürlich stets der erste Schritt, die Ursache zu finden.

Die übliche Ernährung genügt gewöhnlich nicht, um einen Eisenmangel auszugleichen. Da üblicherweise auch die Eisenreserve des Körpers gering ist, muss sie durch die Einnahme von Präparaten aufgestockt werden.

In der Regel müssen Eisenpräparate drei bis sechs Wochen lang eingenommen werden – selbst wenn eine Blutung inzwischen gestillt ist. Am besten kann der Organismus das Eisen aufnehmen, wenn die Tabletten eine halbe Stunde vor den Mahlzeiten gemeinsam mit Vitamin C (z.B. Orangensaft oder Vitamin-C-Tabletten) geschluckt werden. Wenn die eigentliche Blutarmut behoben ist, sollte die Behandlung noch weitere sechs Monate fortgesetzt werden, damit der Körper seine Eisenreserven auffüllen kann. In gewissen Zeitabständen sollten Bluttests bestätigen, dass der Eisenspiegel wieder normal und die Blutung dauerhaft zum Stillstand gekommen ist.

Vitaminmangelanämie

Eine Vitaminmangelanämie entsteht durch einen Mangel an Vitamin B_{12} oder Folsäure.

Ein Mangel an Vitamin B_{12} ▲ oder Folsäure ■ führt zu einer so genannten megaloblastären Anämie. Dann produziert das Knochenmark ungewöhnlich große rote Blutzellen (Megaloblasten).

Am häufigsten wird die megaloblastäre Anämie dadurch verursacht, dass es in der Nahrung an Vitamin B_{12} oder Folsäure mangelt oder dass der Körper unfähig ist, diese Vitamine zu verwerten. Manchmal tritt diese Form der Anämie auch nach der Einnahme von Arzneimitteln auf, wie z.B. Methotrexat, Hydroxyharnstoff, Fluorouracil und Cytarabin, mit denen Krebserkrankungen behandelt werden.

Symptome und Diagnose

Die Symptome einer Blutarmut aufgrund eines Vitamin-B_{12}- oder Folsäuremangels entwickeln sich allmählich und ähneln den Symptomen, die durch andere Arten von Blutarmut entstehen. Ein Vitamin-B_{12}- oder Folsäuremangel kann auch zu Nervenstörungen führen. ★

Mit Blutuntersuchungen soll festgestellt werden, ob ein Vitamin-B_{12}- oder Folsäuremangel die Ursache der Blutarmut ist. Eine Anämie aufgrund eines Vitamin-B_{12}- oder Folsäuremangels wird vermutet, wenn unter dem Mikroskop die für den Mangelzustand typischen ungewöhnlich großen, roten Blutzellen (Megaloblasten) zu sehen sind. Auch Veränderungen bei den weißen Blutkörperchen und den Blutplättchen können dabei entdeckt werden, besonders wenn der Patient schon längere Zeit an einer Anämie leidet.

Der Gehalt von Vitamin B_{12} und Folsäure im Blut wird gemessen; mit anderen Tests wird nach der Ursache für den Vitaminmangel geforscht.

Behandlung

Der Mangel an Vitamin B_{12} oder Folsäure muss behoben werden.

Vitamin B_{12} wird gewöhnlich gespritzt. Zuerst bekommen die Patienten einige Wochen lang täglich oder wöchentlich eine Injektion, bis sich der Vitamin-B_{12}-Spiegel im Blut norma-

---

▲ siehe Seite 891   ■ siehe Seite 892

★ siehe Seiten 891 und 892

Aplastische Anämie: wenn sich das Knochenmark abschaltet

Wenn die Knochenmarkzellen, die sich zu reifen Blutzellen und Blutplättchen (Stammzellen) entwickeln, beschädigt oder in ihrer Funktion gehemmt sind, kann sich das Knochenmark abschalten. Dieses Versagen des Knochenmarks wird als aplastische Anämie bezeichnet. Die häufigste Ursache einer aplastischen Anämie ist eine Autoimmunerkrankung. Andere Ursachen sind Infektion mit Parvovirus, Verstrahlung, Gifte (z.B. Benzol), Chemotherapeutika und andere Medikamente (z.B. Chloramphenicol).

Bei Knochenmarkversagen mangelt es an roten Blutkörperchen (Anämie), weißen Blutkörperchen (Leukopenie) und Blutplättchen (Thrombozytopenie). Die Anämie führt zu Müdigkeit, Schwäche und Blässe, die Leukopenie zu einer erhöhten Infektanfälligkeit, und aufgrund der Thrombozytopenie treten rasch blaue Flecken und Blutungen auf. Bei manchen Menschen ist nur die Produktion der roten Blutkörperchen betroffen (aregenerative Anämie), vor allem wenn die Ursache eine Infektion mit Parvovirus ist. Eine aplastische Anämie wird diagnostiziert, wenn die mikroskopische Untersuchung einer Knochenmarkprobe einen deutlichen Rückgang der Stammzellen und der Reifung von Blutzellen feststellt.

Eine unbehandelte aplastische Anämie ist tödlich. Transfusionen mit roten Blutkörperchen, Blutplättchen und Wachstumsfaktoren können die Zahl der roten und weißen Blutkörperchen und Blutplättchen erhöhen. Eine Stammzellen- oder Knochenmarktransplantation kann die aplastische Anämie bei jüngeren Patienten heilen. Ältere Menschen und Betroffene ohne passenden Knochenmarkspender sprechen oft auf eine Behandlung mit Kortison an und auf Medikamente, die das Immunsystem unterdrücken.

lisiert hat; danach genügt eine Injektion im Monat. Vitamin B_{12} kann auch eingenommen werden. Menschen mit einer Vitamin-B_{12}-Mangelanämie müssen ihr Leben lang Vitamin B_{12} erhalten.

Folsäure kann einmal täglich in Tablettenform eingenommen werden. Menschen, die Probleme haben, Folsäure zu verwerten, müssen das Vitamin ihr Leben lang einnehmen.

Blutarmut als Folge chronischer Erkrankungen

Bei dieser Form von Blutarmut verlangsamt eine chronische Krankheit die Bildung der roten Blutkörperchen, weil sie Zytokine produziert, die die Bildung der roten Blutkörperchen beeinflussen.

Chronische Erkrankungen führen oft zu Blutarmut, besonders bei älteren Menschen. Infektionen, Entzündungen und Krebserkrankungen können die Bildung von roten Blutkörperchen im Knochenmark behindern. Da diese Hemmung in der Regel nicht sehr stark ist, entwickelt sich die Blutarmut langsam und zeigt sich erst nach einiger Zeit. Weil die sich entwickelnden roten Blutkörperchen das im Knochen gespeicherte Eisen nicht ausreichend aufnehmen, wird diese Art von Blutarmut oft als Eisenverwertungsstörung bezeichnet.

Bei dieser Art von Blutarmut gibt es gewöhnlich nur wenige oder gar keine Symptome. Wenn doch Krankheitsanzeichen auftreten, sind sie meist eine Auswirkung der Krankheit selbst und nur selten ein Symptom der Anämie. Es gibt keine speziellen Laboruntersuchungen, deshalb wird der Arzt versuchen, andere mögliche Ursachen auszuschließen.

Da es keine speziellen Maßnahmen zur Behandlung dieser Anämie gibt, kann sie nur durch die Behandlung der eigentlichen Krankheit gebessert werden. Die zusätzliche Einnahme von Eisen oder Vitaminen hilft nicht. Sollte der seltene Fall einer schweren Blutarmut eintreten, können Bluttransfusionen oder die Gabe von Erythropoietin bzw. Darbepoietin helfen.

Autoimmunhämolytische Anämie

Autoimmunhämolytische Anämie stellt eine Gruppe von Krankheiten dar, bei denen das Immunsystem Antikörper produziert, die die roten Blutkörperchen für Fremdkörper halten und sie angreifen.

Die autoimmunhämolytische Anämie ist selten. Diese Gruppe von Krankheiten kann in jedem

Alter auftreten und ist bei Frauen häufiger als bei Männern. Bei etwa der Hälfte der Erkrankungen bleibt die Ursache unbekannt (idiopathische autoimmunhämolytische Anämie). Die autoimmunhämolytische Anämie kann auch durch eine andere Krankheit, wie z. B. systemischer Lupus erythematodes, verursacht werden oder gemeinsam mit ihr auftreten. Nur selten ist sie die Folge der Einnahme von Medikamenten wie Penizillin.

Die Zerstörung der roten Blutkörperchen durch Antikörper kann plötzlich beginnen oder sich allmählich entwickeln. Bei manchen Menschen hört das Geschehen nach einer Zeit wieder auf, bei anderen setzt es sich fort und kann chronisch werden. Es gibt zwei Hauptgruppen: die durch Wärmeantikörper ausgelöste hämolytische Anämie und die durch Kälteantikörper verursachte. Bei Wärmeantikörpern hängen sich die Antikörper an die roten Blutkörperchen und zerstören sie, wenn das Blut Körpertemperatur hat oder wärmer ist. Bei der autoimmunhämolytischen Anämie durch Kälteantikörper sind die Antikörper aktiver und greifen die roten Blutkörperchen nur dann an, wenn die Körpertemperatur deutlich unter dem Normalwert liegt.

Symptome

Manche Patienten mit einer autoimmunhämolytischen Anämie haben keine Symptome, vor allem wenn die roten Blutkörperchen nur allmählich zerstört werden. Andere haben Symptome wie bei anderen Arten von Blutarmut, vor allem wenn die Zerstörung heftiger oder schneller verläuft. Dann kann auch eine leichte Gelbsucht vorkommen. Wenn die Zerstörung einige Monate dauert, kann sich die Milz vergrößern, was zu Völlegefühl im Bauch und Unwohlsein führt.

Wenn die Ursache einer autoimmunhämolytischen Anämie eine andere Krankheit ist, können die Symptome dieser Grundkrankheit, wie z. B. geschwollene und druckschmerzempfindliche Lymphknoten und Fieber, vorherrschen.

Diagnose

Eine verstärkte Zerstörung der roten Blutkörperchen wird dann als Ursache der Anämie angenommen, wenn in einem Bluttest viele unreife rote Blutkörperchen (Retikulozyten) zu sehen sind. Außerdem kann der Test auch einen erhöhten Bilirubinwert und einen niedrigeren Haptoglobinwert zeigen.

Eine autoimmunhämolytische Anämie wird als Ursache bestätigt, wenn Bluttests erhöhte Werte bestimmter Antikörper nachweisen, die an den roten Blutkörperchen hängen (direkter Antiglobulin- oder Coombs-Test) oder im flüssigen Anteil des Blutes vorhanden sind (indirekter Antiglobulin- oder Coombs-Test). Andere Tests können mithelfen, die Ursache der Autoimmunreaktion, die die roten Blutkörperchen zerstört, zu bestimmen.

Behandlung

Wenn die Symptome leicht sind oder wenn sich die Zerstörung der roten Blutkörperchen von selbst verlangsamt, ist keine Behandlung notwendig. Wenn zunehmend mehr rote Blutkörperchen zerstört werden, ist meist ein Kortisonpräparat, wie Prednison, das Mittel der Wahl. Zuerst werden hohe Dosen verabreicht, dann wird die Dosis über viele Wochen oder Monate verringert. Wenn die Patienten auf Kortison nicht ansprechen oder wenn es starke Nebenwirkungen verursacht, wird oft die Milz entfernt. Geht die Zerstörung der roten Blutkörperchen selbst dann noch weiter oder kann die Operation nicht durchgeführt werden, kommen Medikamente, die das Immunsystem unterdrücken, wie z. B. Cyclophosphamid oder Azathioprin, in Betracht.

Wenn andere Behandlungen versagen, ist gelegentlich die Plasmapherese ▲, bei der die Antikörper aus dem Blut gefiltert werden, hilfreich. Bei einer intensiven Zerstörung der roten Blutkörperchen sind manchmal Bluttransfusionen notwendig, die aber nicht die Ursache der Anämie behandeln und nur eine kurzfristige Besserung bringen.

Sichelzellenanämie

Die Sichelzellenanämie ist eine erbliche Krankheit, bei der eine chronische Blutarmut durch sichelförmige, rote Blutkörperchen hervorgerufen wird.

Diese Krankheit kommt ausschließlich bei schwarzen Menschen vor. Ungefähr zehn Prozent der Farbigen in den Vereinigten Staaten tragen ein Gen, auf dem die Sichelzellenkrankheit angelegt ist, aber sie entwickeln diese Krankheit nie. Etwa 0,3 Prozent haben zwei solcher Gene, bei ihnen entwickelt sich die Anämie.

Bei der Sichelzellenkrankheit enthalten die roten Blutkörperchen eine veränderte Art von

---

▲ siehe Seite 976

Formen von roten Blutkörperchen

Normale rote Blutkörperchen sind scheibenförmig und flexibel, an den Rändern dicker als in der Mitte. Bei einigen Erbkrankheiten verändern sich die Blutkörperchen zu Kugeln (Sphärozytose), bekommen eine ovale Form (Elliptozytose) oder nehmen eine Sichelform an (Sichelzellenanämie)

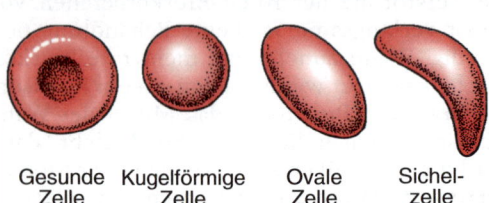

Gesunde   Kugelförmige   Ovale   Sichel-
Zelle   Zelle   Zelle   zelle

Hämoglobin (das Eiweiß, das den Sauerstoff transportiert). Dadurch verringert sich der Sauerstoffgehalt in den Zellen, die eine halbmond- oder sichelförmige Gestalt annehmen. Diese verformten Blutzellen zerfallen beim Durchwandern der Blutgefäße leicht. So kann eine schwere Blutarmut entstehen, die die Sauerstoffversorgung und den Blutkreislauf beeinträchtigt. Diese verformten Blutkörperchen schädigen die Milz, die Nieren, das Gehirn, die Knochen und andere Organe.

Symptome und Komplikationen

Menschen mit dieser Krankheit leiden immer unter einer gewissen Blutarmut und einer leichten Gelbsucht, mehr Symptome gibt es aber nicht. Jedoch können Umstände, die den Sauerstoffgehalt des Blutes verringern, diese Anämie plötzlich verschlimmern, z. B. anstrengendes, sportliches Training, Bergsteigen oder das Fliegen in großer Höhe sowie eine zusätzliche, schwere Krankheit. Solche Krisen sind verbunden mit Schmerzanfällen, oft im Bauch und in den Knochen der Gliedmaßen, Fieber und manchmal Kurzatmigkeit. Die Bauchschmerzen können sehr stark werden und Erbrechen zur Folge haben.

Bei Kindern äußert sich eine plötzlich auftretende Sichelzellenanämie in heftigen Brustschmerzen und Atembeschwerden. Die Ursache für die Beschwerden in der Brust ist nicht bekannt. Vermutlich werden die Schmerzen durch eine Infektion hervorgerufen oder durch

ein Blutgefäß, das von einem Gerinnsel (Embolus) blockiert ist.

Bei den meisten Menschen mit der Sichelzellenkrankheit vergrößert sich schon während der Kindheit die Milz. Im Jugendalter ist die Milz so stark geschädigt, dass sie schrumpft und ihre Funktion einstellt. Da die Milz eine große Hilfe bei der Bekämpfung von Infektionen ist, erleiden solche Menschen häufig eine Lungenentzündung durch Pneumokokken und andere Infektionskrankheiten. Speziell eine Viruserkrankung kann die Produktion neuer roter Blutkörperchen so stark behindern, dass sich die Anämie verschlimmert. Die Leber wird im Laufe der Jahre ebenfalls immer größer, und Gallensteine entstehen aus den Farbstoffen der zerstörten Blutkörperchen. Auch das Herz vergrößert sich, und Herzgeräusche sind häufig.

Kinder mit Sichelzellenanämie haben oft einen relativ kurzen Rumpf und lange Arme, Beine, Finger und Zehen. Die krankhaften Veränderungen in den Knochen und im Knochenmark können Knochenschmerzen, besonders in Händen und Füßen, zur Folge haben. Immer wiederkehrende Gelenkschmerzen mit Fieber folgen, und das Hüftgelenk kann sich so verändern, dass es durch eine Prothese ersetzt werden muss.

Die unzureichende Durchblutung der Haut verursacht Entzündungen an den Beinen, besonders im Bereich der Fußknöchel. Junge Männer können an einer schmerzhaften Dauererektion ohne sexuelle Erregung leiden. Verstopfte Blutgefäße können zu Störungen des Nervensystems und sogar zum Schlaganfall führen. Bei älteren Patienten verschlechtern sich die Lungen- und Nierenfunktion.

Diagnose

Blutarmut, Schmerzen im Magen und in den Knochen sowie Übelkeit werden kundige Ärzte bei einem jungen schwarzhäutigen Menschen immer an eine plötzlich auftretende Sichelzellenanämie denken lassen. In einer Blutprobe finden sich unter dem Mikroskop sichelförmige rote Blutkörperchen und Bruchstücke roter Blutzellen.

Auch mithilfe der Elektrophorese, einem Bluttest, können Fehlbildungen des Hämoglobins aufgedeckt werden, die anzeigen, ob die Anlage zu Sichelzellen oder zur Sichelzellenkrankheit vorliegt.

Behandlung

In der Vergangenheit wurden Menschen mit Sichelzellenanämie selten älter als 20 Jahre, heutzutage können sie mehr als 50 Jahre alt werden. Manchmal stirbt ein Mensch mit der Anlage zur Sichelzellenanämie während einer anstrengenden sportlichen Übung, die einen hohen Flüssigkeitsverlust des Körpers verursacht, wie es etwa beim Militär oder im Hochleistungssport vorkommen kann.

Da die Sichelzellenkrankheit unheilbar ist, muss sich die Behandlung darauf beschränken, Krankheitskrisen zu vermeiden, die Anämie unter Kontrolle zu halten und die Symptome zu bessern. Menschen mit dieser Krankheit sollten Aktivitäten vermeiden, die den Sauerstoffgehalt im Blut übermäßig verringern. Sie sollten auch bei harmlosen Erkrankungen, insbesondere bei Virusinfektionen, ärztliche Hilfe in Anspruch nehmen. Da sie ein erhöhtes Infektionsrisiko haben, sollten sie unbedingt gegen Pneumokokken sowie gegen Haemophilus influenzae b geimpft werden.

Eine plötzliche Verschlimmerung der Sichelzellenanämie macht eine Einweisung ins Krankenhaus erforderlich. Der Patient bekommt große Mengen Flüssigkeit und Arzneimittel infundiert, um die Schmerzen zu lindern. Bluttransfusionen und Sauerstoff sind notwendig, wenn der Arzt die Anämie für so ernst hält, dass sie zu einem Schlag- oder Herzanfall oder zu einem Lungenschaden führen kann. Gleichzeitig wird immer auch die Ursache der Krise, z. B. eine Infektion, behandelt.

Medikamente, um die Sichelzellenkrankheit unter Kontrolle zu halten, wie z. B. Hydroxyharnstoff, werden noch erforscht. Hydroxyharnstoff steigert die Produktion einer bestimmten Form des Hämoglobins, die überwiegend bei ungeborenen Kindern gefunden wurde, und die bei roten Blutkörperchen die Neigung herabsetzt, sich sichelförmig zu verändern. Damit wird die Gefahr von Krisen bei der Krankheit verringert. Zur Besserung der Krankheit kann gesundes Knochenmark eines Familienmitglieds oder eines anderen Spenders auf einen Kranken übertragen werden. Obwohl sich die Transplantation von Knochenmark heilsam auswirken kann, ist sie riskant, und die Empfänger müssen ihr Leben lang Medikamente einnehmen, die das Immunsystem unterdrücken.

Pränatale Diagnostik ▲ und Beratung steht Paaren zur Verfügung, die wissen, dass sie ein Risiko für ein Kind mit Sichelzellenanämie haben. Fetale Zellen, die durch eine Amniozentese (Fruchtwasseruntersuchung) gewonnen wurden, können direkt untersucht werden, und es kann genau bestimmt werden, ob eine oder zwei Kopien des Sichelzellengens vorhanden sind.

Fehlbildungen des roten Blutfarbstoffs

Hämoglobin-C, -S-C und -E-Krankheiten sind Erbkrankheiten, die gekennzeichnet sind durch ungewöhnlich geformte rote Blutkörperchen und chronische Anämie, die durch die übermäßige Zerstörung der roten Blutkörperchen ausgelöst wird.

Die Hämoglobin-C-Krankheit tritt vor allem bei Schwarzen auf und betrifft zwei bis drei Prozent dieser Bevölkerungsgruppe in den USA. Ein Betroffener muss zwei Kopien des auslösenden Gens geerbt haben, damit die Krankheit ausbrechen kann. Im Allgemeinen treten nur wenig Symptome auf; die Blutarmut ist unterschiedlich schwer ausgeprägt. Vor allem betroffene Kinder können Bauch- und Gelenkschmerzen, eine vergrößerte Milz und eine leichte Gelbsucht haben. Es kommt aber nicht zu solchen Krisen wie bei der Sichelzellenanämie.

Die Hämoglobin-S-C-Krankheit tritt bei Menschen auf, die eine Kopie des Gens für die Sichelzellenanämie und eine Kopie des Gens für die Hämoglobin-C-Krankheit haben. Die Hämoglobin-S-C-Krankheit ist viel häufiger als die Hämoglobin-C-Krankheit, und ihre Symptome ähneln denen der Sichelzellenanämie, sind aber viel leichter.

Die Hämoglobin-E-Krankheit betrifft vor allem Schwarze und Menschen aus Südostasien. Sie verursacht Blutarmut, aber keine der anderen Symptome, die bei der Sichelzellenanämie und der Hämoglobin-C-Krankheit vorkommen.

Thalassämien

Thalassämien sind eine Gruppe von Erbkrankheiten, die auf einem Ungleichgewicht in der Bildung einer der vier Aminosäureketten beruht, aus denen das Hämoglobin besteht.

Thalassämien werden nach den jeweils defekten Aminosäureketten eingeteilt. Die zwei Hauptgruppen bilden die Alpha-Thalassämie (wobei die Alphakette betroffen ist) und die Beta-Thalassämie (betrifft die Betakette). Die Alpha-Thalassämie ist am häufigsten unter der schwarzen Bevölkerung verbreitet (25 Prozent

▲ siehe Seite 1405

haben mindestens eine Kopie des defekten Gens), während die Beta-Thalassämie vor allem bei Personen aus der Mittelmeerregion und Südostasien auftritt. Außerdem wird die Krankheit noch in zwei verschiedene Arten geteilt, je nachdem, ob ein Kranker ein Gen (Thalassämie minor) oder zwei Gene (Thalassämie major) dafür in sich trägt.

Alle Arten von Thalassämie haben ähnliche Krankheitsmerkmale, allerdings unterscheiden sich diese in der Heftigkeit. Bei Alpha-Thalassämie minor und Beta-Thalassämie minor haben die Betroffenen eine leichte Blutarmut ohne Symptome. Bei Alpha-Thalassämie major treten mittelschwere bis schwere Symptome von Blutarmut und eine vergrößerte Milz auf.

Bei den ernsteren Formen, beispielsweise bei der Beta-Thalassämie major, können nicht nur schwere Symptome von Blutarmut, sondern auch Gelbsucht, Hautausschläge, Gallensteine und eine vergrößerte Milz die Folge sein. Durch die Überaktivität des Knochenmarks vergrößern und verdicken sich manche Knochen, besonders im Kopf und im Gesicht. Die langen Knochen der Arme und Beine werden schwach und brechen leicht.

Kinder mit Beta-Thalassämie major wachsen langsamer und erreichen die Pubertät später als andere Kinder. Da die Eisenaufnahme gesteigert sein kann und das Angebot an Eisen in jedem Fall durch die benötigten Bluttransfusionen noch erhöht ist, speichert der Organismus das nicht benötigte Eisen im Herzmuskel, was schließlich zu Eisenspeicherkrankheit und Herzversagen führen kann.

Thalassämien sind schwerer zu erkennen als andere Hämoglobinstörungen. Ein Test mithilfe der Elektrophorese kann zwar hilfreich sein, er kann aber auch ergebnislos verlaufen, besonders bei Alpha-Thalassämie. Deshalb wird die Diagnose hauptsächlich auf Vererbungsmustern und speziellen Hämoglobintests aufgebaut.

Die meisten Patienten mit Thalassämie brauchen keine Behandlung; die, die unter einer schweren Form leiden, benötigen eine Knochenmarktransplantation.

KAPITEL 173

Blutungen und Blutgerinnungsstörungen

Jede Störung in dem System, das die Blutgerinnung kontrolliert, kann sowohl übermäßige Blutungen als auch eine zu starke Gerinnung auslösen. Bei einer Blutgerinnungsstörung besteht die Neigung, leicht zu bluten. Durch eine unkontrollierte Gerinnung verschließen sich vor allem kleine Blutgefäße an besonders empfindlichen Stellen. Blockierte Adern im Gehirn lösen einen Schlaganfall aus; verstopfte Blutgefäße im Herzen verursachen einen Herzinfarkt, und losgelöste Teile von Blutgerinnseln in den Venen der Beine, im Becken oder Bauch (Thromben) können mit dem Blut bis in die Lunge gelangen und dort die großen Arterien blockieren (Lungenembolie).

Eine funktionierende Blutgerinnung ist die Voraussetzung dafür, dass verletzte Blutgefäße verschlossen und Blutungen gestillt werden.

Der Prozess umfasst drei große Schritte: 1. Verengung der Blutgefäße. 2. Aktivierung der Blutplättchen. 3. Aktivierung der Gerinnungsfaktoren im Blut.

Ein verletztes Gefäß zieht sich stark zusammen, sodass das Blut nur langsam herausfließen kann. Das begünstigt den Gerinnungsvorgang. Gleichzeitig sammelt sich das ausgetretene Blut (Hämatom) und drückt von außen gegen das Gefäß, damit möglichst kein weiteres Blut mehr herausfließen kann.

Sobald ein Blutgefäß beschädigt ist, heften sich die Blutplättchen als Folge einer Reihe von Reaktionen an die verletzte Stelle. Der »Klebstoff«, der die Plättchen an die defekte Gefäßwand leimt, ist der so genannte Von-Willebrand-Faktor – ein Plasmaeiweiß, das die Zellen in der Gefäßwand bilden. Kollagen und andere

Eiweiße, wie etwa Thrombin, sammeln sich an der Verletzungsstelle an und sorgen dafür, dass sich die Blutplättchen fest zusammenschließen. Die Blutplättchen formen an der verletzten Stelle ein Maschenwerk, das wie ein Pfropfen die offene Stelle verschließt. Die normalerweise runde Form der Blutplättchen verändert sich und wird unregelmäßig. Sie setzen Eiweiße und andere Stoffe frei, die weitere Blutplättchen sowie Gerinnungseiweiß anlocken, um das Gerinnsel zu vergrößern.

Das Thrombin wandelt Fibrinogen – einen Gerinnungsfaktor, der normalerweise im Blut gelöst ist – in lange Stränge von Fibrin um, das sich mit den zusammengeballten Blutplättchen zu einem netzartigen Gebilde verknüpft, welches noch mehr Plättchen und Zellen anlockt. Die Fibrinfäden halten sowohl dieses Netz zusammen als auch den Wundverschluss. Am Gerinnungsvorgang sind einige Gerinnungsfaktoren beteiligt, die Thrombin erzeugen.

Die Vorgänge, die die Bildung von Fibringerinnseln hervorrufen, werden wiederum durch andere Reaktionen kontrolliert, die den Gerinnungsvorgang auch wieder beenden und den Blutpfropfen auflösen, sobald das Blutgefäß verheilt ist. Ohne dieses Kontrollsystem würden nämlich schon winzige Verletzungen an Blutgefäßen eine über den ganzen Körper verbreitete Gerinnung auslösen. Und in der Tat kommen derartige Störungen bei einigen Krankheiten vor.

Osler-Rendu-Weber-Krankheit

Diese auch hämorrhagische Teleangiektasie genannte Krankheit ist eine erbliche Fehlbildung der Blutgefäße. Sie sind so brüchig, dass sie leicht aufplatzen und bluten.

Die Blutgefäße unter der Haut können aufbrechen, bluten und verursachen kleine, rote bis violette Verfärbungen, speziell im Gesicht, auf den Lippen, auf der Lippenfalte, sowie auf den Finger- und Zehenkuppen. Ähnliche Veränderungen treten im Magen-Darm- und Harntrakt auf. Die brüchigen Blutgefäße platzen leicht und können schweres Nasenbluten und Blutungen im Magen-Darm-Trakt hervorrufen. Auch Störungen der Nervenfunktionen können auftreten.

Das Ziel der Behandlung ist, die Blutungen zu stoppen. Sie können durch Kompressen, durch zusammenziehende Mittel oder einen Laserstrahl, der das geplatzte Blutgefäß verödet, gestillt werden. Bei einer sehr starken Blutung sind oft größere Eingriffe notwendig. Patienten,

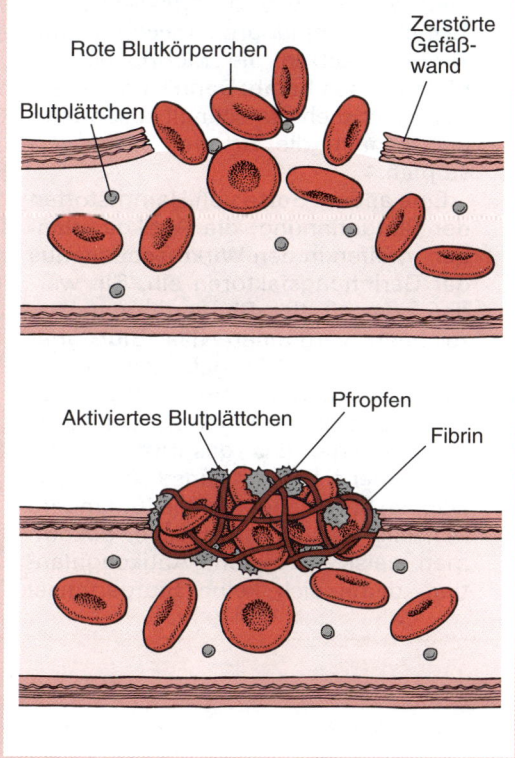

Blutgerinnung: das Verschließen des geschädigten Blutgefäßes

Wenn ein Blutgefäß durch eine Verletzung geschädigt wird, werden die Blutplättchen aktiviert: Sie bekommen eine unregelmäßige Form, sammeln sich an der verletzten Gefäßwand und beginnen, das Loch zu schließen. Mit anderen Blutbestandteilen zusammen bilden sie einen Kleber, das Fibrin. Die Fibrinstränge verbinden sich zu einem Netzgewebe, das noch mehr Blutplättchen und -zellen anlockt, damit sich ein Pfropfen bildet, der die Verletzung verschließen kann.

Rote Blutkörperchen

Zerstörte Gefäßwand

Blutplättchen

Aktiviertes Blutplättchen

Pfropfen

Fibrin

die über längere Zeit immer wieder Blutungen haben, entwickeln mit der Zeit eine Eisenmangelanämie; sie müssen dann Eisenpräparate einnehmen.

Purpura Schoenlein-Henoch

Bei dieser allergischen Blutfleckenkrankheit sind die kleinen Blutgefäße in der Haut, den

Die komplizierte Beziehung zwischen Medikamenten und Blutgerinnseln

Die Beziehung zwischen Medikamenten und der Fähigkeit des Körpers, Blutungen zu stoppen (Hämostase), ist kompliziert. Die Fähigkeit zur Bildung von Blutgerinnseln ist lebenswichtig für die Hämostase, aber eine zu starke Blutgerinnung erhöht das Risiko für Herzinfarkt, Schlaganfall und Lungenembolie. Viele Medikamente beeinflussen gewollt oder ungewollt die Blutgerinnung.

Gerinnungshemmende Arzneimittel können Menschen helfen, die ein erhöhtes Risiko für Blutgerinnsel haben. Medikamente wie Azetylsalizylsäure, Ticlopidin, Clopidogrel, Abciximab und Tirofiban setzen die Klebrigkeit der Blutplättchen herab. Dann klumpen sie sich nicht mehr so schnell zusammen und können die Arterien nicht verstopfen.

Eine andere Sorte von Hemmstoffen der Blutgerinnung, die Antikoagulantien, greifen in den Wirkmechanismus der Gerinnungsfaktoren ein. Sie werden zwar oft als »Blutverdünner« bezeichnet, verdünnen das Blut aber nicht wirklich. Die gebräuchlichsten Gerinnungshemmer sind Phenprocoumon, das eingenommen werden kann, und Heparin, das gespritzt werden muss. Menschen mit künstlichen Herzklappen oder Patienten, die für längere Zeit das Bett hüten müssen, bekommen meist vorbeugend Antikoagulantien, damit sich keine Blutgerinnsel bilden. Allerdings muss bei diesen Menschen die Gerinnungszeit des Blutes regelmäßig überwacht werden – entweder vom Arzt oder vom Patienten selbst. Die Mittel werden den Ergebnissen entsprechend dosiert. Ist die Dosis zu gering, verhindern sie die Gerinnsel nicht, eine Überdosierung kann hingegen starke Blutungen verursachen. Lepirudin ist ein neuer Gerinnungshemmer, der direkt auf das Thrombin wirkt.

Fibrinolytika, wie Streptokinase und Plasminogenaktivatoren, dienen dazu, bereits gebildete Blutpfropfen aufzulösen. Das kann bei einem Herzinfarkt oder Schlaganfall dafür sorgen, dass der von der Blutzufuhr abgeschnittene Teil des Organs wieder mit Sauerstoff versorgt wird. Diese Medikamente können Leben retten; ihre Anwendung ist aber zugleich mit dem Risiko starker Blutungen verbunden. Erstaunlicherweise kann Heparin manchmal anders wirken als erwartet: Es aktiviert die Blutplättchen und erhöht dadurch das Gerinnungsrisiko (heparininduzierte Thrombozytopenie).

Östrogen als Medikament bei Wechseljahrsbeschwerden und in der »Pille« kann das Risiko einer Gerinnselbildung erhöhen, besonders bei rauchenden Frauen. Das Gleiche gilt für einige Medikamente zur Krebsbehandlung, wie z. B. Asparaginase.

Gelenken, den Nieren oder im Verdauungstrakt infolge einer ungewöhnlichen Reaktion des körpereigenen Abwehrsystems entzündet.

Die allergische Purpura ist eine seltene Krankheit, die hauptsächlich kleine Kinder betrifft, aber auch bei größeren Kindern und Erwachsenen auftreten kann. Man nimmt an, dass sie das Ergebnis einer Autoimmunreaktion ist, bei der der Körper eigenes Gewebe angreift. Meistens folgt sie unmittelbar auf eine Infektion der Atemwege, aber sie kann auch durch Medikamente ausgelöst werden. Die Erkrankung kann sich plötzlich entwickeln und dauert dann nur kurze Zeit; oder sie beginnt allmählich und vergeht erst nach langer Zeit wieder.

Symptome und Diagnose

Die Krankheit beginnt mit kleinen Bereichen roter Flecken (Purpura) – meistens an den Füßen, Beinen, Händen und am Gesäß – als Folge von Blutungen aus den Blutgefäßen in der Haut. Nach einigen Tagen erscheinen die purpurfarbigen Flecken verdickt und hart; innerhalb weniger Wochen tauchen viele neue Flecken auf, sobald die ersten verschwunden sind. Geschwollene Fußknöchel, Hüftknochen, Knie, Handgelenke und Ellenbogen sind Begleitsymptome, gewöhnlich kommen Fieber und Schmerzen in den Gelenken hinzu. Blutungen im Verdauungstrakt verursachen Bauchkrämpfe und Druckempfindlichkeit; fast die Hälfte der Patienten mit allergischer Purpura hat Blut im Urin. Die meisten Kranken werden innerhalb eines Monats wieder ganz gesund, allerdings tauchen die Symptome hin und wieder auf, verschwinden aber nach einiger Zeit. Manchmal werden die Nieren durch die Blutungen dauerhaft geschädigt.

Die Diagnose kann aufgrund der Krankheitszeichen gestellt werden.

Behandlung und Prognose

Wenn der Arzt den Auslöser dieser allergischen Reaktion in einem Medikament vermutet, muss es sofort abgesetzt werden. Kortison (z. B. Prednison) kann gegen die Schwellungen, die Gelenk- und Bauchschmerzen helfen, aber es hält die Nierenschädigung nicht auf. Mittel zur Unterdrückung des Immunsystems, wie Azathioprin oder Cyclophosphamid, werden gelegentlich verordnet, wenn die Nieren weitergehend geschädigt werden; ob sie aber wirklich helfen, ist noch nicht gesichert.

Blutplättchenmangel

Thrombopenie oder Thrombozytopenie ist ein Mangel der Blutplättchen.

Im Normalfall enthält das Blut ungefähr 150 000 bis 350 000 Blutplättchen (Thrombozyten) pro Mikroliter. Ungewöhnliche Blutungen können auftreten, wenn die Anzahl unter 30 000 pro Mikroliter fällt. Am höchsten ist das Blutungsrisiko, wenn die Zahl der Blutplättchen unter 10 000 pro Mikroliter abfällt. Bei diesem Wert können Blutungen auch ohne Verletzungen auftreten.

Ursachen

Viele Krankheiten können einen Mangel an Blutplättchen verursachen, häufig wird aber keine Ursache gefunden. Die vier Hauptgründe für einen Blutplättchenmangel sind: Das Knochenmark produziert nicht genügend Plättchen; die Thrombozyten werden in einer vergrößerten Milz abgebaut; es werden vermehrt Blutplättchen verbraucht oder zerstört; es kann eine Funktionsschwäche der Blutplättchen vorliegen; es muss viel Blut, das gelagert wurde und daher zu wenig Blutplättchen enthält, transfundiert werden; dadurch verringert sich die Konzentration der Blutplättchen im Blut noch weiter.

Ursachen für Blutplättchenmangel

Das Knochenmark bildet nicht genügend Blutplättchen

- Leukämie
- Lymphome
- Aplastische Anämie
- Übermäßiger Alkoholkonsum
- Megaloblastäre Anämien, inklusive Vitamin-B_{12}- und Folsäuremangelanämie
- Einige Erkrankungen des Knochenmarks

Die Blutplättchen werden in einer vergrößerten Milz festgehalten

- Leberzirrhose mit Vergrößerung der Milz
- Osteomyelofibrose
- Gaucher-Krankheit

Die Blutplättchen sind geschwächt

- Häufige Bluttransfusionen und Austauschtransfusionen, da sich die Blutplättchen im gelagerten Blut nicht lange halten
- Herz-Lungen-Bypass

Erhöhter Verbrauch oder Zerstörung von Blutplättchen

- Idiopathische thrombozytopenische Purpura
- HIV-Infektion
- Medikamente wie Heparin, Chinidin, Chinin, Sulfonamide, manche Blutzucker senkende Tabletten, Goldsalze und Rifampizin
- Umstände, die zu einer Gerinnung innerhalb der Blutgefäße führen, wie Komplikationen bei einer Geburt, Krebs, Blutvergiftung durch gramnegative Bakterien und Gehirnverletzungen
- Thrombotisch-thrombozytopenische Purpura
- Hämolytisch-urämisches Syndrom
- Paroxysmale nächtliche Hämoglobinurie

Bei der **idiopathischen thrombozytopenischen Purpura** bilden sich Antikörper, die die Blutplättchen zerstören. Warum sich die Antikörper bilden, ist nicht bekannt. Das Knochenmark versucht, durch vermehrte Produktion von

Blutplättchen den Mangel auszugleichen; jedoch werden mehr Plättchen zerstört als produziert.

Die **thrombotisch thrombozytopenische Purpura** ist eine sehr seltene Krankheit. Im ganzen Körper bilden sich plötzlich kleine Blutgerinnsel, die schlagartig die Menge an Blutplättchen verringern.

Das **hämolytisch-urämische Syndrom** ist eine seltene Erkrankung, bei der die Anzahl der Blutplättchen plötzlich absinkt, die roten Blutkörperchen zerstört werden und die Nierenfunktion ausfällt. Manchmal ist eine Ansteckung durch Bakterien der Auslöser; auch Medikamente gegen Krebs (Chemotherapeutika), wie Mitomyzin, können das Syndrom auslösen. Diese Krankheit tritt hauptsächlich bei Babys und Kleinkindern sowie bei schwangeren Frauen auf oder solchen, die gerade eine Geburt hinter sich haben; allerdings kann sie sich auch bei älteren Kindern, Erwachsenen und nicht schwangeren Frauen entwickeln.

Symptome und Komplikationen

Blutungen in der Haut können ein erstes Anzeichen für einen Thrombozytenmangel sein. Dabei erscheinen viele purpurfarbene Pünktchen auf den unteren Beinpartien, und harmlose Verletzungen verursachen kleine, sich ausbreitende Blutergüsse. Das Zahnfleisch kann bluten, vielleicht ist auch Blut im Stuhl oder Urin zu sehen. Die Monatsblutungen können ungewöhnlich heftig ausfallen. Blutungen sind schwer zu stillen.

Die Blutungen verschlimmern sich, wenn die Menge der Blutplättchen weiter absinkt. Menschen mit sehr wenig Blutplättchen können viel Blut im Verdauungstrakt verlieren, oder sie erleiden eine lebensbedrohliche Blutung im Gehirn, selbst wenn sie sich gar nicht verletzt haben.

Die Geschwindigkeit, mit der sich die Symptome entwickeln, hängt von der Ursache des Blutplättchenmangels ab. Bei thrombotisch thrombozytopenischer Purpura und beim hämolytisch-urämischen Syndrom treten die Symptome plötzlich auf. Bei der idiopathischen thrombozytopenischen Purpura können die Symptome hingegen plötzlich auftreten oder sich allmählich und fast unmerklich entwickeln.

Die Symptome sind bei thrombotisch thrombozytopenischer Purpura und beim hämoly-

tisch-urämischen Syndrom ziemlich eindeutig. Bei thrombotisch thrombozytopenischer Purpura verursachen die kleinen Blutgerinnsel, die die Blutplättchen verbrauchen, verschiedene Symptome und Komplikationen, von denen einige lebensbedrohlich sein können. Zu den Symptomen, die durch Blutgerinnsel im Gehirn entstehen, gehören Kopfschmerzen, Verwirrtheit, Krampfanfälle und Koma. Symptome, die sich aus Blutgerinnseln in anderen Körperteilen ergeben, sind Herzrhythmusstörungen, Blut im Harn als Begleiterscheinung eines Nierenschadens und Bauchschmerzen. Die vorherrschenden Symptome und Komplikationen des hämolytisch-urämischen Syndroms stehen in Zusammenhang mit dem meistens schweren Nierenschaden, der zu einem Nierenversagen werden kann.

Diagnose

Ärzte vermuten eine Thrombopenie bei Kranken, die ungewöhnlich starke Blutungen und eine verstärkte Neigung zu Blutergüssen aufweisen. Routinemäßig wird der Thrombozytengehalt im Blut kontrolliert, wenn jemand an Störungen leidet, wie sie als Ursache einer Thrombopenie bekannt sind. Manchmal entdecken die Ärzte einen Mangel an Blutplättchen zufällig, wenn sie eine Blutuntersuchung aus anderen Gründen veranlasst haben, da manche Patienten keine Symptome zeigen.

Bei der Diagnose der Thrombopenie müssen alle Umstände kritisch betrachtet werden. Zuerst muss der Arzt feststellen, ob eine Störung vorliegt, die Blutplättchenmangel auslösen kann. Wenn das nicht der Fall ist, können andere Merkmale auf die Ursache hinweisen. Zum Beispiel haben die Patienten gewöhnlich Fieber, wenn die Thrombopenie die Folge einer Infektion, einer Autoimmunkrankheit, wie Lupus erythematodes, oder einer thrombotischen bzw. thrombozytopenischen Purpura ist. Die Patienten bekommen aber kein Fieber, wenn die Ursache in einem idiopathischen Blutplättchenmangel oder in bestimmten Medikamenten zu suchen ist. Eine vergrößerte Milz, die der Arzt bei einer körperlichen Untersuchung tasten kann, lässt vermuten, dass die Thrombopenie aus einer Krankheit entstanden ist, die eine Milzvergrößerung zur Folge hat.

Die mikroskopische Untersuchung einer Blutprobe oder die Bestimmung der Blutplättchen mit einem elektronischen Zählapparat kann Aufschluss über die Schwere der Thrombopenie und einen Fingerzeig auf die Ursachen geben. Eine Knochenmarkprobe ▲ kann Infor-

▲ siehe Seite 972

mationen darüber liefern, ob im Knochenmark eine ausreichend große Zahl an Blutplättchen gebildet und freigesetzt wird.

Behandlung

Patienten mit sehr wenig Thrombozyten werden oft im Krankenhaus behandelt. Bei einer sehr heftigen Blutung müssen Blutplättchen transfundiert werden.

Die Thrombopenie wird oft dadurch kuriert, dass die Ursache behoben wird. Wenn ein Medikament den Blutplättchenmangel hervorruft, wird es abgesetzt. Die Wirkung der Antikörper, die bei einer idiopathischen thrombozytopenischen Purpura die Blutplättchen zerstören, kann eine Zeit lang mit Kortison (z. B. Prednison) blockiert werden, wodurch sich die Anzahl der Blutplättchen erhöht. Danazol hat ähnliche Wirkungen wie Kortison. Auch Mittel zur Unterdrückung des Immunsystems, beispielsweise Azathioprin und Cyclophosphamid, werden manchmal eingesetzt. Falls die Medikamente nicht die beabsichtigte Wirkung zeigen oder die Krankheit erneut auftritt, wird bei den meisten Patienten die Milz operativ entfernt. Patienten mit thrombotischer thrombozytopenischer Purpura werden oft mit Plasmatransfusionen und Plasmapherese ▲ behandelt. Die beiden Verfahren zusammen werden als Plasmaaustausch bezeichnet.

Komplikationen, die eine Langzeitbehandlung erfordern, können durch manche Ursachen von Blutplättchenmangel entstehen. So erhöht sich z. B. die Anzahl der Blutplättchen meistens, wenn sich die Patienten vom hämolytisch-urämischen Syndrom erholen; wenn das Nierenversagen anhält, ist eine lebenslange Dialyse oder eine Nierentransplantation erforderlich.

Von-Willebrand-Jürgens-Syndrom

Die Krankheit besteht in einem erblichen Mangel oder einem Defekt des so genannten Von-Willebrand-Faktors. Das ist ein Bluteiweiß, das die Funktion der Blutplättchen beeinflusst.

Der Von-Willebrand-Faktor findet sich im Plasma, in den Plättchen und in den Wänden der Blutgefäße. Wenn dieses Eiweiß fehlt oder defekt ist, können sich die Blutplättchen nicht an der verletzten Stelle der Gefäßwand sammeln. Als Folge davon wird die Blutung nicht ausreichend schnell gestillt.

Symptome und Diagnose

Gewöhnlich hat ein Mensch mit dieser Krankheit einen Elternteil, der selber irgendwann einmal Probleme mit dem Bluthaushalt hatte. Typisch für die Krankheit ist z. B. ein Kind, das leicht Blutergüsse bekommt, schon bei einem kleinen Schnitt viel Blut verliert oder das beim Ziehen eines Zahnes eine kaum stillbare Blutung entwickelt. Manchmal haben Frauen mit dieser Krankheit ungewöhnlich starke Monatsblutungen. Allerdings können wechselnde Hormonspiegel, Stress, Schwangerschaft, Entzündungen und Infektionen den Körper auch in die Lage versetzen, die Produktion des Von-Willebrand-Faktors zu steigern. Dann bessert sich die Gerinnungsfähigkeit des Blutes vorübergehend.

Labortests zeigen normalerweise, dass die Blutungszeit ungewöhnlich lang ist. Unter Blutungszeit wird die Zeit verstanden, die vergeht, bis die Blutung aus einem definierten kleinen Schnitt in den Unterarm zum Stillstand gekommen ist. Um die Krankheit zu diagnostizieren, veranlasst der Arzt die Bestimmung des Von-Willebrand-Faktors im Blut. Da dieses Eiweiß den Faktor VIII im Blut transportiert, ist bei dieser Krankheit der Gehalt von Faktor VIII im Blut ebenfalls häufig verringert.

Behandlung

Viele Menschen mit dem Von-Willebrand-Jürgens-Syndrom brauchen nicht behandelt zu werden. Bei ungewöhnlich starken Blutungen kann jedoch die Transfusion eines Konzentrats aus Gerinnungsfaktoren, einschließlich des Von-Willebrand-Faktors, helfen. Bei leichten Formen der Krankheit kann Desmopressin gegeben werden; dadurch wird der Anteil des Von-Willebrand-Faktors wenigstens so weit erhöht, dass bei einer Operation oder Zahnbehandlung keine Transfusion erforderlich wird.

Bluterkrankheit

Die Bluterkrankheit (Hämophilie) wird durch den Mangel eines Gerinnungsfaktors (Faktor VIII oder Faktor IX) verursacht.

Die Hämophilie A, zu der 80 Prozent aller Fälle gehören, basiert auf einem Mangel des Gerinnungsfaktors VIII (antihämophiles Globulin). Hämophilie B (Christmas-Erkrankung) entsteht durch einen Mangel an Faktor IX (Christmas-

▲ siehe Seite 976

Faktor). Die Blutungsmuster und Folgen dieser Arten von Hämophilie sind ähnlich.

Die Bluterkrankheit wird durch verschiedene genetische Störungen verursacht. Sie werden durch die Mutter vererbt (geschlechtsgebundene Vererbung), betreffen aber fast ausschließlich Jungen und Männer.

Symptome und Komplikationen

Wie schwer die Krankheitssymptome ausfallen, hängt davon ab, wie intensiv sich die defekten Gene auf die Funktion der Gerinnungsfaktoren VIII und IX auswirken. Eine leichte Hämophilie wird oft gar nicht erkannt. Bei Menschen, deren Blutgerinnung noch zu fünf bis 25 Prozent normal funktioniert, können jedoch nach Operationen, beim Zahnziehen und bei schweren Verletzungen ungewöhnlich starke Blutungen auftreten. Werden fünf Prozent normaler Gerinnungsfähigkeit nicht unterschritten, haben die Betroffenen nur eine leichte Hämophilie. Selten tritt bei ihnen eine Blutung ohne erkennbare Ursache auf, jedoch können Operationen und Verletzungen zu unkontrollierbaren Blutverlusten führen. Falls die Funktionsfähigkeit unter ein Prozent abfällt, entstehen wiederholt starke, scheinbar grundlose Blutungen.

Bei schwerer Hämophilie ist die erste außergewöhnlich starke Blutung bereits innerhalb der ersten 18 Lebensmonate zu beobachten, oft infolge einer kleinen Verletzung. Ein Kind mit Bluterkrankheit neigt übermäßig zu Blutergüssen. Schon der Stich mit einer Spritze in einen Muskel kann einen umfangreichen Bluterguss entstehen lassen. Wiederholte Blutungen in den Gelenken und Muskeln können langfristig zu Verformungen führen. Blutungen können den hinteren Teil der Zunge so stark anschwellen lassen, dass die Luftröhre verschlossen wird und erhebliche Atembeschwerden auftreten. Ein leichter Schlag auf den Kopf kann eine heftige innere Blutung im Schädel verursachen und Teile des Gehirns zerstören.

Diagnose und Behandlung

Der Arzt vermutet eine Bluterkrankheit beispielsweise bei einem Jungen mit ungewöhnlich großer Blutungsneigung. Die Laboruntersuchung einer Blutprobe kann klären, ob die Blutgerinnung ungewöhnlich langsam verläuft, wie das bei Hämophilie der Fall ist. Der Arzt wird nun den Typ und die Schwere der Krankheit bestimmen, indem er die Aktivität der Gerinnungsfaktoren VIII und IX testet.

Bluterkranke müssen Situationen meiden, in denen eine Blutung auftreten kann, und sie dürfen keine Medikamente einnehmen (z. B. Azetylsalizylsäure), die die Funktion der Blutplättchen beeinflussen. Eine sorgfältige Zahnpflege hilft, Eingriffe am Gebiss zu vermeiden. Wenn sich Patienten mit leichter Hämophilie einem medizinischen Eingriff unterziehen müssen, sollten sie vorher Epsilonaminokapronsäure oder Desmopressin anwenden, um die Gerinnung vorübergehend zu unterstützen, damit keine Transfusion erforderlich wird.

Gewöhnlich gehören zur Behandlung Blutübertragungen, mit denen die fehlenden Gerinnungsfaktoren ersetzt werden. Solche Faktoren finden sich im Plasma und in größerer Zahl im Plasmakonzentrat. Gerinnungsfaktoren können konzentriert oder in gereinigter Form aus Plasmaprodukten erzeugt werden, oder sie können gentechnisch als hochgereinigte rekombinante Faktorkonzentrate hergestellt werden. Rekombinante Formen sind sowohl für Faktor VIII als auch für Faktor IX erhältlich. Dosis, Häufigkeit und Dauer der Behandlung werden von der Stelle und der Heftigkeit der Blutung bestimmt. Sie können auch vorbeugend gegen Blutungen bei Operationen oder beim ersten Anzeichen einer Blutung eingesetzt werden.

Einige Bluter entwickeln Antikörper gegen die übertragenen Faktoren VIII und IX. Dadurch wirken die Transfusionen nicht ausreichend. Wenn Antikörper in einer Blutprobe des Empfängers entdeckt werden, kann entweder die Dosis des rekombinanten Faktors oder Plasmakonzentrats erhöht werden, oder es werden andere Gerinnungsfaktoren bzw. Medikamente eingesetzt, um die Antikörper zu verringern.

Thrombophilie

Als Thrombophilie wird eine Störung bezeichnet, bei der das Blut besonders leicht oder übermäßig gerinnt.

Die meisten Krankheiten, die eine Thrombophilie auslösen, erhöhen das Risiko für Blutgerinnsel in den Venen; manche erhöhen dieses Risiko darüber hinaus auch noch in den Arterien.

Ursachen

Manche der Störungen, die Thrombophilie verursachen, sind vererbt. Viele entstehen, weil sich die Menge oder die Funktion bestimmter Bluteiweiße, die die Blutgerinnung steuern, ändern. Beispielsweise steigern sowohl eine Resistenz gegen aktiviertes Protein C (Faktor-V-

Leiden-Mutation) als auch ein Mangel an Protein C, Protein S und Antithrombin die Produktion von Fibrin, einem Eiweiß, das für die Gerinnung wichtig ist. Ein hoher Spiegel von Homozystein im Blut (Hyperhomozysteinämie) erhöht das Risiko für die Bildung von Gerinnseln in Venen und Arterien.

Andere Störungen, die Thrombophilie verursachen, entstehen im Laufe des Lebens. Beispiele dafür sind die Verbrauchskoagulopathie, die oft mit einer Krebserkrankung verbunden ist, die Existenz eines Lupusantikoagulans und das Antiphospholipidsyndrom (Antikardiolipin-Syndrom), die das Risiko der Gerinnselbildung durch eine Überaktivität der Gerinnungsfaktoren erhöhen.

Andere Faktoren können zusammen mit der Thrombophilie das Risiko vergrößern, dass sich Gerinnsel bilden. Oft spielt Bewegungsmangel, der zu einem Blutstau in den Venen führt, eine Rolle. Bewegungsmangel besteht unter anderem bei Lähmungen, bei längerem Sitzen, vor allem in beengten Räumen wie Autos oder Flugzeugen, bei Bettlägerigkeit, nach Operationen oder einem Herzinfarkt. Herzschwäche, bei der das Blut unzureichend durch den Kreislauf gepumpt wird, ist ein Risikofaktor. Weitere Risikofaktoren sind Übergewicht und Schwangerschaft, weil dabei der Druck auf die Venen steigt.

Symptome und Komplikationen

Bei den meisten vererbten Krankheiten steigt das Thromboserisiko erst im jungen Erwachsenenalter – allerdings können sich in jedem Alter Gerinnsel bilden. Viele Betroffene bekommen eine Thrombose in den tiefen Venen der Beinen. Ein solches Gerinnsel kann zu einer Lungenembolie führen. Nach mehreren tiefen Venenthrombosen können sich eine starke Schwellung und Hautverfärbungen entwickeln (chronische tiefe Venenschwäche).

Manchmal entstehen die Gerinnsel in oberflächlichen Beinvenen und verursachen Schmerzen sowie Rötungen (oberflächliche Thrombophlebitis).

Nur selten entstehen Blutgerinnsel in Arm- und Bauchvenen sowie in Venen innerhalb des Schädels. Hyperhomozysteinämie, die Existenz von Lupusantikoagulans und das Antiphospholipidsyndrom (Antikardiolipin-Syndrom) können zu Blutgerinnseln in Venen und Arterien führen. Wenn sich in Arterien Gerinnsel bilden, kann die Durchblutung unterbrochen werden, wodurch Gewebe geschädigt werden und absterben können.

Diagnose und Behandlung

Wenn jemand zweimal ein Blutgerinnsel hatte, deutet das auf eine erbliche Thrombophilie hin. Dieser Verdacht kann schon bei dem ersten Gerinnsel auftreten, wenn es eine familiäre Häufung gibt. Auch bei einem jungen Menschen, der ohne ersichtlichen Anlass ein Blutgerinnsel entwickelt, besteht der Verdacht auf eine erbliche Störung.

Um spezifische erbliche Störungen der Thrombophilie zu identifizieren, werden Blutuntersuchungen durchgeführt, bei denen Menge und Aktivität der verschiedenen Eiweiße, die die Gerinnung steuern, bestimmt werden. Diese Untersuchungen sind meistens genauer, wenn sie nach der Behandlung eines Blutgerinnsels vorgenommen werden.

Jemand mit einer erblich angelegten Thrombophilie, der öfter als zweimal ein Blutgerinnsel hatte, muss wahrscheinlich lebenslang gerinnungshemmende Medikamente einnehmen. Nach dem ersten Blutgerinnsel werden solche Medikamente nur dann eingesetzt, wenn das Risiko für Blutgerinnsel erhöht ist, beispielsweise bei längerer Bettlägerigkeit.

Menschen mit Hyperhomozysteinämie wird oft empfohlen, Präparate mit Folsäure, Vitamin B_6 und Vitamin B_{12} einzunehmen, weil sich dadurch die Homozysteinwerte verringern.

Verbrauchskoagulopathie

Bei einer Verbrauchskoagulopathie treten überall im Körper winzige Blutgerinnsel auf, die die kleinen Adern verstopfen und dabei die Gerinnungsfaktoren verbrauchen, die nötig wären, um eine Blutung zu stillen.

Die Erkrankung beginnt mit einer übermäßigen Gerinnselbildung. Meist wird sie durch einen Schadstoff ausgelöst, der durch eine andere Krankheit (z.B. eine Infektion oder Krebserkrankung), eine Komplikation bei der Geburt, einen toten Fetus oder eine Operation ins Blut gelangt. Das Risiko ist auch bei einer schweren Kopfverletzung oder nach dem Biss einer Giftschlange erhöht. Da die Gerinnungsfaktoren stark verringert sind, treten heftige Blutungen auf.

Symptome und Diagnose

Die unkontrollierte Blutgerinnung innerhalb der Gefäße tritt ganz plötzlich auf und ist sehr ernst zu nehmen. Wenn dieses nach einer Operation oder Geburt geschieht, können die

Schnittwunde oder das zerrissene Gewebe heftig und unkontrollierbar bluten. Auch eine Injektion in die Vene kann eine anhaltende Blutung auslösen; ebenso können massive Blutungen im Gehirn, im Verdauungstrakt, in der Haut, den Muskeln und Körperhöhlen auftreten. Wenn sich die Krankheit langsamer entwickelt, wie es zum Beispiel bei einer Krebserkrankung der Fall ist, sind Gerinnsel in den Venen häufiger als Blutungen.

Blutuntersuchungen zeigen, wenn die Zahl der Blutplättchen plötzlich absinkt und das Blut längere Zeit zum Gerinnen braucht. Die Diagnose Verbrauchskoagulopathie erhärtet sich, wenn die Zahl der Gerinnungsfaktoren in der Blutprobe vermindert ist und wenn viele Abbauprodukte zerfallener Gerinnsel festzustellen sind.

Behandlung

Die Ursache für die Gerinnung innerhalb der Blutgefäße muss gefunden und behoben werden. Die Gerinnungsstörung wird im Regelfall verschwinden, wenn die auslösende Ursache beseitigt ist.

Da Blutgerinnsel, wenn sie plötzlich auftreten, stets lebensgefährlich sind, müssen sie so lange als Notfall behandelt werden, bis die Ursache behoben ist. Sowohl Blutplättchen als auch Gerinnungsfaktoren können transfundiert werden, um das Fehlende zu ersetzen und massive Blutungen zu stillen, aber der Erfolg der Blutplättchen-Transfusionen ist nur von kurzer Dauer. Patienten mit einer chronischen, leichteren Verbrauchskoagulopathie wird auch Heparin gegeben, um die Gerinnung zu verlangsamen, die hier das größere Problem ist.

KAPITEL 174

Störungen der weißen Blutkörperchen

Die weißen Blutkörperchen (Leukozyten) ▲ haben die Aufgabe, den Körper gegen Infektionserreger und Schadstoffe zu verteidigen. Um den Organismus ausreichend schützen zu können, müssen genügend weiße Blutkörperchen vorhanden sein, und sie müssen die richtigen Signale erhalten, damit sie an jene Stellen im Körper gelangen, wo sie gebraucht werden.

Wie alle Blutzellen werden die weißen Blutkörperchen im Knochenmark gebildet. Sie entwickeln sich mit der Zeit aus einem Vorstadium (Stammzellen) zu einer der fünf Hauptgruppen weißer Blutzellen: Neutrophile, Lymphozyten, Monozyten, Eosinophile und Basophile.

Normalerweise produziert ein Mensch ungefähr hundert Milliarden weiße Blutkörperchen am Tag. Die Zahl der weißen Blutkörperchen in einer bestimmten Menge Blut wird als Zellen pro Mikroliter Blut ausgedrückt. Die Gesamtzahl der weißen Blutkörperchen bewegt sich normalerweise zwischen 4 000 und 11 000 Zellen pro Mikroliter. Das Verhältnis jeder der fünf Hauptgruppen weißer Blutkörperchen und die Gesamtanzahl jedes Zelltyps können bestimmt werden.

Besonders wenig oder viele weiße Blutkörperchen sind Zeichen einer Erkrankung. Leukopenie (oder Leukozytopenie) z. B. bezeichnet eine Verringerung der Zahl der weißen Blutkörperchen auf einen Wert von weniger als 4 000 pro Mikroliter Blut; die Betroffenen sind dann erheblich gefährdet, eine Infektionskrankheit zu bekommen. Leukozytose hingegen, eine erhöhte Zahl weißer Blutkörperchen, kann als Reaktion auf Infektionen entstehen. Auch eine Fehlsteuerung bei der Entwicklung der weißen Blutkörperchen kann zu einer Erhöhung der weißen Blutkörperchen führen; dadurch können auch unreife oder veränderte Zellen ins Blut gelangen.

Bei den meisten Störungen der weißen Blutkörperchen sind die Neutrophilen und Lymphozyten betroffen, seltener sind es die Monozyten und Eosinophilen. Erkrankungen, die die Basophilen betreffen, kommen äußerst selten vor.

▲ siehe Seiten 1044 und 1047

Neutropenie

Unter Neutropenie versteht man eine ungewöhnlich niedrige Anzahl von Neutrophilen im Blut.

Die Neutrophilen sind die wichtigste Einsatztruppe bei der körpereigenen Abwehr gegen Bakterien und Pilze. In der Regel machen sie zwischen 45 und 75 Prozent aller weißen Blutkörperchen im Blut aus. Fällt die Anzahl Neutrophiler unter 1 000 Zellen pro Mikroliter Blut, erhöht sich das Risiko einer Infektion nur wenig, fällt der Spiegel allerdings bis unter 500 Zellen pro Mikroliter Blut, wächst das Infektionsrisiko bereits beträchtlich. Ohne die entscheidende Abwehrkraft der Neutrophilen könnte ein Mensch schon an einer banalen Infektion sterben.

Ursachen

Neutropenie entsteht, wenn die Neutrophilen im Blut schneller verbraucht oder zerstört werden, als das Knochenmark sie bilden kann. Das ist bei manchen bakteriellen Infektionen, einigen allergischen Störungen und Autoimmunkrankheiten sowie bei der Behandlung mit bestimmten Medikamenten der Fall. Menschen mit einer vergrößerten Milz ▲ können wenig Neutrophile haben, da diese in der vergrößerten Milz gespeichert und zerstört werden.

Manche Patienten mit Krebserkrankungen, Virusinfektionen wie Grippe, bakteriellen Infektionen wie Tuberkulose, Osteomyelofibrose, Vitamin-B$_{12}$- oder Folsäuremangel entwickeln eine Neutropenie, weil das Knochenmark nicht genügend Neutrophile bildet. Einige Medikamente, z. B. Phenytoin, Chloramphenicol, Sulfonamide und Chemotherapeutika, wie sie in der Krebstherapie angewendet werden, beeinträchtigen die Fähigkeit des Knochenmarks, Neutrophile zu produzieren. Das gilt auch für Gifte, wie Benzol und Insektizide.

Die aplastische Anämie ■ ist eine schwere Erkrankung, die eine Neutropenie verursachen kann, da bei ihr das Knochenmark keine Blutzellen mehr produziert. Auch bestimmte Erbkrankheiten vermindern die Zahl der weißen Blutkörperchen.

Symptome und Diagnose

Eine Neutropenie kann sich plötzlich innerhalb von wenigen Stunden oder Tagen entwickeln (akute Neutropenie), oder sie kann sich über Monate oder Jahre hinziehen (chronische Neutropenie). Da sie keine charakteristischen Symptome zeigt, wird sie oft so lange nicht bemerkt, bis eine Infektionskrankheit auftritt. Bei einer akuten Neutropenie können Fieber und Entzündungen (Geschwüre) rund um Mund und After auftreten. Eine bakterielle Lungenentzündung und andere schwere Infektionen können folgen. Bei der chronischen Neutropenie ist der Verlauf meist nicht so schwer, sofern der Anteil der Neutrophilen nicht extrem verringert ist; gelegentlich kann der Verlauf auch schwanken (zyklische Neutropenie).

Wenn ein Patient unter immer wiederkehrenden oder ungewöhnlichen Infektionen leidet, vermutet der Arzt eine Neutropenie. Dann lässt er ein Blutbild machen, um die Diagnose zu bestätigen. Vielfach wird eine Neutropenie erwartet, weil die Ursache, etwa eine Chemotherapie oder Bestrahlungen, bekannt ist. Ist das nicht der Fall, wird nach der Ursache für die Neutropenie geforscht.

Gewöhnlich nimmt der Arzt dafür mit einer Nadel eine Probe aus dem Knochenmark. ★ Es wird mikroskopisch untersucht, ob es normal erscheint und ob es eine ausreichende Menge Vorstufen der Neutrophilen aufweist. Schließlich wird festgestellt, ob es noch genügend weiße Blutkörperchen bilden kann. Anhand der Ergebnisse lässt sich abschätzen, nach welcher Zeit der Gehalt an Neutrophilen wieder normal sein kann. Ist die Anzahl der Vorstufen (Stammzellen) verringert, kann es zwei Wochen oder länger dauern, bis neue Neutrophile im Blut erscheinen. Wenn genügend Vorstufen vorhanden sind und sich diese normal entwickeln, brauchen die Neutrophilen nur wenige Tage, um im Blut zu erscheinen. Manchmal enthüllt die Knochenmarkuntersuchung weitere Krankheiten, wie etwa Tuberkulose, Leukämie oder andere Arten von Krebs, die das Knochenmark beeinträchtigen.

Behandlung

Die Behandlung der Neutropenie richtet sich nach Ursache und Schweregrad. Medikamente, die sie verursacht haben können, werden nach Möglichkeit abgesetzt. Manchmal erholt sich das Knochenmark ohne weitere Behandlung von selbst wieder. Die Neutropenie, die z. B. eine Grippe begleitet, verschwindet mit dem Abklingen der Virusinfektion. Menschen mit einer leichten Form von Neutropenie zeigen keine Symptome und brauchen keine Behandlung.

▲ siehe Seite 1021   ■ siehe Seite 982
★ siehe Seite 972

Patienten mit einer schweren Neutropenie können einer Infektionskrankheit rasch erliegen, da der Körper nicht in der Lage ist, die Erreger zu bekämpfen. Sie müssen bei einer Infektion unbedingt im Krankenhaus behandelt werden. Sie brauchen in jedem Fall sofort stark wirkende Antibiotika, und zwar noch bevor die Infektionsursache und der Infektionsherd bekannt sind. Fieber zeigt bei Menschen mit Neutropenie gewöhnlich eine Infektion an; es ist ein wichtiges Zeichen, dass sofortige ärztliche Überwachung nötig ist.

Hilfreich sind manchmal Wachstumsfaktoren (koloniestimulierende Faktoren), die die Produktion weißer Blutkörperchen anregen. Kortisonpräparate helfen, wenn die Ursache der Neutropenie in einer Autoimmunreaktion zu suchen ist. Antilymphozytenglobulin oder eine andere Art von Therapie, die die körpereigene Abwehr unterdrückt, kann eingesetzt werden, wenn der Verdacht auf eine Autoimmunkrankheit besteht – z. B. bei einer aplastischen Anämie. Die Entfernung der Milz kann die Neutropenie heilen, wenn diese durch eine Milzüberfunktion bedingt ist.

Wenn die Neutropenie durch eine andere Krankheit (z. B. Tuberkulose, Leukämie oder eine andere Krebserkrankung) verursacht wird, kann die Behandlung dieser Krankheit die Neutropenie beheben. Wegen einer Neutropenie allein wird keine Knochenmarktransplantation (Stammzelltransplantation) durchgeführt. Sie kann aber sinnvoll sein, um einige Ursachen von Neutropenie, wie etwa aplastische Anämie oder Leukämie, zu behandeln.

Neutrophile Leukozytose

Bei einer neutrophilen Leukozytose befinden sich ungewöhnlich viele Neutrophilen im Blut.

Die Neutrophilen helfen dem Körper bei der Bekämpfung von Infektionen und der Heilung von Verletzungen. Ihre Zahl kann als Reaktion auf eine Reihe von Bedingungen oder Krankheiten ansteigen. Infektionen mit Bakterien, Viren, Pilzen und Parasiten können die Zahl der Neutrophilen im Blut erhöhen. Auch bei einer Verletzung, wie z. B. einem Oberschenkelbruch oder einer Verbrennung, vermehren sie sich. Entzündliche Erkrankungen, etwa Autoimmunkrankheiten wie rheumatoide Arthritis, können eine vermehrte Anzahl und Aktivität der Neutrophilen nach sich ziehen. Medikamente, wie z. B. Kortison, erhöhen ebenfalls die Zahl der Neutrophilen im Blut. Bei myeloischer Leukämie kann die Zahl von unreifen oder reifen Neutrophilen erhöht sein.

Bei einer erhöhten Zahl von Neutrophilen wird eine Blutprobe mikroskopisch untersucht, um zu erkennen, ob unreife Neutrophile (Myeloblasten) das Knochenmark verlassen und ins Blut gelangen. Unreife Neutrophile im Blut zeigen eine Erkrankung des Knochenmarks, wie z. B. Leukämie, an. Bei unreifen Neutrophilen im Blut entnimmt der Arzt eine Knochenmarkprobe (Knochenmarkbiopsie ▲).

Da eine erhöhte Anzahl von reifen Neutrophilen im Blut in der Regel kein Problem darstellt, konzentrieren sich die Ärzte auf die Behandlung der Erkrankung, die zur Vermehrung der Neutrophilen geführt hat.

Lymphopenie

Lymphopenie bedeutet, dass die Zahl der Lymphozyten im Blut ungewöhnlich niedrig ist (weniger als 1 500 Zellen pro Mikroliter Blut bei Erwachsenen und weniger als 3 000 Zellen pro Mikroliter Blut bei Kindern).

In der Regel stellen die Lymphozyten 20 bis 40 Prozent aller weißen Blutkörperchen im Blutkreislauf. Normalerweise liegt ihre Zahl bei Erwachsenen bei über 1 500 Zellen pro Mikroliter Blut und bei Kindern bei über 3 000 Zellen pro Mikroliter Blut. Ein Rückgang der Lymphozytenzahl muss nicht zwangsläufig einen Mangel der gesamten weißen Blutkörperchen bedeuten.

Lymphopenie kann durch verschiedene Krankheiten und Umstände – etwa eine Infektion mit dem HI-Virus – entstehen. Die Anzahl der Lymphozyten kann kurzzeitig in einer Situation mit vermehrtem Stress und während einer Behandlung mit Kortison absinken, ebenso bei einer Chemotherapie gegen Krebs und einer Strahlentherapie. Bei verschiedenen erblichen Krankheiten, wie z. B. Immundefekten ■, kann die Zahl der Lymphozyten deutlich verringert sein.

Menschen mit einem niedrigen T-Lymphozyten-Wert haben gewöhnlich eine schwerere Lymphopenie und leiden dementsprechend mehr unter den Begleitumständen als Menschen mit einem Mangel an B-Lymphozyten. Allerdings können beide Erscheinungen lebensgefährlich sein.

▲ siehe Seite 972   ■ siehe Seite 1052

Es gibt drei Arten von Lymphozyten, die im Immunsystem alle sehr wichtig sind: B-Lymphozyten, T-Lymphozyten und natürliche Killerzellen (NK-Zellen). Ein Mangel an B-Lymphozyten kann die Zahl der Plasmazellen und die Bildung von Antikörpern verringern. Menschen mit wenig T-Lymphozyten und natürlichen Killerzellen haben Probleme, vor allem Infektionen mit Viren, Pilzen oder Parasiten abzuwehren. Ein ausgeprägter Lymphozytenmangel kann zu unkontrollierbaren Infektionen führen und tödlich enden.

Symptome und Diagnose

Eine leichte Lymphopenie verursacht keine Symptome und wird gewöhnlich zufällig entdeckt, wenn ein Blutbild gemacht wird, um eine andere Krankheit zu diagnostizieren. Ein drastisch reduzierter Gehalt an Lymphozyten führt zu Infektionen mit Viren, Pilzen und Parasiten.

Bei einer deutlich verringerten Zahl von Lymphozyten entnimmt der Arzt gewöhnlich eine Knochenmarkprobe und untersucht sie unter dem Mikroskop. Auch die Anzahl der B-Lymphozyten, T-Lymphozyten und natürlichen Killerzellen im Blut kann bestimmt werden. Die Verringerung der Zahl bestimmter Lymphozyten kann bei der Diagnose von Aids und einigen erblichen Immundefekten helfen.

Behandlung

Die Behandlung richtet sich vornehmlich nach der Ursache der Erkrankung. Eine durch ein Medikament aufgetretene Lymphopenie verschwindet gewöhnlich innerhalb von einigen Tagen, nachdem das Mittel abgesetzt wird. Wenn es sich bei der Grunderkrankung um Aids handelt, kann eine Kombinationstherapie mit mindestens drei antiviralen Medikamenten die Anzahl der T-Helferzellen erhöhen.

Wenn es sich bei der Lymphopenie um einen Mangel an B-Lymphozyten handelt, sinkt meist der Gehalt an Antikörpern im Blut unter die Normalgrenze. Dann können Gammaglobuline, die reich an Antikörpern sind, helfen, Infektionen vorzubeugen. Patienten mit einer erblichen Immunschwäche können von einer Knochenmark- oder Stammzellentransplantation profitieren. Bei einer infektiösen Erkrankung werden speziell gegen die Erreger gerichtete Medikamente gegeben.

Ursachen von Lymphozytopenie

Aids

Krebs (Leukämien, Lymphome, Hodgkin-Krankheit)

Chronische Infektionen (z. B. Miliartuberkulose)

Vererbte Krankheiten (bestimmte Agammaglobulinämien, DiGeorge-Syndrom, Wiskott-Aldrich-Syndrom, schwerer kombinierter Immundefekt, Ataxie-Teleangiektase-Syndrom)

Rheumatoide Arthritis

Bestimmte Virusinfektionen

Systemischer Lupus erythematodes

Lymphozytenleukozytose

Bei einer Lymphozytenleukozytose ist die Zahl der Lymphozyten im Blut ungewöhnlich hoch.

Die Zahl der Lymphozyten kann vor allem bei Virusinfektionen ansteigen; das Gleiche geschieht bei manchen bakteriellen Infektionen, wie z. B. Tuberkulose. Bestimmte Krebsarten, etwa Lymphome und akute oder chronisch-lymphatische Leukämie, können die Lymphozytenzahl ansteigen lassen, teilweise indem sie unreife Lymphozyten (Lymphoblasten) oder Lymphomzellen in das Blut entlassen. Die Basedow-Krankheit und Morbus Crohn können ebenfalls zu einer Vermehrung der Lymphozyten im Blut führen.

Die Symptome einer erhöhten Lymphozytenzahl ergeben sich meist eher aus der Infektion oder Krankheit, die sie verursacht hat, als aus der Zunahme der Zellen selbst. Wenn der Arzt eine erhöhte Anzahl von Lymphozyten entdeckt, wird eine Blutprobe mikroskopisch untersucht, um zu erkennen, ob die Lymphozyten im Blut als Reaktion auf Virusinfektionen aktiviert erscheinen oder ob sie unreif oder ungewöhnlich erscheinen, wie bei bestimmten Leukämien oder Lymphomen.

Die Behandlung der Lymphozytenleukozytose richtet sich nach der Ursache.

Störungen der Monozyten

Die Monozyten unterstützen die anderen weißen Blutkörperchen dabei, totes und geschädigtes Gewebe zu beseitigen, sie zerstören Krebszellen und regeln die Abwehr gegen fremde Stoffe. Monozyten werden im Knochenmark gebildet und gelangen dann in die Blutbahn, wo sie zwischen ein und zehn Prozent der zirkulierenden Leukozyten ausmachen (200 bis 600 Monozyten pro Mikroliter Blut). Innerhalb weniger Stunden wandern sie in die Gewebe (z. B. Milz, Leber, Lunge, und Knochenmark) ab, wo sie sich zu Makrophagen entwickeln, den wichtigsten Fresszellen (Phagozyten) des Immunsystems. Bei den erblichen Fettspeicherkrankheiten, wie beispielsweise der Gaucher-Krankheit und der Niemann-Pick-Krankheit ▲, werden Zelltrümmer in den Makrophagen gespeichert, die deren Funktion stören.

Eine erhöhte Anzahl von Monozyten im Blut (Monozytose) kann eine Reaktion auf chronische Infektionen, Autoimmunerkrankungen, Bluterkrankungen und Krebs sein. Infektionen, Sarkoidose ■ und Langerhans-Zellgranulomatose ★ können zu einer starken Vermehrung der Makrophagen im Gewebe führen.

Eine geringe Anzahl von Monozyten im Blut (Monozytopenie) kann auftreten, wenn bestimmte Bakterien Schadstoffe im Blut freisetzen (Endotoxämie) oder wenn Patienten eine Chemotherapie oder Kortison bekommen.

Störungen der eosinophilen Granulozyten

Die eosinophilen weißen Blutkörperchen (Eosinophilen) machen sieben Prozent der zirkulierenden Leukozyten (100 bis 500 Eosinophile pro Mikroliter Blut) aus. Diese Zellen schützen den Organismus vor bestimmten Parasiten, tragen aber auch zu den allergischen Reaktionen bei.

Eine erhöhte Zahl von Eosinophilen im Blut ist gewöhnlich die Reaktion auf veränderte Zellen, Parasiten oder Stoffe, die eine allergische Reaktion hervorrufen (Allergene). Beim Cushing-Syndrom und Stressreaktionen ist die Zahl der Eosinophilen verringert (Eosinopenie); das verursacht aber meistens keine Probleme, weil andere Teile des Immunsystems den Ausfall ausgleichen.

Nach ihrer Entstehung im Knochenmark bleiben die Eosinophilen nur wenige Stunden im Blutkreislauf, bevor sie sich in den Geweben im ganzen Körper verteilen. Wenn ein fremder Stoff in den Körper eindringt, wird er von den Lymphozyten und den Neutrophilen entdeckt; diese setzen Substanzen frei, die die Eosinophilen an die betreffende Stelle locken. Die Eosinophilen setzen dann Schadstoffe frei, welche die Parasiten und veränderte menschliche Zellen, wie etwa Krebszellen, abtöten.

Bei dem **idiopathischen hypereosinophilen Syndrom** liegt die Zahl der eosinophilen Leukozyten über mehr als sechs Monate hinweg ohne ersichtlichen Grund bei über 1 500 Zellen pro Mikroliter Blut.

Menschen jeden Alters können diese Krankheit bekommen, aber gehäuft tritt sie bei Männern über fünfzig auf. Die erhöhte Zahl der Eosinophilen kann Herz, Lunge, Leber, Haut und das Nervensystem schädigen. Zum Beispiel kann eine Entzündung am Herzen zum so genannten Löffler-Syndrom (Endocarditis fibroplastica) führen, das zu Blutgerinnseln, Herzschwäche, Herzanfällen und Funktionsstörungen der Herzklappen führt.

Zu den Symptomen der Hypereosinophilie gehören u. a. Gewichtsverlust, Fieber, Nachtschweiß, Müdigkeit, Husten, Brustschmerzen, Hautschwellungen, Magenschmerzen, Hautausschläge, Schmerzen, Schwäche, Benommenheit und Bewusstlosigkeit. Weitere Symptome richten sich nach den geschädigten Organen. Das Syndrom wird vermutet, wenn bei Patienten mit diesen Symptomen die Eosinophilen anhaltend erhöht sind. Die Diagnose erhärtet sich, wenn die Eosinophilie nicht durch eine Infektion mit Parasiten, eine allergische Reaktion oder eine andere Krankheit ausgelöst worden ist.

Bei manchen Patienten besteht die Behandlung lediglich in einer genauen ärztlichen Überwachung; die meisten müssen jedoch Medikamente, wie Kortison oder Hydroxyharnstoff, einnehmen. Bleibt diese Therapie erfolglos, weicht man auf verschiedene andere Arzneimittel aus, die eventuell mit einem Verfahren kombiniert werden können (Leukapherese), bei dem die Eosinophilen aus dem Blut entfernt werden. Bei unbehandelten Patienten ist die häufigste Todesursache eine Schädigung des Herzens.

▲ siehe Seite 1601   ■ siehe Seite 286
★ siehe Seite 285

Störungen der basophilen Granulozyten

Die Basophilen machen weniger als drei Prozent der zirkulierenden Leukozyten aus (bis 300 Basophile pro Mikroliter Blut). Diese Zellen spielen eine gewisse Rolle bei der Immunüberwachung und Wundheilung. Sie können Histamin und andere Mediatoren freisetzen und sind auch am Entstehen von allergischen Reaktionen beteiligt. Eine verringerte Zahl von Basophilen (Basopenie) kann eine Reaktion auf eine Schilddrüsenüberfunktion, akute Überempfindlichkeitsreaktionen oder Infektionen sein. Eine Vermehrung der Basophilen (Basophilie) kann bei Patienten mit einer Schilddrüsenunterfunktion beobachtet werden. Bei einer krankhaften Vermehrung der Blutzellen – myeloproliferative Störungen, wie z.B. Polycythaemia rubra vera und Osteomyelofibrose – kann die Zahl der Basophilen deutlich zunehmen.

KAPITEL 175

Störungen der Plasmazellen

Störungen der Plasmazellen (Plasmazelldyskrasien) sind selten. Sie entstehen, wenn sich eine Gruppe von Plasmazellen drastisch vermehrt und viele ungewöhnliche Antikörper produziert. Die Plasmazellen entwickeln sich aus den B-Lymphozyten, einem speziellen Typ weißer Blutkörperchen. Normalerweise bilden sie die Antikörper (Immunglobuline), die den Körper beim Kampf gegen Infektionen unterstützen. Plasmazellen kommen hauptsächlich im Knochenmark und in den Lymphknoten vor. Jede Plasmazelle teilt sich mehrmals, um einen so genannten Klon aus vielen identischen Zellen zu bilden. Die Zellen eines Klons produzieren jeweils immer nur einen speziellen Typ von Antikörpern. Da tausende verschiedene Klone existieren, kann der Körper viele verschiedene Antikörper herstellen, mit denen er die verschiedenen Infektionserreger bekämpft.

Bei Störungen der Plasmazellen vermehrt sich ein Klon unkontrolliert. Eine Folge ist, dass eine große Menge eines einzigen Antikörpers (monoklonaler Antikörper) entsteht, der auch als M-Protein bekannt ist. Bei monoklonalen Gammopathien beispielsweise ist der produzierte Antikörper unvollständig und besteht nur aus leichten oder schweren Ketten. (Funktionale Antikörper bestehen normalerweise aus zwei Paaren mit zwei verschiedenen so genannten Ketten, einer leichten und einer schweren.) Diese ungewöhnlichen Plasmazellen und die von ihnen produzierten Antikörper sind auf einen Typ beschränkt; die Zahl der anderen Arten von Antikörpern fällt. Immer mehr ungewöhnliche Plasmazellen dringen in Gewebe und Organe ein und schädigen sie. Die Antikörper, die der Klon der Plasmazellen erzeugt, können lebenswichtige Organe, vor allem die Nieren, schädigen.

Zu den Störungen der Plasmazellen gehören die monoklonalen Gammopathien unbestimmter Bedeutung, das Plasmozytom, die Makroglobulinämie und die Schwere-Ketten-Krankheiten. Diese Krankheiten sind bei älteren Menschen häufiger.

Monoklonale Gammopathien unbestimmter Bedeutung

Eine monoklonale Gammopathie unbestimmter Bedeutung (benigne monoklonale Gammopathie) ist eine Ansammlung von monoklonalen Antikörpern, die aus fehlgebildeten, aber gutartigen Plasmazellen stammen.

Bei einer **monoklonalen Gammopathie** sind die Plasmazellen zwar fehlgebildet, aber nicht bösartig verändert. Sie produzieren eine große Menge ungewöhnlicher Antikörper, was aber keine bedeutenden Probleme verursacht. Da diese Störungen meist symptomlos verlaufen, werden sie fast immer nur zufällig entdeckt, wenn das Blut aus anderen Gründen untersucht wird. Die monoklonalen Antikörper können sich an Nerven binden und zu Taubheit, nervösem Zittern und Schwäche führen.

Die M-Protein-Werte bleiben bei Patienten mit monoklonaler Gammopathie unbestimmter Signifikanz oft jahrelang stabil – bei manchen Menschen bis zu 25 Jahre – und bedürfen keiner Behandlung.

Aus noch unbekanntem Grund können sich diese Störungen – oft erst nach vielen Jahren – bei einem Teil der Betroffenen zu einer bösartigen Erkrankung wie einem Plasmozytom (multiples Myelom), einer Makroglobulinämie oder einem B-Zell-Lymphom auswachsen. Dieses Fortschreiten lässt sich nicht verhindern. Patienten mit monoklonaler Gammopathie werden etwa zweimal im Jahr körperlich untersucht, es werden Blut- und manchmal auch Urintests gemacht, um festzustellen, ob sich die Krankheit bösartig verändert. Wird diese Entwicklung früh erkannt, können die Auswirkungen der Krebserkrankung verhindert bzw. entsprechend früh behandelt werden.

Plasmozytom

Beim Plasmozytom (multiples Myelom) handelt es sich um eine Krebserkrankung der Plasmazellen, bei der sich im Knochenmark und manchmal auch in anderen Körperteilen fehlgebildete Plasmazellen unkontrolliert vermehren.

Diese ungewöhnliche Krebserkrankung betrifft in der Regel Menschen, die älter sind als 60 Jahre. Obwohl die Ursache nicht sicher ist, zeigt das gehäufte Auftreten bei nahen Verwandten, dass dabei Vererbung eine Rolle spielt.

Strahlenbelastung sowie der Kontakt mit Benzol und anderen Lösungsmitteln werden als mögliche Ursachen angesehen. Ein Herpesvirus, HHV-8, kann bei der Krankheit ebenfalls eine Rolle spielen.

Normalerweise machen die Plasmazellen nicht einmal ein Prozent der Zellen im Knochenmark aus. Bei einem Plasmozytom sind die meisten Elemente des Knochenmarks krebsartige Plasmazellen. Ihre große Menge führt zu einer erhöhten Produktion von Eiweißen, die die Entwicklung der anderen normalen Bestandteile des Knochenmarks, etwa weiße und rote Blutkörperchen und Blutplättchen unterdrücken. Außerdem bilden die fehlgebildeten Plasmazellen fast immer eine große Menge eines einzigen Antikörpertyps. Das führt zu

einer deutlich geringeren Menge aller anderen normalen Antikörper.

Oft entwickeln sich Ansammlungen von krebsartigen Plasmazellen zu Tumoren, die vor allem in den Hüftknochen, der Wirbelsäule, den Rippen und im Schädel zu Knochenschäden führen. Wenn in seltenen Fällen diese Tumoren in einem anderen Bereich entstehen, befallen sie vor allem Lunge, Leber und Nieren.

Symptome und Komplikationen

Da Plasmazelltumoren oft in die Knochen eindringen, können Schmerzen in den Knochen, speziell in der Wirbelsäule, den Rippen und der Hüfte, auftreten. Durch Plasmazelltumoren verringert sich die Knochendichte, sodass sie leicht brechen (Osteoporose). Darüber hinaus wird Kalzium aus den Knochen herausgelöst, das sich dann im Blut wiederfindet und wahrscheinlich Verstopfung, häufiges Wasserlassen, Schwäche und Verwirrtheit auslöst.

Wenn andere Zellen die normalen Zellen, die im Knochenmark die roten Blutkörperchen produzieren, verdrängen, entsteht Blutarmut, die zu Müdigkeit, Schwächegefühl und Blässe, möglicherweise auch zu Herzproblemen, führt. Aufgrund der verringerten Zahl weißer Blutkörperchen gibt es immer wieder Infektionen mit Fieber und Schüttelfrost. Die geringe Zahl Blutplättchen beeinträchtigt die Blutgerinnung, was die Neigung zu Blutungen und Blutergüssen verstärkt.

Bruchstücke der defekten monoklonalen Antikörper gelangen häufig in die Nieren. Das schädigt ihr Filtersystem und kann zu Nierenversagen führen. Ungewöhnliche Antikörperteile (»leichte Ketten«) in Urin oder Blut werden Bence-Jones-Proteine genannt. Die ansteigende Zahl wachsender krebsartiger Zellen kann eine Überproduktion von Harnsäure in den Urin und damit Nierensteine verursachen. Auch die Kalziumwerte können ansteigen und Herz, Nieren und Gehirn beeinträchtigen. Ablagerungen von bestimmten Antikörperteilen in den Nieren oder anderen Organen können zu einer Amyloidose ▲ führen, einer ernsten Erkrankung, die bei einigen Patienten mit Plasmozytom auftritt.

Nur selten ruft das Plasmozytom Störungen in der Haut, den Fingern, Zehen und der Nase hervor, weil sich das Blut verdickt (Hyperviskositätssyndrom ■).

Diagnose

Manchmal wird ein Plasmozytom diagnostiziert, bevor jemand Krankheitsmerkmale zeigt – wenn beispielsweise bei einer Röntgenuntersuchung,

▲ siehe Seite 1698   ■ siehe Seite 1002

die aus einem anderen Grund durchgeführt wird, Auffälligkeiten im Knochenmark auftreten, wie sie für diese Krankheit typisch sind.

Der Verdacht auf ein Plasmozytom kann sich bei Symptomen wie z. B. Rückenschmerzen, Knochenschmerzen an anderen Stellen, Müdigkeit, Fieber und Blutergüssen ergeben. Die entsprechenden Bluttests werden eine Blutarmut, einen Mangel an weißen Blutkörperchen und Blutplättchen oder ein Nierenversagen anzeigen.

Die zwei wichtigsten Blutuntersuchungen sind die Serumelektrophorese und die Immunelektrophorese. Sie identifizieren jene für ein Plasmozytom charakteristischen fehlgebildeten Antikörper. Darüber hinaus werden die verschiedenen Antikörperarten, vor allem IgG, IgA und IgM, gemessen.

Auch die Kalziumwerte werden bestimmt.

Urin wird über 24 Stunden gesammelt und auf Art und Menge von Eiweißen analysiert. Bence-Jones-Proteine sind bei der Hälfte der am Plasmozytom erkrankten Patienten im Urin zu finden.

Die Diagnose wird mit einer Knochenmarkbiopsie ▲ bestätigt. Bei einem Patienten mit Plasmozytom zeigt sie eine große Menge Plasmazellen, die in seltsamen Platten und Trauben angeordnet sind; auch die Zellen selbst sind fehlgebildet.

Darüber hinaus gibt es Bluttests, die die Werte für Beta-2-Mikroglobulin und C-reaktives Protein ergeben und die Behandlungsentscheidung beeinflussen können.

Behandlung und Prognose

Die Behandlung eines Plasmozytoms zielt darauf ab, die Symptome zu lindern und Komplikationen vorzubeugen, indem die kranken Plasmazellen zerstört werden und dadurch der Krankheitsverlauf verlangsamt wird.

Die wirksamsten Medikamente zur Behandlung eines Plasmozytoms sind Kortisone, wie Prednison und Dexamethason. Eine Chemotherapie hemmt das Fortschreiten des Plasmozytoms, indem sie die kranken Plasmazellen abtötet. Da bei der Chemotherapie sowohl gesunde wie kranke Zellen zerstört werden, muss die Zahl der Blutkörperchen ständig kontrolliert und die Dosis der Medikamente immer wieder angepasst werden, wenn die Zahl der weißen Blutkörperchen und der Blutplättchen zu weit absinkt. Melphalan und Cyclophosphamid werden häufig zusätzlich zu Kortison verordnet. Vincristin und Doxirubicin sind ebenfalls wirksam; sie haben möglicherweise weniger Nebenwirkungen auf das Knochenmark als Melphalan

und Cyclophosphamid. Thalidomid kann einem Teil der Patienten helfen, deren Plasmozytom sich durch andere Behandlungen verschlechtert. Bei Patienten, die gut auf die Chemotherapie ansprechen, kann Interferon dazu beitragen, die positive Wirkung zu verlängern.

Es werden viele neue Arzneimittelkombinationen eingesetzt. So folgt auf eine Standard-Chemotherapie eine hoch dosierte Chemotherapie. Da diese Therapiekombination auf normale Blutzellen sehr stark toxisch wirkt, werden vor Beginn der Behandlung gesunde Stammzellen aus dem Blut oder Knochenmark des Patienten entnommen, um sie nach Abschluss der Behandlung wieder zurückzugeben. ■

Starke Schmerzmittel und eine Strahlentherapie der befallenen Knochen können die mitunter sehr heftigen Knochenschmerzen lindern. Die Strahlentherapie kann auch Brüche verhindern. Monatliche Infusionen des Bisphosphonats Pamidronsäure oder von Zoledronsäure können die Entwicklung von Knochenkomplikationen verringern. Die meisten Patienten mit Plasmozytom erhalten diese Medikamente ständig als Teil ihrer Behandlung. Aktiv zu bleiben ist wichtig; längere Bettruhe fördert die Osteoporose und lässt die Knochen für Brüche anfälliger werden. Schnelles Laufen und schweres Heben sollte jedoch vermieden werden, da die Knochen bereits geschwächt sind.

Patienten, die erste Anzeichen einer Infektion haben – Fieber, Schüttelfrost, Hautrötungen –, sollten sofort den Arzt aufsuchen; sie brauchen Antibiotika. Für Kranke mit schwerer Blutarmut kann eine Transfusion von roten Blutkörperchen nötig werden. Manche können die Blutarmut mit Erythropoietin oder Darbepoietin – Medikamente, die die Bildung roter Blutkörperchen anregen – behandeln. Hohe Kalziumspiegel im Blut können mit Bisphosphonaten und Infusionen behandelt werden. Allopurinol kann einen erhöhten Harnsäurespiegel senken.

Die Behandlung kann den Krankheitsverlauf verlangsamen. Bisphosphonate verringern Knochenkomplikationen, Wachstumsfaktoren regen die Produktion der roten und weißen Blutkörperchen an, eine angemessene Schmerztherapie verbessert die Lebensqualität der Patienten. Gelegentlich entwickeln Menschen mit einem erfolgreich behandelten Plasmozytom eine Leukämie, oder es zeigt sich ein irreversibler Verlust der Funktion des Knochenmarks. Diese Spätkomplikationen können durch die Chemotherapie

▲ siehe Seite 972   ■ siehe Seite 1079

Was ist eine Kryoglobulinämie?

Kryoglobuline sind ungewöhnliche, von Plasmazellen produzierte und im Blut gelöste Antikörper. Sie bilden größere Ansammlungen von festen Klümpchen, wenn sie unter die normale Körpertemperatur abkühlen. Bei Wärme lösen sie sich wieder auf.

Eine Kryoglobulinämie ist selten. Meistens haben die Patienten eine Grunderkrankung, wie die Krebserkrankungen Makroglobulinämie und chronisch lymphozytische Leukämie, Autoimmunerkrankungen, wie systemischer Lupus erythematodes, und Infektionen, z. B. mit Hepatitis C. Manchmal lässt sich keine Ursache für die Bildung von Kryoglobulinen ausmachen.

Der Niederschlag von Kryoglobulinen kann eine Entzündung der Blutgefäße auslösen, was zu Blutergüssen, Gelenkschmerzen und Schwäche führt. Menschen mit einer Kryoglobulinämie sind meist sehr kälteempfindlich, oder sie entwickeln das Raynaud-Phänomen, bei dem Hände und Füße bei Kälte heftig schmerzen und sich weiß verfärben. Die Gefäßentzündung kann Leber und Nieren schädigen. Dieser Schaden kann in ein Leber- und Nierenversagen münden.

Einer Gefäßentzündung lässt sich vorbeugen, indem man tiefe Temperaturen meidet. Durch die Behandlung der Grundkrankheit kann die Bildung von Kryoglobulinen verringert werden, z. B. die Behandlung von Hepatitis C mit Interferon. Eine Plasmapherese kann vor allem dann helfen, wenn sie mit Interferon kombiniert wird.

verursacht worden sein und führen oft zu schwerer Blutarmut und einem erhöhten Infektionsrisiko.

Makroglobulinämie

Die Makroglobulinämie (Waldenström-Krankheit) ist eine Krebserkrankung der Plasmazellen, bei der ein einziger Klon von Plasmazellen eine große Menge Makroglobuline (große Antikörper) vom Typ IgM produziert.

Männer sind von dieser Krankheit häufiger betroffen als Frauen; das Durchschnittsalter, in dem die Krankheit auftritt, liegt bei 65 Jahren. Die Ursache ist unbekannt.

Symptome und Komplikationen

Viele Menschen mit Makroglobulinämie haben keine Symptome, die Erkrankung wird zufällig bei einer routinemäßigen Blutuntersuchung entdeckt. Menschen, deren Blut sich durch die große Menge Makroglobuline verdickt hat (Hyperviskositätssyndrom), leiden unter einer gestörten Durchblutung in Haut, Fingern, Zehen und Nase. Diese Symptome können sich als ungewöhnliche Blutungen der Haut und Schleimhäute (in Mund, Nase und Magen-Darm-Trakt) äußern, als Müdigkeit, Schwäche, Kopfschmerzen, Verwirrtheit, Schwindel und sogar als Bewusstlosigkeit. Das verdickte Blut kann bestehende Herzprobleme verschlimmern und verstärkt auf das Gehirn drücken. Die winzigen Blutgefäße im Augenhintergrund können anschwellen und bluten; dadurch wird die Netzhaut geschädigt und die Sehkraft beeinträchtigt.

Bei Menschen mit Makroglobulinämie schwellen die Lymphknoten an, und Leber und Milz vergrößern sich, weil in sie bösartige Plasmazellen eindringen. Fieber und Schüttelfrost beruhen auf immer wiederkehrenden bakteriellen Infektionen aufgrund der mangelnden Antikörperproduktion. Blutarmut kann zu Schwäche und Müdigkeit führen, wenn die bösartigen Plasmazellen verhindern, dass im Knochenmark gesunde blutbildende Zellen entstehen. Wenn bösartige Plasmazellen in die Knochen eindringen, kann sich die Knochendichte verringern (Osteoporose), was das Risiko für Brüche erhöhen kann.

Die Makroglobulinämie ruft oft eine Kryoglobulinämie hervor. Die für diese Krankheit charakteristischen Kryoglobuline sind Antikörper, die im Blut als feste Klümpchen auftreten, wenn sie unter die normale Körpertemperatur abkühlen.

Diagnose

Bei Blutuntersuchungen wird die Makroglobulinämie entdeckt. Die drei wichtigsten Untersuchungen sind die Serumproteinelektrophorese, die Messung von Immunglobulinen und die Immunelektrophorese.

Darüber hinaus kann der Arzt prüfen lassen, ob die Zahl der roten und weißen Blutkörperchen und der Blutplättchen normal ist. Auch die Serumviskosität, die Dicke des Blutes, wird oft bestimmt. Der Blutgerinnungstest kann krankhaft ausfallen, und weitere Bluttests decken die

Kryoglobuline auf. Im Urin finden sich Bence-Jones-Proteine (Bruchstücke fehlgebildeter Antikörper). Eine Knochenmarkbiopsie kann eine erhöhte Zahl von Lymphozyten und Plasmazellen zeigen, was die Diagnose Makroglobulinämie erhärtet. Das Auftauchen dieser Zellen hilft, diese Krankheit vom Plasmozytom zu unterscheiden.

Eine Röntgenaufnahme kann eine verringerte Knochendichte zeigen. Eine Computertomographie kann eine Vergrößerung von Leber, Milz und Lymphknoten aufdecken.

Behandlung

Eine Chemotherapie, gewöhnlich mit Chlorambucil, kann das Wachstum der Plasmazellen hemmen. Alternativ können Wirkstoffe wie Melphalan oder Cyclophosphamid und verschiedene andere Arzneimittel, einzeln oder kombiniert, eingesetzt werden. Jüngere Forschungsergebnisse zeigen, dass der monoklonale Antikörper Rituximab auch das Wachstum der krankhaften Plasmazellen hemmt.

Ein Patient mit verdicktem Blut benötigt sofort eine Plasmapherese, ein Verfahren, bei dem die kranken Antikörper aus dem Blut entfernt werden ▲. Allerdings ist das nur bei wenigen Patienten mit Makroglobulinämie der Fall.

Schwere-Ketten-Krankheit

Die Schwere-Ketten-Krankheit ist eine Krebserkrankung der Plasmazellen, bei der ein Klon von Plasmazellen eine große Menge von Teilen ungewöhnlicher Antikörper, die so genannten schweren Ketten, produziert.

Die Schwere-Ketten-Krankheit wird nach der Art der entstehenden schweren Kette eingeteilt: α, γ oder μ.

Der **α-Typ (Seligmann-Krankheit)** betrifft hauptsächlich jüngere Erwachsene aus dem Nahen Osten oder dem Mittelmeerraum. Wenn krebsartige Plasmazellen in die Darmwand eindringen, verhindern sie oft die Aufnahme von Nährstoffen (Malabsorptionssyndrom); das führt zu schwerem Durchfall und Gewichtsverlust. Die Alpha-Schwere-Ketten-Krankheit schreitet rasch voran. Die Behandlung mit Cyclophosphamid, Prednison und Antibiotika kann ihr Fortschreiten verlangsamen.

Der **γ-Typ (Franklin-Krankheit)** betrifft hauptsächlich ältere Erwachsene. Manche Betroffene haben keine Symptome. Bei anderen führt das Eindringen von bösartigen Plasmazellen in das Knochenmark zu starker Blutarmut, die sich durch Müdigkeit und Schwäche äußert, und einer verringerten Zahl weißer Blutkörperchen, die an immer wiederkehrenden Infektionen mit Fieber und Schüttelfrost zu erkennen ist. Bösartige Plasmazellen können die Leber und die Milz anschwellen lassen. Menschen mit diesen Symptomen können von der Behandlung mit Cyclophosphamid und Prednison profitieren.

Der **μ-Typ** ist am seltensten; er kann Leber, Milz sowie die Lymphknoten im Bauchraum anschwellen lassen. Wie gut die Patienten auf eine Chemotherapie ansprechen, ist individuell sehr verschieden.

KAPITEL 176

Leukämien

Leukämien sind Krebserkrankungen der weißen Blutkörperchen oder der Zellen, die sich zu weißen Blutkörperchen entwickeln.

Weiße Blutkörperchen entwickeln sich aus den so genannten Stammzellen im Knochenmark. Wenn diese Entwicklung gestört ist, können Teile der Chromosomen verändert und teilweise umgeschrieben werden. Solche Chromosomenveränderungen (Translokationen) stören die normale Zellteilung. Sie bewirken, dass sich die Zellen unkontrolliert vermehren, bösartig werden und eine Leukämie entsteht. Leukämische Zellen durchdringen letztlich das Knochenmark und ersetzen und unterdrücken die

▲ siehe Seite 976

Funktion von Zellen, die sich zu normalen Blutzellen entwickeln. Sie können sich auch in Organe einlagern, etwa in die Leber, die Milz, Lymphknoten, Nieren und das Gehirn.

Insgesamt werden vier Hauptformen von Leukämie unterschieden: akute lymphatische, akute myeloische, chronische lymphatische und chronische myeloische Leukämie. Diese Bezeichnungen drücken vor allem aus, welche Art von Blutzellen jeweils betroffen ist und wie schnell sich die Krankheit entwickelt. Akute Leukämien schreiten sehr rasch voran, chronische Leukämien entwickeln sich langsam. Lymphatische Leukämien entstehen durch bösartige Veränderungen in Lymphozyten und in Zellen, die normalerweise Lymphozyten bilden. Myeloische Leukämien entstehen durch bösartige Veränderungen in Zellen, die normalerweise Neutrophile, Basophile, Eosinophile und Monozyten produzieren.

Die Ursachen für die meisten Formen von Leukämie sind unbekannt. Man weiß aber, dass sich das Leukämierisiko durch Strahlenbelastung und Schadstoffe, wie Benzol, sowie durch Medikamente, die zur Chemotherapie bei Krebs eingesetzt werden, vergrößert. Menschen mit bestimmten Erbkrankheiten, z. B. Down-Syndrom oder Fanconi-Syndrom, zeigen eine erhöhte Anfälligkeit für Leukämie. Das HTLV-1-Virus (humanes T-Zell-Leukämie-Virus, Typ 1) steht in Verdacht, eine seltene Form von lymphatischer Leukämie, die so genannte adulte T-Zell-Leukämie, hervorzurufen; dieser HTLV-1 ist mit HIV, dem Erreger von Aids, eng verwandt. Eine Infektion mit dem Epstein-Barr-Virus wird mit dem Burkitt-Lymphom, einer aggressiven Form der lymphatischen Leukämie, in Verbindung gebracht.

Viele Leukämien können wirksam behandelt werden. Wenn eine Leukämie unter Kontrolle ist, sagt man, dass der Patient »in Remission« ist. Wenn die Leukämiezellen wieder auftauchen, spricht man von einem Krankheitsrückfall.

Akute lymphatische Leukämie

Die akute lymphatische Leukämie (ALL) ist eine lebensbedrohliche Krankheit. Dabei entarten jene Zellen, die normalerweise zu Lymphozyten heranwachsen, und nehmen den Platz der normalen Knochenmarkzellen ein.

▲ siehe Seite 970

Die akute lymphatische Leukämie tritt am häufigsten bei Kindern auf; bei etwa einem Viertel aller Krebserkrankungen bei Kindern unter 15 Jahren handelt es sich um diese Krankheit. Besonders häufig ist sie bei Kindern zwischen zwei und fünf Jahren. Sie kann aber auch Erwachsene, etwas häufiger Menschen über 65 Jahre, betreffen.

Schon im Frühstadium verändern sich die unreifen Stammzellen, die sich später zu Lymphozyten entwickeln würden, bösartig. Diese leukämischen Zellen sammeln sich im Knochenmark, wo sie gesunde, heranwachsende Blutzellen zerstören und deren Platz einnehmen. Von hier aus treten sie in die Blutbahn über und werden auf diesem Weg in wichtige Organe transportiert, z. B. zur Leber, zur Milz, in die Lymphknoten, ins Gehirn, in die Nieren und in die Geschlechtsorgane. Dort wachsen diese Krebszellen weiter, teilen und vermehren sich ungehemmt. Sie können im Gehirn die Hirnhaut befallen und eine Hirnhautentzündung hervorrufen; sie können auch Blutarmut, Leber- und Nierenversagen sowie andere Organschäden bewirken.

Symptome und Diagnose

Die ersten Anzeichen weisen darauf hin, dass das Knochenmark nicht mehr in der Lage ist, ausreichend viele gesunde Blutzellen herzustellen. Fieber und starkes Schwitzen deuten auf eine Infektion hin, die auf den Mangel an weißen Blutkörperchen zurückzuführen ist. Allgemeine Schwäche, Müdigkeit und Blässe entstehen, wenn zu wenig rote Blutkörperchen für den Sauerstofftransport zur Verfügung stehen. Die verstärkte Blutungsneigung – eine Folge des Mangels an Blutplättchen – kann sich verschieden äußern: in Nasen- und Zahnfleischbluten, in roten Blutflecken in der Haut und einer verstärkten Neigung, blaue Flecken zu bekommen. Das Einwandern von Leukämiezellen in das Gehirn kann Kopfschmerzen, Übelkeit und Erbrechen oder auch Reizbarkeit auslösen; die erhöhte Anzahl von Krebszellen im Knochenmark kann Knochen- und Gelenkschmerzen auslösen.

Ein »großes Blutbild« ▲ mit kompletter Blutzellzählung kann den ersten wichtigen Hinweis auf eine akute lymphatische Leukämie geben. Im Blutbild erscheint die Zahl der weißen Blutzellen teilweise vermindert, bisweilen normal oder auch erhöht; grundsätzlich ist aber die Zahl der roten Blutkörperchen und der Blutplättchen reduziert. Zusätzlich finden sich bei der mikroskopischen Untersuchung der Blutprobe sehr unreife weiße Blutzellen (Blasten). Fast immer wird das Knochenmark untersucht (Knochenmarkbiopsie ▲), um die Diagnose zu erhärten und darüber hinaus die genaue Art der Leukämie zu bestimmen.

Prognose und Behandlung

Bevor es eine wirksame Behandlung gab, starben die meisten Leukämiepatienten relativ rasch. Heute können die meisten Kinder und ein großer Teil der Erwachsenen mit akuter lymphatischer Leukämie geheilt werden. Bei den meisten Patienten bringt schon die erste Chemotherapie die Krankheit unter Kontrolle (vollständige Remission). Die beste Prognose haben Kinder im Alter zwischen drei und sieben Jahren.

Oft gibt es zwar einen Krankheitsrückfall, aber immerhin zeigt die Hälfte aller behandelten Kinder fünf Jahre nach der erfolgreichen Erstbehandlung keine Symptome mehr. Eine relativ gute Heilungschance haben Kinder und Erwachsene, bei denen in der Blutprobe weniger als 25 000 weiße Blutkörperchen pro Mikroliter Blut gezählt wurden. Schlechter ist die Prognose, wenn die Zahl über diesem Wert liegt.

Die Chemotherapie ist hochwirksam und wird in Phasen verabreicht. Das Ziel der Behandlung besteht darin, die leukämisch veränderten Zellen komplett zu zerstören, damit das Knochenmark wieder ausreichend viele normale Blutzellen bilden kann. Während der Chemotherapie müssen die Patienten für einige Tage oder Wochen – je nachdem, wie schnell das Knochenmark seine normale Funktion wiedererlangt – im Krankenhaus bleiben. In dieser Zeit kann es notwendig werden, Blut zu transfundieren, um die Folgen der Blutarmut auszugleichen, und Blutplättchen gegen die Blutungsneigung oder Antibiotika zur Behandlung von Infektionen zu verabreichen. Die Behandlung zerstört die leukämischen Zellen; dabei wird viel Harnsäure freigesetzt, die aus dem Körper entfernt werden muss. Diesem Zweck dient die intravenöse Gabe von Flüssigkeit und die Behandlung mit Allopurinol.

Für die Chemotherapie werden verschiedene Medikamente kombiniert. Die Behandlung wird mehrere Tage oder Wochen lang wiederholt. Eine Kombination besteht z. B. aus dem Kortison Prednison, das eingenommen wird, und wöchentlichen intravenösen Gaben von Vincristin zusammen mit einem Anthrazyklin (meistens Daunorubicin), Asparaginase oder Cyclophosphamid.

Leukämische Zellen in den Hirnhäuten werden üblicherweise mit Methotrexat, Cytosin-Arabinosid oder beidem behandelt, wobei die Medikamente jeweils direkt in die Rückenmarkflüssigkeit gespritzt werden. Diese Chemotherapie kann mit einer Strahlenbehandlung des Gehirns kombiniert werden. Eine solche Behandlung erfolgt schon, wenn es nur Anhaltspunkte dafür gibt, dass sich die Leukämie auf das Gehirn ausgebreitet haben könnte.

Wenige Wochen bzw. Monate nach der ersten Intensivbehandlung, die auf die Zerstörung der Leukämiezellen abzielt, erfolgt eine so genannte Konsolidierungsbehandlung. Sie soll dann eventuell noch vorhandene Leukämiezellen zerstören. Zusätzliche Krebsmedikamente oder die gleichen, die bei der ersten Intensivbehandlung eingesetzt wurden, können über mehrere Wochen eingesetzt werden. Eine Erhaltungschemotherapie, die meistens aus weniger Medikamenten und diese in niedrigerer Dosierung besteht, wird bis zu zwei oder drei Jahre lang fortgesetzt. Manche Patienten haben wegen einer besonderen Chromosomenänderung in ihren Zellen ein hohes Rückfallrisiko. Ihnen wird oft eine Stammzellentransplantation ■ während der ersten Ruhephase (Remission) empfohlen – vorausgesetzt, es findet sich ein für sie geeigneter Knochenmarkspender.

Trotz allem können erneut Krebszellen auftreten (Rückfall), sehr häufig im Blut, im Knochenmark, im Gehirn und bei Männern in den Hoden. Dann muss erneut eine Chemotherapie durchgeführt werden. Wenn im Gehirn erneut Leukämiezellen auftreten, werden Medikamente der Chemotherapie ein- oder zweimal wöchentlich in die Rückenmarkflüssigkeit gespritzt. Chemotherapie und Strahlenbehandlung werden auch bei einem Leukämierückfall im Bereich der Hoden eingesetzt.

Die beste Heilungschance bietet in solchen Fällen eine hoch dosierte Chemotherapie zusammen mit der allogenen Stammzellentransplantation. Allerdings ist diese Behandlung nur möglich, wenn Stammzellen von einer Person mit einem für den Patienten verträglichen Gewebefaktor (HLA) zur Verfügung stehen. Das ist bei einem engen Verwandten am wahrscheinlichsten. Manchmal werden auch Zellen von passenden, nicht verwandten Spendern (gelegentlich auch teilweise passende Zellen von Familienmitgliedern, nicht verwandten Spendern oder Nabelschnurstammzellen) verwendet.

▲ siehe Seite 972   ■ siehe Seite 1079

Myelodysplastische Syndrome

Bei myelodysplastischen Syndromen entwickelt sich eine Reihe von identischen Zellen (Klone) und besetzt das Knochenmark. Diese Zellen wachsen und reifen nicht normal heran, was zu einem Mangel an roten und weißen Blutkörperchen sowie Blutplättchen führt. Bei manchen Patienten ist vor allem die Bildung der roten Blutkörperchen betroffen. Myelodysplastische Syndrome treten vor allem bei Menschen über 50 Jahren auf, bei Männern doppelt so häufig wie bei Frauen.

In der Regel ist die Ursache nicht bekannt. Bei manchen Patienten können eine Strahlentherapie oder eine Chemotherapie das Knochenmark beeinträchtigt haben.

Die Symptome entwickeln sich sehr langsam. Müdigkeit, Schwäche und andere Symptome einer Blutarmut sind häufig. Durch Infektionen kann es zu Fieber kommen, wenn die Zahl der weißen Blutkörperchen sinkt. Fällt die Zahl der Blutplättchen, treten leicht Blutergüsse und ungewöhnliche Blutungen auf. Der Verdacht auf ein myelodysplastisches Syndrom besteht bei einer unerklärlichen, hartnäckigen Blutarmut; für die Diagnose ist eine Knochenmarkbiopsie notwendig.

Patienten mit einem myelodysplastischen Syndrom brauchen oft Transfusionen von roten Blutkörperchen. Blutplättchen werden nur dann übertragen, wenn eine unkontrollierbare Blutung auftritt oder eine Operation notwendig und die Zahl der Blutplättchen gering ist. Betroffene mit sehr wenig Neutrophilen – weiße Blutkörperchen, die Infektionen bekämpfen – können von zeitweiligen Injektionen mit einem speziellen Protein, dem koloniestimulierenden Faktor, profitieren.

Diese Syndrome gelten als eine Art von Leukämie. Bei einem Teil der Betroffenen verwandelt sich ein myelodysplastisches Syndrom in eine akute myeloische Leukämie (AML). Eine Chemotherapie kann diesen Vorgang nicht verhindern. Ist eine AML entstanden, kann eine Chemotherapie die Krankheit bessern.

Akute myeloische Leukämie

Bei der akuten myeloischen Leukämie (AML; dazu gehören die myeloblastische, die promyelozytäre, die myelomonozytäre, die monozytäre, die erythrozytäre und die megakaryozytäre) verändern sich die Zellen, die normalerweise zu Neutrophilen, Eosinophilen, Basophilen und Monozyten heranwachsen, bösartig und ersetzen rasch die gesunden Zellen im Knochenmark.

Die akute myeloische Leukämie (AML) ist die häufigste Leukämieart bei Erwachsenen; sie betrifft Menschen jeder Altersstufe.

Die unreifen Leukämiezellen sammeln sich rasch im Knochenmark, wo sie jene Zellen zerstören, die gesunde Blutzellen produzieren. Vom Knochenmark werden die Leukämiezellen in die Blutbahn freigesetzt und zu anderen Organen transportiert, wo sie weiter wachsen und sich teilen. Sie können kleine, bösartige Geschwülste (Chlorome) in oder unmittelbar unter der Haut, dem Zahnfleisch oder in den Augen bilden.

Die akute Promyelozytenleukämie ist eine Form der akuten myeloischen Leukämie. Hierbei verhindern Chromosomenänderungen in den Promyelozyten – Zellen im Frühstadium der Entwicklung zu reifen Neutrophilen – die Bindung und Aktivität von Vitamin A. Ohne Vitamin-A-Aktivität ist die normale Zellreifung unterbrochen und die kranken Promyelozyten reichern sich an.

Symptome und Diagnose

Die ersten Symptome der AML sind denen der ALL ▲ sehr ähnlich. Eine Hirnhautentzündung tritt zwar nicht so häufig auf wie bei einer ALL, dennoch können auch die AML-Zellen eine Entzündung der Hirn- und Rückenmarkshäute verursachen.

Eine AML wird auf ähnliche Weise diagnostiziert wie eine akute lymphatische Leukämie. Eine Knochenmarkbiopsie ■ wird fast immer gemacht, um die Diagnose zu erhärten und die Leukämieart zu bestimmen.

▲ siehe Seite 1004   ■ siehe Seite 972

Prognose und Behandlung

Eine akute myeloische Leukämie lässt sich mit den heutigen Methoden relativ gut behandeln. Wenn ein Rückfall auftritt, geschieht das meist innerhalb der ersten fünf Jahre. Wer diese Zeit rückfallfrei überstanden hat, wird als geheilt betrachtet.

Die Behandlung zielt darauf ab, möglichst alle Leukämiezellen zu zerstören. Dabei verschlechtert sich der Zustand der Patienten häufig erst einmal, bevor eine Besserung eintritt. Den Kranken geht es vorübergehend schlechter, weil die Behandlung die Leistung des Knochenmarks unterdrückt. Dadurch werden weniger weiße Blutkörperchen, besonders die (neutrophilen) Granulozyten, gebildet. Ein solcher Mangel vergrößert das Risiko für Infektionen. Deshalb muss der Patient sehr sorgfältig vor Infektionen geschützt werden und sofort Antibiotika erhalten, wenn doch eine Infektion auftritt. Transfusionen von roten Blutkörperchen und Blutplättchen sind gelegentlich nötig, um die Therapie zu unterstützen.

Beim ersten Zyklus der Chemotherapie werden generell sieben Tage lang Cytarabin als Dauerinfusion und drei Tage lang Daunorubicin (oder Idarubicin oder Mitoxantron) gegeben.

Patienten, die sich auf dem Weg der Besserung befinden, erhalten ein paar Wochen oder Monate nach der Anfangsbehandlung gewöhnlich eine Konsolidierungsbehandlung. Dies geschieht, um sicherzugehen, dass etwa noch vorhandene Leukämiezellen zerstört werden. Eine vorbeugende Behandlung des Gehirns ist gewöhnlich nicht nötig. Eine länger dauernde niedrig dosierte medikamentöse Behandlung (wie bei akuter lymphatischer Leukämie) erhöht die Überlebenschancen nicht.

Wenn Patienten nicht auf die Behandlung ansprechen, und wenn jüngere Menschen zwar eine Besserung erreicht haben, aber wegen bestimmter Chromosomenänderungen die Wahrscheinlichkeit eines Rückfalls groß ist, können sie eine hoch dosierte Chemotherapie und eine Stammzellentransplantation ▲ erhalten.

Bei einem Rückfall ist eine zusätzliche Chemotherapie für Patienten, die keine Stammzellentransplantation bekommen können, weniger wirksam und oft schlechter verträglich. Eine weitere Chemotherapie ist bei jüngeren Menschen und bei Patienten, bei denen die erste Besserung über ein Jahr dauerte, am wirksamsten. Wenn es um die Zweckmäßigkeit einer zusätzlichen, intensiven Chemotherapie nach einem Rückfall geht, müssen viele Faktoren berücksichtigt werden. Das neue Medikament Gentuzumab-Ozogamicin kombiniert Antikörper mit einem Krebsmedikament, versucht, speziell die Leukämiezellen zu treffen, und ist bei einigen Patienten nach einem Rückfall wirksam. Der langfristige Nutzen des Medikaments wird noch untersucht.

Patienten mit akuter promyeloischer Leukämie können mit einer Art von Vitamin A behandelt werden (All-trans-Retinolsäure). Die besten Ergebnisse bringt eine gleichzeitige Chemotherapie. Arsenverbindungen sind nur bei dieser Art von AML wirksam.

Chronisch-lymphatische Leukämie

Bei der chronisch-lymphatischen Leukämie (CLL) werden ausgereifte Lymphozyten bösartig und ersetzen allmählich die normalen Zellen in den Lymphknoten.

Mehr als drei Viertel der Menschen mit chronisch-lymphatischer Leukämie sind über 60 Jahre alt. Die Erkrankung tritt bei Kindern nicht auf und betrifft Männer zwei- bis dreimal häufiger als Frauen. Es gibt Anzeichen dafür, dass genetische Merkmale bei der Anfälligkeit für diese Krankheit eine gewisse Rolle spielen.

Die ausgewachsenen, krebsartigen Lymphozyten vermehren sich zuerst im Blut und in den Lymphknoten. Dann verbreiten sie sich über Leber und Milz; beide Organe vergrößern sich dadurch. Haben die veränderten Lymphozyten auch das Knochenmark befallen, verdrängen sie dort die normalen Zellen, was zu Blutarmut führt und zu einer verminderten Zahl von gesunden weißen Blutkörperchen und Blutplättchen. Der Anteil an Antikörpern, also der Eiweiße, die Infektionen bekämpfen, sinkt. Das Immunsystem, das den Körper eigentlich gegen fremde Organismen und Stoffe verteidigen soll, wird dann oft fehlgeleitet, richtet sich gegen die körpereigenen Gewebe und zerstört sie. Durch diese falsche Reaktion können rote Blutkörperchen und Blutplättchen vernichtet werden.

Leukämie der B-Lymphozyten ist der häufigste Typ einer chronisch-lymphatischen Leukämie. Die so genannte Haarzell-Leukämie ist ein seltener, sich langsam entwickelnder Leukämietyp, bei dem eine große Menge fehlgebildeter weißer Blutkörperchen gebildet wird, deren eigentümliche Form unter dem Mikroskop sichtbar wird. Eine Leukämie der T-Lymphozyten ist seltener

▲ siehe Seite 1079

als eine B-Zell-Leukämie. Das Sézary-Syndrom ist eine seltene Art von T-Zell-Leukämie, die als Mycosis fungoides genannter Hautkrebs beginnt. Die T-Lymphozyten wachsen, teilen sich immer schneller, dringen in den Blutkreislauf ein und werden zu Leukämiezellen.

Symptome und Diagnose

Im Frühstadium der Krankheit haben die Patienten keine Symptome. Sie sind vielleicht oft müde, appetitlos, verlieren an Gewicht und sind beim Sport kurzatmig. Die vergrößerte Milz kann ein Völlegefühl im Bauchraum verursachen.

Schreitet die Erkrankung fort, bekommen die Patienten eine ungewöhnlich blasse Haut und neigen zu blauen Flecken. Vermehrte Infektionen durch Bakterien, Viren und Pilze treten erst spät im Krankheitsverlauf auf.

Manchmal wird die Krankheit zufällig entdeckt, wenn aus anderen Gründen ein Blutbild gemacht wird. Aufmerksam wird der Arzt, wenn die Zahl der Lymphozyten stark erhöht ist. Eine Knochenmarkbiopsie ist meistens nicht erforderlich, um die Diagnose zu bestätigen, weil mit den Zellen im Blut spezielle Lymphozytentests durchgeführt werden können. Bei der Blutuntersuchung kann sich auch eine Blutarmut, ein Mangel an Blutplättchen oder eine verringerte Zahl an Antikörpern zeigen.

Prognose

Die meisten Formen von chronisch-lymphatischer Leukämie verlaufen recht langsam. In welchem Stadium sich die Erkrankung befindet, zeigt sich dadurch, wie viele Lymphozyten sich im Blut und Knochenmark befinden, wie groß Milz und Leber sind, ob eine Blutarmut vorliegt und wie viele Blutplättchen sich im Blut befinden.

Bei Menschen mit einer B-Zell-Leukämie im frühen Stadium ist gewöhnlich keine Behandlung notwendig. Patienten mit einer schweren Blutarmut und sehr wenigen Blutplättchen müssen hingegen dringend behandelt werden.

Die Krankheitsumstände führen zu Veränderungen im Immunsystem. Menschen mit chronisch-lymphatischer Leukämie sind daher grundsätzlich stärker gefährdet, andere Arten von Krebs zu entwickeln. CLL kann sich auch in eine aggressivere Art von Lymphom verwandeln.

Behandlung

Da eine chronisch-lymphatische Leukämie langsam fortschreitet, brauchen viele Patienten jahrelang keine Behandlung – bis die Zahl der Lymphozyten anzusteigen beginnt, die Lymphknoten anfangen, sich zu vergrößern, oder der Anteil der roten Blutkörperchen und die Zahl der Blutplättchen absinkt.

Medikamente, die zur Behandlung der chronisch-lymphatischen Leukämie eingesetzt werden, lindern die Symptome. Vergrößerte Lymphknoten und die Milz können entfernt werden. Bei der B-Zell-CLL enthält die einleitende Behandlung Alkylanzien wie Chlorambucil, die die Krebszellen zerstören, indem sie sich mit ihrer DNA verbinden. Alternativ kann Fludarabin infundiert werden. Jede Behandlung kann die CLL monate- und sogar jahrelang unter Kontrolle halten; wenn die Leukämie wieder auftritt, kann sie erneut und auch mit Erfolg eingesetzt werden. Letztlich wirken die Medikamente dann aber doch nicht mehr. Dann werden manchmal experimentelle Behandlungen mit anderen Medikamenten oder monoklonalen Antikörpern (z. B. Alemtuzumab) versucht. Auch 2-Chlordeoxyadenosin und Pentostatin sind wirksam.

Eine Blutarmut aufgrund zu wenig roter Blutkörperchen wird mit Transfusionen und Erythropoietin und Darbopoietin behandelt, die die Bildung von roten Blutkörperchen anregen. Bei einem Mangel an Blutplättchen werden Plättchen transfundiert, gegen Infektionen gibt man Antibiotika. Eine Strahlenbehandlung kann vergrößerte Lymphknoten, Leber und Milz verkleinern, wenn die Schwellungen dieser Organe Beschwerden bereiten.

Chronisch-myeloische Leukämie

Bei der chronisch-myeloischen Leukämie (CML) verändern sich Zellen bösartig, die sich normalerweise zu Neutrophilen, Basophilen, Eosinophilen und Monozyten entwickeln würden.

Die Krankheit kann Menschen jeder Altersstufe und beiderlei Geschlechts betreffen, ist allerdings bei Kindern unter zehn Jahren ungewöhnlich. Sie tritt am häufigsten bei Erwachsenen zwischen 40 und 60 Jahren auf.

Die meisten leukämischen Granulozyten werden im Knochenmark gebildet, einige aber auch in der Milz und Leber. Dabei gibt es sowohl sehr unreife wie auch voll ausgereifte leukämisch veränderte Zellen; nur bei der akuten myeloischen Leukämie werden ausschließlich unreife beobachtet. Das chronische Stadium der chronisch-myeloischen Leukämie ist gekennzeichnet durch einen deutlichen Anstieg der normal erscheinenden weißen Blutkörperchen und der Blutplättchen. Während des Krankheitsverlaufs treten immer mehr solcher unreifer Granulozyten in den Blutkreislauf und in das Knochenmark ein.

Schließlich durchlaufen die Leukämiezellen immer mehr Veränderungen, die Krankheit kommt in die Beschleunigungsphase und mündet dann in die so genannte Blastenkrise. Dann werden nur noch unreife Leukämiezellen gebildet, was darauf hinweist, dass sich die Krankheit ernsthaft verschlimmert hat. Die Blastenkrise ist häufig mit einer massiven Vergrößerung der Milz, mit Fieber und Gewichtsverlust verbunden.

Symptome und Diagnose

Im Anfangsstadium zeigt die chronisch-myeloische Leukämie keine Symptome. Jedoch fühlen sich manche Patienten oft müde und schwach, leiden unter Appetitlosigkeit, Fieber, nächtlichen Schweißausbrüchen und spüren durch die vergrößerte Milz ständig ein Völlegefühl. Auch die Lymphknoten können anschwellen. Sobald es zur Blastenkrise kommt, werden die Menschen mit dieser Leukämieart schwer krank, da die Zahl der roten Blutkörperchen und der Blutplättchen sinkt, was zu Blässe, Blutergüssen und Blutungen führt.

Die chronisch-myeloische Leukämie wird oft bei einer Routine-Blutuntersuchung entdeckt. Dabei wird ein ungewöhnlich hoher Anteil an weißen Blutkörperchen festgestellt. Die Blutprobe zeigt unter dem Mikroskop unreife weiße Blutkörperchen, die normalerweise nur im Knochenmark vorkommen.

Um die Diagnose zu erhärten, sind Analysen der Chromosomen oder von Teilen der Chromosomen notwendig. Diese Analysen zeigen bei den leukämischen weißen Blutkörperchen beinahe immer eine Neuanordnung von zwei bestimmten Chromosomen zum so genannten Philadelphia-Chromosom. Das Philadelphia-Chromosom produziert das krankhafte Enzym Tyrosinkinase, das bei der chronisch-myeloischen Leukämie für das abnorme Wachstumsmuster der weißen Blutkörperchen verantwortlich ist.

Prognose und Behandlung

Mit den meisten Therapien gelingt es, den Krankheitsverlauf zu verlangsamen. Die Behandlung in einer Blastenkrise gleicht der Therapie der akuten Leukämie.

Die Behandlung in der chronischen Phase kann als erfolgreich angesehen werden, wenn sich die Zahl der weißen Blutkörperchen auf einen mäßig hohen Wert verringern lässt. Alle Leukämiezellen zu zerstören, ist jedoch nicht möglich. Die Krankheit zu besiegen, ist allenfalls mit einer hoch dosierten Chemotherapie mit Stammzellentransplantation ▲ denkbar. Die Übertragung von Stammzellen, die von einem Spender mit passendem Gewebefaktor kommen müssen – also fast immer von einem nahen Verwandten –, kann im frühen Krankheitsstadium sehr erfolgreich sein, ist aber in der Beschleunigungsphase oder Blastenkrise weniger effektiv.

Hydroxyharnstoff, der eingenommen werden kann, ist das gebräuchlichste Arzneimittel in der Chemotherapie gegen diese Krankheit. Interferon-alpha hilft, das Knochenmark zu normalisieren. Es kann auch den Anteil an Zellen mit Philadelphia-Chromosom verringern. Menschen, bei denen das Chromosom entfernt wurde, haben eine größere Überlebenschance.

Es hat sich herausgestellt, dass das neue Medikament Imatinib bei der Korrektur des Blutbilds und der Reduktion des Philadelphia-Chromosoms wirksamer ist als Interferon-alpha und darüber hinaus weniger Nebenwirkungen hat. Da Imatinib noch relativ neu ist, ist noch nicht abzusehen, wie sein langfristiger Nutzen ist, um die Blastenkrise zu verhindern oder hinauszuzögern. Zur Erstbehandlung der Blastenkrise scheint es wirksam zu sein. Zusätzlich zur Chemotherapie erfolgt manchmal eine Strahlenbehandlung der Milz, um die Anzahl der Leukämiezellen zu reduzieren. Manchmal muss die Milz operativ entfernt werden, um die Beschwerden im oberen Bauchraum zu lindern, den Anteil der Blutplättchen zu erhöhen und die Notwendigkeit von Bluttransfusionen zu verringern.

Wenn eine Stammzellentransplantation nicht infrage kommt oder sie erfolglos geblieben ist, kann der Patient von einer Chemotherapie profitieren.

▲ siehe Seite 1079

KAPITEL 177

Lymphome

Lymphome sind bösartige (maligne) Tumoren der Lymphozyten, die im lymphatischen System und den blutbildenden Organen vorkommen.

Lymphome sind Krebserkrankungen einer besonderen Art von weißen Blutkörperchen, den Lymphozyten, die bei der Bekämpfung von Infektionen helfen. Lymphome können sich entweder aus B- oder T-Lymphozyten entwickeln. T-Lymphozyten sind für die Steuerung des Immunsystems und die Bekämpfung von Virusinfektionen wichtig; B-Lymphozyten produzieren Antikörper.

Lymphozyten bewegen sich durch den Blutkreislauf und die Lymphgefäße in alle Teile des Körpers. ▲ Im gesamten Bereich dieses Netzes gibt es Ansammlungen solcher Lymphozyten, die so genannten Lymphknoten. Krebskranke Lymphozyten (Lymphomzellen) können sich in einem einzelnen Lymphknoten sammeln, sie können sich aber auch über den ganzen Körper verteilen und das Knochenmark, die Milz und jedes einzelne Organ befallen.

Die zwei Haupttypen von Lymphomen sind die Lymphogranulomatose, die auch als Hodgkin-Krankheit bezeichnet wird, und die Non-Hodgkin-Krankheit. Das Non-Hodgkin-Lymphom ist viel häufiger als das Hodgkin-Lymphom und hat verschiedene Untergruppen, etwa das Burkitt-Lymphom und Mycosis fungoides.

Hodgkin-Krankheit

Bei der Hodgkin-Krankheit (Hodgkin-Lymphom) entsteht die Lymphknotenvergrößerung durch eine besondere Art von Krebszellen, Sternberg-Reed-Riesenzellen genannt, die unter dem Mikroskop ein unverwechselbares Aussehen haben.

Die Hodgkin-Krankheit tritt bei Männern häufiger auf als bei Frauen, am häufigsten bei jungen Erwachsenen und älteren Menschen. Bei Kindern unter zehn Jahren ist sie selten.

Die Ursache ist unbekannt. Es gibt starke Anhaltspunkte dafür, dass das Epstein-Barr-Virus bei manchen Menschen die B-Lymphozyten bösartig und zu Sternberg-Reed-Riesenzellen werden lässt.

Symptome

Die Hodgkin-Krankheit wird gewöhnlich entdeckt, wenn bei einem Patienten ein Lymphknoten vergrößert ist, meistens an einer Seite des Halses, aber oft auch in der Achsel oder Leistenbeuge. Die Vergrößerungen sind normalerweise schmerzlos, können aber einige Stunden nach dem Genuss großer Mengen von Alkohol wehtun.

Außer den Lymphknotenvergrößerungen verursacht die Hodgkin-Krankheit noch Symptome wie Fieber, Nachtschweiß und Gewichtsverlust. Aus unerklärlichem Grund juckt die Haut oft sehr stark. Manche Menschen bekommen das so genannte Pel-Ebstein-Fieber, bei dem die Körpertemperatur ungewöhnlich schwankt: Sie ist einige Tage oder Wochen lang erhöht und dann wieder normal bzw. deutlich erniedrigt. Weitere Symptome treten vornehmlich dort auf, wo die Krebszellen wachsen. Vergrößerte Lymphknoten in der Brust können die Luftwege teilweise verengen und reizen, wodurch Husten, Brustbeschwerden oder Kurzatmigkeit entstehen. Eine vergrößerte Milz oder Lymphknoten können Beschwerden im Bauchraum verursachen.

Diagnose

Bei der Hodgkin-Krankheit vergrößern sich die Lymphknoten normalerweise langsam und schmerzlos, ohne dass eine Infektion vorliegt. Falls die Lymphknoten länger als eine Woche vergrößert bleiben, muss der Arzt eine Hodgkin-Krankheit vermuten, besonders, wenn zusätzlich Fieber, nächtliche Schweißausbrüche und Gewichtsverlust vorliegen. Ein plötzliches, schmerzhaftes Anschwellen der Lymphknoten – wie es bei einer Erkältung oder Infektionskrankheit vorkommt – ist nicht typisch für die Hodgkin-Krankheit. Manchmal werden vergrößerte Lymphknoten tief in der Brust oder im Bauchraum, die ansonsten schmerzfrei sind, durch eine Röntgenuntersuchung oder Computertomographie entdeckt, die aus einem anderen Grund vorgenommen wurde.

Auffälligkeiten im Blutbild und weitere Blutuntersuchungen können den Verdacht erhärten; um die Krankheit sicher zu diagnostizieren,

▲ siehe Seite 1048

muss der Arzt aus dem betroffenen Lymphknoten Gewebe entnehmen, um zu prüfen, ob Sternberg-Reed-Riesenzellen – große, krebsartige Zellen mit mehr als einem Kern – vorhanden sind. Sie sind bei der mikroskopischen Untersuchung der Gewebeprobe sichtbar.

Die Art der Biopsie hängt davon ab, welcher Knoten vergrößert ist und wie viel Gewebe gebraucht wird. Es muss genügend Gewebe gewonnen werden, um die Hodgkin-Krankheit von anderen Krankheiten unterscheiden zu können, die gleichfalls mit einer Vergrößerung von Lymphknoten einhergehen können. Dazu gehören das Non-Hodgkin-Lymphom, Infektionen und andere Krebsarten.

Üblicherweise wird eine Probeexzision vorgenommen. Dabei wird ein kleiner Schnitt gemacht und ein Stück des Lymphknotens entnommen. Ein Lymphknoten unmittelbar unter der Haut ist für den Arzt leicht zugänglich, indem er eine Hohlnadel durch die Haut in den Lymphknoten sticht und das Gewebe entnimmt (Nadelbiopsie). Befindet er sich jedoch z. B. tief in der Bauchhöhle oder in der Brust, kann ein umfangreicherer Eingriff notwendig werden.

Stadieneinteilung

Bevor eine Behandlung beginnen kann, muss der Arzt prüfen, wie weit sich das Lymphom im Körper verbreitet hat. Eine erste Untersuchung mag nur einen einzelnen betroffenen Lymphknoten aufzeigen, aber ein Verfahren zur Bestimmung der jeweiligen Krankheitsstufe – ob und wohin sich das Lymphom ausgebreitet hat – deckt häufig verborgene Krankheitsherde im Körper auf. Die Erkrankung wird in vier Krankheitsstufen eingeteilt: I, II, III, IV – je höher die Zahl, desto weiter hat sich das Lymphom ausgebreitet. Die vier Krankheitsstufen sind wiederum danach unterteilt, ob jeweils eines oder mehrere der folgenden Symptome fehlen (Gruppe A) oder vorhanden sind (Gruppe B). Bei diesen Symptomen handelt es sich um unerklärliches Fieber (höher als 37,5 °C an mehr als drei aufeinander folgenden Tagen), Nachtschweiß und anders nicht zu erklärender Verlust von mehr als zehn Prozent des Körpergewichts innerhalb der vergangenen sechs Monate. Beispielsweise wird ein Hodgkin-Lymphom im zweiten Stadium bei einem Patienten mit Nachtschweiß als »Stadium IIB« bezeichnet.

Mit verschiedenen Verfahren werden die Stadien der Hodgkin-Krankheit festgestellt und beurteilt. Zum Standard gehören Bluttests, mit denen die Leber- und Nierenfunktionen überprüft werden sowie Computertomographien

SYMPTOME DER HODGKIN-KRANKHEIT	
SYMPTOME*	URSACHE
Schwäche und Kurzatmigkeit aufgrund einer Blutarmut; Infektionen und Fieber wegen einer Verringerung der weißen Blutzellen; Blutungen durch zu wenig Blutplättchen; möglicherweise Knochenschmerzen	Das Knochenmark ist von Lymphomen befallen
Muskelschwäche, Heiserkeit	Vergrößerte Lymphknoten drücken auf die Nerven in der Wirbelsäule oder in den Stimmbändern
Gelbsucht	Die Lymphome behindern den Gallenfluss aus der Leber
Schwellungen im Gesicht, am Hals und in den oberen Extremitäten (Vena-cava-superior-Syndrom)	Vergrößerte Lymphknoten blockieren den Blutstrom vom Kopf zum Herzen
Schwellungen an Beinen und Füßen	Lymphome blockieren den Lymphabfluss in den Beinen
Husten und Kurzatmigkeit	Die Lymphome haben die Lunge befallen
Geschwächte Abwehr gegen Infektionen und erhöhte Bereitschaft für Pilz- und Virusinfektionen	Die Krankheit dehnt sich weiter aus

* Einige dieser Symptome können aus mehreren Gründen auftreten.

(CT) von Brust-, Bauch- und Beckenraum. Die CT kann die vergrößerten Lymphknoten und die etwa auf Leber und andere Organe verteilten Lymphome ziemlich genau feststellen.

Die Positronenemissionstomographie (PET) ist die empfindlichste Methode, um das Stadium des Hodgkin-Lymphoms zu bestimmen und um zu beurteilen, wie gut der Patient auf die Behandlung anspricht. Da die PET lebendes Gewebe erkennt, wird dieses bildgebende Verfahren eingesetzt, um nach einer Behandlung Narbengewebe von aktiver Hodgkin-Krankheit zu unterscheiden. Die Gallium-Szintigraphie

STADIENEINTEILUNG DER HODGKIN-KRANKHEIT

STADIUM	AUSMASS DER VERBREITUNG
I	Nur *ein* befallener Lymphknoten
II	Zwei oder mehr befallene Lymphknoten auf der gleichen Seite des Zwerchfells, entweder ober- oder unterhalb (z. B. einige vergrößerte Knoten im Hals und einige in der Armbeuge)
III	Befallene Lymphknoten beiderseits des Zwerchfells (beispielsweise einige vergrößerte Lymphknoten im Hals und einige in der Leistenbeuge)
IV	Befallene Lymphknoten und andere Körperteile (wie das Knochenmark, die Lunge oder Leber)

bietet eine weitere Möglichkeit, die Krankheitsstadien und den Erfolg einer Behandlung zu beurteilen. Dabei wird eine geringe Dosis radioaktives Gallium ins Blut gespritzt. Zwei bis vier Tage später wird der Körper mit einem Scanner abgetastet. Die radioaktiven Partikel haben sich inzwischen im Körper und auf die Organe verteilt; sodass auf dem Gerät nun ein Bild der inneren Organe entsteht.

Operative Eingriffe, die bestimmen, ob sich die Hodgkin-Krankheit bis in die Bauchhöhle ausgebreitet hat, sind heute kaum noch nötig. Während dieses Eingriffs wird oft die Milz entfernt und eine Leberbiopsie gemacht, um Metastasen in diesen Organen festzustellen. Eine Bauchoperation wird nur durchgeführt, wenn ihre Ergebnisse wahrscheinlich die Entscheidung über die Behandlungsmethode beeinflussen werden – z. B. um zu beurteilen, ob eine Strahlenbehandlung allein ausreicht.

Behandlung und Prognose

Die beiden zum Erfolg führenden Behandlungsmethoden sind die Strahlen- und die Chemotherapie.

Für 80 Prozent der Patienten in der Krankheitsstufe IA oder IIA ist meist die Strahlentherapie ausreichend. Die Behandlung wird gewöhnlich ambulant in einem Zeitraum von vier oder fünf Wochen durchgeführt. Die Strahlung wird gezielt auf die betroffenen Hautstellen und auf die unmittelbare Umgebung der Lymphknoten gerichtet. Bei stark vergrößerten Lymphknoten in der Brust wird die Strahlenbehandlung gewöhnlich von einer Chemotherapie begleitet, oder diese wird anschließend vorgenommen.

Im Krankheitsstadium III oder IV wird die Chemotherapie mit einer Kombination von Medikamenten durchgeführt. Die gebräuchliche Kombinationen ist ABVD (Adriamyzin [= Doxorubicin], Bleomyzin, Vinblastin und Dacarbazin). Jeder Chemotherapiezyklus dauert einen Monat lang. Die gesamte Dauer der Therapie beträgt mindestens sechs Monate. Andere Behandlungsverfahren kombinieren andere Arzneimittel zur Krebstherapie, aber es ist noch nicht klar, ob sie besser wirken als ABVD.

Es ist unsicher, ob Patienten in Stadium III besonders profitieren, wenn sie die Chemotherapie und die Strahlentherapie gleichzeitig bekommen. Patienten mit sehr großen Lymphknoten in der Brust wird diese Kombination oft angeraten.

Die Chemotherapie ist mit erheblichen Nebenwirkungen verbunden. Die Medikamente können eine vorübergehende oder bleibende Sterilität, ein erhöhtes Infektionsrisiko sowie reversiblen Haarausfall bewirken. Einige Patienten entwickeln zehn Jahre nach der Chemotherapie oder der Strahlenbehandlung Leukämie oder eine andere Krebserkrankung wie Lungen-, Brust- oder Magenkrebs; bei Patienten, die beide Behandlungsmethoden hinter sich haben, ist diese Gefahr sogar noch größer.

Ein Patient, dessen Zustand sich nach der ersten Behandlung bessert, der aber nach der Besserung einen Rückfall erleidet (die Lymphomzellen tauchen wieder auf), wird mit einer weiteren Chemotherapie behandelt, wobei die Dosis erhöht wird. Danach folgt aller Wahrscheinlichkeit nach eine autologe Stammzellentransplantation ▲, bei der die eigenen Stammzellen des Patienten verwendet werden. Wenn der Rückfall mehr als ein Jahr nach der anfänglichen Behandlung auftritt, brauchen die Patienten nicht immer eine Stammzellentransplantation.

Non-Hodgkin-Lymphome

Die Non-Hodgkin-Lymphome sind eine Gruppe von bösartigen (malignen) Tumoren, die sich in den B- oder T-Lymphozyten bilden.

Diese Gruppe von Krebserkrankungen umfasst mehr als 20 Krankheiten; die für diese Erkran-

▲ siehe Seite 1079

Ungewöhnliche Non-Hodgkin-Lymphome

Mycosis fungoides ist eine seltene, lang dauernde, langsam wachsende Form des Non-Hodgkin-Lymphoms, das aus T-Lymphozyten entsteht und die Haut betrifft. Die meisten Menschen sind bei Erkrankungsbeginn älter als 50 Jahre.

Eine Mycosis fungoides beginnt unmerklich und verschlimmert sich sehr langsam. Es entwickelt sich ein anhaltender, juckender Hautausschlag – manchmal entstehen kleine, juckende Hautverdickungen, die sich später in Knoten verwandeln und sich langsam ausbreiten.

Bei einigen Menschen führt Mycosis fungoides zu einer Leukämie (Sézary-Syndrom), bei der fehlgebildete Lymphozyten im Blutkreislauf auftauchen. Bei anderen werden Lymphknoten und innere Organe betroffen.

Selbst mit einer Biopsie hat der Arzt Mühe, diese Krankheit im Frühstadium zu erkennen. Später im Verlauf der Erkrankung bringt die Biopsie Lymphomzellen in der Haut zum Vorschein.

Die Hautverdickungen werden mit einer Strahlentherapie mit Betastrahlen behandelt oder mit Sonnenlicht, sowie mit kortisonähnlichen Wirkstoffen. Stickstofflost, das direkt auf die Haut aufgetragen wird, kann helfen, den Juckreiz zu lindern und den Hautbefall einzudämmen. Interferone können die Symptome ebenfalls vermindern. Wenn sich die Krankheit auf die Lymphknoten und andere Organe erstreckt, ist eine Chemotherapie nötig.

Das **Burkitt-Lymphom** ist ein sehr schnell wachsendes Non-Hodgkin-Lymphom, das sich aus B-Lymphozyten entwickelt und dazu tendiert, außerhalb des lymphatischen Systems zu streuen, wie z. B. ins Knochenmark, Blut, zentrale Nervensystem und die Rückenmarkflüssigkeit.

Das Burkitt-Lymphom kann zwar in jedem Alter auftreten, doch es kommt fast nur bei Kindern und Jugendlichen vor, speziell bei männlichen. Es kann sich auch bei Menschen mit Aids entwickeln. Das Burkitt-Lymphom ist besonders häufig in Zentralafrika vertreten. Es wird durch das Epstein-Barr-Virus hervorgerufen, das das Pfeiffersche Drüsenfieber verursacht. Jedoch können Menschen, die am Burkitt-Lymphom erkrankt sind, die Krankheit nicht auf andere übertragen.

Eine große Menge Lymphomzellen kann sich in den Lymphknoten und den Organen im Bauchraum sammeln und sie anschwellen lassen. Die Zellen können den Dünndarm befallen und ihn verstopfen oder bluten lassen. Der Hals und die Kiefer können ebenfalls, manchmal schmerzhaft, anschwellen. Für die Diagnose entnimmt der Arzt eine Gewebeprobe und führt das durch, was notwendig ist, um das Stadium der Krankheit zu bestimmen.

Ohne Behandlung schreitet das Burkitt-Lymphom schnell fort. Eine Operation kann notwendig sein, um befallene Teile des Dünndarms zu entfernen, weil sie sonst verstopfen, bluten oder reißen können. Für die hoch dosierte Chemotherapie werden Cyclophosphamid, Methotrexat, Vincristin, Doxorubicin und Cytarabin kombiniert.

kungen typischen Zellen erscheinen unter dem Mikroskop unterschiedlich, die Erkrankungen selbst haben unterschiedliche klinische Verläufe. Die meisten Non-Hodgkin-Lymphome stammen von B-Zellen; nur ein geringer Teil entwickelt sich aus T-Zellen. Non-Hodgkin-Lymphome treten häufiger auf als die Hodgkin-Krankheit. Die Erkrankung betrifft vor allem ältere Menschen und Menschen mit einem gestörten Immunsystem. Gefährdet sind auch Personen, die eine Organtransplantation hatten und HIV-Infizierte.

Die Ursache für Non-Hodgkin-Lymphome ist unbekannt. Es wird vermutet, dass bei den selteneren Arten von Non-Hodgkin-Lymphomen Viren beteiligt sind. Ein seltener Typ von rasch fortschreitendem Non-Hodgkin-Lymphom, das in Südjapan und der Karibik vorkommt, ist mit einer Infektion verwandt, die von HTLV-1 (humanes T-Zell-Leukämie-Virus, Typ 1) verursacht wird – einem Retrovirus, das dem HI-Virus, das die Immunschwächekrankheit Aids auslöst, ähnelt. Das Epstein-Barr-Virus ist die Ursache für viele Fälle des Burkitt-Lymphoms, einem anderen Non-Hodgkin-Lymphom.

Symptome

Als erstes Symptom fallen oft vergrößerte, schmerzlose Lymphknoten in einer einzelnen

SYMPTOME VON NON-HODGKIN-LYMPHOMEN

SYMPTOME	URSACHE
Atembeschwerden, Schwellungen im Gesicht	Vergrößerte Lymphknoten in der Brust
Appetitverlust, schwere Verstopfung oder Blähungen	Vergrößerte Lymphknoten im Bauchraum
Fortschreitendes Anschwellen der Beine	Blockierte Lymphgefäße in der Leistenbeuge oder Bauchhöhle
Gewichtsverlust, Durchfall, schlechter Ernährungszustand durch beeinträchtigte Verdauung	Befall des Dünndarms
Wasseransammlung um die Lunge (Pleuraerguss)	Blockiertes Lymphgefäß in der Brust
Verdickte, dunkle, juckende Hautpartien	In die Haut eingedrungene Lymphome
Gewichtsverlust, Fieber, Nachtschweiß	Verbreitung der Krankheit über den ganzen Körper
Blutarmut (zu wenig rote Blutkörperchen)	Blutungen im Magen-Darm-Trakt, Zerstörung der roten Blutkörperchen durch eine vergrößerte und überaktive Milz oder durch ungewöhnliche Antikörper (hämolytische Anämie), Zerstörung des Knochenmarks durch Eindringen des Lymphoms, Unfähigkeit des Knochenmarks durch Behandlung mit Medikamenten oder Strahlung, genügend rote Blutkörperchen zu bilden
Anfälligkeit für schwere Bakterieninfektionen	Befall des Knochenmarks und der Lymphknoten, führt zu verringerter Produktion von Antikörpern

Körperregion, etwa am Hals, unter den Armen oder in der Leistenbeuge, auf. Große Lymphknoten in der Brust können auf die Atemwege drücken und Husten und Atembeschwerden auslösen. Tiefe Lymphknoten im Bauchraum können auf verschiedene Organe drücken, was beispielsweise zu Appetitlosigkeit, starker Verstopfung, Bauchschmerzen oder starkem Anschwellen der Beine führen kann.

Wenn die Lymphomzellen in den Blutkreislauf und das Knochenmark eindringen, können Symptome entstehen, die auf zu wenig rote Blutkörperchen, weiße Blutkörperchen oder Blutplättchen zurückzuführen sind. Ein Mangel an roten Blutkörperchen kann eine Blutarmut und damit Müdigkeit, Kurzatmigkeit und Hautblässe auslösen. Ein Mangel an weißen Blutkörperchen kann Infektionen begünstigen. Ein Mangel an Blutplättchen kann zu verstärkten Blutungen führen. Die Non-Hodgkin-Lymphome befallen häufig das Knochenmark, den Verdauungstrakt, die Haut und gelegentlich auch das Nervensystem, was verschiedene Symptome hervorruft. Manche Betroffene haben ständig Fieber ohne offensichtliche Ursache, was oft auf ein fortgeschrittenes Krankheitsstadium hinweist.

Bei Kindern sind die ersten Anzeichen für ein Non-Hodgkin-Lymphom eher das Eindringen von Lymphomzellen ins Knochenmark, ins Blut, in die Haut, in den Verdauungstrakt, ins Gehirn und das Rückenmark. Diese Vorgänge können zu Blutarmut, Ausschlägen und neurologischen Störungen, wie Schwäche und Empfindungsstörungen, führen. Die sich vergrößernden Lymphknoten sitzen gewöhnlich tief im Innern des Körpers; das führt zu Flüssigkeitsansammlungen im Bereich der Lunge und damit Atembeschwerden oder Druck auf den Verdauungsapparat. Der Druck wiederum verursacht Appetitlosigkeit oder Erbrechen, blockiert Lymphgefäße und führt zu Stauungen der Körperflüssigkeit, die am deutlichsten an den Armen und Beinen zu erkennen sind.

Diagnose und Klassifikation

Die Biopsie eines Lymphknotens ist nötig, um ein Non-Hodgkin-Lymphom zu diagnostizieren und es von der Hodgkin-Krankheit und anderen Erkrankungen mit vergrößerten Lymphknoten zu unterscheiden.

Die vielen verschiedenen Arten von Non-Hodgkin-Lymphom können in drei Gruppen zusammengefasst werden. Geringgradig bösartige Lymphome können viele Jahre ohne Behandlung bleiben. Aggressive und besonders aggressive

Lymphome führen unbehandelt nach einiger Zeit zum Tod. Non-Hodgkin-Lymphome treten in der Regel eher bei Erwachsenen mittleren Alters und älteren Menschen auf; sie können aber auch bei Kindern und jungen Erwachsenen vorkommen, verlaufen bei ihnen aber meist schwerer.

Stadieneinteilung

Die meisten Non-Hodgkin-Lymphome haben sich zum Zeitpunkt der Diagnose bereits auf den ganzen Körper ausgebreitet; nur bei einem Teil der Patienten ist das nicht der Fall. Bei Patienten mit Non-Hodgkin-Lymphom werden die gleichen Untersuchungen zur Stadieneinteilung (Staging) durchgeführt wie bei Patienten mit einem Hodgkin-Lymphom ▲. Meist wird eine Gewebeprobe aus dem Knochenmark entnommen.

Behandlung und Prognose

Die Art der Behandlung und das weitere Vorgehen richten sich nach dem Typ des Non-Hodgkin-Lymphoms und dem Krankheitsstadium. Es mag überraschend erscheinen, dass schmerzlose Lymphome meist gut auf die Behandlung ansprechen, sodass die Krankheit unter Kontrolle kommt, aber die Krankheit ist nicht geheilt. Im Gegensatz dazu haben aggressive und sehr aggressive Non-Hodgkin-Lymphome eine gute Heilungschance, obwohl sie sehr intensiv behandelt werden müssen.

Frühstadium der Non-Hodgkin-Krankheit (Stadium I und II): Menschen mit gering malignen Lymphomen und sehr niedrigem Krankheitsgrad (Stufe I und II) werden oft mit einer Strahlentherapie behandelt, die auf die Lymphome und die umliegenden Regionen abzielt. Patienten mit aggressiven oder sehr aggressiven Lymphomen in einem sehr frühen Stadium müssen mit einer kombinierten Chemotherapie, oft zusätzlich noch mit einer gezielten, lokalen Strahlentherapie behandelt werden.

Spätstadium der Non-Hodgkin-Krankheit (Stadium III und IV): Die meisten Patienten mit gering malignen Lymphomen befinden sich, wenn die Diagnose gestellt wird, bereits im Spätstadium der Krankheit (Stufe III und IV). Diejenigen, die unter einer leichten Form des Lymphoms leiden, brauchen keine unmittelbare Behandlung, aber sie müssen sich häufig untersuchen lassen, um sicherzugehen, dass die Krankheit keine ernsten Komplikationen hervorruft. Patienten mit gering malignen Lymphomen in einem fortgeschrittenen Stadium leben nicht länger, wenn sie früh behandelt

werden. Wenn die Krankheit schneller fortschreitet, gibt es mehrere Behandlungsoptionen.

Es kann eine Chemotherapie mit einzelnen Medikamenten oder einer Kombination von Medikamenten erfolgen. Keine Behandlung ist der anderen deutlich überlegen, daher richtet sich die Entscheidung, was geschieht, nach dem Ausmaß der Erkrankung und den Symptomen. Die Behandlung bringt in der Regel eine Ruhephase (Remission), die durchschnittlich zwei bis vier Jahre dauert. Eine Entscheidung über die Behandlung nach einem Rückfall (bei dem die Lymphomzellen erneut auftauchen) hängt wieder vom Ausmaß der Erkrankung und den Symptomen ab. Nach einem ersten Rückfall werden die Ruhephasen (Remissionen) meist kürzer.

Eine neue Therapie für gering maligne Lymphome besteht in der Infusion von monoklonalen Antikörpern (Immunglobuline), die sich an die Lymphomzellen binden und sie abtöten. Manchmal werden »maßgeschneiderte« Antikörper mit spezifisch wirkenden Substanzen beladen, wie z. B. radioaktive Teilchen oder Medikamente, die sie direkt zu den Krebszellen in den verschiedenen Körperteilen tragen. Es ist noch nicht gesichert, ob die monoklonalen Antikörper Non-Hodgkin-Lymphome heilen können, oder ob die Ergebnisse besser sind, wenn sie mit einer Chemotherapie kombiniert werden.

Ein weiterer neuer Ansatz zur Behandlung von gering malignen Lymphomen besteht darin, den Patienten mit Eiweißen aus seinem eigenen Lymphom zu impfen. Das Immunsystem erkennt dann diese Proteine als fremd und bekämpft das Lymphom wie eine Infektion.

Patienten mit aggressiven (mittelgradig malignen) oder sehr aggressiven (hochgradig malignen) Non-Hodgkin-Lymphomen in Stadium III oder IV bekommen unverzüglich eine Chemotherapie. Dabei sind viele Kombinationen möglich. Sie werden mit den Anfangsbuchstaben der Medikamente bezeichnet, z. B. CHOP (Cyclophosphamid, [Hydroxy]Doxorubicin, Vincristin [Oncovin] und Prednison) – das ist die älteste und noch immer gebräuchlichste Kombination. Neue Medikamentenkombinationen haben keine wesentlich besseren Heilungsraten gebracht. Eine Chemotherapie, die oft die Anzahl der Blutzellen absinken lässt, wird manchmal besser vertragen, wenn spezielle Proteine (Wachs-

▲ siehe Seite 1010

tumsfaktoren) verabreicht werden, um das Wachstum und die Entwicklung von Blutzellen anzuregen. Bei aggressiven und sehr aggressiven Lymphomen wird die Chemotherapie jetzt mit monoklonalen Antikörpern kombiniert. Die Studien laufen zwar noch, aber die Ergebnisse der Kombination CHOP und Rituximab sind wohl besser als die von CHOP alleine.

Die Standard-Chemotherapie hat bei einem Krankheitsrückfall nur begrenzten Wert. Viele Patienten mit aggressiven und sehr aggressiven Lymphomen, die im fortgeschrittenen Stadium einen Rückfall haben, bekommen eine hoch dosierte Chemotherapie in Kombination mit einer autologen Stammzellentransplantation ▲ – bei der die eigenen Stammzellen des Patienten verwendet werden. Manchmal werden für diese Patienten auch Stammzellen eines passenden oder nicht verwandten Spenders (allogenes Transplantat) verwendet. Diese Art von Transplantation birgt aber ein größeres Komplikationsrisiko.

KAPITEL 178

Krankhafte Vermehrung von Blutzellen

Bei diesen Störungen (myeloproliferative Syndrome) wachsen und vermehren sich die Vorläufer der blutbildenden Zellen im Knochenmark (myeloische Stammzellen) krankhaft oder werden von faserigem Bindegewebe überwuchert.

Zu den drei vorherrschenden myeloproliferativen Störungen zählen die Polycythaemia rubra vera, die Osteomyelofibrose und die Thrombozythämie. Die rasche Vermehrung der blutbildenden Zellen ist zu Beginn, klinisch betrachtet, immer gutartig. Bei einer geringen Zahl von Betroffenen kann daraus aber doch eine Krebserkrankung (Leukämie) entstehen.

Polycythaemia rubra vera

Die Polycythaemia rubra vera (primäre Polyzythämie) ist eine Erkrankung der Vorläuferzellen der roten Blutkörperchen und führt zu einem Überschuss an roten Blutkörperchen.

Bei Polycythaemia rubra vera erhöht der Überschuss an roten Blutkörperchen das Blutvolumen und verdickt gleichzeitig das Blut, sodass es nicht mehr so leicht durch die kleinen Blutgefäße fließen kann (Hyperviskosität).

Diese Krankheit ist selten. Das Durchschnittsalter, in dem die Krankheit diagnostiziert wird, liegt bei 60 Jahren; sie tritt selten vor 20 auf. Mehr Männer als Frauen sind davon betroffen. Die Ursache ist nicht bekannt.

Symptome und Komplikationen

Oft haben die Patienten jahrelang keine Symptome. Die ersten Anzeichen der Krankheit sind meistens Schwächegefühl, Müdigkeit, Kopfschmerzen, Schwindel und Kurzatmigkeit. Die Augen nehmen eventuell verzerrte Bilder, blinde Flecken oder Lichtblitze wahr. Starke Blutungen aus dem Zahnfleisch oder aus kleinen Schnittwunden gehören zu den Symptomen, und die Haut, speziell im Gesicht, kann gerötet sein. Am ganzen Körper kann Juckreiz auftreten, besonders nach einem heißen Bad. Ein brennendes Gefühl in Händen und Füßen kann hinzukommen, seltener treten Schmerzen in den Knochen auf. Wenn die Krankheit fortschreitet, können sich Leber und Milz vergrößern, was zu einem dumpfen, in Intervallen auftretenden Schmerz im Bauchraum führt. Der Schmerz kann plötzlich zunehmen, wenn sich in den Blutgefäßen der Leber oder der Milz ein Blutgerinnsel bildet.

Der Überschuss an roten Blutkörperchen kann mit weiteren Komplikationen einhergehen, wie beispielsweise Magengeschwüren, Gicht und Nierensteinen. Die stärkere Viskosität des Blu-

▲ siehe Seite 1079

DIE HÄUFIGSTEN MYELOPROLIFERATIVEN STÖRUNGEN

STÖRUNG	MERKMALE IM KNOCHENMARK	MERKMALE IM BLUT
Polycythaemia rubra vera	Vermehrte Zahl von Vorläufer-zellen der roten Blutkörperchen	Vermehrte Zahl roter Blutkörperchen, oft zusammen mit einer vermehrten Zahl von Blutplättchen und weißen Blutkörperchen
Osteomyelofibrose	Wucherndes Bindegewebe	Vermehrte Zahl unreifer, roter und weißer Blutkörperchen und fehlgebildete rote Blutkörperchen; Abnahme der Gesamtzahl roter Blutkörperchen (Blutarmut); letztlich Abnahme der Zahl weißer Blutkörperchen und Blutplättchen
Thrombozythämie	Vermehrte Zahl von Megakaryozyten (Zellen, die Blutplättchen bilden)	Vermehrte Zahl von Blutplättchen

tes kann Herzinfarkte und Schlaganfälle verursachen sowie die Durchblutung in Armen und Beinen, der Lunge und den Augen blockieren. In seltenen Fällen führt die Polycythaemia rubra vera zu einer Leukämie.

Diagnose

Bei einer Blutuntersuchung, die aus anderem Grund durchgeführt wird, kann die Polycythaemia rubra vera entdeckt werden, noch ehe sich irgendein Symptom zeigt. Der Anteil an Hämoglobin (das Protein, das den Sauerstoff in den roten Blutkörperchen transportiert) und der Hämatokritwert (der prozentuale Anteil an roten Blutkörperchen im Blut) sind ungewöhnlich hoch. Die Zahl der Blutplättchen und der weißen Blutkörperchen kann ebenfalls erhöht sein.

Ein hoher Hämatokritwert kann zwar eine Polyzythämie anzeigen, aber die Diagnose kann nicht allein auf dieser Basis gestellt werden. Hilfreich kann ein Test sein, der sich radioaktiv markierter roter Blutzellen bedient, um die Gesamtzahl von roten Blutkörperchen im Körper (Erythrozytenmasse) zu bestimmen.

Sekundäre und relative Polyzythämie

Sekundäre und relative Polyzythämie unterscheiden sich von der Polycythaemia rubra vera darin, dass ihre Ursachen bekannt sind.

Eine sekundäre Polyzythämie entsteht aufgrund von Sauerstoffmangel im Blut, wie er z. B. bei Rauchern und Menschen mit schwerer Herz- und Lungenkrankheit vorkommen kann. Bei ihnen resultiert der hohe Gehalt an roten Blutkörperchen aus den hohen Erythropoietinspiegeln im Blut. Aus dem gleichen Grund entwickeln Kampfpiloten und Menschen, die in hoch gelegenen Regionen leben, manchmal eine Polyzythämie, ohne diese Krankheit zu haben.

Eine sekundäre Polyzythämie kann mit Sauerstoff behandelt werden. Raucher sollten das Rauchen aufgeben; ursächliche Erkrankungen müssen behandelt werden. Um die Zahl der roten Blutzellen zu verringern, werden Aderlässe durchgeführt.

Bei einer relativen Polyzythämie ist die hohe Konzentration von roten Blutzellen das Ergebnis eines ungewöhnlich niedrigen Flüssigkeitsanteils im Blut. Derartiges kann infolge von Verbrennungen, Erbrechen, Durchfall, zu geringer Flüssigkeitsaufnahme und Anwendung von entwässernden Medikamenten auftreten. Eine relative Polyzythämie wird durch die Gabe von Flüssigkeit behandelt, entweder als Getränk oder intravenös. Außerdem müssen die dem Flüssigkeitsmangel zugrunde liegenden Ursachen behandelt werden.

Ist die Diagnose Polyzythämie gesichert, muss die Art der Erkrankung bestimmt werden: Handelt es sich um eine Polycythaemia rubra vera oder um eine Polyzythämie aus anderer Ursache (sekundäre Polyzythämie)? Die Krankengeschichte des Patienten kann bei dieser Unterscheidung helfen, manchmal muss der Arzt aber weitere Nachforschungen anstellen.

Einen Anhaltspunkt kann der Gehalt an Erythropoietin im Blut geben – ein Hormon, das das Knochenmark zur Bildung roter Blutkörperchen anregt. Der Erythropoietinspiegel ist bei der Polycythaemia rubra vera sehr niedrig, während er bei der sekundären Polyzythämie normal oder erhöht ist. Manchmal regen Zysten in der Leber oder den Nieren sowie Nieren- und Gehirntumoren die Erythropoietinproduktion an; dies erhöht den Erythropoietinspiegel, und auch daraus kann sich eine sekundäre Polyzythämie entwickeln.

In seltenen Fällen ist eine Knochenmarkbiopsie hilfreich, um eine Polycythaemia rubra vera zu diagnostizieren.

Behandlung

Das Ziel der Behandlung ist es, die Zahl der roten Blutkörperchen zu senken. Gewöhnlich wird dem Körper Blut entzogen. Die Polyzythämie ist eine der wenigen Indikationen in der heutigen Medizin, bei der ein solcher Aderlass noch angebracht ist. Jeden zweiten Tag wird etwa ein halber Liter Blut abgenommen, bis der Hämatokrit zu sinken beginnt. Hat er seinen normalen Wert erreicht, wird bei Bedarf nur noch alle paar Monate Blut abgenommen.

Da sich auch nach einem Aderlass die Zahl der Blutplättchen erhöht, sich der Umfang der vergrößerten Leber oder Milz aber nicht verkleinert, brauchen diese Patienten Krebsmedikamente, um die Produktion der roten Blutzellen und der Blutplättchen zu unterdrücken. Normalerweise wird dann Hydroxyharnstoff gegeben, der aber nach längerem Gebrauch das Risiko erhöhen kann, dass sich die Krankheit zu einer Leukämie wandelt. Bei jüngeren Menschen, die eine längere Behandlung brauchen, werden alternativ Interferon-Alpha und Anagrelid verabreicht, um die Zahl der Blutplättchen zu senken. Manche Patienten bekommen Spritzen mit radioaktivem Phosphor.

Begleitsymptome werden getrennt behandelt. So können Antihistaminika beispielsweise den Juckreiz lindern, Azetylsalizylsäure kann gegen das brennende Gefühl in Händen und Füßen sowie bei Knochenschmerzen helfen.

Osteomyelofibrose

Bei der Osteomyelofibrose werden Stammzellen im Knochenmark, die normale Blutzellen produzieren, von Bindegewebe überwuchert, sodass sie ungewöhnlich geformte Blutkörperchen, Blutarmut und eine vergrößerte Milz verursachen.

Im normalen Knochenmark produzieren die so genannten Fibroblasten das Bindegewebe, das normalerweise als Gitter die Blut produzierenden Zellen trägt. Bei der Osteomyelofibrose regt jedoch eine kranke Vorläuferzelle die Fibroblasten an, zu viel von diesem Bindegewebe zu bilden, das dann die Blut erzeugenden Zellen verdrängt. Es werden daher weniger rote Blutkörperchen gebildet, also auch weniger davon in den Blutkreislauf entlassen, und es entwickelt sich eine zunehmende Blutarmut. Viele dieser roten Blutkörperchen sind fehlgebildet. Mit fortschreitender Osteomyelofibrose kann die Zahl der weißen Blutkörperchen zunehmen oder abnehmen; die Anzahl der Blutplättchen sinkt normalerweise ab.

Osteomyelofibrose kann eigenständig auftreten, manchmal begleitet sie aber auch andere Erkrankungen, wie Leukämie, Polycythaemia rubra vera, Plasmozytom, Lymphom, Tuberkulose oder Knocheninfektionen. Ihre Ursache ist unbekannt. Menschen, die giftigen Stoffen, wie Benzol und radioaktiver Strahlung, ausgesetzt waren, haben ein erhöhtes Risiko, Osteomyelofibrose zu bekommen. Sie tritt am häufigsten bei Menschen zwischen 50 und 70 Jahren auf.

Symptome und Diagnose

Oft lassen sich bei der Osteomyelofibrose jahrelang keine Symptome erkennen. Letztlich macht die Blutarmut die Menschen matt und müde; sie fühlen sich nicht wohl und verlieren Körpergewicht. Fieber und Nachtschweiß können auftreten. Die gesunkene Zahl an Blutplättchen macht den Körper anfälliger für Blutungen.

Milz und Leber schwellen oft an, weil sie versuchen, die Produktion von Blutzellen teilweise auszugleichen. Die Vergrößerung dieser Organe kann Schmerzen im Bauch, einen ungewöhnlich hohen Druck in bestimmten Venen (Pfortaderhochdruck ▲) und Blutungen aus Krampfadern in der Speiseröhre (Ösophagusvarizen ■) verursachen.

▲ siehe Seite 787   ■ siehe Seiten 771 und 788

Die fehlgebildeten, unreifen roten Blutkörperchen, die sich mikroskopisch in einer Blutprobe erkennen lassen, und die Blutarmut lassen zwar eine Osteomyelofibrose vermuten, aber erst eine Knochenmarkbiopsie ▲ erhärtet die Diagnose.

Behandlung

Eine Osteomyelofibrose schreitet im Allgemeinen langsam voran. Das Befinden der Betroffenen hängt wesentlich davon ab, wie gut das Knochenmark funktioniert. Gelegentlich verschlechtert sich die Krankheit ziemlich schnell. Diese Form wird als maligne (bösartige) oder akute Osteomyelofibrose bezeichnet. Es handelt sich um eine Krebserkrankung, bei der Zellen, die sich normalerweise zu Blutplättchen entwickeln, unkontrolliert wachsen.

Die Behandlung soll vornehmlich Komplikationen verzögern oder verhindern.

Bei etwa einem Drittel der Patienten mit Osteomyelofibrose verringert die Kombination des männlichen Sexualhormons Androgen mit Prednison vorübergehend den Schweregrad der Blutarmut. Bei einigen Patienten kann die Bildung roter Blutkörperchen mithilfe von Erythropoietin oder Darbopoietin angeregt werden, andere Patienten brauchen Bluttransfusionen, um die Blutarmut zu behandeln. Bei Infektionen sind Antibiotika notwendig.

Hydroxyharnstoff und Interferon-Alpha können die Milz und die Leber verkleinern; beide Medikamente können allerdings die Blutarmut verschlimmern. Nur selten wird die Milz sehr groß und schmerzhaft und muss entfernt werden.

Betroffene, die sonst gesund sind und einen passenden Spender haben, können eine Knochenmark- oder Stammzellentransplantation ■ erhalten.

Vermehrung der Blutplättchen

Bei der Thrombozythämie (krankhafte Vermehrung der Blutplättchen) wird ein Überschuss an Blutplättchen gebildet, der zu einer ungewöhnlichen Blutgerinnung oder Blutung führt.

Die Blutplättchen (Thrombozyten) werden normalerweise im Knochenmark von den so genannten Megakaryozyten gebildet. Bei einer Thrombozythämie verändern sich die Megakaryozyten auf krankhafte Weise und produzieren zu viele Blutplättchen.

Andere Ursachen einer hohen Thrombozytenzahl

Wenn die Ursache einer Thrombozythämie bekannt ist, spricht man von einer sekundären Thrombozythämie. Blutungen, operative Entfernung der Milz, Infektionen, rheumatoide Arthritis, bestimmte Krebsarten und Sarkoidose können sie verursachen.

Patienten mit sekundärer Thrombozythämie haben oft keine Symptome, die auf der hohen Konzentration von Blutplättchen beruhen; meistens dominieren die Symptome der Grundkrankheit. Wenn dennoch Symptome auftreten, ähneln sie denen einer primären Thrombozythämie. Die sekundäre Thrombozythämie wird von der primären dadurch unterschieden, dass der Patient mit einer hohen Blutplättchenzahl eine Krankheit hat, die den Befund erklärt.

Die Behandlung zielt auf die Ursache ab. Bei einer erfolgreichen Behandlung stellt sich eine normale Blutplättchenzahl wieder ein.

Die Thrombozythämie ist selten. Sie tritt gewöhnlich bei Menschen über 50 Jahren auf und ist bei Frauen häufiger. Die Ursache der Thrombozythämie ist nicht bekannt.

Symptome

Oft verursacht die Thrombozythämie keine Symptome. Ein Überschuss an Blutplättchen, die für die Blutgerinnung lebensnotwendig sind, kann spontan zu Gerinnseln führen, die den Durchfluss des Blutes in den Gefäßen blockieren. Ältere Patienten mit Thrombozythämie bekommen leichter Blutgerinnsel als jüngere. Die Symptome, die durch die verstopften Blutgefäße entstehen, sind Kribbeln und andere unangenehme Gefühle in Händen und Füßen (Parästhesien), kalte Fingerspitzen, Kopfschmerzen, Schwäche und Schwindelgefühl. Blutungen, die gewöhnlich leicht sind, können auftreten; sie äußern sich oft als Nasenbluten, Neigung zu blauen Flecken, leichtem Zahnfleischbluten und Blutungen im Verdauungstrakt. Die Milz und die Leber können sich vergrößern.

▲ siehe Seite 972   ■ siehe Seite 1079

Diagnose

Schon die Symptome lassen eine Thrombozythämie vermuten, ein Bluttest kann die Diagnose bestätigen. Der Blutplättchenanteil ist zwei- bis viermal so hoch wie normal. Unter dem Mikroskop zeigen sich in der Blutprobe ungewöhnlich große Blutplättchen sowie Zusammenballungen von Plättchen und Fragmente von Megakaryozyten.

Um zwischen der primären und sekundären Thrombozythämie zu unterscheiden, achtet der Arzt auf Zeichen anderer Krankheiten, die den Blutplättchenanteil erhöht haben könnten. Manchmal ist eine Knochenmarkbiopsie ▲ hilfreich, um die Diagnose zu sichern. Sie kann auch eine chronisch-myeloische Leukämie als Ursache der erhöhten Blutplättchen ausschließen.

Behandlung

Die Thrombozythämie kann mit Medikamenten behandelt werden, die die Produktion der Plättchen hemmen (Hydroxyharnstoff, Anagrelid und Interferon-Alpha). Normalerweise wird mit der Behandlung begonnen, wenn der Anteil der Blutplättchen besonders stark angestiegen ist oder wenn sich Probleme bei Blutungen oder der Gerinnung zeigen. Das Alter des Patienten, andere Risiken und frühere Probleme mit Thrombosen bestimmen, ob eine solche Behandlung notwendig ist. Das Medikament wird gegeben, bis die Zahl der Blutplättchen in einen sicheren Bereich gefallen ist. Die Dosis muss so eingestellt werden, dass immer noch eine ausreichende Menge dieser Zellen erhalten bleibt. Kleine Dosen Azetylsalizylsäure, die den Plättchen ihre Klebefähigkeit nimmt und dadurch die Gerinnung beeinflusst, können ebenfalls eingesetzt werden.

Falls die medikamentöse Behandlung die Bildung zu vieler Blutplättchen nicht schnell genug stoppt, kann dem Patienten mit der Thrombozytopherese geholfen werden. Bei diesem Verfahren wird Blut entnommen, die Blutplättchen werden daraus entfernt, und das Blut wird zurückgegeben.

KAPITEL 179

Milzerkrankungen

Die Milz ist ein schwammiges, weiches Organ, ungefähr so groß wie eine Faust, das im oberen Teil der Bauchhöhle sitzt, direkt unterhalb des Brustkorbs auf der linken Seite. Die Milzarterie bringt Blut vom Herz zur Milz. Das Blut verlässt die Milz über die Milzvene und gelangt dann durch die Pfortader in die Leber. Die Milz ist von faserreichem Bindegewebe umgeben (der Milzkapsel), das ihre Blut- und Lymphgefäße trägt.

Die Milz vereint die Aufgabe von zwei Organen. Die weiße Milzpulpa (Milzmark) ist Teil des Abwehrsystems, die rote Milzpulpa entfernt unerwünschte Stoffe, wie defekte rote Blutkörperchen, aus dem Blut.

Bestimmte weiße Blutkörperchen, die Lymphozyten, produzieren schützende Antikörper und spielen eine wichtige Rolle beim Kampf gegen Infektionen. Die Lymphozyten entstehen und reifen in der weißen Pulpa.

Die rote Pulpa enthält andere weiße Blutkörperchen, die Phagozyten, die unerwünschte Teile, wie Bakterien oder defekte Zellen, aus dem Blutkreislauf entfernen. Die rote Milzpulpa kontrolliert, ob rote Blutkörperchen fehlgebildet, zu alt oder zu geschädigt sind, um noch richtig zu funktionieren, und zerstört sie. Die rote Pulpa dient außerdem als Reservoir für Blutbestandteile, besonders für weiße Blutkörperchen und Blutplättchen. Das Freisetzen dieser Bestandteile ist aber keine wichtige Funktion der Milz.

Menschen können ohne Milz leben. Wenn die Milz wegen eines Schadens (z. B. durch einen Autounfall) operativ entfernt wurde (Splenektomie), verliert der Körper einen Teil seiner Fähigkeit, schützende Antikörper zu bilden und nicht erwünschte Bakterien im Blut zu bekämpfen. Die Folge davon ist eine geschwächte

▲ siehe Seite 972

Ursachen einer Milzvergrößerung

Infektionen
- Hepatitis
- Pfeiffersches Drüsenfieber
- Papageienkrankheit
- Subakute bakterielle Herzinnenhaut-entzündung
- Brucellose
- Kala-Azar
- Malaria
- Syphilis
- Tuberkulose

Anämien
- Hereditäre Elliptozytose
- Hereditäre Sphärozytose
- Sichelzellenanämie (vorwiegend bei Kindern)
- Thalassämien

Blutkrebs und proliferative Störungen
- Hodgkin-Krankheit und andere Lymphome
- Leukämie
- Osteomyelofibrose
- Polycythaemia rubra vera

Speicherkrankheiten
- Gaucher-Krankheit
- Niemann-Pick-Krankheit
- Wolman-Krankheit
- Hand-Schüller-Christian-Krankheit
- Letterer-Siwe-Krankheit

Andere Ursachen
- Leberzirrhose
- Amyloidose
- Felty-Syndrom
- Sarkoidose
- Systemischer Lupus erythematodes
- Zysten in der Milz
- Druck auf Venen von der Milz oder zur Leber
- Blutgerinnsel in einer Vene aus der Milz oder zur Leber

körpereigene Abwehr gegen Infektionen (vor allem Pneumokokken). Nach einiger Zeit steigern aber andere Organe – in erster Linie die Leber – ihre Abwehrkraft und die Fähigkeit, rote Blutkörperchen, die fehlgebildet, zu alt

oder geschädigt sind, zu entfernen, um den Verlust der Milz auszugleichen.

Milzvergrößerung

Eine vergrößerte Milz (Splenomegalie) ist immer die Folge einer anderen (Grund)Krankheit. Als Ursache kommen viele Krankheiten infrage: von chronischen Infektionen bis zu Blutkrebs.

Eine vergrößerte Milz kann mehr Blutkörperchen abfangen und festhalten als eine normal große. Auf diese Weise kann sich die Zahl der roten und weißen Blutkörperchen und der Blutplättchen im Blutkreislauf verringern. Dieser Vorgang kann zu einem Teufelskreis werden: Je mehr Zellen und Blutplättchen die Milz abfängt, desto größer wird sie, und je größer sie wird, umso mehr Zellen und Blutplättchen hält sie fest. Schließlich fängt die Milz auch normale rote Blutkörperchen ab und zerstört sie zusammen mit den fehlerhaften.

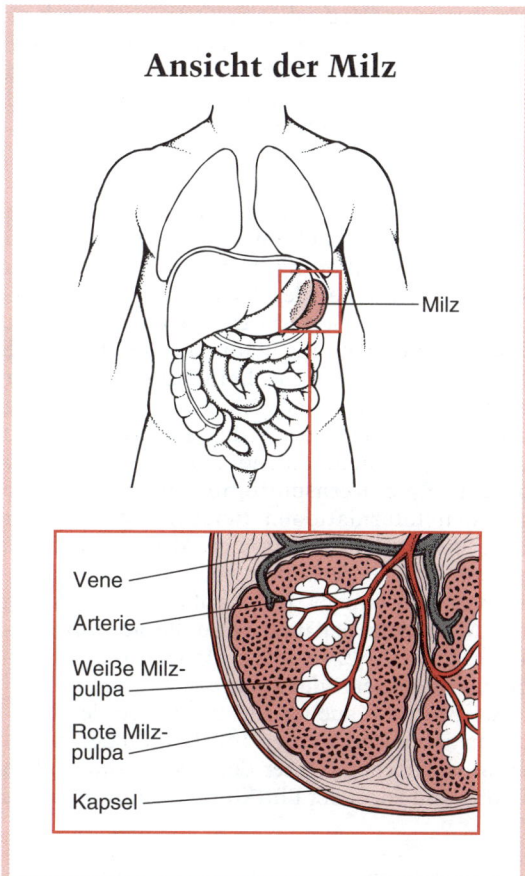

Ansicht der Milz

Milz

Vene

Arterie

Weiße Milz-pulpa

Rote Milz-pulpa

Kapsel

Außerdem können große Mengen Blutzellen und Blutplättchen die Milz verstopfen und in ihrer Funktion behindern.

Eine geschwollene Milz kann so groß werden, dass ihre Blutversorgung nicht mehr ausreicht. Dann können Teile von ihr beschädigt werden, bluten und auch absterben.

Symptome

Eine geschwollene Milz verursacht kaum Symptome, und keines von ihnen zeigt den Grund für die Vergrößerung eindeutig an. Da die vergrößerte Milz direkt neben dem Magen liegt und auf ihn drückt, fühlt ein Betroffener oft schon Druckbeschwerden, wenn er auch nur einen kleinen Bissen zu sich nimmt, manchmal sogar, wenn er überhaupt nichts isst. Er kann Schmerzen im Bauch und Rücken in der Milzumgebung haben; die Schmerzen können in die linke Schulter ausstrahlen, besonders, wenn Teile der Milz nicht genügend durchblutet werden und abzusterben beginnen.

Entzieht die Milz dem Blutkreislauf zu viele Blutkörperchen, können verschiedene Störungen auftreten; dazu gehören Blutarmut durch zu wenig rote Blutkörperchen, häufige Infektionen, da zu wenig weiße Blutkörperchen vorhanden sind, und eine erhöhte Blutungsneigung, weil zu wenig Blutplättchen vorhanden sind.

Diagnose

Wenn jemand über Völlegefühl oder Schmerzen im linken Oberbauch oder Rücken klagt, wird eine Milzvergrößerung vermutet. Gewöhnlich kann der Arzt bei der körperlichen Untersuchung die vergrößerte Milz ertasten. Auch eine Röntgenuntersuchung kann die geschwollene Milz zeigen. Eine Ultraschalluntersuchung oder eine Computertomographie können notwendig sein, um die Größe der Milz einzuschätzen und um zu erkennen, ob sie auf andere Organe drückt. Eine Kernspintomographie kann die gleichen Informationen liefern, zugleich aber über die Durchblutung der Milz Aufschluss geben. Andere Verfahren bedienen sich radioaktiver Substanzen, um Größe und Funktion der Milz einzuschätzen und herauszufinden, weshalb die Milz so große Mengen Blutkörperchen ansammelt oder zerstört.

Bei Blutuntersuchungen zeigt sich der Mangel an roten und weißen Blutkörperchen sowie an Blutplättchen. Unter dem Mikroskop geben Größe und Form der Blutkörperchen Aufschluss

über die Ursache der Milzschwellung. Eine Knochenmarkuntersuchung ▲ kann einen Blutkrebs, wie Leukämie oder Lymphom, aufdecken oder eine Anreicherung unerwünschter Substanzen (Glykogenspeicherkrankheiten ■). Die Messung des Eiweißgehalts im Blut kann dazu beitragen, dass Erkrankungen wie Amyloidose, Sarkoidose, Malaria, Kala-Azar, Brucellose und Tuberkulose ausgeschlossen werden können. Tests der Leberfunktion können Aufschluss darüber geben, ob die Leber auch geschädigt ist.

Aus der Milz lässt sich für eine Untersuchung nicht einfach eine Gewebeprobe entnehmen, denn durch das Einführen einer Nadel oder durch einen Schnitt in das Milzgewebe kann eine unkontrollierbare Blutung entstehen. Wenn die vergrößerte Milz operativ entfernt wird, wird sie im Labor untersucht, um die Ursache der Vergrößerung zu bestimmen.

Behandlung

Wenn möglich, behandelt der Arzt die der vergrößerten Milz zugrunde liegende Krankheit. Nur selten ist es notwendig, die Milz operativ zu entfernen. Das kann ernste Probleme mit sich bringen, vor allem eine Anfälligkeit für schwere Infektionskrankheiten. Jedoch müssen diese Risiken in bestimmten kritischen Situationen in Kauf genommen werden: Wenn beispielsweise die Milz die roten Blutkörperchen so schnell zerstört, dass sich eine schwere Blutarmut entwickelt, oder wenn die Milz so große Mengen von weißen Blutkörperchen und Blutplättchen vernichtet, dass ein hohes Risiko für Infektionen und starke Blutungen besteht; wenn die Milz so groß ist, dass sie Schmerzen verursacht, wenn sie durch Druck auf andere Organe deren Funktion beeinträchtigt; oder wenn die Milz als Folge der Vergrößerung blutet oder Teile von ihr absterben. Als Alternative zur Operation kann die Milz manchmal mit einer Strahlentherapie zum Schrumpfen gebracht werden.

Milzriss

Ein Schlag oder Stoß in die Magengrube kann zu einem Milzriss (Milzruptur) führen. Dabei können sowohl die Milzkapsel wie ihr inneres Gewebe zerreißen. Ein Milzriss ist die häufigste schwere Komplikation bei Bauchverletzungen durch Autounfälle, Sportunfälle oder Schlägereien.

Wenn die Milz reißt, kann viel Blut in den Bauchraum fließen. Obwohl die harte Außenhülle der Milz die Blutung eine Zeit lang ein-

▲ siehe Seite 972   ■ siehe Seite 1597

dämmt, ist eine Notoperation erforderlich, um einen lebensbedrohlichen Blutverlust zu verhindern.

Symptome

Ein Milzriss lässt den Bauch schmerzhaft und druckempfindlich werden. Blut in der Bauchhöhle wirkt als starker Reiz und verursacht Schmerzen. Die Bauchmuskulatur zieht sich reflexartig zusammen und verhärtet sich. Wenn das Blut allmählich austritt, machen sich keine Symptome bemerkbar, bis so viel Blut verloren gegangen ist, dass der Blutdruck sinkt und nicht mehr ausreichend viel Sauerstoff zum Gehirn und zum Herzen transportiert werden kann. Niedriger Blutdruck und Sauerstoffmangel führen zu Benommenheit, Sehstörungen, Verwirrtheit und Ohnmacht. Eine solche Situation ist ein Notfall, bei dem sofortige Bluttransfusionen nötig sind, um den Kreislauf zu stabilisieren. Außerdem ist eine Operation erforderlich, um den Blutverlust zu stoppen.

Diagnose und Behandlung

Mit einer Röntgenaufnahme des Bauchraums lässt sich festgestellen, ob die Symptome auf eine andere Ursache als auf einen Milzriss zurückzuführen sind. Mit einer Szintigraphie lassen sich der Blutfluss verfolgen und Lecks finden. Mit einer Nadel kann Flüssigkeit aus dem Bauchraum entnommen und auf Blut untersucht werden. Bei starkem Verdacht auf Milzriss ist eine sofortige Operation notwendig, um den eventuell tödlichen Blutverlust aufzuhalten. Gewöhnlich wird die ganze Milz herausgenommen, aber manchmal gelingt es den Chirurgen auch, einen nur kleinen Riss des Organs zu schließen und die Milz zu retten.

Vor und nach der Entfernung der Milz sind Vorkehrungen notwendig, um Infektionen vorzubeugen. Zum Beispiel wird nach Möglichkeit vor einer Milzentfernung gegen Pneumokokken geimpft, und nach der Operation wird eine jährliche Grippeimpfung empfohlen. Unter bestimmten Umständen sind Antibiotika zur Vorbeugung von Infektionen empfehlenswert, vor allem wenn der Patient noch eine andere Krankheit wie Sichelzellenkrankheit oder Krebs hat, die das Risiko lebensbedrohlicher Infektionen erhöht.

KREBS

KAPITEL 180

Krebs – ein Überblick

Ein Krebsgeschwür besteht aus einer Gruppe von Zellen (die gewöhnlich alle von einer Ursprungszelle abstammen), welche ihre normalen Regulationsmechanismen verloren haben und nun unkontrolliert wachsen. Solche bösartigen (malignen) Zellen können sich in jedem Gewebe und Organ bilden. Wenn Krebszellen wachsen und sich vermehren, entsteht Krebsgewebe – der Tumor –, das in das angrenzende gesunde Gewebe eindringt und es zerstört. Der Begriff »Tumor« bezieht sich auf jede ungewöhnliche Gewebemasse; Tumoren können gutartig (benigne) und bösartig (maligne) sein. Krebszellen aus dem ursprünglichen Tumor (Primärherd) können sich im ganzen Körper ausbreiten (metastasieren).

Wie sich Krebs entwickelt und ausbreitet

Die Entwicklung von gesunden Zellen zu Krebszellen verläuft in einem komplizierten Prozess. Der erste Schritt ist die **Initiation**, bei der eine Veränderung des Erbguts (der DNA und mitunter der Chromosomenstruktur) die Zelle veranlasst, zu einer Krebszelle zu werden. Diese Erbgutveränderung kann spontan auftreten oder durch einen Krebserreger (Karzinogen) ausgelöst werden. Zu den Karzinogenen zählen viele chemische Stoffe, Tabak, Viren, radioaktive Strahlung und Sonnenlicht. Allerdings reagieren nicht alle Zellen gleichermaßen empfindlich auf Karzinogene. Manche Zellen sind durch einen genetischen Defekt anfälliger. Selbst anhaltende physische Reizung kann eine Zelle empfindlicher auf Karzinogene reagieren lassen.

Der zweite und endgültige Schritt nennt sich **Promotion**. Stoffe, die Derartiges verursachen, heißen Promotoren. Diese können Substanzen aus der Umgebung oder Medikamente (z. B. Barbiturate) sein. Im Gegensatz zum Karzinogen ist der Promotor an sich nicht Krebs erregend. Er gestattet jedoch einer Zelle, die ihre Initi-

Begriffe rund um Krebs

Aggressivität: Wachstums- und Ausbreitungsgrad bzw. -tempo eines Tumors

Anaplasie: Mangel an Differenzierung. Ein anaplastischer Krebs ist hochgradig undifferenziert und gewöhnlich sehr aggressiv

Benigne: Gutartig (kein Krebs)

Differenzierung: Das Ausmaß, in dem Krebszellen normalen Zellen gleichen. Geringere Ähnlichkeit bedeutet, dass der Krebs wenig differenziert und aggressiver ist

Heilung: Vollständige Entfernung des Krebses mit dem Ergebnis, dass dieser spezielle Krebs nicht mehr nachwachsen wird

Invasion: Die Fähigkeit von Krebs, in das umliegende Gewebe einzuwachsen und es zu zerstören

Karzinogen: Ein Stoff oder Virus, der Krebs verursacht

Karzinoma-in-situ: Krebszellen, die noch in dem Gewebe sind, in dem ihr Wachstum begonnen hat, die noch nicht invasiv geworden sind und sich in andere Körperteile ausgebreitet haben

Maligne: Bösartig (Krebs)

Metastase: Krebszellen, die sich an einem neuen Ort angesiedelt haben

Neoplasma: Allgemeiner Begriff für einen Tumor, ob gut- oder bösartig

Remission: Kein Hinweis mehr auf Krebs bei Abschluss der Behandlung

Rezidiv: Rückfall. Nach der Behandlung werden Krebszellen am ursprünglichen Ort des Tumors oder als Metastasen gefunden (Ausbreitung)

Tumor: Abnormes Zellwachstum oder Zellmasse

Überlebensrate: Prozentsatz der Menschen, die nach der Behandlung eine bestimmte Zeit überleben: Die Fünf-Jahres-Überlebensrate ist der Prozentsatz der Menschen, die fünf Jahre überleben

---

ation durchlaufen hat, zur Krebszelle zu werden. Auf nicht initiierte Zellen wirken Promotoren nicht. Insofern müssen verschiedene Faktoren zusammenkommen, um Krebs auszulösen, darunter häufig die Kombination aus empfindlicher Zelle und Karzinogen.

Manche Karzinogene wirken auch ohne einen Promotor Krebs erregend. Ionisierende Strahlung z. B., die beim Röntgen eingesetzt, aber auch durch Atomkraftwerke und bei Atomexplosionen erzeugt wird, kann eine Vielzahl von Krebsarten hervorrufen.

Krebs kann direkt in das umliegende Gewebe hineinwachsen oder sich auf nahe wie ferne Gewebe und Organe ausbreiten. Typischerweise breiten sich Karzinome über die Lymphbahnen aus, Brustkrebs beispielsweise zuerst auf die nächstgelegenen Lymphknoten und später im ganzen Körper. Die Verteilung über das Blut ist eher typisch für Sarkome.

Leukämien und **Lymphome** sind die Krebsarten des Blutes und blutbildenden Gewebes. Sie formen normalerweise kein Geschwür, sondern verharren als einzelne Krebszellen. Sie schaden dem Körper, indem sie nach und nach die normalen Blutkörperchen aus Knochenmark und Blutkreislauf verdrängen und ersetzen.

Karzinome bestehen aus Epithelzellen. Das sind Zellen, die die Körperoberfläche überziehen und aus denen die Drüsen sind, und die Hormone produzieren. Beispiele für Karzinome sind Haut-, Lungen-, Darm-, Magen-, Brust-, Prostata- und Schilddrüsenkrebs.

Sarkome sind Krebsformen der mesodermalen Zellen. Darunter versteht man Zellen, die die Muskeln und das Bindegewebe bilden. Zu den Sarkomen zählen das Leiomyosarkom (Krebs der glatten Muskulatur in den Wänden der Verdauungsorgane) und das Osteosarkom (Knochenkrebs).

Krebsarten

Bei Krebsgewebe unterscheidet man zwischen dem Krebs des Blutes und blutbildenden Gewebes (Leukämien und Lymphome) und den »soliden« Tumoren, den Krebsgeschwüren. Geschwüre können Karzinome oder Sarkome sein.

Risikofaktoren

Eine Vielzahl genetischer und umweltbedingter Faktoren kann das Krebsrisiko erhöhen.

Familiengeschichte und genetische Veranlagung: In manchen Familien ist das Risiko, an bestimmten Krebsarten zu erkranken, deutlich erhöht. Mitunter liegt dies an einem einzigen Gen, manchmal auch am Zusammenwirken mehrerer Gene. Umweltfaktoren, welche auf die gesamte Familie einwirken, können diese genetische Vorbelastung verstärken und Krebs auslösen.

Ein zusätzliches oder abnormes Chromosom kann das Krebsrisiko erhöhen. Menschen mit Down-Syndrom, bei denen das Chromosom 23 nicht zweimal, sondern dreimal vorliegt, tragen ein zwölf- bis zwanzigfach erhöhtes Risiko, an akuter Leukämie zu erkranken.

Alter: Bestimmte Krebsarten, z. B. der Wilmstumor, das Retinoblastom und das Neuroblastom, treten nahezu ausschließlich bei Kindern auf. Der Grund dafür ist unklar, aber das Erbgut ist daran beteiligt. Die meisten Krebsarten befallen jedoch vorzugsweise ältere Menschen. Das steigende Krebsrisiko hängt vermutlich damit zusammen, dass der Körper länger mehr Karzinogenen ausgesetzt ist und dass das Immunsystem irgendwann mit steigendem Alter schwächer wird.

Umwelteinflüsse: Auch zahlreiche Umwelteinflüsse erhöhen das Krebsrisiko.

Luftverschmutzung – ob industrieller Herkunft oder aus Zigarettenrauch – kann das Krebsrisiko erhöhen. Viele Chemikalien haben nachgewiesene karzinogene Eigenschaften, bei anderen werden diese vermutet. So kann der Kontakt mit Asbest Lungenkrebs und Mesotheliom (Brustfellkrebs) hervorrufen, und zwar insbesondere bei Rauchern. Zwischen dem Kontakt mit den chemischen Stoffen und der Krebsentstehung können viele Jahre liegen.

Beim Rauchen entstehen Karzinogene, die das Risiko für Lungen-, Mund-, Kehlkopf-, Nieren- und Blasenkrebs erheblich erhöhen.

Ein weiterer Risikofaktor für Krebs ist die Strahlenbelastung. Wer sich längere Zeit ultravioletten Strahlen aussetzt, insbesondere dem Sonnenlicht, riskiert Hautkrebs. Besonders Krebs erregend ist ionisierende Strahlung. Daher erhöht der Kontakt mit dem radioaktiven Gas Radon, das aus der Erde freigesetzt wird, das Lungenkrebsrisiko. Normalerweise steigt Radon rasch in die Atmosphäre auf und richtet keinen Schaden an. Wenn jedoch auf stark radonhaltigem Untergrund gebaut wird, kann sich das Gas im Gebäude ansammeln und mitunter so hohe Konzentrationen erreichen, dass es schädlich wird. Durch Einatmen in die Lunge kann es irgendwann zu Lungenkrebs führen. Wenn derart belastete Menschen zudem noch rauchen, steigt das Lungenkrebsrisiko weiter an.

Geographie: Das Krebsrisiko ist auch davon abhängig, wo Menschen leben, wobei die Gründe für geographische Unterschiede häufig vielfältig und nicht ausreichend bekannt sind. Vermutlich beruhen sie auf einer Kombination aus genetischer Veranlagung, Ernährung und Umwelteinflüssen.

So ist beispielsweise das Risiko, an Darm- oder Brustkrebs zu erkranken, in Japan gering, doch wenn Japaner in die USA auswandern, gleicht sich das Risiko mit der Zeit dem der amerikanischen Bevölkerung an. Andererseits erkranken Japaner besonders häufig an Magenkrebs. Ernähren sie sich jedoch nach einer Emigration in die USA auf westliche Art, sinkt ihr Risiko auf den Wert der USA, auch wenn dies vielleicht erst in der nächsten Generation deutlich wird.

Ernährung: Die Nahrungsbestandteile können das Krebsrisiko erhöhen. Zum Beispiel bestehen Verbindungen zwischen einer fettreichen Ernährung und einem erhöhten Risiko für Darm-, Brust- und möglicherweise auch Prostatakrebs. Wer viel Alkohol zu sich nimmt, setzt sich einem deutlich erhöhten Risiko für Speiseröhrenkrebs aus. Der reichliche Verzehr von

KARZINOGENE: SUBSTANZEN, DIE KREBS AUSLÖSEN KÖNNEN

SUBSTANZ	KREBSART
Umwelt und Industrie	
Arsen	Lunge
Asbest	Lunge, Brustfell
Aromatische Amine	Blase
Benzol	Leukämie
Chromverbindungen	Lunge
Nickel	Lunge, Nasennebenhöhlen
Vinylchlorid	Leber
Ruß und Mineralöl	Haut
Dieselabgase	Lunge
Lebensstil	
Alkohol	Speiseröhre, Mund, Rachen
Tabak	Mund, Rachen, Lunge, Speiseröhre Blase, Niere
Arzneiwirkstoffe	
Alkylanzien	Leukämie, Blase
Medikamente zur Chemotherapie	Leukämie
Oxymetholon	Leber
Strahlentherapie	Sarkome

DIE HÄUFIGSTEN KREBSARTEN

MÄNNER	FRAUEN
Prostata	Brust
Lunge	Dickdarm, Mastdarm
Dickdarm, Mastdarm	Leukämien, Lymphome
Leukämien, Lymphome	Gebärmutter- körper
Blase	Magen
Magen	Lunge
Nieren	Eierstöcke
Mund, Rachen	Gebärmutterhals

* Robert-Koch-Institut: Prozentuale Anteile der häufigsten Krebsformen an der Gesamtzahl 1998 in Deutschland.

geräucherter und gepökelter Nahrung oder viel scharf gebratenem Fleisch lässt das Magenkrebsrisiko ansteigen.

Virusinfektionen: Von verschiedenen Viren ist bekannt, dass sie Krebs auslösen, etliche weitere stehen im Verdacht. Das Papillomavirus, das Genitalwarzen erzeugt, verursacht bei Frauen Gebärmutterhalskrebs. Das Hepatitis-B-Virus kann zu Leberkrebs führen. Bestimmte menschliche Retroviren rufen Lymphome und andere Krebsformen des Blutsystems hervor.

Manche Viren erzeugen nur in bestimmten Gebieten Krebserkrankungen. Das Epstein-Barr-Virus beispielsweise verursacht in Afrika das Burkitt-Lymphom (eine Krebsform) und in China Nasen- und Rachenkrebs.

Entzündliche Erkrankungen: Auch diese bringen oft ein erhöhtes Krebsrisiko mit sich. Zu diesen Erkrankungen zählt die Kolitis ulzerosa, die zu Dickdarmkrebs führen kann. Infektionen mit bestimmten Parasiten können Entzündungen hervorrufen, aus denen eine Krebserkrankung entstehen kann. Zum Beispiel kann die chronische Blasenreizung nach einer Infektion mit dem Parasiten *Schistosoma (Bilharzia)* Blasenkrebs auslösen.

Die körpereigene Krebsabwehr

Das Immunsystem ist prinzipiell in der Lage, eine Krebszelle zu erkennen und zu zerstören, bevor sie sich vermehrt und ausbreitet. Krebs schreitet eher bei Menschen fort, deren Immunsystem verändert oder eingeschränkt ist, z. B. bei Aids-Patienten, bei Menschen, deren Immunsystem durch Medikamente unterdrückt wird, bei bestimmten Autoimmunerkrankungen und bei älteren Menschen, wo das Immunsystem nicht mehr so gut funktioniert wie bei jüngeren. Doch selbst den Schutzmechanismen eines normal funktionierenden Immunsystems kann der Krebs mitunter entgehen.

Tumorantigene: Ein Antigen ▲ ist eine fremde Substanz, die das Immunsystem des Körpers erkennt und zur Zerstörung freigibt. Antigene befinden sich auf jeder Zelloberfläche, doch normalerweise reagiert das Immunsystem nicht auf die eigenen Zellen. Bei einer Krebszelle entstehen neue, dem Körper unbekannte Antigene auf der Zelloberfläche. Diese neuen so genannten Tumorantigene kann das Immunsystem als fremd ansehen. Mitunter umschließt oder zerstört es die Krebszellen. Auf diese Weise bekämpft der Körper atypische Zellen und kann sie häufig im Frühstadium ausschalten. Doch selbst einem voll funktionsfähigen Immunsystem gelingt das nicht immer vollständig. Sobald sich Krebszellen vermehren und ein Tumor entsteht, ist es höchst unwahrscheinlich, dass das Immunsystem diesen noch zerstören kann.

Man hat für zahlreiche Krebsarten Tumorantigene identifiziert, z. B. für das maligne Melanom, Knochenkrebs und bestimmte Krebsarten des Verdauungsapparats. Wer an diesen Krebsformen erkrankt, kann entsprechende Antikörper gegen die Tumorantigene im Blut haben. Allerdings reichen die Antikörper normalerweise nicht aus, um den Krebs im Zaum zu halten. Bei anderen Krebsarten wie dem Choriokarzinom (ein Tumor, der sich aus Teilen eines wachsenden Embryos in der Gebärmutter bildet) liegt die Wahrscheinlichkeit, dass das Immunsystem die Krebszellen frühzeitig zerstören kann, erheblich höher.

Bestimmte Tumorantigene lassen sich durch Blutuntersuchungen nachweisen. Diese Antigene werden als **Tumormarker** ■ bezeichnet. Ihre Bestimmung kann manchmal hilfreich sein, um die Diagnose zu erleichtern. Tumormarker können dazu beitragen, den Erfolg einer Krebsbehandlung besser einschätzen zu können.

▲ siehe Seite 1043   ■ siehe Tabelle Seite 1033

KAPITEL 181

Symptome und Diagnose

Krebs kann unauffällige und ausgesprochen auffällige Symptome hervorrufen. Manche treten frühzeitig auf und gelten als wichtige Warnsignale. Andere entwickeln sich erst mit Fortschreiten des Krebses und eignen sich daher nicht zur Früherkennung. Wieder andere Symptome – wie Übelkeit, Appetitlosigkeit, Müdigkeit und Erbrechen – können eine Reaktion auf die Behandlung oder aber Warnsignale sein. Bestimmte Symptome treten bei vielen oder beinahe allen Krebsarten auf, andere wiederum gehören zu einem bestimmten Krebs und dessen Sitz im Körper.

Es gibt Routineuntersuchungen zur Früherkennung von Krebs. Je früher die Erkrankung erkannt wird, desto wirkungsvoller kann die Behandlung gewöhnlich sein.

Symptome

Anfangs ist der Krebs ein kleiner Zellhaufen, der keinerlei Symptome verursacht. Wächst ein solcher Tumor in einem Bereich, wo er viel Platz hat, ruft er oft erst Symptome hervor, wenn eine erhebliche Größe erreicht ist. Eine Krebserkrankung an einem begrenzteren Ort, beispielsweise auf einem Stimmband, kann schon frühzeitig Symptome hervorrufen, in diesem Beispiel Heiserkeit.

Krebssymptome entstehen, wenn Tumoren in Gewebe einwachsen, das sie reizen und zerstören, wenn sie darauf drücken, und wenn sie toxische Substanzen absondern und Energie und Nährstoffe verbrauchen, die der Körper für andere Funktionen braucht. Krebs kann an seinem Ursprungsort andere Symptome hervorrufen als nach seinem Übergreifen auf andere Körperteile.

Das Wachstum und die Metastasierung einer Krebserkrankung kann eine ganze Reihe von Komplikationen nach sich ziehen. Einige davon sind so ernst, dass sie eine Notfallbehandlung erforderlich machen. Bestimmte Komplikationen, die paraneoplastischen Syndrome, beruhen darauf, dass sich Substanzen, die der Tumor erzeugt, im ganzen Körper verteilen.

Schmerzen

Zu Beginn verläuft eine Krebserkrankung gewöhnlich schmerzlos. Mit zunehmendem Wachstum kommt es häufig zu leichtem Unbehagen, das immer schmerzhafter wird, je weiter sich der Krebs ausdehnt. Häufig beruhen die Schmerzen darauf, dass der Krebs auf Nerven und andere Gewebe drückt oder in sie hineinwächst.

Warnsignale bei Krebs

Eine frühzeitige Behandlung von Krebs steigert die Heilungschancen. Es kommt also darauf an, die Erkrankung früh zu erkennen. Bestimmte Symptome können frühe Warnzeichen für eine Krebserkrankung sein und sollten daher Anlass sein, einen Arzt aufzusuchen.

Manche Beschwerden sind allgemeiner Natur – unspezifische Veränderungen, die nicht auf eine bestimmte Krebsart hindeuten. Dennoch können sie einem Arzt helfen, die Untersuchungen zu veranlassen, mit deren Hilfe ein Verdacht ausgeräumt oder bestätigt werden kann. Andere Symptome weisen Ärzte gezielte auf eine bestimmte Krebsart oder den Sitz eines Tumors hin. Zu den Warnsignalen für Krebs zählen:

- Gewichtsverlust
- Müdigkeit
- Nächtliches Schwitzen
- Appetitverlust
- Neue, anhaltende Schmerzen
- Wiederkehrende Übelkeit bzw. Erbrechen
- Blut im Urin
- Blut im Stuhl (sichtbar oder durch Tests nachgewiesen)
- Plötzliche Depressionen
- Veränderungen beim gewohnten Stuhlgang (Verstopfung oder Durchfall)
- Wiederholte Fieberschübe
- Chronischer Husten
- Veränderung der Größe oder Farbe eines Muttermals oder an einem schlecht verheilenden Hautgeschwür
- Vergrößerte Lymphknoten

MÖGLICHE KOMPLIKATIONEN BEI KREBS

ART	BESCHREIBUNG
Herzbeuteltamponade	Tritt auf, wenn sich in der taschenartigen Struktur rund um das Herz (Herzbeutel, Perikard) Flüssigkeit ansammelt. Diese drückt auf das Herz und beeinträchtigt seine Pumpleistung. Flüssigkeit kann sich ansammeln, wenn ein Tumor in den Herzbeutel einwächst und ihn reizt. Dies geschieht am häufigsten bei Lungenkrebs, Brustkrebs und Lymphom
Pleuraerguss	Tritt auf, wenn sich Flüssigkeit in der taschenartigen Struktur rund um die Lunge sammelt (Brust- bzw. Rippenfell), und führt zu Kurzatmigkeit
Vena-cava-superior-Syndrom	Hierzu kommt es, wenn der Krebs die Vena cava superior, die das Blut aus dem Körper zum Herzen transportiert, blockiert. Eine Blockierung dieser Vene lässt die Venen im oberen Bereich von Brust und Hals anschwellen und führt zu Schwellungen im Gesicht, am Hals und oberen Teil der Brust
Rückenmarkkompression	Tritt auf, wenn Krebs das Rückenmark oder die -nerven zusammendrückt, und führt zu Schmerzen und Funktionsverlust. Je länger der Druck auf das Rückenmark bzw. die -nerven anhält, desto geringer die Wahrscheinlichkeit, dass sich die Nervenfunktion wieder normalisiert
Fehlfunktion des Gehirns	Das Gehirn funktioniert nicht wie gewohnt, weil dort ein Krebs wächst, entweder ein Hirntumor oder – häufiger – eine Metastase von Krebs, der anderswo im Körper angesiedelt ist. Es können verschiedene Symptome auftreten, darunter Verwirrtheit, Dämpfung, Erregtheit, Kopfschmerzen, ungewohnte Seheindrücke, ungewohnte Empfindungen, Schwäche, Übelkeit, Erbrechen und Anfälle

Blutungen

Anfangs kann ein Krebstumor etwas bluten, weil die Zellen noch nicht fest miteinander verbunden und die Blutgefäße noch brüchig sind. Wenn der Krebs so groß ist, dass er in das umliegende Gewebe eindringt, kann er in ein benachbartes Blutgefäß einwachsen und so eine Blutung hervorrufen. Diese kann unentdeckt bleiben oder nur mit Testverfahren zu ermitteln sein, wie es häufig im Frühstadium von Darmkrebs vorkommt.

Insbesondere im Fall fortgeschrittener Krebserkrankung kann eine Blutung derart heftig ausfallen, dass ein Zustand akuter Lebensbedrohung nicht auszuschließen ist.

Der Sitz des Tumors bestimmt den Ort der Blutung. Eine Krebserkrankung des Verdauungstraktes kann sich durch Blut im Stuhl verraten. Krebs entlang der ableitenden Harnwege kann Blut im Urin hervorrufen. Andere Krebsarten können innere Blutungen verursachen. Bei Lungenblutungen hustet der Kranke unter Umständen Blut.

Gewichtsverlust und Müdigkeit

Krebskranke verlieren häufig an Gewicht und sind müde; beides wird mit dem Fortschreiten der Erkrankung stärker. Manche Menschen nehmen ab, obwohl sie mit Appetit essen. Andere verlieren den Appetit und reagieren auf Nahrung mit Übelkeit. Sie können stark abmagern. Besonders im Gesicht ist der Verlust des Unterhautfetts deutlich zu sehen. Bei fortgeschrittenem Krebs sind die Menschen oft sehr müde und schlafen viel. Eine Blutarmut erkennen die Erkrankten daran, dass sie sich nach Anstrengungen müde fühlen und kurzatmig werden.

Geschwollene Lymphknoten

Wenn sich eine Krebserkrankung ausbreitet, greift sie häufig zunächst auf die angrenzenden Lymphknoten über. Sie schwellen an und fühlen sich hart oder gummiartig an. Die geschwollenen Lymphknoten können empfindlich oder schmerzlos sein. Manchmal sind sie frei beweglich, bei fortgeschrittenem Krebs können sie jedoch mit der darüber liegenden Haut, tiefer gelegenem Gewebe und miteinander verwachsen.

Was sind paraneoplastische Syndrome?

Wenn ein Krebs eine oder mehrere Substanzen erzeugt, die im Blut zirkulieren, z. B. Hormone, Zytokine (bestimmte Proteine) oder andere Eiweiße, können diese Substanzen die Funktion anderer Gewebe und Organe beeinflussen und eine Vielzahl von Symptomen hervorrufen: die paraneoplastischen Syndrome. Manche Substanzen schädigen Organe und Gewebe, indem sie eine Autoimmunreaktion erzeugen. Andere greifen direkt in die Funktion verschiedener Organe ein und zerstören sogar Gewebe. Es kann zu Symptomen wie niedrigem Blutzucker, Durchfall und hohem Blutdruck kommen.

Eine Polyneuropathie zeigt sich als Funktionsverlust der peripheren Nerven. Sie führt zu Schwäche, Empfindungsverlust und eingeschränkten Reflexen. Die subakute sensorische Neuropathie ist eine seltene Form der Polyneuropathie, die sich mitunter bereits vor der Krebsdiagnose zeigt. Sie führt zu Empfindungsverlusten und Koordinationsstörungen, aber kaum zu Schwäche. Die subakute Kleinhirndegeneration findet man bei Frauen mit Brust- oder Eierstockkrebs. Die Erkrankung kann auf Antikörper zurückgehen, die körpereigenes Gewebe angreifen und das Kleinhirn zerstören. Die Symptome – Unsicherheiten beim Laufen, Koordinationsstörungen der Arme und Beine, Probleme beim Sprechen, Schwindel und Dop-pelbilder – können Wochen, Monate oder Jahre vor der Krebsdiagnose auftreten. Eine subakute Kleinhirndegeneration verschlimmert sich gewöhnlich im Laufe von Wochen bis Monaten und führt oft zu schweren Behinderungen.

Krämpfe an Auge und Muskeln sowie Koordinationsstörungen finden sich bei manchen Kindern mit Neuroblastom. Es treten unkontrollierbare Augenbewegungen (Opsoklonus) und blitzartige Kontraktionen (Myoklonus) der Muskeln von Rumpf, Armen und Beinen auf.

Die subakute motorische Neuropathie zeigt sich bei manchen Patienten mit Lymphogranulomatose (Hodgkin-Krankheit). Indirekt sind die Nervenzellen des Rückenmarks betroffen, wodurch Arme und Beine ähnlich wie bei einer Polyneuropathie geschwächt werden. Eine Polymyositis zeigt sich als Muskelschwäche und Schmerzen, die von Muskelentzündungen herrühren. Tritt die Polymyositis in Begleitung von Hautentzündungen auf, spricht man von einer Dermatomyositis.

Manche Patienten mit Lungenkrebs entwickeln das Eaton-Lambert-Syndrom. Dieses ist eine extreme Muskelschwäche, die auf eine ungenügende Aktivierung der Muskeln durch die Nerven zurückgeht.

Die hypertrophe Osteoarthropathie kann ebenfalls bei Lungenkrebspatienten auftreten. Dieses Syndrom verändert die Form von Fingern und Zehen und führt zu Veränderungen am Ende langer Knochen, die auf dem Röntgenbild sichtbar sind.

Im Zusammenhang mit Lungenkrebs gibt es weitere paraneoplastische Syndrome: Ein kleinzelliges Karzinom kann Kortikotropin absondern und dadurch ein Cushing-Syndrom bewirken oder antidiuretisches Hormon erzeugen, das Wasseransammlungen und einen niedrigen Natriumspiegel im Blut hervorruft (Hyponatriämie).

Die übermäßige Hormonproduktion kann auch zum Karzinoidsyndrom führen, das Erröten, Atmungsprobleme, Durchfall und Herzklappenprobleme mit sich bringt.

Ein Plattenepithelkarzinom kann eine hormonartige Substanz absondern, die sehr hohe Kalziumspiegel im Blut bewirkt (Hyperkalzämiesyndrom). Ein hoher Kalziumspiegel kann auch darauf beruhen, dass ein Tumor direkt in Knochen einwächst und Kalzium frei wird. Der hohe Kalziumgehalt des Blutes hat Verwirrtheit zur Folge, die zum Koma und sogar zum Tod fortschreiten kann. Weitere Probleme sind Brustvergrößerungen bei Männern (Gynäkomastie), ein Überschuss an Schilddrüsenhormon (Hyperthyreose) und Hautveränderungen, einschließlich dunklerer Achselhaut.

EMPFEHLUNGEN ZUR KREBSFRÜHERKENNUNG

VERFAHREN	HÄUFIGKEIT
Dickdarmkrebs	
Stuhluntersuchung auf verborgenes Blut	Jährlich ab dem 50. Lebensjahr
Rektale Untersuchung	Jährlich ab dem 50. Lebensjahr
Dickdarmspiegelung	Ab dem 56. Lebensjahr, Wiederholung nach zehn oder mehr Jahren. Alternativ: rektale Untersuchung und Test auf verborgenes Blut alle zwei Jahre
Hautkrebs	
Untersuchung der gesamten äußeren Haut, Kopfhaut und sichtbaren Schleimhaut	Jährlich bei Frauen ab 30, bei Männern ab 45 Jahren
Brustkrebs	
Selbstuntersuchung von Brust u. Achselhöhle	Monatlich ab dem 30. Lebensjahr
Mammographie	Zwischen 50 und 69 Jahren alle zwei Jahre
Gebärmutterhalskrebs	
Untersuchung des Genitals	Jährlich ab dem 20. Lebensjahr
Abstrich nach Papanicolaou (Pap)	Jährlich ab den 20. Lebensjahr
Hodenkrebs	
Abtasten der Hoden	Regelmäßig zwischen 20 und 40 Jahren
Prostatakrebs	
Rektale Untersuchung	Jährlich ab dem 45. Lebensjahr

Depressionen

Krebs ruft häufig Depressionen hervor. Dies kann eine Reaktion auf die Krankheitssymptome, auf die Angst vor dem Sterben und auf den Verlust der Unabhängigkeit sein. Manche Krebsarten erzeugen auch Substanzen, die direkt auf das Gehirn wirken und so eine Depression auslösen.

Neurologische und muskuläre Symptome

Ein Krebstumor kann in Nervengewebe einwachsen und auf Nerven drücken, was zahlreiche neurologische und muskuläre Symptome hervorrufen kann, darunter auch Empfindungsveränderungen (z. B. Prickeln) und Muskelschwäche. Bei einem Gehirntumor sind die Symptome mitunter schwer auszumachen. Es kann zu Verwirrung, Schwindel, Kopfschmerzen, Übelkeit, Sehstörungen und Lähmungen kommen. Ähnliche Symptome kann auch ein paraneoplastisches Syndrom zeigen.

Symptome der Atemwege

Ein Krebsgeschwür kann Bereiche wie die Atemwege zusammendrücken und verlegen, was sich durch Kurzatmigkeit, Lungenentzündung und das Unvermögen, Sekrete auszuhusten, äußern kann. Kurzatmigkeit kann auch auf Blutungen in der Lunge und Blutarmut durch Krebs beruhen.

Diagnose

Zur Diagnose gehören Früherkennungsuntersuchungen, Labortests und die körperliche Untersuchung. Nach der Krebsdiagnose wird das Stadium bestimmt. Hierbei wird anhand der Größe, des eventuellen Übergreifens auf andere Organe und anderer Kriterien festgestellt, wie weit die Erkrankung fortgeschritten ist.

Krebsfrüherkennung

Die Krebsfrüherkennung soll eine Krebserkrankung nach Möglichkeit aufdecken, bevor Symptome vorliegen. Normalerweise erhält man hierbei nur ungefähre Anhaltspunkte. Verdächtige Ergebnisse müssen durch weitere Untersuchungen bestätigt oder ausgeräumt werden. Diagnostische Verfahren werden erst einge-

AUSGEWÄHLTE TUMORMARKER

Tumormarker	Beschreibung	Kommentar zum Test
Carcinoembryonales Antigen (CEA)	Erhöhter Blutspiegel bei Krebs von Darm, Brust, Bauchspeicheldrüse, Blase, Eierstock und Gebärmutterhals, aber auch bei starken Rauchern sowie Leberzirrhose und Kolitis ulzerosa	Nützlich als Suchtest für Krebs, zur Behandlungskontrolle und Erkennung von Rezidiven
Alphafetoprotein (AFP)	AFP wird von fetalen Leberzellen produziert, findet sich aber auch im Blut bei Leberkrebs. Häufig bei Krebs der Eierstöcke und Hoden sowie bei Kindern und Jugendlichen mit Tumoren der Zirbeldrüse	Nützlich zur Krebsdiagnose und zur Behandlungskontrolle
Beta Human-Choriongonadotropin (β-HCG)	Dieses Hormon wird während der Schwangerschaft produziert, findet sich aber auch bei Frauen mit Krebs, der aus der Plazenta stammt, und bei Männern mit verschiedenen Formen von Hodenkrebs	Nützlich zur Krebsdiagnose und zur Behandlungskontrolle
Prostataspezifisches Antigen (PSA)	Erhöhter Spiegel bei Männern mit gutartiger Prostatavergrößerung, erheblich erhöht bei Männern mit Prostatakrebs. Die Meinungen darüber, welcher Wert als deutlich auffällig gilt, gehen auseinander	Nützlich als Suchtest für Krebs und zur Behandlungskontrolle
Kohlenhydratantigen 125 (CA125)	Erhöhter Spiegel bei Frauen mit Eierstockerkrankungen einschließlich Krebs	Manchmal als Test für Frauen über 40 eingesetzt, da Eierstockkrebs so schlecht zu erkennen ist. Nicht routinemäßig
Kohlenhydratantigen 15-3 (CA15-3)	Erhöhter Spiegel bei Brustkrebs	Nicht empfehlenswert als Suchtest für Krebs, aber zur Behandlungskontrolle
Kohlenhydratantigen 19-9 (CA19-9)	Erhöhter Spiegel bei Menschen mit Krebs im Verdauungstrakt, insbesondere Bauchspeicheldrüsenkrebs	Nicht empfehlenswert als Suchtest für Krebs, aber zur Behandlungskontrolle
Beta$_2$ (β_2)-Mikroglobulin	Erhöhter Spiegel bei multiplem Myelom, chronisch-lymphatischer Leukämie und bei vielen Formen des Lymphoms	Nicht empfehlenswert als Suchtest für Krebs, aber zur Behandlungskontrolle
Laktatdehydrogenase	Der Spiegel kann aus zahlreichen Gründen erhöht sein	Nicht empfehlenswert als Suchtest für Krebs, aber nützlich, um die Prognose zu bestimmen und die Behandlung zu kontrollieren, besonders bei Hodenkrebs, Melanom und Lymphom

setzt, wenn ein konkreter Krebsverdacht besteht.

Früherkennungsuntersuchungen können zwar Leben retten, sind jedoch kostspielig und belasten mitunter Körper und Psyche. Sie können falschpositive Ergebnisse liefern, die auf eine Krebserkrankung hindeuten, obwohl diese nicht vorliegt. Solche falschpositiven Ergebnisse belasten den Betroffenen unnötig und ziehen weitere Verfahren nach sich, die teuer und möglicherweise nicht ohne Risiko sind. Früherkennungsuntersuchungen können auch falschnegativ ausfallen. In diesem Fall ergibt sich kein Hinweis auf Krebs, obwohl eine Erkrankung besteht.

UNTERSUCHUNGEN ZUR DIAGNOSE UND STADIENEINTEILUNG VON KREBS

ORGAN	ART DER BIOPSIE	SONSTIGE TESTVERFAHREN
Brust	Feinnadelbiopsie oder Biopsie von operativ entnommenem Gewebe	Mammographie Knochenszintigraphie Computertomographie (CT) Prüfung des Biopsiegewebes auf Östrogen- und Progesteronrezeptoren sowie auf weitere Rezeptoren
Verdauungstrakt	Gewebeentnahme aus Leber, Bauchspeicheldrüse und anderen Organen mittels Endoskop oder Feinnadel (gewöhnlich geleitet durch eine Computertomographie) durch die Haut	Röntgenuntersuchung des Brustkorbs Röntgenkontrastuntersuchung (Bariumsulfat) Ultraschall Computertomographie Blutuntersuchungen auf Leberenzyme
Lunge	Gewebeprobe, gewöhnlich durch Bronchoskopie	Röntgenuntersuchung des Brustkorbs Computertomographie Untersuchung des Sputums Untersuchung des Mediastinums (Raum zwischen beiden Lungenflügeln) PET-Aufnahme (Positronenemissionstomographie)
Lymphsystem	Lymphknotenbiopsie	Röntgenuntersuchung des Brustkorbs Knochenmarkbiopsie Blutbild Computertomographie Szintigraphie Eröffnung des Bauchraums Entfernung der Milz
Prostata	Feinnadelbiopsie	Bluttests auf saure Phosphatase und prostataspezifisches Antigen (PSA) Ultraschall Knochenszintigraphie Computertomographie
Hoden	Hodenentfernung zur Gewebeentnahme	Röntgenuntersuchung des Brustkorbs Computertomographie Bluttests auf Alphafetoprotein (AFP), Beta Human-Choriongonadotropin (β-HCG), Laktatdehydrogenase
Gebärmutter, Gebärmutterhals, Eierstöcke	Gewebeentnahme aus der Gebärmutter oder minimale Erweiterung und Kürettage mit Hysteroskopie; Kolposkopie zur Gewebeentnahme aus dem Gebärmutterhals; Gewebeentnahme aus den Eierstöcken bei Eröffnung des Bauchraums	Beckenuntersuchung unter Narkose Ultraschall Computertomographie Untersuchung nach Kontrastmitteleinlauf (Bariumsulfat)

Falschnegative Ergebnisse vermitteln ein trügerisches Sicherheitsgefühl. Aus diesem Grund wird sorgfältig abgewogen, ob solche Untersuchungen sinnvoll sind oder nicht. Dazu dient auch das Ermitteln von Risikofaktoren: Ob jemand aufgrund seines Alters, seines Geschlechts, der Familiengeschichte, der Vorgeschichte und des Lebensstils besonders gefährdet ist, eine bestimmte Krebsart zu entwickeln.

Bei Frauen sind der Abstrich nach Papanicolaou (Pap-Test) zur Entdeckung von Gebärmutterhalskrebs und die Mammographie zur Erkennung von Brustkrebs die häufigsten Früherkennungsuntersuchungen. Beide Verfahren haben dazu beigetragen, die Zahl der Todesfälle infolge dieser Krebsarten zu senken.

Bei Männern wird zur Früherkennung häufig die Menge des prostataspezifischen Antigens (PSA) im Blut überprüft. Patienten mit Prostatakrebs weisen erhöhte PSA-Spiegel auf. Allerdings sind die Spiegel auch bei Männern mit gutartiger Prostatavergrößerung erhöht. Ob der PSA-Test als Reihenuntersuchung auf Prostatakrebs eingeführt werden sollte, ist daher strittig. Das wichtigste Gegenargument ist die große Anzahl falschpositiver Ergebnisse, die gewöhnlich invasivere Testverfahren nach sich ziehen.

Bei Personen ab 40 Jahren kann der Stuhl auf verborgenes Blut untersucht werden (Hämokkulttest). Unsichtbares Blut im Stuhl deutet darauf hin, dass mit dem Darm etwas nicht in Ordnung ist. Die Ursache kann eine Krebserkrankung sein, doch es gibt zahlreiche andere Krankheiten, bei denen Blut in den Stuhl gelangt. Die Einnahme von Azetylsalizylsäure, nichtsteroidalen Entzündungshemmern und sogar der Verzehr von rotem Fleisch können den Test vorübergehend positiv erscheinen lassen. Dasselbe gilt gelegentlich für Geflügel, Fisch, bestimmte rohe Früchte und Gemüsesorten (Rüben, Blumenkohl, rote Bete, Brokkoli, Cantaloupe-Kürbis, Rettich und Pastinaken) sowie Vitamin C.

Einige Früherkennungsuntersuchungen können zu Hause vollzogen werden. Das monatliche Abtasten der Brust nützt Frauen, Krebs frühzeitig zu entdecken. Die regelmäßige Untersuchung der Hoden hilft Männern, Hodenkrebs zu entdecken. Vor allem bei frühzeitiger Diagnose ist Hodenkrebs eine der am leichtesten heilbaren Krebsformen. Wer regelmäßig seinen Mund auf wunde Stellen überprüft, kann zur Früherkennung von Mundkrebs beitragen.

Diagnoseverfahren und Stadien

Bestimmte Tumoren entlassen Tumormarker in den Blutkreislauf. Allerdings findet man diese Substanzen mitunter auch im Blut von Menschen, die nicht an Krebs erkrankt sind. Tumormarker deuten also nicht unbedingt auf eine Krebserkrankung hin. Bei Krebspatienten können Tumormarker jedoch genutzt werden, um die Wirksamkeit der Behandlung zu überprüfen und einen möglichen Rückfall zu erkennen. Bei einem Rückfall (Rezidiv) erhöht sich der Spiegel von Tumormarkern.

Nach der Krebsdiagnose wird mit speziellen Verfahren untersucht, wie weit die Erkrankung fortgeschritten ist. Hierzu bestimmt man Ort, Größe, Beteiligung benachbarter Gewebe und Ausbreitung auf andere Körperteile. Die Stadieneinteilung hilft, die passendste Behandlung festzulegen.

Bildgebende Verfahren wie Röntgenuntersuchungen, Computertomographie und Kernspintomographie (Magnetresonanztomographie) zeigen, ob sich der Krebs bereits ausgebreitet hat.

Die Ultraschalluntersuchung stellt die Struktur der inneren Organe mithilfe von Schallwellen dar. Sie ist hilfreich, um die Größe von Krebs, besonders an Nieren und Leber, im Becken und an der Prostata, zu bestimmen. Auch die Ermittlung des Stadiums kann durch Ultraschall unterstützt werden. Bei einer Feinnadelbiopsie wird die Nadel gerne unter Ultraschallsicht geführt, um das Gewebe zu entnehmen.

Mit der Computertomographie lässt sich Krebs in vielen Teilen des Körpers aufspüren, z. B. im Gehirn, in der Lunge und im Bauchraum einschließlich Nebennieren, Lymphknoten, Leber und Milz. Sie hilft, die Diagnose zu stellen und bei der Stadieneinteilung. Alternativ kann auch die Magnetresonanztomographie verwendet werden. Hierbei erzeugt ein sehr starkes Magnetfeld genaue anatomische Bilder. Die Magnetresonanztomographie ist besonders hilfreich, wenn Krebs im Gehirn, in den Knochen und im Rückenmark nachgewiesen werden muss. Sie ist sehr sicher und belastet nicht durch Röntgenstrahlung. Besonders geeignet ist sie für Menschen, die auf das radioaktive Kontrastmittel, das bei einer Computertomographie gewöhnlich gespritzt oder eingenommen wird, allergisch reagieren oder es schlecht vertragen.

Auch die Positronenemissionstomographie (PET) kann die Diagnose und Stadienbestimmung bei Krebs unterstützen. Eine PET-Untersuchung stellt den Krebstumor dar, indem sie die darin ablaufenden biochemischen Prozesse misst.

Gewebeentnahmen (Biopsien) sind oft notwendig, um sicherzustellen, ob es sich bei einem auffälligen Bereich tatsächlich um Krebs handelt. Viele Biopsien lassen sich mit einer Feinnadel ausführen; mitunter muss eine Gewebeprobe jedoch operativ entnommen werden. Ein Darmtumor wird in einer Bauchoperation (Laparotomie) entfernt und gleichzeitig können innere Lymphknoten entnommen werden. Während der Operation kann der Chirurg den Bauchraum und die Leber untersuchen, um zu prüfen, ob der Krebs sich ausgebreitet hat. Bei einer Brustkrebsoperation wird auch Gewebe aus den Achsellymphknoten entnommen, um festzustellen, wie weit sich der Krebs verbreitet hat und ob nach der Operation weitere Behandlungen notwendig sind. Eine Operation zur Entfernung der Milz (Splenektomie) gestattet die Stadienbestimmung der Hodgkin-Krankheit.

KAPITEL 182

Vorbeugung gegen Krebs und Behandlungen

Das Risiko, an Krebs zu erkranken, lässt sich durch entsprechende Ernährung und Lebensweise senken. Nichtraucher, die auch nicht passiv mitrauchen, erkranken deutlich seltener an Lungen-, Nieren- und Blasenkrebs sowie Krebs im Hals- und Kopfbereich. Wer auf Schnupf- und Kautabak verzichtet, senkt das Risiko für Mund- und Zungenkrebs. Das Hautkrebsrisiko sinkt, sobald man direkte Sonneneinstrahlung meidet. Es ist hilfreich, die Haut durch Kleidung zu schützen und Sonnenschutzpräparate mit hohem Lichtschutzfaktor gegen die ultraviolette Strahlung der Sonne zu verwenden.

Andere Veränderungen der Lebensweise wirken sich auf eine ganze Reihe von Krebsarten aus. Ein geringerer Fettverzehr scheint das Risiko für Brust- und Darmkrebs zu senken. Personen, die Azetylsalizylsäure oder nichtsteroidale Entzündungshemmer einnehmen, leiden seltener an Darmkrebs.

Die Krebstherapie zählt zu den komplexesten Bereichen der Medizin. Gewöhnlich müssen zahlreiche Ärzte verschiedener Fachgebiete und andere Angehörige des Gesundheitssystems zusammenarbeiten. Bei der Entscheidung über die richtige Behandlung werden viele Faktoren berücksichtigt. Wer sich einer Krebsbehandlung unterzieht, hofft auf das bestmögliche Ergebnis und die längste Überlebenszeit bei höchster Lebensqualität. Patienten, bei denen Bestrahlungen oder eine Chemotherapie durchgeführt werden sollen, müssen jedoch erfahren, welche Risiken mit der Behandlung einhergehen. Krebskranke sollten ihre Wünsche bezüglich der medizinischen Behandlung mit allen behandelnden Ärzten klären, auch die Frage, welche Behandlung gewünscht wird, wenn keine Heilungsaussichten bestehen.▲

Das Hauptziel der Behandlung ist, den Krebs zu entfernen (durch eine einzige Behandlung oder eine Kombination aus Operation, Bestrahlung oder Chemotherapie) sowie seine Ausbreitung zu verhindern. Krebszellen, die sich bereits über den ursprünglichen Tumor hinaus ausgebreitet haben, lassen sich gewöhnlich nur durch Chemotherapie behandeln. Eine Kombination verschiedener Medikamente kann dazu beitragen, den Primärtumor vollständig auszuschalten und Krebszellen an anderen Stellen im Körper abzutöten.

Bei geringen Heilungschancen lassen sich häufig die Symptome lindern, die der Krebs hervorruft. In diesem Fall dient die Behandlung der Lebensqualität und der Lebensverlängerung (palliative Therapie). Wenn ein Tumor beispielsweise nicht operativ entfernt werden kann, könnte er durch Bestrahlung verkleinert werden, was die Schmerzen und Symptome im unmittelbaren Bereich des Tumors zurückgehen lässt.

Da die Behandlungen immer komplexer werden, werden für viele Krebsarten gezielte

▲ siehe Seite 51

Therapievorschläge erarbeitet, die als Behandlungsprotokolle bezeichnet werden. Sie sollen sicherstellen, dass Krebspatienten eine gezielte Behandlung bei möglichst geringen Nebenwirkungen erhalten. Durch Verwendung von Behandlungsprotokollen sollen Patienten mit der gleichen Krebsart im gleichen Stadium eine gewisse Standardtherapie erhalten, was Häufigkeit und Dosierung betrifft. Die Protokolle wurden mithilfe sorgfältiger wissenschaftlicher Forschungen entwickelt und werden ständig verfeinert, um ihre Wirksamkeit zu verbessern.

Operation

Die Operation ist eine sehr effektive Art der Krebsbehandlung. Zur Behandlung von Tumoren, die noch keine Metastasen gebildet haben, ist sie gewöhnlich die einzige bzw. die nahe liegendste Methode. Dennoch können nicht alle Krebsarten im Frühstadium operiert werden. Manche Tumoren sind chirurgisch nicht zu erreichen. Bei anderen würde mit dem Tumor eine wichtige Funktion oder ein Organ entfernt. Mitunter muss die Operation mit anderen Behandlungen kombiniert werden, oder sie dient zunächst dazu, den Tumor zu verkleinern, die Symptome zu lindern und die Erfolgsaussichten einer Strahlen- oder Chemotherapie zu erhöhen.

Bestrahlung

Bei einer Strahlentherapie wird ein starker energiereicher Strahl oder ein solches Feld auf eine bestimmte Stelle oder ein Organ gerichtet. Die Strahlen können aus einer radioaktiven Quelle stammen (wie Kobalt) oder über einen Teilchenbeschleuniger erzeugt werden. Andere Ansätze beruhen auf der Injektion einer radioaktiven Substanz, die direkt zum Krebstumor transportiert wird (z. B. radioaktives Jod zur Behandlung von Schilddrüsenkrebs oder radioaktive Implantate, die unmittelbar in die Krebsgeschwulst gesetzt werden können). Ein Teilchen- oder Linearbeschleuniger lenkt die Strahlung bei höchstmöglicher Schonung des normalen Gewebes direkt auf den Tumor. Um das gesunde Gewebe vor den Strahlen zu schützen, verwendet man unterschiedliche Wege für die Bestrahlung.

Strahlen töten in erster Linie Zellen ab, die sich rasch teilen. Krebszellen teilen sich häufiger als normale Zellen und sterben daher bei Be-

Das Krebsrisiko mindern

Die folgenden Empfehlungen beruhen auf der Veröffentlichung der Europäischen Union, Programm »Europa gegen Krebs«: Der Europäische Kodex zur Krebsbekämpfung.

- Rauchen Sie nicht
- Verringern Sie Ihren Alkoholkonsum (Bier, Wein, Spirituosen)
- Essen Sie viel frisches Obst, Gemüse und ballaststoffreiche Getreideprodukte
- Vermeiden Sie Übergewicht; bewegen Sie sich mehr körperlich und begrenzen Sie den Verzehr fettreicher Speisen
- Vermeiden Sie übermäßige Sonnenbestrahlung und Sonnenbrand. Dieses gilt besonders für Kinder
- Halten Sie unter anderem am Arbeitsplatz Vorschriften genauestens ein, durch die Sie vor einem Kontakt mit Krebs erregenden Stoffen geschützt werden sollen. Folgen Sie genau den Gesundheits- und Sicherheitsvorschriften über Substanzen, die Krebs verursachen können
- Gehen Sie zum Arzt, wenn Sie eine ungewöhnliche Schwellung bemerken, eine Wunde (auch im Mund), die nicht abheilt, eine Veränderung der Form, Größe und Farbe an einem Hautmal oder eine ungewöhnliche Blutung
- Gehen Sie zum Arzt, wenn Sie andauernde Beschwerden haben, wie chronischen Husten oder anhaltende Heiserkeit, eine Veränderung beim Stuhlgang oder Wasserlassen feststellen und wenn Sie unerklärlichen Gewichtsverlust bemerken
- Frauen: Lassen Sie regelmäßig einen Abstrich vom Gebärmutterhals machen. Nutzen Sie die Früherkennungsuntersuchungen
- Frauen: Untersuchen Sie regelmäßig Ihre Brüste. Nutzen Sie die Früherkennungsuntersuchungen

strahlung eher ab als gesunde Zellen. Dennoch reagieren auch Krebszellen unterschiedlich auf eine Strahlentherapie – und mitunter überhaupt nicht. Zudem kann die Bestrahlung das gesunde Gewebe rund um den Tumor schädi-

Das Ansprechen auf die Behandlung

Während einer Krebsbehandlung wird überwacht, wie der Krebs auf die Behandlung anspricht. Wenn der Tumor verschwindet – gleichgültig wie lange – spricht man von einer **vollständigen Remission**. Die erfolgreichste Behandlung führt zur **Heilung**. Das bedeutet, dass alle Anzeichen für eine Krebserkrankung verschwinden und nie wieder auftreten. Mitunter werden fünf oder zehn krankheitsfreie Jahre als Heilung bezeichnet. Während dieser Zeit ist der Krebs vollständig verschwunden und nicht zurückgekehrt. Von einem **teilweisen Ansprechen** auf die Behandlung ist die Rede, wenn sich ein oder mehrere Tumoren um mehr als die Hälfte verkleinern. Diese Reaktion kann Symptome lindern und das Leben verlängern, auch wenn der Krebs irgendwann wahrscheinlich wieder nachwachsen wird.

Manch eine Krebserkrankung kehrt später zurück **(Rückfall bzw. Rezidiv)**. Die Zeitspanne zwischen Ersterkrankung und Rückfall nennt man **krankheitsfreie Überlebenszeit**. Die Zeit von der Diagnose bis zum Tod wird als **gesamte Überlebenszeit** bezeichnet. Bei Menschen, die auf die Behandlung teilweise angesprochen haben, misst man die Dauer der Reaktion vom Zeitpunkt des Behandlungserfolgs bis zu dem Punkt, an dem sich der Krebs wieder vergrößert oder ausbreitet.

Manche Krebsarten sprechen gut auf Chemotherapie oder Bestrahlung an, andere kaum **(behandlungsresistent)**. Wieder andere Krebsformen reagieren anfangs ausgezeichnet, zeigen sich bei erneuter Behandlung jedoch resistent.

Bestimmte Krebserkrankungen produzieren so genannte **Tumormarker**. Die meisten sind zu unspezifisch, als dass sie sich für die Früherkennung nutzen ließen. Häufig sind sie jedoch geeignet, um zu überprüfen, wie jemand auf die Behandlung anspricht. Wenn der Tumormarker vor der Behandlung vorlag, anschließend aber in der Blutprobe nicht mehr nachweisbar ist, war die Behandlung vermutlich erfolgreich. Wenn ein Tumormarker nach der Behandlung verschwindet, später aber wieder auftaucht, kann man von einem Rückfall ausgehen.

gen, insbesondere Gewebe, in dem sich Zellen normalerweise rasch teilen. Hierzu zählen die Haut, das Knochenmark, die Haarfollikel und die Schleimhaut von Mund, Speiseröhre und Verdauungsorganen. Auch Eierstöcke bzw. Hoden können durch Strahlen geschädigt werden. Die Ärzte bemühen sich, eine Strahlentherapie so gezielt zu verabreichen, dass normale Zellen verschont bleiben.

Bei der Strahlenbehandlung erhält der Patient über einen längeren Zeitraum hinweg wiederholt Bestrahlungen. Diese Methode erhöht die tödliche Wirkung der Strahlen auf die Tumorzellen und schont die gesunden Zellen, die sich nach einer Bestrahlung besser selbst reparieren können als die Krebszellen.

Die Strahlenbehandlung spielt bei vielen Krebsarten eine Schlüsselrolle. Zu diesen zählen die Hodgkin-Krankheit, das Non-Hodgkin-Lymphom im Frühstadium, Plattenepithelzellkarzinome im Kopf- und Halsbereich, das Seminom (ein Hodenkrebs), Prostatakrebs, Brustkrebs im Frühstadium, nicht kleinzelliger Lungenkrebs im Frühstadium und das Medulloblastom (ein Tumor des Gehirns bzw. Rückenmarks). Bei Rachen- und Prostatakrebs im Anfangsstadium liegt die Heilungsrate ähnlich hoch wie bei einer Operation.

Eine Strahlenbehandlung kann Symptome lindern, wenn eine Heilung nicht zu erwarten ist, wie beim multiplen Myelom und fortgeschrittener Krebserkrankung der Lunge, der Speiseröhre, des Kopf- und Halsbereichs sowie des Magens. Das vorübergehende Schrumpfen der Tumore durch die Bestrahlung gilt als Palliativtherapie, wenn Symptome der Metastasierung auf Knochen oder Gehirn gelindert werden.

Neue Techniken einer intensiven, exakt gezielten Bestrahlungstherapie (wie der Protonenbestrahlung) können bestimmte Tumoren wirkungsvoll behandeln, wenn das normale Gewebe nicht geschädigt werden darf, z. B. an Auge, Gehirn oder Rückenmark. Zur Behandlung von Prostatakrebs werden gern radioaktive Implantate eingesetzt (kleine Kugeln aus radioaktivem Material). Diese Implantate setzen den Krebstumor, nicht aber das umliegende Gewebe intensiver Bestrahlung aus.

Chemotherapie

Bei einer Chemotherapie werden die Krebszellen mithilfe von Medikamenten abgetötet. Das ideale Krebsmittel müsste Krebszellen zer-

℞ ARZNEIMITTEL ZUR CHEMOTHERAPIE

GRUPPE ARZNEISTOFF	WIRKWEISE	UNERWÜNSCHTE WIRKUNGEN (AUSWAHL)
Alkylanzien		
Cyclophosphamid, Chlorambucil, Melphalan	Verbinden sich chemisch mit DNA, erzeugen Brüche und Fehler bei der Zellteilung	Knochenmarksuppression, Schädigung der Magenschleimhaut, Haarausfall, beeinträchtigte Fruchtbarkeit
Antimetaboliten		
Methotrexat, Cytarabin, Fludarabin, 6-Mercaptopurin, 5-Fluorouracil	Blockieren die DNA-Synthese	Wie bei Alkylanzien
Antimitotika		
Vincristin, Paclitaxel, Vinorelbin	Blockieren die Teilung von Krebszellen	Wie bei Alkylanzien, können auch Nervenschäden hervorrufen
Topoisomerasehemmer		
Doxorubicin, Irinotecan	Verhindern Synthese und Reparatur der DNA durch Blockierung bestimmter Enzyme, der Topisomerasen	Wie bei Alkylanzien; Doxorubicin kann das Herz schädigen
Platinderivate		
Cisplatin, Carboplatin	Erzeugen Brüche in der DNA, indem sie Vernetzungen aufbauen	Wie Alkylanzien; Nerven, Nierenschädigung, Hörverlust
Hormone		
Tamoxifen	Blockiert Östrogenwirkung (bei Brustkrebs)	Gebärmutterkrebs, Blutgerinnsel und Hitzewallungen
Bicalutamid	Blockiert Androgenwirkung (bei Prostatakrebs)	Kann erektile Dysfunktion bewirken (Impotenz)
Signalinhibitoren		
Imatinib	Blockiert Signal für Zellteilung bei chronisch-myeloischer Leukämie	Kann zu auffälligen Leberfunktionstests führen; kann auch Wassereinlagerungen bewirken
Monoklonale Antikörper		
Rituximab	Lässt Zellen absterben, indem es sich an Rezeptoren auf der Zelloberfläche von Tumoren setzt, die aus Lymphozyten entstanden sind	Allergische Reaktionen möglich
Trastuzumab	Blockiert den Rezeptor für den Wachstumsfaktor an Brustkrebszellen	
Gemtuzumab, Ozogamicin	Enthält einen Antikörper, der sich an einen Rezeptor heftet, welchen man an Leukämiezellen findet, und schleust chemotherapeutische Komponente in die Leukämiezellen ein	
Biologische Immunmodulatoren		
Interferon-alpha	Unbekannt	Fieber, Schüttelfrost und Knochenmarksuppression möglich
Differenzierende Wirkstoffe		
Tretinoin	Führt zu Differenzierung und zum Absterben von Leukämiezellen	Kann starke Atembeschwerden hervorrufen (Atemnot)

stören, ohne gesunde Zellen zu schädigen, doch solche Mittel gibt es nicht. Daher arbeitet die Chemotherapie mit Medikamenten, die Krebszellen größeren Schaden zufügen als gesunden Zellen. Dennoch wirken alle Chemotherapeutika auch auf normale Zellen und haben daher unerwünschte Nebenwirkungen.

Nicht jeder Krebs spricht auf eine Chemotherapie an. Welche Mittel in welcher Kombination und Dosierung sinnvoll sind, hängt von der Krebsart ab. Eine Chemotherapie kann die einzige Behandlungsform sein oder mit Strahlentherapie und Operation kombiniert werden.

Ein Ansatz ist die Nutzung einer Auswahl »molekular-spezifischer« Medikamente, die in Krebszellen eindringen und dort wichtige Informationswege lahm legen können. Dadurch sterben die Zellen ab. Das erste derartige Mittel, Imatinib, verändert die Energiequelle der Krebszelle. Es wirkt besonders gut bei chronisch-myeloischer Leukämie und bestimmten Tumoren des Verdauungstraktes. Andere Medikamente dieser Art steuern Rezeptoren auf der Oberfläche nicht kleinzelliger Lungen- und Darmkarzinome an, sind aber noch nicht zugelassen.

Die **hoch dosierte Chemotherapie** ist ein neuer, allerdings riskanter Ansatz, bei dem Medikamente in besonders hoher Dosierung eingesetzt werden. Diese Behandlung wird für den Rückfall bestimmter Formen des Myeloms, Lymphoms und der Leukämie gewählt, wenn der Patient bei der ersten Behandlung gut auf die Medikamente angesprochen hat.

Die hoch dosierte Chemotherapie kann sich auf das Knochenmark lebensbedrohlich auswirken. Deshalb wird sie normalerweise mit Maßnahmen zur Rettung des Knochenmarks kombiniert. Hierbei werden vor der Chemotherapie Knochenmarkzellen entnommen und anschließend zurückgegeben. Bei manchen Patienten lassen sich auch aus einer Blutprobe Stammzellen isolieren, mit deren Hilfe das Knochenmark wiederhergestellt werden kann.

Immuntherapie

Eine Immuntherapie zielt darauf ab, die körpereigene Immunabwehr gegen Krebs anzuregen. Manche Formen der Immuntherapie verwenden Impfstoffe aus Antigenen, die aus Tumorzellen gewonnen wurden, damit der Körper mehr Antikörper oder Immunzellen (T-Lymphozyten) produziert. Bestimmte Substanzen – wie z. B. Extrakte aus abgeschwächten Tuberkulosebakterien –, welche die Immunabwehr

herausfordern, haben sich zur lokalen Anwendung bei Blasenkrebs bewährt.

Bei der monoklonalen Antikörpertherapie werden experimentell hergestellte Antikörper auf bestimmte Eiweiße auf der Zelloberfläche angesetzt. Trastuzumab ist ein solcher Antikörper. Das Mittel kann Frauen mit fortgeschrittenem Brustkrebs helfen, wenn es allein oder in Kombination mit anderen chemotherapeutisch wirksamen Mitteln gegeben wird. Rituximab kann bei Lymphomen und chronisch-lymphatischer Leukämie hilfreich sein. Gemtuzumab Ozogamicin, eine Kombination aus Medikament und Antikörper, wirkt bei manchen Patienten mit akuter myeloischer Leukämie. Antikörper, die an radioaktive Isotope gebunden sind, können helfen, die Strahlung direkt zu den Krebszellen zu transportieren.

Arzneimittel zur biologischen Immunmodulation sollen die Fähigkeit des Immunsystems, Krebszellen aufzuspüren und zu zerstören, verbessern. Sie sollen z. B. normale Zellen dazu anregen, chemische Botenstoffe (Mediatoren) zu produzieren. Interferon (das es in verschiedenen Formen gibt) ist der bekannteste und am häufigsten genutzte Immunmodulator. Nahezu alle menschlichen Zellen stellen selbst Interferon her, doch mithilfe der Rekombinationstechnik kann es auch künstlich hergestellt werden. Interferon spielt bei der Behandlung verschiedener Krebsarten eine Rolle, auch wenn die genaue Wirkweise noch nicht bekannt ist. Bei Patienten mit Kaposi-Sarkom reagieren über 30 Prozent auf Interferon, bei chronisch-myeloischer Leukämie die breite Mehrheit, und bei Patienten, die an Nierenzellkarzinom und malignem Melanom erkrankt sind, immerhin zehn bis 15 Prozent.

Kombinationstherapie

Normalerweise werden bei einer Chemotherapie verschiedene Medikamente kombiniert. Das Ziel einer solchen Kombinationstherapie ist, zu unterschiedlichen Zeitpunkten in den Lebenszyklus der Krebszellen einzugreifen. Damit wächst die Wahrscheinlichkeit, mehr Krebszellen abzutöten. Die Kombination von Arzneimitteln unterschiedlicher Giftigkeit (Toxizität) gestattet es, jedes Mittel optimal zu dosieren, und hilft, inakzeptable Nebenwirkungen zu vermeiden. Mitunter werden auch Arzneimittel mit sehr unterschiedlichen Eigenschaften kombiniert. So können Medikamente, die Tumorzellen abtöten, zusammen mit Antikörpern oder mit

Mitteln zur Immunstimulation gegen Krebs (Immunmodulatoren) verabreicht werden.

Bei manchen Krebsarten besteht die beste Behandlung in einer Kombination aus Operation, Bestrahlung und Chemotherapie. Operation und Bestrahlung gehen einen lokal begrenzten Tumor an, während eine Chemotherapie auch Krebszellen erreicht, die sich bereits ausgebreitet haben könnten. Manchmal sollen Chemotherapie oder Bestrahlung einen Tumor schrumpfen lassen, damit die Aussicht auf eine vollständige operative Entfernung steigt. Oder sie sollen nach einer Operation eventuell verbliebene Krebszellen vernichten. Häufig hängt es vom Krankheitsstadium ab, ob eine einzelne Behandlungsform oder einer Kombinationsbehandlung mehr Erfolg verspricht. Brustkrebs im Frühstadium kann z. B. je nach Tumorgröße und Rückfallrisiko allein durch eine Operation oder durch eine Kombination von Operation mit Bestrahlung oder Chemotherapie oder durch alle drei Behandlungsformen behandelt werden.

Mitunter soll eine Kombinationschemotherapie nur Symptome lindern und das Leben verlängern. Eine solche Therapie kann bei fortgeschrittenem Krebs sinnvoll sein, wenn Bestrahlung oder Operation nicht infrage kommen.

Alternative Heilmethoden

Manche Menschen wenden sich entweder ergänzend zu oder anstelle der üblichen Behandlung alternativen Behandlungsformen – einschließlich der Pflanzenmedizin – ▲ zu. Die meisten Verfahren der alternativen Medizin wurden jedoch noch nicht sorgfältig wissenschaftlich überprüft. Deshalb ist über ihre Wirksamkeit sehr wenig bekannt.

Während der Nutzen alternativer Heilmethoden bei Krebs nicht ausreichend wissenschaftlich bewiesen ist, können sie erheblichen Schaden anrichten, denn:

- Alternative Medizin kann giftig wirken.
- Die alternative Medizin kann die Standardbehandlung beeinträchtigen, z. B. die Wirksamkeit einer Chemotherapie.
- Alternative Medizin kann kostspielig sein.
- Die Erkrankten profitieren nicht vom nachgewiesenen Nutzen der Standardbehandlung, wenn sie zugunsten der alternativen Behandlung hierauf verzichten.

Wer Methoden der alternativen Medizin nutzen möchte, sollte darüber mit dem Arzt sprechen.

Ihre Anwendung nicht zur Sprache zu bringen, kann Nachteile haben.

Nebenwirkungen der Behandlungen

Fast jeder Krebspatient hat mit Nebenwirkungen der Behandlung zu kämpfen. Sie zu lindern, ist ein wichtiger Aspekt der Behandlung.

Bei einer Chemotherapie kommt es gewöhnlich zu Übelkeit, Erbrechen, Appetitverlust, Gewichtsverlust, Müdigkeit und Veränderungen im Blutbild, die zu Blutarmut und einem erhöhten Infektionsrisiko führen. Häufig fallen den Betroffenen die Haare aus. Die Nebenwirkungen sind aber je nach Medikament verschieden.

Nebenwirkungen der Bestrahlungstherapie hängen von der Größe des bestrahlten Bereichs, der Dosis und der Nähe des Tumors zu sensiblem Gewebe ab. Bei einer Bestrahlung von Tumoren im Kopf- und Halsbereich wird z. B. oft die darüber liegende Haut geschädigt. Bestrahlungen von Magen und Bauchraum erzeugen häufig eine Reizung des Magens bzw. des Darms, die zu Übelkeit, Appetitlosigkeit und Durchfall führt.

Übelkeit und Erbrechen lassen sich gewöhnlich medikamentös verhindern oder erleichtern. Auch ohne Medikamente kann man Übelkeit beeinflussen, indem man kleine Mahlzeiten zu sich nimmt und ballaststoffreiche Nahrung, die Blähungen erzeugt, meidet. Auch auf sehr heiße oder sehr kalte Speisen sollte man verzichten.

Blutbildveränderungen (Zytopenie: Mangel an Blutkörperchen) können während einer Krebsbehandlung entstehen, wenn die Medikamente das Knochenmark beeinflussen. Die Zahl der roten Blutkörperchen (Anämie), der weißen Blutkörperchen (Neutropenie oder Leukopenie) oder die der Blutplättchen (Thrombozytopenie) kann ungewöhnlich weit absinken. Bei einer schweren Anämie lässt sich die Bildung roter Blutkörperchen durch die Gabe von Erythropoietin anregen. Man kann auch entsprechende Blutpräparate verabreichen (Transfusion). Bei einer starken Thrombozytopenie kann das Blutungsrisiko durch Transfusion von Blutplättchen gemindert werden.

Ein Patient mit Neutropenie ist besonders anfällig für Infektionen. Eine Körpertemperatur über 38 °C stellt bei Patienten mit Neutropenie einen Notfall dar. Die Infektion muss diagnos-

▲ siehe Seite 93

tiziert und unter Umständen mit Antibiotika behandelt werden. Weiße Blutkörperchen werden nur selten als Blutpräparat verabreicht, da sie nur wenige Stunden überleben und viele Nebenwirkungen hervorrufen. Stattdessen kann die Produktion der weißen Blutkörperchen mit Substanzen wie dem Granulozyten-Koloniestimulierenden Faktor, G-CSF, angeregt werden.

Andere häufige Nebenwirkungen sind Entzündungen und Geschwüre der Schleimhäute, z. B. der Mundschleimhaut. Geschwüre im Mund sind schmerzhaft und können die Nahrungsaufnahme erschweren. Mit zahlreichen Lösungen, die gewöhnlich ein Antazidum, ein Antihistamin und ein Mittel zur örtlichen Betäubung (Lokalanästhetikum) enthalten, lassen sich die Beschwerden mindern. In seltenen Fällen muss die Nahrung durch eine Sonde eingeflößt werden, die direkt in den Magen oder Dünndarm reicht, notfalls wird auf intravenöse Ernährung zurückgegriffen. Gegen Durchfall, der durch eine Strahlenbehandlung des Bauchraums ausgelöst wird, gibt es verschiedene Medikamente.

ERKRANKUNGEN DES IMMUNSYSTEMS

KAPITEL 183

Das Immunsystem

Aufgabe des Immunsystems ist es, den Körper vor fremden Eindringlingen und schädlichen Körperzellen zu schützen. Zu diesen gehören Mikroorganismen, wie Bakterien, Viren und Pilze, Parasiten, z. B. Würmer, Krebszellen, und beispielsweise transplantierte Organe und Gewebe ▲. Substanzen, die die körpereigene Immunantwort herausfordern, werden Antigene genannt. Sie können Bestandteil von Bakterien, Viren, anderen Mikroorganismen und Krebszellen sein. Auch Pollen und Nahrungsmole-

---

▲ siehe Seite 1073

küle können als Antigene fungieren. Die normale Immunantwort besteht darin, ein Antigen zu erkennen, die körpereigenen Abwehrkräfte zu mobilisieren und das Antigen unschädlich zu machen.

Unter folgenden Bedingungen treten Erkrankungen des Immunsystems auf:

Der Körper richtet seine Immunantwort gegen körpereigene Zellen (Autoimmunkrankheit ▲).

Der Körper kann auf eingedrungene Mikroorganismen keine angemessene Immunreaktionen hervorbringen (Immunmangelkrankheit ■).

Die normale Immunantwort auf Antigene schädigt körpereigenes Gewebe (allergische Reaktion ★).

Mechanische und physikalische Barrieren sind die erste Verteidigungslinie gegen Eindringlinge: die Haut, die Hornhaut des Auges sowie die Schleimhäute des Atmungs-, Verdauungs- und Urogenitaltrakts. Solange diese Barrieren undurchlässig sind, bleibt vielen Eindringlingen der Zugang verwehrt. Tut sich jedoch eine Lücke auf – beispielsweise wenn ausgedehnte Verbrennungen große Teile der Haut geschädigt haben –, steigt die Infektionsgefahr. Die Abwehrfunktion dieser natürlichen Grenzen wird noch durch enzymhaltige Sekrete unterstützt, die in der Lage sind, Bakterien zu zerstören. Beispiele hierfür sind die Tränenflüssigkeit sowie Sekrete des Verdauungstrakts und der Scheide.

Die nächste Verteidigungslinie bilden die weißen Blutkörperchen. Sie bewegen sich im Blut und können in Körpergewebe eindringen, um dort Mikroorganismen und andere Eindringlinge anzugreifen. Diese Immunabwehr besteht aus zwei Bereichen: Zur so genannten spezifischen oder angeborenen Immunität gehören verschiedene Typen von weißen Blutkörperchen, die meist in eigener Regie gegen Körperfremdes vorgehen. An der so genannten spezifischen oder erworbenen Immunität sind ebenfalls weiße Blutkörperchen beteiligt. Einige dieser Blutzellen zerstören die Antigene nicht direkt, sondern befähigen andere weiße Blutkörperchen, die Antigene zu erkennen und zu zerstören.

Die unspezifische und die spezifische Immunität beeinflussen sich gegenseitig, entweder direkt oder über Substanzen, die andere Zellen des Immunsystems anlocken oder aktivieren – einer der Mobilisierungsschritte der Immunabwehr. Zu diesen Substanzen zählen die Zyto-

kine – Botenstoffe des Immunsystems –, Antikörper und Komplementproteine, die das Komplementsystem bilden. Diese Substanzen befinden sich nicht in den Zellen, sondern sind in Körperflüssigkeiten, wie dem Blutplasma, gelöst.

Damit das Immunsystem Eindringlinge zerstören kann, muss es sie erkennen. Das Immunsystem muss also in der Lage sein, zwischen körperfremdem und körpereigenem Material zu unterscheiden. Möglich ist dies, weil alle Zellen auf ihrer Oberfläche Identifikationsmoleküle tragen. So werden Mikroorganismen daran erkannt, dass sie auf ihrer Oberfläche charakteristische, fremde Identifikationsmoleküle tragen. Beim Menschen werden diese Moleküle humane Leukozytenantigene (HLA) oder Haupthistokompatibilitätskomplex (MHC) genannt. Die HLA-Moleküle sind aufgrund ihrer Fähigkeit, bei einer anderen Person eine Immunantwort auszulösen, Antigene. Bei der Person, die sie auf ihren Zellen trägt, lösen sie hingegen normalerweise keine Immunreaktion aus. Jede Person besitzt für sie einzigartige humane Leukozytenantigene. Jede Zelle mit Molekülen auf der Oberfläche, die nicht mit den HLA-Molekülen der körpereigenen Zellen identisch sind, werden als fremd identifiziert und vom Immunsystem angegriffen. Bei einer solchen Zelle kann es sich um Mikroorganismen, um Zellen von transplantiertem Gewebe oder um eine körpereigene Zelle handeln, die durch eingedrungene Mikroorganismen infiziert wurde.

Die B-Lymphozyten – spezielle weiße Blutkörperchen – erkennen die Eindringlinge direkt. Die T-Lymphozyten hingegen bedürfen der Hilfe anderer Immunzellen, der so genannten Antigen-präsentierenden Zellen (APZ). Diese Zellen nehmen den Eindringling in sich auf und zerlegen ihn. Diese Antigenfragmente werden den T-Lymphozyten dann in einer Form präsentiert, in der sie sie erkennen können.

Zum Immunsystem gehören verschiedene Organe, die im Körper verteilt sind. Sie werden in primäre und sekundäre lymphatische Organe unterschieden. Die primären lymphatischen Organe, die Thymusdrüse und das Knochenmark, sind Bildungsstätten der weißen Blutkörperchen. In der Thymusdrüse werden die T-Lymphozyten gebildet und darauf geschult, fremde Antigene zu erkennen und körpereigene Antigene zu ignorieren. T-Lymphozyten sind für die spezifische Immunität von entscheidender Bedeutung. Das Knochenmark bildet verschiedene Typen von weißen Blutkörperchen, darunter die Neutrophilen, Monozyten und B-Lymphozyten. Wann

▲ siehe Seite 1070   ■ siehe Seite 1052
★ siehe Seite 1059

Wie T-Lymphozyten Antigene erkennen

T-Lymphozyten sind Teil des Überwachungsapparats im Immunsystem. Sie zirkulieren im Blut und im lymphatischen System und suchen nach fremden Substanzen. T-Lymphozyten können ein Antigen jedoch nur dann erkennen, wenn es durch ein anderes weißes Blutkörperchen, eine so genannte Antigen-präsentierende Zelle (APZ), verarbeitet und ihnen »präsentiert« wird. Als APZ wirken dendritische Zellen, Makrophagen und B-Lymphozyten.

1. Ohne Hilfe kann ein T-Lymphozyt ein im Körper zirkulierendes Antigen nicht erkennen.

2. Eine Antigen-verarbeitende Zelle, beispielsweise ein Makrophage, nimmt dieses Antigen in sich auf.

3. Enzyme in der Antigen-verarbeitenden Zelle bauen das Antigen zu Fragmenten ab.

4. Humane Leukozytenantigen(HLA)-Moleküle lagern einige dieser Antigenfragmente an und transportieren sie auf die Zelloberfläche.

5. Ein spezielles Molekül, der T-Zell-Rezeptor auf der Oberfläche eines T-Lymphozyten, kann das Antigenfragment erkennen, wenn es mit einem HLA-Molekül verbunden und von ihm »präsentiert« wird. Der T-Zell-Rezeptor bindet sich dann nach dem Schlüssel-Schloss-Prinzip an den Teil des HLA-Moleküls, das das Antigenfragment präsentiert.

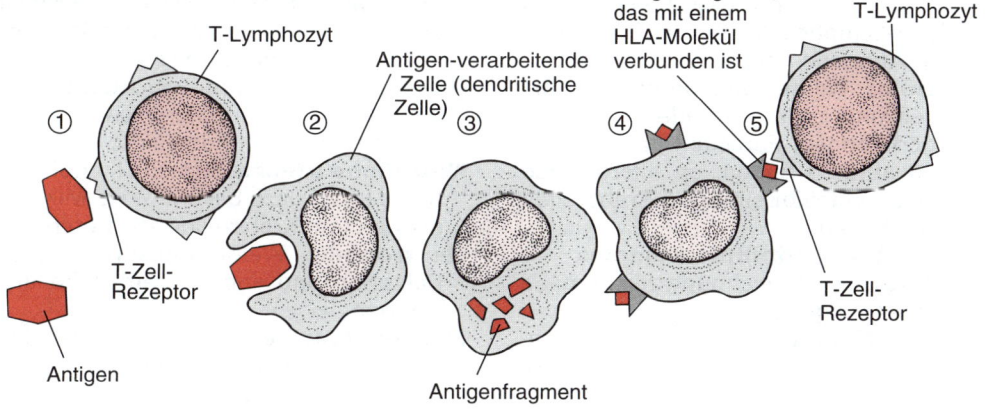

immer sie zur Verteidigung des Körpers benötigt werden, werden die weißen Blutkörperchen mobilisiert, und zwar in erster Linie aus dem Knochenmark. Danach gelangen sie ins Blut und wandern von dort zu den Stellen, an denen sie benötigt werden.

Zu den sekundären lymphatischen Organen gehören die Milz, die Lymphknoten, die Rachenmandeln, die Leber, der Wurmfortsatz (»Blinddarm«) und die Peyer-Plaques im Dünndarm. Diese Organe fangen Mikroorganismen und andere fremde Substanzen und bieten reifen Immunzellen einen Platz, an dem sie miteinander und mit fremden Substanzen in Kontakt treten und eine spezifische Immunantwort hervorbringen können.

Die Lymphknoten sind im Körper strategisch platziert und durch ein ausgedehntes Netzwerk von Lymphgefäßen miteinander verbunden, die dem Immunsystem als Zirkulationssystem dienen. Das lymphatische System transportiert Mikroorganismen, andere fremde Substanzen, Krebszellen und abgestorbene oder geschädigte Zellen von den Körpergeweben zu den Lymphknoten und von dort ins Blut. Die Lymphknoten gehören zu den ersten Orten, auf die sich Krebszellen ausbreiten; aus diesem Grund werden sie häufig untersucht, um festzustellen, ob ein Tumor bereits Tochterzellen gesetzt hat. Krebszellen können einen Lymphknoten anschwellen lassen. Aber auch bei einer Infektion können Lymphknotenschwellungen auftreten, da in den Lymphknoten die Immunreaktion in Gang gesetzt wird.

Unspezifische Immunität

Die unspezifische oder angeborene Immunität liegt bereits bei Geburt vor. Als unspezifisch

Das Immunsystem verstehen

Antigen: Jede Substanz, die in der Lage ist, eine Immunreaktion hervorzurufen.

Antikörper (Immunglobulin): Eiweiß, das von B-Lymphozyten gebildet wird und mit einem spezifischen Antigen reagiert.

Basophile: Weiße Blutkörperchen, die Histamin freisetzen (eine Substanz, die an allergischen Reaktionen beteiligt ist) und Substanzen produzieren, die Neutrophile und Eosinophile an den Ort des Geschehens locken.

Chemotaxis: Ein Vorgang, bei dem Zellen durch chemische Reize in einen bestimmten Bereich des Körpers gelockt werden.

Dendritische Zellen: Weiße Blutkörperchen, die sich in Körpergeweben befinden und den T-Lymphozyten bei der Erkennung fremder Antigene helfen.

Eosinophile: Weiße Blutkörperchen, die Bakterien und andere fremde Zellen verschlingen können, Parasiten immobilisieren und abtöten helfen, an allergischen Reaktionen beteiligt sind und Krebszellen zerstören helfen.

Haupthistokompatibilitätskomplex (MHC): Andere Bezeichnung für humane Leukozytenantigene.

Histokompatibilität: Gewebeverträglichkeit. Sie wird durch die humanen Leukozytenantigene festgelegt (der Haupthistokompatibilitätskomplex) und entscheidet, ob ein transplantiertes Gewebe oder Organ von dem Empfänger angenommen wird.

Humane Leukozytenantigene (HLA): Eine Gruppe von Molekülen auf der Zelloberfläche, die für jeden Organismus einzigartig sind. Sie befähigen den Körper, zwischen »selbst« und »nicht selbst« zu unterscheiden. Andere Bezeichnung für Haupthistokompatibilitätskomplex.

Immunantwort: Die Reaktion des Immunsystems auf ein Antigen.

Immunreaktion: Andere Bezeichnung für Immunantwort.

Immunglobulin: Andere Bezeichnung für Antikörper.

Interleukine: Zytokintyp, der von einigen weißen Blutkörperchen gebildet wird und auf andere wirkt.

Komplementsystem: Gruppe von Eiweißen mit Immunfunktionen. Dazu gehört die Aufgabe, Bakterien und fremde Zellen zu zerstören, Makrophagen die Erkennung fremder Zellen sowie die Phagozytose zu erleichtern, Makrophagen und Neutrophile anzulocken und die Wirkung der Antikörper zu unterstützen.

Leukozyten: Weiße Blutkörperchen wie Monozyten, Neutrophile, Eosinophile, Basophile oder Lymphozyten.

Makrophagen: Große Fresszellen, die sich aus den Monozyten, großen weißen Blutkörperchen, entwickeln und Bakterien und andere fremde Zellen verschlingen. Sie helfen den weißen Blutkörperchen, Mikroorganismen und andere Fremdsubstanzen zu erkennen.

Mastzelle: Eine Gewebezelle, die Histamin und andere an allergischen Reaktionen beteiligte Substanzen freisetzt.

Molekül: Eine Gruppe von Atomen, die zu einer einheitlichen chemischen Substanz miteinander verbunden sind.

Natürliche Killerzellen: Ein Lymphozytentyp, der nur dazu bestimmt ist, Mikroorganismen und Krebszellen abzutöten.

Neutrophile: Weiße Blutkörperchen, die Bakterien und andere fremde Zellen beseitigen.

Phagozyten: Fresszellen – sie umschließen und verdauen Mikroorganismen, andere Zellen und Zellfragmente.

Phagozytose: Die aktive Aufnahme von Mikroorganismen, anderen Zellen oder Zellfragmenten in das Innere einer Zelle.

Rezeptor: Ein Molekül auf der Zelloberfläche oder im Zellinneren, an das sich nur Moleküle, die nach dem Schlüssel-Schloss-Prinzip passen, binden können.

Suppressor-T-Zellen: Weiße Blutkörperchen, die Immunreaktionen zu unterdrücken helfen.

T-Helfer-Zellen: Weiße Blutkörperchen, die B-Lymphozyten erkennen und Antikörper gegen Antigene produzieren helfen.

T-Killer-Zellen: Lymphozyten, die sich an fremde oder fehlgebildete Zellen binden und sie abtöten.

Zelle: Kleinste Einheit eines lebenden Organismus; besteht aus einem Zellkern und Zytoplasma, umhüllt von einer Membran.

Zytokine: Botenstoffe des Immunsystems, die dazu beitragen, eine Immunreaktion zu regulieren.

wird sie bezeichnet, weil alle ihre Komponenten mit fremden Substanzen auf die gleiche Art und Weise umgehen.

Zu den weißen Blutkörperchen, die an der unspezifischen Immunität beteiligt sind, gehören die Monozyten, die sich in Makrophagen weiterentwickeln, Neutrophile, Eosinophile, Basophile und natürliche Killerzellen. Sie alle unterscheiden sich in ihrer Funktion ein wenig voneinander. Auch das Komplementsystem und die Zytokine sind Bestandteil der unspezifischen Immunität.

Makrophagen

Makrophagen entwickeln sich aus den Monozyten, nachdem dieser Typ weißer Blutkörperchen aus dem Blut in die Körpergewebe eingewandert ist. Kommt es zur Infektion, verlassen die Monozyten das Blut und wandern in das Gewebe ein. Hier nehmen sie innerhalb von etwa acht Stunden beträchtlich an Größe zu und produzieren in ihrem Inneren kleine Körnchen. Diese Granula sind mit Enzymen und anderen Substanzen gefüllt und helfen, Bakterien und andere fremde Zellen zu verdauen. Die so weiterentwickelten, granulagefüllten Monozyten werden als Makrophagen bezeichnet. Makrophagen leben im Gewebe. Sie umschließen und verdauen Bakterien, fremde Zellen sowie geschädigte und abgestorbene Zellen. Dieser Vorgang der aktiven Aufnahme von eingedrungenen Mikroorganismen, anderen Zellen oder Zellfragmenten in das Innere einer Zelle wird als Phagozytose bezeichnet, die »Fresszellen« als Phagozyten.

Neutrophile

Auch die neutrophilen Granulozyten nehmen Bakterien und andere fremden Zellen auf. Sie enthalten Körnchen, die Enzyme freisetzen und damit die aufgenommenen Zellen zerstören und verdauen helfen. Die Neutrophilen zirkulieren im Blut und brauchen ein spezielles Signal, um aus dem Blut ins Gewebe einzudringen. Dieses Signal kommt oft von den Bakterien selbst, von Komplementproteinen oder Makrophagen, die allesamt Substanzen produzieren, die die Neutrophilen zum Ort des Geschehens locken. Dieser Prozess der Anlockung von Zellen wird als Chemotaxis bezeichnet.

Eosinophile

Die eosinophilen Granulozyten zirkulieren im Blut und können Bakterien und andere fremde Zellen aufnehmen. Sie enthalten Körnchen aus Enzymen, mit denen sie die aufgenommenen Bakterien und Zellen verdauen. Eosinophile Granulozyten sind jedoch weniger aktiv gegen Bakterien als die Neutrophilen und Makrophagen. Ihre Hauptfunktion besteht darin, sich an Parasiten anzuheften und so zu deren Immobilisierung und Abtötung beizutragen. Eosinophile Granulozyten sind darüber hinaus an allergischen Reaktionen ▲ wie dem allergischen Asthma beteiligt.

Basophile

Basophile Granulozyten enthalten Körnchen, die Histamin freisetzen – eine Substanz, die an der Entstehung und den Auswirkungen allergischer Reaktionen beteiligt ist. Darüber hinaus produzieren Basophile Substanzen, die Neutrophile und Eosinophile an den Ort des Geschehens locken.

Natürliche Killerzellen

Bei den natürlichen Killerzellen handelt es sich um Lymphozyten, kleine weiße Blutkörperchen. Das »natürlich« als Namensbestandteil liegt darin begründet, dass sie bereits zum Zeitpunkt ihrer Entstehung in der Lage sind, Zielzellen abzutöten. Hierzu binden sich die natürlichen Killerzellen an fremde Zellen und setzen Enzyme und andere Substanzen frei, die die Membran der Zielzellen schädigen. Natürliche Killerzellen töten bestimmte Mikroorganismen, Krebszellen und virusinfizierte Zellen ab und stellen damit oft die erste Verteidigungslinie des Körpers gegen Virusinfektionen dar. Natürliche Killerzellen produzieren außerdem Zytokine, die einige der Funktionen von T- und B-Lymphozyten sowie der Makrophagen regeln.

Komplementsystem

Das Komplementsystem besteht aus mehr als 30 Proteinen, die sich kaskadenartig aktivieren – ein Protein aktiviert jeweils das nächste –; man spricht deshalb auch von der Komplementkaskade. Komplementproteine zerstören Bakterien entweder direkt oder indem sie sich an sie binden, damit die Neutrophilen und Makrophagen sie leichter erkennen und verschlingen können. Eine weitere Funktion besteht darin, Makrophagen und Neutrophile an den Ort des Geschehens zu locken, dafür zu sorgen, dass sich die Bakterien zusammenballen, und Viren zu neutralisieren. Das Komplementsystem ist außerdem an der spezifischen Immunität beteiligt.

▲ siehe Seite 1059

Lymphsystem: ein wichtiger Kämpfer für die Infektabwehr

Das Lymphsystem – zu dem neben den Lymphknoten auch Thymus, Knochenmark, Milz, Mandeln, Leber, Wurmfortsatz (Blinddarm) und die Peyer-Plaques im Dünndarm zählen – ist der wichtigste Teil des Immunsystems. Das lymphatische System ist ein Netzwerk von Lymphknoten, die durch Lymphgefäße miteinander verbunden sind, und das Lymphe transportiert. Diese Sauerstoff, Eiweiß und andere Nährstoffe enthaltende Flüssigkeit dringt durch die dünne Kapillarwand in das Körpergewebe ein, um es zu nähren. Ein Teil dieser Flüssigkeit gelangt in die Lymphgefäße, um von hier aus wieder in den Blutkreislauf zurückgeführt zu werden. Mit der Flüssigkeit werden auch fremde Substanzen (z. B. Bakterien), Krebszellen und abgestorbene oder geschädigte Zellen aus den Körpergeweben in die Lymphgefäße transportiert. Die Lymphe ist außerdem reich an weißen Blutkörperchen.

Alle Substanzen, die mit der Lymphe transportiert werden, passieren mindestens einen Lymphknoten. Hier werden fremde Substanzen herausgefiltert und zerstört, bevor die Flüssigkeit wieder in den Kreislauf zurückgeführt wird. In den Lymphknoten können sich die Lymphozyten sammeln, miteinander und mit Antigenen in Kontakt treten und letztlich gegen fremde Substanzen eine Immunreaktion in Gang setzen. Die Lymphknoten enthalten ein Netz aus Gewebe, in das eine große Zahl von Lymphozyten dicht hineingepackt ist. Schädliche Mikroorganismen werden in dem Lymphozytennetz gefiltert, um sodann von den Lymphozyten und Makrophagen angegriffen zu werden. Lymphknoten sind oft dicht beieinander an Stellen zu finden, an denen sich die Lymphknoten verzweigen, wie z. B. am Hals, in den Achselhöhlen und Leistenbeugen.

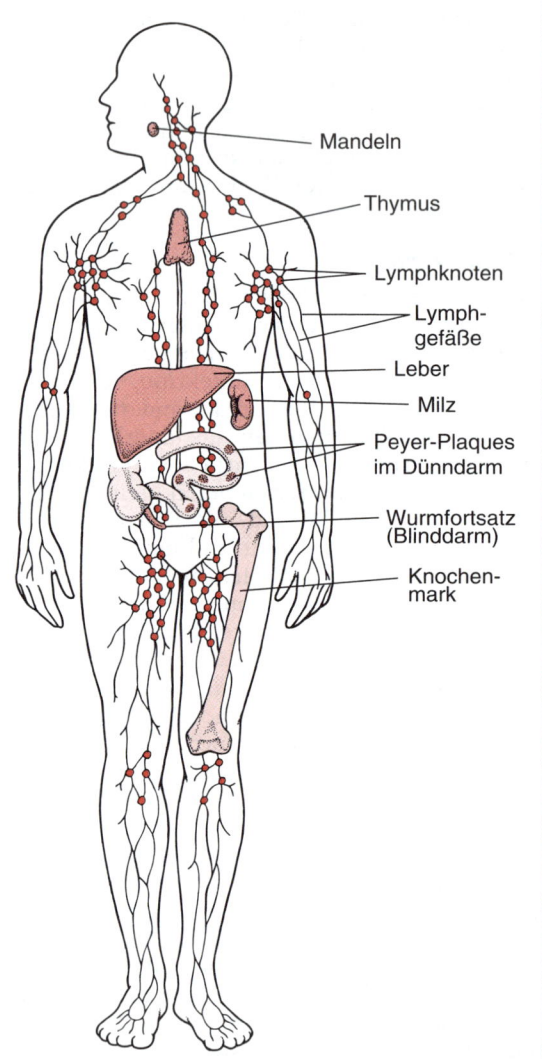

Mandeln

Thymus

Lymphknoten

Lymph-
gefäße

Leber

Milz

Peyer-Plaques
im Dünndarm

Wurmfortsatz
(Blinddarm)

Knochen-
mark

Zytokine

Zytokine sind die Botenstoffe des Immunsystems. Die weißen Blutkörperchen und bestimmte andere Zellen des Immunsystems produzieren Zytokine, sobald ein Antigen entdeckt wird.

Es gibt viele verschiedene Zytokine, die in verschiedener Weise auf das Immunsystem einwirken. Einige wirken immunstimulierend. Sie regen bestimmte weiße Blutkörperchen an, noch effektiver Fremdzellen abzutöten und andere weiße Blutkörperchen an den Ort des Geschehens zu locken. Andere Zytokine hemmen dagegen die Zellaktivität und helfen dadurch, eine Immunreaktion zu hemmen.

Einige Zytokine, die so genannten Interferone, wirken auf die Virusvermehrung ein. Auch Zytokine sind an der spezifischen Immunität beteiligt.

Spezifische Immunität

Die spezifische bzw. adaptive Immunität wird nach der Geburt erworben. Das Immunsystem des Einzelnen lernt, wie es auf jedes neue Antigen, mit dem es in Kontakt kommt, am besten reagiert, und beginnt eine Art Gedächtnis für dieses Antigen zu entwickeln. Diese erlernte Form der Immunität wird als »spezifisch« bezeichnet, weil sie sich gegen ein spezielles Antigen richtet, mit dem der Mensch bereits einmal Kontakt hatte. Charakteristisch an der spezifischen Immunität ist die Fähigkeit, zu lernen, sich anzupassen und sich zu erinnern. Die spezifische Immunität braucht Zeit, um sich nach dem Erstkontakt mit einem neuen Antigen zu entwickeln. Da sich jedoch ein immunologisches Gedächtnis bildet, sind die Folgereaktionen auf das nunmehr bekannte Antigen effektiver und schneller, als es jede unspezifische Immunreaktion sein könnte.

Die Lymphozyten sind der wichtigste Typ weißer Blutkörperchen, die an der spezifischen Immunität beteiligt sind. Weitere Bestandteile sind die dentritischen Zellen, Antikörper, Zytokine und das Komplementsystem, das die Effektivität der Antikörper steigert.

Lymphozyten

Lymphozyten befähigen den Körper, sich an Antigene zu erinnern und zwischen selbst und nicht selbst (fremd) zu unterscheiden. Lymphozyten zirkulieren im Blut und im lymphatischen System und wandern bei Bedarf ins Körpergewebe ein.

Das Immunsystem kann sich an jedes Antigen erinnern, dem es einmal begegnet ist, da die Lymphozyten eine lange Lebensdauer haben – sie bleiben jahre- oder sogar jahrzehntelang am Leben. Begegnen Lymphozyten einem Antigen ein zweites Mal, reagieren sie schnell, energisch und spezifisch auf dieses spezielle Antigen. Dieser spezifischen Immunreaktion ist es zu verdanken, dass Menschen Windpocken oder Masern in der Regel nur einmal bekommen und dass sich durch Impfung bestimmten Krankheiten vorbeugen lässt.

Zu den Lymphozyten gehören die B-Lymphozyten, die T-Lymphozyten und die natürlichen Killerzellen (die an der unspezifischen Immunität beteiligt sind).

B-Lymphozyten: Diese B-Zellen werden im Knochenmark gebildet. Sie tragen an ihrer Oberfläche Rezeptoren, an die sich spezifische Antigene binden können. Wenn ein B-Lymphozyt einem Antigen begegnet, bindet sich das Antigen an den Rezeptor. Hierdurch wird die Umwandlung der B-Lymphozyten in Plasmazellen, die Antikörper produzieren, angeregt. Diese Antikörper reagieren speziell mit dem Antigen, das ihre Produktion ursprünglich veranlasst hat.

T-Lymphozyten: Diese T-Zellen werden in der Thymusdrüse gebildet. Hier lernen sie, zwischen körpereigen und körperfremd zu unterscheiden. Nur den T-Lymphozyten, die die Toleranz gegenüber den Selbsterkennungsmolekülen oder Autoantigenen lernen, gelingt es, heranzureifen und die Thymusdrüse zu verlassen. Dadurch wird verhindert, dass T-Lymphozyten körpereigene Zellen und Gewebe angreifen.

Reife T-Lymphozyten werden in den sekundären lymphatischen Organen wie der Milz, im Knochenmark und in den Lymphknoten gebildet und gespeichert. Sie zirkulieren im Blut und im lymphatischen System, stets auf der Suche nach fremden oder fehlerhaften Zellen, wie bestimmten Bakterien oder Zellen, die durch Viren infiziert sind. T-Lymphozyten können bestimmte fremde oder fehlerhafte Zellen angreifen.

Es gibt verschiedene Typen von T-Lymphozyten:

* **T-Killerzellen (zytotoxische T-Zellen)** binden sich an fremde oder fehlerhafte Zellen, da sie die Antigene auf diesen Zellen erkennen. T-Killerzellen töten fremde oder fehlerhafte Zellen, indem sie Löcher in die Zellmembran bohren und Enzyme ins Zellinnere spritzen.
* **T-Helferzellen** helfen den B-Lymphozyten, fremdes Antigen zu erkennen und Antikörper zu produzieren. T-Helferzellen helfen auch den T-Killerzellen, fremde oder veränderte Zellen abzutöten.
* **T-Suppressorzellen** produzieren Substanzen, die die Immunantwort unterdrücken helfen.

Aus bislang nicht geklärten Gründen kommt es vor, dass T-Lymphozyten die Fähigkeit fehlt, selbst von nicht selbst zu unterscheiden. Die Folge ist eine Autoimmunstörung ▲, bei der der Körper körpereigenes Gewebe angreift.

Dendritische Zellen

Dendritische Zellen entwickeln sich aus den Monozyten und halten sich primär in den Körpergeweben auf. Neu entwickelte dendritische Zellen verschlingen Antigene und zerlegen sie

▲ siehe Seite 1070

Die charakteristische Y-Struktur der Antikörper

Das Antikörpermolekül liegt grundsätzlich in Form eines Y vor. Das Molekül hat zwei Teile. Der eine unterscheidet sich von Antikörper zu Antikörper und wird davon bestimmt, auf welches Antigen der Antikörper spezialisiert ist. An diesen variablen Teil bindet das Antigen. Der konstante Teil gehört einer von fünf Strukturen an, die über die jeweilige Antikörperklasse – IgG, IgM, IgD, IgE oder IgA – entscheiden. Dieser Teil ist innerhalb der einzelnen Klassen identisch.

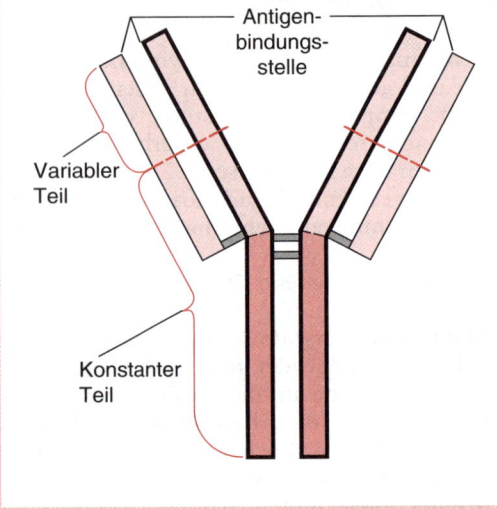

in Fragmente, damit sie von anderen Immunzellen erkannt werden können. Dieser Prozess wird als Antigenverarbeitung bezeichnet. Eine dendritische Zelle reift heran, nachdem sie durch Zytokine an einem Infektions- oder Entzündungsort angeregt wurde. Danach wandert sie aus den Körpergeweben in die Lymphknoten ein, um dort den T-Lymphozyten die Antigenfragmente zu präsentieren, wodurch eine spezifische Immunreaktion in Gang gesetzt wird.

Antikörper

B-Lymphozyten werden durch den Kontakt mit einem Antigen zur Reifung gebracht und verwandeln sich in Plasmazellen, die Antikörper

▲ siehe Seite 1059

(Immunglobulin oder Ig) produzieren können. Antikörper schützen den Körper, indem sie anderen Immunzellen dabei helfen, Antigene aufzunehmen. Dies tun sie zum einen, indem sie giftige, von Bakterien produzierte Substanzen inaktivieren, zum anderen, indem sie Bakterien und Viren direkt angreifen. Antikörper aktivieren darüber hinaus das Komplementsystem. Antikörper spielen eine entscheidende Rolle bei der Abwehr bestimmter Typen von bakterieller Infektion.

Jedes Antikörpermolekül besitzt zwei Teile. Der eine Teil ist variabel und entscheidet darüber, auf welches Antigen der Antikörper spezialisiert ist. Der andere Teil gehört einer von fünf Strukturen an, die über die jeweilige Antikörperklasse entscheiden: IgG, IgM, IgD, IgE oder IgA. Dieser Bestandteil ist innerhalb der einzelnen Klassen identisch.

IgM: Diese Antikörperklasse wird beim ersten Kontakt mit einem bestimmten Antigen produziert. Dadurch wird die so genannte primäre Antikörperreaktion ausgelöst. IgM liegt normalerweise im Blut, jedoch nicht im Gewebe vor.

IgG: Dieses ist die am meisten verbreitete Antikörperklasse. IgG wird bei erneutem Kontakt mit einem Antigen produziert, mit dem das Immunsystem bereits einmal zu tun hatte. Diese zweite Antikörperreaktion erfolgt schneller und bringt mehr Antikörper hervor als die primäre Antikörperreaktion. IgG ist sowohl im Blut als auch in den Geweben vorhanden. Es ist die einzige Klasse von Antikörpern, die die Plazentaschranke überwindet und von der Mutter zum Fetus gelangen kann. Das mütterliche IgG schützt den Fetus und das Neugeborene so lange, bis das kindliche Immunsystem seine eigenen Antikörper bilden kann.

IgA: Diese Antikörper helfen, Mikroorganismen abzuwehren, die durch die Schleimhaut von Nase, Augen, Lunge und Verdauungsorganen eindringen. IgA findet sich im Blut und in den Schleimhautsekreten sowie in der Muttermilch.

IgE: Diese Antikörper lösen allergische Reaktionen ▲ vom Soforttyp aus. Sie binden sich an basophile Granulozyten (ein Typ weißer Blutkörperchen) im Blut und an Mastzellen im Gewebe. Wenn diese Basophilen und Mastzellen mit den ihnen anhaftenden IgE-Antikörpern mit Allergenen in Kontakt kommen, setzen sie Entzündungen verursachende Substanzen frei und schädigen das umliegende Gewebe. Somit sind IgE-Antikörper die einzigen, die anscheinend mehr schaden als nutzen. Allerdings können sie bestimmte parasitäre Infektionen, wie sie in den Ländern der dritten Welt häufig anzutreffen sind, bekämpfen.

IgD: Eine kleine Menge dieser Antikörper kommt im Blut vor. Ihre Funktion ist nicht eindeutig geklärt.

Alterserscheinungen

Das Immunsystem verändert sich ein Leben lang. Bei der Geburt ist die spezifische Immunität noch nicht voll entwickelt. Das Neugeborene hat jedoch bereits einige Antikörper von der Mutter, die die Plazenta während der Schwangerschaft passiert haben. Diese Antikörper schützen das Neugeborene so lange vor Infektionen, bis sein eigenes Immunsystem voll entwickelt ist. Stillkinder nehmen darüber hinaus mütterliche Antikörper mit der Muttermilch auf.

Mit zunehmendem Alter verliert das Immunsystem am Effektivität. Seine Fähigkeit, zwischen körpereigen und körperfremd zu unterscheiden, nimmt ab. In der Folge treten Autoimmunstörungen häufiger auf. Die Makrophagen zerstören Bakterien, Krebszellen und andere Antigene jetzt langsamer. Das mag einer der Gründe sein, warum Krebserkrankungen bei älteren Menschen häufiger vorkommen. Die T-Lymphozyten reagieren nicht mehr so rasch auf Antigene; insgesamt gibt es weniger Lymphozyten, die in der Lage sind, auf neue Antigene zu reagieren. Deshalb ist der Körper eines älteren Menschen, wenn er einem neuen Antigen begegnet, weniger effektiv darin, dieses zu erkennen und abzuwehren.

Ältere Menschen haben eine geringere Menge an Komplementproteinen als jüngere Menschen, vor allem während bakterieller Infektionen. Auch die Menge an Antikörpern, die als Reaktion auf ein Antigen produziert wird, sowie die Antigenbindungsfähigkeit sind herabgesetzt. Diese Veränderungen sind mit ein Grund dafür, warum Erkrankungen wie Lungenentzündung, Grippe, infektiöse Endokarditis und Tetanus bei älteren Menschen häufiger vorkommen und

Angriffsstrategien

Eindringende Mikroorganismen werden auf verschiedene Art und Weise angegriffen und zerstört. Einige werden direkt von Phagozyten, wie Neutrophilen und Makrophagen, erkannt, aufgenommen und zerstört. Bestimmte Phagozyten können jedoch bestimmte Bakterien nicht erkennen, da diese von einer Kapsel umschlossen sind. Dann müssen die B-Lymphozyten den Phagozyten bei der Erkennung helfen. Hierzu produzieren die B-Lymphozyten Antikörper gegen die in der Bakterienkapsel eingeschlossenen Antigene. Die Antikörper heften sich an die Kapsel an, sodass die Phagozyten diesen gesamten Komplex nun erkennen und ihn einschließlich Bakterie vertilgen können.

Einige Mikroorganismen lassen sich nicht vollständig eliminieren. Um sich dennoch gegen sie zu schützen, baut das Immunsystem durch aneinander gelagerte Phagozyten, vor allem Makrophagen, eine Wand um sie auf. Der so umschlossene Mikroorganismus wird Granulom genannt. Einige derart eingekapselte Bakterien können ohne Zeitbegrenzung im Körper bleiben. Wird das Immunsystem später einmal sehr geschwächt, brechen die Granulomwände ein, und die Bakterien beginnen, sich zu vermehren; es entstehen Krankheitssymptome.

häufiger zum Tod führen. Und letztlich sind auch Impfstoffe bei älteren Menschen weniger wirksam.

Diese Veränderungen in der Immunfunktion können dazu beitragen, dass ältere Menschen für einige Infektionen und Krebserkrankungen anfälliger sind.

KAPITEL 184

Immunmangelkrankheiten

Immunmangelkrankheiten entstehen durch eine Fehlfunktion des Immunsystems. Die daraus resultierenden Infektionen tendieren dazu, in kurzen Abständen wiederzukehren, schwerer zu verlaufen und länger als normalerweise zu dauern.

Bei den Immunmangelkrankheiten ist die Fähigkeit des Immunsystems beeinträchtigt, den Körper vor eindringenden oder angreifenden fremden oder fehlerhaften Zellen, wie Bakterien, Viren, Pilzen und Krebszellen, zu schützen. Als Folge davon können sich ungewöhnliche Infektionen durch Bakterien, Viren oder Pilze sowie üblicherweise seltene Krebsarten entwickeln.

Eine Immunmangelkrankheit kann bereits bei Geburt vorliegen (angeboren, primär), oder sie kann sich später entwickeln, meist als Folge einer anderen Erkrankung (erworben, sekundär). Angeborene Immunmangelkrankheiten sind meist vererbt und zeigen sich üblicherweise bereits im Säuglings- oder Kindesalter. Es gibt mehr als 70 angeborene Immundefektkrankheiten, doch treten sie relativ selten auf. Erworbene Immunmangelkrankheiten kommen dagegen viel häufiger vor. Einige dieser Erkrankungen wirken lebensverkürzend, während andere ein Leben lang bestehen bleiben, ohne jedoch die Lebenserwartung zu beeinträchtigen. Einige wenige verschwinden wieder – mit oder ohne Behandlung.

Die Immunmangelkrankheiten werden nach dem jeweils betroffenen Teil des Immunsystems ▲ eingeteilt. Sie können gekennzeichnet sein durch eine Störung der Antikörper (durch Fehler der B-Lymphozyten, ein Typ weißer Blutkörperchen), der T-Lymphozyten (ein Typ weißer Blutkörperchen, der fremde oder veränderte Zellen erkennen und zerstören hilft), der B- und T-Lymphozyten, der Phagozyten (Zellen, die Mikroorganismen verschlingen und zerstören) oder der Komplementproteine. Die betroffene Komponente des Immunsystems kann fehlen oder in verminderter Zahl vorliegen, verändert sein oder eine Fehlfunktion aufweisen.

Ursachen

Angeborene Immunmangelkrankheiten werden durch einen genetischen Fehler verursacht, der meist an das X-Chromosom gebunden ist ■. Das bedeutet, dass die Wahrscheinlichkeit, daran zu erkranken, für Jungen größer ist als für Mädchen. Als Folge davon sind etwa 60 Prozent der Betroffenen männlich.

Erworbene Immunmangelkrankheiten können durch jede länger andauernde, schwere Krankheit ausgelöst werden. Beispiele hierfür sind Krebserkrankungen, Blutkrankheiten wie aplastische Anämie, Leukämie oder Myelofibrose, Niereninsuffizienz, Diabetes, Leber- und Milzerkrankungen. Diabetes kann eine Immunmangelkrankheit zur Folge haben, da hohe Blutzuckerspiegel die Funktion der weißen Blutkörperchen stören. Auch Infektionen können eine Immunmangelkrankheit verursachen. So führt das »human immunodeficiency virus« – HIV – zum erworbenen Immunmangelsyndrom Aids (acquired immunodeficiency syndrome), der weit verbreiteten schweren Immunmangelkrankheit.

Eine Mangelernährung – mit einem Defizit an allen Nährstoffen oder an nur einem bestimmten – kann das Immunsystem ebenfalls schädigen. Sinkt das Körpergewicht aufgrund der Mangelernährung auf unter 80 Prozent des normalen Gewichts, ist das Immunsystem meist geschädigt. Sinkt das Körpergewicht sogar unter die 70-Prozent-Marke, ist die resultierende Immunschädigung meist schwer.

Der Einsatz von immunschwächenden Medikamenten, so genannter Immunsuppressiva, kann ebenfalls eine Immunmangelkrankheit entstehen lassen. Diese Medikamente werden in der Absicht gegeben, das Immunsystem zu unterdrücken. So kommen Immunsuppressiva z. B. zum Einsatz, um die Abstoßung von Organ- oder Gewebetransplantaten zu verhindern. ★ Kortison, das ebenfalls immunsuppressiv wirkt, soll Entzündungsreaktionen unterdrücken, wie sie durch verschiedene Erkrankungen ausgelöst werden. Letztlich unterdrücken Immunsuppressiva aber auch die Fähigkeit des Körpers, Infektionen zu bekämpfen und möglicherweise auch Krebszellen zu zerstören. Auch Chemotherapie und Strahlentherapie können Immunmangelkrankheiten verursachen.

▲ siehe Seite 1043   ■ siehe Seite 12
★ siehe Seite 1076

Symptome

Menschen mit einer Immunmangelkrankheit erleiden häufig eine Infektion nach der anderen. Gewöhnlich entsteht zuerst eine Atemwegerkrankung, die dann immer wiederkehrt. Die meisten Betroffenen entwickeln schließlich schwere bakterielle Infektionen, die hartnäckig bestehen bleiben, immer wiederkehren oder zu ernsten Komplikationen führen. So kann sich eine Halsentzündung oder einfache Erkältung beispielsweise zur Lungenentzündung ausweiten. Doch viele durchgemachte Erkältungen allein deuten noch nicht auf eine Immunmangelkrankheit hin.

Infektionen der Haut und der Schleimhäute im Mund, in den Augen und im Verdauungstrakt kommen häufig vor. Mundsoor, eine Pilzinfektion im Mund, kann das frühe Zeichen einer Immunmangelstörung sein. Hautinfektionen durch Bakterien oder Viren treten ebenfalls häufig auf. Bakterielle Infektionen, beispielsweise durch Staphylokokken, können Pyodermie verursachen, bei der die Haut mit eitrigen Hautläsionen bedeckt ist. Virusbedingte Warzen können ebenfalls vorkommen.

Viele Menschen verlieren an Gewicht, Kinder gedeihen schlecht. Andere Symptome hängen vom Schweregrad und von der Dauer der Infektionen ab.

Diagnose

Zunächst einmal stellt der Arzt fest, ob überhaupt ein Immundefekt vorliegt. Danach ermittelt er, um welchen Defekt es sich genau handelt.

Der Arzt muss eine Immunmangelkrankheit vermuten, wenn wiederholt schwere oder ungewöhnliche Infektionen auftreten oder wenn Erreger, die normalerweise keine Krankheiten verursachen, wie Pneumocystis oder das Zytomegalievirus, Infektionen hervorrufen. Auch das Ergebnis einer körperlichen Untersuchung kann einen Immunmangel vermuten lassen. Häufig liegen Anzeichen einer chronischen Infektion vor, wie Hautausschlag, Haarausfall, viele Hautinfektionen, chronischer Husten, Gewichtsverlust und eine vergrößerte Leber und Milz.

Um den Typ der Immunmangelkrankheit zu ermitteln, fragt der Arzt nach dem Alter, in dem die wiederkehrenden oder ungewöhnlichen Infektionen zum ersten Mal auftraten. So zeigen Infektionen bei Babys unter sechs Monaten gewöhnlich Veränderungen der T-Lymphozyten an, Infektionen bei älteren Kindern dagegen Probleme bei der Bildung von B-Lymphozyten

EINIGE ANGEBORENE IMMUNMANGELKRANKHEITEN

KLASSIFIKATION	STÖRUNG
Störung der Antikörperbildung (durch Fehlbildung der B-Lymphozyten)	Variabler Immundefekt
	Selektiver Antikörpermangel (z. B. ein Mangel an IgA)
	Vorübergehende Hypogammaglobulinämie im Kindesalter
	X-gebundene Agammaglobulinämie, Typ Bruton
Störungen der T-Lymphozyten	Chronische mukokutane Candidiasis
	DiGeorge-Syndrom
Störungen der T- und B-Lymphozyten	Ataxia teleangiectatica
	Schwerer kombinierter Immundefekt
	Wiskott-Aldrich-Syndrom
	X-chromosomales lymphoproliferatives Syndrom
Herabgesetzte Beweglichkeit oder Killerfunktion der Phagozyten	Chediak-Higashi-Syndrom
	Chronische Granulomatose
	Hyperimmunglobulin-E-Syndrom
	Leukozytenadhäsionsdefekte
	Leukozyten-Glukose-6-Phosphat-Dehydrogenase-Mangel
	Myeloperoxidasemangel
Gestörtes Komplementsystem	Komplementfaktor-1-(C1)-Inhibitor-Mangel (hereditäres Angioödem)
	C3-Mangel
	C6-Mangel
	C7-Mangel
	C8-Mangel

und Antikörpern. Die Art der Infektionskrankheit hilft dem Arzt ebenfalls, herauszufinden, um welchen Immundefekt es sich handelt.

Der Arzt fragt nach Risikofaktoren wie Diabetes, Einnahme bestimmter Medikamente, Kontakt mit bestimmten giftigen Substanzen sowie nach nahen Familienangehörigen mit Immunmangelkrankheiten. Der Patient wird weiterhin nach seinen sexuellen Gewohnheiten sowie nach intravenösem Drogenkonsum gefragt, um beurteilen zu können, ob es sich um eine HIV-Infektion ▲ handeln kann.

Um die Diagnose Immunmangelkrankheit zu bestätigen und den genauen Defekt zu ermitteln, sind Laboruntersuchungen erforderlich. Hierzu werden zunächst eine Blutprobe entnommen und die Gesamtzahl der weißen Blutkörperchen sowie die Zahl der wichtigsten Typen von weißen Blutzellen im Einzelnen bestimmt. Die weißen Blutkörperchen werden unter dem Mikroskop auf Auffälligkeiten hin untersucht. Die Antikörperspiegel sowie die Zahl der roten Blutkörperchen und der Blutplättchen sowie die Komplementspiegel werden ebenfalls bestimmt. Wenn die Untersuchungsbefunde eine Auffälligkeit aufweisen, werden gewöhnlich zusätzliche Tests durchgeführt.

Bei Verdacht auf einen Defekt der T-Lymphozyten als zugrunde liegender Ursache kann ein Labortest durchgeführt werden, bei dem die Lymphozyten chemisch stimuliert werden. Eine weitere Möglichkeit ist ein Hauttest, der ähnlich wie der Tuberkulintest funktioniert und bei dem kleine Mengen Eiweiß aus infektiösen Lebewesen, wie etwa Hefepilzen, unter die Haut gespritzt werden. Zeigt sich innerhalb von 48 Stunden eine Reaktion – Rötung, Wärmegefühl und Schwellung im Bereich der Injektionsstelle –, funktionieren die T-Lymphozyten normal. Keine Reaktion deutet hingegen auf eine Anomalie der T-Lymphozyten hin. Diese Tests werden bei Kindern unter zwei Jahren nicht angewandt.

Menschen mit einer familiären genetischen Anlage für Immunmangelkrankheiten können sich genetisch untersuchen lassen, um abzuklären, ob sie selbst ebenfalls Genträger sind und wie groß das Risiko ist, die Störung auf ein Kind zu übertragen. Vor einer solchen Untersuchung empfiehlt es sich jedoch, eine genetische Beratung in Anspruch zu nehmen. Schwere Immunmangelstörungen wie die X-gebundene Agammaglobulinämie, das Wiskott-Aldrich-Syndrom, der

schwere kombinierte Immundefekt und die chronische Granulomatose lassen sich bereits beim Feten anhand einer Blut- oder Fruchtwasserprobe diagnostizieren.

Vorbeugung und Behandlung

Einigen Störungen, die Immunmangelkrankheiten verursachen können, lässt sich vorbeugen, bzw. sie lassen sich behandeln. So lässt sich beispielsweise der Verbreitung einer HIV-Infektion vorbeugen, indem die Safer-Sex-Regeln befolgt und Injektionsbestecke nicht gemeinsam benutzt werden. Eine erfolgreiche Krebsbehandlung kann die Funktion des Immunsystems wiederherstellen. Die Behandlung mit Virustatika oder virushemmenden Arzneimitteln kann die Funktion der weißen Blutkörperchen verbessern helfen und damit die Folgeinfektionen verhindern, die normalerweise aus der Immunschwäche erwachsen. Dasselbe gilt für die gute Einstellung eines Diabetes.

Welche Strategien zur Risikosenkung und bei der Infektionsbekämpfung am sinnvollsten sind, hängt vom jeweiligen Typ der Immunmangelkrankheit ab. Liegen ihr beispielsweise zu niedrige Antikörperspiegel zugrunde, besteht ein erhöhtes Risiko für bakterielle Infektionen. Die periodische Behandlung mit intravenösem Immunglobulin sowie gute persönliche Hygiene, zu der auch eine gründliche Zahnpflege gehört, senken das Infektionsrisiko. Weiterhin sollten Risikopersonen auf den Verzehr unzureichend gegarter Nahrungsmittel verzichten, nur in Flaschen abgefülltes Wasser trinken und den Kontakt zu Mitmenschen mit infektiösen Erkrankungen meiden. Antibiotika müssen bereits beim ersten Anzeichen von Fieber oder eines anderen Infektionszeichens sowie vor jedem chirurgischen und zahnmedizinischen Eingriff, durch die Bakterien in die Blutbahn geraten können, genommen werden.

Bei Menschen mit einer Immunmangelkrankheit, die das Risiko für Virusinfektionen erhöht – das gilt vor allem für Menschen mit einer Immunschwäche, die auf eine Störung der T-Lymphozyten zurückgeht, wie etwa Aids –, werden beim ersten Anzeichen einer Infektion Virustatika wie Amantadin zur Vorbeugung von Grippe oder Aciclovir zur Vorbeugung einer Herpesinfektion gegeben.

Menschen, die Antikörper produzieren können, werden geimpft. Bei einer Störung der B- oder T-Lymphozyten werden jedoch lediglich so genannte Totimpfstoffe eingesetzt, da Lebendimpfstoffe bei diesen Menschen eine Infektion verursachen können. Zu den Lebendimpfstof-

▲ siehe Seite 1152

fen gehören der Polio-Schluckimpfstoff, der Masern-Mumps-Röteln-Impfstoff und die Impfstoffe gegen Windpocken und Tuberkulose. Personen, die Antikörper bilden können, und deren direkten Familienangehörigen wird einmal im Jahr eine Grippeimpfung empfohlen.

Eine Stammzellentransplantation ▲ kann manche Immunmangelkrankheiten, vor allem einen schweren kombinierten Immundefekt, beheben. Stammzellen werden meist aus dem Knochenmark, gelegentlich auch aus dem Blut oder aus Nabelschnurblut gewonnen. Stammzellentransplantationen werden nur in einigen großen medizinischen Zentren vorgenommen; sie sind wirklich schweren Erkrankungen vorbehalten.

Auch eine Transplantation von Thymusgewebe kann hilfreich sein. Der Nutzen der Gentherapie für einige angeborene Immunmangelkrankheiten wird derzeit noch untersucht.

X-chromosomal gebundene Agammaglobulinämie, Typ Bruton

Das X-chromosomal-rezessive Antikörpermangelsyndrom Typ Bruton (infantile geschlechtsgebundene Agammaglobulinämie, Bruton-Syndrom) ist eine erbliche Immunmangelkrankheit, die durch einen Defekt im X-Chromosom entsteht. Dadurch werden zu wenig oder gar keine B-Lymphozyten gebildet, und der Antikörperspiegel ist sehr niedrig.

Die X-chromosomal gebundene Agammaglobulinämie, Typ Bruton, betrifft nur Jungen. In den ersten sechs Lebensmonaten nach der Geburt schützen die mütterlichen Antikörper noch vor Infektionen. Danach treten dann stets wiederkehrende Infektionen der Ohren, Nasennebenhöhlen, Lunge und Knochen auf, die gewöhnlich durch Bakterien wie Pneumococcus, Haemophilus und Streptococcus verursacht werden. In seltenen Fällen können sich auch virale Infektionen im Gehirn entwickeln. Es besteht ein erhöhtes Risiko für Krebserkrankungen.

Lebenslang muss Infektionen mit Infusionen von Immunglobulinen vorgebeugt werden. Zur Behandlung bakterieller Infektionen werden sofort Antibiotika gegeben, eventuell auch als Dauertherapie. Dennoch entstehen häufig chronische Nebenhöhlen- und Lungeninfektionen.

Selektiver Antikörpermangel

Beim selektiven Antikörpermangel – ein meist erworbener, manchmal jedoch erblicher Immundefekt – liegt eine spezielle Klasse von Antikörpern in geringer Konzentration vor, obwohl die Gesamtzahl der Antikörper normal ist.

Es gibt verschiedene Klassen von Antikörpern (Immunglobuline ■), von denen jede einzelne den Körper auf eine andere, für sie spezifische Art vor Infektionen schützt. Von dem Mangel können alle Antikörperklassen betroffen sein, am häufigsten aber fehlt Immunglobulin A (IgA). Ein selektiver IgA-Mangel bleibt normalerweise ein Leben lang bestehen. Die Störung kann durch eine Chromosomenanomalie entstehen, aber auch durch das Epilepsie-Medikament Phenytoin ausgelöst werden.

Die meisten Menschen mit selektivem IgA-Mangel haben kaum oder gar keine Symptome. Andere entwickeln chronische Atemweginfektionen, Allergien, chronischen Durchfall und Autoimmunerkrankungen. Einige Menschen mit selektivem IgA-Mangel produzieren Anti-IgA-Antikörper, wenn sie Transfusionen mit IgA-haltigem Blut oder Immunglobuline erhalten. Bei der nächsten Transfusion oder Immunglobulingabe kann dies zu einer schweren allergischen, so genannten anaphylaktischen Reaktion ★ führen. Diese Personen sollten einen Notfallausweis mit dem entsprechenden Eintrag bei sich tragen, damit der Arzt Vorsorgemaßnahmen gegen diese Reaktionen treffen kann.

Gewöhnlich ist keine Behandlung gegen den selektiven IgA-Mangel notwendig. Bei wiederholt auftretenden Infektionen werden Antibiotika gegeben. Durch Phenytoin ausgelöster selektiver IgA-Mangel bildet sich meist wieder zurück, wenn das Mittel abgesetzt wird.

Variabler Immundefekt

Der variable Immundefekt ist eine erworbene Immunmangelkrankheit. Bei ihr sind die Antikörperspiegel sehr niedrig, die Zahl an B-Lymphozyten ist gleichzeitig normal.

Der variable Immundefekt entwickelt sich meist zwischen dem zehnten und 20. Lebensjahr. In

---

▲ siehe Seite 1079   ■ siehe Seite 1050
★ siehe Seite 1069

manchen Fällen geht er mit einer Fehlfunktion der T-Lymphozyten einher. Stets wiederkehrende Lungenentzündungen kommen häufig vor. Autoimmunerkrankungen, wie Addison-Krankheit, Schilddrüsenentzündung und rheumatoide Arthritis, sind eine häufige Folge. Es kann Durchfall auftreten, und die Nahrung kann vom Verdauungstrakt nicht richtig aufgenommen werden.

Das ganze Leben hindurch müssen Immunglobuline infundiert und bei jeder bakteriellen Infektion Antibiotika gegeben werden. Die Lebenserwartung kann verkürzt sein.

Vorübergehende Hypogammaglobulinämie im Kindesalter

Bei der vorübergehenden Hypogammaglobulinämie im Kindesalter setzt die Antikörperproduktion des Babys verspätet ein.

Bei der Geburt ist das Immunsystem noch nicht voll ausgereift. Die meisten Antikörper des Neugeborenen stammen von der Mutter und gelangen vor der Geburt über die Plazenta ins Blut des Fetus. Säuglinge werden durch mütterliche Antikörper vor Infektionen geschützt, bis sie genügend eigene Antikörper bilden, was meist um den sechsten Lebensmonat herum geschieht. Bei den Kindern mit vorübergehender Hypogammaglobulinämie im Kindesalter setzt diese Eigenproduktion erst später ein. Als Folge davon sinken die Antikörperspiegel ab dem dritten bis sechsten Lebensmonat ab und erreichen erst zwischen dem zwölften und 36. Lebensmonat wieder normale Werte. Die Störung kommt bei Frühgeborenen häufiger vor, da sie vergleichsweise wenig mütterliche Antikörper erhalten haben. Die Krankheit liegt zwar bereits bei der Geburt vor, doch sie ist nicht erblich.

Die meisten Säuglinge mit dieser Störung haben immerhin einige Antikörper. Sie haben deshalb keine nennenswerten Probleme mit Infektionen und bedürfen keiner speziellen Behandlung. Einige Babys, vor allem die zu früh geborenen, leiden jedoch gehäuft unter Infektionen. Immunglobuline helfen ihnen, Infektionen vorzubeugen und zu behandeln. Die Therapie wird normalerweise sechs bis zwölf Monate lang durchgeführt. Antibiotika werden bei Bedarf gegeben. Die Lebenserwartung bleibt unbeeinflusst.

Chronische mukokutane Candidiasis

Die chronische mukokutane Candidiasis ist eine erbliche Immunmangelkrankheit, die auf einer Fehlfunktion der T-Lymphozyten basiert.

Da die T-Lymphozyten nicht richtig funktionieren, ist die Fähigkeit des Körpers, sich gegen Pilzinfektionen, z. B. solche durch Hefepilze, zu wehren, herabgesetzt. Im Kindes-, manchmal auch im frühen Erwachsenenalter entwickeln sich Infektionen mit dem Pilz *Candida* (Candidiasis ▲), die meist sehr hartnäckig sind. Der Pilz kann Infektionen im Mund (Soor) ebenso auslösen wie auf der Kopfhaut, der Haut, an den Augen und im Verdauungs- und Fortpflanzungstrakt. Der Schweregrad ist unterschiedlich. So kann lediglich ein Nagel davon betroffen sein, genauso gut kann aber auch das Gesicht und die Kopfhaut mit einem entstellenden Hautausschlag bedeckt sein. Es kann zu Haarausfall kommen. Manchmal entwickeln sich Hepatitis und chronische Lungenkrankheiten. Viele Menschen bekommen Probleme mit dem Hormonsystem, beispielsweise eine Unterfunktion der Nebenschilddrüsen (Hypoparathyreoidismus).

In der Regel werden die Infektionen mit einem Pilzmittel, wie Clotrimazol oder Nystatin, äußerlich behandelt. Bei einer schwereren Erkrankung muss das Pilzmittel, z. B. Itraconazol, eingenommen werden. Die Erkrankung verläuft chronisch, ohne sich jedoch auf die Lebenserwartung auszuwirken.

DiGeorge-Syndrom

Beim DiGeorge-Syndrom, einer angeborenen Immunmangelkrankheit, fehlt die Thymusdrüse von Geburt an, oder sie ist unterentwickelt.

Das DiGeorge-Syndrom wird gewöhnlich durch eine Chromosomenanomalie verursacht, die aber nicht erblich ist. Feten mit dieser Störung entwickeln sich nicht normal. Sie haben oft Herzfehler, Fehlbildungen der Nebenschilddrüsen, des Gesichts und der Thymusdrüse. Da die Thymusdrüse für eine normale Entwicklung der T-Lymphozyten unerlässlich ist, haben Menschen mit dieser Störung nur wenig T-Lymphozyten und damit eine eingeschränkte Infektabwehr. Schon bald nach der Geburt treten häufig wiederkehrende Infektionen auf. Das Ausmaß, in dem das Immunsystem geschädigt ist, schwankt erheblich.

▲ siehe Seite 1137

Typisch für Kinder mit dem DiGeorge-Syndrom sind Störungen, die mit dem Immundefekt in keinem Zusammenhang zu stehen scheinen, dazu gehören angeborene Herzfehler und ungewöhnliche Gesichtszüge mit tief sitzenden Ohren, kleinem, fliehenden Kinn und weitem Augenabstand. Die Kinder kommen ohne Nebenschilddrüsen zur Welt, die an der Regulierung des Kalziumspiegels im Blut beteiligt sind. Die daraus resultierenden niedrigen Kalziumspiegel führen zu Muskelkrämpfen (Tetanie).

Bei den Kindern, die einige T-Lymphozyten haben, kann das Immunsystem auch ohne Behandlung ausreichend funktionieren. Infektionen werden direkt nach ihrem Auftreten behandelt. Bei Kindern mit sehr wenigen oder gar keinen T-Lymphozyten lässt sich die Immunstörung durch die Transplantation von Stammzellen oder einer Thymusdrüse heilen.

Niedrige Kalziumspiegel werden mit Kalziumtabletten behandelt, um Muskelkrämpfe zu verhindern. Manchmal ist die Herzerkrankung schlimmer als die Immunmangelkrankheit selbst. Dann ist eine Operation nötig.

Ataxia teleangiectatica

Ataxia teleangiectatica ist eine vererbte Störung, bei der unkoordinierte Bewegungen, erweiterte Kapillargefäße und eine erhöhte Infektneigung auftreten.

Die erhöhte Infektneigung bei Personen mit Ataxia teleangiectatica geht auf eine Störung der B- und T-Lymphozyten zurück. Oft ist auch die Zahl an Antikörpern der Klasse IgA und IgE verringert. Infektionen der Nasennebenhöhlen und der Atemwege kommen wiederholt vor und entwickeln sich oft zu Lungenentzündung sowie chronischen Lungenerkrankungen wie einer Bronchitis weiter. Das Risiko für Krebs, besonders für Leukämie, Gehirntumoren und Magenkrebs, ist erhöht.

Fehlbildungen im Kleinhirn – die in keinem Zusammenhang mit der Immunstörung stehen – führen zu unkoordinierten Bewegungen (Ataxien). Die Bewegungsstörungen entwickeln sich gewöhnlich, wenn das Kind laufen lernt; sie können aber auch erst im vierten Lebensjahr auftreten. Verlangsamte, verwaschene Sprache sowie zunehmende Muskelschwäche führen letztlich zu schwerer Behinderung. Eine Verzögerung der geistigen Entwicklung kann sich einstellen und fortschreiten. Zwischen dem ersten und sechsten Lebensjahr beginnen die Kapillargefäße in der Haut und in den Augen, sich zu erweitern und sichtbar hervorzutreten. Die erweiterten Kapillargefäße (Teleangiektasie), so genannte Spidernävi, sind gewöhnlich im Augapfel und an den Ohren am deutlichsten sichtbar. Das Hormonsystem kann ebenfalls gestört sein. Jungen haben dann verkleinerte Hoden; Unfruchtbarkeit und Diabetes können beide Geschlechter treffen.

Antibiotika und Immunglobuline helfen, den Infektionen vorbeugen, bessern die neurologischen Störungen jedoch nicht. Im Endstadium führt die Ataxia teleangiectatica gewöhnlich zur Lähmung.

Schwerer kombinierter Immundefekt

Der schwere kombinierte Immundefekt ist eine angeborene Immunmangelkrankheit, bei der die Antikörperspiegel niedrig sind und die T-Lymphozyten ebenfalls verringert sind oder fehlerhaft funktionieren.

Der schwere kombinierte Immundefekt ist von allen Immunmangelkrankheiten am gravierendsten. Er kann durch verschiedene Gendefekte verursacht werden, von denen die meisten erblich sind. Eine Form dieser Störung geht auf einen Mangel an dem Enzym Adenosindesaminase zurück. In der Vergangenheit wuchsen Kinder mit dieser Störung in strikter Isolation, manchmal in einem sterilen Plastikzelt, auf, was der Störung den Beinamen »Bubble-Boy-Krankheit« verlieh.

Die meisten Kinder mit schwerem kombiniertem Immundefekt bekommen gewöhnlich im Alter von drei Monaten eine Lungenentzündung, Mundsoor und Durchfall. Es kann sich auch eine *Pneumocystis-carinii*-Lungenentzündung entwickeln. Ohne Behandlung sterben diese Kinder vor dem zweiten Lebensjahr.

Eine Behandlung mit Antibiotika und Immunglobulinen ist hilfreich. Die beste Behandlungsmethode ist jedoch die Transplantation von Stammzellen aus dem Knochenmark oder aus dem Blut der Nabelschnur. Ein Adenosindesaminasemangel lässt sich wirksam behandeln, indem dieses Enzym ersetzt wird. Bei einer Form des schweren kombinierten Immundefektes scheint die Gentherapie bei einigen Kindern gut anzuschlagen. Die Behandlung besteht darin, dem Kind einige weiße Blutkörperchen zu entnehmen, diesen Zellen ein normales Gen einzupflanzen und sie dem Kind dann wieder zu injizieren.

Wiskott-Aldrich-Syndrom

Das Wiskott-Aldrich-Syndrom ist eine erbliche Immunmangelkrankheit, die durch ungewöhnliche Antikörper und T-Lymphozyten, eine niedrige Blutplättchenzahl sowie Ekzeme gekennzeichnet ist.

Das Wiskott-Aldrich-Syndrom betrifft nur das männliche Geschlecht. Da die Anzahl der Blutplättchen verringert ist, können Blutungen, meist als blutiger Durchfall, das erste Krankheitsanzeichen sein. Auch Ekzeme entwickeln sich bereits in jungen Jahren. Durch den niedrigen Antikörperspiegel und die Fehlfunktion der T-Lymphozyten ist die Anfälligkeit für Infektionen, vor allem solche der Atemwege, erhöht. Ebenfalls erhöht ist das Risiko für bestimmte Krebsarten, wie Lymphome und Leukämie.
Eine Stammzellentransplantation ist die einzige wirksame Behandlung. Die operative Entfernung der Milz trägt oft dazu bei, die Blutungsprobleme in den Griff zu bekommen. Antibiotika werden kontinuierlich gegeben, um Infektionen vorzubeugen. Auch Immunglobuline können hilfreich sein.

Hyperimmunglobulin-E-Syndrom

Das Hyperimmunglobulin-E-Syndrom (Hyper-IgE-Syndrom, Buckley-Syndrom, Hiob-Syndrom) ist eine erbliche Immunmangelkrankheit, bei der sehr hohe IgE-Spiegel bei gleichzeitig normal hohen Konzentrationen der anderen Antikörperklassen vorliegen. Die Folge sind stets wiederkehrende Infektionen.

Bei den meisten Menschen mit Hyperimmunglobulin-E-Syndrom sind die neutrophilen Granulozyten – ein Typ weißer Blutkörperchen, der zu den Phagozyten zählt – verändert. Die Ursache dafür ist nicht bekannt. Es können Infektionen der Haut, Gelenke, Lunge und anderer Organe, meist mit dem Bakterium *Staphylococcus*, auftreten. Viele Menschen mit dieser Krankheit haben schwache Knochen und erleiden häufig Knochenbrüche. Bei einigen zeigen sich Symptome einer Allergie, wie Ekzeme, verstopfte Nase und Asthma. Die Gesichtszüge können vergröbert sein.
Antibiotika, wie Cotrimoxazol, werden häufig kontinuierlich oder als Stoßbehandlung gegeben, um den häufigen Staphylokokkeninfektionen vorzubeugen beziehungsweise um sie zu behandeln.

Chronische Granulomatose

Die chronische Granulomatose ist eine erbliche Immunmangelkrankheit, bei der die Phagozyten (Neutrophile, Eosinophile, Monozyten und Makrophagen) einen Funktionsdefekt aufweisen.

Bei dieser Störung produzieren die Neutrophilen, Eosinophilen, Monozyten und Makrophagen keine hoch reaktiven Sauerstoffverbindungen und auch keine anderen Substanzen, die bestimmte Bakterien und Pilze abtöten. Von der chronischen Granulomatose sind meist Jungen betroffen.
Die Symptome treten meist erstmals in der frühen Kindheit auf, manchmal auch erst ab dem zehnten Lebensjahr. Chronische Infektionskrankheiten befallen die Haut, die Lunge, die Lymphknoten, den Mund, die Nase und die Bauchorgane. Abszesse können sich rund um den After, in der Lunge, den Knochen und der Leber entwickeln. In den Lymphknoten können sich Bakterien ansiedeln. Die Haut über den dann geschwollenen Lymphknoten reißt häufig ein, als Folge davon fließt Eiter aus dem Abszess ab. Die Leber und die Milz vergrößern sich, und das Wachstum des Kindes verzögert sich.
Antibiotika werden kontinuierlich oder als Stoßbehandlung gegeben. Zahl und Schweregrad der Infektionen lassen sich durch Injektionen von Interferon gamma verringern. Die Stammzellentransplantation wird wegen der damit verbundenen Risiken nicht generell empfohlen.

Immunschwäche durch Milzerkrankungen

Die Milz hat eine wichtige Funktion im Immunsystem: Sie filtert Bakterien und andere infektiöse Substanzen aus dem Kreislauf und zerstört sie; außerdem bildet sie Antikörper. Menschen, die ohne Milz zur Welt kommen, deren Milz geschädigt ist oder operativ entfernt werden musste, haben ein erhöhtes Risiko für bakterielle Infektionen.
Personen ohne Milz werden zusätzlich zu den Impfungen gegen die üblichen Krankheiten auch gegen Pneumokokken und Meningokokken geimpft. Personen mit Milzerkrankung oder ohne Milz bekommen bei den ersten Anzeichen einer Infektion Antibiotika. Kinder ohne Milz müssen mindestens während der ersten fünf Lebensjahre kontinuierlich Antibiotika einnehmen. Um einer Blutinfektion vorzubeugen, wird oft ein Antibiotikum, meist Penizillin oder Ampizillin, gegeben.

KAPITEL 185

Allergische Reaktionen

Allergische Reaktionen (Überempfindlichkeitsreaktionen) sind eine unangemessene und gesteigerte Reaktion des Immunsystems auf eine normalerweise harmlose Substanz.

Normalerweise verteidigt das Immunsystem mit seinen Komponenten – Antikörper, weiße Blutkörperchen, Mastzellen, Komplementproteine und anderen Substanzen – den Körper gegen fremde Substanzen, die so genannten Antigene. Bei dafür empfänglichen Menschen kann das Immunsystem auf bestimmte Antigene, so genannte Allergene, die für die meisten Menschen harmlos sind, jedoch überreagieren. Die Folge davon ist eine allergische Reaktion. Manche Menschen reagieren auf nur eine Substanz allergisch, andere auf viele. Etwa ein Viertel aller Bundesbürger leidet an Allergien.

Allergene können, wenn sie mit der Haut oder dem Auge in Kontakt kommen, eingeatmet, gegessen oder gespritzt werden, eine allergische Reaktion auslösen. Diese kann als saisonale Allergie auftreten, wie z. B. Heuschnupfen, der durch den Kontakt mit Pflanzenpollen verursacht wird. Ebenso kann sie durch die Einnahme eines bestimmten Medikaments, durch den Verzehr bestimmter Nahrungsmittel oder Einatmen von Hausstaub oder tierischen Hautschuppen ausgelöst werden.

Bei den meisten allergischen Reaktionen produziert das Immunsystem beim ersten Kontakt mit einem Allergen Immunglobulin E (IgE), einen Typ von Antikörpern. Diese IgE-Antikörper binden sich an spezielle Typen weißer Blutkörperchen: an die Basophilen im Blut und an die Mastzellen im Gewebe. Der Erstkontakt verursacht keine Symptome, kann die betreffende Person aber für das Allergen sensibel machen. Wenn diese sensibilisierte Person das nächste Mal mit dem Allergen in Kontakt kommt, setzen die Zellen, die IgE-Antikörper an ihrer Oberfläche gebunden haben, Substanzen wie Histamine, Prostaglandine und Leukotriene frei. Diese verursachen im umliegenden Gewebe Schwellung und Rötung. Diese Substanzen lösen eine Kaskade von Reaktionen aus, durch die das Gewebe weiter gereizt und geschädigt wird. Diese allergischen Reaktionen können nur schwach ausgeprägt, aber auch schwerer Art sein.

Symptome und Diagnose

Die meisten allergischen Reaktionen sind leichter Art, dazu gehören tränende, juckende Augen, laufende Nase, juckende Haut oder Niesen. Hautausschlag kommt häufig vor und geht oft mit Juckreiz einher. Es können Schwellungen auftreten, die als Quaddeln bezeichnet werden, wenn sie auf kleinere Hautbereiche begrenzt bleiben und oberflächlich sind, als Angioödem, wenn sie große Hautstellen bedecken und das tiefere Gewebe unter der Haut betreffen ▲. Die Schwellung wird durch die aus den Blutgefäßen austretende Flüssigkeit verursacht. Abhängig von dem Körperteil, an dem es auftritt, kann das Angioödem ernsthaft sein. Auch Asthmaanfälle können allergisch bedingt sein. So genannte anaphylaktische Reaktionen ■ können lebensbedrohlich sein. Bei diesen verengen sich die Atemwege, sodass das Atmen schwer fällt, die Blutgefäße weiten sich, und der Blutdruck sinkt ab.

Der Arzt muss als Erstes feststellen, ob es sich um eine allergische Reaktion handelt. Dazu wird er unter anderem nach nahen Verwandten mit Allergien fragen. Mit einer Blutuntersuchung lässt sich ein spezieller Typ weißer Blutkörperchen, die so genannten Eosinophilen, nachweisen. Bei einer allergischen Reaktion produziert der Körper sie in großer Menge.

Da jede allergische Reaktion durch ein spezifisches Allergen ausgelöst wird, ist es die Hauptaufgabe der Diagnostik, das jeweilige Allergen zu identifizieren. Oft lässt sich das verantwortliche Allergen daran erkennen, wann die Allergie erstmals auftrat und wann und wie oft sie abläuft – z. B. während einer bestimmten Jahreszeit oder nach dem Verzehr bestimmter Nahrungsmittel.

Mit Hauttests lassen sich bestimmte Allergene am besten bestimmen. Normalerweise wird als Erstes ein Prick-Test durchgeführt. Dabei wird aus den Pollen von Bäumen, Gräsern und Kräutern, aus Pilzsporen, Hausstaub, tierischen Hautschuppen, Insektengift, Nahrungsmitteln und einigen Arzneimitteln eine verdünnte Lösung hergestellt. Sodann bekommt die Testperson einen Tropfen von jeder Lösung

---

▲ siehe Seite 1068   ■ siehe Seite 1069

auf die Haut aufgetragen, dann wird die Haut leicht angeritzt. Wenn die Person auf einen der Stoffe allergisch reagiert, bildet sich innerhalb von 15 bis 20 Minuten an dessen Einritzstelle eine Quaddel: eine blasse, leicht erhabene Schwellung. Die Quaddel wird von einer klar abgegrenzten Hautrötung, dem Erythem, umschlossen. Der Bereich misst etwas mehr als einen Zentimeter im Durchmesser. Mit dem Pricktest lassen sich die meisten Allergene identifizieren. Zeigt sich auf keine der Substanzen eine Reaktion, kann dem Patienten von jeder Lösung eine winzige Menge unter die Haut gespritzt werden. Dieser Hauttest zum Nachweis einer allergischen Reaktion ist meist effektiver als der Pricktest. Vor einem Hauttest dürfen keine Mittel gegen Allergien eingenommen werden, da sie mögliche Reaktionen unterdrücken können.

Der Radio-Allergo-Sorbent-Test (RAST) kann angewendet werden, wenn ein Hauttest nicht möglich ist, z. B. bei einem ausgedehnten Hautausschlag. Bei diesem Test wird die Konzentration der verschiedenen allergenspezifischen IgE-Antikörper im Blut gemessen und so das verantwortliche Allergen identifiziert.

Vorbeugung

Die wichtigste Maßnahme ist, das Allergen zu vermeiden. Hierzu kann es erforderlich sein, ein Medikament abzusetzen, ein Haustier aus dem Wohnbereich zu verbannen oder ganz abzuschaffen, hoch effiziente Luftfilter zu installieren oder auf den Verzehr bestimmter Nahrungsmittel zu verzichten. Für Menschen mit einer schweren, jahreszeitlich begrenzten Allergie ist es überlegenswert, in eine Region umzuziehen, in der es das Allergen nicht gibt. Wer an einer Hausstauballergie leidet, sollte auf »Staubfänger« weitestgehend verzichten.

Hyposensibilisierung (Allergen-Immuntherapie): Da sich einige Allergene, vor allem die luftgetragenen, nur schwer vermeiden lassen, können Allergenextrakte gespritzt werden, um die betreffende Person gegen das spezifische Allergen zu hyposensibilisieren. Durch dieses spezifische Vorgehen lassen sich die Anzahl und der Ausprägungsgrad von allergischen Reaktionen vermindern. Dennoch ist die Hyposensibilisierung nicht immer effektiv. Manche Menschen und manche Allergien reagieren besser darauf als andere. Die Allergen-Immuntherapie wird am häufigsten bei Allergien gegen Insek-

tengifte, Pollen, Hausstaubmilben und tierische Hautschuppen angewandt. Für Nahrungsmittelallergien ist sie grundsätzlich nicht geeignet, da sie hierbei schwere Reaktionen auslösen kann und außerdem wenig effektiv ist. Davon abgesehen lassen sich Nahrungsmittel fast immer meiden.

Zur Hyposensibilisierung werden winzige Mengen der Allergene unter die Haut gespritzt. Die Dosis wird allmählich gesteigert, bis ein Spiegel erreicht ist, bei dem die Symptome noch erträglich sind (Erhaltungsdosis). Das allmähliche Aufdosieren ist notwendig, da ein plötzlicher Kontakt mit einer zu hohen Dosis des Allergens eine allergische Reaktion hervorrufen kann. Es werden meist ein bis zwei Injektionen pro Woche gegeben, bis die Erhaltungsdosis erreicht ist. Danach wird im Allgemeinen nur noch alle vier bis sechs Wochen gespritzt. Das Verfahren ist am erfolgreichsten, wenn die Injektionen gleichmäßig über das ganze Jahr verteilt gegeben werden – das gilt auch für die Anwendung bei Heuschnupfen. Bis die Immuntherapie komplett abgeschlossen ist, dauert es im Allgemeinen drei bis vier Jahre.

Da eine Hyposensibilisierung gefährliche allergische Reaktionen hervorrufen kann, darf sie nur von Ärzten durchgeführt werden, die über eine entsprechende Notfallausrüstung verfügen und darin geschult sind, Komplikationen aufzufangen. Nach der Injektion muss der Patient noch mindestens 20 Minuten in der Praxis bleiben. Bei leichten allergischen Reaktionen wie Niesen, Husten, Hitzewallungen, Kribbeln, Juckreiz, Beklemmungen, Atemnot und Nesselsucht hilft meist ein Antihistaminikum wie Diphenhydramin oder Loratadin. Ernstere Reaktionen erfordern die Injektion von Adrenalin.

Bei Personen mit einer Allergie gegen nicht zu meidende Allergene, wie Insektengifte, kann die Hyposensibilisierung eingesetzt werden, um eine anaphylaktische Reaktion ▲ zu vermeiden. Bei Allergenen, die man umgehen kann, wie Penizillin oder andere Arzneimittel, ist die Immuntherapie nicht angebracht.

Behandlung

Antihistaminika: Antihistaminika werden bei Allergien am häufigsten eingesetzt, um die Symptome zu lindern. Viele von ihnen sind ohne Rezept erhältlich. Antihistaminika können für ältere Menschen problematisch sein ■, weil sie als unerwünschte Wirkung zu Müdigkeit, Mundtrockenheit, Sehstörungen, Verstopfung und Schwierigkeiten beim Wasserlassen führen können. Antihistaminika blockieren die Wirkung

▲ siehe Seite 1069   ■ siehe Seite 87

℞ ANTIHISTAMINIKA (AUSWAHL)

ARZNEIMITTEL	ANTICHOLINERGE WIRKUNG*	DÄMPFENDE WIRKUNG⁺
Rezeptfrei		
Chlorphenamin,	Mäßig	Leicht
Cetirizin,	Kaum bis keine	Mäßig bei manchen Personen
Clemastin,	Stark	Mäßig
Dexchlorpheniramin,	Mäßig	Leicht
Diphenhydramin,	Stark	Sehr stark
Hydroxyzin,	Mäßig	Extrem
Loratadin	Kaum bis keine	Kaum bis keine
Rezeptpflichtig		
Cyproheptadin,	Mäßig	Leicht
Fexofenadin,	Kaum bis keine	Kaum bis keine
Promethazin	Stark	Extrem

* Zu den anticholinergen Nebenwirkungen zählen Verwirrtheit, Mundtrockenheit, Sehstörungen, Verstopfung, Schwierigkeiten beim Wasserlassen und Benommenheit (vor allem direkt nach dem Aufstehen). Vor allem ältere Menschen sind für diese Nebenwirkungen besonders anfällig.

⁺ Der Grad der dämpfenden Wirkung hängt von eventuellen Kombinationspartnern in dem Mittel, der Zubereitung und der jeweiligen Person ab.

von Histamin, sie verhindern nicht dessen Produktion. Antihistaminika lindern den Juckreiz und verringern die Schwellung bei Quaddeln und leichtem Angioödem.

Cromoglizinsäure: Cromoglizinsäure ist rezeptfrei erhältlich. Im Inhalator oder Vernebler angewandt, ist sie hilfreich, um Asthmasymptome zu lindern. Als Tropfen gibt es sie für die Anwendung an Augen und Nase. Cromoglizinsäure wirkt in der Regel nur dort, wo sie angewandt wird, wie etwa an der hinteren Rachenwand, in der Lunge, den Augen und der Nase. Geschluckte Cromoglizinsäure gelangt nicht in die Blutbahn, sondern lindert direkt die Verdauungssymptome bei Mastozytose. Das Medikament hindert die Mastzellen an der Freisetzung von Substanzen, die nahe gelegenes Gewebe schädigen.

Kortison: Gelingt es nicht, die Allergiesymptome mit Antihistaminika und Cromoglizinsäure unter Kontrolle zu bringen, kann Kortison eingesetzt werden. Es kann bei allergischer Rhinitis als Nasenspray und bei allergischem Asthma als Inhalator bzw. Dosieraerosol angewandt werden. Bei sehr schweren oder den ganzen Körper erfassenden Symptomen ist es manchmal notwendig, Kortison einzunehmen. Dauert die Therapie jedoch mehr als drei bis vier Wochen, kann sie viele und teilweise schwere Nebenwirkungen zur Folge haben ▲. Deshalb bleibt die Einnahme von Kortison auch solchen Allergien vorbehalten, bei denen alle anderen Therapien nicht angeschlagen haben. Die Anwendungszeit soll möglichst kurz begrenzt bleiben.

Notfallbehandlung: Schwere allergische Reaktionen, wie ein anaphylaktischer Schock, bedürfen einer raschen Notfallbehandlung. Wer bereits einmal eine schwere allergische Reaktionen erlitten hat, sollte stets dafür ausgerüstet sein, sich selbst im Notfall Adrenalin zu spritzen und ein Antihistaminikum einzunehmen. Die Kombination aus Adrenalin und Antihistaminikum hält die anaphylaktische Reaktion normalerweise auf. Dennoch sollte derjenige, der eine schwere allergische Reaktion hatte, die Notaufnahme eines Krankenhauses aufsuchen, damit er dort sorgfältig überwacht und die Behandlung nötigenfalls wiederholt oder angepasst wird.

Saisonale Allergien

Saisonale oder jahreszeitlich begrenzte Allergien entstehen durch Kontakt mit Luftschwebstoffen, wie Pollen, die nur in einer bestimmten Jahreszeit auftreten.

▲ siehe Kasten Seite 354

Saisonale Allergien kommen häufig vor. Diese auch unter der Bezeichnung Heuschnupfen bekannte Allergie tritt nur wenige Monate im Jahr auf – meist im Frühling, Sommer, seltener auch im Herbst. Wann, richtet sich danach, wogegen die betreffende Person allergisch ist. Die Symptome betreffen in erster Linie die Schleimhaut der Nase, wo sie zur so genannten allergischen Rhinitis führen, und die Bindehaut der Augen, was zur allergischen Bindehautentzündung führt. (Rhinitis und Bindehautentzündung können auf anderen Ursachen beruhen ▲).

Die Bezeichnung Heuschnupfen oder Heufieber ist irreführend, da die Symptome weder ausschließlich im Sommer zur typischen Heuerntezeit auftreten, noch Fieber zum Krankheitsbild gehört. Heuschnupfen ist meist eine Reaktion auf Pollen. Die Pollensaison unterscheidet sich in verschiedenen Ländern und kann sogar in den einzelnen Landesteilen verschieden sein. Von Februar bis April haben die Bäume ihre Hauptblütezeit. Einen Heuschnupfen in dieser Zeit verursachen meist die Frühblüher Hasel, Erle und Birke. Zwischen Mai und Juli blühen die Gräser; dann plagen sich vor allem Menschen, die auf Ruch-, Knäuel-, Ray-, Wiesenrispen-, Honig-, Wiesenliesch-, Kamm-, Wiesenschwingel-, Straußgras und Roggen reagieren. Pflanzen, die zwar nicht zu den Gräsern gehören, aber ebenfalls in dieser Zeit blühen und potente Allergene sind, sind Wiesenfuchsschwanz, Wegerich und Beifuß. Da viele Menschen nicht nur auf eine Pollenart, sondern gleich auf mehrere allergisch reagieren, ist es individuell möglich, dass eine Pollenallergie-Saison von Frühjahrsbeginn bis Spätherbst andauert. Wenn die Allergie auf den Sporen von Schimmelpilzen beruht, hält sie meist das ganze Jahr über an.

Eine allergische Bindehautentzündung kann entstehen, wenn Schwebstoffe, wie Pollen, mit den Augen in direkten Kontakt kommen.

Symptome und Diagnose

Bei Heuschnupfen beginnen die Nase, der Gaumen, der Rachen und die Augen zu jucken. Der Juckreiz kann allmählich oder abrupt auftreten. Die Nase läuft und sondert reichlich klare, wässrige Flüssigkeit ab. Sie kann auch verstopfen. Die Betroffenen müssen häufig niesen.

Die Augen tränen bei Heuschnupfen manchmal stark, und sie jucken. Das Weiße im Auge und die Augenlider können sich röten und anschwellen. Das Tragen von Kontaktlinsen kann die Augen noch stärker reizen. Die innere Nasenwand schwillt an und läuft bläulichrot an. Weitere mögliche Symptome sind Kopfschmerzen, Husten, keuchender Atem und Reizbarkeit. Depressive Stimmung, Appetitlosigkeit und Schlafstörungen kommen ebenfalls vor, sind jedoch seltener.

Viele Menschen mit saisonaler Allergie leiden auch an Asthma (das mit Atemnot bzw. keuchendem Atem verbunden ist). Bei ihnen wird das Asthma durch dieselben Allergene verursacht, die zur allergischen Rhinitis und Bindehautentzündung beitragen.

Die Diagnose richtet sich nach den Symptomen und berücksichtigt die Jahreszeit, in denen sie auftreten. Diese Information hilft dem Arzt, die Allergene zu identifizieren. Das Nasensekret kann untersucht werden, um festzustellen, ob es Eosinophile enthält (ein Typ weißer Blutkörperchen, der bei einer allergischen Reaktion in großer Menge produziert wird). Hauttests helfen, die Diagnose und die Identität des Allergens zu bestätigen ■.

Behandlung

Wer das auslösende Allergen kennt, kann sich anhand der Pollenflugvorhersage rechtzeitig auf den zu erwartenden Heuschnupfen vorbereiten, indem er Cromoglizinsäure als Nasen- oder Augentropfen anwendet. Cromoglizinsäure hindert die Mastzellen daran, ihre entzündungsfördernden Substanzen freizusetzen. Sie wirkt nur an dem Ort, an dem sie angewandt wird, und sie braucht etwa ein bis zwei Wochen, bis sich ihre volle Wirkung entfaltet.

Wurde diese vorbeugende Maßnahme zu spät eingeleitet oder wirkt sie nicht ausreichend, können Nasensprays mit Antihistaminika eingesetzt werden. Substanzen zur örtlichen Anwendung sind z. B. Azelastin und Levocabastin.

Wenn die lokale Behandlung nicht ausreicht oder wenn Augen, Nase und eventuell noch die Lunge gleichermaßen betroffen sind, kann die Einnahme eines Antihistaminikums sinnvoll sein, das im ganzen Körper wirkt. Dabei sind die Arzneistoffe vorzuziehen, die nur wenig müde machen. Zu ihnen gehören Cetirizin, Desloratadin, Levocetirizin und Loratadin.

Die bei einem nichtallergisch bedingten Schnupfen üblicherweise eingesetzten Nasenmittel mit z. B. Naphazolin, Oxymetazolin, Tramazolin und Xylometazolin verringern zwar auch bei allergischem Schnupfen die Sekretabsonderung und verbessern die Nasenatmung. Diese Mittel dürfen aber nicht länger als fünf

▲ siehe Seiten 1248 und 1283   ■ siehe Seite 1059

bis höchstens sieben Tage angewandt werden, weil die Nasenschleimhaut sonst nach dem Absetzen des Mittels mehr Sekret produziert als zuvor. Da ein Heuschnupfen aber gewöhnlich eine längere Behandlungszeit erfordert, sind diese Mittel wenig hilfreich.

Wenn Cromoglizinsäure und Antihistaminika die Allergiesymptome nicht ausreichend lindern, kann Kortison als Nasenspray angewandt werden. Dieses ist hochwirksam und hat meist nur geringe Nebenwirkungen. Kortison-Nasenspray kann jedoch Nasenbluten und eine wunde Nase hervorrufen.

Bleiben diese Behandlungen wirkungslos, kann Kortison für kurze Zeit, gewöhnlich nicht länger als zehn Tage, eingenommen werden. Eine Langzeittherapie mit eingenommenem Kortison kann schwere Nebenwirkungen haben.

Manche Menschen profitieren von einer Hyposensibilisierung ▲. Dazu zählen jene, bei denen die üblichen Allergiemedikamente ernste Nebenwirkungen hervorrufen, für deren Allergiebehandlung die Einnahme von Kortison notwendig ist oder die Asthma entwickeln. Bei Heuschnupfen sollte die Allergie-Immuntherapie nach der Pollensaison beginnen, um für die nächste Saison gerüstet zu sein. Das Verfahren ist am erfolgreichsten, wenn die Injektionen über das ganze Jahr verteilt werden.

Bei einer allergischen Bindehautentzündung können Augenbäder mit klarem Wasser oder künstliche Tränenflüssigkeit die Reizung lindern. Alle Substanzen, die allergische Reaktionen verursachen können, sollten gemieden werden. Auch auf Kontaktlinsen sollte in der Zeit der akuten Bindehautentzündung verzichtet werden.

Eine allergische Bindehautentzündung wird mit den gleichen Arzneistoffen behandelt wie der allergische Schnupfen. Die Mittel gibt es sowohl als Nasen- als auch als Augentropfen. Weil bei einer saisonalen Allergie ohnehin meist Augen und Nase zugleich reagieren, sind Augen- und Nasenmittel in einer Kombinationspackung erhältlich.

Wenn kortisonhaltige Augentropfen längere Zeit eingesetzt werden, muss der Augeninnendruck regelmäßig kontrolliert werden, da Kortison die Entstehung eines grünen Stars begünstigen kann. Außerdem muss sichergestellt sein, dass keine Augenentzündung vorliegt. Da Kortison das Immunsystem unterdrückt, ist das Infektionsrisiko erhöht.

Ganzjährige Allergien

Ganzjährige (perenniale) Allergien entstehen bei Kontakt mit Luftschwebstoffen wie Hausstaub.

Ganzjährige Allergien treten saisonunabhängig auf oder halten das ganze Jahr über an. Sie sind oft eine Reaktion auf Hausstaub. Dieser kann unter anderem Schimmelpilzsporen, Gewebefasern, tierische Hautschuppen, Milbenkot und Insektenpartikel enthalten. Auch Bestandteile und Produkte der Küchenschaben sind eine häufige Quelle für Allergiesymptome. Diese Substanzen finden sich das ganze Jahr über im Haushalt, können jedoch während der kalten Jahreszeit, wenn mehr Zeit im Haus verbracht wird und der Luftstrom der Heizung die Partikel verwirbelt, stärkere Symptome verursachen.

Ganzjährige Allergien verursachen gewöhnlich Nasensymptome, jedoch keine Augenbeschwerden. Letztere können sich dann entwickeln, wenn z. B. Medikamente zur Behandlung von Augenerkrankungen, Haarfärbemittel oder Kosmetika, wie Eyeliner und Gesichtspuder, ins Auge gelangen und dort als Allergen wirken. Auch die Konservierungsstoffe in Kontaktlinsenpflegemitteln können eine allergische Reaktion am Auge verursachen.

Symptome und Diagnose

Bei der ganzjährigen Allergie beginnen Nase, Gaumen, Schlund und Augen zu jucken. Der Juckreiz kann allmählich oder plötzlich einsetzen. Die Nase läuft und produziert ein wässriges Sekret. Die Betroffenen niesen oft, die Nase kann chronisch verstopft sein. Die eustachische Röhre, die das Mittelohr mit dem Rachenraum verbindet, kann geschwollen sein, was vor allem Kindern Hörprobleme bereiten kann. Manche Menschen leiden an wiederkehrenden Infektionen der Nasennebenhöhlen und an Wucherungen in der Nase.

Sind die Augen beteiligt, tränen sie und jucken. Das Weiße im Auge und die Augenlider können gerötet sein und anschwellen.

Viele Menschen, die an einer ganzjährigen Allergie leiden, bekommen auch Asthma, das durch dieselben Allergene verursacht wird, die zur Entstehung der allergischen Rhinitis und der allergischen Bindehautentzündung beitragen.

▲ siehe Seite 1060

Die Diagnose stützt sich auf die Symptome und die Rahmenbedingungen, unter denen sie auftreten.

Vorbeugung und Behandlung

Die wichtigste Maßnahme ist, das Allergen zu meiden. Bei einer Hausstauballergie heißt das, aufgestellten Zierrat, alte Zeitschriften und Bücher zu entfernen. Polstermöbel sollten zumindest häufig abgesaugt, besser noch durch glattes Mobiliar ersetzt werden. Statt Vorhängen und Jalousien können Rollläden das Zimmer verdunkeln, auf Teppiche sollte verzichtet werden. Matratzen und Kissen können mit speziellen Bezügen, die für Hausstaubmilben und Allergenpartikel undurchlässig sind, versehen werden (Encasings). Damit der Staubsauger das Angesaugte nicht wieder gleichmäßig in den Räumen verteilt, sollte er mit einem speziellen Filter ausgerüstet werden (HEMA-Filter). Davon abgesehen bindet häufiges feuchtes Wischen den Staub in den Räumen. Bei einer Allergie gegen tierische Hautschuppen sollte sich das Haustier nur in bestimmten Räumen aufhalten oder am besten den Innenraumbereich gar nicht betreten dürfen. Es kann auch helfen, das Tier einmal in der Woche zu baden.

Die medikamentöse Behandlung ähnelt der der saisonalen Allergien.

Eine chronische Nebenhöhlenentzündung und Nasenpolypen müssen manchmal operativ behoben werden, um den Abfluss aus den Nebenhöhlen zu verbessern und infiziertes Material zu entfernen. Vor und nach dem Eingriff sind regelmäßige Spülungen der Nebenhöhlen mit warmem Wasser und einer Salzlösung hilfreich.

Nahrungsmittelallergie

Eine Person mit einer Nahrungsmittelallergie reagiert auf ein bestimmtes Nahrungsmittel allergisch.

Viele Nahrungsmittel können eine allergische Reaktion verursachen. Am häufigsten werden Nahrungsmittelallergien durch Nüsse, Erdnüsse, Schalentiere, Fisch, Milch, Eier, Weizen und Sojaprodukte ausgelöst. Die allergische Reaktion auf Nahrungsmittel kann schwer ausfallen; manchmal steigert sie sich sogar bis zur anaphylaktischen Reaktion ▲.

▲ siehe Seite 1069 ■ siehe Seite 728

★ siehe Kasten Seite 719

Nahrungsmittelallergien können bereits im frühen Kindesalter beginnen. Sie sind besonders häufig bei Kindern, deren Eltern ebenfalls an Allergien leiden. Die häufigsten Nahrungsallergene, auf die Kinder reagieren, sind in Eiern, Milch, Erdnüssen und Sojaprodukten enthalten.

Immer wieder wird diskutiert, ob Nahrungsmittelallergien für Störungen verantwortlich sind wie z. B. Hyperaktivität bei Kindern, chronisches Müdigkeitssyndrom, Gelenkentzündung, schlechte sportliche Leistung und Depressionen. Ein solcher Zusammenhang ließ sich jedoch nicht bestätigen.

Es gibt allerdings auch ungewöhnliche Reaktionen auf Nahrungsmittel, die nicht allergisch bedingt sind. Eine solche Nahrungsmittelunverträglichkeit unterscheidet sich von der Nahrungsmittelallergie dadurch, dass das Immunsystem nicht beteiligt ist. Es ist vielmehr eine Reaktion des Magen-Darm-Trakts, die Verdauungsstörungen zur Folge hat. So kann z. B. das Enzym fehlen, das notwendig ist, um Milchzucker zu verdauen. ■ Auch verunreinigte und verdorbene Nahrungsmittel können Störungen verursachen.

Manche Menschen reagieren auf Nahrungsmittelzusätze so, dass man es mit einer allergischen Reaktion verwechseln kann. Das gilt z. B. für Natriumglutamat ★, Konservierungsmittel wie Natriumsulfit und Farbstoffe wie Tartrazin (E 102), ein gelber Farbstoff, der Süßigkeiten, Limonaden und anderen Nahrungsmitteln zugesetzt sein kann. Sie alle können Symptome wie Asthma und Nesselsucht verursachen. Bei manchen Menschen können bestimmte Käsesorten, Wein oder Schokolade Auslöser für Migränekopfschmerzen sein.

Symptome

Bei kleinen Kindern ist das erste Symptom einer Nahrungsmittelallergie häufig ein ekzemartiger Hautausschlag (Neurodermitis) oder ein Nesselsucht-Ausschlag. Er kann mit Übelkeit, Erbrechen und Durchfall einhergehen. Mit etwa einem Jahr wird der Ausschlag oft schwächer. Viele Nahrungsmittelallergien – meist gegen Milch, seltener gegen Eier und Erdnüsse – klingen mit ungefähr zehn Jahren ab, werden aber häufig durch Allergien auf Inhalationsallergene, wie Heuschnupfen und Asthma, abgelöst.

Bei Erwachsenen verursachen Nahrungsmittelallergien Juckreiz im Mund, Nesselsucht, Ekzeme und gelegentlich Fließschnupfen und Asthma. Bei manchen reicht bereits eine winzige Menge des Auslösers für eine schwere Reaktion. Am ganzen Körper kann sich ein Ausschlag zeigen, das Innere des Halses schwillt an, die Atemwege verengen sich, was zu Atemnot führt. Diese so genannte anaphylaktische Reaktion kann unter Umständen lebensbedrohlich sein. Bei einigen Menschen treten allergische Reaktionen auf Nahrungsmittel nur auf, wenn sie unmittelbar nach deren Verzehr Sport treiben.

Diagnose

Die Krankengeschichte des Patienten gibt dem Arzt erste Hinweise auf eine Nahrungsmittelallergie. Dann werden Hauttests mit Extrakten verschiedener Nahrungsmittel durchgeführt. Ein positives Testergebnis muss zwar nicht unbedingt bedeuten, dass eine Allergie vorliegt, bei einem negativen Ergebnis lässt sich eine solche hingegen sicher ausschließen. Reagiert der Patient auf das getestete Nahrungsmittel, kann ein oraler Provokationstest durchgeführt werden, um die Diagnose zu bestätigen. Bei diesem Test bekommt der Betroffene das Nahrungsmittel unter ärztlicher Aufsicht in einem unproblematischen Träger wie z. B. Apfelmus angeboten. Entwickeln sich nach dem Verzehr keine Symptome, reagiert der Patient auf das betreffende Nahrungsmittel auch nicht allergisch.

Eine weitere Möglichkeit, eine Nahrungsallergie nachzuweisen, ist eine Eliminationsoder Auslassdiät. Hierbei verzichtet der Patient eine Woche lang auf alle Nahrungsmittel, die die Ursache für seine Symptome sein könnten. Es dürfen nur die Nahrungsmittel und Flüssigkeiten aufgenommen werden, die im Ernährungsplan ausdrücklich vorgesehen sind – und es müssen reine Produkte sein. Eine solche Diät einzuhalten, ist nicht einfach, da viele Nahrungsprodukte Bestandteile enthalten, die man darin auf Anhieb nicht erwartet hätte. So enthält ein normales Roggenbrot z. B. auch etwas Weizenmehl. Im Restaurant zu essen, ist in dieser Zeit nicht möglich. Treten keine Symptome auf, werden die Nahrungsmittel danach einzeln wieder in den Ernährungsplan aufgenommen. Bevor das jeweils nächste Nahrungsmittel aufgenommen wird, sollte einige Tage abgewartet werden, ob sich Symptome einstellen – womit das verantwortliche Allergen überführt wäre.

Behandlung

Personen mit einer Nahrungsmittelallergie müssen die Nahrungsmittel, die ihre Allergien auslösen, aus ihrer Ernährung verbannen. Eine Hyposensibilisierung ist nicht wirksam. Antihistaminika helfen, Nesselsucht und Schwellungen zu lindern. Personen mit schweren allergischen Reaktionen tragen häufig ein Antihistaminikum als Bedarfsmedikament bei sich, um es unmittelbar bei Einsetzen der Reaktion zu nehmen. Als Notfallmedikament sollten sie für den Fall schwerer allergischer Reaktionen auch eine Adrenalin-Fertigspritze mit sich führen.

Mastozytose

Bei der Mastozytose reichern sich im Hautgewebe und manchmal auch in anderen Körperpartien vermehrt Mastzellen an.

Die Mastozytose ist eine seltene Erkrankung. Sie unterscheidet sich von der typischen allergischen Reaktion insofern, als sie chronisch ist. Eine Mastozytose entsteht, wenn sich über einen Zeitraum von mehreren Jahren immer mehr Mastzellen in den Körpergeweben anreichern. Mastzellen, die Bestandteil des Immunsystems sind, produzieren Histamin. Histamin ist an der Entstehung von allergischen Reaktionen und an der Produktion von Magensäure beteiligt. Wenn die Zahl der Mastzellen zunimmt, steigt auch die Histaminkonzentration.

Es gibt drei Haupterscheinungsformen der Mastozytose. Beim Mastozytom entsteht durch die Mastzellanreicherung eine geschwulstartige Wucherung. Ein Mastozytom entwickelt sich typischerweise in den ersten sechs Lebensmonaten. Bei der zweiten Erscheinungsform der Mastozytose, der Urticaria pigmentosa, sammeln sich die Mastzellen in vielen über den Körper verteilten Hautbereichen und bilden kleine, rotbraune Flecken oder Knötchen (Papeln). Nur selten schreitet die Urticaria pigmentosa im Erwachsenenalter zur systemischen Mastozytose fort, bei der außer der Haut weitere Organe – Magen-Darm-Trakt, Leber, Milz, Lymphknoten und Knochen – von der Vermehrung der Mastzellen betroffen sind.

Symptome und Diagnose

Ein solitäres Mastozytom verursacht keine Symptome. Die Flecken der Urticaria pigmentosa jucken, wenn sie gerieben oder gekratzt werden. Der Juckreiz kann sich bei Temperaturänderungen, Kontakt mit Kleidungsstücken oder anderen Materialien sowie der Einnahme bestimmter Medikamente verstärken. Auch der Genuss von heißen Getränken, stark gewürzten

Anaphylaktoid oder anaphylaktisch

Anaphylaktoide Reaktionen ähneln den anaphylaktischen Reaktionen, treten jedoch im Unterschied zu diesen bereits nach dem ersten Kontakt mit der jeweiligen Substanz auf – z. B. nach der ersten Injektion eines Arzneimittels, wie Polmyxin, Pentamidin, Opioiden oder Röntgenkontrastmitteln. Anaphylaktoide Reaktionen sind von den allergischen Reaktionen zu unterscheiden, weil sie nicht durch IgE-Antikörper – die Antikörperklasse, die an allergischen Reaktionen beteiligt ist – verursacht werden. Vielmehr werden sie durch die Substanz an sich ausgelöst. Azetylsalizylsäure und nichtsteroidale Entzündungshemmer können bei einigen Menschen anaphylaktoide Reaktionen hervorrufen, vor allem bei Patienten mit ganzjähriger allergischer Rhinitis und Nasenpolypen.

Bei Personen, die in der Vergangenheit eine anaphylaktoide Reaktion auf Röntgenkontrastmittel erlebt haben, bemüht man sich, auf Kontrastmittel möglichst zu verzichten. Muss dennoch geröntgt werden, so werden spezielle Kontrastmittel verwandt, bei denen das Risiko für solche Reaktionen gering ist. Zusätzlich können vor der Injektion des Kontrastmittels Arzneimittel gegeben werden, die die anaphylaktoiden Reaktion unterbinden, z. B. Prednison, Diphenhydramin und Adrenalin.

Speisen oder Alkohol kann den Juckreiz verschlimmern. Durch Reiben oder Kratzen werden die Flecken quaddelig und röten sich. Auch anfallartige Gesichtsröte und auf den gesamten Körper ausgedehnte Reaktionen, letztlich sogar eine anaphylaktische Reaktion, können vorkommen.

Die systemische Mastozytose ruft Juckreiz und eine anfallartige Gesichtsröte hervor. Sie kann Allgemeinreaktionen verursachen, die häufig stark ausgeprägt sind und bis zur anaphylaktoiden Reaktion reichen. Anaphylaktoide ähneln den anaphylaktischen Reaktionen, werden jedoch nicht durch Allergene ausgelöst.

▲ siehe Tabelle Seite 711

Knochen- und Bauchschmerzen sind häufig. Da der Magen viel Histamin produziert, das die Sekretion von Magensäure anregt, können sich Geschwüre im Verdauungstrakt und chronischer Durchfall entwickeln.

Eine Urticaria pigmentosa kann anhand der typischen Flecken, die durch Kratzen zu Quaddeln werden und sich röten, diagnostiziert werden. Auch eine Biopsie kann durchgeführt werden. Hierzu wird Gewebe aus der Haut entnommen und mikroskopisch auf Mastzellen hin untersucht. Bei Verdacht auf eine systemische Mastozytose wird Gewebe aus dem Knochenmark oder aus anderen Organen entnommen.

Behandlung

Bei Kindern verschwindet die Mastozytose gewöhnlich von selbst. Gegen den Juckreiz bei der Urticaria pigmentosa helfen Antihistaminika. Die systemische Mastozytose wird mit Antihistaminika und H_2-Blockern behandelt, die die Produktion der Magensäure hemmen. ▲ Um die Verdauungsbeschwerden zu lindern, kann Cromoglizinsäure eingenommen werden. Die Betroffenen sollten immer eine Adrenalin-Fertigspritze zur Notfallbehandlung einer anaphylaktischen Reaktion bei sich haben. Gegen die Hautbeschwerden der Mastozytose können UV-Bestrahlung und Kortison zum Auftragen eingesetzt werden.

Physikalische Urtikaria

Bei der physikalischen Urtikaria wird die allergische Reaktion durch einen physikalischen Reiz ausgelöst.

Bei der physikalischen Urtikaria beruht die allergische Reaktion auf einem physikalischen Reiz. Als Reiz können wirken: Kälte, Sonnenlicht, Hitze, alles, was den Betroffenen zum Schwitzen bringt (z. B. psychischer Stress oder körperliche Belastung), Vibration, eine geringfügige Verletzung (z. B. durch Kratzen) oder Druck. Bei einigen Personen treten die Symptome lediglich auf, wenn der Reiz eingewirkt hat, bei anderen, die an einer allergischen Erkrankung leiden, verschlimmert der physikalische Reiz die bestehenden allergischen Symptome.

Wie dieser Typ allergischer Reaktionen entsteht, ist nicht bekannt. Einer Theorie zufolge verändert der physikalische Reiz ein Eiweiß in der Haut derart, dass das Immunsystem es irrtümlich für eine fremde Substanz hält und es angreift. Arzneimittel, wie Antibiotika, oder Substanzen in Kosmetika und Hautpflegemitteln lösen manchmal eine Überempfindlichkeit auf Sonnenlicht (Fotosensibilität) aus. Einige wenige Menschen, die empfindlich auf Kälte reagieren, weisen im Blut veränderte Eiweißkörper (so genanntes Kryoglobulin, Kryofibrinogen) auf. Manchmal deuten diese Eiweißkörper auf schwere Erkrankungen, wie Krebs, Bindegewebeerkrankungen oder chronische Infektionen, hin.

Juckreiz, Hautflecken, Nesselsucht und Angioödem sind die häufigsten Symptome. Sie entwickeln sich meist innerhalb von Minuten, nachdem der Reiz eingewirkt hat.

Wenn Menschen, die auf Hitze empfindlich reagieren, Hitze ausgesetzt sind oder sich so betätigen, dass sie schwitzen, können sie kleine, intensiv juckende Quaddeln entwickeln, die von einem roten Hof umschlossen sind. Dieses wird als cholinerge Urtikaria bezeichnet.

Wenn auf Kälte reagierende Personen der Kälte ausgesetzt werden, kann dies Nesselsucht, Asthma, Fließschnupfen, verstopfte Nase und Schwellungen tieferer Gewebe der Haut und Schleimhaut (Angioödem) zur Folge haben. Zu einer anaphylaktischen Reaktion kommt es nur selten.

Diagnose und Behandlung

Die Diagnose stützt sich auf die Symptome und auf die Umstände, unter denen sie auftreten. Um die Diagnose Kälteurtikaria zu bestätigen, platziert der Arzt einen Eiswürfel für vier Minuten auf der Haut der betroffenen Person und wartet, ob sich nach der Entfernung eine Quaddel zeigt.

Die beste Maßnahme ist, die auslösenden Reize zu meiden. Menschen mit allergischen Symptomen sollten eine Weile auf alle Hautpflegemittel verzichten, um feststellen zu können, ob eines dieser Mittel die Symptome verstärkt.

Der Juckreiz lässt sich gewöhnlich durch ein Antihistaminikum lindern. Cyproheptadin wirkt am besten gegen durch Kälte ausgelöste Nesselsucht, während Hydroxyzin eher gegen durch Hitze oder psychischen Stress ausgelösten Nesselausschlag hilft. Bei Überempfindlichkeit gegen Sonnenlicht sollte ein Aufenthalt im Freien so kurz wie möglich gehalten und vorher ein Lichtschutzmittel aufgetragen werden.

Belastungsasthma

Belastungsasthma kann bei oder nach körperlicher Belastung auftreten.

Körperliche Belastung kann bei Menschen, die unter Asthma leiden, einen Asthmaanfall auslösen. Manche Menschen erleiden nur dann einen Asthmaanfall, wenn sie sich körperlich anstrengen. Körperliche Belastung oder Sport kann einen Asthmaanfall auslösen oder verschlimmern, da die Atemwege durch das rasche Atmen zunächst auskühlen und austrocknen und sich dann durch die darauf folgende Erwärmung verengen. Belastungsasthma tritt bevorzugt beim Aufenthalt in kalter, trockener Luft auf. Es entwickelt sich ein beklemmendes Gefühl in der Brust, begleitet von Keuchen und Atembeschwerden.

Selten kann es bei stärkerer körperlicher Anstrengung auch zur belastungsbedingten Anaphylaxie kommen. Bei manchen Menschen tritt diese Reaktion nur auf, wenn sie vor der körperlichen Anstrengung ein bestimmtes Nahrungsmittel gegessen haben. Es tritt Atemnot auf, der Blutdruck fällt ab. Die Folge sind Schwindel und schließlich Kreislaufzusammenbruch. Eine anaphylaktische Reaktion kann lebensbedrohlich sein.

Die durch körperliche Belastung ausgelösten Symptome – ob Asthma oder eine anaphylaktische Reaktion – treten typischerweise fünf bis zehn Minuten nach Beginn der anstrengenden körperlichen Betätigung auf. Oft setzen sie auch erst danach ein.

Die Diagnose stützt sich auf die Symptome und deren zeitlichen Zusammenhang zur körperlichen Belastung. Zum Nachweis kann zusätzlich ein Belastungstest gemacht werden. Dabei wird die Lungenfunktion (mit einem Spirometer ▲) vor und nach einer Belastung auf dem Laufband oder Ergometer gemessen.

Behandlung

Beim Belastungsasthma ist das Ziel der Behandlung, sich körperlich belasten bzw. Sport treiben zu können, ohne Symptome befürchten zu müssen. Je fitter man körperlich ist, desto geringer ist die Wahrscheinlichkeit, dass während der Betätigung Symptome auftreten. Oft hilft es schon, 15 Minuten vor der Aktivität ein Betaadrenergikum, wie es zur Asthmabehandlung benutzt wird ■, zu inhalieren. Auch aus einem

---

▲ siehe Seite 240   ■ siehe Tabelle Seite 262

Keine Allergie: das hereditäre Angioödem

Das hereditäre Angioödem ähnelt stark dem allergisch bedingten Angioödem, hat aber eine andere Ursache. Das hereditäre Angioödem ist eine genetische Erkrankung, die durch einen Mangel oder eine Fehlfunktion des C1-Inhibitors bedingt ist. Er ist Teil des Komplementsystems, das zum Immunsystem gehört. Bei dieser Erkrankung können die Symptome durch Verletzungen, Viruserkrankungen, Zahnbehandlungen, chirurgische Eingriffe und psychischen Stress ausgelöst werden.

Die Schwellungen können an bestimmten Hautstellen und in dem darunter liegenden Gewebe oder in den Schleimhäuten des Mundes, des Rachens und der Luftröhre sowie des Verdauungssystems auftreten. Die geschwollenen Bereiche sind üblicherweise eher schmerzhaft als juckend; es tritt keine Nesselsucht auf. Übelkeit, Erbrechen und Krämpfe kommen häufig vor. Schwellungen in der Luftröhre können die Atmung beeinträchtigen. Um die Diagnose zu sichern, wird eine Blutprobe entnommen und die Konzentration des C1-Inhibitors oder seine Aktivität darin gemessen.

Bei manchen Menschen kann das Medikament Epsilon-Aminocapronsäure die Schwellung lindern. Adrenalin, Antihistaminika und Kortison werden oft gegeben, ihre Wirksamkeit ist jedoch nicht erwiesen. Wenn die Atmung während eines Anfalls versagt, müssen die Atemwege geöffnet werden, z. B., indem ein Beatmungsschlauch in die Luftröhre gelegt wird.

Bestimmte Medikamente helfen, weiteren Anfällen vorzubeugen. So können Patienten mit hereditärem Angioödem beispielsweise vor einer Zahnbehandlung oder einem chirurgischem Eingriff eine Transfusion mit frischem Plasma bekommen, um den Blutspiegel des C1-Inhibitors zu heben. Zur Langzeitvorbeugung stehen orale Anabolika (Androgene) wie Stanozolol oder Danazol zur Verfügung. Sie können den Körper dazu anregen, größere Mengen an C1-Inhibitor zu produzieren. Da diese Medikamente als Nebenwirkung zur Vermännlichung führen können, muss die Dosis bei Frauen so schnell und so weit wie möglich reduziert werden.

Dosieraerosol eingeatmete Cromoglizinsäure kann hilfreich sein.

Personen, die an Asthma leiden, können mit den Medikamenten, die sie normalerweise dagegen anwenden, verhindern, dass während körperlicher Belastung Symptome auftreten. Einige Patienten mit Asthma sind in der Lage, sich symptomfrei körperlich zu belasten bzw. Sport zu treiben, wenn sie neben der Einnahme ihrer Asthmamedikamente die Intensität und die Dauer der körperlichen Belastung allmählich steigern.

Personen mit einer belastungsinduzierten Anaphylaxie sollten die Form von körperlicher Aktivität vermeiden, die den Anfall auslöst. Wenn der Konsum eines bestimmten Nahrungsmittels die Symptome auslöst, sollte vor der Aktivität darauf verzichtet werden. Eine Adrenalin-Fertigspritze sollten Betroffene zur Notfallbehandlung immer bei sich haben. Es empfiehlt sich außerdem, sich immer gemeinsam mit anderen zu betätigen und diese Personen darin zu unterweisen, was im Notfall bei einem akuten Asthmaanfall zu tun ist.

Nesselsucht und Angioödem

Bei der Nesselsucht (Urtikaria) entstehen auf der Haut blasse, leicht erhabene Schwellungen (Quaddeln), die von einem geröteten Hof mit klar umschriebenen Rändern umschlossen sind. Beim Angioödem handelt es sich ebenfalls um eine Schwellung, von der jedoch tiefere Gewebeschichten und größere Hautbereiche, manchmal auch Gesicht und Rachen, betroffen sind.

Die Nesselsucht und das Angioödem können gemeinsam auftreten und schwere Symptome verursachen. Häufige Auslöser sind Arzneimittel, Insektenstiche oder -bisse, eine Hyposensibilisierungsbehandlung und bestimmte Nahrungsmittel, hauptsächlich Eier, Schalentiere, Nüsse und Früchte. Bei einigen Nahrungsmitteln kann bereits der Verzehr einer winzigen Menge plötzlich Nesselsucht oder ein Angioödem auslösen. Bei anderen Nahrungsmitteln, wie z. B. Erdbeeren, tritt die Reaktion dagegen erst nach dem Genuss großer Mengen auf. Manchmal ist Nesselsucht die Folge von

Virusinfektionen, wie Hepatitis, Pfeifferschem Drüsenfieber oder Röteln.

Nesselsucht und Angioödem können chronisch sein und über Wochen oder Monate wiederkehren. Meist lässt sich dafür keine spezifische Ursache finden. Verantwortlich sein kann der gewohnheitsmäßige Gebrauch einer Substanz, dessen problematische Eigenschaft gar nicht bekannt ist. Dazu zählen Zusatzstoffe, wie Konservierungsmittel oder Farbstoffe. Bei manchen Menschen können Antikörper gegen Schilddrüsenhormone die Ursache sein. Auch die Anwendung von Arzneimitteln, wie Azetylsalizylsäure, oder nichtsteroidalen Entzündungshemmern ▲ kann chronische Nesselsucht oder ein Angioödem verursachen. Bei einem chronischen Angioödem, das ohne Nesselsucht auftritt, kann es sich um ein so genanntes hereditäres Angioödem handeln.

Symptome und Diagnose

Nesselsucht beginnt gewöhnlich mit Juckreiz, auf den rasch die Bildung von Quaddeln folgt. Diese messen meist weniger als 1,5 Zentimeter in Durchmesser. Größere Quaddeln (bis zu zehn Zentimeter) können wie ein roter Ring mit blassem Zentrum aussehen. Üblich ist dabei, dass Schübe von Quaddeln kommen und wieder gehen. Ein Fleck kann für mehrere Stunden bleiben und dann verschwinden, um später andernorts wieder aufzutauchen. Wenn die Nesselsucht abgeklungen ist, sieht die Haut meist wieder normal aus.

Ein Angioödem kann die Hände, Füße, Augenlider, Lippen oder Genitalien in Teilen oder als Ganzes betreffen. Manchmal schwellen die Mundschleimhaut, der Rachen und die Atemwege an, wodurch Atemnot entsteht.

Wenn bei Kindern der Nesselausschlag plötzlich auftritt und ohne Rückfall schnell wieder verschwindet, ist gewöhnlich kein ärztliches Eingreifen notwendig, da die Ursache meist eine Virusinfektion ist. Bei einem Bienenstich muss jedoch der Arzt aufgesucht werden, nicht zuletzt, um sich zu informieren, wie beim nächsten Insektenstich vorzugehen ist. Wenn Nesselsucht und Angioödem ohne erkennbare Ursache zurückkehren, ist eine medizinische Beurteilung ratsam.

Behandlung

Nesselsucht, die plötzlich auftritt, verschwindet normalerweise ohne Behandlung innerhalb weniger Tage und manchmal sogar innerhalb weniger Minuten wieder. Ist die Ursache nicht bekannt, sollte der Betroffene vorsichtshalber alle nicht unbedingt nötigen Arzneimittel absetzen, bis der Ausschlag abklingt.

Antihistaminika wirken bei Nesselsucht und leichtem Angioödem Juckreiz lindernd sowie abschwellend. Kortison wird nur bei schweren Symptomen, die auf andere Behandlungen nicht angesprochen haben, gegeben. Aber auch dann wird die Behandlung möglichst rasch beendet, da eine mehr als drei- bis vierwöchige Therapie viele und manchmal schwere Nebenwirkungen haben kann ■.

Bei etwa der Hälfte der Patienten mit chronischer Nesselsucht verschwindet die Krankheit auch ohne Behandlung innerhalb von zwei Jahren von allein. Bei manchen Erwachsenen mit chronischer Nesselsucht wirkt das Antidepressivum Doxepin, das gleichzeitig ein wirksames Antihistaminikum ist.

Wenn ein schweres Angioödem Schluck- und Atembeschwerden oder sogar einen Kreislaufzusammenbruch zur Folge hat, macht dies eine sofortige Notfallbehandlung erforderlich. Wer einmal eine solche anaphylaktische Reaktion hatte, sollte immer ein Notfallset mit einer Adrenalin-Fertigspritze und Antihistaminika-Tabletten mit sich führen. Nach der Notfallbehandlung sollte die betroffene Person in der Notaufnahme eines Krankenhauses untersucht und nötigenfalls weiter behandelt werden.

Anaphylaktische Reaktionen

Anaphylaktische Reaktionen (Anaphylaxie) sind plötzlich auftretende, allgemeine, potenziell schwere und lebensbedrohliche allergische Reaktionen.

Anaphylaktische Reaktionen werden am häufigsten durch Arzneimittel wie Penizillin, Insektenstiche und Nahrungsmittel ausgelöst. Bei einer Hyposensibilisierungsbehandlung stellen sie das größte Problem dar. Letztlich kann aber jedes Allergen eine solche Reaktion auslösen. Wie andere allergische Reaktionen kann auch die Anaphylaxie nicht sofort nach dem ersten Kontakt mit dem Allergen auftreten, sondern sie bedarf eines Folgekontaktes. Viele Menschen erinnern sich allerdings nicht an den ersten Kontakt. Jedes Allergen, das einmal bei einer Person eine anaphylaktische Reaktion ausgelöst hat, wird dies wahrscheinlich auch beim Folgekontakt tun.

▲ siehe Seite 434   ■ siehe Kasten Seite 354

Symptome

Anaphylaktische Reaktionen beginnen innerhalb von einer bis fünfzehn Minuten nach Kontakt mit dem Allergen. Selten kann es auch eine Stunde dauern. Es beginnt mit Herzklopfen. Der Patient fühlt sich unwohl und wird unruhig. Der Blutdruck fällt ab, es kann zur Ohnmacht kommen. Weitere mögliche Symptome sind Kribbelgefühl, juckende und gerötete Haut, Klopfen in den Ohren, Husten, Niesen, Nesselausschlag und Schwellung (Angioödem). Durch die Verengung bzw. das Zuschwellen der Luftröhre können Atemnot und keuchende, pfeifende Atmung entstehen.

Eine Anaphylaxie kann sich so schnell entwickeln, dass sie innerhalb von ein bis zwei Minuten zum Kreislaufzusammenbruch, Atemstillstand, zu Krämpfen und Bewusstlosigkeit führt. Die Anaphylaxie kann tödlich sein, wenn sie nicht augenblicklich behandelt wird.

Vorbeugung und Behandlung

Bei einer Allergie gegen unvermeidbare Allergene, wie Insektenstiche, kann eine Hyposensibilisierung ▲ angebracht sein.

Tritt eine anaphylaktische Reaktion auf, sollte sofort Adrenalin gespritzt werden. Personen, die schon einmal einen anaphylaktischen Schock erlitten haben, sollten zur Notfallbehandlung stets eine Adrenalin-Fertigspritze und Antihistaminika-Tabletten bei sich haben. Durch die Behandlung lässt sich die anaphylaktische Reaktion gewöhnlich aufhalten. Nach einer solch schweren allergischen Reaktion sollte die Behandlung jedoch in der Notaufnahme eines Krankenhauses fortgeführt werden, wo der Patient sorgfältig überwacht und die Behandlung notfalls dem Verlauf der Krankheit angepasst werden kann.

KAPITEL 186

Autoimmunerkrankungen

Bei einer Autoimmunerkrankung handelt es sich um eine Fehlfunktion des Immunsystems, das körpereigenes Gewebe als fremd angreift.

Normalerweise kann das Immunsystem zwischen selbst und nicht selbst (fremd) unterscheiden ■; es reagiert dann auf fremde Substanzen, so genannte Antigene. Diese können Bestandteile von Bakterien, Viren, anderen Mikroorganismen oder Krebszellen sein. Als Antigene können aber auch Pollen oder Nahrungsmoleküle fungieren. Manchmal entwickelt das Immunsystem eine Fehlfunktion und missdeutet körpereigenes Gewebe als fremd. Als Folge davon produziert es so genannte Autoantikörper, die bestimmte Körperzellen oder -gewebe angreifen. Diese Reaktion wird als Autoimmunreaktion bezeichnet und verursacht Entzündungen und Gewebeschädigungen. Die verschiedenen Autoimmunerkrankungen haben unterschiedliche Zellen und Gewebe als Angriffsziel.

Ursachen

Autoimmunreaktionen können auf verschiedene Weise ausgelöst werden:

Eine körpereigene Substanz, die normalerweise nur in einem abgeschlossenen Bereich vorkommt und dadurch dem Immunsystem nicht zugänglich ist, kann in den Kreislauf freigesetzt werden. So kann z. B. durch einen Schlag auf das Auge Flüssigkeit des Augapfels in den Blutkreislauf gelangen und das Immunsystem zum Angriff reizen.

Eine normale Körpersubstanz kann sich z. B. durch den Einfluss von Viren, Medikamenten, Sonnenlicht oder Bestrahlung so verändern, dass sie vom Immunsystem für fremd gehalten wird. So kann ein Virus Körperzellen infizieren und in ihrer Struktur so verändern, dass sie vom Immunsystem als körperfremd angegriffen werden.

Ein Fremdstoff, der einer natürlichen, körpereigenen Substanz sehr ähnlich ist, dringt in den Körper ein. Dann kann es passieren, dass das Immunsystem versehentlich nicht nur den Fremdstoff, sondern auch die ihm ähnliche körpereigene Substanz angreift.

▲ siehe Seite 1060   ■ siehe Seite 1044

EINIGE AUTOIMMUNERKRANKUNGEN

STÖRUNG	VORNEHMLICH BETROFFENES GEWEBE	FOLGEN
Autoimmune hämolytische Anämie	Rote Blutkörperchen	Es entwickelt sich Blutarmut mit Müdigkeit und Benommenheit. Die Milz vergrößert sich. Die Blutarmut kann schwer und manchmal sogar lebensbedrohlich sein
Bullöses Pemphigoid	Haut	Auf der Haut bilden sich große Blasen, die von roten, geschwollenen Bereichen umgeben sind. Juckreiz gehört meist dazu. Die Erkrankung lässt sich gut behandeln
Basedow-Krankheit	Schilddrüse	Die Schilddrüse ist entzündet. Sie wird zur Hormonüberproduktion angeregt (Hyperthyreose) und ist dadurch vergrößert. Durch diese Schilddrüsenüberfunktion werden zu viele Schilddrüsenhormone produziert. Die Erkrankung lässt sich medikamentös und operativ behandeln
Hashimoto-Thyreoiditis	Schilddrüse	Die Schilddrüse ist entzündet und geschädigt. Durch die resultierende Schilddrüsenunterfunktion (Hypothyreose) werden zu wenig Schilddrüsenhormone produziert. Diese müssen lebenslang als Medikament eingenommen werden
Typ-1-Diabetes	Insulin produzierende Beta-Zellen der Bauchspeicheldrüse	Die Beta-Zellen werden dauerhaft zerstört, sodass der Körper kein Insulin mehr bilden kann. Insulin muss ein Leben lang zugeführt werden
Systemischer Lupus erythematodes	Gelenke, Nieren, Haut, Lunge, Herz und Gehirn	Die betroffenen Körpergewebe sind entzündet und oft geschädigt. Die Gelenke sind zwar entzündet, verformen sich aber nicht. Die Krankheit muss mit zum Teil hochwirksamen Medikamenten behandelt werden
Myasthenia gravis	Die Verbindung zwischen Nerven und Muskeln	Die Muskulatur, vor allem der Augen, wird zunehmend schwächer und ermüdet leicht. Das Ausmaß der Muskelschwäche variiert. Die Krankheit schreitet sehr unterschiedlich voran. Im Allgemeinen lassen sich die Symptome medikamentös beherrschen
Pemphigus	Haut	Auf der Haut bilden sich große Blasen. Die Krankheit kann lebensbedrohlich sein
Perniziöse Anämie	Zellen in der Magenschleimhaut und weiße Blutkörperchen	Die Magenschleimhaut ist geschädigt, ihre Fähigkeit, Vitamin B_{12} (das zur Bildung reifer Blutzellen erforderlich ist) aufzunehmen, ist herabgesetzt. Die Folge ist Blutarmut, es kommt zur Nervenschädigung. Ohne Behandlung kann das Rückenmark geschädigt werden, es besteht ein erhöhtes Erkrankungsrisiko für Magenkrebs. Vitamin B_{12} wird regelmäßig als Injektion verabreicht

In den Zellen, die die Produktion der Antikörper kontrollieren – z. B. die B-Lymphozyten (eine Gruppe von weißen Blutkörperchen) –, kann eine Funktionsstörung auftreten. In der Folge werden ungewöhnliche Antikörper gebildet, die einige Körperzellen angreifen.

Manche Autoimmunerkrankungen haben eine erbliche Komponente. Es wird aber eher die Anlage für die Krankheit vererbt, nicht die Krankheit selbst. Bei Personen mit einer entsprechenden genetischen Veranlagung kann durch einen Auslöser wie eine Virusinfektion oder Gewebeschädigung die Erkrankung zum Ausbruch kommen. Dass Autoimmunerkrankungen bei Frauen häufiger vorkommen als bei Männern, lässt darauf schließen, dass hormonelle Faktoren eine Rolle spielen können.

Symptome und Diagnose

Autoimmunerkrankungen verursachen gewöhnlich Fieber. Welche Symptome im Einzelnen auftreten, hängt von der jeweiligen Störung und von dem primär betroffenen Körperteil ab. Manche Autoimmunerkrankungen befallen bestimmte Gewebetypen im gesamten Körper, z. B. Gefäße, Knorpel oder Haut. Andere zielen nur auf ein bestimmtes Organ. Praktisch jedes Organ, auch Nieren, Lunge, Herz und Gehirn, kann angegriffen werden. Die Entzündungen und Gewebeschädigungen, die dadurch entstehen, können Schmerzen, Gelenkverformungen, Schwäche, Gelbsucht, Juckreiz, Atembeschwerden, Flüssigkeitsansammlung, Bewusstseinsstörungen und sogar den Tod zur Folge haben.

Eine Autoimmunerkrankung lässt sich mit Blutuntersuchungen diagnostizieren. So ist beispielsweise die Blutkörperchensenkungsrate häufig erhöht. Die Zahl der roten Blutkörperchen ist hingegen üblicherweise niedrig, woraus eine Blutarmut resultiert. Mit Blutuntersuchungen lassen sich auch bestimmte Antikörper nachweisen, von denen einige für Autoimmunerkrankungen typisch sind. Dazu gehören die antinukleären Antikörper, die den Zellkern angreifen, und die Rheumafaktoren.

▲ siehe Tabelle Seite 1076
■ siehe Kasten Seite 354

Behandlung

Die Behandlung soll einerseits die Symptome lindern, andererseits die Reaktion des Immunsystems unterdrücken. Viele der hierzu eingesetzten Medikamente beeinträchtigen jedoch die Fähigkeit des Körpers, Krankheiten und hier besonders Infektionen abzuwehren.

Bei Autoimmunerkrankungen wird oft lange Zeit mit hochwirksamen Arzneimitteln, wie Azathioprin, Chlorambucil, Cyclophosphamid, Ciclosporin oder Methotrexat, behandelt. ▲ Manche dieser Arzneimittel unterdrücken die Autoimmunreaktion, damit aber auch die Fähigkeit des Körpers, fremde Substanzen abzuwehren; zu diesen gehören auch infektiöse Mikroorganismen und Krebszellen. Damit steigt die Gefahr, an Infektionen und bestimmten Krebsarten zu erkranken.

Oft muss mit einem Kortison, wie Prednison, behandelt werden. Kortisone wirken entzündungshemmend und unterdrücken gleichzeitig das Immunsystem. Eine Langzeitbehandlung mit Kortison ■ hat viele Nebenwirkungen. Deshalb sollte es möglichst nur kurzzeitig gegeben werden – wenn die Störung beginnt oder sich die Symptome verschlimmern. Manche Erkrankungen erfordern jedoch eine Langzeitbehandlung mit Kortison.

Etanercept und Infliximab hemmen die Aktivität des Tumor-Nekrose-Faktors (TNF), einer Substanz, die an der Entstehung von Entzündungen im Körper beteiligt ist. Diese Arzneimittel sind sehr wirksam bei der Behandlung von rheumatoider Arthritis sowie von entzündlichen Darmerkrankungen. Bei anderen Autoimmunerkrankungen, wie multipler Sklerose, können sie hingegen eher schädlich sein.

Bei einigen wenigen Autoimmunerkrankungen wird Plasmapherese eingesetzt. Hierbei wird zunächst Blut entnommen, dann werden aus ihm die Autoantikörper herausgefiltert, danach erhält der Patient das gefilterte Blut zurück.

Einige Autoimmunerkrankungen hören genauso unerklärlich auf, wie sie angefangen haben. Die meisten werden jedoch chronisch und erfordern eine lebenslange Behandlung. Die Prognose hängt von der jeweiligen Störung ab.

KAPITEL 187

Transplantation

Bei einer Transplantation werden lebende Zellen, Gewebe oder Organe von einer Person auf eine andere oder von einer Stelle des Körpers an eine andere übertragen.

Die häufigste Form der Transplantation sind Bluttransfusionen ▲, wie sie jedes Jahr Millionen von Menschen erhalten. Darüber hinaus werden Organe und Körpergewebe transplantiert.

Gewebe und Organe stammen von einem Spender. Dieser kann eine lebende Person sein oder jemand, der kurz vor der Organentnahme gestorben ist. Transplantationen von Geweben und Organen von lebenden Spendern verlaufen erfolgreicher als solche von toten Spendern. Allerdings können Organe wie das Herz natürlich nur toten Spendern entnommen werden.

Die am häufigsten transplantierten Lebendspenden sind Stammzellen aus Knochenmark oder Blut und Nieren. Eine Niere kann gewöhnlich problemlos entnommen werden, da der Körper zwei Nieren hat und im Normalfall eine ausreicht, um alle Funktionen zu erfüllen. Eine Lebendspende ist auch mit Teilen der Lunge oder Leber möglich.

Die meisten Organe stammen jedoch von Spendern, die sich noch zu Lebzeiten zur Organspende bereit erklärt haben oder bei deren herannahendem Tod ein enger Familienangehöriger der Organentnahme zugestimmt hat. Vielfach handelt es sich bei den Spendern um gesunde Menschen, die aufgrund eines Unfalls gestorben sind. Als Spenderorgane kommen die Hornhaut beider Augen, beide Nieren, die Leber, beide Lungenflügel und das Herz infrage. Einige Organe überleben lediglich einige Stunden außerhalb des Körpers; andere können einige Tage gekühlt gelagert werden.

Seit Ende 1997 regelt in Deutschland das Transplantationsgesetz die Spende, Entnahme und Übertragung von Organen, ausgenommen die von Knochenmark. In ihm werden die Krankenversicherungen aufgefordert, ihren Mitgliedern nahe zu legen, sich mit einem Ausweis als potenzieller Organspender zu deklarieren. Mit einem solchen Organspendeausweis kann man der Organentnahme grundsätzlich zustimmen, man kann sie aber auch auf bestimmte Organe beschränken. Die Daten des Ausweises können in einem Organspenderegister gespeichert und einem Krankenhaus jederzeit zur Verfügung gestellt werden.

In Deutschland werden jährlich etwa 3 000 Organtransplantationen durchgeführt. Doppelt so viele wären nötig, und etwa 13 000 Patienten warten auf ein passendes Spenderorgan. Doch erst etwa acht Prozent der Deutschen haben einen Organspendeausweis.

Damit eine Organtransplantation ohne Verzögerung durchgeführt werden kann, werden die Informationen über Patienten, die ein bestimmtes Organ zum Überleben brauchen, in einer Computerdatenbank gespeichert, ebenso der jeweilige Gewebetyp, um prüfen zu können, wie genau Spender und Empfänger zueinander passen. Diese Datenbank heißt Eurotransplant, hat ihren Sitz in den Niederlanden und arbeitet europaweit. Von dort haben die deutschen Transplantationszentren bisher erheblich mehr Organe erhalten, als sie dorthin abgegeben haben.

Grundlagen der Organtransplantation

Eine Organtransplantation macht, anders als die Bluttransfusion, üblicherweise eine »große« Operation und den Einsatz von Medikamenten, die die Immunabwehr unterdrücken (Immunsuppressiva), erforderlich. Darüber hinaus besteht die Gefahr der Transplantatabstoßung sowie ernster Komplikationen. Und doch ist die Organtransplantation für viele Menschen mit einer irreparablen Funktionsstörung lebenswichtiger Organe die einzige Hoffnung auf ein normales Leben oder sogar Überleben.

Gewebevergleich

Es ist wünschenswert, dass die Gewebeeigenschaften von Organspender und -empfänger möglichst genau übereinstimmen, da das Immunsystem fremdes Gewebe normalerweise angreift. ■ (Für den Körper ist transplantiertes Gewebe fremdes Gewebe.) Das wird als Abstoßungsreaktion bezeichnet. Eine möglichst genaue Übereinstimmung der Gewebe mindert

---

▲ siehe Seite 973   ■ siehe Seite 1044

den Schweregrad der Abstoßungsreaktion und verbessert das Langzeitergebnis der Transplantation. Ein anderer Faktor, der die Qualität des Transplantats beeinflusst, ist die Zeit, die seit der Entnahme verstrichen ist.

Allerdings ist es nicht immer möglich, auf einen Spender zu warten, dessen Gewebetyp optimal zu dem des Empfängers passt. Bei manchen Patienten verbietet der Gesundheitszustand ein weiteres Abwarten, bei anderen ist der Organtyp der limitierende Faktor. So findet sich z. B. für das Herz nur selten ein vollkommen kompatibler Spender. Der Einsatz von Immunsuppressiva ermöglicht es jedoch, den Transplantationserfolg etwas weniger von der Gewebekompatibilität abhängig sein zu lassen. Damit könnte man auch Organe von weniger passenden Spendern transplantieren.

Der Gewebetyp wird durch Moleküle bestimmt, die auf der Zelloberfläche sitzen. Diese Moleküle heißen humane Leukozytenantigene (HLA) oder Haupthistokompatibilitätskomplex. Jeder Mensch trägt für ihn einzigartige HLA. Wenn jemand ein Transplantat erhält, geben die HLA auf den Zellen des Spenderorgans dem Organismus das Signal, dass es sich um fremdes Gewebe handelt, und veranlassen so eine Immunreaktion.

Bei einer Bluttransfusion ist es relativ leicht, die Kompatibilität zwischen Spender- und Empfängerblut festzustellen, da die roten Blutkörperchen lediglich drei Hauptantigene auf ihrer Oberfläche tragen: A, B und Rh. Bei der Transplantation von Organen sind dagegen mehr Antigene beteiligt.

Vor einer Transplantation wird das Empfängerblut auf Antikörper gegen die Gewebe des potenziellen Spenders untersucht. Der Körper kann solche Antikörper als Reaktion auf eine Bluttransfusion, eine vorausgegangene Transplantation oder eine Schwangerschaft bilden. Liegen solche Antikörper vor, wird die Transplantation in der Regel nicht durchgeführt, da häufig eine unmittelbare, schwere Abstoßungsreaktion die Folge wäre.

Unterdrückung des Immunsystems

Selbst wenn die Gewebetypen sorgfältig aufeinander abgestimmt wurden, werden transplantierte Organe – anders als transfundiertes Blut – gewöhnlich wieder abgestoßen, wenn eine solche Abstoßungsreaktion nicht verhindert wird. Diese Reaktion zerstört nicht nur das transplantierte Organ, sondern es kann auch zu Fieber, Schüttelfrost, Übelkeit, Müdigkeit und plötzlichen Veränderungen des Blut-

drucks kommen. Transplantierte Organe werden normalerweise bald nach der Übertragung abgestoßen; diese Reaktion kann jedoch auch erst Wochen, Monate oder gar Jahre später eintreten. Die Abstoßungsreaktion kann leicht sein und sich einfach unterdrücken lassen. Manchmal ist sie jedoch sehr stark und verschlimmert sich trotz entsprechender Behandlung.

Eine Abstoßungsreaktion lässt sich gewöhnlich mit Immunsuppressiva verhindern – Arzneimittel, die das Immunsystem und die körpereigene Fähigkeit, Fremdstoffe zu erkennen und zu zerstören, unterdrücken. Der Einsatz dieser Arzneimittel steigert die Erfolgsaussichten einer Transplantation. Eine unerwünschte Wirkung der Immunsuppressiva ist, dass sie die Fähigkeit der körpereigenen Abwehr einschränken, Infektionen zu bekämpfen und Krebszellen zu zerstören. Damit haben Transplantatempfänger ein erhöhtes Risiko, an Infektionen und bestimmten Krebsarten zu erkranken.

Um eine Transplantatabstoßung zu verhindern, können verschiedene Gruppen von Immunsuppressiva eingesetzt werden. Die meisten von ihnen, darunter auch Kortison, unterdrücken das Immunsystem als Ganzes. Antilymphozytenglobulin, Antithymozytenglobulin sowie monoklonale Antikörper richten sich lediglich gegen spezifische Teile des Immunsystems.

Immunsuppressiva müssen unbegrenzt lange angewandt werden. Eine hohe Dosierung ist jedoch meist nur in den ersten Wochen nach der Transplantation und während einer Abstoßungsepisode nötig. Danach genügt gewöhnlich eine niedrigere Dosierung. Beim ersten Zeichen einer Abstoßungsreaktion erhöht der Arzt die Dosierung des Immunsuppressivums, steigt auf eine andere Gruppe um oder kombiniert mehrere miteinander.

In manchen Fällen wird das Transplantat mit seinem umliegenden Gewebe bestrahlt, um das Immunsystem zu unterdrücken. Bei Leukämiekranken muss vor einer Knochenmarktransplantation der ganze Körper bestrahlt werden, um das Knochenmark zu zerstören, das die Krebszellen produziert. Die Bestrahlung der Lymphknoten (totale Lymphknotenbestrahlung) gilt als sichere und wirksame Methode, das Immunsystem zu unterdrücken – diese Therapieform befindet sich jedoch noch in der Testphase.

Nierentransplantation

Für Menschen aller Altersklassen, deren gestörte Nierenfunktion nicht wiederhergestellt werden kann (irreversible Niereninsuffizienz), stellt die Nierentransplantation eine lebensrettende Alternative zur Dialyse dar. Jährlich werden in Deutschland etwa 2 300 Nieren verpflanzt. Etwa 90 Prozent der Nieren, die von einem Lebendspender stammen, funktionieren ein Jahr nach der Transplantation noch. In jedem weiteren Jahr stellen drei bis fünf Prozent dieser Nieren ihre Funktion ein. Etwa 70 bis 90 Prozent der Nieren, die von einem toten Spender übertragen wurden, arbeiten nach einem Jahr noch. In jedem Folgejahr stellen fünf bis acht Prozent davon ihre Funktion ein. Es gibt Menschen, die bereits seit mehr als 30 Jahren mit einer transplantierten Niere leben. Personen mit erfolgreich transplantierten Nieren führen gewöhnlich ein normales, aktives Leben.

Mehr als zwei Drittel aller transplantierten Nieren stammen von einem toten Spender, meist dem Opfer eines Verkehrsunfalls. Die Nieren werden entnommen, gekühlt und schnellstens dorthin gebracht, wo der Patient mit dem passendsten Gewebetyp wartet, dessen Blut keine Antikörper gegen das Spendergewebe enthält.

Eine Nierentransplantation ist eine große Operation, bei der die Spenderniere durch einen Schnitt in der Leiste unten im Becken eingeführt und mit den Blutgefäßen und der Harnblase des Empfängers verbunden wird. Gewöhnlich werden die nicht funktionierenden Nieren an Ort und Stelle belassen. Gelegentlich müssen sie jedoch entfernt werden, weil sie unkontrollierbaren Bluthochdruck verursachen oder infiziert sind.

Trotz des Einsatzes von Immunsuppressiva kommt es oft kurz nach der Transplantation zu einer oder mehreren Abstoßungsepisoden. Dabei kann Fieber auftreten, und das Gewicht steigt an, weil die Nieren nicht genügend Flüssigkeit aus dem Blut filtern und sich im Gewebe Flüssigkeit ansammelt. Der Bereich über der transplantierten Niere kann druckschmerzhaft und geschwollen sein. Meist wird wenig Urin produziert, und der Blutdruck sinkt. Blutuntersuchungen können über die Verschlechterung der Nierenfunktion Aufschluss geben.

Wenn sich der Arzt nicht sicher ist, ob eine Abstoßung bevorsteht, kann eine Biopsie durchgeführt werden, bei der mithilfe einer Nadel Gewebe aus der transplantierten Niere entnommen und anschließend mikroskopisch untersucht wird.

Die Abstoßung lässt sich gewöhnlich aufhalten, indem die Dosierung der Immunsuppressiva

erhöht, zu einer anderen Gruppe von Immunsuppressiva gewechselt wird oder verschiedene Immunsuppressiva miteinander kombiniert werden. Kann die Abstoßung nicht gestoppt werden, ist die Transplantation fehlgeschlagen. Die abgestoßene Niere kann an ihrem Platz bleiben, sofern das Fieber zurückgeht, der Bereich nicht druckschmerzhaft bleibt, kein Blut im Urin ist und der Blutdruck nicht dauerhaft erhöht ist. Nach einer misslungenen Transplantation muss erneut mit der Dialyse begonnen werden. Oft wird eine zweite Transplantation mit einer anderen Niere versucht, wenn sich der Patient von dem ersten Versuch erholt hat. Die Erfolgschancen einer solchen Zweittransplantation sind beinahe ebenso groß wie die einer Ersttransplantation.

Die meisten Abstoßungsreaktionen und sonstigen Komplikationen treten innerhalb von drei bis vier Monaten nach der Transplantation auf. Nach dieser Zeit muss der Empfänger auf unbegrenzte Zeit mit der Einnahme der Immunsuppressiva fortfahren, es sei denn, es treten schwere Nebenwirkungen oder schwere Infektionen auf. Wurden die Immunsuppressiva abgesetzt, und sei es auch nur kurzzeitig, würde der Körper die neue Niere abstoßen. Es kommt relativ häufig vor, dass eine Niere erst nach vielen Wochen oder Monaten abgestoßen wird. Dann verschlechtert sich die Nierenfunktion kontinuierlich.

Im Vergleich zur Allgemeinbevölkerung haben Nierentransplantierte ein zehn- bis fünfzehnfach erhöhtes Risiko, eine Krebserkrankung zu bekommen. Verantwortlich sind dafür wahrscheinlich die Medikamente, die die Abstoßung des Transplantats verhindern sollen, und als unerwünschte Nebenwirkung gleichzeitig das Immunsystem, das den Körper unter anderem auch vor Krebs schützt, unterdrücken. Nierentransplantierte haben im Vergleich zur Allgemeinbevölkerung ein dreißigfach erhöhtes Risiko, Krebs im lymphatischen System (ein Lymphom) zu entwickeln. Doch auch in dieser Risikogruppe kommt diese Krebsart immer noch relativ selten vor.

Lebertransplantation

Eine Lebertransplantation ist für Patienten, deren Leber nicht mehr arbeitet, die einzige Behandlungs- und Überlebensmöglichkeit. Eine komplette Leber kann nur einem toten Spender entnommen werden, ein Lebendspender jedoch kann einen Teil seiner Leber zur Verfügung

℞ ARZNEIMITTEL GEGEN EINE ABSTOSSUNGSREAKTION

GRUPPE	ARZNEIMITTEL	UNERWÜNSCHTE WIRKUNGEN (AUSWAHL)	BEMERKUNGEN

Kortisone
(Hochwirksame Entzündungshemmer, die das Immunsystem als Ganzes unterdrücken)

| | Dexamethason, Prednisolon, Prednison | Anstieg des Blutzuckerspiegels (wie bei Diabetes mellitus), Muskelschwäche, Osteoporose, Wassereinlagerung, Magengeschwüre, aufgedunsenes Gesicht (Mondgesicht), dünne Haut, Gesichtsbehaarung | Intravenöse Gabe hoher Dosen zur Zeit der Transplantation; danach Tabletten; allmähliche Verringerung der Dosis bis zum Erreichen der Erhaltungsdosis; meist unbegrenzte Zeit |

Globuline
(Vom Körper produzierte Stoffe, die spezifische Teile des Immunsystems unterdrücken)

| | Antilymphozytenglobulin, Antithymozytenglobulin | Schwere allergische (anaphylaktische) Reaktionen mit Fieber und Schüttelfrost, die erst bei wiederholtem Kontakt auftreten | Venöse Gabe; meist in Kombination mit Immunsuppressiva, sodass mit dessen Anwendung später begonnen werden kann, oder es kann geringer dosiert werden, sodass die Nebenwirkungen geringer sind |

Makrolid-Immunsuppressiva
(Arzneimittel, die spezifische Teile des Immunsystems unterdrücken)

| | Sirolimus | Erhöhter Cholesterinspiegel, Bluthochdruck, Hautausschlag, Blutarmut, Gelenkschmerzen, Durchfall, niedrige Kaliumspiegel und ein erhöhtes Lymphomrisiko | Orale Gabe in Kombination mit Kortison oder Ciclosporin bei Nierentransplantierten |
| | Tacrolimus | Tremor, Kopfschmerzen, Durchfall, Bluthochdruck, Übelkeit, Leber- und Nierenschädigung, Schlaflosigkeit, vergrößertes Herz und erhöhtes Lymphomrisiko | Venöse oder orale Gabe zur Zeit der Transplantation oder später; als Alternative zu Ciclosporin bei Lebertransplantierten |

Mitosehemmer
(Mitosegifte, die die Zellteilung und damit die Bildung weißer Blutkörperchen blockieren)

	Azathioprin	Müdigkeit, erhöhtes Infektionsrisiko, erhöhte Blutungsneigung, Übelkeit, Erbrechen, Hepatitis (selten) und niedrige Leukozytenzahl	Venöse oder orale Gabe zur Zeit der Transplantation; wird oft in verringerter Dosierung lebenslang eingenommen; kann mit Ciclosporin kombiniert werden
	Cyclophosphamid	Müdigkeit, erhöhtes Infektionsrisiko, erhöhte Blutungsneigung, Übelkeit, Erbrechen, Haarausfall, Blasenentzündung mit Blut im Urin, Unfruchtbarkeit	Venöse oder orale Gabe; bei Unverträglichkeit von Azathioprin; hoch dosiert nach Knochenmarktransplantationen
	Methotrexat	Müdigkeit, erhöhtes Infektionsrisiko, erhöhte Blutungsneigung, Übelkeit, Erbrechen, Entzündungen im Mundraum, Verdauungsstörungen, allgemeines Krankheitsgefühl, Schüttelfrost, Fieber und Schwindel	Orale Gabe oder intramuskuläre Injektion

℞ ARZNEIMITTEL GEGEN EINE ABSTOSSUNGSREAKTION *(Fortsetzung)*

GRUPPE	ARZNEIMITTEL	UNERWÜNSCHTE WIRKUNGEN (AUSWAHL)	BEMERKUNGEN
Monoklonale Antikörper (Substanzen, die sich gegen spezifische Teile des Immunsystems richten und sie unterdrücken)			
	Basiliximab, Daclizumab, Infliximab, Muromonab (OKT3)	Schwere allergische (anaphylaktische) Reaktionen, Fieber, Schüttelfrost, Muskel- und Gelenkschmerzen, gereizter Verdauungstrakt, Krampfanfälle, Gewöhnung (das Mittel ist bei nachfolgenden Abstoßungsepisoden weniger wirksam); schwere Nebenwirkungen treten meist nur nach den ersten Dosen auf	Venöse Gabe während der Abstoßungsepisode bzw. nach der Transplantation
Pilzmetabolit (Eine Substanz, die von einem Pilz produziert wird und die die Aktivität der T-Lymphozyten unterdrückt)			
	Ciclosporin	Leber- und Nierenschädigung, Bluthochdruck, Tremor, Zahnfleischwucherungen, vermehrte Behaarung (Hirsutismus) und erhöhtes Krebsrisiko	Zunächst venöse Gabe, dann oral; meist in Kombination mit Azathioprin oder Prednison
Sonstige			
	Glatiramerazetat	Entzündung an der Injektionsstelle, Brustschmerzen, Schwäche, Infektionen, Schmerzen, Übelkeit und Gelenkschmerzen	Injektion unter die Haut; bei Lebertransplantierten
	Mycophenolatmofetil	Durchfall, Blutinfektion (Sepsis), Übelkeit, Erbrechen und erhöhtes Lymphomrisiko	Zunächst venöse Gabe, dann oral; wird mit Kortison oder Ciclosporin kombiniert

stellen. Eine Spenderleber kann acht bis 15 Stunden, in manchen Fällen sogar bis zu 24 Stunden gelagert werden.

Etwa 80 Prozent der Lebertransplantierten überleben mehr als ein Jahr. Bei den meisten Transplantatempfängern ist die Leber durch primäre Leberzirrhose, Hepatitis oder eine Arzneimittelvergiftung (z. B. hohe Dosen Parazetamol) zerstört worden. Menschen, deren Leberfunktion alkoholbedingt verloren gegangen ist, können ein Transplantat bekommen, wenn zu erwarten ist, dass sie abstinent sein werden. Bei Patienten mit primärer biliärer Zirrhose ist eine Transplantation oft lebensrettend; anders ist das bei Leberkrebs. Gewöhnlich tritt der Tumor in der transplantierten Leber erneut auf, oder er siedelt sich in anderen Körperteilen an. Bei Patienten mit viraler Hepatitis

befällt das Virus häufig auch die transplantierte Leber.

Die geschädigte Leber wird durch einen Schnitt im Bauch entnommen. Danach wird die Spenderleber eingeführt und mit den Blutgefäßen und den Gallengängen des Empfängers verbunden. Meist ist eine Bluttransfusion erforderlich. Die Operation dauert gewöhnlich mehr als vier Stunden; der Patient muss sieben bis zwölf Tage im Krankenhaus bleiben.

Lebertransplantate werden nicht so heftig abgestoßen wie übertragene Nieren oder das Herz. Dennoch müssen nach der Operation Immunsuppressiva eingenommen werden. Wenn sich die Leber des Empfängers vergrößert und Symptome wie Übelkeit, Schmerzen, Fieber und Gelbsucht auftreten oder sich die Leberfunktion verschlechtert, kann der Arzt mit einer

Nadel Gewebe aus der Leber entnehmen und mikroskopisch untersuchen. Diese Biopsie gibt Hinweise darauf, ob eine Abstoßungsreaktion gegen das Transplantat begonnen hat und ob die immunsuppressive Therapie angepasst werden muss.

Herztransplantation

Herztransplantationen bleiben Menschen mit schwerer Herzinsuffizienz vorbehalten, denen mit Medikamenten oder anderen Operationen nicht mehr geholfen werden kann. Die Zeit, bis ein passender Spender gefunden ist, wird bei manchen Patienten durch Implantation eines künstlichen Herzens überbrückt. Der Dauereinsatz eines solchen Kunstherzens wird derzeit noch erprobt.

Etwa 95 Prozent der Herztransplantierten können ihre täglichen Verrichtungen wesentlich besser erledigen als vor der Transplantation. Etwa 85 Prozent der Patienten leben länger als ein Jahr mit dem Transplantat.

Durch einen Schnitt in der Brust wird der größte Teil des geschädigten Herzens entnommen, belassen bleibt die Hinterwand der Vorhöfe. Mit diesem verbleibenden Rest wird das Spenderherz verbunden. Die Operation dauert etwa drei bis fünf Stunden. Danach bleibt der Patient meist noch sieben bis vierzehn Tage im Krankenhaus.

Um zu verhindern, dass das transplantierte Herz abgestoßen wird, müssen Immunsuppressiva genommen werden. Eine Abstoßung verursacht Fieber, Schwäche sowie eine Pulsbeschleunigung oder andere Herzrhythmusstörungen. Die Unterfunktion des Herzens führt zu einem Blutdruckabfall und zur Flüssigkeitsansammlung in den Extremitäten, vor allem in den Beinen, manchmal aber auch im Bauchraum, und damit verbunden zu Schwellungen (Ödeme). In der Lunge kann sich ebenfalls Flüssigkeit ansammeln. Ist die Abstoßungsreaktion nur schwach, treten möglicherweise keinerlei Symptome auf. Dennoch lassen sich im Elektrokardiogramm charakteristische Veränderungen in der elektrischen Herzaktivität nachweisen. Bei Verdacht auf eine Abstoßung wird gewöhnlich eine Biopsie durchgeführt. Hierzu wird durch einen kleinen Einschnitt im Hals ein Katheter in eine Halsvene eingeführt und zum Herzen geschoben. Mit der Vorrichtung, die am Ende des Katheters angebracht ist, wird aus dem Herzen eine winzige Gewebeprobe entnommen und mikroskopisch untersucht. Bestätigt sich der Verdacht

der Organabstoßung, wird die immunsuppressive Therapie entsprechend angepasst: Die Dosis wird erhöht, die Medikamentengruppe gewechselt oder mehrere Immunsuppressiva miteinander kombiniert.

Annähernd die Hälfte der Todesfälle nach Herztransplantation sind auf Infektionen zurückzuführen. Etwa ein Viertel aller Herztransplantierten entwickelt eine Arteriosklerose (Arterienverkalkung) in den Herzkranzgefäßen.

Lungen- und Herz-Lungen-Transplantation

Gewöhnlich wird nur ein Lungenflügel transplantiert, manchmal aber auch beide. Wenn gleichzeitig das Herz irreversibel geschädigt ist, wird die Lungentransplantation mit einer Herztransplantation kombiniert. Da sich eine Spenderlunge kaum konservieren lässt, muss das Organ sofort nach der Entnahme transplantiert werden.

Lungentransplantate können von einem lebenden Spender stammen oder auch von einem kürzlich verstorbenen. Von einem lebenden Spender kann nur ein Lungenflügel entnommen werden, in der Regel wird nur ein Lappen gespendet. Einem toten Spender können beide Lungenflügel oder aber auch das Herz und die Lunge entnommen werden.

Durch einen Schnitt in der Brust wird die Empfängerlunge entnommen und durch die Spenderlunge ersetzt. Die Blutgefäße, die zur Lunge führen und von ihr abgehen (Lungenarterie und Lungenvene), und der Hauptluftweg (Bronchus) werden mit dem oder den transplantierten Lungenflügel(n) verbunden. Die Operation dauert vier bis acht Stunden für einen Lungenflügel und sechs bis zwölf Stunden für beide. Eine kombinierte Herz-Lungen-Transplantation läuft ähnlich ab. Die Krankenhausaufenthaltsdauer nach diesen Operationen beträgt gewöhnlich sieben bis 14 Tage.

Etwa 70 Prozent der Menschen mit einem Lungentransplantat leben länger als ein Jahr. Das Infektionsrisiko ist hoch, da die Lunge fortwährend der Atemluft, die Bakterien und andere Krankheitserreger enthält, ausgesetzt ist. Die Stelle, an der der Bronchus mit der Lunge verbunden ist, heilt oft schlecht. Es kann sich Narbengewebe bilden und die Atemwege verengen. Dadurch kommt es zu Atemnot. Diese Komplikation wird behoben, indem die Atemwege geweitet werden, beispielsweise durch das Einlegen eines Drahtröhrchens (Stent).

Die Abstoßung eines Lungentransplantats ist schwer zu entdecken, zu beurteilen und zu behandeln. Mehr als 80 Prozent der Lungentransplantierten entwickeln innerhalb eines Monats nach der Operation Abstoßungssymptome. Zu diesen zählen Fieber, Atemnot und Schwäche. Das allgemeine Schwächegefühl entsteht, weil die Lunge den Körper nicht genügend mit Sauerstoff versorgen kann. Später kann sich Narbengewebe in den kleinen Atemwegen bilden und sie zunehmend blockieren. Auch dies kann auf eine allmähliche Abstoßung des Transplantats hinweisen. Die Abstoßung eines Lungentransplantats lässt sich durch eine Anpassung der Dosierung der Immunsuppressiva, den Umstieg auf eine andere Immunsuppressiva-Gruppe oder durch die Kombination mehrerer Mittel aufhalten.

Bauchspeicheldrüsentransplantation

Die Bauchspeicheldrüse (Pankreas) kann als Ganzes transplantiert werden, oder es werden nur die Insulin produzierenden Zellen, die so genannten Inselzellen, übertragen.

Eine Transplantation kann z. B. dann wünschenswert sein, wenn die Bauchspeicheldrüse aufgrund einer chronischen Entzündung mit schwer kontrollierbaren Schmerzen entfernt werden muss. Dann können aus dem entfernten Organ Insulin produzierende Zellen entnommen und dem Patienten später übertragen werden (Inselzell-Autotransplantation). Auf diese Weise wird ein Diabetes mellitus verhindert, der die unausweichliche Folge fehlender Inselzellen ist. Die Transplantation fremder Inselzellen (Inselzell-Allotransplantation) oder sogar der kompletten Bauchspeicheldrüse kann bei Patienten mit schwer kontrollierbarem Diabetes, der noch keine ernsten Komplikationen verursacht hat, erwogen werden.

Eine Transplantation der kompletten Bauchspeicheldrüse ist eine große Bauchoperation. Das kranke Organ wird nicht entfernt. Die Operation dauert gewöhnlich etwa drei Stunden; der Krankenhausaufenthalt liegt bei ein bis drei Wochen.

Eine Inselzelltransplantation ist dagegen eine kleinerer Eingriff und kann sogar ambulant bei örtlicher Betäubung durchgeführt werden. Die Inselzellen werden über einen Katheter durch die Nabelvene des Empfängers in den Bauch oder direkt in die große Lebervene gespritzt.

Mehr als 80 Prozent der Diabetiker mit einem Pankreastransplantat und etwa 75 Prozent derer mit Inselzelltransplantat haben einen normalen Blutzuckerspiegel und brauchen kein Insulin mehr zu spritzen. Allerdings müssen die Empfänger einer neuen Bauchspeicheldrüse oder fremder Inselzellen Immunsuppressiva einnehmen. Dadurch stigt jedoch das Risiko für Infektionen und andere unerwünschte Wirkungen. Das Risiko, das mit der Anwendung von Insulin und einer nicht optimalen Diabeteskontrolle verbunden ist, wird also gegen das eingetauscht, das sich mit der Einnahme von Immunsuppressiva verbindet. Aufgrund der Nutzen-Risiko-Abwägung wird eine solche Transplantation nur bei Menschen durchgeführt, die bereits aus einem anderen Grund Immunsuppressiva einnehmen, z. B. weil ihnen wegen eines Nierenversagens bereits eine Niere übertragen wurde. Beide Organe werden häufig zusammen in einer kombinierten Pankreas-Nieren-Transplantation übertragen.

Stammzellentransplantation

Stammzellen sind undifferenzierte Zellen, aus denen sich alle spezialisierten Zellen entwickeln. Stammzellen gibt es sowohl bei Erwachsenen als auch bei ungeborenen Kindern. Die Stammzellen für verschiedene Typen von Blutzellen finden sich im Knochenmark oder, in geringerer Anzahl, auch im Blut. Stammzellen aus Feten sollen sich am besten für eine Transplantation eignen, da sie eine größere Überlebenswahrscheinlichkeit haben als Stammzellen von Kindern oder Erwachsenen. Eine **Knochenmarktransplantation** ist eine Form der Stammzellentransplantation, weil das Knochenmark Zellen enthält, die Knochenmark neu bilden, das seinerseits wieder normale Blutzellen produziert.

Eine Stammzellentransplantation kann als Behandlungskomponente bei Leukämie, bestimmten Arten von Lymphomen, zu der auch die Hodgkin-Krankheit gehört, und bei aplastischer Anämie durchgeführt werden. Sie wird auch bei Kindern mit bestimmten genetischen Störungen, wie der Thalassämie, Sichelzellenanämie, und bei einigen angeborenen Stoffwechsel- oder Immunmangelkrankheiten, wie der chronischen Granulomatose, eingesetzt. Bestimmte Stammzelltypen können Frauen übertragen werden, deren Knochenmark durch hoch dosierte Chemo- oder Strahlentherapie im Rahmen einer Brustkrebsbehandlung zerstört wurde. Eine Stammzellentransplantation kann auch bei Störungen, wie der Parkinson- oder Alzhei-

Stammzellen – was ist das?

Stammzellen sind undifferenzierte Zellen mit der Fähigkeit, sich in spezialisierte Zellen umzuwandeln. Manche Stammzellen können sich auf einen Reiz hin in jeden der verschiedenen Zelltypen im Körper verwandeln. Andere sind bereits teilweise differenziert, aus ihnen können sich z. B. alle Nerven- oder Drüsenzelltypen entwickeln.

Stammzellen teilen sich und produzieren dabei neue Stammzellen, bis sie dazu angeregt werden, sich zu spezialisieren. Während sie sich immer weiter teilen, spezialisieren sie sich zunehmend, bis sie schließlich auf einen Zelltyp festgelegt sind. Stammzellen produzieren alle Zellen im Körper – über 200 verschiedene Zelltypen, auch die Blut-, Nerven-, Muskel-, Herz-, Drüsen- und Hautzellen.

Man hofft, dass sich Stammzellen eignen, um Zellen und Gewebe, die z. B. durch Alzheimer-Krankheit, Parkinson-Krankheit, Diabetes oder Rückenmarkverletzungen geschädigt wurden, zu ersetzen. Stammzellen lassen sich steuern, indem der genetische Code angeregt wird, der ihre Spezialisierung einleitet. Es gibt derzeit grundsätzlich vier Möglichkeiten, Stammzellen zu gewinnen:

Embryos: Stammzellen werden aus Embryonen gewonnen, die bei einer künstlichen Befruchtung entstanden sind, der Frau aber nicht übertragen wurden. Um die Stammzellen entnehmen zu können, werden die Embryos getötet. Nach Ansicht der Wissenschaftler sind diese Stammzellen am besten geeignet, um verschiedene Zelltypen zu produzieren, die nach der Transplantation überleben.

Feten: Während der ersten acht Wochen seiner Entwicklung nennt man ein entstehendes Kind Embryo, danach Fetus. Von Feten, die nach Schwangerschaftsabbruch oder einer Fehlgeburt nicht mehr weiterleben können, können Stammzellen entnommen werden.

Nabelschnur: Nach der Geburt des Kindes können aus dem Nabelschnurblut oder aus der Plazenta Stammzellen isoliert werden. Diese können lediglich Blutzellen produzieren.

Kinder und Erwachsene: Das Knochenmark und das Blut von Kindern und Erwachsenen enthält Stammzellen. Diese produzieren lediglich Blutzellen. Für Transplantationen können gegenwärtig ausschließlich solche Stammzellen genutzt werden.

mer-Krankheit, sinnvoll sein, um Gehirnzellen zu ersetzen.

Die Stammzellen können dem eigenen Körper (autologe Transplantation) oder dem eines Spenders (allogene Transplantation) entnommen werden. Sollen körpereigene Stammzellen benutzt werden, so werden sie dem Patienten vor Beginn einer Chemo- oder Strahlentherapie entnommen, um sie ihm danach wieder zurückzugeben. So wird verhindert, dass sie durch die Krebstherapie zerstört werden.

Für eine Knochenmarktransplantation erhält der Spender gewöhnlich eine Vollnarkose. Mit einer Spritze wird ihm aus dem Hüftbein Knochenmark entnommen. Dieses dauert etwa eine Stunde.

Die Entnahme von Stammzellen aus dem Blut des erwachsenen Spenders geschieht ambulant. Hierzu erhält der Spender zunächst ein Medikament, das das Knochenmark dazu anregt, mehr Stammzellen ins Blut freizusetzen. Dann werden die Stammzellen mit einer Art Blutwäsche aus

dem Blut herausgefiltert. Die restlichen Blutzellen werden in den Kreislauf zurückgegeben. Dieses Verfahren dauert gewöhnlich zwei bis vier Stunden und muss ein bis zwei Wochen lang bis zu sechsmal durchgeführt werden, bis eine ausreichende Zahl an Stammzellen gewonnen ist. Die Stammzellen sind eingefroren haltbar.

Der Arzt spritzt die gespendeten Stammzellen in die Vene des Empfängers. Die Spenderzellen wandern mit dem Blut zu den Knochen des Empfängers, beginnen sich hier zu teilen und Blutzellen zu produzieren.

Eine Stammzellentransplantation ist nicht ohne Risiko, da die weißen Blutkörperchen des Empfängers durch Chemotherapie oder Strahlenbehandlung zerstört wurden oder in ihrer Zahl reduziert sind. Damit besteht etwa zwei bis drei Wochen lang ein stark erhöhtes Infektionsrisiko – so lange dauert es, bis die gespendeten Stammzellen in der Lage sind, genügend weiße Blutkörperchen zu bilden, um den Körper vor Infektionen zu schützen.

Warum Hornhauttransplantationen meist erfolgreich sind

Hornhaut wird sehr häufig und erfolgreich transplantiert. Eine vernarbte oder getrübte Hornhaut kann durch eine klare, gesunde ersetzt werden. Die Operation wird unter Vollnarkose oder in örtlicher Betäubung unter dem Mikroskop durchgeführt und dauert etwa eine Stunde.

Die gespendete Hornhaut kommt in der Regel von einem verstorbenen Menschen. Sie wird passend zugeschnitten und dann, nachdem die geschädigte Hornhaut des Empfängers entfernt wurde, an der richtigen Stelle festgenäht. Der Hornhautempfänger bleiben meist ein bis zwei Tage im Krankenhaus.

Eine Hornhaut wird selten abgestoßen, da sie keine eigene Blutzufuhr hat. Sie bekommt den Sauerstoff und die Nährstoffe aus den umliegenden Geweben und Flüssigkeiten. Die Komponenten des Immunsystems, die dafür verantwortlich sind, dass eine Abstoßungsreaktion eingeleitet wird – bestimmte weiße Blutkörperchen und Antikörper –, zirkulieren nämlich im Blutkreislauf und können die transplantierte Hornhaut nicht erreichen. Damit können sie mit dem fremden Gewebe auch nicht in Kontakt kommen und leiten keine Abstoßung ein. Bei Geweben mit reichlicher Blutzufuhr ist das Abstoßungsrisiko wesentlich größer.

Ein weiteres Problem liegt darin, dass das körperfremde Knochenmark Zellen produzieren kann, die die Empfängerzellen angreifen und eine so genannte Graft-versus-host-Reaktion ▲ verursachen.

Das Infektionsrisiko lässt sich senken, indem der Empfänger so lange, bis die transplantierten Zellen eigene Blutzellen zu produzieren beginnen, isoliert wird. Die behandelnden Ärzte, das Pflegepersonal und Besucher müssen Mund-Nasen-Masken und Kittel tragen und sich die Hände vor Betreten des Raumes gründlich desinfizieren. Aus dem Blut des Spenders isolierte Antikörper können dem Empfänger ebenfalls intravenös verabreicht werden, um ihn vor Infektionen zu schützen. Auch Wachstumsfaktoren, die die Produktion von Blutzellen anregen, können das Infektionsrisiko und die Gefahr einer Graft-versus-host-Reaktion senken helfen.

Stammzellenempfänger bleiben nach der Transplantation meist ein bis zwei Monate im Krankenhaus. Nach der Entlassung ist eine regelmäßige Nachsorge erforderlich. Die meisten Patienten brauchen mindestens ein Jahr, bis sie sich vollständig erholt haben.

Transplantation anderer Organe

Menschen, die große Hautflächen verloren haben, z. B. durch schwere Verbrennungen, können Haut übertragen bekommen. Die Hauttransplantation gelingt am besten, wenn ein gesundes Stück Haut von einer Stelle des Körpers entfernt und auf eine andere verpflanzt wird. Ist eine solche Übertragung nicht möglich, kann die Haut von einem Spender oder sogar von Tieren (wie Schweinen) als vorübergehender Hautersatz dienen. Diese Fremdhauttransplantate halten nur kurze Zeit, dienen jedoch so lange als Schutz, bis neue Haut nachgewachsen ist, um sie zu ersetzen. Die Hautmenge, die für eine Verpflanzung zur Verfügung steht, lässt sich vergrößern, indem man kleine Stücke der Haut des Patienten in einer Gewebekultur wachsen lässt oder in der transplantierten Haut winzige Einschnitte vornimmt, sodass sie gedehnt werden kann und dadurch einen größeren Bereich abdeckt.

Knorpel wird erfolgreich transplantiert, ohne dass Immunsuppressiva erforderlich sind, da das körpereigene Abwehrsystem transplantierten Knorpel wesentlich seltener angreift als andere Körpergewebe. Bei Kindern wird Knorpel gewöhnlich transplantiert, um Schäden in den Ohren oder der Nase zu beheben. Bei Erwachsenen kann er zur Reparatur von durch Arthritis geschädigten Gelenken herangezogen werden.

Die Hornhaut, die durchsichtige Kuppel auf der Augenoberfläche, wird meist erfolgreich transplantiert, ebenfalls ohne dass Immunsuppressiva nötig werden.

Knochenmasse kann aus einem Körperteil genommen werden, um sie in einem anderen Teil zu ersetzen. Knochen, die von einer Person auf eine andere übertragen werden, überleben nur kurze Zeit. Sie stimulieren jedoch das Wachs-

▲ siehe Seite 977

Wiederannähen eines Körperteiles

Wenn Finger, Hände und Arme relativ unbeschadet vom Körper abgetrennt werden, können sie manchmal erfolgreich wieder angenäht werden – bei Beinen gelingt das allerdings seltener. Der abgetrennte Teil wird keimfrei eingefroren, bis er benötigt wird. Damit der abgetrennte Körperteil schnell wieder mit Blut versorgt wird, ist es wichtig, die Replantation möglichst schnell durchzuführen.

tum neuer Knochenzellen, stabilisieren den betroffenen Bereich, bis sich neuer Knochen bildet, und dienen als Gerüst, in das sich die sich neu entwickelnden Knochenzellen einbauen.

Die Transplantation des Dünndarms befindet sich noch im Versuchsstadium. Sie kann die letzte Hoffnung für jene Menschen sein, deren Darm durch eine Krankheit zerstört wurde oder nicht ausreichend funktioniert, um den Betreffenden am Leben zu erhalten. Da der Dünndarm große Mengen lymphatischen Gewebes enthält, kann das neue Darmgewebe Zellen produzieren, die die Empfängerzellen angreifen und damit eine Graft-versus-host-Reaktion verursachen.

Bei der Parkinson-Krankheit kann Gewebe aus den Nebennieren des Patienten entnommen und in sein Gehirn verpflanzt werden. Alternativ dazu kann Hirngewebe von abgetriebenen Feten verwendet werden.

Thymusdrüsengewebe, das Feten entnommen wurde, die sich nach einem Schwangerschaftsabbruch oder einer Fehlgeburt nicht weiterentwickeln konnten, kann Kindern mit DiGeorge-Syndrom, die ohne Thymusdrüse zur Welt kommen, transplantiert werden. Wenn die Thymusdrüse fehlt, führt dies zu einer Störung des Immunsystems, da die weißen Blutkörperchen, die eine wesentliche Rolle bei der körpereigenen Abwehr von fremden Substanzen spielen, in der Thymusdrüse reifen. Durch Transplantation der Thymusdrüse wird die Immunabwehr der betroffenen Kinder wiederhergestellt. Der neue Thymus kann jedoch Zellen produzieren, die die Empfängerzellen angreifen und damit eine Graft-versus-host-Reaktion verursachen.

INFEKTIONEN

KAPITEL 188

Ansteckende Krankheiten

Mikroorganismen – winzige Lebewesen wie Bakterien und Viren – gibt es überall: im Boden, in Süß- und Salzwasser, auf dem Meeresgrund und in der Luft. Dennoch dringen nur wenige der Abertausend Arten in Menschen ein, um sich dort zu vermehren und eine Infektion auszulösen.

Viele Mikroorganismen leben auf der Haut, im Mund, in den Atemwegen, im Darm und in den Genitalien (hauptsächlich in der Scheide), ohne Krankheiten hervorzurufen. Ob sich nun ein solcher Mikroorganismus als harmloser Begleiter auf seinem menschlichen Wirt aufhält oder ob er in ihn eindringt und eine Erkrankung hervorruft, hängt von seiner Natur und vom Immunsystem des betroffenen Menschen ab.

vor krank machenden Organismen, als dass sie selbst Krankheiten verursachen. Nur unter bestimmten Bedingungen ist das anders. Dazu gehören die Einnahme von Antibiotika und eine Schwächung des Immunsystems (wie bei Patienten mit Aids oder Krebserkrankung, Patienten, die Kortison einnehmen und solchen, die sich einer Strahlentherapie unterziehen). Wenn Antibiotika einen Großteil der normalen Bakterienflora von Haut, Scheide und Darm abtöten, können sich andere Bakterien und Pilze auf und im Körper zügellos vermehren. Ein Beispiel ist eine Scheideninfektion mit Hefepilzen, wie sie bei Frauen auftreten kann, die Antibiotika gegen eine Blasenentzündung einnehmen.

Bakterienflora

Ein gesunder Mensch lebt in Harmonie mit den meisten Mikroorganismen, die seinen Körper besiedeln. Dieses ist die Bakterienflora des Menschen. Wenn sie geschädigt wird, baut sie sich so schnell wie möglich wieder auf. Als vorübergehende Bakterienflora werden Mikroorganismen bezeichnet, die ihren Wirt stunden- oder wochenlang, aber nicht ständig besiedeln.

Umweltbedingungen – wie Ernährung, sanitäre Bedingungen, Luftverschmutzung und Hygienegewohnheiten – entscheiden mit darüber, welche Arten die Bakterienflora eines Menschen bilden.

Zur Bakterienflora gehören verschiedene Arten von Mikroorganismen; einige Körperbereiche sind in der Regel von mehreren hundert verschiedenen Arten besiedelt. Normalerweise schützen diese Bakterien den Körper viel eher

Entwicklung einer Infektion

Die meisten infektiösen Erkrankungen werden durch Mikroorganismen verursacht, die in den Körper eindringen und sich vermehren. Überwiegend gelingt ihnen dies, indem sie sich an Körperzellen anheften. Dieses Anheften ist ein ganz spezieller Vorgang, bei dem eine »Schlüssel-Schloss«-Verbindung zwischen der menschlichen Zelle und dem Mikroorganismus eine Rolle spielt. Ob der Mikroorganismus in der Nähe der Stelle des Eindringens bleibt oder ob er sich auf andere Bereiche ausbreitet, hängt davon ab, ob er Gifte, Enzyme und andere Stoffe produziert.

Einige infektiöse Mikroorganismen erzeugen Giftstoffe (Toxine). So produziert das Bakterium *Clostridium tetani* in einer Wunde ein Gift, das Wundstarrkrampf (Tetanus) hervorruft. Einige Infektionskrankheiten werden sogar von Giftstoffen ausgelöst, die von Bakterien außerhalb des Körpers gebildet werden. Ein Beispiel dafür ist die Lebensmittelvergiftung durch Staphylokokken. Die meisten Toxine enthalten Bestandteile, die sich speziell an Moleküle auf bestimmten Zellen (Zielzellen) binden. Erkrankungen, bei denen derartige Giftstoffe eine zentrale Rolle spielen, sind z. B. Wundstarrkrampf, das toxische Schocksyndrom und Cholera.

Nach dem Eindringen müssen sich die Mikroorganismen vermehren, um eine Infektion hervorzurufen. Dann kann dreierlei passieren: Zum einen kann sich der Mikroorganismus fortwährend vermehren und die körpereigene Abwehr überwältigen. Zum anderen kann sich ein Gleichgewichtszustand entwickeln, aus der eine chronische Krankheit entstehen kann. Und drittens kann der Betroffene – mit oder ohne medizinische Behandlung – den Eindringling besiegen.

Viele Organismen sind mit Eigenschaften ausgestattet, die den Krankheitsverlauf schwerwiegender machen (Virulenz) und ihnen helfen, dem Abwehrsystem des Körpers standzuhalten. Beispielsweise produzieren einige Bakterien Enzyme, die Gewebe zerstören, sodass sich die Infektion schneller ausbreiten kann.

Einige Mikroorganismen blockieren die körpereigenen Abwehrmechanismen. Zum Beispiel können manche Mikroorganismen die Produktion von Antikörpern verhindern und die Entwicklung von T-Zellen stören – eine Art weißer Blutkörperchen, die dafür ausgerüstet sind, Eindringlinge anzugreifen. Andere wieder haben äußere Hüllen, die verhindern, dass sie von den weißen Blutkörperchen vertilgt werden. So entwickelt der Pilz *Cryptococcus* eine dickere Hülle, nachdem er in die Lunge eingedrungen ist, und kann der körpereigenen Abwehr besser widerstehen. Manche Bakterien können von Abwehrstoffen, die im Blutkreislauf zirkulieren, nicht aufgelöst (lysiert) werden und produzieren sogar Substanzen, die die Wirkung von Antibiotika aufheben.

Infektionsabwehr

Natürliche Barrieren und das Immunsystem schützen den Körper vor infektiösen Organismen. Zu den natürlichen Barrieren gehören Haut, Schleimhaut, Tränenflüssigkeit, Ohrenschmalz, Schleim und Magensäure. Zudem wäscht der Harnfluss Mikroorganismen aus den Harnwegen aus. Das Immunsystem bedient sich weißer Blutkörperchen und Antikörper,

Typen infektiöser Organismen

Bakterien: Bakterien sind mikroskopisch kleine einzellige Lebewesen. Beispiele: *Streptococcus pyogenes* (Streptokokkenangina); *Escherichia coli* (Harnweginfektion).

Viren: Viren sind kleine infektiöse Organismen – viel kleiner als Pilze oder Bakterien –, die sich nicht allein vermehren können; sie müssen in eine lebende Zelle eindringen und deren Funktionen benutzen, um sich zu reproduzieren. Beispiele: *Varicella zoster* (Windpocken, Gürtelrose), *Rhinovirus* (Erkältung).

Pilze: Pilze bilden eine eigene Klasse Lebewesen; sie enthalten Chitin und bilden Sporen. Zu ihnen zählen Hefen, Schimmelpilze, Lamellen- und Röhrenpilze (wie Champignon und Steinpilz). Beispiele: *Candida albicans* (Hefepilzinfektion der Scheide), *Tinea pedis* (Fußpilz).

Parasiten: Ein Parasit ist ein Organismus, wie ein Wurm oder ein Einzeller (Protozoa), der dadurch überlebt, dass er in einem anderen, meist viel größeren Organismus, dem Wirt, lebt. Beispiele: *Enterobius vermicularis* (Madenwürmer), *Plasmodium falciparum* (Malaria).

um Organismen zu identifizieren und zu beseitigen, die die natürlichen Barrieren des Körpers überwinden. ▲

Natürliche Barrieren

Eine unbeschädigte Haut steht dem Eindringen von Mikroorganismen entgegen. Auch die Schleimhäute von Mund, Nase und Augenlidern sind natürliche Barrieren, weil sie mit Sekret bedeckt sind, das Mikroorganismen bekämpft. Die Tränenflüssigkeit enthält beispielsweise das Enzym Lysozym, das Bakterien angreift.

Die Atemwege filtern wirkungsvoll Teilchen aus der einströmenden Luft. Nase und Luftwege sind von Schleim bedeckt. Eingeatmete Mikroorganismen bleiben an diesem Schleim kleben, der anschließend ausgehustet oder ausge-

▲ siehe Seite 1043

Bestimmung eines Infektionserregers

Eine Erkrankung kann von unterschiedlichen Erregern ausgelöst werden (Lungenentzündung z. B. von Viren, Bakterien und Pilzen), nach denen sich dann die Behandlung richtet. Daher ist es wichtig, den Erreger zu bestimmen.

Die schnellste Methode besteht darin, eine Probe, die vom Infektionsherd entnommen wurde, mikroskopisch zu untersuchen und anhand charakteristischer Form und Färbung den Erreger zu identifizieren. Dazu müssen die Mikroorganismen aber groß und zahlreich genug sein. Gewöhnlich ist das nicht der Fall; darum werden die Erreger in einer Kultur vermehrt, bis ihre Menge für chemische Tests ausreicht. Auf diese Weise lassen sich z. B. die bakteriellen Erreger von Tripper und Streptokokkenangina vermehren. Mit derartigen Bakterienkulturen lässt sich auch feststellen, welche Antibiotika die Erreger abtöten, sodass das am besten geeignete Medikament ausgewählt werden kann.

Einige Mikroorganismen sind sehr schwer zu kultivieren; zu ihnen gehören die Bakterien, die Syphilis hervorrufen, und die Viren, die Aids auslösen. Infektionen mit solchen Erregern lassen sich anhand der Antikörper nachweisen, die sich im Blut oder einer anderen Körperflüssigkeit der infizierten Person (z. B. der Gehirn-Rückenmark-Flüssigkeit) finden. Dieser Antikörpernachweis ist aber nicht immer zuverlässig. Antikörper sind oft noch viele Jahre nach Abklingen einer Infektion im Körper nachweisbar.

Andere Tests, wie die Polymerasekettenreaktion (PCR, vom engl. *polymerase chain reaction*) sind zuverlässiger. Sie erkennen Abschnitte des genetischen Materials (DNA) des Erregers; diese kann es nur dann geben, wenn der Erreger vorhanden ist.

Diese Tests werden nur bei Verdacht auf eine bestimmte Erkrankung durchgeführt. Daher benötigt der Arzt alle krankheitsrelevanten Daten, wie Symptome, Befunde der körperlichen Untersuchung und Risikofaktoren, um eine Infektion diagnostizieren zu können.

schnaubt wird. Beim Entfernen des Schleims hilft die koordinierte Bewegung von winzigen Flimmerhärchen (Zilien) in den Luftwegen, die Schleim und eingehüllte Partikel von der Lunge weg die Luftwege hinauf wieder nach draußen transportieren.

Auch der Magen-Darm-Trakt hat eine Reihe wirksamer Barrieren. Dazu zählen die Magensäure und Enzyme der Bauchspeicheldrüse, die Gallenflüssigkeit sowie die Darmsekrete. Das gleichmäßige Zusammenziehen der Darmmuskulatur (Peristaltik) und das Abschilfern von Zellen in der Darmschleimhaut sorgen ebenfalls dafür, dass Mikroorganismen entfernt werden.

Die Harnblase wird von der Harnröhre geschützt, durch die der Urin aus dem Körper gelangt. Bei Männern ist die Harnröhre so lang, dass es Bakterien nur selten gelingt, in die Blase zu gelangen – es sei denn, sie gelangen durch einen Katheter oder ein anderes Instrument unabsichtlich dorthin. Bei Frauen ist die Harnröhre deutlich kürzer, sodass gelegentlich Bakterien von außen in die Blase gelangen können. Der Spüleffekt beim Leeren der Blase ist ein weiterer Abwehrmechanismus bei Männern und Frauen. Die Scheide ist durch ihr normalerweise saures Scheidenmilieu geschützt.

Blut

Eine weitere Abwehrmaßnahme des Körpers besteht darin, die Zahl gewisser weißer Blutkörperchen (Neutrophile und Monozyten) zu erhöhen, die Erreger verschlingen und zerstören. Diese Vermehrung ist vorwiegend deshalb innerhalb weniger Stunden möglich, weil das Knochenmark viele aus seinem Speicher freisetzt. Die Zahl der Neutrophilen steigt zuerst. Hält die Infektion an, kommen in immer größerer Zahl die Monozyten hinzu. Die Zahl der Eosinophilen, ein weiterer Typ von weißen Blutkörperchen, steigt bei allergischen Reaktionen und vielen Parasiteninfektionen an, aber gewöhnlich nicht bei bakteriellen Infektionen.

Bei gewissen Infektionen, wie Typhus, nimmt aus unbekanntem Grund die Zahl der weißen Blutkörperchen ab.

Entzündung

Jede Gewebeschädigung, so auch bei der Invasion von Mikroorganismen, setzt eine komplexe Reaktionskette in Gang: die Entzündung. Das geschädigte Gewebe setzt verschiedene Substanzen frei, die bewirken, dass das Immunsystem den Bereich abriegelt, die Eindringlinge angreift und tötet, das tote bzw. geschädigte Gewebe entsorgt und mit der Reparatur beginnt. Bei einer großen Zahl von Erregern gelingt es dem Körper jedoch nicht immer, diese unschädlich zu machen.

Eine Entzündung geht mit gesteigerter Durchblutung einher. Ein infizierter Bereich nahe der Körperoberfläche rötet sich und wird warm. Die Wände der Blutgefäße werden durchlässiger, sodass Flüssigkeit und weiße Blutkörperchen in das Gewebe übertreten können. Die Flüssigkeitsansammlung führt dazu, dass der entzündete Bereich anschwillt (Ödem).

Die weißen Blutkörperchen attackieren die Mikroorganismen und setzen Substanzen frei, die den Entzündungsprozess in Gang halten, um auf diese Weise die Erreger weiter zu bekämpfen.

Andere Substanzen führen dazu, dass die kleinen Blutgefäße im entzündeten Bereich verstopfen; das verzögert die Ausbreitung der Erreger und ihrer Toxine. Viele Substanzen, die bei einer Entzündung produziert werden, reizen die Nerven, und das führt zu Schmerzen. Zu den Reaktionen des Körpers auf die Substanzen, die bei einer Entzündung freigesetzt werden, gehören Schüttelfrost, Fieber und Muskelschmerzen, wie sie häufig bei Infektionen auftreten.

Immunreaktion

Das Immunsystem setzt alles daran, Infektionen zu bekämpfen. Es produziert Substanzen, die die eingedrungenen Mikroorganismen gezielt angreifen. ▲ Zum Beispiel kann das Immunsystem Killer-T-Zellen (eine Form weißer Blutkörperchen) aussenden, die Erreger erkennen und töten können.

Außerdem produziert das Immunsystem Antikörper, die für die Infektionserreger spezifisch sind. Sie heften sich an die Eindringlinge und hemmen deren Beweglichkeit. Antikörper können die Erreger direkt abtöten, oder sie erleichtern den Neutrophilen (einer weiteren Form von weißen Blutkörperchen), die Erreger aufzuspüren und zu töten.

Fieber

Fieber ist ein Anstieg der Körpertemperatur auf mehr als 38 °C (im Mund gemessen) als Abwehrreaktion gegen eine Infektion. Normalerweise steigt und fällt die Körpertemperatur jeden Tag. Sie ist morgens um sechs Uhr am niedrigsten und nachmittags zwischen 16 und 18 Uhr am höchsten. In dieser Zeit schwitzen fiebernde Menschen am stärksten. Die normale Körpertemperatur wird gewöhnlich mit 37 °C angegeben; doch sollte sie morgens um sechs

Uhr maximal 37,2 °C betragen und um 16 Uhr höchstens 37,7 °C.

Der Hypothalamus, ein Teil des Gehirns, kontrolliert die Körpertemperatur; Fieber entsteht durch eine Sollwertverstellung des »Thermostaten« im Hypothalamus. Der Körper stellt seine Temperatur auf den neuen, höheren Sollwert ein, indem er Blut von der Körperoberfläche in das Körperinnere schleust; dadurch verringert sich der Wärmeverlust. Um mehr Wärme zu erzeugen, ziehen sich die Muskeln immer wieder zusammen: Schüttelfrost entsteht. Die Bemühung des Körpers, Wärme zu erzeugen und bei sich zu behalten, dauern so lange an, bis das Blut die vom Hypothalamus erwartete, höhere Temperatur erreicht hat. Dann wird die Temperatur auf diesem Niveau gehalten. Später, wenn der »Thermostat« wieder auf die Normaltemperatur zurückgestellt wird, gibt der Körper die überschüssige Wärme ab, indem er schwitzt und die Hautdurchblutung wieder erhöht.

Das Fieber kann bestimmten Mustern folgen, etwa indem es regelmäßig jeden Tag einen Höchststand erreicht und dann wieder absinkt. Andererseits kann das Fieber schwanken, die Temperatur aber nie auf den Normalwert absinken. Manche Menschen, unter anderem Alkoholiker, sehr alte Menschen und kleine Kinder, können als Folge einer schweren Infektion Untertemperatur bekommen.

Substanzen, die Fieber erzeugen, nennt man Pyrogene. Sie können im Inneren des Körpers entstehen oder von außen kommen. Pyrogene von außerhalb des Körpers sind z. B. Mikroorganismen sowie von ihnen produzierte Stoffe, etwa Gifte. Innerhalb des Körpers produzieren gewöhnlich Monozyten die Pyrogene. Pyrogene aus der Umwelt rufen Fieber hervor, indem sie den Körper dazu anregen, körpereigene Pyrogene zu produzieren Der Grund für Fieber ist aber nicht in jedem Fall eine Infektion; Fieber kann auch durch eine Entzündung, durch Krebs oder eine allergische Reaktion hervorgerufen werden.

Gewöhnlich ist die Ursache des Fiebers offenkundig; meist handelt es sich um eine Infektion (z. B. eine Grippe, Lungen- oder Harnwegentzündung).

Wenn das Fieber mehrere Tage lang anhält, sich aber keine offensichtliche Ursache findet, ist eine eingehende Untersuchung nötig. Bei Erwachsenen sind häufig Infektionen die Ursache, Autoimmunkrankheiten, bei denen Anti-

▲ siehe Seite 1043

körper das körpereigene Gewebe angreifen, und unentdeckte Krebserkrankungen (besonders Leukämie und Lymphom).

Das Fiebermuster kann dem Arzt die Diagnose erleichtern. So ist Fieber, das jeden zweiten oder dritten Tag auftritt, z. B. typisch für Malaria.

Unlängst zurückgelegte Reisen, besonders Fernreisen, können Anhaltspunkte für die Ursache des Fiebers sein, weil einige Infektionen nur in bestimmten Gebieten auftreten. Auch der Kontakt mit bestimmten Stoffen und Tieren kann wichtige Hinweise geben.

Von Blut und anderen Körperflüssigkeiten können Kulturen angelegt werden, um darin infektiöse Erreger zu identifizieren. Mit Bluttests lassen sich Antikörper gegen bestimmte Mikroorganismen nachweisen. Eine hohe Zahl von weißen Blutkörperchen spricht für eine Infektion. Das Differenzialblutbild, bei dem die Menge der verschiedenen Arten weißer Blutkörperchen bestimmt wird, liefert weitere Anhaltspunkte. Ein Anstieg der Neutrophilen lässt beispielsweise eine akute Bakterieninfektion vermuten. Eine Zunahme der Eosinophilen deutet auf eine Parasiteninfektion hin.

Wann immer bei einem Kranken über mehrere Wochen Fieber von mehr als 38,3 °C gemessen wird und selbst aufwändige Untersuchungen keine Ursache dafür ergeben, wird der Arzt **Fieber unbekannter Ursache** diagnostizieren. Zu den möglichen Auslösern eines solchen Fiebers gehören ungewöhnliche chronische Infekte und nichtinfektiöse Ursachen, wie eine Bindegewebeerkrankung, Krebs oder andere Erkrankungen. Ultraschall, Computertomographie und Kernspintomographie können dem Arzt helfen, eine Diagnose zu stellen. Injektionen mit radioaktiv markierten weißen Blutkörperchen können eingesetzt werden, um die infizierten oder entzündeten Bereiche zu identifizieren. Sind die Ergebnisse negativ, muss der Arzt unter Umständen eine Gewebeprobe aus der Leber, dem Knochenmark oder einer anderen verdächtigen Stelle entnehmen und mikroskopisch untersuchen lassen.

Arzneimittel, die die Körpertemperatur senken, heißen Antipyretika. Die am weitesten verbreiteten Substanzen sind Parazetamol und nichtsteroidale entzündungshemmende Wirkstoffe, wie Azetylsalizylsäure und Ibuprofen. Bei Kindern und Jugendlichen darf Fieber jedoch nicht mit Azetylsalizylsäure gesenkt werden, weil bei ihnen die Gefahr erhöht ist, dass sie als Nebenwirkung das Reye-Syndrom ▲ erleiden.

Einige Ursachen für Fieber

- Infektion
- Krebserkrankungen
- Allergische Reaktion
- Hormonstörungen, wie Phäochromozytom und Schilddrüsenüberfunktion
- Autoimmunerkrankungen, wie rheumatoide Arthritis
- Übermäßige körperliche Bewegung, besonders bei heißem Wetter
- Übermäßige Sonnenexposition, besonders bei heißem Wetter
- Medikamente, darunter Anästhetika, Antipsychotika und Anticholinergika; Azetylsalizylsäure bei Überdosierung
- Schädigung des Hypothalamus (des Temperaturkontrollzentrums im Gehirn), z. B. durch eine Hirnverletzung oder einen Tumor

▲ siehe Kasten Seite 1549
■ siehe Tabelle Seite 175
★ siehe Seite 1089

Infektionsvorbeugung

Durch Händewaschen kann man sich davor schützen, Keime auf jemand anderen zu übertragen. Wer eine Intensivstation betritt, muss sich vorher die Hände waschen und einen Kittel, Mundschutz und Handschuhe anlegen.

Mit Antibiotika lässt sich Infektionen vorbeugen (Prophylaxe). So erhalten Menschen mit geschädigten Herzklappen vor Zahnbehandlungen vorbeugend Antibiotika. ■ Manche Patienten erhalten vor bestimmten Operationen – besonders Bauchoperationen und Transplantationen – Antibiotika.

Auch Impfungen können Infektionen vorbeugen. ★

Infektionen bei Immunschwäche

Viele Erkrankungen und Behandlungen können die Abwehrkräfte des Körpers erheblich beeinträchtigen. Bei einer solchen Immunschwäche können unter Umständen sogar solche Mikroorganismen Infektionen hervorrufen, die normalerweise harmlos sind.

Bei schweren Verbrennungen besteht ein erhöhtes Infektionsrisiko, weil die geschädigte Haut das Eindringen von Keimen nicht verhindern kann. Das Gleiche gilt, wenn Fremdmaterial in den Körper eingeführt wird; solche medizinische Eingriffe sind beispielsweise das Einführen eines Katheters in die Harnwege oder in ein Blutgefäß und das eines Tubus in die Luftröhre. Viele Medikamente können die Immunreaktion unterdrücken, z. B. Mittel zur Chemotherapie, Mittel, die die Organabstoßung nach einer Transplantation verhindern sollen, sowie Kortison. Auch eine Strahlentherapie kann das Immunsystem schwächen, besonders dann, wenn das Knochenmark bestrahlt wird.

Aidskranke verlieren besonders im Spätstadium der Krankheit ▲ die Fähigkeit, gewisse Infektionen zu bekämpfen. Sie sind besonders durch opportunistische Infektionen – das sind solche durch Erreger, die bei Menschen mit intaktem Immunsystem kein Krankheit auslösen – gefährdet. Auch andere Infektionen verlaufen bei ihnen schwerer.

Ältere Menschen leiden häufiger unter Infektionskrankheiten als jüngere, und diese verlaufen im Allgemeinen schwerer – wahrscheinlich deshalb, weil die Abwehrkraft mit zunehmendem Alter nachlässt ■. Zudem erhöhen viele chronische Erkrankungen, die bei älteren Menschen häufig sind – wie eine chronisch-obstruktive Lungenerkrankung, Krebs und Diabetes mellitus – das Infektionsrisiko. Darüber hinaus

Infektionen durch medizinische Instrumente und Implantate

Mikroorganismen können mit medizinischen Instrumenten, wie einem Katheter, und eingepflanzten Teilen, wie einem Hüftgelenk oder einer Herzklappe, in den Körper gelangen und sich dort vermehren. Vielleicht befanden sich die Erreger bereits beim Einführen oder Einsetzen an dem Instrument oder der Prothese (versehentliche Kontamination), oder sie haben sich mit dem Blut von einer infizierten Körperstelle ausgebreitet und sich auf dem bereits eingepflanzten Implantat angesiedelt. Da das Implantat keine natürlichen Abwehrkräfte hat, können die Erreger darauf gedeihen, sich ausbreiten und Krankheiten hervorrufen.

leben viele alte Menschen in einer betreuten Einrichtung, wo das Risiko, sich eine schwere Infektion zuzuziehen, erhöht ist. Im Krankenhaus führt der häufige Einsatz von Antibiotika dazu, dass Bakterien gegen diese Mittel resistent werden; Infektionen mit diesen Erregern sind dann oft schwieriger zu bekämpfen als Infektionen, die man sich zu Hause zugezogen hat.

KAPITEL 189

Impfungen zur Krankheitsvorbeugung

Impfungen aktivieren und verstärken die Abwehrkräfte des Körpers gegen bestimmte Bakterien und Viren und schützen so vor Erkrankungen. Es gibt zwei Typen von Impfungen: aktive und passive Immunisierung.

Bei der **aktiven Immunisierung** werden Impfstoffe (Vakzine) eingesetzt, die die Abwehrkraft des Körpers mobilisieren. Impfstoffe enthalten entweder nichtinfektiöse Teilstücke von Bakterien und Viren oder abgeschwächte Erreger, die

keine Infektionen mehr auslösen können. Das Immunsystem reagiert auf einen Impfstoff, indem es z. B. Antikörper und weiße Blutkörperchen produziert, die das im Impfstoff enthaltene Bakterium oder Virus erkennen und gezielt angreifen. Diese Substanzen werden immer dann schnell und in großer Menge produziert,

▲ siehe Seite 1152   ■ siehe Seite 1051

wenn der Geimpfte mit diesem Erreger in Kontakt kommt.

Bei einer **passiven Immunisierung** werden spezifische Antikörper gegen einen speziellen Erreger gespritzt. Sie wird bei Menschen eingesetzt, deren Immunsystem nicht ausreichend auf eine Infektion reagiert oder die sich angesteckt haben können, ohne geimpft zu sein (z. B. nach Kontakt mit dem Tollwutvirus). Eine passive Immunisierung kann auch dazu dienen, einer Erkrankung vorzubeugen, wenn ein Kontakt mit dem Erreger wahrscheinlich ist und der Betroffene nicht genug Zeit hat, eine Impfreihe abzuschließen. Ein Beispiel dafür ist die Gabe von Gammaglobulin – einer Antikörperzubereitung – bei Menschen, die in bestimmte Weltregionen reisen, um einer Hepatitis vorzubeugen. Die passive Immunisierung hält nur einige Tage bis Wochen an; dann hat der Körper die gespritzten Antikörper wieder zerstört.

Impfstoffe sind sicher und meist gut verträglich. Allerdings reagieren nicht alle Menschen gleich gut auf eine Impfung.

Kinder sollen in den ersten Lebensjahren mit den Standardimpfungen, die im Rahmen der Vorsorgeuntersuchungen angeboten werden, eine Grundimmunisierung gegen eine Reihe von Krankheiten erhalten. Erwachsene sollten sich gegen einige dieser Krankheiten in definierten Abständen erneut impfen lassen, um den Impfschutz aufzufrischen. Andere Impfungen gelten als Indikationsimpfungen, weil sie nur unter besonderen Bedingungen durchgeführt werden sollen; dazu zählen beispielsweise die Gelbfieberimpfung bei Tropenreisen und die Tollwutimpfung nach dem Biss eines Fuchses.

Standardimpfungen

Kinder erhalten in der Regel nach dem so genannten Impfkalender eine Reihe von Impfungen ▲. Einige dieser Impfstoffe können als Mehrfachimpfstoffe kombiniert verabreicht werden. Je nach den Umständen wird auch Erwachsenen zu bestimmten Impfungen geraten. Ausschlaggebend sind dabei Alter, Krankheiten, Beruf, Wohnort und Reisepläne.

Tetanus, Diphtherie

Tetanusinfektionen (Wundstarrkrampf) enden oft tödlich. Die Impfung schützt den Körper vor dem Gift, das die Tetanusbakterien produzie-

ren, nicht vor den Bakterien selbst. Die Tetanusimpfung gehört zu den Standardimpfungen im Kindesalter. Sie wird im 2., 3., 4. und 12. Monat durchgeführt, sollte im 6. und 16. Lebensjahr und dann alle zehn Jahre wiederholt werden.

Gegen Diphtherie wird grundsätzlich gemeinsam mit Tetanus geimpft, um einen Schutz vor dieser Krankheit zu erreichen, deren Gefährlichkeit vielen Menschen nicht mehr bewusst ist. Für die Auffrischimpfungen, die auch für Erwachsene geboten sind, wird ein Impfstoff mit verringertem Toxoidgehalt eingesetzt.

Keuchhusten

Gemeinsam mit der Impfung gegen Tetanus und Diphtherie bekommen Kinder eine Impfung gegen Keuchhusten. Der Impfschutz sollte zwischen neun und 17 Jahren noch einmal aufgefrischt werden.

Ungeimpfte Frauen sollten sich vor einer Schwangerschaft impfen lassen. Eine Impfung wird auch Geschwistern und Betreuern spätestens vier Wochen vor der Geburt des Kindes empfohlen.

Haemophilus influenzae Typ b

Bakterien wie *Haemophilus influenzae* Typ b (Hib) sind im Kindesalter die häufigsten Erreger von Kehlkopfdeckelentzündung (Epiglottitis) und einer Art von Gehirnhautentzündung (Meningitis). Impfungen im 2., 4. und 12. Lebensmonat helfen, dass diese Erkrankungen weniger schwerwiegend verlaufen. Für Erwachsene kommt diese Impfung nur infrage, wenn die Milz funktionsuntüchtig ist.

Poliomyelitis

Die Impfung gegen Kinderlähmung (Polio) gehört im 2., 4. und 12. Lebensmonat zum Standardimpfplan für Kinder. Etwa im 16. Lebensjahr sollte der Impfschutz noch einmal aufgefrischt werden. Die Impfung wird – anders als vor Jahren – mittlerweile mit einem gespritzten Impfstoff durchgeführt, nicht mehr als Schluckimpfung. Auf diese Weise wird eine mögliche Infektion Ungeimpfter durch die Viren des Schluckimpfstoffs ausgeschlossen.

Menschen, die in der Kindheit mehr als vier Schluckimpfungen oder gespritzte Polioimpfungen erhalten haben, und solche, die im Erwachsenen alle notwendigen Polioimpfungen bekommen haben, brauchen keine Auffrischimpfungen mehr. Der Impfschutz hält lebenslang an. Wer allerdings in Gegenden reist, in denen es noch Poliofälle gibt, mit Menschen arbeitet, die aus solchen Gebieten kommen, Po-

▲ siehe Kasten Seite 1466

liokranke betreut oder mit den Erregern arbeitet, sollte sich alle zehn Jahre eine Auffrischimpfung geben lassen.

Masern, Mumps und Röteln

Masern, Mumps und Röteln sind Virusinfektionen. Nach dem Standardimpfplan sollen alle Kinder bis zum Ende des ersten und noch einmal bis zum Ende des zweiten Lebensjahrs gegen diese drei »Kinderkrankheiten« geimpft werden.

Ungeimpfte und besonders infektionsgefährdete Erwachsene sollten sich mit dem Dreifachimpfstoff gegen Masern, Mumps und Röteln impfen lassen, wenn sie durch ihren Beruf einem höheren Risiko ausgesetzt sind. Bei Masern sind das Menschen, die mit Vorschulkindern arbeiten, in einem Kinderheim tätig sind und solche, die in medizinischen Einrichtungen Kinder, krebskranke und immunschwache Menschen betreuen. Bei Mumps sind es Menschen, die in Einrichtungen mit Vorschulkindern und in Kinderheimen arbeiten. Bei Röteln gelten diese Tätigkeiten und zusätzlich noch solche in der Geburtshilfe und Schwangerenbetreuung. Hinzu kommen Frauen, die keine Antikörper gegen Röteln haben und ein Kind bekommen wollen.

Hepatitis B

Der Standardimpfplan für Kinder sieht im 2., 4. und 12. Lebensmonat eine Impfung gegen Hepatitis B vor. Mit etwa 16 Jahren sollen die Jugendlichen geimpft werden, die in der Kindheit keine oder nicht alle Impfungen bekommen haben. Besondere Regelungen gelten für Neugeborene von Hepatitis-B-infizierten Frauen.

Darüber hinaus sollte sich jeder, der ein hohes Risiko hat, sich mit Hepatitis-B-Viren zu infizieren, gegen die Krankheit impfen lassen. Zu Menschen mit hohem Risiko gehören Ärzte, Zahnärzte, medizinisches Labor- und Pflegepersonal, Personal in psychiatrischen und Fürsorgeeinrichtungen, Polizisten, Sozialarbeiter, Gefängnisaufseher, Kranke, die regelmäßig Bluttransfusionen und eine Hämodialyse bekommen, Personen, die sich Drogen injizieren, Prostituierte, Strafgefangene, Menschen mit häufig wechselnden Sexualpartnern und Sexualpartner von Menschen, die das Hepatitis-B-Virus tragen, sowie Reisende in Entwicklungsländer, die in engem Kontakt mit der einheimischen Bevölkerung leben.

Der Impfstoff wird als Serie von drei Injektionen verabreicht. Meist wird der Gehalt an Antikörpern gemessen, um zu kontrollieren, ob die Impfung erfolgreich war. Wenn nicht, muss noch einmal geimpft werden. Besteht das An-

steckungsrisiko fort, ist nach zehn Jahren eine Auffrischimpfung fällig.

Grippe

Personen, die stark infektionsgefährdet sind oder für die eine Grippe eine schwere gesundheitliche Belastung darstellen würde, sollten sich dagegen impfen lassen. Zu dieser Personengruppe gehören Ärztinnen, Ärzte und Krankenpflegepersonal, aber auch Insassen von Pflegeheimen und allgemein Menschen über 60 Jahre. Durch die Krankheit gefährdet sind auch Menschen mit chronischen Herz- und Lungenkrankheiten, mit Stoffwechselkrankheiten (z. B. Diabetes), Nierenversagen, Sichelzellenanämie, einem geschwächten Immunsystem und mit einer Infektion durch das Immunschwächevirus HIV.

Grippeepidemien beginnen gewöhnlich im späten Dezember oder in der Mitte des Winters. Darum sind September und Oktober die besten Monate für die Grippeimpfung. Die Grippeimpfung muss jedes Jahr wiederholt werden, weil sich das Virus rasch verändert und der Impfstoff dem angepasst wird.

Pneumokokkeninfektion

Eine Pneumokokkenimpfung gilt nur für Menschen ab 60 Jahren als Standardimpfung. Sie soll im Abstand von sechs Jahren aufgefrischt werden.

Kinder ab zwei Monaten und alle anderen Personen sollten nur geimpft werden, wenn besondere Bedingungen das nahe legen. Dazu gehören Immunschwäche, eine entfernte oder funktionsuntüchtige Milz, Sichelzellenanämie, Erkrankungen der Blut bildenden Organe, Krebs, Organtransplantationen, chronische Erkrankungen (besonders Lungen- und Herzkrankheiten) und eine medikamentöse Therapie, die die Abwehrkräfte schwächt.

Varizellen

Varizellen sind die Viren, die Windpocken und Gürtelrose ▲ hervorrufen. Die Impfung wird seit 2004 allen Kindern um den ersten Geburtstag herum empfohlen. Außerdem Menschen ohne Antikörper gegen Varizellen, bevor sie eine Therapie erhalten, die die Abwehrkräfte schwächt, solchen mit Organtransplantationen, Leukämie, schwerer Neurodermitis und Menschen ohne Varizellenantikörper, die mit solchen Kranken engen Kontakt haben. Auch nicht immune Frauen sollten sich vor einer ge-

▲ siehe Seite 1146

Schutz vor Krankheiten

Gegen folgende Krankheiten sind Impfstoffe verfügbar:
- Cholera
- Diphtherie
- Gelbfieber
- Grippe (Influenza)
- Hepatitis A
- Hepatitis B
- Infektionen mit *Haemophilus influenzae* Typ b
- Japan-Enzephalitis
- Keuchhusten (Pertussis)
- Masern
- Meningokokken-Meningitis
- Milzbrand
- Mumps
- Pest
- Pneumokokkeninfektion (Hirnhautentzündung, Lungenentzündung)
- Polio (Kinderlähmung)
- Röteln
- Tollwut
- Tuberkulose
- Typhus
- Windpocken (Varizellen)
- Wundstarrkrampf (Tetanus)

planten Schwangerschaft impfen lassen. Darüber hinaus kann es noch berufliche Gründe für eine solche Impfung geben.

Reiseimpfungen

Für viele Menschen kann es erforderlich sein, sich impfen zu lassen, bevor sie in Gebiete reisen, wo sie infektiöse Krankheiten bekommen können, die es normalerweise in ihrem Heimatland nicht gibt. Welche Impfungen empfehlenswert und welche sogar vorgeschrieben sind, kann man in jeder Apotheke oder bei Fachärzten (z. B. für Tropenmedizin) und im Tropeninstitut erfahren.

Hepatitis A

Eine Impfung gegen Hepatitis A gilt als Indikationsimpfung für homosexuell aktive Männer, Personen mit Bluterkrankheit, solche mit einer chronischen Leberkrankheit, für medizinisches und anderes Fach- und Pflegepersonal sowie für Küchen- und Reinigungskräfte, außerdem für Menschen, die in Länder mit niedrigem hygienischem Standard reisen, sich dort außerhalb der touristischen Regionen aufhalten und bei der Auswahl ihrer Nahrungsmittel und Getränke nicht sicher auf hygienische Bedingungen vertrauen können.

KAPITEL 190

Bakterielle Infektionen

Bakterien sind mikroskopisch kleine, einzellige Organismen. Von den vielen tausend verschiedenen Bakterienarten leben einige frei in der Umwelt, andere auf der Haut, in den Luftwegen, im Mund, im Verdauungssystem sowie im Harn- und Geschlechtstrakt von Mensch und Tier. Nur wenige Bakteriengruppen rufen Krankheiten hervor.

Bakterien werden auf unterschiedliche Weise klassifiziert, z. B. nach ihrer typischen Form. Kugelförmige Bakterien werden als Kokken, stäbchenförmige als Bazillen und spiralig-schraubenförmige als Spirochäten bezeichnet.

Eine zweite Möglichkeit, Bakterien einzutei-

len, besteht in ihrem Färbeverhalten: Je nachdem, ob sie bei der so genannten Gram-Färbung einen bestimmten Farbstoff annehmen oder nicht, werden sie als grampositiv oder gramnegativ bezeichnet. Die Zuordnung zu den gramnegativen oder grampositiven Bakterien geht mit bestimmten Merkmalen im Zellwandaufbau einher, mit der Art von Infektionen, die sie auslösen, und mit den Antibiotika, die sie am sichersten abtöten.

Die Zellmembran von gramnegativen Bakterien verhindert das Eindringen vieler Arzneistoffe; dadurch sind diese Bakterien unempfindlicher gegenüber Antibiotika als grampositive. Die äu-

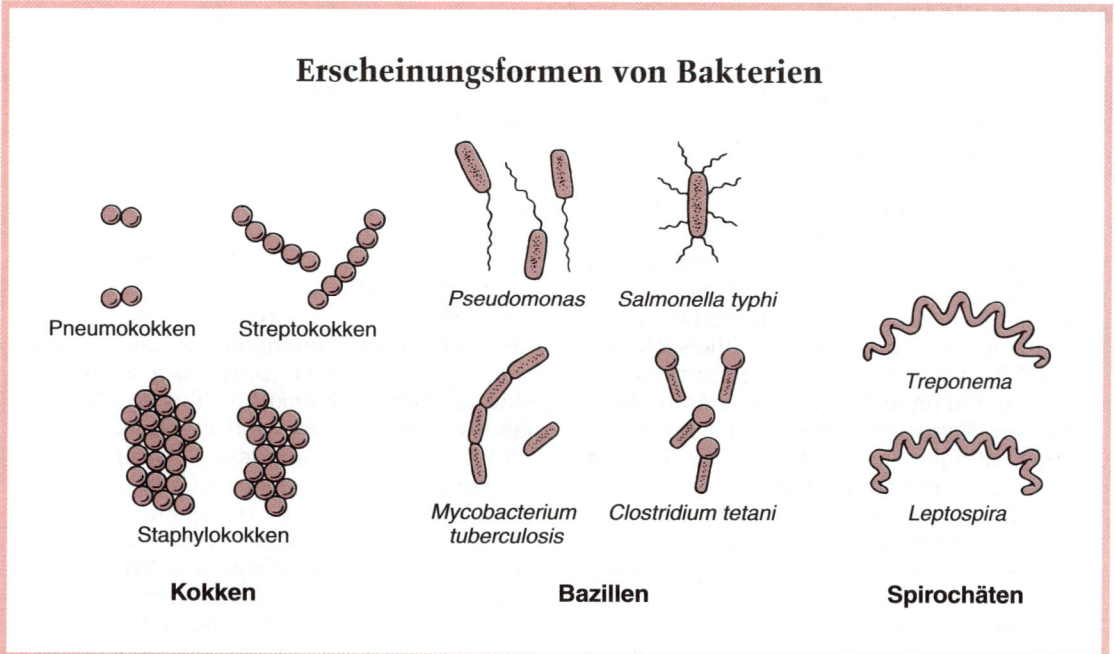

Erscheinungsformen von Bakterien

Pneumokokken · Streptokokken · Pseudomonas · Salmonella typhi · Treponema · Staphylokokken · Mycobacterium tuberculosis · Clostridium tetani · Leptospira

Kokken · **Bazillen** · **Spirochäten**

ßere Zellmembran gramnegativer Bakterien ist zudem reich an Lipopolysacchariden. Wenn gramnegative Bakterien ins Blut gelangen, können diese Bestandteile ihrer Zellmembran hohes Fieber und ein lebensgefährliches Absinken des Blutdrucks auslösen ▲. Darum werden die Lipopolysaccharide auch als Endotoxine bezeichnet.

Gramnegative Bakterien besitzen in hohem Maße die Fähigkeit, genetisches Material (DNA) mit anderen Stämmen derselben Art und sogar mit anderen Bakterienarten auszutauschen. Wenn gramnegative Bakterien ihre Erbinformation verändern (Mutation) und sie gegen ein Antibiotikum resistent werden, können sie anschließend ihre Gene mit einem anderen Bakterienstamm austauschen, sodass der Empfängerstamm ebenfalls resistent wird.

Grampositive Bakterien entwickeln im Allgemeinen nur langsam Resistenzen gegen Antibiotika. Einige grampositive Bakterien (wie *Bazillus anthracis* und *Clostridium botulinum*) produzieren starke Gifte, die schwere Erkrankungen hervorrufen.

Eine dritte Möglichkeit, Bakterien zu klassifizieren, beruht auf ihrem Verhalten gegenüber Sauerstoff. Die meisten Bakterien gedeihen und vermehren sich in Gegenwart von Sauerstoff; es sind aerobe Bakterien. Die, die nur eine geringe Sauerstoffkonzentration tolerieren oder von Sauerstoff gar vernichtet werden, nennt man

anaerob. Anaerobe Bakterien gedeihen in Körperregionen mit geringem Sauerstoffgehalt, wie Darm, absterbendem Gewebe und besonders tiefen, verschmutzten Wunden.

Viele hundert anaerobe Bakterienarten leben normalerweise auf Haut und Schleimhäuten, ohne Schaden anzurichten. Die meisten Infektionen durch anaerobe Bakterien erwachsen aus dem körpereigenen Bakterienpool.

Anaerobe Bakterien dringen besonders dann in Haut- und Muskelgewebe ein, wenn das Gewebe schlecht durchblutet oder durch eine Verletzung oder Operation geschädigt ist. Manchmal entwickeln sich spontane Infektionen bei Patienten, die unter Krebserkrankungen oder einer Abwehrschwäche leiden. Häufig treten Infektionen auch im Mund auf. Anaerobe Bakterien rufen gelegentlich chronische Infektionen der Nasennebenhöhlen und Mittelohrerkrankungen hervor. Bei Infektionen mit anaeroben Bakterien kommt es häufig zu Eiteransammlungen (Abszesse); bei schweren Infektionen wird oft Gas ins umliegende Gewebe freigesetzt.

Zu den krankheitserregenden anaeroben Bakterien gehören Clostridien, die im Darmtrakt von Mensch und Tier wie auch in Staub, Erde und verrottendem Pflanzenmaterial leben, so-

▲ siehe Seite 1114

Was sind Clostridien?

Clostridien sind Toxin produzierende anaerobe Bakterien, die eine Reihe schwerer Krankheiten hervorrufen, darunter Wundstarrkrampf, Botulismus und Gewebeinfektionen.

Clostridien leben gewöhnlich im menschlichen Darmtrakt, im Boden und in verrottender Vegetation. Alle Arten produzieren Gift. Einige Clostridienerkrankungen, wie Botulismus und die verschiedenen Durchfallerkrankungen, beruhen ausschließlich auf dem Gift; es gibt keine Bakterieninvasion ins Gewebe. Bei anderen Clostridienerkrankungen, wie Wundstarrkrampf und Wundinfektionen, dringen die Bakterien ins Gewebe und produzieren außerdem Gift.

Die meisten allein auf dem Toxin beruhenden Krankheiten sind rasch vorübergehende, relativ leichte Lebensmittelvergiftungen, die von *Clostridium perfringens* hervorgerufen werden. Manchmal ist eine von Clostridien ausgelöste Lebensmittelvergiftung jedoch schwerwiegend; sie führt zu einer Entzündung, die die Wände von Dick- und Dünndarm zerstört und heftigen blutigen Durchfall hervorruft (Enteritis necroticans). Diese Infektion kann als Einzelfall oder als Epidemie auftreten; Ursache ist der Genuss von verseuchtem Fleisch. Menschen, die über lange Zeit Antibiotika einnehmen, können eine Dickdarmentzündung (Kolitis) bekommen, weil sich das Gift produzierende *Clostridium difficile* in ihrem Darm zu stark vermehrt hat ▲. Botulismus beruht auf dem Verzehr von Lebensmitteln, die mit dem Gift von *Clostridium botulinum* verseucht sind ■. Diese Erkrankung führt zu Muskellähmungen und kann tödlich enden.

Clostridien, insbesondere *Clostridum perfringens*, infizieren auch Wunden. Solche Wundinfektionen, z.B. Hautgangrän, Muskelgangrän (clostridiale Myonekrose, auch Gasbrand oder Gasödem) und Wundstarrkrampf (Tetanus) sind relativ selten, können aber tödlich sein. Diese Infektionen treten bevorzugt in Wunden auf, die verschmutzt oder besonders tief sind und in denen viel Gewebe zerstört ist.

wie Peptokokken und Peptostreptokokken, die einen normalen Teil von Mund-, Atemwegs- und Dickdarmflora bilden. Ebenfalls anaerob sind *Bacteroides*, ein Teil der regulären Dickdarmflora, sowie *Actinomyces, Prevotella* und *Fuscobacterium,* die zur gesunden Mundflora zählen.

Strahlenpilzkrankheit

Die Strahlenpilzkrankheit (Aktinomykose) ist eine chronische Infektion, vornehmlich hervorgerufen durch Actinomyces israelii. *Diese anaeroben Bakterien können am Zahnfleisch, an den Zähnen und Mandeln vorkommen.*

Die Infektion verursacht Abszesse. Sie tritt in vier Formen auf und betrifft meist erwachsene Männer. Gelegentlich zeigt sie sich bei Frauen, die ein Intrauterinpessar (»Spirale«) zur Empfängnisverhütung tragen.

Die **abdominale Form** der Infektion entsteht durch das Hinunterschlucken von Speichel, der mit den Bakterien durchsetzt ist. Die Infektion betrifft die Gedärme und die Auskleidung der Bauchhöhle. Schmerzen, Fieber, Erbrechen, Durchfall, Verstopfung und starker Gewichtsverlust sind häufige Symptome. Wenn sich im Bauch ein Abszess bildet, kann der Eiter die Bauchwand durchdringen und an die Hautoberfläche treten.

Die **zervikofaziale Form** beginnt gewöhnlich als eine kleine, harte Schwellung im Mund, auf der Haut im Nacken oder unter dem Kiefer, die manchmal Schmerzen bereitet. Danach entwickeln sich weiche Flächen, die eine Flüssigkeit absondern, welche kleine, runde, schwefelgelbe Körnchen enthält. Die Infektion kann sich dann über Wangen, Zunge, Rachen, Speicheldrüsen, Schädelknochen auf das Gehirn und die Gehirnhäute ausbreiten.

Die **thorakale Form** verursacht Brustschmerzen, Fieber und Husten mit Auswurf. Diese Symptome treten jedoch manchmal erst dann auf, wenn die Lunge ernsthaft infiziert ist. Bei einem Abszess in der Brust kann der Eiter die Brustwand durchdringen und an die Hautoberfläche treten.

▲ siehe Seite 739   ■ siehe Seite 565

Bei der **allgemeinen Form** trägt das Blut die Infektion in die Haut, die Wirbel, ins Gehirn, die Leber, Nieren, Harnleiter und bei Frauen in die Gebärmutter und die Eierstöcke.

Diagnose, Prognose und Behandlung

Die Symptome, Röntgenuntersuchungen und die Isolierung von *Actinomyces-israelii*-Bakterien aus Eiter-, Sputum- und Gewebeproben führen zur Diagnose. Einige Darminfektionen lassen keine Entnahme von Proben zu; dann ist eine Operation nötig, um die Diagnose zu stellen.

Der geschwollene Kiefer ist die am leichtesten zu behandelnde Art der Strahlenpilzkrankheit. Weniger gut gelingt das bei der thorakalen, abdominalen und allgemeinen Form der Erkrankung.

Die Behandlung besteht in einer oft monatelangen Antibiotikatherapie und eventuell wiederholten operativen Eingriffen.

Milzbrand

Milzbrand (Anthrax) wird durch das grampositive Bakterium Bacillus anthracis *ausgelöst und kann Haut, Lunge und Magen-Darm-Trakt betreffen.*

Milzbrand ist eine höchst ansteckende, tödliche Krankheit, die von Tieren – besonders von Kühen, Ziegen und Schafen – auf Menschen übertragen wird. Als Ruheform (Sporen) können die Bakterien jahrzehntelang in der Erde und in tierischen Produkten (z. B. Wolle) überleben und sind nur schwer durch Hitze oder Kälte abzutöten. Selbst ein minimaler Kontakt kann zu einer Infektion führen. Üblicherweise infizieren sich Menschen zwar durch die Haut, doch ist das auch durch den Verzehr von infiziertem, nicht genügend gegartem Fleisch und durch das Einatmen von Sporen oder Bakterien möglich. Die Infektion kann sich nicht von Mensch zu Mensch ausbreiten.

Eingeatmete Milzbranderreger sind in hohem Maße tödlich. Damit eignen sie sich als biologischer Kampfstoff. Die Bakterien produzieren mehrere Toxine, die für viele der Symptome verantwortlich sind.

Symptome und Diagnose

Symptome können zwölf Stunden bis fünf Tage nach der Infektion auftreten. Eine Hautinfektion beginnt als schmerzlose, sich rasch vergrößernde, rotbraune Beule mit starker Schwellung an den Rändern. Auf der Beule entwickelt sich eine Blase, die hart wird; dann bricht sie in der Mitte auf und entlässt eine klare Flüssigkeit, bevor sich eine schwarze Kruste bildet. Die Lymphknoten in der näheren Umgebung der Infektion können anschwellen, und der Betroffene fühlt sich krank; manchmal kommen Muskelschmerzen, Kopfschmerzen, Fieber, Übelkeit und Erbrechen hinzu.

Lungenmilzbrand entsteht durch Einatmen von Sporen der Milzbrandbakterien. Die Sporen vermehren sich in den Lymphknoten in der Umgebung der Lunge. Die von den Bakterien produzierten Toxine führen dazu, dass die Lymphknoten zerfallen und bluten; dadurch wird die Infektion in die umliegenden Gewebe in der Brust verteilt. In der Lunge und zwischen Lunge und Brustwand sammelt sich infektiöse Flüssigkeit.

Die Symptome entwickeln sich in zwei Stufen. In den ersten zwei bis drei Tagen sind sie unbestimmt und ähneln einer Grippe: leichte Schmerzen, Fieber und Mundtrockenheit. Dann steigt das Fieber plötzlich an, es folgen Atembeschwerden, Schweißausbrüche, danach Schock und Bewusstlosigkeit. Diese zweite Stufe ist wahrscheinlich die Folge einer massiven Toxinfreisetzung. Eine Infektion des Gehirns und seiner Häute kann ebenfalls auftreten.

Selbst bei früh beginnender Behandlung endet diese Art von Milzbrand fast immer tödlich; die Erkrankten sterben 24 bis 36 Stunden nach Auftreten der schweren Symptome.

Ein Milzbrand im Magen-Darm-Trakt ist selten. Nach dem Verzehr von kontaminiertem Fleisch wachsen die Bakterien in Mund, Rachen und Darm und setzen Toxine frei, die heftige Blutungen und Gewebezerfall auslösen. Dazu kommen eine raue Kehle, ein geschwollener Hals, heftige Bauchschmerzen und blutiger Durchfall.

Hautmilzbrand wird anhand seines typischen Aussehens diagnostiziert. Dem Arzt wird die Diagnose erleichtert, wenn er von einem Kontakt des Patienten mit Tieren erfährt. Milzbrandbakterien sind unter dem Mikroskop in Haut- oder Körperflüssigkeitsproben leicht zu identifizieren. Die Bakterien lassen sich auch kultivieren. Anhand von Bluttests kann man Fragmente der Bakterien-DNA oder Antikörper auf eines der Bakterientoxine nachweisen. Um eine Lungeninfektion zu erkennen, kann der Arzt für eine Bakterienkultur den Patienten eine Schleimflocke aus der Lunge abhusten lassen; allerdings können die Bakterien nicht immer im Labor identifiziert werden.

Vorbeugung und Behandlung

Menschen mit einem hohen Risiko, Milzbrand zu bekommen – wie Tierärzte, Labortechniker und Angestellte in Textilfabriken, die Tierhaare verarbeiten –, können geimpft werden.

Eine Milzbrandinfektion auf der Haut wird mit Penizillinspritzen behandelt oder mit Tetrazyklin- oder Erythromyzintabletten. Lungeninfektionen erfordern eine intravenöse Penizillingabe. Andere Antibiotika können zusätzlich gegeben werden. Außerdem kann Kortison eingesetzt werden, um die Lungenentzündung einzudämmen.

Campylobacterinfektionen

Mehrere Arten der gramnegativen Campylobacterbakterien können den Magen-Darm-Trakt, selten auch andere Organe, infizieren.

Campylobacter besiedelt normalerweise den Magen-Darm-Trakt vieler Haus- und Hoftiere, auch von Geflügel. Die häufigste Erkrankung, die durch *Campylobacter* hervorgerufen wird, ist die Gastroenteritis ▲. Sie kann entstehen, wenn man verseuchtes Wasser trinkt, unzureichend gegartes Geflügel oder Fleisch isst oder Kontakt zu infizierten Tieren hat.

Die Bakterien können auch die Ursache von Durchfällen bei Reisenden in Entwicklungsländern sein. Sehr selten können sie eine Infektion in der Blutbahn hervorrufen (Bakteriämie), meistens bei Menschen mit einer Grunderkrankung wie Diabetes und Krebs. Bakterien im Blut können zu Infektionen in vielen verschiedenen Organen führen.

Symptome

Die durch *Campylobacter* verursachte Gastroenteritis äußert sich in Durchfall, Bauchschmerzen und schweren Bauchkrämpfen. Der Durchfall kann blutig sein, und es kann Fieber von 38 bis 40 °C auftreten.

Manchmal ist Fieber, das kommt und geht, das einzige Zeichen für eine Campylobacterinfektion außerhalb des Magen-Darm-Trakts. Als zusätzliche Symptome für eine im ganzen Körper verbreitete Infektion können auftreten: ein schmerzendes, rotes, geschwollenes Gelenk, Bauchschmerzen und eine vergrößerte Leber oder Milz. Selten kann die Infektion die Herzklappen und die Hirn- bzw. Rückenmarkhäute befallen.

Diagnose und Behandlung

Campylobacterinfektionen geben sich durch Proben aus Blut, Stuhl und anderen Körperflüssigkeiten zu erkennen.

Viele Patienten erholen sich ohne Behandlung innerhalb von etwa einer Woche; einige benötigen allerdings zusätzliche Flüssigkeit, ob durch Trinken oder intravenös. Besonders Patienten mit Erregern im Blut brauchen Antibiotika wie Ciprofloxazin und Azithromyzin.

Cholera

Cholera ist eine schwere Infektion, bei der der Dünndarm von dem gramnegativen Bakterium Vibrio cholerae *befallen wird, das starken Durchfall hervorruft.*

Mehrere Arten von *Vibrio*-Bakterien rufen Durchfall ■ hervor; die schwerste Form wird jedoch von dem Cholerabakterium *Vibrio cholerae* ausgelöst. Cholera kann zu größeren Epidemien führen, bei denen viele Menschen sterben. Früher war Cholera ein weltweit verbreitete Krankheit; heute kommt sie nur noch in einigen Entwicklungsländern in den Tropen und Subtropen vor.

Vibrio cholerae lebt gewöhnlich im Wasser, angeheftet an Algen und Plankton.

Die Cholera verbreitet sich über Trinkwasser, Meeresfrüchte und andere kontaminierte Nahrungsmittel. Infizierte Patienten scheiden die Erreger mit dem Stuhl aus, sodass sich die Infektion unter Umständen explosionsartig ausbreitet. Besonders gefährlich ist das in Regionen, in denen Abwässer nicht verlässlich geklärt werden. Auf diesem Weg gelangen die Choleraerreger auch in Muscheln und andere Meerestiere. Die letzte große Choleraepidemie ereignete sich in Afrika, wo zwischen 1998 und 1999 mehr als 400 000 Menschen erkrankten.

Die Cholerabakterien produzieren ein Gift, das den Dünndarm zur Ausscheidung großer Flüssigkeitsmengen anregt, mit denen zugleich Salze und Mineralstoffe verloren gehen. Dieser Flüssigkeits- und Mineralverlust kann tödlich sein. Die Bakterien verbleiben im Dünndarm und dringen nicht ins Gewebe ein. Da die Bakterien empfindlich gegen Magensäure sind, sind Menschen mit weniger Magensäure (wie Kinder und ältere Menschen) anfälliger für diese Krankheit. Menschen, die in Regionen leben, wo die Cholera häufig vorkommt (endemisch ist), entwickeln mit der Zeit eine gewisse natürliche Immunität.

▲ siehe Tabelle Seite 715   ■ siehe Tabelle Seite 715

Symptome und Diagnose

Die Symptome, die ein bis drei Tage nach der Infektion durch die Bakterien auftreten, können von einem leichten, unkomplizierten Durchfall bis hin zu einer schweren, möglicherweise tödlichen Erkrankung reichen. Einige infizierte Menschen haben gar keine Symptome.

Die Krankheit fängt gewöhnlich mit plötzlichem, schmerzlosem, wässrigem Durchfall und Erbrechen an. Bei einer schweren Erkrankung verursacht der Durchfall Flüssigkeitsverluste von mehr als einem Liter pro Stunde. Durch den damit einher gehenden Wasser- und Salzverlust stellt sich innerhalb von Stunden eine übermäßige Entwässerung des Körpers ein, die heftigen Durst, Muskelkrämpfe, Schwächezustände und eine viel zu geringe Harnproduktion zur Folge hat.

Der alarmierende Flüssigkeitsverlust zeigt sich daran, dass die Augen in ihre Höhlen einsinken und sich die Haut an den Fingern stark runzelt. Wird eine Hautfalte mit den Fingern abgehoben, so bleibt sie »stehen« und verschwindet nicht – wie sonst üblich – sofort wieder. Wird die Entwässerung nicht behandelt, kann das Ungleichgewicht von Blutvolumen und Salzkonzentration zu Nierenversagen, Schock und Koma führen.

Gewöhnlich verschwinden die Symptome nach drei bis sechs Tagen. Die meisten Menschen sind nach zwei Wochen erregerfrei, einige werden jedoch zu Dauerausscheidern.

Die Diagnose der Cholera wird durch den Nachweis von Bakterien aus einem rektalen Abstrich oder einer frischen Stuhlprobe bestätigt.

Vorbeugung und Behandlung

Die Wasserentkeimung und die sichere Entsorgung menschlicher Exkremente sind entscheidend, um die Cholera unter Kontrolle zu bringen. Zu den individuellen Vorbeugemaßnahmen gehört, ausschließlich abgekochtes Wasser zu verwenden und kein ungekochtes Obst und Gemüse, unzureichend gegarten Fisch oder Schalentiere zu essen. Schalentiere können auch noch andere *Vibrio*-Arten enthalten.

Die Choleraimpfung schützt nur zum Teil und wird nicht generell empfohlen. Die sofortige Gabe von Tetrazyklin kann die Krankheit bei jenen Menschen verhindern, die im gleichen Haushalt mit einem Cholerapatienten leben.

Das Wichtigste bei der Behandlung ist, die verloren gegangene Körperflüssigkeit sowie Salze und Mineralstoffe schnellstens zu ersetzen, denn die Betroffenen sterben an Entwässerung, nicht am Bakterienbefall. Bei Menschen, die unter sehr starker Austrocknung leiden und nicht trinken können, wird die Flüssigkeit intravenös zugeführt. Bei Epidemien erhalten die Menschen manchmal die Flüssigkeit durch eine Sonde, die durch die Nase in den Magen gelegt wird. Ist die Austrocknung erst einmal beseitigt, ist das nächste Behandlungsziel, die Flüssigkeit, die durch Durchfall und Erbrechen verloren gegangen ist, wieder zu ersetzen. Feste Nahrung kann wieder gegessen werden, sobald das Erbrechen aufhört und der Appetit zurückkehrt.

Frühzeitige Behandlung mit Tetrazyklin oder einem anderen Antibiotikum tötet die Bakterien ab, und der Durchfall hört gewöhnlich nach 48 Stunden auf.

Mehr als die Hälfte der unbehandelten Patienten mit schwerer Cholera sterben. Von denjenigen, die rechtzeitig einen ausreichenden Flüssigkeitsersatz erhalten, stirbt weniger als ein Prozent.

Gasbrand

Gasbrand ist eine lebensgefährliche Infektion des Muskelgewebes, die von dem anaeroben Bakterium Clostridium perfringens *und mehreren anderen Clostridienarten hervorgerufen wird.*

Gasbrand ist eine sich rasch ausbreitende Clostridieninfektion des Muskelgewebes, die unbehandelt rasch zum Tod führt. Clostridien produzieren Gas, das sich in dem infizierten Gewebe ansammelt; deshalb heißt die Infektion Gasbrand. Gasbrand entwickelt sich gewöhnlich nach größeren Verletzungen oder einer Operation, doch auch Spontaninfektionen kommen vor – in der Regel bei Menschen mit Dickdarmkrebs oder Leukämie. Bei Gallenblasen- oder Dickdarmoperationen tritt Gasbrand als Komplikation am häufigsten auf. Das Risiko für eine Gasbrandinfektion ist bei verschmutzten Wunden und solchen mit zerquetschtem und abgestorbenem Gewebe besonders hoch. Patienten mit offenen Knochenbrüchen und Erfrierungen sind ebenfalls besonders gefährdet.

Symptome und Diagnose

Gasbrand führt zu starken Schmerzen im befallenen Bereich. Dieser sieht zunächst geschwollen und bleich aus, verfärbt sich dann aber rot oder bronzefarben und schließlich schwärzlichgrün. Oft bilden sich große, flüssigkeitsgefüllte Blasen; darin können Gasblasen sichtbar sein, oder die Gasblasen lassen sich unter der Haut fühlen. Der Geruch der Wundflüssigkeit wird als süßlich beschrieben, ganz anders als der faulige Geruch, wie er für andere Infektionen anaerober Bakterien typisch ist.

Wenn die Infektion fortschreitet, beginnt der Erkrankte stark zu schwitzen und entwickelt Angstgefühle; manchmal muss er erbrechen. Herzrasen und rasche Atmung sind häufig. Diese Symptome werden von den Toxinen ausgelöst, die die Bakterien ausscheiden. In der Regel bleiben die Erkrankten bis ins Spätstadium der Infektion bei vollem Bewusstsein. Dann sinkt der Blutdruck rasch ab (Schock), und es folgen Koma und Tod.

Oft genügen schon die Symptome und eine körperliche Untersuchung, damit der Arzt einen Gasbrand vermutet. Lassen sich auf dem Röntgenbild Gasblasen im Muskelgewebe erkennen, verstärkt dieses den Verdacht, doch Gasblasen treten auch bei Infektionen mit anderen anaeroben Erregern auf, die nicht zu den Clostridien gehören.

Aus der Wunde kann Flüssigkeit entnommen werden, mit der im Labor eine Bakterienkultur angelegt wird, um sicherzugehen, dass es sich bei den Erregern um *Clostridium* handelt. Da Gasbrand aber so rasch zum Tod führen kann, wird stets mit der Behandlung begonnen, bevor der Arzt genau weiß, welcher Erreger die Infektion hervorgerufen hat.

Vorbeugung, Behandlung und Prognose

Eine gründliche Säuberung der Wunde und das Entfernen von Fremdkörpern sowie totem Gewebe ist die beste Vorbeugung gegen Gasbrand. Vor, während und nach Bauchoperationen werden intravenös Antibiotika gegeben, um einer postoperativen Infektion vorzubeugen.

Ohne Behandlung ist Gasbrand innerhalb von 48 Stunden tödlich.

Wenn ein Gasbrand vermutet wird, gibt man gewöhnlich sofort hoch dosierte Antibiotika, meist Penizillin und Clindamyzin. Zusätzlich entfernt der Arzt alles abgestorbene und infizierte Gewebe. Gasbrand kann mit einer Sauerstoff-Überdrucktherapie (hyperbare Oxygenierung) behandelt werden; der Behandlungserfolg ist jedoch ungewiss.

Enterobakterieninfektionen

Enterobakterien sind eine Gruppe von gramnegativen Bakterien, die Infektionen im Magen-Darm-Trakt und in anderen Organen verursachen können.

Viele Enterobakterien leben ständig im Magen-Darm-Trakt. Zu der Gruppe gehören unter anderem *Enterobacter, Escherichia, Klebsiella, Morganella, Providencia, Serratia, Proteus* und *Yersinia*. Obwohl *Escherichia coli (E. coli)* normalerweise im Magen-Darm-Trakt leben, können bestimmte Stämme blutige, wässrige, entzündliche Durchfälle verursachen (Reisediarrhö). Bei Kindern kann der Durchfall, der durch die enterohämorrhagische Form von *E. coli* verursacht wird, zum hämolytisch-urämischen Syndrom führen, einer Krankheit, bei der rote Blutkörperchen zerstört werden und die Nieren versagen. *E. coli* ist vor allem bei Frauen ein häufiger Auslöser von Harnweginfektionen. Bakteriämie und Hirnhautentzündung durch *E. coli* treten bei neugeborenen Kindern, besonders bei Frühgeborenen, auf. *E.-coli*-Infektionen werden durch Kultur der Bakterien in Blut und anderen Körperflüssigkeiten diagnostiziert. Die Infektion wird mit Antibiotika wie Cotrimoxazol behandelt oder in schweren Fällen mit Ceftriaxon.

Infektionen durch *Klebsiella, Enterobacter* und *Serratia* bekommen Patienten gewöhnlich im Krankenhaus, und zwar hauptsächlich solche Kranken, deren Abwehrkraft gegen Infektionen herabgesetzt ist. Diese Bakterien befallen in der Regel Harn- und Atemwege, gelegentlich aber auch Verbrennungen und Wunden. Die Friedländer-Pneumonie durch *Klebsiella* ist eine seltene, aber schwere Lungeninfektion, die meistens bei Diabetikern und Alkoholikern auftritt. Der Kranke kann dabei dunkelbraunen oder dunkelroten Auswurf abhusten. Diese Lungenentzündung kann Abszesse in der Lunge hervorrufen sowie eine Eiteransammlung. Wenn die Krankheit früh genug behandelt wird, kann die Friedländer-Pneumonie durch intravenöse Gabe von Antibiotika, gewöhnlich Cephalosporine oder Chinolone, geheilt werden.

Proteus umfasst eine Gruppe von Bakterien, die normalerweise im Boden, im Wasser und in Fäkalien vorkommen. Auch sie können tief sitzende Infektionen hervorrufen, besonders in der Bauchhöhle, im Harntrakt und in der Blase. Behandelt werden *Proteus*-Infektionen mit der intravenösen Gabe von Antibiotika, wie Chinolonen.

Haemophilusinfektionen

Die gramnegativen Haemophilusbakterien können Infektionen fast überall im Körper hervorrufen.

VERSCHIEDENE BAKTERIELLE INFEKTIONEN

INFEKTION	ERREGER UND INFEKTIONSQUELLE	SYMPTOME UND BEHANDLUNG	BEMERKUNG
Brucellose	**Erreger:** *Brucella* **Quelle:** Haustiere, Büffel, unpasteurisierte Milch, kontaminierte Milchprodukte	**Symptome:** Fieber, das monate- und jahrelang wiederkehren kann; Bauchschmerzen, Erbrechen, Durchfall, Knochen- und Gelenkschmerzen **Behandlung:** Doxyzyklin zum Einnehmen kombiniert mit täglichen Streptomyzininjektionen	Ein erhöhtes Risiko tragen Beschäftigte im Fleisch verarbeitenden Gewerbe, Veterinäre, Landwirte und Viehzüchter
Katzenkratzkrankheit	**Erreger:** *Bartonella henselae* **Quelle:** Hauskatzen	**Symptome:** Rote verkrustete Blasen an der Kratzwunde, geschwollene Lymphknoten, die sich mit Eiter füllen und sich nach außen entleeren können **Behandlung:** Heiße Umschläge, Schmerzmittel, in manchen Fällen Azithromyzin	Die meisten Katzen weltweit sind infiziert (meist ohne Anzeichen für eine Erkrankung)
Rotlauf	**Erreger:** *Erysipelothrix rhusiopathiae* **Quelle:** Tief reichende Verletzung beim Hantieren mit tierischem Material	**Symptome:** An der verletzten Stelle purpurroter und verhärteter Bereich, Juckreiz, Brennen und Schwellung **Behandlung:** Eine einzige Penizillininjektion oder eine einwöchige orale Erythromyzineinnahme; die Infektion geht gewöhnlich ohne Behandlung zurück	Infiziert selten Gelenke oder Herzklappen
Neisseria-Infektionen	**Erreger:** *Neisseria meningitidis* **Quelle:** *Neisseria meningitides* gehört zur normalen Bakterienflora des Menschen	**Symptome:** Anzeichen einer Hirnhautentzündung (Kopfschmerzen, Verwirrung, Teilnahmslosigkeit, Koma) **Behandlung:** Ceftriaxon	Für die meisten Typen gibt es einen Impfstoff
	Erreger: *Neisseria gonorrhoeae* **Quelle:** *Neisseria gonorrhoeae* wird sexuell übertragen	**Symptome:** Harnröhren- und Scheidenausfluss **Behandlung:** Eine Einzeldosis Ceftriaxon oder Azithromyzin	
Nokardiosen	**Erreger:** *Nocardia* (gewöhnlich *Nocardia asteroides*) **Quelle:** *Nocardia* lebt auf verrottendem Material im Boden; Einatmen von kontaminiertem Staub kann zu einer Lungeninfektion führen, aus infizierten tiefen Wunden können sich Hautinfektionen entwickeln	**Symptome:** Husten, allgemeine Schwäche, Schüttelfrost, Brustschmerzen, Kurzatmigkeit, Fieber, Lungenabszesse, Abszesse unter der Haut **Behandlung:** Cotrimoxazol oder Imipenem plus Amikazin über viele Monate bis zu einem Jahr	Menschen, die chronisch krank sind oder Immmunsuppressiva erhalten, sind besonders gefährdet; die Infektion kann auf das Gehirn übergreifen und führt zu Abszessen

VERSCHIEDENE BAKTERIELLE INFEKTIONEN *(Fortsetzung)*

INFEKTION	ERREGER UND INFEKTIONSQUELLE	SYMPTOME UND BEHANDLUNG	BEMERKUNG
Rattenbiss-krankheit	**Erreger:** *Streptobacillus moniliformis* **Quelle:** Ratten und Mäuse, gelegentlich Hunde, Katzen, Frettchen, Wiesel und andere Raubtiere, die infizierte Nager gefressen haben; von Nagern infizierte Lebensmittel	**Symptome:** Schüttelfrost, Fieber, das monatelang wiederkehren kann, Erbrechen, Kopfschmerzen, Rücken- und Gelenkschmerzen, Ausschlag auf Händen und Füßen, geschwollene Gelenke **Behandlung:** Penizillin oder Erythromyzin	Menschen mit Rattenbissen erhalten oft vorbeugend Antibiotika, damit sie nicht erkranken
Rückfall-fieber	**Erreger:** *Borrelia* **Quelle:** Läuse, Lederzecken	**Symptome:** Plötzlicher Schüttelfrost, gefolgt von hohem Fieber (Fieber kommt und geht in Abständen von 1 bis 2 Wochen), starke Kopfschmerzen, Erbrechen, Muskel- und Gelenkschmerzen, rötlicher Ausschlag auf Rumpf, Armen und Beinen, Gelbsucht, Leber- und Milzvergrößerung, Herzentzündung, Herzschwäche **Behandlung:** Tetrazyklin, Erythromyzin oder Doxyzyklin	Mögliche Komplikationen sind Augenentzündungen, roter Ausschlag am ganzen Körper (Erythema multiforme) und bei schwangeren Frauen Fehlgeburt

Haemophilusbakterien gedeihen in den oberen Luftwegen, verursachen bei Erwachsenen aber selten Krankheiten, es sei denn, sie hätten eine chronische Lungenerkrankung. Am häufigsten ruft *Haemophilus influenzae* bei Kindern Krankheiten hervor. Dann kann der Erreger eine Infektion des Blutes, infizierte Gelenke, Lungenentzündung, Bronchitis, Entzündung der Augenbindehaut, Mittelohrentzündung, Nasennebenhöhlenentzündung und eine akute Infektion des Kehlkopfdeckels sowie eine Hirnhautentzündung auslösen. Die Symptome variieren je nach betroffener Körperregion und dem Schweregrad der Krankheit.

Andere Haemophilusbakterien können Infektionen in den Atemwegen verursachen, Infektionen am Herzen und Gehirnabszesse. *Haemophilus ducreyi* löst den weichen Schanker ▲ aus, eine Geschlechtskrankheit.

Zu den Standardimpfungen für Kinder gehört auch die gegen *Haemophilus influenzae* Typ b (Hib).

Eine von *Haemophilus influenzae* hervorgerufene Hirnhautentzündung wird mit intravenöser Gabe von Ceftriaxon und Cefotaxim behandelt. Kortisone können einem Hirnschaden entgegenwirken. Andere *Haemophilus-influenzae*-Infektionen werden mit Antibiotika wie Amoxillin-Clavulansäure und Cotrimoxazol behandelt. Wenn zum Haushalt einer Person mit einer schweren *Haemophilus-influenzae*-Infektion ein Kind unter vier Jahren gehört, das nicht gegen den Erreger immunisiert ist, erhalten alle Haushaltsmitglieder vorsorglich ein Antibiotikum, wie Rifampizin.

Leptospirosen

Leptospirosen bilden eine Gruppe von Infektionskrankheiten, die von Leptospirabakterien verursacht werden.

Viele Wild- und Haustiere sind mit Leptospiren infiziert. Manche Tiere sind dabei nur Keimträger und scheiden die Bakterien mit ihrem Urin aus; andere erkranken und sterben. Men-

▲ siehe Seite 1166

schen bekommen diese Infektionen durch Kontakt mit einem infizierten Tier, dessen Urin und verseuchtem Wasser und Boden.

Leptospirosen gelten als Berufskrankheit bei Bauern, Kanalarbeitern und beim Personal in Schlachthöfen; allerdings infizieren sich die meisten Betroffenen beim Sport, z. B. wenn sie in verunreinigten Gewässern schwimmen. Weil die charakteristischen Symptome von Leptospirosen grippeähnlich sind, bleiben vermutlich viele Erkrankungen unentdeckt.

Symptome und Diagnose

Die meisten Leptospirosen verlaufen leicht. Bei einer schweren Form sind viele Organe befallen, und die Krankheit kann tödlich enden. Gewöhnlich entwickeln sich die Symptome innerhalb von zwei bis zwanzig Tagen nach der Ansteckung. Meist beginnt die Krankheit plötzlich mit Fieber, Kopfschmerzen, schweren Muskelschmerzen und Schüttelfrost. Am dritten bis vierten Tag röten sich die Augen stark. Häufig kommt es zu Übelkeit und Erbrechen. Bei einem Teil der Infizierten wird die Lunge angegriffen, wodurch der Husten blutig werden kann. Phasen mit Schüttelfrost und Fieber, das auf 39 °C steigen kann, halten vier bis neun Tage lang an.

Die zweite Phase beginnt, wenn das Fieber ein paar Tage lang sinkt. Dann führt die Immunreaktion des Körpers auf die Erreger zu Entzündungen und ruft zahlreiche Symptome hervor. Das Fieber kehrt zurück, und es stellt sich häufig eine Hirnhautentzündung ein; dann wird der Nacken steif, es treten Kopfschmerzen und manchmal Benommenheit und Koma auf. In schweren Fällen können sich auch Leber, Nieren und Lunge entzünden, was zu Gelbsucht, Nierenversagen und blutigem Husten führt. Manchmal ist auch das Herz entzündet; dann kann es zu starkem Herzklopfen und einem gefährlich niedrigen Blutdruck kommen (Schock). Eine schwangere Frau, die sich mit Leptospiren ansteckt, kann eine Fehlgeburt erleiden.

Die **Weil-Krankheit** ist eine schwere Form der Leptospirose, die fortdauerndes Fieber verursacht, ebenso Benommenheit und eine mangelhafte Gerinnungsfähigkeit des Blutes, was zu Blutungen in den Geweben führt. Bei Blutuntersuchungen zeigt sich eine Blutarmut, und zwischen dem dritten und sechsten Tag deuten Anzeichen auf einen Nierenschaden und eine kranke Leber hin. Die Nierenstörungen können Schmerzen beim Wasserlassen und Blut im Urin verursachen. Die Leberentzündung verläuft meistens leicht und heilt gewöhnlich wieder ganz aus.

Der Arzt kann die Diagnose einer Leptospirose bestätigen, wenn er die Bakterien in Kulturen aus Blut, Harn oder Gehirn-Rückenmark-Flüssigkeit findet oder – was häufiger vorkommt – Antikörper gegen die Bakterien im Blut nachweist.

Prognose und Behandlung

Infizierte Personen, die keine Gelbsucht entwickeln, werden normalerweise wieder gesund. Eine Gelbsucht ist das Zeichen für einen Leberschaden; dieser verschlechtert die Heilungsaussichten.

Das Antibiotikum Doxyzyklin kann während einer Epidemie vor der Krankheit schützen. Um die Krankheit zu behandeln, dienen Penizillin, Ampizillin und ähnliche Antibiotika. Bei schwerem Krankheitsverlauf werden die Mittel intravenös gegeben. Patienten mit dieser Erkrankung brauchen nicht isoliert zu werden, allerdings ist Vorsicht beim Umgang mit ihrem Urin geboten.

Listeriose

Die Listeriose wird von dem grampositiven Bakterium Listeria monocytogenes verursacht. Listeriose verursacht unter anderem Hirnhautentzündung, Augenentzündungen, Fehlgeburt, Erbrechen und Durchfall.

Listerien kommen überall auf der Erde vor, in der Umwelt ebenso wie in den Eingeweiden von Tieren. Die Ansteckung erfolgt gewöhnlich durch den Verzehr von verseuchten Rohmilchprodukten, vor allem Käse mit Rotschmiere, und rohem Gemüse. Am anfälligsten für Listeriose sind Neugeborene, Menschen über 70 Jahre und solche mit einem geschwächten Immunsystem.

Symptome und Diagnose

Die Listeriose kann beinahe jedes Organ betreffen; doch bei Erwachsenen und Neugeborenen kommt als häufigste Form der Listeriose eine Hirnhautentzündung vor. Bei einem großen Teil der Erkrankten bilden sich Gehirnabszesse. Die Hirnhautentzündung verursacht Fieber und Nackensteife; unbehandelt kann sie letztlich zum Tod führen.

Manchmal befallen die Listerien die Augen; dann röten sich diese und schmerzen. Die Listeriose kann sich dann auf Lymphknoten, Blut und Hirnhäute ausbreiten. In seltenen Fällen führt eine Infektion der Herzklappen zu Herzversagen.

Schwangere Frauen bleiben unter Umständen selbst symptomlos. Die Erreger können allerdings das Kind infizieren, das dann eine generalisierte Listeriose oder Gehirnhautentzündung entwickeln kann. Durch die Infektion kommt es zudem häufig zu Tot- oder Frühgeburt.

Der Verdacht auf eine Listeroseinfektion ergibt sich aufgrund der Symptome. Die laborchemische Untersuchung einer Probe von Körperflüssigkeit oder von Gewebe kann ihn bestätigen. Eine Blutprobe kann Antikörper gegen Listerien enthalten.

Behandlung

Eine Listeriose wird mit Ampizillin behandelt. Sind die Herzklappen in Mitleidenschaft gezogen, kann zusätzlich Tobramyzin gegeben werden. Augeninfektionen können mit Erythromyzin behandelt werden.

Lyme-Borreliose

Die Lyme-Borreliose wird durch die Spirochätenart Borrelia burgdorferi *verursacht, die gewöhnlich durch Zecken übertragen wird.*

Die Krankheit wurde 1975 entdeckt und bekam ihren Namen nach der kleinen Gemeinde Lyme im US-Staat Connecticut, in der eine ganze Reihe von Krankheitsfällen aufgetreten war. Seitdem ist die Lyme-Borreliose in vielen Staaten gut bekannt.

Die Lyme-Borreliose tritt gewöhnlich im Sommer und Frühherbst auf, meist bei Menschen, die sich in der Natur aufgehalten haben. *Borrelia-burgdorferi*-Bakterien, die die Lyme-Borreliose auslösen, werden von Zecken (*Ixodes*, in Deutschland z. B. durch den Holzbock *Ixodes ricinus*) übertragen. Mit dem Biss einer infizierten Zecke, die ein bis zwei Tage an Ort und Stelle verbleibt, gelangen die Bakterien in die Haut des Menschen. Verweilt die Zecke kürzere Zeit, kommt es nur selten zur Infektion. Zunächst vermehren sich die Bakterien an der Bissstelle. Nach drei bis 32 Tagen wandern sie von dort in die umliegenden Hautpartien ein und gelangen über die Lymphe und das Blut zu anderen Organen und Hautflächen.

Symptome

Die Lyme-Borreliose verläuft in drei Stadien: ein frühes, lokales Stadium sowie ein frühes und ein spätes Ausbreitungsstadium. Zwischen frühem und spätem Stadium liegt gewöhnlich eine symptomlose Zeit.

Das frühe, lokale Stadium der Krankheit beginnt typischerweise mit einem roten Fleck an der Bissstelle; bevorzugte Orte sind Oberschenkel, Gesäß, Rumpf und Achselhöhlen. Dieser Fleck kann sich bis zu einem Durchmesser von 15 Zentimetern ausdehnen (Erythema migrans); oft bleibt dabei die Mitte hell. Die Hautveränderung juckt und schmerzt nicht, kann sich aber warm anfühlen. Ein Teil der Infizierten entwickelt jedoch keine roten Flecken oder bemerkt sie zumindest nicht.

Die Symptome des frühen Ausbreitungsstadiums setzen ein, wenn sich die Bakterien im Körper verbreiten. In diesem Stadium fühlen sich viele Borrelioseinfizierte, als wären sie grippekrank: Sie fühlen sich krank und müde, haben Schüttelfrost und Fieber, Kopfschmerzen, einen steifen Nacken sowie Muskel- und Gelenkschmerzen. Fast die Hälfte bekommt an anderen Körperstellen weitere, gewöhnlich kleinere rote Flecken. Seltener treten Rückenschmerzen, Übelkeit und Erbrechen, Halsentzündung, geschwollene Lymphknoten und eine vergrößerte Milz auf. Die meisten Beschwerden vergehen zwar wieder, doch das Krankheitsgefühl und die Müdigkeit können wochenlang bestehen bleiben.

Mehrere Wochen und Monate nach den ersten Symptomen können Störungen der Nervenfunktionen auftreten, die einige Monate andauern, aber normalerweise wieder vollkommen verschwinden. Die häufigste Begleiterscheinung ist eine Hirnhautinfektion, die zu einem steifen Nacken, Kopfschmerzen, Entzündung der Gesichtsnerven und einer halbseitigen Gesichtslähmung führen kann. Andere Körperteile können gefühllos werden. Bei einem Teil der Infizierten entwickeln sich Herzrhythmusstörungen und eine Herzbeutelentzündung, die Brustschmerzen verursachen kann.

Wird die Lyme-Borreliose nicht behandelt, beginnt Monate oder Jahre nach der ursprünglichen Infektion das Spätstadium. Etwa die Hälfte der Betroffenen entwickelt dann Symptome einer Gelenkentzündung. Mehrere Jahre lang treten immer wieder Probleme in den großen Gelenken auf, besonders im Knie. Das betroffene Knie ist häufig stark geschwollen, aber nicht besonders schmerzhaft; oft fühlt es sich hart an und selten rötet es sich. Zysten können sich im Knie entwickeln und platzen, was die Schmerzen plötzlich verschlimmert. Eine Reihe von Kranken mit Borreliosearthritis tragen dauerhafte Knieprobleme davon. Manche entwickeln neurologische Störungen, wie Stimmungsschwankungen, Sprach-, Gedächtnis- und Schlafproble-

Vorbeugung vor Zeckenbissen

Das Risiko, von einer Zecke gebissen zu werden, lässt sich verringern, indem man in Waldgebieten auf dem Weg bleibt und sich nicht auf den Boden oder auf Steinmauern setzt. Auf heller Kleidung erkennt man umherkrabbelnde Zecken gut. Der Holzbock, *Ixodes ricinus*, ist vier bis fünf Millimeter groß, voll gesogen bis zu 14 Millimeter lang. Mittel mit Diethyltoluamid (DEET) zum Auftragen auf die Haut oder mit Permethrin zum Imprägnieren der Kleidung halten die Zecken unter Umständen vom Biss ab. Menschen, die in Kontakt mit Zecken gekommen sein könnten, sollten den ganzen Körper täglich sorgfältig nach Zecken absuchen, besonders die behaarten Bereiche.

Um eine Zecke zu entfernen, wird das Tier mit einer Pinzette am Kopf oder den Mundwerkzeugen gepackt, direkt dort, wo sie sich in der Haut festgebissen hat, und dann herausgezogen; dabei den Körper möglichst nicht quetschen. Vaseline, Alkohol, brennende Streichhölzer oder Ähnliches sollten nicht verwendet werden.

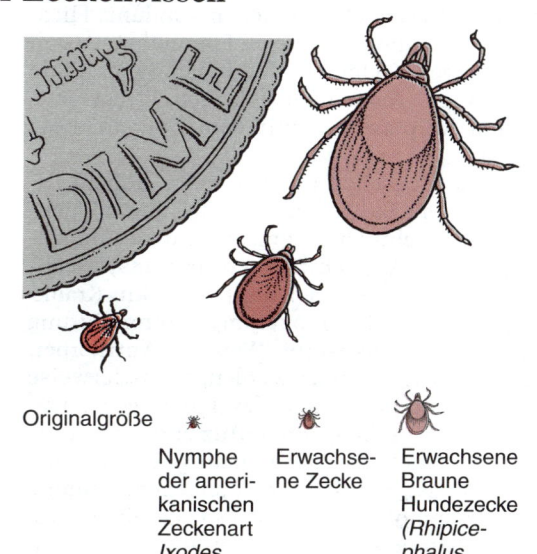

Originalgröße

Nymphe der amerikanischen Zeckenart *Ixodes dammini*

Erwachsene Zecke

Erwachsene Braune Hundezecke (*Rhipicephalus sanguineus*)

---

me, manchmal auch Taubheit und stechende Schmerzen in Rücken, Armen und Beinen.

Diagnose

Die Bakterien *Borrelia burgdorferi* sind im Labor sehr schwer zu züchten, und kein Test kann die Lyme-Borreliose zuverlässig nachweisen. Deshalb gründet sich die Diagnose gewöhnlich auf die charakteristischen Anzeichen einer Lyme-Borreliose sowie auf die Ergebnisse verschiedener Untersuchungen. Am häufigsten werden dabei Antikörper gegen Borrelien im Blut bestimmt. Antikörpertests allein sind jedoch nicht unbedingt aussagekräftig, weil sie im Frühstadium der Erkrankung oft negativ sind und auch bei nichtinfizierten Menschen manchmal positiv ausfallen. Ein wichtiger Hinweis ist ein vorausgegangener Zeckenbiss.

Behandlung

Eine Lyme-Borreliose spricht zwar in jedem Stadium gut auf Antibiotika an, doch eine möglichst frühe Behandlung trägt dazu bei, jeder Art von Komplikationen vorzubeugen. Ein Antibiotikum ▲, wie Doxyzyklin, Amoxizillin, Penizil-

lin oder Erythromyzin, kann im Frühstadium der Krankheit eingenommen werden. Intravenös werden Antibiotika nur im späteren Stadium, bei schwerem und hartnäckigem Verlauf gegeben, insbesondere wenn das Gehirn infiziert ist. Die Behandlung dauert drei bis vier Wochen.

Antibiotika töten die Bakterien im Spätstadium der Krankheit ab, und in den meisten Fällen lindert dies auch die Arthritis. Bei einigen Menschen besteht die Arthritis jedoch auch nach Eliminierung aller Erreger aufgrund einer andauernden Entzündung fort. Nichtsteroidale Entzündungshemmer können die Schmerzen in geschwollenen Gelenken mildern. Flüssigkeit, die sich in den Gelenken angesammelt hat, kann abgezogen werden.

Pneumokokkeninfektionen

Pneumokokkeninfektionen werden durch die grampositiven Bakterien Streptococcus pneumoniae *verursacht.*

Pneumokokken besiedeln zwar häufig die oberen Atemwege, und zwar hauptsächlich im Winter und zeitigen Frühjahr, verursachen aber nur gelegentlich Krankheiten. Die häufigste ernste

---

▲ siehe Seite 1116

Pneumokokkenerkrankung ist eine Lungenentzündung ▲.

Pneumokokken können auch Mittelohrentzündung, Nasennebenhöhlenentzündung, Hirnhautentzündung und seltener Entzündungen von
Herzklappen, Gelenken und in der Bauchhöhle
hervorrufen. Manchmal gelangen Erreger aus
anderen Körperregion mit dem Blut an diese
Stellen.

Zu den Menschen mit besonders hohem Risiko für eine Lungenentzündung durch Pneumokokken gehören chronisch Kranke und solche mit einem geschwächten Immunsystem –
beispielsweise Personen mit Hodgkin-Krankheit, Lymphom, Plasmozytom, Unterernährung
und Sichelzellenanämie. Weil die Antikörper,
die in der Milz gebildet werden, normalerweise
helfen, Pneumokokkeninfektionen vorzubeugen, sind Menschen, deren Milz entfernt wurde
oder nicht mehr funktionstüchtig ist, ebenfalls
ansteckungsgefährdet. Eine Lungenentzündung
durch Pneumokokken kann als Folge einer chronischen Bronchitis entstehen und wenn ein
häufig auftretendes Virus in den Atemwegen,
vorwiegend das Grippevirus, die Schleimhäute
des Atemtrakts schädigt.

Symptome und Diagnose

Die Symptome beginnen plötzlich mit stechenden Brustschmerzen und starkem Schüttelfrost.
Manchmal folgen sie auf die einer Virusinfektion der Atemwege (Mandelentzündung, verstopfte und laufende Nase, Husten ohne Auswurf). Es entwickeln sich Fieber und Husten
mit Auswurf, der rostfarben gefärbt sein kann.
Der Betroffene fühlt sich allgemein krank und
ist häufig kurzatmig.

Manchmal kann der Arzt unter dem Mikroskop Pneumokokken in einer Sputumprobe erkennen. Gewöhnlich wird zum Erregernachweis jedoch eine Sputum-, Eiter- oder Blutprobe
kultiviert. Mit einer Röntgenaufnahme des
Brustkorbs wird nach Anzeichen für eine Lungenentzündung gesucht.

Menschen mit einer von Pneumokokken ausgelösten Hirnhautentzündung leiden unter Fieber, Kopfschmerzen und einem allgemeinen
Krankheitsgefühl. Der Hals wird steif und
schmerzt bei jeder Bewegung – allerdings ist
dieses Symptom im Frühstadium der Krankheit
nicht immer deutlich. Beim Verdacht auf eine
Hirnhautentzündung wird eine Lumbalpunktion ■ durchgeführt, um in der Gehirn-Rückenmark-Flüssigkeit nach Infektionszeichen zu
suchen.

Kinder leiden häufig unter von Pneumokokken hervorgerufenen Ohrentzündungen. Symptome sind Ohrenschmerzen und ein rotes, sich
vorwölbendes Trommelfell.

Vorbeugung und Behandlung

Es gibt zwei Typen von Impfstoffen gegen Pneumokokken. Der Konjugatimpfstoff kann bereits
Kindern ab zwei Monaten gegeben werden ★.
Der andere, nichtkonjugierte Impfstoff ist für
ältere Kinder und Erwachsene gedacht; dieser
Impfstoff schützt vor den meisten Pneumo-
kokkenstämmen und verringert die Gefahr für
eine Pneumokokkenpneumonie und Bakteriämie signifikant. Für Menschen über 60 Jahre zählt die Pneumokokkenimpfung zu den
Standardimpfungen. Bei anderen wird sie unter
bestimmten Bedingungen nahe gelegt. Dazu
gehören Menschen mit Herz- und Lungenkrankheiten, Hodgkin-Krankheit, Infektion mit
dem Immunschwächevirus HIV und Stoffwechselkrankheiten wie Diabetes. Angeraten ist sie
auch bei Menschen, deren Milz entfernt wurde
oder funktionsuntüchtig ist.

Penizillin ist das bevorzugte Medikament bei
den meisten Pneumokokkeninfektionen. Es wird
bei Ohr- und Nasennebenhöhleninfektionen
eingenommen, bei schweren Infektionen wird es
intravenös gegeben. Penizillinresistente Pneumokokken werden jedoch immer häufiger, daher
werden oft die neueren Chinolone eingesetzt.

Pseudomonasinfektionen

*Diese Infektionen werden von gramnegativen
Bakterien, so genannten Pseudomonaden, hervorgerufen, speziell von* Pseudomonas aeruginosa.

Pseudomonaden sind überall auf der Welt im
Boden und Wasser wie auch auf der Haut von
Mensch und Tier verbreitet. Die Bakterien bevorzugen feuchte Lebensräume, wie Ausguss-
und Toilettenbecken, Schwimmbecken und
Whirlpools; die übliche Chlorierung von Wasser macht ihnen gewöhnlich nichts aus; man
hat sie sogar schon in antiseptischen Lösungen
gefunden.

Pseudomonaden können leichte Hautinfektionen wie auch schwere, lebensbedrohliche
Krankheiten auslösen. Die schlimmsten *Pseudomonas*-Infektionen treten im Krankenhaus

▲ siehe Seite 251   ■ siehe Seite 426
★ siehe Kasten Seite 1466

und bei Menschen auf, deren Abwehrkräfte durch Medikamente, andere Therapien oder eine Krankheit beeinträchtigt sind; das gilt besonders für Menschen mit Diabetes. *Pseudomonas* kann das Blut, die Haut, Knochen, Ohren, Augen, den Harntrakt, die Herzklappen und die Lunge befallen.

Symptome und Diagnose

Pseudomonas ist der Haupterreger von zwei häufigen, leichten Infektionskrankheiten, die ansonsten gesunde Menschen befallen: **Badeotitis (Otitis externa)** und **Follikulitis**. Badeotitis ist eine Infektion des äußeren Gehörgangs, meist nach längerem Aufenthalt in Süßwasser, die zu Schmerzen ▲ und Ausfluss führen kann. Bei der Follikulitis handelt es sich um einen Hautausschlag aus kleinen Pickeln, von denen einige einen Tropfen Eiter in der Mitte bilden ■.

Eine schwere, fortschreitende Entzündung des äußeren Gehörgangs **(Otitis externa maligna)** durch Pseudomonaden kann zu starken Schmerzen und Nervenschäden führen; am häufigsten kommt sie bei Diabetikern vor.

Wenn *Pseudomonas* mit verunreinigten Kontaktlinsen und -flüssigkeit ins Auge gelangt und durch eine Wunde eindringt, können die Erreger Augengeschwüre hervorrufen. Diese sind schmerzhaft und können unbehandelt das Sehvermögen gefährden. Eine Infektion durch *Pseudomonas* kann auch in tiefen Stichwunden auftreten, besonders in solchen an Kinderfüßen. Bei einer *Pseudomonas*-Infektion strömt der durchweichte Verband oft einen charakteristischen fruchtigen Geruch aus.

Bei Krankenhauspatienten, speziell jenen auf der Intensivstation, kann *Pseudomonas* eine schwere Lungenentzündung verursachen. Diese Bakterienart ist häufig die Ursache für Infektionen im Harntrakt, gewöhnlich bei Patienten, bei denen Eingriffe an den Harnwegen durchgeführt worden sind oder die eine massive Harnabflussstörung haben.

Die Bakterien befallen oft das Blut von Menschen mit Brandwunden und von Krebskranken. Ohne Behandlung kann eine Infektion zu Schock und Tod führen. Oft ruft sie einen Ausschlag hervor, bei dem dunkelrote Hautflächen mit knapp einem Zentimeter Durchmesser entstehen; in der Mitte dieser Flächen bildet sich ein Geschwür, umringt von Rötung und Schwellung. Vielfach tritt der Ausschlag am Unterarm und in der Leistenbeuge auf.

Nur selten infiziert *Pseudomonas* die Herzklappen. Menschen, die eine künstliche Herzklappe bekommen haben, sind anfälliger, jedoch können auch die natürlichen Herzklappen infiziert werden, besonders bei Personen, die sich Drogen spritzen.

Diagnostiziert werden *Pseudomonas*-Infektionen durch Bakterienkulturen aus Blut und anderen Körperflüssigkeiten.

Vorbeugung und Behandlung

Einer Badeotitis lässt sich oft vorbeugen, indem man die Ohren vor und nach dem Schwimmen mit einer Mischung aus Alkohol und Essigsäure ausspült. Wenn man eine Infektion mit Essigsäuretropfen und antibiotikahaltigen Ohrentropfen behandelt, bessert sie sich gewöhnlich rasch. Eine Follikulitis verschwindet in der Regel von allein wieder.

Eine Augeninfektion wird mit antibiotikahaltigen Augentropfen behandelt. Manchmal müssen die Mittel direkt ins Auge gespritzt werden.

Schwere *Pseudomonas*-Infektionen sind schwierig zu behandeln. Die fortschreitende Gehörganginfektion, innere Infektionen und Infektionen im Blut erfordern eine wochenlange intravenöse Therapie, meist mit einer Kombination von Antibiotika. Manchmal kann eine infizierte Herzklappe mit Antibiotika geheilt werden, oft ist jedoch eine Operation nötig, um die Klappe zu ersetzen ★.

Salmonelleninfektionen

Infektionen mit einer der zahlreichen Arten der gramnegativen Salmonellen (Salmonella) führen zu einer Magen-Darm-Entzündung und manchmal zu lokalen Gewebeinfektionen.

Ungefähr 2 200 Arten von Salmonellen sind bekannt; zu ihnen gehört auch der Erreger von Typhus ●. Jede Art kann Störungen im Magen-Darm-Trakt, Darmentzündungen und bestimmte örtlich begrenzte Infektionen verursachen. Mit Ausnahme des Typhuserregers infizieren Salmonellen den Darmtrakt vieler Haus- und Wildtiere, seien es Säuger, Vögel oder Reptilien. Infiziertes Fleisch, Geflügel, rohe Milch, Eier und Eierspeisen sind vielfach Quellen von Salmonellen. Andere Ansteckungsquellen sind infizierte Reptilien, die als Haustiere gehalten werden. Salmonelleninfektionen sind in den vergangenen Jahren immer wieder zu einem Gesundheitsproblem geworden.

▲ siehe Seite 1242   ■ siehe Seite 1207
★ siehe Seite 166   ● siehe Seite 1112

Symptome und Diagnose

Die Symptome einer Salmonelleninfektion beschränken sich gewöhnlich auf den Magen-Darm-Trakt. Sie setzen zwölf bis 48 Stunden nach dem Verschlucken der Erreger ein und beginnen mit Übelkeit und krampfartigen Bauchschmerzen, denen bald wässriger Durchfall, Fieber und manchmal Erbrechen folgen. Die Störung ist normalerweise leicht und dauert ein bis vier Tage, kann aber auch viel länger bestehen bleiben. Einige Menschen werden zu Keimträgern und scheiden weiterhin Bakterien mit ihrem Stuhl aus, nachdem die Symptome längst abgeklungen sind.

In sehr seltenen Fällen dringt *Salmonella* aus dem Darm ins Blut ein und infiziert so Körperregionen, wie die Knochen, Gelenke und Herzklappen. Gelegentlich wird ein Tumor infiziert und entwickelt einen Abszess, der zur Quelle für ständige Infektionen im Blut wird.

Die Diagnose wird im Labor bestätigt, wo aus einem rektalen Abstrich, einer Stuhl- oder Blutprobe eine Kultur angelegt wird.

Behandlung

Magen-Darm-Störungen werden mit viel Flüssigkeit behandelt. Antibiotika verlängern die Ausscheidungsphase der Bakterien mit dem Stuhl, sind also für Personen, die nur Störungen im Magen-Darm-Trakt haben, nicht empfehlenswert. Kleinkinder, Menschen in Pflegeheimen und Menschen mit einem geschwächten Immunsystem werden hingegen mit Antibiotika behandelt, weil bei ihnen das Komplikationsrisiko höher ist. Bei symptomfreien Keimträgern geht die Infektion gewöhnlich von selbst zurück.

Als Antibiotika sind im Allgemeinen Ampizillin, Amoxizillin und Ciprofloxazin wirksam, jedoch besteht häufig eine Resistenz gegen diese Antibiotika. Die Mittel werden drei bis fünf Tage lang genommen; bei Patienten mit einer HIV-Infektion muss die Behandlung länger dauern.

Bei einer Salmonelleninfektion des Blutes dauert die Antibiotikabehandlung vier bis sechs Wochen. Abszesse werden operativ entleert und vier Wochen lang mit Antibiotika behandelt. Patienten mit infizierten Blutgefäßen, Herzklappen und anderen Körperteilen brauchen im Allgemeinen eine Operation und eine länger dauernde Antibiotikatherapie.

▲ siehe Seite 357

Bakterienruhr

Die Bakterienruhr wird von verschiedenen gramnegativen Shigella-*Arten hervorgerufen (Shigellose); typisch für die Erkrankung sind schwere Durchfälle, oft mit Schleim und Blut vermischt, dazu Schmerzen, Fieber und Entwässerung.*

Shigella-Bakterien sind weltweit eine der Hauptursachen für Bakterienruhr, und in vielen Regionen sind sie für Durchfallerkrankungen verantwortlich.

Die Infektion verbreitet sich durch den Kontakt mit Fäkalien von infizierten Menschen. Entweder gelangen die Erreger vom After zum Mund, oder sie werden durch unsaubere Lebensmittel, verseuchtes Wasser, Gegenstände und Fliegen übertragen. Epidemien treten häufig in übervölkerten Gebieten mit mangelhaften sanitären Einrichtungen auf, in denen die Abwässer nicht geklärt werden. Ein erhöhtes Risiko besteht in Kindergärten, Pflegeheimen und Militärcamps. Kinder infizieren sich besonders leicht und haben gewöhnlich ernstere Symptome.

Symptome

Die ersten Symptome zeigen sich ein bis vier Tage nach der Ansteckung. Hohes Fieber ist häufig, Erbrechen selten. Nach ein bis zwei Tagen haben viele Kranke Schmerzen beim Stuhlgang; im Stuhl erscheinen Eiter, Blut und Schleim. Es kommt zu mehr als 20 Ausscheidungen am Tag. Der Flüssigkeitsverlust kann gefährlich werden.

Bei einigen Kindern kommt es zu Krampfanfällen. Unklar ist, ob sie eine Folge des hohen Fiebers sind oder eine spezielle Komplikation der Shigellose. Einige Erwachsene entwickeln eine Augenentzündung und eine Sonderform der Arthritis (Reiter-Krankheit) ▲. Selten kommt es zu einem Darmdurchbruch. Heftige Anstrengungen beim Stuhlgang können einen Rektumprolaps verursachen, wobei ein Teil des Mastdarms aus dem Körper herausgedrückt wird. Ein dauerhafter Verlust der Stuhlkontrolle kann die Folge sein.

Diagnose und Behandlung

Eine vorläufige Diagnose aufgrund der typischen Symptome kann bei jenen Patienten gestellt werden, die in Gebieten wohnen, wo *Shigella* häufig vorkommt. Sie muss jedoch durch eine Kultur aus einer frischen Stuhlprobe bestätigt werden.

Die Behandlung besteht vornehmlich im Ersatz von Flüssigkeit und Salzen, die durch den Durchfall verloren gegangen sind. Im Allgemeinen reicht dazu Trinken, doch manchen Patienten muss die Flüssigkeit infundiert werden. Meist vergeht die Krankheit innerhalb von vier bis acht Tagen wieder. Schwere Erkrankungen können drei bis sechs Wochen dauern. Antibiotika, wie Cotrimoxazol, Norfloxazin, Ciprofloxazin und Furazolidon, sind notwendig, wenn der Patient sehr jung und der Krankheitsverlauf sehr schwer ist oder wenn große Ansteckungsgefahr für andere Menschen besteht. Antibiotika verringern die Heftigkeit der Symptome und die Dauer, in der sich *Shigellen* im Stuhl finden. Medikamente gegen Durchfall, wie Loperamid, können die Infektion verlängern.

Staphylokokkeninfektionen

Diese Infektionen werden von Staphylokokken verursacht, einer häufig vorkommenden Gruppe von grampositiven Bakterien.

Bei 20 bis 30 Prozent der gesunden Erwachsenen finden sich normalerweise harmlose Staphylokokken in der Nase und auf der Haut (weniger häufig im Mund, in den Brustdrüsen und den Harnwegen, im Darm und in den oberen Luftwegen). Wenn sie durch verletzte Haut in den Körper gelangen, können sie eine Infektion hervorrufen. Häufig bilden sich durch Staphylokokkeninfektionen Eiteransammlungen, wie Abszesse, und zwar nicht nur auf der Haut, sondern auch an inneren Organen. Derartige Infektionen können leicht verlaufen, aber auch lebensbedrohlich sein.

Neugeborene, stillende Frauen, Patienten mit Hautproblemen, Operationswunden, einem geschwächten Immunsystem, chronischen Krankheiten (speziell Diabetes, Lungenkrankheiten, Gefäßerkrankungen oder Krebs) und spritzende Drogenabhängige sind besonders anfällig für Staphylokokkeninfektionen. Intravenöse Katheter, insbesondere solche, die länger als ein bis zwei Tage in der Vene verbleiben, werden oft mit Staphylokokken infiziert; dadurch gelangen die Bakterien ins Blut (Bakteriämie). Postoperative Staphylokokkeninfektionen treten gewöhnlich Tage bis Wochen nach der Operation auf; sie können sich langsamer entwickeln, wenn der Operierte Antibiotika erhielt.

Staphylokokken neigen dazu, die Haut zu infizieren ▲, doch sie können sich über das Blut ausbreiten und fast jede Körperstelle infizieren, vor allem Herzinnenwand und Herzklappen ■ sowie die Knochen ★. Eine von Streptokokken hervorgerufene Herzklappenentzündung findet sich häufig bei spritzenden Drogenabhängigen. Eine Knochenentzündung entwickelt sich vorwiegend bei Kindern, doch auch ältere Menschen – besonders solche mit tiefen Hautgeschwüren (etwa vom Wundliegen) – können daran erkranken.

Eine von Staphylokokken hervorgerufene Lungenentzündung ist eine schwere Infektionskrankheit ●, die sich vorwiegend bei Menschen mit chronischen Lungenkrankheiten, wie einer chronischen Bronchitis und Lungenemphysem, oder mit Grippe entwickelt.

Einige Staphylokokkenstämme produzieren Gifte. Diese rufen Lebensmittelvergiftungen ◆, das toxische Schocksyndrom und das Syndrom der verbrühten Haut (staphylogenes Lyell-Syndrom ▼) hervor.

Symptome

Es gibt zahlreiche Formen von Staphylokokkeninfektionen der Haut. Die harmloseste Form ist die Follikulitis, eine Infektion des Haarbalgs (Follikel), die einen kaum schmerzhaften, kleinen weißen Pickel an der Haarbasis hervorruft. Eine Grindflechte (Impetigo) besteht aus flachen, flüssigkeitsgefüllten Blasen, die von gelben Krusten umgeben sind; die Infektion kann jucken oder schmerzen. Von Staphylokokken hervorgerufene Hautabszesse (Furunkel und Karbunkel) erscheinen als warme, mit Eiter gefüllte Taschen dicht unter der Hautoberfläche. Durch Staphylokokken kann auch Wundrose (Erysipel) entstehen, eine sich unter der Haut ausbreitende Infektionskrankheit. Zwei besonders schwere, durch Staphylokokken verursachte Hautinfektionen sind die toxische epidermale Nekrolyse und das Syndrom der verbrühten Haut (staphylogenes Lyell-Syndrom); bei beiden Krankheiten schält sich die Haut großflächig ab. Alle Staphylokokkeninfektionen sind überaus ansteckend.

Stillende Frauen können ein bis vier Wochen nach der Geburt durch Staphylokokken eine Brustentzündung (Mastitis) und Abszesse bekommen. Der infizierte Bereich ist rot und schmerzt. Aus Brustabszessen gelangt oft eine große Menge Bakterien in die Milch, die dann den Säugling infizieren kann.

▲ siehe Seite 1204   ■ siehe Seite 172

★ siehe Seite 344   ● siehe Seite 253

◆ siehe Seite 717   ▼ siehe Seite 1207

Eine von Staphylokokken hervorgerufene Lungenentzündung führt zu hohem Fieber, Kurzatmigkeit, schnellem Atmen und Husten mit reichlichem Auswurf, der mit Blut durchsetzt sein kann. Bei Neugeborenen – und manchmal auch bei Erwachsenen – kann die Staphylokokkenlungenentzündung Abszesse in der Lunge und eine Infektion des Brustfells hervorrufen (Pleuraempyem). Diese Entzündung verschlimmert die Beschwerden beim Atmen, die durch die Lungenentzündung entstanden sind.

Eine Staphylokokkeninfektion des Blutes ist häufig die Todesursache bei Patienten mit schweren Verbrennungen. Charakteristisch ist anhaltendes, hohes Fieber und manchmal ein Schock. Eine Staphylokokkenendokarditis kann die Herzklappen sehr schnell schädigen; die Folge ist eine Herzschwäche.

Durch Staphylokokken hervorgerufene Knochenentzündungen führen zu Schüttelfrost, Fieber und Knochenschmerzen. Rötung und Schwellungen erscheinen über dem infizierten Knochen. In den Gelenken in der Nähe der von den Bakterien befallenen Regionen kann sich Flüssigkeit ansammeln.

Diagnose und Behandlung

Staphylokokkeninfektionen der Haut werden gewöhnlich anhand ihres Aussehens diagnostiziert. Bei anderen, schwereren Staphylokokkeninfektionen werden Proben von Blut und anderen Körperflüssigen genommen. Im Labor wird der Erreger nachgewiesen und festgestellt, welches Antibiotikum sich am besten zur Behandlung eignet.

Kleinere Hautinfektionen – wie Follikulitis und kleine, von Grindflechte befallene Flecken – können mit einer Salbe mit den Antibiotika Bacitrazin, Neomyzin und Polymyxin B oder mit Mupirocin behandelt werden. Bei den meisten anderen Hautinfektionen werden Antibiotika wie Cloxazillin, Dicloxazillin und Cephalexin eingenommen. Schwerere Infektionen, besonders solche des Blutes, erfordern eine intravenöse Antibiotikatherapie, oft bis zu sechs Wochen lang.

Die Wahl des Antibiotikums hängt davon ab, wo die Infektion sitzt, wie schwer die Erkrankung ist und welches Mittel die Bakterien am wirkungsvollsten abtötet. Manche Stämme sind gegen zahlreiche Antibiotika resistent. *Staphylococcus aureus* z.B. widersteht den meisten gebräuchlichen Antibiotika und gilt daher als Problemkeim. Er verbreitet sich hauptsächlich in Krankenhäusern. Zu den wenigen Antibiotika, die gegen diesen Erreger wirksam sind, gehören Vankomyzin und Cotrimoxazol.

Antibiotika allein heilen einen Abszess nicht; er muss zudem entleert werden. Sitzt der Abszess tief im Körper, kann dazu eine Operation erforderlich sein.

Streptokokkeninfektionen

Diese Infektionen werden von grampositiven Bakterien, den Streptokokken, verursacht.

Die verschiedenen krankheitsauslösenden Stämme von Streptokokken werden nach ihrem Verhalten, ihrem chemischen Aufbau und ihrem äußeren Erscheinungsbild eingeteilt. Jede Gruppe kann spezifische Arten von Infektionen auslösen. Viele Streptokokkenformen leben harmlos in und auf dem menschlichen Körper. Manchmal findet man bei gesunden Menschen krankheitsauslösende Arten; diese Menschen sind Keimträger, erkranken aber selbst nicht. Wenn diese Bakterien bei kranken Menschen nachgewiesen werden, ist schwer zu sagen, ob sie die Ursache der Erkrankung sind oder nicht.

Infektionen mit bestimmten Arten von Streptokokken können eine Autoimmunerkrankung auslösen, bei der der Körper seine eigenen Gewebe angreift ▲. Solche Reaktionen können nach einer Infektion, wie einer Streptokokkenangina, auftreten und zu rheumatischem Fieber und Nierenschäden (Glomerulonephritis) führen.

Symptome

Streptokokken infizieren in der Regel den Rachen und die Haut, doch auch viele andere Körperregionen können befallen werden, insbesondere das Herz. Zu den Hautinfektionen ■ zählen Wundrose, Grindflechte und nekrotisierende Fasziitis.

Am häufigsten infizieren Streptokokken den Rachen (**Streptokokkenangina**). Bezeichnend ist für eine solche Infektion, dass die Symptome sehr plötzlich auftreten und sich als Halsentzündung, allgemeines Krankheitsgefühl, Schüttelfrost, Fieber, Kopfschmerzen, Übelkeit, Erbrechen und Herzrasen äußern. Der Rachen ist kräftig gerötet, die Mandeln sind geschwollen, die Lymphknoten im Rachen können vergrößert und empfindlich sein. Husten, Kehlkopfentzündung und eine verstopfte Nase sind ungewöhnlich bei Streptokokkeninfektionen.

▲ siehe Seite 1070   ■ siehe Seite 1204

Allerdings kann bei Kindern unter vier Jahren als einziges Symptom eine laufende Nase auftreten.

Scharlach wird von den Stoffwechselgiften der Streptokokken hervorgerufen, die meist im Rachen sitzen; dabei entsteht ein weit ausgebreiteter, rosaroter Ausschlag. Den Ausschlag sieht man am deutlichsten auf dem Bauch, an den Brustseiten und in den Hautfalten. Er schmerzt und juckt nicht. Andere Symptome sind Blässe in der Mundregion, gerötetes Gesicht und dunkelrote Linien in den Hautfalten. Zudem entwickelt die Zunge einen weißen Belag mit roten Tupfen. Nach einigen Tagen verschwindet der Belag, und die Zunge verfärbt sich kräftig rot (Himbeerzunge). Wenn das Fieber abklingt, schälen sich die äußeren Schichten der geröteten Haut.

Diagnose

Einige Streptokokkenerkrankungen lassen sich aufgrund ihrer charakteristischen Symptome diagnostizieren. Andere, insbesondere Streptokokkenangina, ähneln Krankheiten, die von anderen Erregern ausgelöst werden. Dann sollte eine Bakterienkultur aus einer Probe aus der infizierten Region angelegt werden. Allerdings sind viele Erreger schwer zu kultivieren bzw. als Ursache der Infektion zu identifizieren.

Behandlung

Kranken mit Streptokokkenangina und Scharlach geht es im Allgemeinen auch ohne Behandlung nach zwei Wochen besser. Antibiotika können allerdings die Dauer der Symptome verkürzen und vor ernsten Komplikationen schützen, wie etwa vor rheumatischem Fieber. Antibiotika tragen dazu bei, die Ausbreitung der Infektion auf das Mittelohr, in die Nasennebenhöhlen, zum Warzenfortsatz und auch die Ansteckung anderer Menschen zu verhindern. Gewöhnlich wird sofort nach dem Auftreten der Symptome für zehn Tage Penizillin eingenommen.

Wundrose, nekrotisierende Fasziitis und Endokarditis sind sehr schwere Erkrankungen. Sie erfordern die intravenöse Gabe von Penizillin, manchmal zusammen mit anderen Antibiotika. Bei der nekrotisierenden Fasziitis muss das abgestorbene Gewebe chirurgisch entfernt werden. Penizillin eliminiert die meisten Streptokokkenstämme; dennoch sind einige bereits resistent dagegen.

Fieber, Kopfschmerzen und Halsentzündung können mit schmerzlindernden und fiebersenkenden Mitteln, wie Ibuprofen und Parazet-

amol, behandelt werden. Weder Bettruhe noch Isolierung sind notwendig. Kontaktpersonen, die ähnliche Symptome haben und schon einmal Komplikationen wegen einer Streptokokkeninfektion durchmachen mussten, können jedoch vorbeugend behandelt werden.

Tetanus

Tetanus (Wundstarrkrampf) wird durch das Gift des anaeroben Bakteriums Clostridium tetani *verursacht. Es führt zu schweren Muskelkrämpfen.*

In den Jahren 1999 und 2000 wurden in Deutschland acht Tetanuserkrankungen gemeldet. Die Weltgesundheitsorganisation schätzt, dass weltweit jedes Jahr mehr als eine Million Menschen an Tetanus sterben.

Die Sporen von *Clostridium tetani* können jahrelang in der Erde und in Tierkot überleben. Wenn die Tetanusbakterien in den menschlichen Körper eingedrungen sind – gewöhnlich durch eine Wunde –, beginnen sie zu wachsen. Nur Tetanusbakterien in der Vermehrungsphase produzieren Gift. Diese Giftstoffe und nicht die Bakterien selbst verursachen die Symptome der Infektion.

Tetanus entwickelt sich manchmal nach einer Verletzung mit einem schmutzigen, rostigen Gegenstand oder in einer tiefen Wunde, wie man sie sich beim Treten auf einen Nagel zuziehen kann, aber auch saubere, oberflächliche Wunden können zu einer Infektion führen.

Symptome

Die Symptome erscheinen gewöhnlich fünf bis zehn Tage nach der Ansteckung, die Zeitspanne kann aber auch zwei bis 50 Tage betragen. Häufigstes Zeichen der Krankheit ist eine Kieferlähmung. Weitere Symptome sind Rastlosigkeit, Schluckbeschwerden, Reizbarkeit, Kopfschmerzen, Fieber, Halsentzündung, Schüttelfrost, Muskelkrämpfe und Versteifung des Nackens, der Arme und Beine. Im weiteren Verlauf kann der Kranke Schwierigkeiten beim Öffnen des Kiefers haben (Kiefersperre). Muskelverkrampfungen im Gesicht können den Ausdruck eines festgefrorenen Lächelns und hochgezogener Augenbrauen erzeugen. Starrheit und Verkrampfung der Bauch-, Nacken- und Rückenmuskulatur können eine charakteristische Pose auslösen, bei der der Kopf und die Fersen nach hinten gedreht und der Körper nach vorn gebeugt ist (Opisthotonus). Krämpfe der Schließmuskel im

Unterleib können zu Verstopfung und Harnverhaltung führen.

Geringfügige Störungen wie Lärm, Luftzug und Bettknarren können schmerzhafte Muskelkrämpfe und starkes Schwitzen auslösen. Wenn sich der Körper verkrampft, erstarrt auch die Brustmuskulatur, und die Rachenmuskeln ziehen sich krampfhaft zusammen; dann kann sich der Kranke nicht mehr äußern und nicht mehr normal atmen.

Die Tetanuskrämpfe können sich auch ausschließlich auf Muskelgruppen in der Nähe der Wunde beschränken. Derartige örtlich begrenzte Verkrampfungen können wochenlang anhalten.

Diagnose und Prognose

Der Tetanusverdacht entsteht, wenn Muskelsteifheit oder -krämpfe auftreten, nachdem sich jemand eine Wunde zugezogen hat und er nachweislich nicht geimpft ist.

Vorbeugung

Die beste Vorbeugungsmaßnahme ist die Impfung. Sie gehört zu den Standardimpfungen für Kinder; Erwachsene sollten ihren Tetanusschutz alle zehn Jahre auffrischen lassen. Menschen mit einer kompletten Grundimmunisierung (drei oder mehr Tetanusimpfungen) erkranken nur selten an Wundstarrkrampf. Der Tetanusimpfstoff regt den Körper an, das Bakteriengift zu neutralisieren.

Jemand mit einer geringfügigen, sauberen Verletzung, dessen letzte Tetanusauffrischimpfung nicht länger als zehn Jahre zurückliegt, braucht keine weitere Impfung. Bei einer tiefen, verschmutzten Wunde bekommt er eine Tetanusspritze, wenn die letzte Impfung länger als fünf Jahre her ist. Personen, bei denen nicht sicher ist, ob sie jemals gegen Tetanus geimpft wurden, oder die weniger als drei Injektionen bekommen haben, werden bei jeder Art von Wunde geimpft.

Diejenigen, deren Impfstatus unbekannt ist oder die weniger als zwei Injektionen erhalten haben, bekommen bei einer tiefen, verschmutzten Wunde zusätzlich noch Tetanusimmunglobulin gespritzt – ein Antikörperkonzentrat gegen Tetanuserreger.

Darüber hinaus muss jede Wunde umgehend gereinigt und fachgerecht versorgt werden, denn Schmutz und abgestorbenes Gewebe begünstigen das Wachstum von *Clostridium tetani*. Antibiotika, wie Penizillin und Tetrazyklin, sind kein Ersatz für die operative Entfernung von Fremdmaterial und zerstörtem Gewebe.

Behandlung

Ein Kranker mit Symptomen von Wundstarrkrampf kommt im Krankenhaus in einen ruhigen Raum. Er bekommt Antibiotika (z. B. Metronidazol, Penizillin, Tetrazyklin), um die Bakterien abzutöten und einer weiteren Giftproduktion vorzubeugen; die Mittel wirken jedoch nicht gegen das bereits produzierte Gift. Um das zu neutralisieren, wird Tetanusimmunglobulin gespritzt. Weitere Arzneimittel dienen zur Beruhigung, lindern Schmerzen, verhindern Krämpfe und kontrollieren Herzschlag und Blutdruck.

Bei einer mittelschweren bis schweren Infektion kann es nötig sein, die Atmung maschinell zu unterstützen. Da Tetanuspatienten Schluckschwierigkeiten haben, wird die Nahrung entweder intravenös oder über eine Nasensonde zugeführt.

Anders als bei vielen anderen Infektionskrankheiten ist der Körper nach einer Tetanusinfektion nicht immun gegen nachfolgende Infektionen. Darum ist eine komplette Grundimmunisierung notwendig, sobald die akute Krankheit überstanden ist.

Toxisches Schocksyndrom

Das toxische Schocksyndrom umfasst einen Komplex schwerer Symptome.

Das toxische Schocksyndrom entsteht durch Toxine, die gewöhnlich von Staphylokokken, seltener auch Streptokokken, produziert werden. Diese Bakterien können den Körper infiziert haben oder einfach auf ihm wachsen. Drei bis sechs von hunderttausend Frauen erleiden in Deutschland diese Erkrankung aufgrund des Gebrauchs von Tampons. Ein toxisches Schocksyndrom tritt jedoch auch bei Frauen auf, die keine Tampons verwenden, und bei Männern.

Das Toxin kann durch kleine Risse in der Scheidenhaut ins Blut und durch die Gebärmutter in die Bauchhöhle gelangen. Wer schon einmal ein toxisches Schocksyndrom hatte, hat ein erhöhtes Risiko, dass es erneut auftritt.

Symptome und Diagnose

Die Erkrankung beginnt plötzlich mit Fieber von 39 bis 40,5 °C. Rasend schnell entwickeln sich schlimme Kopfschmerzen, Halsentzündung, rote Augen, extreme Müdigkeit, Verwirrtheit, Erbrechen, heftiger wässriger Durchfall und ein sonnenbrandähnlicher Hautausschlag am ganzen Körper. Innerhalb von 48 Stunden

WER BRAUCHT EINE TETANUSIMPFUNG?

Zahl der vorangegangenen Impfungen	SAUBERE GERINGFÜGIGE WUNDEN		ALLE ANDEREN WUNDEN[1]	
	Td oder DT[2]	Tetanusimmunglobulin	Td	Tetanusimmunglobulin
Unsicher oder weniger als 2	Ja	Nein	Ja	Ja
2	Ja	Nein	Ja	Nein[3]
3 oder mehr	Nein[4]	Nein	Nein[5]	Nein

[1] Tiefe und/oder mit Staub, Erde, Speichel, Stuhl kontaminierte Wunden; Verletzungen, die viel Gewebe zerstört haben, an die kaum Sauerstoff herankommt oder die durch eingedrungene Fremdkörper entstanden sind

[2] Td = Tetanus-Diphtherie-Impfstoff mit verringertem Diphtherietoxoid-Gehalt für Erwachsene; für Kinder unter sechs Jahren DT

[3] Ja, wenn die Verletzung länger als 24 Stunden zurückliegt

[4] Ja, wenn seit der letzten Impfung mehr als zehn Jahre vergangenen sind

[5] Ja, wenn seit der letzten Impfung mehr als fünf Jahre vergangen sind

kann der Betroffene in Ohnmacht fallen und einen Schock erleiden. Zwischen dem dritten und siebten Tag schält sich die Haut, besonders an den Handflächen und den Fußsohlen.

Sehr häufig schädigt das Syndrom die Nieren, die Leber und die Muskeln, vorwiegend in der ersten Woche. Herz- und Lungenstörungen wie auch Blutarmut können ebenfalls vorkommen. Die meisten Organe tragen keine bleibenden Schäden davon, nachdem die Symptome verschwunden sind.

Die Diagnose basiert auf den Symptomen. Meist werden auch Blutuntersuchungen durchgeführt, um andere mögliche Ursachen auszuschließen.

Vorbeugung, Behandlung und Prognose

Frauen sollten vermeiden, während der Periode ununterbrochen Tampons zu tragen. Zumindest nachts ist die Vorlage einer Binde sinnvoll. Tampons mit hoher Saugfähigkeit, die erfahrungsgemäß eher zu dem Syndrom führen, weil sie zu lange im Körper belassen werden, sollten gemieden werden. Daraus ist abzuleiten, dass Frauen, die Tampons benutzen, diese möglichst oft wechseln sollten.

Menschen mit toxischem Schocksyndrom müssen im Krankenhaus behandelt werden. So bald wie möglich werden Antibiotika verabreicht.

Rückfälle ereignen sich häufig bei Frauen, die in den nächsten vier Monaten nach einem durchlebten Schocksyndrom erneut Tampons verwenden, ohne dass zuvor eine Behandlung mit Antibiotika die Staphylokokken sicher beseitigt hat. Ob das geschehen ist, wird aber nicht nachgewiesen.

Tularämie

Die Tularämie (Hasenpest, Lemmingfieber) ist eine Infektionskrankheit, die von dem gramnegativen Bakterium Francisella tularensis *verursacht und von Wildtieren, gewöhnlich Kaninchen, übertragen wird.*

Menschen stecken sich mit *Francisella tularensis* an, indem sie infizierte Tiere anfassen oder essen. Jäger, Metzger, Bauern, Kürschner und Laborangestellte betrifft es am häufigsten. Im Winter treten die meisten Krankheitsfälle durch Kontakt mit wilden Kaninchen auf (insbesondere beim Häuten). Im Sommer sind die Infektionen gewöhnlich auf den Umgang mit infizierten Tieren oder auf Bisse von infizierten Zecken und ähnlichen Blutsaugern zurückzuführen. Nur selten wird die Tularämie durch schlecht gegartes Fleisch und verseuchtes Wasser ausgelöst.

Die Krankheit kann auch übertragen werden, wenn Bakterien aus tierischem Gewebe in die Luft gelangen und eingeatmet werden (z. B. beim Schlachten und wenn beim Rasenmähen ein infiziertes Tier überfahren wird). Die Bakterien können durch die unverletzte Haut eindringen. Eine Übertragung von Mensch zu Mensch ist bisher noch nicht berichtet worden.

Symptome

Die Symptome beginnen plötzlich gewöhnlich zwei bis vier Tage nach dem Kontakt mit den Bakterien.

Sie äußern sich in Kopfschmerzen, Schüttelfrost, Übelkeit, Erbrechen, Fieber über 40 °C und völliger Entkräftung. Starkes Schwächegefühl, immer wiederkehrender Schüttelfrost und heftiges Schwitzen folgen. Nach 24 bis 48 Stunden erscheint an der infizierten Stelle ein entzündetes Bläschen – normalerweise an Finger, Arm, Auge oder Gaumen – außer bei der Tularämieform, die die Lymphknoten befällt, und bei den typhusähnlichen Formen. Das Bläschen füllt sich sehr schnell mit Eiter, platzt auf und bildet ein Geschwür.

An den Armen und Beinen entwickeln sich häufig einzelne Geschwüre, im Mund und an den Augen entstehen sie jedoch zahlreich. Die Lymphknoten rund um die Geschwüre vergrößern sich und können Eiter bilden, der sich später entleert. In jedem Stadium der Krankheit kann ein Ausschlag auftreten.

Manchmal schlägt die Infektion auf die Lunge, doch verursacht die tularämische Lungenentzündung meist nur relativ milde Symptome, wie trockenen Husten, der einen brennenden Schmerz in der Brust auslöst. Manche Menschen mit tularämischer Lungenentzündung können Bewusstseinsstörungen erleiden.

Diagnose und Behandlung

Die Vorgeschichte und der typischen Krankheitssymptome legen den Verdacht auf Tularämie nahe. Bei Angestellten in einem Labor betrifft die Infektion oft nur die Lymphknoten oder die Lunge und ist schwer zu diagnostizieren. Die Diagnose kann durch eine Bakterienkultur erhärtet werden.

Die Tularämie wird sieben bis 14 Tage lang mit Streptomyzin behandelt. Auf die Geschwüre werden feuchte Umschläge, die häufig gewechselt werden müssen, aufgelegt. Diese Bandagen beugen zugleich der Ausbreitung der Infektion vor und verhindern das Anschwellen der Lymphknoten. Selten müssen große Abszesse entleert werden. Warme Kompressen auf das befallene Auge und eine dunkle Brille bringen etwas Erleichterung. Menschen mit starken Kopfschmerzen können Schmerzmittel einnehmen.

Bei angemessener Behandlung sind die Heilungsaussichten gut und Rückfälle selten. Die Tularämie hinterlässt eine lebenslange Immunität.

Formen von Tularämie

Es gibt vier Formen von Tularämie. Bei der am häufigsten vorkommenden **(ulzeroglandulären)** Form entwickeln sich Geschwüre an Händen und Fingern, und die Lymphknoten auf der Körperseite der Infektion schwellen an. Die zweite **(okuloglanduläre)** Form infiziert ein Auge und verursacht Rötung und Schwellung, zusammen mit geschwollenen Lymphknoten; diese Form rührt möglicherweise von der Berührung des Auges mit einem infizierten Finger oder von einem Spritzer verseuchten Wassers her, der ins Auge gelangt. Bei der dritten **(glandulären)** Form schwellen die Lymphknoten an, aber es bildet sich kein Geschwür; das lässt vermuten, dass der Ausgangspunkt verschluckte Bakterien waren. Die vierte **(typhoidale)** Form führt zu hohem Fieber, Bauchschmerzen und Entkräftung. Werden die Tularämie-Erreger eingeatmet, kann eine Lungenentzündung auftreten.

Typhus

Typhus wird durch das gramnegative Bakterium Salmonella typhi *hervorgerufen; typische Symptome sind lang anhaltendes Fieber, Bauchschmerzen und ein Ausschlag.*

Infizierte Menschen scheiden Typhusbakterien mit Stuhl und Urin aus. Durch unzureichendes Händewaschen nach dem Stuhlgang oder dem Wasserlassen kann sich *Salmonella typhi* auf Lebensmittel und Getränke ausbreiten; eine ungenügende Behandlung von Abwässern kann die Wasservorräte verseuchen. Fliegen können die Bakterien direkt von Fäkalien auf Nahrungsmittel übertragen. Nur selten bekommen Krankenpfleger Typhus, wenn sie beim Wechseln der Bettwäsche von infizierten Patienten unachtsam sind.

Etwa drei Prozent der Menschen, die sich mit *Salmonella typhi* angesteckt haben und nicht behandelt wurden, scheiden die Bakterien mehr als ein Jahr lang mit dem Stuhl aus. Bei einigen von ihnen zeigen sich nie Symptome eines Typhus. Die meisten Dauerausscheider sind Menschen mit chronischem Gallenblasenleiden und Gallensteinen.

Die Bakterien gelangen in den Magen-Darm-Trakt und wandern von dort ins Blut. Entzündungen des Dünn- und Dickdarms folgen. Bei lebensbedrohlichem Verlauf bilden sich an dem befallenen Gewebe blutige Geschwüre, die die Darmwand durchlöchern können.

Symptome und Diagnose

Gewöhnlich setzen die Symptome acht bis 14 Tage nach der Ansteckung ein. Zu den ersten Anzeichen gehören Appetitverlust, Fieber, Kopfschmerzen, Gelenkschmerzen, Halsentzündung, Verstopfung (oder seltener Durchfall) und Bauchschmerzen sowie Druckempfindlichkeit des Bauches. Ein metallisch klingender Husten ohne Auswurf ist häufig. Auch Nasenbluten kann auftreten.

Während die Erkrankung fortschreitet, bleibt das Fieber hoch, und der Kranke fällt ins Delirium. Dieses anhaltende Fieber wird oft von einem verlangsamten Herzschlag und extremer Erschöpfung begleitet. Die Verdauungsstörungen setzen sich fort. Bei einem Teil der Betroffenen erscheinen während der zweiten Krankheitswoche kleine rosa Flecken auf Brustkorb und Oberbauch, die zwei bis fünf Tage lang bestehen bleiben. Nach zwei Wochen kommt es bei einigen Kranken zu inneren Blutungen oder einem Durchbruch der Darmwand.

Während der zweiten oder dritten Woche kann sich eine Lungenentzündung durch Pneumokokken, aber auch durch Typhusbakterien entwickeln. Ebenso kann sich die Infektion auf die Gallenblase und die Leber ausbreiten. Eine Blutinfektion führt gelegentlich zur Entzündung von Knochen, Herzklappen, Gehirnhaut, Nieren, Geschlechtsorganen und Harntrakt. Eine Infektion in den Muskeln kann Abszesse verursachen.

Eine Verdachtsdiagnose muss durch Bakterienkulturen aus Blut, Stuhl, Urin oder anderen Körperflüssigkeiten bzw. Geweben erhärtet werden.

Vorbeugung und Behandlung

Personen, die in Gebiete reisen, wo Typhus häufig vorkommt, sollten kein Blattgemüse oder andere Nahrungsmittel roh essen, die bei Raumtemperatur serviert oder gelagert werden. Frisch zubereitete Mahlzeiten, sehr heiß serviert, kohlensäurehaltige Getränke in Flaschen und Früchte, die geschält werden können, sind im Allgemeinen sicher. Wasser, dessen Herkunft unbekannt ist, sollte vor dem Trinken abgekocht werden.

Es gibt eine Schluckimpfung und eine Impfung in Spritzenform gegen Typhus, doch sie schützen nicht vollständig. Geimpft werden nur Menschen, die mit dem Erreger in Kontakt gekommen sind, und solche, die ein hohes Risiko haben, mit ihm in Kontakt zu kommen, z. B. Angestellte in Laboratorien, in denen der Erreger erforscht wird, und Menschen, die in Typhusgebiete reisen.

Eine sofortige Antibiotikatherapie heilt nahezu alle Typhuskranken; allerdings kann das mehrere Monate dauern. Das bisher gebräuchliche Antibiotikum Chloramphenicol wird aufgrund zunehmender Resistenz der Bakterien zunehmend durch andere Antibiotika wie Cotrimoxazol und Ciprofloxazin ersetzt. Bei Bewusstseinsstörungen, Koma und Schock kann die Gehirnentzündung durch Kortison gebessert werden.

Bei rund zehn Prozent der unbehandelten Infizierten kehren die Symptome der anfänglichen Infektion zwei Wochen nach dem Entfiebern zurück. Aus unbekannten Gründen erhöht sich die Rückfallquote auf 15 bis 20 Prozent, wenn in der Anfangsphase der Krankheit Antibiotika genommen werden. Falls Antibiotika gegen Rückfälle gegeben werden, vertreiben sie das Fieber viel schneller als bei der ursprünglichen Erkrankung, jedoch folgen gelegentlich trotzdem weitere Rückfälle.

Rückfälle werden genauso behandelt wie die ursprüngliche Erkrankung, jedoch müssen die Antibiotika nur fünf Tage lang genommen werden. Keimträger müssen beim Gesundheitsamt registriert sein. Ihnen ist es untersagt, mit Lebensmitteln umzugehen. Die Bakterien können bei vielen Trägern innerhalb von vier bis sechs Wochen mit einer Antibiotikatherapie beseitigt werden.

KAPITEL 191

Bakteriämie, Blutvergiftung, septischer Schock

Normalerweise befinden sich ständig Bakterien in der Blutbahn, verursachen aber keine Symptome. Die meisten Erreger im Blut werden von den weißen Blutkörperchen ▲ sofort eliminiert. Manchmal sind es jedoch zu viele Bakterien, um sie zu beseitigen. Eine Infektion, die das gesamte Blut erfasst hat, wird als Blutvergiftung oder Sepsis bezeichnet. Sie kann zu einem lebensbedrohlichen septischen Schock führen.

Bakteriämie und Blutvergiftung

Von Bakteriämie spricht man, wenn sich Bakterien in der Blutbahn befinden; bei der Blutvergiftung handelt es sich um eine Infektion im Blut.

Eine vorübergehende Bakteriämie kann schon auftreten, wenn es beim Zähneputzen zu Zahnfleischbluten kommt, weil dann Bakterien, die auf dem Zahnfleisch leben, in die Blutbahn gelangen. Oft dringen auch Bakterien aus dem Darm ins Blut ein, werden aber sofort beseitigt, wenn das Blut die Leber passiert. Derartige Bakteriämien sind gewöhnlich harmlos.

Eine Blutvergiftung oder Sepsis ist seltener. Sie tritt meist auf, wenn im Körper bereits eine Infektion besteht, beispielsweise in der Lunge, im Bauch, im Harntrakt oder in der Haut. Gewöhnlich bleiben die Bakterien zwar an der ursprünglichen Infektionsstelle, manchmal verbreiteten sie sich aber mit dem Blut. Eine Blutvergiftung kann auch die Folge der Operation eines infizierten Bereichs oder eines Organs sein, in dem Bakterien vorkommen, wie dem Darm. Auch das Einführen eines Fremdkörpers in den Körper – wie ein Gefäß- oder Blasenkatheter, ein Drainageröhrchen, eine Gelenkprothese oder eine künstliche Herzklappe – kann eine Blutvergiftung hervorrufen. Die Wahrscheinlichkeit wird größer, je länger der Gegenstand im Körper bleibt. Häufig tritt bei Drogenabhängigen, die keine sterilen Spritzen benutzen, eine Sepsis auf. Ebenso sind Menschen mit Abwehrschwäche stark gefährdet – z. B. wenn Krebskranke eine Chemotherapie bekommen. Nur selten führen nichtbakterielle Infektionen zu einer Blutvergiftung.

Wenn die Vergiftung nicht schnell behandelt wird, können die im Blut zirkulierenden Bakterien weitere Bereiche infizieren (metastatische Infektion). Diese Herde können sich an der Gehirnhaut festsetzen, im Herzbeutel, in der Herzinnenhaut, den Knochen, Gelenken und anderen Körperstellen. Gewisse Bakterientypen, wie Staphylokokken, können in den Organen, die sie infizieren, Abszesse hervorrufen.

Symptome und Diagnose

Da der Körper mit einer geringen Zahl von Bakterien normalerweise schnell fertig wird, verursacht eine vorübergehende Bakteriämie selten Symptome. Ist jedoch erst einmal eine Blutvergiftung eingetreten, stellen sich Zittern, Schüttelfrost, Fieber, Schwäche, Verwirrtheit, Übelkeit, Erbrechen und Durchfall ein. Je nach Typ und Sitz der ursprünglichen Infektion können weitere Symptome auftreten.

Eine Blutvergiftung liegt nahe, wenn jemand mit einer Infektion plötzlich hohes Fieber bekommt. Bakterien im Blut lassen sich in der Regel nur schwer direkt nachweisen. Daher werden Blutkulturen angelegt, um den Erreger zu züchten und zu identifizieren, was ein bis drei Tage dauert. Es kann jedoch sein, dass die Bakterien in der Blutkultur nicht wachsen, besonders wenn der Patient Antibiotika eingenommen hat. Kulturen werden auch von Proben angelegt, die aus der Lunge abgehustet wurden, und aus dem Urin, der Gehirn-Rückenmark-Flüssigkeit oder Wundgewebe stammen. Manchmal wird auch ein Katheter aus dem Körper entfernt, die Spitze abgeschnitten und zur Kultur ins Labor gesandt.

Behandlung und Prognose

Bakterien, die durch eine (Zahn-)Operation oder einen Blasenkatheter in den Körper gelangt sind, brauchen gewöhnlich nicht bekämpft zu werden, wenn der Katheter schnell wieder entfernt wird. Allerdings bekommen Menschen mit einem Risiko für schwere Infektionen – dazu

▲ siehe Seite 1044

gehören solche mit einer defekten Herzklappe oder geschwächter Abwehr – vor und während einer solchen Behandlung Antibiotika. Damit beugt man einer Sepsis vor.

Die Blutvergiftung ist eine sehr schwere, lebensgefährliche Erkrankung. Es muss unverzüglich mit einer Antibiotikatherapie begonnen werden. Bevor die Erreger identifiziert sind, richtet sich die Antibiotikawahl danach, welche Bakterien am ehesten an der Infektion beteiligt sein können. Dieses hängt davon ab, wo die Infektion begonnen hat. Liegen die Kulturergebnisse vor, wird auf das wirksamste Antibiotikum umgestellt. Manchmal ist eine Operation nötig, um die Infektionsquelle zu beseitigen.

Septischer Schock

Beim septischen Schock fällt der Blutdruck infolge einer Blutvergiftung auf ein lebensbedrohlich niedriges Niveau.

Eine der Ursachen für einen Schock ▲ ist eine Sepsis. Ein septischer Schock ist am häufigsten bei Neugeborenen ■, Menschen über 50 Jahren und solchen mit geschwächter Abwehr. Besonders risikoreich wird der septische Schock bei Menschen, die zu wenig weiße Blutkörperchen haben; das ist bei Aids- und Krebskranken der Fall, bei Patienten, die eine Chemotherapie bekommen, und bei solchen mit einer chronischen Erkrankung, wie Diabetes oder Leberzirrhose.

Verursacht wird der septische Schock durch Substanzen, die das Immunsystem produziert, um Infektionen zu bekämpfen (Zytokine ★), und durch die Gifte, die einige Bakterien produzieren. Die Blutgefäße weiten sich, dadurch fällt der Blutdruck, obwohl gleichzeitig der Herzschlag beschleunigt und das Blutvolumen gesteigert wird. Außerdem werden die Blutgefäße durchlässig für die Blutflüssigkeit; sie sammelt sich im Gewebe und lässt es anschwellen. Die Blutversorgung lebenswichtiger Organe ist verringert, besonders die von Nieren und Gehirn. In die Lunge kann Flüssigkeit aussickern, was zu Atemnot führt (Schocklunge, akutes Lungenversagen).

Symptome und Diagnose

Die ersten Anzeichen eines septischen Schocks können schon 24 Stunden oder noch früher vor dem Absinken des Blutdrucks auftreten. Oft ist die Aufmerksamkeit der Betroffenen eingeschränkt, sie sind verwirrt. Zu den frühen Symptomen gehören Zittern und Schüttelfrost, ein rapider Temperaturanstieg, warme, gerötete Haut, unregelmäßiger Puls und ein abwechselnd steigender und fallender Blutdruck. Der Harnfluss nimmt ab. Schlecht durchblutete Gewebe entlassen überschüssige Milchsäure ins Blut, sodass das Blut saurer wird; das führt dazu, dass viele Organe nicht mehr richtig arbeiten. Im fortgeschrittenen Stadium fällt die Körpertemperatur oft unter das Normalmaß ab.

Bei fortschreitendem Schock können mehrere Organe versagen. Bei Nierenversagen wird nur noch wenig oder gar kein Harn mehr ausgeschieden, Stoffwechselendprodukte, wie Harnstoff und Stickstoff, sammeln sich im Blut an. Ein Lungenversagen bewirkt Atemnot und einen verringerten Sauerstoffgehalt im Blut. Bei Herzschwäche sammelt sich Flüssigkeit im Gewebe und es schwillt an. Zusätzlich können sich in den Blutgefäßen Gerinnsel bilden.

Um die Diagnose eines septischen Schocks zu bestätigen, werden Blutproben analysiert. Mit einem Fingerclip lässt sich der Sauerstoffgehalt des Blutes bestimmen. Weist das Elektrokardiogramm Unregelmäßigkeiten beim Herzrhythmus auf, deutet das auf eine unzureichende Blutzufuhr zum Herzmuskel hin. Blutkulturen werden angelegt, um die Bakterien zu identifizieren. Da es neben einer Sepsis noch andere Gründe für einen Schock gibt, sind unter Umständen zusätzliche Tests notwendig.

Behandlung und Prognose

Sobald die Symptome eines septischen Schocks erkennbar werden, muss der Kranke sofort auf die Intensivstation. Er braucht große Mengen intravenös verabreichter Flüssigkeit, um den Blutdruck zu erhöhen. Medikamente sollen die Durchblutung von Gehirn, Herz und anderen Organen verbessern. Es wird zusätzlicher Sauerstoff verabreicht. Wenn die Lunge versagt, muss der Kranke an ein Beatmungsgerät angeschlossen werden.

Sobald Blutproben für die Kulturen im Labor abgenommen worden sind, werden hohe Dosen Antibiotika intravenös gegeben.

Jeder Abszess wird entleert, und alle Katheter, die möglicherweise Ausgangspunkt für die Infektion waren, werden entfernt. Eventuell ist auch eine Operation nötig, um totes Gewebe im Körper zu beseitigen.

▲ siehe Seite 135   ■ siehe Seite 1481
★ siehe Seite 1048

KAPITEL 192

Antibiotika

Antibiotika stammen gänzlich oder teilweise von Mikroorganismen; sie dienen zur Behandlung von Bakterien- und Pilzinfektionen. Bei Virusinfektionen sind sie wirkungslos. Antibiotika töten Keime entweder ab oder hindern sie an der Vermehrung und ermöglichen es der körpereigenen Abwehr, sie zu eliminieren. Pilz- und Virenmittel werden an anderer Stelle besprochen ▲.

Wahl des Antibiotikums

Jedes Antibiotikum wirkt gegen bestimmte Bakterien. Um eine Infektion zu behandeln, wählen Ärzte das Antibiotikum nach der Bakterienart aus, die ihrer Meinung nach für die Erkrankung verantwortlich ist. Bei einigen Infektionen ist bekannt, dass nur bestimmte Bakterienarten als Erreger infrage kommen. Wenn es ein spezielles Antibiotikum gibt, das zuverlässig gegen diese Bakterien wirkt, erübrigen sich weitere Tests. Bei Infektionen, die von verschiedenen Bakterienarten oder von solchen hervorgerufen werden, deren Empfindlichkeit für Antibiotika sich nicht mit Sicherheit voraussagen lässt, wird der Erreger im Labor aus einer Blut-, Urin- oder Gewebeprobe des Patienten bestimmt ■. Anschließend wird der Erreger auf seine Empfindlichkeit für eine Reihe von Antibiotika untersucht. Im Allgemeinen dauert es ein bis zwei Tage, bis die Testergebnisse vorliegen, sodass sie bei der ersten Auswahl des Antibiotikums noch nicht zur Verfügung stehen.

Die im Labor ermittelte Wirksamkeit eines Antibiotikums entspricht nicht unbedingt der, die es in einem infizierten Menschen hat. Der Erfolg der Behandlung hängt von verschiedenen Umständen ab, etwa davon, wie gut das Medikament ins Blut aufgenommen wird, wie viel von dem Wirkstoff in die verschiedenen Körperflüssigkeiten übergeht und wie schnell der Körper das Mittel wieder ausscheidet. Die Medikamentenwahl muss jeweils die Art und Schwere der Krankheit berücksichtigen, die Nebenwirkungen des Mittels und die Möglichkeit von allergischen und anderen ernsten Reaktionen.

Bei schweren Infektionen sind manchmal Kombinationen von Antibiotika nötig, vor allem in den ersten Tagen, wenn die Antibiotikaempfindlichkeit der Bakterien noch nicht bekannt ist. Kombinationen sind auch bei gewissen Infektionskrankheiten, wie z. B. Tuberkulose, notwendig, bei denen die Bakterien sehr schnell gegen ein einzelnes Antibiotikum resistent werden. Infektionen, die von mehr als einer Bakterienart hervorgerufen werden und bei denen jede Art empfindlich auf ein anderes Antibiotikum reagiert, werden ebenfalls mit einer Kombination von Antibiotika behandelt.

Antibiotikaresistenz

Wie alle Lebewesen verändern sich Bakterien im Lauf der Zeit als Reaktion auf Umweltherausforderungen. Wegen des weit verbreiteten Gebrauchs von Antibiotika und ihres oft falschen Einsatzes sind Bakterien diesen Substanzen ständig ausgesetzt. Viele Bakterien sterben ab, wenn Antibiotika auf sie einwirken, doch einige werden resistent gegen die Wirkung dieser Arzneimittel. So reagierte das Bakterium *Staphylococcus aureus*, ein häufiger Erreger von Hautinfektionen, noch vor 50 Jahren sehr empfindlich auf Penizillin. Im Lauf der Zeit haben *Staphylococcus-aureus*-Stämme jedoch ein Enzym entwickelt, das Penizillin abbauen kann und damit unwirksam macht. Forscher reagierten darauf mit der Entwicklung einer Penizillinvariante, die das Enzym nicht abbauen konnte, doch nach ein paar Jahren hatte sich das Bakterium daran angepasst und wurde auch gegen dieses modifizierte Penizillin resistent. Andere Bakterien haben mit anderen Mechanismen eine Resistenz gegen Antibiotika entwickelt.

In der medizinischen Forschung wird ständig an der Entwicklung wirksamer Arzneimittel gegen bakterielle Infektionen gearbeitet. Wichtig ist in diesem Zusammenhang, dass Antibiotika nur dann verordnet werden, wenn es auch wirklich notwendig ist und dass sie über die ganze verordnete Zeit eingenommen werden; das trägt dazu bei, die Entwicklung von antibiotikaresistenten Bakterien zu begrenzen.

Anwendungsformen von Antibiotika

Bei schweren bakteriellen Infektionen werden Antibiotika gewöhnlich zuerst gespritzt – meist intravenös. Sobald die Infektion unter Kontrol-

---

▲ siehe Tabellen Seite 1138 und Seite 1141
■ siehe Kasten Seite 1086

le ist, können die meisten Antibiotika geschluckt werden. Weniger schwere Infektionen können von Anfang an mit Antibiotika zum Einnehmen behandelt werden. Antibiotika müssen grundsätzlich so lange eingenommen werden, bis die Erreger aus dem Körper entfernt sind; das ist oft erst mehrere Tage, nachdem die Symptome verschwunden sind, der Fall. Eine Antibiotikabehandlung dauert selten weniger als fünf Tage – ausgenommen gewisse unkomplizierte Harnweginfektionen. Wird die Behandlung zu früh abgebrochen, kann es zu einem Rückfall kommen, oder es entwickeln sich antibiotikaresistente Bakterien.

Arzt und Apotheker können erklären, wie Antibiotika eingenommen werden sollen. Einige müssen auf leeren Magen geschluckt werden, andere nicht. Metronidazol führt zu einer Alkoholunverträglichkeit. Zudem können einige Antibiotika mit anderen Arzneimitteln in Wechselwirkung treten; das kann dazu führen, dass die Wirksamkeit des Antibiotikums bzw. der anderen Arzneimittel sinkt oder die Nebenwirkungen zunehmen. Einige Antibiotika erhöhen die Empfindlichkeit der Haut für Sonnenlicht.

Mit Antibiotika werden Infektionskrankheiten aber nicht nur behandelt, sondern man beugt mit ihnen auch vor (Prophylaxe). Menschen, die Kontakt zu Patienten haben, die an Meningokokken-Meningitis erkrankt sind, bekommen oft vorbeugend Antibiotika, um sich nicht selbst anzustecken. Manche Menschen mit schadhaften Herzklappen müssen vor eingreifenden Untersuchungen, vor jeder Operation und Zahnbehandlung routinemäßig Antibiotika einnehmen, um zu verhindern, dass Bakterien die Herzklappen infizieren. Auch Menschen, deren Immunsystem nicht voll funktionstüchtig ist, können vorbeugend Antibiotika einnehmen; das betrifft z. B. Leukämiekranke und Krebspatienten, die eine Chemotherapie bekommen, und Aidskranke. Gesunde Menschen können bei einer Operation, die ein hohes Infektionsrisiko birgt (wie eine größere Gelenk- oder Darmoperation), ebenfalls Antibiotika zur Vorbeugung einnehmen. Damit die vorbeugende Antibiotikagabe wirksam ist, sich aber dennoch keine resistenten Bakterien bilden, muss das Mittel gegenüber den Erregern sehr effektiv wirken, und es darf nur kurzzeitig angewendet werden.

Antibiotikatherapie zu Hause

Gewöhnlich werden Antibiotika geschluckt, und die Dauer der Behandlung ist kein besonderes Problem. Die Behandlung einiger In-fektionen – wie bestimmte Knochen- und Herzentzündungen – erfordert jedoch eine Antibiotikaanwendung über vier bis sechs Wochen. Wenn jemand nicht unter weiteren medizinischen Problemen leidet, die im Krankenhaus behandelt werden müssen, und sich relativ gut fühlt, können Antibiotika auch zu Hause intravenös verabreicht werden. Ein kurzer intravenöser Katheter, der in eine kleine Arm- oder Handvene eingeführt ist (wie man sie auch bei den meisten Krankenhausprozeduren routinemäßig benutzt), hält nicht länger als drei Tage, daher benötigt man unter Umständen einen speziellen Typ von Katheter, der in eine große zentrale Vene eingeführt wird. Einige Vorrichtungen zur Infusion von Antibiotika sind so einfach zu bedienen, dass die Betroffenen und ihre Familie lernen können, selbstständig damit umzugehen. Sonst muss im Rahmen der häuslichen Krankenpflege jemand vorbeikommen und jede Dosis einzeln verabreichen. In jedem Fall ist eine sorgfältige Betreuung nötig, um den Patienten zu unterstützen und mögliche Komplikationen sowie Nebenwirkungen im Auge zu behalten.

Patienten, die zu Hause Antibiotika durch einen Katheter erhalten, haben ein erhöhtes Risiko, an der Stelle, wo der Katheter in die Vene eingeführt wird, sowie im Blut eine Infektion zu entwickeln. Schmerzen, Rötung und Eiterbildung an der Einführungsstelle des Katheters oder Schüttelfrost und Fieber sind Warnzeichen, dass sich möglicherweise eine Infektion im Zusammenhang mit dem Katheter entwickelt.

Nebenwirkungen und Allergien

Zu den Nebenwirkungen, die bei Antibiotikabehandlung häufig auftreten, gehören Magenprobleme, Durchfall und bei Frauen eine Infektion der Scheide mit Hefepilzen. Einige Nebenwirkungen sind schwerer und können je nach Antibiotikum die Funktion von Nieren, Leber, Knochenmark und anderen Organen schädigen. Mit Bluttests lassen sich solche nachteiligen Reaktionen überwachen.

Manche Menschen, die Antibiotika erhalten, entwickeln eine Dickdarmentzündung. Diese Entzündung resultiert aus einem Gift, das von dem Bakterium *Clostridium difficile* produziert wird; dieses Bakterium vermehrt sich übermäßig, wenn das Antibiotikum konkurrierende Bakterien abtötet.

Antibiotika können darüber hinaus zu allergischen Reaktionen führen. Leichte allergische Reaktionen äußern sich als juckender Aus-

℞ ANTIBIOTIKA

GRUPPE ARZNEISTOFF	ÜBLICHE ANWENDUNG	UNERWÜNSCHTE WIRKUNGEN (AUSWAHL)

Aminoglykoside

Amikazin, Gentamicin, Kanamyzin, Neomyzin, Netilmicin, Streptomyzin, Tobramyzin	Infektionen durch gramnegative Bakterien wie *Escherichia coli* und *Klebsiella*	Gehörschäden, Schwindel, Nierenschäden

Carbapeneme

Aztreonam, Ertapenem, Imipenem-Cilastatin, Meropenem	Gangrän, Blutvergiftung, Lungen-entzündung, Unterleib- und Harnweginfektionen sowie (ausgenommen Ertapenem) *Pseudomonas*-Infektionen	Krampfanfälle, Verwirrtheit; Aztreonam: allergische Reaktionen

Cephalosporine, 1. Generation

Cefadroxil, Cefazolin, Cephalexin	Infektionen von Haut und Weich-teilen	Magen-Darm-Beschwerden, Durchfall, Übelkeit, allergische Reaktionen

Cephalosporine, 2. Generation

Cefaclor, Cefoxitin, Cefuroxim, Loracarbef	Einige Atemweg- und Unterleib-infektionen	Magen-Darm-Beschwerden, Durchfall, Übelkeit, allergische Reaktionen

Cephalosporine, 3. Generation

Cefixim, Cefotaxim, Cefpodoxim, Ceftazidim, Ceftibuten, Ceftriaxon	Breites Spektrum von Bakterien, bei leichten bis mittelschweren Infektio-nen oral, bei schweren Infektionen als Injektion	Magen-Darm-Beschwerden, Durchfall, Übelkeit, allergische Reaktionen

Cephalosporine, 4. Generation

Cefepim	Schwere Infektionen, insbesondere bei Menschen mit geschwächtem Immunsystem	Magen-Darm-Beschwerden, Durchfall, Übelkeit, allergische Reaktionen

Makrolide

Azithromyzin, Clarithromyzin, Erythromyzin	Streptokokkeninfektionen, Syphilis, Atemweginfektionen, Mykoplas-meninfektionen, Lyme-Borreliose	Übelkeit, Erbrechen, Durchfall (be-sonders bei höheren Dosierungen), Gelbsucht

Penizilline

Amoxizillin, Ampizillin, Carbenizillin, Cloxazillin, Dicloxazillin, Nafzillin, Oxazillin, Penizillin G, Penizillin V, Piperazillin	Großer Bereich von Infektionen; bei Streptokokkeninfektionen, Syphilis und Lyme-Borreliose	Übelkeit, Erbrechen und Durchfall, Allergie mit schweren anaphylak-tischen Reaktionen, Gehirn- und Nierenschäden (selten)

R_X   **ANTIBIOTIKA**   *(Fortsetzung)*

GRUPPE	ARZNEISTOFF	ÜBLICHE ANWENDUNG	UNERWÜNSCHTE WIRKUNGEN (AUSWAHL)
Polypeptid-Antibiotika			
	Bacitrazin, Colistin, Polymyxin B	Ohren-, Augen- und Blaseninfektionen; lokale Behandlung von Haut, Auge, Ohren, Blase; selten als Injektion	Nieren- und Nervenschäden (bei Injektion)
Chinolone			
	Ciprofloxazin, Enoxazin, Levofloxazin, Lomefloxazin, Moxifloxazin, Norfloxazin, Ofloxazin	Harnweginfektionen, bakterielle Prostatitis, bakterieller Durchfall, Tripper	Übelkeit (selten), Nervosität, Zittern, Krampfanfälle, Sehnenentzündungen, Sehnenrisse
Sulfonamide			
	Trimethoprim-Sulfamethoxazol (Cotrimoxazol)	Harnweginfektionen	Übelkeit, Erbrechen und Durchfall, Allergie (einschließlich Hautausschlag), Kristallbildung im Urin (selten), verminderte Zahl weißer Blutkörperchen, Lichtüberempfindlichkeit
Tetrazykline			
	Doxyzyklin, Minozyklin, Oxytetrazyklin, Tetrazyklin	Syphilis, Clamydieninfektionen, Lyme-Borreliose, Mykoplasmen- und Rickettsieninfektionen	Magen-Darm-Beschwerden, Lichtüberempfindlichkeit, Zahnverfärbung, mögliche Gefährdung von Mutter und Kind während der Schwangerschaft
Sonstige Antibiotika			
	Chloramphenicol	Typhus und anderen Salmonelleninfektionen, Hirnhautentzündung	Starke Verringerung der Zahl der weißen Blutkörperchen (selten)
	Clindamyzin	Strepto- und Staphylokokkeninfektionen, Atemweginfektionen, Lungenabszess	Schwere Durchfälle
	Ethambutol	Tuberkulose	Sehstörungen
	Fosfomyzin	Blaseninfektionen	Durchfall
	Isoniazid	Tuberkulose	Übelkeit und Erbrechen, Gelbsucht
	Linezolid	Schwere Infektionen durch grampositive Bakterien, die gegen andere Antibiotika resistent sind	Übelkeit, Kopfschmerzen, Durchfall, Verringerung der Zahl der Blutplättchen
	Metronidazol	Entzündung der Scheide durch Trichomonaden und *Gardnerella*; Becken- und Unterleibinfektionen	Übelkeit, Kopfschmerzen (besonders bei gleichzeitigem Alkoholkonsum), metallischer Geschmack im Mund, dunkler Urin
	Nitrofurantoin	Harnweginfektionen	Übelkeit und Erbrechen, Allergie

GRUPPE	ARZNEISTOFF	ÜBLICHE ANWENDUNG	UNERWÜNSCHTE WIRKUNGEN (AUSWAHL)
Sonstige Antibiotika *(Fortsetzung)*			
	Pyrazinamid	Tuberkulose	Leberfunktionsstörungen, Gicht (gelegentlich)
	Rifampizin	Tuberkulose und Lepra	Ausschlag, Leberfunktionsstörungen, Rot-orange-Färbung von Speichel, Schweiß, Tränen und Urin
	Spektinomyzin	Tripper	Allergie, Fieber
	Vankomyzin	Schwere Infektionen durch Bakterien, die gegen andere Antibiotika resistent sind	Hautrötung mit Hitzegefühl, Juckreiz

schlag und leichte Atembeschwerden. Schwere allergische Reaktionen (Anaphylaxie) können lebensbedrohlich sein; dabei kann die Kehle zuschwellen, es kommt zu starken Atembeschwerden und der Blutdruck fällt ab.

Viele Menschen meinen, sie seien gegen ein Antibiotikum allergisch, obwohl sie nur Nebenwirkungen des Medikaments erlebt haben, die nichts mit Allergien zu tun haben. Diese Unterscheidung ist wichtig, weil Menschen, die auf ein Antibiotikum allergisch reagieren, dieses und eng verwandte Medikamente nicht erhalten dürfen. Menschen, die andere Nebenwirkungen hatten, können gewöhnlich verwandte Medikamente und sogar dasselbe Antibiotikum weiter nehmen. Der Arzt wägt im Einzelfall die Gefährdung durch Nebenwirkungen gegenüber der gesundheitlichen Bedrohung durch die Infektionskrankheit ab.

KAPITEL 193

Tuberkulose

Tuberkulose ist eine ansteckende Infektionskrankheit, die durch Bakterien (Mycobacterium tuberculosis) *verursacht wird, welche auf dem Luftweg übertragen werden.*

Tuberkulose befällt gewöhnlich die Lunge, doch sie kann auch fast jedes andere Organ angreifen. Meist wird sie durch *Mycobacterium tuberculosis* verursacht, manchmal aber auch durch *Mycobacterium bovis* und *Mycobacterium africanum.*

Die Menschheit kennt Tuberkulose bereits seit dem Altertum. Zur großen Plage wurde die »Schwindsucht« in Europa während der Zeit der so genannten industriellen Revolution im 19. Jahrhundert, als die Städte überbevölkert waren. Die Krankheit war damals für ein Drittel aller Todesfälle in Europa verantwortlich. Mit der Entwicklung von Antibiotika – Streptomyzin um 1940, Isoniazid um 1950, Ethambutol ungefähr 1960 und Rifampizin um 1970 – schien der Kampf gegen die Tuberkulose gewonnen zu sein. Doch in den USA begann etwa Mitte der 1980er Jahre die Zahl der Erkrankungen wieder zuzunehmen. Verantwortlich gemacht wurden dafür die Immunschwäche Aids, Armut und soziale

Probleme. In Deutschland ist die Erkrankungsrate seit zehn Jahren rückläufig. 2002 wurden 7684 Neuerkrankungen registriert. Die mittlerweile sehr beunruhigende Resistenz vieler Tuberkuloseerreger gegen die bisher eingesetzten Antibiotika beruht darauf, dass die Medikamente vor allem in Ländern mit schlechter medizinischer Versorgung und geringer sozialer Sicherheit nicht so zuverlässig und nicht so lange eingenommen werden, wie es notwendig ist. Zu diesen Regionen gehören die Entwicklungsländer, aber auch Osteuropa und dort vor allem die Nachfolgestaaten der ehemaligen UdSSR. Menschen aus solchen Regionen sind häufig mit Erregern infiziert, die gegen mindestens eines der fünf Standardmedikamente resistent sind. Aber auch in Deutschland war im Jahr 2002 ein Anstieg der Resistenzentwicklung feststellbar.

Tuberkulose ist in vielen Regionen weiterhin eine tödliche Krankheit. Weltweit tragen rund zwei Milliarden Menschen das Bakterium in sich. Jährlich erkranken mehr als acht Millionen Menschen an Tuberkulose; ein Drittel von ihnen stirbt daran.

Wie die Infektion entsteht

Bei den meisten Infektionskrankheiten erkrankt man, gleich nachdem die Erreger in den Körper eingedrungen sind; nach ein bis zwei Wochen ist man erkennbar krank. Bei der Tuberkulose (TBC) ist das anders.

Infektionsstadien: Mit Ausnahme sehr junger Kinder erkranken nur wenige Menschen sofort, nachdem die Tuberkulosebakterien in ihren Körper eingedrungen sind (Primärtuberkulose). Das Immunsystem zerstört viele der Tuberkulosebakterien in der Lunge. Die Überlebenden werden von Fresszellen (Makrophagen) eingefangen. Im Inneren dieser Fresszellen können die Bakterien jahrelang in kleinen Narben eingekapselt bleiben (Latenzstadium). 90 bis 95 Prozent aller Tuberkuloseinfektionen bleiben unbemerkt, doch bei dem Rest werden die ruhenden Bakterien aktiviert und beginnen sich zu vermehren (aktives Stadium). In dieser akuten Phase erkrankt ein Infizierter sichtlich und kann die Infektion weiter verbreiten.

Bei mehr als der Hälfte der Infizierten wird die Krankheit in den ersten zwei Jahren aktiv, doch es kann auch viel länger dauern. Oft ist das der Fall, wenn das Immunsystem geschwächt ist – z. B. durch Aids, die Einnahme von Kortison und fortgeschrittenes Alter.

Übertragung der Infektion: *Mycobacterium tuberculosis* überlebt nur im Menschen; Tiere, Schmutzpartikel und andere unbelebte Objekte können den Erreger nicht übertragen. Eine Ansteckung ist nur durch Kontakt mit einem Menschen möglich, der eine aktive Tuberkulose hat. Da die Bakterien nur mit der Luft verbreitet werden, kann man sich nicht durch die Berührung eines erkrankten Menschen infizieren. Anders ist das bei *Mycobacterium bovis*. Diese Bakterienart lebt in Tieren. In Entwicklungsländern können sich Kinder infizieren, wenn sie unpasteurisierte Milch von infizierten Kühen trinken. Strenge Kontrollen haben dafür gesorgt, dass es in Deutschland praktisch keine Bestände an Milchkühen mehr gibt, die mit Tuberkulose infiziert sind. Außerdem wird die meiste Milch pasteurisiert, bevor sie in den Handel kommt.

Menschen mit aktiver Lungentuberkulose entlassen beim Husten, Niesen, ja sogar beim Sprechen Bakterien in die Luft. Diese können in der Luft mehrere Stunden lang überleben. Atmet ein anderer Mensch diese Luft ein, kann er sich infizieren. Menschen mit einer latenten oder einer Tuberkulose, die nicht die Lunge betrifft, entlassen keine Bakterien in die Luft und können die Krankheit nicht übertragen.

Entwicklung und Ausbreitung der Infektion: Die Entwicklung der Tuberkulose von einer latenten Infektion zur aktiven Erkrankung ist individuell sehr verschieden. Ihr Verlauf hängt vor allem von der Stärke des Immunsystems ab. So ist bei Aidskranken der Ausbruch einer akuten Infektion viel wahrscheinlicher, und sie verläuft auch viel schneller als bei nicht HIV-Infizierten.

Bei Menschen mit intaktem Immunsystem beschränkt sich eine akute Tuberkulose gewöhnlich auf die Lunge. Betrifft die Tuberkulose andere Körperteile, hat sich meistens die Lungentuberkulose über das Blut auf die anderen Organe ausgebreitet. Auch diese Organinfektion muss nicht zwangsläufig zu einer Erkrankung führen, aber die Bakterien können inaktiv überdauern. Werden diese Bakterien irgendwann aktiv, können sie in den betroffenen Organen Symptome hervorrufen. Bei schwangeren Frauen kann das Tuberkulosebakterium das ungeborene Kind infizieren und die Krankheit auslösen; eine derartige angeborene Tuberkulose ist jedoch selten.

Symptome und Komplikationen

Husten ist das häufigste Symptom einer Tuberkuloseerkrankung. Der Husten kann morgens etwas grünen oder gelben Auswurf hervorbringen. Gewöhnlich verstärkt sich der Auswurf, wenn die Krankheit fortschreitet. Eventuell

Krankheiten, die einer Tuberkulose ähneln

Es gibt zahlreiche Arten von Mykobakterien; viele können Infektionen hervorrufen, die ähnliche Symptome hervorrufen wie die Tuberkulose.

Die häufigste Gruppe von Mykobakterien ist der *Mycobacterium avium* (MAC) genannte Komplex. Diese Mykobakterien sind zwar weit verbreitet, doch im Allgemeinen lösen sie nur bei Menschen Infektionen aus, die ein geschwächtes Immunsystem haben oder deren Lunge durch jahrelanges Rauchen, eine alte Tuberkuloseinfektion, Bronchitis, Lungenemphysem und andere Erkrankungen vorgeschädigt ist. Eine MAC-Infektion greift in erster Linie die Lunge an, kann aber auch Lymphknoten, Knochen, Haut und andere Gewebe befallen. Im Gegensatz zur Tuberkulose ist eine MAC-Infektion nicht ansteckend.

Die Infektion entwickelt sich gewöhnlich langsam. Zu den ersten Anzeichen gehören Husten und das Ausspucken von Schleim. Schreitet die Krankheit fort, kann der Betroffene regelmäßig Blut spucken und unter Atembeschwerden leiden. Eine Röntgenuntersuchung kann den Verdacht auf eine Infektion bestätigen oder entkräften. Allerdings ist normalerweise eine Laboruntersuchung des Auswurfs nötig, um die Infektion von Tuberkulose zu unterscheiden.

Bei Patienten mit Aids und anderen Krankheiten, die das Immunsystem schwächen, kann sich eine MAC-Infektion über den ganzen Körper ausbreiten. Die Symptome umfassen Fieber, Blutarmut, Blutkrankheiten, Durchfälle und Magenschmerzen.

Bei Kindern zwischen dem ersten und fünften Lebensjahr kann eine Infektion der Lymphknoten durch den *Mycobacterium-avium*-Komplex auftreten, wenn sie Erde essen oder mit Mykobakterien verseuchtes Wasser trinken. Meist heilen Antibiotika die Krankheit nicht; die betroffenen Lymphknoten können operativ entfernt werden.

MAC-Infektionen werden erfolgreich mit Clarithromyzin und Azithromyzin in Kombination mit Ethambutol und Rifabutin behandelt.

Andere Mykobakterien wachsen in Schwimmbädern und sogar in Aquarien und können Hautkrankheiten verursachen. Diese Infektionen klingen in der Regel ohne Behandlung ab. Unter chronischen Infektionskrankheiten leidende Personen brauchen jedoch gewöhnlich drei bis sechs Monate lang eine Behandlung mit Tetrazyklin, Clarithromyzin oder einem anderen Antibiotikum. *Mycobacterium fortuitum* kann Wunden infizieren und Implantate befallen, beispielsweise künstliche Herzklappen oder Brustimplantate. Antibiotika und die operative Entfernung der infizierten Gebiete heilen die Infektion normalerweise.

---

kann er auch mit Blut durchsetzt sein; allerdings sind größere Mengen Blut in diesem Stadium selten.

Ein weiteres typisches Zeichen der Erkrankung sind starke nächtliche Schweißausbrüche. Allerdings kennzeichnen diese nicht nur eine Tuberkulose. Darüber hinaus kann sich der Kranke ganz allgemein unwohl, kraftlos und appetitlos fühlen. Nach einiger Zeit verliert er häufig an Gewicht.

Wenn sich die Infektion auf die Lunge ausbreitet, entwickeln viele Menschen mit einer unbehandelten Tuberkulose Atemnot. Das zeigt, dass sich Luft (Pneumothorax ▲) oder Flüssigkeit in der Pleurahöhle (Pleuraerguss ■) ansammelt.

Bei einer frischen Tuberkuloseinfektion wandern die Bakterien von der Lunge zu den Lymphknoten, die die Flüssigkeit aus der Lunge ableiten. Wenn das Immunsystem die Infektion unter Kontrolle bringt, breitet sie sich nicht weiter aus und die Bakterien »schlafen ein«. Bei Kindern, deren Immunsystem noch schwächer ist, können sich die Lymphknoten jedoch vergrößern und auf die Bronchien drücken, was einen metallisch klingenden Husten hervorruft und möglicherweise sogar zum Kollaps der Lunge führen kann. Gelegentlich breiten sich die Bakterien über die Lymphbahnen aus und lassen die Lymphknoten am Hals deutlich anschwellen. Eine Infektion dieser Lymphknoten kann unter Umständen die Haut durchbrechen und nach außen Eiter absondern.

Außerhalb der Lunge befällt die Tuberkulose am häufigsten Nieren und Lymphknoten (extra-

▲ siehe Seite 298   ■ siehe Seite 296

pulmonale Tuberkulose). Auch Knochen, Gehirn, Bauchhöhle, Herzbeutel, Gelenke (insbesondere Hüft- und Kniegelenke) und Geschlechtsorgane können infiziert werden. Eine derartige Tuberkulose ist oft schwer zu diagnostizieren.

Die Symptome einer extrapulmonalen Tuberkulose sind unbestimmt, gewöhnlich gehören Mattigkeit, Appetitmangel, Wechselfieber, Schweißausbrüche und unter Umständen Gewichtsverlust dazu.

Eine Tuberkuloseinfektion in der Hirnbasis (tuberkulöse Meningitis) ist besonders gefährlich. Früher betraf sie hauptsächlich Kinder unter fünf Jahren; heute kommt sie in Deutschland kaum noch vor. Die Symptome sind Fieber, fortwährende Kopfschmerzen, Übelkeit und Schläfrigkeit, die zum Koma führen kann. Der Nacken ist oft so steif, dass das Kinn die Brust nicht berühren kann. Manchmal, wenn es einem an tuberkulöser Meningitis Erkrankten besser geht, bleibt tuberkulöses Gewebe im Gehirn zurück. Dieses so genannte Tuberkulom kann Kopfschmerzen, Muskelschwäche und viele Anzeichen eines Schlaganfalls auslösen.

Wenn sich die Tuberkulose auf den Herzbeutel ausbreitet, füllt sich dieser mit Flüssigkeit (tuberkulöse Perikarditis). Das kann die Pumpkraft des Herzens beeinträchtigen. Zu den Symptomen gehören Fieber, Anschwellen der Halsvenen und Atemnot.

Darmtuberkulose tritt vorwiegend in Entwicklungsländern auf. Die Infektion kann symptomlos verlaufen, aber auch zu ungewöhnlichem Gewebewachstum an der infizierten Stelle führen.

Diagnose

Manchmal ist der erste Hinweis auf Tuberkulose ein auffälliges Röntgenbild des Brustkorbs oder ein positiver Tuberkulin-Hauttest. Bei Symptomen, die auf Tuberkulose hindeuten, wird der Brustkorb geröntgt, ein Tuberkulin-Hauttest durchgeführt, eine Sputumprobe im Labor mikroskopisch untersucht und eine Bakterienkultur angelegt.

Auf dem Röntgenbild lässt die Krankheit weiße Flächen gegen den ansonsten dunklen Hintergrund erkennen; allerdings können auch andere Infektionskrankheiten und Krebs solche Röntgenbilder ergeben. Die Diagnose beruht auf Ergebnissen des Tuberkulin-Hauttests und der Untersuchung des Auswurfs auf *Mycobacterium tuberculosis*. Der Tuberkulin-Hauttest bestätigt allerdings nur, dass sich der Körper irgendwann schon einmal mit Tuberkulosebakterien auseinander gesetzt hat. Er zeigt nicht an, ob die In-

TUBERKULOSE: EINE ERKRANKUNG VIELER ORGANE	
SITZ DER INFEKTION	**SYMPTOME ODER KOMPLIKATIONEN**
Bauchhöhle	Müdigkeit, Schwellungen, leichte Druckempfindlichkeit, Schmerzen ähnlich einer Blinddarmentzündung
Blase	Schmerzen beim Wasserlassen, Blut im Urin
Knochen (vorwiegend Kinder)	Schwellungen, leichte Schmerzen
Gehirn	Fieber, Kopfschmerzen, Übelkeit, Schläfrigkeit; unbehandelt Koma und Hirnschäden
Herzbeutel	Fieber, vergrößerte Halsvenen, Atemnot
Gelenke	Arthritisähnliche Symptome
Nieren	Nierenschaden, Infektionen im Gewebe rund um die Nieren
Lymphknoten	Schmerzlose rote Schwellungen, aus denen u. U. Eiter quillt
Geschlechtsorgane Männer Frauen	Knoten im Hodensack Unfruchtbarkeit
Wirbelsäule	Schmerzen, führt zu einbrechenden Wirbeln und Beinlähmung

fektion gegenwärtig akut ist. Nach einer unbemerkten Infektion mit einem der meist harmlosen Verwandten von *Mycobacterium tuberculosis* ▲ oder nach einer Tuberkuloseimpfung kann das Testergebnis falschpositiv sein.

Als Probe dient gewöhnlich Auswurf aus der Lunge. Alternativ dazu kann der Arzt die Bronchien mit einem Bronchoskop untersuchen und Proben aus Schleim oder Lungengewebe entnehmen.

Eine Lumbalpunktion, bei der aus dem Wirbelkanal Gehirn-Rückenmark-Flüssigkeit abge-

▲ siehe Kasten Seite 1122

Der Tuberkulin-Hauttest

Für diesen Test wird eine kleine Menge Eiweiß aus Tuberkulosebakterien unter die Haut, gewöhnlich am Unterarm, gespritzt. Ungefähr zwei Tage später wird die Einstichstelle untersucht und vermessen: Eine Schwellung, die sich hart anfühlt und eine gewisse Größe überschreitet, gilt als positives Ergebnis. Eine Rötung um die Einstichstelle allein – ohne Schwellung – gilt nicht als positives Resultat. Einige Menschen, die sehr krank sind oder ein geschwächtes Immunsystem haben, reagieren unter Umständen selbst dann nicht auf den Test, wenn sie mit Tuberkulose infiziert sind.

zogen wird, kann notwendig sein, um festzustellen, ob eine tuberkulöse Meningitis vorliegt, bei der die Häute, die das Gehirn und das Rückenmark bedecken, infiziert sind. Im Labor können die Bakterien aus der Flüssigkeit mit der Polymerasekettenreaktion (PCR) identifiziert werden. Bereits der bloße Verdacht auf eine tuberkulöse Meningitis rechtfertigt den sofortigen Beginn einer Antibiotikatherapie, um eine mögliche Gehirnschädigung in Grenzen zu halten.

Behandlung

Antibiotika können normalerweise sogar eine sehr fortgeschrittene Tuberkulose heilen. Die Behandlung muss selbst dann noch lange fortgesetzt werden, wenn sich der Patient bereits vollständig gesund fühlt, denn es dauert eine geraume Zeit, bis alle der langsam wachsenden Bakterien abgetötet sind und das Risiko eines Krankheitsrückfalls gebannt ist.

Zur Behandlung von Tuberkulose werden stets zwei oder mehr Antibiotika mit unterschiedlicher Wirkung gegeben, die gemeinsam praktisch alle Bakterien abtöten. Jedes davon ist in der Lage, von einer Unzahl Bakterien fast alle abzutöten – aber eben nur fast alle. Da bei einer akuten Lungentuberkulose aber oft Milliarden Bakterien im Körper sind, würde ein einzelnes Medikament immer noch genügend Erreger zurücklassen, die dann resistent wären. Ein drittes und viertes Mittel werden gewöhnlich in der anfänglichen Intensivphase der Behandlung eingesetzt, um die Behandlungsdauer zu verkürzen und den Behandlungserfolg sicherzustellen,

selbst wenn einige Erreger von vorne herein gegen eines der Antibiotika resistent waren.

Die am häufigsten angewendeten Antibiotika sind Isoniazid, Rifampizin, Pyrazinamid, Streptomyzin und Ethambutol. Die ersten drei Mittel können in einer einzigen Kapsel enthalten sein. Auch Ethambutol und Isoniazid werden oft miteinander kombiniert. Auf diese Weise verringert sich die Anzahl Tabletten, die ein Kranker am Tag einnehmen muss, und zusätzlich wird sichergestellt, dass er die richtigen Mittel einnimmt.

Isoniazid, Rifampizin und Pyrazinamid können unerwünschte Wirkungen auf die Leber haben. Wenn Übelkeit und Erbrechen auftreten, müssen die Arzneistoffe so lange abgesetzt werden, bis ein Leberfunktionstest durchgeführt worden ist. Zeigt das Ergebnis eine Reaktion der Leber auf eines der Medikamente, kann gewöhnlich ein wirksames Ersatzpräparat gefunden werden, um die Behandlung zu ergänzen. Streptomyzin kann den Innenohrnerv schädigen, was zu Schwindel und leichten Hörschäden führt. Ethambutol schädigt in manchen Fällen den Sehnerv, was verschwommene Sicht und eine Verschlechterung der Farbwahrnehmung nach sich zieht.

Eine Operation, um einen Teil der Lunge zu entfernen, ist heutzutage kaum mehr nötig, wenn der Patient seinen medikamentösen Behandlungsplan zuverlässig einhält. Jedoch muss manchmal bei Infektionen, die sehr schlecht auf Medikamente ansprechen, operativ Eiter abgeleitet werden, der sich an bestimmten Stellen gesammelt hat. Wenn eine tuberkulöse Herzbeutelentzündung die Herzbewegung stark einschränkt, muss der Herzbeutel unter Umständen chirurgisch entfernt werden; Gleiches gilt für ein Tuberkulom im Gehirn.

Vorbeugung

Die Vorbeugung gegen Tuberkulose hat zwei Ziele: die Ausbreitung der Krankheit zu stoppen und Frühinfektionen zu behandeln, bevor sie ausbrechen.

Da Tuberkulosebakterien durch die Luft übertragen werden, verringert gute Lüftung die Konzentration der Bakterien und begrenzt ihre Ausbreitung.

Da Tuberkulose nur von Menschen, bei denen die Erkrankung ausgebrochen ist, weiter verbreitet wird, sind Früherkennung und -behandlung die beste Möglichkeit, die Ausbreitung zu stoppen. Menschen mit einer aktiven Tuberkulose sollten isoliert bleiben, bis sie nicht mehr husten. Werden sie behandelt, dauert die Isolation höchstens ein paar Tage, da die Medikamente die Übertragbarkeit der Bakterien schon nach wenigen Tagen verringern. Wenn eine Person mit offener Tuberkulose allerdings mit Menschen umgehen muss, die ein großes Ansteckungsrisiko haben, beispielsweise mit kleinen Kindern oder Aidskranken, können wiederholte Sputumuntersuchungen das Ausmaß der Ansteckungsgefahr bestimmen. Kranke mit Husten oder solche, die die Einnahme ihrer Medikamente vernachlässigen oder eine antibiotikaresistente Tuberkulose haben, müssen länger isoliert werden, damit sie die Krankheit nicht verbreiten.

Als weitere Vorbeugemaßnahme werden Menschen behandelt, deren Tuberkulin-Hauttest positiv ist, deren Röntgenaufnahme der Lunge aber keine Krankheitszeichen aufweist. Letzteres ist bezeichnend für eine länger zurückliegende Infektion, die sich nicht voll entfaltet hat; sie kann geheilt werden, wenn Isoniazid sechs bis neun Monat lang täglich eingenommen wird. Um die Behandlung abzukürzen, können auch Rifampizin plus Pyrazinamid täglich über zwei Monate oder Rifampizin allein täglich über vier Monate eingenommen werden. Bei jüngeren Menschen ist der Nutzen einer solchen vorbeugenden Behandlung nachgewiesen. Ältere Menschen profitieren von dieser vorbeugenden Behandlung wahrscheinlich dann, wenn sie ein hohes Tuberkuloserisiko haben. Das ist der Fall bei Personen, deren Tuberkulin-Hauttest kürzlich von negativ nach positiv umgeschlagen ist, die kürzlich Kontakt mit einem Keimträger hatten und deren Immunsystem geschwächt ist. Bei älteren Menschen mit einer langjährigen latenten Tuberkuloseinfektionen kann das Nebenwirkungsrisiko der

Was ist Miliartuberkulose?

Eine unter Umständen lebensbedrohliche Form der Tuberkulose kann auftreten, wenn sich eine große Zahl von Bakterien über das Blut auf den ganzen Körper ausbreitet. Diese Infektion heißt Miliartuberkulose, weil die Millionen winziger Krankheitsherde die Größe von Hirsekörnern (lat.: milium) haben.

Die Symptome der Miliartuberkulose können sehr unbestimmt und schwer zu identifizieren sein; es gehören Gewichtsverlust, Fieber, Schüttelfrost, Schwäche, allgemeines Unbehagen und Atembeschwerden dazu. Ist das Knochenmark betroffen, kann dies zu schwerer Blutarmut und anderen Blutstörungen führen, die an Leukämie denken lassen. Stoßweise in die Blutbahn entlassene Bakterien aus einer verborgenen Wunde können ein Wechselfieber hervorrufen, das den Körper nach und nach immer mehr schwächt.

Antibiotika jedoch größer sein als das Risiko, akut zu erkranken.

Menschen mit positivem Tuberkulin-Hauttest, die mit dem HI-Virus infiziert wurden, haben ein sehr hohes Risiko, eine aktive Tuberkulose zu bekommen. Gleiches gilt für Menschen, die mit Kortison behandelt werden. Daher wird eine latente Tuberkuloseinfektion bei diesen Menschen gewöhnlich behandelt.

KAPITEL 194

Parasiteninfektionen

Ein Parasit lebt auf oder in einem anderen Organismus, dem Wirt, und schädigt diesen.

Parasiteninfektionen kommen in den Industriestaaten seltener vor als in Entwicklungsländern. Reisende können sich in diesen Regionen mit Parasiten infizieren. Da die Ärzte am Wohnort mit diesen Krankheiten nicht so vertraut sind, fällt es ihnen oft schwer, diese Infektionen zu diagnostizieren.

Parasiten gelangen meist über den Mund oder die Haut in den Körper. Verschluckte Parasiten können im Darmtrakt verbleiben, oder sie bohren sich durch die Darmwand und befallen andere Organe. Bei anderen Übertragungswegen bohren sich die Parasiten entweder direkt durch die Haut oder gelangen durch Bisse infizierter Insekten (Vektoren) in den Körper. Einige Parasiten bohren sich bei barfüßigen Menschen durch die Fußsohlen oder dringen durch die Haut ein, wenn jemand in verseuchtem Wasser schwimmt.

Bei Verdacht auf eine Parasiteninfektion werden Proben von Blut, Stuhl, Urin oder Gewebe im Labor untersucht.

Einige Parasiten, besonders Einzeller, vermehren sich in ihrem Wirt. Andere Parasiten haben einen komplizierten Lebenszyklus; sie produzieren Eier oder Larven, die einen Teil ihres Lebens in der Umwelt oder einer Insektenart verbringen, bevor sie infektiös werden. Wenn sich Eier legende Parasiten im Verdauungstrakt vermehren, lassen sich ihre Eier oft im Stuhl nachweisen. Vor der Stuhlprobe sollte der Betroffene keine Antibiotika, Abführmittel und Antazida einnehmen, weil diese Medikamente die Zahl der Parasiten verringern und ihren Nachweis erschweren können.

In Regionen mit schlechten sanitären Bedingungen können Nahrung, Getränke und Wasser mit Parasiten verseucht sein. Dort empfiehlt es sich, alles, was man in den Mund nimmt – auch Zahnputzwasser – abzukochen, zu desinfizieren, durchzubraten oder zu schälen. Selbst Eiswürfel aus verunreinigtem Wasser können Krankheiten übertragen.

Amöbenruhr

Diese Infektion des Dickdarms wird durch den einzelligen Parasiten Entamoeba histolytica *verursacht.*

Amöbenruhr ist in Gebieten mit schlechten sanitären Bedingungen, wo Wasser und Lebensmittel durch Fäkalien verschmutzt sein können, relativ häufig. *Entamoeba histolytica* infiziert zunächst den Darm und kann sich dann in anderen Organen, z. B. in der Leber, ansiedeln.

Entamoeba histolytica existiert während ihres Lebenszyklus in zwei Formen: als aktiver Parasit (Trophozoit) und als Dauerform (Zyste). Die Infektion beginnt mit dem Verschlucken der Zysten. Im Darm schlüpfen aus den Zysten Trophozoiten, die sich vermehren, Geschwüre in der Darmschleimhaut und Durchfall hervorrufen. Einige der Trophozoiten bilden Zysten, die zusammen mit den Trophozoiten im Stuhl ausgeschieden werden. Außerhalb des Körpers sterben die empfindlichen Trophozoiten ab, doch die Zysten sind sehr widerstandsfähig. Sie können entweder direkt von Mensch zu Mensch oder indirekt durch Nahrungsmittel und Wasser übertragen werden.

Die Infektion erfolgt durch Kontakt mit infiziertem Stuhl. Unhygienische Zustände erleichtern ihre Verbreitung. Obst und Gemüse können verseucht sein, wenn sie mit menschlichen Exkrementen gedüngt, mit verunreinigtem Wasser gewaschen oder von einer infizierten Person zubereitet werden.

Symptome

Die meisten Infizierten bleiben symptomlos. Zu den Krankheitszeichen gehören zeitweiliger Durchfall, vermehrte Blähungen und krampfartige Bauchschmerzen. In schwereren Fällen kann der Bauch druckempfindlich sein, und der Stuhl kann Schleim und Blut enthalten. Manchmal kommt leichtes Fieber hinzu. Chronische Infektionen schwächen den Körper (Auszehrung), und er wird blutarm. Ein Trophozoitenbefall der Darmwand kann eine große Geschwulst (Amöbom) bilden und den Darm verstopfen. Gelegentlich durchbrechen die Trophozoiten die Darmwand und gelangen in die Bauchhöhle, was zu schlimmen Bauchschmerzen und einer

Bauchfellentzündung führt, die sofort einen ärztlichen Eingriff erfordert.

Bei manchen Menschen kann sich in der Leber ein mit Trophozoiten gefüllter Abszess bilden. Zu den Symptomen gehören Fieber, Schweißausbrüche, Schüttelfrost, Schwäche, Gewichtsverlust und Schmerzen oder Beschwerden im Bereich der Leber.

Gelegentlich können sich die Trophozoiten mit dem Blut ausbreiten und Infektionen in der Lunge, im Gehirn und in anderen Organen verursachen. Die Haut kann ebenfalls infiziert werden, besonders im Bereich des Gesäßes und der Geschlechtsorgane; das Gleiche gilt für Operationswunden und Verletzungen.

Diagnose

Die Amöbenruhr wird im Labor anhand von Stuhlproben diagnostiziert; dazu können drei Proben nötig ein. Mit einem Proktoskop (einer flexiblen Sichtröhre) kann in das Innere des Rektums geschaut und eine Gewebeprobe von den Geschwüren entnommen werden.

Die Diagnose einer Amöbenruhr, die sich außerhalb des Darmes ausgebreitet und z. B. die Leber befallen hat, kann schwierig sein, weil im Stuhl möglicherweise keine Parasiten mehr nachzuweisen sind. Mithilfe von Ultraschall oder Computertomographie lässt sich ein Leberabszess sichtbar machen. Menschen mit einem Leberabszess haben fast immer eine große Zahl Antikörper gegen die Parasiten im Blut.

Behandlung

Eine Amöbeninfektion wird mit Metronidazol behandelt. Allerdings tötet es nicht immer alle Zysten im Stuhl ab. Dieses Medikament darf nicht zusammen mit Alkohol eingenommen werden, weil es sonst zu Übelkeit und Erbrechen kommt.

Spulwürmer

Der Spulwurmbefall (Askariasis) erfolgt durch Ascaris lumbricoides, *einen Rundwurm im Darm.*

Spulwurmbefall ist die häufigste Rundwurminfektion des Menschen. Die Infektion tritt besonders häufig in warmen Gegenden mit unzulänglichen sanitären Einrichtungen auf.

Die Infektion beginnt mit der Aufnahme von Nahrungsmitteln, die mit Spulwurmeiern verseucht sind, z. B. weil sie mit Erde und Schmutz Kontakt hatten. *Ascaris*-Eier sind sehr widerstandsfähig und können jahrelang im Boden überleben.

Einmal verschluckt, schlüpfen die Spulwurmlarven im Darm aus den Eiern. Anschließend bohren sich die Larven durch die Wand des Dünndarms und werden über die Lymphbahnen und das Blut zur Lunge transportiert. Dort treten sie in die Lungenbläschen ein und wandern aufwärts durch den Atemtrakt, bis sie in den Schlund des Menschen gelangen, der sie verschluckt. Die Larven entwickeln sich nach dem Passieren des Magens im Dünndarm, wo sie als erwachsene Würmer verbleiben. Voll entwickelte Würmer sind 15 bis 50 Zentimeter lang und haben einen Durchmesser von einem viertel bis halben Zentimeter.

Symptome und Diagnose

Bei vielen Menschen bleibt ein Spulwurmbefall symptomlos; die Wanderung der Larven durch die Lunge kann allerdings Fieber, Husten und Atemnot hervorrufen. Eine schwere Darminfektion kann zu Bauchkrämpfen und gelegentlich zum Darmverschluss führen, am häufigsten bei Kindern. Manchmal werden Würmer erbrochen oder mit dem Stuhl ausgeschieden. Gelegentlich verstopfen ausgewachsene Würmer den Blinddarm, den Gallengang oder den Durchgang der Bauchspeicheldrüse zum Zwölffingerdarm, was zu schlimmen Bauchschmerzen führt.

Die Diagnose Askariasis erfolgt durch den Nachweis von Wurmeiern oder ausgewachsenen Würmern im Stuhl, selten auch durch die Sichtung erwachsener Würmer, die durch Rachen oder Nase wandern. Ebenfalls selten kann man auf einer Röntgenaufnahme der Brust Anzeichen für die Wanderung der Parasiten durch den Körper erkennen.

Vorbeugung und Behandlung

Die beste Vorbeugung gegen Spulwürmer sind hygienisch einwandfreie sanitäre Einrichtungen und das Meiden von ungewaschenem, ungeputztem Gemüse.

Behandelt wird Spulwurmbefall mit Mebendazol, Albendazol und Pyrantel. Schwangere dürfen diese Medikamente wegen der möglichen schädigenden Wirkungen auf das ungeborene Kind nicht einnehmen.

Kryptosporidiose

Diese Darminfektion, die mit Durchfall einhergeht, wird von dem einzelligen Parasiten Cryptosporidium parvum *hervorgerufen.*

Weltweit sind Menschen und viele Tierarten mit *Cryptosporidium parvum* infiziert. Die Infektion erfolgt über verseuchtes Wasser, Lebensmittel und wenn man nach Kontakt mit Boden, Menschen oder Gegenständen, die mit dem Erreger kontaminiert sind, den Mund berührt. Kryptosporidiose ist eine häufige Ursache für Durchfälle bei Kindern in Entwicklungsländern, die unter unhygienischen Verhältnissen leben. Manchmal infizieren sich auch Reisende. Menschen mit geschwächtem Immunsystem, insbesondere Aidskranke, sind anfällig für diese Infektion; bei ihnen verläuft die Erkrankung häufig schwer.

Die Eizysten (Oozysten) von *Cryptosporidium* sind äußerst widerstandsfähig; viele Nutztiere beherbergen den Erreger. *Cryptosporidium* wird durch Einfrieren und die übliche Chlorierung von Trinkwasser oder im Schwimmbecken nicht abgetötet.

Symptome und Diagnose

Sieben bis zehn Tage nach der Infektion setzen Krämpfe und wässriger Durchfall ein. Erbrechen, Fieber und Schwäche können hinzukommen.

Kryptosporidiose wird anhand einer Stuhlprobe diagnostiziert.

Vorbeugung und Behandlung

Vorbeugen kann man einer Kryptosporidiose durch gute sanitäre Einrichtungen und persönliche Hygiene, wie regelmäßiges Händewaschen.

Menschen mit einem intakten Immunsystem erholen sich gewöhnlich von selbst. Wer starken Durchfall hat, muss viel trinken oder intravenös mit Flüssigkeit versorgt werden; außerdem wird mit einem Durchfallmedikament, z. B. Loperamid, behandelt. Ein Mittel, das den Erreger bei Durchfallkranken abtötet, gibt es bisher nicht. Bei Aidskranken kann eine Therapie gegen Retroviren die Immunfunktion verbessern und den durch *Cryptosporidium* verursachten Durchfall lindern; die Betroffenen bleiben jedoch unter Umständen lebenslang infiziert.

Giardiasis

Die Giardiasis ist eine Infektion des Dünndarms, verursacht durch den einzelligen Parasiten Giardia lamblia.

Die Giardiasis kommt weltweit vor. Sie ist besonders unter Kindern und an Orten mit man-gelhaften hygienischen Bedingungen verbreitet. In Deutschland gab es 2002 etwa 3 100 Erkrankungen, von denen weniger als die Hälfte auf Reisen erworben wurden. Häufiger als andere bekommen Menschen mit sehr wenig Magensäure diese Krankheit, aber auch solche, deren Magen operativ entfernt wurde, die an einer chronischen Entzündung der Bauchspeicheldrüse leiden und deren Immunsystem geschwächt ist.

Die Parasiten werden von einem Menschen zum anderen durch die Zysten im Stuhl übertragen. Die Übertragung kann direkt vor sich gehen, etwa zwischen Kindern oder Sexualpartnern, und indirekt durch verseuchte Nahrungsmittel oder Wasser.

Symptome und Diagnose

Einige Infizierte haben keine Symptome. Andere bekommen Krämpfe, Blähungen und übelriechenden Durchfall. Ohne Behandlung können die Durchfälle wochenlang anhalten, und der Kranke kann unter Umständen Nährstoffe nicht mehr aufnehmen, wodurch er an Gewicht verliert.

Der Arzt wird die Krankheit aufgrund der Symptome vermuten. Labortests, die Parasiten im Stuhl oder in Sekreten aus dem Zwölffingerdarm nachweisen, bestätigen die Diagnose. Da Menschen nach einer schon länger bestehenden Infektion oft die Parasiten in unregelmäßigen und unvorhersehbaren Abständen ausscheiden, können wiederholte Untersuchungen der Stuhlproben notwendig sein. Ein Antigentest der Stuhlprobe kann die Diagnose ebenfalls bestätigen.

Behandlung

Eine Giardiasis wird vorzugsweise mit Metronidazol behandelt. Menschen, die mit einer infizierten Person zusammenleben oder sexuellen Kontakt zu Infizierten hatten, sollten sich testen und ggf. behandeln lassen.

Malaria

Malaria ist eine Infektion der roten Blutkörperchen, die durch parasitische Einzeller, so genannte Plasmodien, verursacht wird. Sie führt zu Fieber, Milzvergrößerung und Blutarmut.

Malaria wird in aller Regel durch den Stich der weiblichen Anophelesmücke übertragen. Nur sehr selten steckt sich jemand durch eine verseuchte Bluttransfusion oder Spritze mit Malaria an. Vier Arten von Malariaparasiten können Menschen infizieren: *Plasmodium vivax*, *Plasmodium ovale*, *Plasmodiurn falciparum* und *Plasmodium malariae*. In vielen subtropischen und tropischen Ländern ist Malaria eine häufige und nicht selten tödliche Krankheit. Weltweit sind rund 300 bis 500 Millionen Menschen mit Malaria infiziert, und jedes Jahr sterben ein bis zwei Millionen an dieser Krankheit – am häufigsten Kinder unter fünf Jahren. Fernreisende, die der Krankheit nicht ausreichend vorgebeugt haben, infizieren sich und bringen die Krankheit nach Deutschland. 2002 wurden hier 861 Malariafälle registriert; drei Menschen starben an der Krankheit.

Der Lebenszyklus der Malariaerreger beginnt damit, dass eine weibliche Mücke einen mit Malaria infizierten Menschen sticht. Die Mücke saugt das Blut mit Malariaerregern; die Erreger vermehren sich in der Mücke und wandern in die Speicheldrüsen der Mücke.

Sticht die Mücke einen weiteren Menschen, gelangen die Erreger mit dem Speichel in das menschliche Blut. Im Körper des Gestochenen wandern die Erreger zur Leber und vermehren sich dort nochmals. Sie entwickeln sich durchschnittlich ein bis drei Wochen lang; dann verlassen sie die Leber und befallen die roten Blutkörperchen. Im Inneren der roten Blutkörperchen vermehren sich die Parasiten erneut und bringen sie schließlich zum Platzen.

Plasmodium vivax und *Plasmodium ovale* bleiben unter Umständen in den Leberzellen, aber sie entlassen in regelmäßiger Folge ausgereifte Parasiten ins Blut, was zu Malariaanfällen führt. *Plasmodium falciparum* und *Plasmodium malariae* bleiben nicht in der Leber. Wird die Infektion nicht oder unvollständig behandelt, setzt sich *Plasmodium falciparum* möglicherweise monatelang und *Plasmodium malariae* sogar jahrelang in der Blutbahn fest, wodurch wiederholt Malariaanfälle hervorgerufen werden.

Symptome und Komplikationen

Wenn die roten Blutkörperchen platzen und Parasiten freisetzen, entwickelt der Infizierte plötzlich Symptome wie Schüttelfrost, gefolgt von Fieber, das 40 °C überschreiten kann. Häufig sind Kopfschmerzen, Muskelschmerzen und Übelkeit. In der Regel sinkt das Fieber nach mehreren Stunden wieder, und es stellen sich heftige Schweißausbrüche ein. Schließlich kommt es zu wiederholten Fieberschüben: Etwa alle 48 Stunden bei einer Infektion mit *Plasmodium vivax* und *Plasmodium ovale* (Malaria tertiana), ca.

alle 72 Stunden bei Infektion mit *Plasmodium malariae* (Malaria quartana). Das von *Plasmodium falciparum* ausgelöste Fieber tritt meist nicht in regelmäßigen Abständen auf, gelegentlich aber in 48-Stunden-Intervallen (Malaria tropica). Fernreisende, die sich mit Malaria infiziert haben, entwickeln gewöhnlich innerhalb der ersten Monate nach ihrer Rückkehr Symptome; manchmal treten die ersten Symptome auch nach einem Jahr oder später auf.

Wenn die Krankheit fortschreitet, vergrößert sich die Milz. Bei Menschen, die mit *Plasmodium falciparum* infiziert sind, kann der Blutzuckerspiegel absinken; gefährdet sind vor allem Kranke, deren Blut viele Parasiten enthält – besonders dann, wenn sie mit Chinin behandelt werden.

Die **Malaria tropica**, die von *Plasmodium falciparum* ausgelöst wird, ist die gefährlichste Malariaform. Hierbei kleben die infizierten roten Blutkörperchen häufig an den Wänden kleiner Blutgefäße fest und verstopfen sie. Das führt zu vielfältigen Organschäden, besonders im Gehirn (zerebrale Malaria), in der Lunge und den Nieren. Zerebrale Malaria geht mit hohem Fieber, starken Kopfschmerzen, Benommenheit, Wahnvorstellungen, Verwirrung, Krampfanfällen und Koma einher. Bei Malaria tropica kann sich Flüssigkeit in der Lunge ansammeln und schwere Atemprobleme hervorrufen. Durch die Organschädigungen kann sich ein Schock einstellen.

Schwarzwasserfieber, eine seltene Komplikation der Malaria tropica, entsteht, wenn eine große Menge roter Blutkörperchen zerstört wird. Dann gelangt freier roter Blutfarbstoff ins Blut. Dieses Hämoglobin färbt den Urin schwarz. Die Nierenschädigung kann so schwer sein, dass eine Dialyse notwendig ist. Schwarzwasserfieber kommt fast ausschließlich bei Menschen vor, die mit Chinin behandelt werden.

Malaria tertiana und quartana, die von *Plasmodium vivax*, *Plasmodium ovale* und *Plasmodium malariae* hervorgerufen werden, verlaufen meist weniger schwer, auch wenn diese Parasiten lange Zeit im Blut überdauern und Fieber, Schüttelfrost, Kopfschmerzen, Appetitlosigkeit, Müdigkeit und ein allgemeines Unwohlsein auslösen können.

Diagnose

Der Malariaverdacht entsteht, wenn jemand nach einer Fernreise ohne ersichtlichen Grund regelmäßig auftretende Anfälle von Schüttelfrost und Fieber hat. Die Diagnose wird durch den Nachweis der Erreger in einer Blutprobe bestätigt. Der Laborbericht gibt Aufschluss über die Art der Plasmodien, nach der sich Behandlung, Komplikationen und Prognose richten.

Vorbeugung und Behandlung

Menschen, die in Malariagebiete reisen, sollten einer Infektion vorbeugen. Wichtigste Maßnahme ist, Insektenstiche zu verhindern. Dazu kann man Insektizide im Haus versprühen, Mückenschutzgitter an Türen und Fenstern anbringen, unter mit Insektiziden imprägnierten Moskitonetzen schlafen und Mückenabwehrmittel auf die Haut auftragen. Kleidung, die möglichst viel Hautfläche bedeckt, schützt besonders nach Sonnenuntergang vor Mückenstichen.

Mittel zur Malariaprophylaxe sollen eingedrungene Plasmodien an der Vermehrung hindern. Mit der Einnahme wird eine Woche vor Antritt der Reise begonnen; sie muss während des Aufenthalts und noch einen Monat nach dem Verlassen der Region fortgesetzt werden.

Arzneimittel zur Malariavorbeugung sind Chloroquin – wenn nötig kombiniert mit Proguanil –, Mefloquin und Pyrimethamin. Welches Mittel sich für das jeweilige Reiseziel am besten eignet, erfährt man unter anderem bei Tropenmedizinern. Die Resistenzlage der Erreger verändert sich immer wieder. So sind Stämme von *Plasmodium falciparum* in vielen Regionen bereits resistent gegen Chloroquin.

Die Behandlung richtet sich nach dem Malariatyp und der Resistenzlage der Parasiten im Infektionsgebiet. Bei einem akuten Anfall von Malaria tropica in einer Region, in der es viele chloroquinresistente Plasmodiumstämme gibt, kann mit Mefloquin, Chinin oder anderen Malariamedikamenten behandelt werden. Bei den anderen Arten von Malaria besteht seltener eine Resistenz gegen Chloroquin; deshalb kann gewöhnlich mit diesem Mittel behandelt werden. Primaquin wird in Kombination mit Chloroquin gegeben, um Parasiten in der Leber von Malariakranken zu töten, die mit *Plasmodium vivax* oder *Plasmodium ovale* infiziert sind. Zuvor wird jedoch mit einem Bluttest geprüft, ob der Patient einen Glukose-6-Phosphat-Dehydrogenase-Mangel hat – ein relativ häufig vorkommender Enzymmangel. Bei Menschen mit einem solchen Mangel, die Primaquin nehmen, können die roten Blutkörperchen platzen.

Malaria tropica in Gebieten mit bekannter Chloroquinresistenz wird mit Chinin plus Doxyzyklin oder in unkomplizierten Fällen mit Atovaquon behandelt. Atovaquon hat weniger Nebenwirkungen als Chinin. Mefloquin kann ebenfalls eingesetzt werden, doch Nebenwirkungen sind häufig. Wenn der Erkrankte keine Tabletten schlucken kann, kann Chinin im Krankenhaus unter sorgfältiger Kontrolle intravenös verabreicht werden.

Kein Medikament kann einer Infektion hundertprozentig vorbeugen. Reisende, die in einem Malariagebiet Fieber bekommen, sollten sofort vom Arzt untersucht werden. Bis dieser erreichbar ist, kann ein Mittel zur Selbstbehandlung eingesetzt werden, das für den in dieser Region vorherrschenden Erregertyp geeignet ist. Die Auswahl und Dosierung des Mittels sollte mit dem Arzt zu Hause, der in Sachen Malariaprophylaxe beraten hat, besprochen worden sein.

Chloroquin ist relativ sicher und darf auch von Kindern und Schwangeren genommen werden. Mefloquin ruft manchmal Übelkeit, Schwindel und Schlafprobleme hervor. Selten kommt es zu Krampfanfällen und psychischen Problemen; auch Menschen mit gewissen Herzproblemen sollten es nicht nehmen. Chinin geht oft mit Kopfschmerzen, Übelkeit, Erbrechen, Sehstörungen und einem Klingeln in den Ohren einher (Cinchonismus, Chininvergiftung). Chinin kann zudem bei Menschen, die mit *Plasmodium falciparum* infiziert sind, den Blutzuckerspiegel absinken lassen. Atovaquon-Proguanil kann Übelkeit, Erbrechen und Bauchschmerzen hervorrufen; Menschen mit ungenügender Nierenfunktion, Kinder und Schwangere dürfen es nicht einnehmen.

Madenwürmer

Madenwurmbefall (Enterobiasis oder Oxyuriasis) wird von Rundwürmern ausgelöst, die den Darm bewohnen.

Vornehmlich Kinder sind oft von dem Madenwurm *Enterobius (Oxyuris) vermicularis* befallen.

Die Infektion erfolgt durch das Verschlucken von Madenwurmeiern. Die Eier werden aus dem Afterbereich eines infizierten Kindes auf Kleidung, Bettwäsche und Spielzeug übertragen. Außerhalb des Körpers können die Eier bei Raumtemperatur bis zu drei Wochen lang überleben. Diese Eier gelangen – meist durch Fingerkontakt – in den Mund eines anderen Kindes, das sie wiederum verschluckt. Manchmal erfolgt die Ansteckung auch über infizierte Lebensmittel. Kinder können sich selbst immer wieder anstecken, wenn sie ihre Finger, an denen Eier aus ihrer Afterregion haften, in den Mund stecken.

Aus den verschluckten Eiern schlüpfen im Darmtrakt Larven, die in den unteren Dünndarmbereich und ins Rektum wandern. Im unteren Dünndarmbereich reifen die Madenwurmlarven innerhalb von zwei bis sechs Wochen zum erwachsenen Wurm heran. Die Weibchen kriechen dann – meist nachts – aus und legen ihre Eier rund um den After ab. Die Eier sind in eine klebrige, gelatinöse Substanz gehüllt, die gut an der Haut haftet. Die Eier und ihre Gelatinhülle verursachen Juckreiz.

Symptome und Diagnose

Die meisten Kinder mit Madenwurmbefall haben keinerlei Symptome. Manche verspüren Juckreiz in der Afterregion und kratzen sich dort. Dann kann die Haut wund werden und sich infizieren. Bei Mädchen kann Madenwurmbefall zu Scheidenjucken und -reizung führen.

Erwachsene Madenwürmer findet man am ehesten, wenn man die Afterregion des Kindes ein bis zwei Stunden nach dem Zubettgehen untersucht. Die Würmer sind weiß und etwa haaresdick, bewegen sich heftig und sind mit dem bloßen Auge sichtbar. Die Eier erhält man, wenn man die Hautfalten rund um den After frühmorgens, bevor das Kind aufsteht, mit der klebrigen Seite eines Klebestreifens abtupft. Dieser Streifen kann dann mikroskopisch untersucht werden.

Behandlung

Mit der Einnahme einer einzigen Dosis Mebendazol, Albendazol oder Pyrantel, die nach zwei Wochen wiederholt wird, lässt sich Madenwurmbefall wirksam kurieren. Oft wird dazu geraten, die ganze Familie zu behandeln. Trotz Behandlung stecken sich die Kinder häufig wieder an. Kleidung, Bettwäsche und Spielzeug sollten gewaschen und die Umgebung gesaugt werden, um möglichst alle Eier zu entfernen.

Bandwürmer

Diese Darminfektion wird durch mehrere Bandwurmarten, darunter Taenia saginata *(Rinderbandwurm),* Taenia solium *(Schweinebandwurm) und* Diphyllobothrium latum *(Fischbandwurm), hervorgerufen.*

Bandwürmer gehören zu den Plattwürmern; sie leben im Darm und können bis zu zwölf Meter lang werden. Die eierhaltigen Abschnitte dieser zwittrigen Würmer (die Proglottiden) gelangen mit dem Stuhl ins Freie. Wenn menschliche Fäkalien unbehandelt in die Umwelt gelangen, können die Eier von Zwischenwirten, wie Schweinen, Rindern und – beim Fischbandwurm – von kleinen Krebstieren, die ihrerseits wiederum Fischen als Nahrung dienen, gefressen werden. Im Zwischenwirt schlüpfen die Larven, dringen in die Darmwand ein und gelangen mit dem Blut in die Skelettmuskulatur und andere Gewebe, wo sie Dauerformen (Zysten) bilden. Menschen infizieren sich mit diesen Parasiten, wenn sie die Zysten mit rohem oder ungenügend gekochtem Fleisch bzw. Fisch zu sich nehmen. Aus den Zysten schlüpft ein weiteres Larvenstadium und entwickelt sich zum erwachsenen Bandwurm, der sich in der Darmwand seines Wirtes verankert und zu wachsen beginnt.

Menschen können für den Schweinebandwurm, *Taenia solium*, als Zwischenwirte dienen. Mit Nahrungsmitteln und Wasser, die mit menschlichen Fäkalien verschmutzt sind, oder durch den Kontakt mit den unsauberen Händen einer Person, die mit Würmern infiziert ist, erreichen die Schweinebandwurmeier den Magen. Die Eier können auch in den Magen gelangen, wenn Proglottiden aus dem Darm in den Magen zurückwandern. Die Larven bohren sich nach dem Schlüpfen sofort durch die Darmwand und wandern in die Muskulatur, in innere Organe, ins Gehirn und unter die Haut, wo sie Zysten bilden (Finnen oder Zystizerki). Diese Form der Erkrankung wird als Zystizerkose ▲ bezeichnet.

Symptome und Diagnose

Bandwürmer im Darm verursachen keine Symptome; nur gelegentlich kommt es zu Beschwerden im Oberbauch, Durchfall und Appetitverlust. Manchmal spürt eine mit Bandwürmern infizierte Person, wie sich einige Proglottiden des Wurmes aus seinem After ins Freie bewegen. Ein Fischbandwurmbefall kann ganz selten zu Blutarmut führen.

Zysten im Gehirn und in den Hirnhäuten können Entzündungen hervorrufen und zu Kopfschmerzen, Verwirrtheit, anderen neurologischen Symptomen und häufig zu Krampfanfällen führen.

Ein Bandwurmbefall des Darmes wird durch den Nachweis von Eiern oder Proglottiden im Stuhl diagnostiziert. Eine Zystizerkose ist schwieriger zu diagnostizieren; Zysten im Gehirn lassen sich mit Computer- und Kernspin-

▲ siehe Seite 525

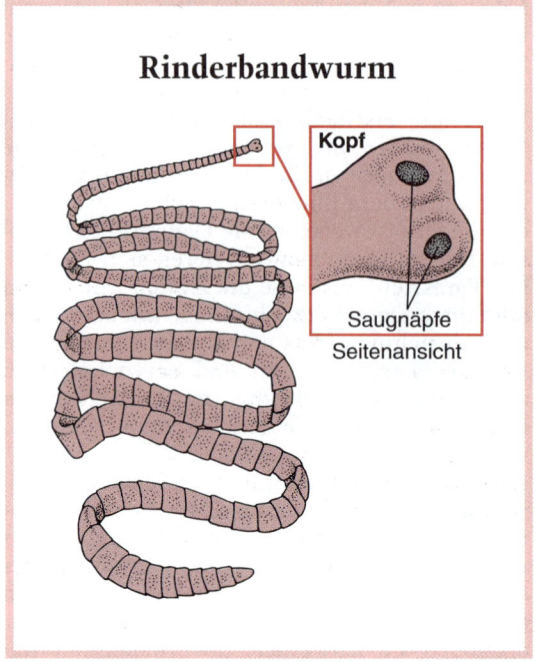

Rinderbandwurm

Kopf

Saugnäpfe

Seitenansicht

tomographie entdecken. Bluttests, die Antikörper gegen den Schweinebandwurm nachweisen, sind ebenfalls hilfreich.

Vorbeugung und Behandlung

Die erste Vorbeugung gegen Bandwurmbefall besteht in einer sorgfältigen amtlichen Fleisch- und Fischbeschau. In infiziertem Fleisch lassen sich Zysten erkennen. Gründliches Garen von Rinder- und Schweinefleisch, bei dem auch das Innere des Fleischstücks auf mindestens 56 °C erhitzt wird, oder längeres Einfrieren tötet die Zysten ab. Damit verbietet es sich, Süßwasserfische roh als Sushi zuzubereiten. Räuchern und Trocknen tötet die Zysten nicht ab.

Ein Befall mit erwachsenen Bandwürmern wird mit einer Einzeldosis Praziquantel zum Einnehmen behandelt. Bandwurmfinnen werden in der Regel gar nicht behandelt, es sei denn, das Gehirn ist betroffen. Dann können Präparate gegen Parasiten (wie Albendazol oder Praziquantel) gemeinsam mit Kortison verabreicht werden, das Entzündungen lindern hilft.

Toxocariasis

Diese Infektion (Larva migrans visceralis) wird durch den Befall von Organen mit Larven von Rundwürmern, wie Toxocara canis *und* Toxocara cati, *hervorgerufen.*

Die Parasiteneier entwickeln sich in Erde, die durch Fäkalien infizierter Hunde und Katzen verunreinigt ist. Sandkästen für Kinder, die oft von Hunden und Katzen beschmutzt werden, bergen ein Infektionsrisiko. Die Eier können direkt in den Mund gelangen, wenn ein Kind dort spielt oder verseuchten Sand isst. Gelegentlich infizieren sich auch Erwachsene, die Tonerde essen. Nach dem Verschlucken der Eier schlüpfen aus ihnen im Darm die Larven. Sie durchdringen die Darmwand und werden über das Blut verbreitet. Beinahe jedes Gewebe im Körper kann befallen werden, am häufigsten sind Leber und Lunge betroffen. Die Larven können viele Monate lang am Leben bleiben und die Gewebe schädigen, die sie befallen, sowie Entzündungen der umliegenden Gewebe verursachen.

Symptome und Diagnose

Die Symptome können einige Wochen nach der Ansteckung auftreten: Fieber, Husten, Atemnot und eine Vergrößerung der Leber. Einige Menschen entwickeln einen Hautausschlag, eine vergrößerte Milz und immer wiederkehrende Lungenentzündung. Wenn die Larven die Augen infizieren, kann es zu einer Entzündung und einem Sehschaden kommen.

Die Diagnose steht fest, wenn im Blut *Toxicara*-Antikörper nachgewiesen wurden. Die Untersuchung von Lebergewebe, das mittels Biopsie entnommen wurde, kann den Nachweis für Larven und eine Entzündung liefern, die durch sie entstanden ist.

Vorbeugung und Behandlung

Hunde und Katzen sollten entwurmt werden, bevor sie vier Wochen alt sind, und von da ab regelmäßig. Werden unbenutzte Sandkästen zugedeckt, verhindert dies, dass Tiere darin Kot ausscheiden.

Die Krankheit klingt gewöhnlich ohne Behandlung wieder ab. In schweren Fällen können Diethylcarbamazin und Mebendazol hilfreich sein.

Toxoplasmose

Diese Infektion wird von Toxoplasma gondii, *einem einzelligen Parasiten, verursacht.*

Toxoplasma ist weltweit verbreitet und infiziert Menschen und andere Warmblüter in großer Zahl. Die Krankheit verläuft in der Regel harmlos; einen schweren Verlauf nimmt sie gewöhnlich nur bei ungeborenen Kindern und Menschen mit geschwächtem Immunsystem.

Die geschlechtliche Vermehrung dieser Parasiten findet ausschließlich in den Zellen der Darminnenwand von Katzen statt. Die Eier (Oozysten) werden mit dem Katzenkot ausgeschieden und können im Boden bis zu anderthalb Jahre überleben.

Menschen infizieren sich direkt, wenn sie mit Schmutz in Kontakt kommen, der Oozysten aus Katzenfäkalien birgt, und indirekt durch den Verzehr von rohem oder ungenügend gegartem Fleisch infizierter Tiere, das die inaktive Form der Parasiten (Zysten) enthält. Einfrieren und gründliches Garen tötet die Toxoplasmen ab.

Wenn sich eine schwangere Frau ansteckt, kann die Infektion durch die Plazenta auf ihr ungeborenes Kind übergehen. Die Frau erleidet dann womöglich eine Fehl- oder Totgeburt, oder das Kind wird mit einer Toxoplasmose ▲ geboren. Eine Frau, die sich vor der Schwangerschaft mit Toxoplasmen angesteckt hat, gibt die Infektion nicht an ihr ungeborenes Kind weiter.

Menschen mit einem geschwächten Immunsystem, vor allem Aids- und Krebskranke und Menschen, die nach einer Organtransplantation die Abstoßungsreaktion mit Medikamenten unterdrücken, haben ein erhöhtes Risiko, an Toxoplasmose zu erkranken, weil eine früher erworbene Toxoplasma-Infektion reaktiviert werden kann. Die Infektion tritt in der Regel im Gehirn auf, kann aber auch die Augen betreffen und sich im ganzen Körper ausbreiten (disseminierte Toxoplasmose). Bei Menschen mit geschwächtem Immunsystem ist Toxoplasmose eine sehr schwere Erkrankung.

Symptome und Diagnose

Zu den typischen Toxoplasmosesymptomen bei Neugeborenen gehören Augenentzündungen (Chorioretinitis), Leber- und Milzvergrößerung, Gelbsucht, Neigung zu Blutergüssen, Krämpfe, ein zu großer oder zu kleiner Kopf sowie eine verlangsamte geistige Entwicklung.

Eine nach der Geburt erworbene Toxoplasmose verursacht höchstens leichte Symptome: schmerzlose Lymphknotenschwellungen, leichtes Fieber, das kommt und geht, und ein unbestimmtes Krankheitsgefühl. Manchmal entwickelt sich nur eine Chorioretinitis mit verschwommener Sicht, Augenschmerzen und Lichtempfindlichkeit.

Die Symptome einer Toxoplasmose bei Menschen mit einem geschwächten Immunsystem hängen vom Ort der Infektion ab. Eine Toxoplasmose im Gehirn ruft Muskelschwäche auf einer Körperseite, Sprachschwierigkeiten, Kopfschmerzen, Verwirrtheit und Krampfanfälle hervor. Eine akute Toxoplasmose, die sich im ganzen Körper ausgebreitet hat, kann zu Ausschlag, hohem Fieber, Schüttelfrost, Atemproblemen und Mattigkeit führen. Bei manchen Menschen ruft die Infektion eine Entzündung des Gehirns und der Hirnhäute, der Leber, der Lunge und des Herzmuskels hervor.

Um eine Toxoplasmose zu diagnostizieren, werden gewöhnlich die Antikörper gegen die Parasiten im Blut nachgewiesen. Hat ein Erkrankter ein defektes Immunsystem, wie bei Aids, kann der Bluttest falschnegativ ausfallen. Dann kann eine Untersuchung des Gehirns mit einer Computer- oder Kernspintomographie notwendig sein. Seltener wird aus dem infizierten Gewebe eine Probe entnommen und mikroskopisch untersucht (Biopsie).

Behandlung und Prognose

Infizierte Erwachsene ohne Symptome brauchen nicht behandelt zu werden. Diejenigen, die Symptome haben, werden mit Sulfadiazin plus Pyrimethamin behandelt. Alternativ können Menschen mit einer Chorioretinitis Clindamyzin erhalten, und zwar zusammen mit Prednison oder einem anderen Kortison, um die Entzündung zu lindern.

Bei Aidskranken neigt Toxoplasmose dazu, so häufig zurückzukehren, dass sie dauerhaft behandelt werden muss. Manche Aidskranke erhalten zur Vorbeugung gegen Toxoplasmose Cotrimoxazol, was auch einer Infektion mit *Pneumocystis carinii* vorbeugt.

Frauen, die sich in der Schwangerschaft mit Toxoplasmen infiziert haben, können mit Spiramyzin behandelt werden, um eine Übertragung auf das ungeborene Kind zu verhindern. Frauen sollten in der Schwangerschaft möglichst keine Katzenklos säubern bzw. dabei Handschuhe tragen. Fleisch sollte vor dem Verzehr gründlich gegart werden.

▲ siehe Tabelle Seite 1482

Trichinen

Trichinenbefall oder Trichinose erfolgt durch den parasitischen Rundwurm Trichinella spiralis.

Trichinenbefall kommt in fast allen Erdteilen vor. In Deutschland ist er infolge der gesetzlichen Fleischbeschau selten geworden.

Die Infektion erfolgt im Allgemeinen durch den Verzehr von rohem, ungenügend gekochtem und verarbeitetem Schweinefleisch und -produkten. Darin können die Zysten der Larven (Trichinen) enthalten sein; auf diese wird das Fleisch bei der Trichinenbeschau geprüft. Durch die Verdauung der Zystenwände im Magen und Zwölffingerdarm werden die Larven freigesetzt und dringen dann in die Darmwand des Dünndarms ein. Innerhalb von zwei Tagen entwickeln sich die Larven zu erwachsenen Würmern und paaren sich. Die männlichen Würmer spielen bei der Infektion keine weitere Rolle. Die weiblichen aber graben sich in die Darmwand ein und setzen nach dem siebten Tag lebendige Larven frei.

Jedes Weibchen kann mehr als 1000 Larven produzieren. Dieser Prozess setzt sich vier bis sechs Wochen lang fort; danach stirbt der weibliche Wurm und wird verdaut. Die winzigen Larven werden über die Lymph- und Blutbahn über den gesamten Organismus verbreitet. Doch nur jene, die die Skelettmuskeln erreichen, überleben. Sie dringen in die Muskeln ein und verursachen eine Entzündung. Am Ende des dritten Monats verkapseln sie sich zu Zysten.

Bestimmte Muskeln, wie die Zunge, die Augenmuskeln und die Muskeln zwischen den Rippen werden besonders häufig befallen. Larven, die in den Herzmuskel gelangen, sterben durch die heftige Entzündungsreaktion, die sie auslösen, ab.

SONSTIGE PARASITENINFEKTIONEN

PARASIT	INFEKTIONSQUELLE UND EINTRITTSTELLE	ÜBLICHE SYMPTOME	ANHALTSPUNKTE ZUR DIAGNOSE	BEHANDLUNG
Rundwürmer				
Strongyloides (Zwergfadenwürmer), tritt in feuchten Tropen und Subtropen und in Osteuropa auf; in gemäßigten Zonen selten	**Infektionsquelle:** Durch Fäkalien verunreinigte Erde (Larven) **Eintrittstelle:** Haut, gewöhnlich an den Füßen	Ausstrahlende Schmerzen in der Magengrube, Nesselsucht oder strichförmig angeordneter Ausschlag, Atembeschwerden und Asthma	Larven im Stuhl oder im Zwölffingerdarm Den ganzen Körper erfassende Infektion; Larven im Sputum; bakterielle Blutvergiftung oder Hirnhautentzündung	Mebendazol, Albendazol
Bandwürmer				
Hymenolepis nana (Zwergbandwurm), kommt weltweit vor	**Infektionsquelle:** Eier in der Umwelt **Eintrittstelle:** Mund	Durchfall, Bauchbeschwerden bei Kindern mit starkem Befall	Eier im Stuhl	Praziquantel, Niclosamid
Echinococcus (Hunde- und Fuchsbandwurm), kommt in Ländern mit Rinder- oder Schafzucht vor, auch in Wild- und Haustieren	**Infektionsquelle:** Tierkot **Eintrittstelle:** Mund	Vergrößerung von Leber und Lunge, Bauchschmerzen, Gallenprobleme, Schmerzen in der Brust, Aushusten von Blut oder Zysten	Aufenthalt in Infektionsgebieten, Leber- und Lungenzysten, Antikörper gegen Bandwürmer, Flecken auf Röntgenaufnahmen der Brust	Albendazol, operative Entfernung der Zyste, Entleerung der Zyste, Injektion einer konzentrierten Salzlösung in die Zyste, Absaugen

Symptome

Die Symptome sind verschieden, je nach Zahl der eingedrungenen Larven, dem befallenen Gewebe und dem körperlichen Zustand des Betroffenen. Viele Infizierte haben überhaupt keine Krankheitszeichen. Manchmal setzen ein bis zwei Tage nach dem Verzehr von infiziertem Fleisch Durchfall, Bauchkrämpfe und leichtes Fieber ein. Die durch den Larvenbefall ausgelösten Symptome beginnen jedoch erst nach sieben bis 15 Tagen.

Hauptsymptome einer Trichinose sind Muskelschmerzen, Schwächegefühl, Muskelkater, Fieber und eine Schwellung der oberen Augenlider. Besonders ausgeprägt sind die Schmerzen in der Atmen-, Sprech-, Kau- und Schluckmuskulatur. Zusätzlich kann ein nichtjuckender Ausschlag auftreten, und einige Betroffene leiden unter Durchfall. Manchmal kommt es zu Blutungen im Auge, sodass sich das Weiße rot färbt; die Augen schmerzen und werden lichtempfindlich.

Ohne Behandlung klingen die meisten Symptome nach dem dritten Monat wieder ab, allerdings können sich unbestimmte Muskelschmerzen und Müdigkeit monatelang fortsetzen.

Diagnose

Eine Trichinose lässt sich nicht durch eine mikroskopische Untersuchung des Stuhls diagnostizieren. Blutuntersuchungen auf Antikörper gegen *Trichinella* sind recht zuverlässig, doch nur, wenn die Untersuchungen zwei bis drei Wochen nach dem Ausbruch der Krankheit durchgeführt werden. Die Diagnose des Arztes basiert auf den Symptomen und der erhöhten Anzahl von Eosinophilen (einer Art weißer Blutkörperchen). Eine mikroskopische Untersuchung von entnommenem Muskelgewebe in der vierten Woche nach dem Befall kann Larven oder Zysten nachweisen, ist aber nur selten nötig.

Vorbeugung und Behandlung

Der Trichinose lässt sich vorbeugen, indem Schweine- und anderes Fleisch gründlich gegart wird. Auch das Einfrieren tötet die Larven gewöhnlich ab: bei minus 15 °C nach drei Wochen, bei minus 20 °C nach einem Tag.

Mebendazol und Albendazol helfen sicher gegen die Parasiten. Bettruhe und Schmerzmittel lindern die Muskelschmerzen. Mit Kortisonpräparaten wie Prednison lassen sich die Herz- und Gehirnentzündung bekämpfen.

KAPITEL 195

Pilzinfektionen

Pilze bilden eine eigenständige Gruppe von Organismen, die Menschen infizieren können; zu dieser Gruppe gehören z. B. Hefepilze, Schimmelpilze und Speisepilze, wie Champignons.

Einige Pilze vermehren sich durch die Verbreitung von mikroskopisch kleinen Sporen. Diese schweben häufig in der Luft. Aufgrund ihrer großen Zahl, die auf die Haut und mit der Atemluft in die Lunge gelangen, können einige Arten Infektionen verursachen. Sie sind jedoch relativ unbedeutend und breiten sich nur selten auf andere Teile des Körpers aus. In der Regel sind Pilzinfektionen nicht ansteckend.

Einige Pilzarten, wie Vertreter der Gattung *Candida*, gehören zur normalen Haut- und Darmflora. Diese Pilze können zwar Infektionen der Haut und der Nägel ▲, der Scheide ■, des Mundes ★ und der Nasennebenhöhlen ● hervorrufen, verursachen aber nur selten größere Probleme, es sei denn der Betroffene hat eine geschwächtes Immunsystem oder Fremdmaterial im Körper (wie einem intravenösen Katheter).

Manchmal wird das Bakteriengleichgewicht, das das Wachstum der Pilze begrenzt, gestört, und es kommt zu einer Infektion. Eine Antibiotikabehandlung kann solche nützlichen Bakterien beispielsweise abtöten, sodass sich die Pilze ungehindert vermehren können. Wenn sich anschließend die normale Bakterienflora wie-

---

▲ siehe Seite 1209   ■ siehe Seite 1354

★ siehe Seiten 654 und 673

● siehe Kasten Seite 1250

der erholt, wird das Gleichgewicht wieder hergestellt, und das Problem verschwindet gewöhnlich von selbst.

Einige Pilzinfektionen können bei ansonsten gesunden Menschen schwere Erkrankungen auslösen; dazu gehören Histoplasmamykose, Blastomykose und Kokzidioidomykose, die aber nur in bestimmten geografischen Zonen auftreten.

Viele Pilzinfektionen entwickeln sich so langsam, dass Monate und Jahre vergehen, bis eine medizinische Behandlung nötig ist. Bei Menschen mit geschwächtem Immunsystem können Pilzinfektionen sehr aggressiv sein und sich rasch auf andere Organe ausbreiten.

Gegen Pilzinfektionen gibt es zwar wirksame Arzneimittel (Antimykotika), dennoch ist es schwer, Pilze zu eliminieren. Bei Haut- und Schleimhautinfektionen können Pilzmittel direkt aufgetragen werden. Bei schwereren Infektionen können sie eingenommen oder gespritzt werden. Die Behandlung dauert oft mehrere Monate.

Aspergillosen

Aspergillosen werden durch den Pilz Aspergillus *verursacht; diese Infektionen betreffen vornehmlich die Lunge.*

Aspergillus findet sich in fast jedem Komposthaufen, Abluftstutzen und im Staub, der in der Luft schwebt. Das Einatmen von *Aspergillus*-Sporen ist die Hauptursache von Aspergillosen.

Eine Aspergillose ziehen sich vor allem Menschen zu, die gerade eine Tuberkulose oder Bronchitis überstanden haben, wenn *Aspergillus*-Sporen von der Körperoberfläche in tiefer liegende Gewebe eindringen, etwa in Lunge, Gehörgang und Nasennebenhöhlen. In den Nasennebenhöhlen und der Lunge kann sich dadurch ein Aspergillom bilden. Dieser Pilzknoten besteht aus einer verschlungenen Masse von Pilzfäden, geronnenem Fibrin und weißen Blutkörperchen. Der Knoten nimmt allmählich an Umfang zu und zerstört Lungengewebe, breitet sich aber gewöhnlich nicht auf andere Bereiche aus.

Bei Menschen mit geschwächtem Immunsystem, etwa bei Patienten nach einer Herz- oder Lebertransplantation, kann sich die Aspergillose über das Blut auf das Gehirn und die Nieren ausbreiten.

Aspergillus kann nicht nur Infektionen auslösen. Manche Menschen reagieren allergisch, wenn sich die Sporen auf ihrer Haut oder Schleimhaut niederlassen ▲.

Symptome und Diagnose

Der Pilzknoten in der Lunge wird eventuell zufällig bei einer Röntgenaufnahme des Brustraums entdeckt. Es kann aber auch wiederholte Hustenanfälle bis hin zu Blutungen mit tödlichem Ausgang auslösen – wenn auch sehr selten. Eine Aspergillose, die rasch in die Lunge eindringt und sich dort ausbreitet, führt oft zu Fieber, Brustschmerzen und Atemproblemen.

Die Infektion von Geweben im Körperinneren kann eine schwere Erkrankung sein mit Symptomen wie Fieber, Schüttelfrost, Schock, Delirium und Blutgerinnsel. Es kann zu Nieren- und Leberversagen und Atemnot kommen.

Eine Aspergillose im Gehörgang verursacht Juckreiz, gelegentlich auch Schmerzen. Eine Aspergillose in den Nasennebenhöhlen führt zu dem Gefühl, die Nase sei verstopft, manchmal auch zu Schmerzen und Ausfluss.

Zusätzlich zu den Symptomen können Röntgen- und computertomographische Aufnahmen der infizierten Region Hinweise für die Diagnose geben. Wenn möglich, wird im Labor von einer Probe mit infektiösem Material eine Kultur angelegt.

Prognose und Behandlung

Eine Aspergillose, die sich nur in einer Nasennebenhöhle oder einem einzigen Fleck in der Lunge manifestiert hat, schreitet nur langsam

---

Risikofaktoren für Pilzinfektionen

Behandlungen mit Medikamenten, die das Immunsystem schwächen
- Krebsmittel (Chemotherapie)
- Kortison und andere das Immunsystem unterdrückende Medikamente
- Krankheiten
- Aids
- Nierenversagen
- Diabetes
- Lungenkrankheiten, z. B. Emphysem
- Hodgkin-Krankheit und andere Lymphome
- Leukämie
- Schwere Verbrennungen
- Organtransplantationen

▲ siehe Seite 293

fort. Die Infektion muss zwar behandelt werden, stellt aber keine unmittelbare Gefahr dar. Wenn sich die Infektion jedoch ausgebreitet hat und der Patient schwer krank erscheint, muss die Behandlung sofort beginnen. Dazu dienen Pilzmittel wie Amphotericin B, Itraconazol und Voriconazol sowie Caspofungin, ein neueres Medikament gegen Pilzerkrankungen. Bei einer Aspergillose im Gehörgang wird der Pilz zunächst ausgekratzt und das Ohr anschließend mit Ohrentropfen gegen Pilze behandelt. Pilze in den Nebenhöhlen müssen gewöhnlich operativ entfernt werden. Gleiches gilt für Pilzknoten in der Lunge, die in der Nähe großer Blutgefäße wachsen, denn sie können in die Blutgefäße eindringen und Blutungen auslösen.

Candidamykosen

Candidamykosen (Candidosen, Moniliasis) werden von bestimmten Candidastämmen, speziell von Candida albicans, *verursacht.*

Candida lebt als Teil der normalen Flora auf der Haut, im Darmtrakt und bei Frauen in der Genitalregion. Gewöhnlich macht der Pilz keine Probleme. Manchmal kann er jedoch Haut ▲ und Schleimhäute ■ von Mund und Scheide ★ infizieren. Solche Infektionen sind bei Menschen mit Diabetes, Krebs, Aids und bei schwangeren Frauen häufiger und hartnäckiger. Candidamykosen treten auch oft bei Menschen auf, die Antibiotika einnehmen, weil dadurch die Bakterien, die normalerweise mit den Pilzen konkurrieren, abgetötet werden und sich die Pilze ungehindert vermehren können.

Bei Menschen mit einem geschwächten Immunsystem breiten sich die Candidamykosen manchmal über das Blut im ganzen Körper aus.

Symptome und Diagnose

Die Symptome einer Candidamykose unterscheiden sich entsprechend dem infizierten Gewebe. Bei Mundsoor entstehen z. B. weiche, weiße, schmerzhafte Flecken. Hautinfektionen können einen brennenden Ausschlag hervorrufen. Pilzflecken in der Speiseröhre können Schwierigkeiten beim Schlucken bereiten.

Sind die Herzklappen betroffen, kann dies zu Fieber, Herzgeräuschen und einer Vergrößerung der Milz führen. Eine Infektion der Netzhaut kann Blindheit verursachen. Die Infektion von Blut und Nieren kann Fieber hervorrufen, extrem niedrigen Blutdruck (Schock) und eine verminderte Harnproduktion.

Viele Candidainfektionen lassen sich aufgrund der Symptome diagnostizieren. Um die Diagnose zu sichern, müssen die Pilze aus einer Probe mikroskopisch identifiziert werden.

Prognose und Behandlung

Bei einer Candidamykose auf der Haut, im Mund und in der Scheide können Pilzmittel (z. B. Clotrimazol und Nystatin) auf die befallenen Stellen aufgetragen und Nystatin oder Fluconazol eingenommen werden.

Candidamykosen im ganzen Körper werden im Allgemeinen intravenös mit Amphotericin B behandelt; allerdings hilft bei einigen Menschen auch Fluconazol. Auch Medikamente wie Caspofungin und Voriconazol kommen infrage.

Erkrankungen, wie Diabetes, können eine Candidamykose verschlimmern. Bei Diabetikern heilt die Infektion eher, wenn der Blutzuckerspiegel gut eingestellt ist.

Kryptokokkusmykose

Die Kryptokokkose (europäische Blastomykose) wird durch den Pilz Cryptococcus neoformans *hervorgerufen.*

Cryptococcus ist weltweit verbreitet, doch vor Beginn der Aids-Epidemie waren Infektionen relativ selten. Gelegentlich infizierte der Pilz Patienten mit Hodgkin-Krankheit und Sarkoidose sowie solche, die sich einer lang dauernden Kortisonbehandlung unterziehen müssen.

Die Erreger befallen hauptsächlich die Hirnhäute, was zu Hirnhautentzündung (Meningitis) führen kann, die Lunge, die Haut und manchmal auch andere Organe.

Symptome und Diagnose

Eine Kryptokokkusmykose führt gewöhnlich nur zu leichten, unbestimmten Symptomen. Patienten mit Hirnhautentzündung leiden unter Kopfschmerzen und Verwirrtheit. Solche mit einer Lungeninfektion weisen allenfalls Husten und Brustschmerzen auf. Eine schwere Lungeninfektion führt zu Atemproblemen.

Um die Infektion zu diagnostizieren, werden Gewebe- und Körperflüssigkeitsproben untersucht. Blut und Rückenmarkflüssigkeit können

▲ siehe Seite 1210

■ siehe Seiten 654 und 673

★ siehe Seite 1354

℞ ARZNEIMITTEL BEI GEFÄHRLICHEN PILZINFEKTIONEN

ARZNEISTOFF	ÜBLICHE ANWENDUNG	UNERWÜNSCHTE WIRKUNGEN (AUSWAHL)
Amphotericin B	Breites Wirkspektrum	Schüttelfrost, Fieber, Kopfschmerzen und Erbrechen, Absinken des Kaliumspiegels im Blut, Nierenschäden, Blutarmut
Caspofungin	Aspergillose und möglicherweise Candidamykose	Fieber, Übelkeit, Entzündung der Venen an der Einstichstelle
Fluconazol	Candidamykosen und andere Pilzinfektionen, einschließlich Cryptococcusmykose	Lebertoxisch, aber geringere Gefahr für die Leber als bei Ketoconazol
Itraconazol	Candidamykosen und andere Pilzinfektionen	Übelkeit und Durchfall, lebertoxisch, aber geringere Gefahr für die Leber als bei Ketoconazol
Ketoconazol	Candidamykosen und andere Pilzinfektionen	Übelkeit und Erbrechen, blockierte Testosteron- und Kortisonproduktion, lebertoxisch
Voriconazol	Aspergillose und Candidamykose	Sehstörungen

auf Antikörper gegen *Cryptococcus* getestet werden.

Prognose und Behandlung

Patienten mit intaktem Immunsystem, bei denen nur ein kleiner Teil der Lunge mit *Cryptococcus* infiziert ist, bedürfen in der Regel keiner Behandlung. Patienten mit geschwächten Immunsystem können mit Fluconazol, Amphotericin B und unter Umständen auch mit Flucytosin behandelt werden.

Mukormykose

Die Mukormykose wird von einem Pilz aus der Familie der Mucorales *hervorgerufen.*

Die Infektion entsteht durch das Einatmen von Sporen. Meist befällt sie Nase und Gehirn (rhinozerebrale Mukormykose). Diese Form der Mukormykose ist eine schwere Erkrankung, die sich gewöhnlich bei Menschen mit einem geschwächten Immunsystem, wie Menschen mit schlecht eingestelltem Diabetes, findet. Ein anderer häufiger Infektionsort ist die Lunge. Selten sind Haut und Verdauungstrakt betroffen.

Symptome und Diagnose

Zu den Symptomen einer rhinozerebralen Mukormykose zählen Schmerzen, Fieber und eine Infektion der Augenhöhle (orbitale Zellulitis) mit einem Hervortreten des Augapfels (Proptosis). Aus der Nase quillt Eiter. Die Infektion kann den Gaumen, die Knochen rund um die Augenhöhle, die Nebenhöhlen und die Nasenscheidewand zerstören. Eine Infektion des Gehirns kann zu Krampfanfällen, Lähmungen und Koma führen.

Mukormykose in der Lunge ruft Fieber, Husten und manchmal Atemprobleme hervor.

Da die Symptome einer Mukormykose denen anderer Infektionen ähneln können, lässt sich die Erkrankung nicht immer sofort diagnostizieren. Zum Erregernachweis bedarf es gewöhnlich einer Kultur aus einer Gewebeprobe.

Behandlung

Patienten mit einer Mukormykose werden im Allgemeinen intravenös mit Amphotericin B behandelt, oder das Mittel wird direkt in die Rückenmarkflüssigkeit gespritzt. Bei Diabetikern wird der Blutzuckerspiegel in den Normalbereich gebracht.

Sporothrixmykose

Die Sporothrixmykose wird durch den Pilz Sporothrix schenckii *verursacht.*

Sporothrix kommt typischerweise auf Rosensträuchern, Berberitzen, Torfmoos und anderen

Mulcharten vor. Deshalb infizieren sich am häufigsten Bauern, Gärtner und Gartengestalter mit diesem Pilz.

Gewöhnlich betrifft die Sporothrixmykose die Haut und die in der Nähe liegenden Lymphgefäße. Sehr selten werden Knochen, Gelenke, Lunge und anderes Gewebe infiziert.

Symptome und Diagnose

Der Beginn einer Infektion der Haut und der nahe liegenden Lymphgefäße äußert sich gewöhnlich an einem Finger als kleines, unempfindliches Knötchen, das sich langsam vergrößert und zu einem Geschwür heranwächst. In den folgenden Tagen und Wochen breitet sich die Infektion über die Lymphbahnen von den Fingern durch die Hand und den Arm bis zu den Lymphknoten aus, wobei sich entlang des Verlaufs Knoten und Geschwüre bilden. Selbst in diesem Stadium hat der Betroffene kaum Symptome.

Ist die Lunge infiziert, kann eine Lungenentzündung entstehen, begleitet von leichten Brustschmerzen und Husten; meistens treten diese aber bei Menschen auf, die schon an einer anderen Lungenerkrankung leiden, beispielsweise an einem Emphysem. Gelenkinfektionen führen zu Schwellungen und machen Bewegungen schmerzhaft. Selten entwickeln sich Infektionen in anderen Bereichen.

Die charakteristischen Knötchen und Geschwüre können dem Arzt den Verdacht nahe legen, dass es sich bei der Krankheit um eine Sporothrixmykose handelt. Bestätigen lässt sich dies durch Kulturen und die Identifizierung der Pilze aus Proben von infiziertem Gewebe.

Prognose und Behandlung

Eine Sporothrixmykose auf der Haut breitet sich normalerweise nur sehr langsam aus. Sie wird oral mit Itraconazol behandelt. Auch Lungen- und Knocheninfektionen können mit diesem Mittel behandelt werden. Bei einer lebensgefährlichen Infektion, die den ganzen Körper betrifft, wird Amphotericin B intravenös gegeben.

KAPITEL 196

Virusinfektionen

Viren sind kleine infektiöse Organismen – viel kleiner als Pilze und Bakterien –, die sich nur in lebenden Zellen vermehren können. Viren heften sich an die Zellen und dringen in sie ein. Im Inneren der Zellen setzen die Viren ihre DNA oder RNA frei, die die Erbinformation enthält, die nötig ist, um neue Viren zu bilden. Sie übernehmen die Kontrolle über gewisse Mechanismen im Zellstoffwechsel und bewirken, dass die Zelle neue Viren produziert. Gewöhnlich sterben infizierte Zellen ab, weil die Viren ihre normale Funktion verhindern. Bevor sie absterben, setzen die Zellen neue Viren frei, die nun andere Zellen infizieren können.

Einige Viren töten die befallenen Zellen nicht, sondern verändern die Zellfunktionen, z. B. so, dass die Zellen ihre Kontrolle über die normale Zellteilung verlieren und krebsartig werden. Andere Viren bringen einen Teil oder ihre gesamte Erbinformation in die DNA der Wirtszellen ein, wo sie längere Zeit inaktiv bleiben kann. Wird die DNA irgendwann aktiviert, vermehren sich die Viren und lösen eine Krankheit aus.

Jede Virenart infiziert gewöhnlich nur bestimmte Zelltypen. So infizieren Grippeviren nur Zellen im oberen Bereich der Atemwege. Zudem bevorzugen die meisten Viren ganz bestimmte Wirte, ob Pflanzen, Tiere oder Menschen.

Viren werden auf unterschiedlichen Wegen übertragen. Manche werden verschluckt, andere eingeatmet, wiederum andere durch Stiche und Bisse von Insekten und anderen Blut saugenden Parasiten (z. B. Mücken und Zecken) übertragen.

Der Körper hat eine Reihe Abwehrmöglichkeiten gegen Viren entwickelt. Physikalische Barrieren, wie Haut und Schleimhäute, verwehren den Eintritt in den Organismus. Außerdem stellen die infizierten Zellen Interferone her, eine Gruppe von Glykoproteinen, die nicht in-

VIREN UND KREBS: EINE VERBINDUNG

Einige Viren beeinflussen die DNA ihrer Wirtszelle derart, dass die Entstehung von Krebs erleichtert wird. Bisher kennt man nur wenige Viren, die Krebs auslösen, doch es könnte weitere geben.

VIRUS	KREBS
Epstein-Barr-Virus	Burkitt-Lymphom, gewisse Nasen- und Kehlkopftumore, andere Lymphome (bei Aidskranken)
Hepatitis-B- und -C-Viren	Leberkrebs
Herpesvirus 8	Karposi-Sarkom (bei Aidskranken), B-Zell-Lymphome (bei Aidskranken)
Humanes Papillomavirus	Gebärmutterhalskrebs

fizierte Zellen gegenüber Viren widerstandsfähiger machen können.

Wenn Viren in den Körper gelangen, lösen sie Abwehrreaktionen des Immunsystems aus. Diese Verteidigungsmaßnahmen beginnen damit, dass weiße Blutkörperchen, wie Leukozyten, lernen, die Viren oder die von Viren befallenen Zellen zu attackieren und zu zerstören ▲. Überlebt der Körper den Angriff der Viren, »erinnern« sich die Lymphozyten an die Eindringlinge und können auf eine spätere Infektion mit denselben Viren rascher und effizienter reagieren. Das nennt man Immunität. Eine solche Immunität lässt sich auch durch eine Impfung erreichen.

Arzneimittel, die eine virale Infektion bekämpfen (Virustatika), stören die Virusvermehrung. Da Viren so klein sind und sich im Inneren von Zellen mithilfe des zelleigenen Stoffwechsels vervielfältigen, kann sich ein Virenmittel nur gegen eine begrenzte Anzahl von Stoff-

wechselfunktionen richten. Im Gegensatz zu Viren sind Bakterien relativ groß, vermehren sich gewöhnlich außerhalb von Zellen und weisen viele Stoffwechselfunktionen auf, gegen die sich Antibiotika richten können. Daher sind Mittel gegen Viren viel schwieriger zu entwickeln; zudem können sie die Funktionen der menschlichen Zellen stören, und die Viren können gegen diese Mittel resistent werden.

Antibiotika helfen nicht bei Virusinfektionen. Nur wenn eine Bakterien- und Virusinfektion gleichzeitig vorliegen, kann ein Antibiotikum sinnvoll sein.

Die meisten Virusinfektionen betreffen Nase, Hals und Atemwege. Zu diesen Krankheiten zählen Erkältungen, Grippe, Nebenhöhlenentzündungen, Halsentzündungen, Krupp bei Kleinkindern und die Entzündung der Luftröhre und der übrigen Atemwege (Bronchiolitis, Bronchitis ■).

Einige Viren (z. B. Tollwut, verschiedene Enzephalitisviren) befallen das Nervensystem ★. Viren können auch die Haut infizieren, was Warzen und andere Hautschäden hervorrufen kann ●. Zudem infizieren viele Viren häufig Säuglinge und Kinder ◆.

Andere verbreitete Virusinfektionen beruhen auf Herpesviren, von denen acht Typen den Menschen infizieren können. Drei davon – Herpes-simplex-Virus Typ 1 und Typ 2 und Herpeszoster-Virus – führen zu Bläschenbildung auf der Haut. Das Epstein-Barr-Virus löst das Pfeiffersche Drüsenfieber aus. Das Zytomegalievirus löst bei Neugeborenen und Menschen mit geschwächtem Immunsystem schwere Infektionen aus; bei Menschen mit intaktem Immunsystem kann es eine Infektion bedingen, die vom Pfeifferschen Drüsenfieber nicht klar zu unterscheiden ist. Die humanen Herpesviren 6 und 7 rufen bei Kindern das Dreitagefieber ▼ (Roseola infantum, Erythema subitum) hervor. In einigen Studien wurde das humane Herpesvirus 8 als Verursacher des bei Aidskranken häufigen Kaposi-Sarkoms genannt.

All diese Herpesviren führen zu einer lebenslangen Infektion, weil das Virus in inaktivem Zustand in seiner Wirtszelle verbleibt. Wird das Virus wieder aktiv, gibt es weitere Krankheitsschübe. Diese Reaktivierung kann rasch erfolgen, aber auch erst viele Jahre nach der Erstinfektion.

▲ siehe Seite 1044 ■ siehe Seite 1563
★ siehe Seite 517   ● siehe Seite 1212
◆ siehe Seite 1545 ▼ siehe Seite 1558

℞   ARZNEIMITTEL GEGEN VIREN

ARZNEISTOFF	ÜBLICHE ANWENDUNG	UNERWÜNSCHTE WIRKUNGEN (AUSWAHL)
Aciclovir	Herpes simplex, Gürtelrose, Windpocken	Kaum unerwünschte Wirkungen
Amantadin	Influenza A	Übelkeit und Appetitverlust, Nervosität, Benommenheit, undeutliche Sprache, Gangunsicherheit, Schlaflosigkeit
Cidofovir	Zytomegalie	Nierenschäden, Blutbildveränderung (Abnahme der Zahl der weißen Blutkörperchen)
Famciclovir	Genitalherpes, Gürtelrose, Windpocken	Kaum unerwünschte Wirkungen
Foscarnet	Zytomegalie, Herpes simplex	Nierenschäden, Krampfanfälle
Ganciclovir	Zytomegalie	Blutbildveränderung (Abnahme der Zahl der weißen Blutkörperchen)
Interferon alpha	Hepatitis B und C	Grippeähnliche Symptome, Knochenmarkschäden, Depressionen und Angstgefühle
Oseltamivir	Influenza A und B	Übelkeit und Erbrechen
Penciclovir	Lippenherpes (örtliche Anwendung)	Kaum Nebenwirkungen
Ribavirin	Respiratory syncytial-Viren (RS-Viren), Hepatitis C	Zerfall der roten Blutkörperchen, verursacht Blutarmut
Trifluridin	Herpes simplex am Auge	Brennen in den Augen, Schwellung der Augenlider
Valaciclovir	Genitalherpes, Gürtelrose, Windpocken	Kaum Nebenwirkungen
Valganciclovir	Zytomegalie	Blutbildveränderung (Abnahme der Zahl der weißen Blutkörperchen)
Vidarabin	Herpes simplex am Auge	Kaum unerwünschte Wirkungen
Zanamivir	Influenza A und B (Pulverinhalation)	Reizung der Luftwege

Erkältung

Eine Erkältung ist eine virale Infektion der Schleimhäute in der Nase, den Nasennebenhöhlen, im Rachen und in den Atemwegen.

Erkältungen gehören zu den häufigsten Erkrankungen. Viele verschiedene Viren können Erkältungen hervorrufen, doch meist sind Rhinoviren (mit mehr als hundert Untertypen) daran beteiligt. Durch Rhinoviren hervorgerufene Erkältungen treten meist im Frühjahr und im Herbst auf, von anderen Viren verursachte Erkältungen zu anderen Jahreszeiten.

Erkältungen werden vorwiegend durch direkten Kontakt der Hände mit den virushaltigen Sekreten einer erkälteten Person übertragen. Von Mund, Nase und Augen aus gelangen die Viren in den Körper und rufen eine Erkältung hervor. Seltener steckt man sich über infizierte Tröpfchen an, die in die Luft gehustet und geniest werden. Eine Erkältung ist in den ersten ein bis zwei Tagen nach Auftreten der Symptome am ansteckendsten. Frieren allein führt nicht zwangsläufig zu einer Erkältung und macht die Atemwege auch nicht sonderlich anfällig für Virusinfektionen. Auch der allgemeine Gesundheitszustand und die Essgewohnheiten scheinen keinen nennenswerten Einfluss zu haben. Ebenso wenig spielen Veränderungen der Nase und des Rachens, wie vergrößerte Mandeln oder Lymphknoten, eine Rolle.

Symptome und Diagnose

Die Symptome einer Erkältung beginnen ein bis drei Tage nach der Ansteckung. Gewöhnlich fängt es mit Beschwerden in Nase und Rachen an. Später folgen Niesen, laufende Nase, und man fühlt sich ein wenig krank. Meistens entwickelt sich kein oder nur anfangs leichtes Fieber. Die Nasensekrete sind wässrig und klar und können während der ersten ein, zwei Tage reichlich fließen. Später werden sie dickflüssiger, trübe, gelbgrün und fließen weniger reichlich. Viele Menschen bekommen Husten. Die Symptome verschwinden normalerweise nach vier bis zehn Tagen, jedoch kann der Husten oft bis in die zweite Woche andauern.

Komplikationen können die Krankheit verlängern. Eine Infektion mit Rhinoviren löst bei Asthmatikern oft einen Asthmaanfall aus. Bei manchen Menschen entwickelt sich aufgrund einer Erkältung eine Entzündung des Mittelohrs oder der Nebenhöhlen. Dazu kommt es, weil die verstopfte Nase die normale Entleerung dieser Gebiete blockiert, sodass sich Bakterien in den gestauten Sekreten vermehren können. Bei einigen Menschen infizieren sich auch die unteren Atemwege mit Bakterien.

Die meisten Erkältungen können ohne weiteres anhand der typischen Anzeichen diagnostiziert werden. Hohes Fieber, starke Kopfschmerzen, Ausschlag, Atemschwierigkeiten und Brustschmerzen sprechen dafür, dass es sich nicht um eine einfache Erkältung handelt. Wenn Komplikationen vermutet werden, können Bluttests und Röntgenuntersuchungen durchgeführt werden.

Vorbeugung

Da so viele Viren Erkältungen verursachen und da sich alle Viren ständig ein wenig verändern, gibt es bisher noch keinen wirksamen Impfstoff – im Gegensatz zur »echten Grippe«, der Influenza, gegen die man sich impfen lassen kann.

Die beste Vorbeugung ist Hygiene, z. B. in Form von häufigem Händewaschen. Wer erkältet ist, sollte in ein Taschentuch niesen und husten und die benutzten Tücher sicher entsorgen. Gebrauchsgegenstände, Türgriffe und andere Oberflächen können häufig gereinigt werden.

Weder für Echinacea-Präparate ▲ noch für hohe Dosen Vitamin C ist bisher nachgewiesen, dass sie Erkältungen vorbeugen oder den Krankheitsverlauf abkürzen können.

Behandlung

Wer eine Erkältung hat, sollte sich warm halten und sich schonen. Jeder Kranke mit Fieber oder ernsten Symptomen sollte nach Möglichkeit zu Hause bleiben. Reichliches Trinken und ein Dampfbad tragen dazu bei, dass die Sekrete flüssig bleiben und sich leicht lösen.

Ob jemand Mittel gegen die Beschwerden einer Erkältung ■ einsetzt, hängt davon ab, wie sehr ihn die Symptome belasten: Abschwellende Mittel erleichtern die Atmung, Hustensäfte erleichtern das Abhusten, indem sie das Sekret verdünnen, oder sie unterdrücken den Hustenreiz.

Azetylsalizylsäure sollte bei Kindern unter zwölf Jahren nicht eingesetzt werden, weil bei ihnen gewisse Virusinfektionen das Risiko für das Reye-Syndrom erhöhen.

Grippe

Die Grippe (Influenza) ist eine Virusinfektion, die Fieber, laufende Nase, Husten, Kopfschmerzen, Muskelschmerzen, allgemeines Krankheitsgefühl und eine Entzündung der Schleimhäute in der Nase und in den Atemwegen verursacht.

Jedes Jahr im Spätherbst und zu Beginn des Winters treten Epidemien von Atemwegerkrankungen durch Grippeviren auf. Die Krankheit kommt auf der ganzen Welt vor. Für jede Epidemie ist gewöhnlich nur ein Stamm von Influenzaviren verantwortlich; diese Stämme werden häufig nach dem Ort ihres ersten Auftretens (z. B. Hongkong-Grippe) oder nach den Tieren benannt, in denen sie erstmals gefunden wurden (z. B. Vogelgrippe).

Innerhalb der beiden Typen A und B von Influenzaviren gibt es zahlreiche verschiedene Stämme. Die Krankheiten, die die verschiedenen Typen und Stämme auslösen, sind einander ähnlich. Der Virusstamm, der zum Ausbruch einer Grippeepidemie führt, verändert sich ständig, sodass sich das Influenzavirus jedes

---

▲ siehe Seite 96   ■ siehe Seite 87

℞ REZEPTFREIE ERKÄLTUNGSMITTEL

GRUPPE	ARZNEISTOFF	UNERWÜNSCHTE WIRKUNGEN (AUSWAHL)
Analgetika, Antipyretika (lindern Schmerzen, senken Fieber)		
	Azetylsalizylsäure	Reye-Syndrom bei Kindern mit Virusinfektion möglich, Magenreizung
	Nichtsteroidale Entzündungshemmer, wie Ibuprofen und Diclofenac	Magenreizung
	Parazetamol	Minimal
Hustenblocker (lindern Hustenreiz)		
	Dextromethorphan	Minimal; bei hohen Dosen Verwirrtheit, Nervosität und Reizbarkeit
Abschwellende Mittel für die Nase (öffnen verstopfte Nasengänge)		
	Naphazolin, Oxymetazolin, Phenylephrin, Xylometazolin	Beim Absetzen des Medikaments nach längerer Anwendung verschlimmert sich die Nasenverstopfung
Schleimlösende Mittel		
	Ambroxol, Azetylzystein, Bromhexin, Guaifenesin	Selten Übelkeit, Bauchschmerzen

Jahr ein wenig von seinem Vorgänger unterscheidet. Darum wird jedes Jahr ein neuer Grippeimpfstoff angeboten.

Eine Grippe unterscheidet sich deutlich von einer Erkältung. Sie ruft schwerere Symptome hervor, und es sind Zellen betroffen, die viel tiefer unten in den Atemwegen sitzen.

Die Grippeviren werden durch das Einatmen infizierter Tröpfchen, die ein Kranker ausgehustet und ausgeniest hat, und durch direkten Kontakt mit den Sekreten einer infizierten Person übertragen. Manchmal ist der Umgang mit infizierten Gebrauchsgegenständen die Ursache einer Ansteckung.

Symptome und Diagnose

Die Grippesymptome beginnen 24 bis 48 Stunden nach der Ansteckung, Frieren und Schüttelfrost können die Anfangszeichen sein. Während der ersten Tage tritt häufig Fieber von 39 bis 39,5 °C auf. Viele Menschen fühlen sich so krank, dass sie im Bett bleiben; sie haben Schmerzen am ganzen Körper, am ausgeprägtesten im Rücken und in den Beinen. Die Kopfschmerzen sind oft sehr schlimm und quälend im Bereich um und hinter den Augen. Helles Licht kann sie verschlimmern.

Anfangs können die Atemwegsymptome relativ leicht sein, z. B. ein wunder, entzündeter Hals, Brennen in der Brust, trockener Husten und laufende Nase. Später wird der Husten stärker und fördert Auswurf zutage. Die Haut kann heiß werden und sich röten, besonders im Gesicht. Mund und Rachen röten sich, die Augen tränen, und die weißen Teile der Augen röten sich. Besonders Kinder leiden oft unter Übelkeit und Erbrechen. Einige Grippekranke verlieren für ein paar Tage oder Wochen ihren Geruchssinn.

Nach zwei, drei Tagen hören die meisten Beschwerden plötzlich auf; das Fieber kann manchmal bis zum fünften Tag andauern. Die Bronchitis und der Husten können zehn Tage und länger bestehen bleiben; bis die Atemwege vollständig ausheilen, können sechs bis acht Wochen vergehen. Schwächegefühl und Müdigkeit können sich gelegentlich wochenlang hinziehen.

Die häufigste Komplikation einer Grippe ist eine Lungenentzündung. Dabei kann es sich um eine virale Lungenentzündung handeln, bei der sich das Influenzavirus selbst in die Lunge ausbreitet, oder um eine bakterielle Lungenentzündung, bei der Bakterien die geschwächte

Grippeimpfung

Wer sollte sich impfen lassen?
- Menschen, die stark infektionsgefährdet sind oder für die eine Grippe eine schwere gesundheitliche Belastung darstellen würde
- Menschen über 60 Jahre
- Alten- und Pflegeheimbewohner
- Erwachsene und Kinder ab sechs Monaten mit Diabetes, Herzkrankheiten, chronischen Lungenkrankheiten und einer Abwehrschwäche
- Ärztinnen und Ärzte sowie Pflegepersonal

Wer sollte sich nicht impfen lassen?
- Menschen mit einer schweren Hühnereiweißallergie
- Menschen, die ein Guillain-Barré-Syndrom gehabt haben
- Menschen, die gerade unter einer fiebrigen Erkrankung (die über eine leichte Erkältung hinausgeht) leiden

Abwehr eines Grippekranken überwinden. In beiden Fällen kann es zu verstärktem Husten – manchmal mit blutigem Auswurf –, Atemproblemen und hartnäckigem oder immer wiederkehrendem Fieber kommen. Lungenentzündung tritt häufiger bei älteren Menschen und solchen mit einer Herz- und Lungenkrankheit auf. Jüngere Menschen mit einer chronischen Erkrankung haben ebenfalls ein erhöhtes Risiko, Komplikationen zu entwickeln.

Da die meisten Menschen die Symptome einer Grippe gut kennen und sie meist viele Menschen zugleich betrifft, stellen die Betroffenen häufig selbst die richtige Diagnose. Das Ausmaß der Erkrankung und das hohe Fieber unterscheidet die Grippe von einer gewöhnlichen Erkältung. Nur unter besonderen Umständen wird ein Grippevirus anhand eines Bluttests und der Untersuchung einer Sekretprobe aus den Atemwegen identifiziert.

Vorbeugung

Wer Grippeviren ausgesetzt ist, bildet Antikörper, die vor einer erneuten Ansteckung mit diesem Virusstamm schützen. Eine andere Möglichkeit ist, sich vorbeugend gegen Grippe impfen zu lassen. Die Impfstoffe enthalten abgeschwächte Grippeviren bzw. Virusantigene. Der Impfstoff richtet sich immer gegen jene

Virusstämme, von denen man aufgrund der Beobachtungen der Weltgesundheitsorganisation annimmt, dass sie im kommenden Winter die meisten Grippeerkrankungen auslösen werden.

Die Impfung ist besonders für jene Menschen empfehlenswert, bei denen, falls sie sich infizieren, ein schwerer Verlauf der Grippe zu erwarten ist. Zu dieser Gruppe gehören junge Menschen, über 60-Jährige und jeder mit einer chronischen Erkrankung, wie Diabetes, Lungen- und Herzkrankheit.

Die Impfung sollte im Herbst erfolgen, damit die Zahl der Antikörper während der eigentlichen Grippemonate November bis März am höchsten ist. Die meisten Menschen brauchen ungefähr zwei Wochen, bis sie auf die Impfung ausreichend reagiert haben.

Auch medikamentös lässt sich einer Infektion mit Grippeviren vorbeugen. Die Mittel können diejenigen einnehmen, die engen Kontakt zu infizierten Personen halten müssen. Zudem werden diese Medikamente während einer Grippeepidemie eingesetzt, um ungeimpfte ältere und chronisch kranke Menschen zu schützen.

Amantadin schützt vor Grippeviren Typ A, nicht aber vor Typ B. Das Mittel kann Magenprobleme, Nervosität, Schlaflosigkeit und andere Nebenwirkungen hervorrufen, besonders bei älteren Menschen und bei Gehirn- und Nierenkranken. Nachteilig ist bei diesem Medikament, dass die Grippeviren rasch resistent werden.

Oseltamivir und Zanamivir, können einer Infektion mit Grippeviren vom Typ A und vom Typ B vorbeugen. Beide haben nur geringe Nebenwirkungen.

Behandlung

In erster Linie besteht die Behandlung einer Grippe aus Bettruhe, reichlich Trinken und Schonung. Körperliche Anstrengung sollte unterbleiben, am besten vom Beginn der Symptome an bis 24 bzw. 48 Stunden, nachdem die Körpertemperatur wieder normal ist, doch die meisten Menschen brauchen mehrere Tage, bis sie sich wieder völlig erholt haben. Fieber und Schmerzen können mit Parazetamol und nichtsteroidalen Entzündungshemmern, wie Ibuprofen, behandelt werden. Nasentropfen und das Inhalieren von Dampf können die Beschwerden ebenfalls lindern.

Dieselben Mittel, die einer Grippe vorbeugen, können im Frühstadium einer unkomplizierten Influenzainfektion die Dauer und die Schwere des Fiebers und der Atemwegbeschwerden abschwächen. Wenn sich eine sekundäre bakterielle Infektion entwickelt, werden zusätzlich Antibiotika verabreicht.

Herpes simplex

Bei der Herpes-simplex-Infektion bilden sich kleine, schmerzhafte, mit Flüssigkeit gefüllte Bläschen auf der Haut und an den Schleimhäuten.

Zwei Herpes-simplex-Arten können die Haut infizieren: HSV 1 und HSV 2. Die erstere ist gewöhnlich die Ursache für Ausschläge an den Lippen (Lippenherpes, Herpes labialis ▲) und Infektionen der Hornhaut im Auge (Keratokonjunktivitis herpetica ■). HSV 2 verursacht Herpes genitalis (der in seltenen Fällen auch von HSV 1 hervorgerufen werden kann); die Ansteckung erfolgt in erster Linie durch direkten Kontakt mit dem Ausschlag, am häufigsten beim Geschlechtsverkehr. Bei chronisch infizierten Personen kann es in symptomlosen Phasen durch Kontakt mit der Mund- und Genitalregion zu einer Infektion kommen.

Herpes simplex verursacht einen Ausschlag auf der Haut und an den Schleimhäuten. Der Ausschlag klingt wieder ab, aber die Viren bleiben inaktiv in den Nervenknoten (Ganglien), von wo aus die Nervenbahnen versorgt werden, die zu der infizierten Stelle führen. Wenn die Viren wieder aktiv werden und sich vermehren, lassen sie auf der Haut – oft an der gleichen Stelle wie bei der früheren Infektion – einen Bläschenausschlag entstehen. Die Viren können sich auch in der Haut aufhalten, ohne sichtbare Bläschen zu bilden.

Symptome und Komplikationen

Der erste Kontakt mit Herpesviren ruft gewöhnlich schmerzhafte Geschwüre und Entzündungen in der Mundhöhle (Gingivostomatitis herpetica) hervor. Darüber hinaus fühlen sich die Betroffenen abgeschlagen, haben Fieber, Kopf- und Muskelschmerzen. Die Mundgeschwüre können zehn bis 14 Tage lang anhalten und sind oft so unangenehm, dass Essen und Trinken zur Qual werden. Bei manchen Erstinfektionen ist geschwollenes Zahnfleisch das einzige Symptom. Gingivostomatitis herpetica tritt in der Regel bei Kindern auf.

Bei dem erneuten Auftreten von oralem Herpes simplex treten die Bläschen meist an den Lippen auf. Das kündigt sich durch kurzzeitiges Kribbeln an der Stelle des Ausbruchs an;

anschließend rötet sich die Stelle und schwillt an. Gewöhnlich bilden sich dann flüssigkeitsgefüllte Bläschen, die aufbrechen und wunde Stellen hinterlassen. Sie bilden rasch eine dünne, gelbe Krusten sowie flache Geschwüre. Nach etwa einer Woche fallen die Krusten ab, und die Stelle heilt ab. Seltener kommt es zu Kribbeln und Rötung, ohne dass sich Bläschen bilden. Manchmal entwickeln sich am Zahnfleisch und Gaumen kleine Gruppen von Herpesbläschen, die ebenfalls nach etwa einer Woche wieder verschwinden.

Die erste Herpesinfektion im Genitalbereich kann schwer und langwierig sein, mit zahlreichen schmerzhaften Bläschen. Fieber und allgemeines Unwohlsein sind üblich, einige Betroffene fühlen ein Brennen beim Wasserlassen. Manchmal verläuft die Infektion jedoch auch symptomlos. Ein erneuter Schub von Genitalherpes kündigt sich mit Symptomen (z. B. lokales Kribbeln, Unbehagen und Juckreiz oder Schmerzen in der Leistenbeuge) an, die der Bläschenbildung um mehrere Stunden bis zwei bis drei Tage vorausgehen. Schmerzhafte Bläschen, umgeben von einem roten Rand, treten auf Haut und Schleimhaut im Genitalbereich auf. Sie brechen rasch auf und hinterlassen wunde Stellen. Derartige Bläschen können sich auch auf den Oberschenkeln, Gesäß und rund um den After bilden. Bei Frauen können sich Bläschen auf der Vulva entwickeln, die sehr schmerzhaft sind. Auch innerhalb der Scheide und am Gebärmutterhals können Bläschen entstehen; sie sind weniger schmerzhaft. Eine typische Episode von wiederkehrendem Genitalherpes dauert eine Woche.

Bei Menschen mit geschwächtem Immunsystem können wiederholte Ausbrüche von oralen und genitalen Herpesinfektionen zu sich vergrößernden wunden Stellen führen, die Wochen brauchen, um zu heilen. Die Infektion kann auf das Körperinnere übergreifen und Entzündungen von Speiseröhre und Lunge bewirken.

Herpes-simplex-Viren, die durch eine Verletzung in die Haut eindringen konnten, führen manchmal zu einer geschwollenen und schmerzenden, geröteten Fingerspitze (herpesbedingter Nagelumlauf).

Gelegentlich infiziert HSV 1 die Hornhaut des Auges (Herpes-simplex-Keratitis ★). Das führt zu einem schmerzhaften Geschwür und einer

▲ siehe Seite 658   ■ siehe Seite 1286
★ siehe Seite 1286

verschwommenen Sicht. Wenn sich dadurch die Hornhaut eintrübt, ist das Sehvermögen stark beeinträchtigt. Unter Umständen hilft dann nur noch eine Hornhauttransplantation.

Kleinkinder und Erwachsene mit atopischem Ekzem sind durch eine Infektion mit Herpes-simplex-Viren besonders gefährdet (Ekzema herpeticatum ▲). Sie sollten unbedingt nahen Kontakt zu jedem vermeiden, der eine akute Herpes-simplex-Infektion hat.

In der Regel befallen Herpesviren nur Haut und Schleimhäute. Selten infizieren sie jedoch auch innere Organe, wie das Gehirn (Enzephalitis herpetica). Diese Erkrankung beginnt mit Verwirrtheit, Fieber und Krampfanfällen und kann schwer verlaufen.

Eine schwangere Frau, die eine Herpesinfektion durchgemacht hat, kann ihr ungeborenes Kind mit dem Herpesvirus anstecken (neonataler Herpes). Während der Schwangerschaft wird das Herpesvirus nur selten auf das ungeborene Kind übertragen, doch während der Geburt kann sich das Kind im Geburtskanal durch Kontakt mit Sekreten infizieren. Das ist besonders wahrscheinlich, wenn die Mutter sichtbare Herpesbläschen im Scheidenbereich aufweist. Neugeborene mit einer Herpesinfektion erkranken sehr schwer. Sie können eine breit gestreute Infektion entwickeln, die Haut und Gehirn erfassen kann.

Diagnose

Eine Herpes-simplex-Erkrankung ist üblicherweise leicht zu erkennen. Bei Zweifeln kann ein Abstrich von den Bläschen im Labor untersucht werden. Bluttests auf einen erhöhten Antikörperspiegel sowie Gewebeproben können die Diagnose bestätigen. Ein neuer Bluttest erlaubt die Unterscheidung zwischen einer HSV-1- und einer HSV-2-Infektion.

Behandlung

Es gibt kein Virusmittel, das eine Herpesinfektion heilen könnte; die Behandlung der ersten Infektion verhindert auch nicht den chronischen Befall der Nerven. Sie kann allerdings die Beschwerden bei einem wiederholten Ausbruch ein wenig lindern und ihn um ein bis zwei Tage verkürzen. Am besten beginnt die Behandlung bereits beim ersten Anzeichen von Kribbeln und Unbehagen, noch bevor Bläschen auftreten. Bei Patienten, die unter häufigen und schmerz-

haften Attacken leiden, lässt sich die Zahl der Episoden durch eine ständige Therapie mit Virusmedikamenten verringern.

Penciclovir-Creme kann die Heilungszeit und die Symptomdauer von Lippenherpes um etwa einen Tag verkürzen. Aciclovir und Famciclovir zum Einnehmen stellen wahrscheinlich die beste Behandlung dar. Bei schweren Herpesinfektionen wird Aciclovir intravenös verabreicht. Keratokonjunktivitis herpetica kann mit Trifluridin-Augentropfen behandelt werden.

Da Herpes simplex ansteckend ist, sollten Menschen mit Lippenherpes während eines Ausbruchs nicht küssen; solche mit Genitalherpes sollten Kondome benutzen. Selbst wenn keine Bläschen sichtbar sind, kann das Virus auf der Haut präsent sein und auf den Geschlechtspartner übertragen werden.

Gürtelrose

Die Gürtelrose (Herpes zoster) ruft einen schlimmen, schmerzhaften Hautausschlag aus flüssigkeitsgefüllten Bläschen hervor.

Die Gürtelrose wird von demselben Herpesvirus verursacht, das die Windpocken auslöst: dem *Varicella-zoster*-Virus. Die Erstinfektion mit *Varicella zoster* führt zu Windpocken ■. Sie endet damit, dass die Viren in die Nervenknoten (Ganglien) der Nerven der Wirbelsäule und der Hirnnerven eindringen und dort ruhend verbleiben. Diese Viren werden manchmal viele Jahre später reaktiviert. Dann wandern sie durch die Nervenfasern zurück zur Haut, wo es zu einem schmerzhaften Bläschenausschlag kommt. Diese Krankheit ist die Gürtelrose. Der Ausschlag der Gürtelrose ist immer auf einen Hautstreifen auf der Körperseite beschränkt, in der die betroffenen Nervenwurzeln sitzen. Dieser Bereich wird als Dermatom ★ bezeichnet.

Gürtelrose kann man in jedem Alter bekommen, am häufigsten ist sie allerdings nach dem 50. Lebensjahr. Manchmal ist sie die Folge einer geschwächten Abwehrkraft, etwa durch eine Erkrankung wie Aids oder Hodgkin-Krankheit oder durch das Immunsystem unterdrückende Medikamente. Meistens ist die Ursache für die Reaktivierung aber unbekannt.

Symptome und Komplikationen

Einige Betroffene fühlen sich schon drei oder vier Tage, bevor sich die Gürtelrose zeigt, unwohl. Sie leiden unter Schüttelfrost, Fieber,

---

▲ siehe Seite 1179   ■ siehe Seite 1548
★ siehe Seite 549

Übelkeit, Erbrechen und Schwierigkeiten beim Wasserlassen. Andere Patienten haben Schmerzen, oft auch nur ein Kribbeln oder Juckreiz an einer Hautstelle. Gruppen kleiner, mit Flüssigkeit gefüllter Bläschen entwickeln sich, umgeben von einer roten Hautfläche. Die Bläschen bedecken nur jene Hautfläche, die von den betroffenen Nerven versorgt wird. Fast immer treten sie am Rumpf auf, gewöhnlich nur auf einer Seite. Allerdings können einige Bläschen auch an anderen Körperstellen erscheinen. Die betroffene Hautregion reagiert in der Regel empfindlich auf jede Art von Reiz, selbst auf die leichteste Berührung, und kann sehr stark schmerzen. Bei Kindern mit Gürtelrose sind die Symptome im Allgemeinen weniger schwer als bei Erwachsenen.

Rund fünf Tage nach ihrem Erscheinen beginnen die Bläschen auszutrocknen und zu verkrusten. Bis dahin enthalten sie *Varicella-zoster*-Viren, die Windpocken verursachen können, wenn sie auf eine anfällige Person übertragen werden. Wenn die Bläschen besonders große Hautpartien bedecken oder länger als zwei Wochen bestehen bleiben, kann angenommen werden, dass das Immunsystem nicht ordnungsgemäß funktioniert.

Nach einer akuten Gürtelrose besteht gewöhnlich lebenslange Immunität gegen weitere Ausbrüche; weniger als fünf Prozent der Betroffenen haben Rückfälle. Es kann zu ausgedehnten Vernarbungen kommen, doch die meisten Patienten werden ohne bleibende Schäden wieder gesund.

Bei manchen Patienten bleiben die Schmerzen jedoch noch lange bestehen, nachdem der Hautausschlag abgeheilt ist (Zosterneuralgie). Sind die Verästelungen der Gesichtsnerven zum Auge betroffen, kann die Erkrankung sehr schlimm verlaufen.

Diagnose

Der Sitz der Schmerzen zu Beginn der Erkrankung, die sich bandförmig über die eine Körperhälfte ziehen, ist typisch für Gürtelrose. Je nachdem, welche Nerven im Einzelnen betroffen sind, können die Schmerzen ähnlich sein wie jene, die durch Blinddarmentzündung, Nieren- und Gallensteine und durch eine Dickdarmentzündung entstehen. Falls nötig, kann die Diagnose durch Labortests bestätigt werden.

Behandlung

Als Medikamente werden Aciclovir, Famciclovir und Valaciclovir bei Gürtelrose erfolgreich eingesetzt. Sie heilen die Krankheit zwar nicht,

Was ist eine Zosterneuralgie?

Chronische Schmerzen in Hautpartien, die von Herpes-zoster-infizierten Nerven versorgt werden, werden Zosterneuralgie genannt. Diese Schmerzen können noch Monate und Jahre nach dem Auftreten einer Gürtelrose bestehen bleiben. Das bedeutet nicht unbedingt, dass sich die Viren fortgesetzt vermehren. Warum die Schmerzen auftreten, ist unklar. Die Beschwerden der Zosterneuralgie können stetig und mit Unterbrechungen vorhanden sein, und sie können sich in der Nacht und bei Hitze und Kälte verschlimmern. Manchmal machen die Schmerzen die Betroffenen sogar bewegungsunfähig.

Die Zosterneuralgie betrifft meist ältere Menschen. Nur wenige haben wirklich starke Beschwerden.

Meist bessern sich die Beschwerden innerhalb von einem bis drei Monaten; bei einem Teil der Betroffenen bleiben sie länger als ein Jahr bestehen, ganz selten sogar länger als zehn Jahre.

Gegen die Zosterneuralgie gibt es bisher keine sicher wirkende Therapie. Eine Injektion von Kortison in die Gehirn-Rückenmark-Flüssigkeit kann hilfreich sein.

können aber die Symptome lindern und die Dauer des Hautausschlags verkürzen.

Viele Patienten benötigen Schmerzmittel ▲. Dazu eignen sich nichtsteroidale Entzündungshemmer und Parazetamol; häufig müssen aber stärkere Mittel, wie z. B. Kodein, eingesetzt werden.

Pfeiffersches Drüsenfieber

Charakteristisch für das Pfeiffersche Drüsenfieber sind Fieber, Halsentzündung und vergrößerte Lymphknoten. Es wird durch das Epstein-Barr-Virus verursacht, eines der Herpesviren.

Die Epstein-Barr-Viren befallen zuerst die Zellen der Schleimhäute in der Nase und im Rachen. Dann breiten sie sich auf die B-Lympho-

▲ siehe Seite 433

zyten aus (weiße Blutkörperchen, die für die Bildung von Antikörpern verantwortlich sind). EBV-Infektionen kommen sehr häufig vor und betreffen Kinder, Jugendliche und Erwachsene gleichermaßen. Allerdings sind die Viren nicht sehr ansteckend. Teenager und junge Erwachsene erkranken gewöhnlich an Pfeifferschen Drüsenfieber, wenn sie sich beim Küssen und Intimkontakt mit infizierten Menschen anstecken.

Nur selten tragen Epstein-Barr-Viren zur Entwicklung von ungewöhnlichen Krebsarten bei, wie dem Burkitt-Lymphom und gewissen Formen von bösartigen Nasen- und Rachentumoren. Man nimmt an, dass spezielle Teile des Erbmaterials der Viren den Teilungszyklus der infizierten Zellen verändern und dazu führen, dass diese kanzerogen entarten. Möglicherweise spielt das EVB-Virus auch beim chronischen Müdigkeitssyndrom ▲ eine Rolle.

Symptome und Komplikationen

Das Epstein-Barr-Virus kann je nach Virusstamm und anderen, bisher nur unvollständig verstandenen Faktoren eine Reihe von Symptome auslösen. Die meisten Kinder unter fünf Jahren haben nach der Infektion keinerlei Anzeichen einer Erkrankung. Bei Jugendlichen und Erwachsenen können manchmal Symptome auftreten, manchmal auch nicht. Der übliche Zeitraum zwischen Ansteckung und dem Erscheinen von Symptomen wird auf 30 bis 50 Tage geschätzt.

Die vier Hauptsymptome sind große Müdigkeit, Fieber, Halsentzündung und geschwollene Lymphknoten. Gewöhnlich beginnt die Krankheit mit einem allgemeinen Krankheitsgefühl, das mehrere Tage bis zu einer Woche andauert. Nun folgen Fieber, Halsentzündung und die Vergrößerung der Lymphknoten. Das Fieber kann am Nachmittag oder frühen Abend auf 39,5 °C ansteigen. Der Hals kann sehr stark entzündet sein, und es kann sich im Rachen eine eiterartige Substanz bilden. Meistens sind die Lymphknoten im Bereich des Halses besonders stark geschwollen. Die Müdigkeit kann sechs Wochen und länger anhalten.

Bei mehr als der Hälfte der Patienten mit Pfeifferschem Drüsenfieber vergrößert sich die Milz. Das ruft zwar kaum Symptome hervor, doch eine vergrößerte Milz kann bei Verletzung leicht einreißen. Auch die Leber kann sich leicht vergrößern. Weniger häufig sind Gelbsucht sowie Schwellungen rund um die Augen.

Selten tauchen Hautausschläge auf; jedoch nahezu jeder, der mit EBV infiziert war, bekommt einen Hautausschlag, wenn er mit dem Antibiotikum Ampizillin behandelt wird. Zu weiteren, allerdings sehr seltenen Komplikationen zählen Entzündung des Gehirns, Krämpfe, Nervenschäden, Entzündung der Hirnhäute und Verhaltensstörungen.

Die Dauer der Erkrankung variiert. Die akute Phase hält etwa zwei Wochen lang an; anschließend können die meisten ihre normalen Tätigkeiten wieder aufnehmen. Allerdings kann die Müdigkeit noch Wochen und gelegentlich sogar Monate bestehen bleiben.

Diagnose

Die Symptome des Pfeifferschen Drüsenfiebers können denen anderer Infektionskrankheiten ähneln. Daher wird die Diagnose mit einem Test bestätigt, bei dem Antikörper gegen Epstein-Barr-Viren im Blut nachgewiesen werden. Der Körper bildet auch zusätzliche B-Lymphozyten, um die infizierten zu ersetzen. Diese Lymphozyten haben ein charakteristisches Erscheinungsbild und treten in großer Menge im Blut von Patienten mit Pfeifferschem Drüsenfieber auf.

Behandlung

Patienten mit Pfeifferschem Drüsenfieber sollten Bettruhe einhalten, bis Fieber, Halsentzündung und Krankheitsgefühl verschwunden sind. Wegen der Gefahr eines Milzrisses sollten sie – selbst wenn die Milz nicht merklich vergrößert ist – sechs bis acht Wochen lang nicht schwer heben und Kontaktsportarten meiden.

Azetylsalizylsäure, Parazetamol und nichtsteroidale Entzündungshemmer wie Ibuprofen können Fieber und Schmerzen lindern. Kinder sollten jedoch keine Azetylsalizylsäure erhalten, weil sie ihr Risiko für das potenziell tödliche Reye-Syndrom erhöhen kann. Komplikationen, wie ein starkes Anschwellen der Atemwege, lassen sich mit Kortison behandeln. Die gegenwärtig verfügbaren antiviralen Mittel beeinflussen die Symptome kaum und sollten nicht eingesetzt werden.

Zytomegalie

Das Zytomegalievirus ist ein häufiges Herpesvirus, das gewöhnlich nur bei Säuglingen, die sich bereits vor der Geburt infiziert haben, und bei Menschen mit einem geschwächten Immunsystem zu einer Erkrankung führt.

▲ siehe Seite 1699

60 bis 90 Prozent aller Erwachsenen haben irgendwann einmal eine Infektion mit Zytomegalieviren ▲ durchgemacht. Diese ruft jedoch gewöhnlich keine Symptome hervor. Eine ernsthafte Infektion kommt üblicherweise nur bei Babys vor, die sich im Mutterleib angesteckt haben, und bei Menschen mit geschwächtem Immunsystem – z. B. bei Aidskranken und Patienten nach einer Organtransplantation. Letztere sind besonders anfällig, weil sie mit Medikamenten behandelt werden, die das Immunsystem unterdrücken, um Abstoßungsreaktionen des Körpers zu vermeiden.

Das Zytomegalievirus wird sehr leicht verbreitet. Infizierte können die Viren monatelang im Urin ausscheiden und mit dem Speichel absondern. Die Erreger können im Schleim des Gebärmutterhalses, Sperma, Stuhl und in der Muttermilch auftreten.

Das Virus kann bald nach der Infektion Symptome auslösen, es kann aber auch lebenslang in verschiedenen Geweben eines Infizierten »schlafen«. Verschiedene Umstände können dazu führen, dass das inaktive Virus aktiv wird und die Krankheit auslöst.

Symptome

Die meisten Menschen, die mit dem Zytomegalievirus infiziert ist, haben keinerlei Symptome. Gelegentlich fühlt sich ein gesunder Mensch nach der Infektion krank und bekommt Fieber. Eine Zytomegalieinfektion bei Teenagern und jungen Erwachsenen kann zu Fieber und Mattigkeit führen und damit dem Pfeifferschen Drüsenfieber ähneln. Wenn jemand eine virushaltige Bluttransfusion erhält, kann zwei bis vier Wochen später Fieber und eine Leberentzündung auftreten.

Menschen mit geschwächtem Immunsystem haben bei einer Zytomegalie ein besonders großes Risiko, schwer zu erkranken. Bei Aidskranken ist Zytomegalie die häufigste virale Komplikation. Die Viren infizieren häufig die Netzhaut im Auge, was Blindheit zur Folge haben kann (Zytomegalie-Retinitis, CMV-Retinitis). Es können sich auch eine Gehirnentzündung und Geschwüre im Darm und in der Speiseröhre entwickeln.

Bei einer schwangeren Frau kann eine Zytomegalievirusinfektion des Feten zur Fehl- und Totgeburt und zum Tod des Neugeborenen führen. Todesursache sind Blutungen, Blutarmut und erhebliche Schädigungen von Leber und Gehirn. Weitere Störungen, die beim Neugeborenen auftreten können, sind z. B. Gehörverlust und eine verlangsamte geistige Entwicklung.

Diagnose und Behandlung

Zytomegalie entwickelt sich allmählich und lässt sich deshalb nicht immer frühzeitig feststellen. Hilfreiche Hinweise für die Diagnose sind typische Symptome und das Wissen, dass jemand ein geschwächtes Immunsystem hat. Sobald nur der Verdacht auf Zytomegalie besteht, sollten Labortests gemacht werden, um die Erreger in Körperflüssigkeiten und im Gewebe nachzuweisen. Bei Neugeborenen wird die Diagnose gewöhnlich durch Kultur der Erreger in einer Urinprobe gestellt. Bei anderen Infizierten gelingt es unter Umständen, das Virus aus Blutproben und Proben von Lungengewebe zu kultivieren. Bei einer Person, die an Zytomegalie-Retinitis leidet, kann der Arzt Veränderungen am Auge mithilfe eines Ophthalmoskops erkennen.

Eine leicht verlaufende Zytomegalie klingt gewöhnlich von selbst ab. Wird die Infektion jedoch bedrohlich, werden Virusmittel wie Ganciclovir, Valganciclovir, Cidofovir oder Foscarnet verabreicht. Bei Menschen mit Zytomegalie-Retinitis kann eine kleine Kapsel ins Auge eingepflanzt werden, aus der ständig Ganciclovir freigesetzt wird. Infektionen mit Zytomegalieviren gehen gewöhnlich ohne Behandlung zurück, wenn sich das körpereigene Immunsystem erholt oder immunsuppressive Medikamente abgesetzt werden.

Frühsommer-Meningoenzephalitis

Diese Infektion des Gehirns beruht auf Arboviren, die mit dem Biss von Zecken in den menschlichen Körper gelangen können.

Zecken (*Ixodes*, in Deutschland z. B. *Ixodes ricinus*, der Holzbock) können zwei Krankheiten übertragen: die durch Bakterien hervorgerufene Lyme-Borreliose und die durch Arboviren verursachte Frühsommer-Meningoenzephalitis (FSME). Borrelien übertragende Zecken kommen überall in Mittel-, Ost- und Nordeuropa vor, außerdem in Nordamerika und Australien. Mit dem FSME-Virus infizierte Zecken gibt es nur in so genannten Endemiegebieten. Welche Regionen dazu gehören, wird in Mitteilungen der Gesundheitsbehörden, wie z. B. dem Robert-Koch-Institut, veröffentlicht. In den Endemiegebieten sind etwa zwei bis fünf von tausend Zecken mit dem FSME-Virus infiziert –

▲ siehe Tabelle Seite 1482

Pocken: Neue Risiken durch eine alte Krankheit

Die Pockenerkrankung (Variola) ist eine höchst ansteckende, lebensgefährliche Infektionskrankheit, die vom Pockenvirus hervorgerufen wird. Das Virus kann nur im Menschen leben, nicht in Tieren.

Vor mehr als 200 Jahren wurde ein Impfstoff gegen Pocken entwickelt; es war der erste Impfstoff überhaupt. Dieser Impfstoff erwies sich als sehr wirksam und wurde weltweit eingesetzt. Daraufhin sank die Zahl der Pockenfälle kontinuierlich, bis 1977 schließlich der letzte Pockenfall gemeldet wurde. Im Jahre 1980 erklärte die Weltgesundheitsorganisation die Krankheit für ausgerottet und empfahl, die Impfungen einzustellen.

Da die Schutzwirkung des Impfstoffs mit der Zeit nachlässt, können sich inzwischen fast alle Menschen – selbst diejenigen, die früher geimpft worden sind – wieder mit Pocken infizieren. Das ist insofern Besorgnis erregend, als an je einer Stelle in den USA und in Russland weiterhin Virusstämme aufbewahrt werden. Würden aus einer dieser Quellen Pockenviren in Umlauf gelangen, wäre die folgende Epidemie verheerend.

Das Pockenvirus wird von Mensch zu Mensch übertragen und verbreitet sich durch Tröpfcheninfektion beim Sprechen, Husten und Niesen, aber auch durch Kleidung oder Bettwäsche. Allerdings überlebt das Virus nicht länger als zwei Tage in der Umwelt – wenn Temperatur und Luftfeuchte hoch sind, sogar noch kürzer.

Die Symptome einer Pockeninfektion setzen zwölf bis 14 Tage nach der Ansteckung mit Fieber, Kopfschmerzen, Kreuzschmerzen und starkem Krankheitsgefühl ein. Dazu können heftige Bauchschmerzen und Wahnvorstellungen kommen. Nach zwei bis vier Tagen entwickelt sich im Gesicht, im Mund und auf den Armen ein Ausschlag aus flachen, roten Flecken, der sich bald auf den Rumpf und die Beine ausbreitet. Mit dem Erscheinen des Ausschlags können Infizierte andere anstecken. Nach ein bis zwei Tagen verwandeln sich diese Flecken erst in flüssigkeits-, dann in eitergefüllte Bläschen. Nach acht bis neun Tagen verkrusten die Pusteln. Die abgeheilten Pusteln hinterlassen meist deutliche Narben.

Pocken werden durch die Kultivierung des Erregers oder durch die mikroskopische Untersuchung einer Probe aus den Bläschen oder Pusteln diagnostiziert.

Eine Impfung innerhalb der ersten Tage nach dem Kontakt mit dem Virus kann eine Erkrankung verhindern oder zumindest ihre Ausprägung beträchtlich lindern. Menschen mit Pockenverdacht müssen sofort isoliert werden, um eine Ausbreitung der Krankheit zu verhindern. Kontaktpersonen dieser Menschen brauchen nicht isoliert zu werden, müssen jedoch genau beobachtet werden, um beim ersten Anzeichen einer Erkrankung ebenfalls isoliert zu werden.

Die Pockenimpfung zeigt deutlich häufiger unerwünschte Reaktionen als andere Impfungen. Sie treten besonders häufig bei Personen auf, die noch nie gegen Pocken geimpft worden sind. Gefährdet sich auch Menschen mit einer Abwehrschwäche.

Eine wirksame Behandlung gegen die Viren gibt es nicht. Die Behandlung erfolgt daher symptomatisch: Atemtätigkeit und Blutdruck werden unterstützt und etwaige bakterielle Infektionen bekämpft.

---

allerdings nur in Höhen bis 800 Metern; darüber besteht kaum noch eine Gefahr, dass Zecken die Infektion übertragen.

Zecken leben in hohem Gras und sitzen auf den Blättern und Zweigen von Büschen. Sie lassen sich auf Menschen und Tiere, die durch das Gebüsch streifen, fallen und verkriechen sich bei ihnen in feuchtwarmen Körperpartien. Bei ihrem Biss, mit dem sie Blut saugen, gelangen die Viren aus dem Verdauungstrakt der Zecken in dcn Mcnschen.

Symptome und Komplikationen

Die meisten FSME-Infektionen verlaufen unbemerkt. Zehn bis 30 Prozent der Infizierten bekommen grippeähnliche Symptome mit leichtem Fieber. Wiederum etwa zehn Prozent von diesen Erkrankten erleben eine zweite Krankheitsphase. Das Fieber steigt erneut an, Gehirn und Hirnhäute, Nervenbahnen und -wurzeln entzünden sich. Diese Entzündungen können mit Lähmungen, vor allem im Bereich des Schultergürtels, einhergehen. Bei Kindern und

Jugendlichen verläuft die Krankheit in der Regel leichter.

Einige der an FSME-Erkrankten tragen einen dauerhaften Schaden davon. Sie haben lange anhaltende Kopfschmerzen, Lähmungen und eine Schwäche der Muskulatur. In Einzelfällen kann ein Anfallleiden zurückbleiben.

Vorbeugung und Behandlung

Die sicherste Vorbeugung ist der Schutz vor Zeckenbissen durch Kleidung, die möglichst viel Haut bedeckt. Nach einem Waldspaziergang sollte die Haut nach Zecken abgesucht, gefundene Tiere sollten sofort entfernt werden. Nach Möglichkeit sollte dies mit einer speziellen Zeckenzange (aus der Apotheke) geschehen. Die früher empfohlene Anwendung von Öl, Klebstoff oder Nagellack sollte unterbleiben.

Gegen FSME gibt es eine Impfung. Sie ist sinnvoll für Personen, die sich aus beruflichen Gründen oder bei Freizeitaktivitäten in FSME-Endemiegebieten aufhalten müssen (Waldarbeiter, Landwirte, Sportler). Unter bestimmten Voraussetzungen kann sie auch für Bewohner und Urlauber in Endemiegebieten ratsam sein.

Die Injektion von FSME-Antikörpern kann in Erwägung gezogen werden, wenn sich eine ungeimpfte Person in einem Endemiegebiet mehr als fünf Zeckenbisse zugezogen hat. Für Kinder bis zum vollendetem 14. Lebensjahr darf diese passive Immunisierung nicht angewendet werden. Es hat sich herausgestellt, dass bei ihnen die Krankheit nach einer solchen Antikörpergabe schwerer verlaufen kann als ohne.

Eine spezifische Behandlung der Frühsommer-Meningoenzephalitis gibt es nicht.

Gelbfieber

Gelbfieber ist eine von Mücken übertragene Viruserkrankung, die Blutungen aus dem Verdauungstrakt und eine Leberentzündung hervorrufen kann, welche zu Gelbsucht führt.

Gelbfieber wird von Arboviren hervorgerufen und durch den Stich der Gelbfiebermücken *(Aedes aegypti)* übertragen. Gelbfieber ist eine der bekanntesten und historisch bedeutsamsten Virusinfektionen. In der Vergangenheit haben große Gelbfieberepidemien Zehntausende von Menschen das Leben gekostet. Die Infektion, die früher in tropischen und gemäßigten Breiten rund um die Welt häufig war, kommt heute nur noch in Zentralafrika sowie Mittel- und Südamerika vor.

Die ersten Symptome, die nach ein paar Tagen abklingen, sind Kopf- und Gliederschmerzen sowie leichtes Fieber. Einige Infizierte erholen sich, andere entwickeln jedoch hohes Fieber, Übelkeit und Erbrechen und schwere Schmerzen am ganzen Körper. Die Haut färbt sich wegen der Leberinfektion gelb. Oft blutet es aus Nase, Mund und Verdauungstrakt. Manchmal sinkt der Blutdruck gefährlich stark ab (Schock) und die Erkrankten fallen ins Koma.

Diagnostiziert wird Gelbfieber durch einen Erregernachweis im Labor und durch den Nachweis von Antikörpern gegen das Virus im Blut.

Die Gelbfieberimpfung beugt der Infektion sehr erfolgreich vor. Sie wird allen Reisenden in entsprechende Weltregionen empfohlen. Die Infektion selbst lässt sich nicht wirksam behandeln.

KAPITEL 197

HIV-Infektion

Die Infektion durch HIV *(human immuno-deficiency virus)* erfolgt durch einen von zwei Virenstämmen, HIV 1 und HIV 2, die nach und nach die weißen Blutkörperchen (Lymphozyten) zerstören. Lymphozyten spielen eine wichtige Rolle bei der körpereigenen Abwehr ▲. Mit zu wenig Lymphozyten ist der Körper anfällig für die Attacken vieler anderer infektiöser Organismen. Viele Komplikationen einer HIV-Infektion sind in der Regel die Folge dieser anderen Infektionen und nicht der HIV-Infektion selbst.

Die so genannte erworbene Immunschwäche Aids *(acquired immunodeficiency syndrome)* ist die schwerste Form einer HIV-Infektion. Jemand mit einer HIV-Infektion gilt als aidskrank, wenn sich mindestens eine komplizierende Erkrankung entwickelt oder wenn seine Fähigkeit, gegen eine Infektion anzukämpfen, deutlich abnimmt; dieses wird durch eine geringe Zahl von (CD4+)-Lymphozyten im Blutbild festgestellt.

HIV-Infektionen und Aids haben inzwischen epidemische Ausmaße angenommen. Ende 2003 schätzte die Weltgesundheitsorganisation, dass weltweit etwa 40 Millionen Menschen mit dem HI-Virus infiziert sind. In manchen Teilen Schwarzafrikas sind mehr als 30 Prozent der Bevölkerung im Alter von 15 bis 45 Jahren infiziert, sodass einer ganzen Generation die Beinaheausrottung droht. In Deutschland leben derzeit etwa 43 000 HIV-infizierte Personen. 33 500 von ihnen sind Männer, 9 500 sind Frauen. Weniger als 400 Kinder unter 13 Jahren sind mit HIV infiziert. Seit Beginn der Epidemie gab es in Deutschland etwa 65 000 Menschen HIV-Infizierte. Im Jahr 2003 sind in Deutschland etwa 2 000 Personen als neu Infizierte registriert worden.

Infektionen mit HIV 1 und HIV 2 treten in der Regel in verschiedenen Weltregionen auf. HIV 1 kommt am häufigsten in der westlichen Hemisphäre, in Europa, Asien sowie in Zentral-, Süd- und Ostafrika vor. HIV 2 kommt hauptsächlich in Westafrika vor, obwohl dort auch gleichzeitig viele Menschen mit dem HIV-1-Virenstamm infiziert sind.

▲ siehe Seite 1049

Infektionswege

HIV wird durch den Kontakt mit Körperflüssigkeit, die infizierte Zellen oder Viren enthält, übertragen. HIV kann in fast jeder Körperflüssigkeit enthalten sein, doch die Übertragung geschieht hauptsächlich durch Blut, Sperma, Scheidenflüssigkeit und Muttermilch. HI-Viren sind in geringer Konzentration auch in Tränen, Harn und Speichel enthalten, doch eine Infektion durch Kontakt mit diesen Flüssigkeiten ist extrem selten.

HIV wird auf folgenden Wegen übertragen:

Durch Geschlechtsverkehr mit infizierten Menschen, bei dem die Schleimhaut von Mund, Scheide, Penis oder Rektum infizierter Körperflüssigkeit ausgesetzt ist (ungeschützter Sex).

Durch Injektion und Infusion von virushaltigem Blut, z. B. bei Bluttransfusionen, durch Verwendung von gebrauchten Injektionsnadeln und einem versehentlichen Stich mit einer HIV-infizierten Nadel.

Von einer infizierten Mutter auf das Kind – und zwar vor und während der Geburt und durch die Muttermilch.

Eine verletzte Haut oder Schleimhaut, z. B. bei heftigem Vaginal- oder Analverkehr, erhöht die Anfälligkeit für eine HIV-Infektion. Das Risiko für eine sexuell übertragene HIV-Infektion ist größer, wenn jemand an Herpes, Syphilis und anderen sexuell übertragbaren Krankheiten leidet, die die Haut schädigen und zu einer Entzündung im Genitalbereich führen. Das HI-Virus kann auch dann übertragen werden, wenn keiner der Partner andere sexuelle übertragbare Krankheiten oder offensichtliche Hautschäden hat; HIV-Infektionen kommen auch nach oralem Sex vor, aber viel seltener als bei Vaginal- und Analverkehr.

In Deutschland ist der häufigste HIV-Infektionsweg homosexueller Kontakt unter Männern. Dann folgt eine große Gruppe von Menschen aus Ländern, in denen es viele Infizierte gibt, die sich dort angesteckt haben und jetzt in Deutschland leben. Mit zwölf Prozent steht der heterosexuelle Übertragungsweg, also der zwischen Männern und Frauen, an dritter Stelle. Erst an vierter Stelle taucht die Personengruppe auf, die sich bei intravenösem Drogengebrauch infiziert hat.

Wenn sich jemand versehentlich mit einer

HIV-infizierten Injektionsnadel sticht, liegt das Risiko bei eins zu 300, sich dabei mit HIV anzustecken. Das Risiko einer HIV-Infektion erhöht sich jedoch, wenn die Kanüle tief eingedrungen ist oder verseuchtes Blut injiziert wurde. Das Risiko, sich mit infizierter Körperflüssigkeit anzustecken, die in den Mund oder die Augen spritzt, beträgt weniger als eins zu 1 000.

Über ihre Mutter können sich auch Säuglinge mit HIV anstecken ▲. Die Viren können schon früh in der Schwangerschaft über die Plazenta auf das Kind übertragen werden und während der Geburt bei der Passage durch den Geburtskanal. Gestillte Kinder können durch die Muttermilch mit HIV infiziert werden. Auch durch sexuelle Gewalt können Kinder mit HIV infiziert werden.

HIV wird nicht durch zufälligen, oberflächlichen Kontakt übertragen, auch nicht durch enge nichtsexuelle Kontakte, wie etwa bei der Arbeit, in der Schule oder zu Hause. Es wurde bisher kein Fall einer HIV-Ansteckung bekannt, die durch Husten oder Niesen einer infizierten Person oder durch einen Mückenstich herbeigeführt worden ist.

Entstehung der Krankheit

Einmal im Körper, heften sich die Viren an verschiedene Typen weißer Blutkörperchen an, vorwiegend an bestimmte Lymphozyten, die in ihrer äußeren Zellschicht ein Rezeptoreiweiß aufweisen, das CD4. Zellen mit CD4-Rezeptoren heißen CD4-positive (CD4+)-Zellen oder T-Helfer-Zellen. T-Helfer-Zellen aktivieren und koordinieren andere Zellen des Immunsystems. Die Erbinformation des HI-Virus ist in RNA kodiert. Ist die RNA erst einmal ins Innere einer T-Helfer-Zelle gelangt, wandelt das Virus seine RNA mithilfe des Enzyms Reverse Transkriptase in DNA um. Die virale DNA wird anschließend in die DNA des infizierten Lymphozyten eingebaut. Die zelleigene Maschinerie des Lymphozyten vervielfältigt dann das Virus in der Zelle, wodurch die Zelle schließlich zerstört wird. Die vielen tausend neuen Viren, die jede infizierte Zelle produziert, infizieren weitere Lymphozyten, die sie ebenfalls zerstören können. Innerhalb weniger Tage oder Wochen werden so unter Umständen genug HI-Viren produziert, um die Zahl der Lymphozyten wesentlich zu verringern, sodass der Infizierte die HIV-Infektion an andere weitergeben kann.

Weil die HIV-Infektion die T-Helfer-Zellen vernichtet, schwächt sie die körpereigene Abwehrkraft, die ansonsten den Körper vor Infek-

Was ist ein Retrovirus?

Das Immunschwächevirus HIV ist ein Retrovirus, das wie viele Viren sein Erbmaterial als RNA und nicht als DNA speichert. Wenn das Virus in eine Wirtszelle eindringt, setzt es seine RNA frei und gleichzeitig ein Enzym (die Reverse Transkriptase). Damit zwingt es die DNA der Zelle, seine RNA als Vervielfältigungsmuster zu verwenden. Die virale DNA wird anschließend in die DNA der Wirtszelle eingebaut. Andere RNA-Viren, wie Polio- und Masernviren, machen keine DNA-Kopien, sondern kopieren einfach ihre eigene RNA.

Jedes Mal, wenn sich eine Wirtszelle teilt, kopiert sie die eingebaute Virus-DNA zusammen mit ihren eigenen Genen. Die Virus-DNA bleibt entweder inaktiv und richtet keinen Schaden an, oder sie wird aktiviert, übernimmt die Funktionen der Zelle und veranlasst sie, neue Viren zu produzieren. Diese neuen Viren werden von der infizierten Zelle freigesetzt, um weitere Zellen zu befallen.

tionen und Krebs schützt. Diese Schwächung des Immunsystems ist unter anderem der Grund, warum der Körper die HIV-Infektion nicht sofort beseitigen kann. Das Immunsystem kann jedoch reagieren. Innerhalb von ein bis zwei Monaten nach Einsetzen der Infektion produziert der Körper Lymphozyten und Antikörper, die dazu beitragen, die Zahl der HI-Viren im Blut zu senken und die Infektion unter Kontrolle zu halten. Aus diesem Grund können manche Menschen lange Zeit mit dem HI-Virus infiziert sein, bevor sie ernste gesundheitliche Probleme bekommen.

Da die Zahl der T-Helfer-Zellen ([CD4+]-Zellen) im Blut etwas über die Fähigkeit des Immunsystems aussagt, den Körper vor Infektionen zu schützen, ist sie ein gutes Maß für das Ausmaß des Schadens, den die HIV-Infektion angerichtet hat. Ein Gesunder hat etwa 800 bis 1 300 (CD4+)-Lymphozyten in einem Mikroliter Blut. In den ersten Monaten nach einer HIV-Infektion sinkt diese Zahl im Allgemeinen um 40

▲ siehe Seite 1550

Risiko einer HIV-Infektion bei sexueller Aktivität

Kein Risiko (wenn keine offenen Wunden vorhanden sind)

- Küsse, z. B. auf die Wange
- Aneinanderreiben des Körpers und Massage
- Gebrauch von Massagestäben u.ä. zur sexuellen Stimulation, solange sie nicht gemeinsam benutzt werden
- Masturbation durch einen Partner, ohne Kontakt zu Samen oder Scheidenflüssigkeit
- Gemeinsames Baden und Duschen
- Kontakt von intakter Haut mit Kot und Urin

Theoretisches Risiko (extrem gering, wenn keine offenen Wunde vorhanden sind)

- Zungenküsse
- Oraler Sex, an einem Mann durchgeführt (ohne Samenerguss, mit oder ohne Kondom)
- Oraler Sex, an einer Frau durchgeführt (mit Barriere durch Kondom für Frauen)
- Oral-analer Kontakt (Mund-After-Kontakt)
- Eindringen in Scheide und After mit einem Finger, mit oder ohne Handschuh
- Gebrauch von gemeinsam genutzten Massagestäben u. Ä. zur sexuellen Stimulation, die nach jeder Verwendung desinfiziert werden

Geringes Risiko

- Oraler Sex, an einem Mann durchgeführt (Fellatio; mit Samenerguss, mit oder ohne Verschlucken des Samens)
- Oraler Sex, an einer Frau durchgeführt (Cunnilingus; ohne Barriere durch Kondom für Frauen)
- Vaginaler und analer Sex (bei richtigem Kondomgebrauch)
- Gebrauch von gemeinsam genutzten Massagestäben o. Ä. zur sexuellen Stimulation, wenn sie nicht desinfiziert werden

Hohes Risiko

- Vaginaler und analer Sex (mit oder ohne Samenerguss, ohne Kondom oder bei falschem Kondomgebrauch)

bis 60 Prozent. Etwa sechs Monate nach der Infektion beginnt die Zahl der T-Helfer-Zellen langsamer zu sinken.

Wenn die Zahl der (CD4+)-Lymphozyten unter rund 200 pro Mikroliter Blut sinkt, gelingt es dem Immunsystem kaum noch, gegen gewisse Infektionen anzukämpfen (z. B. gegen Pilze, die *Pneumocystis-carinii*-Pneumonie hervorrufen). Diese Infektionen kommen bei Menschen mit gesundem Immunsystem gewöhnlich nicht vor und werden als opportunistische Infektionen bezeichnet. Ein Absinken der (CD4+)-Lymphozytenzahl unter 50 Zellen pro Mikroliter ist besonders gefährlich.

Die Zahl der Viren im Blut wird als **Viruslast** bezeichnet. In den erste Monaten nach der Infektion zirkuliert eine große Zahl von Viruspartikeln im Blut. In diesem Stadium ist die Infektion sehr ansteckend. Später sinkt die Viruslast auf ein niedrigeres Niveau, das für einige Zeit konstant bleibt. Dieses Stabilisierungsniveau ist ein wichtiger Indikator dafür, wie ansteckend die Infektion ist und wie rasch die Krankheit wahrscheinlich fortschreiten wird. Der Arzt misst die Viruslast im Laufe der Behandlung. Eine abnehmende oder sehr geringe Viruslast spricht dafür, dass die Behandlung wirkt. Ziel einer jeden Behandlung ist es, die Viruslast bis zu dem Punkt abzusenken, an dem im Blut keine Viren mehr nachzuweisen sind, obwohl wahrscheinlich noch immer einige vorhanden sind. Ein Anstieg der Viruslast kann darauf hinweisen, dass die Viren gegen die Medikamente resistent geworden sind oder dass der Infizierte seine Medikamente nicht regelmäßig einnimmt.

Symptome

Die meisten Menschen zeigen nach der Infektion zunächst keine auffälligen Symptome. Einige Wochen später kann es zu Fieber, Ausschlag, geschwollenen Lymphknoten, Müdigkeit und einer Reihe weniger häufiger Symptome kommen, die einige Wochen anhalten. Die meisten Symptome verschwinden wieder, allerdings können die Lymphknoten vergrößert bleiben. Bereits kurz nach einer Infektion kann eine infizierte Person das Virus weiter verbreiten; das gilt selbst dann, wenn sie keinerlei Symptome aufweist.

Jemand kann jahrelang mit HIV infiziert sein, bevor er Aids entwickelt. In dieser Zeit fühlen sich viele Infizierte wohl. Beschwerden wie geschwollene Lymphknoten, Gewichtsverlust, Müdigkeit, Fieber, das abwechselnd steigt und fällt, wiederkehrende Durchfälle, Blutarmut

Lebenszyklus des Immunschwächevirus (vereinfacht)

Wie alle Viren vermehrt sich das Immunschwächevirus HIV, indem es den genetischen Mechanismus der Wirtszelle verwendet, gewöhnlich einen (CD4+)-Lymphozyten. Die derzeit eingesetzten Medikamente stören zwei sensible Virusenzyme – die Reverse Transkriptase und die Protease; beide braucht das Virus, um sich zu vervielfältigen.

1. Das HI-Virus heftet sich an eine Zelle und dringt in sie ein.

2. Die HIV-eigene RNA, der genetische Code des Virus, wird in die Zelle freigesetzt. Zur Reproduktion muss die RNA in DNA umgewandelt werden. Das Enzym, das die Umwandlung durchführt, heißt Reverse Transkriptase. Das HI-Virus mutiert an diesem Punkt sehr leicht, da die Reverse Transkriptase während der Umwandlung von RNA in DNA recht fehleranfällig ist.

3. Die Virus-DNA dringt in den Zellkern ein.

4. Mithilfe des Enzyms Integrase wird die Virus-DNA in die DNA der Zelle eingebaut.

5. Die DNA vervielfältigt sich nun und produziert RNA und Eiweiße. Die Eiweiße liegen als lange Kette vor, die in Stücke geteilt werden muss, nachdem das Virus die Zelle verlassen hat.

6. Ein neues Virus wird aus RNA und kurzen Eiweißstücken zusammengesetzt.

7. Das Virus schnürt sich ab, indem es sich in einen Teil der Zellmembran einwickelt (Hülle).

8. Um andere Zellen infizieren zu können, muss das abgeschnürte Virus heranreifen. Es wird infektiös, wenn ein weiteres Virusenzym (HIV-Protease) Eiweißbausteine innerhalb des abgeschnürten Virus abschneidet und sie veranlasst, sich zur ausgereiften Form des HIV anzuordnen.

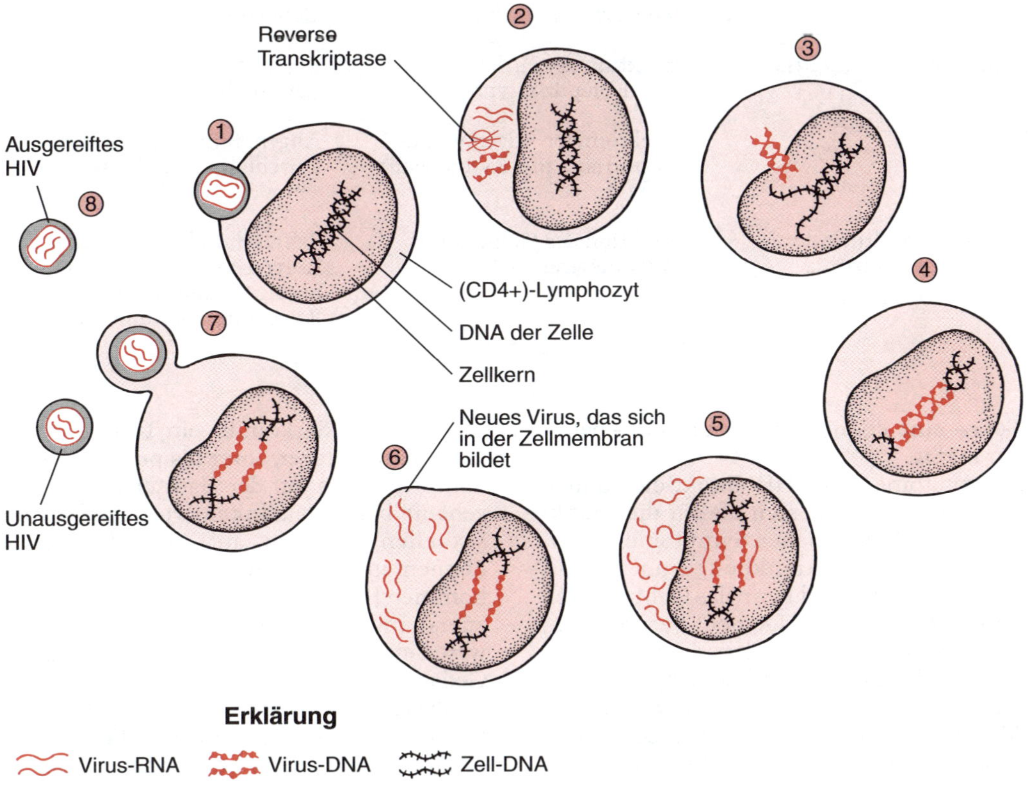

Reverse
Transkriptase

②

③

Ausgereiftes
HIV

①

⑧

(CD4+)-Lymphozyt

DNA der Zelle

Zellkern

④

⑦

Neues Virus, das sich
in der Zellmembran
bildet

⑥

⑤

Unausgereiftes
HIV

Erklärung

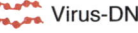 Virus-RNA   Virus-DNA   Zell-DNA

HÄUFIGE OPPORTUNISTISCHE INFEKTIONEN IM ZUSAMMENHANG MIT AIDS

INFEKTION	BESCHREIBUNG	SYMPTOME
Candida-Ösophagitis	Hefepilzinfektion der Speiseröhre	Schmerzen beim Schlucken, Brennen in der Brust
Pneumocystis-carinii-Pneumonie	Lungeninfektion, hervorgerufen durch *Pneumocystis carinii*	Atemprobleme, Husten, Fieber
Toxoplasmose	Infektion mit dem Parasiten *Toxoplasma*, der gewöhnlich das Gehirn befällt	Kopfschmerzen, Verwirrtheit, Teilnahmslosigkeit, Krampfanfälle
Tuberkulose	Infektion der Lunge, manchmal auch anderer Organe, durch das Tuberkulosebakterium	Husten, Fieber, nächtliche Schweißausbrüche, Gewichtsverlust, Brustschmerzen
Mycobacterium-avium-Komplex	Infektionen von Darmtrakt und Lunge mit einem Bakterientyp ähnlich dem Tuberkulosebakterium	Fieber, Gewichtsverlust, Durchfall, Husten
Kryptosporidiose	Darminfektion mit dem Parasiten *Cryptosporidium*	Durchfall, Bauchschmerzen, Gewichtsverlust
Kryptokokkenmeningitis	Infektion der Hirnhäute mit dem Hefepilz *Cryptococcus*	Kopfschmerzen, Fieber, Verwirrtheit
Zytomegalie	Infektion der Augen und des Darmtrakts mit Zytomegalieviren	Augen: Blindheit; Darmtrakt: Durchfall, Gewichtsverlust
Progressive multifokale Leukenzephalopathie	Infektion des Gehirns mit Polyomaviren	Schwächegefühl auf einer Körperseite, Gleichgewichtsprobleme und gestörte Bewegungskoordination

und Soor – eine Pilzinfektion im Mund – belasten nur mäßig.

Die Symptome einer HIV-Infektion können jahrelang bestehen, ehe sich die für die Krankheit Aids charakteristischen Symptome, opportunistische Infektionskrankheiten und Tumoren zeigen. Zum Beispiel kann das Gehirn durch HIV infiziert werden und Demenz verursachen; damit gehen ein Gedächtnisverlust, Konzentrationsschwierigkeiten und schleppende Verarbeitung von Informationen einher. Bei einigen Menschen ist das HI-Virus wahrscheinlich direkt für den mit Aids einhergehenden schweren Gewichtsverlust verantwortlich. Auch eine Reihe von Infektionen und eine unbehandelte, anhaltende Infektion, wie Tuberkulose, können bei Aidskranken eine Auszehrung hervorrufen.

Das Kaposi-Sarkom ist ein Tumor, der in Gestalt schmerzloser, roter bis purpurfarbener erhöhter Flecken auf der Haut erscheint. Er tritt gehäuft bei Aidskranken, vornehmlich homosexuellen Männern, auf. Menschen mit Aids können auch Tumoren des Immunsystems bekommen (Lymphome), die sich möglicherweise zuerst im Gehirn entwickeln, wo sie zu Verwirrtheit, Persönlichkeitsveränderungen und Gedächtnisverlust führen können. Frauen sind gefährdet, Krebs im Gebärmutterhals zu bekommen. Bei homosexuellen Männern ist die Gefahr eines Tumors im Rektum erhöht.

Nur wenige Menschen sterben direkt an den Folgen einer HIV-Infektion. Gewöhnlich wird der Tod durch das Zusammenwirken von Auszehrung, Demenz, opportunistischen Infektionen und Tumoren hervorgerufen.

Diagnose

Mit einem relativ einfachen, weitgehend verlässlichen Bluttest (ELISA-Test) können Menschen auf eine HIV-Infektion getestet werden. Dieser Test weist Antikörper gegen HIV in einer Blutprobe nach. Ist das Ergebnis positiv, wird ein zweiter, noch genauerer Bluttest durchgeführt, beispielsweise nach dem Western-Blot-Verfahren. Beide Tests sind in den ersten ein bis zwei Monaten nach einer HIV-Infektion häufig nicht positiv, weil der Körper so lange braucht, um Antikörper gegen das Virus zu entwickeln. Andere hoch empfindliche Testverfahren (z. B. Viruslast-Test und P24-Antigen) können die Viren selbst bereits während dieses Zeitraums im Blut nachweisen. P24-Antigen wird gegenwärtig zusammen mit anderen Tests angewendet, um gespendetes Blut für Transfusionen zu untersuchen.

Im Blut von HIV-infizierten Menschen werden regelmäßig die (CD4+)-Lymphozyten gezählt und die Viruslast gemessen. Anhand dieser beiden Messwerte entscheidet der Arzt, wann es ratsam ist, mit der medikamentösen Behandlung der HIV-Infektion und der Vorbeugung vor opportunistischen Infektionen zu beginnen. Mithilfe dieser Tests lässt sich auch die Wirkung der Behandlung überwachen. Aids wird diagnostiziert, wenn die Zahl der (CD4+)-Lymphozyten auf weniger als 200 Zellen pro Mikroliter Blut fällt.

Vorbeugung

Da HIV am häufigsten durch sexuellen Kontakt und gemeinsamen Spritzengebrauch übertragen wird, lassen sich Infektionen leicht vermeiden. Die dazu erforderlichen Maßnahmen sind »safer sex« ▲ zu praktizieren und saubere Injektionsnadeln zu verwenden und diese nicht mit anderen zu tauschen.

Einen Impfstoff, um einer HIV-Infektion vorzubeugen oder den Krankheitsverlauf bei infizierten Menschen zu verlangsamen, gibt es noch nicht.

Da HIV weder durch Luft noch durch oberflächlichen Kontakt (wie Berühren, Umarmen oder Küssen) übertragen wird, brauchen HIV-positive Menschen nicht isoliert zu werden. Mit HIV kontaminierte Oberflächen von Gegenständen können leicht gereinigt werden, da HIV durch Hitze und die üblichen Desinfektionsmittel wie Wasserstoffperoxid und Alkohol unschädlich gemacht wird. Für Arztpraxen und Krankenhäuser gibt es strenge Vorschriften für den Umgang mit Proben aus Blut und anderen Körperflüssigkeiten, um der Übertra-

Strategien zur Vorbeugung einer HIV-Infektion

- Sexuelle Enthaltsamkeit
- Bei jedem Geschlechtsverkehr mit einem infizierten Partner oder einem Partner, dessen HIV-Status unbekannt ist, ein Kondom benutzen. In die Scheide eingebrachte, Spermien tötende Mittel schützen nicht vor einer HIV-Infektion
- Bei oralem Sex jeden Kontakt mit der Samenflüssigkeit vermeiden; vor und nach oralem Sex mehrere Stunden lang Zähneputzen vermeiden
- Monogame Paare, die sich neu zusammengefunden haben, sollten sich auf HIV und andere sexuell übertragbare Krankheiten testen lassen, bevor sie ungeschützten Geschlechtsverkehr haben
- Injektionsnadeln und Spritzen niemals gemeinsam benutzen
- Gummihandschuhe tragen beim Kontakt mit den Körperflüssigkeiten von Personen, deren HIV-Status unbekannt ist
- Beim Umgang mit möglicherweise infizierten Spritzen u. Ä. Vorsicht walten lassen

gung von HIV und anderen ansteckenden Erregern vorzubeugen.

Menschen, die durch einen Blutspritzer, einen Nadelstich oder sexuellen Kontakt mit HIV in Berührung gekommen sind, können das Infektionsrisiko senken, wenn sie so bald wie möglich nach dem HIV-Kontakt für kurze Zeit antivirale Medikamente einnehmen. Gegenwärtig wird die vierwöchige vorbeugende Einnahme von zwei oder drei Virustatika empfohlen. Da das Infektionsrisiko unterschiedlich ist, wird die Entscheidung über die Art der Behandlung von Arzt und Patient individuell getroffen.

Behandlung

Um eine HIV-Infektion zu behandeln, gibt es drei Klassen von Medikamenten: nukleosidische Reverse-Transkriptase-Hemmer, nichtnukleosidische Reverse-Transkriptase-Hemmer und Pro-

▲ siehe Kasten Seite 1162

teasehemmer. Beide Typen von Reverse-Transkriptase-Hemmern wirken, indem sie das HIV-Enzym Reverse Transkriptase behindern, das die virale RNA in DNA umwandelt. Proteasehemmer stören das HIV-Enzym Protease, das gewisse Eiweiße innerhalb neu produzierter Viren aktiviert; dadurch entstehen unreife, fehlerhafte Viren, die nicht so infektiös sind. Keiner dieser Wirkstoffe tötet das HI-Virus; sie alle verhindern lediglich, dass sich die Viren vermehren. Wenn die Virenvermehrung ausreichend vermindert wird, geht die Zerstörung von (CD4+)-Lymphozyten drastisch zurück, und ihre Zahl beginnt wieder zu steigen. Dadurch kann ein großer Teil des Schadens, den das Immunsystem durch das HI-Virus erlitten hat, rückgängig gemacht werden.

Die HI-Viren entwickeln in der Regel Resistenzen gegen alle diese Mittel, wenn diese allein angewendet werden; manchmal dauert das nur ein paar Tage, manchmal auch ein paar Jahre. Daher ist die Behandlung am wirkungsvollsten, wenn wenigstens zwei, besser drei der Arzneimittel miteinander kombiniert werden – gewöhnlich ein oder zwei Reverse-Transkriptase-Hemmer und ein Proteasehemmer. Diese Arzneimittelkombinationen werden auch noch aus zwei anderen Gründen eingesetzt: Um den HIV-Spiegel im Blut zu senken, sind Kombinationen wirksamer als einzelne Arzneien. Außerdem erhöhen HIV-Medikamente, wie Ritonavir, den Spiegel anderer HIV-Medikamente im Blut, indem sie deren Ausscheidung aus dem Körper verlangsamen. Arzneimittelkombinationen verzögern das Einsetzen von Aids bei HIV-Infizierten und verlängern damit ihr Leben.

Kombinationen von HIV-Medikamenten haben sowohl unangenehme als auch gefährliche Nebenwirkungen. Proteasehemmer stören primär den Fettstoffwechsel. Zu den Symptomen gehört die langsame Verlagerung von Körperfett aus Gesicht, Armen und Beinen in die Bauchregion (»Protease Paunch«, *paunch* = Schmerbauch) und bei Frauen manchmal in den Brustbereich. Die Blutfettwerte (Cholesterin und Triglyzeride) steigen, was wahrscheinlich das Risiko für Herzinfarkt und Schlaganfälle erhöht.

Nukleosidische Reverse-Transpriktase-Hemmer schädigen die Mitochondrien, die »Kraftwerke« der menschlichen Zelle. Zu ihren unerwünschten Wirkungen gehören Blutarmut, schmerzende Füße aufgrund von Nervenschädigungen und Leberschäden, die in seltenen Fällen zu Leberversagen führen. Die einzelnen Medikamente unterscheiden sich in ihren Ne-

benwirkungen. Durch sorgfältige Überwachung und Veränderungen der Medikamentenzusammenstellung lassen sich ernste Probleme in der Regel verhindern.

Die Behandlung nützt nur dann etwas, wenn die Medikamente pünktlich und regelmäßig eingenommen werden. Wird die Einnahme öfter vergessen, können sich die Viren vermehren und Resistenzen entwickeln. Bisher ist es noch keiner Behandlung gelungen, die Viren aus dem Körper zu entfernen, auch wenn die Virenlast oft unter die Nachweisgrenze fällt. Wird die Behandlung abgebrochen, nimmt die Virenlast wieder zu, und die Zahl der (CD4+)-Lymphozyten beginnt wieder zu sinken.

Es ist noch nicht sicher, zu welchem Zeitpunkt am besten mit der Therapie begonnen werden sollte, doch Menschen mit einer geringen Zahl von (CD4+)-Lymphozyten oder einer hohen Virenlast sollten selbst dann behandelt werden, wenn sie noch keine Symptome zeigen.

Menschen mit einer geringe Zahl von (CD4+)-Lymphozyten im Blut erhalten routinemäßig Medikamente, um opportunistischen Infektionen vorzubeugen. Wenn die Zahl der (CD4+)-Lymphozyten auf unter 200 pro Mikroliter Blut gesunken ist, wird meist Cotrimoxazol gegeben, um einer *Pneumocystis-carinii*-Pneumonie vorzubeugen. Dieses Mittel beugt auch einer Gehirninfektion durch Toxoplasmose vor. Menschen, die weniger als 50 (CD4+)-Lymphozyten im Mikroliter Blut haben, kann die wöchentliche Einnahme von Azithromyzin oder die tägliche Einnahme von Clarithromyzin oder Rifabutin gegen Infektionen durch *Mycobacterium avium* schützen.

Kranke, die sich von einer Kryptokokkenmeningitis erholen müssen, oder solche, die wiederholt Soor (Infektion mit Candidapilzen in Mund, Speiseröhre und Scheide) hatten, können über längere Zeit das Pilzmittel Fluconazol einnehmen. Wiederkehrende Herpes-simplex-Infektionen am Mund, an den Lippen, Genitalien und im Rektum können eine lang dauernde Behandlung mit Aciclovir erforderlich machen, um vor Rückfällen zu schützen.

Andere Medikamente können gegen die Schwäche und den Gewichtsverlust helfen, die mit Aids einhergehen. Megestrol und Dronabinol (ein Marihuana-Derivat) regen den Appetit an. Anabolika, wie Testosteron, können den Verlust an Muskelgewebe bis zu einem gewissen Grad ausgleichen. Manche Männer haben einen niedrigen Testosteronspiegel; dieser kann durch Injektionen und Testosteronpflaster, die auf die Haut geklebt werden, erhöht werden.

℞ ARZNEIMITTEL BEI HIV-INFEKTION

GRUPPE	ARZNEISTOFF	UNERWÜNSCHTE WIRKUNGEN (AUSWAHL)

Nichtnukleosidische Reverse-Transkriptase-Hemmer (NNRTI)

	Delarvirdin	Ausschlag, Kopfschmerzen
	Efavirenz	Benommenheit, Schläfrigkeit, Alpträume, Verwirrtheit, Aufgeregtheit, Vergesslichkeit, Euphorie, Ausschlag
	Nevirapin	Ausschlag (gelegentlich schwer), Leberfunktionsstörungen

Nukleosidische und nukleotidische Reverse-Transkriptase-Hemmer (kurz: Nukleosid-Analoga)

Alle können eine Laktatazidose und Leberschäden hervorrufen

	Abacavir	Fieber, Ausschlag (gelegentlich schwer, sogar lebensgefährlich), Übelkeit und Erbrechen, Blutbildveränderung (Verringerung der Zahl der weißen Blutkörperchen)
	Didanosin (DDI)	Schädigung der peripheren Nerven, Bauchspeicheldrüsenentzündung, Übelkeit, Durchfall
	Lamivudin (3TC)	Kopfschmerzen, Müdigkeit
	Stavudin (D4T)	Schädigung der peripheren Nerven, Fettverlust im Gesicht
	Tenofovir	Leichter bis mittelschwerer Durchfall, Übelkeit und Erbrechen, Abgehen von Winden
	Zalcitabin (DDC)	Schädigung der peripheren Nerven, Bauchspeicheldrüsenentzündung, Mundgeschwüre
	Zidovudin (AZT)	Blutarmut und erhöhte Infektionsanfälligkeit (aufgrund der Knochenmarkschädigung), Kopfschmerzen, Schlaflosigkeit, Mattigkeit, Muskelschmerzen

Proteasehemmer

Alle rufen Übelkeit, Erbrechen, Durchfall und Bauchbeschwerden hervor; hoher Blutzucker- und Cholesterinspiegel sind häufig; Fettablagerungen im Bauchbereich (»Protease Paunch«) sind möglich; bei Blutern Blutungen; Leberfunktionsstörungen

	Amprenavir	
	Indinavir	Nierensteine
	Lopinavir	Kribbeln im Mund, veränderter Geschmackssinn
	Nelfinavir	
	Ritonavir	Kribbeln im Mund, veränderter Geschmackssinn
	Saquinavir	

Prognose

Der Kontakt mit HI-Viren führt nicht zwangsläufig zu einer Infektion. Einige Menschen, die den Viren jahrelang ausgesetzt sind, haben sich nicht infiziert. Außerdem ist es immer wieder vorgekommen, dass sich infizierte Personen wohl fühlten und mehr als ein Jahrzehnt symptomlos blieben. Bisher ist noch unklar, warum manche Menschen so viel früher erkranken als andere, doch wahrscheinlich beeinflusst eine ganze Reihe genetischer Faktoren sowohl die Anfälligkeit für eine Infektion als auch das Fortschreiten der Infektion bis zum Ausbruch von Aids.

Ohne Behandlung beträgt das Risiko für einen infizierten Menschen etwa ein bis zwei Prozent, während der ersten Jahre nach der Ansteckung die Immunschwächekrankheit Aids zu entwickeln. Die Gefahr wächst in jedem darauf folgenden Jahr um fünf Prozent. Das Risiko, innerhalb von zehn bis elf Jahren nach der Infektion Aids zu entwickeln, liegt bei etwa 50 Prozent. Schließlich entwickeln mehr als 95 Prozent aller unbehandelten Infizierten

Aids, und es ist möglich, dass schließlich alle Infizierten an Aids erkranken, wenn sie nur lange genug leben, wenn es auch einigen Infizierten nach 15 Jahren noch immer gut geht.

In der Anfangszeit von Aids mussten viele Kranke einen erheblichen Verlust an Lebensqualität hinnehmen, wenn sie erst einmal ins Krankenhaus eingewiesen worden waren, wo sie den größten Teil ihrer noch verbleibenden Lebenszeit verbringen mussten. Die meisten

Aidskranken starben damals innerhalb von zwei Jahren nach Ausbruch der Krankheit. Durch die neuen antiviralen Medikamente und verbesserten Behandlungs- und Vorbeugemöglichkeiten gegen opportunistische Infektionen gelingt es vielen Erkrankten, ihre körperliche und geistige Leistungsfähigkeit noch Jahre nach der Aidsdiagnose zu erhalten. Aids ist somit eine behandelbare, aber immer noch nicht heilbare Krankheit geworden.

KAPITEL 198

Sexuell übertragbare Krankheiten

Sexuell übertragbare (venerische) Krankheiten werden zwar nicht nur, aber meistens durch sexuellen Kontakt von einem Menschen auf den anderen übertragen.

Da sexuelle Aktivitäten intimen Kontakt voraussetzen, stellen sie für Krankheitserreger eine günstige Gelegenheit dar, neue Wirte zu finden. Zu den sexuell übertragbaren Bakterieninfektionen gehören Syphilis, Tripper, nicht durch Gonokokken ausgelöste Harnleiterentzündung und von Chlamydien hervorgerufene Gebärmutterhalsentzündung, venerische Lymphknotenentzündung, weicher Schanker, Granuloma inguinale und Trichomonadeninfektion. Zu den sexuell übertragbaren Virusinfektionen zählen Genitalwarzen, Genitalherpes ▲, Molluscum contagiosum ■ sowie die HIV-Infektion bzw. Aids ★.

Entsprechend dem Gesetz zur Bekämpfung von Geschlechtskrankheiten gelten in Deutschland vier Erkrankungen als meldepflichtige sexuell übertragbare Krankheiten: Syphilis, Tripper (Gonorrhö), weicher Schanker und venerische Lymphknotenentzündung.

Sexuell übertragbare Krankheiten gehören weltweit zu den häufigsten Infektionskrankheiten. In Deutschland wurden im Jahr 2000 insgesamt 3 717 Erkrankungen gemeldet, und zwar 1 135 Syphilis-Erkrankungen und 2 557-mal

Gonorrhö. 25 Erkrankungen beruhten auf anderen Erregern. Über andere sexuell übertragbare Krankheiten, die nicht meldepflichtig sind, gibt es keine verlässlichen Zahlen.

Um sich mit einer sexuell übertragbaren Krankheit zu infizieren, ist nicht zwangsläufig Geschlechtsverkehr erforderlich. Meist werden diese Erkrankungen zwar durch vaginalen, oralen und analen Sex mit einem infizierten Partner weitergetragen, doch gelegentlich werden sie allein durch Küssen oder Körperkontakt verbreitet.

Die meisten sexuell übertragbaren Bakterieninfektionen lassen sich rasch und einfach heilen. Sexuell übertragbare Virusinfektionen, besonders mit HIV und Herpes, bleiben lebenslang bestehen; sie lassen sich zwar behandeln, aber nicht heilen.

Syphilis

Syphilis ist eine sexuell übertragbare Krankheit, die durch das Bakterium Treponema pallidum *verursacht wird.*

Syphilis ist im Primär- und Sekundärstadium höchst ansteckend; häufig reicht ein einziger Geschlechtsverkehr mit einer infizierten Person aus, um sich zu infizieren. *Treponema pallidum*-Bakterien dringen über die Schleimhaut, z. B. der Scheide und des Mundes, oder direkt über die Haut in den Körper ein. Innerhalb weniger Stunden erreichen sie die nächst

---

▲ siehe Seite 1145   ■ siehe Seite 1213
★ siehe Seite 1152

gelegenen Lymphknoten und verbreiten sich auf dem Blutweg über den gesamten Körper. Auch das ungeborene Kind kann während der Schwangerschaft mit Syphilis ▲ angesteckt werden.

Symptome

Die Symptome einer Syphilis beginnen gewöhnlich zwischen einer und 13 Wochen nach der Ansteckung; im Durchschnitt nach drei bis vier Wochen. Die Infektion verläuft, wenn sie nicht behandelt wird, in mehreren Stadien: dem Primär- und Sekundärstadium, dem latenten Stadium und dem Tertiärstadium. Die Infektion kann viele Jahre andauern, Herz- und Gehirnschäden verursachen und letztlich zum Tod führen.

Im **Primärstadium** erscheinen schmerzlose Geschwüre (Schanker) an der infizierten Stelle – oft am Penis, an der Vulva und in der Scheide. Der Schanker kann auch am After, im Rektum, an den Lippen, auf der Zunge, im Rachen, im Gebärmutterhals, an den Fingern und seltener an anderen Körperstellen auftreten. Normalerweise entwickelt ein Betroffener nur ein Geschwür, gelegentlich können aber mehrere auftreten.

Der Schanker ist eine kleine, rote, erhabene Fläche, die sich bald zum offenen Geschwür entwickelt, aber keine Schmerzen bereitet. Das Geschwür blutet nicht und fühlt sich fest an. In der Nähe gelegene Lymphknoten schwellen gewöhnlich an, bleiben aber auch schmerzlos. Da das Geschwür so wenig Probleme bereitet, wird es oft ignoriert. Ungefähr die Hälfte der infizierten Frauen und ein Drittel der Männer bemerken das Geschwür gar nicht. Es heilt normalerweise nach drei bis zwölf Wochen ab; danach scheint der Betroffene wieder gesund zu sein.

Das Sekundärstadium beginnt mit einem Hautausschlag, der charakteristischerweise sechs bis zwölf Wochen nach der Infektion auftritt. Ungefähr ein Viertel der Infizierten hat zu dieser Zeit immer noch ein Geschwür aus dem Primärstadium. Der Hautausschlag juckt und schmerzt nicht und kann ganz unterschiedlich aussehen. Typischerweise tritt er auf Handflächen und Fußsohlen auf. Der Ausschlag kann bald vergehen, aber auch monatelang andauern. Er bessert sich gewöhnlich ohne Behandlung. Allerdings können Wochen oder Monate später erneut Ausschläge erscheinen.

Im Sekundärstadium kann es zu Fieber, Müdigkeit, Appetit- und Gewichtverlust kommen. Häufig treten Mundgeschwüre auf. Bei vielen sind die Lymphknoten am ganzen Körper vergrößert, ein Teil weist Augenentzündungen auf. Diese verursachen keine Probleme, solange nicht der Sehnerv anschwillt, was zu verschwommenem Sehen führen kann. Bei manchen Kranken treten Entzündungen an Knochen und Gelenken auf, die qualvoll schmerzen. Gelbsucht kann von einer Leberentzündung herrühren. Nur wenige Infizierte leiden unter einer Entzündung der Hirnhaut (akute Meningitis syphilitica), wodurch Kopfschmerzen, Nackensteifigkeit und manchmal Taubheit auftreten.

Erhöhte Areale (Condylomata lata) können sich dort bilden, wo Haut und Schleimhaut aufeinander treffen – z. B. an den Innenrändern der Lippen und Schamlippen – sowie an feuchten Hautpartien. Diese extrem ansteckenden Stellen sind flach und matt rosa oder grau gefärbt. Das Haar fällt oft büschelweise aus und hinterlässt Stellen, die wie Mottenfraß aussehen.

Nachdem sich der Kranke vom sekundären Stadium erholt hat, tritt die Erkrankung in ein so genanntes **latentes Stadium**, in dem sich meist keine Anzeichen der Krankheit zeigen. Dieses Stadium kann jahre- und jahrzehntelang andauern, manchmal bis zum Lebensende. Im latenten Stadium ist Syphilis im Allgemeinen nicht ansteckend.

Im **Tertiärstadium** der Syphilis ist der Kranke ebenfalls nicht ansteckend, hat aber leichte bis lebensbedrohliche Symptome. Die tertiäre Syphilis wird in drei Gruppen als gutartige, tertiäre Syphilis, kardiovaskuläre Syphilis und Neurosyphilis zusammengefasst.

Die gutartige, tertiäre Syphilis gibt es nur noch selten. So genannte Gummiknoten tauchen in verschiedenen Organen auf, wachsen langsam, heilen allmählich wieder und hinterlassen Narben. Diese Knoten erscheinen meistens am Bein, direkt unterhalb des Knies, am oberen Teil des Rumpfes, im Gesicht und auf dem Kopf. Wenn die Knochen betroffen sind, stellen sich starke, bohrende Schmerzen ein, die sich gewöhnlich nachts verschlimmern.

Die kardiovaskuläre Syphilis taucht meist erst nach zehn bis 25 Krankheitsjahren auf. Dabei kann eine Ausbuchtung an der Hauptschlagader entstehen (Aortenaneurysma) und sich eine Schädigung der Aortenklappe entwickeln. Diese Gefäßveränderungen können Brustschmerzen, Herzschwäche und den Tod verursachen.

Neurosyphilis betrifft ungefähr fünf Prozent aller unbehandelten Menschen mit einer Syphi-

▲ siehe Tabelle Seite 1483

Krankheiten, die sexuell übertragen werden können

- Amöbenruhr
- Campylobakterinfektionen
- Filzläuse
- Zytomegalie
- Giardiasis
- Hepatitis A, B und C
- Salmonellosen
- Krätze
- Bakterienruhr

Richtiger Kondomgebrauch

- Bei jedem Geschlechtsakt ein neues Kondom benutzen
- Darauf achten, dass das Kondom richtig sitzt
- Kondom nicht mit Fingernägeln, Zähnen oder scharfen Objekten beschädigen
- Kondom vor dem genitalen Kontakt über den erigierten Penis streifen
- Aufgerolltes Kondom über der Spitze des erigierten Penis platzieren
- Für unbeschnittene Männer: Vorhaut vorm Überstreifen des Kondoms zurückziehen
- An der Spitze des Kondoms etwa einen Zentimeter Platz lassen für die Samenflüssigkeit
- Mit einer Hand eingeschlossene Luft aus der Kondomspitze drücken
- Mit der anderen Hand das Kondom bis zur Penisbasis abrollen und Luftblasen herausdrücken
- Sicherstellen, dass während des Geschlechtsverkehrs genügend Gleitflüssigkeit vorhanden ist
- Bei Latexkondomen nur Gleitmittel auf Wasserbasis benutzen. Gleitmittel auf Fettbasis (wie Vaseline, Backfett, Mineralöle, Massageöle, Körperlotionen und Salat- bzw. Kochöle) können Latex angreifen und das Kondom undicht machen
- Beim Zurückziehen das Kondom an der Penisbasis festhalten und den Penis zurückziehen, während er noch erigiert ist, um ein Abrutschen des Kondoms zu verhindern

lis. Sie kann schwerwiegende Gehirn- und Rückenmarkprobleme auslösen und Denken, Gehen, Sprechen und viele Alltagsaktivitäten stören.

Ihre drei Hauptformen sind die meningovaskuläre Neurosyphilis, die Neurosyphilis mit progressiver Paralyse und die Rückenmarkschwindsucht (Tabes dorsalis). Die meningovaskuläre Neurosyphilis ist eine chronische Form der Hirnhautentzündung, die Gehirn und Rückenmark betrifft. Die Neurosyphilis mit progressiver Paralyse setzt gewöhnlich nicht vor dem 40. bis 50. Lebensjahr ein. Sie beginnt mit einer allmählichen Persönlichkeitsveränderung, wie einer Vernachlässigung der Körperpflege, Stimmungsschwankungen und zunehmender Verwirrtheit. Rückenmarkschwindsucht ist eine fortschreitende Erkrankung des Rückenmarks, die schleichend einsetzt; typisch ist ein intensiver, stechender Schmerz in den Beinen, der unregelmäßig kommt und geht. Später bekommt der Betroffene Probleme beim Laufen.

Diagnose

Der Verdacht auf Syphilis ergibt sich anhand der Symptome. Die endgültige Diagnose stützt sich auf die Ergebnisse von Labortests.

Zwei Arten von Bluttests sind üblich. Der so genannte TPHA-Test, der etwa drei Wochen nach der Infektion anspricht, genügt im Allgemeinen für die Routinediagnose. Der zweite, spezifischere Bluttest weist Antikörper gegen die Syphilisbakterien nach. Dieser Fluoreszenz-Treponemen-Antikörpertest (FTA-ABS-Test) kann ein positives Ergebnis des ersten Tests bestätigen. Beide Tests bleiben bei infizierten Menschen lebenslang positiv, ein Behandlungserfolg lässt sich damit also nicht kontrollieren.

Im primären und sekundären Stadium können die Syphilisbakterien aus der Flüssigkeit eines Haut- und Mundgeschwürs mikroskopisch nachgewiesen werden. Bei der Neurosyphilis ist eine Lumbalpunktion notwendig, um Gehirn-Rückenmark-Flüssigkeit für den Antikörpertest zu gewinnen. Im latenten Stadium kann Syphilis nur mit den Antikörpertests aus dem Blut und der Gehirn-Rückenmark-Flüssigkeit nachgewiesen werden. Im tertiären Stadium erfolgt die Diagnose mithilfe der Symptome und durch einen Antikörpertest.

Behandlung und Prognose

Menschen im primären und sekundären Stadium von Syphilis sind ansteckend. Sie müssen sexuellen Kontakt vermeiden oder sorgfältige

Vorbeugungsmaßnahmen treffen, bis sie und ihre Partner die Behandlung vollständig abgeschlossen haben. Beim Primärstadium sind alle Partner der vergangenen drei Monate infektionsgefährdet, beim Sekundärstadium sogar alle Partner des vergangenen Jahres. Die Partner müssen zur Sicherheit einen Bluttest machen und sich behandeln lassen, wenn das Ergebnis positiv ausfällt.

Penizillin ist das am besten geeignete Antibiotikum für alle Stadien: Bei Syphilis wird es grundsätzlich gespritzt. Im Primärstadium reicht eine einmalige Behandlung mit Penizillin aus. Bei Syphilis im Sekundärstadium wird stets eine zweite Dosis gegeben. Penizillin wird auch im latenten Stadium und bei allen Formen des Tertiärstadiums gespritzt, allerdings meist häufiger und über längere Zeit. Menschen, die auf Penizillin allergisch reagieren, können Azithromyzin einnehmen, zehn Tage lang täglich Ceftriaxon-Spritzen erhalten oder 14 Tage lang Doxyzyklin einnehmen.

Mehr als die Hälfte der Syphiliskranken in den Frühstadien, besonders jene im Sekundärstadium, erleben zwei bis zwölf Stunden nach der ersten Behandlung etwas Unangenehmes: die Jarisch-Herxheimer-Reaktion, die vermutlich durch das plötzliche Absterben von Millionen Bakterien verursacht wird. Zu den Symptomen gehören ein Krankheitsgefühl im gesamten Körper, Fieber, Kopfschmerzen, Schweißausbrüche, Schüttelfrost und vorübergehende Verschlimmerung der syphilitischen Geschwüre. Selten können bei Patienten mit Neurosyphilis Krämpfe und Lähmungserscheinungen auftreten. Die Symptome dieser Reaktion sind vorübergehend und verursachen nur selten Dauerschäden.

Nach der Behandlung ist die Heilungsaussicht im Primär-, Sekundär- und im latenten Stadium hervorragend. Die Chancen stehen nur dann schlechter, wenn im Tertiärstadium Gehirn und Herz betroffen sind. Eine ausgeheilte Syphilisinfektion macht nicht immun; man kann sich also jederzeit erneut infizieren.

Tripper

Tripper (Gonorrhö) wird durch das Bakterium Neisseria gonorrhoeae *wird. Diese Bakterien infizieren die Schleimhäute von Harnröhre, Gebärmutterhals, Rektum und Rachen sowie die Bindehaut der Augen.*

Tripper ruft in der Regel nur am Infektionsort Probleme hervor, kann sich aber auf dem Blutweg auf andere Körperteile ausbreiten, besonders auf Haut und Gelenke. Bei Frauen kann er über die Geschlechtsorgane ins Becken aufsteigen und verursacht dort Infektionen und Schädigungen an den Fortpflanzungsorganen.

Symptome

Bei Männern erscheinen die ersten Anzeichen der Erkrankung gewöhnlich zwei bis sieben Tage nach der Ansteckung. Sie äußern sich als leichte Beschwerden in der Harnröhre, ein paar Stunden später gefolgt von leichten bis starken Schmerzen beim Wasserlassen und Absonderung von Eiter aus dem Penis. Der Mann leidet unter häufigem und quälendem Harndrang, der schlimmer wird, je weiter sich die Krankheit auf den oberen Teil der Harnröhre ausbreitet. Die Penisöffnung kann gerötet sein und anschwellen.

Frauen bleiben oft wochen- und monatelang symptomlos; andernfalls treten die ersten Symptome sieben bis 21 Tage nach der Infektion auf. Dazu gehören häufiger Harndrang, Schmerzen beim Wasserlassen, Ausfluss aus der Scheide und Fieber. Bei Frauen wird die Krankheit häufig als Folge der Diagnose beim Partner entdeckt, wenn sie als Kontaktperson des Infizierten untersucht wird.

Gebärmutterhals, Gebärmutter, Eileiter, Eierstöcke, Harnröhre und Rektum können infiziert sein. Das führt zu Druckempfindlichkeit und zu starken, tief sitzenden Schmerzen im Becken, besonders beim Geschlechtsverkehr. Eiter, der aus der Scheide fließt, kann auch aus Gebärmutterhals, Harnleiter und Drüsen nahe der Scheidenöffnung stammen.

Personen, die analen Sex mit einem infizierten Partner praktizieren, können den Tripper im Rektum bekommen. Die Erkrankung kann Beschwerden rund um den After und Ausfluss aus dem Rektum verursachen. Die Hautfläche kann rot und wund erscheinen, und der Stuhl kann Schleim und Eiter aufweisen.

Oraler Sex mit einem infizierten Partner kann zu Tripper im Rachen führen (Gonokokken-Pharyngitis). Normalerweise verursacht die Infektion keine Symptome, aber manchmal können Halsentzündung und Schluckbeschwerden auftreten.

Falls die Augen mit infizierter Flüssigkeit in Kontakt kommen, kann sich die Bindehaut entzünden (Konjunktivitis ▲). Dadurch schwellen die Augenlider an und sondern Eiter ab. Neugeborene können sich während der Geburt bei

▲ siehe Seite 1281

der Mutter mit Gonorrhö anstecken. Bei Erwachsenen können die gleichen Symptome auftreten, oft ist aber nur ein Auge betroffen, während es bei Neugeborenen gewöhnlich beide Augen sind. Wenn die Infektion nicht behandelt wird, kann Erblindung die Folge sein.

Eine Infektion in der Scheide bei kleinen Mädchen entsteht gewöhnlich nach sexueller Gewalt durch Erwachsene. Zu den Symptomen gehören Reizung, Rötung und Schwellung der Schamlippen, zusammen mit eitrigem Ausfluss aus der Scheide. Das Mädchen kann Geschwüre an der Scheide bekommen und Schmerzen beim Wasserlassen haben. Das Rektum kann sich ebenfalls entzünden. Die Unterwäsche kann Flecken von Ausfluss zeigen.

Bei manchen Menschen breitet sich der Tripper über das Blut in ein oder mehrere Gelenke aus; sie werden druckempfindlich und schwellen an. Die Beweglichkeit ist eingeschränkt, es treten starke Gelenkschmerzen auf. Eine Infektion im Blut kann zu Fieber, einem allgemeinen Krankheitsgefühl, Schmerzen, die von Gelenk zu Gelenk wandern, und der Bildung von roten, eitergefüllten Pusteln auf der Haut führen.

Auch die Herzinnenhaut kann sich entzünden. Eine Infektion der Leberkapsel führt zu Schmerzen im oberen, rechten Bauchbereich, ähnlich denen einer Gallenblasenerkrankung. Diese Infektionen sind behandelbar, doch manchmal dauert es lange, bis man sich von einer solchen Arthritis oder Herzinnenhautentzündung erholt hat.

Diagnose

Der Arzt kann die Diagnose beinahe sofort stellen, indem er die Bakterien (Gonokokken) unter dem Mikroskop identifiziert. Bei mehr als 90 Prozent der infizierten Männer ist die Diagnose durch eine Probe des Ausflusses aus dem Penis möglich. Diese Probe wird in der Regel dadurch gewonnen, dass man ein Wattestäbchen einige Zentimeter tief in die Harnröhre einführt. Eine mikroskopische Untersuchung eines Abstrichs aus dem Gebärmutterhals ist weniger zuverlässig. Werden im Ausfluss keine Bakterien entdeckt, wird im Labor eine Bakterienkultur angelegt. Dieser Nachweis ist sehr zuverlässig, dauert aber länger als eine mikroskopische Untersuchung. Vermutet der Arzt eine Infektion in Hals oder Rektum, entnimmt er Proben von diesen Körperstellen, um eine Kultur anlegen zu lassen.

Hoch empfindliche Methoden zum Nachweis der DNA der Bakterien, die Tripper und Chlamydieninfektionen hervorrufen, erlauben es, in einer einzigen Probe auf beide Infektionen zu testen. Da diese Tests sowohl bei Männern als auch bei Frauen anhand einer Urinprobe durchgeführt werden können, sind sie für Personen geeignet, die keine Symptome haben und die nicht bereit sind, sich einen Abstrich abnehmen zu lassen.

Behandlung

Menschen mit Tripper erhalten gewöhnlich Antibiotika, um sowohl Chlamydien als auch Gonokokken abzutöten, denn Tripperkranke sind häufig gleichzeitig mit beiden Erregern infiziert. Eine einzige Injektion mit Ceftriaxon in den Muskel oder eine Einzeldosis Cefixim, Levofloxacin, Ciprofloxacin oder Ofloxacin zum Einnehmen reicht gewöhnlich aus, um den Tripper zu heilen. Zusätzlich wird routinemäßig eine Woche lang ein orales Antibiotikum (Doxyzyklin oder Levofloxacin) genommen, um die Chlamydieninfektion zu kurieren. Alternativ kann eine Einzeldosis Azithromyzin beide Infektionen auf einmal heilen. Wenn sich der Tripper auf dem Blutweg ausgebreitet hat, wird der Kranke normalerweise im Krankenhaus behandelt, oftmals intravenös mit Antibiotika.

Wenn die Symptome nach dem Ende der Behandlung bestehen bleiben oder zurückkehren, kann der Arzt Proben für eine Bakterienkultur entnehmen, um sicherzugehen, dass der Patient geheilt ist. Bei Männern können die Symptome der Harnröhrenentzündung wieder auftreten (postgonokokkale Urethritis). Diese Erkrankung wird meistens durch Chlamydien und andere Erreger verursacht, die nicht auf die Behandlung mit Ceftriaxon ansprechen.

Chlamydien- und Ureaplasmainfektionen

Die nichtgonorrhoische Harnröhrenentzündung und die durch Chlamydien bedingte Entzündung des Gebärmutterhalses sind sexuell übertragbare Krankheiten, die gewöhnlich durch Chlamydia trachomatis *oder (bei Männern) durch* Ureaplasma urealyticum *verursacht werden, gelegentlich aber auch durch* Trichomonas vaginalis *oder* Herpes-simplex-*Viren.*

Diese Infektionen werden »nichtgonorrhoisch« genannt, um klar zu machen, dass sie nicht durch *Neisseria gonorrhoeae* verursacht sind – also jenen Bakterien, die Tripper hervorrufen. *Chlamydia trachomatis* verursacht etwa die

Hälfte aller Harnröhreninfektionen bei Männern, die kein Tripper sind; sie löst auch die meisten eitrigen Infektionen im Gebärmutterhals bei Frauen aus, abgesehen von den durch Tripper bedingten. Den Rest der Harnröhrenentzündungen ruft *Ureaplasma urealyticum* hervor; dieses sind mykoplasmaähnliche Bakterien. Bei beiden Geschlechtern können Tripper und Chlamydieninfektionen gleichzeitig vorkommen.

Chlamydien sind kleine Bakterien, die sich nur innerhalb von Zellen vermehren können. Ureaplasmen sind winzig kleine Bakterien, die selbst keine feste Zellwand haben und sich außerhalb von Zellen vermehren können.

Symptome und Diagnose

Zwischen vier und 28 Tagen nach dem Geschlechtsverkehr mit einer infizierten Person fühlt der angesteckte Mann beim Wasserlassen ein leichtes Brennen in der Harnröhre. Danach entwickelt sich meistens ein Ausfluss aus dem Penis. Der Ausfluss kann klar sein oder trüb. Am frühen Morgen ist die Penisöffnung oft durch angetrocknete Sekrete gerötet und verklebt. Gelegentlich fängt die Krankheit dramatischer an. Der Mann hat Schmerzen beim Wasserlassen, häufigen Harndrang, und die Harnröhre sondert eitrigen Ausfluss ab.

Die meisten der mit Chlamydien infizierten Frauen haben keine Zeichen einer Erkrankung. Manche haben häufigen Harndrang, Schmerzen beim Wasserlassen, im Unterleib und beim Geschlechtsverkehr; aus der Scheide kann gelber Schleim und Eiter fließen.

Beim analen und oralen Sex können das Rektum und der Hals infiziert werden. Diese Infektionen können Schmerzen und gelbe Absonderungen aus Eiter und Schleim hervorrufen.

Eine Infektion mit *Chlamydia trachomatis* lässt sich meist durch eine Laboruntersuchung des Ausflusses aus Penis und Gebärmutterhals diagnostizieren. Tests, bei denen DNA oder RNA vermehrt werden, wie die Polymerasekettenreaktion (PCR), erlauben es, eine Chlamydieninfektion und Tripper anhand einer Urinprobe zu diagnostizieren. Genitalinfektionen durch *Ureaplasma urealyticum* lassen sich mit einfachen medizinischen Verfahren nicht feststellen. Da es schwierig ist, von diesen Bakterien eine Kultur anzulegen, und andere Diagnosetechniken kostspielig sind, werden die Infektionen durch *Chlamydia* und *Ureaplasma* oft auf der Grundlage der charakteristischen Symptome und ihrer Unterscheidungsmerkmale zum Tripper diagnostiziert.

Wenn eine Chlamydieninfektion nicht behandelt wird, verschwinden die Symptome nach vier Wochen. Dennoch kann eine unbehandelte Infektion eine ganze Reihe von Komplikationen verursachen. Eine unbehandelte Chlamydieninfektion des Gebärmutterhalses steigt oft in die Eileiter auf und ruft Schmerzen hervor; Vernarbungen können zu Unfruchtbarkeit und Eileiterschwangerschaft ▲ führen. Diese Komplikationen können auch ohne vorausgehende Symptome auftreten und erhebliche Beschwerden verursachen. Bei Männern können Chlamydien eine Nebenhodenentzündung verursachen, bei der der Hodensack auf einer oder beiden Seiten schmerzhaft anschwillt ■. Ob *Ureaplasma* bei diesen Komplikationen eine Rolle spielt, ist unklar.

Behandlung

Chlamydien- und Ureaplasmainfektionen werden normalerweise mit Tetrazyklin, Doxyzyklin oder Levofloxacin behandelt, die mindestens sieben Tage lang eingenommen werden müssen; oder es wird eine Einzeldosis Azithromyzin gegeben. Da die Symptome denen des Trippers so sehr ähneln, wird gewöhnlich gleichzeitig ein Antibiotikum wie Ceftriaxon verabreicht, um auch einen möglichen Tripper zu behandeln. Schwangere Frauen dürfen kein Tetrazyklin oder Doxyzyklin einnehmen; sie erhalten Erythromyzin. Kehrt die Infektion nach der Behandlung zurück, wird die Therapie über einen längeren Zeitraum fortgesetzt.

Infizierte Personen, deren Behandlung noch nicht abgeschlossen ist, können beim Geschlechtsverkehr ihre Partner anstecken. Ebenso können infizierte Partner die behandelte Person erneut infizieren. Deshalb sollten sich Geschlechtspartner, wenn möglich, gleichzeitig behandeln lassen. Das Risiko einer erneuten Infektion mit Chlamydien und einem anderen sexuell übertragbaren Erreger innerhalb von drei bis vier Monaten ist so hoch, dass sich die Betroffenen zu diesem Zeitpunkt erneut testen lassen sollten.

Venerische Lymphknotenentzündung

Die venerische Lymphknotenentzündung wird durch Chlamydia trachomatis *verursacht, das schmerzhafte Schwellungen in der Leistenbeuge hervorruft.*

▲ siehe Seite 1427   ■ siehe Seite 1312

Komplikationen bei Chlamydien- und Ureaplasmainfektionen

Bei Männern
- Infektion der Nebenhoden
- Verengung der Harnröhre

Bei Frauen
- Infektion der Eileiter und des Bauchfells im Beckenbereich
- Infektion der Leberkapsel und des Bereichs, der die Leber umgibt

Bei Männern und Frauen
- Bindehautentzündung

Bei Neugeborenen
- Bindehautentzündung
- Lungenentzündung

Diese Krankheit wird durch andere Stämme von *Chlamydia trachomatis* verursacht als durch jene, die Entzündungen der Harnröhre und des Gebärmutterhalses hervorrufen. Die venerische Lymphknotenentzündung tritt meistens in tropischen und subtropischen Gebieten auf.

Die ersten Anzeichen der Krankheit erscheinen frühestens drei Tage nach der Infektion, manchmal aber auch erheblich später. Gewöhnlich entwickelt sich am Penis und in der Scheide eine kleine, schmerzlose, mit Flüssigkeit gefüllte Blase. Charakteristisch ist, dass sich die Blase zu einem Geschwür entwickelt, das schnell abheilt – oft bleibt es völlig unbemerkt.

Als Nächstes können sich die Lymphknoten in einer Leistenbeuge oder auf beiden Seiten vergrößern und empfindlich werden. Als Folge fortwährender und wiederholter Krankheitsepisoden können sich die Lymphgefäße verschließen; dann schwillt das Gewebe an. Die Infektion des Rektums kann Narben nach sich ziehen, die das Rektum verengen und den Stuhlgang erschweren.

Der Arzt diagnostiziert die venerische Lymphknotenentzündung anhand ihrer typischen Symptome. Die Diagnose kann durch einen Bluttest, der Antikörper gegen *Chlamydia trachomatis* aufweist, bestätigt werden. Wird die Krankheit bereits im Frühstadium drei Wochen lang mit Antibiotika, wie Doxyzyklin, Erythromyzin oder Tetrazyklin, behandelt, heilt sie rasch ab.

Weicher Schanker

Der weiche Schanker (Ulcus molle) wird durch Haemophilus-ducreyi-*Bakterien verursacht und ruft schmerzhafte, dauerhafte Geschwüre an den Genitalien hervor.*

Die Symptome beginnen drei bis sieben Tage nach der Infektion. Es entstehen kleine, schmerzhafte Blasen an den Genitalien und in der Aftergegend, die rasch aufplatzen und oberflächliche Geschwüre bilden. Diese können sich vergrößern und miteinander verschmelzen. Die Lymphknoten in der Leistenbeuge werden empfindlich und vergrößern sich; daraus entsteht ein Abszess. Die Haut über dem Abszess kann rot und glänzend sein und möglicherweise aufplatzen, sodass Eiter auf die Haut abgesondert wird.

Weicher Schanker lässt sich mit Antibiotika behandeln. Eine einzige Injektion mit Ceftriaxon heilt die Infektion, ebenso eine Einzeldosis Azithromyzin zum Einnehmen, die Einnahme von Ciprofloxacin über drei Tage oder von Erythromyzin über sieben Tage.

Trichomonadeninfektion

Trichomonas vaginalis, ein sexuell übertragbarer Einzeller, verursacht in der Scheide und der Harnröhre eine Entzündung.

Trichomonas vaginalis kann den Urogenitaltrakt (Harn- und Geschlechtstrakt) von Männern wie von Frauen gleichermaßen infizieren, die Symptome zeigen sich aber häufiger bei Frauen. Ungefähr 20 Prozent aller Frauen haben einmal eine Trichomoniasis.

Bei Männern infizieren die Erreger Harnröhre, Prostata und Blase; es erscheinen aber nur selten Symptome. In einigen Bevölkerungsgruppen werden fünf bis zehn Prozent aller nichtgonorrhoischen Harnröhrenentzündungen durch *Trichomonas* verursacht.

Symptome und Diagnose

Bei Frauen beginnt die Erkrankung gewöhnlich mit einem grünlichgelben, schaumigen Scheidenausfluss. Bei einigen Frauen ist dieser nur schwach. Die Vulva kann gereizt und wund sein, Geschlechtsverkehr kann Schmerzen bereiten. Bei einer ausgeprägten Infektion können die Vulva und die umliegende Haut entzündet und die Schamlippen geschwollen sein. Schmerzen beim Wasserlassen und häufiger Harndrang, ähnlich wie bei einer Blaseninfektion, können allein und mit anderen Symptomen auftreten.

Männern bereitet eine Trichomonadeninfektion im Allgemeinen keine Beschwerden, aber sie können ihre Sexualpartner anstecken. Viele Männer haben eine nichtgonorrhoische Harnröhrenentzündung mit Ausfluss aus der Harnröhre, Schmerzen beim Wasserlassen und häufigen Harndrang. Welche Rolle *Trichomonas* bei Prostatainfektionen spielt, ist unklar.

Die Erreger sind bei Männern schwerer nachzuweisen als bei Frauen. Bei Frauen kann die Diagnose rasch bei einer mikroskopischen Untersuchung von Scheidensekret gestellt werden oder nach dem Anlegen einer Kultur. Gleichzeitig wird nach anderen sexuell übertragbaren Krankheiten, wie Tripper und Chlamydieninfektion, gesucht. Bei Männern wird das Sekret mikroskopisch untersucht, das früh am Morgen vor dem ersten Wasserlassen von der Penisspitze abgenommen wird. Eine Harnkultur kann hilfreich sein, um Trichomonaden, die bei der mikroskopischen Prüfung übersehen wurden, zu entdecken.

Behandlung

Üblicherweise genügt bei Frauen eine Einzeldosis Metronidazol, vorausgesetzt, ihre Sexualpartner lassen sich auch behandeln. Männer werden gewöhnlich sieben Tage lang behandelt.

In Kombination mit Alkohol kann Metronidazol Übelkeit und Hautrötung verursachen. Das Medikament kann zu einem metallischen Geschmack im Mund, einer Abnahme der Zahl der weißen Blutkörperchen und bei Frauen zu einer erhöhten Anfälligkeit für Hefepilzinfektionen in der Scheide führen. Metronidazol sollte während der Schwangerschaft, vor allem in den ersten drei Monaten, gemieden werden. Mit Trichomonaden infizierte Personen stecken beim Geschlechtsverkehr mit großer Wahrscheinlichkeit ihre Partner an.

Feigwarzen

Feigwarzen (Condylomata acuminata) treten in und rund um die Scheide, den Penis und das Rektum auf; sie werden durch sexuell übertragbare Papillomaviren verursacht.

Feigwarzen sind unansehnlich. Sie können mit Bakterien infiziert werden und ein Zeichen für ein gestörtes Immunsystem sein. Darüber hinaus können die Papillomavirusstämme 16 und 18, die im Gebärmutterhals vorkommen, aber keine Warzen an den äußeren Geschlechtsorganen verursachen, bei Frauen eventuell Gebärmutterhalskrebs ▲ auslösen. Diese Stämme und andere Papillomaviren können Wucherungen im Gewebe des Gebärmutterhalses und Krebs in der Scheide, an der Vulva, am After, am Penis, im Mund, im Rachen und in der Speiseröhre nach sich ziehen. Wegen des Sitzes dieser Warzen bieten Kondome keinen sicheren Schutz.

Symptome und Diagnose

Feigwarzen bilden sich meist auf warmen, feuchten Körperpartien. Bei Männern gehören zu den häufig betroffenen Stellen das Ende und der Schaft des Penis und die untere Seite der Vorhaut. Bei Frauen erscheinen die Warzen an der Vulva, an der Scheidenwand, im Gebärmutterhals und auf der Haut in der Umgebung der Scheide. Die Feigwarzen können auch auf der Haut rund um den After und im Rektum auftreten, besonders bei Menschen, die analen Sex praktizieren. Nur manchmal rufen die Warzen einen brennenden Schmerz hervor.

Die Warzen treten normalerweise ein bis sechs Monate nach der Infektion mit Papillomaviren als winzige, weiche, feuchte, rosa oder rote Schwellungen in Erscheinung. Sie wachsen schnell und können Stiele bilden. Oft wachsen viele Warzen an der gleichen Stelle; ihre zerklüftete Oberfläche lässt sie wie einen kleinen Blumenkohl aussehen. Äußerst rasch können die Warzen bei schwangeren Frauen wachsen sowie bei Menschen mit geschwächtem Immunsystem; gefährdet sind auch Menschen, die eine Hautentzündung haben.

Feigwarzen können gewöhnlich bereits anhand ihres Erscheinungsbilds diagnostiziert werden. Unnatürlich aussehende und hartnäckige Warzen sollten unter Umständen operativ entfernt und mikroskopisch untersucht werden, um sicherzugehen, dass sie nicht krebsartig sind. Frauen mit Warzen am Gebärmutterhals sollten regelmäßig zur Krebsfrüherkennung gehen.

Behandlung

Bei vielen Menschen gelingt es dem Immunsystem nach längstens zwei Jahren, die Papillomaviren unter Kontrolle zu bringen.

Keine Behandlungsmethode ist restlos zufrieden stellend, einige sind unangenehm und hinterlassen Narben. Äußere Feigwarzen kön-

▲ siehe Seite 1383

nen mit dem Laser, durch Kälteanwendung oder eine Operation in lokaler Betäubung entfernt werden. Arzneimittel wie Podophyllin, Imiquimod und Trichloressigsäure können direkt auf die Warzen aufgebracht werden. Diese Anwendungen müssen jedoch wochen- und monatelang fortgesetzt werden, können Brennen auf der Haut hervorrufen und versagen häufig. Auch nach vermeintlich erfolgreicher Behandlung können die Warzen wiederkehren.

Warzen in der Harnröhre können endoskopisch entfernt werden. Manchmal wird auch ein Zytostatikum, wie Fluorouracil, in die Warze gespritzt. Injektionen mit Interferon alpha in die Warze sind gelegentlich wirksam, doch sie müssen mehrmals pro Woche erfolgen.

Bei Männern kann eine Beschneidung Rückfällen vorbeugen. Alle Sexualpartner sollten auf Warzen und andere sexuell übertragbare Krankheiten untersucht und, wenn nötig, behandelt werden.

Sexuell übertragbare Darminfektionen

Verschiedene Bakterien (*Shigella, Campylobacter* und *Salmonella*), Viren (Hepatitis A, B und C) und parasitische Einzeller (*Giardia* und andere Amöben), die gewöhnlich auf nichtsexuellem Wege übertragen werden, können manchmal auch sexuell übertragen werden. Eine Infektion mit diesen Erregern erfolgt – mit Ausnahme der Hepatitis-A- und Hepatitis-B-Viren – durch den Mund. Daher können diese Infektionen durch Sexpraktiken, bei denen der Mund mit den Geschlechtsorganen oder dem After in Kontakt kommt, übertragen werden. Die Symptome sind charakteristisch für die jeweils übertragenen Erreger und können sich als Durchfälle, Fieber, Bauchschmerzen und Blähungen, Übelkeit und Erbrechen sowie Gelbsucht äußern. Die Infektionen kehren häufig wieder zurück, vorwiegend bei homosexuellen Männern mit wechselnden Sexualpartnern. Einige Infektionen rufen keine Anzeichen einer Erkrankung hervor, können aber dennoch langfristig zu Komplikationen führen, wie eine chronische Hepatitis B oder C.

ERKRANKUNGEN DER HAUT

KAPITEL 199

Die Haut

Die Haut ist das größte Organsystem des Körpers. Sie hat viele wichtige Funktionen; so reguliert sie die Körpertemperatur, hält das Wasser- und Elektrolytgleichgewicht aufrecht und nimmt schmerzhafte wie auch angenehme Reize wahr. Darüber hinaus verhindert sie das Eindringen von Fremdkörpern und schützt den Körper vor den schädlichen Einflüssen der Sonne. Die Farbe der Haut, ihre Beschaffenheit und auch ihre Falten gehören zu den individuellen Merkmalen eines Menschen. Wenn die Funktion der Haut gestört oder ihr Aussehen verändert ist, kann dies Folgen für die körperliche und psychische Gesundheit haben.

Struktur und Funktion

Die Haut besteht aus drei Schichten: Oberhaut, Lederhaut und Fettschicht (auch als Unterhautfettgewebe bezeichnet). Jede Hautschicht hat spezielle Aufgaben.

Oberhaut: Die oberste Hautschicht (Epidermis) ist an den meisten Stellen dünner als eine Plastikfolie. Der äußere Teil der Epidermis, das Stratum corneum, ist wasserdicht und verhindert, solange er unverletzt ist, dass Bakterien, Viren und andere körperfremde Substanzen in den Körper eindringen. Zudem schützt die Oberhaut die inneren Organe, Muskeln, Nerven und Blutgefäße vor Verletzungen. Die toten Zellen an der Hautoberfläche bestehen aus einem zähen, faserigen Material, dem Keratin; dieser Hornstoff kommt auch in Haaren und Nägeln vor. Die toten Zellen an der Hautoberfläche werden ständig abgeschilfert und laufend durch neue ersetzt, die von unten nachgeschoben werden. Die Keratinschicht der Epidermis ist dort besonders dick, wo die Haut besonders stark beansprucht wird, wie an den Handflächen und Fußsohlen.

Die untere Schicht der Epidermis bilden die Melanozyten – Zellen, in denen Melanin, das dunkle Pigment der Haut, gebildet wird. Melanin filtert die UV-Strahlung aus dem Sonnenlicht ▲ und verleiht der Haut Farbe.

Die Oberhaut enthält Langerhans-Zellen, die zum Immunsystem der Haut gehören. Diese Zellen helfen bei der Entdeckung von körperfremden Substanzen und spielen eine Rolle bei der Entwicklung von Hautallergien.

▲ siehe Seite 1214

Lederhaut: Unter der Epidermis liegt die Lederhaut (Dermis), eine dicke Schicht aus faserigem und elastischem Gewebe (überwiegend aus den Eiweißverbindungen Kollagen und Fibrillin), die der Haut ihre Flexibilität und Festigkeit verleiht. Die Lederhaut enthält freie Nervenendigungen, Drüsen, Haarfollikel und Blutgefäße.

Die Nervenendigungen sind schmerz-, berührungs-, druck- und temperaturempfindlich. Einige Hautbereiche enthalten mehr Nervenendigungen als andere; beispielsweise liegen in den Finger- und Fußspitzen besonders viele Nerven, sodass sie ausgesprochen berührungsempfindlich sind.

Die Schweißdrüsen produzieren Schweiß. Er besteht aus Wasser, Salzen und anderen chemischen Verbindungen. Wenn der Schweiß auf der Haut verdampft, kühlt dieses den Körper. Spezielle (apokrine) Schweißdrüsen in den Achselhöhlen und in der Genitalregion scheiden einen dickflüssigen, öligen Schweiß ab, der, wenn er von Bakterien zersetzt wird, einen typischen Körpergeruch verströmt. Talgdrüsen produzieren Talg (ein Gemisch aus Fetten, Zellen und Säuren), der die Haut feucht und geschmeidig erhält und vor dem Eindringen körperfremder Substanzen schützt.

Die Blutgefäße in der Lederhaut versorgen die Haut mit Nährstoffen und helfen bei der Regulation der Körpertemperatur. Ist sie hoch, erweitern sich die Blutgefäße, sodass viel Blut nahe der Hautoberfläche zirkuliert und Wärme an die Umgebung abgegeben werden kann. Ist es kalt, ziehen sich die Blutgefäße zusammen, und die Wärme wird im Körper zurückgehalten.

Die Anzahl der Schweiß- und Talgdrüsen, der Haarfollikel und Nerven ist nicht an allen Stellen des Körpers gleich. So finden sich auf dem Oberkopf viele Haarfollikel, an den Fußsohlen dagegen keine.

Fettschicht: Unter der Lederhaut befindet sich das so genannte Unterhautfettgewebe, das den Körper vor Hitze und Kälte schützt, ihn polstert und als Energiespeicher dient. Das Fett wird in Fettzellen gespeichert, die von Bindegewebe zusammengehalten werden. Die Dicke dieser Fettschicht variiert beträchtlich: von kaum einem Millimeter im Augenlid bis zu mehreren Zentimetern an Bauch und Gesäß.

Alterserscheinungen

Die Haut verändert sich im Laufe des Lebens. Die Haut eines Babys ist sehr weich und glatt und schützt kaum vor schädlichen Substanzen.

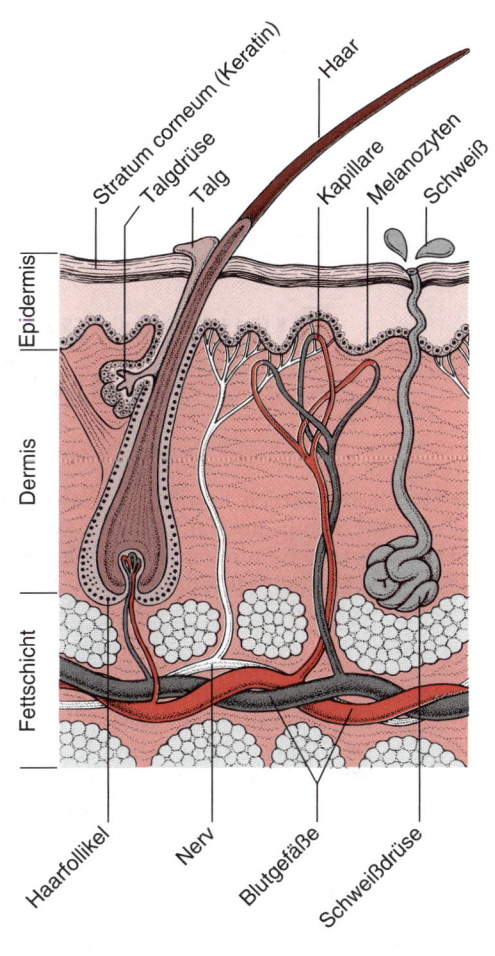

Ein Blick unter die Haut

Die Haut besteht aus drei Schichten. Unter der Hautoberfläche befinden sich Nerven, freie Nervenendigungen, Drüsen, Haarfollikel und Blutgefäße.

Stratum corneum (Keratin) — Talgdrüse — Talg — Haar — Kapillare — Melanozyten — Schweiß

Epidermis — Dermis — Fettschicht

Haarfollikel — Nerv — Blutgefäße — Schweißdrüse

Das Unterhautfettgewebe ist recht dick, die Keratinschicht dafür aber sehr dünn. Bei einem jungen Erwachsenen ist die Haut stark und geschmeidig. Mit zunehmendem Alter wird die Haut dünner und runzliger; das Unterhautfettgewebe bildet sich zurück.

Der **Alterungsprozess** führt dazu, dass Leder- und Oberhaut dünner werden. Da auch das Unterhautfettgewebe – abgesehen von Bauch und Hüften – zurückgebildet wird, ist der Körper älterer Menschen schlechter isoliert, und sie frieren leichter. Die Haut verliert mehr und mehr von ihrer ursprünglichen Elastizität und wird trockener. Die Zahl der Nervenendigungen in der Haut verringert sich, daher nimmt ihre Empfindungsstärke ab. Auch die Zahl der Schweißdrüsen und Blutgefäße geht zurück, wodurch die Fähigkeit zur Temperaturregulation abnimmt. Mit zunehmendem Alter sinkt im Allgemeinen die Zahl der Melanozyten, dadurch ist die Haut weniger gut vor UV-Strahlung geschützt. All dies führt dazu, dass die Haut älterer Menschen leichter geschädigt wird und schlechter heilt.

Schäden durch Sonnenlicht ▲ rufen einen großen Teil der Hautveränderungen hervor, die man gemeinhin mit dem Alterungsprozess in Verbindung bringt. Die Einwirkung von UV-Strahlung, wie sie im Sonnenlicht vorkommt, über lange Zeit verursacht Fältchen und Falten, unregelmäßige Pigmentierung, braune und rote Flecken und eine raue Textur der der Sonne ausgesetzten Hautbereiche.

KAPITEL 200

Diagnose und Behandlung von Hauterkrankungen

Viele Hautbeschwerden beruhen auf einer Erkrankung, die allein die Haut betrifft. Manchmal sind Hauterscheinungen jedoch der Ausdruck einer Allgemeinerkrankung.

Diagnose

Zahlreiche Hauterkrankungen lassen sich allein mit dem Auge diagnostizieren. Hinweise geben unter anderem Größe, Form, Farbe und Sitz der Hautveränderung. Auch wenn bestimmte Zeichen oder Symptome vorliegen oder fehlen, ist das hilfreich für die Diagnosestellung.

Manchmal muss der Arzt eine Gewebeprobe entnehmen (Biopsie), um sie unter dem Mikroskop zu untersuchen. Dabei wird ein Hautbereich mit einem Mittel zur örtlichen Betäubung (Lokalanästhetikum) schmerzunempfindlich gemacht. Dann wird mit einem Messer (Skalpell) oder einem runden Fräsgerät (Stanzmesser) ein Stück Gewebe von höchstens drei Millimetern Durchmesser entnommen.

Vermutet der Arzt eine Infektion, kratzt er etwas Material von der Haut ab, untersucht es unter dem Mikroskop, oder er sendet die Probe ins Labor. Dort wird eine Kultur angelegt. Enthält die Probe Bakterien, Pilze oder Viren, wachsen sie in der Kultur und können so identifiziert werden.

Manche Hautinfektionen werden unter dem Wood-Licht diagnostiziert, bei dem die Haut in einem abgedunkelten Raum mit UV-Licht beleuchtet wird. Das führt bei einigen durch Bakterien oder Pilze hervorgerufenen Hauterkrankungen zu einem fluoreszierenden Aufleuchten und macht gewisse Pigmentstörungen, wie Vitiligo, besser erkennbar.

Hauttests, wie Patch-Test (Epikutantest, Pflastertest), Prick-Test und Intrakutan-Test, werden vorgenommen, wenn der Arzt eine Allergie vermutet. Beim Patch-Test werden Proben der allergenverdächtigen Substanz per Pflaster auf der Haut aufgebracht und dort ein bis zwei Tage lang belassen. Wenn sich daraufhin ein Ausschlag bildet, reagiert die Testperson allergisch auf die Prüfsubstanz. Beim Prick- ■ und Intrakutan-Test werden winzige Substanzmengen in die Haut gespritzt. Rötet sich die Haut und schwillt sie an, liegt eine allergische Reaktion vor.

Behandlung

Hauterkrankungen werden entweder äußerlich, also direkt am erkrankten Hautbereich, oder systemisch behandelt. Systemische Mittel wirken im gesamten Organismus; sie werden ein-

▲ siehe Seite 1214   ■ siehe Seite 1059

Medizinische Fachbegriffe für krankhafte Hautveränderungen

Atrophie: Papierdünne, faltige Haut

Crusta (Kruste): Eingetrocknetes Blut, Eiter oder Hautflüssigkeit auf der Hautoberfläche. Krusten können sich überall bilden, wo die Haut geschädigt ist

Erosion: Verlust eines Teiles oder der gesamten Oberhaut. Eine Erosion entsteht oft bei Hautschäden, die durch Infektionen, Druck, Reizung oder Temperatureinflüsse verursacht sind

Exkoriation: Strichförmiger oder vertiefter verkrusteter Bezirk, entstanden durch Kratzen, Reiben oder Schürfen

Lichenifikation: Verdickung der Haut, bei der die Hautfelder gröber erscheinen und sich tiefe Runzeln zeigen; wird durch andauerndes Kratzen hervorgerufen

Makula: Eine flache verfärbte Stelle unterschiedlicher Form von weniger als zehn Millimeter Durchmesser. Beispiele sind Sommersprossen, flache Muttermale, Feuermale und viele flüchtige Hautausschläge

Nodulus: Ein kleiner derber, möglicherweise erhabener Knoten. Solche Knoten können sich unter der Hautoberfläche bilden und dann nach oben drücken

Papel: Ein derber Knoten von weniger als zehn Millimeter Durchmesser. Warzen, Insektenstiche, verschiedene Verhornungsstörungen und einige Formen von Hautkrebs beginnen mit einer Papel

Pustula: Mit Eiter gefülltes Bläschen (eine Ansammlung weißer Blutzellen)

Squama: Bereiche, in denen sich abgestorbene Epidermiszellen anhäufen und schuppige, trockene Flecken bilden. Zu den Hauterkrankungen, die mit Schuppenbildung einhergehen, gehören u. a. Schuppenflechte und seborrhoische Dermatitis

Teleangiektasien: Erweiterte, gewundene Blutgefäße in der Haut

Ulkus: Geschwür. Hat dieselben Ursachen wie die Erosion, reicht aber tiefer in die Haut hinein und betrifft zumindest auch Teile der Lederhaut

Urtika: Quaddel. Erhabene, weiche, schwammig aussehende Hautschwellung, die plötzlich auftritt und wieder verschwindet. Meist handelt es sich um eine allergische Reaktion auf Medikamente, Insektenstiche und andere Hautreize

Vesikula: Kleines, mit Flüssigkeit gefülltes Bläschen mit weniger als 0,5 Zentimeter Durchmesser. Eine **Bulla** ist eine große Blase. Bläschen und Blasen entstehen durch Insektenstiche, Gürtelrose, Windpocken, Verbrennungen und Hautreizungen

---

genommen oder gespritzt. Nur selten muss der erkrankte Hautbereich mit einer hohen Arzneimitteldosis behandelt werden; dann wird das Mittel direkt unter die Haut (intrakutan) gespritzt.

Äußerlich anzuwendende Mittel für die Haut

Die Wirkstoffe des Arzneimittels sind in eine Trägersubstanz – bei Salben z. B. die Salbengrundlage – eingearbeitet, die keine arzneiliche Wirkung hat. Diese Trägersubstanz begründet die Unterschiede in der Art und Beschaffenheit der verschiedenen Zubereitungen. Sie prägt die Konsistenz des Produkts und bestimmt mit, ob die Wirkstoffe auf der Hautoberfläche wirken oder in die Haut eindringen. Je nach eingesetzter Grundlage bzw. Trägersubstanz handelt es sich bei der Zubereitung um eine Salbe, Creme, Lotion, Lösung, um ein Puder oder ein Gel. Viele Zubereitungen sind zudem in verschiedenen Stärken (Konzentrationen) verfügbar.

Cremes, Wasser-in-Öl- oder Öl-in-Wasser-Emulsionen, lassen sich leicht auftragen und ziehen nach dem Einreiben rasch in die Haut ein.

Salben sind ölig und enthalten nur wenig Wasser; meist lassen sie sich nur schwer abwaschen. Sie eignen sich besonders zum Einfetten und um Feuchtigkeit in der Haut festzuhalten. Aus Salben dringen die Wirkstoffe gewöhnlich besser in die Haut ein. Daher kann dieselbe Konzentration eines Wirkstoffs in einer Salbe effektiver wirken als in einer Creme.

Lotionen sind den Cremes ähnlich, enthalten jedoch mehr Wasser. Es sind Suspensionen aus fein pulverisierten Stoffen in Wasser oder Öl und Wasser. Sie wirken kühlend und austrocknend.

Lösungen sind Flüssigkeiten, in denen Wirkstoffe gelöst sind. Lösungen trocknen die Haut eher aus, als dass sie Feuchtigkeit spenden. Als Lösungsmittel werden häufig Alkohol, Propylenglykol, Polyethylenglykol und Wasser verwendet.

Puder sind trockene Zubereitungen, mit denen man Stellen schützen kann, wo Haut auf Haut reibt – z. B. zwischen den Zehen, den Gesäßhälften, in den Achselhöhlen und Leisten oder in der Hautfalte unter der Brust. Puder trocknet aufgeweichte Hautstellen und verringert die Reibung, weil er die Feuchtigkeit aufnimmt.

Gele sind Substanzen auf der Grundlage von Wasser, die ohne Öl oder Fett streichfähig gemacht werden. Gele werden von der Haut nicht so gut aufgenommen wie öl- oder fetthaltige Zubereitungen.

Die unterschiedlichen Typen äußerlich anzuwendender Arzneimittel

Äußerlich anzuwendende Arzneimittel lassen sich in verschiedene, sich teilweise überschneidende Kategorien unterteilen: Reinigungsmittel, Schutzmittel, Feuchtigkeit spendende Mittel, austrocknende Mittel, Juckreiz stillende Mittel, entzündungshemmende Mittel, desinfizierende Mittel.

Reinigungsmittel: Dieses sind Seifen, Detergenzien und Lösungsmittel. Seife ist immer noch ein beliebtes Waschmittel, doch es werden auch synthetische Waschmittel (Syndets) benutzt.

Babyshampoos reinigen hervorragend und sind besonders hautschonend. Sie eignen sich gut, um Wunden zu reinigen. Außerdem unterstützen sie bei Schuppenflechte, Ekzemen und anderen Hauterkrankungen das Ablösen abgestorbener Hautpartikel. Nässende Wunden, die Sekret absondern, sollten nur mit Wasser gereinigt werden, da selbst milde Reinigungsmittel hier reizen können.

Einige Seifen enthalten antibakterielle Zusätze. Sie verbessern aber die Hygiene nicht und verhindern auch keine Erkrankungen; ihre routinemäßige Anwendung kann das normale Bakteriengleichgewicht auf der Haut stören. Schuppenshampoos und -lotionen enthalten meist Pyrithion-Zink oder Selendisulfid, die gegen Schuppen, Ekzeme und Schuppenflechte der Kopfhaut helfen sollen.

Zu den Lösungsmitteln gehört Paraffin (ein Mineralöl), mit dessen Hilfe sich Substanzen wie Teer von der Haut entfernen lassen, die mit Wasser und Seife nicht zu beseitigen sind. Eine kleine Menge Alkohol, der fettlösend wirkt, kann unbedenklich eingesetzt werden, um die Haut vor einer Injektion oder einer Blutabnahme zu reinigen. Zur täglichen Hautreinigung ist Alkohol jedoch unnötig. Mit Azeton, Benzin und Farbverdünner wird die Haut nur selten gereinigt. Diese Lösungsmittel zerstören den natürlichen Fettfilm der Haut, führen zur Austrocknung und können zudem durch die Haut aufgenommen werden, was zu Vergiftungen führt. Benzin und Farbverdünner reizen überdies die Haut.

Schutzmittel: Hautschutzöle und -salben auf Ölbasis schonen geschürfte und gereizte Haut und erhalten ihre natürliche Feuchtigkeit, Puder können die Haut vor Reibung schützen. Synthetische hydrokolloide Verbände schützen wundgelegene Stellen (Druckgeschwüre) und andere offene Hautstellen. Sonnenschutzmittel bewahren vor dem schädlichen UV-Licht.

Feuchtigkeit spendende Mittel: Diese Mittel helfen der Haut, ihre natürliche Feuchtigkeit zu bewahren. Am besten wendet man diese Mittel auf feuchter Haut an, also etwa direkt nach dem Baden oder Duschen. Gewöhnlich enthalten sie Glyzerin, Mineralöl (Paraffin) oder Vaseline und werden als Lotion, Creme, Salbe und Badeöl angeboten. Stärker wirksame Feuchthaltemittel enthalten Substanzen wie Harnstoff, Milchsäure und Glykolsäure.

Austrocknende Mittel: Feuchte Hautstellen können aufweichen. Zu diesem Problem kommt es häufig, wenn Haut auf Haut reibt, und sich hier, vor allem an schwülen Tagen, Feuchtigkeit absetzt. Bevorzugte Stellen sind die Zehenzwischenräume, Gesäßspalte, Achselhöhlen, Leisten und die Falte unter der Brust. Diese feuchten Zonen sind ideale Brutstätten für Pilze und Bakterien.

Ein viel gebrauchtes austrocknendes Mittel ist Talkum. Er nimmt die Feuchtigkeit von der Hautoberfläche auf. Maisstärke, ein anderes gut trocknendes Mittel, hat den Nachteil, dass es Pilzwachstum fördert. Aus diesem Grund wird im Allgemeinen Talkum bevorzugt; eine Ausnahme bilden Babys, da sie den Puder manchmal versehentlich einatmen, und Maisstärke beim Einatmen ungefährlicher ist als Talkum. Aluminiumhaltige Lösungen bieten sich bei Hautschäden an, die durch übermäßige Nässe entstanden sind.

Juckreiz stillende Mittel: Bei Hauterkrankungen wird manchmal ein Mittel angewendet, das den Juckreiz lindert, und ein anderes, um die Erkrankung selbst zu stoppen. Juckreiz und leichte Schmerzen lassen sich mit Eukalyptus, Kampfer, Menthol, Zinkoxid, Talkum oder Glyzerin lindern. Antihistaminika, wie Diphenhydramin, finden sich in äußerlichen Mitteln, um den Juckreiz bei allergischen Reaktionen zu lindern. Sie können bei dafür empfindlichen

Personen jedoch selbst eine allergische Reaktion hervorrufen.

Bei bestimmten Arten von Juckreiz sollten Antihistaminika zum Einnehmen den äußerlich angewandten vorgezogen werden. Die innerlich gebrauchten hemmen in erster Linie die allergische Reaktion.

Entzündungshemmende Mittel: Kortisone ▲ wirken Entzündungen entgegen. Durch sie klingen Schwellung, Juckreiz und Hautrötung ab. Kortisone eignen sich vor allem bei allergiebedingten Hautausschlägen und entzündlichen Reaktionen. Da sie die Widerstandskraft gegen Infektionen durch Bakterien und Pilze herabsetzen, dürfen sie normalerweise nicht auf infizierten Hautbereichen oder Wunden angewandt werden. Manchmal werden Kortisone mit Medikamenten gegen Pilze kombiniert, um einen durch Pilze hervorgerufenen Juckreiz zu lindern.

Zur äußeren Anwendung gibt es Kortisone in Lotionen, Cremes und Salben. Von der Art des Kortisons und seiner jeweiligen Konzentration hängt es ab, wie stark das Präparat wirkt. Hydrokortison gibt es in Konzentrationen bis 0,25 Prozent rezeptfrei. Stärkere Mittel und solche mit anderen Kortisonen sind verschreibungspflichtig. Wenn es notwendig ist, wird zunächst ein stark wirkendes Kortison verschrieben und später auf ein schwächer wirkendes Mittel gewechselt. Die Präparate werden im Allgemeinen nicht öfter als zweimal täglich sparsam auftragen. Das Gesicht und Kinderhaut reagieren besonders empfindlich auf Kortisone.

Wird eine stärkere Dosierung benötigt, können Kortisone direkt unter die Haut gespritzt werden. Die Aufnahme des Hormons in den Körper und damit die Wirkung lassen sich auch dadurch steigern, dass man einen Okklusivverband anlegt. Dann deckt man das aufgetragene Präparat über Nacht mit Folie ab. Okklusivverbände sind einer Hochdosisbehandlung vergleichbar. Sie haben ein großes Risiko für unerwünschte Wirkungen und bleiben im Allgemeinen der Behandlung von Erkrankungen wie Schuppenflechte und starken Ekzemen vorbehalten.

Desinfizierende Mittel: Vor der Infektion mit Viren, Bakterien, Pilzen und Parasiten schützt man die Haut am besten durch gründliches Waschen mit Wasser und Seife. Stärkere Desinfektionsmittel werden lediglich vor Operationen eingesetzt. Eine infizierte Haut kann mit äußerlich oder innerlich anzuwendenden Medikamenten behandelt werden. Dabei bestimmt die Art der Infektion die Wahl des Medikaments.

KAPITEL 201

Juckende und nichtinfektiöse Hautausschläge

Juckreiz und Hautausschläge können sich aufgrund von Infektionen, Hautreizungen und einer Immunreaktion entwickeln. Einige Ausschlagtypen kommen vorwiegend bei Kindern vor ■, andere fast nur bei Erwachsenen. Manchmal wird eine Immunreaktion von Substanzen hervorgerufen, die der Betroffene berührt oder isst, doch in vielen Fällen ist nicht bekannt, warum das Immunsystem mit Hautausschlag reagiert.

Die Diagnose basiert auf dem Aussehen des Ausschlags. Bei hartnäckigem Ausschlag, der nicht auf Behandlung reagiert, wird unter Umständen ein kleines Stück Haut entnommen und unter dem Mikroskop untersucht (Biopsie). ★

Juckreiz

Auf Juckreiz (Pruritus) reagieren alle Menschen instinktiv mit Kratzen.

Juckreiz kann durch eine Hautkrankheit oder eine Erkrankung, von der der gesamte Organismus betroffen ist, verursacht sein. Hauterkrankungen mit heftigem Juckreiz sind beispielsweise Parasiteninfektionen (Krätze, Milben,

▲ siehe Kasten Seite 354   ■ siehe Seite 1510
★ siehe Seite 1172

Trockene Haut

Normale Haut verdankt ihre weiche, elastische Textur ihrem Wassergehalt. Um die Haut vor Wasserverlust zu schützen, enthält die oberste Hautschicht Fette, die die Verdunstung herabsetzen: Das erhält den tieferen Hautschichten ihre Feuchtigkeit. Geht der Gehalt dieser Fette zurück, wird die Haut trocken.

Trockene Haut kommt häufig vor, besonders bei Menschen jenseits der Lebensmitte. Trocken wird die Haut vorwiegend bei kalter Witterung und durch häufiges Baden und Duschen. Vor allem beim Baden werden die Hautfette in den oberen Hautschichten weggewaschen, die Haut trocknet aus. Trockene Haut ist oft gereizt und juckt. Manchmal beginnt sie abzuschuppen, vor allem an den Unterschenkeln. Reiben und Kratzen führen schnell zu Infektionen und Narben.

Sehr trockene Haut (Ichthyose) kann auf einer vererbten Schuppenkrankheit (Ichthyosis vulgaris) und einer Verhornungsstörung (epidermolytische Hyperkeratose) beruhen. Ichthyose kommt bei Allgemeinerkrankungen wie Schilddrüsenunterfunktion, Lymphom, Aids und Sarkoidose vor.

Das A und O bei der Behandlung trockener Haut ist, sie feucht zu halten. Wenn nur selten gebadet wird, bleiben die schützende Fette in der Haut. Seifen, Schaumbildner und Duftstoffe reizen die Haut und können sie noch weiter austrocknen.

Schuppen lassen sich mit salizylsäure-, milchsäure- und harnstoffhaltigen Mitteln entfernen.

Bei schwerer Ichthyose sind Vitamin-A-Säure (Tretinoin) enthaltende Produkte wirksam. Sie helfen der Haut, überschüssiges Hornmaterial abzustoßen.

Läuse), Insektenstich, Nesselsucht (Urtikaria), atopische und allergische Dermatitis sowie Kontaktdermatitis. Diese Erkrankungen rufen gewöhnlich auch einen Hautausschlag hervor. Zu den Allgemeinerkrankungen mit Juckreiz gehören Lebererkrankungen (vor allem Gelbsucht), Nierenschwäche, Lymphome, Leukämie und andere Bluterkrankungen. Manchmal entwickeln Menschen mit einer Schilddrüsenerkrankung, mit Diabetes oder Krebs Juckreiz. Der von diesen Erkrankungen ausgelöste Juckreiz geht jedoch in der Regel nicht mit Ausschlag einher.

Auch eine Reihe von Medikamenten kann Juckreiz auslösen; dazu gehören Barbiturate (bei Epilepsie), Azetylsalizylsäure (bei Schmerzen) und jedes andere Mittel, auf das jemand allergisch reagiert.

In den letzten Schwangerschaftsmonaten kann ebenfalls Juckreiz auftreten. Das muss nicht beunruhigen, kann aber auf eine leichte Leberfunktionsstörung hinweisen.

Häufig wird Juckreiz durch Kontakt mit Wolle, Reinigungsmitteln oder Kosmetika ausgelöst. Auch trockene Haut, vor allem bei älteren Menschen, juckt oft heftig. Trocken wird die Haut vor allem bei kalter Witterung und durch häufiges Baden und Duschen. Heißes Baden verschlimmert den Juckreiz in der Regel.

Bei ständigem Kratzen kann sich die Haut röten und tiefe Kratzwunden bekommen. Kratzen kann die Haut so stark reizen, dass erneut Juckreiz und damit ein Teufelskreis entsteht. Durch anhaltendes Kratzen und Reiben kann sich Haut verdicken und vernarben.

Diagnose

Zuerst wird versucht, die Ursache des Juckreiz zu beheben. Juckreiz, der länger als ein paar Tage anhält und der ohne ersichtlichen Grund immer wiederkehrt, erfordert eine gründliche Untersuchung. Bei Allergieverdacht werden Hauttests durchgeführt. ▲ Besteht Verdacht auf eine Allgemeinerkrankung, werden die Nieren- und Leberfunktion sowie der Zuckerspiegel mit Bluttests überprüft. Zudem wird oft die Zahl der Eosinophilen (eine Form der weißen Blutkörperchen) bestimmt, weil ein hoher Wert auf eine allergische Reaktion hinweisen kann. Um einen medikamentös bedingten Juckreiz zu erkennen, muss der Arzt Medikamente eventuell zeitweise absetzen. Vielleicht wird auch Gewebe entnommen oder eine Hautprobe ■ abgekratzt.

Behandlung

Bei Juckreiz empfiehlt es sich, unabhängig von der Ursache nur kurz zu baden – am besten in lauwarmem Wasser mit nur wenig oder keiner Seife. Die Haut sollte anschließend vorsichtig trocken getupft statt kräftig abgerubbelt wer-

---

▲ siehe Seiten 1059 und 1172   ■ siehe Seite 188

den. Vielen Betroffenen hilft es, nach dem Baden eine Feuchtigkeit spendende Creme oder Lotion ohne Duft- und Farbstoffe aufzutragen. Zusatzstoffe würden die Haut nur weiter reizen. Auch Menthol und Kampfer lindern den Juckreiz. Die Fingernägel sollten besonders bei Kindern kurz gehalten werden, damit sie die Haut nicht zerkratzen.

Antihistaminika zum Einnehmen, wie Hydroxyzin und Diphenhydramin, können ebenfalls hilfreich sein, machen jedoch müde und einen trockenen Mund und werden gewöhnlich vor dem Schlafengehen eingenommen. Mittel wie Loratadin und Cetirizin machen im Allgemeinen nicht müde. Äußerlich sollten Antihistaminika nicht angewandt werden, weil die Gefahr einer allergischen Reaktion besteht.

Kortisonhaltige Cremes wirken entzündungshemmend. Sie sollten bei Juckreiz nur auf einer kleinen Hautfläche eingesetzt werden. Im Gesicht und Genitalbereich sollten nur schwach wirkende Kortisonpräparate, z. B. mit Hydrokortison, verwendet werden; stärkere Kortisonpräparate können die empfindliche Haut in diesen Bereichen dünner werden lassen. Zudem können starke Kortisonpräparate, die über längere Zeit auf größerer Fläche angewandt werden, zu ernsten medizinischen Problemen führen ▲; das gilt besonders für Kinder. Zur Behandlung größerer Körperpartien werden Kortisonpräparate manchmal eingenommen.

Dermatitis

Bei der Dermatitis (Ekzem) sind die oberflächlichen Hautschichten entzündet. Es treten Bläschen, Rötung, Schwellung, Sekretabsonderung, Krusten- und Schuppenbildung und gewöhnlich auch Juckreiz auf.

Dermatitis oder Ekzem ist ein weiter Begriff, der zahlreiche Hautbeschwerden umfasst, die alle durch einen roten, juckenden Ausschlag gekennzeichnet sind. Manche Dermatitistypen befallen nur bestimmte Körperpartien, während andere überall auftreten können. Einige Typen haben eine bekannte Ursache, bei anderen ist sie unbekannt. Dermatitis ist jedoch stets eine Reaktion der Haut auf starke Austrocknung, Kratzen, eine Reizsubstanz oder ein Allergen. Typischerweise kommt die Substanz dabei in direkten Kontakt mit der Haut, manchmal wird sie auch geschluckt. Unabhängig von der Ursache kann sich die Haut durch anhaltendes Kratzen und Reiben verdicken und verhärten.

Häufige Auslöser einer allergischen Kontaktdermatitis

Kosmetika: Enthaarungsmittel, Nagellack, Nagellackentferner, Deodorant, Feuchthaltemittel, After-Shave-Lotion, Parfum, Sonnencreme

Metalle (im Schmuck): Nickel

Pflanzen: Giftsumach *(Rhus toxicodendron)* und andere Sumacharten, Traubenkraut (Gattung *Ambrosia*), Primeln

Bestandteile von Hautcremes: Anästhetika (Benzokain), Konservierungsmittel (Benzalkoniumchlorid)

Chemische Substanzen, die in der Bekleidungsindustrie eingesetzt werden: Gerbstoffe in Schuhen, Gummi-Akzeleratoren und Antioxidanzien in Handschuhen, Schuhen, Unterwäsche und anderen Kleidungsstücken

Dermatitis kann eine kurze Reaktion auf eine Substanz sein. Dann halten Jucken und Rötung ein paar Stunden bis zwei Tage an. Eine chronische Dermatitis besteht hingegen längere Zeit. Hände und Füße sind besonders anfällig für diese Form der Dermatitis, denn die Hände sind ständig in Kontakt mit vielen körperfremden Substanzen, und das feuchtwarme Klima, das um bestrumpfte und beschuhte Füße herrscht, fördert das Pilzwachstum.

Eine chronische Dermatitis kann sich aus einer nicht richtig diagnostizierten bzw. behandelten Kontaktdermatitis, Pilzdermatitis oder einer anderen Dermatitisform entwickeln, und es kann sich dabei um eines der vielen chronischen Hautleiden mit unbekannter Ursache handeln, wie Pompholyx ■. Da chronische Dermatitis zu Rissen und Schrunden in der Haut führt, erhöht jedwede Form dieser Erkrankung das Infektionsrisiko.

KONTAKTDERMATITIS

Diese entzündliche Hauterkrankung wird durch direkten Kontakt mit bestimmten Substanzen hervorgerufen. Der sehr stark juckende Ausschlag bleibt auf einen umschriebenen Hautbereich beschränkt und ist oft scharf begrenzt.

▲ siehe Kasten Seite 354 ■ siehe Seite 1182

Die Hautentzündung kann durch zwei verschiedene Mechanismen ausgelöst werden: Hautreizung (nichtallergische Kontaktdermatitis) oder allergische Reaktion (allergische Kontaktdermatitis).

Zu einer nichtallergischen Kontaktdermatitis kommt es, wenn eine chemische Substanz die Haut direkt schädigt. Typische Reizstoffe sind Säuren, Laugen (z. B. Abflussreiniger) und organische Lösungsmittel (z. B. im Nagellackentferner) sowie scharfe Seifen. Einige dieser Chemikalien verursachen schon innerhalb weniger Minuten Hautschäden, andere erst nach längerem Kontakt. Menschen unterscheiden sich beträchtlich, was die Empfindlichkeit ihrer Haut für Reizstoffe angeht.

Mit einer allergischen Kontaktdermatitis reagiert das Immunsystem auf den Kontakt einer Substanz (Allergen) mit der Haut. Manchmal wird jemand bereits durch einen einzigen Kontakt sensibilisiert, in anderen Fällen ist mehrfacher Kontakt nötig. Nachdem der Sensibilisierung führt der nächste Kontakt mit dem Allergen innerhalb von vier bis 24 Stunden zu Juckreiz und Dermatitis; besonders ältere Menschen entwickeln unter Umständen erst nach drei bis vier Tagen allergische Symptome.

Viele tausend Substanzen können zu einer allergischen Kontaktdermatitis führen. Zu den häufigsten Auslösern gehören Pflanzeninhaltsstoffe, z. B. in Giftsumach, Gummi (Latex), Antibiotika, Parfümstoffe, Konservierungsmittel und einige Metalle (Nickel, Kobalt). Man kann jahrelang mit einer bestimmten Substanz problemlos umgehen und dann plötzlich und unvermittelt allergisch darauf reagieren. Selbst Zubereitungen, mit denen eine Dermatitis normalerweise behandelt wird, können eine allergische Reaktion verursachen.

Tritt die Dermatitis erst auf, wenn der Kontakt mit einer Substanz und die Bestrahlung mit Sonnenlicht zusammentreffen, spricht man von einer fotoallergischen oder fototoxischen Kontaktdermatitis. Zu solchen Substanzen gehören bestimmte Duftstoffe, Antibiotika, Steinkohlenteer und Öle.

Symptome und Diagnose

Unabhängig von Ursache und Typ ruft eine Kontaktdermatitis Juckreiz und Hautausschlag hervor. Der Juckreiz ist gewöhnlich stark; der Ausschlag kann von einer flüchtigen Rötung bis zu starker Schwellung und Blasenbildung reichen. Meist geht der Ausschlag mit winzigen, juckenden Bläschen (Vesikeln) einher. Er entwickelt sich nur dort, wo die Haut mit der allergieauslösenden Substanz in Kontakt gekommen ist. Auf empfindlichen Hautpartien tritt er früher, in dickeren Hautbereichen und solchen, die weniger intensiven Kontakt mit dem Allergen hatten, später auf; dadurch kann der Eindruck entstehen, der Ausschlag breite sich aus.

Eine Kontaktdermatitis kann nicht auf andere Körperbereiche oder andere Personen übertragen werden.

Die Ursache festzustellen, ist nicht immer einfach, da es eine Vielzahl möglicher Auslöser gibt. Oft liefert der Ausgangspunkt des Ausschlags einen wichtigen Hinweis, insbesondere, wenn der Ausschlag erstmals unter einem bestimmten Kleidungs- oder Schmuckstück aufgetreten ist oder nur auf Hautpartien, die dem Sonnenlicht ausgesetzt sind. Dann kann man versuchen, die auslösenden Stoffe systematisch auszuschalten. Bleibt das erfolglos, kann ein Patch-Test (Pflastertest) durchgeführt werden. Hierbei bekommt der Betroffene Spezial-Testpflaster mit verschiedenen allergieauslösenden Substanzen ein bis zwei Tage lang aufgeklebt, um zu sehen, ob sich ein Ausschlag bildet. Der Patch-Test ist zwar nützlich, aber aufwändig und kompliziert. Außerdem können die Testergebnisse falschpositiv und falschnegativ sein.

Vorbeugung und Behandlung

Zur Vorbeugung muss man den Kontakt mit der allergieauslösenden Substanz meiden. Kam es dennoch zu einem Kontakt, sollte die Substanz sofort mit Wasser und Seife abgewaschen werden. Bei häufigerem Kontakt können Handschuhe und Schutzkleidung hilfreich sein. Schutzsalben können verhindern, dass gewisse Substanzen, z. B. Epoxidharze, mit der Haut in Kontakt kommen. Eine Hyposensibilisierung mit Injektionen, die das Allergen enthalten, ist bei einer Kontaktallergie wirkungslos.

Wird die allergieauslösende Substanz entfernt, klingt die Rötung gewöhnlich innerhalb weniger Tage ab. Bläschen und Blasen können noch eine Weile lang nässen und eine Kruste bilden, doch sie trocknen bald aus. Danach kann sich die Haut noch einige Tage oder Wochen lang schuppen, jucken und manchmal auch vorübergehend verdickt sein.

Juckreiz lässt sich mit äußerlich oder innerlich anzuwendenden Medikamenten lindern ▲. Zusätzlich kann man kleine entzündete Hautbereiche mehrmals am Tag für eine Stunde mit Gaze oder einem dünnen, mit kaltem Wasser

▲ siehe Seite 1177

oder mit essigsaurer Tonerde getränkten Tuch abdecken. Bei größeren Hautpartien empfehlen sich kurze, kalte Wannenbäder. Große Blasen können vom Arzt entleert werden, doch die Blasen selbst werden nicht entfernt.

ATOPISCHE DERMATITIS

Diese chronische juckende Entzündung der oberen Hautschichten tritt häufig bei Personen auf, die Heuschnupfen oder Asthma haben, oder in deren Familie diese allergischen Erkrankungen vorkommen.

Die atopische Dermatitis (atopisches Ekzem, Neurodermitis) ist eine der häufigsten Hauterkrankungen. Die Krankheit beginnt fast immer schon im Kindesalter mit ein bis zwei Jahren. Bei einem Teil der Betroffenen verschwindet die Erkrankung bis zum Teenageralter von selbst, bei den anderen bleibt sie lebenslang bestehen.

Die Ursache der atopischen Dermatitis ist unbekannt; Menschen mit dieser Erkrankung leiden oft noch an anderen allergischen Erkrankungen, insbesondere an Asthma, Heufieber und Lebensmittelallergien. Die Beziehung zwischen diesen Störungen und der atopischen Dermatitis ist unklar; atopische Dermatitis ist keine Allergie auf eine bestimmte Substanz. Sie ist nicht ansteckend.

Viele Faktoren können die atopische Dermatitis verschlimmern: psychischer Stress, Temperaturschwankungen, Veränderungen der Luftfeuchtigkeit, bakterielle Hautinfektionen und Kontakt mit hautreizender Kleidung (z. B. Wolle). Bei Kleinkindern kann die atopische Dermatitis durch eine Nahrungsmittelallergie ausgelöst werden.

Symptome

In den ersten Lebensmonaten kann die atopische Dermatitis mit gerötetem, nässendem und verkrustetem Ausschlag im Gesicht, auf dem Kopf, im Windelbereich, an Händen, Armen, Füßen oder Beinen auftreten. Meist klingt die Erkrankung zwischen dem dritten und vierten Lebensjahr ab, aber es kommt häufig zu Rückfällen. Bei älteren Kindern und Erwachsenen tritt sie häufig und wiederholt an vereinzelten Stellen auf, vor allem an den Oberarmen, der Innenseite der Ellenbogen und in den Kniekehlen.

Der Ausschlag ist bei jedem Betroffenen anders gefärbt, unterschiedlich stark und sitzt an verschiedenen Orten. Juckreiz gehört bei allen regelmäßig dazu. Das Jucken reizt oft zu un-

kontrolliertem Kratzen und führt zu einem Juck-Kratz-Ausschlag-Juck-Zyklus, der die Erkrankung verschlimmert. Durch das Kratzen und Reiben kann die Haut einreißen; so entstehen Eintrittspforten für Bakterien, die Infektionen auslösen.

Eine Infektion mit Herpes-simplex-Viren ▲ kann bei Patienten mit atopischer Dermatitis eine ernste, fieberhafte Erkrankung verursachen (Ekzema herpeticatum).

Diagnose und Behandlung

Die Diagnose wird anhand des typischen Verteilungsmusters des Ausschlags und allergischer Erkrankungen in der Familie gestellt.

Äußerlich oder innerlich angewendete Präparate helfen gegen den Juckreiz ■. Dem Ausschlag lässt sich vorbeugen, indem man Stoffe, die die Haut reizen, oder Nahrungsmittel, auf die man empfindlich reagiert, meidet. Die Haut sollte feucht gehalten werden, sei es mit Feuchtigkeitslotion, Vaseline oder pflanzlichen Ölen. Feuchtigkeitslotionen werden am besten nach dem Duschen aufgetragen, wenn die Haut noch feucht ist. Kortisonhaltige Cremes und Salben vertreiben den Ausschlag und lindern den Juckreiz. Eine großflächige Langzeitanwendung stark wirkender kortisonhaltiger Präparate sollte jedoch die Ausnahme sein. Besser ist es, das Kortisonpräparat so kurz wie möglich anzuwenden und sonst Mittel zu benutzen, die die Haut fetten und feucht halten. Sehr gut geeignet sind harnstoffhaltige Mittel. Kortisone zum Einnehmen werden nur in ganz hartnäckigen Fällen eingesetzt.

Bei Erwachsenen hilft oft eine Behandlung mit ultraviolettem Licht (Fototherapie ★). Wegen ihrer möglichen Langzeitnebenwirkungen, wie Hautkrebs und grauem Star, empfiehlt sich diese Behandlung bei Kindern nur selten.

In schweren Fällen kann die Reaktion des Immunsystems mit Ciclosporin zum Einnehmen oder Tacrolimus in Salbenform unterdrückt werden.

SEBORRHOISCHE DERMATITIS

Diese entzündliche Erkrankung der oberflächlichen Hautschichten geht mit Schuppenbildung auf der Kopfhaut, im Gesicht und gelegentlich auch an anderen Körperpartien einher.

▲ siehe Seite 1145   ■ siehe Seite 1177
★ siehe Kasten Seite 1186

Die seborrhoische Dermatitis tritt am häufigsten bei Kleinkindern, gewöhnlich in den ersten drei Monaten, sowie im Alter zwischen 30 und 70 Jahren auf. Sie ist bei Männern häufiger als bei Frauen, kommt oft familiär gehäuft vor und verschlimmert sich in der Regel bei kalter Witterung. Eine bestimmte Form der seborrhoischen Dermatitis tritt bei 85 Prozent aller Menschen mit Aids auf.

Symptome

Die seborrhoische Dermatitis entwickelt sich langsam und zeigt sich in Form trockener oder fettiger Schuppen auf der Kopfhaut, manchmal mit Juckreiz verbunden, aber immer ohne Haarausfall. In schweren Fällen bilden sich gelblichrote schuppende Knötchen entlang der Haarlinie, hinter den Ohren, im äußeren Gehörgang, in den Augenbrauen, auf dem Nasenrücken und um die Nase herum, über dem Brustbein und im oberen Rückenbereich. Im ersten Lebensmonat können sich dicke gelbe Schuppenkrusten (Milchschorf) auf dem behaarten Kopf und manchmal gelbe Schuppen hinter den Ohren und rote Knötchen im Gesicht entwickeln. Häufig wird dies von einer hartnäckigen Windeldermatitis begleitet. Bei älteren Kindern können dicke, fest haftende und große, schuppende Plaques auf der Kopfhaut auftreten.

Behandlung

Beim Erwachsenen kann die Kopfhaut mit Shampoos behandelt werden, die Pyrithion-Zink, Selendisulfid, ein Pilzmittel, Salizylsäure oder Schwefel enthalten. Gewöhnlich werden diese Shampoos jeden zweiten Tag benutzt, bis die Kopfschuppung unter Kontrolle ist, danach zweimal wöchentlich. Ketoconazolcreme zeigt ebenfalls eine Wirkung. Dicke Krusten und Schuppen lassen sich bei Erwachsenen über Nacht mit einer Packung Kortisoncreme oder Salizylsäure unter einer Duschhaube ablösen.

Die Behandlung muss oft über Monate fortgesetzt werden. Stellt sich die Dermatitis später wieder ein, kann die Behandlung wieder aufgenommen werden. Am Kopf und an anderen Körperpartien können kortisonhaltige Lotionen aufgetragen werden. Im Gesicht sollten lediglich schwache kortisonhaltige Mittel eingesetzt werden, z. B. einprozentige Hydrokortisoncreme. Aber selbst dieses Mittel muss sehr vorsichtig angewandt werden, da ernste Nebenwirkungen auftreten können.

Bei Säuglingen und Kindern mit dicken Schuppenkrusten auf der Kopfhaut kann vor dem Zubettgehen Salizylsäure in Paraffinöl mit einer weichen Zahnbürste aufgetragen werden. Außerdem ist die Kopfhaut täglich zu shampoonieren, bis die Schuppen verschwunden sind.

NUMMULÄRE DERMATITIS

Bei dieser chronischen Entzündung der Haut tritt gewöhnlich ein juckender Hautausschlag auf, der durch münzförmige Läsionen mit Bläschen, Krusten und Schuppen charakterisiert ist.

Die Ursache der Erkrankung ist unbekannt. Sie befällt häufig Personen mittleren Alters und geht mit trockener Haut einher. Besonders oft kommt sie im Winter vor. Der Ausschlag kann ohne ersichtlichen Grund kommen und gehen.

Die runden Läsionen beginnen mit juckenden Flecken sowie Bläschen und Blasen, die später nässen und dann verkrusten. Der Ausschlag kann weit verstreut auftreten, am stärksten ausgeprägt ist er oft an den Streckseiten der Arme oder Beine und am Gesäß. Er tritt aber auch am Rumpf auf.

Den meisten Betroffenen helfen Mittel, die die Haut feucht halten. Zu den möglichen Behandlungen gehören orale Antibiotika, Kortisoncremes und -injektionen sowie eine UV-A-Therapie. All diese Behandlungen führen jedoch häufig zu keinem befriedigenden Ergebnis.

GENERALISIERTE EXFOLIATIVE DERMATITIS

Dieses ist eine schwere, die gesamte Hautoberfläche betreffende Entzündung (Erythrodermie), bei der sich die Haut stark rötet und schuppt.

Medikamente wie Penizilline, Sulfonamide (beide bei Infektionen), Isoniazid (bei Tuberkulose), Phenytoin und Barbiturate (beide bei Epilepsie) können diese Erkrankung auslösen. Manchmal stellt sie die Komplikation einer anderen Hauterkrankung dar, so bei atopischer Dermatitis, Schuppenflechte und Kontaktdermatitis. Auch bestimmte Karzinome der Lymphknoten (Lymphome) ▲ können sie hervorrufen. In vielen Fällen bleibt die Ursache jedoch unbekannt.

Symptome

Die Erkrankung kann sich rasch oder schleichend entwickeln. Zunächst rötet sich die gesamte Hautoberfläche und beginnt zu glänzen. Dann schuppt und verdickt sie sich; gelegentlich verkrustet sie auch. Manchmal fallen Haa-

---

▲ siehe Seite 1010

re und Nägel aus; die Lymphknoten jucken und schwellen an. Viele Patienten haben zwar Fieber, frieren aber dennoch, weil sie durch die Hautschädigung so viel Wärme verlieren. Aus demselben Grund kann es zu einem erhöhten Flüssigkeits- und Eiweißverlust über die Haut kommen. Und schließlich kann die geschädigte Haut den Organismus kaum noch vor Infektionen schützen.

Da die Symptome der Erkrankung denjenigen einer Hautinfektion ähneln, werden in der Regel eine Haut- und eine Blutprobe zur Laboranalyse entnommen, um eine Infektion als Ursache auszuschließen.

Behandlung

Eine frühe Diagnose und Behandlung sind wichtig, um Infektionen zu verhindern und den Flüssigkeits- und Eiweißverlust zu begrenzen, bevor er lebensbedrohlich wird.

Bei Patienten mit starker exfoliativer Dermatitis ist eine Krankenhauseinweisung unumgänglich. Dort bekommen sie Antibiotika gegen Infektionen und Flüssigkeit sowie Nährstoffe infundiert, um den Flüssigkeitsverlust über die Haut auszugleichen. Gegen den Wärmeverlust helfen Heizdecken. Das Auftragen von Vaseline und Auflegen von Mull helfen, die Haut zu schützen. Kortisonpräparate zum Einnehmen oder als Infusion werden nur verabreicht, wenn andere Maßnahmen erfolglos bleiben oder sich das Krankheitsbild verschlimmert. Jedes Arzneimittel und jede chemische Substanz, die Ursache für die Dermatitis sein kann, gilt es sofort auszuschalten. Ist ein Lymphom die Ursache, klingt die Dermatitis durch dessen Behandlung ab.

STAUUNGSDERMATITIS

Dieses ist eine chronische Entzündung der Unterschenkel mit Rötung, Wärmegefühl, Schuppung und Schwellung sowie Neigung zur Braunfärbung.

Die Erkrankung entsteht, wenn sich Blut und Körperflüssigkeit unter der Haut sammeln. Sie ist häufig bei Menschen mit Krampfadern ▲ und geschwollenen Beinen (Ödemen). Der Hautausschlag zeigt sich in der Regel im Bereich der Knöchel, kann sich aber bis zum Knie hochziehen. Zunächst ist die Haut gerötet und schuppt leicht. Nach mehreren Wochen oder Monaten verfärbt sie sich bräunlich. Die zugrunde liegende Blutstauung wird oft lange übersehen. In dieser Zeit nimmt die Schwellung immer mehr zu; auch die Gefahr einer schweren

Hautschädigung durch Geschwürbildung samt einer bakteriellen Infektion steigt. Bei einer Stauungsdermatitis fühlen sich die Beine geschwollen an und jucken; solange sich kein Geschwür bildet, schmerzen sie aber kaum.

Behandlung

Das Ziel der Langzeitbehandlung ist, das Risiko, dass sich Blut im Knöchelbereich staut, zu senken. Der venöse Rückstrom verbessert sich, wenn die Beine hoch gelagert und gut sitzende Stützstrümpfe getragen werden. Das wirkt dem Stau in den Gefäßen und der Flüssigkeitsansammlung in den Beinen entgegen. Zusätzliche Maßnahmen sind in der Regel nicht nötig.

Bei akuter Stauungsdermatitis haben sich feuchte Umschläge, z. B. mit Leitungswasser oder essigsaurer Tonerde getränkte Mullkompressen, bewährt. Dadurch fühlt sich die Haut besser an, und das Infektionsrisiko sinkt. Verschlimmert sich die Erkrankung – stärkeres Wärmegefühl, Rötung, kleine Geschwüre, Eiter –, kann ein Verband aufgelegt werden, der mehr Flüssigkeit aufnimmt. Ebenfalls hilfreich sind kortisonhaltige Mittel, die dünn auf die Haut aufgetragen werden. Kortisonpräparate sollten nicht direkt auf ein Geschwür aufgetragen werden, weil dies die Heilung verzögert.

Bei großen oder ausgedehnten Geschwüren sind andere Verbände erforderlich. Bewährt ist die Zinkpaste, neue Verbandsarten mit absorbierenden Materialien sind jedoch wirksamer. Antibiotika werden nur eingesetzt, wenn bereits eine Infektion vorliegt. Manchmal wird Haut aus anderen Körperbereichen transplantiert, um sehr große Geschwüre abzudecken.

Auch ein Zinkleimverband kann angelegt werden – ein gipsähnlicher Stützverband aus einer Gelatinepaste, dem Zinkoxid zugesetzt ist. Er schützt die Haut vor Reizungen, die Zinkpaste unterstützt den Heilungsprozess.

Da bei der Stauungsdermatitis die Haut schnell gereizt reagiert, sollten keine antibiotikahaltigen Salben oder Salbengrundlagen wie Lanolin und Wollwachsalkohole angewandt werden.

ÖRTLICH BEGRENZTE KRATZDERMATITIS

Die örtlich begrenzte Kratzdermatitis (Lichen simplex chronicus, zirkumskripte Neurodermitis) ist eine chronische, juckende Entzündung der oberen Hautschichten. Sie verursacht trockene, schuppende, dunkle und verdickte

▲ siehe Seite 223

Hautflecken von ovaler, unregelmäßiger oder eckiger Form.

Diese Erkrankung wird durch ständiges Kratzen einer Hautpartie hervorgerufen. Durch das Kratzen entsteht ein noch stärkerer Juckreiz, sodass ein Teufelskreis von Jucken und Kratzen in Gang gesetzt wird. Manchmal beginnt das Kratzen ohne offensichtlichen Anlass, manchmal aber auch aufgrund einer Kontaktdermatitis, einer Parasiteninfektion oder einer anderen Erkrankung, doch der Betroffene kratzt weiter, nachdem der Auslöser längst wieder verschwunden ist. Warum dies so ist, weiß man nicht, aber vermutlich spielen psychische Faktoren eine Rolle.

Symptome und Diagnose

Die örtlich begrenzte Kratzdermatitis kann überall am Körper auftreten, einschließlich After (Pruritus ani) ▲ und Scheide (Pruritus vulvae) ■, am häufigsten jedoch an Kopf, Armen und Beinen. In den Frühstadien der Erkrankung sieht die Haut noch normal aus, juckt jedoch. Später beginnt die Haut trocken zu werden und zu schuppen, und durch das Kratzen und Reiben bilden sich bräunliche Flecken auf der Haut.

Zunächst wird versucht, die Ursache des Hautjuckens auszuschalten. Tritt der Juckreiz im Anal- oder Vaginalbereich auf, können Madenwürmer, Trichomonaden, Hämorrhoiden, Ausfluss, Pilze, Warzen, Kontaktdermatitis und Schuppenflechte die Ursache sein.

Behandlung

Damit die Haut heilen kann, darf nicht mehr gekratzt oder gerieben werden. Gegen den Juckreiz ★ können Antihistaminika eingenommen und kortisonhaltige Mittel aufgetragen werden.

Tritt der Juckreiz im Anal- oder Vaginalbereich auf, wird am besten mit kortisonhaltigen Mitteln behandelt. Als Schutz kann noch Zinkpaste über die Creme gestrichen werden, mit Paraffinöl lässt sie sich leicht wieder entfernen.

PERIORALE DERMATITIS

Hierbei handelt es sich um einen roten Ausschlag, oft mit Papeln, der um den Mund und am Kinn auftritt.

Die Krankheit, deren Ursache unbekannt ist, tritt überwiegend bei Frauen zwischen 20 und 60 Jahren auf.

Die besten Behandlungsergebnisse werden mit Tetrazyklinen oder anderen Antibiotika erzielt. In hartnäckigen und schweren Fällen, die auf die Antibiotikatherapie nicht ansprechen, kann das Aknemittel Isotretinoin helfen. Kortisone sowie einige fettende Kosmetika, vor allem Feuchtigkeitscremes, können das Problem verschlimmern.

POMPHOLYX

Pompholyx ist eine chronische Hauterkrankung, mit juckenden Blasen in den Handflächen, an den Seiten der Finger und auch an den Fußsohlen.

Pompholyx wird manchmal auch als Dyshidrose bezeichnet, was »übermäßiges Schwitzen« bedeutet, aber nicht zutreffend ist. Die Ursache der Erkrankung ist unbekannt, doch vermutlich spielen Stress oder Substanzen, wie Nickel, Chrom und Kobalt, eine Rolle. Am häufigsten sind Jugendliche und junge Erwachsene betroffen.

Die Blasenbildung geht häufig mit Schuppung, Rötung und Nässen einher. Pompholyx kommt und geht in Schüben von zwei bis drei Wochen Dauer. Unbehandelt verschwindet der Ausschlag erst nach Wochen. Kompressen, die mit Kaliumpermanganat oder essigsaurer Tonerde getränkt sind, können das Verschwinden der Blasen beschleunigen. Äußerlich anwendbare Kortisone helfen gegen Juckreiz und Entzündungen.

Arzneimittelexanthem

Arzneimittelexantheme sind unerwünschte Wirkungen von Medikamenten, die sich als Hautreaktion zeigen.

Arzneimittelexantheme beruhen auf verschiedenen Mechanismen, meist ist es eine allergische Reaktion ●. Dabei muss das Arzneimittel nicht direkt auf die Haut aufgetragen worden sein, um einen Hautausschlag hervorzurufen. Bei manchen Menschen kommt es nach einem einzigen Kontakt mit einem bestimmten Medikament zu einer Sensibilisierung, bei anderen erst nach wiederholtem Kontakt. Kommt die Person später mit dem gleichen Medikament in Kontakt, kann es innerhalb weniger Minuten oder auch erst nach Stunden oder Tagen zu

▲ siehe Seite 757 ■ siehe Seite 1333

★ siehe Seite 1177 ● siehe Seite 79

einer allergischen Reaktion kommen. Erstes Symptom dafür ist meist ein Hautausschlag.

Arzneimittel können einen Ausschlag auch direkt auslösen, ohne dass eine allergische Reaktion vorliegt. So können Kortisone und Lithium beispielsweise einen Ausschlag verursachen, der wie Akne aussieht, und gerinnungshemmende Mittel können Blutergüsse entstehen lassen, wenn Blut aus den Gefäßen austritt und unter die Haut sickert. Andere nichtallergische Ausschläge, die möglicherweise von Arzneimitteln hervorgerufen werden, treten beim Stevens-Johnson-Syndrom, bei toxischer epidermaler Nekrolyse und Erythema nodosum auf.

Verschiedene Arzneimittel machen die Haut besonders empfindlich für Sonnenlicht (Fotosensibilität). Hierzu zählen bestimmte Neuroleptika, Tetrazykline, Sulfonamide, Hydrochlorothiazid (zur Entwässerung, bei Bluthochdruck) und verschiedene Süßstoffe. Bei diesen fotoallergischen Dermatosen tritt der Ausschlag nicht direkt nach der Einnahme des Medikaments auf, sondern erst, wenn später Sonnenlicht auf die Haut trifft. Dieser Ausschlag ist meist rötlich oder violett und juckt manchmal.

Symptome

Arzneimittelexantheme können von einer örtlich begrenzten leichten Rötung mit Pusteln bis hin zur flächigen Ablösung der Oberhaut reichen.

Sie können plötzlich nach der Einnahme des Medikaments auftreten oder erst Stunden oder Tage später. Menschen mit einem allergischen Hautausschlag leiden häufig noch unter weiteren allergischen Symptomen, wie einer laufenden Nase, tränenden Augen, Niesen und sogar Kreislaufkollaps aufgrund eines gefährlich niedrigen Blutdrucks. Nesselsucht ▲ juckt stark, andere Arzneimittelexantheme hingegen kaum oder gar nicht.

Diagnose und Behandlung

Die Suche nach einem Medikament als Krankheitsursache kann schwierig sein, da bereits winzige Mengen den Ausschlag verursachen können, er aber erst viel später ausbrechen und noch Wochen oder Monate nach dem Absetzen des Medikaments weiterbestehen kann. Oft lässt sich das Medikament nur ermitteln, indem alle bis auf die lebensnotwendigen Arzneimittel abgesetzt werden. Wann immer möglich, werden sie durch chemisch nicht verwandte Substanzen ersetzt. Ist das nicht möglich, werden sie schrittweise eines nach dem anderen wieder eingesetzt, um festzustellen, welches Arznei-

mittel die Reaktion auslöst. Wenn es sich um eine schwere allergische Reaktion handelt, kann dieser erneute Kontakt mit dem Arzneimittel jedoch gefährlich werden.

Die meisten Arzneimittelreaktionen verschwinden, wenn man das Mittel absetzt. Zur Behandlung von Juckreiz bedient man sich der Standardmethoden ■. Ein schwerer allergischer Ausschlag wird – insbesondere, wenn er mit starken Atembeschwerden einhergeht – mit Adrenalin- oder Kortisoninjektionen behandelt.

Stevens-Johnson-Syndrom und toxische epidermale Nekrolyse

Das Stevens-Johnson-Syndrom und die toxische epidermale Nekrolyse sind zwei Formen derselben Hauterkrankung, die zu Ausschlag, Hautablösung und bläschenartigen Schleimhautausschlägen führen.

Das Stevens-Johnson-Syndrom ist durch einen Bläschenausschlag in der Mundschleimhaut, im Rachen, im After-Genital-Bereich und auf der Bindehaut gekennzeichnet. An anderen Stellen der Haut können gerötete Flecken auftreten. Bei der toxischen epidermalen Nekrolyse weisen die Schleimhäute ebenfalls Bläschen auf, doch zusätzlich löst sich die gesamte Oberhaut (Epidermis) großflächig ab. Beide Formen sind lebensgefährlich.

Fast alle Fälle entstehen als Reaktion auf Arzneimittel, meist Sulfonamide (bei Infektionen), Barbiturate, krampflösende Mittel, wie Phenytoin und Carbamazepin (alle bei Epilepsie), nichtsteroidale Entzündungshemmer (bei Rheuma) und Allopurinol (bei Gicht). Einige wenige gehen auf Bakterieninfektionen zurück, und manchmal lässt sich keine Ursache feststellen.

Symptome

Das Stevens-Johnson-Syndrom und die toxische epidermale Nekrolyse beginnen gewöhnlich mit Fieber, Kopfschmerzen, Husten und Schmerzen am ganzen Körper, die ein bis vierzehn Tage anhalten können. Dann bricht im Gesicht und am Körper ein fleckiger roter Ausschlag aus, der sich später auf den ganzen Körper ausbreiten kann. Die Flecken vergrößern sich, in ihrem Zentrum entstehen Blasen. Die Haut dieser Blasen ist sehr locker und lässt sich leicht abreiben. Bei der toxischen epidermalen

▲ siehe Seite 1068   ■ siehe Seite 1177

Nekrolyse lösen sich große Bereiche der Oberhaut ab; manchmal genügt dafür schon eine leichte Berührung. Die befallenen Hautbereiche schmerzen stark, die Betroffenen fühlen sich sehr schlecht, leiden unter Schüttelfrost und Fieber. Manchen fallen Haare und Nägel aus.

Bei beiden Formen der Erkrankung bilden sich Bläschen auf den Schleimhäuten von Mund und Rachen, After, Genitalien und Augen. Wenn die Mundschleimhaut betroffen ist, kann es unmöglich sein zu essen, den Mund zu schließen und den Speichel zu schlucken. Die Augen können heftig schmerzen und sich durch die stark vereiterten Bindehäute nicht mehr öffnen lassen. Es können bleibende Hornhautnarben entstehen. Ist die Harnröhrenöffnung betroffen, kommt es zu Problemen und Schmerzen beim Wasserlassen. Manchmal sind die Schleimhäute des Verdauungs- und Atmungssystems in Mitleidenschaft gezogen, was zu Durchfall und Atembeschwerden führt.

Die von der toxischen epidermalen Nekrolyse betroffenen Hautpartien sehen aus, als wären sie verbrannt. Wie bei schweren Verbrennungen ist der Hautverlust lebensbedrohlich, weil durch die ausgedehnten Areale offenen Gewebes enorme Mengen Flüssigkeit und Mineralsalze austreten. An der Stelle der Gewebeschädigung kommt es häufig zu Sekundärinfektionen – die häufigste Todesursache bei dieser Erkrankung.

Behandlung

Das Stevens-Johnson-Syndrom und die toxische epidermale Nekrolyse müssen im Krankenhaus behandelt werden. Alle Medikamente, die die Krankheit ausgelöst haben können, müssen sofort abgesetzt werden. Um das Risiko von Infektionen zu senken, sollten die Kranken wie Patienten mit Verbrennungen behandelt werden. Der Verlust an Flüssigkeit und Salzen muss durch Infusionen ersetzt werden. Nach überstandener Krankheit wächst die Haut von allein wieder nach.

Erythema exsudativum multiforme

Diese wiederkehrende entzündliche Hauterkrankung ist durch rote, erhabene Hautflecken charakterisiert, die manchmal wie Zielscheiben aussehen und meist symmetrisch angeordnet sind.

Die meisten dieser Erkrankungen werden durch eine Herpes-simplex-Infektion ▲ verursacht. Diese Virusinfektion zeigt sich bei etwa zwei Dritteln der Betroffenen als Lippenherpes, bevor das Erythem ausbricht. Unklar ist, ob dieses Exanthem auch von anderen Infektionskrankheiten hervorgerufen werden kann. Auf welche Weise *Herpes simplex* die Erkrankung bewirkt, ist ebenfalls unklar, man vermutet eine Art Immunreaktion.

Symptome

Die Krankheit beginnt normalerweise plötzlich mit geröteten Flecken oder Papeln auf Armen und Beinen und im Gesicht, manchmal auch an den Handtellern und Fußsohlen. Die auf beiden Körperseiten gleich angeordneten Hauterscheinungen sind flach, rund und rot und können dunkle konzentrische Ringe mit einem bläulichen Zentrum (»Zielscheiben-Läsion«) samt Bläschen bilden. Die geröteten Bereiche können leicht jucken. Auf Lippen und Mundschleimhaut bilden sich oft schmerzhafte Bläschen, die Augen sind jedoch nicht betroffen.

Erythema-multiforme-Schübe können zwei bis vier Wochen andauern. Einige Menschen erleben nur einen einzigen Schub im Leben, andere fast zehn Jahre lang jährlich durchschnittlich sechs Schübe. Die Schübe treten am ehesten im Frühjahr auf und werden wahrscheinlich von Sonnenlicht ausgelöst. Die Zahl der Schübe nimmt gewöhnlich mit der Zeit ab.

Behandlung

Das Erythema exsudativum multiforme heilt normalerweise von allein. Ein quälender Juckreiz wird mit den üblichen Methoden behandelt. Kortisone zum Einnehmen können hilfreich sein. Wenn schmerzhafter Schleimhautbefall in Mund und Rachen die Nahrungsaufnahme schwierig macht, kann ein Mittel zur örtlichen Betäubung, wie Lidokain, helfen; bei Bedarf können Nährstoffe und Flüssigkeit intravenös zugeführt werden. Menschen, die unter häufigen Schüben leiden, können beim ersten Anzeichen eines neuen Schubs mit einem Virusmittel, wie Aciclovir, behandelt werden.

Erythema nodosum

Diese entzündliche Hauterkrankung verursacht weiche rote Knoten (Noduli) unter der Haut, meist auf den Schienbeinen, gelegentlich aber auch an den Armen und an anderen Stellen.

▲ siehe Seite 1145

Das Erythema nodosum ist oft das Zeichen einer anderen Erkrankung oder einer Arzneimittelunverträglichkeit, aber auch Bakterien-, Pilz- und Virusinfektionen können die Auslöser sein. Die Krankheit betrifft vor allem junge Erwachsene, vorwiegend Frauen, und kann nach Monaten oder Jahren erneut auftreten.

Streptokokkeninfektion ist eine der häufigsten Ursachen für dieses Erythem, vor allem bei Kindern. Weitere häufige Ursachen sind Sarkoidose, Kolitis ulzerosa und Medikamente, wie Sulfonamide und »die Pille«. Zahlreiche andere Infektionen und mehrere Krebsformen können das Erythem vermutlich ebenfalls auslösen.

Die normalerweise auf den Schienbeinen erscheinenden Knoten verändern ihre Farbe von rosa zu bläulichbraun und sehen Quetschwunden ähnlich. Fieber und Gelenkschmerzen kommen häufig vor, die Lymphknoten im Brustbereich sind gelegentlich vergrößert. Die schmerzhaften Knoten sind normalerweise ein entscheidender Diagnosehinweis für den Arzt. Um die Diagnose zu bestätigen, wird aus den Knoten häufig eine Probe entnommen (Biopsie) und mikroskopisch untersucht; dazu kommen Bluttests und Röntgenaufnahmen.

Behandlung

Medikamente, die als Auslöser für Erythema nodosum infrage kommen, werden abgesetzt, zugrunde liegende Infektionen behandelt. Streptokokkenerkrankungen werden mit Antibiotika wie Penizillin oder einem Cephalosporin behandelt.

Die Knoten können innerhalb von drei bis sechs Wochen ohne Behandlung verschwinden. Bettruhe und nichtsteroidale entzündungshemmende Medikamente wirken schmerzlindernd. Einzelne Knoten können mit Kortisoninjektionen behandelt werden; wenn jemand unter vielen Knoten zu leiden hat, werden manchmal Kortison- oder Kaliumjodid-Tabletten verschrieben, um ihn rascher schmerzfrei zu machen.

Granuloma anulare

Diese harmlose chronische Hauterkrankung mit unbekannter Ursache ist durch kleine derbe, erhabene Knoten (Noduli) charakterisiert, die einen Ring um ein Zentrum mit normaler oder leicht eingesunkener Haut bilden.

Die Knoten sind entweder rot, violett oder hautfarben. Es können ein oder mehrere Ringe vorhanden sein. Die Knoten schmerzen oder ju-

cken in der Regel nicht. Die Erkrankung tritt normalerweise an den Füßen, Beinen, Händen und Fingern auf und kann sowohl Kinder als auch Erwachsene befallen. Bei einigen wenigen Kranken breiten sich die Knoten aus, wenn Sonnenlicht auf die Haut trifft.

Meist heilt die Erkrankung von selbst wieder. Okklusivverbände mit kortisonhaltigen Mitteln sowie Kortisoninjektionen unterstützen die Rückbildung des Ausschlags. Menschen, bei denen große Hautpartien betroffen sind, profitieren häufig von einer Behandlung, in der Fototherapie (Bestrahlung mit UV-Licht) mit Psoralenen (Medikamente, die die Haut empfindlicher für UV-Licht machen) kombiniert wird. Diese Behandlung bezeichnet man als PUVA (**P**soralene plus **UV-A**).

Schuppenflechte

Bei dieser chronischen Erkrankung (Psoriasis) sitzen silberweiß schuppende, rote Papeln und Plaques (erhabene Hautflecken) unterschiedlicher Größe herdartig zwischen gesunden Hautbereichen.

Die schuppige Haut wird dadurch verursacht, dass sich die Hautzellen stark vermehren und ungewöhnlich schnell erneuern. Der Grund für dieses schnelle Zellwachstum ist nicht bekannt, vermutlich spielen jedoch immunologische Mechanismen eine Rolle. Die Erkrankung kommt familiär gehäuft vor.

Symptome

Die Erkrankung kann grundsätzlich in jedem Alter auftreten, meist setzt sie aber im Alter zwischen zehn und 40 Jahren ein.

Schuppenflechte beginnt normalerweise mit einer oder mehreren kleinen, stark schuppenden Plaques am behaarten Kopf, an den Ellenbogen und Knien sowie an Rücken und Gesäß. In dem gesamten Bereich können sich kleine Papeln bilden. Die ersten Plaques verschwinden nach ein paar Monaten von selbst, oder sie breiten sich aus und wachsen zu größeren Plaques zusammen. Manche Betroffene haben nicht mehr als ein oder zwei kleine Plaques, bei anderen sind große Hautpartien befallen. Dicke Plaques oder Plaques an den Handflächen, Fußsohlen und in den Hautfalten des Genitalbereichs können jucken und schmerzen. Die Plaques bereiten zwar kein körperliches Unbehagen, sind aber sehr auffällig. Viele Menschen leiden vor allem unter der psychischen Belastung durch das Aus-

Fototherapie: Ultraviolettes Licht zur Behandlung von Hauterkrankungen

Für die Heilwirkung von Sonnenlicht bei gewissen Hauterkrankungen ist sein Anteil an ultravioletter (UV) Strahlung verantwortlich. UV-Strahlung verändert unter anderem Menge und Art der chemischen Substanzen, die die Hautzellen produzieren, und tötet Zellen ab, die bei Hauterkrankungen eine Rolle spielen können. Mit einer Fototherapie werden vornehmlich Schuppenflechte und atopische Dermatitis behandelt.

Die Fototherapie wird mit künstlichem UV-Licht durchgeführt. UV-Licht, das für das menschliche Auge unsichtbar ist, wird je nach Wellenlänge in die Kategorien A, B und C unterteilt. UV-A dringt tiefer in die Haut ein als UV-B. Je nach Typ und Schwere der Erkrankung wird eine Bestrahlung mit UV-A oder UV-B gewählt. Einige Lichtquellen erzeugen nur bestimmte Wellenlängen aus dem UV-A- oder UV-B-Bereich (Schmalbandtherapie), die zur Behandlung spezieller Erkrankungen dienen. Bei einer Schmalbandtherapie verringert sich das Sonnenbrandrisiko, das mit einer Lichttherapie einhergeht.

Manchmal wird eine Fototherapie mit dem Einsatz von Psoralenen kombiniert. Diese Medikamente werden vor der Behandlung mit UV-Licht eingenommen. Sie erhöhen die Empfindlichkeit der Haut für UV-Strahlung, sodass Einwirkungszeit und -stärke der Bestrahlung reduziert werden können. Die Kombination von Psoralenen und UV-A wird als PUVA-Therapie bezeichnet.

Zu den unerwünschten Wirkungen der Fototherapie gehören Schmerzen und Hautrötung wie beim Sonnenbrand. UV-Bestrahlung erhöht zudem langfristig das Risiko für Hautkrebs. Psoralene rufen oft Übelkeit hervor. Überdies muss, weil Psoralene auch in die Augenlinse eindringen, nach einer PUVA-Therapie für einen Zeitraum von mindestens zwölf Stunden eine UV-undurchlässige Sonnenbrille getragen werden.

---

sehen ihrer Haut. Schuppenflechte kann auch im Nagelbereich auftreten. Dann verdicken und verformen sich die Fingernägel.

Schuppenflechte hält lebenslang an, kann aber kommen und gehen. Die Symptome bessern sich häufig, wenn die Haut dem Sonnenlicht ausgesetzt ist. Bei manchen Menschen vergehen zwischen den einzelnen Schüben Jahre. Psoriasis kann unvermittelt ohne ersichtlichen Grund aufblühen, ein Schub kann aber auch durch eine Hautreizung, wie kleine Verletzungen oder einen starken Sonnenbrand, ferner Malariamittel, Lithium (bei Depressionen), Betablocker (bei hohem Blutdruck) und durch jede medizinische Salbe oder Creme ausgelöst werden. Streptokokkeninfektionen (vor allem bei Kindern), Prellungen und Kratzwunden können außerdem die Bildung neuer Plaques begünstigen. Insgesamt sind Schübe im Winter und nach stressbelasteten Situationen besonders häufig.

Bei manchen Menschen entwickelt sich die Psoriasis sehr stark und geht mit ernsthaften Begleiterscheinungen einher. Bei der Psoriasis-Arthritis ▲ beispielsweise gibt es Gelenkent-

zündungen, die der rheumatoiden Arthritis sehr ähnlich sind. Nur sehr selten befällt die Psoriasis die gesamte Hautfläche. Man spricht hier von der erythrodermatischen Psoriasis, bei der die gesamte Haut gerötet und entzündet ist. Diese Psoriasisform kann gefährlich sein, da bei ihr, genau wie bei einer Verbrennung, die Haut ihre Schutzfunktion gegenüber Verletzungen oder Infektionen verliert. Eine andere, selten vorkommende Form von Schuppenflechte ist die Psoriasis pustulosa, bei der sich kleine und große eitrige Pusteln auf den Handflächen und Fußsohlen bilden. Manchmal sind diese Pusteln über den gesamten Körper verteilt.

Behandlung

Verschiedene Medikamente werden in Abhängigkeit von Schwere und Ausmaß der Symptome meist miteinander kombiniert.

Meist werden die Präparate direkt auf die Haut aufgetragen. Erweichend wirkende Salben und Cremes, ein- oder zweimal täglich angewandt, halten die Haut feucht. Kortisonhaltige Salben, die oft gemeinsam mit Calcipotriol, einem Vitamin-D-Derivat, eingesetzt werden, verringern die Schuppung. Tazaroten wird ebenfalls eingesetzt. Sehr dicke Plaques können mit

---

▲ siehe Seite 356

salizylsäurehaltigen Salben behandelt werden, die die Wirksamkeit der anderen Medikamente erhöhen.

Auch mit einer Fototherapie lässt sich Schuppenflechte bekämpfen. Bei ausgedehnter Schuppenflechte wird die Wirkung der Lichttherapie durch die Gabe von Psoralen – einer Substanz, die die Haut besonders empfindlich für ultraviolette Strahlung macht – verstärkt. Die Kombination aus Psoralen und UV-A-Licht (PUVA) ist sehr wirksam und kann – über Monate hinweg – die Haut abheilen lassen. Manche Ärzte sind inzwischen zu einer Behandlung mit UV-B-Strahlung übergegangen, die ebenso wirksam ist, bei der man aber auf den Einsatz von Psoralen verzichten kann; damit werden Nebenwirkungen, wie eine extreme Lichtempfindlichkeit, vermieden.

Stark ausgeprägte Psoriasis und Psoriasis-Arthritis können mit Präparaten zum Einnehmen, wie Ciclosporin, Methotrexat und Acitretin behandelt werden. Ciclosporin beeinflusst das Immunsystem. Methotrexat stört das Wachstum und die Vermehrung von Zellen. Im Allgemeinen wird Methotrexat nur bei Patienten eingesetzt, die auf andere Behandlungsformen nicht ansprechen, weil dieser Wirkstoff unerwünschte Wirkungen auf Knochenmark, Nieren und Leber haben kann. Acitrenin gleicht entsprechend seiner Wirkung dem Medikament Isotretinoin ▲; es ist bei der pustulösen Psoriasis besonders wirksam, erhöht jedoch häufig den Cholesterinspiegel im Blut und kann zu Leber- und Knochenproblemen führen. Darüber hinaus darf es von Frauen, die schwanger werden können, nicht eingenommen werden.

Pityriasis rosea

Diese mild verlaufende Hauterkrankung geht mit schuppenden, rosafarbenen und entzündlichen Hauterscheinungen einher.

Die Pityriasis rosea wird möglicherweise durch einen noch nicht bekannten Erreger hervorgerufen, ist aber anscheinend nicht ansteckend. Sie kann in jedem Alter auftreten, in erster Linie jedoch bei jungen Erwachsenen. Sie kommt im Frühjahr und Herbst am häufigsten vor.

Symptome

Die Pityriasis rosea setzt mit einer rosa- oder rehfarbenen Hauterscheinung von 2,5 bis zehn Zentimeter Durchmesser ein, die Mediziner Herold- oder Mutterfleck nennen. Dieser runde oder ovale Ausschlag tritt in der Regel am Rumpf auf. Fünf bis zehn Tage später folgen zahlreiche ähnliche, jedoch kleinere Herde an anderen Körperstellen. Diese Sekundärherde oder -medaillons erscheinen vor allem längs der Wirbelsäule und strahlenförmig von ihr ausgehend. Die meisten Menschen mit Pityriasis rosea haben kaum Symptome, der Ausschlag juckt nur wenig. Gelegentlich kann stärkerer Juckreiz auftreten.

Diagnose und Behandlung

Die Diagnose basiert auf dem Aussehen des Ausschlags, besonders der Heroldflecken. Normalerweise klingt der Ausschlag nach vier bis fünf Wochen von selbst wieder ab, er kann aber auch zwei Monate und länger bestehen bleiben. Sonnenlicht oder künstliche UV-Bestrahlung können den Heilungsprozess beschleunigen und den Juckreiz lindern. Falls notwendig, kann der Juckreiz mit Standardmethoden gelindert werden. ■ Bei sehr heftigem Juckreiz wird mit Kortison behandelt.

Rosazea

Bei dieser chronischen Hauterkrankung ist die Haut gerötet, bekommt winzige Papeln und Pusteln und die Blutgefäße speziell in der Gesichtsmitte erweitern sich.

Die Krankheitsursache ist nicht bekannt. Die Störung tritt meist im mittleren Alter oder später auf. Manche Alkoholiker entwickeln Rosazea, vor allem ein Rhinophym (siehe unten). Rosazea kann einer Akne und anderen Hauterkrankungen ähneln.

Die Haut kann sich verdicken, vor allem im Bereich der Nase wird sie rot und knollenförmig (Rhinophym). Gelegentlich tritt die Rosazea auch am Rumpf, an den Armen und Beinen auf.

Behandlung

Rosazeapatienten sollten nichts essen oder trinken, was die Blutgefäße erweitert – etwa scharf gewürzte Speisen, Alkohol, Kaffee und koffeinhaltige Limonaden. Von den Antibiotika, die die Rosazea bessern, sind Tetrazykline gewöhnlich am wirksamsten. Antibiotika, die auf die Haut aufgebracht werden, wie Metronidazol, Clindamyzin und Erythromyzin, sind ebenfalls wirksam. Nur selten wird mit Pilzmitteln, wie Ketoconazol und Terbinafin, behandelt.

▲ siehe Seite 1192   ■ siehe Seite 1177

Isotretinoin kann äußerlich angewandt oder eingenommen werden. Äußerlich aufgetragene Kortisone verschlimmern die Störung meist noch. Bei stark ausgeprägtem Rhinophym hilft oft nur eine operative Korrektur ▲.

Lichen ruber planus

Dieser wiederkehrende juckende Hautausschlag ist durch kleine, zunächst einzeln auftretende Papeln gekennzeichnet, die später zu rauen, schuppenden Hautflecken (Plaques) zusammenlaufen.

Die Ursache für Lichen ruber planus ist unbekannt. Möglicherweise handelt es sich um eine Reaktion des Immunsystems auf Arzneimittel, die Gold, Wismut, Arsen, Chinin oder Chinidin enthalten, und Chemikalien, wie sie in bestimmten Farbfilmentwicklern zu finden sind; auch Infektionen kommen als Auslöser infrage. Die Erkrankung ist nicht ansteckend.

Symptome

Der Ausschlag juckt fast immer, manchmal sogar heftig. Die Papeln sind normalerweise violett, ihre Ränder vieleckig. Unter schräg einfallendem Licht glänzen sie deutlich. Neue Papeln können an der Stelle leichter Hautverletzungen oder oberflächlicher Kratzer entstehen. Sind die Hauterscheinungen abgeheilt, bleiben manchmal dunkle Hautverfärbungen bestehen.

Die Hauterscheinungen treten normalerweise symmetrisch auf, meist in der Mundschleimhaut, am Rumpf, an den Beugeseiten der Handgelenke, an den Beinen, an der Eichel und in der Scheide. Bei etwa der Hälfte der Patienten ist die Mundschleimhaut mitbefallen. Das Gesicht ist meist nicht betroffen. An den Beinen ist der Ausschlag oft besonders ausgedehnt und schuppig. Manchmal fällt auch das Kopfhaar fleckförmig aus.

Der Befall der Mundschleimhaut ist ausgesprochen unangenehm, wenn auch meist nicht schmerzhaft. Die Geschwüre sind gewöhnlich bläulichweiß und in einer Linie angeordnet. Oft treten die Mundgeschwüre vor dem Hautausschlag auf. Sobald die Geschwüre tiefer gehen, können sie schmerzhaft sein und die Nahrungsaufnahme behindern.

Prognose und Behandlung

Gewöhnlich klingt die Erkrankung nach ein bis zwei Jahren von selbst wieder ab; sie kann jedoch – besonders wenn der Mund mitbetroffen ist – länger andauern. Bei rund 20 Prozent der Betroffenen kehren die Hauterscheinungen jedoch oft wieder. Während der einzelnen Krankheitsschübe kann eine Langzeitbehandlung erforderlich sein. In der symptomfreien Zeit ist keine Behandlung nötig.

Zunächst einmal gilt es, das auslösende Arzneimittel oder die Chemikalie zu meiden – wenn dieses die Ursache für den Hautausschlag ist. Gegen den Juckreiz helfen die üblichen Mittel ■. Außerdem kann Kortison in die Papeln gespritzt, auf die Haut aufgetragen oder eingenommen werden, manchmal zusammen mit den Medikamenten Acitretin oder Ciclosporin. Auch eine Fototherapie (Bestrahlung mit UV-Licht) in Kombination mit Psoralenen (die die UV-Empfindlichkeit der Haut steigern) kann hilfreich sein (PUVA-Therapie). Bei schmerzhaften Mundgeschwüren helfen Mundspülungen mit Lidokain vor den Mahlzeiten.

Keratosis pilaris

Bei dieser häufig vorkommenden Verhornungsstörung schilfern abgestorbene Zellen von der obersten Hautschicht ab und verstopfen die Öffnungen der Haarfollikel.

Die Ursache ist unbekannt – allerdings tritt die Keratosis pilaris familiär gehäuft auf, sodass offenbar eine vererbbare Komponente beteiligt ist. Auch Menschen mit atopischer Dermatitis erkranken häufiger an Keratosis pilaris.

Die Pfropfen verursachen kleine, spitze Papeln (»Gänsehaut«), die sich vorwiegend an den Oberarmen, Oberschenkeln und am Gesäß zeigen. Aber auch das Gesicht kann betroffen sein, vor allem bei Kindern. Diese Verhornungsstörung ist bei kaltem Wetter am stärksten ausgeprägt und bildet sich im Sommer gewöhnlich von selbst wieder zurück.

In der Regel sind die Papeln nur kosmetisch störend. Die Keratosis pilaris klingt im Allgemeinen von selbst wieder ab. Die Behandlung besteht im Feuchthalten der Haut. Cremes mit Salizylsäure, Milchsäure oder Tretinoin können ebenfalls hilfreich sein. Wird die Behandlung eingestellt, kehrt die Verhornungsstörung oft zurück.

▲ siehe Kasten Seite 1219   ■ siehe Seite 1177

KAPITEL 202

Akne

Bei dieser häufigen Hauterkrankung verstopfen die Hautporen im Gesicht und am Oberkörper. Dadurch bilden sich Papeln und Pusteln sowie entzündete, infizierte Abszesse (Eiterherde).

Akne beruht auf einer Wechselbeziehung zwischen Hormonen, Talgdrüsen und Bakterien, die zu einer Entzündung der Haarfollikel führen. Akne tritt hauptsächlich im Gesicht, im oberen Brustbereich, an den Schultern und auf dem Rücken auf und ist von Pickeln, Zysten und manchmal Abszessen gekennzeichnet. Zysten und Abszesse sind eitergefüllte Taschen; Abszesse sind etwas größer und liegen tiefer als Zysten.

Die Talgdrüsen, die in der mittleren Hautschicht, der Lederhaut, liegen, produzieren Hauttalg (Sebum). Ihre Ausführgänge münden in die Haarfollikel, und der Talg gelangt aus den Talgzellen zusammen mit toten Hautzellen durch die Poren auf die Hautoberfläche.

Zu Akne kommt es, wenn sich getrockneter Talg, Hautschuppen und Bakterien in den Hautporen ansammeln und sich so genannte Komedonen bilden, die verhindern, dass der Talg aus den Haarfollikeln durch die Poren abfließen kann. Ist die Hautpore nicht ganz verstopft, entsteht ein Mitesser. Ist sie vollständig verstopft, bildet sich Hautgrieß (Milien). In den verstopften Poren vermehrt sich das Bakterium *Propionibacterium acnes,* das normalerweise in den Haarfollikeln lebt, übermäßig. Diese Bakterien zersetzen einige im Talg enthaltene Fette, was die Haut weiter reizt. Aus den gereizten Mitessern und Milien bilden sich die bekannten Aknepickel. Von oberflächlicher Akne spricht man, wenn Komedonen, Pickel und Pusteln vorliegen, ohne dass sich ein Abszess bildet. Eine schwere Akne liegt vor, wenn die entzündeten Pickel tief in die darunter liegende Hautschicht reichen und sich eitrige Zysten bilden, die platzen und sich zu größeren Abszessen weiterentwickeln.

Akne tritt hauptsächlich in der Pubertät auf, wenn der steigende Hormonspiegel, insbesondere das männliche Geschlechtshormon Testosteron, die Talgdrüsen verstärkt zur Talgpro-

Oberflächliche und tiefe Akne im Vergleich

Querschnitt durch die Haut — Oberhaut (Epidermis), Haarfollikel, Haar, Talg, Talgdrüse, Lederhaut (Dermis)

Oberflächliche Akne — Abgestorbene Hautzellen, Festsitzender Talg, Komedo

Tiefe Akne — Eiter, Entzündetes Gewebe, Geplatzte Talgdrüse

duktion anregt. Anfang bis Mitte zwanzig hat sich die Hormonproduktion gewöhnlich stabilisiert und die Akne verschwindet. Auch andere Hormonschwankungen können im Lauf des Lebens das Auftreten von Akne beeinflussen. So kann Akne bei jungen Frauen im gleichen Rhythmus wie die Regelblutung auftreten und sich während der Schwangerschaft bessern oder beträchtlich verschlimmern. Menschen, die Hormone zum Muskelaufbau nehmen, verstärken damit häufig ihre Akne. Bestimmte Kosmetika können die Akne ebenfalls verschlimmern, indem sie die Poren verschließen.

Da die Akneintensität bei den meisten Menschen variiert, lässt sich nur schwer sagen, welche Faktoren einen Schub auslösen. Akne verschlimmert sich häufig im Winter und bessert sich im Sommer; die Ursache dafür ist unbekannt. Zwischen Akne und speziellen Nahrungsmitteln oder sexueller Aktivität besteht jedoch keine Beziehung.

Symptome

Die Ausprägung von Akne reicht von leicht bis sehr schwer. Doch selbst leichte Akne kann störend sein, besonders für Teenager, die jeden Pickel als kosmetische Herausforderung ansehen.

Menschen mit einer leichten Akne entwickeln nur einige wenige, nicht entzündete Mitesser oder eine bescheidene Zahl kleiner, leicht juckender Pickel. Am stärksten ist das Gesicht betroffen, häufig auch die Schultern, der Rücken und der obere Brustbereich. Hormone zum Muskelaufbau (Anabolika) rufen typischerweise Akne auf den Schultern und im oberen Rückenbereich hervor. Mitesser entwickeln sich als winzige schwarze Punkte in der Mitte einer kleinen Schwellung normalfarbener Haut. Pickel können unangenehm sein und haben ein weißes Zentrum, das von einem kleinen Bereich geröteter Haut umgeben ist. Menschen mit einer schweren Akne weisen zahlreiche große, rote, schmerzhafte und mit Eiter gefüllte Knötchen auf, die sich manchmal unter der Haut zu einem großen Abszess zusammenschließen.

Leichte Akne hinterlässt gewöhnlich keine Narben. Wenn man die Pickel jedoch ausquetscht oder sie auf andere Weise zu öffnen versucht, verstärkt das die Entzündung und erhöht das Risiko, dass sich Narben bilden. Die Knötchen und Abszesse der schweren Akne brechen oft auf und hinterlassen nach dem Abheilen gewöhnlich Narben. Diese können tiefe

Löcher (so genannte Eispickelnarben), breitere Gruben unterschiedlicher Tiefe und auch große, unregelmäßige Vertiefungen bilden. Aknenarben bleiben zeitlebens erhalten und stellen für manche Menschen ein kosmetisches Problem dar, das sie psychisch belastet.

Behandlung

Die allgemeine Hautpflege bei Akne ist sehr einfach. Die betroffenen Hautflächen sollten ein- bis zweimal pro Tag mit einer milden Seife gewaschen werden. Antibakterielle Seifen, Schmirgelprodukte, Alkoholtupfer und häufiges starkes Schrubben wirken nicht besser und können die Haut weiter reizen. Kosmetika sollten auf Wasser basieren; fetthaltige Produkte können die Akne verschlimmern. Auch wenn es keine Einschränkungen im Hinblick auf bestimmte Lebensmittel (Pizza, Schokolade) gibt, sollte man sich gesund und ausgewogen ernähren ▲.

Über diese Routinemaßnahmen hinaus hängt die Aknebehandlung von der Schwere der Erkrankung ab.

Oberflächliche Akne wird mit Medikamenten behandelt, die direkt auf die Haut aufgetragen werden. Sie wirken entweder antibakteriell oder trocken die Poren aus bzw. beseitigen die Verstopfung der Poren.

Zum Abheilen der Pickel kann äußerlich ein Antibiotikum (Clindamyzin oder Erythromyzin) aufgetragen werden. Benzoylperoxid ist eine weitere wirksame antibakterielle Verbindung.

Ältere, rezeptfreie Mittel mit Salizylsäure oder Schwefel wirken, indem sie die Pickel austrocknen und sich die Haut leicht schält. Diese Präparate sind jedoch nicht so wirksam wie Antibiotika oder Benzoylperoxid.

Wenn antibakterielle Mittel nicht die gewünschte Besserung bringen, kann die Verstopfung der Poren mit anderen Präparaten beseitigt werden. Am häufigsten verwendet man dazu Vitamin-A-Säure (Tretinoin). Tretinoin ist sehr wirksam, doch es reizt die Haut und erhöht ihre Empfindlichkeit für Sonnenlicht. Da Benzoylperoxid Tretinoin inaktiviert, dürfen beide Mittel nicht gleichzeitig eingesetzt werden. Adapalen, Azelainsäure und Tazaroten wirken ähnlich wie Tretinoin.

Mitesser und Hautgrieß können von der Kosmetikerin entfernt werden. Ein dicker Pickel sollte vom Arzt unter sterilen Bedingungen geöffnet werden.

Tiefe Akne: Damit eine tiefe Akne keine Narben hinterlässt, werden oft Antibiotika, wie Minozyklin, Erythromyzin oder Doxyzyklin, eingenommen. Diese Therapie dauert häufig

---

▲ siehe Seite 879

℞ ARZNEIMITTEL ZUR AKNEBEHANDLUNG

WIRKUNG	ARZNEISTOFF	UNERWÜNSCHTE WIRKUNGEN (AUSWAHL)	BEMERKUNGEN
Tötet Bakterien			
(örtliche Anwendung)	Clindamyzin	Durchfall (selten)	–
	Erythromyzin	–	Wird gut vertragen
	Benzoylperoxid	Trocknet die Haut aus; kann Kleidung und Haare entfärben	besonders wirksam in Kombination mit Erythromyzin
Befreit verstopfte Poren			
(örtliche Anwendung)	Tretinoin	Hautreizend; macht die Haut empfindlich für Sonnenlicht	Zu Beginn anscheinend Verschlimmerung; bis zur Besserung kann es drei bis vier Wochen dauern; bei Sonnenexpositon schützende Kleidung tragen und Sonnenschutzmittel benutzen
	Adapalen	Rötung und Brennen der Haut; erhöhte Sonnenempfindlichkeit	Ebenso wirksam wie Tretinoin, aber weniger hautreizend; bei Sonnenexpositon schützende Kleidung tragen und Sonnenschutzmittel benutzen
	Azelainsäure	Kann die Haut aufhellen	Kaum hautreizend; kann allein und in Kombination mit Tretinoin angewendet werden; sollte von Menschen mit dunklerer Haut vorsichtig verwendet werden
Tötet Bakterien			
(Mittel zum Einnehmen)	Tetrazyklin	Macht die Haut empfindlich für Sonnenlicht	Muss auf nüchternen Magen genommen werden; bei Sonnenexpositon schützende Kleidung tragen und Sonnenschutzmittel benutzen
	Doxyzyklin	Macht die Haut empfindlich für Sonnenlicht	Bei Sonnenexpositon schützende Kleidung tragen und Sonnenschutzmittel benutzen
	Minozyklin	Kopfschmerzen, Benommenheit, Hautverfärbung	Das wirksamste Antibiotikum
	Erythromyzin	Magenprobleme	Bakterien werden häufig resistent
Befreit verstopfte Poren			
(Mittel zum Einnehmen)	Isotretinoin	Schädigt ein sich entwickelndes Kind; kann Blutzellen, Leber und den Fettstoffgehalt beeinflussen; trockene Augen, rissige Lippen, trockene Schleimhäute; bei hohen Dosen Schmerzen und Steifheit der großen Gelenke und im Kreuz; wurde mit Depressionen und Selbsttötungen in Zusammenhang gebracht	Frauen, die schwanger werden können, müssen vor der Einnahme eine Schwangerschaft ausschließen und sie während und einen Monat nach Ende der Behandlung sicher verhüten. Bluttests müssen kontrollieren, ob das Medikament Blutzellen, Leber oder Fettstoffspiegel beeinflusst

Wochen, Monate und sogar Jahre. Als unerwünschte Wirkung kann z. B. eine Pilzinfektion der Scheide auftreten, die medikamentös behandelt werden muss. Lässt sich die Pilzinfektion nur schwer beherrschen, muss eine Antibiotikatherapie der Akne unter Umständen abgebrochen werden.

Bleiben Antibiotika bei sehr schwerer Akne unwirksam, ist Isotretinoin zum Einnehmen die beste Therapie. Dieses Medikament hat die Aknetherapie revolutioniert, ist aber nicht ohne Nebenwirkungen. *Da Isotretinoin beim Fetus zu schweren Fehlbildungen führt, müssen Frauen während sowie einen Monat vor und einen Monat nach der Behandlung mit einer sicheren Verhütungsmethode dafür sorgen, dass sie nicht schwanger werden.* Die Therapie dauert im Allgemeinen 20 Wochen. Ist ein zweiter Behandlungszyklus erforderlich, sollte dieser erst nach einer viermonatigen Behandlungspause beginnen.

Bei Frauen kann eine schwere Akne, die in zeitlichem Zusammenhang mit der Menstruation auftritt, mit der »Pille« beeinflusst werden, deren Zusammensetzung dann gezielt auf diese Indikation abgestimmt ist. Damit eine

solche Behandlung erfolgreich ist, muss sie jedoch mindestens vier bis sechs Monate fortgeführt werden.

Große, entzündete Zysten und Abszesse werden manchmal durch Injektion von Kortisonen behandelt. Oder sie werden aufgeschnitten, damit der Eiter ablaufen kann.

Die Behandlung starker Aknenarben hängt von Form, Tiefe und Sitz ab. Einzelne Narben gleich welcher Tiefe können herausgeschnitten und die Haut wieder zusammengenäht werden. Breite, eingedellte Narben können mit einem Unterminierungsverfahren (Subzision) kosmetisch verbessert werden, bei dem unter der Haut kleine Schnitte gesetzt werden, um das Narbengewebe zu entspannen. Danach nimmt die Haut oft wieder ihre normale Kontur an. Zahlreiche flache Narben lassen sich mit chemischen Peeling-Präparaten oder per Laser (Resurfacing) ▲ behandeln. Kleinere Narben können mittels Dermabrasion entfernt werden. Dabei wird die oberste Hautschicht abgeschliffen. Manchmal werden Narben mit Kollagen, Fett oder synthetischen Substanzen unterspritzt. Dadurch wird der vernarbte Bereich auf das gleiche Niveau wie die übrige Haut gebracht.

KAPITEL 203

Druckgeschwüre

Druckgeschwüre (Dekubitus, wund gelegene Stellen) entstehen über einem Knochen, wenn die Haut lange Zeit dem Druck eines harten Gegenstandes ausgesetzt war. Der Druck verringert die Durchblutung und reizt die Haut.

Druckgeschwüre können bei Menschen jeden Alters auftreten, die bettlägerig, an den Rollstuhl gebunden oder nicht fähig sind, selbst ihre Lage zu verändern. Sie entwickeln sich gewöhnlich unterhalb der Hüfte, können aber prinzipiell an jeder Körperstelle auftreten. Meist entstehen sie über Knochenvorsprüngen, wo sich der Druck konzentriert, wie im unteren Rückenbereich, an Ferse, Ellenbogen und Hüfte.

Sie treten da auf, wo harte Gegenstände, wie Bett, Rollstuhl, Gipsverband oder Schiene auf die Haut drücken. Druckgeschwüre sind meist schmerzhaft und können ernste Folgen haben.

Ursachen

Wenn die Haut mehr als zwei oder drei Stunden unzureichend durchblutet ist, stirbt sie ab. Dieser Prozess beginnt an der äußeren Hautschicht. Die abgestorbene Haut zerfällt und bildet ein offenes Geschwür (Ulkus). Durch diese Pforte können leicht Bakterien eindringen und eine Infektion hervorrufen.

Häufige Ursache für eine Minderdurchblutung der Haut ist Druck. Der intensive Druck, dem die Haut beim Sitzen oder Liegen ausgesetzt ist, drosselt die Blutzufuhr über vorstehenden Knochen. Normal bewegliche Men-

▲ siehe Kasten Seite 1219

schen verlagern ihr Gewicht sogar im Schlaf ständig, sodass die Blutversorgung nie längere Zeit unterbrochen ist. Druckgeschwüre entwickeln sich besonders leicht bei bewegungsunfähigen Personen. Ebenfalls gefährdet sind Personen, die Schmerzen und andere Zeichen, die sie normalerweise zur Lageänderung veranlassen würden, nicht spüren.

Zug kann die Durchblutung der Haut ebenfalls verringern und zu Druckgeschwüren führen. Er entsteht, wenn die Haut an etwas haftet, z. B. an der Bettwäsche. Zug wirkt auf die Haut ähnlich wie Druck.

Auch Reibung kann Druckgeschwüre hervorrufen, z. B. wenn sich jemand durch falsches Schuhwerk die Fersen wund läuft oder durch schlecht sitzende Kleidung Ellenbogen oder Knie aufreibt.

Länger einwirkende Feuchtigkeit – oft durch Schwitzen, Urin oder Kot –, kann die Hautoberfläche schädigen und Druckgeschwüre begünstigen.

Unterernährung erhöht das Risiko für Druckgeschwüre und verlangsamt ihre Heilung. Zum einen fehlt die schützende Fettschicht, die die Haut polstert und die Blutgefäße davor schützt, eingeklemmt zu werden, zum anderen heilt die Haut schlechter, weil es an essenziellen Nährstoffen wie Eiweiß, Vitamin C und Zink mangelt.

Symptome

Druckgeschwüre schmerzen und jucken meist. Menschen, deren Empfindungsfähigkeit gestört ist, merken jedoch womöglich selbst schwere, tief gehende Geschwüre nicht.

Druckgeschwüre werden nach ihrem Schweregrad in vier Stadien unterteilt, die von Rötung bei noch intakter Haut (Stadium 1) bis zur Zerstörung von Muskel-, Fett- und Knochengewebe (Stadium 4) reicht.

Ist die Haut einmal aufgebrochen, besteht Infektionsgefahr. Eine Infektion verzögert bei flachen Geschwüren die Heilung und kann bei tiefen Geschwüren lebensbedrohlich sein. Die Entzündung kann sogar auf das Knochenmark übergreifen (Osteomyelitis), was eine wochenlange Behandlung mit Antibiotika erfordert. Im schwersten Fall greift die Infektion auf die Blutbahn über (»Blutvergiftung«, Sepsis).

Vorbeugung

Das Wichtigste ist, Druckgeschwüren vorzubeugen. Tiefe Geschwüre lassen sich praktisch immer durch sorgfältige Pflege verhindern. Die Haut einer bettlägerigen oder auf den Rollstuhl

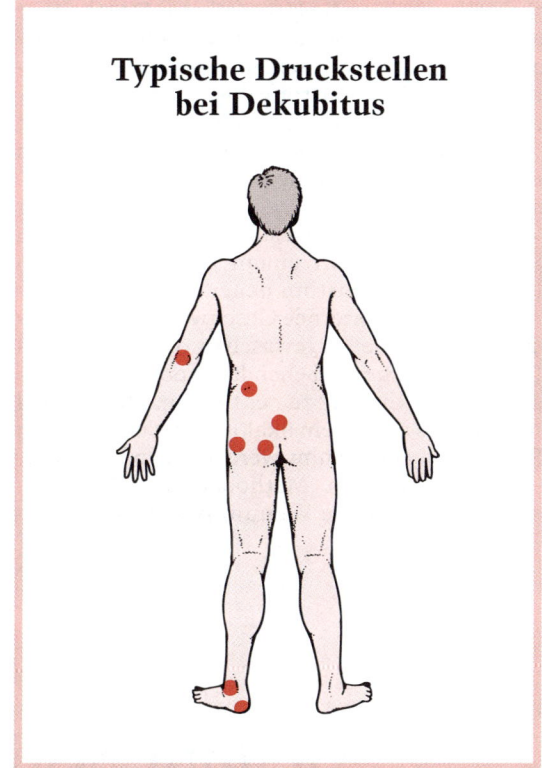

Typische Druckstellen bei Dekubitus

angewiesenen Person muss täglich sorgfältig auf rote Stellen hin untersucht werden. Schon die geringste Rötung oder Hautverfärbung erfordert sofortiges Handeln: Die Person muss umgelagert und davon abgehalten werden, auf der verfärbten Fläche zu liegen oder zu sitzen, bis deren Färbung wieder normal ist.

Da Lage- und Haltungsänderungen für die Durchblutung der Haut wichtig sind, sollten die Kranken möglichst nicht mit Medikamenten ruhig gestellt, sondern vielmehr ihre körperliche Bewegung gefördert werden. Die Lage bewegungsunfähiger Personen sollte alle zwei Stunden geändert werden; ihre Haut ist sauber und trocken zu halten.

Empfindliche Körperbereiche, wie Fersen und Ellenbogen, lassen sich mit Baumwolle oder Wolle abpolstern. Betten, Stühle und Rollstühle können mit druckmindernden Polstern ausgestattet werden. Bei längerer Bettlägerigkeit empfehlen sich spezielle Antidekubitusmatratzen.

Behandlung

Druckgeschwüre zu behandeln ist wesentlich schwieriger, als ihnen vorzubeugen. Im Frühstadium heilt ein Druckgeschwür gewöhnlich von selbst, sobald die Haut keinem Druck mehr ausgesetzt ist. Die Heilung lässt sich durch eine ausgewogene, eiweißreiche Ernährung und Vitamin- und Mineralstoffgaben (besonders Vitamin C und Zink) beschleunigen.

Geschädigte Haut heilt schneller, wenn man einen Mullverband anlegt. Mit Teflon oder Vaseline beschichtete Gaze klebt nicht an der Wunde. Bei tieferen Geschwüren unterstützen Spezialverbände mit einem gelatineähnlichen Material das Wachstum neuer Haut.

Infizierte und eiternde Geschwüre müssen vorsichtig mit Seife ausgewaschen oder mit einem Desinfektionsmittel behandelt werden, um abgestorbenes Gewebe zu entfernen. Manchmal muss dieses mit einem Skalpell oder chemischen Substanzen ausgeräumt werden (Wundtoilette).

Zu den neueren Methoden der Wundversorgung gehören die Vacuum Assisted Closure-Therapie, die die Wundheilung durch kontrollierten Unterdruck auf die Wunde fördert, ferner die Gabe von Wachstumsfaktoren, die das Zellwachstum fördern, die Sauerstoffüberdruck-Therapie, bei der der Patient in einer Kammer mit Sauerstoff unter erhöhtem Druck platziert wird, ▲ sowie synthetische Hauttransplantate.

Druckgeschwüre sind schwer zu behandeln. Sehr große Hautdefekte können mit gesunder Haut bedeckt werden, doch bei gebrechlichen und mangelernährten Menschen ist das nicht immer möglich. Bei tief sitzenden Infektionen werden Antibiotika gegeben. Eine Knochenmarkinfektion (Osteomyelitis) ■ im Bereich des Druckgeschwürs ist extrem schwierig zu behandeln. Die Infektion kann sich über den Blutkreislauf im Körper ausbreiten und eine mehrwöchige Antibiotikabehandlung erforderlich machen.

KAPITEL 204

Gestörte Schweißproduktion

Schweiß wird von den Schweißdrüsen in der Haut produziert und durch Ausführungsgänge an die Hautoberfläche gebracht. Schwitzen reguliert die Körpertemperatur, indem es den Körper kühlt. Man schwitzt viel bei warmem Wetter, Nervosität, Stress und körperlicher Anstrengung.

Schweiß besteht aus Wasser, Salzen (Natriumchlorid) und anderen chemischen Substanzen. Wer stark geschwitzt hat, muss den Mineralien- und Flüssigkeitsverlust wieder ausgleichen.

Frieseln

Frieseln (Miliaria) sind ein juckender Hautausschlag, der entsteht, weil der Schweiß nicht austreten kann.

Verstopfen die engen Schweißausführungsgänge, kann der Schweiß nicht an die Hautoberfläche dringen. Er bleibt damit in der Ober- oder Lederhaut und verursacht eine Entzündung, die Reizung und Juckreiz hervorruft. Der Frieselausschlag besteht normalerweise aus winzigen Bläschen, kann aber auch als großer, geröteter Hautbereich erscheinen.

Frieseln treten meist bei feuchtwarmem Wetter an den Stellen auf, wo Haut auf Haut trifft: unter den Brüsten, in den Leistenbeugen und unter den Armen.

Man bekommt die Störung in den Griff, indem man dafür sorgt, dass man weniger schwitzen muss: die Haut kühlen und trocknen, Situationen vermeiden, in denen man vermehrt schwitzen muss.

Auf den Ausschlag können kortisonhaltige Lotionen, zuweilen mit etwas Menthol, aufgetragen werden.

Exzessives Schwitzen

Manche Menschen schwitzen ohne ersichtlichen Grund, wie Fieber oder hohe Raumtemperatur, ungewöhnlich stark und beinahe ständig (Hyperhidrose). Die gesamte Hautoberfläche

▲ siehe Seite 1658   ■ siehe Seite 344

kann exzessiv schwitzen, oft ist es aber auf Handflächen, Fußsohlen, Achselhöhlen und Leistengegend beschränkt.

Gewöhnlich lässt sich keine Ursache finden. Häufiges starkes Schwitzen am gesamten Körper sollte jedoch unbedingt ärztlich untersucht werden, da es Zeichen einer Schilddrüsenüberfunktion, eines zu niedrigen Blutzuckerspiegels und in seltenen Fällen auch eines bösartigen Tumors, eines Phäochromozytoms, sein kann. Auch eine Fehlfunktion in dem für die Schweißproduktion verantwortlichen Teil des Nervensystems kann zu übermäßigem Schwitzen führen; gleiches gilt für gewisse Rückenmarkverletzungen und -erkrankungen.

Durch ständiges heftiges Schwitzen kann der betroffene Hautbereich, vor allem an den Füßen, aufweichen, rissig und schuppig werden. Manchmal rötet und entzündet er sich. Wenn die auf der Haut lebenden Bakterien und Pilze den Schweiß zersetzen, entwickelt sich ein übler Geruch (Bromhidrose).

Behandlung

Zunächst kann man Antitranspiranzien versuchen. Genügt das nicht, hilft bei starkem Schwitzen der Handflächen, Fußsohlen, Achselhöhlen und Genitalregion oft eine Aluminiumchloridlösung. Sie wird über Nacht aufgetragen und mit einer dünnen Kunststofffolie bedeckt. Morgens wird der Bereich abgewaschen. Manchmal sind zwei Anwendungen täglich nötig. Damit verschafft man sich norma-lerweise innerhalb einer Woche Erleichterung. Reizt die Lösung die Haut, sollte sie ohne Folie einwirken.

Andere Möglichkeiten sind das Auftragen einer Methenaminlösung und die Iontophorese – ein Verfahren, bei dem der Bereich mit Schwachstrom behandelt wird. Wenn diese Maßnahmen wirkungslos bleiben, können die Nerven durchtrennt werden, die zu den Schweißdrüsen führen. Bei extrem starkem Schwitzen, das sich auf die Achselhöhlen beschränkt, werden die Schweißdrüsen durch Absaugen entfernt. Psychotherapeutische Beratung und Angst lösende

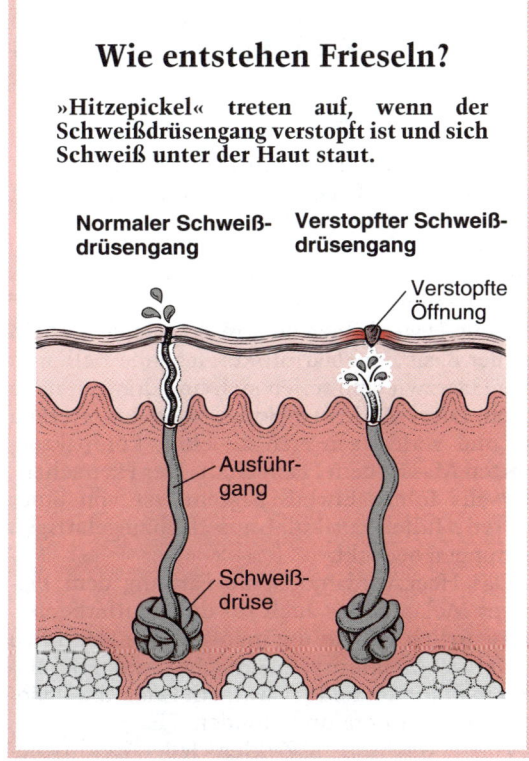

Wie entstehen Frieseln?

»Hitzepickel« treten auf, wenn der Schweißdrüsengang verstopft ist und sich Schweiß unter der Haut staut.

Normaler Schweiß-drüsengang

Verstopfter Schweiß-drüsengang

Verstopfte Öffnung

Ausführgang

Schweißdrüse

Mittel können wirksam sein, wenn das Schwitzen psychisch bedingt ist.

Um unangenehmen Geruch zu vermeiden, muss der Bereich sauber gehalten werden, indem man sich zweimal täglich mit Wasser und Seife wäscht. Manchmal ist es nötig, einige Tage lang Flüssigseife mit Chlorhexidin oder einem anderen Antiseptikum zu benutzen und anschließend ein Deodorant mit Aluminiumchlorhydroxid aufzutragen. In hartnäckigen Fällen lässt sich die Geruchsbildung nur mit antibiotikahaltigen (z. B. Clindamyzin oder Erythromyzin) Produkten vermeiden. Bei manchen Personen hilft es, die Achselhaare auszurasieren.

KAPITEL 205

Erkrankungen der Haarfollikel

Haare entspringen in den Haarfollikeln (Haarbälgen) in der Lederhaut (Dermis), die direkt unter der Hautoberfläche (Epidermis) sitzt. Haarfollikel finden sich überall auf der Körperoberfläche, ausgenommen Lippen, Handflächen und Fußsohlen.

Neue Haare bilden sich in den Haarzwiebeln an der Basis der Haarfollikel; lebende Zellen in den Haarzwiebeln teilen sich und drängen nach oben. Diese Zellen trocknen rasch aus, sterben ab und verfestigen sich zu einer kompakten, harten Masse, dem Haarschaft. Der Haarschaft, der aus totem Eiweiß besteht, ist von einer zarten Hülle (Kutikula) aus dachziegelartigen Schuppen bedeckt.

Das Haar verdankt seine Färbung dem Pigment Melanin, das auch für die Hautfarbe verantwortlich ist. Für die menschliche Haarfarbe sind zwei Melanintypen entscheidend: Eumelanin in braunem und schwarzem Haar und Phäomelanin in rotem und blondem Haar.

Haare wachsen in Zyklen. Jeder Zyklus besteht aus einer langen Wachstumsphase, gefolgt von einer kurzen Ruhephase. Am Ende der Ruhephase fällt das Haar aus, ein neues Haar beginnt im Haarfollikel zu wachsen, und der Zyklus beginnt von Neuem. Augenbrauen und Wimpern haben einen Wachstumszyklus von einem bis sechs Monaten, Kopfhaar von zwei bis sechs Jahren. Gewöhnlich erreichen etwa 100 Haare pro Tag das Ende ihrer Ruhephase und fallen aus.

Der Haarwuchs wird von den männlichen Geschlechtshormonen Testosteron und Dihydrotestosteron reguliert, die es bei Männern und Frauen gibt – wenn auch in unterschiedlicher Menge. Testosteron stimuliert den Haarwuchs in der Schamregion und unter den Achseln, Dihydrotestosteron beeinflusst vornehmlich den Bartwuchs.

Zu den Erkrankungen der Haarfollikel zählen übermäßiger Haarwuchs, Haarausfall und eingewachsene Barthaare. Die meisten Erkrankungen der Haarfollikel sind zwar nicht ernst, stellen aber oft ein störendes kosmetisches Problem dar.

Übermäßiger Haarwuchs

Übermäßiger Haarwuchs in normalerweise nicht sehr behaarten Bereichen (Hirsutismus oder Hypertrichose) kann bei Männern wie Frauen auftreten.

Selten ist der übermäßige Haarwuchs aufgrund einer erblichen Störung angeboren, gewöhnlich entwickelt er sich erst später im Leben. Bei Frauen und Kindern kann übermäßiger Haarwuchs aufgrund einer Störung der Funktion der Hirnanhangdrüse, der Nebennieren und der Eierstöcke entstehen, durch die mehr männliche Geschlechtshormone produziert werden.

Hirsutismus kann bei Personen auftreten, die Sexualhormone zum Muskelaufbau einnehmen, oder die mit Kortisonen oder Medikamenten wie Minoxidil, Phenytoin (bei Epilepsie) und Ciclosporin (nach Transplantationen) behandelt werden. Er kann auch bei der Stoffwechselstörung Porphyria cutanea tarda (PCT) auftreten ▲.

Diagnose und Behandlung

Der Arzt sucht zunächst nach anderen Symptomen eines Überschusses an männlichen Geschlechtshormonen, wie einem unregelmäßigen Menstruationszyklus, tiefer Stimme, Haarausfall oder Anzeichen für das Cushing-Syndrom ■, wie Vollmondgesicht und Fettpolster zwischen den Schultern. Wird er fündig, wird der Blutspiegel bestimmter Hormone gemessen.

Medikamente, die Haarwuchs begünstigen, werden, wenn möglich, abgesetzt.

Als Soforthilfe können die Haare epiliert, abrasiert, ausgezupft und mit flüssigem Wachs und Enthaarungsmitteln beseitigt werden. Dunkle Haare fallen weniger auf, wenn man sie bleicht.

Dauerhaft lassen sich Haare aber nur beseitigen, wenn die einzelnen Haarfollikel zerstört werden. Das einzig sichere Verfahren hierfür ist die Verödung mit Strom. Meist sind mehrere Behandlungen nötig, weil viele Follikel die Prozedur überleben und die Haare nachwachsen. Unerwünschter Haarwuchs lässt sich auch durch Laserbehandlung ★ verringern. Allerdings wächst ein großer Teil der Haare letztlich wieder nach.

▲ siehe Seite 926   ■ siehe Seite 951
★ siehe Seite 1219

Haarausfall

Übermäßiger Haarausfall (Alopezie) kann jeden Körperbereich betreffen, ist aber auf dem Kopf am häufigsten.

Haarausfall kommt bei Männern weitaus häufiger vor als bei Frauen. Er kann von genetischen Faktoren, dem Alter, Hauterkrankungen und Krankheiten, die den ganzen Körper betreffen, ausgelöst werden. Auch Medikamente, wie sie in der Krebstherapie eingesetzt werden, können Haarausfall verursachen.

Alopecia androgenicata: Dieses ist der häufigste Typ von Haarausfall; er betrifft früher oder später rund die Hälfte aller Männer (Haarausfall vom männlichen Typ) und zehn bis 20 Prozent aller Frauen (Haarausfall vom weiblichen Typ). Ein leicht erhöhter Blutspiegel des männlichen Geschlechtshormons Dihydrotestosteron spielt dabei zusammen mit genetischen Faktoren wahrscheinlich eine wichtige Rolle. Ein solcher Haarausfall kann ab der Pubertät in jedem Alter einsetzen.

Bei Männern fallen normalerweise zuerst die Haare an den seitlichen Stirnpartien und über dem Scheitel aus. Manche Männer bekommen dann eine kahle Stelle am Hinterkopf oder eine »hohe Stirn«. Bei anderen dagegen, vor allem bei jenen, deren Haare sich bereits in jungen Jahren lichten, entwickelt sich eine Glatze, umgeben von einem Haarkranz, oder eine Vollglatze.

Bei Frauen dünnen die Haare meist im Stirn- und Seitenbereich sowie am Scheitel etwas aus. Eine komplette Glatzenbildung ist selten. Der Haaransatz bleibt intakt.

Alopecia areata bedeutet, dass die Haare in fest umgrenzten Bereichen, normalerweise an der Kopfhaut und am Bart, plötzlich ausfallen. Nur selten ist es die gesamte Körperbehaarung (Alopecia universalis). Als Ursache vermutet man eine Autoimmunreaktion, bei der sich die körpereigene Immunabwehr gegen die eigenen Haarfollikel wendet. Alopecia areata kann bei beiden Geschlechtern und in jedem Alter auftreten, ist jedoch bei Kindern und jungen Erwachsenen am häufigsten. Sie ist nicht die Folge einer anderen Erkrankung, obwohl einige Betroffene auch unter einer Schilddrüsenstörung leiden. Das Haar wächst normalerweise nach einigen Monaten wieder nach, außer bei sehr ausgedehntem Haarausfall.

Zwanghaftes Ausrupfen der Haare (Trichotillomanie) kommt bei Kindern vor, kann aber als Angewohnheit ein Leben lang bestehen bleiben. Die Störung kann lange Zeit unbeachtet bleiben und Ärzte und Eltern irrtümlich an eine Alopecia areata oder eine Pilzinfektion als Ursache denken lassen.

Narbige Alopezie liegt vor, wenn im Bereich der Narben nach Verbrennungen, schweren Verletzungen und Röntgentherapie keine Haare mehr wachsen. Weniger offensichtliche Ursachen können Lupus erythematodes, Lichen ruber planus und chronische Infektionen mit Bakterien und Pilzen sein. Auch Hautkrebs kann Narben entstehen lassen.

Eine andere Form der Alopezie ist z. B. Haarausfall, der aus Stress resultiert; er kann nach starkem Gewichtsverlust, einer schweren, hoch fiebrigen Erkrankung und einer Operation auftreten. Auch Medikamente, wie Blutdruckmittel, Lithium (bei Depressionen), Valproinsäure (bei Epilepsie), die »Pille« zur Empfängnisverhütung, Vitamin A bzw. Retinoiden, können diesen Haarausfalltyp nach sich ziehen. Viele Krebsmittel verursachen Haarausfall. Als weitere Ursache kommen eine Unterfunktion der Schilddrüse und der Hirnanhangdrüse infrage; auch nach einer Schwangerschaft fallen häufig die Haare aus. Der Haarausfall kann noch drei bis vier Monate nach der Erkrankung bzw. der Medikamentengabe auftreten. Meist wächst das Haar aber wieder nach.

Diagnose und Behandlung

Haarausfall vom männlichen bzw. vom weiblichen Typ lässt sich anhand des charakteristischen Erscheinungsbildes diagnostizieren. Andere Formen sind manchmal nicht so einfach einem Typ zuzuordnen; hier hilft eine Biopsie weiter ▲. Mithilfe der anschließenden mikroskopischen Untersuchung lässt sich feststellen, ob und häufig auch warum die Haarfollikel verändert sind. Wenn es Hinweise auf hormonelle Störungen oder eine andere ernsthafte Erkrankung gibt, können sich Bluttests anschließen.

Haarausfall vom männlichen und weiblichen Typ lässt sich manchmal erfolgreich medikamentös behandeln. Minoxidil kann, wenn es täglich auf die Kopfhaut aufgetragen wird, das Haarwachstum fördern. Finasterid wirkt, indem es die Effekte der männlichen Hormone auf die Haarfollikel blockiert; es wird täglich eingenommen. Eine Besserung kann nach mehreren Monaten Anwendung mit beiden Medikamenten eintreten; ihr wichtigster Effekt besteht möglicherweise darin, dass sie weiteren Haarausfall stoppen. Die Wirkung hält nur so

▲ siehe Seite 1172

lange an, wie die Medikamente angewendet werden.

Eine dauerhafte Lösung kann sein, Haarfollikel von einer anderen Körperstelle in die Kopfhaut zu transplantieren. Bei einer neueren Technik werden nur ein bis zwei Haare gleichzeitig verpflanzt. Das ist zwar zeitaufwändiger als die Verpflanzung größerer Hautpartien, erlaubt es aber, die Implantate so anzuordnen wie das natürliche Haar.

Eine toxische Alopezie verschwindet in der Regel, wenn es mit der auslösenden Substanz keinen Kontakt mehr gibt. Da die Haare gewöhnlich nur vorübergehend ausfallen, ist eine Perücke oft die beste Lösung. Das gilt auch für Personen, die sich einer Chemotherapie unterziehen müssen.

Bei Alopecia areata können Kortisone unter die kahlen Hautstellen gespritzt werden; zudem kann Minoxidil örtlich angewandt werden. Bei größeren Kahlstellen wird manchmal Kortison eingenommen, doch oft fallen die Haare nach Abbruch der Behandlung erneut aus.

Die narbige Alopezie ist besonders schwer zu behandeln. Zunächst einmal gilt es, die der Störung zugrunde liegende Ursache zu behandeln bzw. auszuschalten. Wenn ein Hautbereich jedoch erst einmal vernarbt ist, ist es eher unwahrscheinlich, dass darauf wieder Haare wachsen.

Eingewachsene Barthaare

Biegt sich ein Haar so, dass es mit seiner Spitze die benachbarte Haut durchbohrt, kann es zu einer Entzündung kommen (Pseudofolliculitis barbae). Das passiert am häufigsten bei krausen Barthaaren. Jedes eingewachsene Haar lässt einen kleinen Pickel mit kaum sichtbarem, gebogenem Haar in der Mitte entstehen.

Das Haar kann man mit einer Nadelspitze oder einem Skalpell aus der Haut ziehen. Die beste Vorbeugung ist, den Bart wachsen zu lassen. Längere Haare biegen sich nicht mehr zurück und können die Haut nicht mehr durchbohren. Eine andere Möglichkeit ist, Enthaarungsmittel verwenden. Männer sollten ihren Bart in Richtung des Haarstrichs rasieren. Wer ständig Probleme mit eingewachsenen Barthaaren hat, kann sich einer Lasertherapie ▲ unterziehen.

KAPITEL 206

Pigmentstörungen

Die verschiedenen Hautfärbungen werden von dem dunkelbraunen Pigment Melanin hervorgerufen. Ohne Melanin wäre die Haut blass mit verschiedenen Rosaschattierungen – durch die darunter liegenden Blutgefäße. Hellhäutige Menschen produzieren nur wenig, dunkelhäutige viel Melanin. Albinos bilden gar kein Melanin.

Melanin wird von speziellen Zellen (Melanozyten) produziert, die in der oberen Hautschicht zwischen den anderen Zellen verteilt sitzen. Das Melanin breitet sich dann in die umliegenden Hautzellen aus.

Wird die Haut dem Sonnenlicht ausgesetzt, nimmt die Melaninproduktion zu, die Haut bräunt sich. Bei einigen hellhäutigen Menschen stellen gewisse Melanozyten als Reaktion auf Sonnenlicht mehr Melanin her als andere. Diese ungleichmäßige Verteilung führt zu Pigmentflecken, die man als Sommersprossen bezeichnet. Sommersprossen treten familiär gehäuft auf. Ungewöhnlich viel Pigment in der Haut (Hyperpigmentierung) kann eine Reaktion auf hormonelle Veränderungen sein, wie sie bei der Addison-Krankheit, in der Schwangerschaft und bei Einnahme der »Pille« eintreten. Manchmal beruht eine Dunkelfärbung der Haut nicht auf Melanin, sondern auf anderen Pigmenten, die sich in der Haut ablagern; das ist z. B. bei Krankheiten wie der Hämochromatose oder Hämosiderose oder als Reaktion auf Arzneimittel der Fall.

Ungewöhnlich wenig Pigment in der Haut (Hypopigmentierung) resultiert aus Hautschädigungen, wie Blasen, Geschwüren, Verbrennungen und Hautinfektionen. Manchmal ist ein Pigmentverlust die Folge einer entzündli-

▲ siehe Seite 1219

chen Erkrankung der Haut, in seltenen Fällen kann das auch angeboren sein. Eine häufige Hautinfektion, Pityriasis versicolor ▲, kann ebenfalls zu Pigmentverlust und damit zu weißen Hautflecken führen.

Albinismus

Bei dieser seltenen, vererbten Störung wird kaum oder kein Melanin gebildet.

Menschen mit dieser Störung (Albinos) haben weißes Haar, blasse Haut und rötliche oder hellblaue Augen. Sehstörungen und unwillkürliche Augenbewegungen (Nystagmus) kommen bei ihnen häufig vor.

Da Melanin die Haut vor Sonne schützt, sind Albinos äußerst anfällig für Sonnenbrand und damit auch für Hautkrebs. Schon wenige Minuten im hellen Sonnenlicht können zu ernsten Hautverbrennungen führen.

Menschen mit dieser Störung sollten direktes Sonnenlicht meiden, eine Sonnenbrille tragen und auf unbedeckte Haut ein Sonnenschutzmittel mit einem Lichtschutzfaktor ■ von mindestens 15 auftragen. Selbst so geschützt sollten sich Albinos nicht lange in starkem Sonnenlicht aufhalten.

Vitiligo

Bei dieser Störung fehlen in bestimmten Hautbezirken die Melanozyten. Dadurch entstehen glatte, weißliche Hautflecken.

Die Ursache für diese Pigmentstörung ist unbekannt, doch vermutlich spielt dabei eine Autoimmunreaktion eine Rolle, bei der das Immunsystem die eigenen Melanozyten angreift. Vitiligo kommt familiär gehäuft vor und kann mit gewissen anderen Erkrankungen auftreten: Fast ein Drittel aller Betroffenen leiden gleichzeitig unter einer Schilddrüsenerkrankung, doch die Beziehungen zwischen beiden Störungen ist unklar. Auch Menschen mit Addison-Krankheit, Diabetes und Blutarmut aufgrund von Vitamin-B$_{12}$-Mangel (perniziöser Anämie) haben ein erhöhtes Risiko für diese Pigmentstörung. Die Störung kann auch nach einer Verletzung oder einem Sonnenbrand auftreten.

Symptome und Diagnose

Bei manchen Menschen bilden sich nur ein oder zwei scharf begrenzte Flecken, bei anderen brei-

ten sie sich großflächig über den Körper aus. Häufig sind Gesicht, Ellenbogen und Knie, Hände und Füße sowie die Genitalien betroffen. Wie beim Albinismus ist die unpigmentierte Haut ausgesprochen anfällig für Sonnenbrand. Auf den weißen Hautflecken sind auch die Haare weiß, da die Melanozyten auch in den Haarfollikeln fehlen. Das Kopfhaar kann vorzeitig ergrauen, selbst wenn die darunter liegende Kopfhaut nicht von Vitiligo betroffen ist.

Um Vitiligo von anderen Ursachen für eine Hautaufhellung zu unterschieden, wird oft wird eine Untersuchung mit Wood-Licht ★ durchgeführt.

Behandlung

Vitiligo ist nicht heilbar, wenn einige Menschen ihre Pigmentierung auch spontan zurückgewinnen. Kleinere Hautbereiche färben sich manchmal etwas dunkler, wenn man Kortisoncreme aufträgt. Manche Menschen tönen die Haut mit Selbstbräunern oder Make-up. Wenn es in den Vitiligo-Flecken noch einige Melanozyten gibt, kann eine Fototherapie ● eine erneute Pigmentierung anregen. Eine Behandlung mit Psoralen (Arzneimittel, das lichtempfindlich macht) plus UV-A-Licht (PUVA) und UV-B-Licht ist manchmal ebenfalls wirksam. Die Behandlung dauert jedoch lange und muss auf unbegrenzte Dauer fortgesetzt werden.

In Hautflächen, die nicht auf eine Fototherapie reagieren, können Melanozyten aus nicht betroffenen Hautbereichen verpflanzt werden. Alle betroffenen Hautpartien müssen vor Licht geschützt werden.

Manche Menschen, bei denen große Hautpartien von Vitiligo betroffen sind, bleichen die nicht betroffenen Hautregionen, um eine einheitliche Hautfärbung zu erzielen. Eine Bleichung lässt durch wiederholtes Auftragen von Hydrochinoncreme erreichen. Diese Behandlung muss wochen- bis jahrelang durchgehalten werden; die erzielte Bleichung lässt sich nicht wieder rückgängig machen.

Chloasma

Ein Chloasma führt auf sonnenexponierten Hautflächen – gewöhnlich im Gesicht – zu dunkelbraunen Pigmentflecken.

▲ siehe Seite 1211		■ siehe Seite 1215	
★ siehe Seite 1172		● siehe Kasten Seite 1186	

Ein Chloasma tritt meist während der Schwangerschaft auf und bei Frauen, die die »Pille« einnehmen, es kann aber prinzipiell jeden treffen.

Die Pigmentstörung erzeugt meist auf Stirn, Wangen, Oberlippe und Nase eine fast symmetrische Gruppe dunkelbrauner und meist scharf begrenzter Pigmentflecken. Manchmal treten die Flecken nur in einer Gesichtshälfte auf, selten auch auf den Armen.

Die Dunkelfärbung verblasst meist kurze Zeit nach der Geburt oder nach dem Absetzen der Pille. Menschen mit Chloasma sollten Sonnenbestrahlung meiden und ein Sonnenschutzmittel auf die dunklen Hautflecken auftragen, wenn sie sich im Freien aufhalten, damit sich die Störung nicht noch verschlimmert. Mit der regelmäßigen Anwendung von Mitteln, die Hydrochinon und Retinolsäure enthalten, lassen sich die dunklen Hautflecken bleichen.

KAPITEL 207

Blasen bildende Erkrankungen

Eine Blase (Bulla) ist ein flüssigkeitsgefüllter Hohlraum zwischen einer dünnen Schicht abgestorbener Haut. Die Flüssigkeit besteht aus Wasser und Eiweißen, die aus dem verletzten Gewebe sickern. Blasen bilden sich gewöhnlich als Reaktion auf Verbrennungen und Hautreizungen und betreffen in der Regel die obersten Hautschichten. Diese Blasen heilen meist rasch und ohne Narben zu hinterlassen. Im Rahmen einer Allgemeinerkrankung können sich in tieferen Hautschichten Blasen entwickeln und größere Hautbereiche bedecken. Diese heilen langsamer und hinterlassen unter Umständen Narben.

Viele Erkrankungen und Verletzungen können mit Blasen einhergehen. Zu den ernsthaften Erkrankungen zählen die drei Autoimmunerkrankungen Pemphigus vulgaris, bullöses Pemphigoid und Dermatitis herpetiformis. Bei einer Autoimmunerkrankung ▲ richtet sich die Abwehr des Immunsystems, das normalerweise körperfremde Substanzen bekämpft, gegen körpereigene Substanzen, in diesem Fall gegen Hautgewebe.

Pemphigus vulgaris

Bei dieser seltenen Autoimmunerkrankung bilden sich unterschiedlich große Blasen (Bullae) an verschiedenen Stellen von Haut und Schleimhaut.

Pemphigus (Blasensucht) betrifft in erster Linie Personen in den mittleren Jahren und ältere Menschen, selten Kinder. Bei dieser Autoimmunerkrankung bildet das Immunsystem Antikörper, die die Eiweiße angreifen, welche die Zellen in der obersten Hautschicht miteinander verbinden. Dadurch lösen sich die Epidermiszellen von den tiefer gelegenen Hautschichten, und es bilden sich Blasen. Eine ähnliche, aber weniger ernste Erkrankung, das bullöse Pemphigoid, führt zu flacheren Blasen.

Symptome

Beim Pemphigus bilden sich klare, weiche, schmerzhafte Blasen unterschiedlicher Größe. Schon durch leichtes Kneifen oder Reiben kann sich die Hautoberfläche von den darunter liegenden Schichten ablösen.

Die Blasen treten oft im Mund auf, wo sie schnell platzen und schmerzhafte offene Stellen hinterlassen. Die Blasen- und Geschwürbildung kann fortschreiten, bis schließlich die gesamte Mundschleimhaut befallen ist, was zu Schluckbeschwerden führt. Ähnlich verläuft die Krankheit auf der Haut: Die Blasen bilden sich zunächst auf gesund aussehender Haut, platzen und hinterlassen offene, verkrustete Wunden. Die Betroffenen fühlen sich krank. Die Blasen können sich stark ausbreiten und nach dem Platzen infizieren. Stark ausgeprägter Pemphigus ist ebenso gefährlich wie eine schwere Verbrennung, da große Mengen Flüssigkeit aus der geschädigten Haut sickern, die von zahlreichen Bakterien infiziert werden kann.

▲ siehe Seite 1070

Diagnose und Behandlung

Pemphigus lässt sich gewöhnlich an den typischen Blasen erkennen. Die mikroskopische Untersuchung einer Hautprobe (Biopsie) und ein Immuntest, bei dem eine Hautprobe auf Antikörper untersucht wird, sichern die Diagnose und dienen zur Unterscheidung vom bullösen Phemphigoid.

Hauptpfeiler der Behandlung ist hoch dosiertes Kortison. Ist die Krankheit unter Kontrolle, wird die Dosis langsam verringert. Reagiert der Kranke nicht auf die Behandlung oder flammt die Erkrankung wieder auf, wenn die Dosis gesenkt wird, werden zusätzlich Medikamente verabreicht, die das Immunsystem beeinflussen, wie Azathioprin und Cyclophosphamid. Solche Immunsuppressiva können bei Menschen mit schwerem Pemphigus mit einem Verfahren kombiniert werden, bei dem die Antikörper aus dem Blut gefiltert werden (Plasmapherese ▲). Manchmal können Goldsalzinjektionen hilfreich sein. Das Spritzen von Immunglobulin ist eine neue, sichere und wirksame Behandlung für schwere Fälle. Manche Betroffenen können die Medikamente nach einiger Zeit absetzen, während andere sie in geringer Dosis monate- oder sogar jahrelang weiter einnehmen müssen.

Die offenen Hautflächen bedürfen besonders intensiver Pflege, ähnlich der bei Verbrennungen. Treten Infektionen auf, müssen diese unverzüglich mit Antibiotika oder anderen Medikamenten behandelt werden. Offene und nässende Hautbereiche können mit Verbänden abgedeckt werden.

Bullöses Pemphigoid

Diese Blasen bildende Autoimmunerkrankung betrifft in erster Linie ältere Menschen.

Die Erkrankung ist zwar nicht so gefährlich wie Pemphigus vulgaris, kann jedoch große Körperbereiche erfassen und sehr unangenehm und langwierig sein.

Bei dieser Immunstörung bildet das Immunsystem Antikörper gegen die eigene Haut, was zu großen, festen, sehr stark juckenden Blasen führt, umgeben von roter und entzündeter Haut. Anders als beim Pemphigus vulgaris ist die Schleimhaut normalerweise nicht betroffen. Die Hautbereiche ohne Blasenbildung erscheinen normal.

Diagnose und Behandlung

Das bullöses Pemphigoid ist nicht immer leicht von Pemphigus vulgaris und anderen Blasen bildenden Erkrankungen zu unterscheiden. Darum wird die Diagnose durch die mikroskopische Untersuchung einer Hautprobe (Biopsie) und einen Immuntest der Hautprobe auf Antikörper abgesichert.

Leichte Formen des bullösen Pemphigoids klingen manchmal von selbst wieder ab, doch kann das Monate und Jahre dauern. Die meisten Betroffenen werden mit hoch dosiertem Kortison behandelt, das nach mehreren Wochen langsam verringert wird. Manchmal wird zusätzlich Azathioprin oder Cyclophosphamid gegeben. Bei Patienten, die auf diese Behandlung nicht ansprechen, können Immunglobuline gespritzt werden.

Dermatitis herpetiformis

Bei dieser Autoimmunerkrankung bilden sich Gruppen von kleinen, heftig juckenden Blasen und nesselsuchtähnliche Schwellungen.

Anders als der Krankheitsname suggeriert, hat die Dermatitis herpetiformis nichts mit Herpesviren zu tun. Die Erkrankung betrifft in erster Linie Personen im Alter zwischen 15 und 60 Jahren. Das in den meisten Getreidearten vorkommende Gluten (ein Eiweiß) aktiviert das Immunsystem, das dann die Haut angreift und Juckreiz und Ausschlag verursacht. Menschen mit Dermatitis herpetiformis können die Darmerkrankung Zöliakie entwickeln ■, die auf einer Glutenüberempfindlichkeit beruht. Diese Menschen erkranken auch eher an anderen Autoimmunstörungen, wie Schilddrüsenentzündung, systemischem Lupus erythematodes, Sarkoidose und Diabetes. Zudem entwickeln sie gelegentlich ein Lymphom im Darm.

Die Blasen treten gewöhnlich schubweise auf, in erster Linie an den Ellenbogen, Knien, am Gesäß, Kreuzbein und Hinterkopf. Manchmal sind Gesicht und Nacken betroffen. Meist juckt die Haut heftig und brennt. Entzündungshemmer wie Ibuprofen können den Ausschlag verschlimmern.

Diagnose und Behandlung

Die Diagnose erfolgt anhand des Antikörpernachweises in frischen Hautproben. Die Blasen verschwinden nicht ohne Behandlung. Das Medikament Dapson (zum Einnehmen) lindert die Beschwerden in der Regel innerhalb von ein

---

▲ siehe Kasten Seite 976   ■ siehe Seite 729

bis zwei Tagen. Allerdings hat es viele unerwünschte Wirkungen, vor allem auf die Blutbildung. Weil es meist zur Blutarmut führt, muss das Blut regelmäßig kontrolliert werden. Ist die Erkrankung medikamentös unter Kontrolle und hat der Patient mindestens ein halbes Jahr lang eine glutenfreie Ernährung eingehalten, kann das Medikament gewöhnlich abgesetzt werden. Bei den meisten Betroffenen flammt die Krankheit bei jedem neuen Kontakt mit Gluten in der Nahrung wieder auf.

Eine glutenfreie Ernährung verhindert möglicherweise auch die Entwicklung eines Lymphoms im Darm.

KAPITEL 208

Parasitäre Hauterkrankungen

Bei den meisten Hautparasiten handelt es sich um winzig kleine Spinnentiere, Insekten oder Würmer, die Gänge in die Haut bohren und sich in ihr ansiedeln. Manche Parasiten leben nur zeitweise in der Haut, andere ständig – sie legen dort auch ihre Eier ab und vermehren sich.

Krätze

Die Krankheit beruht auf dem Befall mit Milben. Er ruft winzige rötliche Knötchen in der Haut hervor und verursacht starken Juckreiz.

Krätze (Scabies) wird durch die Krätzmilbe *Sarcoptes scabiei* verursacht. Die Parasiten werden durch körperlichen Kontakt schnell von Mensch zu Mensch übertragen, sodass oft die gesamte Familie betroffen ist. Nur selten werden die Milben durch Kleidung, Bettwäsche und persönliche Gegenstände übertragen. Ohne den direkten Kontakt zum menschlichen Körper können die Parasiten nicht lange überleben; in der Wäsche sterben sie ab.

Die weibliche Milbe bohrt sich Tunnel unter die oberste Hautschicht und legt ihre Eier in den Gängen ab. Die Larven schlüpfen innerhalb weniger Tage. Die Infektion verursacht intensiven, wahrscheinlich durch eine allergische Reaktion auf die Milben hervorgerufenen Juckreiz.

Symptome und Diagnose

Das deutlichste Zeichen für Milbenbefall ist intensiver Juckreiz, der nachts im Allgemeinen schlimmer wird. Die Milbengänge sind als gewellte, bis einen Zentimeter lange Linien, oft mit einem winzigen Knötchen an einem Ende, auf der Haut zu erkennen. Die Gänge befinden sich vornehmlich zwischen den Fingern und Zehen, an Hand- und Fußgelenk, am Ellbogen, in der Achselhöhle, bei Frauen in der Umgebung der Brustwarze, bei Männern an den Genitalien und am unteren Gesäß. Im Laufe der Zeit sind die Gänge immer schwerer zu erkennen, da sie schnell von Entzündungen verdeckt werden, die durch das Kratzen entstehen. Menschen mit einem geschwächten Immunsystem können stark befallen werden und entwickeln dann große, verdickte, verkrustete Hautbereiche. Normalerweise wird die Diagnose anhand der sichtbaren Gänge und des intensiven Juckreizes gestellt. Um sie zu bestätigen, können Schuppen abgekratzt und zum Milbennachweis mikroskopisch untersucht werden.

Behandlung

Zur Behandlung eignen sich Mittel mit Benzylbenzoat oder Lindan, die äußerlich aufgetragen werden. In der wissenschaftlichen Literatur wird die Behandlung mit Ivermectin als erfolgreich beschrieben. Das Medikament ist in Frankreich unter dem Handelsnamen Stromectol zur Behandlung von Krätze beim Menschen zugelassen.

Selbst nach einer erfolgreichen Behandlung kann der Juckreiz noch bis zu zwei Wochen weiter anhalten, denn der Körper reagiert weiterhin allergisch auf die abgestorbenen Milben, die noch eine Weile in der Haut überdauern. Der Juckreiz lässt sich äußerlich mit Kortison und innerlich mit Antihistaminika behandeln ▲. Gelegentlich führen Hautreizung und tiefe Krat-

▲ siehe Seite 1177

zer zu einer bakteriellen Infektion, die mit Antibiotika behandelt wird.

Familienmitglieder und Personen mit direktem Hautkontakt, wie Sexualpartner, sollten mitbehandelt werden. Kleidung und Wäsche sollte bei 60 °C gewaschen und heiß getrocknet bzw. chemisch gereinigt werden.

Läuse

Läusebefall (Pedikulose) verursacht starken Juckreiz. Er kann praktisch überall am Körper auftreten.

Läuse sind kleine, mit bloßem Auge wahrnehmbare, flügellose Insekten, die durch Körperkontakt oder die gemeinsame Benutzung von Kleidungsstücken oder anderen persönlichen Gegenständen schnell übertragen werden. Die Läuse, die am Kopf sitzen, und jene, die den Körper befallen, sehen sich sehr ähnlich; dennoch gehören sie zu verschiedenen Arten. Filzläuse, die im Genitalbereich vorkommen, haben einen breiteren, gedrungeneren Korper als die beiden anderen Arten. Ihre rundliche Form verleiht ihnen ein krabbenähnliches Aussehen. Kopfläuse und Filzläuse leben direkt auf dem Wirt, hier also dem Menschen, die Kleiderlaus siedelt sich auch in der Wäsche an.

Kopfläuse werden durch direkten Kontakt und durch gemeinsam genutzte Kämme, Bürsten, Mützen und andere persönliche Gegenstände übertragen. Manchmal sitzen die Läuse auch in Augenbrauen, Wimpern und Bart. Kopfläuse kommen häufig bei Kindergarten- und Schulkindern aller sozialer Schichten vor.

Kleiderläuse werden nicht so schnell übertragen wie Kopfläuse. Sie treten vornehmlich unter schlechten hygienischen und in beengten Verhältnissen auf. Diese Läuseart kann Krankheiten wie Typhus, Fünftagefieber und Rückfallfieber übertragen.

Filzläuse, die sich in der Genitalregion ansiedeln, werden durch Geschlechtsverkehr übertragen. Diese Läuse können auch in Brusthaar, Achselhaaren, Bart, Augenbrauen und Wimpern sitzen.

Symptome und Diagnose

Läusebefall verursacht starken Juckreiz. Aufgekratzte Haut kann sich infizieren. Kinder bemerken Kopfläuse oft nicht.

Ist der Kopf von Läusen befallen, schwellen manchmal die Lymphknoten im Nacken an. Bei Kleiderläusen ist der Juckreiz im Allgemeinen

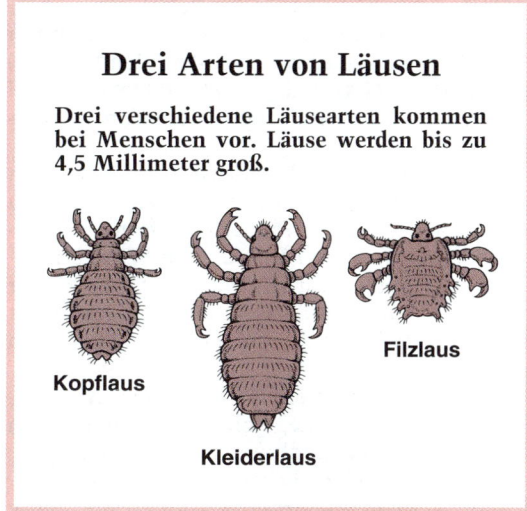

Drei Arten von Läusen

Drei verschiedene Läusearten kommen bei Menschen vor. Läuse werden bis zu 4,5 Millimeter groß.

Kopflaus

Filzlaus

Kleiderlaus

an den Schultern, am Gesäß und am Bauch am schlimmsten. Filzläuse verursachen Juckreiz am Penis, an der Scheide und am After.

Läuse sind manchmal recht schwer zu entdecken, doch ihre Eier sind auffällig. Läuseweibchen legen glänzende, grauweiße Eier (Nissen), die als kleine eiförmige Gebilde in der Nähe der Haarbasis fest an den Haaren haften. Bei einem chronischen Befall der Kopfhaut wachsen die Nissen mit dem Haar heraus und sind dann je nach Dauer des Befalls in gewisser Entfernung von der Kopfhaut zu finden. Erwachsene Kleiderläuse und ihre Eier kommen nicht nur an den Körperhaaren vor, sondern auch in den Nähten der dicht am Körper anliegenden Kleidungsstücke.

Filzläuse hinterlassen winzig kleine, dunkelbraune Tüpfel (Läusekot) an den Stellen der Unterwäsche, die mit After, Penis und Scheide in Berührung kommen. Filzläuse sind besonders schwer zu entdecken, gelegentlich sind sie aber als kleine bläuliche Punkte auf der Haut zu sehen.

Behandlung

Mittel gegen Läuse enthalten Pyrethrum, Permethrin oder Allethrin, eventuell kombiniert mit Piperonylbutoxid. Sie müssen eine Zeit lang einwirken und werden dann ausgewaschen. Auch Lindan ist verwendbar, für Kinder aber weniger geeignet, weil es Nervenschäden hervorrufen kann. Um die Läuse abzutöten, die später aus den Nissen geschlüpft sind, sollte die Behandlung nach sieben bis zehn Tagen wiederholt werden.

Nach der medikamentösen Behandlung müssen die Nissen mit einem sehr fein gezähnten Läusekamm ausgekämmt werden, denn es werden nicht alle Nissen abgetötet, und lebende und tote Nissen lassen sich nicht sicher unterscheiden.

Augenbrauen und Wimpern sind besonders schwierig zu entlausen. Die Parasiten werden gewöhnlich mit einer Pinzette entfernt. Mit Paraffin lassen sich die Läuse an den Wimpern abtöten oder zumindest schwächen. Um sich der Nissen von Kleiderläusen zu entledigen, wirft man die befallenen Kleidungsstücke am besten weg.

Die Infektionsquellen (Kämme, Mützen, Kleidung, Bettwäsche, Schmusetiere) müssen durch Vakuumbehandlung, Waschen bei 60 °C, Dampfbügeln oder chemische Reinigung entseucht werden. Andernfalls können die Läuse darin weiterleben und erneut jemanden infizieren.

Larva migrans cutanea

Larva migrans cutanea (Hautmaulwurf) ist eine Infektion mit den Larven des Hakenwurms, die aus warmer, feuchter Erde in die Haut eindringen.

Träger des Hakenwurms sind Hunde oder Katzen. Sie scheiden mit ihrem Kot die Parasiteneier aus, aus denen sich in der Erde die Larven der Parasiten entwickeln. Diese bohren sich in die Haut ein, z. B. wenn jemand barfuss darüber geht oder sich auf den Boden legt. Vom Ort des Eindringens – meist Füße, Beine, Gesäß oder Rücken – bohren sich die Hakenwurmlarven in gewundenen, fadenförmigen Gängen durch die Haut und hinterlassen auf ihrer Wanderung einen erhabenen roten Ausschlag, der heftigen Juckreiz verursacht.

Ein Hakenwurmbefall wird mit Mebendazoltabletten bekämpft.

KAPITEL 209

Bakterielle Hautinfektionen

Die Haut ist eine gute Barriere gegen bakterielle Infektionen. Zwar leben viele Bakterien auf der Haut, doch sie lösen unter normalen Bedingungen keine Krankheiten aus. Bakterielle Hautinfektionen können lediglich einen kleinen Pickel verursachen, genauso gut können sie sich aber auch binnen Stunden flächendeckend ausbreiten. Die Palette der Erkrankungen reicht von einer milden Akne bis hin zum lebensbedrohlichen Syndrom der verbrühten Haut.

Die häufigsten Verursacher von Hautinfektionen sind *Staphylococcus* und *Streptococcus*. Mit selteneren Erregern kommt man im Krankenhaus, bei der Gartenarbeit und beim Schwimmen in Kontakt.

Manche Menschen sind besonders anfällig für Hautinfektionen, beispielsweise Diabetiker, weil ihre Haut vor allem an Händen und Füßen schlecht durchblutet ist und der hohe Zuckerspiegel die Fähigkeit der weißen Blutzellen zur Infektionsabwehr verringert. Auch Aidskranke und andere Menschen mit einer Immunstörung sowie Personen, die sich einer Chemotherapie unterziehen, sind stärker gefährdet, weil ihr Immunsystem geschwächt ist. Hautschäden, wie sie bei Sonnenbrand, Schürfwunden und anderen Reizungen entstehen, erhöhen die Infektionsgefahr.

Infektionen kann man vorbeugen, indem man die Haut intakt und sauber hält. Schnitt- und Schürfwunden sollten gründlich mit Wasser und Seife gereinigt und mit einem Verband abgedeckt werden. Entwickelt sich eine Infektion, lassen sich kleine Bereiche mit einem antibiotikahaltigen Mittel behandeln. Sobald sich die Infektion ausbreitet, müssen Antibiotika innerlich angewandt werden. Abszesse (eitergefüllte Taschen) sollten vom Arzt geöffnet und entleert werden; totes Gewebe muss chirurgisch entfernt werden.

Wundrose

Diese Hautinfektion wird durch verschiedene Bakterien verursacht, am häufigsten durch

Streptokokken. Oft sind aber auch Staphylokokken beteiligt. Die Entzündung breitet sich in und gelegentlich auch unter den tiefen Hautschichten aus.

Die hier beschriebene Erkrankung trägt auch den Namen Zellulitis. Sie darf aber nicht mit der Cellulite verwechselt werden, die auch als »Orangenhaut« oder eben »Zellulitis« bezeichnet wird und keine Entzündung ist, sondern eher ein ästhetisch-kosmetisches Problem darstellt.

Die Wundrose entsteht häufig als Folge einer Streptokokkeninfektion. Streptokokken verbreiten sich rasch in der Haut. Doch auch Staphylokokken – besonders, wenn eine offene Wunde vorliegt – und viele andere Bakterien können eine Wundrose verursachen. Vor allem Bisse und Verletzungen, die man sich im Wasser zugezogen hat, begünstigen eine Infektion mit diesen Erregern.

Die Bakterien dringen gewöhnlich durch kleine Hautverletzungen ein. Hautbezirke, in denen sich Flüssigkeit ansammelt (Ödeme), sind besonders verletzlich. Wundrose kann sich aber auch in anscheinend unverletzten Hautbereichen entwickeln.

Symptome und Komplikationen

Die Infektion kommt am häufigsten an den Beinen vor. Bei Wundrose schwillt die Haut an und rötet sich, sie wird warm und druckschmerzhaft. Manche Bereiche sehen aus, als läge ein Bluterguss vor, und es können sich flüssigkeitsgefüllte Blasen bilden. Typisch für Wundrose ist neben der Schwellung und den erhabenen Rändern des infizierten Bereichs die Rotfärbung der Haut. Zu der Schwellung kommt es, weil die Infektion die Lymphgefäße in der Haut blockiert.

Allgemein sind die Symptome der Erkrankung nicht gravierend, doch manche Betroffene haben Fieber, Schüttelfrost, Kopfschmerzen und ernstere Komplikationen, wie Verwirrtheit, Blutdruckabfall und beschleunigten Herzschlag.

Wenn sich die Infektion ausbreitet, vergrößern sich nahe gelegene Lymphknoten und werden druckempfindlich (Lymphadenitis). Komplikationen, wie eine Entzündung der Lymphbahnen (Lymphanginitis ▲), Hautabszesse ■ und Ausbreitung ins Blut (Sepsis ★) sind ebenfalls möglich.

Wenn die Wundrose mehrmals an derselben Stelle auftritt, insbesondere am Bein, können die Lymphgefäße geschädigt werden, wodurch das Gewebe dauerhaft anschwellen kann.

Diagnose und Behandlung

Die Diagnose ist normalerweise kein Problem, schwieriger gestaltet sich die Suche nach dem Erreger. In der Regel wird eine Blutprobe (manchmal auch eine Hautprobe) entnommen, um eine Kultur anzulegen und den Erreger nachzuweisen. Manchmal müssen Tests durchgeführt werden, um die Erkrankung von einem Blutgerinnsel in den tiefen Beinvenen (Thrombophlebitis ●) zu unterscheiden, denn die Symptome beider Störungen ähneln sich.

Eine rechtzeitige Behandlung mit Antibiotika kann verhindern, dass sich die Infektion ausbreitet und in andere Organe gelangt. Die Wahl des Antibiotikums hängt vom Schweregrad der Erkrankung und vom Erreger ab. Sind die Beine betroffen, helfen Hochlagerung und feuchte, kühle Umschläge, die Schmerzen zu lindern und die Schwellung zu verringern.

Die Symptome der Wundrose verschwinden gewöhnlich nach einigen Tagen Antibiotikabehandlung. Bevor sie sich bessern, setzt aber häufig eine Verschlimmerung ein – wahrscheinlich deshalb, weil mit dem Tod der Bakterien Stoffe freigesetzt werden, die das Gewebe schädigen.

Nekrotisierende Hautinfektionen

Bei nekrotisierenden Hautinfektionen, einschließlich nekrotisierendem Erysipel und Fasciitis necroticans, stirbt Zellmaterial in den infizierten Gewebeschichten ab (Nekrose).

Die meisten Hautinfektionen zerstören Haut und umliegendes Gewebe nicht. Manchmal kann es jedoch sein, dass in der infizierten Region kleine Blutgefäße verstopfen und die von ihnen versorgten Hautbezirke dann aufgrund der mangelnden Durchblutung absterben. Da nun weiße Blutkörperchen und Antikörper als Träger der Immunabwehr diesen Hautbezirk nicht mehr erreichen, breitet sich die Infektion rasch aus.

Einige gewebezerstörende (nekrotisierende) Hautinfektionen breiten sich tief unter die Haut auf der Muskeloberfläche (Faszie) aus (Fasciitis necroticans); andere breiten sich in den äußeren Hautschichten aus (nekrotisierendes Erysipel, Wundrose). Zu den Erregern gehören unterschiedliche Bakterien, wie Strepto-

▲ siehe Seite 228   ■ siehe Seite 1207
★ siehe Seite 1114   ● siehe Seite 219

kokken und Clostridien, häufig auch in Kombination.

Einige nekrotisierende Hautinfektionen beginnen vor allem dann an kleinen Wunden, wenn diese verunreinigt sind. Andere setzen an Operationswunden und sogar an gesunder Haut ein. Manche Menschen mit Divertikulitis, Darmperforationen und -tumoren entwickeln nekrotisierende Infektionen in Bauchwand, Genital- und Hüftbereich. Zu diesen Infektionen kommt es, wenn sich gewisse Bakterien aus dem Darm auf der Haut ausbreiten. Sie rufen unter Umständen zunächst einen Abszess in der Bauchhöhle hervor und breiten sich dann direkt auf der Hautoberfläche aus oder gelangen mit dem Blut in die Haut und andere Organe.

Symptome und Diagnose

Die Symptome beginnen oft wie bei der Wundrose ▲. Die Haut sieht zunächst blass aus, rötet sich dann oder verfärbt sich bräunlich und wird warm; manchmal schwillt sie an. Später verfärbt sie sich violett, und es bilden sich Blasen (Bullae) mit bräunlich wässriger und manchmal übel riechender Flüssigkeit. Abgestorbene Hautbereiche (Gangrän) werden schwarz. Bei Infektionen, die z. B. von Clostridien ■ und gemischten Bakterienstämmen ausgelöst werden, entsteht Gas. Dieses ruft unter und manchmal auch in der blasig aufgetriebenen Haut knistert, wenn man darauf drückt. Anfangs schmerzen die infizierten Bereiche, doch wenn die Haut abstirbt, geht das Gefühl in diesem Bereich verloren.

Der Betroffene fühlt sich in der Regel sehr krank, hat Fieber, einen schnellen Puls und leidet an geistigem Verfall, der von Verwirrtheit bis Bewusstlosigkeit reicht. Aufgrund der von den Bakterien ausgeschiedenen Toxine und der Reaktion des Körpers auf die Infektion kann der Blutdruck rapide fallen (septischer Schock ★).

Diagnostiziert wird eine nekrotisierende Hautinfektion anhand ihres Aussehens; besonders die Gasblasen unter der Haut sind ein typisches Zeichen. Die auslösenden Bakterien lassen sich anhand einer Laboranalyse von infizierter Flüssigkeit und Gewebeproben identifizieren. Die Behandlung muss sofort beginnen, noch bevor das Laborergebnis vorliegt.

Behandlung und Prognose

Bei der Fasciitis necroticans werden Antibiotika gespritzt. Das abgestorbene Gewebe wird chirurgisch entfernt, ein schwer geschädigter Arm oder das Bein muss amputiert werden. Menschen mit einer Infektion durch Bakterien wie *Clostridium perfrigens* ● werden manchmal mit einer Sauerstoff-Überdrucktherapie behandelt.

Erythrasma

Diese oberflächliche Hautinfektion wird durch das Bakterium Corynebacterium minutissimum *verursacht.*

Die Infektion betrifft in erster Linie Erwachsene, besonders Diabetiker, und tritt vor allem in den Tropen auf. Wie bei Pilzinfektionen findet sich das Erythrasma oft dort, wo Haut auf Haut trifft, so beispielsweise in der Falte unter der Brust, in der Achselhöhle, in den Zehenzwischenräumen und beim Mann im Genitalbereich, wo die Oberschenkel die Hoden berühren. Die Infektion zeigt sich in Form unregelmäßiger rosa Flecken, die sich später bräunlich färben und eine zarte Schuppung aufweisen können. Bei manchen Patienten kann sich die Infektion auf den Rumpf und die Analregion ausbreiten.

Ein Erythrasma lässt sich leicht diagnostizieren, da der Erreger, das *Corynebacterium*, im Wood-Licht, einer speziellen Lampe mit ultraviolettem Licht, typisch korallenrot fluoresziert.

Mit Antibiotika wie Erythromyzin oder Tetrazyklin heilt die Infektion normalerweise aus. Sechs bis zwölf Monate nach der Heilung kann das Erythrasma erneut auftreten und einen zweiten Behandlungszyklus erforderlich machen.

Impetigo

Diese Hauterkrankung wird durch Staphylokokken (Staphylococcus aureus) *oder Streptokokken* (Streptococcus pyogenes) *verursacht und lässt grindige, verkrustete, wunde Stellen und manchmal Eiterbläschen entstehen.*

Impetigo (Eiter- oder Grindflechte) betrifft in erster Linie Kinder und kann überall am Körper auftreten, häufig jedoch im Gesicht, an den Armen und den Beinen. Die Bläschen können erbsengroß sein, aber auch große Ringe formen und tage- bis wochenlang bestehen bleiben. Impetigo kann als Folge oberflächlicher Verletzungen und nach Pilzinfektionen, Sonnenbrand

---

▲ siehe Seite 1204   ■ siehe Seite 1097
★ siehe Seite 1114   ● siehe Kasten Seite 1094

und Insektenstichen auftreten. Impetigo kann auch auf gesunder Haut entstehen.

Impetigo juckt und kann etwas schmerzen. Der Juckreiz verführt besonders Kinder zum heftigen Kratzen, wodurch sich die Infektion ausbreitet. Impetigo ist sehr ansteckend; das gilt sowohl für andere Hautbereiche als auch für andere Personen.

Mehrmaliges tägliches Waschen mit Wasser und Seife soll die Krusten entfernen. Auf kleine Bereiche können Mittel mit Bacitracin aufgetragen werden. Bei größeren Hautbezirken werden Antibiotika wie Cephalosporin eingenommen.

Staphylogenes Lyell-Syndrom

Bei dieser ausgedehnten Hautinfektion, die durch eine Infektion der Haut mit Staphylokokken entsteht, löst sich die Haut wie nach einer Verbrennung großflächig ab.

Bestimmte Staphylokokkenarten produzieren eine giftige Substanz (Toxin), die die oberste Hautschicht vom Rest der Haut ablöst. Da sich das Toxin im ganzen Körper ausbreitet, kann die Staphylokokkeninfektion eines kleinen Hautbezirks zur Ablösung der Haut am ganzen Körper führen.

Das staphylogene Lyell-Syndrom oder Syndrom der verbrühten Haut tritt gewöhnlich nur bei Kindern und Personen mit geschwächtem Immunsystem auf. Wie andere Staphylokokkeninfektionen ist auch diese ansteckend.

Symptome

Das Syndrom beginnt meist damit, dass die Haut an einer Stelle verkrustet. Meist liegt diese Stelle im Windelbereich oder, während der ersten Lebenstage, am Nabelrest. Bei Erwachsenen kann die Infektion überall am Körper ausbrechen. Innerhalb eines Tages treten rund um den verkrusteten Bezirk scharlachrote Areale auf. Diese Bereiche können schmerzhaft sein. Andere große Hautareale können sich röten und Bläschen bilden, die schnell aufplatzen.

Die Oberhaut beginnt danach schnell, häufig bereits bei leichter Berührung oder sanftem Druck, sich abzuschälen, oft in großen Flächen. Innerhalb von ein, zwei Tagen kann die gesamte Hautoberfläche betroffen sein. Der Betroffene wirkt sehr krank, bekommt Fieber, Schüttelfrost und fühlt sich sehr schwach. Weil die schützende Hautbarriere fehlt, können nun auch andere Bakterien und Krankheitserreger

leicht in den Körper eindringen. Durch das Eitern und die Hautverdunstung kann gefährlich viel Flüssigkeit verloren gehen.

Diagnose und Behandlung

Der Arzt muss das Lyell-Syndrom von ähnlichen Störungen, wie der toxischen epidermalen Nekrolyse, unterscheiden. Dazu entnimmt er eine Gewebeprobe (Biopsie ▲), lässt eine Kultur anlegen und so den Erreger bestimmen.

Zur Behandlung werden so rasch wie möglich für mindestens zehn Tage Antibiotika wie Nafzillin oder Cefazolin gespritzt. Bei rechtzeitiger Behandlung heilt die Erkrankung gewöhnlich nach fünf bis sieben Tagen ab.

Um weiteres Ablösen zu vermeiden, sollte die Haut sehr vorsichtig, wie nach Verbrennungen, behandelt werden.

Follikulitis, Furunkel und Karbunkel

Follukulitis, Furunkel und Karbunkel sind eitergefüllte Taschen in der Haut, die aus einer bakteriellen Infektion resultieren.

Die meisten derartigen Hautinfektionen werden von *Staphylococcus aureus* ausgelöst ■. Manchmal dringen die Bakterien durch ein Haarfollikel oder eine kleine Wunde ein; häufig gibt es jedoch keine offensichtliche Eintrittspforte. Menschen mit ungenügender Hygiene, chronischen Hauterkrankungen und solche, deren Nasengänge Staphylokokken enthalten, erkranken vermehrt an derartigen Infektionen.

Manche Menschen erleiden aus unbekannten Gründen immer wieder Infektionsschübe. Um die Staphylokokken zu eliminieren, wird ihnen unter Umständen geraten, sich am ganzen Körper mit antibakterieller Seife zu waschen, die Nase mit antibiotischer Salbe auszustreichen und Antibiotika einzunehmen.

Follikulitis, Furunkel und Karbunkel unterscheiden sich in der Größe und Tiefe der eitergefüllten Taschen.

Follikulitis ist eine meist durch Staphylokokken verursachte Entzündung der Haarfollikel. In dem Haarfollikel bildet sich Eiter, die Haut ist gereizt und gerötet; es kann ein Haarfollikel oder viele betroffen sein. Ein infizierter Follikel schmerzt leicht, ansonsten fühlen sich die Betroffenen nicht krank.

▲ siehe Seite 1172   ■ siehe Seite 1107

Manch einer zieht sich eine Follikulitis im Wasser eines nicht ausreichend gechlorten Whirlpools zu. Diese »Whirlpool-Follikulitis« oder »Whirlpool-Dermatitis« wird von dem Bakterium *Pseudomonas aeruginosa* hervorgerufen. Sie setzt sechs Stunden bis fünf Tage nach dem Kontakt ein. Hautbereiche, wie Rumpf und Gesäß, die von Badezeug bedeckt waren, werden bevorzugt befallen.

Feste Barthaare können sich nach dem Rasieren einwärts biegen, in die Haut eindringen und eine Reizung ohne nennenswerte Infektion verursachen (Pseudofolliculitis barbae).

Follikulitis wird mit warmen Kompressen behandelt. Manchmal werden auch Antibiotika, wie Clindamyzin, auf die befallenen Stellen aufgetragen. Sind größere Bereiche betroffen, müssen unter Umständen Antibiotika wie Cefalexin eingenommen werden. Whirlpool-Follikulitis verschwindet nach einer Woche auch ohne Behandlung. Bei einer Follikulitis, die durch eingewachsene Barthaare ausgelöst wird und immer wiederkehrt, muss der Betroffene unter Umständen das Rasieren einstellen und den Bart wachsen lassen.

Furunkel sind große, geschwollene und erhabene Knoten, die meist durch eine Staphylokokkeninfektion im Bereich der Haarfollikel verursacht werden. Furunkel treten gewöhnlich im Nacken, auf der Brust, im Gesicht und am Gesäß auf und haben im Zentrum meist einen Eiterherd.

Ohne Behandlung brechen Furunkel oft auf und die frei werdenden Bakterien können sich auf das umliegende Gewebe ausbreiten und die Lymphknoten infizieren. Der Erkrankte kann fiebern und sich krank fühlen.

Der Arzt schneidet Furunkel auf und spült den Eiter aus. Manchmal wird die Wunde ein bis zwei Tage mit Gaze abgedeckt.

Ist das Furunkel völlig entleert worden, sind gewöhnlich keine Antibiotika nötig. Hat sich die Infektion jedoch ausgebreitet oder sitzt das Furunkel im mittleren oder oberen Gesichtsbereich, werden häufig Antibiotika gegeben, weil die Gefahr groß ist, dass die Infektion auf das Gehirn übergreift.

Karbunkel sind Furunkelgruppen, die aus der Tiefe eitern und Narben hinterlassen. Karbun-kel entwickeln sich meist langsamer als einzelne Furunkel und gehen häufig mit Fieber und Müdigkeit einher. Sie heilen auch langsamer als Furunkel. Sie befallen in erster Linie Männer und treten vornehmlich im Nacken auf. Besonders anfällig für Karbunkel sind ältere Menschen mit Diabetes und anderen schwächenden Erkrankungen.

Die Behandlung besteht in der Einnahme von Antibiotika. Große Karbunkel werden aufgeschnitten und entleert. Karbunkel lassen sich jedoch unter Umständen nur schwer beseitigen, weil viele kleine eitergefüllte Taschen schlecht zu finden und zu leeren sind. Daher müssen Menschen mit wiederkehrenden Furunkeln manchmal monatelang Antibiotika einnehmen.

Schweißdrüsenabszess

Sind die apokrinen Schweißdrüsen entzündet, bildet sich unter der Haut eine schmerzhafte Eiteransammlung (Hidradenitis suppurativa).

Bei manchen Menschen entwickeln sich nach der Pubertät aufgrund einer chronischen Blockade der Schweißdrüsen in den Achselhöhlen, der Genital- und Analregion Schweißdrüsenabszesse. Die Ursache ist unbekannt. Da der Schweiß die blockierten Ausführgänge nicht passieren kann, schwillt die Drüse an und platzt schließlich. Das führt häufig zu einer bakteriellen Infektion. Die entstehenden Abszesse schmerzen und riechen unangenehm; außerdem kehren sie häufig wieder. Nach mehrmaligem Auftreten verdickt sich die Haut und vernarbt.

In leichten Fällen werden Kortison in die betroffenen Bereiche gespritzt und Antibiotika, wie Tetrazyklin oder Erythromyzin, eingenommen. Äußerlich angewendetes Clindamyzin ist ebenfalls wirksam. Manchmal öffnet der Arzt die Abszesse und entfernt den Eiter. In schweren Fällen kann Isotretinoin eingenommen werden. Auch Laserbehandlung wird gelegentlich eingesetzt. In sehr schweren Fällen wird der betroffene Bereich herausgeschnitten und durch neue Haut ersetzt (Hauttransplantation).

KAPITEL 210

Pilzinfektionen der Haut

Pilze, die die Haut infizieren können (Dermatophyten), siedeln sich in der toten, obersten Hautschicht (Stratum corneum) an und dringen nicht in tiefere Hautschichten vor.

Pilze bevorzugen normalerweise feuchtes Milieu, am Körper also die Bereiche, wo Haut auf Haut trifft: zwischen den Zehen, in der Leiste und unter der Brust. Weil übergewichtige Personen mehr Hautfalten haben, sind sie anfälliger für Pilzinfektionen, desgleichen Diabetiker.

Pilzinfektionen können an einer von der Infektion nicht befallenen Stelle Hautveränderungen verursachen. So kann Fußpilz beispielsweise einen juckenden, rauen Ausschlag an den Fingern hervorrufen. Diese Hautveränderungen (Dermatophytide oder »id«-Reaktionen) sind allergische Reaktionen auf den Pilz und resultieren nicht aus einer Berührung des infizierten Bereichs.

Zeigt sich ein roter Ausschlag mit Hautreizung an einer der üblicherweise betroffenen Stellen, besteht Verdacht auf eine Pilzinfektion. Um die Diagnose zu bestätigen, kann der Arzt von der obersten Hautschicht eine Probe abkratzen, sie mikroskopisch untersuchen oder eine Kultur anlegen ▲.

Tinea

Pilzinfektionen der Haut werden nach den Stellen unterteilt, an denen sie auftreten.

Fußpilz (Athletenfuß, Tinea pedis) kommt vor allem bei warmem Wetter häufig vor. Die Infektion kann sich in feuchter Umgebung, wo man sich barfuß bewegt (Dusche, Badezimmer), von einem zum anderen ausbreiten. Sie wird normalerweise durch *Trichophyton* oder *Epidermophyton* ausgelöst – Pilze, die bei den feuchtwarmen Bedingungen im Zehenzwischenraum hervorragend gedeihen. Diese Pilzinfektion kann als einziges Symptom eine ganz leichte Schuppung verursachen, genauso gut aber auch eine stärkere Schuppung mit juckendem, rauem, schmerzhaftem Ausschlag zwischen den Zehen und an den Fußseiten; manchmal sind sogar die Fußnägel befallen. Es können sich mit Flüssigkeit gefüllte Bläschen entwickeln. Wird die Haut rissig, kann sich eine

bakterielle Infektion ■ aufpfropfen, vor allem bei älteren Menschen und Personen mit schlecht durchbluteten Füßen.

Nagelpilz (Tinea unguium, Onychomykose ★) ist eine Infektion der Nägel, verursacht durch *Trichophyton*. Der Pilz sitzt in dem sich neu bildenden Nagelanteil. Die Nägel verdicken, werden glanzlos und sehen fehlgebildet aus. Die Infektion tritt an den Zehennägeln wesentlich häufiger auf als an den Fingernägeln. Ein infizierter Zehennagel kann sich vom Zeh ablösen, abbröckeln und abschilfern.

Pilzerkrankung der Leistenregion (Tinea inguinalis) kommt wesentlich häufiger bei Männern vor als bei Frauen und tritt vornehmlich bei warmem Wetter auf. Die Infektion beginnt in den Hautfalten der Genitalregion und kann sich auf die inneren Oberschenkel ausbreiten. Gewöhnlich ist der Hodensack nicht betroffen. Der Ausschlag hat einen rosafarbenen, schuppigen Rand und kann heftig jucken und sogar schmerzen. Anfällige Personen bekommen die Krankheit immer wieder.

Pilzerkrankung der Kopfhaut (Tinea capitis) wird von *Trichophyton* verursacht. Sie ist äußerst ansteckend und kommt vor allem bei Kindern vor ●. Sie kann einen rosafarbenen, schuppigen, manchmal juckenden Ausschlag verursachen, manchmal auch kahle Flecken ohne Hautausschlag. Seltener führt die Infektion zu einem schmerzhaften, geschwollenen Fleck auf dem Kopf, der manchmal eitert (Kerion); dabei handelt es sich um eine allergische Reaktion auf den Pilz.

Körperpilz (Tinea corporis) kann von *Trichophyton*, *Microsporum* und *Epidermophyton* hervorgerufen werden. Die Infektion verursacht rosarote, ringförmige Hautveränderungen mit schuppigem Rand und glattem Zentrum. Manchmal juckt der Ausschlag. Körperpilz kann sich überall auf der Haut entwickeln, sich rasch über den Körper ausbreiten und auch andere Personen anstecken, mit denen es zu engem Körperkontakt kommt.

Bartflechte (Tinea barbae) kommt selten vor. Die meisten Hautinfektionen im Bartbereich

▲ siehe Seite 1172　■ siehe Seite 1204
★ siehe Seite 390　● siehe Seite 1511

Äußerlich anzuwendende Pilzmittel

Amorolfin
Ciclopirox
Clotrimazol
Econazol
Ketoconazol
Miconazol
Naftifin
Nystatin (nur
    bei *Candida*)

Oxiconazol
Selensulfid
    (Shampoo
    für Pityriasis
    versicolor)
Terbinafin
Tioconazol
Tolnaftat

sind bakteriell und nicht durch Pilze verursacht.

Behandlung

Die meisten Pilzinfektionen der Haut, mit Ausnahme der von Kopfhaut und Nägeln, sind mild und heilen durch pilztötende Mittel ab. Zu den Wirkstoffen zählen Miconazol, Clotrimazol, Econazol, Oxiconazol, Ciclopirox, Ketoconazol und Terbinafin.

Die Mittel werden üblicherweise zweimal täglich angewandt. Nachdem der Ausschlag komplett abgeklungen ist sollte die Behandlung noch sieben bis zehn Tage fortgeführt werden. Wird sie zu früh beendet, sind möglicherweise nicht alle Pilze abgetötet und der Ausschlag flackert wieder auf. Ciclopirox wird wie Nagellack auf einen befallenen Nagel aufgetragen.

Bis das Pilzmittel erste Wirkung zeigt, können mehrere Tage vergehen. In diesen Tagen können kortisonhaltige Mittel Juckreiz und Schmerzen lindern.

Schwere oder hartnäckige Infektionen der Haut und solche von Kopfhaut und Nägeln können mit Pilzmitteln (Antimykotika) zum Einnehmen behandelt werden. Itraconazol, Terbinafin und Griseofulvin sind alle gleichermaßen wirksam. Die Präparate werden täglich eingenommen. Bei Körperpilz wird manchmal Fluconazol drei bis vier Wochen lang einmal in der Woche eingenommen. Nagelpilz erfordert eine längere Behandlung mit Itraconazol oder Terbinafin: sechs Wochen bei Fingernägeln und zwölf Wochen oder länger bei Zehennägeln. Bis ein neuer Zehennagel gewachsen ist, kann ein Jahr vergehen. Terbinafin ist das wirksamste Mittel gegen Nagelpilz, Griseofulvin muss länger angewandt werden. Nagelpilz spricht jedoch

nicht immer auf Präparate zum Einnehmen an und kann selbst nach einer anscheinend erfolgreichen Therapie wiederkehren. Eine Pilzerkrankung der Kopfhaut kann mit Präparaten bekämpft werden, die vier bis sechs Wochen – oder noch länger, wenn es sich um Griseofulvin handelt – eingenommen werden müssen.

Beginnt eine Pilzinfektion zu nässen, kann sich eine bakterielle Infektion ▲ aufgepfropft haben, die mit Antibiotika behandelt werden muss.

Hefepilzinfektion

Eine Infektion mit dem Hefepilz Candida albicans heißt Candidose.

Candida besiedelt üblicherweise Mund, Darm und Scheide, ohne Beschwerden zu machen. Unter gewissen Bedingungen kann der Hefepilz jedoch Schleimhäute und feuchte Hautregionen infizieren, vorzugsweise Mund- und Scheidenhaut, Genital- und Analbereich, Achselhöhlen, bei Frauen die Haut unter den Brüsten und die Bauchfalten. Begünstigt wird eine Candida-Infektion durch feuchtwarme Witterung, enge synthetische Unterwäsche, schlechte Hygiene und entzündliche Erkrankungen, wie Schuppenflechte, in den Hautfalten.

Manche Menschen bekommen eine Candidainfektion im Gefolge einer Antibiotikabehandlung, weil diese Mittel die wünschenswerten Bakterien abtöten, die das Candidawachstum normalerweise kontrollieren. Auch Kortison und immunschwächende Arzneimittel hemmen die Abwehrkraft des Körpers gegenüber Hefepilzinfektionen. Schwangere, Übergewichtige und Diabetiker sind ebenfalls anfälliger für Candidainfektionen.

Selten sind tiefer liegende Körpergewebe oder gar das Blut infiziert. Eine solche lebensbedrohliche systemische Candidose ■ kommt am ehesten bei Menschen mit schlechter Immunlage vor – beispielsweise bei Aidskranken und Krebspatienten mit einer Chemotherapie.

Symptome

Die Symptome variieren je nach Sitz der Infektion.

Infektionen in den Hautfalten (intertriginöse Infektionen) oder im Nabelbereich verursachen einen roten, oft fleckigen Ausschlag. Kleine Pusteln können sich entwickeln, vor allem am Rand des Ausschlags; der Ausschlag kann heftig jucken und brennen. Ein Candidaausschlag am

▲ siehe Seite 1204   ■ siehe Seite 1137

After ist rau, weiß oder rot und verursacht Juckreiz. Babys können eine Candidose im Windelbereich entwickeln ▲.

Candidainfektionen der Scheide (Vulvovaginitis) ■ kommen häufig vor, vor allem bei Schwangeren, Diabetikerinnen und Frauen, die die »Pille« oder Antibiotika einnehmen. Symptome sind weißer oder gelblicher Ausfluss sowie Brennen, Juckreiz und Rötung der Scheidenwand und der Vulva.

Candidainfektionen des Penis betreffen in erster Linie Diabetiker und Männer, deren Sexualpartnerin einen Scheidenpilz hat. Die Infektion verursacht im Allgemeinen einen roten, schuppenden und manchmal schmerzhaften Ausschlag an der Eichel, gelegentlich auch am Hodensack. Eine Infektion des Penis kann auch völlig symptomlos verlaufen.

Soor ist eine Candidainfektion der Mundschleimhaut ★. Die für Soor typischen cremigweißen Flecken haften auf der Zunge und an der Mundschleimhaut und können schmerzen. Die Flecken lassen sich mit dem Finger oder einem Löffel leicht abkratzen. Soor ist bei ansonsten gesunden Kindern nichts Ungewöhnliches. Bei Erwachsenen hingegen kann er auf eine Immunschwäche hindeuten, wie sie bei Aids oder Diabetes vorkommt. Eine Antibiotikabehandlung, durch die die konkurrierenden Bakterien abgetötet werden, erhöht die Anfälligkeit für Soor.

Perlèche ist eine Candidainfektion der Mundwinkel, die rissig werden und aufspringen. Sie kann durch dauerndes Lippenlecken, Daumenlutschen, ein schlecht sitzendes Gebiss und andere Bedingungen, die dazu führen, dass die Mundwinkel permanent feucht sind, begünstigt werden.

Candidabedingte Paronychie, Candidabefall des Nagelbetts, verursacht eine schmerzhafte Rötung und Schwellung ●. Candidainfizierte Nägel verfärben sich weißlich oder gelblich und lösen sich vom Nagelbett ab. Diese Infektion tritt in der Regel bei Menschen mit Diabetes oder einem geschwächten Immunsystem auf und bei ansonsten gesunden Menschen, deren Hände häufig feucht sind.

Diagnose und Behandlung

Eine Candidainfektion lässt sich anhand des charakteristischen Ausschlags bzw. des dicken, weißen, pastösen Belags erkennen, den sie hervorruft. Um die Diagnose abzusichern, kratzt der Arzt etwas von der Haut oder dem Belag ab. Die Probe wird zum Erregernachweis unter dem Mikroskop untersucht oder es wird eine Kultur angelegt ◆.

Im Allgemeinen sprechen Candidainfektionen der Haut gut auf die üblichen Pilzmittel an. Zur Behandlung eignen sich z. B. Clotrimazol, Miconazol, Econazol, Oxiconazol, Ketonazol, Ciclopirox und das ältere Nystatin. Bei Vaginalinfektionen ist mit den »Azolen« eine Kurzzeitbehandlung über ein oder drei Tage möglich; Nystatin muss für sieben bis zehn Tage zweimal täglich angewandt werden. Vaginalzäpfchen, Creme und Tabletten zum Schlucken unterscheiden sich nicht in ihrer Wirksamkeit. Bei Mundsoor werden Spülungen oder Pastillen eingesetzt, die man langsam im Mund zergehen lässt. Manchmal werden Kortison und Pilzmittel in einem Produkt kombiniert; diese Produkte helfen zwar nicht gegen die Infektion selbst, lindern dafür aber schnell Juckreiz und Schmerzen. Eine Candidose, die auf die Behandlung nicht anspricht, kann mit Gentianaviolett behandelt werden, einem violetten Farbstoff, der auf die befallene Hautpartie aufgetragen wird und die Pilze abtötet.

Wichtig ist, die Haut trocken zu halten. Dadurch heilt die Infektion ab und es wird neuem Pilzwachstum vorgebeugt. Talkum oder ein Puder mit einem Pilzmittel helfen, die Hautoberfläche trocken zu halten.

Pityriasis versicolor

Diese Pilzinfektion verursacht weiße bis hellbraune Flecken auf der Haut (Kleiepilzflechte).

Die Infektion, die von dem Hefepilz *Malassezia furfur* hervorgerufen wird, kommt relativ häufig vor, vor allem bei jungen Erwachsenen. Sie bereitet nur selten Schmerzen oder Juckreiz. Die veränderte Haut wird bei Sonnenbestrahlung nicht braun und hinterlässt bei Personen mit dunklem Teint helle, bei hellhäutigen Personen dunkle Flecken. Die Färbung hängt davon ab, wie die Hefepilze die Pigmentzellen der Haut, die Melanozyten ▼, beeinflussen. Die Flecken zeigen sich oft auf der Brust oder am Rücken und können leicht schuppen. Im Laufe der Zeit können kleinere Hautbereiche zusammenfließen und große Flecken bilden.

Diagnose und Behandlung

Pityriasis versicolor wird anhand des äußeren

▲ siehe Seite 1510	■ siehe Seite 1354
★ siehe Seite 673	● siehe Seite 390
◆ siehe Seite 1172	▼ siehe Seite 1198

Erscheinungsbildes diagnostiziert. Im so genannten Wood-Licht, einem speziell gefilterten ultravioletten Licht, ist die Infektion deutlicher zu erkennen. Außerdem können Hautproben des infizierten Bereichs mikroskopisch untersucht werden.

Zur Behandlung dienen Mittel mit Ketoconazol oder Terbinafin-Spray. Mit einem Antischuppenshampoo, das z. B. Selendisulfid enthält, lässt sich die Erkrankung in der Regel ebenfalls ausheilen. Diese Shampoos werden abends unverdünnt auf den erkrankten Hautbereich aufgetragen (einschließlich der Kopfhaut) und morgens wieder abgewaschen. Die Behandlung wird gewöhnlich über drei bis vier Nächte fortgesetzt. Alternativ kann man das Shampoo zehn Tage lang jeweils zehn Minuten lang einwirken lassen. Ketoconazol-Shampoos werden bereits nach fünf Minuten ausgewaschen. Sie werden nur einmal oder drei Tage lang täglich angewandt.

Manchmal werden zur Behandlung ausgedehnter, hartnäckiger Infektionen Pilzmittel zum Einnehmen, wie Itraconazol, Ketoconazol oder Fluconazol, eingesetzt ▲.

Es kann sein, dass die Haut erst Monate nach Abklingen der Infektion wieder ihre gewohnte Färbung annimmt. Auch nach erfolgreicher Behandlung tritt die Infektion häufig wieder auf, da der Pilz die Haut besiedelt. Um einem Wiederauftreten der Infektion vorzubeugen, kann alle ein bis zwei Monate ein Selendisulfid- oder Ketoconazol-Shampoo gebraucht werden.

KAPITEL 211

Virusinfektionen der Haut

Virusinfektionen, wie Masern, Windpocken und Röteln, rufen Ausschlag, Flecken und wunde Stellen auf der Haut hervor. Auch Herpesviren ■ erzeugen oft Ausschlag und wunde Stellen. Bei zwei häufigen Virusinfektionen, Warzen und Molluscum contagiosum, bleibt das Virus nur in der Haut.

Warzen

Warzen (Verrucae) sind kleine, gutartige Hautwucherungen, die durch jeden der vielen miteinander verwandten humanen Papillomavirustypen verursacht werden können.

Warzen können in jedem Alter auftreten, kommen jedoch vorwiegend bei Kindern vor. Sie breiten sich zwar auf der Haut schnell aus, doch von einer Person auf die andere werden sie in der Regel nicht so schnell übertragen. Feigwarzen dagegen, die im Genitalbereich auftreten, sind ansteckend ★.

Die meisten Warzen sind harmlos, können aber lästig sein. Eine Ausnahme bilden einige Warzentypen, die im Genitalbereich auftreten und bei Frauen zu Gebärmutterhalskrebs führen können.

Klassifizierung

Manche Warzen bilden Gruppen (Mosaikwarzen), andere treten einzeln auf. Warzen werden nach ihrem Sitz und ihrer Form eingeteilt.

Gewöhnliche Warzen (Verrucae vulgares) bekommt praktisch jeder einmal. Diese harten Geschwülste haben eine raue Oberfläche, sind rund oder unregelmäßig geformt, gräulich, gelb oder braun und haben meist einen Durchmesser von weniger als einem Zentimeter. Sie sind meist an Stellen zu finden, die häufig Verletzungen ausgesetzt sind, so an den Fingern, um den Nagel herum (periunguale Warzen), an den Knien, im Gesicht und an der Kopfhaut. Sie können sich zwar verbreiten, sind aber niemals bösartig.

Plantarwarzen (Dornwarzen) treten an den Fußsohlen auf. Durch den Druck sind sie flach und von Hornhaut umgeben. Warzen können oben auf dem Fuß sitzen, wo sie gewöhnlich fleischiger und erhabener sind. Dornwarzen

---

▲ siehe Tabelle Seite 1138   ■ siehe Seite 1145
★ siehe Seite 1167

sind oft grau oder braun mit einem kleinen schwarzen Zentrum. Im Gegensatz zu Hühneraugen und Schwielen neigen sie zu nadelstichartigen Blutungen, wenn sie geschält oder geschnitten werden.

Filiforme Warzen sind lange, schmale, kleine Gewächse, die vor allem an den Augenlidern, im Gesicht, am Hals und an den Lippen sitzen.

Flachwarzen kommen in erster Linie bei Kindern und jungen Erwachsenen vor und treten im Allgemeinen gruppenweise in Form glatter, gelbbrauner Knoten vor allem im Gesicht und auf den Handrücken auf. Auch im Bartbereich von Männern und an den Beinen von Frauen siedeln sich Flachwarzen gern an; dort können sie durch Rasieren verbreitet werden.

Das Virus, das an Penis, Anus, in der Scheidenregion und am Gebärmutterhals **Feigwarzen** (venerische Warzen, Kondylome) verursacht, wird sexuell übertragen. Feigwarzen sind unregelmäßig geformte, unebene Gewächse, deren Aussehen an einen Blumenkohl erinnert ▲.

Symptome und Diagnose

Warzen verursachen keine Schmerzen – ausgenommen Plantarwarzen, die sehr druckempfindlich sein können.

Hautauswüchse, die sich nicht eindeutig identifizieren lassen, müssen unter Umständen entfernt und mikroskopisch untersucht werden (Biopsie).

Behandlung

Die meisten Warzen bilden sich ohne Behandlung innerhalb von ein bis zwei Jahren zurück. Sie brauchen nur behandelt zu werden, wenn sie schmerzen oder psychisch belasten. Genitalwarzen sind hartnäckiger und ansteckender als andere Warzentypen, daher werden sie häufig entfernt oder medikamentös behandelt. Alle Warzentypen können nach der Behandlung wiederkehren. Plantarwarzen sind am schwierigsten zu behandeln.

Warzen lassen sich chemisch entfernen, herausschneiden, vereisen und mittels Laser oder elektrischem Strom wegbrennen.

Mit Salizylsäure, Formaldehyd, Trichloressigsäure und Podophyllin können Warzen entfernt werden. Flachwarzen werden häufig mit Vitamin-A-Säure oder Salizylsäure behandelt, die die Haut erweichen, sodass sie sich abschält; Mittel mit 5-Fluorouracil werden ebenfalls verwendet. Die meisten Chemikalien ätzen die gesunde Haut, daher ist es wichtig, die Anweisungen des Herstellers genau zu beachten. Derartige Chemikalien müssen im Allgemeinen

wochen- bis monatelang angewendet werden. Vorher wird das tote Gewebe von der Warze abgekratzt.

Eine Vereisung (Kryotherapie), z. B. mit flüssigem Stickstoff, kann gewöhnlich ohne örtliche Betäubung durchgeführt werden. Diese Methode wird oft bei Plantarwarzen und Warzen unter den Fingernägeln angewandt. Bei größeren Warzen sind häufig mehrere Behandlungen in monatlichen Abständen erforderlich.

Man kann Warzen auch herausschneiden oder mit Laserchirurgie ■ entfernen; diese Behandlungsarten können Narben hinterlassen und müssen unter Umständen mehrfach wiederholt werden.

Imiquimod ist eine neue Creme zur Behandlung von Genitalwarzen.

Molluscum contagiosum

Diese Virusinfektion der Haut verursacht hautfarbene, glatte, wachsartige Knoten (Dellwarzen).

Die Knoten haben normalerweise weniger als einen Zentimeter Durchmesser und eine eingedellte Kuppel. Vereinzelte Knoten können auch zwei bis drei Zentimeter messen. Das verursachende Virus ist ansteckend und kommt bei Kindern häufig vor ★. Es wird über direkten Hautkontakt, bei Erwachsenen oft auch sexuell, übertragen.

Die Knoten können überall auf der Haut auftreten. Sie jucken oder schmerzen gewöhnlich nicht und werden häufig nur zufällig entdeckt. Wenn die körpereigene Abwehr das Virus bekämpft, können sich die Knoten jedoch entzünden und stark jucken. Die Entzündungsreaktion kann das Verschwinden der Hautläsionen ankündigen.

Die meisten Knoten verschwinden nach ein bis zwei Jahren von selbst; eine Behandlung erübrigt sich deshalb, es sei denn, die Knoten sind entstellend oder stören aus anderen Gründen. In diesem Fall wird das Molluscum contagiosum meist vereist oder der Knoteninhalt mit einer Nadel oder einer Art Schaber entfernt (Kürettage).

Dellwarzen können mit Trichloressigsäure, Vitamin-A-Säure und Imiquimod behandelt werden.

▲ siehe Seite 1167   ■ siehe Kasten Seite 1219
★ siehe Seite 1511

KAPITEL 212

Sonnenlicht und Hautschäden

Die Haut schützt den Körper vor den schädlichen Strahlen des Sonnenlichts. Ultraviolettes (UV) Licht ist für das menschliche Auge zwar unsichtbar, aber die Komponente des Sonnenlichts, die sich auf die Haut am stärksten auswirkt. Nach seiner Wellenlänge wird UV-Licht in drei Kategorien eingeteilt: UV-A, UV-B und UV-C.

In geringer Dosis wirkt sich UV-Licht positiv aus, weil es dem Körper hilft, Vitamin D zu produzieren. Größere Mengen UV-Licht schädigen jedoch die DNA und verändern Menge und Zusammensetzung der Substanzen, die die Hautzellen produzieren. UV-Licht kann zudem Folsäure abbauen, was manchmal bei hellhäutigen Menschen zu einer Unterversorgung mit diesem Vitamin führt. Obwohl UV-A tiefer in die Haut eindringt, ist UV-B für mindestens drei Viertel aller schädigenden UV-Effekte verantwortlich: Sonnenbrand, vorzeitige Hautalterung, Faltenbildung und Hautkrebs.

Die Menge an UV-Licht, die die Erdoberfläche erreicht, nimmt immer mehr zu, vor allem in den nördlichen Breiten. Der Grund ist, dass die schützende Ozonschicht durch chemische Reaktionen zwischen Ozon und Fluorchlorkohlenwasserstoffen (FCKWs, chemische Substanzen, die in Kühlaggregaten und in Spraydosen mit Treibgas enthalten waren) zerstört wird, wodurch die Ozonschicht ausdünnt. Da in den gemäßigten Zonen der Einfallswinkel der Strahlen zu verschiedenen Tageszeiten unterschiedlich ist, ist die Sonnenbestrahlung dort vor zehn Uhr und nach 15 Uhr weniger gefährlich. In höheren Lagen, in denen die schützende Atmosphäre dünner ist, nimmt die Gefahr der Lichtschädigung zu.

Ist die Haut UV-Bestrahlung ausgesetzt, laufen in ihr Veränderungen ab, die darauf abzielen, sich vor Schäden zu schützen. So verdickt sich die oberste Hautschicht und die Melanozyten produzieren mehr Melanin, das der Haut ihre Tönung verleiht. Dadurch wird die Haut dunkler (Bräunung). Melanin, eine natürlich schützende Substanz, absorbiert die Energie der UV-Strahlen und hindert sie, tiefer in das Gewebe einzudringen.

Die Empfindlichkeit gegenüber Sonnenlicht variiert. Dunkelhäutige Menschen haben viel Melanin und sind gut gegen die schädlichen Auswirkungen des Sonnenlichts geschützt. Manche hellhäutige Menschen können als Reaktion auf UV-Licht große Mengen Melanin produzieren, während andere nur sehr geringe Mengen erzeugen. Die Haut von Albinos ▲ enthält kaum oder überhaupt kein Melanin.

Sonnenbestrahlte Haut altert rasch. Durch UV-Licht bekommt die Haut feine und tiefe Falten, eine unregelmäßige Pigmentierung, braune und rote Flecken und eine ledrige, raue Textur. Hellhäutige Menschen sind zwar besonders lichtempfindlich, aber letztlich kann jede Haut Schaden nehmen. Wer sich viel in der Sonne aufhält, hat ein größeres Risiko, dass sich ein Hautkrebs, wie das Plattenepithelkarzinom, Basalzellkarzinom oder maligne Melanom ■, entwickelt.

Das A und O der Behandlung ist, weiteres Sonnenlicht zu meiden. Bestehende Schäden lassen sich allerdings nicht mehr rückgängig machen. Manchmal werden Schälmittel mit Alphahydroxysäuren oder Vitamin-A-Säure eingesetzt, um sehr feine Falten und ungleichmäßige Pigmentierung, auszugleichen; seit Neuem stehen auch tretinoinhaltige Mittel und Laserbehandlungen zur Verfügung. Jedoch lassen sich weder tiefe Falten dauerhaft glätten noch Hautschäden rückgängig machen.

Sonnenbrand

Sonnenbrand ist das Ergebnis einer übermäßigen Bestrahlung mit UV-B-Licht. Je nach Pigmenttyp und Strahlenmenge wird die Haut eine Stunde bis einen Tag nach dem Sonnenbad rot, schwillt an und schmerzt. Im weiteren Verlauf können sich Blasen bilden, und die Haut kann sich abschälen. Manchmal treten Fieber, Schüttelfrost und Schwäche auf. Bei ganz schwerem Sonnenbrand kann es sogar zum Schock – Blutdruckabfall, Schwäche und Ohnmacht – kommen. Mehrere Tage nach einem Sonnenbrand kann sich bei hellhäutigen Menschen die Haut des verbrannten Bereichs ablösen. Diese Stellen, an denen sich die Haut gepellt hat, sind mehrere Wochen lang noch

---

▲ siehe Seite 1199   ■ siehe Seite 1224

stärker sonnenbrandgefährdet als die übrige Haut. Menschen, die in jungen Jahren schwere Sonnenbrände erlitten haben, haben ein größeres Risiko, an Hautkrebs zu erkranken, selbst wenn sie sich der Sonne nicht lange aussetzen.

Vorbeugung

Die sicherste Vorbeugung ist, sich dem schädlichen Einfluss der Sonne zu entziehen. Dunkle Kleidung und Fensterglas filtern praktisch alle schädigenden Strahlen heraus. Wasser ist als UV-Filter kaum wirksam: UV-A- und UV-B-Strahlen dringen in eine Wassertiefe bis zu 30 Zentimeter vor. Wolken oder Nebel haben ebenfalls keine gute UV-Filterfunktion – auch an einem bewölkten oder nebelverhangenen Tag kann man einen Sonnenbrand bekommen. Schnee, Wasser und Sand reflektieren die Sonnenstrahlen und vermehren damit die Menge an UV-Licht, die die Haut erreicht. Auch in größerer Höhe zieht man sich wegen der dünnen Atmosphäre leicht einen Sonnenbrand zu.

Bevor man in die Sonne geht, sollte ein Schutzmittel aufgetragen werden, das UV-A- und UV-B-Strahlen absorbiert. Ihre Wirkung beruht auf Paraaminobenzoesäure (PAB), die UV-Licht absorbiert. Da es jedoch 30 bis 45 Minuten dauert, bis PAB fest an die Haut gebunden wird, sollte ein solches Mittel nicht erst direkt vor dem Sonnenbad aufgetragen werden, weil Schweiß und Wasser es sonst wieder abspülen.

Lichtkeratosen als Krebsvorstufen

Lichtkeratosen (aktinische Keratosen) sind Krebsvorstufen (Präkanzerosen), die von lang andauernder Sonneneinwirkung hervorgerufen werden. Sie zeigen sich in Form schuppiger, abschilfernder Bereiche, die nicht heilen. Sie können dunkel oder grau aussehen und sich hart anfühlen. Die umgebende Haut erscheint oft dünn.

Aus diesen Veränderungen kann sich Hautkrebs entwickeln. Die aktinische Keratose lässt sich durch Vereisung mit flüssigem Stickstoff beseitigen. Liegen viele solcher Hautveränderungen vor, kann Fluorouracil aufgetragen werden. Während dieser Behandlung sieht die Haut oft noch schlimmer aus als vorher, da Fluorouracil Rötung, Schälung und Brennen verursacht.

Ist Braunsein gesund?

Die Antwort lautet schlichtweg nein. Sonnenbräune gilt zwar als Zeichen für Gesundheit und aktives Leben, doch Bräunen um des Braunseins willen ist eine Gefahr für die Gesundheit. UV-A- und UV-B-Licht, sowohl aus Sonnenlicht als auch Solariumlicht, können langfristig die Haut schädigen. »Sicheres« Bräunen gibt es schlichtweg nicht.

Selbstbräunungsmittel färben die Haut und sind eine ungefährliche Möglichkeit, braun auszusehen, ohne sich einem Risiko durch UV-Licht auszusetzen. Die Art der Färbung variiert nach Hauttyp, Präparat und Anwendung. Da Selbstbräuner die Melaninproduktion nicht erhöhen, schützen sie nicht vor Sonne. Ein Sonnenschutz ist also weiterhin nötig!

PAB kann die Haut reizen und eine allergische Reaktion hervorrufen. Ein weiterer Inhaltsstoff von Sonnenschutzmitteln ist Benzophenon. Eine Kombination beider Substanzen schützt vor einem breiteren Spektrum an UV-Strahlen. Viele Sonnenschutzmittel sind angeblich wasserfest; dennoch müssen sie nach dem Baden und starkem Schwitzen erneut aufgetragen werden.

So genannte Sun-Blocker mit besonders hohem Lichtschutzfaktor enthalten Zinkoxid oder Titandioxid. Sie reflektieren die Sonnenstrahlen, bevor sie die Haut erreichen, und können gezielt auf besonders empfindliche Bereiche wie Nase oder Lippen aufgetragen werden.

Die Stärke eines Sonnenschutzmittels wird durch den Lichtschutzfaktor (LSF) angegeben – je höher die Zahl, desto höher der Schutz. Sonnenschutzmittel mit einem Lichtschutzfaktor von 15 oder mehr halten die meisten UV-Strahlen ab. Früher schützten die meisten Mittel lediglich vor UV-B-Strahlen. Mittlerweile bieten viele aber auch einen Schutz vor UV-A-Strahlen. Allerdings gibt es noch keine einheitliche Kennzeichnung, wie hoch dieser Schutzfaktor ist.

Behandlung

Beim ersten Zeichen von Brennen oder Rötung sollte man sich schnell aus der Sonne begeben. Kompressen mit kaltem Leitungswasser kühlen überhitzte Hautbereiche. Nichtsteroidale

Substanzen, die die Licht-empfindlichkeit der Haut erhöhen

Angst lösende Medikamente
Alprazolam
Chlordiazepoxid
Antibiotika
Chinolone
Sulfonamide
Tetrazykline
Trimethoprim
Antidepressiva
Trizyklische Antidepressiva
Pilzmittel (zum Einnehmen)
Griseofulvin
Diabetesmittel
Sulfonylharn-stoffe
Malariamittel
Chloroquin
Chinin
Mittel bei Psychosen
Phenothiazine
Entwässerungs-mittel
Furosemid
Thiazide

Mittel zur Chemo-therapie
Dacarbazin
Fluorouracil
Methotrexat
Vinblastin
Aknemittel (zum Einnehmen)
Isotretinoin
Mittel bei Herz-hythmus-störungen
Amiodaron
Chinidin
Mittel zur äußerlichen An-wendung
Chlorhexidin
Hexachlorophen
Pilzmittel
Parfümbestand-teile

Entzündungshemmer ▲ können Schmerzen und Entzündungen lindern. Kortison wirkt ebenfalls entzündungshemmend, wird aber nur bei sehr schwerem Sonnenbrand eingesetzt. Die meisten Sonnenbrandbläschen platzen von selbst; sie müssen erst geöffnet und entleert werden, wenn sie nach drei bis vier Tagen immer noch intakt sind.

Sonnengeschädigte Haut infiziert sich nur selten; ist das jedoch der Fall, verzögert es die Heilung. Je nachdem, wie schwer die Infektion ist, können Antibiotika notwendig sein.

Sonnenverbrannte Haut heilt nach wenigen Tagen von allein; bis zur kompletten Ausheilung kann es jedoch Wochen dauern. Die neue Haut ist dünn und sehr sonnenlichtempfindlich. Diese Hautbereiche müssen entsprechend geschützt werden.

▲ siehe Seite 434

Lichtempfindlichkeitsreaktionen

Bis ein Sonnenbrand und die Schäden, die die Sonne an der Haut angerichtet hat, sichtbar werden, dauert es einige Zeit. Bei manchen Menschen zeigen sich allerdings schon wenige Minuten nach der Sonnenbestrahlung Hautreaktionen, wie Licht- bzw. Sonnenurtikaria, chemische bedingte Lichtüberempfindlichkeit und polymorphe Lichtdermatosen. Typisch ist in allen Fällen, dass sich die Haut an den bestrahlten Stellen rötet, schuppt, verdickt und sich juckende Quaddeln sowie Blasen bilden. Die Neigung zu einer solchen Lichtempfindlichkeit (Fotosensibilität) kann ererbt sein. Auch Krankheiten, wie der systemische Lupus erythematodes und Porphyrie, können Lichtempfindlichkeitsreaktionen verursachen.

Bei der **Licht-** oder **Sonnenurtikaria** bilden sich auf der Haut große, rote, juckende Quaddeln. Sie treten etwa zehn Minuten nach Sonneneinwirkung auf und verschwinden ein bis zwei Stunden danach wieder. Menschen, bei denen große Hautpartien betroffen sind, leiden oft unter Kopfschmerzen und fühlen sich schwach.

Bei einer **chemisch bedingten Lichtüberempfindlichkeit** röten und entzünden sich sonnenexponierte Hautbereiche; manchmal verfärben sie sich blau oder braun. Diese Reaktion unterscheidet sich insofern vom Sonnenbrand, als sie nur nach Einnahme bestimmter Arzneimittel oder Chemikalien bzw. Substanzen, die direkt mit der Haut in Kontakt kommen, auftritt. Diese Substanzen erhöhen die Empfindlichkeit der Haut für ultraviolettes Licht. Einige Menschen entwickeln juckende Quaddeln, was für einen Typ von Arzneimittelallergie spricht, der von Sonnenlicht ausgelöst wird.

Die Ursache der **polymorphen Lichtdermatosen** ist unbekannt. Dieses Phänomen, das auch als Sonnenallergie bezeichnet wird, tritt häufig im Zusammenhang mit Sonne auf, vornehmlich bei Frauen und Personen, die nicht regelmäßig in die Sonne gehen. Bei diesen Menschen verursacht bereits eine kurze Sonnenlichteinwirkung einen juckenden Ausschlag aus zahlreichen roten Quaddeln und unregelmäßigen roten Flecken. Er tritt im Allgemeinen eine halbe bis mehrere Stunden nach der Sonnenexposition auf; doch auch noch viele Stunden oder Tage später können sich neue Flecken entwickeln. Gewöhnlich verschwindet der Ausschlag innerhalb einer Woche wieder. Wenn sich Menschen mit Sonnenallergie langsam an die Sonne gewöhnen, geht ihre Empfindlichkeit in der Regel allmählich zurück.

Diagnose, Vorbeugung und Behandlung

Der Verdacht auf eine Lichtempfindlichkeitsreaktion ergibt sich, wenn ein Ausschlag nur auf der Haut auftritt, die dem Sonnenlicht ausgesetzt ist. Um die Ursache herauszufinden, gilt es zu klären, ob Medikamente oder äußerlich angewandte Substanzen (z. B. Kosmetika) oder Erkrankungen, wie systemischer Lupus erythematodes, infrage kommen.

Bei extrem starker Lichtempfindlichkeit hilft nur, Kleidung zu tragen, die vor Sonneneinstrahlung schützt, direktes Sonnenlicht weitgehend zu meiden und Sonnenschutzmittel einzusetzen. Wenn möglich sollten alle verdächtigen Medikamente und Chemikalien abgesetzt werden.

Kortisone zum Einnehmen helfen oft, den Heilungsprozess zu beschleunigen. Bei bestimmten Formen der Lichtempfindlichkeit kann die Behandlung mit Psoralen (Medikament, das die Haut empfindlicher für Sonnenlicht macht) plus UV-A-Licht wirksam sein (PUVA) ▲; bei Lupus erythematodes darf das jedoch nicht geschehen.

KAPITEL 213

Gutartige Hauttumoren

Hautgeschwülste sind eine ungewöhnliche Ansammlung verschiedener Zelltypen, die sich vom umliegenden Gewebe unterscheiden. Sie können von Geburt an vorliegen oder sich später entwickeln. Sie können erhaben oder flach sein; in ihrer Färbung variieren sie von dunkelbraun oder schwarz über fleischfarben bis zu rot.

Wenn sich die Zellen nicht in andere Körperbereiche ausbreiten, sind die Hautgeschwülste (Tumoren) gutartig. Wachsen sie unkontrolliert und greifen sie auf anderes Gewebe über oder breiten sie sich sogar in andere Bereiche aus (metastasieren, Tochtergeschwülste bilden), sind die Tumoren bösartig (maligne).

Die meisten gutartigen Hauttumoren entstehen aus unbekannter Ursache. Einige werden von Viren (z. B. Warzen), Allgemeinerkrankungen (z. B. Xanthelasmen oder Xanthome durch eine Fettstoffwechselstörung) bzw. von Umweltfaktoren (z. B. Muttermale und Atherome durch Sonnenlicht) hervorgerufen.

Muttermal, Leberfleck

Hierbei handelt es sich um einen kleinen, gewöhnlich dunklen Fleck, der sich aus Pigment produzierenden Hautzellen (Melanozyten) entwickelt.

Muttermale (Naevi) sind unterschiedlich groß, können flach oder erhaben, glatt oder rau (warzenähnlich) sein, und es können auf ihnen Haare wachsen. In der Regel sind sie dunkelbraun oder schwarz; doch es gibt auch fleischfarbene oder gelbbraune. Anfangs können sie rot sein, doch meist dunkeln sie nach.

Praktisch jeder Mensch hat einige Leberflecke, die meisten entstehen in der Kindheit oder Jugend. Wie alle Zellen reagieren die Pigmentzellen auf hormonelle Veränderungen. So können Leberflecke während einer Schwangerschaft erstmals auftreten, größer oder dunkler werden. Einmal gebildete Leberflecke bleiben zeitlebens bestehen. Bei hellhäutigen Menschen treten Leberflecke bevorzugt auf sonnenexponierten Hautstellen auf.

Leberflecke bzw. Muttermale jucken und schmerzen nicht, und sie stellen auch keine Form von Krebs dar. Manche sind jedoch äußerlich von einem malignen Melanom ■, einem Hautkrebs, nicht zu unterscheiden. Fast die Hälfte aller maligner Melanome entsteht aus einem Leberfleck. Deshalb sollte ein auch nur irgendwie verdächtig aussehender Fleck entfernt und mikroskopisch untersucht werden. *Verändert sich ein Naevus – wird er größer (vor allem mit unregelmäßigem Rand), dunkler, entzündet er sich, weist er punktförmige Farbveränderungen auf oder Blutungen, bricht die Haut auf, beginnt er zu jucken oder zu*

▲ siehe Kasten Seite 1186   ■ siehe Seite 1224

schmerzen –, können das Warnhinweise auf ein *malignes Melanom* sein. Menschen mit mehr als zehn bis 20 Leberflecken haben ein leicht erhöhtes Melanomrisiko und sollten sich jedes Jahr von einem Hautarzt untersuchen lassen.

Die meisten Leberflecke sind harmlos und müssen nicht entfernt werden. Je nach Aussehen und Sitz werden sie als Problem oder als Schönheitsfleck empfunden. Hässliche Muttermale oder Naevi, die an Stellen sitzen, wo die Kleidung sie reizt, können bei örtlicher Betäubung entfernt werden.

Dysplastische oder **atypische Naevi** sind flache oder erhabene, dunkle Hautveränderungen von mehr als einem Zentimeter Durchmesser. Damit sind sie größer als normale Leberflecke. Meist sind sie mehrfarbig und unregelmäßig geformt. Menschen mit dysplastischen Naevi haben ein leicht erhöhtes Risiko, ein malignes Melanom zu entwickeln. Dieses Risiko steigt stark an, wenn jemand mit derartigen Hautveränderungen enge Familienmitglieder hat, die an einem malignen Melanom erkrankt sind. Die Neigung zur Entwicklung dysplastischer Naevi ist angeboren.

Personen mit dysplastischen Naevi sollten sorgfältig auf Hautveränderungen achten, die auf ein malignes Melanom hindeuten könnten, und sich jedes Jahr von einem Hautarzt untersuchen lassen. Mithilfe von Farbaufnahmen wird versucht, auch geringe Veränderungen im Farbton und in der Größe der Leberflecke zu registrieren. Jede Veränderung macht die Entfernung des Fleckes erforderlich.

Weil Sonnenlicht die Entstehung neuer und die Veränderung bereits bestehender dysplastischer Naevi möglicherweise beschleunigt, sollten Personen mit solchen Flecken Sonnenlicht meiden und ein Sonnenschutzmittel mit einem Lichtschutzfaktor ▲ von mindestens 15 verwenden – es schirmt vor den Krebs erregenden UV-Strahlen ab.

Fibroma pendulans

Es handelt sich um kleine, weiche, fleischfarbene oder etwas dunklere Hautlappen, die in erster Linie am Hals, in den Achselhöhlen und in der Leistengegend auftreten.

Diese gestielten Tumoren verursachen in der Regel keine Beschwerden, können aber unan-

sehnlich sein und außerdem z. B. durch die Kleidung gereizt werden. Sie lassen sich mit einer elektrischen Nadel beseitigen oder mit einem Skalpell oder einer Schere abschneiden.

Lipom

Diese weiche Fettgeschwulst wächst unter der Haut und bildet runde oder ovale Knoten.

Ein Lipom erscheint gewöhnlich als glatter, weicher Knoten unter der Haut. Die Festigkeit dieser Knoten kann variieren, manche fühlen sich recht hart an. Die Haut über dem Lipom sieht normal aus; Lipome werden selten größer als fünf bis 7,5 Zentimeter. Man kann eine oder mehrere solcher Geschwülste aufweisen. Lipome kommen häufiger bei Frauen als bei Männern vor und treten vorzugsweise an den Unterarmen, am Rumpf und am Nacken auf. Sie verursachen selten Beschwerden, können aber gelegentlich auch schmerzhaft werden.

Die Geschwülste sind gutartig. Eine Behandlung ist nicht notwendig; störende Knoten können jedoch operativ oder durch Fettabsaugung entfernt werden. Verändert sich ein Lipom allerdings irgendwie, sollte Gewebe entnommen und mikroskopisch untersucht werden (Biopsie).

Histiozytom

Histiozytome oder Dermatofibrome sind kleine, rotbraune Knoten (Noduli), die aus einer Ansammlung von Kollagen bestehen, das von den im Bindegewebe vorkommenden Fibroblasten produziert wird.

Histiozytome sind häufig und treten gewöhnlich als einzelne, derbe Knötchen, oft an den Beinen, auf, besonders bei Frauen. Manche Menschen entwickeln viele Histiozytome. Zu den Ursachen gehören Verletzungen, Insektenstiche und Schnitte, wie sie beim Rasieren entstehen. Histiozytome sind harmlos und verursachen abgesehen von gelegentlichem Juckreiz keine Symptome. Eine Behandlung ist nicht nötig, es sei denn, sie verursachen Beschwerden oder werden größer. Dann können sie bei örtlicher Betäubung entfernt werden.

▲ siehe Seite 1215

Angiom

Diese Ansammlung ungewöhnlich dichter Blut- oder Lymphgefäße in oder unter der Haut verursacht rote oder purpurne Hautverfärbungen.

Angiome sind angeboren oder treten kurz nach der Geburt auf und gehören zu den Muttermalen. Etwa ein Drittel aller Neugeborenen hat ein Angiom. Angiome sehen unterschiedlich aus und sind im Allgemeinen nur ein kosmetisches Problem. Viele bilden sich von selbst zurück. Zu den Angiomen zählen Hämangiom, Feuermal, Lymphangiom, Granuloma pyogenicum und Spider-Naevus.

HÄMANGIOM

Unter Hämangiom versteht man ein übermäßiges Wachstum von Blutgefäßen, die als rote oder purpurne Knoten meist in der Haut, aber auch in anderen Organen auftreten.

Hämangiome entwickeln sich kurz nach der Geburt und neigen dazu, sich in den ersten 6 bis 18 Lebensmonaten rasch zu vergrößern. Danach beginnen sie zu schrumpfen. Bei mehr als zwei Dritteln der Kinder bilden sie sich bis zum siebten Lebensjahr komplett zurück. Hin und wieder bleiben jedoch Runzeln und eine bräunliche Pigmentierung zurück.

Kapillare Hämangiome (eruptive Hämangiome, Kirschangiome, Rubinflecken) stellen den häufigsten Typ einer Blutgefäßwucherung dar; sie sitzen auf der Haut oder nahe der Hautoberfläche. Es sind erhabene, hellrote, unregelmäßig geformte Hautveränderungen, die von kleinen Erhebungen bis zu großen, entstellenden Schwellungen von bis zu zehn Zentimeter Durchmesser reichen. Kapillare Hämangiome sitzen gewöhnlich am Rumpf; es können einige wenige bis zu mehreren Dutzend sein. Diese Hämangiome sind harmlos und bedürfen normalerweise keiner Behandlung. Wenn sie stören, können sie mittels Elektrokoagulation oder laserchirugisch entfernt werden.

Kavernöse Hämangiome (Blutschwämme) entwickeln sich in der Haut und tief darunter. Sie führen dazu, dass sich die Haut beult und sind purpurn oder, wenn sie sehr tief liegen, auch fleischfarben. Die meisten kavernösen Hämangiome erreichen einen Durchmesser von einem halben bis fünf Zentimeter, manche werden jedoch deutlich größer. Mehr als die Hälfte tritt an Kopf und Hals auf. Manchmal entwickeln

Laserbehandlung von Hautproblemen

Ein Laser erzeugt einen stark gebündelten, sehr intensiven Lichtstrahl einer bestimmten Farbe (Wellenlänge). Laserstrahlen sind sehr energiereich; sie können eine Leistung von mehreren tausend Watt erbringen. Da diese Energie in Form von elektromagnetischer Strahlung transportiert wird, beeinflusst sie das menschliche Gewebe erst, wenn sie absorbiert wird. Ob ein Gewebe Laserstrahlung absorbiert, hängt von der Farbe des Gewebes und der Farbe des Lichts ab. So absorbieren rote Blutgefäße gelbes, blaues und grünes Licht am besten; daher benutzt man diese Farben, um bei der Behandlung von Feuermalen selektiv Blutgefäße ins Visier zu nehmen. Andere Farben werden zur Behandlung anderer Hautstörungen benutzt. Laserstrahlung kann kontinuierlich oder in kurzen Pulsen ausgesandt werden. Die Pulsdauer trägt dazu bei, Tiefe und Wirkung des Laserstrahls zu kontrollieren.

Laserbehandlungen werden manchmal mit einer fotodynamischen Therapie kombiniert, bei der lichtabsorbierende Chemikalien auf Hauttumore aufgetragen oder gespritzt werden. Wenn diese Chemikalien von der Laserstrahlung getroffen werden, zerfallen sie in Verbindungen, die helfen, den Tumor zu zerstören.

Ein übermäßiges Wachstum von Blutgefäßen, wie bei Hämangiomen, und Fehlbildungen, wie beim Feuermal, werden häufig mit Lasertherapie behandelt. Lasertherapie wird auch eingesetzt, um Haare, Tätowierungen, Hautverfärbungen, Narben und maligne Tumore zu entfernen.

sich derartige Hämangiome auch in inneren Organen, z. B. in der Leber ▲.

Kapillare und kavernöse Hämangiome verursachen keine Schmerzen, doch sie können sich manchmal geschwürig verändern und bluten; diese Blutungen sind unter Umständen nur

▲ siehe Seite 804

schwer zu stoppen. Hämagiome in Augennähe können so groß werden, dass sie die Sicht blockieren. Hämangiome können auch Nase oder Rachen blockieren und damit Atemproblemen verursachen.

Da sich Hämangiome oft von allein zurückbilden, werden sie nur behandelt, wenn sie rasch wachsen, Sicht oder Atmung behindern, sich geschwürig verändern oder kosmetisch störend sind. Hämangiome im Gesicht, die bis zum fünften bzw. sechsten Lebensjahr noch nicht verschwunden sind, werden gewöhnlich behandelt.

Zur Behandlung spritzt der Arzt in kleine kapillare Hämangiome Kortison; bleibt dies ohne Erfolg, wird das Hämangiom entfernt. Menschen mit rasch wachsenden oder großen, geschwürig veränderten Hämangionen nehmen Kortison ein. Bei älteren Kindern, bei denen das Hämangiom geschrumpft ist, kann Lasertherapie oder Laserchirurgie das Aussehen der Haut verbessern.

FEUERMAL

Ein Feuermal (Naevus flammeus) ist ein flacher, rosafarbener, roter oder purpurner Hautbezirk aufgrund einer Fehlbildung von Blutgefäßen, der bei der Geburt vorhanden ist.

Feuermale verblassen im Allgemeinen nicht; kleinere, im Gesicht sitzende können jedoch innerhalb weniger Monate verschwinden. Sie sind zwar harmlos, können aber, je nachdem, wo sie sitzen, psychisch belastend sein. Sie können klein sein oder große Hautpartien bedecken.

Feuermale im Nacken von Neugeborenen werden als »Storchenbiss« bezeichnet. Sehr selten treten sie im Zusammenhang mit dem Sturge-Weber-Syndrom auf, einer angeborenen Störung, bei der die Kinder geistig zurückbleiben und Wachstumsstörungen aufweisen.

Kleinere Feuermale lassen sich mit Schminke abdecken; sehr störende können mit Lasertherapie ▲ entfernt werden.

Lymphangiom

Diese Hautknoten entsteht durch eine Ansammlung vergrößerter Lymphgefäße, durch die die Lymphe durch den Körper transportiert wird.

▲ siehe Kasten Seite 1219

Lymphangiome sind selten und treten zwischen Geburt und zweitem Lebensjahr auf. Dabei kann es sich um kleine Erhebungen oder große, entstellende Beulen handeln. Die meisten Lymphangiome sind gelbbraun, einige wenige auch rötlich. Werden sie verletzt oder punktiert, verlieren sie eine farblose Flüssigkeit. In der Regel ist keine Behandlung erforderlich, sie lassen sich aber operativ entfernen. Bei einem solchen Eingriff muss jedoch viel Haut- und Unterhautgewebe mit entfernt werden, da Lymphangiome sehr tief wachsen.

GRANULOMA PYOGENICUM

Diese scharlachroten, braunen oder blauschwarzen leicht erhabenen Hauterscheinungen entstehen durch vermehrtes Wachstum von Kapillaren und Anschwellen des umliegenden Gewebes.

Die Hauterscheinung entwickelt sich sehr schnell, meist an der Stelle einer Hautverletzung. Aus unbekanntem Grund können sich in der Schwangerschaft große Granulomata pyogenica, so genannte Schwangerschaftstumoren, sogar auf dem Zahnfleisch bilden. Die Granulome, die erhaben auf der Haut sitzen, erreichen eine Größe von einem halben bis etwa anderthalb Zentimeter. Sie schmerzen nicht, bluten aber schnell, da sie fast vollständig aus Kapillaren bestehen und die darüber liegende Haut oft nur dünn ist.

Ein Granuloma pyogenicum bildet sich manchmal von selbst zurück. Wenn nicht, sollte Gewebe entnommen und mikroskopisch untersucht werden (Biopsie), um auszuschließen, dass es sich um ein malignes Melanom oder eine andere Krebsart handelt. Der Tumor kann per Laser oder mittels Elektrokoagulation (ein Verfahren, bei dem das Gewebe bei örtlicher Betäubung mit heißer Elektrosonde zerstört wird) entfernt werden; er kann sich jedoch wieder neu bilden.

SPIDER-NAEVUS

Ein Spider-Naevus oder Spider-Angiom ist eine kleine, hellrote Hauterscheinung, die aus einem erweiterten Gefäßknötchen in der Mitte, umgeben von feinen erweiterten Kapillaren, besteht, die wie Spinnenbeine aussehen.

Viele Menschen haben einige Spider-Naevi, die sie als »geplatzte Blutgefäße« bezeichnen. Bei den Spider-Naevi im Gesicht hellhäutiger Personen vermutet man, dass sie mit der Sonneneinwirkung zusammenhängen. Meist ist die Ursache unbekannt; allerdings entwickeln Menschen mit Leberzirrhose, Schwangere und Frauen, die die »Pille« nehmen, oft viele Spider-Naevi.

Spider-Naevi erscheinen als kleine rote Flecken von kaum einem halben Zentimeter Durchmesser. Sie sind harmlos und verursachen in der Regel keine Symptome. Naevi, die sich in der Schwangerschaft oder während der Einnahme von Verhütungsmitteln entwickelt haben, bilden sich gewöhnlich sechs bis neun Monate nach der Geburt bzw. nach Absetzen der Pille zurück. Ist aus kosmetischen Gründen eine Behandlung erforderlich, wird das zentrale Blutgefäß mittels Elektrokoagulation oder per Laser zerstört.

Seborrhoische Warze

Die seborrhoische Warze (Verruca seborrhoica, seborrhoische Keratose) ist eine fleischfarbene, braune oder schwarze Geschwulst, die überall auf der Haut auftreten kann.

Diese harmlosen Hautveränderungen sind bei Menschen im mittleren oder höheren Lebensalter sehr häufig. Sie können am ganzen Körper auftreten, meist sitzen sie jedoch am Rumpf und an den Schläfen.

Seborrhoische Warzen sind unterschiedlich groß und wachsen sehr langsam. Sie sind rund oder oval, sehen wie aufgeklebt aus und können eine wachsartige oder schuppende Oberfläche haben. Dunkelbraune Warzen können manchmal mit einem dysplatischen Naevus oder einem Melanom verwechselt werden.

Diese Warzen brauchen nicht behandelt zu werden, es sei denn, sie entzünden sich, jucken oder stören in kosmetischer Hinsicht. Sie können mit flüssigem Stickstoff vereist, per Laserbehandlung ▲ entfernt und bei örtlicher Betäubung herausgeschnitten werden.

Keratoakanthom

Diese runden, derben, gewöhnlich fleischfarbenen Tumoren haben einen ungewöhnlichen zentralen Krater, der mit hornigem Material gefüllt ist.

Keratoakanthome sitzen meist im Gesicht, am Unterarm oder am Handrücken und wachsen schnell. Innerhalb von ein bis zwei Monaten kann der Tumor einen Durchmesser von 2,5 Zentimetern erreichen; anschließend beginnt er sich zurückzubilden. Gewöhnlich verschwinden derartige Tumoren innerhalb von sechs Monaten, oft bleiben aber Narben zurück. Die Ursache ist unbekannt, vermutet wird eine Virusinfektion.

Keratoakanthome sehen dem Plattenepithelkarzinom ■ sehr ähnlich. Daher wird häufig Gewebe entnommen und mikroskopisch untersucht (Biopsie). Die Tumoren lassen sich operativ oder mittels Injektion von Kortison oder Fluorouracil entfernen. Beide Verfahren hinterlassen weniger Narben, als dies der Fall wäre, wenn die Tumoren von selbst heilen würden.

Keloid

Diese glatte, glänzende, hellrosa, oft gewölbte Wucherung aus fibrösem Bindegewebe bildet sich am Ort einer Verletzung oder Operationswunde.

Keloide sind Wucherungen von Narbengewebe über verheilten Wunden, die sich Monate nach der Verletzung bilden und sich bis zu einem halben Zentimeter über die Hautoberfläche erheben können (»wildes Fleisch«). Sie können sich auch als Folge einer schweren Akne bilden. Sie schmerzen nicht, doch sie können jucken und berührungsempfindlich sein.

Keloide sprechen nicht gut auf eine Behandlung an, durch monatliche Kortisoninjektionen flachen sie etwas ab. Die operative Entfernung mit anschließenden Kortisoninjektionen führt selten zu einem optimalen Ergebnis.

Atherom

Diese häufige, langsam wachsende Epidermalzyste besteht aus einem dünnwandigen Sack, der mit einer käsigen Substanz aus abgestorbenen Hautzellen und Talg gefüllt ist.

Atherome (Grützbeutel) sind fleischfarben und erreichen anderthalb bis fünf Zentimeter Durchmesser. Sie können überall am Körper entstehen, entwickeln sich aber am häufigsten auf dem Kopf, am Rücken und im Gesicht. Sie fühlen sich derb an, sind leicht verschiebbar und nicht schmerzhaft, solange sie sich nicht entzünden.

▲ siehe Kasten Seite 1219   ■ siehe Seite 1223

Große Atherome werden unter örtlicher Betäubung entfernt. Der dünnen Sack muss vollständig entfernt werden, sonst bildet sich das Atherom neu. Kleine entzündete Atherome können mit Kortisoninjektionen behandelt werden. Infizierte Grützbeutel werden mit Antibiotika behandelt und aufgeschnitten, um sie zu entleeren. Störende kleine Atherome lassen sich per Elektrokauterisation beseitigen.

Da Sonnenlicht das Wachstum von Atheromen anregen kann, wird hellhäutigen Personen geraten, sich möglichst von der Sonne fern zu halten und schützende Kleidung sowie Sonnenschutzmittel ▲ zu verwenden.

KAPITEL 214

Hautkrebs

Hautkrebs ist bösartiger Tumor, der häufiger auftritt. Die am weitesten verbreiteten Arten von Hautkrebs – Basalzellkarzinom, Plattenzellkarzinom und Melanom – entstehen meistens in Bereichen, die von Sonnenlicht beschienen werden. Auch Lymphome ■ können sich dort entwickeln. Hellhäutige Menschen sind besonders hautkrebsgefährdet, weil sie wenig Melanin produzieren (das Hautpigment, das die UV-Strahlen aus dem Spektrum filtert). Aber auch dunkelhäutige Menschen können Hautkrebs entwickeln, und selbst Menschen, deren Haut der Sonne nicht besonders stark ausgesetzt war. Die meisten Hautkrebsformen sind heilbar, besonders dann, wenn sie früh erkannt werden.

Die Behandlung von Hautkrebs besteht gewöhnlich darin, den betroffenen Hautbereich operativ zu entfernen.

Basalzellkarzinom

Dieses Karzinom entsteht aus Zellen der untersten Epidermisschicht.

Die Basalzellen liegen in der untersten Epidermisschicht. Basalzellkarzinome (Basaliome) müssen sich zwar nicht unbedingt aus Basalzellen entwickeln, dennoch wird die Erkrankung so bezeichnet, weil die Krebszellen Basalzellen ähnlich sehen. Basalzellkarzinome entstehen normalerweise auf sonnenlichtbeschienenen Hautflächen, gewöhnlich an Kopf und Hals. Es sind sehr kleine, glänzende, derbe, erhabene Knötchen, die nur langsam größer werden. Wie schnell sie wachsen, ist sehr verschieden. Einige können jedes Jahr bis zu einem Zentimeter größer werden.

Basalzellkarzinome variieren beträchtlich im Aussehen. Einige können sich geschwürig verändern oder in der Mitte eine Kruste aufweisen. Andere bilden flache blasse oder rote Flecken, die wie Narben aussehen. Ihr Rand ist manchmal verdickt und perlweiß. Der Tumor kann wiederholt bluten, verkrusten und heilen und so leicht mit einem Geschwür verwechselt werden. Gerade dieses wiederholte Bluten und Verkrusten ist aber oft ein deutliches Zeichen für Basalzell- oder Plattenepithelkarzinome.

Basalzellkarzinome streuen selten in andere Organe, können aber auf umliegendes Gewebe übergreifen und es zerstören. Tumoren, die in der Nähe von Augen, Mund, Knochen oder Gehirn sitzen, können sehr gefährlich werden. Bei den meisten Menschen wächst das Basalzellkarzinom aber nur langsam in der Haut.

Diagnose, Behandlung und Vorbeugung

Um ein Basalzellkarzinom zu diagnostizieren, wird immer Gewebe entnommen und mikroskopisch untersucht (Biopsie ★).

Der Tumor kann ambulant bei örtlicher Betäubung durch Ausschaben (Kürettage), Ausbrennen mit einer Elektronadel (Elektrodesikkation) oder durch Herausschneiden entfernt werden. Bei wiederkehrenden Tumoren und solchen in Nasen- und Augennähe ist es manchmal erforderlich, sie unter dem Mikroskop herauszuschneiden. Nur selten schließt sich eine Strahlentherapie an.

▲ siehe Seite 1215 ■ siehe Seite 1010
★ siehe Seite 1172

Die Behandlung hat fast immer Erfolg, aber bei fast einem Viertel dieser Menschen entwickelt sich innerhalb von fünf Jahren ein neues derartiges Karzinom. Daher sollte jeder, dem ein Basalzellkarzinom entfernt wurde, einmal jährlich zum Hautarzt gehen.

Da Basalzellkarzinome oft durch Sonneneinwirkung ausgelöst werden, lässt sich einem solchen Karzinom vorbeugen, indem man die Sonne meidet, schützende Kleidung trägt und Sonnenschutzmittel benutzt.

Plattenepithelkarzinom

Dieser Tumor entwickelt sich aus Plattenepithelzellen.

Plattenepithelzellen (Keratinozyten) sind wichtige strukturgebende Zellen der Epidermis. Ein Plattenepithelkarzinom (spinozelluläres Karzinom) entwickelt sich gewöhnlich auf sonnenbestrahlter Haut, kann aber grundsätzlich überall am Körper auftreten, auch auf der Zunge oder der Mundschleimhaut. Es kann sich in gesundem Gewebe und – sogar noch viele Jahre später – in sonnengeschädigten Bereichen (aktinische Keratose ▲) bilden. Ein derartiges Karzinom ist verdickt, schuppig und unregelmäßig geformt. Hellhäutige Menschen tragen ein deutlich größeres Risiko als dunkelhäutige. Dieser Krebstyp entwickelt sich vermehrt an chronisch offenen Stellen – wie chronischen Hautgeschwüren – oder in vernarbter Haut, besonders nach Verbrennungen.

Der Tumor beginnt als roter Bereich mit schuppender oder verkrusteter Oberfläche, die nicht heilen will. Wenn er größer wird, kann er zu einem derben Knoten mit einer manchmal warzigen Oberfläche werden ■. Schließlich kann sich der Tumor geschwürig verändern und in das darunter liegende Gewebe eindringen.

Das Plattenepithelkarzinom dringt in angrenzendes Gewebe ein, betrifft aber nur diesen umliegenden Hautbereich. Manche Tumoren breiten sich jedoch in entfernt liegende Organe aus (metastasieren). Tumoren in der Nähe von Ohr und Unterlippe metastasieren besonders häufig; desgleichen solche im Mund.

Die **Bowen-Erkrankung** ist eine oberflächliche, auf die Epidermis beschränkte Form des Plattenepitelkarzinoms, bei der die darunter liegende Lederhaut noch nicht befallen ist. Die erkrankte Haut ist rotbraun und schuppend oder verkrustet. Die Hautveränderung ist flach und erinnert manchmal an Schuppenflechte, Dermatitis oder eine Pilzinfektion.

Mikroskopisch kontrollierte Chirurgie (MKC)

Da sich Hautkrebszellen oft auch jenseits der Ränder des sichtbaren Hautflecks ausgebreitet haben, verwendet man manchmal die mikroskopisch kontrollierte Chirurgie nach Mohs, um sicherzustellen, dass der gesamte kanzerogene Bereich entfernt wird. Bei dieser Technik wird zunächst das sichtbare Tumorgewebe entfernt. Dann werden die Wundränder Schnitt für Schnitt abgetragen. Noch während der Operation wird überprüft, ob sich in den Gewebeproben noch Krebszellen befinden. Von den Wundrändern wird so lange Gewebe entfernt, bis die Proben keine Krebszellen mehr aufweisen. Die mikroskopisch kontrollierte Chirurgie hat sich besonders bei Basalzell- und Plattenepithelkarzinomen bewährt. Dank dieser Technik muss nur so viel Gewebe entfernt werden, wie unbedingt nötig; das ist besonders wichtig bei malignen Tumoren, die an kritischen Stellen, z. B. nahe dem Auge, sitzen. Die Rückfallquote für Hauttumore kann mit dieser Technik beträchtlich gesenkt werden. Bei Melanomen wird sie nur selten eingesetzt.

Nachdem das gesamte Krebsgewebe eliminiert ist, geht es darum, wie die entfernten Hautpartien am besten ersetzt werden können. Das kann mit einem Hauttransplantat ★ oder durch Vernähen der Wundränder geschehen. Oder die Wunde wird lediglich mit einem Verband abgedeckt, sodass die Haut von selbst heilen kann.

Diagnose, Behandlung und Vorbeugung

Bei Verdacht auf ein Plattenepithelkarzinom wird zunächst Gewebe entnommen und mikroskopisch untersucht (Biopsie), um ähnlich aussehende Hauterkrankungen ausschließen zu können.

Das Plattenepithelkarzinom und seine Sonderform, die Bowen-Erkrankung, werden durch Ausschaben (Kürettage), Ausbrennen mit einer

---

▲ siehe Kasten Seite 1215   ■ siehe Seite 662
★ siehe Seite 1081

Warnsignale für ein malignes Melanom – die ABCDE-Regel

A: Asymmetrie. Melanomverdächtige Hautveränderungen sind häufig asymmetrisch.

B: Begrenzung. Der Fleck oder das Muttermal hat häufig einen unregelmäßigen oder unscharf begrenzten Rand.

C: Color (Farbe). Melanome sind oft ungleichmäßig gefärbt. Als Farben kommen Schwarz, Braun, Grau, Rot bis Hautfarben vor.

D: Durchmesser. Ein pigmentierter (vor allem schwarzer oder dunkelbrauner) Fleck oder Muttermalfleck wird größer und erreicht mehr als fünf Millimeter.

E: Erhabenheit. Melanome liegen teilweise im Hautniveau, teilweise sind sie erhaben.

Elektronadel (Elektrodesikkation) und durch Herausschneiden entfernt; Letzteres manchmal unter dem Mikroskop. Manchmal wird auch Strahlentherapie eingesetzt. Ein Plattenepithelkarzinom, das sich bereits ausgebreitet hat, wird mit Strahlen- oder Chemotherapie behandelt.

Da Plattenepithelkarzinome häufig durch Sonneneinwirkung ausgelöst werden, kann man einem solchen Karzinom vorbeugen, indem man die Sonne meidet, sich entsprechend kleidet und Sonnenschutzmittel benutzt.

Malignes Melanom

Dieser Tumor entsteht in den Pigment produzierenden Hautzellen (Melanozyten).

Melanozyten sind die Pigmentzellen, die der Haut ihre typische Färbung verleihen. Durch Sonnenlicht werden sie angeregt, mehr Melanin zu produzieren (das Pigment, das die Haut bräunt); diese Stimulation erhöht das Melanomrisiko.

Ein malignes Melanom zeigt sich zunächst oft als kleine, pigmentierte Geschwulst, meist

in sonnenexponierten Bereichen. Fast die Hälfte aller Melanome entsteht jedoch aus pigmentierten Muttermalen ▲. Manchmal treten Melanome familiär gehäuft auf. Anders als die anderen Hautkrebsformen greift das maligne Melanom schnell auf andere, weit entfernt liegende Körperbereiche über, wächst dort weiter und zerstört das Gewebe.

Melanome können im Aussehen variieren. Manche sind flache, unregelmäßig geformte braune Flecken mit kleinen schwarzen Punkten, andere erhabene Flecken mit roten, weißen, schwarzen oder blauen Punkten. Manchmal erscheint ein Melanom auch als derber schwarzer oder brauner Knoten.

Diagnose, Behandlung und Vorbeugung

Bei Verdacht auf ein malignes Melanom wird Gewebe entnommen und mikroskopisch untersucht (Biopsie). Kleinere Tumoren werden dabei komplett entfernt.

Je weniger tief ein malignes Melanom in die Haut vorgedrungen ist, desto größer ist die Heilungschance. Hat das Melanom einen Durchmesser von weniger als 0,75 Millimeter und haben sich noch keine Metastasen gebildet, sind die Heilungschancen sehr gut. Die Behandlung besteht darin, das Melanom herauszuschneiden, wobei ein ausreichender Rand von gesundem Gewebe um den Tumor mit entfernt wird. Bei Melanomen, die tief in die Haut vorgedrungen sind, ist die Gefahr groß, dass sie sich ausgebreitet haben.

Da Melanome häufig durch lang andauernde Sonneneinwirkung ausgelöst werden, kann man einem solchen Karzinom vorbeugen, indem man von früher Kindheit an die Sonne meidet, sich entsprechend kleidet und Sonnenschutzmittel benutzt. Da jeder, der einmal ein Melanom hatte, ein erhöhtes Risiko für Neubildungen hat, müssen diese Personen ihre Haut regelmäßig untersuchen lassen. Wer viele Muttermale oder Leberflecken hat, sollte die Haut am ganzen Körper jedes Jahr vom Hautarzt untersuchen lassen.

Kaposi-Sarkom

Dieser bösartige Tumor, der zahlreiche flache, rosafarbene, braune oder purpurne Flecken oder Knoten auf der Haut hervorruft, wird von Herpesviren Typ 8 hervorgerufen.

Das Kaposi-Sarkom tritt in zwei Formen auf. In der einen Form trifft es hauptsächlich ältere

---

▲ siehe Seite 1217

Epithel: Deckgewebe des Körpers

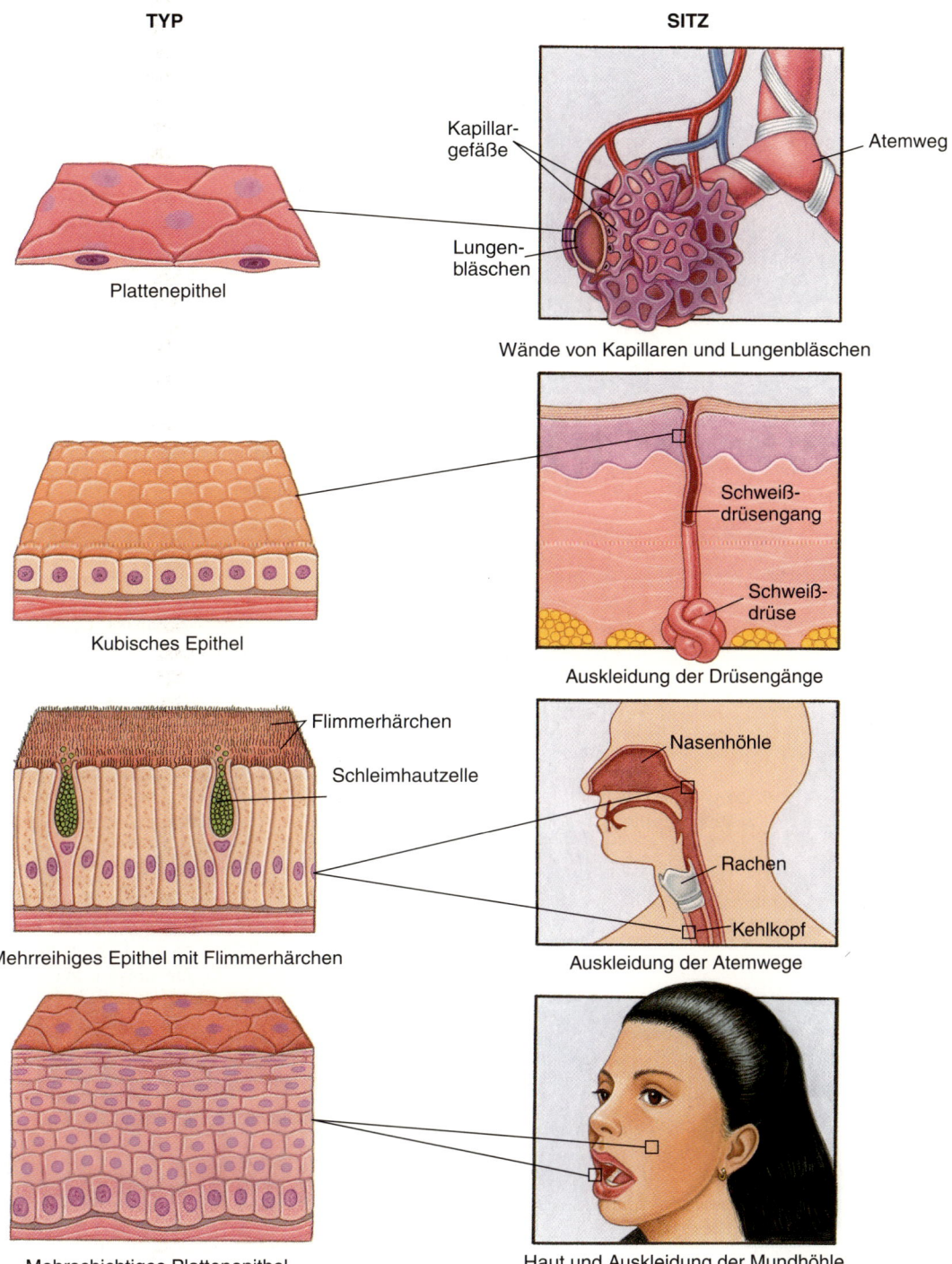

TYP

SITZ

Plattenepithel

Kapillargefäße

Atemweg

Lungenbläschen

Wände von Kapillaren und Lungenbläschen

Kubisches Epithel

Schweißdrüsengang

Schweißdrüse

Auskleidung der Drüsengänge

Flimmerhärchen

Schleimhautzelle

Mehrreihiges Epithel mit Flimmerhärchen

Nasenhöhle

Rachen

Kehlkopf

Auskleidung der Atemwege

Mehrschichtiges Plattenepithel

Haut und Auskleidung der Mundhöhle

Blutgefäße und Lymphknoten

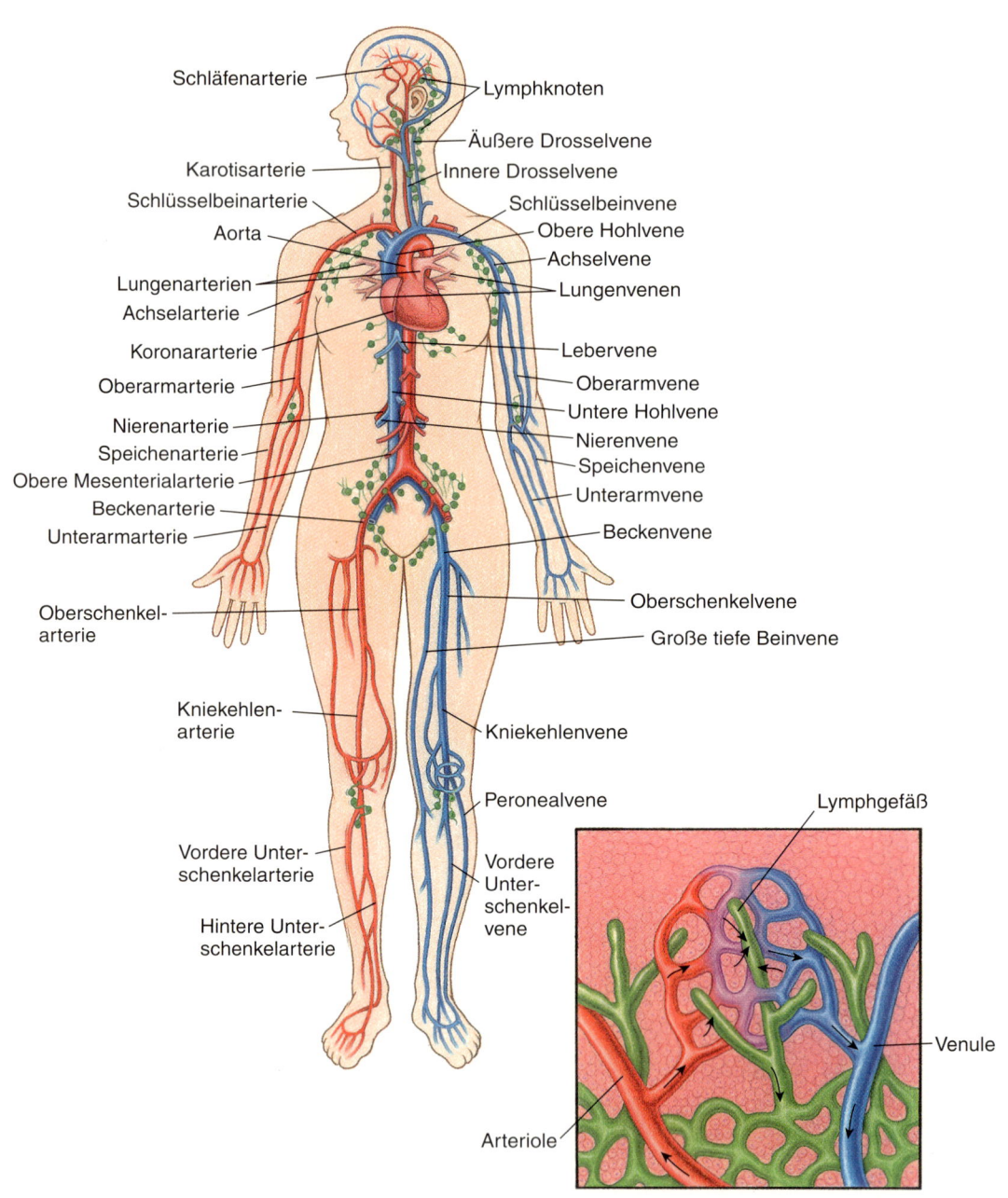

Schläfenarterie

Lymphknoten

Äußere Drosselvene

Karotisarterie

Innere Drosselvene

Schlüsselbeinarterie

Schlüsselbeinvene

Aorta

Obere Hohlvene

Achselvene

Lungenarterien

Lungenvenen

Achselarterie

Koronararterie

Lebervene

Oberarmarterie

Oberarmvene

Nierenarterie

Untere Hohlvene

Speichenarterie

Nierenvene

Obere Mesenterialarterie

Speichenvene

Beckenarterie

Unterarmvene

Unterarmarterie

Beckenvene

Oberschenkel-
arterie

Oberschenkelvene

Große tiefe Beinvene

Kniekehlen-
arterie

Kniekehlenvene

Peronealvene

Vordere Unter-
schenkelarterie

Vordere
Unter-
schenkel-
vene

Hintere Unter-
schenkelarterie

Lymphgefäß

Venule

Arteriole

Kapillarbett

Herz-Lunge-Verbindungen

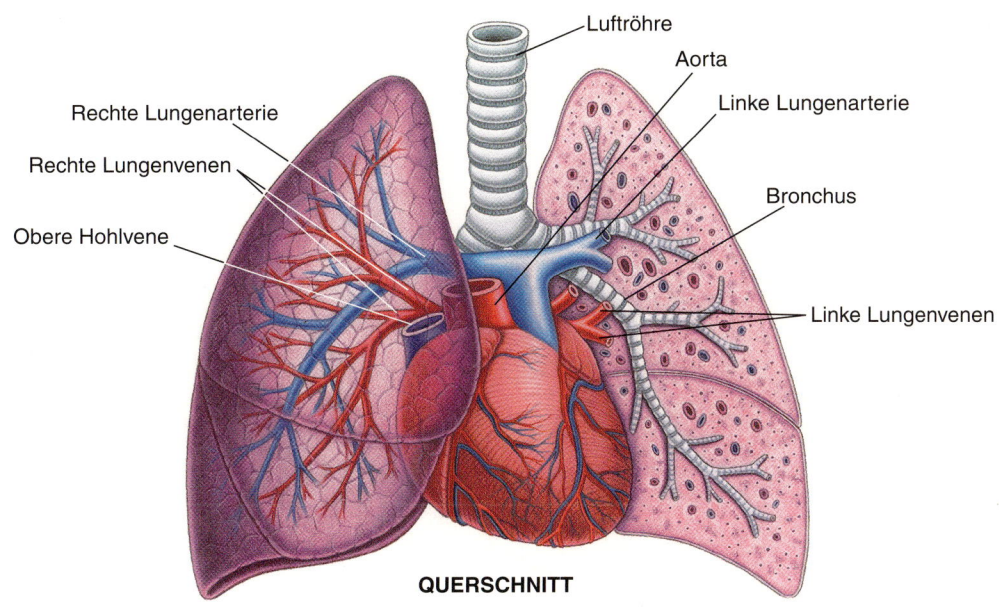

Luftröhre

Aorta

Rechte Lungenarterie

Linke Lungenarterie

Rechte Lungenvenen

Bronchus

Obere Hohlvene

Linke Lungenvenen

QUERSCHNITT

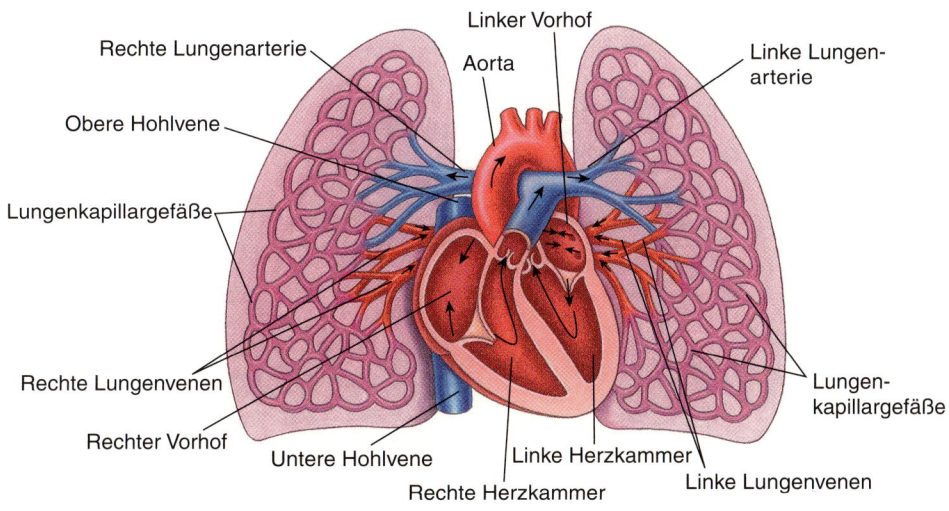

Rechte Lungenarterie

Linker Vorhof

Linke Lungen-arterie

Aorta

Obere Hohlvene

Lungenkapillargefäße

Lungen-kapillargefäße

Rechte Lungenvenen

Rechter Vorhof

Linke Herzkammer

Untere Hohlvene

Linke Lungenvenen

Rechte Herzkammer

SCHEMA DES LUNGENKREISLAUFS

Gehirn und Rückenmark

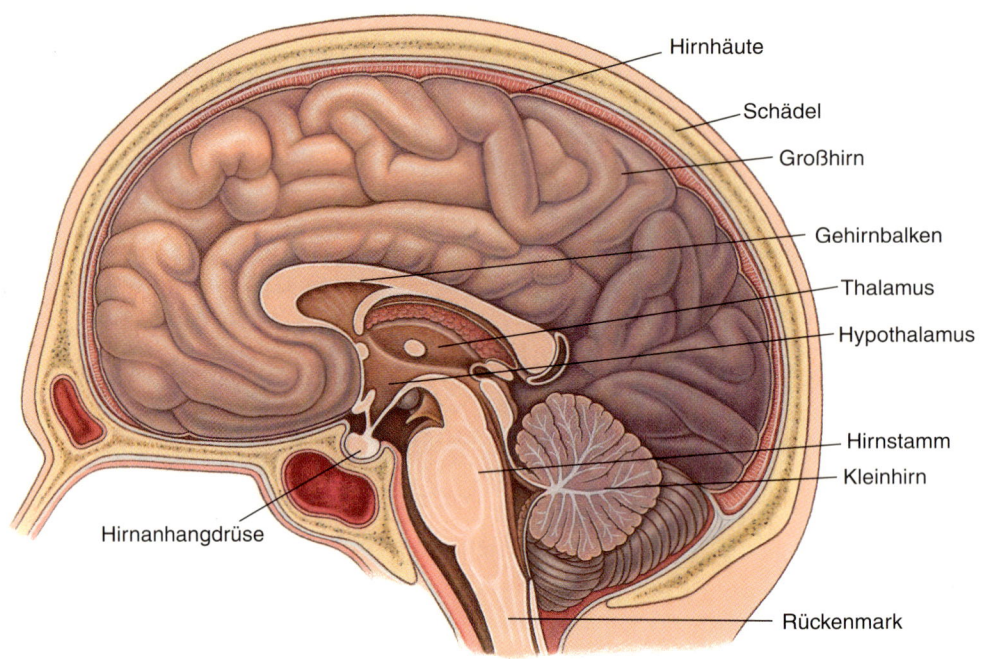

Hirnhäute

Schädel

Großhirn

Gehirnbalken

Thalamus

Hypothalamus

Hirnstamm

Kleinhirn

Rückenmark

Hirnanhangdrüse

SEITENANSICHT

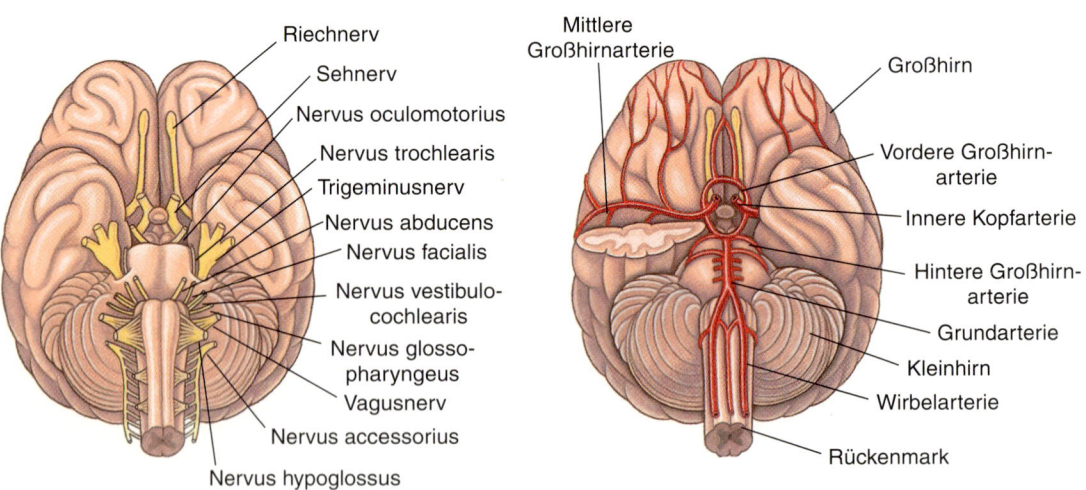

Riechnerv

Sehnerv

Nervus oculomotorius

Nervus trochlearis

Trigeminusnerv

Nervus abducens

Nervus facialis

Nervus vestibulo-cochlearis

Nervus glosso-pharyngeus

Vagusnerv

Nervus accessorius

Nervus hypoglossus

**HIRNNERVEN
ANSICHT VON UNTEN**

Mittlere Großhirnarterie

Großhirn

Vordere Großhirn-arterie

Innere Kopfarterie

Hintere Großhirn-arterie

Grundarterie

Kleinhirn

Wirbelarterie

Rückenmark

**ARTERIEN IM GEHIRN
ANSICHT VON UNTEN**

Kopf und Hals

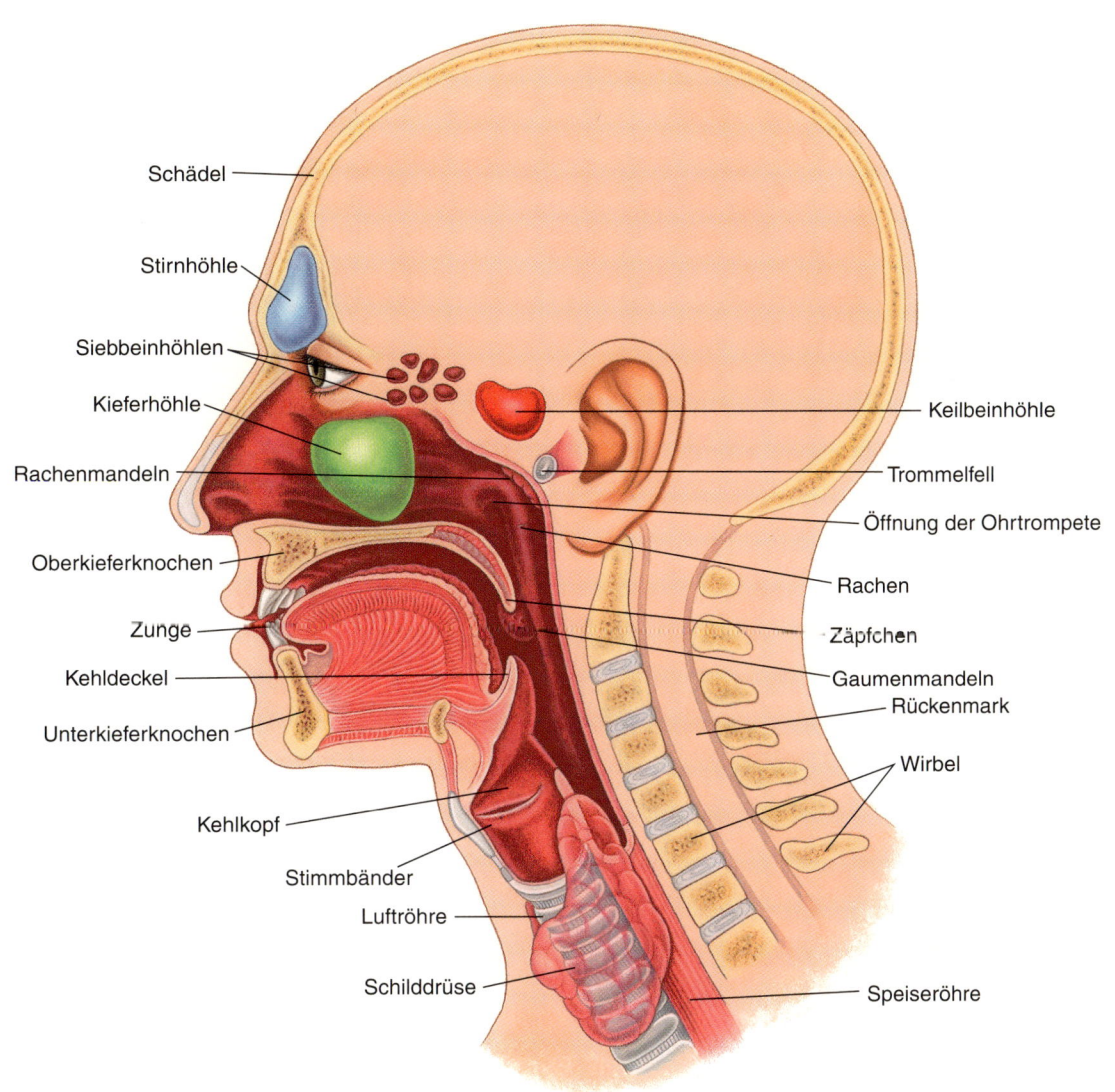

Schädel

Stirnhöhle

Siebbeinhöhlen

Kieferhöhle

Rachenmandeln

Oberkieferknochen

Zunge

Kehldeckel

Unterkieferknochen

Kehlkopf

Stimmbänder

Luftröhre

Schilddrüse

Keilbeinhöhle

Trommelfell

Öffnung der Ohrtrompete

Rachen

Zäpfchen

Gaumenmandeln

Rückenmark

Wirbel

Speiseröhre

Muskel-Knochen-Verbindungen

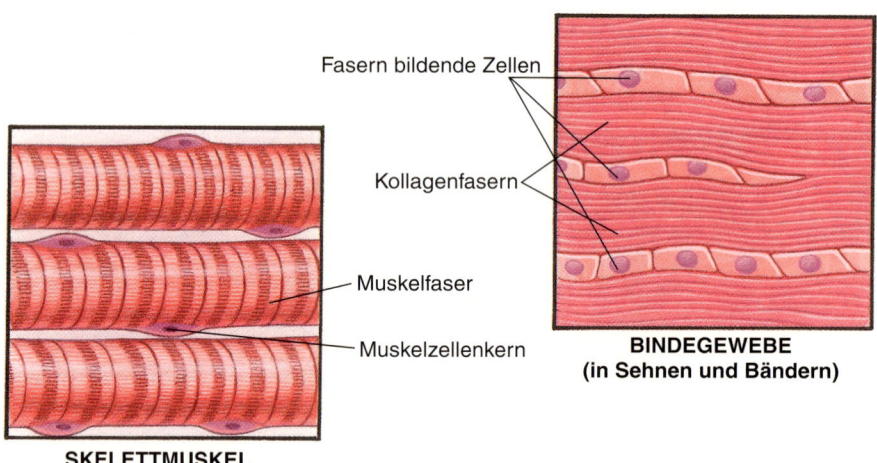

Fasern bildende Zellen

Kollagenfasern

Muskelfaser

Muskelzellenkern

**BINDEGEWEBE
(in Sehnen und Bändern)**

SKELETTMUSKEL

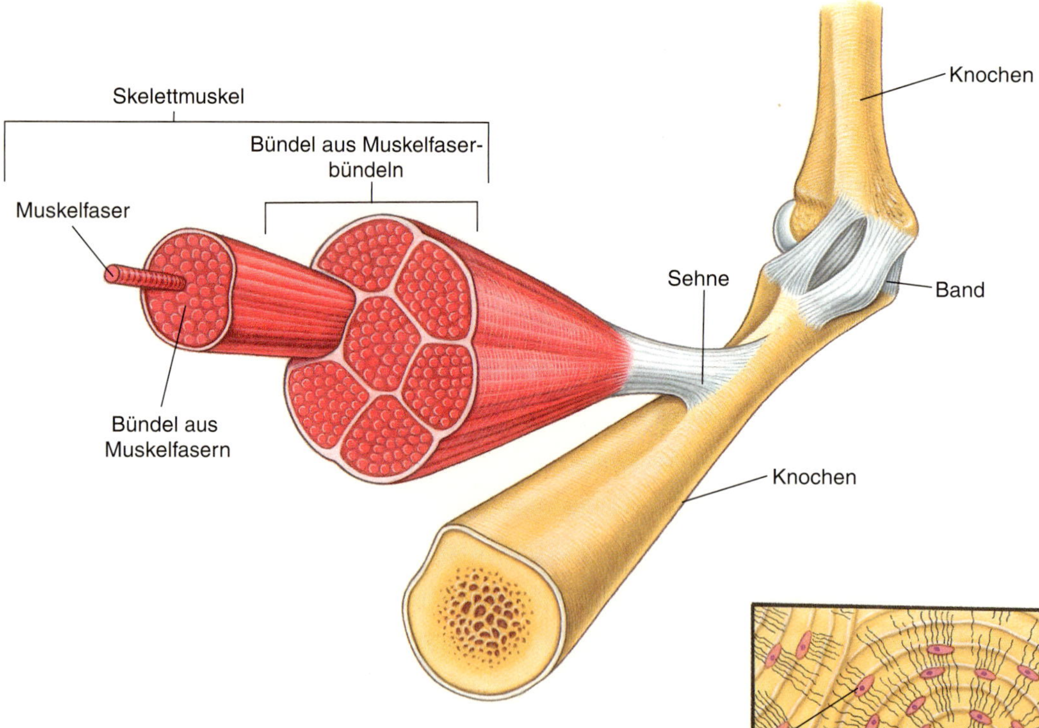

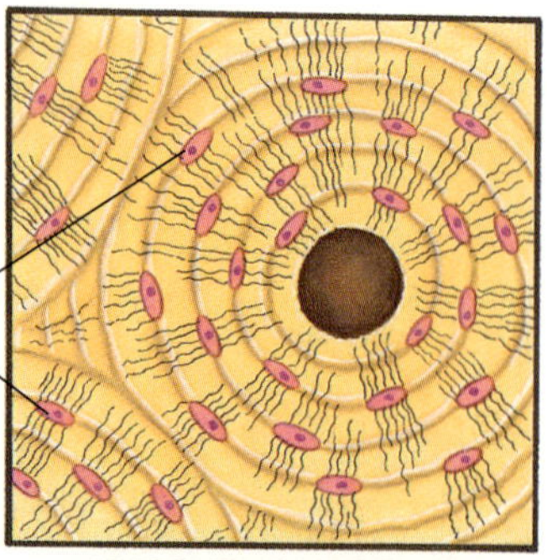

Skelettmuskel

Bündel aus Muskelfaser-
bündeln

Muskelfaser

Bündel aus
Muskelfasern

Knochen

Sehne

Band

Knochen

Knochenzellen

KNOCHENSUBSTANZ

Verdauungssystem

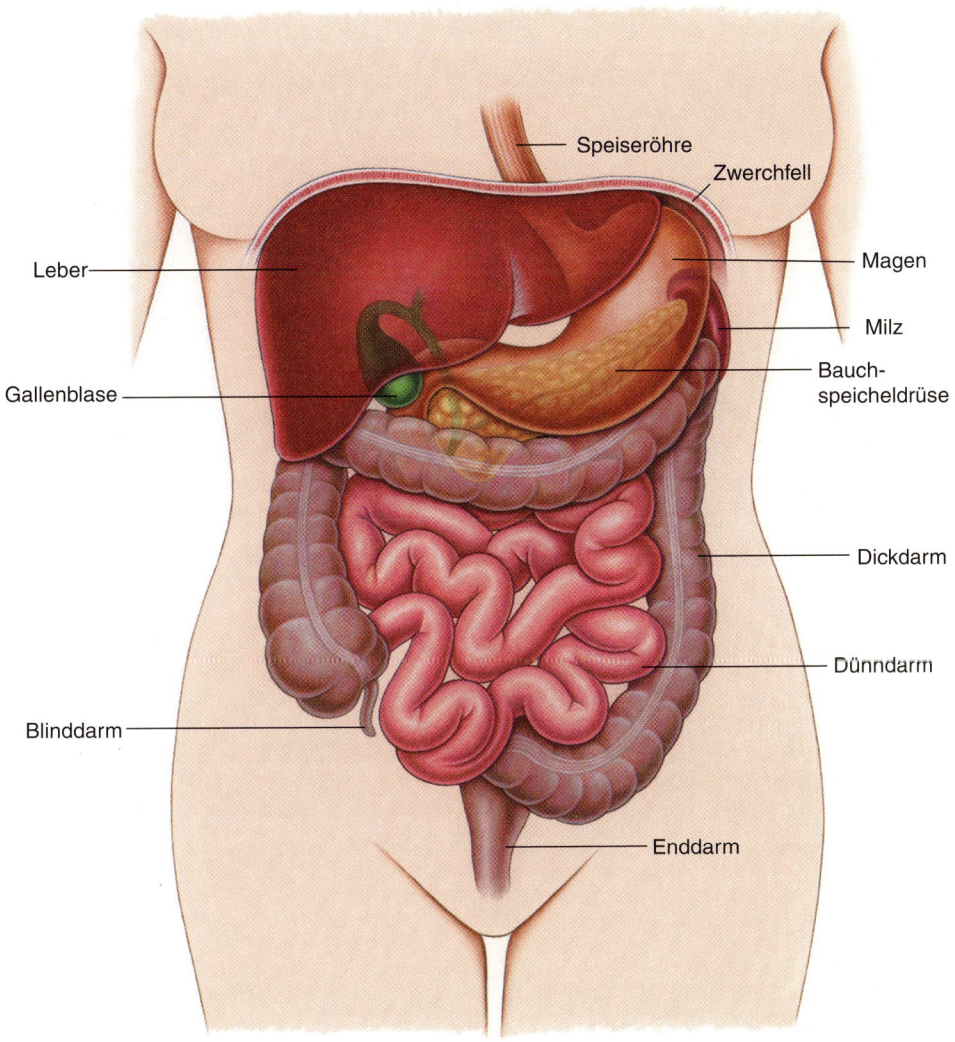

Speiseröhre

Zwerchfell

Leber

Magen

Milz

Gallenblase

Bauch-
speicheldrüse

Dickdarm

Dünndarm

Blinddarm

Enddarm

Harnwege

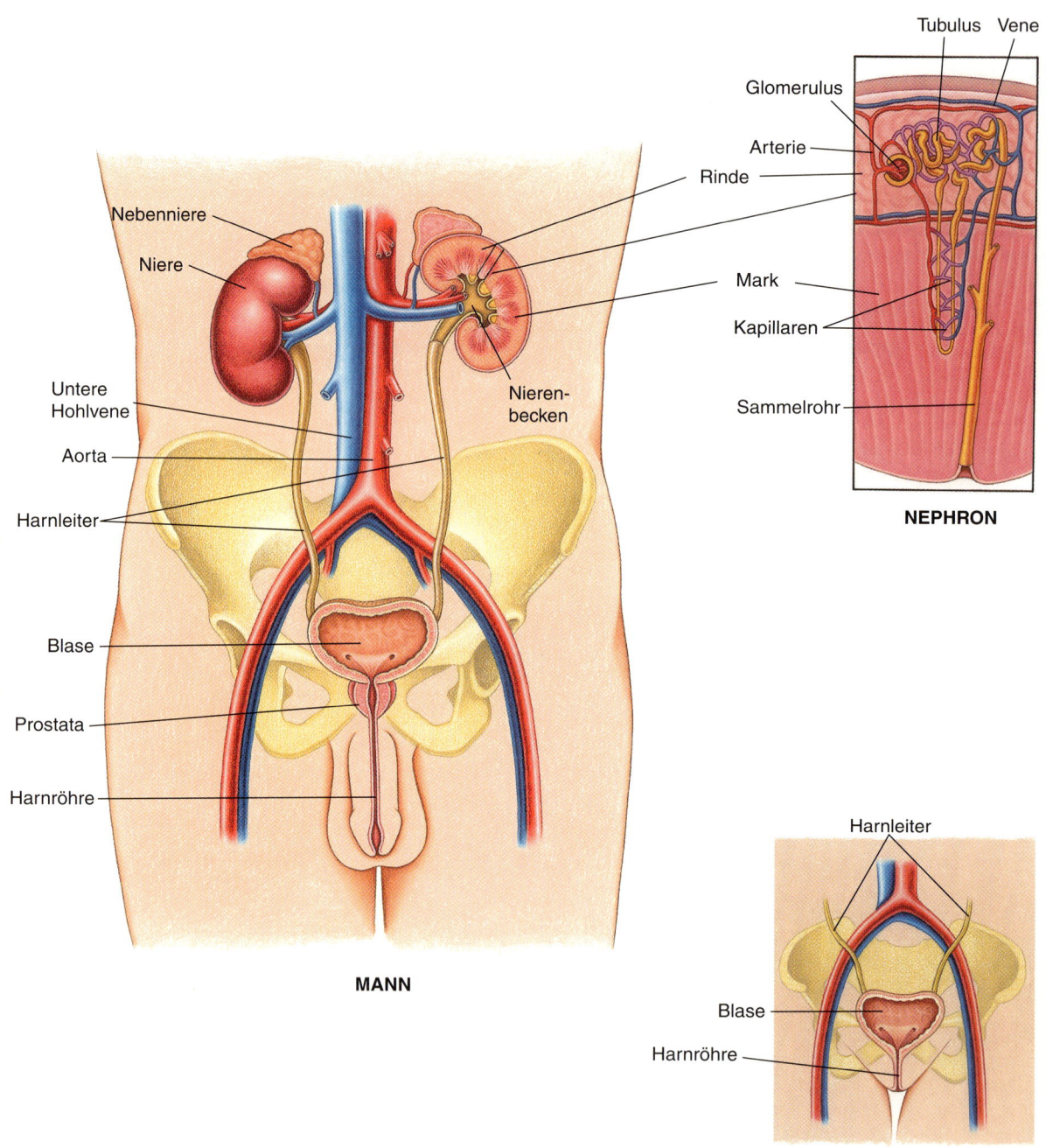

Tubulus
Vene
Glomerulus
Arterie
Rinde
Mark
Kapillaren
Sammelrohr

NEPHRON

Nebenniere
Niere
Untere Hohlvene
Aorta
Harnleiter
Blase
Prostata
Harnröhre
Nieren-becken

MANN

Harnleiter
Blase
Harnröhre

FRAU

Menschen. Es wächst nur sehr langsam auf der Haut und breitet sich nur selten aus. Die zweite Form tritt vornehmlich bei Menschen auf, die nach einer Organtransplantation Mittel einnehmen, die das Immunsystem schwächen, und bei Aidskranken. Es wächst wesentlich schneller als die erste Form und betrifft oft Blutgefäße der inneren Organe.

Symptome

Bei älteren Männern erscheint das Kaposi-Sarkom meist als einzelne blaurote oder dunkelbraune Papel oder als Knoten an den Zehen oder Beinen. Der Tumor kann viele Zentimeter groß werden und sich als dunkler, flacher oder leicht erhabener Bereich zeigen, der zu Blutungen und Geschwüren neigt. Am Bein können sich mehrere zusätzliche Stellen entwickeln, doch der Tumor greift nur selten auf andere Körperbereiche über und ist fast nie tödlich.

Die für Aidspatienten typische Krankheitsform ist aggressiver. Es entwickeln sich gewöhnlich zunächst rosafarbene, rote oder blaurote, runde oder ovale Hauterscheinungen. Innerhalb weniger Monate können diese Plaques an verschiedenen Körperstellen, einschließlich dem Mund, auftreten, wo sie zu Schluckbeschwerden führen. Sie können sich auch in Lymphknoten und inneren Organen, insbesondere im Verdauungstrakt, entwickeln, wo sie Durchfall und innere Blutungen verursachen. Dann kann es sein, dass Blut im Stuhl ist.

Diagnose und Behandlung

Das Kaposi-Sarkom wird gewöhnlich anhand seines Aussehens diagnostiziert. In der Regel wird die Diagnose durch eine Biopsie abgesichert.

Bei älteren Männern mit langsam wachsendem Kaposi-Sarkom können die Hauterscheinungen durch Vereisung, Strahlentherapie und Elektrokauterisation (Zerstörung des Gewebes mit einer Elektrosonde) behandelt werden.

Diejenigen, die unter der aggressiveren Form des Kaposi-Sarkoms leiden, deren Immunsystem aber intakt ist, reagieren oft auf eine Therapie mit Interferon alfa oder eine Chemotherapie.

Bei Patienten, die Immunsuppressiva nehmen, verschwindet der Tumor manchmal, wenn die Medikamente abgesetzt werden. Ist das nicht möglich, werden Chemotherapie und Strahlentherapie eingesetzt.

Paget-Krankheit

Diese seltene Art von Hautkrebs sieht wie ein entzündeter, geröteter Hautfleck aus und hat seinen Ursprung in Drüsen in oder unter der Haut.

(Denselben Namen trägt eine Stoffwechselerkrankung der Knochen ▲, die mit der Hautkrankheit nichts zu tun hat und damit auch nicht verwechselt werden darf.)

Da die Paget-Krankheit ihren Ursprung normalerweise in einem Karzinom der Ausführungsgänge der Milchdrüsen hat, tritt die ekzemartige Veränderung meist um die Brustwarze herum auf. Männer und Frauen sind gleichermaßen betroffen. Eine Sonderform der Paget-Krankheit kann in der Genitalregion und um den After herum auftreten. Dann geht sie von einem Karzinom der Ausführungsgänge nahe gelegener Schweißdrüsen oder anderer Strukturen (Genitalien, Darm- und Harntrakt) aus.

Auf der Haut bildet sich bei der Paget-Krankheit ein roter, nässender, verkrustender Ausschlag, der meist juckt und schmerzt. Da die Symptome sehr an eine gewöhnliche Hautentzündung (Dermatitis) erinnern, ist eine Biopsie nötig, um die Diagnose abzusichern.

Die Paget-Krankheit im Bereich der Brustwarzen wird wie andere Brustkrebsformen behandelt ■. In anderen Bereichen besteht die Therapie normalerweise in der operativen Entfernung sämtlicher Krebszellen.

▲ siehe Seite 328   ■ siehe Seite 1377

KAPITEL 215

Hals, Nase und Ohren

Ohren, Nase und Hals haben zweierlei gemeinsam: Sie liegen in enger Nachbarschaft zueinander, und sie haben getrennte, aber miteinander in Verbindung stehende Funktionen. Ohren und Nase sind Sinnesorgane, die für den Hörsinn, den Gleichgewichtssinn und den Geruchssinn zuständig sind. Der Rachen dient in erster Linie als Weg, über den Flüssigkeiten und Nahrung in die Speiseröhre und Luft in die Lunge gelangen. Erkrankungen dieser Organe werden häufig vom Allgemeinmediziner erkannt und behandelt. Daneben gibt es spezialisierte Hals-Nasen-Ohren-Ärzte (HNO-Ärzte).

Ohren

Das Ohr, das Hör- und Gleichgewichtsorgan, besteht aus dem äußeren Ohr sowie dem Mittel- und Innenohr. Alle drei Bereiche des Ohres wirken zusammen, um Schallwellen in Nervenimpulse umzuwandeln, die ins Gehirn wandern, wo sie dann als Geräusch gedeutet werden. Das Innenohr hat zudem eine wichtige Funktion als Gleichgewichtsorgan.

Äußeres Ohr

Das äußere Ohr umfasst den äußerlich sichtbaren Teil des Ohres, die Ohrmuschel (Aurikel), und den Gehörgang. Die Ohrmuschel besteht aus Knorpel, der von Haut überzogen ist. Sie soll Schallwellen auffangen und über den Gehörgang zum Trommelfell leiten, einer feinen Membran, welche das äußere Ohr vom Mittelohr trennt.

Mittelohr

Das Mittelohr beginnt hinter dem Trommelfell (Membrana tympanica) und einer kleinen, luftgefüllten Kammer, in der die drei Gehörknöchelchen (Ossicula) sitzen, die das Trommelfell mit dem Innenohr verbinden. Diese sind nach ihrer Form benannt. Der Hammer (Malleus) ist am Trommelfell angewachsen. Der Amboss (Incus) verbindet den Hammer mit dem Steigbügel (Stapes), welcher am ovalen Fenster ansetzt, einer dünnen Membran am Beginn des Innenohrs. Die Gehörknöchelchen verstärken die Schwingungen des Trommelfells mechanisch und leiten sie zum ovalen Fenster.

Das Mittelohr birgt zudem zwei kleine Muskeln. Der Musculus tensor tympani setzt am Hammer an. Er unterstützt die Feinabstimmung und den Schutz des Ohres. Der Musculus stapedius sitzt am Steigbügel. Bei einem lauten Geräusch zieht er sich zusammen und verhärtet so die Gehörknöchelchenkette, damit weniger Schall übertragen wird. Diese Reaktion, der so genannte akustische Reflex (Stapediusreflex), soll das empfindliche Innenohr vor Lärmschädigung schützen.

Die Eustachische Röhre, eine enge Verbindung zwischen Mittelohr und Nasen-Rachen-Raum, die sich beim Schlucken öffnet, lässt Luft ins Mittelohr. Sie unterstützt die Aufrechterhaltung eines gleichmäßigen Luftdrucks auf beiden Seiten des Trommelfells und verhindert, dass sich Flüssigkeit im Mittelohr ansammelt. Bei Luftdruckunterschieden kann sich das Trommelfell nach innen oder außen wölben, was unangenehm ist und das Hören beeinträchtigen kann. Schlucken, Gähnen oder ein bewusst herbeigeführter Druckausgleich können bei plötzlichen Luftdruckveränderungen, die insbesondere beim Fliegen häufig auftreten, helfen. Die Verbindung der Eustachischen Röhre zum Mittelohr erklärt, weshalb Infektionen der oberen Atemwege (Erkältung) leicht Mittelohrentzündungen und schmerzhafte Druckveränderungen im Mittelohr hervorrufen können.

Innenohr

Das komplexe System des Innenohrs (Labyrinth) hat zwei Hauptbestandteile: die Schnecke, das eigentliche Hörorgan, und den Vestibularapparat, das Gleichgewichtsorgan. Zum Vestibularapparat gehören Sakkulus und Utrikulus, welche für die Orientierung im Raum zuständig sind, sowie die drei Bogengänge, die das Gleichgewicht unterstützen.

Die Schnecke ist ein gedrehter Gang. Sie enthält eine Flüssigkeit und das Corti-Organ, zu dem über 20 000 spezialisierte Zellen, die Haarzellen, gehören. Diese haben winzige, haarartige Fortsätze (Zilien), welche in die Flüssigkeit in der Schnecke hineinragen. Wenn die Gehörknöchelchen im Mittelohr Schallwellen zum ovalen Fenster des Innenohrs transportieren, beginnen Flüssigkeit und Zilien zu schwingen. Die Haarzellen in unterschiedlichen Bereichen der Schnecke reagieren auf jeweils unterschiedliche Schallfrequenzen und wandeln diese Schwingungen in Nervenimpulse um. Über die Fasern des Hörnervs werden diese Impulse ins Gehirn weitergeleitet.

Trotz der Schutzwirkung des akustischen Reflexes kann Lärm die Zilien schädigen und zerstören. Eine zerstörte Haarzelle scheint nicht mehr nachzuwachsen. Anhaltender Lärm führt zu fortschreitender Schädigung, die Schwerhörigkeit und mitunter auch Ohrgeräusche (Tinnitus) nach sich zieht.

Die Bogengänge sind drei mit Flüssigkeit gefüllte, rechtwinklig zueinander angeordnete Gänge. Bei Kopfbewegungen gerät ihre Flüssigkeit in Bewegung. Je nach Richtung der Kopfbewegung fällt diese Flüssigkeitsbewegung in einem Gang stärker aus als in den anderen. Haarzellen in den Gängen reagieren darauf und lösen Nervenimpulse aus, welche dem Gehirn mitteilen, in welche Richtung sich der Kopf bewegt. Dann erfolgt die entsprechende Reaktion, mit der das Gleichgewicht aufrechterhalten wird.

Eine Fehlfunktion der Bogengänge – z. B. während einer Infektion der oberen Atemwege und anderer Erkrankungen – kann das Gleichgewichtsgefühl beeinträchtigen und zu Drehschwindel (Vertigo) führen.

Nase und Nasennebenhöhlen

Die Nase ist das Geruchsorgan und der Hauptzugang für den Luftstrom in die Lunge und aus ihr heraus. Sie erwärmt, befeuchtet und reinigt die Luft. Die Knochen rund um die Nase haben Hohlräume, die Nasennebenhöhlen. Diese lassen sich in vier Gruppen unterteilen: Kieferhöhlen, Siebbeinzellen, Stirnhöhlen und Keilbeinhöhlen. Die Nebenhöhlen mindern das Gewicht der Gesichtsknochen und unterstützen ihre Form und Stärke. Außerdem verleihen diese luftgefüllten Bereiche der Stimme mehr Resonanz.

Der obere Teil der Nase besteht aus Knochen, der untere aus Knorpel. Die Nasenhöhle im Innern der Nase wird von der Nasenscheidewand geteilt. Sie ist aus Knochen und Knorpel geformt und reicht von den Nasenlöchern bis zur Rachenwand. Drei Knochen, die Nasenmuscheln, ragen in die Nasenhöhle hinein und bilden eine Reihe von Falten. Diese vergrößern die Oberfläche der Nasenhöhle erheblich.

Die Nasenhöhle ist von gut durchbluteter Schleimhaut ausgekleidet. Die große Oberflä-

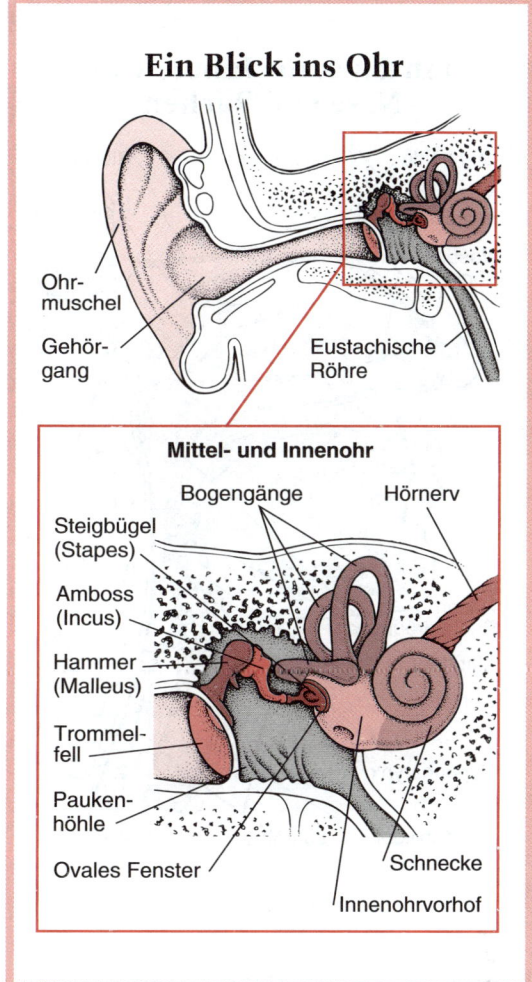

Ein Blick ins Ohr

Ohrmuschel

Gehörgang

Eustachische Röhre

Mittel- und Innenohr

Bogengänge

Hörnerv

Steigbügel (Stapes)

Amboss (Incus)

Hammer (Malleus)

Trommelfell

Paukenhöhle

Ovales Fenster

Schnecke

Innenohrvorhof

che und die vielen Blutgefäße erwärmen und befeuchten die einströmende Luft rasch. In der Schleimhaut sitzen Zellen, die Schleim erzeugen und haarartige Auswüchse (Zilien) haben. Schmutzpartikel bleiben an diesem Schleim hängen und werden von den Zilien zu den Nasenlöchern oder in den Rachen befördert, damit sie nicht in die unteren Atemwege gelangen. So wird die Luft gereinigt, ehe sie in die Lunge strömt. Bei Reizungen säubert Niesen die Nasengänge, so wie Husten die Lunge reinigt.

Die Nebenhöhlen sind von der gleichen Schleimhaut ausgekleidet wie die Nasenhöhle. Schmutzpartikel werden abgefangen und durch kleine Öffnungen (Ostia) in die Nasenhöhle transportiert. Weil diese Öffnungen so eng sind, werden sie bei Erkältungen und Allergien leicht von der anschwellenden Schleimhaut verlegt.

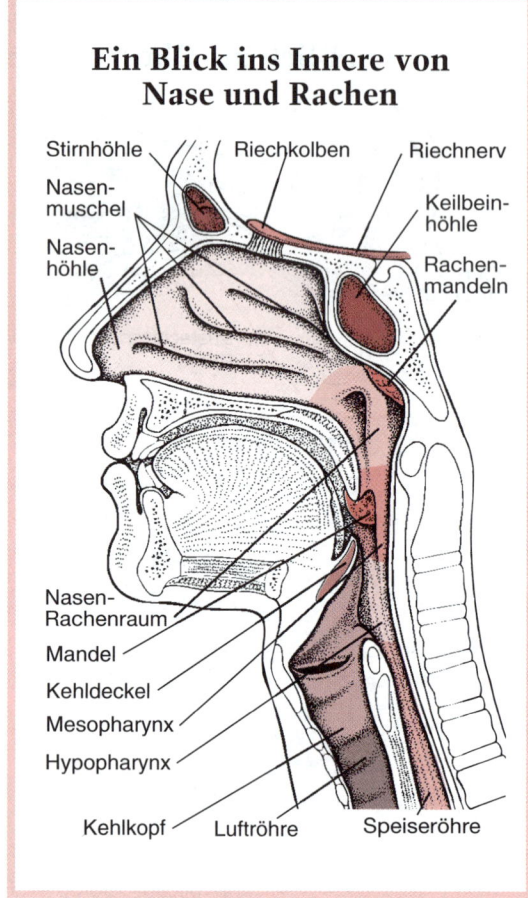

Ein Blick ins Innere von Nase und Rachen

Stirnhöhle — Riechkolben — Riechnerv

Nasen-muschel

Keilbein-höhle

Nasen-höhle

Rachen-mandeln

Nasen-Rachenraum

Mandel

Kehldeckel

Mesopharynx

Hypopharynx

Kehlkopf — Luftröhre — Speiseröhre

Eine Blockierung der Abflüsse führt zu Nebenhöhlenentzündungen und Infektionen.

Eine der wichtigsten Funktionen der Nase ist der Geruchssinn. Die Geruchsrezeptoren liegen im oberen Bereich der Nasenhöhle. Es sind besondere Nervenzellen mit Zilien, die jeweils auf verschiedene chemische Stoffe reagieren. Bei Stimulation entsteht ein Nervenimpuls, der über die Nervenzellen zum Riechkolben geleitet wird. Dieser sitzt oberhalb der Nase im Schädel. Vom Riechkolben leiten die Riechnerven den Impuls ins Gehirn weiter, wo er als Geruch wahrgenommen wird.

Der Geruchssinn, der noch nicht vollständig erforscht ist, ist wesentlich höher entwickelt als der Geschmackssinn. Es lassen sich weitaus mehr Empfindungen des Geruchs unterscheiden als des Geschmacks. Der subjektive

▲ siehe Abbildung Seite 583

Geschmackseindruck beim Essen bezieht sowohl Geschmack und Geruch ▲ als auch Struktur und Temperatur des Nahrungsmittels mit ein. Deshalb erscheint das Essen bei eingeschränktem Riechvermögen – z. B. während einer Erkältung – weniger schmackhaft. Da die Geruchsrezeptoren im oberen Bereich der Nase angesiedelt sind, werden sie beim normalen Atmen wenig angeregt. Wenn jemand jedoch schnuppert, strömt mehr Luft über die Riechzellen, sodass diese viel mehr Duftstoffe wahrnehmen.

Rachen

Der Rachen (Pharynx) liegt im hinteren Mundbereich zwischen Nasenhöhle und Speiseröhre (Ösophagus) bzw. Luftröhre (Trachea). Er besteht aus dem oben gelegenen Nasenrachen (Nasopharynx), dem mittleren Mundrachen (Mesopharynx) und dem unteren Kehlkopfrachen (Hypopharynx). Der Rachen ist ein muskulärer Hohlraum, durch den Nahrung in die Speiseröhre und Luft in die Lunge gelangt. Wie Mund und Nase ist auch der Rachen von einer Schleimhaut mit Schleimzellen und haarähnlichen Auswüchsen (Zilien) überzogen. Die Zilien transportieren Schmutzpartikel, die an der Schleimhaut hängen bleiben, zur Speiseröhre, wo sie heruntergeschluckt werden.

Die Gaumenmandeln liegen beidseitig im hinteren Mundbereich, die Rachenmandeln im hinteren Bereich der Nasenhöhle. Rachen- und Gaumenmandeln bestehen aus lymphatischem Gewebe und unterstützen die Infektionsabwehr. Im Kindesalter sind sie am größten, später schrumpfen sie allmählich. Das Zäpfchen (Uvula) ist eine kleine Gewebeklappe im hinteren Rachenbereich zwischen den Gaumenmandeln. Es verhindert, dass Nahrung und Flüssigkeit beim Schlucken in die Nasenhöhle geraten.

Am Beginn der Luftröhre liegt der Kehlkopf (Larynx) mit den Stimmbändern. Er ist in erster Linie für die Lautbildung zuständig. In entspanntem Zustand bilden die Stimmbänder eine V-förmige Öffnung, durch welche die Luft ungehindert passieren kann. Werden die Stimmbänder angespannt, geraten sie in Schwingung, sobald Luft aus der Lunge über sie hinwegströmt. Dann erzeugen sie Laute, die durch Zunge, Nase und Mund so geformt werden, dass Sprache entsteht.

Der Kehldeckel (Epiglottis) ist eine steife, knorpelige Klappe über und vor dem Kehlkopf. Beim Schlucken deckt der Kehldeckel den Kehlkopf ab, damit weder Nahrung noch Flüssigkeit in die Luftröhre gelangen. Auf diese Weise schützt der Kehldeckel die Lunge.

Alterserscheinungen

Das Altern wirkt sich auf die Funktion von Ohren, Nase und Rachen deutlich aus. Die Veränderungen beruhen auf Verschleiß, Lärm, wiederholten Infektionen, aber auch auf der Einwirkung von Substanzen wie Alkohol und Tabak.

Weit verbreitet ist das allmähliche Nachlassen des Gehörs, insbesondere bei hohen Tönen (Presbyakusis). Dieses kann die Fähigkeit zur Sprachwahrnehmung beeinträchtigen. Bei älteren Menschen kommt es auch häufiger, aber keineswegs regelmäßig, zu Fehlfunktionen des Gleichgewichtsapparats und Ohrgeräuschen (Tinnitus).

Der Geschmackssinn kann im Alter nachlassen, wodurch die Geschmackseindrücke unklar werden. Auch die Stimme kann sich verändern, weil sich z. B. das Kehlkopfgewebe versteift, was Höhe und Qualität der Stimme beeinträchtigt und zu Heiserkeit führt. Veränderungen am Rachengewebe bewirken mitunter, dass beim Schlucken Nahrung oder Flüssigkeit in die Luftröhre geraten (Aspiration). Wiederholte oder starke Aspiration kann eine Lungenentzündung nach sich ziehen.

KAPITEL 216

Schwerhörigkeit und Taubheit

Unter **Schwerhörigkeit** *versteht man eine Verschlechterung des Hörvermögens.* **Taubheit** *ist ein vollständiger oder nahezu vollständiger Verlust des Hörvermögens.*

Schwerhörigkeit und Taubheit betreffen vornehmlich ältere Menschen. Auch Kinder können schwerhörig werden.▲ Unbehandelt behindert das ihre sprachliche und soziale Entwicklung. Unter einem Hörsturz versteht man plötzliche Schwerhörigkeit, die sich oft einseitig innerhalb weniger Stunden oder noch kürzerer Zeit einstellt.

Ursachen

Schwerhörigkeit kann durch eine mechanische Verlegung des Gehörgangs oder des Mittelohrs entstehen, die die Schallleitung behindert (Schallleitungsschwerhörigkeit). Der Grund kann sein, dass sich Ohrenschmalz angesammelt hat; selten ist es ein Tumor. Besonders bei Kindern ist Flüssigkeit im Mittelohr die häufigste Ursache für die Schallleitungsschwerhörigkeit. Zu einem solchen Erguss kann es infolge von Ohrenentzündungen, Allergien und Tumoren kommen. All diese Ursachen können die Eustachische Röhre, die Flüssigkeit aus dem Mittelohr ablaufen lässt, blockieren.

Schwerhörigkeit kann auch darauf beruhen, dass die sensorischen Strukturen des Innenohrs (Haarzellen), des Hörnervs oder der Hörnervbahnen geschädigt sind (Schallempfindungsschwerhörigkeit). Ursache können Medikamente, Infektionen, Tumoren und Schädelverletzungen sein. Häufig bestehen Schallleitungs- und Schallempfindungsschwerhörigkeit nebeneinander.

Alter: Altersschwerhörigkeit (Presbyakusis) beruht bei manchen Menschen darauf, dass die Ohrstruktur mit der Zeit an Elastizität verliert oder sonstige Veränderungen erschweren die Reaktion auf Schallwellen. Jahrelange Lärmbelastung verschlimmert die altersbedingte Schwerhörigkeit vielfach. Das Hörvermögen kann bereits ab Anfang zwanzig nachlassen, doch der Prozess schreitet so langsam voran, dass die meisten Menschen die Veränderung erst mit Mitte fünfzig bemerken.

Altersschwerhörigkeit wirkt sich zu Beginn nur auf sehr hohe Frequenzen aus, erst später auf Töne mittlerer Frequenzen. Wenn hohe Töne nicht mehr wahrgenommen werden, leidet oft das Sprachverständnis. Trotz normaler Lautstärke kann der Betroffene z. B. die Konsonan-

▲ siehe Seite 1576

Ursachen für Hörverlust

Schallleitungsschwerhörigkeit (konduktiver Hörverlust)

- Cholesteatom (gutartiger Tumor nach Ohrinfektion)
- Chronischer Mittelohrerguss (Mittelohrentzündung mit Erguss)
- Mittelohrentzündung (Otitis media)
- Verlegung des äußeren Gehörgangs (durch Ohrenschmalz, einen Tumor oder Eiter aus einer Infektion)
- Otosklerose (knochige Verwachsung der Gehörknöchelchen)
- Trommelfellperforation (Loch im Trommelfell)

Schallempfindungsschwerhörigkeit (sensorischer Hörverlust)

- Alterungserscheinung
- Gehirntumoren
- Medikamente
- Kinderkrankheiten (Mumps, Hirnhautentzündung)
- Infektion der Mutter während der Schwangerschaft (Toxoplasmose, Röteln, Zytomegalievirus, Herpes, Syphilis)
- Angeborene Abweichungen
- Erkrankungen, die die Myelinscheide um die Nerven zerstören
- Genetische Ursachen
- Lärm
- Menière-Krankheit
- Plötzliche Druckveränderungen beim Fliegen, Tauchen und körperlicher Anstrengung
- Virusinfektion des Innenohrs (Labyrinthitis)

ten C, D, K, P, S und T nur schlecht wahrnehmen. Daher kommt es ihnen so vor, als würde ihr Gesprächspartner nuscheln. Frauen und Kinder, deren Stimmen gewöhnlich höher sind als die von Männern, sind besonders schwer zu verstehen. Viele Menschen bemerken auch eine Veränderung bei bestimmter Musik, z. B. von Geigen und Flöten.

Otosklerose: Bei der Otosklerose, die erblich bedingt ist, wächst der Knochen um Mittel- und Innenohr übermäßig. Das hindert den Steigbügel (das Gehörknöchelchen, das mit dem Innenohr verknüpft ist) daran, die Schallwellen korrekt zu übertragen. Mitunter klemmt der Knochen die Nerven ein, die das Innenohr mit dem Gehirn verbinden, und schädigt sie. Otosklerose kann auch durch eine Masernerkrankung im Kindesalter ausgelöst werden. Die Schwerhörigkeit zeigt sich erst bei Heranwachsenden. Eine gewisse Otosklerose besteht bei etwa zehn Prozent aller Erwachsenen, doch nur ungefähr ein Prozent ist auch schwerhörig.

Lärm: Lärm zerstört die Haarzellen im Innenohr. Menschen reagieren zwar sehr unterschiedlich auf starken Lärm, doch das Hörvermögen wird bei jedem geschädigt, der lange genug entsprechendem Lärm ausgesetzt ist.

Sowohl die Lautstärke als auch die Dauer des Lärms spielen hierbei eine Rolle: Je lauter das Geräusch, desto rascher wird das Gehör geschädigt. Schon ein einziges kurzes, extrem lautes Geräusch kann schwerhörig machen. Bei kurzzeitigem großem Krach geht das Hörvermögen gewöhnlich nur stunden- bis tagelang verloren, doch kann es auch dauerhaft beeinträchtigt werden. Die Betroffenen hören hohe Ohrgeräusche (Tinnitus ▲) und bekommen Probleme mit dem Sprachverständnis. Solche Symptome sind eine Warnung, dass ein Geräusch zu laut ist und gemieden werden muss.

Häufige Quellen gesundheitsgefährdenden Lärms sind laute Musik, Elektrogeräte, schwere Maschinen und zahlreiche Motorfahrzeuge, z. B. Schneemobile. Bei Menschen, die im Beruf übermäßigem Lärm ausgesetzt sind, stellt Schwerhörigkeit ein ernstes Berufsrisiko dar. Auch Explosionen und Schüsse schädigen das Hörvermögen.

Ohrenentzündungen: Nach einer Entzündung des Mittelohrs (Otitis media) haben Kleinkinder häufig eine Schallleitungsschwerhörigkeit, denn durch die Infektion kann sich Flüssigkeit im Mittelohr ansammeln. Bei den meisten Kindern normalisiert sich das innerhalb von drei bis vier Wochen, doch manche leiden anhaltend darunter. Chronische Infektionen führen oft zu Schallleitungs- und Schallempfindungsschwerhörigkeit. Wiederholte Ohrenentzündungen bei Kindern ziehen leichter eine Schwerhörigkeit nach sich.

Autoimmunerkrankungen: Von Schwerhörigkeit aufgrund einer Autoimmunerkrankung sind z. B. Menschen mit rheumatoider Arthritis, systemischem Lupus erythematodes, Paget-Krankheit und Polyarthritis nodosa betroffen. Dann können beide Ohren zeitweise schwerhörig werden, eventuell auch fortschreitend.

▲ siehe Seite 1245

Die Ursache ist ein Angriff des Immunsystems auf die Zellen in der Schnecke.

Medikamente: Antibiotika aus der Gruppe der Aminoglykoside schädigen das Hörvermögen, insbesondere in hoher Dosierung. Manche Menschen leiden an einer seltenen Erbkrankheit, die sie besonders empfindlich für Schwerhörigkeit durch Aminoglykoside macht. Auch Vancomyzin, Chinin und das Krebsmittel Cisplatin wirken sich auf das Hörvermögen aus. Schwerhörigkeit kann sogar durch Azetylsalizylsäure hervorgerufen werden, bildet sich aber beim Absetzen des Medikaments wieder zurück.

Diagnose

Jede Schwerhörigkeit sollte vom Facharzt untersucht werden. Er kann den Grad der Schwerhörigkeit bestimmen und welche Frequenzen schlecht wahrgenommen werden. Bei weiteren Untersuchungen wird geprüft, wie weit das Sprachverständnis eingeschränkt ist und ob Schallleitung, Schallempfindung oder beides behindert sind. Manche Hörtests geben auch Hinweise auf die Ursache der Schwerhörigkeit.

Bei der **Audiometrie** trägt die Testperson Kopfhörer, in die jeweils auf einem Ohr Töne unterschiedlicher Frequenz (Tonhöhe) und Lautstärke eingespielt werden. Wenn die Testperson einen Ton hört, hebt sie die Hand auf der Seite, wo sie den Ton bemerkt hat. Auf diese Weise wird für jede Frequenz festgestellt, ab welcher Lautstärke die Testperson sie hört. Weil unter Umständen ein Ohr laute Töne, die dem anderen Ohr vorgespielt werden, auch bemerkt, wird dem Ohr, das gerade nicht überprüft wird, ein anderes Geräusch vorgespielt.

Bei der **Sprachaudiometrie (Sprachverständlichkeitsschwelle)** wird festgestellt, ab welcher Lautstärke der Betroffene Worte verstehen kann. Hierbei lauscht die Testperson zweisilbigen Worten mit ähnlicher Betonung, die in unterschiedlicher Lautstärke vorgespielt werden. Die Lautstärke, ab welcher die Testperson die Hälfte der Worte korrekt wiederholen kann, wird notiert.

Das **Diskriminationsvermögen,** die Fähigkeit, Unterschiede zwischen ähnlich klingenden Wörtern wahrzunehmen, wird überprüft, indem ähnlich klingende, einsilbige Wörter paarweise vorgesprochen werden. Der Prozentsatz der korrekt wiedergegebenen Worte wird als Diskriminationsindex bezeichnet. Bei einer gestörten Schallleitung liegt dieser gewöhnlich im normalen Bereich, sofern laut genug gesprochen wird. Menschen mit Schallleitungsschwerhörigkeit haben oft bei allen Lautstärken Schwierigkeiten mit der Diskrimination.

Die **Tympanometrie** prüft, wie gut ein Ton durch Trommelfell und Mittelohr gelangt. Dieses Verfahren erfordert keine aktive Mitarbeit des Getesteten und wird gern bei Kindern angewendet. Man setzt ein Gerät mit einem Mikrofon und einer Schallquelle in den Gehörgang ein. Wenn das Gerät den Druck im Gehörgang verändert, werden die Schallwellen vom Trommelfell zurückgeworfen. Auffällige Ergebnisse bei der Tympanometrie weisen auf Probleme bei der Schallleitung hin.

Der **Rinne-Versuch** ist eine Standarduntersuchung mithilfe einer Stimmgabel, die die Unterscheidung zwischen gestörter Schallleitung und Schallwahrnehmung erleichtert. Man vergleicht hierbei die Wahrnehmung von Schallwellen, die durch die Luft übertragen werden,

Angaben zur Lautstärke

Die Lautstärke wird auf einer logarhythmischen Skala gemessen. Das bedeutet, dass eine Erhöhung um zehn Dezibel (dB) einer zehnfachen Erhöhung der Schallintensität und zugleich einer Verdoppelung der wahrgenommenen Lautstärke entspricht. 20 dB sind demnach hundertmal intensiver als 0 dB und erscheinen viermal so laut, 30 dB sind tausendmal intensiver als 0 dB und erscheinen achtmal so laut.

Dezibel	Beispiel
0	Schwächstes vom menschlichen Gehör wahrnehmbares Geräusch
30	Flüstern, Ruhe in der Bibliothek
60	Normale Unterhaltung, Nähmaschine, Schreibmaschine
90	Rasenmäher, Bohrmaschine, Schwerverkehr
100	Kettensäge, Presslufthammer, Schneemobil
115	Sandstrahlgerät, lautes Rockkonzert, Martinshorn
140	Gewehrschuss, Düsenflugzeug (Schmerzgrenze, schon kurzzeitiger Kontakt ohne Gehörschutz schädigt die Ohren; selbst mit Ohrenschützern Verletzungen möglich)
180	Raketenabschussrampe

mit der von Schallwellen, die die Schädelknochen weiterleiten. Dazu wird das untere Ende einer schwingenden Stimmgabel an den Kopf gelegt, damit das Geräusch unter Umgehung des Mittelohrs direkt die Nervenzellen im Innenohr erreicht. Ist die Hörleitung durch die Luft herabgesetzt, das Hörvermögen bei Übertragung durch den Knochen aber normal, handelt es sich um eine Schallleitungsschwerhörigkeit. Sind beide Formen des Hörvermögens eingeschränkt, ist die Schallempfindung gestört, oder man kann von einer kombinierten Schwerhörigkeit ausgehen. Bei Schallempfindungsschwerhörigkeit werden unter Umständen weitere Untersuchungen veranlasst, um die Ursache zu ermitteln, wie z. B. Menière-Krankheit oder einen Gehirntumor.

Die **Hirnstammaudiometrie** misst die Nervenimpulse im Hirnstamm, die durch Geräusche in den Ohren ausgelöst werden. Solche Informationen helfen bei der Ermittlung, welche Signale das Gehirn von den Ohren empfängt. Bei bestimmten Formen der Schallempfindungsschwerhörigkeit und bei zahlreichen Hirntumoren gibt es ungewöhnliche Testergebnisse. Die Hirnstammaudiometrie wird vielfach bei Kindern angewendet, mit ihr können aber auch gewisse Hirnfunktionen bei Komapatienten und während einer Gehirnoperation überwacht werden.

Eine **Elektrocochleographie** ermittelt die Aktivität von Schnecke (Cochlea) und Hörnerv, indem eine Elektrode auf oder in das Trommelfell gesetzt wird. Dieses Testverfahren kann das Hörvermögen von Menschen bestimmen, die nicht bewusst auf Geräusche reagieren können oder wollen. Es eignet sich, um Säuglinge und Kleinkinder auf massive Schwerhörigkeit (Taubheit) zu testen, oder wenn geprüft werden soll, ob jemand Schwerhörigkeit vortäuscht oder übertreibt (psychogene Hypakusis).

Otoakustische Emissionen nutzen Schallwellen, um das Innenohr anzuregen. Das Ohr erzeugt daraufhin selbst einen sehr leisen Ton, der dem Reiz entspricht. Diese Emissionen des Innenohrs werden elektronisch ausgewertet und eignen sich besonders, um das Hörvermögen bei Neugeborenen zu überprüfen. Bei Erwachsenen hilft der Test bei der Suche nach der Ursache von Schwerhörigkeit.

Andere Testverfahren können messen, ob jemand verzerrte Sprache verstehen und deuten kann, ob eine Information verstanden wird, wenn das andere Ohr zugleich eine andere Information erhält, ob unvollständige Informationen in beiden Ohren zu einer vollständigen Information zusammengesetzt werden können und ob jemand feststellen kann, woher ein Geräusch stammt, wenn beide Ohren gleichzeitig beschallt werden. Je nach Symptomen und Ergebnissen der Hörtests wird darüber hinaus mitunter eine Computer- oder eine Kernspintomographie gemacht, um festzustellen, ob eventuell ein Tumor ins Ohr einwächst oder die Eustachische Röhre verlegt.

Vorbeugung und Behandlung

Altersschwerhörigkeit und die meisten anderen Ursachen von Schwerhörigkeit lassen sich nicht verhindern. Einer lärmbedingten Schwerhörigkeit kann man hingegen sehr wohl vorbeugen, indem man sich nur begrenzte Zeit Lärm aussetzt. Musik, die per Kopfhörer gehört wird, sollte nicht allzu laut sein. Je lauter ein Geräusch, desto kürzer sollte man sich ihm aussetzen. Bei beruflicher Lärmbelastung oder beim Umgang mit Schusswaffen ist ein geeigneter Schallschutz unerlässlich. Ohrenpfropfen können auch in anderer lauter Umgebung hilfreich sein.

Die Behandlung von Schwerhörigkeit richtet sich nach der Ursache. Handelt es sich um einen Mittelohrerguss, wird möglicherweise ein Paukenröhrchen ins Trommelfell eingepflanzt (Tympanotomie) ▲, damit das Ohr austrocknen kann. Manchen Kindern müssen die Rachenmandeln entfernt werden (Adenoidektomie), damit die Eustachische Röhre offen bleibt. Tumore, die sie verlegen, müssen operiert werden. Schwerhörigkeit durch Autoimmunerkrankungen wird mit Kortison wie z. B. Prednison behandelt.

Ein beschädigtes Trommelfell oder Gehörknöchelchen müssen unter Umständen chirurgisch wiederhergestellt werden. Bei Otosklerose lässt sich das Hörvermögen sichern, indem der Steigbügel entfernt und an seiner Stelle ein künstlicher eingesetzt wird. Ist ein Gehirntumor die Ursache, kehrt das Hörvermögen manchmal nach Entfernung des Tumors zurück.

Die meisten anderen Ursachen für Schwerhörigkeit lassen sich nicht behandeln, sondern nur so gut wie möglich ausgleichen. Bei leichter bis mittelgradiger Schwerhörigkeit dienen dazu Hörgeräte. Hochgradig schwerhörige oder nahezu taube Menschen können von einem Cochlearimplantat sehr profitieren.

Hörgeräte: Sie verbessern sowohl bei einer Schallleitungs- als auch bei Schallempfindungs-

▲ siehe Abbildung Seite 1574

Hörgeräte: Vervielfachung der Schallwellen

Das Hörgerät hinter dem Ohr (HdO-Gerät) ist eine wirkungsvolle, aber unattraktive Hörhilfe. Eine Hörhilfe im Ohr (ITE-Gerät) hilft bei hochgradiger Schwerhörigkeit am besten. Sie ist leicht anzupassen, erschwert jedoch das Telefonieren. Hörhilfen im Gehörgang (ITC-Gerät) werden bei leichter bis mittlerer Schwerhörigkeit empfohlen. Sie sind relativ unauffällig, erschweren jedoch ebenfalls das Telefonieren. Eine Hörhilfe, die vollständig im Gehörkanal verschwindet (CIC-Gerät), ist praktisch unsichtbar und stört nicht beim Telefonieren. Sie lässt sich an einer feinen Schnur herausziehen. Diese Geräte sind teuer und schwer anzupassen.

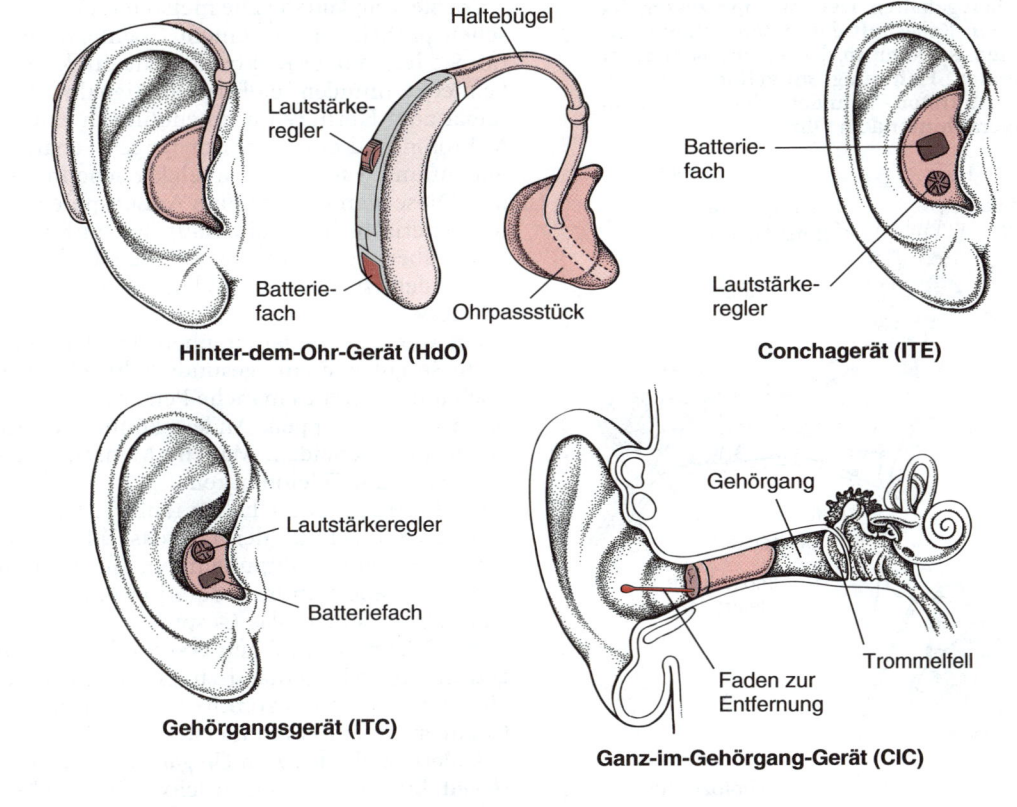

Hinter-dem-Ohr-Gerät (HdO)

Haltebügel
Lautstärke-regler
Batterie-fach
Ohrpassstück

Conchagerät (ITE)

Batterie-fach
Lautstärke-regler

Gehörgangsgerät (ITC)

Lautstärkeregler
Batteriefach

Ganz-im-Gehörgang-Gerät (CIC)

Gehörgang
Trommelfell
Faden zur Entfernung

schwerhörigkeit die Fähigkeit, zu kommunizieren und sich an Tönen zu erfreuen.

Alle Hörgeräte haben ein Mikrofon, das Geräusche registriert, einen batteriebetriebenen Verstärker, um die Lautstärke zu erhöhen, und eine Vorrichtung, um den Schall auf das Ohr zu übertragen. Die Schallwellen werden durch einen kleinen Lautsprecher weitergegeben, der in den Gehörgang eingesetzt wird. Chirurgisch angepasste Hörhilfen übertragen den Schall direkt auf die Gehörknöchelchen im Mittelohr oder auf den Schädel. Je nach Größe und Sitz der

Einzelteile gibt es unterschiedliche Hörgeräte. Größere Hörgeräte sind zwar auffälliger, lassen sich aber leichter anpassen und bieten häufig Funktionen, die in kleinen Geräten nicht unterzubringen sind.

Die elektronischen Eigenschaften der Hörgeräte können entsprechend der individuellen Schwerhörigkeit ausgewählt werden. Zum Beispiel nützt einem Menschen, dessen Schwerhörigkeit in erster Linie hohe Frequenzen betrifft, ein Gerät, das nur das wahrgenommene Gemurmel lauter werden lässt, nichts. Hör-

Das Cochlearimplantat: Hörhilfe bei Taubheit

Ein Cochlearimplantat besteht aus einer inneren Spule, Elektroden, einer äußeren Spule, einem Sprachprozessor und einem Mikrofon. Die innere Spule wird in den Schädel hinter und über dem Ohr implantiert. Die Elektroden werden in die Schnecke eingepflanzt. Die äußere Spule wird durch Magneten über der inneren Spule auf der Haut gehalten. Der Sprachprozessor, der über ein Kabel mit der äußeren Spule verbunden ist, kann in der Tasche oder einer separaten Halterung mitgeführt werden. Das Mikrofon befindet sich in einem Hörgerät hinter dem Ohr.

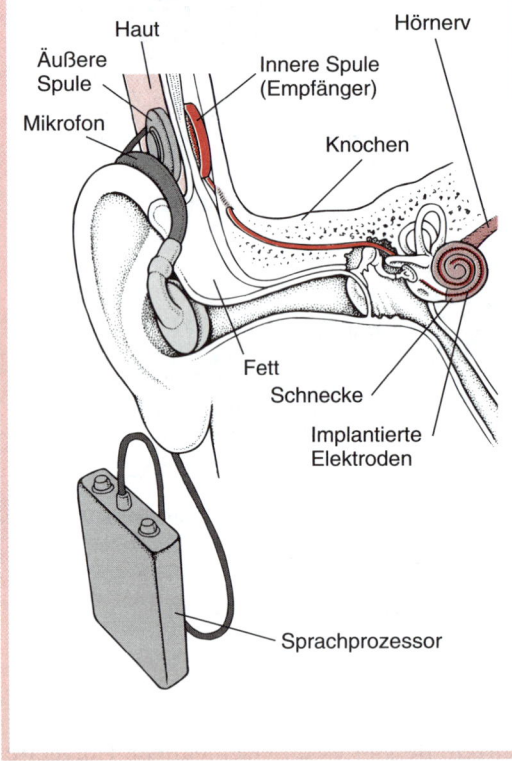

Haut
Hörnerv
Äußere Spule
Innere Spule (Empfänger)
Mikrofon
Knochen
Fett
Schnecke
Implantierte Elektroden
Sprachprozessor

werden kann. Wer keine lauten Geräusche verträgt, braucht vielleicht ein Hörgerät mit einer besonderen Verschaltung, das die maximale Lautstärke auf einem erträglichen Niveau hält.

Telefonieren ist für Träger von Hörgeräten oft nicht einfach. Ein normales Hörgerät erzeugt einen Pfeifton, wenn der Telefonhörer ans Ohr gehalten wird. Manche Hörgeräte verfügen über eine Telefonspule: Man kann einen Schalter am Mikrofon umlegen, worauf sich die Telefonspule elektromagnetisch mit dem Magneten im Hörer verbindet.

Cochlearimplantate: Die meisten tauben Menschen profitieren von einem Cochlearimplantat. Sie leiten über Elektroden, die direkt in die Schnecke münden, elektrische Signale unmittelbar zum Hörnerv im Innenohr. Ein externes Mikrofon und ein Prozessor fangen Schallwellen auf und wandeln sie in elektrische Impulse um. Diese werden über eine Außenspule elektromagnetisch durch die Haut auf eine Innenspule übertragen, welche mit den Elektroden verbunden ist. Die Elektroden stimulieren den Hörnerv.

Ein Cochlearimplantat überträgt den Schall nicht so gut wie eine gesunde Schnecke. Dennoch unterstützt es manche Personen beim Ablesen von den Lippen. Andere können dadurch Worte unterscheiden. Manche Menschen können damit am Telefon hören.

Cochlearimplantate helfen tauben Menschen, z. B. das Klingeln an der Tür, das Telefon oder ein Alarmsignal wahrzunehmen. Sie unterstützen die eigene Stimmmodulation und machen dadurch für andere das Gesprochene verständlicher. Wenn die Taubheit erst vor kurzem eingetreten ist oder jemand zuvor gut mit einem Hörgerät zurechtgekommen ist, nützt ein Cochlearimplantat am meisten.

Andere Methoden zum Umgang mit Schwerhörigkeit: Lichtsignale zeigen schwerhörigen Menschen an, ob jemand klingelt oder das Kind schreit. Spezielle Anlagen unterstützen das Hören in Theatern, Kirchen und Orten, wo es viele Nebengeräusche gibt. Zahlreiche Fernsehprogramme können mit Untertiteln auf Videotext empfangen werden. Auch zum Telefonieren gibt es Hilfsgeräte.

Von den Lippen abzulesen ist besonders für Menschen, die noch hören können, aber Schwierigkeiten mit der Lautdiskrimination haben, wichtig. Die Beobachtung der Lippen gestattet es diesen Menschen zu erraten, welcher Konsonant gesprochen wird.

Lippenlesen und andere Strategien, mit Schwerhörigkeit fertig zu werden, lassen sich

hilfen, die gezielt die hohen Frequenzen verstärken, können hingegen die Sprachwahrnehmung deutlich verbessern. Andere Hörgeräte enthalten Ventile im Ohrpassstück, die die Übertragung hoher Frequenzen auf das Ohr erleichtern. Viele Hörgeräte nutzen eine digitale Sprachverarbeitung mit zahlreichen Frequenzkanälen, damit die Verstärkung exakter an die individuelle Art der Schwerhörigkeit angepasst

bei Logopäden erlernen. In den Programmen übt man, sich auf schwierige Kommunikationssituationen einzustellen und diese entweder zu verändern oder zu meiden.

Menschen mit hochgradiger Schwerhörigkeit kommunizieren häufig über Gebärdensprache, die je nach Muttersprache unterschiedlich sein kann.

KAPITEL 217

Erkrankungen des äußeren Ohres

Das äußere Ohr besteht aus der Ohrmuschel (Aurikel) und dem äußeren Gehörgang (Meatus acusticus externus). ▲ Das äußere Ohr kann in seiner Funktion durch Verlegung, Infektionen (Entzündung des äußeren Gehörgangs und Perichondritis), Ekzeme und Tumoren behindert werden.

Verlegung

Der Gehörgang kann zwar durch Ohrenschmalz (Cerumen) blockiert werden, doch selbst viel Ohrenschmalz ruft selten Symptome wie Juckreiz oder gar Schwerhörigkeit hervor. Ein Arzt kann den Schmalzpfropf durch Spülen mit warmem Wasser entfernen. Bei einem Loch im Trommelfell darf der Gehörgang nicht gespült werden, weil Wasser ins Mittelohr geraten könnte. Auch bei Ohrausfluss sollte nicht gespült werden, da dieser von einem Loch im Trommelfell herrühren kann. Dann kann das Ohrenschmalz mit einem einer Schlinge oder einem vakuumerzeugenden Gerät entfernt werden.

Ohrenschmalz auflösende Mittel weichen den Pfropf auf. Anschließend wird das Ohr gespült ■, weil nur selten das gesamte Ohrenschmalz gelöst wird. Ohrenschmalz sollte nie auf eigene Faust entfernt werden. Derartige Versuche schieben den Pfropf gewöhnlich nur tiefer in den Gehörgang und können das Trommelfell verletzen. Um das äußere Ohr zu pflegen, reicht das Waschen mit Wasser und Seife vollkommen aus.

Vor allem bei Kindern ist der Gehörgang manchmal durch Perlen, Radiergummis oder Bohnen verlegt. Solche Gegenstände kann der Arzt meist mit einem Haken oder einem vakuumerzeugenden Gerät herausholen. Perlen lassen sich mitunter ausspülen, Bohnen hingegen würden dadurch anschwellen und wären noch schwieriger zu entfernen. Bei tiefer im Gehörgang liegenden Fremdkörpern steigt die Gefahr, bei der Entfernung das Trommelfell zu verletzen.

Auch Insekten können in den Gehörgang geraten. Um das Tier zu töten, füllt der Arzt den Gehörgang mit Paraffin oder dem Betäubungsmittel Lidokain. Dann lassen die Schmerzen sofort nach und das Tier kann leichter entfernt werden.

Entzündung des äußeren Gehörgangs

Eine Infektion des äußeren Gehörgangs wird als Otitis externa bezeichnet.

Die Infektion kann den gesamten Gehörgang betreffen (generalisierte Otitis externa) oder nur einen begrenzten Bereich wie bei einem Furunkel oder Pickel.

Ursachen

Eine generalisierte Otitis externa kann durch Bakterien und gelegentlich auch Pilze hervorgerufen werden. Menschen, die zu Allergien, Schuppenflechte, Ekzem und Dermatitis der Kopfhaut neigen, sind besonders anfällig für solche Infektionen. Häufig rufen Verletzungen oder Haarspray und Haarfärbemittel, die in den Gehörgang gelangen, eine Entzündung des äußeren Gehörgangs hervor. Besonders häufig tritt diese Erkrankung während der Badesaison auf (**Schwimmerohr**). Ohrenpropfen oder Hörgeräte können ebenfalls den Gehörgang reizen, vor allem wenn sie nicht gründlich gereinigt werden.

▲ siehe Abbildung Seite 1245
■ siehe Abbildung Seite 1238

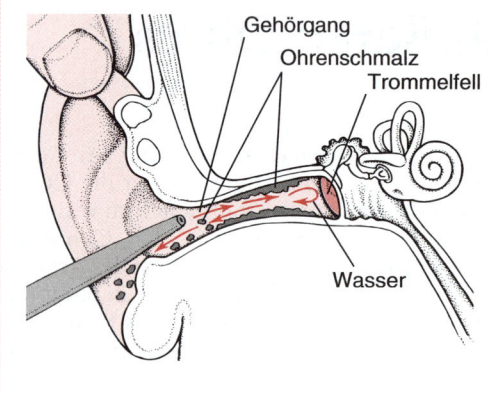

Spülung des Gehörgangs

Die Spitze einer mit warmem Wasser gefüllten Spritze wird direkt an den Gehörgang platziert. Das Wasser wird vorsichtig in den Gehörgang gedrückt, um Ohrenschmalz zu entfernen. Eine Ohrenspülung sollte vom Arzt oder medizinisch geschultem Personal durchgeführt werden.

Gehörgang

Ohrenschmalz

Trommelfell

Wasser

Symptome und Diagnose

Eine Entzündung des äußeren Gehörgangs ruft Juckreiz und Schmerzen hervor. Mitunter rinnt ein unangenehm riechender weißer oder gelblicher Ausfluss aus dem Ohr. Der Gehörgang kann geschwollen sein. Sammeln sich in dem geschwollenen Gehörgang Eiter und Ausfluss, behindert das das Gehör. Wenn man an der Ohrmuschel zieht oder auf die Hautfalte vor dem Gehörgang drückt, tut das weh. Beim Blick durch das Otoskop, mit dem Gehörgang und Trommelfell betrachtet werden, erkennt der Arzt eine Rötung und möglicherweise auch eine Schwellung. Eventuell sind auch Eiter und Ausfluss zu sehen.

Furunkel können sehr schmerzhaft sein. Wenn sie aufplatzen, treten etwas Blut und Eiter aus dem Ohr aus.

Vorbeugung und Behandlung

Wer zum Schwimmerohr neigt, sollte vor und nach dem Schwimmen eine Lösung ins Ohr träufeln, die je zur Hälfte aus Alkohol und Essig besteht. Darüber hinaus sollten Betroffene nur in sauberem Wasser schwimmen und kein Haarspray verwenden.

▲ siehe Seite 1204

Der Versuch, den Gehörgang mit Wattestäbchen zu reinigen, stört den Selbstreinigungsprozess des Ohres und kann Ablagerungen zum Trommelfell vorschieben. Außerdem kann es kleine Verletzungen geben, die einer Entzündung des äußeren Gehörgangs Vorschub leisten.

Bei einer Otitis externa entfernt der Arzt zunächst durch Absaugen oder mithilfe von Tupfern die infizierten Ablagerungen. Danach normalisiert sich das Hörvermögen meist. Anschließend werden meist Ohrentropfen verordnet, die Antibiotika und Kortison enthalten können. Eine Otitis externa lässt sich vielfach auch erfolgreich mit essighaltigen Ohrentropfen behandeln. Sobald der normale Säuregrad des Gehörgangs wiederhergestellt ist, können sich Bakterien weniger gut vermehren. Ist der Gehörgang stark geschwollen, so kann der Arzt einen kleinen Docht einführen, damit die Ohrentropfen eindringen können.

In den ersten 24 bis 48 Stunden kann Parazetamol die Schmerzen lindern. Eine Infektion, die sich über den Gehörgang hinaus ausgebreitet hat (Wundrose ▲), kann mit Antibiotika behandelt werden.

Die Behandlung von Furunkeln hängt davon ab, wie weit die Infektion fortgeschritten ist. Im Frühstadium helfen vorübergehend warme Auflagen und Schmerzmittel. Ein reifer Furunkel wird eröffnet, um den Eiter zu entleeren. Anschließend wird ein Antibiotikum aufgetragen oder eingenommen.

Perichondritis

Eine Infektion des Knorpels am äußeren Ohr heißt Perichondritis.

Eine Perichondritis kann durch Verletzungen, Verbrennungen, Piercings und einen Furunkel am Ohr hervorgerufen werden. Menschen mit geschwächtem Immunsystem und Diabetiker sind häufiger betroffen. Zunächst rötet sich das Ohr, schmerzt und schwillt an, mitunter besteht Fieber. Später sammelt sich zwischen dem Knorpel und dem umgebenden Bindegewebe (Perichondrium) Eiter an. Gelegentlich unterbricht die Vereiterung die Durchblutung des Knorpels, der dadurch abstirbt. Dann verformt sich das Ohr. Die Erkrankung ist zwar zerstörerisch und langwierig, verursacht häufig jedoch nur leichte Beschwerden.

Damit der Eiter abfließen kann und der Knorpel wieder durchblutet wird, wird der Eiterherd aufgeschnitten. Bei einer leichten Infektion werden Antibiotika eingenommen, bei schwerer Infektion werden sie gespritzt. Die Wahl des Antibiotikums hängt davon ab, wie schwer die Infektion ist und welche Erreger beteiligt sind.

Tumoren

Tumoren im Ohr können gutartig (benigne) und bösartig (maligne) sein. Die meisten Ohrtumoren werden entdeckt, wenn jemand sie sieht, das Ohr untersucht oder der Betroffene merkt, dass sich sein Gehör verschlechtert hat.

Gutartige Tumoren können im Gehörgang wachsen, ihn verlegen und zu Schwerhörigkeit und Ohrenschmalzablagerungen führen. Zu den gutartigen Tumoren zählen kleine Ausstülpungen mit Hautsekreten (Atherome), Knochentumore (Osteome) und wucherndes Narbengewebe (Keloide). Wird der Tumor entfernt, normalisiert sich gewöhnlich das Hörvermögen wieder.

Im Bereich des Außenohrs entwickeln sich nicht selten Basalzell- und Plattenepithelkarzinome (zwei Formen von Hautkrebs, die oft entstehen, wenn das Außenohr wiederholt und ungeschützt der Sonne ausgesetzt wurde ▲). Im Frühstadium lassen sie sich durch Operation oder Strahlenbehandlung erfolgreich behandeln. Bei fortgeschrittener Erkrankung muss möglicherweise ein größerer Bereich des äußeren Ohres entfernt werden.

Ein Ceruminom ist ein bösartiger Tumor aus den Zellen, die das Ohrenschmalz erzeugen. Er entsteht im äußeren Drittel des Gehörgangs und kann sich ausbreiten. Ceruminome haben nichts mit Ohrenschmalzansammlungen zu tun. Die Therapie besteht in der Entfernung des Tumors und des umliegenden Gewebes.

Verletzungen

Ein stumpfer Schlag auf das Ohr kann einen Bluterguss zwischen Knorpel und umliegendem Bindegewebe (Perichondrium) hervorrufen. Wenn sich hier Blut ansammelt, schwillt das Ohr an und verfärbt sich blaurot. Das Blut (Hämatom) kann die Blutversorgung des Knorpels unterbrechen und diesen Bereich des Knorpels absterben lassen. Daraus erwächst eine Verformung, die auch als Blumenkohl- oder Boxerohr bezeichnet wird, weil man sie häufig bei Ringern, Boxern und Rugbyspielern findet.

Das Hämatom wird aufgeschnitten und der Bluterguss abgesaugt. Nach der Entleerung wird für drei bis sieben Tage ein Druckverband angelegt. Dieser hält Haut und Perichondrium an der richtigen Stelle, und der Knorpel wird wieder durchblutet.

Bei einem Schnitt durch das ganze Ohr wird die Wunde gereinigt, die Haut zusammengenäht und ein Verband angelegt, der die Wunde schützt und die Heilung des Knorpels gestattet. Der Knorpel selbst wird nicht vernäht.

Ein kräftiger Schlag auf den Kiefer kann die Knochen im Bereich des Gehörgangs brechen lassen und die Form des Gehörgangs verändern. Meist verengt er sich. Die Form lässt sich durch eine Operation wiederherstellen.

KAPITEL 218

Erkrankungen des Mittel- und Innenohrs

Das Mittelohr besteht aus dem Trommelfell (Membrana tympanica) und einer luftgefüllten Kammer, in der die drei Gehörknöchelchen (Ossicula) eine Verbindung vom Trommelfell zum Innenohr darstellen. ■ Das Innenohr (Labyrinth) ist mit Flüssigkeit gefüllt. Es setzt sich aus dem Hörorgan, der Schnecke (Cochlea), und dem Gleichgewichtsorgan (Vestibularapparat) mit Bogengängen (Sakkulus und Utrikulus) zusammen. Das Mittelohr verstärkt den Schall. Das Innenohr wandelt die mechani-

---

▲ siehe Seite 1222   ■ siehe Seite 1229

schen Schwingungen in elektrische Impulse um und überträgt sie auf den Hörnerv (Nervus statoacusticus), der ihn zum Gehirn weiterleitet. Erkrankungen des Mittel- und Innenohrs gleichen sich oft in ihren Symptomen. Eine Erkrankung des Mittelohrs kann das Innenohr in Mitleidenschaft ziehen und umgekehrt.

Trommelfellperforation

Ein Loch im Trommelfell wird als Trommelfellperforation bezeichnet.

Die häufigste Ursache einer Trommelfellperforation ist eine Mittelohrentzündung (Otitis media). Auch eine plötzliche Änderung des Luftdrucks kann das Trommelfell platzen lassen – ein Luftdruckanstieg wie bei einer Explosion, einer Ohrfeige oder beim Tauchen, aber auch ein -abfall, wie er während eines Fluges auftreten kann. Weitere Ursachen sind Verbrennungen und Verätzungen. Darüber hinaus können Gegenstände, wie Wattestäbchen, die ins Ohr eingeführt werden oder versehentlich hineingeraten, wie ein überhängender Zweig, das Trommelfell durchstoßen. Wenn dadurch die Gehörknöchelchenkette verschoben oder durchbrochen wird, ist die Verbindung zum Innenohr unterbrochen.

Teile der gebrochenen Gehörknöchelchen oder gar der Gegenstand selbst können bis ins Innenohr vordringen. Ist die Eustachische Röhre blockiert, kann der daraus resultierende starke Luftdruckunterschied (Barotrauma) das Trommelfell aufreißen lassen.

Symptome und Diagnose

Eine Perforation des Trommelfells ruft einen plötzlichen, heftigen Schmerz hervor. Mitunter tritt Blut aus dem Ohr aus, es kommt zu Schwerhörigkeit und Ohrgeräuschen (Tinnitus). ▲ Wenn die Kette der Gehörknöchelchen unterbrochen oder das Innenohr verletzt ist, ist das Hörvermögen erheblich behindert. Eine Verletzung des Innenohrs kann mit Drehschwindel (Vertigo) einhergehen. Nach 24 bis 48 Stunden kann das Ohr zu eitern anfangen, besonders wenn Wasser oder Fremdkörper ins Mittelohr gelangt sind. Die Trommelfellperforation wird festgestellt, indem der Arzt mit einem Otoskop ins Ohr schaut.

▲ siehe Seite 1245   ■ siehe Seite 1231
★ siehe Seite 1654

Behandlung

Das Ohr ist trocken zu halten. Bei einer Infektion können antibiotikahaltige Ohrentropfen eingesetzt werden. Normalerweise heilt das Trommelfell ohne weitere Behandlung innerhalb von zwei Monaten, sonst ist unter Umständen eine Operation (Tympanoplastik) erforderlich. Wird das Loch nicht geschlossen, kann sich eine chronische Entzündung des Mittelohrs (chronische Otitis media) entwickeln.

Wenn sich nach einer Trommelfellperforation eine anhaltende Schallleitungsschwerhörigkeit ■ einstellt, ist die Kette der Gehörknöchelchen vermutlich unterbrochen oder blockiert. Möglicherweise ist eine Operation erforderlich. Schallempfindungsschwerhörigkeit und Drehschwindel, die länger als einige Stunden anhalten, weisen auf eine Beteiligung des Innenohrs hin.

Barotrauma

Hierbei haben ungleiche Druckverhältnisse auf beiden Seiten des Trommelfells das Mittelohr verletzt.

Das Trommelfell trennt den Gehörgang vom Mittelohr. Wenn der Luftdruck der Außenluft im Gehörgang und der Luftdruck im Mittelohr ungleich sind, kann das Trommelfell beschädigt werden. Normalerweise sorgt die Eustachische Röhre durch ihre Verbindung zum Nasen-Rachen-Raum für gleiche Druckverhältnisse. Bei plötzlichen Veränderungen des Außendrucks, z. B. beim Steig- oder Sinkflug oder beim Tieftauchen ★, muss die Luft erst durch die Eustachische Röhre dringen, um den Druck im Mittelohr anzugleichen.

Ist die Eustachische Röhre jedoch verlegt, ist die Luftzufuhr zum Mittelohr unterbrochen. Dann kann der Druckunterschied einen Bluterguss im Trommelfell hervorrufen. Das Trommelfell kann auch reißen und bluten. Bei einem sehr starken Druckunterschied kann das ovale Fenster (der Zugang zum Innenohr vom Mittelohr her) reißen und Flüssigkeit aus dem Innenohr ins Mittelohr übertreten. Schwerhörigkeit oder Schwindel beim Hinuntertauchen weisen auf einen solchen Riss hin. Wenn derartige Symptome während des Auftauchens auftreten, hat sich vermutlich im Innenohr eine Luftblase gebildet.

Plötzliche Luftdruckveränderungen rufen oft das Gefühl hervor, die Ohren seien verstopft. Auch Schmerzen sind möglich. Oft lässt sich

Die Eustachische Röhre: Erhaltung gleicher Luftdruckverhältnisse

Die Eustachische Röhre sorgt für gleiche Luftdruckverhältnisse auf beiden Seiten des Trommelfells, indem sie Außenluft ins Mittelohr gelangen lässt. Ist die Eustachische Röhre verlegt, kann die Luft nicht ins Mittelohr vordringen und der Druck fällt ab. Ist der Luftdruck im Mittelohr geringer als im Gehörgang, wölbt sich das Trommelfell nach innen. Das kann Schmerzen verursachen, zu einem Bluterguss im Trommelfell führen oder es platzen lassen.

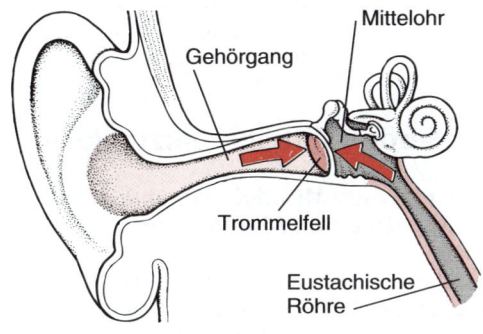

Gleiche Luftdruckverhältnisse

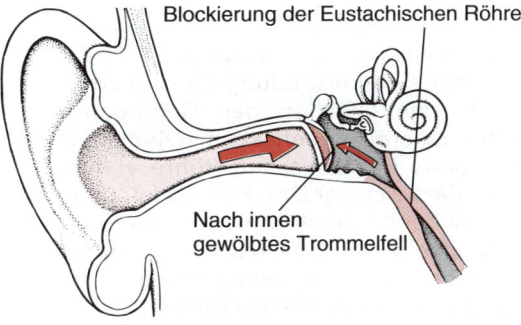

Ungleiche Luftdruckverhältnisse

der Druck durch gezieltes Verhalten ausgleichen. Bei einem Luftdruckabfall, z. B. beim Steigflug, sollte man möglichst durch den Mund atmen, Kaugummi kauen oder schlucken. Hierdurch öffnet sich die Eustachische Röhre, und es kann Luft aus dem Mittelohr entweichen. Steigt der Außendruck an, z. B. beim Sinkflug oder Tauchen, kann man die Nase zuhalten, den Mund schließen und die Luft gegen die Nase pressen. Dabei wird Luft in die blockierte Eustachische Röhre geleitet. Bei Erkältungen und Allergien kann ein Flug oder Tauchgang unangenehm werden. Lässt sich das Fliegen nicht umgehen, helfen abschwellende Nasentropfen oder -sprays, die Eustachische Röhre offen zu halten, damit ein Druckausgleich möglich ist. Auf Tauchgänge sollte man bis zum Abklingen der Erkältung oder der allergischen Symptome verzichten.

Infektiöse Trommelfellentzündung

Die infektiöse Trommelfellentzündung (Myringitis) wird durch Viren oder Bakterien hervorgerufen.

Viele Viren und Bakterien können eine Trommelfellentzündung verursachen. Häufig ist das Bakterium *Mycoplasma* beteiligt. Das Trommelfell entzündet sich, und es bilden sich auf ihm kleine, mit Flüssigkeit gefüllte Bläschen (Vesikel). Solche Bläschen können auch bei einer Mittelohrentzündung vorliegen, doch bei einer Trommelfellentzündung gibt es weder Eiter noch Flüssigkeit im Mittelohr.

Die Schmerzen treten plötzlich auf und halten 24 bis 48 Stunden an. Es kann auch zu Schwerhörigkeit kommen.

Eine Trommelfellentzündung wird durch Untersuchung des Trommelfells mit dem Otoskop festgestellt. Da der Erreger schwer zu ermitteln ist, erhalten die Betroffenen gewöhnlich Antibiotika und Schmerzmittel. Mitunter müssen die Bläschen mit einer feinen Klinge eröffnet werden, um die Schmerzen zu lindern.

Akute Mittelohrentzündung

Die akute Mittelohrentzündung (Otitis media) wird durch Viren oder Bakterien verursacht, die das Mittelohr befallen.

Eine akute Mittelohrentzündung ist eine häufige Komplikation bei Erkältungen und Allergien. Bei Kindern tritt die Erkrankung häufiger auf als bei Erwachsenen. Bei Erwachsenen und

Ohrenschmerzen

Ohrenschmerzen werden im Ohr wahrgenommen. Die tatsächliche Schmerzquelle kann im Ohr selbst oder im umliegenden Gewebe liegen, das über dieselben Nerven mit dem Gehirn verbunden ist. Solche Schmerzen nennt man Übertragungsschmerz.

Schmerzen, die im Ohr entstehen, rühren zumeist von einer Infektion her. Bei Kindern ist die häufigste Ursache eine Mittelohrentzündung (Otitis media). Auch eine Infektion des Gehörgangs (Otitis externa) ist sehr schmerzhaft. Eine blockierte Eustachischen Röhre verhindert, dass sich der Druck im Mittelohr an den Außenluftdruck anpassen kann, und ruft ebenfalls Schmerzen hervor. Ähnliche Ohrenschmerzen entstehen bei Luftdruckveränderungen während eines Fluges oder beim Tauchen. Schlucken und Schnäuzen führen einen Druckausgleich herbei und lindern die Schmerzen.

Ohrenschmerzen, deren Ursache nicht im Ohr zu suchen ist, können von einer Infektion oder von Tumoren im Bereich des Nasen-Rachen-Raums herrühren. Wenn bei Ohrenschmerzen keine erkennbare Erkrankung des Ohrs zu finden ist, werden Nase, Nasennebenhöhlen, Zähne, Gaumen, Kiefergelenk Zunge, Mandeln, Rachen (Pharynx), Kehlkopf (Larynx), Luftröhre (Trachea), Speiseröhre (Ösophagus) und die Speicheldrüsen (Glandula parotidea) genauer untersucht. Mitunter sind »Ohrenschmerzen« der erste Hinweis auf eine Krebserkrankung in diesem Bereich.

älteren Kindern gleichen sich Symptome und Behandlung. ▲

Das infizierte Ohr schmerzt, das Trommelfell ist gewölbt und gerötet. Gewöhnlich heilt eine akute Mittelohrentzündung von allein aus. Da jedoch schwer zu beurteilen ist, ob dies der Fall sein wird oder nicht, werden oft Antibiotika, wie Amoxizillin, verordnet. Gegen die Schmerzen helfen Parazetamol und nichtsteroidale Entzündungshemmer. Abschwellende Mittel können die Beschwerden lindern, und für Allergiker sind Antihistaminika hilfreich.

Bei starken oder anhaltenden Schmerzen und Fieber, die mit einer Wölbung des Trommelfells einhergehen, muss der Arzt unter Umständen das Trommelfell aufschneiden, damit die Flüssigkeit aus dem Mittelohr ablaufen kann. Dieser Schnitt beeinträchtigt das Hörvermögen nicht und heilt von selbst wieder zu. Menschen, die häufig an Mittelohrentzündungen erkranken, muss unter Umständen ein Drainageröhrchen ins Trommelfell eingesetzt werden.

Seröse Mittelohrentzündung

Bei der serösen Mittelohrentzündung sammelt sich Flüssigkeit im Mittelohr an.

Die seröse oder exsudative Mittelohrentzündung kann sich aus einer unvollständig ausgeheilten akuten Mittelohrentzündung und aufgrund einer verlegten Eustachischen Röhre (z. B. bei allergischen Reaktionen) entwickeln. Die seröse Mittelohrentzündung kann in jedem Alter auftreten, wird aber besonders häufig bei Kindern festgestellt. ■

Normalerweise wird der Druck im Mittelohr drei- bis viermal pro Minute angeglichen, wenn sich die Eustachische Röhre beim Schlucken öffnet. Ist dieser Verbindungsgang blockiert, nimmt der Druck im Mittelohr allmählich ab, weil das Blut im Mittelohr Sauerstoff aufnimmt. Mit sinkendem Druck sammelt sich Flüssigkeit im Mittelohr an und die Beweglichkeit des Trommelfells wird eingeschränkt. Gewöhnlich, aber nicht immer, enthält die Flüssigkeit Bakterien; dennoch kommt es nur selten zu Infektionssymptomen wie Rötung, Schmerzen und Eiter. Meist haben die Betroffenen das Gefühl, Wasser im Ohr zu haben, und bemerken ein knisterndes oder platzendes Geräusch beim Schlucken. Gewöhnlich besteht eine gewisse Schwerhörigkeit.

Die Diagnose wird durch eine ärztliche Untersuchung des Ohres gestellt, bei der durch Tympanometrie ★ eine Flüssigkeitsansammlung im Mittelohr nachgewiesen wird.

Behandlung

Abschwellende Mittel wie Phenylephrin tragen dazu bei, dass sich die Eustachische Röhre wieder öffnet. Der Unterdruck im Mittelohr kann vorübergehend gelindert werden, indem man Luft durch die blockierte Eustachische Röhre presst. Dazu müssen die Betroffenen den

▲ siehe Seite 1572   ■ siehe Seite 1572
★ siehe Seite 1233

Mund schließen, die Nase zuhalten und dabei ausatmen.

Wenn die Symptome länger als drei Monate anhalten, kann ein Schnitt im Trommelfell angelegt werden, damit die Flüssigkeit aus dem Mittelohr abfließen kann. Oft wird dabei ein so genanntes Paukenröhrchen ▲ ins Trommelfell eingesetzt, um das Sekret abzuleiten und das Mittelohr zu belüften.

Chronische Mittelohrentzündung

Eine chronische Mittelohrentzündung (chronische Otitis media) ist eine lang andauernde Mittelohrinfektion.

Die chronische Mittelohrentzündung wird durch ein Loch im Trommelfell oder eine gutartige Wucherung von weißem, hautartigem Gewebe (Cholesteatom) hervorgerufen.

Die chronische Mittelohrentzündung kann nach einer Infektion des Nasen-Rachen-Raums (z. B. einer Erkältung) aufflackern, oder wenn Wasser ins Ohr gerät. Dann fließt eitriger, mitunter übel riechender Ausfluss aus dem Ohr. Wiederholt sich die Entzündung, können vom Mittelohr aus Wucherungen (Polypen) durch das Loch im Trommelfell in den Gehörgang wachsen. Eine anhaltende Infektion kann Teile der Gehörknöchelchen zerstören. Dann kommt es zur Schallleitungsschwerhörigkeit. ■ Zu den ernsten Komplikationen zählen die Entzündung des Innenohrs, Gesichtslähmung und Gehirninfektionen. Bei manchen Menschen mit chronischer Mittelohrentzündung entwickeln sich Cholesteatome im Mittelohr, die Knochengewebe zerstören und oft weitere ernste Komplikationen nach sich ziehen. Die Diagnose wird gestellt, wenn der Arzt erkennt, dass sich Eiter oder hautartiges Material in einem Loch oder in einer Tasche des häufig nässenden Trommelfells ansammeln.

Behandlung

Bei chronischer Mittelohrentzündung wird der Arzt Gehörgang und Mittelohr gründlich reinigen. Danach muss der Betroffene die Ohren mit einer Lösung aus Essigsäure und Hydrokortison oder antibiotikahaltigen Ohrentropfen behandeln. Wenn das Trommelfell perforiert ist, darf kein Wasser ins Ohr gelangen.

Gewöhnlich kann das Trommelfell durch eine Tympanoplastik wieder geschlossen werden. Ist die Kette der Gehörknöchelchen unterbrochen, wird sie in derselben Operation wiederhergestellt. Cholesteatome müssen operativ entfernt werden; andernfalls drohen schwere Komplikationen.

Mastoiditis

Eine Mastoiditis ist eine bakterielle Infektion im Warzenfortsatz des Schläfenbeins, dem hinter dem Ohr hervorstehenden Knochen.

Zur Mastoiditis kommt es gewöhnlich, wenn eine akute Mittelohrentzündung vom Mittelohr auf den angrenzenden Knochen, den *Processus mastoideus*, übergreift. Die Symptome treten meist zwei oder mehr Wochen nach einer akuten Mittelohrentzündung auf, sobald die sich ausbreitende Infektion den inneren Bereich des Warzenfortsatzes zerstört. Im Knochen kann sich Eiter ansammeln (Abszess). Die Haut über dem Warzenfortsatz wird rot, schwillt an und reagiert empfindlich auf Berührungen. Die Ohrmuschel wird seitlich nach unten gedrückt. Weitere Symptome sind Fieber, Schmerzen im Ohr und in dessen Umgebung sowie reichlich dickflüssiger Ausfluss aus dem Ohr. Meist treten anhaltende, pochende Schmerzen auf, und es kommt zunehmend zu Schwerhörigkeit.

In der Computertomographie zeigt sich, dass die Luftzellen im Warzenfortsatz mit Flüssigkeit gefüllt sind. Wenn die Erkrankung fortschreitet, werden die Kammern größer. Eine unzureichend behandelte Mastoiditis kann zu Taubheit, Blutvergiftung, Infektion der Hirnhäute, einem Gehirnabszess und sogar zum Tod führen.

Aus dem Ausfluss werden die Erreger ermittelt, damit gezielt das richtige Antibiotikum gespritzt werden kann. Sobald es den Betroffenen besser geht, können die Antibiotika auch eingenommen werden. Die Behandlung dauert mindestens zwei Wochen. Hat sich ein Abszess im Knochen gebildet, muss er operativ entleert werden (Mastoidektomie).

Menière-Krankheit

Die Menière-Krankheit ist durch wiederkehrende Anfälle von Drehschwindel (Vertigo), Schwerhörigkeit und Ohrgeräusche (Tinnitus) gekennzeichnet.

Die Menière-Krankheit wird vermutlich durch

▲ siehe Abbildung Seite 1574   ■ siehe Seite 1231

ein Ungleichgewicht der Flüssigkeit im Innenohr verursacht. Diese wird ständig gebildet und wieder aufgenommen, sodass die Menge konstant bleibt. Bei erhöhter Produktion oder verminderter Aufnahme entsteht ein Ungleichgewicht, doch die Ursache hierfür ist nicht bekannt.

Typische Symptome sind plötzliche heftige Schwindelanfälle, Übelkeit und Erbrechen. Dieses hält gewöhnlich zwei bis drei Stunden, selten auch bis zu 24 Stunden an. Zeitweise haben die Betroffenen das Gefühl von Wasser oder Druck im Ohr. Das Hörvermögen schwankt, verschlechtert sich über die Jahre jedoch kontinuierlich. Vor, während und nach einem Schwindelanfall können Ohrgeräusche (Tinnitus) auftreten. Sowohl die Schwerhörigkeit als auch die Ohrgeräusche sind normalerweise nur einseitig.

Bei einer Sonderform der Menière-Krankheit gehen Schwerhörigkeit und Tinnitus dem ersten Schwindelanfall Monate bis Jahre voraus. Nach Einsetzen des Schwindels kann sich das Hören wieder verbessern.

Diagnose und Behandlung

Drehschwindel mit einseitigem Tinnitus und Schwerhörigkeit sind typische Symptome der Menière-Krankheit. Hörtests und mitunter eine Kernspintomographie werden durchgeführt, um andere Ursachen auszuschließen. Bei manchen Menschen treten die Anfälle bei salzarmer Ernährung und Einnahme eines entwässernden Mittels seltener auf. Gegen Schwindelanfälle, Übelkeit und Erbrechen werden Medikamente wie Betahistin, Dimenhydrinat und Sulpirid verordnet.

Hilft die medikamentöse Behandlung nicht, kann der Druck im Innenohr gesenkt oder das Gleichgewichtsorgan zerstört werden. Bei der so genannten Sakkotomie wird eine feine Drainage ins Innenohr gelegt. Diese Operation verletzt das Innenohr am wenigsten. Bei einem anderem Verfahren wird die Gleichgewichtsfunktion des Innenohrs durch mehrfache Injektionen von Gentamicin ins Mittelohr ausgeschaltet. Diese Behandlung führt jedoch zu erheblicher Schwerhörigkeit und Gleichgewichtsstörungen. Den Nervus vestibularis zu durchtrennen, zerstört Gleichgewichtsempfinden auf Dauer, erhält aber das Hörvermögen. Das behebt den Drehschwindel fast immer. Normalerweise wird dieses Verfahren nur ein-

gesetzt, wenn die Sakkotomie erfolglos geblieben ist oder wenn die Betroffenen keinesfalls einen weiteren Schwindelanfall erleiden wollen. Erreicht der Schwindel den Grad einer Behinderung und ist das Hörvermögen bereits stark zurückgegangen, können durch Labyrinthektomie alle Bogengänge entfernt werden. Die Schwerhörigkeit, die häufig mit der Menière-Krankheit einhergeht, verbessert sich durch keine der genannten Maßnahmen, mit denen der Drehschwindel behandelt wird.

Neuronitis vestibularis

Hierbei handelt es sich um eine Entzündung des Nervus vestibularis, der zu den Bogengängen führt, und in deren Folge plötzliche, schwere Anfälle von Drehschwindel (Vertigo) auftreten.

Vermutlich geht die Neuronitis vestibularis auf eine Virusinfektion zurück. Es kann sich um einen einzigen Schwindelanfall handeln, der mehrere Tage anhält, doch viele Menschen haben noch wochenlang leichte Schwindelattacken. Der erste Anfall ist gewöhnlich der schwerste. Er wird von Übelkeit und Erbrechen begleitet und dauert drei bis sieben Tage. Das Auge zittert (Nystagmus). Jeder nachfolgende Anfall ist kürzer und schwächer als der vorherige. Meist wirken bestimmte Kopfhaltungen als Auslöser. Das Hörvermögen ist normalerweise nicht beeinträchtigt.

Zur Diagnose werden Hörtests und Tests auf Nystagmus ▲ durchgeführt. Eine Kernspintomographie stellt sicher, dass die Symptome nicht durch eine andere Erkrankung, etwa einen Tumor, verursacht werden.

Die Schwindelanfälle werden wie bei der Menière-Krankheit behandelt. Bei anhaltendem Erbrechen müssen Flüssigkeit und Mineralsalze möglicherweise über einen Tropf verabreicht werden. Die Erkrankung heilt gewöhnlich von selbst aus.

Schläfenbeinbruch

Ein Schlag auf den Kopf kann das Schläfenbein, den Schädelknochen, der den Gehörgang, das Mittelohr und das Innenohr birgt, brechen lassen.

Bei einem Schläfenbeinbruch reißt häufig auch das Trommelfell und die Gehörknöchelchen und die Schnecke (Cochlea) nehmen Schaden.

▲ siehe Seite 447

Zu den Symptomen zählen eine Gesichtslähmung auf der Seite des Bruchs und erhebliche Schwerhörigkeit. Dabei können die Schallleitung, die Schallempfindung oder beides beeinträchtigt sein. Mitunter rinnt durch den Bruch Hirnflüssigkeit als klare Flüssigkeit aus Ohr oder Nase. Dann besteht die Gefahr einer Gehirninfektion.

Die Diagnose wird durch Computertomographie gestellt. Die Behandlung besteht gewöhnlich in intravenöser Verabreichung von Antibiotika, um eine Infektion der Hirnhäute (Meningitis) zu verhindern. Eine anhaltende Gesichtslähmung durch Druck auf den Gesichtsnerv kann mitunter operativ behoben werden. Trommelfell und Mittelohrstrukturen werden erst nach Wochen bis Monaten chirurgisch wiederhergestellt, wenn das notwendig ist.

Hörnervtumoren

Ein Hörnervtumor (Akustikusneurom, Akustikusneurinom, Vestibularisschwannom, Tumor des VIII. Hirnnerven) ist ein gutartiger (benigner) Tumor, der in den Zellen entsteht, die den Hörnerv umschließen (Schwannsche Zellen).

Hörnervtumoren bilden sich normalerweise am Gleichgewichtsnerv (Nervus vestibularis). Frühzeichen sind Schwerhörigkeit, Tinnitus, Schwindel und Gangunsicherheit. Wenn der Tumor wächst und auf andere Bereiche des Gehirns drückt, beispielsweise den Gesichts- und Trigeminusnerv, zeigen sich eine Schwächung und Gefühllosigkeit des Gesichts. Frühe Symptome sind auch einseitige Ohrgeräusche (Tinnitus), Schwerhörigkeit und Gleichgewichtsprobleme bei raschen Bewegungen.

Kernspintomographie und Hörtests gestatten eine rechtzeitige Diagnose.

Hörnervtumoren werden möglichst mikrochirurgisch entfernt, um den Gesichtsnerv zu schonen.

Tinnitus

Tinnitus ist ein Geräusch, das aus dem Ohr selbst stammt, nicht aus der Umgebung.

Tinnitus ist ein Symptom, keine eigenständige Erkrankung. Das Phänomen ist sehr verbreitet: Zehn bis fünfzehn Prozent der Menschen kennen derartige Ohrgeräusche.

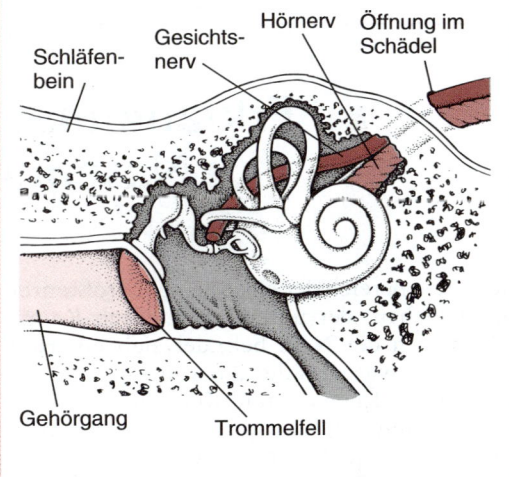

Wie sich Ohrenerkrankungen auf den Gesichtsnerv auswirken

Weil der Gesichtsnerv durch das Ohr verläuft, kann er von Erkrankungen des Mittel- und Innenohrs in Mitleidenschaft gezogen werden. Eine Ohrinfektion mit Herpes zoster kann z. B. sowohl den Gesichtsnerv als auch den Hörnerv beeinträchtigen. In diesem Fall schwillt der Gesichtsnerv an und drückt auf die Öffnung im Schädel, durch die er sich austritt. Das kann eine Gesichtslähmung auslösen. Die Behandlung richtet sich nach der jeweiligen Ursache.

Viele Ohrenerkrankungen gehen zusätzlich mit einem Tinnitus einher. Auch Medikamente wie Antibiotika aus der Gruppe der Aminoglykoside und hohe Dosen Azetylsalizylsäure können Tinnitus auslösen.

Eine weitere Ursache sind Erkrankungen außerhalb der Ohren, darunter Blutarmut, Bluthochdruck und Arteriosklerose, Schilddrüsenunterfunktion und Kopfverletzungen. Einseitiger oder pochender Tinnitus ist ein ernst zu nehmendes Alarmsignal. Das Pochen kann von Tumoren, einer blockierten Arterie, einem Aneurysma oder anderen Gefäßerkrankungen herrühren.

Das Tinnitusgeräusch wird als Summen, Klingeln, Tosen, Pfeifen und Zischen beschrieben. Manche Menschen nehmen auch komplexere Geräusche wahr, die sich mit der Zeit verändern. In einer stillen Umgebung und wenn nichts anderes die Aufmerksamkeit beansprucht, fallen die Geräusche mehr auf. Deshalb stört Tinnitus oft besonders beim Einschlafen. Der Umgang mit Tinnitus ist individuell sehr verschieden. Manche Menschen fühlen sich stark belästigt, andere finden die Geräusche durchaus erträglich.

Diagnose und Behandlung

Wer unter Tinnitus leidet, weist gewöhnlich auch einen gewissen Grad an Schwerhörigkeit auf. Daher werden nicht nur Hörtests durchgeführt, sondern auch eine Kernspintomographie des Kopfes und eine Computertomographie des Schläfenbeins.

Die Suche nach der Grundkrankheit und deren Behandlung verlaufen häufig erfolglos. Um den Tinnitus erträglicher zu machen, kann ein Hörgerät dienen, das die Geräusche unterdrückt. Manche Menschen überspielen ihren Tinnitus durch Hintergrundmusik. Mitunter wird auch ein Gerät getragen, das einem Hörgerät ähnelt und den Tinnitus durch eine ständige, neutrale Geräuschkulisse überspielt (Masker). Bei tauben Menschen kann ein Cochlearimplantat Tinnitussymptome abbauen.

KAPITEL 219

Erkrankungen von Nase und Nasennebenhöhlen

Der obere Bereich der Nase besteht größtenteils aus Knochen, der untere wird durch Knorpel geformt. In der Nase befindet sich ein Hohlraum, die Nasenhöhle, die von einer dünnen Schicht aus Knochen und Knorpel, der Nasenscheidewand (Septum), in zwei Räume unterteilt wird. Die Gesichtsknochen bergen die Nasennebenhöhlen. Dieses sind Hohlräume, die in die Nasenhöhle münden. ▲

Die Nase ist besonders verletzungsgefährdet. Auch Infektionen, Nasenbluten und Polypen treten häufig auf. Die Nasenschleimhaut kann sich entzünden (Schnupfen), diese Infektion kann auf die Nebenhöhlenschleimhaut übergreifen (Sinusitis).

Nasenbruch

Die Nasenknochen brechen häufiger als jeder andere Gesichtsknochen. Dabei reißt normalerweise die Nasenschleimhaut auf, und die Nase blutet. Meist wird der Nasenrücken seitlich verschoben, mitunter bricht auch der Knorpel der Nasenscheidewand. Wenn sich im Bereich dieses Knorpels ein Bluterguss bildet, kann der Knorpel absterben. Der abgestorbene Knorpel zerfällt mit der Zeit. Dann kann eine so genannte Sattelnase entstehen, bei der der Nasenrücken in der Mitte einsinkt.

Diagnose und Behandlung

Bei Nasenbluten, Schmerzen und Schwellung nach einer stumpfen Verletzung kann die Nase gebrochen sein. Schmerzen und Schwellung lassen sich durch Eispackungen lindern.

Die Schleimhaut und anderes weiches Gewebe schwellen rasch an, sodass der Bruch schwer zu erkennen ist. Deshalb sollte die Verletzung innerhalb der ersten Stunden untersucht werden oder nachdem die Schwellung abgeklungen ist, aber noch bevor die Knochen in der neuen Position zu heilen beginnen. Der Nasenbruch wird durch vorsichtiges Abtasten des Nasenrückens auf Verformungen, ungewöhnliche Beweglichkeit der Knochen, hörbares Aneinanderreiben gebrochener Knochen und Druckempfindlichkeit festgestellt. Die optische Untersuchung unterstützt vom Tastbefund ist häufig klarer als ein Röntgenbild.

Normalerweise wartet man nach einer Verletzung der Nase drei bis fünf Tage, damit die Schwellung zurückgehen kann, ehe die gebrochenen Knochen wieder zurückgeschoben werden. Oft ist das allerdings gar nicht nötig, weil

▲ siehe Seite 1229

die Knochen von selbst am richtigen Platz verharren. In der Nasenscheidewand gestautes Blut wird abgeleitet. Ein kleiner Schnitt in der Schleimhaut der Nasenscheidewand soll dem Absterben des Knorpels vorbeugen. Mit den Fingern werden die Knochen in die richtige Position zurückgeschoben und anschließend von außen mit einer Schiene fixiert. Zusätzlich kann innen eine Tamponade gelegt werden. Nasenbeinbrüche heilen innerhalb von etwa sechs Wochen aus. Brüche der Nasenscheidewand sind nicht leicht zu richten. Oft ist später eine Operation erforderlich.

Schiefe Nasenscheidewand

Normalerweise liegt die Nasenscheidewand (Septum) ungefähr in der Mitte zwischen beiden Nasenlöchern. Sie kann aber von Geburt an oder durch eine Verletzung so geformt sein, dass die eine Seite der Nase enger ist als die andere. Eine gewisse Ungleichheit besteht bei fast allen Menschen. Sie verursacht normalerweise keine Beschwerden und erfordert keine Behandlung. Bei einer schweren Abweichung kommt es leicht zu Nebenhöhleninfektionen (Sinusitis), besonders wenn die schiefe Nasenscheidewand den Zugang einer Nebenhöhle zur Nasenhöhle versperrt. Auch Nasenbluten kann häufiger vorkommen, weil die verstärkte Luftbewegung auf der freieren Seite die Schleimhaut austrocknen lässt. Wenn eine schiefe Nasenscheidewand Beschwerden bereitet, kann sie operativ begradigt werden.

Perforation in der Nasenscheidewand

Geschwüre und Löcher (Perforationen) in der Nasenscheidewand können nach einer Nasenoperation, wiederholten Verletzungen und Krankheiten wie der Wegener-Klinger-Granulomatose und Syphilis entstehen. Häufiges Kokainschnupfen regt die Durchblutung der Nase an und kann Geschwüre und Löcher verursachen.

Typische Symptome sind Krusten um die Nasenlöcher und wiederholtes Nasenbluten. Bei kleinen Löchern in der Nasenscheidewand ist beim Atmen unter Umständen ein pfeifendes Geräusch zu hören.

Eine Salbe mit Bacitracin hilft bei Verkrustung. Mitunter lassen sich die Löcher operativ verschließen. Hierzu wird körpereigenes Gewebe aus einem anderen Bereich der Nase oder

eine künstliche Membran aus weichem, biegsamem Kunststoff verwendet. Die meisten Perforationen müssen nicht behandelt werden, sofern das Nasenbluten und die Krusten keine größeren Beschwerden bereiten.

Nasenbluten

Zu den häufigsten Ursachen von Nasenbluten (Epistaxis) zählen Nasenbohren und Verletzungen. Auch Erkältungen und trockene Winterluft begünstigen es. Wer Azetylsalizylsäure oder Medikamente einnimmt, die die Blutgerinnung hemmen, neigt ebenfalls zu Nasenbluten. Es gibt auch eine individuelle Anfälligkeit.

Normalerweise stammt die Blutung aus dem vorderen Bereich der Nasenscheidewand, der viele Blutgefäße birgt. Es können einige Tropfen Blut austreten oder das Blut rinnt stetig. Nasenbluten wirkt oft erschreckend, ist aber ungefährlich. Eine Blutung aus dem hinteren Bereich der Nase ist ungewöhnlich, gefährlicher und schwieriger zu behandeln.

Vorbeugung und Behandlung

Um Nasenbluten zu vermeiden, sollte man nicht in der Nase bohren, im Winter die Luft feucht halten und den vorderen Nasenbereich einfetten.

In der Regel hört Nasenbluten auf, wenn man fünf bis zehn Minuten lang fest die Nasenflügel zusammenkneift. Dieser Griff muss ohne Unterbrechung durchgehalten werden. Eispackungen auf die Nase, zusammengerollte Taschentücher und bestimmte Kopfhaltungen sind gewöhnlich weniger wirkungsvoll.

Gelingt es nicht, das Nasenbluten zum Stillstand zu bringen, kann der Arzt eine Tamponade in das blutende Nasenloch einlegen. Zur örtliche Betäubung wird gern Lidokain verwendet, damit der Arzt die Nase untersuchen und den Ort der Blutung feststellen kann. Bei kleineren Blutungen wird häufig nichts weiter unternommen. Bei ernsterem und wiederholtem Nasenbluten kann die Blutungsstelle mit Silbernitrat oder durch Elektrokauterisation (Versiegelung durch Hitze erzeugenden Strom) verschlossen werden. Es kann auch ein langer, saugfähiger Schwamm in die Nase eingeführt werden, der bei Kontakt mit Flüssigkeit aufquillt und die Blutungsquelle durch Druck verschließt. Nach zwei bis vier Tagen wird der Schwamm entfernt. In seltenen Fällen muss die ganze Nasenhöhle einseitig mit einem langen Gazestreifen verbunden werden. Ein solcher Verband wird

Bildung von Nasenpolypen

Polypen entstehen gewöhnlich dort, wo die Nasennebenhöhlen in die Nasenhöhle münden, meist an der mittleren Nasenmuschel. Polypen können den Sekretabfluss behindern. Dann kann sich Sekret stauen und zu einer Nebenhöhlenentzündung führen.

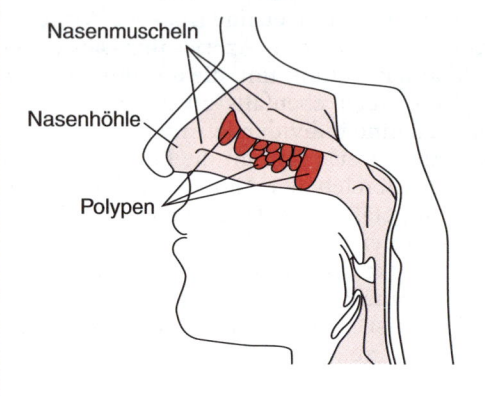

Nasenmuscheln

Nasenhöhle

Polypen

gewöhnlich nach drei bis vier Tagen abgenommen.

Vornehmlich bei älteren Menschen mit Arteriosklerose liegt die Blutungsquelle im hinteren Bereich der Nase (posteriores Nasenbluten). Eine solche Blutung ist sehr schwer zum Stillstand zu bringen und kann lebensbedrohlich werden. Der Arzt kann in einem solchen Fall einen speziell geformten Ballon in die Nase einführen und aufblasen, um Druck auf die Blutungsstelle auszuüben. Dieses Verfahren ist sehr unangenehm und behindert die Atmung. Deshalb werden die Menschen meist in der Klinik behandelt und mit Sauerstoff und Antibiotika versorgt, damit sich die Nebenhöhlen nicht entzünden. Um dies zu umgehen, wird das Blutgefäß mitunter während einer endoskopischen Untersuchung der Nase kauterisiert oder abgeklemmt. Gelegentlich wird auch ein kleiner Katheter unter Röntgensicht durch die Blutgefäße bis zur Blutungsstelle vorgeschoben und eine Substanz gespritzt, die das blutende Gefäß verschließt.

▲ siehe Kasten Seite 1303   ■ siehe Seite 1141
★ siehe Seite 1061

Entzündung des Nasenvorhofs

Der Bereich am Naseneingang, zu Beginn der Nasenlöcher (Nasenvorhof), kann sich entzünden.

Kleine Infektionen am Naseneingang können zu Pickeln an der Wurzel der Nasenhärchen führen (Follikulitis), mitunter auch zu Krusten im Bereich der Nasenlöcher. Verantwortlich hierfür ist gewöhnlich der Erreger *Staphylococcus*. Die Bakterieninfektion lässt sich mit einer Salbe mit dem Wirkstoff Bacitracin bekämpfen.

Ernstere Infektionen lösen Schwellungen (Furunkel) im Nasenvorhof aus, die sich zu einer ausgedehnten Infektion unterhalb der Haut (Zellulitis) im Bereich der Nasenspitze entwickeln können. Da die Blutgefäße in diesem Bereich des Gesichts zum Gehirn hinführen, ist eine solche Infektion gefährlich. Wenn sich auf diesem Weg Bakterien ins Gehirn ausbreiten, kann es zu einer lebensgefährlichen Komplikation kommen, der Karvernosusthrombose ▲.

Eine Entzündung am Nasenvorhof wird gewöhnlich mit Antibiotika und feuchtheißen Umschlägen behandelt, die dreimal täglich für 15 bis 20 Minuten aufgelegt werden. Zusätzlich müssen große Furunkel und solche, die nicht auf Antibiotika ansprechen, unter Umständen durch Aufschneiden entleert werden.

Schnupfen

Von einem Schnupfen (Rhinitis) spricht man, wenn sich die Nasenschleimhaut entzündet, anschwillt und vermehrt Nasensekret ausgeschieden wird oder die Nase verstopft ist. Als Ursache kommen eine Erkältung ■ und eine Allergie ★ infrage.

Die Nase ist der am häufigsten infizierte Bereich der oberen Atemwege. Ein Schnupfen kann kurz dauernd (akut) oder lang anhaltend (chronisch) sein. Der akute Schnupfen beruht gewöhnlich auf einer Virusinfektion, kann aber auch durch Allergien und andere Ursachen hervorgerufen werden. Chronischer Schnupfen geht meist mit chronischer Nasennebenhöhlenentzündung einher.

Virusschnupfen: Der akute Schnupfen einer Erkältung kann durch eine Vielzahl von Viren ausgelöst werden. Zu den Symptomen zählen laufende und verstopfte Nase, Nasensekret im Rachenraum, Husten und leichtes Fieber. Die

Verstopfung lässt sich durch Nasentropfen oder -spray mit Phenylephrin oder durch Einnahme von Pseudoephedrin beheben. Durch diese Medikamente ziehen sich die Blutgefäße der Nasenschleimhaut zusammen. Sprays und Tropfen sollten nicht länger als drei bis vier Tage verwendet werden. Bei längerem Gebrauch schwillt die Nasenschleimhaut oft noch stärker an, sobald die Wirkung des Mittels nachlässt. Antibiotika helfen gegen Schnupfenviren nicht.

Allergischer Schnupfen: Dieser wird durch eine Reaktion des körpereigenen Immunsystems auf einen Auslöser (Allergen) verursacht. Die häufigsten Allergene sind Hausstaub, Schimmelsporen, Pollen von Gräsern und Bäumen sowie Tierhaare und Federn. Zu den Symptomen zählen Niesen, laufende oder verstopfte Nase und juckende, tränende Augen. Für allergischen Schnupfen besteht häufig eine familiäre Veranlagung. Genauere Hinweise liefern Blutuntersuchungen und Hauttests (Pricktest).

Die auslösende Substanz zu meiden, ist häufig nicht möglich. Kortisonhaltige Nasensprays lassen die Entzündungsreaktion zurückgehen. Antihistaminika tragen dazu bei, die allergische Reaktion und ihre Symptome zu mildern. Durch Spritzen langsam steigender Dosen des Allergens (Hyposensibilisierung ▲) lässt sich eine anhaltende Toleranz gegenüber manchen Allergenen erzielen. Allerdings dauert diese Behandlung Monate bis Jahre. Antibiotika sind bei allergischem Schnupfen nicht wirksam.

Atrophische Rhinitis: Dieses ist eine Sonderform der chronischen Rhinitis. Die Schleimhaut wird dünner (atroph) und verhärtet sich, wodurch sich die Nasengänge weiten und austrocknen. Die normalen Schleimzellen mit haarähnlichen Fortsätzen werden durch normale Hautzellen ersetzt. Die atrophische Rhinitis kann sich nach einer Nebenhöhlenoperation entwickeln, bei der ein erheblicher Anteil der Strukturen und der Schleimhaut in der Nase entfernt wurden. Auch eine lang anhaltende bakterielle Infektion der Nasenschleimhaut kommt als Ursache infrage.

Es bilden sich Krusten oder Borken in der Nase. Außerdem entsteht ein unangenehmer Geruch. Neben wiederholtem Nasenbluten kann der Geruchssinn verloren gehen (Anosmie).

Die Behandlung soll die Borkenbildung verringern, den Geruch beheben und Infektionen beseitigen. Antibiotika wie Bacitracin, die als Salbe in die Nase gestrichen werden, töten Bakterien ab. Vitamin A und D eingenommen oder eingesprüht können die Verkrustung regulieren, indem sie die Schleimabsonderung fördern.

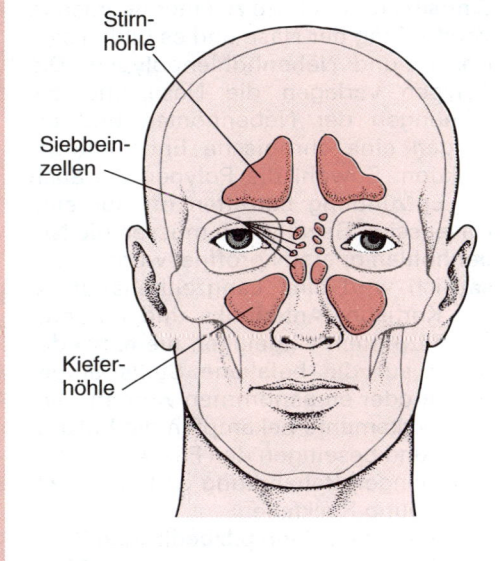

Sitz der Nebenhöhlen

Die Nebenhöhlen sind Hohlräume in den Knochen rund um die Nase. Die zwei Stirnhöhlen liegen unmittelbar über den Augenbrauen. Die beiden Kieferhöhlen befinden sich in den Wangenknochen, das Siebbeinlabyrinth beiderseits der Nasenhöhlen. Die beiden Keilbeinhöhlen (nicht abgebildet) sitzen hinter den Siebbeinzellen.

Stirn-höhle

Siebbein-zellen

Kiefer-höhle

Auch Antibiotika zum Einnehmen oder Spritzen können hilfreich sein. Die Nasenwege chirurgisch zu verengen, kann die Verkrustung herabsetzen, weil die verminderte Luftzufuhr dem Austrocknen der dünneren Schleimhaut vorbeugt.

Vasomotorische Rhinitis: Bei dieser Sonderform des chronischen Schnupfens treten die gleichen Symptome auf wie bei allergischem Schnupfen: Verstopfung, Niesen, laufende Nase. Es sind aber keine Allergene auszumachen. Bei manchen Menschen reagiert die Nase sehr stark auf Reizstoffe wie Staub, Pollen, Parfüm und Umweltgifte. Trockene Luft verstärkt die Reaktion. Die geschwollene Schleimhaut ist hellrot bis blaurot. Mitunter kommt auch eine leichte Nebenhöhlenentzündung hinzu. Wenn die Störung anhält, kann eine endoskopische

▲ siehe Seite 1060

Pilzinfektionen der Nebenhöhlen

Pilzballen können sich durch übermäßiges Pilzwachstum bei ansonsten gesunden Menschen bilden. Zu den Symptomen zählen Schmerzen in den Nebenhöhlen, Druckgefühl, verstopfte Nase, laufende Nase und chronische Infektionen. Die befallene Nebenhöhle muss operativ eröffnet und der Pilz ausgeräumt werden.

Bei einer **allergischen pilzbedingten Sinusitis** führen Pilze zu einer deutlichen Verstopfung der Nase und es bilden sich Nasen- und Nebenhöhlenpolypen. Die Polypen verlegen die Nase und die Öffnungen der Nebenhöhlen und erzeugen eine chronische Entzündungsreaktion. Sowohl die Polypen als auch die Entzündung betreffen oft nur eine Nasenseite. Gewöhnlich müssen die Nebenhöhlen operativ eröffnet werden. Zusätzlich wird eine Langzeitbehandlung mit Kortison, Antibiotika und mitunter mit Pilzmitteln eingeleitet, die entweder direkt auf die befallene Stelle aufgebracht oder eingenommen werden. Diese Medikamente bekämpfen die Entzündung und beseitigen den Pilz. Auch nach einer langen Behandlung gibt es jedoch sehr häufig Rückfälle.

Zu einer **invasiven pilzbedingten Sinusitis** kommt es am häufigsten bei Menschen, deren Immunsystem durch eine Chemotherapie oder eine Erkrankung wie schlecht eingestellter Diabetes, Leukämie, Lymphom, multiples Myelom oder Aids geschwächt ist. Die Krankheit kann sich rasch ausbreiten. Zu den Symptomen zählen Schmerzen, Fieber und eitriges Nasensekret. Der Pilz kann auf die Augenhöhle übergreifen, wo er zu einer Vorwölbung des befallenen Auges (Proptosis) und Blindheit führen kann. Die Diagnose wird durch eine Biopsie gestellt. Die Behandlung besteht in einer Operation sowie intravenöser Verabreichung von Pilzmitteln. Auch die Grundkrankheit bedarf ärztlicher Behandlung, und das geschwächte Immunsystem muss gestärkt werden.

▲ siehe Seite 1248   ■ siehe Seite 434

Untersuchung oder eine Computertomographie sinnvoll sein. Sind die Nebenhöhlen nicht deutlich beteiligt, zielt die Behandlung in erster Linie auf Erleichterung der Symptome ab. Es kann bereits helfen, verrauchte Räume und Reizstoffe zu meiden und die Raumluft zu befeuchten.

Nasenpolypen

Nasenpolypen sind fleischige Wucherungen der Nasenschleimhaut.

Polypen bilden sich als häufig tränenförmige Gewächse im Bereich der Zugänge zu den Nasennebenhöhlen. ▲ Ein Polyp ähnelt einer geschälten, kernlosen Weinbeere. Nasenpolypen weisen nicht auf ein erhöhtes Krebsrisiko hin, sondern sind ein Zeichen für Entzündungen. Familiäre Veranlagung kann eine Rolle spielen. Um Krebs sicher auszuschließen, kann dennoch eine Gewebeprobe untersucht werden.

Polypen können während einer Infektion entstehen und nach deren Abklingen wieder verschwinden. Sie können sich aber auch langsam entwickeln und bestehen bleiben. Viele Menschen wissen nichts von ihren Nasenpolypen.

Menschen mit Nasenpolypen reagieren oft allergisch auf Azetylsalizylsäure und nichtsteroidale Entzündungshemmer ■ und neigen häufig zu Asthma.

Kortisonhaltige Nasensprays oder Tabletten lassen die Polypen schrumpfen oder sich vollständig zurückbilden. Wenn Polypen die Luftwege verlegen und zu häufigen Nasennebenhöhlenentzündungen führen, sollten sie endoskopisch entfernt oder mit Kortisontabletten bekämpft werden. Wird die eigentliche Reizung, Infektion oder Allergie nicht behandelt, wachsen Polypen häufig nach. Ein Mittel mit Kortison kann dann Rückfälle verlangsamen oder verhindern. Dennoch sollten sich Betroffene regelmäßig untersuchen lassen, damit anhaltende oder wiederkehrende Probleme bemerkt und behandelt werden können.

Nebenhöhlenentzündung

Einer Entzündung der Nasennebenhöhlen (Sinusitis) liegt gewöhnlich eine Allergie oder Infektion zugrunde.

Die Nebenhöhlenentzündung kann sich in den Kiefer-, Stirn- und Keilbeinhöhlen oder Siebbeinzellen entwickeln. Eine Nebenhöhlenentzündung tritt praktisch immer in Verbindung mit einem Schnupfen auf. Es kann sich um eine kurzdauernde (akute) oder lange währende (chronische) Infektion handeln.

Akute Nebenhöhlenentzündung: Sie kann durch zahlreiche Bakterien hervorgerufen werden und entsteht häufig, wenn etwas die Ausgänge der Nebenhöhlen verlegt. Meist liegt die Ursache in einer Virusinfektion der oberen Atemwege (Schnupfen). Bei einer Erkältung genügt es oft, dass die Nasenschleimhaut anschwillt, um die Nebenhöhlen zu verschließen. Da die Luft in den Nebenhöhlen ins Blut übergeht, sinkt der Druck in den Nebenhöhlen ab. Das verursacht Schmerzen und lässt Flüssigkeit in die Nebenhöhlen sickern. Diese ist ein Nährboden für Bakterien. Um sie zu bekämpfen, treten weiße Blutkörperchen und weitere Flüssigkeit in die Nebenhöhlen über. Das erhöht den Druck und ruft noch mehr Schmerzen hervor.

Durch Allergien kann die Nasenschleimhaut so zuschwellen, dass die Ausgänge der Nebenhöhlen verlegt sind. Bei einer schiefen Nasescheidewand kommt es leichter zu Nebenhöhlenentzündungen.

Chronische Nebenhöhlenentzündung: Eine Nebenhöhlenentzündung wird als chronisch eingestuft, wenn sie länger als acht bis zwölf Wochen andauert. Die Ursachen sind unbekannt. Oft geht eine Virusinfektion, eine schwere allergische Reaktion oder Kontakt mit Umweltgiften voraus. Häufig liegt auch Veranlagung vor. Gelegentlich kommt es zur chronischen Entzündung einer Kieferhöhle, wenn sich ein Abszess aus einem Zahn im Oberkiefer in die Kieferhöhle ausbreitet.

Symptome und Diagnose

Die akute Nebenhöhlenentzündung zeigt sich durch Schmerzen, Druckempfindlichkeit und eine Schwellung über der befallenen Nebenhöhle. Kieferhöhlenentzündungen verursachen Schmerzen oberhalb der Wangen knapp unter den Augen, Zahnschmerzen und Kopfschmerzen. Die Stirnhöhlenentzündung bereitet Stirnkopfschmerzen. Eine Infektion der Siebbeinzellen ruft Schmerzen hinter und zwischen den Augen sowie Kopfschmerzen hervor, die als »schädelspaltend« beschrieben werden. Der Schmerz einer Entzündung der Keilbeinhöhle ist nicht genau abzugrenzen; er kann im vorderen oder hinteren Bereich des Kopfes empfunden werden.

Bei einer akuten Nebenhöhlenentzündung kann gelber oder grüner Eiter aus der Nase fließen. Auch Fieber und Schüttelfrost sind möglich, deuten aber darauf hin, dass sich die Infektion über die Nebenhöhlen hinaus ausgebreitet hat. Sehstörungen oder Schwellungen um das Auge herum sind sehr ernst zu nehmen. Sie können innerhalb von Minuten bis Stunden zur Erblindung führen und sollten daher umgehend vom Arzt untersucht werden.

Die Symptome einer chronischen Nebenhöhlenentzündung (verstopfte Nase, behinderte Nasenatmung und Schleim im Nasenrachen) sind gewöhnlich unauffälliger. Auch die Schmerzen halten sich in Grenzen. Es kann gefärbtes Nasensekret ausfließen, das Geruchsempfinden kann eingeschränkt sein. Manche Menschen fühlen sich einfach insgesamt krank.

Die Diagnose wird anhand der typischen Symptome und gelegentlich mithilfe einer Röntgenaufnahme gestellt. Dabei zeigt sich unter Umständen eine Flüssigkeitsansammlung in den Nebenhöhlen. Ausmaß und Schweregrad der Nebenhöhlenentzündung lassen sich am besten durch Computertomographie ermitteln. Bei einer Kieferhöhlenentzündung kann der Kiefer geröntgt werden, um einen Zahnabszess auszuschließen. Mitunter wird die Nase endoskopisch untersucht, um die Zugänge der Nebenhöhle zu inspizieren und eine Sekretprobe zu entnehmen. Das Verfahren erfordert eine örtliche Betäubung und kann ambulant durchgeführt werden.

Behandlung

Die Behandlung soll das Ablaufen von Sekret erleichtern und die Infektion ausheilen lassen. Für begrenzte Zeit können abschwellende Mittel mit Phenylephrin verwendet werden. Die Einnahme von Mitteln mit Pseudoephedrin ist weniger wirkungsvoll. Bei akuter und chronischer Nebenhöhlenentzündung werden Antibiotika wie Amoxizillin oder Cotrimoxazol verordnet. Kortisonhaltige Nasensprays und Tabletten helfen, die Entzündung der Nasenschleimhaut zurückzudrängen. Bei deutlichen allergischen Symptomen können Antihistaminika sinnvoll sein. Nasenspülungen mit Salzwasser unterstützen die Reinigung der Nebenhöhlen und halten diese feucht. Schlagen die Antibiotika nicht an, können die Nebenhöhlen operativ gesäubert werden. Aus Zellkulturen wird dann der Erreger bestimmt. Man kann auch den Zugang zur betroffenen Nebenhöhle erweitern, damit die Entzündung ausheilen kann.

KAPITEL 220

Erkrankungen des Rachenraums

Zu den Erkrankungen des Rachens (Pharynx) und des Kehlkopfs (Larynx) gehören Entzündungen und Infektionen, Stimmbandpolypen und -knötchen, Karzinome ▲, Kontaktgeschwüre, Stimmbandlähmung und Laryngozelen. Warzen im Bereich des Kehlkopfs treten gewöhnlich bei Kindern auf. ■

Halsentzündungen (Pharyngitis) ★ kommen vor allem bei Kindern vor, treten aber auch bei Erwachsenen auf. Ursachen, Symptome und Behandlung sind in allen Altersgruppen ähnlich, doch bei Erwachsenen ist mitunter eine Geschlechtskrankheit, die Gonorrhoe, beteiligt.

Peritonsillitis und Abszess

*Bei der **Peritonsillitis** ist das Gewebe im Umkreis der Mandeln von Bakterien infiziert. Ein **Tonsillarabszess** ist eine Eiteransammlung in diesem Bereich.*

Gelegentlich dringen Bakterien – zumeist Streptokokken – im Verlauf einer Halsentzündung tiefer ins Halsgewebe ein (Peritonsillitis). Können die Bakterien ungehindert weiterwachsen, sammelt sich Eiter an (Abszess). Ein Abszess kann sich direkt an den Mandeln (Peritonsillarabszess) oder seitlich am Hals (Parapharyngealabszess) bilden.

Symptome

Das Schlucken ist sehr schmerzhaft. Man fühlt sich krank, hat Fieber und neigt den Kopf eventuell auf die Seite des Abszesses, um die Schmerzen zu lindern. Krämpfe in den Kaumuskeln können das Öffnen des Mundes erschweren (Trismus).

Die Halsentzündung zeigt sich in einer Rötung und Schwellung oberhalb der Mandeln und am weichen Gaumen. Ein Abszess drückt die Mandel nach vorn. Das Zäpfchen ist geschwollen und kann zur gegenüberliegenden Seite des Abszesses gedrückt werden.

▲ siehe Seite 1255 ■ siehe Seite 1579
★ siehe Seite 1574 ● siehe Seite 1576
◆ siehe Seite 1541

Diagnose und Behandlung

Zur Diagnose schaut der Arzt in den Hals. Wenn unklar ist, ob ein Abszess vorliegt, kann eine Computertomographie gemacht werden. Mitunter wird mit einer Nadel Eiter aus dem verdächtigen Bereich entnommen.

Die Erkrankung wird mit Antibiotika behandelt. Liegt kein Abszess vor, klingt die Infektion nach 24 bis 48 Stunden ab. Ein Abszess muss eröffnet werden, damit der Eiter abfließen kann. Zuvor wird der Bereich örtlich betäubt. Die Behandlung wird mit der Einnahme von Antibiotika fortgesetzt.

Bei Abszessen im Bereich der Mandeln kommt es häufig zu Rückfällen. Dann werden vier bis sechs Wochen nach Abklingen der Infektion häufig die Mandeln entfernt (Tonsillektomie). ●

Kehldeckelentzündung

Die Kehldeckelentzündung (Epiglottitis) ist eine bakterielle Infektion des Kehldeckels (Epiglottis).

Der Kehldeckel ist eine kleine Klappe aus hartem Gewebe, die beim Schlucken den Zugang zu Kehlkopf (Larynx) und Luftröhre (Trachea) verschließt. Eine Infektion des Kehldeckels tritt vornehmlich bei Kindern auf und beruht gewöhnlich auf dem Keim *Haemophilus influenzae*. Infolge entsprechender Impfungen ist diese Infektion in den letzten Jahren seltener geworden. Der geschwollene Kehldeckel kann die Luftzufuhr behindern und zu Atmungsproblemen bis hin zum Ersticken führen. Weil Kinder engere Luftwege haben als Erwachsene, ist eine Kehldeckelentzündung für sie gefährlicher. ◆

Als Symptome zeigen sich starke Halsschmerzen, Fieber und eine kloßige Stimme. Behindert der angeschwollene Kehldeckel die Luftzufuhr, entstehen zunächst beim Einatmen rasselnde Geräusche (Stridor). Später fällt das Atmen zunehmend schwerer. Dieser Zustand schreitet rasch weiter fort.

Die Diagnose wird aufgrund der Symptome gestellt. Beim Blick in den Hals ist die Kehldeckelschwellung häufig zu erkennen. Ein Arzt kann auch einen dünnen Schlauch mit einem

Probleme mit den Stimmbändern

In entspanntem Zustand bilden die Stimmbänder normalerweise eine V-förmige Öffnung, durch welche die Luft ungehindert in die Luftröhre strömen kann. Beim Sprechen öffnen sich die Stimmbänder, beim Schlucken schließen sie sich.

Mithilfe eines Spiegels kann der Arzt die Stimmbänder betrachten und untersuchen, ob z. B. Kontaktgeschwüre, Polypen, Knötchen, eine Lähmung oder ein Krebstumor vorliegen, die alle die Stimme beeinflussen. Eine Lähmung der Stimmlippen kann einseitig oder beidseitig (keine Abbildung) vorliegen.

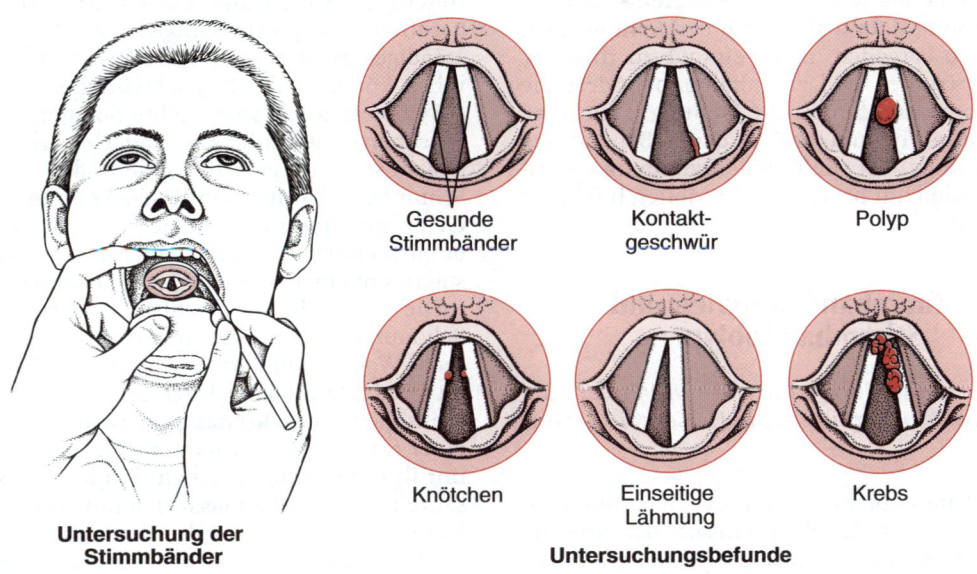

Gesunde Stimmbänder

Kontaktgeschwür

Polyp

Knötchen

Einseitige Lähmung

Krebs

Untersuchung der Stimmbänder

Untersuchungsbefunde

---

optischen Instrument durch die Nase einführen, um in die Kehle zu sehen (nasopharyngeale Laryngoskopie).

Solange keine Atembeschwerden vorliegen, erhalten die Betroffenen Antibiotika und werden auf einer Intensivstation beobachtet. Bei Erstickungsgefahr wird ein Kunststoffschlauch durch Mund oder Nase in die Luftröhre gelegt (endotracheale Intubation), damit die Luftröhre nicht zuschwillt.

Mitunter ist der Zugang bereits zu stark zugeschwollen. Dann muss der Schlauch durch einen Schnitt im vorderen, äußeren Halsbereich direkt in die Luftröhre geschoben werden (Tracheotomie).

Kehlkopfentzündung

Die Entzündung des Kehlkopfs (Larynx) wird Laryngitis genannt.

Die häufigste Ursache einer Kehlkopfentzündung ist eine Erkältung. Die Erkrankung kann als Begleiterscheinung einer Bronchitis oder anderer Entzündungen der oberen Atemwege auftreten. Eine Überbeanspruchung der Stimme, eine allergische Reaktion und das Inhalieren von Reizstoffen (wie Zigarettenrauch) kann zu einer akuten oder chronischen Kehlkopfentzündung führen. Bakterielle Infekte des Kehlkopfs sind äußerst selten.

Zu den Symptomen gehören Veränderungen der Stimme (z. B. Heiserkeit) oder gar Verlust der Stimme innerhalb von wenigen Stunden oder einem Tag. Der Hals kann kratzen und sich wund anfühlen. Vielleicht besteht das ständige Bedürfnis, sich zu räuspern, um die Kehle frei zu bekommen. Die Symptome hängen vom Schweregrad der Infektion ab. Es kann zu Fieber, allgemeinem Krankheitsgefühl, Schluckbeschwerden und Halsschmerzen kommen.

Die Diagnose wird anhand der typischen Symptome und der Stimmveränderungen gestellt. Mitunter betrachtet der Arzt den Kehlkopfbereich mit einem Spiegel oder einem Endoskop. Dabei wird eine gewisse Rötung und mitunter auch ein Anschwellen der Kehlkopfschleimhaut erkennbar. Da auch Kehlkopfkrebs Heiserkeit hervorrufen kann, wird der Arzt bei Symptomen, die länger als einige Wochen andauern, auch danach schauen. ▲

Die Behandlung der virusbedingten Kehlkopfentzündung richtet sich nach den Symptomen. Nicht zu sprechen, nicht einmal zu flüstern, viel zu trinken und zu inhalieren lindert die Symptome und fördert die Heilung. Liegt eine Bronchitis vor, unterstützt deren Behandlung die Heilung der Kehlkopfentzündung. Antibiotika sind nur bei einer bakteriellen Infektion wirksam.

Stimmbandknötchen und Stimmbandpolypen

Knötchen und Polypen der Stimmbänder sind gutartige Wucherungen, die Heiserkeit hervorrufen.

Stimmbandknötchen und -polypen beruhen vor allem auf dem falschen Einsatz der Stimme (langes Singen oder Schreien). Eine chronische Reizung des Kehlkopfs, z. B. durch Einatmen von Zigarettenrauch und Abgasen oder durch nächtlichen Rückfluss von Magensäure kann ebenfalls zur Bildung von Knötchen oder Polypen führen. Die Wucherungen ähneln sich. Polypen sind jedoch meist etwas größer und ragen weiter vor als Knötchen.

Zu den Symptomen zählen chronische Heiserkeit und eine raue Stimme. Der Arzt stellt die Diagnose nach Untersuchung mit einem Endoskop. Mitunter entnimmt er ein wenig Gewebe und untersucht es mikroskopisch (Biopsie), um eine eventuelle Krebserkrankung auszuschließen.

Die Behandlung besteht vornehmlich darin, das zu meiden, was den Kehlkopf reizt, und die Stimme so gut wie möglich zu schonen. Bei falscher Stimmbildung kann eine logopädische Behandlung helfen, so zu sprechen oder singen, dass die Stimmbänder nicht überbeansprucht werden. Polypen müssen gewöhnlich operativ entfernt werden, um die Stimme wiederherzustellen.

Kontaktgeschwüre

Kontaktgeschwüre sind offene Wunden in der Schleimhaut über dem Knorpel, an dem die Stimmbänder hängen.

Kontaktgeschwüre entstehen normalerweise durch überlautes Sprechen, besonders wenn man zum Sprechen ansetzt. Es handelt sich um eine typische Erkrankung von Lehrern, Pfarrern, Vertretern, Anwälten und anderen Menschen, die beruflich viel sprechen müssen. Auch Rauchen, ständiges Husten und Rückfluss von Mageninhalt können Kontaktgeschwüre hervorrufen.

Symptomatisch sind leichte Schmerzen beim Sprechen und Schlucken und Heiserkeit. Die Diagnose wird gestellt, indem der Arzt die Stimmbänder mit einem Endoskop untersucht. Gelegentlich wird dabei auch eine Gewebeprobe entnommen und unter dem Mikroskop untersucht, um einen Krebsverdacht auszuschließen.

Die Behandlung besteht in größtmöglicher Schonung der Stimme, indem für mindestens sechs Wochen auf Sprechen weitgehend verzichtet wird. Damit kein Rückfall auftritt, sollten Menschen, die zu Kontaktgeschwüren neigen, in einer Stimmtherapie lernen, wie sie schonend mit ihrer Stimme umgehen. Ein Rückfluss von saurem Mageninhalt lässt sich mit Antazida behandeln. Außerdem sollte man innerhalb der letzten beiden Stunden vor dem Schlafengehen nichts mehr essen und den Kopf erhöht lagern.

Stimmlippenlähmung

Bei einer Stimmlippenlähmung lassen sich die Muskeln, welche die Stimmlippen regulieren, nicht mehr bewegen.

Eine Stimmlippenlähmung kann einseitig oder beidseitig ausfallen. Sie kann von Gehirnerkrankungen (Hirntumor, Schlaganfall, demyelinisierende Erkrankungen ■) herrühren oder einer Schädigung der Nerven, die zum Kehlkopf führen. Ein Nervenschaden kann auf gutartige oder bösartige Tumoren zurückgehen, aber auch auf Verletzungen, eine Virusinfektion der Nerven oder Nervengifte (Neurotoxine) wie Blei oder die Toxine, die bei Diphtherie entstehen.

Symptome und Diagnose

Eine Stimmlippenlähmung kann das Sprechen, Atmen und Schlucken beeinflussen. Unter Umständen werden Nahrung und Flüssigkeit eingeatmet. Wenn nur eine Stimmlippe betroffen ist,

▲ siehe Seite 1255   ■ siehe Seite 542

wird die Stimme rau und heiser. Die Luftröhre ist dann normalerweise nicht verlegt, weil sich das gesunde Stimmband auf der anderen Seite ausreichend öffnet. Bei einer beidseitigen Lähmung klingt die Stimme weniger kräftig, ansonsten aber normal. Der Raum zwischen den gelähmten Stimmlippen ist jedoch sehr eng, sodass selbst mäßige Anstrengung zu Atembeschwerden und einem hohen, scharfen Geräusch bei jedem Atemzug führen.

Die Ursache der Lähmung muss ein Arzt feststellen. Hierzu können Kehlkopf, Bronchialäste und Speiseröhre endoskopisch untersucht werden. Mitunter sind auch eine Kernspintomographie oder eine Computertomographie von Kopf, Hals, Brust und Schilddrüse sowie eine Röntgenaufnahme der Speiseröhre erforderlich.

Behandlung

Die Behandlung soll verhindern, dass die gelähmte Stimmlippe die Luftzufuhr behindert. Bei einseitiger Lähmung kann die Stimmlippe operativ in die beste Lage für eine normalere Sprechweise gebracht werden (Thyroplastik). Sind beide Seiten betroffen, so ist es schwieriger, die Luftröhre offen zu halten. Mitunter ist eine Tracheotomie erforderlich, ein Eingriff, der die Luftröhre durch den Hals hindurch öffnet. Dieser Luftröhrenschnitt kann dauerhaft angelegt sein oder nur bei Infektionen der oberen Atemwege genutzt werden. Bei der so genannten Arytenoidektomie werden die Stimmlippen dauerhaft getrennt, um die Luftröhre zu öffnen. Diese Operation kann die Stimmqualität beeinträchtigen.

Laryngozelen

Laryngozelen sind Schleimhautausstülpungen im Bereich des Kehlkopfs (Larynx).

Laryngozelen können sich nach innen stülpen (dann kommt es zu Heiserkeit und einer Verlegung der Luftröhre) oder nach außen (dann entsteht eine sichtbare Schwellung am Hals). Die Hohlräume sind mit Luft gefüllt. Sie können sich ausdehnen, wenn jemand mit geschlossenem Mund und zusammengekniffener Nase kräftig ausatmet. Besonders häufig finden sich Laryngozelen bei Musikern, die Blasinstrumente spielen.

In der Computertomographie erscheinen Laryngozelen glatt und eiförmig. Da sie sich infizieren und mit einer schleimartigen Flüssigkeit füllen können, sollten sie operativ entfernt werden.

KAPITEL 221

Krebs des Nasen- und Rachenraums

Krebserkrankungen im Bereich von Nase und Rachen haben ähnliche Merkmale. Die Erkrankung kann vom Kehlkopf (Larynx), von den Nasennebenhöhlen, vom Bereich der Nasengänge und vom oberen Rachen sowie den Mandeln ausgehen. Mundkrebs ist Nasen- und Rachenkrebs ebenfalls sehr ähnlich.▲

Kehlkopfkrebs

Kehlkopfkrebs ist ein häufiger Krebs des Kopf- und Halsbereichs. Er tritt eher bei Männern als bei Frauen auf und steht in Beziehung zum Zigaretten- und Alkoholkonsum, die sein Auftreten fördern.

Symptome und Diagnose

Dieser Krebs entsteht gewöhnlich an den Stimmlippen oder in deren Umgebung und verursacht häufig Heiserkeit. Ein Krebstumor an anderen Teilen des Kehlkopfs verursacht Schmerzen und häufig auch Schluckbeschwerden. Mitunter fällt als erstes Anzeichen ein geschwollener Lymphknoten am Hals auf.

Die Diagnose wird gestellt, indem der Arzt den Kehlkopf durch ein Laryngoskop betrachtet, das einen direkten Blick auf den Kehlkopf gestattet, und eine Gewebeprobe zur mikroskopischen Untersuchung entnimmt (Biopsie).

▲ siehe Seite 661

Sprechen ohne Stimmlippen

Sprechen erfordert eine Quelle für Schallwellen (Vibrationen) und eine Möglichkeit, diese in Worte umzusetzen. Normalerweise werden die Vibrationen von den Stimmbändern erzeugt, um dann von Zunge, Gaumen und Lippen zu Worten geformt zu werden. Nach einer Entfernung der Stimmbänder beziehungsweise der Stimmlippen können die Betroffenen wieder sprechen, wenn die Vibrationen durch eine neue Quelle erzeugt werden. Dafür gibt drei Methoden: Die Ösophagussprache, ein künstlicher Kehlkopf und ein Sprechventil mit Trachealkanüle.

Für die Ösophagussprache lernen die Betroffenen, beim Einatmen Luft in die Speiseröhre zu schlucken und anschließend langsam wieder auszustoßen und dadurch einen Laut zu erzeugen. Die Ösophagussprache ist schwer zu erlernen und für andere oft schwer verständlich, erfordert jedoch weder eine Operation noch mechanische Hilfsmittel.

Bei dem künstlichen Kehlkopf dient ein vibrierendes elektrisches Gerät als Schallquelle, wenn man es an den Hals hält. Es erzeugt ein künstliches, mechanisch klingendes Geräusch. Ein künstlicher Kehlkopf ist leichter zu bedienen und zu verstehen als die Ösophagussprache, erfordert jedoch Batterien und muss ständig mitgeführt werden.

Ein Sprechventil in der Speiseröhre mit Trachealkanüle ist eine Klappe, die sich nur nach einer Seite öffnet. Sie wird operativ zwischen Luftröhre (Trachea) und Speiseröhre (Ösophagus) eingesetzt. Die Klappe leitet beim Ausatmen Luft in die Speiseröhre und erzeugt dabei ein Geräusch. Diese Technik erfordert erhebliche Übung, kann anschließend jedoch vielen Menschen zu leichtem und flüssigem Sprechen verhelfen. In entsprechenden Trainingskursen wird diese Fähigkeit vermittelt. Die Klappe kann monatelang an Ort und Stelle verbleiben, muss aber täglich gereinigt werden. Bei einer Fehlfunktion können versehentlich Getränke und Nahrung in die Luftröhre gelangen. Bei manchen Klappentypen müssen die Betroffenen die Öffnung in der Luftröhre mit einem Finger verschließen, um die Klappe zu bedienen. Andere funktionieren ohne Handbedienung.

Stadieneinteilung und Prognose

Die Stadieneinteilung ▲ beschreibt Größe und Ausbreitung des Krebses und eignet sich, die Behandlung danach auszurichten. Kehlkopfkrebs wird nach Größe und Sitz des Primärtumors, Anzahl und Größe der Metastasen in den Halslymphknoten und dem Vorliegen von Metastasen in entfernten Bereichen des Körpers eingeteilt. Ein Karzinom im Stadium I ist am wenigsten fortgeschritten, in Stadium IV hat es sich am weitesten ausgebreitet.

Behandlung

Die Behandlung hängt vom Stadium ab und davon, wo genau der Krebs innerhalb des Kehlkopfs sitzt. Im Frühstadium wird operiert oder bestrahlt. Wenn die Stimmlippen beteiligt sind, zieht man die Strahlentherapie möglicherweise der Operation vor, weil hierdurch mehr von der normalen Stimme erhalten werden kann. Bei sehr kleinen Kehlkopfkarzinomen kann auch ein mikrochirurgischer Eingriff erfolgen.

Tumoren von mehr als zwei Zentimeter Durchmesser und solche, die bereits in Knochen oder Knorpel eingedrungen sind, werden gewöhnlich kombiniert behandelt. Eine mögliche Kombination ist die Strahlentherapie mit teilweiser oder kompletter operativer Entfernung des Kehlkopfs und der Stimmlippen (partielle oder totale Laryngektomie). Eine Strahlentherapie lässt sich auch mit einer Chemotherapie kombinieren. Wenn nach dieser Behandlung noch ein Tumor zurückbleibt, muss dieser operativ entfernt werden. Falls der Krebs für Bestrahlung wie für Operation zu weit fortgeschritten ist, kann eine Chemotherapie dazu beitragen, die Schmerzen zu lindern und den Tumor zu verkleinern.

Die Behandlung geht fast immer mit erheblichen Nebenwirkungen einher. Ein chirurgischer Eingriff beeinträchtigt häufig das Schlucken und Sprechen. In solchen Fällen sind Rehabilitationsmaßnahmen erforderlich. Verschiedene Methoden ermöglichen Menschen ohne Stimmlippen das Sprechen. Je nachdem,

▲ siehe Seite 1035

Schwellungen im Halsbereich

Mitunter stellt der Arzt bei einem Patienten, der sonst keine Symptome aufweist, eine ungewöhnliche Schwellung im Halsbereich fest. Gewöhnlich handelt es sich hierbei um vergrößerte Lymphknoten, die auf eine Infektion im Umkreis (z. B. im Rachenraum) reagiert haben. Eine Lymphknotenschwellung kann jedoch auch auf eine Krebserkrankung der Lymphknoten (Lymphom) oder in anderen Bereichen des Körpers hindeuten (Metastase). Lymphknoten am Hals sind ein häufiger Sitz von Metastasen aus vielen Körperteilen. Schmerzlose Schwellungen sind verdächtiger als schmerzhafte. Jede Lymphknotenvergrößerung, die länger als einige Tage anhält, sollte von einem Arzt beurteilt werden.

Der Arzt wird zunächst Ohren, Nase, Rachen, Kehlkopf, Mandeln, Zungengrund, Schilddrüse und Speicheldrüsen untersuchen. Zu dieser Untersuchung gehört oft die Rachenspiegelung mithilfe eines Spiegels oder eines dünnen, biegsamen Endoskops. Wird kein sichtbarer Infektions- oder Krebsherd gefunden, folgen weitere Untersuchungen. Hierzu zählt in erster Linie eine Feinnadelbiopsie (Gewebeprobe) des vergrößerten Lymphknotens. Auch eine Computertomographie oder Kernspintomographie von Hals und Kopf können sinnvoll sein. Kinder, bei denen die Lymphknotenschwellung zumeist auf einer Infektion beruht, erhalten gewöhnlich zunächst Antibiotika. Um festzustellen, ob andere Bereiche des Körpers an Krebs erkrankt sind, werden normalerweise Röntgenaufnahmen des oberen Verdauungsapparats, eine Schilddrüsenszintigraphie und eine Computertomographie der Lunge gemacht. Vielleicht ist auch eine direkte Untersuchung des Kehlkopfes (Laryngoskopie), der Lunge (Bronchoskopie) und der Speiseröhre (Ösophagoskopie) erforderlich.

Wenn in einem vergrößerten Lymphknoten am Hals Krebszellen entdeckt werden, ohne dass weitere Krebsherde aufgespürt werden können, entfernt man den befallenen Lymphknoten sowie die angrenzenden Lymphknoten und Fettgewebe aus dem Hals. Je nach Größe des Tumors wird eventuell auch die innere Jugularvene einschließlich der umliegenden Muskeln und Nerven entfernt. Häufig wird zusätzlich bestrahlt.

welches Gewebe des Sprechapparats entfernt werden musste, kommt auch eine wiederherstellende Operation infrage. Durch Bestrahlung kann es zu Hautveränderungen (Entzündungen, Juckreiz, Haarausfall), Narben, Geschmackseinbußen und Mundtrockenheit kommen. Wenn bei der Bestrahlung die Kiefer einbezogen werden, müssen Zahnprobleme korrigiert und kranke Zähne gezogen werden, denn Bestrahlungen erschweren die spätere zahnärztliche Arbeit. Außerdem könnten schwere Infektionen des Kieferknochens auftreten. Eine Chemotherapie ruft je nach Medikament zahlreiche Nebenwirkungen hervor, darunter Übelkeit, Erbrechen, Schwerhörigkeit und Infektionen.

Nasennebenhöhlenkrebs

Bei einer Krebserkrankung der Nasennebenhöhlen sind in erster Linie Kieferhöhlen und Siebbeinzellen ▲ betroffen. Die Ursache ist ungewiss, doch es erkranken mehr Menschen, die regelmäßig den Rauch bestimmter Holzarten sowie Metallstaub einatmen. Eine chronische Nebenhöhlenentzündung gilt nicht als krebsauslösend.

Bei einem Krebs der Nasennebenhöhlen treten Symptome gewöhnlich erst auf, wenn die Erkrankung schon weit fortgeschritten ist. Dann gibt es Schmerzen, das Gefühl einer verstopften Nase, Doppelbilder, Nasenbluten und gelockerte Zähne im Kieferknochen unterhalb der befallenen Nebenhöhle. Ursache ist der Druck des Tumors.

Nebenhöhlenkarzinome werden durch eine Kombination aus Operation und Strahlentherapie behandelt. Neue Operationstechniken gestatten die vollständige Entfernung der Tumoren bei Schonung unbeteiligter Bereiche des Gesichts (z. B. des Auges) und besserer Wiederherstellung des Aussehens. Je eher der Krebs behandelt wird, desto besser ist die Prognose.

▲ siehe Abbildung Seite 1249

Nasenrachenkrebs

Eine Krebserkrankung der Nasengänge und des Nasenrachens tritt in erster Linie bei Kindern und jungen Erwachsenen auf. An seiner Entwicklung ist das Epstein-Barr-Virus, der Erreger des Pfeifferschen Drüsenfiebers (Mononukleose), beteiligt.

Das erste Symptom ist häufig die dauerhafte Verlegung von Nase und Eustachischer Röhre. Die Betroffenen klagen über Druck oder Schmerzen in den Ohren. Mitunter kommt es zu einseitiger Schwerhörigkeit. Ist die Eustachische Röhre blockiert, kann sich im Mittelohr Flüssigkeit ansammeln. Auch eitriger oder blutiger Ausfluss aus der Nase wird beobachtet. Selten sind Teile des Gesichts oder eines Auges gelähmt. Häufig greift der Krebs auf die Halslymphknoten über.

Die Diagnose wird durch eine Biopsie gestellt. Dazu wird eine Gewebeprobe aus dem Tumor entnommen und mikroskopisch untersucht. Das Ausmaß der Erkrankung wird mithilfe von Computertomographie oder Kernspintomographie ermittelt. Der Tumor lässt sich durch Bestrahlung und Chemotherapie behandeln. Wenn er sehr groß ist oder nicht auf die Behandlung anspricht, kann eine Operation notwendig werden.

Mandelkrebs

Ein Karzinom an den Mandeln findet sich vorwiegend bei Männern zwischen 50 und 70 Jahren. Es besteht eine enge Verbindung zum Zigaretten- und Alkoholkonsum. Dieser Krebs greift häufig auf die Halslymphknoten über.

Häufig sind Halsschmerzen das erste Symptom. Der Schmerz strahlt von der betroffenen Seite zum Ohr hin aus. Mitunter ist jedoch eine Schwellung am Hals, die auf Metastasen in den Lymphknoten hinweist, das erste Anzeichen der Erkrankung. Die Diagnose wird durch Biopsie des Tumors gestellt. Der Arzt entnimmt hierbei eine Gewebeprobe zur mikroskopischen Untersuchung. Zur Sicherung der Diagnose führt man endoskopische Untersuchungen des Kehlkopfs (Laryngoskopie), der Lunge (Bronchoskopie) und der Speiseröhre (Ösophaguskopie) durch.

Die Behandlung besteht gewöhnlich in einer Kombination aus Strahlentherapie und Operation. Auch bestimmte Formen der Chemotherapie haben in Kombination mit einer Strahlentherapie Aussicht auf Erfolg. Bei einer Operation werden neben dem Tumor und den Halslymphknoten oft auch Teile des Kiefers entfernt. Bei der anschließenden operativen Rekonstruktion des Kiefers wurden in Bezug auf Funktion und Aussehen bemerkenswerte Fortschritte gemacht.

ERKRANKUNGEN DER AUGEN

KAPITEL 222

Augen und Sehkraft

Die Augen regulieren ununterbrochen die einfallende Lichtmenge, stellen sich auf nah und weit entfernte Gegenstände ein und produzieren fortlaufend Signale, die sofort an das Gehirn weitergeleitet werden.

Struktur und Funktion

Die knöcherne Augenhöhle enthält den Augapfel, Muskeln, Nerven und Blutgefäße sowie die tränenproduzierenden bzw. -ableitenden Strukturen. Beide Augenhöhlen sind kugelförmig und setzen sich aus mehreren Knochen zusammen.

Das Auge hat eine relativ robuste weiße Außenschicht, die Lederhaut (Sklera). Im vorderen Bereich ist sie von einer dünnen Bindehaut (Konjunktiva) bedeckt, die bis an den Rand der Hornhaut (Kornea) reicht und die Innenseite der Augenlider bedeckt.

Das Licht fällt durch die Hornhaut, die durchsichtige Wölbung auf der Augenoberfläche, ins Auge. Die Hornhaut trägt dazu bei, das Licht auf der Netzhaut (Retina) am Augenhintergrund zu bündeln. Nachdem das Licht durch die Hornhaut gefallen ist, gelangt es durch die Pupille, das schwarze »Loch« in der Regenbogenhaut, in das Auge hinein. Die Regenbogenhaut (Iris) – der ringförmige, farbige Bereich im Auge – kontrolliert die Lichtmenge, die in das Auge fällt, indem sie ihre Öffnung, die Pupille, eng oder weit stellt. Bei dunkler Umgebung lässt die Iris mehr Licht durch die Pupille ins Auge eintreten, bei heller Umgebung weniger. Die Größe der Pupille wird durch einen Muskel um die Pupille, den Musculus sphincter pupillae, bestimmt, der die Pupille verengt, wenn er sich zusammenzieht; erschlafft er, weitet sie sich wieder.

Hinter der Regenbogenhaut sitzt die Linse. Indem sie ihre Form verändert, bündelt die Linse das Licht so, dass es auf die Netzhaut fällt. Damit sich das Auge auf nahe gelegene Gegenstände einstellen kann, ziehen sich kleine Muskeln, die so genannten Ziliarmuskeln, zusammen, sodass die Linse dicker werden kann. Damit sich das Auge auf einen weit entfernten Gegenstand einstellen kann, entspannen sich diese Ziliarmuskeln, sodass die Linse dünner wird.

In der Netzhaut (Retina) befinden sich die lichtempfindlichen Zellen (Fotorezeptoren) und die zu ihrer Blutversorgung nötigen Blutgefäße. Der lichtempfindlichste Teil der Netzhaut ist die so genannte Makula (gelber Fleck, Macula lutea), ein kleiner Bereich, in dem Hunderte von Nervenzellen dicht beieinander liegen. Ihre hohe Dichte sorgt für ein scharfes Bild. Jede Nervenzelle steht mit einer Nervenfaser in Verbindung. Diese bilden zusammen ein Faserbündel, den Sehnerv (Nervus opticus). Die Sehnervenpapille, der blinde Fleck, ist die Austrittsstelle des Sehnerven aus der Netzhaut. Die Nervenzellen in der Netzhaut wandeln Bilder in elektrische Impulse um, die der Sehnerv ins Gehirn weiterleitet.

In der Netzhaut werden zwei Typen von Nervenzellen unterschieden: Zapfen und Stäbchen. Die Zapfen sind für scharfe Sicht und Farbsehen (Tagessehen) verantwortlich und liegen dicht gedrängt vorwiegend in der Makula. Die Stäbchen sind verantwortlich für die Sicht im Randbereich und fürs Dämmerungssehen; sie sind zahlreicher als die Zapfen, aber nicht farbtüchtig. Stäbchen sitzen überwiegend im Randbereich der Netzhaut und tragen nicht so viel zur Sehschärfe bei wie die Zapfen.

Die Sehnerven verbinden die Netzhaut mit dem Gehirn – allerdings nicht direkt, denn die Sehnerven teilen sich. Jeweils eine Hälfte der Fasern eines Sehnerven zieht an der Sehnerven-

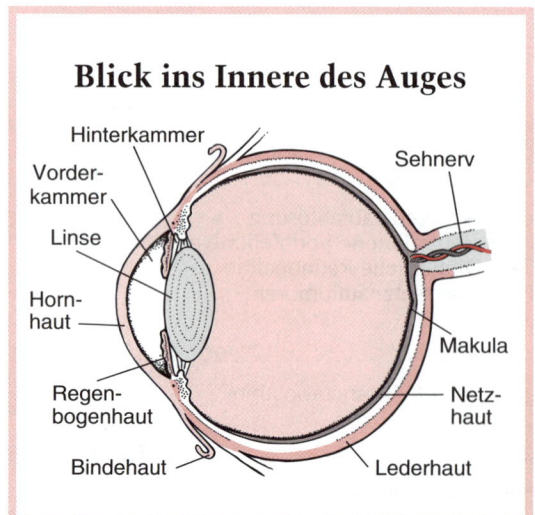

Blick ins Innere des Auges

Hinterkammer
Vorderkammer
Linse
Hornhaut
Regenbogenhaut
Bindehaut
Sehnerv
Makula
Netzhaut
Lederhaut

kreuzung (Chiasma opticum) im Zentrum der Schädelhöhlenbasis auf die andere Seite des Kopfes. Anschließend vereinigt sie sich mit der Hälfte des jeweils anderen Sehnerven und zieht dann mit diesem gemeinsam zur Rückseite des Gehirns, wo die optischen Sinneseindrücke empfangen und zu Seheindrücken verarbeitet werden. Durch diese Anordnung gelangen Impulse aus dem Gesichtsfeld des rechten Auges auf die linke Seite des Gehirns und umgekehrt. Daher kann eine Schädigung der Sehnervenkreuzung zu ganz speziellen Mustern des Sehverlustes führen. ▲

Der Augapfel selbst ist in zwei mit Flüssigkeit gefüllte Segmente unterteilt. Das vordere Segment erstreckt sich von der Hornhaut bis zur Linse und ist mit dem so genannten Kammerwasser gefüllt, das die nicht durchblutete Hornhaut und Linse ernährt. Das hintere Segment reicht von den hinteren Rändern der Linse bis zur Netzhaut und enthält eine gallertige Substanz, den so genannten Glaskörper. Diese Flüssigkeiten helfen dem Augapfel, seine Form zu bewahren.

Das vordere Segment selbst ist wiederum in zwei Kammern unterteilt. Die vordere Augenkammer erstreckt sich von der Hornhaut bis zur Regenbogenhaut, die hintere Augenkammer von der Regenbogenhaut bis zur Linse. In der Hinterkammer wird das Kammerwasser produziert, gelangt dann durch die Pupille in die Vorderkammer und fließt durch Abflusskanäle am Rand der Regenbogenhaut aus dem Augapfel heraus.

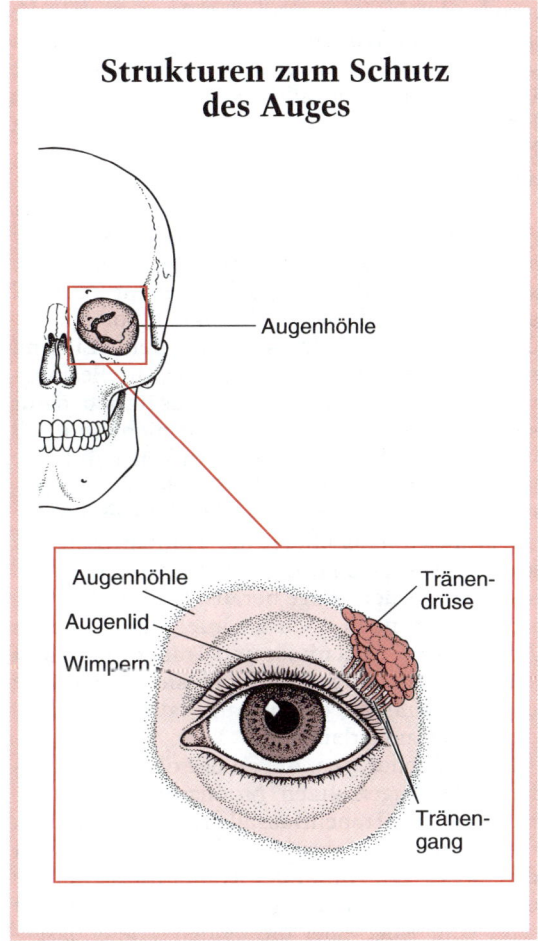

Strukturen zum Schutz des Auges

Augenhöhle

Augenhöhle
Augenlid
Wimpern
Tränendrüse
Tränengang

Muskeln, Nerven und Blutgefäße

Für die Augenbewegung ist die Zusammenarbeit verschiedener Muskeln erforderlich. Jeder Muskel wird von einem spezifischen Hirnnerven angeregt. ■ Die knöcherne Augenhöhle, die das Auge schützt, enthält darüber hinaus zahlreiche andere Nerven. Der Sehnerv (ebenfalls ein Hirnnerv) tritt auf der Augenrückseite aus und leitet Impulse, die in der Netzhaut erzeugt werden, zum Gehirn weiter. Der Tränennerv regt die Produktion der Tränendrüsen an. Andere Nerven übermitteln Sinnesempfindungen aus verschiedenen Teilen des Auges zum Gehirn.

Die Augenarterie (Arteria ophthalmica) und die zentrale Netzhautarterie (Arteria centralis retinae) versorgen das Auge mit sauerstoffreichem Blut; die Augenhöhlenvenen und die Netzhautvene leiten sauerstoffarmes Blut wieder ab. Ein- und Austrittsstelle dieser Blutgefäße liegen im Augenhintergrund.

Schützende Strukturen

Die knöcherne Augenhöhle schützt das Auge und gewährt ihm gleichzeitig in einem weiten Bereich Bewegungsfreiheit.

Die Augenwimpern wachsen als kurze Haare aus dem Rand des Augenlids. Die oberen Wimpern sind länger als die unteren und aufwärts gebogen, die unteren abwärts. Wimpern dienen als Barriere, die Fremdkörper vom Auge fern halten.

Das obere und untere Augenlid sind dünne Hautfalten, die die Augen bedecken können. Um das Auge vor Fremdkörpern, Wind, Staub und sehr hellem Licht zu schützen, schließen sie sich schnell und reflexartig. Dieser Reflex wird ausgelöst, wenn man einen herannahenden Gegen-

▲ siehe Abbildung Seite 1301   ■ siehe Seite 576

stand erblickt, etwas auf der Augenoberfläche spürt oder die Wimpern mit Wind oder Partikeln wie Sand oder Staub in Kontakt kommen. Die Innenseite des Augenlids ist mit einer dünnen Bindehaut überzogen; sie bildet eine Falte und bedeckt und schützt den vorderen Teil des Augapfels bis an den Rand der Hornhaut.

Der Lidschlag hilft, Tränenflüssigkeit auf der Augenoberfläche zu verteilen. Tränen sind eine salzige Flüssigkeit, die die Augenoberfläche ständig befeuchtet. In geschlossenem Zustand schützen die Lider diese Flüssigkeit vor der Verdunstung. Kleine Drüsen auf dem Lidrand scheiden eine ölige Substanz aus, die Bestandteil des Tränenfilms ist und zusätzlich dafür sorgt, dass die Tränenflüssigkeit nicht so rasch verdunstet. Ohne diese Feuchtigkeit würde die normalerweise durchsichtige Hornhaut austrocknen, sich infizieren und trübe werden.

Darüber hinaus bindet die Tränenflüssigkeit kleine ins Auge eindringende Fremdkörper und spült sie aus dem Auge heraus. Und schließlich ist sie auch noch reich an infektabwehrenden Antikörpern. Augenlider und Tränenflüssigkeit schützen das Auge, während sie gleichzeitig den Lichtstrahlen, die ins Auge fallen, ungehinderten Zugang erlauben.

Die Tränendrüsen, die an der oberen Außenkante der Augen sitzen, produzieren den wässrigen Teil der Tränenflüssigkeit. Schleimdrüsen in der Bindehaut erzeugen Schleim, der sich mit dem wässrigen Anteil der Tränenflüssigkeit zu einem Schutzfilm mischt. Die Tränenflüssigkeit wird vom Auge über die beiden Tränennasengänge in die Nase abgeleitet. Die Öffnungen dieser Tränenkanälchen liegen auf der oberen und unteren Lidkante, an dem der Nase zugekehrten Lidwinkel.

Alterserscheinungen

Ab der Lebensmitte verliert die Linse zunehmend an Elastizität und rundet sich nicht mehr so stark ab. Dann kann sie sich nicht mehr so gut auf nahe Gegenstände einstellen. Dieser Vorgang bedingt die so genannte Alterssichtigkeit (Presbyopie). Mit einer Lesebrille lässt sich diese Fehlsichtigkeit ausgleichen.

Im Alter verfärbt sich die Lederhaut (das »Weiße« im Auge) unter Umständen gelblich oder bräunlich, da sie viele Jahre lang ultravioletter Strahlung, Wind und Staubpartikeln

ausgesetzt war. Besonders bei Menschen mit dunklem Teint bilden sich auch zufällig verteilte Pigmentflecken. Eine bläuliche Verfärbung deutet auf ein Dünnerwerden der Lederhaut hin.

Mit zunehmendem Alter nimmt die Zahl der Schleimzellen in der Bindehaut ab. Meist wird auch weniger Tränenflüssigkeit produziert, sodass ältere Menschen häufiger unter trockenen Augen leiden.

Mit Arcus senilis (Arcus lipoides corneae) bezeichnet man eine ringförmige weißlichgraue Trübung des Hornhautrandes, die auf abgelagerten Kalzium- und Cholesterinsalzen beruht. Sie kommt bei Über-60-Jährigen häufig vor, beeinträchtigt die Sehfähigkeit aber nicht.

Einige Erkrankungen der Netzhaut ▲ treten im höheren Lebensalter häufiger auf, z. B. Makuladegeneration, diabetische Retinopathie und Netzhautablösung. Auch grauer Star (Linsentrübung) und Augentrockenheit nehmen zu.

Mit zunehmendem Alter verlieren die Muskeln, die die Lider schließen, an Kraft. Zusammen mit einer altersbedingten Erschlaffung der Lider führt dies manchmal dazu, dass sich das Unterlid nach außen stülpt (Ektropium senilis). Bei manchen älteren Menschen geht das Fettgewebe rund um die Augenhöhle zurück, sodass der Augapfel tiefer in die Augenhöhle sinkt.

Die Muskeln, die die Pupillenweite kontrollieren, werden mit zunehmendem Alter schwächer. Die Pupille wird kleiner, reagiert träger auf Licht und erweitert sich bei Dunkelheit langsamer. Daher empfinden Über-60-Jährige unter Umständen Objekte als nicht so hell, fühlen sich nachts durch entgegenkommende Autos geblendet und haben Schwierigkeiten beim Wechsel von einer gut beleuchteten in eine dunklere Umgebung. Diese Veränderungen können in Verbindung mit einem grauen Star besonders hinderlich sein.

Im Alter verändert sich die Augenfunktion noch weiter. Trotz Brille geht die Sehschärfe zurück. Die Lichtmenge, die die Netzhaut erreicht, verringert sich, sodass ältere Menschen, um genügend zu sehen, eine stärkere Beleuchtung und einen größeren Kontrast zwischen Objekt und Hintergrund benötigen. Auch Farbwahrnehmung und Tiefenschärfe lassen nach. Ältere Menschen neigen ferner verstärkt zum »Mückensehen« (Mouches volantes, französisch für »fliegende Mücken«): Dabei handelt es sich um schwarze Flecken, die im Gesichtsfeld zu treiben scheinen; sie mindern das Sehvermögen jedoch nicht.

▲ siehe Seite 1294

KAPITEL 223

Symptome und Diagnose von Augenerkrankungen

Augenerkrankungen machen sich durch Veränderungen des Sehvermögens, des Aussehen und der Empfindlichkeit der Augen bemerkbar. Die Symptome entwickeln sich gewöhnlich aufgrund eines Problems in den Augen selbst, doch gelegentlich können sie auch auf ein Problem an anderer Stelle, insbesondere im Gehirn, hinweisen. Manchmal entwickeln sich Augenprobleme im Rahmen einer Erkrankung, die mehrere Organsysteme in Mitleidenschaft zieht.

Wer unter Augenproblemen leidet, sollte einen Augenarzt aufsuchen. Allerdings bereiten viele Augenerkrankungen im Frühstadium kaum Beschwerden. Daher kann es ratsam sein, seine Augen regelmäßig alle ein bis zwei Jahre, bei einer Störung auch öfter, von einem Augenarzt (Ophthalmologen) untersuchen zu lassen.

Symptome

Verändertes Sehvermögen

Dabei kann es sich um einen Verlust der Sehfähigkeit oder um eine Verzerrung der Sicht handeln.

Verlust der Sehfähigkeit: Das Sehvermögen kann fast oder gänzlich fehlen. Wer sein Sehvermögen verloren hat, sieht unter Umständen gar nichts mehr oder kann noch vage Schatten erkennen. Der Sehverlust kann Teile oder das gesamte Gesichtsfeld eines oder beider Augen betreffen; er kann vorübergehend oder von Dauer sein. Je nach Art und Geschwindigkeit kann der Betroffene das Problem sofort bemerken oder es bleibt eine Zeit lang unentdeckt.

Zu den häufigsten Ursachen eines vollständigen Sehverlusts gehören mangelnde Durchblutung der Netzhaut, Diabetes, Sehnerverkrankung, Glaukom und in tropischen Ländern Infektionen, wie ein Trachom.

Viele Formen von Sehverlust betreffen nur einen Teil des Gesichtsfelds. Menschen mit gewissen Formen von Schlaganfällen können unter Umständen auf einer Seite des Gesichtsfelds nichts sehen, auf der anderen aber ganz normal. Menschen mit einem Tumor der Hypophyse, die direkt unter dem Gehirn hinter der Sehnervenkreuzung liegt, können möglicherweise an den Seiten nichts erkennen, sehen aber im Zentrum normal (Tunnelblick). Vor einer Migräneattacke haben manche Menschen zeitweilig Sehausfälle. Menschen mit einer Makuladegeneration verlieren die Fähigkeit, Dinge zu sehen, die sie direkt anschauen, doch sie behalten ihr peripheres Sehen (sie sehen »aus den Augenwinkeln«). Kleine, unregelmäßig geformte Flecken im Gesichtsfeld können auf zahlreichen Netzhautschäden beruhen, z. B. aufgrund von Diabetes oder hohem Blutdruck (Retinopathia diabetica bzw. hypertensiva). Bleibt ein grüner Star (Glaukom) unbehandelt, kann ein Teil des peripheren Gesichtsfelds verloren gehen; dann entsteht ein Tunnelblick und schließlich völlige Blindheit.

Verzerrte Sicht: Das klare, scharfe Sehen wird beeinträchtigt durch Brechungsfehler, mangelnde Tiefenschärfe, Doppeltsehen, Lichthöfe, Lichtblitze und wandernde mückenartige Flecke (Mouches volantes), aber auch durch Farbenfehlsichtigkeit.

Bei einem Brechungsfehler erscheinen Objekte verschwommen und unscharf. Gewöhnlich resultiert er daraus, dass die Krümmung von Hornhaut und Linse und die Länge des Augapfels nicht zusammenpassen. Wenn entfernte Objekte undeutlich erscheinen, ist die Person kurzsichtig (myop), sind es nahe Objekte, ist sie weitsichtig (hyperop). Etwa ab dem 50. Lebensjahr fällt es selbst den Menschen, die bisher sehr gut sehen konnten, zunehmend schwerer, nahe Liegendes scharf zu sehen (Alterssichtigkeit, Presbyopie). Astigmatismus (Stabsichtigkeit) wird durch eine ungleichmäßige Hornhaut- bzw. Linsenkrümmung hervorgerufen und führt zu leicht verschwommener Sicht. Astigmatismus kann allein auftreten oder zusammen mit einem der anderen Brechungsfehler.

Um die relative Position von Gegenständen im Raum bestimmen zu können, muss man dreidimensional sehen können. Ist das nicht gegeben, fällt es schwer zu entscheiden, welches von zwei Objekten näher ist. Die Fähigkeit zum dreidimensionalen Sehen geht verloren, wenn nur noch ein Auge scharf sieht – sei es, dass das andere blind ist, sei es, dass es einen unkorrigierten Brechungsfehler aufweist. Sie kann auch beeinträchtigt sein, wenn das Gehirn nicht in der Lage

Blindheit

Juristisch als blind gelten Menschen, deren Sehschärfe auf dem besseren Auge selbst nach Korrektur mit einer Brille oder Kontaktlinsen nicht mehr als $1/50$ beträgt oder deren Gesichtsfeld bei besserer Sehschärfe hochgradig konzentrisch eingeengt ist. Viele Menschen, die juristisch als blind gelten, können zwar noch Licht und Schatten unterscheiden, sehen aber keine Details mehr.

Zur Erblindung kann es aus folgendem Grund kommen:

- **Es gelangt kein Licht auf die Netzhaut**
  Schädigung der Hornhaut durch Infektionen wie Trachom, Lepra und Onchozerkose, die zu einer milchigen Trübung der Hornhaut führen.
  Schädigung der Hornhaut durch Vitamin-A-Mangel, was trockene Augen (Keratomalazie) und eine milchige Trübung der Augen bewirkt.
- **Die Lichtstrahlen werden nicht richtig auf der Netzhaut gebündelt**
  Schwere Brechungsfehler, die sich durch Brillen oder Kontaktlinsen nicht ausreichend korrigieren lassen.
- **Die Lichtempfindlichkeit der Netzhaut ist gestört**
  Netzhautablösung
  Diabetes mellitus
  Glaukom
  Makuladegeneration
  Retinopathia pigmentosa
- **Die von der Netzhaut ausgehenden Impulse werden nicht richtig an das Gehirn weitergeleitet**
  Hirntumoren, die auf den Sehnerv oder seine Bahn im Gehirn drücken
  Erkrankungen des Nervensystems, wie multiple Sklerose
  Ungenügende Durchblutung der Netzhaut (gewöhnlich aufgrund eines Blutgerinnsels in der Netzhaut)
- **Das Gehirn kann die vom Auge übermittelten Informationen nicht richtig auswerten**
  Schlaganfall oder Hirntumoren, die den Gehirnbereich betreffen, der die visuellen Informationen verarbeitet (Sehrinde)

▲ siehe Seite 1580

ist, die beiden Bilder – eines von jedem Auge – zu einem einzigen, dreidimensionalen Bild zu verschmelzen; dann entstehen Doppelbilder.

Doppeltsehen (Diplopie) heißt, dass man zwei Bilder eines einzigen Gegenstands sieht. Es kann aus der Schwäche der Muskeln resultieren, die die Augenbewegung kontrollieren, was zum Schielen (Strabismus) ▲ führt. Andere Ursachen für Doppeltsehen sind z. B. große Müdigkeit, starker Alkoholgenuss, multiple Sklerose, Trauma oder grauer Star. Plötzlich auftretendes Doppeltsehen kann auf eine ernste Störung im Gehirn oder Nervensystem hinweisen, wie einen Tumor, ein Aneurysma (Aussackung eines Blutgefäßes) oder ein Blutgerinnsel.

Einige Menschen nehmen rund um helles Licht Lichtblitze oder Reflexe und einen Lichthof wahr, besonders wenn sie nachts am Steuer sitzen. Solche Symptome treten bei älteren Menschen häufiger auf und bei Personen, die sich ihre Fehlsichtigkeit operativ korrigieren ließen oder unter gewissen Formen von grauem Star leiden. Lichtreflexe und -höfe beeinträchtigen auch das Sehen von Menschen, deren Pupillen weit geöffnet sind, z. B. nach der Anwendung von Augentropfen vor einer Augenuntersuchung. Bei weit geöffneter Pupille kann das Licht durch die Randbereiche der Linse fallen, wo es anders gebrochen wird als Licht, das durch die Linsenmitte eintritt; das Ergebnis sind Lichtreflexe.

Ältere Menschen haben häufig Schwierigkeiten, bei schwachem Licht zu sehen. Meist resultiert dies aus einer Linsentrübung (grauer Star, Katarakt). Nachtblindheit ist auch ein erstes Symptom einer speziellen Art von Netzhautdegeneration, der Retinopathia pigmentosa. Einige Menschen nehmen helle Lichtblitze oder flackernde Lichter wahr. Diese Empfindungen rühren meist von einer Verlagerung des Glaskörpers her, seltener von einer Netzhautablösung oder einer Migräne. Lichtblitze können die Folge eines Schlages auf den Kopf sein (»Sterne sehen«), wahrscheinlich, weil dadurch der Teil des Gehirns angeregt wird, der visuelle Informationen verarbeitet.

»Mouches volantes« sind dunkle Flecken, die vor dem Auge zu schweben scheinen. Dabei handelt es sich um bewegliche Aggregate der mikroskopisch kleinen Fasern, aus denen der Glaskörper besteht. Mit zunehmendem Alter treten diese »Mücken« häufiger auf. Sie beeinträchtigen das Sehvermögen gewöhnlich nicht und werden allgemein als normal angesehen; eine plötzliche Zunahme in der Zahl dieser »Mücken«, insbesondere zusammen mit Lichtblitzen, kann jedoch auf z. B. eine Netzhautablösung hinweisen. Bei solchen Symptomen sollte ein Augenarzt konsultiert werden.

Manche Menschen können gewisse Farben nicht erkennen oder für sie haben manche Farben eine andere Intensität als bei normal farbtüchtigen Menschen. Menschen, die unter der häufigsten Form der Farbenblindheit, der Rotgrünblindheit, leiden, haben oft Schwierigkeiten, ein dunkles oder helles Grün oder Rot oder auch beides zu erkennen. Oft sind diese Veränderungen subtil, und viele Menschen sind sich ihrer Farbenfehlsichtigkeit nicht bewusst, bis sie getestet werden.

Verändertes Aussehen der Augen

Die häufigste Veränderung sind gerötete Augen. Wenn sich die Blutgefäße in der Bindehaut erweitern, erscheint das Weiße im Auge rot. Gründe dafür können Müdigkeit, Allergien, Infektionen, Verletzungen und Geschwüre der Hornhaut und Fremdkörper im Auge sein. Manchmal platzt bei heftigem Husten oder einem Schlag aufs Auge ein Blutgefäß in der Bindehaut. Dann entsteht ein leuchtend roter Fleck im Weiß des Auges; unter Umständen ist die Blutung so stark, dass sich das gesamte Weiß rot verfärbt. Bei einem Hagelkorn ▲, einer Allergie oder einer bakteriellen Infektion der Augenlider oder der Nasennebenhöhlen können sich die Augenlider oder das Gewebe rund ums Auge röten.

Bei Gelbsucht ■ verfärbt sich das Weiße des Auges gelb, ebenso die Haut.

Manchmal treten auf der Regenbogenhaut oder der Bindehaut dunkle Flecken auf; manche sind schon bei der Geburt vorhanden, andere entwickeln sich erst im höheren Lebensalter. Oft sind sie bedeutungslos; jeder dunkle Fleck, der sich vergrößert, sollte jedoch von einem Augenarzt untersucht werden, um sicherzustellen, dass es sich nicht um Krebs handelt.

Normalerweise sind beide Pupillen gleich groß. Sie erweitern sich bei Dunkelheit und ziehen sich bei hellem Licht zusammen. Gewisse Medikamente zur Behandlung von Augenerkrankungen erweitern bzw. verengen die Pupillen; Opioide, wie Morphin (bei Schmerzen), verengen die Pupillen, Amphetamine (zur Anregung), Antihistaminika (bei Allergien), Kokain und Marihuana können sie erweitern.

Ungleich große Pupillen können auf Verletzungen und Entzündungen, einer Verletzung der Nerven, die die Pupillenweite kontrollieren, Kopfverletzungen und Hirntumoren und auf dem einseitigen Gebrauch von Augentropfen beruhen. Menschen, die an Syphilis leiden, haben unter Umständen kleine, unregelmäßig geformte

Farbenfehlsichtigkeit

Eine Farbenfehlsichtigkeit beeinflusst die Wahrnehmung gewisser Farben. Sie ist gewöhnlich angeboren und geht fast immer auf einen Fehler auf dem X-Chromosom zurück. Der rezessiv geschlechtsgebundene Vererbungsgang der Farbenblindheit führt dazu, dass diese Erkrankung fast nur bei Männern vorkommt, die das X-Chromosom mit dem fehlerhaften Gen tragen. Frauen, die meist selbst nicht betroffen sind, können das Gen für Farbenfehlsichtigkeit an ihre Kinder weitergeben.

Manchmal liegt das Problem nicht an den Augen, sondern daran, wie das Gehirn Farben interpretiert, doch meist fehlen farbenblinden Menschen bestimmte Lichtsinneszellen (Fotorezeptoren) in der Netzhaut.

Meist geht eine Farbenfehlsichtigkeit auf einen relativen Mangel oder einer Anomalie einer der drei farbtüchtigen Lichtsinneszelltypen, der Zapfen, zurück. Rotgrünblindheit ist die häufigste Form. Blaugelbblindheit ist gewöhnlich erworben und nicht angeboren und wird möglicherweise von einer Erkrankung des Sehnerven hervorgerufen.

Wenn ein Familienmitglied farbenblind ist und man selbst Schwierigkeiten hat, Farben zuzuordnen oder wenn es der Beruf erfordert – z. B. müssen Piloten Farben unterscheiden können –, kann man sich auf seine Farbtauglichkeit testen lassen.

Pupillen (Argyll-Robertson-Zeichen). Manchmal ist eine ungleiche Pupillengröße angeboren.

Auch die Strukturen um das Auge herum, etwa die Augenlider, können sich verändern; so können die Augenlider herabhängen (Ptosis), was bei Myasthenia gravis ★ öfter vorkommt. Manchmal sind die Augen ungewöhnlich weit geöffnet, weil sie nach vorn gedrückt werden (Exophthalmus), wie es bei der Basedow-Krankheit ● vorkommt.

Die Augenlider können aufgrund von Allergien, Infektionen und Entzündungen, wie einem

---

▲ siehe Seite 1279 ■ siehe Seite 785
★ siehe Seite 564 ● siehe Seite 943

Astigmatismus

Unter Astigmatismus oder Stabsichtigkeit versteht man eine unregelmäßige Krümmung der Hornhaut oder Linse, die dazu führt, dass parallel einfallende Strahlen nicht in einem Brennpunkt vereinigt werden. Beispielsweise kann es sein, dass die in der Vertikalebene einfallenden parallelen Strahlen in einem Brennpunkt vereinigt werden, nicht jedoch die in der Horizontalebene oder umgekehrt. Das Problem kann in jeder beliebigen Ebene auftreten und ist oft bei jedem Auge anders ausgeprägt. Eine Person mit Astigmatismus (jedes Auge sollte separat getestet werden) sieht meist bestimmte Linien deutlicher als andere. Astigmatismus lässt sich mit einer Brille oder Kontaktlinsen korrigieren; er tritt oft gemeinsam mit Kurz- oder Weitsichtigkeit auf.

Das folgende Diagramm zeigt ein Standardbild, wie es zum Testen eines Einzelauges auf Astigmatismus verwendet wird.

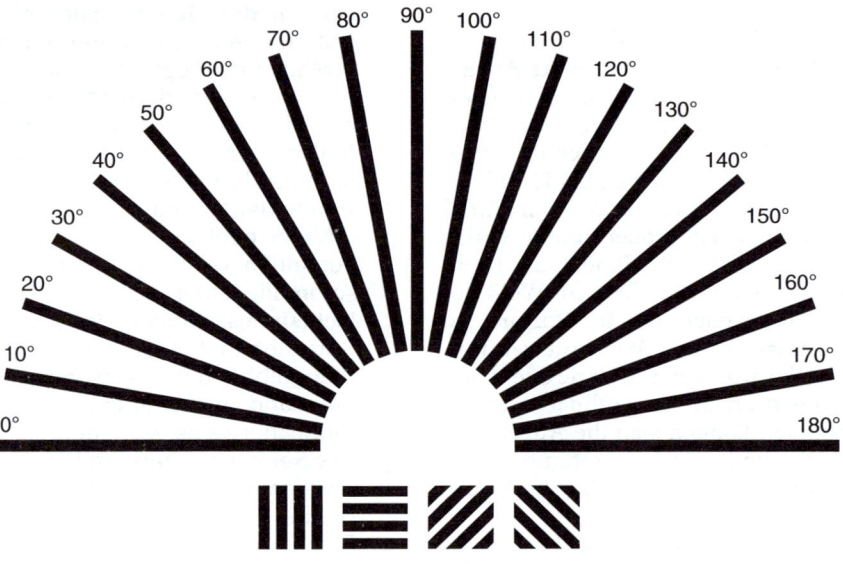

Hagelkorn, anschwellen. Die Wurzeln der Wimpern können sich entzünden, wodurch die Wimpern manchmal ausfallen. Allergien und Infektionen können überdies dazu führen, dass die Augen ungewöhnlich viel Sekret absondern.

Verändertes Augenempfinden

Schmerzen können um, im Auge und hinter dem Auge auftreten. Schmerzen, die von der Hornhaut ausgehen, sind im Allgemeinen stechend und verschlimmern sich durch Zwinkern; es kann das Gefühl entstehen, man habe »etwas im Auge«. Schmerzen in der Hornhaut können durch Abschabungen, Fremdkörper, trockene Augen, Geschwüre und Infektionen entstehen. Ein akutes Engwinkelglaukom ruft einen Schmerz tief im Auge hervor; ein chronisches Glaukom verursacht jedoch meist keine Schmerzen. Wenn das Auge schmerzt, kann auch der Augapfel besonders druckempfindlich sein. Ein tiefer, bohrender Schmerz im Auge kann ein Symptom für eine Skleritis, eine Entzündung der Lederhaut, oder für eine Uveitis, eine Entzündung der inneren Strukturen des Auges, sein.

Greller Sonnenschein und plötzliche große Helligkeit, z. B. wenn man aus dem Dunkeln ins gleißende Sonnenlicht tritt, wird als unangenehm empfunden (Photophobie). Ungewöhnliche Lichtempfindlichkeit kann auch eine Begleiterscheinung von Migräne und einer Reihe von Augenleiden sein, beispielsweise einer Entzündung oder Infektion im vorderen Augenbereich (Keratitis und Uveitis) und einer Augenverletzung. Sie kann auch bei einer Hirnhautentzündung (Meningitis) auftreten. ▲

▲ siehe Seite 514

Juckreiz kann Folge einer Allergie sein und geht in der Regel mit tränenden Augen einher. Auch bei einer Entzündung der Augenlider (Blepharitis) kann es jucken, desgleichen bei Befall mit Läusen und anderen Parasiten.

Ein Trockenheitsgefühl der Augen kann verschiedene Ursachen haben, z. B. eine in Menge oder Zusammensetzung veränderte Tränenproduktion, seltener auch Vitamin-A-Mangel und Sjögren-Syndrom. ▲

Diagnose

Die Diagnose von Augenerkrankungen basiert zunächst auf dem Aussehen des Auges und den Symptomen, die der Patient beschreibt. Um die Störung zu bestätigen und ihr Ausmaß bzw. die Schwere festzustellen, steht eine Reihe von Tests zur Verfügung.

Bestimmung der Brechkraft des Auges

Mit der Bestimmung der Brechkraft der Augen (Refraktion) werden Sehfehler diagnostiziert. Sie beruhen auf Brechungsfehlern, wie Kurz- und Weitsichtigkeit, Astigmatismus und Alterssichtigkeit.

Die Stärke der Sehfähigkeit wird Sehschärfe (Visus) genannt. Sie kann voll ausgeprägt sein (Visus von 1 oder noch größer) oder kaum bzw. gar nicht vorhanden sein (Sehschwäche bzw. Blindheit). Je geringer die Sehschärfe, desto undeutlicher ist das gesehene Bild. Die Sehschärfe wird normalerweise mit einer **Sehprobentafel** bestimmt; auf ihr befinden sich Zeichen unterschiedlicher Größe, die Personen mit normaler Sehschärfe aus einer bestimmten Distanz erkennen können. Wenn jemand beispielsweise Zeichen, die normalsichtige Personen aus 25 Metern Entfernung erkennen, erst aus fünf Meter Distanz sehen kann, ist dessen Sehleistung deutlich eingeschränkt ($^5/_{25}$ = $^1/_5$ = Visus 0,2). Die Tafel wird aus einer Standardentfernung abgelesen; für Menschen, die (noch) nicht lesen können, gibt es spezielle Tafeln, bei denen ein »E« nach dem Zufallsprinzip gedreht wird. Der Betrachter muss dann angeben, in welche Richtung der Buchstabe »geöffnet« ist.

Bei der **automatischen Refraktionsbestimmung** wird die Brechkraft des Auges dadurch bestimmt, dass ein Gerät misst, wie ein Lichtstrahl gebrochen wird, wenn er ins Auge eintritt. Aus dieser Information berechnet das Gerät, welche Korrektur die Person zum Ausgleich des Brechungsfehlers benötigt. Diese Messung dauert nur wenige Sekunden.

Der **Phoropter** wird häufig zusammen mit einer Sehprobentafel eingesetzt, um die optimale Stärke von Brille und Kontaktlinsen zu bestimmen. Zum Phoropter gehört eine Vielzahl von Linsen, die die Testperson ausprobiert, während sie auf die Sehprobentafel schaut. Gewöhnlich dient der Phoropter dazu, die Angaben der automatischen Refraktionsbestimmung zu präzisieren, bevor die definitive Korrekturstärke festgelegt wird.

Testung des Gesichtsfelds

Das Gesichtsfeld ist der gesamte Bereich, den man mit beiden Augen sieht, einschließlich der Randbezirke (peripheres Sehen). Die einfachste Art, die periphere Sicht zu testen, besteht darin, die Testperson anzuschauen und einen Finger in Höhe ihres Gesichts von einer Seite langsam ins Sehzentrum zu bewegen. Die Testperson gibt an, wann sie den Finger erstmals sehen kann. Dabei muss sie, damit das Testresultat korrekt ist, das Gesicht ihres Gegenübers fixieren und darf nicht auf den Finger schauen. Jedes Auge wird separat getestet.

Mit einem Perimeter lässt sich das Gesichtsfeld präziser vermessen. Bei diesem Test fixiert die Testperson im Zentrum eines schwarzen Schirms oder einer konkaven Halbkugel weiße, runde Prüfzeichen. Dann wird ein Lichtzeichen langsam aus verschiedenen Richtungen von der Peripherie ins Sehzentrum bewegt. Die Testperson gibt an, wann sie das Licht erstmals aus den Augenwinkeln erkennt. Der Arzt markiert diese Stelle auf dem Perimeter und zeigt damit an, wo eine Person sehen kann; damit wird es möglich, blinde Flecken zu erkennen. Das Gesichtsfeld lässt sich auch mittels computergestützter Perimetrie vermessen. Dabei fixiert die Testperson das Zentrum einer großen, flachen Schale und drückt einen Knopf, sobald sie einen Lichtblitz sieht.

Das Gitternetz (Amsler-Netz) dient dazu, das zentrale Gesichtsfeld zu prüfen. Das Gitter besteht aus einem schwarzen Schirm mit weißem Raster und einem weißen Punkt im Zentrum. Während die Testperson diesen Punkt mit einem Auge fixiert, hält sie nach Verzerrungen der Rasterlinien Ausschau. Jedes Auge wird separat in normaler Lesedistanz getestet (mit Lesebrille, wenn die Testperson gewöhnlich eine solche trägt). Kann die Testperson ein Gebiet auf dem Rasterfeld nicht sehen, hat sie möglicherweise an einer Stelle einen Gesichtsfeldausfall. Wel-

▲ siehe Seite 1277

Ophthalmoskop

Mit einem Augenspiegel (Ophthalmoskop) kann der Arzt das Augeninnere untersuchen. Das Instrument ist mit einem Spiegel, verschiedenen Linsen und einer Lichtquelle ausgerüstet. Der Arzt kann damit den Glaskörper, die Netzhaut, die Austrittsstelle des Sehnerven, die Netzhautvene und -arterie sehen.

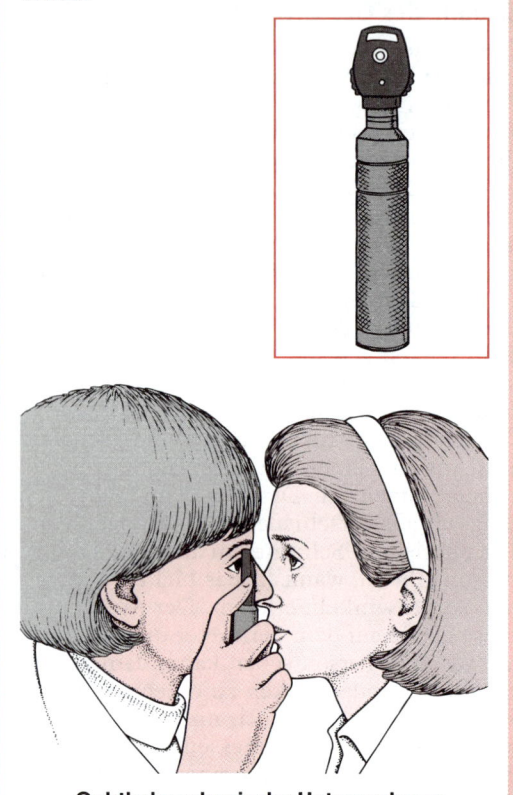

Ophthalmoskopische Untersuchung

mal Farbsichtige eine bestimmte Zahl erkennen, Farbenfehlsichtige hingegen je nach Art ihrer Farbenblindheit eine andere oder gar keine Zahl.

Ophthalmoskopie

Mit einem Ophthalmoskop (Augenspiegel) kann der Arzt das Augeninnere untersuchen. Das Instrument ist mit einem Spiegel, verschiedenen Linsen und einer Lichtquelle ausgerüstet. Damit lassen sich Hornhaut, Linse und Netzhaut usw. untersuchen. Oft werden zuvor Augentropfen gegeben, die die Pupille weit halten, sodass der Arzt weit ins Augeninnere schauen kann. Eine Augenspiegelung ist schmerzlos. Wenn Augentropfen verabreicht wurden, ist die Sicht ein paar Stunden lang verschwommen und die Lichtempfindlichkeit erhöht.

Bei jeder Augenuntersuchung sollte eine Ophthalmoskopie durchgeführt werden. Damit lassen sich Veränderungen der Netzhaut aufgrund von Augenerkrankungen ebenso entdecken wie solche, die auf Körperkrankheiten zurückgehen. Beispielsweise fallen auf diese Weise Veränderungen der Blutgefäße auf, die auf Bluthochdruck, Arteriosklerose und Diabetes mellitus beruhen. Mit einer Ophthalmoskopie kann auch ein erhöhter Druck im Gehirn diagnostiziert werden, durch den sich die normalerweise eingedellte Sehnervenpapille vorwölbt (Stauungspapille). Netzhauttumoren und eine Makuladegeneration lassen sich auf diesem Wege ebenfalls diagnostizieren.

Manchmal benutzt der Augenarzt ein so genanntes indirektes Ophthalmoskop; dabei trägt er eine Art Binokular auf dem Kopf und benutzt eine Lupe vor dem Auge des Patienten, um das Bild im Auge des Patienten scharf zu stellen. Diese Methode erlaubt eine dreidimensionale Darstellung und damit eine größere Tiefenschärfe; so lässt sich beispielsweise eine abgelöste Netzhaut oder eine geschwollene Sehnervenpapille besser erkennen. Bei diesem Verfahren kann man auch eine hellere Lichtquelle verwenden, was besonders dann wichtig ist, wenn das Innere des Auges trüb ist, wie bei einer Infektion und einer Linsentrübung. Die indirekte Ophthalmoskopie erlaubt zudem einen größeren Überblick über das Augeninnere als die reguläre Ophthalmoskopie, sodass der Arzt einen größeren Teil der Netzhaut prüfen kann.

Untersuchung mit einer Spaltlampe

Die Spaltlampe ist ein auf dem Tisch montiertes Binokularmikroskop, das ein Lichtbündel ins Auge des Untersuchten schickt und es dem Arzt ermöglicht, das Auge bei starker Vergrößerung

lenlinien deuten auf ein Makulaproblem hin. Der Test ist so einfach, dass er zu Hause durchgeführt werden kann.

Tests auf Farbenfehlsichtigkeit

Um eine verminderte Fähigkeit der Farbwahrnehmung festzustellen, werden am häufigsten die Ishihara-Tafeln eingesetzt. Sie bestehen aus kleinen bunten Kreisen gleicher Helligkeit auf weißem Hintergrund, die so angeordnet sind, dass sie einen großen Kreis bilden. Die kleinen Kreise sind gewöhnlich so angeordnet, dass norzu untersuchen. Die Spaltlampe hat bessere optische Eigenschaften als das Ophthalmoskop; sie vergrößert und ermöglicht eine räumliche Sicht, die Tiefenbestimmungen erlaubt. Oft werden die Pupillen des Patienten zuvor mit Augentropfen erweitert, um das Sichtfeld des Arztes zu vergrößern. Auf diese Weise kann er Linse, Glaskörper, Netzhaut und Sehnerv sehen. Bei Personen, die auf ein Glaukom ▲ untersucht werden, wird das Auge manchmal mit einer Spaltlampe plus einem Kontaktglas samt Spiegel ausgeleuchtet und betrachtet, um den Kammerwinkel zwischen Regenbogenhaut und Innenfläche der Hornhaut zu bestimmen.

Tonometrie

Mit der Tonometrie wird der Augeninnendruck gemessen. Das Kammerwasser ist die Flüssigkeit in der vorderen und hinteren Augenkammer. Als normal wird ein Augeninnendruck von 8 bis 21 mmHg angesehen. Er wird gemessen, um gewisse Glaukomtypen zu diagnostizieren und zu überwachen.

Um den Augeninnendruck präzise zu messen, wird das Applanationstonometer eingesetzt. Es ist gewöhnlich an einer Spaltlampe angebracht. Nach Betäubung mit Augentropfen wird das Gerät vorsichtig auf die Hornhaut aufgesetzt, während der Arzt die Hornhaut durch die Spaltlampe beobachtet. Der Druck, der erforderlich ist, um die Hornhaut abzuflachen, wird zu dem Druck im Auge in Beziehung gesetzt.

Ein anderes Tonometer arbeitet mit einem Luftstoß. Dieses Gerät ist nicht besonders präzise, hat aber den Vorteil, dass das Auge nicht mit ihm in Kontakt kommt. Ein leichter Luftstoß wird gegen die Hornhaut geblasen und plattet sie etwas ab. Das Gerät misst, wie lange das dauert: Bei einem Auge mit normalem Innendruck ist diese Zeitspanne kürzer als bei einem Auge mit erhöhtem Innendruck.

Fluoreszenzangiographie

Mit diesem Verfahren lassen sich die Blutgefäße im Augenhintergrund darstellen. Dazu wird ein Farbstoff, der bei Bestrahlung mit blauem Licht sichtbar ist, in eine Armvene gespritzt. Der Farbstoff zirkuliert im Kreislauf des Untersuchten und damit auch in den Blutgefäßen der Netzhaut. Kurz nach Injektion des Farbstoffs wird die Netzhaut mehrfach fotografiert. Durch den fluoreszierenden Farbstoff heben sich die Blutgefäße gut vom Hintergrund ab. Die Fluoreszenzangiographie hat sich besonders bei Makuladegeneration, blockierten Blutgefäßen in der Netzhaut und diabetischer Retinopathie bewährt.

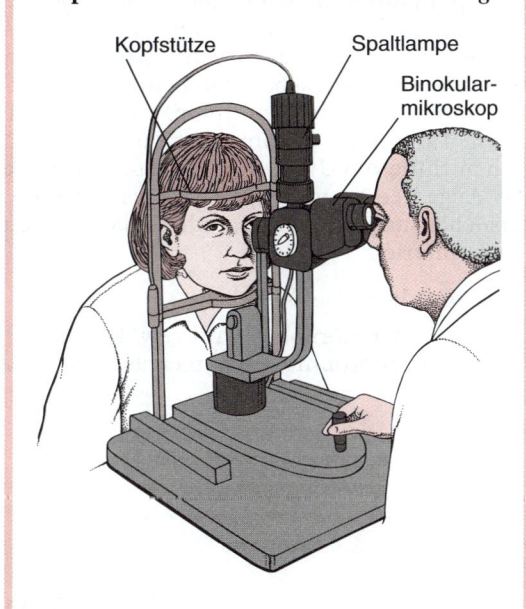

Spaltlampe

Mit einer Spaltlampe lässt sich das Auge bei starker Vergrößerung betrachten. Die Spaltlampe schickt ein helles Lichtbündel ins Auge.

Kopfstütze   Spaltlampe

Binokularmikroskop

Elektroretinographie

Mittels Elektroretinographie kann der Arzt die Funktion der Lichtsinneszellen in der Netzhaut untersuchen, indem er die Reaktion der Retina auf Lichtblitze misst. Augentropfen betäuben das Auge und erweitern die Pupille. Anschließend wird eine Ableitelektrode in Form einer Kontaktlinse auf die Hornhaut und eine zweite Elektrode auf die Gesichtshaut in der Nähe des Auges gesetzt. Dann werden die Augen offen gehalten. Der Raum ist verdunkelt und der Patient fixiert eine Lichtquelle, die Lichtblitze aussendet. Die elektrische Aktivität, die die Netzhaut als Antwort auf die Lichtblitze erzeugt, wird von den Elektroden registriert. Die Elektroretinographie ist besonders wichtig, um Erkrankungen wie Retinopathia pigmentosa, bei denen die Netzhaut oder die Nervenzellen geschädigt sind, zu diagnostizieren.

Ultraschall

Die Augen lassen sich auch per Ultraschall un-

▲ siehe Seite 1291

tersuchen. Dazu wird eine Sonde auf dem geschlossenen Augenlid platziert, die Schallwellen auf den Augapfel schickt; das geschieht völlig schmerzfrei. Die zurückgeworfenen Schallwellen erzeugen ein zweidimensionales Bild des Augeninneren. Ultraschall ist nützlich, wenn ein Ophthalmoskop oder eine Spaltlampe die Netzhaut nicht zeigen kann, weil das Innere des Auges trüb ist oder etwas dem Lichtstrahl den Weg verstellt. Ultraschall kann eingesetzt werden, um veränderte Strukturen im Auge, wie einen Tumor, zu bestimmen. Zudem lassen sich mithilfe von Ultraschall die Blutgefäße, die das Auge versorgen (Doppler-Ultraschall), untersuchen und die Hornhautdicke bestimmen (Pachymetrie).

Pachymetrie

Die Dicke der Hornhaut wird gewöhnlich mit Ultraschall bestimmt (Pachymetrie). Eine präzise Messung der Hornhautdicke ist für die operative Korrektur von Brechungsfehlern, wie LASIK ▲, sehr wichtig.

Bei der Ultraschall-Pachymetrie wird das Auge zunächst mit Augentropfen betäubt, anschließend wird eine Ultraschallsonde auf die Hornhaut aufgesetzt. Wird eine Methode durchgeführt, bei der das Messgerät nicht mit dem Auge in Kontakt kommt, ist keine örtliche Betäubung notwendig.

Computertomographie und Kernspintomographie

Diese computergestützten bildgebenden Verfahren liefern detaillierte Informationen über Strukturen im Augeninneren und die der Knochen rund um das Auge (die Augenhöhle). Die Computertomographie eignet sich besonders, um Fremdkörper im Augeninneren zu lokalisieren.

KAPITEL 224

Brechungsfehler

Normalerweise erzeugt das Auge scharfe Bilder, da Hornhaut und Linse die einfallenden Lichtstrahlen brechen, um sie auf der Netzhaut zu bündeln. Die Form der Hornhaut ist vorgegeben, die Linse hingegen kann ihre Form verändern, um Gegenstände in unterschiedlicher Entfernung auf der Netzhaut scharf zu stellen (zu fokussieren). Wenn sich die Linse stärker wölbt, kann sie nahe Objekte scharf stellen; flacht sie sich ab, stellen sich weiter entfernte Objekte scharf. Ein Brechungsfehler (Refraktionsanomalie) liegt vor, wenn Hornhaut und Linse das Bild eines Objekts nicht scharf auf der Netzhaut abbilden können.

Ursachen

Wenn der Augapfel für die Brechkraft des optischen Apparats zu lang ist, werden die Strahlen vor der Netzhaut gebündelt statt auf ihr, und die Betroffenen haben Schwierigkeiten, nahe Objekte scharf zu sehen (Kurzsichtigkeit, Myopie). Bei manchen Menschen ist der Augapfel zu kurz für die Brechkraft des optischen Apparats, sodass die Lichtstrahlen erst hinter der Netzhaut fokussiert werden (Weitsichtigkeit, Hyperopie). Weitsichtigen fällt es schwer, nahe Objekte klar zu erkennen. Manche Menschen haben eine unregelmäßig gekrümmte Hornhaut (Astigmatismus ■), sodass Objekte in beliebiger Entfernung verschwommen erscheinen.

Etwa mit Beginn der vierziger Jahre verliert die Augenlinse zunehmend an Elastizität; sie wölbt sich nicht mehr so gut, und man kann daher nahe Objekte nicht mehr so gut scharf einstellen (Alterssichtigkeit, Presbyopie). Wenn die Linse entfernt wurde, z. B. beim grauen Star, und keine neue Linse eingesetzt wurde, ist kein scharfes Sehen mehr möglich ★. Das Fehlen der Augenlinse (angeboren oder nach einer Augenverletzung oder Operation) bezeichnet man als Aphakie.

Symptome und Diagnose

Menschen mit einem Brechungsfehler sehen verschwommen. Einem kurzsichtigen Kind

---

▲ siehe Seite 1273   ■ siehe Kasten Seite 1266
★ siehe Seite 1291

kann dann z. B. in der Schule das Lesen an der Tafel schwer fallen.

Es ist sinnvoll, seine Augen regelmäßig untersuchen zu lassen. Im Rahmen dieser augenärztlichen Untersuchung wird die Sehschärfe anhand von Sehprobentafeln in Bezug auf die normale Sehschärfe bestimmt. Darüber hinaus werden üblicherweise auch Aspekte geprüft, die nichts mit Brechungsfehlern zu tun haben; so werden beispielsweise Gesichtsfeld ▲ und Augenbewegungen getestet. Die Augen werden zunächst getrennt, dann gemeinsam untersucht.

Behandlung

Brechungsfehler werden mit Brillengläsern oder Kontaktlinsen korrigiert. Mittlerweile gibt es auch operative Behandlungen, bei denen die Form der Hornhaut verändert wird.

Brille und Kontaktlinsen

Brechungsfehler lassen sich mit Brillengläsern aus Glas oder Kunststoff oder mit direkt auf der Hornhaut sitzenden Kontaktlinsen aus Kunststoff korrigieren. Bei der Wahl zwischen diesen verschiedenen Sehhilfen spielen praktische Gesichtspunkte, Aussehen und Tragekomfort eine Rolle.

Kunststoffbrillengläser sind leicht, zerkratzen dafür aber schnell; allerdings können sie mit einem Überzug versehen werden, der sie widerstandsfähiger macht. Brillengläser aus Glas zerkratzen nicht so leicht, können aber zerbrechen. Beide Brillenglastypen gibt es getönt bzw. auch so, dass sie sich automatisch an die Lichtverhältnisse anpassen. Die Gläser können speziell beschichtet werden, um die Menge an einfallender UV-Strahlung zu verringern.

Bifokalgläser haben zwei Sehbereiche – üblicherweise den oberen für die Fernsicht, den unteren für die Nahsicht, z. B. beim Lesen. Für Menschen, die zusätzlich in einem mittleren Bereich scharf sehen müssen, z. B. am Computer; gibt es Trifokalgläser mit einem dritten Sehbereich in der Mitte. Gleitsichtgläser sind so gestaltet, dass in allen Sehentfernungen eine optimale Sicht möglich ist.

Für manche Menschen bietet das Sehen mit Kontaktlinsen optische Vorteile. Kontaktlinsen erfordern jedoch eine intensive und zuverlässige Pflege, und sie können in seltenen Fällen das Auge schädigen. Ältere Menschen und solche mit Gelenkbeschwerden können zudem Probleme mit Handhabung und Pflege haben. Bei manchen Menschen können Kontaktlinsen die Sehfähigkeit nicht so gut korrigieren wie eine Brille, bei anderen hingegen gelingt es besser. So lässt

Lichtbrechung

Normalerweise brechen Hornhaut und Linse die einfallenden Lichtstrahlen und bündeln (fokussieren) sie auf der Netzhaut. Wenn ein Brechungsfehler vorliegt, gelingt es Hornhaut und Linse nicht, die Lichtstrahlen auf der Netzhaut zu bündeln. Solche Brechungsfehler lassen sich mit Brille bzw. Kontaktlinsen korrigieren.

Normalsichtigkeit

Linse
Hornhaut
Netzhaut

Kurzsichtigkeit

Nicht korrigiert

Mit Konkavgläsern korrigiert

Weitsichtigkeit

Nicht korrigiert

Mit Konvexgläsern korrigiert

sich mit torisch geschliffenen Linsen Astigmatismus korrigieren.

Formstabile (»harte«) Kontaktlinsen sind dünne Schalen aus Kunststoff. Das Material vieler Produkte ist aufgrund eines Anteils an Silikonverbindungen gasdurchlässig und garantiert so eine gute Sauerstoffversorgung der Hornhaut. Mit Stabillinsen lassen sich Unregelmäßigkeiten der Hornhaut korrigieren (Astigmatismus).

▲ siehe Seite 1267

Wer zum ersten Mal formstabile Kontaktlinsen trägt, braucht eine Eingewöhnungszeit von einigen Tagen, bis sie über einen längeren Zeitraum komfortabel getragen werden können. Während dieser Zeit wird die Tragedauer der Linsen täglich erhöht. Zu Anfang sind die Linsen zwar im Auge spürbar, doch sie dürfen zu keinem Zeitpunkt Schmerzen bereiten. Schmerzen sind ein Zeichen für eine schlecht sitzende Kontaktlinse.

»Weiche« Kontaktlinsen sind größer und bedecken die ganze Hornhaut. Sie garantieren eine gute Sauerstoffversorgung der Kornea.

Weil Weichlinsen so groß sind, ist die Gefahr gering, dass sie von selbst aus dem Auge fallen. Fremdkörper wie Staubpartikel geraten nicht so schnell unter die Linse. Viele Menschen bevorzugen Weichlinsen auch deshalb, weil sie kaum eine Eingewöhnungszeit erfordern. Dafür sind sie aber ausgesprochen pflegeintensiv.

Üblicherweise müssen Kontaktlinsen jeden Tag herausgenommen und gereinigt werden; manche erfordern darüber hinaus eine wöchentliche Behandlung mit einem Enzymreiniger. Tageslinsen (»Einmallinsen«) hingegen brauchen nicht gereinigt zu werden, da sie am Ende des Tages weggeworfen und am nächsten Tag durch neue ersetzt werden. Bei einem anderen Tragekonzept werden die Linsen ein bis vier Wochen lang benutzt, dabei aber auch täglich gereinigt. Einige Kontaktlinsen sind darauf ausgerichtet, dass man sie beim Schlafen im Auge lassen kann. Die meisten können bis zu sieben Tagen an Ort und Stelle verbleiben, eine Neuentwicklung aus Silikon-Hydrogel sogar 30 Tage lang.

Das Tragen von Kontaktlinsen gleich welcher Art birgt die Gefahr ernster und schmerzhafter Komplikationen. Dazu gehören infektiöse Hornhautgeschwüre, die die Sehfähigkeit gefährden können. ▲ Diese Risiken lassen sich mindern, indem man die Pflege- und Kontrollanweisungen des Anpassers einhält.

Das Risiko ernsthafter Infektionen nimmt beim Schwimmen mit Kontaktlinsen zu, aber auch dann, wenn jemand selbst gemachte Salzlösungen, Leitungswasser oder destilliertes Wasser zum Abspülen verwendet oder die Linsen ableckt. Kontaktlinsen dürfen zudem nicht über Nacht getragen werden – es sei denn, es liegen spezielle Gründe vor –, weil dies das Infektionsrisiko ebenfalls erhöht. Wenn Beschwerden auftreten, sich der Tränenfluss verstärkt, die Sehfähigkeit verändert oder die Augen röten, sollten die Linsen unverzüglich herausgenommen werden. Klingen die Symptome nicht bald ab, sollte der Augenarzt aufgesucht werden.

Operative Korrektur von Brechungsfehlern

Kurz- und Weitsichtigkeit lassen sich mit verschiedenen Operationsmethoden (refraktive Chirurgie) korrigieren. Diese Verfahren verändern die Hornhaut so, dass sie die Lichtstrahlen besser auf der Netzhaut bündeln kann. Diese Maßnahmen können die Sehfähigkeit ähnlich gut korrigieren wie eine Brille oder Kontaktlinsen. Bevor man sich jedoch zu einer solchen Operation entschließt, sollte man sich in jedem Fall gründlich von einem Augenarzt beraten lassen und die Vor- und Nachteile gewissenhaft abwägen.

Am ehesten sind diese Maßnahmen für Menschen angebracht, deren Sehfehler sich durch Brille oder Kontaktlinsen nur schlecht korrigieren lässt, und solche, die berufsbedingt keine Brille tragen können. Doch empfiehlt sich ein operativer Eingriff nicht für alle Menschen mit Brechungsfehlern. Es dürfen nicht operiert werden: Personen, bei denen sich die Stärke von Brille oder Kontaktlinsen im vorangegangenen Jahr verändert hat, die eine Autoimmunerkrankung oder Erkrankung des Bindegewebes haben, die Anzeichen für einen Keratokonus aufweisen, Medikamente wie Isotretinoin (bei Akne) oder Amiodaron (bei Herzrhythmusstörungen) einnehmen, und, von wenigen Ausnahmen abgesehen, Jugendliche unter 21 Jahren.

Vor der Operation wird der Brechungsfehler genau bestimmt und die Augen werden sorgfältig untersucht. Krümmung und Dicke der Hornhaut werden mittels Pachymetrie ■ bestimmt; es wird geprüft, ob die oberflächliche Zellschicht der Hornhaut (Epithel) locker oder gut verankert ist. Die Weite der Pupillen im Hellen und Dunklen und der Augeninnendruck werden gemessen, Sehnerv und Netzhaut untersucht. Eine solche Operation dauert gewöhnlich nur wenige Minuten und bereitet kaum Beschwerden. Das Auge wird mit Tropfen lokal betäubt. Während des Eingriffs wird es ruhig gehalten, und der Patient darf das Auge nicht bewegen. Gewöhnlich kann er kurz nach der Operation nach Hause gehen.

Nach einem derartigen Eingriff zur Korrektur von Brechungsfehlern ist die Fernsicht bei den meisten wieder so gut, dass sie problemlos Auto fahren oder Kinofilme anschauen können, wenn auch nicht jeder so gut sieht wie Normalsichtige. Die meisten Über-40-Jährigen müssen nach dem Eingriff selbst dann, wenn sie keine Fernbrille brauchen, zum Lesen eine Brille tragen.

▲ siehe Seite 1285   ■ siehe Seite 1270

Zu den möglichen Komplikationen gehören Überkorrektur, Unterkorrektur, starke Entzündung, Infektion, Doppeltsehen, hohe Lichtempfindlichkeit, Lichtreflexe und Lichthöfe um Lichtquellen, beeinträchtigtes Dämmerungssehen, Falten in der Hornhaut und Ablagerung von Zellen oder anderen Materialien in der Hornhaut. In seltenen Fällen ist das Sehvermögen nach einem solchen Eingriff trotz Korrektur durch Brille oder Kontaktlinsen schlechter als zuvor. Eine Unterkorrektur ist gewöhnlich einfacher zu behandeln als eine Überkorrektur, doch in der Regel lässt sich beides nachbessern.

LASIK (Laser-in-situ-Keratomileusis): LASIK ist das häufigste chirurgische Verfahren zur Korrektur von Brechungsfehlern (refraktive Chirurgie). Mit ihm werden Kurz-, Weitsichtigkeit und Astigmatismus behandelt. Bei diesem Verfahren wird mit einem so genannten Mikrokeratom eine sehr dünne Lamelle aus dem Zentrum der Hornhaut herausgeschnitten. Mit einem Excimer-Laser wird das Hornhautgewebe unter der Lamelle bearbeitet. Anschließend wird die Lamelle wieder an ihren Platz im Auge eingesetzt und verheilt in wenigen Tagen. LASIK ruft während und nach dem Eingriff kaum Beschwerden hervor. Das Sehvermögen bessert sich rasch, die meisten Patienten können ein bis drei Tage nach dem Eingriff wieder arbeiten. Für Menschen, die unter Beschwerden leiden, die einen refraktiven chirurgischen Eingriff ausschließen, und für solche, die eine dünne Hornhaut oder ein lockeres Hornhautepithel und große Pupillen haben, ist LASIK unter Umständen nicht geeignet.

Photorefraktäre Keratektomie (PRK): Auch bei diesem laserchirurgischen Verfahren wird die Hornhaut neu geformt. Mit dieser Methode werden vornehmlich mittelschwere Kurzsichtigkeit, leichter Astigmatismus und Weitsichtigkeit korrigiert. Bei der photorefraktären Keratektomie werden mit computergesteuerter Laserstrahlung winzige Hornhautbereiche entfernt und auf diese Weise die Form der Hornhaut verändert. Dadurch wird das Licht stärker auf die Netzhaut fokussiert und die Sehschärfe verbessert. Die Hornhautbehandlung dauert pro Auge gewöhnlich nicht einmal eine Minute. Die PRK ist schmerzhafter als LASIK und erfordert eine längere Genesungszeit. Sie kann aber auch bei Patienten durchgeführt werden, für die LASIK ungeeignet ist, z.B. solche mit einem lockeren Hornhautepithel oder einer dünnen Hornhaut.

Radiäre oder astigmatische Keratotomie: Mit diesem chirurgischen Verfahren werden Kurzsichtigkeit und Astigmatismus korrigiert. Bei der radiären Keratotomie schneidet der Chirurg den Kreis der Hornhaut in der Regel vier bis acht Mal radiär, also nach Art von Radspeichen, ein. Da die Hornhaut lediglich 0,5 Millimeter dick ist, muss die Schnitttiefe genau bestimmt werden. Nach Untersuchung der Hornhautform und der individuellen Sehschärfe wird festgelegt, wo genau jeder Einschnitt vorzunehmen ist.

Bei diesem Verfahren wird die Hornhaut in der Mitte abgeflacht und kann anschließend das einfallende Licht besser auf der Netzhaut bündeln. Gelingt der Eingriff, verbessert sich die Sehschärfe; etwa 90 Prozent der Menschen können danach ohne weitere Sehhilfe Auto fahren. Manchmal ist aber auch eine zweite oder dritte Korrektur nötig, um eine zufrieden stellende Sehschärfe zu erreichen. Bei manchen Menschen, die sich einer radiären Keratotomie unterziehen, schwankt die Sehschärfe im Tagesverlauf leicht, und bei einigen kann sich der Effekt des Eingriffs im Verlauf der Jahre vergrößern. Seit der Entwicklung von laserchirurgischen Verfahren mit geringerem Risiko und besseren Ergebnissen wird die radiäre Keratotomie nur noch selten angewandt.

Mit der astigmatischen Keratotomie wird der natürlich vorkommende Astigmatismus korrigiert und der, wie er nach Star-Operationen oder Hornhauttransplantationen vorkommt. Hier schneidet der Chirurg den Rand der Hornhaut bogenförmig ein. Dadurch entspannt sich die Hornhaut zwischen den Einschnitten, die Krümmung flacht sich ab und der Astigmatismus verringert sich.

Die Risiken der radiären und astigmatischen Keratotomie sind gering. Die größte Gefahr liegt in einer Über- oder Unterkorrektur des Sehfehlers. Da sich eine Überkorrektur in der Regel nicht zufrieden stellend beheben lässt, versucht der Chirurg, dies unter allen Umständen zu vermeiden. Eine Unterkorrektur lässt sich durch eine zweite oder dritte Nachkorrektur beheben. Die Sehschärfe kann mit Veränderungen der Sauerstoffkonzentration schwanken, z.B. in großen Höhenlagen. Die ernsthafteste Komplikation ist eine Infektion, die allerdings selten ist. Entwickelt sich eine Infektion, muss sie antibiotisch behandelt werden.

Andere Verfahren der refraktiven Chirurgie: Für Menschen, die sehr kurzsichtig sind, eignet sich unter Umständen eher ein chirurgisches Verfahren, bei dem zusätzlich zur natürlichen Augenlinse eine Kunststofflinse ins Auge eingesetzt wird, sei es vor die Regenbogenhaut, sei es zwischen sie und die natürlichen Linse. Bei einem anderen Verfahren wird die Augenlinse entfernt und hinter der Regenbogenhaut eine Kunststofflinse eingepflanzt. Weil bei diesen Eingriffen das Auge eröffnet wird, besteht ein geringes Risiko einer schweren Infektion im Augeninneren.

Bei Menschen mit schwach ausgeprägter Kurzsichtigkeit ohne Astigmatismus können in die Hornhaut Ringsegmente eingesetzt werden, die die Form der Hornhaut verändern. Weil dabei kein Gewebe entfernt wird, lässt sich der Eingriff jederzeit rückgängig machen, indem die Teile wieder entfernt werden.

Mit der Laserthermokeratoplastik (LTK) lässt sich eine schwach ausgeprägte Weitsichtigkeit ohne Astigmatismus behandeln. Bei diesem unblutigen, kurzen chirurgischen Eingriff werden in die Hornhaut mit dem Laser mehrere kleine Löcher gebrannt. Die Risiken der LTK sind gering, doch bei manchen Menschen verliert sich die Wirkung mit der Zeit teilweise wieder.

LASEK (Laser-epitheliale Keratomileusis) ist eine Abwandlung des LASIK-Verfahrens, das bei Kurz-, Weitsichtigkeit und Astigmatismus eingesetzt werden kann. Wie PRK eignet sich LASEK bei Menschen mit dünner Hornhaut besser für eine Sehkorrektur als LASIK.

KAPITEL 225

Augenverletzungen

Die Strukturen des Gesichts und der Augen sind ideal geformt, um die Augen vor Verletzungen zu bewahren. Der Augapfel sitzt in einer Höhle, die von einem starken, knöchernen Wulst umgeben ist. Die Augenlider können sich zum Schutz vor eindringenden Fremdkörpern blitzschnell schließen. ▲ Und das Auge selbst kann einen leichten Stoß überstehen, ohne Schaden zu nehmen.

Wenn das Auge und seine umgebenden Strukturen jedoch stark verletzt werden, kann manchmal die Sehkraft verloren gehen. In seltenen Fällen muss sogar das Auge entfernt werden. Die meisten Augenverletzungen sind relativ harmlos, sehen aber wegen der starken Prellung oft schlimmer aus, als sie sind. Jede Augenverletzung sollte ein Arzt untersuchen, um festzustellen, ob sie behandlungsbedürftig ist oder ob das Sehvermögen dauerhaft beeinträchtigt werden könnte.

Stumpfe Verletzungen

Durch eine stumpfe Verletzung wird das Auge gewaltsam in die Augenhöhle gedrückt. Dabei können Augenlid, Bindehaut, Lederhaut, Hornhaut, Regenbogenhaut, Linse, Netzhaut und Sehnerv geschädigt werden. Durch einen solchen Schlag oder Stoß können die Knochen brechen, die die Augen umgeben. Selbst stumpfe Gewalteinwirkung kann zu Rissen in den Augengeweben führen.

Symptome

In den ersten 24 Stunden nach einer stumpfen Augenverletzung entsteht durch das Blut, das in die das Auge umgebende Haut sickert, häufig eine Prellung (Kontusion), ein so genanntes »blaues Auge«. Platzt ein Blutgefäß auf der Augenoberfläche, erscheint das Auge blutunterlaufen und gerötet. Eine solche oberflächliche Blutung sieht oft erschreckend aus, ist jedoch meist harmlos und braucht nicht behandelt zu werden. Der rötliche Bereich kann sich innerhalb weniger Tage grünlich und schließlich gelb verfärben; nach ein bis zwei Wochen ist jedoch meist nichts mehr zu sehen. Gewöhnlich treten zudem größere oder kleinere Risse auf und führen zu Hautblutungen.

Ein Schaden im Augeninneren ist oft schwerwiegender als einer an der Oberfläche. Eine Blutung in der Vorderkammer (traumatisches Hyphäma) kann ernste Folgen haben und muss augenärztlich behandelt werden. Zu den Symptomen einer solchen Blutung gehören z.B. beeinträchtigtes Sehvermögen und erhöhte Lichtempfindlichkeit. Blut in der Vorderkammer des Auges kann den Druck im Auge erhöhen (Glaukom). Auch noch Tage nach der ursprünglichen Verletzung kann es zu weiteren Blutungen im Auge kommen.

▲ siehe Seite 1261

Blut kann auch ins Augeninnere sickern, die Regenbogenhaut (der farbige Teil im Auge) kann reißen oder die Linse kann sich verlagern. Kommt es in der Netzhaut zu Blutungen (retinale Hämorrhagie), kann sich diese von dem darunter liegenden Gewebe abheben. Am Anfang ruft die Netzhautablösung Bilder von unregelmäßigen schwebenden Strukturen sowie Lichtblitze hervor. Nach anfänglichem Verschwommensehen nimmt die Sehschärfe dann immer mehr ab. ▲ Bei schweren Verletzungen kann die äußere feste Hülle des Augapfels (Lederhaut, Sklera) reißen.

Behandlung

Eisbeutel, die innerhalb den ersten 24 bis 48 Stunden auf ein »blaues Auge« aufgelegt werden, lassen es abschwellen und lindern die Schmerzen. Kleine Schnittwunden in der Haut rund um das Auge oder an den Lidern können genäht werden. Ist die Lidkante verletzt, sollte die Versorgung möglichst durch einen Augenchirurgen erfolgen, um sicherzustellen, dass der Lidschluss später nicht durch Fehlbildungen gestört wird. Auch Verletzungen der Tränengänge sollten durch einen Augenchirurgen versorgt werden.

Bei Kratzern im Auge empfiehlt es sich, einen Augenarzt aufzusuchen, der feststellt, wie tief die Verletzung reicht und ob sie genäht werden muss. Oft ist nur die Bindehaut beschädigt und kein chirurgischer Eingriff nötig. Risse, die bis in die Lederhaut gehen oder die Hornhaut betreffen, müssen in der Regel genäht werden. Gewöhnlich werden bis zur Heilung Schmerzmittel gegeben.

Verletzungsbedingte innere Blutungen im Auge erfordern gewöhnlich Bettruhe, wobei der Kopf erhöht gelagert werden sollte, damit sich die Blutung setzt. Zudem werden pupillenerweiternde Mittel gegeben und Medikamente, die eine Infektion verhindern sollen. Azetylsalicylsäurehaltige Medikamente dürfen nicht eingenommen werden, da sie die Augenblutung verstärken könnten.

Wenn der Riss bis ins Innere des Auges reicht, werden Antibiotika verabreicht, um eine Infektion im Augapfel (Endophthalmitis) zu verhindern. Augentropfen, die die Pupille erweitern, können Blutungen aus der Regenbogenhaut vorbeugen und die Lichtempfindlichkeit verringern, die oft mit Augenverletzungen einhergeht. Häufig werden auch entzündungshemmende Augentropfen mit Kortison gegeben. Um das Auge vor weiteren Verletzungen zu schützen, wird oft ein Metallschild eingesetzt. Schwere Verletzungen können trotz Behandlung zu einem teilweisen oder vollständigen Verlust des Sehver-

mögens führen. Sehr selten entzündet sich ein Auge nach einer schweren Verletzung (Lazeration); dies kann einen teilweisen Verlust des Sehvermögens und sogar Blindheit nach sich ziehen.

Fremdkörper

Verletzungen der Leder-, Horn- und Bindehaut des Auges durch Fremdkörper kommen häufig vor. Meist sind diese Verletzungen harmlos. Das ist anders, wenn ein Fremdkörper tief in die Hornhaut eingedrungen ist oder die Hornhaut sich im Gefolge einer Schnitt- oder Kratzwunde entzündet.

Die wohl häufigste Ursache für oberflächliche Augenverletzungen sind Kontaktlinsen. Wenn Kontaktlinsen schlecht sitzen, zu lange oder während des Schlafens im Auge belassen werden, unzureichend desinfiziert, gewaltsam oder ungeschickt entfernt werden, kann das zu Verletzungen auf der Augenoberfläche führen. Andere Ursachen für oberflächliche Augenverletzungen sind beispielsweise Glassplitter, herangewehte Partikel, tief hängende Zweige oder herabfallender Schutt. Wer von Berufs wegen damit rechnen muss, dass ihm kleine Teile ins Gesicht fliegen, sollte immer eine Schutzbrille tragen.

Symptome

Jede oberflächliche Augenverletzung verursacht Schmerzen sowie ein Fremdkörpergefühl im Auge. Möglich sind auch Lichtempfindlichkeit, Rötung, Blutungen aus den oberflächlichen Blutgefäßen im Auge oder Schwellungen von Auge und Augenlid sowie Verschwommensehen.

Fremdkörper, die ins Augeninnere eindringen, oder Verletzungen, durch die Erde oder Pflanzenmaterial ins Auge gelangt sind (z. B. Verletzungen durch einen Zweig), führen besonders leicht zu Infektionen. Durch eine rasche Diagnose und geeignete Behandlung lässt sich das Infektionsrisiko deutlich senken.

Diagnose und Behandlung

Die Diagnose einer Augenverletzung basiert auf den Symptomen des Betroffenen und den Umständen der Verletzung. Schon während der Untersuchung wird versucht, etwaige Fremdkörper aus dem Auge zu entfernen. Manchmal sind zusätzliche Untersuchungen, wie eine Computertomographie (CT), notwendig.

▲ siehe Seite 1296

Fluoreszeinhaltige Augentropfen, mit denen der Augenarzt die Hornhaut anfärbt, machen den Fremdkörper besser sichtbar und lassen oberflächliche Abschürfungen erkennen. Ein örtlich betäubendes Medikament, das auf die Bindehaut geträufelt wird, macht die Augenoberfläche empfindungslos. Mithilfe einer speziellen Lampe zur mikroskopischen Untersuchung der Augenoberfläche wird der Fremdkörper dann entfernt. Oft lässt er sich bereits mit einem feuchten, sterilen Watteträger beseitigen. Das Auge kann auch mit sterilem Wasser gespült werden. Fremdkörper, die sich nicht leicht entfernen lassen, können häufig schmerzlos mit einer Nadel oder einem Spezialinstrument ergriffen werden. Wenn es sich um einen Fremdkörper aus Metall handelt, kann nach dem Entfernen ein Ring aus Rost zurückbleiben, der unter Umständen mit einem chirurgischen Spezialgerät beseitigt werden muss.

Hat der Fremdkörper lediglich eine kleine oberflächliche Hornhautabschürfung verursacht, genügt es, mehrere Tage lang eine antibiotikahaltige Augensalbe anzuwenden. Größere Hornhautabschürfungen bedürfen einer zusätzlichen Behandlung. Zunächst wird die Pupille medikamentös erweitert. Dann werden Antibiotika eingetropft und ein Verband angelegt, um das Auge zu schonen. Eine Hornhautabschürfung durch Kontaktlinsen oder ein Objekt, das mit Erde oder Pflanzenmaterial kontaminiert sein könnte, wird nicht abgedeckt, weil das das Risiko einer schweren Infektion der Hornhaut (Hornhautgeschwür) erhöht. Glücklicherweise regenerieren sich die Zellen der obersten Hornhautschicht recht schnell; selbst große Abschürfungen heilen meist innerhalb von ein bis drei Tagen.

Hat der Fremdkörper tiefere Augenschichten durchbohrt, ist eine sofortige Notfallversorgung durch einen Augenarzt erforderlich. Rasches Entfernen verringert das Infektionsrisiko.

Verbrennungen, Verätzungen

Werden die Augen starker Hitze ausgesetzt oder kommen sie mit chemischen Substanzen in Kontakt, schließen sich die Augenlider reflexartig, um die Augen zu schützen. Dadurch wird unter Umständen lediglich das Augenlid verletzt – bei wirklich starker Hitze können jedoch auch die Augen selbst Verbrennungen erleiden. Die Schwere der Verletzung, die Schmerzintensität und das Aussehen der Augenlider hängen vom Verbrennungsgrad ab.

Verätzungen können entstehen, wenn ein Reizstoff ins Auge gelangt. Selbst nur leicht reizende Substanzen können starke Schmerzen verursachen und das Auge schädigen. Wegen der großen Schmerzen wird meist versucht, das Auge geschlossen zu halten. Das allerdings verlängert den direkten Augenkontakt mit der schädigenden Substanz.

Behandlung

Lidverbrennungen sollten gründlich mit einer sterilen Lösung gereinigt und dann mit einer antibiotikahaltigen Salbe oder einer Salbengaze abgedeckt werden. Darüber kann ein steriler Verband angelegt werden, der mit einer Plastik- oder Schlauchbinde fixiert wird.

Verätzungen werden behandelt, indem sofort mit reichlich Wasser gespült wird. Diese Notfallmaßnahme muss erfolgen, noch bevor fachkundige Hilfe eintrifft. Es kostet zwar Überwindung, das verletzte Auge bei dieser schmerzhaften Behandlung geöffnet zu halten, doch es ist wichtig, damit die Chemikalie rasch ausgespült werden kann. Der Verletzte oder ein Helfer hält die Augenlider offen, während das Auge mit viel zimmerwarmem Wasser ausgespült wird.

Die Behandlung kann durch Eintropfen örtlich betäubender sowie pupillenerweiternder Medikamente eingeleitet werden. Antibiotika werden meist in Salbenform angewandt. Kortisonhaltige Augentropfen helfen, die Entzündung einzudämmen. Auch Schmerztabletten können nötig werden.

Starke Verbrennungen bzw. Verätzungen müssen nach der Notfallbehandlung augenärztlich behandelt werden, um die Sehkraft zu erhalten und schwereren Komplikationen, wie einer Schädigung der Regenbogenhaut, einer Hornhautperforation und Liddeformierungen vorzubeugen. Doch selbst die beste Behandlung kann bei einer schweren Hornhautverätzung (insbesondere durch stark alkalische Substanzen, z. B. Ätznatron bzw. Natronlauge, wie in Abflussreinigern) nicht immer verhindern, dass die Hornhaut ein Loch bekommt oder sich auf ihr Narben bilden, was letztlich eine Erblindung zur Folge haben kann.

Wer mit potenziell gefährlichen Substanzen hantiert, sollte unbedingt eine Schutzbrille tragen, um ernsthafe Augenverletzungen zu vermeiden.

KAPITEL 226

Erkrankungen der Lider und des Tränenapparats

Die Augenlider sind ein wichtiger Schutz der Augen. Beim Öffnen und Schließen (z. B. beim Blinzeln) verteilen sie Feuchtigkeit (Tränenflüssigkeit) auf der Augenoberfläche und bewahren damit die Augen vor dem Austrocknen. Die Augenlider schützen mechanisch vor Verletzungen, indem sie sich reflexartig schließen, wenn sich ein Fremdkörper dem Auge nähert.

Eine Veränderung der Tränendrüsen kann dazu führen, dass sie zu wenig Tränenflüssigkeit produzieren oder diese nicht richtig zusammengesetzt ist. Dann können die Augen schmerzhaft austrocknen und sich möglicherweise entzünden, weil sie Infektionen, wie sie durch angewehte Partikel, die Finger oder umgebende Hautpartien übertragen werden, nicht abwehren können. Als Ursache für eine mangelnde Tränenproduktion kommen Probleme mit den Tränendrüsen und -gängen oder in seltenen Fällen auch eine den ganzen Organismus betreffende Erkrankung infrage, die die Tränendrüsen in Mitleidenschaft zieht, z. B. das Sjögren-Syndrom. ▲

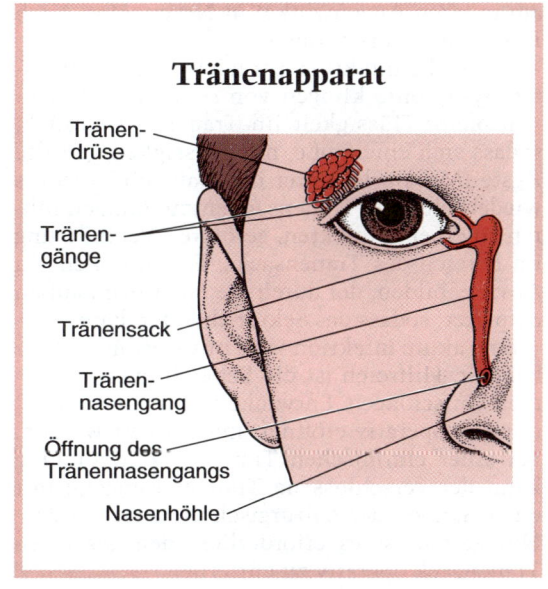

Tränenapparat

- Tränen-drüse
- Tränen-gänge
- Tränensack
- Tränen-nasengang
- Öffnung des Tränennasengangs
- Nasenhöhle

Verschluss des Tränennasengangs

Ein Verschluss des Tränennasengangs wird medizinisch als Dakryostenose bezeichnet.

Durch die Tränennasengänge fließt die Tränenflüssigkeit aus den Augen in die Nasenhöhle ab. Ein Verschluss dieses Ganges kann Folge einer angeborenen Entwicklungsstörung sein, einer chronischen Infektion im Nasenraum, schwerer oder stets wiederkehrender Augeninfektionen oder von Brüchen der Nasen- oder Gesichtsknochen.

Wird der Verschluss durch ein unausgereiftes Tränennasengangsystem verursacht, laufen die Tränen zwischen der dritten und zwölften Lebenswoche meist spontan über den Lidrand (Epiphora). Meist ist nur ein Auge betroffen, seltener beide. Diese Störung verschwindet in der Regel unbehandelt bis zum sechsten Lebensmonat von selbst, wenn das Tränennasengangsystem langsam ausreift. Manchmal lässt sich der Verschluss schneller beheben, wenn der Tränensackinhalt mit der Fingerspitze sanft ausmassiert wird.

Öffnet sich der verschlossene Tränennasengang nicht von allein, kann sich der Tränensack entzünden (Dakryozystitis).

Um die Blockade zu beheben, muss der Hals-Nasen-Ohren- oder Augenarzt den Gang unter Umständen mit einer kleinen Sonde öffnen, die meist durch die Tränenpunkte im Augenwinkel eingeführt wird. Dieses Verfahren wird bei Kindern unter Vollnarkose, bei Erwachsenen bei örtlicher Betäubung durchgeführt. Bei einem Totalverschluss ist eine umfangreiche operative Eröffnung erforderlich.

Tränensackentzündung

Der Tränensack ist eine kleine Tasche, in die sich die Tränenflüssigkeit entleert. Eine Tränensackentzündung (Dakryozystitis) entsteht gewöhnlich aufgrund eines verschlossenen Trä-

▲ siehe Seite 363

nennasengangs. Eine Tränensackentzündung kann plötzlich auftreten (akut) oder sich langsam entwickeln (chronisch sein). Bei einer akuten Entzündung schmerzt die Tränensackgegend, ist gerötet und geschwollen. Das Auge ist gerötet und sondert wässriges oder eitriges Sekret ab. Bei leichtem Druck auf den Tränensack quillt häufig Eiter aus den Tränenpunkten am inneren Augenwinkel in Nasennähe. Auch Fieber kann vorkommen.

Oft ist die Infektion nur leicht, und die meisten Symptome klingen von selbst ab. Manchmal bleibt Flüssigkeit im Tränensack zurück, sodass sich eine große, mit Flüssigkeit gefüllte Zyste (Mukozele) unter der Haut bildet. Stets wiederkehrende Tränensackentzündungen führen zu einer verdickten, geröteten Veränderung im Bereich des Tränensacks. Es kann sich ein Abszess bilden, der durch die Haut nach außen aufplatzt, sodass das Sekret ablaufen kann.

Eine akute Infektion wird mit Antibiotika behandelt. Hilfreich ist die Behandlung mit warmen Umschlägen. Entwickelt sich ein Abszess, muss er operativ eröffnet und entleert werden. Bei einer chronischen Tränensackentzündung kann der verschlossene Tränennasengang mit einer Sonde oder chirurgisch eröffnet werden. Nur selten ist es erforderlich, den gesamten Tränensack operativ zu entfernen.

Lidschwellung

Was die Augen reizt, kann auch die Augenlider reizen und sie anschwellen lassen (Lidödem). Die häufigste Ursache für eine Lidschwellung ist eine Allergie, die ein oder beide Lider betreffen kann. Allergische Reaktionen können durch Pollen oder andere in der Luft schwebende Allergene, durch Augentropfen, andere Medikamente oder Kosmetika verursacht werden. Außerdem kann eine Lidschwellung nach Insektenstichen oder -bissen auftreten sowie bei Bakterien-, Virus- oder Pilzinfektionen. Eine Trichinose aufgrund einer Infektion mit Rundwürmern (Nematoden) ▲ kann die Augenlider ebenso anschwellen lassen wie eine genetische Störung, das hereditäre Angioödem. ■ Trockene Augen können Augapfel wie Augenlider reizen.

Damit das Lid abschwillt, muss zunächst einmal die Ursache für die Schwellung ausgeschaltet werden. Auch kalte Umschläge helfen. Bei einer allergischen Lidschwellung muss das verantwortliche Allergen gemieden werden. Medikamente können das Abschwellen unterstützen. Im Augenlid festsitzende Fremdkörper, wie ein Insektenstachel, müssen entfernt werden. Bakterielle Infektionen werden mit Antibiotika behandelt, Pilzinfektionen mit einem Pilzmittel; für ein hereditäres Angioödem gibt es spezielle Behandlungsmethoden.

Lidrandentzündung

Bei einer Entzündung des Lidrandes (Blepharitis) ist das Auge rot und dick, es bilden sich Krusten und Borken und oft auch flache Geschwüre auf dem Lidrand.

Eine Lidrandentzündung wird meist durch eine Staphylokokkeninfektion der Augenlider und Talgdrüsen am Lidrand sowie durch eine seborrhoische Dermatitis der Gesichts- und Kopfhaut und Rosazea verursacht.

Die Lidrandentzündung wird häufig von einem Fremdkörpergefühl begleitet. Die Augen und das Augenlid jucken und brennen, und der Lidrand ist rot. Die Augen sind gerötet, tränen und können lichtempfindlich sein. Das Augenlid kann anschwellen, die Wimpern können teilweise ausfallen. Manchmal entwickeln sich kleine, mit Eiter gefüllte Abszesse am Wimperngrund, sodass schließlich flache Geschwüre (Blepharitis ulcerosa) entstehen. Es können sich auch zäh am Lidrand klebende Krusten bilden, die nach Ablösung eine blutende Oberfläche hinterlassen. Während des Schlafs können die Lider durch antrocknendes Sekret zusammenkleben.

Eine Lidrandentzündung neigt dazu, wiederholt aufzutreten und spricht oft nur schlecht auf Behandlung an. Sie ist unangenehm und kosmetisch störend, meist jedoch ohne schwerwiegende Folgen. Manchmal kann eine geschwürige Lidrandentzündung jedoch auch zum Verlust der Wimpern, zu Vernarbungen der Lidränder und sogar zu einer Hornhautschädigung führen.

Die Diagnose basiert gewöhnlich auf den Symptomen und dem Aussehen der Augenlider. Um die Lider genauer zu untersuchen, benutzt der Augenarzt oft eine Spaltlampe. Gelegentlich wird vom Rand des Augenlids etwas Eiter entnommen und angezüchtet, um den Bakterientyp zu identifizieren, der für die Entzündung verantwortlich ist, und das passende Antibiotikum auszuwählen.

Bei einer Lidentzündung, die durch eine seborrhoische Dermatitis hervorgerufen worden

---

▲ siehe Seite 1134   ■ siehe Kasten Seite 1068

ist, besteht die Basistherapie im Allgemeinen darin, die Augenlider sauber zu halten, indem sie beispielsweise täglich mit einem milden Babyshampoo gereinigt werden. Bei entzündeten Talgdrüsen im Augenwinkel können warme Kompressen das Jucken und Brennen lindern. Manchmal wird eine antibiotische oder antiseptische Salbe eingesetzt. Liegt gleichzeitig eine seborrhoische Dermatitis ▲ vor, müssen Gesichts- und Kopfhaut ebenfalls behandelt werden. Bei einer Rosazea als Ursache ist eine spezielle Behandlung nötig.

Gerstenkorn

Ein Gerstenkorn (Hordeolum) ist eine meist durch Staphylokokken verursachte akute Infektion einer oder mehrerer Drüsen am oder unter dem Lidrand.

Es bildet sich ein Abszess, der häufig platzt und Eiter absondert. Gerstenkörner entwickeln sich manchmal zusammen mit oder als Folge einer Lidrandentzündung und bleiben gewöhnlich zwei bis vier Tage lang bestehen. In der Regel treten sie nur ein- bis zweimal im Leben auf, doch bei manchen Menschen entwickeln sie sich immer wieder.

Ein Gerstenkorn beginnt mit Rötung, Berührungsempfindlichkeit und Schmerzen am Lidrand. Danach bildet sich eine kleine, runde, schmerzhaft-empfindliche und geschwollene Verhärtung. Tränenfluss, Lichtempfindlichkeit und Fremdkörpergefühl können hinzukommen. Normalerweise ist nur ein kleiner Bereich des Lides geschwollen, manchmal kann es jedoch als Ganzes dick werden. Oft erscheint ein kleiner gelber Punkt im Zentrum der Schwellung.

Antibiotika nutzen bei einem Gerstenkorn nicht viel. Am besten hilft es, mehrmals am Tag für zehn Minuten einen heißen Umschlag aufzulegen und das Augenlid anschließend sanft zu massieren. Durch die Wärme reift das Gerstenkorn schneller; dann platzt es und entleert sich. Bildet sich ein Gerstenkorn in den tiefer sitzenden Drüsen des Augenlids – man spricht hier von einem inneren Gerstenkorn –, sind die Schmerzen und sonstigen Symptome gewöhnlich stärker ausgeprägt. Schmerzen, Rötung und Schwellung treten lediglich in einem kleinen, sehr begrenzten Bereich, meist am Lidwinkel, auf. Da dieser Typ von Gerstenkorn nur selten von allein platzt, muss es in der Regel vom Arzt eröffnet werden. Innere Gerstenkörner neigen dazu, wieder aufzutreten.

Augentropfen und -salben anwenden

Um Augentropfen oder -salbe ins Auge zu bringen, sollten Sie den Kopf zurückbeugen und nach oben schauen. Verabreicht eine andere Person das Medikament, legt sich der Patient am besten hin. Das Unterlid wird, wie unten abgebildet, mit dem sauberen Zeigefinger nach unten gezogen, um die Bindehaut freizulegen. In diese Tasche, und nicht etwa direkt auf das Auge, werden die Augentropfen getropft. Bei Salben wird ein kleiner Strang in die Bindehauttasche des Unterlids gelegt. Durch Blinzeln wird das Medikament im Auge verteilt.

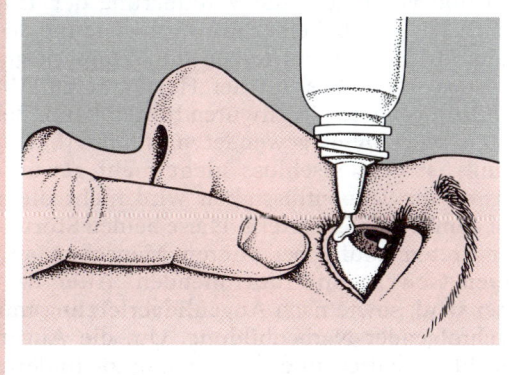

Hagelkorn

Hierbei schwillt eine lange, schmale Drüse im Augenlid, die Meibom-Drüse, an, wenn sich ihr Ausführungsgang am Lidrand verschließt.

Zu Beginn entwickelt sich ein Hagelkorn (Chalazion) wie ein Gerstenkorn mit Lidschwellung, leichten Schmerzen und Reizung. Nach einigen Tagen klingen die Symptome ab, zurück bleibt eine runde, schmerzlose Schwellung im Lid, die in der ersten Woche langsam größer wird. Gelegentlich wächst die Schwellung weiter, drückt auf den Augapfel und führt dann unter Umständen zu Sehstörungen. Unter dem Augenlid kann sich eine rötliche oder graue Schwellung bilden.

Meist verschwinden Hagelkörner ohne Behandlung nach ein bis drei Monaten von selbst. Dieser Prozess lässt sich durch mehrmals täg-

▲ siehe Seite 1179

liches Auflegen heißer Umschläge beschleunigen. Ein Hagelkorn, das sich nach mehr als zwei Wochen nicht zurückgebildet hat, kann vom Arzt aufgeschnitten oder mit Kortisoninjektionen behandelt werden.

Ein- oder auswärts gerolltes Lid

Der Rand der Lider kann sich zum Augapfel hin einrollen (Entropium) oder sich nach außen wenden (Ektropium). Dann hat der Lidrand keinen Kontakt mehr mit dem Augapfel.

Normalerweise schließen Ober- und Unterlid dicht und schützen so das Auge vor Verletzungen und verhindern die Verdunstung der Tränenflüssigkeit. Bei einer Einwärtswendung des Lidrands (Entropium) reiben die Wimpern gegen das Auge, was auf der Hornhaut zu Abschürfungen und Geschwüren führen kann. Bei einem nach außen gewendeten Lidrand (Ektropium) ist der Lidschluss nicht mehr gewährleistet, die Tränenflüssigkeit wird nicht mehr auf dem Augapfel verteilt. Diese beiden Störungen treten häufig bei älteren Menschen auf, deren Gewebe mit zunehmendem Alter weicher wird, sowie nach Augenlidverletzung mit nachfolgender Narbenbildung. Um die Augen feucht zu halten und die Reizung zu lindern, kann man Augentropfen und -salben verabrei-

chen. In manchen Fällen kann ein nach innen gestülptes Augenlid zu einem Hornhautgeschwür führen. ▲ Beide Lidfehler reizen die Augen; sie tränen und sind gerötet. Beide Veränderungen lassen sich chirurgisch korrigieren, wenn eine Schädigung des Auges (z. B. durch ein Hornhautgeschwür) droht oder bereits eingetreten ist, wenn es dem Wohlbefinden dient oder auch aus kosmetischen Gründen.

Augenlidtumoren

Auf dem Augenlid können sich gutartige (benigne) oder bösartige (maligne) Tumoren entwickeln. Einer der häufigsten gutartigen Tumoren ist das Xanthelasma – ein gelblichweißes, flaches Gebilde aus Fettsubstanzen. Es operativ zu entfernen, ist höchstens aus kosmetischen Gründen notwendig. Vor allem bei jungen Menschen weist ein Xanthelasma auf eine Fettstoffwechselstörung hin, bei der der Cholesterinspiegel erhöht ist.

Zu den bösartigen Tumoren, die sich auf den Augenlidern entwickeln können, gehören Plattenepithel- und Basalzellenkarzinom. ■ Bildet sich eine Geschwulst auf dem Augenlid nicht nach einigen Wochen zurück, sollte Gewebe entnommen und mikroskopisch untersucht werden (Biopsie). Die Therapie besteht meist in der operativen Entfernung der Geschwulst.

KAPITEL 227

Erkrankungen von Bindehaut und Lederhaut

Die transparente Bindehaut überzieht die Innenfläche der Lider, überbrückt den Raum zwischen Lidern und Augapfel und erstreckt sich, die Lederhaut bedeckend, bis zur Hornhaut. ★ Die Bindehaut schützt das Auge vor Fremdkörpern und Infektionen und trägt dazu bei, dass es nicht austrocknet.

Die häufigste Erkrankung der Bindehaut ist eine Bindehautentzündung (Konjunktivitis). Sie kann auf einer Infektion mit Bakterien, einschließlich Chlamydien, Viren und Pilzen, auf einer allergischen Reaktion oder Sonnenlicht beruhen, aber auch eine Erkältung oder Masernerkrankung begleiten. Meist dauert eine Bindehautentzündung nicht lange, doch manchmal kann sie über Monate oder gar Jahre bestehen bleiben. Eine solche chronische Bindehautentzündung kann z. B. durch eine Auswärts- (Ektro-

---

▲ siehe Seite 1285   ■ siehe Seite 1222
★ siehe Seite 1260

pium) oder Einwärtswendung (Entropium) des Augenlids, eine Überempfindlichkeit gegen gewisse Augentropfen oder chronische Augentrockenheit verursacht werden. Unabhängig von der Ursache leiden Menschen mit Bindehautentzündung gewöhnlich unter Augenrötung, Juckreiz, Schmerzen, Sekretabsonderung und manchmal verschwommener Sicht.

Die Lederhaut (Sklera) ist die derbe, weiße äußere Hülle des Auges; sie gibt dem Augapfel Form und schützt ihn. Entzündungen der Lederhaut (Skleritis) sind selten.

Infektiöse Bindehautentzündung

Eine infektiöse Bindehautentzündung (Konjunktivitis) wird durch Viren, Bakterien und Pilze verursacht.

Eine ganze Reihe von Mikroorganismen kann die Bindehaut infizieren. Am häufigsten handelt es sich bei den Erregern um Viren, insbesondere Adenoviren. Bakterielle Infektionen sind weniger häufig. Sowohl eine virale als auch eine bakterielle Bindehautentzündung ist sehr ansteckend und breitet sich rasch vom befallenen auf das unbefallene Auge und von Mensch zu Mensch aus. Pilzinfektionen sind selten und treten hauptsächlich bei Personen auf, die kortisonhaltige Augentropfen benutzen, oder bei Augenverletzungen, die durch pflanzliches Material entstanden sind. Bei Neugeborenen treten Augeninfektionen auf, die sie sich beim Kontakt mit Erregern im Geburtskanal der Mutter zugezogen haben (Neugeborenenkonjunktivitis ▲).

Eine Einschlusskonjunktivitis ist eine besonders hartnäckige Form der Bindehautentzündung. Sie wird von bestimmten Stämmen des Bakteriums *Chlamydia trachomatis* hervorgerufen. Einschlusskonjunktivitis verbreitet sich durch Kontakt mit den genitalen Absonderungen einer Person, die unter einer genitalen Chlamydieninfektion leidet. Eine andere Form der Konjunktivitis wird von *Neisseria gonorrhoe* (Tripper, Gonorrhö) hervorgerufen, einer sexuell übertragbaren Krankheit, die auch die Augen in Mitleidenschaft ziehen kann.

Schwere Infektionen können die Bindehaut vernarben lassen; dadurch lässt sich der Feuchtigkeitsfilm im Auge nur unregelmäßig verteilen.

Symptome und Diagnose

Eine gereizte Bindehaut ist rot, das Auge ist lichtempfindlich und sondert oft Sekret ab. Bei der

---

Epidemische Keratokonjunktivitis

Diese sehr ansteckende Bindehautentzündung wird von Adenovirus-Stämmen hervorgerufen, die oft eine ganze Gemeinde oder Schule infizieren. Die Infektion breitet sich durch Kontakt mit infiziertem Sekret aus, sei es von Mensch zu Mensch oder durch kontaminierte Objekte, einschließlich augenärztlicher Instrumente.

Die Symptome ähneln denen anderer Formen viraler Bindehautentzündungen: Rötung, Reizung, Lichtempfindlichkeit und wässriger Sekretabfluss. Bei vielen Menschen schwillt der Lymphknoten vor dem Ohr der betroffenen Seite an; diese Symptome halten gewöhnlich ein bis drei Wochen an. Manche Menschen klagen über verschwommene Sicht, die sich erst nach Wochen oder Monaten wieder normalisiert.

Eine epidemische Keratokonjunktivitis heilt ohne Behandlung vollständig aus. Manchmal erhalten Menschen mit verschwommener Sicht oder einer ausgeprägten Lichtempfindlichkeit kortisonhaltige Augentropfen. Um die Ausbreitung der Infektion zu verhindern, ist vor allem persönliche Hygiene, insbesondere Händewaschen, nötig. Es ist ratsam, mit dieser Form der Bindehautentzündung einige Tage zuhause zu bleiben.

---

bakteriellen Konjunktivitis ist dieses Sekret meist dicklich weiß oder cremefarben, bei der viralen Konjunktivitis meist klar. Oft verklebt dieses Sekret die Augenlider, besonders über Nacht. Die Sicht kann verschwommen sein, doch das Sehvermögen bessert sich, wenn das Sekret abgelöst wird. Ist die Hornhaut betroffen, bessert sich die Sicht nach Abwaschen des Sekrets nicht. In sehr seltenen Fällen ziehen schwere Infektionen, die zu Bindehautvernarbungen führen, langfristige Sehstörungen nach sich.

Menschen mit einer Einschlusskonjunktivitis oder einer Konjunktivitis aufgrund einer Gonorrhö weisen häufig Symptome einer Genitalinfektion auf, wie Ausfluss aus Penis oder Scheide und Brennen beim Wasserlassen.

▲ siehe Tabelle Seite 1483

Eine infektiöse Bindehautentzündung wird anhand von Symptomen und Aussehen diagnostiziert. Außerdem wird das Auge sorgfältig mit der Spaltlampe untersucht.

Eine virale Bindehautentzündung rein äußerlich von einer bakteriellen zu unterscheiden, ist nicht einfach. Liegt gleichzeitig eine Infektion der oberen Atemwege vor, spricht dies für einen Virus als Erreger, denn Atemweginfektionen gehen oft mit einer viralen, aber nur selten mit einer bakteriellen Konjunktivitis einher. Um den Erreger zu identifizieren, können Sekretproben zur Laboranalyse entnommen werden. Das geschieht meist dann, wenn die Symptome schwer sind, die Erkrankung immer wieder auftritt oder als Ursache Chlamydien bzw. *N. gonorrhoe* vermutet werden.

Prognose und Behandlung

Meist bildet sich eine infektiöse Bindehautentzündung von allein zurück. Einige Infektionen, die von gewissen Bakterien hervorgerufen werden, können unbehandelt jedoch lange anhalten, die Einschlusskonjunktivitis sogar monatelang.

Bei einer Bindehautentzündung sollten die Augenlider vorsichtig mit Leitungswasser und einem sauberen Tuch gereinigt werden. Kalte Umschläge können Brennen und Juckreiz lindern. Da eine infektiöse Konjunktivitis sehr ansteckend ist, muss sich der Betroffene vor und nach der Anwendung von Augenmedikamenten sorgfältig die Hände waschen. Um zu vermeiden, dass sich die Infektion auf das gesunde Auge ausbreitet, sollten die Hände das gesunde Auge nicht berühren, nachdem sie Kontakt mit dem kranken hatten. Handtücher und Waschlappen, die mit dem erkrankten Auge in Berührung gekommen sind, sollten separat aufbewahrt werden.

Bei einer bakteriellen Infektion kann der Augenarzt antibiotikahaltige Augentropfen oder Salben verordnen; diese Medikamente sind gegen viele Bakterienarten wirksam und werden sieben bis zehn Tage verabreicht. Augentropfen müssen alle zwei bis drei Stunden angewendet werden, weil die Tränenflüssigkeit die Lösung wegschwemmt; Salben brauchen nur alle sechs Stunden angewendet zu werden, verschleiern aber die Sicht.

Bei Einschlusskonjunktivitis werden Antibiotika, wie Erythromyzin, Azithromyzin oder Doxyzyklin, eingenommen. Eine gonorrhöische Bindehautentzündung lässt sich mit injiziertem Ceftriaxon behandeln. Bei einer schweren, von Adenoviren ausgelösten Bindehautentzündung ist manchmal eine Behandlung mit kortisonhaltigen Augentropfen angebracht. Eine virale Konjunktivitis, die von Herpesviren ausgelöst worden ist, kann mit antiviralen Augentropfen oder -salben (Trifluridin- oder Idoxuridin-Tropfen bzw. Vidarabin-Salbe) oder oral mit Aciclovir behandelt werden. Gegen Infektionen, die von anderen Viren ausgelöst werden, haben antivirale Medikamente keine Wirkung.

Trachom

Ein Trachom (Conjunctivitis granulosa, ägyptische Augenkrankheit, Körnerkrankheit) ist eine chronische, sich über viele Jahre hinziehende Bindehautentzündung, die durch das Bakterium Chlamydia trachomatis *verursacht wird.*

Trachom ist die häufigste vermeidbare Ursache für Erblinden weltweit; es resultiert aus chronischen oder wiederholten Infektionen mit gewissen nicht sexuell übertragenen Stämmen von *C. trachomatis*. Die Erkrankung ist in den ärmeren Teilen der heißen, trockenen Länder Nordafrikas, des Mittleren Ostens, Indiens und Südostasiens weit verbreitet. Sie tritt vornehmlich bei Kindern zwischen drei und sechs Jahren auf. Ältere Kinder und Erwachsene erkranken aufgrund ihrer besseren Immunlage und Hygiene viel seltener. Im Frühstadium der Erkrankung besteht große Ansteckungsgefahr. Die Übertragung geschieht durch direkten Hand-zu-Auge-Kontakt, Fliegen und kontaminierte Gegenstände, wie Hand- und Taschentücher sowie Augen-Make-up.

Symptome

Ein Trachom betrifft gewöhnlich beide Augen. Im Frühstadium dieser Erkrankung ist die Bindehaut entzündet, gerötet und gereizt; die Augen tränen heftig und sind oft lichtempfindlich.

In späteren Krankheitsstadien wachsen Blutgefäße in die Hornhaut ein (Neovaskularisation), was die Sehschärfe mindert. Bei einigen Betroffenen vernarben die Augenlider derart, dass sich die Wimpern einwärts biegen (Trichiasis). Beim Blinzeln reiben sie dann gegen die Hornhaut und führen zu Entzündungen und Dauerschäden; bei rund fünf Prozent aller Menschen mit Trachom ist das Sehvermögen beeinträchtigt oder sie sind blind.

Diagnose und Behandlung

Beim Verdacht auf ein Trachom wird von dem Auge eine Sekretprobe zum Erregernachweis entnommen. Die Behandlung besteht in der drei- bis fünfwöchigen Einnahme von Tetrazyklin oder Erythromyzin. Alternativ können die Antibiotika auch eingenommen werden. Deformierende Lid-, Bindehaut- oder Hornhautveränderungen müssen chirurgisch behandelt werden.

Die Erkrankung ist ansteckend, und es kommt häufig zu Neuinfektionen. Regelmäßiges Hände- und Gesichtwaschen beugt einer Ausbreitung der Infektion vor. Wenn viele Menschen an Trachom erkrankt sind, wird oft die ganze Nachbarschaft mit Antibiotika behandelt.

Allergische Bindehautentzündung

Hierbei handelt es sich um Bindehautentzündung aufgrund einer allergischen Reaktion.

Die Bindehaut enthält zahlreiche Immunzellen (Mastzellen), die chemische Substanzen (Mediatoren) freisetzen, wenn sie – z. B. durch Blütenpollen oder Hausstaubmilben – gereizt werden. Diese Mediatoren führen zu einer Entzündung der Augen. Rund 20 Prozent aller Menschen leiden mehr oder minder stark unter allergischer Bindehautentzündung.

Saisonale und **perenniale** (= das ganze Jahr andauernde) **allergische Konjunktivitis** sind die häufigsten allergischen Augenreaktionen. Die saisonale Allergie wird oft von Baum-, Gräser- und Getreidepollen hervorgerufen und tritt gewöhnlich im Frühjahr und Sommer auf. Die perenniale Form kann das ganze Jahr hindurch auftreten; sie wird meist von Hausstaubmilben, Tierschuppen und Federn ausgelöst.

Keratokonjunktivitis vernalis ist eine schwerere Form von allergischer Bindehautentzündung, deren Auslöser unbekannt ist. Betroffen sind vorwiegend Jungen unter zehn Jahren, die zudem unter Ekzem, Asthma und saisonalen Allergien leiden. Diese Art von Bindehautentzündung tritt gewöhnlich jedes Frühjahr erneut auf und geht im Herbst und Winter zurück. Bei vielen Betroffenen verschwindet sie mit Beginn des Erwachsenenalters.

Symptome

Eine allergische Konjunktivitis ruft heftigen Juckreiz und Brennen in beiden Augen hervor, auch wenn gelegentlich ein Auge stärker betroffen ist als das andere. Die Bindehaut rötet sich und schwillt manchmal an, was den Betroffenen leicht verquollen aussehen lässt. Die Augen tränen meist stark und scheiden ein wässriges Sekret aus. Das Sehvermögen ist nur selten beeinträchtigt.

Bei der Keratokonjunktivitis vernalis scheidet das Auge ein zähes, schleimiges Sekret ab. Im Gegensatz zu anderen Allergiearten ist bei der Keratokonjunktivitis vernalis oft auch die Hornhaut betroffen und es entwickeln sich schmerzhafte Geschwüre. Diese führen zu einer extremen Lichtempfindlichkeit und ziehen manchmal eine dauerhafte Schädigung des Sehvermögens nach sich.

Diagnose und Behandlung

Eine allergische Bindehautentzündung wird anhand ihrer typischen Symptome und ihres Aussehens diagnostiziert. Augentropfen zur Behandlung enthalten Antiallergika wie Cromoglizinsäure, Lodoxamid oder Nedocromil, Azelastin, Emedastin, Ketotifen oder Levocabastin. Kortison kommt nur ausnahmsweise und nur für kurze Zeit infrage. Es kann den Augeninnendruck erhöhen (grüner Star), die Entwicklung eines grauen Stars (Katarakt) beschleunigen und andere Infektionen begünstigen.

Episkleritis

Eine Entzündung der lockeren Bindegewebeschicht zwischen Lederhaut (Sklera) und Bindehaut wird Episkleritis genannt.

Episkleritis tritt bei jungen Erwachsenen auf, bei Frauen häufiger als bei Männern. Die Entzündung ist meist auf einen kleinen Bereich des Augapfels begrenzt und verursacht eine rötliche, manchmal auch gelbliche leichte Schwellung. Das Auge ist gereizt, berührungs- und lichtempfindlich und tränt. Die Störung bildet sich in der Regel von allein wieder zurück, neigt aber dazu, erneut aufzutreten. Die Diagnose basiert auf den Symptomen und dem Aussehen des Auges.

Eine Behandlung ist gewöhnlich nicht erforderlich. Augentropfen mit Substanzen wie Tetryzolin, Xylometazolin und ähnlichen, die die Blutgefäße verengen, können das Aussehen des Auges verbessern. Um einen Schub zu verkürzen, können kortisonhaltige Augentropfen angewendet oder ein nichtsteroidales entzündungshemmendes Medikament eingenommen werden.

Lederhautentzündung

Die Skleritis ist eine tiefe, sehr schmerzhafte Entzündung mit purpurner Verfärbung der Lederhaut, die zu einer starken Sehminderung führen kann.

Eine Lederhautentzündung tritt gehäuft bei Dreißig- bis Fünfzigjährigen auf und ist bei Frauen häufiger als bei Männern. Bei einem Drittel von ihnen sind beide Augen betroffen. Die Lederhautentzündung kann mit Autoimmunerkrankungen wie rheumatoider Arthritis und Lupus erythematodes einhergehen. Bei rund der Hälfte der Betroffenen ist die Ursache unbekannt.

Zu den Symptomen gehören starke Augenschmerzen (in der Regel ein tiefer, bohrender Schmerz). Weitere Symptome sind erhöhte Berührungs- und Lichtempfindlichkeit sowie verstärkter Tränenfluss. Eine sehr schwere Entzündung kann in den Augapfel durchbrechen und zum Verlust des Auges führen.

Die Lederhautentzündung wird vom Arzt anhand ihrer Symptome und ihres Aussehens bei der Untersuchung mit der Spaltlampe diagnostiziert. Manchmal finden sich auch bei einer Ultraschallaufnahme oder Computertomographie Hinweise auf eine Skleritis.

Die Lederhautentzündung wird mit nichtsteroidalen Entzündungshemmern oder Kortison behandelt, die eingenommen werden. Augentropfen oder -salben helfen bei Skleritis nur selten. Liegt eine rheumatoide Arthritis vor, oder spricht der Patient auf eine Kortisonbehandlung nicht an, müssen Mittel wie Cyclophosphamid oder Azathioprin gegeben werden, die das Immunsystem unterdrücken.

Gutartige Tumoren

Es gibt zwei Arten gutartiger Bindehautgeschwülste. Beide finden sich häufiger bei älteren Menschen und sind wahrscheinlich die Folge einer langfristigen UV-Einwirkung. Ein **Lidspaltenfleck** (Pinguecula) ist eine erhabene gelblichweiße Geschwulst, die sich in unmittelbarer Nachbarschaft der Hornhaut entwickelt. Sie ist unansehnlich, verursacht in der Regel aber keine ernsthaften Probleme und braucht nicht entfernt zu werden. Ein **Flügelfell** (Pterygium) ist ein fleischiger Auswuchs der Bindehaut, der zur Hornhaut vorwächst. Ein solches Flügelfell bleibt meist symptomlos, manchmal führt es allerdings zu Augenreizungen oder verändert die Form der Hornhaut, was Sehfehler hervorrufen kann. Beide Tumorarten kann der Augenarzt operativ entfernen.

KAPITEL 228

Erkrankungen der Hornhaut

Die Hornhaut, die sich kuppelartig über Regenbogenhaut und Linse wölbt und hilft, das Licht auf der Netzhaut zu bündeln, besteht aus Zellen, Eiweiß und Flüssigkeit. Sie ist normalerweise so steif wie ein Fingernagel, nicht von Blutgefäßen durchzogen, damit durchsichtig und sehr berührungsempfindlich. Hornhauterkrankungen oder -schäden können Schmerzen und eine Sehminderung verursachen.

Keratitis superficialis punctata

Bei dieser Erkrankung sterben Zellen auf der Hornhautoberfläche ab.

Ursachen können eine virale oder bakterielle Infektionen sein, ein Trachom ▲, trockene Augen, chemische Verätzungen, UV-Strahlung, Reizungen durch zu langes Tragen von Kontaktlinsen oder eine allergische Reaktion auf Augentropfen. Die Störung kann aber auch eine unerwünschte Wirkung verschiedener innerlich angewandter Arzneimittel sein.

Die Augen schmerzen, tränen, sind lichtempfindlich und gerötet. Auch Schleiersehen kommt vor. Oft brennen die Augen, und es fühlt sich an, als habe man einen Fremdkörper im Auge. Wurde die Störung durch UV-Strahlung verursacht, stellen sich die Symptome im Allgemeinen erst nach Stunden ein und halten ein bis zwei Tage an. Sind Viren die Ursache, kann der Lymphknoten vor dem gleichseitigen Ohr schmerzhaft angeschwollen sein.

▲ siehe Seite 1282

Die Diagnose basiert auf den Symptomen, darauf, ob der Patient einer der möglichen Ursachen ausgesetzt war, und auf einer Untersuchung der Hornhaut mit einer Spaltlampe. ▲

Fast alle, die diese Augenerkrankung trifft, erholen sich wieder vollständig. Ist die Ursache eine Infektion mit Viren (ausgenommen Herpes-simplex- und Herpes-zoster-Viren), verschwinden die Symptome ohne Behandlung gewöhnlich innerhalb von drei Wochen. Sind Bakterien oder eine Reizung durch Kontaktlinsen die Ursache, müssen Antibiotika gegeben werden. Liegen der Entzündung trockene Augen zugrunde, können Tränenersatzmittel eingetropft werden. Ist die Ursache UV-Strahlung, bringen antibiotikahaltige Augensalben, Augentropfen, die die Pupille erweitern ■, und ein Verband meist Erleichterung. Ist die Keratitis dagegen arzneimittelbedingt, muss das verantwortliche Medikament abgesetzt werden.

Hornhautgeschwür

Ein Hornhautgeschwür (Ulcus corneae) kann aus einer Verletzung resultieren, die mit Bakterien, Viren, Pilzen oder dem Einzeller *Acanthamoeba* (in verseuchtem Wasser) infiziert wird. Von Viren (oft Herpes-Viren) hervorgerufene Geschwüre können durch starke körperliche Belastung wiederkehren und auch spontan auftreten. Bakterien (oft Staphylokokken, Pseudomonas, Pneumokokken) können die Hornhaut nach einer Verletzung, einem Kontakt mit einem Fremdkörper und einer Reizung durch Kontaktlinsen infizieren, besonders dann, wenn die Kontaktlinsen im Schlaf getragen oder nicht richtig desinfiziert werden. Nur selten entsteht ein Geschwür auf der Hornhaut aufgrund eines Eiweiß- oder Vitamin-A-Mangels.

Schließen die Augenlider nicht komplett, können sie die Hornhaut nicht mehr gut schützen. Dann kann sich bereits durch das Austrocknen und die Reizung ein Hornhautgeschwür bilden, das sich später oft infiziert. Eine Hornhautschädigung kann auch von einwachsenden Wimpern (Trichiasis) oder einem einwärts gekehrten Augenlid (Entropium) hervorgerufen werden.

Symptome

Hornhautgeschwüre verursachen Schmerzen, das Gefühl, einen Fremdkörper im Auge zu haben, Lichtempfindlichkeit und eine verstärkte Tränenproduktion. Auf der Hornhaut können sich weißlichgelbe Eiterstippen bilden. Manchmal dehnen sich die Geschwüre über die ge-

samte Hornhaut aus und dringen auch in tiefer liegende Zellschichten vor. Hinter der Hornhaut kann sich weiterer Eiter absondern. Je tiefer das Geschwür vordringt, desto schwerwiegender sind die Symptome und Komplikationen. Die Bindehaut ist dann gewöhnlich gerötet.

Bei einer sachgerechten Behandlung kann das Geschwür zwar abheilen, aber fast immer bleibt eine Narbe zurück. An dieser Stelle wird die Hornhaut undurchsichtig, was eine Sehverschlechterung zur Folge hat. Weitere mögliche Komplikationen sind schwerwiegende Infektionen z. B. der Regenbogenhaut und angrenzender Gewebe, eine Durchbohrung der Hornhaut, eine Verlagerung der Regenbogenhaut und schließlich die Zerstörung des Auges.

Diagnose und Behandlung

Ein Hornhautgeschwür ist ein Notfall und muss unverzüglich von einem Augenarzt versorgt werden. Um das Geschwür besser sehen zu können, färbt der Augenarzt die Hornhaut mit fluoreszeinhaltigen Augentropfen an. Die Behandlung hängt von der Ursache ab. Je nachdem sind Antibiotika, Medikamente gegen Viren oder Pilze erforderlich. Ist die Hornhaut definitiv zerstört, kann eine Hornhauttransplantation das Augenlicht retten. ★

Trockene Augen

Werden die Augen nicht ausreichend mit Tränenflüssigkeit benetzt, trocknen Binde- und Hornhaut aus. Daraus entwickelt sich ein entzündungsähnlicher Zustand (Ceratoconjunctivitis sicca).

Trockene Augen können die Folge einer unzureichenden Benetzung sein. Dann produzieren die Tränendrüsen nicht genug Tränenflüssigkeit, um die gesamte Binde- und Hornhaut mit einem Tränenfilm zu überziehen. Frauen nach den Wechseljahren sind davon häufig betroffen.

Trockene Augen können auch auf einer veränderten Zusammensetzung der Tränenflüssigkeit beruhen, durch die der Feuchtigkeitsfilm rasch verdunstet. Dann werden Binde- und Hornhaut unter bestimmten Bedingungen auch nicht vollständig mit einem Tränenfilm überzogen.

Selten können trockene Augen ein Symptom

▲ siehe Abbildung Seite 1269
■ siehe Abbildung Seite 1279
★ siehe Kasten Seite 1081

von Erkrankungen wie rheumatoider Arthritis, systemischem Lupus erythematodes und dem Sjögren-Syndrom sein.

Symptome

Die Augen brennen und jucken, es entstehen ein ziehendes Gefühl, Druck hinter den Augen und Fremdkörpergefühl. Ist die Oberfläche der Hornhaut geschädigt, verstärken sich die Beschwerden und Lichtempfindlichkeit. Die Symptome verschlimmern sich bei Tätigkeiten, bei denen man seltener blinzelt und die Augen anstrengt, wie Lesen, Computerarbeit und Fernsehen. Gleiches gilt für den Aufenthalt in staubigen und verrauchten Räumen sowie einer sehr trockenen Umgebung, wie in Flugzeugen und Einkaufszentren. Auch Klimaanlagen (besonders im Auto) und Heizungsluft wirken sich negativ aus. Einige Medikamente können die Symptome verstärken, darunter Isotretinoin (bei Akne), Beruhigungsmittel (bei Angststörungen), harntreibende Mittel (bei hohen Blutdruck, Nierenschäden), blutdrucksenkende Mittel, die »Pille« und Antihistaminika (bei Allergien). Die Symptome bessern sich an kühlen, feuchten Tagen und an Orten mit hoher Luftfeuchtigkeit, wie unter der Dusche.

Selbst bei sehr trockenen Augen geht das Sehvermögen nur selten verloren, doch manche Betroffenen klagen über verschwommene Sicht, wenn sie ihre Augen anstrengen, oder über eine so starke Reizung, dass ihnen das Sehen schwer fällt. Bei starker Augentrockenheit kann sich die Augenoberfläche verdicken, und es können Geschwüre, Narben und neue Blutgefäße entstehen, die das Sehen erheblich beeinträchtigen.

Diagnose und Behandlung

Die Diagnose ergibt sich meist allein aufgrund der Symptome. Mit dem Schirmertest, bei dem ein Filterpapierstreifen auf die Unterlidkante gelegt wird, wird das Maß der Tränensekretion bestimmt. Mit der Spaltlampe ▲ wird geprüft, ob das Auge bereits geschädigt ist.

Zur Behandlung dient künstliche Tränenflüssigkeit, die in bestimmten Abständen ins Auge getropft wird. Es kann hilfreich sein, eine zugige Umgebung zu meiden und die Luft zu befeuchten. Der Arzt kann versuchen, die Tränenpunkte zu verschließen, sodass die Tränen nicht mehr in den Nasenraum abfließen können und die Augen wieder über mehr Flüssigkeit verfügen. Bei sehr

trockenen Augen können die Augenlider ein Stück zusammengenäht werden, um die Verdunstungsrate der Tränenflüssigkeit zu senken.

Keratomalazie

Bei der Keratomalazie (Xerophthalmie) wird die Hornhaut aufgrund eines Vitamin-A- und Eiweißmangels sowie Unterernährung trocken und trüb.

In den armen Ländern der Welt ist diese Krankheit eine der wichtigsten Ursachen von Blindheit. Die Zellen auf der Hornhautoberfläche sterben ab, anschließend können sich Geschwüre und bakterielle Infektionen bilden. Tränendrüsen und Bindehaut sind mitbetroffen; die daraus resultierende verminderte Tränenproduktion verursacht trockene Augen. Durch den Vitamin-A-Mangel kann Nachtblindheit entstehen. Die Diagnose basiert auf einer trockenen oder geschwürig veränderten Hornhaut bei einer unterernährten Person.

Zur Behandlung der Hornhautentzündung dienen antibiotikahaltige Augenmedikamente. Wichtiger ist jedoch, den Vitamin-A-Mangel und die Unterernährung zu beheben.

Hornhautentzündung durch Herpes-simplex-Viren

Eine Infektion der Hornhaut mit Herpes-simplex-Viren ■ kann zu Beginn aufgrund ihrer Symptome – geringe Augenschmerzen, Tränenfluss, Rötung und Lichtempfindlichkeit – wie eine leichte bakterielle Infektion erscheinen. Wenn die Hornhaut dann anschwillt, sieht man verschwommen.

Die Infektion verursacht meist keine starken Hornhautveränderungen und heilt ohne Behandlung ab. Sie kann jedoch erneut auftreten und die Hornhautoberfläche schädigen. Hat sich die Infektion mehrfach wiederholt, kann sie zur Geschwüren und Narbenbildung führen, womit dieser Bereich der Hornhaut undurchsichtig wird; durch eine derartige Infektion kann die Augenoberfläche zudem ihre Empfindungsfähigkeit verlieren. Im Gefolge einer Herpes-simplex-Infektion können sich verstärkt Blutgefäße bilden; dann besteht die Gefahr, dass sich die Sehfähigkeit verschlechtert oder sogar völlig verloren geht. Um eine Herpes-simplex-Infektion zu diagnostizieren, untersucht der Arzt das Auge mit einer Spaltlampe ★. Manchmal

---

▲ siehe Abbildung Seite 1269   ■ siehe Seite 1145

★ siehe Abbildung Seite 1269

wird aus dem infizierten Bereich eine Probe zur Laboranalyse entnommen.

Zur Behandlung, die so bald wie möglich beginnen sollte, eignen sich Virustatika wie Trifluridin. Es muss als Augentropfen mehrmals täglich angewandt werden. Bei wiederkehrenden Infektionen und einem stark geschwächten Immunsystem kann Aciclovir eingenommen werden. Um den Heilungsprozess zu beschleunigen, kann der Arzt abgestorbenes und geschädigtes Zellmaterial von der Hornhaut entfernen.

Hornhautentzündung durch Herpes-zoster-Viren

Das Zostervirus, das sich nach der Erstinfektion »schlafend« in Nervenzellen zurückzieht, kann aktiviert werden und eine Gürtelrose ▲ verursachen. Wenn sich diese im Gesichts- und Stirnbereich ausbreitet, ist das Auge auf der entzündeten Seite oft ebenfalls betroffen.

Die Infektion verursacht Schmerzen, Rötung und Lidschwellung. Eine entzündete Hornhaut kann stark anschwellen und schwere Schäden und Narben bekommen. Entzünden sich die Gewebe hinter der Hornhaut, entsteht eine so genannte Uveitis. Dadurch steigt oft der Augeninnendruck, es entwickelt sich ein grüner Star (Glaukom). Häufige Komplikationen einer Hornhautinfektion sind ein Sensibilitätsverlust der Hornhaut sowie ein Glaukom.

Bei einer Gürtelrose im Gesicht und der damit verbundenen Gefährdung der Augen kann die rechtzeitige Einnahme von Aciclovir, Famciclovir und Valaciclovir die Gefahr von Augenkomplikationen verringern. Auch kortisonhaltige Augentropfen können helfen. Um die Pupillen weit und damit den Augeninnendruck niedrig zu halten, werden oft Atropintropfen gegeben; damit wird einer schweren Form des Glaukoms vorgebeugt, und die Schmerzen werden gelindert.

Periphere geschwürige Hornhautentzündung

Eine Entzündung der Hornhaut mit Geschwürbildung tritt oft bei Menschen mit Bindegewebeerkrankungen, wie rheumatoider Arthritis, auf.

Das Geschwür sitzt am Rand der Kornea und ist gewöhnlich eiförmig. Die Erkrankung verur-

sacht eine Sehverschlechterung, Lichtempfindlichkeit sowie ein Fremdkörpergefühl im Auge. Ursache ist wahrscheinlich eine Autoimmunreaktion ■.

Keratokonus

Hierbei handelt es sich um eine sich allmählich entwickelnde Formveränderung der Hornhaut, die schließlich eine Kegelform annimmt.

Die Erkrankung beginnt gewöhnlich zwischen dem 15. und 25. Lebensjahr und betrifft in der Regel beide Augen. Die Form der Hornhaut und damit die Brechkraft der Augen verändern sich so erheblich, dass häufig neue Brillengläser angepasst werden müssen. Mit Kontaktlinsen lässt sich die Sehschwäche meist besser korrigieren als mit einer Brille. Manchmal hat sich die Form der Hornhaut aber so stark verändert, dass keine Kontaktlinsen mehr getragen werden können. Durch die Vorwölbung wird die Hornhaut extrem dünn und verletzlich. Um die Sehfähigkeit zu erhalten, ist dann manchmal eine Hornhauttransplantation ★ erforderlich.

Blasige Hornhautentzündung

Die bullöse Keratopathie ist eine Schwellung der Hornhaut, die meist bei älteren Menschen auftritt.

Manchmal tritt diese Erkrankung nach Eingriffen wie einer Staroperation auf. Die Hornhaut schwillt an, auf ihrer Oberfläche entstehen mit Flüssigkeit gefüllte Bläschen, die starke Schmerzen verursachen, wenn sie platzen. Durch die Hornhautveränderung verschlechtert sich das Sehen erheblich. Die Diagnose basiert auf dem typischen Aussehen einer geschwollenen, trüben Hornhaut mit Bläschen auf der Oberfläche. Zur Bestätigung der Diagnose kann per Ultraschall die Dicke der Kornea gemessen werden.

Die Behandlung besteht darin, die Flüssigkeitsansammlung in den Hornhautschichten durch Anwendung von Salzlösungen zu verringern; unter Umständen bringen auch weiche Kontaktlinsen Linderung. Manchmal ist eine Hornhauttransplantation ● notwendig.

▲ siehe Seite 1146   ■ siehe Seite 1070
★ siehe Kasten Seite 1081   ● siehe Kasten Seite 1081

KAPITEL 229

Grauer Star

Bei einem grauen Star (Katarakt) wird die Augenlinse trübe und undurchsichtig. Dadurch verschlechtert sich das Sehen. Ein beidseitiger grauer Star führt ohne operativen Eingriff zur Blindheit.

Ein grauer Star entwickelt sich schmerzlos und zunächst unbemerkt und schreitet langsam fort. Eine Ursache lässt sich nicht angeben. Allerdings ist bekannt, dass sich die Augenlinse durch Röntgenstrahlen, langjährige UV-Einstrahlung, das Arzneimittel Kortison, Augenentzündungen und -infektionen sowie einen über lange Zeit schlecht eingestellten Diabetes eintrüben kann. Eine Katarakt tritt offenbar häufiger bei dunkeläugigen Menschen auf und solchen, die sich viel in der Sonne aufhalten, schlecht ernähren und rauchen. Wenn in einem Auge eine Trübung besteht, ist das Risiko erhöht, dass auch das andere Auge eine Katarakt entwickelt. Eine Linsentrübung kann angeboren sein ▲, bei Kindern kann sie sich aber auch infolge einer Verletzung oder Erkrankung entwickeln.

Wie eine Linsentrübung die Sehkraft beeinträchtigt

Links ist zu sehen, wie eine normale Linse Licht aufnimmt und es auf der Netzhaut bündelt. Rechts werden einige Lichtstrahlen durch die Linsentrübung nicht durchgelassen, andere nicht richtig auf die Netzhaut gesandt.

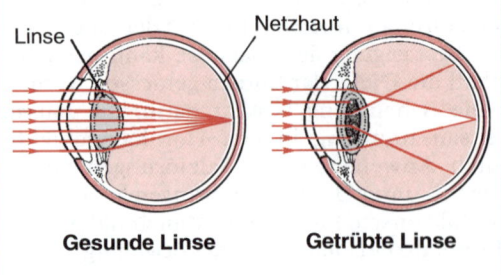

Linse   Netzhaut

Gesunde Linse   **Getrübte Linse**

▲ siehe Tabelle Seite 1485

Symptome und Diagnose

Auf seinem Weg zur Netzhaut muss das Licht die Linse passieren. Eine vollständig trübe Linse lässt kein Licht mehr hindurch. Ist die Linse nur an einigen Stellen eingetrübt, erreicht das Licht die Netzhaut gestreut oder verzerrt. Dadurch verschlechtert sich die Sehfähigkeit. Erste Anzeichen einer Katarakt sind gewöhnlich Schleiersehen, gelegentlich auch Lichtkreise und -reflexe, seltener Doppeltsehen. Zudem können Farben gelblicher und weniger leuchtend erscheinen. Lesen fällt oft schwerer, weil die Kontrastempfindlichkeit abnimmt.

Wie stark die Sehverschlechterung ist, hängt davon ab, wie hoch die Intensität der ins Auge einfallenden Lichtstrahlen ist, wo innerhalb der Linse die Trübung sitzt und wie dicht sie ist. Bei hellem Licht verengen sich die Pupillen, sodass nur ein schmaler Lichtkegel ins Auge einfällt; bei einer zentral gelegenen Trübung (Kernstar) kann das Licht dann nur schlecht ins Auge gelangen. Bei geringer Helligkeit erweitert sich die Pupille; helle Lichtbündel, wie von sich nähernden Autoscheinwerfern, werden von den Rändern der Katarakt gestreut. Menschen mit grauem Star sehen daher Lichtkreise und fühlen sich geblendet, was besonders auf Nachtfahrten sehr störend sein kann. Menschen mit grauem Star, die pupillenverengende Medikamente anwenden müssen, weil sie gleichzeitig einen grünen Star haben, sehen besonders schlecht.

Weitsichtige mit einer Trübung im Linsenkern sehen bei normalem Licht anfangs sogar besser als vorher. Die Katarakt wirkt als stärkere Linse und bündelt das Licht stärker; dadurch sind nahe gelegene Gegenstände klarer zu erkennen. Ältere Menschen mit Alterssichtigkeit stellen dann plötzlich fest, dass sie wieder ohne Brille lesen können. Ein Kernstar blockiert allerdings später das ins Auge einfallende Licht und vermindert das Sehvermögen.

Eine Trübung in der hinteren Linsenkapsel beeinträchtigt das Sehvermögen im Hellen besonders stark und führt öfter zu Lichtkreisen und Blendung. Diese Art des Stars beeinträchtigt das Sehvermögen überhaupt stärker als andere Kataraktformen, weil die Trübung dort liegt, wo die Strahlen stark gebündelt werden.

Linsentrübungen sind im Allgemeinen schmerzlos. Schmerzen können sie bereiten, wenn die Linse aufquillt und sich der Augeninnendruck erhöht (Glaukom).

Mit einem Augenspiegel (Ophthalmoskop) lässt sich die Linsentrübung erkennen, mit der Spaltlampe lassen sich Lage und Ausmaß der Trübung präzise feststellen.

Vorbeugung

Eine Sonnenbrille mit UV-Filter schützt die Augen vor schädlicher UV-Strahlung. Nicht zu rauchen hilft ebenfalls und ist insgesamt empfehlenswert. Menschen mit Diabetes sollten ihren Blutzuckerspiegel möglichst gut einstellen. Möglicherweise beugt auch eine Ernährung, die reich an Vitamin C, Vitamin A und Karotinoiden (z. B. in Tomaten und Karotten) ist, einer Katarakt vor.

Behandlung

Bis das Sehvermögen deutlich beeinträchtigt ist, lässt sich die Sehschärfe häufig mit einer Brille oder Kontaktlinsen verbessern. Gegen die Blendung hilft das Tragen einer Sonnenbrille; im Zimmer können Lampen helfen, die kein direktes, sondern reflektiertes Licht abgeben. Bei bestimmten Kataraktformen, bei denen nicht gleichzeitig auch noch ein grüner Star vorliegt, können pupillenerweiternde Medikamente helfen.

Die einzige echte Therapiemöglichkeit des grauen Stars besteht in einer Operation. Wann sie durchgeführt wird, können die Betroffenen danach festlegen, wie sehr die Sehminderung sie beeinträchtigt und ob sie ihren Alltag nicht mehr sicher bewältigen können. Vorher bringt eine Operation keinen Vorteil. Eine rasche Operation erscheint nur dann ratsam, wenn die Linse anschwillt und ein Glaukom entsteht.

Eine Staroperation kann in jedem Alter und in der Regel bei lokaler Betäubung und ambulant vorgenommen werden; sie dauert etwa 30 Minuten. Während der Operation wird die Linse entfernt und durch eine künstliche Linse ersetzt. Nähte sind gewöhnlich nicht nötig, weil der Einschnitt klein ist und von allein heilt. Wird keine künstliche Linse eingesetzt, muss das Sehvermögen mit einer so genannten Starbrille oder durch Kontaktlinsen wieder hergestellt werden.

Staroperationen werden häufig durchgeführt und sind im Allgemeinen ungefährlich. Die Operierten sollten allerdings dafür sorgen, dass sie in den ersten Tagen nach dem Eingriff Hilfe haben; Aktivitäten, wie Vornüberbeugen und schweres Heben, sind dann nämlich unter Umständen verboten; außerdem kann es zu Schleiersehen und Lichtempfindlichkeit kommen. In den ersten Wochen nach der Operation müssen verschiedene Augenmedikamente angewandt werden, die Infektionen verhüten, die Entzündung lindern und den Heilungsprozess beschleunigen sollen. Eine Brille oder ein Metallschirm bietet den Augen zusätzlichen Schutz. Nachkontrollen finden einen Tag nach der Operation und dann in wöchentlichen Abständen statt. Sind beide Augen von einer Linsentrübung betroffen, wird meist abgewartet, bis das erste Auge geheilt ist, bevor das zweite operiert wird.

Viele Menschen stellen schon wenige Wochen nach der Staroperation fest, dass sich ihre Fernsicht verbessert hat. Die meisten benötigen weiterhin eine Lesebrille, einige auch eine Fernsichtbrille, aber in der Regel mit viel schwächeren Gläsern als zuvor.

Komplikationen nach einer Staroperation sind selten. Dazu gehören Infektionen und schwere Blutungen, die die Sehfähigkeit mindern, ein erhöhter Augeninnnendruck, der unbehandelt zu einem Glaukom führen kann, und ein Verrutschen der künstlichen Linse. In Ausnahmefällen kann die Netzhaut anschwellen oder sich ablösen ▲. Selten müssen Menschen, die unter Netzhautproblemen, wie einer diabetischen Retinopathie, leiden, feststellen, dass sich ihre Sehfähigkeit nach einer Staroperation verschlechtert. Bei sorgfältiger Nachsorge lassen sich diese ungewöhnlichen Komplikationen früh entdecken und behandeln.

Etwa ein Viertel derjenigen, die sich einer Staroperation unterzogen haben, entwickeln Wochen, manchmal sogar Jahre nach der Linsenimplantation eine Trübung hinter der künstlichen Linse. Diese lässt sich normalerweise laserchirurgisch beheben.

▲ siehe Seite 1296

KAPITEL 230

Entzündung der mittleren Augenhaut

Die mittlere Augenhaut oder einzelne ihrer Abschnitte sind entzündet (Uveitis).

Die pigmentierte mittlere Augenhaut (Uvea) besteht aus drei Geweben: der Regenbogenhaut (Iris), dem Ziliarkörper und der Aderhaut (Choroidea). Die Regenbogenhaut, der farbige Ring um die Pupille, öffnet und schließt sich wie die Öffnung einer Kameralinse. Der Ziliarkörper besteht aus Muskeln. Wenn sie sich zusammenziehen, wird die Linse runder, sodass sich das Auge auf nahe gelegene Gegenstände einstellen kann, erschlaffen sie, flacht sich die Linse ab, sodass weit entfernte Gegenstände scharf gesehen werden. Die Aderhaut kleidet das Auge von innen aus und zieht sich vom Rand der Ziliarmuskeln bis zum Sehnerv am Augengrund. Sie liegt zwischen der Netzhaut auf der Innenseite und der Lederhaut (Sklera) auf der Außenseite. Sie enthält die Blutgefäße, die das Augeninnere, besonders die Netzhaut, ernähren.

Bleibt eine Uveaentzündung auf die Regenbogenhaut (Iris) beschränkt, liegt eine Iritis vor. Ist die Aderhaut entzündet, handelt es sich um eine Choroiditis. Eine Entzündung von Aderhaut und Netzhaut wird als Chorioretinitis bezeichnet.

Eine Entzündung der mittleren Augenhaut kann viele Ursachen haben; meist bleiben sie allerdings unklar. Manchmal handelt es sich um reine Augenerkrankungen, bei etwa 40 Prozent ist die Entzündung allerdings eine Begleiterscheinung von Erkrankungen, die den gesamten Körper betreffen. Dazu gehören Entzündungen wie Spondylitis ankylosans (Bechterew-Krankheit, rheumatische Erkrankung) und juvenile rheumatoide Arthritis, Sarkoidose und weit im Körper verbreitete Infektionen.

Symptome und Diagnose

Die Anfangssymptome einer Uveitis können recht subtil sein: Schleiersehen und das Sehen von schwarzen Punkten, ähnlich wie Mücken. Starke Schmerzen, gerötete Augen und Lichtscheu kommen häufig vor, wenn die Regenbogenhaut entzündet ist. Bei der Untersuchung sieht der Augenarzt prall gefüllte Blutgefäße am Rand der Regenbogenhaut sowie leichte Hornhautveränderungen, und stellt fest, dass sich die Flüssigkeit getrübt hat, mit der der Glaskörper gefüllt ist.

Eine Uveitis kann das Auge beängstigend schnell schädigen und Langzeitkomplikationen wie ein Anschwellen der Makula, grünen Star oder eine Linsentrübung verursachen. Viele Menschen erkranken nur einmal im Leben an Uveitis, bei anderen kehrt die Erkrankung über Monate und Jahre immer wieder.

Diagnose und Behandlung

Die ärztliche Diagnose stützt sich auf die Symptome und die Befunde der Augenuntersuchung. Wird als Ursache eine Erkrankung vermutet, die den ganzen Körper betrifft, werden entsprechende Tests durchgeführt.

Um einem anhaltenden Schaden vorzubeugen, muss die Behandlung möglichst früh einsetzen. Sie besteht praktisch immer aus der Gabe von kortisonhaltigen Augenmedikamenten. Pupillenerweiternde Augenmedikamente mit Atropin und Cyclopentolat werden ebenfalls eingesetzt. Ansonsten richtet sich die Behandlung nach der zugrunde liegenden Ursache. Liegt z. B. eine Infektion mit Keimen vor, werden sie mit entsprechenden Arzneimitteln behandelt.

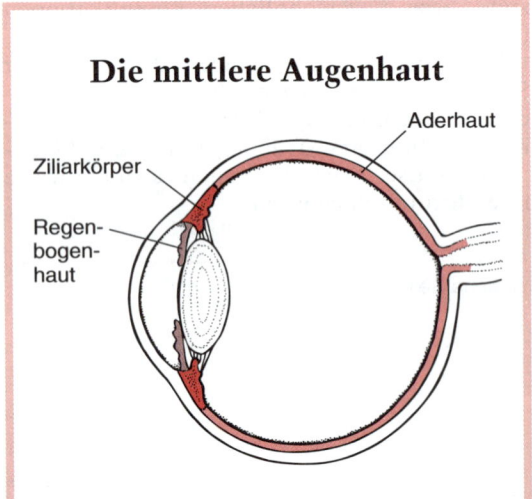

Die mittlere Augenhaut

Aderhaut

Ziliarkörper

Regenbogenhaut

KAPITEL 231

Grüner Star

Der grüne Star (Glaukom) ist eine Schädigung des Sehnerven; die Erkrankung geht oft mit einem erhöhten Augeninnendruck einher, der zu einem irreversiblen Verlust des Sehvermögens führen kann.

Der grüne Star ist eine verbreitete Erkrankung, die ab dem 40. Lebensjahr häufiger wird. Das Erkrankungsrisiko steigt bei Menschen mit glaukomkranken Verwandten, bei denen, die kurz- oder weitsichtig sind, Diabetes haben, lange Zeit kortisonhaltige Medikamente eingenommen haben und vor kurzem eine Augenverletzung erlitten haben.

Zum grünen Star kommt es, wenn ein Ungleichgewicht zwischen Produktion und Abfluss der Augenflüssigkeit (Kammerwasser) herrscht und der Augeninnendruck zu hoch wird. Normalerweise wird das Kammerwasser, das das Auge ernährt, vom Ziliarkörper hinter der Regenbogenhaut (in der Hinterkammer) produziert und fließt in den vorderen Augenbereich (Vorderkammer), wo es durch die Abflusskanäle zwischen Regenbogenhaut und Hornhaut (Kammerwinkel) abfließt. Wenn alles richtig funktioniert, arbeitet das System wie Wasserhahn (Ziliarkörper) und Ausguss (Abflusskanäle). Ein Gleichgewicht zwischen Flüssigkeitsproduktion und Abfluss sorgt dafür, dass die Flüssigkeit frei strömt und verhindert, dass sich im Auge ein erhöhter Druck aufbaut.

Beim grünen Star ist der Flüssigkeitsabfluss behindert. Trotzdem wird in der Hinterkammer weitere Flüssigkeit produziert. Mit anderen Worten: Der Ausguss ist verstopft, während der Wasserhahn weiter läuft. Da die Flüssigkeit das Auge nicht verlassen kann, steigt der Druck im Auge an. Wird dieser Druck höher, als der Sehnerv tolerieren kann, kommt es zum grünen Star. Manchmal bleibt die Druckerhöhung zwar innerhalb des Normalbereichs, ist für den Sehnerv aber dennoch so hoch, dass er geschädigt wird.

Die meisten Glaukome lassen sich zwei Kategorien zuordnen: Weitwinkel- und Engwinkelglaukom.

Das **Offen-** oder **Weitwinkelglaukom** ist die häufigste Form. Bei diesem Glaukomtyp verstopfen die Abflusskanäle im Verlauf von Monaten oder Jahren allmählich immer mehr. Der

Normaler Kammerwasserabfluss

Das Kammerwasser wird im Ziliarkörper hinter der Regenbogenhaut (Hinterkammer) gebildet, gelangt durch die Pupille in die Vorderkammer und fließt dann durch die Abflusskanäle ab.

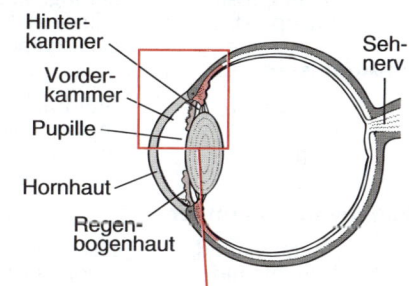

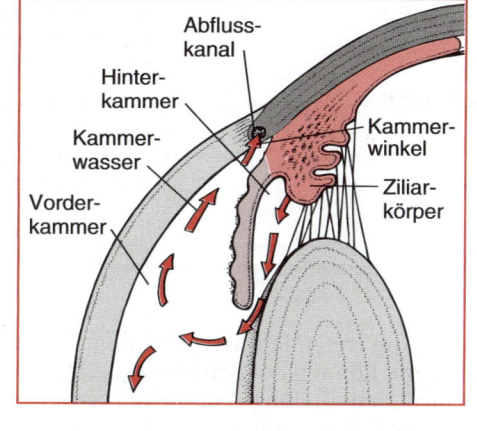

Augeninnendruck steigt langsam an, weil die Produktion des Kammerwassers normal weiterläuft, dieses aber nur stockend abfließt.

Das **Engwinkelglaukom** ist deutlich seltener als das Weitwinkelglaukom. Dabei werden die Abflusskanäle im Auge plötzlich blockiert. Weil der Flüssigkeitsabfluss abrupt zum Erliegen kommt, steigt der Augeninnendruck rasch an.

Die Ursache für ein Glaukom ist meist nicht bekannt, doch sowohl Weit- als auch Engwin-

℞ ARZNEIMITTEL ZUR GLAUKOMBEHANDLUNG

GRUPPE ARZNEISTOFF	UNERWÜNSCHTE WIRKUNGEN (AUSWAHL)	BEMERKUNGEN
Betablocker		
Betaxolol, Carteolol, Levobetaxolol, Levobunolol, Metipranolol, Timolol	Kurzatmigkeit, langsamer Herzschlag, Benommenheit, kalte Finger und Zehen, Schlaflosigkeit, Erschöpfung, Depression, lebhafte Träume, Halluzinationen, sexuelle Funktionsstörungen, Haarausfall; siehe auch Tabelle auf Seite 126	**Wirkweise:** verringern die Kammerwasserproduktion **Darreichungsform:** Augentropfen **Weitere Bemerkungen:** Einige Nebenwirkungen sind bei Menschen mit Herz-, Lungen- und Gefäßerkrankungen besonders ausgeprägt
Prostaglandinähnliche Verbindungen		
Bimatoprost, Latanoprost, Travoprost	Verstärkte Augen- und Hautpigmentierung, längere und dickere Augenwimpern, Muskel-, Gelenk- und Rückenschmerzen, Hautausschlag	**Wirkweise:** verbessern den Kammerwasserabfluss **Darreichungsform:** Augentropfen
Alpha-Agonisten		
Brimonidin, Dipivefrin, Epinephrin	Blutdruckveränderungen, Herzrhythmusstörungen, Kopfschmerzen, Erschöpfung, Mund- und Nasentrockenheit	**Wirkweise:** verringern die Kammerwasserproduktion und verbessern den Abfluss **Darreichungsform:** Augentropfen
Karboanhydrasehemmer		
Acetazolamid, Brinzolamid, Dorzolamid	Erschöpfung, Gewichtsverlust, Depression, Appetitverlust, Übelkeit, Erektionsstörungen, metallischer oder bitterer Geschmack, Durchfall, Nierensteine, Blutbildveränderungen	**Wirkweise:** verringern die Kammerwasserproduktion **Darreichungsform:** Brinzolamid und Dorzolamid als Augentropfen, Acetazolamid als Infusion und Tabletten
Cholinergika		
Carbachol, Pilokarpin	Pupillenverengung, verschwommene Sicht, grauer Star, Schweißausbrüche, Kopfschmerzen, Zittern, starke Speichelproduktion, Durchfall, Bauchkrämpfe, Übelkeit	**Wirkweise:** verbessern den Kammerwasserabfluss, erweitern den Kammerwinkel des Auges **Darreichungsform:** Augentropfen, Augensalbe

kelglaukom treten familiär gehäuft auf. Andere Glaukome können auf Schädigungen durch Infektionen, Entzündungen und Tumoren, auf ausgedehnten Linsentrübungen, anderen Erkrankungen und chirurgischen Eingriffen am Auge beruhen (Sekundärglaukom).

Symptome

Weitwinkelglaukom: Dieses ist schmerzlos und macht zunächst keine Beschwerden. Das deutlichste Anzeichen sind blinde Flecken und Gebiete mit Gesichtsfeldausfall. Mit der Zeit werden die blinden Flecken größer und vereinigen sich. Zuerst kommt es meist an den Rändern des Gesichtsfelds zu Ausfällen, wobei der Sehverlust so allmählich erfolgt, dass er häufig erst bemerkt wird, wenn die Sicht bereits stark

eingeschränkt ist. Da die Sicht im Zentrum des Gesichtsfeldes meist zuletzt verloren geht, entwickeln viele Betroffene einen so genannten Tunnelblick: Sie können problemlos geradeaus sehen, sind aber für alle anderen Richtungen blind. Wird ein Glaukom nicht behandelt, erblinden die Betroffenen vollständig.

Engwinkelglaukom: Hierbei steigt der Augeninnendruck so rasch an, dass die Betroffenen plötzlich Augen- und Kopfschmerzen, Augenrötung, verschwommene Sicht, farbige Säume um Lichtquellen und abrupten Sehverlust entwickeln. Dazu kommen unter Umständen Übelkeit und Erbrechen.

Ein Engwinkelglaukom gilt als medizinischer Notfall, denn unbehandelt können die Betroffenen innerhalb von zwei bis drei Stunden nach

Einsetzen der Symptome ihr Augenlicht verlieren.

Bei Menschen, deren eines Auge von einem Glaukom betroffen ist, entwickelt sich dieses Leiden häufig auch im anderen Auge.

Vorbeugung und Diagnose

Da sich ein Glaukom unbemerkt entwickelt, aber im Verlauf mehrerer Jahre das Sehvermögen schwer schädigen kann, ist es wichtig, die Erkrankung früh zu entdecken. Darum wird allen Menschen über 40 Jahren empfohlen, ihre Augen regelmäßig auf ein Glaukom untersuchen zu lassen.

Die Augenuntersuchung bei Glaukomverdacht besteht aus vier Teilen: Zunächst wird der Augeninnendruck (intraokularer Druck) mit einem Tonometer ▲ gemessen. Im Allgemeinen gelten Messwerte von mehr als 20 bis 22 Millimeter Quecksilber (mmHg) als erhöhter Druck.

Die Messung des Augeninnendrucks reicht jedoch nicht aus, denn bei mindestens einem Drittel aller Menschen mit grünem Star ist der Augendruck normal. Mit einem Ophthalmoskop und einer Spaltlampe lässt sich der Sehnerv gezielt auf Veränderungen untersuchen, die auf eine Schädigung durch grünen Star hinweisen. ■

Durch einen grünen Star verengt sich das periphere Gesichtsfeld, und es treten blinde Flecken auf. Ob sie vorliegen, lässt sich mit einem Gerät feststellen, das die Fähigkeit einer Person testet, im gesamten Gesichtsfeld kleine Lichtpunkte zu erkennen. ★

Und schließlich können die Abflusskanäle im Auge mit einer Speziallinse untersucht werden (Gonioskopie). Auf diese Weise lässt sich entscheiden, ob es sich bei dem Glaukom um ein Weit- oder ein Engwinkelglaukom handelt.

Behandlung

Ist das Sehvermögen verloren gegangen, ist das nicht wieder rückgängig zu machen. Wird das Glaukom jedoch entdeckt, lässt sich eine weitere Verschlechterung durch geeignete Behandlung verhindern. Das Ziel jeder Glaukombehandlung ist, Sehverluste zu verhindern bzw. ihr Fortschreiten zu stoppen.

Augentropfen und operative Eingriffe sind die wichtigsten Behandlungsmethoden für Weitwinkel- und Engwinkelglaukom. Die medikamentöse Therapie dauert lebenslang. Sie zielt darauf ab, den Augeninnnendruck zu senken, indem die Flüssigkeitsproduktion im Auge gesenkt oder der Flüssigkeitsabfluss verbessert wird.

Ein Glaukom wird gewöhnlich mit Augenmitteln behandelt, die einen Betablocker, eine prostaglandinähnliche Substanz, einen Alpha-Agonisten, einen Karboanhydrasehemmer oder/und ein Cholinergikum enthalten. Die meisten Menschen mit einem Weitwinkelglaukom sprechen gut auf derartige Medikamente an; sie werden zwar auch bei Engwinkelglaukomen eingesetzt, doch muss bei diesem Typ in der Regel operiert werden. Die bei Glaukom angewandten Augenmittel sind sicher, können aber eine Reihe unerwünschter Wirkungen haben. Bei regelmäßigen Kontrolluntersuchungen werden Augeninnendruck, Sehnerv und Gesichtsfeld geprüft.

Wenn sich der Augeninnendruck mit Augentropfen nicht wirksam senken lässt, jemand keine Augenmittel anwenden kann oder nicht akzeptable Nebenwirkungen entwickelt, kann eine Operation notwendig werden. Mit einem laserchirurgischen Eingriff lassen sich bei einem Weitwinkelglaukom verstopfte Abflusskanäle öffnen (Lasertrabekuloplastik), bei einem Engwinkelglaukom wird eine Öffnung in die Regenbogenhaut geschnitten (periphere Laseriridektomie oder -iridotomie). Beide Techniken verbessern den Flüssigkeitsabfluss. Die Eingriffe können in der ärztlichen Praxis und in der Klinik vorgenommen werden. Zur Betäubung werden Augentropfen verabreicht. Normalerweise können die Patienten noch am selben Tag nach Hause gehen.

Die andere Operationstechnik zur Behandlung von Glaukomen ist die Filtrationschirurgie. Dabei wird manuell ein neues Drainagesystem (Trabekulektomie) geschaffen, damit die Flüssigkeit die verstopften oder blockierten Kanäle umgehen und aus dem Auge gelangen kann. Diese Operation wird gewöhnlich in einem Krankenhaus durchgeführt. In der Regel kann der Patient die Klinik noch am selben Tag verlassen.

Die häufigste Komplikation bei einem laserchirurgischen Eingriff zur Glaukombehandlung ist eine zeitweilige Erhöhung des Augeninnendrucks, der mit Augentropfen behandelt wird. Nur selten geschieht es, dass der Laser die Hornhaut verbrennt, doch diese Verbrennungen heilen gewöhnlich rasch. Sowohl bei der Laser- als auch bei der Filtrationschirurgie kann es zu Entzündungen und Blutungen im Auge kommen, meist aber nur für kurze Zeit. Die Filtrationschirurgie kann gelegentlich zu Doppelsehen, Linsentrübung und Infektionen führen.

▲ siehe Seite 1269

■ siehe Kästen Seite 1268 und Seite 1269

★ siehe Seite 1267

Nach einer Glaukomoperation werden Augentropfen angewendet, und das Auge wird regelmäßig untersucht, um den Augeninnendruck zu überwachen und sicherzustellen, dass der Eingriff erfolgreich war.

Bei einem Engwinkelglaukom, das als Glaukomanfall ein medizinischer Notfall ist, können Behandlungsmethoden nötig sein, die besonders stark und schnell wirken. Dann kann z. B. Azetazolamid infundiert werden. Sobald wie möglich werden zudem Augentropfen gegeben. In manchen Notfällen wird auch sofort operiert.

Die Behandlung eines Glaukoms, das von anderen Störungen herrührt, hängt von der jeweiligen Ursache ab. Bei Infektionen oder Entzündungen können antibiotikahaltige, antivirale und kortisonhaltige Augentropfen sinnvoll sein. Ein Tumor, der einen Abflusskanal verlegt, sollte ebenso behandelt werden wie eine ausgedehnte Linsentrübung. Ein hoher Augeninnendruck als Folge einer Staroperation wird mit Augenmitteln behandelt, die den Augeninnendruck senken. Bleiben sie unwirksam, kann mithilfe der Filtrationschirurgie eine neue Passage geschaffen werden, durch die die Flüssigkeit das Auge verlassen kann.

KAPITEL 232

Erkrankungen der Netzhaut

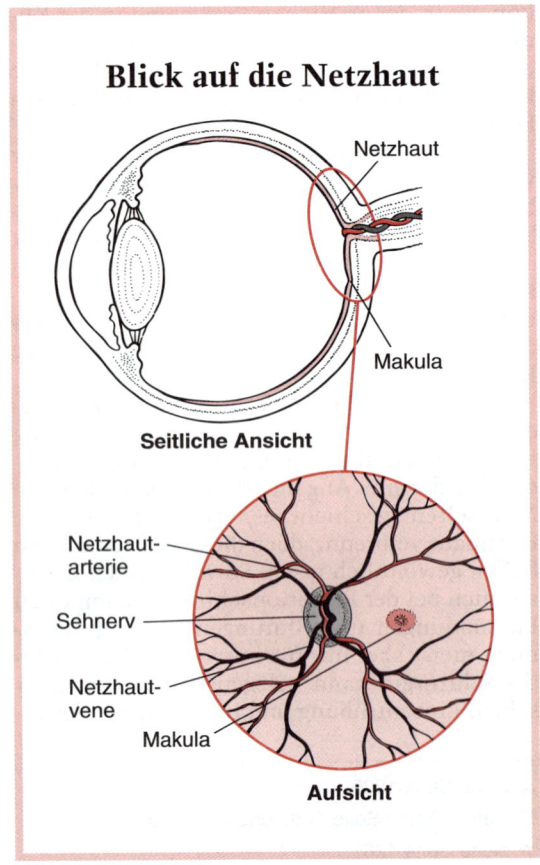

Blick auf die Netzhaut

Netzhaut

Makula

Seitliche Ansicht

Netzhautarterie

Sehnerv

Netzhautvene

Makula

Aufsicht

Hornhaut und Linse am »Eingang« des Auges bündeln das Licht auf der Netzhaut. Die Netzhaut (Retina) ist die lichtempfindliche Schicht auf der Innenfläche des Augenhintergrunds. Im Zentrum der Netzhaut, der so genannten Makula, sitzen die meisten farbempfindlichen Zellen (Zapfen), es ist die zentrale »Stelle des schärfsten Sehens«. Die Peripherie der Netzhaut, d. h. der Bereich, der die Makula umgibt, enthält die Stäbchen; sie reagieren auf geringere Lichtintensitäten, sind aber nicht farbempfindlich. Die Stäbchen sind für peripheres Sehen und Dämmerungssehen verantwortlich.

Der Sehnerv leitet die Signale weiter, die die Stäbchen und Zapfen in der Netzhaut produzieren. Jede Sehzelle sendet einen winzigen Ausläufer zum Sehnerv. Der Sehnerv zieht von der Netzhaut ins Gehirn und steht mit jenen Nervenzellen in Verbindung, die Signale an die Sehrinde des Gehirns übermitteln; dort werden diese Signale verarbeitet, sodass ein Seheindruck entsteht.

Sehnerv und Netzhaut sind von einem umfangreichen Blutgefäßsystem durchzogen, das sie mit Blut und Sauerstoff versorgen. Ein Teil dieser Vorsorgung stammt aus der Aderhaut, der gefäßreichen Schicht zwischen Netzhaut und Lederhaut (Sklera). Die zentrale Netzhautarterie (die andere Hauptblutversorgung der Netzhaut) tritt in der Nähe des Sehnerven in die Netzhaut ein und verzweigt sich dann.

Makuladegeneration

Bei einer Makuladegeneration bildet sich die Makula, der wichtigste Sehbereich im Zentrum der Netzhaut, langsam zurück, was zu einem allmählichen Verlust des Sehvermögens führt.

Die Störung ist vor allem bei älteren Menschen zu beobachten und tritt bei Männern und Frauen gleichermaßen auf; Hellhäutige und Raucher sind vermehrt betroffen. Die Ursache ist unbekannt, es scheint aber eine familiäre Anlage zu geben.

Es gibt zwei Formen dieser Erkrankung. Bei der trockenen (atrophischen) Makuladegeneration dünnt das Pigmentepithel der Makula aus; es gibt aber keine Narben, Blutungen oder Ödeme. Bei der feuchten Makuladegeneration entwickeln sich in der Gewebeschicht unter der Makula ungewöhnliche Blutgefäße. Aus diesen tritt Flüssigkeit aus, die sich in diesem Bereich unter der Netzhaut sammelt; schließlich bildet sich eine zentrale, erhabene Narbe. Makuladegeneration ist ein langsamer Prozess. Bei der trockenen Form können beide Augen gleichzeitig betroffen sein. Die feuchte Form entwickelt sich zunächst in einem Auge und greift schließlich auf das andere Auge über.

Symptome und Diagnose

Bei der trockenen Makuladegeneration verschlechtert sich das Sehvermögen im Zentrum des Gesichtsfelds langsam und schmerzlos. Gegenstände erscheinen wie ausgewaschen, feine Details gehen verloren. Manchmal kann der Augenarzt die frühen Veränderungen im Makulabereich bereits erkennen, bevor Symptome auftreten. Bei der feuchten Makuladegeneration schreitet der Sehverlust im Allgemeinen rasch fort und kann dann ganz plötzlich eintreten, wenn eines der Blutgefäße platzt. Das erste Symptom ist manchmal ein verzerrtes Sehen auf einem Auge, bei dem feine, gerade Linien wellig erscheinen. Das führt oft zu Schwierigkeiten beim Lesen und Fernsehen.

Eine Makuladegeneration verschlechtert das Sehvermögen zwar stark, führt jedoch nur selten zur völligen Erblindung. Meist bleiben das Sehen im äußeren Gesichtsfeld und das Farbsehen unbeeinträchtigt. Bei der trockenen Form der Makuladegeneration verliert sich das Sehvermögen in der Regel weniger schnell; sie entwickelt sich generell langsamer als die feuchte Form.

Gewöhnlich wird eine Makuladegeneration durch eine Untersuchung des Auges mit einem Ophthalmoskop und einer Spaltlampe diagnos-

tiziert. Manchmal dient eine Fluoreszenzangiographie – ein Verfahren, bei dem ein Farbstoff gespritzt und die Netzhaut anschließend fotografiert wird – zur Bestätigung der Diagnose.

Behandlung

Für die trockene Form gibt es gegenwärtig keine wissenschaftlich abgesicherte Behandlungsmöglichkeit. Eine Transplantation von Netzhautgewebe wird erprobt.

Bei der feuchten Form können neue Blutgefäße, die in oder um die Makula herum wachsen, manchmal mithilfe der Laserkoagulation zerstört werden, bevor weiterer Schaden entsteht. Werden dabei auch Netzhaut- und Aderhautgewebe zerstört, wird diese Behandlung als thermische Laser-Fotokoagulation bezeichnet. Eine weitere viel versprechende Behandlung ist die fotodynamische Therapie: Dabei wird eine Substanz infundiert, die die Blutgefäße im Auge sensibilisiert; diese werden anschließend per Laser zerstört. Eine Alternative biete die transpupillare Thermotherapie, bei der ein Infrarotlaser verwendet wird. Sowohl die fotodynamische als auch die transpupillare Therapie sollen die neuen Blutgefäße zerstören, ohne die Netzhaut oder die Aderhaut zu beschädigen.

Über Lesebrillen und Vergrößerungsgläser hinaus gibt es zahlreiche Hilfen für Menschen mit geringem Sehvermögen, auch speziell solche für Computerbenutzer. So projiziert ein Gerät beispielsweise ein vergrößertes Bild des Computerbildschirms auf einen ungeschädigten Teil der Netzhaut. Mithilfe geeigneter Software können Computerdaten zudem groß dargestellt und laut vorgelesen werden.

Epiretinale Gliose

Epiretinale Gliose bedeutet, dass sich über der Netzhaut eine dünne Membran bildet, die das Sehvermögen beeinträchtigt.

Diese auch Zellophanmakulopathie genannte Erkrankung entwickelt sich gewöhnlich erst nach dem 50. Lebensjahr und tritt am häufigsten bei Menschen über 75 Jahren auf. Über der Netzhaut bildet sich ein dünner Film von Narbengewebe, das sich zusammenzieht, sodass die darunter liegende Netzhaut faltig wird.

Mit zunehmendem Alter schrumpft der Glaskörper. Zahlreiche Störungen können auf der Netzhaut Falten entstehen lassen, z. B. diabetische Retinopathie, Uveitis, Netzhautablösung und Augenverletzungen.

Zu den Symptomen gehört eine verschwommene, verzerrte Sicht (gerade Linien erscheinen gewellt). Um diese Erkrankung zu diagnostizieren, wird der Augenhintergrund mithilfe eines Ophthalmoskops untersucht. Eine Fluoreszenzangiographie kann sich anschließen.

Die meisten Betroffenen brauchen nicht behandelt zu werden. Wenn schwerwiegende Sehprobleme auftreten, kann die Membran bei örtlicher Betäubung operativ entfernt werden. Das dauert etwa 30 Minuten.

Netzhautablösung

Die Netzhaut löst sich von dem unter ihr liegenden Gewebe ab.

Die Netzhaut bildet einen dünnen lichtempfindlichen Film, der fest an dem darunter liegenden Stützgewebe, dem Pigmentblatt, haftet. Trennen sich diese beiden Schichten voneinander, verliert die Netzhaut in diesem Bereich ihre Funktion. Wird die Ablösung der beiden Gewebeblätter voneinander nicht behandelt, schädigt dies die Netzhaut dauerhaft.

Die Ablösung beginnt zunächst in einem kleinen Bereich und kann sich, wenn sie unbehandelt bleibt, schließlich über die gesamte Netzhaut erstrecken. Netzhautrisse, die zu einer Ablösung führen können, treten vorwiegend bei starker Kurzsichtigkeit, nach einer Staroperation und nach einer Augenverletzung auf. Die Netzhaut kann sich unter anderem auch dann vom darunter liegenden Gewebe lösen, wenn Flüssigkeit zwischen der Netzhaut und dem darunter liegenden Pigmentblatt gegen die Netzhaut drückt.

Symptome

Eine Netzhautablösung verursacht keine Schmerzen. Die Betroffenen sehen gewöhnlich kleine treibende Objekte (»Mücken«) und Lichtblitze von weniger als einer Sekunde Dauer. Der Sehverlust beginnt meist im Randbereich des Gesichtsfelds und weitet sich mit dem Fortschreiten der Netzhautablösung aus; er ähnelt einem Schleier, der sich über die Sicht legt. Sobald sich der Makulabereich der Netzhaut abzulösen beginnt, verschlechtert sich das Sehvermögen drastisch; dann sieht man nur noch verschwommen.

Mit dem Ophthalmoskop lässt sich eine Netzhautablösung meist eindeutig diagnostizieren. Ist das nicht möglich, sollte eine Ultraschalluntersuchung durchgeführt werden.

Behandlung und Prognose

Bei einer plötzlich eintretenden Sehverschlechterung sollte in jedem Fall unverzüglich der Augenarzt aufgesucht werden. Die Art der Behandlung richtet sich nach der Ablösungsform und ihrer Ursache. Per Laser lassen sich die Löcher in der Netzhaut verschweißen. Durch eine Kältetherapie bildet sich Narbengewebe, das die Netzhaut an Ort und Stelle hält.

Wird die Netzhaut innerhalb von zwei bis sieben Tagen wieder befestigt, bessert sich das Sehvermögen gewöhnlich wieder. Bleibt die Netzhautablösung über einen längeren Zeitraum bestehen oder ist es zu Blutungen und Narbenbildung gekommen, sind die Chancen für eine Besserung des Sehvermögens deutlich geringer.

Retinopathia pigmentosa

Eine seltene Erkrankung, bei der die Netzhaut langsam und fortschreitend bis zur völligen Erblindung degeneriert.

Retinopathia pigmentosa (früher: Retinitis pigmentosa) ist eine erbliche Erkrankung. Eine Form der wird dominant vererbt; das bedeutet, die Krankheit tritt bereits auf, wenn nur ein Elternteil ein krankes Gen vererbt. Andere Formen sind rezessiv und erfordern von beiden Eltern ein krankes Gen. Eine Form mit X-chromosomalem rezessivem Erbgang tritt vorwiegend bei Männern auf; sie erben das kranke Gen von ihrer Mutter. Bei manchen, meist männlichen Patienten kann sich außerdem noch eine erbliche Form von Hörverlust (Usher-Syndrom) entwickeln.

Die lichtempfindlichen Zellen der Netzhaut, die für das Dämmerungssehen verantwortlich sind (Stäbchen), bilden sich allmählich zurück; dadurch verschlechtert sich das Dämmerungssehen. Diese ersten Symptome zeigen sich meist schon in der Kindheit. Im Laufe der Zeit geht das Sehen in den Randbereichen allmählich immer mehr verloren. Im späteren Krankheitsstadium kann nur noch durch ein schmales Zentrum gesehen werden; es entsteht eine Art »Tunnelblick«.

Bei der ophthalmoskopischen Untersuchung fallen typische Veränderungen auf. Spezialuntersuchungen stützen dann die Diagnose. So lässt sich mit einem Elektroretinogramm die Reaktion der Netzhaut auf Licht testen. Das Fortschreiten der Netzhautschädigung lässt sich nicht aufhalten.

Verschluss von Zentralarterie und Zentralvene

Die Arteria centralis retinae ist das zentrale Blutgefäß zur Versorgung der Netzhaut. Dieses Gefäß kann z. B. durch Arteriosklerose, einen Blutpfropf (Thrombus), der mit dem Blut in die Augenarterie transportiert wurde, oder eine Entzündung der Zentralarterie vollständig verschlossen werden. Bei Menschen, die unter grünem Star, Diabetes und Bluthochdruck leiden, können verschiedene Vorgänge zum Verschluss von Augengefäßen führen.

Wenn die Arteria centralis retinae blockiert ist, wird man auf dem betroffenen Auge plötzlich, aber schmerzlos blind. Ein Verschluss der Vena centralis retinae, dem wichtigsten Blutgefäß für den Abtransport von sauerstoffarmem Blut aus der Netzhaut, führt dazu, dass sich die kleinen Netzhautvenen erweitern und die Sehnervenpapille anschwillt. Wie beim Verschluss der Zentralarterie kann das Sehvermögen leicht bis schwer beeinträchtigt sein.

Neben einer starken Beeinträchtigung des Sehvermögens kann es zu Blutungen im Auge oder grünem Star infolge eines ungewöhnlichen Gefäßwachstums in Regenbogenhaut und Kammerwinkel kommen.

Diagnose und Behandlung

Mit einem Ophthalmoskop lassen sich veränderte Blutgefäße und andere Anzeichen für eine verminderte Durchblutung der Netzhaut erkennen; so erscheint die Retina beim Verschluss der Zentralarterie bleich, beim Verschluss der Zentralvene sind die kleinen Venen erweitert, und der vordere Bereich des Sehnerven, die Sehnervenpapille, ist angeschwollen. Mit der Fluoreszenzangiographie lässt sich der Umfang des Schadens bestimmen. Hierzu wird der Farbstoff Fluoreszein in die Vene gespritzt, durch den sich die Netzhaut anfärbt. Die Behandlung wird dann entsprechend dem fotografisch festgehaltenen Zustand festgelegt. Um den Blutstrom in den Gefäßen zu beobachten, eignet sich die Doppler-Sonographie, ein Ultraschallverfahren.

Um eine Blockade in der Zentralarterie zu beseitigen, wird häufig sofort behandelt, doch nur selten mit Erfolg. Der Augeninnendruck lässt sich durch eine zeitweilige Massage der geschlossenen Augenlider mit den Fingern senken. Alternativ gelingt dies durch eine so genannte Parazentese der Vorderkammer: Dabei wird das Auge durch Augentropfen betäubt, anschließend eine Kanüle in die Vorderkammer eingeführt und etwas Flüssigkeit abgezogen. Das senkt den Augeninnendruck rasch und zuverlässig. Sinkt der Augeninnendruck durch dieses Verfahren oder Massage, lockert sich der Thrombus unter Umständen und wandert in einen dünneren Zweig des Gefäßes weiter, sodass nur ein kleinerer Netzhautbezirk geschädigt wird. Eine allgemein akzeptierte medikamentöse Therapie gibt es nicht. Gefäßneubildungen in Regenbogenhaut und Kammerwinkel können mit Laserlicht zerstört werden.

Retinopathie durch hohen Blutdruck

Bei einer »hypertensiven Retinopathie« wird die Netzhaut durch hohen Blutdruck geschädigt.

Selbst ein geringer Bluthochdruck, der jahrelang unbehandelt bleibt, kann die Blutgefäße in der Netzhaut schädigen. Bluthochdruck führt dazu, dass sich die Wände kleiner Blutgefäße verdicken, wodurch sich ihre lichte Weite verkleinert und weniger Blut die Netzhaut erreicht. Das kann in gewissen Bereichen der Retina zu einer Unterversorgung führen. Schreitet die Krankheit fort, blutet es unter Umständen in die Netzhaut hinein. Diese Schädigungen können zu einem allmählichen Verlust des Sehvermögens führen, besonders dann, wenn die Makula im Zentrum der Netzhaut betroffen ist.

Die Diagnose lässt sich mit dem Ophthalmoskop stellen, denn die Netzhaut eines Menschen, der unter Bluthochdruck leidet, weist typische Veränderungen auf. Bei extrem hohem Blutdruck kann es zu weiteren Augenveränderungen kommen, beispielsweise einer Schwellung der Sehnervenpapille (Stauungspapille).

Die Behandlung besteht darin, den Bluthochdruck zu senken. Bei lebensbedrohlich hohem Blutdruck ist eine sofortige Behandlung nötig, damit die Sehkraft erhalten bleibt.

Diabetische Retinopathie

Die Netzhaut erleidet aufgrund eines Diabetes Schaden.

Diabetes mellitus kann am Auge zwei Typen von Veränderungen hervorrufen, die zu den Hauptursachen der erworbenen Blindheit zählen: die nichtproliferative und die proliferative Retinopathie. Einige Netzhautveränderungen treten bei praktisch allen Diabetikern auf. Solche mit hohem Blutdruck sind besonders gefährdet, weil beides die Retina schädigen kann.

Durch einen über lange Zeit zu hohen Blutzuckerspiegel verdicken sich die Wände der kleinen Blutgefäße in der Netzhaut. Zugleich werden sie schwächer und damit anfälliger für Verformungen, und sie werden durchlässiger, sodass Blut und Plasma in die Netzhaut sickern.

Das Ausmaß der Retinopathie und der Sehverschlechterung hängt davon ab, wie gut der Blutzuckerspiegel im Laufe der Diabetesdauer eingestellt ist. Im Allgemeinen entwickelt sich eine Retinopathie frühestens zehn Jahre nach Ausbruch des Diabetes.

Symptome und Diagnose

Bei der **nichtproliferativen Retinopathie** bekommen die winzigen Blutgefäße in der Netzhaut Risse und werden durchlässig. Der Bereich um diese Risse herum schwillt an, und kleine Netzhautblutungen können Ausfälle im Gesichtsfeld verursachen oder, wenn sie sich in Makulanähe befinden, zu Schleiersehen im Zentrum des Gesichtsfelds führen. Zunächst wirkt sich die Erkrankung kaum auf das Sehvermögen aus, doch mit der Zeit nehmen die Probleme zu. Das Farbensehen kann gestört sein (Blau-Gelb-Anomalie), und blinde Flecken können auftreten, die die Betroffenen allerdings häufig nicht selbst wahrnehmen, sondern erst bei Tests entdeckt werden. Tritt aus den Gefäßen Flüssigkeit aus und entwickelt sich ein Makulaödem, führt dies zu schweren Sehstörungen.

Bei der **proliferativen Retinopathie** wird durch den Netzhautschaden die Bildung neuer Blutgefäße angeregt. Durch diese Gefäßneubildungen entstehen Blutungen und Narben; dies kann zu einer Netzhautablösung führen. Die Gefäße können in den Glaskörper einwachsen und in ihn hineinbluten. Die proliferative Retinopathie beeinträchtigt das Sehvermögen meist wesentlich stärker als die nichtproliferative und kann durch massive Blutungen in den Glaskörper und Netzhautablösung bis zur Erblindung führen.

Die Störung lässt sich bei einer augenärztlichen Untersuchung der Netzhaut per Ophthalmoskop und Spaltlampe diagnostizieren, ihr Ausmaß kann mithilfe der Fluoreszenzangiographie ▲ ermittelt werden.

Vorbeugung und Behandlung

Einer diabetischen Retinopathie lässt sich am ehesten vorbeugen, indem der Blutzucker möglichst im Normalbereich gehalten wird. Dasselbe gilt für den Blutdruck. Diabetiker sollten

▲ siehe Seite 1269

jährlich ihre Augen untersuchen lassen, damit Schäden gegebenenfalls frühzeitig behandelt werden können.

Die Netzhautschäden werden mit dem Laser behandelt. Dazu werden die neu gebildeten Gefäße mit Laserlicht zerstört und die Gefäßrisse versiegelt (Fotokoagulation). Die Behandlung ist schmerzlos. Sie muss unter Umständen wiederholt werden. Sind durch die Gefäßdefekte starke Blutungen entstanden, muss das in den Glaskörper gesickerte Blut operativ entfernt werden. Hierbei werden Teile des Glaskörpers entfernt (Vitrektomie). Das Sehvermögen bessert sich nach dem Eingriff häufig wieder; die aus dem Glaskörper entfernte Masse wird vom Körper nach und nach ersetzt. Eine Laserbehandlung bessert das Sehvermögen nur selten, doch sie verhindert häufig eine weitere Verschlechterung.

Entzündung der Augeninnenräume

Eine Entzündung der Innenschichten des Auges, des Glaskörpers (Humor vitreus) und der Lederhaut (Sklera) wird als Endophthalmitis bezeichnet.

Endophthalmitis wird von Erregern hervorgerufen, die durch eine tiefe Wunde, einen operativen Eingriff oder mit dem Blut ins Auge gelangt sind. Gewöhnlich wird die Infektion durch Bakterien verursacht, manchmal jedoch auch von Pilzen und Einzellern. Viren können ebenfalls ausgedehnte Augeninfektionen hervorrufen, doch werden diese meist nicht als Endophthalmitis bezeichnet.

Die Symptome sind meist stark ausgeprägt: Schmerzen, gerötete Augen, extreme Lichtscheu und teilweiser oder vollständiger Sehverlust. Die Diagnose basiert auf den Symptomen, einer Augenuntersuchung und manchmal Antikörper- oder DNA-Tests. Um die Erreger zu identifizieren, wird aus dem Kammerwasser oder dem Glaskörper eine Probe entnommen; nach dem Ergebnis wird das wirksame Medikament ausgewählt.

Endophthalmitis ist ein medizinischer Notfall. Sie muss sofort behandelt werden, da bereits eine Verzögerung von nur wenigen Stunden eine Erblindung zur Folge haben kann. Es werden sofort zu Beginn erregerspezifische Antibiotika und oft auch Kortison gegeben. Gelegentlich ist ein operativer Eingriff nötig, um infiziertes Gewebe aus dem Augeninneren zu entfernen.

Bösartige Netzhauttumoren

Krebsgeschwülste, die die Netzhaut in Mitleidenschaft ziehen, entwickeln sich gewöhnlich in der Aderhaut, einer dichten Schicht von Blutgefäßen, die die Netzhaut versorgt. Die Aderhaut liegt zwischen der Netzhaut und der Lederhaut (dem äußeren weißen Teil des Auges). Da die Netzhaut auf die Blutversorgung durch die Aderhaut angewiesen ist, beeinträchtigt eine Schädigung der Aderhaut durch eine Krebsgeschwulst meist das Sehvermögen.

Malignes Melanom der Aderhaut: Dieser Krebs entwickelt sich in den pigmentproduzierenden Zellen (Melanozyten) der Aderhaut. Es ist der häufigste bösartige Tumor des Auges und tritt vorwiegend bei hellhäutigen blauäugigen Menschen auf. Im Frühstadium beeinträchtigt der Tumor die Sehfähigkeit nicht. Später kann er infolge einer Netzhautablösung zu Schleiersehen und völligem Erblinden führen. Zudem können in anderen Körperregionen Metastasen auftreten.

Eine Frühdiagnose ist wichtig, da die Heilungschancen von der Tumorgröße abhängen; sie wird mithilfe von Ophthalmoskop, Ultraschall und Serienfotografien erstellt.

Bei kleinen Tumoren können Auge und Augenlicht gerettet werden, indem man den Tumor mit Laserlicht operiert oder ihn durch Strahlung zerstört, die von eingepflanztem radioaktivem Material ausgesendet wird. Ist der Tumor groß, muss das Auge entfernt werden. Geschieht das nicht, kann er sich in die Augenhöhle (Orbita) und über das Blut zu anderen Organen ausbreiten (metastasieren).

Metastasen in der Aderhaut: Da die Aderhaut sehr gut durchblutet ist, siedeln sich in ihr oft Metastasen eines Krebses aus anderen Körperregionen an. Bei Frauen handelt es sich meist um Metastasen eines Brustkrebses, bei Männern um solche von Prostata- oder Lungenkrebs.

Häufig verursachen diese Krebsgeschwülste keine Symptome und werden bei einer Routineuntersuchung entdeckt. Treten Symptome auf, sind es im Frühstadium abnehmendes Sehvermögen und Lichtblitze. Später verschlechtert sich das Sehvermögen weiter, und es kann zu einer Netzhautablösung kommen.

Die Diagnose wird manchmal bei einer Routineuntersuchung mit dem Ophthalmoskop gestellt; hilfreich ist auch eine Ultraschallaufnahme. Um die Diagnose zu bestätigen, wird meist eine Gewebeprobe entnommen und unter dem Mikroskop untersucht (Biopsie). Behandelt wird gewöhnlich mit Chemo- und Strahlentherapie.

Erkrankungen des Sehnerven

Die Sehzellen der Netzhaut nehmen Licht wahr und übermitteln Impulse an den Sehnerv, der diese zum Gehirn weiterleitet. Störungen im Bereich des Sehnerven und seiner Äste und in den Bereichen an der Rückseite des Gehirns, wo die visuellen Information verarbeitet werden (Sehrinde), können Sehveränderungen verursachen. Eine häufige Ursache für eine Sehnervenschädigung ist ein Hypophysentumor, der auf den Nerv drückt.

Die beiden Sehnerven nehmen von den Augen bis zur Rückseite des Gehirns einen ungewöhnlichen Weg: An der Sehnervenkreuzung (Chiasma opticum) teilen sich die Nerven, und jeweils die Hälfte der Nervenfasern eines Sehnerven kreuzt auf die andere Seite über. Wegen dieser anatomischen Besonderheit verursachen Schäden entlang der Sehbahn ein ganz eigentümliches Muster von Sehverschlechterung, aufgrund dessen sich häufig diagnostizieren lässt, wo in der Sehbahn das Problem liegt.

Stauungspapille

Bei einer Stauungspapille (Papillenödem) ist das Gewebe an der Stelle, wo der Sehnerv in das Auge übertritt, geschwollen. Grund ist meist ein erhöhter Schädelinnendruck.

Diese Störung, die fast immer beidseitig auftritt, wird meist durch einen Gehirntumor oder

Die Sehbahnen

Von beiden Augen wandern Signale durch den Sehnerv. Die beiden Sehnerven treffen sich an der Sehnervenkreuzung, dem Chiasma opticum. Dort teilen sich die beiden Sehnerven und die Hälfte der Nervenfasern eines jeden Sehnervs kreuzt auf die andere Seite über. Aufgrund dieser anatomischen Besonderheit wird das Gehirn für das rechte und das linke Gesichtsfeld von den Sehnervenästen beider Seiten mit getrennten Informationen versorgt.

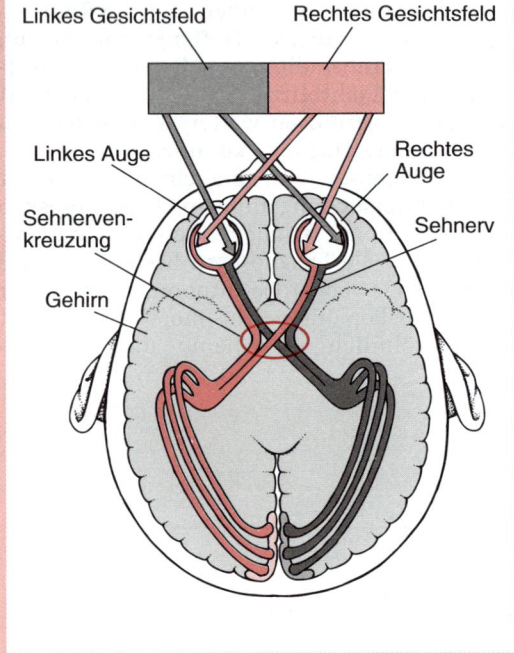

Linkes Gesichtsfeld

Rechtes Gesichtsfeld

Linkes Auge

Rechtes Auge

Sehnerven-kreuzung

Sehnerv

Gehirn

-abszess, Kopfverletzungen, Gehirnblutungen, Hirn- oder Hirnhautentzündungen, Pseudotumor cerebri ▲ und starken Bluthochdruck verursacht. Auch schwere Lungenerkrankungen können den Schädelinnendruck erhöhen und zu einer Stauungspapille führen.

Die Stauungspapille kann zunächst Kopfschmerzen ohne Sehbeeinträchtigung verursachen. Typische Symptome sind vorübergehende optische Veränderungen – Schleiersehen und vollkommener Sehverlust –, die nur Sekunden dauern; sie treten häufig dann auf, wenn der

▲ siehe Kasten Seite 507 ■ siehe Tabelle Seite 126
★ siehe Seite 1290

Betroffene aufsteht oder sich hinlegt. Andere Symptome können aufgrund des erhöhten Schädelinnendrucks auftreten.

Zur Diagnose dient ein Ophthalmoskop. Manchmal ist auch eine Computer- (CT) oder Kernspintomographie (NMR) hilfreich, insbesondere, um die Ursache für die Stauungspapille zu finden. Mit einer Lumbalpunktion (Punktion des Rückenmarkkanals im Lendenwirbelbereich) lässt sich der Druck der Gehirn-Rückenmarkflüssigkeit (Liquor) messen. Eine Liquorprobe kann auf Anzeichen für einen Hirntumor und eine Infektion untersucht werden.

Wenn der hohe Liquordruck auf einen Hirntumor zurückgeht, wird gewöhnlich Kortison verabreicht. Entfernen lässt sich der Tumor jedoch nur operativ. Eine Stauungspapille, die von einem Pseudotumor cerebri hervorgerufen wird, wird mit harntreibenden Mitteln (Diuretika) behandelt. Andere Behandlungsmethoden hängen von der jeweiligen Ursache der Stauungspapille ab. So wird ein Hirnabszess entleert und es werden Antibiotika verabreicht, ein hoher Blutdruck wird medikamentös gesenkt ■, und eine bakterielle Infektion wird mit Antibiotika bekämpft. Wenn die Kopfschmerzen anhalten, muss unter Umständen operiert werden.

Sehnervenentzündung

Bei einer Sehnervenentzündung (Optikusneuritis) ist der Sehnerv irgendwo längs seines Verlaufs entzündet.

Eine solche Entzündung kann viele Ursachen haben, z. B. eine Virusinfektion (besonders bei Kindern), Impfung, Hirnhautentzündung, Syphilis, Autoimmunerkrankungen, wie multiple Sklerose, und Entzündungen im Auge, wie Uveitis ★. Oft ist die Ursache aber nicht auszumachen.

Eine Sehnervenentzündung tritt zwar meist einseitig auf, doch sie kann auch beide Augen befallen. Sie äußert sich in einer Sehverschlechterung, die innerhalb von ein bis zwei Tagen von einem kleinen blinden Fleck bis zur völligen Erblindung fortschreiten kann. In manchen Fällen treten Schmerzen beim Bewegen der Augen auf. Je nach Ursache verbessert sich das Sehvermögen zunächst wieder, verschlechtert sich später aber erneut.

Für die Diagnose wird getestet, ob die Pupillen normal auf Licht reagieren. Der Augenhintergrund wird mit einem Ophthalmoskop untersucht, um festzustellen, ob die Sehnervenpapille geschwollen ist. Durch Prüfung des peripheren

Gesichtsfelds lässt sich feststellen, ob es in diesem Bereich zu einem Verlust des Gesichtsfelds gekommen ist. Eine Kernspintomographie (NMR) kann Hinweise auf Multiple Sklerose oder auch auf einen Tumor geben, der auf den Sehnerv drückt.

Meist bessert sich eine Sehnervenentzündung ohne Behandlung innerhalb einiger Monate. In einigen Fällen kann eine intravenöse Behandlung mit Kortison oder anderen Medikamenten die Wiederherstellung beschleunigen und das Wiederholungsrisiko senken. Wenn ein Tumor auf den Sehnerv drückt, bessert sich das Sehvermögen nach Entfernen des Tumors in der Regel wieder.

Optikusneuropathie

Unter Optikusneuropathie versteht man eine Schädigung des Sehnerven aufgrund einer Blockade seiner Blutversorgung, von Mangelernährung oder Giften.

Wenn die Blutversorgung des Teils des Sehnerven, der im Auge liegt, unterbrochen ist, kann das seine Funktion stören, und es können Sehnervenzellen absterben (ischämische Optikusneuropathie). Diese Erkrankung tritt in zwei Formen auf: nichtarteriitisch und arteriitisch.

Die nichtarteriitische ischämische Optikusneuropathie betrifft gewöhnlich Über-Fünfzigjährige. Zu den Risikofaktoren gehören Bluthochdruck, Diabetes und Arteriosklerose. Selten entwickelt sich die Erkrankung bei jüngeren Menschen mit schwerer Migräne. Die arteriitische ischämische Optikusneuropathie kommt gewöhnlich bei Über-Siebzigjährigen vor. Die Blutversorgung des Sehnerven ist aufgrund einer Arterienentzündung (Arteriitis) blockiert, meist handelt es sich dabei um eine Entzündung der Schläfenarterie (Arteriitis temporalis). ▲

Der Sehnerv kann auch durch Kontakt mit giftigen chemischen Substanzen geschädigt werden, z. B. Blei, Methanol, Glykol (Frostschutzmittel), Giftstoffe im Tabakrauch und Arsen. Diese Form wird als Intoxikationsamblyopie bezeichnet. Eine Neuropathie des Sehnerven kann auch auf einer Mangelernährung beruhen (manchmal als nutritive Amblyopie bezeichnet), speziell durch einen Mangel an Vitamin B_{12}. Dieser Sehnervenschaden kommt meist bei Alkoholkranken vor, bei denen jedoch weniger der Alkohol, als eher eine Fehl- bzw. Unterernährung die Ursache ist. In seltenen Fällen

Einige Muster, die bei Sehverlust auftreten können

Je nachdem, wo in der Sehbahn der Schaden liegt, variieren die Art und Weise des Sehverlusts.

Liegt die Sehnervschädigung beispielsweise zwischen dem Augapfel und der Sehnervenkreuzung, kann der Betroffene auf nur diesem Auge erblinden. Ist die Sehnervenkreuzung geschädigt, verlieren beide Augen einen Teil ihrer Sehkraft – das rechte Auge verliert Sehkraft im rechten Teil seines Gesichtsfelds, das linke Auge im linken Teil.

Liegt die Störung im hinteren Abschnitt der Sehbahn, geht die Hälfte des Gesichtsfeldes, jetzt allerdings beider Augen, verloren. Man spricht von einer Halbseitenblindheit (Hemianopsie). Ist z. B. die linke Seite des Gehirns geschädigt, verlieren beide Augen die rechte Hälfte ihres Gesichtsfelds. Ursache für eine Halbseitenblindheit sind häufig ein Schlaganfall, Blutungen und Tumoren.

können auch Arzneimittel, wie Chloramphenicol, Isoniazid, Ethambutol und Digoxin, einen solchen Sehnervenschaden verursachen.

Ein Sehverlust kann innerhalb von Minuten bis Stunden eintreten oder sich allmählich über zwei bis sieben Tage entwickeln. Je nach Ursache sind ein Auge oder beide Augen betroffen, wobei das Sehvermögen von fast normal bis zur vollständigen Erblindung reichen kann. Geht die Sehnervenschädigung auf eine Vergiftung oder Mangelernährung zurück, sind in der Regel beide Augen betroffen. Kleine blinde Flecken im Zentrum des Gesichtsfelds vergrößern sich langsam und können bis zum vollständigen Erblinden weiterwachsen. Menschen mit Arteriitis temporalis sind meist älter und leiden gewöhnlich unter einem stärkeren Sehverlust.

Rund 40 Prozent der Menschen erleben irgendwann eine spontane Besserung. Dabei sind wiederholte Anfälle auf ein und demselbem Auge außerordentlich selten. Schätzungen zufolge erkrankt das andere Auge in einem Zeitraum von fünf Jahren bei zehn bis 34 Prozent der Betroffenen.

▲ siehe Seite 369

Für die Diagnose wird der Hintergrund beider Augen mit einem Ophthalmoskop untersucht. Um die Ursache zu klären, bedarf es einer sorgfältigen Aufnahme der Krankengeschichte (Anamnese), um herauszufinden, ob der Betroffene mit giftigen Substanzen in Kontakt gekommen ist oder einen der bekannten Risikofaktoren aufweist. Besteht Verdacht auf Arteriitis temporalis, lässt sich die Diagnose anhand von Bluttests und einer Gewebeuntersuchung der Schläfenarterie erhärten.

Bei Menschen mit nichtarteriitischer ischämischer Optikusneuropathie werden Blutdruck, Blutzucker- und Cholesterinspiegel und andere Faktoren kontrolliert, die die Durchblutung des Sehnerven beeinflussen können. Bei Menschen mit arteriitischer ischämischer Optikusneuropathie aufgrund einer Arteriitis temporalis werden hohe Kortisondosen verabreicht, um einem Sehverlust im zweiten Auge vorzubeugen, der ohne Behandlung bei 25 bis 50 Prozent der Betroffenen innerhalb von Tagen bis Wochen eintritt.

Menschen mit einer Optikusneuropathie, die vom Kontakt mit giftigen Substanzen herrührt, sollten Tabak und Alkohol bzw. die jeweils krankheitsauslösende Substanz meiden. Ist Alkohol an der Entwicklung der Störung beteiligt, sollte sich der Patient ausgewogen ernähren und die fehlenden Vitamine eventuell einnehmen. Bei einer Bleivergiftung kann der Arzt eine Entgiftung mit einem Chelatbildner durchführen.

Ist der Sehnervenschaden durch Unter- oder Fehlernährung entstanden, muss der Mangel behoben werden. Ist die Ursache ein Vitamin-B_{12}-Mangel, muss das Vitamin gespritzt werden. Weist der Sehnerv noch keine Anzeichen einer Rückbildung (Atrophie) auf, darf man erwarten, dass ein Teil des verlorenen Sehvermögens wiederkehrt.

KAPITEL 234

Erkrankungen der Augenhöhle

Die knöcherne Augenhöhle (Orbita) enthält das Auge und schützt es. Zu den Erkrankungen der Augenhöhle zählen Knochenbrüche, Infektionen (z. B.: Orbitalphlegmone), Entzündungen und Tumore. Eine Schilddrüsenerkrankung kann sich ebenfalls durch Augenerscheinungen äußern.

Knochenbrüche

Bei jeder Verletzung im Gesicht kann einer oder können mehrere der die Augenhöhle formenden Knochen brechen.

Das sich nach einem Knochenbruch (Fraktur) ansammelnde Blut kann auf das Auge oder auf die es versorgenden Nerven und Blutgefäße drücken (retrobulbäres Hämatom). Der Druck auf die Nerven beeinträchtigt unter Umständen das Sehvermögen, weil das die Weiterleitung der Signale von den Augen ins Gehirn stört. Außerdem kann der Bruch oder ein Knochensplitter die Funktion der das Auge bewegenden Muskeln bzw. der sie innervierenden Nerven beeinträchtigen. Dadurch ist das Auge vielleicht nicht in der Lage, sich nach rechts, links, oben oder unten zu bewegen, was meist zu Doppeltsehen führt.

Ist der Bruch sehr groß, kann der Augapfel in die Augenhöhle einsinken (Enophthalmus). Außerdem kann der Augapfel selbst durch die Fraktur verletzt werden.

Diagnose und Behandlung

Die Diagnose basiert zunächst auf den Symptomen. Um sie zu bestätigen, wird der Schädel geröntgt und eine computer- (CT) oder kernspintomographische (NMR) Aufnahme angefertigt. Wenn durch einen Bruch der Orbita Muskeln oder Nerven eingeklemmt worden sind und es zu Doppeltsehen kommt, oder wenn der Augapfel nach hinten gedrückt wurde, müssen die Gesichtsknochen wieder gerichtet werden; dies geschieht meist operativ. Nachdem sichergestellt wurde, dass der Knochenbruch keine lebenswichtigen Strukturen verletzt hat, werden die Knochen wieder in die richtige Lage gebracht und mit Metallplatten und Schrauben oder Drähten fixiert.

Orbitalphlegmone

Hierbei handelt es sich um eine akute Ent-
zündung des Augenhöhlengewebes.

Die Infektion kann sich von den Nebenhöhlen, Zähnen und über das Blut in die Augenhöhle ausbreiten oder sich nach einer Augenverletzung entwickeln. Symptome sind starke Schmerzen, vorstehender Augapfel, verminderte Augenbeweglichkeit, Lidschwellung und Fieber sowie geschwollene Augäpfel. Das Sehvermögen kann beeinträchtigt sein.

Wird die Orbitalphlegmone nicht ausreichend therapiert, kann dies zur Erblindung sowie zu Infektionen in Gehirn und Rückenmark führen. Zudem können sich Blutgerinnsel bilden, die von den Venen um die Augen in eine große Vene an der Hirnbasis (Sinus cavernosus) einwandern und zu einer Kavernosusthrombose führen können.

Diagnose und Behandlung

Eine Orbitalphlegmone lässt sich meist auf den ersten Blick diagnostizieren. Um die Ursache der Erkrankung festzustellen, bedarf es dennoch meist weiterer Untersuchungen der Zähne und des Mundraums sowie einer Röntgenaufnahme oder einer Computertomographie (CT) der Nebenhöhlen. Oft werden Gewebeproben aus Bindehaut und Haut, Blut, Rachen und Nebenhöhlen entnommen und ins Labor geschickt, um den Erreger wie auch den Sitz der Entzündung zu ermitteln. Von dem Ergebnis hängt die Behandlung ab.

Noch bevor das Ergebnis der Laboruntersuchung vorliegt, wird mit der Antibiotikabehandlung begonnen (eventuell muss das Medikament später entsprechend dem Kulturergebnis gewechselt werden). Bei einer leichten Entzündung genügt es, wenn die Antibiotika eingenommen werden, in schweren Fällen werden sie intravenös verabreicht. Eitergeschwüre (Abszesse) oder Nebenhöhleninfektionen müssen eventuell chirurgisch entleert werden (Drainage).

Entzündungen

Alle Gewebe der Augenhöhle können sich entzünden. Die Entzündung kann Teil eines anderen Krankheitsprozesses sein, wie bei der Wegener-Klinger-Granulomatose, bei der sich die Blutgefäße entzünden (Vaskulitis), oder die Entzündung bricht ohne offensichtlichen Grund aus. Eine Entzündung der Lederhaut (Sklera)

Kavernosusthrombose

Bei einer Kavernosusthrombose ist eine große Vene an der Hirnbasis (Sinus cavernosus) blockiert. Ursache ist meist eine bakterielle Infektion der Nebenhöhlen oder im Mittelgesichtsbereich, die sich ausbreitet; Infektionen in diesem Bereich sollten immer ernst genommen werden.

Eine derartige Infektion verursacht vorstehende Augäpfel, starke Kopfschmerzen, Benommenheit oder Koma, Krampfanfälle und andere zentralnervöse Störungen (wie Muskelschwäche in bestimmten Körperregionen) in Verbindung mit hohem Fieber. Um die Ursache der Kavernosusthrombose zu ermitteln und die Erreger nachzuweisen, werden Blutproben sowie Sekret-, Schleim- und Eiterproben aus Rachen und Nase entnommen und ins Labor geschickt. Meist wird noch eine Computertomographie (CT) der Nebenhöhlen, Augen und des Gehirns vorgenommen.

Sofort zu Beginn werden hohe Dosen Antibiotika gespritzt. Stellt sich nach 24-stündiger Antibiotikatherapie keine Besserung ein, müssen die Nebenhöhlen chirurgisch entleert werden.

wird medizinisch als Skleritis bezeichnet, eine Entzündung der Tränendrüse ▲ als Dakryoadenitis. Wenn sich einer der Muskeln, die das Auge bewegen, entzündet, spricht man von Myositis. Ist die gesamte Augenhöhle samt ihres Inhalts entzündet, handelt es sich um einen Pseudotumor der Augenhöhle (Pseudotumor orbitae) oder um eine unspezifische Entzündung des Augenhöhlengewebes.

Je nachdem, welche Strukturen entzündet sind, variieren die Symptome. Im Allgemeinen setzen sie rasch ein, gewöhnlich im Verlauf weniger Tage. Der Augapfel und/oder das Augenlid röten sich und schmerzen manchmal sehr stark. Um die Ursache der Entzündung festzustellen, entnimmt der Arzt eine Gewebeprobe aus dem entzündeten Bereich, um sie mikroskopisch zu untersuchen (Biopsie).

Die Entzündung wird gewöhnlich mit Kortison behandelt, das eingenommen wird. Bei

▲ siehe Abbildung Seite 1277

einer schweren Entzündung wird Kortison intravenös verabreicht.

Tumoren

Nur selten bilden sich in den Geweben hinter dem Auge gutartige oder bösartige Tumoren; allerdings können sich dort Metastasen aus anderen Körperregionen ansiedeln.

Diese Tumoren können das Auge nach vorn drücken (Exophthalmus). Gewöhnlich muss eine Biopsie vorgenommen werden, um zu entscheiden, um welche Art von Tumor es sich handelt, und die Behandlung hängt vom Ergebnis dieser Untersuchung ab; infrage kommen eine operative Entfernung des Tumors, Bestrahlung und Chemotherapie bzw. eine Kombination dieser Möglichkeiten.

Exophthalmus

Darunter versteht man ein ungewöhnliches Hervortreten eines oder beider Augäpfel.

Exophthalmus kann durch viele Störungen verursacht werden. Bei einer Art von Schilddrüsenüberfunktion, der Basedow-Krankheit ▲, schwillt das Gewebe in der Augenhöhle an, und es sammeln sich darin Zellen (z. B. Lymphozyten), die die Augäpfel nach vorn drücken. Der Exophthalmus kann jedoch auch plötzlich nach einer Blutung hinter dem Auge oder durch eine Entzündung in der Augenhöhle entstehen. Tumore – gutartige wie bösartige – können sich in der Augenhöhle hinter dem Augapfel bilden und ihn nach vorne drängen. Ein ungewöhnliches Gewebewachstum (Pseudotumor) kann einen Exophthalmus entstehen lassen. Eine Kavernosusthrombose verursacht durch den Blutstau in den vom Auge wegführenden Venen eine Schwellung. Ungewöhnliche arterielle oder venöse Verbindungen (arteriovenöse Fehlbildungen) hinter dem Auge können zu einem pulsierenden Exophthalmus führen, bei dem das Auge nach vorn gedrängt wird und im Rhythmus des Herzschlags pulsiert.

Das hervorstehende Auge ist weniger gut durch die Augenlider geschützt, und die Hornhaut kann austrocknen. Infolgedessen können sich Hornhautgeschwüre bilden, die sich unter Umständen infizieren. Ein lang anhaltender Exophthalmus kann das Sehvermögen beeinträchtigen, weil der Sehnerv gedehnt wird. Der erhöhte Druck in der Augenhöhle kann den Sehnerven zusammendrücken, was manchmal ebenfalls Sehprobleme nach sich zieht.

Diagnose und Behandlung

Hervorstehende Augäpfel müssen nicht immer und in jedem Fall Zeichen eines Exophthalmus sein. Manche Menschen haben einfach etwas stärker vorstehende Augen, die mehr Augenweiß sehen lassen als andere. Das Ausmaß der Vorwölbung lässt sich mit einem Lineal oder mit einem Spezialinstrument, dem so genannten Exophthalmometer, messen. Andere Diagnoseverfahren sind Computertomographie (CT) und Schilddrüsenfunktionstests.

Die Behandlung hängt von der jeweiligen Ursache ab. Liegt der Störung eine arteriovenöse Fehlbildung zugrunde, muss meist operiert werden. Eine Schilddrüsenerkrankung, die zu einem Exophthalmus führt, sollte behandelt werden; es ist jedoch unklar, ob die Vorwölbung der Augen tatsächlich zurückgeht, wenn die Hormonstörung behoben wird. Sind die Symptome nur leicht, erfolgt die Behandlung des Exophthalmus mit Augentropfen, sind sie schwerer, mit Kortison, Bestrahlung und Operation. Bei Blutungen und Entzündungen müssen die eigentlichen Ursachen behandelt werden. ■ Tumore werden je nach Typ mit Chemotherapie bzw. Bestrahlung behandelt oder operativ entfernt. Bei der Behandlung von Pseudotumoren helfen Kortisonpräparate.

▲ siehe Seite 943   ■ siehe Seite 1303

MÄNNERGESUNDHEIT

KAPITEL 235

Geschlechtsorgane des Mannes

Zu den äußeren Geschlechtsorganen des Mannes gehören Penis und Hodensack (Skrotum). Innere Geschlechtsorgane sind Samenleiter, Hoden (Testikel, Testes), Harnröhre (Urethra), Prostata und Samenblasen.

Die Spermien, die die Gene des Mannes tragen, werden in den Hoden produziert und in den Samenblasen gespeichert. Beim Samenerguss werden sie mit der Samenflüssigkeit durch den Samenleiter transportiert.

Aufbau

Der Penis besteht aus der Peniswurzel, die an der Bauchwand ansetzt, dem Penisschaft als mittlerem Anteil und der Eichel (Glans penis), dem kegelförmigen Ende. Die Öffnung der Harnröhre befindet sich an der Spitze der Eichel. Die Basis der Eichel ist ein kreisförmiger Wulst. Hier setzt die Vorhaut (Präputium) an, die die Eichel bedeckt.

Das Innere des Penis wird von drei Hohlräumen (Kavernen) mit erektilem Gewebe gebildet. Die beiden größeren dieser so genannten Schwellkörper liegen nebeneinander. Der dritte Schwellkörper, das Corpus spongiosum, umgibt die Harnröhre. Füllen sich diese Hohlräume mit Blut, wird der Penis groß und hart.

Der Hodensack (Skrotum) ist eine beutelartige Hauttasche, die die Hoden und Nebenhoden enthält und schützt. Zudem bildet er für die Hoden eine Art Klimaanlage, denn er sorgt dafür, dass die Temperatur der Hoden stets etwas unter der normalen Körpertemperatur liegt; das ist wichtig für eine normale Spermienproduktion. Wenn sich die zwischen Hoden und Penis liegenden Muskeln (Cremastermuskeln) entspan-

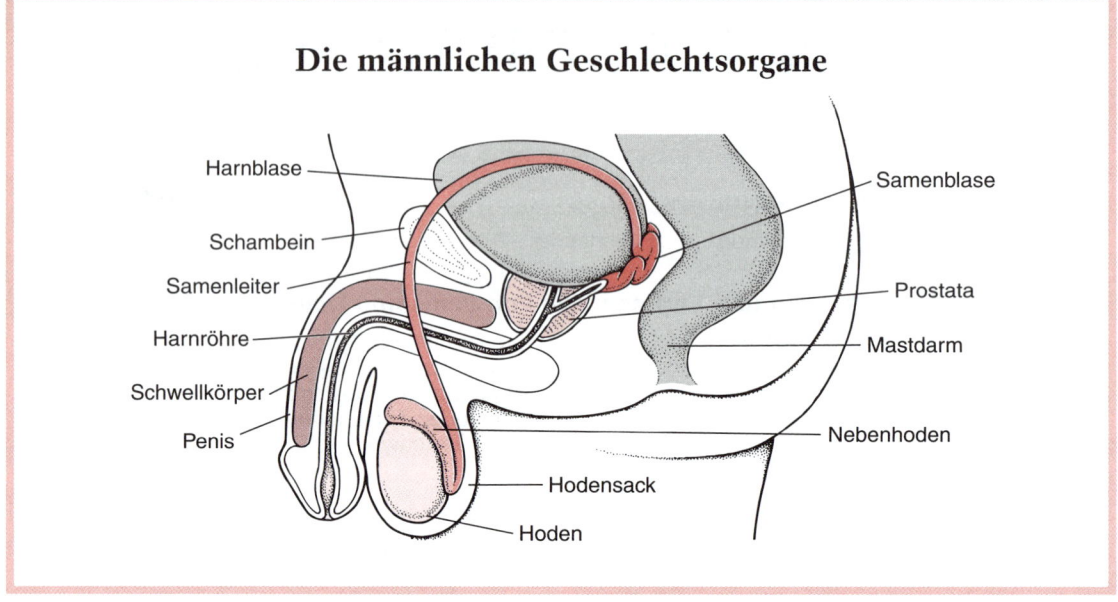

Die männlichen Geschlechtsorgane

Harnblase

Schambein

Samenleiter

Harnröhre

Schwellkörper

Penis

Samenblase

Prostata

Mastdarm

Nebenhoden

Hodensack

Hoden

nen, sinken die Hoden etwas tiefer und bleiben damit kühler. Ziehen sich die Muskeln zusammen, ziehen sie die Hoden näher an den Körper, damit sie geschützt und warm liegen.

Die Hoden sind ovale, walnussgroße Organe, die im Hodensack liegen. Sie produzieren Sper-

mien und das männliche Geschlechtshormon Testosteron. Der Nebenhoden (Epididymis) ist ein fast sechs Meter langer, stark gewundener Gang, der jedem Hoden schweifartig aufsitzt. In ihnen werden die Spermien gespeichert und reifen heran.

Testosteronbehandlung

Ab etwa 30 Jahren verringert sich die Produktion von Testosteron, dem wichtigsten männlichen Geschlechtshormon. Dieser Vorgang unterscheidet sich zwar von den Hormonveränderungen der Frauen in den Wechseljahren, dennoch wird inzwischen oft vom »Klimakterium des Mannes« gesprochen. Wie sehr sich die Testosteronproduktion verringert, variiert von Mann zu Mann erheblich; so mancher Mann in den Siebzigern hat einen Testosteronspiegel, der dem eines Dreißigjährigen entspricht.

Männer mit niedrigem Testosteronspiegel können fol-

gende Symptome entwickeln: abnehmendes sexuelles Verlangen, verringerte Muskelmasse, stärkeren Fettansatz in der Bauchregion, abnehmende Knochendichte, sinkendes Leistungsvermögen und geringere Zahl an Blutzellen. Hiergegen Testosteron einzunehmen, ist nur sinnvoll, wenn der Testosteronspiegel diagnostisch nachgewiesen ungewöhnlich niedrig ist.

Eine Testosteronbehandlung kann Prostataerkrankungen verschlimmern. Ohne es zu wissen, haben viele Männer kleine Prostatakarzinome, die wahrscheinlich zeitlebens symptomlos bleiben. Durch

Testosteron können diese Tumoren wachsen. Darüber hinaus verschlimmert es eine gutartige Prostatavergrößerung.

Zu einer Testosteronbehandlung wird nur Männern geraten, deren Testosterongehalt im Blut sehr niedrig ist und die nicht unter einer Prostataerkrankung leiden.

Männer, die Testosteron anwenden, müssen regelmäßig auf Tumoren der Prostata untersucht werden. Dadurch soll ein eventueller Krebs in einem Stadium entdeckt werden, in dem häufig noch gute Heilungschancen bestehen.

Der Samenleiter (Vas deferens) ist eine Fortsetzung des Nebenhodengangs, der die Spermien aus den Nebenhoden abtransportiert. Ein solcher Gang geht von jedem Hoden ab, zieht zur Rückseite der Prostata und mündet in die Harnröhre. Andere Strukturen, wie Blutgefäße und Nerven, verlaufen gemeinsam mit dem Samenleiter im Samenstrang durch den Leistenkanal.

Die Harnröhre hat beim Mann eine Doppelfunktion: Als Teil der Harnwege transportiert sie den Urin aus der Harnblase, als Teil des Fortpflanzungssystems transportiert sie das Sperma.

Die Vorsteherdrüse (Prostata) liegt unterhalb der Harnblase im Becken und umgibt den mittleren Teil der Harnröhre. Diese walnussgroße Drüse vergrößert sich im Alter. Das kann so weit gehen, dass sie den Harnfluss behindert. Die über der Prostata sitzenden Samenblasen vereinigen sich mit den Samenleitern zu dem Spritzkanälchen (Ductus ejaculatorius). Prostata und Samenblasen produzieren eine Flüssigkeit, die für Beweglichkeit und Lebensfähigkeit der Spermien entscheidend ist. Sie stellt den größten Teil des Spermas, des Sekrets, mit dem die Samen beim Samenerguss ausgestoßen werden.

Funktion

Bei sexueller Erregung wird der Penis steif (erigiert), sodass er beim Geschlechtsverkehr in die Scheide eindringen kann (Penetration). Eine Erektion ist das Ergebnis eines komplexen Zusammenspiels von Nerven, Gefäßen, Hormonen und Psyche. Bestimmte angenehme Sinnesreize lösen eine Reaktion im Gehirn aus, das über das Rückenmark Signale zum Penis sendet. Die Arterien, die die Schwellkörper mit Blut versorgen, erweitern sich. Sie füllen sich mit Blut und schwellen an. Um die Venen, die gewöhnlich das Blut aus dem Penis ableiten, ziehen sich Muskeln zusammen, sodass der Abstrom von Blut gedrosselt wird. Durch die stärkere Füllung der Blutgefäße nimmt der Penis an Länge und Umfang zu.

Zum Samenerguss (Ejakulation) kommt es auf dem Höhepunkt der sexuellen Erregung (Orgasmus) durch die Reibung an der Eichel und andere Reize, die Signale an Gehirn und Rückenmark senden. Durch Nervenimpulse ziehen sich die Muskeln, die sich an Nebenhodengang, Samenleiter, Samenblase und Prostata entlang ziehen, zusammen. Diese Kontraktionen treiben das Sperma in die Harnröhre und weiter durch den Penis. Der Blasenhals zieht sich ebenfalls zusammen.

Brusterkrankungen bei Männern

In der Pubertät vergrößert sich bei Männern manchmal die Brustdrüse (Gynäkomastie). Das ist normal und vorübergehend. Nach dem 50. Lebensjahr vergrößert sich die Brustdrüse häufiger.

Wenn ein Mann eine Brust entwickelt, kann das auf Krankheiten, insbesondere der Leber, beruhen, der Behandlung mit Medikamenten oder erheblichem Konsum von Marihuana, Bier oder Heroin. Weniger häufig resultiert das Brustwachstum aus einem hormonellen Ungleichgewicht, wie es von seltenen Östrogen produzierenden Tumoren in den Hoden oder den Nebennieren hervorgerufen werden kann.

Eine oder beide Brüste können sich vergrößern, und die vergrößerte kann empfindlich sein. Dann handelt es sich wahrscheinlich nicht um Krebs.

Im Allgemeinen ist keine besondere Behandlung nötig. Eine Brustdrüsenvergrößerung geht oft von selbst wieder zurück oder sie verschwindet, nachdem ihre Ursache behoben worden ist. Überschüssiges Brustdrüsengewebe lässt sich zwar operativ entfernten, aber das ist nur selten nötig. Allerdings wird es immer populärer, sich die Brust durch Fettabsaugen (Liposuktion) »straffen« zu lassen. Bei dieser Operation wird das Gewebe durch ein Rohr, das durch einen kleinen Schnitt eingeführt wird, abgesaugt; manchmal schließt sich ein kosmetisch-chirurgischer Eingriff an.

Brustkrebs

Auch Männer können Brustkrebs bekommen, obwohl 99 Prozent der Betroffenen Frauen sind. Darum wird er als mögliche Ursache für Symptome oft nicht in Betracht gezogen und bei Männern häufig erst im fortgeschrittenen Stadium diagnostiziert. Die Prognose ist die gleiche wie für Frauen mit Brustkrebs im selben Stadium.

Männer haben bei Brustkrebs die gleichen Behandlungsmöglichkeiten wie Frauen: Operation, Bestrahlung und Chemotherapie. Wenn die Untersuchung einer Gewebeprobe ergibt, dass das Wachstum der Krebszellen durch Geschlechtshormone begünstigt wird, wird die Wirkung dieser Hormone mit dem Medikament Tamoxifen unterdrückt.

Sobald die Ejakulation eintritt bzw. die Stimulation aufhört, ziehen sich die Arterien zusammen und die Venen entspannen sich. Dadurch verringert sich die Blutzufuhr, der Blutabfluss steigt und der Penis erschlafft. Danach dauert es eine gewisse Zeit, bis eine neue Erektion möglich ist.

Pubertät

Während der Pubertät erlangt der Mensch seine volle Fortpflanzungsfähigkeit und entwickelt die typischen Geschlechtsmerkmale. Bei Jungen tritt die Pubertät gewöhnlich im Alter von zehn bis 14 Jahren auf. Sie kann aber auch bereits mit neun Jahren einsetzen oder bis 16 Jahre anhalten.

Die Pubertät wird von der im Gehirn gelegenen Hypophyse eingeleitet. Diese Drüse gibt zwei Hormone (luteinisierendes Hormon und follikelstimulierendes Hormon) ins Blut ab, die die Hoden zur Testosteronproduktion anregen. Testosteron ist für die Ausbildung der sekundären Geschlechtsmerkmale verantwortlich.

Darüber hinaus bewirkt Testosteron zahlreiche Veränderungen in den männlichen Geschlechtsorganen, wie Verlängerung und Verdickung des Penis, Vergrößerung von Hodensack, Hoden, Nebenhoden und Prostata, dunklere Färbung der Haut des Hodensacks und Wachstum der Schambehaarung. Spermien entwickeln sich gewöhnlich mit 14 Jahren.

Alterserscheinungen

Es ist nicht klar, ob der Alterungsprozess selbst oder die damit einhergehenden Krankheiten die allmählichen Veränderungen der männlichen Sexualorgane verursachen. Häufigkeit, Dauer und Stärke der Erektionen nehmen im Lauf des Erwachsenenalters allmählich ab. Der Testosteronspiegel sinkt, der Sexualtrieb (Libido) nimmt ab und die Blutzufuhr zum Penis verringert sich. Des Weiteren vermindert sich die Empfindlichkeit des Penis, das Ejakulatvolumen wird geringer, es kann einen Orgasmus ohne Samenerguss geben, der Penis erschlafft rascher und bis zur nächsten Erektion dauert es länger.

KAPITEL 236

Erkrankungen und Verletzungen von Penis und Hoden

Penis und Hoden können von Entzündungen, Vernarbungen, Infektionen und Verletzungen betroffen sein. Auch Hautkrebs kann sich entwickeln. Angeborene Defekte können beim Wasserlassen und Geschlechtsverkehr Schwierigkeiten bereiten. All dieses kann psychische wie physische Störungen nach sich ziehen.

Entzündung des Penis

Balanitis ist eine Entzündung der Eichel (Glans penis), **Posthitis** eine Entzündung der Vorhaut. Gewöhnlich wird eine Posthitis durch Bakterien oder Hefepilze unter der Vorhaut hervorgerufen. Sie können auch eine **Entzündung von Eichel und Vorhaut** (Balanoposthitis) bedingen.

Die Entzündung führt zu Schmerzen, Juckreiz, Rötung und Schwellungen und kann letztlich zu einer Verengung (Striktur) der Harnröhre führen. Männer mit einer solchen Entzündung können später eine Balanitis xerotica obliterans, eine Vorhautverengung (Phimose), eine Paraphimose und Krebs bekommen.

Bei der **Balanitis xerotica obliterans** verursacht eine chronische Entzündung einen verhärteten weißlichen Hautbereich nahe der Eichelspitze. Die Entzündung heilt meist bei äußerlich angewendeter antibakterieller Behandlung ab, doch die Harnröhre muss häufig chirurgisch wieder eröffnet werden.

Bei einer **Vorhautverengung** (Phimose) lässt sich die Vorhaut nicht über die Eichel zurückschieben. Bei neugeborenen oder jungen Knaben ist dies normal; es reguliert sich gewöhnlich in der Pubertät. Bei Männern kann die Vorhautverengung die Folge einer anhaltenden Reizung oder wiederkehrenden Balanoposthitis sein. Sie kann zu Schwierigkeiten beim Wasserlassen und Geschlechtsverkehr führen und das Risiko von Harnweginfektionen erhöhen. Die übliche Behandlung besteht in einer Beschneidung (Zirkumzision).

Bei einer **Paraphimose** lässt sich die zurückgezogene Vorhaut nicht wieder über die Eichel zurückstreifen. Die Eichel schwillt an und drückt auf die hinter dem Eichelkranz eingeklemmte Vorhaut. Der wachsende Druck behindert ggf. schließlich die Durchblutung des Penis; dadurch kann Gewebe absterben (Nekrose). Die Behandlung besteht in einer Beschneidung oder im Einschneiden der Vorhaut.

Erythroplasie Queyrat tritt meist bei unbeschnittenen Männern auf. Auf der Penishaut, meist an der Eichel oder am Eichelwulst, entwickelt sich ein scharf begrenzter, rötlicher Bereich mit samtiger Oberfläche. Ursache kann eine andauernde Reizung des Penis unter der Vorhaut sein. Unbehandelt kann Erythroplasie Queyrat bösartig werden. Um die Diagnose zu bestätigen, wird Gewebe für eine mikroskopische Untersuchung entnommen (Biopsie). Behandelt wird mit einer Creme mit dem Arzneistoff Fluorouracil.

Harnröhrenverengung

Vernarbungen können die Harnröhre verengen.

Eine Harnröhrenverengung (Urethrastriktur) ist meist Folge einer Infektion oder Verletzung. Bei einer leichten Verengung wird der Harnstrahl oft schwächer oder verdoppelt sich; starke Verengungen können den Durchfluss blockieren. Durch den steigenden Druck hinter der Verengung kann sich die Harnröhrenwand ins umliegende Gewebe ausstülpen (Divertikel). Aufgrund der Verengung wird die Blase seltener und nicht mehr vollständig entleert, das kann Harnweginfektionen nach sich ziehen.

Die Verengung wird endoskopisch erkannt. Dazu wird ein bewegliches Endoskop (Zystoskop) in die Harnröhre eingeführt, in die vorher ein Gleitmittel mit einem Mittel zur örtlichen Betäubung eingebracht wurde. Um die Harnröhre zu weiten, wird die Verengung unter Umständen gedehnt oder durchtrennt (Urethrostomie). Solche Verengungen können wiederkehren; dann wird das Narbengewebe möglicherweise entfernt

und die Harnröhre chirurgisch wieder hergestellt, manchmal mit einem Hauttransplantat.

Penistumoren

Wucherungen am Penis werden manchmal von Infektionen ausgelöst. Syphilis ▲ kann beispielsweise flache rosafarbene oder graue Papeln (Condylomata lata) hervorrufen, manche Virusinfektionen kleine, derbe, erhabene Knötchen (Feigwarzen, Condylomata acuminata) oder Wucherungen mit zentraler Eindellung (Dellwarzen, Molluscum contagiosum).

Ein Hautkarzinom kann an jeder Stelle des Penis auftreten, meist an der Eichel oder am Eichelwulst; beim beschnittenen Mann ist es selten. Als Ursache kommt anhaltende Reizung, gewöhnlich unter der Vorhaut, infrage. Meist handelt es sich um Plattenepithelkarzinome ■; seltener sind die Bowen-Erkrankung ★ und die Paget-Krankheit ●. Ein Hautkrebs erscheint anfangs meist als geröteter, schmerzloser Bereich mit wunden Stellen, die auch nach Wochen nicht abheilen.

Zur Diagnose wird Gewebe für eine mikroskopische Untersuchung entnommen (Biopsie). Der Tumor wird zusammen mit einem Rand gesunden Gewebes entfernt; dabei wird versucht, das so viel Penisgewebe wie möglich zu erhalten. Muss jedoch viel entfernt werden, kann der Penis häufig chirurgisch wieder aufgebaut werden.

Die meisten Männer mit einem Peniskarzinom, das noch keine Tochtergeschwülste gebildet hat, leben noch viele Jahre. Die meisten von denen, die bereits Metastasen aufweisen, sterben innerhalb von fünf Jahren.

Priapismus

Priapismus ist eine schmerzhafte Dauererektion ohne sexuelle Erregung.

Wahrscheinlich führen Gefäß- und Nervenfehlbildungen zu einem Blutstau im erektilen Gewebe des Penis. Meist beruht ein Priapismus aber auf Arzneimitteln, die eingenommen oder in den Penis injiziert werden, um die Erektion zu fördern. Andere Ursachen können Blutgerinnsel, Leukämie, Sichelzellenanämie, ein Tumor des Beckens oder eine Verletzung des Rü-

▲ siehe Seite 1160   ■ siehe Seite 1223
★ siehe Seite 1223   ● siehe Seite 1225

ckenmarks sein. Manchmal lässt sich keine Ursache finden.

Im Gegensatz zu einer normalen Erektion dauert diese beim Priapismus meist mehrere Stunden, ist nicht von sexueller Erregung begleitet und schmerzhaft. Zudem kann die Eichel weich sein.

Die Behandlung richtet sich nach der Ursache. Ist ein Medikament verantwortlich, muss es sofort abgesetzt werden. Priapismus kann durch die Injektion eines Medikaments durchbrochen werden, das die Erektion abschwächt (z. B. Adrenalin, Ephedrin, Phenylephrin oder Terbutalin). Bei einer Nervenschädigung hilft es oft, wenn die Nerven an ihrer Austrittsstelle an der Wirbelsäule dauerhaft betäubt werden. Ist ein Blutgerinnsel die Ursache, muss chirurgisch eingegriffen werden, um den Penis wieder normal zu durchbluten. Wenn andere Behandlungen nicht anschlagen, kann das überschüssige Blut mit einer Spritze aus dem Penis abgezogen werden. Anschließend werden die Gefäße ausgespült, um Blutgerinnsel auszuwaschen oder andere Hindernisse zu beheben. Wird ein Priapismus nicht schnell behandelt bzw. spricht er auf die Behandlung nicht rasch an, wird die Erektionsfähigkeit meist dauerhaft geschädigt.

Peyronie-Krankheit

Aufgrund einer Bindegewebeverdickung zieht sich der Penis an einer Seite zusammen, der erigierte Penis ist gekrümmt.

Bei vielen Männern ist der erigierte Penis leicht gekrümmt. Bei der Peyronie-Krankheit (Induratio penis plastica) ist er jedoch ernsthaft deformiert: Infolge einer Entzündung, deren Ursache unbekannt ist, bilden sich bindegewebige Verhärtungen, durch die sich der Penis krümmt. Das erschwert den Geschlechtsverkehr oder macht ihn sogar unmöglich.

Eine leichte Krümmung beeinträchtig die Sexualfunktion nicht. Die Peyronie-Krankheit kann sich nach Monaten von allein wieder zurückbilden.

Manchmal hilft es, Vitamin E einzunehmen, das die Wundheilung unterstützt und die Verhärtungen mindert. Die Injektion von Kortison oder Verapamil in den verhärteten Bereich kann die Entzündung lindern und Verhärtungen verringern. Eine Ultraschallbehandlung kann die Durchblutung fördern und weiterer Verhärtungen vorbeugen. Eine Bestrahlung kann zwar die Schmerzen lindern, verschlimmert aber häufig

die Gewebeschäden. Ein chirurgischer Eingriff ist nicht zu empfehlen, es sei denn, die Krankheit ist weit fortgeschritten, und der Penis ist so sehr gekrümmt, dass kein Geschlechtsverkehr mehr möglich ist. Eine Operation, die die Narben beseitigen soll, kann den Schaden vergrößern und Impotenz zur Folge haben.

Verletzungen von Penis und Hoden

Infizierte Schnittwunden können mit Antibiotika behandelt werden. Bei einer Verletzung der Harnröhrenöffnung ist oft eine Behandlung durch einen Urologen (Spezialist für Krankheiten der Harn- und Geschlechtsorgane) erforderlich.

Wird der Penis im erigierten Zustand zu stark gekrümmt, kann es zum **Penisbruch** kommen. Dies führt zu Schmerzen und Schwellungen, weil die an der Erektion beteiligten Strukturen geschädigt werden, was wiederum häufig Probleme beim Geschlechtsverkehr oder beim Wasserlassen nach sich zieht. Ursache für einen Penisbruch ist gewöhnlich heftiger Geschlechtsverkehr. In der Regel muss ein solcher Bruch sofort chirurgisch versorgt werden. Wird der Penis ganz oder teilweise abgetrennt, kann er zwar wieder angenäht werden, doch volle Funktionsfähigkeit und volles Empfindungsvermögen werden dabei nur selten wiedererlangt.

Am Hodensack (Skrotum) werden die meisten Verletzungen durch stumpfe Gewalteinwirkung (z. B. Tritt oder Schlag) verursacht. Hodenverletzungen rufen plötzliche starke Schmerzen hervor, gewöhnlich begleitet von Übelkeit und Erbrechen. Im Ultraschall zeigt sich, ob die Hodenhülle eingerissen und Gewebe ausgetreten ist (Hodenruptur). Mit Eispackungen, einem Suspensorium und Medikamenten gegen Schmerzen und Übelkeit lassen sich innere Blutungen in oder um die Hoden gewöhnlich behandeln. Bei einer Hodenruptur muss operiert werden. Ist das Skrotum abgerissen, können die Hoden absterben oder ihre Fähigkeit zur Hormon- und Spermienproduktion einbüßen. Mit einem operativen Eingriff lassen sie sich in gewissen Fällen unter der Oberschenkel- oder Bauchhaut unterbringen und auf diese Weise retten.

Hodenkrebs

Hodenkrebs tritt meist bei Männern unter 40 Jahren auf. Die bösartigen Hodentumoren lassen sich in vier Gruppen einteilen: Seminome,

Teratome, embryonale Karzinome und Chorionkarzinome.

Die Ursache von Hodenkrebs ist unbekannt, doch Männer, deren Hoden bis zum dritten Lebensjahr noch nicht von selbst in den Hodensack gewandert sind (Hodenhochstand, Kryptorchismus) ▲, haben ein erhöhtes Risiko. Hodenhochstand sollte im ersten Lebensjahr medikamentös oder ggf. chirurgisch behandelt werden. Bleibt ein einzelner Hoden oberhalb des Hodensacks, wird manchmal empfohlen, ihn im Erwachsenenalter zu entfernen, um das Hodenkrebsrisiko zu senken.

Symptome und Diagnose

Bei einem Krebs kann sich der Hoden vergrößern oder knotig werden. Die meisten Knoten, die im Hodensack spürbar sind, beruhen allerdings nicht auf Krebs, wohl aber die meisten Knoten in den Hoden selbst. Ein Hoden fühlt sich normalerweise glatt und oval an, wobei der Nebenhodenschweif hinten oben aufsitzt. Hodenkrebs ruft direkt am Hoden einen harten, wachsenden Knoten hervor. Der Hoden vergrößert sich und wird unregelmäßig oder uneben. Ein harter Knoten am Hoden sollte auf jeden Fall unverzüglich ärztlich untersucht werden. Gelegentlich platzen Blutgefäße im Tumor; dadurch entsteht eine schnell wachsende Geschwulst, die starke Schmerzen verursacht.

Durch körperliche Untersuchung und Ultraschall lässt sich feststellen, ob der Knoten tatsächlich im Hoden sitzt und ob er massiv ist oder von einer Flüssigkeit gefüllt. Hilfreich für eine Diagnose ist die Bestimmung von zwei Bluteiweißen, Alphafetoprotein (AFP) und Humanes-Choriongonadotropin (HCG). Bei Männern mit Hodenkrebs ist der Blutspiegel dieser beiden Substanzen oft erhöht. Beim Verdacht auf Hodenkrebs wird der Hoden einem chirurgischen Eingriff unterzogen.

Behandlung

Bei Hodenkrebs wird der erkrankte Hoden chirurgisch entfernt (radikale Orchiektomie). Der gesunde Hoden bleibt erhalten, sodass der Mann weiterhin Geschlechtshormone produziert und fruchtbar bleibt.

Bei bestimmten Krebsarten müssen die Bauchlymphknoten entfernt werden, weil sich in ihnen Metastasen angesiedelt haben können. Vor allem bei Seminomen wird nach der Operation eine Strahlenbehandlung durchgeführt.

Bei Hodentumoren, die bereits metastasiert haben, schließt sich an die Operation meist eine Chemotherapie an. Nach Abschluss aller Be-

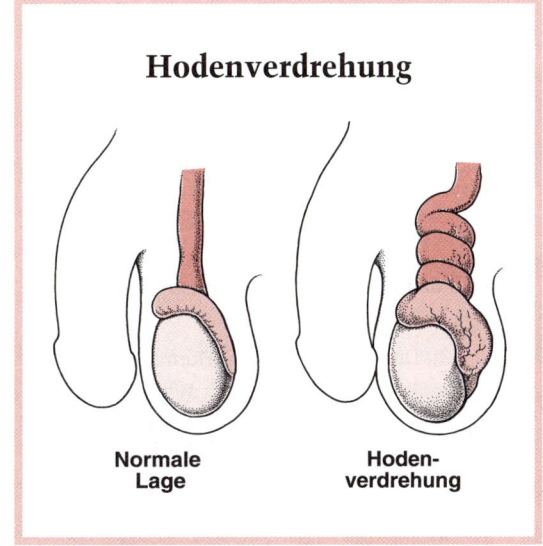

Hodenverdrehung

Normale Lage | Hodenverdrehung

handlungen kann der entfernte Hoden durch einen künstlichen ersetzt werden.

Die Prognose für einen Mann mit Hodenkrebs hängt von Typ und Ausmaß des Tumors ab.

Hodenverdrehung

Hoden und Samenleiter haben sich um die Längsachse verdreht (Hodentorsion), sodass die Durchblutung des Hodens blockiert ist.

Eine Hodenverdrehung tritt meist zwischen der Pubertät und dem 25. Lebensjahr auf, kann grundsätzlich aber in jedem Alter vorkommen. Sie entsteht durch eine ungewöhnliche Entwicklung des Samenstranges oder der Hodenhülle. Bei einer derartigen Verdrehung stirbt der Hoden ohne Behandlung in der Regel sechs bis zwölf Stunden nach Unterbrechung der Durchblutung ab.

Symptome sind plötzliche starke Schmerzen, die aus dem Bauch zu kommen scheinen, und eine Hodenschwellung, häufig begleitet von Übelkeit und Erbrechen. Die Diagnose stützt sich oft allein auf die Symptome und die körperliche Untersuchung. Der Arzt kann den Hoden allerdings auch per Ultraschall untersuchen. Um den Hoden zu retten, muss die Drehung rasch operativ behoben werden. Bei diesem Eingriff wird meist auch der andere

▲ siehe Seite 1511

Leistenbruch

Beim Leistenbruch drängt sich eine Darmschlinge durch eine Öffnung in der Bauchwand in den Leistenkanal. Der Leistenkanal enthält den Samenstrang, der aus dem Samenleiter, Blutgefäßen, Nerven und anderem besteht. Vor der Geburt wandern die Hoden, die im Bauchraum gebildet werden, durch den Leistenkanal in den Hodensack.

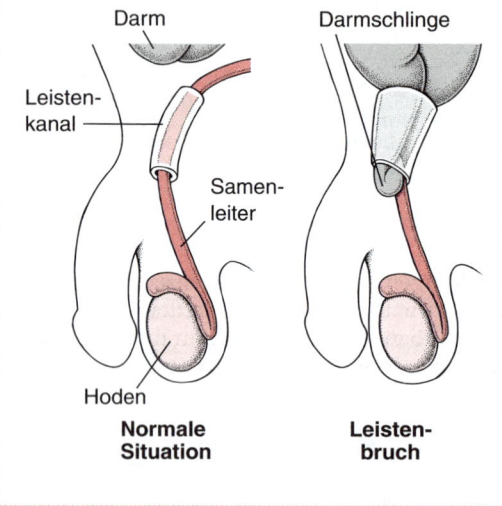

Darm

Darmschlinge

Leisten-
kanal

Samen-
leiter

Hoden

**Normale
Situation**

**Leisten-
bruch**

Hoden fixiert, um zu verhindern, dass es dort ebenfalls zu einer Hodentorsion kommt.

Leistenbruch

Bei einem Leistenbruch (Leistenhernie) tritt der Bruchsack mit dem darin befindlichen Darmgewebe durch eine Öffnung in der Bauchwand in den Leistenkanal.

Bei einem Leistenbruch erstreckt sich der Bruchsack in die Leiste und kann bis in den Hodensack treten.

Bei einem Leistenbruch entsteht in der Leiste oder im Hodensack eine schmerzlose Schwellung. Im Stehen wird sie häufig größer, im Liegen kleiner, weil der Inhalt vor- und zurückgleitet. Manchmal wird ein Teil des Bruchsacks im Hodensack eingeklemmt (Inkarzeration); dann kann die Blutzufuhr unterbrochen werden und der betroffene Darmabschnitt innerhalb von Stunden absterben.

Ein Leistenbruch kann nur chirurgisch behoben werden. Ein eingeklemmter Bruch muss sofort als Notfall operiert werden. Dabei wird der Bruchsack samt Inhalt aus dem Leistenkanal gezogen und die Bruchpforte verschlossen, sodass der Leistenbruch nicht wiederkehrt.

Nebenhodenentzündung und Nebenhoden-Hoden-Entzündung

Eine Nebenhodenentzündung bezeichnet man als Epididymitis, eine Entzündung von Nebenhoden und Hoden als Epididymo-Orchitis.

Eine Entzündung des Nebenhodens oder von Nebenhoden und Hoden wird gewöhnlich von Bakterien hervorgerufen. Infektionen können die Folge eines chirurgischen Eingriffs, des Legens eines Blasenkatheters oder der Ausbreitung von Infektionen aus anderen Teilen des Harntrakts sein.

Zu den Symptomen einer Nebenhoden- und Hodenentzündung gehören z. B. Anschwellen und Druckempfindlichkeit des betroffenen Bereichs, starke und anhaltende Schmerzen, Flüssigkeitsansammlung rund um die Hoden (Hydrozele) und manchmal Fieber. Selten bildet sich ein Abszess (Eiteransammlung), der sich wie ein weicher Knoten im Hodensack anfühlt.

Behandelt werden diese Entzündungen mit Antibiotika, Bettruhe, Schmerzmitteln und Eispackungen für den Hodensack. Ruhigstellen des Hodensacks mit einem Suspensorium kann die Schmerzen ebenfalls lindern. Abszesse entleeren sich meist von selbst.

Wasserbruch

Ein Wasserbruch (Hydrozele) ist eine Flüssigkeitsansammlung in der Hülle des Hodens.

Ein Wasserbruch kann angeboren sein oder sich später entwickeln. Am häufigsten tritt er nach dem 40. Lebensjahr auf. Meist ist die Ursache unbekannt; manchmal beruht er auf einer Hodenverletzung oder -erkrankung (z. B. eine Nebenhodenentzündung oder Krebs).

Gewöhnlich ruft ein Wasserbruch keine Symptome hervor; es handelt sich um eine schmerzlose Schwellung rund um den Hoden. Unter Umständen durchleuchtet der Arzt die Schwellung mit einer starken Lichtquelle. In ungewöhnlichen Fällen – beispielsweise bei einem jungen Mann, bei dem kein offensichtlicher Grund für einen Wasserbruch vorliegt – wird der Hoden möglicherweise per Ultraschall untersucht. So lässt sich eine Infektion oder ein Tumor diagnostizieren.

Die meisten Wasserbrüche brauchen nicht behandelt zu werden. Ungewöhnlich große Hydrozelen werden jedoch manchmal operativ entfernt.

Krampfaderbruch

Bei einem Krampfaderbruch (Varikozele) schlängeln sich erweiterte Venen den Hoden entlang.

In den Venen befinden sich Klappen, die verhindern, dass das Blut zurückfließt. Fehlerhafte oder geschädigte Venenklappen können zu einem Krampfaderbruch (Varikozele) führen. Solche Krampfadern treten meist im linken Hodensack auf und bleiben meist symptomlos. Sie können aber auch Schmerzen und ein lästiges Spannungsgefühl hervorrufen. In aufrechter Position sind sie deutlich sichtbar, verschwinden aber gewöhnlich in Rückenlage, da dann der Blutfluss aus den Venen zurückgeht. Nur selten beeinträchtigt ein Krampfaderbruch die Fruchtbarkeit. Bei schweren Symptomen sollten die betroffenen Venen chirurgisch entfernt werden.

Hodenschwellung

Gründe für eine Hodenschwellung können Hodendrehung, Leistenbruch, Nebenhodenentzündung, Wasser- und Krampfaderbruch und Krebs sein.

Ein **Lymphödem** führt zu einer schmerzlosen Schwellung des Hodensacks. Hervorgerufen wird es meist dadurch, dass der Rückfluss von Blut oder Lymphe aus den Genitalien zurück in den Körper blockiert ist. Häufige Ursachen sind Leberzirrhose und Herzschwäche, aber auch ein Zusammendrücken von Venen im Bauch- oder Beckenraum oder von Lymphdrüsen (beispielsweise durch einen Tumor) kommt infrage.

Mumps ist eine Virusinfektion, die vor allem bei Kindern auftritt. Erkrankt ein erwachsener Mann an Mumps, können die Hoden schmerzhaft anschwellen, später manchmal schrumpfen und ihre Funktion einstellen (Atrophie). Mumps kann die Fähigkeit der Hoden zur Spermienproduktion dauerhaft schädigen, führt aber gewöhnlich nicht zur völligen Unfruchtbarkeit, es sei denn, beide Hoden sind betroffen.

Ein **Samenbruch** (Spermatozele) bildet sich normalerweise im Bereich des Nebenhodens und enthält Sperma; in den meisten Fällen ist er schmerzlos und muss nicht behandelt werden. Vergrößert er sich oder macht er Beschwerden, wird er operativ entfernt.

KAPITEL 237

Erkrankungen der Prostata

Die Vorsteherdrüse (Prostata) liegt direkt unter der Harnblase und umgibt die Harnröhre. Sie produziert die Samenflüssigkeit. Mit zunehmendem Alter vergrößert sich die bei jungen Männern walnussgroße Prostata.

Prostatavergrößerung

Bei der gutartigen Prostatavergrößerung (benigne Prostatahyperplasie, BPH) vermehrt sich das Prostatagewebe. Das kann zu Schwierigkeiten beim Wasserlassen, letztlich bis zum Harnverhalt, führen.

Eine gutartige Prostatavergrößerung kommt mit zunehmendem Alter häufiger vor, insbesondere bei Männern über 50 Jahren. Die Ursache ist nicht bekannt, wahrscheinlich spielen hormonelle Veränderungen eine Rolle.

Eine vergrößerte Prostata drückt allmählich die Harnröhre zusammen und blockiert den Harnabfluss (Harnobstruktion). Der Mann kann unter Umständen seine Blase nicht vollständig entleeren. Der in der Blase zurückbleibende Urin kann die Entstehung von Infektionen und Harnsteinen fördern. Wird der Harnabfluss anhaltend behindert, kann das die Nieren schädigen.

Medikamente gegen Allergien und Nasentropfen können bei Männern mit vergrößerter Prostata den Harnabfluss noch weiter behindern und die Kontraktionsfähigkeit der Harnblase beeinträchtigen. Bei Männern mit BPH kann es dann vorübergehend zum Harnverhalt kommen.

Symptome

Die BPH bereitet erst dann Beschwerden, wenn der Harnabfluss behindert ist. Zu Anfang fällt es schwer, Wasser zu lassen, es besteht das Gefühl, die Blase sei nur unvollständig entleert. Daher müssen die Betroffenen häufiger zur Toilette, besonders nachts (Nykturie). Zudem steigt der Harndrang. Kraft und Stärke des Harnstrahls nehmen deutlich ab; am Ende des Wasserlassens träufelt etwas Urin nach.

Bei einigen Männern mit BPH staut sich der Harn infolge der Prostatavergrößerung; sie können nur noch schlecht Wasser lassen. Der Druck in der Harnblase erhöht sich und verlangsamt den Harnabfluss aus den Nieren; dadurch steigt die Belastung der Nieren. Dieser erhöhte Druck kann die Nierenfunktion beeinträchtigen. Wird das Abflusshindernis rechtzeitig beseitigt, erholen sich die Nieren meist wieder. Bleibt die Harnstauung länger bestehen, kann die Harnblase überdehnt werden, und es entsteht eine Inkontinenz ▲. Bei einer Überdehnung der Harnblase werden auch die kleinen Venen in Blase und Harnröhre gedehnt. Wird beim Wasserlassen zu stark gepresst, können diese Venen platzen, dann wird der Urin blutig. Ist die Harnröhre völlig verschlossen, entsteht Harnverhalt. Anzeichen sind ein Völlegefühl im Unterbauch und schließlich starke Schmerzen. Das Urinieren ist unmöglich.

Diagnose

Bei einer rektalen Untersuchung lässt sich eine vergrößerte Prostata meist ertasten. Dazu führt der Arzt seinen Finger in den Mastdarm (Rektum) des Mannes ein. Die Prostata liegt direkt vor dem Rektum. Sie ist vergrößert und glatt, aber nicht berührungsempfindlich.

Eine Blutuntersuchung gibt Auskunft über die Nierenfunktion. Mit einem weiteren Bluttest wird bei Männern mit BPH, bei denen ein Verdacht auf Prostatakrebs besteht, die Konzentration des so genannten prostataspezifischen Antigens (PSA) gemessen, das Hinweise auf einen Prostatakrebs geben kann. Durch Untersuchung einer Urinprobe lässt sich eine Infektion ausschließen.

Weitere Tests sind gewöhnlich nicht nötig, es sei denn, die Diagnose oder der Schweregrad der Erkrankung ist unklar. Per Ultraschall lässt sich die Größe der Prostata und die Menge des Restharns bestimmen, der nach dem Wasserlassen in der Harnblase verbleibt. Alternativ lässt sich die Restharnmenge messen, indem nach dem Wasserlassen ein Katheter durch die Harnröhre in die Blase geschoben wird.

Behandlung

Eine Behandlung ist erst nötig, wenn die Symptome der Prostatavergrößerung unangenehm werden oder die Erkrankung zu Komplikationen, wie Harnweginfektionen, Beeinträchtigung der Nierenfunktion, Blut im Urin, Nierensteinen oder Harnverhalt, führt.

Üblicherweise wird zunächst medikamentös behandelt. Die Symptome lassen sich mit Alpha-Rezeptorenblockern wie Doxazosin, Alfuzosin, Tamsulosin und Terazosin lindern, die die Muskulatur des Blasenausgangs entspannen und damit den Harnabfluss erleichtern. Die Substanz Finasterid kann dem Effekt der männlichen Sexualhormone, die für das Wachstum der Prostata verantwortlich sind, entgegenwirken und das vergrößerte Organ wieder verkleinern; dadurch lassen sich ein operativer Eingriff oder andere Behandlungen oft vermeiden. Es kann mehrere Monate dauern, bis sich die Symptome bessern. Nach neuesten Erkenntnissen empfiehlt sich die Kombination von Finasterid mit Doxazosin.

Sind Medikamente wirkungslos, bleibt nur der chirurgische Eingriff. Bevorzugte Methode ist die transurethrale Resektion der Prostata (TURP), bei der ein Endoskop durch die Harnröhre geschoben wird und von dort aus Teile der Prostata entfernt werden. Bei dieser Methode ist kein Einschnitt nötig; die Betäubung erfolgt üblicherweise über das Rückenmark (Spinalanästhesie).

Die TURP erfordert nur einen kurzen Krankenhausaufenthalt. Etwa zehn Prozent der Männer sind nach der Operation inkontinent. Nur selten entwickelt sich Impotenz. Häufiger stellt sich hingegen eine retrograde Ejakulation ein, die das sexuelle Empfinden allerdings kaum belastet.

Unter Umständen müssen Probleme, die aus der Harnstauung resultieren, bereinigt werden, bevor die Prostatavergrößerung definitiv behandelt werden kann. Ein Harnverhalt wird behoben, indem die Blase mittels Katheter entleert wird. Infektionen können mit Antibiotika behandelt werden.

▲ siehe Seite 850

Prostatakrebs

Prostatakrebs ist die häufigste Krebsart bei Männern. Seine eigentliche Ursache ist nicht bekannt. Bei der mikroskopischen Untersuchung des Prostatagewebes lässt sich bei der Hälfte der Männer über 70 Jahren und bei praktisch allen Männern über 90 Jahren Krebs nachweisen. Viele Männer mit Prostatakrebs sterben, ohne zu wissen, dass sie einen solchen Krebs haben. Prostatakrebs beginnt als kleiner Knoten in der Drüse. Meist verursacht dieser aber keine Symptome, weil er im Allgemeinen nur langsam fortschreitet. Einige Prostatakarzinome sind aber aggressiv, wachsen schnell und siedeln Krebszellen im ganzen Körper ab. Prostatakrebs steht in Deutschland bei den Todesfällen durch Krebs bei Männern nach Lungenkrebs an der zweiten Stelle.

Symptome

Prostatakrebs verursacht im Allgemeinen erst spät Symptome. Manchmal ähneln sie denen der gutartigen Prostatavergrößerung, z. B. Schwierigkeiten beim Wasserlassen, häufiges Wasserlassen und starker Harndrang. Diese Beschwerden entstehen, wenn der Krebs den Urinfluss durch die Harnröhre teilweise blockiert. Später können Blut im Urin oder plötzlicher Harnverhalt hinzukommen.

Manchmal wird der Prostatakrebs erst diagnostiziert, wenn er Tochtergeschwülste (Metastasen) gebildet hat. Sie finden sich vor allem in den Beckenknochen, den Rippen, in den Wirbelkörpern sowie in den Nieren. Knochenkrebs ist meist sehr schmerzhaft und kann die Knochen so sehr schwächen, dass sie brechen. Im Gehirn können Metastasen eines Prostatakrebses Krampfanfälle, Verwirrtheit, Schwäche und andere neurologische Symptome verursachen. Metastasen führen in der Wirbelsäule zu Schmerzen, Taubheitsgefühl, Schwäche oder Inkontinenz. Hat sich der Krebs ausgebreitet, kommt meist Blutarmut hinzu.

Früherkennungsuntersuchung

Da Prostatakrebs nur im Anfangsstadium geheilt werden kann, erscheint eine Früherkennung sinnvoll. Die Experten sind sich jedoch nicht einig, ob das wirklich hilfreich ist. Durch die Untersuchung werden zwar mehr Karzinome frühzeitig entdeckt. Andererseits wächst diese Krebsart sehr langsam und bleibt oft bis zum Lebensende symptomlos. Bei der Untersuchung können also Karzinome entdeckt werden, die dem Betroffenen zeitlebens wahrscheinlich nie Probleme bereiten würden. Ein solches Karzinom zu behandeln kann schädlicher sein, als es nicht zu tun. Es kommt hinzu, dass das Ergebnis auch fälschlich auf Prostatakrebs hindeuten kann. Bei einem Krebsverdacht werden weitere Tests durchgeführt, um die Diagnose abzusichern. Sie sind kostspielig, manchmal schädlich und oft belastend. Es bleibt umstritten, ob die Vorteile einer Früherkennungsuntersuchung den Schaden unnötiger Diagnostik und Behandlung aufwiegen.

Bei der Früherkennung auf Prostatakrebs wird rektal untersucht und ein Bluttest gemacht. Bei der Untersuchung tastet der Arzt die Prostata vom Mastdarm her ab. Beim Bluttest wird die Konzentration an prostataspezifischem Antigen (PSA) bestimmt – bei Männern mit Prostatakrebs ist der Wert gewöhnlich erhöht. Allerdings kann der PSA-Wert irreführend sein, d. h., er kann bei Männern mit Prostatakrebs normal oder bei Männern ohne Prostatakrebs erhöht sein. Der PSA-Spiegel steigt gewöhnlich mit zunehmendem Alter, doch Krebs verstärkt die altersbedingte Veränderung. Zudem kann der PSA-Spiegel auch bei Männern mit anderen Erkrankungen erhöht sein oder bei Männern, die innerhalb der vorangegangenen zwei Tage einen Eingriff an den Harnwegen hatten.

Diagnose

Bekräftigen die rektale Untersuchung und der PSA-Test den Verdacht auf Prostatakrebs, wird gewöhnlich ergänzend ein Ultraschall gemacht.

Des Weiteren werden aus der Prostata Gewebeproben entnommen und mikroskopisch untersucht (Biopsie). Dabei werden gewöhnlich zunächst Bilder von der Prostata gewonnen, indem man eine Ultraschallsonde in den Mastdarm einführt (transrektaler Ultraschall). Anschließend entnimmt der Arzt mithilfe einer Nadel, die durch die Sonde geführt wird, Gewebeproben. Die Prozedur dauert wenige Minuten und wird ambulant mit oder ohne örtliche Betäubung durchgeführt.

Zwei Kriterien helfen, den möglichen Verlauf der Erkrankung und die beste Behandlungsmethode festzulegen. Zum einen gilt es zu beurteilen, wie stark entartet (maligne) die Zellen bei mikroskopischer Betrachtung aussehen (Grading), zum anderen, wie weit sich das Karzinom ausgebreitet hat (Staging).

Grading: Krebszellen der Prostata sehen unter dem Mikroskop stark verändert aus, sie wachsen und breiten sich im Allgemeinen schnell aus. Am häufigsten wird Prostatakrebs nach dem Gleason-Wert eingestuft. Aufgrund der mikroskopischen Untersuchung und biochemischer Tests der bei der Biopsie gewonnenen Gewebeprobe wird dem Krebs eine Zahl zwischen 2 und 10 zugeordnet. Am häufigsten sind Werte zwischen 4 und 6. Je höher der Wert (hohes Grading), desto wahrscheinlicher hat sich der Krebs ausgebreitet. Krebsgeschwülste, die auf einen kleinen Prostatabereich begrenzt sind und einen Gleason-Wert von 5 oder darunter haben (niedriges Grading), führen innerhalb von 15 Jahren nach Diagnosestellung nur selten zum Tode, und zwar unabhängig vom Alter des Mannes. Im Gegensatz dazu sterben bis zu 80 Prozent aller Betroffenen innerhalb von 15 Jahren, wenn der Gleason-Wert über 7 beträgt. Große Krebsgeschwülste mit einem niedrigen Gleason-Wert sind aggressiver und müssen unter Umständen behandelt werden.

Staging: Auf die Krebsdiagnose folgen oft weitere Tests, um die Ausbreitung des Krebses zu bestimmen. Sie sind jedoch unter Umständen unnötig, wenn eine Streuung über die Prostata hinaus sehr unwahrscheinlich ist.

Das Stadium eines Prostatakarzinoms wird anhand von drei Kriterien bestimmt: Ausbreitung in der Prostata, Befall von Lymphknoten in Prostatanähe und Befall weiter entfernt liegender Organe. Die Ergebnisse von Rektaluntersuchung, Ultraschalluntersuchung und Biopsie zeigen, wie weit sich der Krebs in der Prostata ausgebreitet hat. Mit computertomographischen (CT) oder kernspintomographischen (MRT) Untersuchungen des Beckens mithilfe radioaktiv markierter Antikörper lässt sich entdecken, ob Lymphknoten und Knochen des Patienten befallen sind.

Behandlung

Die Entscheidung, welche Behandlung gewählt wird, hängt oft davon ab, was der jeweilige Mann als Lebensqualität ansieht. Bei vielen Männern ist nicht klar, welche Behandlung am effektivsten sein wird und wie wahrscheinlich sie lebensverlängernd wirkt. Einige Behandlungsformen können die Lebensqualität beeinträchtigen. Größere Operationen, Strahlen- und Chemotherapie führen beispielsweise oft zu Impotenz und Harninkontinenz. Bei der Wahl zwischen verschiedenen Behandlungsmöglichkeiten müssen Vor- und Nachteile sorgsam abgewogen werden. Aus diesem Grund spielen die Präferenzen eines Mannes bei der Wahl der Behandlung bei Prostatakrebs eine größere Rolle als bei anderen Erkrankungen.

Die Behandlung von Prostatakrebs folgt gewöhnlich einer der folgenden drei Strategien: beobachtendes Zuwarten, kurative Behandlung, palliative Behandlung.

Beobachtendes Zuwarten geht allen Behandlungen so lange voraus, bis sich Symptome entwickeln. Die meisten Krebsgeschwülste, die auf einen kleinen Prostatabereich beschränkt sind und einen niedrigen Gleason-Wert aufweisen, wachsen sehr langsam und breiten sich gewöhnlich jahrelang nicht aus. Ältere Männer sterben wahrscheinlich unabhängig von ihrem Prostatakrebs an einer anderen Erkrankung. Beobachtendes Zuwarten vermeidet Probleme wie Harninkontinenz und Impotenz, die mit vielen Behandlungen einhergehen; währenddessen können Symptome, wenn nötig, behandelt werden. Mithilfe regelmäßiger Untersuchungen lässt sich feststellen, ob der Krebs rasch wächst oder sich ausbreitet. Ist das der Fall, kann man zu einer kurativen Behandlung übergehen.

Die **kurative Behandlung** zielt darauf ab, die Krankheit zu heilen. Sie wird üblicherweise bei Männern eingesetzt, deren Krebs auf die Prostata beschränkt ist, aber wahrscheinlich zu Beschwerden oder sogar Tod führt. Dazu gehören alle rasch wachsenden Krebsgeschwülste. Eine kurative Therapie kommt auch für Männer mit kleinen, langsam wachsenden Karzinomen infrage, wenn sie – abgesehen von ihrem Prostatakrebs – voraussichtlich noch lange leben werden. Es ist unwahrscheinlich, dass solche Karzinome vor Ablauf von zehn Jahren zu Symptomen führen; manchmal bleiben sie auch 15 oder mehr Jahre symptomlos. Von einer kurativen Therapie können auch Männer profitieren, deren Karzinome Tochtergeschwülste außerhalb der Prostata gebildet haben und daher wahrscheinlich bald Beschwerden auslösen werden. Eine kurative Therapie ist jedoch nur bei Karzinomen Erfolg versprechend, die auf die Region um die Prostata beschränkt sind; sie kann lebensverlängernd wirken und starke Beschwerden, wie sie einige Karzinome hervorrufen können, lindern oder beseitigen. Die Nebenwirkungen einer kurativen Therapie – die wichtigsten sind Impotenz und Harninkontinenz – können jedoch die Lebensqualität beeinträchtigen.

Die **palliative Behandlung** zielt auf eine Behandlung der Symptome ab. Diese Therapie wird Männern mit weit streuendem Prostatakrebs, der nicht mehr heilbar ist, vorgeschlagen. Das Wachstum oder die Ausbreitung des Krebses lässt sich in der Regel verlangsamen oder stoppen. Da diese Behandlungen den Krebs nicht heilen können, verschlimmern sich die Symptome im Lauf der Zeit. Schließlich erliegt der Kranke seinem Leiden.

BEHANDLUNG BEI PROSTATAKREBS

MERKMALE DES KARZINOMS	BEHANDLUNGSSTRATEGIE	BEHANDLUNGSMETHODE
Kleines, langsam wachsendes, auf die Prostata beschränktes Karzinom; lange Lebenserwartung	kurative Behandlung	Operation oder Bestrahlung
Kleines, langsam wachsendes, auf die Prostata beschränktes Karzinom; begrenzte Lebenserwartung	Kontrolliertes Zuwarten	keine Behandlung
Großes oder rasch wachsendes, auf die Prostata beschränktes Karzinom	kurative Behandlung	Operation oder Bestrahlung
Tochtergeschwülste in Prostatanähe, aber nicht in entfernten Organen	kurative Behandlung	Bestrahlung
Tochtergeschwülste weit gestreut	Behandlung der Symptome	Hormontherapie

Prostatakrebs lässt sich mit einer Operation, Bestrahlung und mit Hormonen behandeln. Chemotherapie wird gewöhnlich nicht eingesetzt.

Chirurgische Behandlung: Eine chirurgische Entfernung der Prostata (Prostatektomie) kommt bei Krebs infrage, der auf die Prostata beschränkt ist. Bei schnell wachsenden Karzinomen eignet sie sich weniger gut, weil diese zum Zeitpunkt der Diagnose oft schon gestreut haben. Die Operation kann zu dauerhafter Impotenz und Harninkontinenz führen.

Es gibt drei Formen der Prostatektomie: vollständige Entfernung der Prostata (radikale Prostatektomie), nervenerhaltende radikale Prostatektomie und laparoskopische radikale Prostatektomie.

Bei der radikalen Prostatektomie werden die gesamte Prostata, die Samenblasen und ein Teil des Samenleiters entfernt. Mit diesem Eingriff lässt sich Prostatakrebs am ehesten heilen. Die Operation führt jedoch bei drei Prozent der Männer zu völliger Harninkontinenz und bei bis zu 20 Prozent zu partieller oder Stressinkontinenz. Nach einer radikalen Prostatektomie werden viele Männer impotent. Mehr als 90 Prozent der Männer mit Krebs, der auf die Prostata beschränkt ist, leben nach einer radikalen Prostatektomie noch mindestens zehn Jahre. Männer, die ohne den Krebs eine Lebenserwartung von noch mindestens zehn bis 15 Jahren hätten, profitieren wohl am meisten von einer radikalen Prostatektomie.

Je nach Sitz und Größe des Karzinoms ist es manchmal möglich, einige der für eine Erektion erforderlichen Nerven bei der Operation zu schonen – das nennt man eine nervenerhaltende radikale Prostatektomie. Ein derartiges Vorgehen verringert das Risiko einer Impotenz, ist jedoch nur möglich, wenn der Krebs die Nerven und Blutgefäße der Prostata noch nicht erreicht hat.

Der Vorteil der laparoskopisch radikalen Prostatektomie ist, dass sie nur einen kleinen Einschnitt erfordert und weniger postoperative Schmerzen mit sich bringt. Nachteilig ist die längere Operationszeit.

Strahlentherapie: Ziel einer Strahlentherapie ist es, die Krebszellen zu zerstören, während das gesunde Gewebe geschont wird. Mit einer Bestrahlung lassen sich ein auf das Organ beschränkter Prostatakrebs sowie ein Krebs mit nahe gelegenen Metastasen behandeln. Bei Metastasen in entfernt liegenden Organen eignet sich diese Behandlungsform nicht. Mit Bestrahlung lassen sich auch die Schmerzen lindern, die von der Ausbreitung des Prostatakrebses in die Knochen herrühren, doch die Bestrahlung kann den Krebs selbst nicht heilen.

Für viele Prostatakrebsstadien sind die Zehn-Jahre-Überlebensraten bei einer Strahlentherapie fast ebenso hoch wie bei einer Operation: Mehr als 90 Prozent der Männer mit einem auf das Organ beschränkten Prostatakrebs leben nach der Strahlentherapie mindestens noch zehn Jahre. Während die Operation nur einen Eingriff erfordert, verläuft eine Strahlentherapie gewöhnlich in zahlreichen Sitzungen, die sich über mehrere Wochen hinziehen.

Bei der üblichen Strahlentherapie lenkt ein Gerät radioaktive Strahlung auf die Prostata und das umliegende Gewebe. Gewöhnlich erfolgt die Behandlung fünf bis sieben Wochen lang an fünf Tagen der Woche. Impotenz tritt bei der Strahlentherapie seltener auf als bei der Prostatektomie, liegt aber immerhin noch bei

30 Prozent, Inkontinenz trifft weniger als fünf Prozent der Behandelten. Zu einer Verengung der Harnröhre durch Narbenbildung kommt es bei rund sieben Prozent der Männer. Weitere gewöhnlich vorübergehende Nebenwirkungen der radioaktiven Bestrahlung sind Brennen beim Wasserlassen, häufiger Harndrang, Blut im Urin, manchmal blutiger Durchfall, Mastdarmreizung und Durchfall (Strahlungsproktitis) sowie plötzlicher Stuhldrang.

Dank technischer Fortschritte lässt sich die radioaktive Strahlung präzise auf den Krebs ausrichten (dreidimensionale Konformationstherapie). Bisher liegen im Hinblick auf die Heilungsquote noch keine Vergleiche zwischen der üblichen radioaktiven Bestrahlung und dreidimensionaler Konformationstherapie vor. Letztere ruft jedoch weniger der vorübergehenden Nebenwirkungen hervor.

Eine Bestrahlung kann auch mittels radioaktiver Implantate erfolgen, die unter Ultraschall- oder CT-Kontrolle in die Prostata eingebracht werden. Vorteilhaft ist an dieser so genannten Brachytherapie, dass sich hohe Strahlendosen in die Prostata einbringen lassen, während gesundes Gewebe geschont wird. Diese Therapie kann innerhalb weniger Stunden durchgeführt werden, erfordert keine wiederholten Behandlungen und bedarf lediglich einer Rückenmarkbetäubung. Sie kann jedoch bei bis zu 20 Prozent der Männer die Harnröhre verengen. Die Heilungsraten der Brachytherapie sind bisher noch nicht mit denjenigen anderer Behandlungsformen verglichen worden. Manchmal wird sie in Kombination mit externer radioaktiver Bestrahlung empfohlen.

Hormontherapie: Das Wachstum der meisten Prostatakarzinome wird durch Testosteron gefördert. Behandlungen, die den Spiegel dieses Hormons senken, können das Fortschreiten der Erkrankung verlangsamen. Eine Hormontherapie wird häufig eingesetzt, um die Ausbreitung des Krebses zu verzögern oder einen metastasierenden Prostatakrebs zu behandeln; sie wird manchmal mit anderen Behandlungen kombiniert. Wachstum und Ausbreitung eines metastasierenden Prostatakrebses lassen sich mithilfe einer Hormontherapie verlangsamen oder zeitweise umkehren. Eine solche Therapie kann lebensverlängernd wirken und Symptome lindern. Schließlich verliert die Hormontherapie jedoch an Wirkung und die Krankheit schreitet fort.

Prostatakrebs wird auch mit Medikamenten wie Leuprorelin und Goserelin behandelt; beide verhindern, dass die Hypophyse die Hoden zur Testosteronproduktion anregt. Diese Medikamente werden jeden Monat bzw. alle drei, vier oder zwölf Monate injiziert, und zwar gewöhnlich für den Rest des Lebens.

Auch Medikamente, die die Wirkungen von Testosteron blockieren, wie Bicalutamid, Flutamid und Nilutamid, können eingesetzt werden. Sie werden täglich eingenommen, führen jedoch zu körperlichen Veränderungen, die mit einem niedrigen Testosteronspiegel einhergehen: Hitzewallungen, Osteoporose, Vitalitätsverlust, verringerte Muskelmasse, Gewichtszunahme durch Flüssigkeitsansammlung, schwindende Libido, verringerte Körperbehaarung sowie häufig Impotenz und Brustvergrößerung (Gynäkomastie).

Die älteste Art der Hormontherapie ist die Entfernung beider Hoden (bilaterale Orchiektomie). Durch einen solchen Eingriff wird der Testosteronspiegel radikal gesenkt und das Wachstum des Prostatakrebses stark verlangsamt, doch er führt zu all den für einen niedrigen Testosteronspiegel typischen Nebenwirkungen. Vielen Männern fällt es aufgrund der physischen und psychischen Auswirkungen einer beidseitigen Hodenentfernung schwer, einen derartigen Eingriff zu akzeptieren.

Bei Männern mit metastasiertem Prostatakrebs verliert eine Hormontherapie gewöhnlich nach drei bis fünf Jahren ihre Wirkung. Schreitet der Krebs trotz Hormontherapie weiter, sterben die meisten Männer innerhalb der folgenden ein bis zwei Jahre. Verliert die Hormontherapie ihre Wirkung, kann mit anderen hormonell wirksamen Medikamenten oder Chemotherapie weiter behandelt werden.

Unabhängig von der Art der Behandlung werden nach ihrem Ende in regelmäßigen Abständen die PSA-Werte bestimmt; diese Abstände sind vom Risiko eines erneuten Wiederauftretens des Krebses und der Zeit seit Abschluss der Behandlung abhängig (im ersten Jahr gewöhnlich alle drei bis vier Monate, im zweiten Jahr alle sechs Monate und in den darauf folgenden Jahren einmal jährlich bis ans Lebensende). Ein Anstieg der PSA-Werte kann darauf hinweisen, dass der Krebs zurückgekehrt ist.

Prostataentzündung

Bei einer Prostataentzündung (Prostatitis) schwillt die Drüse an und schmerzt.

Eine Prostataentzündung kann auf Bakterien beruhen, die sich aus der Harnröhre oder über das Blut in die Prostata ausbreiten. Eine akute bakterielle Prostatitis entwickelt sich rasch, eine chronische entsteht langsam und neigt dazu, immer wieder aufzutreten. Nur selten führen Infektionen mit Pilzen, Viren oder Einzellern zu einer Prostataentzündung.

Symptome

Viele Symptome einer Prostataentzündung gehen auf Krämpfe (Spasmen) der Blasen- und Beckenmuskulatur, insbesondere im Bereich zwischen Hodensack und After, zurück. Die Entzündung verursacht Schmerzen im Bereich zwischen Hodensack und After und im Lendenwirbelbereich; nicht selten schmerzen auch Penis und Hoden. Oft kommt häufiger starker Harndrang hinzu, unter Umständen ist das Wasserlassen schmerzhaft oder verursacht Brennen. Auch Erektion und Ejakulation können erschwert oder schmerzhaft sein. Verstopfung kann Schmerzen beim Stuhlgang bewirken. Einige Symptome treten besonders häufig im Zusammenhang mit einer akuten bakteriellen Prostataentzündung auf, z. B. Fieber, Schwierigkeiten beim Wasserlassen und Blut im Urin. Eine bakterielle Prostatitis kann zu Eiteransammlung (Abszess) in der Prostata oder einer Nebenhodenentzündung (Epididymitis) führen. Eine chronische Prostataentzündung beeinträchtigt unter Umständen die Fruchtbarkeit.

Diagnose und Behandlung

Die Diagnose der Prostataentzündung stützt sich auf die Symptome und eine körperliche Untersuchung. Bei der rektalen Untersuchung kann sich die Prostata geschwollen anfühlen und berührungsempfindlich sein. Gelegentlich wird während der Untersuchung eine Harnprobe oder durch Drücken der Prostata etwas Flüssigkeit für eine Kultur entnommen. Werden Bakterien in der Prostataflüssigkeit nachgewiesen, ist dieses Organ eindeutig der Sitz der Infektion.

Ergeben die Kulturen keinen Hinweis auf eine bakterielle Infektion, ist eine Prostataentzündung gewöhnlich schwer zu heilen. Symptomatische Behandlungen können auch bei einer chronischen bakteriellen Prostatatis hilfreich sein.

Bei einer nichtinfektiösen Prostatitis helfen Prostatamassage (per Mastdarm), häufiges Ejakulieren und warme Sitzbäder. Entspannungstechniken (z. B. Biofeedback) wirken krampflösend auf die Beckenmuskulatur und sind dadurch schmerzlindernd. Bei Verstopfung lindern stuhlerweichende Medikamente Schmerzen beim Stuhlgang. Mit schmerz- und entzündungshemmenden Medikamenten lassen sich Schmerzen und Schwellungen unabhängig von ihrer Ursache bekämpfen. Alpha-Rezeptorenblocker, wie Doxazosin, Alfuzosin, Tamsulosin und Terazosin, mit denen eine Prostatavergrößerung behandelt wird, können Symptome lindern, indem sie die Muskeln in der Prostata entspannen; dasselbe gilt aus unbekannten Gründen für Antibiotika. Wenn die Symptome trotz Behandlung schwer sind, ist als letzter Ausweg eine teilweise oder vollständige chirurgische Entfernung der Prostata in Betracht zu ziehen. Alternativ kann das Prostatagewebe durch eine Mikrowellen- oder Laserbehandlung zerstört werden.

Bei einer bakteriellen Prostataentzündung werden für 30 bis 90 Tage Antibiotika, wie Ciprofloxacin, Levofloxacin, Ofloxacin oder Cotrimoxazol, die in das Gewebe der Prostata eindringen, gegeben. Bei einer kürzeren Behandlungszeit heilt die Infektion eventuell nicht vollständig ab und wird chronisch. Eine chronische Prostataentzündung ist nur schwer heilbar. Ein Prostataabszess muss gewöhnlich chirurgisch entleert werden (Drainage).

KAPITEL 238

Sexuelle Funktionsstörungen

Mit sexueller Funktionsstörung (sexuelle Dysfunktion) sind Schwierigkeiten beim Geschlechtsverkehr gemeint. Hierunter wird eine Vielzahl von Störungen zusammengefasst, die den Sexualtrieb (Libido), die Fähigkeit, eine Erektion zu erreichen und aufrechtzuerhalten (erektile Dysfunktion oder Impotenz), die Ejakulations- und Orgasmusfähigkeit beeinflussen.

Eine sexuelle Funktionsstörung kann physische oder psychische Ursachen haben; viele se-

Psychische Gründe für Sexualstörungen

- Ärger mit der Partnerin
- Angst
- Depressionen
- Unstimmigkeiten mit der Partnerin oder Langeweile
- Angst vor Schwangerschaft, vor der Abhängigkeit von einem anderen Menschen oder vor Kontrollverlust
- Distanzgefühle gegenüber sexuellen Aktivitäten oder der Partnerin
- Schuldgefühle
- Hemmungen oder Unwissenheit in Bezug auf Sexualverhalten
- Sexueller Leistungsdruck
- Frühere traumatische sexuelle Erfahrungen (z. B. Vergewaltigung, Inzest, sexuelle Gewalt, frühere sexuelle Funktionsstörungen)

xuelle Probleme resultieren aus einer Kombination von beidem. Ein physisches Problem kann Versagensängste und Stress nach sich ziehen, die ihrerseits das physische Problem verstärken. Männer können sich selbst unter Druck setzen oder fühlen sich von ihrer Partnerin unter Druck gesetzt, sexuelle Höchstleistungen zu vollbringen, und sorgen sich, wenn ihnen dies nicht gelingt. Diese Angst kann zu Problemen führen und die Lust an sexuellen Beziehungen weiter mindern.

Die häufigste Störung bei Männern ist die erektile Dysfunktion oder Impotenz. Manche leiden auch unter einer verringerten Libido. Zu den Ejakulationsproblemen gehören unkontrollierte Ejakulation vor oder kurz nach dem Eindringen in die Scheide (vorzeitige Ejakulation), Ejakulation in die Harnblase (retrograde Ejakulation) und Blockade (Obstruktion) des Ductus ejaculatorius (Endabschnitt des Samenleiters).

Normale Sexualfunktion

Die normale Sexualfunktion basiert auf einem komplexen Wechselspiel zwischen Körper und Geist (Vorstellungen, Erinnerungen und Gefühlen). Nerven-, Kreislauf- und Hormonsystem wirken mit dem Gehirn zusammen, um eine sexuelle Reaktion auszulösen. Die sexuelle Reaktion des Mannes wird von einem empfindlichen und fein austarierten Zusammenspiel aller Teile des Nervensystems kontrolliert.

Sexuelle Lust (Libido) ist der Wunsch nach sexueller Betätigung. Sie kann von Gedanken, Worten, Anblick, Geruch oder Berührung ausgelöst werden und führt zum ersten Stadium des sexuellen Reaktionszyklus, zur sexuellen Erregung. Während der Erregungsphase steigt die Durchblutung des Penis, was zu einer Erektion führt; zudem nimmt die Muskelspannung im ganzen Körper zu. In der Plateauphase werden Erregung und Muskelspannung aufrechterhalten oder intensiviert. Der Orgasmus stellt den Höhepunkt (Klimax) der sexuellen Erregung dar; dabei steigt die Muskelspannung im Körper weiter an. Der Mann verspürt Kontraktionen der Beckenmuskulatur, auf die eine Entspannung der Muskulatur folgt. In der Regel, aber nicht immer, kommt es zu einem Samenerguss (Ejakulation). Obwohl Orgasmus und Ejakulation oft fast gleichzeitig auftreten, handelt es sich um getrennte Ereignisse. Auch ohne Orgasmus kann es zur Ejakulation kommen. Ebenso gibt es Orgasmen ohne Ejakulation; das gilt besonders vor der Pubertät oder beim Gebrauch gewisser Medikamente, z. B. gegen Depressionen. Die meisten Männer erleben einen Orgasmus als höchst lustvoll. In der Rückbildungsphase kehrt ein Mann in den unerregten Zustand zurück. Nach einem Orgasmus dauert es eine gewisse Zeit, bis eine erneute Erektion möglich ist. Bei jungen Männern beträgt diese so genannte Refraktärzeit etwa 20 Minuten oder weniger, bei älteren ist sie häufig viel länger.

Impotenz

Impotenz (erektile Dysfunktion) ist die Unfähigkeit, eine Erektion zu bekommen und aufrechtzuerhalten.

Jedem Mann kann es gelegentlich passieren, dass er keine Erektion bekommt. Von Impotenz spricht man erst, wenn das Problem häufig oder ständig auftritt.

Der Grad einer Impotenz kann von leicht bis schwer variieren. Ein Mann mit einer leichten Impotenz kann gelegentlich eine volle Erektion erreichen, doch meist reicht sie nicht aus, um in die Scheide einzudringen; häufig bleibt die Erektion ganz aus. Ein Mann mit einer ausgeprägten Impotenz bekommt nur selten eine ausreichende Erektion.

Impotenz kommt im Alter häufiger vor, ist aber keine natürliche Alterungserscheinung. Etwa die Hälfte der Männer über 65 Jahre und drei Viertel der Über-80-Jährigen sind impotent.

Ursachen

Da der Penis für eine Erektion ausreichend durchblutet sein muss ▲, können Erkrankungen wie Arteriosklerose, Diabetes oder ein Blutpfropf Impotenz verursachen. Auch ein gefäßchirurgischer Eingriff kann eine erektile Dysfunktion verursachen. Wenn die Penisvenen Veränderungen aufweisen, fließt das Blut manchmal zu schnell wieder ab.

Auch eine Schädigung der zum Penis hin- oder von dort wegführenden Nerven kann Impotenz verursachen. Ursachen können Verletzungen, Diabetes, multiple Sklerose, Schlaganfall, Medikamente und Alkoholismus sein. Erkrankungen im Lendenwirbelbereich sowie Mastdarm- und Prostataoperationen können ebenfalls die Penisnerven schädigen.

Manchmal hat Impotenz hormonelle Ursachen, wie einen ungewöhnlich niedrigen Testosteronspiegel. Auch Faktoren, die die Vitalität beeinträchtigen, wie Krankheiten, Müdigkeit und Stress, können zu Erektionsschwierigkeiten führen.

Viele Medikamente können die Erektionsfähigkeit beeinträchtigen; das gilt besonders für ältere Männer. Zu den Medikamenten, die häufig zu Impotenz führen, gehören solche bei hohem Blutdruck, Antidepressiva, einige Beruhigungsmittel, Cimetidin (bei Sodbrennen), Digoxin (bei Herzschwäche), Lithium (bei Depressionen) und Mittel bei Psychosen.

Psychische Faktoren, wie Depressionen und Leistungsdruck, können zu einer erektilen Dysfunktion führen. Dasselbe gilt für sexuelle Schuldgefühle, Angst vor Intimität und Unsicherheit bezüglich der eigenen Heterosexualität bzw. latente Homosexualität. Bei jüngeren Männern überwiegen psychische Ursachen. Jede neue, belastende Situation, wie der Wechsel der Sexualpartnerin, Probleme in der Beziehung oder am Arbeitsplatz, kann eine wichtige Rolle spielen.

Symptome

Bei impotenten Männern nimmt der Sexualtrieb häufig, wenn auch nicht immer ab. Unabhängig von etwaigen Libidoveränderungen haben Männer mit einer erektilen Dysfunktion Probleme beim Geschlechtsverkehr, weil der erigierte Penis für eine Penetration nicht fest genug ist oder die Erektion nicht aufrechterhalten werden kann. Einige Männer haben im Schlaf oder beim morgendlichen Erwachen keine Erektion, andere haben vielleicht starke Erektionen, können aber zu anderer Zeit keine Erektion bekommen oder aufrechterhalten.

Sexuelle Aktivität und Herzkrankheit

Sexuelle Aktivität ist gewöhnlich weniger belastend als mittelschwere bis schwere körperliche Anstrengung und daher in der Regel für Männer mit Herzkrankheiten ungefährlich. Das Risiko für einen Herzanfall ist bei sexueller Aktivität zwar größer als in Ruhe, aber dennoch sehr gering.

Trotzdem sollten Männer mit Herz-Kreislauf-Erkrankungen (wie Angina pectoris, Bluthochdruck, Herzschwäche, Rhythmusstörungen und Aortenklappenstenose) vorsichtig sein. Gewöhnlich ist sexuelle Aktivität ungefährlich, wenn die Erkrankung leicht ist, sie kaum Symptome hervorruft und der Blutdruck normal ist. Bei einer mittelschweren Erkrankung oder weiteren gesundheitlichen Problemen, die das Herzanfallrisiko erhöhen können, sind unter Umständen Untersuchungen nötig, um zu entscheiden, wie sehr man sich belasten kann. Bei einer schweren Erkrankung oder einem vergrößerten Herzen, das den Blutfluss aus der linken Hauptkammer blockiert (obstruktive Kardiomyopathie), sollte auf sexuelle Aktivität verzichtet werden, bis eine Behandlung die Symptome gebessert hat. Der Gebrauch von Sildenafil *(Viagra)* kann gefährlich sein; Männer, die Nitroglyzerin nehmen, sollten auf Sildenafil verzichten. Nach einem Herzanfall werden mindestens zwei bis sechs Wochen sexuelle Enthaltsamkeit angeraten.

Das Risiko sexueller Aktivität wird meist mit einem Belastungs-EKG getestet. Dazu läuft der Mann auf einem Laufband und sein Herz wird auf Anzeichen einer schlechten Durchblutung überwacht. Wird das Herz während dieser körperliche Betätigung ausreichend durchblutet, ist ein Herzanfall bei sexueller Aktivität sehr unwahrscheinlich.

▲ siehe Seite 1307

Ein niedriger Testosteronspiegel führt eher zu einem verringerten sexuellen Verlangen als zu Impotenz. Bei Testosteronmangel kann sich allmählich eine Reihe von Symptomen entwickeln: Brustvergrößerung (Gynäkomastie ▲), höhere Stimme, kleine, weiche Hoden und Verlust der Schambehaarung. Darüber hinaus können Knochensubstanz, Muskelmasse und Vitalität verloren gehen.

Diagnose

Um eine erektile Dysfunktion zu diagnostizieren, untersucht der Arzt den Mann allgemein und speziell seine Genitalien. Häufig überprüft der Arzt die Funktion der Nerven und Gefäße, die die Genitalien versorgen. Der Blutdruck in den Beinen zeigt, ob die vom Becken und von der Leiste ausgehende arterielle Blutversorgung des Penis gestört ist. Anhand einer rektalen Untersuchung lässt sich zudem klären, ob die Nervenversorgung des Penis beeinträchtigt ist.

Die Testosteronkonzentration wird aus dem Blut bestimmt. Andere Bluttests helfen, Allgemeinerkrankungen zu erkennen, die zu einer vorübergehenden oder dauerhaften Impotenz führen können. Zu ihnen gehören beispielsweise Diabetes und Infektionen.

Werden Arterien- oder Venenprobleme vermutet, können spezielle Tests durchgeführt werden. Per Ultraschalluntersuchung lassen sich Verengungen oder Blockaden innerhalb der Penisarterien sichtbar machen.

Behandlung

Einige Männer und ihre Sexualpartnerinnen entscheiden sich unter Umständen gegen eine Behandlung der erektilen Dysfunktion. Ihnen genügt der körperliche Kontakt auch ohne Erektion, um ihr Bedürfnis nach Intimität zu befriedigen.

Männer, die sich zu einer Behandlung entschließen, können zwischen mehreren Möglichkeiten wählen:

Medikamentöse Behandlung: Medikamente bei Impotenz sollen meist den Blutstrom in den Penis erhöhen. Gewöhnlich werden diese Medikamente eingenommen, einige werden auch örtlich angewandt, also in den Penis injiziert oder eingeführt.

Beispielsweise wird bei erektiler Dysfunktion der Wirkstoff Sildenafil *(Viagra)* eingesetzt. Das Medikament wird 30 bis 60 Minuten vor dem Verkehr geschluckt und erhöht Häufigkeit und Stärke der Erektion, die etwa zehn bis 30 Minuten anhält. Das Medikament wirkt nur, wenn der Mann sexuell erregt ist. Als Nebenwirkungen treten z. B. Kopfschmerzen, Hitzegefühl, laufende Nase, Magen- und Augenprobleme auf. Zu schweren Nebenwirkungen, wie einem gefährlich niedrigen Blutdruck, kann es kommen, wenn Sildenafil zusammen mit Wirkstoffen wie Nitroglyzerin oder Amylnitrit eingenommen wird, die unter anderem zur Behandlung von Angina pectoris dienen. Erektionsfördernde Medikamente dürfen keinesfalls mit Nitroglyzerin eingenommen werden.

Inzwischen sind weitere Arzneistoffe, die Sildenafil ähneln, erhältlich.

Auch Wirkstoffe wie Apomorphin, Yohimbin und Testosteron werden bei Impotenz eingesetzt. Die Effektivität von Yohimbin ist umstritten; das Medikament kann Angst, Zittern, Herzrasen und erhöhten Blutdruck hervorrufen.

Von einer Testosteronbehandlung profitieren Männer, deren Impotenz auf einem zu niedrigen Spiegel des Hormons beruht. Testosteron kann in Form von Tabletten, als Hautpflaster, Hautgel und als Injektion angewendet werden. Als Nebenwirkungen treten unter anderem Leberfunktionsstörungen, Prostatawachstum ■ und eine Vermehrung der roten Blutkörperchen auf, durch die sich das Schlaganfallrisiko erhöhen kann.

Über Wirkstoffe, die in die Harnröhre eingeführt oder in den Penis gespritzt werden, kann der Facharzt für Urologie aufklären, der dann auch Vorteile und Risiken erläutern wird.

Binde- und Vakuumvorrichtungen: Die meisten Männer mit einer erektilen Dysfunktion können mithilfe einer Bindevorrichtung mit oder ohne Vakuumvorrichtung eine Erektion erreichen. Diese Vorrichtungen sind besonders kostengünstig und vermeiden die bei einer medikamentösen Therapie möglichen Nebenwirkungen. Für Männer mit Blutgerinnungsstörungen oder solche, die »blutverdünnende« Mittel einnehmen, sind sie jedoch ungeeignet. Bindevorrichtungen sollten nach spätestens 30 Minuten wieder entfernt werden.

Bindevorrichtungen, wie Bänder und Ringe aus Metall, Gummi oder Leder, werden an der Basis des Penis angebracht, um das Abfließen des Blutes zu verlangsamen. Diese medizintechnischen Geräte können vom Arzt verschrieben und in der Apotheke bezogen werden.

Bei einem Mann mit leichter Impotenz kann eine Bindevorrichtung allein zur Erektion führen, besonders dann, wenn das Problem darin

---

▲ siehe Kasten Seite 1307 ■ siehe Kasten Seite 1306

besteht, die Erektion aufrechtzuerhalten. Eine Bindevorrichtung kann auch zusammen mit einer Vakuumvorrichtung benutzt werden. Sie führt gelegentlich zu Schmerzen und kann die Ejakulation behindern.

Vakuumvorrichtungen bestehen aus einer Hohlkammer und einer Spritze, einer Pumpe oder einem Rohrstück, die über den schlaffen Penis passen. Mithilfe der Spritze oder Pumpe oder durch Ansaugen am Rohr wird ein leichtes Vakuum geschaffen und Blut in die Penis-arterien gezogen. Ist der Penis dann erigiert, wird eine Bindevorrichtung angebracht, um zu verhindern, dass das Blut wieder durch die Venen aus dem Penis abfließt.

Chirurgische Techniken: Spricht die Impotenz auf keine der genannten Behandlungsformen an, kann ein dauerhaftes Penisimplantat oder eine Penisprothese helfen. Zur Auswahl steht eine ganze Reihe von Implantaten oder Prothesen, die chirurgisch eingesetzt werden müssen. Ein Typ besteht aus harten Stäben, die in den Penis eingebracht werden und eine dauerhafte Erektion bewirken. Eine andere Möglichkeit bietet ein aufblasbarer Ballon, der in den Penis eingesetzt und kurz vor dem Geschlechtsverkehr aufgeblasen wird. Ein solcher chirurgischer Eingriff erfordert im Allgemeinen einen dreitägigen Krankenhausaufenthalt, mindestens sechs Wochen dauert es, bis wieder Geschlechtsverkehr möglich ist.

Psychologische Therapien: Von diesen können vor allem verhaltenstherapeutische Sexualtherapien, wie die fokussierende Wahrnehmungstechnik ▲, die mentalen und emotionalen Faktoren bessern, die zur Impotenz beitragen. Solche Therapien können selbst dann hilfreich sein, wenn die Impotenz physische Ursachen hat, denn häufig verstärken psychische Faktoren das Problem.

Je nach Ursache wird eine spezielle Therapie gewählt. Leidet der Betroffene beispielsweise unter Depressionen, können Psychotherapie oder Antidepressiva helfen. Manchmal kann eine psychotherapeutische Behandlung auch Ängste aufgrund des sexuellen Leistungsdrucks mildern. Bis eine Besserung eintritt, kann viel Zeit vergehen; gewöhnlich sind zahlreiche Therapiesitzungen erforderlich. Ein Mann und oft auch seine Partnerin müssen hoch motiviert sein, damit eine derartige Psychotherapie zum Erfolg führt.

Gegen Impotenz gibt es zahlreiche volksmedizinische Mittel, doch keines hat sich bisher als wirksam erwiesen. Ihre Bedeutung hat abgenommen, seitdem es *Viagra* gibt.

Die Stopp-und-Start-Technik

Eine Technik, um vorzeitigen Samenerguss zu behandeln, ist die Stopp-und-Start-Technik. Dabei übt der Mann, ein hohes Maß an Erregung zu erleben, ohne zu ejakulieren. Der Penis wird stimuliert, bis der Mann das Gefühl hat, die Ejakulation steht kurz bevor. Dann wird die Stimulation unterbrochen und nach 20 bis 30 Sekunden wieder aufgenommen. Die Partner üben diese Technik zuerst mittels manueller Stimulation und später beim Geschlechtsverkehr. Mit genügend Übung lernen mehr als 95 Prozent der Männer, ihre Ejakulation fünf bis zehn Minuten oder sogar noch länger hinauszuzögern. Die Technik hilft auch, Ängste abzubauen, die das Problem häufig verschlimmern.

Verringerte Libido

Darunter versteht man eine verringerte Lust auf Sex.

Der Sexualtrieb (Libido) ist bei Männern unterschiedlich stark ausgeprägt. Zeitweilig kann die Libido durch Faktoren wie Müdigkeit, Stress oder Angst verringert sein; mit zunehmendem Alter nimmt sie in der Regel allmählich ab.

Manche Männer haben öfter Phasen, in denen ihre Lust auf Sex vorübergehend schwach ist. Ein lebenslang schwacher Sexualtrieb kann aus traumatischen sexuellen Erfahrungen in der Kindheit oder einer anerzogenen Unterdrückung sexueller Gedanken herrühren. Meist entwickelt sich ein geringer Sexualtrieb jedoch nach Jahren normaler sexueller Lust. Psychische Faktoren, wie Depressionen, Angstzustände oder Beziehungsprobleme, sind oft die Ursache. Einige Medikamente (z. B. solche zur Behandlung von Bluthochdruck, Depressionen und Angstzuständen) und ein verringerter Testosteronspiegel können die Libido ebenfalls verringern.

Ein solcher Mann denkt selten an Sex. Er verliert das Interesse an sexuellen Fantasien und Aktivitäten. Selbst sexuelle Stimulation, sei sie

▲ siehe Kasten Seite 1365

durch Bilder, Worte oder Berührung vermittelt, ruft kein Interesse hervor. Der Mann behält oft seine Fähigkeit zur sexuellen Aktivität, hat jedoch das Interesse daran verloren. Einige Männer bleiben trotzdem weiterhin aktiv, um ihre Partnerin zu befriedigen.

Anhand eines Bluttests lässt sich der Testosteronspiegel im Blut bestimmen. Gewöhnlich basiert die Diagnose jedoch auf der Beschreibung der Symptome, die der Betroffene liefert.

Ist die Ursache psychisch bedingt, können verschiedene Therapien – z. B. verhaltenstherapeutische Sexualtherapien, wie die fokussierende Wahrnehmungstechnik ▲ – hilfreich sein. Ist der Testosteronspiegel niedrig, kann Testosteron zugeführt werden. Wenn ein Medikament die Ursache zu sein scheint, kann der Arzt nach einer Alternative suchen.

Vorzeitiger Samenerguss

Als vorzeitig gilt ein Samenerguss, der vor, beim oder kurz nach dem Eindringen in die Scheide erfolgt.

Viele Männer, besonders Jugendliche, ejakulieren früher, als sie oder ihre Partnerin es wünschen. Ein vorzeitiger Samenerguss erfolgt oft schon ein bis zwei Minuten nach der Penetration.

Nach Ansicht vieler Experten ist eine vorzeitige Ejakulation fast immer die Folge von Angst oder anderen psychischen Ursachen. Andere meinen, eine ungewöhnlich empfindliche Penishaut könnte die Ursache sein. Nur selten wird ein vorzeitiger Samenerguss durch eine Erkrankung hervorgerufen, auch wenn eine Prostataentzündung oder eine Erkrankung des Nervensystems das Problem auslösen kann.

Mithilfe einer Verhaltenstherapie gelingt es den meisten Männern, das Problem der vorzeitigen Ejakulation zu meistern. Im Rahmen dieser Therapie werden die Gründe für eine vorzeitige Ejakulation besprochen und Strategien zur Verzögerung der Ejakulation erlernt.

Andere Möglichkeiten, die Ejakulation zu verzögern, bestehen in der Anwendung eines Betäubungsmittels auf dem Penis und dem Gebrauch von Kondomen, die meist die Empfindlichkeit des Penis herabsetzen. Wird der vorzeitige Samenerguss von ernsteren psychischen Problemen hervorgerufen, kann eine Psychotherapie hilfreich sein.

Retrograde Ejakulation

Eine retrograde Ejakulation ist ein »fehlgeleiteter« Samenerguss; dabei erfolgt der Samenerguss in die Harnblase statt durch den Penis nach außen.

Bei der retrograden Ejakulation bleibt der Blasenhals, der sich gewöhnlich beim Samenerguss schließt, offen, sodass das Sperma nach rückwärts in die Harnblase gelangt. Häufige Ursachen dafür sind Diabetes, Rückenmarkverletzungen und chirurgische Eingriffe; eine der häufigsten Ursachen ist die Entfernung der Prostata.

Männer mit retrograder Ejakulation können einen Orgasmus erleben. Allerdings ist die Spermamenge, die ausgestoßen wird, geringer; manchmal tritt überhaupt kein Sperma aus. Dann ist der Mann unfruchtbar.

Diagnostiziert wird die retrograde Ejakulation, indem in einer Urinprobe nennenswerte Mengen Sperma nachgewiesen werden. Eine Behandlung ist üblicherweise nicht notwendig.

Wenn ein solcher Mann Vater werden möchte, kann der Arzt Sperma für eine künstliche Befruchtung entnehmen. ■

▲ siehe Kasten Seite 1365   ■ siehe Seite 1391

KAPITEL 239

Geschlechtsorgane der Frau

Das weibliche Fortpflanzungssystem besteht aus den äußeren und den inneren Geschlechtsorganen. Auch die Brust ist ein Teil des Fortpflanzungssystems ▲. Entwicklung und Funktion des Fortpflanzungssystems werden von verschiedenen Teilen des Körpers beeinflusst. Zu ihnen gehören der Hypothalamus (ein Bereich des Gehirns), die Hirnanhangdrüse (direkt unterhalb des Hypothalamus) und die Nebennieren (auf den Nieren). Der Hypothalamus steuert das Zusammenwirken von Geschlechtsorganen, Hirnanhangdrüse und Nebennieren. Diese Teile des Körpers verständigen sich durch Hormone miteinander, welche sie freisetzen. Hormone sind chemische Botenstoffe, welche die Vorgänge innerhalb des Körpers lenken und aufeinander abstimmen. Der Hypothalamus erzeugt das Gonadotropin-Releasing-Hormon (GnRH), welches die Hirnanhangdrüse (Hypophyse) anregt, luteinisierendes Hormon (LH) und follikelstimulierendes Hormon (FSH) zu produzieren. Diese Hormone bewirken, dass die Eierstöcke die weiblichen Sexualhormone Östrogen und Progesteron sowie bestimmte männliche Sexualhormone (Androgene) erzeugen. (Männliche Sexualhormone stimulieren das Wachstum der Scham- und Achselbehaarung ab der Pubertät und erhalten bei beiden Geschlechtern die Muskelmasse.) Nach einer Geburt gibt der Hypothalamus der Hirnanhangdrüse das Signal, das Hormon Prolaktin auszuscheiden, das die Milchproduktion einleitet. Die Nebennieren produzieren kleine Mengen weiblicher und männlicher Sexualhormone.

Äußere Geschlechtsorgane

Die äußeren Geschlechtsorgane bestehen aus dem Schamhügel, den großen und kleinen Schamlippen, den Bartholin-Drüsen sowie der Klitoris. Der Bereich dieser Organe wird als die Vulva bezeichnet. Die Hauptaufgaben der äußeren Geschlechtsorgane sind: Sperma in den Körper eintreten zu lassen, die inneren Geschlechtsorgane vor Infektionserregern zu schützen und sexuelles Verlangen zu fördern.

Der Schamhügel ist ein rundlicher Hügel aus Fettgewebe über dem Schambein. Während der Pubertät beginnt darauf die Schambehaarung zu wachsen. Im Schamhügel befinden sich Talgdrüsen, die ein ölhaltiges Sekret absondern. Es enthält Pheromone, die zur sexuellen Anziehung beitragen. Die großen, fleischigen Schamlippen (Labia majora) umschließen und schützen die übrigen äußeren Geschlechtsorgane. Sie sind mit der Vorhaut der Männer zu vergleichen. Die großen Schamlippen bergen Schweiß- und Talgdrüsen, die Gleitsekrete erzeugen. Nach der Pubertät sind die großen Schamlippen behaart.

Die kleinen Schamlippen (Labia minora) können sehr klein, aber auch bis zu fünf Zentimeter breit sein. Sie befinden sich innerhalb der großen Schamlippen und umgeben die Öffnungen von Scheide und Harnröhre. Die dichte Ansammlung von Blutgefäßen verleiht den kleinen Schamlippen eine tiefrosa Färbung. Bei sexueller Stimulierung nimmt ihre Durchblutung weiter zu. Das Blut lässt die kleinen Schamlippen anschwellen und erhöht ihre Sensibilität.

Der Damm zwischen der Scheidenöffnung und dem After, am hinteren Ende der großen Schamlippen wird als Perineum bezeichnet. Seine Länge beträgt zwischen zwei und fünf Zentimetern.

Große Schamlippen und Perineum sind von einer Haut bedeckt, die der normalen Körperhaut sehr ähnlich ist. Die kleinen Schamlippen hingegen sind von Schleimhaut bedeckt, welche durch ein spezielles, dort ausgeschiedenes Sekret feucht gehalten wird.

Durch die Scheidenöffnung tritt der Penis beim Geschlechtsverkehr in die Scheide ein. Durch die Scheide treten das Menstruationsblut und Ausfluss aus, bei einer Geburt zudem das Kind. Bei Stimulation sondern die Bartholin-Drüsen, die seitlich der Scheidenöffnung angesiedelt sind, eine dickliche Flüssigkeit aus, die beim Geschlechtsverkehr als Gleitmittel dient. Die Öffnung der Harnröhre, welche den Urin aus der Blase nach außen befördert, befindet sich oberhalb und vor der Scheidenöffnung.

Zwischen den kleinen Schamlippen ruht die Klitoris, ein kleines Organ, das dem männlichen Penis entspricht. Sie reagiert sehr empfindlich auf sexuelle Stimulation und kann sich aufrichten. Die Stimulation der Klitoris kann zum Orgasmus führen.

▲ siehe Seite 1366

Äußere weibliche Geschlechtsorgane

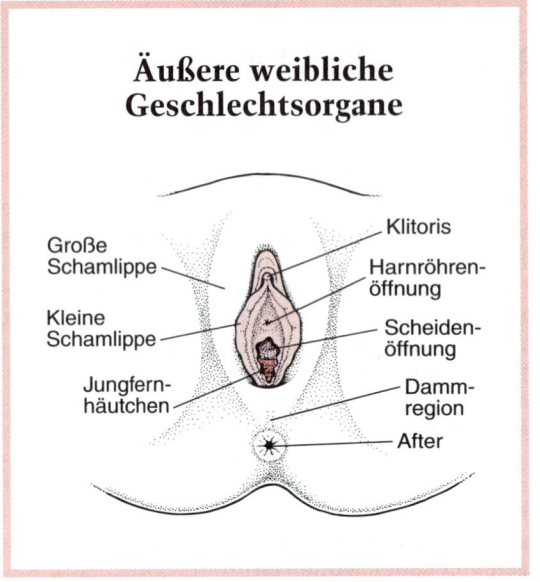

Große Schamlippe

Kleine Schamlippe

Jungfernhäutchen

Klitoris

Harnröhrenöffnung

Scheidenöffnung

Dammregion

After

Innere Geschlechtsorgane

Die inneren Geschlechtsorgane bilden eine Gesamtheit, den Genitaltrakt. Dieser besteht aus

- der Scheide (Vagina), dem Teil des Geburtskanals, in den die Spermien entlassen werden, und aus dem bei der Geburt das Kind heraustritt
- der Gebärmutter (Uterus), in der sich ein Embryo zum Fetus entwickeln kann
- den Eileitern, in denen Eier von Spermien befruchtet werden können und
- den Eierstöcken, in denen Eier heranreifen und freigesetzt werden.

Spermien können sich im Genitaltrakt aufwärts bewegen, Eier nur abwärts.

Gleich hinter der Scheidenöffnung liegt das Jungfernhäutchen (Hymen), eine Membran aus Schleimhautgewebe. Bei Frauen, die noch keinen Geschlechtsverkehr hatten, umschließt das Hymen die Öffnung gewöhnlich wie ein fester Ring. Es kann die Öffnung auch vollständig verschließen. Das Jungfernhäutchen trägt zum Schutz des Genitaltrakts bei, ist jedoch für die Gesundheit nicht notwendig. Es kann beim ersten Geschlechtsverkehr zerreißen oder so weich und nachgiebig sein, dass es nicht reißt. Auch durch Sport und das Einführen eines Tampons oder Diaphragmas kann das Jungfernhäutchen beschädigt werden. Beim Reißen tritt normalerweise eine leichte Blutung auf. Bei Frauen, die bereits Verkehr hatten, ist das Häutchen

meist nicht mehr zu sehen. Mitunter bleiben kleine Gewebeteile um die Schleimhautöffnung zurück.

Die Scheide ist ein schmales, elastisches Muskelorgan, das bei der erwachsenen Frau etwa zehn bis zwölf Zentimeter lang ist. Sie verbindet die äußeren Geschlechtsorgane mit der Gebärmutter. Beim Geschlechtsverkehr wird der Penis in die Scheide eingeführt. Sie bildet die Pforte, durch die das Sperma zum Ei gelangt, durch die aber auch das Menstruationsblut ausfließt und ein Kind geboren wird.

Normalerweise liegen die Vorder- und Rückwand der Scheide ohne Zwischenraum aneinander. Beim Geschlechtsverkehr sowie einer Untersuchung werden sie auseinander gedehnt. Das untere Drittel der Scheide ist von elastischen Muskeln umgeben, die den Durchmesser der Öffnung regulieren. Beim Verkehr ziehen sich diese Muskeln rhythmisch zusammen.

Die Scheide ist von Schleimhaut ausgekleidet, die durch Sekrete aus Zellen in ihrer Oberfläche und aus Drüsen am Gebärmutterhals (Zervix) feucht gehalten wird. Diese Flüssigkeiten können als Ausfluss aus der Scheide austreten, was ein normaler Vorgang ist. Solange eine Frau fruchtbar ist, hat die Scheidenhaut zahlreiche Falten. Vor der Pubertät und nach den Wechseljahren ist sie glatt, sofern ältere Frauen keine Hormone einnehmen.

Die Gebärmutter ist ein dickwandiges, birnenförmiges, muskulöses Organ. Sie liegt in der Mitte des Beckens hinter der Blase, aber vor dem Enddarm und wird von mehreren Bändern in dieser Position gehalten. Die Gebärmutter besteht aus dem Gebärmutterhals (Zervix) und dem Gebärmutterkörper (Corpus). Ihre Hauptaufgabe ist die Ernährung des Fetus während dessen Entwicklung.

Der Gebärmutterhals, der untere Teil der Gebärmutter, ragt in das obere Ende der Scheide hinein und kann bei einer Unterleibuntersuchung betrachtet werden. Wie die Scheide ist der Gebärmutterhals mit Schleimhaut ausgekleidet, allerdings ist diese Haut glatt.

Der enge Gebärmutterhalskanal gestattet das Eindringen des Spermas und das Austreten des Menstruationsbluts. Während der Wehen wird der Kanal so weit gedehnt, dass das Kind hindurch passt. Normalerweise bildet der Gebärmutterhals eine gute Barriere gegen Bakterien. Ausnahmen sind die Menstruation, die Zeit des Eisprungs und die Zeit der Wehen. Beim Geschlechtsverkehr können Bakterien durch den Gebärmutterhals in die Gebärmutter gelangen. Im Gegensatz zu Erregern, die sexuell übertrag-

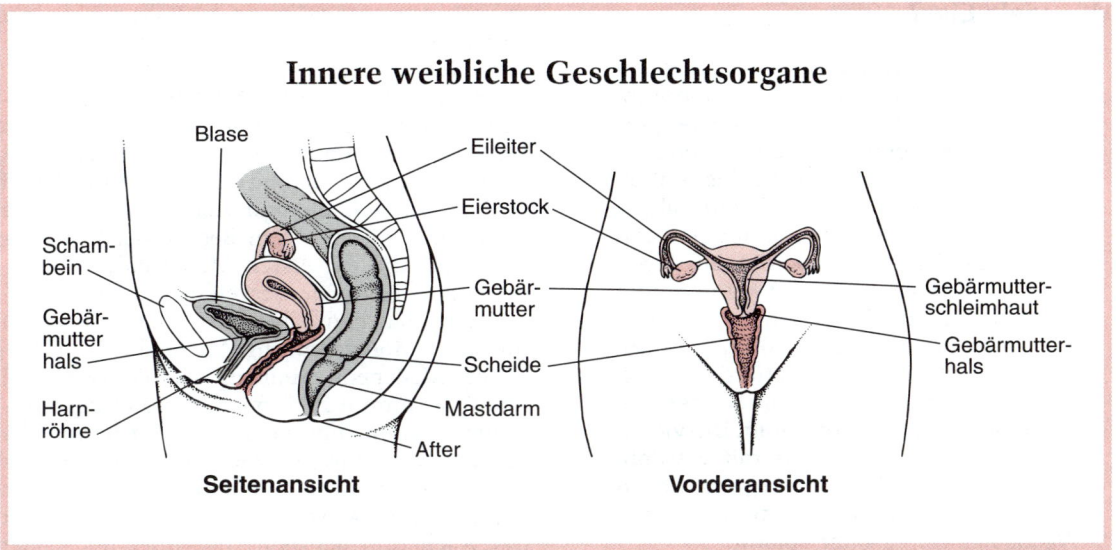

Innere weibliche Geschlechtsorgane

Seitenansicht (Beschriftungen): Blase, Eileiter, Eierstock, Schambein, Gebärmutter, Gebärmutter hals, Scheide, Harnröhre, Mastdarm, After

Vorderansicht (Beschriftungen): Gebärmutterschleimhaut, Gebärmutterhals

bare Krankheiten hervorrufen ▲, rufen die Bakterien, die gewöhnlich in der Scheide angesiedelt sind, nur selten Probleme hervor.

Im Gebärmutterhalskanal liegen Schleimdrüsen, die einen zähen Schleim erzeugen, der kurz vor dem Eisprung für Spermien durchlässig wird. Zu diesem Zeitpunkt verändert sich die Konsistenz des Schleims so, dass das Sperma ihn durchdringen und eine Befruchtung stattfinden kann. Im Schleim des Gebärmutterhalses können Spermien zu dieser Zeit zwei bis drei Tage am Leben bleiben. Diese Spermien können später durch die Gebärmutter in die Eileiter wandern und dort ein Ei befruchten. Daher kann Geschlechtsverkehr in den ein bis zwei Tagen vor dem Eisprung zu einer Schwangerschaft führen.

Bei den meisten Frauen schwankt der Zeitraum zwischen Menstruation und Eisprung von Monat zu Monat. Daher kann eine Befruchtung zu unterschiedlichen Zeiten im Zyklus stattfinden.

Der sehr muskulöse Gebärmutterkörper kann sich dehnen, um in der Schwangerschaft dem wachsenden Fetus Platz zu bieten. Während der Wehen ziehen sich die Wände der Gebärmutter zusammen, um das Kind durch Gebärmutterhals und Scheide auszutreiben. Während der fruchtbaren Jahre der Frau ist der Gebärmutterkörper doppelt so lang wie der Gebärmutterhals. Nach den Wechseljahren ist das Verhältnis umgekehrt.

Zum Zyklus der Frau, der gewöhnlich einen Monat dauert, gehört das Wachstum der Gebär-

mutterschleimhaut (Endometrium). Wenn die Frau nicht schwanger wird, wird ein Großteil der Schleimhaut abgestoßen. Es kommt zu einer Blutung (Menstruation bzw. Periode, die »Regel«).

Die beiden Eileiter, die jeweils bis zu 15 Zentimeter lang sind, verbinden die Eierstöcke mit dem oberen Rand der Gebärmutter. Sie beginnen nicht direkt an den Eierstöcken, sondern fächern zu einer Art Trichter mit fingerartigen Ausstülpungen aus (Fimbrien). Wenn die Eierstöcke ein Ei abgeben, leiten die Fimbrien das Ei in die relativ große Öffnung des jeweiligen Eileiters.

Die Eileiter sind innen mit feinen haarähnlichen Auswüchsen besetzt, den Zilien. Gemeinsam mit den Muskeln in der Eileiterwand schieben die Zilien das Ei den Eileiter hinunter zur Gebärmutter. Im Eileiter kann das Ei befruchtet werden ■.

Die Eierstöcke sind gewöhnlich perlweiß, länglich und etwas kleiner als ein Hühnerei. Bänder verbinden sie mit der Gebärmutter. Sie erzeugen nicht nur weibliche Sexualhormone (Östrogen und Progesteron) sowie männliche Hormone, sondern lassen auch die Eier heranreifen. Während ihrer Entwicklung befinden sich die Eizellen (Oozyten) in Hohlräumen (Follikeln), die mit Flüssigkeit gefüllt sind, in der Wand der Eierstöcke. Jeder Follikel enthält eine Eizelle.

▲ siehe Seite 1160   ■ siehe Seite 1409

Wie viele Eier?

Ein Mädchen wird bereits mit Eizellen (Oozyten) in den Eierstöcken geboren. Zwischen der 16. und 20. Schwangerschaftswoche enthalten die Eierstöcke des weiblichen Fetus sechs bis sieben Millionen Eizellen. Viele davon bilden sich zurück, sodass bei der Geburt noch ein bis zwei Millionen vorliegen. Nach der Geburt entwickeln sich keine neuen Eizellen mehr. Bei Einsetzen der Pubertät sind noch ungefähr 300 000 Eizellen übrig – mehr als ausreichend für die fruchtbare Zeit der Frau. Nur ein kleiner Teil von ihnen reift zu Eiern heran. Die vielen Tausend Zellen, die nicht reif werden, bilden sich zurück – ein Vorgang, der in den zehn bis fünfzehn Jahren vor den Wechseljahren rascher abläuft.

Im Laufe der fruchtbaren Jahre einer Frau werden normalerweise rund 400 Eier reif, in jedem Menstruationszyklus eines. Bis zum Eisprung verharrt das Ei in seinem Follikel im Zustand einer unterbrochenen Zellteilung. Auf diese Weise zählen Eier zu den Zellen mit der längsten Lebensdauer. Da in einem »schlafenden« Ei keine genetischen Reparaturprozesse stattfinden, steigt mit zunehmendem Alter der Frau die Wahrscheinlichkeit, dass ein Ei eine genetische bzw. chromosomale Veränderung aufweist.

Pubertät

Die körperlichen Veränderungen während der Pubertät gehen auf Veränderungen des Hormonspiegels zurück. Diese Hormone – luteinisierendes Hormon und follikelstimulierendes Hormon – werden von der Hirnanhangdrüse produziert. Bei der Geburt ist der Spiegel beider Hormone hoch, sinkt jedoch innerhalb weniger Monate ab und bleibt bis zur Pubertät niedrig. Zu Beginn der Pubertät erhöht sich der Spiegel beider Hormone wieder und regt damit die Produktion von Sexualhormonen an. Ihr Anstieg bewirkt körperliche Veränderungen, darunter die Reifung von Brüsten, Eierstöcken, Gebärmutter und Scheide. Normalerweise laufen die-se Veränderungen während der Pubertät in einer bestimmten Reihenfolge ab und führen so zur sexuellen Reife ▲.

Das erste Anzeichen der Pubertät ist gewöhnlich der Beginn der Brustentwicklung (Knospen der Brüste). Hierzulande liegt dieser Zeitpunkt meist zwischen neun und elf Jahren. Kurz darauf beginnt die Scham- und Achselbehaarung zu wachsen. Zwischen dem Beginn der Brustentwicklung und der ersten Menstruation vergehen im Allgemeinen zweieinhalb Jahre. Die meisten Mädchen haben mit knapp 13 Jahren ihre erste Monatsblutung (Menarche). Der Körper des Mädchens verändert sich, der Fettanteil im Körper nimmt zu. Der pubertäre Wachstumsschub beginnt normalerweise noch vor der Brustentwicklung, ist vor dem Einsetzen der Menstruation am stärksten und erreicht seinen Gipfel mit etwa zwölf Jahren. Danach verläuft das Wachstum deutlich langsamer und endet zwischen 14 und 16 Jahren.

Menstruationszyklus

Bei der Menstruation wird die Gebärmutterschleimhaut mit einer Blutung abgestoßen. Außer während einer Schwangerschaft und nach den Wechseljahren tritt eine solche Blutung ungefähr einmal im Monat auf. Die Menstruation kennzeichnet die fruchtbaren Jahre einer Frau. Die erste Menstruation während der Pubertät ist die Menarche, die letzte tritt zum Ende der Wechseljahre (Menopause ■) ein.

Definitionsgemäß gilt der erste Tag der Blutung als Beginn eines neuen Menstruationszyklus (Tag 1). Der Zyklus endet unmittelbar vor der nächsten Periode und dauert 21 bis 40 Tage. Nur bei zehn bis 15 Prozent aller Frauen dauert ein Zyklus genau 28 Tage. Die Zeitspannen zwischen den Perioden sind in den Jahren unmittelbar nach der Menarche und vor der Menopause am längsten.

Der Menstruationszyklus wird von dem luteinisierenden und dem follikelstimulierenden Hormon gesteuert. Beide werden von der Hirnanhangdrüse produziert. Außerdem wirken Östrogen und Progesteron mit, die aus dem Eierstöcken stammen. Ein Zyklus hat drei Abschnitte: Follikel-, Ovulations- und Lutealphase.

Die **Follikelphase** dauert vom ersten Tag der Blutung bis unmittelbar vor den Moment, an dem die Konzentration an luteinisierendem Hormon ansteigt. Dieser Anstieg führt zur Freisetzung eines Eies (Eisprung, Ovulation). Die Follikelphase ist durchschnittlich 13 Tage lang

---

▲ siehe Kasten Seite 1529   ■ siehe Seite 1340

Veränderungen während des Menstruationszyklus

Der Menstruationszyklus wird von Hormonen gesteuert, die in enger Wechselwirkung zueinander stehen. Beteiligt sind luteinisierendes Hormon und follikelstimulierendes Hormon (Produktion in der Hirnanhangdrüse) sowie die weiblichen Sexualhormone Östrogen und Progesteron (Produktion in den Eierstöcken).

Der Zyklus beginnt am ersten Tag der Regelblutung (Periode). Die Blutung tritt ein, sobald der Östrogen- und Progesteronspiegel sinkt und das Wachstum der Gebärmutterschleimhaut nicht mehr angeregt wird. In der ersten Hälfte dieser so genannten Follikelphase steigt der Spiegel des follikelstimulierenden Hormons etwas an und leitet die Entwicklung von Follikeln ein. Jeder Follikel enthält ein Ei. Wenn der Spiegel des follikelstimulierenden Hormons später sinkt, reift nur ein Follikel weiter. Dieser Follikel erzeugt Östrogen.

Die Ovulationsphase beginnt mit einem Anstieg des luteinisierenden Hormons und des follikelstimulierenden Hormons. Luteinisierendes Hormon regt den Eisprung (Ovulation) an, der gewöhnlich 16 bis 32 Stunden nach Beginn des Hormonanstiegs stattfindet. Der Östrogenspiegel erreicht während dieses Anstiegs seinen Höhepunkt. Daraufhin steigt der Progesteronspiegel an.

Während der Gelbkörperphase gehen die Spiegel von luteinisierendem Hormon und follikelstimulierendem Hormon zurück. Nach dem Eisprung schließt sich der gerissene Follikel wieder und bildet den Gelbkörper (Corpus luteum), der Progesteron ausscheidet. Zu einem späteren Zeitpunkt dieser Phase steigt der Östrogenspiegel wieder etwas an. Progesteron und Östrogen lassen die Gebärmutterschleimhaut dicker werden. Wenn das Ei nicht befruchtet wird, zerfällt der Gelbkörper. Damit wird kein Progesteron mehr freigesetzt, der Östrogenspiegel geht zurück, die Schleimhaut bildet sich zurück und wird abgestoßen, und ein neuer Menstruationszyklus setzt ein.

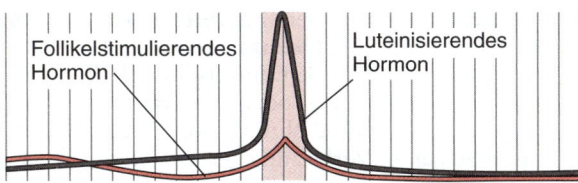

Zyklus der Hormone der Hirnanhangdrüse

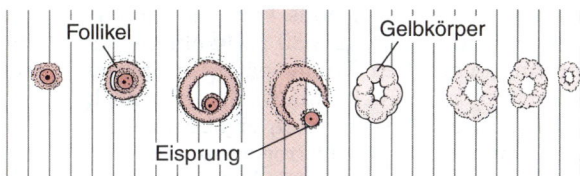

Eierstockzyklus

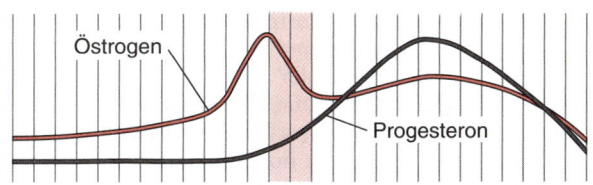

Zyklus der Geschlechtshormone

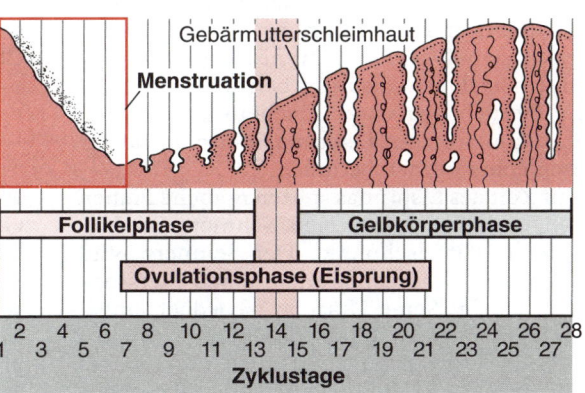

Zyklus der Gebärmutterschleimhaut

und wird gegen Ende der fruchtbaren Jahre kürzer. Während dieser Phase entwickeln sich in den Eierstöcken die Follikel.

Zu Beginn der Follikelphase verdickt sich die Gebärmutterschleimhaut. Sie lagert Flüssigkeit und Nährstoffe für einen Embryo ein. Wird kein

Ei befruchtet, sinken Östrogen- und Progesteronspiegel wieder ab. Die Schleimhaut wird abgestoßen, und es kommt zur Menstruationsblutung. Diese dauert drei bis sieben Tage, im Durchschnitt fünf Tage. Der Blutverlust während der Menstruation schwankt zwischen 14 und 300 Milliliter und beträgt durchschnittlich 125 Milliliter. Eine Binde oder ein Tampon nimmt bis zu 30 Milliliter Blut auf. Im Gegensatz zu Blut aus einer Verletzung gerinnt Menstruationsblut normalerweise nicht, es sei denn, die Blutung ist sehr stark.

Zu Beginn der Follikelphase steigert die Hirnanhangdrüse allmählich die Produktion des follikelstimulierenden Hormons. Dieses stimuliert das Wachstum von drei bis 30 Follikeln, die jeweils ein Ei enthalten. Wenn später der Spiegel dieses Hormons zurückgeht, wächst nur noch der dominante Follikel weiter; er beginnt bald mit der Produktion von Östrogen, worauf sich die anderen stimulierten Follikel zurückbilden.

Die **Ovulationsphase** beginnt mit einem deutlichen Anstieg der Konzentration des luteinisierenden Hormons und einem geringeren Anstieg des follikelstimulierenden Hormons. Das luteinisierende Hormon bewirkt eine Vorwölbung des dominanten Follikels auf der Oberfläche des Eierstocks, bis dieser reißt und das Ei freisetzt. Warum die Konzentration des follikelstimulierenden Hormons ansteigt, ist noch ungeklärt.

Die Ovulationsphase endet mit dem Eisprung, normalerweise 36 Stunden nach dem Beginn des Hormonanstiegs. Zwölf bis 24 Stunden nach dem Eisprung lässt sich dieser durch Messung des luteinisierenden Hormons im Morgenurin nachweisen. Das Ei kann nur bis zu zwölf Stunden nach dem Eisprung befruchtet werden. Eine Befruchtung ist wahrscheinlicher, wenn sich schon vor dem Eisprung Spermien in den Geschlechtsorganen befinden.

Zur Zeit des Eisprungs spüren manche Frauen einen dumpfen, einseitigen Schmerz im Unterbauch (Mittelschmerz). Der Schmerz wird auf der Seite wahrgenommen, deren Eierstock das Ei abgibt. Seine Ursache ist jedoch unbekannt. Er kann dem Reißen des Follikels vorausgehen oder folgen und tritt auch nicht unbedingt in jedem Zyklus auf. Die Eierstöcke wechseln sich mit dem Eisprung nicht regelmäßig ab. Ob im rechten oder im linken Eierstock ein Ei heranreift, scheint Zufall zu sein. Wenn ein Eierstock entfernt wird, setzt der verbliebene jeden Monat ein Ei frei.

Die **Gelbkörperphase (Lutealphase)** folgt dem Eisprung. Sofern keine Befruchtung erfolgt, dauert sie etwa 14 Tage und endet unmittelbar vor der nächsten Menstruation. In der Lutealphase schließt sich der aufgerissene Follikel nach dem Eisprung wieder und bildet den so genannten Gelbkörper (Corpus luteum), der zunehmend mehr Progesteron erzeugt. Unter dem Einfluss des Progesterons verdickt sich die Gebärmutterschleimhaut und lagert Flüssigkeit und Nährstoffe ein. Zugleich bewirkt das Progesteron eine Verdickung des Schleims im Gebärmutterhals, sodass Sperma und Bakterien nicht so leicht eindringen können. Zudem lässt das Hormon die Körpertemperatur leicht ansteigen. Sie bleibt erhöht, bis die nächste Menstruation einsetzt. Anhand dieses Temperaturanstiegs lässt sich erkennen, ob ein Eisprung stattgefunden hat ▲. Im zweiten Teil der Lutealphase steigt der Östrogenspiegel an, der ebenfalls ein Wachstum der Gebärmutterschleimhaut bewirkt.

Durch die erhöhte Konzentration von Östrogen und Progesteron verdicken sich die Milchgänge in den Brüsten. Sie können anschwellen und berührungsempfindlich werden.

Bleibt das Ei unbefruchtet, bildet sich der Gelbkörper nach 14 Tagen zurück, und ein neuer Menstruationszyklus beginnt. Bei einer Befruchtung beginnen die Zellen um den sich entwickelnden Embryo mit der Produktion von humanem Choriongonadotropin. Dieses Hormon erhält den Gelbkörper, der weiter Progesteron erzeugt, bis der wachsende Fetus seine eigenen Hormone herstellen kann. Schwangerschaftstest weisen den Anstieg des humanen Choriongonadotropin nach.

Alterserscheinungen

Während der Wechseljahre ■ verändern sich die Geschlechtsorgane rasch. Die Menstruation bleibt aus (Menopause), die Eierstöcke produzieren kein Östrogen mehr. Nach der Menopause wird das Gewebe der kleinen Schamlippen, Klitoris, Scheide und Harnröhre dünner (Atrophie). Das kann zu einer chronischen Reizung, Trockenheit und Ausfluss aus der Scheide führen. Scheideninfektionen treten leichter auf. Auch Gebärmutter, Eileiter und Eierstöcke werden kleiner.

Das Alter lässt die Muskel- und Bindegewebemasse zurückgehen, auch in den Muskeln, Bändern und sonstigen Geweben, die Blase, Gebärmutter, Scheide und Enddarm halten. Dadurch können diese Organe absacken und vorfallen

(Prolaps). Mitunter treten Schwierigkeiten beim Wasserlassen, ein Verlust der Blasen- oder Darmkontrolle (Inkontinenz) und Schmerzen beim Verkehr auf.

Weil das Östrogen die Milchgänge nicht mehr anregt, nimmt die Brustgröße ab. Das Bindegewebe, das die Brust hält, trägt hierzu ebenfalls bei. Fettgewebe ersetzt das Fasergewebe in den Brüsten und macht sie weicher.

Trotz dieser Veränderungen genießen viele Frauen den Sex nach den Wechseljahren. Die Eierstöcke produzieren nach den Wechseljahren weiterhin männliche Sexualhormone; diese tragen zur Aufrechterhaltung des Sexualtriebs bei. Außerdem verlangsamen sie den Verlust an Muskelgewebe und bewirken insgesamt Wohlbefinden. Viele Frauen fühlen sich befreit, dass die Empfängnisverhütung nun wegfällt.

Symptome und Diagnosen gynäkologischer Erkrankungen

Erkrankungen der weiblichen Fortpflanzungsorgane, einschließlich der Brüste, werden als gynäkologische Erkrankungen bezeichnet. Mit verschiedenen Diagnoseverfahren versucht man, die Ursache von Beschwerden zu ermitteln. Außerdem wird allen Frauen geraten, in regelmäßigen Abständen Untersuchungen zur Krankheitsfrüherkennung durchführen zu lassen.

Symptome

Zu den häufigsten Symptomen gynäkologischer Erkrankungen gehören Juckreiz der Scheide, Ausfluss, ungewöhnliche Blutungen, Unterleib- und Brustschmerzen. Die Bedeutung bestimmter Symptome hängt auch vom Alter der Frau ab, da altersbedingte hormonelle Veränderungen beteiligt sein können.

Juckreiz

Juckreiz im Bereich der Scheide kann die äußeren Geschlechtsorgane (Vulva) oder die Scheide selbst betreffen. Er tritt bei vielen Frauen gelegentlich auf, ohne dass er einer Behandlung bedarf. Als problematisch gilt Juckreiz, der anhaltend, sehr stark oder sehr häufig auftritt.

Der Juckreiz kann auf eine chemische Reizung zurückgehen, z. B. durch Wasch- oder Bleichmittel, Weichspüler, synthetische Fasern, Schaum- und Duschbäder, Seife, Intimsprays, Parfüm, Binden, Textilfarben, Scheidencremes und Verhütungsschaum. Auch eine Infektion ▲, z. B.

bakterielle Scheidenentzündung, Hefepilzbefall und Trichomonadeninfektion, kann die Ursache für Juckreiz im Bereich der Scheide sein. Durch hormonelle Veränderungen während der Wechseljahre kann die Scheide trocken werden, was ebenfalls zu Juckreiz führen kann. Andere Veränderungen gehen auf Hauterkrankungen wie Schuppenflechte und Weißfleckenkrankheit zurück. Letztere gibt sich durch dünne weiße Flecken zu erkennen, die um die Scheidenöffnung herum entstehen. Unbehandelt kann die Erkrankung zu Narbenbildung führen und das Krebsrisiko erhöhen.

Wenn der Juckreiz länger andauert oder von Ausfluss begleitet ist, der ungewöhnlich aussieht oder riecht, sollte die Frau einen Arzt aufsuchen.

Ausfluss

Kleine Mengen Ausfluss aus der Scheide sind normal. Er besteht aus Sekreten (Schleim), die der Gebärmutterhals, aber auch in der Scheide selbst produzieren. Normalerweise ist der Ausfluss dünn und klar, milchig oder gelblich. Seine Menge und sein Erscheinungsbild ändern sich mit den Jahren. Gewöhnlich ist er geruchlos.

Neugeborene Mädchen haben normalerweise Ausfluss aus der Scheide, in den sich etwas Blut mischt. Dieser wird durch Östrogen bewirkt, das die Kinder vor der Geburt von der Mutter

▲ siehe Seite 1354

aufgenommen haben. Der Ausfluss hört innerhalb von zwei Wochen auf, sobald der Östrogenspiegel im Blut des Kindes absinkt. Anschließend gibt es bis zu Beginn der Pubertät kaum Ausfluss aus der Scheide.

Während der fruchtbaren Zeit verändern sich Menge und Erscheinungsbild des Ausflusses im Laufe des Menstruationszyklus. In der Mitte des Zyklus, zur Zeit des Eisprungs, wird normalerweise mehr und dünnerer Schleim produziert. Auch Schwangerschaft, hormonelle Verhütungsmittel (Pille) und sexuelle Erregung beeinflussen Menge und Konsistenz des Ausflusses. Nach den Wechseljahren verringert sich mit dem Rückgang des Östrogenspiegels oft auch der Ausfluss.

Als ungewöhnlich wird Ausfluss aus der Scheide eingestuft, wenn er

- schwerer ist als üblich
- dicker ist als üblich
- eiterähnlich ist
- weiß und klumpig erscheint (wie Hüttenkäse)
- graue, grüne, gelbe oder blutige Beimischungen hat
- übel riecht (nach Fisch)
- von Juckreiz, Brennen, Ausschlag oder Wundheit begleitet ist.

Ausfluss kann auf eine Entzündung der Scheide (Vaginitis) hindeuten, die durch chemische Reizung oder eine Infektion ▲ entstehen kann. Bei manchen Frauen reizen Spermizide, Gleitmittel, Cremes und ein Diaphragma Scheide oder Vulva und führen zu einer Entzündung. Frauen mit einer Latexallergie können auf latexhaltige Kondome empfindlich reagieren. Bei kleinen Mädchen kann ein Fremdkörper in der Scheide zu einer Entzündung der Scheide führen, die sich durch Ausfluss, eventuell mit Blutbeimischung, äußert. Am häufigsten handelt es sich dabei um ein Stück Toilettenpapier, das in die Scheide geraten ist. Mitunter findet man auch ein Spielzeug.

Weißer, grauer und gelblich trüber Ausfluss mit unangenehmem bis fischigem Geruch geht gewöhnlich auf eine bakterielle Vaginose, ausgelöst durch *Gardnerella*, zurück. Ein dickflüssiger, weißer, klumpiger Ausfluss, der aussieht wie Hüttenkäse, wird durch Hefepilze verursacht (Candidiasis). Schwerer, grünlich gelber, schaumiger Ausfluss mit unangenehmem Geruch ist meist ein Zeichen für eine Trichomoniasis, eine Protozoeninfektion.

Ein wässriger Ausfluss mit blutiger Beimischung kann auf eine Krebserkrankung von Scheide, Gebärmutterhals und Gebärmutterschleimhaut hindeuten. Auch eine Strahlentherapie im Beckenbereich kann zu ungewöhnlichem Ausfluss führen.

Anhand des Erscheinungsbilds des Ausflusses, des Alters der Frau und anderer Symptome können Ärzte die Ursache für den Ausfluss ermitteln. Um die Ursache für eine eventuelle Infektion zu bestimmen, wird eine Probe mikroskopisch untersucht. Die Behandlung richtet sich nach der Ursache.

Ungewöhnliche Blutungen

Eine vaginale Blutung kann aus der Scheide und aus anderen Geschlechtsorganen, insbesondere der Gebärmutter, stammen. Zu den ungewöhnlichen Blutungen zählen auch übermäßig starke und leichte Menstruationsblutungen, und eine Menstruation, die zu häufig oder unregelmäßig auftritt. Jede vaginale Blutung, die nicht als Menstruationsblutung einzustufen ist oder die vor der Pubertät bzw. nach den Wechseljahren auftritt, gilt als ungewöhnlich ■.

Eine ungewöhnliche Blutung aus der Scheide kann auf eine Erkrankung zurückgehen (Verletzung, Infektion, Krebs), aber auch auf Veränderungen der hormonellen Abläufe im Laufe des Zyklus. Solche hormonellen Veränderungen treten häufiger bei jungen Mädchen kurz nach Einsetzen der Monatsblutung und gegen Ende der fruchtbaren Jahre bei Frauen zwischen 40 und 50 Jahren auf ★.

Übermäßiger Haarwuchs

Übermäßiger Haarwuchs, besonders im Gesicht, am Rumpf (dem männlichen Behaarungstyp entsprechend) sowie an den Gliedmaßen, wird als Hirsutismus bezeichnet. Das Phänomen gilt als gynäkologische Erkrankung, denn es rührt gewöhnlich von einem ungewöhnlichen Verhältnis weiblicher und männlicher Hormone im Körper her.

Hirsutismus tritt häufiger bei Frauen nach der Menopause auf, weil bei ihnen der Spiegel der weiblichen Hormone absinkt. Es kann sich um eine Störung der Hirnanhangdrüse oder Nebennieren handeln, die zu einer Überproduktion männlicher Hormone (wie Testosteron) führt. Mitunter kommt es zu Symptomen der Vermännlichung (Virilisierung). Auch das Syndrom der polyzystischen Ovarien ● kann Hirsutismus bewirken. Zu den seltenen Ursachen zählen Eierstocktumore, Porphyria cutanea tarda (eine Form der Porphyrie, welche die Haut be-

---

| ▲ siehe Seite 1354 | ■ siehe Seite 1344 |
| ★ siehe Seite 1342 | ● siehe Seite 1349 |

fällt) und Medikamente wie Anabolika, Kortison und Minoxidil.

Mit Blutuntersuchungen wird der Spiegel weiblicher und männlicher Hormone bestimmt. Medikamente, die als Ursache in Betracht kommen, sollten abgesetzt werden. Vorübergehend helfen auch Rasieren, Epilieren und Depilieren. Bei feinen Härchen kann Bleichen sinnvoll sein. Eine Laserbehandlung hilft zeitweise. Die einzige sichere Dauerbehandlung besteht in der elektrolytischen Zerstörung der Haarfollikel. Nach Möglichkeit wird jedoch die Grunderkrankung behandelt.

Unterleibschmerzen

Viele Frauen kennen Schmerzen im Beckenbereich. Sie können auf Probleme aller Organe im Becken zurückgehen, den Geschlechtsorganen, aber auch Blase, Mastdarm und Blinddarm. Mitunter liegt die Ursache für Unterleibschmerzen in Organen außerhalb des Beckens wie Dünndarm, Harnleiter und Gallenblase. Seelische Faktoren, besonders Stress und Depressionen, können zu Unterleibschmerzen beitragen.

Die Schmerzen können stechend, krampfartig (wie Menstruationskrämpfe) und in Wellen auftreten. Es kann sich um einen plötzlichen, heftigen Schmerz und einen dumpfen, beständigen Zustand handeln. Auch ein allmähliches Stärkerwerden ist möglich. Der Unterleib kann auf Berührungen empfindlich reagieren. Manchmal sind die Schmerzen von Fieber, Übelkeit und Erbrechen begleitet.

Wenn eine Frau plötzlich heftige Schmerzen in Unterbauch oder Becken verspürt, muss rasch entschieden werden, ob ihr Zustand eine Notoperation erforderlich macht. Solche Notfälle können eine Blinddarmentzündung, ein perforiertes Geschwür, ein Aortenaneurysma, eine verdrehte Eierstockzyste, Unterleibinfektionen durch eine Geschlechtskrankheit und eine Schwangerschaft außerhalb der Gebärmutter (ektope Schwangerschaft), meist in einem Eileiter, sein.

Zur Ermittlung der Ursache sollte die Frau dem Arzt den Schmerz, seine Dauer, die Stelle und andere Symptome beschreiben. Es wird auch nach früheren, ähnlichen Schmerzanfällen gefragt. Informationen über eine mögliche Beziehung der Schmerzen zu Nahrungsaufnahme, Schlafen, Geschlechtsverkehr, Sport, Wasserlassen und Stuhlgang können ebenso hilfreich sein wie Faktoren, die den Schmerz verschlimmern oder erleichtern.

Der gesamte Bauchraum wird vorsichtig abgetastet, um empfindliche Bereiche und unge-

Ursachen von Unterleibschmerzen

Erkrankungen der Fortpflanzungsorgane
- Bauchhöhlenschwangerschaft
- Endometriose (versprengte Gebärmutterschleimhaut)
- Myome
- Mittelschmerz (durch den Eisprung verursachter Schmerz in der Zyklusmitte)
- Anschwellen der Blutgefäße im Beckenbereich in der Woche vor der Menstruation (Gefäßstauung im Becken)
- Große Eierstockzysten; Reißen und Verdrehen von Eierstockzysten
- Unterleibinfektionen

Erkrankungen anderer Organe
- Blinddarmentzündung
- Harnweginfektionen
- Entzündung und Infektion von Dickdarmausstülpungen (Diverkulitis)
- Magen-Darm-Entzündung
- Magen- oder Zwölffingerdarmgeschwür
- Entzündliche Darmerkrankung
- Entzündung der Bauchlymphknoten
- Harn- und Nierensteine

wöhnliche Gewächse zu entdecken. Andere Verfahren sind ein komplettes Blutbild, Urinproben, Schwangerschaftstest, Ultraschall, Computertomographie, Kernspintomographie (NMR) und Bakterienkulturen zur Bestimmung eventueller Erreger. Manchmal ist eine Operation oder eine Laparoskopie (Untersuchung der Bauchhöhle durch ein Sichtrohr) erforderlich.

Symptome der Brust

Symptome mit Bezug auf die Brust ▲ sind häufig. Es handelt sich um Brustschmerzen, Knoten (Gewebeknoten und Zysten), Einziehungen und Dellen der Brusthaut und Ausfluss aus der Brustwarze. Symptome der Brust können auf eine ernste Erkrankung hinweisen. Diffuse Brustschmerzen in Verbindung mit den hormonellen Veränderungen vor der Monatsblutung sind harmlos. Da jedoch auch die Gefahr von Brustkrebs besteht, für dessen

▲ siehe Seite 1366

erfolgreiche Behandlung die Früherkennung entscheidend ist, sollte jede Veränderung der Brust ärztlich abgeklärt werden. Darüber hinaus sollte jede Frau ihre Brüste einmal im Monat untersuchen ▲.

Gynäkologische Betreuung

Alle Frauen haben die Möglichkeit, regelmäßig an Früherkennungsuntersuchungen teilzunehmen. ■ Dabei werden in erster Linie der Pap-Test oder ähnliche Tests zum Nachweis von Gebärmutterhalskrebs sowie Mammographien zur Entdeckung von Brustkrebs durchgeführt.

Für Frauen kann es hilfreich sein, Themen wie Sex, Verhütung, Schwangerschaft und Probleme in den Wechseljahren mit einer Person ihres Vertrauens besprechen zu können. Das können ein Gynäkologe, eine Hebamme und Allgemeinärzte sein.

GYNÄKOLOGISCHE UNTERSUCHUNG

Eine gynäkologische Untersuchung beginnt mit Fragen zur Funktion der Sexualorgane, insbesondere zum Anlass für den Arztbesuch. Die Antworten stellen die gynäkologische Vorgeschichte dar. Hierzu gehören Informationen zum Alter bei Einsetzen der Menstruation, zu Häufigkeit, Regelmäßigkeit und Dauer der Menstruation, zur Blutmenge und die Daten der letzten beiden Perioden. Hinzu kommen Fragen nach ungewöhnlichen Blutungen.

Es kann auch nach der sexuellen Aktivität gefragt werden, um die Möglichkeit von Infektionen, Verletzungen und einer Schwangerschaft einschätzen zu können. Die Frage nach der Verhütungsmethode wird gestellt und ob sie zu einem bestimmten Thema beraten werden möchte. Auch die Zahl der Schwangerschaften, ihr Zeitpunkt, ihr Ausgang und Komplikationen werden aufgezeichnet.

Der Arzt fragt die Frau, ob während der Menstruation, beim Verkehr und unter anderen Umständen Schmerzen auftreten, wie schwer sie sind und was dagegen hilft. Weitere Fragen gelten Brustproblemen wie Schmerzen, Knoten, empfindlichen und geröteten Stellen sowie Ausfluss aus den Brustwarzen. Die Frau wird gefragt, ob sie ihre Brüste abtastet, wie oft sie

dies tut und ob sie hierzu Erläuterungen benötigt.

Der Arzt geht frühere gynäkologische Erkrankungen durch und verschafft sich einen Überblick über die gesundheitlichen Probleme in der Vergangenheit. Außerdem werden alle Medikamente, die die Frau einnimmt, abgefragt, auch die rezeptfreien Mittel, illegalen Drogen, Tabak und Alkohol. Die Frau wird gefragt, ob sie jemals psychische, körperliche oder sexuelle Gewalt erlitten hat. Fragen nach dem Wasserlassen sollen klären, ob möglicherweise eine Infektion der Harnwege oder Probleme mit dem Halten des Urins (Inkontinenz) bestehen.

Fragen und Befürchtungen bezüglich der gynäkologischen Untersuchung sollte die Frau mit dem Arzt vorher besprechen. Treten währenddessen Schmerzen auf, sollte die Frau den Arzt darauf aufmerksam machen. Normalerweise wird die Frau gebeten, vor der Untersuchung ihre Blase zu entleeren. Mitunter soll sie auch eine Urinprobe abgeben.

Ein Teil der Untersuchungen gilt der Brust. Der Arzt prüft, ob die Brüste unregelmäßig oder gespannt erscheinen, ob Dellen, Knoten oder Ausfluss aus den Brustwarzen zu erkennen sind. Jede Brust wird einzeln mit den drei mittleren Fingern mit rotierenden Bewegungen abgetastet. Dabei fühlt der Arzt auch, ob die Lymphknoten in den Achselhöhlen vergrößert sind, Hals und Schilddrüse werden nach Knoten und Auffälligkeiten abgetastet. Für die Untersuchung sitzt die Frau zunächst mit in die Seite gestemmten Armen, dann hebt sie die Arme über den Kopf. Anschließend wird die Untersuchung an der liegenden Frau wiederholt. Der Arzt ist gehalten, die Frau in die Technik der Selbstuntersuchung der Brust ★ einzuweisen.

Der Bauchraum wird vorsichtig abgetastet, um ungewöhnliche Befunde oder vergrößerte Organe, besonders Leber und Milz, festzustellen. Es kann unangenehm sein, wenn der Arzt tiefer in den Bauch drückt, sollte jedoch keine Schmerzen bereiten. Die Größe von Leber und Milz wird durch Klopfen mit den Fingern festgestellt, wobei Unterschiede zwischen hohl und dumpf klingenden Bereichen auffallen. Die Aktivität der Verdauungsorgane wird mit dem Stethoskop überprüft, das auch ungewöhnliche Strömungsgeräusche des Blutes aufgrund verengter Blutgefäße wahrnimmt.

Während der Unterleibuntersuchung liegt die Frau auf dem gynäkologischen Stuhl. Hüften und Knie sind angewinkelt, die Unterschenkel liegen auf einer Halterung, das Gesäß befindet sich

---

▲ siehe Seite 1374

■ siehe Tabelle Seite 30

★ siehe Seite 1374

am Rand des Stuhls. Wenn die Frau die Untersuchung verfolgen will, kann der Arzt ihr einen Spiegel geben. Zunächst wird der äußere Genitalbereich untersucht. Dabei registriert der Arzt die Behaarung sowie Auffälligkeiten wie Entfärbung, Ausfluss und Entzündungen.

Anschließend spreizt der Arzt das Gewebe um die Scheidenöffnung und untersucht die Öffnung. Mithilfe eines Spekulums (ein Instrument aus Metall oder Kunststoff, das die Wände der Scheide auseinander schiebt) untersucht der Arzt die tieferen Bereiche der Scheide und den Gebärmutterhals. Am Gebärmutterhals hält er Ausschau nach Anzeichen für eine Reizung und Zellveränderungen. Außerdem wird überprüft, ob sich Blase, Enddarm oder eine Darmschlinge in die Scheide wölben.▲

Für einen Abstrich nach Papanicolaou (Pap-Test) werden mit einem Spatel Zellen von der Oberfläche des Gebärmutterhalses abgenommen, anschließend auch solche aus dem Gebärmutterhals. Dieser Abstrich kratzt oder drückt ein wenig, ist jedoch nicht schmerzhaft und dauert nur wenige Sekunden. Die Zellproben werden auf einen Objektträger aufgebracht und fixiert. Die Probe geht dann ins Labor, wo sie mikroskopisch auf Zellen untersucht wird, die auf Gebärmutterhalskrebs hinweisen könnten. Auch Zellveränderungen, die später zu Krebs führen könnten, lassen sich aufspüren.

Der Pap-Test ist aussagekräftiger, wenn die Frau gerade nicht blutet und in den 24 Stunden vor der Untersuchung keine Vaginalcremes oder Scheidenspülungen eingesetzt hat. Das deutsche Früherkennungsprogramm sieht diese Untersuchung bei Frauen ab 20 Jahren einmal jährlich vor.

Bei Verdacht auf eine Infektion wird mit einem Tupfer etwas Sekret aus Scheide und Muttermund entnommen. Diese Probe wird ins Labor geschickt und dort ausgewertet. Der Nachweis von Geschlechtskrankheiten gehört nicht zur Routineuntersuchung.

Nach Entfernung des Spekulums tastet der Arzt das Innere der Scheidenwand ab, um ihre Dicke und Festigkeit zu prüfen. Wenn er dabei die Finger der anderen Hand auf den Unterbauch oberhalb des Schambeins legt, ist die Gebärmutter als birnenförmiges, glattes, festes Organ tastbar. Danach versucht der Arzt, die Eierstöcke zu ertasten, indem er die Hand auf dem Bauch etwas zur Seite schiebt und ein wenig mehr Druck ausübt. Dies ist erforderlich, weil die kleinen Eierstöcke viel schwieriger zu tasten sind als die Gebärmutter. Dieser Teil der Untersuchung kann etwas unangenehm sein, sollte aber keine

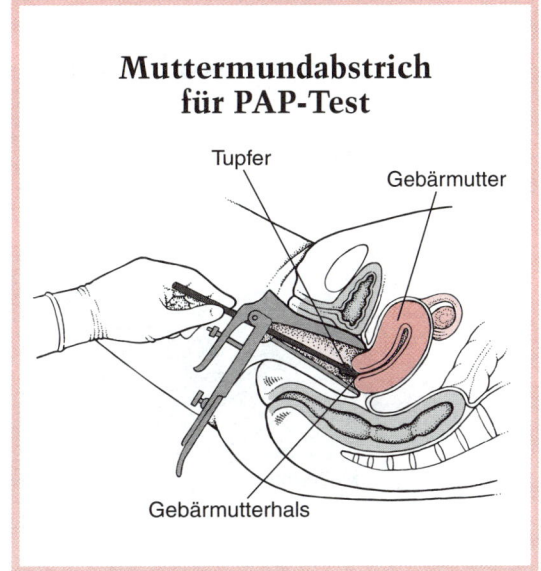

Muttermundabstrich für PAP-Test

Tupfer

Gebärmutter

Gebärmutterhals

Schmerzen bereiten. Der Arzt überprüft Größe und Schmerzempfindlichkeit der Eierstöcke.

Zum Schluss kann der Arzt eine rektovaginale Untersuchung durchführen, indem er einen Finger in die Scheide und einen in den Enddarm einführt. Auf diese Weise lässt sich die Scheidenrückwand auf Wucherungen und Dicke überprüfen. Zusätzlich kann der Mastdarm auf Hämorrhoiden, Fissuren, Polypen und Knoten untersucht werden. Mit dem behandschuhten Finger kann eine Stuhlprobe entnommen werden, die auf Blutbeimischungen untersucht wird. Vielleicht erhält die Frau auch einen Test, mit dem sie zu Hause Stuhlproben entnimmt (Hämoccult-Test).

DIAGNOSEVERFAHREN

Die folgenden diagnostischen Verfahren sind in der Gynäkologie gebräuchlich.

Kolposkopie

Bei einer Kolposkopie wird der Gebärmutterhals mit einer zweiäugigen Lupe auf Anzeichen für Krebs betrachtet. Häufig wendet man dieses Verfahren nach einem verdächtigen Pap-Befund an. Die Scheidenwände werden mit einem Spekulum auseinander gespreizt, damit der Gebärmutterhals zu sehen ist. Eine Kolposkopie ist schmerzlos und dauert 15 bis 30 Minuten.

▲ siehe Seite 1359

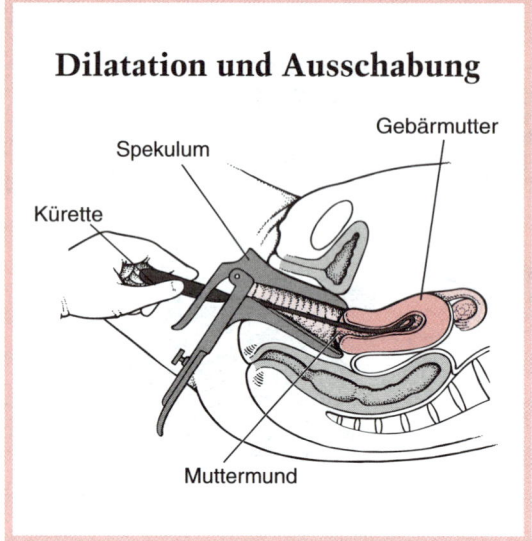

Dilatation und Ausschabung

Gebärmutter

Spekulum

Kürette

Muttermund

Biopsie

Bei einer Biopsie wird Gewebe zur mikroskopischen Untersuchung entnommen, wenn es Verdacht gibt auf Krebsvorstufen oder Krebs. Eine Biopsie der Vulva wird ambulant unter örtlicher Betäubung durchgeführt. Die von Gebärmutterhals und Scheide findet normalerweise im Rahmen einer Kolposkopie statt. Die Untersuchung fühlt sich wie ein Kneifen oder ein leichter Krampf an.

Für eine Biopsie aus der Gebärmutterschleimhaut wird ein schmales Gerät aus Metall oder Kunststoff durch den Gebärmutterhals in die Gebärmutter eingeführt. Es wird innerhalb der Gebärmutter bewegt, um Gewebeproben zu lösen und anzusaugen. Auf diese Weise soll die Ursache auffälliger Blutungen aus der Scheide ermittelt werden. Fruchtbarkeitsspezialisten prüfen mit dieser Untersuchung, ob der Eisprung auf normale Weise erfolgt und ob die Gebärmutter für die Einnistung des Embryos bereit ist. Eine Biopsie der Gebärmutterschleimhaut kann ambulant und zumeist ohne Betäubung durchgeführt werden. Die Empfindungen dabei ähneln starken Menstruationskrämpfen.

Endozervikale Kürettage

Bei dieser Untersuchung wird ein kleines, scharfes Instrument, die Kürette, zur Gewebeentnahme in den Gebärmutterhalskanal eingeführt. Das abgeschabte Gewebe wird mikroskopisch untersucht. Die Untersuchung kann einen Verdacht auf Krebs der Gebärmutter und des Gebärmutterhalses bestätigen oder ausräumen. Sie wird gewöhnlich während einer Kolposkopie durchgeführt.

Elektrochirurgische Schlingenexzision (LEEP)

Hierbei wird Gewebe mittels einer feinen Drahtschlinge, durch die elektrischer Strom fließen kann, entnommen. Das Verfahren kann nach einem auffälligen Ergebnis des Pap-Abstrichs durchgeführt werden, um die Auffälligkeit genauer abzuklären und das entsprechende Gewebe zu entfernen. Eine LEEP wird gewöhnlich ambulant in Lokalanästhesie durchgeführt. Sie dauert fünf bis zehn Minuten. Anschließend kann die Frau leichte Schmerzen und eine leichte Blutung haben.

Dilatation und Ausschabung

Der Gebärmutterhalskanal wird mit einem Metallinstrument gedehnt (dilatiert), um ein kleines, scharfes Instrument, die Kürette, einführen zu können. Mit ihm wird Gebärmutterschleimhaut entnommen. Mit dem Verfahren werden ein auffälliger Biopsiebefund abgeklärt und Reste von Schwangerschaftsgewebe entfernt. Es wird fast immer in Vollnarkose durchgeführt.

Hysteroskopie

Um die Gebärmutter von innen zu betrachten, können Ärzte ein dünnes Sichtrohr (Hysteroskop) durch Scheide und Gebärmutterhals in die Gebärmutter einführen. Das Rohr hat einen Durchmesser von etwa neun Millimeter und birgt eine Glasfaserbeleuchtung. Außerdem können durch das Rohr Instrumente für eine gezielte Biopsie, eine Verödung durch Hitze (Elektrokauterisation) und einen chirurgischen Eingriff eingeführt werden. Meist sind so die Ursache einer Blutungsstörung und anderer Auffälligkeiten zu erkennen und zu behandeln. Das Verfahren kann in Verbindung mit einer Dilatation und Ausschabung ambulant durchgeführt werden.

Ultraschall

Die Untersuchung geschieht mit einem handgeführten Gerät, das auf dem Bauch oder in der Scheide platziert wird. Die inneren Organe werfen die Schallwellen zurück und der Bildschirm macht das Muster dieser Reflexion sichtbar. In der Schwangerschaft dient der Ultraschall dazu, Größe und Zustand des Fetus zu überprüfen und die Anzahl der Feten zu ermitteln. Häufig ist das Geschlecht des ungeborenen Kindes zu erkennen. Im Ultraschall lässt sich die Entwicklung des Fetus verfolgen und es können Auffälligkeiten entdeckt werden. Bei einer Fruchtwasserentnahme und Chorionzottenbiopsie werden die

Instrumente unter Ultraschallsicht gesteuert. Ultraschalluntersuchungen dienen auch der Entdeckung einer Eileiter- oder Bauchhöhlenschwangerschaft und von Tumoren, Zysten und anderen Erkrankungen der Beckenorgane. Eine Ultraschalluntersuchung ist schmerzlos.

Sonohysterographie

Durch ein feines Rohr wird eine Flüssigkeit durch den Gebärmutterhals in die Gebärmutter eingebracht. Anschließend findet eine Ultraschalluntersuchung statt. Die Flüssigkeit füllt und dehnt die Gebärmutter, sodass Auffälligkeiten wie Polypen und Myome leichter sichtbar sind. Die Untersuchung wird ambulant durchgeführt, kann aber eine örtliche Betäubung erfordern. Um eventuellen Krämpfen vorzubeugen, kann 20 Minuten vor der Untersuchung ein nichtsteroidaler Entzündungshemmer (z. B. Ibuprofen) eingenommen werden.

Laparoskopie

Mithilfe eines Laparoskops können Gebärmutter, Eileiter und Eierstöcke direkt betrachtet werden. Das Laparoskop ist mit einem Glasfaserkabel versehen, das Licht überträgt. Durch einen kleinen Schnitt knapp unterhalb des Nabels wird das Instrument in die Bauchhöhle geschoben. Zugleich führt der Arzt eine Sonde durch die Scheide in die Gebärmutter, mit deren Hilfe er die Organe so verschiebt, dass er sie gut betrachten kann. Durch das Laparoskop wird Kohlendioxid in die Bauchhöhle gepumpt, durch das sich die Organe in Bauch und Becken besser voneinander trennen. Eine Laparoskopie wird ambulant durchgeführt, meist in Vollnarkose. Sie kann leichte Bauchschmerzen nach sich ziehen, doch nach ein bis zwei Tagen kann die Frau meist wieder ihren normalen Aktivitäten nachgehen.

Mit einer Laparoskopie soll oft die Ursache von Unterleibschmerzen, Unfruchtbarkeit und anderen gynäkologischen Krankheitsbildern abgeklärt werden. Durch das Laparoskop können Instrumente für chirurgische Eingriffe eingeführt werden, z. B. für eine Biopsie, Sterilisation und die Beendigung einer Eierstock- oder Eileiterschwangerschaft.

Hysterosalpingographie

Hierbei wird ein radioaktives Kontrastmittel durch den Gebärmutterhals in die Gebärmutter gespritzt. Bei einer anschließenden Röntgenaufnahme werden dadurch das Innere der Gebärmutter und die Eileiter sichtbar macht. Das Verfahren wird unter anderem eingesetzt, um die

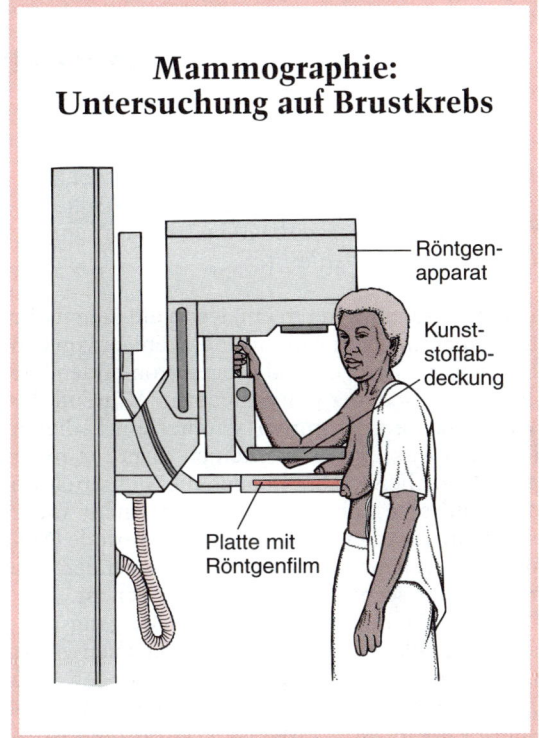

Mammographie: Untersuchung auf Brustkrebs

Röntgenapparat

Kunststoffabdeckung

Platte mit Röntgenfilm

Ursache von Unfruchtbarkeit zu ermitteln. Die Untersuchung ist unangenehm und kann Krämpfe hervorrufen.

Mammographie

Die Mammographie ist eine Röntgenaufnahme der Brust ▲. Die Brust wird auf eine Röntgenplatte gelegt und mit einer von oben herabgeschobenen Kunststoffplatte fest zusammengedrückt. Das ist notwendig, damit die untersuchte Gewebeschicht möglichst flach ist. Von jeder Brust werden zwei Aufnahmen gemacht. Anschließend werden die Platten seitlich angebracht, um Aufnahmen aus einer anderen Ebene zu bekommen.

Die Mammographie ist eine Methode zur Früherkennung von Brustkrebs. Sie soll Tumoren auffinden, lange bevor sie tastbar sind. Die Strahlendosis ist gering. Das Verfahren kann etwas unangenehm sein, dauert aber nur wenige Minuten. Wenn die Mammographie kurz nach der Monatsblutung durchgeführt wird, sind die Brüste weniger empfindlich.

▲ siehe Seite 1372

KAPITEL 241

Wechseljahre

Die Wechseljahre (Klimakterium) sind der Zeitraum, in dem die Eierstöcke ihre zyklische Tätigkeit einstellen und die Menstruation schließlich dauerhaft ausbleibt.

Die Wechseljahre treten ein, wenn die Eierstöcke mit zunehmendem Alter immer weniger von den Hormonen Östrogen und Progesteron bilden, die den monatlichen Zyklus steuern. Während der Wechseljahre reift immer seltener ein Ei heran (Ovulation ▲), bis es gar keinen Eisprung mehr gibt. Anschließend bleibt auch die Menstruation aus, und eine Schwangerschaft ist nicht mehr möglich. Wann die Frau ihre letzte Periode (Menopause) gehabt hat, ist erst klar, nachdem sie mindestens sechs Monate ausgeblieben ist.

Vor der Menopause setzt eine Übergangsphase ein, die Wechseljahre. In dieser Zeit schwankt der Östrogen- und Progesteronspiegel sehr. Zu Beginn der Wechseljahre kann der Östrogenspiegel hoch sein, zeitweise kommt die Östrogenproduktion zum Erliegen. Diese Schwankungen erklären, weshalb viele Frauen zwischen 40 und 50 zeitweise Klimakteriumsbeschwerden schildern, die ohne Behandlung abklingen.

In Deutschland liegt das durchschnittliche Menopausenalter bei 51 bis 52 Jahren. Die Menstruation kann aber bereits bei 40-Jährigen ausbleiben. Von einer vorzeitigen Menopause spricht man, wenn Frauen unter 40 Jahren betroffen sind ■. Eine künstliche Menopause rührt von einer medizinischen Behandlung her, welche die Hormonproduktion der Eierstöcke reduziert oder vollständig stoppt. Dies kann durch eine operative Entfernung der Eierstöcke, eine Schädigung ihrer Blutzufuhr während einer Operation, eine Chemotherapie oder Strahlentherapie im Beckenbereich geschehen. Wenn die Gebärmutter entfernt wird, gibt es zwar keine Menstruation mehr, solange die Eierstöcke jedoch noch funktionieren, kommt die Frau noch nicht in die Wechseljahre.

Symptome

Die Beschwerden, die während der Wechseljahre auftreten können, sind individuell sehr verschieden und unterschiedlich stark.

Die Menstruationsblutungen können häufiger oder seltener sein, sie können kürzer, länger, leichter oder stärker werden. Die Blutung kann Monate lang aussetzen und wieder regelmäßig zurückkehren. Mitunter zeigt sich bis zur Menopause keinerlei Veränderung.

Viele Frauen bemerken Hitzewallungen. Als Ursache sind Schwankungen des Hormonspiegels denkbar. Hitzewallungen scheinen auf eine Erweiterung der Blutgefäße nahe der Körperoberfläche zurückzugehen. Hierdurch verstärkt sich die Durchblutung und lässt besonders die Haut an Hals und Kopf rot und heiß werden. Heftiges Schwitzen hat dem Phänomen die Bezeichnung Hitzewallungen oder fliegende Hitze eingetragen. Die Empfindung dauert eine halbe bis fünf Minuten an. Anschließend fröstelt die Frau unter Umständen.

Weitere Beschwerden in Verbindung mit den Wechseljahren können Stimmungsschwankungen, Depressionen, Reizbarkeit, Ängste, Nervosität, Schlaflosigkeit, Konzentrationsstörungen, Kopfschmerzen und Müdigkeit sein. Die genaue Beziehung zwischen Östrogenspiegel und Symptomatik ist nicht bekannt. Nächtliche Schweißausbrüche, die Hitzewallungen ähneln, können den Schlaf stören und zu Müdigkeit und Reizbarkeit beitragen. Schlafstörungen sind aber auch bei Frauen verbreitet, die nicht an Hitzewallungen leiden.

Gelegentlich kann es zu Schwindelgefühlen und prickelnden Empfindungen kommen. Das Herz kann sehr stark und schnell schlagen (Palpitationen). Das Gewicht kann während der Wechseljahre und nach der Menopause ansteigen; das hat jedoch nichts mit dem veränderten Hormonspiegel zu tun, sondern ist eher als normale Alterserscheinung einzustufen.

Manche Symptome der Wechseljahre können störend sein, sie werden jedoch nach der Menopause seltener und schwächer. Allerdings verbinden sich mit dem sinkenden Östrogenspiegel körperliche Veränderungen.

Die Fortpflanzungsorgane verändern sich innerhalb von Monaten bis Jahren. Die Scheidenhaut wird dünner, trockener und weniger elastisch (vaginale Atrophie). Dadurch kann der Verkehr schmerzhaft werden, das Risiko einer Entzündung erhöht sich. Schamlippen, Klitoris, Gebärmutter und Eierstöcke werden kleiner.

▲ siehe Seite 1332   ■ siehe Seite 1342

Die Schleimhaut der Harnröhre wird dünner, und die Muskeln, die den Harnfluss am Blasenausgang kontrollieren, werden schwächer. Dadurch kann beim Wasserlassen ein brennendes Gefühl auftreten. Unter Umständen kommt es leichter zu Harnweginfektionen. Viele Frauen leiden nach der Menopause an Stressinkontinenz ▲: Beim Lachen, Husten und anderen Aktivitäten, die Druck auf die Blase ausüben, geht etwas Urin ab. Bei manchen Frauen tritt eine Dranginkontinenz auf, der plötzliche, starke, nicht zu unterdrückende Drang zum Wasserlassen.

Mit der sinkenden Östrogenkonzentration verringert sich der Gehalt der Haut an Kollagen und Elastin. Kollagen strafft die Haut, während Elastin für Elastizität sorgt. Infolgedessen kann die Haut dünner, trockener, weniger elastisch und verletzungsanfälliger werden.

Da Östrogen zum Erhalt der Knochen beiträgt, verringert sich mit abnehmender Östrogenkonzentration die Knochendichte. Mitunter führt das zu Osteoporose ■, bei der es leicht zu Knochenbrüchen kommen kann. In den ersten zwei Jahren nach der Menopause nimmt die Knochendichte pro Jahr um drei bis fünf Prozent ab; danach sind es noch ein bis zwei Prozent pro Jahr.

Der Gehalt an Blutfetten, besonders der an unerwünschtem LDL-Cholesterin, steigt an. Das kann eine Erklärung sein, weshalb Erkrankungen der Herzkranzgefäße bei Frauen nach der Menopause zunehmen. Bis zur Menopause scheint der hohe Östrogenspiegel vor solchen Erkrankungen zu schützen.

Diagnose

Bei etwa drei Viertel der Frauen tritt die Menopause sehr offensichtlich ein. Wenn eine Bestätigung erforderlich ist, besonders bei jüngeren Frauen, werden die Blutspiegel von Östrogen und follikelstimulierendem Hormon ermittelt. Letzteres regt die Eierstöcke an, Östrogen und Progesteron zu produzieren.

Behandlung

Bei Hitzewallungen kann es hilfreich sein, auf stark gewürzte Speisen, heiße Getränke, Koffein und Alkohol zu verzichten. Eine Ernährung, die reichlich B-Vitamine, Vitamin E und pflanzliche Östrogene (Phytoöstrogene) enthält, wie sie in Sojaprodukten enthalten sind, kann ebenfalls gut tun. Der Verzicht auf das Rauchen, das Meiden von Stress und regelmäßige Bewegung können sowohl zu einem besseren Schlaf verhelfen als auch Hitzewallungen zurückgehen

lassen. Sinnvoll ist Kleidung nach dem Zwiebelprinzip, damit sich die Frau ihrem Temperaturgefühl anpassen kann. Unterwäsche und Nachtwäsche aus Baumwolle, die Feuchtigkeit aufsaugt, ist angebracht.

Aerobic, Entspannungstechniken, Meditation, Massage und Yoga können zur Linderung von Depressionen, Reizbarkeit und Müdigkeit beitragen und Hitzewallungen zurückgehen lassen. Zur Gewichtskontrolle sollte der Kalorienkonsum eingeschränkt werden. Mehr Bewegung ist ebenfalls sinnvoll. Der Verlust der Knochendichte lässt sich verlangsamen, indem man beim Walken oder Joggen Gewichte trägt oder mit Gewichten trainiert. Zusätzlich sollten Kalzium- und Vitamin D-Präparate eingenommen werden.

Viele dieser Maßnahmen tragen zusammen mit einer beschränkten Fett- und Cholesterinzufuhr dazu bei, die Blutfettwerte und damit das Arterioseriserisiko zu senken.

Wenn eine trockene Scheide beim Verkehr Schmerzen bereitet, kann ein Gleitmittel Linderung verschaffen. Wer sexuell aktiv bleibt, trägt zur nachhaltigen Durchblutung der Scheide und des umliegenden Gewebes bei und erhält dessen Flexibilität. Die Blasenkontrolle kann durch Kegelübungen verbessert werden ★. Mit diesen Übungen trainiert die Frau die Beckenbodenmuskulatur.

Hormonbehandlung: Bei Frauen, deren Gebärmutter nicht entfernt wurde, besteht eine Hormontherapie aus Östrogen und einem Gestagen oder dem körpereigenen Progesteron. Gestagene sind synthetische Substanzen, die dem Hormon Progesteron ähneln. Bei einer Östrogentherapie müssen sie zusätzlich gegeben werden, um das Risiko für Gebärmutterkrebs zu senken.

Nutzen und Risiken: Eine Hormonbehandlung mit Östrogen und Gestagen kann viele Wechseljahrsbeschwerden lindern. Ob sie durchgeführt werden soll, muss die Frau entsprechend ihrer individuellen Situation zusammen mit dem Arzt entscheiden. In jüngster Zeit hat sich gezeigt, dass eine Hormonbehandlung nur unter bestimmten Voraussetzungen und für maximal fünf Jahre vertretbar ist.

Östrogen ist bei Hitzewallungen wirksam. Zudem kann es verhindern, dass das Gewebe von Scheide und Harnröhre austrocknet und dünner wird, und es kann die Haut vor Austrocknung und Elastizitätsverlust bewahren.

▲ siehe Seite 853   ■ siehe Seite 325

★ siehe Kasten Seite 1363

Darüber hinaus trägt Östrogen zur Vorbeugung und zum langsameren Voranschreiten von Osteoporose bei. Während des ersten Einnahmejahrs kann die Knochendichte um drei Prozent steigen; sie bleibt solange auf diesem Niveau, wie das Hormon eingenommen wird. Frauen, die aufgrund ihrer Wechseljahrsbeschwerden Hormone anwenden, profitieren von dieser Wirkung. Allein um einer Osteoporose vorzubeugen, sollen die Hormone jedoch nicht eingesetzt werden.

Es hat sich gezeigt, dass eine Hormonbehandlung das Risiko für Herzinfarkt und Schlaganfall nicht, wie früher angenommen, positiv beeinflusst, sondern dass im Gegenteil mehr solcher Herz-Kreislauf-Ereignisse auftreten als bei Frauen, die keine Hormone anwenden. Auch Venenthrombosen und Lungenembolien treten häufiger auf. Mit der Absicht, diesen Erkrankungen vorzubeugen, sollen Hormone also nicht mehr verordnet werden.

Wenn Frauen mit Gebärmutter sich einer Östrogenbehandlung ohne Gestagenzusatz unterziehen, vervierfacht sich das Risiko für einen Gebärmutterkrebs. Es steigt mit zunehmender Dosis und Dauer der Einnahme. Die Anwendung eines Gestagens für mindestens zehn Tage im Zyklus lässt dieses Risiko unter das Risiko von Frauen absinken, die keine Hormone anwenden. Frauen, deren Gebärmutter entfernt wurde, sind nicht gefährdet; sie brauchen kein Gestagen einzunehmen. Gewöhnlich wird Frauen, die an fortgeschrittenem Gebärmutterkrebs litten oder leiden oder die Blutungen unbekannter Ursache haben, kein Östrogen verordnet, weder mit noch ohne Gestagen.

Wenn eine Frau länger als vier Jahre Hormone anwendet, steigt das Brustkrebsrisiko mit zunehmender Dosis und Dauer der Behandlung.

Während des ersten Jahres einer Hormonbehandlung ist das Risiko, Gallensteine zu entwickeln, etwas erhöht.

Eine Hormonbehandlung kann Lebererkrankungen sowie eine akute, intermittierende Porphyrie verschlechtern. Für Frauen mit entsprechenden Vorerkrankungen verbietet sich eine solche Therapie.

Hoch dosiertes Östrogen kann unerwünschte Wirkungen haben, darunter Übelkeit, Brustspannen, Kopfschmerzen, Wasseransammlungen und Stimmungsschwankungen.

Anwendung: Östrogen und Gestagen können auf verschiedene Weise zugeführt werden. Die Frau kann die Hormone in getrennten Produkten anwenden oder als Präparat, das beide Hormone gemeinsam enthält. Es ist auch möglich, einen monatlichen Zyklus nachzuahmen, indem täglich Östrogen und zusätzlich in den letzten zehn bis 14 Tagen des Anwendungszyklus auch ein Gestagen zugeführt wird. Auf diese Weise haben die meisten Frauen eine Monatsblutung.

Für die Hormonbehandlung stehen Tabletten und Pflaster sowohl mit der getrennten Anwendung von Östrogen und Gestagen als auch als Kombinationsmittel zur Verfügung. Ferner gibt es ein Östrogen zur Injektion und östrogenhaltige Mittel zur vaginalen Anwendung.

Die vaginal anzuwendenden Mittel werden als Creme oder Zäpfchen in die Scheide eingeführt. Diese Anwendung kann dazu beitragen, dass die Scheidenhaut weniger ausdünnt und weniger trocken wird. Abhängig davon, welche Art von Östrogen das Mittel enthält, wie hoch es dosiert und wie lange es angewendet wird, kann das Hormon auch ins Blut übergehen. Dann müssen Frauen mit Gebärmutter ggf. zusätzlich ein Gestagen anwenden.

Selektive Östrogenrezeptormodulatoren (SERM): Diese Substanzen wirken in manchen Bereichen des Körpers wie Östrogen. Als Wirkstoff dieser Gruppe wird Raloxifen zur Behandlung von Problemen der Wechseljahre eingesetzt. Wie Östrogen trägt Raloxifen dazu bei, dass die Knochendichte bei Frauen nach der Menopause weniger stark abnimmt; Wirbelbrüchen beugt es vor. Allerdings erhöht Raloxifen das Risiko für Blutgerinnsel (von 1 zu 10 000 auf 2 bis 3 zu 10 000 Frauen!), und es treten unerwünschte Wirkungen auf. So leidet z. B. eine von zehn Frauen vermehrt unter Hitzewallungen. Das Risiko für Gebärmutterkrebs scheint nicht zu steigen. Das Wachstum von Brustgewebe wird gehemmt.

Pflanzliche Arzneimittel: Bei Wechseljahrsbeschwerden werden auch pflanzliche Arzneimittel eingesetzt. So z. B. Extrakte von Traubensilberkerze (Cimicifuga racemosa), Rhapontikrhabarber (Rheum rhaponticum) und eine Kombination mit Johanniskraut (Hypericum perforatum) ▲. Dass diese Mittel therapeutisch wirksam sind, ist wissenschaftlich jedoch nicht nachgewiesen. Bevor eine Frau zu einem solchen Produkt greift, sollte sie mit ihrem Arzt sprechen.

Vorzeitige Wechseljahre

Als vorzeitig wird der Eintritt der Menopause bezeichnet, wenn die Eierstöcke ihre Funktion

▲ siehe Seite 98

℞ ARZNEIMITTEL ZUR BEHANDLUNG VON BESCHWERDEN IN DEN WECHSELJAHREN

GRUPPE	ARZNEISTOFF	VORTEILE	NACHTEILE
Weibliche Hormone			
	Östrogen	Mindert Hitzewallungen, nächtliches Schwitzen und Trockenheit der Scheide Trägt zur Osteoporosevorbeugung bei Beeinflusst den Cholesterinspiegel positiv	Erhöht das Risiko für Gebärmutterkrebs, wenn nicht zugleich Gestagen eingenommen wird Erhöht das Risiko für Blutgerinnsel Erhöht das Risiko für Brustkrebs Erhöht das Risiko für Herzinfarkt und Schlagfanfall Erhöht den Triglyzeridspiegel Erhöhtes Risiko für Gallensteine
	Gestagene (z. B. Medroxy-progesteron)	Senkt das Risiko für Gebärmutterkrebs, das mit der Einnahme von Östrogen einhergeht Kann zur Linderung von Hitzewallungen beitragen Kann zur Osteoporosevorbeugung beitragen	Hilft nicht gegen Trockenheit der Scheide Kann das Arterioskleroserisiko erhöhen Synthetische Gestagene können den Cholesterinspiegel negativ beeinflussen
Selektive Östrogenrezeptormodulatoren (SERM)			
	Raloxifen	Vorbeugung und Behandlung von Osteoporose Scheint das Risiko für Gebärmutterkrebs nicht zu erhöhen Hemmt das Wachstum von Brustgewebe	Erhöht das Risiko für Blutgerinnsel Kann Hitzewallungen verstärken
Bisphosphonate			
	Alendronat, Risedronsäure	Vorbeugung und Behandlung von Osteoporose	Bei fehlerhafter Einnahme Reizung der Speiseröhre Einnahme nach dem Erwachen mit einem Glas Wasser, anschließend 30 Minuten lang weder essen noch trinken noch liegen

vor dem 40. Lebensjahr endgültig einstellen und dadurch die Menstruation ausbleibt.

Hormonell gesehen ähnelt die vorzeitige Menopause der natürlichen. Der Östrogenspiegel sinkt ab; das löst dieselben Symptome aus wie die natürliche Menopause.

Das vorzeitige Eintreten der Wechseljahre kann genetisch bedingt sein und auf Chromosomenabweichungen beruhen, aber auch von einer Autoimmunkrankheit herrühren, bei welcher das Immunsystem das körpereigene Eierstockgewebe angreift. Weitere Ursachen sind Stoffwechselerkrankungen oder das Ergebnis einer ärztlichen Behandlung wie Chemotherapie bei Krebs, die chirurgische Entfernung der Eierstöcke oder ihr Ausschalten durch eine Strahlentherapie.

Diagnose und Behandlung

Zunächst wird die Ursache der vorzeitigen Menopause bestimmt. Bei Frauen unter 30 könnte eine Chromosomenanalyse Abweichungen aufdecken, die das weitere Vorgehen bestimmen.

Eine Hormonbehandlung kann den Symptomen der Menopause entgegenwirken. Wenn die Frau ein Kind bekommen möchte, muss eine entsprechende Unfruchtbarkeitsbehandlung ▲ durchgeführt werden.

▲ siehe Seite 1394

KAPITEL 242

Menstruationsstörungen und ungewöhnliche Blutungen

MEDIZINISCHE FACHBEGRIFFE FÜR MENSTRUATIONS-STÖRUNGEN

BEZEICHNUNG	BEDEUTUNG
Amenorrhö	Ausbleiben der Menstruation
Dysmenorrhö	Menstruationsschmerzen
Hypomenorrhö	Ungewöhnlich leichte Periode
Menometrorrhagie	Verlängerte Blutung in unregelmäßigen Intervallen
Menorrhagie	Ungewöhnlich lange und starke Blutungen
Metrorrhagie	Häufige, unregelmäßige Blutungen
Oligomenorrhö	Ungewöhnlich seltene Menstruation
Polymenorrhö	Ungewöhnlich häufige Menstruation
Postmenopausale Blutung	Blutung nach den Wechseljahren
Prämenstruelles Syndrom (PMS)	Körperliche und psychische Symptome vor Einsetzen der Menstruation
Primäre Amenorrhö	Kein Einsetzen der Menstruation in der Pubertät
Sekundäre Amenorrhö	Ausbleiben der Menstruation

Das Einsetzen der Menstruation während der Pubertät, Rhythmus und Dauer der monatlichen Zyklen sowie das Ende der fruchtbaren Jahre werden durch komplexe Wechselwirkungen zwischen verschiedenen Hormonen gesteuert. Diese hormonelle Steuerung beginnt im Hypothalamus, dem Teil des Gehirns, der die Hormonaktivität koordiniert und lenkt. Der Hypothalamus setzt in bestimmten Intervallen GnRH, das Gonadotropin-Releasing-Hormon, frei. Dieses regt die Hirnanhangdrüse an, die beiden Gonadotropine luteinisierendes Hormon und follikelstimulierendes Hormon zu produzieren. Diese stimulieren ihrerseits die Eierstöcke, die Sexualhormone Östrogen und Progesteron freizusetzen ▲, die letztlich die Menstruation regulieren. Auch Hormone aus den Nebennieren und der Schilddrüse können die Funktion der Eierstöcke und die Menstruation beeinflussen.

Zu den Menstruationsstörungen zählen das prämenstruelle Syndrom, schmerzhafte Blutungen und das Ausbleiben der Blutungen. Im gebärfähigen Alter gelten besonders starke, leichte, lange, häufige und unregelmäßige Blutungen als auffällig. Vor der Pubertät und nach der Menopause gelten alle Blutungen aus der Scheide als abklärungsbedürftig.

Prämenstruelles Syndrom

Unter diesem Begriff werden verschiedene körperliche und psychische Symptome zusammengefasst, die vor dem Einsetzen der Menstruation auftreten.

Was ein »prämenstruelles Syndrom« (PMS) ist und ob es vorliegt, ist schlecht zu bestimmen, denn Stimmungsschwankungen, Reizbarkeit, Blähungen und Brustspannen sind Befindlichkeitsstörungen, die viele Gründe haben können.

PMS ist teilweise darauf zurückzuführen, dass die Konzentrationen von Östrogen und Progesteron während des Zyklus schwanken. Bei manchen Frauen wird das Progesteron anders abgebaut als gewöhnlich. Normalerweise zerfällt es in zwei Komponenten, die gegenteilige Wirkungen auf die Psyche haben. Frauen mit PMS produzieren u. U. weniger von der Komponente, die Ängsten entgegenwirkt, und mehr von dem Bestandteil, der Ängste verstärkt.

Symptome und Diagnose

Art und Ausmaß der Symptomatik sind von Frau zu Frau und von Monat zu Monat verschieden. Die Beschwerden können wenige Stunden vor

▲ siehe Seite 1332

der Menstruation, aber auch bereits 14 Tage vorher einsetzen. Normalerweise verschwinden sie vollständig, sobald die Blutung beginnt. Bei Frauen, die sich der Menopause nähern, können die Symptome auch während und nach der Menstruation anhalten. Besonders bei jungen Mädchen folgt auf PMS-Symptome häufig eine schmerzhafte Periode.

PMS kann andere Erkrankungen verschlimmern. Bei schlaganfallgefährdeten Frauen steigt das Schlaganfallrisiko. Auch Bindegewebeerkrankungen wie Lupus und rheumatoide Arthritis können aufflackern. Atemwegerkrankungen wie Allergien oder eine Verlegung von Nase und Luftwegen können sich ebenso verschlimmern wie Augenerkrankungen.

Ein schwer ausgeprägtes prämenstruelles Syndrom kann sich störend auf Beruf, soziale Aktivitäten und die Partnerschaft auswirken.

Die Diagnose gründet sich auf die Symptome. Oft wird die Frau gebeten, ihre Symptome täglich zu notieren. Diese Aufzeichnungen veranlassen die Frau, die Veränderungen ihres Körpers und ihrer Empfindungen bewusst wahrzunehmen, und helfen dem Arzt, eine geeignete Behandlung zu finden. Wenn die Befindlichkeitsstörungen bald nach Einsetzen der Menstruation verschwinden, ist anzunehmen, dass es sich nicht um eine Gemütserkrankung, wie z.B. eine Depression handelt.

Behandlung

Die Behandlung zielt auf die Linderung der Symptome ab. Den Salzkonsum zu beschränken, wirkt Wassereinlagerungen und Blähungen entgegen. Den meisten Frauen mit leichten bis mäßigen Symptomen helfen Bewegung und Methoden zum Stressabbau (Meditations- oder Entspannungstechniken) gegen Nervosität und Reizbarkeit. Hilfreich kann es sein, den Konsum von Koffein und Schokolade zu beschränken. Magnesium und B-Vitamine, insbesondere Vitamin B_6, sollen eine Besserung bewirken; nachgewiesen ist das jedoch nicht. Vielmehr können mehr als 200 Milligramm Vitamin B_6 pro Tag Nervenschäden hervorrufen.

Nichtsteroidale Entzündungshemmer ▲ können Kopfschmerzen, Bauchkrämpfe und Gelenkschmerzen lindern. Die »Pille« lässt bei manchen Frauen Schmerzen, Brustspannen und Appetitveränderungen zurückgehen. Hin und wieder werden solche Symptome jedoch auch schlimmer. Eine Pille, die nur Gestagen enthält, beeinflusst das PMS nicht.

Bei ausgeprägter Reizbarkeit, Depression und anderen schwereren psychischen und körperlichen Symptomen im Zusammenhang mit PMS können Frauen mit Antidepressiva wie Fluoxetin, Paroxetin und Sertralin behandelt werden ■. Die Angst lösenden Mittel Buspiron und Alprazolam können Reizbarkeit und Nervosität entgegenwirken und Stress mindern. Sie dürfen allerdings nur für kurze Zeit eingesetzt werden.

Regelschmerzen

Als Dysmenorrhö werden die Schmerzen im Zusammenhang mit der Menstruation bezeichnet.

Wenn die Ursache der Schmerzen nicht ermittelt werden kann, spricht man von primärer Dysmenorrhö; lässt sich eine ausmachen, spricht man von sekundärer Dysmenorrhö.

Von primärer Dysmenorrhö sind über die Hälfte aller Frauen schon als Heranwachsende betroffen. Bei einem Teil der Frauen sind die Schmerzen zeitweise so stark, dass sie den Alltag beeinflussen und zu Fehlzeiten in der Schule und am Arbeitsplatz führen. Mit zunehmendem Alter und nach einer Entbindung geht eine primäre Dysmenorrhö häufig zurück.

Bei primärer Dysmenorrhö treten die Schmerzen nur in einem Zyklus auf, in dem tatsächlich ein Eisprung erfolgt ist. Vermutlich sind Prostaglandine beteiligt, die während der Menstruation freigesetzt werden. Prostaglandine sind hormonähnliche Substanzen, durch die sich die Gebärmutter zusammenzieht, um ihre Durchblutung zu mindern. Gleichzeitig steigt die Schmerzempfindlichkeit der Nervenenden in der Gebärmutter. Frauen mit primärer Dysmenorrhö haben üblicherweise erhöhte Prostaglandinspiegel.

Eine sekundäre Dysmenorrhö geht häufig auf Endometriose, Myome, Adenomyose, Blutstauungen im Beckenraum und Unterleibinfektionen zurück. Gelegentlich behindert ein sehr enger Gebärmutterhals den Abfluss des Menstruationsbluts (Zervikalstenose). Diese Verengung kann angeboren sein oder auf die Entfernung von Polypen oder die Behandlung einer Krebsvorstufe zurückgehen. Unterleibsschmerzen aufgrund anderer Probleme, z.B. einer Eileiterentzündung oder ungewöhnlicher Bindegewebestrukturen im Bauchraum, können während der Monatsblutung stärker werden.

▲ siehe Seite 434   ■ siehe Tabelle Seite 606

Adenomyose: Gutartiges Wachstum der Gebärmutterschleimhaut

Bei einer Adenomyose wächst Drüsengewebe aus der Gebärmutterschleimhaut in das Muskelgewebe der Gebärmutter ein. Die Gebärmutter vergrößert sich mitunter auf das Doppelte bis Dreifache. Adenomyose kommt häufig vor, verursacht jedoch nur bei wenigen Frauen Probleme, meist im Alter zwischen 35 und 50 Jahren und vermehrt bei Frauen, die bereits Kinder geboren haben. Die Ursache ist unbekannt.

Zu den Symptomen zählen starke und schmerzhafte Blutungen, Zwischenblutungen, unklare Unterleibschmerzen sowie Druckgefühl in Blase und Enddarm. Mitunter ist der Verkehr schmerzhaft.

Verdacht auf Adenomyose besteht, wenn die Gebärmutter bei der ärztlichen Untersuchung vergrößert, rund und ungewöhnlich weich erscheint. Eine Ultraschalluntersuchung oder eine Computertomographie können die Diagnose bestätigen. Wenn durch die Adenomyose ungewöhnliche Blutungen auftreten, wird manchmal eine Biopsie durchgeführt. Eine wirksame Behandlung gibt es nicht. Die »Pille« und GnRH-Analoga (z. B. Goserelin, Leuprorelin) sind mitunter hilfreich. Gegen die Schmerzen helfen Schmerzmittel.

Symptome und Diagnose

Die Schmerzen treten im Unterbauch auf und können in den unteren Rücken und die Beine ausstrahlen. Die Schmerzen können krampfartig sein und kommen und gehen oder dumpf und anhaltend. Gewöhnlich beginnen sie kurz vor oder während der Menstruation, erreichen nach 24 Stunden ihren Höhepunkt und klingen nach zwei Tagen wieder ab. Häufige Begleiterscheinungen sind Kopfschmerzen, Übelkeit, Verstopfung, Durchfall und vermehrter Harndrang. Gelegentlich kommt es auch zu Erbrechen. Reizbarkeit, Nervosität, Depressionen und Blähungen können noch während der Monatsblutung andauern.

▲ siehe Seite 1339

Die Diagnose stützt sich auf die Symptome und das Ergebnis der körperlichen Untersuchung. Um Ursachen, wie z. B. Myome, auszuschließen, kann die Bauchhöhle laparoskopisch untersucht werden. Mit einem ähnlichen Sichtgerät, dem Hysteroskop, das durch Scheide und Gebärmutterhals eingeführt wird, kann der Arzt das Innere der Gebärmutter betrachten. Weitere Untersuchungsverfahren sind Dilatation und Ausschabung oder eine Hysterosalpingographie ▲.

Behandlung

Mit nichtsteroidalen Entzündungshemmern ist der Schmerz normalerweise gut zu bekämpfen. Am sinnvollsten ist es, mit der Einnahme dieser Mittel bereits einen oder zwei Tage vor der Periode zu beginnen und sie nach Einsetzen der Blutung noch einen bis zwei Tage fortzusetzen. Übelkeit und Erbrechen können durch ein Antiemetikum gelindert werden. Allerdings verschwinden sie gewöhnlich ohne Behandlung, wenn die Schmerzen nachlassen. Auch ausreichend Ruhe, Schlaf und regelmäßige Bewegung können die Symptome zurückgehen lassen.

Wenn die Schmerzen dennoch im Alltag hinderlich sind, kann ein niedrig dosiertes Östrogen-Gestagen-Präparat den Eisprung unterdrücken.

Verursacht eine Erkrankung die Regelschmerzen, wird diese nach Möglichkeit behandelt. Ein sehr enger Gebärmutterhalskanal kann operativ erweitert werden. Ein solcher Eingriff bringt jedoch häufig nur zeitweise Erleichterung. Myome oder versprengte Gebärmutterschleimhaut aufgrund einer Endometriose werden entfernt.

Ausbleibende Blutung

Unter Amenorrhö versteht man das Ausbleiben der Monatsblutung.

Manche Frauen bekommen keine Periode, weil ihre Pubertät nicht einsetzt (primäre Amenorrhö). Bei anderen Frauen setzt die Regel zwar zunächst ein, bleibt jedoch irgendwann wieder aus (sekundäre Amenorrhö). Dass die Monatsblutung ausbleibt, gilt nur vor der Pubertät, während der Schwangerschaft und Stillzeit und nach der Menopause als normal.

Ursachen

Eine primäre Amenorrhö kann angeboren sein, weil sich Gebärmutter oder Eileiter nicht normal entwickeln oder ein Chromosomenfehler wie beim Turner-Syndrom vorliegt, wo die Zellen nicht zwei, sondern nur ein X-Chromosom enthalten. Primäre Amenorrhö kann auch durch eine Fehlfunktion des Hypothalamus, der Hirnanhangdrüse und der Eierstöcke bedingt sein. Mitunter rührt sie von einer Über- oder Unterfunktion der Schilddrüse her. Bei stark untergewichtigen Mädchen bleibt die Menstruation unter Umständen dauerhaft aus.

Eine sekundäre Amenorrhö kann ebenfalls auf eine Funktionsstörung von Hypothalamus, Hirnanhangdrüse, Eierstöcken, Schilddrüse, Nebennieren und Organen des Sexualtrakts zurückgehen. Eine solche Fehlfunktion kann durch einen Tumor, eine Autoimmunerkrankung und bestimmte Medikamente (einschließlich halluzinogener Drogen, Chemotherapeutika, Antipsychotika und Antidepressiva) verursacht sein. Das Cushing-Syndrom und das Syndrom der polyzystischen Ovarien können die Monatsblutung aussetzen oder unregelmäßig auftreten lassen, da diese Erkrankungen mit hormonellen Störungen einhergehen. Weitere Ursachen einer sekundären Amenorrhö sind ein Tumor, der sich aus einem anormalen, befruchteten Ei oder der Plazenta entwickelt (Trophoblastentumor) sowie eine Vernarbung der Gebärmutterschleimhaut infolge einer Infektion oder Operation (Asherman-Fritsch-Syndrom).

Stress durch Sorgen und äußere Einflüsse beeinträchtigt die hormonelle Steuerung der Eierstöcke durch das Gehirn. Übermäßiges Körpertraining und Unterernährung (wie bei Magersucht) haben dieselbe Wirkung. Beides kann das Gehirn veranlassen, der Hirnanhangdrüse zu signalisieren, dass diese die Hormonproduktion zur Eierstockstimulation bremsen soll. Daraufhin erzeugen die Eierstöcke weniger Östrogen, und die Blutung setzt aus.

Symptome und Diagnose

Abhängig von der Ursache kann ein Ausbleiben der Monatsblutung mit anderen Symptomen einhergehen.

Von einer primären Amenorrhö spricht man, wenn die Periode nicht bis zum 16. Geburtstag eingesetzt hat. Bei Mädchen, die mit 13 Jahren noch keine Anzeichen für die Pubertät aufweisen oder bei denen fünf Jahre nach Beginn der Pubertät noch keine Periode auftritt, wird nach der Ursache gesucht.

Die Diagnose einer sekundären Amenorrhö wird gestellt, wenn eine Frau im fortpflanzungsfähigen Alter, die weder schwanger ist noch stillt, seit mindestens drei Monaten keine Blu-

Was ist eine Gefäßstauung im Becken?

Mitunter rühren Schmerzen vor oder während der Menstruationsblutung von Problemen mit den Beckenvenen her. Sie können sich so weiten, dass sich Blut darin ansammelt. Es kommt zu Krampfadern im Beckenbereich, und man spricht von einer Gefäßstauung im Becken. Die Schmerzen können erheblich sein. Östrogengaben können das Syndrom verschlimmern, weil sie bestimmte Adern erweitern, die Eierstöcke und Gebärmutter mit Blut versorgen.

Gewöhnlich kommt es zu unklaren Schmerzen, mitunter werden auch stechende oder klopfende Schmerzen angegeben. Nach langem Sitzen und Stehen verschlimmert sich der Zustand, Liegen führt zur Besserung. Auch während oder nach dem Geschlechtsverkehr sind die Schmerzen schlimmer. Eine häufige Begleiterscheinung sind Kreuzschmerzen, Schmerzen in den Beinen, ungewöhnliche Menstruationsblutungen und Ausfluss aus der Scheide. Teilweise treten auch Müdigkeit, Stimmungsschwankungen, Kopfschmerzen und Blähungen auf.

Verdacht auf Beckenkrampfadern besteht, wenn eine Frau Unterleibsschmerzen angibt, die Untersuchung jedoch weder eine Infektion noch eine andere Ursache feststellt. Ultraschall kann die Diagnose erleichtern. Die Venen lassen sich auch bei einer Laparoskopie auffinden. Normalerweise lassen sich die Schmerzen durch nichtsteroidale Entzündungshemmer lindern.

tung gehabt hat. Eine körperliche Untersuchung kann dem Arzt bei der Einschätzung helfen, ob die Pubertät normal verläuft und möglicherweise Aufschluss über die Ursache der Amenorrhö geben. Dazu kann man den Hormonspiegel im Blut messen. Bei Verdacht auf einen Tumor der Hirnanhangdrüse kann eine Röntgenaufnahme des Kopfes veranlasst werden.

Tumoren der Eierstöcke und der Nebennieren werden durch Computertomographie, Magnetresonanztomographie und Ultraschall nachgewiesen.

Behandlung

Nach Möglichkeit wird die Grundkrankheit behandelt. Manche Erkrankungen wie das Turner-Syndrom und andere genetischen Störungen sind jedoch nicht heilbar.

Wenn bei einem Mädchen keine Periode einsetzt, die Testergebnisse aber normal ausfallen, wird das Fortschreiten der Pubertät kontrolliert. Gegebenenfalls erhält es ein Gestagen, mitunter auch Östrogen, damit die Periode einsetzt und sich die sekundären Geschlechtsmerkmale, z. B. die Brüste, ausprägen.

Ungewöhnliche Blutungen

Vor der Pubertät und nach der Menopause ist jede vaginale Blutung abklärungsbedürftig. In der anderen Zeit gelten Blutungen als ungewöhnlich, wenn sie besonders stark oder schwach sind, lange dauern, sehr häufig oder unregelmäßig auftreten. Vaginale Blutungen können ihren Ursprung in der Scheide und in anderen Geschlechtsorganen haben, insbesondere in der Gebärmutter.

Viele Erkrankungen können Scheidenblutungen auslösen. Auch Verletzungen und sexuelle Gewalt kommen als Ursache in Betracht. Weitere Auslöser sind hormonelle Veränderungen, die zu einer so genannten dysfunktionellen Gebärmutterblutung führen. Manche Ursachen treten vornehmlich in bestimmten Altersgruppen auf.

Bei Kindern sind Blutungen aus der Scheide selten und sollten abgeklärt werden. Die häufigste Ursache ist eine Verletzung der Vulva oder Scheide (mitunter durch Einführen eines Spielzeugs). Die Blutung kann auch von einem Harnleiter verursacht werden, der sich nach außen vorwölbt. Tumoren der Geschlechtsorgane kommen ebenfalls in Betracht. Eierstocktumoren bluten gewöhnlich nur, wenn sie Hormone produzieren. Eine weitere Blutungsursache können Adenome sein, bei denen Drüsengewebe in der Scheide übermäßig wächst. Eine solche vaginale Adenose erhöht das Risiko, später einmal an einem Krebs des Gebärmutterhalses und der Scheide zu erkranken.

Wenn bei dem Mädchen Schambehaarung und Brüste zu sehen sind, kann bei ihm die Pubertät besonders früh eingesetzt haben (Pubertas praecox ▲).

Bei Frauen im gebärfähigen Alter kann eine ungewöhnliche Blutung durch Verhütungsmittel, wie »Pille« und Spirale verursacht werden. Weitere Ursachen sind Schwangerschaftskomplikationen, und Gebärmutterinfektionen, meist nach einer Entbindung oder Fehlgeburt.

Gerinnungsstörungen, z. B. bei Leukämie und Blutplättchenmangel, können Blutungen bedingen. Andere Ursachen sind Blasenmole, Endometriose, Adenomyose, Myome, Zysten und Polypen. Selten kommt eine Krebserkrankung infrage. Blutungen der Vulva gehen gewöhnlich auf eine Verletzung zurück. Bei Schilddrüsenerkrankungen kann die Menstruation unregelmäßig, heftig, häufig und selten auftreten und sogar ganz aussetzen.

Bei Frauen nach der Menopause kann eine Blutung aus der Scheide auf der dünner gewordenen Scheidenhaut beruhen. Es kann sich die Schleimhaut in der Gebärmutter verdicken, oder es wachsen in ihr Polypen. Auch eine Krebserkrankung von Scheide, Gebärmutterhals und Gebärmutter kann die Ursache sein.

Diagnose und Behandlung

Einige Ursachen lassen sich aufgrund der Symptome und der Ergebnisse der Unterleibuntersuchung ermitteln. Unter Umständen sind noch weitere Diagnoseverfahren erforderlich. Bei Verdacht auf eine vaginale Adenose wird eine Biopsie der Scheidenhaut durchgeführt. Insbesondere bei Frauen nach den Wechseljahren wird bei ungewöhnlichen Blutungen aus der Scheide ein Krebsverdacht überprüft ■. Mit einer Ultraschalluntersuchung durch die Scheide lässt sich die Dicke der Gebärmutterschleimhaut feststellen.

Die Behandlung richtet sich nach der Ursache.

Hormonell bedingte Blutungen

Veränderungen in der hormonellen Steuerung des Zyklus können Blutungen verursachen (dysfunktionelle Blutungen).

Hormonell bedingte Blutungen treten gewöhnlich zu Beginn und gegen Ende der fruchtbaren Jahre auf. Normalerweise entstehen sie, wenn der Östrogenspiegel hoch ist und nicht durch einen entsprechend hohen Gestagenspiegel beim Eisprung ausgeglichen wird. Dadurch wächst die Gebärmutterschleimhaut weiter (Endometriumhyperplasie) und wird irgendwann mit einer Blutung unvollständig und unregelmäßig abgestoßen. Häufig findet man bei den betroffenen Frauen das Syndrom der polyzystischen Ovarien.

▲ siehe Kasten Seite 1533   ■ siehe Seite 1379

Diagnose und Behandlung

Eine hormonell bedingte Gebärmutterblutung wird diagnostiziert, wenn alle anderen Ursachen für eine Scheidenblutung ausgeschlossen sind. Blutuntersuchungen helfen, das Ausmaß des Blutverlusts einzuschätzen. Eine vaginale Ultraschalluntersuchung zeigt, ob die Gebärmutterschleimhaut verdickt ist. Bei hohem Risiko für Gebärmutterkrebs wird eine Biopsie der Schleimhaut durchgeführt. Zu den Risikofrauen gehören solche über 35, deutlich Übergewichtige, Frauen mit polyzystischen Ovarien, hohem Blutdruck und Diabetes.

Die Behandlung richtet sich nach dem Alter der Frau, der Stärke der Blutung, der Verdickung der Schleimhaut und dem Kinderwunsch.

Ist die Schleimhaut verdickt, können bei normalem Biopsiebefund Hormone eingesetzt werden. Frauen mit schweren Blutungen erhalten eventuell ein Östrogen-Gestagen-Präparat. Mitunter wird gleichzeitig oder zwei bis drei Tage später ein Gestagen verordnet. Gewöhnlich hört die Blutung nach zwölf bis 24 Stunden auf. Anschließend kann für mindestens drei Monate eine niedrig dosierte »Pille« verordnet werden.

Für Frauen nach den Wechseljahren und solche mit Risikofaktoren für Herz-Kreislauf-Erkrankungen eignen sich Hormonpräparate nicht. Diese Frauen können zehn bis 14 Tage im Monat ein Gestagenpräparat einnehmen.

Wenn die Gebärmutterschleimhaut verdickt bleibt oder die Blutung trotz Hormonbehandlung anhält, wird das Gewebe meist mit einer Ausschabung entfernt. Enthält die verdickte Schleimhaut auffällige Zellen, können besonders Frauen über 35 Jahre, die nicht schwanger werden möchten, mit einem hoch dosierten Gestagen behandelt werden.

Polyzystische Ovarien

Die Eierstöcke sind vergrößert und enthalten viele mit Flüssigkeit gefüllte Ausstülpungen (Zysten). Meist ist der Spiegel männlicher Hormone hoch. Dieses Krankheitsbild wird auch als Stein-Leventhal-Syndrom bezeichnet.

Ursache des Syndroms der polyzystischen Ovarien ist häufig eine übermäßige Produktion an luteinisierendem Hormon durch die Hirnanhangdrüse. Das überschüssige Hormon steigert die Produktion männlicher Sexualhormone (Androgene). Ein Teil der männlichen Hormone wird oft in Östrogen umgewandelt, dem jedoch nicht genügend Gestagen entgegenwirkt. Hält

dieses Ungleichgewicht längere Zeit an, kann sich die Gebärmutterschleimhaut stark verdicken. Auch das Risiko für Gebärmutterkrebs kann steigen.

Symptome und Diagnose

Die ersten Symptome zeigen sich gewöhnlich bereits in der Pubertät. Bei manchen Frauen setzt die Periode gar nicht erst ein; sie haben daher auch keinen Eisprung. Diese Frauen weisen verstärkt Symptome auf, die mit dem hohen Spiegel männlicher Hormone zusammenhängen (Virilisierung). Hierzu zählen Akne, tiefe Stimme, kleine Brust, viel Muskelmasse und Haarwuchs im Gesicht und auf der Brust (Hirsutismus). Viele dieser Frauen produzieren viel Insulin, das aber nicht richtig wirkt. Dadurch neigen sie zu erhöhtem Gewicht, und in der Folge zu Diabetes, Herzerkrankungen und Bluthochdruck. Andere haben ungewöhnliche Blutungen ohne Gewichtszunahme oder Körperbehaarung.

Um die Verdachtsdiagnose zu bestätigen, wird die Konzentration an luteinisierendem Hormon und männlicher Hormone im Blut bestimmt, vielleicht auch eine Ultraschalluntersuchung der Eierstöcke durchgeführt. Durch Ultraschall und Computertomographie lässt sich feststellen, ob die Hormone von einem Eierstock- oder Nebennierentumor stammen.

Behandlung

Die Behandlung richtet sich nach der Art und Stärke der Symptome, dem Alter der Frau und ihrem Kinderwunsch.

Um den hohen Insulinspiegel zu senken, hilft es, sich mindestens 30 Minuten am Tag zu bewegen und weniger Kohlenhydrate (enthalten in Brot, Teigwaren, Kartoffeln und Süßigkeiten) zu essen. Bei manchen Frauen sinkt der Insulinspiegel durch Gewichtsabnahme so weit ab, dass ein Eisprung einsetzen kann. Gewichtsverlust kann auch gegen das Haarwachstum und das Risiko einer Schleimhautwucherung helfen.

Frauen ohne Kinderwunsch können ein Gestagen oder ein Östrogen-Gestagen-Präparat einnehmen. Beide Mittel senken das Krebsrisiko der Gebärmutter infolge des hohen Östrogenspiegels und verringern den Androgenspiegel. Frauen nach den Wechseljahren oder mit Risikofaktoren für Herz-Kreislauf-Erkrankungen dürfen nicht mit Hormonen behandelt werden.

Frauen, die schwanger werden möchten, können mit Clomifen behandelt werden, einem Wirkstoff, der den Eisprung anregt. Genügt das nicht, kommen andere Hormone infrage: follikelstimulierendes Hormon, um die Eierstöcke anzuregen, GnRH-Analoga, um die Freisetzung von follikelstimulierendem Hormon anzuregen, und humanes Choriongonadotropin, um den Eisprung auszulösen.

Übermäßige Körperbehaarung lässt sich bleichen und durch Elektrolyse, Auszupfen, Wachs, Enthaarungscremes und Laser entfernen. Eine mehrmonatige Östrogen-Gestagen-Therapie kann hilfreich sein. Spironolakton, das die Produktion und Wirkung männlicher Hormone blockiert, kann unerwünschte Körperbehaarung eindämmen. Zu den Nebenwirkungen gehören eine gesteigerte Harnmenge und niedriger Blutdruck (mitunter Anlass für Ohnmachten). Da Spironolakton die Entwicklung eines ungeborenen Kindes beeinträchtigen kann, darf es nur angewendet werden, wenn eine Empfängnis sicher verhütet wird. Cyproteron, eine Substanz, die als Gestagen wirkt und die Wirkung der männlichen Hormone hemmt, reduziert die unerwünschte Behaarung ebenfalls.

KAPITEL 243

Endometriose

Bei Endometriose wächst Gebärmuttergewebe außerhalb der Gebärmutter.

Endometriose ist eine chronische Erkrankung, die Schmerzen bereiten kann. Auch junge Mädchen können davon betroffen sein. Endometriose tritt bei Frauen, die bei der Geburt ihres ersten Kindes älter sind als 30 Jahre, nie entbunden haben oder eine ungewöhnliche Gebärmutterstruktur besitzen, häufiger auf. Mitunter kommt die Krankheit in manchen Familien häufiger vor.

Über die Ursache von Endometriose gibt es verschiedene Theorien: Kleine Stücke der Gebärmutterschleimhaut, die während der Menstruation abgestoßen werden, gelangen durch die Eileiter rückwärts in die Bauchhöhle, statt mit dem Menstruationsblut ausgeschwemmt zu werden. Denkbar ist auch, dass die Schleimhautzellen über Blut- oder Lymphgefäße an andere Orte wandern. Vielleicht mutieren auch Zellen außerhalb der Gebärmutter zu Schleimhautzellen.

Das versprengte Gewebe siedelt sich häufig an den Eierstöcken sowie an den Bändern der Gebärmutter an. Seltener findet es sich auf der äußeren Oberfläche von Dünn- und Dickdarm, den Harnleitern, der Blase, der Scheide und an Narbengewebe im Bauchraum. Hin und wieder findet man Gebärmutterschleimhaut sogar auf dem Brustfell, dem Herzbeutel, der Vulva und dem Gebärmutterhals.

Wenn die Erkrankung fortschreitet, wächst das versprengte Gewebe meist allmählich weiter und kann sich auf andere Orte ausbreiten.

Symptome

Das wichtigste Symptom in Zusammenhang mit einer Endometriose sind Schmerzen im Unterbauch und im Bereich des Beckens. Sie verändern sich normalerweise während des Zyklus. Es können starke und anhaltende Blutungen vor der Periode auftreten. Das versprengte Gebärmuttergewebe reagiert auf dieselben Hormone wie die normale Gebärmutterschleimhaut. Daher kann auch dieses falsch angesiedelte Gewebe während der Menstruation bluten, was häufig zu Krämpfen und Schmerzen führt.

Manche Frauen sind trotz starker Endometriose symptomfrei, während andere unter quälenden Schmerzen leiden, obwohl teilweise kaum Herde nachweisbar sind. Bei vielen Frauen verursacht die Erkrankung erst nach Jahren Schmerzen. Dann ist der Verkehr vor und während der Menstruation häufig schmerzhaft.

Gebärmutterschleimhaut, die sich an den Dickdarm oder die Blase gesetzt hat, kann zu Blähungen, inneren Schmerzen beim Stuhlgang und Wasserlassen sowie Blut im Stuhl während der Menstruation führen. Wenn die versprengte Schleimhaut an den Eierstöcken oder in deren Nähe sitzt, kann sich eine blutige Masse bilden. Mitunter reißt oder leckt diese, was plötzliche, stechende Leibschmerzen hervorruft.

Außerdem kann die Schleimhaut das umliegende Gewebe reizen. Dadurch bildet sich unter Umständen Narbengewebe, mitunter in Form von Bindegewebesträngen (Adhäsionen) zwischen den Strukturen im Bauchraum. Sowohl die Gebärmutterschleimhaut selbst als auch derartige Adhäsionen können die Funktion der Organe beeinträchtigen. Nur selten führen Adhäsionen zu einem Darmverschluss.

Bei schwerer Endometriose kann der Eileiter verlegt sein. Da das Ei die Gebärmutter nicht erreicht, ist die Frau unfruchtbar. Aus ungeklärter Ursache kann jedoch auch schon leichte Endometriose unfruchtbar machen.

Diagnose

Der Verdacht auf Endometriose gründet zunächst auf den Symptomen und unerklärlicher Unfruchtbarkeit. Gelegentlich verspürt die Frau während einer Unterleibuntersuchung Schmerzen oder empfindliche Stellen, oder der Arzt ertastet eine Gewebemasse hinter der Gebärmutter oder in der Nähe der Eierstöcke.

Bestätigt werden kann die Diagnose gewöhnlich nur, wenn die Bauchhöhle laparoskopisch untersucht und dort Gebärmuttergewebe gefunden wird. Mitunter ist es erforderlich, Gewebe zu entnehmen und anschließend mikroskopisch zu untersuchen. Diese Biopsie wird meist während der Laparoskopie durchgeführt.

Mit Ultraschall, Röntgenkontrastaufnahmen, Computer- und Magnetresonanztomographie lassen sich das Ausmaß der Endometriose und ihr Verlauf ermitteln. Blutuntersuchungen messen den Spiegel bestimmter Substanzen (Marker), die bei Endometriose vermehrt nachweisbar sind. Zu diesen Markern zählt das Krebsantigen 125 sowie Antikörper gegen Gebärmutterschleimhaut. Solche Messungen können dem Arzt helfen, den Verlauf der Endometriose nachzuvollziehen, sind aber nicht hilfreich für die Diagnose, da ihr Spiegel auch bei zahlreichen anderen Erkrankungen erhöht ist. Es können auch Untersuchungen durchgeführt werden, um zu prüfen, ob die Endometriose die Fruchtbarkeit der Frau beeinträchtigt ▲.

Behandlung

Die Behandlung hängt von den Symptomen und vom Alter der Frau, einer eventuell geplanten Schwangerschaft sowie vom Ausmaß der Erkrankung ab.

Die Aktivität der Eierstöcke lässt sich medikamentös unterdrücken. Dadurch wird das Wachstum des falsch angesiedelten Gewebes gehemmt; Blutungen und Schmerzen verringern sich. Als Arzneimittel kommen Östrogen-Gestagen-Präparate, Gestagene (z. B. Lynestrenol, Medroxyprogesteron, Norethisteron), Danazol (ein Antigonadotropin) und GnRH-Analoga (z. B. Goserelin, Leuprorelin, Nafarelin, Tripto-

Endometriose: versprengtes Gewebe

Bei der Endometriose gibt es Bereiche aus Gebärmutterschleimhautgewebe, das normalerweise nur in der Gebärmutter vorkommt, in anderen Körperteilen. Wie und warum sich das Gewebe dort ansiedelt, ist unklar. Das versprengte Gebärmuttergewebe kann an den Eierstöcken, den Bändern, welche die Gebärmutter halten, Dünn- und Dickdarm, Harnleitern, Blase, Scheide, Narbengewebe oder Brustfell auftauchen. Es kann das umliegende Gewebe reizen und zur Bildung dicker Stränge aus Narbengewebe (Adhäsionen) zwischen den Organsystemen im Bauchraum führen.

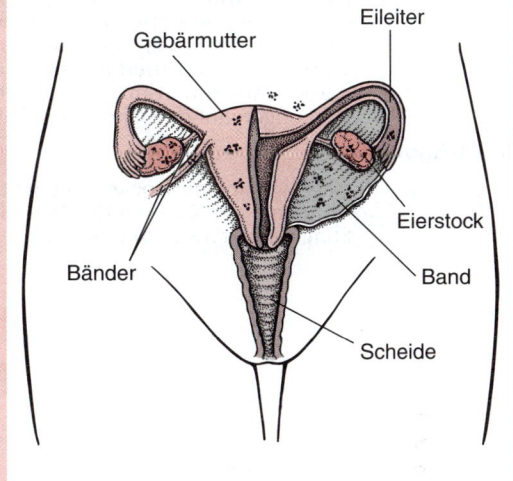

relin) infrage. GnRH-Analoga wirken wie natürliches Gonadotropin-Releasing-Hormon, nur stärker und länger. Sie verhindern das Signal des Gehirns an die Eierstöcke, Östrogen und Progesteron auszuschütten, wodurch die Produktion dieser Hormone zurückgeht. Bei längerer Anwendung dieser Wirkstoffe geht jedoch die Knochendichte zurück, was zu Osteoporose führen kann. Darum werden GnRH-Analoga gewöhnlich nicht länger als neun Monate verordnet.

Die Schmerzen können durch nichtsteroidale Entzündungshemmer ■ gelindert werden.

Bei anhaltenden Schmerzen kommt eine chirurgische Entfernung des versprengten Gewe-

▲ siehe Seite 1394   ■ siehe Seite 434

℞ ARZNEIMITTEL ZUR BEHANDLUNG VON ENDOMETRIOSE

ARZNEI-STOFF	UNERWÜNSCHTE WIRKUNGEN (AUSWAHL)	BEMERKUNGEN
Empfängnisverhütungsmittel aus Östrogen und Gestagen		
	Blähungen, Empfindlichkeit der Brust, vermehrter Appetit, Anschwellen der Knöchel, Übelkeit, Zwischenblutungen und Beckenvenenthrombose	Die »Pille« kann für Frauen sinnvoll sein, die verhüten möchten. Sie kann mit Unterbrechungen oder ständig eingenommen werden
Gestagene		
	Zwischenblutungen, Stimmungsschwankungen, Depressionen und atrophische Vaginitis	Gestagene ähneln dem Hormon Progesteron. Sie können eingenommen oder in einen Muskel gespritzt werden
Danazol		
	Gewichtszunahme, Akne, tiefere Stimme, vermehrte Körperbehaarung, Hitzewallungen, Trockenheit der Scheide, Anschwellen der Knöchel, Krämpfe, Zwischenblutungen, Abnahme der Brustgröße, Stimmungsschwankungen, Leberfunktionsstörungen, Karpaltunnelsyndrom sowie negative Wirkungen auf den Cholesterinspiegel	Das synthetische Hormon Danazol, das Ähnlichkeit mit Testosteron aufweist, hemmt die Wirkungen von Östrogen und Progesteron. Es wird eingenommen. Der Nutzen von Danazol muss gegen die Nebenwirkungen abgewogen werden
GnRH-Agonisten		
	Hitzewallungen, Trockenheit der Scheide, Abnahme der Knochendichte und Stimmungsschwankungen	GnRH-Agonisten können einmal monatlich in einen Muskel gespritzt oder als Nasenspray angewendet werden. Die Wirkstoffe werden häufig zusammen mit Östrogen, einem Gestagen oder beiden Stoffen verabreicht, um die Nebenwirkungen eines sinkenden Östrogenspiegels einschließlich der abnehmenden Knochendichte zu beschränken. (Bei einem solchen Einsatz von Östrogen und Gestagen oder einem Gestagen allein spricht man von einer Add-back-Therapie.)

GnRH = Gonadotropin-Releasing Hormon

bes in Betracht. Häufig geschieht das bereits während der laparoskopischen Untersuchung. Bei mäßiger bis schwerer Endometriose ist vielleicht eine größere Operation mit Bauchschnitt erforderlich. Gewöhnlich haben die Gewebestücke dann einen Durchmesser von mehr als drei bis fünf Zentimetern, Adhäsionen im Unterbauch oder Becken rufen schwerwiegende Symptome hervor und einer oder beide Eileiter sind durch das Gewebe verlegt.

Mitunter wird das versprengte Gewebe mit Hitze (Elektrokauterisation), Ultraschall oder Laser zerstört. Dabei schont man die Eierstöcke so gut wie möglich, damit die Frau fruchtbar bleibt. Je nach Ausmaß der Endometriose kann die Frau anschließend tatsächlich schwanger werden. Gelingt das nicht, kommen Methoden der künstlichen Befruchtung in Betracht ▲.

Nach der operativen Entfernung des Gewebes kehrt die Endometriose allerdings bei den meisten Frauen zurück. Ihr Fortschreiten lässt sich jedoch durch die »Pille« oder andere Arzneimittel verlangsamen. Die Frau kann unmittelbar nach der Operation mit der Einnahme beginnen.

Eierstöcke und Gebärmutter werden nur entfernt, wenn Medikamente die Unterleib- und Beckenschmerzen nicht lindern können und keine Schwangerschaft mehr infrage kommt. Durch die Entfernung der Eierstöcke kommt die Frau verfrüht in die Wechseljahre ■. Das kann dann eine Hormonbehandlung rechtfertigen.

▲ siehe Seite 1394   ■ siehe Seite 1340

KAPITEL 244

Myome

Ein Myom ist ein gutartiger Tumor (kein Krebs), der aus Muskel- und Bindegewebefasern besteht.

Myome werden auch als Fibroide, Fibromyome, Fibrome, Myofibrome und Leiomyome bezeichnet. Das Gebärmuttermyom ist der häufigste gutartige Tumor der weiblichen Sexualorgane.

Die Ursache für Myome ist unbekannt, doch Östrogen regt ihr Wachstum an. Daher werden sie während einer Schwangerschaft häufig größer und gehen nach den Wechseljahren zurück. Wenn Myome zu groß werden, können sie manchmal nicht mehr ausreichend durchblutet werden und zerfallen dann.

Myome können mikroskopisch klein sein und die Größe eines Basketballs erreichen. Sie wachsen in der Gebärmutterwand, von der Wand aus ins Innere der Gebärmutter (teilweise gestielt), unter der Gebärmutterschleimhaut und an der Außenseite der Gebärmutter. Gewöhnlich liegen mehrere Myome vor. Große Wucherungen in der Gebärmutterwand und unter der Schleimhaut können Form und Innenraum der Gebärmutter verzerren.

Symptome

Die Symptome hängen von der Anzahl der Myome, ihrer Größe und ihrer Position in der Gebärmutter ab. Oft bleiben selbst große Myome symptomfrei. Andererseits können insbesondere große Myome in der Gebärmutterwand zu Schmerzen, Druckgefühlen und einem Schweregefühl im Beckenbereich führen. Myome können auf die Blase drücken, sodass die Frau häufiger oder dringender Wasser lassen muss. Druck auf den Mastdarm führt zu Unbehagen und Verstopfung. Große Myome lassen den Bauch anschwellen. Ein gestieltes Myom in der Gebärmutter kann sich verdrehen und dann starke Schmerzen hervorrufen. Myome, die zerfallen, verursachen gewöhnlich Druckgefühle und Schmerzen. Diese Schmerzen klingen gewöhnlich ab, sobald der Vorgang beendet ist.

Vor allem, wenn die Myome direkt unter der Gebärmutterschleimhaut sitzen, ist die Menstruation stärker oder dauert länger als gewöhnlich. Durch den Blutverlust kann sich Blutarmut einstellen. Teilweise treten Zwischenblutungen, Blutungen nach dem Verkehr und in den Wechseljahren auf. Nur selten sind Myome die Ursache für Unfruchtbarkeit, weil sie die Eileiter blockieren und die Form der Gebärmutter so verändern, dass sich ein befruchtetes Ei nicht einnisten kann.

Bislang symptomlose Myome können während einer Schwangerschaft Schwierigkeiten bereiten. Es kann zu einer Fehlgeburt, vorzeitigen Wehen, einer ungewöhnlichen Lage des Kindes vor der Geburt und übermäßigen Blutungen nach der Entbindung kommen.

Selten bilden sich in der Gebärmutter Krebstumoren (Sarkome) ▲, die Myomen ähneln.

Diagnose

Myome werden häufig bei einer Unterleibuntersuchung entdeckt und per Ultraschall, der von der Scheide aus gemacht wird, bestätigt. Um das Innere der Gebärmutter besser erkennen zu können, kann zuvor etwas Salzlösung in sie hineingespritzt werden. Für eine Hysteroskopie wird ein biegsamer Schlauch mit einem Sichtgerät durch Scheide und Gebärmutterhals in die Gebärmutter geschoben. Die Untersuchung findet unter örtlicher Betäubung oder unter Vollnarkose statt.

Behandlung

Frauen, deren Myome keine Probleme bereiten, brauchen nicht behandelt zu werden. Es genügt, regelmäßig zu kontrollieren, ob die Myome wachsen.

Wenn Blutungen oder andere Symptome stärker oder die Myome deutlich größer werden, kann medikamentös und chirurgisch eingegriffen werden.

Arzneimittel: Medikamente können die Symptome lindern und die Myome vorübergehend schrumpfen lassen. Die »Pille« ■ und Gestagen allein können manche myombedingte Blutungen abschwächen. Danazol ★, ein Antigonadotropin, kann das Wachstum von Myomen hemmen. Wenn das Mittel abgesetzt wird, kehren die Blutungsstörungen und die Schmerzen jedoch meist zurück. Bei manchen Frauen regt die Einnahme von Hormonpräparaten das Wachstum der Myome an.

▲ siehe Seite 1379   ■ siehe Tabelle Seite 1352
★ siehe Tabelle Seite 1352

GnRH-Analoga ▲ lassen Myome schrumpfen und die Blutungen zurückgehen, weil sie die Östrogen- und Progesteronproduktion des Körpers bremsen. Mit GnRH-Analoga können Myome vor einer Operation verkleinert werden. Sie werden einmal im Monat gespritzt oder als Nasenspray verwendet. Die Behandlung darf nur wenige Monate dauern, denn bei Langzeitanwendung kann die Knochendichte abnehmen und das Osteoporoserisiko ansteigen. Nach dem Absetzen der GnRH-Analoga wachsen die Myome häufig wieder nach.

Operation: Myome können einzeln entfernt werden (Myomenukleation) oder mit der gesamten Gebärmutter (Hysterektomie). Bei der Myomenukleation bleibt die Gebärfähigkeit erhalten, und die Frau leidet nicht an den psychischen Folgen der Gebärmutterentfernung. Allerdings wachsen die Myome bei einem Teil der Frauen wieder nach.

Die Myomenukleation findet entweder per Bauchschnitt statt, laparoskopisch oder durch die Scheide. Die beiden letztgenannten Verfahren können ambulant durchgeführt werden. Große Myome lassen sich auf diese Weise jedoch nicht entfernen.

Die Gebärmutter zu entfernen, kann eine Option sein, wenn Schmerzen und Blutungen so stark sind, dass sie die Frau im Alltag behindern, andere Behandlungen wirkungslos geblieben sind und die Frau keine Kinder (mehr) bekommen möchte. Zur Behandlung der Myome wird nur die Gebärmutter entfernt, nicht die Eierstöcke.

Andere Behandlungen: Die Myolyse ist eine Behandlungsform, welche die Myome eher zerstört als entfernt. Dabei wird im Rahmen einer Laparoskopie eine Nadel, die elektrischen Strom überträgt, in das Myom geschoben. Der Strom zerstört den Kernbereich des Myoms und leitet einen Schrumpfprozess ein. Bei der Kryomyolyse wird auf ähnliche Weise mit einer kalten Sonde, die flüssigen Stickstoff enthält, der Kern der Geschwulst zerstört. Ob diese Verfahren eine spätere Schwangerschaft beeinträchtigen, ist nicht bekannt. Zudem wachsen die Myome nach solchen Eingriffen häufig nach.

Bei der Myomembolisation wird nach örtlicher Betäubung durch eine Nadel oder einen kleinen Schnitt ein Katheter in die Oberschenkelarterie geschoben. Dieser wird zu der Arterie vorangeführt, welche das Myom versorgt. Anschließend werden Partikel injiziert, die in die kleinen Arterien wandern, welche das Myom ernähren. Dort blockieren sie den Blutstrom und lassen so das Myom schrumpfen. Ob sich die Arterien wieder öffnen oder neue Arterien entstehen und das Myom nachwächst und ob eine spätere Schwangerschaft möglich ist, ist unbekannt. Die häufigsten unerwünschten Folgen der Behandlung sind Schmerzen und Infektionen.

KAPITEL 245

Scheideninfektionen

Manche Scheideninfektionen sind nur unangenehm, andere können ernste Folgen haben.

Bei einer Scheideninfektion entzündet sich immer auch die Scheidenhaut (Vaginitis). Die Entzündung kann durch chemische und mechanische Reize hervorgerufen werden, darunter Hygieneartikel, Schaumbäder, Waschmittel und empfängnisverhütende Zäpfchen und Gels. Auch Infektionen mit Bakterien, Hefepilzen und Viren können eine Vaginitis hervorrufen.

Bei einem sinkenden Säuregehalt in der Scheide (steigender pH-Wert), erhöht sich das Infektionsrisiko. Diese Veränderung kann durch hormonelle Schwankungen kurz vor und während der Periode, aber auch während der Schwangerschaft hervorgerufen werden. Häufige Unterleibspülungen, Spermien tötende Präparate und Sperma können den Säuregehalt ebenfalls absenken.

In der Scheide siedeln ständig Bakterien. Die Bakterienart Laktobazillus erhält gewöhnlich das saure Milieu und damit die Gesundheit der Scheidenhaut. So wird verhindert, dass sich

---

▲ siehe Tabelle Seite 1352

krank machende Bakterien oder Pilze vermehren. Eine bakterielle Vaginose entsteht, wenn die Anzahl der schützenden Laktobazillen abnimmt und die Zahl anderer, ebenfalls stets anzutreffender Bakterien (z. B. *Gardnerella* und *Peptostreptococcus*) zunimmt. Die bakterielle Vaginose ist keine Geschlechtskrankheit und kann auch bei sexuell inaktiven Frauen vorkommen.

Vaginale Hefepilzinfektionen werden meist durch den Pilz *Candida albicans* (Candidiasis) hervorgerufen. *Candida albicans* besiedelt normalerweise die Haut und den Darm und kann sich von dort aus auf die Scheide ausbreiten. Eine Übertragung durch Geschlechtsverkehr ist nicht möglich. Hefepilzinfektionen treten bei Schwangeren, Übergewichtigen und Diabetikerinnen und während der Menstruation gehäuft auf. Auch ein medikamentös unterdrücktes (z. B. durch Kortison und Chemotherapeutika) oder krankheitsbedingt gestörtes Immunsystem (wie bei Aids) begünstigt solche Infektionen. Eine Antibiotikabehandlung erhöht das Risiko für Scheideninfektionen, weil die Mittel die Bakterien abtöten, die in der Scheide das Wachstum von Hefepilzen bremsen. Nach den Wechseljahren neigen Frauen, die eine Hormonbehandlung durchführen, vermehrt zu Hefepilzinfektionen.

Manche Scheideninfektionen sind sexuell übertragbar ▲. Zu ihnen gehören Chlamydieninfektionen, Herpes genitalis ■, Tripper (Gonorrhö), Syphilis und Trichomoniasis (eine Protozoeninfektion). Genitalwarzen entwickeln sich gewöhnlich an der Vulva, mitunter jedoch auch in der Scheide und am Gebärmutterhals.

Bei Kindern entstehen Scheideninfektionen zumeist durch einen Gegenstand, der in die Scheide eingeführt wird, (z. B. ein Spielzeug) oder durch Bakterien. Hefepilzinfektionen sind weniger häufig. Nach sexueller Gewalt kann bei Kindern eine sexuell übertragbare Krankheit auftreten.

Enge, nicht saugfähige Unterwäsche kann den Genitalbereich reizen und Feuchtigkeit stauen, was eine Infektion durch Bakterien und Pilze erleichtert.

Symptome und Diagnose

Scheideninfektionen äußern sich gewöhnlich durch Ausfluss und Reizung des Genitalbereichs. Erscheinungsbild und Menge des Ausflusses sind je nach Ursache unterschiedlich. Manche Infektionen führen zu Schmerzen beim Verkehr und häufigem, schmerzhaftem Wasserlassen. Nur selten kleben die Falten um Scheide und Harnröhre aneinander fest.

Infektionen im Bereich der Scheide: Vulvitis und Bartholinitis

Die Vulva ist der Bereich um die Scheidenöffnung herum, der die äußeren weiblichen Geschlechtsorgane birgt. Eine Vulvitis ist eine Entzündung der Vulva. Wenn Vulva und Scheide (Vagina) entzündet sind, spricht man von einer Vulvovaginitis. Eine Vulvitis kann auf eine allergische Kontaktreaktion auf Substanzen wie Seife, Schaumbad, Stoffe und Parfüm zurückgehen, aber auch durch eine Infektion entstehen, z. B. Candidiasis oder Herpes. Auch Filzläuse können sich an der Vulva ansiedeln (Pediculosis pubis).

Bei einer Vulvitis kommt es zu Juckreiz, Wundheit und Rötung. In seltenen Fällen verkleben die Hautfalten um die Öffnungen von Scheide und Harnröhre. Eine lang anhaltende Vulvitis kann zu schuppigen, verdickten oder weißlichen Flecken auf der Vulva führen. Wenn sie auf die Behandlung nicht anspricht, wird eine Biopsie durchgeführt, um einen Krebsverdacht auszuräumen.

Die Bartholin-Drüsen liegen neben der Scheidenöffnung. Eine Entzündung dieser Drüsen oder ihrer Gänge kann sich entwickeln, wenn Bakterien aus der Scheide in die Drüsen eindringen. Selten geht eine Bartholinitis auf eine Geschlechtskrankheit zurück. Das umliegende Gewebe kann anschwellen. In der Drüse sammelt sich Eiter, der einen schmerzhaften Abszess bildet. Durch Antibiotika klingt die Infektion gewöhnlich innerhalb weniger Tage ab, kann jedoch wiederkehren. Schmerzmittel lindern die Schmerzen. Ein Abszess oder eine Zyste müssen eröffnet werden.

Wenn die Gänge blockiert sind, kann die Drüse anschwellen, ohne Schmerzen zu verursachen (Bartholin-Zyste). Bei Frauen unter 50 Jahren kann eine solche Zyste unbehandelt bleiben. Bei Frauen über 50 Jahren wird eine Biopsie empfohlen.

▲ siehe Seite 1160   ■ siehe Seite 1145

INFEKTIONEN DER SCHEIDE

INFEKTION	SYMPTOME	KOMPLIKATIONEN	BEHANDLUNG
Bakterielle Vaginitis	Dünnflüssiger, weißer, grauer oder schmierig gelblicher Ausfluss mit fauligem bis fischigem Geruch, der nach dem Verkehr stärker werden kann Juckreiz und Reizung	Unterleibentzündung Infektion der Membranen um den Fetus Gebärmutterentzündung nach einer Geburt oder Operation	Metronidazol (Erstmittel, Tabletten), Clindamyzin
Chlamydieninfektion	Meist symptomfrei Gelber, eiterartiger Ausfluss Häufiger Harndrang Schmerzhaftes Wasserlassen Ungewöhnliche Blutungen aus der Scheide	Unterleibentzündung Infektion und Vernarbung der Eileiter	Azithromyzin, Doxyzyklin, Ofloxazin, Tetrazyklin
Herpes genitalis	Schmerzhafte Bläschen, die im Genitalbereich, in der Scheide und auf dem Gebärmutterhals wunde Stellen hervorrufen Juckreiz Mitunter Fieber und grippeähnliche Symptome	Zur Zeit der Geburt schwere Infektion des Neugeborenen möglich	Aciclovir, Famciclovir, Valaciclovir
Gonorrhö (Tripper)	Eiterähnlicher Ausfluss Häufiger Harndrang Schmerzen beim Wasserlassen Fieber Unterleibschmerzen	Unterleibentzündung Infektion der Eileiter Gelenkentzündung	Ceftriaxon mit Azithromyzin oder Doxyzyklin
Syphilis	Schmerzlose wunde Stelle an Scheide oder Vulva Später Fieber und grippeartige Symptome	Selten ernste Erkrankung von Herz oder Gehirn	Penizillin
Trichomoniasis	Reichlich grünlichgelber, schaumiger Ausfluss, der nach Fisch riecht Juckreiz und Reizung	Ernste Komplikationen nicht bekannt	Metronidazol
Hefepilzinfektion (Candidiasis)	Dicker, weißer, klumpiger Ausfluss (wie Hüttenkäse) Mäßiger bis starker Juckreiz und Brennen (nicht immer) Rötung und Schwellung des Genitalbereichs	Keine ernsten Komplikationen	Clotrimazol, Econazol, Fluconazol, Miconazol, Terconazol, Tioconazol

Alle Mädchen und Frauen mit Symptomen, die eine Scheideninfektion vermuten lassen, sollten sich ärztlich untersuchen lassen, denn manche Infektionen können unbehandelt schwerwiegende Folgen haben.

Beim Arzt wird die Frau nach ihren Beschwerden gefragt und anschließend untersucht. Dabei kann eine Probe des Scheidensekrets entnommen und unter dem Mikroskop untersucht werden. Empfindet die Frau bei der Untersuchung durch die Scheide und gleichzeitigem Drücken auf den Unterbauch erhebliche Schmerzen, hat sie eventuell sogar Fieber, kann sich die Infektion ausgebreitet haben.

Vorbeugung

Frauen sollten den Genitalbereich sauber und trocken halten. Empfehlenswert ist tägliches Waschen mit einer milden, pH-neutralen Seife, anschließendes Nachspülen und gründliches

Abtrocknen. Damit Keime aus Urin und Stuhl nicht in die Scheide gelangen, sollten sich Frauen nur von vorne nach hinten, nicht in umgekehrter Richtung, abwischen.

Lockere, saugfähige Unterwäsche aus Baumwolle gestattet die Luftzirkulation und hält den Genitalbereich trocken. Von häufigen Scheidenspülungen, insbesondere mit medizinischen Zusätzen, ist abzuraten, weil sie das saure Milieu in der Scheide verändern. Das kann Infektionen den Weg bahnen. Der Gebrauch von Kondomen schützt vor der Übertragung von Keimen beim Geschlechtsverkehr.

Behandlung

Die Behandlung richtet sich nach der Ursache. Bis die Infektion abgeheilt ist, sollten beim Geschlechtsverkehr Kondome verwendet werden.

Eine bakterielle Vaginose wird mit Antibiotika zum Einführen in die Scheide oder zum Einnehmen behandelt. Bei häufigen Rückfällen müssen Antibiotika unter Umständen längere Zeit eingenommen werden. Mittel mit Milchsäurebakterien können das Scheidenmilieu an-

säuern und das Bakterienwachstum hemmen. Bei sexuell übertragbaren Krankheiten müssen beide Partner gleichzeitig behandelt werden, um eine erneute Infektion zu vermeiden.

Hefepilzinfektionen werden mit Pilzmitteln behandelt, die üblicherweise als Zäpfchen in die Scheide eingeführt, als Creme aufgetragen oder eingenommen werden. Viele dieser Mittel sind rezeptfrei erhältlich. Die Behandlung kann als Kurzzeittherapie über ein oder drei Tage erfolgen; bei wiederholten Pilzinfektionen wird meist eine Woche lang behandelt.

Eine Trichomoniasis wird mit Metronidazol oder Tinidazol behandelt; beide werden nur einmal eingenommen.

Um die Symptome zu lindern, kann die Frau eine Essigwasserspülung machen. Gegen Juckreiz und Wundheit helfen vielleicht kalte Umschläge oder ein Sitzbad in kühlen Wasser.

Frauen mit erhöhtem Risiko für Hefepilzinfektionen (z. B. bei einer Immunstörung, Diabetes und längerer Antibiotikabehandlung) müssen unter Umständen ein Pilzmittel einnehmen, damit keine weiteren Infektionen aufkeimen.

KAPITEL 246

Unterleibentzündung

Unter einer Unterleibentzündung versteht man Infektionen der oberen weiblichen Geschlechtsorgane.

Eine Unterleibentzündung kann den Gebärmutterhals (Zervizitis), die Gebärmutter (Endometritis), die Eileiter (Salpingitis) und mitunter auch die Eierstöcke (Oophoritis) befallen.

Unterleibentzündungen treten meist bei sexuell aktiven Frauen im gebärfähigen Alter auf. Ein erhöhtes Risiko haben Frauen unter 24 Jahren sowie solche, die anders als mit Diaphragma oder Kondom verhüten, viele Geschlechtspartner haben, an einer Geschlechtskrankheit oder bakterieller Vaginose leiden oder eine »Spirale« tragen.

Gewöhnlich geht die Infektion auf Bakterien zurück, die – meist während des Geschlechtsverkehrs – in die Scheide gelangen. Häufigster Erreger ist *Neisseria gonorrhoeae* (Gonorrhö) oder *Chlamydia trachomatis* (Chlamydien-

infektion). Beide Erkrankungen werden durch Sexualkontakt übertragen ▲. Auch Scheidenspülungen können Bakterien in die Scheide befördern. Mitunter dringen Bakterien bei einer Entbindung, einem Schwangerschaftsabbruch und einem medizinischen Eingriff (z. B. Ausschabung) in die Scheide ein.

Unterleibentzündungen beginnen gewöhnlich in Gebärmutterhals und Gebärmutter. Meist sind beide Eileiter betroffen, allerdings können die Symptome auf einer Seite schlimmer sein. Die Eierstöcke sind nur bei einer schweren Infektion mitbeteiligt.

Symptome

Eine Unterleibentzündung verursacht oft nur gegen Ende der Menstruation oder einige Tage

---

▲ siehe Seiten 1163 und 1164

danach Probleme. Bei vielen Frauen beginnt sie mit leichtem Fieber, leichten bis mittleren Leibschmerzen, ungewöhnlichen Blutungen und einem übel riechenden Ausfluss aus der Scheide. Wenn sich die Infektion ausbreitet, nimmt der Schmerz im Unterbauch zu. Er kann von Übelkeit und Erbrechen begleitet sein. Später steigt das Fieber an, und der Ausfluss wird eitrig und gelblichgrün. Eine Chlamydieninfektion ruft unter Umständen weder Ausfluss noch andere eindeutige Symptome hervor.

Manchmal verschließen sich die infizierten Eileiter. Sie können dann anschwellen, weil sich Sekrete anstauen. Wenn die Infektion nicht behandelt wird, kann der Schmerz im Unterbauch anhalten, und es kommt zu ungewöhnlichen Blutungen. Die Infektion kann auf das umliegende Gewebe übergreifen, auch auf die Membran, welche die Bauchhöhle auskleidet und die Bauchorgane überzieht. Eine solche Bauchfellentzündung kann plötzliche, heftige Schmerzen im gesamten Bauchraum hervorrufen.

Wenn die Infektion der Eileiter auf Gonorrhö und eine Chlamydieninfektion zurückgeht, kann sie sich auf das Gewebe um die Leber herum ausbreiten. In diesem Fall kommt es zu Schmerzen im oberen, rechten Oberbauch, die zunächst an eine Gallenerkrankung und Gallensteine denken lassen. Diese Komplikation wird als Fitz-Hugh-Curtis-Syndrom bezeichnet.

Eiter, der sich in den Eileitern und Eierstöcken ansammelt, bildet einen Abszess. Wenn dieser reißt, verteilt sich der Eiter in der Bauchhöhle und führt zu einer Bauchfellentzündung. Das bedingt heftige Schmerzen im Unterbauch, gefolgt von Übelkeit, Erbrechen und einem abrupten Blutdruckabfall (Schock). Die Infektion kann auf das Blut übergreifen (Blutvergiftung, Sepsis) und dann tödlich sein.

Bei Unterleibentzündungen bildet sich häufig eine eiterähnliche Flüssigkeit, die zu Vernarbungen (Adhäsionen) in den inneren Geschlechtsorganen und zwischen den Bauchorganen führt. Je länger und schwerer die Entzündung ist und je öfter sie wiederkehrt, desto größer ist das Risiko für Unfruchtbarkeit und andere Komplikationen. Mit jedem Neuaufflammen der Infektion steigt das Risiko.

Nach Entzündungen der inneren Geschlechtsorgane kommt es sechs- bis zehnmal häufiger zu Eileiterschwangerschaften, wo der Fetus statt in der Gebärmutter im Eileiter heranreift. Eine solche Schwangerschaft ist für die Frau lebensgefährlich.

Vorbeugung

Kondome und Diaphragma stellen für Infektionserreger eine mechanische Barriere dar. Spermien tötende Cremes und Vaginalzäpfchen sind ein chemischer Schutzwall.

Diagnose und Behandlung

Der Krankheitsverdacht entsteht aufgrund der Ausprägung und des Ortes der Schmerzen. Bei einer gynäkologischen Untersuchung wird ein Abstrich vom Gebärmutterhals gemacht, um Infektionserreger zu bestimmen. Laboruntersuchungen können die Diagnose bestätigen, so ist z. B. die Zahl der weißen Blutkörperchen gewöhnlich erhöht. Vielleicht werden auch eine Ultraschallaufnahme der Beckenorgane und ggf. eine Laparoskopie gemacht.

Normalerweise wird rasch mit Antibiotika behandelt. Wenn die Infektion damit nicht innerhalb von 48 Stunden zurückgeht, bei schweren Symptomen, Schwangerschaft und einem Abszess ist ein Klinikaufenthalt notwendig.

Abszesse, die trotz Antibiotika nicht zurückgehen, müssen unter Umständen operiert werden. Wenn ein Abszess reißt, ist eine Notoperation erforderlich.

Bis zum Abschluss der Antibiotikabehandlung und zur Bestätigung, dass die Infektion vollständig abgeklungen ist, sollten Frauen keinen Geschlechtsverkehr haben. Alle Sexualpartner der letzten Zeit sollten auf eine mögliche Infektion hin untersucht und im Zweifelsfall mitbehandelt werden.

KAPITEL 247

Beckenbodenschwäche

Zu den Beckenbodenproblemen zählen der Vorfall (Prolaps) der Blase, des Mastdarms und der Gebärmutter infolge einer Schwäche oder Verletzung der Bänder, des Bindegewebes und der Muskeln des Beckenraums.

Der Beckenboden besteht aus einem Geflecht von Muskeln, Bändern und Geweben, in dem Gebärmutter, Blase und Mastdarm wie in einer Hängematte ruhen. Wenn die Muskeln nachgeben und die Bänder und das Gewebe gedehnt oder beschädigt werden, können die Beckenorgane absinken und in die Scheidenwand hineinragen. Mitunter ragt auch Gewebe durch die Scheide hindurch aus dem Körper heraus.

Eine Beckenbodenschwäche beruht auf mehreren Faktoren. Eine Schwangerschaft mit einer normalen Geburt kann einen Teil des stützenden Gewebes im Becken schwächen und dehnen. Mit jeder Geburt steigt das Risiko einer Beckenbodenschwäche. Die Entbindung selbst kann Nerven schädigen und zu einer Muskelschwäche führen.

Übergewicht, chronischer Husten, harter Stuhlgang und schweres Heben können zu Beckenbodenproblemen beitragen. Weitere Ursachen sind die Entfernung der Gebärmutter, Nervenschäden, Verletzungen und Tumoren. Manche Frauen haben eine angeborene Beckenbodenschwäche. Mit zunehmendem Alter geben die stützenden Strukturen im Bereich des Beckens nach, wodurch Beckenbodenprobleme häufiger werden.

Formen und Symptome

Alle Beckenbodenprobleme sind im Grunde Brüche, bei denen Gewebe ungewöhnlich hervortritt, weil anderes Gewebe geschwächt ist. Die verschiedenen Formen werden nach dem betroffenen Organ benannt. Das häufigste Symptom sind Schweregefühl und Druck im Bereich der Scheide – das Gefühl, dass Gebärmutter, Blase oder Mastdarm sich vorstülpen.

Die Symptome treten eher im Stehen auf und verschwinden oft, wenn sie sich hinlegt. Manche Frauen empfinden Schmerzen beim Verkehr. Leichte Fälle können symptomfrei bleiben, bis die Frau älter wird.

Von einer **Rektozele** spricht man, wenn sich der Mastdarm senkt und in die rückwärtige Scheidenwand ragt. Ursache ist eine Schwächung der Darmmuskulatur und des Bindegewebes des Mastdarms. Eine Rektozele kann den Stuhlgang erschweren und zu Verstopfungsgefühlen führen. Manche Frauen müssen einen Finger in die Scheide einführen, um ihren Darm zu entleeren.

Eine **Enterozele** beruht auf einer Senkung des Dünndarms und des Bauchfells zwischen Gebärmutter und Mastdarm oder – nach einer Entfernung der Gebärmutter – zwischen Blase und Mastdarm. Sie entsteht, wenn der Halteapparat der Gebärmutter geschwächt ist. Eine Enterozele ruft oft keine Symptome hervor. Manche Frauen berichten jedoch von Völlegefühl und von Druck und Schmerzen im Becken. Der Schmerz kann auch im Lendenwirbelbereich spürbar sein.

Eine **Zystozele** entwickelt sich, wenn die Blase in die vordere Scheidenwand hineinragt. Die Ursache ist eine Schwächung des Bindegewebes und der Bänder im Bereich der Blase. Bei der **Zystourethrozele** fällt darüber hinaus der obere Teil der Harnröhre (Blasenhals) nach unten. Bei beiden Formen kann es zu Belastungsinkontinenz (Urinabgang beim Husten, Lachen und anderen plötzlichen Belastungen des Bauchraums) kommen, aber auch zu Überlaufinkontinenz (Urinabgang, wenn die Blase voll ist). Nach dem Wasserlassen hat die Frau mitunter das Gefühl, die Blase wäre nicht vollkommen entleert. Teilweise kommt es zu Infektionen der Harnwege. Weil die Nerven von Blase und Harnröhre geschädigt werden können, entwickeln manche Frauen eine Dranginkontinenz (starker, ununterdrückbarer Drang zum Wasserlassen).

Beim **Gebärmuttervorfall** (Prolaps) sinkt die Gebärmutter in die Scheide ab, gewöhnlich aufgrund einer Schwächung von Binde- und Haltegewebe der Gebärmutter. Die Gebärmutter kann unterschiedlich weit durch die Scheide nach außen drücken. Ein Gebärmuttervorfall kann im Lendenwirbelbereich und oberhalb des Steißbeins Schmerzen hervorrufen. Viele Frauen bleiben jedoch symptomfrei. Ein Totalprolaps ist sichtbar und kann Schmerzen beim Laufen verursachen. Am hervorstehenden Gebärmutterhals können sich Geschwüre bilden, die bluten, Ausfluss aussondern und sich infizieren können. Der Gebärmuttervorfall kann die Harn-

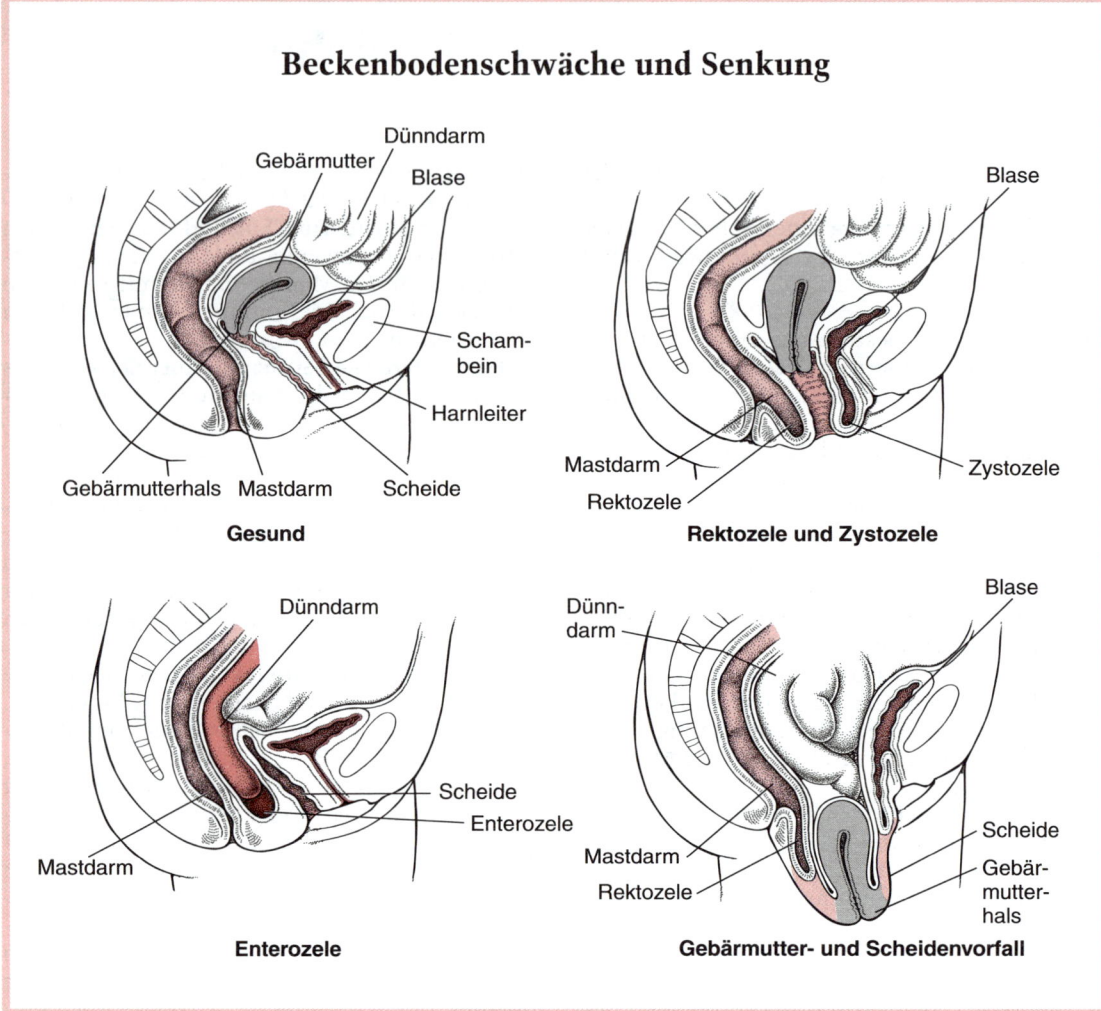

Beckenbodenschwäche und Senkung

Gesund

Dünndarm
Gebärmutter
Blase
Schambein
Harnleiter
Gebärmutterhals Mastdarm Scheide

Rektozele und Zystozele

Blase
Mastdarm
Rektozele
Zystozele

Enterozele

Dünndarm
Scheide
Enterozele
Mastdarm

Gebärmutter- und Scheidenvorfall

Dünndarm
Blase
Mastdarm
Rektozele
Scheide
Gebärmutterhals

röhre abknicken. Dadurch kann eine Inkontinenz verschleiert oder aber das Wasserlassen erschwert werden. Frauen mit Totalprolaps haben unter Umständen auch Probleme mit dem Stuhlgang.

Beim **Vaginalprolaps** fällt der obere Bereich der Scheide in den unteren, sodass sich die Scheide nach außen stülpt. Der obere Teil kann komplett aus dem Körper herausrutschen. Ein Vaginalprolaps kommt nur bei Frauen nach einer Gebärmutterentfernung vor. Der totale Vaginalprolaps kann beim Sitzen und Laufen Schmerzen verursachen. Auf der Scheidenhaut können Geschwüre entstehen, die zu Blutungen und Ausfluss führen. Ein Scheidenvorfall kann zwingenden und häufigen Harndrang auslösen oder aber die Harnröhre abknicken lassen. Ein sol

cher Knick kann eine Inkontinenz verschleiern oder das Wasserlassen erschweren. Auch der Stuhlgang kann schwierig sein.

Diagnose

Die Diagnose einer Beckenbodenschwäche wird bei einer gynäkologischen Unterleibuntersuchung gestellt. Der Arzt kann einen Finger in die Scheide einführen und einen Finger in den Mastdarm, um den Umfang einer Rektozele zu bestimmen.

Die Frau wird vielleicht gebeten, in die Hocke zu gehen (wie beim Stuhlgang) oder im Stehen zu husten. Auch eine Untersuchung im Stehen kann sinnvoll sein. Der dabei entstehende Druck im Beckenbereich macht eine Beckenbodenschwäche mitunter deutlicher.

Verschiedene Untersuchungen zeigen, wie gut Blase und Mastdarm funktionieren; auf dieser Grundlage wird die Behandlung vorgeschlagen.

Behandlung

Bei einem leichten Vorfall können Kegelübungen die Beckenbodenmuskulatur kräftigen. Diese Übungen trainieren die Muskeln um Scheide, Harnröhre und Mastdarm, also die Muskulatur, mit welcher ein Urinstrahl unterbrochen wird. Diese Muskeln werden fest zusammengezogen, etwa zehn Sekunden in dieser Spannung gehalten und anschließend etwa zehn Sekunden entspannt. Die Frau führt diese Übungen zehn- bis zwanzigmal nacheinander durch, am besten mehrmals am Tag. Kegelübungen lassen sich im Sitzen, Stehen und Liegen durchführen.

Bei einem schweren Prolaps können die Beckenorgane durch ein Pessar abgestützt werden. Ein solches Pessar kann wie ein Diaphragma, ein Würfel oder ein Muffin geformt sein. Pessare eignen sich besonders für Frauen, die auf einen Operationstermin warten, und für Frauen, die nicht operiert werden dürfen. Die Größe des Pessars bestimmt der Arzt individuell. Es kann mehrere Wochen an Ort und Stelle bleiben. Die Frau bekommt gezeigt, wie sie das Pessar zur monatlichen Reinigung entnimmt und wieder einführt. Auf Wunsch kann dieses auch in der Arztpraxis stattfinden. Pessare können die Scheidenhaut reizen und zu übel riechendem Ausfluss führen. Dann sollte sich die Frau mit dem Arzt in Verbindung setzen; ansonsten genügen ein bis zwei Kontrolluntersuchungen im Jahr.

Häufig ist eine Operation erforderlich, die jedoch nur bei Frauen durchgeführt wird, die sicher keine Kinder mehr bekommen wollen. Gewöhnlich werden dabei Instrumente durch die Scheide eingeführt. Rund um den geschwächten Bereich wird das Gewebe gezielt aufgebaut, um zu verhindern, dass das Organ dorthin vorfällt.

Bei einem schweren Gebärmutter- oder Scheidenvorfall ist unter Umständen ein Bauchschnitt erforderlich. Der obere Teil der Scheide wird an einen nahen Beckenknochen angenäht. Bei vorhandener oder drohender Inkontinenz kann in derselben Operation ein entsprechender chirurgischer Eingriff vorgenommen werden. Schweres Heben, längeres Stehen und alle Anstrengungen sollten nach der Operation mindestens ein Vierteljahr lang vermieden werden.

Wenn ein Darmvorfall die Darmentleerung erschwert, kann ebenfalls ein operativer Eingriff erforderlich sein.

KAPITEL 248

Sexuelle Funktionsstörungen

Die normale sexuelle Funktion ist ein Zusammenspiel von Gefühlen und Gedanken und körperlichen Reaktionen. Sie besteht aus Begehren, Erregung, Orgasmus und Entspannung.

Begehren ist der Wunsch nach sexueller Aktivität. Begehren kann durch Gedanken, Worte, Anblicke, Gerüche und Berührungen ausgelöst werden.

Erregung bedeutet sexuelle Anregung. Zur Erregung gehört eine zunehmende Durchblutung der Genitalien. Bei Frauen vergrößert sich dadurch die Klitoris, die Scheidenwände schwellen an und es werden vermehrt Scheidensekrete abgesondert.

Der **Orgasmus** ist der Höhepunkt der sexuellen Erregung. Bei Frauen ziehen sich beim Orgasmus die Muskeln rund um die Scheide rhythmisch zusammen. Die Körperspannung steigt, die Beckenmuskeln ziehen sich zusammen.

Dem Orgasmus folgt eine **Entspannungsphase**, die von Wohlbefinden und Muskelentspannung gekennzeichnet ist. Viele Frauen können fast unmittelbar nach dieser Phase auf erneute Stimulation reagieren.

Mit sexueller Dysfunktion können Schmerzen beim Verkehr gemeint sein und eine gestörte sexuelle Reaktion, die sich auf Begehren, Erregung und Orgasmus auswirkt.

Schmerzen beim Geschlechtsverkehr

Schmerzen beim Geschlechtsverkehr werden als Dyspareunie bezeichnet.

Schmerzen beim Geschlechtsverkehr können oberflächlich im Bereich der Vulva und der Scheidenöffnung auftreten und tief im Becken durch den Druck auf die inneren Organe. Die Schmerzen können brennend, stechend oder krampfartig sein.

Oberflächliche Schmerzen beim Verkehr können viele Ursachen haben. Beim ersten Geschlechtsverkehr reißt für gewöhnlich das Jungfernhäutchen (Hymen) an der Scheidenöffnung ein. Das kann schmerzhaft sein und eine Blutung nach sich ziehen. Auch wenn die Scheide relativ trocken ist, kann der Verkehr schmerzhaft sein. Mangelnde Feuchtigkeit beruht gewöhnlich darauf, dass die Frau nicht ausreichend stimuliert wurde. Aufgrund des verringerten Hormonspiegels nach den Wechseljahren kann die Scheidenhaut ebenfalls trockener werden. Auch manche Medikamente haben eine solche Nebenwirkung. Entzündungen und Infektionen z. B. an Vulva, Scheide und Bartholin-Drüsen und in den Harnwegen können Schmerzen beim Verkehr verursachen. Andere Ursachen sind Verletzungen im Genitalbereich, schlechter Sitz von Diaphragma oder Portiokappe, eine allergische Reaktion auf Verhütungsschäume, -gels und Latexkondome, ein Geburtsfehler (z. B. ein starres Jungfernhäutchen oder eine ungewöhnliche Scheideninnenwand) und unwillkürliche Krämpfe der Scheidenmuskulatur (Vaginismus). Nach einer operativen Verengung der Scheide (z. B. durch eine Dammnaht nach der Geburt und nach der operativen Behandlung einer Beckenbodenschwäche ▲) kann der Verkehr Schmerzen bereiten.

Schmerzen tief im Körperinnern nach dem Geschlechtsverkehr können auf eine Infektion des Gebärmutterhalses, der Gebärmutter und der Eierstöcke hindeuten. Andere Ursachen sind Endometriose, Unterleibentzündungen, Beckentumoren, Eierstockzysten und Stränge aus Narbengewebe zwischen den Beckenorganen infolge einer Infektion oder Operation. Mitunter führt eine solche Erkrankung dazu, dass die Gebärmutter nach hinten abknickt (Retroversion). Die Bänder, Muskeln und sonstigen Gewebe, die die Gebärmutter halten, können nachgeben, bis die Gebärmutter in die Scheide vorfällt (Prolaps ■). Solche Lageveränderungen können beim Verkehr zu Schmerzen führen. Gelegentlich

liegt die Ursache auch in Gewebeveränderungen aufgrund einer Strahlenbehandlung gegen Krebs.

Psychische Faktoren können sowohl oberflächliche als auch tiefer sitzende Schmerzen erzeugen. Solche seelischen Einflüsse sind mitunter jedoch schwer zu ermitteln.

Diagnose und Behandlung

Die Diagnose stützt sich darauf, wann und wo die Schmerzen auftreten, und seit wann der Verkehr Schmerzen bereitet. Um die Ursache zu bestimmen, werden Fragen nach der medizinischen und sexuellen Vorgeschichte gestellt und der Unterleib untersucht.

Oberflächliche Schmerzen lassen sich durch Auftragen einer schmerzlindernden Salbe und Sitzbäder lindern. Bei trockener Scheide kann vor dem Verkehr ein Gleitmittel aufgetragen werden. Solche auf Wasserbasis sind denen vorzuziehen, die Öl oder ölähnliche Flüssigkeiten enthalten. Letztere trocknen die Scheide eher aus und können Verhütungsmittel aus Latex (wie Kondom oder Diaphragma) beschädigen. Wird beim Verkehr eine Position eingenommen, bei welcher die Frau das Eindringen des Mannes gut beeinflussen kann, kann sie damit unter Umständen tief sitzende Schmerzen vermeiden.

Bei einer nach den Wechseljahren dünner und trockener gewordenen Scheidenhaut kann eine lokale Anwendung von Östrogenprodukten helfen ★.

Entzündungen und Infektionen müssen behandelt werden ●. Eine Operation kommt bei Zysten und Abszessen infrage. Ein zu starres Jungfernhäutchen und eine anatomische Fehlbildung können ebenfalls operativ behandelt werden.

Wenn die Schmerzen auf der Position der Gebärmutter beruhen, kann ein Pessar in die Scheide eingeführt werden, um die Gebärmutter in der richtigen Lage zu halten. Bei manchen Frauen lindert ein Pessar die Schmerzen.

Vaginismus

Beim Vaginismus ziehen sich die Muskeln um die Scheidenöffnung unwillkürlich so zusammen, dass der Verkehr schmerzhaft oder unmöglich wird.

Vaginismus kann dem unbewussten Wunsch der Frau entspringen, sexuellen Verkehr zu verhindern. Mitunter liegt die Ursache in Schmer-

---

▲ siehe Seite 1359

■ siehe Abbildung Seite 1360

★ siehe Seite 1341

● siehe Tabelle Seite 1356

zen bei früherem Geschlechtsverkehr. Andere Gründe können Angst vor einer Schwangerschaft, vor Kontrolle durch den Partner und vor eigenem Kontrollverlust sein. Gelegentlich beruht Vaginismus auf körperlichen Problemen, z. B. einer Unterleibentzündung und Narben im Bereich der Scheidenöffnung. Eine Reizung durch Unterleibspülungen, Spermizide und Latexkondome kommt ebenfalls infrage.

Wegen der Schmerzen ertragen manche Frauen mit Vaginismus keinen Geschlechtsverkehr. Sexuelle Nähe ohne Penetration empfinden sie hingegen durchaus als angenehm. Manche Frauen können keine Tampons verwenden; sie brauchen für eine gynäkologische Untersuchung eventuell eine Betäubung.

Diagnose und Behandlung

Die Diagnose basiert auf der Schilderung der Frau, ihrer medizinischen Vorgeschichte, der körperlichen Untersuchung und der Reaktion auf eine Unterleibuntersuchung.

Körperliche Ursachen, die Vaginismus verursachen oder dazu beitragen, werden behandelt. Wenn seelische Faktoren zugrunde liegen, hilft gewöhnlich eine psychologische Beratung der Frau und ihres Partners.

Bei anhaltendem Vaginismus lernt die Frau eine Entspannungstechnik zur Entkrampfung der Muskeln. Die Technik beruht auf einer allmählichen Weitung der Scheide. Anfangs führt die Frau sehr feine, mit einem Gleitmittel versehene Plastikstäbe (Dilatatoren) in die Scheide ein. Sobald sie sich damit wohl fühlt, wählt sie zunehmend dickere Dilatatoren. Wenn die Frau diese beschwerdefrei einführen kann, können sie und ihr Partner erneut versuchen, Verkehr zu haben.

Kegelübungen zur Kräftigung der Beckenbodenmuskulatur können hilfreich sein. Sie werden mit eingeführtem Dilatator durchgeführt. Für diese Übungen werden die Muskeln um Scheide, Harnröhre und After, die auch den Harnfluss regulieren, zehn- bis zwanzigmal nacheinander fest angespannt und wieder entspannt. Die Übungen sollten mehrmals täglich durchgeführt werden. Die Frau gewinnt dadurch Kontrolle über die Muskeln, die sich unwillkürlich zusammengezogen haben.

Vulvodynie

Unter Vulvodynie versteht man chronische Beschwerden an der Vulva, dem Bereich der äußeren Geschlechtsorgane.

Kegelübungen

Kegelübungen tragen zur Kräftigung der Beckenmuskulatur bei, insbesondere der Muskeln um Scheide, Harnröhre und After. Regelmäßig durchgeführt, können sie die Sexualfunktion verbessern und unwillkürlichen Harnabgang mindern oder verhindern.

Bei Kegelübungen spannt die Frau die Muskeln, mit denen der Harnfluss gesteuert wird, etwa zehn Sekunden lang an. Anschließend werden sie zehn Sekunden lang bewusst entspannt. Diese Übung wird dreimal am Tag zehn- bis zwanzigmal hintereinander durchgeführt. Gewöhnlich verbessert sich der Muskeltonus innerhalb von zwei bis drei Monaten. Kegelübungen lassen sich nahezu überall durchführen, im Sitzen, Stehen und Liegen.

Die richtigen Muskeln lassen sich leichter finden, wenn die Frau einen Finger in die Scheide einführt und dann anspannt, oder indem sie versucht, den Harnfluss zu unterbrechen. Wenn der Finger den Druck fühlt oder der Harn nicht mehr fließt, werden die richtigen Muskeln eingesetzt.

Vulvodynie setzt normalerweise plötzlich ein und entwickelt sich zu einem chronischen Problem, das Monate bis Jahre anhält. Die Ursache ist unbekannt. Eine Vulvodynie findet sich häufiger bei Frauen mit Infektionen (besonders bei Hefepilzinfektionen und sexuell übertragbaren Krankheiten), Hauterkrankungen, Diabetes, Präkanzerosen, Krebs oder Krämpfen der Muskulatur, welche die Beckenorgane stützt. Bestimmte Substanzen (z. B. Seifen, Intimsprays, Binden, Waschmittel und Synthetikfasern) können eine allergische Reaktion hervorrufen und die Vulva reizen. Damit erhöht sich die Wahrscheinlichkeit für das Auftreten einer Vulvodynie. Frauen, die hormonelle Veränderungen erleben oder die sexuelle Gewalt erlitten haben, können ebenfalls eher an Vulvodynie leiden. Der Verzehr bestimmter Speisen wie grüner Gemüse, Schokolade, Beeren, Bohnen und Nüsse erzeugt Reizstoffe im Urin.

Die Schmerzen können brennend und stechend sein. Die Vulva kann sich offen, gereizt und schmerzhaft anfühlen und rot und geschwollen oder normal erscheinen. Die Schmerzen können leicht bis unerträglich sein und gelegentlich oder ständig vorliegen. Sie können den Tagesablauf und die körperliche und sexuelle Betätigung behindern. Laufen und Sitzen können unangenehm werden.

Eine Vulvodynie wird diagnostiziert, indem andere Erkrankungen, die ähnliche Symptome hervorrufen können, ausgeschlossen werden. Das Ziel der Behandlung ist es, die Symptome zu lindern. Reizstoffe sollten gemieden werden. Baumwollwäsche kann hilfreich sein. Auf enge Kleidung und Miederhosen sollte die Frau ebenso verzichten wie auf Nahrungsmittel, die den Urin ansäuern. Als hilfreich erweisen sich häufig physikalische Therapien, darunter Übungen zur Verbesserung der Muskelspannung im Beckenbereich, Biofeedback und Entspannungstechniken.

Oberflächlich angewendete Schmerzmittel, z. B. eine Salbe mit Lidokain, können die Schmerzen lindern. Zwei- bis dreimal täglich kann auch eine Salbe mit Kortison einmassiert werden, um die Symptome abzuschwächen.

Infektionen oder andere Erkrankungen, die zu der Vulvodynie beitragen, werden behandelt. Manche Frauen profitieren von trizyklischen Antidepressiva ▲ und krampflösenden Mitteln ■.

Verminderte Libido

Bei einer Minderung der Libido nimmt der Sexualtrieb ab.

Dass sich der Sexualtrieb vorübergehend verringert, kommt häufig vor. Hält es jedoch an, kann das die Frau und ihren Partner irritieren.

Zum Teil wird der Sexualtrieb durch Sexualhormone wie Östrogen und Testosteron gesteuert. Hormonschwankungen und Veränderungen durch eine Schwangerschaft, die Wechseljahre und die Entfernung der Eierstöcke können den Sexualtrieb beeinflussen.

Ein verringerter Sexualtrieb kann auf Depressionen, Ängsten, Stress und Beziehungsproblemen beruhen. Bestimmte Medikamente, darunter krampflösende Mittel ★, Chemotherapeutika (z. B. Tamoxifen), Betablocker ●, und die »Pille« können ebenso mindernd wirken wie übermäßiger Alkoholkonsum.

Für die Diagnose fragt der Arzt die Frau nach Stress und anderen Bedingungen ihrer Lebensweise, ihrer sexuellen und medizinischen Vorgeschichte und den von ihr gebrauchten Medikamenten. Die Konzentration der Sexualhormone kann mit einer Blutprobe ermittelt werden.

Für die Behandlung werden entsprechende Medikamente nach Möglichkeit abgesetzt. Wenn seelische Faktoren eine Rolle spielen, kann eine Beratung sinnvoll sein. Bei einem niedrigen Hormonspiegel kann die Frau eine geringe Dosis Testosteron in Kombination mit Östrogen einnehmen.

Gestörte sexuelle Empfindungsfähigkeit

Bei einer dauerhaften Störung der sexuellen Erregbarkeit wird die Scheide nicht so feucht wie es für einen schmerzlosen Verkehr notwendig ist. Auch andere körperliche Reaktionen sexueller Erregung vor und während des Verkehrs bleiben aus.

Bei sexueller Stimulierung setzt die Scheide gewöhnlich Gleitsubstanzen frei. Schamlippen und Klitoris schwellen an, und die Brüste vergrößern sich etwas. Wenn die sexuelle Empfindungsfähigkeit gestört ist, bleiben diese Reaktionen trotz langer und intensiver sexueller Stimulierung aus.

Wenn die Störung bereits seit der Pubertät vorliegt, sind der Frau die Funktionen der Geschlechtsorgane (besonders der Klitoris) möglicherweise ebenso wenig bekannt wie wirksame Stimulierungstechniken. Das mangelnde Wissen führt zu Angst, die das Problem verschlimmert. Viele Frauen mit einer sexuellen Erregungsstörung assoziieren Sex mit Sünde und sexuelle Lust mit Schuld. Angst vor Nähe und ein negatives Selbstbild können ebenso dazu beitragen.

Wenn die Störung nach einer Zeit normaler Sexualität eintritt, deutet sie auf Beziehungsprobleme mit dem Partner hin. Andere häufige Ursachen sind Depressionen und Stress.

Zu den körperlichen Ursachen zählen eine Entzündung der Scheide, der Blase, Endometriose, Schilddrüsenunterfunktion, Diabetes mellitus, multiple Sklerose und Muskeldystrophie.

Eine sexuelle Erregungsstörung kann sich auch im Alter entwickeln. In den Wechseljahren wird die Scheidenhaut dünner und trockener, weil der Östrogenspiegel zurückgeht. Dadurch

---

▲ siehe Tabelle Seite 606   ■ siehe Tabelle Seite 484

★ siehe Tabelle Seite 484   ● siehe Tabelle Seite 126

kann der Verkehr mit Schmerzen verbunden sein, und die Erregbarkeit nimmt weiter ab.

Medikamente wie die »Pille«, Mittel gegen Bluthochdruck, Depressionen und Beruhigungsmittel können die sexuelle Empfindungsfähigkeit beeinträchtigen. Eine operative Entfernung der Gebärmutter und der Brust können das sexuelle Selbstbild der Frau beeinträchtigen und die sexuelle Empfindung stören.

Viele Frauen mit einer gestörten sexuellen Erregbarkeit haben einen geringen Sexualtrieb. Da die Scheide nicht ausreichend feucht wird, ist der Geschlechtsverkehr gewöhnlich schmerzhaft und unangenehm.

Diagnose und Behandlung

Um das Ausmaß der Störung festzustellen und die Ursache zu ermitteln, stellt der Arzt Fragen über die sexuelle und medizinische Vorgeschichte und untersucht die Frau.

Bei einer seelisch bedingten Ursache hilft häufig eine Beratung der Frau, an der der Partner teilnimmt. Mitunter ist auch eine Einzel- oder Gruppentherapie sinnvoll. Körperliche Befunde werden behandelt. Frauen nach den Wechseljahren können von einer Behandlung mit Östrogen oder männlichem Hormon (Testosteron) profitieren. Östrogenhaltige Cremes und Vaginalzäpfchen wirken dem Dünnerwerden und Austrocknen der Scheidenhaut entgegen und verbessern ihre Gleitfähigkeit. Ob Testosteron zur Behandlung von Frauen mit sexueller Erregungsstörung geeignet ist, ist umstritten.

Fokussierungsübungen für Paare können dazu beitragen, Ängste vor körperlicher Intimität und sexuellem Verkehr abzubauen. Unter Umständen hilft auch Aufklärung über die Funktionsweise der Geschlechtsorgane. Eine Frau kann lernen, mit welchen Techniken sie sich und ihren Partner wirkungsvoll reizen kann. Kegelübungen können eine Hilfe sein, weil sie die Muskeln kräftigen, die am Verkehr beteiligt sind.

Sexualtherapie: Fokussierungstechnik

Die Konzentration auf Körperempfindungen kann Paaren helfen, deren sexuelle Schwierigkeiten eher auf psychischen Faktoren beruhen. Die Technik zielt darauf ab, beiden Partnern bewusst zu machen, was jeder von ihnen angenehm empfindet, und Leistungsdruck abzubauen. Sie wird häufig im Rahmen einer Behandlung wegen mangelnder Libido, sexueller Erregungsstörung, Orgasmusstörung und erektiler Dysfunktion (Impotenz) eingesetzt.

Die Therapie verläuft in drei Schritten. Beide Partner müssen sich mit der jeweiligen Form der Intimität wohl fühlen, ehe man zum nächsten Schritt übergeht.

- Der erste Schritt gilt der Konzentration auf die Berührung anstelle der sexuellen Erregung oder dem Verkehr. Beide Partner berühren sich abwechselnd, wo immer sie möchten, ausgenommen an den Genitalien und den Brüsten.
- Im zweiten Stadium dürfen sich die Partner jeweils am gesamten Körper berühren, auch an den Genitalien und Brüsten. Die Konzentration gilt jedoch nach wie vor dem Gefühl bei der Berührung, nicht der sexuellen Reaktion. Verkehr ist nicht gestattet.
- Der dritte Schritt bezieht gegenseitige Berührungen mit ein, die unter Umständen zu Geschlechtsverkehr führen, wenn beide Partner sich zunehmend wohl damit fühlen, den anderen zu berühren und berührt zu werden. Die Konzentration gilt eher dem Genießen als einem Orgasmus.

Orgasmusstörung

Als Orgasmusstörung gilt ein verzögerter oder ausbleibender sexueller Höhepunkt trotz ausreichend langer und intensiver sexueller Stimulation.

Wie viel und welche Stimulation eine Frau für einen Orgasmus braucht, ist individuell sehr unterschiedlich. Die meisten Frauen können einen Orgasmus erleben, wenn ihre Klitoris stimuliert wird; dennoch kommen bei weitem nicht alle Frauen regelmäßig beim Geschlechtsverkehr zum Orgasmus. Eine Orgasmusstörung liegt vor, wenn dauerhaft und häufig solche Probleme bestehen, die die Sexualität stören und zu Irritationen führen.

Frauen, die gelernt haben, wie sie zum Orgasmus kommen, verlieren diese Fähigkeit allenfalls aufgrund schlechter sexueller Verständigung, Partnerschaftskonflikten, einer traumatischen Erfahrung oder einer körperlichen oder psychischen Erkrankung. Es kommen dabei dieselben Erkrankungen in Betracht wie bei der gestörten sexuellen Erregbarkeit. Eine häufige Ursache sind Depressionen.

Die Orgasmusstörung kann darauf beruhen, dass der Verkehr endet, bevor die Frau ihren Höhepunkt erreicht, z. B. weil der Samenerguss des Mannes zu früh eintritt. Andere Möglichkeiten sind, dass die sexuelle Stimulation unzureichend ist oder das Paar zu wenig von der Funktionsweise der Geschlechtsorgane versteht. Manche Frauen reagieren zwar mit Erregung, kommen jedoch nicht zum Orgasmus, weil sie Angst haben, »sich gehen zu lassen«. Diese Angst kann auf Schuldgefühlen nach einem angenehmen Erlebnis, auf Angst vor Abhängigkeit von einer Lust, die der Partner bereitet, oder auf Angst vor Kontrollverlust beruhen.

Bestimmte Medikamente, besonders Serotonin-Wiederaufnahmehemmer (z. B. Fluoxetin ▲) können den Orgasmus hemmen.

Eine Orgasmusstörung kann vorübergehend sein, nach Jahren normaler Sexualfunktion auftreten oder lebenslang anhalten. Sie kann stets oder nur in bestimmten Situationen vorliegen. Die meisten Frauen, die nur schwer zum Orgasmus kommen, sind auch schwer erregbar.

Diagnose und Behandlung

Die Diagnose beruht auf der Schilderung des Problems durch die Frau. Die Ursache wird ermittelt, indem der Arzt die Frau nach ihrer sexuellen und medizinischen Vorgeschichte und Medikamenteneinnahme befragt und sie untersucht.

Bei psychischen Ursachen hilft oft eine Beratung, in die der Partner mit einbezogen wird. Unter Umständen ist eine Psychotherapie für die Frau oder eine Paartherapie empfehlenswert. Wenn körperliche Erkrankungen zugrunde liegen, werden diese behandelt.

Weitere nützliche Maßnahmen sind Paarübungen zur Empfindungsfähigkeit, Informationen über die Funktionsweise der Geschlechtsorgane und Kegelübungen.

KAPITEL 249

Brusterkrankungen

Erkrankungen der weiblichen Brust können gutartig und bösartig sein. Die meisten sind gutartig, nicht lebensbedrohlich und erfordern keine Behandlung. Eine Brustkrebserkrankung kann hingegen sehr belastend sein.

Symptome

Zu den geläufigen Symptome zählen Brustschmerzen, Knoten und Ausfluss aus einer Brustwarze. Jede Frau, die eines der folgenden Symptome an sich beobachtet, sollte ihren Arzt aufsuchen:

- Ein Knoten, der sich fühlbar vom restlichen Brustgewebe unterscheidet und nicht wieder verschwindet
- Eine Schwellung, die nicht von selbst verschwindet
- Knötchen oder Grübchen in der Haut der Brust

- Schuppige Haut um die Brustwarze herum
- Veränderungen der Brustwarze (z. B. Einziehung)
- Ausfluss aus der Brustwarze, besonders mit Blutbeimischung

Brustschmerzen: Viele Frauen kennen Brustschmerzen (Mastalgie). Wenn sie auf hormonellen Veränderungen beruhen, treten sie während oder kurz vor der Periode auf oder im Frühstadium einer Schwangerschaft. Frauen, die mit der »Pille« verhüten oder nach den Wechseljahren eine Hormonbehandlung durchführen, haben häufig solche Schmerzen. Ursache ist ein Wachstum des Brustgewebes. Normalerweise sind derartige Schmerzen diffus und machen die Brust berührungsempfindlich. Schmerzen im Zusammenhang mit der Menstruation können über Monate bis Jahre kommen und gehen.

Andere Ursachen für Brustschmerzen sind Zysten, Infektionen und Abszesse. In solchen Fällen sind die Schmerzen auf einen bestimm-

▲ siehe Tabelle Seite 606

ten Ort begrenzt. Auch eine fibrozystische Brusterkrankung kann Brustschmerzen verursachen. Nur selten rühren die Schmerzen von Krebs her. Brustschmerzen, die länger als einen Monat anhalten, sollten abgeklärt werden.

Leichte Brustschmerzen verschwinden gewöhnlich ohne Behandlung. Schmerzen während der Menstruation lassen sich durch Parazetamol oder einen nichtsteroidalen Entzündungshemmer lindern.

Bei bestimmten, heftigen Schmerzformen können Danazol (ein synthetisches Hormon, das mit Testosteron verwandt ist) und Tamoxifen (ein Mittel zur Brustkrebsbehandlung) zum Einsatz kommen. Diese Arzneimittel hemmen die Wirkung der Hormone Östrogen und Progesteron auf die Brust. Da beide Mittel bei Langzeitanwendung unerwünschte Wirkungen haben, werden sie normalerweise nur kurze Zeit verwendet. Tamoxifen wird vorrangig Frauen nach den Wechseljahren verordnet, doch auch jüngere Frauen können davon profitieren.

Liegt eine spezifische Erkrankung vor, wird diese behandelt. So bereitet eine Zyste normalerweise keine Schmerzen mehr, sobald sie entleert wurde.

Knoten in der Brust: Derartiges ist häufig und meist gutartig. Es kann sich um flüssigkeitsgefüllte Hohlräume (Zysten) handeln und um feste Zellmassen, meist Fibroadenome ▲. Da sich aber auch bösartige Veränderungen durch Knoten bemerkbar machen, sollten sie ärztlich abgeklärt werden.

Weitere feste Brustknoten können auf verhärtetem Drüsengewebe beruhen und auf Narbengewebe, das sich anstelle von verletztem Fettgewebe gebildet hat (Fettnekrose). Beides ist gutartig und braucht nicht behandelt zu werden. Die Diagnose lässt sich jedoch nur durch eine Gewebeuntersuchung stellen.

Ausfluss aus der Brustwarze: In der Stillzeit und bei mechanischer Reizung der Brustwarze durch Streicheln, Saugen und reibende Kleidung ist es normal, dass Flüssigkeit aus der Brustwarze austritt. In den letzten Wochen der Schwangerschaft kann diese milchig sein. Üblicherweise ist die Flüssigkeit dünnflüssig, wolkig, weißlich oder nahezu klar und nicht klebrig. In der Schwangerschaft und Stillzeit kann mitunter auch eine leichte Blutbeimischung normal sein.

Sonst kann blutiger Ausfluss aus der Brustwarze auf einem gutartigen Tumor beruhen (z. B. in den Milchgängen, das intraduktale Papillom), mitunter allerdings auch auf Brustkrebs. Grünlicher Ausfluss rührt gewöhnlich von einem Fi-

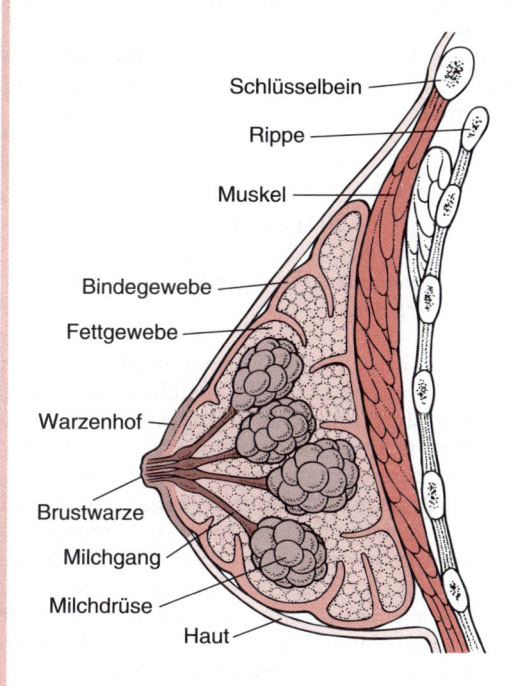

Innenansicht der Brust

Die weibliche Brust besteht aus Brustdrüsen (Lobuli), die in Fett- und Bindegewebe eingebettet sind. Die Milch, die diese Drüsen aussondern, fließt durch die Milchgänge zur Brustwarze. Um die Brustwarze liegt ein pigmentierter Hautbereich, der Warzenhof.

Schlüsselbein
Rippe
Muskel
Bindegewebe
Fettgewebe
Warzenhof
Brustwarze
Milchgang
Milchdrüse
Haut

broadenom her, einem gutartigen, festen Knoten. Bei einer Brustinfektion ist der Ausfluss eitrig und übel riechend. Milchiger Ausfluss in größeren Mengen bei Frauen, die nicht stillen, wird als Galaktorrhö ■ bezeichnet. Auch Tumoren der Hirnanhangdrüse und des Gehirns, Hirnhautentzündung und Kopfverletzungen können zu Ausfluss aus den Brustwarzen führen, ebenso Arzneimittel wie Antidepressiva und einige blutdrucksenkende Mittel. Bei hormoneller Verhütung mit der »Pille« kann ein wässriger Ausfluss auftreten.

Ausfluss aus nur einer Brustwarze hat seine Ursache meist in dieser Brust z. B. in Form eines Tumors. Beidseitiger Ausfluss geht eher auf ein Problem außerhalb der Brüste zurück, z. B.

▲ siehe Seite 1368   ■ siehe Seite 940

einen Tumor der Hirnanhangdrüse oder Arzneimittel.

Ein Ausfluss aus der Brustwarze, der länger als einen Zyklus anhält und der Frau ungewöhnlich vorkommt, sollte ärztlich abgeklärt werden. Frauen nach den Wechseljahren sollten den Arzt sofort aufsuchen. Unter Umständen wird eine Mammographie durchgeführt und der Hormonspiegel im Blut bestimmt. Auch eine Computertomographie und eine Kernspintomographie des Kopfes können durchgeführt werden.

Ist die Ursache geklärt, wird sie behoben. Beruht der Ausfluss auf einem gutartigen Tumor, kann man den entsprechenden Milchgang entfernen.

Brustzysten

Zysten sind flüssigkeitsgefüllte Säckchen innerhalb der Brust.

Zysten kommen in der Brust häufig vor. Bei manchen Frauen entwickeln sich viele Zysten, mitunter aufgrund einer fibrozystischen Brusterkrankung. Die Ursache ist unbekannt. Verletzungen könnten zu ihrer Entwicklung beitragen. Brustzysten können winzig sein oder mehrere Zentimeter Durchmesser erreichen.

Mitunter verursachen Zysten Schmerzen. Dann kann der Arzt die Flüssigkeit mit einer feinen Nadel ableiten. Anschließend werden die in ihr enthaltenen Zellen mikroskopisch untersucht. Erscheint die Flüssigkeit blutig, braun oder wolkig oder verschwindet die Zyste durch das Punktieren nicht oder taucht sie innerhalb von zwölf Wochen wieder auf, wird die gesamte Zyste operativ entfernt, da in seltenen Fällen auch ein Krebs in der Wand der Zyste vorliegen kann.

Fibroadenome

Fibroadenome sind kleine, feste, gummiartige, gutartige Knoten aus Binde- und Drüsengewebe.

Fibroadenome finden sich gewöhnlich bei jungen Frauen. Ihre Ursache ist unbekannt.

Die Knoten sind leicht zu verschieben und haben klar begrenzte Ränder, die leicht tastbar sind. Sie können sich wie kleine, rutschige Mur-

meln anfühlen. Meist werden die Knoten bei örtlicher Betäubung entfernt; allerdings kehren Fibroadenome häufig wieder. Wenn bereits mehrere solcher gutartiger Knoten entfernt wurden, kann man weitere hinzukommende auch in der Brust belassen.

Fibrozystische Brusterkrankung

Eine fibrozystische Brusterkrankung äußert sich durch Brustschmerzen, Zysten und gutartige Knoten.

Eine fibrozystische Brusterkrankung haben viele Frauen: knotige Bereiche in der Brust, gewöhnlich im äußeren, oberen Teil in Richtung Achselhöhle.

Die Blutspiegel der Hormone Östrogen und Progesteron ändern sich im Laufe des Zyklus. Wenn der Hormonspiegel ansteigt, vergrößern sich Milchdrüsen und -gänge und die Brüste lagern Flüssigkeit ein, sinkt der Spiegel, normalisiert sich das wieder. Fibrozystische Veränderungen beruhen auf diesen schwankenden Hormonwirkungen.

Bei einer fibrozystischen Brusterkrankung können sich die knotigen Bereiche vergrößern und sich schwer anfühlen. Meist sind sie berührungsempfindlich oder die Frau spürt einen brennenden Schmerz. Nach den Wechseljahren gehen die Symptome meist zurück. Bei fibrozystischer Brusterkrankung kann das Brustkrebsrisiko etwas erhöht sein. Außerdem ist Brustkrebs mitunter schwerer zu entdecken.

Man kann die Knoten entfernen und das Gewebe untersuchen. Manchmal werden die Zysten entleert, doch sie kehren häufig zurück. Eine gezielte Behandlung ist weder möglich noch erforderlich.

Brustentzündung und Abszess

Außerhalb der Stillzeit ist eine Brustentzündung (Mastitis) ▲ selten; sie tritt allenfalls nach einer Verletzung oder Operation auf. Häufigstes Symptom ist ein geschwollener, roter Bereich, der sich warm und empfindlich anfühlt. Eine seltene Form von Brustkrebs, der inflammatorische Brustkrebs ■, kann ähnliche Symptome hervorrufen. Eine Brustinfektion wird mit Antibiotika behandelt.

Ein Brustabszess, der noch seltener vorkommt und sich aus einer unbehandelten Brustentzündung entwickelt, ist eine Eiteransammlung in

▲ siehe Seite 1450   ■ siehe Seite 1370

der Brust. Er wird mit Antibiotika behandelt und gewöhnlich chirurgisch entleert.

Brustkrebs

Brustkrebs (Mammakarzinom) ist bei Frauen in Deutschland die häufigste Krebserkrankung und nach den verschiedenen Herz-Kreislauf-Erkrankungen die fünfthäufigste Todesursache. Für das Jahr 2000 wurde in Deutschland mit fast 52 000 Neuerkrankungen gerechnet.

Allerdings herrschen über diese Erkrankung eine Reihe falscher Vorstellungen. Beispielsweise ist die Aussage »Jede zehnte Frau bekommt Brustkrebs« irreführend. Diese Zahl beruht auf einer Schätzung, die von der Geburt bis zum 95. Lebensjahr reicht. Theoretisch wird also eine von zehn Frauen, die mindestens 95 Jahre alt werden, an Brustkrebs erkranken. Im Mittel sind die Frauen, die in Deutschland an Brustkrebs erkranken, 63 Jahre alt.

Für die Wahrscheinlichkeit, an Brustkrebs zu erkranken, sind eine Reihe von Risikofaktoren ermittelt worden. Die wichtigsten sind Geschlecht, Alter und familiäre Belastung. So scheinen regelmäßige Bewegung, besonders in der Jugend und als junge Erwachsene, und ein gesundes Gewicht das Risiko etwas zu senken. Regelmäßiger Alkoholgenuss hingegen scheint es zu erhöhen.

Viel wichtiger als der Versuch, Risikofaktoren zu beeinflussen, ist es, den Frühzeichen von Krebs gegenüber aufmerksam zu sein, damit die Erkrankung diagnostiziert und behandelt werden kann, solange die Heilungsaussichten gut sind. Die Selbstuntersuchung der Frau und Mammographien in dem empfohlenen Alter und in den entsprechenden Zeitabständen erleichtern die Früherkennung ▲.

Stadien

Die Stadieneinteilung beschreibt, wie weit der Krebs fortgeschritten ist. Sie hilft, die angemessenste Therapie zu finden. Die Stadienbeschreibungen lauten in Worten: in situ (nicht invasiv), lokalisiert invasiv, regional invasiv und entfernt invasiv (metastasierend). Eine detaillierterer Stadieneinteilung verwendet die Ziffern von 0 bis IV.

Carcinoma in situ ist das früheste Brustkrebsstadium. Ein Carcinoma in situ kann zwar einen erheblichen Teil der Brust befallen haben, doch es hat sich noch nicht in das umliegende Gewebe oder in andere Teile des Körpers ausgebreitet.

Ein **lokal invasives Karzinom** ist in umliegendes Gewebe eingedrungen, aber noch auf die Brust begrenzt.

Ein **regional invasives Karzinom** hat Gewebe im Umkreis der Brust einschließlich Brustwand und Lymphknoten befallen.

Bei **Fernmetastasierung** hat sich der Krebs von der Brust auf entferntere Körperteile ausgedehnt. Eine Brustkrebserkrankung neigt dazu, in die Lymphgefäße einzudringen, die größtenteils zu den Lymphknoten der Achselhöhle führen. Lymphknoten haben unter anderem die Aufgabe, ungewöhnliche Zellen, wie Tumorzellen, abzufangen und zu zerstören. Krebszellen, die diese Lymphknoten passiert haben, können sich überall im Körper ansiedeln. Auch über das Blut können sich die Tumorzellen ausbreiten. Metastasen finden sich bei Brustkrebs vor allem in den Knochen und im Gehirn, aber auch in Lunge, Leber und Haut. Noch Jahrzehnte nach der Diagnose und Behandlung können dort Metastasen auftreten. Ein Brustkrebs, der sich außerhalb der Brust verbreitet hat, hat wahrscheinlich auch schon andere Körperbereiche befallen, selbst wenn er dort nicht gleich entdeckt wird.

Erkrankungsformen

Brustkrebs wird nach dem Gewebe eingeteilt, in dem sein Wachstum beginnt, und nach dem Ausmaß seiner Ausbreitung. Ein duktales Karzinom hat seinen Ursprung in den Milchgängen. Diesem Typ gehören die meisten Mammakarzinome an. Ein lobuläres Karzinom beginnt in den Milchdrüsen (Lobuli). Dass Brustkrebs im Fett- oder Bindegewebe beginnt (Sarkom), ist selten.

Ein **duktales Carcinoma in situ** ist auf die Milchgänge der Brust begrenzt. Es dringt nicht ins umliegende Brustgewebe ein, kann sich aber entlang der Milchgänge ausbreiten und auf diese Weise einen größeren Teil der Brust befallen.

Ein **lobuläres Carcinoma in situ** wächst in den Milchdrüsen. Häufig tritt es beidseitig an mehreren Stellen auf. Bei einem Teil der Frauen mit dieser Krebsform entwickelt sich innerhalb der folgenden 24 Jahre invasiver Brustkrebs in derselben oder der anderen Brust.

Das **invasiv duktale Karzinom** beginnt in den Milchgängen, durchbricht jedoch deren Wand und wächst in das umliegende Brustgewebe ein. Es kann sich auch auf andere Körperteile ausbreiten.

▲ siehe Seite 1374 und Abbildung Seite 1339

Risikofaktoren für Brustkrebs

Alter
Mit zunehmendem Alter steigt das Risiko. Im Mittel sind die Frauen, die in Deutschland an Brustkrebs erkranken, 63 Jahre alt.

Frühere Brustkrebserkrankung
Frauen, bei denen bereits Brustkrebs aufgetreten ist, sind am stärksten gefährdet.

Brustkrebs in der Familiengeschichte
Brustkrebs bei Verwandten ersten Grades (Mutter, Schwester und Tochter) bedeutet ein doppeltes bis dreifaches Risiko, während eine Brustkrebserkrankung bei entfernteren Verwandten (Großmutter, Tante, Kusine) das Risiko nur leicht erhöht. Wenn Brustkrebs bei zwei und mehr Verwandten ersten Grades auftritt, ist das Erkrankungsrisiko einer Frau um das Fünf- bis Sechsfache erhöht.

Brustkrebsgene
Mittlerweile wurden bei zwei unterschiedlichen kleinen Frauengruppen zwei Gene identifiziert, die auf eine Veranlagung für Brustkrebs hindeuten. Diese Gene (BRCA1 und BRCA2) liegen bei weniger als einem Prozent aller Frauen vor. Wenn eine Frau eines dieser Gene trägt, liegt ihr Risiko, bis zum Alter von 80 Jahren an Brustkrebs zu erkranken, zwischen 50 und 85 Prozent.

Diese Gene liegen mit großer Wahrscheinlichkeit vor, wenn über drei Generationen hinweg jeweils mehrere Frauen der Familie an Brustkrebs erkrankt sind. Nur bei Frauen mit einer solchen Familiengeschichte erscheint es sinnvoll, eine Genanalyse zu machen. Bei Familien, in denen beide Varianten des Brustkrebsgens auftreten, tritt gehäuft Eierstockkrebs auf. Männer erkranken vermehrt an Brustkrebs, wenn die Familie mit dem BRCA2-Gen belastet ist.

Fibrozystische Brusterkrankung
Eine fibrozystische Brusterkrankung scheint nur bei Frauen mit einer erhöhten Zellmenge in den Milchgängen

---

Ein **invasiv lobuläres Karzinom** geht von den Milchdrüsen aus, dringt jedoch in das umliegende Brustgewebe ein und breitet sich auf andere Körperteile aus. Es tritt eher als andere Brustkrebsformen beidseitig auf.

Inflammatorischer Brustkrebs wächst ungewöhnlich rasch. Die Krebszellen blockieren die Lymphgefäße in der Haut der Brust, sodass die Brust entzündet erscheint: geschwollen, gerötet und heiß. Der inflammatorische Brustkrebs erfasst gewöhnlich die Lymphknoten in den Achselhöhlen, die als derbe Knoten tastbar sind. In der Brust selbst hingegen ist oft kein Knoten zu spüren, weil dieser Krebs die gesamte Brust erfasst.

Die **Paget-Krankheit** ist eine Sonderform des duktalen Karzinoms. Das erste Symptom ist eine verkrustete oder schuppige entzündete Stelle an der Brustwarze oder Ausfluss aus der Brustwarze. Gut die Hälfte aller Frauen mit dieser Krebsform haben auch einen tastbaren Knoten in der Brust. Ein **Paget-Karzinom** kann in situ oder invasiv sein. Da die Erkrankung häufig kaum Beschwerden verursacht, dauert es mitunter länger, ehe die Frau den Arzt aufsucht.

Weniger häufige Formen eines invasiven Brustkrebses sind das medulläre Karzinom, das tubuläre Karzinom und das muzinöse Karzinom (Kolloidkarzinom). Muzinöse Karzinome entwickeln sich eher bei älteren Frauen und wachsen langsam.

Das **Cystosarcoma phylloides** ist eine relativ seltene Brustkrebsform. Es entsteht im Brustgewebe um die Milchgänge und Milchdrüsen. Nur bei wenigen Betroffenen befällt es andere Körperteile.

Hintergrund
Brustkrebszellen tragen auf ihrer Oberfläche so genannte Rezeptoren. Ein Rezeptor hat eine Struktur, an die sich nur ganz bestimmte Substanzen anheften und dadurch die Aktivität der Zelle beeinflussen können. Das Vorhandensein bestimmter Rezeptoren auf den Brustkrebszellen beeinflusst, wie rasch sich der Krebs ausbreitet und wie er behandelt werden kann.

das Risiko zu erhöhen. Es bleibt mäßig, sofern nicht bei einer Biopsie ungewöhnliche Gewebestrukturen entdeckt werden oder in der Familie der Frau gehäuft Brustkrebs aufgetreten ist.

Alter bei Pubertät, erster Schwangerschaft und Eintritt der Wechseljahre

Je früher die Menstruation einsetzt, desto höher ist das Brustkrebsrisiko. Für Frauen, deren Menarche vor dem zwölften Lebensjahr eintritt, liegt das Risiko bei 1,2 bis 1,4 gegenüber Frauen, deren Menarche nach dem 14. Geburtstag stattfindet. Je später die Wechseljahre und je später die erste Schwangerschaft, desto höher ist das Risiko. Frauen, die kein Kind geboren haben, tragen ein doppeltes Brustkrebsrisiko. Vermutlich spielt bei diesen Faktoren die längere Einwirkung des Östrogens eine Rolle, welches das Wachstum bestimmter Krebsarten begünstigt. (Eine Schwangerschaft bewirkt zwar ebenfalls hohe Östrogenspiegel, scheint jedoch das Brustkrebsrisiko zu senken.)

Längere Einnahme der »Pille« und Hormonbehandlung

Die meisten Studien konnten keine Verbindung zwischen der Einnahme der »Pille« und einer späteren Brustkrebserkrankung nachweisen. Eine mögliche Risikosteigerung gibt es allenfalls für Frauen, die viele Jahre die Pille eingenommen haben.

Eine Hormonbehandlung nach den Wechseljahren für mehr als fünf Jahre erhöht nachgewiesenermaßen das Risiko.

Übergewicht nach den Wechseljahren

Frauen, die nach den Wechseljahren Übergewicht aufweisen, sind etwas mehr gefährdet als normalgewichtige Frauen. Allerdings ist nicht bewiesen, dass eine fettreiche Ernährung eine Brustkrebserkrankung begünstigt.

Strahlenbelastung

Strahlenbelastung (z. B. durch eine Strahlentherapie bei Krebs oder erhöhte Belastung durch Röntgenstrahlen) vor dem 30. Lebensjahr erhöht das Risiko.

Das Wachstum von Brustkrebszellen mit Rezeptoren für Östrogen (östrogenrezeptorpositiv) wird durch Östrogen stimuliert. Diese Krebsform tritt häufiger bei Frauen jenseits der Wechseljahre auf als bei jüngeren Frauen. Andere Brustkrebszellen besitzen Rezeptoren für Progesteron (progesteronrezeptorpositiv); ihr Wachstum wird durch Progesteron angeregt. Östrogenrezeptorpositive Karzinome wachsen langsamer als -negative und haben eine bessere Prognose. Dasselbe gilt für progesteronrezeptorpositive und -negative Karzinome. Ein Krebs, der sowohl auf Östrogen als auch auf Progesteron anspricht, hat eine bessere Prognose als ein Krebs, der auf keines der beiden Hormone reagiert.

Alle Zellen haben HER-2/*neu*-Rezeptoren, die ihr Wachstum unterstützen. Brustkrebszellen mit vielen HER-2/*neu*-Rezeptoren wachsen häufig sehr rasch.

Symptome

Anfänglich bemerkt eine Frau nichts von ihrem Brustkrebs. Das erste Symptom ist gewöhnlich ein Knoten in der Brust, der sich deutlich anders anfühlt als das umliegende Gewebe. Die meisten Frauen entdecken den Knoten selbst. Verstreute, knotige Veränderungen in der Brust, besonders im oberen rechten Viertel deuten eher auf eine fibrozystische Brusterkrankung hin. Eine klar tastbare, derbe Verdickung, die nur in einer Brust auftaucht, ist jedoch krebsverdächtig.

Im Frühstadium ist der Knoten oft frei unter der Haut verschiebbar. In fortgeschrittenen Stadien ist er hingegen häufig an der Brustwand oder der Haut darüber festgewachsen. Dann ist der Knoten nicht mehr zu verschieben oder er kann nur mitsamt der Haut bewegt werden. Dass sich der Tumor an der Brustwand oder Haut angeheftet hat, ist zu erkennen, wenn die Frau die Arme hebt. Dann kann die Brust Dellen und andere Formveränderungen gegenüber der gesunden Seite aufweisen. Bei fortgeschrittenem Krebs können geschwollene Beulen und eiternde Wunden auf der Haut sichtbar sein. Mitunter ist die Haut über dem Knoten schrumplig und lederartig; ihre Oberfläche ähnelt der einer Orange.

Der Knoten kann Schmerzen verursachen, doch Schmerzen sind ein unzuverlässiges Zeichen. Schmerzen ohne Knoten sind selten ein Anzeichen für Krebs.

Die Lymphknoten können sich wie harte, kleine Kugeln anfühlen, besonders in der Achselhöhle der betroffenen Seite. Sie können aneinander kleben und an Haut oder Brustwand haften. Normalerweise sind sie höchstens etwas druckempfindlich.

Beim inflammatorischen Brustkrebs erscheint die Brust heiß, rot und geschwollen. Die Haut kann schrumplig und lederig aussehen wie die einer Orange und Rillen aufweisen. Mitunter ist die Brustwarze nach innen gezogen. Häufig tritt Ausfluss aus der Brustwarze auf. Ein Knoten ist bei dieser Krebsform nur selten zu tasten.

Früherkennungsuntersuchung

Ein früh erkannter Brustkrebs hat die besten Heilungsaussichten. Bei Früherkennungsuntersuchungen wird auf Erkrankungen geprüft, bevor sich Symptome zeigen.

Frauen, die sich regelmäßig selbst untersuchen, können Knoten frühzeitig entdecken. Die Selbstuntersuchung senkt zwar nicht die Sterberate an Brustkrebs und mit ihr werden auch nicht so viele Brustkrebserkrankungen im Frühstadium aufgedeckt wie mit der Mammographie, aber in der Regel können Tumoren, die bei einer Selbstuntersuchung gefunden werden, weniger eingreifend behandelt werden.

Im Rahmen der gynäkologischen Früherkennungsuntersuchung wird auch die Brust abgetastet. Der Arzt schaut nach Unregelmäßigkeiten wie Grübchen, gespannte Haut, Knoten und Ausfluss. Er tastet beide Brüste mit den drei mittleren Fingern ab und prüft, ob die Lymphknoten in der Achselhöhle oder über dem Schlüsselbein vergrößert sind. Wenn Lymphknoten tastbar sind, wird geprüft, ob sie an der Haut oder an der Brustwand haften oder aneinander hängen.

Bei der **Mammographie** ▲ wird die Brust mit Röntgenstrahlen untersucht. Dieses ist die bisher erfolgreichste Methoden, um Brustkrebs im Frühstadium zu erkennen. Die Aufnahmen können jedoch einen falschpositiven Befund ergeben: Hinweise auf Krebs, obwohl keiner vorliegt. Ein positives Ergebnis zieht weitere Untersuchungen nach sich, unter anderem eine

Biopsie der Brust. Bis zu 15 Prozent aller Mammakarzinome werden bei einer Mammographie nicht entdeckt.

Die Sterblichkeit an Brustkrebs kann, abhängig vom Alter der Frau, durch regelmäßige Mammographien um 20 bis 40 Prozent gesenkt werden. Für Frauen zwischen dem 50. und 70. Lebensjahr ist der Nutzen dieser Maßnahme belegt; auch für Frauen zwischen 40 und 50 Jahren ist er wahrscheinlich; nach dem 70. Lebensjahr ist der Nutzen anzunehmen. In Deutschland wird allen Frauen zwischen 50 und 70 Jahren geraten, zur Brustkrebsfrüherkennung alle zwei Jahre eine Mammographie mit Bildern in zwei Ebenen machen zu lassen. Damit diese den Frauen aber wirklich mehr nützt als schadet, müssen bestimmte Vorgaben hinsichtlich der Qualität der Untersuchungstechnik und der ärztlichen Auswertung erfüllt sein. Diese sind am ehesten in den zertifizierten Brustkrebszentren zu erwarten.

Diagnose

Wenn bei der Tastuntersuchung ein Knoten oder eine andere verdächtige Veränderung entdeckt wird, ist als nächste Untersuchung eine Mammographie erforderlich.

Mitunter wird Ultraschall eingesetzt, um zwischen einer flüssigkeitsgefüllten Zyste und einem festen Knoten zu unterscheiden. Zysten sind gewöhnlich gutartig und können lediglich beobachtet oder mit einer kleinen Kanüle entleert werden. Bei einem festen Knoten, der auf Krebs hindeutet, wird dann eine Feinnadelbiopsie oder eine Stanzbiopsie durchgeführt, bei der aus dem Knoten eine Zellprobe entnommen wird. Hat sich dabei der Krebsverdacht nicht bestätigt, wird eine Gewebeprobe (Inzisionsbiopsie) entnommen, um sicherzugehen, dass die bisherige Biopsie den Krebs nicht verfehlt hat. Der gesamte Knoten wird nur entfernt, wenn mit den anderen Methoden nicht zu klären ist, ob es sich um einen Herd handelt, der operiert werden muss oder nicht. Der Eingriff findet bei örtlicher Betäubung statt, sodass kein Klinikaufenthalt erforderlich ist.

Bei Verdacht auf ein Pagetkarzinom der Brustwarze wird eine Biopsie des Brustwarzengewebes durchgeführt. Mitunter lässt sich diese Krebsform auch durch die mikroskopische Untersuchung einer Probe des Ausflusses diagnostizieren.

Die Biopsieproben werden mikroskopisch auf Krebszellen untersucht. Sind solche aufgetaucht, werden sie weiter analysiert, um festzustellen, ob sie besondere Merkmale aufweisen. So wird

---

▲ siehe Abbildung Seite 1339

ermittelt, ob Östrogen- und Progesteronrezeptoren vorliegen, wie viele HER-2/*neu*-Rezeptoren nachweisbar sind, und wie rasch sich die Krebszellen teilen. Diese Informationen helfen bei der Einschätzung, wie rasch sich der Krebs ausbreitet und welche Behandlung den größten Erfolg verspricht.

Wenn ein Knoten tastbar oder sicher ist, dass die Lymphknoten in der Achselhöhle befallen sind, wird mit weiteren Untersuchungen nach Fernmetastasen gesucht. Dazu werden die Lunge geröntgt, die Leber im Ultraschall angeschaut und ihre Funktion durch Blutuntersuchungen überprüft. Mit einer Szintigraphie kann der Zustand der Knochen geprüft werden.

Behandlung

Die Entscheidung über die Art der Behandlung treffen der Arzt und die Frau in Absprache miteinander, nachdem die Frau gründlich über ihre Erkrankung und die für sie speziell geeigneten Behandlungsmöglichkeiten informiert worden ist. Frauen, die in einer gesetzlichen Krankenkasse versichert sind, haben die Möglichkeit, an einem strukturierten Behandlungsprogramm für Brustkrebs teilzunehmen.

Die vorgeschlagene Behandlung hängt von Stadium und Art der Krebserkrankung ab, dem Alter der Frau, ihrem individuellen Risiko, welche Krankheiten sie über die Brustkrebserkrankung hinaus noch hat und wie ihre familiären und beruflichen Bedingungen sind.

Die erste Maßnahme bei Brustkrebs ist üblicherweise die Operation. Strahlentherapie, Chemotherapie und eine Hormontherapie können hinzukommen. Häufig werden verschiedene Therapieformen kombiniert.

Operation: Der Tumor und ein Teil des umliegenden Gewebes werden entfernt. Es gibt in erster Linie zwei Möglichkeiten der Tumorentfernung, die brusterhaltende Operation und die Abnahme der Brust (Mastektomie).

Bei der **brusterhaltenden Operation** wird ein möglichst großer Teil der Brust intakt gelassen. Es gibt verschiedene Arten:
- Bei der Lumpektomie wird der Tumor mit einem Saum des umliegenden, gesunden Gewebes entfernt.
- Bei der weiten Exzision bzw. partiellen Mastektomie wird neben dem Tumor ein etwas größerer Teil des umliegenden gesunden Gewebes entfernt.
- Bei der Quadrantenresektion wird ein Viertel der Brust abgenommen.

An eine brusterhaltende Operation schließt sich immer eine Bestrahlung an.

BRUSTKREBSSTADIEN	
STADIUM	**BESCHREIBUNG**
0	Der Tumor ist auf einen Milchgang oder eine Milchdrüse begrenzt und noch nicht ins umliegende Brustgewebe eingedrungen (Carcinoma in situ).
I	Der Durchmesser des Tumors beträgt weniger als zwei Zentimeter. Er hat sich noch nicht über die Brust hinaus ausgebreitet.
II	Der Tumor hat zwischen zwei und fünf Zentimeter Durchmesser bzw. hat auf mindestens einen Lymphknoten in der Achselhöhle auf der befallenen Seite übergegriffen.
III	Der Durchmesser des Tumors beträgt mehr als fünf Zentimeter, bzw. der Tumor hat sich auf Lymphknoten ausgebreitet, die miteinander oder mit dem umliegenden Gewebe verwachsen sind, oder der Tumor hat – unabhängig von seiner Größe – auf die Haut, die Brustwand oder die Lymphknoten innerhalb des Brustraums übergegriffen.
IV	Der Tumor hat sich – unabhängig von seiner Größe – in entfernte Organe oder Gewebe (z. B. Lunge oder Knochen) oder in brustferne Lymphknoten ausgebreitet.

Die **Brustentfernung** (Mastektomie) kann auf verschiedene Arten durchgeführt werden:
- Bei der einfachen Mastektomie wird das gesamte Brustgewebe entfernt. Der Brustmuskel bleibt jedoch unversehrt, und es bleibt so viel Haut zurück, dass die Wunde damit bedeckt werden kann. Damit wird eine Brustrekonstruktion einfacher.
- Bei der modifiziert radikalen Mastektomie werden neben dem Brustgewebe auch Lymphknoten aus der Achselhöhle entfernt. Der Brustmuskel bleibt jedoch erhalten.
- Bei der radikalen Mastektomie werden das Brustgewebe, die Lymphknoten in der Achselhöhle und der Brustmuskel entfernt.

Eine **Lymphknotenentfernung** wird bei allen Frauen durchgeführt, deren Tumor operiert wurde. Insgesamt werden mindestens zehn Lymphknoten aus je zwei Ebenen entnommen: aus der, die dem Tumor sehr nahe liegt, und aus der etwas weiter entfernt liegenden. Sie werden mikroskopisch auf abgesiedelte Krebszellen hin

Selbstuntersuchung der Brust

1. Stellen Sie sich vor einen Spiegel, und betrachten Sie Ihre Brüste. Normalerweise sind sie etwas unterschiedlich groß. Prüfen Sie, ob sich der Größenunterschied verändert hat, ob die Brustwarzen nach innen gezogen erscheinen oder ob Sekret austritt. Achten Sie auf Dellen und Grübchen in der Haut.

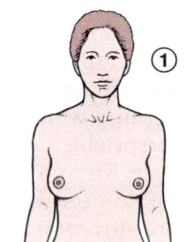

2. Verschränken Sie die Hände hinter dem Kopf, und drücken Sie sie gegeneinander. Dadurch werden geringfügige Veränderungen besser sichtbar. Achten Sie auf Veränderungen der Form und Kontur Ihrer Brüste, besonders im unteren Bereich.

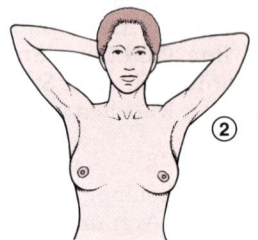

3. Stemmen Sie die Hände in die Hüften, und lehnen Sie sich leicht nach vorn. Schultern und Ellenbogen werden nach vorne gedrückt. Achten Sie wieder auf Veränderungen der Form und Kontur.

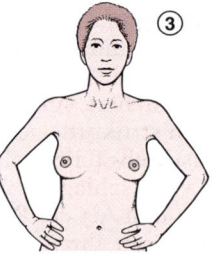

Den nächsten Teil der Untersuchung führen viele Frauen unter der Dusche durch, weil die Hand auf der nassen Haut besser gleitet.

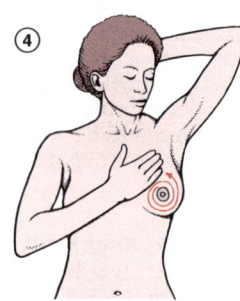

4. Heben Sie den linken Arm. Tasten Sie die linke Brust mit drei oder vier flach gehaltenen Fingern der rechten Hand sorgfältig ab. Bewegen Sie die Hand in kleinen Kreisen von außen her in Richtung Brustwarze. Drücken Sie dabei sanft, aber fest, und tasten Sie nach ungewöhnlichen Schwellungen und Knoten unter der Haut. Lassen Sie keinen Bereich aus. Untersuchen Sie auch die Achselhöhle und den Bereich zwischen Brust und Achselhöhle sorgfältig auf Knoten.

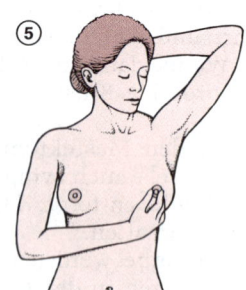

5. Drücken Sie vorsichtig die linke Brustwarze zusammen, um zu prüfen, ob Sekret austritt.

Wiederholen Sie Schritt vier und fünf bei der rechten Brust.

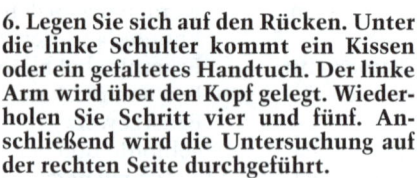

6. Legen Sie sich auf den Rücken. Unter die linke Schulter kommt ein Kissen oder ein gefaltetes Handtuch. Der linke Arm wird über den Kopf gelegt. Wiederholen Sie Schritt vier und fünf. Anschließend wird die Untersuchung auf der rechten Seite durchgeführt.

Jede Frau sollte ihre Brust jeden Monat zur selben Zeit auf diese Weise untersuchen. Am zweiten und dritten Tag nach Ende der Menstruation sind die Brüste meist weniger empfindlich und nicht geschwollen. Frauen nach den Wechseljahren sollten einen Tag für die Untersuchung festlegen.

Nach einer Veröffentlichung des National Cancer Institute.

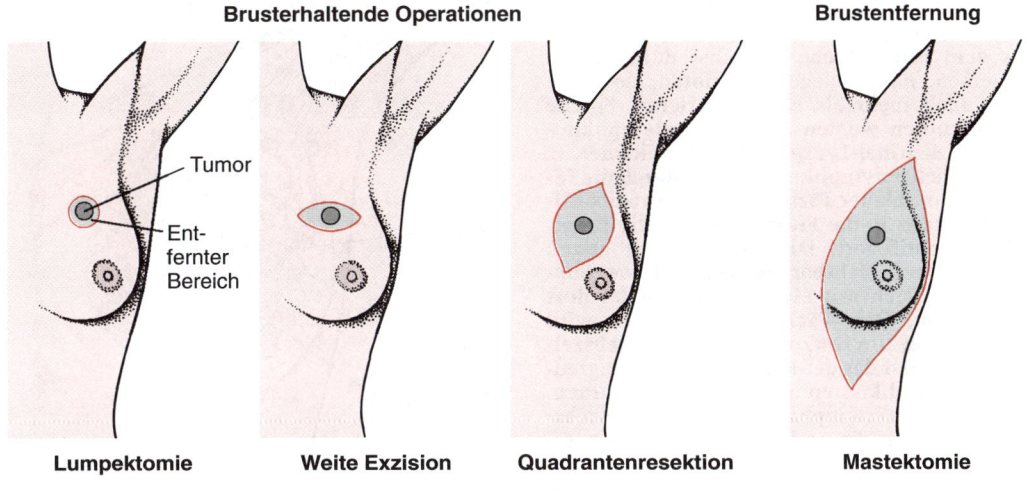

Brustkrebsoperationen

Brustkrebs kann brusterhaltend operiert werden, indem der Tumor und ein Teil des umliegenden gesunden Gewebes entfernt werden; manchmal muss die Brust aber auch ganz entfernt werden. Zu den brusterhaltenden Operationen gehören die Lumpektomie, bei der nur wenig gesundes Gewebe entfernt wird, die »weite Exzision«, bei der etwas mehr gesundes Gewebe entfernt wird, und die Segment- oder Quadrantenresektion, bei der ein Viertel der Brust abgenommen wird.

Brusterhaltende Operationen

Tumor

Entfernter Bereich

Brustentfernung

Lumpektomie   **Weite Exzision**   **Quadrantenresektion**   **Mastektomie**

untersucht. Finden sich in einem von ihnen Krebszellen, werden auch die noch weiter entfernt liegenden Lymphknoten herausoperiert.

Die Lymphknoten zu entfernen, kann den Abtransport von Gewebeflüssigkeit beeinträchtigen. Dadurch kann sich Flüssigkeit anstauen und anhaltende Schwellungen im Arm oder der Hand verursachen (Lymphödem). Die Beweglichkeit von Arm und Schulter kann eingeschränkt sein. Auch eine Gefühlstaubheit und ein anhaltendes Gefühl des Brennens und Infektionen sind möglich.

Die **Wächterlymphknotenbiopsie** ist eine Möglichkeit, die Probleme der Lymphknotenentfernung zu vermindern. Dabei wird der erste Lymphknoten, der hinter dem Tumor liegt, entfernt und untersucht. Enthält dieser Knoten Krebszellen, werden auch die anderen Lymphknoten entfernt. Ist der Wächterknoten jedoch krebsfrei, bleiben die anderen Lymphknoten im Körper. Ob diese Methode ebenso aussagekräftig ist wie die Entfernung der Lymphknoten, wird noch geprüft.

Ein **Wiederaufbau der Brust** kann gleich im Anschluss an die Entfernung, aber auch später stattfinden. Dazu kann Gewebe aus anderen Körperteilen verpflanzt oder es können flüssigkeitsgefüllte Kissen eingesetzt werden.

Strahlentherapie: Bei diesem Verfahren werden zurückgebliebene Krebszellen im operierten und angrenzenden Bereich und den nahen Lymphknoten mit radioaktiven Strahlen zerstört. Zu den Nebenwirkungen gehören Schwellungen in der Brust, Rötung und Blasenbildung der Haut im behandelten Bereich sowie Müdigkeit. Diese Erscheinungen bilden sich gewöhnlich innerhalb von höchstens einem Jahr zurück. Einige Frauen, die sich einer Strahlenbehandlung unterziehen, erleiden Rippenbrüche, die geringe Beschwerden verursachen. Noch weniger machen sechs bis 18 Monate nach Abschluss der Strahlentherapie eine leichte Lungenentzündung durch, die sich durch trockenen Husten und Kurzatmigkeit bei körperlicher Anstrengung äußert und bis zu sechs Wochen anhält.

Arzneimittel: Zur Hemmung des Krebswachstums im ganzen Körper werden zusätzlich zu Operation und Bestrahlung auch Chemotherapeutika und mitunter hormonblockierende Arzneimittel eingesetzt, wenn Krebszellen in den Lymphknoten nachgewiesen wurden, häufig auch, wenn keine Krebszellen dort nachweisbar

Was ist ein Wächterlymphknoten?

Ein Netzwerk aus Lymphgefäßen und Lymphknoten leitet die Gewebeflüssigkeit aus der Brust ab. Die Lymphknoten können auffällige Zellen (z. B. Bakterien oder Krebszellen) aus der Flüssigkeit festhalten. Mitunter passieren Krebszellen die Lymphknoten und breiten sich über die Lymphbahnen auf entferntere Körperteile aus. Für gewöhnlich läuft die Flüssigkeit aus dem Brustgewebe zunächst durch einen einzelnen, nahe gelegenen Knoten, doch sie kann auch mehr als einen passieren. Solche Lymphknoten werden als Wächterlymphknoten oder Sentinel-Lymphknoten bezeichnet.

Der Wächterlymphknoten wird durch die Injektion von blauer Farbe oder einer radioaktiven Substanz in die Flüssigkeit um die Brustzellen identifiziert. Die Farbe ist im ersten Lymphknoten sichtbar, die radioaktive Substanz lässt sich mit einem Geigerzähler dort nachweisen. Der Wächterlymphknoten wird nun entfernt, um festzustellen, ob er Krebszellen enthält. Ist das der Fall, werden die angrenzenden Lymphknoten auch herausgenommen. Ist der Wächterlymphknoten frei von Krebszellen, bleiben die anderen Lymphknoten erhalten.

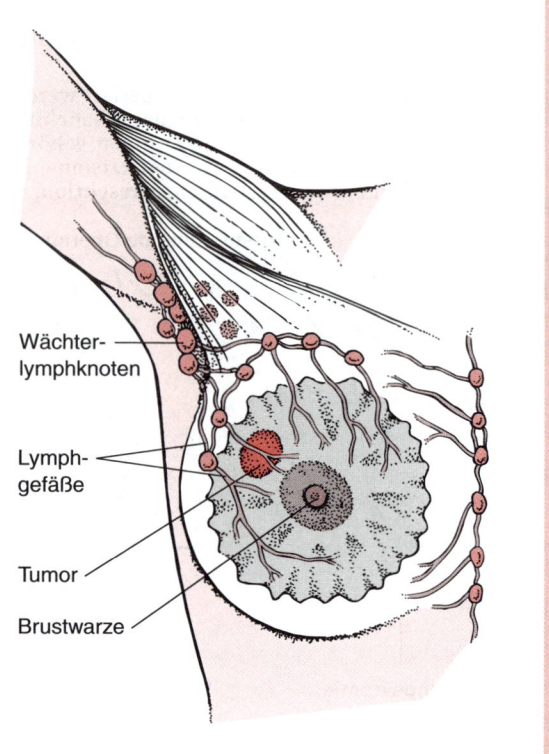

Wächter-lymphknoten

Lymph-gefäße

Tumor

Brustwarze

---

waren. Die Behandlung mit Arzneimitteln beginnt meist bald nach der Brustoperation und wird über mehrere Monate hinweg fortgesetzt. Manche Mittel wie Tamoxifen werden bis zu fünf Jahre lang verwendet.

Chemotherapie: Sie wird mit Arzneimitteln wie Cyclophosphamid, Doxorubicin, Epirubicin, Fluorouracil, Methotrexat und Paclitaxel ▲ durchgeführt. Diese Medikamente töten Zellen, die sich rasch vermehren, ab oder verlangsamen ihre Vermehrung. Chemotherapie muss immer mit einer Operation oder Bestrahlung kombiniert werden. Die Chemotherapeutika werden gewöhnlich in Zyklen intravenös verabreicht. Normalerweise folgen einem Behandlungstag mehrere behandlungsfreie Wochen zur Erholung. Es ist wirkungsvoller, mehrere Mittel zu kombinieren, als nur eines einzusetzen. Die Wahl der Arzneimittel richtet sich teilweise danach, ob in den nahe gelegenen Lymphknoten Krebszellen entdeckt wurden. Die Nebenwirkungen (z. B. Erbrechen, Übelkeit, Haarausfall

und Müdigkeit) sind je nach Kombination unterschiedlich. Wenn die Chemotherapie die Eier in den Eierstöcken zerstört, führt sie zu Unfruchtbarkeit und dem vorzeitigen Einsetzen der Wechseljahre.

Hormonblockierende Arzneimittel mindern die Aktivität von Östrogen oder Progesteron, die das Wachstum von Krebszellen mit Östrogen- oder Progesteronrezeptoren fördern. Solche Arzneimittel werden nur eingesetzt, wenn Krebszellen mit entsprechenden Rezeptoren vorliegen. Der häufigste Östrogenblocker ist Tamoxifen, das eingenommen wird. Bei Frauen mit östrogenrezeptorpositivem Krebs verbessert Tamoxifen die Prognose deutlich. Tamoxifen ist mit Östrogen verwandt und hat ähnliche Nutzen und Risiken wie eine Östrogentherapie nach den Wechseljahren ■. So kann Tamoxifen das Osteoporoserisiko senken und das Risiko für Gebärmutterkrebs (Endometriumkrebs) erhöhen. Anders als die Östrogentherapie kann Tamoxifen jedoch die Trockenheit der Scheide und Hitzewallungen nach den Wechseljahren verstärken.

Biologische Immunmodulatoren sind natürliche oder leicht abgewandelte Versionen von Sub-

---

▲ siehe Tabelle Seite 1039   ■ siehe Seite 1340

stanzen, die zum körpereigenen Immunsystem gehören. Solche Mittel stärken die Fähigkeit des Immunsystems, Krebs zu bekämpfen. Zu ihnen gehören Interferone, Interleukin-2, lymphozytenaktivierte Killerzellen, Tumornekrosefaktor und monoklonale Antikörper. Trastuzumab, ein monoklonaler Antikörper, wird bei metastasierendem Brustkrebs nur eingesetzt, wenn die Krebszellen viele HER-2/*neu*-Rezeptoren besitzen. Das Mittel heftet sich an HER-2/*neu* und verhindert, dass das Wachstum der Krebszellen weiter angeregt wird. Herceptin kann den Herzmuskel schwächen und so Herzprobleme hervorrufen. Andere biologische Immunmodulatoren werden mitunter als experimentelle Brustkrebstherapeutika eingesetzt ▲, aber ihre Wirkung ist noch nicht endgültig bestätigt.

Behandlung eines Carcinoma in situ (Stadium 0)

Die Standardbehandlung des **duktalen Carcinoma in situ** ist, alle verdächtigen Bereiche komplett zu entfernen. Gelingt das nicht oder ist das Karzinom größer als vier Zentimeter, sollte die Brust abgenommen werden. Die Achsellymphknoten brauchen bei dieser Tumorart nicht entfernt zu werden.

Beim **lobulären Carcinoma in situ** ist die Behandlung weniger klar. Die meisten Frauen werden nicht behandelt, aber engmaschig überwacht. Das heißt, sie werden fünf Jahre lang alle sechs bis zwölf Monate und anschließend jährlich untersucht. Zusätzlich wird jedes Jahr eine Mammographie gemacht. Wenn sich tatsächlich ein invasiver Krebs entwickelt, wächst er gewöhnlich langsam und kann daher wirksam behandelt werden.

Durch die Einnahme des Hormonblockers Tamoxifen für fünf Jahre lässt sich das Risiko eines invasiven Krebses zwar senken, aber nicht vollständig ausräumen.

Behandlung von lokalisiertem und regional invasivem Krebs (Stadium I bis III)

Ein Karzinom, das sich noch nicht über die nahen Lymphknoten hinaus ausgebreitet hat, wird praktisch immer operiert.

Die meisten Karzinome werden in einem Stadium entdeckt, in welchem sie brusterhaltend operiert werden können. So bleibt das äußere Bild des Körpers nahezu unverändert erhalten. Untersuchungen haben gezeigt, dass von den Frauen, deren Tumor nicht größer ist als vier Zentimeter, fünf Jahre nach einer brusterhaltenden Operation ebenso viele leben wie von den Frauen, deren Brust abgenommen wurde.

Aufgrund folgender Gründe kann es jedoch angebracht sein, die Brust zu entfernen:
- Der Tumor ist im Verhältnis zur Brust sehr groß.
- Das Röntgenbild zeigt ausgedehnte Kalkablagerungen, die auf bösartigen Veränderungen beruhen.
- Das Karzinom befindet sich in den Milchgängen, besteht aus miteinander verbundenen Bereichen und ist größer als vier Zentimeter.
- Es gibt zwei oder mehr Herde, die mehr als vier Zentimeter voneinander entfernt sind.
- Der Tumor kann nicht »im Gesunden« entfernt werden.
- Es gibt Gründe, die es unmöglich machen, die Frau nach einer brusterhaltenden Operation zu bestrahlen.

Nach einer brusterhaltenden Operation ist eine Strahlentherapie unerlässlich. Bei einer anderen Operationsart richtet sich die Entscheidung danach, welcher Klasse der Tumor zugeordnet wurde, nach dem Operationsergebnis – welches wiederum in Klassen unterteilt wird – und dem Lymphknotenbefall.

Eine Chemotherapie kommt bei Frauen nicht infrage, die folgende Kriterien aufweisen:
- Die Frau ist älter als 35 Jahre.
- Ihr Karzinom ist nicht größer als zwei Zentimeter.
- Die Tumorzellen sind hoch differenziert.
- Sie weisen Hormonrezeptoren auf.
- Die Lymphknoten waren frei von Tumorzellen.

Bei Frauen, für die eine oder mehrere dieser Bedingungen nicht zutreffen, sollte eine Chemotherapie in Betracht gezogen werden.

Frauen mit östrogenrezeptorpositivem Krebs werden meist mit Tamoxifen behandelt.

Behandlung von Brustkrebs mit Fernmetastasen (Stadium IV)

Bei der Behandlung eines Brustkrebs mit Fernmetastasen steht die Lebensqualität der Frau im Vordergrund. Üblicherweise wird die Brust operiert. Bei Frauen, deren Tumorzellen Hormonrezeptoren aufweisen oder bei denen man über die Hormonrezeptoren nichts weiß, wird dann eine Hormonbehandlung durchgeführt. Bei Frauen, die noch menstruieren, kann auch eine kombinierte Behandlung infrage kommen: Die Eierstockfunktion wird ausgeschaltet und die Östrogenwirkung an den Tumorzellen wird mit

---

▲ siehe Seite 1040

Wiederaufbau der Brust

Nach einer Amputation kann die Brust mit Gewebe aus anderen Körperteilen, gewöhnlich vom Bauch, oder mittels Silikon- oder Kochsalzimplantat wieder aufgebaut werden. Die Rekonstruktion kann sich unmittelbar an die Krebsoperation anschließen oder später stattfinden.

Bei vielen Frauen sieht eine rekonstruierte Brust natürlicher aus als die Brust nach einer Strahlentherapie, besonders wenn es sich um einen großen Tumor handelte. Wenn ein Implantat verwendet wird und genügend Haut übrig war, um es abzudecken, bleibt die Empfindungsfähigkeit der Haut über dem Implantat relativ gut erhalten. Kein Implantat fühlt sich jedoch so an wie eine echte Brust. Wenn Gewebe aus anderen Bereichen des Körpers transplantiert wird, geht viel von der Empfindungsfähigkeit verloren. Allerdings fühlt sich das körpereigene Gewebe mehr wie Brustgewebe an als Implantate.

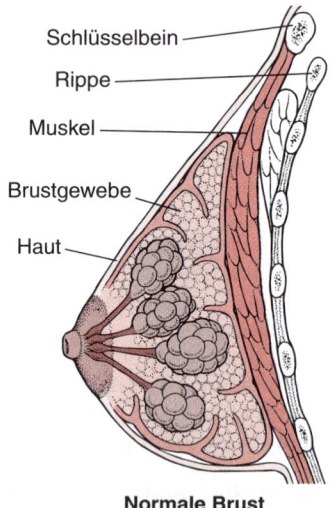

Schlüsselbein
Rippe
Muskel
Brustgewebe
Haut

Normale Brust

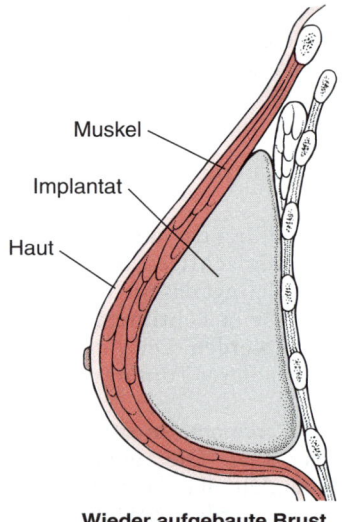

Muskel
Implantat
Haut

Wieder aufgebaute Brust

Medikamenten blockiert. Eine Strahlen- und/oder Chemotherapie wird je nach Situation erwogen. Schmerzen müssen gezielt und ausreichend gelindert werden ▲.

Behandlung spezieller Brustkrebsformen

Beim inflammatorischen Brustkrebs wird zunächst versucht, den Tumor medikamentös einzudämmen. Eventuell kann anschließend noch operiert werden

Bei der Paget-Krankheit findet meist eine einfache Mastektomie mit Entfernung der Lymphknoten statt. Seltener wird die Brustwarze mit einem Teil des umliegenden gesunden Gewebes entfernt.

Das Cystosarcoma phylloides wird gewöhnlich mit einer weiten Exzision behandelt, bei welcher der Tumor und ein großer Teil des um-

liegenden gesunden Gewebes entfernt werden. Ist der Tumor im Verhältnis zur Brust groß, so kann eine einfache Mastektomie durchgeführt werden.

Nachsorge

Nach Abschluss der Behandlung werden alle sechs Monate Nachsorgeuntersuchungen durchgeführt, bei denen Brüste, Brustraum, Hals und Achselhöhlen gründlich abgetastet werden. Einmal jährlich werden beide Brüste bzw. wird die verbliebene Brust geröntgt. Alle Veränderungen der Brüste und andere Symptome sollte die Frau mit dem Arzt besprechen. Andere Untersuchungen sind nicht erforderlich.

Eine Brustkrebstherapie kann das Leben einer Frau auf vielerlei Weise verändern. Die Unterstützung durch Familienmitglieder und Freunde kann ebenso hilfreich sein wie Selbsthilfegruppen. Auch eine psychologische Unterstützung kann von Nutzen sein.

▲ siehe Seite 44

KAPITEL 250

Krebserkrankungen der weiblichen Geschlechtsorgane

Alle weiblichen Geschlechtsorgane können an Krebs erkranken – Vulva, Scheide, Gebärmutterhals, Gebärmutter, Eileiter oder Eierstöcke.

Ein gynäkologisches Karzinom kann direkt in umliegende Gewebe und Organe einwachsen und sich über Lymphgefäße und Lymphknoten und das Blut in entfernte Teile des Körpers verbreiten.

Diagnose

Regelmäßig durchgeführte Früherkennungsuntersuchungen ▲ können Krebserkrankungen, insbesondere an Gebärmutterhals und Gebärmutter, frühzeitig aufdecken. Wenn auffällige Stellen bereits im Vorstadium (Präkanzerosen) entdeckt werden, können solche Untersuchungen sogar Krebs verhüten.

Eine Biopsie kann einen Krebsverdacht gewöhnlich bestätigen oder ausräumen. Bei einem diagnostizierten Krebs muss das Stadium durch bestimmte Verfahren näher bestimmt werden. Es richtet sich nach der Größe und Ausbreitung des Karzinoms. Zu den häufig genutzten Verfahren gehören Ultraschall, Computer- und Magnetresonanztomographie, Röntgenaufnahmen des Brustkorbs und Knochen- bzw. Leberszintigraphie.

Oft wird das Stadium erst bestimmt, nachdem das Karzinom entfernt wurde und Biopsien des umliegenden Gewebes einschließlich der Lymphknoten vorliegen. Karzinome der Gebärmutter und der Eierstöcke werden den Stadien I (frühestes Stadium) bis IV (fortgeschritten) zugeteilt. Bei manchen Krebsformen werden die Stadien durch alphabetische Buchstaben weiter unterschieden.

Behandlung

Die Hauptbehandlung gynäkologischer Karzinome besteht in der operativen Entfernung des Tumors. Der Operation kann eine Strahlen- oder Chemotherapie folgen. Die Bestrahlung kann von außen kommen oder innerlich erfolgen, indem radioaktive Implantate direkt auf den Tumor gesetzt werden. Eine äußerliche Strahlentherapie wird gewöhnlich über mehrere Wochen hinweg an mehreren Wochentagen durchgeführt. Für die innere Strahlentherapie muss die Frau einige Tage in der Klinik bleiben, bis die Implantate wieder entnommen werden.

Für eine Chemotherapie werden die Medikamente infundiert oder eingenommen. Sie dauert fünf Tage bis sechs Wochen, auf die eine Erholungsphase von mehreren Wochen folgt. Dieser Zyklus kann etliche Male wiederholt werden. Unter Umständen muss die Frau während der Chemotherapie im Krankenhaus bleiben.

Bei sehr fortgeschrittenem gynäkologischem Krebs kann eine Strahlen- oder Chemotherapie die Größe des Tumors und der Metastasen verringern und Schmerzen und andere Symptome lindern. Darüber hinaus ist eine medikamentöse Schmerzbehandlung möglich.

Gebärmutterkrebs

Gebärmutterkrebs beginnt in der Gebärmutterschleimhaut (Endometriumkarzinom). Es ist der häufigste gynäkologische Krebs; zwei Drittel der betroffenen Frauen haben die Wechseljahre bereits hinter sich.

Zu den Risikofaktoren für Gebärmutterkrebs zählen:
- Erhebliches Übergewicht
- Frühes Einsetzen der Menstruation
- Spätes Einsetzen der Wechseljahre
- Keine oder wenig Geburten
- Syndrom der polyzystischen Ovarien
- Östrogen bildende Tumoren
- Östrogenbehandlung ohne Gestagenzusatz
- Behandlung mit Tamoxifen
- Bestrahlungstherapie

Viele dieser Faktoren erhöhen das Krebsrisiko, weil sie den Spiegel an Östrogen, nicht aber den von Progesteron erhöhen. Östrogen fördert das Gewebewachstum und eine rasche Zellteilung in der Gebärmutterschleimhaut. Da der Östrogenspiegel in bestimmten Phasen des Menstruationszyklus hoch ist, kann das Risiko für Gebärmutterkrebs steigen, wenn eine Frau viele Menstruationen erlebt hat. Tamoxifen wird zur Brustkrebsbehandlung eingesetzt. In der Brust

---

▲ siehe Abbildung Seite 1337

STADIENEINTEILUNG BEI KREBS DER WEIBLICHEN GESCHLECHTSORGANE*

KREBSART	STADIUM 0	STADIUM I	STADIUM II	STADIUM III	STADIUM IV
Gebär-mutter-krebs	—	Nur im oberen Bereich der Gebärmutter (ohne Gebärmutterhals)	Ausbreitung auf den Gebärmutterhals (Zervix)	Ausbreitung auf umliegendes Gewebe, aber noch auf das Becken begrenzt	A: Ausbreitung auf Blase oder Mastdarm; B: Ausbreitung auf entferntere Organe
Eierstock-krebs	—	Nur einer oder beide Eierstöcke befallen	Ausbreitung auf Gebärmutter, Eileiter und/oder angrenzendes Gewebe im Becken	Ausbreitung auf Lymphknoten oder andere Bauchorgane außerhalb des Beckens (z. B. Oberfläche von Leber oder Darm)	Ausbreitung außerhalb des Bauchraums oder Übergreifen auf die Leber
Gebär-mutter-halskrebs	Nur auf der Oberfläche der Zervix	Nur in der Zervix	Ausbreitung auf umliegendes Gewebe, aber noch auf das Becken begrenzt	Ausbreitung außerhalb des Beckens, mitunter mit Blockierung der Harnleiter	A: Ausbreitung auf Blase oder Mastdarm; B: Ausbreitung auf entferntere Organe
Krebs der Vulva	Nur auf der Oberfläche der Vulva	Nur in der Vulva und/oder im Bereich zwischen After und Scheidenöffnung (Perineum); maximal zwei Zentimeter Durchmesser	In der Vulva bzw. im Perineum, aber über zwei Zentimeter Durchmesser	In der Vulva bzw. im Perineum mit Übergreifen auf umliegendes Gewebe bzw. Lymphknoten	Ausbreitung über das umliegende Gewebe hinaus auf Blase, Darm oder entferntere Lymphknoten
Krebs der Vagina	Nur in der Scheiden-schleim-haut	Nur in der Scheide, aber tiefer (Scheidenwand)	Ausbreitung auf umliegendes Gewebe, aber noch auf das Becken begrenzt	Ausbreitung im gesamten Becken und möglicherweise in umliegenden Organen und Lymphknoten	A: Ausbreitung auf die Blase oder den Mastdarm; B: Ausbreitung auf entferntere Organe
Eileiter-krebs	Nur in der Schleim-haut der Eileiter	Nur in den Eileitern, aber tiefer (Eileiterwand)	Ausbreitung auf umliegende Gewebe, aber noch auf das Becken begrenzt	Ausbreitung im gesamten Becken und möglicherweise in umliegenden Organen und Lymphknoten	Ausbreitung auf entferntere Organe

* Vereinfacht nach der Stadieneinteilung der International Federation of Gynecology and Obstetrics

blockiert es die Wirkung von Östrogen, in der Gebärmutter hingegen wirkt es wie Östrogen. Daher kann dieser Wirkstoff das Risiko für einen Krebs der Gebärmutterschleimhaut erhöhen. Die Einnahme der »Pille« mit einer Kombination aus Östrogen und Gestagen scheint das Gebärmutterkrebsrisiko zu senken.

Mehr als 80 Prozent aller Krebserkrankungen der Gebärmutterschleimhaut entstehen aus Drü-

senzellen (Adenokarzinome). Etwa fünf Prozent entwickeln sich aus Bindegewebe (Sarkome).

Symptome und Diagnose

Ungewöhnliche Blutungen aus der Scheide sind das häufigste frühe Warnzeichen. Hierzu zählen Blutungen nach den Wechseljahren, zwischen den Menstruationen und unregelmäßige, starke oder ungewöhnlich lange Monatsblutungen.

Was bedeutet Hysterektomie?

Die Entfernung der Gebärmutter heißt medizinisch Hysterektomie. Gewöhnlich ist hierzu ein Schnitt im Unterbauch erforderlich. Mitunter lässt sich die Gebärmutter auch durch die Scheide entfernen. Beide Methoden dauern eine bis zwei Stunden und erfordern eine Vollnarkose. Anschließend kann die Scheide bluten und schmerzen. Die Frau bleibt meist zwei bis drei Tage im Krankenhaus. Die Genesung dauert bis zu sechs Wochen. Wenn die Gebärmutter durch die Scheide entfernt wird, blutet es weniger, die Genesung verläuft rascher, und es bleibt keine sichtbare Narbe zurück.

Die Gebärmutter wird entfernt, um eine gynäkologische Krebserkrankung zu behandeln. So können aber auch ein Gebärmuttervorfall, eine Endometriose und Myome, die erhebliche Beschwerden bereiten, behandelt werden. Mitunter ist sie auch Teil der Behandlung von Darm- und Blasenkrebs.

Die Art der Hysterektomie unterscheidet sich entsprechend der Erkrankung. Bei der subtotalen Hysterektomie wird der obere Teil der Gebärmutter ohne den Gebärmutterhals entfernt. Eileiter und Eierstöcke können belassen werden. Bei der totalen Hysterektomie wird die gesamte Gebärmutter einschließlich der Zervix entfernt. Bei der radikalen Hysterektomie werden neben der gesamten Gebärmutter auch das umliegende Gewebe, die Bänder und die Lymphknoten herausgenommen. Eileiter und Eierstöcke werden bei Frauen über 45 oft mit entfernt.

Nach einer Hysterektomie setzt die Menstruation aus. Die Menopause tritt jedoch nur ein, wenn auch die Eierstöcke entfernt wurden. Eine Entfernung der Eierstöcke hat dieselben Auswirkungen wie die Menopause, sodass eine Hormontherapie infrage kommen kann ▲.

Auch ein wässriger Ausfluss mit Blutbeimengungen kann auftreten. Frauen nach den Wechseljahren sollten bei Scheidenblutungen umgehend zum Arzt gehen.

Bei Verdacht auf ein Gebärmutterkarzinom oder bei auffälligem Pap-Test wird eine Endometriumbiopsie durchgeführt. Damit kann Krebs der Gebärmutterschleimhaut meistens richtig diagnostiziert werden. Wenn die Diagnose noch unklar ist, wird eine Ausschabung ■ vorgenommen. Dabei kann der Arzt auch das Innere der Gebärmutter begutachten, indem er ein feines, flexibles Sehrohr durch Scheide und Muttermund in die Gebärmutter einführt (Hysteroskopie).

Bei einer Krebserkrankung der Gebärmutterschleimhaut wird anschließend mit einem oder mehreren der folgenden Verfahren geprüft, ob sich der Krebs über die Gebärmutter hinaus ausgedehnt hat: Blutuntersuchungen, Leberfunktionstests, Röntgenaufnahme der Lunge und Computer- oder Magnetresonanztomographie. Die Stadieneinteilung basiert auf den erhaltenen Informationen.

Prognose und Behandlung

Bei frühzeitiger Entdeckung und Behandlung werden die meisten Frauen geheilt. Dazu ist es unumgänglich, dass die Gebärmutter (Hysterektomie) und meist auch die Eileiter und Eier-

stöcke entfernt werden. Ob die nahe gelegenen Lymphknoten mit entfernt werden, richtet sich danach, in welchem Stadium sich die Erkrankung befindet. Anschließend wird das Gewebe untersucht, um festzustellen, ob und wie weit sich der Krebs ausgebreitet hat. Mit diesen Informationen lässt sich entscheiden, ob ergänzend eine Strahlentherapie erforderlich ist. Eine Chemotherapie ist beim Endometriumkarzinom nicht angebracht. Die Behandlung mit hoch dosiertem Gestagen wird bei Frauen erwogen, deren Zellbefund zwar Auffälligkeiten, aber noch keine bösartigen Veränderungen ergeben hat. Sie kommt besonders bei Frauen infrage, die noch Kinder bekommen möchten.

Wenn der Krebs wiederkehrt, kann er mit einer erneuten Operation und/oder einer Strahlentherapie behandelt werden. Ist eine Operation nicht möglich, kann das Hormon Gestagen eingesetzt werden. Kann die wieder aufgetretene Krebserkrankung auf diese Weise nicht behandelt werden und bestehen erhebliche Beschwerden, kann eine Chemotherapie durchgeführt werden. Als wirksam haben sich Adriamyzin, Cisplatin und Ifosfamid erwiesen.

▲ siehe Abbildung Seite 1341
■ siehe Abbildung Seite 1338

Eierstockkrebs

Die Krebserkrankung der Eierstöcke (Ovarialkarzinom) ist in Deutschland der dritthäufigste gynäkologische Krebs.

Als Risikofaktoren für diese Krebserkrankung gelten eine fettreiche Ernährung, keine und sehr späte Schwangerschaft, frühes Einsetzen der Periode und später Eintritt in die Wechseljahre. Auch Frauen mit Gebärmutterkrebs, Brustkrebs und Dickdarmkrebs in der Familie haben ein erhöhtes Risiko. Ein Teil der Frauen mit dem BRCA1-Gen, das eine genetische Anlage für Brustkrebs markiert, erkrankt an Eierstockkrebs. Die Einnahme der »Pille« senkt das Risiko erheblich.

Ein Eierstockkrebs kann sich aus verschiedenen Zelltypen entwickeln. Mehr als 90 Prozent der Karzinome geht von der Oberfläche der Eierstöcke aus (Epithelkarzinome). Unter den restlichen seltenen Karzinomen sind Granulosazelltumoren und Keimzelltumoren am häufigsten.

Durch einen Tumor vergrößert sich der Eierstock. Solche Vergrößerungen beruhen bei jüngeren Frauen eher auf gutartigen, flüssigkeitsgefüllten Zysten. Nach den Wechseljahren hingegen lenkt ein vergrößerter Eierstock den Verdacht auf Eierstockkrebs.

Symptome treten in der Regel erst bei fortgeschrittenem Krebs auf. Anfangs zeigt sich vielleicht ein vages Unbehagen im Unterbauch, das einer Verdauungsstörung ähnelt. Andere Symptome sind Aufstoßen, Appetitverlust, schmerzhafte Blähungen und Rückenschmerzen. Eierstockkrebs verursacht nur selten Scheidenblutungen.

Irgendwann schwillt der Bauch an, weil der Eierstock größer wird oder weil sich im Bauch Flüssigkeit ansammelt. In diesem Stadium kommt es häufig zu Schmerzen im Beckenbereich, Blutarmut und Gewichtsverlust. Gelegentlich produzieren nichtepitheliale Tumoren Östrogene, die die Gebärmutterschleimhaut übermäßig wachsen und die Brüste größer werden lassen. Die Tumoren können auch männliche Hormone produzieren, die zu einer übermäßigen Körperbehaarung führen, und Substanzen, die Schilddrüsenhormonen ähneln und eine Schilddrüsenüberfunktion (Hyperthyreoidismus) hervorrufen können.

Eierstockkrebs ist im Frühstadium schwer zu diagnostizieren. Wenn bei einer Unterleibuntersuchung eine Eierstockvergrößerung auffällt, ist der vaginale Ultraschall die beste Methode, um die Ursache festzustellen. Andere Methoden sind die Computer- und die Magnetresonanztherapie. Ist eine Krebserkrankung unwahrscheinlich, sollte die Frau regelmäßig Kontrolluntersuchungen durchführen lassen. Bei Krebsverdacht und unklarem Ergebnis werden die Eierstöcke laparoskopisch untersucht, und es werden Gewebeproben entnommen. Darüber hinaus werden in einer Blutprobe gewöhnlich die so genannten Tumormarker bestimmt. Zu diesen Substanzen gehört z. B. das Krebsantigen 125 (CA 125). Eine hohe Konzentration der Tumormarker allein bestätigt den Krebsverdacht nicht, kann jedoch zusammen mit anderen Ergebnissen eine Hilfe sein.

Wenn sich in der Bauchhöhle Flüssigkeit angesammelt hat, kann diese durch eine feine Nadel abgezogen und auf Krebszellen untersucht werden.

Behandlung

Die Behandlung beim Ovarialkarzinom besteht in der operativen Entfernung der Eierstöcke und ggf. weiterer nahe gelegener Strukturen. Bei dieser Operation wird auch festgestellt, wie weit sich der Krebs ausgebreitet hat (Stadium) ▲.

Das Ausmaß der Operation richtet sich nach der Art des Karzinoms und dem Stadium. Ist der Krebs auf den Eierstock begrenzt, kann es ausreichen, nur den erkrankten Eierstock und den sich anschließenden Eileiter herauszunehmen. Wenn der Krebs über den Eierstock hinausgewachsen ist, werden beide Eierstöcke, die Eileiter und die Gebärmutter entfernt, außerdem die nahen Lymphknoten und das umliegende Gewebe, das dieser Krebs gewöhnlich erfasst. Hat eine Frau einen einseitigen Eierstockkrebs im Stadium I und möchte noch ein Kind bekommen, können nur der befallene Eierstock und der Eileiter entfernt werden. Sie sollte sich allerdings bewusst sein, dass nach der Geburt des Kindes gegebenenfalls eine eingreifendere Operation notwendig werden kann.

Nach der Operation ist bei Frauen mit einem Epithelkarzinom im Stadium I gewöhnlich keine weitere Behandlung erforderlich. Ob eine Chemotherapie infrage kommt, richtet sich nach dem Stadium der Krebserkrankung und der Art des Karzinoms. Die Chemotherapie sollte aus Cisplatin oder Carboplatin, kombiniert mit Paclitaxel bestehen. Eine Strahlenbehandlung wird selten durchgeführt.

Zur Nachsorgeuntersuchung beim Eierstockkrebs gehört die regelmäßige Bestimmung der Tumormarker.

▲ siehe Kasten Seite 1380

Was ist eine Eierstockzyste?

Eine Eierstockzyste ist eine mit Flüssigkeit gefüllte Blase in oder an einem Eierstock. Derartige Zysten sind relativ verbreitet. Die meisten sind gutartig und verschwinden von allein. Bösartige Zysten (Krebs) treten eher bei Frauen über 40 auf.

Die meisten gutartigen Eierstockzysten rufen keine Symptome hervor. Manche verursachen Druckgefühle, Schmerzen und ein Schweregefühl im Bauch. Auch beim Geschlechtsverkehr können Schmerzen auftreten. Wenn eine Zyste reißt oder sich verdreht, entstehen heftige, stechende Bauchschmerzen, die von Übelkeit und Fieber begleitet sein können. Manche Zysten produzieren Hormone, die den Zyklus beeinflussen. Die Periode kann unregelmäßig oder stärker werden. Bei Frauen nach der Menopause können Eierstockzysten zu vaginalen Blutungen führen. Frauen, die solche Symptome bei sich beobachten, sollten ihren Arzt aufsuchen.

Die Diagnose beginnt mit einer Unterleibuntersuchung und kann durch Ultraschall und Computertomographie bestätigt werden. Gutartige Zysten sollten regelmäßig kontrolliert werden. Bei Verdacht auf Krebs können die Eierstöcke laparoskopisch untersucht werden. Blutuntersuchungen können einen Krebsverdacht bestätigen und ausräumen.

Gutartige Zysten erfordern keine Behandlung. Hat eine Zyste mehr als fünf Zentimeter Durchmesser und bildet sich nicht zurück, oder wenn ein Krebsverdacht nicht ausgeräumt werden kann, kann man die Zyste entfernen. Mitunter wird auch der betroffene Eierstock entfernt. Bösartige Zysten werden mitsamt dem befallenen Eierstock und Eileiter entfernt.

Gebärmutterhalskrebs

Der Gebärmutterhals (Zervix) ist der untere Teil der Gebärmutter, der in die Scheide hineinragt. Unter den gynäkologischen Krebsarten ist der Gebärmutterhalskrebs (Zervixkarzinom) der vierthäufigste Krebs bei Frauen in Deutschland. Ein Viertel der Frauen ist jünger als 43 Jahre, die meisten derartigen Karzinome treten jedoch bei Frauen auf, die zwischen 60 und 64 Jahre alt sind.

Der Krebs wird durch das humane Papillomavirus verursacht, das beim Geschlechtsverkehr übertragen wird. Das Virus ruft auch Warzen im Genitalbereich hervor ▲. Je jünger eine Frau beim ersten Geschlechtsverkehr war und je mehr Sexualpartner sie hatte, desto höher ist ihr Risiko für Gebärmutterhalskrebs.

Zu etwa 85 Prozent handelt es sich bei Gebärmutterhalskrebs um Plattenepithelkarzinome, die sich aus den schuppigen, flachen, hautartigen Zellen entwickeln, von denen der Gebärmutterhals überzogen ist. Die meisten anderen Krebserkrankungen des Gebärmutterhalses sind Adenokarzinome, die von den Drüsenzellen ausgehen, oder Mischformen aus verschiedenen Zellarten (adenosquamöse Karzinome).

Gebärmutterhalskrebs beginnt auf der Oberfläche des Gebärmutterhalses und kann tief in dessen Inneres eindringen. Der Krebs kann direkt auf das umliegende Gewebe einschließlich der Scheide übergreifen und in das dichte Netzwerk kleiner Blut- und Lymphgefäße innerhalb des Gebärmutterhalses eindringen und sich über diesen Weg auf andere Körperteile ausbreiten.

Symptome und Diagnose

Im Frühstadium bleibt Gebärmutterhalskrebs gewöhnlich symptomfrei. Es können Schmier- und Zwischenblutungen auftreten, Blutungen nach dem Verkehr und ungewöhnlich starke Perioden. In späteren Stadien sind solche Blutungen häufig. Andere Symptome sind ein faulig riechender Ausfluss aus der Scheide, Schmerzen im Bereich des Beckens und der Lendenwirbelsäule und ein Anschwellen der Beine. Die Harnwege können blockiert werden.

Die Früherkennung eines Gebärmutterhalskrebses geschieht mit dem Abstrich nach Papanicolaou (Pap-Test) ■. Das Karzinom beginnt mit langsam fortschreitenden Veränderungen der Zellen auf der Oberfläche des Gebärmutterhalses (Dysplasie). Unbehandelt kann sich aus einer solchen Dysplasie – mitunter erst nach Jahren – ein Karzinom entwickeln. Mit dem Pap-Test wird nach solchen veränderten Zellen

▲ siehe Seite 1167   ■ siehe Abbildung Seite 1337

gesucht. Frauen mit einer Dysplasie sollten nach drei bis vier Monaten erneut untersucht werden.

Der Pap-Test kann bis zu 90 Prozent der Krebserkrankungen des Gebärmutterhalses entdecken, bevor sich Symptome zeigen. Seit 1971 in Deutschland im Rahmen der von den Krankenkassen jährlich empfohlenen gynäkologischen Früherkennungsuntersuchung ein Zervixabstrich durchgeführt wird, ist die Erkrankungsrate an Gebärmutterhalskrebs um 60 Prozent zurückgegangen. Allen Frauen ab 20 Jahre wird geraten, diese Untersuchung einmal jährlich durchführen zu lassen.

Wenn auf der Zervix eine wunde Stelle oder eine andere Auffälligkeit festgestellt wird bzw. der Pap-Test ein auffälliges Ergebnis erbracht hat, wird eine Biopsie durchgeführt. Dafür gibt es zwei Vorgehensweisen: Bei der Knipsbiopsie wird ein kleines Stück des Gebärmutterhalses entnommen. Bei der endozervikalen Ausschabung wird nicht sichtbares Gewebe aus dem Gebärmutterhals geschabt. Beide Arten der Biopsie verursachen leichte Schmerzen und eine leichte Blutung. Gemeinsam ergeben sie gewöhnlich genügend Gewebe für die Diagnose.

Unter bestimmten Bedingungen wird eine Konisation durchgeführt, das heißt, aus dem Gebärmutterhals wird ein kegelförmiges Stück Gewebe entnommen. Das kann mit einer feinen Drahtschlinge geschehen (Schlingenexzision, LEEP) oder mittels Laser. Beide Verfahren können ambulant bei örtlicher Betäubung stattfinden.

Anschließend wird das Stadium (Größe und Ort) des Karzinoms exakt bestimmt. Dazu ist eine eingehende gynäkologische Untersuchung notwendig; es folgen unter anderem Ultraschalluntersuchungen, Blasen- und Darmspiegelung, Röntgenaufnahme des Brustkorbs und intravenöse Urographie, um festzustellen, ob sich der Krebs auf umliegendes Gewebe und entferntere Teile des Körpers ausgebreitet hat. Auch Computer- und Magnetresonanztomographie, Röntgenkontrastaufnahmen und Szintigraphien von Knochen und Leber können zum Einsatz kommen.

Behandlung

Die Behandlung orientiert sich an dem Stadium der Erkrankung ▲. Ist das Karzinom auf die Oberfläche des Gebärmutterhalses begrenzt, kann mit einem Messer, einer elektrischen Schlinge oder

Laser eine Konisation durchgeführt werden. Diese Behandlung erhält die Gebärfähigkeit der Frau. Nachsorgeuntersuchungen sind während der ersten drei Jahre nach der Operation alle drei Monate, im vierten und fünften Jahr halbjährlich und von da ab jährlich vorgesehen.

Wenn sich der Krebs bereits ausbreitet hat, wird die Gebärmutter entfernt, ggf. auch umliegende Gewebe, Bänder und Lymphknoten (radikale Hysterektomie). Auch die Eierstöcke können herausgenommen werden. Alternativ kann eine Strahlentherapie zum Einsatz kommen. Sie hat gewöhnlich kaum oder keine unmittelbaren Nebenwirkungen, doch sie kann Blase und Mastdarm reizen. Dadurch kann es später zu einem Darmverschluss und zu einer Schädigung von Blase und Mastdarm kommen. Gewöhnlich setzt die Funktion der Eierstöcke aus.

Eine Chemotherapie mit Cisplatin, Carboplatin und Ifosfamid, kombiniert mit einer Strahlenbehandlung, hat sich als wirksam erwiesen. Tritt ein behandeltes Karzinom erneut auf oder liegen Fernmetastasen vor, die Beschwerden bereiten, kann ebenfalls eine Chemotherapie erwogen werden.

Vulvakrebs

Die Vulva ist der Bereich, der die äußeren Geschlechtsorgane der Frau birgt. In Deutschland erkranken jährlich zwei von hunderttausend Frauen an einem Vulvakarzinom. Die meisten Frauen sind zum Zeitpunkt der Diagnose älter als 70 Jahre.

Das Risiko, an Vulvakrebs zu erkranken, ist bei Frauen erhöht, die ständigen Juckreiz an der Vulva spüren, Genitalwarzen haben, die auf das humane Papillomavirus zurückgehen, und an Krebs der Scheide oder des Gebärmutterhalses erkrankt waren.

Gewöhnlich handelt es sich bei einem Vulvakarzinom um Hautkrebs, der sich im Bereich der Scheidenöffnung entwickelt. Die meisten sind Plattenepithelkarzinome, ein Teil Melanome. Den Rest machen Basalzellkarzinome und seltene Krebsformen wie die Paget-Krankheit und Krebs der Bartholin-Drüsen aus.

Ein Krebs der Vulva beginnt an der Oberfläche. Meist wächst er langsam und verharrt jahrelang an der Oberfläche. Es gibt jedoch auch schnell wachsende Krebsarten. Unbehandelt kann ein Krebs der Vulva schließlich Scheide, Harnröhre und After erfassen und in die Lymphknoten dieser Region eindringen.

▲ siehe Kasten Seite 1380

Symptome und Diagnose

Weiße, braune und rote Flecken auf der Vulva gelten als Präkanzerosen. Sie können ein Hinweis sein, dass sich dort irgendwann ein Karzinom entwickeln könnte. Ein Karzinom der Vulva ist gewöhnlich sichtbar und fühlt sich wie ein ungewöhnlicher Knoten an oder wie eine flache, rote, wunde Stelle, die nicht heilt. Mitunter entstehen schuppige Stellen oder der Bereich entfärbt sich. Das umliegende Gewebe kann sich zusammenziehen und schrumpfen. Gewöhnlich bestehen außer Juckreiz kaum Beschwerden. Mit der Zeit kann der Knoten oder das Geschwür bluten oder einen wässrigen Ausfluss erzeugen. Solche Symptome sollten umgehend ärztlich begutachtet werden.

Ein Vulvakarzinom wird anhand einer Biopsie diagnostiziert. Mitunter werden die fraglichen Bereiche zuvor mit einer Flüssigkeit gefärbt, um festzustellen, wo eine Biopsie sinnvoll ist.

Behandlung

Je früher ein Vulvakrebs entdeckt wird, desto besser sind die Heilungsaussichten. Da sich die meisten Krebsformen der Vulva rasch ausbreiten, muss die Vulva gewöhnlich teilweise oder komplett entfernt werden (Vulvektomie). Mitunter werden auch die nahen Lymphknoten mit entfernt. Mit Strahlentherapie, Chemotherapie oder einer Kombination aus beidem lassen sich sehr große Karzinome verkleinern, bevor sie operiert werden. Mitunter muss die Klitoris entfernt werden. Die Ärzte arbeiten eng mit der Frau zusammen, um einen Behandlungsplan zu erstellen, der am besten zu ihr passt und ihr Alter, ihre Sexualität und sonstige medizinische Probleme berücksichtigt. Nach einer Vulvektomie ist Geschlechtsverkehr normalerweise möglich.

Bei bestimmten kleinen Karzinomen der Vulva, die nicht über die Haut hinausreichen, besteht die Behandlung in einer Entfernung des Tumors mittels Laser, in einer chirurgischen Entfernung der Haut allein oder in der Lokalbehandlung mit Chemotherapeutika (z. B. Fluorouracil). Manche kleinen Karzinome werden allein durch Strahlentherapie behandelt.

Da sich Basalzellkarzinome der Vulva kaum ausbreiten, wird bei der Operation gewöhnlich nur der Tumor entfernt. Die ganze Vulva wird nur operiert, wenn es sich um fortgeschrittenen Krebs handelt.

Scheidenkrebs

Vier von einer Million Frauen erkranken an einem Krebs der Scheide (Vaginalkarzinom). Sie sind im Durchschnitt zwischen 60 und 65 Jahre alt. Mehr als 95 Prozent aller Vaginalkarzinome sind Plattenepithelkarzinome, die möglicherweise durch das humane Papillomavirus hervorgerufen werden, welches auch für Genitalwarzen und Gebärmutterhalskrebs verantwortlich ist. Bei den meisten anderen Scheidenkrebsen handelt es sich um Adenokarzinome. Abhängig von der Art, beginnt die Erkrankung auf der Oberfläche der Scheidenhaut. Unbehandelt wächst das Karzinom schließlich in das umliegende Gewebe ein und kann sich in andere Teile des Körpers ausbreiten.

Symptome und Diagnose

Das häufigste Symptom sind Scheidenblutungen während oder nach dem Verkehr, zwischen den Monatsblutungen und nach den Wechseljahren. Auf der Scheidenhaut können Geschwüre entstehen, die bluten und sich infizieren. Weitere Symptome sind ein wässriger Ausfluss und Schmerzen beim Verkehr. Manche Frauen haben keinerlei Symptome. Große Tumoren können die Blase beeinträchtigen und zu häufigem Harndrang sowie Schmerzen beim Wasserlassen führen. Bei fortgeschrittenem Krebs können ungewöhnliche Verbindungen (Fisteln) zwischen Scheide und Blase oder Mastdarm entstehen.

Der Verdacht auf Scheidenkrebs entsteht aufgrund der Symptome, bei ungewöhnlichem Sichtbefund während der Unterleibuntersuchung und bei einem auffälligen Pap-Test. Daraufhin kann der Arzt die Scheide durch das Kolposkop betrachten. Zur Bestätigung der Diagnose werden Zellen von der Scheidenwand abgeschabt und mikroskopisch untersucht. Darüber hinaus wird von etwaigen Tumoren, Wunden und anderen auffälligen Bereichen Gewebe entnommen.

Behandlung

Die Behandlung orientiert sich an dem Stadium der Erkrankung ▲. Zur Wahl stehen Operation und Strahlenbehandlung. Eine Strahlentherapie kann von innen (durch radioaktive Implantate in der Scheide) und von außen (auf das Becken gerichtet) erfolgen. Bei Krebs im oberen Drittel der Scheide kann es notwendig sein, diesen Teil und die Gebärmutter samt Beckenlymphknoten zu entfernen.

▲ siehe Kasten Seite 1380

Nach der Behandlung von Scheidenkrebs ist Geschlechtsverkehr unter Umständen schwierig oder unmöglich. Gelegentlich lässt sich mit Hauttransplantaten oder einem Stück Darm eine Scheide rekonstruieren.

Eileiterkrebs

Nur ein geringer Teil der gynäkologischen Karzinome sind Krebserkrankungen der Eileiter. Gewöhnlich geht diese eher von den Eierstöcken aus, als dass sie in den Eileitern ihren Ursprung haben.

Über 95 Prozent der Eileiterkrebse entwickeln sich aus Drüsengewebe (Adenokarzinome). Daneben kommen auch Sarkome vor, die aus Bindegewebe stammen. Eileiterkrebs breitet sich weitgehend auf demselben Weg aus wie Eierstockkrebs.

Symptome und Diagnose

Zu den Symptomen zählen unklare Bauchbeschwerden, Blähungen und Schmerzen im Beckenbereich und Unterbauch. Manche Frauen haben wässrigen bis blutigen Ausfluss. Gewöhnlich ist im Becken ein Tumor nachweisbar.

Die Diagnose wird durch Sichtuntersuchung der Eileiter und des umliegenden Gewebes bei einer Bauchspiegelung gestellt. Mitunter wird die Diagnose auch unmittelbar bei der Operation zur Entfernung des Tumors gestellt. Das umliegende Gewebe wird durch Biopsien untersucht.

Behandlung

Fast immer müssen Gebärmutter, Eierstöcke und Eileiter, die nahe liegenden Lymphknoten und umliegendes Gewebe entfernt werden. Gewöhnlich folgt der Operation eine Chemotherapie. Bei manchen Krebsarten ist eine Strahlentherapie nützlich.

Blasenmole

Eine Blasenmole ist eine Geschwulst, die von einem befruchteten Ei oder von übermäßigem Wachstum der Plazenta ausgeht.

Zumeist handelt es sich um ein befruchtetes Ei, das sich nicht zum Fetus entwickelt, sondern zur Blasenmole. Die Blasenmole kann jedoch auch aus Zellen entstehen, die nach einer Fehlgeburt oder Geburt in der Gebärmutter zurückbleiben. In seltenen Fällen entsteht eine Blasenmole auch bei normaler Entwicklung des Fetus.

Die meisten Blasenmolen sind gutartig und bilden sich spontan zurück. Ein Teil jedoch bleibt bestehen und dringt in das umliegende Gewebe ein. Von diesen invasiven Molen können einige bösartig werden und metastasieren (Chorionzottenkarzinom). Ein Chorionzottenkarzinom kann sich über das Lymphsystem und das Blut rasch ausbreiten.

Symptome und Diagnose

Die Frauen fühlen sich schwanger. Weil eine Blasenmole jedoch deutlich rascher wächst als ein Fetus, rundet sich der Bauch viel schneller als bei einer normalen Schwangerschaft. Häufig kommt es zu starker Übelkeit mit Erbrechen, teilweise auch zu Scheidenblutungen. Diese Symptome machen eine rasche Abklärung durch den Arzt erforderlich. Blasenmolen können zu schweren Komplikationen wie Infektionen, Blutungen, Präklampsie und Eklampsie ▲ führen.

Eine Blasenmole lässt sich vielfach schon bald nach der Empfängnis feststellen, da weder Bewegungen noch Herzschlag eines Fetus nachweisbar sind. Wenn Teile der Mole zerfallen, können Gewebefetzen abgehen, die Weintrauben ähneln. Durch Untersuchung des Gewebes kann der Pathologe die Diagnose bestätigen.

Eine Ultraschalluntersuchung lässt erkennen, ob es sich bei dem Gewächs wirklich um eine Blasenmole und nicht um einen Fetus oder eine Amniozele handelt (die den Fetus und Flüssigkeit enthalten würde). Eventuell wird bei einer Blutuntersuchung der Spiegel des humanen Choriongonadotropin (HCG – ein Hormon, das zu Beginn der Schwangerschaft gebildet wird) gemessen. Wenn eine Blasenmole vorliegt, ist der Spiegel gewöhnlich sehr hoch, weil die Mole viel von diesem Hormon produziert.

Behandlung

Praktisch alle Frauen mit einer Blasenmole, die sich nicht weiter ausgebreitet hat, werden wieder gesund. Die meisten können danach Kinder bekommen und haben kein erhöhtes Risiko für Schwangerschaftskomplikationen. Bei etwa einer von hundert Frauen kommt es erneut zu einer Blasenmole. Daher wird bei nachfolgenden Schwangerschaften frühzeitig eine Ultraschalluntersuchung durchgeführt.

Eine Blasenmole, die nicht spontan verschwindet, wird mit einer Absaugung ■ entfernt. Die

---

▲ siehe Seite 1424   ■ siehe Seite 1338

Gebärmutter zu entfernen, ist nur selten erforderlich.

Im Anschluss an die Operation wird der Brustkorb geröntgt, um sicherzustellen, dass es sich nicht um ein Chorionzottenkarzinom handelte, das sich bereits auf die Lunge ausgebreitet hat. Außerdem wird der HCG-Spiegel im Blut bestimmt, um festzustellen, ob die Mole vollständig entfernt wurde. Ist das der Fall, normalisiert sich der Spiegel innerhalb von acht Wochen. Frauen, denen eine Blasenmole entfernt wird, sollten ein Jahr warten, bevor sie wieder schwanger werden.

Beim Chorionzottenkarzinom wird eine Chemotherapie, gewöhnlich mit Methotrexat oder Dactinomyzin, durchgeführt.

KAPITEL 251

Gewalt gegen Frauen

Als Gewalt gegen Frauen gilt grundsätzlich jede Handlung, die einer Frau körperlich, sexuell oder seelisch schadet und sie leiden lässt. Gewalt kann zu Hause, am Arbeitsplatz und in der Umgebung stattfinden. Zwei verbreitete Formen der Gewalt gegen Frauen sind häusliche Gewalt und Vergewaltigung.

Häusliche Gewalt

Zur häuslichen Gewalt gehören körperliche, sexuelle und seelische Misshandlungen innerhalb der Partnerschaft. Sie kommt in allen Kulturen, Rassen, Berufsgruppen, Einkommens- und Altersgruppen vor. Schätzungen zufolge kommt es in Deutschland in jeder dritten Partnerschaft zu Gewalt. Frauen sind von häuslicher Gewalt mehr bedroht als durch andere Gewaltdelikte wie Körperverletzung mit Waffen, Wohnungseinbruch oder Raub.

Zur körperlichen Gewalt zählen Schläge, Ohrfeigen, Tritte, Püffe und Arme verrenken, Nahrungs- und Schlafentzug. Teilweise werden die Opfer mit Waffen bedroht oder verletzt.

Sexuelle Gewalt hat jede siebte Frau in Deutschland bereits einmal erfahren. Hierzu zählen Vergewaltigung und sexuelle Nötigung.

Seelische Misshandlungen gibt es vermutlich noch häufiger als körperliche, und sie können diesen vorausgehen. Zu den seelischen Misshandlungen gehören alle Verhaltensweisen, die das Opfer klein halten, unterminieren und in denen der Stärkere Macht über das Opfer ausübt. Dazu zählen Beschimpfungen, soziale Isolation und finanzielle Kontrolle. Der Täter setzt das Opfer unter vier Augen oder öffentlich mit Worten herab, demütigt es, schüchtert es ein und bedroht es. Er lässt die Frau glauben, sie sei verrückt, oder redet ihr ein, sie sei schuldig oder verantwortlich für die kränkende Beziehung. Gegenstand der Demütigung können auch die sexuelle Leistung und körperliche Erscheinung sein.

Der Täter kann das Opfer teilweise oder vollständig isolieren, indem er die Beziehung zu Freunden, Verwandten und anderen Menschen kontrolliert. Hierzu gehört das Verbot persönlichen, schriftlichen, telefonischen oder elektronischen Kontakts zu anderen. Die Übergriffe werden unter Umständen als durch Eifersucht gerechtfertigt dargestellt.

Häufig hält der Täter Geld zurück, um das Opfer, das finanziell von ihm abhängig ist, gefügig zu machen. Der Täter kann die Kontrolle aufrechterhalten, indem er verhindert, dass die Frau arbeiten geht, indem er ihr Informationen über die gemeinsamen Finanzen vorenthält und ihr Geld abnimmt.

Auswirkungen

Opfer häuslicher Gewalt können Verletzungen aufweisen, wie Blutergüsse, blaues Auge, Schnitte, Kratzer, Knochenbrüche, ausgeschlagene Zähne, Verbrennungen. Das Opfer kann seine Arbeitsstelle verlieren, weil es wegen der Verletzungen zu häufig fehlt. Sowohl die Verletzungen als auch die gesamte Situation können dazu führen, dass sich das Opfer aus Scham von Familie und Freunden zurückzieht. Unter Umständen muss es häufig umziehen, um dem Täter zu entkommen. Manche Täter töten ihr Opfer.

Wenn Kinder häusliche Gewalt miterleben

Kinder, die zu Hause Zeuge körperlicher oder verbaler Gewalt werden, reagieren unter Umständen mit übermäßiger Ängstlichkeit, Weinen, Furcht, Schlafstörungen, Depressionen, sozialem Rückzug und Schulschwierigkeiten. Manche Kinder geben sich selbst die Schuld an der Situation. Ältere Kinder laufen unter Umständen von zu Hause fort. Jungen, die mit ansehen, wie der Vater die Mutter quält, greifen als Erwachsene möglicherweise selbst zu Gewalt. Mädchen, die derartige Situationen erleben, neigen als Erwachsene dazu, Gewalt hinzunehmen. Teilweise trifft die Gewalt auch die Kinder. Wo häusliche Gewalt ausgeübt wird, ist das Risiko, dass Kinder körperlich misshandelt werden, deutlich erhöht.

Häusliche Gewalt zieht seelische Störungen nach sich, darunter akute Belastungsstörungen, Süchte, Ängste und Depressionen. Selbst wenn die körperlichen Misshandlungen abnehmen, gehen die seelischen Misshandlungen häufig weiter und erinnern die Frau daran, wie gefährdet sie ist. Seelische Misshandlungen erhöhen das Risiko für Depressionen und Suchterkrankungen.

Maßnahmen

Bei häuslicher Gewalt gilt die erste Überlegung der Sicherheit. Während eines Angriffs sollte die Frau versuchen, Orte zu meiden, an denen sie in der Falle sitzt und wo der Täter an Waffen gelangen kann, z. B. in der Küche. Wenn möglich sollte die Frau sofort den Notruf 110 wählen oder die Polizei rufen und das Haus verlassen. Frauenhäuser gewähren Frauen in Not Hilfe und Unterkunft. Verletzungen sollten behandelt und zum Beweis fotografiert werden.

Wichtig ist das Erstellen eines Sicherheitsplans. Dazu zählt, wo die Frau Hilfe finden kann, wie sie verschwindet und woher sie Geld bekommt. Sie sollte zudem Kopien von offiziellen Dokumenten anfertigen und verstecken (z. B. Geburtsurkunden der Kinder, Sozialversicherungsnachweise, Versicherungskarten und Kontonummern). Für den Fall, dass die Frau eilig verschwinden muss, sollte eine Tasche mit den nötigsten Dingen bereitstehen.

Mitunter liegt die einzige Lösung darin, eine solche Partnerschaft zu beenden, denn erfahrungsgemäß setzt sich häusliche Gewalt fort und nimmt eher zu als ab. Allerdings ist die Frau, wenn der Täter erfährt, dass sie gehen will, in ernster Gefahr. Zu diesem Zeitpunkt sollte die Frau weitere Schritte einleiten (z. B. durch das Gericht einen Platzverweis oder ein Näherungsverbot aussprechen lassen), um sich und ihre Kinder zu schützen. Hilfestellung leisten Frauenhäuser, Frauennotruf, Hilfsorganisationen und Gerichte.

Vergewaltigung

Seit 1997 gelten als sexuelle Nötigung/Vergewaltigung alle durch Gewalt, Drohungen oder Ausnutzen einer schutzlosen Lage erfolgten Handlungen, die mit einem Eindringen in den Körper verbunden sind, sei es in die Scheide, den Anus oder den Mund. Und sie gelten auch dann als Vergewaltigung, wenn sie unter Eheleuten stattgefunden haben.

Jede siebte Frau in Deutschland hat in ihrem Leben bereits einmal sexuelle Gewalt erfahren – so das Ergebnis einer Opferbefragung durch das Kriminologische Institut Niedersachsen. Bei sexueller Gewalt ▲ gegen Kinder geht man von 100 000 Fällen jährlich aus. Die Dunkelziffer ist dabei wahrscheinlich sehr hoch, da Vergewaltigung und sexuelle Gewalt gegenüber Kindern seltener gemeldet werden als andere Verbrechen.

Symptome

Zu den körperlichen Verletzungen durch eine Vergewaltigung zählen Risse im oberen Teil der Scheide, Blutergüsse, blaue Augen, Schnitte und Kratzwunden.

Die seelischen Auswirkungen einer Vergewaltigung sind häufig zerstörerischer als die körperlichen Folgen. Kurz nach einer Vergewaltigung leiden nahezu alle Frauen an Symptomen einer posttraumatischen Belastungsstörung ■. Die Frauen sind ängstlich, besorgt und reizbar. Sie können Wut empfinden und depressiv werden. Auch Gefühle von Selbstschuld gibt es, weil sie sich fragen, ob sie die Vergewaltigung womöglich selbst provoziert haben und ob sie das Geschehen hätten vermeiden können. Verstörende Gedanken und innere Bilder über den Angriff drängen sich auf, und die Verge-

▲ siehe Seite 1628 ■ siehe Seite 600

waltigung wird immer wieder durchlebt. Manche Frauen verdrängen ihre Gedanken und Gefühle, z. B. indem sie Situationen meiden, die sie an die Vergewaltigung erinnern. Häufig kommt es zu Schlafstörungen und Albträumen. Diese Symptome können monatelang anhalten und die sozialen Kontakte sowie die Arbeitsleistung der Frau behindern. Bei den meisten Frauen gehen die Symptome innerhalb einiger Monate deutlich zurück.

Neben den eigenen Gefühlen muss das Opfer einer Vergewaltigung oft mit negativen, mitunter urteilenden und abfälligen Reaktionen von Freunden, Familienmitgliedern und Beamten fertig werden. Diese Reaktionen können die Gesundung des Opfers behindern.

Nach einer Vergewaltigung besteht die Gefahr einer sexuell übertragbaren Krankheit, wie Gonorrhö, Chlamydien und Syphilis, und Hepatitis B und C. Besonders gefürchtet ist eine HIV-Infektion. Auch eine Schwangerschaft ist möglich.

Abklärung

Erste Anlaufstelle für eine vergewaltigte Frau kann die Polizei sein. Die Beamten – die Frau kann darauf bestehen, dass sich weibliche oder besonders geschulte Beamte ihrer annehmen – nehmen die Tathinweise auf und sichern die ersten Spuren. Bei dieser Vernehmung kann die Frau eine Person ihres Vertrauens oder einen Anwalt hinzuziehen. Die Frau wird zur medizinischen Versorgung ins Krankenhaus oder eine Arztpraxis gefahren. Da eine Vergewaltigung ein so genanntes Offizialdelikt ist, wird immer die Staatsanwaltschaft eingeschaltet. Dieses geschieht auch, wenn ein Krankenhaus, das eine vergewaltigte Frau versorgt hat, die Polizei informiert. Anders kann es sein, wenn sich die Frau an einen Arzt um Hilfe wendet. Dieser ist an seine Schweigepflicht gebunden und muss die Straftat nicht melden. Hier liegt es an der Frau, ob sie Anzeige erstattet.

Wenn die Frau nicht in der Lage ist, sich sofort nach der Tat in die Öffentlichkeit zu begeben, sollte sie zumindest daran denken, keine Beweismittel zu vernichten. Sie sollte Kleidung, Wäsche und andere Gegenstände, mit denen der Täter in Berührung gekommen sein kann, aufbewahren und sie keinesfalls reinigen. Wenn irgend möglich, sollte sie sich vor der ärztlichen Untersuchung nicht waschen. Ein Gedächtnisprotokoll über den Tathergang kann für die spätere Strafverfolgung hilfreich sein.

Bei der medizinischen Versorgung wird die Frau nach ihrer letzten Periode und der Art der Verhütung gefragt, um das Schwangerschaftsrisiko zu bestimmen. Die Frage nach dem Zeitpunkt des letzten Geschlechtsverkehrs vor der Vergewaltigung dient dazu, Spermareste dem richtigen Mann zuzuordnen.

Körperliche Verletzungen werden notiert und nach Möglichkeit fotografiert. Sperma und andere Körperflüssigkeiten werden ebenso als Beweismittel gesichert wie Haare, Blut und Hautzellen des Täters, die mitunter unter den Fingernägeln der Frau zu finden sind. Eine DNA-Untersuchung dieser Proben kann den Täter bei mehreren Verdächtigen eindeutig identifizieren.

Wenn die Frau einwilligt, kann ihr Blut auf Infektionen untersucht werden. Fallen die ersten Testergebnisse auf Gonorrhö, Chlamydien, Syphilis und Hepatitis negativ aus, findet sechs Wochen später ein Folgetest statt, der nach sechs Monaten erneut wiederholt wird. Blutuntersuchungen auf eine HIV-Infektion können nach 90 und nach 120 Tagen wiederholt werden.

Gewöhnlich wird innerhalb weniger Tage und erneut nach sechs Wochen ein Schwangerschaftstest durchgeführt ▲. Um auszuschließen, dass die Schwangerschaft bereits vor der Vergewaltigung vorlag, wird auch bei der Erstuntersuchung ein Urintest durchgeführt.

Behandlung

Die körperlichen Verletzungen werden medizinisch behandelt. Ist das Risiko einer HIV-Infektion sehr groß, kann sofort vorbeugend eine medikamentöse Behandlung einsetzen ■.

Ist das Risiko einer Schwangerschaft groß, kann die Frau sofort ein Hormonpräparat einnehmen ★. Innerhalb von 72 Stunden nach der Tat angewendet, kann es die Einnistung eines eventuell befruchteten Eies sicher verhindern. Eine Schwangerschaft nach einer Vergewaltigung darf straffrei abgebrochen werden.

Nach der Tat braucht die Frau dringend eine Krisenintervention und therapeutischen Beistand. Rat und Hilfe erhält sie beim Frauennotruf, den Frauenhäusern, Opferhilfeorganisationen, wie dem »weißen Ring« und den Opferschutzbeauftragten der Polizei.

▲ siehe Seite 1409   ■ siehe Kasten Seite 1157
★ siehe Seite 1398

KAPITEL 252

Unfruchtbarkeit

Von Unfruchtbarkeit (Sterilität) spricht man, wenn ein Paar ohne zu verhüten zwei Jahre lang regelmäßig Verkehr hat und keine Schwangerschaft eintritt.

Bis zu 20 Prozent der Paare sind ungewollt kinderlos. Die Gründe dafür sind vielfältig: Die Frauen bekommen ihr erstes Kind relativ spät; die Männer sind ebenfalls erheblich älter, ihre Spermienqualität ist deutlich schlechter als früher. Dennoch stellt sich bei vielen Paaren nach einiger Zeit des Wartens letztlich doch eine Schwangerschaft ein. Ziel der Sterilitätsbehandlung ist es, die Zeit bis zur erfolgreichen Empfängnis zu verkürzen. Vor Beginn der Behandlung ist eine Beratung sinnvoll, in welcher über den Ablauf, die Dauer der Behandlung sowie die Erfolgsaussichten gesprochen wird.

Die Ursache für Unfruchtbarkeit kann beim Mann, bei der Frau oder bei beiden liegen. Probleme mit den Spermien, dem Eisprung und den Eileitern sind zu jeweils einem knappen Drittel Ursache für Unfruchtbarkeit. Bei einem kleinen Prozentsatz der Paare wird die Unfruchtbarkeit durch Probleme mit dem Schleimpfropf im Gebärmutterhals oder unbekannte Faktoren hervorgerufen. Daher erfordert jede Unfruchtbarkeitsdiagnose die genaue Untersuchung beider Partner.

Auch das Alter spielt eine Rolle. Mit zunehmendem Alter der Frau wird eine Empfängnis unwahrscheinlicher, und das Risiko für Komplikationen während einer Schwangerschaft steigt.

Auch ohne die Ursache der Unfruchtbarkeit zu kennen, ist eine Behandlung möglich. Mit einer medikamentösen Behandlung können mehrere Eier zum Eisprung gebracht werden ▲. Eine andere Möglichkeit besteht in einer künstlichen Befruchtung, bei der die aktivsten Spermien für die Befruchtung ausgewählt werden.

Während einer Fruchtbarkeitsbehandlung fühlen sich einer oder beide Partner mitunter frustriert, emotional angespannt, schuldig oder als Versager. Sie schwanken zwischen Hoffnung und Verzweiflung. Wenn ein Gefühl der Isolation hinzukommt und nicht darüber gesprochen wird, können Wut oder Trotz gegenüber dem Partner, Familienmitgliedern, Freunden und Ärzten die Folge sein. Die emotionale Anspannung kann zu Müdigkeit, Ängsten, Schlaf- und Essstörungen und Konzentrationsproblemen führen. Darüber hinaus kann die finanzielle Belastung und die Zeit, die für Diagnose und Behandlung erforderlich ist, die Ehe belasten.

Das Paar sollte sehr genau aufgeklärt sein über die Erfolgschancen und darüber, dass die Therapie nicht endlos fortgesetzt werden kann. Auch Informationen, wann die Behandlung enden sollte und wann man eine Adoption in Betracht ziehen sollte, können hilfreich sein. Öffentliche Beratungsstellen und Selbsthilfegruppen können durch Informationen und seelischen Beistand Unterstützung leisten.

Probleme mit den Spermien

Die Zeugungsfähigkeit des Mannes hängt davon ab, ob er eine ausreichende Menge normaler Samenzellen (Spermien) abgeben kann und ob sein Sperma in der Lage ist, ein Ei zu befruchten. Alles, was diesen Prozess behindert, kann die Zeugungsfähigkeit einschränken.

Eine erhöhte Temperatur in den Hoden kann die Zahl der Samenzellen und ihre Beweglichkeit deutlich verringern und die Zahl anormaler Samenzellen erhöhen. Die Temperatur kann eine hohe Umgebungstemperatur, längere Krankheiten mit hohem Fieber, Hodenhochstand ■ und Krampfadern in den Hoden (Varikozele) ansteigen.

Bestimmte hormonelle Erkrankungen können die Spermaproduktion stören. Dazu gehören Hyperprolaktinämie, Schilddrüsenunterfunktion, Hypogonadismus und Erkrankungen der Nebennieren sowie der Hirnanhangdrüse. Das Gleiche ist bei genetischen Erkrankungen, wie z. B. beim Klinefelter-Syndrom, der Fall.

Weitere Ursachen für eine reduzierte Samenproduktion sind eine Hodenentzündung bei Mumps, Verletzungen der Hoden, Kontakt mit Schadstoffen aus Industrie und Umwelt sowie Arzneimittel. Als Arzneimittel kommen Androgene (z. B. Testosteron) infrage, Aspirin, das über längere Zeit eingenommen wird, Chlorambucil, Cimetidin, Kolchizin, Kortison (z. B. Prednison), Cotrimoxazol, Cyclophosphamid, Malariamit-

▲ siehe Seite 1392   ■ siehe Seite 1511

tel, Östrogene bei Prostatakrebs, Marihuana, Medroxyprogesteron, Methotrexat, Monoaminoxidase-Hemmer (MAO-Hemmer, bei Depressionen), Nikotin, Nitrofurantoin, Opioide, Spironolacton und Sulfasalazin. Anabolika können den Hormonspiegel beeinflussen und auf diesem Weg ebenfalls die Samenproduktion behindern. Auch übermäßiger Alkoholkonsum wirkt sich negativ auf die Samenproduktion aus.

Bestimmte Krankheiten führen dazu, dass das Sperma keine Samen enthält (Azoospermie). Hierzu gehören schwere Hodenerkrankungen und blockierte oder fehlende Samenleiter, fehlende Samenbläschen und eine Verlegung beider Ejakulationsgänge.

Gelegentlich gelangt die Samenflüssigkeit nicht in den Penis, sondern in die Blase (retrograde Ejakulation ▲). Diese Störung findet sich häufiger bei Männern mit Diabetes und z. B. wenn die Prostata entfernt wurde.

Diagnose

Der Mann wird nach seiner Krankengeschichte befragt und untersucht, um die Ursache der Unfruchtbarkeit zu ermitteln. Dabei wird auf körperliche Auffälligkeiten, z. B. einen Hodenhochstand, und Hinweise auf hormonelle und genetische Erkrankungen geachtet. Auch der Hormonspiegel kann bestimmt werden.

Häufig ist eine Analyse der Samenflüssigkeit erforderlich. Dazu muss der Mann eine durch Masturbation gewonnene Samenprobe in einem sauberen Glas auffangen. Für Männer, die Schwierigkeiten haben, auf diese Weise eine Samenprobe abzuliefern, gibt es spezielle Kondome ohne Gleitmittel und Spermizidbeschichtung, mit deren Hilfe Samenflüssigkeit beim Verkehr gewonnen werden kann. Vor der Samenanalyse darf der Mann zwei bis drei Tage keinen Samenerguss haben.

Zunächst werden Menge, Farbe und Konsistenz der Samenprobe bestimmt. Dann werden die Samenzellen mikroskopisch untersucht, um festzustellen, ob Form, Größe, Beweglichkeit und Anzahl von der Norm abweichen.

Bei einer auffälligen Samenprobe kann die Analyse wiederholt werden, weil derartige Proben starken Schwankungen unterliegen. Wenn auch die zweite Samenprobe auffällig ist, wird versucht, die Ursache zu finden. Eine geringe Samenzahl kann allerdings auch darauf beruhen, dass seit dem letzten Erguss zu wenig Zeit verstrichen ist. Zudem ist eine geringe Samenzahl nicht gleichbedeutend mit eingeschränkter Fruchtbarkeit. Auch eine normale Samenzahl ist keine Garantie für Zeugungsfähigkeit.

Die Funktionsfähigkeit und Qualität der Samen kann bestimmt werden. Ein Test weist Antikörper gegen Samenzellen nach. Ein anderer prüft, ob die Samenmembranen intakt sind. Wieder andere überprüfen, ob sich die Spermien an ein Ei binden und hineingelangen können. Mitunter wird eine Hodenbiopsie durchgeführt, um genauere Informationen über die Samenproduktion und die Funktion der Hoden zu bekommen.

Behandlung

Bei Männern mit normalen, aber wenigen Spermien kann eine künstliche Befruchtung die Chance auf eine Schwangerschaft der Partnerin leicht erhöhen. Bei dieser Technik wird die erste Portion des Ergusses genutzt, in der sich die meisten Samenzellen befinden. Wenn hierbei nur die aktivsten Zellen (»gewaschene« Samenprobe) zum Einsatz kommen, steigen die Erfolgsaussichten ein wenig. Die In-vitro-Fertilisation, bei der ein einzelner Samenfaden in ein Ei eingepflanzt wird (intrazytoplasmatische Spermainjektion – ICSI) und die befruchtete Zelle dann in den Eileiter gesetzt wird (intratubarer Gametentransfer – GIFT), ist schwierig, hilft aber bei vielen Formen männlicher Unfruchtbarkeit.

Produziert der Mann keine Samenzellen, kann eine Befruchtung seiner Partnerin mit Spendersamen in Erwägung gezogen werden.

Varikozelen können operativ behoben werden. Mitunter verbessert sich daraufhin die Fruchtbarkeit.

Die Partnerin eines Mannes mit eingeschränkter Fruchtbarkeit kann mit humanem Gonadotropin behandelt werden, durch das mehrere Eier gleichzeitig heranreifen und zum Eisprung gelangen ■.

Probleme mit dem Eisprung

Bei Frauen liegt die Ursache für eine eingeschränkte Fruchtbarkeit häufig darin, dass die Eierstöcke nicht jeden Monat ein Ei freisetzen ★. Grund kann sein, dass ein Teil des hormonellen Steuerungsmechanismus nicht richtig funktioniert. An dieser Steuerung sind der Hypothalamus, die Hirnanhangdrüse, die Nebennieren, die Schilddrüse und die Geschlechtsorgane beteiligt. So produzieren die Eierstöcke möglicherweise nicht genug Progesteron, das die Gebär-

---

▲ siehe Seite 1324 ■ siehe Seite 1392
★ siehe Seite 1330

mutterschleimhaut wachsen lässt, damit sich der Embryo einnisten kann. Der Eisprung kann ausbleiben, weil der Hypothalamus kein Gonadotropin-Releasing-Hormon produziert, welches wiederum die Hirnanhangdrüse veranlasst, luteinisierendes und follikelstimulierendes Hormon auszuscheiden, die den Eisprung auslösen. Das Hormon Prolaktin regt die Milchbildung an. Bei einem hohen Prolaktinspiegel sinkt der Spiegel der Hormone, die einen Eisprung auslösen. Mögliche Ursache für einen hohen Prolaktinspiegel kann ein gutartiger Tumor der Hirnanhangdrüse sein. Probleme mit dem Eisprung können auch durch das Syndrom der polyzystischen Ovarien, Erkrankungen der Schilddrüse und Nebennieren, übermäßigen Sport, Diabetes, Gewichtsverlust, Übergewicht und seelischen Stress verursacht werden.

Bei Frauen, deren Periode ausbleibt (Amenorrhö ▲) oder unregelmäßig ist, gibt es meist Probleme mit dem Eisprung.

Diagnose

Um festzustellen, ob und wann der Eisprung erfolgt, wird die Basaltemperatur gemessen, am besten unmittelbar nach dem Aufwachen. Sinkt sie leicht ab, deutet das darauf hin, dass der Eisprung bevorsteht. Ein Anstieg um mehr als 0,5 °C gilt als Hinweis, dass der Eisprung stattgefunden hat. Die Basaltemperaturmessung zeigt den Eisprung allerdings nur unzuverlässig an und bestenfalls zwei Tage im Voraus. Genauere Informationen liefern Ultraschall und Methoden zur Ovulationsvorhersage (Nachweis eines Anstiegs des luteinisierenden Hormons im Urin in den 24 bis 36 Stunden vor dem Eisprung). Hierbei wird zu Hause mit Teststreifen an mehreren aufeinander folgenden Tagen der Urin überprüft. Es kann auch der Progesteronspiegel in Blut oder Speichel oder der Spiegel von Progesteronabbauprodukten im Urin gemessen werden. Ein deutlicher Anstieg dieser Indikatoren zeigt an, dass der Eisprung erfolgt ist.

Um festzustellen, ob ein normaler Eisprung stattfindet, kann eine Endometriumbiopsie durchgeführt werden. Dabei wird zehn bis zwölf Tage nach dem vermutlichen Eisprung etwas Gebärmutterschleimhaut entnommen und mikroskopisch untersucht. Wenn Veränderungen zu erkennen sind, die gewöhnlich nach dem Eisprung ablaufen, ist der Eisprung erfolgt. Erscheinen die Veränderungen verzögert, wird vielleicht

nicht genügend Progesteron produziert, oder es wirkt nicht ausreichend.

Behandlung

Der Eisprung lässt sich durch Medikamente auslösen. Die Wahl des Mittels richtet sich nach dem individuellen Problem. Wenn lange kein Eisprung stattgefunden hat, kombiniert man gewöhnlich Clomifen und Medroxyprogesteron. Anfangs nimmt die Frau Medroxyprogesteron ein, um eine Monatsblutung auszulösen. Anschließend erhält sie Clomifen. Fünf bis zehn Tage nach dem Absetzen von Clomifen kommt es normalerweise zum Eisprung, 14 bis 16 Tage später zu einer Monatsblutung. Clomifen wirkt nicht bei jedem Problem mit dem Eisprung. Am wirksamsten ist es beim Syndrom der polyzystischen Ovarien.

Wenn nach einer Clomifenbehandlung die Periode nicht einsetzt, wird ein Schwangerschaftstest durchgeführt. Ist die Frau nicht schwanger, wird der Behandlungszyklus wiederholt. Die Clomifendosis wird mit jedem Zyklus erhöht, bis ein Eisprung erfolgt oder die maximale Dosis erreicht ist. Ist die Dosis ermittelt, die einen Eisprung auslöst, erhält die Frau diese Dosis für drei bis vier Behandlungszyklen. Bei den meisten Frauen, die mit dieser Methode schwanger werden, tritt die Schwangerschaft im vierten Zyklus mit einem Eisprung ein. Bei etwa 75 bis 80 Prozent der Frauen kommt es zwar zum Eisprung, aber nur etwa 40 bis 50 Prozent werden auch schwanger. Rund fünf Prozent der Schwangerschaften nach einer Behandlung mit Clomifen sind Mehrlingsschwangerschaften, in erster Linie Zwillinge.

Zu den Nebenwirkungen von Clomifen zählen Hitzewallungen, Blähungen, Brustspannen, Übelkeit, Sehprobleme und Kopfschmerzen. Bei etwa fünf Prozent der behandelten Frauen werden die Eierstöcke durch Clomifen übermäßig stimuliert. Sie vergrößern sich deutlich, und es tritt viel Flüssigkeit aus dem Blut in den Bauch über. Diese Reaktion kann lebensgefährlich sein. Zur Vorbeugung beginnen Ärzte mit der kleinsten wirksamen Clomifendosis und setzen das Mittel ab, sobald sich die Eierstöcke vergrößern.

Wenn im Laufe einer Clomifenbehandlung weder Eisprung noch Schwangerschaft eintritt, kann eine Behandlung mit gespritztem Gonadotropin versucht werden. Gonadotropin regt die Reifung der Follikel in den Eierstöcken an. Follikel sind flüssigkeitsgefüllte Hohlräume, die jeweils ein Ei enthalten ■. Ob die Follikel reif sind, wird durch Messung des Östrogenspiegels

---

▲ siehe Seite 1346   ■ siehe Seite 1329

im Blut und durch Ultraschall kontrolliert. Danach bekommt die Frau Choriongonadotropin gespritzt, um den Eisprung auszulösen. Das gelingt bei mehr als 95 Prozent der Frauen, 50 bis 75 Prozent werden schwanger. Nach einer solchen Behandlung kommt es bei zehn bis 30 Prozent der Frauen zu Mehrlingsschwangerschaften, in erster Linie Zwillingen.

Da Choriongonadotropin ernste unerwünschte Wirkungen haben kann, wird die Frau während der Behandlung genau überwacht. Zehn bis 20 Prozent der Frauen reagieren mit einer Überstimulation der Eierstöcke: Sie werden deutlich größer, oder der Östrogenspiegel steigt stark an. Die Behandlung wird dann ausgesetzt.

Gibt der Hypothalamus kein Gonadotropin-Releasing-Hormon ab, kann eine synthetische Version dieses Hormons, das Gonadorelin, die Hirnanhangdrüse anregen, die Hormone zu erzeugen, die den Eisprung auslösen. Das Risiko, dass die Eierstöcke überstimuliert werden, ist bei dieser Behandlung gering.

Wenn ein hoher Prolaktinspiegel das Schwangerwerden verhindert, helfen so genannte Dopamin-Agonisten, wie Bromocriptin und Cabergolin.

Probleme mit den Eileitern

Durch einen verlegten Eileiter kann das Ei nicht in die Gebärmutter gelangen. Zu den Ursachen für Eileiterprobleme zählen Infektionen, Endometriose, Blinddarmdurchbruch und Unterleiboperationen. Auch eine Eileiterschwangerschaft kann Schäden hinterlassen. Angeborene Fehlbildungen an Gebärmutter und Eileitern, Bindegewebewucherungen der Gebärmutter und Narbengewebe in Gebärmutter und Beckenraum können ebenfalls den Weg eines Eies blockieren.

Diagnose und Behandlung

Die Durchgängigkeit der Eileiter wird mit einer Röntgenkontrastaufnahme von Eileitern und Gebärmutter (Hysterosalpingographie) geprüft. Durch das Kontrastmittel wird das Innere von Gebärmutter und Eileitern sichtbar. Allerdings zeigt die Untersuchung relativ oft fälschlicherweise eine Blockade der Eileiter. Die Untersuchung wird kurz nach dem Ende der Monatsblutung durchgeführt. Im Anschluss an die Röntgenuntersuchung erscheint die Fruchtbarkeit leicht verbessert, möglicherweise weil dabei die Eileiter geweitet und von Schleim gereinigt werden. Daher wird nach dieser Untersuchung gewartet, ob die Frau schwanger wird, ehe weitere Tests zur Eileiterfunktion veranlasst werden.

Die Durchgängigkeit der Eileiter kann auch mittels Ultraschall getestet werden, indem vor der Aufnahme eine Kochsalzlösung in die Gebärmutter gespritzt wird, um ihr Inneres zu dehnen (Sonohysterographie). Dieses Verfahren ist sicherer als die Hysterosalpingographie, weil es ohne Strahlung auskommt und kein Kontrastmittel gespritzt wird. Allerdings ist es weniger genau.

Eine auffällige Gebärmutter wird mit einem Sichtgerät (Hysteroskop) untersucht, das durch den Gebärmutterhals eingeführt wird. Werden dabei Verklebungen, ein Polyp oder ein kleines Fibroid entdeckt, können diese gelöst und entfernt werden. Dadurch steigen die Chancen der Frau auf eine Schwangerschaft.

Bei Hinweisen auf eine Verlegung der Eileiter oder Endometriose wird die Bauchhöhle laparoskopisch untersucht. So können die Ärzte Gebärmutter, Eileiter und Eierstöcke betrachten und ggf. Auffälligkeiten lösen und entfernen.

Die Behandlung richtet sich nach der Ursache. Ein beschädigter Eileiter kann operativ wiederhergestellt werden. Allerdings sind die Chancen auf eine normale Schwangerschaft nach einer solchen Operation gering, und die Gefahr einer Bauchhöhlen- oder Eileiterschwangerschaft ist groß. Daher wird den meisten Paaren eher zur In-vitro-Fertilisation geraten.

Probleme mit dem Gebärmutterhals

Normalerweise ist der Schleimpfropf im Gebärmutterhals so zäh, dass ihn die Samenzellen nicht durchdringen können. Kurz vor dem Eisprung wird der Schleim jedoch klar und elastisch und die Samenzellen können durch ihn hindurch in die Gebärmutter und bis in die Eileiter gelangen, um dort eine Eizelle zu befruchten. Verändert sich der Schleimpfropf beim Eisprung nicht, ist eine Schwangerschaft unwahrscheinlich. Mitunter scheitert eine Schwangerschaft auch daran, dass der Schleim Antikörper gegen die Samenzellen enthält, welche die Samen abtöten, ehe sie das Ei erreichen.

Diagnose und Behandlung

Bei einer Untersuchung, die zwei bis acht Stunden nach dem Verkehr stattfindet, wird der Gebärmutterhalsschleim beurteilt und festgestellt, ob die Samenzellen darin überleben können.

Der Test wird in der Mitte des Menstruationszyklus angesetzt. Die Schleimprobe wird mit einer Pinzette oder Kanüle entnommen, und es werden Zähigkeit und Elastizität des Schleims sowie die Anzahl der enthaltenen Samenzellen überprüft. Ein auffälliges Testergebnis bedeutet nicht unbedingt, dass eine Schwangerschaft nicht möglich ist. So können die Samenzellen fehlen, weil sie während des Verkehrs nicht in die Scheide gelangt sind, und der Schleim kann übermäßig zäh sein, weil der Test nicht zum richtigen Zeitpunkt im Zyklus stattfand.

Bei Problemen mit dem Gebärmutterhalsschleim kann die Samenflüssigkeit unmittelbar in die Gebärmutter eingebracht wird, um den Schleim zu umgehen. Auch eine medikamentöse Verflüssigung des Schleims, z. B. durch Guaifenesin, ist möglich. Es gibt jedoch keinen Nachweis, dass diese Behandlungen die Chancen auf eine Schwangerschaft steigern.

Fruchtbarkeitstechnologie

Wenn trotz Behandlung innerhalb von vier bis sechs Menstruationszyklen keine Schwangerschaft eingetreten ist, kann über eine medizinisch unterstützte Befruchtung, z. B. durch In-vitro-Fertilisation oder intratubare Gametenübertragung, nachgedacht werden.

Eine **In-vitro-Fertilisation (IVF)**, die Befruchtung im Reagenzglas, beginnt mit der Stimulierung der Eierstöcke. Die reifen Eier werden der Frau entnommen und befruchtet. Die daraus entstehenden Embryos wachsen zunächst im Labor weiter und werden dann in die Gebärmutter der Frau eingepflanzt.

Die Eierstöcke werden gewöhnlich mit humanem Gonadotropin und einem Gonadotropin-Releasing-Hormon-Analogon angeregt. Dadurch reifen normalerweise viele Eier zugleich. Unter Ultraschall führt der Arzt eine Nadel durch die Scheide in den Eierstock ein und entnimmt den Follikeln einige Eier. Diese werden in einer Nährlösung mit ausgewählten, besonders aktiven Samenzellen befruchtet. Nach drei bis fünf Tagen werden zwei oder drei der entstandenen Embryos aus der Kultur durch die Scheide in die Gebärmutter der Frau eingesetzt. Die übrigen Embryos können in flüssigem Stickstoff eingefroren werden, damit sie zur Verfügung stehen, wenn es beim ersten Versuch nicht zur Schwangerschaft kommt. Trotz der Übertragung mehrerer Embryos besteht jeweils nur eine Chance von 18 bis 25 Prozent, ein Kind voll auszutragen.

Die **intrazytoplasmatische Spermieninjektion (ICSI)** kann mit der In-vitro-Fertilisation gekoppelt werden, um die Chancen auf eine Schwangerschaft zu erhöhen, besonders wenn der Mann sehr wenig Samenzellen hat. Bei dieser Methode wird eine einzelne Samenzelle in ein einzelnes Ei injiziert. Die Chancen auf eine voll ausgetragene Schwangerschaft sind etwa so hoch wie bei der In-vitro-Fertilisation allein.

Eine **intratubare Gametenübertragung (GIFT)** kommt infrage, wenn die Eileiter normal funktionieren. Eier und besonders aktive Samenzellen werden wie bei der In-vitro-Fertilisation gewonnen, aber die Eier werden nicht im Labor befruchtet, sondern man transportiert Eier und Samenzellen durch die Bauchdecke (mittels Laparoskop) oder die Scheide (unter Ultraschallsicht) ans Ende der Eileiter, damit das Ei dort befruchtet werden kann. Dieses Verfahren stellt einen größeren Eingriff dar als die In-vitro-Fertilisation. Die Chancen auf eine voll ausgetragene Schwangerschaft sind jeweils ebenso hoch wie bei der In-vitro-Fertilisation.

Die Möglichkeiten im Bereich der Fruchtbarkeitstechnologie sind so groß und bergen so viele ethische, moralische und rechtliche Probleme, dass sich die Bundesregierung und die Ärzteschaft veranlasst sahen, diesen Bereich zu regeln. So ist in Deutschland nach dem Embryonenschutzgesetz alles verboten, was zu einer gespaltenen Mutterschaft führt: Weder Eispende noch Leihmutterschaft sind erlaubt. Um das Kindeswohl zu schützen, ist es verboten, eine Eizelle mit dem Samen eines bereits verstorbenen Mannes zu befruchten. Auch das Verfügungsrecht der Männer über ihren konservierten Samen ist geregelt. Mit diesen Vorschriften hat man versucht, eine Reihe von Problemen zu umgehen, denen sich z. B. die amerikanische Gesellschaft gegenüber sieht.

KAPITEL 253

Familienplanung

Familienplanung bedeutet, die Anzahl und den Zeitpunkt der Schwangerschaften zu steuern. Die meisten Verhütungsmethoden verhindern eine Schwangerschaft, solange sie angewendet werden, eine Sterilisation unterbindet sie dauerhaft. Eine unerwünschte Schwangerschaft kann in Deutschland unter bestimmten, gesetzlich festgelegten Bedingungen abgebrochen werden.

Empfängnisverhütung

Unter Empfängnisverhütung versteht man Vorkehrungen, die die Befruchtung einer Eizelle durch eine Samenzelle (Konzeption) bzw. die Einnistung des befruchteten Eies in die Gebärmutterschleimhaut (Implantation) verhindern.

Keine Methode zur Empfängnisverhütung ist absolut sicher, bestimmte Verfahren sind aber deutlich zuverlässiger als andere. Welche Methode gewählt wird, hängt vom Lebensstil, persönlichen Vorlieben und vom Grad der benötigten Zuverlässigkeit ab.

HORMONELLE VERHÜTUNGSMETHODEN

Mit Östrogen und Gestagenen (Wirkstoffe, die dem Hormon Progesteron ähneln) lässt sich eine Empfängnis verhüten. Die empfängnisverhütende Wirkung dieser Hormone beruht in erster Linie darauf, dass sie verhindern, dass die Eierstöcke reife Eier abgeben, oder dass sie den Schleim im Gebärmutterhals für Spermien undurchlässig machen.

Orale Empfängnisverhütung

Empfängnisverhütungsmittel zum Einnehmen heißen im allgemeinen Sprachgebrauch die »Pille«. Sie enthalten entweder eine Kombination aus Östrogen und Gestagen oder nur ein Gestagen.

Kombinationspräparate werden gewöhnlich drei Wochen lang täglich eingenommen. Danach folgt eine Woche Pause, in der eine Blutung stattfindet. Anschließend beginnt die Einnahme erneut. Bei Präparaten mit 28 Tabletten nimmt die Frau in der hormonfreien Woche wirkstofffreie Tabletten ein, damit sie den Einnahmerhythmus nicht unterbrechen muss. Bei vorschriftsmäßiger Verwendung werden im ersten Jahr der Einnahme eines Kombinationspräparats weniger als zwei von 1000 Frauen schwanger. Das Schwangerschaftsrisiko steigt, wenn eine Tablette vergessen wird, insbesondere wenn es sich um Tabletten handelt, die zu Beginn des Zyklus eingenommen werden.

Der Östrogengehalt der verschiedenen Kombinationspräparate unterscheidet sich. Präparate mit 20 bis 35 Mikrogramm Östrogenmenge rufen weniger ernste Nebenwirkungen hervor als Präparate mit 50 Mikrogramm. Gesunde Frauen, die nicht rauchen, können Mittel mit niedrig dosiertem Östrogen ohne Unterbrechung bis zu den Wechseljahren einnehmen.

Reine Gestagenpräparate, die so genannte Minipille, werden täglich eingenommen. Sie führen haufig zu unregelmäßigen Blutungen. Etwa fünf bis 50 von 1000 Frauen, die auf diese Weise verhüten, werden innerhalb eines Jahres schwanger. Gestagenpräparate kommen für Frauen infrage, bei denen Bedenken gegen die Anwendung von Östrogen bestehen. Bei Stillenden kann Östrogen z.B. Menge und Qualität der Milch mindern. Gestagentabletten beeinflussen die Milchproduktion nicht.

Vor der Verordnung der »Pille« muss die Frau körperlich untersucht und ihr Blutdruck gemessen werden. Vorerkrankungen, bei denen hormonelle Mittel ein Risiko darstellen, schließen ihre Anwendung als Verhütungsmittel aus. Wenn die Frau oder nahe Verwandte an Diabetes oder Herzerkrankungen leiden, werden Blutfettwerte und der Blutzucker bestimmt. Bei auffälligen Werten kann zwar ein niedrig dosiertes Hormonpräparat eingesetzt werden, doch Blutfette und Blutzucker müssen regelmäßig überwacht werden. Drei Monate nach Beginn der Pilleneinnahme ist eine erneute Blutdruckkontrolle sinnvoll. Anschließend sollte die Frau mindestens einmal im Jahr untersucht werden.

Vor Beginn der Pilleneinnahme sollten Arzt und Patientin die Vor- und Nachteile dieser Methode in Bezug auf die individuelle Situation der Frau durchsprechen.

Vorteile: Bei vorschriftsmäßiger Einnahme wirkt die »Pille« zuverlässig und dauerhaft. Menstruationskrämpfe, prämenstruelles Syndrom, unregelmäßige Blutungen, Blutarmut,

ZUVERLÄSSIGKEIT VON VERHÜTUNGSMETHODEN

METHODE	PROZENTSATZ DER FRAUEN, DIE IM ERSTEN JAHR DER ANWENDUNG SCHWANGER WURDEN
»Pille«: Östrogen-Gestagen-Präparat	0,1–5
Reines Gestagen-präparat	0,5–5
Hormonimplantat	0,1
»Dreimonatsspritze« (Medroxyprogesteron)	0,3
Kondom: für Männer	3–14
für Frauen	5–21
Diaphragma mit spermizider Creme bzw. Gel	6–20
Portiokappe mit spermizider Creme bzw. Gel	9–40
Intrauterinpessar (Spirale)	0,1–0,6
Natürliche Familien-planung (Knaus-Ogino)	1–25
Coitus interruptus	4–19

Brust- und Eierstockzysten, Bauchhöhlen- oder Eileiterschwangerschaften und Infektionen der Eileiter treten seltener auf als ohne eine solche Verhütungsmethode. Zudem leiden Frauen, die hormonell verhüten, seltener an rheumatoider Arthritis und Osteoporose.

Die »Pille« senkt das Risiko für Krebserkrankungen wie Gebärmutter-, Eierstock-, Dickdarm- und Mastdarmkrebs. Dieser Vorteil hält noch Jahre nach dem Absetzen an. Brustkrebs wird bei Frauen, die mit der »Pille« verhüten, etwas häufiger diagnostiziert, allerdings nicht mehr nach Absetzen der »Pille« und auch nicht bei Frauen mit Brustkrebs in der Familie.

Wenn die »Pille« im frühen Stadium einer Schwangerschaft noch eingenommen wird, schadet dies dem Fetus nicht. Dennoch sollte sie abgesetzt werden, sobald die Frau ihre Schwangerschaft erkennt. Mit der »Pille« zu verhüten, wirkt sich nicht negativ auf die Fruchtbarkeit aus. Allerdings kann es nach dem Absetzen des Medikaments einige Monate dauern, bis wieder ein Eisprung stattfindet.

Nachteile: In den ersten Monaten der Einnahme kommt es häufig zu unregelmäßigen Blutungen, die allerdings aufhören, sobald sich der Körper an die Hormongaben gewöhnt hat. Wenn die »Pille« mehrere Monate hinweg ohne Pause täglich eingenommen wird, können die Blutungen seltener werden.

Übelkeit, Aufstoßen, Flüssigkeitsansammlungen, Blutdruckanstieg, Brustspannen und Migräne hängen mit dem Östrogengehalt der Tabletten zusammen; Stimmungsschwankungen, Gewichtszunahme, Akne und Nervosität beruhen hingegen eher auf der Art oder Dosierung des Gestagens. Manche Frauen nehmen zwei bis drei Kilogramm zu, weil sie Wasser einlagern. Auch gesteigerter Appetit kann dazu beitragen. Andere Frauen berichten von Kopfschmerzen und Schlafstörungen. Viele dieser Nebenwirkungen treten bei niedrig dosierten Pillen nur selten auf. Bei einigen Frauen ruft die »Pille« dunkle Flecken im Gesicht hervor, wie sie auch bei einer Schwangerschaft entstehen können ▲. Sie werden bei Sonneneinstrahlung noch dunkler. Wenn die »Pille« abgesetzt wird, verblassen die Flecken allmählich.

Die »Pille« erhöht das Risiko für Blutgerinnsel um das Zwei- bis Vierfache; bei einem Produkt mit hoch dosiertem Östrogen sogar um das Siebenfache. Dieses Risiko ist jedoch nur halb so hoch wie während einer Schwangerschaft. Da auch Operationen das Risiko für Blutgerinnsel erhöhen, sollte die »Pille« einen Monat vor einem geplanten operativen Eingriff abgesetzt werden und erst einen Monat danach wieder verwendet werden. Wegen des großen Risikos einer Venenthrombose in den Beinen in den ersten Wochen nach der Geburt, wird empfohlen, dass Frauen frühestens zwei Wochen nach der Geburt mit der Einnahme der »Pille« beginnen. Bei gesunden Nichtraucherinnen beeinflussen Kombinationsmittel mit niedrig dosiertem Östrogen das Schlaganfall- und Herzinfarktrisiko nicht.

Die Einnahme der »Pille«, insbesondere länger als fünf Jahre, kann das Risiko für einen Gebärmutterhalskrebs erhöhen. Solche Frauen sollten einmal jährlich einen Pap-Test durchführen lassen, mit dem sich verdächtige Zellveränderungen bereits entdecken lassen, ehe sie krebsartig werden.

▲ siehe Seite 1199

Die Wahrscheinlichkeit, an Gallensteinen zu erkranken, erhöht sich innerhalb der ersten Jahre, geht dann jedoch wieder zurück.

Einige Umstände erhöhen bei Frauen, die die »Pille« einnehmen, das Risiko für bestimmte Erkrankungen deutlich. So sollten Raucherinnen über 35 Jahre nicht mit der »Pille« verhüten, weil ihr Herzinfarktrisiko erhöht ist.

Manche Beruhigungsmittel, Antibiotika und Pilzmittel können die Wirksamkeit der »Pille« abschwächen. Frauen müssen während einer solchen Therapie zusätzlich nichthormonelle Verhütungsmethoden anwenden.

Hormonpflaster und Vaginalring

Hormonpflaster und Vaginalringe, die Östrogen und Gestagen enthalten, werden jeweils drei Wochen lang verwendet. In der vierten Woche wird die Hormongabe ausgesetzt, damit eine Blutung eintritt. Sport, Saunabesuche und heiße Bäder beeinträchtigen die Pflaster nicht.

Der Vaginalring besteht aus Kunststoff und wird in die Scheide eingelegt, wo er drei Wochen lang verbleibt, ehe er für eine Woche entfernt wird. Die Frau kann den kleinen Ring selbstständig einsetzen und herausnehmen. Der Ring hat eine Einheitsgröße und kann an beliebiger Stelle in der Scheide liegen. Gewöhnlich spürt der Partner beim Verkehr nichts davon. Es wird jeden Monat ein neuer Ring benutzt.

Bei beiden Methoden hat die Frau eine normale Periode. Zwischenblutungen sind selten. Die Nebenwirkungen und Einschränkungen beim Gebrauch entsprechen ungefähr denen der »Pille«.

Hormonimplantat

Das Hormonimplantat zur Empfängnisverhütung besteht aus einem Kunststoffstäbchen mit einem Gestagen, das nach einem kleinen Schnitt oberhalb des Ellenbogens unter die Haut des Innenarms geschoben wird. Aus ihm tritt das Gestagen allmählich ins Blut über. Nach spätestens drei Jahren muss das Stäbchen entfernt und ggf. durch ein neues ersetzt werden. Die Entnahme ist schwieriger als das Einführen, weil das Unterhautgewebe um das Implantat dicker wird. Daher kann eine kleine Narbe zurückbleiben. Sobald das Implantat entfernt wird, nehmen die Eierstöcke ihre normale Funktion wieder auf, und die Frau wird wieder fruchtbar.

Die häufigsten Nebenwirkungen sind unregelmäßige oder ausbleibende Blutungen im ersten Jahr der Verwendung. Anschließend normalisiert sich der Rhythmus der Periode gewöhnlich. Auch Kopfschmerzen und Gewichtszunahme treten mitunter auf.

Gegenanzeigen für die »Pille«*

Die »Pille« darf nicht eingenommen werden, wenn einer der folgenden Umstände vorliegt oder früher aufgetreten ist:
- Raucherin über 35 Jahre
- Aktive Lebererkrankung oder Lebertumoren
- Sehr hohe Triglyzeridwerte (250 mg/dl bzw. 2,8 mmol/l oder mehr)
- Unbehandelter Bluthochdruck
- Diabetes mit Gefäßveränderungen
- Nierenerkrankung
- Blutgerinnsel (Thrombose, Embolie usw.)
- Bettlägerigkeit (z. B. bei Gips)
- Koronare Herzerkrankung
- Schlaganfall oder Herzinfarkt
- Schwangerschaftsgelbsucht oder Gelbsucht bei früherer Einnahme der »Pille«
- Brust- oder Gebärmutterkrebs

Wenn einer der folgenden Faktoren zutrifft, kann die Frau unter ärztlicher Überwachung die »Pille« einnehmen:
- Depressionen
- Prämenstruelles Syndrom
- Häufige Migräneattacken (ohne Taubheitsgefühl in den Gliedern)
- Raucherin unter 35 Jahre
- Gelbsucht und andere Lebererkrankung in der Vorgeschichte bei vollständiger Genesung
- Hoher Blutdruck, der durch Behandlung unter Kontrolle ist
- Krampfadern
- Krampfanfall auslösende Erkrankung unter medikamentöser Behandlung
- Gebärmuttermyome
- Vorbehandlung einer Präkanzerose oder einer Krebserkrankung des Gebärmutterhalses
- Übergewicht
- Erhöhte Gerinnungsneigung (Thrombose, Embolie) bei nahen Verwandten

* Diese Einschränkungen gelten nur für Östrogen-Gestagen-Präparate.
mg/dl = Milligramm pro Deziliter Blut
mmol/l = Millimol pro Liter Blut

Dreimonatsspritze

Die so genannte Dreimonatsspritze enthält das Gestagen Medroxyprogesteronazetat, das in den Gesäßmuskel gespritzt wird und für drei Monate sicher wirkt.

Durch die Spritze kann die Menstruation vollständig aussetzen, andere haben mehrere Tage im Monat unregelmäßige Blutungen. Bei längerer Anwendung werden die Unregelmäßigkeiten seltener. Nach zwei Jahren tritt bei 70 Prozent der Frauen keine Blutung mehr auf. Wird das Hormon nicht mehr gespritzt, setzt die Periode bei etwa der Hälfte der Frauen innerhalb von sechs Monaten, bei drei Viertel der Frauen innerhalb von einem Jahr wieder ein. Bis die Frau wieder fruchtbar ist, kann bis zu ein Jahr vergehen.

Zu den Nebenwirkungen gehören leichte Gewichtszunahme und ein vorübergehendes Absinken der Knochendichte. Gewöhnlich normalisiert sich die Knochendichte wieder, wenn das Mittel nicht mehr gespritzt wird.

Medroxyprogesteronazetat erhöht weder das allgemeine Risiko für Krebserkrankungen, noch das für Brustkrebs. Vielmehr senkt es das Risiko, an Gebärmutterkrebs zu erkranken, deutlich. Wechselwirkungen mit anderen Medikamente sind selten.

Die »Pille danach«

Die »Pille danach« wird innerhalb von 72 Stunden nach ungeschütztem Geschlechtsverkehr oder nach Versagen einer anderen Verhütungsmethode (z.B. Reißen eines Kondoms) als Notfallmittel eingenommen.

Es gibt vier Arten dieser Pillen. Am wirkungsvollsten ist eine Dosis Levonorgestrel (ein Gestagen), der zwölf Stunden später eine zweite Dosis folgt. Bei dieser Art der Anwendung wird noch etwa ein Prozent der Frauen schwanger, Nebenwirkungen sind seltener als bei dem folgenden Mittel. Dabei werden zwei Tabletten einer Kombination aus Östrogen und Gestagen innerhalb von 72 Stunden nach dem ungeschützten Verkehr eingenommen; zwölf Stunden später müssen erneut zwei Tabletten geschluckt werden. Bei dieser Form der Notfallverhütung wird etwa zwei Prozent der Frauen schwanger. Ungefähr die Hälfte leidet unter Übelkeit und ein Fünftel unter Erbrechen. Dagegen kann vorsorglich ein Mittel gegen Erbrechen, z.B. Dimenhydrinat, eingenommen werden.

▲ siehe Kasten Seite 1162

BARRIEREMETHODEN

Barrieremethoden wie Kondom, Diaphragma und Portiokappe versperren den Samenzellen den Zugang zur Gebärmutter.

Kondome aus Latex sind die einzige Methode, die sowohl eine Schwangerschaft verhüten als auch vor sexuell übertragbaren Krankheiten schützen. Dazu zählen bakterielle Erkrankungen, wie Gonorrhö und Syphilis, und Viruserkrankungen, wie Aids und Hepatitis. Allerdings handelt es sich nicht um einen hundertprozentigen Schutz. Kondome für Männer, die aus Polyurethan bestehen, schützen ebenfalls, sind jedoch dünner und reißen leichter.

Bei Kondomen muss auf die richtige Verwendung geachtet werden ▲. Bei manchen Kondomen muss die Spitze etwa einen Zentimeter über den Penis hinausragen, damit noch Raum für den Samenerguss bleibt. Andere Kondome haben ein Reservoir an der Spitze. Der Penis sollte gleich nach der Ejakulation zurückgezogen werden. Dabei muss der Mann den Rand des Kondoms fest an den Penisschaft drücken, damit das Kondom nicht abrutscht und Samen herausfließt. Anschließend muss es vorsichtig abgenommen werden. Für jeden Verkehr muss ein neues Kondom verwendet werden. Wenn nicht sicher ist, ob das Kondom intakt ist, sollte man es wegwerfen. Ein Spermizid im Gleitmittel des Kondoms und ein in die Scheide eingeführtes Spermien tötendes Mittel erhöht die Sicherheit.

Kondome für Frauen werden von einem Ring in der Scheide gehalten. Sie ähneln dem Kondom für Männer, sind jedoch weniger zuverlässig.

Das **Diaphragma** ist eine Halbkugel aus Gummi mit flexiblem Rand, die in die Scheide eingeführt und über den Gebärmutterhals geschoben wird. Es verhindert, dass Samen in die Gebärmutter vordringen.

Diaphragmen gibt es in unterschiedlichen Größen, sodass der Arzt für jede Frau das passende aussuchen kann. Der Arzt zeigt der Frau auch, wie sie es so einsetzt, dass es den gesamten Gebärmutterhals abdeckt, ohne Beschwerden zu bereiten. Weder die Frau noch ihr Partner sollten das Diaphragma bemerken. Ein Diaphragma sollte immer zusammen mit einer spermiziden Creme oder einem solchen Gel verwendet werden. Es wird vor dem Verkehr eingeführt und sollte anschließend noch mindestens acht und höchstens 24 Stunden in der Scheide verbleiben. Bei erneutem Verkehr, während das Diaphragma noch liegt, sollte erneut ein Spermizid eingeführt werden. Bei einer erheblichen Ge-

Barrieremethoden zur Empfängnisverhütung

Barrieremethoden wie Kondom, Diaphragma und Portiokappe verhindern, dass Sperma in die Gebärmutter gelangt. Manche Kondome sind mit Spermiziden (Spermien abtötende Substanzen) beschichtet. Ist das nicht der Fall oder enthält eine andere Barrieremethode kein Spermizid, sollte dieses zusätzlich verwendet werden.

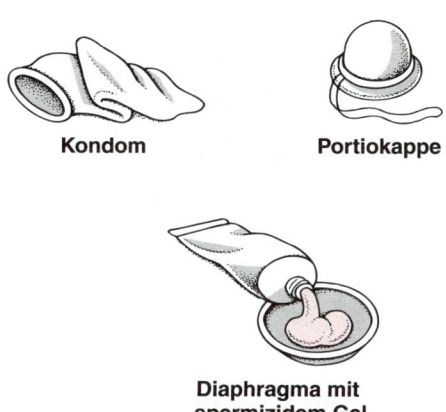

Kondom

Portiokappe

Diaphragma mit spermizidem Gel

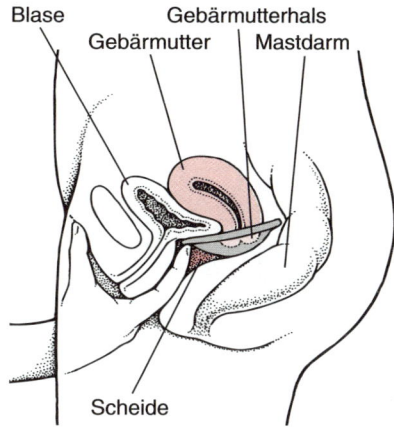

Blase
Gebärmutter
Gebärmutterhals
Mastdarm
Scheide

Diaphragma über dem Gebärmutterhals

wichtsveränderung, nach einer Schwangerschaft, einem Abbruch und nach Ablauf eines Jahres sollte der Sitz des Diaphragmas überprüft werden, weil sich Größe und Form der Scheide mitunter verändern. Bei korrektem Gebrauch des Diaphragmas werden im ersten Jahr der Verhütung drei von hundert Frauen schwanger.

Die **Portiokappe** ähnelt dem Diaphragma, ist jedoch kleiner und fester. Sie passt genau über den Gebärmutterhals. Portiokappen müssen individuell angepasst werden und sollten immer durch spermizide Gels, Cremes oder Schäume ergänzt werden. Die Kappe wird vor dem Verkehr übergezogen und bleibt nach dem Verkehr mindestens acht Stunden bis maximal 48 Stunden an Ort und Stelle.

SPERMIZIDE

Spermizide töten Samenzellen ab. Sie werden vor dem Verkehr als Schaum, Creme, Gel oder Zäpfchen in die Scheide eingeführt. Gleichzeitig stellen diese Mittel eine physikalische Barriere für Spermien dar. Die verschiedenen Präparate scheinen sich in ihrer Wirkung kaum zu unterscheiden. Am besten wirken sie in Kombination mit einer Barrieremethode wie einem Kondom oder einem Diaphragma.

INTRAUTERINPESSAR

Intrauterinpessare (IUP) werden gewöhnlich als »Spirale« bezeichnet. Es handelt sich um kleine, biegsame Kunststoffgebilde, die in die Gebärmutter eingelegt werden. Je nach Typ kann ein IUP fünf bis zehn Jahre in der Gebärmutter bleiben. Ein IUP darf nur vom Arzt gelegt oder entfernt werden. Das Einsetzen dauert nur wenige Minuten. Auch die Entfernung geht rasch und nahezu schmerzlos vor sich. Ein IUP tötet Samenzellen ab oder macht sie unbeweglich und verhindert dadurch eine Befruchtung.

Es gibt derzeit zwei IUP-Typen. Die eine Form, die ein Gestagen abgibt, wirkt etwa fünf Jahre lang. Die andere, die Kupferionen freisetzt, bleibt mindestens zehn Jahre lang wirksam. Ein Jahr nach der Entfernung eines IUP sind 80 bis 90 Prozent der Frauen mit Kinderwunsch schwanger.

Ein IUP, das bis zu einer Woche nach einem ungeschützten Verkehr eingesetzt wird, ist als nachträgliche Verhütung fast vollkommen sicher wirksam.

Beim Einsetzen gelangen vorübergehend Bakterien in die Gebärmutter, doch führt dies nur selten zu einer Infektion. Nach dem ersten Monat ist das Risiko für Unterleibentzündungen durch ein IUP nicht mehr erhöht.

IUP (»Spirale«)

Ein Intrauterinpessar (IUP) wird vom Arzt durch die Scheide in die Gebärmutter eingesetzt. Das IUP besteht aus Kunststoff und gibt entweder aus einer Kupferspirale, die um seine Basis gewickelt ist, Kupfer ab, oder es setzt ein Gestagen frei. Mit dem angehängten Kunststofffaden kann die Frau überprüfen, ob das IUP noch am richtigen Platz sitzt.

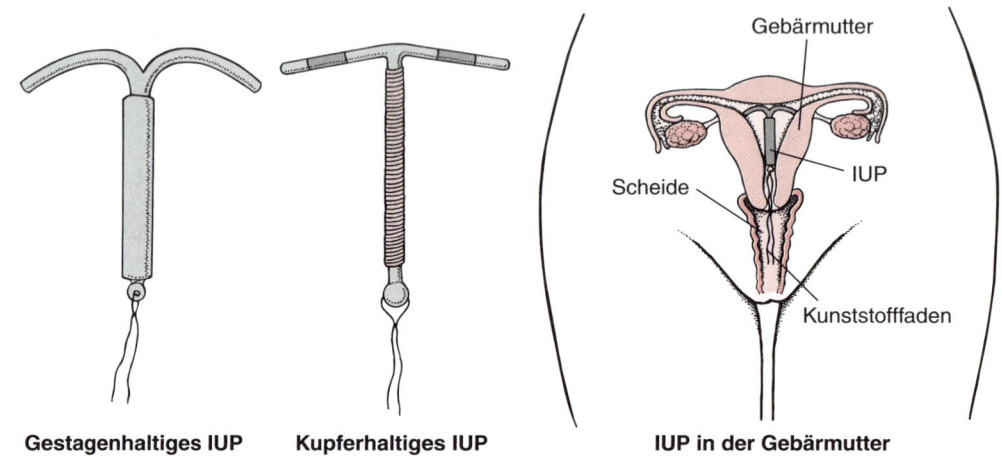

| Gestagenhaltiges IUP | Kupferhaltiges IUP | IUP in der Gebärmutter |

Etwa die Hälfte der Frauen, die ihr IUP vorzeitig entfernen lassen, geben als Grund dafür Blutungen und Schmerzen an. Ein Kupfer-IUP verstärkt die Monatsblutung, während ein Gestagen-IUP die Blutung schwächer werden oder nach sechs Monaten gänzlich ausbleiben lässt.

Etwa jedes zehnte IUP wird innerhalb des ersten Jahres nach dem Einsetzen ausgestoßen, meist in den ersten Monaten. IUPs sind mit einem Plastikfaden versehen, der in die Scheide hineinragt und mit dessen Hilfe die Frau besonders nach der Periode überprüfen kann, ob das IUP noch richtig sitzt. Wenn sie den Faden nicht findet, sollte sie sich umgehend an einen Arzt wenden.

Selten wird beim Einsetzen die Gebärmutter durchstoßen, was normalerweise keine Symptome hervorruft. Es fällt erst auf, wenn die Frau den Kunststofffaden nicht findet und bei einer Ultraschall- oder Röntgenaufnahme festgestellt wird, dass das IUP außerhalb der Gebärmutter liegt. Wenn die Gebärmutter perforiert ist und das IUP sich in der Bauchhöhle befindet, muss es operativ entfernt werden, damit es keine Verletzungen und Vernarbungen am Dünndarm gibt.

Bei Frauen, die trotz IUP schwanger werden, ist das Risiko für eine Fehlgeburt erheblich erhöht. Bleibt die Schwangerschaft bestehen und ist der Faden des IUPs zu sehen, wird es vom Arzt gezogen, um das Fehlgeburtrisiko zu verringern. Bei einer Schwangerschaft trotz IUP ist die Wahrscheinlichkeit für eine Eileiter- oder Bauchhöhlenschwangerschaft etwa fünfmal so groß wie sonst. Dennoch ist das Risiko einer solchen Schwangerschaft bei Frauen, die mit einem IUP verhüten, insgesamt deutlich niedriger als bei Frauen, die überhaupt nicht verhüten, weil ein IUP eine wirksame Verhütungsmethode darstellt.

ZEITWAHLMETHODEN

Manche Paare ziehen eine Verhütungsmethode vor, die ohne Arznei- oder Hilfsmittel auskommt.

Natürliche Familienplanung

Bei dieser Verhütungsmethode wird während der fruchtbaren Tage der Frau auf Verkehr verzichtet. Bei den meisten Frauen findet der Eisprung etwa 14 Tage vor Beginn der Periode statt. Während das unbefruchtete Ei nur etwa zwölf Stunden lebt, können Samenzellen noch bis zu sechs Tage nach dem Verkehr zur Befruchtung führen.

Die Kalendermethode ist selbst bei Frauen mit regelmäßiger Periode recht unzuverlässig.

Um zu berechnen, in welchen Tagen kein Verkehr stattfinden sollte, zieht die Frau 18 Tage von ihrem kürzesten und elf Tage von ihrem längsten Zyklus der vergangenen zwölf Monate ab. Wenn ihr Zyklus also 26 bis 29 Tage lang ist, darf sie vom achten bis zum 18. Tag jedes Zyklus keinen Verkehr haben.

Wirksamere natürliche Methoden beziehen die Körpertemperatur bzw. den Schleim im Gebärmutterhals mit ein.

Bei der Temperaturmethode misst die Frau jeden Morgen vor dem Aufstehen ihre Ruhetemperatur (Basaltemperatur). Diese Temperatur fällt vor dem Eisprung etwas ab und steigt anschließend geringfügig an. Das Paar hat keinen Geschlechtsverkehr ab Beginn der Periode bis mindestens 48 Stunden nach dem Tag des Anstiegs der Basaltemperatur.

Die Schleimmethode basiert auf der Beobachtung des Schleims im Gebärmutterhals, der kurz vor dem Eisprung normalerweise verstärkt produziert wird und eine wässrige Konsistenz annimmt. Das Risiko einer Empfängnis ist relativ gering, wenn die Frau nach Ende der Periode nur Verkehr hat, bis sie merkt, dass die Schleimmenge zunimmt. Anschließend verzichtet sie auf Verkehr bis nach der größten Schleimmenge vier Tage verstrichen sind.

Die symptothermale Methode kombiniert die Temperatur- und Schleimmethode. Sie ist die zuverlässigste natürliche Methode.

Coitus interruptus

Damit keine Samenzellen in die Scheide eindringen, kann der Mann vor der Ejakulation seinen Penis aus der Scheide ziehen. Diese Methode ist unzuverlässig, weil schon vor dem Orgasmus Samenzellen austreten können. Außerdem verlangt sie ein hohes Maß an Selbstbeherrschung und richtigem Timing.

Schwangerschaftsabbruch

Mit einem gezielten medizinischen Eingriff kann eine Schwangerschaft beendet werden.

Die gesetzlichen Regelungen zum Schwangerschaftsabbruch sind in den einzelnen Staaten sehr unterschiedlich. Etwa zwei Drittel der Frauen der Welt haben die Möglichkeit, eine Schwangerschaft legal abbrechen zu lassen. In Deutschland gilt eine Fristenregelung mit Beratungspflicht. Auf 1 000 Geburten kamen 2003 rund 177 Abbrüche; dem Statistischen Bundesamt wurden rund 128 000 Abbrüche gemeldet.

Eine Schwangerschaft kann chirurgisch oder medikamentös abgebrochen werden. Die Wahl der Methode hängt zum Teil vom Stadium der Schwangerschaft ab. Dieses ist mitunter schwer zu bestimmen, wenn nach der Empfängnis noch eine Blutung aufgetreten ist, wenn die Frau Übergewicht hat oder ihre Gebärmutter eher nach hinten gekrümmt ist. Dann wird das Schwangerschaftsstadium gewöhnlich mit einer Ultraschallaufnahme bestimmt.

Die meisten Schwangerschaftsabbrüche werden so durchgeführt, dass der Inhalt der Gebärmutter durch die Scheide entfernt wird. Dafür gibt es unterschiedliche Vorgangsweisen.

In den ersten zwölf Wochen wird eine Schwangerschaft fast immer durch Absaugen und nachfolgende Ausschabung (Kürettage) beendet. Dazu dient ein schmales, biegsames Gerät, in dem ein Vakuum erzeugt wird. Das Gerät wird durch den Muttermund ins Innere der Gebärmutter geschoben, welche dann behutsam und gründlich entleert wird.

Bei einem Schwangerschaftsabbruch in der vierten bis sechsten Woche braucht der Muttermund für die Absaugung nicht oder kaum geweitet zu werden. Bei einem späteren Abbruch muss der Gebärmutterhals gewöhnlich erweitert werden, weil ein dickeres Gerät benutzt wird.

Eine Schwangerschaft jenseits der zwölften Woche wird gewöhnlich durch Erweiterung des Gebärmutterhalses (Dilatation) und Ausschabung beendet. Nach der Weitung des Gebärmutterhalses werden Fetus und Plazenta mithilfe von Saugrohr und Pinzetten entfernt. Anschließend wird die Gebärmutter vorsichtig ausgeschabt, um wirklich alles Gewebe zu beseitigen. Diese Technik führt seltener zu Komplikationen als ein Abbruch durch Medikamente. Bei Schwangerschaften jenseits der 18. Woche können Dilatation und Ausräumung jedoch schwere Komplikationen wie eine Schädigung der Gebärmutter und des Darmes nach sich ziehen.

Die Arzneimittel, mit denen eine Schwangerschaft abgebrochen werden kann, sind Mifepriston *(Mifegyne)* und Prostaglandine wie Misoprostol. Mifepriston wird eingenommen. Es blockiert die Wirkung des Hormons Progesteron, das die Gebärmutterschleimhaut für die Aufnahme des Fetus vorbereitet, und darf nur für einen Abbruch bis spätestens zur siebten Schwangerschaftswoche eingesetzt werden. Prostaglandine sind hormonähnliche Substanzen, welche Gebärmutterkontraktionen erzeugen. Sie können eingenommen, als Vaginalzäpfchen angewendet und gespritzt werden. Nach der Einnahme von ein bis drei Tabletten Mifepriston erhält die Frau zu-

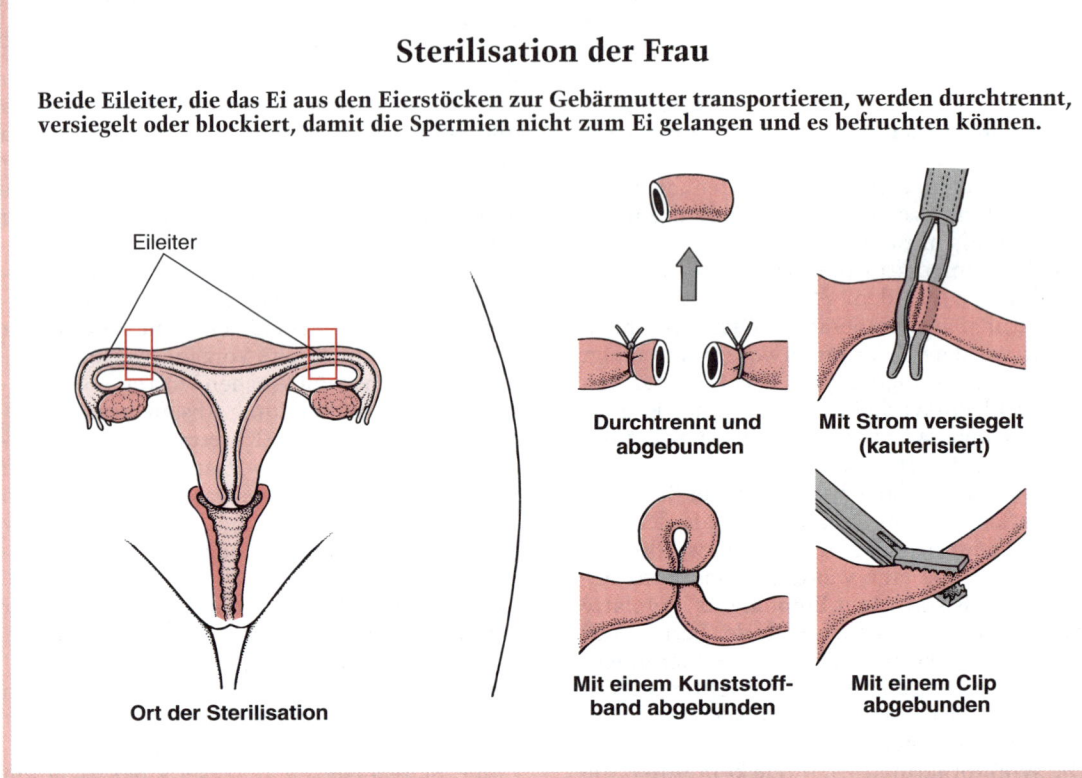

Sterilisation der Frau

Beide Eileiter, die das Ei aus den Eierstöcken zur Gebärmutter transportieren, werden durchtrennt, versiegelt oder blockiert, damit die Spermien nicht zum Ei gelangen und es befruchten können.

Eileiter

Ort der Sterilisation

Durchtrennt und abgebunden

Mit Strom versiegelt (kauterisiert)

Mit einem Kunststoffband abgebunden

Mit einem Clip abgebunden

sätzlich zwei Tage später ein Prostaglandin (Misoprostol). Diese Methode führt bei rund 95 Prozent der Anwenderinnen zum Abort. Wenn die Schwangerschaft auf diese Weise nicht beendet werden kann, wird eine chirurgische Ausräumung durchgeführt.

Komplikationen

Komplikationen treten nur selten auf, wenn der Schwangerschaftsabbruch durch einen erfahrenen Arzt in einer Klinik durchgeführt wird. Andernfalls kann besonders bei jüngeren Frauen das Komplikationsrisiko bei einem Abbruch größer sein als bei einer Verhütung oder Sterilisation. Mit zunehmender Dauer der Schwangerschaft steigt das Risiko. Auch die Wahl der Methode beeinflusst es.

Bei einem von 1000 Schwangerschaftsabbrüchen wird die Gebärmutter durchstoßen; mitunter wird auch der Darm oder ein anderes Organ verletzt. Mit einer starken Blutung während oder nach dem Eingriff ist bei sechs von

10 000 Abbrüchen zu rechnen. Bei bestimmten Techniken kann der Gebärmutterhals reißen.

Später können Infektionen und Blutgerinnsel in den Beinen (Thrombosen) auftreten. Wenn ein Teil der Plazenta in der Gebärmutter zurückbleibt, kann es zu Blutungen kommen. Sehr selten führt der Abbruch oder eine nachfolgende Infektion zu Unfruchtbarkeit infolge von Vernarbungen der Gebärmutter (Asherman-Fritsch-Syndrom). Wenn der Fetus rhesuspositives Blut hatte, kann eine Frau mit rhesusnegativem Blut Antikörper produzieren – wie bei jeder Schwangerschaft, Fehlgeburt und Geburt. Diese können nachfolgende Schwangerschaften gefährden, wenn die Frau kein $Rh_0(D)$-Immunglobulin gespritzt bekommt ▲.

Sterilisation

Eine Sterilisation unterbindet die Fortpflanzungsfähigkeit eines Menschen.

Eine Sterilisation sollte immer als endgültige Entscheidung angesehen werden, auch wenn

▲ siehe Seite 1425

Eileiter und Samenleiter möglicherweise durch eine Operation wiederhergestellt werden können (Refertilisierung). Bei Männern ist die nachträgliche Wiederherstellung schwieriger als bei Frauen. Die Schwangerschaftschancen betragen nach einer solchen Operation bei Männern 45 bis 60 Prozent, bei Frauen 50 bis 80 Prozent.

Männer werden durch eine **Vasektomie** sterilisiert. Dabei werden die Samenleiter, welche die Samen aus den Hoden ableiten, durchtrennt und versiegelt. Eine Vasektomie wird ambulant bei örtlicher Betäubung durchgeführt und dauert ungefähr 20 Minuten. Durch einen kleinen Schnitt auf beiden Seiten des Hodensacks wird aus beiden Samenleitern ein Stück herausgeschnitten und die jeweiligen Enden werden versiegelt. Ein sterilisierter Mann sollte noch eine Zeit lang weiter verhüten. Da die Samenbläschen noch viele Samenzellen enthalten, ist er meist erst 15 bis 20 Ejakulationen nach der Operation unfruchtbar. Um sicherzugehen, dass im Ejakulat keine Samenzellen mehr vorhanden sind, kann ein Labortest durchgeführt werden.

Komplikationen einer Vasektomie sind Blutungen, eine entzündliche Reaktion auf das Austreten von Samen und spontane Wiederöffnung, gewöhnlich kurz nach dem Eingriff. Mit Verhütung kann der Mann wieder sexuell aktiv sein, sobald er dies wünscht.

Die Sterilisation der Frau geschieht durch **Tubenligatur**. Dabei werden die Eileiter durchtrennt und abgebunden oder blockiert, sodass das Ei nicht mehr in die Gebärmutter gelangt. Eine Tubenligatur ist ein größerer Eingriff als die Vasektomie, weil sie einen Bauchschnitt erforderlich macht. Frauen können sich unmittelbar nach einer Entbindung oder am Folgetag sterilisieren lassen, ohne den Klinikaufenthalt dadurch zu verlängern. Ansonsten wird die Sterilisation als eigenständige Operation durchgeführt.

Die meisten Sterilisationen werden laparoskopisch durchgeführt. Dabei wird ein dünnes Rohr durch einen kleinen Schnitt in den Bauch eingeführt. Durch dieses Instrument durchtrennt der Arzt die Eileiter und bindet die Enden ab. Eine Alternative ist die Elektrokauterisation, bei welcher etwa zwei Zentimeter jedes Eileiters durch Strom verschmort werden. Gewöhnlich kann die Frau noch am selben Tag nach Hause gehen. Nach einer Laparoskopie kommt es bei einigen Frauen zu leichten Komplikationen (Hautinfektion am Schnitt, Verstopfung). Deutlich weniger haben ernste Komplikationen wie Blutungen oder eine Verletzung der Blase oder des Darmes.

Die Eileiter können auch mechanisch verschlossen werden, z. B. durch Kunststoffbänder und Sprungfederclips. Derartige Sterilisationen sind leichter rückgängig zu machen, weil das Gewebe weniger geschädigt wird. Dennoch ist die Wiederherstellung der Eileiter nur bei rund drei Viertel aller sterilisierten Frauen erfolgreich.

KAPITEL 254

Diagnose genetischer Erkrankungen

Manche Kinder werden mit einer genetischen Erkrankung geboren. Ursache können Abweichungen bei einem oder mehreren Genen oder bei den Chromosomen sein ▲; diese können erblich bedingt sein, aber auch spontan auftreten. Eine spontane Veränderung kann durch vorgeburtliche Kontakte mit Arzneimitteln, Chemikalien, anderen schädigenden Substanzen (z. B. Röntgenstrahlen) und zufällig eintreten.

Um ein erhöhtes Risiko für eine genetisch bedingte Erkrankung beim Kind abzuklären, kann sich ein Paar mit Kinderwunsch humangenetisch beraten lassen. Besteht die Schwangerschaft bereits, kann beim Verdacht auf ein erhöhtes Risiko der Fetus während der Schwangerschaft untersucht werden (Pränataldiagnostik).

▲ siehe Seiten 9 und 1502

GENETISCHE ERKRANKUNGEN, DIE VOR DER GEBURT FESTGESTELLT WERDEN KÖNNEN

STÖRUNG	HÄUFIGKEIT	VERERBUNG
Mukoviszidose	1 von 3 300	Autosomal-rezessiv
Angeborene Nebennierenhyperplasie	1 von 10 000	Autosomal-rezessiv
Duchenne-Muskeldystrophie	1 von 3 500 Jungen	X-Chromosom, rezessiv
Hämophilie A	1 von 8 500 Jungen	X-Chromosom, rezessiv
Alpha- und Beta-Thalassämie	Starke Schwankungen je nach ethnischer Zugehörigkeit und Rasse	Autosomal-rezessiv
Huntington-Chorea	4 bis 7 von 100 000	Autosomal-dominant
Polyzystische Nieren (Erwachsenen-Typ)	1 von 3 000	Autosomal-dominant

Genetischer Suchtest

Genetische Suchtests sollen feststellen, ob bei einem Paar ein erhöhtes Risiko besteht, Kinder mit erblich bedingten Erkrankungen zu bekommen. Das Verfahren wird nur durchgeführt, wenn einer oder beide Partner wissen, dass sie oder nahe verwandte Familienmitglieder eine genetisch bedingte Erkrankung haben oder haben könnten. Außerdem kann festgestellt werden, ob ein Partner, der keine Symptome einer bestimmten Erkrankung aufweist, dennoch ein Gen für diese Erkrankung in sich trägt und weitergeben kann.

Familiengeschichte

Zunächst wird gefragt, woran die Familienmitglieder des Paares in den letzten drei Generationen erkrankt und gestorben sind. Außerdem wird der Gesundheitszustand aller lebenden Verwandten ersten Grades (leibliche Eltern, Geschwister und Kinder) und zweiten Grades (Onkel, Tanten und Großeltern) erfragt. Informationen über Fehlgeburten, Totgeburten und Kinder, die bald nach der Geburt gestorben waren, sind ebenso hilfreich wie Informationen über Heiraten unter Verwandten und die ethnische Abstammung. Bei einer komplizierten Familiengeschichte sind vielleicht auch Informationen über entferntere Verwandte erforderlich. Mitunter werden vom Arzt die Krankengeschichten von Verwandten, bei denen möglicherweise eine genetische Erkrankung vorlag, durchgesehen.

Humangenetische Beratung

Menschen, die keine Symptome einer bestimmten Erkrankung aufweisen, aber auf einem Chromosom ein rezessives Gen tragen könnten, das durch ein normales Gen auf dem zweiten Chromosom ausgeglichen wird ▲, können eine genetische Untersuchung wahrnehmen. Bei abweichenden, autosomal rezessiven Genen entsteht eine Krankheit mit Symptomen nur, wenn die Gene beider Chromosomen auffällig sind. Bei Kinderwunsch wird geprüft, ob bestimmte Erkrankungen in der Familie liegen oder ein ethnischer Hintergrund vorliegt, der das Risiko für manche Erkrankungen erhöht.

Genuntersuchungen werden nur durchgeführt, wenn die folgenden Kriterien zutreffen:
- Die Erkrankung führt zu erheblichen Schädigungen oder zum Tod.
- Es existiert eine zuverlässige Untersuchungsmethode.
- Einer oder beide Partner kommen als Genträger infrage, weil die Erkrankung in der Familie liegt oder in der Gruppe der ethnischen, rassischen oder geographischen Abstammung häufig vorkommt.
- Der Fetus kann behandelt werden, oder es gibt Optionen (z. B. Schwangerschaftsabbruch oder freiwillige Sterilisation), die beide Eltern akzeptieren.

Krankheiten, auf die diese Kriterien zutreffen, sind z. B. Sichelzellenanämie, Thalassämie und Mukoviszidose.

Beim Suchtest wird gewöhnlich eine Blutprobe untersucht, mitunter auch Zellen aus der Wangenschleimhaut. Hierzu spült die Testperson den Mund mit einer Spezialflüssigkeit und spuckt diese anschließend in den Probenbehäl-

▲ siehe Seite 11

RISIKO FÜR EINE CHROMOSOMENABWEICHUNG BEIM KIND IN ABHÄNGIGKEIT VOM ALTER DER MUTTER

ALTER DER FRAU	RISIKO DES DOWN-SYNDROMS	RISIKO FÜR CHROMOSOMEN-ANOMALIEN	ALTER DER FRAU	RISIKO DES DOWN-SYNDROMS	RISIKO FÜR CHROMOSOMEN-ANOMALIEN
20	1 von 1 667	1 von 526	36	1 von 294	1 von 156
22	1 von 1 429	1 von 500	38	1 von 175	1 von 102
24	1 von 1 250	1 von 476	40	1 von 106	1 von 66
26	1 von 1 176	1 von 476	42	1 von 64	1 von 42
28	1 von 1 053	1 von 435	44	1 von 38	1 von 26
30	1 von 952	1 von 384	46	1 von 23	1 von 16
32	1 von 769	1 von 323	48	1 von 14	1 von 10
34	1 von 500	1 von 238			

Daten nach Hook EB: »Rates of chromosome abnormalities at different maternal ages.« *Obstetrics and Gynecology* 58: 282–285, 1981; und Hook EB, Cross PK, Schreinemachers DM: »Chromosomal abnormality rates at amniocenteses and in live-born infants.« *Journal of the American Medical Association* 249(15): 2034–2038, 1983.

ter. Wenn beide Elternteile ein abweichendes, autosomal rezessives Gen für dieselbe Erkrankung in sich tragen, kann ihr Kind mit dieser Erkrankung geboren werden. Das Risiko, dass ein Kind das defekte Gen von beiden Eltern erbt, liegt bei jeder Schwangerschaft bei 1:4.

Wenn die genetische Untersuchung ergibt, dass beide Elternteile ein autosomal rezessives Gen für dieselbe Erkrankung besitzen, können sie sich für Pränataldiagnostik entscheiden. In diesem Fall wird der Fetus vor der Geburt gezielt auf diese Erkrankung untersucht. Wenn sie vorliegt, kommt unter Umständen eine Behandlung in Betracht oder die Schwangerschaft kann abgebrochen werden.

Vorgeburtliche Diagnostik

Im Rahmen der vorgeburtlichen Diagnostik wird während der Schwangerschaft untersucht, ob der Fetus einen bestimmten genetischen Defekt aufweist oder nicht. Zu den häufigsten Methoden gehören Ultraschall, Chorionzottenbiopsie, Fruchtwasseruntersuchung (Amniozentese) und Blutproben aus der Nabelschnur (perkutane Nabelschnurpunktion). Diese Tests werden in erster Linie Paaren mit erhöhtem Risiko für Erbkrankheiten (insbesondere Neuralrohrdefekten) und Chromosomenanomalien (insbesondere bei Frauen ab 35 Jahre) angeboten. Ultraschalluntersuchungen finden allerdings im Rahmen der ärztlichen Schwangerenbetreuung statt.

Neuralrohrdefekte ▲: Bei Neuralrohrdefekten liegen angeborene Fehlbildungen des Gehirns oder des Neuralrohrs vor. Beispiele hierfür sind Spina bifida, bei der die Wirbelsäule das Rückenmark nicht vollständig umschließt, und Anenzephalie, bei der ein großer Teil des Gehirns und des Schädels fehlen. Die meisten derartigen Fehlbildungen beruhen auf Abweichungen bei mehreren Genen. Einige gehen auch auf Fehlbildungen an einem einzelnen Gen, Chromosomenanomalien oder Medikamenteneinwirkung zurück.

Wenn in der Familie bereits Neuralrohrdefekte aufgetreten sind, ist das Risiko, ein ebenso erkranktes Kind zu bekommen, erhöht. Seit bekannt ist, dass eine ausreichende Versorgung mit Folsäure das Risiko senken kann, ein Kind mit einem Neuralrohrdefekt zu bekommen, wird allen Frauen geraten, vor einer geplanten Schwangerschaft und während der ersten Monate dieser Zeit ein Folsäurepräparat einzunehmen.

Chromosomenanomalien: Etwa die Hälfte aller Fehlgeburten im ersten Schwangerschaftsdrittel geht auf eine Chromosomenanomalie zurück. Die meisten dieser Feten sterben noch vor der Geburt. Wenn bei einem Paar ein erhöhtes Fehlbildungsrisiko vorliegt, kommen entsprechende vorgeburtliche Untersuchungen in Betracht. Diese Tests sind jedoch immer mit einem gewissen Risiko für den Fetus verbunden.

▲ siehe Seite 1500 und Abbildung Seite 1499

Interpretation auffälliger Alphafetoprotein-Werte

Das Blut einer schwangeren Frau kann auf bestimmte Substanzen (Marker) untersucht werden, die darauf hindeuten, dass eine Chromosomenabweichung beim Fetus denkbar ist. Am genauesten sind die Ergebnisse, wenn die Blutprobe in der 16. bis 18. Schwangerschaftswoche genommen wird. Ein normaler Spiegel dieser Substanzen ist keine Garantie für einen Fetus ohne Fehlbildungen. Auffällige Werte können unterschiedliche Bedeutung haben.

Ein hoher Alphafetoprotein-Spiegel (AFP) im Blut einer schwangeren Frau deutet auf ein erhöhtes Risiko für ein Kind mit einem Hirnschaden (Anenzephalie) oder Neuralrohrdefekt (Spina bifida). Es kann auch ein Hinweis darauf sein, dass mehr als ein Kind vorhanden ist, eine Fehlgeburt droht oder der Fetus gestorben ist. Ein niedriger AFP-Wert legt den Verdacht auf eine Chromosomenabweichung, z. B. Down-Syndrom, nahe.

Bei einem hohen AFP-Spiegel wird der Fetus mit Ultraschall weiter untersucht. Wenn das ergebnislos bleibt, wird gewöhnlich eine Fruchtwasseruntersuchung durchgeführt, um den AFP-Wert im Fruchtwasser zu bestimmen und Chromosomen untersuchen zu können. Bei einem hohen AFP-Wert wird auch der Spiegel des Enzyms Azetylcholinesterase bestimmt. Bei Anenzephalie und Spina bifida ist der Alphafetoprotein-Spiegel zumeist hoch, und man findet Azetylcholinesterase im Fruchtwasser. Reichlich Alphafetoprotein im Fruchtwasser mit oder ohne Azetylcholinesterase kann auch auf Fehlbildungen anderer Organe (z. B. Magen und Speiseröhre) hindeuten. Ein hoher Spiegel ist zudem ein Hinweis auf ein höheres Risiko für Schwangerschaftskomplikationen wie ein langsames Wachstum oder ein Absterben des Kindes und eine vorzeitige Ablösung der Plazenta.

Einer der Risikofaktoren, ein Kind mit einer Chromosomenanomalie zu bekommen, ist das Alter der Frau. Ab 35 Jahre nimmt das Risiko zu, ein Kind mit Down-Syndrom ▲ zu bekommen (Das Down-Syndrom ist die häufigste Chromosomenabweichung bei lebend geborenen Kindern.) Deshalb wird Frauen, die bei der Geburt des Kindes 35 Jahre oder älter sein werden, ein entsprechender Test angeboten. Unabhängig vom Alter der Frau rechtfertigen die Ängste des Paares manchmal eine vorgeburtliche Diagnose.

Wenn eine Frau ein totes Kind geboren hat oder wenn ihr Kind mit einem Geburtsfehler zur Welt gekommen ist, ist selbst dann, wenn nicht feststeht, ob dafür abweichende Chromosomen verantwortlich waren, das Risiko erhöht, ein Kind mit einer Chromosomenanomalie zu gebären.

Das Risiko ist auch höher, wenn einer oder beide Eltern ein defektes Chromosom tragen, auch wenn der Erwachsene selbst gesund ist und äußerlich nichts auf eine Anomalie hinweist.

Mehrere Fehlgeburten können ebenfalls auf ein erhöhtes Risiko für eine Chromosomenabweichung hinweisen. Wenn eine Auffälligkeit festgestellt wird, kann sich das Paar entschließen, den Fetus einer weiteren Schwangerschaft schon im Frühstadium untersuchen zu lassen.

Auffällige Werte bestimmter Substanzen im Blut der Schwangeren deuten darauf hin, dass eine Chromosomenabweichung beim Fetus denkbar ist. Eine dieser Substanzen ist das Alphafetoprotein (AFP), das der Fetus produziert. Andere sind Estriol, ein Östrogen, und Choriongonadotropin, ein Hormon, das aus der Plazenta stammt.

VERFAHREN

Mit verschiedenen Verfahren wird getestet, ob sich der Fetus normal entwickelt oder nicht.

Ultraschall

Zu den Routineuntersuchungen der Schwangerenvorsorge gehören drei Ultraschalluntersuchungen ■. Der Ultraschall in der 19. bis 22. Woche und der in der 29. bis 32. Woche dienen dazu festzustellen, ob der Fetus offensichtliche Defekte aufweist und Entwicklungsstörungen zu erkennen sind, insbesondere wenn der Alphafetoprotein-Spiegel der Frau auffällig ist oder wenn in der Familie bereits Geburtsfehler aufgetreten sind.

Vor einer Fruchtwasserentnahme und Chorionzottenbiopsie wird durch Ultraschall fest-

▲ siehe Kasten Seite 1502   ■ siehe Seite 1338

Ermittlung von Fehlbildungen vor der Geburt

Durch Chorionzottenbiopsie und Amniozentese können Fehlbildungen beim Ungeborenen entdeckt werden. Beide Verfahren werden unter Ultraschallsicht durchgeführt.

Bei der Chorionzottenbiopsie werden der Plazenta Chorionzotten entnommen. Dies kann geschehen, indem der Arzt einen biegsamen Katheter durch Scheide und Muttermund zur Plazenta führt, oder indem er mit einer Kanüle durch die Bauchdecke in die Plazenta sticht. In jedem Fall wird mit einer Kanüle eine Gewebeprobe aus der Plazenta entnommen.

Bei einer Amniozentese wird eine Kanüle durch die Bauchdecke ins Fruchtwasser geschoben und auf diese Weise eine Fruchtwasserprobe zur Analyse entnommen.

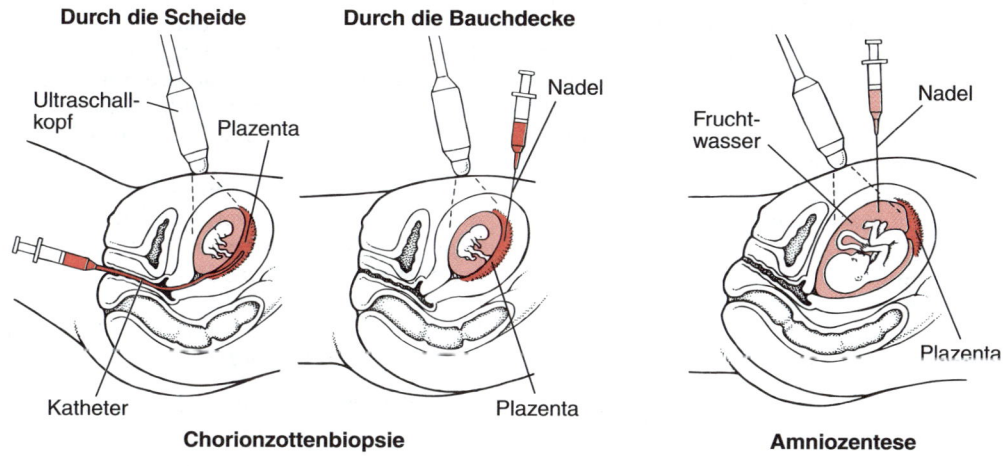

gestellt, wie lange die Schwangerschaft bereits dauert, damit die Untersuchungen zum richtigen Zeitpunkt durchgeführt werden können. Daneben lässt sich durch Ultraschall die Lage der Plazenta bestimmen, und man kann die Lebensfunktionen des Kindes prüfen. Bei einer Chorionzottenbiopsie und Amniozentese werden die Instrumente unter Ultraschallsicht gelenkt.

Chorionzottenbiopsie

Bei dieser Untersuchung wird eine Probe aus den Chorionzotten, feinen Auswüchsen, die einen Teil der Plazenta ausmachen, entnommen ▲. Das wird gewöhnlich in der zehnten bis zwölften Schwangerschaftswoche durchgeführt. Die Chorionzottenbiopsie kann eine Amniozentese ersetzen, sofern man keine Fruchtwasserprobe braucht (z. B. zur Bestimmung des Alphafetoprotein-Spiegels im Fruchtwasser).

Vorteilhaft ist an der Chorionzottenbiopsie, dass das Ergebnis viel früher vorliegt als bei einer Amniozentese. Entscheidet sich das Paar danach für einen Schwangerschaftsabbruch, ist

dieser körperlich weniger belastend als ein Abbruch zu späterer Zeit.

Vor der Untersuchung werden im Ultraschallbild die Lebensfunktionen des Fetus geprüft, sein Alter bestimmt und geschaut, ob Fehlbildungen erkennbar sind und wo die Plazenta liegt.

Chorionzotten können durch den Gebärmutterhals oder durch die Bauchdecke entnommen werden. Beide Methoden werden unter Ultraschallsicht durchgeführt. Das Gewebe wird durch eine Kanüle in einen Katheter gesaugt und anschließend untersucht.

Um Gewebe durch den Gebärmutterhals zu entnehmen, wird ein feiner, flexibler Schlauch durch Scheide und Muttermund in die Plazenta vorgeschoben. Bei Frauen mit bestimmten Fehlbildungen des Gebärmutterhalses oder einer aktiven Genitalinfektion (z. B. Herpes genitalis, Gonorrhö oder einer chronischen Entzündung des Muttermundes) ist diese Methode nicht möglich.

▲ siehe Abbildung Seite 1411

Um Gewebe durch die Bauchdecke zu entnehmen, wird ein Teil der Bauchhaut betäubt. Anschließend sticht man mit einer Kanüle durch die Bauchdecke in die Plazenta. Die meisten Frauen empfinden dabei keine Schmerzen. Manche Frauen haben noch ein bis zwei Stunden lang ein wundes Gefühl an dieser Stelle des Bauches.

Nach einer Chorionzottenbiopsie erhalten Frauen mit Rh-negativem Blut ohne Antikörper gegen den Rhesusfaktor eine Injektion Rh_0(D)-Immunglobulin, damit sie keine Antikörper entwickeln ▲. Eine Frau mit Rh-negativem Blut kann solche Antikörper produzieren, wenn der Fetus Rh-positives Blut hat, das bei der Chorionzottenbiopsie mit ihrem Blut in Kontakt kommen könnte. Diese Antikörper können dem Ungeborenen gefährlich werden. Wenn der Vater ebenfalls Rh-negativ ist, ist die Injektion nicht erforderlich, weil dann auch das Kind Rh-negatives Blut hat.

Die Risiken einer Chorionzottenbiopsie sind mit denen einer Amniozentese vergleichbar. Allerdings liegt das Risiko, dass Hände oder Füße des Fetus verletzt werden, etwas höher. Gelegentlich ist nach der Chorionzottenbiopsie bei unklarem Befund eine Amniozentese erforderlich. Gewöhnlich ist die Genauigkeit beider Untersuchungen vergleichbar.

Amniozentese

Die Fruchtwasserentnahme (Amniozentese) zählt zu den häufigsten Verfahren zur Ermittlung von Fehlbildungen vor der Geburt. Hierfür wird frühestens in der 14. Schwangerschaftswoche eine Probe des Fruchtwassers, das den Fetus umgibt, entnommen.

Erfolgt die Untersuchung aufgrund eines hohen Alphafetoprotein-Spiegels der Frau, sollte sie möglichst in der 15. bis 17. Schwangerschafts-

woche stattfinden, um den Alphafetoprotein-Gehalt aus dem Fruchtwasser zu bestimmen. Diese Messung lässt zuverlässiger auf eine mögliche Hirn- oder Rückenmarkfehlbildung schließen als der Wert im Blut der Frau.

Für die Amniozentese wird zunächst ein Teil der Bauchhaut betäubt und dann eine Hohlnadel durch die Bauchdecke ins Fruchtwasser hineingestochen. Dieser Vorgang findet unter Ultraschallsicht statt, damit man den Fetus beobachten und die Nadel gezielt führen kann. Das Ergebnis der Untersuchung liegt nach ein bis drei Wochen vor. Frauen mit Rh-negativem Blut erhalten nach der Untersuchung Rh_0(D)-Immunglobulin, damit sie keine Antikörper gegen den Rhesusfaktor bilden, die bei einem Kind mit Rh-positivem Blut zu Problemen führen können ■.

Manche Frauen fühlen sich nach einer Amniozentese ein bis zwei Stunden wund. Bei einigen tritt etwas Blut oder Fruchtwasser aus der Scheide aus, doch diese Symptome vergehen gewöhnlich ohne Behandlung. Etwa eine von 200 Frauen erleidet im Anschluss an eine Amniozentese eine Fehlgeburt.

Blutentnahme aus der Nabelschnur

Wenn eine rasche Chromosomenanalyse erforderlich ist, insbesondere wenn bei einer Ultraschalluntersuchung gegen Ende der Schwangerschaft eine Anomalie aufgefallen ist, kann Blut aus der Nabelschnur entnommen werden. Die Ergebnisse liegen oft bereits innerhalb von 48 Stunden vor.

Zunächst wird ein Teil der Bauchhaut betäubt. Anschließend führt der Arzt unter Ultraschallkontrolle eine Nadel durch die Bauchdecke in die Nabelschnur ein. Dort wird dem Ungeborenen eine Blutprobe zur Analyse entnommen. Die Blutentnahme aus der Nabelschnur ist ein invasives Verfahren, das mit Risiken für Mutter und Kind einhergeht.

▲ siehe Seite 1425   ■ siehe Seite 1425

KAPITEL 255

Schwangerschaft

Die Schwangerschaft beginnt, sobald ein Ei von einer Samenzelle befruchtet wird. Neun Monate lang bietet der Körper der Schwangeren eine schützende, nährende Umgebung, in welcher sich das befruchtete Ei zum Fetus entwickeln kann. Die Schwangerschaft endet mit der Geburt des Kindes.

Feststellung und Datierung der Schwangerschaft

Wenn die regelmäßige Menstruation einer Frau mindestens eine Woche ausgeblieben ist, kann sich die Frage stellen, ob eine Schwangerschaft eingetreten ist. Mitunter registriert die Frau schon sehr früh Anzeichen wie vergrößerte, empfindliche Brüste, Übelkeit mit gelegentlichem Erbrechen, häufigen Harndrang, auffällige Müdigkeit und Appetitveränderungen.

Bereits im Frühstadium lässt sich eine Schwangerschaft mit einem Test feststellen, den man selbst zu Hause durchführen kann. Dieser reagiert auf humanes Choriongonadotropin (HCG) im Urin, ein Hormon, das von der Plazenta produziert wird.

Ärztlicherseits kann eine Schwangerschaft aus einer Urinprobe nachgewiesen werden. Dieser Test ist sehr zuverlässig; er weist schnell und einfach einen geringen Anteil humanes Choriongonadotropin im Urin nach. Möglicherweise reagiert er bereits zehn Tage nach der Befruchtung, also vor dem Ausbleiben der Menstruation.

Während der ersten 60 Tage einer Schwangerschaft verdoppelt sich der Spiegel des humanen Choriongonadotropins im Blut etwa alle zwei Tage. Wenn dieser Spiegel genau bestimmt wird, kann das etwas über den Fortgang der Schwangerschaft aussagen.

Die Dauer der Schwangerschaft wird rückwirkend von der letzten Periode aus berechnet. Als Beginn wird der erste Tag der letzten Periode angenommen. Der ungefähre Geburtstermin ergibt sich, wenn man von diesem Tag aus drei Monate zurückgeht und anschließend ein Jahr und sieben Tage hinzuaddiert. Doch höchstens zehn Prozent der Kinder kommen an dem so errechneten Termin zur Welt. Die restlichen Kindern werden innerhalb von zwei Wochen vorher oder danach geboren.

Gewöhnlich findet der Eisprung etwa zwei Wochen nach Einsetzen der Periode statt, und die Befruchtung geschieht kurz nach dem Eisprung. Damit ist der Embryo etwa zwei Wochen jünger als es die jeweilige Schwangerschaftswoche angibt. Eine Frau in der vierten Schwangerschaftswoche trägt also einen zwei Wochen alten Embryo in sich. Bei Frauen mit unregelmäßiger Periode kann die tatsächliche Differenz mehr oder weniger als zwei Wochen betragen. Eine Schwangerschaft dauert durchschnittlich 266 Tage (38 Wochen) ab dem Tag der Befruchtung bzw. 280 Tage (40 Wochen) ab dem ersten Tag der letzten Periode, wenn die Frau einen regelmäßigen Zyklus von 28 Tagen hatte. Die Schwangerschaft wird in drei Abschnitte von drei Monaten unterteilt, die mit dem Tag der letzten Periode beginnen: Das erste Drittel dauert von der 0. bis 12. Schwangerschaftswoche, das zweite von der 13. bis 24. Woche, das letzte Drittel von der 25. Woche bis zur Geburt.

Bei der ersten Ultraschalluntersuchung, die im Rahmen der Schwangerenvorsorge durchgeführt wird, wird das Schwangerschaftsalter noch einmal anhand der Länge des Embryos bestimmt.

Entwicklungsstadien

Mit der Befruchtung beginnt ein Ablauf verschiedener Entwicklungsstadien. Das Ei wird zunächst zur Blastozyste, dann zum Embryo, später zum Fetus.

Befruchtung

Normalerweise setzen die Eierstöcke in jedem Zyklus etwa 14 Tage vor der nächsten Blutung ein Ei frei. Dieser Vorgang heißt Eisprung (Ovulation). Das Ei wandert zunächst in das fächerförmige Ende des Eileiters.

Zum Zeitpunkt des Eisprungs wird der Schleim im Gebärmutterhals flüssiger und elastischer, sodass die Samenzellen in die Gebärmutter vordringen können. Von dort wandern sie ans Ende des Eileiters – dem üblichen Ort der Befruchtung. Zellen, die den Eileiter auskleiden, erleichtern die Befruchtung.

Das Ei ist befruchtet, sobald eine Samenzelle in die Eizelle eindringt. Das befruchtete Ei (Zygote) wird von feinen, haarartigen Zilien entlang der Eileiter zur Gebärmutter geschoben. Während dieses Transports teilen sich die Zellen der Zygote bereits mehrfach. Nach drei bis fünf Tagen erreicht die Zygote die Gebärmutter, wo sich ihre Zellen weiter teilen, bis sie zu einem hohlen Zellklumpen, der Blastozyste, werden. Wenn das Ei nicht befruchtet wurde, bildet es sich zurück und wird bei der nächsten Menstruation durch die Gebärmutter ausgeschieden.

Wenn mehr als ein Ei herangereift ist und befruchtet wurde, kommt es zur Mehrlingsschwangerschaft, meist mit Zwillingen. Zwei Kinder, die zwei verschiedenen Eiern entstammen, sind zweieiige Zwillinge. Eineiige Zwillinge entstehen, wenn sich ein befruchtetes Ei nach Beginn der Teilung in zwei Embryonen aufspaltet.

Entwicklung der Blastozyste

Innerhalb von fünf bis acht Tagen nach der Befruchtung heftet sich die Blastozyste an die Gebärmutterschleimhaut an, gewöhnlich im oberen Bereich. Dieser Einnistung ist ab dem neunten oder zehnten Tag abgeschlossen.

Die Wand der Blastozyste ist eine Zelle dick, an einer Stelle jedoch drei bis vier Zellen dick. Die inneren Zellen im verdickten Bereich entwickeln sich zum Embryo weiter, während die äußeren Zellen in die Gebärmutterschleimhaut hineinwachsen und zum Mutterkuchen (Plazenta) werden. Die Plazenta produziert verschiedene Hormone, welche dazu beitragen, die Schwangerschaft aufrechtzuerhalten. Zu ihnen gehört das humane Choriongonadotropin, das die Eierstöcke davon abhält, weitere Eier freizusetzen, und sie stattdessen dazu anregt, kontinuierlich Östrogen und Progesteron auszuscheiden. Außerdem transportiert die Plazenta Sauerstoff und Nährstoffe von der Mutter zum Fetus und Stoffwechselprodukte des Fetus zur Mutter zurück.

Vom Ei zum Embryo

Einmal im Monat gibt ein Eierstock ein Ei in den Eileiter ab. Nach dem Geschlechtsverkehr wandern Samenzellen aus der Scheide durch die Gebärmutter in die Eileiter, wo eine von ihnen das Ei befruchtet. Auf dem Weg durch den Eileiter zur Gebärmutter teilt sich das befruchtete Ei (Zygote) mehrfach. Zunächst entwickelt sich die Zygote zu einem kugeligen Zellhaufen, danach zu einer hohlen Zellkugel, der Blastozyste. In der Gebärmutter setzt sich die Blastozyste in der Schleimhaut fest und entwickelt sich dort zu einem Embryo mit Plazenta, der von flüssigkeitsgefüllten Membranen umgeben ist.

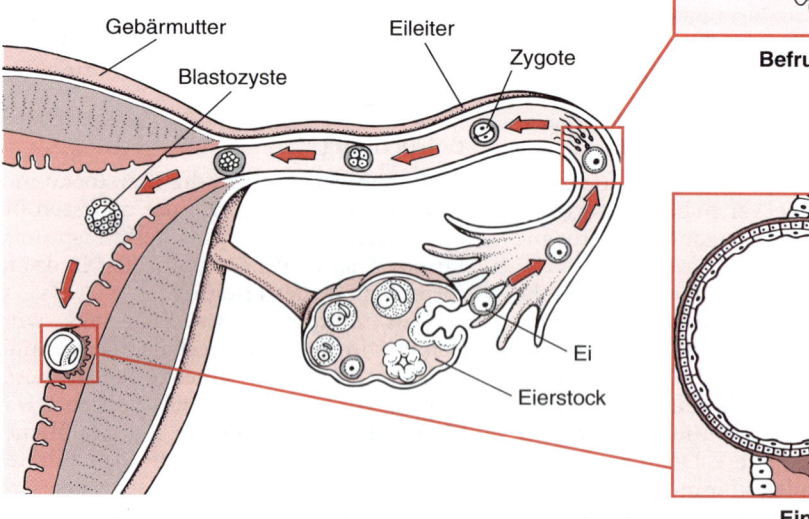

Gebärmutter
Blastozyste
Eileiter
Zygote
Ei
Eierstock
Befruchtung
Einnistung

Plazenta und Embryo nach acht Wochen

In der achten Schwangerschaftswoche entwickeln sich Plazenta und Fetus seit sechs Wochen. Die Plazenta bildet feine, haarartige Auswüchse (Zotten), die in die Gebärmutterwand hineinwachsen. In den Zotten entstehen Blutgefäße des Embryos, die durch die Nabelschnur bis in die Plazenta führen. Eine feine Membran trennt das Blut des Embryos in den Zotten von dem der Mutter, das den Bereich um die Zotten herum durchströmt (intervillärer Raum). Auf diese Weise kann zwischen dem Blut der Mutter und dem des Embryos ein Stoffaustausch stattfinden.

Der Embryo schwimmt in einer Haut (Fruchtblase) in Flüssigkeit (Fruchtwasser). Das Fruchtwasser gewährt dem Embryo Raum zum ungehinderten Wachstum und schützt ihn vor Verletzungen. Die Fruchtblase ist kräftig und widerstandsfähig.

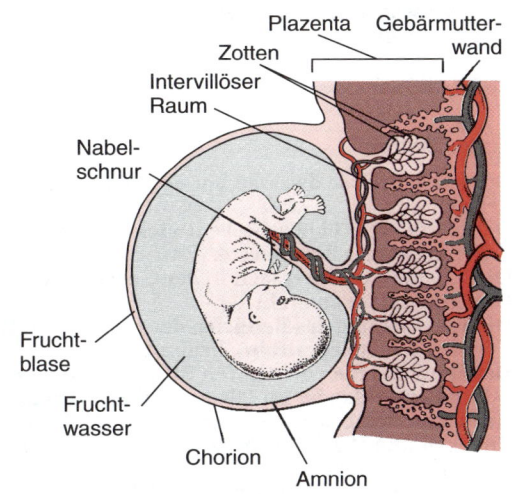

Die Wand der Blastozyste wird zur äußeren Schicht der Membranen (Chorion), die den Embryo umgeben. Ab dem zehnten bis zwölften Tag beginnt die Entwicklung einer inneren Membranschicht (Amnion), die die Fruchtblase bildet. Die Fruchtblase füllt sich mit einer klaren Flüssigkeit (Fruchtwasser) und umschließt den Embryo, der während seiner Entwicklung darin treibt.

Wenn sich die Plazenta entwickelt, schieben sich feine, haarähnliche Auswüchse (Zotten) in die Gebärmutterwand. Diese Auswüchse verzweigen sich zu einem fein verästelten Gebilde, das die Kontaktfläche zwischen Gebärmutterwand und Plazenta stark vergrößert. Auf diese Weise können mehr Nährstoffe und Abbauprodukte zwischen Fetus und Mutter ausgetauscht werden. Zwischen der 18. und 20. Woche ist die Plazenta voll ausgebildet, sie wächst jedoch während der ganzen Schwangerschaft kontinuierlich mit. Bei der Geburt wiegt sie ungefähr 500 Gramm.

Entwicklung des Embryos

Im nächsten Entwicklungsstadium bildet sich der Embryo seitlich unter der Gebärmutterschleimhaut. Es entstehen die meisten inneren Organe und äußeren Körperstrukturen. Die Organbildung beginnt etwa drei Wochen nach der Befruchtung, wenn der Embryo erstmals in menschlicher Form erkennbar ist. Kurz darauf entwickelt sich der Bereich, aus dem Gehirn und Rückenmark entstehen werden (Neuralrohr). Das Herz und die wichtigsten Blutgefäße entwickeln sich ab dem 16. oder 17. Tag. Am 20. Tag beginnt das Herz, Flüssigkeit durch die Gefäße zu pumpen, am folgenden Tag tauchen die ersten roten Blutkörperchen auf. Im Embryo und in der Plazenta bilden sich weiter Blutgefäße.

Rund acht Wochen nach der Befruchtung (also in der zehnten Schwangerschaftswoche) sind nahezu alle Organe mit Ausnahme von Gehirn und Neuralrohr, die während der ganzen Schwangerschaft weiterreifen, vollständig ausgebildet. Die meisten Fehlbildungen treten in der Phase der Organbildung auf. Während dieser Zeit reagiert der Embryo besonders empfindlich auf die Einwirkungen von Medikamenten, Strahlen und Viren. Daher sollte eine Schwangere in dieser Zeit weder mit Lebendimpfstoff geimpft werden noch Arzneimittel einnehmen, sofern diese nicht für ihre Gesundheit unverzichtbar sind ▲.

Entwicklung des Fetus

Ab dem Ende der achten Woche nach der Befruchtung (zehnte Schwangerschaftswoche) wird

▲ siehe Seite 1430

Schwangerschaftsstadien

Eine Schwangerschaft entwickelt sich zwar kontinuierlich, dennoch teilt man sie in drei gleich große Abschnitte ein (0. bis 12. Woche, 13. bis 24. Woche und 25. Woche bis zur Entbindung).

EREIGNISSE	SCHWANGER-SCHAFTSWOCHE	
Erstes Drittel		
Die letzte Periode der Frau vor der Befruchtung setzt ein.	0	
Befruchtung	2	
Das befruchtete Ei (Zygote) entwickelt sich zu einer hohlen Zellkugel, der Blastozyste.		
Die Blastozyste nistet sich in der Gebärmutterwand ein.	3	
Die Fruchtblase entsteht.		
Die Entwicklung des Bereichs, der Gehirn und Rückenmark bilden wird (Neuralrohr), beginnt.	5	
Das Herz und die wichtigsten Blutgefäße entstehen. Der Herzschlag ist im Ultraschall zu erkennen.	6	
Arme und Beine beginnen, sich zu entwickeln.	7	
Knochen und Muskeln entstehen. Gesicht und Hals entwickeln sich.	9	
Die meisten Organe bilden sich. Gehirnströme sind nachweisbar.		
Das Skelett wird gebildet. Finger und Zehen sind voll ausgebildet.		
Die Nieren nehmen ihre Arbeit auf.	10	
Der Fetus kann sich bewegen und auf Bewegung reagieren (wenn durch die Bauchdecke der Frau abgetastet wird).		
Die Frau hat etwas zugenommen, ihr Bauch beginnt sich zu wölben.		

3 Monate

Zweites Drittel		
Das Geschlecht des Fetus ist zu erkennen.	14	
Der Fetus kann hören.		
Die Finger des Fetus können greifen. Der Fetus bewegt sich kräftiger, sodass die Mutter ihn spüren kann.	16	
Durch Fetteinlagerung unter der Haut prägt sich der Körper des Fetus langsam aus. Auf Kopf und Haut wachsen erste Haare. Augenbrauen und Wimpern sind vorhanden.		
Die Plazenta ist voll ausgebildet.		
Der Fetus hat außerhalb der Gebärmutter eine Überlebenschance.	23–24	
Die Frau beginnt, rascher zuzunehmen.		

6 Monate

Letztes Drittel		
Der Fetus ist aktiv und ändert häufig seine Lage.	25	
Die Lunge reift weiter aus.		
Der Kopf des Fetus schiebt sich in die Entbindungsposition.		
Der Fetus ist rund 50 Zentimeter lang und wiegt zwischen 3000 und 3500 Gramm. Der Bauchnabel der Frau wölbt sich nach außen.		

9 Monate

GEBURT	37–42	

der Embryo als Fetus bezeichnet. Ab diesem Zeitpunkt wachsen die bereits ausgebildeten Organe und entwickeln sich weiter. Nach zwölf Wochen Schwangerschaft füllt der Embryo die gesamte Gebärmutter aus. Bereits ab der 14. Woche ist das Geschlecht zu erkennen. Bewegungen des Fetus spürt die Schwangere gewöhnlich ab der 16. bis 20. Woche. Frauen, die schon einmal schwanger waren, nehmen die Bewegungen oft bereits zwei Wochen früher wahr als bei der ersten Schwangerschaft. Ab etwa der 24. Woche hat der Fetus bereits eine Chance, außerhalb der Gebärmutter zu überleben.

Die Lungenreifung endet erst kurz vor der Geburt. Das Gehirn bildet während der gesamten Schwangerschaft und im ersten Lebensjahr nach der Geburt neue Zellen.

Körperliche Veränderungen während der Schwangerschaft

Während der Schwangerschaft finden viele Veränderungen im Körper der Frau statt, die sich zumeist nach der Geburt zurückbilden. Bestimmte Symptome sollten jedoch umgehend dem Arzt mitgeteilt werden. Hierzu zählen:
- Anhaltende Kopfschmerzen
- Anhaltende Übelkeit und Erbrechen
- Schwindel
- Sehstörungen
- Schmerzen oder Krämpfe im Unterbauch
- Wehen
- Blutungen aus der Scheide
- Austreten von Fruchtwasser (»Blasensprung«)
- Anschwellen von Händen und Füßen
- Verminderte oder erhöhte Harnmenge
- Jede Krankheit oder Infektion

Allgemeines Befinden: Viele Frauen sind müde, besonders in den ersten drei Monaten und gegen Ende der Schwangerschaft.

Innere Geschlechtsorgane: Ab der zwölften Woche beginnt sich der Bauch zu wölben. Die Gebärmutter wächst während der gesamten Schwangerschaft. Nach 20 Wochen reicht sie bis in Höhe des Nabels, nach 36 Wochen bis zu den unteren Rippen.

Meist wird mehr klarer bis weißlicher Ausfluss aus der Scheide ausgeschieden. Wenn der Ausfluss eine ungewöhnliche Farbe annimmt, eigenartig riecht oder mit Juckreiz und Brennen in der Scheide verbunden ist, sollte ein Arzt befragt werden. Solche Symptome können auf eine Scheideninfektion hindeuten. Infektionen mit Trichomonaden oder Hefepilzen treten in der Schwangerschaft häufig auf ▲.

Brust: Unter dem Einfluss der Schwangerschaftshormone (besonders Östrogen) bereiten sich die Brüste auf die Milchproduktion vor. Sie werden größer, weil die Zahl der Milchdrüsen langsam zunimmt und die Drüsen zur Milchproduktion fähig werden. Die Brüste fühlen sich mitunter fester an oder werden empfindlich.

Während der letzten Schwangerschaftswochen können die Brüste eine dünne, gelbliche oder milchige Flüssigkeit absondern, die Vormilch (Kolostrum). Sie wird auch in den ersten Tagen nach der Geburt ausgeschieden, ehe die Muttermilch gebildet wird. Diese Flüssigkeit, die besonders viele Mineralien und Antikörper enthält, ist für Stillkinder die erste Nahrung.

Herz und Kreislauf: Während der Schwangerschaft hat das Herz der Frau mehr zu leisten, weil es mit zunehmendem Wachstum des Fetus mehr Blut in die Gebärmutter pumpen muss. Gegen Ende der Schwangerschaft erhält die Gebärmutter ein Fünftel des Blutes der Frau. Die Blutmenge, die das Herz jede Minute pumpt, erhöht sich im Laufe der Schwangerschaft um 30 bis 50 Prozent. Damit steigt auch der Ruhepuls von rund 70 Schlägen pro Minute auf 80 bis 90 Schläge. Bei körperlicher Anstrengung steigen Herzzeitvolumen und Puls bei Schwangeren stärker an als bei nicht schwangeren Frauen. Während der Wehen erhöht sich das Herzzeitvolumen um weitere zehn Prozent. Nach der Geburt nimmt es zunächst rasch, dann etwas langsamer ab, bis es etwa sechs Wochen nach der Entbindung wieder so ist wie vor der Schwangerschaft.

Durch die stärkere Belastung des Herzens können bestimmte Herzgeräusche und Unregelmäßigkeiten beim Herzrhythmus auftreten. Solche Veränderungen sind während einer Schwangerschaft normal. Es gibt jedoch auch behandlungsbedürftige Herzrhythmusstörungen, die bei Schwangeren häufiger auftreten.

Der Blutdruck sinkt im zweiten Schwangerschaftsdrittel gewöhnlich ab, kann aber im letzten Drittel wieder den Wert vor der Schwangerschaft erreichen.

Das Blutvolumen erhöht sich im Laufe der Schwangerschaft um etwa 50 Prozent. Die Flüssigkeitsmenge im Blut nimmt stärker zu als die Zahl der roten Blutkörperchen, die Sauerstoff transportieren. Dadurch kommt es zu einer leichten Blutarmut, die jedoch normal ist. Aus unklaren Gründen steigt die Zahl der weißen Blutkörperchen, die Infektionen bekämpfen,

---

▲ siehe Seite 1354

während der Schwangerschaft leicht an, fällt jedoch während der Wehen und in den ersten Tagen nach der Entbindung deutlich ab.

Die wachsende Gebärmutter hemmt mit der Zeit den Rückfluss des Blutes aus Beinen und Becken zum Herzen. Daher kommt es häufig zu Schwellungen (Ödemen), besonders in den Beinen. In den Beinen und im Bereich um die Scheidenöffnung können sich Krampfadern entwickeln. Stützstrümpfe, häufiges Ausruhen mit hoch gelegten Beinen oder Liegen auf der linken Seite lassen die Beinschwellungen gewöhnlich zurückgehen und können Krampfaderbeschwerden lindern. Nach der Geburt können sich die Krampfadern zurückbilden.

Harnwege: Auch die Nieren müssen während der Schwangerschaft mehr leisten. Sie filtern das zunehmende Blutvolumen. Ihre Maximalleistung erreichen die Nieren in der 16. bis 24. Woche, dann bleiben sie bis unmittelbar vor der Geburt auf diesem Niveau. Der Druck der vergrößerten Gebärmutter kann die Blutzufuhr zu den Nieren leicht einschränken.

Normalerweise arbeiten die Nieren stärker, wenn man sich hinlegt, und weniger, wenn ein Mensch steht. Dieser Unterschied fällt in der Schwangerschaft deutlicher ins Gewicht und ist die Ursache dafür, dass der Harndrang der Schwangeren zunimmt, wenn sie schlafen möchte. Gegen Ende der Schwangerschaft erhöht die Seitenlage, besonders auf der linken Seite, die Nierentätigkeit stärker als die Rückenlage. Beim Liegen auf der linken Seite drückt die Gebärmutter weniger auf die Hauptvene, die das Blut aus den Beinen zum Herzen befördert. Durch die verbesserte Durchblutung steigt die Nierentätigkeit.

Die Gebärmutter drückt auf die Blase, die sich rasch mit Harn füllt. Daher müssen Schwangere häufiger und dringender Wasser lassen.

Atemwege: Die erhöhte Progesteronproduktion signalisiert dem Gehirn, den Kohlendioxidgehalt im Blut zu senken. Deshalb atmen Schwangere rascher und tiefer, um mehr Kohlendioxid auszuatmen. Der Brustkorb vergrößert sich etwas.

Praktisch jede Schwangere kommt bei Anstrengung leichter außer Atem, besonders gegen Ende der Schwangerschaft. Bei körperlicher Belastung steigt die Atemfrequenz stärker als bei nicht schwangeren Frauen.

Weil mehr Blut gepumpt wird, wird die Oberfläche der Atemwege besser durchblutet und schwillt ein wenig an. Dadurch verengen sich die Atemwege. Gelegentlich fühlt sich die Nase verstopft an, und die Eustachische Röhre – die Verbindung zwischen Mittelohr und Nasenrachen – kann zuschwellen. Tonlage und Klang der Stimme können sich leicht verändern.

Verdauung: Übelkeit und Erbrechen treten insbesondere morgens häufig auf. Sie können auf den hohen Spiegel der Hormone Östrogen und humanes Choriongonadotropin zurückgehen, die der Aufrechterhaltung der Schwangerschaft dienen. Übelkeit und Erbrechen lassen sich teilweise durch eine veränderte Ernährungsweise lindern. So ist es z. B. hilfreich, häufiger kleine Portionen zu essen, ehe sich der Hunger meldet, und schlichte statt üppiger Speisen zu wählen. Gegen Übelkeit helfen mitunter Salzkekse, die schon morgens vor dem Aufstehen, noch im Bett, verzehrt werden, und kohlensäurehaltige Getränke. Wenn Übelkeit und Erbrechen ▲ so stark werden oder so lange anhalten, dass die Frau Gewicht verliert oder auszutrocknen droht, wird sie möglicherweise mit einem Mittel gegen Erbrechen behandelt, oder sie wird vorübergehend im Krankenhaus behandelt.

Häufig kommt es zu Sodbrennen und Aufstoßen, wahrscheinlich weil die Nahrung länger im Magen verweilt und weil der ringförmige Muskel am unteren Ende der Speiseröhre erschlafft. Dann kann Mageninhalt in die Speiseröhre zurückfließen. Sodbrennen wird durch kleinere Mahlzeiten gelindert. Außerdem sollte sich die Frau nach dem Essen einige Stunden weder bücken noch hinlegen. Auch Mittel gegen zu viel Magensäure können eingenommen werden. Nächtliches Sodbrennen lässt sich lindern, wenn in den letzten Abendstunden nichts mehr gegessen wird. Zusätzlich können Kopf und Schultern erhöht gelagert werden.

Der Magen produziert während der Schwangerschaft weniger Magensäure. Deshalb kommt es selten zu Magengeschwüren, und bestehende Geschwüre beginnen oft zu heilen.

Mit dem Fortschreiten der Schwangerschaft kann der Druck aus der vergrößerten Gebärmutter auf den Enddarm und den unteren Teil des Dünndarms zu Verstopfung führen. Zusätzlich verlangsamt der hohe Progesteronspiegel im Blut die Muskelkontraktionen im Darm, die gewöhnlich die Nahrung weiterschieben. Eine ballaststoffreiche Ernährung, viel Trinken und regelmäßige Bewegung können Verstopfung vorbeugen.

Hämorrhoiden sind ein häufiges Problem. Sie können durch den Druck der Gebärmutter und

▲ siehe Seite 1424

Hautausschläge in der Schwangerschaft

Es gibt zwei stark juckende Hautausschläge, die ausschließlich bei Schwangeren auftreten: Schwangerschaftsurtikaria und Herpes gestationis.

Schwangerschaftsurtikaria ist aus ungeklärten Gründen relativ häufig. Auf dem Bauch bilden sich rote, flache oder leicht erhabene Flecken von unregelmäßiger Form, mitunter mit feinen, flüssigkeitsgefüllten Bläschen in der Mitte. Die umliegende Haut ist oft blass. Die Rötung greift auf Oberschenkel, Gesäß und gelegentlich auch die Arme über. Es können sich Hunderte dieser juckenden Flecken bilden. Dieser Ausschlag erscheint zumeist während der letzten zwei bis drei Wochen der Schwangerschaft, gelegentlich auch nur in den letzten paar Tagen. Er kann jedoch ab der 24. Woche jederzeit auftreten. Der quälende Juckreiz hindert die Frau am Einschlafen. Nach der Geburt bildet sich der Ausschlag gewöhnlich rasch zurück und kehrt in nachfolgenden Schwangerschaften nicht wieder. Die Diagnose ist mitunter schwer zu stellen.

Herpes gestationis geht vermutlich auf Antikörper zurück, die das körpereigene Gewebe angreifen. Es handelt sich also um eine Autoimmunreaktion. Häufig bilden sich die Bläschen zuerst auf dem Bauch und breiten sich dann aus. Sie können klein oder groß sein, unregelmäßig geformt und enthalten Flüssigkeit. Dieser Ausschlag kann jederzeit ab der zwölften Schwangerschaftswoche oder direkt nach der Entbindung erscheinen. Bald nach der Geburt verschlimmert er sich gewöhnlich und verschwindet dann innerhalb weniger Wochen ohne Behandlung. Herpes gestationalis wird diagnostiziert, indem der Arzt ein Stück der befallenen Haut auf ungewöhnliche Antikörper untersucht.

Bei beiden Ausschlägen hilft es oft, eine kortisonhaltige Salbe aufzutragen. Bei ausgedehnterem Ausschlag wird Kortison geschluckt (z. B. Prednison).

---

durch Verstopfung verursacht werden. Bei Schmerzen können stuhlerweichende Mittel, schmerzlindernde Salben und warme Sitzbäder Linderung verschaffen.

Manche Frauen entwickeln Heißhunger auf ungewöhnliche Speisen oder Absonderliches wie Stärke oder Tonerde. Gelegentlich bildet sich bei der Schwangeren übermäßig viel Speichel, besonders wenn sie auch unter morgendlicher Übelkeit leidet. Dieses Symptom kann störend sein, ist jedoch harmlos.

Haut: Manchmal zeigt sich eine fleckige, bräunliche Pigmentierung (Chloasma) auf Stirn und Wangen. Die Haut um die Brustwarzen kann ebenfalls dunkler werden. Gewöhnlich erscheint auf der Bauchmitte eine senkrechte, dunkle Linie. Diese Veränderungen beruhen darauf, dass die Plazenta ein Hormon abgibt, das Farbstoff produzierende Zellen anregt, das dunkelbraune Melanin herzustellen.

Bei vielen Frauen erscheinen rosa Dehnungsstreifen (Schwangerschaftsstreifen) auf dem Bauch. Diese Veränderung beruht vermutlich auf dem raschen Gebärmutterwachstum und einem Anstieg der Nebennierenhormone.

Es können rote, spinnenähnliche Blutgefäße sichtbar werden, meist oberhalb der Taille (Gefäßspinnen, Spider naevi). Dünnwandige, erweiterte Kapillaren treten vornehmlich an den Unterschenkeln auf.

Hormone: Durch den Einfluss der Hormone, die die Plazenta produziert, beeinflusst eine Schwangerschaft alle Hormone im Körper. Eines von ihnen regt die Schilddrüse an, die daraufhin mehr Schilddrüsenhormone absondert. Diese wiederum lassen das Herz schneller schlagen, was die Frau mitunter wahrnimmt (Palpitationen). Schwangere schwitzen leichter, es kommt zu Stimmungsschwankungen, und die Schilddrüse kann sich vergrößern. Auch eine Überfunktion der Schilddrüse kann sich entwickeln.

In der Frühschwangerschaft steigt der Spiegel von Östrogen und Progesteron an, weil die Eierstöcke vom humanen Choriongonadotropin, dem Haupthormon der Plazenta, dazu angeregt werden. Nach neun bis zehn Wochen Schwangerschaft produziert die Plazenta selbst große Mengen Östrogen und Progesteron. Beide Hormone helfen, die Schwangerschaft aufrechtzuerhalten.

Die Hormonveränderungen beeinflussen auch, wie der Körper mit Zucker umgeht. In der Frühschwangerschaft kann der Glukosespiegel im Blut leicht abfallen. In der zweiten Hälfte der Schwangerschaft steigt er dagegen oft an. Jetzt muss die Bauchspeicheldrüse mehr Insulin herstellen, um den Blutzuckerspiegel zu kontrollieren. Aus diesem Grund kann sich ein bereits bestehender Diabetes während der Schwangerschaft verschlimmern. Die Erkrankung kann während der Schwangerschaft aber auch erstmalig auftreten ▲.

Muskeln und Gelenke: Die Gelenke und Bänder im Becken der Frau werden lockerer. Dadurch erhält die Gebärmutter mehr Raum, und die Frau bereitet sich auf die Geburt vor. Ihre Haltung verändert sich ein wenig.

Weil sich die Wirbelsäule stärker krümmen muss, um das Gewicht der wachsenden Gebärmutter auszubalancieren, kommt es häufig zu Rückenschmerzen. Die Frau sollte nicht schwer heben, lieber in die Knie gehen, als sich zu bücken, und auf eine gute Haltung achten. Flache, gut stützende Schuhe oder ein leichtes Schwangerschaftsmieder können die Belastung des Rückens mildern.

Schwangerenbetreuung

Im Idealfall bespricht ein Paar mit Kinderwunsch frühzeitig mit Arzt oder Hebamme, wie die Schwangerschaft so normal wie möglich verlaufen kann. Durch eine gesunde Lebensführung lässt sich das Risiko für bestimmte Schwangerschaftsprobleme mindern ■. Ungünstig sind Tabak und Alkohol sowie der Kontakt mit möglicherweise schädlichen Substanzen. Eine Schwangere sollte auch nicht passiv mitrauchen, weil dies dem Kind schaden kann. Wichtig sind eine ausreichende Versorgung mit Jod und eine sorgfältige Zahn- und Mundhygiene. Für alle Fragen der Ernährung und Hygiene sowie soziale, emotionale und medizinische Probleme sind Arzt und Hebamme geeignete Ansprechpartner.

Wenn die Frau die Schwangerschaft frühzeitig plant, kann sie z. B. eine fehlende Rötelnimpfung noch durchführen lassen, bevor sie schwanger wird. Auch die Einnahme von Folsäurepräparaten ist sinnvoll, um sich auf den neuen Zustand vorzubereiten.

Bei ihrem ersten Besuch beim Arzt, der die Schwangerschaft bestätigt, bekommt die Frau einen Mutterpass ausgestellt. In ihm sind die Untersuchungen aufgeführt, die im Verlauf der Schwangerschaft im Rahmen der gesetzlich geregelten Mutterschaftsvorsorge in festgelegten Abständen gemacht werden sollen und die der Gesundheit von Mutter und Kind dienen.

Die Erstuntersuchung fällt sehr gründlich aus. Körpergewicht, -größe und Blutdruck werden gemessen. Zur vollständigen gynäkologischen Untersuchung gehört, dass Größe und Lage der Gebärmutter überprüft werden und ein Abstrich vom Gebärmutterhals genommen wird, um ihn auf Chlamydien zu untersuchen.

Der Urin wird auf Eiweiß, Zucker und Infektionszeichen getestet. Außerdem wird der Frau Blut abgenommen, um die Blutgruppe und den Rhesusfaktor zu bestimmen. Auch der Gehalt an Hämoglobin wird ermittelt. Des Weiteren wird das Blut auf Syphilis und Antikörper gegen Röteln untersucht. Nach einer vorangegangenen Beratung kann die Frau einen HIV-Test durchführen lassen. Mit einem Suchtest wird geprüft, ob sich im Blut der Mutter Antikörper gegen die Blutgruppe des Kindes nachweisen lassen ★. Solche Antikörper können einen Fetus schwer schädigen. Werden die Antikörper bei der Schwangeren frühzeitig festgestellt, können Maßnahmen zum Schutz des Fetus getroffen werden.

Zunächst finden die Vorsorgeuntersuchungen in vierwöchigem Abstand statt, in den letzten beiden Schwangerschaftsmonaten dann alle zwei Wochen. Bei jeder Untersuchung werden Gewicht und Blutdruck der Frau bestimmt und der Stand der Gebärmutter, die Lage des Kindes und seine Herztöne festgestellt. Außerdem wird der Urin auf Eiweiß, Zucker und Infektionszeichen untersucht. Zucker im Urin deutet auf einen Diabetes hin, der unbedingt behandelt werden muss. Der Eiweißgehalt des Urins kann einen Schwangerschaftshochdruck ankündigen ●. Der Hämoglobingehalt des Blutes wird ab dem sechsten Monat überprüft, wenn er vorher normal war. Gibt es Abweichungen, werden die roten Blutkörperchen gezählt.

Wenn sich Anhaltspunkte dafür ergeben, dass ein erhöhtes Risiko für ein Kind mit einem genetischen Defekt besteht, wird der Arzt die Frau auf die Möglichkeit hinweisen, eine humangenetische Beratung in Anspruch zu nehmen. Aus ihr kann sich ggf. eine genetische Untersuchung ergeben ◆.

Zu den üblichen Untersuchungen im Rahmen der Mutterschaftsvorsorge gehören insgesamt drei Ultraschalluntersuchungen. Die erste wird zwischen der 9. und 12. Woche, die zweite zwischen der 19. und 22. Woche und die dritte zwischen der 29. und 32. Woche durchgeführt. Sie dienen dazu, das Schwangerschaftsstadium zu bestimmen, eine Mehrlingsschwan-

▲ siehe Seite 1425   ■ siehe Seite 1418
★ siehe Seite 1425   ● siehe Seite 1424
◆ siehe Seite 1405

gerschaft frühzeitig zu erkennen, die körperliche Entwicklung des Kindes zu kontrollieren und nach Auffälligkeiten zu suchen. Besteht Zweifel an einem normalen Verlauf der Schwangerschaft, können weitere Ultraschalluntersuchungen nötig werden. Beim Verdacht auf eine gestörte Entwicklung des Kindes kann eine Ultraschall-Feindiagnostik nähere Einzelheiten zeigen, die dann das weitere Vorgehen bestimmen.

Ab der sechsten Schwangerschaftswoche zeigt die Ultraschallaufnahme den Herzschlag des Fetus und bestätigt damit, dass er am Leben ist. Der Herzschlag kann auf diese Weise auch hörbar gemacht werden. Der Arzt kann den Herzschlag des Fetus ab der 18. bis 20. Woche auch mit einem Stethoskop (Fetoskop) abhören. Ab der 14. Woche lässt sich im Ultraschall das Geschlecht des Fetus erkennen.

Als Schwangere auf sich selbst achten

Ernährung und Gewicht: Eine schwangere Frau braucht eine angemessene, nährstoffreiche Ernährung, die pro Tag etwa 250 kcal zusätzlich liefert, um dem wachsenden Fetus ausreichend Nährstoffe zur Verfügung zu stellen. Der Fetus holt sich, was er braucht, doch die Schwangere muss dafür sorgen, dass die Auswahl stimmt. Zu einer ausgewogenen Ernährung gehören frisches Obst, ballaststoffreiche Getreideprodukte und Gemüse. Der Salzkonsum sollte, wie sonst auch, möglichst beschränkt sein. Eine Ernährung, die auf Gewichtsverlust setzt, ist in der Schwangerschaft selbst für übergewichtige Frauen nicht ratsam.

Eine Frau durchschnittlicher Größe legt während der Schwangerschaft elf bis 13 Kilogramm zu. Bei einer Zunahme von mehr als 16 Kilogramm ist davon auszugehen, dass Frau und Kind Fett ansetzen. Da die Gewichtszunahme gegen Ende der Schwangerschaft schwerer zu beeinflussen ist, sollte die Frau versuchen, in den ersten Monaten nicht zu viel zuzunehmen.

Mitunter geht die Gewichtszunahme auf Flüssigkeitseinlagerungen zurück, weil die vergrößerte Gebärmutter im Stehen den Rückstrom des Blutes aus den Beinen zum Herzen behindert. Hier hilft es, sich zwei- bis dreimal täglich für 30 bis 45 Minuten auf die linke Seite zu legen.

Medikamente: Grundsätzlich sollten Schwangere keine Medikamente einnehmen. Mitunter sind sie jedoch unumgänglich ▲. Jeder Gebrauch von Arzneimitteln sollte zuvor mit dem Arzt besprochen werden, auch die Einnahme ver-

meintlich harmloser Mittel wie z. B. Azetylsalizylsäure und pflanzlicher Produkte. Dies gilt besonders für die ersten drei Monate.

Da sich der Eisenbedarf in der Schwangerschaft in einem Maß erhöht, wie er mit der Nahrung und durch die Eisenreserven des Körpers kaum zu decken ist, müssen die meisten Schwangeren Eisenpräparate einnehmen. Ob das der Fall ist, entscheidet der Arzt nach der Blutuntersuchung. Eisenpräparate können leichte Magenbeschwerden und Verstopfung bewirken.

Alle Frauen sollten während der ersten drei Schwangerschaftsmonate täglich 600 Mikrogramm Folsäure in Tablettenform einnehmen. Idealerweise nehmen Frauen, die schwanger werden wollen, bereits vorher täglich 400 Mikrogramm Folsäure ein. Der Grund ist, dass bei Kindern von Frauen mit Folsäuremangel vermehrt Neuralrohrdefekte (z. B. Spina bifida) aufgetreten sind. Da sich das Neuralrohr zwischen der dritten und vierten Schwangerschaftswoche und der Gaumen bzw. Oberkiefer zwischen der dritten und achten Woche schließt, eine Schwangerschaft üblicherweise jedoch erst in der sechsten bis achten Woche festgestellt wird, kann nur eine vorbeugende Folsäureeinnahme solche Spaltbildungen relativ sicher verhindern.

Bei ausgewogener Ernährung sind weitere Vitaminzusätze nicht erforderlich.

Sport und Bewegung: Die meisten Frauen können während der ganzen Schwangerschaft ihren gewohnten Aktivitäten nachgehen und auch Sport treiben. Günstig sind wenig belastende Sportarten wie Schwimmen und zügiges Spazierengehen. Anstrengender Sport wie Laufen oder Reiten ist bei der gebotenen Vorsicht ebenfalls erlaubt. Kontaktsportarten sollten jedoch vermieden werden.

Geschlechtsverkehr: Das sexuelle Verlangen kann sich während der Schwangerschaft ändern. Geschlechtsverkehr schadet Frau und Kind nicht. Bei Blutungen aus der Scheide, Schmerzen, Austreten von Fruchtwasser und Gebärmutterkontraktionen sollte allerdings kein Verkehr stattfinden.

Vorbereitung auf das Stillen: Die Brustwarzen brauchen keine spezielle Vorbereitung auf das Stillen ■. Durch Ausdrücken von Vormilch vor der Geburt können eine Brustentzündung oder vorzeitige Wehen ausgelöst werden. Der Körper bereitet Vorhof und Brustwarze auf das Stillen vor, indem er ein schützendes Gleitmittel aussondert, das nicht abgerieben werden sollte.

▲ siehe Seite 1430   ■ siehe Seite 1459

KAPITEL 256

Risikoschwangerschaft

Als Risikoschwangerschaft wird eine Schwangerschaft bezeichnet, bei der aufgrund der Vorgeschichte oder der Befunde mit einem erhöhten Risiko für Gesundheit und Leben von Frau und Kind zu rechnen ist. Da eine solche Schwangerschaft zu einer Risikogeburt führen kann, wird die Frau während der gesamten Zeit besonders aufmerksam betreut. Zudem wird ihr geraten, zur Geburt in eine Klinik zu gehen, die auf ihr spezielles Problem bzw. das ihres Kindes besonders eingerichtet ist.

Risikofaktoren vor der Schwangerschaft

Manche Risikofaktoren liegen schon vor, bevor die Frau schwanger wird: bestimmte körperliche Voraussetzungen, Probleme in vorherigen Schwangerschaften und Vorerkrankungen.

Körperliche Voraussetzungen

Alter, Gewicht und Größe einer Frau beeinflussen die Schwangerschaft. Eine Schwangerschaft bei einer Frau unter 18 Jahre gilt ebenso als Risikoschwangerschaft wie eine bei Frauen über 35 Jahre. Junge Frauen haben ein höheres Risiko für Schwangerschaftshochdruck; sie gebären auch häufiger untergewichtige oder mangelernährte Kinder. Frauen ab 35 haben häufiger Probleme mit Bluthochdruck und Diabetes.

Frauen, die vor der Empfängnis weniger als 48 Kilogramm wiegen, bekommen häufiger kleine, untergewichtige Kinder. Übergewichtige Frauen haben eher besonders große Kinder, deren Geburt dann schwierig wird. Zudem neigen übergewichtige Frauen vermehrt zu Schwangerschaftsdiabetes und -hochdruck.

Eine Frau, die kleiner ist als 147 Zentimeter, hat vielfach ein schmales Becken, das die Austreibung des Kindes durch den Geburtskanal behindern kann, weil sich z. B. die Schulter des Kindes leichter mit dem Schambein verhakt (Schulterdystokie ▲). Außerdem neigen zierliche Frauen eher zu vorzeitigen Wehen und bekommen Kinder, die nicht erwartungsgemäß gewachsen sind.

Ungewöhnliche Bedingungen der Geschlechtsorgane erhöhen das Fehlgeburtsrisiko. Ein Beispiel hierfür ist ein schwacher Muttermund, der dem wachsenden Fetus nachgibt.

Probleme bei vorausgehenden Schwangerschaften

Bei einer Frau, die bereits Schwangerschaftsprobleme hatte, treten später häufig erneut Schwierigkeiten auf. Beispiele hierfür sind unreife oder untergewichtige Kinder, Kinder mit einem Geburtsgewicht über 4 000 Gramm, angeborene Fehlbildungen, Übertragung (Geburt nach der 42. Woche), Rhesusunverträglichkeit, die eine Blutübertragung zum Fetus erforderlich macht, und eine Kaiserschnittentbindung. Auch wenn ein früheres Kind kurz nach der Geburt verstorben ist, kommt es in nachfolgenden Schwangerschaften vermehrt zu Problemen.

Wenn bereits ein Kind mit einer genetisch bedingten Erkrankung oder einer Fehlbildung geboren wurde, besteht für nachfolgende Kinder ein erhöhtes Risiko. Vor einer erneuten Schwangerschaft kann es deshalb ratsam sein, sich humangenetisch beraten zu lassen ■.

Vorerkrankungen

Auch Frauen mit bestimmten Vorerkrankungen gelten als »Risikoschwangere«, die einer besonderen Betreuung bedürfen.

Herzerkrankung: Die meisten Frauen mit einer Herzerkrankung, zu denen auch Herzklappenfehler gehören, können gesunde Kinder gebären, ohne sich in Gefahr zu bringen. Für Frauen mit Herzinsuffizienz ist eine Schwangerschaft allerdings mit erheblichen Risiken verbunden.

In der Schwangerschaft muss das Herz mehr leisten. Daher kann sich eine Herzerkrankung in dieser Zeit verschlimmern oder erstmals Symptome verursachen. Massive Probleme, die das Leben von Mutter und Kind gefährden können, treten gewöhnlich nur auf, wenn bereits vor der Schwangerschaft eine schwere Herzerkrankung vorlag.

Das Risiko steigt mit zunehmender Belastung des Herzens. Schwangere mit einem kranken Herzen können ungewöhnlich müde sein und müssen sich möglicherweise schonen. Auch Wehen und Geburt erhöhen das Risiko. Nach der Entbindung sind schwer herzkranke Frauen

▲ siehe Seite 1444   ■ siehe Seite 1403

teilweise erst nach sechs Monaten außer Gefahr.

Die Herzerkrankung der Mutter kann auch das Kind beeinträchtigen. Mitunter kommt es zu einer Frühgeburt. Frauen mit angeborenem Herzfehler haben vermehrt Kinder mit ähnlichen Defekten. Per Ultraschall lassen sich manche dieser Fehlbildungen bereits im Mutterleib feststellen.

Bei der Geburt können Frauen mit schwerer Herzerkrankung eine Periduralanästhesie erhalten, die alle Empfindungen ab der unteren Wirbelsäule blockiert und die Frauen vom Pressen abhält. Die Presswehen belasten das Herz, weil sich dabei der Rückstrom des Blutes zum Herzen erhöht. Das Kind muss dann allerdings möglicherweise mit der Zange geholt werden.

Bei Herzerkrankungen, wie Lungenhochdruck und Eisenmenger-Syndrom, ist eine Schwangerschaft für die Frau lebensgefährlich. Frauen mit derartigen Vorerkrankungen wird zu einer möglichst sicheren Empfängnisverhütung geraten, um Schwangerschaftsabbrüche zu vermeiden.

Bluthochdruck: Frauen mit hohem Blutdruck haben bei einer Schwangerschaft häufiger ernste Komplikationen. Hierzu zählen Schwangerschaftshochdruck ▲, ein weiterer Blutdruckanstieg, ein ungewöhnlich langsames Wachstum des Fetus, die vorzeitige Ablösung der Plazenta und die Geburt eines toten Kindes.

Frauen mit mäßig hohem Blutdruck (140/90 bis 150/100 mmHg) werden gewöhnlich nicht medikamentös behandelt, da die Therapie offenbar weder das Risiko für Präeklampsie, Plazentalösung oder eine Totgeburt vermindert noch das Wachstum des Fetus fördert. Manche Frauen müssen jedoch stationär behandelt werden. Ziel der Behandlung ist es, den zweiten Blutdruckwert unter 100 zu senken. Dazu wird das gefäßerweiternde Mittel Dihydralazin infundiert. Versagt diese Behandlung, wird Urapidil eingesetzt. Zur Langzeittherapie nimmt die Frau dann Alpha-Methyldopa ein. Als Mittel der zweiten Wahl gelten Betablocker; auch Kalziumantagonisten sind anwendbar.

Schwangere mit hohem Blutdruck werden regelmäßig überwacht, damit der Blutdruck unter Kontrolle bleibt, die Nieren normal arbeiten können und der Fetus gut wachsen kann. Eine vorzeitige Ablösung der Plazenta lässt sich dennoch weder verhindern noch vorhersagen. Häufig muss das Kind vorzeitig geholt werden, um Komplikationen bei Mutter und Kind zuvorzukommen.

Blutarmut: Eine angeborene Blutarmut, wie Sichelzellenanämie, Hämoglobin-S-C-Krankheit

und manche Thalassämien, erhöht das Risiko für Schwangerschaftsprobleme. Vor der Geburt wird bei Frauen, die erhöhtes Risiko für solche Erkrankungen haben, routinemäßig nach Hämoglobinanomalien gesucht.

Frauen mit Sichelzellenanämie sind in der Schwangerschaft besonders infektionsanfällig. Besonders häufig kommt es zu Lungenentzündungen, Harnweg- und Gebärmutterinfektionen. Etwa ein Drittel aller Schwangeren mit Sichelzellenanämie entwickelt während der Schwangerschaft Bluthochdruck. Ein plötzlicher, starker Schmerzanfall, die Sichelzellenkrise, kann auch während der Schwangerschaft auftreten. Es kann zu Herzinsuffizienz und Blutgerinnseln in der Lunge kommen. Beides ist lebensbedrohlich. Blutungen während der Wehen und nach der Entbindung können ungewöhnlich stark sein. Der Fetus kann sehr langsam wachsen. Je ausgeprägter die Sichelzellenanämie vor der Schwangerschaft war, desto höher ist das Erkrankungsrisiko für Mutter und Kind und das Sterberisiko für das Kind während der Schwangerschaft. Durch regelmäßige Bluttransfusionen lässt sich die Gefahr einer Sichelzellenkrise mindern, doch zugleich steigt die Gefahr von Abstoßungsreaktionen auf das körperfremde Blut. Eine solche Reaktion, die Alloimmunisierung, kann lebensgefährlich sein. Transfusionen für die Mutter können das Risiko für den Fetus nicht verringern.

Nierenerkrankungen: Wenn bereits vor der Schwangerschaft eine ernste Nierenerkrankung vorlag, kommt es häufiger zu Schwangerschaftsproblemen. Die Nierenfunktion kann sich rasch verschlechtern. Auch ein hoher Blutdruck, eine häufige Begleiterscheinung einer Nierenerkrankung, kann sich verstärken. Mitunter kommt es zu Schwangerschaftshochdruck. Der Fetus wächst möglicherweise nicht ausreichend oder wird tot geboren. Bei Schwangeren mit Nierenproblemen werden Nierenfunktion, Blutdruck und Wachstum des Ungeborenen engmaschig überwacht. Häufig muss die Geburt vorzeitig eingeleitet werden.

Wenn bei einer Frau eine Nierentransplantation mindestens zwei Jahre zurückliegt, steht einer Schwangerschaft nichts im Wege, sofern die Nieren normal funktionieren, keine Abstoßungsreaktion aufgetreten ist und der Blutdruck normal ist. Selbst Dialysepatientinnen können bei guter Betreuung gesunde Kinder gebären.

▲ siehe Seite 1424

Anfallleiden (Epilepsie): Die meisten Frauen, die Mittel gegen Epilepsie einnehmen, haben während einer Schwangerschaft nicht mehr Anfälle als sonst. Mitunter muss jedoch die Dosierung des Arzneimittels geändert werden.

Durch die Einnahme von Antikonvulsiva steigt die Gefahr für angeborene Fehlbildungen ▲. Dieses Risiko sollte möglichst bereits vor der Schwangerschaft mit einem Experten besprochen werden. Manche Frauen können ihre Medikamente während der Schwangerschaft gefahrlos absetzen, doch die meisten Frauen müssen sie weiter einnehmen. Bei unzureichender Behandlung kommt es häufiger zu Krampfanfällen, die Mutter und Kind schaden können. Dieses Risiko ist meist größer als das durch die fortgesetzte Einnahme der entsprechenden Medikamente.

Sexuell übertragbare Krankheiten: Bei Frauen mit sexuell übertragbaren Krankheiten kann es bei einer Schwangerschaft zu Komplikationen kommen. Eine Chlamydieninfektion kann vorzeitige Wehen und einen vorzeitigen Riss der Fruchthüllen verursachen, die den Fetus umgeben. Außerdem kann sie ebenso wie Gonorrhö beim Neugeborenen eine Bindehautentzündung hervorrufen. Eine Syphiliserkrankung der Mutter kann über die Plazenta auf das Ungeborene übertragen werden und zu schweren Fehlbildungen führen.

Etwa ein Viertel aller Schwangeren mit unbehandelter HIV-Infektion infiziert sein Kind ■. Daher wird Aids-Infizierten geraten, während der Schwangerschaft die entsprechenden Arzneimittel einzunehmen. Das Risiko, dass sich das Ungeborene ansteckt, lässt sich dadurch deutlich reduzieren. Auch ein geplanter Kaiserschnitt kann das Ansteckungsrisiko weiter senken. Das Fortschreiten der HIV-Infektion scheint sich durch eine Schwangerschaft nicht zu beschleunigen.

Bei einer vaginalen Geburt kann das Kind mit Herpes genitalis infiziert werden und in der Folge an einer lebensgefährlichen Hirnhautentzündung erkranken. Wenn gegen Ende der Schwangerschaft Herpesbläschen im Genitalbereich auftreten, wird gewöhnlich zum Kaiserschnitt geraten, um das Kind vor Ansteckung zu schützen. Solange keine Bläschen vorliegen, ist die Gefahr einer Übertragung sehr gering.

Diabetes: Bei Diabetikerinnen muss berücksichtigt werden, wie lange die Zuckerkrankheit

schon besteht und ob bereits Komplikationen wie Bluthochdruck oder Nierenschäden vorliegen. (Bei manchen Frauen kommt es erst während der Schwangerschaft zum so genannten Gestationsdiabetes ★.)

Um das Komplikationsrisiko zu senken, muss der Blutzuckerspiegel während der gesamten Schwangerschaft so normal wie möglich bleiben. Schon vor der Schwangerschaft sollte der Blutzucker normalisiert werden ●. Für die meisten Frauen bedeutet das, während dieser Zeit Insulin zu spritzen und regelmäßig die entsprechenden Blutzuckerkontrollen durchzuführen. Der Insulinbedarf kann in den verschiedenen Schwangerschaftsphasen erheblich schwanken. Eine Behandlung mit Tabletten ist während dieser Zeit nicht angebracht.

Bei schlecht eingestelltem Diabetes in der Frühschwangerschaft besteht ein erhöhtes Risiko für eine frühe Fehlgeburt und Fehlbildungen. Zu einem späteren Zeitpunkt wird das Kind einer Diabetikerin oft sehr groß, und das Risiko einer Totgeburt steigt. Ein großes Kind passt nicht so leicht durch den Geburtskanal und wird bei einer vaginalen Entbindung leichter verletzt. Daher muss häufig ein Kaiserschnitt gemacht werden. Auch Schwangerschaftshochdruck tritt bei Frauen mit Diabetes häufiger auf.

Die Lungenreifung beim Fetus braucht viel Zeit. Wenn das Kind vor dem Termin entbunden werden soll, lässt sich mit einer Fruchtwasseruntersuchung feststellen, ob die Lunge bereits so weit ausgereift ist, dass das Kind atmen kann.

Bei Neugeborenen von Diabetikerinnen ist die Blutkonzentration an Zucker und Kalzium häufig niedrig, die an Bilirubin hingegen hoch. Diese Substanzen werden im Krankenhaus bestimmt, und man beobachtet, ob die Kinder entsprechende Symptome aufweisen.

Direkt nach der Geburt brauchen Diabetikerinnen deutlich weniger Insulin als vorher. Die Menge pendelt sich innerhalb von etwa einer Woche wieder auf den Stand vor der Schwangerschaft ein.

Erkrankungen der Leber und der Gallenblase: Frauen mit chronischer Virushepatitis oder Zirrhose haben häufiger eine Fehl- oder Frühgeburt. Bei einer Zirrhose entstehen vielfach Krampfadern im Bereich der Speiseröhre (Ösophagusvarizen). Besonders während des letzten Drittels der Schwangerschaft besteht ein etwas höheres Risiko für Blutungen aus diesen Krampfadern.

Schwangere mit Gallensteinen werden gut beobachtet. Wenn ein Stein die Gallenblase ver-

---

▲ siehe Tabelle Seite 1432 ■ siehe Seite 1550

★ siehe Seite 1425 ● siehe Seite 957

legt oder eine Infektion verursacht, muss möglicherweise operiert werden. Die Operation ist für Mutter und Kind normalerweise ungefährlich.

Asthma: Bei rund der Hälfte aller Frauen mit Asthma, die schwanger werden, verändern sich Häufigkeit und Schweregrad der Asthmaanfälle nicht, bei den anderen bessert es sich, oder es verschlimmert sich. Wenn schwangere Frauen mit starkem Asthma mit Prednison behandelt werden, ist das Risiko, dass der Fetus unzureichend wächst oder vorzeitig zur Welt kommt, erhöht.

Die Asthmabehandlung einer schwangeren Frau muss ggf. dem veränderten Bedarf angepasst werden. Die notwendigen Medikamente sollten möglichst inhaliert werden. Dadurch wirken sie vorrangig in der Lunge und beeinflussen den Rest des Körpers und den Fetus weniger. Kortison wird nur eingenommen, wenn andere Behandlungen unwirksam bleiben. Für Schwangere mit Asthma kann die Grippeschutzimpfung wichtig sein.

Autoimmunerkrankungen: Die Antikörper, die bei einer Autoimmunkrankheit gebildet werden, können die Plazenta überwinden und für das Ungeborene problematisch werden. Eine Schwangerschaft beeinflusst verschiedene Autoimmunerkrankungen auf unterschiedliche Weise.

Systemischer Lupus erythematodes kann während einer Schwangerschaft erstmals auftreten. Wenn die Erkrankung bereits besteht, ist nicht vorherzusagen, wie sie den Verlauf beeinflusst. Am häufigsten flackert die Erkrankung unmittelbar nach der Geburt auf.

Frauen, die an Lupus erythematodes erkranken, haben häufig bereits mehrere Fehlgeburten hinter sich, hatten ungewöhnlich kleine Kinder oder Frühgeburten. Wenn es wegen des Lupus zu Komplikationen (z. B. Nierenschäden oder Bluthochdruck) kommt, besteht ein erhöhtes Risiko, dass das Kind stirbt.

Die Lupusantikörper der Schwangeren können durch die Plazenta den Fetus erreichen. Dies führt beim Kind zu einem sehr langsamen Herzschlag, Blutarmut, Blutplättchenmangel oder einem Mangel an weißen Blutkörperchen. Nach der Geburt bilden sich diese Antikörper jedoch im Laufe einiger Wochen zurück, und bis auf den langsamen Herzschlag verschwinden auch die durch sie verursachten Probleme.

Bei der **Basedow-Krankheit** stimulieren Antikörper die Schilddrüse zur übermäßigen Produktion von Schilddrüsenhormon. Diese Antikörper können durch die Plazenta zum Fetus gelangen und auch dort die Schilddrüse anregen. Dadurch kann es beim Fetus zu beschleunigtem Herzschlag und unzureichendem Wachstum kommen. Die Schilddrüse kann sich zum Kropf vergrößern. In Ausnahmefällen ist der Kropf so groß, dass er eine vaginale Geburt behindert.

Die Frauen nehmen gewöhnlich die geringst mögliche, wirksame Dosis Propylthiouracil ein, das die Schilddrüsenaktivität hemmt. Eine regelmäßige körperliche Untersuchung und die Bestimmung der Schilddrüsenhormonspiegel sind wichtig, weil das Arzneimittel die Plazenta passieren und den Fetus daran hindern kann, ausreichend Schilddrüsenhormon zu bilden. Im letzten Drittel der Schwangerschaft bessert sich die Erkrankung oft so weit, dass die Dosis des Medikaments verringert oder es ganz abgesetzt werden kann. Die Einnahme des Hormons ist für den Fetus unproblematisch.

Myasthenia gravis führt zu Muskelschwäche. Gewöhnlich kommt es während einer Schwangerschaft nicht zu schweren oder anhaltenden Komplikationen. In Ausnahmefällen brauchen Frauen mit dieser Erkrankung während der Wehen Hilfe beim Atmen. Die Antikörper, die Myasthenia gravis hervorrufen, können die Plazenta überwinden, sodass ein Teil der Kinder von entsprechend erkrankten Frauen mit Myasthenia gravis geboren wird. Beim Kind ist die Muskelschwäche jedoch gewöhnlich nur vorübergehend, weil die Antikörper der Mutter allmählich abgebaut werden.

Idiopathische thrombozytopenische Purpura kann bei der Frau und ihrem Kind Blutungen hervorrufen. Unbehandelt wird die Erkrankung während der Schwangerschaft oft schlimmer. Kortisone, meist Prednison zum Einnehmen, können die Blutplättchenzahl erhöhen und die Blutgerinnung der Schwangeren verbessern. Prednison ist allerdings mit dem Risiko verbunden, dass der Fetus ungenügend wächst oder es zu einer Frühgeburt kommt. Kurz vor der Geburt kann hoch dosiertes Gammaglobulin gegeben werden. Dadurch erhöht sich vorübergehend die Blutplättchenzahl, und die Blutgerinnung verbessert sich. Das erhöht die Sicherheit während der Wehen, und die Frau kann ohne die Gefahr unkontrollierbarer Blutungen vaginal entbinden. Nur wenn der Blutplättchenspiegel so niedrig ist, dass schwere Blutungen zu befürchten sind, oder bei einem Kaiserschnitt erhalten Schwangere eine Blutplättchentransfusion. Wenn die Anzahl der Blutplättchen trotz Behandlung gefährlich niedrig bleibt, wird in Einzelfällen die Milz entfernt, wo normalerweise alte Blutkörperchen und Blutplättchen ausgefiltert und abgebaut werden. Der beste Zeitpunkt für diese Operation liegt im mittleren Drittel der Schwangerschaft.

Die Antikörper, welche die Krankheit verursachen, können durch die Plazenta zum Kind gelangen und bei diesem mitunter die Blutplättchenzahl vor und unmittelbar nach der Geburt bedrohlich sinken lassen. Durch Wehen und Geburt können dann beim Kind Blutungen ausgelöst werden, die zu Verletzungen oder zum Tode führen können, insbesondere wenn sie im Gehirn auftreten. Die Antikörper bilden sich innerhalb einiger Wochen zurück. Danach ist die Gerinnungsfähigkeit im Blut des Kindes normal.

Rheumatoide Arthritis hat keine Auswirkungen auf das Kind. Wenn die Erkrankung jedoch die Hüftgelenke oder die Lendenwirbelsäule der Frau geschädigt hat, kann die Geburt erschwert sein. Die Symptome von rheumatoider Arthritis gehen während der Schwangerschaft mitunter zurück, erreichen aber anschließend wieder das vorherige Ausmaß.

Myome in der Gebärmutter ▲ können das Risiko vorzeitiger Wehen, einer ungewöhnlichen Lage des Kindes, einer falsch liegenden Plazenta und wiederholter Fehlgeburten erhöhen. Nur selten behindern die Myome bei einer vaginalen Geburt die Fortbewegung des Kindes durch den Geburtskanal.

Krebserkrankungen müssen oft so rasch und intensiv behandelt werden, dass auf die Schwangerschaft keine Rücksicht genommen werden kann. Wenn Behandlungsmethoden eingesetzt werden müssen, die das Kind schädigen können, kann unter Umständen ein Schwangerschaftsabbruch erwogen werden. Manchmal kann die Behandlung aber auch zeitlich so angesetzt werden, dass das Kind so gut wie möglich geschont wird.

Risikofaktoren während der Schwangerschaft

Manche Probleme oder Erkrankungen, die zu einer Risikoschwangerschaft führen, treten erst im Lauf der Schwangerschaft auf. Röntgenstrahlen, Chemikalien, Arzneimittel und Infektionen können Fehlbildungen hervorrufen. Solche fruchtschädigenden Faktoren heißen Teratogene. Mitunter löst die Schwangerschaft selbst Erkrankungen aus.

Arznei- und Genussmittel

Manche Arzneimittel sowie bestimmte Genussmittel können in der Schwangerschaft Fehlbildungen auslösen ■. Beispiele hierfür sind Alkohol, Isotretinoin (ein Mittel gegen schwere Akne), einige Epilepsiemittel, Lithium, Antibiotika, wie Streptomyzin, Kanamyzin und Tetrazyklin, Warfarin und ACE-Hemmer (bei Einnahme nach dem dritten Monat). Medikamente wie das Immunsuppressivum Methotrexat und das Antibiotikum Trimethoprim, welche die Wirkung von Folsäure hemmen, können ebenfalls Fehlbildungen hervorrufen. Kokaingebrauch kann zu Fehlbildungen, einer vorzeitigen Ablösung der Plazenta und Frühgeburten führen. Die Kinder von Raucherinnen haben häufiger ein niedriges Geburtsgewicht.

Erkrankungen, die während der Schwangerschaft einsetzen

Manche Erkrankungen, die im Laufe der Schwangerschaft auftreten können, bergen Risiken für Mutter oder Kind. Hierzu zählen solche, die mit hohem Fieber einhergehen, und die, die eine Bauchoperation erforderlich machen.

Fieber: Eine fieberhafte Erkrankung während der ersten drei Monate, bei der die Körpertemperatur auf über 39,5 °C ansteigt, erhöht das Risiko einer Fehlgeburt oder eines Neuralrohrdefekts beim Kind. Später kann hohes Fieber vorzeitige Wehen auslösen.

Infektionen: Bestimmte Infektionen können in der Schwangerschaft Fehlbildungen verursachen. Röteln schädigen besonders das Herz und das Innenohr. Eine Infektion mit dem Zytomegalievirus kann die Plazenta überwinden und beim Fetus zu Schäden an Leber und Gehirn führen. Kritisch sind auch Infektionen mit Herpes simplex und Herpes zoster (Windpocken). Toxoplasmose, eine Protozoeninfektion, kann eine Fehlgeburt auslösen, den Fetus absterben lassen oder schwere Fehlbildungen verursachen. Die bakteriell bedingte Listeriose kann dem Ungeborenen ebenfalls gefährlich werden. Bakterielle Infektionen der Scheide können vorzeitige Wehen und einen verfrühten Blasensprung nach sich ziehen. Eine Antibiotikabehandlung kann die Gefahr solcher Probleme mindern.

Erkrankungen, die einer Operation bedürfen: Auch während der Schwangerschaft kommt es mitunter zu Erkrankungen, bei denen im Bauchraum operiert werden muss. Dabei besteht insbesondere in der Frühschwangerschaft ein erhöhtes Risiko, vorzeitige Wehen und eine Fehlgeburt auszulösen. Eine Operation wird

▲ siehe Seite 1353   ■ siehe Seite 1430

daher gewöhnlich so lange wie möglich hinausgeschoben.

Bei Blinddarmentzündung wird sofort operiert, denn ein Blinddarmdurchbruch wäre lebensgefährlich. Das Risiko einer Schädigung des Fetus oder einer Fehlgeburt ist bei der Blinddarmentfernung nicht hoch. Allerdings ist eine Blinddarmentzündung während der Schwangerschaft schwerer zu diagnostizieren. Die damit einher gehenden krampfartigen Schmerzen ähneln Gebärmutterkontraktionen, die in der Schwangerschaft häufig auftreten. Zudem verschiebt sich der Blinddarm mit der Zeit im Bauch nach oben, sodass der Schmerz nicht mehr dort lokalisiert ist, wo man ihn erwartet.

Eine Eierstockzyste wird gewöhnlich erst nach der zwölften Woche operiert. Die Zyste kann Hormone produzieren, die die Schwangerschaft aufrechterhalten, und verschwindet häufig ohne Behandlung. Wenn sich eine Zyste oder eine andere Wucherung jedoch vergrößern, muss unter Umständen noch vor der zwölften Woche operiert werden.

Ein Darmverschluss während der Schwangerschaft kann sehr kritisch sein. Wenn es dadurch zu einer Gangrän und einer Bauchfellentzündung kommt, kann die Frau ihr Kind verlieren und in Lebensgefahr geraten. Bei Symptomen, die auf einen Darmverschluss hindeuten, wird daher gewöhnlich rasch operiert, insbesondere wenn eine Bauchoperation oder -infektion vorausgegangen ist.

Thromboembolie: Bei einer Thromboembolie bilden sich Blutgerinnsel, die im Blut fortgetragen werden können, bis sie eine Ader verschließen. Das Thromboserisiko ist nach der Geburt noch sechs bis acht Wochen lang erhöht. Die meisten Komplikationen durch Blutgerinnsel beruhen auf Verletzungen während der Geburt. Nach einem Kaiserschnitt ist das Risiko deutlich höher als nach einer Geburt durch die Scheide.

Blutgerinnsel bilden sich normalerweise in den oberflächlichen Beinvenen (Thrombophlebitis) oder den tiefen Beinvenen (Phlebothrombose). Symptome sind Schwellungen, Wadenschmerzen und Berührungsempfindlichkeit. Wie stark die Symptome ausgeprägt sind, hängt nicht vom Schweregrad der Erkrankung ab. Ein Blutgerinnsel kann aus den Beinen in die Lunge wandern und dort eine oder mehrere Arterien blockieren. Eine solche Lungenembolie kann tödlich ausgehen. Wenn ein Blutgerinnsel eine Arterie zum Gehirn verlegt, kann ein Schlaganfall die Folge sein. Auch im Becken können sich Blutgerinnsel bilden.

Frauen, bei denen während einer früheren Schwangerschaft Blutgerinnsel aufgetreten sind, können gerinnungshemmendes Heparin spritzen, um Thrombosen vorzubeugen. Wenn Symptome auf ein Blutgerinnsel hindeuten, kann dies mittels Dopplersonographie nachgewiesen werden. Anschließend wird sofort eine Heparinbehandlung eingeleitet. Da Heparin die Plazenta nicht passiert, kann es dem Fetus nicht schaden. Die Behandlung wird nach der Entbindung noch sechs bis acht Wochen lang fortgesetzt, da das Thromboserisiko so lange erhöht bleibt. Nach der Geburt kann auch zu Phenprocoumon gewechselt werden, das eingenommen werden kann.

Der Verdacht auf Lungenembolie lässt sich durch eine Lungenszintigraphie ▲ erhärten. Hierzu wird eine radioaktive Substanz in eine Vene gespritzt. Die Menge ist so gering, dass das Verfahren auch während der Schwangerschaft unbedenklich ist. Falls die Diagnose anschließend immer noch unklar ist, muss eine Lungenangiographie durchgeführt werden.

Blutarmut: Die meisten Schwangeren haben eine gewisse Blutarmut, die auf Eisenmangel beruht. Der Eisenbedarf verdoppelt sich während der Schwangerschaft, weil Eisen für die Bildung der roten Blutkörperchen des Fetus benötigt wird. Auch Folsäuremangel kann in der Schwangerschaft zur Anämie führen. Bei schwerer, anhaltender Anämie kann das Blut nicht genügend Sauerstoff transportieren. Dadurch sinkt die Sauerstoffversorgung des Ungeborenen, die für ein normales Wachstum und insbesondere die Gehirnentwicklung erforderlich ist. Schwangere mit erheblicher Blutarmut klagen oft über starke Müdigkeit, Kurzatmigkeit und Schwindelgefühle. Das Risiko vorzeitiger Wehen ist erhöht. Der normale Blutverlust während der Geburt kann die Anämie dieser Frauen gefährlich verschärfen. Blutarme Frauen erkranken nach der Entbindung häufiger an Infektionen.

Harnweginfektionen treten während einer Schwangerschaft häufig auf. Ursache ist vermutlich der Druck der wachsenden Gebärmutter auf die Harnleiter, welche die Nieren mit der Blase verbinden. Durch diesen Druck verlangsamt sich der Urinfluss, und Bakterien werden weniger leicht ausgespült, sodass das Infektionsrisiko steigt. Harnweginfektionen erhöhen die Gefahr vorzeitiger Wehen und eines vorzeitigen Blasensprungs. Mitunter breitet sich

▲ siehe Seite 270

eine Blasen- oder Harnleiterentzündung auf die Nieren aus und verursacht eine Nierenentzündung ▲. Die Behandlung besteht in Antibiotikagaben.

Schwangerschaftskomplikationen

Schwangerschaftskomplikationen sind gesundheitliche Probleme, die nur während einer Schwangerschaft auftreten. Sie können Mutter oder Kind oder beide betreffen und zu unterschiedlicher Zeit vorkommen.

Manche Probleme infolge der hormonellen Veränderungen treten nur vorübergehend auf und sind nicht schwerwiegend. So können die Wirkungen der Schwangerschaftshormone den Fluss der Gallenflüssigkeit verlangsamen. Dadurch kann es zu einer schwangerschaftsbedingten Gallestauung (Cholestase) kommen. Auffällig ist dabei der Juckreiz am ganzen Körper, der gewöhnlich in den letzten Monaten der Schwangerschaft auftritt. Ein Ausschlag tritt nicht auf. Bei starkem Juckreiz kann die Frau Colestyramin erhalten. Nach der Schwangerschaft normalisiert sich diese Störung gewöhnlich, tritt aber in nachfolgenden Schwangerschaften häufig erneut auf.

Hyperemesis gravidarum: Besonders starke Übelkeit und übermäßiges Erbrechen in der Schwangerschaft unterscheiden sich von der sonstigen morgendlichen Übelkeit. Die betroffenen Frauen erbrechen häufig, und ihnen ist so übel, dass sie abnehmen und auszutrocknen drohen. Gelegentliches Erbrechen ohne Austrocknung und mit Gewichtszunahme fällt nicht unter diesen Begriff. Die Ursache für Hyperemesis gravidarum ist unbekannt.

Da das Leben von Mutter und Kind in Gefahr sein kann, werden diese Frauen in der Klinik über einen Tropf intravenös mit Flüssigkeit, Zucker, Elektrolyten und mitunter auch Vitaminen versorgt. Bei Bedarf erhält sie Beruhigungsmittel, Mittel gegen Erbrechen und andere Medikamente. Wenn die Frau genügend Flüssigkeit erhalten hat und der Brechreiz abgeklungen ist, erhält sie häufig kleine Portionen reizarmer Nahrungsmittel. Die Größe der Portionen wird allmählich gesteigert. Normalerweise hört das Erbrechen nach wenigen Tagen auf. Wenn die Symptome wiederkehren, wird die Behandlung wiederholt. Halten die Symptome an und nimmt die Frau trotz der Behandlung weiter ab, muss mitunter eine Sonde gelegt werden, welche die Nahrung so lange wie nötig

durch Nase und Rachen in den Dünndarm leitet.

Präeklampsie: Bei rund fünf Prozent aller Schwangeren entwickelt sich diese Komplikation: Der Blutdruck steigt an, mit dem Urin wird Eiweiß ausgeschieden. Eine Präeklampsie entsteht gewöhnlich zwischen der 20. Schwangerschaftswoche und dem Ende der ersten Woche nach der Geburt. Die Ursache ist nicht bekannt. Allerdings tritt die Erkrankung häufiger in der ersten Schwangerschaft auf oder wenn die Frau Zwillinge oder Mehrlinge erwartet, wenn es in einer früheren Schwangerschaft zu Schwangerschaftshochdruck kam, wenn bereits zuvor ein hoher Blutdruck oder eine Gefäßerkrankung vorlag, oder bei Frauen mit Sichelzellenanämie. Auch Mädchen unter 16 Jahren sowie Frauen ab 35 sind häufiger betroffen.

Manche Frauen erkranken an einer Variante der schweren Präeklampsie, dem HELLP-Syndrom. Hierbei werden folgende Symptome beobachtet:

- *H*ämolyse (vermehrter Abbau roter Blutkörperchen)
- *E*rhöhter *L*eberenzymspiegel, der auf einen Leberschaden hindeutet
- Sinkende Blutplättchenzahl (*Low Platelet Count*) und daher mangelnde Gerinnungsfähigkeit des Blutes und stärkeres Blutungsrisiko während und nach der Geburt.

Bei einem Teil der Frauen mit Präeklampsie steigt der Blutdruck so sehr an, dass es zu Krampfanfällen kommt **(Eklampsie)**. Oft treten Eklampsien erst nach der Geburt auf, meist in den ersten zwei bis vier Tagen. Ohne rasche Behandlung kann eine Eklampsie tödlich verlaufen.

Bei Präeklampsie kann sich die Plazenta vorzeitig von der Gebärmutter lösen. Säuglinge von Frauen mit Schwangerschaftshochdruck haben vier- bis fünfmal häufiger nach der Geburt Probleme als die Kinder nicht betroffener Frauen. Manche Kinder sind klein, weil die Plazenta nicht gut arbeitet, oder weil sie vorzeitig zur Welt kamen.

Wenn sich in einem frühen Stadium der Schwangerschaft ein leichter Schwangerschaftshochdruck andeutet, kann häusliche Bettruhe ausreichen. Bei einer Verschlimmerung muss die Frau gewöhnlich ins Krankenhaus. Dort wird sie überwacht, bis das Kind so reif ist, dass es die Geburt gut überstehen kann. Bei Bedarf wird der Blutdruck medikamentös gesenkt ■. Einige Stunden vor der Geburt kann der Frau intravenös Magnesiumsulfat erhalten, um das Risiko für Krampfanfälle zu mindern. Wenn eine Präeklampsie zur Zeit des errechneten Ge-

---

▲ siehe Seite 1450   ■ siehe Tabelle Seite 1432

burtstermins auftritt, leitet man gewöhnlich die Geburt ein.

Wenn bei schwerer Präeklampsie der Muttermund für eine vaginale Geburt noch nicht weit genug geöffnet ist, wird ein Kaiserschnitt gemacht. Eine rasche Entbindung senkt das Komplikationsrisiko für Mutter und Kind. Bei hohem Blutdruck erhält die Frau vor der Geburt blutdrucksenkende Mittel wie Dihydralazin. Das HELLP-Syndrom wird normalerweise so behandelt wie eine schwere Präeklampsie.

Nach der Entbindung werden Frauen mit Schwangerschaftshochdruck noch einige Tage lang beobachtet, da sie ein erhöhtes Risiko für einen Krampfanfall haben. Sobald es der Frau besser geht, darf sie aufstehen. Je nach Ausprägung der Präeklampsie und der Komplikationen kann die Frau noch einige Tage in der Klinik bleiben. Zu Hause muss sie möglicherweise noch eine Zeit lang blutdrucksenkende Mittel einnehmen. In den Monaten nach der Geburt wird sie gewöhnlich alle zwei Wochen vom Arzt untersucht. Der Blutdruck kann noch sechs bis acht Wochen erhöht sein. Bei länger anhaltendem Bluthochdruck ist die Ursache unter Umständen unabhängig von der Schwangerschaft.

Gestationsdiabetes: Bei manchen Frauen bricht durch die Schwangerschaft ein Diabetes aus; mitunter lag er schon vorher unerkannt vor. Wird die Erkrankung nicht erkannt und behandelt, besteht ein erhöhtes Risiko für Gesundheitsschäden bei Mutter und Kind. Schwangerschaftsdiabetes tritt häufiger bei übergewichtigen Frauen auf.

Die meisten Frauen mit Schwangerschaftsdiabetes können nicht so viel Insulin produzieren, wie der Körper in der späteren Schwangerschaft braucht. Sie müssen sich Insulin spritzen, um den Blutzuckerspiegel im Normalbereich zu halten.

Zu den Routineuntersuchungen im Rahmen des Mutterpasses gehört die Kontrolle des Urins auf Zucker. Durch eine Blutzuckerbestimmung ist eine exakte Aussage über den Blutzuckergehalt möglich. Ein Schwangerschaftsdiabetes muss mit Insulin behandelt werden. Nach der Geburt bildet sich die Erkrankung gewöhnlich zurück. Allerdings können viele dieser Frauen später an Typ-2-Diabetes erkranken.

Rh-Unverträglichkeit: Wenn eine Schwangere Rh-negativ ist, das Kind jedoch vom Vater Rh-positives Blut geerbt hat, besteht eine Rhesusunverträglichkeit.

Der Rhesusfaktor (Rh-Faktor) ist ein Molekül, das bei manchen Menschen auf der Oberfläche der roten Blutkörperchen zu finden ist. Ist dieser Faktor vorhanden, gilt das Blut dieses Menschen als Rh-positiv; fehlt er, ist das Blut Rh-negativ. Wenn das Blut eines Rh-positiven Fetus in die Blutbahn einer Rh-negativen Frau gerät, kann das Immunsystem der Frau die roten Blutkörperchen des Fetus als Fremdkörper ansehen und Rhesus-Antikörper bilden, welche die roten Blutkörperchen des Kindes zerstören. Diese Antikörperproduktion nennt sich Rh-Sensibilisierung.

Bei der ersten Schwangerschaft ist eine Rh-Sensibilisierung unwahrscheinlich, weil bis zur Entbindung gewöhnlich kaum kindliches Blut ins Blut der Frau gerät. Ist die Frau jedoch erst einmal sensibilisiert, steigt mit jeder nachfolgenden Schwangerschaft mit einem Rh-positiven Kind das Risiko für das Kind, weil die Antikörperproduktion bei der Mutter jedes Mal früher und ausgeprägter einsetzt.

Wenn die Antikörper durch die Plazenta zum Fetus gelangen, können sie einen Teil seiner roten Blutkörperchen zerstören. Verläuft dieser Abbauprozess rascher, als der Fetus neues Blut produzieren kann, entwickelt das Ungeborene eine Blutarmut (hämolytische Erkrankung des Fetus, Erythroblastosis fetalis ▲).

Schon beim ersten Arztbesuch in der Schwangerschaft wird daher der Rhesusfaktor im Blut der Mutter bestimmt. Bei Rh-negativem Blut wird geprüft, ob Rh-Antikörper vorliegen. Außerdem wird das Blut des Vaters untersucht. Wenn er Rh-positives Blut hat, besteht das Risiko einer Rh-Sensibilisierung. In solchen Fällen wird das Blut der Schwangeren in regelmäßigen Abständen auf Rh-Antikörper untersucht. Solange keine Antikörper nachweisbar sind, kann die Schwangerschaft normal verlaufen.

Beim Nachweis von Antikörpern werden in Abhängigkeit von ihrer Menge Maßnahmen zum Schutz des Fetus ergriffen. Wenn der Antikörperspiegel zu hoch wird, kann eine Fruchtwasserentnahme durchgeführt werden. Dabei wird mit einer Hohlnadel Fruchtwasser aus der Fruchtblase entnommen und der darin enthaltene Bilirubinspiegel gemessen. Bilirubin ist ein gelbes Pigment, das beim Abbau roter Blutkörperchen freigesetzt wird. Bei zu hohem Bilirubinspiegel erhält der Fetus eine Bluttransfusion. Diese Behandlung wird wiederholt, bis er so reif ist, dass die Geburt gefahrlos eingeleitet werden kann. Nach der Geburt braucht das Neugeborene mitunter weitere Bluttransfusionen. Mitunter reicht es aus, wenn die erste Transfusion nach der Geburt stattfindet.

▲ siehe Kasten Seite 1480

Probleme mit der Plazenta

Normalerweise sitzt die Plazenta im oberen Bereich der Gebärmutter, wo sie bis zum Ende der Entbindung fest mit der Gebärmutterwand verbunden ist. Bei einer vorzeitigen Plazentaablösung trennt sich die Plazenta zu früh von der Gebärmutter. Es kommt zu Blutungen, und das Ungeborene wird unzureichend mit Sauerstoff und Nährstoffen versorgt. Betroffene Frauen werden stationär aufgenommen. Mitunter wird das Kind vorzeitig geholt. Bei einer Placenta praevia sitzt die Plazenta über oder nahe dem Muttermund im unteren Bereich der Gebärmutter. Gegen Ende der Schwangerschaft können plötzliche, schmerzlose Blutungen einsetzen, die mitunter sehr stark werden. Normalerweise wird ein Kaiserschnitt durchgeführt.

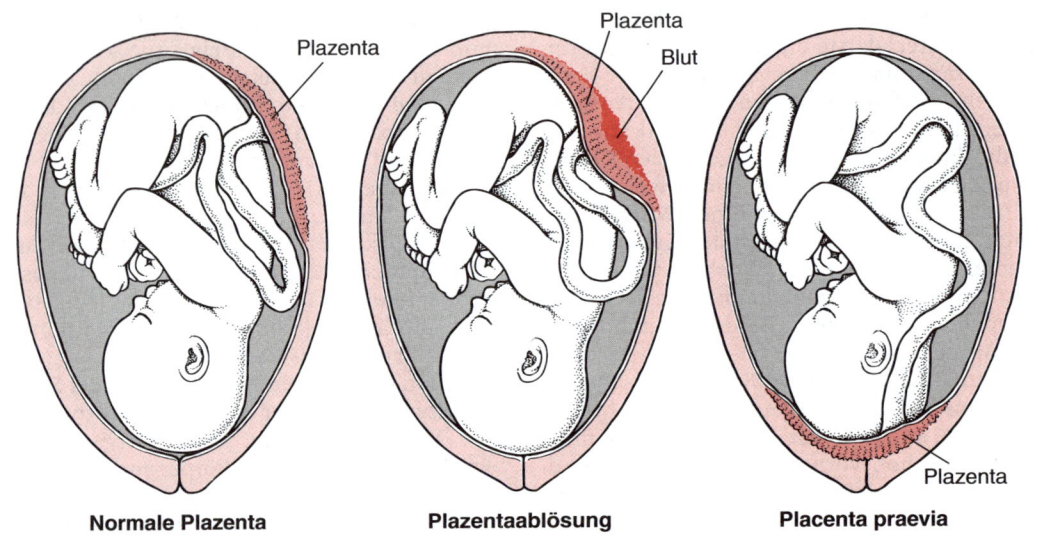

Normale Plazenta   **Plazentaablösung**   **Placenta praevia**

Als Vorsichtsmaßnahme bekommen Frauen mit Rh-negativem Blut in der 28. Woche und innerhalb von 72 Stunden nach der Geburt von einem Rh-positiven Kind, aber auch nach einer Fehlgeburt oder einem Schwangerschaftsabbruch, Rh-Antikörper (Rh_0[D]-Immunglobulin) gespritzt. Dadurch werden alle roten Blutkörperchen des Kindes vernichtet, die möglicherweise ins Blut der Frau geraten sind. Die Frau produziert daher keine Antikörper, und nachfolgende Schwangerschaften verlaufen ohne diese Komplikation.

Schwangerschaftsbedingte Fettleber: Diese seltene Komplikation tritt gegen Ende der Schwangerschaft auf. Die Ursache ist unbekannt. Zu den Symptomen zählen Übelkeit, Bauchbeschwerden und Gelbsucht. Die Erkrankung kann rasch fortschreiten und zu Leberversagen führen. Die Diagnose stützt sich auf die Ergebnisse von Leberfunktionstests und kann durch eine Leberbiopsie bestätigt werden. Der Arzt kann zur sofortigen Beendigung der Schwangerschaft raten. Normalerweise tritt die Erkrankung in nachfolgenden Schwangerschaften nicht erneut auf.

Peripartale Kardiomyopathie: Gegen Ende der Schwangerschaft und nach der Geburt können die Herzwände Schaden nehmen. Die Ursache hierfür ist unbekannt. Von peripartaler Kardiomyopathie sind eher Frauen betroffen, die schon mehrfach schwanger waren, älter sind, Zwillinge erwarten oder an Schwangerschaftshochdruck leiden. Bei manchen Frauen normalisiert sich die Herzfunktion nicht mehr. Sie können in späteren Schwangerschaften zu peripartaler Kardiomyopathie neigen und sollten keine Kinder mehr bekommen. Die Erkrankung kann zu Herzinsuffizienz ▲ führen, die entsprechend behandelt wird.

▲ siehe Seite 137

Extrauterinschwangerschaft:
eine Schwangerschaft außerhalb der Gebärmutter

Gewöhnlich wird das Ei im Eileiter befruchtet und nistet sich in der Gebärmutter ein. Ist der Eileiter jedoch verengt oder verlegt, so kommt das Ei nur langsam voran oder bleibt stecken. Wenn ein befruchtetes Ei die Gebärmutter gar nicht erst erreicht, spricht man von einer ektopen bzw. extrauterinen Schwangerschaft. Zumeist handelt es sich um eine Eileiterschwangerschaft, doch auch andere Orte sind möglich. Bei einer Eileiterschwangerschaft kann der Embryo nicht überleben.

Jedes 100. bis 200. befruchtete Ei siedelt sich außerhalb der Gebärmutter an. Risikofaktoren sind Erkrankungen der Eileiter, Unterleibentzündungen, vorherige Extrauterinschwangerschaften oder bei einer Sterilisation unzureichend abgebundene Eileiter bzw. eine rückgängig gemachte Sterilisation.

Zu den Symptomen zählen unerwartete vaginale Blutungen und Krämpfe. Wenn der Fetus weiterwächst, kann er das Gewebe zerreißen, das ihn trägt. Bei einem Eileiterriss (meist nach sechs bis acht Wochen) kommt es meist zu starken Unterleibschmerzen. Die Frau kann dabei bewusstlos werden. Wenn der Eileiter später reißt (nach zwölf bis 16 Wochen), besteht Lebensgefahr für die Frau, weil Fetus und Plazenta größer sind und der Blutverlust hoch ist.

Wenn die Frau nicht genau weiß, ob sie schwanger ist, wird ein Schwangerschaftstest durchgeführt. Steht die Schwangerschaft fest, wird mittels Ultraschall überprüft, wo der Embryo bzw. der Fetus angesiedelt ist. Bei einer leeren Gebärmutter besteht der Verdacht einer Extrauterinschwangerschaft. Sobald das Ultraschallbild einen Fetus zeigt, der sich außerhalb der Gebärmutter befindet, ist die Diagnose gesichert. Eine Laparoskopie, bei der durch einen kleinen Schnitt unterhalb des Nabels ein Sichtgerät in die Bauchhöhle geschoben wird, gestattet dem Arzt einen direkten Einblick in den Bauchraum.

Eine Extrauterinschwangerschaft ist für die Frau lebensgefährlich und muss schnellstmöglich abgebrochen werden. Bei den meisten Frauen werden Fetus und Plazenta operativ entfernt, gewöhnlich laparoskopisch, mitunter jedoch auch durch einen Bauchschnitt. Selten ist die Gebärmutter so sehr in Mitleidenschaft gezogen, dass sie entfernt werden muss. Mitunter kann eine Injektion Methotrexat die Operation ersetzen. Dieses Mittel lässt die ektope Schwangerschaft zurückgehen und ganz verschwinden. Teilweise ist jedoch zusätzlich ein operativer Eingriff erforderlich.

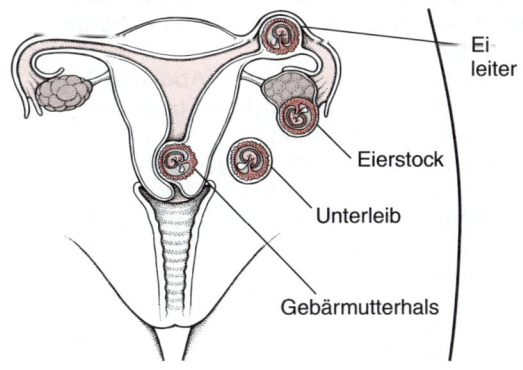

Ei
leiter

Eierstock

Unterleib

Gebärmutterhals

Fruchtwasseranomalien: Zu viel Fruchtwasser (Polyhydramniose) dehnt die Gebärmutter und drückt auf das Zwerchfell der Mutter. Diese Komplikation kann die Atmung der Frau stark beeinträchtigen und vorzeitige Wehen auslösen.

Übermäßig viel Fruchtwasser entwickelt sich bevorzugt bei Schwangeren mit Diabetes, mehr als einem Kind und Rh-Antikörpern gegen das Blut des Ungeborenen. Auch eine Fehlbildung des Fetus, insbesondere eine Speiseröhrenverlegung und Neuralrohrdefekte (z. B. Spina bifida), sind mögliche Ursachen. In der Hälfte der Fälle bleibt die Ursache unklar.

Mangelt es an Fruchtwasser, kann die Lunge des Kindes nicht gut reifen, und der Fetus kann durch den Druck der mütterlichen Organe ver-

formt werden (Potter-Syndrom bzw. Potter-Sequenz). Ursache sind meist angeborene Fehlbildungen der Harnorgane beim Fetus. Ein anderer Auslöser kann eine Behandlung mit ACE-Hemmern, wie Enalapril und Captopril, nach der zwölften Schwangerschaftswoche sein. Diese Arzneimittel werden in der Schwangerschaft nur eingesetzt, wenn sie zur Behandlung einer schweren Herzinsuffizienz oder hohen Blutdrucks unverzichtbar sind. Auch die Einnahme nichtsteroidaler Entzündungshemmer in der Spätschwangerschaft kann die Fruchtwassermenge zurückgehen lassen.

Placenta praevia: Die Plazenta liegt nicht wie üblich im oberen Bereich der Gebärmutter, sondern über oder nahe dem Gebärmutterhals.

Vorzeitiges Ende der Schwangerschaft

Der Begriff *Abort* bezieht sich sowohl auf eine Fehlgeburt (spontaner Abort) vor der 24. Schwangerschaftswoche als auch auf einen gezielten Schwangerschaftsabbruch (induzierter Abort). Nach der 24. Woche spricht man bei der Geburt eines toten Kindes von einer Totgeburt. Weitere Begriffe sind:

Abortinduktion: Einleitung eines Aborts durch medizinische Hilfe (Medikamente oder operativer Eingriff).

Drohender Abort (Abortus imminens): Blutungen oder Krämpfe in den ersten 24 Wochen der Schwangerschaft, die einen möglichen Verlust des Kindes anzeigen.

Unvermeidbarer Abort: Schmerzen oder Blutungen mit Erweiterung des Muttermunds zeigen an, dass der Verlust des Kindes bevorsteht.

Vollständiger Abort (Abortus completus): Ausstoßung des gesamten Fetus und der Plazenta.

Unvollständiger Abort (Abortus incompletus): Unvollständige Ausstoßung des Gebärmutterinhalts.

Habitueller Abort: Drei oder mehr spontane Fehlgeburten.

Verhaltener Abort: Der tote Fetus bleibt vier Wochen oder länger in der Gebärmutter.

Septischer Abort: Infektion des Gebärmutterinhalts vor, während oder nach einem Abort.

Damit kann sie den Muttermund vollständig oder teilweise verlegen. Eine Placenta praevia findet sich meist bei Frauen, die schon mehrmals schwanger waren oder Gebärmutterstörungen, wie z. B. Myome, aufweisen.

Eine falsch liegende Plazenta kann in der Spätschwangerschaft plötzlich einsetzende, schmerzlose Blutungen aus der Scheide auslösen. Das Blut ist meist hellrot. Eine starke Blutung kann das Leben von Mutter und Kind gefährden.

Bei starken Blutungen sind mitunter wiederholte Bluttransfusionen erforderlich. Solange es sich um eine leichte Blutung handelt und die Geburt nicht unmittelbar bevorsteht, wird der Frau gewöhnlich geraten, bis zur Entbindung in der Klinik zu bleiben. Wenn die Blutung aufhört, sollen die Frauen umherlaufen. Setzt keine Blutung mehr ein, dürfen sie nach Hause, sofern eine Klinik in erreichbarer Nähe ist. Bei einer vorgelagerten Plazenta wird fast immer ein Kaiserschnitt durchgeführt, bevor die Wehen einsetzen, denn die Plazenta würde sich bei normalen Wehen sehr früh ablösen und damit dem Kind die Sauerstoffzufuhr abschneiden. Sauerstoffmangel kann beim Kind zu Hirnschäden und anderen Problemen führen.

Vorzeitige Plazentalösung: Als solches bezeichnet man die verfrühte Ablösung einer normal liegenden Plazenta von der Gebärmutterwand. Die Plazenta kann sich teilweise oder gänzlich ablösen. Die Ursache ist unbekannt. Eine vorzeitige Plazentalösung tritt insbesondere bei Frauen mit (Schwangerschafts)Hochdruck und Kokainkonsumentinnen auf.

Die Gebärmutter blutet an der Stelle, wo die Plazenta angewachsen war. Das Blut kann durch den Muttermund und die Scheide ablaufen oder sich hinter der Plazenta anstauen. Die Symptome richten sich nach dem Grad der Ablösung und der Menge des Blutverlusts, der ganz erheblich sein kann. Zu den Symptomen zählen plötzliche anhaltende oder krampfartige Bauchschmerzen, Druckempfindlichkeit und Schock. Eine vorzeitige Plazentalösung kann insbesondere bei Schwangeren mit Schwangerschaftshochdruck zu ausgedehnten Blutgerinnseln in den Blutgefäßen, Nierenversagen und Einblutungen in die Gebärmutterwand führen. Wenn sich die Plazenta löst, wird der Fetus möglicherweise nicht mehr ausreichend mit Sauerstoff und Nährstoffen versorgt.

Wenn Symptome auf eine vorzeitige Plazentalösung hindeuten, kann die Diagnose durch Ultraschall gesichert werden.

Die Frau wird im Krankenhaus behandelt. Sobald die Symptome nachlassen, darf die Frau umherlaufen und vielleicht auch nach Hause. Bei anhaltenden Blutungen, bei einer Verschlimmerung (ein Hinweis, dass das Ungeborene nicht genügend Sauerstoff bekommt) oder gegen Ende der Schwangerschaft ist eine vorzeitige Entbindung für Mutter und Kind oft das Beste. Ist eine vaginale Entbindung nicht möglich, wird ein Kaiserschnitt gemacht.

Fehlgeburt

Unter einer Fehlgeburt (spontaner Abort) versteht man den Verlust eines Kindes aufgrund natürlicher Ursache vor der 24. Schwangerschaftswoche.

Schätzungsweise 15 Prozent der nachgewiesenen Schwangerschaften enden mit einer Fehlgeburt. Viel mehr Fehlgeburten verlaufen wahrscheinlich unbemerkt, weil sie auftreten, ehe die Frau von der Schwangerschaft weiß. Die meisten Fehlgeburten finden in den ersten zwölf Wochen statt, vermutlich mehrheitlich aufgrund von Gendefekten oder Fehlbildungen des Fetus.

Der Rest ereignet sich in der 13. bis 24. Woche. Bei etwa einem Drittel dieser Fehlgeburten ist keine Ursache zu ermitteln. Bei den anderen zwei Dritteln liegen bei der Frau Probleme vor. Hierzu zählen insbesondere Fehlbildungen an den Geschlechtsorganen wie eine doppelte Gebärmutter oder ein zu nachgiebiger Muttermund, der sich öffnet, wenn die Gebärmutter wächst. Auch Kokainkonsum, eine Verletzung und bestimmte Erkrankungen der Frau können eine Fehlgeburt auslösen. Zu den kritischen Erkrankungen zählen eine Schilddrüsenunterfunktion, Diabetes, Infektionen (z. B. mit dem Zytomegalievirus oder Röteln) und Bindegewebeerkrankungen (z. B. Lupus erythematodes). Auch eine Rhesusunverträglichkeit, bei der die Schwangere Rh-negatives Blut, der Fetus jedoch Rh-positives Blut hat, erhöht das Risiko. Emotional aufwühlende Erlebnisse der Mutter lösen keine Fehlgeburt aus.

Gehäuft sind Frauen betroffen, die bereits eine Fehlgeburt oder vorzeitige Wehen hatten. Wenn eine Frau bereits dreimal ein Kind in den ersten zwölf Wochen verloren hat, vervierfacht sich das Risiko einer erneuten Fehlgeburt.

Symptome

Einer Fehlgeburt gehen normalerweise Blutungen und Ausfluss aus der Scheide voraus. Die Gebärmutter zieht sich krampfartig zusammen. Etwa ein Drittel der Frauen erlebt bis zur 20. Woche wenigstens einmal derartige Blutungen und Krämpfe. Etwa die Hälfte dieser Episoden endet mit einer Fehlgeburt.

In der Frühschwangerschaft zeigt sich als einziges Symptom vielleicht eine leichte vaginale Blutung. Später kann eine Fehlgeburt mit starken Blutungen verbunden sein. Das Blut enthält möglicherweise Schleim oder Blutgerinnsel. Die Krämpfe nehmen zu, bis die Gebärmutter schließlich den Fetus und die Plazenta ausstößt.

Mitunter stirbt der Fetus ab, ohne dass eine Fehlgeburt erfolgt. Dann wächst die Gebärmutter nicht weiter. Eine Infektion des toten Gewebes in der Gebärmutter ist selten, kann jedoch ernste Symptome wie Fieber, Schüttelfrost und Herzrasen auslösen. Die Frauen fallen ins Delirium, und ihr Blutdruck kann abfallen.

Diagnose und Behandlung

Bei Blutungen und Krämpfen während der ersten 20 Schwangerschaftswochen wird geprüft, ob eine Fehlgeburt droht. Solange der Muttermund geschlossen ist, kann die Schwangerschaft fortbestehen. Wenn er sich erweitert, wird eine Fehlgeburt wahrscheinlicher.

Gewöhnlich wird mittels Ultraschall festgestellt, ob der Fetus am Leben ist. Ultraschallaufnahmen zeigen auch, ob nach einer Fehlgeburt Fetus und Plazenta ausgestoßen wurden.

Lebt der Fetus, wird der Schwangeren zu Bettruhe geraten, damit die Blutungen und die Krämpfe zurückgehen. Die Frau sollte sich möglichst schonen. Geschlechtsverkehr sollte vermieden werden, obwohl nicht sicher feststeht, dass Verkehr eine Fehlgeburt auslösen kann.

Wenn Fetus und Plazenta bei der Fehlgeburt ausgestoßen wurden, ist keine Behandlung erforderlich. In der Gebärmutter zurückgebliebene Gewebereste werden mit einer Saugkürettage ▲ entfernt.

Auf die gleiche Weise wird ein toter Fetus aus der Gebärmutter entfernt. Stirbt das Kind in einem späteren Stadium der Schwangerschaft, kann Oxytozin gespritzt werden. Dieses Hormon löst Gebärmutterkontraktionen aus, damit der Fetus ausgestoßen wird. Plazentareste müssen möglicherweise anschließend ausgeschabt werden.

Gefühle von Trauer, Wut, Schuld oder Angst vor einer neuerlichen Schwangerschaft empfinden viele Frauen nach einer Fehlgeburt. Für sie kann es hilfreich sein, diese Empfindungen im Gespräch auszudrücken, um den Verlust zu überwinden und eine neue Perspektive zu entwickeln.

▲ siehe Seite 1401

KAPITEL 257

Medikamente und Genussmittel während der Schwangerschaft

Viele Frauen nehmen in der Schwangerschaft Medikamente ein, rauchen, trinken Alkohol oder gebrauchen Drogen. Grundsätzlich sollten in der Schwangerschaft nur unverzichtbare Medikamente angewendet werden, da viele Mittel dem Ungeborenen schaden können. Rund zwei bis drei Prozent aller angeborenen Fehlbildungen gehen auf Medikamentengebrauch zurück.

Mitunter sind Arzneimittel jedoch für die Gesundheit von Mutter und Kind unerlässlich. Dann sollte die Frau zusammen mit Arzt oder Apotheker Risiken und Nutzen des jeweiligen Mittels abwägen. Auch die Einnahme von nicht verschreibungspflichtigen Produkten und Pflanzenmitteln sollte zuvor mit dem Arzt besprochen werden.

Eine Reihe von Substanzen passiert die Plazenta und erreicht so das Ungeborene. Medikamente können verschiedene Wirkungen auf das Ungeborene haben.

- Sie können direkt auf den Embryo bzw. den Fetus wirken und Schäden, Entwicklungsstörungen, die zu Fehlbildungen führen, oder den Tod verursachen.
- Sie können die Funktion der Plazenta beeinflussen, gewöhnlich indem sie die Blutgefäße verengen und so die Sauerstoff- und Nährstoffversorgung des Kindes herabsetzen. Mitunter ist das Neugeborene dann untergewichtig und nicht voll entwickelt.
- Sie können starke Muskelkontraktionen der Gebärmutter auslösen. Dies kann dem Fetus die Blutzufuhr abschneiden und ihm dadurch schaden. Auch vorzeitige Wehen und eine Frühgeburt können die Folge sein.

Welche Wirkung ein Arzneimittel auf das Ungeborene hat, hängt von dessen Entwicklungsstadium sowie von Stärke und Dosis des Medikaments ab. Manche Arzneimittel wirken bis zum 20. Tag nach der Befruchtung nach dem Alles-oder-Nichts-Prinzip: Entweder der Embryo stirbt ab, oder er wird nicht beeinflusst. Zu diesem frühen Zeitpunkt ist der Embryo gegenüber schädigenden Einflüssen relativ unempfindlich. Zwischen der dritten und achten Woche nach der Befruchtung, wenn sich die Organe entwickeln, ist er hingegen sehr anfällig für Fehlbildungen. Mittel, die den Fetus in diesem Zeitraum erreichen, können eine Fehlgeburt, eine schwere Fehlbildung oder einen bleibenden, geringfügigen Defekt verursachen, der erst später im Leben auffällt. Nach Abschluss der Organentwicklung rufen Medikamente nur noch selten Fehlbildungen hervor. Sie können jedoch das Wachstum und die Funktion eigentlich normal entwickelter Organe und Gewebe verändern.

Die Zulassungsbehörde stuft Medikamente nach ihrem keimschädigenden Potenzial während der Schwangerschaft ein. Manche Mittel sind hoch toxisch und sollten von Schwangeren keinesfalls verwendet werden, weil sie das Kind schwer schädigen können. Ein historisches Beispiel ist Thalidomid (Markenname: Contergan). Dieses Arzneimittel hat Mitte des 20. Jahrhunderts bei den Kindern der Schwangeren, die es eingenommen hatten, Fehlbildungen an Armen und Beinen sowie an Darm, Herz und Blutgefäßen hervorgerufen. Manche Medikamente lösen zwar bei Tieren Fehlbildungen aus, nicht jedoch beim Menschen. Hierzu zählt Meclizin, ein Mittel gegen Reisekrankheit, Übelkeit und Erbrechen.

Häufig lässt sich ein kritisches Medikament durch ein weniger schädliches ersetzen. So wird der Blutzuckerspiegel bei schwangeren Diabetikerinnen mit Insulin kontrolliert, nicht mit Blutzucker senkenden Tabletten. Insulin überwindet die Plazenta nicht. Tabletten zur Senkung des Blutzuckers passieren hingegen die Plazenta und lassen den Blutzucker des Ungeborenen mitunter stark abfallen. Bei Schilddrüsenüberfunktion wird Propylthiouracil gegeben. Zur Vorbeugung gegen Blutgerinnsel greift man zu Heparin. Ein ungefährliches Antibiotikum bei Infektionen ist z. B. Penizillin.

Manche Mittel wirken noch lange, nachdem sie abgesetzt wurden. Ein Beispiel ist Etretinat, das bei Hauterkrankungen eingesetzt wird. Es wird im Unterhautfettgewebe eingelagert und dort allmählich freigesetzt. Etretinat kann nach dem Absetzen noch mindestens sechs Monate lang Fehlbildungen beim Embryo bewirken. Deshalb dürfen Frauen, die dieses Medikament eingenommen haben, frühestens nach einem Jahr schwanger werden.

Wie Medikamente und Genussmittel die Plazenta passieren

Ein Teil der Blutgefäße des Fetus befinden sich in winzigen, haarartigen Auswüchsen (Zotten) der Plazenta, die in die Gebärmutterwand hineinreichen. Das Blut der Mutter dringt in den Raum um diese Zotten ein (intervillöser Raum) und ist dort lediglich durch eine feine Membran, die Plazentaschranke, vom Blut des Kindes in den Zotten getrennt. Medikamente im Blut der Mutter können diese Membran passieren und gelangen über die Nabelschnur in das Kind.

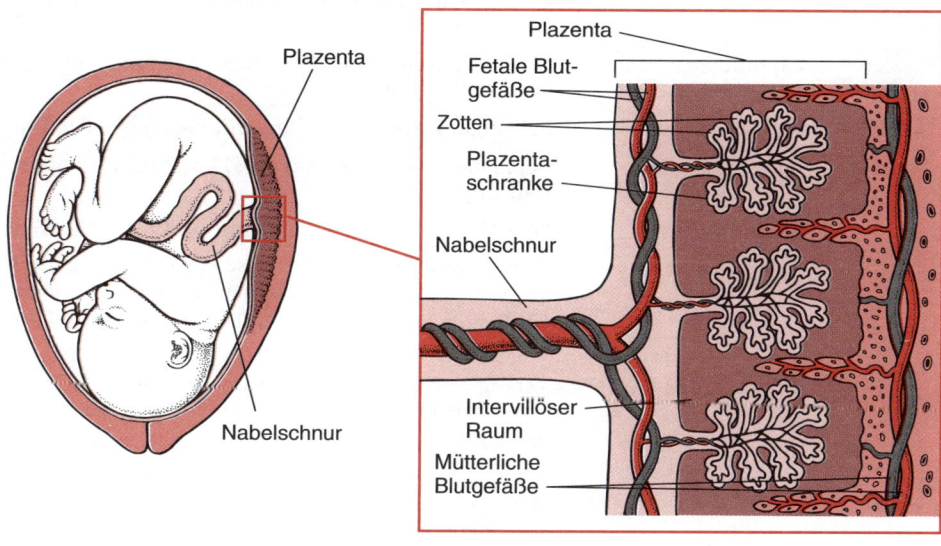

Frauen, die schwanger sind oder sein können, werden nur dann mit Lebendimpfstoffen geimpft, wenn dies unumgänglich ist. Andere Impfstoffe (z. B. gegen Cholera, Hepatitis A und B, Pest, Tollwut, Tetanus, Diphtherie und Typhus) werden Schwangeren nur bei erheblicher Ansteckungsgefahr gegeben.

Frauen mit Bluthochdruck und Präeklampsie ▲ benötigen möglicherweise blutdrucksenkende Medikamente. Die gewöhnlich verwendeten Mittel gegen Präeklampsie können die Durchblutung der Plazenta deutlich reduzieren, wenn sie den Blutdruck der Schwangeren zu stark absinken lassen. Daher werden entsprechend behandelte Frauen regelmäßig untersucht. Schwangere erhalten normalerweise keine ACE-Hemmer oder Thiazid-Diuretika, da diese Medikamente für das Ungeborene sehr problematisch sind.

Digoxin, das bei Herzinsuffizienz und bestimmten Herzrhythmusstörungen eingesetzt wird, passiert die Plazenta sehr leicht, wirkt sich aber gewöhnlich kaum auf das Kind aus.

Die meisten Antidepressiva gelten in der Schwangerschaft als relativ unbedenklich.

Rausch- und Genussmittel

Rauchen: Zigarettenkonsum schadet Mutter und Kind, doch nur einem Teil der Raucherinnen gelingt es, während der Schwangerschaft auf das Rauchen zu verzichten. Die häufigste Auswirkung beim Kind ist ein niedriges Geburtsgewicht. Je mehr die Frau während der Schwangerschaft raucht, desto weniger wiegt voraussichtlich das Kind. Kinder von Raucherinnen sind durchschnittlich 170 Gramm leichter als solche von Nichtraucherinnen. Bei älteren Raucherinnen scheint dieser Effekt noch ausgeprägter zu sein.

Angeborene Defekte an Herz, Gehirn und Gesicht treten bei Kindern von Raucherinnen häufiger auf als bei denen von Nichtraucherinnen. Auch das Risiko des plötzlichen Kinds-

▲ siehe Seite 1424

IN DER SCHWANGERSCHAFT PROBLEMATISCHE ARZNEIMITTEL *

GRUPPE	ARZNEISTOFF	PROBLEMATISCHE WIRKUNG
Angst lösendes Mittel	Diazepam	Bei Einnahme in der Spätschwangerschaft sind beim Neugeborenen Depressionen, Reizbarkeit, Zittern und übertriebene Reflexe zu beobachten
Antibiotikum	Chloramphenicol	Grey-Syndrom
		Bei Frauen oder Feten mit Glukose-6-Phosphat-Dehydrogenase-Mangel (G6PD-Mangel), Zerfall der roten Blutkörperchen
	Ciprofloxazin	Möglicherweise Gelenkveränderungen (nur im Tierversuch beobachtet)
	Kanamyzin	Schädigung des fetalen Ohrs mit nachfolgender Taubheit
	Nitrofurantoin	Bei Frauen oder Feten mit G6PD-Mangel Zerfall roter Blutkörperchen
	Streptomyzin	Schädigung des fetalen Ohrs mit nachfolgender Taubheit
	Sulfonamide	Gelbsucht und möglicherweise Hirnschaden beim Neugeborenen (mit Sulfasalazin deutlich unwahrscheinlicher)
		Bei Frauen oder Feten mit G6PD-Mangel Zerfall roter Blutkörperchen
	Tetrazyklin	Verzögertes Knochenwachstum, dauerhafte Gelbfärbung der Zähne und erhöhte Kariesanfälligkeit beim Säugling
		Bei der Schwangeren gelegentlich Leberversagen
Gerinnungs-hemmendes Mittel	Heparin	Bei Langzeiteinnahme drohen der Schwangeren Osteoporose und Verringerung der Blutplättchen (unterstützen die Blutgerinnung)
Krampflösende Mittel	Carbamazepin, Phenobarbital, Phenytoin	Gewisses Fehlbildungsrisiko
		Blutungen beim Neugeborenen lassen sich verhindern, indem die Schwangere im letzten Monat vor der Geburt täglich Vitamin K einnimmt und indem dem Neugeborenen bald nach der Geburt Vitamin K injiziert wird
	Valproinsäure	Gewisses Fehlbildungsrisiko
		Erhöhtes Fehlgeburtsrisiko
		Erhöhtes Risiko für Fehlbildungen beim Fetus, darunter Gaumenspalte und Fehlbildungen an Herz, Gesicht, Schädel, Händen und Bauchorganen (1 Prozent)
Medikamente gegen Bluthochdruck	ACE-Hemmer (vgl. Tabelle Seite 126)	Bei Einnahme in der Spätschwangerschaft Nierenschaden beim Ungeborenen mit Rückgang des Fruchtwassers um den Fetus und Verformungen an Gesicht, Gliedern und Lunge
	Thiazidhaltige Diuretika	Anstieg des Sauerstoff- und Kaliumgehalts sowie der Blutplättchenzahl im fetalen Blut
Mittel zur Chemotherapie	Busulfan, Chlorambucil, Cyclophosphamid, Mercaptopurin, Methotrexat	Angeborene Defekte wie unzureichendes Wachstum im Mutterleib, unterentwickelter Unterkiefer, Gaumenspalte, anormal entwickelte Schädelknochen, Wirbelsäulendefekte, Ohrendefekte und Klumpfuß
Stimmungs-stabilisierendes Mittel	Lithium	Fehlbildungen (besonders am Herzen), Lethargie, eingeschränkter Muskeltonus, Appetitlosigkeit, Unteraktivität der Schilddrüse und nephrogener Diabetes insipidus des Neugeborenen

IN DER SCHWANGERSCHAFT PROBLEMATISCHE ARZNEIMITTEL * *(Fortsetzung)*

GRUPPE	ARZNEISTOFF	PROBLEMATISCHE WIRKUNG
Nichtsteroidale Entzündungs-hemmer	Diclofenac, Ibuprofen, Naproxen	Verzögertes Einsetzen der Wehen, vorzeitiger Verschluss der Verbindung zwischen Aorta und Lungenarterie (Ductus arteriosus), Gelbsucht und (gelegentlich) Hirnschaden beim Kind; Blutungen bei der Frau während und nach der Entbindung und auch beim Neugeborenen
		Bei Einnahme in der Spätschwangerschaft Rückgang des Fruchtwassers
Sexualhormone	Danazol, syntheti-sche Gestagene (jedoch nicht in den niedrigen Dosie-rungen der Pille)	Maskulinisierung der Genitalien beim weiblichen Fetus, die mitunter operativ korrigiert werden müssen
Hautmittel	Etretinat, Isotretinoin	Fehlbildungen wie Herzfehler, kleine Ohren und Hydrozephalus (Wasserkopf)
Schilddrüsen-medikamente	Propylthiouracil	Vergrößerte, überaktive Schilddrüse beim Fetus
	Radioaktives Jod	Schilddrüsenunteraktivität beim Fetus
Impfstoffe	Impfstoffe mit Lebendviren (z. B. gegen Masern, Mumps, Röteln, Kinderlähmung, Windpocken und Gelbfieber)	Beim Rötelnimpfstoff droht eine Infektion der Plazenta und des Ungeborenen; bei den anderen Impfstoffen Risiken denkbar, aber unbekannt

* Nach Möglichkeit sollten in der Schwangerschaft keine Medikamente angewendet werden. Mitunter sind Arzneimittel für die Gesundheit von Mutter und Kind jedoch unerlässlich. In solchen Fällen sollte die Frau Vor- und Nachteile der Medikamenteneinnahme mit ihrem Arzt besprechen.

tods (SIDS) kann erhöht sein. Zudem beobachtet man häufiger eine falsch liegende Plazenta, eine vorzeitige Plazentalösung, einen vorzeitigen Blasensprung, vorzeitige Wehen, Gebärmutterinfektionen sowie Fehl-, Tot- und Frühgeburten. Darüber hinaus verlaufen Wachstum, intellektuelle Entwicklung und Verhalten bei Kindern von Raucherinnen geringfügig, aber messbar langsamer. Diese Auswirkungen werden Kohlenmonoxid und Nikotin zugeschrieben.

Kohlenmonoxid kann die Sauerstoffversorgung des Körpergewebes herabsetzen. Nikotin regt die Freisetzung von Hormonen an, die bewirken, dass sich die Gefäße, die Gebärmutter und Plazenta mit Blut versorgen, zusammenziehen. Dadurch gelangen weniger Sauerstoff und weniger Nährstoffe zum Kind.

Schwangere sollten auch das Passivrauchen vermeiden, da sich dieses auf das Ungeborene ähnlich auswirken kann.

Alkohol: Alkoholkonsum während der Schwangerschaft zählt zu den Hauptursachen angeborener Fehlbildungen. Die Auswirkungen sind vielfältig. Da unklar ist, welche Menge Alkohol zum fetalen Alkoholsyndrom führt, sollten Schwangere überhaupt keinen Alkohol trinken.

Bei allen Frauen, die während der Schwangerschaft Alkohol zu sich nehmen, verdoppelt sich das Risiko einer Fehlgeburt. Dies gilt besonders bei starkem Trinken. Das durchschnittliche Geburtsgewicht der Kinder ist deutlich geringer als das der Kinder von Frauen, die gar keinen Alkohol trinken. Kinder von Frauen, die in der Schwangerschaft erhebliche Mengen Alkohol konsumiert haben, wiegen oft weniger als 2 000 Gramm, während das normale Durchschnittsgewicht bei rund 3 200 Gramm liegt. Neugeborene von Frauen, die Alkohol getrunken haben, gedeihen weniger gut und sterben vermehrt bald nach der Geburt.

Medikamente in der Stillzeit

Stillende Mütter, die medikamentöse Behandlung brauchen, sind oft unsicher, ob sie weiter stillen dürfen. Die Antwort hängt davon ab, wie viel von dem Medikament in die Milch übergeht, ob der Säugling das Mittel aufnimmt, welche Wirkung das Mittel auf ihn hat, und wie viel Milch er überhaupt trinkt. Dabei spielen das Alter des Kindes und die Menge und Art eventuell zusätzlicher Kost eine Rolle. Manche Arzneimittel (z. B. Epinephrin, Heparin und Insulin) gehen nicht in die Muttermilch über und können daher bedenkenlos angewendet werden. Die meisten anderen Arzneimittel sind nur in winzigen Mengen in der Muttermilch nachweisbar. Manche davon können dem Säugling jedoch auch in dieser geringen Dosierung schaden. Bestimmte Mittel gehen zwar in die Muttermilch über, doch das Kind nimmt gewöhnlich so wenig davon auf, dass sie ihm nicht schaden. Zu diesen Medikamenten gehören die Antibiotika Gentamizin, Kanamyzin, Stretomyzin und Tetrazyklin.

Antihistaminika, die in Präparaten bei Husten und Erkältungen, Allergien und Reisekrankheit sowie in Schlafmitteln enthalten sein können, sollten gemieden werden. Auch eine Einnahme hoher Dosen Azetylsalizylsäure über längere Zeit ist kritisch. Parazetamol und Ibuprofen gelten in der üblichen Dosierung als unbedenklich.

Arzneimittel, die auf Haut, Nase oder Augen aufgetragen oder inhaliert werden, sind normalerweise ungefährlich. Die meisten blutdrucksenkenden Mittel machen Stillkindern nicht zu schaffen. Koffein und Theophyllin schaden Stillkindern nicht, machen sie jedoch reizbar. Auch wenn manche Arzneimittel für Stillkinder nachweislich unbedenklich sind, sollten stillende Mütter stets mit dem Arzt oder Apotheker sprechen, ehe sie Medikamente oder pflanzliche Präparate einsetzen. Grundsätzlich sollte der Beipackzettel beachtet werden, weil er Warnhinweise gegen eine Verwendung in der Stillzeit enthält.

Bei einigen Arzneimitteln muss während der Stillzeit möglicherweise die Dosis verändert, die Dauer der Einnahme begrenzt oder ein bestimmter zeitlicher Abstand zu den Stillmahlzeiten eingehalten werden. Dies gilt insbesondere für Angst lösende Mittel sowie Mittel gegen Depressionen und Psychosen. Es ist zwar unwahrscheinlich, dass diese Medikamente dem Säugling erheblich schaden, doch sie verbleiben lange im Körper. Während der ersten Lebensmonate kann es dem Kind schwer fallen, diese Arzneimittel abzubauen, und sie können sein Nervensystem beeinflussen. Diazepam ge-

hört z. B. zu den Angstlösern; bei Stillkindern kann es Lethargie, Benommenheit und Gewichtsverlust hervorrufen. Das krampflösende Barbiturat Phenobarbital wird von Säuglingen nur langsam ausgeschieden und kann daher zu übermäßiger Müdigkeit führen. Daher wird der Arzt die Dosierung von Benzodiazepinen und Barbituraten bei stillenden Müttern herabsetzen und ihren Einsatz gut überwachen.

Manche Arzneimittel sind in der Stillzeit ganz zu meiden. In diese Gruppe gehören Atropin, Mittel zur Chemotherapie, wie Doxorubizin und Methotrexat, Chloramphenicol, Ergotamin, Lithium, Methysergid, radioaktive Mittel zu diagnostischen Zwecken, Thiouracil, Impfstoffe und illegale Drogen wie Kokain, Heroin und Phenzyklidin. Andere Mittel sollen nicht eingesetzt werden, weil sie die Milchproduktion unterdrücken können. Hierzu zählen Bromocriptin, Östrogen, Levodopa und »Pillen«, die hoch dosiertes Östrogen sowie ein Gestagen enthalten.

Wenn stillende Frauen ein Medikament einnehmen müssen, das dem Kind schaden könnte, dürfen sie erst nach Absetzen des Mittels weiterstillen. In der Zwischenzeit können sie die Milchproduktion aufrechterhalten, indem sie die Muttermilch abpumpen, aber wegschütten.

Das fetale Alkoholsyndrom ist eine der schwerwiegendsten Folgen von Alkoholkonsum während der Schwangerschaft. Zu den Symptomen zählen unzureichendes Wachstum vor und nach der Geburt, Fehlbildungen am Gesicht, ein kleiner Kopf (vermutlich aufgrund eines unzureichenden Hirnwachstums), mentale Retardierung und auffälliges Verhalten. Mitunter bestehen auch Herzfehler, und Lage und Funktion der Gelenke können beeinträchtigt sein.

Säuglinge, aber auch ältere Kinder von Frauen, die während der Schwangerschaft Alkohol konsumiert haben, haben teilweise schwere Verhaltensprobleme wie asoziales Verhalten und Aufmerksamkeitsstörungen. Diese Merkmale lassen sich auch beobachten, wenn das Kind keine auffälligen körperlichen Fehlbildungen aufweist.

Koffein: Ob der Koffeinkonsum einer schwangeren Frau ihrem Kind schadet, ist unklar. Mäßiger Koffeinkonsum scheint das Ungeborene Untersuchungen zufolge kaum oder gar nicht zu beeinträchtigen. Das anregende Koffein ist in Kaffee, Tee, bestimmten Erfrischungsgetränken, Schokolade und manchen Arzneimitteln enthalten und geht über die Plazenta rasch auf das Kind über, bei dem es Herzschlag und Atemfrequenz erhöhen kann. Es kann auch die Durchblutung der Plazenta beeinträchtigen und die Eisenresorption herabsetzen, womit einer Blutarmut ▲ Vorschub geleistet wird. Ob der Konsum von mehr als sieben bis acht Tassen Kaffee pro Tag das Risiko einer Totgeburt, Frühgeburt, Fehlgeburt oder eines untergewichtigen Kindes erhöht, ist noch nicht abschließend geklärt. Einige Experten empfehlen eine Begrenzung des Kaffeekonsums auf zwei bis drei Tassen pro Tag.

Aspartam: In den üblichen, kleinen Mengen scheint der Süßstoff Aspartam in der Schwangerschaft nichts zu schaden.

Illegale Drogen

Die Verwendung illegaler Drogen, insbesondere von Kokain und Opioiden, kann in der Schwangerschaft zu Komplikationen führen und der Entwicklung des Fetus und dem Neugeborenen ernstlich schaden. Schwangere, die sich illegale Drogen spritzen, erhöhen zudem ihr Risiko für Infektionen, die den Fetus beeinträchtigen oder auf ihn übertragen werden können. Solche Infektionskrankheiten sind Hepatitis und sexuell übertragbare Erkrankungen (einschließlich Aids). Darüber hinaus wächst das Kind oft nicht ausreichend, und es kommt häufiger zu einer Frühgeburt.

Kokain: Kokain überwindet die Plazentaschranke leicht und schadet dem Fetus. Es zieht die Blutgefäße zusammen, was die Blutversorgung und damit die Sauerstoffversorgung zum Fetus herabsetzen kann. Dadurch wächst das Ungeborene langsamer, insbesondere die Knochen und der Darm. Diese Kinder sind oft klein und haben einen kleinen Kopf. Manchmal führt der Kokainkonsum der Mutter beim Kind zu an-geborenen Defekten an Hirn, Augen, Nieren und Geschlechtsorganen.

Kokainkonsum kann auch Schwangerschaftskomplikationen auslösen. Etwa ein Drittel der schwangeren Kokainverwenderinnen hat eine Frühgeburt, bei 15 Prozent kommt es zur vorzeitigen Plazentalösung. Fehlgeburten sind ebenfalls häufiger. Viele Kinder wachsen bis zur Geburt nicht erwartungsgemäß. Wenn die Mutter nach den ersten zwölf Wochen der Schwangerschaft kein Kokain mehr verwendet, besteht nach wie vor das Risiko einer Frühgeburt und einer vorzeitigen Plazentalösung, doch das Wachstum des Fetus wird nicht beeinträchtigt.

Manche Neugeborenen weisen Entzugssymptome auf. Auch ihr Verhalten ist verändert: Kinder von Kokainverwenderinnen reagieren weniger auf andere Menschen, sind oft hyperaktiv, zittern unkontrolliert und weisen bis zum Alter von fünf Jahren oder länger Lernschwierigkeiten auf.

Opioide: Zu dieser Stoffgruppe zählen Heroin, Methadon und Morphium, die leicht die Plazenta passieren. Daher kann der Fetus süchtig werden und sechs Stunden bis acht Tage nach der Geburt Entzugssymptome aufweisen ■. Der Konsum von Opioiden verursacht nur selten Fehlbildungen, erhöht jedoch das Risiko für Schwangerschaftskomplikationen wie Fehl- oder Frühgeburt oder eine falsche Lage des Kindes. Neugeborene von Heroinsüchtigen sind oft klein.

Amphetamine: Der Konsum von Amphetaminen während der Schwangerschaft kann das Kind schädigen, insbesondere am Herzen.

Marihuana: Ob Marihuanakonsum während der Schwangerschaft dem Ungeborenen schaden kann, ist unklar. Der wichtigste Inhaltsstoff von Marihuana, Tetrahydrocannabinol, kann die Plazenta passieren und auf den Fetus wirken. Bei starkem Haschischkonsum kann das Neugeborene Verhaltensprobleme aufweisen.

Medikamente während der Geburt

Eine Lokalanästhesie, Opioide und andere Schmerzmittel gehen gewöhnlich über die Plazenta auf das Kind über und können z. B. seinen Atemreflex beeinträchtigen. Daher werden solche Mittel während der Geburt nur in der kleinsten wirksamen Dosis eingesetzt.

▲ siehe Seite 1423   ■ siehe Seite 641

KAPITEL 258

Wehen und Geburt

Der Verlauf von Wehen und Geburt ist individuell sehr unterschiedlich, doch beides verläuft gewöhnlich nach einem bestimmten Muster. Dadurch kann jede werdende Mutter eine annähernde Vorstellung davon entwickeln, welche Veränderungen ihr Körper durchläuft, bis sie das Kind zur Welt bringt, und auf welche Weise man sie dabei unterstützen kann.

Viele Paare wünschen sich, dass der Vater bei der Geburt seines Kindes anwesend ist, damit er seiner Frau Mut machen und ihr emotionale Unterstützung gewähren kann. So kann sie sich leichter entspannen und braucht mitunter weniger Schmerzmittel. Zudem wirkt sich das gemeinsame Erleben der Geburt emotional und psychisch günstig aus und stärkt den familiären Zusammenhalt. In Geburtsvorbereitungskursen für Paare erfahren beide Partner, wie eine Geburt normalerweise abläuft. Nimmt der Vater des Kindes nicht an der Geburt teil, kann er ebenso gut nach dem Abnabeln des Kindes in den ersten Kontakt mit seinem Kind treten.

Die meisten Kinder kommen in einer Klinik zur Welt. Manche Frauen wünschen jedoch eine Hausgeburt. Ein Mittelweg zwischen beidem bieten die Geburtshäuser. Dort bleibt die Geburt eine persönliche, intime Erfahrung, doch es besteht deutlich mehr Sicherheit als bei einer Hausgeburt. Geburtshäuser kooperieren häufig mit Kliniken. Auf diese Weise stehen im Zweifelsfall medizinisch geschultes Personal, Notfallausrüstung und die volle Klinikausstattung zur Verfügung. Bei Komplikationen verlegen Geburtshäuser die Frau unverzüglich ins Krankenhaus. Eine weitere Möglichkeit ist die ambulante Entbindung in speziellen Räumen einer gynäkologischen Praxis oder in einer Klinik, die die Frau Stunden nach der Geburt wieder verlässt.

Wehen

Als Wehen bezeichnet man die rhythmischen, stärker werdenden Kontraktionen der Gebärmutter, die den Fetus allmählich durch den Gebärmutterhals bzw. den Muttermund und den Geburtskanal nach draußen befördern.

Bei den Wehen werden drei Phasen unterschieden. Die erste Phase, die in die Eröffnungsperiode (Latenzphase) und die Aktivphase unterteilt wird, sind die eigentlichen Wehen. Dabei öffnet sich durch die Kontraktionen allmählich der Muttermund, dehnt sich und weicht zurück, bis er mit dem Rest der Gebärmutter verstreicht. Durch diese Veränderungen kann der Fetus in die Scheide eintreten. Die zweite und dritte Phase sind die Geburt des Kindes (Austreibungsphase) und die Ausstoßung der Plazenta.

Normalerweise setzen die Wehen im Zeitraum von zwei Wochen vor bzw. nach dem errechneten Geburtstermin ein. Der genaue Auslöser für ihren Beginn ist nicht bekannt. Bei einer Erstgebärenden dauern die Wehen gewöhnlich 15 bis 16 Stunden. Bei späteren Geburten verkürzt sich diese Zeitspanne auf durchschnittlich sechs bis acht Stunden. Eine Frau, die bereits kurze Entbindungen erlebt hat, sollte gleich zu Beginn der Wehen ihren Arzt verständigen.

Die wichtigsten Anzeichen für den Beginn der Wehen sind regelmäßige Kontraktionen des Unterbauchs und Rückenschmerzen. Andere Hinweise können vorweggehen oder diese Symptome begleiten. Etwas blutiger, schleimiger Ausfluss (Abgang des Schleimpfropfs im Muttermund) ist gewöhnlich ein Zeichen dafür, dass die Wehen innerhalb der nächsten 72 Stunden einsetzen werden.

Gelegentlich reißt die Fruchtblase, die den Fetus enthält, schon vor Beginn der Wehen, und das Fruchtwasser läuft durch die Scheide aus. Bei einem solchen Blasensprung sollte die Frau umgehend Arzt oder Hebamme informieren. Bei den meisten Frauen setzen nach einem Blasensprung innerhalb von 24 Stunden spontan die Wehen ein. Wenn sie ausbleiben, das Kind jedoch reif ist, wird bei der Frau gewöhnlich im Krankenhaus die Geburt künstlich eingeleitet.

Nachdem die Fruchtblase gerissen ist, können Bakterien leichter aus der Scheide in die Gebärmutter vordringen und bei Mutter und/oder Kind Infektionen auslösen. Daher erhält die Mutter Oxytozin oder ein Prostaglandin, das Kontraktionen der Gebärmutter bewirkt. Ist der Geburtstermin noch nicht erreicht, wartet man mit dem Einleiten der Geburt, bis das Kind weiter ausgereift ist ▲.

▲ siehe Seite 1441

Die Phasen der Geburt

ERSTE PHASE

Von Beginn der Wehen bis zur vollen Eröffnung des Muttermunds auf etwa zehn Zentimeter.

Eröffnungsphase (Latenzphase)

Die Wehen nehmen an Intensität zu und werden rhythmischer.

Die Beschwerden lassen sich gut ertragen.

Der Muttermund verstreicht und erweitert sich auf ungefähr vier Zentimeter.

Diese Phase dauert bei Erstgebärenden durchschnittlich zwölf Stunden, bei nachfolgenden Schwangerschaften etwa fünf Stunden.

Aktivphase

Der Muttermund erweitert sich von rund vier auf volle zehn Zentimeter.

Der zuerst austretende Teil des kindlichen Körpers, gewöhnlich der Kopf, senkt sich ins Becken der Frau.

Wenn der Körper des Kindes tiefer tritt, beginnt die Frau einen Pressdrang zu verspüren.

Diese Phase dauert bei der ersten Schwangerschaft rund drei Stunden, später etwa zwei Stunden.

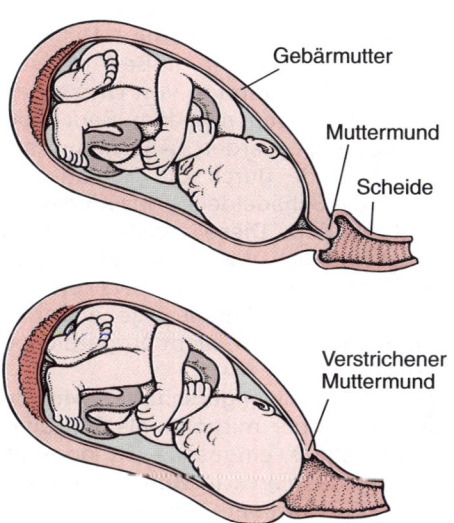

Gebärmutter

Muttermund

Scheide

Verstrichener Muttermund

ZWEITE PHASE

Von der vollständigen Eröffnung des Muttermundes bis zur Geburt des Kindes. Dieses Stadium dauert bei einer Erstgebärenden etwa 45 bis 60 Minuten, bei Mehrfachgebärenden 15 bis 30 Minuten.

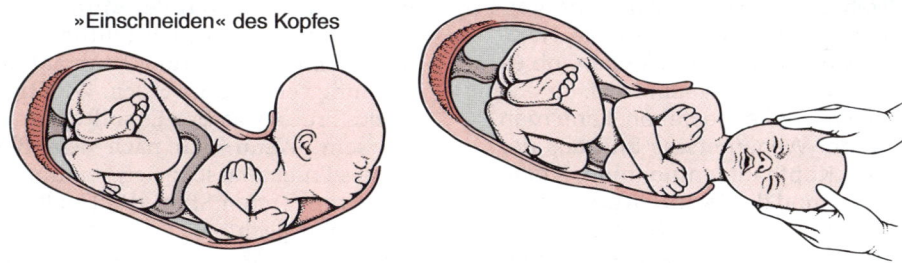

»Einschneiden« des Kopfes

DRITTE PHASE

Von der Geburt des Kindes bis zur Ausstoßung der Nachgeburt. Diese Phase dauert meist nur wenige Minuten, kann sich aber bis zu 30 Minuten hinziehen.

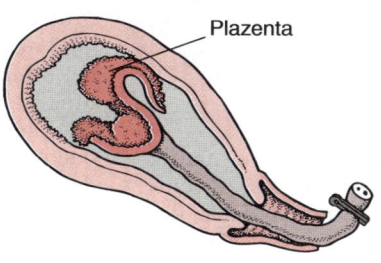

Plazenta

Überwachung des Ungeborenen

Die kindlichen Herztöne und die Kontraktionen der Gebärmutter werden normalerweise mit dem Wehenschreiber aufgezeichnet. Bestimmte Veränderungen der Herztöne während der Wehen deuten darauf hin, dass das Kind nicht ausreichend Sauerstoff bekommt. Die Herztöne lassen sich von außen messen, indem zur Übertragung von Ultraschallwellen Elektroden auf dem Bauch der Frau befestigt werden. Alternativ kann eine Elektrode durch die Scheide der Frau an die Schädeldecke des Kindes gehängt werden. Diese zweite Methode wird gewöhnlich gewählt, wenn während der Wehen Probleme zu erwarten sind oder wenn die Signale, die äußerlich empfangen werden, nicht aufgezeichnet werden können.

Bei Risikoschwangerschaften wird der Wehenschreiber mitunter als Teil eines Nonstresstests eingesetzt, in dem die Herztöne des Fetus in Ruhe und Bewegung aufgenommen werden. Wenn die Herztöne bei Bewegungen nicht schneller werden, kann ein Belastungstest durchgeführt werden. Zur Einleitung von Kontraktionen wird in der Regel Oxytozin gespritzt, ein Wehen auslösendes Hormon. Während dieser künstlich hervorgerufenen Wehen misst man die Herztöne des Kindes, um festzustellen, ob es der Geburt gewachsen sein wird.

Falls noch Zweifel bestehen, kann man während der Wehen etwas Blut aus der kindlichen Kopfhaut entnehmen (Fetalblutanalyse) und dessen pH-Wert bestimmen. Diese Messung gibt Aufschluss darüber, ob das Kind ausreichend Sauerstoff bekommt.

Auf der Grundlage solcher Verfahren entscheidet der Arzt, ob die Wehen weitergehen sollten oder ob ein unverzüglicher Kaiserschnitt ratsam ist.

Die ersten Kontraktionen kommen häufig schwach, unregelmäßig und in größeren Abständen. Sie ähneln Menstruationskrämpfen. Mit der Zeit werden sie länger, stärker und häufiger. Wenn die Frau mindestens alle fünf Minuten Wehen hat und der Muttermund über vier Zentimeter offen steht, wird die Frau in die Klinik oder das Geburtshaus aufgenommen, wo Stärke, Dauer und Abstand der Wehen aufgezeichnet werden können. Gewicht, Blutdruck, Puls und Atemfrequenz der Mutter werden ermittelt. Außerdem werden Blut- und Urinproben untersucht. Durch Abtasten werden Größe und Lage des Kindes abgeschätzt, insbesondere ob das Gesicht nach vorne oder nach hinten weist, und ob Kopf, Gesicht, Steiß oder Schulter vorangehen.

Die Lage des Kindes hat Einfluss auf die Austreibungsphase. Am häufigsten und sichersten ist die Hinterhauptlage (Gesicht zum Rücken der Frau). Gesicht und Körper weisen dabei etwas nach rechts oder nach links, der Hals ist nach vorn gebeugt, das Kinn angezogen und die Arme sind vor der Brust überkreuzt ▲. Ist der Kopf unten, spricht man von einer Schädellage. Spätestens ein bis zwei Wochen vor der Entbindung drehen sich die meisten Kinder so, dass der Hinterkopf vorne liegt. Bei einer Steißlage oder wenn Schulter oder Gesicht zuerst geboren werden müssen, ist die Entbindung erheblich schwerer. Oft wird dann ein Kaiserschnitt gemacht.

Gewöhnlich wird bei einer vaginalen Untersuchung festgestellt, ob die Blase bereits gesprungen ist und wie weit der Muttermund eröffnet und verstrichen ist. Bei Blutungen oder einem spontanen Blasensprung kann auf diese Untersuchung verzichtet werden. Wichtig ist die Farbe des Fruchtwassers: Es sollte klar und geruchlos sein. Wenn sich nach dem Blasensprung grünes Fruchtwasser zeigt, stammt diese Verfärbung vom ersten Stuhl des Kindes (Mekonium bzw. Kindspech).

Im Krankenhaus werden normalerweise zuerst durch Abhören mit einem speziellen Stethoskop oder mittels Wehenschreiber die Herztöne des Kindes überprüft.

In der ersten Phase werden die Herztöne von Mutter und Kind in bestimmten Abständen oder ständig aufgezeichnet. Die Überwachung der kindlichen Herztöne ist der einfachste Weg, um festzustellen, ob das Kind ausreichend Sauerstoff bekommt. Ein auffälliger Puls (zu schnell oder zu langsam) kann darauf hindeuten, dass der Fetus unter Stress ■ gerät. Während der zweiten Wehenphase misst man regelmäßig Puls und Blutdruck der Frau sowie nach jeder Wehe – bei Anschluss an einen Wehenschreiber auch ständig – die Herztöne des Kindes.

▲ siehe Abbildung Seite 1443   ■ siehe Seite 1442

Bei einer Geburt im Krankenhaus wird der Frau häufig eine Infusionsnadel in den Arm gelegt. Auf diese Weise kann sie bei Bedarf jederzeit intravenös Flüssigkeit oder Medikamente erhalten. Bei intravenöser Flüssigkeitszufuhr braucht die Frau während der Wehen nicht zu essen und zu trinken. Mit leerem Magen erbricht die Frau nicht so leicht und atmet auch weniger leicht Erbrochenes ein. Wenn Erbrochenes in die Lunge gerät, kann dadurch in Einzelfällen eine lebensbedrohliche Lungenentzündung ausgelöst werden.

Schmerzlinderung: Zusammen mit Hebamme und Arzt überlegt die Frau gewöhnlich lange vor der Geburt, ob sie die Geburtsschmerzen lindern lassen möchte und wenn ja, wie. Bei einer natürlichen Geburt verlässt sie sich in erster Linie auf Entspannungs- und Atemtechniken. Sonst stehen Schmerzmittel oder eine bestimmte Form der Betäubung (lokale, regionale oder vollständige Betäubung) zur Verfügung. Die Entscheidung kann jederzeit verändert werden, sodass die Frau die Geburt entsprechend ihren Möglichkeiten erleben kann.

Welche Hilfe eine Frau bei der Bewältigung von Wehenschmerzen benötigt, hängt zum Teil von ihrer Angst ab. In Geburtsvorbereitungskursen lernen Frauen etwas über die Abläufe während der Wehen und der Geburt. Diese Vorbereitung sowie die emotionale Unterstützung durch die Menschen, die sich um die Gebärende kümmern, sind hilfreich gegen Ängste und können den Schmerzmittelbedarf deutlich senken.

Schmerzmittel werden stets in der kleinsten wirksamen Dosierung gegeben, weil manche dieser Medikamente Atmung und andere Funktionen des Kindes beeinträchtigen können. Intravenös gibt man meist Pethidin. Da dieses Mittel die Eröffnungsphase verzögern kann, wird es meist erst in der Aktivphase verabreicht. Andererseits entfaltet es seine stärkste Wirkung innerhalb der ersten 30 Minuten nach der Verabreichung, sodass es häufig nicht mehr gegeben wird, wenn die Geburt unmittelbar bevorsteht.

Eine Lokalanästhesie betäubt die Scheide und das Gewebe um die Scheidenöffnung. Gewöhnlich wird dazu ein Schmerzmittel durch die Scheidenwand in den Bereich des Pudendusnervs gespritzt, der Empfindungen aus dem unteren Genitalbereich weiterleitet. Dieser so genannte Pudendusblock wird kurz vor dem Austreten des Kopfes durch die Scheide gesetzt. Ein anderes häufig eingesetztes, aber weniger wirksames Verfahren ist die Injektion eines Lokalanästhetikums im Bereich der Scheidenöffnung. Bei beiden Methoden bleibt die Frau wach und kann aktiv mitarbeiten, und das Kind wird nicht beeinträchtigt. Diese Verfahren sind bei komplikationslosen Entbindungen hilfreich.

Eine regionale Anästhesie betäubt einen größeren Abschnitt des Körpers und kann Frauen helfen, die eine weitreichende Linderung der Schmerzen wünschen. Fast immer wird dann eine Periduralanästhesie gemacht. Hierbei wird im Bereich der Lendenwirbelsäule ein Betäubungsmittel in den Raum zwischen Wirbelsäule und der äußeren Gewebeschicht über dem Rückenmark (Epiduralraum) injiziert. Der Arzt kann auch einen Katheter in den Epiduralraum legen, über den kontinuierlich geringe Mengen Opioide, wie Fentanyl, verabreicht werden. Bei der Spinalanästhesie wird das Betäubungsmittel zwischen die mittlere und die innere Gewebeschicht des Rückenmarkkanals injiziert. Die Spinalanästhesie wird gern bei einem geplanten Kaiserschnitt gewählt. Weder Epidural- noch Spinalanästhesie hindern die Frau am angemessenen Pressen. Da bei beiden Verfahren gelegentlich der Blutdruck der Frau stark abfallen kann, wird er regelmäßig gemessen.

Eine Vollnarkose schaltet das Bewusstsein der Frau für kurze Zeit aus. Sie ist selten erforderlich und wird möglichst vermieden, weil sie Herz-, Lungen- und Gehirnfunktion des Kindes herabsetzt. Diese Wirkung geht zwar bald vorüber, kann dem Neugeborenen jedoch die Anpassung an die Welt außerhalb der Gebärmutter erschweren. Eine Vollnarkose wird gewöhnlich bei einem Notkaiserschnitt eingesetzt, weil die Frau damit am schnellsten betäubt werden kann.

Geburt

Als Geburt wird der Weg des Fetus und der Plazenta (Nachgeburt) aus der Gebärmutter bezeichnet.

In der Klinik wird die Frau für die Geburt meist aus dem Vorbereitungs- oder Wehenzimmer in den Kreißsaal verlegt. Der Vater oder andere Bezugspersonen dürfen sie normalerweise begleiten. Die intravenöse Kanüle bleibt im Arm.

Steht die Geburt unmittelbar bevor, nimmt die Frau häufig eine halb aufrechte Position ein. Ein Kissen oder eine Lehne kann ihren Rücken stützen. In dieser Position unterstützt die Schwerkraft die Geburt, denn der abwärts gerichtete Druck des Kindes verstärkt die allmähliche Weitung der Scheide und des umliegenden

Natürliche Geburt

Bei der natürlichen Geburt nutzt die Gebärende Entspannungs- und Atemtechniken gegen die Schmerzen. Dadurch benötigt sie oft weniger oder gar keine Schmerz- und Betäubungsmittel.

Die Vorbereitung findet meist in Paarkursen statt, die sechs bis acht Abende innerhalb mehrerer Wochen umfassen. Dort wird der Einsatz von Entspannungs- und Atemübungen eingeübt. Außerdem erfahren die Frau und ihr Partner mehr über den Ablauf der Wehen und der Geburt.

Um gezielte Entspannung zu lernen, wird das bewusste Anspannen und Entspannen einzelner Körperteile geübt. Diese Technik hilft der Frau, sich während der Kontraktionen der Gebärmutter nicht zu verspannen und in Wehenpausen den gesamten Körper zu entspannen.

Für die verschiedenen Wehenphasen gibt es unterschiedliche Atemtechniken. In der ersten Phase, bevor der Pressdrang einsetzt, können die folgenden Arten helfen:

- Tiefes Durchatmen unterstützt die Entspannung zu Beginn und Ende einer Wehe.
- Rasches, flaches Atmen (Hecheln) im oberen Brustkorb hilft auf dem Wehengipfel.
- Ein Wechsel zwischen Hecheln und Schnaufen unterstützt die Frau dabei, ihrem Pressdrang nicht nachzugeben, solange der Muttermund nicht vollständig eröffnet ist.

In der Austreibungsphase wechselt die Frau zwischen Hecheln und Schieben ab.

Die Frau und ihre Partner sollten die Entspannungs- und Atemübungen während der Schwangerschaft regelmäßig üben. Während der Wehen kann der Partner die Frau unterstützen, indem er sie daran erinnert, was sie in einem bestimmten Stadium tun soll. Er kann darauf achten, ob ihre Anspannung zunimmt, und ihr emotionalen Rückhalt bieten. Zur Entspannung kann er sie auch massieren.

Die bekannteste Methode der natürlichen Geburt ist vermutlich die Lamaze-Technik. Bei einer anderen Methode, der Entbindung nach Leboyer, findet die Geburt in einem abgedunkelten Raum statt, und das Kind wird sofort nach der Geburt in lauwarmem Wasser gebadet.

Gewebes. Es kommt deshalb seltener zu Rissen. Außerdem werden Rücken und Becken der Frau entlastet. Andererseits kann die Entbindung in dieser Lage etwas länger dauern.

Arzt oder Hebamme untersuchen immer wieder durch die Scheide, wo sich der Kopf des Kindes befindet. Die Frau wird aufgefordert, bei jeder Wehe aktiv mitzuschieben, damit der Kopf des Kindes tiefer ins Becken gleitet und die Scheide so weit dehnt, dass mehr und mehr vom Kopf herausragt. Sobald vier bis fünf Zentimeter des Köpfchens zu sehen sind, legt der Geburtshelfer eine Hand darauf, um den Durchtritt nötigenfalls etwas zu bremsen. Wenn der breiteste Teil des Kopfes die Scheidenöffnung durchtreten hat, hilft man Kopf und Kinn heraus, damit das Gewebe der Frau nicht reißt.

Ein Dammschnitt (Episiotomie) wird mittlerweile nur noch durchgeführt, wenn er für eine sofortige Entbindung erforderlich ist. Dann spritzt der Arzt ein lokales Betäubungsmittel, ehe er zwischen Scheidenöffnung und After einen Schnitt setzt. Falls dabei der Afterschließmuskel verletzt wird oder reißt, heilt er norma-

lerweise gut, wenn der Arzt die Wunde sofort näht.

Nach dem Durchtreten des Kopfes wird der Körper des Kindes seitlich gedreht, damit die Schultern leichter nacheinander austreten können. Der Rest des Körpers rutscht gewöhnlich leicht heraus. Anschließend werden Schleim und Flüssigkeit aus Nase, Mund und Rachen des Kindes abgesaugt. Die Nabelschnur wird mit Klammern abgebunden und durchtrennt. Danach hüllt man das Kind in eine leichte Decke und legt es der Mutter auf den Bauch oder in ein vorgewärmtes Säuglingsbett.

Nach der Geburt des Kindes prüfen Arzt oder Hebamme durch leichten Druck auf den Bauch der Frau, ob sich die Gebärmutter noch zusammenzieht. Normalerweise löst sich die Plazenta innerhalb von drei bis zehn Minuten von der Gebärmutter, worauf es zu einer kräftigen Blutung kommt. Gewöhnlich kann die Frau die Nachgeburt selbstständig austreiben. Ist sie dazu nicht in der Lage, muss der Geburtshelfer insbesondere bei einer starken Blutung kräftigen Druck auf ihren Bauch ausüben, damit sich die

Plazenta löst und herauskommt. Wenn die Nachgeburt länger als 30 Minuten ausbleibt, muss der Geburtshelfer möglicherweise eine Hand durch die Scheide einführen und die Plazenta manuell lösen.

Nach der Austreibung der Plazenta wird sie auf Vollständigkeit überprüft, denn eventuell in der Gebärmutter verbliebene Reste hindern diese daran, sich zusammenzuziehen. Diese Kontraktionen sind jedoch wichtig, damit die Blutung an der Stelle, wo die Plazenta gehaftet hat, zum Stillstand kommt. Bleiben Plazentafetzen zurück, kann es nach der Geburt zu erheblichen Blutverlusten kommen. Deshalb müssen diese manuell oder mit Instrumenten entfernt werden.

Häufig erhält die Mutter nach der Austreibung oder Entfernung der Plazenta Oxytozin. Außerdem wird ihr Bauch regelmäßig massiert, damit sich die Gebärmutter zusammenzieht.

Danach näht der Arzt eventuelle Risse im Gebärmutterhals, in der Scheide und im umliegenden Muskelgewebe. Auch ein Dammschnitt wird vernäht, ehe die Mutter in ein anderes Zimmer verlegt wird. Wenn das Kind gesund ist, kann es meist bei der Mutter bleiben. Um die Mutter-Kind-Bindung zu unterstützen, dürfen die Frau und ihr Baby häufig zunächst drei bis vier Stunden an einem warmen, privaten Ort zusammen sein. Viele Frauen möchten ihr Kind möglichst rasch nach der Geburt zum ersten Mal stillen. Später wird es vielleicht auf die Säuglingsstation gebracht. In vielen Kliniken kann die Frau das Kind auf Wunsch auf dem Zimmer behalten (Rooming-in). Dabei wird das Kind gewöhnlich gestillt, sobald es Hunger zeigt, und die Frau lernt vor der Entlassung, wie sie es versorgen muss. Wenn eine Frau Ruhe braucht, kann sie das Kind auf die Säuglingsstation bringen lassen.

Da die meisten Komplikationen, insbesondere Blutungen, innerhalb von 24 Stunden nach der Entbindung auftreten, werden Mutter und Kind während dieser Zeit sorgfältig beobachtet.

Geburtskomplikationen

Eine normale Geburt verläuft problemlos. Ernste Schwierigkeiten treten nur selten auf und sind normalerweise vorhersehbar und behandelbar. Mitunter kommt es jedoch zu unerwarteten Komplikationen. Wenn die Schwangere alle Vorsorgeuntersuchungen wahrnimmt, hat sie jedoch gute Chancen, mögliche Probleme im Vorfeld zu erkennen; dann sind die Aussichten auf ein gesundes Kind und eine sichere Geburt gut.

Wehenprobleme

Die Wehen können zu früh (vor der 37. Woche) oder zu spät (nach der 41. bis 42. Woche) einsetzen. Beides kann das Leben des Ungeborenen gefährden. Zu frühe oder zu späte Wehen gehen häufig auf medizinische Probleme bei Mutter oder Kind zurück. Mitunter liegt das Kind auch falsch.

Nur etwa zehn Prozent aller Entbindungen finden zum errechneten Termin nach rund 40 Wochen Schwangerschaft statt. Etwa die Hälfte der Frauen entbindet innerhalb von einer Woche davor und danach, rund 90 Prozent innerhalb von zwei Wochen um das errechnete Datum. Die Dauer der Schwangerschaft ist mitunter schwierig zu ermitteln, weil der genaue Termin der Empfängnis selten bekannt ist. Eine Ultraschalluntersuchung zu Beginn der Schwangerschaft kann bei der Festlegung helfen. Ultraschallaufnahmen in der Mitte oder gegen Ende der Schwangerschaft sind zur Ermittlung der Schwangerschaftsdauer weniger hilfreich.

Vorzeitiger Blasensprung: Die Fruchthüllen um den Fetus können schon vor dem Beginn der Wehen einreißen. Diese folgen jedoch meist innerhalb von zwölf bis 48 Stunden. Bei einem solchen Blasensprung läuft das Fruchtwasser tröpfelnd oder schwallartig aus der Scheide. Sobald die Frau Fruchtwasser verliert, sollte sie Arzt oder Hebamme verständigen.

Wenn nicht innerhalb von 24 bis 48 Stunden die Wehen einsetzen, steigt das Risiko einer Infektion der Gebärmutter oder des Fetus. Deshalb wird die Geburt normalerweise künstlich eingeleitet, sofern der Fetus für die Geburt reif erscheint. Eine Fruchtwasseruntersuchung gibt Aufschluss über die Lungenreife. Wenn die Lunge ausreichend ausgereift ist, kann das Kind geboren werden. Wenn nicht, wird mit der Einleitung der Geburt gewöhnlich noch gewartet.

Mindestens zweimal am Tag werden Temperatur und Puls der Frau kontrolliert. Ein Anstieg der Körpertemperatur oder des Pulses kann auf eine Infektion hindeuten. Wenn eine Infektion droht, werden die Wehen sofort eingeleitet. In Ausnahmefällen tritt kaum Fruchtwasser aus, und die Wehen hören wieder auf. Dann kann die Frau zu Hause abwarten, sollte aber wöchentlich vom Arzt untersucht werden.

Vorzeitige Wehen: Kinder, die vor dem Termin geboren werden, können schwerwiegende gesundheitliche Probleme haben ▲. Daher wird normalerweise versucht, eine Geburt vor der 34. Woche zu verhindern. Die genaue Ursache vorzeitiger Wehen ist nicht ausreichend erforscht. Vorbeugend wirken eine gesunde Lebensweise und regelmäßige Vorsorgeuntersuchungen. Vorzeitige Wehen sind nur schwer aufzuhalten. Bei Blutungen aus der Scheide oder einem Riss der Fruchtblase ist es oft am besten, der Geburt ihren Lauf zu lassen. Ohne diese Begleitsymptome wird der Frau zu Ruhe und Schonung geraten. Sie erhält Flüssigkeit und kann Medikamente bekommen, welche die Wehen verlangsamen. Dadurch lässt sich häufig noch etwas Zeit gewinnen.

Zu den Arzneimitteln, die Wehen hinauszögern können, gehören Magnesiumsulfat, Terbutalin und Ritodrin. Die intravenöse Gabe von Magnesiumsulfat kann vorzeitige Wehen bei vielen Frauen unterbinden. Eine zu hohe Dosis kann jedoch Puls und Atemfrequenz der Frau herabsetzen. Terbutalin wird unter die Haut gespritzt. Eine Nebenwirkung ist jedoch ein beschleunigter Herzschlag bei Mutter oder Kind oder beiden.

Wenn sich der Muttermund über fünf Zentimeter öffnet, hören die Wehen gewöhnlich nicht mehr auf, ehe das Kind geboren ist. Falls eine Frühgeburt unvermeidlich erscheint, erhält die Frau wahrscheinlich ein Kortison, wie Betamethason, das die Reifung der Lunge und anderer Organe beim Kind beschleunigt. Dadurch sinkt das Risiko, dass das Kind nach der Geburt Schwierigkeiten mit der Atmung hat.

Übertragung und Überreife: Bei den meisten Schwangerschaften, die etwas länger als 41 oder 42 Wochen dauern, bestehen keine Probleme. Schwierig wird es, wenn die Plazenta dem Ungeborenen keine gesunde Umgebung mehr gewährleisten kann. Dann spricht man von Überreife.

Nach 41 Wochen werden normalerweise die Bewegungen und die Herztöne des Kindes sowie das Fruchtwasser überprüft, das bei Übertragung deutlich zurückgeht. Auch die Atemfrequenz ist messbar. Das Befinden des Kindes wird gewöhnlich vom Wehenschreiber aufgezeichnet ■. In der 42. Woche werden die Wehen meist eingeleitet, oder man macht einen Kaiserschnitt.

Zu langsam fortschreitende Geburt: Wenn die Geburt trotz Wehen nur langsam vorankommt, ist das Kind vielleicht zu groß für die Passage durch Becken und Scheide. Unter Umständen müssen Geburtszange, Saugglocke oder ein Kaiserschnitt eingesetzt werden. Falls bei ausreichend weitem Geburtskanal die Wehen nicht stärker werden, werden sie durch intravenöse Zufuhr von Oxytozin verstärkt. Nur wenn dies nicht ausreicht, führt man einen Kaiserschnitt durch. Steht die Geburt unmittelbar bevor, kann der Arzt stattdessen Geburtszange oder Saugglocke benutzen.

Komplikationen bei Fetus oder Neugeborenem

Wenn die Geburt zu lange dauert, kann das Kind im Mutterleib oder nach der Geburt Schwierigkeiten bekommen.

Stressanzeichen beim Ungeborenen: Mitunter bekommt der Fetus nicht genügend Sauerstoff und gerät dadurch unter Stress. Es handelt sich um eine seltene Komplikation während der Wehen. Das erste Anzeichen für Stress beim Ungeborenen sind auffällige Herztöne, die gewöhnlich am Wehenschreiber aufgezeichnet oder in der Eröffnungsphase alle 15 Minuten, später bei jeder Wehe mit einem Fetoskop abgehört werden. Auffällige Herztöne lassen sich normalerweise beheben, indem die Frau über einen Tropf Flüssigkeit zugeführt bekommt. Außerdem sollte sie sich auf die linke Seite legen. Wenn dies nicht hilft, wird das Kind so schnell wie möglich mit Geburtszange, Saugglocke oder Kaiserschnitt geholt. Auch grün verfärbtes Fruchtwasser nach dem Reißen der Fruchtblase kann ein Zeichen für Stress beim Kind sein. Die Verfärbung wird durch den

---

▲ siehe Seite 1470   ■ siehe Kasten Seite 1438

Lage und Haltung des Kindes bei der Geburt

Gegen Ende der Schwangerschaft dreht sich das Kind in die Geburtsposition. Normalerweise blickt der Fetus nach hinten, zum Rücken der Frau. Gesicht und Körper liegen etwas seitlich, das Kinn ist angezogen, und der Kopf kommt zuerst zur Welt. Mitunter zeigt das Gesicht auch nach vorn. Als Lageanomalie gilt eine Position, bei der Gesicht, Stirn, Steiß oder Schulter vorausgehen.

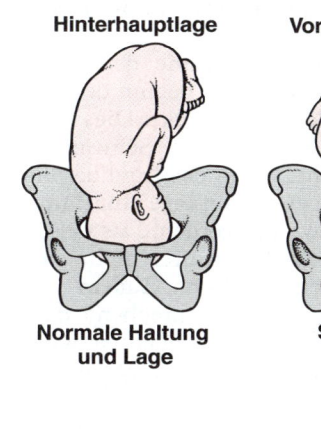

Hinterhauptlage

Normale Haltung und Lage

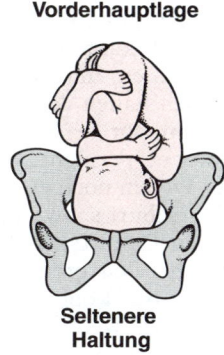

Vorderhauptlage

Seltenere Haltung

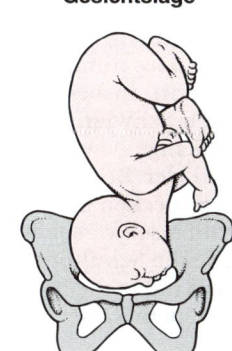

Gesichtslage

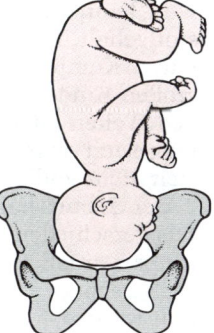

Stirnlage

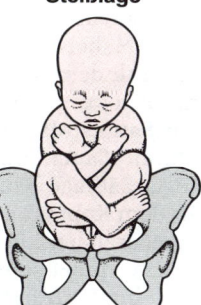

Steißlage

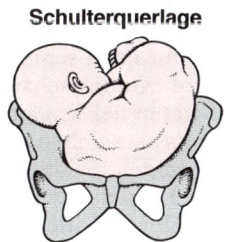

Schulterquerlage

Haltungs- und Lageanomalien

ersten Stuhl des Kindes verursacht (Kindspech, Mekonium). Gefährdet ist das Kind insbesondere bei Überreife, wenn die Plazenta in einer übertragenen Schwangerschaft nicht mehr ausreichend funktioniert, bei Schwangerschaftskomplikationen und wenn die Wehen der Frau – und damit auch dem Kind – sehr zu schaffen machen.

Atemschwierigkeiten: In seltenen Ausnahmefällen beginnt das Neugeborene nicht spontan zu atmen, obwohl vor der Entbindung keinerlei Auffälligkeiten zu erkennen waren. Aus diesem Grund lernen Geburtshelfer, wie ein Neugeborenes unverzüglich wiederbelebt wird.

Haltungs- und Lageanomalien: Die Haltung beschreibt, ob das Gesicht des Kindes im Mutterleib nach hinten (Hinterhauptlage) oder nach vorn (Vorderhauptlage) weist. Die Lage bezieht sich auf den Teil des Körpers, der zuerst in den Geburtskanal eintritt. Am häufigsten und sichersten ist die Hinterhauptlage, bei der Gesicht und Körper leicht nach rechts oder links gedreht sind. Der Kopf ist nach vorn geneigt, das Kinn angezogen, die Arme sind über der Brust verschränkt. Nimmt das Ungeborene eine andere Lage ein, kann der Wehenverlauf erschwert sein und eine vaginale Geburt unmöglich werden.

Es gibt verschiedene Lageanomalien. Bei der Gesichtslage ist der Hals nach hinten gebeugt, sodass das Gesicht zuerst geboren wird. Bei einer Stirnlage geht die Stirn voraus. Gewöhnlich verharrt das Kind nicht in dieser Position, sondern korrigiert diese eigenständig.

Zur Steißlage kommt es bei zwei bis drei Prozent aller voll ausgetragenen Schwangerschaften. Hierbei geht das Gesäß voraus, und das Kind erleidet vor, während oder nach der Geburt häufiger Verletzungen. Auch Totgeburten treten häufiger auf. Wenn die Steißlage vor Einsetzen der Wehen entdeckt wird, kommt es seltener zu Komplikationen.

Manchmal kann die Hebamme den Fetus noch umdrehen, indem sie vor Beginn der Wehen auf den Bauch der Frau drückt. Dies wird meist nicht vor der 37. oder 38. Schwangerschaftswoche versucht. Wenn das Kind bei Beginn der Wehen noch eine Steißlage einnimmt, kann die Geburt schwierig werden. Das Gesäß weitet den Geburtskanal mitunter nicht ausreichend für den breiteren Kopf. Zudem verformt sich der Kopf nicht entsprechend dem Geburtskanal, wenn er zuletzt geboren wird. Daher kann der Körper des Kindes bereits geboren sein, während der Kopf noch in der Frau feststeckt. Zudem können dabei das Rückenmark oder andere Nerven so stark gedehnt werden, dass sie Schaden nehmen. Sobald der Nabel den Mutterleib verlässt, wird die Nabelschnur zwischen dem Kopf des Kindes und dem mütterlichen Becken zusammengedrückt, sodass das Kind nur noch schlecht mit Sauerstoff versorgt wird. Gehirnschäden durch Sauerstoffmangel treten bei Kindern mit Gesäßlage häufiger auf als bei solchen, die mit dem Kopf voran geboren werden. Bei einer Erstgebärenden können diese Probleme deutlicher ausgeprägt sein, weil das Gewebe nicht bereits durch frühere Entbindungen gedehnt wurde. Weil das Kind sich verletzen oder sterben könnte, wird bei Steißlagen meist sicherheitshalber ein Kaiserschnitt durchgeführt.

Gelegentlich legt sich das Ungeborene quer über den Geburtskanal, sodass die Schulter zum Becken zeigt. Dann wird ein Kaiserschnitt gemacht, sofern es sich nicht um einen zweitgeborenen Zwilling handelt. Ein solcher Zwilling könnte gedreht und normal geboren werden.

Mehrlinge: Die Anzahl der Zwillings- und Mehrlingsgeburten ist in den letzten 20 Jahren angestiegen. Per Ultraschall lässt sich schon in der Schwangerschaft feststellen, wie viele Feten die Gebärmutter enthält.

Bei mehr als einem Fetus wird die Gebärmutter stark dehnt und neigt zu vorzeitigen Wehen. Daher sind Mehrlinge oft nicht voll ausgetragen und eher klein. Mitunter zieht sich die überdehnte Gebärmutter nach der Entbindung nicht gut zusammen, was bei der Frau zu Blutungen führt. Da die Kinder in unterschiedlichen Positionen liegen können, ist die vaginale Geburt häufig erschwert. Zudem kann das Zusammen-

ziehen der Gebärmutter nach der Geburt des ersten Kindes das verbliebene Kind oder die verbliebenen Ungeborenen von der Plazenta losreißen. Deshalb neigen nachfolgende Kinder eher dazu, bei der Geburt oder danach Probleme zu entwickeln.

Aus all diesen Gründen wird schon vorab überlegt, ob Zwillinge auf natürlichem Wege oder per Kaiserschnitt zur Welt kommen sollen. Mitunter wird der erste Zwilling vaginal geboren, der zweite hingegen mit einem Kaiserschnitt geholt. Bei Drillingen oder noch mehr Kindern wird fast immer ein Kaiserschnitt durchgeführt.

Schulterdystokie: Gelegentlich bleibt eine Schulter des Fetus am Schambein der Frau hängen. Das Kind hängt dann im Geburtskanal fest. Der Kopf erscheint, wird jedoch fest in die Scheidenöffnung zurückgezogen. Weil der Brustkorb vom Geburtskanal zusammengepresst wird, kann das Kind nicht atmen, und der Sauerstoffgehalt im Blut des Kindes nimmt rasch ab. Diese Komplikationen tritt insbesondere bei großen Kindern auf, nach Schwierigkeiten mit den Wehen oder wenn Zange oder Saugglocke eingesetzt wurden, weil der Kopf des Kindes sich nicht vollständig ins Becken gesenkt hat.

Der Geburtshelfer wird rasch versuchen, mittels verschiedener Griffe die Schulter zu lösen. Im Extremfall muss das Kind in die Scheide zurückgeschoben und mit einem Kaiserschnitt geholt werden.

Nabelschnurvorfall: Wenn die Nabelschnur vor dem Kind durch die Scheide rutscht, kann sie während der Geburt so zusammengedrückt werden, dass das Kind von der Blutzufuhr abgeschnitten ist. Diese Komplikation kann offen oder verdeckt ablaufen.

Bei einem offenen Vorfall ist die Fruchtblase geöffnet, und die Nabelschnur ragt in die Scheide oder aus der Scheide heraus, bevor das Kind erscheint. Häufige Ursache ist eine Steißlage des Kindes. Die Nabelschnur kann jedoch auch bei einer Schädellage vorfallen, besonders nach einem vorzeitigen Blasensprung oder wenn sich das Kind nicht tief genug ins Becken gesenkt hat. Dann kann die Nabelschnur beim Ausströmen des Fruchtwassers mitgeschwemmt werden. Bei einem Nabelschnurvorfall muss so schnell wie möglich entbunden werden, fast immer mit einem Kaiserschnitt, damit das Ungeborene keinen Sauerstoffmangel erleidet. Bis zum Beginn der Operation wird der Körper des Kindes von Arzt oder Hebamme von der Nabelschnur weggeschoben, um die Blutzufuhr aufrechtzuerhalten.

Bei einem verdeckten Vorfall bleibt die Fruchtblase unversehrt, aber die Nabelschnur hängt vor der Schulter des Kindes fest. Gewöhnlich verändern sich dadurch die Herztöne des Kindes. Das Problem läßt sich oft durch eine Lageveränderung der Mutter oder ein Anheben des kindlichen Kopfes zur Minderung des Drucks auf die Nabelschnur beheben. Gelegentlich ist ein Kaiserschnitt erforderlich.

Nabelschnur um den Hals: Es kommt gar nicht so selten vor, dass sich die Nabelschnur um den Hals des Kindes schlingt. Normalerweise schadet dieses dem Kind nicht. Mitunter ist die Lage der Nabelschnur schon vor der Geburt auf dem Ultraschallbild zu erkennen, erfordert aber kein Eingreifen. Vor der Entbindung versucht der Arzt bei einem entsprechenden Tastbefund, die Nabelschnur rechtzeitig über den Kopf des Kindes zu ziehen.

Komplikationen bei der Frau

Präeklampsie: Bei Präeklampsie handelt es sich um eine Schwangerschaftskomplikation, die sich durch hohen Blutdruck im Spätstadium der Schwangerschaft oder nach der Geburt bemerkbar macht. Es kann zu einer vorzeitigen Plazentalösung ▲ kommen. Auch das Neugeborene kann Schwierigkeiten haben.

Fruchtwasserembolie: Sehr selten gerät ein Teil des Fruchtwassers in den Blutkreislauf der Frau, meist während besonders schwieriger Wehen. Die Flüssigkeit gelangt in die Lunge der Frau, wo sie die feinen Arterien verlegen kann. Symptome sind Herzrasen, Herzrhythmusstörungen, Kollaps, Schock und sogar Herzstillstand. Eine häufige Komplikation sind weit verstreute Blutgerinnsel im Kreislauf der Frau (disseminierte intravasale Gerinnung), die als Notfall behandelt werden müssen.

Nachblutungen: Nach der Geburt müssen übermäßige Blutungen aus der Gebärmutter verhindert werden. Gewöhnlich verliert die Frau beim Ausstoßen der Nachgeburt zwischen 400 und 500 Milliliter Blut, weil sich beim Lösen der Plazenta von der Gebärmutter Blutgefäße öffnen. Die Kontraktionen der Gebärmutter unterstützen das Verschließen dieser Gefäße bis zu deren Heilung.

Ein stärkerer Blutverlust wird als kritisch angesehen. Er tritt normalerweise bald nach der Entbindung auf, kann jedoch noch innerhalb von einem Monat vorkommen.

Starke Blutungen können darauf zurückgehen, dass sich die Gebärmutter nach der Geburt nicht ausreichend zusammenzieht. Dadurch bluten die Gefäße, die bei der Lösung der Plazenta verletzt wurden, weiter. Eine mögliche Ursache ist eine Überdehnung der Gebärmutter (z. B. durch zu viel Fruchtwasser, Mehrlinge oder ein besonders großes Kind). Andere Gründe sind nicht ausgestoßene Plazentareste, besonders lange oder schwierige Wehen, mehrere Schwangerschaften oder der Einsatz eines entspannenden Schmerzmittels während der Entbindung. Starke Blutungen können auch auf einen Riss oder Schnitt in der Scheide oder im Muttermund zurückgehen. Mitunter hat die Frau zu wenig Fibrinogen (ein Gerinnungsfaktor). Wenn bei einer Geburt schon einmal starke Blutungen aufgetreten sind, besteht bei späteren Geburten ein erhöhtes Blutungsrisiko.

Vor Beginn der Wehen wird versucht, starken Nachblutungen vorzubeugen oder sich darauf vorzubereiten. Deshalb überprüft der Arzt, ob bestimmte Voraussetzungen für übermäßige Blutungen vorliegen, z. B. zu viel Fruchtwasser. Wenn die Frau eine seltene Blutgruppe hat, werden entsprechende Blutkonserven beschafft. Nach der Ausstoßung der Plazenta wird die Frau noch mindestens eine Stunde beobachtet, um sicherzugehen, dass sich die Gebärmutter zusammenzieht und nicht zu viel Blut verloren geht.

Bei starken Blutungen massiert man den Unterleib der Frau. Auch Oxytozingaben über einen Tropf unterstützen die Nachwehen. Zusätzlich kann man Prostaglandine in den Gebärmuttermuskel injizieren. Manchmal benötigt die Frau eine Bluttransfusion.

Der Arzt versucht, die Ursache für die Blutung zu ermitteln, und untersucht, ob wirklich die gesamte Plazenta ausgestoßen wurde. Reste können ausgeschabt werden. Dazu wird ein schmaler, scharfer Löffel durch den Muttermund eingeführt, der von der Geburt gewöhnlich noch erweitert ist ■. Für die Ausschabung ist eine Betäubung erforderlich. Außerdem werden Gebärmutterhals und Scheide auf Verletzungen untersucht.

Wenn sich die Gebärmutter trotz aller Eingriffe nicht zusammenzieht und die Blutung nicht aufhört, müssen möglicherweise die Blut zuführenden Arterien zur Gebärmutter verschlossen werden. Die Verfahren rufen normalerweise keine anhaltenden unerwünschten Folgen hervor. In seltenen Fällen lässt sich die Blutung nur durch die Entfernung der Gebärmutter beenden.

▲ siehe Seite 1428   ■ siehe Seite 1338

Gebärmuttervorfall: Sehr selten wendet sich die Gebärmutter nach außen und ragt dann durch den Muttermund in die Scheide oder aus der Scheide hervor. Ein Gebärmuttervorfall ist ein Notfall, der sofortiger Behandlung bedarf. Der Arzt schiebt die Gebärmutter mit der Hand wieder an ihren normalen Platz zurück. Normalerweise kommt es anschließend zur vollständigen Genesung.

Geburtshilfemethoden

Unter einer **Weheneinleitung** versteht man das künstliche Auslösen von Wehen, meist durch das Hormon Oxytozin, das häufige und starke Kontraktionen der Gebärmutter bewirkt. Das Medikament ist identisch mit dem körpereigenen Hormon Oxytozin. Die Frau erhält es intravenös über eine Infusionspumpe, damit die Menge präzise kontrolliert werden kann. Mitunter wird auch versucht, durch Prostaglandine, welche die Erweiterung des Muttermunds unterstützen, das Einsetzen der Wehen zu fördern. Bei einer eingeleiteten Geburt werden die Herztöne des Kindes ständig überwacht. Anfangs werden Elektroden auf den Bauch der Frau gelegt. Nachdem die Fruchtblase geplatzt ist, kann durch die Scheide eine Elektrode in der kindlichen Schädeldecke befestigt werden. Wenn die Einleitung der Geburt erfolglos bleibt, entbindet man das Kind mittels Kaiserschnitt.

Bei einer **Wehenstimulation** werden die Wehen künstlich beschleunigt. Auch dazu verwendet man Oxytozin. Die Wehen müssen verstärkt werden, wenn die Kontraktionen der Frau nicht ausreichen, um das Kind durch den Geburtskanal zu schieben.

Wenn die Wehen zu stürmisch verlaufen, können sie künstlich **verlangsamt** werden. Wenn dafür infundiertes Oxytozin verantwortlich ist, wird die Zufuhr sofort gedrosselt. Die Frau kann ihre Lage verändern und Schmerzmittel erhalten. Bei spontanem Auftreten zu heftiger Wehen können die Wehen medikamentös durch Terbutalin oder Ritodrin abgeschwächt werden.

Die **Geburtszange** ist ein Instrument aus Metall, dessen abgerundete Kanten sich um den Kopf des Ungeborenen schließen. Bei einer normalen Geburt kann die Zange mitunter die Entbindung erleichtern. Notwendig wird ihr Einsatz, wenn das Kind unter Sauerstoffmangel leidet oder falsch liegt, wenn die Frau Schwierigkeiten mit den Presswehen bekommt, oder wenn die Wehen sehr lange dauern. Wenn der Einsatz der Zange nicht zum Erfolg führt, wird ein Kaiserschnitt durchgeführt; oft wird der Kaiserschnitt aber auch anstelle einer Zangen-

Einsatz von Geburtszange und Saugglocke

Geburtszange und Saugglocke können die Geburt unterstützen. Mit der Geburtszange wird der Kopf des Kindes umfasst. Eine Saugglocke haftet durch ein Vakuum am kindlichen Schädel. Beide Instrumente ziehen das Kind während einer Presswehe sanft aus dem Geburtskanal.

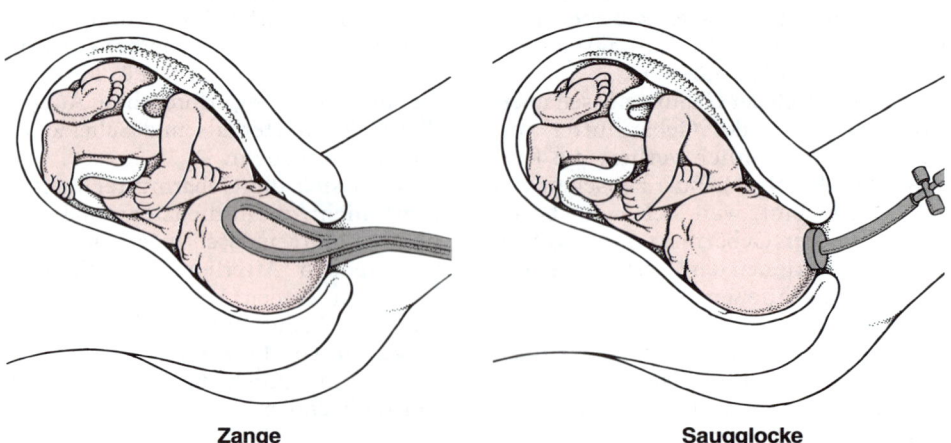

Zange · Saugglocke

entbindung durchgeführt. Die Zange kann Quetschungen am Gesicht des Kindes und Risse in der Scheide der Frau verursachen.

Anstelle der Zange kann auch eine **Saugglocke** die Entbindung erleichtern. Sie besteht aus einer kleinen, gummiartigen Schale, in der ein Vakuum erzeugt werden kann. Der Arzt führt sie in die Scheide ein und befestigt sie am Kopf des Kindes. Manchmal verursacht der Sog einem Bluterguss an der Kopfhaut.

Bei einem **Kaiserschnitt** wird das Kind geholt, nachdem Bauchdecke und Gebärmutter der Frau mit einem Schnitt eröffnet wurden. Diese Operation wird durchgeführt, wenn sie für die Sicherheit von Mutter oder Kind oder beiden erforderlich ist.

Für einen Kaiserschnitt setzt der Arzt einen Schnitt im oberen oder unteren Bereich der Gebärmutter. Bevorzugt wird der tiefe Schnitt, da es im unteren Bereich der Gebärmutter weniger Blutgefäße gibt, der Blutverlust also geringer ist. Zudem verheilt die Narbe besser, sodass sie bei nachfolgenden Geburten nicht so leicht aufreißt. Ein tiefer Schnitt kann horizontal oder vertikal angesetzt werden. Ein hoher Schnitt wird gewählt, wenn die Plazenta den Muttermund überlagert, bei einer Querlage des Kindes oder wenn das Kind noch sehr unreif ist.

Nach einer tiefen Schnittentbindung haben Frauen bei nachfolgenden Geburten gewöhnlich die Wahl zwischen einer vaginalen Geburt und einem erneuten Kaiserschnitt. Drei Viertel dieser Frauen können erfolgreich vaginal entbinden. Allerdings sollten diese Frauen in einer Klinik gebären, wo im Zweifelsfall doch ein Kaiserschnitt durchgeführt werden kann, weil immer eine gewisse Gefahr besteht, dass der frühere Schnitt während der Wehen aufreißt.

Um eine Lungenembolie zu vermeiden, bei der Blutgerinnsel aus Beinen oder Becken Arterien in der Lunge blockieren, sollte die Frau schon bald nach der Operation aufstehen und ein paar Schritte gehen. Im Vergleich zur vaginalen Geburt verursacht ein Kaiserschnitt mehr körperliche Schmerzen. Außerdem verlängert die Operation den Klinikaufenthalt und die Rekonvaleszenzzeit.

Wochenbett

Das Wochenbett umfasst die sechs bis acht Wochen nach der Geburt, in dem der Körper der Frau sich allmählich wieder regeneriert.

Nach der Entbindung treten bei der Frau bestimmte Symptome auf, die gewöhnlich nur vorübergehend leichte Beschwerden verursachen. Zu Komplikationen kommt es selten. Dennoch sind regelmäßige Arztvisiten, Hebammenbesuche und Nachsorgeuntersuchungen sinnvoll. Die häufigsten Komplikationen sind starke Blutungen ▲, Blasen-, Nieren- und Brustentzündungen, Stillprobleme ■ und Depressionen. Blutungen können nicht nur bald nach der Entbindung, sondern noch bis zu einen Monat danach auftreten.

Abläufe im Krankenhaus

Unmittelbar nach der Geburt des Kindes wird die Mutter überwacht. Arzt und Hebamme sind darum bemüht, das Blutungs- und Infektionsrisiko so gering wie möglich zu halten. Nachdem die Plazenta ausgestoßen wurde, kann der Bauch der Frau massiert werden, damit sich die Gebärmutter besser zusammenzieht. Wenn nötig, erhält die Frau Oxytozin, um die Nachwehen anzuregen. Dazu wird nach der Geburt für eine bis zwei Stunden eine Infusion angelegt oder die Frau erhält das Medikament mittels Nasenspray. Auf diese Weise ist sichergestellt, dass die Gebärmutter sich gut zusammenzieht und auch in dieser Lage bleibt. So kann starken Blutungen vorgebeugt werden.

▲ siehe Seite 1445   ■ siehe Seite 1459

Wenn die Entbindung unter Vollnarkose stattgefunden hat, bleibt die Mutter noch zwei bis drei Stunden unter Beobachtung, gewöhnlich in einem Aufwachraum, wo Sauerstoff, Blutkonserven und Infusionen zur Verfügung stehen.

Innerhalb der ersten 24 Stunden sinkt der Puls der Mutter. Die Temperatur steigt etwas an, ebenso die Zahl der weißen Blutkörperchen. Der blutig-schleimige Wochenfluss hält drei bis vier Tage lang an. Anschließend ist er zehn bis zwölf Tage lang blassbraun, schließlich gelblich weiß. Der Wochenfluss kann nach der Entbindung bis zu sechs Wochen andauern und sollte durch häufig gewechselte Binden aufgefangen werden. Nach der Entbindung steigt die Urinmenge oft kurzfristig stark an. Weil das Gefühl in der Blase vorübergehend gestört sein kann, sollte die Frau möglichst regelmäßig Wasser lassen, mindestens alle vier Stunden. Dadurch wird eine Überfüllung der Blase vermieden und einer Blasenentzündung vorgebeugt. Vor der Entlassung aus dem Krankenhaus sollte die Frau einmal Stuhlgang gehabt haben. Um einer Verstopfung entgegenzuwirken, die Hämorrhoiden verschlimmern kann, darf sie Abführmittel einnehmen. Gegen Hämorrhoidenschmerzen helfen warme Umschläge und schmerzlindernde Gels.

Im frühen Stadium der Milchproduktion füllen sich die Brüste sehr stark mit Milch. Dabei werden sie prall und empfindlich. Dieses Gefühl gibt sich sofort, wenn das Kind angelegt wird. Angenehm ist oft das ständige Tragen eines Stillbüstenhalters. Wenn die Brüste sehr stark anschwellen, muss die Frau vielleicht vor dem Stillen etwas Milch mit der Hand ausstreichen, damit sich der Mund des Kindes um Brustwarze und Vorhof schließen kann. Bei Beschwerden kann die Mutter die Milch unter der warmen Dusche ausstreichen. Allerdings wird dadurch die Milchproduktion eher noch mehr angeregt.

Nach den ersten 24 Stunden beginnt eine rasche Erholungsphase. Die Mutter kann sich ganz normal ernähren, sobald sie es wünscht. Nach Möglichkeit sollte sie frühzeitig aufstehen und herumlaufen. Bei einer vaginalen Geburt kann die Frau oft bereits nach einem Tag mit der Rückbildungsgymnastik beginnen – Übungen, die die Bauch- und Beckenbodenmuskulatur stärken.

Vor der Entlassung aus dem Krankenhaus wird die Frau untersucht. Eine Rh-negative Mutter mit einem Rh-positiven Kind erhält innerhalb von drei Tagen nach der Geburt $Rh_0(D)$-Immunglobulin. Dieses Medikament zerstört rote Blutkörperchen des Kindes, die möglicherweise ins Blut der Mutter geraten sind und dort die Produktion von Antikörpern auslösen können. Solche Antikörper könnten nachfolgende Schwangerschaften gefährden ▲. Nach sechs Wochen wird die Mutter erneut untersucht. Außerdem erhält sie vor Verlassen des Krankenhauses Informationen über die Veränderungen ihres Körpers und Verhütungsmethoden, die sie einsetzen kann, solange ihr Körper sich von der Geburt erholt. In der gesamten Zeit des Wochenbetts kann sich die Frau mit allen Fragen und Problemen – auch solchen zum Stillen – an ihre Hebamme wenden.

Sind Mutter und Kind gesund, verlassen sie die Klinik gewöhnlich innerhalb von 48 Stunden nach einer vaginalen Entbindung bzw. innerhalb von 96 Stunden nach einem Kaiserschnitt.

Abläufe zu Hause

Die noch immer vergrößerte Gebärmutter zieht sich noch eine Zeit lang zusammen (Nachwehen) und wird während der folgenden zwei Wochen immer kleiner. Die Nachwehen treten unregelmäßig auf und sind häufig schmerzhaft. Stillen unterstützt sie, denn es regt die Oxytozinproduktion an. Oxytozin stimuliert sowohl den Milchfluss als auch die Kontraktionen der Gebärmutter. Normalerweise ist die Gebärmutter nach fünf bis sieben Tagen fest und unempfindlich, aber immer noch etwas vergrößert. Sie reicht noch bis auf halbe Höhe zwischen Schambein und Nabel. Zwei Wochen nach der Entbindung hat sie wieder ihre normale Größe zurückgewonnen. Der Bauch der Frau wird trotz Gymnastik noch Monate lang nicht so straff sein wie vor der Schwangerschaft. Dehnungsstreifen verblassen mitunter erst nach einem Jahr.

Eine Frau im Wochenbett darf duschen oder baden, sollte jedoch wenigstens in den ersten zwei Wochen nach der Entbindung keine Unterleibspülungen durchführen. Das empfindliche Gewebe um die Scheide sollte zwei- bis dreimal täglich mit warmem Wasser gewaschen werden. Gegen Schmerzen nach einem Dammschnitt oder aufgrund von Hämorrhoiden helfen Sitzbäder.

Stillende Frauen müssen lernen, wie sie den Säugling richtig halten ■. Wenn das Kind nicht

---

▲ siehe Seite 1425

■ siehe Abbildung Seite 1459

richtig angelegt wird, können die Brustwarzen der Mutter wund werden. Manchmal zieht das Kind auch die Unterlippe an und saugt daran, was die Brustwarze reizt. In solchen Fällen kann die Mutter die Lippe mit dem Finger lösen. Nach einer Stillmahlzeit sollte sie die Milch nicht abwischen oder abwaschen, sondern auf den Brustwarzen antrocknen lassen. Durch kurzes, nicht zu heißes Föhnen lässt sich das Trocknen beschleunigen.

Solange eine Frau stillt, muss sie gut auf ihre Ernährung achten, besonders auf die Kalziumzufuhr. Eine ausgezeichnete Kalziumquelle sind Milchprodukte. Bei Milchunverträglichkeit kann stattdessen auf Nüsse und grünes Blattgemüse zurückgegriffen werden. Die Stillende kann auch ein Kalziumpräparat einnehmen. Vitamintabletten sind nicht erforderlich, wenn die Mutter sich ausgewogen ernährt; besonders auf die Zufuhr der Vitamine B_6, B_{12} und C ist zu achten.

Sobald die Frau dies wünscht, kann sie jede gewohnte Alltagstätigkeit wieder aufnehmen. Auch Geschlechtsverkehr ist gestattet, wenn die Frau dazu bereit ist und es ihr gut geht. Sobald der Eisprung wieder einsetzt, kann die Frau erneut schwanger werden. Bei Frauen, die nicht stillen, kommt es gewöhnlich etwa vier Wochen nach der Geburt und noch vor der ersten Periode zum Eisprung. Der Eisprung kann aber auch schon früher stattfinden. Bei stillenden Frauen tritt der Eisprung meist später auf, gewöhnlich zehn bis zwölf Wochen nach der Geburt. Die Zeitspanne hängt davon ab, ob die Frau voll stillt. Solange das Kind mindestens 80 Prozent Muttermilch bekommt, ist ein Eisprung selten. Hin und wieder treten Eisprung, Menstruation und eine erneute Schwangerschaft bei stillenden Müttern ebenso rasch ein wie bei nichtstillenden.

Erst ein bis zwei Jahre nach der Geburt hat sich der Körper wieder voll regeneriert. Deshalb wird Frauen gewöhnlich geraten, mit einer erneuten Schwangerschaft eine gewisse Zeit zu warten. Beim ersten Arzttermin nach der Entbindung können verschiedene Verhütungsmethoden ▲ besprochen werden. Nach einer Rötelnimpfung sollte vor der nächsten Schwangerschaft mindestens ein Monat verstreichen, damit das Kind keinen Schaden nimmt.

Infektionen im Wochenbett

Unmittelbar nach der Entbindung steigt die Körpertemperatur der Frau häufig an. Eine Temperatur über 38 °C in den ersten zwölf Stunden nach der Geburt zeigt mitunter den Beginn einer Infektion an. Sicherheitshalber sollte die Mutter von einem Arzt oder einer Hebamme untersucht werden. Wenn eine Frau 24 Stunden nach der Entbindung bei zwei Messungen im Abstand von mindestens sechs Stunden Fieber von jeweils mehr als 38 °C hatte, kann man von einer Wochenbettinfektion ausgehen. Heutzutage sind solche Infektionen selten, weil man sich bemüht, Infektionen von vornherein zu vermeiden und Ursachen stets sofort zu behandeln. Eine Infektion ist unbedingt ernst zu nehmen. Sobald eine Frau in der ersten Woche nach der Geburt über 38 °C Körpertemperatur hat, sollte sie ihren Arzt verständigen.

Wochenbettinfektionen können auf die Geburt selbst zurückgehen (dann ist die Gebärmutter oder das Gewebe um die Gebärmutter betroffen) oder indirekt damit zu tun haben (Nieren-, Blasen-, Brust- und Lungenentzündung).

GEBÄRMUTTERINFEKTIONEN

Infektionen nach der Geburt gehen gewöhnlich von der Gebärmutter aus. Wenn eine Infektion der Fruchtblase während der Wehen zu einem Temperaturanstieg führt, kann sich anschließend eine Entzündung der Gebärmutterschleimhaut, der Gebärmuttermuskulatur oder des umliegenden Gewebes entwickeln.

Ursachen und Symptome

Nach der Entbindung können Bakterien aus der normalen Scheidenflora Infektionen auslösen. Besonders anfällig dafür sind Frauen mit Anämie, Präeklampsie ■, wiederholten vaginalen Untersuchungen, einem zeitlichen Abstand von über 18 Stunden zwischen Blasensprung und Entbindung, langer Wehendauer, Kaiserschnitt, Plazentaresten in der Gebärmutter und starken Nachblutungen.

Zu den üblichen Symptomen gehören Blässe, Schüttelfrost, Kopfschmerzen, allgemeines Krankheitsgefühl, Abgeschlagenheit und Appetitlosigkeit. Der Puls ist beschleunigt, die Anzahl der weißen Blutkörperchen erhöht. Die Gebärmutter ist geschwollen, empfindlich und weich. Meist wird ein übel riechender Wochenfluss beobachtet.

Das infizierte Gewebe um die Gebärmutter schwillt an und hält dadurch die geschwollene, schmerzende Gebärmutter starr an ihrem Platz

▲ siehe Seite 1395   ■ siehe Seite 1424

fest. Die Frau hat starke Schmerzen und hohes Fieber.

Die Entzündung kann auf das Bauchfell übergreifen. In den Beckenvenen können sich Blutgerinnsel bilden, die eine Beckenvenenthrombose auslösen können. Wenn ein solches Blutgerinnsel in die Lunge geschwemmt wird und dort eine Arterie blockiert, kommt es zu einer Lungenembolie. Die giftigen Ausscheidungen der bakteriellen Erreger können im Blut so sehr zunehmen, dass ein toxischer Schock die Folge ist. Dabei fällt der Blutdruck massiv ab, und das Herz beginnt zu rasen. Ein toxischer Schock kann schwere Nierenschäden verursachen und tödlich ausgehen.

Diagnose und Behandlung

Normalerweise wird die Diagnose aufgrund der Befunde bei der körperlichen Untersuchung gestellt. Zusätzlich werden Bakterienkulturen aus Urin-, Blut- und Wochenflussproben angelegt.

Bei einer Gebärmutterinfektion erhält die Frau gewöhnlich intravenös Antibiotika, bis sie 48 Stunden fieberfrei ist. Anschließend muss sie oft noch einige Tage Antibiotika einnehmen.

BLASEN- UND NIERENENTZÜNDUNGEN

Zu einer Blasenentzündung kommt es manchmal, nachdem ein Katheter in die Blase gelegt wurde, um während und nach den Wehen einen Urinstau zu vermeiden. Teilweise waren die Bakterien schon während der Schwangerschaft in der Blase vorhanden, verursachen jedoch erst nach der Geburt Probleme. Eine Nierenentzündung wird durch Bakterien hervorgerufen, die sich nach der Entbindung über die Blase bis in die Nieren ausbreiten.

Als Symptome zeigen sich Fieber und Schmerzen beim Wasserlassen bzw. häufiger Harndrang. Eine Nierenentzündung ruft Schmerzen im unteren Rücken oder etwas seitlich, ein allgemeines Krankheitsgefühl bzw. Unwohlsein und Verstopfung hervor.

Normalerweise erhält die Frau ein Antibiotikum. Solange es keinen Hinweis gibt, dass eine Blaseninfektion auf die Nieren übergegriffen hat, reicht eine mehrtägige Antibiotikabehandlung aus. Bei Verdacht auf eine Nierenentzündung werden so lange Antibiotika gegeben, bis die Frau 48 Stunden fieberfrei ist. Der Erreger wird durch Bakterienkulturen aus dem Urin nachgewiesen. Sobald die Ergebnisse der

Kulturen vorliegen, kann man ein gezieltes Antibiotikum gegen den Erreger auswählen. Die Frau muss viel trinken, um die Nierenfunktion zu erhalten und Bakterien aus den Harnwegen auszuschwemmen. Sechs bis acht Wochen nach der Entbindung werden erneut Bakterienkulturen angelegt, um sicherzugehen, dass die Infektion vollständig ausgeheilt ist.

BRUSTENTZÜNDUNG

Eine Brustentzündung (Mastitis ▲) tritt gewöhnlich innerhalb der ersten sechs Wochen nach der Entbindung auf, fast immer bei stillenden Müttern. Reißt die Brustwarze oder die umliegende Haut auf, können Bakterien von der Haut in die Milchgänge eindringen und dort eine Infektion hervorrufen. Die entzündete Brust ist rot und geschwollen. Sie fühlt sich heiß und empfindlich an. Die Frau kann Fieber bekommen. Fieber, das später als zehn Tage nach der Entbindung beginnt, geht häufig auf eine Brustentzündung, mitunter jedoch auch auf eine Blasenentzündung zurück.

Brustentzündungen werden mit Antibiotika behandelt. Die Frau sollte in dieser Zeit weiterstillen. Das Stillen mindert die Gefahr, dass sich ein Abszess (eine Eiteransammlung) bildet, was allerdings nur selten vorkommt. Brustabszesse werden mit Antibiotika behandelt und gewöhnlich operativ eröffnet und entleert.

Blutgerinnsel

Blutgerinnsel (Thromboembolien) treten nach einer Entbindung häufiger auf. Gewöhnlich bilden sie sich in den Beinen oder im Becken (Thrombophlebitis). Wenn innerhalb von vier bis zehn Tagen nach der Entbindung die Körpertemperatur ansteigt, kann ein Blutgerinnsel die Ursache sein.

Die Behandlung besteht aus warmen Umschlägen, Kompressionsstrümpfen, die durch Arzt oder Krankenschwester angelegt werden, und Bettruhe mit hoch gelagerten Beinen (Fußende etwa zehn Zentimeter hoch stellen). Manchmal müssen gerinnungshemmende Medikamente eingesetzt werden.

Schilddrüsenprobleme

Ein Teil der Frauen hat im ersten halben Jahr nach der Geburt Probleme mit der Schilddrüse. Die Schilddrüse kann eine Zeit lang zu viel oder

▲ siehe Seite 1368

zu wenig Hormone ausschütten. Bevorzugt sind Frauen betroffen, bei denen Schilddrüsenerkrankungen oder Diabetes in der Familie liegen. Wenn bereits vorher eine Störung der Schilddrüse vorlag, z. B. ein Kropf oder die Hashimoto-Thyroiditis, kann sich diese Erkrankung verschlimmern und muss möglicherweise behandelt werden.

Wochenbettdepression

Bei einer Wochenbettdepression (postpartale Depression) kommt es in den ersten Wochen oder Monaten nach der Geburt zu einem Gefühl tiefer Trauer und damit verbundenen psychischen Störungen.

Eine verbreitete Erscheinung nach der Geburt sind die so genannten »Heultage«, ein Gefühl der Traurigkeit und Niedergeschlagenheit innerhalb der ersten drei Tage. Solche Gefühle sind nicht besorgniserregend, denn sie verschwinden gewöhnlich innerhalb von zwei Wochen. Eine postpartale Depression hingegen ist eine ernste Stimmungsveränderung, die Wochen bis Monate anhält. Noch schwerer ist die sehr seltene postpartale Psychose, die mit psychotischem Verhalten einhergeht.

Die Ursachen von Traurigkeit oder Depressionen nach einer Geburt sind unklar. Ein gewisser Anteil wird dem plötzlichen Hormonabfall zugeschrieben, besonders dem von Östrogen und Progesteron. Wenn eine Frau schon vor der Schwangerschaft unter Depressionen gelitten hat, kommt es eher zur postpartalen Depression. Deshalb sollten depressiv veranlagte Frauen dies ihrem Arzt oder ihrer Hebamme noch während der Schwangerschaft mitteilen. Auch die Anforderungen, welche die Geburt und die Sorge für das Kind an die Frau stellen, können zu Depressionen beitragen. Sie umfassen Schwierigkeiten bei Wehen und Geburt, Schlafmangel sowie Gefühle der Isoliertheit und der eigenen Unzulänglichkeit. Frauen mit postpartalen Depressionen hatten mitunter bereits vor der Schwangerschaft Depressionen oder andere psychische Probleme, oder sie haben nahe Verwandte mit Depressionen. Mangelnde Unterstützung und Partnerschaftsprobleme erhöhen die Wahrscheinlichkeit, an einer postpartalen Depression zu erkranken.

Zu den Symptomen zählen häufiges Weinen, Stimmungsschwankungen und Reizbarkeit sowie ein Gefühl von Traurigkeit. Seltener werden extreme Müdigkeit, Konzentrationsstörungen, Schlafstörungen, Verlust des sexuellen Interesses, Ängste, Appetitveränderungen und Gefühle der Unzulänglichkeit und Hoffnungslosigkeit beobachtet. Solche Symptome beeinträchtigen die Frau in ihrem Alltag. Eine Frau mit einer postpartalen Depression zeigt mitunter kein Interesse an ihrem Kind.

Bei der postpartalen Psychose treten zu den Depressionen auch Gedanken an Selbstmord oder Gewalttaten auf. Es kommt zu Halluzinationen, bizarrem Verhalten oder dem Wunsch, dem Kind zu schaden.

Wenn die Frau unglücklich ist, braucht sie normalerweise Unterstützung durch Familienangehörige und Freunde. Wird jedoch eine Depression diagnostiziert, braucht sie darüber hinaus professionelle Hilfe. Empfohlen wird gewöhnlich eine Kombination aus Psychotherapie und Antidepressiva ▲. Eine Frau mit einer postpartalen Psychose muss möglicherweise stationär aufgenommen werden, nach Möglichkeit auf einer Station, wo sie das Kind bei sich behalten kann. Sie braucht vielleicht sowohl antipsychotische Medikamente ■ als auch Mittel gegen Depressionen. Wenn die Frau stillt, sollte sie vor Einnahme solcher Medikamente gemeinsam mit dem Arzt überlegen, ob sie weiterstillen kann ★.

▲ siehe Tabelle Seite 606   ■ siehe Seite 633
★ siehe Kasten Seite 1434

ERKRANKUNGEN BEI KINDERN

KAPITEL 261

Neugeborene, Säuglinge und ältere Kinder

Die erfolgreiche Entwicklung vom Fetus – umgeben vom Fruchtwasser und, im Hinblick auf
seine Nährstoff- und Sauerstoffzufuhr, völlig
abhängig von der Plazenta – zum strampelnden,
atmenden Neugeborenen ist und bleibt ein Wunder. Neugeborene – als solche werden Kinder
bis zum zweiten Lebensmonat bezeichnet –
und Säuglinge – also Kinder zwischen dem zweiten Lebensmonat bis zum zweiten Lebensjahr –
müssen gut versorgt werden, um sich normal
entwickeln zu können und gesund zu bleiben.
Zu dieser Versorgung gehören nicht nur Ernährung und Hygiene, sondern auch liebevolles Um-
sorgtsein und das Gefühl der Sicherheit.

Durchtrennen der Nabelschnur

Sobald das Kind geboren ist, wird die Nabelschnur an beiden Enden abgeklemmt und dazwischen durchtrennt. Die Klemme am Nabelschnurstumpf wird innerhalb von 24 Stunden nach der Geburt entfernt. Der Nabelschnurstumpf muss sauber und trocken gehalten werden. Nach ein bis zwei Wochen fällt der Stumpf von allein ab.

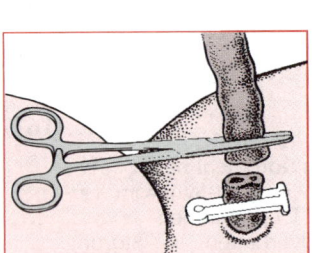

Durchschnittene Nabelschnur

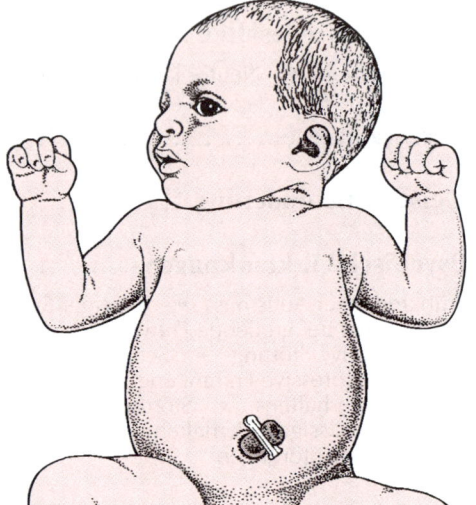

Abgeklemmte Nabelschnur

Erstversorgung

Direkt nach der Geburt macht das Neugeborene seinen ersten Atemzug. Wenn notwendig, können seine Atemwege – Mund, Nase und Rachen – durch vorsichtiges Absaugen von Schleim und Zellresten gereinigt werden. Die Nabelschnur wird an beiden Enden abgeklemmt und dazwischen durchtrennt. Das Neugeborene wird abgetrocknet und auf den Bauch der Mutter gelegt.

Es wird gemessen und gewogen und auf Auffälligkeiten sowie Zeichen von Atemnot hin untersucht – eine vollständige körperliche Untersuchung folgt später. Sein Allgemeinzustand wird jeweils ein und fünf Minuten nach der Geburt mithilfe des so genannten Apgar-Schemas bewertet. Ein niedriger Apgar-Wert ist ein Zeichen dafür, dass die Atem- und Kreislauffunktion des Neugeborenen gestört ist und von außen unterstützt werden muss. Allerdings entwickeln Kinder mit niedrigem Apgar-Wert bestimmte Störungen nicht häufiger als andere.

Wichtig ist, das Neugeborene warm zu halten. Dazu wird es gewickelt, leicht angezogen und sein Kopf bedeckt, da über ihn viel Wärme verloren geht. Wenn das Risiko besteht, dass sich das Baby auf dem Geburtsweg mit einer Geschlechtskrankheit hat anstecken können, bekommt es einen Tropfen eines Antibiotikums in die Augen getropft. Früher war diese vorbeugende Gabe von Augentropfen gesetzlich vorgeschrieben, heute bedarf sie der Einwilligung der Eltern.

Danach kann sich die junge Familie meist erst einmal im Kreißsaal bzw. im Geburtszimmer gemeinsam erholen. Wenn die Frau ihr Kind stillen will, wird es innerhalb der ersten 30 Minuten nach der Geburt angelegt.

Bleibt das Kind danach nicht bei der Mutter, wird es im Säuglingszimmer warm zugedeckt auf der Seite liegend zu Bett gebracht. Die Seitenlagerung verhindert, dass Schleim oder Flüssigkeit die Atemwege verlegt und die Atmung behindert. Es wird empfohlen, den Kindern kurz nach der Geburt Vitamin K zu geben, um das Risiko von Blutungen zu verringern, die auf einem Vitamin-K-Mangel beruhen. Intramuskulär gespritzt schützt Vitamin K zwar zuverlässig, wird aber verdächtigt, Krebs auszulösen.

Darum wird eher empfohlen, dem Kind nach der Geburt zwei Milligramm Vitamin K in Tropfenform und dann für drei Monate ein Milligramm pro Woche einzugeben.

Einige Zeit nach der Geburt wird das Neugeborene gebadet. Dabei sollte die weißliche, schmierige Masse (Vernix caseosa oder Käseschmiere), die den größten Teil der kindlichen Haut bedeckt, möglichst nicht entfernt werden, da sie vor Bakterien und damit vor Infektionen schützt.

Körperliche Untersuchung

Zur ersten Beurteilung des Neugeborenen gehört eine vollständige körperliche Untersuchung. Sie beginnt mit einer Reihe von Messungen, darunter die des Körpergewichts, der Körpergröße und des Kopfumfangs. Das durchschnittliche Geburtsgewicht beträgt 3 200 Gramm, die Durchschnittsgröße etwa 51 Zentimeter. Hiernach werden Haut, Kopf und Gesicht, Herz und Lunge, Nervensystem, Bauch und Geschlechtsorgane untersucht.

Die Haut ist gewöhnlich rötlich; allerdings können die Finger und Zehen wegen der in den ersten Lebensstunden noch schlechten Durchblutung bläulich sein. Über allen knöchernen Vorsprüngen, auf die Druck ausgeübt wird, vor allem an Kopf, Wangen und Hals, können derbe Knoten unter der Haut auftreten – das gilt besonders bei Zangenentbindungen. Diese knotigen Hautveränderungen können durch die Hautoberfläche brechen, wobei eine klare, gelbliche Flüssigkeit austritt. Sie heilen aber in der Regel schnell ab.

Kam das Kind aus der Normallage, mit dem Schädel voran zur Welt, kann sein Kopf in den ersten Tagen leicht verformt sein. Das beruht darauf, dass die Schädelknochen an ihren Nähten übereinander gleiten, damit sich der Kopf leichter an den Geburtsweg anpassen kann. Sammelt sich zwischen den Schädelknochen und der Knochenhaut Blut an, bildet sich eine Kopfblutgeschwulst, die sich nach einigen Wochen wieder zurückbildet. Schwellungen und Blutergüsse am Schädel kommen häufig vor. Eine Geburt aus der Beckenend- oder Steißlage, bei der das Kind mit dem Gesäß zuerst geboren wird, verformt den Kopf gewöhnlich nicht; stattdessen können die Gesäßhälften, Genitalien und Füße geschwollen sein und Blutergüsse aufweisen.

Der Druck bei einer vaginalen Geburt kann im Gesicht des Neugeborenen Prellungen und Blutergüsse verursachen. Anfangs kann das Gesicht auch asymmetrisch aussehen. Solche Asymmetrien können auch entstehen, wenn einer der Nerven, die die Gesichtsmuskeln versorgen, während der Geburt geschädigt wurde. Derartiges sollte sich in den ersten Lebenswochen allmählich zurückbilden.

Herz und Lunge des Neugeborenen werden mit einem Stethoskop abgehorcht. Auch seine Hautfärbung und der Zustand seines Herz-Kreislauf-Systems geben Hinweise darauf, ob eine Störung vorliegt. Der kindliche Pulsschlag wird ebenfalls gemessen.

Bei der Untersuchung auf eine Nervenschädigung werden die Primärreflexe, der Moro-Umklammerungsreflex, der Greif- sowie Such- und Saugreflex überprüft.

Viele angeborene Stoffwechselerkrankungen, die bei der Geburt noch nicht offen zu Tage treten, lassen sich mit einem erweiterten Bluttest für Neugeborene nachweisen. Durch die frühzeitige Diagnose und Behandlung lassen sich viele dieser zum Teil lebensgefährlichen Krankheiten, die zu schweren körperlichen und geistigen Entwicklungsstörungen führen können, verhindern oder zumindest abschwächen.

Die Form des Bauches sowie Form, Größe und Lage der inneren Organe, wie Nieren, Leber und Milz, werden überprüft. Vergrößerte Nieren können auf eine Harnabflussbehinderung hinweisen.

Biegsamkeit und Beweglichkeit von Armen, Beinen und Hüftgelenken werden ebenfalls überprüft. Außerdem wird auf eine angeborene Fehlstellung der Hüftgelenke (Hüftgelenkluxation oder -dysplasie) hin untersucht.

An den Genitalien wird geschaut, ob die Harnröhre geöffnet und richtig lokalisiert ist. Beim Jungen sollten sich die Hoden im Hodensack

Die drei wichtigsten Primärreflexe

Beim **Mororeflex** erschrickt das Neugeborene. Es breitet die Arme mit gespreizten Fingern aus und führt sie anschließend wieder über der Brust zusammen. Die Beine werden ebenfalls ausgestreckt. Beim **Suchreflex** wendet das Kind seinen Kopf mit geöffnetem Mund zu der Seite, dessen Wange berührt wurde. Dieser Reflex hilft dem Kind, die Brustwarze zu finden. Beim **Saugreflex** fängt das Kind sofort an zu saugen, wenn man etwas in seinen Mund schiebt.

befinden. Die Schamlippen des weiblichen Neugeborenen treten hervor – unter dem Einfluss der mütterlichen Hormone bleiben sie in den ersten Lebenswochen geschwollen. Der After des Neugeborenen wird auf eine Verschlussanomalie hin untersucht.

Die ersten Tage

Direkt nach der Geburt dürfen die Eltern ihr Kind im Arm halten. Wenn die Frau stillen möchte, ist dies der richtige Moment für den ersten Versuch. Für den Aufbau der Eltern-Kind-Beziehung und familiären Bindung ist ein früher Körper- und Augenkontakt mit dem Kind von großer Bedeutung. Doch auch wenn Eltern und Kind die ersten Stunden nicht zusammen verbringen, können sie zu ihrem Kind eine sehr gute Beziehung aufbauen. Nach der Geburt bleiben Mutter und Kind meist noch ein bis drei Tage im Krankenhaus. In der Zeit lernen die Eltern, das Neugeborene zu füttern, zu baden und anzuziehen, und werden mit seinen Bewegungen und Geräuschen allmählich vertraut. Bei einer ambulanten Geburt können Mutter und Kind bereits innerhalb von 24 Stunden das Krankenhaus verlassen.

Die Nabelschnurklemme aus Kunststoff wird innerhalb von 24 Stunden nach der Geburt entfernt. Der zurückbleibende Stumpf kann täglich mit einer Alkohollösung behandelt werden, damit er schneller abtrocknet und sich nicht infiziert. Innerhalb von ein bis zwei Wochen fällt der Nabelstumpf von allein ab.

Wenn ein Junge beschnitten werden soll, wird das gewöhnlich innerhalb der ersten Lebenstage gemacht, solange Mutter und Kind noch im Krankenhaus sind. Nur selten ist eine Beschneidung medizinisch begründet. Der wichtigste Grund dafür wäre eine Vorhautverengung, die den Harnabfluss behindert. Eine Beschneidung kann Infektionen sowie starke Blutungen und Vernarbung verursachen und in ganz seltenen Fällen sogar die ungewollte Amputation der Penisspitze zur Folge haben. Zwischen zwei bis 20 von 1 000 Jungen müssen sich nach einer Beschneidung einer operativen Korrektur der entstandenen Folgeschäden unterziehen. Genauso groß ist die Zahl derer, bei denen zu einem späteren Zeitpunkt eine Beschneidung vorgenommen wird.

Vor der Beschneidung sollte der Junge auf jeden Fall Stuhlgang gehabt haben. Der Eingriff sollte nicht vorgenommen werden, wenn der Penis eine Fehlbildung aufweist, da dann die

Vorhaut für eine spätere plastische Operation benutzt werden kann. Er muss verschoben werden, wenn die Frau während der Schwangerschaft Blut verdünnende Medikamente oder Azetylsalizylsäure eingenommen hat. Dann wird mit der Beschneidung so lange gewartet, bis diese Medikamente im kindlichen Organismus vollständig abgebaut sind.

Die meisten Neugeborenen bekommen in der ersten Lebenswoche einen leichten Hautausschlag. Gewöhnlich tritt er dort auf, wo die Kleidung an Armen, Beinen und Rücken reibt, selten auch im Gesicht. Der Ausschlag klingt meist von selbst ab. Lotionen, Puder, parfümierte Seife und Kunststoffhosen über der Windel machen den Ausschlag, vor allem bei heißem Wetter, meist noch schlimmer. In den ersten Lebenstagen wird die Haut oft trocken und schilfert ab, vor allem in den Hautfalten an den Handgelenken und Knöcheln.

Eine leichte Gelbsucht, die 24 Stunden nach der Geburt beginnt, ist bei Neugeborenen normal. Tritt sie jedoch vorher auf, sollte man ihr besondere Beachtung schenken.

Der erste ausgeschiedene Urin ist konzentriert und enthält oft Salze der Harnsäure, die die Windeln rosa färben können. Scheidet das Neugeborene innerhalb der ersten 24 Lebensstunden keinen Urin aus, muss der Arzt die Ursache dafür suchen. Diese Störung kommt häufiger bei Jungen vor.

Die erste Darmentleerung des Neugeborenen ist eine klebrige, grünschwarze Substanz, das Kindspech (Mekonium). Jedes Neugeborene sollte sein Kindspech innerhalb von 24 Stunden nach der Geburt abgegeben haben. Verzögert sich das, liegt es meist an einer Verstopfung durch eingedicktes oder verhärtetes Kindspech, die sich durch einen Einlauf beseitigen lässt. Nur selten liegt ein ernsthafter Verschluss aufgrund einer angeborenen Fehlbildung vor.

Das Leben mit einem Neugeborenen sorgt in einem Haushalt für einiges Durcheinander und verlangt von den Betroffenen einige Anpassungsleistungen. Das »Erste« kann den Lebensstil des Paares einschneidend verändern. Gibt es bereits Geschwisterkinder, kann das neue Baby Eifersucht auslösen. Diese schwierige Übergangszeit kann man erleichtern, indem man die »Großen« einfühlsam auf den »Nachrücker« vorbereitet und ihnen ein ausreichendes Maß an Aufmerksamkeit schenkt.

Ernährung

Das gesunde Neugeborene hat einen aktiven Such- und Saugreflex und kann sofort nach der Geburt trinken. Wurde das Neugeborene der Mutter nicht sofort an die Brust gelegt, wird die erste Mahlzeit normalerweise innerhalb von vier Stunden nach der Geburt gegeben.

Die meisten Babys schlucken beim Trinken an der Brust oder aus der Flasche gleichzeitig Luft. Da sie meist noch nicht aus eigener Kraft aufstoßen können, müssen die Eltern ihnen dabei helfen. Hierzu wird das Kind in aufrechter Haltung an die Brust des Erwachsenen gelehnt – der Kopf ruht dabei auf der elterlichen Schulter – und ihm sanft der Rücken getätschelt. Die Kombination aus sanftem Druck und zartem Klopfen bzw. Tätscheln lässt ein hörbares Bäuerchen erklingen, bei dem häufig auch eine kleine Menge Milch mit ausgespuckt wird.

Nach Möglichkeit sollten alle Kinder in den ersten sechs Lebensmonaten voll gestillt werden. Ist das nicht möglich, wird das Baby mit Säuglingsanfangsnahrung ernährt.

STILLEN

Muttermilch ist die beste Nahrung für Säuglinge. Sie enthält nicht nur alle notwendigen Nährstoffe in leicht verdaulicher und verwertbarer Form, sondern auch Antikörper und weiße Blutkörperchen, die das Kind vor Infektionen schützen. Muttermilch wirkt sich positiv auf den pH-Wert des kindlichen Stuhls und seine Darmflora aus und schützt vor bakteriellem Durchfall. Wegen der schützenden Eigenschaften von Muttermilch kommen viele Infektionskrankheiten bei Stillkindern seltener vor als bei Flaschenkindern. Zu stillen hat aber auch für die Mutter viele Vorteile. So wird durch das Stillen beispielsweise die Mutter-Kind-Bindung sehr unterstützt. Wie beliebt Stillen in Deutschland ist, belegen die Angaben des Berufsverbandes der Frauenärzte: Während vor 25 Jahren nur jedes zweite Neugeborene in der Geburtsklinik angelegt wurde, bekommen heute neun von zehn Babys nach ihrer Geburt die Mutterbrust.

Berufstätige Mütter können ihrem Kind zu Hause die Brust geben und während ihrer Arbeitszeit entweder das Fläschchen mit abgepumpter Muttermilch oder mit Säuglingsanfangsnahrung füttern lassen. Alle Säuglinge, gleich, welche Nahrung sie erhalten, sollten täglich 400 bis 500 IE Vitamin D erhalten.

Bevor die Milchproduktion einsetzt, scheiden die Brustwarzen eine dünne, gelbliche Flüssig-

keit, das Kolostrum, aus. Kolostrum ist reich an Kalorien, Eiweiß und Antikörpern. Die Antikörper werden vom kindlichen Körper direkt aus dem Magen aufgenommen und schützen das Neugeborene vor vielen Infektionen.

Die richtige Stillhaltung

Die Mutter sollte sich zum Stillen bequem und entspannt hinsetzen oder auch hinlegen. Sie kann das Kind in verschiedenen Haltungen anlegen; welche für sie die beste ist, muss jede Mutter selbst herausfinden.

Beliebt ist der Wiegegriff, bei dem das Kind auf dem Schoß gehalten wird und Bauch an Bauch mit der Mutter liegt. Die Mutter stützt den Hals und den Kopf des Kindes mit ihrem linken Arm, wenn es an der linken Brust trinkt. Das Kind muss so gehalten werden, dass sein Mund genau auf Höhe der Brustwarze liegt. Wichtig für Mutter und Kind ist, dass beide gut abgestützt werden. Die Mutter kann sich z. B. eine Rolle oder ein Kissen in den Rücken und unter den Arm legen. Wenn sie die Füße erhöht abstellt, z. B. auf einen Schemel, verhindert sie, dass sie sich über das Kind beugt, wodurch Rückenprobleme und wunde Brustwarzen entstehen können. Mit einem Kissen oder einer zusammengefalteten Decke kann sie außerdem den kindlichen Körper etwas anheben.

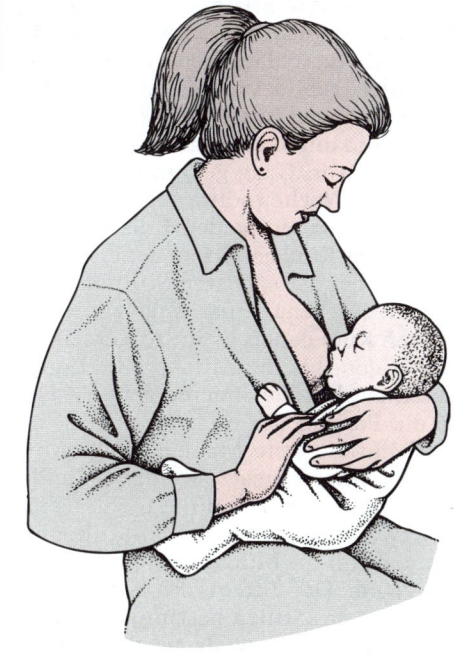

Die Mutter sollte sich zum Stillen bequem und entspannt hinsetzen und dem Kind nacheinander beide Brüste reichen. Das Kind liegt immer Bauch an Bauch mit der Mutter, damit es den Kopf nicht verdrehen muss, um trinken zu können. Zum Stillen wird die Brust mit einer Hand unterstützt, Daumen und Zeigefinger liegen auf, die restlichen Finger unter der Brust. Indem die Brustwarze die Unterlippe des Kindes berührt, wird der Suchreflex stimuliert – das Baby öffnet den Mund und nimmt die Brust. Wenn das Kind nicht nur die Brustwarze, sondern auch einen Teil des Warzenhofs in den Mund nimmt, wird verhindert, dass die Brustwarze wund wird. Bevor das Kind von der Brust genommen wird, wird der Saugakt unterbrochen, indem der Zeigefinger sanft in den Mund des Kindes geschoben und sein Kinn nach unten gedrückt wird. Wunde Brustwarzen werden meist durch falsches Anlegen verursacht; ihnen lässt sich leichter vorbeugen, als sie zu heilen sind.

Am Anfang sollte das Kind an jeder Brust zumindest einige Minuten lang trinken. Dadurch wird der so genannte Milchspendereflex ausgelöst, der dafür verantwortlich ist, dass die Milch richtig fließt. Ausschlaggebend dafür, dass genügend Milch gebildet wird, ist ausreichend langes Saugen an der Brust. Deshalb werden die Stillzeiten allmählich gesteigert, bis die Milchproduktion voll in Gang gekommen ist. Während der ersten Wochen sollte der Säugling dazu ermuntert werden, an beiden Brüsten zu trinken. Schläft das Kind bereits an der ersten Brust ein, sollte es bei der nächsten Stillmahlzeit an die zuletzt gegebene Brust angelegt werden. Beim ersten Kind dauert es im Allgemeinen 72 bis 96 Stunden, bis die Milchproduktion voll eingesetzt hat; bei den anderen geht es schneller. Ist die Frau in der ersten Nacht sehr erschöpft, kann die erste Mahlzeit nach Mitternacht durch Wasser ersetzt werden. Allerdings sollten in den ersten Tagen nie mehr als sechs Stunden zwischen den einzelnen Stillmahlzeiten liegen, damit die Milchbildung ausreichend angeregt wird. Der Bedarf des Kindes, nicht die Uhr sollte das Stillen bestimmen, auch die Stillzeit selbst sollte jeweils auf die Bedürfnisse des Kindes abgestimmt sein. Innerhalb von 24 Stunden sollte der Säugling im Durchschnitt – mit großen individuellen Schwankungen – acht- bis zwölfmal gestillt werden.

Bei der zweiten Früherkennungsuntersuchung des Kindes, der so genannten U2, die zwischen dem dritten und zehnten Lebenstag stattfindet, kann sich der Arzt u. a. davon überzeugen, ob das Stillen gut klappt, und etwaige Fragen der jungen Mutter beantworten. Bei Stillproblemen kann sie sich jederzeit auch an ihre betreuende Hebamme oder an Stillberaterinnen wenden. Bei einer ambulanten Geburt, wenn das Kind nicht ausreichend trinkt oder die Eltern ein spezielles Problem haben, sollte der Arzt bereits früher aufgesucht werden. Da sich bei Stillkindern nicht genau sagen lässt, wie viel Milch sie zu sich nehmen, orientiert sich der Arzt an der Stillhäufigkeit und der Gewichtszunahme des Kindes, um beurteilen zu können, ob genügend Milch gebildet wird. Ein Kind, das immer hungrig ist und jede oder alle zwei Stunden an die Brust will und dabei für sein Alter und seine Größe zu wenig wiegt, bekommt möglicherweise nicht genügend Milch.

Wann abgestillt wird, hängt von den individuellen Wünschen und Bedingungen von Mutter und Kind ab. Die Empfehlungen gehen dahin, sechs Monate voll zu stillen und die nächsten sechs Monate parallel zum Stillen langsam feste Kost einzuführen. Am leichtesten geschieht das Abstillen für Mutter und Kind ausschleichend über mehrere Wochen.

Ist das Kind beim Abstillen ein halbes Jahr alt, sollte zunächst eine Brustmahlzeit am Tag durch einen Kartoffel-Gemüse-Brei ersetzt werden. Nach und nach werden immer mehr Brust- durch Breimahlzeiten ersetzt. Am Ende des ersten Jahres kann das Kind – in entsprechender Zerkleinerung – weitgehend die gleichen Speisen bekommen wie der Rest der Familie. Aus der Tasse trinken zu lernen, ist ein wichtiger Entwicklungsschritt. Mit zehn Monaten kann die Umstellung auf die Tasse komplett abgeschlossen sein.

FLASCHENERNÄHRUNG

Im Krankenhaus bekommen Neugeborene, die nicht gestillt werden, meist direkt nach der Geburt das erste Mal die Flasche, danach wird im Idealfall nach Bedarf gefüttert. In der ersten Lebenswoche erhält das Neugeborene pro Milchmahlzeit ca. 30 bis 60 Gramm, die in der zweiten Woche langsam auf 90 bis 120 Gramm pro Mahlzeit sechs- bis achtmal am Tag gesteigert werden. Das Kind sollte nicht gezwungen werden, das Fläschchen leer zu trinken, sondern sollte so viel trinken dürfen, wie es will, und so oft es hungrig ist. Wenn die Kinder größer werden, trinken sie auch größere Mengen – im dritten oder vierten Monat können das bereits 180 bis 240 Gramm pro Mahlzeit sein. Das Kind sollte beim Fläschchengeben halb liegen oder aufrecht sitzen. Auf keinen Fall sollte es während des Fütterns flach auf dem Rücken liegen, da die Milch dadurch in die Nase oder in die Eustachische Röhre laufen kann. Ältere Kinder, die ihre Flasche schon allein halten können, sollten nicht damit schlafen gelegt werden, da Dauernuckeln mit Milch oder Säften Zahnschäden bzw. Karies verursachen kann.

Der Muttermilch am ähnlichsten ist so genannte Säuglingsanfangsnahrung. Mit jenen Produkten, die ein »Pre« vor dem Namen tragen, können Säuglinge wie mit Muttermilch nach Bedarf gefüttert werden. Trägt das Produkt eine 1 nach dem Namen, handelt es sich ebenfalls um eine Säuglingsanfangsnahrung, der aber, anders als der »Pre«-Nahrung, Mais- oder Reisstärke zugesetzt ist. Mit dieser 1er-Nahrung sollten die Trinkmengen des Kindes entsprechend Größe, Gewicht und Alter begrenzt bleiben, damit es nicht zu dick wird. Mit der Säuglingsanfangsnahrung kann das Kind gefüttert werden, bis es alt genug ist, um Vollmilch aus der Flasche zu trinken.

Ab dem vierten Lebensmonat ist es auch möglich, dem Baby Folgemilch zu geben. Diese ist erkennbar an einer 2 nach dem Produktnamen und sättigt durch einen Zusatz von Stärke oder Maltodextrose stärker.

Säuglingsfertignahrungen, die nach Vorschrift aus Pulver und abgekochtem Wasser zubereitet werden, enthalten alle für die gesunde Entwicklung eines Babys notwendigen Mineralstoffe und Vitamine, einschließlich Vitamin D, Eisen und Fluorid. Dennoch sollten auch Flaschenkinder täglich eine Dosis Vitamin D bekommen.

Fläschchen, Sauger und alle Zubehörteile sollten nach der gründlichen Reinigung mindestens fünf Minuten lang in sprudelnd kochendem Wasser keimarm gemacht werden.

Ganz wichtig ist die richtige Trinktemperatur von etwa 37 °C. Um schwere Verbrühungen zu vermeiden, sollte das Fläschchen vor dem Füttern geschüttelt werden, damit sich die Wärme gleichmäßig verteilt. Danach wird die Temperatur am besten kontrolliert, indem man einen Tropfen Milch auf die empfindliche Haut an der Innenseite des Handgelenks gibt. Richtig ist die Temperatur, wenn sich die Milch weder warm noch kalt anfühlt. Wegen der Gefahr einer Überhitzung sollte Fertigmilch oder sonstige Babykost nicht in der Mikrowelle erwärmt werden.

Wichtig ist auch die Lochgröße des Milchsaugers bzw. die Anzahl der Sauglöcher, da diese über die Geschwindigkeit des Nahrungsflusses entscheiden. Die Milch sollte langsam heraustropfen, wenn die Flasche nach unten gehalten wird. Für ältere, größere Kinder, die bereits größere Mengen Flüssigkeit aufnehmen können, eignen sich Sauger mit größeren Löchern oder mehr Löchern bzw. mit Schlitz.

ERSTE BREIMAHLZEITEN

Ab wann zugefüttert werden soll, hängt von den Bedürfnissen des Kindes ab. Der richtige Zeitpunkt ist im Allgemeinen gekommen, wenn das Kind so groß ist, dass es eine konzentriertere Nahrungsquelle braucht. Ein Indiz dafür ist, wenn das Kind zwei bis drei Stunden, nachdem es ein ganzes Fläschchen leer getrunken hat und satt gewesen ist, wieder hungrig ist. Viele Säuglinge nehmen feste Nahrung widerstandslos auf, nachdem sie Brust oder Flasche bekommen haben, da damit sowohl ihr Saugbedürfnis befriedigt als auch ihr Hunger gestillt wird.

Säuglinge entwickeln schneller Nahrungsmittelallergien oder -unverträglichkeiten als ältere Kinder und Erwachsene. Werden dem Kind viele verschiedene Nahrungsmittel innerhalb eines kurzen Zeitraums gefüttert, lässt sich schwer feststellen, welches davon für die Reaktion verantwortlich ist. Deshalb sollte stets nur ein neues Nahrungsmittel nach dem anderen und auch immer nur ein neues pro Woche in den Speiseplan des Kindes aufgenommen werden. Wird das Nahrungsmittel gut vertragen, kann das nächste ausprobiert werden.

Der erste Brei sollte aus gedünsteten, zermusten Karotten und Kartoffeln, gekochtem, püriertem Fleisch und Fett bestehen. Der zweite ist dann ein Vollmilch-Getreide-Brei, der dritte wieder eine milchfreie Mahlzeit aus Obst und Getreide. Fleisch sollte bereits ab dem sechsten Lebensmonat in den Speiseplan aufgenommen werden, damit das Kind ausreichend mit Eisen versorgt wird. Viele Säuglinge lehnen Fleisch jedoch anfangs ab.

Wird das Kind mit dem Löffel gefüttert, gewöhnt es sich allmählich an die neue Kostform. Mit sechs bis neun Monaten ist der Säugling in der Lage, die Nahrung mit den Fingern zu greifen und in den Mund zu stecken. Parallel zum Füttern sollte das Kind dazu ermutigt werden, selbstständig zu essen.

Zwar mögen Säuglinge Süßes, da Zucker aber kein wichtiger Nährstoff ist, sollte er, wenn überhaupt, nur in ganz geringer Menge zugesetzt werden. Gesüßte Babynahrung als Dessert ist ohne Nutzen für das Kind. Auf Honig sollte im ersten Lebensjahr komplett verzichtet werden. Er kann Sporen des Bakteriums *Clostridium bo-*

tulinum enthalten, das älteren Kindern und Erwachsenen nicht schadet, beim Säugling jedoch Botulismus verursachen kann.

Ausscheidung

Der gesunde Säugling nässt im Durchschnitt 15- bis 20-mal am Tag ein. Der Urin kann fast klar bis tiefgelb sein. Der Stuhlgang variiert individuell stark in Häufigkeit, Farbe und Konsistenz und hängt vom jeweiligen Kind und seiner Ernährung ab. Die Stuhlhäufigkeit von Säuglingen weist eine große Schwankungsbreite auf: zwischen sechs- bis achtmal am Tag und dreimal pro Woche. Bei der Stuhlkonsistenz ist von fest und geformt bis weich und flüssig alles normal. Der Stuhlgang kann senfgelb bis dunkelbraun gefärbt sein. Stillkinder haben meist einen weicheren und heller gefärbten Stuhl.

Die Windeln müssen häufig gewechselt werden, damit die empfindliche Haut trocken bleibt, nicht wund wird und sich keine Windeldermatitis entwickelt. Moderne superabsorbierende Einwegwindeln verfügen über eine Polymerschicht, die zu einem körnigen Gel aufquillt, das die Feuchtigkeit fest umschließt und so von der Haut fern hält. Diese Wegwerfwindeln halten bei kleinen bis mittelstarken Urinmengen trockener als Stoffwindeln. Da ihre Aufnahmefähigkeit aber begrenzt ist, müssen auch sie regelmäßig gewechselt werden. Darmbakterien, die sich normalerweise im Stuhl befinden, können Harnstoff abbauen. Dadurch wird der Urin alkalisch und reizt die Haut – ein Grund mehr, die Windeln häufig auf ein großes Geschäft hin zu untersuchen und dann sofort zu wechseln. Zur Windelproblematik gibt es verschiedene ökologische Überlegungen: Wegwerfwindeln verbrauchen viel Material und verursachen viel Müll. Stoffwindeln verbrauchen bei der Wäsche dagegen mehr Energie und arbeiten mit mehr Chemie.

Babypuder hilft, die Haut trocken zu halten, wenn ein Kind leicht schwitzt. Vor Urin und Stuhl schützt er die Babyhaut jedoch nicht; er ist deshalb nicht unbedingt notwendig. Da Talkumpuder beim Einatmen Lungenprobleme verursachen kann, sollten Eltern stattdessen Puder auf Maisstärkebasis kaufen.

Schlafen

Da das Nervensystem des Neugeborenen noch unreif ist, haben Neugeborene ein großes Schlafbedürfnis. Allerdings schlafen sie selten länger als ein, zwei Stunden am Stück, egal, ob nachts oder tagsüber. Mit vier bis sechs Wochen hat sich der Schlaf-Wach-Rhythmus der meisten Säuglinge dann bei vier Stunden Wachsein und vier Stunden Schlafen eingependelt. Erst ab dem zweiten oder dritten Monat entwickelt sich so etwas wie ein regelmäßiger, zusammenhängender Nachtschlaf. Mit einem Jahr schlafen die meisten Kinder nachts acht bis neun Stunden lang.

Die Eltern können dem Säugling helfen, zu einem regelmäßigen Nachtschlaf zu finden, indem sie das Kind spät abends keinen starken Reizen mehr aussetzen oder sonst wie stimulieren. Ebenso wichtig ist es – auch für eine regelrechte Sehentwicklung –, dass das Zimmer, in dem das Kind schläft, abgedunkelt ist. Bereits ganz junge Säuglinge sollten dazu erzogen werden, allein einzuschlafen und nicht in den Armen von Vater oder Mutter. Damit soll erreicht werden, dass sie nicht in Panik geraten, wenn sie nachts allein aufwachen, sondern von selbst wieder in den Schlaf finden.

Um die Gefahr des plötzlichen Kindstodes (SIDS) zu reduzieren, sollten Säuglinge auf dem Rücken oder der Seiten liegen und nicht auf dem Bauch. Diese Empfehlung hat dazu geführt, dass in den vergangenen Jahren weniger Kinder an SIDS gestorben sind. Wegen der Erstickungsgefahr sollten Säuglinge auch nicht auf eine weiche Unterlage gebettet werden und ihnen sollte kein Spielzeug mit ins Bett gegeben werden. Auch schwere Decken können die Atmung behindern.

Körperliche Entwicklung

Die körperliche Entwicklung eines Kindes hängt von seiner Erbmasse, der Ernährung und den Umweltbedingungen ab. Auch körperliche und psychische Besonderheiten beeinflussen das kindliche Wachstum. Optimales Wachstum erfordert optimale Ernährung und Gesundheit.

Ein Neugeborenes verliert in den ersten Lebenstagen zwischen fünf bis sieben Prozent seines Geburtsgewichts – der höhere Prozentsatz bezieht sich meist auf Stillkinder. Am Ende der zweiten Lebenswoche sollte das Geburtsgewicht jedoch wieder erreicht sein. Der Säugling verdoppelt sein Geburtsgewicht bis zum fünften Lebensmonat und verdreifacht es bis zum Ende des ersten Lebensjahrs. Bis zum Alter von fünf Monaten wächst ein Kind 30 Prozent, in einem Jahr mehr als 50 Prozent.

Körperliche Entwicklung im ersten Lebensjahr

Gewicht und Größe des Kindes werden bei jeder Früherkennungsuntersuchung bestimmt und in ein so genanntes Wachstumsdiagramm eingetragen, um zu kontrollieren, ob sich das Kind altersgerecht entwickelt. Diagrammlinien ermöglichen den Vergleich zwischen gleichaltrigen Säuglingen. Liegt beispielsweise das Gewicht eines Kindes auf der 90-Prozent-Linie, bedeutet dies, dass 90 Prozent der Kinder weniger und zehn Prozent mehr wiegen. Die 50-Prozent-Linie zeigt an, dass 50 Prozent aller Kinder unterhalb und 50 Prozent oberhalb dieses Wertes liegen. Von noch größerer Aussagekraft ist es, wenn sich dieser Prozentsatz von einem Früherkennungstermin zum nächsten deutlich ändert.

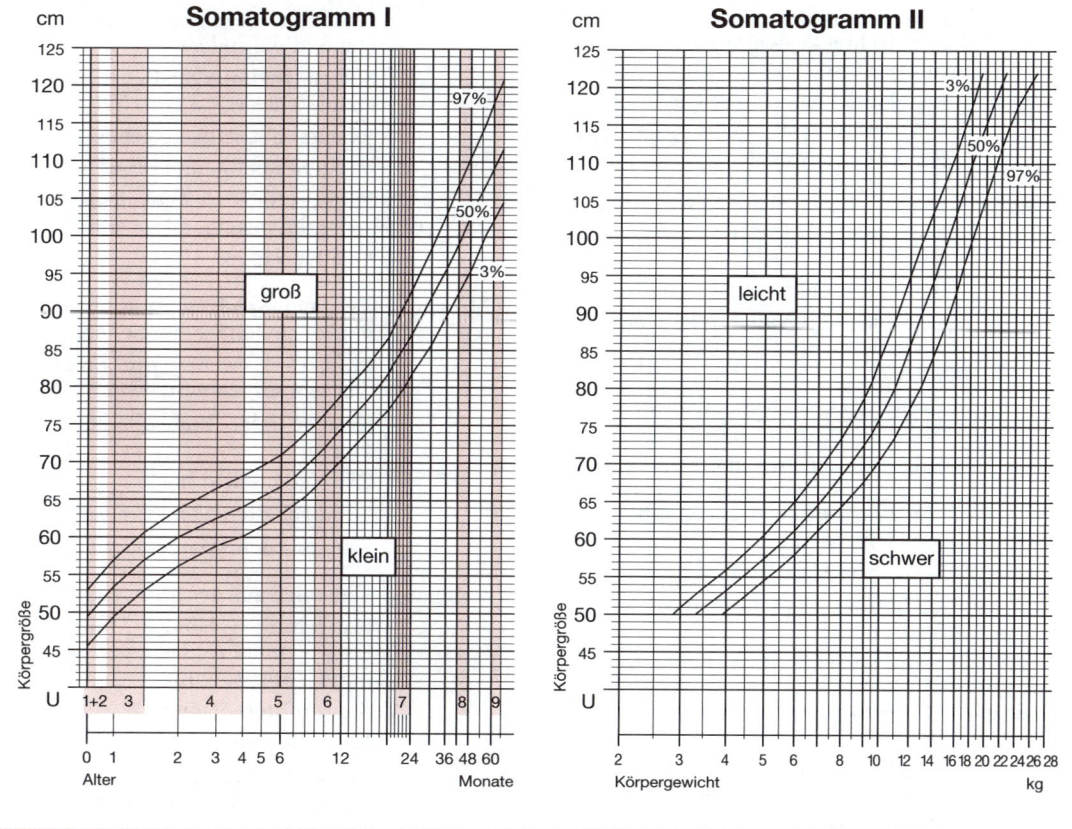

Die Organe wachsen unterschiedlich schnell. So erfahren die Geschlechtsorgane direkt nach der Geburt zwar einen kurzen Wachstumsschub, bleiben dann aber bis zur Pubertät nahezu gleich. Das Gehirn dagegen wächst fast ausschließlich im ersten Lebensjahr. Das Gehirn des Säuglings hat bei der Geburt etwa ein Viertel der Größe des von Erwachsenen, am Ende des ersten Lebensjahrs sind es bereits 75 Prozent. Mit einem Jahr erreicht die Nierenfunktion Erwachsenenwerte.

Die unteren Schneidezähne brechen im Allgemeinen im Alter von fünf bis neun Monaten durch, die oberen von acht bis zwölf Monaten.

Entwicklung von Verhalten, sozialen Fähigkeiten und Intellekt

Verhalten, soziale Fähigkeiten und Intellekt entwickeln sich von Kind zu Kind unterschiedlich schnell. Manche Kinder lernen schnell, in ande-

MEILENSTEINE DER ENTWICKLUNG – DAS ERSTE LEBENSJAHR

ALTER	MEILENSTEIN	ALTER	MEILENSTEIN
1 Monat	Hebt die Hände vor Augen und Mund		Lauscht intensiv menschlichen Stimmen
	Dreht, auf dem Bauch liegend, den Kopf von einer Seite zur anderen		Lächelt spontan
	Verfolgt einen Gegenstand, der im Abstand von etwa 15 cm bogenförmig vor seinem Gesicht bis zur Mittellinie bewegt wird, mit den Augen		Quietscht vor Vergnügen
		7 Monate	Sitzt ohne Unterstützung
	Reagiert auf Geräusche, z. B. indem es aufschreckt, weint oder sich beruhigen lässt		Kann, wenn es aufrecht gehalten wird, etwas Gewicht selbst halten
	Wendet sich bekannten Geräuschen und Stimmen zu		Wechselt Gegenstände von einer Hand in die andere
	Fixiert Gesichter		Schaut heruntergefallenen Gegenständen nach
3 Monate	Hebt, auf dem Bauch liegend, den Kopf um 45 Grad (evtl. sogar 90 Grad)		Reagiert auf seinen eigenen Namen
			Versteht »nein« und reagiert darauf
	Öffnet und schließt die Hände		Plappert, indem es Vokale und Konsonanten miteinander verbindet
	Stößt den Fuß nach unten, wenn es auf eine ebene Oberfläche gestellt wird		Spielt Verstecken
	Greift oder schlägt nach vor ihm baumelnden Spielsachen	9 Monate	Versucht Spielzeug außerhalb seiner Reichweite zu erreichen
	Folgt mit den Augen einem bogenförmig oberhalb seines Gesichtes von einer Seite zur anderen bewegten Gegenstand		Protestiert, wenn ihm Spielzeug weggenommen wird
			Kriecht oder krabbelt auf allen vieren
	Betrachtet Gesichter intensiv		Zieht sich selbst hoch
	Lächelt, wenn es die Stimme seiner Mutter hört		Steht gehalten oder gestützt
	Ahmt sprachähnliche Laute nach		Sagt zu jedem Mama oder Papa
5 Monate	Hält seinen Kopf in aufrechter Position	12 Monate	Setzt sich aus der Bauchlage auf
	Dreht sich auf die andere Seite, meist vom Bauch auf den Rücken		Hangelt sich gehend an Möbeln entlang; geht ein oder zwei Schritte ohne Unterstützung
	Greift nach Gegenständen		Steht minutenlang frei
	Erkennt weiter weg stehende Menschen		Nennt die Eltern Mama und Papa
			Trinkt aus der Tasse
			Klatscht in die Hände und winkt

ren Familien lernen alle spät laufen oder sprechen. Mangelnde oder im Gegensatz dazu ausreichende Anregung kann die normale Entwicklung hemmen bzw. fördern. Obwohl die Entwicklung eines Kindes normalerweise kontinuierlich verläuft, kann es bei Funktionen, wie beispielsweise beim Sprechenlernen, zwischenzeitlich zu einem Stillstand kommen.

Schreien ist für Babys ein Kommunikationsbzw. Ausdrucksmittel. Sie schreien, wenn sie hungrig sind, sich nicht wohl fühlen, überreizt sind und aus vielen anderen Gründen, die nicht immer augenscheinlich sind. Das Schreien nimmt meist in den ersten sechs Lebenswochen zu – und dauert dann typischerweise drei Stunden am Tag –, um dann bis zum dritten Monat auf eine Stunde täglich zurückzugehen. Die Eltern versuchen, das schreiende Kind meist zu beruhigen, indem sie ihm Nahrung anbieten, die Windel wechseln oder nach einer Ursache für Schmerzen oder Unbehagen suchen. Fruchtet das alles nichts, hilft es manchmal, das Kind einfach nur im Arm zu halten oder am Körper zu tragen. Aber manchmal kann man machen, was man will – nichts hilft. Auf keinen Fall sollte ein schreiendes Baby zum Essen gezwungen werden. Wäre Hunger der Quell seines Unwohlseins, würde es bereitwillig essen.

Entwicklungsförderung

Säuglinge brauchen für ihr körperliches Wachstum die richtige Ernährung sowie Sicherheit und Schutz. Werden ihre körperlichen Bedürfnisse regelmäßig und durchgehend erfüllt, lernen Babys die Sorge tragenden Personen als Quell der Zufriedenheit kennen, und es entsteht ein fester Bund des Vertrauens.

Zusätzlich zu ihren körperlichen Bedürfnissen brauchen Babys Zuwendung und Anregung, um sich emotional und intellektuell gesund entwickeln zu können. Manche Eltern bieten ihren Kindern eine stark organisierte Umweltstruktur mit allerlei Spielzeug und Gerätschaften. Tatsächlich ist das materielle Angebot eher nebensächlich. Was wirklich zählt, ist eine wohltuende, positive Interaktion zwischen dem Säugling auf der einen Seite und den beiden Elternteilen auf der anderen. Lachende Gesichter, häufige freundliche Ansprache, Körperkontakt und Liebe sind wichtiger für die körperliche Entwicklung des Kindes als Spielzeuge und -geräte.

Früherkennungsuntersuchungen

Ziel und Zweck der Früherkennungsuntersuchungen sind, Probleme bereits im Frühstadium aufzudecken. Früh erkannt, lassen sich die meisten Störungen, die die gesunde kindliche Entwicklung beeinträchtigen können, verhindern oder zumindest eindämmen. Zu diesem Zweck bieten die Krankenkassen allen Kindern neun kostenlose Früherkennungsuntersuchungen an, die im Alter zwischen der Geburt und dem sechsten Lebensjahr in festgelegten Abständen durchgeführt werden sollen. Seit Ende 1998 haben alle versicherten Jugendlichen auch Anspruch auf die Jugendgesundheitsuntersuchung U10 bzw. J1, die zwischen zwölf und 15 Jahren durchgeführt werden soll. Bei ihr soll noch einmal nach

auffälligen körperlichen Fehlentwicklungen und seelischen Störungen, wie Angstzuständen, Essstörungen und Suchtgefährdung, gefahndet werden, damit sie behandelt werden können, bevor sie sich verfestigt haben.

Bei der U2 zwischen dem dritten und zehnten Lebenstag wird dem Kind Blut für Laboruntersuchungen abgenommen. Bei einem Test wird die Konzentration an Schilddrüsenhormonen bestimmt. Diese Untersuchung ist sehr wichtig, da ein zu geringer Gehalt an Schilddrüsenhormonen eine chronische Schilddrüsenerkrankung bedeuten kann; bei diesem so genannten Kretinismus bleiben die Kinder in ihrer geistigen und körperlichen Entwicklung zurück. Ein Neugeborenes mit niedrigem Schilddrüsenhormonspiegel sollte innerhalb der ersten sieben bis zehn Lebenstage Schilddrüsenhormone erhalten. Bei der U2 wird auch auf die Stoffwechselkrankheit Phenylketonurie geprüft, die unbehandelt zu geistiger Behinderung führen kann.

Gleichzeitig können noch eine Reihe anderer Tests durchgeführt werden, um beispielsweise nach Galaktosämie, Ahornsirupkrankheit und Tyrosinämie zu suchen.

Frühgeborene, die vor der 37. Schwangerschaftswoche entbunden wurden, werden regelmäßig auf Zeichen einer Netzhauterkrankung, der so genannten Frühgeborenenretinopathie, hin untersucht ▲.

Größe, Gewicht und Kopfumfang des Kindes werden im ersten Lebensjahr bei jeder Früherkennungsuntersuchung ermittelt. Das Herz des Kindes wird mit einem Stethoskop auf Geräusche abgehorcht, die auf eine Herzerkrankung hindeuten können. Auch der Bauch wird bei jedem Besuch abgetastet, da einige seltene Tumoren, wie der Wilmstumor und das Neuroblastom, nur zu bemerken sind, während der Säugling wächst. Auch das Hör- und Sehvermögen und die motorische Entwicklung werden geprüft und ihre Entwicklung verfolgt.

Im Rahmen der Früherkennungsuntersuchung kann das Kind auch gegen verschiedene Krankheiten geimpft werden.

Impfungen

Zum Schutz vor Infektionskrankheiten können Kinder geimpft werden. Dank der Impfungen sind Pocken heute weltweit vollständig und viele andere Infektionskrankheiten wie die

▲ siehe Seite 1477

Impfschema für Säuglinge und Kinder

Die Immunisierung gegen bestimmte Infektionskrankheiten ist wichtig, um Säuglinge und Kinder vor Krankheiten zu schützen. Unten sind die von der Ständigen Impfkommission für Kinder und Jugendliche empfohlenen Impfungen dargestellt. Je nach den Umständen ist es jedoch möglich, einzelne Impfungen auszulassen oder zu verschieben. So wird bei einem Neugeborenen, dessen Mutter ein Hepatitis-B-Oberflächenantigen im Blut hat, eine Hepatitis-B-Impfung bereits kurz nach der Geburt empfohlen. Andere Kinder sollen erst im zweiten Monat dagegen geimpft werden. Die Zeitspanne, innerhalb derer geimpft werden kann, ist recht groß. Den für das einzelne Kind besten Impfzeitpunkt bestimmt am besten der Kinderarzt. Oft werden Kombinationsimpfstoffe gespritzt, was für das Kind die Zahl der Spritzen verringert.

Impfstoff/ Antigenkombination		Lebensmonat					Lebensjahr	
	Geburt	2	3	4	11–14	15–23	5–6	9–17
DPT*		1.	2.	3.	4.			
Td****							A	A
P								A
Hib		1.		2.	3.			
iPV**		1.		2.	3.			A
HB		1.		2.	3.			
MMR***						1.	2.	
Varizellen (Windpocken)						1.		

D = Diphtherie

T = Tetanus

P = Pertussis (Keuchhusten), mit azellulärem Impfstoff

Hib = Haemophilus influenzae Typ B

IPV = Poliomyelitis (Kinderlähmung) mit gespritztem Impfstoff

HB = Hepatitis B

MMR = Masern, Mumps, Röteln

A = Auffrischimpfung. Erfolgte die letzte entsprechende Impfung vor weniger als zwölf Monaten, kann der Termin entfallen.

Zu den Impfabständen:

Wenn Kombinationsimpfstoffe gespritzt werden, müssen bei den Impfabständen die Angaben des Herstellers beachtet werden. Ansonsten gilt:

* Der Abstand zwischen erster und zweiter sowie zweiter und dritter Impfung sollte mindestens vier Wochen betragen, der zwischen dritter und vierter Impfung mindestens sechs Monate.

** Wird das Produkt *IPV-Virelon* verwendet, sind nur zwei Injektionen notwendig.

*** Der Abstand zwischen den beiden Impfungen sollte mindestens vier Wochen betragen.

**** Ab dem sechsten Lebensjahr wird zur Auffrischimpfung gegen Diphtherie ein Impfstoff mit verringertem Diphtherietoxoid-Gehalt verwendet. Er ist durch ein klein geschriebenes »d« gekennzeichnet.

Poliomyelitis in den Industrieländern fast – in Deutschland ebenfalls komplett – ausgerottet. Doch trotz dieses Erfolgs dürfen die Impfbemü-hungen, das ist die Überzeugung der Impfexperten, nicht nachlassen. Denn viele dieser durch Impfung vermeidbaren Erkrankungen kommen in Deutschland noch vor und sind in anderen Ländern der Welt sogar weit verbreitet. Sie können sich bei Kindern ohne entsprechenden Impfschutz, die bei einer Reise in entsprechende Endemiegebiete besonders gefährdet sind, schnell ausbreiten.

Kein Impfstoff ist 100-prozentig wirksam oder 100-prozentig sicher. Einige wenige geimpfte Kinder entwickeln keine Immunität, bei einigen wenigen treten unerwünschte Impfreaktionen auf. Diese Nebenwirkungen sind meist mild, so etwa Schmerzen an der Injektionsstelle, ein juckender Hautausschlag und leichtes Fieber. In ganz seltenen Fällen sind jedoch auch schwerwiegendere Komplikationen möglich. Der Polioschluckimpfstoff, der aus einem abgeschwächten Lebendvirus hergestellt wird, kann tatsächlich Polio verursachen, wenn das abgeschwächte, von einem Impfling ausgeschiedene Virus in der Natur zu einem so genannten Wildvirus wird – das geschieht mit einer Häufigkeit von 1 zu 2,4 Millionen geimpften Kindern. Aufgrund dieses Risikos wird seit einigen Jahren mit einem inaktivierten Polioimpfstoff bzw. Poliototimpfstoff geimpft, der gespritzt wird. Auch die Keuchhusten-Komponente des älteren Diphtherie-, Tetanus- und Ganzzell-Pertussis-Impfstoffes (DTP) verursachte Nebenwirkungen: Bei etwa einem von 10 000 Kindern kam es zu Fieberkrämpfen ▲ und in noch selteneren Fällen zu Verwirrtheit und Ohnmacht. Selbst wenn diese Episoden keine Dauerschäden verursachen, so versetzen sie die Eltern doch in Sorge und Aufregung. Heute wird in Deutschland zur Keuchhustenimpfung nur noch der *azelluläre* Pertussisimpfstoff (DTaP) verwendet, der nebenwirkungsärmer ist. Zu Fieberkrämpfen kam es auch als Reaktion auf eine Masern-Mumps-Röteln-Impfung

(MMR) bei drei von 10 000 Kindern. Ein vermuteter Zusammenhang zwischen der MMR-Impfung und dem Auftreten von Autismus ist wissenschaftlich widerlegt.

In Deutschland sind Ärzte seit 2001 gesetzlich verpflichtet, beim Verdacht einer über das übliche Maß einer Impfreaktion hinausgehenden gesundheitlichen Schädigung das zuständige Gesundheitsamt zu informieren. Den Betroffenen soll durch das Gesundheitsamt Hilfestellung bei einem möglichen Entschädigungsverfahren angeboten werden. Bei der Abwägung der Impfrisiken sollten Eltern jedoch immer bedenken, dass die durch die betreffende Impfung vermeidbare Erkrankung eine weitaus größere Gesundheitsgefährdung für ihr Kind darstellt als das Impfrisiko.

Nach dem Standardimpfplan wird empfohlen, Kinder im 2., 3., 4. und 12. Lebensmonat gegen Tetanus, Diphtherie, Keuchhusten, Kinderlähmung (Polio), HiB-Infektionen und Hepatitis B zu impfen. Um den ersten und zweiten Geburtstag herum sollen dann noch Impfungen gegen Masern, Mumps und Röteln stattfinden. Mit eineinhalb Jahren sollte die Grundimmunisierung gegen alle wichtigen Krankheiten abgeschlossen sein. Mit sechs Jahren wird die Impfung gegen Tetanus und Diphtherie, mit etwa 16 Jahren die gegen Tetanus, Diphtherie, Keuchhusten, Polio und Hepatitis B noch einmal aufgefrischt.

Viele Impfungen müssen mehrfach wiederholt werden, bevor ein voller Impfschutz gegeben ist. Verzögerungen einzelner Schritte beeinträchtigen aber die Immunität nicht; es ist nicht notwendig, mit dem Impfschema neu zu beginnen.

Wenn die Eltern es wünschen, können sie von dem empfohlenen Impfschema abweichen.

Störungen bei Neugeborenen

Manche der Störungen, die beim Neugeborenen nach der Geburt auftreten können, sind durch den Geburtsvorgang verursacht, viele von ihnen beeinträchtigen die Atemfunktion des Neugeborenen. Das Neugeborene kann ungewöhn-

lich groß oder klein sein oder z. B. einen ungewöhnlich hohen oder niedrigen Blutzuckerspie-

▲ siehe Seite 485

Neonatologische Intensivabteilung

Diese auch als »NICU« (engl. für Neonatal Intensive Care Unit) bezeichnete Intensivpflegestation verfügt über die notwendigen medizinischen Fachkräfte und Technologie für Neugeborene mit verschiedenen Störungen. Den größten Bedarf an dieser Form der Intensivpflege haben sehr unreife Frühgeborene. Weitere Gründe zur Aufnahme auf dieser Station sind Sepsis, Lungenentzündung, Atemwegstörungen sowie Geburtsschäden, die einen operativen Eingriff erforderlich machen. Die Säuglinge liegen hier im Brutkasten (Inkubator) – einem speziellen Bett, das sie, neben anderen Funktionen, warm hält – oder im Wärmebett bzw. unter dem Wärmestrahler. Das Neugeborene ist mit einem Monitor verbunden, der permanent Herzfrequenz, Atmung, Blutdruck und Sauerstoffgehalt im Blut misst und auf einem Display darstellt. Zur Dauerkontrolle des Blutdrucks, wiederholten Blutentnahme und intravenöser Gabe von Flüssigkeit und Medikamenten kann ihnen über die Nabelarterie und -vene ein Katheter gelegt werden.

Die Neugeborenenintensivstation ist ein betriebsamer Ort. Diese Rahmenbedingungen stehen manchmal in Konflikt mit den Bedürfnissen der Eltern nach Zeit und Raum, um ihr Neugeborenes kennen zu lernen und letztlich die Spezialpflege zu erlernen, die sie ihm später zu Hause angedeihen lassen müssen. Dem begegnet das Bemühen, die NICUs ruhiger und familienfreundlicher mit mehr Raum für Privatsphäre zu gestalten. Die Besuchszeiten wurden stark ausgeweitet, sodass die Familien jetzt wesentlich mehr Zeit mit ihrem Neugeborenen verbringen können. Häufig besteht sogar eine Übernachtungsmöglichkeit für die Eltern.

Manchmal überfällt die Eltern das Gefühl, auf der NICU ihrem Kind nicht viel geben zu können. Tatsächlich aber ist es für das Neugeborene ganz wichtig, dass seine Eltern einfach nur da sind, es streicheln, mit ihm sprechen und etwas vorsingen. Das Neugeborene kennt die Stimme der Mutter bereits aus dem Mutterleib, und es lässt sich oft besser durch die Eltern beruhigen als durch das Klinikpersonal.

Enger Hautkontakt, die so genannte Känguru-Pflege, bei der das Neugeborene direkt auf der mütterlichen oder väterlichen Brust liegt, tut dem Kind gut und fördert die Eltern-Kind-Bindung. Immer mehr Daten sprechen dafür, dass mit Muttermilch ernährte Frühgeborene besser vor nekrotisierender Enterokolitis geschützt sind und dass Stillen auch ansonsten förderlich ist.

Die Eltern müssen über den Zustand des Kindes und das weitere Vorgehen sowie über den Verlauf und den voraussichtlichen Entlassungstermin informiert sein. Regelmäßige Treffen mit den behandelnden Ärzten und den Pflegekräften sind äußerst wichtig. Manche NICUs verfügen über einen Sozialarbeiter, der für den nötigen Informationsfluss sorgt.

---

gel haben. Es können angeborene Fehlbildungen vorliegen ▲. Die Probleme des Neugeborenen können auch auf den Gesundheitszustand der Mutter bzw. auf ihre Lebensgewohnheiten, wie Rauchen, Alkohol-, Drogen- oder Medikamentenkonsum – speziell wenn sie kurz vor der Geburt gegeben wurden ■ – , zurückzuführen sein. Infektionen können von der Mutter auf das Kind übertragen werden – bereits während der Schwangerschaft oder während der Geburt.

Viele Probleme lassen sich z. B. im Rahmen der Vorsorgeuntersuchungen während der Schwangerschaft und speziell mit Ultraschalluntersuchungen frühzeitig erkennen. Wenn nötig, kann die Geburt dann in einer Klinik stattfinden, in der das Neugeborene in einer Spezialabteilung betreut werden kann.

Geburtsverletzungen

Geburtsverletzungen entstehen meist beim Durchtritt durch den Geburtskanal.

Hat die Mutter ein zu enges Becken oder ist das Kind zu groß, was oft bei Kindern von schlecht eingestellten Diabetikerinnen der Fall ist, kann die Geburt schwierig werden und mit großer Verletzungsgefahr für das Kind verbunden sein. Auch eine ungünstige Geburtslage des Kindes lässt das Verletzungsrisiko ansteigen. Allerdings

---

▲ siehe Seite 1502   ■ siehe Seite 1430

gibt es heute deutlich weniger Geburtsverletzungen als in früheren Jahrzehnten.

Viele Neugeborene ziehen sich während des Geburtsvorgangs örtlich begrenzte Schwellungen und Prellungen zu.

Kopfverletzungen: Bei den meisten Geburten tritt der Kopf des Kindes zuerst aus dem Geburtskanal aus; er muss also während der Geburt den meisten Druck aushalten. Dabei auftretende Schwellungen und Prellungen sind harmlos und bilden sich innerhalb weniger Tage komplett zurück. Beim Kephalhämatom sammelt sich zwischen den Schädelknochen und der darüber liegenden Knochenhaut Blut an. Es bildet eine Blutgeschwulst, die sich nach einigen Wochen oder Monaten von selbst zurückbildet und keiner Behandlung bedarf.

In ganz seltenen Fällen kann der Schädelknochen brechen. Solange der Schädelknochen nicht eingedrückt ist, heilt der Knochen ohne Behandlung schnell wieder.

Nervenverletzung: Selten können auch Nerven geschädigt werden. Durch den bei einer Zangenentbindung ausgeübten Druck auf die Gesichtsnerven kann auf einer Gesichtshälfte eine Muskelschwäche entstehen. Schreit das so betroffene Neugeborene, sieht sein Gesicht asymmetrisch aus. Eine Behandlung ist nicht nötig, die Nervenschädigung bildet sich gewöhnlich in den ersten Lebenswochen wieder zurück.

Im Verlauf einer schwierigen Geburt eines zu großen Neugeborenen können manche der größeren Nerven am kindlichen Arm stark überdehnt und geschädigt werden. Eine lähmungsartige Schwäche des Armes oder der Hand kann die Folge sein. Manchmal werden auch die das Zwerchfell versorgenden Nerven verletzt, was zu einer Zwerchfelllähmung auf der entsprechenden Seite führt. Als Folge davon kann das Neugeborene Atemprobleme haben. Die Lähmungserscheinungen bilden sich meist innerhalb der ersten Lebenswochen komplett zurück. Damit sich die Nerven regenerieren können, sollten jedoch extreme Schulterbewegungen vermieden werden. In ganz seltenen Fällen kann die lähmungsartige Schwäche von Arm oder Zwerchfell über Monate bestehen bleiben. In diesem Fall müssen vielleicht gerissene Nerven operativ befestigt werden.

Rückenmarkverletzungen durch Überdehnung während der Geburt sind extrem selten. Unterhalb der Verletzungsstelle kann es zur Lähmung kommen. Eine Rückenmarkschädigung ist nicht zu beheben.

Knochenverletzung: In seltenen Fällen kann während einer schwierigen Geburt auch ein Knochen brechen. Am häufigsten betrifft das das Schlüsselbein.

Häufige Geburtsmale und harmlose Hautveränderungen beim Neugeborenen

Neugeborene können eine Reihe harmloser Hautveränderungen aufweisen. Im Gesicht können Blutergüsse oder Abdrücke der Zange zu sehen sein; nach einer Steißgeburt können die Füße Blutergüsse aufweisen. Diese harmlosen Hautmale bilden sich in den ersten Lebenstagen von allein zurück. Durch eine Erweiterung der Kapillargefäße unter der Haut kommt es beim Neugeborenen häufig zu hellroten Hautveränderungen, die typischerweise auf der Stirn direkt über dem Nasenansatz oder auf dem Oberlid vorkommen oder auch in der Nackenmitte (Storchenbiss). Das angeborene im Gesicht sitzende Feuermal verschwindet im Allgemeinen allmählich. Bei manchen Menschen verblasst es jedoch nur und wird, wenn sich der Betreffende erregt, leuchtend rot. In den ersten Monaten kann es zur Neugeborenenakne kommen, die sich in Form von Pusteln und Mitessern, vor allem auf der Stirn und den Wangen zeigt. Sie verschwindet von allein wieder.

Milien sind weißliche, stecknadelkopfgroße, mit Hornmaterial gefüllte Zysten, die sich besonders auf der Nase und im oberen Wangenbereich bilden. Dieser Hautgrieß bildet sich in den ersten Lebenswochen normalerweise zurück. Ähnliche weißliche Zysten können sich am Zahnfleisch oder an der Mittellinie des harten Gaumens bilden (Epstein-Perlen); auch sie sind harmlos.

Der **Blutschwamm** (Säuglingshämangiom) ist ein häufiges Geburtsmal. Es kann überall am Körper als flache, hellrote oder rote Hautveränderung auftreten. Im Laufe der ersten Lebenswochen wird es dunkler und erhabener und erinnert an eine Erdbeere. Im Laufe der Jahre bildet sich der Blutschwamm meist wieder zurück und verblasst. Im Einschulungsalter sind die meisten nicht mehr zu erkennen. Aus diesem Grund werden kapilläre Hämangiome selten operiert.

Das Frühgeborene

Frühgeboren ist ein Kind, das vor der 37. Schwangerschaftswoche geboren wurde. Seine Organe sind bei der Geburt unterentwickelt.

Viele Frühgeborene kommen nur wenige Wochen vor dem Termin zur Welt und haben kaum darauf beruhende Probleme. Allerdings steigt das Risiko für eine Reihe ernsthafter und sogar lebensbedrohlicher Komplikationen, je früher ein Kind zur Welt kommt. Sehr unreif geborene Kinder haben ein hohes Risiko für chronische Störungen, zu denen auch eine verzögerte Entwicklung und Lernstörungen zählen. Dass diese Kinder anfälliger für diese Störungen sind, liegt daran, dass ihre inneren Organe nicht genügend Zeit hatten, sich vor der Geburt voll zu entwickeln.

Die Ursache für die Frühgeburt lässt sich meist nicht feststellen. Risikofaktoren sind eine mangelhafte Schwangerenbetreuung, ein niedriger sozialer Status, schlechte Ernährung und eine unbehandelte Erkrankung oder Infektion während der Schwangerschaft. Eine Mehrlingsschwangerschaft, vorbestehende oder schwangerschaftsbedingte schwere Erkrankungen, wie schwerer Bluthochdruck und Nierenerkrankung, Präeklampsie und Eklampsie ▲ oder Gebärmutterinfektionen erhöhen ebenfalls das Frühgeburtrisiko.

Symptome

Frühgeborene wiegen definitionsgemäß weniger als 2 500 Gramm.

Lungenunreife: Sehr unreif geborene Kinder leiden häufig am Atemnotsyndrom ■. Dieses entsteht, wenn die Lunge nicht reif genug ist, genügend Surfactant zu produzieren. Diese Substanz besteht aus Fetten und Eiweißen und sorgt dafür, dass die Lungenbläschen geöffnet bleiben.

Unterentwickeltes Gehirn: Das Atemzentrum im Gehirn kann so unreif sein, dass das Neugeborene unregelmäßig atmet. Kennzeichen sind Atempausen bzw. Atemaussetzer von mehr als 20 Sekunden Dauer. Auch der Saug- und Schluckreflex können unzureichend ausgebildet sein, sodass das Frühgeborene zu Beginn Probleme hat, gleichzeitig zu trinken und zu atmen.

Gehirnblutung: Sehr unreif geborene Kinder sind sehr anfällig für Gehirnblutungen. Die Blutung hat ihren Ursprung meist in der so genannten germinalen Matrix und kann sich von dort aus in die Hirnkammer ausdehnen. Diese Form der Gehirnblutung tritt vor allem bei Kindern auf, die vor der 32. Schwangerschaftswoche geboren wurden, sowie nach Wehen- und Geburtskomplikationen und auch bei Kindern mit Atemstörungen nach der Geburt. Die Symptome hängen vom Ausmaß der Blutung ab, möglich ist die ganze Bandbreite von symptomlos über Teilnahmslosigkeit bis hin zu Krampfanfällen und anhaltender tiefer Bewusstlosigkeit. Frühgeborene mit kleiner oder geringer Gehirnblutung entwickeln sich meist normal. Kinder mit schweren Gehirnblutungen haben dagegen ein erhöhtes Risiko, Lern- und andere Hirnstörungen zu entwickeln.

Abweichende Blutzuckerspiegel: Da frühgeborene Kinder häufig Probleme haben, ihren Blutzuckerspiegel im Normalbereich zu halten, bekommen sie oft intravenös Glukoselösungen oder viele kleine Mahlzeiten. Ohne regelmäßige Glukosezufuhr kann eine Unterzuckerung entstehen. Die meisten Neugeborenen mit Unterzuckerung haben keine Symptome. Andere sind lethargisch, schlaff, appetitlos und nervös. Selten treten Krampfanfälle auf. Bekommen diese Kinder zu viel Glukose, können sie in eine Überzuckerung geraten. Die meisten Neugeborenen mit Überzuckerung entwickeln keine Symptome.

Unterentwickeltes Immunsystem: Sehr unreif geborene Kinder haben kaum infektionsabwehrende mütterliche Antikörper, denn diese gehen erst im späteren Schwangerschaftsverlauf aktiv über die Plazenta auf das ungeborene Kind über. Damit haben sie ein erhöhtes Risiko, schwere Infektionen, wie eine Sepsis, zu entwickeln. Dass bei diesen Kindern spezielle therapeutische Hilfsmittel wie Katheter und Beatmungsgeräte eingesetzt werden müssen, erhöht das Infektionsrisiko weiter.

Unterentwickelte Nieren: Vor der Geburt treten Abbauprodukte des Fetus durch die Plazenta hindurch und werden von den mütterlichen Nieren ausgeschieden. Nach der Geburt müssen die Nieren des Kindes diese Arbeit selbst übernehmen. Die Nierenfunktion beim viel zu früh Geborenen ist begrenzt. Ein Neugeborenes mit unterentwickelten Nieren hat meist Probleme, seinen Salz- und Wasserhaushalt zu regulieren.

Unterentwickelter Verdauungstrakt, unreife Leber: Anfangs können Frühgeborene Probleme mit der Nahrungsaufnahme haben, weil ihr Saug- und Schluckreflex nicht voll ausgebildet ist und ihr kleiner Magen sich nur langsam leert. Sehr unreif geborene Kinder können eine

▲ siehe Seite 1424   ■ siehe Seite 1473

schwere Schädigung der Darmschleimhaut (nekrotisierende Enterokolitis ▲) entwickeln.

Beim Frühgeborenen kann die Bilirubinausscheidung gestört sein. Dann steigt der Bilirubingehalt im Blut, und das Neugeborene entwickelt eine Gelbsucht. Sie ist meist mild und bildet sich von selbst zurück, wenn das Neugeborene nach und nach mehr Milch zu sich nehmen kann und mehr Darmbewegungen hat. In seltenen Fällen steigt die Bilirubinkonzentration im Blut so sehr an, dass sich ein so genannter Kernikterus entwickelt – eine Form der Hirnschädigung, die durch Bilirubinablagerungen im Gehirn entsteht.

Temperaturregulationsstörung: Da Frühgeborene im Verhältnis zu ihrem Körpergewicht eine große Hautoberfläche haben, verlieren sie schnell Wärme – vor allem in kalter Umgebung und bei Zugluft. Sinkt die Körpertemperatur ab, nimmt die kindliche Stoffwechselrate durch den Versuch des Körpers, eine normale Körpertemperatur aufrechtzuerhalten, deutlich zu.

Vorbeugung

Eine Frühgeburt lässt sich am ehesten vermeiden, indem die Frau gut auf ihre Gesundheit achtet. Sie sollte sich nährstoffreich ernähren und auf Zigaretten, Alkohol und Medikamente verzichten. Bei den regelmäßigen Vorsorgeuntersuchungen werden etwaige Schwangerschaftskomplikationen rechtzeitig erkannt und behandelt. Vorzeitige Wehen können vielleicht durch Wehenhemmer gestoppt werden. Die Reifung der kindlichen Lunge lässt sich mit Kortison, wie Betamethason oder Dexamethason, beschleunigen. Kortison senkt beim Frühgeborenen auch das Risiko von Hirnblutungen deutlich.

Behandlung und Prognose

Unreif geborene Kinder werden anfangs intravenös, später über eine Magensonde ernährt, bis sie allein trinken können. Frühgeborene müssen manchmal Wochen oder gar Monate im Krankenhaus bleiben. Die Wahrscheinlichkeit, dass auch sehr früh geborene Kinder überleben und sich gesund entwickeln, hat sich in den vergangenen Jahren deutlich gebessert.

Der übertragene Säugling

Übertragen sind Säuglinge, die nach der 42. Schwangerschaftswoche geboren werden.

Eine Übertragung kommt wesentlich seltener vor als eine Frühgeburt. Warum eine Schwan-

---

Körperliche Merkmale des Frühgeborenen

- Geringe Körpergröße
- Im Vergleich zum restlichen Körper relativ großer Kopf
- Wenig Unterhautfettgewebe
- Dünne, glänzende, rosa Haut
- Durch die Haut durchscheinende Venen
- Wenig Hautlinien an den Fußsohlen
- Spärliches Haar
- Weiche Ohren mit wenig Knorpel
- Unterentwickeltes Brustgewebe
- Jungen: Kleiner Hodensack mit wenig Runzeln. Bei sehr unreifen Kindern Hodenhochstand
- Mädchen: Die kleinen Schamlippen werden nicht von den großen bedeckt
- Schnelle Atmung mit kurzen Aussetzern, oft Apnoe-Anfälle (Aussetzer von mehr als 20 Sekunden Dauer)
- Schwacher, unkoordinierter Saug- und Schluckreflex
- Reduzierte körperliche Aktivität
- Erhöhtes Schlafbedürfnis

---

gerschaft über den Termin hinaus andauert, ist meist unbekannt.

Das größte Risiko für das Kind liegt darin, dass die Plazenta gegen Ende der Schwangerschaft zu schrumpfen beginnt. Infolgedessen lässt die Nährstoffversorgung des Kindes nach. Um dieses Defizit auszugleichen, muss der Fetus sein eigenes Fett- und Kohlenhydratdepot angreifen, um Energie zu gewinnen. Das Ergebnis ist ein vermindertes Wachstum und gelegentlich auch Gewichtsabnahme. Die Gebärmutter kann so stark schrumpfen, dass sie den Fetus, vor allem während der Wehen, nicht mehr genügend mit Sauerstoff versorgen kann. Durch den Sauerstoffmangel kann sich das fetale Atemnotsyndrom ■ entwickeln. Schlimmstenfalls können das Gehirn und anderer Organe geschädigt werden. Infolge der Atemnot kann der Fetus Kindspech in das Fruchtwasser abgeben. Bei dem Versuch, in seiner Not nach Luft zu schnappen, kann der Fetus vor und während der Geburt das mekoniumhaltige Fruchtwasser einatmen. Daraus kann sich nach der Geburt eine schwere Atemstörung (Mekoniumaspirationssyndrom) entwickeln.

▲ siehe Seite 1478   ■ siehe Seite 1443

Symptome

Der übertragene Säugling hat trockene, sich schälende und lose hängende Haut. Bei stark eingeschränkter Plazentafunktion kann das Kind abgemagert aussehen. Das Neugeborene wirkt oft munter. Wurde Mekonium ins Fruchtwasser abgegeben, sind die Haut und das Nagelbett grünlich verfärbt. Die meisten Kinder haben einen zu niedrigen Blutzuckerspiegel, vor allem wenn die Sauerstoffversorgung während der Geburt unzureichend war.

Behandlung

Übertragene Säuglinge mit fetalem Atemnotsyndrom müssen manchmal bei der Geburt reanimiert werden. Wurde Mekonium in die Lunge eingeatmet, muss künstlich beatmet werden. Um eine Unterzuckerung zu verhindern, bekommt das Kind intravenös Glukoselösungen, oder es wird mit Säuglingsanfangsnahrung gefüttert.

Der zu kleine Säugling

Als zu klein oder mangelgeboren gelten alle Neugeborenen, ob früh- oder termingerecht geboren oder übertragen, deren Gewicht unter dem Geburtsgewicht von 90 Prozent aller Kinder desselben Schwangerschaftsalters liegt (unter der zehnten Perzentile des Wachstumsdiagramms).

Es gibt verschiedene Gründe für eine Mangelgeburt. In vielen Fällen spielen genetische Faktoren, wie kleine Eltern, eine Rolle. In anderen Fällen liegt der Mangelgeburt eine gestörte Plazentafunktion zugrunde, bei der die Nährstoffversorgung des Fetus vermindert war. Eine solche Plazentainsuffizienz kann entstehen, wenn die Mutter während der Schwangerschaft an Bluthochdruck, Präklampsie, Nierenerkrankung oder Diabetes leidet. Auch eine vor der Geburt erworbene Virusinfektion, wie etwa die Zytomegalievirusinfektion, kann für die Wachstumsstörung verantwortlich sein. Weitere Faktoren sind Zigaretten-, Alkohol- und Drogenkonsum während der Schwangerschaft ▲. Mangelgeborene Kinder haben in der Regel keine Symptome, es sei denn, sie leiden an einem genetischen Syndrom oder an einer Virusinfektion. Kinder, deren Wachstum aufgrund einer Plazentainsuffizienz und Fehlernährung der Mutter zurückgeblieben ist, holen dies bei angemessener Ernährung nach der Geburt schnell wieder auf. Manche dieser Kinder bleiben kleinwüchsig.

Der zu große Säugling

Als zu groß gelten alle Neugeborenen, ob früh- oder termingerecht geboren oder übertragen, deren Gewicht über dem Geburtsgewicht von 90 Prozent aller Kinder desselben Schwangerschaftsalters liegt (über der 90. Perzentile des Wachstumsdiagramms).

Manche Neugeborene wiegen aufgrund genetischer Faktoren mehr als normal im Verhältnis zu der Zeit, die sie in der Gebärmutter verbracht haben. Ein weiterer Grund für die Geburt eines solchen Kindes ist ein Diabetes der Mutter.

Leidet die Frau während der Schwangerschaft an Diabetes, passiert der Zucker aus dem mütterlichen Blut die Plazenta und gelangt in das Blut des Kindes. Als Reaktion auf den dadurch verursachten hohen Blutzuckerspiegel produziert der Fetus viel Insulin. Dieses lässt das Kind übermäßig wachsen. Von dem beschleunigten Wachstum sind alle Organe bis auf das Gehirn betroffen, das sich normal entwickelt. Da ein sehr großes Kind eine vaginale Geburt oft schwierig und verletzungsträchtig macht, wird häufig ein Kaiserschnitt erwogen.

Große Neugeborene von Diabetikerinnen haben oft eine blühende, rötliche Hautfarbe. Sie sehen sehr rund aus und wirken manchmal lethargisch. Im Gegensatz dazu ist die Haut solcher Kinder von Nichtdiabetikerinnen nicht rötlich, und sie sind nicht lethargisch. Wenn nach der Geburt die Glukosezufuhr über die Plazenta plötzlich stoppt, lässt die weiterhin hohe Insulinproduktion des Kindes seinen Blutzuckerspiegel abfallen. Oft verursacht diese Unterzuckerung keine Symptome. Manche Neugeborene können jedoch teilnahmslos, schlaff und nervös sein. Obwohl sie so groß sind, trinken Kinder von Diabetikerinnen in den ersten Lebenstagen oft schlecht. Es kommt vor, dass Säuglinge von Diabetikerinnen eine ungewöhnlich hohe Zahl an roten Blutkörperchen haben. Der beim Abbau der roten Blutkörperchen entstehende Bilirubinspiegel ist entsprechend hoch und führt dazu, dass die Kinder eine Gelbsucht entwickeln ■.

Frühgeborene Kinder diabetischer Mütter haben häufiger eine unreife Lunge und entwickeln daher häufig ein Atemnotsyndrom. Auch kom-

▲ siehe Seite 1430   ■ siehe Seite 1471

men bei ihnen angeborene Fehlbildungen häufiger vor als bei anderen Neugeborenen.

Mithilfe einer Fruchtwasseruntersuchung (Amniozentese) lässt sich bei schwangeren Diabetikerinnen vor der Geburt der Reifegrad der kindlichen Lunge sowie sein Risiko für ein Atemnotsyndrom nach der Geburt bestimmen. Bei einer drohenden Frühgeburt lässt sich durch die Gabe von Kortison die Reifung der kindlichen Lunge beschleunigen.

Bei einer Unterzuckerung bekommt das Neugeborene intravenös Glukose zugeführt, bzw. es wird oft gefüttert. Komplikationen wie das Atemnotsyndrom müssen entsprechend behandelt werden.

Kinder diabetischer Mütter sind im Kindes- und Erwachsenenalter oft übergewichtig und haben damit verbunden ein erhöhtes Risiko für Typ-2-Diabetes ▲.

Atemnotsyndrom des Neugeborenen

Bei dieser für Frühgeborene typischen Atemstörung bleiben die Luftbläschen der Lunge nicht geöffnet. Der Grund dafür ist ein Surfactantmangel.

Damit das Neugeborene selbstständig atmen kann, müssen die Lungenbläschen offen bleiben und sich mit Luft füllen. Normalerweise produziert die Lunge das so genannte Surfactant. Diese Substanz benetzt die Oberfläche der Luftbläschen und lagert einen Film ab, der die Oberflächenspannung verringert und die Luftbläschen beim Atmen geöffnet hält. Normalerweise setzt die Surfactantproduktion etwa in der 34. Schwangerschaftswoche ein. Je früher ein Kind zur Welt kommt, desto größer ist die Gefahr, dass sich nach der Geburt das Atemnotsyndrom entwickelt. Das Atemnotsyndrom des Neugeborenen tritt fast ausschließlich bei Frühgeborenen auf. Außerdem entwickelt es sich häufiger bei Kindern von Diabetikerinnen.

Symptome und Diagnose

Die Lunge eines vom Atemnotsyndrom betroffenen Neugeborenen ist starr und seine Lungenbläschen neigen dazu, zusammenzufallen, sodass die gesamte Luft aus der Lunge entweicht. Bei sehr unreif Geborenen kann die Lunge so starr sein, dass das Kind bei der Geburt nicht spontan atmen kann. Vergleichsweise häufiger kommt es vor, dass das Neugeborene von selbst zu atmen versucht, sich jedoch aufgrund der Lungenstarre ein schweres Atemnotsyndrom

entwickelt. Ein Kind mit Atemnotsyndrom atmet sichtbar angestrengt: Beim Einatmen zieht es die Brust unterhalb des Brustkorbs ein, beim Ausatmen gibt es »grunzende« Laute von sich, die Nasenflügel bewegen sich beim Atmen. Da ein Großteil der Lunge luftleer ist, leidet das Neugeborene unter Sauerstoffmangel – seine Haut verfärbt sich bläulich. Im Verlauf von Stunden verschärft sich das Atemnotsyndrom, da sich das wenige Surfactant in der Lunge langsam verbraucht und immer mehr Luftbläschen zusammenfallen, und weil die Atemmuskulatur schließlich ermüdet.

Die Diagnose des Atemnotsyndroms wird anhand der Symptome und eines ungewöhnlichen Röntgenbefundes des kindlichen Brustraums gestellt.

Vorbeugung und Behandlung

Das Risiko für ein Atemnotsyndrom lässt sich verringern, wenn die Geburt solange hinausgezögert wird, bis die Lunge des Kindes ausreichend Surfactant bildet. Mithilfe einer Amniozentese, bei der etwas Fruchtwasser zur Analyse entnommen wird, kann der Surfactantspiegel bestimmt werden. Ist die Produktion unzureichend, ohne dass sich eine Frühgeburt verhindern lässt, kann der Mutter Kortison, wie Betamethason oder Dexamethason, injiziert werden. Kortison passiert die Plazenta und regt die kindliche Surfactantproduktion an. Dadurch reift die kindliche Lunge innerhalb von 48 Stunden nach den Kortisoninjektionen so weit, dass sich nach der Geburt kein oder nur ein mildes Atemnotsyndrom entwickelt.

Bei Kindern mit leichtem Atemnotsyndrom kann es ausreichen, wenn sie nach der Geburt unterstützend Sauerstoff über eine Maske oder einen Nasentubus bekommen.

Kinder mit schwerem Atemnotsyndrom brauchen kontinuierlich Sauerstoff über die CPAP-Beatmung (CPAP = kontinuierlicher positiver Atemwegdruck). Hierbei müssen die Kinder gegen den Druck atmen, der durch ein in die Nase eingeführtes Beatmungsröhrchen ausgeübt wird. Geht es dem Neugeborenen sehr schlecht, muss ein Tubus in die Luftröhre eingeführt werden, um es künstlich zu beatmen.

Die Behandlung mit künstlichen Surfactantfaktoren kann Leben retten und das Risiko für Komplikationen, wie einen Lungenriss, senken. Künstliche Surfactantpräparate wirken genauso wie natürliches Surfactant. Das Mittel kann

▲ siehe Seite 954

direkt nach der Geburt im Kreißsaal gegeben werden, um die Entwicklung des Atemnotsyndroms von vornherein zu verhindern. Es kann aber auch in den ersten Stunden nach einer Frühgeburt gegeben werden, wenn bei dem Kind entsprechende Krankheitszeichen auftreten. Wird das Neugeborene intubiert, kann es das Surfactantpräparat über den Luftröhrentubus erhalten.

Die Surfactantbehandlung kann im Verlauf der ersten Lebenstage mehrmals wiederholt werden, bis sich das Atemnotsyndrom zurückbildet.

Vorübergehende Tachypnoe des Neugeborenen

Bei der vorübergehenden Tachypnoe des Neugeborenen (Nasse-Lunge-Syndrom des Neugeborenen, vorübergehende beschleunigte Atmung des Neugeborenen) handelt es sich um eine vorübergehende Atemnot mit niedrigem Sauerstoffspiegel im Blut aufgrund einer erheblichen Flüssigkeitsansammlung in der Lunge nach der Geburt.

Neugeborene mit dieser Erscheinung wurden meist termingerecht oder kurz vor dem Termin geboren. Die Störung tritt häufiger nach einem Kaiserschnitt auf. Besonders häufig ist sie, wenn die Geburt ohne vorhergehende Wehen verlaufen ist (z. B. bei einem geplanten Kaiserschnitt).

Vor der Geburt sind die kindlichen Lungenbläschen mit Flüssigkeit gefüllt. Nach der Geburt muss diese Flüssigkeit weichen, damit sich die Lungenbläschen mit Luft füllen können und die Atmung des Neugeborenen normal einsetzen kann. Ein Teil der Flüssigkeit wird durch den bei einer vaginalen Entbindung ausgeübten Druck aus der Lunge herausgepresst. Weitere Flüssigkeit wird rasch direkt durch die Schleimhautzellen der Lungenbläschen rückresorbiert und von dort unverzüglich wieder dem Blut zugeführt. Tritt dieser Flüssigkeitstransfer verzögert ein, bleibt ein Teil der Flüssigkeit in den Lungenbläschen zurück, und es entwickelt sich Atemnot.

Neugeborene mit vorübergehender Atemnot atmen beschleunigt, ziehen dabei die Brustwand ein und geben beim Ausatmen »grunzende« Laute von sich. Durch den Sauerstoffmangel kann sich die Haut bläulich verfärben. Eine Röntgenaufnahme der Brust zeigt ungewöhnliche Befunde.

Die meisten Säuglinge mit vorübergehender Tachypnoe erholen sich innerhalb von zwei bis drei Tagen. Meist ist eine Sauerstoffbehandlung erforderlich. Manche Kinder müssen jedoch kontinuierlich mittels CPAP beatmet werden; auch eine künstliche Beatmung kann notwendig sein.

Mekoniumaspirationssyndrom

Diese Lungenerkrankung kann entstehen, wenn das Neugeborene vor der Geburt oder um den Geburtszeitpunkt herum Mekonium in die Lunge einatmet (aspiriert).

Kindspech (Mekonium) ist eine dunkelgrüne Substanz, die der kindliche Darm vor der Geburt produziert. Normalerweise wird das Mekonium nach der Geburt ausgeschieden, wenn das Neugeborene normal Nahrung aufzunehmen beginnt. Auf Stress, wie er z. B. bei unzureichender Sauerstoffversorgung auftritt, kann der Fetus jedoch reagieren, indem er Mekonium in das Fruchtwasser abgibt. Außerdem schnappt er nach Luft und atmet auf diese Weise das mit Mekonium verunreinigte Fruchtwasser in die Lunge ein. Bei der Geburt kann das Mekonium die Atemwege verlegen und damit Lungenabschnitte zusammenfallen lassen. Sind dagegen einige Luftwege nur teilweise blockiert, kann die Luft in den dahinter liegenden Lungenabschnitt gelangen, sich dort ansammeln und so die Lunge überblähen. Die fortschreitende Überblähung eines Lungenabschnitts kann letztlich zum Lungenriss und zum Lungenkollaps führen. Sammelt sich Luft in dem die Lunge umgebenden Brustfellraum an, liegt ein Pneumothorax vor. In die Lunge eingeatmetes Mekonium kann außerdem eine Lungenentzündung verursachen.

Das Mekoniumaspirationssyndrom ist bei übertragenen Kindern häufig sehr schwer, da die Mekoniumkonzentration in dem wenigen Fruchtwasser, das sie zuletzt umgab, höher ist. Außerdem verursacht es bei diesen Kindern eine größere Lungenreizung als bei termingerecht geborenen ▲. Neugeborene mit Mekoniumaspirationssyndrom haben ein erhöhtes Risiko für persistierenden Lungenhochdruck.

Ein Neugeborenes mit Mekoniumaspirationssyndrom, das Atemnot entwickelt, atmet schneller, zieht beim Einatmen die Brustwand ein und gibt beim Ausatmen einen »grunzenden« Laut von sich. Bei Sauerstoffmangel kann sich die Haut bläulich verfärben.

▲ siehe Seite 1472

Ist das Neugeborene bei der Geburt mit Mekonium bedeckt, müssen Mund, Nase und Rachen des Kindes sofort abgesaugt werden. Ist das Neugeborene lethargisch und teilnahmslos, wird ein Absaugkatheter durch die Luftröhre eingeführt, um auch hier Mekonium abzusaugen.

Das Kind wird mit Sauerstoff behandelt oder nötigenfalls an ein Beatmungsgerät angeschlossen. Wenn das Kind intubiert werden muss, wird mehrmals wiederholt abgesaugt, um mehr Mekonium zu entfernen. Ein an das Beatmungsgerät angeschlossenes Neugeborenes wird engmaschig auf Zeichen ernster Komplikationen wie Pneumothorax und anhaltenden Lungenhochdruck hin überwacht.

Anhaltender Lungenhochdruck

Bei dieser schweren Lungenerkrankung sind die Lungenarterien des Neugeborenen verengt und behindern den Lungenkreislauf stark. Dadurch entsteht Sauerstoffmangel.

Die Blutgefäße in der kindlichen Lunge sind normalerweise stark verengt. Vor der Geburt braucht die Lunge nicht viel Blut, da der Kohlendioxid- und Sauerstoffaustausch über die Plazenta erfolgt. Direkt nach der Geburt, wenn die Nabelschnur durchtrennt wurde, muss die Lunge des Kindes diese Aufgabe übernehmen. Hierzu muss nicht nur die Flüssigkeit in den Lungenbläschen durch Luft ersetzt werden, sondern auch die zur Lunge führende Arterie muss sich weiten, damit genügend mit Sauerstoff angereichertes Blut zur Lunge gelangt.

Ein schweres Atemnotsyndrom oder bestimmte Medikamente, die die Mutter vor der Geburt genommen hat (wie hohe Dosen Azetylsalizylsäure), können jedoch dazu führen, dass sich die zur Lunge führenden Gefäße nicht ausreichend weiten. Die Folge ist ein unzureichender Lungenkreislauf und ein sehr niedriger Sauerstoffgehalt des Blutes.

Ein Lungenhochdruck kommt häufiger bei termingerecht geborenen oder übertragenen Kindern vor und bei Kindern, deren Mutter während der Schwangerschaft regelmäßig Azetylsalizylsäure oder Indometazin eingenommen hat. Häufig liegt der Atemnot, die den Lungenhochdruck auslöst, eine andere Lungenerkrankung wie das Mekoniumaspirationssyndrom oder eine Lungenentzündung zugrunde. Der persistierende Lungenhochdruck kann sich jedoch auch bei Kindern mit ansonsten gesunder Lunge entwickeln.

Symptome und Diagnose

In manchen Fällen besteht bereits bei der Geburt ein Lungenhochdruck, ansonsten entwickelt er sich in den ersten ein, zwei Lebenstagen. Das Kind kann ungewöhnlich schnell atmen. Liegt eine Lungenerkrankung zugrunde, entsteht schwere Atemnot ▲. Das hervorstechendste Merkmal ist die bläuliche Verfärbung der Haut. Manchmal verursacht niedriger Blutdruck einen schwachen Puls und eine blassgräuliche Haut.

Verdacht auf Lungenhochdruck besteht, wenn die Mutter während der Schwangerschaft regelmäßig Azetylsalizylsäure oder Indometazin genommen hat, wenn die Geburt schwer war oder beim Neugeborenen ein schweres Atemnotsyndrom vorliegt und sein Sauerstoffgehalt im Blut unerwartet niedrig ist. Eine Röntgenaufnahme der Brust gibt ebenfalls wichtige Hinweise; zur Absicherung der Diagnose ist aber in jedem Fall eine Echokardiographie erforderlich.

Behandlung

Das Kind wird zunächst mit reinem Sauerstoff behandelt, nötigenfalls mit dem Beatmungsgerät. Ein hoher Sauerstoffgehalt im Blut hilft, die zu der Lunge führenden Arterien zu öffnen. Oft wird auch intravenös Natriumbikarbonat gegeben. Damit werden leicht alkalische Blutwerte erzielt, die ebenfalls helfen, die Lungenarterien zu weiten.

In schwereren Fällen kann dem Sauerstoff, den das Neugeborene atmet, Stickstoff in sehr niedriger Konzentration zugesetzt werden. Der eingeatmete Stickstoff erweitert die Lungenarterien und bessert den Hochdruck. Diese Behandlung muss nötigenfalls über mehrere Tage fortgeführt werden.

Bleiben alle bisherigen Behandlungen ohne Erfolg, kann die extrakorporale Membranoxigenierung (ECMO) eingesetzt werden. Bei diesem Verfahren wird das Blut des Kindes durch eine Maschine geleitet, die es mit Sauerstoff anreichert und Kohlendioxid entfernt. Danach wird das Blut in den kindlichen Kreislauf zurückgeleitet.

Pneumothorax

Bei einem Pneumothorax tritt Luft aus der Lunge aus und sammelt sich in dem die Lunge umgebenden Brustfell an.

▲ siehe Seite 1473

Diese Erkrankung kommt meist bei Neugeborenen mit starrer Lunge vor, also z. B. bei solchen mit Atemnotsyndrom oder Mekoniumaspirationssyndrom. Gelegentlich tritt die Störung auch als Komplikation der CPAP-Therapie oder der künstlichen Beatmung auf.

Bei einem Pneumothorax mit Überdruck kann die Lunge zusammenfallen und Atemnot verursachen. Ein solcher Spannungspneumothorax kann außerdem die Venen, die Blut zum Herzen führen, zusammendrücken. Als Folge davon füllen sich die Herzkammern mit weniger Blut, wodurch die Menge Blut, die das Herz in einer Minute durch den Körper pumpt, sinkt und der Blutdruck des Kindes abfällt.

Tritt Luft aus der Lunge in das weiche Gewebe zwischen Lunge und Herz, entsteht ein Pneumomediastinum. Anders als der Pneumothorax beeinträchtigt dieses die Atmung nicht.

Diagnose und Behandlung

Verdacht auf Pneumothorax besteht, wenn ein Neugeborenes mit vorbestehender Lungenerkrankung oder das mit CPAP behandelt oder künstlich beatmet wird, ein fortschreitendes Atemnotsyndrom oder einen Blutdruckabfall entwickelt. Bei der Untersuchung stellt der Arzt fest, dass das Ein- und Ausatemgeräusch auf einer Lungenseite abgeschwächt ist. Beim Frühgeborenen kann die betroffene Brustseite mit einer Fiberglaslichtquelle in einem abgedunkelten Raum ausgeleuchtet werden (positive thorakale Transillumination), um Luft im Pleuraraum nachzuweisen. Um die Diagnose zu sichern, wird die Brust geröntgt.

Symptomlose Kinder bedürfen keiner Behandlung. Termingerecht geborene Kinder mit leichten Symptomen können Sauerstoff über eine Sauerstoffmaske erhalten. Ist jedoch die Atmung mühsam und der Blutkreislauf beeinträchtigt, muss die Luft schnell aus der Pleurahöhle entfernt werden. Leidet das Neugeborene an beträchtlicher Atemnot, erhält es CPAP; wird es künstlich beatmet, muss über einen Katheter kontinuierlich Luft aus der Brusthöhle abgesaugt werden. Der Absaugkatheter kann meist nach einigen Tagen wieder entfernt werden.

Ein Pneumomediastinum lässt sich auf dem Röntgenbild nachweisen; es ist nicht behandlungsbedürftig.

Bronchopulmonale Dysplasie

Diese chronische Lungenerkrankung wird durch wiederholte Lungenschädigung verursacht.

Die bronchopulmonale Dysplasie kommt häufiger bei Frühgeborenen vor, die nach der Geburt an einer schweren Lungenerkrankung, wie dem Atemnotsyndrom, erkranken. Überwiegend gefährdet sind Kinder, die nach der Geburt mehrere Wochen lang künstlich beatmet werden mussten. Das empfindliche Lungengewebe kann verletzt werden, wenn die Lungenbläschen durch die maschinelle Beatmung oder hohe Sauerstoffkonzentrationen überdehnt werden. Termingerecht entbundene Neugeborene mit Lungenerkrankung entwickeln diese Erkrankung gelegentlich ebenfalls.

Symptome und Diagnose

Von bronchopulmonaler Dysplasie betroffene Neugeborene atmen meist beschleunigt und können am Atemnotsyndrom leiden: Sie ziehen beim Einatmen die Brustwand ein und haben eine bläulich verfärbte Haut. In schweren Fällen atmet das Neugeborene nur langsam Luft aus, sodass Luft in der Lunge zurückbleibt und der Brustkorb überbläht aussieht. Die Lungenverletzung heilt im Laufe mehrerer Jahre. Die Kinder haben jedoch ein erhöhtes Risiko für Asthma und virusbedingte Lungenentzündung.

Verdacht auf eine BPD besteht bei Frühgeborenen, die wegen eines Atemnotsyndroms über längere Zeit künstlich beatmet werden mussten und dabei zusätzlich Sauerstoff bekamen. Zur Bestätigung der Diagnose wird der Sauerstoffgehalt im Blut sowie eine Röntgenaufnahme der kindlichen Brust herangezogen.

Vorbeugung und Behandlung

Beatmungsgeräte werden nur wenn unbedingt nötig eingesetzt und dann möglichst schonend, um eine Lungenschädigung zu vermeiden. Die Beatmung wird, sobald dies gefahrlos möglich ist, wieder abgesetzt.

Neugeborene mit BPD brauchen anfangs häufig zusätzlichen Sauerstoff.

Eine gute Ernährung ist wichtig, damit die Lunge des Neugeborenen wachsen und sich gesundes Lungengewebe bilden kann.

Da sich in der entzündeten Lunge schnell Flüssigkeit ansammeln kann, muss die tägliche Flüssigkeitszufuhr manchmal eingeschränkt, und es müssen harntreibende Mittel gegeben werden, um die Flüssigkeitsausscheidung zu unterstützen.

Nach der Entlassung aus dem Krankenhaus sollten Neugeborene mit BPD weder Tabakrauch noch anderem Rauch ausgesetzt werden. Sie sollten von Personen mit einer Infektion der oberen Atemwege fern gehalten werden.

Apnoe des Frühgeborenen

*Bei dieser Störung setzt die Atmung vorüberge-
hend für mindestens 20 Sekunden aus.*

Viele Kinder, die vor der 34. Schwangerschaftswoche zur Welt kommen, entwickeln eine A-
pnoe; sie ist häufiger, je früher das Kind geboren
wurde. Bei diesen Kindern ist das Atemzentrum
nicht voll ausgereift. Als Folge davon haben sie
wiederholt Episoden von kurzen Atempausen.
Bei sehr kleinen Frühgeborenen kann die Apnoe
durch einen vorübergehenden Verschluss des
Rachens verursacht sein, der dadurch entsteht,
dass die Rachenmuskulatur erschlafft ist oder
der Kopf nach vorn kippt. Mit zunehmender Reife des Atemzentrums werden die Apnoeepiso-
den seltener.

Symptome und Diagnose

Frühgeborene werden routinemäßig an ei-
nen Überwachungsmonitor angeschlossen, der
Alarm gibt, wenn die Atmung für längere Zeit
aussetzt oder sich die Herzfrequenz verlang-
samt. Je nach Länge der Atemaussetzer kann der
Sauerstoffgehalt im Blut absinken. Die Haut des
Kindes kann sich dann bläulich verfärben, der
Herzschlag verlangsamt sich.

Eine Apnoe kann das Zeichen einer Erkrankung, wie einer Blutinfektion, eine Unterzuckerung oder einer Unterkühlung, sein. Um diese
Störungen auszuschließen, muss das Neugeborene gründlich untersucht werden, wenn es zu
einer plötzlichen oder unerwarteten Häufung
der Apnoeattacken kommt.

Behandlung

Liegt der Apnoe ein vorübergehender Verschluss
des Rachens zugrunde, kann es bereits helfen,
das Kind auf den Rücken oder die Seite zu legen
und dabei seinen Kopf und Nacken gestreckt zu
halten. Werden die Apnoeattacken häufiger, vor
allem wenn das Kind Zeichen einer Zyanose
aufweist, können Medikamente wie Theophyllin oder Koffein das Atemzentrum stimulieren.
Treten weiterhin häufig schwere Apnoeattacken auf, kann das Kind mit kontinuierlichem
positiven Atemwegsdruck (CPAP) behandelt
oder künstlich beatmet werden.

Bei fast allen Frühgeborenen enden die Apnoe-
anfälle einige Wochen, bevor die Kinder das
eigentliche Geburtsalter erreicht haben. Eine
Verbindung zwischen Apnoe beim Frühgeborenen und dem Risiko für plötzlichen Kindstod
(SIDS) ▲, der meist einige Monate nach der Geburt auftritt, konnte bislang nicht nachgewie-

sen werden. Ebenfalls gibt es keinen Nachweis
dafür, dass sich durch die zu Hause weiterge-
führte Überwachung des Kindes mit dem Ap-
noe-Monitor das Risiko für SIDS senken lässt.

Frühgeborenenretinopathie

*Bei der Retinopathia praematurorum entwi-
ckeln sich die kleinen Blutgefäße der Netzhaut
fehlerhaft.*

Bei sehr unreif geborenen Kindern kann das
Wachstum der kleinen Netzhautgefäße eine Zeit
lang blockiert sein. Die danach einsetzende Gefäßneubildung verläuft desorganisiert. Die kleinen Blutgefäße bluten relativ schnell und vernarben schließlich. Im schlimmsten Fall kann
dieser Prozess zu einer Netzhautablösung und
Erblindung führen. Hohe Sauerstoffspiegel im
Blut können das Risiko für eine Frühgeborenenretinopathie erhöhen.

Da eine sich entwickelnde Retinopathie keine Symptome verursacht, ist eine rechtzeitige
Diagnose nur durch eine sorgfältige Augenhin-
tergrundspiegelung durch den Augenarzt zu stellen. Neugeborene mit einem Geburtsgewicht
von unter 1 500 Gramm werden deshalb ab der
vierten Lebenswoche routinemäßig von einem
Augenarzt untersucht. Die augenärztliche Untersuchung wird alle ein bis zwei Wochen, je
nach Bedarf, wiederholt, bis das Netzhautwachs-
tum abgeschlossen ist. Kinder mit schwerer
Retinopathie sollten ihr ganzes Leben lang mindestens einmal jährlich kontrolliert werden.
Eine rechtzeitig erkannte Netzhautablösung
lässt sich manchmal korrigieren.

Vorbeugung und Behandlung

Bei einem unreif geborenen Kind, das mit Sauerstoff behandelt wird, muss die Sauerstoffzufuhr
sorgfältig überwacht werden. Eine zu hohe Sauerstoffkonzentration ist unbedingt zu vermeiden,
da dies das Risiko für eine Frühgeborenenretinopathie erhöhen würde. Die Sauerstoffkonzentration im Blut lässt sich indirekt über ein so genanntes Pulsoximeter überwachen. Dieses Messgerät
wird an der Hand oder am Fuß des Kindes angebracht und misst die Sauerstoffsättigung im Blut.

Die Retinopathie verläuft meist mild und heilt
von selbst. Regelmäßige Kontrollen sind jedoch
nötig, bis die Gefäßbildung der Netzhaut abgeschlossen ist.

▲ siehe Seite 1513

Bei einer sehr starken Erkrankung kann der äußere Anteil der Netzhaut mit dem Laser behandelt werden. Hierdurch wird die Gefäßneubildung gestoppt und das Risiko einer Netzhautablösung verringert.

Nekrotisierende Enterokolitis

Bei der nekrotisierenden Enterokolitis handelt es sich um eine Verletzung der Darmschleimhaut.

Die nekrotisierende Enterokolitis kommt meist bei Frühgeborenen vor. Die Ursache ist nicht geklärt. Ist der Darm beim kranken Frühgeborenen mangelhaft durchblutet, können seine inneren Schichten geschädigt werden. In die verletzte Darmwand können die Bakterien eindringen, die im Darm siedeln. Wenn bei fortschreitender Erkrankung schließlich die Darmwand in ihrer gesamten Dicke geschädigt ist und es zur Perforation kommt, ergießt sich der Darminhalt in die Bauchhöhle und verursacht eine Bauchfellentzündung. Die nekrotisierende Enterokolitis kann auch zu einer lebensgefährlichen Blutinfektion führen.

Neugeborene mit nekrotisierender Enterokolitis haben meist einen aufgeblähten Leib. Sie erbrechen schließlich galligen Darminhalt und haben blutigen Stuhl. Diese Kinder machen recht schnell einen sehr kranken Eindruck. Sie sind teilnahmslos, haben eine niedrige Körpertemperatur und wiederholte Atemaussetzer. Die Diagnose wird durch Röntgenaufnahmen des Bauches gesichert. Außerdem wird Blut zum Nachweis des Infektionserregers entnommen.

Vorbeugung und Behandlung

Muttermilch scheint Frühgeborenen in gewissem Maß vor einer nekrotisierenden Enterokolitis zu schützen. Bei sehr zarten oder kranken Frühgeborenen lässt sich das Risiko außerdem eindämmen, indem das Kind zunächst einige Tage lang nicht gefüttert wird. Danach wird die zugeführte Nahrungsmenge langsam gesteigert. Bei Verdacht auf nekrotisierende Enterokolitis wird die Ernährung sofort eingestellt. Um den Druck durch geschluckte Luft und Nahrung im Darm zu lindern, wird ein Absaugröhrchen in den Magen geleitet. Zur Regulation des Wasserhaushaltes wird intravenös Flüssigkeit zugeführt. Wenn die Blutkultur den Erreger identifiziert hat, wird mit der Antibiotikatherapie begonnen.

▲ siehe Seite 1425

Bei einem Darmdurchbruch ist ein operativer Eingriff unumgänglich. Eine Operation wird auch dann nötig, wenn sich der Zustand des Kindes zunehmend verschlechtert.

Bei sehr zarten und sehr kranken Neugeborenen wird beidseitig auf Höhe des Unterbauchs eine Drainage in die Bauchhöhle gelegt. Hierüber wird Stuhl und Flüssigkeit aus der Bauchhöhle abgeleitet. Zusammen mit Antibiotika wirkt diese Maßnahme symptomlindernd. Der Zustand vieler so behandelter Neugeborener stabilisiert sich so weit, dass sie später sicherer operiert werden können. In manchen Fällen erholen sich die Kinder vollkommen, sodass auf eine weitere Operation verzichtet werden kann.

Bei dem älteren Säugling werden operativ bestimmte Darmabschnitte entfernt. Die Endabschnitte des gesunden Darms werden an die Hautoberfläche angeschlossen und bilden hier einen vorübergehenden künstlichen Darmausgang, aus dem sich der Darminhalt durch die Bauchdecke entleeren kann.

Hyperbilirubinämie

Bei dieser Störung enthält das Blut ungewöhnlich viel Bilirubin.

Alte rote Blutkörperchen werden von der Milz aus dem Kreislauf entfernt. Dabei wird das Hämoglobin abgebaut und wieder verwertet. Der Häm-Anteil des Hämoglobinmoleküls wird zu dem gelben Farbstoff Bilirubin umgewandelt. Bilirubin wird mit dem Blut zur Leber befördert, dort chemisch verändert und gelangt dann als Bestandteil der Gallenflüssigkeit in den Darm des Neugeborenen. Bilirubin verlässt den Körper des Kindes mit dem Stuhl – daher seine Gelbfärbung.

Bei den meisten Neugeborenen steigt der Bilirubinspiegel in den ersten Tagen nach der Geburt an. Wird das Neugeborene am Anfang selten oder gar nicht gefüttert, weil es z. B. krank ist oder eine Störung im Verdauungstrakt hat, können sich hohe Bilirubinspiegel im Blut aufbauen. Auch gestillte Kinder haben in den ersten ein, zwei Lebenswochen häufig einen leicht erhöhten Bilirubinspiegel.

Auch eine ernsthafte Erkrankung des Neugeborenen, wie eine Blutinfektion, kann eine Hyperbilirubinämie verursachen. Eine weitere Ursache kann eine Hämolyse (Auflösung der roten Blutkörperchen) sein, die mit einer Rh-Inkompatibilität ▲ oder AB0-Inkompatibilität verbunden ist.

Hohe Bilirubinspiegel im Blut sind meist harmlos. Ist die Hyperbilirubinämie jedoch sehr stark ausgeprägt, kann sie das Gehirn schädigen (Kernikterus). Sehr früh geborene und ernsthaft kranke Säuglinge haben ein erhöhtes Risiko für diese schwere Komplikation. Mäßig erhöhte Bilirubinspiegel durch Muttermilch sind jedoch in fast allen Fällen ungefährlich. Doch auch nur etwas zu früh geborene gestillte Kinder müssen engmaschig auf die Entwicklung einer Hyperbilirubinämie hin überwacht werden, da auch sie einen Kernikterus entwickeln können.

Symptome und Diagnose

Die Haut und das Weiße in den Augen von Kindern mit Hyperbilirubinämie ist gelblich verfärbt (Gelbsucht). Bei Kindern mit dunklem Teint ist die Gelbsucht häufig schwerer zu erkennen. Die Gelbsucht beginnt normalerweise im Gesicht und setzt sich mit steigendem Bilirubinspiegel allmählich abwärts über die Brust und den Bauch bis zu den Beinen und Füßen fort.

Zeigen Neugeborene mit Hyperbilirubinämie Symptome eines Kernikterus, wie Teilnahmslosigkeit und Appetitlosigkeit, sollten sie sofort untersucht werden. Die letzten Stadien des Kernikterus sind Reizbarkeit, Muskelstarre, Krampfanfälle und Fieber.

In den ersten Lebenstagen muss bei allen Neugeborenen der Grad der Gelbsucht beurteilt werden. Bei Säuglingen, die früh aus der ärztlichen Obhut entlassen werden, muss die Hebamme oder der Kinderarzt das Bilirubin kontrollieren. Das gilt ganz besonders für Kinder, die

Hämolytische Erkrankung des Neugeborenen

Bei der hämolytischen Erkrankung des Neugeborenen (fetale Erythroblastose) werden die roten Blutkörperchen ungewöhnlich schnell abgebaut. Dafür verantwortlich sind mütterliche Antikörper, die die Plazenta durchdrungen haben und vor der Geburt in den fetalen Kreislauf gelangt sind. Eine Frau, deren Blut Rh-negativ ist, kann nach Kontakt mit Rh-positiven roten Blutzellen Antikörper gegen sie entwickeln. Zu einem solchen Kontakt kann es während der Schwangerschaft oder während der Geburt kommen, wenn der Fetus Rh-positiv ist oder wenn der Frau zu einem früheren Zeitpunkt versehentlich Rh-positives Blut übertragen wurde. Die hämolytische Erkrankung beginnt bereits im Fetalstadium.

Der Organismus der Frau reagiert auf die unverträgliche Blutgruppe, indem er Antikörper bildet, die die »fremden« Rh-positiven Zellen zerstören. Diese Antikörper passieren während der nächsten Schwangerschaft die Plazenta und gelangen in die Blutbahn des Kindes. Ist der Fetus, den sie austrägt, Rh-negativ, hat dies keine weiteren Folgen. Hat der Fetus dagegen Rh-positive Blutzellen, binden sich die mütterlichen Antikörper daran und zerstören sie. Die Folge ist Blutarmut, die sich unterschiedlich stark entwickeln kann und nach der Geburt fortbesteht.

Andere Blutgruppenunverträglichkeiten können ähnliche hämolytische Erkrankungen verursachen. So kann die Mutter beispielsweise die Blutgruppe 0 und das Kind Blutgruppe A oder B haben. In diesem Fall produziert der mütterliche Organismus anti-A- oder anti-B-Antikörper, die die Plazenta passieren, sich an die fetalen roten Blutzellen anbinden und sie abbauen. Eine Rh-Unverträglichkeit führt meist zu einer schwereren Form von Blutarmut als eine AB0-Unverträglichkeit.

Eine hämolytische Anämie im Rahmen einer Rh-Unverträglichkeit lässt sich verhindern, indem der Mutter etwa in der 28. Schwangerschafts-woche und dann nach der Geburt Rh0(D)-Immunglobulin gespritzt wird. Diese Immunglobuline zerstören alle in den Kreislauf eingedrungenen Rh-positiven roten Blutzellen des Fetus, bevor der mütterliche Organismus mit der Bildung von Antikörpern darauf reagiert.

Schwere, durch eine hämolytische Erkrankung verursachte Blutarmut wird genauso behandelt wie anders bedingte Anämien. Auch hier wird auf Zeichen einer Gelbsucht geachtet; sie kann sich schnell entwickeln, weil bei dem ständigen Abbau von roten Blutkörperchen viel Hämoglobin frei wird, das in den hellgelben Farbstoff Bilirubin umgewandelt wird. Durch die Ansammlung von Bilirubin im Körper sehen die Haut und das Augenweiß des Kindes gelblich aus. Die Gelbsucht wird mit einer Blaulichttherapie oder mit einer Blutaustauschtransfusion behandelt. Sehr hohe Bilirubinspiegel im Blut können das Gehirn schädigen (Kernikterus).

einige Wochen vor dem Termin entbunden wurden, und für die, die gestillt werden.

Routinemäßig kann Bilirubin unblutig mit einem Spezialgerät (Bilirubinometer) gemessen werden, das gegen die Haut des Kindes gehalten wird, oder es wird etwas Blut entnommen.

Behandlung

Eine leichte Hyperbilirubinämie bedarf keiner Behandlung. Häufiges Füttern beschleunigt die Darmpassage, vermindert die Wiederaufnahme von Bilirubin aus dem Darminhalt und senkt so den Bilirubinspiegel. Moderate Bilirubinämie wird mit Fototherapie behandelt, bei der das Neugeborene fluoreszierendem Licht ausgesetzt wird. Die Augen sind dabei geschützt. Die Bestrahlung verändert die Zusammensetzung des Bilirubins in der Haut des Neugeborenen und macht es so für Leber und Nieren schneller abbaubar. Die Lichttherapie kann auch zu Hause angewandt werden, indem das Kind auf eine fiberoptische Leuchtmatte gelegt wird. Bei diesen Kindern muss der Bilirubinspiegel im Blut immer wieder kontrolliert werden, bis er zu sinken beginnt.

In seltenen Fällen kann es nötig werden, vorübergehend von Muttermilch auf Säuglingsanfangsnahrung umzusteigen, um sicherzustellen, dass das Kind mit jeder Fütterung genügend Nahrungsvolumen zu sich nimmt. Sobald der Bilirubinspiegel zu sinken beginnt, sollte die Mutter weiter stillen. Gestillte Kinder können während der ersten Lebenswochen eine anhaltende moderate Hyperbilirubinämie haben. Das ist für das Kind völlig ungefährlich. Das Stillen muss deshalb nicht unterbrochen werden.

Erreicht der Bilirubinspiegel gefährlich hohe Werte, kann er durch eine Austauschtransfusion rasch gesenkt werden. Dabei wird in die Nabelvene im Nabelstumpf des Kindes ein Katheter eingeführt, über den das Bilirubin enthaltende Blut entfernt und durch entsprechendes Frischblut ersetzt wird.

Blutarmut

Bei dieser Störung sind zu wenig rote Blutkörperchen im Blut.

Das Knochenmark beginnt normalerweise erst drei bis vier Wochen nach der Geburt, rote Blutkörperchen zu produzieren. Blutarmut (Anämie) kann entstehen, wenn die roten Blutkörperchen zu rasch abgebaut werden oder das Kind massiv Blut verloren hat.

Alles, was die roten Blutkörperchen zerstört, verursacht Blutarmut und hohe Bilirubinspiegel. Eine hämolytische Erkrankung des Neugeborenen kann dazu führen, dass seine roten Blutkörperchen ungewöhnlich rasch zerstört werden. Aber auch eine angeborene Fehlbildung der roten Blutkörperchen kann ihren schnellen Zerfall verursachen. Eine solche Krankheit ist z. B. die vererbbare Sphärozytose oder Kugelzellenanämie.

Durch eine vor der Geburt erworbene Infektion des Fetus, z. B. mit Toxoplasmose-, Röteln-, Zytomegalie- oder Herpes-simplex-Viren oder Syphilis, können die roten Blutkörperchen rasch abgebaut werden. Dasselbe gilt für bakterielle Infektionen.

Ein Blutverlust kann z. B. dadurch entstehen, dass Blut vom Fetus in den Kreislauf der Mutter übertritt, dass beim Durchtrennen der Nabelschnur Blut in die mütterliche Plazenta zurückfließt oder sich die Plazenta vor der Geburt vorzeitig abgelöst hat. Selten entsteht Blutarmut auch dadurch, dass das fetale Knochenmark keine roten Blutzellen produziert. In diese Kategorie fällt die erbliche Fanconi-Anämie und eine Anämie, die durch die Einnahme bestimmter Medikamente während der Schwangerschaft entsteht.

Symptome und Behandlung

Neugeborene, die während der Geburt plötzlich viel Blut verloren haben, sehen meist sehr blass aus, haben eine hohe Herzfrequenz und einen niedrigen Blutdruck. Sie atmen flach und schnell. Leichte Blutarmut kann zu Teilnahmslosigkeit und Appetitlosigkeit führen oder symptomlos bleiben. Geht die Blutarmut auf einen zu raschen Abbau der roten Blutzellen zurück, ist sie immer mit hohen Bilirubinspiegeln verbunden. Diese lassen die Haut und das Weiß der Augen des Kindes gelblich aussehen.

Neugeborene, die schnell viel Blut verloren haben, erhalten unverzüglich intravenös Flüssigkeit und eine Bluttransfusion. Sehr schwere Fälle von Blutarmut, die durch eine hämolytische Erkrankung verursacht sind, verlangen zwar ebenfalls häufig eine Bluttransfusion, meist werden sie jedoch mit einer so genannten Austauschtransfusion behandelt, bei der ein Teil des Neugeborenenblutes nach und nach durch das entsprechende Volumen an frischem Spenderblut ausgetauscht wird.

Im Rahmen dieser Transfusion wird auch das Bilirubin aus dem kindlichen Blutkreislauf entfernt und so die Hyperbilirubinämie gleich mit behandelt.

Polyzythämie

Die Polyzythämie ist durch eine extrem hohe Konzentration an roten Blutkörperchen gekennzeichnet.

Eine übermäßige Konzentration an roten Blutkörperchen kann das Blut zu »dick« werden lassen. Die Geschwindigkeit, mit der es in den kleinen Blutgefäßen fließt, nimmt ab und die Sauerstoffversorgung der Körpergewebe wird beeinträchtigt. Übertragene Kinder oder solche, deren Mutter während der Schwangerschaft Bluthochdruck hatte, raucht oder in großer Höhe lebt, haben ein erhöhtes Risiko für Polyzythämie. Die Krankheit kann sich auch entwickeln, wenn bei der Geburt viel Blut aus der Plazenta in den kindlichen Kreislauf fließt. Geschehen kann dies, wenn das Kind eine Zeit lang unter Plazentaniveau gehalten wird, bevor die Nabelschnur abgeklemmt wird.

Die Haut des Neugeborenen kann rötlich dunkel gefärbt sein. Meist gibt es keine weiteren Symptome. Das Kind kann aber auch träge sein, schlecht trinken, einen schnellen Herzschlag haben und schnell atmen. In seltenen Fällen treten Krampfanfälle auf. Bei diesen Symptomen und einem hohen Hämatokritwert wird eine partielle Austauschtransfusion vorgenommen. Hierbei wird ein Teil des kindlichen Blutes entnommen und durch das entsprechende Volumen einer Albumin- oder Kochsalzlösung ersetzt. Auf diese Art werden die verbleibenden roten Blutkörperchen verdünnt und die Polyzythämie korrigiert.

Funktionsstörungen der Schilddrüse

Diese Störungen entstehen, wenn die Schilddrüse zu wenig oder zu viel Schilddrüsenhormon produziert.

Schilddrüsenunterfunktion: Eine unbehandelte Schilddrüsenunterfunktion führt beim Neugeborenen zur Wachstumsverzögerung und einer geistigen Entwicklungsverzögerung. Die häufigste Ursache ist eine unterentwickelte oder komplett fehlende Schilddrüse. Anfangs hat das Neugeborene keine Symptome. Später können jedoch Teilnahmslosigkeit, Appetitlosigkeit, Verstopfung, heiseres Schreien, Nabelbruch und verzögertes Wachstum auftreten. Im weiteren Verlauf kann der Säugling vergröberte Gesichtszüge und eine vergrößerte Zunge entwickeln.

Da sich durch rechtzeitige Behandlung die mentale Retardierung verhindern lässt, wird beim Neugeborenen routinemäßig zwischen dem dritten und zehnten Lebenstag (U2) der Thyroxinspiegel im Blut bestimmt. Eine Schilddrüsenunterfunktion wird mit Schilddrüsenhormon behandelt.

Schilddrüsenüberfunktion: Selten kommt ein Kind mit einer Schilddrüsenüberfunktion oder Basedow-Krankheit zur Welt. Dies geschieht im Allgemeinen dann, wenn die Mutter während der Schwangerschaft basedowkrank war oder vor der Schwangerschaft gegen Basedow behandelt wurde. Bei der Basedow-Krankheit ▲ produziert der mütterliche Organismus schilddrüsenstimulierende Antikörper, die die Schilddrüsenhormonproduktion anregen. Diese Antikörper passieren die Plazenta und beeinflussen so auch den fetalen Organismus. Durch den hohen Schilddrüsenhormonspiegel erhöht sich die fetale Stoffwechselrate – Herzschlag und Atmung werden schneller, der Säugling ist reizbar und nimmt bei verstärktem Appetit nur wenig zu.

Das Neugeborene kann, genau wie die Mutter, hervorquellende Augen (Exophthalmus) haben. Eine vergrößerte Schilddrüse (Kropf) kann auf die Luftröhre drücken und die Atmung behindern. Eine stark beschleunigte Herzfrequenz kann zum Herzversagen führen.

Die typischen Symptome legen den Verdacht auf die Basedow-Krankheit nahe. Bestätigt wird die Diagnose durch hohe Konzentrationen an Schilddrüsenhormon und schilddrüsenstimulierenden Antikörpern.

Neugeborene mit Schilddrüsenüberfunktion werden mit Medikamenten, wie Propylthiouracil, behandelt, die die Bildung von Schilddrüsenhormonen hemmen. Die Behandlung braucht nur einige Monate durchgeführt zu werden, da die plazentagängigen Antikörper der Mutter nicht länger im kindlichen Blutkreislauf verbleiben.

Neugeborenensepsis

Eine Sepsis ist eine bakterielle Blutvergiftung.

Neugeborene, insbesondere Frühgeborene, haben aufgrund ihres unreifen Immunsystems ein wesentlich höheres Risiko für eine Blutvergiftung als größere Kinder und Erwachsene. Frühgeborenen fehlen außerdem bestimmte Antikörper gegen spezielle Bakterien. Diese Bakterien

▲ siehe Seite 1421

EINIGE INFEKTIONEN BEIM NEUGEBORENEN

INFEKTION	INFEKTIONSWEG	SYMPTOME	BEHANDLUNG/ VORBEUGUNG
Herpes simplex	Normalerweise wird das Herpes-simplex-Virus nach dem Blasensprung bei der Geburt über-tragen	Meist tritt ein Hautausschlag mit flüssigkeitsgefüllten Blasen auf. Die Infektion kann sich auf viele Organe, z. B. Augen, Lunge, Leber, Gehirn und Haut, ausbreiten	Virustatika werden intravenös gegeben. Augeninfektionen werden mit Triflurid-din-Tropfen behandelt
Hepatitis B	Normalerweise wird das Virus nach dem Blasensprung bei der Geburt über-tragen	Es entwickelt sich eine chronische Leberentzündung, die meist erst im Erwachsenenalter Symptome ver-ursacht	Kindern HBV-infizier-ter Mütter wird inner-halb von 24 Stunden nach der Geburt Hepa-titis-B-Virus-Impfstoff und Hepatitis-B-Im-munglobulin gespritzt
Zytomegalie-Virusinfektion	Man nimmt an, dass das Virus während der Schwangerschaft die Plazenta passiert oder während der Geburt übertragen wird (Risiko von 1 %). Nach der Geburt kann das Virus über infizierte Mutter-milch und verseuch-te Blutkonserven im Rahmen einer Trans-fusion übertragen werden	Die meisten Neugeborenen haben keine Symptome. Etwa zehn Prozent haben ein niedriges Geburtsgewicht, einen kleinen Kopf, Gelbsucht, kleine Blutergüsse sowie eine Leber- und Milzvergrößerung. Taubheit kann auftreten	Die Infektion ist unheilbar. Bei einigen Symptomen kann Ganciclovir helfen. Im ersten Lebensjahr sollte das Gehör der Neugeborenen wieder-holt kontrolliert werden
Röteln	Das Virus kann wäh-rend der Schwanger-schaft die Plazenta passieren. Eine Rö-telninfektion in der Frühschwangerschaft ist gefährlicher	Die Folgen einer Rötelninfektion während der Schwangerschaft reichen von einer Fehl- oder Totgeburt bis hin zu Geburtsfehlern bzw. angeborenen Fehlbildungen oder Taubheit ohne sonstige Symptome. Infizierte Neu-geborene haben häufig ein niedriges Geburtsgewicht, Gehirnentzündung, grauen Star, Netzhautschädigung, Herzfehler, Leber- und Milzvergröße-rung, blaue Flecken, bläulichrote Hautläsionen, vergrößerte Lymphkno-ten und Lungenentzündung	Es gibt keine spezifi-sche Behandlung. Zum Schutz vor einer Rötelninfektion soll-ten sich alle ungeimpf-ten Frauen vor einer Schwangerschaft imp-fen lassen. Schwangere ohne Impfschutz, die in der Frühschwanger-schaft engen Kontakt mit einer rötelninfi-zierten Person hatten, können sich Immun-globulin spritzen lassen
Toxoplasmose	Der Parasit *Toxo-plasma gondii* kann die Plazenta passie-ren. Eine Infektion des Fetus in der Frühschwangerschaft ist gefährlicher	Symptome sind Wachstumsverzöge-rungen und Frühreife. Das Neugebo-rene kann einen kleinen Kopf haben, eine Gehirnentzündung, Gelbsucht, Leber- und Milzvergrößerung sowie eine Herz-, Lungen- oder Augenent-zündung. Hautausschläge können auftreten	Schwangere sollten sich von den Ausschei-dungen von Katzen fern halten. Die Über-tragung von der Frau auf das ungeborene Kind lässt sich durch Spiramyzin verhin-dern. Im späteren Schwangerschaftsver-

EINIGE INFEKTIONEN BEIM NEUGEBORENEN *(Fortsetzung)*

INFEKTION	INFEKTIONSWEG	SYMPTOME	BEHANDLUNG/ VORBEUGUNG
Toxoplasmose *(Fortsetzung)*			lauf kann bei einer Infektion des Fetus eine Kombination aus Pyrimethamin und Sulfonamid gegeben werden. Mit Toxoplasmose infizierte Neugeborene werden mit Pyrimethamin, Sulfadiazin und Leucovorin behandelt. Zur Behandlung einer Herz-, Lungen- oder Augenentzündung kann Kortison gegeben werden
Syphilis	Das Bakterium *Treponema pallidum* wird über die Plazenta auf den Fetus übertragen, wenn die Mutter während der Schwangerschaft an Syphilis erkrankt oder eine nicht ausgeheilte Syphilis hat	Es kann zur Tot- oder Frühgeburt kommen. Manche Neugeborene haben keine Symptome. Andere können in den ersten Lebensmonaten mit Flüssigkeit gefüllte große Blasen oder einen flachen kupfernen Hautausschlag an den Handflächen und Fußsohlen haben sowie Papeln um die Nase und den Mund und in der Windelregion. Meist sind Lymphknoten, Leber und Milz vergrößert. Möglicherweise gedeiht das Kind nicht und hat ein typisches »Greisengesicht«. Das Kind kann eine schleimig-eitrige oder blutige Nasenabsonderung haben. In seltenen Fällen tritt eine Hirnhautentzündung auf	Vor der Geburt wird der Mutter Penizillin gespritzt. Besteht die Infektion nach der Geburt weiter, werden Mutter und Neugeborenes mit Penizillin behandelt
Bindehautentzündung	Die bakteriellen Erreger (meist *Chlamydien* oder *Neisseria gonorrhoeae*) werden nach dem Blasensprung auf den Fetus übertragen	Eine durch Chlamydien verursachte Bindehautentzündung entwickelt sich meist fünf bis zwölf Tage nach der Geburt, manchmal aber auch erst sechs Wochen danach. Sie verursacht wässrigen Augenausfluss, der zunehmend eitrig wird. Eine durch Neisseria gonorrhoeae verursachte Bindehautentzündung tritt meist in den ersten zwei bis drei Lebenstagen auf, manchmal aber auch erst bis zu sieben Tage nach der Geburt. Sie geht mit eitrigem Augenausfluss einher	Eine Chlamydieninfektion wird mit Erythromyzin behandelt. Zur Behandlung der durch Neisseria gonorrhoeae verursachten Bindehautentzündung wird eine Salbe mit Polymyxin und Bacitracin, Erythromyzin oder Tetrazyklin angewandt. Außerdem wird ein Antibiotikum intravenös gegeben
Humane Papilloma-Virusinfektion	Normalerweise wird das HPV während der Geburt übertragen	Die Stimme des infizierten Neugeborenen kann sich – bei Warzen im Kehlkopfbereich – beim Schreien ungewöhnlich anhören. Ist die Luftröhre des Kindes von Papillomaviren befallen, kann es zu Atembeschwerden oder einer erheblichen Atemwegbehinderung kommen. Eine Lungeninfektion ist möglich	Die Warzen werden chirurgisch abgetragen. Interferon kann ein Wiederauftreten verhindern

passieren normalerweise in der Spätschwangerschaft die Plazenta und gelangen so in den kindlichen Blutkreislauf. Ein intravenöser Zugang oder künstliche Beatmung setzen die Neugeborenen zusätzlich einem erhöhten Sepsisrisiko aus.

Der häufigste bakterielle Erreger, der um den Geburtstermin herum eine Blutvergiftung beim Neugeborenen verursacht, gehört zu den Streptokokken der Gruppe B. Eine Sepsis, die später auftritt, wenn das Neugeborene auf der Neugeborenenintensivpflegestation versorgt wird, wird meist durch einen Vertreter der Staphylokokken, so genannte Koagulase-negative Staphylokokken, verursacht.

Symptome und Diagnose

Ein Neugeborenes mit Blutvergiftung ist meist lethargisch, trinkt schlecht und hat eine niedrige Körpertemperatur. Weitere mögliche Symptome sind Atemaussetzer, Fieber, Blässe sowie eine verminderte Hautdurchblutung mit kalten Extremitäten, aufgetriebenem Leib und Gelbsucht.

Die im Blut vorkommenden Bakterien können in verschiedene Organe eindringen und sie infizieren. Eine der gefährlichsten Komplikationen einer Sepsis ist eine Infektion der Hirnhäute. Eine Meningitis kann beim Neugeborenen extreme Teilnahmslosigkeit, Koma, Krampfanfälle sowie eine vorgewölbte Fontanelle verursachen. Bei Verdacht auf eine Meningitis wird eine Lumbalpunktion gemacht. Hierbei wird Gehirn-Rückenmark-Flüssigkeit entnommen, analysiert und eine Kultur daraus angelegt. Eine bakterielle Infektion des Knochens verursacht Schmerzen und Schwellung im betroffenen Arm oder Bein. Der Verdacht darauf entsteht häufig, wenn das Kind die betroffene Gliedmaße nicht bewegt. Ist ein Gelenk infiziert, kann es geschwollen, warm, rot und berührungsschmerzhaft sein. Das betroffene Gelenk ist nur eingeschränkt beweglich oder komplett unbeweglich. Bei Verdacht auf eine Gelenkinfektion wird mit einer Punktionsnadel Flüssigkeit aus dem betroffenen Gelenk entnommen und eine Kultur daraus angelegt.

Behandlung

Noch bevor die Laborbefunde der Blutkultur vorliegen, wird das Neugeborene intravenös mit Antibiotika behandelt. Sobald der verantwortliche Erreger bekannt ist, kann die Antibiotikatherapie angepasst werden. Neben der Antibiotikatherapie können künstliche Beatmung, intravenöse Flüssigkeitsgabe sowie blutdruck- und kreislaufstabilisierende Maßnahmen notwendig werden.

KAPITEL 263

Angeborene Fehlbildungen

Angeborene Fehlbildungen entstehen bereits während der Fetalperiode. Sie zeigen sich meist entweder bereits bei der Geburt oder werden im ersten Lebensjahr sichtbar.

Praktisch jeder Körperteil und jedes Organ können von einer Fehlbildung betroffen sein. Im Alter von fünf Jahren zeigen etwa 7,5 Prozent der Kinder einen angeborenen, meist allerdings geringfügigen Defekt. Etwa drei bis vier Prozent der Neugeborenen werden mit einer groben Fehlbildung geboren. Es können mehrere Fehlbildungen gleichzeitig vorliegen. Von diesen schon vor der Geburt angelegten Fehlbildungen sind die zu unterscheiden, die später erworben werden.

Ursachen und Risiken

Für die meisten angeborenen Fehlbildungen ist die Ursache zwar nicht bekannt, bestimmte genetische und Umweltfaktoren erhöhen jedoch das Risiko. Zu diesen Faktoren gehören radioaktive Strahlung, Medikamente (z. B. Isotretinoin, mit der schwere Akne behandelt wird), Alkohol, Nährstoffmangel, Erkrankungen der Mutter, Verletzungen und Erbkrankheiten.

Exposition gegenüber fruchtschädigenden Substanzen (Teratogene): Teratogene sind Substanzen, die das Risiko für Fehlbildungen erhöhen. Teratogen wirken beispielsweise radioaktive Substanzen, auch Röntgenstrahlen, bestimmte Medikamente und Giftstoffe, zu denen auch

SONSTIGE ANGEBORENE FEHLBILDUNGEN

KÖRPERSYSTEM	GEBURTSDEFEKT	AUSWIRKUNGEN	BEHANDLUNG
Herz	Hypoplastisches Linksherzsyndrom	Unterentwicklung des linken Ventrikels mit der Unfähigkeit, Blut durch den Körper zu pumpen	Mehrstufige Operation, um den linken Ventrikel aufzubauen
Verdauungstrakt	Omphalozele und Gastroschisis	Ein Loch oder ein Defekt der Bauchmuskeln, durch den sich die inneren Bauchorgane nach außen stülpen	Operativer Verschluss des Bauchwanddefekts
Muskel-Skelettsystem	Angeborener Schiefhals	Abnorme Verdrehung von Kopf und Hals	Physiotherapie, Operation oder Injektion von Botulinumtoxin
	Prune-Belly-Syndrom	Ein oder zwei Bauchschichten fehlen, wodurch sich der Bauch vorwölbt. Oft entwickeln sich schwere Defekte der Harnwege	Operation, wenn der Harnwegdefekt den Harnabfluss behindert
Nervensystem	Porenzephalie	Fehlendes Gehirngewebe wird durch Zysten ersetzt	Keine Behandlungsmöglichkeit. Ein Ventrikelshunt kann den Hirndruck senken
	Hydroenzephalie	Schwere Form der Porenzephalie mit fast komplett fehlendem Gehirngewebe	Nur symptomatische Behandlung möglich
Genitaltrakt	Testesaplasie (bilaterale Anorchie, testikuläre Regression)	Beide Hoden fehlen von Geburt an	Gabe männlicher Geschlechtshormone (Testosteron) vor Beginn der Pubertät
Augen	Angeborener grüner Star (Glaukom)	Der grüne Star liegt von Geburt an vor. Erhöhter Augeninnendruck (meist beidseitig). Der Augapfel kann vergrößert sein und sieht deformiert aus	Frühzeitige Operation direkt nach der Geburt. Augentropfen bis zur Operation. Ohne Operation kann es zur Erblindung kommen
	Angeborener grauer Star (Katarakt)	Die Linsentrübung liegt von Geburt an vor. Das Sehvermögen ist meist eingeschränkt	Damit sich die Sehkraft normal entwickelt, sollte der graue Star schnellstmöglich operativ behoben werden

Alkohol gehört. Vom Zeitpunkt, von der Dauer und der Menge der Teratogenexposition hängt es ab, ob sich eine Fehlbildung entwickelt oder nicht. Normalerweise ist das Organ von der Wirkung betroffen, das sich zum Zeitpunkt der Exposition gerade entwickelte. Kommt das Kind mit dem Teratogen in Kontakt, wenn sich bestimmte Teile des Gehirns entwickeln, werden diese Regionen eher geschädigt, als wenn die Exposition vor oder nach der »kritischen Entwicklungsperiode« stattfindet. Viele Fehlbildungen entstehen bereits in den ersten vier Wochen, bevor die Frau überhaupt sicher weiß, dass sie schwanger ist.

Ernährung: Damit der Fetus gesund bleibt, muss sich die Frau ausgewogen und nährstoffreich ernähren. Ein Folsäuremangel beispielsweise erhöht das Risiko für Fehlbildungen des Gehirns oder Rückenmarks, wie Spina bifida (offener Rücken), die zu den Neuralrohrdefekten gehören ▲. Auch Fettleibigkeit der Mutter erhöht das Risiko für einen Neuralrohrdefekt.

Genetische und chromosomale Faktoren: Möglich ist auch eine Chromosomen- oder Genanomalie. Diese angeborenen Anomalien können von einem oder beiden Elternteilen – die selber auch an der Störung leiden können oder symptomlose Träger sind ■ – an den Feten weitergegeben werden. Viele Geburtsfehler werden jedoch durch anscheinend willkürliche und unerklärliche Genveränderungen verursacht. Die meisten genetischen Defekte bedeuten mehr als nur die nach außen offensichtliche Fehlbildung eines bestimmten Körperteils.

Infektionen: Bestimmte Infektionen können in der Schwangerschaft, je nach Zeitpunkt der Fetalentwicklung, zu dem sie auftreten, Defekte verursachen. Am häufigsten beruhen angeborene Fehlbildungen auf Zytomegalie-, Herpes-, Parvovirus- (Ringelröteln), Röteln- oder Varizelleninfektionen (Windpocken), Toxoplasmose oder Syphilis. Solche Infektionen können unbemerkt verlaufen, da sie manchmal wenige oder gar keine Symptome verursachen.

Diagnose

Während der Schwangerschaft stellt der Arzt fest, ob ein erhöhtes Risiko für angeborene Fehlbildungen besteht ★. Die Gefahr dafür ist größer, wenn die Schwangere über 35 Jahre alt ist, bereits mehrere Fehlgeburten hatte oder ein Kind oder mehrere Kinder hat, die eine Chromosomenanomalie oder angeborene Defekte aufweisen oder aus ungeklärten Gründen gestorben sind. Diesen Frauen werden spezielle vorgeburtliche Untersuchungen angeraten.

Mit der pränatalen Ultraschalluntersuchung lassen sich oft spezielle Fehlbildungen nachweisen. Auch Blutuntersuchungen können hilfreich sein. So kann eine hohe Konzentration an Alphafetoprotein im mütterlichen Blut beispielsweise auf einen Defekt im Gehirn oder Rückenmark hinweisen ●. Mit einer Amniozentese, bei der eine Fruchtwasserprobe entnommen wird, oder einer Chorionzottenbiopsie, bei der eine Gewebeprobe der Chorionzotten entnommen wird, lassen sich manche Veränderungen vor der Geburt feststellen.

Herzfehler

In Deutschland werden jährlich etwa 6 000 Kinder mit einem Herzfehler geboren; 90 Prozent von ihnen müssen operiert werden. Bei den angeborenen Herzfehlern kann es sich um eine Fehlbildung der Herzwände und -klappen oder der zu ihnen führenden Gefäße handeln.

Vor der Geburt wird der Fetus über die Plazenta mit Sauerstoff aus dem mütterlichen Blut versorgt. Solange der Fetus nicht atmet, fließt sein Blut auf einer anderen Bahn durch das Herz und die Lunge. Damit das Neugeborene nach der Geburt kraft seiner eigenen Lungen Sauerstoff gewinnen kann, sind viele Veränderungen im Herz-Gefäß-System erforderlich.

Vor der Geburt vermischt sich das Blut, das noch nicht dem Lungenkreislauf zugeführt wurde (venöses Blut), mit dem arteriellen Blut aus dem Lungenkreislauf. Diese Durchmischung findet im Foramen ovale statt – einer Öffnung zwischen dem rechten und linken Vorhof – und im Ductus arteriosus, der Verbindung zwischen Lungenarterie und Aorta. Beim Fetus enthält venöses wie arterielles Blut Sauerstoff, sodass deren Durchmischung keinen Einfluss darauf hat, wie viel Sauerstoff durch den Körper gepumpt wird. Nach der Geburt ändert sich dieses: Arterielles und venöses Blut durchmischen sich nicht mehr, da sich das Foramen ovale und der Ductus arteriosus einige Tage bis einige Wochen nach der Geburt schließen.

Die meisten durch Herzfehler verursachten Symptome gehen im Wesentlichen auf zwei krankhafte Vorgänge zurück: Zum einen fließt das Blut in anderen Bahnen, bzw. es kommt zu einer Umleitung oder Strömungsumkehr (Shunt). Zum anderen wird nicht genügend Blut durch den Körper gepumpt, meist aufgrund eines Verschlusses.

Durch den Shunt kann sauerstoffarmes Blut dem sauerstoffreichen Blut, das zu den Körpergeweben gepumpt wird, beigemischt werden (Rechts-Links-Shunt). Je mehr sauerstoffarmes Blut (das bläulich aussieht) durch den Körper fließt, desto blauer sieht der Körper, vor allem Haut und Lippen, aus. Viele Herzfehler sind durch eine bläuliche Tönung der Haut gekennzeichnet. Eine solche Zyanose ist das sichtbare Zeichen dafür, dass Körpergewebe nicht ausreichend mit Sauerstoff versorgt wird.

Beim Shunt kann auch sauerstoffreiches Blut, das unter hohem Druck durch den Körper gepumpt wird, dem sauerstoffarmen Blut, das durch die Lungenschlagader zur Lunge gepumpt wird, beigemischt werden (Links-Rechts-Shunt).

▲ siehe Seite 1405   ■ siehe Seite 12

★ siehe Seite 1405   ● siehe Kasten Seite 1406

Dadurch entsteht ein Mangel an sauerstoffreichem Blut und ein erhöhter Druck in der Lungenschlagader. Dieser hohe Druck schädigt auf Dauer die Lungenschlagader und die Lunge. Der Shunt führt letztlich dazu, dass nicht ausreichend Blut durch den Körper gepumpt wird (Herzinsuffizienz).

Durch die Herzinsuffizienz entsteht ein Rückstau von Blut, meist in der Lunge. Eine Herzinsuffizienz kann sich auch entwickeln, wenn die Pumpleistung des Herzens zu schwach ist (z. B. wenn ein Kind mit einer Herzmuskelschwäche zur Welt kommt) oder wenn der Blutfluss behindert ist.

Die Blutflussbehinderung kann ihren Ausgang in den Herzklappen nehmen oder in den vom Herzen wegführenden Blutgefäßen, den Arterien. Der Blutfluss zur Lunge kann auch durch eine Verengung der Pulmonalklappe oder der Lungenschlagader selbst behindert sein. Der Blutfluss in der Aorta kann durch eine Verengung der Aortenklappe oder der Aorta selbst verursacht sein.

Symptome und Diagnose

Oft bleiben Herzfehler selbst bei der ersten Routineuntersuchung des Neugeborenen unbemerkt. Einige leichte Herzfehler führen erst später zu Symptomen. Viele Herzfehler verursachen jedoch bereits im Kindesalter Symptome. Da sauerstoffreiches Blut Voraussetzung für gesundes Wachstum, Entwicklung und Aktivität ist, weisen viele Säuglinge und Kinder mit Herzfehler Gedeih- bzw. Wachstumsstörungen auf und sind nur eingeschränkt körperlich aktiv. In schwereren Fällen, wenn sich eine Zyanose entwickelt, können sogar das Atmen und Essen schwer fallen. Der veränderte Blutfluss durch das Herz verursacht meist ein ungewöhnliches Herzgeräusch, das der Arzt beim Abhorchen mit dem Stethoskop hören kann. Herzrauschen im Kindesalter geht jedoch meist nicht auf einen Herzfehler zurück und verursacht auch keine Probleme. Herzinsuffizienz lässt das Herz zu schnell schlagen und führt häufig zu einer Flüssigkeitsansammlung in der Lunge oder Leber.

Viele Herzfehler lassen sich vor der Geburt mittels Ultraschall diagnostizieren. Nach der Geburt besteht Verdacht auf einen Herzfehler, wenn entsprechende Symptome oder besondere Herzgeräusche auftreten.

Herzfehler werden bei Kindern mit denselben Verfahren diagnostiziert wie bei Erwachsenen ▲. Meist lässt sich der entsprechende Defekt mithilfe der Kranken- bzw. Familiengeschichte sowie einer körperlichen Untersuchung, Elektrokardiographie (EKG) und einer Röntgenaufnahme der Brust feststellen. Das Ultraschallverfahren (Echokardiographie) wird zur Diagnose praktisch aller Typen von Herzfehlern eingesetzt. Mit der Herzkatheterisierung lassen sich oft auch kleinere Herzanomalien nachweisen, die bei der Echokardiographie unerkannt geblieben sind. Außerdem werden bei diesem Diagnoseverfahren die Details einer Fehlbildung sichtbar.

Behandlung

Viele schwere Herzfehler lassen sich mit einer Operation am offenen Herzen korrigieren. Wann das geschieht, richtet sich nach dem jeweiligen Defekt, seinen Symptomen und seinem Schweregrad. So ist es beispielsweise meist besser, eine Operation zu verschieben, bis das Kind ein bisschen älter ist. Schwere Symptome lindert jedoch am wirksamsten ein sofortiger Eingriff.

Zur Behandlung einer krankhaften Verengung kann ein Katheter durch ein Blutgefäß im Arm oder Bein bis zu der Engstelle geschoben werden. Ein am Katheter angebrachter Ballon wird mit hohem Druck aufgeblasen und damit die Engstelle geweitet. Wird eine Klappe gedehnt, spricht man bei dem Verfahren von einer Ballonvalvuloplastie; handelt es sich um ein verengtes Blutgefäß, ist es eine Ballonangioplastie ■. Die Ballondilatation erspart dem Kind eine Vollnarkose und eine Operation am offenen Herzen. Dafür ist dieses Verfahren meist auch nicht so effektiv wie ein herzchirurgischer Eingriff.

Bei einer starken Verengung der Aorta oder Lungenschlagader kann ein temporärer Shunt angelegt werden, um einen ausreichenden Blutdurchfluss zu gewährleisten. Ein Shunt kann mit einem Katheterballon angelegt werden oder es wird das Prostaglandin E1 (Alprostadil) gegeben, um den Ductus arteriosus offen zu halten und damit eine Kurzschlussverbindung zwischen Aorta und Lungenschlagader zu schaffen, durch die das Blut fließen kann. In seltenen Fällen, in denen keine andere Behandlung hilft, wird eine Herztransplantation durchgeführt. Der Mangel an Spenderherzen setzt diesem Verfahren jedoch enge Grenzen.

Die meisten Kinder mit schwerem Herzfehler haben ein erhöhtes Risiko für lebensbedrohliche bakterielle Infektionen des Herzens und der Herzklappen. Sie müssen Antibiotika ein-

---

▲ siehe Seite 109   ■ siehe Abbildung Seite 197

Offener Ductus arteriosus Botalli

Der Ductus Botalli ist eine Gefäßverbindung zwischen der Lungenschlagader und der Hauptschlagader (Aorta). Während des fetalen Lebens leitet er venöses Blut an der noch unbelüfteten Lunge vorbei – da der Fetus noch nicht atmet, braucht sein Blut nicht mit Sauerstoff angereichert zu werden – in den Körperkreislauf. Nach der Geburt entfaltet sich die Lunge, um das Blut mit Sauerstoff anzureichern, gleichzeitig verschließt sich normalerweise der Ductus Botalli innerhalb der ersten zwei Lebenswochen.

Beim persistierenden Ductus Botalli schließt sich diese Verbindung nicht. Dadurch gelangt sauerstoffreiches Blut, anstatt durch den Körper zu fließen, zurück in den Lungenkreislauf. Hierdurch kann eine Überlastung der Lungengefäße entstehen und der Körper Sauerstoffmangel erleiden.

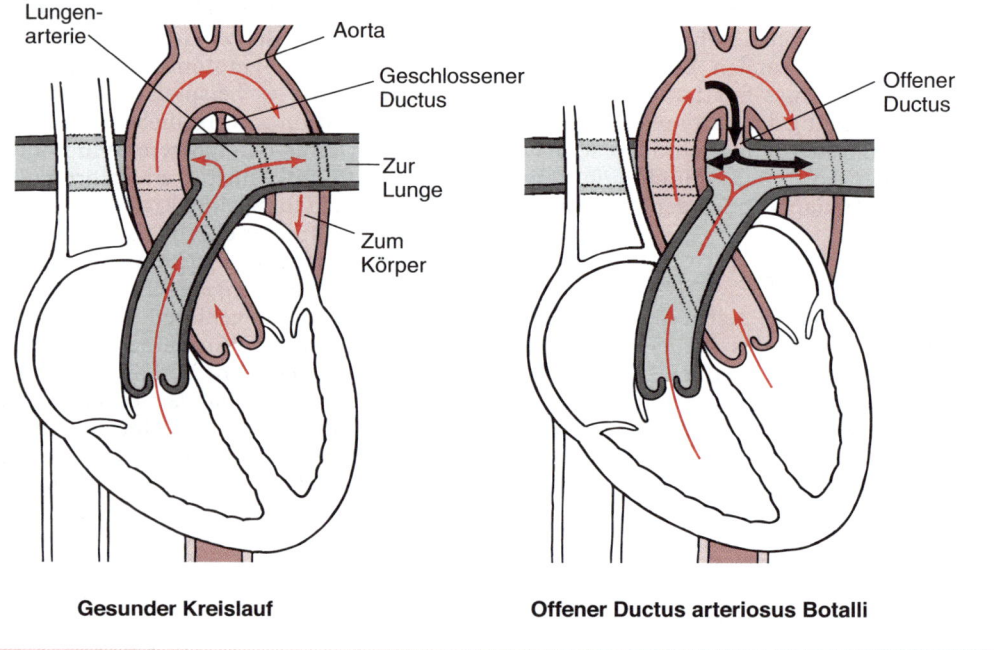

Lungen-
arterie

Aorta

Geschlossener
Ductus

Zur
Lunge

Zum
Körper

Offener
Ductus

Gesunder Kreislauf

Offener Ductus arteriosus Botalli

---

nehmen, bevor bestimmte Behandlungsmaßnahmen oder Verfahren eingeleitet werden ▲.

OFFENER DUCTUS ARTERIOSUS BOTALLI

Beim offenen Ductus arteriosus Botalli bleibt die Verbindung zwischen der Lungenschlagader und der Aorta offen; normalerweise schließt sich dieser Gang innerhalb der ersten zwei Wochen nach der Geburt. Durch den entstehenden Links-Rechts-Shunt fließt das Blut, das eigentlich durch den Körper geleitet werden sollte, in den Lungenkreislauf und überlastet die Lungengefäße. Der Druck durch den verstärkten Blutstrom kann auf die Dauer das Lungengewebe schädigen. Frühgeborene haben ein erhöhtes Risiko für einen offenen Ductus arteriosus und eine Lungenschädigung.

Meist verursacht der Defekt keine Symptome. Andernfalls treten sie in Form von Atembeschwerden oder Zyanose auf. Diese Symptome können bereits bei Geburt vorliegen oder sich erst Wochen danach entwickeln. Bei einem ansonsten symptomlosen Kind entsteht der Verdacht auf einen offenen Ductus Botalli, wenn beim Abhorchen Herzgeräusche zu hören sind.

Durch die Gabe von Indometazin lässt sich bei 80 Prozent der Säuglinge die Öffnung verschließen. Am effektivsten ist die Behandlung,

▲ siehe Seite 176

wenn das Medikament in den ersten zehn Lebenstagen gegeben wird. Der Behandlungserfolg ist bei Frühgeborenen größer als bei reifen Neugeborenen. Wenn sich der Defekt nach mehrmaliger Gabe von Indometazin nicht schließt, muss operativ vorgegangen werden.

VORHOF- UND HERZ-KAMMERSCHEIDEWANDDEFEKTE

Bei einem Vorhof- und Herzkammerscheidewanddefekt befindet sich in der Wand, die das Herz in eine rechte und linke Hälfte trennt, eine Öffnung. Vorhofscheidewanddefekte befinden sich zwischen den oberen Hohlräumen des Herzens, den Vorhöfen, in denen das Blut ankommt. Durch diese Öffnung entsteht typischerweise ein so genannter Links-Rechts-Shunt, bei dem das Blut in einer Art Abkürzung zum Teil direkt wieder in den Lungenkreislauf zurückgeleitet wird. Viele Vorhofscheidewanddefekte verschließen sich spontan wieder; die Herzkammerscheidewanddefekte verschließen sich innerhalb der ersten beiden Lebensjahre.

Säuglinge und auch die meisten älteren Kinder mit Vorhofscheidewanddefekt haben keine Symptome. Schwere Fälle können Herzgeräusche, Müdigkeit und Atemnot verursachen. Mit zunehmendem Alter verschlimmert sich die Symptomatik. In den mittleren Lebensjahren beispielsweise kann sich eine Herzinsuffizienz entwickeln.

Beim Herzkammerscheidewanddefekt hängt die Schwere der Symptome von der Größe des Defekts ab: Ein kleines Loch in der Kammerscheidewand verursacht neben Herzgeräuschen keine weiteren Symptome und verschließt sich meist spontan wieder, während große Löcher eine Reihe von Symptomen beim Säugling verursachen. Ein großer Herzkammerscheidewanddefekt verursacht meist schwerere Symptome als ein Vorhofscheidewanddefekt, da mehr Blut fehlgeleitet wird. Aufgrund der Art und Weise, wie sich die Lunge entfaltet, nimmt das Shuntvolumen innerhalb der ersten sechs Lebenswochen zu. Die Herzgeräusche werden lauter, und die typischen Symptome, wie beschleunigte Atmung, starkes Schwitzen und Trinkschwäche, verschlimmern sich. Leichte Symptome eines Herzkammerscheidewanddefekts lassen sich mit harntreibenden Mitteln oder Medikamenten, die den Gefäßwiderstand senken und damit den Blutfluss verbessern, behandeln. Ist der Vorhof- oder Herzkammerscheidewanddefekt groß oder verursacht er schwere Symptome, wird er operativ geschlossen.

FALLOTSCHE TETRALOGIE

Bei der Fallotschen Tetralogie handelt es sich um eine Kombination aus vier verschiedenen Herzfehlern: ein großer Ventrikelseptumdefekt, eine Verlagerung der Aorta, durch die verbrauchtes, sauerstoffarmes Blut direkt von der rechten Herzkammer zur Aorta fließt und einen Rechts-Links-Shunt verursacht, eine Ausflussbehinderung von der rechten Herzseite und eine Verdickung der rechten Herzkammerwand.

Durch die Verengung der Ausflussbahn des rechten Herzens ist bei Kindern mit Fallotscher Tetralogie der Blutfluss zur Lunge verringert. So fließt das sauerstoffarme Blut in der rechten Herzkammer durch den Scheidewanddefekt zur linken Herzkammer und in die Aorta und wird dann durch den gesamten Körper transportiert (Rechts-Links-Shunt). Das wichtigste Symptom ist die Zyanose, die mild oder schwer ausgeprägt sein kann. Bei manchen Kindern kommt es zu lebensbedrohlichen Zyanoseanfällen (Hyperzyanose, hypoxämischer Anfall oder Blausuchtsanfall), bei denen sich die Zyanose plötzlich als Reaktion auf eine Aktivität, wie Schreien oder sogar Darmbewegungen, verschlimmert. Das Kind entwickelt starke Atemnot und kann das Bewusstsein verlieren. Kinder mit Fallotscher Tetralogie haben meist Herzgeräusche. Die Diagnose wird mittels Echokardiographie bestätigt.

Ein hypoxämischer Anfall wird durch die Gabe von Sauerstoff und Morphium gelindert. Um die Atemnot zu lindern, werden die gebeugten Knie des Kindes gegen dessen Brust gedrückt (Knie-Brust-Position). Die intravenöse Gabe von Flüssigkeit oder Medikamenten wie Phenylephrin senkt den Gefäßwiderstand und verbessert den Blutfluss. Propranolol kann weiteren Anfällen vorbeugen.

Eine Operation ist bei diesen Kindern letztlich unumgänglich. Haben sie nur wenig Symptome, kann die Operation verschoben werden, bis das Kind etwas älter ist. Treten die Symptome jedoch oft auf oder sind sie schwer, sollte die Operation bald durchgeführt werden. Dabei werden der Herzkammerscheidewanddefekt verschlossen, die rechtsventrikuläre Ausflussbahnverengung und die Pulmonalklappenverengung geweitet sowie etwaige künstliche Verbindungen zwischen der Aorta und der Lungenschlagader verschlossen.

TRANSPOSITION DER GROSSEN ARTERIEN

Bei diesem angeborenen Herzfehler liegen die Verbindungen der Aorta und der Lungenschlagader mit dem Herzen verkehrt herum. Das aus

Septumdefekt: ein Loch in der Herzscheidewand

Beim Septumdefekt befindet sich in der Wand, die das Herz in eine rechte und linke Hälfte trennt, ein Loch. Vorhofseptumdefekte liegen zwischen den oberen Hohlräumen des Herzens, den Vorhöfen. Ventrikelseptumdefekte kommen zwischen den unteren Hohlräumen des Herzens (Ventrikel) vor. Bei beiden Defekten wird sauerstoffreiches Blut, statt in den Körper gepumpt zu werden, über eine Art Abkürzung (Shunt) zum Teil wieder zurück in den Lungenkreislauf geleitet.

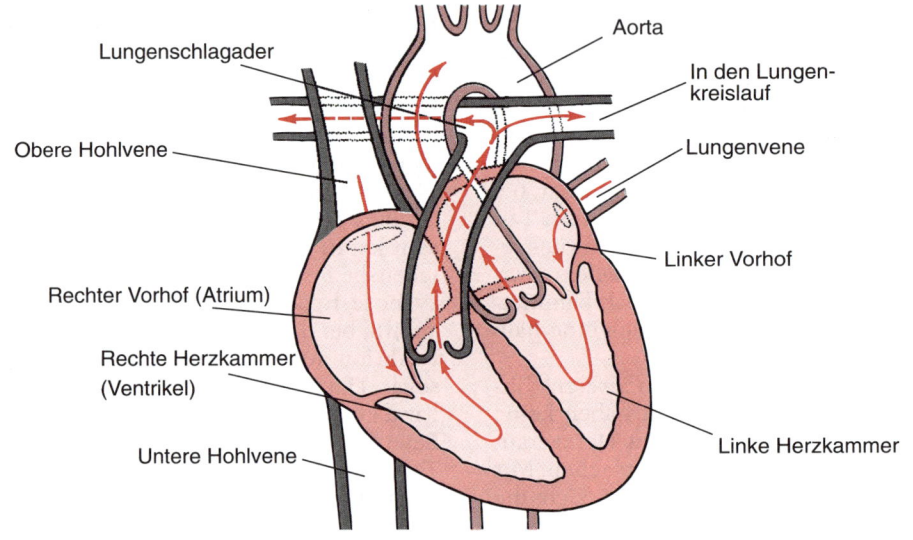

Lungenschlagader · Aorta · In den Lungenkreislauf · Obere Hohlvene · Lungenvene · Linker Vorhof · Rechter Vorhof (Atrium) · Rechte Herzkammer (Ventrikel) · Linke Herzkammer · Untere Hohlvene

Gesunder Kreislauf

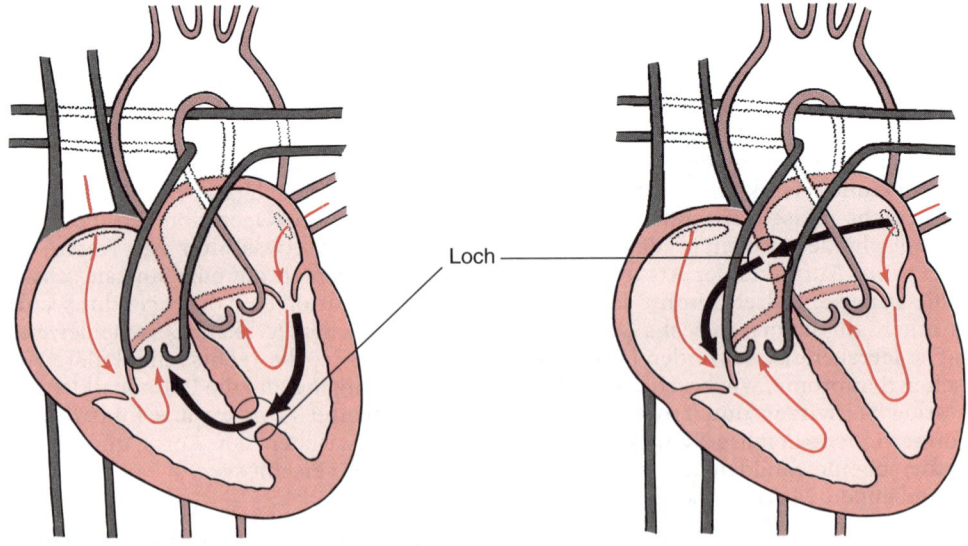

Loch

Herzkammerscheidewanddefekt

Vorhofscheidewanddefekt

dem Körper zurückkehrende sauerstoffarme Blut fließt wie gewohnt vom rechten Vorhof zur rechten Herzkammer. Von hier aus aber fließt es zur Aorta, die es unter Umgehung der Lunge direkt in den Körper zurücktransportiert. Sauerstoffreiches Blut wird zwischen dem Herzen und der Lunge immer nur hin und her transportiert (von der Lunge zur Pulmonalvene, von dort zum linken Vorhof und zur linken Herzkammer und dann zur Lungenschlagader), statt durch den ganzen Körper gepumpt zu werden. Der Körper kann ohne Sauerstoff nicht leben. Neugeborene können aber mit diesem Defekt noch einige Zeit nach der Geburt überleben, weil bei ihnen noch eine kleine Öffnung zwischen dem rechten und dem linken Vorhof, das Foramen ovale, und eine Verbindung zwischen der Lungenschlagader und der Aorta ▲, der Ductus arteriosus Botalli, bestehen. Durch diese Öffnungen kann sich sauerstoffreiches mit sauerstoffarmem Blut vermischen, sodass der Körper noch mit so viel Sauerstoff versorgt wird, dass das Kind am Leben bleibt. Eine Transposition der großen Arterien geht oft mit einem Ventrikelseptumdefekt einher.

Eine Transposition der großen Arterien verursacht gewöhnlich von Geburt an eine schwere Zyanose und Atemnot. Die Diagnose wird anhand der körperlichen Untersuchung, Röntgenuntersuchung, Elektrokardiographie und Echokardiographie bestätigt. Meist wird der Defekt in den ersten Lebenstagen korrigiert. Bei dieser Operation werden Aorta und Lungenschlagader mit den entsprechenden Herzkammern verbunden und die Koronararterien nach Reposition der Aorta an dieselbe wieder angeschlossen. Durch die Gabe von Alprostadil oder die Durchführung einer Ballonseptostomie kann eine künstliche Verbindung zur Umverteilung des Blutflusses hergestellt werden und das Kind damit so lange am Leben erhalten werden, bis eine Operation durchgeführt werden kann.

AORTENKLAPPENSTENOSE

Bei der Aortenklappenstenose ist jene Klappe verengt, die sich öffnet, um Blut von der linken Herzkammer in die Aorta und von dort in den Körper fließen zu lassen. Um das Blut durch die verengte Klappe zu befördern, muss die linke Herzkammer unter stark erhöhtem Druck pumpen. Manchmal reicht die Pumpleistung nicht aus, um den Körper angemessen mit sauerstoffreichem Blut zu versorgen.

Die meisten Kinder mit Aortenklappenstenose entwickeln über Herzgeräusche hinaus keine

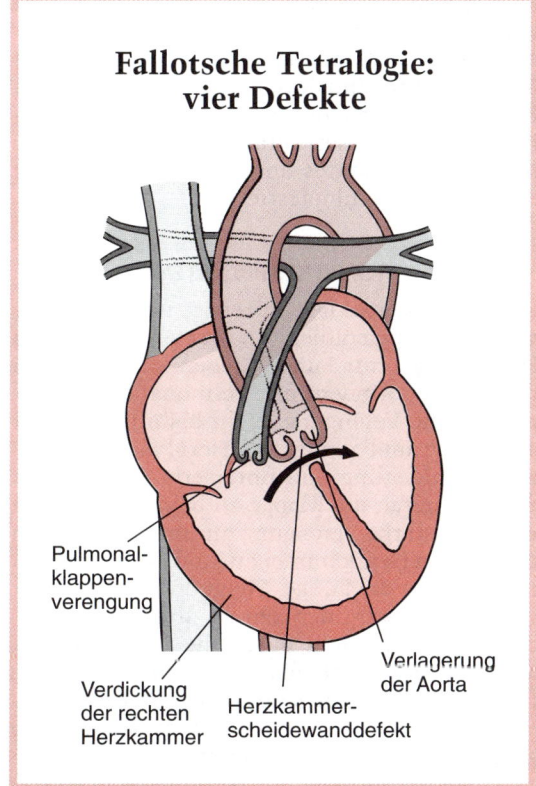

Fallotsche Tetralogie: vier Defekte

Pulmonalklappenverengung

Verdickung der rechten Herzkammer

Herzkammerscheidewanddefekt

Verlagerung der Aorta

weiteren Symptome. Bei manchen älteren Kindern kann der Defekt Müdigkeit, Brustschmerzen, Atemnot und Ohnmacht verursachen. Bei Heranwachsenden kann eine schwere Aortenklappenstenose zum plötzlichen Tod führen, vermutlich aufgrund von Herzrhythmusstörungen, die durch den geringen Blutfluss durch die Koronararterie zum Herzen verursacht werden. Bei einigen wenigen Kindern mit Aortenklappenstenose kommt es zu Reizbarkeit, unnatürlicher Blässe, niedrigem Blutdruck, starkem Schwitzen, beschleunigtem Herzschlag und schwerer Atemnot.

Ist beim Abhorchen ein Herzgeräusch zu hören oder entwickelt das Kind Symptome, besteht Verdacht auf eine Aortenklappenstenose. Um den Schweregrad der Verengung zu bestimmen, wird häufig ein Herzkatheter gesetzt.

Bei älteren Kindern mit starker Verengung oder schweren Symptomen muss die Aortenklappe ersetzt oder gedehnt werden. Meist wird die Klappe operativ geöffnet, mithilfe der so ge-

▲ siehe Abbildung Seite 1488

nannten Ballonvalvulotomie, oder durch eine künstliche Klappe ersetzt. Kinder mit künstlicher Herzklappe müssen gerinnungshemmende Medikamente einnehmen, um die Bildung von Blutgerinnseln zu vermeiden. Kinder mit Herzinsuffizienz müssen sofort behandelt werden, meist medikamentös und chirurgisch oder mit einer Ballonvalvuloplastie.

PULMONALKLAPPENSTENOSE

Bei der Pulmonalklappenstenose ist jene Klappe verengt, die sich öffnet, um Blut von der rechten Herzkammer zur Lunge fließen zu lassen. Bei den meisten Kindern mit Pulmonalklappenstenose ist die Verengung leicht bis mittelschwer ausgeprägt und zwingt das Herz, mit verstärkter Pumpleistung und unter erhöhtem Druck das Blut durch die Klappe zu befördern. Durch eine sehr starke Verengung nimmt der Druck in der rechten Herzkammer zu, und es fließt kaum noch Blut in die Lunge. Steigt der Druck in der rechten Herzkammer sehr an, fließt das sauerstoffarme Blut nicht durch die Lungenschlagader, sondern sucht sich einen neuen Weg bzw. falschen Auslass (meist ein Loch in der Vorhofwand, Vorhofseptumdefekt) – es entsteht ein so genannter Rechts-Links-Shunt.

Die meisten Kinder mit Pulmonalklappenstenose haben neben dem Herzgeräusch keine anderen Symptome. Es kann sich aber auch eine schwere Zyanose oder Herzinsuffizienz entwickeln. Mittelschwere Symptome, wie Atemnot bei körperlicher Belastung und Müdigkeit, können auftreten, wenn das Kind älter wird. Gelegentlich wird eine Herzkatheterisierung erforderlich, um den Schweregrad des Klappenfehlers zu bestimmen.

Eine mäßig stark verengte Klappe kann mithilfe der Ballonvalvuloplastie geweitet werden. Ist die Klappe falsch geformt, muss sie eventuell chirurgisch rekonstruiert werden.

Bei einer sehr starken Verengung, die Zyanose beim Neugeborenen verursacht, kann mit Alprostadil behandelt werden, um den Ductus arteriosus offen zu halten, bis operativ versucht werden kann, die Pulmonalklappe zu dehnen oder sie zu umgehen. Bei manchen dieser Kinder stehen weitere Operationen an, wenn sie älter sind.

AORTENISTHMUSSTENOSE

Diese Verengung der Aorta tritt meist in jenem Bereich auf, in dem der Ductus arteriosus Botalli auf die Aorta trifft. Durch diese Einengung wird der Blutfluss in die untere Körperhälfte verringert. Dadurch ist der Blutdruck in den Beinen ungewöhnlich niedrig und in den Armen eher hoch. Die Aortenisthmusstenose kann Herzgeräusche verursachen. Bleibt der Defekt unbehandelt, überlastet er letztlich das Herz so stark, dass es sich vergrößert und Herzinsuffizienz verursacht. Auch Bluthochdruck ist eine häufige Folge. Kinder mit dieser Störung haben ein erhöhtes Risiko für eine Aortenruptur, bakterielle Endokarditis und Gehirnblutung. Bei Kindern mit Aortenisthmusstenose liegt häufig auch noch ein anderer Herzfehler vor, wie eine Aortenklappenstenose oder ein Vorhof- oder Ventrikelseptumdefekt.

Bei den meisten Kindern verursacht eine leichte bis mittelschwere Aortenisthmusstenose keine Symptome. In seltenen Fällen treten Kopfschmerzen oder Nasenbluten aufgrund des hohen Blutdrucks im oberen Körperanteil auf oder bei körperlicher Betätigung Schmerzen in den Beinen aufgrund des Sauerstoffmangels.

Bei einer schweren Aortenisthmusstenose kann das Blut nur durch die offene Verbindung zwischen der Aorta und der Lungenschlagader, dem Ductus arteriosus Botalli, in den unteren Anteil der Aorta zu einem Punkt jenseits der Verengung fließen. Symptome treten meist erst auf, nachdem sich der Ductus arteriosus verschlossen hat, also in der Zeit ab der zweiten Lebenswoche. Dann kommt manchmal fast die gesamte Blutversorgung in den unteren Körperanteil abrupt zum Erliegen. Plötzlich eintretende schwere Herzinsuffizienz und niedriger Blutdruck können die Folge sein.

Der Verdacht auf eine Aortenisthmusstenose entsteht meist nur, wenn der Arzt beim Abhorchen ein Herzgeräusch wahrnimmt oder bei der körperlichen Untersuchung Puls- oder Blutdruckdifferenzen zwischen den unteren und oberen Extremitäten feststellt. Röntgenuntersuchungen, Elektrokardiographie und Echokardiographie bestätigen meist die Diagnose.

Wenn keine schweren Symptome vorliegen, sollte die Verengung in der frühen Kindheit operativ behoben werden, am besten im Alter zwischen drei und fünf Jahren. Säuglinge mit schweren Symptomen müssen notfallmäßig behandelt werden. Zur Behandlung gehören die Gabe von Alprostadil, um den Ductus arteriosus wieder zu öffnen, Herzmedikamente sowie eine Erweiterung der verengten Aorta. Manche Kinder müssen, wenn sie älter sind, erneut operiert werden. Manchmal wird anstelle des operativen Vorgehens versucht, die Verengung mittels Ballonangioplastie zu weiten.

Harnwegdefekte

Nieren und ableitende Harnwege sind mehr als jedes andere Organsystem von Fehlbildungen betroffen. Der Defekt kann sich in den Nieren selbst entwickeln oder im Harnleiter, der den Harn von den Nieren zur Harnblase transportiert, in der Harnblase oder in der Harnröhre, dem Ausscheidungsweg, auf dem der Harn von der Blase nach außen gelangt. Angeborene Abflussbehinderungen verursachen einen Harnstau, der Infektionen und Steinbildung nach sich ziehen kann. Eine weitere Folge ist ein erhöhter Harndruck, der mit der Zeit die Nieren und die Harnleiter schädigen kann.

Symptome

Viele Harnwegdefekte verursachen keine Symptome. Manche, und dazu gehören auch die Nierendefekte, können nach harmlosen Verletzungen Blut im Urin verursachen. Aufgrund der Defekte können sich praktisch überall im Harnwegsystem Infektionen entwickeln. Eine Nierenschädigung entsteht durch eine Abflussbehinderung, die jedoch meist nur bei sehr stark eingeschränkter Nierenfunktion Symptome verursacht. Dann entsteht Niereninsuffizienz. Es können sich Nierensteine bilden und schwere, krampfartige Schmerzen seitlich zwischen den Rippen und der Hüfte oder Leistengegend sowie Blut im Urin verursachen.

Diagnose und Behandlung

Die Diagnoseverfahren zum Nachweis von Harnwegfehlbildungen umfassen die körperliche Untersuchung, Ultraschall, Computertomographie, nuklearmedizinische Verfahren, intravenöse Urographie und in seltenen Fällen eine Zystoskopie ▲. Defekte, die Symptome oder einen erhöhten Druck auf die Nieren verursachen, müssen operativ korrigiert werden.

FEHLBILDUNGEN DER NIEREN
UND DER HARNLEITER

Zahlreiche Defekte können zu einer Fehlbildung der Nieren führen. Die Nieren können am falschen Platz (Nierenektopie) oder in der falschen Position (Malrotation) liegen, miteinander verschmolzen sein (Hufeisenniere) oder fehlen (Nierenagenesie). Beim Potter-Syndrom sind beide Nieren nicht angelegt. Auch das Nierengewebe kann sich ungewöhnlich entwickeln. So können Nieren beispielsweise viele Zysten enthalten, wie es bei den polyzystischen Nieren der Fall ist ■. Ist der Harnfluss aufgrund einer Fehlbildung behindert, kann die betroffene Niere – für den Arzt sichtbar und fühlbar – anschwellen. Viele Fehlbildungen der Niere bleiben unerkannt. Manche Defekte können die Nierenfunktion beeinträchtigen und führen zu Niereninsuffizienz.

Sowohl einer als auch beide Harnleiter können von Geburt an doppelt vorhanden sein, am falschen Platz liegen, verengt oder erweitert sein. Eine Harnleiterverengung behindert den normalen Harnfluss von den Nieren zur Blase.

FEHLBILDUNGEN DER BLASE
UND DER HARNRÖHRE

Bei der Spaltblase (Blasenekstrophie) ist die Blase nicht ganz geschlossen; ihr fehlt das Blasendach, sodass sie offen in der Bauchwand liegt. Blasendivertikel sind sackartige Ausstülpungen in der Blasenwand, in denen sich der Harn stauen kann. Sie erhöhen das Risiko für Harnweginfektionen. Bei der Blasenhalsstenose ist der Übergang der Harnblase in die Harnröhre verengt, sodass sich die Blase nur unvollständig entleeren kann. Der Urinfluss ist dann nur schwach.

Die Harnröhre kann fehlgebildet sein oder komplett fehlen. Bei einer seltenen Fehlbildung blockiert verändertes Gewebe, die so genannten vorderen Harnröhrenklappen, den Harnfluss von der Blase. Der Urinfluss der betroffenen Kinder ist schwach, die Infektionsgefahr erhöht. Weitere mögliche Symptome sind fehlende Gewichtszunahme sowie Blutarmut. Weniger schwere Defekte verursachen häufig erst im späteren Kindesalter Symptome, die dann nur leicht ausgeprägt sind. Eine Abflussbehinderung muss im Säuglingsalter operativ beseitigt werden.

Beim Jungen kann die Harnröhre an der falschen Stelle sitzen, z. B. an der Penisunterseite als nach unten offene Rinne (Hypospadie). Bei der Hypospadie kann der Penis außerdem nach unten gebogen sein (Chorda penis). Beide Fehlbildungen lassen sich operativ korrigieren. Bei der Epispadie liegt die Harnröhre wie eine nach oben offene Rinne im Penis. Eine verengte Harnröhre behindert bei Jungen wie Mädchen das Abfließen des Urins.

Fehlbildungen der Genitalorgane

Fehlbildungen der äußeren Geschlechtsorgane (Penis, Hoden und Klitoris) entstehen meist da-

---

▲ siehe Seite 815   ■ siehe Seite 847

durch, dass vor der Geburt ungewöhnlich hohe oder niedrige Konzentrationen der Geschlechtshormone im Blut vorlagen. Die kongenitale Nebennierenhyperplasie, eine Stoffwechselstörung, und Chromosomenabweichungen verursachen häufig genitale Fehlbildungen.

Bei Intersexualität sind die äußeren Geschlechtsorgane bei der Geburt nicht eindeutig weiblich oder männlich ausgebildet. Die meisten Kinder mit zweigeschlechtlichen äußeren Genitalien sind so genannte Pseudohermaphroditen: Ihre äußeren Genitalien sind zwar zweigeschlechtlich, aber sie haben entweder Eierstock- oder Hodengewebe – nicht beides.

Die diagnostische Beurteilung eines Kindes mit zweigeschlechtlichen Geschlechtsorganen umfasst die körperliche Untersuchung sowie Bluttests zur Chromosomenanalyse und Bestimmung der Hormonspiegel. Mit einer Röntgen- und Ultraschalluntersuchung lässt sich feststellen, für welches Geschlecht die inneren Geschlechtsorgane ausgebildet sind. Bei einer Testosteronbehandlung vergrößert sich der Penis; damit fällt die Zuordnung zum männlichen Geschlecht leichter.

Es ist wichtig, das korrekte Geschlecht des Kindes so schnell wie möglich festzustellen, damit das Kind in seiner richtigen Identität heranwachsen kann ▲. Mit der geschlechtsangleichenden Operation kann, vor allem bei komplexeren Defekten, gewartet werden. Beim Pseudohermaphrodismus muss die zugrunde liegende Störung behandelt werden.

FEHLBILDUNGEN DER MÄNNLICHEN GESCHLECHTSORGANE

Männlicher Pseudohermaphrodismus wird meist durch einen Mangel an männlichen Geschlechtshormonen (Androgenen) oder eine Chromosomenabweichung verursacht. Wurden bereits vor der zwölften Schwangerschaftswoche zu wenig männliche Geschlechtshormone produziert, können dem männlichen Pseudohermaphrodit Penis und Hoden komplett fehlen. Hat sich der Androgenmangel erst später in der Schwangerschaft entwickelt, kann das Kind einen ungewöhnlich kleinen Penis haben, oder seine Hoden steigen nicht vollständig in den Hodensack ab ■. Pseudohermaphrodismus kann dadurch entstehen, dass der Körper Androgenen gegenüber unempfindlich bleibt. Da die Hoden den größten Teil der Androgene produzieren,

können fehlende oder unterentwickelte Hoden einen Androgenmangel verursachen.

Ein Androgenmangel während der Kindheit führt dazu, dass die Sexualentwicklung unvollständig bleibt. Betroffene Knaben haben eine hohe Stimme und für ihr Alter zu schwache Muskeln. Penis, Hoden und Hodensack sind unterentwickelt. Die Scham- und Achselbehaarung ist spärlich, Arme und Beine sind ungewöhnlich lang.

Ein Androgenmangel lässt sich mit Testosteron behandeln. Das Hormon wird gespritzt oder über ein Hautpflaster verabreicht. Diese Anwendungen verursachen weniger Nebenwirkungen als die Gabe von Testosteron in Tablettenform. Testosteron fördert das Wachstum, die Sexualentwicklung sowie die Fruchtbarkeit.

FEHLBILDUNGEN DER WEIBLICHEN GESCHLECHTSORGANE

Der weibliche Pseudohermaphrodismus wird durch zu hohe Spiegel männlicher Geschlechtshormone verursacht. Die häufigste Ursache sind vergrößerte Nebennieren (kongenitale Nebennierenhyperplasie), die aufgrund eines Enzymmangels reichlich männliche Geschlechtshormone produzieren, die nicht, wie es normalerweise der Fall ist, in weibliche Geschlechtshormone umgewandelt werden können. Möglich ist auch, dass männliche Geschlechtshormone aus dem Blut der Mutter über die Plazenta in den Kreislauf des Kindes gelangt sind. Das kann z. B. der Fall sein, wenn die Frau während der Schwangerschaft Gestagen eingenommen hat, um eine Fehlgeburt zu verhindern, oder wenn sie einen hormonproduzierenden Tumor hat.

Ein weiblicher Pseudohermaphrodit hat weibliche innere Geschlechtsorgane, jedoch eine vergrößerte Klitoris, die wie ein kleiner Penis aussieht.

Wenn dem Kind eine weibliche Geschlechtzugehörigkeit zugeordnet wurde, wird eine geschlechtsangleichende Operation vorgenommen, um weiblich erscheinende Geschlechtsorgane aufzubauen. Zu den infrage kommenden operativen Eingriffen zählt eine Verkleinerung der Klitoris, Aufbau oder Korrektur der Scheide und Korrektur der Harnröhre.

Die kongenitale Nebennierenhyperplasie kann lebensgefährlich werden, da sie eine schwere Störung des Elektrolythaushalts verursachen kann. Eine solche Elektrolytstörung lässt sich mit Blutuntersuchungen erkennen und mit Kortison behandeln.

▲ siehe Seite 616   ■ siehe Seite 1511

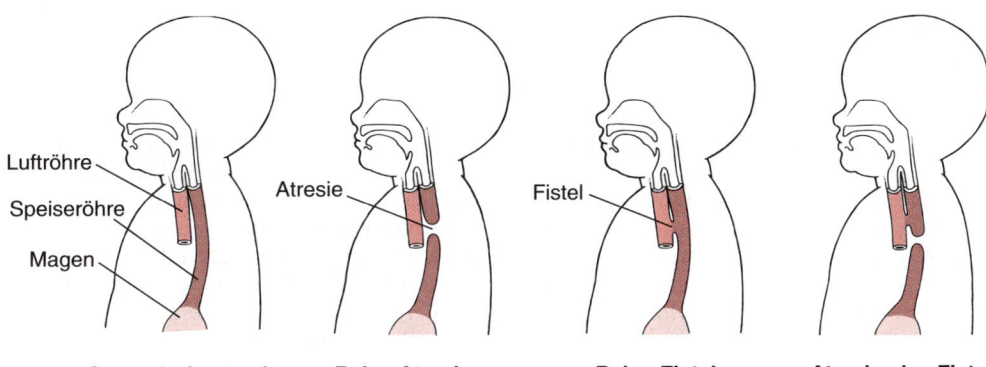

Fehlbildungen der Speiseröhre: Atresie und Fistel

Beim Speiseröhrenverschluss ist die Speiseröhre meist an der Stelle verengt oder verschlossen, an der sie normalerweise in den Magen übergeht. Eine Ösophagotrachealfistel ist eine ungewöhnliche Verbindung zwischen Speise- und Luftröhre (die in die Lunge einmündet).

Luftröhre
Speiseröhre
Magen
Atresie
Fistel

Gesunde Anatomie   **Reine Atresie**   **Reine Fistel**   **Atresie plus Fistel**

Fehlbildungen im Verdauungstrakt

Angeborene Fehlbildungen können auf der gesamten Länge des Magen-Darm-Trakts vorkommen: in der Speiseröhre, im Magen, im Dünndarm, Dickdarm, Mastdarm und After. Meist sind die Organe unvollständig ausgebildet, wodurch sie verengt sind oder gar verschlossen. Beim Bauchwand- oder Nabelbruch tritt durch eine schwache Stelle der Bauchmuskulatur, die Bruchpforte, Bauch- bzw. Bruchinhalt direkt unter die Haut. Beim angeborenen Megakolon, der so genannten Hirschsprung-Krankheit, fehlen in einem Dickdarmabschnitt bestimmte Nervenzellen.

Eine Verengung oder ein Verschluss im Darm, Rektum und After kann rhythmisch auftretende, krampfartige Bauchschmerzen, einen angeschwollenen Leib und Erbrechen verursachen.

Die meisten Fehlbildungen im Verdauungstrakt müssen operiert werden. Verengungen werden operativ gedehnt, Verschlüsse eröffnet. Schwachstellen oder Bruchpforten in der Bauchwand werden chirurgisch vernäht.

SPEISERÖHRENVERSCHLUSS UND ÖSOPHAGOTRACHEALFISTEL

Die Speiseröhre ist die Verbindung zwischen Mund und Magen. Beim Speiseröhrenverschluss ist die Speiseröhre verengt oder geschlossen; die Nahrung gelangt verzögert oder gar nicht in den Magen. Die meisten Neugeborenen mit dieser Erkrankung haben auch eine Ösophagotrachealfistel, eine ungewöhnliche Verbindung zwischen der Speiseröhre und der Luftröhre. Durch die Ösophagotrachealfistel können beim Schlucken Nahrung und Speichel in die Lunge gelangen. Dadurch entstehen Hustenattacken, Schluckstörung und Regurgitation, Atemnot und möglicherweise eine Lungenentzündung. Die in die Lunge geratene Flüssigkeit und Nahrung können die Sauerstoffaufnahme des Blutes beeinträchtigen. Durch den Sauerstoffmangel färbt sich die Haut bläulich (Zyanose). Charakteristische Zeichen eines Speiseröhrenverschlusses beim Neugeborenen sind exzessive Speichelbildung sowie Husten nach Schluckversuchen. Viele Kinder mit Speiseröhrenverschluss und Ösophagotrachealfistel leiden an weiteren Fehlbildungen, z. B. des Herzens.

Um den Verschluss nachzuweisen, wird unter Röntgensicht ein dünner Plastikschlauch in die Speiseröhre geschoben.

Die ersten Behandlungsschritte bestehen darin, die Ernährung des Kindes zu stoppen und einen Dauersaugkatheter in die obere Speiseröhre einzuführen, um den Speichel abzusaugen, bevor er in die Lunge gelangt. Das Kind wird derweil intravenös ernährt. Im Anschluss daran wird die normale Verbindung zwischen Speiseröhre und Magen operativ hergestellt und die Fistel zwischen Speiseröhre und Luftröhre geschlossen.

ANALATRESIE

Bei dieser angeborenen Fehlbildung ist die Afteröffnung verengt, oder sie fehlt komplett. Die meisten Kinder mit Analatresie haben eine Verbindung vom After zur Harnröhre, zum Damm, zur Scheide oder zur Blase.

Neugeborene mit Analatresie haben nach der Geburt keinen Stuhlgang – daraus entwickelt sich letztlich ein Darmverschluss. Oft wird die Analatresie jedoch bei der ersten Untersuchung des Neugeborenen direkt nach der Geburt erkannt, wenn noch keine Symptome vorliegen.

Auf der Röntgenaufnahme ist der Fistelgang sichtbar. Eine Analatresie muss sofortig chirurgisch behandelt werden, damit Stuhl entleert werden kann und die Fistel geschlossen wird. Manchmal ist vorübergehend ein künstlicher Darmausgang erforderlich. Hierbei wird zwischen Dickdarm und Bauchwand eine Verbindung hergestellt, über die Stuhl zur Körperoberfläche in einen Kunststoffbeutel ausgeleitet wird.

MALROTATION

Bei dieser Lageanomalie des Darmes handelt es sich um einen potenziell lebensgefährlichen Defekt, weil der Darm gedreht ist. Malrotationen können in einer Darmverschlingung enden, bei der die Blutzufuhr des entsprechenden Abschnitts unterbrochen wird. Kinder mit Malrotation können plötzlich Symptome wie Erbrechen, Durchfall und einen aufgedunsenen Leib entwickeln. Diese Symptome können kommen und gehen. Ist die Blutzufuhr zum mittleren Darmabschnitt komplett unterbrochen (Dünndarmvolvulus), können plötzlich schwere Schmerzen und Erbrechen auftreten. Es kann gelblichgrüne oder rostbraune Gallenflüssigkeit erbrochen werden. Der Bauch schwillt schließlich an. Eine Röntgenkontrastuntersuchung mit einem Bariumeinlauf in den Mastdarm macht den Defekt sichtbar und bestätigt die Diagnose.

Die Behandlung – intravenöse Flüssigkeitsgabe sowie meist eine Notoperation – muss innerhalb von Stunden einsetzen.

GALLENGANGVERSCHLUSS

Die Gallenflüssigkeit transportiert die Abbauprodukte der Leber ab und unterstützt die Fettverdauung im Dünndarm. Die Gallengänge in der Leber nehmen die Galle auf, um sie zum Darm zu führen. Bei einem Gallengangverschluss fehlen die Gallengänge teilweise oder vollständig. Dadurch gelangt die Galle nicht in den Darm und sammelt sich stattdessen in der Leber an. Schließlich tritt die aufgestaute Galle ins Blut über und verursacht eine Gelbsucht. Bleibt der Defekt unbehandelt, kann im Alter von zwei Monaten eine fortschreitende und nicht mehr reversible Lebervernarbung (biliäre Zirrhose) auftreten.

Bei Säuglingen mit einem Gallengangverschluss wird der Urin zunehmend dunkler, die Stühle werden hell und die Haut immer gelber. Diese Symptome zusammen mit einer Lebervergrößerung tauchen meist etwa zwei Wochen nach der Geburt erstmals auf. Im Alter von zwei bis drei Monaten kann es zu verzögertem Wachstum, Hautjucken und Reizbarkeit sowie oberflächlich sichtbaren Bauchhautvenen und einer vergrößerten Milz kommen.

Um eine biliäre Zirrhose zu verhindern, muss die Diagnose spätestens im Alter von zwei Monaten gestellt sein. Hierzu wird eine Reihe von Blutuntersuchungen durchgeführt. Auch Ultraschall kann hilfreich sein. Konnten diese Diagnoseverfahren den Verdacht nicht entkräften, muss zur Absicherung eine diagnostische Operation vorgenommen werden, in deren Rahmen die Leber sowie die Gallengänge untersucht und eine Gewebeprobe der Leber entnommen wird.

Die gestaute Gallenflüssigkeit wird operativ aus der Leber abgeleitet. Die beste Therapie besteht darin, künstliche Gallengänge anzulegen, die in den Darm führen. Danach können die meisten Kinder ein normales Leben führen. Viele der Kinder, bei denen kein künstlicher Gallengang angelegt werden kann, brauchen im Alter von etwa zwei Jahren eine Lebertransplantation.

ZWERCHFELLBRUCH

Bei diesem Defekt verlagern sich die Bauchorgane durch eine Bruchpforte in der Zwerchfellwand in den Brustraum. Die meisten Zwerchfellbrüche treten linksseitig auf. Magen, Darmschlingen und sogar Leber und Milz können sich durch den Bruch in den Brustraum vorstülpen. Bei einem großen Bruch ist die Lunge der betroffenen Seite meist unterentwickelt. Viele Kinder mit Zwerchfellbruch haben gleichzeitig angeborene Herzdefekte.

Nach der Geburt füllen sich die Darmschlingen rasch mit Luft, wenn das Neugeborene zu atmen beginnt und schreit. Sie drücken gegen das Herz, pressen den Lungenflügel der nicht betroffenen Seite zusammen und verursachen schwere Atemnot, oft direkt nach der Geburt. Eine Röntgenaufnahme der Brust macht den Bruch sichtbar. Wird der Defekt schon vor der Geburt im Ultraschallbild festgestellt, können die notwendigen Behandlungsmaßnahmen vorgeplant werden. Der Zwerchfellbruch muss operativ geschlossen werden. Gegebenenfalls muss das Neugeborene über einen Beatmungsschlauch und ein Beatmungsgerät mit Sauerstoff versorgt werden.

ANGEBORENES MEGAKOLON

Bestimmte Nervenzellkomplexe in der Dickdarmwand sind dafür verantwortlich, die rhythmischen Kontraktionen aufeinander abzustimmen und den Nahrungsbrei zur Ausscheidung zum After zu transportieren. Beim angeborenen Megakolon (Hirschsprung-Krankheit) fehlen in einem Dickdarmabschnitt diese Nervenzellkomplexe.

Kinder mit angeborenem Megakolon können Symptome haben, die auf eine Verstopfung hindeuten – galliges Erbrechen, ein aufgedunsener Leib und Verweigerung der Nahrungsaufnahme. Ist lediglich ein kurzer Darmabschnitt betroffen, können die Symptome mild sein; dann wird die Krankheit erst später in der Kindheit diagnostiziert. Diese Kinder können einen schnurförmigen Stuhl und einen aufgetriebenen Leib haben. Sie nehmen häufig nicht ausreichend zu. Selten ist Verstopfung das einzige Symptom. Ein verzögerter Mekoniumabgang beim Neugeborenen lässt den Verdacht auf ein Megakolon zu.

Ein Megakolon kann zu einer lebensbedrohlichen toxischen Enterokolitis führen, die Fieber, einen aufgetriebenen Leib und explosionsartigen und manchmal auch blutigen Durchfall verursacht.

Häufig wird zur diagnostischen Abklärung ein Bariumeinlauf gemacht. Eine Gewebeentnahme aus dem Mastdarm sowie die Messung des Drucks im Mastdarm sind die einzigen verlässlichen Diagnoseinstrumente.

Ein ausgeprägtes Megakolon muss sofort operativ behandelt werden. Der erkrankte Darmabschnitt wird entfernt und der gesunde Darmabschnitt mit Mastdarm und After verbunden. Wenn das Kind sehr krank ist, wird der Teil des gesunden Darmabschnitts operativ mit einer Öffnung verbunden, die in der Bauchwand künstlich angelegt wird. Durch diesen künstlichen Ausgang wird der Darminhalt in einen Auffangbeutel geleert. Der kranke Darmabschnitt bleibt ohne Verbindung zum restlichen Darm. Wenn das Kind älter ist, kann der gesunde Darmabschnitt wieder mit Mastdarm und After verbunden werden.

Fehlbildungen im Bewegungsapparat

Angeborene Fehlbildungen können praktisch an jedem Knochen oder Muskel auftreten; am häufigsten betroffen sind Schädel, Gesicht, Wirbelsäule, Hüfte, Beine und Füße. Die Knochen und Muskeln können unvollständig entwickelt sein oder Strukturen, die normalerweise zusammengehören, sind voneinander getrennt, fehlgeformt oder falsch ausgerichtet. Muskel- und Skelettdefekte verleihen dem betroffenen Kör-

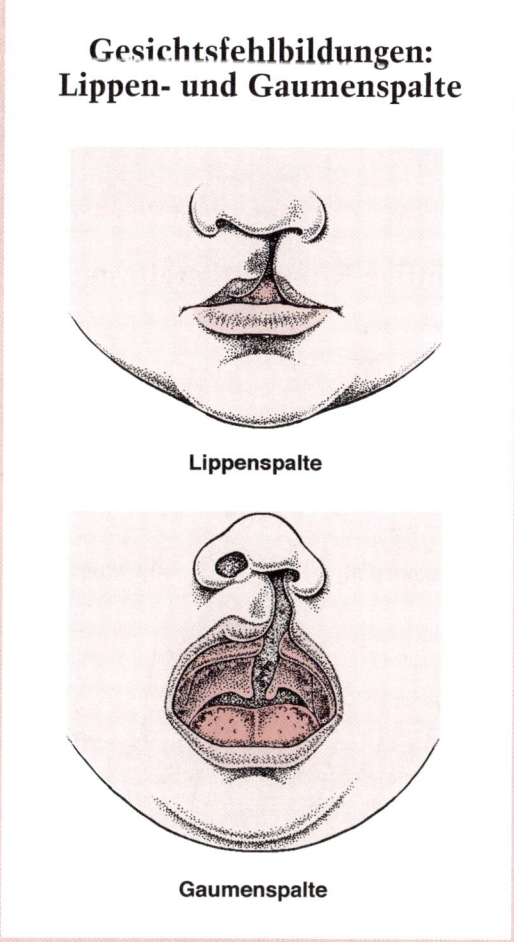

**Gesichtsfehlbildungen:
Lippen- und Gaumenspalte**

Lippenspalte

Gaumenspalte

perteil meist ein ungewöhnliches Aussehen und beeinträchtigen seine Funktion. Die meisten Fehlbildungen werden operativ korrigiert, wenn die Symptome störend sind. Der Eingriff ist recht komplex und umfasst den Wiederaufbau deformierter oder fehlender Körperteile.

GESICHTSFEHLBILDUNGEN

Die häufigsten Defekte im Schädel- und Gesichtsbereich sind Lippen- und Gaumenspalten. Bei der **Lippenspalte** ist die Oberlippe, meist direkt unterhalb der Nase, nicht zusammengewachsen. Bei der **Gaumenspalte** ist der harte Gaumen gespalten, wodurch ein Verbindungsgang vom Gaumen in die Nasenhöhle entsteht. Lippen- und Gaumenspalten treten häufig zusammen auf.

Eine Lippenspalte ist entstellend und macht es dem Säugling unmöglich, mit seinen Lippen die Brustwarze fest zu umschließen. Eine Gaumenspalte beeinträchtigt die Nahrungsaufnahme und die Sprachentwicklung. Damit das Kind besser saugen kann, kann die Gaumenspalte vorübergehend mit einer Kunststoffplatte verschlossen werden. Lippen- und Gaumenspalten lassen sich später dauerhaft mit Verfahren der

plastischen Chirurgie korrigieren. Das Risiko für diese Fehlbildungen lässt sich senken, indem die Frau vor der Schwangerschaft und im ersten Schwangerschaftsdrittel Folsäure einnimmt.

Eine andere Art angeborener Gesichtsfehlbildung ist ein zu kleiner Unterkiefer. Mögliche Gründe dafür sind das Robin-Syndrom und das Treacher-Collins-Syndrom. Beide Syndrome sind durch Fehlbildungen im Bereich des Kopfes und Gesichts gekennzeichnet. Ein zu kleiner Unterkiefer kann Probleme bei der Nahrungsaufnahme und beim Atmen verursachen. Beide Störungen lassen sich operativ beheben oder zumindest mildern.

FEHLBILDUNGEN DER GLIEDMAßEN UND DER GELENKE

Bei der Geburt können Gliedmaßen oder Gelenke fehlen, fehl- oder unvollständig ausgebildet sein. Solche Fehlbildungen bestehen oft gemeinsam mit anderen verwandten Fehlbildungen. Die normale Entwicklung einer Gliedmaße kann im Mutterleib gestört werden. So kann beispielsweise ein Finger durch Muskelfasern der Gebärmutter im Wachstum behindert werden. Auch Chromosomenabweichungen können Fehlbildungen verursachen. Manchmal bleibt die Ursache unbekannt. Das Mittel Thalidomid *(Contergan)*, das viele schwangere Frauen etwa um 1965 herum geschluckt haben, hat eine Reihe von Fehlbildungen an den Gliedmaßen verursacht – meist verkürzte, stark funktionseingeschränkte Fortsätze an Stelle der Arme und Beine.

Die Fehlbildungen der Arme und Beine verlaufen hauptsächlich in zwei Wachstumsrichtungen. Ist das Horizontalwachstum betroffen, ist z. B. ein Arm insgesamt ungewöhnlich kurz. Beim Vertikalwachstum kann beispielsweise ein Arm vom Ellenbogen bis zum Daumen fehlgebildet, an der Kleinfingerseite jedoch normal ausgebildet sein. Viele Betroffene entwickeln durch jahrelanges Training eine große Geschicklichkeit im Gebrauch ihrer fehlgebildeten Gliedmaßen. Mit einer Prothese lässt sich die Funktionsfähigkeit der Gliedmaßen häufig verbessern.

Fehlbildungen der Hände kommen häufig vor. Manchmal ist eine Hand nicht vollständig ausgebildet; sie fehlt komplett oder teilweise. So können beispielsweise zu wenig Finger angelegt sein, oder es sind zwei oder mehrere Finger miteinander verschmolzen bzw. verwachsen. Man unterscheidet zwischen der knöchernen, fibrösen und der häutigen Verwachsung (Syn-

Häufige Klumpfußstellungen

Sichelfuß

Knickfuß

Spitzfuß

Hackenfuß

Spina bifida – eine Rückenmarkfehlbildung

Bei der Spina bifida sind die Wirbelkörper nicht völlig verschlossen. Die Spina bifida gibt es in unterschiedlichen Schweregraden. Bei der mildesten und häufigsten Form sind ein oder mehrere Wirbelkörper fehlgebildet, der Wirbelspalt ist allerdings mit Haut bedeckt, sodass Rückenmark und Rückenmarkhäute nicht hervortreten. Über dem Defekt ist häufig ein Haarbüschel, eine Vertiefung oder ein pigmentierter Bereich zu sehen. Bei der schwereren Meningozele treten die Rückenmarkhäute aus der unvollständig geschlossenen Wirbelsäule hervor. Unter der Haut bildet sich an dieser Stelle ein mit Flüssigkeit gefüllter Sack. Bei der schwersten Ausprägungsform, der Meningomyelozele, tritt das Rückenmark hervor. Der betroffene Bereich sieht roh und rot aus, das Kind ist meist stark behindert.

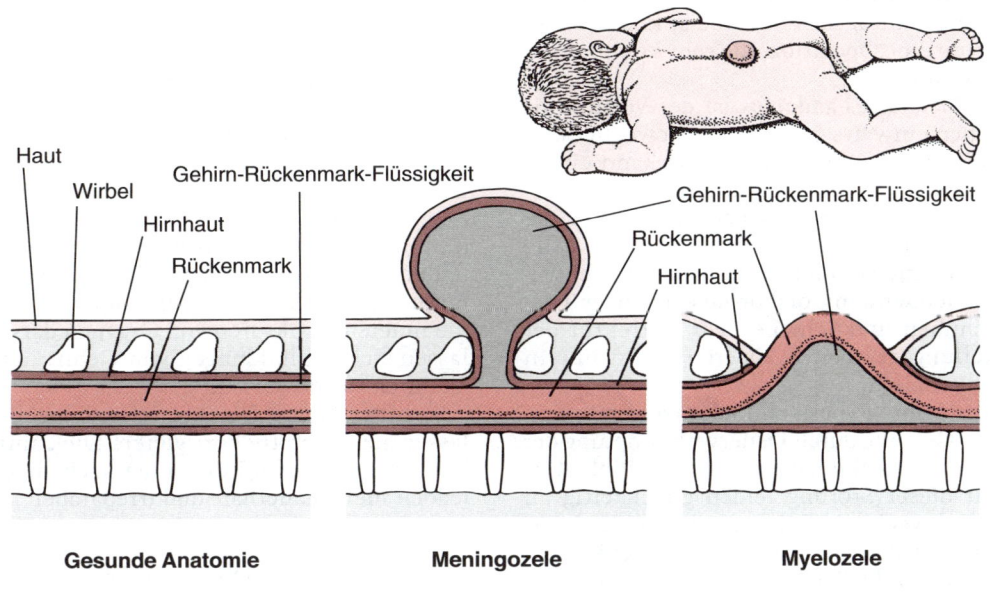

Haut
Wirbel
Hirnhaut
Rückenmark
Gehirn-Rückenmark-Flüssigkeit
Gehirn-Rückenmark-Flüssigkeit
Rückenmark
Hirnhaut

Gesunde Anatomie   **Meningozele**   **Myelozele**

daktylie); bei Letzterer können in der einfachsten Form die Finger mit einer Art Schwimmhaut verbunden sein. Bei einer weiteren Fehlbildung der Hand sind der kleine Finger oder der Daumen doppelt angelegt. Die Hände oder einzelne Finger können übermäßig groß sein. Fehlbildungen der Hand werden meist operativ korrigiert, die Funktionsfähigkeit wird verbessert.

Bei der **angeborenen Hüftgelenkluxation**, die auch entwicklungsbedingte Hüftdysplasie genannt wird, tritt der Hüftkopf aus der Pfanne – oft ist die Pfanne so flach, dass der Kopf aus ihr herausrutscht. Diese Störung kommt häufiger bei Mädchen vor, nach der Geburt aus einer Beckenend- bzw. Steißlage und bei Kindern mit familiärer Anlage für diese Störung. Das rechte und das linke Bein und auch die rechte und linke Hüfte sehen bei Kindern mit Hüftdysplasie unterschiedlich aus.

Meist wird der Defekt bei der Untersuchung des Neugeborenen entdeckt. Bei Säuglingen unter vier Monaten kann die Diagnose mit einer Ultraschalluntersuchung bestätigt werden, bei älteren Kindern wird eine Röntgenaufnahme gemacht. Statt des früher üblichen Breitwickelns wird heute eine so genannte Pavlik-Bandage angelegt. Diese Riemenzügelbandage besteht aus einem weichen Brustgurt und zwei Unterschenkelgurten mit Fersensicherung, über die die Knie des Kindes in eine starke Beugung und seitliche Spreizung gezogen werden. Bleibt der Defekt auch nach dem sechsten Lebensmonat noch bestehen, wird die Hüfte meist operativ in ihre normale Stellung gebracht und fixiert.

Als **Klumpfuß** werden verschiedene Formen der Fußfehlstellung bezeichnet. Die am häufigsten anzutreffende Form ist eine Einwärtsdrehung und Senkung des Rückfußes und Knöchels mit Einwärtsdrehung des Vorfußes. Manchmal beruht die Fehlbildung auf einer Zwangshaltung des Fußes in der Gebärmutter, nicht auf einem anatomischen Defekt. Beim echten Klumpfuß dagegen liegt eine strukturelle Fehlbildung des Fußes vor. Die Knochen des Fußes oder Beines oder die Wadenmuskeln sind hier oft unterentwickelt.

Der Klumpfuß durch intrauterine Zwangshaltung lässt sich durch Ruhigstellen bzw. Eingipsen des Fußgelenks sowie durch physiotherapeutisches Dehnen von Fuß und Knöchel behandeln. Auch beim echten Klumpfuß ist eine rechtzeitige Ruhigstellung hilfreich, meist kommt man jedoch um eine Operation, die sehr komplex ist, nicht herum.

Beim **Metatarsus adductus** ist der Vorfuß mit den Zehen einwärts gedreht. Die Beweglichkeit der Fußgelenke und des Knöchels kann eingeschränkt sein. Die Behandlung richtet sich danach, wie stark der Fuß deformiert und die Beweglichkeit eingeschränkt ist. Leichte Fälle bilden sich meist von selbst zurück. In schweren Fällen wird mit orthopädischen oder Therapieschuhen und Schienen zur Korrektur der Fehlstellung gearbeitet. Operiert wird nur in Ausnahmefällen.

Bei der **Arthrogryposis multiplex congenita** sind mehrere Gelenke durch Dauerverkrampfung der Beuge- oder Streckmuskeln versteift. Viele Kinder mit dieser Störung leiden gleichzeitig an Muskelschwäche. Möglicherweise ist eine verminderte Muskel- und Gelenkbeweglichkeit im Mutterleib für die Bewegungseinschränkung der Gelenke verantwortlich. Die Ursache der Erkrankung ist unbekannt. Manchmal sind die Nerven, die den Gelenken normalerweise den Bewegungsimpuls geben würden, ebenfalls beeinträchtigt. Bei Säuglingen mit Arthrogryposis multiplex congenita liegt häufig gleichzeitig eine Hüftgelenk-, Kniegelenk- oder Ellenbogenverrenkung vor. Fixierung der Gelenke in Gipsschienen sowie Physiotherapie mit behutsamer Manipulation der versteiften Gelenke können die Gelenkbeweglichkeit verbessern. Das operative Lösen der Gelenke aus den daran ansetzenden Gewebestrukturen kann, wenn alle anderen Therapiemaßnahmen fehlschlagen, zu einer normaleren Gelenkbeweglichkeit verhelfen.

Fehlbildungen von Gehirn und Rückenmark

Der so genannte Neuralrohrdefekt ist einer der vielen möglichen Fehlbildungen von Gehirn und Rückenmark. Dieser mangelhafte Verschluss des Neuralrohrs entwickelt sich bereits in den ersten Schwangerschaftswochen. Andere Defekte wie Porenzephalie und Hydroenzephalie entwickeln sich dagegen erst später in der Schwangerschaft. Viele angeborene Defekte von Gehirn und Rückenmark führen am Kopf und an der Wirbelsäule zu sichtbaren Fehlbildungen.

Wird durch den Defekt Gehirn- und Rückenmarkgewebe in Mitleidenschaft gezogen, treten auch Symptome auf. Eine Hirnschädigung kann tödlich sein oder eine leichte bis schwere funktionelle Beeinträchtigung nach sich ziehen, darunter mentale Retardierung, Krampfanfälle und Lähmung. Eine Rückenmarkschädigung kann eine Lähmung, Inkontinenz und Taubheitsgefühl in den nervalen Versorgungsgebieten unterhalb des Defekts zur Folge haben ▲. Mit Computer- und Magnetresonanztomographie, die die inneren Strukturen von Organen darstellen, lassen sich Fehlbildungen von Gehirn und Rückenmark nachweisen.

Sichtbar offene Defekte oder Schwellungen lassen sich operativ korrigieren. Die damit verbundene Hirn- oder Rückenmarkschädigung ist jedoch meist dauerhaft und irreparabel.

NEURALROHRDEFEKTE

Gehirn und Rückenmark entwickeln sich aus der Neuralrinne, die sich zum Neuralrohr zusammenlegt. Gewebe, die von dem Neuralrohr ausgehen, umhüllen normalerweise Gehirn und Rückenmark. Manchmal findet dieser Verschluss nicht regelrecht statt; davon können Gehirn, Rückenmark oder die sie überziehenden Häute betroffen sein. In seiner schwersten Ausprägung entwickelt sich beim Neuralrohrdefekt das gesamte Großhirn nicht (Anenzephalie); dieser Defekt ist tödlich. Möglich ist auch, dass sich die Neuralrinne nicht vollständig schließt und ein Spalt offen bleibt. In seiner leichtesten Ausprägung ist vom offenen Neuralrohrdefekt nur der Knochen betroffen (Spina bifida occulta). Der knöcherne Wirbelkanal ist nicht vollständig geschlossen, das Rückenmark und die Hirnhäute sind jedoch nicht betroffen. Dieser relativ häufig auftretende Defekt verursacht im Allgemeinen keine Symptome. Manchmal entwickelt sich eine Meningozele, bei der sich die Hirnhäute und Hirngewebe (Meningo-

▲ siehe Seite 548

enzephalozele) oder Rückenmarkgewebe (Meningomyelozele) durch den Spalt hervorwölben. Manchmal tritt das Hirngewebe (Enzephalozele) oder Rückenmarkgewebe (Myelozele) vor. Das Risiko für eine Schädigung des Gehirn- und Rückenmarkgewebes ist bei einer Vorwölbung von Gewebe größer.

Bei der okkulten spinalen Dysraphie kommt das Neugeborene mit sichtbarer Anomalie im Lendenwirbelbereich zur Welt. Dazu gehören Geburtsmale wie stark pigmentierte Bereiche (Hämangiom und Feuermal), Haarbüschel, ein Hautgrübchen oder kleine Knötchen. Das darunter liegende Rückenmark kann mit der Oberfläche verbunden sein. Da es damit auch dem Einfluss von Bakterien ausgesetzt ist, steigt die Gefahr für eine Hirnhautentzündung beträchtlich. Wenn das Kind wächst, können die Rückenmarknerven Schaden nehmen. Im Rückenmark kann auch eine Fettgeschwulst vorliegen, die ebenfalls eine Nervenschädigung verursachen kann. Aus diesem Grund sollte bei Neugeborenen mit dieser Fehlbildung stets eine Ultraschalluntersuchung oder Magnetresonanztomographie durchgeführt werden, um das Weichteilgewebe und das Rückenmark zu beurteilen.

Genetische Faktoren spielen bei der Entstehung eines Neuralrohrdefekts eine große Rolle. Der Defekt entwickelt sich häufig schon, bevor die Frau weiß, dass sie schwanger ist. Die meisten Symptome werden durch Schädigung des Gehirns oder Rückenmarks verursacht. Ein Defekt kann so harmlos sein, dass er nie entdeckt wird, oder so schwer, dass er tödlich ist. Meningoenzephalozelen und Meningomyelozelen verursachen schwere Schäden und Beeinträchtigungen. Dazu gehören Hydrozephalus, Lernbehinderungen, Lähmung mit Knochen- und Gelenkanomalien, Sensibilitätsverlust der Haut sowie Darm- und Harnwegstörungen.

Viele Neuralrohrdefekte werden im Rahmen der vorgeburtlichen Untersuchungen entdeckt. Eine hohe Konzentration an Alphafetoprotein im Blut der Mutter oder im Fruchtwasser können auf einen Neuralrohrdefekt beim Fetus hinweisen ▲. Eine Ultraschalluntersuchung in der Spätschwangerschaft lässt den Defekt oder charakteristische Fehlbildungen ebenfalls häufig erkennen. Durch die Einnahme von Folsäure kurz vor der Schwangerschaft und während der ersten drei Schwangerschaftsmonate lässt sich das Risiko für einen Neuralrohrdefekt erheblich senken. Ein Neuralrohrdefekt wird gewöhnlich operativ verschlossen.

HYDROZEPHALUS

Das das Gehirn umgebende Nervenwasser (Gehirn-Rückenmark-Flüssigkeit, Liquor) wird in den so genannten Gehirnkammern produziert. Diese Flüssigkeit muss in einen anderen Bereich abfließen, um von dort ins Blut aufgenommen zu werden. Kann die Flüssigkeit nicht abfließen, entsteht ein Hydrozephalus, was so viel heißt wie »Wasser im Gehirn«. Durch den Hydrozephalus erhöht sich der Druck in den Gehirnkammern, mit der Folge, dass Gehirngewebe zusammengedrückt wird. Angeborene Fehlbildungen, Hirnblutungen, Gehirntumoren und anderes können eine Abflussbehinderung des Nervenwassers und damit einen Hydrozephalus verursachen.

Ein ungewöhnlich großer Schädel kann Zeichen eines Hydrozephalus sein. Der Säugling entwickelt sich meist nicht normal. Mithilfe einer Computertomographie, einer Ultraschallaufnahme oder Magnetresonanztomographie lässt sich der Defekt nachweisen und der Grad der Hirnkompression bestimmen.

Ziel der Behandlung ist es, den Druck im Gehirn zu normalisieren. Durch Dauerdrainage der Gehirnflüssigkeit mit einem Schlauch-Ventil-Systems (Shunt) können der Hirndruck und das Liquorvolumen im Gehirn vermindert werden. Bei der Shunt-Implantation zieht ein Schlauch von der Gehirnkammer unter der Haut zu einer anderen Körperhöhle, meist die Bauchhöhle. Über ein Ventil wird Flüssigkeit aus dem Gehirn abgeleitet, sobald der Hirndruck zu hoch wird. Einige Kinder brauchen, wenn sie älter werden, keinen Shunt mehr; dennoch wird er im Allgemeinen nur selten entfernt.

Bis zur Anlage eines Shunts kann der Druck vorübergehend durch Azetazolamid oder Furosemid oder durch mehrmalige Lumbalpunktionen gesenkt werden.

Manche Kinder mit Hydrozephalus entwickeln sich ohne geistige Behinderung, andere bleiben geistig zurück oder haben eine Lernbehinderung.

▲ siehe Seite 1405

KAPITEL 264

Chromosomenstörungen und genetische Abweichungen

Chromosomen sind Strukturen im Inneren der Zelle, die die Erbinformationen der jeweiligen Person enthalten. Chromosomenanomalien sind immer auch genetische Anomalien. Einige genetische Abweichungen betreffen dagegen allein die Gene, ohne die Chromosomenstruktur zu verändern ▲.

Der Mensch hat normalerweise 23 Chromosomenpaare, die jeweils Hunderte von Genen tragen. Zu ihnen gehört auch ein Paar Geschlechtschromosomen, und zwar entweder zwei X-Chromosomen (Frauen, XX) oder ein X- und ein Y-Chromosom (Männer, XY).

Alle Chromosomen können von Abweichungen betroffen sein, auch die Geschlechtschromosomen. Die Abweichung kann sich auf die Zahl der Chromosomen, ihre Struktur und die Anordnung ihrer Bestandteile beziehen. So kann beispielsweise das genetische Material eines Chromosoms auf einem anderen zu finden sein. Sind die Chromosomen so, wie sie sein sollen, bekommt jede Zelle die erforderlichen Erbinformationen, und es treten keine Defekte auf. Gibt es jedoch Fehler, liegt also zusätzliches Chromosomenmaterial in den Zellen vor (Addition) oder fehlt welches (Deletion), kann dies schwerwiegende angeborene Defekte nach sich ziehen.

Je älter die Schwangere ist, desto größer ist das Risiko für eine Chromosomenabweichung beim Fetus ■. Das Alter des Vaters spielt dabei kaum eine Rolle. Kinder naher Blutsverwandter haben dagegen ein erhöhtes Risiko für bestimmte genetische – meist jedoch nicht chromosomale – Abweichungen.

Chromosomenabweichungen können sich vielfältig auswirken; meist verursachen sie angeborene Fehlbildungen ★, oder sie haben eine Fehlgeburt zur Folge. Genetische Störungen können unter anderem Fehlbildungen und Erbkrankheiten (z. B. Sichelzellenkrankheit) verursachen.

Anhand einer Blutprobe lässt sich eine Chromosomenanalyse vornehmen. Schon vor der Geburt kann z. B. mittels Amniozentese und Chorionzottenbiopsie ● getestet werden, ob der Fetus Chromosomenabweichungen aufweist. Wird beim Fetus eine Chromosomenanomalie nachgewiesen, kann mit weiterführenden vorgeburtlichen Untersuchungen gezielt nach speziellen angeborenen Fehlbildungen gesucht werden. Chromosomenabweichungen lassen sich zwar nicht korrigieren, manche Defekte lassen sich jedoch verhindern oder behandeln.

Down-Syndrom

Diese Chromosomenstörung wird auch Trisomie 21 genannt. Sie kann mit geistiger Behinderung und körperlichen Fehlbildungen einhergehen.

Wenn in dem normalerweise paarigen Chromosomensatz ein oder mehrere Chromosomen dreifach vorhanden sind, bezeichnet man das als Trisomie. Die häufigste Form ist die Trisomie 21 (Verdreifachung des Chromosoms 21). Trisomie 21 ist verantwortlich für etwa 95 Prozent der Down-Syndrome. Die Keimzellen älterer Mütter, vor allem der über 35-Jährigen, enthalten häufiger ein zusätzliches Chromosom 21 als die jüngerer Mütter ◆. Das zusätzliche Chromosom kann auch vom Vater stammen.

Symptome

Beim Down-Syndrom sind oft die körperliche und geistige Entwicklung verzögert. Kinder mit Down-Syndrom sind oft ruhig, passiv, die Muskeln sind nur schwach entwickelt. Der Intelligenzquotient (IQ) von Kindern mit Down-Syndrom ist unterschiedlich, liegt aber durchschnittlich bei 50 – im Vergleich zum normalen Durchschnitts-IQ von 100. Fähigkeiten, bei denen Augen und Bewegungen koordiniert werden müssen, wie z. B. Zeichnen, sind bei diesen Kindern besser entwickelt als solche, die das Gehör beanspruchen. Damit ist typischerweise auch ihre sprachliche Entwicklung verzögert. Eine gezielte sonderpädagogische Frühförderung und andere Fördermaßnahmen verbessern die Fähigkeiten eines Kindes mit Down-Syndrom.

▲ siehe Seite 11   ■ siehe Seite 1406
★ siehe Seite 1484   ● siehe Seite 1407
◆ siehe Seite 1406

Kinder mit Down-Syndrom haben meist einen kleinen Kopf. Das Gesicht ist breit und flach, mit schräg stehenden Augen und kurzer Nase. Die Zunge ist groß. Die Hände sind kurz und breit mit häufig nur einer einzigen Falte in der Handfläche. Die Finger sind kurz; der fünfte Finger, der oft aus nur zwei Gliedern besteht, steht schief bzw. ist einwärts gekrümmt. Zwischen der ersten und zweiten Zehe besteht ein großer Abstand.

Kinder mit Down-Syndrom haben häufig auch Herzfehler. Viele von ihnen entwickeln eine Schilddrüsenkrankheit. Wegen der stets wiederkehrenden Ohrinfektionen und der damit verbundenen Flüssigkeitsansammlung (seröse Otitis) sind sie anfällig für Hörstörungen. Auch Sehstörungen aufgrund von Hornhaut- und Linsenveränderungen kommen bei ihnen vermehrt vor. Viele Menschen mit Down-Syndrom entwickeln bereits im dritten Lebensjahrzehnt Demenzsymptome wie Gedächtnisstörungen, zunehmende Intelligenzminderung sowie Persönlichkeitsveränderungen.

Diagnose

Die Diagnose Down-Syndrom kann bereits vor der Geburt gestellt werden ▲. Das charakteristische Aussehen eines Neugeborenen mit Down-Syndrom legt die Verdachtsdiagnose nahe. Eine Chromosomenanalyse bestätigt die Diagnose. In der Folge werden weitergehende Diagnoseverfahren, wie Ultraschall und Bluttests, sowie spezielle Untersuchungen durchgeführt, um nach typischen, häufig mit dem Down-Syndrom verbundenen Störungen zu suchen. Werden sie rechtzeitig erkannt und behandelt, kann eine gesundheitliche Beeinträchtigung oft vermieden werden.

Fragiles-X-Syndrom

Beim Fragilen-X-Syndrom handelt es sich um eine genetische Störung an einem X-Chromosom, die zu einer Entwicklungsverzögerung und weiteren Symptomen führt.

Die Symptome des Fragilen-X-Syndroms werden durch DNA-Schäden am X-Chromosom verursacht.

Viele Kinder mit dem Syndrom haben eine normale Intelligenz. Dennoch ist die Störung nach dem Down-Syndrom die am häufigsten diagnostizierte genetische Ursache für geistige Behinderung. Die Symptome, darunter auch die geistige Behinderung, sind bei Jungen stärker ausgeprägt als bei Mädchen. Zu den leichteren Symptomen zählen Entwicklungsverzögerung, große, abstehende Ohren, vorspringendes Kinn und Stirn sowie beim Jungen große Hoden (erst nach der Pubertät sichtbar). Die Gelenke können ungewöhnlich beweglich sein, Herzerkrankungen können auftreten. Auch Anzeichen von Autismus können sich entwickeln. Frauen können mit Mitte 30 in die Wechseljahre kommen.

Die DNA-Störung am X-Chromosom lässt sich vor der Geburt nachweisen. Je häufiger ein bestimmter DNA-Abschnitt auf dem Gen wiederholt wird, desto größer ist die Wahrscheinlichkeit, dass das Kind Symptome haben wird.

Frühfördermaßnahmen, darunter Sprach-, Sprech- und Beschäftigungstherapie, helfen Kindern mit dem Fragilen-X-Syndrom, ihre Fähigkeiten zu entwickeln. Bei manchen Kindern sind anregende Mittel, Antidepressiva und Angst lösende Medikamente hilfreich.

Turner-Syndrom

Vom Turner-Syndrom (Gonadendysgenesie) sind nur Mädchen betroffen. Bei ihnen fehlt ein Teil der zwei X-Chromosomen oder ein X-Chromosom fehlt ganz.

Viele Neugeborene mit Turner-Syndrom haben Schwellungen auf den Hand- oder Fußrücken. Auch im Nacken sind Schwellungen oder lockere Hautfalten sichtbar. Oft entwickeln sich noch viele andere Störungen, darunter der so genannte Faltenhals (Pterygium coli), ein niedriger Haaransatz im Nacken, eine breite, schildförmige Brust mit weit auseinander stehenden Brustwarzen und nicht voll ausgebildete Nägel.

Ein Mädchen mit Turner-Syndrom menstruiert nicht; da die Pubertätsentwicklung ausbleibt, behalten Brüste, Scheide und Schamlippen ihr kindliches Aussehen. Die Eierstöcke enthalten keine sich entwickelnden Eizellen. Fast alle Mädchen und Frauen mit Turner-Syndrom sind klein und oft korpulent.

Das Turner-Syndrom kann mit Herzfehlern einhergehen, wie der Verengung eines Aortaabschnitts (Aortenisthmusstenose ■). Auch Nierendefekte und Augenfehler, Diabetes mellitus und Schilddrüsenerkrankungen sind häufig. Gelegentlich verursachen veränderte Blutgefäße im Darm Blutungen.

▲ siehe Seite 1406   ■ siehe Seite 1492

Wenn ein Teil eines Chromosomens fehlt

Wenn ein Teil eines Chromosomens fehlt, kann es zu einer Vielzahl von Syndromen kommen, die als **Deletionssyndrome** bezeichnet werden.

Bei dem seltenen **Katzenschrei-Syndrom** (Cri-du-chat-Syndrom, 5p-Syndrom) fehlt ein Teil des Chromosoms 5. Säuglinge mit dieser Störung haben meist ein geringes Geburtsgewicht, einen kleinen Schädel mit vielen sichtbaren Veränderungen, darunter ein rundes Gesicht, einen kleinen Kiefer, eine breite Nase, weit auseinander stehende Augen und tief sitzende Ohren. Sie haben einen hochtonigen, miauenden Schrei, der an den Schrei einer Katze erinnert. Die Kinder leiden oft an Muskelschwäche. Der charakteristische Schrei tritt unmittelbar nach der Geburt auf, verliert sich aber nach mehreren Wochen langsam. Häufig kommen auch Herzfehler vor. Die geistige und körperliche Entwicklung ist stark verzögert. Trotz all dieser Störungen erreichen viele dieser Kinder das Erwachsenenalter.

Ein weiteres Deletionssyndrom ist das **Prader-Willi-Syndrom**. Viele dieser Kinder sind geistig stark behindert; die Symptome treten altersabhängig auf. Neugeborene mit dem Defekt haben eine schlaffe Muskulatur. Sie trinken schlecht und nehmen nur langsam an Gewicht zu. Diese Symptome verschwinden schließlich. Zwischen dem ersten und sechsten Lebensjahr nimmt der Appetit dann zu, die Kinder werden oft geradezu unersättlich. Häufig kommt ein obsessiv-kompulsives Verhalten vor. Die Kinder nehmen stark zu; die Fettleibigkeit kann später andere Gesundheitsstörungen nach sich ziehen und sogar so stark ausgeprägt sein, dass eine Magenbypass-Operation nötig wird.

Viele Mädchen mit Turner-Syndrom haben Schwierigkeiten mit der visuellen und räumlichen Wahrnehmung, außerdem leiden sie häufig an einer Aufmerksamkeitsstörung und haben Probleme, planend vorzugehen. In bestimmten Leistungsprüfungen und in Mathematik schneiden sie meist schlecht ab, erzielen im Bereich der verbalen Intelligenz jedoch mindestens durchschnittliche Ergebnisse. Geistige Behinderung kommt kaum vor.

Das charakteristische Aussehen eines weiblichen Neugeborenen mit Turner-Syndrom kann den Verdacht bereits auf eine solche Diagnose lenken. Oft keimt er jedoch erst auf, wenn die Sexualentwicklung ausbleibt. Eine Chromosomenanalyse bestätigt die Diagnose.

Die Behandlung mit Wachstumshormonen, die normalerweise vom Gehirn ausgeschüttet werden, regt das Wachstum an. Eine Behandlung mit dem weiblichen Geschlechtshormon Östrogen wird gewöhnlich erst dann eingeleitet, wenn sich der Körper durch die Wachstumshormone zufrieden stellend entwickelt hat. Die Östrogenbehandlung leitet die sexuelle Reifung ein; daneben können sich auch Planungsfähigkeit, Aufmerksamkeit und die visuelle und räumliche Wahrnehmung verbessern.

Noonan-Syndrom

Das Noonan-Syndrom verursacht eine Reihe körperlicher Störungen, darunter Kleinwuchs, Herzfehler und ein auffälliges Aussehen.

Das Noonan-Syndrom kann erblich sein; es tritt aber auch bei Kindern auf, deren Eltern normale Gene haben. Obwohl die Chromosomen dieser Kinder normal strukturiert sind, weisen die Kinder viele Merkmale auf, wie sie für das Turner-Syndrom typisch sind. Deshalb wurde die Störung früher »männliches Turner-Syndrom« genannt. Das für das Noonan-Syndrom verantwortliche Gen liegt auf dem zwölften Chromosom.

Zu den Symptomen zählen Faltenhals (Pterygium coli), tief ansetzende Ohren, schlaffe Augenlider, Kleinwuchs, verkürzter Ringfinger, hoher Gaumenbogen sowie Herz-Kreislauf-Fehlbildungen. Die Intelligenz kann vermindert sein. Die meisten Betroffenen sind kleinwüchsig. Jungen mit Noonan-Syndrom haben unterentwickelte Hoden oder Hodenhochstand. Bei Mädchen können die Eierstöcke unterentwickelt sein, oder sie stellen ihre Funktion komplett ein. Die Pubertät kann verzögert eintreten; die Betroffenen können unfruchtbar sein.

Eine Behandlung mit Wachstumshormonen regt das Wachstum an. Ist das zufrieden stellend erreicht, kann sich eine Testosterontherapie anschließen, durch die sich dann die Hoden entwickeln und ein deutlich männlicheres Aussehen erreicht wird.

Triple-X-Syndrom

Von dieser seltenen Störung, die auch als 3-X-Syndrom, XXX-Syndrom und Trisomie X bezeichnet wird, sind nur Mädchen betroffen. Sie kommen mit drei X-Chromosomen zur Welt.

Mädchen mit Triple-X-Syndrom haben meist eine leicht verringerte Intelligenz und vor allem Probleme mit der sprachlichen Ausdrucksfähigkeit. Manche Frauen sind unfruchtbar, andere haben gesunde Kinder mit normalen Chromosomen zur Welt gebracht. Auch Kinder mit vier oder sogar fünf X-Chromosomen hat es schon gegeben. Je mehr zusätzliche X-Chromosomen es gibt, desto wahrscheinlicher sind geistige Behinderung und körperliche Fehlbildungen.

Klinefelter-Syndrom

Jungen mit dem Klinefelter-Syndrom haben ein zusätzliches X-Chromosom (XXY).

Das Klinefelter-Syndrom kommt relativ häufig vor. Die meisten Jungen mit dieser Chromosomenabweichung haben eine normale oder leicht geminderte Intelligenz. Viele haben eine Sprach- und Lesestörung sowie eine eingeschränkte Planungsfähigkeit. Die meisten haben Schwierigkeiten im sprachlichen Bereich. Setzen diese Probleme früh ein, kann sich das auf die sozialen Bezüge auswirken, was seinerseits das kindliche Verhalten beeinflussen kann. Diese Kinder haben häufig schulische Probleme. Das Klinefelter-Syndrom zeigt eine große Bandbreite verschiedener körperlicher Charakteristika. Die meisten Jungen sehen normal aus, sind lediglich hoch gewachsen und haben lange Arme.

Die Pubertät setzt gewöhnlich zur üblichen Zeit ein, die Hoden bleiben jedoch klein. Der Bartwuchs ist oft schwach, die Brust leicht vergrößert. Die Betroffenen sind meist steril. Männer mit Klinefelter-Syndrom haben ein im Vergleich zu anderen Männern erhöhtes Risiko für Diabetes mellitus, chronische Lungenerkrankungen, Krampfadern, Schilddrüsenunterfunktion und Brustkrebs.

Der Verdacht auf das Syndrom entsteht meist in der Pubertät, wenn sich die meisten Symptome entwickeln. Eine Chromosomenanalyse bestätigt die Diagnose.

Die meisten Jungen mit Klinefelter-Syndrom können mithilfe einer Sprech- und Sprachtherapie einen normalen Schulabschluss erreichen. Bei manchen Männern hat sich eine Behandlung mit Testosteron als günstig erwiesen. Durch das Hormon erhöht sich die Knochendichte, das Bruchrisiko sinkt, und das Aussehen wird männlicher.

XYY-Syndrom

Beim XYY-Syndrom kommen Jungen mit einem zusätzlichen Y-Chromosom zur Welt.

Die betroffenen Jungen sind meist hoch gewachsen und haben Sprachprobleme. Ihr Intelligenzquotient liegt meist leicht unter dem der übrigen Familienmitglieder. Lernstörungen, Aufmerksamkeitsdefizit und leichte Verhaltensstörungen können auftreten. Das Syndrom wurde früher fälschlich mit einem verstärkt aggressiven und kriminellen Verhalten in Verbindung gebracht. Diese Hypothese wurde jedoch widerlegt.

QT-Syndrom

Beim QT- oder Long-QT-Syndrom handelt es sich um eine Störung im Reizleitungssystem des Herzens ▲, die Bewusstlosigkeit und plötzlichen Herztod verursachen kann.

Bei der vererbten Form des QT-Syndroms wird die Störung durch eine genetische Veränderung hervorgerufen. Dann hat es in der Familie des Betroffenen meist bereits mehrere plötzliche Todesfälle gegeben. Die erworbene Form beruht meist auf Medikamenten oder einer Erkrankung.

Beim QT-Syndrom kann das Herz ungewöhnlich schnell schlagen – vor allem bei körperlicher Aktivität und psychischer Belastung. Wird das zum Herzrasen, leidet die Blutversorgung des Gehirns; der Betroffene wird bewusstlos. Manche Kinder mit QT-Syndrom kommen taub zur Welt. Ein großer Teil der Betroffenen entwickelt jedoch keinerlei Symptome. Das QT-Syndrom kann zum plötzlichen Tod in jungen Jahren führen.

Wenn Kinder und Jugendliche plötzlich aus unerklärlichem Grund bewusstlos werden, wird meist ein EKG ■ gemacht.

Die meisten Menschen mit QT-Syndrom sprechen gut auf Betablocker an. Bei manchen Erwachsenen ist auch das Antiarrhythmikum Mexiletin hilfreich. Diejenigen, die auf eine

---

▲ siehe Seite 151   ■ siehe Kasten Seite 110

medikamentöse Therapie nicht ansprechen, können einen Herzschrittmacher oder eine Kombination aus Herzschrittmacher und internem Defibrillator eingepflanzt bekommen. Sobald das Herz eine gefährliche Rhythmusstörung entwickelt, erzeugt der interne Defibrillator einen elektrischen Schock und holt den Betroffenen wieder ins Leben zurück. Alternativ zur Herzschrittmacherimplantation kann ein zum Herzen ziehendes Nervengeflecht im Hals operativ durchtrennt werden. Mit dieser so genannten zervikothorakalen Sympathektomie soll das Herzrasen, das den plötzlichen Herztod verursacht, verhindert werden.

KAPITEL 265

Störungen bei Säuglingen und kleinen Kindern

Alle Kinder weinen im ersten Lebensjahr, viele bereiten Probleme beim Füttern, gelegentlich tritt auch einmal Fieber auf. Bedenklich ist das nur, wenn es ungewöhnlich stark ausgeprägt ist, wenn ein Kind beispielsweise andauernd weint, nicht richtig wächst oder wenn es hohes Fieber hat, das nicht von allein abklingt.

Unruhezustände, exzessives Schreien, Koliken

*Bei **Unruhezuständen** kommt das Kind nicht zur Ruhe und lässt sich durch nichts beruhigen. Unter **exzessivem Schreien** versteht man stundenlange Schreiepisoden eines gesunden Kindes, dessen Grundbedürfnisse befriedigt sind. Mit **Koliken** ist über Wochen gehendes, durchdringendes Dauerschreien gemeint. Diese Schreianfälle treten in Intervallen auf, zwischen denen sich das Kind normal verhält.*

Alle drei Probleme treten vornehmlich zwischen der zweiten Lebenswoche und dem dritten Lebensmonat auf. Die Ursache ist meist unbekannt. Exzessives Schreien geht manchmal mit viel Luft im Verdauungstrakt einher (z. B. wenn das Kind nach der Mahlzeit nicht aufstößt oder beim Weinen viel Luft verschluckt). Es kann seine Ursache auch in einer Infektion, z. B. der Ohren, des Harntrakts oder der Hirnhäute, haben. Andere Ursachen können ein gas-

troösophagealer Reflux ▲, eine Milchallergie, das Durchbrechen von Zähnen, ein durch ein Haar abgeschnürter Finger oder Zeh (Haar-Tourniquet-Syndrom) oder eine Hornhautabrasion sein.

Wenn sich ein Kind, das anhaltend schreit oder Koliken hat, durch nichts beruhigen lässt, oder wenn es noch Fieber bekommt oder nicht trinken mag, sollten die Eltern einen Arzt konsultieren. Stellt er beispielsweise einen gastroösophagealen Reflux fest, wird er ihn behandeln ■. Bei Luft im Verdauungstrakt sollte man das Kind nach den Mahlzeiten ausgiebig aufstoßen lassen. Die Symptome einer Milchallergie lassen sich meist beheben, indem man zu einer anderen Säuglingsnahrung wechselt. Weint ein Kind, weil es zahnt, lässt dies mit der Zeit von selbst nach. Ein einschnürendes Haar muss entfernt werden, und eine Hornhautabrasion wird mit einer antibiotikahaltigen Salbe behandelt, um einer Infektion vorzubeugen.

Lässt sich für das Schreien keine medizinische Ursache finden, spricht man meist von Dreimonatskoliken. Eine spezifische Behandlung gibt es dafür nicht. Wenn eine stillende Mutter feststellt, dass ihr Kind auf bestimmte Nahrungsmittel, die sie isst, mit vermehrtem Schreien reagiert, kann sie diese Nahrungsmittel vorübergehend aus ihrem Speiseplan streichen. Halten, Wiegen und sanftes Klopfen wirken meist beruhigend. Einen ähnlichen Effekt hat auf viele Kinder das Motorgeräusch bei einer Autofahrt. Ein Schnuller beruhigt manche Babys ebenfalls. Nicht zu vergessen: Auch Babys haben Durst. Sie brauchen dann Wasser oder Tee,

▲ siehe Seite 1566   ■ siehe Seite 1567

keine Milch. Es besteht die Gefahr, das Kind in dem Versuch, sein Schreien zu unterbinden, zu überfüttern.

Exzessives Schreien und Koliken können die Eltern sehr belasten. Tatkräftige Hilfe bei der Betreuung des Kindes durch Freunde, Familienmitglieder und Nachbarn sind wichtig. Letztlich bleibt den gestressten Eltern vor allem ein Trost: Zwischen dem dritten und vierten Lebensmonat verschwinden die Schreiattacken und die Koliken von selbst.

Zahnen

Der erste Zahn kommt meist im Alter von sechs Monaten. Bis zum dritten Lebensjahr sollte das vollständige Milchgebiss mit seinen 20 Milchzähnen sichtbar sein. Bevor ein Zahn durchbricht, weinen viele Kinder, sind reizbar, schlafen und essen schlecht. Das Kind fängt an, stark zu sabbern, das Zahnfleisch mit der Zahnleiste ist gerötet und schmerzt. Dass sich die Temperatur leicht erhöht (unter 38 °C), ist normal. Eine höhere Temperatur und besondere Unruhe sollten Anlass für einen Arztbesuch sein, denn diese Symptome sind nicht durch das Zahnen bedingt.

Beim Zahnen hilft es vielen Kindern, auf etwas Hartem zu kauen, wie Brotrinden oder Karotten. Ein mit einer Kühlmasse gefüllter Beißring lindert die Beschwerden ebenfalls. Hilfreich kann es auch sein, die Zahnleiste des Kindes mit den Fingern oder Eis zu massieren. Ein Zahnungsgel mit einem Wirkstoff zur örtlichen Betäubung bringt für einige Zeit Erleichterung. Bei starken Beschwerden kann Parazetamol oder Ibuprofen gegeben werden.

Probleme beim Füttern

Von **Spucken** spricht man, wenn einem Säugling nach dem Trinken eine kleine Menge geschluckte Milch wieder durch den Mund oder die Nase hochkommen. Das geschieht bei fast allen Babys, da sie beim Füttern nicht aufrecht sitzen können. Eine weitere Ursache ist, dass der Verschluss zwischen Speiseröhre und Magen noch nicht fertig ausgebildet ist und darum den Mageninhalt nicht komplett zurückhalten kann. Manchmal wird das Spucken durch zu schnelles Trinken oder Verschlucken von Luft verursacht. Zwischen dem siebten und zwölften Lebensmonat hört das Spucken normalerweise auf.

Das Spucken lässt sich verringern, indem man das Kind füttert, bevor es zu hungrig ist, und es alle vier bis fünf Minuten aufstoßen lässt. Weiterhin sollte man es nach dem Füttern möglichst aufrecht halten und bei Flaschenkindern darauf achten, dass der Sauger kein allzu großes Loch hat. Bereitet das Spucken dem Kind Beschwerden, stört es das Füttern oder das Wachstum, oder bleibt es über das erste Lebensjahr hinaus bestehen, liegt wahrscheinlich ein gastroösophagealer Reflux ▲ vor. Ist die ausgespuckte Flüssigkeit grünlich (ein Hinweis auf Gallenflüssigkeit), blutig oder verursacht sie Husten und Würgereiz, muss der Arzt hinzugezogen werden.

Beim **Erbrechen** wird der Mageninhalt durch unwillkürliche Kontraktionen von Magen-, Zwerchfellmuskulatur und Bauchpresse zurück nach außen befördert. Der Vorgang ist für das Kind unangenehm und niemals normal. Säuglinge und kleine Kinder erbrechen sich meist aufgrund einer von Viren verursachten Infektion im Magen-Darm-Trakt. Zwischen der zweiten Lebenswoche und dem vierten Lebensmonat kann es nach der Mahlzeit zu Erbrechen im Schwall kommen. Grund dafür ist eine Verengung oder ein Verschluss des Magenausgangs. Auch einige lebensbedrohliche Störungen, wie Hirnhautentzündung, Darmverschluss sowie Blinddarmentzündung, können mit Erbrechen einhergehen. Diese Störungen verursachen im Allgemeinen starke Schmerzen, Teilnahmslosigkeit und anhaltendes Erbrechen, das sich nicht bessert.

Erbrechen, das auf einer Magen-Darm-Infektion beruht, hört meist von selbst wieder auf. Um einer Austrocknung des Kindes zu begegnen, sollte es Elektrolytlösungen, wie sie in der Apotheke erhältlich sind, bekommen. Ältere Kinder können z. B. Wassereis lutschen. Der Arzt sollte zurate gezogen werden, wenn das Kind starke Bauchschmerzen hat, nicht trinken und keine Flüssigkeit bei sich behalten kann, wenn es teilnahmslos und sehr krank wirkt, wenn das Erbrechen mehr als zwölf Stunden anhält, das Kind blutigen oder grünlichen Mageninhalt erbricht oder kein Wasser mehr lässt. Diese Symptome sind Zeichen einer Austrocknung oder einer anderen schweren Störung.

Gar nicht so selten ist bei Kindern eine **Überfütterung**. Dazu kommt es, wenn ein schreiendes Kind immer Nahrung angeboten bekommt, oder wenn dem Kind dauerhaft die gefüllte Fla-

▲ siehe Seite 1566

Austrocknung behandeln

Harmlose Erkrankungen, die mit Durchfall und Erbrechen einhergehen, können bei Kindern zur Austrocknung führen. Als Gegenmaßnahme wird ganz kleinen Kindern elektrolythaltige Flüssigkeit gegeben. Muttermilch enthält die nötige Flüssigkeit mit der richtigen Elektrolytzusammensetzung, die ein Kind braucht. Flaschenkinder sollten eine Elektrolytlösung zu trinken bekommen. Sie sind in pulvriger oder flüssiger Form in der Apotheke erhältlich. Wie viel das Kind davon trinken muss, hängt von seinem Alter ab. Als grober Richtwert gelten 45 bis 75 ml Elektrolytlösung pro Pfund Körpergewicht in 24 Stunden.

Kinder, die älter als ein Jahr sind, können kleine Schlucke Fruchtsaft oder klare Suppe, zur Hälfte mit Wasser verdünnten klaren Sprudel oder Wassereis erhalten. Leitungswasser, Fruchtsäfte und Colagetränke eignen sich nicht zur Behandlung von Austrocknung: Wasser enthält zu wenig Salze, der hohe Zuckergehalt in Fruchtsäften und Colagetränken kann den Verdauungstrakt reizen.

Am besten bekommen ausgetrocknete Kinder zu Beginn alle zehn Minuten kleine Schlucke Flüssigkeit. Sobald das Kind die Flüssigkeit bei sich behält, ohne zu erbrechen oder starken Durchfall zu haben, kann die Flüssigkeitsmenge langsam gesteigert und der Abstand zwischen den Intervallen vergrößert werden. Nach zwölf bis 24 Stunden kann dann langsam zu Säuglingsmilch aus der Flasche gewechselt werden. Ältere Kinder können Brühe oder Suppe und reizarme Kost (z. B. Bananen, Toastbrot, Reis) zu sich nehmen. Säuglinge oder kleine Kinder, die keine Flüssigkeit bei sich behalten können oder die teilnahmslos werden oder andere ernste Zeichen einer Austrocknung zeigen, bedürfen einer Intensivbehandlung. Dann werden Flüssigkeit und Elektrolyte intravenös oder per Nasen-Magen-Sonde verabreicht.

sche zur Ablenkung oder zum Spielen überlassen wird. Das Kind bekommt auch dann zu viel Nahrung, wenn Eltern »richtiges« Verhalten mit Nahrung belohnen oder vom Kind erwarten, dass es auch dann »aufisst«, wenn es nicht hungrig ist. Ein überfüttertes Kind wird vielleicht spucken oder Durchfall bekommen. Langfristig gesehen, können überfütterte Kinder übergewichtig werden ▲.

Bei **Unterernährung** bekommt der Säugling weniger Nahrung, als er zum Wachsen braucht. Unterernährung ist eine von mehreren Gründen für eine Gedeihstörung ■; sie kann ihre Ursache sowohl beim Kind als auch bei den verantwortlichen Erwachsenen haben. Zur Unterernährung kann es kommen, wenn ein unruhiges oder abgelenktes Kind beim Füttern oder Stillen nicht bei der Sache ist oder Probleme mit dem Saugen oder Schlucken hat. Sie kann auch auf einer falschen Technik beim Stillen oder Flaschegeben beruhen und auf Fehlern bei der Zubereitung der Säuglingsmilch ★.

Liegt das Körpergewicht des Kindes so weit unter dem altersentsprechenden Wert, dass seine Ernährung überwacht werden muss, kann eine Krankenhauseinweisung erforderlich werden. Bei Verdacht auf Kindesmissbrauch oder Vernachlässigung, werden die entsprechenden Behörden eingeschaltet.

Austrocknung beruht auf erheblichem Flüssigkeitsverlust, z. B. infolge Erbrechen und Durchfall, und bei unzureichender Flüssigkeitszufuhr, wenn z. B. ein Kind nicht genügend trinkt. Kinder mit mäßig starker Austrocknung reagieren schwächer auf ihre Umwelt und sind weniger spielfreudig, sie weinen tränenlos, haben einen trockenen Mund und nässen weniger als zwei- bis dreimal täglich ein. Bei starker Austrocknung wird das Kind schläfrig und teilnahmslos. Manchmal führt die Austrocknung dazu, dass der Salzgehalt im Blut sinkt oder ungewöhnlich ansteigt. Durch die veränderte Salzkonzentration verschlimmern sich die Austrocknungssymptome; sie können die Teilnahmslosigkeit noch verstärken. Bei unbehandelter Austrocknung kann das Kind Krampfanfälle bekommen.

Ein ausgetrocknetes Kind bekommt Flüssigkeit und Elektrolyte zugeführt. Wenn das durch Trinken nicht ausreichend möglich ist, wird die Flüssigkeit infundiert.

Magen-Darm-Störungen

Wie oft ein gesundes Kind am Tag Stuhlgang hat und von welcher Beschaffenheit dieser ist, hängt

▲ siehe Seite 1534   ■ siehe Seite 1513
★ siehe Seite 1460

vom Alter des Kindes und von seiner Ernährung ab. Der Stuhl von Stillkindern ist normalerweise senfgelb, weich und breiig. Wiederholte wässrige Stühle für mehr als zwölf Stunden sind jedoch niemals normal.

Unter **Durchfall** versteht man häufige, wässrige Darmentleerungen. Akuter Durchfall setzt plötzlich ein und bessert sich innerhalb eines Tages bis mehrerer Tage. Akuter Durchfall wird meist durch eine virale Gastroenteritis verursacht, die in der Regel auch mit Erbrechen einhergeht. Das Erbrechen tritt typischerweise zu Beginn der Erkrankung auf und klingt dann langsam ab, während der Durchfall bestehen bleibt.

Akuter Durchfall kann auch durch Bakterien oder Parasiten verursacht werden oder z. B. auf einer Infektion der Ohren oder der Atemwege beruhen. Er kann auch die unerwünschte Wirkung einer Antibiotikatherapie sein. Die größte Gefahr beim akuten Durchfall ist eine Austrocknung. Um sie zu verhindern, werden Flüssigkeit und Elektrolyte gegeben. Bakterielle Infektionen werden mit Antibiotika behandelt. Beruht der Durchfall auf einer Antibiotikabehandlung, wird der Arzt entscheiden, ob sie beendet werden kann.

Chronischer Durchfall geht über Wochen oder Monate. Die häufigste Ursache bei Säuglingen und Kleinkindern sind Mukoviszidose, Giardiasis, Kohlenhydratmalabsorption und eine Nahrungsmittelallergie. In weniger entwickelten Ländern ist Fehlernährung die häufigste Ursache für chronischen Durchfall.

Unter **Verstopfung** ▲ versteht man seltene oder unregelmäßige Stuhlentleerungen mit hartem, trockenen Stuhl. Säuglinge und Kleinkinder können allerdings durchaus nur alle drei bis vier Tage Verdauung haben. Allgemein spricht man bei Kindern dann von einer Verstopfung, wenn sie fünf Tage lang keinen Stuhlgang hatten, der Stuhl hart ist oder Schmerzen verursacht, oder wenn im Stuhl oder in der Windel Blut zu sehen ist.

Bei Kindern wird eine Verstopfung meist durch Austrocknung, einen zu niedrigen Ballaststoffanteil in der Ernährung oder Änderungen der Ernährung verursacht. Nur selten liegt die Ursache in einer medizinischen Störung, wie einer gestörten Nervenversorgung des Darmes (z. B. Hirschsprung-Krankheit), einer niedrigen Konzentration an Schilddrüsenhormonen oder Störungen im Kalzium- oder Kaliumhaushalt. Medikamente, wie Antihistaminika, Anticholinergika und Opioide, sind ebenfalls nur selten die Ursache.

Die Behandlung hängt vom Alter des Kindes ab. Säuglinge ab zwei Monate können ein paar Teelöffel Pflaumen- oder Apfelsaft erhalten. Kindern ab vier Monaten helfen zermuste Aprikosen, Pfirsiche und Pflaumen. Kinder über einem Jahr sollten ballaststoffreich ernährt werden mit Obst, Gemüse und Getreideprodukten. Abführmittel oder Einläufe sollten Kinder nicht ohne vorherigen ärztlichen Rat erhalten.

Trennungsangst

Als solches bezeichnet man die Angst eines Kindes, von den Eltern verlassen zu werden.

Kinder mit Trennungsangst geraten in Panik und weinen, wenn Vater oder Mutter den Raum verlassen, und sei es nur, um in den Nebenraum zu gehen. Mit etwa acht Monaten gehört die Trennungsangst zur normalen Entwicklung. Sie erreicht zwischen dem zehnten und 18. Lebensmonat ihren Höhepunkt und ist mit etwa zwei Jahren wieder verschwunden. Wie stark die Trennungsangst ausgeprägt ist und wie lange sie anhält, hängt auch vom Eltern-Kind-Verhältnis ab. Bei einem Kind mit starker und gesunder Elternbindung verschwindet sie schneller als bei einem sehr verunsicherten Kind.

Trennungsangst tritt auf, wenn dem Kind erstmals bewusst wird, dass seine Eltern von ihm getrennte Individuen sind. Da das kindliche Gedächtnis noch nicht voll ausgebildet ist und Babys noch kein Zeitgefühl haben, haben sie Angst, sie könnten die Eltern für immer verlieren. Die Trennungsangst bildet sich zurück, sobald das Kind ein Erlebnisgedächtnis entwickelt und sich an das Bild der Eltern erinnern kann, wenn sie abwesend sind. Dann erinnert sich das Kind, dass die Eltern in der Vergangenheit nach dem Weggehen immer wieder zu ihm zurückgekehrt sind.

Eltern sollten auf die Trennungsangst ihres Kindes nicht reagieren, indem sie Situationen, die mit Trennung verbunden sind, einschränken oder gar ganz darauf verzichten. Derartiges kann die Entwicklung und Reifung des Kindes stören. Wenn die Eltern ausgehen bzw. das Kind einer anderen Person zur Betreuung anvertrauen, sollten sich die Eltern konsequent entfernen, ohne dem Schreien des Kindes letztlich nachzugeben. Verlassen die Eltern nur den Raum, sollten sie auf das Weinen des Kindes hin nicht

▲ siehe Seite 1569

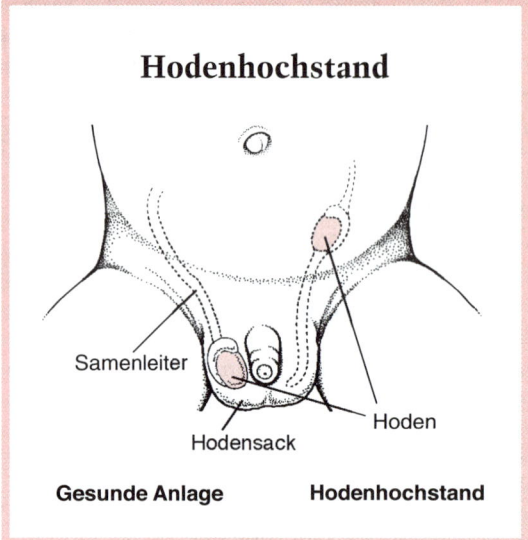

Hodenhochstand

Samenleiter

Hoden

Hodensack

Gesunde Anlage   **Hodenhochstand**

sofort zurückkehren, sondern aus dem Nebenraum zur Rückversicherung mit dem Kind sprechen. So lernt das Kind, dass die Eltern noch da sind, auch wenn sie aus seinem Blickfeld verschwunden sind. Da ein hungriges oder müdes Kind Trennungsangst stärker empfinden kann, sollte man darauf achten, dass es satt und ausgeruht ist, bevor man weggeht.

Trennungsangst, die über das zweite Lebensjahr hinaus bestehen bleibt, kann ein Problem werden, je nachdem, in welchem Maß es die normale Entwicklung des Kindes behindert hat. Dass Kinder Angst haben, in den Kindergarten oder die Vorschule zu gehen, ist durchaus normal. Diese Angst sollte jedoch mit der Zeit nachlassen. Wenn die Trennungsangst so ausgeprägt ist, dass sie das Kind davon abhält, in den Kindergarten zu gehen oder mit Gleichaltrigen zu spielen, kann eine Trennungsangststörung ▲ vorliegen. Dann sollten die Eltern ärztlichen Rat suchen.

Hautausschlag

Hautausschlag bei Säuglingen und Kleinkindern ist meist harmlos; er kann zahlreiche Ursachen haben.

Windelausschlag (Windeldermatitis) ist ein hellroter Ausschlag im Windelbereich durch Haut-

reizung nach längerem Kontakt mit Urin und Stuhl. Typischerweise sind die Hautbereiche, die direkten Windelkontakt haben, am stärksten betroffen. Windelausschlag kann auch durch eine Infektion mit dem Pilz *Candida albicans* entstehen. Dann gibt es in den Gesäßfalten und in der Genitalregion einen hellroten Ausschlag sowie kleine rote Pusteln. Nur selten wird die Windeldermatitis durch Bakterien verursacht. Der Windelausschlag lässt sich meist durch supersaugfähige Windeln mit einem Superabsorberkern – Kugeln aus Polyacrylat, die den Urin in Gel umwandeln – verhindern. Auf luftdicht abschließende Plastikwindeln und Hosen, in denen sich Feuchtigkeit staut, sollte verzichtet werden. Stillkinder leiden seltener an Windelausschlag, da ihr Stuhl weniger Enzyme und andere hautreizende Substanzen enthält.

Die wichtigste Maßnahme bei Windelausschlag ist, die Windeln häufig zu wechseln. Der Windelbereich sollte vorsichtig mit Wasser und milder Seife gewaschen werden. Oft genügt das bereits für eine Besserung. Feuchtigkeitscremes und Hautschutzsalben mit Zink, Vaseline oder Lebertran, können ebenfalls hilfreich sein. Bei einer *Candida*-Infektion wird eine Behandlung mit einem Pilzmittel notwendig.

Die **Neurodermitis** (atopisches Ekzem, atopische Dermatitis) zeigt sich als roter, schuppig-trockener Hautausschlag, meist in Form von Flecken, der kommt und geht. Die Ursache ist unbekannt. Meist tritt diese Hauterkrankung familiär gehäuft auf; wahrscheinlich ist sie allergischen Ursprungs. Die meisten Kinder entwachsen der Neurodermitis, die Übrigen leiden aber ein Leben lang daran. In besonders schwer befallenen Hautbereichen kann sich eine bakterielle Infektion festsetzen. Feuchtigkeitscremes, milde Seifen, kortisonhaltige Cremes und juckreizstillende Medikamente sind Bausteine der Behandlung. Gelegentlich hilft es, die Hausstaubmilben-Exposition zu verringern und weitere Auslöser der kindlichen Allergien zu meiden.

Seborrhoische Dermatitis (Milchschorf) zeigt sich in Form roter und gelber Schuppenkrusten auf dem Kopf des Kindes und manchmal in den Hautfalten. Die Ursache ist nicht bekannt. Die seborrhoische Dermatitis ist harmlos und verschwindet meist mit etwa sechs Monaten. Die Kopfhaut sollte regelmäßig mit Shampoos und Paraffinöl massiert werden. Man kann versuchen, die Schuppenkrusten mit einem feinen Kamm abzutragen. Helfen diese Maßnahmen nicht, können z. B. selenhaltige Kopfhautmittel und kortisonhaltige Cremes eingesetzt werden.

▲ siehe Seite 1619

Tinea ist eine Pilzinfektion der Haut. Bei Kindern kommen am häufigsten Pilzerkrankungen der Kopfhaut (Tinea capitis) und Körperpilz (Tinea corporis oder Ringelflechte) vor. Diagnose und Behandlung der Tinea ▲ entsprechen der von Erwachsenen. Manche Kinder entwickeln eine Entzündungsreaktion auf die Pilzinfektion, die auf der Kopfhaut zu einer knötchenartigen Veränderung (Kerion) führt, die einer zusätzlichen Behandlung bedarf.

Unter **Molluscum contagiosum** ■ versteht man perlartige Knötchen, die durch Viren verursacht werden und normalerweise mit der Zeit wieder verschwinden.

Milien ★ sind weiße, stecknadelgroße Zysten im Gesicht eines Neugeborenen, die durch Sekret in den Talgdrüsen verursacht sind. Wie die Neugeborenen-Akne bedürfen Milien keiner Behandlung; sie verschwinden kurz nach der Geburt von selbst wieder.

Andere Formen von Hautausschlag sind beim kleinen Kind oft durch Virusinfektionen verursacht. Durch Roseola oder Ringelröteln (Erythema infectiosum) ● verursachter Hautausschlag ist harmlos und bessert sich im Allgemeinen ohne Behandlung. Masern-, Röteln- und Windpockenausschlag beruhen auf diesen Kinderkrankheiten.

Hodenhochstand und Pendelhoden

Normalerweise wandern die Hoden kurz vor der Geburt des Jungen in den Hodensack. Beim Hodenhochstand (Kryptorchismus) befindet sich ein Hoden noch in der Bauchhöhle, oder es sind sogar beide Hoden noch dort. Bei den meisten Jungen erreichen die Hoden innerhalb des ersten Lebensjahrs von selbst ihren vorgesehenen Platz. Bei Frühgeborenen und Neugeborenen mit entsprechender Familiengeschichte ist ein Hodenhochstand besonders häufig.

Ein Hodenhochstand verursacht keine Symptome. Allerdings können sich die Hoden in der Bauchhöhle um ihre Längsachse verdrehen (Hodentorsion ◆). Außerdem kann ein Hodenhochstand später die Samenproduktion beeinträchtigen und das Risiko für Leistenbruch und Hodenkrebs erhöhen.

Üblicherweise wird ein Hodenhochstand medikamentös behandelt, wenn der Junge ein halbes Jahr alt ist. Dazu bekommt er mittels Nasenspray das GnRH-Mittel Gonadorelin verabreicht. Ist der Knabe älter, wird das Hormon meist gespritzt. Beide Verfahren bewirken, dass die Hoden Testosteron bilden. Durch diesen Hor-

Temperatur messen beim Kind

Die Temperatur kann im After (rektal), im Ohr (aurikulär), im Mund (oral) und unter der Achsel (axillär) gemessen werden.

Die **rektale Temperatur** kann mit einem Quecksilber- oder Digitalthermometer bestimmt werden. Die rektal gemessene Temperatur kommt der tatsächlichen Körperkerntemperatur am nächsten. Das Thermometer wird an der Spitze mit Vaseline gleitfähig gemacht und etwa zwei Zentimeter tief eingeführt. Zwei bis drei Minuten reichen für die Messung.

Die **Ohrtemperatur** wird mit einem speziellen digitalen Ohrthermometer ermittelt, das die Infrarotstrahlung, die vom Trommelfell und umliegenden Geweben ausgeht, misst. Nachdem eine Schutzkappe auf den Messkopf gesteckt wurde, wird die Messsonde in den Ohrkanal eingeführt. Die Temperatur kann im Messfenster abgelesen werden. Ohrthermometer sind bei Kindern unter drei Monaten nicht sehr zuverlässig.

Die **orale Temperatur** wird unter der Zunge gemessen. Das Digital- oder Quecksilberthermometer wird zwei bis drei Minuten im Mund belassen. Die Messung ist zwar ausreichend genau, kleineren Kindern fällt es jedoch meist schwer, den Mund so lange dicht um das Thermometer geschlossen zu halten. Das Messergebnis kann in diesen Fällen verfälscht sein.

Die **axilläre Temperatur** wird unter der Achsel gemessen. Hierzu muss das Kind das Digital- oder Quecksilberthermometer vier bis fünf Minuten fest an den Körper pressen. Diese Messmethode ist am ungenauesten, da die Temperatur unter der Achsel am niedrigsten ist.

monschub wandern die Hoden bei einem Teil der Jungen in den Hodensack hinab. Bei den Jungen, bei denen das bis zum Ende des zweiten Lebensjahrs nicht gelungen ist, müssen eingreifendere Methoden eingesetzt werden. Üblicherweise werden die Hoden operativ an ihren Platz gebracht.

▲ siehe Seite 1209   ■ siehe Seite 1213
★ siehe Seite 1469   ● siehe Seite 1549
◆ siehe Seite 1311

Ein Pendelhoden ist normal in den Hodensack abgesunken, er wandert jedoch zwischen einer Lage in der Leiste und dem Hodensack hin und her. Ein Pendelhoden ist nicht mit einem erhöhten Krebsrisiko verbunden und führt auch zu keinen anderen Komplikationen. Da der Hoden normalerweise ab der Pubertät nicht mehr zurückgleitet, braucht nicht eingegriffen zu werden.

Fieber

Bei Fieber steigt die Körpertemperatur als Reaktion auf eine Infektion, Verletzung oder Entzündung an.

Die Körpertemperatur schwankt im Laufe des Tages; ein Anstieg auf bis zu etwa 38 °C ist bei gesunden Kindern durchaus normal. Eine leicht erhöhte Temperatur, die dem Kind keine Beschwerden bereitet, bedarf keiner ärztlichen Hilfe. Steigt bei einem Kind, vor allem bei einem unter drei Monaten, die Körpertemperatur deutlich über 38 °C, sollte im Allgemeinen der Arzt zurate gezogen werden.

Ursachen und Symptome

Fieber entsteht meist durch eine Infektion, wie eine Erkältung oder eine Magen-Darm-Infektion (Gastroenteritis). Diese Infektionen werden meist durch Viren verursacht und klingen ohne Behandlung ab. Selten entwickelt sich Fieber als Reaktion auf eine Ohr-, Lungen-, Blasen- oder Niereninfektion. Diese Infektionen werden meist durch Bakterien verursacht und müssen oft mit Antibiotika behandelt werden.

Bei Säuglingen und Kleinkindern kann Fieber in seltenen Fällen das einzige Zeichen einer bakteriellen Blutinfektion ▲ sein, die eine Hirnhautentzündung und eine schwere Blutvergiftung (Sepsis) zur Folge haben kann. Die betroffenen Kinder sehen deutlich krank aus. Andere Erkrankungen als Fieberursache sind bei Kindern selten. Dann klingt die ungewöhnlich hohe Körpertemperatur nicht nach ein paar Tagen ab.

Auch nach einer Impfung kann Fieber auftreten.

Säuglinge mit Fieber sind im Allgemeinen reizbar, sie schlafen und trinken schlecht. Ältere Kinder haben meist keine Lust zu spielen; manchen Kindern mit wirklich hohem Fieber scheint es jedoch überraschend gut zu gehen. Je höher das Fieber steigt, umso stärker werden auch die damit einhergehende Reizbarkeit und Teilnahmslosigkeit. Bisweilen kann schnell steigendes Fieber Krampfanfälle (Fieberkrämpfe ■) auslösen. Noch seltener steigt das Fieber so stark an, dass das Kind teilnahmslos wird und nicht mehr ansprechbar ist.

Diagnose und Behandlung

Bei einer leicht erhöhten Temperatur oder bei kurzzeitigem Fieber braucht nichts getan zu werden. Sonst gilt, dass Säuglinge mit mehr als 38 °C Fieber vom Arzt angeschaut werden sollten. Bei älteren Kinder ist das der Fall, wenn sie höheres oder wiederkehrendes Fieber haben.

Bei Säuglingen unter zwei Monaten können bei Fieber Blut- und Urinuntersuchungen sowie eine Lumbalpunktion ★ gemacht werden, um Bakterien im Blut und eine Hirnhautentzündung zu entdecken. Der Grund liegt darin, dass die Fieberursache bei Säuglingen schwer festzustellen ist; außerdem haben sie aufgrund ihres unreifen Immunsystems im Vergleich zu älteren Kindern ein erhöhtes Infektionsrisiko. Ist die Atmung des Kindes auffällig, wird vielleicht eine Röntgenaufnahme gemacht. Bei Kindern über zwei Monaten ist das nicht mehr erforderlich, es sei denn, die Fieberursache bleibt im Dunkeln und das Kind wirkt wirklich krank. Dann werden auch in diesem Alter häufig Blut- und Urinuntersuchungen sowie eine Lumbalpunktion durchgeführt. Bei Kindern ab dem dritten Lebensmonat entscheiden vor allem das Verhalten des Kindes und die Ergebnisse der körperlichen Untersuchung darüber, welche Untersuchungen sich anschließen. Ist das Kind jünger als drei Jahre und hat es hohes Fieber, dessen Ursache die körperliche Untersuchung nicht aufdeckt, werden ebenfalls häufig Blut- und Urinuntersuchungen gemacht.

Die Behandlung besteht meist darin, das Befinden des Kindes zu verbessern indem das Fieber mit Parazetamol oder Ibuprofen gesenkt wird. Azetylsalizylsäure ist nicht geeignet, da es in Verbindung mit bestimmten Virusinfektionen eine ernste Erkrankung, das so genannte Reye-Syndrom ●, verursachen kann. Bei älteren Kindern kann das Fieber mit einem lauwarmen Bad gesenkt werden. Nicht zu empfehlen sind Abreibungen mit alkoholischen Lösungen.

Die weiteren Behandlungsmaßnahmen hängen vom Alter des Kindes und der Fieberursache ab. Nur selten bleibt das Fieber bestehen, und die Ursache lässt sich selbst nach umfassender

---

▲ siehe Seite 1538 ■ siehe Seite 485
★ siehe Kasten Seite 426 ● siehe Kasten Seite 1549

diagnostischer Abklärung nicht feststellen (Fieber unbekannter Ursache ▲).

Gedeihstörungen

Als Gedeihstörung werden ein verzögertes Längenwachstum sowie eine mangelnde Gewichtszunahme bezeichnet, die zu einer Entwicklungsverzögerung und Reifestörung führen können.

Eine Gedeihstörung wird häufig bei Kindern diagnostiziert, die anhaltend untergewichtig sind bzw. aus ungeklärten Gründen nicht genügend Gewicht zulegen. Für diese Störung gibt es viele verschiedene Ursachen.

Eine Kombination aus ungünstigen Umwelt- und sozialen Faktoren kann verhindern, dass ein Kind genügend Nährstoffe bekommt. Kindesmisshandlung und -vernachlässigung, eine psychische Erkrankung der Sorgeberechtigten sowie eine ungünstige familiäre Situation, in der regelmäßige, gesunde Mahlzeiten keinen Raum haben, können einem Kind den Appetit verderben, seine Nahrungsaufnahme stören sowie sein Wachstum hemmen.

Als medizinische Gründe für eine Gedeihstörung kommen harmlose Schluck- und Kaubeschwerden, ein gastroösophagealer Reflux, eine Verengung der Speiseröhre und eine Verdauungsstörung infrage. Weitere Gründe sind Infektionen, Tumoren, Hormon- und Stoffwechselstörungen, Herz- und Nierenerkrankungen, genetische Störungen und eine Infektion mit dem HI-Virus.

Diagnose

Eine Gedeihstörung wird diagnostiziert, wenn die Wachstums- oder Gewichtszuwachsrate des Kindes im Vergleich zu vorausgegangenen Messungen und altersentsprechenden Wachstumskurven weit zurückbleibt ■. Ist die Wachstumsrate angemessen, liegt keine Wachstumsstörung vor, auch wenn das Kind vielleicht kleiner ist als normal.

Um die Ursache der Wachstumsstörung festzustellen, werden den Eltern detaillierte Fragen zur Ernährung, zu den Stuhlgewohnheiten des Kindes, zur sozialen und finanziellen Situation der Familie sowie zu den Krankheiten, die das Kind hatte oder die in der Familie gehäuft auftreten, gestellt. Der Arzt untersucht das Kind auf Zeichen, die die Wachstumsverzögerung des Kindes erklären können. Auf Grundlage dieser Untersuchung können Blut- und Urinuntersuchungen sowie eine Röntgenaufnahme notwendig werden. Umfassendere Untersuchungen werden nur gemacht, wenn der Verdacht auf eine organische Erkrankung besteht.

Behandlung und Prognose

Körperliche Störungen werden gezielt behandelt. Darüber hinaus hängt die Behandlung davon ab, wie weit die Wachstumsentwicklung des Kindes hinter der normalen Entwicklung zurückgeblieben ist. Bei einer leichten bis mäßig schweren Gedeihstörung bekommt das Kind regelmäßig energiereiche Mahlzeiten. Schwere Gedeihstörungen werden im Krankenhaus behandelt. Hier bemüht sich ein Team aus Sozialarbeitern, Ernährungstherapeuten, Psychiatern und anderen Spezialisten, die wahrscheinlichste Ursache für die Gedeihstörung und die in dieser Situation beste Behandlung zu finden.

Weil das erste Lebensjahr für die Entwicklung des kindlichen Gehirns wichtig ist, holen manche Kinder, deren Gedeihstörung in diese Zeit fällt, den Entwicklungsrückstand gegenüber ihren Altergenossen auch dann nicht wieder auf, wenn sich ihr körperliches Wachstum normalisiert hat. Etwa die Hälfte dieser Kinder ist geistig unterdurchschnittlich entwickelt, vor allem was ihre sprachlichen Fähigkeiten anbelangt. Außerdem haben diese Kinder im Erwachsenenalter häufig soziale und emotionale Probleme.

Plötzlicher Kindstod

So bezeichnet man den plötzlich und unerwartet eingetretenen Tod eines anscheinend gesunden Säuglings im Schlaf.

Der plötzliche Kindstod (SIDS von sudden infant death syndrome) ist selten. Am häufigsten trifft er Kinder im Alter zwischen zwei und vier Monaten. Er betrifft öfter Frühgeborene, Säuglinge mit niedrigem Geburtsgewicht, solche, die bei der Geburt wiederbelebt werden mussten, und solche mit Infektionen der oberen Atemwege.

Die Ursache für den plötzlichen Kindstod ist nicht bekannt. Möglicherweise beruht er auf einer Störung der Atemkontrolle. Bei manchen Säuglingen, die an SIDS gestorben sind, fanden sich Anzeichen, dass sie vor ihrem Tod einen niedrigen Sauerstoffgehalt im Blut und Atemaussetzer hatten. Auch die Bauchlage wurde mit

---

▲ siehe Seite 1088   ■ siehe Seite 1517

SIDS in Zusammenhang gebracht. Seitdem vermehrt darauf hingewiesen wird, dass Babys nicht auf dem Bauch, sondern auf dem Rücken schlafen sollen, ist die Anzahl der an SIDS gestorbenen Kinder in Deutschland deutlich zurückgegangen.

Das Bett des Kindes sollte nicht zu einem Nest ausgepolstert werden. Kissen und Spielzeuge oder Kuscheltiere, die die Atmung des Kindes behindern können, sollten entfernt werden. Auch eine Überhitzung des Kindes sollte vermieden werden. Um dem Säugling gefährliches Passivrauchen zu ersparen, sollte in einem Haushalt mit Kindern nicht geraucht werden.

Eltern, deren Kind gestorben ist, sind zutiefst traurig, nicht zuletzt, weil diese Tragödie sie völlig unvorbereitet trifft. Sie haben meist starke Schuldgefühle. Die sich oft anschließenden Untersuchungen und polizeilichen Ermittlungen können das noch verstärken. Psychologische Beratung und Behandlung durch geschulte Fachkräfte sowie der Kontakt in Selbsthilfegruppen mit anderen Eltern, die dasselbe Schicksal erfahren haben, sind hilfreich, um mit dem Schmerz fertig zu werden und Schuldgefühle abzubauen.

KAPITEL 266

Vom Kleinkind zum Schulkind

Zwischen dem ersten und dem dreizehnten Lebensjahr entwickeln sich die körperlichen, intellektuellen und emotionalen Fähigkeiten in Riesenschritten. Aus einem gerade noch unsicher dahinwackelnden Wesen wird ein laufender, springender junger Mensch, der organisierten Sport treibt. Mit einem Jahr können die meisten Kinder nur einige wenige verständliche Worte von sich geben. Mit zehn führen sie bereits Tagebuch und arbeiten mit dem Computer. Die körperliche, intellektuelle und soziale Entwicklung verläuft dennoch bei jedem Kind mit einer für dieses Wesen eigenen individuellen Geschwindigkeit.

Körperliche Entwicklung

Das rasche körperliche Wachstum beginnt sich mit etwa einem Jahr zu verlangsamen. Zur selben Zeit stellen die Eltern oft auch einen Rückgang im Appetit ihres Sprösslings fest. Laufanfänger sehen allerliebst aus, mit ihrem vorgestreckten Bäuchlein und ihrem krummen Rücken. Manche haben auch noch O-Beine. Mit etwa drei Jahren nimmt die Muskelspannung zu und der Körperfettanteil sinkt – der Körper wirkt schlanker und muskulöser. In diesem Alter sind die meisten Kinder körperlich in der Lage, Darm und Blase zu kontrollieren.

Im Kleinkind-, Vorschul- und Grundschulalter verläuft das Längen- und Breitenwachstum gleichmäßig. Der nächste größere Wachstumsschub tritt vor der Pubertät ein. In den Jahren des beständigen Wachstums entwickeln sich die Kinder in etwa vorhersehbar. Im Rahmen der Vorsorgeuntersuchungen werden das Wachstum des Kindes im Vergleich zu dem seiner Altersgenossen protokolliert und seine Gewichtszunahme im Verhältnis zu seiner Körpergröße ermittelt; schon junge Kinder können übergewichtig sein. Multipliziert man die Größe, die das Kind mit zwei Jahren hat, mit dem Faktor 2, kann man seine Größe als Erwachsener ziemlich genau vorhersagen.

Intellektuelle Entwicklung

Mit zwei Jahren haben die meisten Kinder eine grobe Vorstellung von dem, was »Zeit« ist. Vergangenes ist für die meisten Zwei- bis Dreijährigen »gestern« passiert, die Zukunft ist für sie »morgen«. Ein Kind dieser Altersgruppe hat eine lebhafte Vorstellungskraft und Schwierigkeiten, zwischen Fantasie und Wirklichkeit zu unterscheiden. Mit etwa vier Jahren haben Kinder ein schon etwas komplizierteres Zeitverständnis. Sie erkennen jetzt, dass sich der Tag in Vormittag, Nachmittag und die Nacht unter-

MEILENSTEINE DER ENTWICKLUNG – 18 MONATE BIS 6 JAHRE

ALTER	GROBMOTORISCHE FÄHIGKEITEN	FEINMOTORISCHE FÄHIGKEITEN
18 Monate	Geht gut	Zeichnet senkrechte Striche Baut einen Turm aus vier Bauklötzen
2 Jahre	Läuft koordiniert Klettert auf Möbel	Kann mit dem Löffel umgehen Baut einen Turm aus sieben Bauklötzen
2 $^1\!/_2$ Jahre	Springt Geht treppauf	Kritzelt in kreisenden Bewegungen Öffnet Türen
3 Jahre	Geht sicher Fährt Dreirad	Zieht eine Hand der anderen vor Malt einen Kreis nach
4 Jahre	Geht treppab, indem es die Füße abwechselnd vorsetzt Hüpft	Malt ein Kreuz nach Zieht sich selbst an
5 Jahre	Springt Seil	Malt ein Quadrat nach Malt einen Menschen in sechs Teilen
6 Jahre	Kann auf einer Linie balancieren	Schreibt seinen Namen

teilt. Auch die Veränderungen der Jahreszeiten nehmen sie bereits wahr.

Zwischen dem 18. Lebensmonat und dem fünften Lebensjahr vergrößert sich der kindliche Wortschatz rasch von etwa 50 Wörtern auf mehrere tausend. Ab diesem Alter beginnen Kinder, Gegenstände und Vorgänge zu benennen und aktiv nach ihnen zu fragen. Mit etwa zwei Jahren fangen sie an, Zweiwortsätze zu bilden, mit drei bilden sie bereits einfache Sätze. Auch die Aussprache wird immer besser – versteht ein Fremder nur die Hälfte dessen, was ein Zweijähriger von sich gibt, so spricht ein Vierjähriger bereits für jedermann verständlich. Ein Vierjähriger kann einfache Geschichten erzählen und kann mit Erwachsenen und anderen Kindern eine Unterhaltung führen.

Schon vor dem 18. Lebensmonat können Kinder Geschichten zuhören und die verstehen, die ihnen vorgelesen werden. Mit etwa fünf Jahren können Kinder das Alphabet aufsagen und einfache gedruckte Wörter erkennen. All dies sind wichtige Fähigkeiten, um einfache Worte, Wortverbindungen und Sätze zu lesen. Je nach dem Leseanreiz, der ihnen geboten wird, und ihren natürlichen Fähigkeiten, beginnen die meisten Kinder mit etwa sieben Jahren zu lesen.

Mit diesem Alter, sieben Jahre, sind auch die intellektuellen Fähigkeiten des Kindes komple-

xer geworden. Seine Fähigkeit, sich auf mehr als einen Aspekt eines Ereignisses oder einer Situation gleichzeitig zu konzentrieren, nimmt immer mehr zu. So kann ein Schulkind beispielsweise begreifen, dass ein hohes, schmales Gefäß genauso viel Wasser fassen kann wie ein niedriges, breites. Es versteht jetzt, dass Medizin zwar manchmal schlecht schmeckt, ihm dafür aber gut tut; oder dass die Mama es auch dann liebt, wenn sie einmal mit ihm böse ist. Das Kind ist immer besser in der Lage, sich auf sein Gegenüber einzustellen, und lernt die Grundlagen von Spiel und Gespräch: Geben und Nehmen, Abwechseln und Warten, bis man an die Reihe kommt. Außerdem ist ein Schulkind in der Lage, festgelegte Spielregeln zu befolgen. Auch Argumentieren hat es mittlerweile gelernt – dabei arbeitet es mit seiner Beobachtungsgabe und mehrfachem Perspektivenwechsel.

Soziale und emotionale Entwicklung

Grundlage für die Gefühle und das Verhalten des Kindes sind sein jeweiliger Entwicklungsstand und sein Temperament. Jedes Kind hat ein eigenes Temperament und eine individuelle Gemütsverfassung. Manche Kinder sind anpassungsfähige Frohnaturen, die für so alltägliche

Sauberkeitserziehung

Den meisten Kindern kann man im Alter zwischen zwei und drei Jahren beibringen, selbstständig zur Toilette zu gehen, und zwar zunächst meist für das große Geschäft. Mit fünf Jahren können die meisten Kinder allein zur Toilette gehen und beherrschen alle Aspekte des Anziehens, Ausziehens, Abwischens und Händewaschens. Allerdings sind etwa ein Drittel aller gesunden Vierjährigen und zehn Prozent der Sechsjährigen nachts noch nicht sicher sauber bzw. trocken.

Der Schlüssel zur erfolgreichen Sauberkeitserziehung liegt darin zu erkennen, wann ein Kind dazu bereit bzw. reif ist. Das zeigt sich daran, dass das Kind:

- mehrere Stunden am Stück trocken ist
- gewickelt werden will, wenn es nass ist
- von sich aus Interesse daran zeigt, aufs Töpfchen oder auf die Toilette zu gehen
- einfache Anweisungen befolgen kann.

Manchen Kindern, die die körperlichen Voraussetzungen für die Sauberkeitserziehung mitbringen, fehlt allerdings die notwendige emotionale Reife. Um langwierige Machtkämpfe zu vermeiden, sollte die Sauberkeitserziehung dann so lange verschoben werden, bis das Kind um Hilfe bittet, weil es zur Toilette gehen will, oder bis es sich von allein auf den Topf setzt.

Am häufigsten erziehen Eltern ihr Kind zur Sauberkeit, indem sie sein »Geschäft« abpassen. Ein Kind, bei dem man die nötige Reife und Bereitschaft voraussetzen kann, wird zum Topf gebracht und aufgefordert, sich vollständig bekleidet darauf zu setzen. Dann wird es ermuntert, das Herunterziehen der Hose zu üben, etwa fünf Minuten auf dem Topf sitzen zu bleiben und sich danach wieder anzuziehen. Die Eltern begleiten das Geschehen, indem sie wiederholt den Sinn der Übung mit einfachen Worten erklären. Eine erfolgreiche Sitzung wird gelobt. Diese Methode eignet sich gut bei Kindern, deren Stuhlgang relativ regelmäßig ist. Bei den anderen Kindern sollte die Sauberkeitserziehung so lange verschoben werden, bis das Kind von allein merkt, wann es auf die Toilette muss.

Will das Kind nicht auf der Toilette sitzen, darf es aufstehen und es nach dem Essen noch einmal probieren. Weigert sich das Kind jedoch tagelang, sollte die Sauberkeitserziehung um einige Zeit verschoben werden.

Die Methode, das Sitzen auf der Toilette und erfolgreiche Sitzungen mit Lob zu verstärken, hat sich als erfolgreich erwiesen. Machtkämpfe sind ineffektiv und können die Eltern-Kind-Beziehung belasten.

Abläufe wie Schlafen, Wachen und Essen mühelos eine regelmäßige Routine finden. Diese Kinder reagieren meist positiv auf für sie neue Situationen. Andere Kinder dagegen sind weniger anpassungsfähig und können große Unregelmäßigkeiten in ihrer täglichen Routine aufweisen. Diese Kinder reagieren meist negativ auf neue Situationen. Eine dritte Kategorie von Kindern ist zwischen diesen beiden Formen angesiedelt.

Mit etwa neun Monaten entwickeln die meisten Säuglinge erstmals Trennungsängste. Sie reagieren mit Wut- und Schreianfällen, wenn sie sich abends beim Zubettgehen von Mama oder Papa trennen sollen; das Gleiche passiert, wenn sie in die Kinderkrippe gebracht oder der Obhut des Babysitters übergeben werden. Dieses Verhalten kann mehrere Monate anhalten. Manchen älteren Kindern hilft in dieser Zeit ein Schmusetuch oder -tier als so genanntes Übergangsobjekt bzw. Mama- oder Papaersatz.

Zwei- bis Dreijährige versuchen, Grenzen auszutesten und Dinge zu tun, die ihnen verboten sind, um zu sehen, was passiert. Die endlose Kette von »Neins«, die die Eltern zu hören bekommen, spiegelt die Unabhängigkeitsbestrebungen wider. Mögen die Wut- und Trotzanfälle noch so anstrengend für Eltern wie Kind sein – sie sind normal und nötig, damit die Kinder ihre Frustration und Enttäuschung in einer Zeit ausdrücken können, da sie ihre Gefühle verbal noch nicht richtig äußern können. Übermüdete Kinder zeigen besonders leicht derartige Trotzreaktionen. Nur selten sind Wutausbrüche so massiv, dass ein Arzt zurate gezogen werden muss ▲. Manchen jüngeren Kindern fällt es besonders schwer, ihre Impulse zu kontrollieren. Für sie können strengere Grenzen hilfreich sein, um ihrer kleinen Welt einen sicheren Rahmen und die nötige Ordnung zu geben.

▲ siehe Seite 1523

Wachstums- und Gewichtskurven in Perzentilen für Jungen und Mädchen

Mädchen (0–18 Jahre)

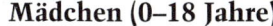

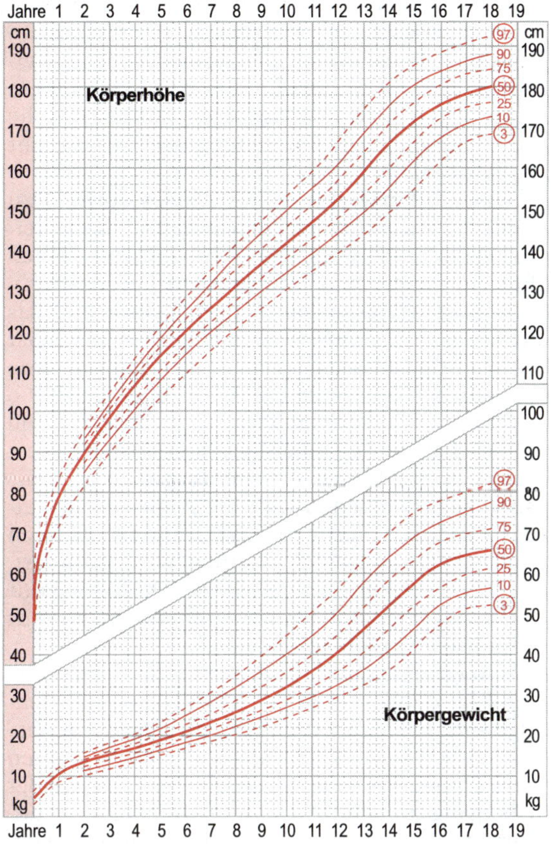

Jungen (0–18 Jahre)

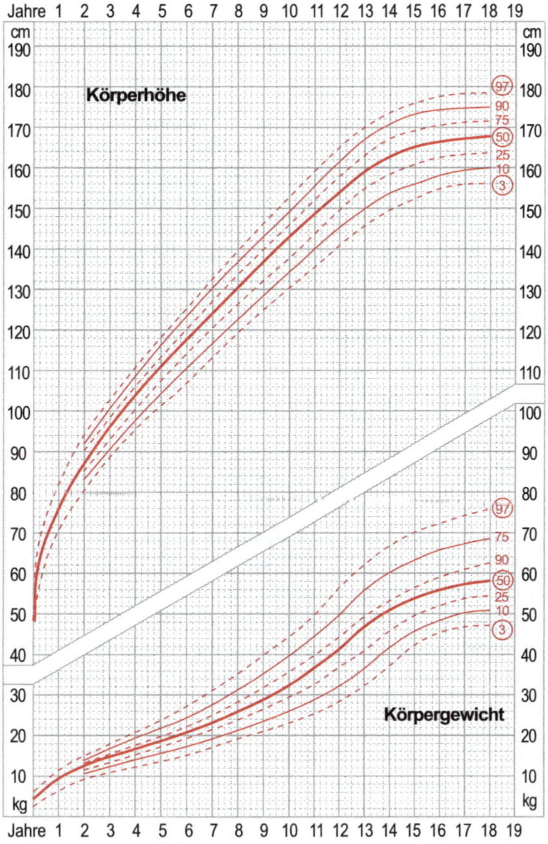

Die Ziffern am rechten Ende der Kurven bezeichnen die so genannten Perzentilen. Die 50. Perzentile gibt den durchschnittlichen Wert an, wenn man die Maße aller Kinder zugrunde legt. Je mehr ein Kind in seinen Maßen von diesem Wert abweicht, desto wahrscheinlicher liegt eine Störung vor. Der Bereich zwischen der 3. und der 97. Perzentile gilt als Normalbereich.

Mit etwa eineinhalb bis zwei Jahren beginnt das Kind, eine Geschlechtsidentität zu entwickeln ▲. In den Jahren bis zur Einschulung bekommt es eine Vorstellung von der Geschlechterrolle, von dem, was in der Gesellschaft, in der es aufwächst, für Jungen und Mädchen typisch ist. In diesem Entwicklungsabschnitt werden normalerweise die Geschlechtsorgane erforscht – ein Zeichen dafür, dass das Kind beginnt, eine Verbindung zwischen Geschlecht und Körperbild herzustellen.

Im Alter zwischen zwei und drei Jahren entwickelt sich erstmals ein aufeinander bezogenes wechselseitiges Spiel. Das Kind lernt jetzt, zu teilen – auch wenn beim eigenen Spielzeug das Besitzdenken vielleicht immer noch groß ist – und beim Spiel im Wechsel darauf zu warten, bis es wieder an der Reihe ist. Indem es seinen Besitzanspruch auf sein Spielzeug mit den

▲ siehe Seite 615

Worten »Das ist meins« geltend macht, wird die Entwicklung seines Selbstgefühls gestärkt. Kinder kämpfen in diesem Alter zwar um ihre Unabhängigkeit, dennoch brauchen sie ihre Eltern im Hintergrund zur Sicherheit und Rückversicherung. So kann es sein, dass sich ein Kind, das gerade eben von Neugierde getrieben Mama und Papa weit hinter sich gelassen hat, kurz danach furchtsam hinter ihnen versteckt.

Im Alter zwischen drei und fünf Jahren treten Fantasiespiele und imaginäre Freunde in das Leben des Kindes. Im Fantasiespiel kann das Kind im sicheren Rahmen folgenlos verschiedene Rollen und starke Gefühle ausleben. Das Rollenspiel hilft dem Kind auch, seine soziale Kompetenz zu vertiefen. Es lernt, Konflikte mit den Eltern und anderen Kindern in einer Form zu lösen, die ihm Frustrationen ersparen und seine Selbstachtung erhalten hilft. Im selben Zeitraum tauchen die typischen Kinderängste, wie die vom »Monster im Klo«, auf. Diese Ängste sind völlig normal.

In der Zeit zwischen dem siebten und zwölften Lebensjahr geht die soziale Entwicklung in Riesenschritten voran. Das betrifft das Selbstkonzept, dessen Grundlage die soziale Kompetenz im Klassenraum ist; das Verhältnis zu Gleichaltrigen, das durch die Sozialisierungs- und Anpassungsfähigkeit bestimmt wird, und die familiären Beziehungen, die nicht zuletzt dadurch bestimmt werden, ob und wie stark sich das Kind durch seine Eltern und Geschwister angenommen fühlt. Wenn sich jetzt auch viele Kinder stark an Gleichaltrigen zu orientieren scheinen, so sind es doch immer noch die Eltern, bei denen sie in erster Linie Unterstützung und Führung suchen. Geschwister können Vorbildfunktion haben und als Beistand und Kritiker wichtig in der Frage sein, was man tun und was man lassen sollte. Für Kinder ist dies eine sehr aktive Phase, in der sie viele Aktivitäten unternehmen und auch viele neue Aktivitäten austesten wollen. In diesem Alter sind die Kinder lernbegierig, und Ratschläge zur Sicherheit, zu einem gesunden Lebensstil und zur Meidung von Hochrisikoverhalten fallen bei ihnen oft auf fruchtbaren Boden.

Gesundheit und Entwicklung fördern

Eltern haben viele Möglichkeiten, die Gesundheit ihrer Kinder zu fördern. So lassen sich Übergewicht und Fettleibigkeit beispielsweise durch gesundes Essverhalten und regelmäßige körperliche Bewegung verhindern. Das Kind sollte sich abwechslungsreich und gesund ernähren, mit viel Obst und Gemüse; Milch und Milchprodukte gehören ebenfalls dazu. Mit regelmäßigen Mahlzeiten und kleinen Zwischenmahlzeiten erreicht man sogar bei den mäkeligen Essern unter sechs Jahren, dass sie sich gesund ernähren. Auch in den Phasen, in denen manche gesunde Nahrungsmittel, wie Brokkoli oder Bohnen, rundum abgelehnt werden, ist es wichtig, weiterhin Gesundes anzubieten. Mit etwa einem Jahr sollten die Kinder aufhören, aus der Flasche zu trinken, um die Entstehung von Karies nicht zu fördern.

Um die Entwicklung des Kindes optimal zu fördern, muss man flexibel sein und das jeweilige Alter des Kindes, sein Temperament, seinen Entwicklungsstand und Lernstil berücksichtigen. Ideal ist es, wenn Eltern, Lehrer und das Kind zusammenarbeiten. In all diesen Jahren ist es wichtig, dass das Umfeld des Kindes seine natürliche Neugierde und Lernfreude nährt. So sollte das Kind freien Zugang zu Büchern und Musik haben. Regelmäßiges interaktives Lesen, bei dem die Eltern sowohl Fragen stellen als auch beantworten, schult die Aufmerksamkeit des Kindes; es lernt, mit Verständnis zu lesen und sein Interesse am Lernen wird gefördert. Den Fernsehkonsum und die Beschäftigung mit elektronischen Spielen einzuschränken, kommt dem interaktiven Spiel zugute.

Spielgruppen und Kindergarten tun den meisten Kleinkindern sehr gut. Dort lernen sie wichtige soziale Fähigkeiten, wie miteinander teilen. Außerdem lernen sie dort Buchstaben, Zahlen und Farben kennen, wodurch ihnen später der Übergang zur Schule leichter fällt. In einer strukturierten Kindergartenumgebung lassen sich potenzielle Entwicklungsstörungen erkennen und frühzeitig bearbeiten.

Eltern sind sich manchmal unsicher, welche Kinderbetreuung für ihr Kind die Beste ist und ob Fremdbetreuung ihrem Kind schaden kann. Die vorliegenden Daten bestätigen, dass sich kleine Kinder zu Hause wie in fremder Umgebung gleichermaßen gut entwickeln können – eine liebevolle und fördernde Erziehung vorausgesetzt.

Sobald die ersten Hausaufgaben anstehen, können Eltern ihre Kinder unterstützen, indem sie Interesse an ihrer Arbeit zeigen, bei Fragen zur Stelle sind, ohne jedoch die Aufgabe an des Kindes Statt zu erledigen, indem sie dem Kind zu Hause eine ruhige Arbeitsumgebung bieten und im lebendigen Austausch mit den Lehrern stehen. Die Auswahl der außerschulischen Aktivitäten sollte sich an den Bedürfnissen und Neigungen des Kindes orientieren. Der Entwicklung vieler Kinder tut die Teilnahme an einem Mannschaftssport oder das Erlernen eines Musikinstruments sehr gut. Diese Tätigkeiten fördern auch die sozialen Fähigkeiten. Auf der anderen Seite haben manche Kinder bereits einen derart vollen Terminkalender, dass sie sich einfach überfordert fühlen. Wichtig ist, das Kind in seinen außerschulischen Aktivitäten zu fördern und zu stützen, ohne unrealistische Erwartungen in es zu setzen.

Früherkennungsuntersuchungen: U7, U8 und U9

Die Früherkennungsuntersuchungen für den Alterszeitraum zwischen dem zweiten und sechsten Lebensjahr setzen neben der Untersuchung der körperlichen Entwicklung noch andere Schwerpunkte.

Bei der U7, die zwischen dem 21. und 24. Lebensmonat stattfindet, nehmen die Themen sozialer Kontakt, Sprachentwicklung, Fein- und Grobmotorik einen besonderen Raum ein.

Die U8 im vierten Lebensjahr fällt in den Beginn der Kindergartenzeit. Hier wird gefragt, wie sich das Kind im Kindergarten zurechtfindet und mit anderen Kindern spielt. Im Vordergrund dieser Untersuchung stehen die Beurteilung der geistigen Reife, sozialen Kontaktfähigkeit, Sprache und körperlichen Geschicklichkeit. Auch die Prüfung der Sinnesorgane mit Hör- und Sehtests wird durchgeführt.

Die U9, die mit fünf bis fünfeinhalb Jahren stattfindet, ist die letzte Früherkennungsuntersuchung vor der Einschulung. Wie bei der U8 werden Grob- und Feinmotorik, geistige und soziale Fähigkeiten, Sprachentwicklung sowie Seh- und Hörvermögen überprüft. Häufig wird auch über die zu erwartende Schulfähigkeit und die Entwicklung im Kindergarten gesprochen. Darüber hinaus erhalten die Eltern Empfehlungen über die zur Zeit der Einschulung empfohlenen Impfungen ▲.

Die Früherkennungsuntersuchungen geben den Eltern die Möglichkeit, spezielle Probleme wie Bettnässen, Schlafstörungen, Verhaltens- und Entwicklungsstörungen beim Arzt anzusprechen.

KAPITEL 267

Verhaltens- und Entwicklungsstörungen

Manche Fähigkeiten, die Kinder im Laufe ihrer Entwicklung erwerben, wie die Kontrolle über Harn- und Stuhlabgabe, hängen in erster Linie vom Reifegrad des kindlichen Nervensystems und Gehirns ab. Andere, wie angemessenes Verhalten zu Hause und in der Schule, sind das Ergebnis eines komplizierten Wechselspiels zwischen der körperlichen und intellektuellen (kognitiven) Entwicklung des Kindes, seiner gesundheitlichen Verfassung, seines Temperaments und der Beziehung zu den Eltern, Lehrern und anderen Bezugspersonen.

Wenn Verhaltens- und Entwicklungsstörungen auftreten, können sie, wie z. B. Bettnässen, vorübergehend sein. Sie können aber auch so stark ausgeprägt sein, dass sie die Beziehung zwischen dem Kind und anderen Menschen stören

und erschweren. Dazu gehören beispielsweise Aufmerksamkeitsdefizit/Hyperaktivitätsstörungen (ADHD).

Die meisten der in diesem Kapitel beschriebenen Probleme entstehen daraus, dass die Kinder schlechte Angewohnheiten, die für diesen Entwicklungsabschnitt normal sind, zur Gewohnheit werden lassen. Ziel der Behandlung ist es, das Kind dazu zu bringen, sein Verhalten zu ändern und die schlechte Angewohnheit abzulegen. Dieses Ziel erfordert oft auch eine dauerhafte Verhaltensänderung bei den Eltern, was sich dann wiederum auf eine Verhaltensverbesserung des Kindes auswirkt.

▲ siehe Kasten Seite 1466

Verhaltenstörungen aufgrund von Erziehungsfehlern

Bei den **Eltern-Kind-Interaktionsproblemen** handelt es sich um eine Beziehungsstörung zwischen Eltern und Kind, die bereits in den ersten Lebensmonaten des Kindes beginnen kann. Die Beziehung zwischen Mutter und Kind kann durch eine schwierige Schwangerschaft oder Geburt von Anfang an belastet sein. Eine nach der Geburt auftretende Depression der Mutter oder fehlende Unterstützung durch den Vater des Kindes, Verwandte und Freunde können die Mutter-Kind-Beziehung stören. Die nicht berechenbaren Schlaf- und Still- bzw. Fütterzeiten können das Verhältnis weiter belasten. Die meisten Babys schlafen in den ersten drei bis vier Lebensmonaten nachts nicht durch. Die Beziehungsstörung kann sich negativ auf die geistige und soziale Entwicklung des Kindes auswirken und Gedeihstörungen verursachen.

Die Eltern sollten über die Entwicklung des Kindes Bescheid wissen und darüber, wie sie mit dem charakteristischen Temperament ihres Kindes umgehen können. Dieses hilft den Eltern, realistischere Erwartungen an das Kind zu stellen und zu erkennen, dass Schuldgefühle und Konflikte in der Kindererziehung normal sind. Dadurch lernen die Eltern, ihre Gefühle zu akzeptieren und eine gesunde, neue Beziehung zu ihrem Kind aufzubauen. Wird an der Beziehung nicht gearbeitet, kann das Kind auch später noch Probleme haben.

Unter **Teufelskreisen** versteht man Verhaltensmuster, bei denen Eltern oder sonstige Betreuer des Kindes auf unerwünschtes Verhalten des Kindes negativ (z. B. ärgerlich oder feindselig) reagieren. Das löst beim Kind wiederum negatives Verhalten aus, dem erneut eine negative Reaktion von erzieherischer Seite folgt. Dieses Verhaltensmuster beginnt oft, wenn ein Kind aggressiv und bockig ist. Die Eltern bzw. Erziehungsberechtigten reagieren darauf, indem sie schimpfen, schreien und schlagen. Ein Teufelskreis kann auch entstehen, wenn Eltern auf ein ängstliches, anhängliches und sie manipulierendes Kind reagieren, indem sie es übermäßig behüten und zu freizügig sind. Der Teufelskreis lässt sich unterbrechen, wenn die Eltern lernen, das negative Verhalten ihres Sprösslings, wie Wutanfälle oder Essensverweigerung, zu ignorieren. Bei einem Verhalten, das nicht ignoriert werden kann, kann Ablenkung setzen hilfreich sein. Außerdem ist es sinnvoll, das positive Verhalten des Kindes durch Lob zu verstärken.

Für **Probleme mit der Disziplin** gibt es viele Gründe. Um Disziplin als erwünschtes Verhalten zu fördern, wird meist ein System von Belohnung und Bestrafung eingesetzt. Versuche, das kindliche Verhalten durch Tadel und körperliche Bestrafung, zu der Ohrfeigen und Schläge gehören, zu steuern, mögen kurzfristig einen Effekt zeigen. Häufig eingesetzt, sind sie jedoch unwirksam und beeinträchtigen das Sicherheits- und Selbstwertgefühl des Kindes. Die körperliche Züchtigung kann außerdem, wenn das strafende Elterteil außer Kontrolle gerät, ausufern. Drohungen, das Kind zu verlassen oder fortzuschicken, schädigen das Kind psychisch.

Lob und Belohnung können wünschenswertes Verhalten verstärken. Fast alle Kinder ziehen es jedoch vor, für unangemessenes Verhalten »negative« Aufmerksamkeit in Form von Schimpfen oder Bestrafung zu bekommen, bevor sie gar nicht beachtet werden. Darum sollten sich die Eltern jeden Tag spezielle Zeiten reservieren, in denen sie sich mit ihrem Kind angenehm beschäftigen und wohl fühlen.

Essstörungen

Manchen Essstörungen kann eine Verhaltensstörung zugrunde liegen.

Zu wenig essen: Der Appetit lässt bei Kindern von etwa einem Jahr nach; dieses steht in Verbindung mit dem in dieser Zeit langsameren Wachstum. Essstörungen können entstehen, wenn das Kind zum Essen gezwungen wird oder die Eltern bzw. Erziehungsberechtigten zu viel Aufhebens um seinen Appetit und seine Essgewohnheiten machen. Ein Kind mit Essstörungen sitzt häufig mit Essen im Mund da, ohne zu kauen oder zu schlucken, während die Eltern ihm gut zureden oder ihm drohen. Manche Kinder reagieren mit Erbrechen auf die Versuche der Eltern, sie zum Essen zu zwingen.

Hilfreich kann es sein, die Spannung und negativen Emotionen, die bei Tisch herrschen, abzubauen. Emotionsgeladene Szenen bei Tisch lassen sich vermeiden, indem das Essen vor das Kind gestellt und nach 15 bis 20 Minuten kommentarlos wieder abgeräumt wird. Das Kind darf bei den Hauptmahlzeiten und den regulären Zwischenmahlzeiten am Vor- und Nachmittag so viel essen, wie es will. Kleinen Kindern sollten am Tag drei Hauptmahlzeiten und zwei bis drei Zwischenmahlzeiten angeboten werden. Sie sollten die Hauptmahlzeiten mit den anderen Familienmitgliedern zusammen einnehmen; Ablenkungen, wie dabei fernsehen, sollten vermieden werden. Das Kind sollte darin bestärkt werden, bei Tisch zu sitzen. Auf diese Weise wird recht schnell ein gesundes Gleichgewicht zwischen Appetit, Essensmenge und Nahrungsbedarf hergestellt.

Zu viel essen: Wenn ein Kind zu viel isst, kann dies zu Übergewicht und Fettleibigkeit im Kindesalter führen ▲. Da einmal gebildete Fettzellen für immer im Körper bestehen bleiben, haben übergewichtige Kinder ein größeres Risiko als normalgewichtige Kinder, übergewichtige Erwachsene zu werden. Aus diesem Grund sollte Übergewicht ■ im Kindesalter in jedem Fall verhindert bzw. behandelt werden.

Bettnässen

Etwa ein Drittel der Vierjährigen und zehn Prozent der Siebenjährigen nässen nachts ein (Enuresis). Bei den meisten wächst sich das Problem mit der Zeit aus, allerdings ist auch unter den 18-Jährigen noch etwa einer von hundert betroffen.

Bei Kindern, die ins Bett machen, sind für gewöhnlich die Nerven, die die Blase steuern, noch nicht weit genug herangereift. Dadurch spürt das Kind nicht bzw. wacht nicht auf, wenn die Blase gefüllt ist und geleert werden muss. Bettnässen kann auch mit Schlafstörungen, wie Schlafwandeln und Nachtangst ★, verbunden sein. Eine organische Erkrankung, meist eine Harnweginfektion, ist nur bei wenigen Kindern der Grund. Selten können Störungen, wie beispielsweise Diabetes, Bettnässen verursachen. Manchmal liegt auch eine psychische Störung zugrunde. Bettnässen kann auch als Teil eines Symptomenkomplexes auftreten, der auf sexuellen Missbrauch hinweisen kann.

Manche Kinder nässen nachts plötzlich wieder ein, nachdem sie lange Zeit trocken waren. Ursache dafür sind meist psychisch belastende Ereignisse oder Umstände. Ebenso gut kann auch eine organische Störung, hier vor allem eine Harnweginfektion, der Grund dafür sein.

Behandlung

Die Eltern und das Kind müssen wissen, dass Bettnässen relativ häufig vorkommt, behoben werden kann und kein Grund für Schuldgefühle ist. Ein älteres Kind kann aktiv an der Behandlung mitwirken, indem es nach dem Abendessen die Flüssigkeitszufuhr (vor allem von koffeinhaltigen Getränken) einschränkt, vor dem Zubettgehen noch einmal zur Toilette geht, einen Kalender über nasse und trockene Nächte führt und die nass gewordene Nachtwäsche und Bettzeug selbst wechselt. Eltern können trockene Nächte des Kindes mit altersangemessenen Belohnungen oder anderen Anreizen positiv verstärken.

Kindern unter sechs Jahren sollten die Eltern zwei bis drei Stunden vor dem Zubettgehen nichts mehr zu trinken geben. Außerdem sollten sie darauf achten, dass das Kind vor dem Schlafen noch einmal zur Toilette geht. Bei den meisten Kindern dieses Alters gibt sich die Störung mit der Zeit und mit zunehmender körperlicher Reifung von allein.

Bei Kindern über sechs Jahren wird meist die eine oder andere Form von Behandlung angewandt. Elektronische Alarmgeräte beruhen darauf, das Kind dahingehend zu trainieren, den Füllungszustand seiner Blase wahrzunehmen. Der Apparat macht sich durch Geräusche bemerkbar, wenn er nass wird. Nachteil dieser Methode ist, dass es relativ viel Zeit braucht, bis sie wirkt. In den ersten Anwendungswochen wacht das Kind erst auf, wenn es bereits völlig nass ist. In den darauf folgenden Wochen wacht es schon vorher auf, sodass es den Urin zumindest noch teilweise anhalten kann. Außerdem nässt es bereits nicht mehr so häufig ein. Gegen Ende der Therapie wacht das Kind bereits bei Harndrang auf. Meist kann das Alarmgerät nach drei Wochen trockener Nächte abgesetzt werden.

Sind sowohl ein altersgemäßes Belohnungssystem als auch die Behandlung mit dem elektronischen Alarmgerät erfolglos geblieben, versuchen manche Ärzte eine Behandlung mit dem Antidepressivum Imipramin. Es entspannt einerseits die Blase und stärkt andererseits den Schließmuskel, der den Harnfluss blockiert. Wenn Imipramin wirkt, dann meist bereits in der ersten Behandlungswoche. Dieser schnelle Wirkungseintritt ist der einzige wirkliche Vorteil dieser Behandlungsmethode, vor allem wenn

---

▲ siehe Seite 1534   ■ siehe Seite 907
★ siehe Seite 1522

der Leidensdruck innerhalb der Familie groß ist. Wenn das Kind einen Monat lang nachts trocken war, kann das Mittel über einen Zeitraum von zwei bis vier Wochen ausschleichend niedriger dosiert werden, um dann ganz abgesetzt zu werden. Ein großer Teil der mit Imipramin behandelten Kinder nässt allerdings anschließend wieder ein. Dann kann die Behandlung noch einmal für drei Monate aufgenommen werden.

Einkoten

Beim Einkoten (Enkopresis) handelt es sich um eine unfreiwillige Stuhlentleerung, die nicht durch einen Organdefekt oder eine Erkrankung verursacht wird.

Ursache dieser unfreiwilligen Stuhlentleerungen ist meist Widerstand gegen die Sauberkeitserziehung, gelegentlich aber auch chronische Verstopfung, die die Darmwand dehnt und das kindliche Gespür für einen vollen Darm und die Muskelkontrolle stört.

Der Arzt versucht zunächst, die Ursache herauszufinden. Einer Verstopfung wird mit Maßnahmen begegnet, die für regelmäßigen Stuhlgang sorgen. Bleiben sie erfolglos, sollen weitere Maßnahmen die Diagnose abklären. Dazu können auch eine Röntgenuntersuchung des Bauches und in seltenen Fällen die Entnahme einer Gewebeprobe aus der Mastdarmwand zur mikroskopischen Untersuchung gehören. Die meisten körperlichen Ursachen sind behandelbar. Bei Kindern, bei denen als Ursache für das Einkoten Widerstand gegen die Sauberkeitserziehung oder andere Verhaltensstörungen anzunehmen sind, ist eine psychologische Beratung erforderlich.

Schlafstörungen

Bei den meisten Kindern treten Schlafstörungen lediglich vorübergehend oder vereinzelt auf und bedürfen keiner weiteren Behandlung.

Alpträume ▲ sind Angst erregende Träume, die während des REM *(rapid-eye-movement)*-Schlafs auftreten. Das Kind wird durch den Alptraum meist völlig wach und kann sich lebhaft an die Einzelheiten des Traumes erinnern. Alpträume sind kein Grund zur Besorgnis, solange sie nur sporadisch auftreten. Sie können vermehrt in Zeiten von Stress auftreten. Auch Fernsehfilme mit Gewaltszenen können Alpträume verursachen. Wenn Alpträume häufig auftreten, sollten die Eltern ein Tagebuch führen, um so der Ursache auf die Spur zu kommen.

Nachtangst und Schlafwandeln ■: Nachtangst zeichnet sich durch Episoden aus, in denen das Kind kurz nach dem Einschlafen plötzlich voller Angst halb aufwacht. Sie tritt vor allem im Alter zwischen drei und acht Jahren auf. Das Kind schreit und wirkt völlig verängstigt. Es atmet schnell, sein Herzschlag ist beschleunigt. Das Kind scheint die Anwesenheit seiner Eltern nicht wahrzunehmen und spricht nicht. Manchmal schlägt es wild um sich und lässt sich nicht beruhigen. Nach einigen Minuten ist es wieder eingeschlafen. Anders als beim Alptraum, kann sich das Kind an diese Episoden nicht erinnern. Nachtangst kann wegen des Schreiens und der durch nichts zu stoppenden Panik des verängstigten Kindes dramatisch wirken. Ein Teil der Kinder mit Nachtangst schlafwandelt auch. Dabei steht das augenscheinlich schlafende Kind auf und geht umher.

Nachtangst und Schlafwandeln hören meist von selbst wieder auf, obwohl sporadisch auftretende Episoden über Jahre auftreten können. Meist ist keine Behandlung erforderlich. Setzen sich diese Störungen jedoch bis ins Heranwachsenden- oder Erwachsenenalter fort und sind sie stark ausgeprägt, muss vielleicht behandelt werden.

Widerstand beim Zubettgehen: Dieses Verhalten ist häufig, vor allem bei Kindern zwischen einem und zwei Jahren. Das Kind weint, wenn es in seinem Bett allein gelassen wird, oder klettert heraus und sucht seine Eltern. Dieses Verhalten hängt mit der Trennungsangst ★ und Versuchen des älteren Kindes zusammen, seine Umgebung zunehmend zu kontrollieren.

Bei einem Kind, das nicht schlafen will, ist es uneffektiv, es wieder aufstehen zu lassen oder zum ausgiebigen Trösten längere Zeit bei ihm im Zimmer zu bleiben. Sinnvoller ist es, wenn ein Elternteil in Sichtweite ruhig sitzen bleibt und sicherstellt, dass das Kind im Bett bleibt. So lernt das Kind, dass Aufstehen aus dem Bett nichts bringt und dass sich Mama oder Papa nicht ins Zimmer locken lassen. Eine zusätzliche Hilfe kann es sein, dem Kind ein geliebtes Spielzeug oder ein sonst geeignetes Objekt, wie einen Teddybär, zu geben.

Nächtliches Aufwachen: Kinder wachen oft nachts auf, schlafen meist aber wieder von selbst ein. Nächtliche Aufwachepisoden treten meist

---

▲ siehe Seite 458   ■ siehe Seite 458
★ siehe Seiten 1509 und 1619

nach einem Umzug, einer Krankheit oder einem anderen belastenden Ereignis auf. Lange Schlafphasen am Nachmittag und stürmische, aufregende Spiele vor dem Zubettgehen können die Schlafstörungen verstärken.

Mit dem Kind zu spielen, es zu füttern oder zu schelten, hilft ihm in der Regel nicht, wieder einzuschlafen. Wirkungsvoller ist es dagegen meist, das Kind mit beruhigenden Worten wieder ins Bett zu bringen. Hilfreich kann auch eine feste Routine vor dem Zubettgehen sein. Dazu kann gehören, dass man dem Kind eine Geschichte vorliest, ihm seine Lieblingspuppe oder Schmusedecke gibt oder ein Nachtlicht brennen lässt.

Wutanfälle

Wutanfälle kommen bei Kindern häufig vor. Sie treten meist erstmals gegen Ende des ersten Lebensjahres auf, erreichen ihr Maximum im Alter zwischen zwei und vier Jahren, um nach dem fünften Lebensjahr wieder seltener zu werden. Ebben die Wutanfälle dann nicht ab, bleiben sie oft während der gesamten Kindheit eine Belastung.

Wutausbrüche können durch Enttäuschung, Müdigkeit und Hunger verursacht werden. Möglich ist aber auch, dass das Kind auf diese Weise Aufmerksamkeit erlangen oder bei seinen Eltern etwas erreichen möchte. Vielleicht will es dadurch auch vermeiden, etwas tun zu müssen, was ihm nicht behagt. Meist ist die Ursache für Wutanfälle wohl eine Mischung aus der Persönlichkeit des Kindes, den direkten Umständen und entwicklungsgerechtem Verhalten. Selten liegen psychische, medizinische oder soziale Ursachen zugrunde.

Bei einem Wutanfall brüllt das Kind meist, schreit, weint, schlägt um sich, wälzt sich auf dem Boden, stampft mit den Füßen und wirft mit Gegenständen. Manchmal kann das Verhalten in blinden Zorn ausarten und zu Selbstverletzungen führen; das Kind wird dann hochrot im Gesicht und tritt oder schlägt.

Um einen Wutanfall zu stoppen, sollten die Eltern das Kind mit Nachdruck auffordern, damit aufzuhören. Funktioniert das nicht und ist das Verhalten wirklich störend, sollte das Kind körperlich aus der aktuellen Situation entfernt werden.

Affektkrämpfe

Bei diesen Episoden hört das Kind unmittelbar nach einem ängstigenden oder auf andere Weise emotional aufregenden Ereignis auf zu atmen und verliert für kurze Zeit das Bewusstsein.

Affektkrämpfe können bei allen gesunden Kindern vorkommen; sie setzen meist im zweiten Lebensjahr zum ersten Mal ein und verlieren sich mit vier, spätestens acht Jahren. Diejenigen, die auch noch im Erwachsenenalter an Affektkrämpfen leiden, verlieren als Reaktion auf emotionalen Stress das Bewusstsein. Man unterscheidet zwei Formen von Affektkrämpfen:

Die **zyanotische Form** der Affektkrämpfe ist am weitesten verbreitet. Sie wird vom Kind unbewusst herbeigeführt, häufig bei einem Wutanfall oder als Reaktion auf Schimpfe oder ein anderes unangenehmes Ereignis. Bei einer solchen Episode hält das Kind – ohne sich dessen bewusst zu sein – den Atem an, bis es das Bewusstsein verliert. Typischerweise verläuft der Krampf fogendermaßen: Das Kind schreit auf, atmet aus und halt dann die Luft an. Kurz danach färbt sich die Haut des Kindes blau. Es wird bewusstlos, manchmal begleitet von einem Krampfanfall. Die Bewusstlosigkeit dauert im Allgemeinen nur Sekunden; währenddessen beginnt das Kind wieder zu atmen, die Haut erhält seine normale Färbung zurück. Dann kommt das Kind wieder zu Bewusstsein. Ein solcher Anfall lässt sich unterbrechen, indem dem Kind sofort zu Beginn z. B. ein nasser Waschlappen auf das Gesicht gelegt wird. Obwohl ein solcher Anfall bedrohlich aussieht, sollten die Eltern doch versuchen, sich dadurch nicht unter Druck setzen zu lassen. Sie müssen weiterhin konsequent darauf achten, dass einmal gesetzte Regeln befolgt werden. Eine sinnvolle Maßnahme ist es, das Kind abzulenken oder Situationen zu vermeiden, die erwartungsgemäß einen Wutanfall heraufbeschwören.

Die **blasse Form** folgt typischerweise auf ein schmerzhaftes Ereignis, wenn das Kind z. B. hingefallen ist, sich den Kopf gestoßen oder einen plötzlichen heftigen Schreck bekommen hat. Dann kann das Gehirn ein Signal aussenden, das den Herzschlag stark verlangsamt; in der Folge tritt Bewusstlosigkeit ein. Diese Form von Affektkrampf, die Bewusstlosigkeit und das Anhalten des Atems verstehen sich als eine Reaktion des Nervensystems auf einen Schreck und den dadurch verlangsamten Herzschlag.

Das Kind hört auf zu atmen, wird praktisch sofort bewusstlos, blass und schlaff. Auch hier

Stressverhalten

Jedes Kind geht mit Stress anders um. Typische Reaktionen auf Stress und Überforderung sind Daumenlutschen, Nägelkauen und manchmal auch Kopfschlagen.

Daumenlutschen (oder am Schnuller nuckeln) ist in der frühen Kindheit ein ganz normales Verhalten. Die meisten Kinder legen diese Form des Beruhigungssaugens im Alter zwischen einem und zwei Jahren ab. Manche begleitet sie aber auch noch bis in die Schulzeit. Kommt der Daumen nur ab und zu mal zum Einsatz, dann ist das normal. Wenn Fünfjährige oder ältere Kinder jedoch noch »dauerlutschen«, besteht die Gefahr, dass sich der Gaumen hoch wölbt und sich die vorderen Schneidezähne vorschieben. Ständiges Daumenlutschen kann auch das äußere Zeichen einer psychischen Störung sein.

Irgendwann hört jedes Kind mit dem Daumenlutschen auf. Eltern sollten nur dann eingreifen, wenn der Zahnarzt des Kindes dazu geraten hat oder wenn sie merken, dass das Verhalten ihres Kindes sozial unverträglich ist. Die Eltern sollten das Kind sanft dahin bringen, zu verstehen, warum es gut wäre, mit dem Daumenlutschen aufzuhören. Sobald das Kind seine Entwöhnungsbereitschaft signalisiert hat, sollte es am Anfang immer wieder sanft daran erinnert werden. Als Nächstes können symbolische Erinnerungshilfen eingesetzt werden, so z. B. ein bunter Verband um den Daumen, Nagellack oder ein kleiner, mit einem ungiftigen Marker aufgemalter Stern auf dem Daumennagel. Wenn nötig, kann auch unterstützend mit anderen Mitteln gearbeitet werden, darunter fallen ein Plastikschutz für den Daumen sowie Bittermittel, die auf den Daumennagel aufgetragen werden und dem Kind den Geschmack vergällen. Keines dieser Mittel sollte jedoch gegen den Willen des Kindes angewandt werden.

Nägelkauen kommt bei kleinen Kindern ebenfalls häufig vor. Diese Angewohnheit verschwindet im Allgemeinen zwar später, tritt jedoch im Zusammenhang mit Stress und Angst manchmal noch im Schulalter auf. Kinder, die mit dem Nägelkauen aufhören wollen, können lernen, ersatzweise auf ein anderes Verhalten auszuweichen, z. B. Kaugummikauen oder Bleistiftdrehen.

Kopfschlagen und **rhythmisches Schaukeln** kommen bei kleinen Kindern häufiger vor. Die meisten Kinder legen dieses Verhalten zwischen dem 18. Lebensmonat und dem zweiten Lebensjahr ab. Manchmal kann es aber auch bei älteren Kindern und Jugendlichen wiederholt auftreten.

Kopfschlagen findet sich relativ häufig auch bei Kindern mit Autismus oder anderen schweren Entwicklungsstörungen. Dann liegen jedoch noch weitere unübersehbare Symptome vor, die die Diagnose offen legen.

Auch wenn sich die Kinder bei diesem Verhalten fast nie selbst verletzen, sollte das Bett vorsichtshalber von der Wand gezogen, etwaige Räder abmontiert und das Bett mit einem speziellen Polster versehen werden.

---

kann ein Krampfanfall auftreten. Während eines solchen Anfalls schlägt das Herz sehr langsam. Nach dem Anfall nimmt die Herzfrequenz wieder zu, die Atmung setzt wieder ein, und das Bewusstsein kehrt zurück. Da dieser Typ selten ist, ist bei gehäuftem Auftreten eine weitergehende diagnostische Abklärung und möglicherweise auch eine Behandlung empfehlenswert.

Schulangst

Schulangst betrifft Jungen wie Mädchen gleichermaßen. Am stärksten ist sie in der Altersgruppe der Fünf- bis Sechsjährigen und der Zehn- bis Elfjährigen verbreitet.

Die Ursache ist oft unklar, doch psychische Faktoren, wie Angst und Depression, und soziale Faktoren – die Kinder haben keine Freunde, fühlen sich von ihren Kameraden zurückgewiesen oder werden schikaniert – können dazu beitragen. Sensible Kinder können Angst vor einem sehr strengen Lehrer und seinen Rügen bekommen.

In der Folge können sich die Kinder krank stellen oder andere Ausreden vorbringen, um zu Hause bleiben zu dürfen. Das Kind kann über Bauchschmerzen, Übelkeit und andere Symptome klagen, die es rechtfertigen, zu Hause zu bleiben. Manche Kinder weigern sich schlichtweg, zur Schule zu gehen. Möglich ist auch, dass das Kind erst klaglos zur Schule geht, während der Schulstunden dann aber Ängste und verschiedene Symptome entwickelt. Dieses Verhalten darf nicht mit dem Schuleschwänzen von Jugendlichen verwechselt werden ▲.

Schulangst hat oft schlechte Schulleistungen, häusliche Konflikte und Probleme mit Gleichaltrigen zur Folge. Meist gibt sich die Schulangst irgendwann von selbst wieder, bei manchen Kindern tritt sie jedoch nach einer Erkrankung oder Ferienzeit erneut auf.

Ein Kind mit Schulangst muss natürlich weiterhin zur Schule gehen. Darum sollten die Eltern Kontakt zum Lehrer suchen und gegebenenfalls einen entsprechenden Betreuungslehrer und den Schulpsychologen einschalten.

Aufmerksamkeitsdefizit/ Hyperaktivitätsstörung

Die Aufmerksamkeit von Kindern mit einer solchen Störung ist unangemessen: entweder zu schwach oder zu kurz anhaltend; auch die Impulsivität entspricht nicht dem Alter des Kindes. Manche Kinder haben zusätzlich oder stattdessen einen ungewöhnlich hohen Aktivitäts- und Erregungspegel.

Psychiater gehen davon aus, dass in Deutschland etwa 150 000 Kinder zwischen sechs und 16 Jahren eine mit Hyperaktivität verbundene Aufmerksamkeitsstörung haben. Jungen sind bis zu neunmal häufiger betroffen als Mädchen. Viele Zeichen der Störung fallen oft vor dem fünften und praktisch immer vor dem achten Lebensjahr auf. Deutlich störend wirkt sie sich auf die schulische Leistung und auf das soziale Verhalten jedoch meist erst ab der fünften Klasse aus.

Früher wurde die Aufmerksamkeitsdefizit/ Hyperaktivitätsstörung (ADHD, von attention deficit/hyperactivity disorder) als »Aufmerksamkeitsstörung« bezeichnet. Da gleichzeitig mit der gestörten Aufmerksamkeit häufig auch eine Hyperaktivität vorliegt, wurde die Störung umbenannt.

ADHD kann erblich sein. Heute favorisiert man die These, dass die Arbeitsweise der Botenstoffe im Gehirn gestört ist. Die Symptome der ADHD können mild bis stark ausgeprägt sein und können sich unter bestimmten Rahmenbedingungen, wie schwierigen sozialen und schulischen Verhältnissen, verschlimmern. Der

Zeichen von ADHD

Für die Diagnose einer Aufmerksamkeitsdefizit/Hyperaktivitätsstörung (ADHD) müssen nicht alle Zeichen vorliegen. Unaufmerksamkeit ist jedoch das Kardinalsymptom der Diagnose. Die Zeichen müssen in mindestens zwei Funktionsbereichen (z. B. zu Hause und in der Schule) vorliegen und die schulische Leistung und das soziale Funktionieren beeinträchtigen.

Zeichen von Unaufmerksamkeit
- Beachtet häufig Einzelheiten nicht
- Hat oft Schwierigkeiten, längere Zeit die Aufmerksamkeit bei Aufgaben oder beim Spielen aufrechtzuerhalten
- Scheint häufig nicht zuzuhören, wenn andere es ansprechen
- Führt häufig Anweisungen anderer nicht vollständig durch und kann andere Arbeiten oder Pflichten nicht zu Ende bringen
- Hat häufig Schwierigkeiten, Aufgaben und Aktivitäten zu organisieren
- Vermeidet häufig Aufgaben, die länger dauernde geistige Anstrengungen erfordern oder hat eine Abneigung dagegen oder beschäftigt sich nur widerwillig damit
- Verliert häufig Gegenstände
- Lässt sich oft durch äußere Reize leicht ablenken
- Ist bei Alltagstätigkeiten häufig vergesslich

Zeichen von Hyperaktivität
- Zappelt häufig mit Händen oder Füßen oder hampelt herum
- Steht in der Klasse oder in Situationen, in denen Sitzenbleiben erwartet wird, häufig auf
- Läuft herum oder klettert exzessiv
- Hat häufig Schwierigkeiten, ruhig zu spielen oder sich mit Freizeitaktivitäten ruhig zu beschäftigen
- Ist häufig »auf Achse« oder handelt oftmals wie »getrieben«
- Redet häufig übermäßig viel

Zeichen von Impulsivität
- Platzt häufig mit Antworten heraus, bevor die Frage zu Ende gestellt ist
- Kann nur schwer warten, bis es an der Reihe ist
- Unterbricht und stört andere häufig

▲ siehe Seite 1535

ADHD: neue Seuche oder Überdiagnose?

Die Zahl der Kinder, bei denen heute eine Aufmerksamkeitsdefizit/Hyperaktivitätsstörung (ADHD) diagnostiziert wird, steigt ständig. Immer häufiger stellen sich allerdings Ärzte und Eltern die Frage, ob viele Kinder nicht fehldiagnostiziert sind. Ein hoher Aktivitätspegel kann völlig normal und einfach Ausdruck eines lebhaften Temperaments sein. Auf der anderen Seite kann er eine Vielzahl von Ursachen haben, darunter psychische Störungen oder eine Hirnfunktionsstörung, wie ADHD.

Zweijährige sind im Allgemeinen aktiv und sitzen selten still. Ein hoher Aktivitäts- und Lärmpegel ist bis zum vierten Lebensjahr gang und gäbe. In dieser Altersgruppe ist ein solches Verhalten absolut normal. Ein solch aktives Verhalten kann zu Konflikten zwischen Eltern und Kind führen und die Eltern ärgerlich machen. Es kann aber auch anderen Betreuungs- und Aufsichtspersonen, wie Lehrern, Probleme verursachen.

Die Frage, ob ein bestimmter Aktivitätspegel bereits als krankhaft bewertet wird, sollte nicht allein von der Toleranzgrenze der »belästigten« Person abhängen. Einige Kinder sind allerdings eindeutig aktiver als der Altersdurchschnitt. Sie fallen dann aber meist auch durch selbst- und fremdgefährdendes Verhalten auf. Wird ein hoher Aktivitätspegel von einem Aufmerksamkeitsdefizit und Impulsivität begleitet, kann er als Hyperaktivität definiert und als Teil einer ADHD betrachtet werden.

Überschreitet ein Kind mit hohem Aktivitätspegel bestimmte, als noch normal anzusehende Grenzen nicht, bewirken Schelten und Strafen nur das Gegenteil des erwünschten Effekts: Der Aktivitätspegel des Kindes steigt weiter an. Hilfreich kann es sein, Situationen zu vermeiden, in denen das Kind lange still sitzen muss, oder einen Lehrer zu finden, der im Umgang mit solchen Kindern geschult ist. Wenn solch einfache Maßnahmen nicht helfen, ist eine medizinische oder psychologische Beurteilung sinnvoll, um eine zugrunde liegende Störung wie ADHD ausschließen zu können.

wachsende schulische Druck und der stark beschleunigte und organisierte Lebensstil der heutigen Zeit macht ADHD zu einem Problem, wohingegen in früheren Generationen, in denen dieser Druck wesentlich geringer war, sich die Symptome dieser Störung viel besser ausgleichen ließen. Einige Symptome dieser Störung finden sich selbstverständlich auch bei Kindern, bei denen nicht von dieser Erkrankung auszugehen ist; bei denjenigen, die tatsächlich an ADHD leiden, sind sie jedoch wesentlich häufiger und stärker ausgeprägt.

Symptome

Bei einer Aufmerksamkeitsstörung ist das Kind nahezu unfähig, seine Aufmerksamkeit länger einem Gegenstand zuzuwenden. Es kann sich nur schwer konzentrieren und hält nicht lange genug durch, um z. B. eine Aufgabe auszuführen. Ein Kind mit einer Aufmerksamkeitsstörung kann zugleich impulsiv und hyperaktiv sein. Viele Vorschulkinder sind ängstlich, zeigen Kommunikations- und Verhaltensstörungen. Sie wirken unaufmerksam, zappeln und hampeln herum, sind ungeduldig und fallen anderen immerfort ins Wort. In der späteren Kindheit bewegen diese Kinder ihre Beine häufig ruhelos hin und her, zappeln mit den Händen herum, plappern impulsiv drauflos, sind vergesslich und unorganisiert, im Allgemeinen aber nicht aggressiv.

Ein Teil der Kinder mit Aufmerksamkeitsstörungen hat Lernschwierigkeiten, viele haben schulische Probleme. Sie arbeiten unordentlich, machen viele Flüchtigkeitsfehler und Fehler durch Unüberlegtheit. Sie wirken oft so, als seien sie mit ihren Gedanken woanders, und hören nicht zu. Oft führen sie Aufträge nicht komplett aus, brechen ihre Hausaufgaben oder andere Aufgaben mittendrin ab. Sie springen von der einen unvollendeten Aufgabe zur nächsten.

Viele Betroffene zeigen im Jugendalter ein geringes Selbstwertgefühl, depressive Verhaltensweisen, sind ängstlich und widerborstig. Bei den jüngeren Kinder kommen häufig Wutausbrüche vor, die meisten älteren Kinder können Enttäuschungen kaum verwinden.

Diagnose

Die Diagnose stützt sich auf Anzahl, Häufigkeit und Schweregrad der Symptome. Die Symptome müssen sich in zwei oder mehr Bereichen (typischerweise zu Hause und in der Schule) zeigen. Treten sie z. B. nur zu Hause oder nur in der Schule auf und sonst nirgends, gehören sie nicht dem ADHD-Komplex an. Oft ist die Diagnose schwierig, da sie auf subjektiven Beobachtungen basiert. Fragebögen und Selbstbeurteilungsbögen zu verschiedenen Verhaltensaspekten können dem Arzt bei der Diagnose helfen. Da ADHD häufig mit Lernbehinderung einhergeht, werden diese Kindern häufig psychologisch getestet, um festzustellen, ob ADHD oder eine spezifische Lernbehinderung vorliegt.

Behandlung und Prognose

Um die Folgen der ADHD aufzufangen und möglichst gering zu halten, sind feste Strukturen, gewohnte Abläufe, ein Interventionsplan von Seiten der Schule sowie verhaltenstherapeutisch geschulte Reaktionen der Eltern erforderlich. Bei manchen Kindern, die nicht aggressiv sind und aus stabilen häuslichen Verhältnissen kommen, kann eine rein medikamentöse Behandlung helfen. Insgesamt hat sich bislang jedoch eine kombinierte Behandlung aus Medikamenten und Verhaltenstherapie als am effektivsten erwiesen.

Am Medikament kommt Methylphenidat infrage. Nebenwirkungen können Schlaflosigkeit, Appetithemmung, Depressionen oder Traurigkeit, Kopfschmerzen, Magenschmerzen und Bluthochdruck sein. Sobald das Medikament abgesetzt wird, klingen diese Nebenwirkungen ab. Allerdings tauchen bei den meisten Kindern außer vielleicht einer Appetithemmung keine unerwünschten Wirkungen auf. Da eine hoch dosierte Langzeittherapie zu Wachstumsstörungen führen kann, sind regelmäßige Längen- und Gewichtskontrollen erforderlich.

Mit zunehmender Reife können sich die Hyperaktivität und Impulsivität zurückbilden, oder die Betroffenen lernen, mit diesen und auch ihrem Aufmerksamkeitsdefizit zurechtzukommen. Die meisten Kinder mit ADHD werden zu produktiven Erwachsenen.

Lernstörungen

Mit diesem Begriff bezeichnet man die Unfähigkeit, spezifische Fähigkeiten oder Informationen aufgrund mangelhafter Aufmerksamkeits-, Gedächtnis- oder Gedankenleistungen zu erlangen, zu erhalten und zu verallgemeinern.

Lernstörungen müssen von geistiger Behinderung abgegrenzt werden; sie treten auch bei Kindern mit normaler oder sogar überdurchschnittlich hoher Intelligenz auf. Lernstörungen betreffen nur bestimmte Funktionen, während beim Kind mit geistiger Behinderung die kognitiven Funktionen allgemein beeinträchtigt sind. Es gibt drei Typen von Lernstörungen: Lesestörung, Störung des schriftlichen Ausdrucks und Rechenstörung. So kann ein Kind mit Lernstörungen z. B. beträchtliche Schwierigkeiten mit dem Rechnen haben, im Lesen und im schriftlichen Ausdruck sowie in anderen Bereichen jedoch problemlos durchs Leben gehen. Dyslexie bzw. Legasthenie ist die bekannteste Form der Lernstörungen. Lernstörungen haben nichts zu tun mit den Lernschwierigkeiten, die durch Seh-, Hör-, Koordinations- oder psychische Störungen verursacht werden.

Die genauen Ursache für Lernstörungen sind nicht bekannt. Ein Grund sind gestörte Verarbeitungsprozesse der gesprochenen und geschriebenen Sprache oder des Zahlenverständnisses und der Raumwahrnehmung.

Ein Teil der Schulkinder mit Lernstörungen bedarf einer Sonderförderung. Bei Jungen ist die Störung fünfmal so häufig wie bei Mädchen. Allerdings wird bei den Mädchen die Störung häufig nicht erkannt bzw. diagnostiziert.

Viele Kinder mit Verhaltensstörungen erzielen schlechte schulische Leistungen und werden von Erziehungspsychologen auf Lernstörungen hin getestet. Auf der anderen Seite verbergen viele Kindern mit bestimmten Typen von Lernstörungen ihre Defizite so gut, dass sie lange Zeit unerkannt und damit auch unbehandelt bleiben.

Symptome

Kleine Kinder können Probleme haben, die Namen von Farben und Buchstaben zu erlernen, vertraute Alltagsgegenstände zu bezeichnen und zu zählen; und sie machen bei anderen frühen Lernfähigkeiten kaum Fortschritte. Auch Schwierigkeiten beim Lesen- und Schreibenlernen kommen häufig vor. Des Weiteren können sie sich nur kurz konzentrieren, sind leicht ablenkbar, sprechen kurze Sätze und vergessen viel und rasch. Auch Anzeichen feinmotorischer Schwierigkeiten, wie ein schlechtes Schriftbild oder Schwierigkeiten beim Abschreiben, können vorliegen.

Ein Kind mit Lernstörungen hat häufig Kommunikationsschwierigkeiten. Es kann leicht ablenkbar, hyperaktiv, in sich zurückgezogen, scheu oder aggressiv sein.

Diagnose und Behandlung

Kinder, die beim Lesen oder Lernen nicht die schulischen Leistungen erreichen, die ihre verbalen und intellektuellen Fähigkeiten erwarten ließen, sollten einer Beurteilung unterzogen werden. Dazu zählen auch Hör- und Sehtests, weil Sinnesstörungen ebenfalls die Lese- und Schreibfähigkeit beeinträchtigen können.

Zunächst wird das Kind auf körperliche Besonderheiten untersucht. Danach wird eine Reihe von verbalen und nonverbalen Intelligenztests durchgeführt, in deren Rahmen die Fähigkeiten beim Lesen, Schreiben und Rechnen bestimmt werden.

Den größten Nutzen verspricht ein Förderprogramm, das speziell auf die Lernschwierigkeiten und Bedürfnisse des Kindes zugeschnitten ist. Der therapeutische Nutzen von Maßnahmen, wie Lebensmittelzusatzstoffe meiden, Vitaminpräparate oder Spurenelemente einnehmen, ist nicht erwiesen. Auch Medikamente beeinflussen den schulischen Fortschritt, die Intelligenz und allgemeine Lernfähigkeit kaum. Bei Kindern mit einer Lernstörung, die auch an ADHD leiden, lassen sich mit den entsprechenden Medikamenten die Aufmerksamkeit und Konzentration und damit auch seine Lernfähigkeit möglicherweise verbessern.

Legasthenie

Legasthenie ist eine spezielle Lesestörung, bei der das Kind Schwierigkeiten hat, Wörter in Lauteinheiten zu zergliedern. Dadurch kann es Wörter nicht erkennen und nicht richtig schriftlich wiedergeben.

Legasthenie (Dyslexie, Leseschwäche) ist eine Lesestörung. Die Störung kommt familiär gehäuft vor und wird häufiger bei Jungen als bei Mädchen festgestellt – möglicherweise bleibt sie bei Mädchen öfter unerkannt.

Legasthenie entsteht, wenn das Gehirn Schwierigkeiten hat, Schriftzeichen mit einem bestimmten Laut zu koppeln. Die Ursache der Legasthenie ist noch nicht vollständig geklärt; sicher ist jedoch, dass die von Auge und Ohr aufgenommenen Informationen im Gehirn nicht richtig verarbeitet werden. Die Störung besteht von Geburt an, betrifft die Entschlüsselung von Wörtern und kann Probleme beim Lesen und Schreiben verursachen.

Symptome und Diagnose

Bereits im Vorschulalter lassen eine verzögerte Sprachentwicklung, Artikulationsstörungen und Schwierigkeiten, sich an Namen von Buchstaben, Zahlen und Farben zu erinnern, an eine Legasthenie denken. Die Kinder haben oft Schwierigkeiten, Laute zu mischen, Wörter aufeinander zu reimen, die Position eines bestimmten Lautes innerhalb eines Wortes zu bestimmen, Wörter in einzelne Laute zu zerlegen und die Anzahl von Lauten innerhalb eines Wortes zu bestimmen. Verzögerungen bei der Wortwahl, beim Finden von Synonymen sowie bei der Benennung von Buchstaben und Bildern sind frühe Hinweise auf eine Legasthenie. Probleme mit dem Kurzzeitgedächtnis und bei der Anordnung von Lauten in der richtigen Reihenfolge kommen ebenfalls häufig vor.

Viele Kinder verwechseln einander ähnliche Buchstaben oder Wörter. So kann aus einem *d* ein *b* werden und aus *sie* ein *sei*. Bei Schreib- und Leseanfängern kommt dieses häufig vor, ohne dass eine Legasthenie vorliegt. Kinder, die gegen Mitte oder Ende des ersten Schuljahrs keine Fortschritte beim Erlernen von Wörtern zeigen, sollten auf Legasthenie hin untersucht werden.

Behandlung

Die besten Erfolge bei der Förderung der Worterkennung werden mit direkten Lernmethoden mit multisensorischen Ansätzen erzielt. Bei dieser Lernmethode werden Lauteinheiten mit einer Auswahl von Stichwörtern, meist separat und, wenn möglich, auch im Rahmen eines Leseprogramms, erlernt.

Auch indirekte Lernmethoden zur Förderung der Worterkennung können hilfreich sein. Sie dienen im Allgemeinen einer besseren Aussprache und einem verbesserten Leseverständnis. Die Kinder lernen hierbei die Lautverarbeitung durch Vermischen von Lauten, um Wörter zu bilden, durch Zerlegen von Wörtern in ihre Einzelteile und durch Lokalisation bestimmter Laute innerhalb eines Wortes.

Auch das Trainieren von Teilfähigkeiten zur Förderung der Worterkennung ist hilfreich. Hierbei werden die Kinder darin trainiert, Laute zu vermischen, um Wörter zu bilden, Wörter in ihre Einzelteile zu zerlegen und bestimmte Laute innerhalb eines Wortes zu lokalisieren.

Andere indirekte Behandlungsverfahren als die zur Förderung der Worterkennung können zwar eingesetzt werden, sind aber nicht generell zu empfehlen. Hierbei wird die Sprach- und Lesefähigkeit der Kinder indirekt geschult, z. B. durch den Einsatz getönter Linsen, die Wörter und Buchstaben deutlicher und damit lesbarer machen, durch Augenbewegungsübungen oder durch visuelles Wahrnehmungstraining. Die Wirksamkeit der meisten indirekten Verfahren konnte bislang jedoch nicht erwiesen werden, stattdessen erzeugen sie unrealistische Erwartungen und zögern die tatsächlich erforderlichen Fördermaßnahmen unnötig hinaus.

KAPITEL 268

Der Heranwachsende

Während der so genannten Adoleszenz, die normalerweise den Lebensabschnitt vom zehnten bis 21. Lebensjahr umfasst, reift das Kind sowohl sozial als auch körperlich zum jungen Erwachsenen heran. Vor allem erlangt es sexuelle Reife und soziale Unabhängigkeit. Während dieses Entwicklungsabschnitts entwickelt der junge Mensch ein Gefühl dafür, wer er ist, und er lernt, innige Beziehungen mit Menschen aufzubauen, die nicht zu seiner Familie gehören.

Körperliche Entwicklung

Zum normalen Wachstum von Jugendlichen gehören sowohl das Größenwachstum als auch die sexuelle Reifung. Wann diese Veränderungen einsetzen und wie schnell sie sich entwickeln, ist individuell unterschiedlich und hängt von genetischen und Umweltfaktoren ab. Die körperliche Reifung tritt heute, wahrscheinlich aufgrund des guten Ernährungszustands und günstiger Gesundheits- und Lebensbedingungen, früher ein als noch vor einem Jahrhundert.

Meilensteine der sexuellen Entwicklung

Die sexuelle Entwicklung läuft während der Pubertät normalerweise in einer festgelegten Reihenfolge während einer bestimmten Zeitspanne ab (s. Diagramm unten). Das durchschnittliche Eintrittsalter ist mit dem Punkt gekennzeichnet.

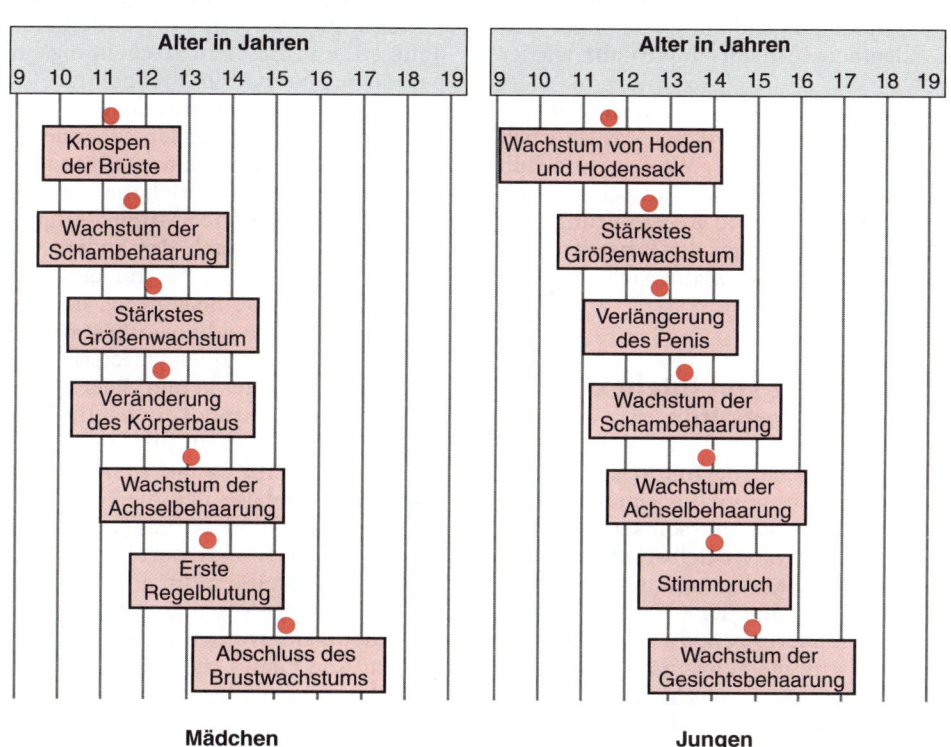

Während der Adoleszenz erreichen die meisten Jungen und Mädchen ihre endgültige Größe und ihr endgültiges Gewicht. Der Zeitraum, in dem dies geschieht, ist von Mensch zu Mensch unterschiedlich. Jungen wachsen im Alter zwischen 13 und 15 Jahren am meisten. In dieser Zeit kann man von einem maximalen jährlichen Zuwachs von zehn Zentimetern ausgehen. Mädchen haben ihren größten Wachstumsschub zwischen elf und 13 Jahren, sie erreichen einen maximalen Größenzuwachs von neun Zentimetern im Jahr. Jungen werden im Allgemeinen größer und schwerer als Mädchen. Im Alter von 18 Jahren haben Jungen bis auf zwei Zentimeter ihre endgültige Größe erreicht, Mädchen wachsen dann kaum noch.

Die ersten sichtbaren Zeichen der sexuellen Veränderungen sind beim Jungen eine Vergrößerung von Hoden und Hodensack sowie eine Verlängerung des Penis. Gleichzeitig wachsen – von außen nicht sichtbar – die Samenblase und die Prostata. Als Nächstes sprießt die Schambehaarung. Die Achsel- und Gesichtsbehaarung erscheint etwa zwei Jahre nach der Schambehaarung. Der erste Samenerguss findet meist zwischen $12^{1}/_{2}$ und 14, etwa ein Jahr nach dem beschleunigten Peniswachstum, statt. Eine ein- oder beidseitige Brustvergrößerung kommt bei heranwachsenden Jungen häufig vor, bildet sich aber im Allgemeinen nach einem Jahr wieder zurück.

Das erste sichtbare Zeichen der sexuellen Reifung ist bei den meisten Mädchen das Knospen der Brüste, auf das direkt der Wachstumsschub folgt. Kurz danach erscheinen die Scham- und Achselbehaarung. Die erste Regelblutung tritt meist etwa zwei Jahre nach der Brustentwicklung ein, von da ab verlangsamt sich das Größenwachstum.

Entwicklung von Intellekt und Verhalten

In der frühen Adoleszenz beginnt das Kind, seine Fähigkeit zum abstrakten, logischen Denken zu entwickeln. Diese Bewusstseinserweiterung führt zu einer verstärkten Selbstaufmerksamkeit und der Fähigkeit, über sein eigenes Selbst nachzudenken. Aufgrund der vielen sichtbaren körperlichen Veränderungen, die in der Adoleszenz eintreten, wird die Selbstaufmerksamkeit zum »Selbst-Bewusstsein«, das häufig von einem Gefühl der Unbeholfenheit begleitet wird. Sein äußeres Erscheinungsbild und seine Attraktivität nehmen beim Heranwachsenden genauso

wie sein Empfinden für das Gleich- und Verschiedensein gegenüber seinen Altersgenossen einen großen Raum ein.

Der Heranwachsende wendet seine neu erworbene Reflexionsfähigkeit auch auf moralische Werte an. Vor Erreichen der Adoleszenz versteht der junge Mensch »richtig« und »falsch« noch als feststehende, absolute Werte. Der Heranwachsende stellt dagegen Verhaltensstandards infrage und lehnt häufig traditionelle Wertmaßstäbe ab – oft zur Bestürzung der Eltern. Im Idealfall mündet diese Reflexion bei dem Heranwachsenden in die Entwicklung und Verinnerlichung eines eigenen Moralkodex'.

Viele Jugendliche legen einen Hang zu riskantem Verhalten an den Tag, dazu gehören Aktivitäten wie schnelles Fahren, Substanzmissbrauch, sexuelle Experimente und manchmal auch Diebstahl und andere Gesetzesübertretungen.

Soziale Entwicklung

Während der Kindheit ist die Familie Dreh- und Angelpunkt im Leben des Kindes. In der Adoleszenz löst die Gruppe Gleichaltriger allmählich die Familie als wichtigsten Sozialpartner ab. Ein Wir-Gefühl, das aus gemeinsamen Charakteristika, wie einer Besonderheit im Kleidungsstil und äußerem Erscheinungsbild, einem besonderen Verhalten, besonderen Hobbys und Interessen, erwächst, mit denen sich die Gruppenmitglieder von Außenstehenden abheben, führt oft zur Bildung einer so genannten Peer-Gruppe. Anfangs setzt sich die Peer-Gruppe aus gleichgeschlechtlichen Mitgliedern zusammen, später tritt dann auch das andere Geschlecht hinzu. Diese Gruppe hat für den Heranwachsenden eine große Bedeutung, da er durch sie bei seinen Entscheidungen Bestätigung und in belastenden Situationen Unterstützung erfährt.

Jugendliche, die keiner Peer-Gruppe angeschlossen sind, entwickeln häufig das intensive Gefühl, anders zu sein und nicht dazuzugehören. Dieses Gefühl kann sich in der sensiblen Entwicklungsphase des Jugendlichen ungünstig auswirken und vorhandenes Potenzial in Richtung funktionsgestörtes oder antisoziales Verhalten verstärken. Im anderen Extrem kann die Peer-Gruppe für manche Jugendliche auch zu bedeutsam werden. Die Zugehörigkeit zu Banden und Gangs mit ihrem entsprechenden Verhalten kommt häufiger vor, wenn die häusliche und soziale Umgebung nicht in der Lage ist, die oft unangemessenen Forderungen der Peer-Gruppe aufzufangen.

Entwicklung der Sexualität

In der frühen Adoleszenz entwickelt sich ein zunehmendes Interesse an der Anatomie und den pubertätsbedingten Veränderungen. Diese Veränderungen bzw. ihr Ausbleiben ist ein Quell ständiger Verunsicherung und Sorge. Mit zunehmender emotionaler und sexueller Reife beginnt der Jugendliche meist auch, seine ersten sexuellen Erfahrungen zu sammeln. Fast alle Jugendlichen machen Erfahrungen mit Selbstbefriedigung. Die sexuellen Erfahrungen mit anderen beginnen zunächst meist mit Schmusen und »Anfassen«, werden aber manchmal zum vollständigen Geschlechtsverkehr erweitert. In der späten Adoleszenz hat sich Sexualität aus dem Experimentierstadium zu einem Ausdruck inniger Vertrautheit und Zweisamkeit weiterentwickelt. Wichtig ist, dass sowohl Jungen als auch Mädchen schon sehr früh alle notwendigen Informationen über Empfängnisverhütung und »Safer Sex« erhalten.

Manche Jugendliche machen in dieser Zeit erste homoerotische Erfahrungen, die als eine Art Durchgangsphase zu verstehen sind. Nur selten entwickelt sich daraus eine echte homosexuelle Neigung. Allerdings gibt es auch Jugendliche, die sich sexuell nie für das andere Geschlecht interessieren. Warum und wie sich homosexuelle Gefühle entwickeln, ist nicht bekannt.

Homosexuelle Jugendliche stehen unter starkem psychischen Druck, wenn sich ihre Sexualität entwickelt. Vielen Teenagern wird, wenn sie homosexuelle Wünsche zum Ausdruck bringen, zu verstehen gegeben, dass sie unerwünscht sind. Ein solcher Druck (vor allem zu einer Zeit, da soziale Akzeptanz für den jungen Menschen unerhört wichtig ist) kann starken Stress verursachen. Entsprechende Bemerkungen und sogar Androhung körperlicher Gewalt in der Schule können die Probleme noch verstärken. Die manchmal durchaus berechtigte Angst, die Eltern könnten sich abwenden, kann zu einer unaufrichtigen oder zumindest unvollständigen Kommunikation zwischen Eltern und Kind führen.

Die emotionale Entwicklung eines homosexuellen Jugendlichen wird durch unterstützende Freunde und Familienmitglieder am besten getragen. Familie und Freunde sollten dem Jugendlichen dasselbe Interesse und dasselbe persönliche Engagement entgegenbringen, wie sie es täten, wenn er heterosexuell wäre.

Früherkennungsuntersuchung J1

Seit 1998 können Jugendliche zwischen zwölf und 14 Jahren die Jugendgesundheitsuntersuchung J1 in Anspruch nehmen. Die Kosten dafür tragen die gesetzlichen Krankenkassen. Die J1 wird von Kinder- und Jugendärzten sowie von Hausärzten durchgeführt. Ein Schwerpunkt dieser Untersuchung sind die körperliche Entwicklung und sexuelle Reifung des Jugendlichen. In den meisten Fällen sind die Eltern bei der Untersuchung nicht zugegen. Hierbei wird die Haut u. a. auf Akne untersucht, der Grad der sexuellen Reifung bestimmt sowie der Rücken auf Zeichen für Skoliose betrachtet. Bei Jugendlichen, in deren Familie Fettstoffwechselstörungen und Herzerkrankungen vorkommen, können entsprechende Blutuntersuchungen gemacht werden. Bei Jugendlichen mit Tuberkulosekontakt wird ein Tb-Test durchgeführt. Darüber hinaus prüft der Arzt, ob der Jugendliche alle empfohlenen Impfungen ▲ erhalten hat.

Ein weiterer Schwerpunkt dieser Untersuchung liegt in der Besprechung von entwicklungsabhängigen, psychosozialen und verhaltensbezogenen Themen. Typischerweise stellt der Arzt Fragen zum häuslichen Umfeld des Kindes, zu seinen Leistungen und Zielen, Aktivitäten und Hobbys, zu seinem Risikoverhalten und seiner psychischen Gesundheit. Genauso wichtig ist die Beratung in Sachen körperlicher und psychosozialer Entwicklung, gesunder Lebensstil und Unfallverhütung. Weitere Themenschwerpunkte sind verkehrssicheres Verhalten, Peer-Druck, Risikofaktoren für Alkohol- und Substanzabhängigkeit, verantwortungsbewusstes Sexualverhalten und Gewaltvermeidung.

Im Rahmen der J1 kann auch ein Gespräch mit den Eltern stattfinden, in dem sie dazu befragt werden, wie sie mit den Veränderungen, die mit der Adoleszenz einhergehen, zurechtkommen. Spezielle Fragen betreffen in der Regel die Themen Grenzensetzen, Intensivzeit mit den Jugendlichen sowie Erwartungen an das Verhalten des Jugendlichen. Der Jugendliche selbst ist in der Regel bei dem Gespräch nicht anwesend.

▲ siehe Kasten Seite 1466

KAPITEL 269

Störungen in der Adoleszenz

Die meisten gesundheitlichen Störungen beim Jugendlichen betreffen Wachstum und Entwicklung oder spät auftretende Kinderkrankheiten. Andere entstehen im Zusammenhang mit dem für diesen Altersabschnitt typischen Experimentieren, dem Sammeln neuer Erfahrungen, bei dem ein riskantes und ungesetzliches Verhalten an den Tag gelegt werden kann. Wenn Jugendliche neue Wege beschreiten, setzen sie sich auch Gefahren aus, z. B. Verletzungen durch riskantes Verhalten, rechtliche Konsequenzen bei Gesetzesübertretungen, sexuell übertragbare Krankheiten und ungewollte Schwangerschaft.

Unfälle, vor allem mit dem Auto oder Motorrad, sind die Haupttodesursache bei männlichen Jugendlichen diesen Alters.

Psychiatrische Störungen, wie Schizophrenie und Depressionen, ▲ treten in der Adoleszenz ebenfalls häufig in Erscheinung. Essstörungen, wie Magersucht und Ess-Brechsucht, ■ sind bei jungen Mädchen besonders häufig.

Verzögerte sexuelle Reifung

Hierunter versteht man einen verzögerten Beginn der Pubertät und der Entwicklung der Geschlechtsorgane.

Die sexuelle Reifung (Pubertät) beginnt, wenn ein Teil des Gehirns, der Hypothalamus, einem anderen Teil des Gehirns, der Hirnanhangdrüse, ein chemisches Signal in Form von Hormonen gibt. Sie veranlassen die Hirnanhangdrüse, ihrerseits Hormone, die so genannten Gonadotropine, auszuschütten, die das Wachstum der Geschlechtsorgane anregen. Diese produzieren nun Geschlechtshormone, beim Jungen Testosteron, beim Mädchen Östrogen. Diese Hormone verursachen die Ausprägung der sekundären Geschlechtsmerkmale; dazu zählen die Scham- und Achselbehaarung bei beiden Geschlechtern, die Gesichtsbehaarung und die Zunahme an Muskelmasse beim Jungen, das Wachstum der Brüste beim Mädchen. Und schließlich sorgen sie auch für das Entstehen des sexuellen Verlangens, der Libido.

Bei einigen Jugendlichen setzt die sexuelle Entwicklung nicht im üblichen Alter ein. Diese Verzögerung kann völlig normal sein, etwa wenn verspätetes Wachstum in der Familie häufig vorkommt. Bis zur Pubertät wachsen diese Jugendlichen meist normal; ihre Entwicklung ist auch sonst unauffällig. Und obwohl bei ihnen der Wachstumsschub und die sexuelle Reifung verzögert einsetzen, entwickeln sie sich letztlich doch normal.

Verschiedene Störungen, wie Diabetes mellitus, entzündliche Darmerkrankungen, Nierenerkrankung, Mukoviszidose und Blutarmut können die sexuelle Reifung ebenfalls verzögern oder gar verhindern. Auch eine Strahlentherapie und eine Krebs-Chemotherapie können die Entwicklung verzögern. Bei Mädchen, die durch exzessiven Sport und Fasten extrem dünn sind, tritt die Pubertät ebenfalls verspätet ein bzw. die Regelblutung bleibt aus.

Schließlich kann auch noch eine Reihe seltener Störungen die sexuelle Reifung verzögern. Chromosomenabweichungen, wie das Turner-Syndrom bei Mädchen und das Klinefelter-Syndrom bei Jungen, können sich auf die Hormonproduktion auswirken. Ein Tumor, der die Hirnanhangdrüse oder den Hypothalamus schädigt, kann die Gonadotropinausschüttung verringern oder die Hormonproduktion insgesamt hemmen. Eine Mumpsinfektion kann die Hoden schädigen und den Eintritt in die Pubertät verhindern.

Symptome und Diagnose

Beim Jungen spricht man von einer verzögerten sexuellen Reifung, wenn die Hoden im Alter von $13^{1}/_{2}$ Jahren unterentwickelt sind, sich mit 15 Jahren noch keine Schambehaarung entwickelt hat und mehr als fünf Jahre zwischen Beginn und Abschluss des Wachstums der Genitalien liegen. Beim Mädchen würde es bedeuten, dass die Brust mit 13 Jahren noch unterentwickelt ist, mehr als fünf Jahre zwischen dem Beginn des Brustwachstums und der ersten Regelblutung liegen, mit 14 Jahren noch keine Schambehaarung sichtbar ist oder mit 16 Jahren die erste Regelblutung noch nicht eingetreten ist. Eine kleine Statur kann bei Jungen und Mädchen auf eine verzögerte sexuelle Reifung hinweisen.

▲ siehe Seiten 1614 und 1615   ■ siehe Seite 612

Wenn die Pubertät zu früh einsetzt

Sowohl bei der verfrühten Pubertät (Pubertas praecox) als auch bei der pseudoverfrühten Pubertät (Pseudopubertas praecox) setzt die sexuelle Reifung beim Mädchen vor einem Alter von sieben Jahren und beim Jungen vor neun Jahren ein. Die echte verfrühte Pubertät wird dadurch verursacht, dass die Hirnanhangdrüse bestimmte Geschlechtshormone, die Gonadotropine, frühzeitig ausschüttet. Diese Hormone setzen die Reifung der Eierstöcke bzw. Hoden in Gang, die wiederum mit der Produktion der Geschlechtshormone Östrogen und Testosteron beginnen. Die steigenden Östrogen- und Testosteronspiegel leiten die Pubertät ein und lassen das Kind frühreif aussehen. Diese verfrühte Hormonausschüttung kann durch einen Tumor oder eine andere Störung der Hirnanhangdrüse oder des Hypothalamus verursacht sein.

Bei der pseudoverfrühten Pubertät beruhen die hohen Testosteron- bzw. Östrogenspiegel auf einem Nebennierentumor oder einer anderen Störung der Nebennieren oder der Eierstöcke bzw. Hoden. Die Hormone verleihen dem Kind ein frühreifes Aussehen, ohne dass aber die Hoden bzw. Eierstöcke selbst reifen.

Bei beiden Störungen wachsen die Scham- und Achselbehaarung, der Körpergeruch und die Figur des Kindes verändern sich. Akne kann auftreten. Beim Jungen wächst die Gesichtsbehaarung, der Penis wird länger, und der Junge sieht maskuliner aus. Beim Mädchen entwickeln sich die Brüste, und es setzt vielleicht, vor allem bei der echten Pubertas praecox, die Periode ein. Das Größenwachstum nimmt rapide zu, hört aber früh wieder auf, sodass die Endgröße letztlich geringer ist als anfangs vermutet. Bei der echten Pubertas praecox reifen auch die Geschlechtsdrüsen und werden größer, während sie bei der pseudoverfrühten Pubertät unreif bleiben. Die echte verfrühte Pubertät kommt bei Mädchen zwei- bis fünfmal so häufig vor wie bei Jungen.

Die Testotoxikose ist eine seltene erbliche Form der pseudoverfrühten Pubertät. Sie wird unabhängig von Hypothalamus und Hirnanhangdrüse direkt durch die Reifung der Hoden verursacht. Und auch das Albright-McCune-Sternberg-Syndrom – eine genetische Störung, die häufiger bei Mädchen vorkommt – verursacht eine pseudoverfrühte Pubertät.

Zur Diagnose werden die Hormonspiegel bestimmt sowie die Knochenreife durch Röntgenuntersuchungen von Hand und Handgelenk. Mithilfe einer Ultraschallaufnahme von Becken und Nebennieren sowie einer Computer- oder Magnetresonanztomographie des Gehirns wird festgestellt, ob sich in Nebennieren, Hypothalamus oder Hirnanhangdrüse Tumoren gebildet haben. Hilfreich bei der diagnostischen Abklärung kann es auch sein, den Einfluss des Gonadotropin-Releasing-Hormons (GnRH) auf die Konzentration des Hypophysenhormons zu bestimmen.

Bei einer echten frühzeitigen Pubertät ist heute die Therapie mit so genannten GnRH-Analoga bzw. synthetischem Gonadotropin-Releasing-Hormon üblich. Als Substanzen werden Nafarelin, Triptorelin und Leuprorelin eingesetzt. Sie unterdrücken die Gonadotropinsekretion im Körper und bremsen die Steuerung der Geschlechtshormone. Entweder werden sie in regelmäßigen Abständen in den Muskel oder unter die Haut gespritzt bzw. als Nasenspray verabreicht. Bei der pseudoverfrühten Pubertät kann man versuchen, die Wirkung der Geschlechtshormone mit verschiedenen Medikamenten zu senken. Das Pilzmittel Ketoconazol senkt bei Jungen mit Testotoxikose den Spiegel an zirkulierendem Testosteron. Bei der Albright-McCune-Sternberg-Krankheit kann der Östrogenspiegel mithilfe des Medikaments Testolakton gesenkt werden. Bei beiden Störungen kann auch eine Behandlung mit Spironolacton oder Cyproteronazetat hilfreich sein.

Liegt der echten oder pseudoverfrühten Pubertät ein Tumor zugrunde, muss dieser entfernt werden.

Bei einem gesund wirkenden Jugendlichen wartet der Arzt sechs bis zwölf Monate, bevor er mit einer umfassenden Diagnose beginnt. Das gilt vor allem, wenn in der Familie des Jugendlichen mehrfach eine verzögerte Pubertät vorgekommen ist. Nach Ablauf dieser Wartefrist wird mit einer Röntgenuntersuchung die Knochenreifung beurteilt. Ist die Knochenentwicklung verzögert, ist in der Regel davon auszugehen, dass die Jugendlichen insgesamt Spätentwickler sind. Bei Jugendlichen mit altersentsprechender Knochenentwicklung liegt wahrscheinlich eine verzögerte sexuelle Reifung vor. Ihnen werden Blutproben entnommen, um die Konzentrationen verschiedener Hormone zu bestimmen. Außerdem werden sie auf Diabetes, Blutarmut und andere Störungen als mögliche Ursache für eine verzögerte sexuelle Reifung hin untersucht. Manchmal wird auch eine Chromosomenuntersuchung vorgenommen. Zum Ausschluss eines Gehirntumors kann eine Computer- oder Magnetresonanztomographie durchgeführt werden.

Behandlung

Die Behandlung richtet sich nach der jeweiligen Ursache. Liegt eine chronische Erkrankung zugrunde, schreitet die Reifung normalerweise nach deren erfolgreicher Behandlung normal fort. Eine in der Eigenart des jeweiligen Menschen liegende verzögerte Reifung bedarf keiner Behandlung. Belastet sie den jungen Menschen jedoch psychisch stark oder ist die Entwicklung sehr stark verzögert, können Geschlechtshormone gespritzt werden, um den Pubertätsbeginn einzuleiten. Bei einer genetisch bedingten Störung kann die Gabe von Hormonen die Entwicklung der sekundären Geschlechtsmerkmale unterstützen.

Kleinwuchs

Ein kleinwüchsiges Kind hat im Verhältnis zu seinem Alter eine zu geringe Körpergröße.

Die Hirnanhangdrüse reguliert die Menge der produzierten Wachstumshormone, die im Wesentlichen über die Körpergröße des Menschen bestimmen. Produziert die Hypophyse wenig Wachstumshormone, kann ein ungewöhnlich langsames Wachstum mit normal proportioniertem Kleinwuchs resultieren (hypophysärer Kleinwuchs). Die meisten Kinder von kleiner Statur haben jedoch eine normal funktionierende Hypophyse. Sie sind klein, weil bei ihnen der Wachstumsschub erst spät einsetzt oder weil ihre Eltern auch relativ klein sind. Aber auch chronische Erkrankungen des Herzens, der Lun-

ge, Nieren und der Verdauungsorgane können zu Kleinwuchs führen.

Hypophysärer Kleinwuchs wird mit Wachstumshormonen behandelt. Diese Behandlung ist, unabhängig von der Ursache für die geringe Körpergröße, nur wirksam, solange die Wachstumsfugen der Röhrenknochen noch aktiv sind. Das lässt sich mithilfe von Röntgenuntersuchungen feststellen.

Übergewicht

Übergewicht ist die Ansammlung von zu viel Körperfett.

Die Zahl der übergewichtigen Jugendlichen ist inzwischen besorgniserregend angestiegen. Die meisten Langzeitfolgen zeigen sich zwar erst im Erwachsenenalter ▲, doch gibt es mittlerweile sogar Jugendliche mit Bluthochdruck und Typ-2-Diabetes.

Die Faktoren, die das Gewicht von Jugendlichen bestimmen, unterscheiden sich nicht von denen bei Erwachsenen. Die Sorge von Eltern, das Übergewicht ihres Kindes sei durch eine Hormonstörung, wie eine Schilddrüsenunterfunktion, bedingt, ist fast immer unbegründet. Die wenigen Jugendlichen, deren Gewichtszunahme auf eine solche Störung zurückgeht, sind meist klein und haben auch andere Symptome aufgrund dieser Störung, die sie ohnehin in ärztliche Behandlung führen. Die meisten übergewichtigen Jugendlichen essen einfach zu viel und bewegen sich zu wenig.

Viele Kinder mit erheblichem Übergewicht leiden unter mangelndem Selbstvertrauen und sozialer Ausgrenzung.

Der Schwerpunkt der Behandlung liegt nicht auf einer strengen Diät. Vielmehr bemüht man sich, die Ernährungs- und Bewegungsgewohnheiten des Jugendlichen dauerhaft zu verändern – mit einer ausgewogenen und gesunden Ernährung sowie regelmäßiger körperlicher Bewegung. Eine psychologische Beratung kann dem Jugendlichen helfen, mit seinen Problemen zurechtzukommen und sein Selbstvertrauen zu stärken. Für esssüchtige Jugendliche gibt es mittlerweile Angebote in speziellen Selbsthilfe- und Therapiezentren. Bei übergewichtigen Kindern führt der Weg zur Verbesserung über eine Familienberatung, denn Übergewicht ist nicht allein ein Problem des Kindes, sondern immer auch eines der Familie.

Arzneimittel werden bei Jugendlichen zur Gewichtsreduktion nicht eingesetzt.

▲ siehe Tabelle Seite 908

Schulprobleme

Die Schule nimmt im Leben eines Jugendlichen einen großen Raum ein. Schwierigkeiten in fast allen Lebensbereichen manifestieren sich häufig in Form von Schulproblemen.

Schulprobleme während der Jugend sind oft ein Ausdruck von Rebellion und Unabhängigkeitsbestrebungen. Sie können aber auch, allerdings seltener, durch psychische Störungen, wie Ängste und Depressionen, verursacht sein. Manchmal entstehen Schulprobleme, wenn für den Jugendlichen die falsche Schulform gewählt wurde. Jugendliche mit deutlichen Schulproblemen sollten speziellen Eignungstests und einer psychologischen Untersuchung unterzogen werden, damit sie eine angemessene Förderung erhalten.

Besondere Schulprobleme sind u. a. Schulangst, Schuleschwänzen, Schulabbruch und schulische Minderleistung. Probleme, die bereits im Kindesalter aufgetreten sind, wie Aufmerksamkeitsdefizit/Hyperaktivitätsstörung (ADHD) und Lernstörungen ▲, können auch noch dem Jugendlichen Probleme bereiten.

Eine Schulangst kann allgemeiner Natur sein oder an einer bestimmten Person, wie einem Lehrer oder Mitschüler, oder einem speziellen Unterricht, wie der Sportstunde, festgemacht werden. Der Jugendliche kann körperliche Symptome, wie Bauchschmerzen, entwickeln oder sich einfach weigern, zur Schule zu gehen. Die Lehrkräfte und die Familie sollten zusammen versuchen, den Grund für die Angst herauszufinden und den Jugendlichen dazu ermuntern, weiter zur Schule zu gehen.

Chronische Schulschwänzer oder Schulabbrecher haben im Allgemeinen schlechte Leistungen in der Schule und beziehen nur wenig Erfolg und Befriedigung aus den schulischen Aktivitäten. Diese Jugendlichen kennzeichnet häufig auch ein besonderes Risikoverhalten, so haben sie z. B. ungeschützten Sex, nehmen Drogen oder sind gewalttätig. Potenzielle Schulabbrecher sollten rechtzeitig auf Ausbildungsalternativen hingewiesen werden.

Verhaltensprobleme

In der Adoleszenz entwickelt der junge Mensch seine Unabhängigkeit. Typisch ist, dass die von den Eltern aufgestellten Regeln hinterfragt und dabei bisweilen auch durchbrochen werden. Dabei muss unterschieden werden zwischen gelegentlichen Entscheidungsfehlern bzw. durch den Jugendlichen falsch beurteilten Situationen und einem Maß von Fehlverhalten, das tatsächlich professioneller Intervention bedarf. Als Richtschnur dienen die Häufigkeit und der Schweregrad der Übertretungen. So sind etwa Gewohnheitstrinken, häufige Schlägereien sowie häufiges Schuleschwänzen und Stehlen deutliche Indikatoren. Weitere Warnsignale sind ein Leistungseinbruch in der Schule sowie Weglaufen von zu Hause.

Wohl alle Kinder setzen sich auch körperlich auseinander. In der Adoleszenz nehmen die Häufigkeit und der Schweregrad dieser gewalttätigen Auseinandersetzungen jedoch zu. Einzelfälle von Gewalt an Schulen geraten zunehmend häufiger in die Schlagzeilen. Besondere Sorge bereiten jene Fälle, in denen es im Rahmen von Auseinandersetzungen zwischen Jugendlichen zu schweren Verletzungen und Waffengebrauch kommt.

Da Jugendliche um einiges unabhängiger und mobiler sind, als sie es in ihren Kindertagen waren, üben die Erwachsenen wesentlich weniger direkte Kontrolle auf sie aus. Unter diesen Rahmenbedingungen wird das Verhalten des Jugendlichen durch seinen eigenen Moral- und Verhaltenskodex bestimmt. Den Eltern kommt jetzt eher eine richtungweisende Funktion zu. Jugendliche, die sich von den Eltern gestützt und gehalten fühlen, legen seltener ein risikobehaftetes Verhalten an den Tag. Dasselbe gilt für Jugendliche, deren Eltern klare Erwartungen an ihr Verhalten richten und die konsequent Grenzen setzen und auf deren Einhaltung achten. Ein solcher Erziehungsstil fördert die Entwicklung eines reifen Verhaltens.

Ein solcher Erziehungsstil bedient sich meist eines gestuften Privilegiensystems, bei dem dem Jugendlichen Verantwortung und Freiheiten in wachsender Dosierung gewährt werden. So bekommt er z. B. die Verantwortung für ein Haustier übertragen, muss kleine Haushaltspflichten übernehmen, darf sich erstmals selbst einkleiden oder sein Zimmer allein renovieren. Wenn der Jugendliche über einen bestimmten Zeitabschnitt diesen Verantwortungen gerecht wird, werden ihm im Gegenzug mehr Freiheiten gewährt. Wer die Freiheit missbraucht, dem werden Privilegien entzogen. Jede neu gewährte Freiheit muss aufmerksam begleitet werden: Ist der Jugendliche tatsächlich an dem vorgegebenen Ort oder mit der angegebenen Person zusammen? Kommt er rechtzeitig nach Hause?

▲ siehe Seiten 1525 und 1527

Manche Eltern und Jugendliche geraten wegen jeder Kleinigkeit aneinander. Der Inhalt dieser Auseinandersetzungen ist letztlich Kontrolle: Die Jugendlichen wollen das Gefühl haben, über ihr Leben selbst bestimmen zu können, während die Eltern die Jugendlichen wissen und fühlen lassen wollen, dass es immer noch sie sind, die die Regeln bestimmen. In dieser Situation profitieren beide Seiten davon, wenn sich die Eltern auf das Tun des Jugendlichen konzentrieren (zur Schule gehen, seinen Haushaltspflichten nachkommen) und nicht auf Äußerlichkeiten (Kleidung, Haarschnitt).

Legt der Jugendliche trotz aller Bemühungen von Seiten der Eltern immer noch ein gefährliches oder sonstwie nicht akzeptables Verhalten an den Tag, ist eine professionelle Intervention erforderlich. Substanzmissbrauch ist ein häufiger Auslöser für Verhaltensprobleme und bedarf oft einer spezifischen Therapie. Verhaltensprobleme können aber auch das erste Zeichen einer Depression oder von anderen psychischen Störungen sein. In diesem Fall kommt die Behandlung neben der psychologischen Beratung meist nicht ohne Medikamente aus. Im Extremfall müssen manche Jugendliche für ihr Verhalten letztlich sogar strafrechtlich zur Verantwortung gezogen werden.

Drogen- und Substanzgebrauch und -missbrauch

Substanzgebrauch bei Jugendlichen umfasst das ganze Spektrum von einmaligem Ausprobieren bis hin zur Abhängigkeit ▲. Schon ein nur gelegentlicher Konsum kann problematisch sein – birgt er doch die Gefahren einer Überdosis, eines Verkehrsunfalls unter Drogeneinfluss oder einer ungewollten Schwangerschaft aufgrund eines eingeschränkten Urteilsvermögens. Die meisten Jugendlichen experimentieren allerdings lediglich mit Drogen und gebrauchen sie gelegentlich. Nur wenige von ihnen geraten tatsächlich in eine Drogenabhängigkeit.

Die meisten Kinder haben bis zu ihrem 14. Lebensjahr Erfahrungen mit Alkohol gemacht. Bei 60 Prozent der Jugendlichen bleibt es bei einem genussorientierten kontrollierten Gebrauch. 20 Prozent rühren nie etwas an. Was ein Rausch ist, wissen knapp 40 Prozent der 16-jährigen Jungen und 30 Prozent der gleichaltrigen Mädchen. Neue Studien des Münchner

Max-Planck-Instituts für Psychiatrie ergeben, dass vier Prozent der Jungen zwischen zwölf und 14 Jahren regelmäßig Alkohol trinken. Bei den 18- bis 19-Jährigen sind schon zehn Prozent der Jungen und drei Prozent der Mädchen abhängig. 250 000 Kinder und Jugendliche sind durch Alkoholkonsum gesundheitlich so schwer geschädigt, dass sie behandlungsbedürftig sind.

Die Mehrzahl der erwachsenen Raucher hat ihre Raucherkarriere bereits im Jugendalter begonnen. Fast jeder dritte Jugendliche greift regelmäßig zur Zigarette. Einer neuen Studie zufolge gehören bei den 15-Jährigen sogar jeder vierte Junge und 27 Prozent der Mädchen zu den täglichen Konsumenten.

Wer mit 18 bzw. 19 Jahren noch Nichtraucher ist, hat gute Chancen, auch als Erwachsener rauchfrei durchs Leben zu gehen. Einflussfaktoren auf die Rauchwahrscheinlichkeit sind rauchende Eltern (der Faktor mit der stärksten Vorhersagekraft), Umgang mit rauchenden Gleichaltrigen und ein schlechtes Selbstwertgefühl. Der Konsum anderer illegaler Substanzen erhöht das Risiko ebenfalls. Eltern können ihre heranwachsenden Kinder darin unterstützen, nicht zu rauchen, indem sie mit gutem Beispiel vorangehen und nicht rauchen (oder damit aufhören) und offen über die Gefahren des Tabaks diskutieren. Raucht der Jugendliche bereits, sollten sie ihn davon zu überzeugen suchen, damit aufzuhören und nötigenfalls ärztliche Hilfe dabei in Anspruch zu nehmen.

Illegale Substanzen werden vielfach gebraucht, auch wenn die Entwicklung in den letzten Jahren insgesamt rückläufig war. Mindestens ein Viertel der Zwölf- bis 25-Jährigen hat in ihrem Leben mindestens einmal illegale Drogen genommen, die weitaus meisten Cannabis, vier Prozent haben schon einmal Ecstasy genommen, drei Prozent Amphetamine, zwei Prozent LSD, zwei Prozent Kokain, 0,3 Prozent Heroin, 0,2 Prozent Crack. Männliche Jugendliche haben dabei eher Drogenerfahrung als weibliche. Zurückgegangen ist die Bereitschaft, Cannabis abzulehnen. Gestiegen ist auch die Probierbereitschaft bei Amphetaminen von vier Prozent 1989 auf elf Prozent 2001, ebenso stieg die Probierbereitschaft bei LSD und Ecstasy.

Substanzgebrauch ist also eine Erfahrung, die heute schon Zwölf- bis 14-Jährige machen. Zwar gibt es Risikofaktoren für einen frühen Substanzmittelgebrauch, welche Jugendliche jedoch für die schweren Formen von Substanzgebrauch bzw. Substanzabhängigkeit besonders gefährdet sind, ist schwer vorauszusagen. Eltern sollten auf Warnsignale, wie ein sprunghaftes Verhal-

▲ siehe Seite 635

ten, Stimmungsschwankungen, Freundeswechsel sowie einen Leistungsabfall in der Schule, achten. Erhärtet sich ihr Verdacht, sollten sie mit dem Jugendlichen und seinem Arzt sprechen ▲.

Der Arzt kann zwar dabei helfen, festzustellen, ob der Heranwachsende ein Problem mit legalen oder illegalen Drogen hat. Allerdings befinden sich manche Eltern in dem Irrglauben, sie könnten ihr Kind zum Arzt bringen und dieser würde dann zur Abklärung einen Drogentest veranlassen. Das ist nur möglich, wenn der Jugendliche damit einverstanden ist. Außerdem können die Ergebnisse des Drogentests falsch negativ sein. Einflussfaktoren, die die Testergebnisse verzerren können, sind der Um- und Abbau und die Ausscheidung der Droge sowie der Zeitpunkt des letzten Gebrauchs. Außerdem, und das ist ganz wichtig, wird es dem Arzt schwerlich gelingen, von dem Jugendlichen Daten zur Krankengeschichte zu bekommen, wenn sich dieser unter Anklage gestellt und in die Enge getrieben fühlt. Diese Daten stellen jedoch den Schlüssel zur Diagnose dar.

Hält der Arzt den Verdacht auf ein Drogenproblem für ausreichend begründet, kann er dem Jugendlichen raten, sich an eine auf Jugendliche spezialisierte Drogenberatungsstelle zu wenden.

Schwangerschaftsverhütung und Schwangerschaft im Jugendalter

Mit 16 Jahren hat jeder zweite Jugendliche schon einmal Geschlechtsverkehr gehabt. Mit 19 hat dann praktisch jeder sein »erstes Mal« erlebt. Viele dieser sexuell aktiven Teenager sind allerdings in Sachen Verhütung, Schwangerschaft und sexuell übertragbarer Krankheiten nur unzureichend informiert. In dem Moment, wo impulsives Verhalten und der Gebrauch von Alkohol und Drogen hinzukommen, steigt die Gefahr, dass auf Verhütungsmittel und Barrieremethoden verzichtet wird.

Jugendliche können zwar prinzipiell die gleichen Verhütungsmittel ■ einsetzen wie Erwachsene, allerdings ergeben sich bei ihnen meist Einschränkungen, die auf der bei Jugendlichen nicht immer so verlässlichen Anwendung beruhen. So ist die Minipille, die auf wenige Stunden genau eingenommen werden muss, für sie weniger gut geeignet. Die Spirale wird Frauen, die noch nicht geboren haben, nur ungern eingesetzt.

Die Elternschaft minderjähriger Eltern ist mit großen Problemen belastet. Schwangere Minderjährige brechen oft die Schule oder die Ausbildung ab und vergrößern so ihre wirtschaftlichen Probleme. Auch die finanzielle Kraft eines minderjährigen Vaters ist oft überlastet.

Sehr junge schwangere Frauen, die die Untersuchungen zum Mutterpass nicht wahrnehmen, entwickeln häufiger als Frauen zwischen 20 und 30 Jahren Schwangerschaftsstörungen. Minderjährige Frauen haben häufiger eine Frühgeburt oder bekommen ein Kind mit niedrigem Geburtsgewicht als ältere Frauen. Bei entsprechender ärztlicher Betreuung dürften bei den älteren Teenagern jedoch nicht mehr Schwangerschaftskomplikationen auftreten als bei erwachsenen Frauen mit ähnlichem sozialen Hintergrund.

Ein Schwangerschaftsabbruch beseitigt nicht automatisch die psychischen Probleme, die sich für die junge Frau und den Mann mit einer ungewollten Schwangerschaft verbinden. Emotionale Krisen tauchen auf, wenn die Schwangerschaft festgestellt wird, wenn die Entscheidung zugunsten eines Schwangerschaftsabbruchs fällt, direkt nach dem Abbruch, zu dem Zeitpunkt, an dem das Kind eigentlich hätte zur Welt kommen sollen, und an den Jahrestagen dieses Datums.

Die Reaktionen der Eltern auf die Nachricht, dass ihre Tochter oder die Freundin ihres Sohnes schwanger ist, kann sehr unterschiedlich ausfallen. Die ganze Bandbreite an Gefühlen, angefangen bei Gleichgültigkeit über Enttäuschung bis hin zu Entsetzen, sind möglich. Es ist wichtig, dass die Eltern dem Heranwachsenden ihre Unterstützung und Bereitschaft zu helfen zusagen, damit er die richtige Wahl treffen kann. Die Eltern müssen mit dem Jugendlichen zusammen offen über alle zur Wahl stehenden Möglichkeiten sprechen – Schwangerschaftsabbruch, Adoption oder Austragen und Annehmen der Elternschaft. Doch allein gelassen werden darf der Jugendliche mit keiner der gewählten Möglichkeiten.

▲ siehe Seite 1622   ■ siehe Seite 1395

KAPITEL 270

Bakterielle Infektionen

Bakterien sind mikroskopisch kleine einzellige Lebewesen ▲, die sich überall in der Luft, der Erde, dem Wasser, in Menschen, Tieren und Pflanzen finden. Neben den nützlichen Bakterien gibt es auch krank machende (pathogene), die Infektionskrankheiten hervorrufen. Zu den häufigsten bakteriellen Infektionen bei Kindern zählen Hautinfektionen, wie Impetigo (Grind- oder Eiterflechte), und Ohr- und Racheninfektionen. Diese Störungen werden bei Kindern ebenso behandelt wie bei Erwachsenen. Andere bakterielle Infektionen verlangen bei Kindern eine spezielle Behandlung.

Kinder unter zwei Jahren, solche ohne Milz oder mit Immunschwäche und Kinder mit Sichelzellenanämie haben ein erhöhtes Risiko für bakterielle Infektionen.

Manchmal lässt sich eine bakterielle Infektion allein aufgrund ihrer typischen Symptome diagnostizieren. Meist muss jedoch eine Gewebeprobe oder Körperflüssigkeit, wie Blut, Urin, Eiter oder Hirn-Rückenmark-Flüssigkeit, entnommen werden. Die Erreger werden entweder mikroskopisch oder mittels Bakterien-Schnelltest nachgewiesen. In aller Regel sind die Bakterien jedoch nicht zahlreich oder groß genug, um sie erkennen zu können; dann werden sie in einer Kultur vermehrt. Nach 24 bis 48 Stunden sind auf den Nährböden Bakterienkolonien sichtbar. Mit einer solchen Kultur lässt sich auch die Empfindlichkeit eines Mikroorganismus gegenüber Antibiotika feststellen; damit lässt sich erkennen, welches Mittel sich zur Behandlung am besten eignet. Viele Krankheiten werden antibiotisch behandelt, obwohl die Kulturbefunde noch nicht vorliegen. Sobald die Befunde dann da sind, kann zu dem wirkungsvollsten Antibiotikum gewechselt werden.

Okkulte Bakteriämie

Bei der okkulten (versteckten) Bakteriämie gibt es Bakterien im Blut, obwohl sonst nirgendwo im Körper eine Infektion vorzuliegen scheint und das Kind abgesehen von leichtem Fieber nicht besonders krank wirkt.

Kinder unter drei Jahren bekommen häufig Fieber. Meist entwickeln sie darüber hinaus weitere Symptome, wie Husten oder Schnupfen, die dem Arzt den Weg zur Diagnose weisen. Bei einem Teil von ihnen gibt es außer dem Fieber jedoch keine weiteren Symptome. Die meisten Kinder haben eine Virusinfektion, die ohne Behandlung wieder abklingt. Bei einigen dieser Kinder zirkulieren jedoch Bakterien im Blut. Bei der überwiegenden Zahl der Kinder wird die okkulte Bakteriämie durch das Bakterium *Streptococcus pneumoniae* verursacht. Bei älteren Kindern und Erwachsenen mit Fieber, die sonst keine weiteren Symptome haben, sind dagegen praktisch nie Bakterien im Blut vorhanden. Die Bakterien aus dem Blut können verschiedene Organe befallen und ernste Erkrankungen, wie Lungen- und Hirnhautentzündung, verursachen. Obwohl sich diese schweren Erkrankungen nur relativ selten entwickeln, wird vorsorglich eine Blutkultur angelegt. Sobald der Erreger nachgewiesen ist, kann gezielt behandelt werden; damit wird von Anfang an verhindert, dass sich schwere Krankheiten entwickeln. Da eine erhöhte Zahl weißer Blutkörperchen auf ein erhöhtes Risiko für eine bakterielle Infektion hindeutet, wird häufig bereits mit Antibiotika behandelt, bevor die Kulturergebnisse vorliegen.

Da sich bei Fieber eine Bakteriämie nie sicher ausschließen lässt, wird bei Kindern unter drei Jahren mit Fieber über 39 °C, für das es keinen offensichtlichen Grund gibt, ein komplettes Blutbild gemacht und eine Blutkultur angelegt. Da die okkulte Bakteriämie bei Kindern über drei Jahren wesentlich seltener vorkommt, ist bei ihnen keine Blutkultur erforderlich.

Bei Kindern mit Verdacht auf eine okkulte Bakteriämie wird 24 bis 48 Stunden nach der Eingangsuntersuchung, wenn die Kulturbefunde vorliegen, die Lage erneut beurteilt. Ist der Kulturbefund positiv, muss das Kind Antibiotika einnehmen. Liegen Zeichen einer schweren Erkrankung vor, erhält das Kind die Antibiotika im Krankenhaus intravenös. In manchen Fällen, z. B. wenn die Zahl der weißen Blutkörperchen erhöht ist, wird ein Antibiotikum wie Ceftriaxon in einer Einzelinjektion gegeben, während auf die Kulturergebnisse gewartet wird.

Mit der Pneumokokkenimpfung *(Streptococcus pneumoniae)* lässt sich das Risiko einer okkulten Bakteriämie stark reduzieren. Durch die Impfung gegen *Haemophilus influenzae* Typ b, die für alle Kinder routinemäßig empfohlen wird, kommt eine okkulte Bakteriämie durch *Haemophilus influenzae* Typ b praktisch nicht mehr vor.

Bakterielle Hirnhautentzündung

Unter der bakteriellen Hirnhautentzündung (Meningitis) versteht man eine Infektion der Hirn- und Rückenmarkhäute.

Eine Hirnhautentzündung kann in jedem Alter auftreten. Sie unterscheidet sich bei Neugeborenen und Säuglingen jedoch von der bei älteren Kindern, Jugendlichen und Erwachsenen auftretenden Form ▲.

Besonders anfällig für eine bakterielle Hirnhautentzündung sind Kinder mit Sichelzellenanämie und Kinder ohne Milz. Bei Kindern mit angeborenen Fehlbildungen der Gesichts- und Schädelknochen können Bakterien durch die Knochendefekte eindringen und so zu den Hirnhäuten gelangen. Kinder mit Immunschwäche, wie sie z. B. bei Aids oder bei einer Chemotherapie vorliegt, haben ebenfalls ein höheres Erkrankungsrisiko.

Ursachen

Bei Neugeborenen wird die Hirnhautentzündung typischerweise während des Geburtsvorgangs durch Bakterien im Geburtskanal verursacht. Die meisten Infektionen werden durch Streptokokken der Gruppe B, *Escherichia coli* und *Listeria monocytogenes*, verursacht. Bei älteren Kindern wird die Infektion meist über das Atemwegsekret infizierter Dritter (Tröpfcheninfektion) übertragen. Verantwortliche Erreger sind hier meist *Streptococcus pneumoniae* und *Neisseria meningitidis*. Eine Hirnhautentzündung durch *Haemophilus influenzae* Typ b – früher die am häufigsten vertretene Form – kommt seit Einführung der Hib-Impfung bei Kindern nur noch selten vor. Durch Einführung eines neuen verbesserten Impfstoffs gegen *Streptococcus pneumoniae* sollte auch dieser Erreger als Ursache für eine Hirnhautentzündung im Kindesalter selten werden.

Symptome und Diagnose

Ältere Kinder und Jugendliche mit Hirnhautentzündung haben meist einige Tage lang steigendes Fieber, Kopfschmerzen, Verwirrtheit und einen steifen Nacken. Gleichzeitig können die oberen Atemwege infiziert sein, was jedoch nicht

Durch Impfung vermeidbare bakterielle Infektionskrankheiten *

- ■ Diphtherie
- ■ Infektionen mit *Haemophilus influenzae* Typ b (Lungenentzündung, Hirnhautentzündung, okkulte Bakteriämie, Ohrinfektionen)
- ■ Keuchhusten
- ■ Tetanus

* Anmerkung: Auch vielen Virusinfektionen lässt sich mit einer Impfung vorbeugen ◆.

mit der Hirnhautentzündung in Zusammenhang steht. Bei Neugeborenen und Säuglingen ist der Nacken selten steif. Bei ihnen zeigt sich die Hirnhautentzündung meist durch Unruhezustände und Reizbarkeit. Wenn sie außerdem nicht mehr trinken wollen, sollten die Eltern an eine ernsthafte Störung denken. Manchmal kommt es bei Neugeborenen und Säuglingen auch zu Fieber, Erbrechen und Hautausschlag. Bei einem Teil von ihnen treten Krampfanfälle auf. Manchmal sind die Nerven, die verschiedene Augen- und Gesichtsbewegungen kontrollieren, geschädigt. Dadurch kann Einwärts- oder Auswärtsschielen mit einem Auge oder ein »schiefes« Gesicht entstehen. Bei vielen Neugeborenen wölben sich die Fontanellen (die weichen Stellen zwischen den Schädelknochen) durch den zunehmenden Druck der Gehirnflüssigkeit hervor oder fühlen sich gespannt an. Diese Symptome entwickeln sich meist über einen Zeitraum von ein bis zwei Tagen. Vor allem bei Kindern unter drei bis vier Monaten kann die Krankheit ganz plötzlich auftreten und innerhalb von 24 Stunden aus einem gerade noch gesunden Kind ein todkrankes machen.

Nur selten verursachen bestimmte Keime im Gehirn von Kindern mit Hirnhautentzündung Abszesse. Je größer der Abszess wird, umso stärker wird der Druck auf das Gehirn. Dadurch tritt Erbrechen auf, der Schädel vergrößert sich und die Fontanellen wölben sich hervor.

Um die bakterielle Meningitis zu diagnostizieren, wird eine körperliche Untersuchung durchgeführt und mit einer Lumbalpunktion ★ etwas Hirn-Rückenmark-Flüssigkeit für eine Kultur entnommen. Mittels Blutkulturen wird

---

▲ siehe Seite 514 ◆ siehe Kasten Seite 1466
★ siehe Kasten Seite 426

untersucht, ob sich auch im Blut Bakterien finden. Eine Ultraschalluntersuchung oder Computertomographie gibt Aufschluss darüber, ob ein Gehirnabszess vorliegt.

Vorbeugung und Behandlung

Eine wichtige Schutzmaßnahme vor bakterieller Hirnhautentzündung ist die Impfung gegen *Haemophilus influenzae* Typ b und *Streptococcus pneumoniae*.

Eine bakterielle Hirnhautentzündung wird mit Antibiotika behandelt.

Diphtherie

Diese ansteckende Infektion der oberen Atemwege wird von dem Bakterium Corynebacterium diphtheriae *ausgelöst.*

Vor Jahrzehnten war die Diphtherie als Todesursache bei Kindern so häufig, dass sie »der Würgeengel der Kinder« genannt wurde. Heute kommt sie in den Industrieländern nur noch selten vor. Da die Diphtheriebakterien jedoch weiterexistieren, kann es immer wieder zu Krankheitsausbrüchen kommen, besonders bei Menschen, deren Impfschutz nachgelassen hat. Zur Zeit ist die Gefahr besonders groß, dass die Krankheit aus den ehemaligen Ostblockstaaten eingeschleppt wird.

Diphtheriebakterien werden meist als Tröpfcheninfektion übertragen. Die Bakterien vermehren sich gewöhnlich auf der Schleimhaut von Mund oder Rachen oder in deren Nähe und verursachen dort eine Entzündung. Einige Typen des *Corynebacterium diphtheriae* produzieren ein hochwirksames Gift, das Herz und Gehirn schädigen kann.

Symptome und Diagnose

Die Erkrankung beginnt ein bis vier Tage nach Kontakt mit den Bakterien. Erste Symptome sind meist Halsschmerzen, ein allgemeines Krankheitsgefühl und Fieber bis zu 39 °C. Möglich sind auch beschleunigter Puls und Übelkeit, Erbrechen, Schüttelfrost und Kopfschmerzen. Die Lymphdrüsen am Hals können geschwollen sein. Ist die Rachenschleimhaut angeschwollen, verengen sich die Atemwege, und es tritt bisweilen starke Atemnot auf.

Die Bakterien bilden im Bereich der Mandeln und in anderen Bereichen des Rachens eine charakteristische derbe, graue Schicht aus abgestorbenen weißen Blutzellen, Bakterien und anderen Substanzen. Diese Pseudomembran kann sich plötzlich ablösen und die Atemwege total blockieren, sodass das Kind keine Luft mehr bekommt.

Die Bakterien setzen ein Gift frei, das bestimmte Nerven schädigt und Symptome wie Schluckbeschwerden, Augenmuskelschwäche sowie Lähmungserscheinungen in Armen und Beinen verursacht. Dieses Diphtherietoxin kann den Herzmuskel schädigen.

Der Verdacht auf Diphtherie besteht, wenn ein Kind eine Halsentzündung hat, bei der sich eine Membran gebildet hat. Der Verdacht erhärtet sich, wenn bei einem ungeimpften Kind Lähmungen der Gesichts- und Rachenmuskeln auftreten. Um die Diagnose zu bestätigen, wird aus einem Rachenabstrich eine Bakterienkultur angelegt.

Vorbeugung und Behandlung

Kinder werden bei den allgemein empfohlenen Impfungen auch gegen Diphtherie geimpft, meist zusammen mit der Impfung gegen Tetanus und Keuchhusten (DaPT-Impfung) ▲.

Ein Kind mit Diphtheriesymptomen wird auf der Intensivstation behandelt und bekommt Antikörper gespritzt, die die Diphtherietoxine neutralisieren sollen. Um die Diphtheriebakterien abzutöten, werden Penizillin oder Erythromyzin gegeben.

Nach einer schweren Diphtherie braucht das Kind lange, bis es sich wieder erholt hat. Wichtig ist, dass es nicht zu schnell wieder aktiv wird. Selbst normale körperliche Belastung kann einem entzündeten Herzen schaden.

Retropharyngealabszess

Dieses ist eine Eiteransammlung in den Lymphknoten an der hinteren Rachenwand.

Da sich die Lymphknoten an der hinteren Rachenwand nach der Kindheit verkleinern oder ganz zurückbilden, kommt diese Form von Abszess bei Erwachsenen nur selten vor. Retropharyngealabszesse entstehen meist, wenn sich eine bakterielle Infektion der Gaumen- oder Rachenmandeln, des Rachens, der Nebenhöhlen, der Nase oder des Mittelohrs ausbreitet. Viele Infektionen werden durch eine Kombination mehrerer Bakterien verursacht. Eine Verletzung der hinteren Rachenwand durch einen scharfen Gegenstand, wie beispielsweise eine Fischgräte,

▲ siehe Kasten Seite 1466

kann gelegentlich ebenfalls einen solchen Abszess verursachen. Selten ist eine Tuberkulose die Ursache.

Symptome und Diagnose

Die Hauptsymptome sind Schluckbeschwerden, Fieber sowie geschwollene Halslymphknoten. Die Stimme hört sich gedämpft an, das Kind speichelt. Der Abszess kann die Atemwege verlegen und Atemnot verursachen. Um die Atmung zu erleichtern, liegt das Kind bevorzugt auf dem Rücken, legt den Kopf in den Nacken und reckt das Kinn in die Höhe.

Komplikationen sind Blutungen im Abszessbereich, ein Riss des Abszesses, aus dem sich Eiter in die Atemwege entleert – was sie eventuell verlegen kann – und Lungenentzündung. Ein Stimmritzenkrampf kann die Atembeschwerden verschlimmern. In den Jugularvenen, die in der so genannten Drosselgrube an der vorderen Halsseite liegen, können sich Blutgerinnsel bilden. Schließlich kann sich die Infektion auch in den Brustraum ausbreiten.

Bei den entsprechenden Symptomen wird geröntgt und eine Computertomographie gemacht, um die Diagnose zu sichern.

Behandlung und Prognose

Die meisten Abszesse müssen operativ entleert werden. Penizillin plus Metronidazol, Clindamyzin, Cefoxitin oder andere Antibiotika werden zunächst intravenös, dann oral gegeben. Die meisten Kinder erholen sich bei rechtzeitiger Behandlung gut.

Kehldeckelentzündung

Die Kehldeckelentzündung (Epiglottitis) ist eine schwere, bakterielle Infektion, die die Atemwege verlegen und damit die Luftzufuhr unterbrechen kann.

Der Kehldeckel verschließt beim Schlucken den Eingang zum Kehlkopf und zur Luftröhre. Eine Kehldeckelentzündung kommt in erster Linie bei Kindern im Alter zwischen zwei und fünf Jahren vor; bei Kindern unter zwei Jahren ist sie ungewöhnlich. Grundsätzlich kann sie jedoch in jedem Alter, auch bei Erwachsenen, auftreten ▲. Früher wurde eine Kehldeckelentzündung fast immer durch das Bakterium *Haemophilus influenzae* Typ b verursacht. Da heute die meisten Kinder gegen diesen Bakterientyp geimpft sind, kommt die Krankheit nur noch recht selten vor und wird dann meist durch

Streptococcus pneumoniae, andere Streptokokken und Staphylokokken verursacht. Oft geht die Infektion mit einer Bakteriämie einher, bei der Bakterien im Blut zirkulieren; die Infektion kann sich auf die Gelenke, die Hirnhäute, den Herzbeutel und das Unterhautgewebe ausbreiten.

Symptome

Die Infektion beginnt meist überraschend und schreitet schnell fort. Beim eben noch gesunden Kind entwickeln sich plötzlich Halsentzündung, Heiserkeit und oft auch hohes Fieber. Schluckbeschwerden und Atemnot sind ebenfalls häufig. Das Kind beginnt zu sabbern, atmet schnell und keucht beim Einatmen. Die Atemnot bewirkt oft, dass sich das Kind nach vorn beugt und den Hals nach hinten überstreckt, damit mehr Luft in die Lunge gelangt. Durch die Atemnot steigt der Kohlendioxidgehalt im Blut, der Sauerstoffgehalt sinkt. Dadurch wird das Kind unruhig und verwirrt, später dann teilnahmslos. Wegen des geschwollenen Kehldeckels fällt es schwer, Schleim auszuhusten. Die Kehldeckelentzündung kann schnell lebensbedrohlich werden, weil das geschwollene, infizierte Gewebe die Atemwege verlegen und damit die Luftzufuhr unterbrechen kann.

Vorbeugung, Diagnose und Behandlung

Den besten Schutz vor einer Kehldeckelentzündung bietet die Schutzimpfung gegen *Haemophilus influenzae* Typ b und *Streptococcus pneumoniae*.

Die Kehldeckelentzündung ist ein medizinischer Notfall. Schon beim Verdacht muss das Kind sofort in stationäre Behandlung. Wenn nicht alle typischen Symptome einer Kehldeckelentzündung vorliegen und das Kind nicht ernsthaft krank wirkt, kann mithilfe einer Röntgenuntersuchung festgestellt werden, ob der Kehldeckel vergrößert ist. Bei der Untersuchung des Halses darf das Kind nicht auf dem Rücken liegen, und es darf auch kein Zungenspatel gebraucht werden, da dies einen Krampf von Kehlkopf und Rachenmuskulatur und eine totale Verlegung der Atemwege verursachen kann.

Weist die Röntgenuntersuchung eine Kehldeckelschwellung nach oder wirkt das Kind ernsthaft krank, wird es in Vollnarkose im Operationsraum mit dem Laryngoskop untersucht. Wird bei dieser Untersuchung eine Kehldeckelentzündung nachgewiesen, oder löst sie einen Krampf des Kehldeckels bzw. der Rachenmus-

▲ siehe Seite 1252

kulatur aus, wird ein Kunststoffschlauch in die Atemwege eingeführt, um sie offen zu halten. Ist die Schwellung bereits so weit fortgeschritten, dass das unmöglich ist, wird ein Luftröhrenschnitt gemacht, durch den der Beatmungsschlauch eingeführt wird. Dort wird er einige Tage belassen – so lange, bis sich die Schwellung zurückbildet. Begleitend werden Antibiotika, wie Ceftriaxon oder Ampizillin in Kombination mit Sulbactam, gegeben. Sobald die Luftröhre wieder frei ist, wird das Kind bald wieder gesund.

Keuchhusten

Keuchhusten (Pertussis) ist eine hoch ansteckende Infektionskrankheit, die durch das Bakterium Bordetella pertussis *verursacht wird. Beim Keuchhusten treten Hustenanfälle auf, die gewöhnlich mit einer verlängerten, hochtonigen, tief eingezogenen Atmung, dem Keuchen, enden.*

Keuchhusten kommt auf der ganzen Welt vor. Ab 1991 sind die Krankheitsfälle in Deutschland erheblich zurückgegangen, weil seit dieser Zeit wieder empfohlen wird, kleine Kinder gegen Keuchhusten zu impfen. Der verwendete Impfstoff (aP-Impfstoff) ist erheblich besser verträglich, als der, mit dem früher geimpft wurde.

Grundsätzlich kann Keuchhusten in jedem Alter auftreten, doch etwa die Hälfte der Erkrankten ist jünger als vier Jahre. Eine einmalige Erkrankung macht nicht in jedem Fall für den Rest des Lebens immun. Beim zweiten Mal ist die Erkrankung jedoch gewöhnlich nur schwach ausgeprägt und wird deshalb nicht immer als Keuchhusten erkannt. So handelt es sich manchmal, wenn bei einem Erwachsenen eine »wandernde Pneumonie« diagnostiziert wird, um Keuchhusten. Bei Kindern unter zwei Jahren ist Keuchhusten am gefährlichsten.

Infizierte Personen sprühen beim Husten die Keuchhustenbakterien in die Luft. Die Ansteckung erfolgt dann über diese Tröpfchen, indem man die Bakterien einatmet. Nach der dritten Krankheitswoche besteht meist keine Ansteckungsgefahr mehr.

Symptome

Die Krankheit dauert etwa sechs Wochen und verläuft in drei Stadien: leichte, grippeähnliche Symptome, schwere Keuchhustenanfälle und

allmählich abnehmende Krankheitserscheinungen. Zu den grippeähnlichen Symptomen gehören Niesen, Schnupfen und ein allgemeines Krankheitsgefühl. Nach ein bis zwei Wochen treten die typischen Keuchhustenattacken auf. Sie bestehen aus fünf bis 15 oder mehr stakkatoartigen Hustenstößen, auf die eine lange, ziehend-juchzende Einatmung folgt. Dasselbe wiederholt sich ein- oder zweimal; in dem kurzen hustenfreien Intervall normalisiert sich die Atmung wieder. Beim Husten kommt oft viel zäher Schleim hoch, den das Kind wieder hinunterschluckt oder der in Blasen aus der Nase tritt. Kleinere Kinder erbrechen sich nach solch einem langen Hustenanfall häufig. Erstickungsanfälle und kurze Atemaussetzer können die Haut des Säuglings bläulich färben.

Etwa ein Viertel der betroffenen Kinder bekommt eine Lungenentzündung mit den daraus erwachsenden Atembeschwerden. Auch Ohrinfektionen sind eine häufige Folgeerscheinung von Keuchhusten. Nur selten wird auch das Gehirn des Säuglings geschädigt. Eine Hirnblutung, ein Hirnödem oder eine Entzündung des Gehirns kann Krampfanfälle, Verwirrtheit, Hirnschäden und geistige Behinderung verursachen.

Nach einigen Wochen klingen die Hustenattacken langsam ab; es kann aber noch über Wochen oder gar Monate ein länger andauernder Husten bestehen.

Diagnose und Prognose

Der Verdacht auf Keuchhusten entsteht bei heftigen Hustenattacken mit dem typischen Reizhusten (Stakkatohusten) und dem anschließenden Aufziehen der Luft. Zur Bestätigung der Diagnose wird eine Probe aus der Nasen- und Rachenschleimhaut genommen, aus der eine Kultur angelegt wird. Im fortgeschrittenen Stadium der Erkrankung fallen die Kulturergebnisse jedoch oft negativ aus. Weitere diagnostische Verfahren zum Erregernachweis sind die Polymerasekettenreaktion und ein Schnellnachweisverfahren.

Die meisten Kinder genesen komplett, wenn auch langsam von ihrem Keuchhusten. Bei Kindern unter einem Jahr kann die Krankheit jedoch sehr schwer verlaufen.

Vorbeugung und Behandlung

Zu den für Kinder empfohlenen Standardimpfungen gehört auch die Impfung gegen Keuchhusten. Sie wird meist als Kombinationsimpfung mit Tetanus und Diphtherie durchgeführt (DaPT-Impfung ▲). Personen mit Kontakt zu Keuchhustenpatienten erhalten vorbeugend das Anti-

▲ siehe Kasten Seite 1466

biotikum Erythromyzin (oder manchmal Clarithromyzin oder Azithromyzin).

Schwer erkrankte Säuglinge werden meist im Krankenhaus behandelt, weil sie so starke Atembeschwerden bekommen können, dass sie über einen Beatmungsschlauch beatmet werden müssen. Bei anderen muss Sauerstoff oder intravenös Flüssigkeit zugeführt werden. Bei mildem Verlauf kann das Kind zu Hause behandelt werden. Der Wert von Hustenmitteln ist fraglich; sie sollten in der Regel nicht angewandt werden.

Um die Keuchhustenbakterien abzutöten, werden meist Erythromyzin, Clarithromyzin oder Azithromyzin eingesetzt. Auch die bakteriellen Komplikationen, wie Lungen- und Mittelohrentzündung, werden mit Antibiotika behandelt.

Rheumatisches Fieber

Diese Entzündung, von der vor allem die Gelenke und das Herz betroffen sind, beruht auf der Komplikation einer Racheninfektion mit Streptokokken.

Rheumatisches Fieber kann auf eine Streptokokkeninfektion folgen. Allerdings handelt es sich bei dem Fieber um eine entzündliche Reaktion auf die Infektion. Die meisten Menschen mit rheumatischem Fieber genesen wieder; einige von ihnen behalten jedoch eine dauerhafte Herzschädigung zurück. Mangelernährung und beengte Wohnverhältnisse scheinen das Risiko für rheumatisches Fieber zu erhöhen, aber auch genetische Faktoren scheinen eine Rolle zu spielen. Früher war rheumatisches Fieber häufig, heute ist es durch den breiten und frühzeitigen Einsatz von Antibiotika bei Streptokokkeninfektionen selten geworden.

Etwa die Hälfte der Kinder, die bereits einmal rheumatisches Fieber hatten, bekommt nach einer neuerlichen Streptokokkeninfektion des Rachens einen Rückfall. Streptokokkeninfektionen der Haut (Impetigo) und anderer Körperbereiche ziehen aus bislang unbekannten Gründen kein rheumatisches Fieber nach sich.

Symptome

Rheumatisches Fieber betrifft viele Körperbereiche, so auch die Gelenke, das Herz und die Haut. Die Symptome sind sehr unterschiedlich, je nachdem, wo im Körper der entzündliche Prozess stattfindet. In der Regel beginnen die Symptome einige Wochen, nachdem die Streptokokkenangina abgeklungen ist. Die Hauptsymptome des rheumatischen Fiebers sind Gelenkschmerzen, Fieber, Brustschmerzen oder Herzjagen aufgrund der Herzentzündung, zuckende, unkontrollierte Bewegungen, ein Hautausschlag und kleine Knötchen unter der Haut. Die Symptome können allein und in verschiedenen Kombinationen auftreten.

Gelenkschmerzen und Fieber sind häufig die ersten Symptome. Ein Gelenk oder mehrere Gelenke beginnen plötzlich zu schmerzen und sind berührungsempfindlich. Sie können gerötet, heiß und geschwollen sein. Betroffen sind meist Knöchel, Knie, Ellenbogen und Handgelenke, aber auch Schultern, Hüfte und die kleinen Gelenke der Hände und Füße. Wenn die Schmerzen in einem Gelenk abklingen, beginnen sie im nächsten (Wanderschmerzen). Die Intensität der Gelenkschmerzen rangiert von mild bis stark; sie dauern typischerweise zwei bis vier Wochen. Das rheumatische Fieber verursacht keine Langzeitschäden an den Gelenken.

Manchmal verursacht eine Herzentzündung keine Symptome und wird erst Jahre später erkannt. Manche Kinder haben einen beschleunigten Herzschlag. Bei anderen entzündet sich der Herzbeutel und verursacht Brustschmerzen. Herzinsuffizienz kann entstehen und dazu führen, dass das Kind schnell ermüdet und kurzatmig wird. Begleitet werden diese Symptome von Übelkeit, Erbrechen, Magenschmerzen sowie einem abgehackten Husten.

Die Herzentzündung klingt allmählich ab, meist innerhalb von fünf Monaten. Sie kann jedoch die Herzklappen dauerhaft schädigen und so eine rheumatische Herzerkrankung zur Folge haben. Die Wahrscheinlichkeit dafür hängt vom Schweregrad der vorausgehenden Herzentzündung ab. Von den Personen, die noch nie eine Herzentzündung hatten, entwickelt nur ein Prozent eine rheumatische Herzerkrankung. Im Vergleich dazu sind es bei Personen mit milder Herzentzündung 30 Prozent und bei denen mit schwerer Herzentzündung 70 Prozent. Meist wird die Herzklappe zwischen dem linken Vorhof und der Herzkammer geschädigt. Die Herzklappe kann undicht (Mitralinsuffizienz) oder verengt (Mitralstenose) sein oder beides ▲. Ein Schaden an der Mitralklappe verursacht charakteristische Herzgeräusche, die zur Diagnose des rheumatischen Fiebers führen. In den mittleren Jahren kann die Schädigung dann Herzinsuffizienz ■ und Vorhofflimmern, eine Herzrhythmusstörung, verursachen ★.

▲ siehe Seiten 165 und 167   ■ siehe Seite 137
★ siehe Seite 150

Vorbeugung und Behandlung

Am sichersten vorgebeugt wird rheumatischem Fieber mit einer schnellen und umfassenden Antibiotikabehandlung bei jeder Streptokokkeninfektion. Darüber hinaus sollte jedes Kind, das einmal rheumatisches Fieber hatte, entweder täglich Penizillin einnehmen oder dieses einmal im Monat gespritzt bekommen, um einer neuerlichen Streptokokkeninfektion vorzubeugen. Diese medikamentöse Vorbeugung sollte bis zum Erwachsenenalter fortgeführt werden; manche Ärzte empfehlen sogar eine lebenslange Anwendung.

Die Behandlung von rheumatischem Fieber verfolgt drei Ziele: Jede eventuell noch verbliebene Streptokokkeninfektion zu bekämpfen, die Entzündung vor allem in den Gelenken und im Herzen zu verringern und die körperliche Aktivität einzuschränken, die die entzündeten Gewebe noch mehr schädigen könnte. Um die Entzündung zu bremsen und die Schmerzen zu lindern, vor allem wenn bereits Gelenke befallen sind, wird Azetylsalizylsäure in hoher Dosierung verabreicht. Ob nichtsteroidale Entzündungshemmer ebenso wirksam sind, ist bislang nicht geklärt. Manchmal wird Azetylsalizylsäure mit Kodein kombiniert eingesetzt. Liegt bereits eine schwere Herzentzündung vor, muss Kortison, z. B. Prednison, gegeben werden, um zu verhindern, dass die Entzündung fortschreitet.

Bettruhe entlastet die schmerzenden, entzündeten Gelenke. Bei einer Herzentzündung ist strenge Bettruhe ratsam.

Falls die Herzklappen geschädigt sind, besteht ein Leben lang die Gefahr einer Klappeninfektion ▲. Ist das Herz geschädigt, müssen noch im Erwachsenenalter vor jedem chirurgischen Eingriff, und dazu zählen auch zahnärztliche Eingriffe, Antibiotika eingenommen werden.

Harnweginfektionen

Unter einer Harnweginfektion (HWI) versteht man eine bakterielle Infektion der Harnblase (Zystitis) oder der Nieren (Pyelonephritis).

Harnweginfektionen (HWIs) kommen bei Kindern häufig vor. Nahezu alle HWIs werden durch Bakterien verursacht, die durch die Öffnung der Harnröhre gelangen und zur Blase und manchmal auch zu den Nieren aufsteigen. Männliche Säuglinge sind anfälliger für HWIs als weibliche; ab dem ersten Lebensjahr treten HWIs jedoch bei Mädchen häufiger auf. Ein erhöhtes Risiko für HWIs haben Knaben, die nicht beschnitten sind, und unter deren Vorhaut sich eher Bakterien ansiedeln, sowie Kinder mit starker Verstopfung.

Harnweginfektionen bei älteren Schulkindern und Jugendlichen unterscheiden sich kaum von denen bei Erwachsenen ■. Jüngere Säuglinge und Kinder mit Harnweginfektionen weisen jedoch häufiger verschiedene entwicklungsbedingte Fehlbildungen der Harnwege auf, die sie anfälliger für HWIs machen. Zu diesen Fehlbildungen zählen der Harnrückfluss aus der Blase in die Harnleiter (vesikoureteraler Reflux) sowie zahlreiche andere Störungen, die eine Harnabflussbehinderung verursachen. Solche Störungen liegt bei der Hälfte aller Neugeborenen und Säuglingen mit HWI und bei 20 bis 30 Prozent aller Schulkinder mit HWI vor.

Bis zum Schulalter haben viele Kinder mit HWI, vor allem jene mit Fieber, sowohl eine Blasen- als auch eine Niereninfektion. Wird der Niereninfekt von einem starken Harnrückfluss begleitet, entwickelt sich bei bis zur Hälfte der Kinder eine Nierenvernarbung. Liegt kein Harnrückfluss vor oder ist er nur mild ausgeprägt, kommt es nur bei sehr wenigen Kindern zu einer solchen Vernarbung. Eine Nierenvernarbung kann im Erwachsenenalter zu Bluthochdruck und einer eingeschränkten Nierenfunktion führen.

Symptome und Diagnose

Bei Neugeborenen und Säuglingen mit HWI ist das einzige Symptom oft Fieber. Manchmal trinken sie auch schlecht, sind teilnahmslos, erbrechen sich und haben Durchfall. Ältere Kinder mit Blaseninfektion haben meist Schmerzen oder Brennen beim Wasserlassen und müssen häufiger zur Toilette. Schmerzen in der Blasenregion sind ebenfalls häufig. Kinder mit Niereninfektion haben typischerweise Schmerzen im Rücken oder in den Seiten unterhalb der Rippen im Bereich der betroffenen Niere, Fieber und ein allgemeines Krankheitsgefühl.

Die Harnweginfektion wird durch die Untersuchung des Urins diagnostiziert. Ist das Kind schon sauber und trägt keine Windeln mehr, kann sein Urin in einem sterilen Behältnis aufgefangen werden. Wichtig ist dabei, dass die Öffnung der Harnröhre vor dem Wasserlassen gründlich gereinigt wird. Bei kleineren Kindern und Säuglingen wird der Harn durch einen Katheter, der durch die Harnröhre in die Blase

▲ siehe Seite 172   ■ siehe Seite 860

eingeführt wird, gewonnen. Säuglingen wird manchmal der Urin über eine Nadel entnommen, die direkt über dem Schambein in die Haut gestochen wird. Einen auf die Genitalregion aufgebrachten Klebebeutel zum Auffangen des Urins zu verwenden, ist wenig sinnvoll, da der Urin häufig mit Bakterien und anderem Material der Haut verunreinigt wird.

Der Urin wird mikroskopisch und chemisch auf weiße Blutzellen und Bakterien untersucht. Außerdem wird eine Urinkultur angelegt, um die Bakterienart zu bestimmen. Die Urinkultur ist die verlässlichste Nachweismethode.

Bei Mädchen unter zwei bis drei Jahren und bei Jungen jeden Alters macht eine Harnweginfektion diagnostische Tests erforderlich, um abzuklären, ob eine Fehlbildung der Harnwege vorliegt. Dasselbe gilt für ältere Mädchen mit stets wiederkehrenden HWIs. Zu diesen Untersuchungen gehören eine Ultraschalluntersuchung, mit der sich Nierenfehlbildungen und -verengungen nachweisen lassen, sowie eine Miktionszystourethrographie (MCUG), mit der sich ebenfalls Fehlbildungen der Nieren, des Harnleiters und der Blase erkennen lassen, und die außerdem feststellt, ob ein Harnrückfluss (Reflux) stattfindet. Hierzu wird ein Katheter durch die Harnröhre in die Blase geschoben. Nachdem ein Kontrastmittel über den Katheter eingespült wurde, wird vor und nach dem Wasserlassen geröntgt. Bei der so genannten Isotopen-MCUG wird im Unterschied dazu ein radioaktives Kontrastmittel in die Blase gespritzt. Die Bilder werden mit einem speziellen Scanner gemacht. Bei diesem Verfahren werden die Eierstöcke bzw. Hoden des Kindes einer geringeren Strahlenmenge ausgesetzt als bei der Miktionszystourethrographie. Die Isotopen-MCUG eignet sich jedoch besser zur Verlaufskontrolle als zur Diagnose einer Harnabflussbehinderung und des Harnrückflusses, da sie die Strukturen weniger deutlich darstellt. Nierenbeckenentzündung und Nierenvernarbung lassen sich mit einer Szintigraphie nachweisen.

Vorbeugung und Behandlung

Einem Harnweginfekt lässt sich nur schlecht vorbeugen, vernünftige Hygiene kann jedoch zum Gesundbleiben beitragen. Kleine Mädchen müssen beizeiten lernen, sich nach dem Stuhlgang von vorn nach hinten – und nicht umgekehrt – abzuwischen. Damit soll verhindert werden, dass Darmbakterien in die Harnröhre gelangen. Außerdem sollte bei Jungen und Mädchen, die anfällig für HWIs sind, auf Schaumbäder verzichtet werden, da diese den Bereich der Harnröhre reizen können. Bei Jungen lässt sich durch eine Beschneidung im ersten Lebensjahr das Risiko für eine HWI deutlich senken. Ob dieser Beweggrund allein jedoch für eine Beschneidung ausreicht, ist umstritten. Regelmäßiges Wasserlassen und regelmäßiger Stuhlgang tragen ebenfalls dazu bei, das HWI-Risiko zu senken.

Kinder mit Harnweginfekt erhalten Antibiotika. Sehr kranke Kinder und Neugeborene bekommen sie gespritzt, die anderen Kinder nehmen sie ein. Der Behandlungszyklus dauert normalerweise sieben bis 14 Tage. Muss das Kind noch auf entwicklungsbedingte Fehlbildungen hin untersucht weden, kann das Antibiotikum niedrig dosiert so lange weitergegeben werden, bis die Untersuchungsbefunde vorliegen.

Manche Fehlbildungen müssen operativ korrigiert werden. Andere machen die tägliche Einnahme von Antibiotika erforderlich, um eine Infektion zu verhindern. Wiederum andere sind so mild ausgeprägt, dass sie sich von allein zurückbilden und keinerlei Behandlung bedürfen.

KAPITEL 271

Virusinfektionen

Es gibt eine Reihe viral bedingter Kinderkrankheiten. Da die meisten von ihnen aber nicht ernst sind und die Kinder auch ohne Behandlung schnell wieder gesund werden, wird meist erst gar nicht versucht, den Erreger zu identifizieren. Einige Infektionen sind so charakteristisch, dass die Diagnose schon anhand der Symptome möglich ist.

VERSCHIEDENE VIRUSINFEKTIONEN AUF EINEN BLICK

INFEKTION	INKUBATIONSZEIT	ANSTECKUNGSZEIT	ORT DES AUSSCHLAGS	ART DES AUSSCHLAGS
Masern	7–14 Tage	2–4 Tage vor Erscheinen des Ausschlags bis 2–5 Tage danach	Beginnt um die Ohren herum und auf Gesicht und Hals. Dehnt sich bei schwerer Erkrankung über Rumpf, Arme und Beine aus	Unregelmäßige, flache, gerötete Flecken, die bald erhaben werden. Beginnt 3–5 Tage nach Ausbrechen der Symptome, hält 4–7 Tage an
Röteln	14–21 Tage	Kurz vor Beginn der Symptome bis zum Verschwinden des Ausschlags. Infizierte Neugeborene sind meist monatelang ansteckend	Beginnt an Gesicht und Hals, dehnt sich auf Rumpf, Arme und Beine aus	Feiner rosafarbener, flacher Ausschlag. Beginnt 1–2 Tage nach Ausbrechen der Symptome, hält 1–3 Tage an
Dreitagefieber	Etwa 5–15 Tage	Unbekannt	An Brust und Bauch ausgeprägt, im Gesicht und an Armen und Beinen nur leicht	Rot und flach, manchmal mit erhabenen Bereichen. Beginnt um den 4. Tag herum, wenn die Körpertemperatur wieder normal wird, hält 1–2 Tage an
Ringelröteln	4–14 Tage	Kurz vor Beginn des Ausschlags bis einige Tage danach	Beginnt auf den Wangen und dehnt sich über Arme, Beine und Rumpf aus	Rot und flach mit erhabenen Bereichen. Oft fleckig mit netzartigem Muster. Erscheint kurz nach Beginn der Symptome, hält 5–10 Tage an. Kann mehrere Wochen später wiederkehren
Windpocken	14–21 Tage	Einige Tage vor Beginn der Symptome, bis alle Bläschen verkrustet sind	Beginnt meist zuerst am Rumpf, dehnt sich dann auf Gesicht, Hals, Arme und Beine, selten auch auf Handflächen und Fußsohlen aus	Kleine, flache Flecken, die erhaben werden, und runde, mit Flüssigkeit gefüllte Bläschen mit roten Höfen bilden, bevor sie schließlich verkrusten. Treten schubweise auf, sodass verschiedene Stadien gleichzeitig vorliegen. Erscheint kurz nach Beginn der Symptome, hält einige Tage oder bis zu 2 Wochen an

Die meisten Virusinfektionen verursachen Fieber und Schmerzen am ganzen Körper sowie Unwohlsein. Um die Symptome zu lindern, eignen sich Parazetamol und Ibuprofen, nicht jedoch Azetylsalizylsäure, da bei diesem Wirkstoff bei Kindern und Jugendlichen das Risiko besteht, dass sich ein Reye-Syndrom entwickelt.

Virusinfektionen können mild sein, wie z. B. eine Erkältung, aber auch lebensgefährlich, wie die Gehirnentzündung (Enzephalitis). Im Allgemeinen erkennen die Eltern, ob ihr Kind so ernsthaft krank ist, dass es sofortiger ärztlicher Hilfe bedarf. Das gilt vor allem für Kinder über einem Jahr.

Infektionen des zentralen Nervensystems

*Infektionen des zentralen Nervensystems sind sehr gefährlich. Die **Hirnhautentzündung** (Meningitis) betrifft die Hirn- und Rückenmarkhäute, die **Gehirnentzündung** (Enzephalitis) das Gehirn selbst.*

Zu den Viren, die das zentrale Nervensystem mit Gehirn und Rückenmark befallen, gehören Herpesviren, Arboviren, Coxsackieviren, Echoviren und Enteroviren. Einige dieser Infektionen betreffen in erster Linie die Hirnhäute und haben eine Hirnhautentzündung (Meningitis) zur Folge; andere betreffen primär das Gehirn und führen zu einer Gehirnentzündung (Enzephalitis). Vielfach sind das Gehirn und das Rückenmark infiziert (Meningoenzephalitis). Eine Hirnhautentzündung kommt bei Kindern wesentlich häufiger vor als eine Gehirnentzündung.

Einige Viren schädigen das zentrale Nervensystem während der akuten Erkrankung direkt, indem sie Gehirn- und Rückenmarkzellen infizieren und zerstören. Andere lösen Immunreaktionen aus, die indirekt zu einer Entzündung dieser Organe führen. Die Symptome dieser Form von Enzephalitis, der so genannten **postinfektiösen Enzephalomyelitis**, treten einige Wochen nach der Genesung auf.

Es gibt verschiedene Übertragungswege für Viren. Neugeborene können sich während der Geburt durch Kontakt mit infiziertem Sekret im Geburtskanal eine Herpesvirusinfektion zuziehen. Andere Virusinfektionen entstehen durch das Einatmen virushaltiger Tröpfchen, die eine infizierte Person ausgehustet hat. Arbovirusinfektionen werden durch den Biss infizierter Insekten übertragen.

Die virale Enzephalitis und Meningitis ▲ verursachen bei älteren Kindern und Heranwachsenden ähnliche Symptome wie bei Erwachsenen, und sie werden auch ähnlich behandelt. Da das Immunsystem von Neugeborenen und Säuglingen noch nicht ausgereift ist, fällt bei ihnen die Infektion häufig anders aus. Außerdem lassen sich ihre Symptome nicht immer einfach zuordnen, da sich die Kinder nicht direkt mitteilen können. Meist rufen Infektionen des zentralen Nervensystems bei Säuglingen jedoch einige der unten beschriebenen Symptome hervor.

Symptome

Viral bedingte Infektionen des zentralen Nervensystems beginnen bei Neugeborenen und Säuglingen meist mit Fieber. Neugeborene haben häufig keine anderen Symptome und wirken anfangs auch nicht krank. Infizierte Säuglinge über einem Monat sind gewöhnlich reizbar und unruhig und wollen nicht trinken. Häufig erbrechen sie. Da Bewegung die Reizung der Hirnhäute verschlimmert, lässt sich der Säugling auch nicht durch Hochnehmen und sanftes Wiegen beruhigen, dies bringt ihn möglicherweise noch mehr zum Schreien. Manche Säuglinge stoßen seltsam schrille Schreie aus. Säuglinge mit Enzephalitis leiden oft an Krampfanfällen und führen bizarre Bewegungen aus. Eine Infektion mit Herpes-simplex-Viren, die sich oft nur auf einen Teil des Gehirns konzentriert, kann zu Krampfanfällen und Muskelschwäche führen, die in einem bestimmten Teil des Körpers lokalisiert sind. Bei Säuglingen mit schwerer Enzephalitis treten Teilnahmslosigkeit und Koma ein.

Die postinfektiöse Enzephalomyelitis kann viele neurologische Probleme verursachen, abhängig davon, welcher Teil des Gehirns geschädigt ist. Muskelschwäche im Arm oder Bein, Seh- und Hörverlust, geistige Behinderung und wiederkehrende Krampfanfälle können beim Kind auftreten – werden manchmal aber erst offenkundig, wenn das Kind ein Alter erreicht hat, in dem die entsprechenden Funktionstests durchgeführt werden können. Die Symptome klingen mit der Zeit oft wieder ab, manchmal bleiben sie auch dauerhaft bestehen.

Diagnose

Wenn ein Neugeborenes Fieber hat oder ein älterer Säugling fiebert und darüber hinaus reizbar ist oder sich ansonsten ungewöhnlich verhält, kann auch eine Gehirn- oder Hirnhautentzündung vorliegen. Bei diesen Kindern wird mithilfe einer Lumbalpunktion ■ etwas Gehirn-Rückenmark-Flüssigkeit entnommen und im Labor untersucht. Bei einer Virusinfektion ist die Lymphozytenzahl (weiße Blutzellen) in der Gehirn-Rückenmark-Flüssigkeit erhöht, Bakterien finden sich nicht. Außerdem können Antikörper gegen Viren in der Gehirn-Rückenmark-Flüssigkeit mit immunologischen Untersuchungsverfahren nachgewiesen werden; bis die Untersuchungen abgeschlossen sind, dauert es jedoch mehrere Tage. Mit der Polymerasekettenreaktion (PMC) lassen sich Erreger, wie Herpesviren und Enteroviren, nachweisen.

Durch Messung der Gehirnwellen mittels Elektroenzephalographie ★ lässt sich eine En-

▲ siehe Seite 514   ■ siehe Seite 426
★ siehe Seite 428

zephalitis durch Herpesviren nachweisen. Nur sehr selten wird eine Gewebeprobe aus dem Gehirn entnommen, um festzustellen, ob es sich bei den Erregern wirklich um Herpesviren handelt.

Prognose und Behandlung

Die Heilungsaussichten hängen weitgehend von der Art des Virus ab. Viele viral bedingte Hirnhautentzündungen verlaufen mild – das Kind erholt sich schnell und vollständig. Andere Formen verlaufen schwerer. Infektionen mit dem Herpes-simplex-Virus werden als besonders schwerwiegend angesehen. Sind von der Herpesinfektion neben dem Gehirn noch weitere Körperteile betroffen, ist die Erkrankung nur schwer zu behandeln.

Die meisten Säuglinge brauchen nur warm gehalten und ausreichend mit Flüssigkeit versorgt zu werden. Virustatika sind bei den meisten Infektionen des zentralen Nervensystems nicht wirksam. Bei Herpes-simplex-Infektionen kann Aciclovir intravenös gegeben werden.

Windpocken

Diese ansteckende Virusinfektion mit dem Varizella-zoster-Virus verursacht einen charakteristischen juckenden Ausschlag, der aus kleinen, erhabenen oder flachen Flecken, mit Flüssigkeit gefüllten Bläschen und Krusten besteht.

Windpocken sind eine hoch ansteckende Kinderkrankheit. Sie werden durch Tröpfchen übertragen, die Varizella-zoster-Viren enthalten. Die größte Ansteckungsgefahr besteht kurz nach Auftreten der Symptome und bleibt, wenn auch abgemildert, bestehen, bis die letzten Bläschen verkrustet sind.

Die meisten Patienten haben lediglich einen Ausschlag aus kleinen Flecken und Läsionen auf der Haut und Mundschleimhaut. Manchmal breitet sich das Virus jedoch in die Lunge, das Gehirn, das Herz oder in die Gelenke aus. Diese schwere Verlaufsform der Windpocken kommt bei Neugeborenen, Erwachsenen und Personen mit Immunschwäche häufiger vor.

Eine Windpockenerkrankung verleiht lebenslange Immunität. Das Varizella-zoster-Virus bleibt jedoch nach der Windpockenerkrankung passiv im Körper; wird es später reaktiviert, verursacht es Gürtelrose.

Symptome und Diagnose

Die Symptome beginnen zehn bis 21 Tage nach der Infektion. Bei Kindern über zehn Jahren treten als Erstes leichte Kopfschmerzen, mäßiges Fieber, Appetitlosigkeit und ein allgemeines Krankheitsgefühl auf. Bei kleineren Kindern zeigen sich diese Symptome im Allgemeinen nicht, bei Erwachsenen fallen sie ernster aus.

Etwa 24 bis 36 Stunden nach den ersten Symptomen tritt ein Ausschlag aus kleinen, flachen, geröteten Flecken oder Läsionen auf. Der Ausschlag zeigt sich im Allgemeinen zunächst am Oberkörper und im Gesicht, später sind auch Arme und Beine betroffen, wenn auch weniger stark. Manche Kinder haben nur wenige Läsionen, bei anderen treten sie dagegen praktisch überall auf, sogar auf der Kopfhaut und im Mund. Innerhalb von sechs bis acht Stunden entwickeln sich aus den flachen Hautläsionen erhabene, juckende, runde, mit Flüssigkeit gefüllte Bläschen mit roten Höfen, die schließlich verkrusten. Einige Tage lang treten immer wieder neue Läsionen auf, die schließlich auch verkrusten. Die Hautläsionen können sich mit Bakterien infizieren ▲ und Erysipel, Pyodermie, eine Entzündung des Zellgewebes (Zellulitis) oder bullöse Impetigo verursachen. Etwa ab dem fünften Tag bilden sich keine neuen Hautläsionen mehr, am sechsten Tag sind die meisten verkrustet, und die meisten Krusten sind nach höchstens drei Wochen abgefallen.

Im Mund platzen die Bläschen schnell auf und hinterlassen Geschwüre, die beim Schlucken schmerzen. Solche geschwürigen Hautveränderungen können auch auf den Augenlidern, in den oberen Atemwegen, in Mastdarm und Scheide auftreten. Bläschen am Kehlkopf und in den oberen Atemwegen können starke Atembeschwerden verursachen. Die Halslymphknoten können anschwellen und druckempfindlich werden. Die akute Phase der Erkrankung dauert meist vier bis sieben Tage.

Eine Lungenentzündung tritt bei einem von 400 Erkrankten auf und verursacht Husten und Atembeschwerden. Eine Entzündung des Gehirns kommt selten vor. Sie verursacht einen schwankenden Gang, Kopfschmerzen, Schwindel, Verwirrtheit und Krampfanfälle. Das Herz kann sich entzünden und eventuell Geräusche verursachen. Eine Gelenkentzündung kann Gelenkschmerzen auslösen.

Das Reye-Syndrom, eine seltene, aber sehr ernste Komplikation, die fast nur Personen unter 18 Jahren betrifft, kann drei bis acht Tage nach Auftreten des Ausschlags beginnen.

▲ siehe Seite 1212

Die Diagnose lässt sich anhand des charakteristischen Hautausschlags und der Symptome meist sicher stellen.

Vorbeugung

Seite Mitte 2004 wird empfohlen, alle Kinder im Rahmen der üblichen Standardimpfungen auch gegen Windpocken zu impfen ▲.

Darüber hinaus wird allen Frauen, die keine Windpocken gehabt haben, empfohlen, sich vor einer Schwangerschaft gegen die Krankheit impfen zu lassen. Auch Personen, die mit dem Neugeborenen in Kontakt kommen werden, sollten sich ggf. vor dessen Geburt impfen lassen. Empfängliche Personen mit großem Risiko für Komplikationen, z. B. immunschwache Personen und Schwangere, können nach Kontakt mit einem Windpockenpatienten Antikörper gegen das Varizella-zoster-Virus (Varizella-zoster-Immunglobulin) erhalten. Eine Übertragung der Infektion auf Personen, die noch keine Windpocken hatten, lässt sich verhindern, indem man den Erkrankten isoliert.

Prognose und Behandlung

Ansonsten gesunde Kinder erholen sich meist problemlos von Windpocken.

Feuchte Kompressen helfen, den zum Teil heftigen Juckreiz zu lindern, und verhindern das Kratzen, durch das sich die Infektion ausbreiten und Narben hinterlassen kann. Um der Gefahr einer bakteriellen Infektion vorzubeugen, sollten die Kranken oft mit Wasser und Seife gewaschen werden. Die Hände sollten sauber gehalten, die Nägel kurz geschnitten werden. Auch auf saubere und trockene Kleidung ist zu achten. Manchmal werden Juckreiz lindernde Medikamente, wie Antihistaminika, eingesetzt. Wenn zu der Virusinfektion eine bakterielle Erkrankung hinzukommt, wird diese mit Antibiotika behandelt.

Heranwachsende und Erwachsene sowie Personengruppen mit hohem Risiko für Komplikationen, wie Frühgeborene und Kinder mit Immunstörung, können Virustatika, wie Aciclovir, Valaciclovir und Famciclovir, erhalten. Um wirksam zu sein, müssen diese Arzneimittel allerdings innerhalb von 24 Stunden nach Krankheitsbeginn genommen werden.

Ringelröteln

Diese ansteckende Virusinfektion verursacht einen fleckigen oder erhabenen roten Ausschlag mit leichtem Krankheitsgefühl.

Das Reye-Syndrom

Das Reye-Syndrom ist eine sehr seltene, lebensbedrohliche Erkrankung, die eine Entzündung und Schwellung des Gehirns sowie eine Leberdegeneration verursacht.

Die Ursache des Reye-Syndroms ist unbekannt, doch bestimmte Viren, wie Grippeviren oder Windpockenviren, scheinen ursächlich beteiligt zu sein – möglicherweise in Kombination mit Azetylsalizylsäure. Wegen dieser Gefahr gilt Azetylsalizylsäure bei Kindern und Jugendlichen – von seltenen Ausnahmen abgesehen – als ungeeignet. Die Erkrankung betrifft in erster Linie Kinder im Alter zwischen vier und zwölf Jahren und kommt am häufigsten im Spätherbst und Winter vor.

Das Reye-Syndrom beginnt mit den Symptomen einer Virusinfektion der oberen Atemwege, Grippe oder Windpocken. Vier bis fünf Tage später stellen sich plötzlich extrem starke Übelkeit und Erbrechen ein. Nach etwa einem Tag kommt es zu geistiger Verwirrtheit, auf die Desorientierung und Erregung sowie manchmal Krampfanfälle und Koma folgen können. Die Leberdegeneration kann zu Gerinnungsstörungen und Blutungen führen. Der Schweregrad der Erkrankung schwankt stark.

Die Genesung nach der akuten Krankheitsphase dauert einige Zeit. Nach einer starken Hirnschwellung können sich die Folgen einer Gehirnschädigung, wie geistige Behinderung, Anfallleiden, ungewöhnliche Muskelbewegungen und eine Schädigung spezifischer Nerven, zeigen. Eine erneute Erkrankung kommt nur selten vor.

Für das Reye-Syndrom gibt es keine spezifische Behandlung. Die erkrankten Kinder werden intensivmedizinisch versorgt. Vitamin K oder Plasma wird gegeben, um Blutungen zu verhindern. Medikamente wie Mannit und Kortison können den Hirndruck senken.

Ringelröteln (Erythema infectiosum) werden durch das humane Parvovirus B 19 verursacht. Die Viren werden mittels Tröpfcheninfektion

▲ siehe Kasten Seite 1466

übertragen, d. h., es werden Viren enthaltende Tröpfchen, die Infizierte ausgehustet haben, eingeatmet. In der Schwangerschaft kann die Infektion über die Plazenta von der Mutter auf den Fetus übertragen werden; selten ist sie dann der Grund für eine Totgeburt oder schwere Blutarmut und eine Wasseransammlung im Gehirn des Feten.

Die Symptome beginnen etwa vier bis 14 Tage nach der Infektion. Sie können individuell sehr verschieden sein oder ganz ausbleiben. Leichtes Fieber, leichtes Unwohlsein und eine Rötung der Wangen, die aussieht, als habe das Kind eine Ohrfeige bekommen, sind typisch. Nach ein, zwei Tagen erscheint ein Ausschlag, vor allem an Armen, Beinen und Rumpf; die Handflächen und Fußsohlen bleiben meist ausgespart. Der Ausschlag kann jucken und bildet erhabene, fleckige, rote Bereiche, die netzartig angeordnet sind und an jenen Stellen der Arme am stärksten auffallen, die vom Sonnenlicht beschienen werden.

Die Erkrankung dauert in der Regel fünf bis zehn Tage. Der Ausschlag kann jedoch in den nächsten Wochen als Reaktion auf Sonnenlicht, körperliche Betätigung, Hitze, Fieber und seelische Belastungen wieder auftauchen. Beim Erwachsenen können leichte Gelenkschmerzen und -schwellungen über Wochen und Monate bestehen bleiben oder wiederkehren.

Vor allem bei Kindern mit Sichelzellenanämie und solchen mit einer Immunschwäche, wie Aids, können die Ringelröteln aber auch anders verlaufen. Dann befällt das Virus das Knochenmark und verursacht starke Blutarmut.

Die Diagnose stützt sich auf das charakteristische Aussehen des Ausschlags. Mit Bluttests lässt sich das Virus isolieren; sie werden jedoch selten durchgeführt. Die Behandlung zielt auf die Linderung des Fiebers und der Schmerzen ab.

HIV-Infektion

Eine Infektion mit HI-Viren (HIV von human immunodeficiency virus) zerstört fortschreitend die weißen Blutkörperchen und ruft die erworbene Immunschwäche Aids (acquired immunodeficiency syndrome) hervor.

In den Industriestaaten kommen HIV-Infektionen und Aids in erster Linie bei Erwachsenen vor. In Deutschland lebten Ende 2003 weniger als 400 Kinder mit einer HIV-Infektion bzw. mit Aids. Neuerkrankungen gibt es hierzulande kaum noch.

Die zwei HI-Viren – HIV-1 und HIV-2 – zerstören fortschreitend einen bestimmten Typ weißer Blutkörperchen, die so genannten Lymphozyten, die eine wichtige Rolle bei der körpereigenen Immunabwehr spielen. Dadurch wird der Körper angreifbar für viele Infektionserreger. Viele Symptome und Komplikationen der HIV-Infektion sind Folge dieser Sekundärinfektionen und nicht der HIV-Infektion selbst. Eine HIV-Infektion kann verschiedene schwere Infektionen durch Erreger, die ein intaktes Immunsystem normalerweise unter Kontrolle hält und abwehrt, nach sich ziehen. Diese so genannten opportunistischen Infektionen werden durch Viren, Parasiten und – bei Kindern, anders als bei Erwachsenen – durch Bakterien verursacht.

Die erworbene Immunschwäche Aids ist die schwerste Form der HIV-Infektion. Bei einem HIV-infizierten Kind wird die Diagnose Aids gestellt, wenn es zumindest eine opportunistische Infektion aufweist oder die körpereigenen Abwehrkräfte stark geschwächt sind.

Der Infektionsweg

HIV-infizierte Kleinkinder haben sich praktisch immer bei ihrer infizierten Mutter angesteckt. Bei nur ganz wenigen Kindern, die heute mit Aids leben, hat die Übertragung auf einem anderen Weg stattgefunden, dazu zählen Bluttransfusionen und sexuelle Gewalt. Seit die Vorschriften für Blutspender verschärft sind, alles Blut auf HIV getestet wird und Plasmaprodukte mit Hitze behandelt werden, ist das Risiko, sich auf diesem Weg mit HIV zu infizieren, verschwindend gering geworden.

Ein Drittel bis ein Viertel der infizierten Schwangeren überträgt die Infektion während der Geburt auf ihr Kind, wenn nicht entsprechend vorgebeugt wird. Die Ansteckungsgefahr ist am höchsten, wenn die Mutter sich die Infektion während der Schwangerschaft zugezogen hat, mehrere Virenarten im Körper hat oder schwer krank ist.

Das Virus kann auch mit der Muttermilch übertragen werden. Zehn bis 15 Prozent der Kinder, die sich vor oder während der Geburt nicht angesteckt haben, werden beim Stillen mit dem HI-Virus infiziert. Meist findet die Übertragung in den ersten Lebenswochen und -monaten statt. Die Übertragungswahrscheinlichkeit ist größer, wenn sich die Mutter während der Stillzeit mit dem HIV infiziert oder eine Brustinfektion zugezogen hat.

Der Infektionsweg bei Jugendlichen entspricht dem von Erwachsenen: Geschlechtsverkehr – sowohl heterosexueller als auch homosexueller –

und der gemeinschaftliche Gebrauch infizierter Injektionsnadeln bei Drogenabhängigen.

Das Virus wird *nicht* über Nahrung, Wasser, Haushaltsgegenstände und sozialen Kontakt zu Hause, im Kindergarten und in der Schule übertragen. Nur ganz selten wurde HIV bisher durch Hautkontakt mit infiziertem Blut übertragen. Fast immer war dann die Hautoberfläche durch Kratzer oder offene Wunden beschädigt, oder es waren andere Faktoren beteiligt. Obwohl das Virus auch im Speichel enthalten sein kann, ist eine Übertragung über Küsse oder Bisse bislang nicht bekannt.

Symptome

Mit HIV infizierte Kinder haben in den ersten Lebensmonaten selten Symptome. Bleiben die Kinder unbehandelt, zeigen nicht mehr als etwa 20 Prozent im ersten oder zweiten Lebensjahr erste Krankheitszeichen. Bei den verbleibenden 80 Prozent bleibt die Infektion häufig bis zum dritten Lebensjahr und manchmal noch länger verborgen. Bei Einsatz wirksamer Aids-Medikamente müssen HIV-infizierte Kinder nicht notwendigerweise auch Zeichen oder Symptome einer HIV-Infektion entwickeln. Die Symptome einer im Jugendalter erworbenen HIV-Infektion entsprechen denen der Erwachsenen ▲.

Die ersten Zeichen einer HIV-Infektion bei Kindern sind im Allgemeinen verlangsamtes Wachstum sowie eine verzögerte Reife, häufige Durchfälle, Lungeninfektionen sowie Pilzinfektionen im Mund. Manchmal gibt es auch wiederholte Episoden von bakteriellen Infektionen, wie Mittelohrentzündung, Nebenhöhlenentzündung und Lungenentzündung.

Je mehr sich der Zustand des Immunsystems verschlechtert, desto mehr Symptome und Komplikationen entwickelt das Kind. Etwa ein Drittel aller HIV-infizierten Kinder bekommt in den ersten Lebensjahren eine Lungenentzündung (lymphozytäre interstitielle Pneumonie) mit Husten und Atembeschwerden.

Kinder mit angeborener HIV-Infektion entwickeln in den ersten 15 Lebensmonaten meist mindestens einmal eine *Pneumocystis*-Pneumonie, wenn sie nicht mit Aids-Medikamenten behandelt werden. Bei über der Hälfte der unbehandelten HIV-infizierten Kinder tritt sie zu einem beliebigen Zeitpunkt auf. Die *Pneumocystis*-Pneumonie ist eine Haupttodesursache bei Aidskranken.

Bei einer beträchtlichen Zahl von HIV-infizierten Kindern bleiben durch die fortschreitende Hirnschädigung wichtige Entwicklungsschritte, wie Laufen- oder Sprechenlernen,

entweder ganz aus oder treten erst spät auf. Diese Kinder sind in ihrer geistigen Entwicklung häufig beeinträchtigt und haben einen im Verhältnis zu ihrer Körpergröße zu kleinen Schädelumfang. Bis zu 20 Prozent der betroffenen Kinder verlieren zunehmend mehr ihre sozialen und sprachlichen Fähigkeiten und die Muskelkontrolle. Dann haben manche Betroffene einen wackligen Gang, steife oder gelähmte Muskeln.

Blutarmut kommt häufig bei HIV-infizierten Kindern vor. Schwäche und leichte Ermüdbarkeit sind die Folge davon. Etwa 20 Prozent der Kinder, die nicht behandelt werden, bekommen Herzprobleme, wie einen beschleunigten Herzschlag, Herzrhythmusstörungen oder Herzinsuffizienz.

Nur selten entwickeln unbehandelte Kinder eine Entzündung der Leber oder der Nieren. Krebserkrankungen kommen bei aidskranken Kindern zwar selten vor, Non-Hodgkin-Lymphome und Gehirnlymphome sind jedoch etwas häufiger als bei nicht infizierten Kindern. Das Kaposi-Syndrom, eine Aids-assoziierte Krebsart, die Haut und innere Organe betrifft, ist bei Kindern sehr selten.

Diagnose

Neugeborene von HIV-infizierten Müttern oder von Müttern mit aufgrund ihres Lebensstils erhöhtem HIV-Risiko sollten auf eine HIV-Infektion hin getestet werden. Die HIV-Tests sollten bei diesen Kindern in kurzen Intervallen – üblicherweise in den ersten zwei Lebenstagen, in der zweiten Lebenswoche, zwischen dem ersten und zweiten Lebensmonat und zwischen dem dritten und sechsten Lebensmonat – durchgeführt werden. So ist gewährleistet, dass bei den meisten HIV-infizierten Kindern die richtige Diagnose bereits mit sechs Monaten gestellt wird.

Bei den Neugeborenen HIV-infizierter Mütter sind die üblichen HIV-Antikörpertests wertlos, da ihr Blut praktisch immer mütterliche HIV-Antikörper enthält. Diese haben die Babys über die Plazenta erreicht, ohne dass die Kinder selbst zwangsläufig infiziert sein müssen. Um eine HIV-Infektion bei Kindern unter 18 Monaten verlässlich nachweisen zu können, bedarf es deshalb spezieller Bluttests. Die üblichen Bluttests auf HIV-Antikörper werden bei Kindern über 18 Monaten und bei Jugendlichen eingesetzt.

▲ siehe Seite 1154

Vorbeugung

Bei HIV-infizierten Schwangeren lässt sich durch HIV-Medikamente das Risiko, die HIV-Infektion auf das Kind zu übertragen, relativ wirksam verringern. HIV-positive Schwangere, die keine Medikamente einnehmen, erhalten während der letzten drei Schwangerschaftsmonate Zidovudin (AZT) oral und während der Geburt intravenös. Das Neugeborene erhält das Mittel während der ersten sechs Lebenswochen. Hierdurch lässt sich die Übertragungsrate von der Mutter auf das Kind von etwa 33 Prozent auf etwa 8 Prozent senken. Diese Rate lässt sich durch eine Kombinationstherapie aus drei verschiedenen HIV-Medikamenten sogar auf ein bis zwei Prozent senken. Auch ein Kaiserschnitt kann das Risiko für die Übertragung von HI-Viren senken.

Obwohl das Risiko einer HIV-Übertragung mit der Muttermilch relativ gering ist, sollten infizierte Mütter dort, wo Säuglingsnahrung und sauberes Wasser erhältlich sind, nicht stillen. In Ländern, in denen das nicht der Fall ist, überwiegen die Vorteile des Stillens das Risiko einer HIV-Infektion.

Die Schutzmaßnahmen für Heranwachsende entsprechen denen für Erwachsene ▲. Die Jugendlichen sollten darüber aufgeklärt werden, wie HIV übertragen wird und wie man sich davor schützen kann. Ganz wichtig ist hierbei die Vermittlung der richtigen Safer-Sex-Praktiken.

Behandlung und Prognose

Kinder werden mit den gleichen HIV-Medikamenten behandelt, die auch bei Erwachsenen eingesetzt werden ■, üblicherweise eine Kombination aus zwei oder mehreren Reverse-Transkriptase-Hemmern und einem Protease-Hemmer. Doch nicht alle der bei Erwachsenen eingesetzten Mittel sind auch für kleine Kinder geeignet, nicht zuletzt deshalb, weil sie nicht in flüssiger Form vorliegen. Komplizierte Einnahmeschemata sind für Eltern und Kinder oft schwer einzuhalten – das kann den Therapieerfolg gefährden. Im Allgemeinen entwickeln Kinder dieselbe Art von Nebenwirkungen wie Erwachsene, die gewöhnlich jedoch wesentlich seltener auftreten. Dennoch können auch sie zum Absetzen der Behandlung zwingen. Der Therapieverlauf wird kontrolliert, indem regelmäßig die Viruskonzentration (Viruslast ★) im

Blut sowie die CD4+-Zahl (T-Helferzell-Zahl) gemessen wird. Eine erhöhte Viruskonzentration im Blut kann ein Zeichen dafür sein, dass das HI-Virus eine Resistenz gegen die Medikamente entwickelt oder die Mittel nicht regelmäßig eingenommen werden. In dem einen wie dem anderen Fall muss zu einem anderen Mittel gewechselt werden.

Zur Vorbeugung einer *Pneumocystis-carinii*-Infektion erhalten Kinder HIV-infizierter Mütter ab einem Monat und Kinder mit deutlich geschwächtem Immunsystem Cotrimoxazol. Bei schweren allergischen Reaktionen auf dieses Mittel wird stattdessen Dapson oder Atovaquon gegeben. Kinder mit deutlich geschwächtem Immunsystem erhalten Azithromyzin oder Clarithromyzin, um einer Infektion mit *Mycobacterium-Avium-complex* (MAC) vorzubeugen. Kindern mit häufigen bakteriellen Infektionen können einmal im Monat intravenös Immunglobuline gespritzt werden.

Praktisch alle HIV-infizierten Kinder erhalten die üblichen empfohlenen Impfungen. Eine Ausnahme bilden jedoch die Masern-Mumps-Röteln-Impfung und die gegen Windpocken. Dieses sind so genannte Lebendimpfstoffe mit lebenden Viren, die bei den meisten immungeschwächten HIV-infizierten Kindern schwere und sogar tödlich verlaufende Erkrankungen verursachen können. Bei Kindern, deren Immunsystem nicht stark beeinträchtigt ist, wird ihre Anwendung jedoch empfohlen. Generell ist die Wirksamkeit der Impfung bei Kindern mit HIV-Infektion herabgesetzt.

Für Kinder in Pflegefamilien, Tageseinrichtungen und Schulen sollte der betreuende Arzt das Risiko ernsthafter Infektionen beurteilen. Im Allgemeinen ist die Gefahr für das HIV-infizierte Kind, sich Infektionen wie Windpocken zuzuziehen, größer als das Risiko für die anderen Kinder, mit HIV infiziert zu werden. Jüngere Kinder mit offenen Hautwunden und gefährlichen Verhaltensweisen, wie Beißen, sind für den Besuch eines Kindergartens, in dem sich auch andere kleine Kinder befinden, nicht geeignet.

HIV-positive Kinder sollten so viele kindliche Aktivitäten unternehmen, wie es ihre körperliche Verfassung zulässt. Das Miteinander und der Austausch mit anderen Kindern fördern ihre soziale Entwicklung und ihre Selbstachtung. Da eine HIV-Infektion mit Stigma und Diskriminierung belegt ist und die Gefahr einer Übertragung auf Dritte extrem unwahrscheinlich ist, ist es auch nicht nötig, dass außer den Eltern, dem behandelnden Arzt und den Erzie-

▲ siehe Seite 1157

■ siehe Seite 1157 und Kasten Seite 1159

★ siehe Seite 1154

Enterovirale Infektionen: bei Kindern häufig

Enteroviren, deren Vertreter u. a. verschiedene Stämme der Coxsackie- und Echoviren sind, sind allgegenwärtig und verursachen Durchfälle, Hirnhaut- und Herzmuskelentzündungen. Die Infektionen treten in erster Linie im Sommer und Herbst auf und sind hoch ansteckend. Sie breiten sich bevorzugt innerhalb von Gemeinschaften aus und nehmen manchmal fast schon epidemische Ausmaße an. Enterovirale Infektionen kommen am häufigsten bei Kindern vor, vor allem wenn diese unter schlechten Hygienebedingungen leben.

Wenn das Virus mit Nahrung oder anderem kontaminierten Material aufgenommen wird, beginnt es, sich im Verdauungstrakt zu vermehren. Die körpereigene Abwehr stoppt viele Infektionen in diesem Stadium. Dann entstehen wenige oder gar keine Symptome. Wird das Virus jedoch nicht abgetötet, breitet es sich über das Blut im Körper aus und verursacht Fieber, Kopf- und Halsschmerzen sowie Erbrechen. Dieses Symptombild wird als »Sommergrippe« bezeichnet, obwohl es sich nicht um eine Grippe handelt. Manche Stämme von Enteroviren verursachen einen juckenden Hautausschlag am ganzen Körper oder Schleimhautdefekte im Mund. Dies ist die bei weitem häufigste Form der enteroviralen Infektion. Nur selten schreitet die Krankheit weiter fort. Dann greift das Virus ein spezielles Organ oder viele verschiedene Organe an. Die Symptome und deren Schweregrad hängen davon ab, welches Organ infiziert ist. Die Enteroviren verursachen verschiedene Krankheiten:

- Die **Hand-Fuß-Mund-Krankheit** befällt die Haut und die Schleimhäute. In der Mundhöhle, an den Händen und Füßen bilden sich Bläschen und kleine, schmerzhafte Geschwüre.
- Die **Herpangina** befällt ebenfalls Haut und Schleimhäute und verursacht kleine, schmerzhafte Geschwüre auf der Zunge und an der hinteren Rachenwand.
- Die **aseptische Meningitis** befällt das zentrale Nervensystem und verursacht starke Kopfschmerzen, einen steifen Nacken und Lichtempfindlichkeit.
- Die **Gehirnentzündung** verursacht Verwirrtheit, Muskelschwäche, Krampfanfälle und Koma.
- Die **paralytische Erkrankung** verursacht Muskelschwäche.
- Die **Myokarditis** ist eine Entzündung des Herzmuskels und verursacht Schwäche und Atembeschwerden bei körperlicher Belastung.
- Die **epidemische Pleurodynie** befällt die Muskeln und führt zu intermittierenden schmerzhaften Muskelkrämpfen in der Brustwand (Erwachsene) oder im Oberbauch (Kinder).
- Die **akute hämorrhagische Bindehautentzündung** befällt die Augen: Die Augen schmerzen, sind gerötet, und sie tränen. Bindehautblutungen und geschwollene Augenlider sind weitere mögliche Symptome.

Enterovirale Infektionen klingen normalerweise von selbst ab. Infektionen des Herzens und des zentralen Nervensystems können jedoch schwer verlaufen.

---

hern und Lehrern andere um die HIV-Infektion des Kindes wissen.

Mit dem Fortschreiten der Krankheit sollten die Kinder in einem Rahmen behandelt werden, der sie so wenig wie möglich einschränkt. Besteht die Möglichkeit der Hauspflege und stehen Sozialdienste zur Verfügung, kann das Kind so viel Zeit wie möglich zu Hause statt in der Klinik verbringen.

Mit der gegenwärtigen medikamentösen Behandlung erreichen heute 75 Prozent der Kinder mit angeborener HIV-Infektion das sechste Lebensjahr, ein Teil auch das neunte Lebensjahr. Das durchschnittliche Sterbealter liegt zwar immer noch bei etwa zehn Jahren, doch immer mehr Kinder erreichen heute die Adoleszenz und das frühe Erwachsenenalter.

Masern

Diese Virusinfektion ist hoch ansteckend und verursacht zahlreiche Symptome, darunter einen charakteristischen Hautausschlag.

Die Ansteckung erfolgt in erster Linie als Tröpfcheninfektion, d. h., es werden Viren enthaltende Tröpfchen, die Infizierte ausgehustet haben, eingeatmet, oder die Viren werden durch Hautkontakt mit infizierten Personen oder Gegenständen übertragen. Das ansteckende Stadium beginnt zwei bis vier Tage, bevor der Ausschlag erscheint, und hält an, bis er verschwunden ist.

Früher wurden vor allem Klein- und Schulkinder masernkrank. Seit vermehrt gegen Masern geimpft wird, betrifft die Krankheit vornehmlich Teenager, junge Erwachsene und Säuglinge. Die ersten beiden Gruppen wurden meist als Kinder gegen Masern geimpft, haben auf die Impfung aber nicht genügend angesprochen, oder ihr Impfschutz ist bereits wieder schwächer geworden; möglich ist auch, dass sie mit Masernviren bisher überhaupt noch nicht in Kontakt gekommen sind. Säuglinge können masernkrank werden, wenn ihre Mutter nicht genügend Masernantikörper hat, sodass sie sie während der Schwangerschaft nicht in ausreichender Menge über die Plazenta an ihr ungeborenes Kind weitergeben konnte. Das ist dann der Fall, wenn bei Frauen, die gegen Masern geimpft wurden, der Antikörpertiter langsam wieder absinkt. Eine Masernerkrankung hingegen führt zu lebenslanger Immunität.

Symptome und Diagnose

Die Masernsymptome beginnen etwa sieben bis 14 Tage nach der Infektion mit Fieber, Schnupfen, Halsentzündung, Husten und geröteten Augen. Die Augen können empfindlich auf Licht reagieren. Winzig kleine, weiße Flecken (Koplik-Flecken) erscheinen zwei bis vier Tage später auf der Mundschleimhaut.

Ein leicht juckender Ausschlag tritt drei bis fünf Tage nach Beginn der Symptome auf. Er fängt vor und unter den Ohren und an der Halsseite mit unregelmäßigen Flecken an, die rot und zunächst flach, bald darauf aber schon erhaben sind. Der Ausschlag breitet sich in ein bis zwei Tagen auf den Rumpf sowie Armen und Beinen aus und beginnt gleichzeitig, im Gesicht zu verblassen.

Auf dem Höhepunkt der Erkrankung fühlt sich das Kind sehr krank; der Ausschlag ist ausgedehnt, und das Fieber kann 40 °C übersteigen. Innerhalb von drei bis fünf Tagen fällt das Fieber langsam, das Kind fühlt sich besser, und der Ausschlag verblasst schnell. Die Diagnose stützt sich auf die charakteristischen Symptome und den Ausschlag.

Eine Entzündung des Gehirns kommt bei einem von 1 000 masernkranken Kindern vor. Sie tritt meist zwei bis drei Wochen nach dem Ausschlag auf und beginnt mit hohem Fieber, Krampfanfällen und Koma. Diese Komplikation kann nur kurz andauern und bereits nach einer Woche abgeheilt sein. Genauso gut kann sie sich aber auch ausdehnen und zu einer ernsthaften Hirnschädigung führen.

Bakterielle Infektionen als Komplikation, wie Lungen- und Mittelohrentzündung, treten relativ häufig auf. Außerdem sind Masernpatienten besonders empfänglich für Streptokokkeninfektionen. In seltenen Fällen sinkt die Zahl der Blutplättchen stark ab. Als Folge davon bekommt das Kind rasch blaue Flecken und blutet auch schnell.

Prognose, Vorbeugung und Behandlung

Bei gesunden, gut ernährten Kindern verlaufen Masern nur selten schwer. Bakterielle Infektionen als Komplikation, vor allem Lungenentzündungen, werden jedoch gelegentlich zum Problem. Nur sehr selten tritt als ernste Komplikation Monate oder Jahre nach einer Masernerkrankung eine subakute sklerosierende Panenzephalitis auf und verursacht einen Hirnschaden ▲.

Die Masernimpfung gehört zu den empfohlenen Impfungen ■ im Kindesalter und wird erstmals zwischen dem zwölften und 15. Lebensmonat verabreicht. Ungeimpfte Kinder und Erwachsene können sich innerhalb von 48 Stunden nach Erregerkontakt mit einer Impfung vor Masern schützen. Schwangere und Kinder unter einem Jahr sollten nicht gegen Masern geimpft werden, können zum Schutz jedoch Immunglobulin gespritzt bekommen.

Es gibt keine spezielle Behandlung für Masern. Wissenschaftler empfehlen, Kinder unter zwei Jahren mit schweren Maserninfektionen, die aufgrund von Komplikationen stationär behandelt werden, mit Vitamin A zu behandeln. Grundlage dieser Empfehlung ist die Beobachtung, dass sich in Entwicklungsländern, in denen ein Vitamin-A-Mangel häufig vorkommt, durch die Gabe von Vitamin A die Zahl der durch Masern verursachten Todesfälle senken ließ.

Ein Kind mit Masern sollte warm und bequem liegen. Das Fieber kann mit Parazetamol oder Ibuprofen gesenkt werden. Sollte eine bakterielle Infektion hinzukommen, wird sie mit Antibiotika behandelt.

Mumps

Bei dieser ansteckenden Virusinfektion vergrößern sich die Ohrspeicheldrüsen schmerzhaft.

▲ siehe Seite 1560   ■ siehe Kasten Seite 1466

Besonders bei Erwachsenen kann die Infektion auch auf die Hoden, das Gehirn und die Bauchspeicheldrüse übergreifen.

Mumps (Ziegenpeter) wird durch das Einatmen virushaltiger Tröpfchen und durch direkten Kontakt mit Material, das mit infiziertem Speichel verunreinigt ist, verbreitet. Mumps ist weniger ansteckend als Masern und Windpocken. Epidemien können auftreten, wenn sich viele Personen auf engem Raum aufhalten. Die Krankheit kann grundsätzlich in jedem Alter auftreten, die meisten Kranken sind jedoch zwischen fünf und 15 Jahre alt. Bei Kindern unter zwei Jahren kommt Mumps selten vor. Eine Mumpserkrankung verleiht in der Regel lebenslange Immunität.

Symptome und Diagnose

Etwa 14 bis 24 Stunden nach der Infektion treten die ersten Symptome auf. Die meisten Kinder bekommen Schüttelfrost, Kopfschmerzen, Appetitlosigkeit, ein allgemeines Krankheitsgefühl und Fieber. Zwölf bis 24 Stunden nach Auftreten der Symptome beginnen eine oder beide Speicheldrüsen anzuschwellen. Am zweiten Tag ist die Schwellung am größten. Manche Kinder entwickeln neben dieser Speicheldrüsenschwellung keine weiteren Symptome. Die Infektion äußert sich durch Schmerzen beim Kauen oder Schlucken, letzteres vor allem bei sauren Flüssigkeiten, wie z. B. Orangensaft. Die Speicheldrüsen sind druckempfindlich. In diesem Krankheitsstadium steigt die Temperatur auf 39 bis 40 °C.

Ein Teil der männlichen Patienten, die nach der Pubertät Mumps bekommen, entwickelt eine ein- oder beidseitige Hodenentzündung. Während des Heilungsprozesses kann der oder können die betroffenen Hoden schrumpfen. Sind beide Hoden geschädigt, kann dies Unfruchtbarkeit zur Folge haben.

Mumps kann auch zu einer Infektion des Gehirns oder der Hirnhäute führen, die Kopfschmerzen, einen steifen Nacken, Schläfrigkeit, Koma und Krampfanfälle verursacht. Bei den meisten heilt die Meningoenzephalitis folgenlos ab. Bei manchen hat sie jedoch eine meist einseitig auftretende, dauerhafte Nerven- oder Hirnschädigung, wie Taubheit oder Lähmung der Gesichtsmuskeln, zur Folge.

Gegen Ende der ersten Woche kann eine Entzündung der Bauchspeicheldrüse auftreten. Diese Störung kann leichte oder starke Übelkeit und Erbrechen mit Bauchschmerzen verursachen. Die Symptome verschwinden im Verlauf einer Woche wieder, meist erholt sich der Patient vollständig.

Die Diagnose Mumps wird anhand der typischen Symptome gestellt. Mit Labortests lassen sich die Antikörper gegen die Mumpsviren entdecken. Diese Tests sind zur Diagnose allerdings nur selten nötig; sie dienen eher dazu, eine Immunität zu bestätigen.

Prognose, Vorbeugung und Behandlung

Fast alle Kinder erholen sich komplikationslos von ihrer Mumpserkrankung. Nur selten verschlimmern sich die Symptome nach zwei Wochen wieder.

Die Mumpsimpfung gehört zu den Standardimpfungen im Kindesalter ▲. Es wird empfohlen, alle Kinder bis zum Ende des ersten und noch einmal bis zum Ende des zweiten Lebensjahrs zu impfen.

Mumps lässt sich nur symptomatisch behandeln. Um die Beschwerden möglichst gering zu halten, sollte vorübergehend weiche Kost gegessen und auf Saures verzichtet werden. Gegen Kopfschmerzen und allgemeines Unwohlsein können Parazetamol oder Ibuprofen gegeben werden.

Bei Hodenentzündung wird Bettruhe verordnet. Um die Spannung zu verringern, kann ein Suspensorium getragen werden, oder der Hodensack wird auf einer mit Watte gepolsterten Brücke aus Klebeband, die zwischen den Oberschenkeln angebracht wird, platziert. Die Schmerzen lassen sich außerdem durch kühle Auflagen lindern.

Wenn die Bauchspeicheldrüsenentzündung starke Übelkeit und Erbrechen verursacht, darf einige Tage nichts gegessen und getrunken werden. Dann wird die intravenöse Gabe von Flüssigkeit erforderlich. Eine Meningoenzephalitis kann ebenfalls die intravenöse Gabe von Flüssigkeit erforderlich machen. Gegen die Kopfschmerzen und das Fieber helfen Ibuprofen oder Parazetamol. Treten Krampfanfälle auf, werden krampflösende Mittel gegeben.

Kinderlähmung

Kinderlähmung (Polio, Poliomyelitis) ist eine hoch ansteckende Virusinfektion, die die Nerven befällt und dauerhafte Muskelschwäche, Lähmung und andere Symptome verursachen und tödlich verlaufen kann.

▲ siehe Kasten Seite 1466

Kinderlähmung wird durch das Poliovirus verursacht. Dieses Enterovirus wird durch direkten Kontakt mit infiziertem Material übertragen. Die Infektion breitet sich vom Darm auf die Teile des Gehirns und des Rückenmarks, die die Muskelaktivität kontrollieren, aus.

Poliomyelitis ist in den Industriestaaten selten geworden, seit große Teile der Bevölkerung geimpft werden. Im Juni 2002 wurde Europa mit seinen 51 Mitgliedsstaaten von der WHO für poliofrei erklärt. Für Kinderlähmung empfänglich sind nichtimmunisierte Personen aller Altersstufen. In der Vergangenheit waren von der Infektion vor allem Kinder und Jugendliche betroffen, da viele ältere Menschen bereits Viruskontakt hatten und Antikörper dagegen entwickelt hatten.

Symptome und Diagnose

Nicht einmal ein Prozent aller mit Polio infizierten Personen entwickelt Symptome. Die meisten Infizierten haben lediglich Fieber, leichte Kopfschmerzen, Halsschmerzen und ein allgemeines Krankheitsgefühl. Diese leichte Infektion klingt innerhalb von 24 bis 72 Stunden komplett ab. Die andern Infizierten entwickeln schwerere Krankheitszeichen der so genannten »Major Illness«. Von dieser schweren Krankheitsform sind in erster Linie ältere Kinder und Erwachsene betroffen.

Die Symptome treten in der Regel sieben bis 14 Tage nach der Infektion auf: Fieber, schwere Kopfschmerzen, steifes Genick, steifer Rücken, tief reichende Muskelschmerzen. Manchmal kommt es in verschiedenen Hautbereichen zu Missempfindungen, wie Kribbeln und ungewöhnlicher Schmerzempfindlichkeit.

Je nachdem, welche Hirn- oder Rückenmarkabschnitte betroffen sind, kann die Erkrankung weiter fortschreiten; es kommt zur Schwäche und Lähmung bestimmter Muskeln. Der Erkrankte kann Schluckbeschwerden haben oder an seinem Speichel, an Nahrungsmitteln oder Flüssigkeit ersticken. Manchmal steigt Flüssigkeit die Nase hoch, die Stimme klingt dann näselnd. Wenn das Atemzentrum im Gehirn betroffen ist, sind die Atemmuskeln geschwächt oder gelähmt.

Polio lässt sich anhand der Symptome diagnostizieren. Bestätigt wird die Diagnose durch den Nachweis von Polioviren in einer Stuhlprobe und durch hohe Antikörperspiegel im Blut.

Vorbeugung

Die Polioimpfung gehört zu den empfohlenen Impfungen im Kindesalter ▲. Es gibt zwei Impftypen: ein inaktivierter Salk-Impfstoff, der injiziert wird, und ein oraler Sabin-Lebendimpfstoff. Lange Zeit wurde gegen Polio mittels Schluckimpfung geimpft. Diese Empfehlung hat sich geändert, als klar wurde, dass die einzigen Polioinfektionen, die noch im Land auftraten, durch die lebenden Viren des Impfstoffs verursacht wurden, die für einen bestimmten Zeitraum nach der Impfung mit dem Stuhl ausgeschieden werden. Darum verwendet man jetzt wieder den gespritzten Impfstoff, mit dem sich dieses Risiko nicht verbindet.

Prognose und Behandlung

Etwa die Hälfte der Erkrankten mit »Major Illness« erholen sich komplett, ohne dass eine Lähmung zurückbleibt. Bei einem Viertel bleibt eine leichte dauerhafte Behinderung, bei dem restlichen Viertel eine schwere dauerhafte Lähmung zurück. Manchmal treten erst 15 Jahre nach einer scheinbar folgenlos abgeklungenen Polioerkrankung oder noch später Komplikationen auf. Bei dieser als postpoliomyelitisches Syndrom bezeichneten Störung tritt erneut Muskelschwäche auf, die weiter fortschreiten kann und zu einer schweren Behinderung führt ■.

Polio ist nicht heilbar, Virustatika beeinflussen den Krankheitsverlauf nicht. Bei Schwäche oder Lähmung der Atemmuskulatur muss gegebenenfalls – oft jedoch nur vorübergehend – ein Beatmungsgerät eingesetzt werden.

Atemweginfektionen

Atemweginfektionen betreffen die Nase, den Rachen und die Luftwege und können von vielen verschiedenen Viren verursacht werden.

Kinder bekommen im Jahr durchschnittlich sechs virale Atemweginfektionen, darunter Erkältungen und grippale Infekte ★. Diese Erkrankungen werden bisweilen auch als Infektionen der oberen Atemwege bezeichnet, da sie in erster Linie Nasen- und Rachensymptome verursachen. Bei kleinen Kindern befallen die Viren häufig auch die unteren Atemwege – die Luftröhre und Bronchien sowie die Lunge – und verursachen z. B. Krupp, Bronchiolitis und Lungenentzündung. Bei größeren Kindern kommen sowohl Infektionen der oberen wie der unteren Atemwege vor.

▲ siehe Kasten Seite 1466   ■ siehe Seite 563
★ siehe Seiten 1141 und 1142

Bei Kindern sind die Hauptursache für virale Atemweginfektionen Rhinoviren, Grippeviren, Parainfluenzaviren, RS-Viren (Respiratory syncytial-Virus) und bestimmte Stämme von Adenoviren.

Virale Atemweginfektionen werden meist durch direkten Kontakt der Hände mit virushaltigem Nasensekret einer infizierten Person übertragen. Die Viren verbreiten sich auch, wenn auch seltener, über infizierte Tröpfchen, die in die Luft gehustet oder geniest und vom Kind eingeatmet werden. Aus verschiedenen Gründen enthält das Nasen- und Atemwegsekret von Kindern mehr Viren als das infizierter Erwachsener. Dieser hohe Virenausstoß zusammen mit der von Kindern kaum durchgehaltenen Hygiene machen aus ihnen ideale Infektionsüberträger. Die Ansteckungsgefahr nimmt weiter zu, wenn viele Kinder an einem Ort zusammen sind, wie z. B. im Kindergarten und in der Schule. Entgegen der landläufig verbreiteten Meinung verursachen andere Faktoren, wie Übermüdung, Kälte oder Nässe, keine Erkältung; sie erhöhen auch nicht die Infektanfälligkeit.

Symptome und Komplikationen

Wenn Viren die Zellen des Atemtrakts befallen, lösen sie eine Entzündungsreaktion und Schleimbildung aus. Die Folge sind Symptome, wie eine verstopfte Nase, Schnupfen, Halskratzen und Husten, die bis zu 14 Tage anhalten können. Häufig liegt auch Fieber von 38 bis 39 °C vor. Manchmal kann das Fieber sogar bis auf 40 °C ansteigen. Andere, bei Kindern typische Symptome sind Appetitlosigkeit, Teilnahmslosigkeit und ein allgemeines Krankheitsgefühl. Vor allem bei einem grippalen Infekt haben sie auch Kopf- und Gliederschmerzen. Säuglinge und kleine Kinder können sich in der Regel nicht mitteilen und wirken oft einfach nur reizbar und unleidlich.

Da Neugeborene und junge Säuglinge vornehmlich durch die Nase atmen, verursacht bei ihnen eine nur mäßig stark verstopfte Nase häufig Atembeschwerden. Eine verstopfte Nase kann auch die Nahrungsaufnahme des Kindes behindern, da es nicht gleichzeitig atmen und trinken kann. Da Säuglinge den Schleim, den sie aufhusten, nicht auswerfen bzw. aushusten können, verschlucken sie sich oft daran und fangen an zu würgen.

Entzünden und verengen sich die kleinen Atemwege bei kleinen Kindern stark, bekommen sie Atembeschwerden. Die Atmung beschleunigt sich, und es entsteht ein hochtoniges Geräusch beim Ausatmen (Giemen) und beim

Einatmen (Stridor). Sind die Atemwege stark verengt, fangen die Kinder an, nach Luft zu schnappen; ihre Haut verfärbt sich bläulich. Beschwerden dieser Art kommen am häufigsten bei den durch Parainfluenzaviren oder RSV verursachten Infektionen vor. Die betroffenen Kinder müssen unverzüglich zum Arzt.

Manche Kinder mit viraler Atemweginfektion entwickeln begleitend eine Mittelohrentzündung oder eine Entzündung des Lungengewebes. Die Mittelohr- und die Lungenentzündung können von dem Virus der Atemweginfektion selbst verursacht werden. Genauso gut kann sich aber auch in dem bereits entzündungsgeschädigten und dadurch infektanfälligen Gewebe eine bakterielle Infektion als so genannte Sekundärinfektion aufpropfen. Bei Kindern mit Asthma lösen Atemweginfektionen häufig Asthmaanfälle aus.

Diagnose

Atemweginfektionen werden anhand der typischen Symptome erkannt. Ansonsten gesunde Kinder mit einer nur leichten Atemweginfektion brauchen im Allgemeinen nicht zum Arzt, es sei denn, das Kind hat Atembeschwerden, will nicht trinken oder hat länger als zwei Tage Fieber. Bei Atembeschwerden, keuchendem, pfeifendem Ein- oder Ausatmen oder hörbarem Lungenstau kann eine Röntgenaufnahme von Hals und Brustraum gemacht werden. Blutuntersuchungen und Untersuchungen des Atemwegsekretes sind nur selten hilfreich.

Vorbeugung und Behandlung

Eine der besten Vorsorgemaßnahmen ist gute Hygiene. Dazu gehört, dass sich das kranke Kind und alle Haushaltsangehörigen häufig die Hände waschen. Je enger der körperliche Kontakt mit dem kranken Kind ist (durch Schmusen, Kuscheln oder Schlafen in einem gemeinsamen Bett), desto größer ist im Allgemeinen auch die Ansteckungsgefahr für die Familienmitglieder. Das Kind sollte der Schule oder dem Kindergarten so lange fern bleiben, wie es noch Fieber hat und sich noch zu schwach fühlt, um das Haus zu verlassen.

Grippe ist die einzige virale Atemwegerkrankung, die durch Impfung vermeidbar ist. Kinder mit Herz- oder Lungenerkrankung (einschließlich Asthma), Diabetes, Niereninsuffizienz oder Sichelzellenanämie sollten gegen Grippe geimpft werden. Dasselbe gilt für Kinder mit eingeschränkter Immunabwehr (darunter HIV-positive Kinder und solche, die eine Chemotherapie bekommen).

Antibiotika helfen bei Virusinfektionen nicht. Kinder mit Atemweginfektionen brauchen Ruhe und viel Flüssigkeit. Gegen Fieber und Schmerzen können sie Parazetamol oder Ibuprofen erhalten. Empfindet das Kind die verstopfte Nase als sehr störend, kann es ein gefäßverengendes Schnupfenmittel erhalten. Diese Mittel gibt es in für die verschiedenen Lebensalter angepassten Konzentrationen. Säuglinge und Kleinkinder reagieren sehr empfindlich auf diese abschwellenden Mittel; sie können Übererregtheit, Verwirrtheit, Halluzinationen, Teilnahmslosigkeit und einen beschleunigten Herzschlag entwickeln. Ihnen kann mit einem Kaltvernebler zur Luftbefeuchtung geholfen werden, oder man entfernt den Schleim mit einem Gummisaugball.

Kinder mit einem hohen Risiko für eine schwere RSV-Infektion können einmal im Monat Palivizumab gespritzt bekommen. Dieses Mittel enthält Antikörper gegen das RS-Virus. Mit Palivizumab behandelte Kinder müssen seltener ins Krankenhaus, ob sich durch diese Behandlung jedoch schwere Komplikationen verhindern lassen, ist nicht eindeutig geklärt.

Kinder mit Atembeschwerden müssen stationär behandelt werden. Je nach Allgemeinzustand werden Sauerstoff und bronchienerweiternde Medikamente, wie Salbutamol, gegeben. Bei schwerer RSV-Pneumonie erhalten sie manchmal das Virustatikum Ribavirin. Der therapeutische Nutzen dieses Mittels ist jedoch noch nicht klar belegt.

Dreitagefieber

Diese ansteckende Virusinfektion betrifft Säuglinge und Kleinstkinder und verursacht hohes Fieber, gefolgt von Ausschlag.

Dreitagefieber (Roseola infantum oder Exanthema subitum) tritt meist im Frühling und Herbst auf. Die häufigste Ursache der Erkrankung ist das humane Herpesvirus Typ 6. Sie befällt fast ausschließlich Kinder im Alter zwischen sechs Monaten und drei Jahren.

Die Symptome beginnen etwa fünf bis 15 Tage nach der Infektion. Plötzlich tritt Fieber von 39 bis 40 °C auf und hält drei bis fünf Tage an. In fünf bis 15 Prozent der Fälle treten, vor allem wenn die Körpertemperatur schnell ansteigt, Fieberkrämpfe auf. Trotz des hohen Fiebers sind die Kinder meist munter und aktiv. Einige wenige Kinder haben einen leichten Fließschnupfen, Halsschmerzen oder eine Magenverstimmung. Die Lymphknoten am Hinterkopf, seitlich am Hals und hinter den Ohren können geschwollen sein. Das Fieber klingt am vierten Tag meist ab.

Etwa ein Drittel der Kinder entwickelt einige Stunden bis maximal einen Tag nach Rückgang des Fiebers einen Hautausschlag. Er ist rot und flach, kann aber auch erhabene Bereiche haben, und ist auf Brust und Bauch stark, im Gesicht sowie an Armen und Beinen weniger stark ausgeprägt. Der Ausschlag juckt nicht und bleibt einige Stunden bis zu zwei Tagen bestehen.

Die Diagnose stützt sich auf die Symptome. Ein Antikörpertest oder eine Viruskultur sind meist nicht nötig.

Zur Fiebersenkung werden Parazetamol oder Ibuprofen gegeben. Die Fieberkrämpfe und der Hautauschlag bedürfen keiner besonderen Behandlung.

Röteln

Diese ansteckende Virusinfektion kann leichte Symptome, wie Gelenkschmerzen und Hautausschlag, verursachen.

Röteln (Rubella) sind eine Kinderkrankheit, die meist milde verläuft. Infiziert sich jedoch eine schwangere Frau, die keine Antikörper gegen Röteln hat, während der ersten 16 Schwangerschaftswochen (vor allem in den ersten acht bis zehn Wochen) mit Röteln, wird die Infektion häufig auf den Fetus übertragen. Dann kann sie ein Kind mit einer so genannten Rötelnembryopathie bekommen. Mögliche Folgen sind Fehlgeburt, Totgeburt oder schwere Fehlbildungen beim Kind ▲.

Röteln werden durch das Einatmen virushaltiger Tröpfchen, die eine infizierte Person ausgehustet hat, oder durch engen Kontakt übertragen. Ansteckungsgefahr besteht eine Woche, bevor der Ausschlag ausbricht, bis eine Woche nach seinem Verschwinden. Ein Säugling, der vor der Geburt infiziert wurde, kann noch Monate nach der Geburt ansteckend sein.

Symptome und Diagnose

Die Symptome beginnen etwa 14 bis 21 Tage nach der Infektion. Manche Kinder fühlen sich in den ersten Tagen leicht unwohl. Sie haben Fließschnupfen und Husten, am Gaumen treten schmerzlose rosafarbene Flecken auf, die später zusammenlaufen und einen bläulichen Farbton annehmen, der den ganzen Rachen überzieht.

▲ siehe Seite 1484

Das Kawasaki-Syndrom

Das Kawasaki-Syndrom verursacht im ganzen Körper eine Entzündung der Gefäßwände. Die Ursache der Krankheit ist unbekannt, es scheint jedoch ein Virus oder ein anderer Infektionserreger verantwortlich zu sein. Am problematischsten ist es, wenn die Herzgefäße entzündet sind.

Die meisten Kinder mit Kawasaki-Syndrom sind zwischen zwei Monaten und fünf Jahren alt. Die Störung wurde jedoch auch schon bei Teenagern diagnostiziert. Jungen erkranken etwa doppelt so häufig wie Mädchen.

Die Erkrankung beginnt mit Fieber, meist um 39 °C, das für ein bis drei Wochen abwechselnd steigt und fällt. Innerhalb eines Tages breitet sich ein roter, fleckiger Ausschlag auf dem Rumpf und im Windel- bzw. Analbereich aus. Dieser greift auf die Schleimhäute, z. B. von Mund und Scheide, über. Hals und Lippen sind gerötet, die Lippen auch trocken und aufgesprungen, die Zunge ist erdbeerrot. In beiden Augen entzündet sich die Bindehaut, ohne jedoch etwas abzusondern. Hand- und Fußflächen färben sich rot oder blaurot, Hände und Füße schwellen häufig an. Zehn bis 20 Tage nach Ausbruch der Krankheit beginnt sich die Haut an den Fingern und Zehen zu schälen. Die Halslymphknoten sind oft geschwollen und druckempfindlich.

Bei etwa der Hälfte der Kinder kommt es, meist zwei bis vier Wochen nach Erkrankungsbeginn, zu einer Beteiligung des Herzens; es entsteht eine Herzrhythmusstörung, eventuell auch ein beschleunigter Herzschlag. Etwa die Hälfte von ihnen trifft die gefährlichste Herzkomplikation, eine Aussackung der Herzkranzgefäße (Koronaraneurysma). Ein solches Aneurysma kann platzen, und es können sich Blutgerinnsel bilden, die einen Herzinfarkt zur Folge haben können. Andere Komplikationen des Kawasaki-Syndroms, wie Gehirnhaut-, Gelenk- und Gallenblasenentzündung, bilden sich letztlich ohne bleibende Schäden zurück. Ein Koronaraneurysma lässt sich mit Ultraschall nachweisen.

Ist das Herz in den ersten acht Wochen der Erkrankung nicht betroffen, bestehen gute Aussichten auf eine komplette Heilung. Kinder, deren Koronararterien befallen sind, können schwer krank werden. Die meisten Aneurysmen bilden sich jedoch innerhalb von ein bis zwei Jahren zurück. Allerdings behalten die Kinder ein erhöhtes Risiko, im Erwachsenenalter Herzerkrankungen zu entwickeln.

Durch eine Behandlung in den ersten zehn Tagen nach Auftreten der Symptome sinkt die Gefahr einer Koronararterienbeteiligung deutlich. Auch Fieber, Ausschlag und die übrigen Beschwerden klingen dann rasch ab. Ein bis vier Tage lang werden hoch dosiertes Immunglobulin intravenös und hoch dosierte Azetylsalizylsäure oral gegeben. Wenn das Fieber gesunken ist, wird die Behandlung mit Azetylsalizylsäure noch einige Wochen bis Monate lang in niedriger Dosierung fortgeführt. Bekommt das Kind Windpocken oder eine Grippe, wird die Azetylsalizylsäure manchmal vorübergehend durch Dipyridamol ersetzt, um nicht zu riskieren, dass sich ein Reye-Syndrom entwickelt, das das Kind gefährdet.

Zur Behandlung großer Koronaraneurysmen kann ein Gerinnungshemmer gegeben werden. Bei manchen Kindern ist sogar eine Koronarangioplastie, eine Stent-Implantation oder eine Koronararterien-Bypass-Operation erforderlich.

Bei den meisten Kindern, vor allem den älteren, sind geschwollene Lymphknoten am Hals und Hinterkopf die ersten Krankheitszeichen. Es entwickelt sich ein charakteristischer Hautausschlag, der etwa drei Tage lang bestehen bleibt. Er beginnt an Gesicht und Hals und dehnt sich schnell auf Rumpf, Arme und Beine aus. Zu Beginn der Krankheit kann eine scharlachähnliche Rötung, vor allem im Gesicht, auftreten.

Bis zu ein Drittel der erkrankten Frauen und älteren Mädchen entwickelt eine Gelenkentzündung oder Gelenkschmerzen. Nur selten entsteht eine Mittelohrentzündung. Eine Entzündung des Gehirns ist eine seltene, gelegentlich tödlich verlaufende Komplikation.

Die Diagnose stützt sich auf die typischen Symptome. Eine sichere Diagnose, wie sie während der Schwangerschaft unerlässlich ist, ist mit der Bestimmung der Röteln-Antikörperkonzentration im Blut möglich.

Vorbeugung und Behandlung

Die Rötelnimpfung gehört zu den empfohlenen Impfungen im Kindesalter ▲ und wird bis zum Ende des ersten und noch einmal bis zum Ende des zweiten Lebensjahrs durchgeführt. Eine Rötelnerkrankung verleiht lebenslange Immunität.

Die meisten Kinder genesen ohne Behandlung vollständig. Bei einer leichten Mittelohrentzündung ■ können Antibiotika gegeben werden. Gegen eine Enzephalitis gibt es keine spezielle Therapie, es kann lediglich unterstützend behandelt werden.

Subakute sklerosierende Panenzephalitis

Diese seltene, fortschreitende Störung kann Monate oder Jahre nach einer Maserninfektion auftreten. Es kann zu geistigem Abbau, Muskelzuckungen und Krampfanfällen kommen; meist verläuft die Erkrankung tödlich.

Die subakute sklerosierende Panenzephalitis geht auf eine Hirninfektion infolge einer Maserninfektion zurück. Gelangt das Masernvirus während der Maserninfektion ins Gehirn, verursacht es entweder unmittelbar Symptome einer Hirninfektion (Enzephalitis), oder es bleibt dort lange Zeit, ohne Störungen zu verursachen. Aus bislang unbekannten Gründen kann das Virus reaktiviert werden und die subakute sklerosierende Panenzephalitis verursachen. Nur sehr selten entwickelt jemand, der niemals Masern hatte, jedoch mit Lebendimpfstoff dagegen geimpft wurde, eine subakute sklerosierende Panenzephalitis.

Symptome und Diagnose

Die Erkrankung tritt meist bei Kindern oder jungen Erwachsenen auf, im Allgemeinen vor dem 20. Lebensjahr. Oft gehören zu den ersten Symptomen ein Leistungsrückgang in der Schule, Vergesslichkeit, Wutausbrüche, Zerstreutheit, Schlaflosigkeit und Halluzinationen. Es kommt zu plötzlichen Muskelzuckungen der Arme, des Kopfes und des Rumpfes. Schließlich treten Krampfanfälle auf, die von unkontrollierbaren Muskelbewegungen begleitet werden. Die intellektuellen Leistungen und die sprachliche Kompetenz verschlechtern sich. Im weiteren Verlauf wird die Muskulatur immer starrer, es treten Schluckbeschwerden und möglicherweise auch Erblindung auf. In der Endphase steigt die Körpertemperatur an, Blutdruck und Puls ändern sich.

Die Diagnose wird anhand der Symptome gestellt. Ein Bluttest, der eine hohe Masern-Antikörperkonzentration nachweist, ein abweichendes Elektroenzephalogramm und Bilder von Kernspin- oder Computertomographie, die Hirnveränderungen zeigen, bestätigen die Diagnose.

Prognose und Behandlung

Die Erkrankung verläuft innerhalb von ein bis drei Jahren fast immer tödlich. Die eigentliche Todesursache ist zwar meist eine Lungenentzündung, sie entsteht aber durch die extreme Schwäche und ungewöhnliche Muskeltätigkeit, die die Krankheit verursacht.

Die Erkrankung ist nicht aufzuhalten. Lediglich die Krampfanfälle können mit Mitteln gegen Epilepsie behandelt werden.

KAPITEL 272

Atemwegerkrankungen

Atemwegerkrankungen wie Asthma, Bronchiolitis und Krupp kommen bei Kindern häufig vor.

▲ siehe Kasten Seite 1466   ■ siehe Seite 1572
★ siehe Seite 257

Asthma

Bei dieser chronischen Atemwegerkrankung lösen bestimmte Reize eine vorübergehende Verengung der Atemwege aus. Die Folge davon ist Atemnot ★.

Asthma kann in jedem Alter einsetzen, am häufigsten tritt es bei Kindern in den ersten fünf Lebensjahren auf. Einige dieser Kinder leiden auch noch im Erwachsenenalter an Asthma, bei anderen verliert es sich bis dahin. Heute leiden mehr Kinder denn je an dieser obstruktiven Atemwegerkrankung. Der Grund dafür ist, trotz vieler kursierender Theorien, noch nicht bekannt. Mit einer Erkrankungshäufigkeit von zirka 15 Prozent stellt es die häufigste chronische Erkrankung im Kindes- und Jugendalter in der westlichen Welt dar.

Die meisten Kinder mit Asthma können, außer während eines Anfalls, an allen normalen Aktivitäten teilnehmen. Bei einigen Kindern ist das Asthma allerdings so stark ausgeprägt, dass sie jeden Tag anfallvorbeugende Medikamente anwenden müssen.

Aus bislang nicht geklärten Gründen reagieren Kinder mit Asthma auf bestimmte Reize (Trigger) anders als Kinder mit gesunden Atemwegen. Es gibt viele Reize, die eine solche Atemwegverengung auslösen können; die meisten Kinder reagieren jedoch nur auf einige wenige von ihnen. Mögliche Trigger sind starke Duftstoffe und Rauch (Parfum, Tabakrauch), Umweltverschmutzung und Kaltluft, körperliche Anstrengung, psychische Belastung, virale Atemweginfektionen sowie zahlreiche Allergene, wie Tierschuppen, Hausstaubmilben, Schimmelpilz und Pollen. Bei manchen Kinder lassen sich für die Asthmaanfälle keine speziellen Auslöser feststellen.

Diese Trigger bringen die so genannten Mastzellen in den Atemwegen dazu, chemische Substanzen freizusetzen. Die Atemwege reagieren darauf mit einer Entzündung und schwellen an, die Muskelzellen in den Atemwegwänden krampfen sich zusammen. Die wiederholte Stimulierung durch diese chemischen Substanzen führt dazu, dass die Atemwege vermehrt Schleim produzieren und sich die Muskelzellen vergrößern. Die Folge ist eine plötzliche Verengung der Atemwege (Asthmaanfall). In den anfallfreien Intervallen sind die meisten Kinder symptomfrei, ihre Atemwege sind normal weit.

Risikofaktoren

Warum manche Kinder Asthma bekommen und andere nicht, ist nicht geklärt. Es sind jedoch eine Reihe von Risikofaktoren bekannt. Wenn ein Elternteil bereits an Asthma leidet, hat das Kind eine Erkrankungswahrscheinlichkeit von 25 Prozent. Haben beide Elternteile Asthma, erhöht sich das Risiko auf 50 Prozent. Kinder, deren Mutter in der Schwangerschaft geraucht

hat, haben ebenfalls ein erhöhtes Risiko, Asthma zu entwickeln. Stadtkinder leiden häufiger an Asthma als Kinder, die auf dem Land aufwachsen. Ein erhöhtes Erkrankungsrisiko haben auch Kinder, die in jungen Jahren Allergenen, wie Hausstaubmilben, ausgesetzt waren. Kinder, die ganz jung eine Bronchiolitis ▲ haben, leiden häufig bei nachfolgenden Virusinfektionen an keuchender Atmung. Dieses Keuchen oder Giemen kann anfangs als Asthma fehlinterpretiert werden. Tatsächlich aber ist das Risiko dieser Kinder, im Jugendalter Asthma zu entwickeln, nicht größer als das anderer Kinder.

Symptome und Diagnose

Wenn sich die Atemwege beim Asthmaanfall verengen, bekommt das Kind Atemnot, die typischerweise mit einer keuchenden Atmung einhergeht. Dieses Giemen wird als hoher, pfeifender Ton beim Ausatmen wahrgenommen, muss aber nicht jeden Asthmaanfall begleiten. Leichtes Asthma kann, vor allem bei sehr jungen Kindern, lediglich Husten hervorrufen. Manche ältere Kinder mit leichtem Asthma husten nur, wenn sie sich körperlich belasten oder kalter Luft ausgesetzt sind. Aber auch extrem schweres Asthma kann ohne Keuchen ablaufen, weil einfach nicht genügend Luft durch die Luftröhre strömt, um ein Geräusch zu verursachen. Bei einem schweren Asthmaanfall macht die Atmung sichtbar mehr Beschwerden, das Giemen wird lauter, die Atmung schneller und mühsamer, der Brustkorb ist beim Einatmen aufgebläht. Während eines sehr schweren Asthmaanfalls schnappt das Kind nach Luft, setzt sich aufrecht hin und lehnt sich nach vorn. Die Haut ist schweißig und blass oder bläulich verfärbt.

Viele Kinder mit häufigen schweren Asthmaanfällen weisen eine Wachstumsverzögerung auf. Diesen Rückstand holen sie bis zum Erwachsenenalter jedoch meist wieder auf.

Der Arzt vermutet Asthma, wenn das Kind wiederholt Episoden von Atemnot mit keuchender Atmung hatte. Das gilt ganz besonders, wenn bereits ein oder mehrere Familienmitglieder an Asthma oder Allergien leiden. Kinder mit häufigen Episoden giemender Atmung können auch auf andere Störungen wie Mukoviszidose oder gastroösophagealen Reflux untersucht werden. Bei älteren Kindern kann auch ein Lungenfunktionstest ■ durchgeführt werden. Dessen Aussagekraft ist jedoch beschränkt,

---

▲ siehe Seite 1563　　　■ siehe Seite 239

da die Lungenfunktion der meisten Kinder in den anfallfreien Intervallen normal ist.

Prognose, Vorbeugung und Behandlung

Bei etwa der Hälfte der Kinder mit Asthma verliert sich die Erkrankung bis zum Erwachsenenalter. Je schwerer das Asthma ist, desto wahrscheinlicher ist es jedoch, dass diese Menschen auch als Erwachsene darunter leiden.

Asthmaanfällen kann häufig vorgebeugt werden, indem man die auslösenden Faktoren vermeidet. Dazu zählt, Federkissen, Teppiche, Vorhänge, Polstermöbel, Plüschtiere und andere Aufenthaltsorte von Hausstaubmilben aus dem Kinderzimmer zu entfernen. Passivrauchen verschlimmert Asthma. Lässt sich ein als verantwortlich erkanntes Allergen nicht vermeiden, kann versucht werden, das Kind dagegen zu hyposensibilisieren. Der therapeutische Nutzen dieses Vorgehens ist bei einer schweren Pollenallergie gesichert, für alle anderen Allergien hingegen nicht ausreichend belegt. Da körperliche Betätigung für die Entwicklung überaus wichtig ist, sollte das Kind darauf nicht verzichten müssen. Stattdessen sollte das Kind, wenn nötig, kurz vor der voraussichtlichen Belastung ein anfallvorbeugendes Asthmamedikament anwenden.

Ältere Kinder und Jugendliche mit Asthma benutzen häufig ein so genanntes Peak-Flow-Meter. Mit diesem Gerät lässt sich die Atemstromstärke beim Ausatmen und damit der Grad der Atemwegverengung messen. Das Gerät ist ein wichtiges Instrument, um die aktuelle Verfassung des Kindes objektiv zu beurteilen und ggf. die Medikamentendosierung darauf abzustellen.

Es werden zwei Behandlungsformen unterschieden: die Anfallbehandlung, die bei Bedarf zum Einsatz kommt, und die Basistherapie, die kontinuierlich durchgeführt wird und die Entzündung in den Atemwegen reduzieren soll. Wie und mit welchen Medikamenten behandelt wird, richtet sich nach dem Schweregrad des Asthmas. Jede Therapie soll zunächst einmal drei bis sechs Monate konsequent durchgeführt werden, bevor entschieden wird, dass sie nicht ausreichend wirkt und man zur nächst höheren Stufe wechselt.

Schweregrad 1 bedeutet bei Säuglingen und Kleinkindern, dass sie im Rahmen von Virusinfekten zwei- bis dreimal eine obstruktive Bronchitis haben, bei Vorschul- und Schulkindern, dass sie im Jahr seltener als alle sechs Wochen Asthmaanfälle haben. Diese Kinder erhalten bei einem Anfall ein kurz wirksames Betamimetikum ▲, wie Salbutamol. Bei Säuglingen wird das häufig mit Ipratropium kombiniert.

Die Symptome bei Schweregrad 2 sind die gleichen wie bei Grad 1, allerdings zeigt die Untersuchung, dass die Lungenfunktion nicht normal ist. Bei körperlicher Anstrengung kann das Ausatmen schwer fallen. In diesem Stadium sollten niedrig dosierte Kortisone als Inhalationsmittel angewendet werden. Versuchsweise können auch Cromoglizinsäure oder Nedocromil oder Montelukast gegeben werden.

Von Schweregrad 3 geht man aus, wenn es bei Säuglingen in der kalten Jahreszeit bei nahezu jedem Infekt mehrere Tage Giemen und Hustenattacken gibt, die Untersuchung auch in der Zwischenzeit Restsymptome ergibt und meist noch Zeichen einer Allergie auftreten. Bei Vorschul- und Schulkindern finden sich die Symptome dann öfter als alle vier bis sechs Wochen, dazwischen ist die Lungenfunktion jedoch normal. Diese Kinder erhalten als Basistherapie ein Kortison zum Inhalieren. Bei einem Anfall inhalieren sie ein Betamimetikum; ggf. nehmen sie dieses auch mehrere Wochen regelmäßig ein. Zusätzlich kann ein Betamimetikum und/oder das Antileukotrien Montelukast und/oder ein lang wirksames Theophyllin angewendet werden.

Säuglinge mit Asthma eines Schweregrads 4 haben bei Infekten wiederholt schwere obstruktive Brochitiden, die teilweise eine Krankenhausaufenthalt erforderlich machen. Sie weisen kontinuierlich Zeichen einer Atemwegverengung auf und haben eine krankhafte Lungenfunktion. Ältere Kinder mit so schwerem Asthma brauchen mehrmals in der Woche Betamimetika, haben schon bei geringer körperlicher Belastung Symptome und ihre Lungenfunktion ist deutlich beeinträchtigt. Diese Kinder inhalieren Kortison in deutlich erhöhter Dosis, kombiniert mit einem lang wirksamen Betamimetikum, wie Salmeterol. Meist muss auch kontinuierlich Theophyllin geschluckt werden. Hilft das nicht ausreichend, wird Kortison auch oral eingenommen.

Ältere Kinder und Jugendliche können die Inhalationsmittel als Dosieraerosol anwenden. Kindern unter acht Jahren nützt ein Spacer, der dem Dosieraerosolbehälter als Vorschaltkammer aufgesteckt wird, als Inhalationshilfe ■. Bei Säuglingen und Kleinkindern kann zusätzlich eine spezielle Maske benutzt werden. Man-

▲ siehe Tabelle Seite 262
■ siehe Abbildung Seite 263

che Medikamente können auch mithilfe eines Verneblers angewendet werden, der mit Druckluft einen feinen Nebel erzeugt, der eingeatmet wird.

Kinder mit einem schweren Asthmaanfall erhalten ein kurz wirkendes Betamimetikum in hoher Dosierung und oral oder intravenös Theophyllin und Kortison. Hinterher wird geprüft, wie ihre Atemfunktion ist und ob ihr Blut ohne zusätzliche Sauerstoffgabe ausreichend mit Sauerstoff gesättigt ist.

Da Asthma eine chronische Erkrankung ist, ist es wichtig, dass Arzt, Eltern und der kleine Patient eng zusammenarbeiten. Die Eltern müssen das Peak-Flow-Meter zu handhaben wissen, müssen den Schweregrad eines Anfalls einschätzen lernen und ein sicheres Gespür dafür entwickeln, wann ein Medikament zu nehmen ist und wann der Arzt bzw. der Notarzt eingeschaltet werden muss.

Geht das Kind bereits in den Kindergarten bzw. zur Schule, müssen die Lehrer und Erzieherinnen über den Zustand des Kindes und dessen Medikation informiert werden. Dasselbe gilt für alle anderen Personen, die das Kind zeitweise betreuen.

Bronchiolitis

Diese ansteckende virale Atemweginfektion bei Säuglingen und Kleinkindern verursacht vor allem beim Ausatmen Atemnot.

Eine Bronchiolitis wird meist durch RS-Viren verursacht. Manchmal sind jedoch auch andere Viren, wie Parainfluenza- und Influenzaviren, verantwortlich. Eine Infektion mit diesen Viren verursacht eine Entzündung der Atemwege. Dadurch verengen sich die Atemwege, und der Luftstrom in und aus den Lungen verringert sich.

Die Bronchiolitis betrifft in erster Linie Kinder unter 18 Monaten, vor allem Säuglinge unter sechs Monaten. Während des ersten Lebensjahrs erkranken etwa elf von 100 Kindern. Dieser Anteil kann während eines epidemischen Ausbruchs ansteigen. Die Erkrankung tritt vorwiegend im Winter und im beginnenden Frühjahr auf. Sie kommt möglicherweise häufiger bei Säuglingen vor, deren Mütter rauchen, vor allem wenn sie dies auch in der Schwangerschaft getan haben. Stillkinder scheinen dagegen seltener betroffen zu sein. Eltern und ältere Geschwister können mit demselben Virus infiziert sein – bei ihnen hat dies jedoch meist nicht mehr als eine leichte Erkältung zur Folge.

Symptome und Diagnose

Eine Bronchiolitis beginnt meist mit Erkältungssymptomen: Fließschnupfen, Niesen, leichtes Fieber und manchmal auch Husten. Nach einigen Tagen setzt Atemnot ein, der Husten verschlimmert sich. Beim Ausatmen ist meist ein pfeifendes Keuchen (Giemen) zu vernehmen. Die meisten Säuglinge haben nur leicht ausgeprägte Symptome. Die Atmung kann jedoch leicht beschleunigt und das Kind stark verschleimt sein. Ansonsten ist das Kind wach, gut gelaunt und hat Appetit. Schwerer erkrankte Säuglinge haben eine beschleunigte und flache Atmung und Atemnot. Die Haut des Kindes kann sich durch den Sauerstoffmangel bläulich verfärben. Da die beschleunigte Atmung Probleme beim Trinken verursacht, besteht durch die verminderte Flüssigkeitsaufnahme Austrocknungsgefahr.

Die Diagnose stützt sich auf die Symptome und auf die Befunde der körperlichen Untersuchung. Manchmal wird Schleim aus der Nase abgestrichen und im Labor auf Viren untersucht.

Prognose und Behandlung

Die meisten Kinder können zu Hause behandelt werden und sind nach drei bis fünf Tagen wieder gesund. Während dieser Zeit sollte das Kind häufig kleine Mengen zu trinken bekommen. Wenn sich die Atemnot verstärkt, sich die Haut blau verfärbt und Austrocknungszeichen auftreten, muss im Krankenhaus behandelt werden. Für Kinder, die aufgrund einer angeborenen Herz- oder Lungenerkrankung oder einer Immunschwäche an einer Bronchiolitis wirklich schwer erkranken können, gilt das noch früher.

Im Krankenhaus werden der Sauerstoff- und Kohlendioxidgehalt im Blut regelmäßig überprüft. Dazu wird ein Sensor an einem Finger, an einer Zehe oder am Ohrläppchen befestigt. Sauerstoff wird meist über ein Zelt oder eine Maske zugeführt. Die Atmung muss gegebenenfalls mit einem Beatmungsgerät künstlich unterstützt werden. Nimmt das Kind nicht genügend Flüssigkeit auf, muss sie intravenös zugeführt werden. Bronchienerweiternde Medikamente zum Inhalieren können versuchsweise gegeben werden, ihr therapeutischer Nutzen bei der Bronchiolitis ist jedoch fraglich. Frühgeborene und Säuglinge mit einer Grunderkrankung, die das Risiko für einen schweren Verlauf der Krankheit erhöht, wie angeborene Herz- oder Lungenerkrankung, Mukoviszidose oder Aids, können das Virustatikum Ribavirin über einen Vernebler erhalten. Antibiotika sind therapeutisch nutzlos.

Krupp

Diese ansteckende Virusinfektion der oberen Atemwege verursacht Husten und manchmal Atemnot, die beim Einatmen am stärksten ausgeprägt ist.

Krupp (Laryngotracheobronchitis) lässt die Schleimhäute der Atemwege anschwellen; besonders betroffen ist der Bereich direkt unterhalb des Kehlkopfs (Larynx). Die häufigsten Erreger sind Parainfluenzaviren. Aber auch andere Viren, wie RS- und Influenzaviren, können Krupp verursachen. Grundsätzlich kann Krupp das ganze Jahr über auftreten, im Herbst und Frühling gibt es jedoch die meisten Erkrankungen. An Krupp erkranken in erster Linie Kinder im Alter von sechs Monaten bis zu drei Jahren. Grundsätzlich kann die Erkrankung aber auch früher oder später auftreten. Sind Influenzaviren verantwortlich, fällt die Erkrankung besonders schwer aus; sie betrifft dann vor allem Kinder zwischen drei und sieben Jahren. Krupp wird in der Regel durch Tröpfcheninfektion oder direkten Kontakt mit infizierten Gegenständen übertragen.

Symptome und Diagnose

Krupp beginnt meist mit erkältungsähnlichen Symptomen: Fließschnupfen, Niesen, leichtes Fieber und leichter Husten. Danach beginnt das Kind, häufig zu husten. Der Husten hört sich merkwürdig an und wird als »blechern« oder bellend beschrieben. Manchmal verursacht das Anschwellen der Atemwege Atemnot, die sich vor allem beim Einatmen bemerkbar macht. Bei schwerem Krupp entsteht ein hohes pfeifendes Geräusch (Stridor) beim Einatmen. Die Symptome verschlechtern sich typischerweise nachts und können das Kind aufwachen lassen. Am Morgen kann sich der Zustand des Kindes bessern, um sich nachts wieder zu verschlechtern. Krupp lässt sich anhand seiner charakteristischen Symptome, vor allem am Klang des Hustens, erkennen.

Behandlung

Ein nur leicht erkranktes Kind kann zu Hause versorgt werden und ist nach drei bis vier Tagen meist wieder gesund. Es sollte bequem liegen und viel trinken. Ruhe ist wichtig, da Erschöpfung den Zustand verschlimmern kann. Dasselbe gilt für Weinen. Eine hohe Luftfeuchtigkeit, z. B. durch Luftbefeuchter, Kaltwasservernebler oder Dampf aus der Dusche, wirkt dem Austrocknen der oberen Atemwege entgegen und erleichtert die Atmung. Hilfreich kann es auch sein, das Kind nach draußen zu tragen oder am Fenster frische, kalte Nachtluft einatmen zu lassen. Dadurch öffnen sich die Atemwege deutlich.

Spricht ein Kind auf diese Maßnahmen nicht an, muss es ins Krankenhaus gebracht werden. Atemnot, schneller Herzschlag, Blauverfärbung der Haut und Austrocknung machen eine Krankenhausaufnahme erforderlich. Im Krankenhaus wird Sauerstoff zugeführt, wenn der Sauerstoffgehalt im Blut niedrig ist. Meist wird Adrenalin über den Vernebler gegeben sowie Kortison als Zäpfchen oder Injektion. Diese Medikamente lassen die Schleimhäute in den Atemwegen abschwellen. Stellt sich nach dieser Behandlung eine Besserung ein, wird das Kind nach Hause entlassen. Schwere Fällen sollten jedoch noch eine Weile zur Beobachtung im Krankenhaus bleiben. Antibiotika werden nur dann gegeben, wenn eine bakterielle Infektion hinzugekommen ist. Ein Beatmungsgerät zur künstlichen Unterstützung der Atmung ist nur selten erforderlich. Die überwiegende Mehrzahl der Kinder mit Krupp wird wieder vollständig gesund.

KAPITEL 273

Verdauungsstörungen

Kinder können eine ganze Reihe verschiedener Darmerkrankungen entwickeln. Ihnen allen gemeinsam sind Symptome, wie Schmerzen, Erbrechen, Appetit- und Darmfunktionsstörun-gen, die jedoch unterschiedlich ausgeprägt sind. Aufgabe der Eltern ist es, dem Arzt die nötigen Informationen zu geben, damit dieser zwischen harmlosen und ernsthafteren Erkrankungen unterscheiden kann. Handelt es sich um eine chronische Erkrankung müssen Eltern und Kind lernen, mit dieser und der notwendigen Dauerbehandlung zu leben.

Gastroenteritis

Eine Gastroenteritis ist eine Entzündung des Verdauungstrakts, die Erbrechen und Durchfall, manchmal in Verbindung mit Fieber und Bauchkrämpfen, zur Folge hat.

Eine Gastroenteritis ▲ oder Magen-Darm-Grippe kommt bei Kindern häufig vor. Eine schwere Gastroenteritis führt infolge des starken Flüssigkeitsverlusts durch Erbrechen und Durchfall zur Austrocknung sowie zur Störung des Salz- bzw. Elektrolythaushalts. Bei angemessener medizinischer Versorgung verläuft eine Gastroenteritis nur selten schwer. In den Entwicklungsländern sterben jedoch jährlich Millionen Kinder an dem durch Gastroenteritis verursachten Durchfall.

Ursachen

Eine ganze Reihe von Erregern kann eine Gastroenteritis verursachen. Viren, wie das Rotavirus, sind dafür aber weitaus häufiger verantwortlich als Bakterien, wie *Escherichia coli*, *Vibrio cholerae*, *Salmonella* oder *Shigella*, oder Parasiten, wie *Giardia*.

Mit einer viralen Gastroenteritis stecken sich Kinder meist bei anderen Kindern an. Besonders groß ist die Ansteckungsgefahr dort, wo viele Kinder auf engem Raum zusammenkommen, wie im Kindergarten und in der Schule. Gewöhnlich wird das Virus von der Hand über den Mund weitergegeben, es kann aber auch durch Tröpfcheninfektion, also z. B. beim Niesen oder Sprechen, übertragen werden. Bei Kindern finden die Viren ideale Bedingungen, sich auszubreiten: Beim Spielen haben sie ihre Hände und Finger oft im Mund oder in dessen Nähe, danach fassen sie Spielzeug und einander an.

Verdorbene, weil z. B. nicht kühl gelagerte Majonäse, Milchprodukte, Fleisch und andere Nahrungsmittel können eine bakterielle Gastroenteritis verursachen. Auch Fehler bei der Nahrungszubereitung, wie unzureichende Garzeiten oder mangelnde Hygiene, können eine Gastroenteritis nach sich ziehen. In diesen Fällen spricht man häufig von einer »Lebensmittelvergiftung« ■. Bakterien und Parasiten können auch durch den Kontakt mit verunreinigtem Wasser aus Brunnen, Flüssen und dem Swimmingpool in den Körper gelangen. Eine erhöhte Erkrankungsgefahr besteht bei Reisen in Entwicklungsländer.

Hin und wieder kommt es vor, dass Kinder nicht zum Verzehr Bestimmtes schlucken, wie z. B. Pflanzen, und sich so eine Gastroenteritis zuziehen. In seltenen Fällen kann eine Gastroenteritis auch allergisch bedingt sein (eosinophile Gastroenteritis) oder durch Kontakt mit Tieren, z. B. im Streichelzoo, verursacht werden.

Symptome und Diagnose

Die Symptome sind meist eine Kombination aus Erbrechen, Durchfall, Bauchkrämpfen, Fieber und Appetitlosigkeit. Meist beginnt die Erkrankung mit Erbrechen, das im späteren Verlauf von Durchfall abgelöst wird. Manche Kinder leiden jedoch gleichzeitig an beidem. Manche Bakterien verursachen blutigen Durchfall. All diese Symptome klingen schließlich wieder ab, wenn die Kindern ausreichend Flüssigkeit zu sich nehmen. Solange es sich um einen leichten Flüssigkeitsmangel handelt, macht der Körper durch Durst darauf aufmerksam. Kinder mit einer Austrocknung werden jedoch teilnahmslos, reizbar und sogar apathisch und hören auf zu trinken. Säuglinge sind für diese ernsten Nebenwirkungen wesentlich anfälliger als ältere Kinder.

Die Diagnose einer Gastroenteritis stützt sich auf die Symptome des Kindes sowie auf die Informationen der Eltern bezüglich möglicher Infektionsquellen. Spezielle Tests sind meist nicht nötig, da die meisten Erkrankungen nach kurzer Zeit von selbst wieder vergehen. Bei Verdacht auf eine bakterielle oder parasitäre Infektion können Stuhl- und Blutuntersuchungen durchgeführt werden. Wichtige Hinweise gibt auch die Konzentration an weißen Blutkörperchen. Bei starker Austrocknung des Kindes helfen Bluttests, das weitere therapeutische Vorgehen zu bestimmen.

Vorbeugung und Behandlung

Einen Schutz vor Gastroenteritis bieten richtige Hygiene, wie häufiges Händewaschen, sowie das korrekte Aufbewahren und Zubereiten von Lebensmitteln. Eine Impfung gegen Rotavirus-Infektionen, wie sie in den Entwicklungsländern bereits praktiziert wird, steht in Deutschland derzeit nicht zur Verfügung.

Ein an Gastroenteritis erkranktes Kind sollte dazu angehalten werden, immer wieder kleine Schlucke Flüssigkeit aufzunehmen. Wenn die

---

▲ siehe Seite 713   ■ siehe Seite 713

Gastroenteritis länger als zwölf bis 24 Stunden anhält oder das Kind die Flüssigkeit nicht bei sich behalten kann, werden Elektrolyte zugeführt. Dazu eignen sich verschiedene Elektrolytlösungen in Pulverform oder als Lösung, die in der Apotheke rezeptfrei erhältlich sind.

Erbricht das Kind, sollte es nach etwa zehn Minuten versuchen, etwas Flüssigkeit zu sich zu nehmen. Behält es die Flüssigkeit bei sich, wird dieses Vorgehen alle zehn bis 15 Minuten wiederholt. Nach etwa einer Stunde wird die Flüssigkeitsmenge auf etwa 30 Milliliter gesteigert, die dann aber nur noch etwa stündlich zugeführt werden müssen. Liegen zwischen der Flüssigkeitszufuhr und dem nächsten Erbrechen des Kindes mehr als zehn Minuten, ist der größte Teil der Flüssigkeit vom Körper aufgenommen worden. Wie viel das Kind trinken sollte, hängt vom Alter des Kindes ab. Eine Faustregel lautet: innerhalb von 24 Stunden 90 bis 150 Milliliter pro Kilogramm Körpergewicht. Wenn sich bei dieser Behandlung das Erbrechen und der Durchfall bessern, kann am Folgetag langsam wieder auf eine »Diät«, bestehend aus Fruchtsäften, Suppen sowie leichter Kost, wie Bananen und Apfelmus, übergegangen werden.

Kinder mit Durchfall, die aber kaum erbrechen, können normal weitergefüttert werden. Lediglich die Flüssigkeitsaufnahme sollte erhöht werden, um den Verlust auszugleichen.

Wenn das Kind jeden Schluck Flüssigkeit erbricht oder Zeichen einer Austrocknung aufweist – es teilnahmslos ist, einen trockenen Mund und keine Tränenflüssigkeit hat oder seit mindestens sechs Stunden kein Wasser mehr gelassen hat –, sind das alarmierende Zeichen, die einen sofortigen Arztbesuch erforderlich machen. Aber auch ohne diese Warnsignale sollte der Arzt eingeschaltet werden, wenn die Symptome mehr als ein oder zwei Tage bestehen bleiben. Bei schwerer Austrocknung kann Flüssigkeit intravenös zugeführt werden.

Durchfallmittel wie Loperamid sollten Kinder eher nicht bekommen, weil sie die Erregerausscheidung mit dem Stuhl verhindern und damit wahrscheinlich die Infektionsdauer verlängern. Liegt der Gastroenteritis eine Virusinfektion zugrunde, haben Antibiotika keinen Nutzen. Sie werden lediglich bei Infektionen mit Bakterien, von denen bekannt ist, dass sie auf diese Mittel ansprechen, eingesetzt. Bei einer Parasiteninfektion werden Parasitenmittel gegeben.

▲ siehe auch Seite 710

Gastroösophagealer Reflux

Gastroösophagealer Reflux (Säurereflux) bedeutet, dass Mageninhalt – Nahrung und Säure – in die Speiseröhre und manchmal auch in den Mund zurückfließt ▲.

An einem gastroösophagealen Reflux leiden fast alle Säuglinge hin und wieder. Davon abzugrenzen ist das übliche »Aufstoßen« oder »Bäuerchen« nach dem Trinken; dieses gilt als normal. Der gastroösophageale Reflux ist dann als Störung anzusehen, wenn er das Füttern und die Ernährung des Kindes insgesamt stört, das Wachstum beeinträchtigt, die Speiseröhre schädigt, Atemstörungen verursacht oder über das Säuglingsalter hinaus bestehen bleibt.

Ursachen

Bei gesunden Säuglingen kann es aus vielerlei Gründen zu einem Reflux kommen. Das ringförmige Muskelband, das den Magen nach oben hin zur Speiseröhre verschließt (Ösophagussphinkter), ist bei Säuglingen noch nicht voll entwickelt, sodass Mageninhalt in die Speiseröhre zurückfließen kann. Dieser Rückfluss wird noch verstärkt, wenn das Kind beim Füttern bzw. Stillen flach gehalten oder sofort nach der Mahlzeit hingelegt wird. Faktoren, die einen Reflux begünstigen, sind Überfüttern, Passivrauchen und Koffein in der Muttermilch – beide Genussgifte lassen die untere Sphinktermuskulatur erschlaffen, machen das Kind reizbar und trinkfaul. Nur selten liegt dem Säurereflux eine anatomische Fehlbildung beim Kind zugrunde. Beispiele hierfür sind eine Speiseröhrenverengung und eine Lageanomalie des Darmtrakts (Malrotation). Eine Unreife der die Magenleerung kontrollierenden Nerven kann ebenfalls zu einem gastroösophagealen Reflux führen. Eine Milchallergie ist eine seltene Ursache.

Symptome

Die auffälligsten Symptome des gastroösophagealen Refluxes bei Säuglingen sind Erbrechen und sehr starkes Speien. Weniger eindeutig zuzuordnende Symptome sind Reizbarkeit, Trinkschwäche oder »anfallartiges« Verdrehen und Winden des Kindes, das mit Krampfanfällen verwechselt werden kann.

Der Reflux bessert sich bis zum ersten oder zweiten Lebensjahr allmählich, wenn das Kind feste Nahrung zu essen beginnt und selbstständig in aufrechter Position essen kann. Gelegentlich kann der Reflux jedoch auch zu Komplikationen führen. Manche Kinder verlieren dadurch an Gewicht. Andere entwickeln Blutarmut, da durch Blutungen aus der Speiseröhre die Zahl der roten Blutkörperchen abnimmt. Wiederum andere atmen Magensäure und Nahrung in die Lunge ein. Dies kann eine Lungenentzündung (Aspirationspneumonie), Asthma, Atemaussetzer und einen verlangsamten Herzschlag zur Folge haben.

Ältere Kinder sind meist in der Lage, die Schmerzen in der Brust oder das Sodbrennen, die mit dem Säurereflux einhergehen, zu beschreiben. Chronischer Husten, Heiserkeit, Schluckauf, Ohrenschmerzen und ein hochtoniges Geräusch beim Einatmen (Stridor) können beim älteren Kind auf einen Reflux hinweisen. Bei manchen Kindern kann der Säurereflux die Ursache für eine chronische Ohrinfektion (seröse Otitis media ▲) sein.

Diagnose und Behandlung

Die Diagnose des gastroösophagealen Refluxes kann sich schwierig gestalten, wenn keine eindeutigen Symptome vorliegen.

Am Anfang der Behandlung stehen allgemeine Maßnahmen. Bessert sich das Geschehen dadurch, sind aufwändige Tests unnötig. So hilft es z. B. oft bereits, wenn häufiger oder weniger gefüttert wird und das Kind dabei öfter zum Aufstoßen gebracht wird. Außerdem sollte das Kind dem Einfluss von Zigarettenrauch und Koffein nicht mehr ausgesetzt werden. Des Weiteren ist es einen Versuch wert, das Kind auf den Bauch zu legen oder das Kopfteil des Bettes etwas höher zu stellen und so zu verhindern, dass im Schlaf Säure hochkommt. Dies ist eine der wenigen Ausnahmen, in denen von der allgemeinen Empfehlung, das Kind in der Rückenlage schlafen zu legen, abgewichen wird. Sie sollte nur auf ausdrückliche Empfehlung des Arztes praktiziert werden. Manchmal wird auch empfohlen, versuchsweise auf eine andere Säuglings-Anfangsnahrung umzusteigen, um festzustellen, ob das Kind Kuhmilch oder einen anderen Bestandteil der Säuglingsmilch nicht verträgt.

Für Kinder, deren Symptome durch diese Maßnahmen nicht nachlassen, und für die meisten älteren Kinder empfehlen manche Ärzte eine medikamentöse Kurzzeittherapie. Als Medikamente zur Behandlung des Refluxes kommen Antazida infrage, die die Magensäure neutralisieren, und H_2-Blocker oder Protonenpumpenblocker, die die Magensäureproduktion hemmen und die Refluxsymptome zumindest vorübergehend verbessern. Prokinetika, wie Metoclopramid und Domperidon, regulieren die Magenentleerung und fördern den Transport der Magensäure in den Dünndarm. Außerdem straffen sie den unteren Ösophagussphinkter.

Zum Nachweis eines Refluxes dienen Röntgenkontrastaufnahmen, die eine Fehlbildung in Speiseröhre oder Magen zeigen können. Darüber hinaus kann über eine Nasensonde der Säurewert im Magen gemessen werden (pH-Metrie). Ein spezielles Radionuklidverfahren, die so genannte Magenentleerungsstudie, stellt fest, ob die Magensäure statt in den Dünndarm in die Speiseröhre transportiert wird und wie stark der Reflux ausgeprägt ist. Mithilfe der Ösophagoskopie, bei der ein schlauchförmiges optisches Instrument in die Speiseröhre geschoben wird, kann der Arzt feststellen, ob die Speiseröhre entzündet ist oder blutet. Die bronchoskopische Untersuchung des Kehlkopfs und der Atemwege, bei der ein Bronchoskop ■ in die Luftröhre eingeführt wird, hilft festzustellen, ob Lungen- oder Atemstörungen auf einen Säurereflux zurückgehen können.

Peptisches Geschwür

Diese entzündliche Erkrankung der Schleimhaut von Magen und Zwölffingerdarm entsteht durch zu viel Magensäure und/oder Zerstörung der inneren Schichten der Magenwand.

Ein peptisches Geschwür (Ulkus) kommt bei Kindern seltener vor als bei Erwachsenen. Wie bei den Erwachsenen auch können nichtsteroidale Entzündungshemmer und eine Infektion mit dem Bakterium *Heliobacter pylori* zur Entwicklung eines peptischen Geschwürs ★ beitragen. Kinder, deren Eltern ein peptisches Geschwür haben, und Kinder von Rauchern haben ein erhöhtes Erkrankungsrisiko. Dasselbe gilt für Jugendliche, die Alkohol trinken und rauchen. Nach großen Operationen, Unfällen, Erkrankungen und Verbrennungen können solche Geschwüre ganz rasch entstehen.

Säuglinge mit peptischem Geschwür sind um die Mahlzeiten herum oft unruhig und reizbar. Bei älteren Kindern verursachen die Geschwüre häufig Bauchschmerzen. Das peptische Geschwür kann bei Kindern jeden Alters platzen, bluten oder einen Verschluss verursachen. Die Diagnose und Behandlung des peptischen Ulkus sowie die möglichen Komplikationen entsprechen denen der Erwachsenen.

▲ siehe Seite 1573   ■ siehe Seite 243
★ siehe Seite 706

Invagination

Diese plötzliche Einstülpung eines Darmabschnitts in einen anderen kann einen Darmverschluss verursachen, bei dem die Blutzufuhr unterbrochen wird.

Eine Invagination ist eine seltene Ursache für Bauchschmerzen; sie betrifft in erster Linie Kinder im Alter zwischen sechs Monaten und zwei Jahren. Gelegentlich können auch ältere Kinder davon betroffen sein. Meist bleibt die Ursache unklar. Nur selten kann eine Verdickung der Darmwand aufgrund von Ausstülpungen der Darmwand (Divertikel), Polypen oder Tumoren eine Invagination zur Folge haben.

Symptome

Bei einer Invagination klagt ein ansonsten gesund wirkendes Kind über plötzliche Schmerzen, die anfänglich kommen und gehen. Während der Bauchschmerzen zieht das Kind die Beine an den Körper. Zwischen den Bauchkrämpfen liegen schmerzfreie Intervalle, bis sich schließlich Dauerschmerzen einstellen. Manche Kinder sind zwischen den Schmerzattacken gereizt oder lustlos und apathisch. Nach einiger Zeit kommt es zu Erbrechen, blutig-schleimigem Stuhl, der aussieht wie Johannisbeergelee, oder Fieber. Unerkannt oder unbehandelt kann durch die Invagination Darmgewebe absterben, und es können Darmbakterien durch die geschädigte Darmwand ins Blut gelangen.

Diagnose und Behandlung

Der Verdacht auf Invagination entsteht aufgrund der typischen Symptome und der körperlichen Untersuchung. Eine Röntgenuntersuchung kann zur diagnostischen Abklärung sinnvoll sein; bei einem Drittel der Kinder zeigt sie jedoch normale Befunde. Besser ist eine Ultraschalluntersuchung. Mit einem Bariumeinlauf lässt sich die Invagination im Röntgenbild erkennen, gleichzeitig aber auch behandeln, wenn der Druck den eingestülpten Darmteil wieder in seine ursprüngliche Position bringt. Manchmal wird zu diesem Zweck auch Luft eingepumpt. Ist das Verfahren erfolgreich, kann das Kind nach kurzer Zeit wieder aus dem Krankenhaus entlassen werden. Da die Invagination in den nächsten ein bis zwei Tagen erneut auftreten kann, muss das Kind zu Hause auf erneute Symptome hin beobachtet werden.

Lässt sich durch den Bariumeinlauf die Invagination nicht lösen und der Darm nicht in die richtige Position bringen, muss operativ eingegriffen werden. Dasselbe gilt, wenn das Kind zu krank für einen Einlauf ist, die Invagination bereits wiederholt aufgetreten ist oder Komplikationen auftreten. Bei einer wiederholt auftretenden Invagination soll mit der Operation nicht nur der Darm wieder in seine normale Lage gebracht werden, sondern es wird auch nach Polypen, Tumoren oder anderen Veränderungen gesucht, die für die wiederholte Darmeinstülpung verantwortlich sein können.

Blinddarmentzündung

Bei der »Blinddarmentzündung« (Appendizitis) ist nicht der Blinddarm entzündet, sondern der Wurmfortsatz, der an dem eigentlichen Blinddarm hängt.

Der Wurmfortsatz (Appendix) ist eine kleine fingerlange Ausstülpung des Blinddarms – der erste Teil des Dickdarms an der Einmündung des Dünndarms ▲. Eine Blinddarmentzündung kommt bei Kindern unter einem Jahr selten vor, ist häufiger, je älter die Kinder werden. Die übliche Behandlung besteht in einer Operation.

Ursache für eine Blinddarmentzündung scheint ein Verschluss zu sein, der entweder durch eine Infektion im Verdauungstrakt oder an anderer Stelle im Körper verursacht wird, oder, seltener, durch die Verlegung mit Kotsteinen. Wenn die Infektion nicht erkannt und behandelt wird, kann der Wurmfortsatz platzen. Dann kann sich eine Eitertasche (Abszess) bilden, oder der Darminhalt kann in den Bauchraum gelangen (Peritonitis).

Symptome und Diagnose

Eine Blinddarmentzündung verursacht Schmerzen. Sie können im Oberbauch oder am Nabel einsetzen und dann langsam zum rechten Unterbauch wandern. Kinder unter zwei Jahren können ihre Schmerzen oft nicht recht ausdrücken und wirken deshalb eher unruhig, reizbar und lustlos. Wenn der Wurmfortsatz platzt und sich eine Bauchfellentzündung entwickelt, kann das Kind bewusstlos werden. Ältere Kinder entwickeln statt der typischen, auf eine bestimmte Stelle im Bauch lokalisierten Schmerzen häufig diffuse Bauchschmerzen.

Eine Blinddarmentzündung lässt sich bei Kindern nur schwer diagnostizieren. Zum einen kann sie leicht mit einigen anderen Erkran-

▲ siehe Abbildung Seite 687

kungen, wie Gastroenteritis, Meckel-Divertikel, Invagination oder Morbus Crohn, verwechselt werden, da diese ähnliche Symptome zeigen. Außerdem können die typischen Infektionszeichen – Fieber, Anstieg der weißen Blutkörperchen – fehlen. Kinder können auch nach Nahrung verlangen, statt sie zu verweigern, wie es für Erwachsene mit Blinddarmentzündung typisch ist.

Bei Verdacht auf eine Blinddarmentzündung werden meist intravenös Flüssigkeit zugeführt und Antibiotika gegeben, bis die Befunde der Blutuntersuchung vorliegen. Auch eine Ultraschallaufnahme oder Computertomographie des Bauchraums kann gemacht werden. Wiederholte körperliche Untersuchungen helfen, festzustellen, ob sich der Zustand des kleinen Patienten bessert oder verschlechtert, und das weitere therapeutische Vorgehen zu bestimmen.

Behandlung

Üblicherweise wird der entzündete Wurmfortsatz operativ entfernt (Appendektomie). Zwei bis drei Tage nach der Operation kann das Kind wieder nach Hause entlassen werden. Ist der Wurmfortsatz geplatzt, wird er ebenfalls entfernt und darüber hinaus der Bauchraum mit Flüssigkeit gespült. Weiterhin werden einige Tage lang Antibiotika gegeben, und das Kind wird auf Komplikationen, wie eine Infektion oder einen Darmverschluss, hin beobachtet.

Bei relativ vielen Kindern, denen der Blinddarm wegen Verdachts auf eine Entzündung entfernt wurde, war der Wurmfortsatz gesund. Dennoch gilt die unnötigerweise durchgeführte Operation nicht als Arztfehler, da es für den Patienten schwerwiegende Folgen haben kann, die Operation bei Verdacht auf eine Blinddarmentzündung hinauszuschieben. Wenn sich der Wurmfortsatz bei der Operation als gesund herausstellt, untersucht der Chirurg den Bauchraum auf den wirklichen Grund für die Schmerzen. Auch ein gesunder Wurmfortsatz wird dann meist vorsorglich entfernt.

Meckel-Divertikel

Dieses sind angeborene Aussackungen der Dünndarmwand.

Ein Meckel-Divertikel kann ein Leben lang unauffällig und unerkannt bleiben, gelegentlich kann es jedoch auch Probleme bereiten.

Symptome und Diagnose

Die meisten Kinder mit Meckel-Divertikel haben keinerlei Symptome. Bei vielen Erwachsenen findet es sich als Zufallsbefund, wenn sie sich aus anderen Gründen einer Bauchoperation unterziehen. Das häufigste Symptom bei Kindern unter zwei Jahren sind schmerzlose Blutungen aus dem After. Sie stammen von Dünndarmgeschwüren, die durch Säureabsonderungen des Divertikels verursacht sind. Durch die Blutbeimengungen kann der Stuhl des Kindes leuchtend rot oder, wenn er auch schleimdurchsetzt ist, wie Himbeergelee aussehen. Wenn das Blut bereits geronnen ist, ist der Stuhl nahezu schwarz. Nur ganz selten ist die Blutung so stark, dass eine Notfallbehandlung erforderlich wird.

Manchmal kann sich das Divertikel entzünden. Es entsteht eine Divertikulitis, die starke Schmerzen, Druckempfindlichkeit im Bauch und manchmal Erbrechen verursachen kann. Aufgrund der ähnlichen Symptome kann sie leicht mit einer Blinddarmentzündung verwechselt werden.

Ein Meckel-Divertikel ist schwer zu diagnostizieren. Blut- und Röntgenuntersuchungen, Computertomographie und Bariumkontrastaufnahmen sind meist nicht aussagekräftig. Die beste Methode ist die so genannte Meckel-Divertikel-Szintigraphie, bei der schwach radioaktive Substanzen, wie Radionuklide, intravenös verabreicht und dann im Körpergewebe gespeichert werden. Die eigentliche Untersuchung übernimmt dann ein besonderes Messgerät, die Gammakamera.

Behandlung

Ein Divertikel, das keine Symptome verursacht, bedarf keiner Behandlung. Ein blutendes Divertikel oder eines, das Symptome verursacht, wird chirurgisch entfernt. Divertikel, die als Zufallsbefund bei Eingriffen im Bauchraum gefunden werden, werden entfernt, um spätere Komplikationen zu verhindern.

Verstopfung

Von Verstopfung (Obstipation) spricht man, wenn jemand nur selten und unter großer Anstrengung Stuhlgang hat. Der Stuhl ist meist hart und trocken.

Viele Eltern machen sich Sorgen, ob ihr Sprössling oft genug Stuhlgang hat. Eine Verstopfung hat aber nur selten ernste Folgen. Es sollte nur

Meckel-Divertikel

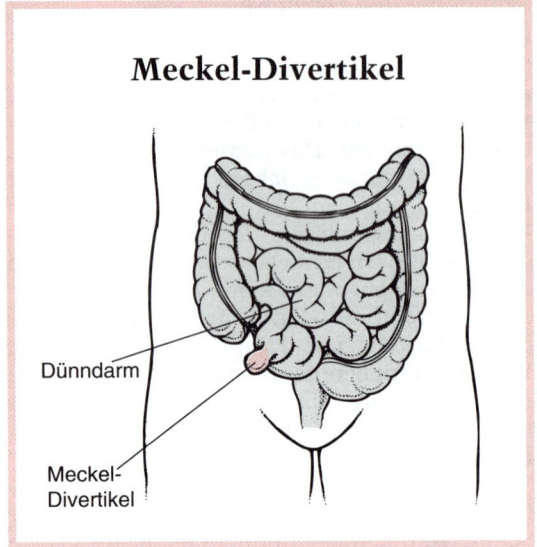

Dünndarm

Meckel-
Divertikel

eingegriffen werden, wenn der Stuhlgang Schmerzen bereitet und zum Stuhlverhalt führt oder wenn er andere Symptome verursacht.

Ursachen und Symptome

Kinder haben oft Verstopfung. Die häufigste Ursache ist ein zu geringer Ballaststoffanteil in der Ernährung, das heißt, das Kind isst zu wenig Obst, Gemüse und Vollkornprodukte.

Kinder mit Verstopfung klagen häufig über Bauchbeschwerden. Nach einiger Zeit fallen den Eltern dann Stuhlspuren in der Unterwäsche ihres Kindes auf. Sie entstehen durch so genannte überfließende Verstopfung, wenn flüssiger Stuhl aus dem Darm unkontrolliert an hartem, im Mastdarm festsitzendem Stuhl vorbeisickert. Gelegentlich gehen kleine Mengen Blut ab. Sie stammen aus kleinen Rissen, die durch die Passage harten Stuhls verursacht sind. Gelegentlich kann eine Verstopfung auch Probleme beim Wasserlassen verursachen.

Behandlung

Leichte Verstopfung lässt sich beheben, indem das Kind mehr Ballaststoffhaltiges isst: Vollkornprodukte, Obst und Gemüse. Es kann auch einen natürlichen Quellstoff, wie Flohsamen bzw. Psyllium, als pflanzliches Abführmittel einnehmen. Viel zu trinken, ist ebenfalls wichtig. Manchmal hilft es auch, den Milchkonsum einzuschränken. Oft nehmen sich Kinder beim Stuhlgang nicht genügend Zeit. Dann müssen sie dazu angeleitet werden, regelmäßig – mindestens zweimal täglich – lange genug auf der

Toilette sitzen zu bleiben. Das schafft die Voraussetzung dafür, den Darm regelmäßig zu entleeren. Dieser Prozess kann, wenn nötig, durch einen Einlauf oder die Gabe von Stuhlweichmachern, wie Paraffin, unterstützt werden.

Kinder, die es gewohnt sind, ihren Stuhl zurückzuhalten, müssen manchmal erst monatelang Stuhlweichmacher einnehmen, bis ihr Stuhl wieder weich und der Stuhlgang schmerzlos möglich ist.

Wiederkehrende Bauchschmerzen

Von wiederkehrenden Bauchschmerzen spricht man, wenn sie dreimal oder häufiger innerhalb von mindestens drei Monaten auftreten.

Etwa zehn Prozent aller Kinder im Schulalter haben wiederkehrende Bauchschmerzen. Sie treten meist zwischen acht und zehn Jahren auf und kommen bei Kindern unter vier Jahren selten vor. Mädchen leiden etwas häufiger daran als Jungen. Vor allem zu Beginn der Adoleszenz sind sie bei ihnen relativ häufig.

Ursachen

Bei den meisten Kindern sind wiederkehrende Bauchschmerzen durch Angst oder andere Formen von psychischem Stress – Probleme mit der Schule, mit Freunden, den Eltern oder generell mit der Familie – verursacht. Viele Kinder leiden auch an einer Depression. Bei etwa zehn Prozent ist eine organische Ursache zu finden, die meist im Verdauungs- oder Fortpflanzungstrakt ihren Ursprung hat. Lässt sich jedoch keine organische Ursache finden, fällt es vielen Eltern schwer, das zu akzeptieren.

Bei wiederkehrenden Bauchschmerzen ohne organische Ursache können die Schmerzen durch die besorgten Reaktionen von Eltern und Lehrern gebessert, aber auch verstärkt werden. Die Beschwerden können eine unbewusste Methode des Kindes sein, Ängste, die es sonst nicht kontrollieren kann, zu kanalisieren: so z. B., wenn das Kind durch die Schmerzen alle Aufmerksamkeit auf sich lenkt und so Auseinandersetzungen zwischen den Eltern verhindert, wenn es damit Sorge auf sich ziehen oder erwirken kann, dass es nicht zur Schule gehen muss. Die Beschwerden sind dann der Ausdruck, dass das Kind unter großem psychischen Druck steht.

Eine besonders schwerwiegende Ursache für wiederkehrende Bauchschmerzen ist sexuelle Gewalt. Weitaus häufigere Gründe sind Probleme im Elternhaus und in der Schule.

Symptome

Wiederkehrende Bauchschmerzen mit organischer Ursache treten meist zu vorhersehbaren Zeiten oder immer an einer bestimmten Stelle des Bauches auf. Sie werden häufig durch bestimmte Aktivitäten oder Nahrungsmittel ausgelöst und verschlimmern sich über Tage oder Monate. Das Kind wacht häufig vor Schmerzen auf. Neben den Schmerzen können noch weitere Symptome vorliegen, so z. B. Appetitlosigkeit, Gewichtsverlust, veränderte Stuhlkonsistenz oder -farbe, Verstopfung oder Durchfall, Erbrechen von Nahrung oder Blut, angeschwollener Bauch, stets wiederkehrendes oder dauerhaftes Fieber, Gelbsucht, Blut im Stuhl oder Beschwerden beim Wasserlassen.

Wiederkehrende Bauchschmerzen ohne klare organische Ursache sind im Allgemeinen nicht vorhersehbar und treten auch selten an derselben Stelle im Bauch auf. Die Schmerzen werden meist als vage beschrieben und können hin und wieder Wochen bis Monate ausbleiben. Nur selten wacht ein Kind von dieser Art Schmerzen nachts auf, allerdings kann es dadurch früher aufwachen als gewöhnlich. Das Kind lässt sich von dieser Art Schmerz – im Gegensatz zu organisch bedingten Bauchschmerzen – oft durch Beschäftigungen, die ihm große Freude bereiten, ablenken.

Diagnose

Der Arzt stellt den Eltern und dem Kind eine Reihe von Fragen zur Art des Schmerzes und etwaigen Begleitsymptomen. Darüber hinaus wird das Kind körperlich untersucht, um Hinweise auf eine organische Ursache zu finden. Die Ergebnisse der Befragung und der Untersuchung helfen dem Arzt zu entscheiden, ob und welche weiteren Diagnoseverfahren infrage kommen. Oft kann der Arzt bereits während der Befragung aus den Antworten des Kindes und aus dem Verhalten von Eltern und Kind auf eine psychische Ursache schließen.

Zu den diagnostischen Verfahren, die bei wiederkehrenden Bauchschmerzen in Betracht kommen, gehören Blut- und Urintests zum Nachweis einer Infektion. Invasive Verfahren, wie eine Dickdarmspiegelung (Koloskopie), mit denen Entzündungen und andere Störungen im Dickdarm nachgewiesen werden sollen, sind nur selten erforderlich. Angesichts der Häufigkeit, mit der Depressionen und Angst in Verbindung mit wiederkehrenden Bauchschmerzen auftreten, erscheint eine psychologische Beurteilung als das wichtigste Diagnoseinstrument.

Einige organische Ursachen für wiederkehrende Bauchschmerzen

Darmerkrankungen
- Zwerchfellbruch
- Speiseröhrenentzündung
- Peptisches Geschwür
- Hepatitis (Entzündung der Leber)
- Gallenblasenentzündung
- Bauchspeicheldrüsenentzündung
- Entzündliche Darmerkrankungen (Morbus Crohn, Kolitis ulzerosa)
- Meckel-Divertikel
- Chronische Blinddarmentzündung
- Invagination
- Parasitenbefall (z. B. Giardiasis)
- Darmtuberkulose
- Zöliakie
- Verstopfung
- Laktasemangel

Störungen des Urogenitaltrakts
- Fehlbildungen
- Harnweginfektionen
- Eisprung
- Menstruationskrämpfe
- Eileiterentzündung
- Eierstockzysten
- Endometriose

Allgemeinerkrankungen
- Schwermetallvergiftung (Blei)
- Purpura Schoenlein-Henoch
- Sichelzellenanämie
- Nahrungsmittelallergie
- Porphyrie
- Thalassämien
- Angeborenes Quincke-Ödem
- Bauchmigräne

Behandlung

Die Behandlung wiederkehrender Bauchschmerzen aus organischer Ursache hängt von der zugrunde liegenden Störung ab. Kann keine organische Ursache für die Symptome des Kindes gefunden werden, muss eine psychische Ursache vermutet werden. Voraussetzung für die Behandlung ist eine gute Verständigung und ein gutes Vertrauensverhältnis zwischen Arzt und Kind. Die Symptome des Kindes sollten regelmäßig kontrolliert werden.

Das Kind sollte dazu ermutigt werden, an möglichst vielen Aktivitäten teilzunehmen und natürlich auch wieder zur Schule zu gehen. Aufgabe der Lehrer ist es, darauf zu achten, dass sich das Kind innerhalb der Klassengemeinschaft nicht isoliert, und ihm dabei zu helfen, Konflikte im schulischen Bereich zu lösen.

Wenn die Eltern aufhören, dem Kind allzu viel Aufmerksamkeit zu schenken oder es wie einen Kranken zu behandeln, können sich psychisch bedingte Schmerzen nach einer kurzen Erstverschlimmerung bald bessern.

Die medizinische Behandlung von psychisch bedingten Bauchschmerzen ist nicht immer erfolgreich. Gelingt es, dieses Symptom zu beseitigen, entwickeln manche Kinder andere körperliche Symptome oder psychische Beschwerden. Darum sollte schon frühzeitig erwogen werden, eine familien- oder psychotherapeutische Beratungsstelle einzuschalten. Dringlich ist das vor allem dann, wenn das Kind zu Depressionen neigt oder schwerwiegende Probleme im Elternhaus vorliegen.

KAPITEL 274

Erkrankungen von Hals, Nase und Ohren

Hals-, Nasen- und Ohrenerkrankungen sind bei Kindern sehr weit verbreitet. Ohrinfektionen kommen fast genau so häufig vor wie Erkältungen. Davon betroffen sein kann der Bereich hinter dem Trommelfell (Mittelohr, Otitis media) oder der davor (äußeres Ohr, Otitis externa ▲). Racheninfektionen sind meist harmlos. Andere Störungen, wie Hörfehler oder Halstumoren, kommen zwar selten vor, sind dafür aber schwerwiegender. Alle Störungen, die Hals, Nase oder Ohren des Kindes betreffen und sich nicht innerhalb einiger Tage bessern, sollte der Arzt begutachten.

Mittelohrentzündung

Eine Mittelohrentzündung kommt vor allem bei Kindern im Alter zwischen drei Monaten und drei Jahren häufig vor; sie begleitet oft eine Erkältung. Kleine Kinder sind dafür besonders anfällig. Der Grund ist folgender: Die eustachische Röhre, die für den Druckausgleich im Ohr sorgt, verbindet das Mittelohr mit dem Nasenrachen ■. Bei älteren Kindern und Erwachsenen verläuft die eustachische Röhre eher senkrecht, ist relativ weit und starr. Dadurch können Sekrete aus dem Nasenrachen leicht abfließen. Im Gegensatz dazu liegt die eustachische Röhre bei kleineren Kindern nahezu horizontal, ist enger und flexibler und kann so leichter durch Sekrete verlegt werden. Dann können die im Mittelohr oder in dessen Nähe festsitzenden Sekrete nicht abfließen und behindern die Belüftung des Mittelohrs. In dem Sekret befindliche Bakterien und Viren können sich vermehren und eine Infektion verursachen. Die Erreger können die bei Säuglingen und kleinen Kindern recht kurze Ohrtrompete hoch wandern und eine Mittelohrentzündung verursachen.

Abgesehen von dieser anatomischen Besonderheit des kindlichen Ohres, werden Kinder ab dem sechsten Lebensmonat anfälliger für Infektionen, da sie von da ab die Schutzwirkung der mütterlichen Antikörper, die sie vor der Geburt über die Plazenta erhalten haben, verlieren. Stillen scheint durch die in der Muttermilch enthaltenen Antikörper den Schutz vor Infektionen noch etwas zu verlängern. Die Infektionsgefahr steigt nicht zuletzt auch, weil die Kinder ab diesem Alter mehr Kontakt zu anderen Menschen und deren Bakterien haben. Auch Passivrauchen und Nuckeln erhöht ihr Risiko für eine Mittelohrentzündung. Beides beeinträchtigt die eustachische Röhre und behindert die Belüftung des Mittelohrs. Beim Besuch von Kindergärten bzw. Kinderkrippen besteht ebenfalls erhöhte Erkältungsgefahr und damit ein erhöhtes Risiko für eine Mittelohrentzündung.

▲ siehe Seite 1237   ■ siehe Abbildung Seite 1241

Mittelohrentzündungen klingen verhältnismäßig schnell wieder ab; sie können aber auch erneut auftreten und über längere Zeit bestehen bleiben (chronische Mittelohrentzündung).

AKUTE MITTELOHRENTZÜNDUNG

Eine akute Mittelohrentzündung (Otitis media ▲) wird meist durch Erkältungsviren verursacht. Eine akute Infektion kann auch durch Bakterien entstehen, die im Mund- und Nasenraum angesiedelt sind, wie *Streptococcus pneumoniae*, *Haemophilus influenzae* und *Moraxella catarrhalis*. Auf eine virusbedingte Infektion kann sich manchmal eine bakterielle Infektion aufpfropfen.

Säuglinge und kleine Kinder mit akuter Mittelohrentzündung haben Fieber, weinen oder sind aus unerklärlichem Grund reizbar. Außerdem schlafen sie schlecht. Fließschnupfen, Husten, Erbrechen und Durchfall können ebenfalls vorliegen. Säuglinge und kleine Kinder, die sich noch nicht mitteilen können, ziehen sich häufig am Ohr. Ältere Kinder klagen, dass ihr Ohr schmerzt oder sie nicht richtig hören können.

Häufig sammelt sich Flüssigkeit hinter dem Trommelfell und fließt auch nicht ab, nachdem die akute Infektion abgeklungen ist (seröse Otitis media). Nur selten führt eine akute Mittelohrentzündung zu ernsten Komplikationen. Platzt das Trommelfell, können Blut und Flüssigkeit aus dem Ohr rinnen. Eine Infektion der umliegenden Knochen (Mastoiditis) kann Schmerzen verursachen. Eine Infektion des Innenohrs (Labyrinthitis) kann Schwindel und Taubheit zur Folge haben; eine Infektion der Hirnhäute oder ein Hirnabszess können Krampfanfälle und neurologische Störungen verursachen. Stets wiederkehrende Infektionen können eine so genannte Perlgeschwulst (Cholesteatom) verursachen, bei dem die oberste Hautschicht, die Auskleidung des äußeren Gehörgangs im Bereich des Trommelfells, zu wuchern beginnt. Dieses Cholesteatom kann die Mittelohrknochen abbauen und Hörverlust verursachen.

Zur Diagnose einer Mittelohrentzündung untersucht der Arzt das Ohr mit einem Otoskop, ob das Trommelfell gerötet und vorgewölbt ist. Um sehen zu können, muss er manchmal erst Ohrenschmalz entfernen. Um die Beweglichkeit des Trommelfells zu messen, wird Luft in den Gehörgang gepresst. Bewegt sich das Trommelfell nicht oder kaum, kann eine Infektion vorliegen.

Mit Parazetamol oder Ibuprofen lassen sich Fieber und Schmerzen effektiv behandeln. Eine akute Mittelohrentzündung bessert sich bei Kindern meistens ohne Antibiotikabehandlung. Diese Medikamente werden nur eingesetzt, wenn es dem Kind nach kurzer Zeit nicht besser geht oder andere Zeichen vorliegen, dass sich die Infektion nicht bessert.

CHRONISCHE MITTELOHRENTZÜNDUNG

Eine chronische Mittelohrentzündung entsteht infolge wiederholter akuter Infektionen oder wenn wiederholte Infektionen das Trommelfell schädigen oder zur Bildung eines Cholesteatoms führen, das wiederum neuen Infektionen Vorschub leistet. Kinder mit chronischer Mittelohrentzündung erhalten meist mehrere Monate lang täglich Antibiotika. Bleibt die Infektion dennoch bestehen, oder tritt sie erneut auf, wird ein Belüftungsröhrchen in das Trommelfell eingelegt (Paukendrainage). Haben die chronischen Infektionen das Trommelfell geschädigt oder zur Bildung eines Cholesteatoms geführt, wird das Trommelfell repariert bzw. das Cholesteatom operativ entfernt (Tympanoplastik).

Seröse Mittelohrentzündung

Bei einer serösen Otitis media sammelt sich Flüssigkeit hinter dem Trommelfell an ■.

Eine seröse Mittelohrentzündung tritt häufig nach einer akuten Mittelohrentzündung auf. Die Flüssigkeit, die sich während der akuten Infektion hinter dem Trommelfell angesammelt hat, fließt nach deren Abklingen nicht ab. Es muss aber nicht immer eine Infektion vorausgehen. Auch ein gastroösophagealer Reflux oder eine Blockierung der eustachischen Röhre und die dadurch verursachte Infektion oder Vergrößerung der Rachenmandeln können die Ursache sein. Eine seröse Mittelohrentzündung kommt bei Kindern im Alter zwischen drei Monaten und drei Jahren häufig vor.

Die seröse Mittelohrentzündung ist zwar schmerzlos, der Flüssigkeitsstau kann jedoch das Hörvermögen und damit die Sprache des Kindes, seine sprachliche Entwicklung und sein Lernvermögen beeinträchtigen. All dies wirkt sich letztlich auch auf das Verhalten des Kindes aus.

Die Diagnose wird anhand der typischen Farbe und des Aussehens des Trommelfells ge-

---

▲ siehe Seite 1241   ■ siehe Seite 1242

Paukenröhrchen zur Behandlung wiederkehrender Ohrinfektionen

Paukenröhrchen – meist aus Kunststoff oder Metall – werden durch einen kleinen Schnitt zur Belüftung ins Trommelfell eingelegt. Sie werden meist bei Kindern mit wiederkehrenden Ohrinfektionen (akute Mittelohrentzündung) oder chronischer Flüssigkeitsansammlung im Mittelohr (seröse Mittelohrentzündung) eingesetzt.

Das Einlegen von Paukenröhrchen ist ein Routineeingriff, der im Krankenhaus oder in der ärztlichen Praxis durchgeführt werden kann. Bereits einige Stunden nach dem Eingriff darf das Kind nach Hause gehen. Die Röhrchen fallen nach einigen Monaten im Allgemeinen von selbst heraus; es gibt aber auch einige Typen, die ein Jahr oder länger liegen bleiben. Haarewaschen und Schwimmengehen sind trotz Paukenröhrchen möglich. Der Kopf sollte jedoch nicht komplett unter Wasser getaucht werden, es sei denn, es werden Ohrstöpsel getragen. Fließt Flüssigkeit aus den Ohren ab, deutet dies auf eine Infektion hin. Dann sollte der Arzt informiert werden.

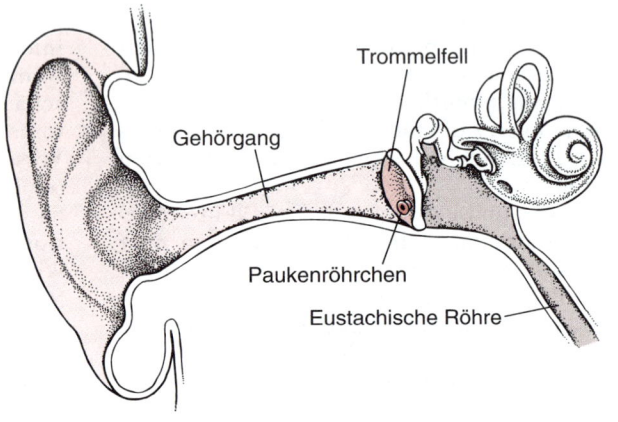

stellt. Außerdem wird seine Beweglichkeit gemessen, indem Luft in den Gehörgang hineingepresst wird. Wenn sich das Trommelfell nicht bewegt, gleichzeitig jedoch nicht gerötet und nicht vorgewölbt ist, liegt wahrscheinlich eine seröse Mittelohrentzündung vor. Diese spricht nicht auf Antibiotika oder abschwellende Mittel an. Sie klingt oft nach einigen Wochen bis Monaten von selbst wieder ab.

Bleibt sie länger als drei Monate bestehen, ohne sich zu bessern, kann ein chirurgischer Eingriff helfen. Das Trommelfell wird eingeschnitten (Parazentese), damit sich die dahinter liegende Flüssigkeit aus dem Mittelohrraum entleeren kann. In den Einschnitt kann ein so genanntes Paukenröhrchen eingeführt werden, um den weiteren Abfluss aus dem Mittelohrraum ins Außenohr zu gewährleisten.

Rachenentzündung

Bei einer Rachenentzündung (Pharyngitis) sind der Rachen und manchmal auch die Mandeln entzündet.

Eine Rachenentzündung wird meist durch Erkältungsviren verursacht. Ebenso wie eine Erkältung bessert sich auch die virale Rachenentzündung von selbst. Nur selten – jedoch kaum bei Kindern unter zwei Jahren – wird die Rachenentzündung durch Streptokokken (Streptokokkenangina) verursacht. Eine Rachenentzündung kann vereinzelt auch durch Infektionen, wie das Pfeiffersche Drüsenfieber (infektiöse Mononukleose) oder – hierzulande nur noch ganz selten – durch Diphtherie verursacht werden.

Die Mandeln (Lymphgewebe an der hinteren Rachenwand) können bei der Rachenentzündung ebenfalls entzündet sein. Sind sie stark vergrößert, liegt eine Mandelentzündung (Tonsillitis) vor.

Eine bakterielle Rachenentzündung kann eine dauerhafte Infektion, Entzündung und Vergrößerung der Mandeln (chronische Mandelentzündung), Eiterbildung in den Mandelfalten und Abszessbildung im Gewebe seitlich des Rachens (Parapharyngealabszess), hinter dem Rachen (Retropharyngealabszess) oder in den Zellen um die Mandeln herum (Peritonsillarabszess ▲) verursachen. Zu den seltenen Komplikationen der Streptokokkenangina gehören das rheumatische Fieber ■, die Glomerulonephritis und eine lebensgefährliche Infektion des Gewebes

---

▲ siehe Seite 1252   ■ siehe Seite 1543

(nekrotisierende Fasziitis) und des Blutes (toxisches Schocksyndrom).

Symptome

Eine Rachenentzündung verursacht bei allen Kindern Halsschmerzen und mehr oder minder starke Schluckbeschwerden. Auch die Ohren können wehtun, da Rachen und Ohren über dieselben Nerven versorgt werden. Die hintere Rachenwand und die Mandeln sind typischerweise gerötet; die Mandeln können vergrößert und mit weißlichem Sekret überzogen sein.

Die Kinder haben hohes Fieber. Die Halslymphknoten sind bei Streptokokkenangina meist druckempfindlich und vergrößert. Manchmal liegen auch Scharlachsymptome ▲ vor, wie die so genannte »Erdbeerzunge« mit weißem Belag und roten Punkten und ein auffälliger roter Ausschlag (scharlachähnliches Exanthem).

Kinder mit chronischer Mandelentzündung haben in der Regel Halsschmerzen und Schluckbeschwerden.

Diagnose und Behandlung

Verdacht auf eine Rachenentzündung besteht, wenn der Rachen gerötet und mit weißlichem oder eitrigem Sekret belegt ist und wenn die Halslymphknoten geschwollen sind.

Bei Verdacht auf eine Streptokokkenangina kann eine Eiter- oder Schleimprobe von der hinteren Rachenwand genommen werden. Mit dieser Probe wird ein Antigenschnelltest durchgeführt und eine Bakterienkultur angelegt. Der Test weist eine Streptokokkenangina in wenigen Minuten nach. Fällt er positiv aus, ist keine Bakterienkultur mehr nötig. Bei negativem Testergebnis wird meist noch eine Bakterienkultur angelegt, deren Ergebnis nach ein bis zwei Tagen vorliegt.

Eine Streptokokkenangina wird meist mit Penizillin behandelt – entweder in einer Einzelinjektion oder über zehn Tage zum Einnehmen. Verträgt das Kind kein Penizillin, wird statt dessen Erythromyzin oder ein anderes Antibiotikum gegeben. Gegen Schmerzen und Fieber werden – bei der Streptokokkenangina und bei der viralen Rachenentzündung – Ibuprofen oder Parazetamol gegeben. Außerdem wird darauf geachtet, dass das Kind ausreichend trinkt. Suppen haben den Vorteil, dass sie einerseits das Kind vor dem Austrocknen bewahren und es andererseits mit Nährstoffen versorgen, solange das Schlucken noch schmerzt und der Appetit noch nicht zurückgekehrt ist. Gurgeln mit Salzwasser oder die Anwendung eines Rachensprays wirken ebenfalls schmerzlindernd.

Vergrößerte Gaumen- und Rachenmandeln

Die Gaumen- und die Rachenmandeln sind Ansammlungen von lymphatischem Gewebe, die der körpereigenen Infektabwehr dienen. Die Gaumenmandeln liegen links und rechts des Gaumens. Die Rachenmandeln sind weiter oben und hinten am Übergang von der Nasenhöhle zum Rachen im Rachendach lokalisiert; sie sind bei geöffnetem Mund nicht sichtbar. Die Gaumen- wie die Rachenmandeln können vergrößert sein bzw. anschwellen, z. B. wenn sie durch Bakterien, die eine Rachenentzündung verursachen, infiziert sind. In diesem Fall treten die Gaumenmandeln deutlich sichtbar aus den Schleimhauttaschen hervor, die Rachenmandeln können die Nase verlegen. Normalerweise klingt die Schwellung komplett ab, sobald die Infektion ausgeheilt ist. Manchmal bleiben die Mandeln jedoch vergrößert, dies vor allem bei Kindern mit häufigen oder chronischen Infektionen. Nur ganz selten liegt den vergrößerten Gaumen- oder Rachenmandeln bei Kindern eine Krebserkrankung zugrunde.

Symptome

Meist verursachen vergrößerte Gaumen- und Rachenmandeln keine Symptome. Bis zu einem gewissen Grad wird eine Mandelvergrößerung bei Kleinkindern und auch noch bei Heranwachsenden als normal angesehen. Sie können jedoch Halsschmerzen und Schluckbeschwerden verursachen. Durch vergrößerte Rachenmandeln kann sich die Sprache des Kindes nasal anhören; die Form des Gaumens sowie die Zahnstellung können sich verändern.

Als problematisch gelten vergrößerte Mandeln dann, wenn sie schwerwiegende Folgen haben können. So können sie durch Verschluss der eustachischen Röhre und Flüssigkeitsansammlung im Ohr chronische Ohrinfektionen und eine Hörminderung verursachen. Auch stets wiederkehrende Nebenhöhlenentzündungen und Nasenbluten können auf sie zurückzuführen sein. Bei manchen Kindern verursachen vergrößerte Mandeln so genannte obstruktive Schlafapnoen ■ mit Schnarchen und kurzen Atemunterbrechungen. Dies kann zu einem niedrigen Sauerstoffgehalt im Blut, häufigem nächtlichem Erwachen und Schläfrigkeit tagsüber führen. Ganz selten kann diese Form der Schlafapnoe ernste Komplikationen verursa-

---

▲ siehe Seite 1108   ■ siehe Seite 456

Lage der Gaumen- und Rachenmandeln

Die Gaumenmandeln sind lymphatisches Gewebe, das links und rechts am hinteren Ende des Gaumens liegt. Die Rachenmandeln liegen weiter oben und hinten am Übergang von der Nasenhöhle zum Rachen im Rachendach; sie sind bei geöffnetem Mund nicht sichtbar.

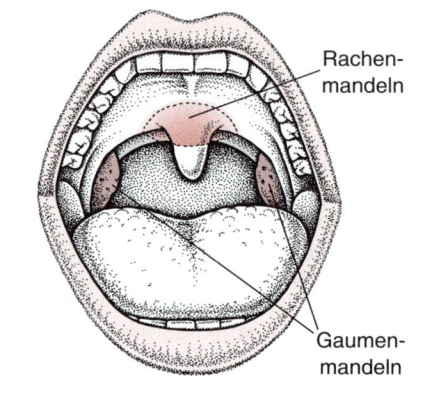

Rachen-
mandeln

Gaumen-
mandeln

chen, wie Lungenhochdruck und in der Folge ein so genanntes Cor pulmonale ▲.

Vergrößerte Mandeln können beim Kind zu Gewichtsverlust führen.

Diagnose und Behandlung

Die Größe der Mandeln ist allein kein eindeutiges Diagnosekriterium. Verdacht auf eine Mandelentzündung besteht jedoch, wenn die Mandeln sichtbar gerötet, die Lymphdrüsen am Kiefer und am Hals vergrößert sind und die Atmung durch die geschwollenen Mandeln beeinträchtigt ist. Verdacht auf eine obstruktive Schlafapnoe besteht, wenn die Eltern von häufigen nächtlichen Atemaussetzern berichten. Zur Bestätigung kann während des Schlafes der Sauerstoffgehalt des Blutes gemessen werden.

Ist eine bakterielle Infektion die Ursache der Mandelvergrößerung, wird mit Antibiotika behandelt. Wirken sie nicht oder wird ihr Einsatz als therapeutisch nicht sinnvoll erachtet, werden die Gaumen- und Rachenmandeln (Tonsillektomie und Adenoidektomie) chirurgisch entfernt.

▲ siehe Kasten Seite 305

Eine solche Operation empfiehlt sich vor allem für Kinder mit obstruktiver Schlafapnoe und solche, denen das Sprechen und Atmen aufgrund der vergrößerten Mandeln starke Beschwerden bereitet. Ein operativer Eingriff ist auch bei dem Verdacht angezeigt, dass die Mandelvergrößerung auf eine Krebserkrankung zurückzuführen sein kann und wenn das Kind bereits mehrere Hals- und Ohrenentzündungen gehabt hat. Dabei bedeutet »mehrere«, sieben oder mehr Infektionen in einem Jahr, fünf oder mehr Infektionen jährlich im Zweijahresverlauf oder drei oder mehr jährlich im Dreijahresverlauf. Um Ohrinfektionen, eine chronisch verstopfte Nase oder Nebenhöhlenentzündungen zu kurieren, können auch nur die Rachenmandeln entfernt werden.

Durch die Entfernung von Gaumen- und Rachenmandeln treten nachweislich Erkältungen, Husten und andere Symptome nicht seltener auf.

Diese Eingriffe sollten frühestens drei Wochen, nachdem eine Infektion ausgeheilt ist, durchgeführt werden. Üblicherweise geschieht das ambulant. Es treten kaum Komplikationen auf; der kleine Patient kann aber noch bis zu einer Woche nach der Operation Schmerzen und Schluckbeschwerden haben. Nur ganz selten treten nach der Operation Blutungen auf; grundsätzlich muss damit aber vom ersten bis zum zehnten Tag nach dem Eingriff gerechnet werden.

Hörschwächen

Manche Kinder werden mit einer schweren Hörschädigung geboren, andere kommen mit einem weniger stark ausgeprägten Hörschaden zur Welt, und viele, die mit einem gesunden Gehör geboren werden, entwickeln vor Erreichen des Erwachsenenalters eine Hörschwäche. Wird sie nicht rechtzeitig erkannt und behandelt, kann das die sprachliche Entwicklung des Kindes und das Hörverstehen erheblich beeinträchtigen. Diese Beeinträchtigung kann zu Schulversagen führen, dem Kind Hänseleien durch Gleichaltrige, soziale Isolation und emotionale Schwierigkeiten eintragen.

Ursachen

Beim Neugeborenen beruht eine Hörschwäche auf einem Geburtsfehler. Bei älteren Kindern sind Ohrinfektionen, insbesondere die seröse Mittelohrentzündung, zusammen mit Ohrenschmalzpfropfen die häufigste Ursache für eine Hörminderung. Weitere Ursachen bei älteren

Kindern sind Schädelverletzungen, Lärmschädigung, z. B. durch laute Musik, die Anwendung von Aminoglykosid-Antibiotika, wie Gentamicin, und Thiaziddiuretika, Virusinfektionen, wie z. B. Mumps, Tumoren und Verletzungen des Hörnervs, Verletzungen durch Stifte oder andere Fremdkörper, die tief in den Gehörgang eindringen, und in seltenen Fällen auch eine Autoimmunerkrankung.

Symptome

Reagiert das Kind nicht auf Geräusche oder hat es Probleme mit dem Sprechen oder eine verzögerte Sprachentwicklung, sollte das die Aufmerksamkeit auf die Hörfähigkeit lenken. Eine nicht gar so stark ausgeprägte Hörschwäche kann unauffälliger bleiben. Wenn Kinder des Öfteren nicht reagieren, wenn sie angesprochen werden, kann dies an einer mittelschweren Hörschwäche liegen. Wenn Kinder zu Hause keine Probleme mit dem Sprechen bzw. Hören und Verstehen haben, wohl aber in der Schule, dann kann das an einer leichten bis mäßig stark ausgeprägten Hörschwäche liegen, die nur zum Tragen kommt, wenn es viele Hintergrundgeräusche gibt, wie das im Klassenzimmer der Fall ist. Bei Kindern, die sich in einem bestimmten Rahmen bzw. Umfeld unauffällig und gut entwickeln, in einem anderen dagegen beträchtliche Verhaltensauffälligkeiten, soziale und sprachliche Schwierigkeiten und Probleme beim Lernen aufweisen, sollte das Hörvermögen untersucht werden.

Früherkennungsuntersuchung und Diagnose

Wegen der großen Bedeutung, die das Hörvermögen für die Entwicklung des Kindes hat, fordert der Bundesverband der Hals-Nasen-Ohren-Ärzte die bundesweite Einführung von Hörtests für Säuglinge. In den letzten Jahren hat die Messung der otoakustischen Emissionen (OAE) Eingang für die Hördiagnostik im Neugeborenenalter gefunden. Hierbei wird mit einer Sonde im Gehörgang die akustische Aussendung des Ohres als Reaktion auf einen Klick-Reiz gemessen. Die Messung ist schmerzfrei und dauert nur wenige Minuten. Bei einem auffälligen Befund wird zur Absicherung die Hirnstammaudiometrie (ABR von englisch auditory brainstem response) eingesetzt, die die elektrischen Signale misst, die das Gehirn als Reaktion auf Geräusche aussendet. Auch das ABR ist schmerzlos und wird meist durchgeführt, während das Kind schläft. Es ist für Kinder jeden Alters geeignet. Zeigt auch dieser Test auffällige Befunde, wird er nach einem Monat wiederholt. Bestätigt sich

Risikofaktoren für Hörschwächen bei Kindern

Neugeborene:

- Geringes Geburtsgewicht (besonders Kinder unter 1500 Gramm)
- Niedriger Apgarwert (1-Minuten-Apgarwert unter 5 oder 5-Minuten-Apgarwert unter 7)
- Geringer Sauerstoffgehalt im Blut oder Krampfanfälle aufgrund einer schwierigen Geburt
- Vor der Geburt Infektion mit Röteln, Syphilis, Herpes, Zytomegalie oder Toxoplasmose
- Schädel- oder Gesichtsfehlbildungen, vor allem bei Beteiligung des Außenohrs und des Gehörgangs
- Hoher Bilirubingehalt im Blut
- Bakterielle Hirnhautentzündung
- Blutvergiftung (Sepsis)
- Künstliche Beatmung über längere Zeit
- Bestimmte Medikamente (z. B: Aminoglykosid-Antibiotika, verschiedene Diuretika)
- Familiengeschichte mit früher Hörminderung eines Elternteils oder engen Verwandten

Ältere Kinder

Zusätzlich zu sämtlichen oben aufgeführten Punkten:

- Schädelverletzung mit Schädelbruch oder Bewusstlosigkeit
- Chronische Mittelohrentzündung mit Cholesteatom
- Einige neurologische Störungen, wie Neurofibromatose und neurodegenerative Störungen
- Lärmexposition
- Trommelfellperforation durch Infektion oder Verletzung

die Hörminderung dann erneut, kann das Kind eine Hörhilfe und Sonderförderung speziell für Kinder mit Hörminderung erhalten.

Bei älteren Kindern lässt sich eine Hörschwäche mit verschiedenen Verfahren diagnostizieren. So kann beispielsweise mit einer Fragenreihe eine Verzögerung in der normalen Entwicklung des Kindes aufgedeckt werden, oder es werden Beobachtungen der Eltern zur Sprech- und Sprachentwicklung ihres Kindes bewertet. Die Ohren des Kindes können auf eine Fehlbildung hin untersucht werden. Bei Kindern im Alter zwischen sechs Monaten und zwei Jahren kann die Reaktion auf bestimmte Töne getestet werden. Darüber hinaus kann im Rahmen einer Tympanometrie die Reaktion des Trommelfells auf Prüftöne mit verschiedenen Frequenzen und Schallpegeln gemessen werden. Das Ergebnis gibt Aufschluss über den im Mittelohr herrschenden Druck bzw. darüber, ob sich Flüssigkeit hinter dem Trommelfell gestaut hat. Ab dem zweiten Lebensjahr können Kinder meist von sich aus angeben, ob sie hören und Sprache verstehen können, indem sie einfache sprachliche Anweisungen ausführen. Dann kann ihr Hörvermögen für Töne auch über Kopfhörer geprüft werden.

Behandlung

Manche Ursachen für eine Hörminderung lassen sich behandeln; in diesem Fall lässt sich das Hörvermögen komplett wiederherstellen. So kann man Ohrinfektionen beispielsweise mit Antibiotika oder operativ behandeln, Ohrenschmalz kann entfernt oder mit Ohrentropfen aufgelöst werden. Cholesteatome werden ebenfalls operativ entfernt.

Ist der Hörverlust irreversibel, muss er durch eine Hörhilfe ausgeglichen werden.

Hörhilfen gibt es für Kinder ab dem zweiten Lebensmonat. Bei Kindern mit leichter bis mittelschwerer Hörschwäche, die nur im Klassenzimmer zum Tragen kommt, kann mit einem elektrischen Tonübertragungssystem gearbeitet werden, das die Stimme des Lehrers direkt auf zwei Lautsprecherboxen, auf Hörhilfen oder Kopfhörer überträgt. Extrem schwerhörigen bzw. tauben Kindern kann mit einem Cochlearimplantat geholfen werden. Diese Hörhilfe, die ins Innenohr implantiert wird, wandelt Schallwellen in elektrische Impulse um und leitet sie an Elektroden weiter, die den Hörnerv stimulieren ▲.

Taube Menschen können – um sich mit anderen austauschen zu können – lernen, von den Lippen abzulesen; eine andere Möglichkeit ist, die Gebärdensprache zu erlernen.

Fremdkörper in den Ohren und der Nase

Watte, Stifte, Papier, Kugeln, Perlen, Bohnen – es gibt so viele Dinge, die sich Kinder in die Oh-

ren und Nase stecken. Auch Insekten dringen manchmal in den Gehörgang ein und verursachen dort beträchtliche Schmerzen.

Fremdkörper im Ohr können vom Arzt mit Wasser oder einer Salzlösung herausgespült oder unter Sog oder mit einer Pinzette oder anderen Instrumenten entfernt werden. Ein Insekt lässt sich entfernen, indem ein lokal wirkendes Betäubungsmittel oder etwas warmes Öl in das Ohr geträufelt wird. Die Schmerzen lassen dadurch nach; das Tier stirbt und kann besser entfernt werden. Jüngere und sehr ängstliche Kinder müssen vor dieser Prozedur manchmal erst ein Beruhigungsmittel oder sogar eine Vollnarkose erhalten.

Ein spitzer Gegenstand, wie ein Bleistift, kann das Trommelfell durchstoßen. Dann sollte ein Arzt das Ohr untersuchen. Meist heilt die Verletzung jedoch mit der Zeit von allein ohne bleibende Hörminderung ab.

Fremdkörper in der Nase sind bedenklicher, da sie die Atemwege des Kindes verlegen und eine Infektion verursachen können. Außerdem lassen sie sich manchmal nur schwer entfernen. Oft sind die Kinder so verängstigt, dass sie von ihrem Missgeschick nichts erzählen. Vielen Eltern fällt erst dann etwas auf, wenn das Kind permanent einen übel riechenden, blutigen Ausfluss aus dem Nasenloch hat oder durch ein Nasenloch nur schlecht Luft bekommt.

Der Fremdkörper wird meist nach örtlicher Betäubung unter Sog oder mit einer Pinzette entfernt. Bereitet das Probleme, kann das Kind ein Beruhigungsmittel erhalten, oder es wird sogar eine Vollnarkose gegeben.

Halsschwellungen

Halsschwellungen verändern die Form des Halses.

Bei Kinder ist oft der Hals geschwollen. Die häufigste Ursache ist eine Lymphknotenschwellung ■. Diese kann durch eine Infektion der Lymphknoten selbst (Lymphadenitis) oder des nahe gelegenen Gewebes, wie bei einer Halsentzündung, entstehen. In manchen Fällen liegt der Halsschwellung eine Zyste zugrunde, die von Geburt an vorgelegen hat, jedoch erst aufgefallen ist, nachdem sie sich entzündet hat. Weitere mögliche Ursachen für Halsschwellungen sind Verletzungen, Entzündungen der Speicheldrüsen oder gutartige Tumoren. Nur selten sind ein Lymphom, Schilddrüsentumoren oder andere bösartige Tumoren die Ursache.

▲ siehe Abbildung Seite 1236
■ siehe Kasten Seite 1257

Die meisten Halsschwellungen verursachen keine Symptome und beunruhigen oft die Eltern mehr als die Kinder selbst. Entzündete Lymphknoten oder Zysten können jedoch druckempfindlich und schmerzhaft sein.

Da die meisten Halsschwellungen durch Virusinfektionen verursacht sind und sich ohne Behandlung zurückbilden, ist in der Regel keine weitere diagnostische Abklärung nötig – es sei denn, die Schwellung bleibt mehrere Wochen lang bestehen. Um eine bakterielle Infektion auszuschließen, kann ein Rachenabstrich gemacht werden. Es kann das Blut untersucht werden, um Erkrankungen, wie das Pfeiffersche Drüsenfieber (infektiöse Mononukleose), Leukämie, Schilddrüsenüberfunktion und Gerinnungsstörungen, auszuschließen. Mit einer Röntgenuntersuchung und Computertomographie lässt sich feststellen, ob es sich bei der Schwellung um einen Tumor oder eine Zyste handelt, wie groß sie genau ist und wohin sie sich ausdehnt. Ein Hauttest gibt Aufschluss darüber, ob eine Tuberkulose vorliegt. Eine Gewebeprobe kann einen bösartigen Tumor nachweisen.

Die Behandlung von Halsschwellungen hängt von der jeweiligen Ursache ab. Mit Antibiotika werden Lymphadenitis und andere bakterielle Infektionen behandelt. Halsschwellungen aufgrund einer Virusinfektion oder einer Verletzung bilden sich mit der Zeit von allein zurück.

Tumoren und Zysten müssen im Allgemeinen operativ entfernt werden.

Kehlkopfpapillom

Hierbei handelt es sich um seltene gutartige Wucherungen im Kehlkopf.

Kehlkopfpapillome werden durch das humane Papillomavirus verursacht. Grundsätzlich können sie in jedem Alter auftreten, am häufigsten betroffen sind jedoch Kinder zwischen einem und vier Jahren. Der Verdacht auf ein Kehlkopfpapillom besteht, wenn das Kind heiser ist oder sich seine Stimme anderweitig verändert hat. Papillome kehren häufig zurück und können sich in Luftröhre und Lunge ausdehnen und die Atemwege verlegen. Kehlkopfpapillome werden nur selten bösartig.

Die Diagnose wird nach einem Blick durch das Laryngoskop in den Kehlkopf gestellt und durch eine Gewebeprobe aus dem Papillom bestätigt. Papillome, die schnell wiederkehren und sich über den Kehlkopf hinaus ausdehnen, werden medikamentös behandelt. Ansonsten erfolgt die Behandlung meist operativ.

Meistens müssen die Eingriffe wiederholt werden, weil die Papillome immer wiederkehren. Mit der Pubertät verschwinden einige Papillome von selbst.

Augenerkrankungen

Selten kommt ein Kind schon mit einer Augenerkrankung zur Welt. Meist handelt es sich dann um einen grünen (Glaukom) oder grauen Star (Katarakt). ▲ Brechungsfehler, wie Kurz- und Weitsichtigkeit und Hornhautkrümmung (Astigmatismus), kommen auch schon bei Kindern vor; sie werden aber meist erst im Erwachsenenalter behandlungsbedürftig. Bestimmte Augenerkrankungen gibt es bei Kindern oft, dazu zählt das Schielen. Sowohl Brechungsfehler als auch Schielen können eine Schwachsichtigkeit verursachen (Amblyopie).

Schwachsichtigkeit

Eine funktionell bedingte Schwachsichtigkeit (Amblyopie) entsteht dadurch, dass das Gehirn das Bild eines Auges unterdrückt.

Eine Amblyopie wird meist durch eine Funktionsstörung des Gehirns und nicht des Auges verursacht. Sie tritt nur im Kindesalter auf und ist die häufigste Ursache für eine Sehschwäche.

▲ siehe Tabelle Seite 1485

Die Fähigkeit zum dreidimensionalen Sehen entsteht dadurch, dass die beiden Bilder, die die Augen produzieren, aus leicht unterschiedlichen Perspektiven stammen. Das Gehirn verschmilzt die beiden unterschiedlichen Bilder zu einem gemeinsamen, dem dreidimensionalen Bild. Diese Fähigkeit, Bilder zu verschmelzen, entwickelt das Gehirn vor allem in der Kindheit. Wenn die Informationen, die von einem Auge an das Gehirn weitergeleitet werden, von so schlechter Qualität sind, dass ein relativ verschwommenes Bild oder ein Doppelbild entsteht, dann unterdrückt das Gehirn die eintreffenden Reize und damit dieses Bild. Obwohl das Auge normal funktioniert, nimmt der Betroffene das, was dieses Auge sieht, nicht wahr.

Ursachen

Eine der häufigsten Ursachen für eine Amblyopie ist Schielen (Strabismus). Beim Schielen fixieren beide Augen nicht mehr zur selben Zeit dasselbe Objekt, sodass das Gehirn zwei deutlich voneinander verschiedene Bilder sieht. Die Bilder unterscheiden sich so stark voneinander, dass das Gehirn sie nicht miteinander zu einem gemeinsamen Bild verschmelzen kann. Beim Erwachsenen hat dies Doppelsehen (Diplopie) zur Folge. Ist bei Kindern die Fähigkeit, Bilder zu verschmelzen, noch nicht ausgebildet, lernt das Gehirn, das Bild, das von dem schielenden Auge stammt, zu unterdrücken.

Ähnlich kann auch Fehlsichtigkeit eines Auges (z. B. bei schwerer Kurzsichtigkeit, Weitsichtigkeit und angeborenem grauen Star) die Fähigkeit des Kindes, Bilder zu verschmelzen, beeinträchtigen. Weichen die Bilder, die das Gehirn von den beiden Augen erhält, stark voneinander ab, lernt das Gehirn, das Bild zu unterdrücken, das am wenigsten scharf ist.

Symptome und Diagnose

Kinder mit Amblyopie sind manchmal zu jung, um ihre Symptome zu beschreiben. Oder dem Kind ist gar nicht bewusst, dass es nur mit einem Auge sieht. Da jedoch nur ein Bild wahrgenommen wird, fehlt dem Kind die Tiefenwahrnehmung.

Außer der routinemäßigen Augenuntersuchung sollten Kinder möglichst früh auf Schielen und Brechungsfehler hin untersucht werden, um eine Amblyopie zu verhindern.

Prognose und Behandlung

Manchmal ist die Amblyopie nur leicht ausgeprägt und nur vorübergehend. Eine dauerhafte Schädigung entwickelt sich meist dann, wenn die Amblyopie bereits früh auftritt und längere Zeit bestehen bleibt. Wird Amblyopie erst nach dem zehnten Lebensjahr behandelt, bildet sie sich nicht mehr komplett zurück.

Je früher die Behandlung einsetzt, desto größer ist die Chance, dass die Amblyopie verhindert oder korrigiert werden kann. Die Behandlung besteht darin, das Gehirn dazu zu zwingen, die Bilder des geschädigten Auges anzunehmen. Erreicht wird dies manchmal, indem der Sehfehler des betroffenen Auges mit Brillengläsern korrigiert wird. Am effektivsten ist es jedoch, das gesunde, stärkere Auge vorübergehend »außer Gefecht« zu setzen, indem es z. B. mit einem Pflaster abgedeckt wird oder mit Augentropfen, wie Atropin, vernebelt wird.

Schielen

Beim Schielen (Strabismus) weicht ein Auge von der normalen Parallelstellung ab, sodass die Augen nicht mehr dieselbe Blickrichtung haben und nicht mehr dasselbe Objekt fixieren.

Schielen kann mehrere Ursachen haben. So kann es beispielsweise sein, dass die Muskeln, die die Augenstellung kontrollieren, ungleich starken Zug ausüben, oder dass ein Auge eine Sehschwäche aufweist.

Es gibt verschiedene Formen des Schielens, die sich unterschiedlich entwickeln. Horizontales Schielen kann beispielsweise durch eine Einwärtsbewegung (Einwärtsschielen, Esotropie) oder eine Auswärtsbewegung der Augen (Auswärtsschielen, Exotropie) gekennzeichnet sein. Beim vertikalen Schielen wird zwischen Aufwärtsschielen (Hypertropie) und Abwärtsschielen (Hypotropie) unterschieden.

Schielen fällt den Eltern meist durch die ungewöhnliche Blickrichtung der Augen auf. Schielen kann beim älteren Kind Doppelbilder (Diplopie), beim jüngeren Kind Amblyopie nach sich ziehen.

Kinder sollten bereits nach den ersten Lebensmonaten in regelmäßigen Abständen auf Schielen hin untersucht werden. Hierzu strahlt der Arzt mit einer Lampe in die Augen des Kindes, um zu überprüfen, ob das Licht in beiden Augen von derselben Stelle auf der Pupille reflektiert wird. Ältere Kinder können gründlicher untersucht werden. Sie können beispielsweise dazu aufgefordert werden, einen Gegenstand zu fixieren; manchmal wird dazu ein Auge abgedeckt. Mit einer gründlicheren Untersuchung lässt sich sogar leichtes Schielen nachweisen, das sonst unentdeckt bleiben würde. Ein schielendes Kind braucht regelmäßige Verlaufskontrollen beim Augenarzt.

Leichtes Schielen bedarf oft keiner besonderen Behandlung. Schielt das Kind jedoch stark oder verschlimmert es sich, muss in der Regel behandelt werden. Die Behandlung richtet sich nach der Art des Schielens.

Phorie (Winkelfehlsichtigkeit) ist eine Schielneigung der Augen. Die Schielneigung ist die meiste Zeit des Tages über so gering, dass es dem Augenmuskel und dem Gehirn gelingt, die Abweichung der Augenachsen zu korrigieren und die Bilder zu einem gemeinsamen zu verschmelzen. Die Phorie verursacht meist keine Symptome. In schweren Fällen kann sie jedoch zum Schielen führen und Doppelbilder verursachen. Der Augenarzt kann mit speziellen Diagnoseverfahren eine Phorie nachweisen. Liegen keine Symptome vor, besteht in der Regel kein Behandlungsbedarf.

Frühkindliches Einwärtsschielen (infantile Esotropie): Hierunter versteht man ein Einwärtsschielen, das vor dem sechsten Lebensmonat auftritt. Die Störung kommt oft familiär gehäuft vor und ist meist stark ausgeprägt. Die Einwärtsbewegung der Augen setzt oft ab dem dritten Lebensmonat ein, liegt meist dauerhaft vor und ist leicht erkennbar.

Die Störung muss meist operativ korrigiert werden, indem der Zug der Augenmuskeln verändert wird. Oft sind wiederholte Operationen erforderlich. Nur selten lässt sich das Schielen selbst bei optimaler Behandlung nicht komplett korrigieren. Gelegentlich entwickelt sich trotz Behandlung mit zwei Jahren eine Amblyopie.

Akkommodative Esotropie: Diese Einwärtsbewegung der Augen entwickelt sich zwischen dem sechsten Lebensmonat und dem siebten Lebensjahr, meist aber bei Zwei- bis Dreijährigen, und ist mit dem Fokussieren von Gegenständen (Akkommodation) verbunden.

Der Stellungsfehler der Augen entsteht, wenn sich die Augen beim Fokussieren auf einen nahen oder fernen Gegenstand bewegen. Kinder mit akkommodativer Esotropie sind häufig weitsichtig. Dass sich die Augen einwärts bewegen, wenn sie sehr nahe Gegenstände fokussieren, ist normal. Weitsichtige Augen schauen jedoch auch beim Fokussieren ferner Gegenstände nach innen. In leichten Fällen von akkommodativer Esotropie zeigt sich das Einwärtsschielen nur beim Betrachten naher Gegenstände; ein ausgeprägtes Einwärtsschielen liegt dauerhaft vor. Eine akkommodative Esotropie lässt sich fast immer korrigieren. Dies wird meist zuerst mit

Brechungsfehler bei Kindern

Brechungsfehler, wie Kurzsichtigkeit, Weitsichtigkeit oder Astigmatismus, führen zu verschwommenem Sehen, da das Auge die Lichtstrahlen von Objekten nicht an der richtigen Stelle der Netzhaut fokussiert. Ist lediglich ein Auge betroffen, kann sich auf dem Auge Schwachsichtigkeit (Amblyopie) entwickeln.

Brechungsfehler verursachen bei Kindern dieselben Symptome wie bei Erwachsenen ▲. Allerdings können kleine Kinder von ihrer Sehproblemen noch nicht berichten. Manchmal fällt es zuerst dem Lehrer auf, dass ein Kind Probleme mit dem Sehen hat.

Die Augen der Kinder sollten regelmäßig auf Brechungsfehler hin untersucht werden. Dazu dienen die gleichen Instrumente wie bei Erwachsenen. Kinder ab dem dritten oder vierten Lebensjahr können die üblichen Sehtesttafeln mit Bildern, Zahlen und Buchstaben vorgelegt bekommen. Das Sehvermögen wird für jedes Auge einzeln untersucht, um auch eine einseitige Sehschwäche feststellen zu können. Das nicht untersuchte Auge wird währenddessen abgedeckt.

Brechungsfehler werden bei Kindern und Erwachsenen meist mit Brillengläsern korrigiert. Kontaktlinsen kommen bei ihnen meist erst dann infrage, wenn sie in der Lage sind, für ihre Kontaktlinsen eigenverantwortlich Sorge zu tragen.

Brillengläsern versucht, die dem Kind fokussieren helfen und die Einwärtsneigung der Augen beim Betrachten von Objekten verringern. Viele Kinder verlieren mit der Zeit ihre Weitsichtigkeit und brauchen schließlich keine Brille mehr.

Gelegentlich werden auch Echothiphat-Augentropfen eingesetzt, um das Auge bei der Fokussierung naher Gegenstände zu unterstützen. Lässt sich weder mit Brillengläsern noch mit Augentropfen der Stellungsfehler der Augen korrigieren, kann eine Operation helfen. Eine dauerhafte Amblyopie tritt bei Kindern mit akkommodativer Esotropie weniger häufig auf als bei Kindern mit frühkindlichem Einwärtsschielen.

▲ siehe Seite 1270

Schielen – Stellungsfehler der Augen

Es gibt verschiedene Typen von Schielen. Am weitesten verbreitet sind Einwärtsschielen (Esotropie, Konvergenzschielen oder Strabismus convergens) und Auswärtsschielen (Exotropie oder Strabismus divergens). In der Abbildung ist das rechte Auge des Kindes betroffen.

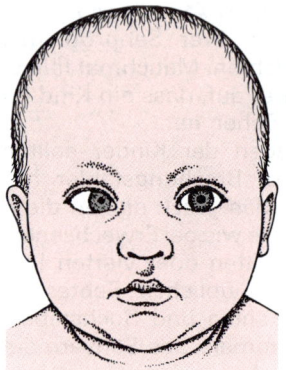

Einwärtsschielen

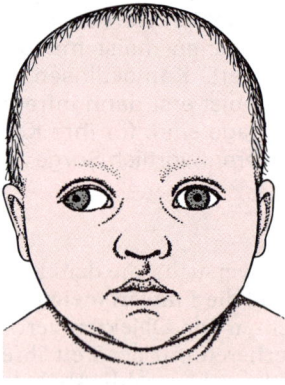

Auswärtsschielen

Paralytisches Schielen: Beim Lähmungsschielen ist ein Augenmuskel, der das Auge in unterschiedliche Richtungen bewegt, gelähmt, oder es sind sogar mehrere Augenmuskeln betroffen. Der Winkel der Sehachsen ändert sich je nach Blickrichtung und ist in Richtung des gelähmten Muskels am größten. Die Augenmuskellähmung wird meist durch eine Störung der die Augenmuskeln versorgenden Nerven verursacht. So können eine Hirnverletzung oder Tumoren beispielsweise den Schädelinnendruck erhöhen, wodurch wiederum die Augenmuskelnerven eingeengt werden.

Bei Kindern mit paralytischem Schielen ist die Bewegung des betroffenen Auges nur dann beeinträchtigt, wenn sich das Auge in eine bestimmte Richtung zu bewegen versucht. Amblyopie und Doppelbilder können auftreten. Das Doppeltsehen ist immer dann besonders stark ausgeprägt, wenn sich das Auge in die Richtung zu bewegen versucht, die normalerweise durch die jetzt gelähmten Augenmuskeln gesteuert wird.

Paralytisches Schielen lässt sich mit einer Prismabrille behandeln, die das Licht so bricht, dass beide Augen fast dasselbe Bild sehen. Es kann sich mit der Zeit von allein zurückbilden. Möglich ist auch eine operative Korrektur. Wird das paralytische Schielen durch eine andere Störung verursacht, die zu einer Nervenschädigung führt, wie z. B. einen Gehirntumor, muss diese zugrunde liegende Erkrankung natürlich ebenfalls behandelt werden.

Intermittierende Exotropie: Bei dieser Form des Auswärtsschielens bewegen sich die Augen nur manchmal (intermittierend) nach außen, meist, wenn das Kind ferne Gegenstände betrachtet. Die intermittierende Exotropie ist ab dem sechsten Lebensmonat nachweisbar.

Solange die intermittierende Exotropie keine störenden Symptome verursacht, wie Doppeltsehen, bedarf sie meist keiner Behandlung. Eine Amblyopie tritt nur selten auf. Bei störenden Symptomen kann eine Brille getragen werden. Verschlechtern sich die Symptome trotz Brille, kann eine Operation hilfreich sein.

KAPITEL 276

Knochenerkrankungen

Die meisten Knochenerkrankungen im Kindes-alter gleichen denen von Erwachsenen. Es gibt jedoch einige Unterschiede.

Das kontinuierliche Wachstum der Knochen von Kindern findet in den so genannten Wachs-tumsfugen ▲ statt. Darüber hinaus verändern die Knochen von Kindern ihre Form. Dabei wird altes Knochengewebe nach und nach durch neu-es ersetzt. Dieser Knochenumbau vollzieht sich bei Kindern in weitaus stärkerem Maße als bei Erwachsenen. Kinderknochen heilen viel schnel-ler als die von Erwachsenen. Narbenbildung und Versteifung kommen dagegen seltener vor. Die meisten im Kindesalter auftretenden Knochen-erkrankungen sind relativ harmlos und verur-sachen keine Dauerschäden.

Ursachen

Knochenerkrankungen können bei Kindern aus denselben Gründe auftreten wie bei Erwach-senen, z. B. aufgrund von Verletzungen oder Infektionen. Davon abzugrenzen ist die sich all-mählich entwickelnde Fehlstellung von Kno-chen. Bei Kindern können die Knochen der Bei-ne stark gekrümmt sein; Ursache hierfür ist die Lage, die sie während der Schwangerschaft im Mutterleib innehatten.

Auch die Wachstumsfugen können geschädigt werden, z. B. durch Mangeldurchblutung, Ablö-sung vom restlichen Knochen oder bereits durch eine kleinere Fehlstellung. Durch eine geschä-digte Wachstumsfuge kann das Wachstum ge-hemmt und das Gelenk verformt werden; dann kann eine Arthrose das Gelenk dauerhaft schä-digen.

Einige seltene erbliche Bindegewebeerkran-kungen betreffen die Knochen: das Marfan-Syn-drom, Mukopolysaccharidosen, Glasknochen-krankheit, Chondrodysplasie und Osteopetro-sen. ■

Symptome und Diagnose

Kinder haben im Allgemeinen die gleichen Sym-ptome wie Erwachsene. Die Schmerzen entwi-ckeln sich meist langsam über Wochen oder Monate hinweg. Säuglinge und sehr junge Kin-der sind häufig nicht in der Lage, ihre Schmer-zen mitzuteilen. Knochenerkrankungen verur-sachen manchmal schmerzlose Verformungen. Manche von ihnen beeinträchtigen die Fähig-keit des Kindes, zu gehen oder seine Gliedma-ßen zu benutzen. Die Diagnose von Knochen-erkrankungen entspricht der von Erwachsenen.

Behandlung

Die meisten Knochenerkrankungen, wie Brü-che und Infektionen, werden im Großen und Ganzen bei Kindern ebenso behandelt wie bei Erwachsenen.

Ist die Wachstumsfuge geschädigt, können die abgelösten oder fehlstehenden Enden der Wachs-tumsfuge operativ korrigiert werden, sodass der Knochen wieder normal wachsen kann. Wenn sich keine Fehlstellung ausbildet, welche die Gelenke belastet, entsteht auch keine Arthrose.

Zieht die Knochenerkrankung eine körper-liche Fehlbildung nach sich, kann das Kind Ängste und Depressionen entwickeln. Manch-mal ist auch die Behandlung selbst psychisch sehr belastend. Muss ein Jugendlicher beispiels-weise ein Stützkorsett oder Gips tragen, kann er sich dadurch anders als seine Altersgenossen und von ihnen ausgeschlossen fühlen. Psychi-sche Beratung hilft, Ängste und Depressionen abzubauen und eine psychisch belastende Be-handlung zu akzeptieren und zu überstehen.

Skoliose

Hierbei ist die Wirbelsäule ungewöhnlich ge-krümmt.

Skoliose kommt sehr häufig vor, besonders bei Mädchen. Die Störung kann angeboren sein oder sich erst im Jugendalter entwickeln. Die Ursache bleibt meist unbekannt. Die meisten Krümmungen verlaufen nach rechts im oberen Rückenbereich und nach links im Lendenwirbel-bereich. Meist steht die rechte Schulter höher als die linke. Auch eine Hüfte kann höher stehen als die andere.

Symptome und Diagnose

Eine leichte Skoliose verursacht meist keine Symptome. Wenn das Kind lange gesessen oder gestanden hat, kann ihm der Rücken wehtun

▲ siehe Seite 317   ■ siehe Seite 1588

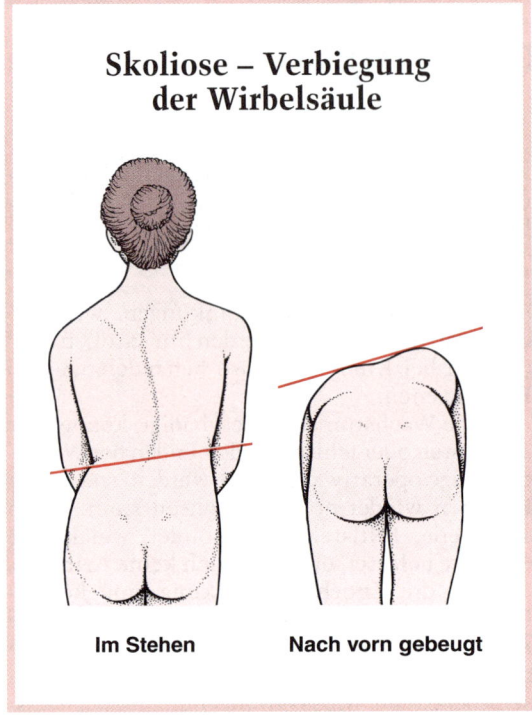

Skoliose – Verbiegung der Wirbelsäule

Im Stehen　　　　**Nach vorn gebeugt**

oder steif werden. Dem können leichte bis mittelschwere Schmerzen folgen.

Eine leichte Skoliose kann bei einer Routineuntersuchung entdeckt werden. Der Verdacht entsteht, wenn eine Schulter höher zu sein scheint als die andere oder wenn die Kleidung nicht gerade hängt.

Bei etwa der Hälfte der Kinder verschlechtert sich die Skoliose mit der Zeit – vor allen in der Pubertät. Je früher die Erkrankung beginnt und je stärker die Verkrümmung ist, desto wahrscheinlicher ist es, dass die Krankheit fortschreitet. Eine fortschreitende Skoliose kann letztlich zu einer dauerhaften, deutlich sichtbaren Verformung und chronischen Schmerzen führen. Eine schwere Skoliose kann sich sogar auf die inneren Organe auswirken und beispielsweise die Lunge verformen und schädigen. Manchmal kann eine Skoliose auch fortschreiten, ohne Beschwerden zu bereiten.

Um die Diagnose stellen zu können, bittet der Arzt das Kind, sich nach vorne zu beugen, damit er die Wirbelsäule von hinten betrachten kann. Eine Röntgenuntersuchung zeigt den genauen Skoliose-Winkel. Ist zu erwarten, dass die Skoliose weiter fortschreitet, kann es notwendig sein, das Kind mehrmals im Jahr ärztlich untersuchen zu lassen. Die Wirbelsäulenver-

krümmung lässt sich mit speziellen Diagnoseinstrumenten noch genauer messen.

Prognose und Behandlung

Bei den meisten Kindern ist die Skoliose nur leicht ausgeprägt. Eine Skoliose, die Symptome verursacht, weiter fortschreitet oder schwer ausgeprägt ist, muss behandelt werden. Je früher die Behandlung einsetzt, desto besser kann es gelingen, eine schwere Verformung zu verhindern.

Um die Wirbelsäule gerade zu halten, kann es nötig sein, dass der Jugendliche ein Stützkorsett oder eine Gipsschale trägt. Manchmal müssen Wirbelkörper auch operativ miteinander verbunden werden. Dabei kann ein Metallstab eingesetzt werden, der die Wirbelsäule so lange gerade hält, bis die Wirbel miteinander verwachsen sind.

Scheuermann-Krankheit

Bei der Scheuermann-Krankheit führen Veränderungen der Wirbelkörper (Osteochondrose) zur Entstehung eines Rundrückens.

Viele Kinder, vor allem Jungen, haben einen leicht gerundeten Rücken (Kyphose). Die Ursache ist unbekannt. Der vordere Teil der normalerweise würfelförmigen Rückenwirbel verformt sich keilartig; dadurch verlagern sich die auf ihnen liegenden Bandscheiben und werden in den Wirbelkörper gedrückt: Es entsteht ein Rundrücken. Kinder mit Kyphose entwickeln häufig auch eine Skoliose (Kyphoskoliose).

Die Scheuermann-Krankheit verursacht oft keine Symptome. Manchmal treten anhaltende leichte Rückenschmerzen auf. Die Störung fällt häufig nur dadurch auf, dass sich die Körperhaltung des Betroffenen verändert. Die Schultern hängen und sind nach vorn gezogen. Die Brustwirbelsäule ist stärker gekrümmt als normal, der Rücken kann sich sogar zu einem Buckel verformen. Leichte symptomlose Erkrankungen werden oft nur bei einer Routineuntersuchung erkannt. Die Diagnose wird mit einer Röntgenaufnahme der Wirbelsäule bestätigt. Auf ihr werden die gekrümmte Wirbelsäule und verformten Wirbelkörper sichtbar.

Die Behandlung besteht meist darin, in einem Gipsbett zu schlafen oder ein Stützkorsett zu tragen. Bei der leichten Kyphose lässt sich dadurch eine leichte Streckung der Wirbelsäule erreichen, die Schmerzen bleiben jedoch oft. Ob die Behandlung bei der milden Form verhindert,

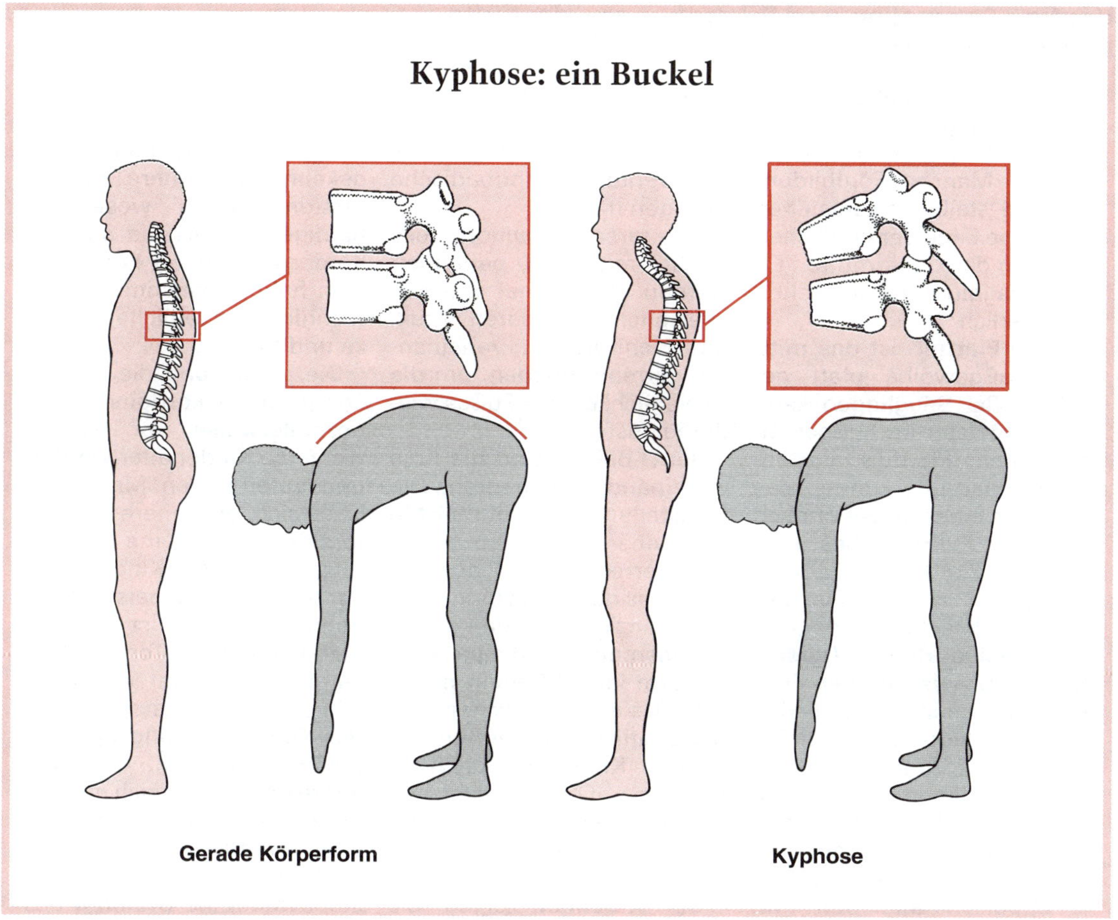

Kyphose: ein Buckel

Gerade Körperform

Kyphose

---

dass die Verkrümmung fortschreitet, ist noch nicht geklärt. Bei einer schweren Kyphose bessert die Behandlung oft die Symptome und bremst das weitere Fortschreiten der Erkrankung. Nur selten schreitet die Erkrankung trotz Behandlung so weit fort, dass die Wirbelsäule operativ korrigiert werden muss.

Gleiten der Femurepiphyse

Bei dieser Störung gleitet der Oberschenkelhalskopf in der Wachstumsfuge vom Oberschenkelhals weg und löst sich schließlich ab.

Das Epiphysengleiten kommt meist bei übergewichtigen Jugendlichen und in erster Linie bei Jungen vor. Man geht davon aus, dass die Erkrankung auf eine Verdickung der Wachstumsbereiche des Knochens zurückgeht oder auf einer Störung des hormonellen Gleichgewichts

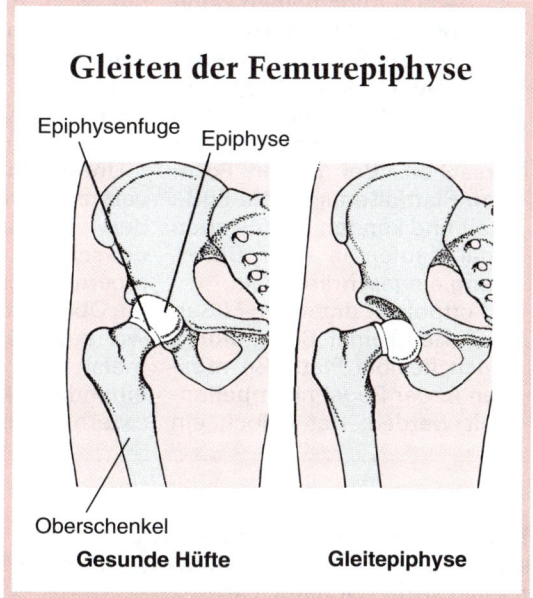

Gleiten der Femurepiphyse

Epiphysenfuge   Epiphyse

Oberschenkel

Gesunde Hüfte   **Gleitepiphyse**

Häufige Anomalien und Erkrankungen der Füße, Knie und Beine bei Säuglingen und kleinen Kindern

Viele Knie- und Fußprobleme bei Säuglingen und kleinen Kindern vergehen von selbst wieder. Manche Fehlbildungen und -stellungen entstehen durch die Lage der kindlichen Beine in der Gebärmutter. Eine Behandlung ist nur selten erforderlich.

Beim **Plattfuß** ist das mittlere Fußgewölbe platt gedrückt. Bei Säuglingen kann ein Fettpolster im Fußgewölbe einen Plattfuß vortäuschen. Plattfüße können das Ergebnis eines ungewöhnlich flexiblen Fußgewölbes sein (flexible Plattfüße). Dem so genannten **rigiden Plattfuß** liegt eine knöcherne oder bindegewebige Brücke **(tarsale Koalition)** zwischen den Fußwurzelknochen, die zu dieser Bewegungseinschränkung führt, zugrunde. Diese Koalition kann angeboren oder erworben sein, z. B. durch Verletzungen oder lang anhaltende Schwellung.

Fettpolster unter dem Fuß und flexible Plattfüße verursachen im Allgemeinen keine Symptome. Manchmal treten jedoch Schmerzen oder Krämpfe in den Füßen auf. Eine tarsale Koalition kann Schmerzen oder Krämpfe verursachen. Bei dieser Form von Plattfüßen sind die Füße steif und können beim Gehen oder Laufen in ihrer Bewegung eingeschränkt sein.

Fettpolster unter den Füßen bedürfen keiner Behandlung. Auch flexible Plattfüße müssen in der Regel nicht behandelt werden. Hat jedoch ein älteres Kind aufgrund der Plattfüße Schmerzen oder Krämpfe in den Füßen, muss es eventuell orthopädische Einlagen tragen.

Eine tarsale Koalition muss häufig mit Gips behandelt werden. Manchmal müssen aber auch die inneren Strukturen chirurgisch voneinander getrennt werden, um die Beweglichkeit des Fußes wiederherzustellen.

Bei **O-Beinen** sind die Knie voneinander weggedreht. Die Fehlstellung entsteht meist in der Gebärmutter. Durch den dort herrschenden Platzmangel muss das Kind ständig die Beine anziehen. In den ersten Lebensmonaten ist eine leichte Form von O-Beinen natürlich. Das einzige Zeichen sind die deutlich nach außen zeigenden Knie, die sich nicht berühren. O-Beine gleichen sich normalerweise von selbst aus, wenn das Kind laufen lernt.

Bei **X-Beinen** zeigen die Knie nach innen. Am häufigsten sind davon Kinder im Alter zwischen drei und fünf Jahren betroffen. Meist bildet sich diese Fehlstellung bis zum Alter von zehn Jahren von selbst zurück.

Unter einer **Femurtorsion** versteht man eine Drehung des Oberschenkelknochens um seine Längsachse. Bei der inneren Femurtorsion sind die Oberschenkelknochen einwärts gedreht. Die Knie und meist auch die Zehen sind einander zugekehrt. Bei der externen Femurtorsion sind die Oberschenkel auswärts gedreht. Die Knie und die Zehen sind voneinander abgekehrt. Die innere Femurtorsion kommt wesentlich häufiger vor als die äußere. Kinder mit innerer Femurtorsion haben manchmal ungewöhnlich bewegliche Gelenke und Bänder.

Die innere und die äußere Femurtorsion korrigieren sich normalerweise von selbst, wenn die Kinder älter werden und laufen lernen. Manchmal lässt sich die innere Femurtorsion durch eine gerade Sitzposition des Kindes – zu der es allerdings meist erst im Schulalter fähig ist – korrigieren. Wenn der Torsionsfehler nach dem zehnten Lebensjahr noch fortbesteht, muss der Knochen häufig operativ gerichtet werden. Es kann Jahre dauern, bis sich eine innere oder äußere Femurtorsion bessert.

Unter einer **Tibiatorsion** versteht man eine Drehung des Schienbeins um seine Längsachse. Die Torsion entwickelt sich bereits im Mutterleib; sie kommt sehr häufig vor. Bei der inneren Tibiatorsion ist das Schienbein einwärts gedreht, die Zehen sind einander zugekehrt. Bei der externen Tibiatorsion ist das Schienbein auswärts gedreht, die Zehen sind voneinander abgekehrt. Die Tibiatorsion wird oft festgestellt, wenn das Kind zu laufen beginnt. Ab dem Lauflernalter korrigiert sich die Fehlstellung meist allmählich von allein.

beruht. Durch die Ablösung wird der Oberschenkelkopf nicht mehr ausreichend durchblutet und stirbt schließlich ab.

Erstes Symptom ist häufig eine Steifigkeit oder ein leichter Hüftschmerz. Der Schmerz scheint jedoch vom Knie auszugehen. Er bessert sich in

Ruhe und verschlimmert sich bei Belastungen wie Gehen oder Hüftbewegungen. Später entwickeln sich Humpeln und ein Hüftschmerz, der über den inneren Oberschenkel bis zum Knie ausstrahlt. Das betroffene Bein ist meist nach außen gedreht.

Die Röntgenbilder der betroffenen Hüfte zeigen eine Abgleitung oder komplette Ablösung des Oberschenkelkopfs vom Schenkelhals. Eine frühe Diagnose ist wichtig, da die Behandlung später schwierig wird und die Ergebnisse weniger zufrieden stellend sind.

Meist müssen die voneinander getrennten Enden des Oberschenkelknochens operativ in die korrekte Position gebracht und mit Metallnägeln fixiert werden. Die Hüfte wird für einige Wochen bis zu zwei Monaten in einem Gips ruhig gestellt.

Perthes-Krankheit

Die Perthes-Krankheit ist eine Zerstörung der Epiphysenfuge im Oberschenkelhals.

Diese Krankheit betrifft in erster Linie Jungen im Alter zwischen fünf und zehn Jahren. Sie beruht darauf, dass die Blutversorgung des Oberschenkelkopfs unterbrochen ist. Die Ursache dafür ist nicht bekannt.

Obwohl die Perthes-Krankheit anfangs nur leichte Symptome hervorrufen kann, kann sie dennoch eine schwere Hüftschädigung verursachen, durch die sich im Hüftgelenk eine Arthrose entwickelt. Das erste Symptom sind oft Schmerzen in der Hüfte oder im Oberschenkel. Sie setzen allmählich ein und werden langsam stärker. Hüftbewegungen oder Gehen verschlimmern den Schmerz. Manche Kinder humpeln – manche sogar, bevor sie Schmerzen empfinden. Schließlich wird die Gelenkbeweglichkeit eingeschränkt, und die Oberschenkelmuskulatur kann durch den Bewegungsmangel verkümmern. Röntgenaufnahmen zeigen im Bereich der Wachstumsfuge Veränderungen, wie einen Bruch oder Knochenabbau.

Die Behandlung besteht darin, die Hüfte ruhig zu stellen. Manchmal genügt bereits Bettruhe; sonst muss die Hüfte zwölf bis 18 Monate lang mittels Extension, Schlingen, Gipsverbänden und Schienen praktisch komplett ruhig gestellt werden. Bei dieser Behandlung werden die Beine nach außen gedreht. Physiotherapie hilft zu verhindern, dass sich die Muskeln verkürzen und verkümmern. Bei Kindern über sechs Jahren mit mittelgradigem bis schwerem Knochenab-

bau kann eine Operation helfen. Unabhängig von der Art der Behandlung dauert es in der Regel mindestens zwei Jahre, bis der Knochen heilt.

Schlatter-Osgood-Krankheit

Hierbei handelt es sich um eine Entzündung von Knochen und Knorpel am Schienbeinkopf.

Die Störung entwickelt sich im Alter zwischen zehn und 15 Jahren und betrifft vornehmlich Jungen. Als Ursache vermutet man, dass die Kniescheibensehne (Patellasehne) wiederholt und sehr stark an ihrer Ansatzstelle am Schienbeinkopf gezogen hat. Diese Ansatzstelle heißt Tuberculum tibiae.

Das Hauptsymptom sind Schmerzen an der Ansatzstelle der Kniescheibensehne. Die Schmerzen verschlimmern sich bei Bewegung und bessern sich in Ruhe. Schließlich schwillt der Schienbeinkopf an und wird druckempfindlich. Röntgenbilder des Knies zeigen eine Vergrößerung oder Zersetzung des Tuberculum tibiae.

Die Schmerzen lassen sich eindämmen, indem Sport und übermäßige körperliche Anstrengung, speziell tiefe Kniebeugen, vermieden werden. Auch nichtsteroidale Entzündungshemmer wirken schmerzlindernd. Bis der Knochen heilt, kann es einige Wochen oder Monate dauern. Gelegentlich muss das ganze Bein, vom Knöchel bis zum Oberschenkel, einige Wochen lang in einem Gipsverband ruhig gestellt werden.

Chondromalacia patellae

Bei dieser Störung ist der Knorpel unter der Kniescheibe (Patella) geschädigt.

Die Chondromalacia patellae entwickelt sich typischerweise bei Jugendlichen, besonders anfällig sind Jogger. Die Ursache ist eine kleine, wiederholt auftretende Verletzung infolge einer Fehlstellung der Kniescheibe. Durch diese Fehlstellung schabt der Knorpel auf der Unterseite der Kniescheibe an anderen Knochen, wenn das Knie gebeugt wird.

Dumpfe Schmerzen vorne und unterhalb der Kniescheibe sind für diese Störung kennzeichnend. Die Schmerzen verschlimmern sich beim Klettern, Hinauf- und Heruntergehen von Treppen und beim Laufen. Auch längeres Sitzen kann die Schmerzen verstärken. Die Diagnose stützt sich auf die Symptome und die Ergebnisse der körperlichen Untersuchung. Die Behandlung besteht in einem speziellen Training, das die Streckmuskeln beziehungsweise den Quadrizeps im Kniegelenk kräftigen soll. Aktivitäten, die Schmerzen hervorrufen, sollten gemieden werden. Schmerzmittel oder nichtsteroidale Entzündungshemmer können die Symptome lindern.

KAPITEL 277

Erbliche Bindegewebeerkrankungen

Muskeln, Knochen, Knorpel, Bänder und Sehnen bestehen zu einem Großteil aus Bindegewebe. Bindegewebe findet sich auch in der Haut und den inneren Organen. Das Bindegewebe ist stark und kann viel Gewicht und Spannung aushalten. ▲

Bei bestimmten erblichen Erkrankungen bildet der Körper ungewöhnliches Bindegewebe. Eine solche Erkrankung entwickelt sich im Allgemeinen in der Kindheit und bleibt ein Leben lang bestehen. Muskeldystrophien sind eine Gruppe von erblichen Muskelerkrankungen, die durch Muskelschwäche gekennzeichnet sind ■.

Die meisten erblichen Bindegewebeerkrankungen werden anhand ihrer Symptome und der Befunde der körperlichen Untersuchung diagnostiziert. Einige von ihnen lassen sich durch eine Genanalyse erkennen. Möglich ist auch eine Biopsie, bei der, meist bei örtlicher Betäubung, Gewebe entnommen und unter dem Mikroskop untersucht wird. Röntgenaufnahmen weisen Knochenfehlbildungen nach.

Ehlers-Danlos-Syndrom

Bei dieser seltenen Bindegewebeerkrankung sind die Gelenke ungewöhnlich beweglich, die Haut sehr elastisch und die Gewebe brüchig.

Diese Krankheit wird durch einen Fehler in den Genen verursacht, die die Bindegewebeproduktion kontrollieren. Es gibt verschiedene Erkrankungstypen, bei denen jeweils ein anderes Gen betroffen ist und die leicht abweichende Veränderungen verursachen. Das Ergebnis ist ein sehr brüchiges Bindegewebe, das in den Gelenken und Knochen Probleme bereitet und innere Organe schwächen kann.

Kinder mit Ehlers-Danlos-Syndrom haben meist sehr bewegliche Gelenke. Unter der Haut können sich kleine, harte, runde Knötchen bilden. Manche Kinder entwickeln eine Wirbelsäulenverkrümmung (Kyphoskoliose), manche bekommen Plattfüße. Die Haut ist übermäßig stark dehnbar und kann teilweise fünf bis zehn Zentimeter hoch gezogen werden. Nach dem Loslassen schnellt sie in ihre Ausgangsstellung zurück.

Beim Ehlers-Danlos-Syndrom können bereits geringfügige Verletzungen weit klaffende Wunden verursachen, die meist kaum bluten, sich dafür aber nur unter starker Narbenbildung schließen. Zerrungen und Verrenkungen kommen häufig vor und können zu Bewegungseinschränkungen führen.

Bei einigen Kindern mit Ehlers-Danlos-Syndrom ist die Blutgerinnung gestört. Bereits geringfügige Verletzungen verursachen Blutungen, die nur schwer zu stoppen sind.

Der Darm kann durch eine Muskellücke in der Bauchwand vorfallen (Bruch, Hernie). Im Darm können sich ungewöhnliche Aussackungen (Divertikel) bilden. Nur selten blutet es aus einem brüchig gewordenen inneren Organ, oder dieses platzt.

Schwangere Frauen mit Ehlers-Danlos-Syndrom haben ein erhöhtes Risiko für Frühgeburten. Ist auch der Fetus erkrankt, kann die Fruchtblase vorzeitig platzen. Vor, während und nach der Geburt kann es zu starken Blutungen kommen.

Die Diagnose wird anhand der Symptome und der Befunde der körperlichen Untersuchung gestellt. Bei einigen Arten des Ehlers-Danlos-Syndroms lässt sich die Diagnose mit einer Hautbiopsie bestätigen.

▲ siehe Seite 316   ■ siehe Seite 392

Behandlung

Das Ehlers-Danlos-Syndrom lässt sich weder beheben, noch lassen sich die Bindegewebeanomalien korrigieren. Die Verletzungen können zwar behandelt werden, es kann jedoch schwierig sein, Wunden zu nähen, da die Nähte in dem brüchigen Gewebe leicht ausreißen. Schnitte werden meist besser und ohne große Narbenbildung mit einem Klebeverband oder einem speziellen medizinischen Kleber verschlossen.

Eine ganz große Bedeutung kommt der Vorbeugung vor Verletzungen zu. So können beispielsweise bei schweren Verlaufsformen Schutzkleidung und Polsterungen hilfreich sein. Chirurgische Eingriffe sollten möglichst wenig invasiv sein. Außerdem müssen ausreichend Blutkonserven für eine mögliche Transfusion bereitstehen.

Marfan-Syndrom

Diese seltene Erbkrankheit ist mit Fehlbildungen der Augen, Knochen, des Herzens und der Blutgefäße verbunden.

Das Marfan-Syndrom wird durch ein dominantes Gen verursacht. Die elastischen Fasern und andere Teile des Bindegewebes verändern sich und schwächen letztlich das Gewebe. Davon betroffen sind Knochen und Gelenke sowie innere Strukturen, wie das Herz, Blutgefäße, Augen und Darm. Geschwächtes Gewebe kann sich überdehnen, verformen oder reißen. So kann sich beispielsweise durch eine Schwäche der Aortenwand die Hauptschlagader weiten und schließlich reißen. Wenn Bindegewebe reißt, werden vormals miteinander verbundene Strukturen voneinander getrennt. So kann sich z. B. die Linse der Augen verschieben oder abreißen, oder die Netzhaut kann sich ablösen.

Die Symptome können mild bis schwer ausgeprägt sein. Viele Personen mit Marfan-Syndrom bleiben ihr Leben lang ohne Symptome, bei manchen treten sie erst im Erwachsenenalter auf. Menschen mit Marfan-Syndrom sind größer als der Durchschnitt ihrer Altersgenossen und Familienmitglieder. Ihre Armspanne (der Abstand zwischen den Fingerspitzen der linken und der rechten Hand bei ausgestreckten Armen) ist größer als ihre Körperlänge. Ihre Finger sind lang und dünn. Das Brustbein ist oft verformt und nach innen oder außen verschoben. Die Gelenke können extrem beweglich sein. Plattfüße und eine Verkrümmung der Wirbelsäule kommen oft vor, ebenso Gewebebrü-

che. Das Unterhautfettgewebe ist meist spärlich. Der Gaumen hat oft ein hohes Gewölbe.

Die gefährlichsten Komplikationen entwickeln sich im Herzen und in der Lunge. Eine Schwäche im bindegewebigen Anteil der Aortenwand kann dazu führen, dass Blut zwischen die Schichten der Gefäßwand eintritt (Aortendissektion) oder dass sich ein Aneurysma bildet, das platzen kann ▲. Eine Schwangerschaft vergrößert das Risiko einer Dissektion. Um dieses Risiko zu senken, wird meist zu einem Kaiserschnitt geraten.

Wenn sich die Aorta weitet, kann die Aortenklappe, die zwischen Herz und Aorta liegt, undicht werden. Die Mitralklappe zwischen linkem Vorhof und linker Herzkammer kann ebenfalls undicht werden oder sich in den linken Vorhof vorwölben (Mitralklappenvorfall ■). Diese Klappenfehlbildung kann die Pumpleistung des Herzens beeinträchtigen. Fehlgebildete Herzklappen können auch schwere Infektionen nach sich ziehen (infektiöse Endokarditis). In der Lunge können mit Flüssigkeit gefüllte Bläschen entstehen. Platzen diese Zysten, dringt Luft in den die Lunge umgebenden Brustfellraum ein (Pneumothorax ★).

Beim Marfan-Syndrom kann die Augenlinse verschoben sein; die Netzhaut kann sich ablösen. Die Verlagerung der Linse und die Ablösung der Netzhaut können eine dauerhafte Sehminderung verursachen.

Wenn eine ungewöhnlich hoch gewachsene, schlanke Person eines der charakteristischen Symptome oder eine entsprechende Familiengeschichte aufweist, besteht Verdacht auf das Marfan-Syndrom.

Ganz wichtig ist es, ein Kind mit Marfan-Syndrom daraufhin ärztlich zu überwachen, ob sich ernste Komplikationen ausbilden. Einmal jährlich wird meist eine Echokardiographie durchgeführt, um das Herz und die Hauptschlagader auf charakteristische Veränderungen hin zu untersuchen. Auch die Augen werden alljährlich untersucht. Beide Untersuchungen werden auch vorgenommen, sobald Symptome auftreten.

Behandlung

Für das Marfan-Syndrom gibt es keine spezifische Behandlung; auch die Bindegewebeanomalien lassen sich nicht korrigieren. Die Therapie besteht im Wesentlichen darin, gefährliche Komplikationen zu verhindern. Gelegentlich

▲ siehe Seite 213   ■ siehe Seite 167
★ siehe Seite 298

wird mit Medikamenten wie Betablockern versucht, die Belastung der Aorta zu verringern bzw. ihre zunehmende Erweiterung zu verhindern. Der therapeutische Nutzen dieser Medikamente ist jedoch umstritten. Eine abgelöste Linse oder Netzhaut kann operativ behandelt werden. Eine erweiterte Hauptschlagader oder ein Aneurysma lässt sich chirurgisch behandeln. Vor allem diese Operationsmöglichkeiten haben viel zum Leben der Menschen mit Marfan-Syndrom beigetragen.

Pseudoxanthoma elasticum

Von dieser erblichen Bindegewebeerkrankung sind Haut, Augen und Blutgefäße betroffen.

Das Pseudoxanthoma elasticum betrifft in erster Linie die elastischen Fasern, durch die sich das Gewebe dehnt und wieder in seine Ausgangsstellung zurückschnellt. Diese elastischen Fasern gibt es überall im Körper in der Haut und in zahlreichen anderen Strukturen, darunter in den Blutgefäßen. Beim Pseudoxanthoma elasticum weisen die Blutgefäße typische Kalziumablagerungen auf; sie werden brüchig und verlieren ihre Fähigkeit, sich auszudehnen und mehr Blut zu transportieren. Auch die Kontraktionsfähigkeit der Blutgefäße ist beeinträchtigt.

Die Haut am Hals, an den Unterarmen, in der Leiste und im Nabelbereich ist verdickt, eingekerbt, unelastisch, schlaff und faltig. Gelbliche, kieselsteinartige Erhebungen lassen die Haut wie die eines gerupften Huhnes oder wie Orangenhaut aussehen. Diese Hautveränderungen können im Kindesalter unauffällig sein und übersehen werden. Mit zunehmendem Alter des Kindes werden sie jedoch immer augenfälliger.

Durch die Verkalkung der Arterien und deren Starrheit kann Bluthochdruck entstehen. Nasenbluten und Blutungen im Gehirn, in Gebärmutter und Darm können auftreten. Die Durchblutungsstörungen können zu Brustschmerzen und Schmerzen im Bein beim Gehen führen. Blutungen können lang anhalten. Schädigungen der Netzhaut können einen ausgeprägten Sehverlust und sogar Erblindung zur Folge haben.

Behandlung

Eine spezifische Behandlung gibt es nicht; auch die Bindegewebeanomalie lässt sich nicht beheben. Die Behandlung besteht darin, Komplikationen zu verhindern. Die Betroffenen sollten keine Medikamente einnehmen, die das Risiko für Magen- und Darmblutungen erhöhen können; dazu gehören Azetylsalizylsäure, nichtsteroidale Entzündungshemmer und Gerinnungshemmer. Kinder mit Pseudoxanthoma elasticum sollten wegen der Verletzungsgefahr der Augen keine Kontaktsportarten betreiben.

Cutis laxa

Bei dieser seltenen Bindegewebeerkrankung ist die Haut extrem dehnbar und hängt in losen Falten schlaff herunter.

Bei der Cutis laxa werden die elastischen Fasern im Bindegewebe schlaff. Davon kann nur die Haut betroffen sein, ebenso aber auch Bindegewebe im ganzen Körper. Cutis laxa ist meist erblich. Bei manchen Formen kann ein Fehler im Elastin-Gen auch Störungen verursachen, die nicht mit dem Bindegewebe zusammenhängen, z. B. eine geistige Behinderung.

Eine mild ausgeprägte Cutis laxa verändert lediglich das äußere Erscheinungsbild der betroffenen Person; bei einer schweren Erkrankung sind auch die inneren Organe betroffen. Die Haut kann bereits bei der Geburt völlig schlaff sein, oder das Symptom entwickelt sich erst später. Im Gesicht ist das am deutlichsten ausgeprägt; es lässt die Kinder vorzeitig gealtert aussehen. Lunge, Herz, Darm und Arterien können ebenfalls betroffen sein, was eine Reihe schwerer Funktionsstörungen nach sich ziehen kann.

Oft fallen die Symptome bereits direkt nach der Geburt auf. Manchmal treten sie aber erst im Kindes- oder Jugendlichenalter plötzlich auf, z. B. mit Fieber und Ausschlag, oder sie entwickeln sich im Erwachsenenalter schleichend.

Die Diagnose wird normalerweise anhand der Hautsymptome gestellt. Manchmal wird auch eine Hautprobe zur mikroskopischen Untersuchung entnommen.

Behandlung

Das Aussehen der Haut lässt sich oftmals durch Maßnahmen der plastischen Chirurgie, zumindest vorübergehend, bessern. Schwere Herz-, Lungen-, Gefäß- und Darmkomplikationen müssen gesondert behandelt werden.

Mukopolysaccharidosen

Diese Gruppe erblicher Speicherkrankheiten betrifft das Bindegewebe. Sie sind durch typische Gesichtsveränderungen und Fehlbildun-

gen der Knochen, Augen, Leber und Milz gekennzeichnet. Manchmal gehen sie auch mit geistiger Behinderung einher.

Mukopolysaccharide sind ein Hauptbestandteil des Bindegewebes. Bei den Mukopolysaccharidosen fehlen dem Körper die nötigen Enzyme, um diese Mukopolysaccharide abzubauen und zu speichern. Dadurch gelangen überschüssige Mukopolysaccharide ins Blut und werden überall im Körper abgelagert.

Während der Kindheit macht sich die Störung durch Kleinwuchs, starke Behaarung und Entwicklungsstörungen bemerkbar. Die Gesichtszüge können grob sein. Bei einigen Arten von Mukopolysaccharidose entwickeln die Kinder im Laufe der Jahre eine geistige Behinderung. Bei manchen Krankheitstypen ist das Seh- oder Hörvermögen betroffen. Oft sind die Fingergelenke versteift.

Die Diagnose stützt sich auf die Symptome und die Befunde der körperlichen Untersuchung. Eine positive Familiengeschichte mit Mukopolysaccharidose ist ebenfalls ein wichtiges Kriterium. Urintests können eingesetzt werden; allerdings sind deren Ergebnisse häufig ungenau. Röntgenaufnahmen lassen die charakteristischen Knochenfehlbildungen erkennen. Mukopolysaccharidosen können schon vor der Geburt mithilfe einer Fruchtwasseruntersuchung oder Chorionzottenbiopsie ▲ festgestellt werden.

Behandlung

Versuche bei einem Typ von Mukopolysaccharidose, das veränderte Enzym zu ersetzen, waren nur begrenzt und vorübergehend erfolgreich. Eine Knochenmarktransplantation kann manchen Patienten helfen; allerdings ist der Wert dieser Behandlung umstritten.

Glasknochenkrankheit

Diese Gruppe von Krankheiten ist durch eine angeborene Störung der Knochenbildung und damit extrem brüchigen Knochen gekennzeichnet.

Die Glasknochenkrankheit (Osteogenesis imperfecta) gehört zu den Knochenentwicklungsstörungen (Osteodysplasien) und ist sehr gut erforscht. Sie wird durch einen Gendefekt hervorgerufen, der die Produktion von Knochenleim (Kollagen) verhindert. Dadurch sind die Knochen ungewöhnlich weich und bruchgefährdet.

Nach Schweregrad und Verlaufsform unterscheidet man verschiedene Typen von Osteogenesis imperfecta. Die meisten Betroffenen haben brüchige Knochen und eine Hörminderung. Kinder mit einer schweren Form von Glasknochenkrankheit werden meist schon mit mehrfachen Brüchen geboren. Ihr Schädel kann so weich sein, dass ihr Gehirn nicht vor dem Druck, der während der Geburt auf dem Schädel lastet, geschützt ist. Bei der mittelschweren Form brechen die Knochen häufig bereits nach Bagatellverletzungen, meist wenn das Kind zu laufen beginnt.

Bei einer mild verlaufenden Erkrankung treten im Kindesalter nur selten Knochenbrüche auf; nach der Pubertät, wenn sich die Knochen kräftigen, werden sie noch seltener. Manchmal entwickeln sich begleitend Herz- und Lungenerkrankungen.

Auf dem Röntgenbild ist eine ungewöhnliche Knochenstruktur sichtbar, die den Verdacht auf Osteogenesis imperfecta nahe legt. Zur Bestätigung der Diagnose wird dem Knochen Gewebe entnommen. Das Gehör des Kindes wird regelmäßig überprüft.

Behandlung

Medikamente aus der Gruppe der Bisphosphonate, wie Pamidronat, Alendronat, Etidronat und Risedronat, können dazu dienen, die Knochen zu kräftigen. Knochenbrüche werden wie üblich behandelt. Allerdings ist es bei der Glasknochenkrankheit häufig so, dass sich die Knochen nach einem Bruch verformen oder nicht mehr wachsen. Bei mehrfachen Brüchen kann dies Minderwuchs und Fehlbildungen zur Folge haben. Manchmal müssen die Knochen mit Metallnägeln stabilisiert werden.

Chondrodysplasien

Diese Gruppe seltener Knorpelbildungsstörungen verursacht Entwicklungsstörungen des Skeletts.

Bei einer Chondrodysplasie bildet die knorpelhaltige Wachstumsfuge keine neuen Knochenzellen. In der Folge ist das Knochenwachstum gestört.

Jeder Typ von Chondrodysplasie verursacht andere Symptome: Meist liegt ein Minderwuchs vor, je nach Typ als so genannter disproportionierter Zwergwuchs mit normal langem Rumpf,

▲ siehe Seite 1407

jedoch verkürzten Gliedmaßen, oder mit normal langen Gliedmaßen, jedoch verkürztem Rumpf. Manche Kinder und Erwachsene haben kurze Gliedmaßen, O-Beine, eine vorgewölbte Stirn, eine ungewöhnliche Nasenform (Sattelnase) sowie eine verkrümmte Wirbelsäule. Manchmal ist die Gelenkbeweglichkeit eingeschränkt.

Die Diagnose wird meist anhand der Symptome, der körperlichen Untersuchung und der Röntgenaufnahme der Knochen gestellt. Die Störung lässt sich häufig bereits vor der Geburt mit einer Genanalyse feststellen. Mit weiteren pränatalen Diagnoseverfahren lassen sich Erkrankungstypen mit schweren Fehlbildungen nachweisen. So lässt sich z. B. in manchen Fällen der Fetus mit einem speziellen Endoskop mit Glasfaseroptik (Fetoskop) direkt betrachten, oder es wird eine Ultraschalluntersuchung vorgenommen. In ihrer Beweglichkeit stark eingeschränkte Gelenke können operativ durch künstliche ersetzt werden.

Osteopetrosen

Diese Gruppe seltener Krankheiten ist durch eine verstärkte Knochendichte gekennzeichnet.

Bei den Osteopetrosen, die manchmal auch Marmorknochenkrankheiten genannt werden, fehlen die für den Abbau von Knochenzellen verantwortlichen Zellen, die Osteoklasten, oder sie sind in ihrer Funktion gestört. Dadurch nehmen die Knochen an Dichte zu und haben eine verminderte Elastizität. Das dichte Knochengewebe kann sogar das Knochenmark verdrängen.

Es gibt milde bis schwere Formen der Osteopetrose, die im schlimmsten Fall sogar lebensbedrohlich verlaufen kann. Die Symptome können bereits im Säuglingsalter einsetzen (Osteopetrose mit vorzeitiger Manifestation) oder erst später im Leben (Osteopetrose mit verzögerter Manifestation).

Obwohl es sich bei den verschiedenen Formen von Osteopetrose um eigenständige Erkrankungen handelt, haben sie doch gemeinsame Symptome. Die Knochen werden dicker und sind bruchanfällig. Die Blutbildung kann aufgrund einer unzureichenden Funktion des Knochenmarks gestört sein; die Folge sind Blutarmut, Infektionen und Blutungen. Durch das exzessive Knochenwachstum im Schädel können Nerven zusammengedrückt werden. Die Folge davon können Gesichtslähmungen oder Seh- und Hörminderung sein. Auch das Gesicht kann durch das verstärkte Knochenwachstum entstellt sein, Zahnfehlstellungen sind ebenfalls möglich.

Die Diagnose wird gewöhnlich anhand der Symptome und der Röntgenbefunde, die eine generalisierte Knochenverdickung zeigen, gestellt. Bei einem symptomlosen Verlauf fällt die Störung womöglich nur zufällig bei einer aus anderen Gründen durchgeführten Röntgenuntersuchung der Knochen auf.

Behandlung

Eine spezifische Behandlung gibt es nicht. Kortison, wie Prednison, hemmt die Knochenbildung und kann den Abbau alter Knochenzellen fördern und damit den Knochen stärken. Knochenmarktransplantationen waren bei einigen Säuglingen sehr erfolgreich, Langzeitergebnisse liegen jedoch bislang nicht vor.

Knochenbrüche, Blutarmut, Blutungen und Infektionen müssen behandelt werden. Zusammengedrückte Nerven müssen eventuell operativ befreit werden. Manchmal ist eine kieferorthopädische Behandlung erforderlich.

Eine Osteopetrose, die sich bereits im Säuglingsalter zeigt, verläuft meist schwer. Eine, die erst später auftritt, verläuft oft sehr mild.

KAPITEL 278

Juvenile rheumatoide Arthritis

Diese Erkrankung geht wie die rheumatoide Arthritis ▲ mit anhaltenden oder stets wiederkehrenden Gelenkentzündungen einher. Sie beginnt jedoch vor dem 16. Lebensjahr.

Die Ursache dieser Gelenk- oder Bindegewebeentzündung ist unbekannt. Die juvenile rheumatoide Arthritis (JRA) ist zwar keine erbliche Krankheit, doch scheinen erbliche Faktoren das Erkrankungsrisiko zu erhöhen.

Symptome und Komplikationen

Es gibt verschiedene Typen von juveniler rheumatoider Arthritis mit jeweils unterschiedlichen Merkmalen. Sie werden nach den Symptomen, die sich in den ersten Erkrankungsmonaten entwickeln, und nach der Zahl der betroffenen Gelenke unterteilt.

Bei der pauciartikulären juvenilen rheumatoiden Arthritis sind vier oder weniger Gelenke, meist der Beine, betroffen. Als Erstes entzündet sich gewöhnlich das Kniegelenk, Hüfte und Schulter bleiben meist verschont. Gelegentlich können ein einzelner Zeh oder Finger, ein Handgelenk oder Kiefer steif werden und anschwellen. Der Rücken kann ebenfalls beteiligt sein. Die Gelenksymptome können anhalten oder kommen und gehen.

Bei der Polyarthritis sind fünf oder mehr (manchmal bis zu 40) Gelenke betroffen. Meist tritt die Entzündung symmetrisch auf, betrifft also auf beiden Seiten die gleichen Gelenke, z. B. beide Knie oder beide Hüftgelenke. Kiefer, Nacken und Handgelenke können betroffen sein. Die Symptome können sich schleichend entwickeln. Fieber und eine Vergrößerung der Milz und Lymphdrüsen können auftreten. Die Entzündung kann sich in den Sehnen und in dem das Gelenk umgebenden Bindegewebe entwickeln und Schmerzen, Schwellung und Wärmegefühl verursachen.

Bei der systemischen Form der Erkrankung, dem so genannten Still-Syndrom, dehnt sich die Entzündung auf den ganzen Körper aus. Leber, Milz und Lymphknoten können vergrößert sein; manchmal entzündet sich auch der Herzbeutel. Die Nieren sind selten entzündet. Bevor Gelenkschmerzen und -schwellungen auftreten, entwickelt sich hohes Fieber und ein Ausschlag. Das Fieber kommt und geht, meist über einen Zeitraum von mindestens zwei Wochen. Nachmittags und abends ist das Fieber meist am höchsten (39,5 °C oder mehr) und fällt dann schnell wieder auf normale Werte. Während der Fieberphasen fühlt sich das Kind meist müde und schlapp. Ein flacher, rosa- oder lachsfarbener Ausschlag, vor allem an Rumpf, Oberarmen und Oberschenkeln, tritt stundenweise auf (oft abends). Er kann einige Tage später an einer anderen Stelle am Körper erneut auftauchen.

Jede Form von JRA geht mit Gelenksteifigkeit nach dem Aufwachen einher. Die Gelenke sind oft geschwollen und warm. Später kommen Schmerzen hinzu, die allerdings nicht so stark ausgeprägt sind, wie es die Schwellung vermuten lässt. Die Schmerzen verschlimmern sich bei Bewegung – mit der Folge, dass das Kind Bewegung vermeidet. Die Gelenkschmerzen bleiben meist wochen- oder monatelang bestehen.

Die juvenile rheumatoide Arthritis kann das Wachstum beeinträchtigen. Gelenkverformungen sind häufig. Ist das Kieferwachstum betroffen, kann sich ein »fliehendes Kinn« entwickeln. Eine chronische Gelenkentzündung kann die betroffenen Gelenke letztlich verformen und dauerhaft schädigen.

Eine Entzündung der Regenbogenhaut (Iridozyklitis) kann grundsätzlich jede Form von JRA begleiten, meist entwickelt sie sich jedoch bei der pauciartikulären JRA oder bei der Polyarthritis. Eine Iridozyklitis verursacht gerötete und schmerzende Augen oder Sehverlust. Sie kann aber auch symptomlos verlaufen. Unbehandelt kann die Iridozyklitis das Auge dauerhaft schädigen.

Diagnose

Die Diagnose wird anhand der Symptome und der Befunde der körperlichen Untersuchung gestellt. Das Blut wird auf Rheumafaktoren und antinukleäre Antikörper, die im Blut von Personen mit rheumatoider Arthritis und verwandten Erkrankungen (z. B. Polymyositis und Sklerodermie) vorkommen können, hin untersucht. Bei vielen Kindern mit JRA finden sich jedoch weder Rheumafaktoren noch antinukleäre Antikörper. Davon abgesehen können diese Mar-

▲ siehe Seite 351

ker auch bei vielen anderen Erkrankungen im Blut vorliegen. Auf dem Röntgenbild sind die charakteristischen Veränderungen der Knochen und Gelenke zu sehen. Das Kind sollte regelmäßig augenärztlich untersucht werden – auch wenn keine entsprechenden Symptome vorliegen.

Behandlung

Alle Arten von juveniler rheumatoider Arthritis werden gleich behandelt. Gegen die Schmerzen und die Entzündung werden die gleichen Medikamente angewandt wie bei rheumatoider Arthritis ▲. Eine Entzündung der Regenbogenhaut wird mit kortisonhaltigen Augenmedikamenten behandelt. Manchmal kommen pupillenerweiternde Augentropfen hinzu. Beide Arzneimittelgruppen können auch eingesetzt werden, um dem grünen Star (Glaukom) und Blindheit vorzubeugen. Bei einer ungewöhnlich schweren Iridozyklitis muss operiert werden.

Neben den nichtmedikamentösen Therapien werden Schienen und Physiotherapie eingesetzt, um einer Gelenkversteifung vorzubeugen.

KAPITEL 279

Diabetes mellitus

Bei der Krankheit Diabetes mellitus ist der Blutzuckerspiegel ungewöhnlich hoch.

Symptome, Diagnose und Behandlung des Diabetes mellitus von Kindern und Erwachsenen entsprechen sich weitgehend ■. Allerdings muss die Behandlung der körperlichen und psychischen Reife des Kindes angepasst sein.

Das Hormon Insulin wird von der Bauchspeicheldrüse freigesetzt. Es regelt den Zuckergehalt des Blutes. Ein Diabetes liegt vor, wenn die Bauchspeicheldrüse kein oder nicht genügend Insulin produziert (Typ-1-Diabetes, früher Jugenddiabetes genannt) oder dieses nicht mehr ausreichend wirken kann (Typ-2-Diabetes, früher Erwachsenen- bzw. Altersdiabetes genannt), um einen normalen Blutzuckerspiegel aufrechtzuerhalten.

Typ-1-Diabetes entwickelt sich im Kindesalter, nur selten sogar schon im Säuglingsalter. Am häufigsten tritt er zwischen sechs und 13 Jahren zum ersten Mal auf. Typ-2-Diabetes gibt es normalerweise erst bei Erwachsenen. Massives Übergewicht und Bewegungsarmut haben jedoch dazu geführt, dass diese Erkrankung, die bisher auf das höhere Alter begrenzt war, vereinzelt auch schon bei Kindern vorkommt.

Symptome

Ein hoher Blutzuckerspiegel kann eine Vielzahl von unmittelbaren Symptomen und Langzeitkomplikationen verursachen.

Bei einem Typ-1-Diabetes entwickeln sich die Symptome schnell, meist über zwei bis drei Wochen, und sind offensichtlich. Durch den hohen Blutzuckerspiegel muss das Kind häufig und große Mengen Wasser lassen. Der Flüssigkeitsverlust verursacht großen Durst, das Kind trinkt häufig und viel. Bei manchen Kindern kommt es zur Austrocknung und in der Folge zu Schwäche, Teilnahmslosigkeit und schnellem Puls. Auch Sehstörungen können auftreten.

Ein Teil der Kinder entwickelt zu Beginn der Erkrankung eine **diabetische Ketoazidose**. Ohne Insulin können die Zellen den im Blut reichlich vorhandenen Zucker nicht verwerten. Deshalb nutzen sie andere Energiequellen und bauen Fette ab. Bei diesem Vorgang entstehen Ketone, Substanzen, die das Blut sauer reagieren lassen (Ketoazidose). Die Folge davon sind Übelkeit, Erbrechen, Müdigkeit und Bauchschmerzen. Der Atem des Kindes riecht nach Nagellackentferner. Die Atmung wird tief und schnell; damit versucht der Körper, den Säuregehalt des Blutes zu korrigieren ★. Unbehandelt kann eine diabetische Ketoazidose ins Koma führen, manchmal sogar innerhalb weniger Stunden. Bei Kindern mit Ketoazidose können auch andere Stoffwechselbereiche gestört sein, wie der Kaliumhaushalt und die Blutfettwerte.

▲ siehe Tabelle Seite 352   ■ siehe Seite 954

★ siehe Seite 923

Die Symptome eines Typ-2-Diabetes sind milder als die von Typ-1 und entwickeln sich langsamer – über Wochen bis Monate. Den Eltern fallen manchmal nur ein verstärkter Durst und eine vermehrte Urinausscheidung oder lediglich vage Symptome, wie Müdigkeit, auf. Eine Ketoazidose oder schwere Austrocknung kommt bei Kindern mit Typ-2-Diabetes nicht vor.

Diagnose

Der Verdacht auf Diabetes entsteht, wenn die Kinder die typischen Symptome aufweisen oder bei einer Routineuntersuchung des Urins Zucker nachgewiesen wird. Die Diagnose wird durch Messung des Blutzuckerspiegels bestätigt. Hierzu wird dem Kind morgens auf nüchternen Magen Blut abgenommen. Ein Nüchtern-Blutzuckerspiegel über 126 mg/dl weist auf Diabetes hin. Nur selten wird auch ein Bluttest zum Nachweis von Antikörpern gegen Inselzellen durchgeführt, um zwischen Typ-1- und Typ-2-Diabetes unterscheiden zu können. Diese Zusatzinformation hat jedoch nur selten einen Nutzwert.

Maßnahmen wie eine gesunde Ernährung, regelmäßige körperliche Betätigung und Gewichtsabnahme können den Ausbruch eines Typ-2-Diabetes verhindern oder hinauszögern helfen. Ein Typ-1-Diabetes lässt sich nicht verhindern.

Behandlung

Das vorherrschende Ziel einer Diabetesbehandlung ist, akute Stoffwechselprobleme zu verhindern und Langzeitkomplikationen vorzubeugen. Dazu ist es notwendig, den Blutzuckerspiegel möglichst im normalen Bereich zu halten. Als Mittel dienen dafür Medikamente, wie Insulin, und bei Kindern mit Typ-2-Diabetes zusätzlich eine Ernährungsumstellung, regelmäßige körperliche Bewegung und Gewichtsabnahme.

Kinder, bei denen ein Typ-1-Diabetes festgestellt wird, werden üblicherweise ins Krankenhaus eingewiesen, um die Behandlung mit Insulin einzuleiten. Kinder mit diabetischer Ketoazidose werden intensivmedizinisch behandelt. Üblicherweise lernen die Eltern, später auch das Kind selbst, das Insulin unter die Haut zu spritzen und mehrmals täglich den Blutzuckerspiegel zu bestimmen. Vereinzelt bekommen Kinder eine Insulinpumpe, die kontinuierlich Insulin unter die Haut abgibt.

Kinder mit Typ-2-Diabetes können zwar – wie Erwachsene – mit Blutzuckersenkern zum Einnehmen behandelt werden ▲. Allerdings bereiten Kindern manche der Nebenwirkungen, hier besonders Durchfall, mehr Probleme. Manche

Kinder mit Typ-2-Diabetes kommen jedoch nicht ohne Insulin aus. Andererseits gibt es auch einige wenige Kinder, die mit einer Gewichtsreduktion, Ernährungsumstellung und regelmäßiger körperlichen Bewegung sämtliche Medikamente absetzen können.

Ab einem gewissen Alter sollten alle Kinder mit Diabetes in einer Schulung lernen, ihre Krankheit selbst zu managen. Dazu gehört auch das Wissen über die Zusammenhänge von Ernährung und Diabetes. Da Kinder in der Regel allzu strikte Ernährungsregeln nicht einhalten, lernen sie so bald wie möglich, eine intensivierte Insulinbehandlung durchzuführen. Diese Therapieform gewährt ihnen relativ große Freiheit bei der Wahl dessen, was sie essen und trinken, und wann und wie oft sie Nahrung aufnehmen. Allerdings müssen sie im Gegenzug dazu bereit sein, den Kohlenhydratgehalt der Nahrung zu schätzen und die Insulinmenge bestimmen, die notwendig ist, um die aufgenommenen Kohlenhydrate zu verstoffwechseln. Auch mehrmals täglich den Blutzucker zu messen, ist unerlässlich.

Die Diagnose Diabetes ist für viele Kinder und ihre Familie eine große psychische Belastung. Die Konfrontation mit einer lebenslangen Erkrankung löst heftige Gefühle aus, darunter Trauer und Wut. Manchmal wird die Erkrankung auch geleugnet. Diese Empfindungen müssen Eltern und Kind besprechen und bearbeiten können, denn schließlich kann nur die Behandlung erfolgreich sein, die der Betroffene bereitwillig durchführt.

Für Kinder mit Diabetes können solche Schulungen auch in speziellen Ferienlagern durchgeführt werden. Dort lernen die Kinder, mehr Verantwortung für sich und ihren Körper zu übernehmen; gleichzeitig können sie ihre Erfahrungen mit anderen teilen und austauschen.

Erweist sich die Diabetesbehandlung als schwierig, können weitere Fachleute, wie pädiatrische Endokrinologen, Ernährungsberater, Diabetestrainer, Sozialarbeiter und Psychologen, in die Behandlung einbezogen werden. Der Arzt kann die Eltern mit Informationsschriften und Merkblättern für die Schule versorgen, um auch die Lehrkräfte über den richtigen Umgang mit Diabetes aufzuklären.

Überwachung der Behandlung: Die Kinder und ihre Eltern lernen, den Blutzuckerspiegel mehrmals am Tag zu kontrollieren. Hierzu sticht man mit einer kleinen Lanzette in den Finger, drückt

---

▲ siehe Tabelle Seite 960

Risikofaktoren bei Kindern für Typ-2-Diabetes

Bei Kindern und Jugendlichen mit den nachfolgenden Bedingungen ist das Risiko, einen Typ-2-Diabetes zu entwickeln, erhöht:

- Übergewicht (85 Prozent über dem Gewicht Gleichaltriger desselben Geschlechts und derselben Größe)
- Ein naher Verwandter mit Typ-2-Diabetes
- Hoher Blutdruck, hohe Blutfettwerte und bei Mädchen ein polyzystisches Ovarialsyndrom

einen Tropfen Blut heraus und gibt ihn auf einen Teststreifen. Entsprechend dem gemessenen Wert und der geplanten Mahlzeit bzw. den ins Auge gefassten Aktivitäten wird dann die zu spritzende Insulindosis bestimmt.

Kinder mit Diabetes werden üblicherweise alle drei Monate ärztlich untersucht. Der Arzt kontrolliert das Wachstum und die Entwicklung des Kindes, wirft einen Blick auf die Blutzuckerprotokolle, die vom Kind selbst oder seinen Eltern geführt wurden, gibt Ratschläge zur Ernährung und bestimmt den HbA_{1c}-Wert – das »Blutzuckergedächtnis« des durchschnittlichen Blutzuckerspiegels der vergangenen vier bis sechs Wochen. Einmal im Jahr untersucht der Arzt das Kind auf diabetische Spätfolgen ▲. Dazu werden der Eiweißgehalt im Urin gemessen, die Schilddrüsenfunktion beurteilt und neurologische und augenärztliche Untersuchungen vorgenommen.

Manche Kinder kommen mit ihrem Diabetes und dessen Kontrolle sehr gut und ohne Konflikte zurecht. Bei anderen verursacht der Diabetes großen Stress in der Familie, unter dem dann auch die Diabetesbehandlung leidet. Be-

sonders Heranwachsenden fällt es oft schwer, den Therapieplan einzuhalten, wenn er mit dem eigenen Terminplan kollidiert und sie sich in ihrer Freiheit eingeschränkt fühlen. Hier ist es hilfreich, wenn Arzt und Jugendlicher gemeinsam nach Wegen suchen, statt dass dem Heranwachsenden Lösungen autoritär vorgegeben werden.

Komplikationen: Das Ziel der Diabetesbehandlung ist es, zu hohe und zu niedrige Blutzuckerwerte zu verhindern. Zu den Komplikationen des Diabetes gehören Herzerkrankungen, Nierenstörungen, Sehstörungen, periphere Gefäßerkrankung und andere schwere Erkrankungen. Zwar dauert es viele Jahre, bis sich diese Spätfolgen entwickeln, grundsätzlich gilt jedoch: Je besser der Diabetes eingestellt ist, desto geringer ist die Wahrscheinlichkeit, dass sie überhaupt auftreten.

Zu niedrige Blutzuckerspiegel (Hypoglykämie ■) können auftreten, wenn Insulin oder Blutzucker senkende Tabletten zu hoch dosiert werden und das Kind nicht dementsprechend isst. Eine Unterzuckerung führt zu Schwäche, Verwirrtheit und sogar zum Koma. Bei Erwachsenen, Heranwachsenden und älteren Kindern verursachen Unterzuckerungen nur selten anhaltende Probleme. Bei Kindern unter fünf Jahren können häufige Unterzuckerungen jedoch die intellektuelle Entwicklung dauerhaft schädigen. Hinzu kommt, dass jüngere Kinder die Vorboten und Warnzeichen einer Unterzuckerung meist nicht erkennen. Um das Risiko einer Unterzuckerung bei jungen Kindern gering zu halten, sollte deren Blutzuckerspiegel besonders oft kontrolliert und der Zielbereich für ihre Blutzuckerwerte etwas höher angesetzt werden.

Wenn Kinder und Heranwachsende mit Typ-1-Diabetes kein Insulin spritzen, können sie innerhalb von Tagen eine diabetische Ketoazidose entwickeln. Wenn der Körper langfristig nicht genügend Insulin erhält oder nicht richtig verwerten kann, kann dies zum Mauriac-Syndrom führen, das durch ein gehemmtes Wachstum, eine verzögerte Pubertät und eine vergrößerte Leber gekennzeichnet ist.

▲ siehe Seite 956　　■ siehe Seite 961

KAPITEL 280

Erbliche Stoffwechselstörungen

Die meisten Nahrungsmittel und Getränke sind komplexe Stoffe, die der Körper in einfachere Substanzen aufspalten muss. Dieser Abbauvorgang kann in mehreren Schritten ablaufen. Die so erhaltenen Nahrungsbestandteile werden im Körper verteilt, um daraus körpereigene Stoffe aufzubauen oder Energie zu gewinnen. Die wichtigsten Bausteine sind Zucker, Aminosäuren und Fette. Der komplizierte Abbau- und Umwandlungsprozess wird als Stoffwechsel bezeichnet.

Am Stoffwechsel sind chemische Substanzen beteiligt, die so genannten Enzyme, die der Körper bildet. Wenn die Funktion eines Enzyms durch einen genetischen Fehler gestört ist oder nicht genug von dem Enzym vorhanden ist, kann es zu zahlreichen Störungen kommen. Durch den Enzymdefekt ist der Abbau bestimmter Substanzen gestört, sodass sich giftige Zwischensubstanzen ansammeln, oder die Stoffe können nicht in lebenswichtige Bausteine umgewandelt werden. Stoffwechselstörungen werden nach den betroffenen Bausteinen eingeteilt.

Manche erbliche Stoffwechselstörungen, wie Phenylketonurie und die Lipidosen, können bereits vor der Geburt mithilfe der Fruchtwasseranalyse oder der Chorionzottenbiopsie ▲ diagnostiziert werden. Meist wird zur Diagnose einer erblichen Stoffwechselkrankheit eine Blut- oder Gewebeprobe entnommen, um festzustellen, welches spezifische Enzym defekt ist bzw. fehlt.

Störungen im Kohlenhydratstoffwechsel

Kohlenhydrate setzen sich aus Zuckern zusammen. Je nach Anzahl der Zuckerbausteine unterscheidet man Einfach-, Mehrfach- und Vielfachzucker. Haushaltszucker (Saccharose) ist ein Zweifachzucker; er besteht aus den beiden Einfachzuckern Traubenzucker (Glukose) und Fruchtzucker (Fruktose). Milchzucker (Laktose) besteht aus Glukose und Galaktose. Sowohl Saccharose als auch Laktose müssen durch Enzyme in ihre Zuckerbestandteile zerlegt werden, bevor der Körper sie aufnehmen und nutzen kann. In Brot, Nudeln, Reis und anderen Nahrungsmitteln ist Stärke enthalten – ein komplexes Kohlenhydrat aus einer langen Kette von Zuckermolekülen. Auch Stärke muss der Körper erst in ihre Bausteine zerlegen. Wenn eines der Enzyme, die zum Aufspalten der Zucker erforderlich sind, fehlt, kann sich der Zucker im Körper ansammeln.

GLYKOGENSPEICHERKRANKHEITEN

Glykogen besteht aus vielen aneinander gereihten Glukosemolekülen. Für das Gehirn ist Glukose die einzig verwertbare Energiequelle; für die Muskeln, und dazu gehört auch der Herzmuskel, ist es die Hauptenergiequelle. Glukose, die nicht sofort zur Energiegewinnung verbraucht wird, wird in der Leber, den Muskeln und Nieren in Form von Glykogen gespeichert und bei Bedarf wieder mobilisiert.

Es gibt mehrere Glykogenspeicherkrankheiten (Glykogenosen), die je nach betroffenem Enzym in verschiedene Typen unterschieden und mit römischen Ziffern und Kleinbuchstaben bezeichnet werden. Diese Krankheiten werden durch einen erblichen Mangel an einem oder mehreren Enzymen, die für die Umwandlung von Glukose in Glykogen und den Umbau von Glykogen in Glukose unerlässlich sind, verursacht. Etwa einer von 20 000 Säuglingen leidet an einer Form von Glykogenspeicherkrankheit.

Manche dieser Krankheiten verursachen kaum Symptome, andere verlaufen tödlich. Die spezifischen Symptome, das Alter, in denen sie zum ersten Mal auftreten, und ihr Schweregrad unterscheiden sich bei den verschiedenen Störungen stark. Das Hauptsymptom der Glykogenosen Typ II, V und VII ist meist Muskelschwäche. Die Glykogenosen Typ I, III und VI sind durch niedrige Blutzuckerspiegel und einen aufgetriebenen Bauch gekennzeichnet. Letzterer beruht auf einer Lebervergrößerung durch das angesammelte Glykogen. Niedrige Blutzuckerspiegel verursachen Schwäche, Schweißausbrüche, Verwirrtheit und manchmal Krampfanfälle und Koma. Weitere mögliche Krankheitsfolgen sind bei Kindern eine Wachstumshemmung, häufige Infektionen, Geschwüre im Mund und Darm. Bei einer Glykogenspeicherkrankheit lagert sich in den Gelenken oft Harnsäure – ein

▲ siehe Seite 1407

TYPEN UND MERKMALE VON GLYKOGENSPEICHERKRANKHEITEN

BEZEICHNUNG	BETROFFENE ORGANE	SYMPTOME
Typ 0	Leber, Muskeln	Lebervergrößerung mit Fettansammlung in den Leberzellen (Fettleber); beim Fasten Episoden von Unterzuckerungen (Hypoglykämien)
Gierke-Krankheit (Typ IA)	Leber, Nieren	Leber- und Nierenvergrößerung; Wachstumsverzögerung; sehr niedrige Blutzuckerspiegel; ungewöhnlich hohe Säure-, Fett- und Harnsäurespiegel im Blut
Typ IB	Leber, weiße Blutzellen	Dieselben wie bei der Gierke-Krankheit, vielleicht etwas milder; geringe Anzahl weißer Blutkörperchen; stets wiederkehrende Mund- und Darminfektionen oder Morbus Crohn
Pompe-Krankheit (Typ II)	Alle Organe	Leber- und Herzvergrößerung; Muskelschwäche
Forbes-Syndrom (Typ III)	Leber, Muskeln, Herz, weiße Blutzellen	Lebervergrößerung oder Leberzirrhose; niedrige Blutzuckerspiegel; manchmal Muskel- und Herzschädigung
Andersen-Krankheit (Typ IV)	Leber, Muskeln, die meisten Körpergewebe	Zirrhose beim juvenilen Typ; Muskelschädigung und Herzversagen beim erwachsenen (spät einsetzenden) Typ
McArdle-Krankheit (Typ V)	Muskeln	Muskelkrämpfe oder -schwäche bei körperlicher Betätigung
Hers-Krankheit (Typ VI)	Leber	Lebervergrößerung; beim Fasten Episoden von Unterzuckerungen; oft symptomlos
Tarui-Krankheit (Typ VII)	Skelettmuskeln, rote Blutzellen	Muskelkrämpfe bei körperlicher Betätigung; Abbau der roten Blutkörperchen (Hämolyse)

Stoffwechselprodukt – ab; in deren Folge entsteht eine Gicht, und es können sich Nierensteine bilden. Bei der Glykogenose Typ I entwickelt sich häufig im zweiten Lebensjahrzehnt oder später eine Niereninsuffizienz.

Die genaue Diagnose wird gestellt, wenn eine Gewebeprobe, meist aus Muskel oder Leber, zeigt, dass ein spezifisches Enzym fehlt.

Die Behandlung hängt vom Typ der Glykogenspeicherkrankheit ab. Bei vielen Betroffenen lässt sich mit häufigen kleinen kohlenhydratreichen Mahlzeiten erreichen, dass der Blutzuckerspiegel nicht abfällt. Bei Glykogenspeicherkrankheiten, die niedrige Blutzuckerspiegel verursachen, lässt sich durch die Gabe von ungekochtem Stärkemehl, alle vier bis sechs Stunden rund um die Uhr, das Problem lösen. Manchmal werden Kohlenhydratlösungen nachts über eine Magensonde gegeben, um ein nächtliches Absinken des Blutzuckerspiegels zu verhindern.

GALAKTOSÄMIE

Bei einer Galaktosämie ist sehr viel Galaktose im Blut. Die Krankheit beruht auf einem Mangel an dem Enzym, das für den Galaktosestoffwechsel nötig ist. Dadurch sammelt sich ein Stoffwechselprodukt an, das auf Leber und Nieren giftig wirkt und die Augenlinsen schädigt. Häufig entwickelt sich dadurch ein grauer Star.

Bei einem Neugeborenen mit Galaktosämie stellen sich innerhalb von einigen Tagen bis Wochen Appetitlosigkeit, Erbrechen, Gelbsucht, Durchfall und Gedeihstörungen ein. Die Funktion der weißen Blutzellen ist gestört, sodass sich schwere Infektionen entwickeln können. Setzt die Behandlung nicht rechtzeitig ein, bleibt das Kind im Wachstum und in der geistigen Entwicklung zurück.

Die Galaktosämie lässt sich mit einer Blutuntersuchung feststellen, die in Deutschland im Rahmen der Kinder-Früherkennungsuntersuchungen am vierten bis fünften Lebenstag routinemäßig durchgeführt wird. Wenn bereits jemand in der Familie mit dieser Störung zu tun hat, kann die Diagnose schon bei der Geburt durch eine Blutuntersuchung gestellt werden.

Die Behandlung der Galaktosämie besteht darin, Milch und Milchprodukte komplett zu meiden. Allerdings enthalten auch verschiedene Obst- und Gemüsesorten Galaktose. Ob die in diesen Nahrungsmitteln vorhandene geringe Menge Galaktose langfristig Probleme verursacht, ist nicht bekannt. Wer an Galaktosämie leidet, muss sein Leben lang die Galaktosezufuhr beschränken.

Wird die Galaktosämie bereits bei der Geburt erkannt und richtig behandelt, entwickeln sich die meisten Kinder geistig normal; Nieren- und Leberschäden treten nicht auf. Allerdings liegt der Intelligenzquotient dieser Kinder oft unter dem ihrer Geschwister, und viele haben Sprachstörungen. Viele der erkrankten Mädchen haben eine Eierstockfehlfunktion, nur wenige von ihnen können auf natürlichem Weg schwanger werden. Die Hodenfunktion der Jungen ist jedoch normal.

FRUKTOSEINTOLERANZ

Bei dieser angeborenen Störung kann der Körper keine Fruktose – ein Einfachzucker, der in vielen Früchten und als Bestandteil im Haushaltszucker enthalten ist – verwerten, da ihm das dazu nötige Enzym fehlt. Dadurch sammelt sich ein Stoffwechselprodukt von Fruktose im Körper an und verhindert, dass Glykogen gebildet und in den Energielieferanten Glukose umgewandelt wird. Schon durch eine geringe Menge Fruktose oder Saccharose sinkt der Blutzuckerspiegel ab. Das löst Schweißausbrüche, Zittern, Verwirrtheit und manchmal sogar Krampfanfälle und Koma aus. Wird dennoch weiter Fruktose zugeführt, entwickeln sich langfristig eine Leber- und Nierenschädigung, die Gelbsucht, Erbrechen, geistigen Verfall und Krampfanfälle zur Folge haben. Chronische Symptome sind Appetitlosigkeit, Gedeihstörungen, Verdauungssymptome, Leberversagen und Nierenschädigung.

Die Diagnose ist klar, wenn der Enzymmangel in einer Probe des Lebergewebes festgestellt wird. Zur Behandlung gehört, dass die Ernährung frei ist von Fruktose (kommt in praktisch allen süßen Früchten vor), Saccharose und Sorbit (ein Zuckeraustauschstoff). Akute Anfälle sprechen gut auf die intravenöse Gabe von Glukose an. Unterzuckerungen werden mit Traubenzucker behandelt, den jeder, der an Fruktoseintoleranz leidet, in Tablettenform bei sich tragen sollte.

Störungen im Aminosäurestoffwechsel

Aminosäuren sind die Eiweißbausteine; sie haben viele Funktionen im Körper. Angeborene Störungen im Aminosäurestoffwechsel können den Abbau der Aminosäuren oder ihren Transport in die Zellen betreffen. Da diese Störungen bereits früh im Leben Symptome verursachen, werden Neugeborene bei den ersten Früherkennungsuntersuchungen routinemäßig auf die verbreiteten Störungen untersucht.

PHENYLKETONURIE

Phenylketonurie (PKU) ist eine angeborene Stoffwechselkrankheit, bei der sich die Aminosäure Phenylalanin im Körper ansammelt. Phenylalanin ist eine essentielle Aminosäure, die der Körper selbst nicht herstellen kann, sondern mit der Nahrung aufnehmen muss. Überschüssiges Phenylalanin wird normalerweise in Tyrosin – ebenfalls eine Aminosäure – umgewandelt und aus dem Körper ausgeschieden. Fehlt das für diesen Umwandlungsprozess verantwortliche Enzym, reichert sich Phenylalanin im Blut an und schädigt das Gehirn.

Wenn die Phenylketonurie familiär gehäuft vorkommt und von einem betroffenen Familienmitglied genetisches Material verfügbar ist, kann bei einer schwangeren Frau aus derselben Familie eine Fruchtwasseranalyse oder Chorionzottenbiopsie durchgeführt werden, um festzustellen, ob der Fetus diese Stoffwechselstörung ebenfalls entwickelt.

Die meisten Erkrankungen werden bei Neugeborenen im Rahmen der Früherkennungsuntersuchungen gefunden. Säuglinge weisen selten sofort Symptome auf; sie können aber auffallend schläfrig sein und wenig Appetit haben. Ohne Behandlung entwickeln die betroffenen Kinder im Laufe der ersten Lebensjahre eine fortschreitende geistige Behinderung. Weitere mögliche Symptome sind Krampfanfälle, Übelkeit und Erbrechen, ein ekzemähnlicher Ausschlag, hellere Haut und Haare als die nicht betroffenen Familienmitglieder, aggressives oder selbstzerstörerisches Verhalten, Hyperaktivität und manchmal psychiatrische Symptome. Körper und Urin unbehandelter Kinder riechen oft »mäuseartig«, weil sie in Urin oder Schweiß Phenylazetat, eines der Abbauprodukte von Phenylalanin, ausscheiden.

Die Phenylalaninzufuhr muss bereits in den ersten Lebenswochen erheblich eingeschränkt, allerdings nicht völlig gemieden werden, da eine gewisse Menge Phenylalanin lebensnotwendig ist. Weil alle natürlichen Eiweißquellen für Kinder mit PKU zu viel Phenylalanin enthalten, müssen die betroffenen Kinder auf Fleisch, Milch und andere eiweißhaltige Produkte verzichten. Sie werden stattdessen mit phenylalaninfreier Nahrung, die im Handel erhältlich ist, ernährt. Eiweißarme natürliche Nahrungsmittel, wie Obst und Gemüse und gewisse Getreidesorten, sind erlaubt.

Bei früher und konsequent durchgehaltener phenylalaninarmer Ernährung verläuft die Entwicklung normal. Wird die Diät jedoch vernachlässigt, können sich bei den Kindern Lernstörungen einstellen. Setzt die Behandlung erst im zweiten oder dritten Lebensjahr ein, lassen sich nur noch die extreme Hyperaktivität und die Krampfanfälle wirksam bessern. Der Intelligenzquotient des Kindes kann dadurch zwar noch angehoben, eine geistige Behinderung jedoch nicht mehr zurückgebildet werden. Neuere Untersuchungen deuten darauf hin, dass sich die Einschränkungen bei Erwachsenen, die aufgrund einer PKU geistig behindert sind, durch eine phenylalaninarme Kost verringern lassen.

Die phenylalaninarme Ernährung muss ein Leben lang beibehalten werden; andernfalls können sich eine Intelligenzminderung und neurologische und psychiatrische Probleme einstellen.

AHORNSIRUPKRANKHEIT

Kinder mit Ahornsirupkrankheit können bestimmte Aminosäuren nicht verarbeiten. Die Endprodukte dieser Aminosäuren sammeln sich im Organismus an und verursachen neurologische Veränderungen, zu denen auch Krampfanfälle und geistige Behinderung gehören. Darüber hinaus lassen diese Abbauprodukte Körperflüssigkeiten, wie Schweiß und Urin, wie Ahornsirup riechen.

Es gibt verschiedene Formen der Ahornsirupkrankheit mit unterschiedlich stark ausgeprägten Symptomen. Bei schwerem Verlauf entwickeln die Kinder während der ersten Lebenswoche neurologische Probleme, wie Krampfanfälle und Koma, an denen sie innerhalb weniger Tage bis Wochen sterben können. Bei mildem Verlauf wirken die Kinder anfangs normal, fangen dann aber an zu erbrechen und zu taumeln. Verwirrtheit, Koma und der Geruch nach Ahornsirup, vor allem bei körperlicher Belastung, wie einer Infektion oder Operation, stellen sich ein.

Säuglinge mit einer schweren Form der Ahornsirupkrankheit werden mit Dialyse behandelt ▲. Manche Kinder mit leichter Erkrankung sprechen gut auf Vitamin-B$_1$-Injektionen an. Nach erfolgreicher Absenkung der giftigen Stoffwechselprodukte müssen die Kinder eine spezielle Diät einhalten, die arm an jenen Aminosäuren ist, die von dem Enzymdefekt betroffen sind.

HOMOZYSTINURIE

Kinder mit Homozystinurie können die Aminosäure Homozystein nicht verarbeiten. Infolgedessen sammelt sich diese zusammen mit bestimmten giftigen Endprodukten im Organismus an und verursacht eine Reihe von Symptomen. Je nachdem, welcher Enzymdefekt vorliegt, können die Symptome leicht bis schwer ausgeprägt sein.

Bei der Geburt fällt die Störung noch nicht auf. Die ersten Symptome, zu denen eine Linsenverlagerung gehört, die eine starke Sehminderung verursacht, zeigen sich erst nach dem dritten Lebensjahr. Die meisten Kinder leiden an Störungen des Skeletts, darunter Osteoporose. Die betroffenen Kinder sind meist groß und schlank und haben eine Wirbelsäulenverkrümmung, lange, schmale Gliedmaßen und lange, spinnenartige Finger. Psychiatrische und Verhaltensstörungen sowie geistige Behinderung kommen häufig vor. Eine Homozystinurie ist mit einer erhöhten Blutpfropfbildung und dadurch mit einem erhöhten Risiko für Schlaganfall, Bluthochdruck und andere schwerwiegende Störungen verbunden.

Manche Kinder mit Homozystinurie sprechen gut auf die Gabe von Vitamin B$_6$ oder Vitamin B$_{12}$ an.

TYROSINÄMIE

Kinder mit Tyrosinämie können die Aminosäure Tyrosin nicht komplett abbauen. Stoffwechselprodukte dieser Aminosäure sammeln sich an und verursachen eine Vielzahl von Symptomen.

Es gibt zwei Haupttypen von Tyrosinämie: Typ I und Typ II. Kinder mit dieser Störung entwickeln manchmal bereits im ersten Lebensjahr Leberfunktions-, Nierenfunktions- und neurologische Störungen, die Reizbarkeit, Rachitis und sogar Leberversagen zur Folge haben können. Eine tyrosinarme Ernährung hat kaum therapeutischen Nutzen. Die moderne Therapie besteht bei der Tyrosinämie Typ I darin, zu versuchen, mit einem Medikament die Bildung

---

▲ siehe Seite 826

der giftigen Abbauprodukte von Tyrosin zu verhindern. Dennoch benötigen viele der Kinder mit diesem Krankheitstyp eine Lebertransplantation.

Die Tyrosinämie Typ II kommt seltener vor. Manche der betroffenen Kinder sind geistig behindert und entwickeln an den Augen und an der Haut häufig geschwürähnliche Läsionen. Anders als bei Typ I, beseitigt eine tyrosinarme Diät die Symptome.

Fettstoffwechselstörungen

Fette sind eine wichtige Energiequelle für den Körper. Die Fettspeicher des Körpers werden permanent abgebaut und wieder aufgefüllt, um den Energiebedarf des Körpers mit der angebotenen Nahrung in Einklang zu bringen. An diesem Ab- und Umbauprozess sind mehrere Gruppen von Enzymen beteiligt. Bestimmte Enzymdefekte können dazu führen, dass sich spezifische Fettsubstanzen, die normalerweise durch die Enzyme abgebaut worden wären, im Körper anreichern. Mit der Zeit können diese giftigen Fettnebenprodukte viele Organe schädigen. Die durch diese Ansammlung von Fetten verursachten Störungen werden Lipidosen genannt. Andere Enzymstörungen behindern die Umwandlung von Fett in Energie. Sie werden als Fettsäureoxidationsstörungen bezeichnet.

GAUCHER-KRANKHEIT

Bei dieser Krankheit häufen sich Glukozerebroside – Produkte des Fettstoffwechsels – im Gewebe an. Die Gaucher-Krankheit ist die häufigste Form einer Lipidose. Die Erkrankung führt zu Leber- und Milzvergrößerung und einer bräunlichen Färbung der Haut. Ansammlungen von Glukozerebrosiden in den Augen verursachen gelbe Punkte, so genannte Lidspaltenflecke (Pinguikulae). Treten sie im Knochenmark auf, können sie Schmerzen verursachen und Knochensubstanz zerstören.

Die meisten Menschen mit Gaucher-Krankheit entwickeln den Typ I der Erkrankung, die chronisch-adulte Form mit vergrößerter Leber und Milz sowie Knochenveränderungen. Typ II, die infantile Form, tritt im Säuglingsalter auf. Die Kinder haben eine vergrößerte Milz und schwere Störungen des Nervensystems. Sie sterben meist innerhalb eines Jahres. Typ III, die juvenile Form, kann irgendwann in der Kindheit auftreten. Kinder mit dieser Krankheit haben eine vergrößerte Leber und Milz, Knochenver-

änderungen und langsam fortschreitende Störungen des Nervensystems. Falls die Kinder das Erwachsenenalter erreichen, können sie noch viele Jahre leben.

Viele Gaucher-Patienten können die fehlenden Enzyme als Medikamente erhalten. Bei dieser Therapie werden die Enzyme intravenös verabreicht, meist im Abstand von zwei Wochen. Die Enzymersatztherapie schlägt bei jenen Patienten am besten an, die keine Komplikationen am Nervensystem haben.

TAY-SACHS-SYNDROM

Bei dieser Erbkrankheit sammeln sich im Gewebe Ganglioside – Produkte des Fettstoffwechsels. Bei Kindern, die mit dieser Erkrankung geboren werden, treten schon sehr früh fortschreitende geistige Behinderung und zunehmende Muskelschwäche auf. Es folgen Spastik und Lähmungen, Demenz und Erblindung. Die Kinder sterben meist im dritten oder vierten Lebensjahr. Das Tay-Sachs-Syndrom kann beim Fetus gewöhnlich mit einer Chorionzottenbiopsie oder Fruchtwasseruntersuchung festgestellt werden. Für diese Krankheit gibt es keine Behandlung.

NIEMANN-PICK-KRANKHEIT

Bei dieser Erbkrankheit häuft sich aufgrund eines speziellen Enzymmangels Sphingomyelin – ein Produkt des Fettstoffwechsels – oder Cholesterin im Organismus an. Es gibt verschiedene Formen der Niemann-Pick-Krankheit, eingeteilt nach dem Schweregrad des Enzymmangels und entsprechend der Ansammlung von Sphingomyelin und Cholesterin.

Bei Kindern mit der schwersten Form (Typ A) treten Gedeihstörungen und zahlreiche neurologische Störungen auf. Die Kinder werden meist nicht älter als drei Jahre. Bei Kindern mit Typ B der Erkrankung treten Fettwucherungen der Haut, stark pigmentierte Stellen und vergrößerte Leber, Milz und Lymphknoten auf. Die Kinder können geistig behindert sein. Bei Typ C der Erkrankung treten die Symptome, darunter Krampfanfälle und eine neurologische Verschlechterung, in der Kindheit auf.

Einige Formen der Niemann-Pick-Krankheit lassen sich bereits beim Fetus durch eine Chorionzottenbiopsie oder Fruchtwasseruntersuchung nachweisen. Nach der Geburt kann die Erkrankung durch eine Leberbiopsie diagnostiziert werden. Die Krankheit ist in all ihren Erscheinungsformen unheilbar.

Weitere seltene angeborene Fettstoffwechselstörungen

Bei der **Wolman-Krankheit** sammeln sich im Gewebe verschiedene Arten von Cholesterin und Glyzeriden an. Durch die Erkrankung vergrößern sich Milz und Leber. Kalziumablagerungen verhärten die Nebennieren; fetthaltiger Durchfall kann auftreten. Kinder, die mit der Wolmann-Krankheit geboren werden, überleben selten die ersten sechs Monate.

Bei der **zerebrotendinösen Xanthomatose** sammelt sich Cholestanol, ein Produkt des Cholesterinstoffwechsels, im Gewebe an. Diese Krankheit führt letztlich zu Koordinationsstörungen, Demenz, grauem Star und Fettablagerungen (Xanthomen) an den Sehnen. Behindernde Symptome treten oft erst nach dem 30. Lebensjahr auf. Bei frühzeitiger Behandlung mit Chenodiol lässt sich ein Fortschreiten der Krankheit verhindern. Bereits entstandene Schäden bilden sich jedoch nicht mehr zurück.

Bei der **Sitosterolämie** sammeln sich Fette, die in Obst und Gemüse enthalten sind, in Blut und Gewebe an. Die Anhäufung von Fetten führt zu Arteriosklerose, krankhaften roten Blutkörperchen und Fettablagerungen an den Sehnen. Die Behandlung besteht darin, den Nahrungsanteil, der reichlich Pflanzenfette enthält, wie pflanzliche Öle, zu verringern und Colestyramin einzunehmen.

Beim **Refsum-Syndrom** sammelt sich Phytansäure, ein Produkt des Fettstoffwechsels, im Gewebe an. Zu viel Phytansäure schädigt Nerven und Netzhaut, führt zu spastischen Bewegungen und Veränderungen an Haut und Knochen. Die Behandlung besteht darin, keine grünen Früchte und Gemüse zu essen, weil sie Chlorophyll enthalten. Auch eine Plasmapherese, bei der Phytansäure aus dem Blut entfernt wird, kann hilfreich sein.

FABRY-KRANKHEIT

Bei dieser seltenen Erbkrankheit sammelt sich Glykolipid – ein Produkt des Fettstoffwechsels – im Gewebe an. Da das defekte Gen auf einem X-Chromosom liegt, tritt die Krankheit in ihrer maximalen Ausprägung nur beim männlichen Geschlecht auf ▲. Die Anhäufung von Glykolipid verursacht nichtkanzeröse Hautwucherungen (Angiokeratome) in der unteren Rumpfhälfte. Die Hornhaut der Augen wird trübe, was Sehstörungen zur Folge hat. In Armen und Beinen können brennende Schmerzen auftreten, und es kann zu Fieberanfällen kommen. Bei Patienten mit Fabry-Krankheit entwickeln sich letztlich Nieren- und Herzerkrankung. Eine Nierenstörung kann zu Bluthochdruck führen, der einen Schlaganfall verursachen kann.

Die Fabry-Krankheit kann beim Fetus durch eine Chorionzottenbiopsie oder Fruchtwasseruntersuchung festgestellt werden. Die Krankheit kann nur symptomatisch behandelt werden. Die Behandlung besteht in der Einnahme von Medikamenten, um Fieber und Schmerzen zu lindern. Bei Niereninsuffizienz kann eine Nierentransplantation nötig werden.

STÖRUNGEN DER FETTSÄUREOXIDATION

Verschiedene Enzyme helfen, Fette abzubauen, sodass sie zur Energiegewinnung herangezogen werden können. Durch einen angeborenen Defekt oder Mangel eines dieser Enzyme ist die Energiegewinnung aus Fettsäuren gestört, und es reichern sich charakteristische Stoffwechsel-Zwischenprodukte, wie Acyl-CoA, im Organismus an. Das am häufigsten betroffene Enzym ist die Medium-chain-Acyl-CoA-Dehydrogenase (MCAD). Ein MCAD-Mangel ist eine der häufigsten erblichen Stoffwechselstörungen.

Die Symptome entwickeln sich gewöhnlich bis zum dritten Lebensjahr. Sie treten meist während längerer Fastenperioden auf (wenn sich die Energiespeicher leeren) oder bei erhöhtem Kalorienbedarf, z.B. aufgrund von körperlicher Betätigung oder Krankheit. Der Blutzuckerspiegel sinkt stark ab und verursacht Verwirrtheit und Koma. Das Kind wird schwach, Erbrechen und Krampfanfälle können auftreten. Langfristig entwickeln sich eine verzögerte geistige und körperliche Entwicklung, eine vergrößerte Leber, Herzmuskelschwäche und Herzrhythmusstörungen.

Die Akutbehandlung besteht in der intravenösen Gabe von Glukose. Die Langzeittherapie zielt darauf ab, durch Fasten herbeigeführte Stresszustände durch eine angepasste Ernährung zu vermeiden. Dazu gehört, dass das Kind häufig Mahlzeiten zu sich nimmt, keine Mahlzeit überspringt und sich kohlenhydratreich und fett-

▲ siehe Seite 11

arm ernährt. Eine Nahrungsergänzung mit der Aminosäure Carnitin kann hilfreich sein. Die Langzeitprognose ist im Allgemeinen gut.

Störungen im Pyruvatstoffwechsel

Pyruvat entsteht beim Abbau und bei der Umwandlung von Kohlenhydraten und Eiweißen und dient den Zellen als Energiequelle. Fehler im Pyruvatstoffwechsel können die Fähigkeit der Zellen zur Energiegewinnung beeinträchtigen und zur Ansammlung von Milchsäure, einem Abbauprodukt, führen. Viele Enzyme sind am Pyruvatstoffwechsel beteiligt. Angeborene Defekte bei einem dieser Enzyme können ein breites Spektrum an Störungen verursachen; die Einteilung richtet sich nach dem betroffenen Enzym. Die Symptome können sich irgendwann zwischen früher Kindheit und spätem Erwachsenenalter entwickeln. Körperliche Betätigung und Infektionen können die Symptome verschlimmern und eine schwere Laktatazidose verursachen. Die Störungen werden diagnostiziert, indem die Enzymaktivität in den Zellen von Leber oder Haut gemessen werden.

Defekte des Pyruvatdehydrogenasekomplexes betreffen eine Gruppe von Enzymen, die zur Verarbeitung von Pyruvat nötig sind. Dieser Mangel verursacht zahlreiche Symptome, die leicht bis schwer ausgeprägt sein können. Manche Neugeborenen mit dieser Störung weisen Hirnfehlbildungen auf. Andere Kinder wirken bei der Geburt normal, entwickeln aber als älterer Säugling oder im Kindesalter Symptome wie Muskelschwäche, Krampfanfälle, Koordinationsstörungen und schwere Gleichgewichtsstörungen. Geistige Behinderung kommt häufig vor. Manchen Kindern mit dieser Erkrankung hilft eine fettreiche und kohlenhydratarme Ernährung.

Beim **Pyruvatkarboxylasemangel** wird die Produktion von Glukose aus Pyruvat im Körper gestört bzw. gehemmt. Im Blut sammeln sich Milchsäure und Ketone an. Die Kinder leiden an Krampfanfällen und schwerer geistiger Behinderung. Bei manchen Kindern können häufige kohlenhydratreiche Mahlzeiten und eine insgesamt eiweißarme Ernährung helfen.

Krebs im Kindesalter

Die meisten der im Kindesalter häufig vorkommenden Krebsarten, nämlich Leukämie, Lymphom und Gehirntumoren, kommen auch bei Erwachsenen vor und werden ähnlich diagnostiziert und behandelt. Zu den im Kindesalter relativ verbreiteten bösartigen Neubildungen, die bei Erwachsenen nur selten auftreten, gehören Wilms-Tumor, Neuroblastom und Retinoblastom.

Für Kinder sind die Heilungsaussichten bei Krebserkrankungen erheblich besser als für Erwachsene.

Auch bei Kindern werden Krebserkrankungen vornehmlich mit Operationen, Chemo- und/oder Strahlentherapie bekämpft. Da Kinder noch wachsen, können bei ihnen jedoch ganz andere unerwünschte Nebenwirkungen auftreten als bei Erwachsenen. So kann beispielsweise der

Arm oder das Bein eines Kindes nach einer Bestrahlung nicht mehr voll auswachsen. Die intellektuelle Entwicklung von Kindern, deren Gehirn bestrahlt wurde, ist häufig gestört.

Nach einer erfolgreich überstandenen Krebstherapie haben Kinder im Vergleich zu Erwachsenen mehr Jahre vor sich, in denen sich Langzeitschäden der Chemo- und Strahlentherapie entwickeln können. Zu diesen Schäden zählen Unfruchtbarkeit, Wachstumsstörungen, Herzschäden und die Entstehung einer zweiten Krebserkrankung.

Die Diagnose Krebs in Verbindung mit der dann einsetzenden intensiven Therapie stellen für das Kind und seine Familie eine erhebliche Belastung dar. Für das behandelnde Team und die Familie ist es enorm schwer, dem Kind noch einen Rest Normalität zu bewahren, dies vor allem in Anbetracht der durch die Krebserkrankung und ihre Komplikationen nötig werdenden häufigen Krankenhausaufenthalte und Arztbesuche. Die Belastung der Eltern ist in Anbetracht der vielen an sie gestellten Anforderungen extrem: weiter zur Arbeit gehen, die Geschwisterkinder nicht vernachlässigen und den vielen Bedürfnissen des krebskranken Kindes gerecht werden ▲. Die Situation spitzt sich noch zu, wenn das Kind in einer weit entfernten Spezialklinik behandelt werden muss. Hilfe können dabei Krebsspezialisten für Kinder und in der Behandlung von krebskranken Kindern erfahrene Psychologen bieten.

Wilms-Tumor

Der Wilms-Tumor (Nephroblastom) ist eine besondere Art von bösartigem Nierentumor.

Der Wilms-Tumor tritt meist bei Kindern unter fünf Jahren auf, ist gelegentlich aber auch bei älteren Kindern und Erwachsenen zu beobachten. In ganz seltenen Fällen entwickelt er sich bereits vor der Geburt. Bei einem Teil der Kinder sind beide Nieren gleichzeitig vom Wilms-Tumor betroffen.

Die Ursache ist nicht bekannt. Kinder mit bestimmten angeborenen Fehlbildungen, wie fehlende Regenbogenhaut oder exzessives Wachstum einer Körperseite, können ein erhöhtes Risiko für die Entstehung dieser bösartigen Geschwulst haben. Die meisten Kinder mit Wilms-Tumor haben jedoch keine dieser erkennbaren Auffälligkeiten.

Symptome und Diagnose

Zu den Symptomen zählen ein vergrößerter Bauchumfang (der sich dadurch bemerkbar machen kann, dass die normale Windelgröße viel zu schnell nicht mehr passt), Bauchschmerzen, Fieber, Appetitlosigkeit, Übelkeit und Erbrechen. Bei 15 bis 20 Prozent der kranken Kinder ist der Urin blutig. Der Wilms-Tumor kann hohen Blutdruck verursachen. Er kann sich auf andere Körperbereiche ausdehnen, vor allem auf die Lunge, und dann Husten und Kurzatmigkeit verursachen.

Das erste Zeichen des Wilms-Tumor ist ein schmerzloser Knoten im kindlichen Bauchraum, der oft den Eltern zuerst auffällt. Der Arzt kann den Knoten meist ertasten. Bei Verdacht auf einen Wilms-Tumor lassen sich mit Ultraschall, Computer- (CT) oder Kernspintomographie (MRT) Art und Größe des Knotens bestimmen.

Prognose und Behandlung

Der Tumor lässt sich sehr gut behandeln; die meisten Kinder werden wieder gesund. Die besten Heilungschancen haben jüngere Kinder und solche mit kleineren Tumoren sowie Kinder mit Tumoren, die sich noch nicht ausgedehnt haben. Ein spezieller Typ von Wilms-Tumor, der mikroskopisch zu erkennen ist, spricht jedoch weniger gut auf die Behandlung an.

Die Behandlung besteht darin, die befallene Niere zu entfernen. Während des Eingriffs wird die andere Niere vorsichtshalber untersucht, ob sich auch hier ein Tumor befindet. Nach dem Eingriff erhalten die Kinder eine Chemotherapie, meist mit Actinomyzin D, Vincristin und Doxorubicin. Kinder mit größeren oder bereits weit ausgebreiteten Tumoren bekommen außerdem eine Strahlentherapie. Manchmal werden Chemo- und Strahlentherapie auch vorgezogen, um den Tumor dadurch zum Schrumpfen zu bringen; dann lässt er sich leichter operativ entfernen.

Neuroblastom

Dieser Tumor kommt in der Kindheit häufig vor und geht von Teilen des Nervensystems aus.

Ein Neuroblastom kann sich an vielen Stellen im Körper in einer bestimmten Art von Nervengewebe bilden. Meist geht es von den Nebennieren aus, möglich sind aber auch Nerven im Brust- oder Bauchraum. Nur sehr selten nimmt das Neuroblastom seinen Ausgang im Gehirn.

Ein Neuroblastom ist der häufigste bösartige Tumor im Säuglingsalter und einer der häufigsten Tumoren bei älteren Kindern. Die genaue Ursache ist unbekannt, der Tumor tritt familiär gehäuft auf.

Symptome und Diagnose

Die Symptome hängen vom Ausgangsort des Tumors und seinem Ausbreitungsgrad ab. Bei mehr als der Hälfte der betroffenen Kinder hat sich der Krebs bereits ausgebreitet, wenn sie den Arzt aufsuchen. Geht der Tumor vom Bauchraum aus, sind die ersten Symptome eine deutliche Zunahme des Bauchumfangs, Völlegefühl und Bauchschmerzen. Sitzt der Tumor im Brustraum, kann er Husten oder Atembeschwerden verursachen. Sind die Knochen befallen, können Knochenschmerzen entstehen. Ist das Knochen-

▲ siehe Seite 1621

mark betroffen, kann sich die Zahl der roten Blutkörperchen verringern, was Blutarmut mit Schwäche und Müdigkeit zur Folge hat; verringert sich die Zahl der Blutplättchen, treten Blutergüsse auf; nimmt die Zahl der weißen Blutkörperchen ab, verschlechtert sich die Infektabwehr. Dehnt sich der Krebs auf die Haut aus, entstehen Knoten in der Haut, sitzt er im Rückenmark, tritt Schwäche in Armen und Beinen auf. Die meisten Neuroblastome produzieren Hormone wie Adrenalin. Dadurch erhöht sich die Herzfrequenz, was Angstzustände auslösen kann.

Eine Früherkennung des Tumors ist schwierig. Ist sein Wachstum relativ weit fortgeschritten, lässt sich im Bauchraum eine Verdickung tasten. Bei Verdacht auf ein Neuroblastom sollten Ultraschallaufnahmen, Computer- (CT) oder Kernspintomographie (MRT) von Brust- und Bauchraum gemacht werden. Eine Urinprobe kann auf einen überhöhten Gehalt von adrenalinähnlichen Hormonen hin untersucht werden. Hat sich der Tumor bereits ausgebreitet, lassen sich Hinweise darauf mithilfe der Knochenszintigraphie und auf Röntgenbildern finden oder in den Gewebeproben aus Leber, Lunge, Haut, Knochenmark oder Knochen, die bei einer Biopsie entnommen wurden.

Behandlung

Hat sich der Krebs noch nicht ausgebreitet, kann der Tumor meist operativ entfernt werden. Nahezu alle erkrankten Kinder erhalten eine Chemotherapie mit Vincristin, Cyclophosphamid, Doxorubicin, Etoposid und Cisplatin. Auch Strahlentherapie kann angewandt werden.

Retinoblastom

Dieser bösartige Tumor betrifft die Netzhaut, den lichtempfindlichen Teil am Augenhintergrund.

In Deutschland erkranken jedes Jahr etwa 60 Kinder neu an dieser Krebsform. Der Tumor entsteht praktisch immer vor dem fünften Lebensjahr. Bei einem Drittel bis Viertel der Kinder befällt die Krankheit beide Augen.

Das Retinoblastom kann erblich angelegt sein. Manche Kinder haben den Gendefekt von ihren Eltern geerbt oder in der frühen Embryonalentwicklung erworben. Kinder mit dieser Form von genetischer Veränderung können die Anlage an ihre Kinder weitergeben, die dann ebenfalls ein Retinoblastom entwickeln können. Bei der nicht erblichen Form entwickelt sich der genetische Defekt in der späten Embryonalzeit.

Dieser Defekt kann nicht an die Nachkommen weitergegeben werden. Alle Kinder mit beidseitigem Retinoblastom sind an der erblichen Form erkrankt; bei Kindern mit einseitigem Retinoblastom weisen 15 bis 20 Prozent die erbliche Form auf.

Das Retinoblastom breitet sich meist über den Sehnerv vom Auge zum Gehirn aus. Es kann sich auch auf andere Organe, wie das Knochenmark, ausdehnen.

Symptome und Diagnose

Symptome eines Retinoblastoms können ein weißer Reflex der Pupille sowie Schielen sein. Ab einer bestimmten Größe kann sich durch das Einwachsen des Tumors in den Sehnerv das Sehvermögen verschlechtern.

Bei Verdacht auf ein Retinoblastom wird der Augenhintergrund beider Augen mit dem Augenspiegel untersucht. Dazu ist eine Vollnarkose erforderlich, weil diese zeitaufwändige Prozedur die Geduld kleiner Kinder überfordern würde. Mit einer Computer- oder Magnetresonanztomographie lässt sich feststellen, ob sich der Tumor bereits auf das Gehirn ausgebreitet hat. Zur Bestätigung kann aus der Gehirn-Rückenmark-Flüssigkeit eine Probe entnommen und auf Tumorzellen untersucht werden. Weil sich der Tumor auf das Knochenmark ausdehnen kann, wird auch davon etwas entnommen und untersucht.

Prognose und Behandlung

Ein unbehandeltes Retinoblastom führt relativ rasch zum Tod. Wird der Krebs jedoch rechtzeitig erkannt und behandelt, sind die Heilungsaussichten hervorragend. Ist ein Auge befallen und ist die Sehkraft des Auges stark geschwächt oder das Auge erblindet, wird der gesamte Augapfel zusammen mit einem Teil des Sehnervs entfernt. Ist ein Auge bei relativ gut erhaltener Sehkraft betroffen oder sind beide Augen erkrankt, wird manchmal nicht sofort operiert, sondern – in dem Versuch, die Augen zu retten – zunächst erst einmal mit Chemotherapie behandelt. Zu den eingesetzten Chemotherapeutika gehören Etoposid, Carboplatin, Vincristin und Cyclophosphamid. Mit der Chemotherapie lässt sich der Tumor manchmal komplett beseitigen. In vielen anderen Fällen schrumpft er dadurch zumindest so weit, dass er mit Laser, Kälte oder Radioaktivität zerstört werden kann. Lässt sich der Krebs durch diese Behandlungen nicht entfernen, muss das Auge entfernt oder es muss eine Strahlentherapie eingesetzt werden. Manchmal müssen beide Augen entfernt werden. Chemotherapeutika können ebenfalls eingesetzt werden, wenn sich der Tumor über das Auge hinaus ausgebreitet hat oder wenn der Krebs nach einer zunächst erfolgreichen Behandlung wieder auftritt.

Eine Strahlentherapie des Auges kann schwerwiegende Folgen haben; dazu zählen grauer Star, Sehminderung, chronische Augentrockenheit und Gewebeatrophie im Bereich des Auges. Durch eine Wachstumsstörung der Gesichtsknochen kann das Gesicht deformiert aussehen.

Nach der Behandlung werden die Augen alle zwei bis vier Monate kontrolliert, ob der Krebs wiederkehrt. Kinder mit der erblichen Form des Retinoblastoms haben ein erhöhtes Risiko für derartige Rezidive. Darüber hinaus erleidet etwa die Hälfte der Menschen 50 Jahre nach der Diagnose eine zweite Krebserkrankung, zum Beispiel ein Weichteilsarkom, Melanom oder Osteosarkom.

Enge Verwandte eines Kindes mit Retinoblastom sollten sich regelmäßig augenärztlich untersuchen lassen. Kleine Kinder sollten dabei auf ein Retinoblastom und Erwachsene auf ein Retinozytom, einen gutartigen Tumor, der durch dasselbe Gen verursacht wird, untersucht werden.

KAPITEL 282

Zerebralparese

Diese Störung ist gekennzeichnet durch schlechte Muskelkontrolle, Spastik, Lähmungen und andere neurologische Schäden, die auf einer Hirnverletzung beruhen, die vor, während oder nach der Geburt entstanden ist.

Die Zerebralparese betrifft ein bis zwei von 1 000 Säuglingen, kommt bei Frühgeborenen zehnmal so oft vor und ist bei Neugeborenen mit sehr niedrigem Geburtsgewicht besonders häufig.

Eine Zerebralparese ist der Endzustand einer funktionellen Hirnschädigung, von der die für die Motorik verantwortlichen Bereiche betroffen sind. Bei manchen Formen von Zerebralparese sind weitere Teile des Gehirns geschädigt. Die zugrunde liegende Hirnschädigung kann während der Schwangerschaft, während oder nach der Geburt oder in der frühen Kindheit entstanden sein. Die Hirnschädigung schreitet nicht fort, die Symptome können sich aber mit zunehmendem Wachstum und Reife des Kindes verändern. Eine Hirnschädigung, die nach dem sechsten Lebensjahr auftritt, wird nicht als Zerebralparese bezeichnet.

Ursachen

Viele Verletzungsarten können eine Zerebralparese verursachen. Verletzungen während der Geburt sowie eine mangelhafte Sauerstoffversorgung des Gehirns vor, während und unmittelbar nach der Geburt sind für zehn bis 15 Prozent der Fälle verantwortlich. Auch vorgeburtliche Infektionen, wie Röteln, Toxoplasmose und Zytomegalie, führen manchmal zu einer Zerebralparese.

Frühgeborene sind besonders anfällig für diese Störung, vielleicht zum Teil deswegen, weil die Blutgefäße in ihrem Gehirn unterentwickelt sind und leicht bluten. Hohe Bilirubinspiegel können einen Hirnschaden verursachen. Während der ersten Lebensjahre können schwere Erkrankungen, wie Hirnhautentzündung, Blutvergiftung, Schädel-Hirn-Verletzungen oder starke Austrocknung, eine Hirnverletzung und daraus folgend eine Zerebralparese verursachen.

Symptome

Das Spektrum der Symptome reicht von kaum wahrnehmbarer Ungeschicklichkeit bis hin zu starker Spastik mit verdrehten Armen und Beinen, die Mobilitätshilfen wie Orthesen, Krücken oder einen Rollstuhl erforderlich machen.

Die Zerebralparese lässt sich in vier Hauptgruppen unterteilen: spastische Syndrome, choreoathetoide Syndrome, ataktische Syndrome und gemischte Formen. Bei allen Formen kann die Sprache des Kindes schwer verständlich sein, da die an der Lautbildung beteiligten Muskeln ebenfalls betroffen sind. Da auch andere, nicht motorische Bereiche des Gehirns betroffen sein können, leiden viele Kinder mit Zerebralparese an weiteren Behinderungen, wie geistiger Behinderung, Verhaltensstörungen, Seh- oder Hörstörungen und Anfallleiden.

Beim spastischen Syndrom, an dem etwa 70 Prozent aller Kinder mit Zerebralparese leiden, stehen Muskelsteifigkeit und -schwäche im Vordergrund. Von der Muskelsteifigkeit können alle vier Gliedmaßen betroffen sein (Quadriplegie) oder primär die Beine (Diplegie) oder nur einseitig ein Arm und ein Bein (Hemiplegie). Die Muskulatur der betroffenen Arme und Beine ist unterentwickelt, steif und schwach. Kinder mit einer spastischen Quadriplegie leiden häufig an geistiger Behinderung, Krampfanfällen und Schluckstörungen. Aufgrund der Schluckstörung atmen diese Kinder häufig Nahrung oder Speichel ein. Hierdurch kann es zur Lungenschädigung mit Atembeschwerden kommen. Kinder mit spastischer Diplegie haben gewöhnlich eine normale Intelligenz und leiden nur selten an Krampfanfällen. Etwa ein Viertel aller Kinder mit spastischer Hemiplegie sind unterdurchschnittlich intelligent, ein Drittel leidet an Krampfanfällen.

Beim choreoathetoiden Syndrom, das bei etwa 20 Prozent der Kinder mit Zerebralparese vorkommt, liegen langsame und unwillkürliche Bewegungsabläufe vor. Arme, Beine und der gesamte Körper bewegen sich wurmartig, abrupt und ruckartig. Starke Gefühlsempfindungen können die choreoathetoiden Bewegungsmuster verschlimmern, im Schlaf verschwinden sie. Die Kinder haben meist eine normale Intelligenz und leiden selten an Krampfanfällen.

Das ataktische Syndrom, von dem etwa zehn Prozent der Kinder mit Zerebralparese betroffen sind, ist durch Koordinationsstörungen und zittrige Bewegungen gekennzeichnet. Die Kinder tun sich schwer bei schnellen oder feinen Bewegungen und haben einen breitbeinigen, schwankenden Gang.

Die gemischten Formen, bei denen zwei oder mehrere der oben genannten Syndrome, meist aber die spastische und choreoatheoide Form, gemeinsam vorliegen, gibt es bei vielen Kindern.

Diagnose

Eine Zerebralparese lässt sich im frühen Säuglingsalter nur schwer feststellen. Mit zunehmendem Alter machen sich eine unterentwickelte Muskulatur, Muskelschwäche und Spastik oder Koordinationsstörungen bemerkbar. Um die Natur der Hirnschädigung festzustellen und andere Störungen auszuschließen, werden Blutuntersuchungen, Elektromyographie, Muskelbiopsien und Computer- oder Kernspintomographie

des Gehirns vorgenommen. Wenn sich die Symptome des Kindes in einer für eine Zerebralparese untypischen Weise weiterentwickeln, können weiterführende Tests durchgeführt werden. Oft lässt sich vor dem 18. Lebensmonat nicht feststellen, welche Form von Zerebralparese tatsächlich vorliegt.

Prognose und Behandlung

Die Prognose hängt im Allgemeinen von der Form und vom Schweregrad der Zerebralparese ab. Mehr als 90 Prozent der Kinder mit Zerebralparese erreichen das Erwachsenenalter. Lediglich die schwerstbehinderten Fälle, die auf besondere Betreuung und Hilfe angewiesen sind, haben eine deutlich verkürzte Lebenserwartung.

Mit einer Reihe von Maßnahmen können die Beweglichkeit und Unabhängigkeit des Kindes gefördert werden. Physio-, Beschäftigungstherapie und Stützbehandlung verbessern die Muskelkontrolle und den Gang, vor allem, wenn mit den Rehabilitationsmaßnahmen frühzeitig begonnen wird. Die Sehnen der versteiften, in ihrer Funktion beeinträchtigten Muskeln können durchtrennt oder verlängert werden. Manchmal lässt sich die Spastik bessern, indem bestimmte vom Rückenmark ausgehende Nervenwurzeln durchtrennt werden. Durch eine Sprachtherapie wird die Sprache deutlicher, auch die Schluckbeschwerden bessern sich. Krampfanfälle werden mit Mitteln gegen Epilepsie behandelt. Mit Substanzen wie Baclofen kann die Spastik gedämpft werden; der therapeutische Nutzen ist aufgrund der Nebenwirkungen jedoch begrenzt. Botulinum-Toxin-A, das in einen verkürzten Muskel injiziert wird, wirkt direkt auf die betroffenen Nerven und Muskeln.

Die meisten Kinder mit Zerebralparese wachsen normal auf und besuchen die Regelschule, wenn nicht schwere intellektuelle oder körperliche Beeinträchtigungen sie daran hindern. Diese Kinder bedürfen einer umfangreichen Physiotherapie und Sonderförderung und sind in ihren Alltagsverrichtungen so sehr eingeschränkt, dass sie ein Leben lang auf Betreuung und Hilfe angewiesen sind.

Für die Eltern der betroffenen Kinder gibt es Informationen und Beratung, damit sie den Zustand ihres Kindes und seine Möglichkeiten verstehen und mit den Problemen, die im Zusammenhang mit der Behinderung immer wieder auftreten, fertig werden. Damit ein solches Kind seine Möglichkeiten voll ausschöpfen kann, braucht es die liebevolle Fürsorge seiner Eltern sowie Unterstützung von öffentlicher und privater Seite.

KAPITEL 283

Geistige Behinderung

Geistig behinderte Menschen haben deutlich unterdurchschnittliche intellektuelle Fähigkeiten, die seit der Geburt oder frühen Kindheit bestehen. Sie sind nur eingeschränkt fähig, die normalen Alltagsaufgaben zu bewältigen.

Geistige Behinderung ist keine spezifische medizinische Störung wie eine Lungen- oder Halsentzündung, und sie ist auch keine psychische Erkrankung. Ein geistig behinderter Mensch ist aufgrund seiner deutlich unterdurchschnittlichen intellektuellen Leistungsfähigkeit in mindestens zwei Bereichen nur eingeschränkt in der Lage, Alltagsaufgaben zu bewältigen (adaptative Fähigkeiten). Zu diesen Bereichen gehören Kommunikation; das Leben zu Hause; Selbstversorgung, wozu auch das Treffen von Entscheidungen gehört; Teilnahme an Freizeit-, sozialen, schulischen und beruflichen Aktivitäten; Gesundheit und Sicherheit.

Geistig behinderte Menschen sind unterschiedlich stark geschädigt. In welchem Maße sie als behindert angesehen werden, wird im Allgemeinen danach eingeteilt, wie gut sie bestimmte Funktionen erfüllen können. Ihre intellektuellen Fähigkeiten lassen sich anhand des Intelligenzquotienten (IQ) beurteilen oder nach dem Grad der Unterstützung, die sie benötigen. Manche Betroffene brauchen nur zeitweise und episodisch Unterstützung. Andere benötigen sie regelmäßig in einzelnen Lebensbereichen. Menschen mit stärkerer Schädigung brauchen dauerhaft und zeitlich unbegrenzt in mehreren Lebensbereichen Unterstützung, und die letzte Gruppe erfordert in vielen Lebensbereichen umfassende Hilfe, um überhaupt am Leben bleiben zu können.

Legt man den Intelligenzquotienten zugrunde, werden etwa drei Prozent der Gesamtbevölkerung als geistig behindert eingestuft. Richtet sich die Klassifizierung jedoch nach dem Unterstützungsgrad, gilt ein Prozent als deutlich behindert.

Ursachen

Eine Reihe medizinischer und Umweltfaktoren kann geistige Behinderung verursachen. Genetisch angelegte Behinderungen kommen schon vor oder zum Zeitpunkt der Empfängnis zum Tragen. Andere Faktoren tragen während der Schwangerschaft oder während oder nach der Geburt zur Entwicklung einer geistigen Behinderung bei. Allen Faktoren ist gemein, dass sie das Wachstum und die Entwicklung des Gehirns beeinträchtigen. Eine spezifische Ursache lässt sich jedoch nur in einem Drittel der Fälle mit geringer geistiger Behinderung und in zwei Dritteln der Fälle mit mittelgradiger bis schwerster geistiger Behinderung feststellen.

Symptome

Manche Kinder zeigen bereits bei der Geburt oder kurz danach körperliche oder neurologische Auffälligkeiten. Dazu zählen Gesichtsfehlbildungen, ein besonders großer oder kleiner Kopf, Fehlbildungen der Hände oder Füße und zahlreiche andere Besonderheiten. Bei anderen Kindern äußert sich die geistige Behinderung in den Zeichen einer schweren Erkrankung; dazu zählen Krampfanfälle, Teilnahmslosigkeit, Erbrechen, abnorm riechender Urin sowie Gedeih- und Entwicklungsstörungen. Bei vielen Kindern mit stärkerer geistiger Behinderung ist die Entwicklung ihrer motorischen Fähigkeiten verzögert – sie fangen erst spät an, sich auf die Seite zu rollen oder zu sitzen.

Die meisten Kinder mit geistiger Behinderung entwickeln erst im Kleinkind- bzw. Vorschulalter deutlich erkennbare Symptome. Je schwerer die Behinderung, desto früher werden die Symptome sichtbar. Als Erstes fällt den Eltern meist eine verlangsamte Sprachentwicklung auf. Geistig behinderte Kinder brauchen länger, bis sie Wörter gebrauchen, miteinander verbinden und in kompletten Sätzen sprechen. Auch ihre soziale Entwicklung verläuft aufgrund der kognitiven und sprachlichen Defizite verzögert. Sie lernen häufig erst spät, sich allein anzuziehen und selbstständig zu essen. Meist kommt den Eltern zum ersten Mal der Gedanke an eine geistige Behinderung, wenn ihr Kind in den Kindergarten oder in die Schule kommt und den altersgemäßen Erwartungen nicht gerecht wird.

Geistig behinderte Kinder zeigen häufiger als andere Verhaltensstörungen, wie extreme Wutausbrüche und Tobsuchtsanfälle sowie aggressives Verhalten. Dieses Verhalten hängt oft mit einem speziellen Frustrationserlebnis zusammen, das durch die eingeschränkte Fähigkeit,

GRAD DER GEISTIGEN BEHINDERUNG

BEHIN-DERUNGS-GRAD	IQ-BEREICH	FÄHIGKEITEN BIS ZUM VORSCHULALTER (GEBURT BIS 5 JAHRE)	FÄHIGKEITEN IM SCHULALTER (6 BIS 20 JAHRE)	FÄHIGKEITEN IM ERWACHSENENALTER (21 JAHRE UND ÄLTER)
Gering	52–68	Kann sich soziale und kommunikative Fähigkeiten aneignen; motorische Koordination ist leicht beeinträchtigt; wird oft erst später erkannt	Kann mit 18, 19 Jahren das Niveau eines Grundschulabschlusses erreichen; kann angemessene soziale Fähigkeiten erlernen	Kann sich ausreichende soziale und berufliche Fähigkeiten für ein selbstständiges Leben aneignen; braucht aber in Zeiten starken sozialen oder wirtschaftlichen Drucks Anleitung und Unterstützung
Mittel	36–51	Kann sprechen oder kommunizieren lernen; ist sozial unreif; schwache motorische Koordination; profitiert von einem Training zur Selbstständigkeit	Kann gewisse soziale und berufliche Fähigkeiten erlernen; kann Grundschulniveau erreichen; kann sich allein an bekannten Orten bewegen	Kann in geschützter Lebens- und Arbeitsatmosphäre als ungelernter oder angelernter Arbeiter ein selbstständiges Leben führen; braucht bei leichtem sozialen und wirtschaftlichen Druck eine gewisse Überwachung und Unterstützung
Schwer	20–35	Kann einige Worte sprechen; kann mit seinen Grundbedürfnissen in einem gewissen Maß selbst fertig werden; hat nur beschränkte sprachliche Fähigkeiten; schlechte motorische Koordination	Kann sprechen oder kommunizieren lernen; kann einfaches Gesundheitsverhalten lernen; profitiert von Verhaltenstraining	Kann unter ständiger Betreuung für sich selbst sorgen; kann in einer geschützten Lebensatmosphäre Selbstschutztechniken entwickeln
Schwerst	19 und darunter	Extrem retardiert; schlechte motorische Koordination; muss gepflegt werden	Minimale motorische Koordination; kann gewöhnlich nicht laufen oder sprechen; begrenzte kommunikative Fähigkeiten	Selbstversorgung nur sehr beschränkt möglich; muss meist gepflegt werden

sich mitzuteilen und seine Impulse zu kontrollieren, noch verschlimmert wird. Andere Kinder sind besonders leichtgläubig, lassen sich leicht ausnutzen oder zu schlechtem Betragen verleiten.

Ein Teil der geistig behinderten Kinder leidet zusätzlich an einer psychischen Störung. Besonders häufig kommen Depressionen vor, vor allem bei Kindern, die sich ihrer Andersartigkeit im Vergleich zu ihren Altersgenossen bewusst sind oder sich aufgrund ihrer Behinderung ausgegrenzt fühlen und schlecht behandelt werden.

Diagnose

Geistig behinderte Kinder werden meist durch ein Spezialistenteam, bestehend aus pädiatrischen Neurologen und Entwicklungspädiatern, Psychologen, Sprach-, Beschäftigungs- und Physiotherapeuten, Behindertenpädagogen und Sozialarbeitern beurteilt.

Bei Verdacht auf eine geistige Behinderung wird die intellektuelle Funktion des Kindes getestet und nach möglichen Ursachen gesucht. Ist die der geistigen Behinderung zugrunde liegende Störung bekannt, lassen sich Fördermaßnahmen besser planen. Darüber hinaus können die Eltern hinsichtlich des Risikos, ein weiteres

Einige Ursachen für geistige Behinderung

Vor oder bei der Empfängnis
- Erbkrankheiten (wie Phenylketonurie, Schilddrüsenunterfunktion, Fragiles-X-Syndrom)
- Chromosomenanomalien (z. B. Down-Syndrom)

Während der Schwangerschaft
- Schwere Mangelernährung der Mutter
- Infektionen mit HIV, Zytomegalievirus, Herpes simplex; Toxoplasmose, Röteln
- Giftige Stoffe (Alkohol, Blei, Methylquecksilber)
- Medikamente (Phenytoin, Valproinsäure, Isotretinoin, Chemotherapeutika)
- Angeborene Gehirn- und Rückenmarkschädigungen (Spina bifida, Myelomeningozele)

Während der Geburt
- Sauerstoffmangel (Hypoxie)
- Extreme Frühgeburt

Nach der Geburt
- Gehirninfektionen (Hirnhautentzündung, Gehirnentzündung)
- Schwere Kopfverletzung
- Mangelernährung des Kindes
- Schwere Formen der Vernachlässigung oder Gewaltanwendung
- Giftige Stoffe (Blei, Quecksilber)
- Hirntumoren und die damit verbundene Therapie

Kind mit derselben Störung zu bekommen, besser beraten werden.

Bei Neugeborenen mit körperlichen Fehlbildungen oder Symptomen, die auf eine geistige Behinderung hindeuten können, werden häufig Labortests durchgeführt, mit denen nach Stoffwechsel- und genetischen Störungen gesucht wird. Bildgebende Verfahren, wie Computer- und Kernspintomographie, sollen strukturelle Hirnstörungen nachweisen.

Bei manchen Kindern beruhen die verzögerte Sprachentwicklung und eingeschränkte soziale Fähigkeiten auf anderen Ursachen als einer geis-

▲ siehe Seite 1628

tigen Behinderung. Hörstörungen beeinträchtigen die sprachliche und soziale Entwicklung. Sie lassen sich mit einem Hörtest feststellen. Psychische Störungen und Lernstörungen können ebenfalls mit geistiger Behinderung verwechselt werden. Auch Kinder, die über einen längeren Zeitraum emotional stark vernachlässigt wurden ▲, können geistig zurückgeblieben wirken. Ein Kind mit verzögerter grobmotorischer Entwicklung, das z. B. erst spät sitzen oder laufen lernt, oder feinmotorischer Entwicklung, das Probleme mit dem Handhaben von Gegenständen hat, kann an einer neurologischen Störung leiden, die nicht mit geistiger Behinderung einhergeht.

Da leichte Entwicklungsstörungen den Eltern nicht immer auffallen, wird bei den routinemäßigen Früherkennungsuntersuchungen auf solche Störungen geachtet. Mit einfachen Tests lassen sich die kognitiven, verbalen und motorischen Fähigkeiten des Kindes rasch beurteilen. Eine Befragung der Eltern erlaubt es, das Leistungsvermögen des Kindes näher zu bestimmen. Kinder mit auffälligem Testergebnis können zur Weiterbeurteilung an Fachärzte überwiesen werden.

Schwangerenvorsorge und genetische Beratung

Wenn ein Familienmitglied oder Kind bereits an einer Erbkrankheit leidet, vor allem, wenn diese mit geistiger Behinderung einhergeht, wie es bei der Phenylketonurie, beim Tay-Sachs- oder Fragilen-X-Syndrom der Fall ist, kann es hilfreich sein, einen genetischen Test durchzuführen. Werden dabei Gene identifiziert, die eine Erbkrankheit erwarten lassen, hilft dies dem genetischen Berater, für die Eltern das Risiko, ein krankes Kind zu bekommen, zu beurteilen und sie dementsprechend zu beraten.

Frauen, die schwanger werden wollen, sollten ihren Impfstatus überprüfen und noch fehlende Impfungen, vor allem solche gegen Röteln, nachholen. Frauen mit einem erhöhten Risiko für bestimmte fruchtschädigende Infektionskrankheiten, wie Röteln oder HIV, sollten sich auf diese Erkrankungen untersuchen lassen, bevor sie schwanger werden.

Die Einnahme von Folsäure vor der Empfängnis und in der Frühschwangerschaft hilft, bestimmte Formen von Hirn- und Rückenmarkschäden zu verhindern. Durch die Fortschritte im Bereich der Geburtshilfe und der Intensivpflege von Frühgeborenen erleiden heute deutlich weniger Kinder als früher eine geistige Behinderung infolge ihrer Frühgeburt.

Ultraschalluntersuchungen, Fruchtwasseruntersuchung, Chorionzottenbiopsie und verschiedenen Bluttests geben in der Schwangerschaft Hinweise auf Störungen, die oft eine geistige Behinderung zur Folge haben können. Eine Fruchtwasseruntersuchung und Chorionzottenbiopsie wird Frauen angeraten, die ein erhöhtes Risiko haben, ein Kind mit Down-Syndrom zu bekommen. Einige wenige Störungen, wie der Hydrozephalus und eine schwere Rhesus-Unverträglichkeit ▲, lassen sich bereits während der Schwangerschaft, wenn das Kind noch im Mutterleib ist, behandeln. Für die meisten Störungen gibt es jedoch keine Therapie. Werden sie frühzeitig erkannt, können sich die Eltern auf ein derart beeinträchtigtes Kind vorbereiten. Letztlich bleibt ihnen auch die Möglichkeit, die Schwangerschaft abzubrechen.

Da geistige Behinderung häufig mit schweren körperlichen Störungen vergesellschaftet ist, ist die Lebenserwartung der meisten Betroffenen verkürzt. Je schwerer die geistige Behinderung ist und je schwerer die körperlichen Störungen sind, desto jünger sind die Kinder im Allgemeinen, wenn sie sterben. Ein Kind mit einer geringen geistigen Behinderung hat dagegen eine relativ normale Lebenserwartung.

Behandlung

Ein geistig behindertes Kind sollte von einem multidisziplinären Team behandelt werden, das sich aus Hausarzt, Sozialarbeitern, Sprach- und Physiotherapeuten, Psychologen, Heilpädagogen und anderen zusammensetzt. Sie entwickeln zusammen mit der Familie ein umfassendes auf die individuellen Bedürfnisse des Kindes abgestimmtes Förderprogramm, das, sobald der Verdacht auf eine geistige Behinderung stark ist, umgesetzt werden sollte. Auch die Eltern und Geschwister des betroffenen Kindes benötigen emotionalen Rückhalt und sollten integraler Bestandteil des Förderprogramms sein.

Unter Berücksichtigung aller Stärken und Schwächen des Kindes muss festgelegt werden, welche Art von Unterstützung das Kind braucht. Faktoren wie körperliche Behinderungen, Persönlichkeitsstörungen, psychische Erkrankungen und interpersonelle Fertigkeiten helfen festzulegen, wie viel Unterstützung das Kind braucht.

Jedes Kind mit geistiger Behinderung profitiert von einer Förderung. In der Regel werden geistig behinderte Kinder in speziellen Kindertagesstätten und Förderschulen unterrichtet, die in kleinen Gruppen auf die besonderen Bedürfnisse der Kinder eingehen. Schulen für geistig behinderte Kinder sind meist als Ganztageseinrichtungen konzipiert und berücksichtigen die individuelle Leistungsfähigkeit der einzelnen Kinder. Sowohl für das Vorschul- als auch für das Schulalter bieten einige Einrichtungen integrative Gruppen an, in denen behinderte und nicht behinderte Kinder gemeinsam betreut werden.

Ein geistig behindertes Kind lebt am besten zu Hause. Manche Familien können jedoch die Betreuung zu Hause nicht leisten, das gilt vor allem für Kinder mit schweren, umfassenden Behinderungen. Die Entscheidung, das Kind in einer externen Einrichtung betreuen zu lassen, ist schwierig und sollte nicht ohne ausführliche Beratung im Familienkreis und mit dem gesamten Hilfsteam in Betracht gezogen werden. Die Pflege und Betreuung eines geistig behinderten Kindes kann die Verantwortlichen bis an ihre Grenzen und oft darüber hinaus belasten und verlangt eine engagierte Pflege, die zu leisten viele Eltern nicht in der Lage sind. Die Familie braucht psychologische Unterstützung und Entlastung. Hilfe kann durch Einrichtungen wie Tagesversorgungszentren, Haushaltshilfen, Kinderbetreuung und Teilzeitpflegeheime geleistet werden. Die meisten behinderten Erwachsenen leben in betreuten bzw. Behinderten-Wohngemeinschaften, z. B. mit angegliederter Werkstatt und Freizeitangeboten, die den Bedürfnissen des Behinderten entsprechende Hilfsleistungen anbieten.

▲ siehe Seite 1425

KAPITEL 284

Psychische Erkrankungen

Eine Reihe psychischer Erkrankungen kann in der Kindheit ebenso auftreten wie im Erwachsenenalter.

Von einigen wenigen Ausnahmen abgesehen gleichen die Symptome den Gefühlen, die jedes Kind kennt: Traurigkeit, Wut, Argwohn, Erregung, Rückzug, Einsamkeit. Der Unterschied zwischen einer Störung und einem normalen Gefühl liegt in dem Ausmaß des Gefühls, also darin, dass dieses Gefühl so übermächtig wird, dass es den gesamten Alltag des Kindes störend überschattet und das Kind leiden lässt. Der Arzt braucht ein beträchtliches Maß an Erfahrung und Urteilsvermögen, um entscheiden zu können, wann bestimmte Gedanken und Gefühle aufhören, eine normale Kindheitserfahrung zu sein, und wann sie anfangen, eine Störung auszudrücken.

Bei Kindern gibt es Störungen, die sowohl die psychische Gesundheit als auch die gesamte Entwicklung des Kindes betreffen. Zu diesen so genannten tief greifenden Entwicklungsstörungen gehören der Autismus, das Asperger-Syndrom, nicht näher bezeichnete tief greifende Entwicklungsstörungen, das Rett-Syndrom und die desintegrative Störung des Kindesalters. Die tief greifenden Entwicklungsstörungen umfassen eine Gruppe verwandter Krankheitszustände, die alle mit gestörten Sozialbeziehungen, stereotypem oder ritualisiertem Verhalten, ungewöhnlicher Sprachentwicklung und gestörtem Sprachgebrauch und, in manchen Fällen, intellektueller Beeinträchtigung in der einen oder anderen Form einhergehen.

Frühkindlicher Autismus

Ein autistisches Kleinkind kann keine normalen sozialen Beziehungen aufbauen; es benutzt Sprache nicht wie andere oder gar nicht und legt ein zwanghaftes und ritualisiertes Verhalten an den Tag. Manche Kinder entwickeln keine normale Intelligenz.

Autismus ist unter den tief greifenden Entwicklungsstörungen ▲ am weitesten verbreitet; er betrifft vier bis fünf von 10 000 Kindern. Die Symptome treten in den ersten zwei Lebensjahren und immer vor dem vierten Lebensjahr auf. Jungen sind zwei- bis viermal häufiger betroffen als Mädchen.

Autismus muss von geistiger Behinderung unterschieden werden, wenngleich einige autistische Kinder auch in dieser Hinsicht betroffen sind.

Die spezifische Ursache für Autismus ist nicht bekannt, man geht jedoch von einer biologisch begründeten Störung aus. Verschiedene Chromosomenanomalien, wie das Fragile-X-Syndrom, tragen zur Entwicklung von Autismus bei. Vor der Geburt durchgemachte Infektionen, z. B. Virusinfektionen wie Röteln und Zytomegalie, können ebenfalls bei der Krankheitsentstehung eine Rolle spielen. Sicher ist heute jedoch, dass Autismus *nicht* durch mangelnde Zuwendung, ungünstige Kindheitsbedingungen oder Impfung entsteht.

Symptome

Die Diagnose Autismus gilt dann als berechtigt, wenn ein Kind in jedem der nachfolgenden Bereiche ein bis drei Auffälligkeiten aufweist: soziale Beziehungen, Sprache, Verhalten und manchmal Intelligenz. Die Symptome sind mild bis schwer ausgeprägt und machen es dem Kind oft unmöglich, in der Schule und in der Gesellschaft unabhängig zu leben. Darüber hinaus entwickeln 20 bis 40 Prozent der autistischen Kinder, speziell jene mit einem IQ unter 50, vor der Jugendzeit Krampfanfälle.

Soziale Beziehungen: Autistische Säuglinge wollen nicht in den Arm genommen werden und vermeiden Blickkontakt. Sie schreien lange ohne ersichtlichen Grund und lächeln nicht zurück, wenn sich vertraute Personen nähern. Ältere autistische Kinder spielen am liebsten für sich allein. Sie gehen keine engen persönlichen Bindungen, schon gar nicht außerhalb der Familie, ein. Im Umgang mit anderen Kindern setzen autistische Kinder weder Blickkontakt noch Mimik ein, um Kontakt aufzunehmen. Sie sind nicht in der Lage, Stimmungen anderer richtig zu deuten.

Sprache: Etwa die Hälfte der autistischen Kinder lernt nie, zu sprechen. Die anderen lernen sehr viel später als gesunde Gleichaltrige, zu

▲ siehe Seite 1613

sprechen, und setzen die Sprache dann auf besondere Art und Weise ein. Sie wiederholen Fragen oder Äußerungen, die an sie gerichtet waren (Echolalie), und vertauschen die Fürwörter. So sagen sie vor allem *du* statt *ich* oder *mich*, wenn sie sich selbst meinen. Diese Kinder sind selten in der Lage, in einen Dialog mit anderen zu treten. Die Sprachmelodie und die Tonlage der Kinder ist ungewöhnlich.

Verhalten: Ein autistisches Kind sperrt sich gegen Veränderungen, wie neue Speisen, Spielzeuge, Umstellen von Möbeln und neue Kleidungsstücke. Es ist oft extrem anhänglich gegenüber vertrauten Objekten und wiederholt ständig bestimmte Handlungen, wie Schaukeln, mit der Hand Klopfen oder Drehen von Gegenständen. Manche Kinder bringen sich z. B. durch Kopfschlagen oder Handbeißen selbst Verletzungen bei.

Intelligenz: Ein großer Teil der autistischen Kinder ist bis zu einem gewissen Grad geistig behindert (IQ unter 70). Die meisten autistischen Kinder zeigen auf verschiedenen Gebieten unterschiedliche Leistungen. Sie schneiden bei Tests, bei denen die motorischen Fähigkeiten und die räumliche Wahrnehmung getestet wird, gewöhnlich besser ab als in Tests, in denen die sprachlichen Fähigkeiten untersucht werden. Manche autistischen Kinder verfügen über so genannte »Splitterfähigkeiten«, so z. B. überdurchschnittliche Fähigkeiten im rechnerischen oder musischen Bereich. Allerdings sind die Kinder oft nicht in der Lage, diese Fähigkeiten produktiv oder sozial-interaktiv einzusetzen.

Diagnose

Der Arzt stellt die Diagnose, indem er das Spielverhalten des Kindes beobachtet und die Eltern und Lehrer des Kindes befragt. Unterstützend werden standardisierte Tests eingesetzt. Neben diesen sollten verschiedene differenzialdiagnostische Untersuchungen durchgeführt werden, um behandelbare Grunderkrankungen oder Erbkrankheiten (wie erbliche Stoffwechselstörungen ▲ und Fragiles-X-Syndrom ■) ausschließen zu können.

Prognose und Behandlung

Die Symptome des Autismus bleiben im Allgemeinen ein Leben lang bestehen. Die Prognose hängt im Wesentlichen von den sprachlichen Fähigkeiten ab, die das Kind bis zum achten Lebensjahr erworben hat. Autistische Kinder mit unterdurchschnittlicher Intelligenz, vor allem jene mit einem IQ unter 50 bei Standard-Intel-

ligenztests, sind als Erwachsene meist auf eine stationäre Betreuung angewiesen.

Autistische Kinder können von bestimmten Formen der Verhaltenstherapie profitieren. Kindern mit normalem IQ hilft eine Psychotherapie, die darauf ausgerichtet ist, die sozialen Schwierigkeiten zu beheben. Eine adäquate Sonderförderung ist entscheidend. Ein solches komplexes Therapieprogramm umfasst häufig Sprach-, Beschäftigungs-, Physio- und Verhaltenstherapie.

Medikamente können an der zugrunde liegenden Störung nichts ändern. Selektive Serotoninwiederaufnahmehemmer (SSRI), wie Fluoxetin, beeinflussen jedoch oft das ritualisierte, zwanghafte Verhalten autistischer Kinder positiv. Neuroleptika, wie Risperidon, können zur Behandlung des selbstzerstörerischen Verhaltens eingesetzt werden; allerdings ist ihre Einnahme mit erheblichen Nebenwirkungen, wie Bewegungsstörungen, verbunden.

Viele andere Behandlungsansätze wurden bereits von Eltern autistischer Kinder ausprobiert, darunter Spezialdiäten oder immunologische Therapien. Bislang konnte jedoch für keine von ihnen der Nachweis erbracht werden, dass sie Kindern mit Autismus zu helfen vermag.

Asperger-Syndrom und nicht näher bezeichnete tief greifende Entwicklungsstörung

Diese beiden Formen tief greifender Entwicklungsstörungen sind eng mit dem Autismus verwandt, jedoch milder ausgeprägt.

Kinder mit Asperger-Syndrom zeigen gestörte soziale Interaktionen, ähnlich denen autistischer Kinder, sowie stereotype und repetitive Verhaltensmuster und Manierismen sowie Rituale, die ohne Sinn ablaufen. Sie haben normale und manchmal sogar überdurchschnittliche sprachliche Fähigkeiten, ihr IQ ist normal.

Liegen deutlich beeinträchtigte soziale Interaktionen oder stereotype Verhaltensmuster ohne die übrigen Symptome des Autismus vor, wird die Störung als nicht näher bezeichnete tief greifende Entwicklungsstörung (abgekürzt PDD-NOS für Pervasive Developmental Disorder Not Otherwise Specified) betrachtet. Kinder mit Asperger-Syndrom oder PDD-NOS weisen im Allgemeinen mehr Fähigkeiten auf als autistische

▲ siehe Seite 1597   ■ siehe Seite 1503

Kinder und sind häufig durchaus in der Lage, unabhängig zu »funktionieren«. Kinder mit Asperger-Syndrom sprechen oft gut auf Psychotherapie an.

Rett-Syndrom

Das Rett-Syndrom ist eine seltene genetische Störung, die ausschließlich Mädchen betrifft und durch beeinträchtigte soziale Interaktionen, Verlust der sprachlichen Fertigkeiten und repetitive Handbewegungen gekennzeichnet ist.

Mädchen mit dem Rett-Syndrom entwickeln sich anfangs normal. Zwischen dem fünften Lebensmonat und vierten Lebensjahr verlangsamt sich dann das Kopfwachstum, und die Mädchen verlieren allmählich ihre sprachlichen und sozialen Fähigkeiten. Das Kind zeigt typischerweise Handbewegungen, in der Regel Wasch- oder Wringbewegungen, die sich ständig wiederholen. Die Fähigkeit zu zielgerichteten Handbewegungen geht verloren, es stellen sich Gangstörungen ein, die Rumpfbewegungen sind schwerfällig. Es entwickelt sich eine meist schwere geistige Behinderung.

In der späten Kindheit und frühen Jugendzeit kann spontan eine leichte Besserung eintreten, die Sprach- und Verhaltensstörungen schreiten jedoch weiter fort. Die meisten Mädchen mit Rett-Syndrom brauchen eine Vollzeitpflege und Spezialförderprogramme.

Desintegrative Störung

Diese Störung tritt bei Kleinkindern im Alter von etwa drei Jahren das erste Mal auf. Eine zuvor anscheinend normale Entwicklung stoppt, das Kind entwickelt sich wieder zurück.

Die psychisch-geistige Entwicklung verläuft bei den meisten Kindern schubweise. Manchmal scheint auch ein gesundes Kind in seiner Entwicklung einen Schritt zurück zu gehen, z. B. wenn ein bereits »sauberes und trockenes« Kind plötzlich wieder einnässt. Eine desintegrative Störung im Kindesalter ist jedoch eine ernste Erkrankung, bei der ein Kind von mehr als drei Jahren plötzlich aufhört, sich normal zu entwickeln oder sich sogar bis zu einem niedrigeren Entwicklungsstand zurückentwickelt. Diese

▲ siehe Seite 629

Regression folgt typischerweise auf eine schwere Erkrankung, wie eine Infektion des Gehirns oder Nervensystems.

Ein Kind mit einer desintegrativen Störung entwickelt sich bis zum Alter von drei oder vier Jahren normal, lernt sprechen, wird sauber und zeigt ein altersgerechtes Sozialverhalten. Nach einer mehrwöchigen oder -monatigen Periode mit unklarer Krankheit und Stimmungsschwankungen, in der das Kind reizbar und launisch ist, entwickelt es sich deutlich zurück. Es verliert plötzlich seine vorherigen sprachlichen, motorischen und sozialen Fähigkeiten und kann Blase und Darm nicht mehr kontrollieren. Darüber hinaus zeigen sich Störungen der sozialen Interaktionen und repetitive Verhaltensmuster ähnlich denen autistischer Kinder. Diese Rückschritte setzen sich recht häufig weiter fort, bis das Kind auf ganz niedrigem Entwicklungsstand ankommt und geistig schwer behindert ist. Die Diagnose wird anhand der Symptome gestellt.

Für die desintegrative Störung im Kindesalter gibt es keine spezielle Behandlung. Die meisten Kinder, vor allem die schwer behinderten, brauchen ihr Leben lang Pflege.

Schizophrenie

Diese Erkrankung ist chronisch und ist durch Verhaltens- und Gedankenstörungen gekennzeichnet.

Eine Schizophrenie kommt bei Kindern recht selten vor. Sie entwickelt sich normalerweise meist im späten Jugend- und frühen Erwachsenenalter ▲. Im Kindesalter tritt sie meist zwischen sieben und zwölf Jahren auf.

Die Störung wird wahrscheinlich durch biochemische Störungen im Gehirn verursacht. Die Ursache für diese Störungen ist nicht bekannt. Sicher ist aber, dass erbliche Faktoren beteiligt sind.

Symptome und Diagnose

Ein schizophrenes Kind zieht sich zurück, verliert das Interesse an seinen gewohnten Aktivitäten und entwickelt Gedanken- und Wahrnehmungsstörungen. Die Symptome können eine Weile unverändert bestehen bleiben, um danach fortzuschreiten. Genau wie schizophrene Erwachsene entwickeln die betroffenen Kinder Halluzinationen, Wahnvorstellungen und Verfolgungswahn, die Angst, andere wollten ihnen Böses tun oder kontrollierten ihre Gedanken. Auch Abstumpfung ist ein Symptom der

Schizophrenie im Kindesalter – weder Stimme noch Gesichtsausdruck entsprechen der jeweiligen emotionalen Situation. Ereignisse, die Menschen normalerweise zum Lachen oder Weinen bringen, lösen keine Reaktion aus.

Die Diagnose einer Schizophrenie stützt sich auf die eingehende Beurteilung der Symptome und auf psychologische Tests. Mögliche zugrunde liegende Störungen, wie Drogenmissbrauch, ein Gehirntumor oder andere Erkrankungen, müssen ausgeschlossen werden.

Behandlung

Die Halluzinationen und Wahnzustände werden mit Neuroleptika, wie Haloperidol, Olanzapin, Quetiapin und Risperidon, behandelt ▲. Kinder sind jedoch besonders anfällig für Nebenwirkungen, wie Muskelzittern, verlangsamte Bewegungen und Bewegungsstörungen. Das schizophrene Kind muss meist psychologisch unterstützt und sonderpädagogisch gefördert werden; die Familienmitglieder brauchen eine Beratung, die ihnen hilft, mit der Erkrankung und den Krankheitsfolgen zurechtzukommen.

Wenn sich die Symptome verschlimmern, kann eine vorübergehende stationäre Aufnahme erforderlich werden, um die Medikamentendosis anzupassen und ihre sichere Anwendung zu garantieren.

Depressionen

Dieser Zustand ist durch tiefe Traurigkeit gekennzeichnet, die zwar auf einen vor Kurzem erfolgten Verlust oder ein trauriges Ereignis folgen kann, aber in keinem Verhältnis zu dessen Bedeutung steht und unangemessen lange andauert ■.

Traurigkeit und Unglücklichsein sind normale menschliche Regungen auf belastende Ereignisse. Bei Kindern und Jugendlichen können dies der Tod oder Trennung der Eltern, Wegzug eines Freundes, Schwierigkeiten, sich in der Schule zurechtzufinden, und Probleme, Freunde zu finden, sein. Manchmal jedoch nimmt dieses Gefühl der Traurigkeit Ausmaße an, die in keinem Verhältnis zur Bedeutung des auslösenden Ereignisses stehen, oder es besteht unerwartet lange fort. Wenn diese negativen Gefühle die »Alltagstauglichkeit« beeinträchtigen, kann es sein, dass das Kind an einer Depression leidet. Manche Kinder können auch ohne auslösende Lebensereignisse eine Depression bekommen. Diese so genannte endogene Depression kommt häufiger bei einer Familiengeschichte mit affektiven Störungen vor.

Was eine Depression verursacht, ist nicht vollständig geklärt, es scheinen jedoch chemische Ungleichgewichte im Gehirn an der Entstehung beteiligt zu sein. Wahrscheinlich spielt auch eine erbliche Vorbelastung eine große Rolle. Insgesamt scheinen eine Reihe von Faktoren, Lebenserfahrungen und genetische Veranlagung das Auftreten von Depressionen zu begünstigen. Manchmal liegt der Störung eine körperliche Erkrankung, wie eine Schilddrüsenunterfunktion, zugrunde.

Symptome und Diagnose

Die Hauptsymptome einer Depression bei Kindern sind eine überwältigende Traurigkeit und ein Gefühl der Nutz- und Wertlosigkeit sowie Schuldgefühle. Das Kind verliert sein Interesse an Aktivitäten, die ihm normalerweise Spaß machen, z. B. am Sport, Fernsehgucken, an Videospielen und am gemeinsamen Spiel mit Freunden. Appetitveränderungen – mehr oder weniger Appetit – haben oft beträchtliche Gewichtsveränderungen zur Folge. Meist leidet das Kind an Schlaflosigkeit oder einem ungewöhnlich gesteigerten Schlafbedürfnis. Depressive Kinder sind oft energiearm und körperlich inaktiv. Vor allem bei jüngeren Kindern kann eine Depression auch durch Verhaltensweisen maskiert werden, die auf den ersten Blick in eine andere Richtung deuten, wie Überaktivität und aggressives und unsoziales Verhalten. Da die Denk- und Konzentrationsfähigkeit des Kindes durch die Symptome beeinträchtigt sind, leidet im Allgemeinen die schulische Leistung. Selbstmordgedanken, -fantasien und auch -versuche sind häufig. Bei depressiven Kindern muss der Arzt immer wieder aufs Neue die Selbstmordgefährdung beurteilen.

Zur Diagnose einer Depression zieht der Arzt verschiedene Informationsquellen heran, dazu gehören die mit dem Kind bzw. Jugendlichen geführte Befragung und die Informationen durch Eltern und Lehrer. Manchmal hilft ein strukturierter Fragebogen ★, zwischen einer Depression und einer normalen Reaktion auf eine belastende Situation zu unterscheiden. Der Arzt versucht herauszufinden, ob familiäre Probleme oder sozialer Stress die Depression ausgelöst haben und ob eine körperliche Ursache, wie eine Schilddrüsenunterfunktion, zu finden ist.

▲ siehe Seite 633   ■ siehe Seite 603
★ siehe Seite 605

Symptome einer Depression bei Kindern

- Traurigkeit
- Lustlosigkeit
- Rückzug von Freunden und sozialen Kontakten
- Verringerte Fähigkeit, sich zu freuen
- Das Gefühl, abgelehnt und ungeliebt zu sein
- Schlafstörungen, Alpträume
- Selbstvorwürfe
- Appetitlosigkeit, Gewichtsverlust
- Selbstmordgedanken
- Hergeben persönlicher Schätze
- Neue körperliche Beschwerden
- Abfallende Leistungen

Behandlung

Die Depression beim Kind hat genau wie beim Erwachsenen viele Gesichter und unterschiedliche Ausprägungsformen. Die Intensität der Behandlung richtet sich nach dem Schweregrad der Symptome.

Antidepressiva können ein chemisches Ungleichgewicht im Gehirn beheben. Eine Depression im Kindes- und Jugendalter wird meist mit Serotoninwiederaufnahmehemmern (SSRI), wie Fluoxetin ▲, behandelt. Doch ist vor allem in der ersten Zeit der Behandlung unbedingt darauf zu achten, ob die Kinder Selbsttötungstendenzen aufweisen. Diese sind im Zusammenhang mit der Einnahme von SSRI bei Kindern vermehrt aufgetreten. Trizyklische Antidepressiva, wie Imipramin, sind bei Kindern weniger wirksam als bei Erwachsenen und haben mehr Nebenwirkungen.

Die Behandlung einer Depression muss mehr als nur eine medikamentöse Therapie sein. Ebenso wichtig sind individuelle Psychotherapie, Gruppen- und Familientherapie. Während akuter Krisen mit Selbstmordgefährdung kann für kurze Zeit eine stationäre Behandlung erforderlich sein.

Manisch-depressive Erkrankung

Diese psychische Erkrankung ist durch wechselnde Episoden von gehobener, exaltierter Stimmung (Manie) und Stimmungstiefs (Depression) gekennzeichnet.

Leichtere Stimmungsschwankungen sind bei Kindern nichts Ungewöhnliches – ein eben noch glücklich-aktives Kind kann sich urplötzlich in einen sich einigelnden Griesgram verwandeln. Diese Art Stimmungsschwankungen sind selten Ausdruck einer psychischen Störung. Eine manisch-depressive Erkrankung, auch bipolare Störung genannt, kommt bei Kindern zwar insgesamt selten, aber letztlich doch häufiger vor, als früher angenommen. Typischer ist ihr Auftreten jedoch im Jugend- oder frühen Erwachsenenalter ■.

Die Ursache ist unbekannt, die Veranlagung dazu kann jedoch vererbt sein. Selten können stimulierend wirkende Medikamente, wie Methylphenidat, das zur Behandlung einer Aufmerksamkeitsstörung eingesetzt wird, Symptome verursachen, die der manisch-depressiven Erkrankung ähneln.

Symptome

Viele Kinder mit manisch-depressiver Erkrankung zeigen eine Mischung aus übersteigerter Hochstimmung, der Manie, die durch ein Hochgefühl, Exaltiertheit, Gedankenrasen, Reizbarkeit und Grandiosität bzw. übersteigerte Selbsteinschätzung (bei der das Kind glaubt, besondere Talente zu haben oder eine ganz besondere Entdeckung gemacht zu haben), charakterisiert ist, und einem Stimmungstief, der Depression. Manie und Depression können zur selben Zeit vorliegen oder sich in ungewöhnlich rascher Folge abwechseln.

Während der manischen Phasen liegen Schlafstörungen vor, das Kind kann gereizt und aggressiv sein, die schulischen Leistungen verschlechtern sich. Zwischen den Episoden wirkt das manisch-depressive Kind normal, im Gegensatz zum hyperaktiven Kind, das ein permanent erhöhtes Aktivitätsniveau aufweist. Da ADHD (Aufmerksamkeitsdefizit/Hyperaktivitätsstörung) ★ ähnliche Symptome verursachen kann, müssen beide Störungen voneinander abgegrenzt werden.

Behandlung

Die manisch-depressive Erkrankung wird mit stimmungsstabilisierenden Medikamenten, wie Lithium, Carbamazepin und Valproinsäure, behandelt. Individuelle Psychotherapien und Familienpsychotherapie helfen dem Kind und seiner Familie, mit den Krankheitsfolgen umzugehen.

▲ siehe Seite 606　　■ siehe Seite 608
★ siehe Seite 1525

Selbstmordverhalten

Dieses gegen die eigene Person gerichtete Verhalten umfasst sowohl den Selbsttötungsversuch als auch den vollendeten Selbstmord.

Selbstmord kommt bei Kindern vor der Pubertät recht selten vor; er betrifft in erster Linie Jugendliche im Alter zwischen 15 und 19 Jahren und Erwachsene ▲. Selbstmord ist bei Jugendlichen nach Autounfällen die zweithäufigste Todesursache. Selbstmordversuche gehen zwei- bis dreimal häufiger von Mädchen als von Jungen aus. Dafür ist die Zahl der vollendeten Selbstmorde bei männlichen Jugendlichen dreimal so hoch.

Risikofaktoren

Normalerweise kommen zahlreiche Faktoren zusammen, bevor Selbstmordgedanken in aktives Selbstmordverhalten umgesetzt werden. Sehr häufig liegt eine psychische Grunderkrankung vor, ein belastendes Ereignis bietet dann den Anlass. Ein solches auslösendes Ereignis kann der Tod eines geliebten Menschen, die Trennung von einem Freund oder einer Freundin, der Verlust der gewohnten Umgebung (Schule, Nachbarschaft, Freunde), eine durch die Familie oder Freunde zugefügte Demütigung, Schulversagen oder ein Gesetzeskonflikt sein. All diese Ereignisse kommen im Leben von Kindern und Jugendlichen recht häufig vor. Zu einem Selbstmordverhalten führen sie in der Regel jedoch nur dann, wenn Grundstörungen dafür den Boden bereiten. Die zwei häufigsten Grundstörungen dieser Art sind Depressionen und Alkohol- oder Drogenmissbrauch. Jugendliche mit Depressionen können durch die Wolke aus Hoffnungslosigkeit und Hilflosigkeit keine andere Lösung mehr für ihre Probleme sehen als die Selbsttötung. Der Gebrauch von Alkohol und Drogen senkt die Hemmschwelle für gefährliche Handlungen und verhindert, dass der Jugendliche die Konsequenzen seines Handelns realisiert. Wenn die Absicht in die Tat umgesetzt wird, ist letztlich die Impulskontrolle verloren gegangen – die innere Bremse hat versagt. Jugendliche, die einen Selbstmordversuch begehen, sind häufig auf das heftigste gegenüber Familienmitgliedern oder Freunden aufgebracht; sie sind unfähig, diese negativen Gefühle zu ertragen und richten sie gegen sich selbst.

Selbstmordverhalten kann auch eine Nachahmungstat sein. Dieser »Werther-Effekt« lässt sich vermeiden, wenn die Medien die Tat nicht als etwas Heroisches oder Mutiges darstellen. In manchen Familien tritt Selbstmord gehäuft auf.

VORBEUGUNG, DIAGNOSE UND BEHANDLUNG

Als Ersten kann die Selbstmordgefährdung gewöhnlich Eltern, Ärzten, Lehrern und Freunden auffallen, vor allem, wenn sie mit einer Verhaltensänderung des Kindes bzw. Jugendlichen einhergeht. Da sich Kinder und Jugendliche oft nur ihren Kameraden offenbaren, müssen diese dazu ermutigt werden, in dieser besonderen Situation das ihnen Anvertraute nicht für sich zu behalten – dieser »Vertrauensbruch« verhindert vielleicht einen tragischen Tod. Bemerkungen wie »Ich wollte, ich wäre nie geboren« oder »Am liebsten würde ich einschlafen und nie wieder aufwachen« können Warnsignale sein. Das Gleiche gilt für weniger auffällige Zeichen, wie sozialen Rückzug, nachlassende Schulleistungen und Weggeben lieb gewordener Dinge.

Dem zurate gezogenen Mediziner bzw. Fachmann kommen zwei Schlüsselaufgaben zu: Er muss beurteilen, wie stark das Kind selbstmordgefährdet ist und ob eine Krankenhauseinweisung erforderlich ist, und er muss eine etwaige Grunderkrankung, wie eine Depression oder Substanzmissbrauch, behandeln.

Wichtig ist, mit dem Jugendlichen einen Gesprächskontakt herzustellen, zunächst, indem man ihn direkt auf seine Selbstmordgedanken und -pläne anspricht. Da die Eltern mit dieser Situation meist überfordert sind, ist es ratsam, sich professionelle Hilfe zu suchen.

Jeder Selbstmordversuch ist ein medizinischer Notfall und muss intensivmedizinisch behandelt werden. Jede Form von Selbstmordversuch muss ernst genommen werden, schließlich geht einem Drittel aller vollzogenen Selbstmordfälle ein entsprechender Versuch voraus – auch wenn er manchmal nur wenig ernst gemeint scheint. Wenn die Eltern oder andere Bezugs- und Betreuungspersonen einen misslungenen Selbstmordversuch verniedlichen oder herunterspielen, kann dies das Kind erst recht dazu treiben, den Versuch zu wiederholen.

Sobald keine unmittelbare Lebensgefahr mehr besteht, muss über die Behandlung entschieden werden. Dabei wird der Gefährdungsgrad des Kindes bzw. Jugendlichen berücksichtigt sowie die Fähigkeit der Familie, ihm beizustehen und für seine körperliche Sicherheit zu garantieren.

▲ siehe Seite 610

Risikofaktoren für einen Selbstmord bei Kindern oder Jugendlichen

- Beschäftigung mit dem Tod
- Schlechte körperliche Hygiene und körperliche Vernachlässigung (bei abrupter Veränderung)
- Zugang zu Waffen und Medikamenten
- Alkohol- oder Drogenmissbrauch
- Selbstmord in der Familie
- Dramatische Veränderungen der Stimmung, im Kontakt mit Gleichaltrigen und der schulischen Leistungen
- Depressive Stimmung, Appetit- und Schlafstörungen
- Bereits unternommene Versuche

Wie ernsthaft der Selbsttötungsversuch gemeint war, lässt sich an einer Reihe von Faktoren ermessen: War er sorgfältig geplant oder geschah er spontan? Was wurde unternommen, um eine vorzeitige Aufdeckung zu verhindern? Welche Methode wurde angewandt? Hat der Betreffende körperlichen Schaden erlitten? Ganz wichtig ist, zwischen der ursprünglichen Absicht und dem tatsächlichen Ergebnis zu unterscheiden. So muss beispielsweise ein Jugendlicher, der Tabletten eingenommen hat, die er für todbringend hielt, auch dann als stark selbstmordgefährdet angesehen werden, wenn das Mittel tatsächlich harmlos war.

Störung des Sozialverhaltens

Jugendliche mit einem gestörten Sozialverhalten zeigen ein wiederholtes und durchgängiges Muster an Verhaltensweisen, mit denen sie die Rechte anderer verletzen oder altersentsprechende Normen und Regeln übertreten.

Es gibt besonders wohlerzogene und besonders ungezogene Kinder, und es gibt Kinder mit gestörtem Sozialverhalten. Hiervon spricht man, wenn Kinder wiederholt und durchgängig die Rechte anderer und altersentsprechende Regeln und Normen übertreten. Die Störung setzt meist im späten Kindes- oder frühen Jugendalter ein und kommt bei Jungen häufiger vor als bei Mädchen. Bei der Beurteilung muss das soziale Umfeld des Kindes mit berücksichtigt werden.

▲ siehe Seite 620

Kinder mit gestörtem Sozialverhalten zeigen meist ein selbstbezogenes Verhalten, sind kaum in normale Beziehungen mit anderen eingebunden und haben ein unterentwickeltes Schuldgefühl. Sie deuten das Verhalten Dritter ihnen gegenüber häufig fälschlicherweise als bedrohlich und reagieren aggressiv. Sie drangsalieren und bedrohen häufig Dritte, schlagen sich und können grausam zu Tieren sein. Wieder andere schädigen das Eigentum Dritter, oft indem sie Feuer legen. Sie täuschen, betrügen und stehlen. Schwere Regelübertretungen, wie Weglaufen oder Schuleschwänzen, kommen häufig vor. Mädchen mit dieser Störung zeigen sich seltener aggressiv als Jungen; sie laufen von daheim weg, lügen und betreiben Substanzmissbrauch. Manche gehen der Prostitution nach.

Etwa die Hälfte der Kinder mit gestörtem Sozialverhalten entwächst dieser Störung mit Erreichen des Erwachsenenalters. Je früher die Störung jedoch eingesetzt hat, desto größer ist die Wahrscheinlichkeit, dass der betroffene Mensch das Verhalten auch als Erwachsener nicht ablegt. Erwachsene mit einem solchen Verhalten werden oft straffällig und verletzen fortlaufend die Rechte Dritter. Medizinisch wird dieses als »antisoziale Persönlichkeitsstörung« ▲ bezeichnet.

Behandlung

Die Behandlung ist oft sehr schwierig, da Kinder mit dieser Störung meist kein Unrechtsbewusstsein haben. Noch am ehesten erfolgreich ist es, das Kind aus seinem schädigenden Umfeld herauszulösen und ihm einen klar strukturierten Rahmen für seine Lebensgestaltung zu geben.

Störung des Sozialverhaltens mit oppositionellem, aufsässigem Verhalten

Kinder und Jugendliche mit dieser Störung zeigen ein wiederholtes Muster mit negativem, herausfordernd-trotzigem Verhalten.

Kinder und Jugendliche mit dieser Störung sind meist widerspenstig, schwierig und ungehorsam, ohne dabei jedoch körperlich aggressiv zu werden oder die Rechte anderer wirklich zu verletzen. Das Trotzalter und die Pubertät sind typischerweise durch oppositionelles Verhalten gekennzeichnet. Erst wenn dieses Verhaltensmuster über mehr als sechs Monate bestehen bleibt und so stark ausgeprägt ist, dass es das soziale Miteinander oder die schulischen Leistungen beeinträchtigt, ist die Diagnose »Störung des Sozialverhaltens mit oppositionellem, aufsässigem Verhalten« gerechtfertigt. Am häufigsten tritt die Störung mit acht Jahren auf.

Typisch für diese Kinder ist es, dass sie die Autorität Erwachsener infrage stellen und mit ihnen streiten, schnell die Beherrschung verlieren, sich über Grenzen und Anordnungen hinwegsetzen, anderen die Schuld für eigene Fehler geben und aufgebracht, nachtragend und schnell verärgert sind. Allerdings kennen sie den Unterschied zwischen Recht und Unrecht und haben Schuldgefühle, wenn sie etwas wirklich Schlimmes oder Falsches getan haben.

Bei einer Störung des Sozialverhaltens mit oppositionellem, aufsässigem Verhalten helfen am besten Techniken zur Verhaltensänderung, zu denen auch eine konsequente Erziehung zur Disziplin und die positive Bestärkung erwünschten Verhaltens gehören. Erziehungsberater oder Therapeuten können den Eltern helfen, sich dem Kind gegenüber dementsprechend zu verhalten.

Störung mit Trennungsangst

Bei dieser Störung löst die Trennung von zu Hause oder von Bezugspersonen sehr große Angst aus.

Einen gewissen Grad von Trennungsangst gibt es praktisch bei allen Kindern, vor allem, wenn sie sehr jung sind ▲. Bei einer Trennungsangststörung ist die Angst in Bezug zur Entwicklungsstufe des Kindes jedoch unangemessen. Eine solche Störung dauert länger als einen Monat, ist psychisch deutlich belastend und beeinträchtigt den normalen Tagesablauf. Die Dauer der Störung spiegelt ihren Schweregrad wider.

Die Störung kann durch belastende Lebensereignisse, wie den Tod eines nahen Verwandten, Freundes oder Haustiers, Umzug oder Schulwechsel, ausgelöst werden.

Symptome

Kinder mit dieser Störung empfinden starken Stress, wenn sie von zu Hause oder von Bezugspersonen getrennt werden. Sie müssen stets wissen, wo sich diese Personen aufhalten, wohin sie gehen, und haben schreckliche Angst, dass ihnen selbst oder diesen Menschen etwas zustoßen könnte. Sie selbst verlassen ihre gewohnte Umgebung nur mit großem Unbehagen, weigern sich eventuell, mit auf Klassenfahrt oder ins Ferienlager zu gehen, Freunde zu besuchen

Auswirkung von Stress auf Kinder

Eine belastende Veränderung im Leben eines Kindes, z. B. ein Umzug, Scheidung der Eltern, der Tod eines Familienangehörigen oder Haustiers, kann eine **Anpassungsstörung** verursachen – sie ist die akute, jedoch zeitlich begrenzte Reaktion auf ein belastendes Ereignis. Es können Angstzustände und Nervosität auftreten oder Symptome einer Depression, wie Gefühle der Hoffnungslosigkeit und Trauer, ebenso wie Verhaltensstörungen. Die Symptome verschwinden, wenn der Stress nachlässt.

Eine **posttraumatische Belastungsstörung** ■ ist eine wesentlich extremere Reaktion und kann nach einer Naturkatastrophe (z. B. Überschwemmung oder Erdbeben), nach einem Unfall oder einer Gewalttat auftreten. Dem Kind gelingt es nicht, das Erlebte zu vergessen, es befindet sich permanent in einem Angstzustand und kann das traumatische Ereignis im Wachzustand (Flashback) oder im Schlaf (Alptraum) wieder erleben. Dann ist meist eine Krisenintervention in Form einer langfristigen individuellen Psychotherapie, Gruppen- oder Familientherapie nötig. Gegebenenfalls muss auch mit Angst lösenden Medikamenten behandelt werden.

oder gar bei ihnen zu übernachten. Einige Kinder können nicht allein im Raum bleiben, klammern sich an die Eltern und folgen der Mutter auf Schritt und Tritt im ganzen Haus.

Probleme beim Zubettgehen sind üblich. Viele Kinder mit Trennungsangststörung möchten, dass jemand so lange bei ihnen am Bett bleibt, bis sie eingeschlafen sind. Alpträume, in denen die ganze Familie durch Feuer oder eine andere Katastrophe ausgelöscht wird, können die Ängste des Kindes widerspiegeln.

Behandlung

Da Kinder mit dieser Störung häufig der Schule fernbleiben, besteht das Nahziel der Behandlung darin, das Kind so weit zu stabilisieren, dass es wieder zur Schule gehen kann. Arzt, Eltern und Schule müssen als Team zusammen-

▲ siehe Seite 1509   ■ siehe Seite 601

arbeiten. Individuelle und Familienpsychotherapie sowie Angst lösende Medikamente sind häufig wichtige Säulen der Behandlung.

Somatoforme Störungen

Hierbei ist eine psychische Störung die Ursache für körperliche Beschwerden.

Ein Kind mit somatoformer Störung kann eine Reihe von Symptomen, wie Schmerzen, Atemnot und Schwäche, haben, ohne dass eine organische Ursache zu finden ist. Häufig entwickelt das Kind Krankheitssymptome, wenn ein anderes Familienmitglied ernsthaft krank ist. Die Symptome entwickeln sich als unbewusste Reaktion auf psychischen Stress oder einen psychischen Konflikt ▲. Die Eltern sollten wissen, dass das Kind die Symptome nicht vorgibt, sondern sie wirklich so empfindet.

Die somatoformen Störungen werden in Konversionsstörungen, Somatisierungsstörungen, körperdysmorphe Störung und Hypochondrie untergliedert ■. Bei der **Konversionsstörung** kann es so aussehen, als sei beispielsweise ein Arm oder Bein des Kindes gelähmt, das Kind sieht oder hört nichts mehr oder bekommt krampfanfallähnliche Zustände. Die Symptome setzen plötzlich ein, meist in Zusammenhang mit einem auslösenden Ereignis, und können abrupt wieder verschwinden. Die **Somatisierungsstörung** ähnelt der Konversionsstörung, nur entwickelt das Kind hier eine Vielzahl von vagen Symptomen, wie Kopf- oder Bauchschmerzen ★ und Übelkeit. Diese Symptome können über lange Zeit kommen und gehen. Bei der **körperdysmor-**

phen Störung beschäftigt sich das Kind ständig mit einem eingebildeten, tatsächlich jedoch nicht vorhandenen körperlichen Mangel oder einer Entstellung im Aussehen, die eingebildet oder zumindest deutlich übertrieben ist. Häufig werden Verunstaltungen im Gesicht beklagt, wie eine zu große Nase oder zu große Ohren. Bei der **Hypochondrie** hat das Kind keine speziellen Symptome, sondern schenkt seinen Körperfunktionen, wie Herzschlag, Verdauung oder Schwitzen, übertriebene Aufmerksamkeit und ist völlig grundlos davon überzeugt, dass es ernsthaft krank ist. Diese drei Typen von somatoformen Störungen finden sich auch bei Erwachsenen.

Somatoforme Störungen sind bei jungen Mädchen häufiger als bei heranwachsenden Jungen.

Diagnose

Als Erstes muss ausgeschlossen werden, dass den Symptomen eine organische Erkrankung zugrunde liegt. Umfassende Laboruntersuchungen werden im Allgemeinen jedoch vermieden, da sie das Kind in seinem Irrglauben, organisch krank zu sein, bestätigen würden. Außerdem könnten unnötig durchgeführte Diagnoseverfahren das Kind traumatisieren. Lässt sich keine organische Ursache finden, versucht der Arzt im Gespräch mit dem Kind und den Familienmitgliedern, psychische Konflikte oder belastende familiäre Beziehungsmuster herauszufinden.

Behandlung

Eine Kombination aus individueller und Familienpsychotherapie auf der einen und körperlicher Rehabilitation auf der anderen Seite hat sich in vielen Fällen als wirksam erwiesen. Allerdings ist es möglich, dass sich das Kind gegen die psychotherapeutische Behandlung sträubt, da es davon überzeugt ist, körperlich krank zu sein.

▲ siehe Kasten Seite 592   ■ siehe Seite 591
★ siehe Seite 1570

KAPITEL 285

Soziale Einflüsse auf das Verhalten von Kindern und ihre Familien

Eine gesunde Entwicklung setzt voraus, dass ein Kind die beständige und verlässliche Zuwendung liebevoller und fürsorglicher Eltern oder anderer Bezugspersonen spürt. Durch die so vermittelte Sicherheit und Geborgenheit entwickelt es das Selbstvertrauen und die Stabilität, die es braucht, um Belastungen erfolgreich zu bewältigen.

Um emotionale und soziale Reife zu erlangen, brauchen Kinder den Umgang mit Menschen außerhalb der Familie. Dazu gehören in der Regel nahe Verwandte, Freunde, Bekannte, Nachbarn und Menschen, denen das Kind in Kinderbetreuungsstätten, in der Schule, der Kirche, beim Sport oder bei anderen Aktivitäten begegnet. Indem das Kind die kleineren Spannungen und Konflikte, die sich aus diesem Umgang ergeben, bewältigt, lernt es allmählich, auch mit größeren Belastungen fertig zu werden.

Einschneidende Ereignisse, wie z. B. Krankheit oder Scheidung, können die Fähigkeit des Kindes, diese Ereignisse zu verarbeiten, jedoch überfordern und seine emotionale und soziale Entwicklung beeinträchtigen. Chronische Krankheiten etwa können das Kind daran hindern, an bestimmten Aktivitäten teilzunehmen, und sich negativ auf die schulischen Leistungen auswirken.

Andererseits können sich Ereignisse, die das Kind betreffen, auch negativ auf die Menschen auswirken, die ihm nahe stehen. So stellt die Pflege eines kranken Kindes immer eine Belastung für die Betroffenen dar. Wie sich das im Einzelnen auswirkt, hängt von Art und Schwere der Krankheit ab und davon, welche emotionalen und anderen Ressourcen der Familie zur Verfügung stehen.

Krankheit und Tod bei Säuglingen

Häufig ist es aus medizinischen Gründen nötig, kranke oder frühgeborene Säuglinge vorübergehend von ihren Eltern zu trennen. Auch wenn die Eltern ihr Kind zwischendurch immer wieder halten dürfen, erschwert die medizinische Versorgung es Eltern und Kind, eine normale Beziehung zu entwickeln. Hinzu kommt, dass die Krankheit des Säuglings die Eltern emotional stark belastet. Die Trennung und die Belastung der Eltern können die Bindung ▲ an das Kind beeinträchtigen. Das ist besonders bei schwer kranken Kindern der Fall, die sehr lange im Krankenhaus bleiben müssen. Es ist wichtig, dass die Eltern ihr Baby so früh wie möglich sehen, im Arm halten und mit ihm umgehen dürfen. Auch bei schwer kranken Säuglingen können die Eltern häufig beim Füttern, Baden und Wechseln der Windeln helfen. Unter Umständen kann das Kind gestillt werden, auch wenn es zuerst durch eine Sonde ernährt werden muss.

Hat das Kind eine angeborene Fehlbildung, können bei den Eltern Gefühle wie Schuld, Trauer, Wut oder auch Abscheu auftreten. Bei einigen verstärkt sich das Gefühl der Schuld noch dadurch, dass sie solche Gefühle empfinden. Das Neugeborene anzusehen und zu berühren, kann den Eltern helfen, das Kind von der Fehlbildung losgelöst als ganzen Menschen zu sehen, und das Entstehen der Eltern-Kind-Bindung fördern. Informationen über die Krankheit, Möglichkeiten der Behandlung und die Zukunftsaussichten des Kindes können den Eltern helfen, ihr seelisches Gleichgewicht wiederzufinden und die bestmögliche medizinische Versorgung zu planen.

Der Tod eines Säuglings ist für die Eltern immer ein traumatisches Erlebnis. Stirbt jedoch ein Neugeborenes, bevor die Eltern es gesehen oder berührt haben, kann in ihnen das Gefühl entstehen, das Kind nie gehabt zu haben. Wenn die Eltern das tote Baby sehen und festhalten dürfen, kann ihnen diese – wenn auch schmerzhafte – Erfahrung helfen, zu trauern und den Verlust zu verarbeiten. Manche Eltern werden überwältigt von dem Gefühl der Leere, der verlorenen Hoffnungen und Träume und der Angst; sie können dann depressiv werden. Häufig fühlen sie sich schuldig und machen sich Vorwürfe, auch wenn sie keine Schuld am Tod des Kindes trifft. Trauer und Schuldgefühle können die Beziehung der Eltern stark belasten.

▲ siehe Seite 1458

Mit Kindern über schwierige Themen sprechen

Viele Erfahrungen, wie z. B. Krankheit oder Tod in der Familie, Scheidung und Mobbing, wirken auf Kinder ängstigend oder werden als unangenehm empfunden. Auch Ereignisse, die das Kind nicht unmittelbar betreffen, wie etwa Naturkatastrophen, Krieg oder Terror können bedrohlich wirken. Kinder können begründet oder unbegründet Furcht vor solchen Ereignissen empfinden.

Kindern fällt es meist schwer, über unangenehme Dinge zu reden. Ein offenes Gespräch kann dem Kind jedoch helfen, schwierige oder peinliche Themen zu verarbeiten und unbegründete Ängste zu vertreiben. Ein Kind muss wissen, dass Angst normal ist und wieder vergeht.

Eltern sollten schwierige Themen dann mit dem Kind besprechen, wenn es Interesse bekundet, und Zeitpunkt und Ort so wählen, dass sie ungestört reden können. Die Eltern sollten ruhig und sachlich bleiben und ihre Aufmerksamkeit ganz dem Kind widmen. Sie können das Vertrauen des Kindes stärken, indem sie durch Ausdrücke wie »Ich verstehe« oder durch Kopfnicken signalisieren, dass sie zuhören; oder sie wiederholen das Gesagte. Bringt ein Kind z. B. Wut über eine Scheidung zum Ausdruck, könnte man sagen: »Die Schei-

dung macht dich also wütend«, oder: »Erzähl mir mehr darüber«. Indem das Kind gefragt wird, wie es sich fühlt, wird es ermutigt, über sensible Gefühle oder Ängste zu reden. Vielleicht hat das Kind Angst davor, im Falle einer Scheidung von dem Elternteil, der kein Sorgerecht hat, verlassen zu werden, oder es gibt sich die Schuld an der Scheidung.

Wenn Eltern ihre eigenen Gefühle offen legen, machen sie dem Kind Mut, seine Ängste und Sorgen einzugestehen. So kann ein Elternteil bei einer Scheidung sagen: »Ich bin traurig darüber, dass wir uns scheiden lassen. Aber ich weiß auch, dass es für Mami und Papi das Beste ist. Auch wenn wir nicht mehr zusammenleben können, werden wir beide dich immer lieb haben und uns um dich kümmern.« Auf diese Weise können Eltern über ihre eigenen Gefühle sprechen, das Kind beruhigen und ihm erklären, dass die Scheidung die richtige Entscheidung ist. Vor allem kleinen Kindern müssen solche Botschaften oft mehrmals vermittelt werden.

Manchmal müssen die Eltern ein schwieriges Thema selbst ansprechen, etwa um dem Kind von der schweren Krankheit eines Verwandten oder anderen nahe stehenden Menschen zu berichten. In

solchen Fällen fühlen sich Kinder unter Umständen weniger unsicher und hilflos, wenn sie etwas tun können, z. B. Blumen pflücken, eine Karte schreiben, ein Geschenk einpacken oder Lebensmittel, Kleider und Geld sammeln. Wenn ein Kind verschlossen oder traurig wirkt, sich nicht an den üblichen Aktivitäten beteiligen will oder aggressiv ist, sollten die Eltern fachliche Hilfe suchen.

Es kann vorkommen, dass Eltern ihr Kind auf problematische Aspekte seines Verhaltens ansprechen müssen. Wenn Eltern den Verdacht haben, dass ihr Kind Drogen nimmt oder Alkohol trinkt, sollten sie mit dem Kind darüber reden. Sie können z. B. sagen: »Ich mache mir Sorgen, dass du Drogen nimmst. Ich komme nämlich darauf, weil ... «

Die Eltern sollten dann ruhig die Verhaltensweisen aufzählen, über die sie sich Sorgen machen. Wenn das Kind alles abstreitet, sollten die Eltern die Punkte, die ihnen Sorgen bereiten, wiederholen und dem Kind erklären, dass bereits Maßnahmen geplant sind, um gegenzusteuern (etwa ein Termin beim Kinderarzt oder Therapeuten).

Die Eltern sollten dem Kind in allen Gesprächen versichern, dass sie es lieben und ihm helfen werden.

Vielen Familien, in denen ein Säugling schwer erkrankt oder stirbt, kann die Beratung durch Psychologen, Therapeuten oder Mitarbeiter kirchlicher Dienste Unterstützung bieten. Auch Selbsthilfegruppen für Eltern und Familien können eine Hilfe sein. Es haben sich sogar Selbsthilfegruppen von Eltern gefunden, die der Tod eines Kindes verbindet.

Krankheit bei Kindern

Schwere Erkrankungen, auch wenn sie vorübergehend sind, können in Kindern starke Ängste auslösen. Chronische Krankheiten oder Behinderungen führen in der Regel zu einer noch stärkeren emotionalen Belastung, die das ganze Leben des Kindes überschatten kann.

Die Bewältigung einer Krankheit verlangt häufig, dass das Kind Schmerzen ertragen, Untersuchungen über sich ergehen lassen, Medikamente anwenden und seine Ernährung und seine Lebensweise umstellen muss. In vielen Fällen beeinträchtigt eine chronische Krankheit wegen der häufigen Fehlzeiten in der Schule die Ausbildung. Die Krankheit sowie die Nebenwirkungen der Behandlung können sich auf die Lernfähigkeit des Kindes negativ auswirken. Auch wenn Eltern und Lehrer weniger hohe Ansprüche an die schulischen Leistungen kranker Kinder stellen, ist es dennoch wichtig, die Kinder so zu fordern und zu motivieren, dass sie ihr Bestes geben.

Krankheit und Krankenhausaufenthalte hindern Kinder daran, mit anderen Kindern zu spielen. Es kann sogar vorkommen, dass kranke Kinder von anderen Kindern wegen körperlicher Unterschiede und Einschränkungen zurückgewiesen oder gehänselt werden. Durch Krankheit verursachte Veränderungen des Körpers, besonders wenn diese erst im Laufe der Kindheit oder Pubertät auftreten und nicht von Geburt an vorhanden waren, können das Kind verunsichern. Behüten Eltern und Angehörige das Kind zu sehr, hindern sie es daran, selbstständig zu werden.

Eine chronische Krankheit stellt eine gewaltige psychische und körperliche Belastung für die Eltern dar. Manche Paare schweißt das Bemühen, gemeinsam mit der Last fertig zu werden, eng zusammen. Häufig wird die Beziehung jedoch auf eine harte Probe gestellt. Die Eltern geben sich vielleicht selbst die Schuld an der Erkrankung, besonders wenn es sich um eine genetische Krankheit handelt oder die Krankheit durch Komplikationen während der Schwangerschaft, einen Unfall oder das Verhalten eines Elternteils verursacht wurde. Hinzu kommt, dass die medizinische Versorgung Kosten verursachen und zu Arbeitsausfall führen kann. Manchmal trägt ein Elternteil die Last der Pflege ganz allein, was bei dem Pflegenden Bitterkeit und bei dem anderen ein Gefühl des Ausgegrenztseins auslösen kann. Oft empfinden die Eltern auch Wut auf das medizinische Personal, auf sich selbst, auf den Partner oder auf das Kind. Die emotionale Belastung, die mit der Pflege einhergeht, macht es oft schwierig, zu einem behinderten oder schwer kranken Kind eine tiefe Beziehung aufzubauen.

Eltern, die viel Zeit mit einem kranken Kind verbringen, haben häufig wenig Zeit, sich intensiv um ihre anderen Kinder zu kümmern. So können die Geschwister eifersüchtig sein, weil

Veränderte Familienstrukturen

Für die meisten Menschen besteht eine traditionelle Familie aus einem Mann und einer Frau, die miteinander verheiratet sind, und ihren leiblichen Kindern. Doch seit einigen Jahrzehnten weichen immer mehr Familien von dem traditionellen Schema ab. Mittlerweile gibt es eine große Zahl von allein erziehenden Eltern, und viele Kinder wachsen in so genannten Patchwork-Familien auf, die durch neue Partnerschaften entstehen. Darüber hinaus gibt es Familien, in denen die Partner homosexuell sind, und es gibt Gruppen von voneinander unabhängigen Personen, die gemeinsam Kinder großziehen.

Aber auch die traditionelle Familie hat sich gewandelt. Häufig sind beide Eltern berufstätig, und die Kinder werden regelmäßig außerhalb der familiären Umgebung betreut. Immer mehr Paare verschieben das Kinderkriegen, bis sie die Dreißig oder Vierzig überschritten haben. Das veränderte Bewusstsein von Frauen und Männern führt immer häufiger dazu, dass Väter mehr Zeit als früher auf die Erziehung ihrer Kinder verwenden.

Konflikte gibt es in jeder Familie, aber stabile Familien sind stark genug, um Konflikte zu bewältigen. Unabhängig von ihrer Zusammensetzung gibt die stabile Familie Kindern ein Gefühl der Geborgenheit und hilft ihnen, sich zu entwickeln, indem sie für ihre körperlichen, emotionalen und geistigen Bedürfnisse sorgt. Mitglieder stabiler Familien drücken ihre Gefühle füreinander aus und helfen einander, so wie es ihrem kulturellen Hintergrund und der Familientradition entspricht.

das kranke Kind mehr Aufmerksamkeit erhält, und den Eltern später deswegen Vorwürfe machen. Das kranke Kind hingegen kann Schuldgefühle entwickeln, weil es glaubt, eine Last für seine Familie zu sein. Häufig sind Eltern auch zu nachgiebig einem kranken Kind gegenüber, oder sie sind bei der Erziehung nicht konsequent, besonders wenn die Symptome kommen und gehen.

Ein Krankenhausaufenthalt hat für Kinder in jedem Fall etwas Beängstigendes. Ist eine stationäre Behandlung unumgänglich, so sollte sie möglichst kurz dauern. In vielen Krankenhäusern können Eltern bei ihren Kindern bleiben, auch bei schmerzhaften oder Furcht einflößenden Behandlungen. Doch auch wenn die Eltern immer dabei sind, fangen manche Kinder im Krankenhaus plötzlich wieder an zu klammern oder werden unselbstständig.

Die Eltern haben verschiedene Möglichkeiten, um die Krankheitslast etwas aufzufangen. So sollten die Eltern versuchen, von zuverlässiger Seite, beispielsweise von den Ärzten des Kindes oder aus vertrauenswürdigen medizinischen Quellen, so viel wie möglich über die Krankheit ihres Kindes zu erfahren. Da Informationen aus dem Internet nicht immer zuverlässig sind, sollten Eltern die Ärzte zu den so gewonnenen Informationen befragen. Selbsthilfegruppen und andere Familien mit einem ähnlichen Schicksal können Auskunft geben und emotionale Hilfestellung leisten. Den Kontakt zu solchen Personen kann oft der Arzt herstellen.

Scheidung

Trennung und Scheidung beeinträchtigen die Stabilität und Vorausschaubarkeit und Verlässlichkeit, die Kinder brauchen. Scheidung ist, neben dem Tod eines nahen Angehörigen, die größte Belastung, die eine Familie erleben kann. Wenn die Welt so, wie das Kind sie bisher gekannt hat, aufhört zu existieren, empfindet es sowohl einen großen Verlust als auch Angst, Wut und Trauer. Häufig fürchtet das Kind, dass seine Eltern es verlassen oder nicht mehr lieb haben werden. Viele Eltern, die in Scheidung leben, werden ihrer Elternrolle nicht mehr gerecht. Dafür kann es verschiedene Gründe geben. In der Regel sind sie mit sich selbst beschäftigt und empfinden Wut und Feindseligkeit dem Partner gegenüber. Unabhängig davon, welche Ursache die Trennung der Eltern hat, geben sich die Kinder häufig die Schuld daran. Kinder, die von den Eltern vernachlässigt oder nur sporadisch und unregelmäßig besucht werden, fühlen sich zurückgewiesen.

Haben die Eltern einmal beschlossen, auseinander zu gehen, durchläuft die Familie mehrere Stadien der Anpassung. Im akuten Stadium (der Phase, in der die Eltern den Beschluss fassen, sich zu trennen, einschließlich der Zeit vor der Scheidung) ist das Durcheinander am größten. Diese Phase kann bis zu zwei Jahre dauern. Während der Übergangszeit (den Wochen kurz vor und nach der eigentlichen Scheidung) hat

das Kind mehr Kontrolle über die Veränderungen und passt sich der neuen Beziehung zwischen den Eltern, dem Besuchsrecht und der neuen Beziehung zu dem Elternteil, das kein Sorgerecht mehr hat, an. In der Phase nach der Scheidung kehrt in der Regel Ruhe ein.

Während der Scheidung erscheint den Kindern die Schule häufig unwichtig, und die schulischen Leistungen lassen nach. Viele Kinder träumen davon, dass ihre Eltern sich wieder vertragen. Kinder zwischen zwei und fünf Jahren schlafen schlecht, sind launisch und haben Verlustängste. Bettnässen kann wieder vorkommen. Kinder zwischen fünf und zwölf Jahren empfinden häufig Trauer, Schmerz, ausgeprägte Wut und irrationale Ängste (Phobien). Heranwachsende fühlen sich häufig unsicher, einsam und bedrückt. Einige von ihnen legen bewusst Risikoverhalten wie Diebstahl und Gewalt an den Tag und flüchten sich in Sex, Alkohol und Drogen. Andere entwickeln Essstörungen, geben sich trotzig, schwänzen die Schule oder schließen sich Gleichaltrigen mit Risikoverhalten an.

Kinder müssen die Möglichkeit haben, ihre Gefühle einem Erwachsenen gegenüber zu offenbaren, der aufmerksam zuhört. In Beratungsstellen können Kinder Hilfe von Erwachsenen erhalten, die – anders als ihre Eltern – über ihre Gefühle nicht aufgebracht sind.

Kinder finden sich am besten zurecht, wenn die Eltern an einem Strang ziehen und die Bedürfnisse des Kindes in den Vordergrund stellen. Die Eltern dürfen nicht vergessen, dass eine Scheidung nur das Ende ihrer Beziehung als Mann und Frau bedeutet, nicht das Ende der Beziehung zu ihren Kindern. Sofern es sich einrichten lässt, sollten die Eltern möglichst nah beieinander wohnen. Sie sollten sich bemühen, mit dem anderen in Frieden auszukommen, die Rolle, die der andere Elternteil im Leben des Kindes spielt, zu akzeptieren und die Wünsche des Kindes bei der Besuchsregelung zu berücksichtigen. Älteren Kindern und Heranwachsenden sollte zunehmend ein Mitspracherecht bei der Wahl ihres Wohnorts eingeräumt werden. Die Kinder sollten sich nicht für ein Elternteil entscheiden müssen, und die Eltern sollten sich keinesfalls den Kindern gegenüber abschätzig über das andere Elternteil äußern. Sie sollten mit ihren Kindern über Fragen und Probleme offen, ehrlich und ruhig reden. Auch sollten sie ihnen gegenüber weiterhin Zuneigung zeigen, erzieherische Maßnahmen konsequent fortsetzen und ihre Haltung in Fragen wie Mithilfe im Haushalt und schulische Leistungen nicht verändern.

Eine neue Bindung eines Elternteils kann Kindern einerseits ein Gefühl von Stabilität und Beständigkeit geben, andererseits aber auch zu neuen Konflikten führen. Manche Kinder meinen, sich einem Elternteil gegenüber unloyal zu verhalten, wenn sie den neuen Partner des anderen Elternteils akzeptieren.

Kinderbetreuung

Rund 80 Prozent aller Kinder werden außer Hauses betreut, bevor sie in die Schule kommen. Auch nehmen viele Kinder im Alter von fünf bis zwölf Jahren vor und nach der Schule Betreuung außer Haus in Anspruch. Die Versorgung wird von Verwandten, Nachbarn, Tagesmüttern sowie Kinderbetreuungseinrichtungen geleistet. Eine weitere Möglichkeit ist die Betreuung der Kinder zu Hause von Angehörigen oder einem Kindermädchen.

Es kann durchaus Vorteile haben, wenn das Kind außerhalb von zu Hause betreut wird. Kinder, deren Eltern nicht viel Zeit haben, sich mit ihnen zu beschäftigen, können von der sozialen und geistigen Anregung guter Kinderbetreuung profitieren. Das gilt insbesondere für Kinder von allein Erziehenden.

Die frühe Begegnung mit Musik, Büchern, Kunst und Sprache fördert die geistige und kreative Entwicklung eines Kindes. Durch das Spielen in der Gruppe entwickeln sie soziale Fähigkeiten. Spielen und Toben im Freien bieten ein Ventil für aufgestaute körperliche Energie und stimulieren den Muskelaufbau. Indem man Kinder selbst entscheiden lässt, was sie als Nächstes tun wollen, fördert man ihre Selbstständigkeit. Das Kind sollte mit regelmäßigen nahrhaften Mahlzeiten und Zwischenmahlzeiten versorgt werden. Fernsehen und Videos tragen wenig zur Entwicklung des Kindes bei und sollten vermieden werden. Wenn Kinder jedoch fernsehen, sollte der Inhalt der Sendungen dem Alter angepasst sein. Außerdem sollten Kinder nicht allein fernsehen, damit jederzeit jemand als Ansprechpartner dabei ist.

Vollzeitpflege

Kinder, deren Familien vorübergehend nicht in der Lage sind, sich selbst um die Kinder zu kümmern, können in eine Vollzeitpflege vermittelt werden. Die örtlichen Behörden entscheiden über das Verfahren, das hierfür anzuwenden ist.

Die Pflegeeltern übernehmen die Betreuung des Kindes im Alltag. Jedoch behalten die leiblichen Eltern das Sorgerecht für das Kind. Das bedeutet, dass sie weiterhin alle rechtlichen Entscheidungen für ihr Kind treffen. Wenn das Kind z. B. operiert werden muss, können nur die leiblichen Eltern ihre Zustimmung zu der Operation erteilen.

Die meisten Pflegekinder kommen aus finanziell schwachen Familien. Rund 70 Prozent der Kinder, die das Jugendamt in eine Vollzeitpflege vermittelt, sind Opfer von Misshandlung oder Vernachlässigung. Die übrigen 30 Prozent sind hauptsächlich Jugendliche, für die das Jugendgericht Vollzeitpflege anordnet. Nur wenige Eltern entscheiden sich freiwillig dafür, ihr Kind in die Vollzeitpflege zu geben. Die meisten Pflegekinder leben bei Pflegefamilien. Viele Jugendliche werden aber auch in Wohngruppen oder Pflegeeinrichtungen mit Wohncharakter betreut.

Die Trennung von der Familie ist für Kinder eine äußerst schmerzhafte Erfahrung. Manche Pflegekinder besuchen ihre Familien regelmäßig, andere nur eingeschränkt und nur unter Aufsicht. Kinder, die in Pflegefamilien und ähnliche Einrichtungen kommen, müssen auf ihre gewohnte Umgebung, ihr schulisches Umfeld und das meiste ihrer persönlichen Habe verzichten. Viele Kinder und Jugendliche in Vollzeitpflege sind ängstlich und unsicher und haben das Gefühl, ihr Leben nicht kontrollieren zu können. Häufig fühlen sie sich abgelehnt und leiden unter dem Verlust; viele empfinden Wut und Trauer über die Trennung. Einige Kinder entwickeln Schuldgefühle und glauben, sie seien für den Zerfall ihrer Familie verantwortlich. Häufig werden Pflegekinder von Gleichaltrigen wegen ihrer Situation gehänselt; dadurch verstärkt sich bei ihnen der Eindruck, irgendwie anders oder minderwertig zu sein. Kinder in Vollzeitpflege leiden häufiger an chronischen Krankheiten und Verhaltens- oder Entwicklungsstörungen sowie emotionalen Problemen als andere Kinder. Jedoch kommen die meisten Kinder, die bei Pflegeeltern leben, gut zurecht, solange die Pflegefamilie die emotionalen Bedürfnisse des Kindes erfüllt. Den meisten Pflegekindern hilft therapeutische Beratung weiter.

Rund die Hälfte aller Kinder kehrt wieder zu ihren leiblichen Eltern zurück. Etwa 20 Prozent der Pflegekinder werden adoptiert, in der Regel von den Pflegeeltern. Andere Kinder kommen zu Verwandten oder sind zu alt für eine Vollzeitpflege. Einige wenige Kinder werden an andere Vollzeitpflegeeinrichtungen verwiesen.

Mobbing

Der Begriff Mobbing bezeichnet wiederholte körperliche oder psychische Angriffe, die dazu dienen, den anderen einzuschüchtern oder zu erniedrigen. In der Regel spielt sich der Vorgang zwischen zwei Personen ab, es können aber auch Gruppen beteiligt sein. Durch Mobbing wird in erster Linie das Opfer verletzt und erniedrigt, jedoch kann der Täter Freunde und Gleichaltrige unbewusst abschrecken und sich so selbst Schaden zufügen.

Zwar sprechen sich manche Kinder bei Angehörigen oder Freunden aus, vielen ist es aber peinlich, oder sie haben Angst, sich einem Erwachsenen anzuvertrauen. Manchmal werden die Eltern von einem Lehrer informiert. In manchen Fällen weigern sich die Kinder, zur Schule zu gehen, oder sie wirken traurig, in sich gekehrt oder launisch.

Das Kind braucht die Bestätigung, dass Mobbing unter keinen Umständen akzeptabel ist. Eltern können ihrem Kind Wege aufzeigen, wie es sich gegen den Täter zur Wehr setzen kann, z. B. indem es sich an einen Erwachsenen wendet, weggeht, seine Gewohnheiten ändert, um dem Täter aus dem Weg zu gehen, oder professionelle Hilfe sucht. Zwar ist es aus Sicherheitsgründen in den meisten Fällen nicht ratsam, den Täter direkt zu konfrontieren, aber man sollte dem Kind beibringen, den Täter nicht zu beachten und sich von ihm nicht weiter stören zu lassen. Auf diese Weise wird dem Täter die Genugtuung genommen, bis die Schikanen schließlich nachlassen. Meldet das Kind den Täter, sollte es dafür gelobt werden; so baut man das Selbstbewusstsein des Kindes langsam wieder auf.

Wird ein Kind in der Schule schikaniert, sollten sich die Eltern an die Lehrer und an die Schulleitung wenden. Die Eltern des Kindes sollten auch die Eltern des Täters informieren, dabei jedoch eine Auseinandersetzung vermeiden. Dessen Eltern gegen sich aufzubringen, wäre wenig hilfreich. Viele Kinder fürchten, dass die Schikanen zunehmen, wenn die Eltern ihres Peinigers informiert werden.

Häufig hört die Schikane jedoch anschließend auf, besonders wenn das Gespräch konstruktiv ist und sich die Gesprächspartner auf das problematische Verhalten konzentrieren statt anzuklagen.

Die Eltern des Täters sollten ihrem Kind deutlich machen, dass Mobbing nicht akzeptabel ist. Sie sollten darauf bestehen, dass sich das Kind bei seinem Opfer entschuldigt und angemessene Wiedergutmachung leistet. Das kann dem Täter helfen, den Unterschied zwischen Gut und Böse zu erkennen, sich in die Lage seines Opfers hineinzuversetzen und Verständnis für die eigene Situation zu wecken. Erwachsene sollten das gequälte Kind genau beobachten, um sich zu vergewissern, dass die Schikanen wirklich aufhören. Häufig erweist sich eine Therapie als hilfreich für Täter, die in vielen Fällen nur ihre unbefriedigten Bedürfnisse zum Ausdruck bringen oder das aggressive Verhalten eines Elternteils oder älterer Geschwister nachahmen.

Adoption

Adoption ist das gesetzliche Verfahren, durch das eine Person in eine bestehende Familie aufgenommen wird. Im Gegensatz zur Vollzeitpflege hat die Adoption dauerhafte Wirkung. Der Sinn und Zweck der Adoption besteht darin, dem Kind und der Familie lebenslange Sicherheit zu bieten.

Am ehesten kommen Kinder, die verwaist sind, für eine Adoption infrage. Eine Adoption ist auch dann möglich, wenn die Eltern das Kind freiwillig abgeben oder wenn das Kind den Eltern zwangsweise durch ein gerichtliches Verfahren weggenommen wird (Entzug des Sorgerechts). Daneben gibt es häufig auch die Möglichkeit der internationalen Adoption (Adoption von Kindern aus anderen Ländern, z. B. aus ausländischen Waisenhäusern). Bei allen Arten von Adoption können sich die Adoptiveltern von einem erfahrenen Rechtsberater, in der Regel einem Anwalt, helfen lassen.

In manchen Fällen besteht eine Verbindung zwischen den Adoptiveltern und den leiblichen Eltern. Die Beteiligten können z. B. miteinander verwandt sein. So etwa können ein Mann oder eine Frau das Kind des Partners aus einer früheren Verbindung oder die Großeltern ihr Enkelkind adoptieren.

Manchmal freuen sich die leiblichen Eltern über die Möglichkeit, das Kind zu besuchen. Adoptiveltern, die die leiblichen Eltern kennen, haben oft weniger Angst, dass diese versuchen könnten, das Kind zurückzugewinnen. Darüber hinaus kann der Kontakt für das Kind von Vorteil sein. Solche Fragen sollten immer mit Psychologen und Juristen besprochen werden, bevor eine Entscheidung gefällt wird.

Die meisten Adoptivkinder, auch solche, die zuvor bei Pflegefamilien oder in ausländischen Waisenhäusern aufgewachsen sind, leben sich gut ein und entwickeln selten Probleme. Wenn die Kinder jedoch älter werden, kann bei ihnen ein Gefühl der Ablehnung entstehen, weil sie von den leiblichen Eltern abgegeben wurden. Besonders als Heranwachsende und junge Erwachsene wollen Menschen, die adoptiert wurden, mehr über ihre leiblichen Eltern wissen, auch wenn sie nicht offen nach ihnen fragen. Nicht nur manche Adoptivkinder wollen Einzelheiten über ihre leiblichen Eltern erfahren oder diese persönlich aufsuchen, es kommt auch vor, dass die leiblichen Eltern Kontakt zu ihrem Kind aufnehmen wollen.

Wird Kindern die Tatsache, dass sie adoptiert sind, vorenthalten, kann sich das später als problematisch erweisen. Jeder Mensch braucht Gewissheit über seine Herkunft. Kinder verarbeiten die Information am besten, wenn sie im Alter von etwa sieben Jahren darüber aufgeklärt werden. Auf Fragen des Kindes nach den leiblichen Eltern sollten die Adoptiveltern beschwichtigend reagieren. Wenn das Kind misshandelt oder vernachlässigt wurde, können die Eltern ihm z. B. sagen, dass es die leiblichen Eltern verlassen musste, weil diese Probleme hatten oder krank waren und sich nicht richtig um ihr Kind kümmern konnten. Kinder brauchen die Bestätigung, dass ihre Bezugsperson sie liebt und immer lieb haben wird. Wenn ein Kind Kontakt zu den leiblichen Eltern hat, hilft es dem Kind zu wissen, dass es sowohl von den leiblichen Eltern als auch von den Adoptiveltern geliebt wird.

Ob die Kinder Zugang zu Informationen über Eltern, die anonym bleiben wollen, erhalten sollten, wird unterschiedlich beurteilt.

KAPITEL 286

Kindesmisshandlung und -vernachlässigung

Man spricht von Vernachlässigung, wenn einem Kind wesentliche Dinge vorenthalten werden, und von Misshandlung, wenn dem Kind ein direkter Schaden zugefügt wird. Vernachlässigung bedeutet, dass die Grundbedürfnisse des Kindes nicht erfüllt werden, also körperliche, medizinische, schulische und emotionale Bedürfnisse. Emotionale Vernachlässigung ist ein Teilbereich der psychischen Gewalt. Misshandlungen können den körperlichen, sexuellen und psychischen Bereich betreffen. Oft werden alle drei Bereiche gleichermaßen getroffen. Vernachlässigung und Misshandlung sind häufig nicht voneinander zu trennen und treten gleichzeitig mit anderen Formen der Gewalt in der Familie auf, z. B. Gewalt gegen den Partner. Neben den unmittelbaren Schäden verursachen Vernachlässigung und Misshandlung auch langfristige Probleme wie psychische Störungen und Drogenmissbrauch. Erwachsene, die als Kind körperlich oder sexu-

ell missbraucht wurden, neigen außerdem eher dazu, ihre eigenen Kinder zu misshandeln.

Vernachlässigung und Gewalthandlungen sind die Folge einer komplexen Mischung aus persönlichen, familiären und sozialen Faktoren. Allein erziehende, finanziell schwache, alkohol- oder drogenabhängige Menschen oder Menschen mit psychischen Störungen (z. B. Persönlichkeitsstörungen) neigen eher dazu, ein Kind zu vernachlässigen oder ihm Gewalt anzutun. Bei Kindern, die in Armut leben, kommt Vernachlässigung deutlich häufiger vor als sonst.

Ärzte und Krankenpflegepersonal sind gesetzlich verpflichtet, den Verdacht auf Vernachlässigung oder Misshandlung von Kindern beim örtlichen Jugendamt zu melden. Unter Umständen kann auch die örtliche Polizeibehörde eingeschaltet werden. Eine umgehende Meldung über ihre Beobachtung müssen ferner alle Personen machen, die im Rahmen ihrer beruflichen Tätigkeit mit Kindern unter 18 Jahren zu tun haben. Dazu gehören Lehrer, Erzieher sowie Mitarbeiter der Polizei und der Gerichtsbehörden. Alle anderen, denen ein Fall von Vernachlässigung oder Gewaltanwendung bekannt ist oder die einen solchen Verdacht haben, sind zwar nicht verpflichtet, den Fall zu melden, sollten dies aber von sich aus tun.

Alle gemeldeten Fälle von Kindesmisshandlung werden vom örtlichen Jugendamt untersucht. Das Jugendamt stellt die Fakten fest und spricht eine Empfehlung aus, z. B. die Hinzuziehung sozialer Dienste (für das Kind und die Angehörigen), die Einweisung in ein Krankenhaus, die Vermittlung von Vollzeitpflege oder die dauerhafte Entziehung des elterlichen Sorgerechts. Ärzte und Sozialarbeiter helfen dem Jugendamt, zu entscheiden, welche Maßnahmen geeignet sind. Dabei werden die unmittelbaren medizinischen Bedürfnisse des Kindes, die Schwere der Verletzungen und die Wahrscheinlichkeit, dass die Vernachlässigung oder die Misshandlungen weitergehen, berücksichtigt.

Formen

Es gibt verschiedene Formen von Vernachlässigung und Gewaltanwendung.

Körperliche Vernachlässigung: Die grundlegendste Form von Vernachlässigung liegt vor, wenn Eltern elementare Bedürfnisse des Kindes nach Nahrung, Kleidung und Unterkunft nicht erfüllen. Daneben gibt es jedoch noch viele andere Formen. So kann es z. B. vorkommen, dass Eltern zahnärztliche oder ärztliche Untersuchungen, wie etwa Impftermine oder Regeluntersuchungen, nicht in Anspruch nehmen. Oder Eltern suchen nicht rechtzeitig ärztliche Hilfe, wenn das Kind krank ist, und nehmen dadurch eine Verschlimmerung der Krankheit oder den Tod des Kindes in Kauf. Manche Eltern sorgen nicht dafür, dass ihr Kind regelmäßig zur Schule geht. Eltern können ihr Kind z. B. auch in der Obhut einer Person lassen, von der sie wissen, dass sie gewalttätig ist, oder sie lassen ein kleines Kind unbeaufsichtigt.

Körperliche Gewalt: Von körperlicher Gewalt spricht man, wenn das Kind körperlich missbraucht oder verletzt wird, z. B. durch Schläge. Kinder jeden Alters können Opfer körperlicher Gewalt werden, Säuglinge und Kleinkinder sind jedoch besonders gefährdet. Misshandlungen sind die häufigste Ursache schwerer Kopfverletzungen bei Säuglingen. Bei Kleinkindern führt körperliche Gewalt häufiger zu Verletzungen im Bauchbereich. In der Regel nimmt die Gefahr von Gewaltanwendung während der ers-

ten Schuljahre ab und steigt bei Heranwachsenden an.

Die meisten gewalttätigen Täter sind Männer und stammen aus dem Bekanntenkreis des Kindes. Kinder junger, allein erziehender Eltern, die bei der Geburt des Kindes in Armut leben, sind besonders gefährdet. Die familiäre Belastung spielt hierbei eine große Rolle. Ursachen für die Belastung können Arbeitslosigkeit, häufige Umzüge, fehlende Nähe zu Freunden oder Angehörigen oder ständige Gewalt in der Familie sein. Schwierige Kinder (das heißt Kinder, die reizbar, anstrengend, hyperaktiv oder behindert sind) sind körperlichen Misshandlungen in der Regel häufiger ausgesetzt. Dabei wird die Tat oft durch eine Krise ausgelöst, die mit einer anderen Stresssituation zusammenfällt. Mögliche Auslöser sind der Verlust des Arbeitsplatzes, ein Todesfall in der Familie, Erziehungsprobleme und manchmal auch nur die Tatsache, dass das Kind ins Bett oder in die Hose gemacht hat.

Sexuelle Gewalt: Jede Handlung an einem Kind, die der sexuellen Befriedigung eines Erwachsenen oder eines wesentlich älteren Kindes dient, gilt als sexuelle Gewalt. Dazu zählen das Eindringen in die Scheide, den Anus oder den Mund des Kindes, aber auch das Berühren des Kindes ohne Penetration, jedoch mit sexuellen Absichten. Auch wer seine Genitalien vor einem Kind entblößt, dem Kind pornographische Aufnahmen zeigt oder es zur Herstellung pornographischer Aufnahmen benutzt, tut dem Kind sexuelle Gewalt an. Sexuelle Misshandlung hat nichts mit sexuellen Spielen zu tun. Bei sexuellen Spielen betrachten oder berühren Kinder, deren Altersunterschied weniger als vier Jahre beträgt, ohne Zwang oder Nötigung den Genitalbereich des jeweils anderen.

Deutlich mehr Mädchen als Jungen fallen sexueller Gewalt zum Opfer. Die meisten Täter stammen aus dem näheren Umfeld der Kinder; häufig sind es der Stiefvater, ein Onkel oder der Partner der Mutter. Sexuelle Gewalt durch Frauen ist eher selten.

Bestimmte Situationen erhöhen die Gefahr sexueller Misshandlung. So sind z. B. Kinder, die sich in der Obhut mehrerer Personen oder einer Person mit verschiedenen Sexualpartnern befinden, stärker gefährdet. Weitere Faktoren sind soziale Isolation, geringes Selbstwertgefühl, Familienangehörige, die ebenfalls sexuelle Gewalt erlebt haben oder die Zugehörigkeit zu einer Bande.

Emotionale Gewalt: Als emotionale Gewalt gilt der Gebrauch von Wörtern oder Handlungen, die dem Kind psychisch schaden sollen. Kinder, die emotional misshandelt werden, haben ein geringes Selbstwertgefühl, fühlen sich minderwertig, ungeliebt, ungewollt, gefährdet oder erleben nur dann Anerkennung, wenn sie die Bedürfnisse eines anderen Menschen erfüllen.

Formen der emotionalen Gewalt sind Demütigung, Ausnutzung, Einschüchterung, Isolierung und Vernachlässigung. Demütigung bedeutet, dass die Fähigkeiten des Kindes verhöhnt werden. Von Ausnutzung spricht man, wenn eine Person ein Kind ermutigt, sich asozial oder kriminell zu verhalten, z. B. Straftaten zu begehen und Alkohol oder Drogen zu konsumieren. Eine Einschüchterung liegt vor, wenn ein Kind gemobbt oder bedroht wird oder man ihm Angst einjagt. Isolierung bedeutet, dass das Kind darin gehindert wird, mit anderen Erwachsenen und Kindern in Kontakt zu treten. Kinder, die unter emotionaler Vernachlässigung leiden, werden ignoriert. Niemand beschäftigt sich mit ihnen und schenkt ihnen Liebe und Aufmerksamkeit.

Münchhausen-by-proxy-Syndrom ▲: Von dieser ungewöhnlichen Form der Kindesmisshandlung spricht man, wenn die Person, in deren Obhut sich das Kind befindet, in der Regel die Mutter, eine Krankheit des Kindes übertreibt, vortäuscht oder verursacht.

Symptome

Die Symptome einer Vernachlässigung und Misshandlung unterscheiden sich von Kind zu Kind. Sie hängen von der Art und der Dauer der Vernachlässigung oder der Gewaltanwendung und den jeweiligen Umständen ab. Neben sichtbaren körperlichen Verletzungen können emotionale und geistige Störungen auftreten. Solche Probleme können sofort oder verzögert auftreten; häufig sind Dauerschäden die Folge.

Körperliche Vernachlässigung: Kinder, die körperlich vernachlässigt werden, können dadurch auffallen, dass sie unterernährt, müde oder ungepflegt aussehen oder nicht richtig gekleidet sind. Ein weiterer Hinweis kann häufiges Fehlen in der Schule sein. In Extremfällen lebt das Kind auf sich allein gestellt oder mit Geschwistern ohne die Aufsicht eines Erwachsenen. Die körperliche und emotionale Entwicklung können verzögert sein. Die Vernachlässigung kann so weit gehen, dass das Kind verhungert oder erfriert.

Körperliche Gewalt: Typische Merkmale sind blaue Flecken, Verbrennungen, Striemen und Kratzer. Häufig lassen sie die Form des Gegenstands erkennen, durch den sie hervorgerufen wurden, z. B. ein Gürtel oder ein Kabel. An Armen oder Beinen können durch Zigarettenglut verursachte Verbrennungen oder auch Verbrühungen zu sehen sein. Daneben können schwere Verletzungen an Mund, Augen, Gehirn oder anderen inneren Organen vorliegen, die von außen nicht sichtbar sind. Das Kind kann Spuren alter Verletzungen aufweisen, z. B. Knochenbrüche, die verheilt sind. Manche Verletzungen führen zu dauerhaften Entstellungen.

Kleinkinder, die absichtlich in eine heiße Badewanne gesetzt werden, weisen Verbrühungen auf. Solche kreisförmigen Verbrühungen befinden sich in der Regel am Gesäß. Heiße Wasserspritzer können kleinere Verbrühungen an anderen Stellen des Körpers verursachen.

Bei Säuglingen, die geschüttelt werden, kommt es häufig zum so genannten Schüttelsyndrom. Es wird durch heftiges Rütteln verursacht; oft schleudert der Täter das Baby anschließend von sich. Ein Säugling, der geschüttelt wurde, weist keine sichtbaren Verletzungen auf und scheint tief zu schlafen. Diese Schläfrigkeit wird durch die Verletzung und das Anschwellen des Gehirns verursacht. Das Gehirn kann anschwellen, wenn es zwischen dem Gehirn und dem Schädel zu Blutungen kommt (subdurale Blutung). Ferner kann es bei Säuglingen zu Blutungen der Netzhaut im hinteren Teil des Auges kommen. Weitere Merkmale sind Rippen- und Knochenbrüche.

Kinder, die über einen langen Zeitraum hinweg misshandelt werden, sind oft ängstlich und reizbar. Häufig leiden sie an Schlafstörungen, haben Angstzustände und Depressionen. Sie neigen zunehmend zu Gewalt, Kriminalität und Selbstmord.

Sexuelle Gewalt: Eine typische Folge sind Verhaltensänderungen. Sie können plötzlich auftreten und extreme Ausmaße annehmen. Manche Kinder werden aggressiv, andere verschlossen. Sie können Angst- und Schlafstörungen entwickeln. Kinder, die sexuelle Gewalt erlebt haben, können durch sexuelle Verhaltensweisen auffallen, die bei Kindern ihres Alters unüblich sind. Kinder, die von einem Elternteil oder einem anderen Familienmitglied misshandelt wurden, können widersprüchliche Empfindungen haben. So können sie z. B. ein enges emotionales Verhältnis zum Täter haben und sich dennoch verraten fühlen.

Sexuelle Gewalt kann körperliche Verletzungen nach sich ziehen. Die Kinder können blaue Flecken oder Risswunden aufweisen, oder sie

---

▲ siehe Kasten Seite 590

bluten an den Genitalien, am Rektum oder Mund. Verletzungen im Genital- oder Rektalbereich können zu Problemen beim Gehen oder Sitzen führen. Bei Mädchen kann sich Scheidenausfluss entwickeln. Sexuell übertragbare Krankheiten wie Gonorrhö, Chlamydien oder HIV-Infektionen sind ebenfalls möglich.

Emotionale Gewalt: Kinder, die emotionale Gewalt erlebt haben, sind im Allgemeinen unsicher und ängstlich in ihren Beziehungen zu anderen Menschen. Das liegt daran, dass ihre Bedürfnisse nicht regelmäßig oder nicht nach einem erkennbaren Schema befriedigt werden. Säuglinge, die Opfer emotionaler Gewalt sind, wirken häufig teilnahmslos und zeigen wenig Interesse an ihrer Umwelt. Dieses Verhalten kann fälschlicherweise für eine Verzögerung der geistigen Entwicklung oder für eine körperliche Störung gehalten werden. Emotional vernachlässigten Kindern fehlen manchmal bestimmte soziale Fähigkeiten, oder ihre sprachliche Entwicklung ist verlangsamt. Kinder, die Demütigungen über sich ergehen lassen müssen, können unter einem geringen Selbstwertgefühl leiden. Kinder, die ausgenutzt werden, werden häufig kriminell oder greifen zu Alkohol oder Drogen. Eingeschüchterte Kinder können ängstlich und verschlossen wirken. Sie sind häufig misstrauisch und unsicher und auffällig bemüht, es Erwachsenen recht zu machen. Isoliert aufwachsende Kinder verhalten sich linkisch im Umgang mit anderen Menschen und können Schwierigkeiten haben, normale Beziehungen aufzubauen. Bei älteren Kindern kann es vorkommen, dass sie entweder nicht regelmäßig zur Schule gehen oder schlechte schulische Leistungen aufweisen.

Diagnose

Vernachlässigung und Gewaltanwendungen sind oft nur dann eindeutig festzustellen, wenn das Kind stark unternährt ist, sichtbare Verletzungen aufweist oder wenn es Zeugen für das Geschehen gibt. Häufig bleibt Derartiges jedoch jahrelang unentdeckt. Dafür gibt es viele Gründe. Kinder, die Derartiges erlebt haben, können das Gefühl entwickeln, Misshandlung sei ein normaler Teil des Lebens. Deshalb erzählen sie häufig niemandem davon. Körperlich und sexuell misshandelte Kinder scheuen oft davor zurück, sich zu offenbaren, weil sie Scham empfinden, durch Drohungen eingeschüchtert wurden oder gar das Gefühl haben, sie hätten die Misshandlung verdient. Häufig beschreiben Kinder, die Opfer körperlicher Gewalt wurden, das Erlebte, wenn sie direkt danach gefragt werden.

Sexuell misshandelte Kinder dagegen schweigen eher, vielleicht weil ihnen das Versprechen abgenommen wurde, nichts zu sagen, oder weil sie zu traumatisiert sind.

Wenn ein Arzt den Verdacht hat, dass ein Kind vernachlässigt oder misshandelt wurde, sucht er nach Anzeichen anderer Formen von Gewaltanwendung. Außerdem wird untersucht, welche emotionalen, sozialen und seine Umwelt betreffenden Bedürfnisse das Kind hat.

Körperliche Vernachlässigung: Dass ein Kind vernachlässigt wird, erkennen Ärzte, Mitarbeiter medizinischer Einrichtungen und Sozialarbeiter in der Regel bei Anlässen, die mit dem Fall nichts zu tun haben, z. B. wenn eine Verletzung, eine Krankheit oder eine Verhaltensstörung vorliegt. Einem Arzt kann auffallen, dass sich ein Kind körperlich oder geistig nicht normal entwickelt oder Impftermine und Untersuchungen versäumt. Lehrer erkennen ein vernachlässigtes Kind unter Umständen daran, dass es häufig unentschuldigt fehlt. Ist der Verdacht der Vernachlässigung gegeben, kann der Arzt das Kind z. B. auf Blutarmut und Infektionen untersuchen. Diese Symptome kommen bei vernachlässigten Kindern häufig vor.

Körperliche Gewalt: Körperliche Gewaltanwendung wird in der Regel vermutet, wenn ein Kind, das noch nicht laufen kann, blaue Flecken oder schwere Verletzungen aufweist. Verdacht auf körperliche Gewalt besteht z. B. dann, wenn ein Kleinkind oder ein etwas größeres Kind bestimmte Verletzungen wie blaue Flecken auf der Rückseite der Beine, am Gesäß und am Leib aufweist. Kinder im Lauflernalter haben häufig blaue Flecken, jedoch treten diese normalerweise an den Knien, den Schienbeinen, der Stirn, dem Kinn und den Ellenbogen auf.

Ein Verdacht auf Misshandlung kann auch gegeben sein, wenn die Eltern wenig über die Gesundheit ihres Kindes wissen oder eine sichtbare Verletzung ignorieren. Eltern, die ihr Kind misshandeln, erzählen dem Arzt oder ihren Bekannten vielleicht nur ungern, wie es zu der Verletzung gekommen ist. Manchmal passt die Darstellung des Hergangs nicht zum Alter des Kindes oder zu der Art der Verletzung, oder die Eltern erzählen immer wieder etwas anderes.

Wenn ein Arzt vermutet, dass ein Kind körperlich misshandelt wird, lässt er Fotos der Verletzungen anfertigen. Manchmal suchen Ärzte mithilfe von Röntgenaufnahmen nach Spuren verheilter Verletzungen. Bei Kindern unter zwei Jahren macht man häufig Röntgenaufnahmen aller Knochen, um eventuelle Knochenbrüche feststellen zu können.

Sexuelle Gewalt: Ein Fall von sexueller Gewalt kann dadurch ans Licht kommen, dass das Kind oder ein Zeuge den Vorfall schildert. Da sich die meisten Kinder scheuen, über sexuelle Handlungen zu sprechen, entsteht ein Verdacht manchmal auch erst dadurch, dass sich das Kind auffällig verhält. Wird ein Kind innerhalb von 72 Stunden nach dem Geschehen untersucht, können die Ärzte möglicherweise Beweise dafür finden, dass das Kind sexuellen Kontakt hatte. Zu diesem Zweck werden Proben von Körperflüssigkeiten und Schamhaaren untersucht. Sichtbare Verletzungen werden durch Fotos dokumentiert. Manchmal werden für diese Aufgaben Ärzte hinzugezogen, die sich auf die Problematik von sexueller Gewalt spezialisiert haben.

Emotionale Gewalt: Eine emotionale Misshandlung wird meist dann festgestellt, wenn andere Störungen untersucht werden, z. B. schwache schulische Leistungen oder Verhaltensstörungen. Kinder, die emotionaler Gewalt ausgesetzt sind, werden auf Anzeichen für körperliche oder sexuelle Misshandlung untersucht.

Behandlung

Bei Vernachlässigung oder Gewaltanwendung versucht ein Team aus Ärzten, Therapeuten und Sozialarbeitern die Ursachen und Folgen zu behandeln. Das Team hilft den Angehörigen, die Bedürfnisse des Kindes besser zu verstehen und vermittelt Hilfe vor Ort. Wenn die Eltern alkohol- oder drogenabhängig sind oder an psychischen Störungen leiden, kann ihnen eine Therapie vermittelt werden. In manchen Gemeinden stehen Familienhilfeprogramme zur Verfügung.

Alle körperlichen Verletzungen und Erkrankungen werden behandelt. Kinder, die verletzt, stark unterernährt oder krank sind, können ins Krankenhaus eingewiesen werden. Bei besonders schweren Verletzungen kann eine Operation notwendig sein. Säuglinge mit Schüttelsyndrom müssen in der Regel auf der Intensivstation einer Kinderklinik behandelt werden. Auch gesunde Kinder werden manchmal ins Krankenhaus eingewiesen, um sie vor weiteren Misshandlungen zu schützen, bis ein angemessener Heimplatz gefunden ist.

Manche Kinder, die sexueller Gewalt ausgesetzt waren, erhalten Medikamente, die den Ausbruch von sexuell übertragbaren Krankheiten bis hin zur HIV-Infektion verhindern sollen. Wenn ein Kind besonders mitgenommen wirkt, braucht es sofort therapeutische Beratung und Hilfe. Sexuell traumatisierte Kinder werden, auch wenn sie zunächst gleichmütig erscheinen, von Psychologen und Therapeuten betreut, da dauerhafte Schäden die Regel sind. Häufig ist über lange Zeit eine psychologische Betreuung erforderlich. Ärzte verweisen andere Kinder an Therapeuten, wenn sie Verhaltensauffälligkeiten und emotionale Störungen entwickeln.

Nach der Behandlung soll das Kind in einer sicheren und gesunden familiären Umgebung leben können. Je nach Art der Gewaltanwendung und abhängig davon, wer das Kind misshandelt hat, kehren Kinder entweder zu ihrer Familie zurück, oder sie werden bei Verwandten oder Pflegeeltern untergebracht. Eine solche Unterbringung ist oft nur vorübergehend, z. B. bis die Eltern eine Wohnung oder einen Arbeitsplatz gefunden haben oder bis regelmäßige Hausbesuche durch einen Sozialarbeiter gewährleistet sind. In schweren Fällen von Vernachlässigung oder Misshandlung kann den Eltern das Sorgerecht dauerhaft entzogen werden. Dann bleibt das Kind in der Pflegefamilie oder im Heim, bis es adoptiert wird oder erwachsen ist.

KAPITEL 287

Verbrennungen und Verätzungen

Diese Gewebeverletzungen werden durch Hitze, Strom, Strahlung und Chemikalien verursacht.

Verbrennungen werden meist durch Hitze (thermische Verbrennungen), z. B. Feuer, heißen Dampf, heißen Teer und heiße Flüssigkeit, verursacht. Den thermischen Verbrennungen ähnlich sind die Verbrennungen durch chemische Substanzen, die so genannten Verätzungen. Deutlich anders geartet sind Verbrennungen durch Strahlung ▲, Sonneneinwirkung ■ und Strom ★.

Thermische und chemische Verbrennungen entstehen im Allgemeinen durch direkten Kontakt der Körperoberfläche mit Hitze und chemischen Substanzen. Damit erleidet gewöhnlich die Haut den größten Schaden. Bei schweren Verbrennungen können jedoch auch tiefer gelegene Körperstrukturen wie Fett-, Muskeloder sogar Knochengewebe betroffen sein.

Werden durch die Verbrennung Gefäßwände geschädigt, kann Flüssigkeit aus den Blutgefäßen ins Gewebe austreten und eine Schwellung sowie Schmerzen verursachen. Außerdem ist eine geschädigte Haut bzw. Körperoberfläche infektanfälliger, da sie keine Barriere mehr gegen eindringende Organismen darstellt.

Verbrennungsgrade

Die Kriterien, nach denen Verbrennungen eingeteilt werden, müssen nicht immer mit dem Empfinden des Patienten übereinstimmen. So kann es sein, dass der Patient eine vom Arzt als schwer eingestufte Verbrennung als eher leicht beurteilt. Verbrennungen werden danach eingeteilt, wie tief die Gewebeschädigung reicht und wie ausgedehnt sie ist.

Je nach Tiefe des Verbrennungsschadens unterscheidet man vier Grade. Verbrennungen ersten Grades haben die Hautoberfläche (Epidermis) verletzt. Verbrennungen zweiten Grades erkennt man an der Blasenbildung; sie betreffen zusätzlich die mittlere Hautschicht (Dermis). Bei Verbrennungen dritten Grades sind die obere und mittlere Hautschicht vollständig zerstört. Beim

vierten Grad sind darüber hinaus tiefer liegende Strukturen, wie das Unterhautfettgewebe, ggf. sogar Muskeln und Knochen, zerstört.

Weiterhin werden Verbrennungen als leicht, mittel oder schwer eingestuft. Der Schweregrad entscheidet über die Heilungsaussichten und das Risiko für Komplikationen. Er richtet sich nach dem Ausmaß der verbrannten Körperoberfläche. Um beurteilen zu können, wie ausgedehnt eine Verbrennung ist, gibt es spezielle Ta-

Verätzungen durch Chemikalien

Substanzen, die bei Kontakt die Haut verätzen, können in Haushaltsprodukten und Reinigungsmitteln, die z. B. Laugen (Abflussreiniger, Abbeizmittel), Phenole (Deodorante, Desinfektionsmittel), Natriumhypochlorit (Desinfektions-, Bleichmittel) und Schwefelsäure (Toilettenreiniger) enthalten, vorkommen. Auch viele Industriechemikalien und chemische Kampfstoffe können Verätzungen verursachen. Sogar nasser Zement, der länger mit der Haut Kontakt hat, kann schwere Verätzungen verursachen.

Um den Verätzungsprozess zu beenden, müssen als Erstes alle kontaminierten Kleidungsstücke entfernt und trockene Partikel weggebürstet werden. Danach muss der betroffene Bereich mit reichlich Wasser gespült werden – mindestens 30 Minuten lang, da chemische Substanzen noch lange nach dem Hautkontakt Gewebeschäden verursachen können. In seltenen Fällen, wenn Produkte, die metallisches Natrium enthalten, beteiligt sind, darf kein Wasser benutzt werden, da das die Verbrennung noch verschlimmern würde. Für einige Chemikalien gibt es spezielle Behandlungsmaßnahmen, um die Hautschädigung zu reduzieren. Danach ist ebenso zu verfahren wie bei Verbrennungen durch Hitze.

Informationen zur Behandlung von Verätzungen gibt die regionale Giftinformationszentrale.

▲ siehe Seite 1644   ■ siehe Seite 1214
★ siehe Seite 1648

Rauchinhalation

Viele Brandopfer haben Rauch eingeatmet. Manchmal wird auch nur Rauch eingeatmet, ohne dass es zur Verbrennung kommt. Eine Rauchinhalation verursacht meist keine ernsthaften Dauerschäden. Ist der Rauch jedoch ungewöhnlich heiß oder dicht oder wird er längere Zeit eingeatmet, kann dies ernsthafte Folgen haben. Der heiße Rauch kann die Luftröhre verbrennen und eine Schwellung verursachen. Das verengt die Luftröhre und behindert den Luftstrom in die Lunge. Das Einatmen der im Rauch enthaltenen chemischen Substanzen, wie Salzsäure, Phosgen, Schwefeldioxid und Ammoniak, schädigt Lunge und Luftröhre. Letztlich verengen sich auch die zur Lunge führenden kleinen Atemwege, wodurch die Luftzufuhr noch weiter gedrosselt wird. Der Anteil an Kohlenmonoxid ▲ und Zyanid im Rauch kann außerdem die Körperzellen vergiften.

Die Schädigung von Luftröhre und Lunge kann Atemnot verursachen, die sich innerhalb von 24 Stunden entwickeln kann. Die Schwellung der Atemwege und die damit verbundene verringerte Luftzufuhr führt zu einer keuchenden Atmung und verschlimmert die Atemnot. Das Opfer kann Ruß in Mund und Nase, versengte Nasenhaare und Verbrennungen um den Mund herum haben.

Durch die Lungenschädigung zeigen sich Brustschmerz, Husten und keuchende Atmung. Ist die Sauerstoffversorgung ungenügend, stellt sich meist Bewusstlosigkeit ein. Eine hohe Konzentration von Kohlenmonoxid im Blut kann Verwirrtheit und Desorientierung verursachen und letztlich tödlich sein.

Um das Ausmaß einer Verbrennung der Luftröhre zu erkennen, betrachtet der Arzt ihr Inneres mit einem Bronchoskop. Das Ausmaß der Lungenschädigung lässt sich anhand einer Röntgenaufnahme und mit der Messung des Blutsauerstoffgehalts beurteilen.

Zur Behandlung der Rauchinhalation erhält der Betroffene Sauerstoff über eine Gesichtsmaske. Bei Verdacht auf eine Verbrennung der Luftröhre wird ein Tubus durch Nase oder Mund eingeführt, um ein Zuschwellen der Luftröhre zu verhindern. Setzt keuchende Atmung ein, werden bronchienerweiternde Medikamente, wie Salbutamol, meist zusammen mit Sauerstoff über einen Vernebler mit Gesichtsmaske verabreicht. Bleibt die Atemnot weiter bestehen, muss möglicherweise künstlich beatmet werden. Das erleichtert dem Patienten die Atemanstrengung, er spart Kraft und erholt sich meist schneller.

bellen, die angeben, welcher Körperteil wie viel Prozent der Körperoberfläche ausmacht. So stellt der Arm beim Erwachsenen beispielsweise etwa neun Prozent der Körperoberfläche. Da Kinder andere Körperproportionen haben, gelten für sie gesonderte Werte. Verbrennungen ersten Grades sowie solche zweiten Grades, die weniger als 15 Prozent der Körperoberfläche erfasst haben, werden im Allgemeinen als leicht beurteilt. Eine Verbrennung dritten Grades kann ebenfalls als leicht beurteilt werden, wenn weniger als fünf Prozent der Körperoberfläche geschädigt und Gesicht, Hände, Füße und Genitalbereich unverletzt sind. Verbrennungen in diesen Bereichen und Verbrennungen tieferer Gewebeschichten größeren Umfangs werden als mittelschwer oder, öfter noch, als schwer beurteilt.

Symptome und Diagnose

Bei einer Verbrennung ersten Grades ist die Haut gerötet und nässt. Der verbrannte Bereich schmerzt, wird bei leichter Berührung weißlich, entwickelt jedoch keine Blasen. Bei einer Verbrennung zweiten Grades ist die Haut gerötet und geschwollen. Der Bereich schmerzt, und es entwickeln sich Blasen, die eine klare Flüssigkeit absondern. Auch hier wird die Rötung bei Berührung weißlich. Verbrennungen dritten Grades sind im Allgemeinen nicht schmerzhaft, da die Nerven zerstört wurden. Die Haut wird lederig und kann sich weiß, schwarz oder hellrot verfärben. Die Rötungen werden bei Berührung nicht mehr hell, die Haare lassen sich leicht und schmerzlos mit der Wurzel herausziehen. Es entwickeln sich keine Blasen. Bei einer Verbrennung viertes Grades ist der Bereich schwarz und verkohlt. Das Aussehen und die Symptome tiefer Verbrennungen

▲ siehe Seite 1664

Leichte, oberflächliche Verbrennungen

Leichte Verbrennungen können zu Hause selbst behandelt werden, vorausgesetzt die Brandwunde ist frei von Schmutz und sonstigen Partikeln. Nach dem Kühlen mit Wasser wird ein steriler Verband aufgelegt.

Ärztliche Behandlung ist notwendig, wenn die Brandverletzung eines der folgenden Merkmale aufweist:

- Ihre Ausdehnung ist größer als eine Handfläche
- Es haben sich Brandblasen gebildet
- Die verletzte Haut verfärbt sich dunkel oder bricht auf
- Teile von Gesicht, Händen, Füßen, Genitalien oder Hautfalten sind verbrannt
- Die Brandwunde ist verschmutzt
- Sie verursacht Schmerzen, die durch ein leichtes Schmerzmittel nicht vergehen
- Die Schmerzen halten einen Tag nach der Verbrennung noch an

können sich während der ersten Stunden und Tage nach dem Ereignis verschlimmern.

Komplikationen

Die meisten leichten Verbrennungen verursachen keine Komplikationen. Tiefe Verbrennungen zweiten und dritten Grades verursachen Schwellungen und brauchen relativ lange, um zu heilen. Wenn solche Verbrennungen heilen, bilden sich meist Narben. Das Narbengewebe schrumpft bzw. zieht sich bei der Heilung zusammen. Geschieht dies an einem Gelenk, kann das die Beweglichkeit einschränken.

Schwere Verbrennungen können durch den großen Flüssigkeitsverlust und die ausgedehnte Gewebeschädigung zu schweren Komplikationen führen. Bis sich diese entwickeln, kann es allerdings Stunden dauern. Je länger die Komplikation andauert, desto schwerwiegender sind die dadurch verursachten Probleme. Kleine Kinder und ältere Erwachsene sind meist stärker von Komplikationen betroffen als andere Altersgruppen. Ausgedehnte Verbrennungen führen

letztlich zur Austrocknung, da Flüssigkeit aus dem Blut in das verbrannte Gewebe austritt. Starker Flüssigkeitsverlust kann zum Schock führen ▲. Sehr tiefe Verbrennungen sind meist mit einer Zerstörung von Muskelgewebe verbunden (Rhabdomyolyse). Dann gelangt das Muskeleiweiß Myoglobin ins Blut. Eine hohe Konzentration an Myoglobin schädigt die Nieren. Eine Rhabdomyolyse kann mittels Blut- und Harnuntersuchungen diagnostiziert werden.

Tiefe Verbrennungen dritten Grades verursachen Brandschorf, eine dicke, krustige Oberfläche, die spannen und die Blutversorgung des gesunden Gewebes behindern und auch die Atmung beeinträchtigen kann.

Behandlung

Zuallererst muss verhindert werden, dass die Verbrennungsursache weiteren Schaden anrichtet. Beispielsweise muss der Verletzte aus dem Umkreis eines Brandes herausgeholt werden. Glimmende Kleidungsstücke müssen entfernt werden, das gilt vor allem für schwelende Stoffe, schmelzende synthetische Hemden und mit heißem Teer bedeckte oder mit Chemikalien getränkte Kleidung.

Schwere Verbrennungen, tiefe Verbrennungen höheren Grades, Verbrennungen bei kleinen Kindern oder sehr alten Menschen und Verbrennungen der Hände, Füße, des Gesichts und der Genitalien werden am besten in Verbrennungszentren behandelt. Diese Krankenhäuser sind von der Ausstattung und der personellen Besetzung her auf die Behandlung von Verbrennungsopfern spezialisiert.

Leichte, oberflächliche Verbrennungen: Diese sollten sofort unter kaltes Wasser gehalten bzw. in Wasser getaucht werden. Die Verbrennung wird sorgfältig gereinigt, um eine Infektion zu verhindern. Bei tief eingedrungenem Schmutz kann die Wunde unter örtlicher Betäubung oder nach Gabe von Schmerzmitteln mit einer Bürste geschrubbt werden.

Zum Schutz vor Schmutz und weiteren Verletzungen wird ein steriler Verband angelegt. Wenn nötig, wird gegen Tetanus geimpft ■.

Die Wunde muss sauber gehalten werden, um einer Infektion vorzubeugen. Die Verbrennung kann mit einem nichthaftenden Verband oder steriler Gaze abgedeckt werden. Nach dem Durchfeuchten mit Wasser lässt sich die Gaze abnehmen, ohne dass die Wunde wieder aufgerissen wird. Wenn nötig, können Schmerzmittel eingesetzt werden.

Leichte, tiefe Verbrennungen: Bevor diese behandelt werden, müssen abgestorbene Hautpar-

▲ siehe Seite 135   ■ siehe Seite 1090

tikel und aufgeplatzte Blasen entfernt werden. Schwer verbrannte Arme und Beine müssen in den ersten Tagen über Herzniveau gelagert werden, um Schwellung und Schmerzen zu verringern. Die Brandwunde muss in den ersten Tagen ärztlich kontrolliert werden.

Großflächige und tiefe Verbrennungen werden nach dem Entfernen abgestorbenen Gewebes möglichst rasch bedeckt. Das kann zunächst für ein bis zwei Tage mit biosynthetischen Folien geschehen, oder es wird sofort eine Hauttransplantation durchgeführt. Üblicherweise wird dem Patienten dazu unverletzte Haut entnommen (autologe Spalthaut) und auf die verbrannte Stelle transplantiert. Mit Spezialverfahren (Mesh-Technik, Meek-Technik) kann diese Haut auf ein Vielfaches ihrer Fläche vergrößert werden, um damit größere Wundflächen zu bedecken. Bei einer anderen Form der Transplantation werden aus der entnommenen Haut in ein- bis zweiwöchiger Kultur neue Epidermiszellen gezüchtet, die dann auf die Wunde aufgebracht werden. Diese autologen Transplantate ersetzen die verbrannte Haut dauerhaft.

Unter bestimmten Voraussetzungen kann es notwendig sein, den Wundbereich vorübergehend mit einer Spenderhaut zu bedecken (allogene Spalthaut). Diese wird nach zehn bis 14 Tagen wieder abgestoßen und muss dann durch ein körpereigenes Transplantat ersetzt werden. Eine Neuentwicklung ist künstliche Haut, die die verbrannte dauerhaft ersetzt.

Um einer Bewegungseinschränkung infolge der Vernarbung im Gelenkbereich vorzubeugen, ist meist Physio- und Beschäftigungstherapie nötig. Mit Dehnübungen kann bereits in den ersten Tagen nach der Verbrennung begonnen werden. Damit Gelenke, die nicht bewegt werden, in einer Stellung verharren, die nicht zu anhaltenden Verkürzungen führt, werden Schienen angelegt. Die Schienen müssen so lange getragen werden, wie die Gelenke nicht bewegt werden. Die Therapie wird erst fünf bis zehn Tage nach einer Hauttransplantation aufgenommen, um die Einheilung des Transplantats nicht zu stören. Ein spezieller Verband, der Druck auf die Brandwunde ausübt, verhindert starke Narbenbildung.

Schwere Verbrennungen: Lebensbedrohliche Verbrennungen bedürfen der sofortigen Notfallbehandlung. Der Flüssigkeitsverlust wird durch intravenöse Gabe von Flüssigkeit ausgeglichen. Schockpatienten erhalten Sauerstoff über eine Gesichtsmaske.

Auch wenn Muskelgewebe zerstört ist, wird Flüssigkeit infundiert. Sie verdünnt das Myo-

Das Ausmaß der Verbrennung abschätzen

Wie schwer eine Verbrennung ist, wird gemäß dem Anteil der verbrannten Körperoberfläche beurteilt. Bei Erwachsenen wird hierzu die »Neunerregel« angewandt, bei der der Körper in Regionen eingeteilt wird, die jeweils 9 Prozent oder 2 x 9 = 18 Prozent der Oberfläche ergeben. Bei Kindern müssen altersangepasste Schemata angewandt werden, z. B. das Lund-Browder-Schema, da sich die Proportionen der Körperregionen mit dem Wachstum ändern.

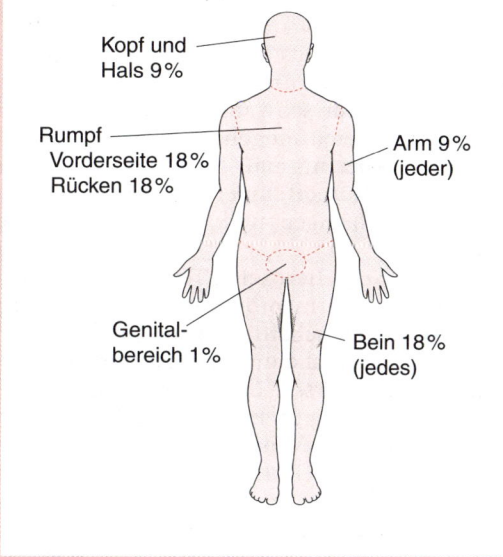

globin im Blut und verhindert so eine weitreichende Schädigung der Nieren. Manchmal wird Natriumbikarbonat intravenös verabreicht, um das Myoglobin zu lösen und eine weiter gehende Nierenschädigung zu verhindern.

Wenn Brandschorf dazu führt, dass eine Extremität, also Arme oder Beine, nicht mehr ausreichend mit Blut versorgt wird oder die Atmung beeinträchtigt ist, muss ein so genannter Entlastungsschnitt (Escharotomie) vorgenommen werden.

Für die Heilung ist die richtige Ernährung mit ausreichender Zufuhr an Kalorien, Eiweiß und Nährstoffen wichtig. Patienten, die selbst nicht genügend essen können, erhalten Flüssignahrung oder werden über eine Nasen-Magen-Sonde ernährt. Meist werden zusätzlich Vitamine und Mineralstoffe gegeben.

Prognose

Verbrennungen ersten und zweiten Grades heilen innerhalb von Tagen oder Wochen ohne Narbenbildung. Tiefe Verbrennungen zweiten Grades und Verbrennungen dritten Grades, die weniger als 1,5 cm Durchmesser haben, brauchen immer Wochen, um zu heilen. Fast immer bilden sich dabei Narben. Größere Verbrennungen dritten Grades machen eine Hauttransplantation erforderlich.

KAPITEL 288

Hitzeschäden

Im Körperinneren des Menschen herrscht ständig eine Temperatur um 37 °C, egal, wie sehr die Außentemperatur schwankt. Nur wenn dieser Temperaturbereich eingehalten wird, funktioniert der Körper normal. Eine sehr hohe oder sehr niedrige Körpertemperatur kann die Organe schwer schädigen und letztlich zum Tod führen.

Der Körper reguliert seine Temperatur, indem er zwischen Wärmeproduktion und -verlust einen Ausgleich schafft. Wärme produziert er zum einen durch chemische Reaktionen (Stoffwechsel), die in erster Linie von der Umwandlung von Nahrung in Energie herrühren, zum anderen durch die Muskelaktivität bei körperlicher Betätigung. Abkühlung verschafft sich der Körper, indem er Wärme durch Wärmeabstrahlung und Verdunstung bzw. Schwitzen abgibt. Wenn die Körpertemperatur über der Umgebungstemperatur liegt, wird die Temperatur vornehmlich durch Wärmeabstrahlung ausgeglichen; dabei wird Wärme von wärmeren Körperpartien in kältere abgeleitet. Wenn die Umgebungstemperatur höher ist als die Körpertemperatur und wenn sich jemand körperlich betätigt, wird Wärme in erster Linie durch Schwitzen abgegeben: Die Schweißdrüsen produzieren Feuchtigkeit, die beim Verdunsten die Haut kühlt. Da bei hoher Luftfeuchtigkeit die Verdunstung vermindert und das Schwitzen weniger effektiv ist, ist bei feuchtwarmem, schwülem Wetter der Temperaturausgleich durch Wärmeabgabe schwieriger.

Hitzeschäden entstehen, wenn der Körper zu viel Wärme produziert oder zu wenig Wärme abgibt. Durch exzessives Schwitzen verliert der Körper Flüssigkeit und Mineralien (Elektrolyte); das kann zum Blutdruckabfall und zu schmerzhaften Muskelkrämpfen führen. Welche Form der Hitzeschädigung eintritt, hängt davon ab, wie viel Flüssigkeit und Mineralien der Körper verloren hat. Hitzekrämpfe entstehen durch einen leichten oder mittelschweren Flüssigkeits- und Elektrolytmangel, Hitzeerschöpfung durch mittelschweren oder schweren Mangel und ein Hitzschlag, der schwerste Hitzeschaden, oft durch einen schweren Mangel an Flüssigkeit und Elektrolyten.

Unter bestimmten Bedingungen kann der Körper bei feuchtwarmer Witterung nicht genügend Wärme abgeben. So verhindert schwere, eng anliegende und wasserdichte Kleidung, durch die kein Feuchtigkeitsausgleich möglich ist, dass der Schweiß auf der Hautoberfläche verdunstet – der Kühleffekt verringert sich. Die Schweißabgabe kann durch die Einnahme von Medikamenten, vor allem von Neuroleptika und Anticholinergika ▲, durch Erkrankungen, an denen die Haut beteiligt ist, wie Mukoviszidose, Sklerodermie, Psoriasis und Ekzem, sowie durch einen schweren Sonnenbrand verringert sein. Auch Übergewicht kann das Schwitzen verringern, indem es dem Herzen mehr Leistung abverlangt und dabei die Reserven überfordert, die für die zum Schwitzen benötigte erhöhte Pumpleistung erforderlich wären. Eine dicke Fettschicht behindert außerdem die Wärmeableitung aus den inneren Organen und setzt sie damit der Schädigung durch eine verlängerte Wärmeexposition aus. Übermäßiger Alkoholkonsum verhindert häufig vernünftiges Handeln und Reagieren, das sonst Hitzeschäden vorbeugen würde. Im Alkoholrausch sucht man bei großer Hitze vielleicht keinen kühlen Ort auf und behält seine zu warme Kleidung an.

▲ siehe Kasten Seite 73

Übermäßige Wärme wird meist durch Fieber, eine Schilddrüsenüberfunktion, starke körperliche Anstrengung und anregende Drogen wie Kokain und Amphetamine verursacht. Starke Muskelaktivität entsteht entweder aus freien Stücken oder durch Störungen wie Krampfanfälle und gesteigerte Erregbarkeit sowie infolge Alkohol- oder Drogenentzug.

Die Gefahr für einen Hitzeschaden nimmt zu, wenn die Wärmeexposition schlagartig auftritt, z. B. wenn ein Kind an einem heißen Sommertag in einem geschlossenen Auto zurückgelassen wird. Wird der Körper dagegen über einen längeren Zeitraum Hitze und Feuchtigkeit ausgesetzt, kann er sich allmählich an diese Bedingungen anpassen und ist besser in der Lage, eine normale Körpertemperatur aufrechtzuerhalten (Akklimatisierung).

Vorbeugung

Eigentlich sollte der gesunde Menschenverstand ausreichen, um hitzebedingten Störungen vorzubeugen. So sollte beispielsweise bei großer Hitze übermäßige körperliche Anstrengung vermieden werden. Bei feuchtwarmem Wetter ist leichte, locker am Körper sitzende, atmungsaktive Kleidung, die einen guten Luft- und Feuchtigkeitsaustausch ermöglicht, empfehlenswert. Durch Schwitzen verloren gegangene Flüssigkeit und Mineralien lassen sich ersetzen, indem man leicht gesalzene Nahrungsmittel isst oder gesalzenen Tomatensaft oder eine kalte Bouillon trinkt. Für den gleichen Zweck bietet der Handel eine Reihe isotonischer Getränke an. Um den Flüssigkeitshaushalt auszugleichen, muss auch dann noch getrunken werden, wenn der Durst schon gestillt ist. Lässt sich körperliche Anstrengung in heißer Umgebung nicht vermeiden, muss auf ausreichende Flüssigkeitszufuhr geachtet und die Haut immer wieder mit kühlem Wasser benetzt werden, um die Körpertemperatur im normalnahen Bereich zu halten.

Reichliche Zufuhr von Wasser verdünnt die Natriumkonzentration im Blut. Dagegen hilft es bereits, mit dem Wasser auch die Salzzufuhr zu erhöhen, und sei es durch den Verzehr salzhaltigen Junk-Foods.

Geschlossene, schlecht belüftete Räume können sich rasch aufheizen. Bei heißem Wetter kann sich der Innenraum eines geschlossenen Autos beispielsweise innerhalb von 15 Minuten von 25 auf 50 °C aufheizen. Deshalb dürfen Kinder und Tiere nie, nicht einmal für ein paar Minuten, in solch einem Raum zurückgelassen werden.

Hitzekrämpfe

Länger andauernde körperliche Betätigung in Verbindung mit starkem Schwitzen und übermäßiger Wasserzufuhr kann zu schweren Muskelkrämpfen führen.

Beim Schwitzen gehen Salze (Elektrolyte) und Flüssigkeit verloren. Viel Wasser zu trinken, hilft allein nicht, sondern verdünnt die Mineralsalzkonzentration im Blut und verursacht Krämpfe. Starkes Schwitzen tritt meist an warmen Tagen auf, vor allem wenn noch anstrengende körperliche Aktivität hinzukommt. Hitzekrämpfe treten häufig bei körperlich schwer arbeitenden Menschen auf, wie Maschinenraumpersonal, Stahl- und Bergarbeitern und auch Dachdeckern. Auch Bergsteiger und Skifahrer können, wenn sie viele Kleidungsschichten übereinander tragen und nicht bemerken, wie sehr sie schwitzen, Hitzekrämpfe erleiden. Häufig anzutreffen sind sie auch bei Tennisspielern und Läufern, die sich nicht die Zeit nehmen, ihren durch Schwitzen verursachten Salzverlust auszugleichen.

Hitzekrämpfe sind rhythmische Muskelkontraktionen in Händen, Waden, Füßen, Oberschenkeln und Armen. Durch diese Kontraktionen werden die Muskeln hart, sie sind angespannt und schmerzen.

Gegen leichte Hitzekrämpfe helfen salzhaltige Getränke und Nahrungsmittel. Bei schweren Hitzekrämpfen müssen Flüssigkeit und Mineralsalze intravenös zugeführt werden.

Hitzeerschöpfung

Hitzeerschöpfung entsteht durch den hitzebedingten übermäßig großen Verlust von Mineralsalzen (Elektrolyten) und Flüssigkeit. Das dadurch verringerte Blutvolumen führt zu einer Vielzahl von Symptomen, darunter manchmal Ohnmacht oder Kreislaufzusammenbruch.

Eine Hitzeerschöpfung ist schwerwiegender als Hitzekrämpfe. Der Flüssigkeit- und Mineralsalzverlust ist stärker ausgeprägt, die Symptome sind schwerer.

Symptome und Diagnose

Schwindel, Benommenheit, Schwäche, Müdigkeit, Kopfschmerzen, verschwommenes Sehen, Muskelschmerzen, Übelkeit und Erbrechen können auftreten. Bei längerem Stehen kann es zum Schwächeanfall und zur Ohnmacht kommen.

Schweißausbrüche sind häufig. Auch leichte Verwirrtheit kann sich einstellen. Herzschlag und Atmung sind beschleunigt, der Blutdruck fällt ab. Die Körpertemperatur bleibt normal hoch oder steigt an, jedoch nicht über 40 °C.

Eine Hitzeerschöpfung lässt sich meist anhand der Symptome im zeitlichen Zusammenhang mit einer vorausgehenden Hitzeexposition diagnostizieren.

Behandlung

Die Behandlung besteht darin, verloren gegangene Flüssigkeit und Salze zu ersetzen (Rehydratation). Bei leichten Symptomen reicht es meist, wenn der Betroffene alle paar Minuten ein paar Schlucke eines gekühlten, leicht gesalzenen Getränks zu sich nimmt. Hilfreich ist es, Kleidungsstücke auszuziehen, eng sitzende Kleidung zu lockern und feuchte Tücher oder Eispackungen aufzulegen.

Bei schweren Symptomen wie Bewusstlosigkeit, Verwirrtheit, schnelle Atmung, Herzrasen und Blutdruckabfall wird Flüssigkeit intravenös zugeführt. Sobald der Flüssigkeitshaushalt wieder ausgeglichen ist, erholt sich der Patient meist schnell wieder. Bleibt die Hitzeerschöpfung unbehandelt, kann sie sich zum Hitzschlag weiterentwickeln.

Hitzschlag

Dieser lebensbedrohliche Zustand führt zu sehr hoher Körpertemperatur und zur Fehlfunktion vieler Organsysteme.

Der Hitzschlag ist die schwerste Form der hitzebedingten Störungen. Er unterscheidet sich durch zwei Merkmale von den anderen Hitzeschäden: Die Körpertemperatur steigt meist auf über 40 °C, und es entwickeln sich Symptome einer Gehirnschädigung. Ein Hitzschlag kann auftreten, wenn sich jemand bei starker Hitze anstrengt oder in einem geschlossenen Raum mit Hitzestau aufhält. Ältere Menschen und kleine Kinder sind besonders anfällig für einen Hitzschlag.

Zum Hitzschlag kommt es, weil der Körper bei extremer Hitze nicht schnell genug Wärme abgeben kann. Durch diese mangelnde Temperaturregulierung steigt die Körpertemperatur auf gefährliche hohe Werte an. Bestimmte Hautkrankheiten und einige Medikamente erhöhen das Risiko für einen Hitzschlag.

Der Hitzschlag kann lebenswichtige Organe, wie das Herz, die Lungen und Nieren, die Leber und das Herz, vorübergehend oder dauerhaft schädigen. Je höher die Temperatur ist, desto schneller entstehen Probleme – das gilt vor allem für eine Körpertemperatur über 41 °C. Dann kann ein Hitzschlag sogar tödlich ausgehen.

Symptome und Diagnose

Ein Hitzschlag entwickelt sich typischerweise bei älteren Menschen mit vorwiegend sitzender Lebensweise, die sich bei heißem Wetter in schlecht belüfteten Räumen aufhalten. Er kann sich langsam über Stunden und Tage hin entwickeln oder auch schnell, meist bei körperlicher Anstrengung in feuchtwarmer Umgebung. Schwindel, Benommenheit, Schwäche, Müdigkeit, Kopfschmerzen, verschwommenes Sehen, Muskelschmerzen, Übelkeit und Erbrechen – alles auch Symptome der Hitzeerschöpfung – sind typische Warnzeichen.

Beim Hitzschlag ist die Haut heiß, gerötet und trocken. Trotz der Hitze bleibt die Schweißabsonderung häufig aus. Der Betroffene kann verwirrt und desorientiert sein, er kann Krampfanfälle bekommen oder ins Koma fallen. Die Herz- und Atemfrequenz sind erhöht. Der Puls geht meist schnell. Der Blutdruck ist hoch oder niedrig. Die Körpertemperatur steigt meist auf über 41 °C.

Behandlung

Der Körper muss sofort gekühlt werden. Der Betroffene sollte in ein nasses Bettlaken oder nasse Kleidung gewickelt werden, in einen See, Fluss oder in die Badewanne mit kaltem Wasser eingetaucht oder sogar mit Eis gekühlt werden, bis ein Transport ins Krankenhaus möglich ist. Im Krankenhaus wird der Körper meist gekühlt, indem die Haut mit Wasser oder Eis bedeckt wird. Um die Wasserverdunstung und damit die Körperkühlung zu beschleunigen, kann mit einem Ventilator Luft an den Körper gebracht werden. Die Körpertemperatur wird häufig, oft sogar kontinuierlich kontrolliert. Gekühlte Flüssigkeit kann intravenös verabreicht werden. Die Kühlmaßnahmen werden beendet, sobald die Körpertemperatur etwa 39 °C beträgt.

Krampfanfälle und Koma müssen gesondert behandelt werden. Nach der Wiederherstellung kann die Körpertemperatur noch einige Wochen lang ungewöhnlich schwanken. In einigen Fällen behält das Gehirn eine Schädigung zurück, die sich in Persönlichkeitsveränderungen, Unbeholfenheit oder Koordinationsstörungen niederschlagen kann.

KAPITEL 289

Kälteschäden

Das zirkulierende Blut hält die Haut und das darunter liegende Gewebe auf konstanter Temperatur (etwa 37 °C). Das Blut wird in erster Linie von der Energie gewärmt, die die Zellen freisetzen, wenn sie Nährstoffe verbrennen – ein Prozess, der eine konstante Versorgung mit Nährstoffen und Sauerstoff voraussetzt. Das normale Funktionieren aller Körperzellen und -gewebe setzt eine innerhalb bestimmter Grenzen gleichmäßige Körpertemperatur voraus. Bei niedriger Temperatur arbeiten die meisten Organe auf Sparflamme; schließlich stellen sie ihre Funktion ganz ein.

Bei extrem niedriger Umgebungstemperatur sinkt die Körpertemperatur. Darauf reagiert der Körper mit verschiedenen Schutzmechanismen, um Wärme zu produzieren. So erzeugen die Muskeln Wärme durch schnelle Bewegungen, das Zittern. Die kleinen Blutgefäße in der Haut verengen sich, damit mehr Blut in den lebenswichtigen Organen, wie Herz und Gehirn, verbleiben kann. Da die Haut nun aber mit weniger warmem Blut durchblutet wird, kühlen Körperpartien wie Finger, Zehen, Ohren und Nase schneller aus. Wenn die Körpertemperatur auf unter 31 °C absinkt, versagen diese Schutzmechanismen – der Körper kann sich nicht mehr aufwärmen. Sinkt die Körpertemperatur unter 28 °C, tritt meist der Tod ein.

Kälteschäden kommen selbst bei extrem kaltem Wetter nicht vor, wenn die Haut, Finger, Zehen, Ohren und Nase gut geschützt oder nur kurz der Kälte ausgesetzt sind. Das Risiko für Kälteschäden steigt, wenn die Durchblutung gestört ist, die Nahrungsaufnahme unzureichend ist und wenn eine Sauerstoffunterversorgung besteht, wie sie in großen Höhen vorkommt.

Mehrere Schichten warmer Kleidung – am besten Wolle oder synthetische Materialen, die auch in nassem Zustand gut isolieren – halten bei Kälte warm. Da über den Kopf viel Wärme verloren geht, ist eine Kopfbedeckung sehr wichtig. Ausreichend Nahrung und Flüssigkeit, vor allem warme, kann ebenfalls helfen. Nahrung liefert Energie, die verbrannt werden kann, und warme Flüssigkeit versorgt direkt mit Wärme und beugt einer Austrocknung vor. Auf alkoholische Getränke sollte verzichtet werden, da Alkohol die Blutgefäße in der Haut erweitert.

Dadurch wird der Körper vorübergehend als wärmer empfunden, obwohl in Wirklichkeit mehr Wärme verloren geht.

Zu den Kälteschäden zählen Unterkühlung, leichte Erfrierungen, starke Erfrierungen und der Schützengrabenfuß. Weitere im Zusammenhang mit Kälte stehende Störungen sind das Raynaud-Syndrom bzw. das Raynaud-Phänomen ▲ und allergische Kältereaktionen ■.

Unterkühlung

Bei Unterkühlung (Hypothermie) ist die Körpertemperatur gefährlich niedrig.

Eine Unterkühlung tritt ein, wenn der Körper mehr Wärme verliert, als durch eine Steigerung des Stoffwechsels durch körperliche Betätigung oder durch Erwärmung von außen ersetzt werden kann. Wind, Sitzen und Liegen auf einer kalten Oberfläche und das Eintauchen in kaltes Wasser verursachen einen erhöhten Wärmeverlust. Plötzliches Eintauchen in sehr kaltes Wasser kann innerhalb von 5 bis 15 Minuten eine tödliche Unterkühlung verursachen. Es gibt aber auch Ausnahmen, wo vor allem kleine Kinder, die eine Stunde lang komplett in eiskaltes Wasser eingetaucht waren, überlebt haben. Durch den Schock schalten sich alle Körperschutzsysteme ab. Auch ein längerer Aufenthalt in nur mäßig kaltem Wasser kann eine Unterkühlung nach sich ziehen.

Am stärksten gefährdet sind Personen, die regungslos im Kalten liegen, z. B. solche, die einen Schlaganfall erlitten haben oder infolge einer Alkoholvergiftung oder Verletzung das Bewusstsein verloren haben. Sie sind zum einen nicht in der Lage, sich aus der kalten Umgebung zu retten, zum anderen erzeugen sie, weil sie sich nicht bewegen, keine Körperwärme. Diese Menschen können bereits in einer Umgebungstemperatur von 13 bis 16 °C unterkühlen. Besonders anfällig dafür sind sehr junge und sehr alte Menschen. Ältere Menschen kühlen oft aus, wenn sie stundenlang reglos in einem kalten Raum sitzen. Kleine Kinder und vor allem

---

▲ siehe Seite 211   ■ siehe Seite 1066

Säuglinge verlieren vor allem über den Kopf schnell viel Körperwärme.

Symptome

Die Symptome einer Unterkühlung entwickeln sich meist so schleichend, dass weder die betroffene Person noch Dritte davon etwas bemerken. Zu den ersten Symptomen zählen intensives Zittern und Zähneklappern. Wenn die Körpertemperatur weiter abfällt, werden die - Bewegungen langsamer und schwerfällig. Die Reaktionszeit verlängert sich, verschwommenes Denken und vermindertes Urteilsvermögen stellen sich ein. Die betroffene Person kann stürzen, sich verirren und sich einfach auf den Boden legen. Fällt die Körpertemperatur weiter, hört das Zittern auf – ein beunruhigendes Zeichen. Von diesem Moment an wird der Betroffene noch schwerfälliger und gleitet langsam ins Koma. Die Herz- und Atemfrequenz werden langsamer und schwächer. Schließlich setzt der Herzschlag aus.

Diagnose und Behandlung

Eine Unterkühlung wird durch Messen der Körpertemperatur diagnostiziert, meist rektal mit einem Spezialthermometer, das auch in diesem niedrigen Temperaturbereich arbeitet.

In den Frühstadien genügt es bereits, trockene, warme Wäsche anzuziehen und etwas Heißes zu trinken, um den Körper zu erwärmen. Ist der Betroffene bewusstlos, muss weiterer Wärmeverlust verhindert werden. Hierzu wird er am besten in eine warme, trockene Decke gehüllt und an einen warmen Platz gebracht, während der schnelle Transport ins Krankenhaus organisiert wird. Oft sind kein Puls zu spüren und kein Herzschlag zu hören, obwohl das Herz schwach schlägt. Das Opfer muss überaus vorsichtig behandelt werden, da eine plötzliche Bewegung lebensgefährliche Herzrhythmusstörungen auslösen kann. Weil es für den Laien schwierig ist, sehr flache Atmung und schwache Herzschläge festzustellen, sollte eine kardiopulmonale Reanimation bei Unterkühlung außerhalb des Krankenhauses grundsätzlich unterbleiben.

Im Krankenhaus erhält das Kälteopfer angewärmten Sauerstoff und warme Flüssigkeit, die intravenös verabreicht oder über einen Plastiktubus in die Bauch- oder Brusthöhle geleitet wird. Darüber hinaus kann das Blut im Rahmen einer Hämodialyse und beim Durchleiten durch eine Herz-Lungen-Maschine erwärmt werden.

Da es immer wieder vorkommt, dass sich unterkühlte Menschen ohne erkennbare Lebenszeichen nach einer Krankenhausbehandlung erholt haben, werden die Wiederbelebungsversuche normalerweise so lange fortgeführt, bis der Betroffene wieder aufgewärmt ist, auch wenn er keine Lebenszeichen zeigt.

Kälteschäden ohne dauerhafte Gewebeschädigung

Bei diesen Kälteschäden sind die betroffenen Gebiete nicht dauerhaft geschädigt.

Zu den Kälteschäden ohne dauerhafte Gewebeschädigung zählen leichte Erfrierungen, Schützengrabenfuß und Frostbeulen.

Leichte Erfrierungen: Bei diesem Kälteschaden werden die betroffenen Hautbereiche gefühllos, schwellen an und sind gerötet. Als einzige Behandlung muss der betroffene Bereich einige Minuten lang aufgewärmt werden. Dabei kann der Bereich schmerzen und stark jucken. Es entsteht keine dauerhafte Schädigung, auch wenn der betroffene Bereich manchmal noch Monate oder Jahre danach empfindlich sein kann.

Schützengrabenfuß: Dieser »Immersions-Kälte-Nässe-Schaden« entsteht, wenn die Füße tagelang in kalten, feuchten Socken und Stiefeln stecken. Der Fuß ist blass und feuchtkalt. Nach dem Aufwärmen wird er rot und reagiert auf Berührung mit Schmerzen. Es entwickeln sich Blasen, die sich infizieren können. Die Behandlung besteht in erster Linie darin, den Fuß vorsichtig zu erwärmen, zu trocknen und zu säubern. Dann wird er hoch gelagert und weiterhin warm und trocken gehalten. Manchmal wird vorbeugend mit Antibiotika behandelt. Wenn die letzte Tetanusimpfung länger als fünf Jahre zurückliegt, ist eine Auffrischimpfung nötig. Umgehen lässt sich der Schützengrabenfuß durch regelmäßiges – mindestens einmal tägliches – Wechseln der Socken und Trockenhalten der Füße. In seltenen Fällen tritt dieser Kälte-Nässe-Schaden auch an den Händen auf.

Frostbeule (Pernio). Diese seltene Reaktion kann durch wiederholte Kälteexposition entstehen. Zu den Symptomen zählen Juckreiz, Schmerzen und in seltenen Fällen auch Hautverfärbungen oder Blasenbildung in dem betroffenen Bereich (meist die Beine). Frostbeulen sind unangenehm und treten immer wieder auf, sind jedoch nicht gefährlich. Die beste Maßnahme ist, sich vor Kälte zu schützen. Ansonsten kann, um die Symptome zu lindern, der Kalziumantagonist Nifedipin eingenommen werden.

Schwere Erfrierung

Dieser Kälteschaden schädigt die von der Erfrierung betroffenen Gebiete dauerhaft.

Die Schäden bei einer schweren Erfrierung entstehen durch mehrere Faktoren. Durch die Erfrierung sterben manche Zellen ab. Da sich die Blutgefäße bei Kälte verengen, kann in der Nähe des erfrorenen Bereichs gelegenes, selbst jedoch nicht erfrorenes Gewebe durch die Minderdurchblutung ebenfalls geschädigt werden. Manchmal bilden sich durch die Kälte in den kleinen Blutgefäßen des betroffenen Gewebes kleine Blutgerinnsel. Diese können den Blutfluss so stark behindern, dass das Gewebe abstirbt. Wird der betroffene Bereich schließlich wieder mit Blut versorgt, setzt das geschädigte Gewebe eine Reihe chemischer Substanzen frei, die eine Entzündungsreaktion auslösen. Die Entzündung wiederum verschlimmert den Frostschaden weiter. Darüber hinaus werden bei Erwärmung des gefrorenen Gewebes Substanzen ins Blut freigesetzt, die Herzrhythmusstörungen verursachen können. Deshalb wird bei Erfrierungsopfern auch die Herzfunktion und die Konzentration dieser Toxine im Blut überwacht.

Beim Aufenthalt in Temperaturen unter dem Gefrierpunkt kann grundsätzlich jeder Körperteil schwere Erfrierungen erleiden. Das Risiko dafür hängt vom Kältegrad und von der Dauer der Kälteexposition ab. Ein besonders hohes Risiko haben Menschen, deren Durchblutung gestört ist, sei es aufgrund von Diabetes, Arteriosklerose, Blutgefäßkrämpfen (die durch Rauchen, einige neurologische Störungen und bestimmte Medikamente verursacht sein können) oder weil zu eng sitzende Handschuhe oder Stiefel die Durchblutung behindern. Am stärksten gefährdet sind Hände, Füße und das Gesicht. Besonders gefährlich ist der Kontakt mit Nässe und Metall, da dieser den Erfrierungsprozess beschleunigt.

Symptome

Die Symptome hängen davon ab, wie tief die Erfrierung ins Gewebe dringt und wie viel Gewebe betroffen ist. Ist die Erfrierung eher oberflächlich, wird die Haut gefühllos und verfärbt sich weiß. Beim Aufwärmen schält sich die Haut an den betroffenen Stellen ab. Geht die Erfrierung etwas tiefer, bilden sich Blasen, die Haut schwillt an. Bei tiefen Erfrierungen ist die Extremität gefühllos, kalt und hart. Der betroffene Bereich ist blass und kalt. Blasen können sich entwickeln. Mit einer klaren Flüssigkeit

gefüllte Blasen deuten auf eine leichtere Schädigung hin als blutgefüllte Blasen.

Die erfrorene Extremität kann grau und weich werden (feuchte Gangrän). Dann lässt sich eine Amputation meist nicht umgehen. Häufiger entsteht jedoch eine trockene Gangrän, bei der der erfrorene Bereich schwarz und ledrig ist.

Diagnose und Behandlung

Schwere Erfrierungen werden anhand ihres typischen Aussehens und im zeitlichen Zusammenhang mit einer Kälteexposition diagnostiziert.

Menschen mit schweren Erfrierungen sollten in warme Decken gehüllt werden und ein warmes Getränk eingeflößt bekommen, da gleichzeitig die Gefahr einer Unterkühlung besteht. Der erfrorene Körperteil sollte so schnell wie möglich mit warmem Wasser erwärmt werden. Das Wasser darf nicht zu heiß sein: Der Helfer sollte es gerade noch als angenehm empfinden. Der betroffene Bereich darf auf keinen Fall gerieben werden, schon gar nicht mit Schnee, da dieses das Gewebe weiter schädigt. Da die unterkühlten Körperteile gefühllos sind, dürfen sie auch nicht mit trockener Hitze wie einem Feuer, einer Heizdecke oder einem Heizkissen erwärmt werden, denn es könnten schwere Verbrennungen entstehen. Gegen die starken Schmerzen, die beim Aufwärmen in dem erfrorenen Körperteil entstehen, kann ggf. ein starkes Schmerzmittel gespritzt werden. Blasen dürfen nicht geöffnet werden. Nach dem Aufplatzen werden sie so behandelt, dass sie sich nicht infizieren.

Erleidet einmal aufgetautes Gewebe erneut Erfrierungen, entsteht dadurch ein größerer Schaden, als hätte man es von vornherein länger gefroren gelassen. Ist es also unumgänglich, das Erfrierungsopfer noch einmal der Kälte auszusetzen, sollte das Gewebe nicht vorher aufgetaut werden. Das gilt vor allem für Erfrierungen an den Füßen, wenn noch ein Fußmarsch in der Kälte ansteht. Aufgetautes Gewebe ist beim Gehen stark verletzungsgefährdet. Muss das Opfer noch eine Strecke mit aufgetauten Füßen zurücklegen, um Hilfe zu erreichen, muss alles darangesetzt werden, das geschädigte Gewebe vor Reibung, Einengung und weiterer Schädigung zu schützen.

Sobald das Gewebe aufgewärmt ist, sollte der betroffene Bereich sanft abgewaschen, getrocknet und dann locker mit sterilen Kompressen verbunden werden. Um Infektionen zu verhindern, muss der Wundbereich peinlich sauber und trocken gehalten werden. Entzündungshemmende Mittel, wie Ibuprofen, oder Aloe-vera-Gel zum Auftragen wirken lindernd. Infektionen müssen mit Antibiotika behandelt werden. Manchmal werden auch intravenös niedermolekulares Dextran, Heparin und Phenoxybenzamin gegeben, um die Durchblutung in dem betroffenen Bereich zu verbessern. Diese Behandlung ist jedoch nur in den ersten Tagen nach der Erfrierung sinnvoll.

Den meisten Menschen mit Erfrierungen geht es nach einigen Monaten langsam besser. Manchmal muss das abgestorbene Gewebe aber später doch amputiert werden. Da Frostschäden anfangs ausgedehnter und schwerwiegender aussehen können, als es sich Wochen oder Monate später herausstellt, wird eine Amputation gewöhnlich aufgeschoben, bis der Bereich genug Zeit zum Heilen hatte.

KAPITEL 290

Strahlenschaden

Radioaktive Strahlung, die auf das Körpergewebe einwirkt, schädigt es.

Unter Strahlung versteht man im Allgemeinen hochenergetische elektromagnetische Wellen (Röntgenstrahlen, Gammastrahlen) und Partikel (Alpha-Teilchen, Beta-Teilchen, Neutronen), die von natürlich vorkommenden radioaktiven Substanzen (Radioisotope), wie Uran, Radon und Plutonium, oder von Geräten, wie Röntgen- oder Strahlentherapiegeräten, ausgesandt werden.

Strahlung wird in unterschiedlichen Einheiten gemessen, die sich alle auf die Menge der vom Gewebe aufgenommenen Energie beziehen. Mögliche Maßeinheiten sind das Röntgen (R), das Gray (Gy) und das Sievert (Sv). Sievert und Gray sind ähnlich, allerdings trägt das Sievert der biologischen Wirkung verschiedener Strahlentypen Rechnung.

Die zwei Haupttypen der Strahlenexposition sind die Bestrahlung und die Kontamination. Viele Strahlenunfälle setzen den Menschen beiden Formen aus.

Bestrahlung ist eine Exposition mit Strahlungswellen, die von außen direkt in den Körper gelangen. Die Bestrahlung kann entweder unmittelbar krank machen und verursacht dann eine akute Strahlenkrankheit. Sie kann aber auch, vor allen in hohen Dosen, das genetische Material (DNA) der strahlenexponierten Person schädigen und damit zeitlich verzögert chronische Erkrankungen wie Krebs und Geburtsschäden bei den Nachkommen verursachen. Die strahlengeschädigte Person selbst und ihr Gewebe werden jedoch nicht radioaktiv.

Kontamination ist der Kontakt mit radioaktivem Material und seine Aufnahme, typischerweise in Form von Staub oder Flüssigkeit. Das radioaktive Material kann sich auf der Haut befinden, von dort abfallen oder weggerieben werden und so weitere Personen und Gegenstände kontaminieren. Es kann auch über die Lunge, Verdauungsorgane und Hautrisse in den Körper gelangen. Das aufgenommene Material wird an verschiedene Stellen des Körpers, wie z. B. das Knochenmark, transportiert und setzt dort weiter Strahlung frei. Diese verursacht keine akute Strahlenkrankheit, wohl aber chronische Erkrankungen wie Krebs.

Ursachen

Der Mensch ist durch die unvermeidbare natürliche Strahlung der Umwelt (Hintergrundstrahlung) permanent niedrigen Strahlendosen ausgesetzt. Die Strahlung stammt aus dem Weltraum (kosmische Strahlung), wird jedoch zum Teil durch die Erdatmosphäre abgeschirmt. Menschen, die in großer Höhe leben, sind einer stärkeren Strahlenbelastung ausgesetzt. Viele Gesteine und Mineralien enthalten radioaktive Elemente, vor allem Radon, und gelangen so in Nahrungsmittel und Baustoffe. Für Menschen, die im Souterrain oder Erdgeschoss wohnen, ist die Radonbelastung am größten. Darüber hinaus ist der Mensch der Strahlung durch künstlich erzeugte Radioaktivität ausgesetzt, dazu zählt die Umweltstrahlenbelastung durch Nuklearwaffentests sowie die in der Medizin eingesetzte Röntgenstrahlung. Der Durchschnittsbürger erhält jährlich etwa 2,45 mSv (1 mSv entspricht $1/1000$ Sv) aus der unvermeidbaren natürlichen Umweltstrahlung; die Strahlenbelastung durch medizinische Eingriffe wird auf 2 mSv geschätzt. Personen, die mit radioaktivem Material und Röntgenquellen arbeiten, sind einer höheren Strahlenbelastung ausgesetzt. Menschen, die im Rahmen einer Krebstherapie bestrahlt werden, können sehr hohe Strahlendosen erhalten.

Bei Reaktorunfällen wird eine erhebliche Menge radioaktiver Strahlung freigesetzt. Beispiele aus der Vergangenheit sind die Kernkraftunfälle von Three Mile Island in Pennsylvania im Jahr 1979 und 1986 in Tschernobyl in der Ukraine. Bei dem erstgenannten Reaktorunfall trat keine größere Menge radioaktiver Strahlung aus. Die zusätzliche Strahlenbelastung der Menschen, die im Umkreis von einer Meile vom Kernkraftwerk lebten, betrug lediglich 0,08 mSv. Die Bevölkerung in der unmittelbaren Umgebung von Tschernobyl wurde dagegen mit 430 mSV einer wesentlich höheren Strahlenbelastung ausgesetzt. Es gab mehr als 30 Tote und zahlreiche akut Strahlenverletzte. Noch Jahre nach dem Unfall wurden in Europa, Asien und den USA deutlich erhöhte Strahlenwerte gemessen. Insgesamt kam es in den ersten 40 Jahren, in denen Kernenergie eingesetzt wird, bei Unfällen zu 35 ernsten Verstrahlungen, an denen zehn Menschen starben – Tschernobyl nicht eingerechnet. Keiner dieser Unfälle geschah jedoch in einem Kernkraftwerk.

Auch Nuklearwaffen setzen eine große Mengen radioaktiver Strahlung frei. Diese Waffen sind seit 1945 zwar nicht mehr eingesetzt worden, doch zahlreiche Nationen besitzen heute Nuklearwaffen und verschiedene Terroristengruppen haben versucht, in deren Besitz zu kommen, sodass letztlich die Gefahr des Nuklearwaffeneinsatzes zunimmt.

Die schädliche Wirkung der Strahlung hängt ab von der Dosis und von der Dauer der Exposition. Eine einzelne, hohe und den Menschen schnell treffende Dosis kann tödlich sein, während dieselbe Dosis, über einen Zeitraum von Wochen und Monaten verabreicht, wesentlich schwächer wirkt. Die genetische Schädigung ist, für eine gegebene Dosis, bei kurzer Exposition größer. Das Ausmaß der Schädigung hängt auch davon ab, wie viel Körperoberfläche der Bestrahlung ausgesetzt ist. So ist eine Strahlenbelastung von 6 Gray beispielsweise tödlich, wenn diese Strahlenmenge von der gesamten Körperoberfläche absorbiert wird. Werden dagegen ganz gezielt nur kleine Gewebebereiche bestrahlt, z. B. im Rahmen einer Krebstherapie,

STRAHLENBELASTUNG IN DEUTSCHLAND 1999	
QUELLE	DURCHSCHNITTLICHE DOSIS PRO JAHR (MSV = MILLISIEVERT)
Natürliche Strahlenquellen	
Höhenstrahlung	0,3
Bodenstrahlung	0,4
Inhalation von Radon und seinen Zerfallsprodukten	1,4
Nahrung	0,3
Künstliche Strahlenquellen	
Medizinische Anwendung	2
Reaktorunfall Tschernobyl	0,02
Atombombenfallout	0,01
Forschung, Technik, Haushalt	0,01
Kerntechnische Anlagen	0,01
Jährliche Gesamtbelastung	4,45

verträgt der Körper das Drei- bis Vierfache dieser Dosis ohne ernsthafte Schäden.

Wichtig ist auch, wie sich die Strahlendosis im Körper verteilt, da bestimmte Körperbereiche empfindlicher auf Bestrahlung reagieren. Organe und Gewebe, in denen sich die Zellen schnell vermehren, wie Eingeweide und Knochenmark, sind wesentlich anfälliger für Strahlenschäden als Körperbereiche mit langsamer Zellvermehrung, wie Muskeln und Sehnen. Das genetische Material der Eizellen und Spermien kann durch Bestrahlung geschädigt werden. Im Rahmen der Strahlentherapie bei Krebs werden deshalb die empfindlichen Körperpartien so abgeschirmt, dass hohe Strahlendosen gezielt gegen die Krebszellen eingesetzt werden können.

Symptome

Es gibt eine akute und eine verzögerte Form von Strahlenschäden. Die Strahlentherapie bei Krebs verursacht in erster Linie Symptome in dem bestrahlten Körperteil. So führt die bei Mastdarmkrebs durch Strahlenwirkung auf den Dünndarm beispielsweise häufig zu Bauchkrämpfen und Durchfall.

Akute Strahlenkrankheit: Sie tritt auf, wenn der gesamte Körper der Strahlung ausgesetzt war. Die Krankheit wird in Stadien unterteilt. Sie beginnt mit einer Vorform mit Frühsymptomen, auf die ein symptomfreies Intervall, das Latenzstadium, folgt. Danach entwickeln sich verschiedene Symptommuster (Syndrome), die von der Höhe der Strahlendosis abhängen. Je höher die Strahlenbelastung, desto schwerer die Symptome und desto schneller schreiten die Frühsymptome zum jeweiligen Strahlensyndrom fort. Bei einer gegebenen Strahlendosis sind die Symptome und der Verlauf bei allen Menschen gleich. Damit lässt sich anhand der Symptome und ihres Verlaufs die Höhe der Strahlenbelastung vermuten. Die akuten Strahlensyndrome werden, entsprechend dem primär betroffenen Organsystem, in drei Typen unterteilt, die sich zum Teil überschneiden.

Das **hämatopoetische Syndrom** entsteht durch die Wirkung von Strahlung auf das Knochenmark, die Milz und die Lymphknoten – die wichtigsten Orte der Blutzellbildung (Hämatopoese). Es beginnt zwei bis zwölf Stunden nach einer Strahlendosis von 2 Gy mit Appetitlosigkeit, Teilnahmslosigkeit, Übelkeit und Erbrechen. Diese Symptome bilden sich innerhalb von 24 bis 36 Stunden komplett zurück. Während dieses symptomfreien Intervalls, das eine Woche oder länger dauern kann, fühlt sich die betroffene Person wohl. In dieser Latenzperiode beginnt aber der Zerfall der Blut produzierenden Zellen im Knochenmark, in der Milz und den Lymphknoten. Da sie nicht wieder ersetzt werden, verringert sich die Zahl der weißen Blutkörperchen erheblich. Danach nimmt auch die Zahl der Blutplättchen und schließlich auch der roten Blutkörperchen ab. Die Abnahme der weißen Blutkörperchen hat oft schwere Infektionen zur Folge. Die Abnahme der Blutplättchen kann unkontrollierbare Blutungen verursachen, und der Mangel an roten Blutkörperchen (Blutarmut, Anämie) verursacht Müdigkeit, Schwäche, Blässe und Kurzatmigkeit bei körperlicher Betätigung. Wenn die betroffene Person überlebt, werden nach vier bis fünf Wochen wieder Blutzellen produziert. Es bleiben jedoch noch über Monate ein Schwächegefühl und Müdigkeit zurück.

Das **gastrointestinale Syndrom** entsteht durch die Wirkung der Strahlung auf die Schleimhaut der Verdauungsorgane. Es beginnt zwei bis zwölf Stunden nach einer Strahlendosis von 4 Gy und mehr mit starker Übelkeit, Erbrechen und Durchfall. Die Symptome können starke Austrocknung zur Folge haben, klingen aber nach zwei Tagen komplett ab. Während der darauf folgenden vier bis fünf Tage fühlt sich der Be-troffene zwar wohl, die Zellen der Magen-Darm-Schleimhaut sterben jedoch ab und werden abgestoßen. Jetzt tritt starker – oft blutiger – Durchfall auf und damit kommt es wieder zur Austrocknung. Bakterien aus dem Verdauungstrakt dringen in den restlichen Körper ein und verursachen schwere Infektionen. Personen, die einer solchen Strahlendosis ausgesetzt waren, entwickeln zusätzlich ein hämatopoetisches Syndrom, das zu Blutungen und Infektionen führt.

Das **zerebrovaskuläre Syndrom** betrifft das zentrale Nervensystem und tritt bei einer Strahlenexposition von mehr als 20 bis 30 Gy auf. Schnell entwickeln sich Verwirrtheit, Übelkeit, Erbrechen, blutiger Durchfall und Schock. Innerhalb von Stunden kommt es zum Blutdruckabfall, begleitet von Krampfanfällen und Koma. Das zerebrovaskuläre Syndrom verläuft immer tödlich.

Chronische Strahlenschäden: Diese entstehen, wenn das genetische Material sich teilender Zellen geschädigt wird. Die Körperzellen können darauf mit einem ungewöhnlichem Zellwachstum reagieren, das sich beispielsweise in Form von Krebs zeigt. Bei schwer verstrahlten Tieren führt die Schädigung der Fortpflanzungszellen zu genetischen Schäden bei den Nachkommen (Geburtsfehler). Nach den Atombombenabwürfen in Japan wurden bei den Nachkommen der Überlebenden jedoch keine Fehlbildungen festgestellt. Das lässt vermuten, dass unterhalb einer bestimmten, nicht bekannten Schwellendosis das genetische Material nicht so stark verändert wird, dass daraus Geburtsschäden bzw. Mutationen resultieren.

Strahlentherapie bei Krebs: Dabei wird zwischen innerer und äußerer Strahlentherapie unterschieden. Bei der inneren Therapie werden radioaktive Implantate direkt im Tumor platziert. Bei der äußeren Therapie wird Strahlung von außen auf den Tumor des Patienten gerichtet.

Die unerwünschten Wirkungen der externen Strahlentherapie bei Krebs unterscheiden sich je nach Höhe der Strahlendosis und der bestrahlten Körperregion. Während und kurz nach der Bestrahlung von Gehirn und Bauchraum können Übelkeit, Erbrechen und Appetitlosigkeit auftreten. Eine hoch dosierte, örtlich begrenzte Bestrahlung schädigt oft die Haut in dem bestrahlten Bereich. Zu diesen Hautveränderungen zählen Haarausfall, gerötete, schuppende Haut, Geschwüre, Hautatrophie und spinnenartige, erweiterte oberflächliche Blutgefäße, so genannte Spider-Naevi. Diese Veränderungen erhöhen das Risiko, Jahre später Krebs zu entwickeln. Durch Bestrahlung des Mundraums und der Kieferknochen kann Mundtrockenheit entstehen, die zu vermehrter Karies und Kieferschädigung führt. Es können sich Abszesse bilden. Die Bestrahlung der Lunge kann eine Lungenentzündung (Strahlenpneumonie) verursachen. Nach hohen Dosen kann das Lungengewebe vernarben (Lungenfibrose). Das Herz und der Herzbeutel können sich nach intensiver Bestrahlung von Brustknochen und Brustraum entzünden. Erhebliche Strahlendosen im Rückenmark können schwere Schäden anrichten, die zur Lähmung führen. Eine intensive Bestrahlung des Bauchraums (bei Karzinomen von Lymphknoten, Hoden und Eierstöcken) kann chronische Geschwüre hervorrufen und zur Vernarbung, Verengung und Perforation des Darmes führen.

Radioaktive Implantate und eine berufsbedingte Strahlenexposition können fortlaufend und wiederholt geringe Strahlendosen in den Körper bringen. Die Folgen können sein: Ausbleiben der Regelblutung, verringerte Fruchtbarkeit, Sterilität und verringertes Sexualverlangen.

Gelegentlich entwickeln sich lange nach einer Strahlentherapie schwere Schäden. Sechs Monate bis ein Jahr nach einer Hoch-Dosis-Strahlentherapie kann sich eine Nierenschwäche mit Blutarmut und hohem Blutdruck einstellen. Große Strahlendosen, die die Muskulatur betroffen haben, können eine schmerzhafte Muskelerkrankung verursachen, bei der Muskelmasse abgebaut (Muskelatrophie) und in die bestrahlten Muskeln Kalzium eingelagert wird. Nur sehr selten bildet sich in dem betroffenen Muskel ein bösartiger Tumor. Strahleninduzierter Krebs entsteht typischerweise zehn Jahre oder später nach der Strahlenexposition.

Diagnose

Der Verdacht auf einen Strahlenschaden liegt nahe, wenn jemand nach einer Strahlentherapie oder einem Strahlenunfall plötzlich erkrankt. Spezielle Diagnoseverfahren zum direkten Nachweis von Strahlenschäden gibt es nicht, es lassen sich aber Infektionen, Änderungen des Blutbilds und organische Fehlfunktionen nachweisen. Der Schweregrad der Strahlenexposition lässt sich anhand der Zahl der Lymphozyten (ein Typ weißer Blutkörperchen) im Blut bestimmen. Je niedriger die Lymphozytenzahl 48 Stunden nach der Exposition ist, desto schlimmer war die Strahlenexposition.

Die radioaktive Kontamination lässt sich hingegen mit einem Geigerzähler, einem Strahlungsnachweis- und -messgerät, bestimmen. Abstriche von der Nasenschleimhaut, vom Rachen und aus Wundsekret werden ebenfalls auf Radioaktivität hin untersucht.

Prognose und Behandlung

Die Prognose hängt ab von der Höhe der Dosis, der Geschwindigkeit, mit der die Strahlung verabreicht wurde, und davon, wie viel Körperfläche bestrahlt wurde. Letztlich ist natürlich auch der Gesundheitszustand des Betroffenen von Bedeutung. Da die aufgenommene Strahlendosis meist nicht bekannt ist, wird die Prognose im Allgemeinen nach dem Symptombild bestimmt. Beim zerebrovaskulären Syndrom tritt der Tod innerhalb einiger Stunden oder Tage ein, beim gastrointestinalen Syndrom meist innerhalb von drei bis zehn Tagen – in Ausnahmefällen erst nach einigen Wochen. Viele Patienten mit hämatopoetischem Syndrom überleben bei richtiger Behandlung und wenn die Strahlendosis nicht zu hoch war. Andernfalls tritt der Tod meist innerhalb von 8 bis 50 Tagen ein.

Radioaktive Verstrahlung kennt keine Notfallbehandlung. Die betroffene Person wird engmaschig auf die Entwicklung der verschiedenen Syndrome hin überwacht und symptomatisch behandelt.

Bei einer Kontamination muss das radioaktive Material sofort entfernt werden, um zu verhindern, dass es vom Körper aufgenommen wird. Haut, die mit radioaktivem Material kontaminiert ist, muss sofort mit reichlich Wasser und Seife oder einer Speziallösung gründlich geschrubbt werden – selbst wenn sie kleine Wunden aufweist. Kontaminiertes Haar wird abgeschnitten – nicht rasiert, da dadurch leichte Hautabschürfungen entstehen könnten, durch die das Material in den Körper eindringen kann. Das Schrubben kann erst beendet werden, wenn der Geigerzähler keine Radioaktivität mehr anzeigt. Wurde radioaktives Material verschluckt, sollte ganz schnell Erbrechen herbeigeführt werden. Für einige radioaktive Materialien gibt es spezifische Gegenmittel, die eine Aufnahme des verschluckten Materials verhindern sollen. Die meisten Gegenmittel werden nur bei beträchtlicher radioaktiver Kontamination, z. B. durch einen Reaktorunfall oder eine Nuklearexplosion, verabreicht. Kaliumjodid beispielsweise verhindert, dass die Schilddrüse radioaktives Material aufnimmt, und senkt damit das Risiko von Schilddrüsenkrebs. Substanzen wie Kalzium-trinatrium-pentetat (DTPA), Ethylendiamintetraazetat (EDTA) und Penizillamin können intravenös gegeben werden, um bestimmte radioaktive Elemente nach der Aufnahme auszuleiten.

Wenn kein Verdacht auf Kontamination besteht, können Übelkeit und Erbrechen mit Antiemetika gelindert werden. Diese Arzneimittel werden sonst auch im Rahmen einer Strahlentherapie gegeben. Austrocknung wird durch die intravenöse Zufuhr von Flüssigkeit behandelt.

Personen mit gastrointestinalem und hämatopoetischem Syndrom werden isoliert, damit sie nicht mit Infektionserregern in Kontakt kommen. Bluttransfusionen und Injektionen mit Wachstumsfaktoren (z. B. Erythropoetin und koloniestimulierender Faktor, CSF), die die Blutbildung anregen, sollten Blutungen reduzieren und das Blutbild verbessern. Ist das Knochenmark stark geschädigt, sind diese Wachstumsfaktoren wirkungslos. Dann wird manchmal eine Knochenmarktransplantation durchgeführt.

Beim gastrointestinalen Syndrom werden Antiemetika sowie Beruhigungsmittel gegeben und Flüssigkeit intravenös ersetzt. Manche Patienten können leichte Kost zu sich nehmen. Mit Antibiotika, wie Neomyzin, werden Bakterien im Magen-Darm-Trakt abgetötet, um zu verhindern, dass sie von dort aus in den restlichen Körper gelangen. Wenn nötig, werden Mittel gegen Bakterien, Pilze und Viren intravenös gegeben.

Die Behandlung des zerebrovaskulären Syndroms ist darauf ausgerichtet, Schmerzen, Angst und Atemnot zu lindern. Krampfanfälle werden ebenfalls medikamentös gestoppt.

Personen mit chronischen Strahlenschäden oder durch Strahlentherapie verursachten Störungen werden symptomatisch behandelt. Strahlengeschwüre werden operativ entfernt oder behoben. Die Heilung wird durch eine Sauerstoffüberdrucktherapie beschleunigt. Eine strahlenbedingte Leukämie wird mit Chemotherapie behandelt. Blutzellen können mittels Transfusion ausgetauscht werden. Bei einer veränderten Eierstock- bzw. Hodenfunktion und damit einhergehender herabgesetzter Produktion von Geschlechtshormonen können die fehlenden Hormone zugeführt werden.

KAPITEL 291

Verletzungen durch Strom und Blitzschlag

Verletzungen können durch spontane Entladungen atmosphärischer Elektrizität (Blitzschlag) oder durch Strom aus der Leitung hervorgerufen werden.

Durch den Körper fließender elektrischer Strom erzeugt Hitze, die auch innere Gewebe verbrennt und zerstört. Ein Elektroschock kann in den körpereigenen elektrischen Systemen einen Kurzschluss verursachen und dazu führen, dass die Nerven Impulse nicht mehr oder willkürlich übertragen. Eine gestörte Impulsübertragung kann sich auf viele Bereiche auswirken: Die Muskeln ziehen sich heftig zusammen, das Herz hört auf zu schlagen (Herzstillstand), das Gehirn verursacht Krampfanfälle, Bewusstlosigkeit und andere Störungen.

Verletzungen durch Elektrizität

Wenn elektrischer Strom durch den Körper fließt, können die Funktion innerer Organe gestört werden und manchmal Gewebe verbrennen.

Elektrothermische Verletzungen können durch den Kontakt mit defekten elektrischen Geräten und Maschinen und unachtsamen Kontakt mit Haushaltsgeräten und Strom führenden Kabeln entstehen. Die gleichen Verletzungen kann ein Blitzschlag ▲ hervorrufen. Ob eine kleine Verbrennung entsteht oder eine tödliche Verletzung, werden durch Art und Stärke des Stroms, den Weg, den der Strom durch den Körper nimmt, die Zeit, die er fließt, und durch die Stärke des elektrischen Widerstands bestimmt.

Stromspannung wird in Volt gemessen. Nor-

▲ siehe Seite 1650

maler Haushaltsstrom ist 230-Volt-Wechselstrom. Spannungen über 500 Volt gelten als Hochspannung. Bei hohen Spannungen kann der Strom »überspringen« – es entsteht ein Lichtbogen. Dabei beträgt die überbrückbare Distanz in der Luft zirka ein Zentimeter pro 1000 Volt. Das bedeutet, dass der Strom auf eine Person überspringen kann, die einen zu geringem Abstand zu Hochspannungsleitungen einhält. Hochspannungsunfälle verursachen schwerere Verletzungen als Niederspannungsunfälle; die Gefahr von inneren Verletzungen ist größer. Wenn viel Muskelgewebe verbrennt und dadurch eine chemische Substanz ins Blut freigesetzt wird (Rhabdomyolyse), kann es zur Nierenschädigung kommen.

Bei elektrischem Strom wird zwischen Gleichstrom (GS) und Wechselstrom (WS) unterschieden. Gleichstrom, wie ihn Batterien liefern, fließt immer nur in eine Richtung. Wechselstrom, wie er im öffentlichen Stromnetz fließt, wechselt periodisch seine Richtung. Wechselstrom kann eher als Gleichstrom Herzflimmern auslösen. Außerdem ruft er eine Verkrampfung der Muskulatur hervor. Deswegen ist es oft unmöglich, die Hand von einem spannungsführenden Teil zu lösen, sodass der Strom länger einwirken kann. Gleichstrom kann dagegen eine so starke Muskelkontraktion auslösen, dass das Stromopfer von der Stromquelle förmlich weggeschleudert wird. Wechselstrom kann bereits bei geringer Stromstärke, die noch nicht einmal als Schlag empfunden wird, Muskelkontraktionen bis zum Überschreiten der so genannten Loslassschwelle auslösen. Höhere Stromstärken können auch die Brustmuskulatur in Mitleidenschaft ziehen, was die Atmung beeinträchtigt. Wenn starker Wechselstrom in die Phase der Herzmuskelentspannung fällt, wird Herzflimmern ausgelöst, das häufig zum Tod führt.

Der Weg, den der Strom durch den Körper nimmt, entscheidet, welche Gewebe geschädigt werden. Am häufigsten tritt der Strom über die Hand ein, gefolgt vom Kopf. Die häufigste Austrittsstelle ist ein Fuß. Wenn Strom von einem Arm zum anderen fließt oder zwischen einem Arm und einem Fuß, kann er das Herz durchfließen und ist viel gefährlicher als ein Stromfluss zwischen Bein und Erde. Strom, der durch den Kopf fließt, kann das Gehirn schädigen.

Die Körpergewebe reagieren auf Elektroschäden unterschiedlich empfindlich. So sind Nerven, Blutgefäße und Muskeln beispielsweise verletzungsanfälliger als Knochen und Sehnen.

Als Widerstand wird die Fähigkeit des Körpers bezeichnet, den Stromfluss aufzuhalten und zu bremsen. Dieser Widerstand wird praktisch vollständig von der Haut bestimmt. Je dicker die Haut ist, desto größer ist der Widerstand. Eine schwielige Handfläche oder Sohle stellt z. B. einen viel größeren Widerstand dar als dünnere Hautbereiche, wie am Innenarm. Ist die Haut verletzt oder nass, ist ihr Widerstand geringer als der einer gesunden, trockenen Haut. Bei einem hohen Hautwiderstand wird ein Großteil der Energie auf der Haut verteilt und verursacht lokale Verbrennungen. Bei geringem Hautwiderstand werden vornehmlich innere Organe geschädigt. Deswegen werden bei gleichzeitigem Kontakt mit Wasser und spannungsführenden Gegenständen – z. B. wenn ein laufender Haartrockner in die Badewanne fällt oder eine herunterhängende Stromleitung eine Pfütze unter Spannung setzt – primär innere Schäden verursacht.

Symptome

Das Hauptsymptom einer Stromverletzung ist oft eine Hautverbrennung ▲. Hochspannungsunfälle können massive innere Verbrennungen hervorrufen. Wenn die Muskeln erheblich geschädigt sind, kann die Extremität so sehr anschwellen, dass die versorgenden Blutgefäße zusammengepresst werden (Kompartment-Syndrom). Eine mangelhafte Durchblutung der Muskulatur und eine Schädigung der Nerven sind die Folge. Fließt der Strom in Augennähe, kann dies eine Linsentrübung zur Folge haben. Sie kann innerhalb von Tagen nach der Verletzung oder Jahre später auftreten.

Kleinkinder, die Verlängerungskabel in den Mund nehmen, können sich Mund und Lippen verbrennen. Diese Verbrennungen können nicht nur kosmetisch entstellen, sondern auch Wachstumsstörungen der Zähne, Kiefer und des Gesichts hervorrufen. Eine weitere Gefahr ist eine starke Blutung aus einer Lippenarterie, wenn der Brandschorf, meist sieben bis zehn Tage nach der Verletzung, abfällt.

Ein leichter Stromschlag kann Muskelschmerzen hervorrufen und leichte Muskelkontraktionen auslösen und den Betroffenen so sehr erschrecken, dass er hinfällt. Ein starker elektrischer Schlag kann Herzrhythmusstörungen verursachen. Auch der Herzschlag kann gestört werden. Ein starker elektrischer Schlag kann so starke Muskelkontraktionen auslösen, dass das Opfer zu Boden geschleudert wird und Verrenkungen, Knochenbrüche und andere stumpfe Verletzungen erleidet.

▲ siehe Seite 1634

Infolge einer Verletzung der Nerven und des Hirns können Krampfanfälle, Hirnblutungen, schlechtes Kurzzeitgedächtnis, Persönlichkeitsstörungen, Reizbarkeit und Schlafstörungen auftreten. Nerven- und Rückenmarkschäden können Muskelschwäche, Lähmungen, Taubheits- und Kribbelgefühl, unkontrollierten Harnabgang (Inkontinenz) und chronische Schmerzen hervorrufen.

Vorbeugung

Schulung im Umgang mit Elektrizität und der nötige Respekt davor sind wichtige Voraussetzungen, um Stromunfälle zu vermeiden. Sicherheitsvorschriften für die Konstruktion und Installation von elektrischen Geräten verringern das Risiko für Stromverletzungen.

Alle elektrischen Geräte, die mit dem Körper in Kontakt kommen können, müssen richtig geerdet werden. Am sichersten sind dreipolige Anschlussbuchsen. Die so genannte »Erde« eines dreipoligen Kabels lahm zu legen, sodass es auch in ältere Zweifachstecker passt, ist gefährlich und erhöht die Gefahr eines Stromunfalls. Ein Stromunterbrecher, der bei einem Stromleck von 5 mA den Stromkreis unterbricht, ist in Nassräumen, wie Küche, Badezimmer und im Freien sinnvoll.

Um Verletzungen durch überspringenden Strom (Lichtbogenverletzung) zu vermeiden, sollten Leitern nicht neben Hochspannungsleitungen stehen.

Behandlung

Als Erstes muss der Kontakt zwischen Person und Stromquelle so schnell wie möglich unterbrochen werden. Am sichersten lässt sich dies erreichen, indem der Strom abgeschaltet wird – mithilfe eines Schalters, durch Herausdrehen der Sicherung oder Herausziehen des Steckers aus der Steckdose. *Der Verletzte darf auf keinen Fall berührt werden, solange der Strom nicht abgeschaltet ist. Das gilt ganz besonders, wenn es sich bei der Stromquelle um eine Hochspannungsleitung handeln könnte.* Allerdings sind Hoch- und Niederspannungsleitungen, besonders im Freien, schwer zu unterscheiden. Der Strom von Hochspannungsleitungen kann nur vom nächstgelegenen Umspannwerk abgeschaltet werden. Manche wohlmeinende Retter haben sich bei dem Versuch, den Verletzten zu bergen, schon selbst Stromverletzungen zugezogen.

▲ siehe Seite 1672

Sobald man die Person gefahrlos berühren kann, sollten Atmung und Puls kontrolliert werden. Atmet die Person nicht und ist kein Puls fühlbar, sollte sofort der Rettungsdienst gerufen werden und dann mit der kardiopulmonalen Reanimation ▲ begonnen werden. Im Krankenhaus wird die Person auf Brüche, Verrenkungen, Rückenmark- und andere Verletzungen untersucht. Bei einer Rhabdomyolyse wird intravenös viel Flüssigkeit mit Natriumbikarbonat gegeben. Auch eine Tetanusimpfung kann erforderlich sein.

Da das Ausmaß einer elektrischen Verbrennung falsch eingeschätzt werden kann, ist im Zweifelsfall sofort ärztlicher Rat zu suchen.

Brandwunden werden so lange unter laufendes Wasser gehalten, bis sie sich nicht mehr heiß anfühlen. Dann werden sie steril abgedeckt. Schwerere Verbrennungen müssen ärztlich behandelt werden. Der Herzschlag des Stromopfers wird im Elektrokardiogramms kontrolliert. Bei einem auffälligen EKG-Befund, Bewusstlosigkeit, Herzbeschwerden, wie Schmerzen im Brustkorb, Atemnot und als störend empfundenem Herzklopfen und schweren Verletzungen wird der Betroffene zwölf bis 24 Stunden im Krankenhaus behalten.

Blitzverletzungen

Bei der Blitzverletzung werden enorm hohe Spannungs- und Stromstärkewerte erreicht, die jedoch nur ganz kurz (0,0001 bis 0,003 Sekunden) auf den Körper einwirken.

Die einzelne Blitzentladung dauert nur den Bruchteil einer Sekunde. Die Temperatur des Blitzes beträgt bis zu 30 000 °C, die Stromstärke 2000 Ampere und die Spannung ca. 2,2 Mio. Volt. Aufgrund der kurzen Einwirkdauer bleiben Verbrennungen meist auf die äußere Hautschicht begrenzt. Ein Blitzschlag verursacht seltener innere Verbrennungen als sonstiger Strom. Dafür kann ein Blitzschlag tödliche »elektrische Kurzschlüsse« von Herz und Lunge verursachen.

Der Blitz schlägt vorwiegend in einzelne, hohe Objekte, wie Bäume, Aussichtstürme, Masten, unüberdachte Tribünen und Zäune, ein. Auf offenem Feld kann auch ein stehender Mensch das höchste Angriffsziel sein. Metallene Gegenstände und Wasser leiten den Strom besonders gut. Blitzentladungen können über Freiland- und Telefonleitungen in elektrische Geräte und auf das Telefonnetz übergreifen.

Ein Blitzschlag kann auf verschiedene Weise verletzen. Zum einen kann er jemanden direkt treffen. Dann kann die Berührung Strom führender Teile und sogar schon die unmittelbare Nähe dazu (Überspringen) zu einem Stromschlag führen. Außerdem kann beim Betreten so genannter Spannungstrichter, die durch den Aufbau von Spannungspotenzial im Erdreich entstehen, Strom durch den Körper fließen. Die Wucht des Stromschlags kann das Opfer zu Boden schleudern und stumpfe Verletzungen verursachen.

Symptome

Durch den Blitzschlag kann das Herz des Opfers zu schlagen aufhören, oder es entstehen Herzrhythmusstörungen und die Atmung setzt aus. Zwar kann der Herzschlag von allein wieder einsetzen, wenn aber die Atmung weiterhin ausbleibt, erleidet der Körper Sauerstoffmangel. Dadurch und auch durch eine Schädigung des Nervensystems kann der Herzschlag erneut aussetzen.

Eine Gehirnverletzung verursacht meist Bewusstlosigkeit. Bei schwerer Gehirnschädigung kann sich ein Koma entwickeln. Typischerweise erinnert sich das Opfer nach der Bewusstlosigkeit nicht an die Geschehnisse vor dem Ereignis. Verwirrtheit, langsames Denken sowie Konzentrationsschwierigkeit und Störungen des Kurzzeitgedächtnis kommen vor. Auch Persönlichkeitsveränderungen sind möglich.

Oft platzt das Trommelfell, und es können Augenverletzungen auftreten, darunter eine Linsentrübung. Häufig zeigen beide Beine vorübergehende Lähmungserscheinungen, sie verfärben sich bläulich und werden gefühllos (Keraunoparalyse). Die Haut kann typische Blitzverbrennungen erleiden: Kleine Brandpunkte, die sich dort, wo der Blitz entsprechend der Hautfeuchtigkeit auf der Haut entlang gelaufen ist, strahlenförmig verzweigen.

Vorbeugung

Der Wetterbericht kann bei der Entscheidung helfen, ob Aktivitäten im Freien besser abgesagt werden sollen.

Ein Gewitter kündigt sich üblicherweise durch einen plötzlich aufkommenden starken Wind, Wolken und Regen an. Wird der Donnerhall eines fernen Gewitters zunehmend lauter und liegen zwischen Blitz und Donner weniger als 30 Sekunden, sollte ein sicherer Ort aufgesucht werden. Kleine, offene Räume wie eine Schutz-

hütte an einem Aussichtspunkt sind nicht sicher. Große, geschlossene Räume oder der geschlossene Fahrgastraum eines Kraftfahrzeugs bieten dagegen einen guten Schutz. Aus Sicherheitsgründen sollten Außenaktivitäten frühestens 30 Minuten nach dem letzten Blitz und Donnerschlag wieder aufgenommen werden.

Um sich beim Aufenthalt im Freien vor Blitzverletzungen zu schützen, sollten Anhöhen, metallene Gegenstände und offene Bereiche wie Felder gemieden werden. Ist diese Möglichkeit nicht gegeben, empfiehlt es sich, eine Mulde aufzusuchen und in Hockstellung zu gehen, um möglichst wenig Angriffsfläche zu bieten – jedoch nicht sich flach auf den Boden legen. Sinnvoll ist es auch, einen Mindestabstand von 4,5 Meter zur nächsten Person zu halten oder im Zentrum einer Baumgruppe Schutz zu suchen – jedoch nicht unter einem einzelnen Baum.

Um sich in einem Innenraum vor Blitzverletzungen zu schützen, sollte der Kontakt mit Wasser vermieden werden. Ebenso sollte man während eines Gewitters nicht telefonieren, am Computer arbeiten und Kopfhörer benutzen, die über ein Kabel mit einem Audiosystem verbunden sind. Auch von Fenstern und Türen sollte man sich fern halten und, wenn das Gewitter herannaht, sämtliche elektrische Geräte ausschalten und das Kabel aus der Steckdose ziehen.

Behandlung und Prognose

Ein Blitzunfall geschieht oft ohne Zeugen und muss angenommen werden, wenn eine Person während eines Gewitters bewusstlos im Freien vorgefunden wird.

Da eine vom Blitz getroffene Person selbst keine Elektrizität speichert, kann man sich ihr gefahrlos nähern und erste Hilfe leisten. Sind weder Herzschlag noch Atmung feststellbar, sollte unverzüglich der Rettungsdienst gerufen und anschließend mit der kardiopulmonalen Reanimation (KPR) ▲ begonnen werden. Die Atemspende allein liefert normalerweise so viel Sauerstoff, dass das Herz des Blitzopfers weiterschlägt. Im Krankenhaus wird mittels Elektrokardiogramms die Herzfunktion überprüft. Verbrennungen und andere Verletzungen werden gegebenenfalls behandelt.

▲ siehe Seite 1672

KAPITEL 292

Beinaheertrinken

Beim Beinaheertrinken entsteht durch längeres Untertauchen in Wasser ein erheblicher Sauerstoffmangel (Ersticken), der aber nicht den Tod zur Folge hat. Bei tödlichem Ausgang spricht man von Ertrinken.

Bleibt man längere Zeit unter Wasser, gelangt Wasser in die Lunge. Dieser Prozess kann kurzzeitig dadurch unterbrochen werden, dass sich die Stimmbänder stark verkrampfen. Schließlich jedoch strömt Wasser in die Lunge ein, die das Blut so nicht mehr ausreichend mit Sauerstoff versorgen kann. Der Sauerstoffmangel kann das Gehirn schädigen und den Tod verursachen. Wasser in der Lunge kann, vor allem wenn es mit Bakterien, Algen, Sand, Schmutz, Chemikalien und Erbrochenem verunreinigt ist, die Lunge schädigen.

Beinaheertrinken kommt bei Kindern unter vier Jahren viel häufiger vor als bei Erwachsenen, weil sie schneller ins Wasser fallen. Dieses Wasser kann sich auch in einer Badewanne, einem großen Eimer und einer Regentonne, aus der sie nicht mehr entweichen können, befinden. Wenn Jugendliche und Erwachsene beinahe ertrunken wären, lag meist eine Vergiftung vor, die Betroffenen standen unter der Wirkung von Beruhigungsmitteln, hatten einen Krampfanfall oder litten an einer körperlichen Behinderung. Wirbelsäulenverletzungen und Lähmungen, wie sie bei Badeunfällen, meist im Flachwasser, auftreten können, erhöhen die Gefahr, beinahe zu ertrinken. Wer unter Wasser über einen längeren Zeitraum die Luft anhält, kann ohnmächtig werden und nicht mehr an die Oberfläche gelangen.

Geschieht das Untertauchen in kaltem Wasser, hat das Vor- und Nachteile. Kalte Muskeln erschweren das Schwimmen und eine gefährlich niedrige Körpertemperatur kann das Urteilsvermögen beeinträchtigen. Auf der anderen Seite schützt Kälte das Gewebe vor der schädlichen Wirkung des Sauerstoffmangels. Darüber hinaus kann kaltes Wasser den allen Säugetieren angeborenen Tauchreflex auslösen, der die Überlebenszeit unter Wasser verlängert. Durch diesen Tauchreflex verlangsamt sich der Herzschlag, das Blut fließt aus den Händen, Füßen und Eingeweiden zu Herz und Gehirn zurück und schützt so diese lebenswichtigen Organe.

Der Tauchreflex ist bei Kindern stärker ausgeprägt als bei Erwachsenen. Damit haben Kinder eine größere Chance, längere Zeit in kaltem Wasser zu überleben als Erwachsene.

Symptome und Diagnose

Ertrinkende, die nach Luft ringen, können nicht um Hilfe rufen. Schwimmunkundige Kinder können innerhalb von einer Minute untergehen – im Gegensatz zu erwachsenen Schwimmern, die länger gegen das Untergehen ankämpfen.

Die Symptome von Menschen, die beinahe ertrunken wären, reichen von Angst bis zur Nahtoderfahrung. Sie können bei wachem Bewusstsein sein, genauso gut können sie aber auch benommen oder komatös sein. Manche atmen nicht mehr; andere atmen, schnappen nach Luft oder erbrechen, husten und keuchen. Die Haut ist bläulich verfärbt, Zeichen für einen Sauerstoffmangel im Blut. Manchmal treten die Atembeschwerden erst Stunden nach dem Ereignis auf.

Die Diagnose stützt sich auf das vorausgegangene Ereignis und auf die Symptome des Betroffenen. Über das Ausmaß der Lungenschädigung gibt eine Messung der Sauerstoffkonzentration im Blut und eine Röntgenaufnahme der Brust Aufschluss.

Vorbeugung

Swimmingpools müssen vernünftig abgesichert werden. Darüber hinaus sollten alle Türen und Gatter, die zum Poolbereich führen, abgeschlossen sein. Kinder, die sich im Wasser und in dessen Nähe aufhalten, und dazu gehören auch Swimmingpools und Badewannen, dürfen nicht aus den Augen gelassen werden – unabhängig davon, ob Schwimmhilfen benutzt werden. Ein Kind kann bereits ertrinken, wenn das Wasser nur wenige Zentimeter tief ist; damit können auch wassergefüllte Eimer, Regentonnen und Vogeltränken gefährlich sein.

Das Schwimmen und Bootfahren unter dem Einfluss von Alkohol und Beruhigungsmitteln ist gefährlich. Menschen, die zu Krampfanfällen neigen, aber medikamentös gut eingestellt sind, müssen zwar nicht auf das Schwimmen verzichten, sollten aber in Wassernähe – sei es beim Bootfahren, Duschen und Baden – vorsichtig sein.

Um die Gefahr von Beinaheertrinken zu verringern, sollte niemand allein schwimmen gehen und nur in Gewässern schwimmen, die von der Deutschen Lebensrettungsgesellschaft überwacht werden.

Wer gern im Meer schwimmt, sollte lernen, der so genannten Rippströmung (Rückströmung in die Brandungszone) auszuweichen, indem er parallel zur Küste schwimmt statt gerade darauf zu. Nichtschwimmer und kleine Kinder müssen unbedingt eine Rettungsweste tragen. Sogar beim Spielen in Wassernähe sollten sie eine Schwimmweste tragen. Wirbelsäulenverletzungen lassen sich vermeiden, indem man nicht in unbekannte und in flache Gewässer hineinspringt.

Behandlung

Je schneller die Wiederbelebungsmaßnahmen am Unfallort eingeleitet werden, desto größer ist die Chance, dass das Opfer ohne Gehirnschädigung überlebt. Es sollte alles getan werden, um das Opfer wiederzubeleben, auch wenn es lange Zeit unter Wasser war. Wenn nötig, müssen künstliche Beatmung und kardiopulmonale Reanimation (KPR) ▲ eingeleitet werden. Bei Verdacht auf eine Wirbelsäulenverletzung darf der Betroffene keinesfalls bewegt werden. Anschließend muss der Rettungsdienst gerufen werden.

Im Krankenhaus erhalten die meisten Patienten Sauerstoff. Wird der Sauerstoff unter Druck zugeführt, werden die kollabierten Lungenabschnitte wieder mit Luft gefüllt. Bei keuchender Atmung können bronchienerweiternde Medikamente gegeben werden. Manchmal ist eine Sauerstoffbehandlung in der Überdruckkammer erforderlich.

Bei einer Unterkühlung ■ muss das Opfer entsprechend aufgewärmt werden. Wirbelsäulenverletzungen ★ bedürfen einer Spezialbehandlung.

Bei leichten Symptomen kann der Betroffene nach einigen Stunden der Beobachtung in der Notaufnahme wieder nach Hause gehen. Sind die Symptome jedoch nach Stunden nicht abgeklungen oder ist der Sauerstoffgehalt im Blut niedrig, ist eine Krankenhauseinweisung unumgänglich.

Prognose

Ob jemand ein Beinaheertrinken ohne dauerhafte Schädigung von Gehirn, Herz und Lunge überlebt, entscheiden die Zeit unter Wasser, die Wassertemperatur (Unfälle in kaltem Wasser haben meist eine bessere Prognose), das Alter des Opfers (Kinder sind im Vorteil) und die Geschwindigkeit, mit der Wiederbelebungsmaßnahmen eingeleitet werden. Personen, die Alkohol getrunken haben, sind besonders gefährdet, den Unfall nicht zu überleben oder eine Gehirn- und Lungenschädigung zu erleiden. Ein Überleben ist noch nach 40 Minuten unter Wasser möglich.

Tauchunfall und Druckluftkrankheiten

Wer so tief taucht, dass er ein Atemgerät braucht, ist einer Reihe von Verletzungsgefahren ausgesetzt. Beim Tauchen in kaltem Wasser entsteht schnell eine gefährliche Unterkühlung, die zu Schwerfälligkeit und beeinträchtigtem Urteilsvermögen führt. Weitere mögliche Tauchrisiken sind Ertrinken, Bisse und Stiche durch Meerestiere, Sonnenbrand und Hitzeschäden, Schnittwunden und Prellungen sowie Seekrankheit. Medikamente, Alkohol und Drogen können in der Tiefe unvorhersehbare, gefährliche Wirkungen haben.

Die meisten tauchassoziierten Störungen sind durch die Druckveränderungen bedingt.

Sie können auch bei Tunnel- oder Caissonarbeitern (bei Unterwasserarbeiten eingesetzte Senkkästen) auftreten, die mit Druckluft arbeiten. Durch Einblasen von Druckluft wird im Inneren des Tunnels bzw. Kastens ein Überdruck erzeugt, der das Wasser verdrängt.

An Land lastet das Gewicht des Luftdrucks auf dem Körper, im Wasser ist es der Druck der auf dem Körper lastenden Wassermassen. Beim Tauchen wird der Druck oft in Metern Wasser-

---

▲ siehe Seite 1672   ■ siehe Seite 1641
★ siehe Seite 546

säule oder als absolute Atmosphäre (atm) angegeben. Zum Gesamtdruck gehören das Gewicht des Wassers, das in zehn Metern Tiefe eine Atmosphäre (14,7 Pfund pro Quadratzoll, PSI) beträgt und der Luftdruck an der Oberfläche, der ebenfalls eine Atmosphäre (atm) beträgt. Damit ist ein Taucher in zehn Metern Tiefe einem Gesamtdruck von 2 atm ausgesetzt; es lastet also doppelt so viel Druck auf ihm wie an der Oberfläche. Jedes weitere Sinken um zehn Meter bedeutet eine Druckerhöhung um eine Atmosphäre.

Tauchunfälle lassen sich in zwei große Kategorien unterteilen: Kompressionskrankheit bzw. Barotrauma und Dekompressionskrankheit.

Barotrauma

Diese Gewebeschädigung entsteht durch Volumenänderungen – Verdichtung oder Ausdehnung – von in verschiedenen Körperstrukturen enthaltenen Gasen.

Erhöhter Außendruck wird im Körper gleichmäßig durch das Blut und die Körpergewebe geleitet. Es entsteht keine Verdichtung (Kompression), weil diese Strukturen in erster Linie aus Flüssigkeit bestehen. So entsteht im Bein beispielsweise kein Druckgefühl, wenn der Wasserdruck zunimmt. Gase jedoch, wie die Luft im Inneren der Lunge, Nebenhöhlen und des Mittelohrs, aber auch im Hohlraum der Tauchermaske und -brille, verdichten sich oder dehnen sich aus, wenn der Außendruck zu- bzw. abnimmt. Diese Verdichtung und Ausdehnung kann Schmerzen und eine Gewebeschädigung verursachen.

NICHTPULMONALES BAROTRAUMA

Wenn der Taucher absteigt und der zunehmende Umgebungsdruck die gasgefüllten Teile des Körpers mit Ausnahme der Lunge schädigt, spricht man von einem nichtpulmonalen Barotrauma.

Bei 2 atm absoluten Drucks (in zehn Metern Tiefe) wird die Luft in den gasgefüllten Räumen des Körpers auf die Hälfte ihres ursprünglichen Volumens verdichtet. Wird der Druck im Inneren dieser Strukturen nicht durch den umgebenden Wasserdruck ausgeglichen, kann diese Druckdifferenz das Gewebe schädigen.

▲ siehe Abbildung Seite 1241

Symptome

Im Taucherjargon wird der Begriff »squeeze« (von engl. drücken, pressen) für Verletzungen verwendet, die durch Druckdifferenzen verursacht sind. Wird der Druck im Luftraum der Taucherbrille nicht richtig ausgeglichen, entsteht ein Unterdruck, der die Brille wie ein Saugnapf auf die Augen presst. Durch den Druckunterschied im Innern und außerhalb der Maske erweitern sich die Blutgefäße auf der Augenoberfläche. Flüssigkeit tritt aus, schließlich platzen sie und bluten. Doch obwohl die Augen rot und blutunterlaufen sind, ist das Sehvermögen nicht beeinträchtigt.

Ist der Druck im Mittelohr ▲ geringer als der Wasserdruck, wird dadurch das Trommelfell schmerzhaft nach innen gedrückt – unter Umständen sogar so weit, dass es platzt. Das ins Mittelohr einströmende kalte Wasser verursacht Schwindel, Verwirrtheit und Übelkeit, manchmal mit Erbrechen. Dadurch besteht für den Taucher die Gefahr zu ertrinken. Der Schwindel lässt nach, wenn das Wasser im Ohr Körpertemperatur erreicht. Ein geplatztes Trommelfell hat ein beeinträchtigtes Hörvermögen zur Folge und kann zur Mittelohrinfektion mit Schmerzen und Ohrausfluss führen. Ist auch das Innenohr geschädigt, entstehen ein plötzlicher Hörverlust sowie Ohrgeräusche (Tinnitus) und Schwindel.

Ähnlich wirken Druckunterschiede auf die Nebenhöhlen; sie verursachen Kopfschmerzen sowie Schmerzen im Gesichtsbereich. Durch den Druck auf die luftgefüllten Taschen in und unter den Zähnen oder Füllungen entstehen Zahnschmerzen.

Taucher, die beim Absteigen die Luft anhalten, können das Gefühl bekommen, ihre Brust wird zusammengequetscht. Das bleibt aus, wenn sie Druckluft aus dem Pressluftgerät atmen.

Vorbeugung und Behandlung

Der Druck in Lunge und Luftwegen wird mithilfe von Taucherhelm oder Pressluftgerät automatisch ausgeglichen. Mit dieser Druckluft lässt sich auch der Druck in den Nebenhöhlen ausgleichen, sofern ihr Zugang nicht durch Entzündung oder eine Infektion der oberen Atemwege verlegt ist. In der Tauchermaske sorgt die Nasenluft für Druckausgleich. Die Druckdifferenz im Mittelohr lässt sich durch Gähnen und Schlucken ausgleichen – dadurch wird die Eustachische Röhre, die das Mittelohr mit der hinteren Rachenwand verbindet, geöffnet.

Ohrstöpsel oder eine stramm sitzende Neoprenkappe bilden zum Trommelfell hin einen geschlossenen Raum, in dem kein Druckausgleich stattfinden kann. Auch der Druck in einer Taucherbrille kann nicht ausgeglichen werden. Deshalb sollten beim Tauchen weder Ohrstöpsel noch Taucherbrillen getragen werden.

Geschwollene Schleimhäute können es unmöglich machen, den Druck im Ohr und in den Nebenhöhlen auszugleichen. Die Einnahme von abschwellenden Mitteln direkt vor dem Tauchen kann vorübergehend die verlegten Nasenwege, die Eustachische Röhre und die Nebenhöhlen frei machen.

Ein geplatztes Trommelfell heilt meist von allein. Eine Mittelohrinfektion kann mit Antibiotika behandelt werden. Ein Riss zwischen Mittel- und Innenohr muss rasch operativ geschlossen werden, um Dauerschäden zu vermeiden.

PULMONALES BAROTRAUMA

Beim Auftauchen nimmt der Umgebungsdruck ab. Hierdurch dehnt sich die Luft in der Lunge aus, es entsteht eine Lungenschädigung.

Atmen unter hohem Druck

Luft ist ein Gasgemisch; seine Hauptbestandteile sind Stickstoff und Sauerstoff – in ganz geringer Menge enthält sie auch noch andere Gase. Jedes Gas hat einen so genannten Partialdruck, der durch die Konzentration des Gases und den Umgebungsdruck bestimmt wird. Sauerstoff und Stickstoff können bei hohem Partialdruck schädlich sein.

Sauerstofftoxizität entwickelt sich bei den meisten Menschen, wenn der Sauerstoffpartialdruck 1,6 Atmosphären (atm) beträgt, das entspricht dem Einatmen von Luft in etwas mehr als 60 Metern Tiefe. Dadurch entstehen Symptome wie ein Kribbeln, fokale Krampfanfälle (Gesichts- oder Lippenzuckungen), Schwindel, Übelkeit und Erbrechen sowie eingeengtes Gesichtsfeld. Bei etwa zehn Prozent der Betroffenen kommt es zu Krampfanfällen und Ohnmacht, die meist Ertrinken zur Folge haben.

Stickstoffnarkose (Tiefenrausch) wird durch hohen Stickstoffpartialdruck verursacht und ähnelt einer Alkoholvergiftung. Bei den Betroffenen stellt sich ein Hochgefühl ein, sie verlieren die Orientierung und ihr Urteilsvermögen nimmt ab. Sie tau-

chen entweder zu spät auf oder tauchen womöglich tiefer hinab, im Glauben, an die Oberfläche zu schwimmen. In der beim Tauchen verwendeten Atemluft macht sich dieses ab 30 Metern oder weniger bemerkbar, bei 100 Metern Tiefe (etwa 10 atm) setzt es den Taucher vollständig außer Gefecht.

Um diese Wirkung abzuschwächen, wird zum Tiefseetauchen statt normaler Luft meist ein spezielles Gasgemisch eingesetzt. Sauerstoff in geringer Konzentration wird anstelle mit Stickstoff mit Helium oder Wasserstoff – die beide keine narkotische Wirkung haben – als Verdünnungsgas gemischt.

Der **Anstieg des Kohlendioxidgehalts** im Blut ist für den Körper ein Signal zu atmen. Wer ohne Atemgerät taucht, atmet vor dem Abtauchen heftig ein und aus. Bei diesem Hyperventilieren wird viel Kohlendioxid abgeatmet, das Blut jedoch nur gering mit Sauerstoff angereichert. Der niedrige Kohlendioxidspiegel befähigt den Taucher, längere Zeit unter Wasser zu bleiben, ohne Luft holen zu müssen. Das ist jedoch nicht ungefährlich. Dem Taucher kann schnell der

Sauerstoff ausgehen, und er kann bewusstlos werden, bevor der Kohlendioxidgehalt im Blut so weit angestiegen ist, dass er als Reiz wirksam wird, aufzutauchen und wieder zu atmen. Dieses Phänomen ist wahrscheinlich für viele Todesfälle durch Ertrinken bei Harpunierern und anderen, die mit angehaltenem Atem tauchen, verantwortlich.

Bei manchen Tauchern steigt der Kohlendioxidspiegel im Blut an, weil sie ihre Atmung der erhöhten Anstrengung nicht anpassen. Andere halten Kohlendioxid zurück, weil die in der Tiefe eingeatmete dichtere Luft die Strömung in den Luftwegen und im Atemgerät des Tauchers behindert. Hohe Kohlendioxidspiegel können kurze Bewusstlosigkeiten, so genannte Blackouts verursachen, das Risiko für Krampfanfälle aufgrund der Sauerstofftoxizität erhöhen und die Tiefe einer Stickstoffnarkose verschlimmern. Bei Tauchern, die nach dem Tauchen häufig über Kopfschmerzen klagen oder sich mit einem besonders geringen Luftverbrauch brüsten, liegt der Verdacht nahe, dass sie zu viel Kohlendioxid zurückhalten.

Risikofaktoren beim Tauchen

Tauchanfänger müssen durch einen erfahrenen Arzt auf ihre Tauchtauglichkeit und folgende körperliche und psychische Störungen hin untersucht werden, die das Unfall- und Verletzungsrisiko beim Tauchen erhöhen:

- Alkohol- und Drogenmissbrauch
- Chronisch und akut verlegte Nase und Nebenhöhlen
- Typ-1-Diabetes
- Schläfrig machende Medikamente
- Epilepsie
- Ohnmachtsanfälle
- Impulsives Verhalten, erhöhte Unfallneigung
- Herzrhythmusstörungen
- Lungenerkrankungen wie Asthma, Lungenzysten, Lungenemphysem, früherer Pneumothorax
- Übergewicht*
- Höheres Lebensalter*
- Offenes Foramen ovale (ein angeborener Herzfehler)
- Körperliche Behinderungen
- Schlechte Herz-Kreislauf-Fitness
- Schwangerschaft
- Geplatztes Trommelfell

Berufstaucher müssen sich zusätzlichen Untersuchungen, z. B. Herz-Lungen-Funktionstests, Belastungs-EKG, Hör- und Sehtests sowie Röntgenuntersuchung des Skeletts, unterziehen. Darüber hinaus ist natürlich eine solide Taucherausbildung unabdingbar.

* Erhöhtes Risiko für Dekompressionskrankheit

Da höherer Druck die Luft zusammendrückt, enthält jeder Atemzug in der Tiefe wesentlich mehr Moleküle als einer außerhalb des Wassers. In zehn Metern Tiefe (2 atm) atmet ein Taucher doppelt so viele Moleküle ein wie an Land. Damit verbraucht er seinen Luftvorrat doppelt so schnell. Nimmt dagegen der Druck ab, dehnt sich die Luft aus – das Luftvolumen nimmt zu. Füllt also ein Taucher in zehn Metern Tiefe

seine Lunge mit Luft und steigt dann auf, ohne frei ausatmen zu können, verdoppelt sich das Luftvolumen in seiner Lunge. Hierdurch wird die Lunge überbläht.

Bei einer Lungenüberblähung können Lungenbläschen zerreißen und Luft freisetzen. Die Luft kann in Blasen ins Blut übertreten (Luftembolie ▲) und auf diesem Weg zu den Körperorganen gelangen. Hier können die Luftblasen kleine Blutgefäße verlegen. Die am häufigsten betroffenen Organe sind Gehirn und Herz. Eine Luftembolie ist die größte Gefahr beim Tauchen.

Aus der Lunge austretende Luft kann in den Raum zwischen Lunge und Brustwand strömen und die Lunge zusammenfallen lassen (Pneumothorax ■). Die aus der überblähten Lunge austretende Luft kann in das das Herz umgebende Gewebe (Mediastinalemphysem) und sogar unter die Haut am Hals und im oberen Brustbereich (Hautemphysem) gepresst werden. Meist entsteht eine Luftembolie, wenn ein Taucher mit Atemgerät beim Auftauchen die Luft anhält, nachdem er zuvor in der Tiefe Atemnot verspürt hat. Vor Panik vergessen die meisten Taucher in dieser Situation, frei auszuatmen, während sich beim Aufstieg die Luft in ihrer Lunge ausdehnt. Eine Luftembolie kann sogar in ein Meter Tiefe auftreten, wenn der Taucher Druckluft eingeatmet hat und beim Auftauchen nicht wieder ausatmet.

Symptome

Die Symptome einer Luftembolie treten innerhalb von ein bis zwei Minuten nach Durchstoßen der Wasseroberfläche auf. Eine Luftembolie im Gehirn verursacht häufig Symptome, die denen eines Schlaganfalls ähneln – dazu gehören Kopfschmerzen, Verwirrtheit, Erregtheit und Teillähmungen. Manche Personen verlieren plötzlich das Bewusstsein und erleiden Krampfanfälle. Eine schwere Luftembolie kann die Blutversorgung des Herzens und der großen Arterien unterbrechen und zum Schock ★ führen.

Pneumothorax und Pneumomediastinum (Mediastinalemphysem) verursachen Brustschmerzen und Atemnot. Manche Betroffene husten Blut oder haben blutigen Schaum vor dem Mund. In das Unterhautgewebe des Halses gepresste Luft kann die Funktion der Stimmbänder beeinträchtigen und die Stimme fremd klingen lassen. Ein Hautemphysem verursacht beim Berühren ein knirschendes Geräusch (Schneeballknirschen).

Vorbeugung und Behandlung

Taucher, die mit Atemgerät tauchen, dürfen

▲ siehe Seite 269   ■ siehe Seite 298
★ siehe Seite 135

beim Aufsteigen nicht die Luft anhalten. Die ganze Luft, die in der Tiefe eingeatmet wurde – das kann auch schon für die Tiefe eines Schwimmbeckens gelten –, muss beim Aufsteigen frei ausgeatmet werden.

Verliert ein Taucher während des Aufsteigens oder kurz danach das Bewusstsein, besteht Verdacht auf eine Luftembolie, die unverzüglich behandelt werden muss. Der Betroffene muss sofort Sauerstoff erhalten und in eine geeignete Druckkammer gebracht werden, um die Luftblasen zu komprimieren und im Blut wieder in Lösung zu bringen. Eine Reihe von Kliniken verfügt über solche Druck- bzw. Rekompressionskammern. Bei einem Flug sinkt – selbst in niedriger Höhe – der Luftdruck, und die Luftblasen können sich weiter ausdehnen. Dennoch ist ein Flug gerechtfertigt, wenn dadurch entscheidende Zeit für den Transport zu einer geeigneten Druckkammer gewonnen wird. Wenn möglich sollte das Flugzeug über eine Druckkabine verfügen, die künstlich einen Luftdruck herstellt, der dem auf Meereshöhe ähnelt, oder es sollte nicht auf über 3 000 Meter Flughöhe aufsteigen.

Ein kleiner Pneumothorax bedarf keiner Behandlung, ein großer jedoch verursacht schwere Atemstörungen. Dann muss die Luft aus dem Pleuraraum abgesaugt werden. Die Behandlung des Pneumomediastinums und des Hautemphysems besteht meist in Bettruhe und der Gabe von Sauerstoff über eine Atemmaske.

Dekompressionskrankheit

Der unter erhöhtem Umgebungsdruck in Blut und Gewebe gelöste Stickstoff bildet bei Druckabfall Gasbläschen (Dekompressionskrankheit, Caisson-Krankheit, Druckfallkrankheit, Bends).

Luft besteht in erster Linie aus Stickstoff und Sauerstoff. Da hoher Druck die Luft komprimiert, enthält jeder Atemzug in der Tiefe wesentlich mehr Moleküle als einer außerhalb des Wassers. Da der Körper kontinuierlich Sauerstoff verwertet, sammeln sich diese unter hohem Umgebungsdruck eingeatmeten zusätzlichen Sauerstoffmoleküle nicht an. Die zusätzlichen Stickstoffmoleküle jedoch reichern sich in Blut und Gewebe an. Wenn der Umgebungsdruck nun sinkt, wie es beim Auftauchen und Verlassen des Caisson der Fall ist, bildet der angereicherte Stickstoff, wenn er nicht sofort abgeatmet werden kann, Gasbläschen in Blut und Gewebe. Diese Bläschen können sich ausdehnen und das

Gewebe schädigen, oder sie können in vielen Organen die Blutgefäße blockieren – entweder direkt oder indem sie die Bildung von Blutpfropfen verursachen. Diese Verengung der Blutgefäße verursacht Schmerzen und eine Vielzahl anderer Symptome. Stickstoffbläschen verursachen außerdem eine Entzündung, die Schwellungen und Schmerzen in den Muskeln, Gelenken und Sehnen hervorruft.

Die Gefahr einer Dekompressionskrankheit nimmt mit steigendem Umgebungsdruck (d. h. mit der Tauchtiefe) und mit der Dauer der Gesamttauchzeit zu. Weitere Risikofaktoren sind schnelles Auftauchen, Müdigkeit, große körperliche Anstrengung während des Tauchens, kaltes Wasser, vermehrtes Körperfett und höheres Lebensalter. Da der angereicherte Stickstoff nach jedem Tauchgang mindestens zwölf Stunden im Körpergewebe gelöst bleibt, steigt das Risiko bei mehreren Tauchgängen am Tag. Ein Flug kurz nach dem Tauchen (z. B. am Ende des Urlaubs) kann durch die beim Fliegen verringerte Druckminderung die Gefahr für eine Dekompressionskrankheit erhöhen.

Stickstoffblasen bilden sich in den kleinen Blutgefäßen und in den Körpergeweben. Solche mit hohem Fettgehalt, wie die des zentralen Nervensystems, sind besonders gefährdet, da sich Stickstoff in Fetten rasch löst.

Die Dekompressionskrankheit kann viele Organe betreffen und mild bis schwer verlaufen.

Symptome

Die Symptome der Dekompressionskrankheit entwickeln sich schrittweise und langsamer als die des pulmonalen Barotraumas. Nur die Hälfte der Betroffenen weist innerhalb einer Stunde nach dem Auftauchen Symptome auf; sechs Stunden danach jedoch die meisten.

Die weniger gravierende Form der Dekompressionskrankheit (Typ I) ist durch Muskel- und Gelenkschmerzen, die so genannten »**Bends**«, charakterisiert. Die Schmerzen betreffen in erster Linie die Gelenke der Arme und Beine, sind aber oft schwer zu lokalisieren und schlecht zu beschreiben. Der Schmerz kann anfänglich mild sein, kommen und gehen, um danach ständig zuzunehmen und sehr stark zu werden. Der Schmerz kann schneidend sein und als »tief« und »bohrend« beschrieben werden. Seltenere Symptome sind Juckreiz, eine gesprenkelte Haut und extreme Müdigkeit. Diese Symptome können die Vorboten gefährlicherer Störungen sein.

Die schwerere Form der Dekompressionskrankheit (Typ II) zeigt meist neurologische Symptome, die von einem leichten Taubheitsgefühl bis zur Lähmung reichen können. Das Rückenmark ist besonders verletzungsanfällig. Bei einer Rückenmarkbeteiligung können Taubheitsgefühl, Kribbeln und Schwäche in den Armen und/oder Beinen auftreten. Leichte Schwäche oder Kribbeln können sich über Stunden zu einer dauerhaften Lähmung weiterentwickeln. Es kann kein Wasser mehr gelassen werden, Bauch- und Rückenschmerzen treten häufig auf. Die Zeichen einer Gehirnbeteiligung ähneln denen einer Luftembolie: Kopfschmerzen, Verwirrtheit, Sprachstörungen und Doppeltsehen. Selten kommt es zur Bewusstlosigkeit.

Sind die Nerven des Innenohrs betroffen, entsteht starker Schwindel, der so genannte »staggers«. Gasblasen, die durch die Venen zur Lunge wandern, verursachen Husten, Schmerzen hinter dem Brustbein und zunehmende Atemnot – ein Erscheinungsbild, das als »Chokes« bekannt ist. In schweren Fällen kommt es zum Kreislaufkollaps.

Zu den späten Erscheinungsformen der Dekompressionskrankheit gehört die Zerstörung von Knochengewebe (dysbare Osteonekrose, avaskuläre Knochennekrose), vor allem in Schulter und Hüfte, die chronische Schmerzen und schwere körperliche Behinderung verursacht. Diese Schädigung ist bei Berufstauchern und Drucklufttauchern bzw. Caissonarbeitern sehr viel verbreiteter als bei Freizeittauchern, wahrscheinlich weil sie häufiger einem erhöhtem Umgebungsdruck ausgesetzt sind und ihre »Bends« nicht richtig erkannt und damit auch nicht behandelt werden. Die Knochen- und Gelenkverletzungen können sich über Monate oder Jahre hin schleichend verschlimmern. Ist das Gelenk erst einmal schwer geschädigt, ist der Gelenkersatz die einzige Behandlungsmöglichkeit.

Neurologische Dauerschäden, wie eine teilweise Lähmung, sind häufig das Ergebnis, wenn eine Rückenmarkschädigung zu spät oder falsch behandelt wird. Manchmal ist der ursprüngliche Schaden aber auch zu schwer, als dass er behoben werden könnte. Wiederholte Behandlungen mit Sauerstoffüberdruck scheinen manchmal den Heilungsprozess zu unterstützen.

Diagnose und Behandlung

Die Dekompressionskrankheit wird anhand der Symptome und im zeitlichen Zusammenhang mit dem Tauchen diagnostiziert. Untersuchungsverfahren wie die Computertomographie oder die Kernspintomographie zeigen zwar in manchen Fällen eine Gehirn- oder Rückenmarkschädigung, sind aber nicht zuverlässig.

Die Rekompressionstherapie muss so oder so eingeleitet werden, bevor die Befunde vorliegen, es sei denn die Diagnose ist ungewiss und der Zustand des Tauchers ist stabil.

Taucher, die lediglich über Juckreiz, Hautausschlag und extreme Müdigkeit klagen, sollten unter Beobachtung bleiben, da sich ernstere Symptome entwickeln können. Reiner Sauerstoff über eine Atemmaske kann die Beschwerden lindern.

Alle anderen Symptome der Dekompressionskrankheit erfordern eine sofortige Rekompression in der Überdruckkammer, damit sich die Durchblutung normalisiert und das Gewebe wieder genügend mit Sauerstoff versorgt wird. Nach der Rekompression wird der Druck allmählich wieder gesenkt, wobei in bestimmten Abständen gestoppt wird, damit das überschüssige Gas aus dem Körper entweichen kann. Da die Symptome innerhalb der ersten 24 Stunden wieder auftreten oder sich verschlimmern können, werden auch Taucher mit nur leichten oder vorübergehenden Schmerzen oder neurologischen Symptomen behandelt.

Wird die Rekompressionstherapie innerhalb von 48 Stunden nach dem Tauchunfall eingeleitet, ist sie in jedem Fall sinnvoll. Sie sollte auch dann angestrebt werden, wenn bis zur nächsten Druckkammer einige Distanz zurückzulegen ist. Während der Wartezeit und des Transports sollte über eine dicht abschließende Atemmaske Sauerstoff verabreicht und Flüssigkeit oral oder intravenös zugeführt werden. Die Behandlung sollte nicht lange aufgeschoben werden, weil sonst die Gefahr einer Dauerschädigung größer wird.

Vorbeugung

Die Dekompressionskrankheit lässt sich in der Regel vermeiden, indem man die Menge des insgesamt aufgenommenen Gases beschränkt. Dieses geschieht, indem der Taucher nur so lange und so tief taucht, dass keine Dekompressionspausen nötig sind (so genannte No-stop-Limits). Er kann sich beim Auftauchen auch an die in einer Dekompressionstabelle angegebenen Dekompressionspausen halten. Diese Tabelle vermittelt eine Auftauchmethode, bei der überschüssiger Stickstoff ohne Schaden entweichen kann. Viele Taucher tragen mittlerweile einen Tauchcomputer, der u. a. die aktuelle und maximale Tauchtiefe sowie die abgelaufene Tauchzeit anzeigt. Der Computer rechnet aus, wann der richtige Zeitpunkt für einen sicheren Aufstieg gekommen ist und wann Dekompressionsstopps erforderlich sind.

Viele Taucher halten sich nicht nur an die Dekompressionstabellen und an die Computerrichtlinien zum Auftauchen, sondern legen zusätzlich in etwa fünf Meter Tiefe eine Sicherheitspause von einigen Minuten ein.

Doch selbst wenn man sich strikt an die Richtlinien hält, ist damit die Gefahr einer Dekompressionskrankheit doch nicht komplett gebannt. Etwa die Hälfte aller Dekompressionskrankheiten treten nach No-stop-Dekompressionstauchgängen auf, und diese Ereignisse werden trotz des mittlerweile weit verbreiteten Gebrauchs von Tauchcomputern nicht weniger.

Darüber hinaus sind weitere Vorsichtsmaßnahmen erforderlich. So wird nach mehrtägigem Tauchen beispielsweise empfohlen, zunächst zwölf bis 24 Stunden in Höhe des Wasserspiegels zu verbringen und erst danach höher gelegene Orte aufzusuchen oder eine Flugreise anzutreten. Taucher, die sich von einer leichten Dekompressionskrankheit komplett erholt haben, sollten mindestens zwei Wochen auf das Tauchen verzichten. Wer trotz aller Vorsicht eine Dekompressionskrankheit entwickelt hat, sollte sich zuerst gründlich auf eine etwaige Grunderkrankung wie einen Herzfehler hin untersuchen lassen, bevor er wieder taucht.

Die 24-Stunden-Hotline der DAN (Divers Alert Network) Zentrale Deutschland (Tel.: 0431 5409-0) gibt Informationen zu Tauchunfällen und Tauchsicherheit.

Höhenkrankheit

Die Höhenkrankheit wird durch die in großer Höhe verminderte Sauerstoffversorgung verursacht.

Mit zunehmender Höhe nimmt der atmosphärische Druck ab, und die dünner werdende Luft enthält weniger Sauerstoff. So enthält beispielsweise die Luft in Denver (etwa 1600 Meter Höhe) im Vergleich zu der auf Meereshöhe 20 Prozent weniger Sauerstoff, die Luft in Aspen, Colorado (etwa 2500 Meter Höhe), etwa 25 Prozent weniger und die Luft auf dem Gipfel des Mount Everest (fast 9000 Meter Höhe) etwa 66 Prozent weniger Sauerstoff.

Zur Höhenkrankheit kommt es, wenn durch den Sauerstoffmangel in großer Höhe die Flüssigkeit im Blut aus den kleinen Blutgefäßen, den Kapillaren, in das umliegende Gewebe austritt und Schwellungen verursacht (Ödeme). Wie sich die Höhenkrankheit auswirkt, hängt in erster Linie von ihrem Schweregrad ab und davon, wo sich die Flüssigkeit im Körper ansammelt. Ein leichtes Gehirnödem verursacht die akute Höhenkrankheit, ein schwereres das Höhenhirnödem. Durch eine Flüssigkeitsansammlung in der Lunge entsteht das Höhenlungenödem, in den Händen, Füßen und im Gesicht das Höhenödem.

Die Höhenkrankheit ist häufig bei Menschen, die in große Höhen reisen bzw. aufsteigen. Wie schwer die Erkrankung ist, hängt von der Höhe ab und von der Geschwindigkeit, in der man dorthin aufsteigt. So entwickeln die meisten Menschen, die innerhalb von ein bis zwei Tagen auf über 2000 Meter aufsteigen, ein Höhenödem. Eine akute Höhenkrankheit entwickelt sich bei zehn Prozent der Menschen, die zu schnell auf über 2500 Meter aufsteigen, bei 25 Prozent der Menschen in über 2700 Meter Höhe und bei fast der Hälfte der Menschen in über 4300 Meter. Das Höhenlungen- und das Höhenhirnödem entwickeln sich selten in Höhen unter 3000 Meter.

Menschen, die normalerweise auf Meeresspiegelniveau oder in sehr geringer Höhe leben, sind besonders anfällig für die Höhenkrankheit. Dasselbe gilt für Menschen, die sich kurz nach dem Aufstieg körperlich stark anstrengen. Patienten mit bestimmten Lungenerkrankungen (z. B. chronisch obstruktive Lungenerkrankung), Herz-Kreislauf-Erkrankungen (z. B. Angina pectoris, Herzinsuffizienz und periphere Gefäßerkrankung) und Bluterkrankungen (z. B. Sichelzellenanämie und Hämoglobin-SC-Krankheit) können in großer Höhe besondere Probleme bekommen. Asthma scheint sich in großer Höhe

Andere Erkrankungen, die sich in großer Höhe entwickeln

In großer Höhe können Störungen auftreten, die, anders als die klassische Höhenkrankheit, nicht durch eine Flüssigkeitsansammlung verursacht sind.

Netzhautblutungen (flächenartige Blutung auf der Netzhaut am Augenhintergrund) können sich bei einem Aufstieg in Höhen von 2 500 Metern und mehr entwickeln. Netzhautblutungen verursachen selten Symptome. Wenn es jedoch in dem für das zentrale Sehen verantwortlichen Bereich (Makula) blutet, entsteht ein kleiner blinder Fleck – dann ist der Abstieg anzutreten. Ansonsten verschwinden die Netzhautblutungen nach ein bis zwei Wochen wieder von selbst.

Schneeblindheit ist ein Sonnenbrand der Augen, der sich oft in großer Höhe entwickelt. Der Anteil an UV-Strahlung im Licht erhöht sich alle 300 Höhenmeter um fünf Prozent. Die Reflexion durch Schnee macht das Licht noch intensiver. Selbst an bewölkten Tagen kann starkes UV-Licht die Augen verblitzen. Die Symptome der Schnee-blindheit entwickeln sich sechs bis zwölf Stunden nach der Verbrennung. Die Augen beginnen zu schmerzen, werden rot und geschwollen. Lichtempfindlichkeit und ein Fremdkörpergefühl wie Sand in den Augen entstehen. Schmerzmittel, kalte Kompressen und Augenpflaster helfen meist. Die Symptome klingen nach etwa 24 Stunden ab. Zum Schutz vor Schneeblindheit sollte eine Sonnenbrille mit hohen UV-Schutz und Seitenschutz getragen werden.

Eine **Entzündung von Rachen und Bronchien** entwickelt sich oft in über 3 000 Meter Höhe. Die trockene, kalte Luft reizt den Rachen und die Lunge und verursacht Halsschmerzen und einen abgehackten Husten. Dieser kann so schwer sein, dass dabei Rippen brechen. Viel trinken und vermehrter Speichelfluss durch Lutschen von Bonbons lindern die Symptome. Gesichtsmasken aus Seide oder ähnlichem Material sind ebenfalls hilfreich, indem sie die feuchte, heiße Ausatemluft aus Mund und Nase auffangen.

Die **chronische Höhenkrankheit** (Monge-Krankheit) kann sich bei manchen Menschen, die auf über 3 600 Meter Höhe leben, über Monate und Jahre hin entwickeln. Diese Störung entsteht, wenn der Körper den Sauerstoffmangel mit der Bildung zu vieler roter Blutkörperchen ausgleicht (sekundäre Polyzythämie ▲). Durch diese überschüssigen roten Blutzellen wird das Blut so dick, dass es nur schwer durch die kleinen Blutgefäße fließt. Zu den Symptomen gehören Kopfschmerzen, wirre Gedanken, Schlafstörungen, Benommenheit, Schmerzen sowie Atembeschwerden. In Beinen und Lunge können sich Blutgerinnsel (Thromben) bilden, die Pumpleistung des Herzens reicht oft nicht mehr aus. Die regelmäßige Entnahme von zirka 500 ml Blut kann vorübergehend Linderung verschaffen, die einzig effektive Behandlung ist letztendlich jedoch der Abstieg auf Meereshöhenniveau. Bis zur kompletten Wiederherstellung kann es einige Monate dauern.

hingegen nicht zu verschlimmern. Ein mehrwöchiger Aufenthalt unterhalb von 3 000 Meter scheint für eine Schwangere und den Fetus nicht gefährlich zu sein. Für das Risiko, eine Höhenkrankheit zu entwickeln, ist es ohne Belang, wie fit jemand ist. Ältere Personen sind von der Höhenkrankheit seltener betroffen als jüngere. Personen, die bereits einmal ein Höhenlungen- oder Höhenhirnödem hatten, haben bei einem neuerlichen Aufstieg ein erhöhtes Risiko.

Der Körper der meisten Menschen passt sich innerhalb einiger Tage an Höhen bis 3 000 Meter an, indem er mehr Blutkörperchen produziert, damit mehr Sauerstoff in die Körpergewebe transportiert werden kann. Bei größerer Höhe dauert eine solche Akklimatisierung Tage oder gar Wochen. Einigen Menschen gelingt es schließlich auch in Höhen von über 5 000 Metern, normalen Tätigkeiten nachzugehen.

Symptome und Diagnose

Die **akute Höhenkrankheit** ist eine milde Form der Höhenkrankheit. Die Symptome entwickeln sich normalerweise innerhalb von vier bis zwölf

▲ siehe Kasten Seite 1017

Stunden nach dem Aufstieg und umfassen Kopfschmerzen, Benommenheit und, vor allem bei körperlicher Anstrengung, Atemnot. Appetitlosigkeit mit Übelkeit und Erbrechen können zusammen mit Müdigkeit, Schwäche und Reizbarkeit folgen. Manche Personen beschreiben die Symptome als den Katersymptomen ähnlich. Auch Schlafstörungen sind möglich. Die Symptome klingen normalerweise nach 24 bis 36 Stunden wieder ab. Allerdings kann sich die akute Höhenkrankheit zu den schweren Formen der Höhenkrankheit weiterentwickeln.

Ein **Höhenödem** verursacht Schwellungen an den Händen, Füßen und, beim Aufwachen, im Gesicht. Die dadurch verursachten Beschwerden sind geringfügig und klingen meist nach ein paar Tagen wieder ab.

Das **Höhenlungenödem** kann innerhalb weniger Stunden von einer leichten Erkrankung zu einer lebensbedrohlichen werden. Die Symptome treten oft während der zweiten Nacht nach dem Aufstieg auf, sind nachts stärker und verschlimmern sich immer weiter. Zu den mäßig schweren Symptomen zählen Atemnot in Ruhe, Verwirrtheit, rosa oder blutiger Schleim, Fieber sowie eine Blaufärbung von Haut, Lippen und Nägeln. Schwere Symptome sind Ringen nach Luft mit gurgelnden Atemgeräuschen.

Das **Höhenhirnödem** liegt in milder Ausprägung auch bei anderen Formen der Höhenkrankheit vor. In seiner schweren Gestalt verursacht es jedoch Kopfschmerzen, Verwirrung, einen unsicheren und unkoordinierten Gang und Koma. Die Symptome können innerhalb weniger Stunden von leicht bis lebensgefährlich fortschreiten.

Die Diagnose der Höhenkrankheit stützt sich in erster Linie auf die Symptome. Beim Höhenlungenödem lässt sich manchmal mit einem Stethoskop Flüssigkeit in der Lunge nachweisen. Eine Röntgenaufnahme der Brust und der gemessene Sauerstoffgehalt im Blut helfen ebenfalls, die Diagnose zu bestätigen.

Behandlung

Bei einer akuten Höhenkrankheit sollte der Aufstieg abgebrochen und eine Ruhepause eingelegt werden. Der Aufstieg in größere Höhe sollte erst fortgesetzt werden, nachdem die Symptome verschwunden sind. Den meisten Personen mit akuter Höhenkrankheit geht es innerhalb von ein bis zwei Tagen besser. Azetazolamid und Kortison, wie Dexamethason, lindern die Symptome. Gegen Kopfschmerzen helfen Parazetamol und nichtsteroidale Entzündungshemmer ▲.

Bei schwereren Symptomen sollte Sauerstoff über eine Gesichtsmaske gegeben werden. Ist dies nicht möglich, bleiben die Symptome bestehen oder verschlimmern sie sich, sollte der Betroffene absteigen, am besten mindestens 750 Meter tiefer.

Bereitet das Höhenödem Probleme, können Diuretika, wie Hydrochlorothiazid, helfen. Die Schwellung klingt jedoch auch ohne Behandlung nach dem Abstieg ab.

Personen mit Höhenlungenödem sollten Sauerstoff erhalten und, wenn sich keine rasche Besserung zeigt, möglichst schnell in tiefere Lagen gebracht werden. Nifedipin hilft vorübergehend, indem es den Blutdruck in den Lungenarterien senkt.

Bei Anzeichen eines Höhenhirnödems muss der Betroffene möglichst schnell in möglichst tiefe Lagen transportiert werden. Außerdem sollten Sauerstoff und Kortison, wie Dexamethason, gegeben werden.

Ist ein unverzüglicher Abstieg nicht möglich, kann eine Überdruckbehandlung eingeleitet werden. Hierzu wird der Kranke in einen speziellen Überdrucksack oder ein Zelt aus leichtem Gewebe gelegt. Der Sack wird luftdicht abgeschlossen und der Druck darin mit einer Handpumpe erhöht. Der Kranke bleibt zwei bis drei Stunden in dem Sack. Diese Behandlungsmethode ist ebenso wirksam wie die Gabe von Sauerstoff, der beim Bergsteigen nicht immer zur Verfügung steht.

Vorbeugung

Die Höhenkrankheit lässt sich am ehesten durch einen langsamen Aufstieg verhindern. Um auf 2 500 Meter zu gelangen, sollte man sich zwei Tage Zeit geben, dann sollten an einem Tag nicht mehr als 300 bis 600 Meter überwunden werden. Die Aufstiegsgeschwindigkeit sollte verlangsamt werden, sobald Symptome einer Höhenkrankheit auftreten. Die Höhe, in der man übernachtet, ist wichtiger, als die während des Tages erreichte Gesamthöhe.

Azetazolamid kann, wenn es zu Beginn des Aufstiegs genommen wird, dazu beitragen, die Entstehung der Höhenkrankheit zu verhindern. Nach ihrem Auftreten hilft es, die Symptome zu lindern. Das Mittel sollte noch einige Tage nach dem Abstieg weiter genommen werden. Dexamethason soll sich für den gleichen Zweck einsetzen lassen. Ginkgo hat sich für die Vorbeugung der Höhenkrankheit als mäßig wirksam

▲ siehe Seite 434

erwiesen. Hatte jemand bereits ein Höhenlungenödem, kann Nifedipin, zu Beginn des Aufstiegs gegeben, ein neuerliches Auftreten verhindern.

Nach Ankunft am Ziel sollten ein bis zwei Tage lang heftige Anstrengungen vermieden werden. Empfehlenswert ist es zudem, viele kleine kohlenhydratreiche Mahlzeiten statt einiger weniger und schwerer Mahlzeiten zu sich zu nehmen und etwa vier Liter Flüssigkeit zu trinken. Auf Alkohol und Beruhigungsmittel, die der akuten Höhenkrankheit ähnliche Symptome verursachen können, sollte verzichtet werden.

Sportler, die im Flachland leben, müssen sich auf einen Wettbewerb in großer Höhe angemessen vorbereiten. Bei Disziplinen mit hoher Intensität, wie Kurzstreckenläufen und Sprüngen, ist es am günstigsten, weniger als einen Tag vor dem Wettkampf einzutreffen. Bei Ausdauersportarten ist die beste Voraussetzung für ein optimales Leistungsniveau hingegen, wenn der Sportler bereits einige Wochen vorher in geringer Höhe trainiert, jedoch in großer Höhe schläft.

KAPITEL 295

Vergiftungen

Zu Vergiftungen kommt es, wenn giftige Substanzen verschluckt oder inhaliert werden oder mit Haut, Augen und Schleimhäuten, wie beispielsweise der von Mund, Scheide und Penis, in Kontakt kommen.

Die Häufigkeit von Vergiftungsfällen lässt sich daran ablesen, wie oft der Giftnotruf zur Beratung kontaktiert wird. Mehr als 70 Prozent der Nachfragen beziehen sich auf Kinder, wobei es sich allermeistens um Vergiftungen durch einen Unfall handelt. Im Unterschied dazu beziehen sich bei Erwachsenen nur 27 Prozent der Anfragen auf unfallbedingte Vergiftungen. Fast die Hälfte beruht bei Erwachsenen auf Selbstmordversuchen. Den Rest machen Arbeitsunfälle und umweltbedingte Erkrankungen aus.

Als Vergiftungsmittel stehen bei Kindern Haushaltschemikalien, Drogerieprodukte und – nachrangig – Medikamente im Mittelpunkt; jahreszeitlich verschieden kommen dann auch noch Pflanzen hinzu. Bei Erwachsenen beruhen Vergiftungen vornehmlich auf Medikamenten.

Erste Hilfe und Vorbeugung

Nur wer bei Vergiftungen ruhig und überlegt handelt, kann helfen. Sicherheit geht vor Geschwindigkeit. Die Helfer müssen dabei auch bedenken, dass sie sich nicht selbst gefährden dürfen.

Die erste Hilfe besteht aus zwei Elementen: Das schädliche Mittel entfernen bzw. seine Wirkung verringern, dann gegebenenfalls den Giftnotruf (Vorwahl + 19240), Hausarzt oder ärztlichen Notdienst kontaktieren. Je nach Art der Vergiftung bedeutet das bei:

Verschlucken: Ein Glas Wasser, Tee oder Saft trinken. Keine Milch!

Kein Erbrechen auslösen. Kein Salzwasser trinken!

Kinder dürfen nicht beschimpft und weiter aufgeregt werden. Sie dürfen auch nicht mit Gewalt zu etwas gebracht werden. Das würde die weitere Behandlung erschweren.

Augenverätzung: Augen mindestens zehn Minuten unter laufendem lauwarmem Wasser spülen. Dabei versuchen, die Augenlider mit einer freien Hand offen zu halten, oder besser noch, jemand anderen das Lid aufhalten lassen. Gelingt dies nicht, Auge mit feuchtem Tuch auswischen. Gegebenenfalls Augenarzt aufsuchen.

Hautkontakt: Verseuchte Kleidung entfernen. Die Haut gründlich mit Wasser und Seife waschen.

Gasvergiftung: Immer rasch an die frische Luft bringen. Atmet der Vergiftete nicht mehr selbst, sofort mit der Mund-zu-Mund-Beatmung beginnen ▲.

Beim Telefonat mit dem Giftnotruf sollten Sie folgende Fragen beantworten können:
• Wem ist es passiert: Kind, Erwachsener, Tier?

▲ siehe Seite 1672

- Was wurde eingenommen: Medikament, Pflanze, Haushaltsmittel, Drogen? Produktname? Firma? Sonstiges?
- Wie geht es dem Betroffenen? Bewusstlos?
- Wie viel wurde eingenommen?
- Wann ist es passiert?
- Wo ist es passiert?
- Wie wurde es eingenommen: getrunken, gegessen, Hautkontakt, eingeatmet?
- Wer meldet? (Rückrufnummer bitte angeben)
- Wie alt ist der Betroffene?
- Was wurde bereits unternommen?

Diagnose und Behandlung

Für den Behandlungserfolg ist es wichtig, dass das Gift identifiziert werden kann. Darum sollte derjenige, der das Opfer in ärztliche Behandlung begleitet, den Behälter der giftigen Substanz, die Tablettenpackung, einen Teil der Pflanze, Pilze, Putzreste und eventuell etwas vom Erbrochenen mitnehmen.

Ärztlicherseits werden dann Urin- und Blutuntersuchungen gemacht.

Viele Vergiftungsopfer müssen stationär behandelt werden. Unabhängig vom Gift sind die Säulen der Behandlung: die Giftaufnahme stoppen, seine Ausscheidung beschleunigen, wenn vorhanden, ein Gegengift geben. Im Krankenhaus werden die Lebensfunktionen des Vergiftungsopfers kontrolliert, bis das Gift aus dem Körper ausgeschieden oder neutralisiert ist.

Wenn der Magen entleert werden muss, wird ein Schlauch durch Mund oder Nase eingeführt, durch den der Magen erst mit Wasser gespült und dann ausgepumpt wird (Magenspülung). Dieser Vorgang wird mehrmals wiederholt.

Je nach Art des Giftes und des Zustands des Kranken wird dann weiterbehandelt. Aktivkohle, die geschluckt oder über eine durch die Nase eingeführte Magensonde verabreicht wird, bindet im Verdauungstrakt erhebliche Mengen des Giftes und verhindert so seine Aufnahme ins Blut.

Mittels Hämodialyse ▲ kann die giftige Substanz aus dem Blut entfernt werden. Bei einer Hämoperfusion wird das Blut des Vergiftungsopfers durch Aktivkohle geleitet, an die sich die Schadstoffe binden.

Ist das Vergiftungsopfer stark benommen oder komatös, wird ein Beatmungstubus in die Luftröhre eingeführt und mit einem Beatmungsgerät verbunden. Der Beatmungsschlauch verhindert, dass Erbrochenes in die Lunge gelangt. Das Gerät hält die Atemfunktion aufrecht.

Krampfanfälle, Herzrhythmusstörungen, nied-

Nichtgiftige Haushaltsprodukte*

Antazida	Rasiercremes
Badeöle	und -lotionen
Bleichmittel	Schaumbäder
(weniger als	(Detergentien)
5 % Natrium-	Seifen und
hydrochlorit)	Seifenprodukte
Bleistifte (aus	Sonnenschutz-
Grafit)	und Bräu-
Deodorantien	nungsmittel
Duftkissen (äthe-	Süßstoffe
rische Öle,	(Saccharin,
Pulver)	Aspartam)
Duftwasser	Tinte (schwarz,
Handlotionen	blau)
und -cremes	Vaseline
Knetmasse	Wasserfarben
Körperlotionen	Weichspüler
Kosmetika	Wasserstoff-
Kreide (Kalzium-	peroxid
karbonat)	Zahnpasta mit
Klebstoffe	oder ohne
Marker-Stifte	Fluorid
Mineralöl	Zeitungspapier
Parfums	Zinkoxid
Permanent-	Zirkoniumoxid
marker	Zündhölzer
Räucherstäbchen	

* Praktisch jede Substanz, die in großen Mengen aufgenommen wird, kann giftig wirken.

riger oder hoher Blutdruck, Fieber und Erbrechen müssen ggf. gezielt behandelt werden.

Wenn die Nieren ihre Funktion einstellen, wird eine Hämodialyse nötig. Auch eine Leberinsuffizienz muss behandelt werden.

Wer durch Vergiftung Selbstmord begehen wollte, bedarf einer psychiatrischen Untersuchung und Behandlung.

Parazetamolvergiftung

Parazetamolhaltige Medikamente sind rezeptfrei erhältlich und sehr gebräuchlich ■. Vor allem Kinder bekommen bei Fieber diese Mittel häufig. Wenn verschiedene parazetamolhaltige Präparate gleichzeitig angewandt oder die emp-

▲ siehe Seite 827   ■ siehe Seite 87

fohlene Tagesdosis überschritten wird, besteht die Gefahr einer Vergiftung.

Parazetamol ist zwar normalerweise ein gut verträgliches Arzneimittel, kann bei Überdosierung jedoch die Leber schädigen und schlimmstenfalls Leberversagen zur Folge haben.

Symptome und Diagnose

Die Symptome einer Überdosierung von Parazetamol entwickeln sich in vier Stadien. Im Stadium I (nach einigen Stunden) kann es zu Erbrechen kommen, der Betroffene wirkt jedoch nicht krank. Viele bleiben bis Stadium II (nach 24 Stunden) symptomfrei. Dann aber treten Übelkeit, Erbrechen und Bauchschmerzen auf. In diesem Stadium weisen Blutuntersuchungen eine Leberfunktionsstörung nach. Im Stadium III (nach zwei bis fünf Tagen) verschlimmert sich das Erbrechen. Blutuntersuchungen zeigen, dass die Leber kaum noch funktioniert. Es entwickeln sich Gelbsucht und Blutungen. In Stadium IV (nach fünf Tagen) erholt sich der Patient entweder schnell wieder, oder es kommt zum Leberversagen.

Behandlung

Bei rechtzeitiger Gabe von Azetylzystein ist eine Parazetamolüberdosierung meist folgenlos zu überstehen. Andernfalls entsteht eine Leberinsuffizienz, die behandelt werden muss.

Azetylsalizylsäurevergiftung

Eine Überdosierung von Azetylsalizylsäure und anderen Salizylaten kann zu einer Akutvergiftung führen. Da dafür aber eine sehr große Menge Azetylsalizylsäure erforderlich ist, handelt es sich bei einer solchen Vergiftung nur selten um einen Unfall.

Am giftigsten ist Methylsalizylat, der Hauptinhaltsstoff des Wintergrünöls. Methylsalizylat ist Bestandteil vieler Rheumaeinreibungen. Für ein kleines Kind kann bereits ein Teelöffel voll geschluckten, reinen Methylsalizylats tödlich sein.

Symptome

Erste Symptome einer Azetylsalizylsäurevergiftung sind meist Übelkeit und Erbrechen, gefolgt von schneller Atmung, Ohrgeräuschen, starkem Schwitzen und manchmal Fieber. Bei einer schweren Vergiftung können sich später Benommenheit, Schwindel, Verwirrtheit, Krampfanfälle und Atemnot entwickeln.

Die Symptome der anhaltenden Azetylsali-

zylsäureüberdosierung entwickeln sich über Tage oder Wochen: Schwindel, Verwirrtheit und Halluzinationen. Benommenheit, schnelle Atmung und Kurzatmigkeit können ebenfalls hinzukommen.

Diagnose und Behandlung

In einer Blutprobe wird der Azetylsalizylsäurespiegel bestimmt. Über den Blut-pH-Wert und die Kohlendioxid- oder Bikarbonatkonzentration im Blut lässt sich ebenfalls der Schweregrad der Vergiftung bestimmen. Die Messungen werden im Behandlungsverlauf wiederholt, um bestimmen zu können, ob sich der Zustand des Patienten bessert.

Aktivkohle verhindert die Aufnahme von Azetylsalizylsäure ins Blut. Bei mäßig schweren bis schweren Vergiftungen wird natriumbikarbonathaltige Flüssigkeit intravenös gegeben. Sofern keine Nierenschädigung vorliegt, wird der Flüssigkeit noch Kalium zugesetzt. Diese Infusionslösung beschleunigt die Ausscheidung von Azetylsalizylsäure mit dem Urin. Verschlechtert sich der Zustand, kann die Azetylsalizylsäure mittels Hämodialyse aus dem Blut gefiltert werden. Bei Gerinnungsstörungen kann Vitamin K gespritzt werden.

Kohlenmonoxidvergiftung

Kohlenmonoxid ist ein farb- und geruchloses Gas, das eingeatmet verhindert, dass das Blut Sauerstoff transportiert und das Gewebe Sauerstoff effektiv nutzt. Bei einem hohen Kohlenmonoxidspiegel tritt eine Vergiftung ein. Da der Körper Kohlenmonoxid rasch abbaut, ist es nach einigen Stunden aus dem Blut verschwunden.

Kohlenmonoxid entsteht bei unvollständiger Verbrennung. Kraftfahrzeuge, Schmelzöfen, Gasbrenner, Kerosinheizgeräte und offen brennende Öfen und Kamine können eine Kohlenmonoxidvergiftung verursachen, wenn der Raum, in dem die Verbrennung stattfindet, unzureichend belüftet ist. Das Kohlenmonoxid, das beim Rauchen ins Blut aufgenommen wird, genügt normalerweise nicht, um Vergiftungserscheinungen zu verursachen.

Symptome und Diagnose

Eine leichte Kohlenmonoxidvergiftung verursacht Kopfschmerzen, Übelkeit, Erbrechen, Schwindel und Koordinationsstörungen. Eine schwerere Kohlenmonoxidvergiftung verursacht Verwirrtheit, Bewusstlosigkeit, Schmerzen in der Brust, Atemnot und Koma. Da Vergiftungsopfer nicht in der Lage sind, sich selbst in Sicherheit zu bringen, enden schwere Vergiftungen oft tödlich. In seltenen Fällen können sich nach der vorläufigen Genesung von einer Kohlenmonoxidvergiftung verzögerte neuropsychiatrische Symptome wie Gedächtnisverlust, Koordinationsstörungen und unkontrollierbarer Harnabgang entwickeln.

Das Gefährliche an einer Kohlenmonoxidvergiftung ist, dass Schläfrigkeit und Benommenheit meist nicht als Vergiftungssymptom gewertet werden. Damit kann sich eine Person mit leichter Vergiftung schlafen legen und nichts ahnend weiter Kohlenmonoxid einatmen. Menschen mit chronischer Kohlenmonoxidvergiftung, wie Heizer, können ihre Symptome anderen Ursachen wie einer Grippe und anderen Virusinfektionen zuschreiben.

Behandlung und Vorbeugung

Bei leichter Vergiftung genügt Frischluftzufuhr. Bei schweren Vergiftungen wird hoch konzentrierter Sauerstoff gegeben, meist über eine Atemmaske. Sauerstoff verdrängt das Kohlenmonoxid aus dem Blut und lindert die Vergiftungssymptome. Der Nutzen einer Sauerstoffüberdrucktherapie ist ungewiss.

Als Sicherheitsmaßnahme müssen Heizquellen, wie Gasheizgeräte, Öfen und Kamine mit Einrichtungen zur Brennstoffbelüftung versehen sein, wenn sie in Innenräumen betrieben werden. Ein offenes Fenster erfüllt den gleichen Zweck, indem es die Kohlenmonoxidkonzentration in der Luft vermindert. Ofenrohre zum Ableiten der Abgase müssen regelmäßig gewartet und auf Defekte und Undichtigkeiten hin überprüft werden.

Vergiftung durch ätzende Substanzen

Beim Schlucken von Ätzmitteln (starke Säuren und Laugen) entstehen Verätzungen, die Zunge, Mund, Speiseröhre und Magen schädigen. Diese Verätzungen können die Wand der Speiseröhre und des Magens durchfressen (perforieren). Aus einem solchen Durchbruch können Nahrung und Speichel austreten und im Brust- oder Bauchraum eine Infektion verursachen. Verätzungen, die nicht perforieren, können in der Speiseröhre und im Magen Vernarbungen verursachen.

Die schwersten Verätzungen verursachen hoch konzentrierte Industrieprodukte. Allerdings enthalten auch einige gebräuchliche Putzmittel und Haushaltsreiniger, wie Abfluss-, WC- und Spülmaschinenreiniger, ätzende Chemikalien wie Natriumhydroxid und Schwefelsäure.

Symptome

Der Schmerz in Mund und Rachen tritt schnell, manchmal innerhalb von Minuten auf. Vor allem beim Schlucken kann er sehr stark sein. Husten, Speicheln, Schluckhemmung und Atemnot können ebenfalls auftreten. Bei sehr schwerer Vergiftung mit stark ätzenden Chemikalien kann es zu extremem Blutdruckabfall (Schock) mit Atemnot und Brustschmerzen kommen.

Speiseröhre und Magen können noch eine Woche nach Verschlucken der Substanz perforieren, oft geschieht dies nach Erbrechen und starkem Husten. Die Speiseröhre kann zu dem zwischen den beiden Brustfellhöhlen gelegenen Raum, das Mediastinum, oder zu dem die Lunge umgebenden Bereich, die Pleurahöhle, durchbrechen. In beiden Fällen kommt es zu Brustschmerzen, Fieber, erhöhter Herzfrequenz, extrem niedrigem Blutdruck und zur Abszessbildung, die operativ behandelt werden muss. Eine Bauchfellentzündung verursacht starke Bauchschmerzen.

Eine vernarbte Speiseröhre ist verengt; das führt zu Schluckbeschwerden. Eine Speiseröhrenverengung entwickelt sich meist Wochen nach der Verätzung – auch nach einem anfangs milden Verlauf.

Diagnose und Behandlung

Zuerst wird der Mund auf eine Verätzung hin untersucht. Speiseröhre und Magen können jedoch auch verätzt sein, ohne dass der Mund entsprechende Zeichen aufweist. Deshalb wird der Arzt, vor allem wenn der Patient Schluckbeschwerden hat oder zu speicheln beginnt, das Innere der Speiseröhre endoskopisch auf Verätzungen untersuchen. Dadurch lässt sich das Ausmaß der Schädigung feststellen und möglicherweise auch das Risiko einer Speiseröhrenverengung abschätzen. Danach richtet es sich, ob später eine Operation notwendig wird.

Das Ausmaß der Schädigung bestimmt das weitere Vorgehen. Schwer verätzte Gewebebereiche müssen sofortig operativ entfernt werden. Um Verengungen und Infektionen zu verhindern, werden Kortison und Antibiotika gegeben. Der therapeutische Nutzen dieser Mittel ist jedoch ungewiss.

Wegen der Gefahr einer erneuten Verätzung von Mund und Speiseröhre darf auf keinen Fall Erbrechen herbeigeführt werden.

Nach einer leichten Verätzung sollte der Betroffene trinken. Tut er das nicht, wird so lange intravenös Flüssigkeit zugeführt, bis das Trinken wieder möglich ist. Entwickelt sich eine

Verengung, muss eventuell ein Röhrchen bzw. ein Stent in die Speiseröhre eingeführt werden, um einen kompletten Verschluss zu verhindern. Die nachfolgende Erweiterungsbehandlung der Speiseröhre muss eventuell Monate und Jahre fortgeführt werden. In schweren Fällen kann auch eine chirurgische Rekonstruktion erforderlich sein.

Kohlenwasserstoffvergiftung

Mineralölprodukte, Reinigungsmittel und Leime enthalten Kohlenwasserstoffe (Verbindungen aus Kohlenstoff und Wasserstoff). Vor allem Kleinkinder sind durch diese Produkte gefährdet, weil sie Benzin, Kerosin und Farbverdünnungsmittel verschlucken. Jugendliche können die Dämpfe solcher Produkte einatmen, um sich in einen rauschähnlichen Zustand zu versetzen (Schnüffeln, Lösungsmittelmissbrauch) ▲.

Gelangen Kohlenwasserstoffe beim Verschlucken in die Lunge, kann dies eine schwere chemische Pneumonitis verursachen. Zur Lungenschädigung kommt es vor allem bei dünnflüssigen Kohlenwasserstoffen, wie sie z. B. in Möbelpolituren verarbeitet werden. Schwere Vergiftungen können Gehirn, Herz, Knochenmark und Nieren schädigen.

Symptome

Beim Verschlucken von Kohlenwasserstoffen muss man meist husten, würgen und sich übergeben. Ist die Lunge beteiligt, verstärkt sich der Husten, die Atmung beschleunigt sich und die Haut verfärbt sich aufgrund des niedrigen Sauerstoffgehalts im Blut bläulich.

Das Verschlucken von Kohlenwasserstoffen verursacht auch Benommenheit, Schwindel, Koordinationsstörungen, Reglosigkeit, Koma sowie Krampfanfälle. Ihre Inhalation kann lebensgefährliche Herzrhythmusstörungen und Herzstillstand bedingen, vor allem nach körperlicher Belastung oder Stress.

Diagnose und Behandlung

Die Diagnose einer Kohlenwasserstoffvergiftung stützt sich auf die Beschreibung der Vergiftungsumstände und den charakteristischen Geruch der Atemluft nach Petroleum. Eine Lungenentzündung bzw. chemische Pneumonitis wird anhand der Röntgenaufnahme der Brust und des Sauerstoffgehalts im Blut ■ diagnostiziert.

Als Erstes werden die verunreinigten Kleidungsstücke entfernt und die Haut gesäubert. Personen mit Atembeschwerden müssen ins Krankenhaus eingewiesen werden. Entwickeln sich Lungenprobleme, werden Sauerstoff gegeben und ggf. die Atmung mechanisch unterstützt.

Insektizidvergiftung

Insektizide sind nicht nur für Insekten tödlich, sondern können auch Menschen vergiften. Die meisten schweren Insektizidvergiftungen werden durch Organophosphat- und Carbamat-Verbindungen verursacht. Diese sind von Nervengiften abgeleitet. Das häufig eingesetzte Pyrethrum, das aus den Blüten von Chrysanthemenarten hergestellt wird, und die davon abgeleiteten synthetischen Produkte, die Pyrethroide, sind für den Menschen gewöhnlich ungiftig.

Viele Insektizide können eine Vergiftung verursachen, wenn sie geschluckt, eingeatmet und durch die Haut aufgenommen werden. Organophosphat- und Carbamat-Insektizide bringen Nerven dazu, ziellos zu »feuern«, mit der Folge, dass viele Organe überaktiv werden und schließlich ihre Funktion einstellen. Pyrethrum kann gelegentlich allergische Reaktionen verursachen.

Symptome

Organophosphate und Carbamate verursachen Augentränen, verschwommenes Sehen, erhöhten Speichelfluss, Schwitzen, Husten, Erbrechen sowie häufige Darmbewegungen und häufiges Wasserlassen. Außerdem können sich Atembeschwerden sowie Muskelzuckungen und Muskelschwäche entwickeln. Die Symptome dauern nach dem Kontakt mit Carbamaten einige Stunden oder Tage, einige Wochen nach Exposition mit Organophosphaten.

Pyrethrum kann Niesen, Augentränen, Husten und gelegentlich Atembeschwerden verursachen. Ernste Symptome sind selten.

Diagnose und Behandlung

Die Diagnose einer Insektizidvergiftung stützt sich auf die Symptome und die Beschreibung der Vergiftungsumstände. Blutuntersuchungen bestätigen die Vergiftung.

Bei Verdacht auf Hautkontakt mit einem Insektizid müssen die Kleidungsstücke entfernt und die Haut gründlich abgewaschen werden. Zeigen sich Symptome einer Organophosphatvergiftung, ist unbedingt ein Arzt aufzusuchen. Gesprühtes Atropin lindert die meisten Sym-

---

▲ siehe Seite 647   ■ siehe Seite 241

ptomen. Pralidoxim, ebenfalls injiziert, kann die Wiederherstellung der Nervenfunktion beschleunigen. Gegen die Symptome einer Carbamatvergiftung hilft Atropin ebenfalls, Pralidoxim jedoch meist nicht. Die Symptome einer Pyrethrumeinnahme klingen ohne Behandlung von selbst ab.

Eisenvergiftung

Mit Eisenpräparaten werden bestimmte Formen von Blutarmut behandelt. Darüber hinaus ist Eisen ein Bestandteil vieler Multivitaminpräparate. Eine Überdosierung reiner Eisenpräparate kann eine Eisenvergiftung zur Folge haben. Das kommt jedoch selten vor.

Eisenvergiftungen verursachen Reizungen im Magen-Darm-Trakt. Innerhalb von Stunden vergiftet das überschüssige Eisen die Zellen und stört die chemischen Reaktionen im Zellinnern. Innerhalb von Tagen kann sich eine Leberschädigung entwickeln. Wochen später kann es in Magen, Verdauungstrakt und in der Leber aufgrund der vorausgehenden Reizung zur Narbenbildung kommen.

Symptome

Eine schwere Eisenvergiftung verursacht meist innerhalb von sechs Stunden Symptome. Diese verlaufen gewöhnlich in vier Stadien. Im Stadium I (innerhalb von sechs Stunden nach der Überdosierung) kommt es zu Erbrechen, Durchfall, Bauchschmerzen, Benommenheit und Schwindel, Bewusstlosigkeit und Krampfanfällen. Auch Magenblutungen sind möglich. Bei sehr schwerer Vergiftung können sich schnelle Atmung, beschleunigte Herzfrequenz und ein niedriger Blutdruck entwickeln. Im Stadium II (acht bis 24 Stunden nach der Überdosierung) scheint sich der Zustand des Betroffenen zu bessern. In Stadium III (sechs bis 48 Stunden nach der Überdosierung) können ein extremer Blutdruckabfall (Schock), Blutungen, Gelbsucht, Leberversagen, Krampfanfälle, Verwirrtheit und Koma folgen. Der Blutzuckerspiegel sinkt. In Stadium IV (zwei bis sechs Wochen nach der Überdosierung) kann es durch einengende Narben zum Magen- und Darmverschluss kommen. Narben in anderen Organen können krampfartige Bauchschmerzen und Erbrechen verursachen. Eine schwere Narbenbildung der Leber (Zirrhose ▲) kann sich später entwickeln.

Diagnose und Behandlung

Die Diagnose der Eisenvergiftung stützt sich auf die Krankengeschichte, die Symptome und die Eisenkonzentration im Blut.

Liegen Symptome oder eine hohe Eisenkonzentration im Blut vor, muss im Krankenhaus behandelt werden. Um das im Magen verbliebene Eisen zu entfernen, kann eine Magenspülung notwendig werden. Trotzdem kann noch viel Eisen im Magen zurückbleiben. Dann können Magen und Darm mit einer so genannten orthograden Darmspülung vom Eisen befreit werden, bei der der Patient eine Salzlösung trinken muss oder über eine Magensonde erhält. Die Wirksamkeit dieser Behandlung ist jedoch ungewiss. Ferner kann Deferoxamin als Gegenmittel gegeben werden, das das Eisen im Blut bindet.

Bisse und Stiche

Viele Lebewesen beißen, wenn sie sich fürchten oder erregt werden. Bisse können oberflächliche Schürfwunden verursachen, aber auch großflächige Wunden; sie infizieren sich oft mit Bakterien aus dem Mund des Angreifers.

Nicht nur Tiere sind beißende Lebewesen, auch der Mensch gehört dazu, der mit Absicht oder aus Wut zubeißt.

Verschiedene Tiere, wie Schlangen, Kugelfische und Skorpione, können über einen Giftzahn oder Stachel Gift in ihr Opfer hineinspritzen. Dessen Gefährlichkeit kann von leicht bis lebensbedrohlich reichen.

▲ siehe Seite 791

Tierbisse

Die meisten Bissverletzungen gehen von Hunden und – in geringerem Maß – von Katzen aus. Hunde schnappen meist zu, wenn sie ihre Menschen schützen oder ihr Territorium verteidigen wollen. Katzen beißen Menschen vornehmlich, wenn sie sich drangsaliert fühlen oder diese in einen Kampf unter Artgenossen eingreifen. Pferde, Kühe und Schweine beißen selten; allerdings können sie dann schwere Wunden verursachen. Wildtieren kommt man selten nah genug, als dass sie Menschen beißen können.

Die Ränder einer von einem Hund beigebrachten Bisswunde sind zerfetzt und zerrissen. Katzenbisse gehen sehr tief und entzünden sich häufig. Infizierte Bisse sind schmerzvoll, geschwollen und rot. Tollwut ▲ kann von Tieren (meist Fledermäusen), die mit diesem Erreger infiziert sind, übertragen werden.

Behandlung

Nach der Erstversorgung ■ sollten Menschen, die von einem Tier gebissen wurden, sofort einen Arzt aufsuchen.

Der Arzt reinigt den Biss. Vor allem der Rand von gequetschten und zerrissenen Wunden wird ausgeschnitten. Bisswunden im Gesicht werden genäht, kleinere Wunden, Stichwunden und Bisswunden an den Händen hingegen nicht. Ist eine Bisswunde infiziert, muss mit Antibiotika behandelt werden.

Menschenbisse

Menschenbisse verursachen allenfalls eine Quetschung oder einen oberflächlichen Riss (lazerierende Bisswunde). Allerdings kann ein Biss in Körperteile wie Ohren, Nase und Penis diese abtrennen. So genannte »Fight-Bites«, die entstehen, wenn die Faust bzw. die Fingerknöchel die Zähne des Gegners treffen, haben ein hohes Infektionsrisiko ★. Hierbei reißen häufig die Sehnen, die über die Fingerknöchel verlaufen. Manchmal überträgt der Zubeißende Krankheiten wie Hepatitis. Eine HIV-Übertragung ist jedoch sehr unwahrscheinlich, wenngleich HIV-infizierte Kriminelle damit bereits gedroht haben.

Symptome und Diagnose

Bisse sind schmerzhaft und hinterlassen normalerweise einen Zahnabdruck auf der Haut. Bei »Fight-Bites« entsteht lediglich ein kleiner, gerader Schnitt quer über den Fingerknöcheln. Eine Rissverletzung der Fingersehne schränkt die Seitwärtsbewegung ein. Infizierte Bisse schmerzen stark, sind gerötet und geschwollen.

Behandlung

Menschenbisse werden ebenso wie Tierbisse gereinigt. Abgetrennte Teile können wieder angenäht werden ●, und Risse werden, sofern nicht die Hand betroffen ist, chirurgisch verschlossen. Bei Bissen, die die Haut verletzt haben, können vorbeugend Antibiotika eingenommen werden. Infizierte Bisse werden antibiotisch behandelt. Oft müssen sie chirurgisch eröffnet werden, um die Wunde zu untersuchen und zu reinigen. Ist bekannt oder besteht der berechtigte Verdacht, dass die beißende Person eine übertragbare Krankheit hat, können andere Maßnahmen zur Infektionsabwehr ergriffen werden.

Bienenstiche

Dass eine Biene sticht, kommt immer wieder vor. Menschen, die allergisch auf Bienenstiche reagieren, können bereits durch einen einzigen Stich bedroht sein, wenn sie einen anaphylaktischen Schock ◆ erleiden.

Symptome

Der Schmerz nach einem Bienenstich tritt sofort auf; es entsteht ein geröteter, geschwollener Bereich von etwas mehr als einem Zentimeter Durchmesser. Bei manchen Menschen nimmt die Schwellung in den nächsten zwei oder drei Tagen erheblich zu. Sie wird dann manchmal für eine Infektion gehalten; allerdings tritt diese nach Bienenstichen selten auf.

Behandlung

Der Stachel der Biene kann nach dem Stich noch in der Haut stecken. Er sollte rasch entfernt werden, egal wie. Sofort einen Eiswürfel aufzulegen, lindert den Schmerz. Eine antiallergische Salbe, eventuell mit Kortison, ist hilfreich. Menschen mit Bienengiftallergie sollten in der gefährlichen Jahreszeit bei Aktivitäten im Freien eine Adrenalinspritze mit sich führen, um einem anaphylaktischen Schock entgegenwirken zu können.

Wer bereits einmal eine schwere allergische

▲ siehe Seite 520

★ siehe Seite 382

◆ siehe Seite 1069

■ siehe Seite 1674

● siehe Kasten Seite 1082

Reaktion auf einen Bienenstich hatte, kann sich einer Hyposensibilisierung ▲ unterziehen.

Insektenstiche

Zu den häufig vorkommenden stechenden und eventuell Blut saugenden Insekten gehören Sandmücken, Pferdebremsen, Dasselfliegen, Moskitos, Flöhe, Läuse sowie verschiedene Wanzenarten. Der Speichel dieser Tiere kann reizen, doch die meisten Bisse verursachen nur kleine, rote, juckende Papeln. Bei manchen Personen entwickeln sich größere Geschwüre, die mit Schwellung und Schmerzen einhergehen. Die ärgsten Probleme treten bei Personen auf, bei denen es nach dem Biss zu Überempfindlichkeitsreaktionen oder Infektionen kommt.

Die Wunde sollte gereinigt werden und eine antiallergische Salbe, eventuell mit Kortison, aufgetragen werden, um Juckreiz, Schmerzen und Entzündung zu lindern. Wer mehrfach gebissen wurde, kann Antihistaminika-Tabletten einnehmen. Personen, die auf den Biss einer bestimmten Insektenart allergisch reagieren, sollten sich sofort in ärztliche Behandlung begeben bzw. die Adrenalin-Spritze aus ihrem Notfallset anwenden.

Zecken und Milben

Zecken übertragen viele Krankheiten, am häufigsten verbreitet ist die bakteriell verursachte Lyme-Borreliose ■. Eine durch Zecken verursachte Virusinfektion ist die Frühsommer-Meningoenzephalitis (FSME) ★.

Milben sind weit verbreitet und verantwortlich für die Krätze ● – ein heftig juckender Hautausschlag, den die unter der Haut angesiedelten Milbenlarven verursachen – und eine Reihe anderer Erkrankungen. Die Bisse lösen verschiedene Gewebereaktionen aus.

Behandlung

Eine in die Haut eingebohrte Zecke sollte rasch entfernt werden. Am besten geschieht dieses, indem man sie mit einer speziellen Zeckenzange (aus der Apotheke) oder einer Pinzette möglichst dicht an der Haut festhält und herausgedreht. Der Kopf der Zecke, der möglicherweise nicht mit dem Körper herauskommt, sollte entfernt werden, da er eine anhaltende Entzündung verursachen kann. Keinesfalls sollte, wie früher empfohlen, Uhu, Nagellack, Öl, Alkohol, Vaseline oder Salbe auf die Zecke aufgetragen oder

sie gar mit einem heißen Streichholz behandelt werden. Diese Methoden können dafür sorgen, dass die Zecke schnell mehr infizierten Speichel in die Bisswunde entlässt.

Milben werden durch Auftragen einer Lösung mit Lindan oder Benzylbenzoat behandelt.

Hundert- und Tausendfüßler

Der Biss größerer Hundertfüßler ist schmerzhaft und kann zu Schwellung und Rötung führen. Die Symptome halten selten mehr als 48 Stunden an. Tausendfüßler können ein giftiges Sekret absondern, das zu Reizungen führt, besonders wenn es in die Augen gerieben wird.

Bei den meisten Hundertfüßlerbissen helfen Eiswürfel gegen die Schmerzen. Das giftige Sekret, das Tausendfüßler auf die Haut spritzen, sollte mit viel Wasser und Seife abgewaschen werden. Wenn Hautreaktionen auftreten, hilft eine Kortioncreme. Verletzte Augen sollten sofort mit Wasser gespült werden.

Meerestiere

Stachelrochen tragen ihr Gift in Stacheln auf der Oberseite der langen Schwanzflosse. Verletzungen treten in der Regel dann auf, wenn jemand mit nackten Füßen auf einen Stachelrochen tritt. Das Tier stößt mit seiner Schwanzflosse den Stachel in den Fuß oder das Bein des Opfers und setzt dabei Gift frei. Teile der Stachelscheide können in der Wunde verbleiben und das Infektionsrisiko erhöhen.

Die Wunde ist gewöhnlich ausgezackt und blutet stark. Der Schmerz setzt sofort und heftig ein, lässt aber innerhalb von 6 bis 48 Stunden allmählich nach. Ohnmachtsanfälle, Schwäche, Übelkeit und Angstzustände kommen häufig vor. Erbrechen, Durchfall, Schweißausbrüche, Krampfbereitschaft sowie Atembeschwerden treten auf.

Da das Gift des Stachelrochens durch hohe Temperaturen inaktiviert wird, lässt sich der Schmerz lindern, indem das verletzte Gliedmaß 30 bis 90 Minuten lang in Wasser gebadet wird, das so heiß ist, wie es der Verletzte gerade noch ertragen kann. Die Wunde wird gründlich gereinigt und Reste des Stachels oder der Stachelscheide entfernt. Eventuell muss die Wunde

---

▲ siehe Seite 1060   ■ siehe Seite 1102
★ siehe Seite 1149   ● siehe Seite 1202

Serumkrankheit – was ist das?

Die Serumkrankheit ist eine Überempfindlichkeitsreaktion des Immunsystems gegenüber artfremden Eiweißen und Arzneimitteln. Als Symptome treten Fieber, Rötungen und Gelenkschmerzen auf. Die Behandlung erfolgt mit Antihistaminika.

genäht werden. Eine Infektion wird mit Antibiotika behandelt.

Einige **Weichtiere**, darunter manche Arten von Schnecken, Tintenfischen und Muscheln, sind giftig. Wenn es nach dem Kontakt mit einer solchen Tierart Auffälligkeiten gibt, ist eine ärztliche Kontrolle notwendig.

Seeigel sind mit langen, scharfen, mit Gift überzogenen Stacheln besetzt. Beim Berühren oder Treten auf diese Stacheln entsteht gewöhnlich eine schmerzhafte punktförmige Wunde. Die Stachel reißen meist die Haut auf und verursachen, wenn sie nicht entfernt werden, chronische Schmerzen und Entzündungen. Gelenk- und Muskelschmerzen sowie Hautausschläge können auftreten.

Seeigelstachel müssen schnell entfernt werden. Meist genügt es, die Wunde mehrmals in Essig zu baden oder mit Essig getränkte Kompressen aufzulegen, da Essig die meisten Seeigelstachel, die nicht tief eingedrungen sind, auflöst. Tief eingebettete Stacheln müssen eventuell chirurgisch entfernt werden. Da hohe Temperaturen das Gift des Seeigels inaktivieren, lindert

Baden des verletzten Körperteils in heißem Wasser oftmals die Schmerzen.

Manche **Hohltiere**, zu denen Korallen, Seeanemonen, Quallen und Hydrozoen, wie die portugiesische Galeere, gehören, haben hochentwickelte Stechvorrichtungen (Nematozyten) auf ihren Tentakeln. Ein einziger Fangarm kann mit Tausenden solcher Nesselzellen bewehrt sein. Der Stich der meisten Arten ruft einen schmerzhaften, erhabenen Hautausschlag hervor. Aus dem Ausschlag werden eitrige Bläschen, die platzen. Weitere mögliche Symptome sind Schwäche, Übelkeit, Kopfschmerzen, Muskelschmerzen, und -krämpfe, tränende Augen, Fließschnupfen, vermehrte Schweißabsonderung und Brustschmerzen, die beim Atmen zunehmen. Der Stich der portugiesischen Galeere, die u. a. im Mittelmeer vorkommt, kann tödlich sein.

Bei den meisten Hohltierstichen genügt es, die Wunde zu reinigen. Folgendes Vorgehen wird empfohlen:

1. Der verletzte Bereich wird mit Meerwasser (kein Süßwasser!) gespült.
2. Der betroffene Bereich wird 30 bis 60 Sekunden lang in einer Essiglösung gebadet. (Dadurch werden die Nesselzellen der Seewespe, Box Jellyfish, inaktiviert).
3. Die Fangarme werden mit einer Pinzette oder behandschuhten Händen entfernt.
4. Mehl oder Backpulver werden über die Wunde gestäubt und dann mit einem scharfen Messer vorsichtig abgekratzt.
5. Der betroffene Bereich wird erneut in Essig gebadet.
6. Eine antiallergische Salbe, eventuell mit Kortison, wird aufgetragen.

KAPITEL 297

Erste Hilfe

Ziel der ersten Hilfe ist es, Leben zu retten, die Verschlimmerung von Verletzungen und das Fortschreiten von Erkrankungen zu verhindern und die Wiederherstellung der betroffenen Person zu beschleunigen. In dem vorliegenden Kapitel lesen Sie, welche Erste-Hilfe-Maßnahmen bei Herzstillstand, Verschlucken, Blutungen, kleineren Wunden und großen Weichteilverletzungen zu ergreifen sind.

Reihenfolge des Handelns

Grundregel Nr. 1 der ersten Hilfe folgt dem so genannten ABC der Lebensrettung: Atemwege, Beatmung und Kreislauf. Die Atemwege (A), durch die die Luft zur Lunge gelangt, können verlegt sein: Sie müssen frei gemacht werden. Erkrankungen und Verletzungen können einen Atemstillstand verursachen: Dann muss beatmet (B) werden. Beim Herzstillstand pumpt das Herz kein Blut mehr durch den Kreislauf (C, von engl. circulation): Dann ist eine Herzmassage nötig.

Erste Maßnahme ist, den Rettungsdienst über den Notruf 112 zu benachrichtigen – es sei denn, es handelt sich um Ertrinken, Verletzung, einen Drogenunfall oder um ein Kind unter acht Jahren. In diesen Fällen muss die kardiopulmonale Reanimation ▲ vor dem Notruf erfolgen, sonst beginnt sie danach. Der Nothelfer sollte genaue Angaben machen zum Zustand des Opfers und zu den Begleitumständen der Verletzung bzw. Erkrankung. Das Gespräch wird immer von der angerufenen Stelle beendet und erst dann, wenn keine Rückfragen mehr nötig sind. Bei mehreren Ersthelfern sollte einer den Notruf tätigen, während ein anderer sich um den Verletzten kümmert.

Sind mehrere Personen betroffen, wird der Schwerstverletzte zuerst behandelt. Dabei gilt es, zu beurteilen, ob die Situation lebensbedrohlich, dringlich, aber nicht lebensbedrohlich, oder weniger dringlich ist. Ein Herzstillstand und massive Blutungen sind lebensbedrohlich. Die Versorgung eines gebrochenes Beines hingegen kann warten – trotz starker Schmerzen.

Wenn der Verletzte keine Angaben zu seinem Zustand machen kann, muss man sich die Informationen auf anderem Weg zu verschaffen suchen. Wurde beispielsweise jemand bewusstlos in der Nähe einer leeren Medikamentenpackung aufgefunden, sollte diese Packung dem Rettungspersonal übergeben werden. Eine Beschreibung der näheren Verletzungsumstände und sonstige Informationen durch Umstehende, Verwandte und Ersthelfer können für die Behandlung des Opfers entscheidend sein. Ansonsten sollte der Betroffene seelisch betreut und in warme Decken gehüllt werden. Er sollte niemals allein gelassen werden.

Hepatitis-B- und HI-Viren können durch Blut übertragen werden. Deshalb sollten Ersthelfer direkten Kontakt mit offenen Wunden meiden. Einmalhandschuhe, die in jedem Verbandkasten enthalten sind, bieten den notwendigen Schutz. Sind keine verfügbar, kann als Ersatz eine Plastiktüte über die Hand gezogen werden. Sind die Hände mit Fremdblut in Kontakt gekommen, sollten sie, vor allem unter den Fingernägeln, sofort gründlich mit Wasser und Seife oder einem Desinfektionsmittel gereinigt werden. Der Kontakt mit Speichel und Urin birgt eine weitaus geringere Übertragungsgefahr als der mit Blut.

Herzstillstand

Bei einem Herzstillstand hört das Herz auf zu schlagen, die Atmung setzt aus, der Körper wird nicht mehr mit Sauerstoff versorgt. Manchmal gelingt es dem Rettungspersonal, einen Menschen in den ersten Minuten nach dem Herzstillstand wieder zu beleben.

Eine Person mit Herzstillstand liegt reglos da, ohne zu atmen. Sie reagiert weder auf Fragen noch auf vorsichtiges Rütteln an den Schultern. Ein Ersthelfer muss zunächst feststellen, ob die Person bei Bewusstsein ist, indem er z. B. laut fragt: »Ist mit Ihnen alles in Ordnung?« Reagiert die Person nicht, dreht er sie auf den Rücken und prüft, ob sie noch atmet: Hebt sich der Brustkorb sichtbar? Sind Atemgeräusche hörbar? Ist Atemluft fühlbar? Atmet die Person nicht, untersucht der Ersthelfer die Mundhöhle und den Rachen auf Fremdkörper.

▲ siehe Seite 1672

Erste-Hilfe-Kasten

Der Verbandkasten bzw. Erste-Hilfe-Kasten sollte immer gut ausgerüstet sein. Die folgenden Materialen gehören auf jeden Fall hinein:
- Heftpflaster
- Wundschnellverband
- Verbandpäckchen
- Augenkompresse
- Elastische Binden
- Mullbinden
- Netzverbände
- Verbandtuch
- Vliesstofftuch
- Dreiecktuch
- Rettungsdecke
- Erste-Hilfe-Schere
- Einmalhandschuhe aus PVC
- Folienbeutel, verschließbar
- Erste-Hilfe-Handbuch

Erste-Hilfe-Maßnahmen

Bei Herzstillstand muss möglichst schnell erste Hilfe geleistet werden. Steht ein Defibrillator zur Verfügung – ein Gerät, das das Herz durch einen Stromstoß wieder zum Schlagen bringt –, sollte er unverzüglich eingesetzt werden. Als Nächstes muss der Rettungsdienst über den Notruf 112 verständigt werden. Atmet die Person noch immer nicht, sollte mit der **kardiopulmonalen Reanimation (KPR)** begonnen werden. Dabei erfolgt eine Atemspende, durch die die Lunge mit Sauerstoff versorgt wird, und eine Herzmassage, durch die das Blut aus dem Herzen in den Körper gepumpt wird und so das Gehirn und andere lebenswichtige Organe mit Sauerstoff versorgt werden.

Bei Kindern unter acht Jahren wird das umgekehrte Vorgehen empfohlen: erst KPR, dann Notruf. Der Grund ist, dass es sehr unwahrscheinlich ist, dass das Ereignis bei Kindern dieses Alters durch einen Herzschaden verursacht ist; bei ihnen ist der Herzstillstand eher die Folge von Atmungs- und Kreislaufproblemen.

Lebensrettende Sofortmaßnahmen lassen sich am besten in Erste-Hilfe-Kursen erlernen, wie sie z. B. das Deutsche Rote Kreuz, die Johanniter-Unfallhilfe und die Malteser anbieten. Da sich die Techniken im Laufe der Zeit ändern, ist es wichtig, sein Wissen regelmäßig aufzufrischen.

Zu Beginn der KPR lagert der Ersthelfer die betroffene Person auf den Rücken, indem er ihn – Kopf, Körper und Extremitäten zur selben Zeit – vorsichtig über die Seite rollt. Als nächstes entfernt er sichtbare Fremdkörper aus der Mundhöhle. Jetzt überstreckt er den Kopf leicht zum Nacken hin und hebt das Kinn an, um die Atemwege zu öffnen. Atmet der Betroffene immer noch nicht, beginnt der Ersthelfer mit der Atemspende, indem er die Nase der Person mit seinen Lippen umschließt und seine Ausatemluft langsam in ihre Nase bzw. Lunge bläst. Damit die eingeblasene Luft nicht wieder aus dem Mund des Opfers entweicht, wird dieser geschlossen, indem der Daumen unter die Unterlippe gelegt und diese gegen die Oberlippe geschoben wird.

Säuglinge bis zum ersten Lebensjahr werden von Mund zu Mund und Nase beatmet, d. h., der Ersthelfer umschließt mit seinen Lippen Mund und Nase des Säuglings, um ihm seinen Atem einzuhauchen. Um Schäden an der kindlichen Lunge, die nur ein geringes Volumen fasst, zu verhindern, wird mit weniger Druck beatmet: bei Säuglingen mit der Luft, die sich in den Wangentaschen befindet, bei Kindern bis acht Jahren mit so viel Luft, dass sich der Brustkorb des Kindes hebt.

Zunächst werden drei bis fünf Atemhübe von ein bis zwei Sekunden Dauer gegeben, die so stark sind, dass sich der Brustkorb deutlich sichtbar hebt. Dann wird bei Kindern bis zum Alter von acht Jahren zwanzigmal pro Minute beatmet, bei älteren Menschen zwölfmal.

Für die kardiopulmonale Reanimation von Erwachsenen und Kindern über acht Jahren kniet sich der Ersthelfer in Schulterhöhe neben die Person. Dann legt er beide Hände übereinander auf den unteren Teil des Brustbeins. Der Ersthelfer drückt nun mit dem Handballen das Brustbein drei bis vier Zentimeter tief ein. Bei einem Kind unter acht Jahren wird nur mit dem Ballen einer Hand gedrückt und das drei bis vier Zentimeter tief. Bei einem Säugling drückt der Helfer mit zwei Fingern das Brustbein etwa 2 cm tief ein.

Die KPR kann von einem Helfer gegeben werden, der im Wechsel Atemspende und Herzdruckmassage gibt oder durch zwei Helfer, von denen der eine die Atemspende gibt, der andere die Herzdruckmassage ausübt. Beim Erwachsenen werden pro Minute fünf Zyklen durchgeführt, die aus jeweils 15 Druckmassagen und zwei Beatmungen bestehen. Bei Säuglingen und Kindern unter acht Jahren sind es 20 Zyklen, die aus jeweils fünf Druckmassagen und einer

Der automatische externe Defibrillator – Starthilfe für das Herz

Der automatische externe Defibrillator (AED) ist ein Gerät, das die Herztätigkeit automatisch analysiert und eine spezielle Form der lebensbedrohlichen Herzrhythmusstörung, das so genannte Kammerflimmern, erkennt und korrigiert. Beim Herzstillstand sollte der AED, sofern verfügbar, sofort eingesetzt werden. Der AED wird eingesetzt, bevor der Notruf getätigt oder mit der kardiopulmonalen Reanimation (KPR) begonnen wird, da die Überlebenschancen dann am größten sind. Stellt der AED Kammerflimmern fest, löst er einen Stromschlag aus (Defibrillation), mit der sich der normale Herzrhythmus und der Herzschlag wieder herstellen lässt. Reagiert das Herz nicht auf den AED, muss sofort der Notruf getätigt und mit der KPR begonnen werden.

AEDs sind einfach zu bedienen. Viele Hilfsorganisationen und Herstellerfirmen bieten Schulungen an. Der Bedienungsanleitung ist unbedingt Folge zu leisten, da die Geräte etwas unterschiedlich funktionieren. AEDs sind mittlerweile in Firmen und öffentlichen Einrichtungen, wie dem Frankfurter Flughafen und der Münchner U-Bahn, und vereinzelt – z. B. bei Patienten mit Neigung zu Kammerflimmern – in Privathaushalten zu finden.

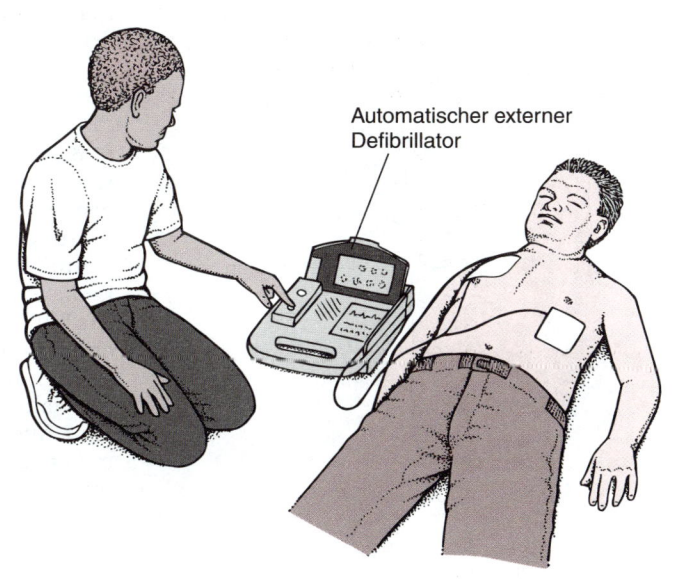

Automatischer externer Defibrillator

Atemspende bestehen. Die KPR wird so lange fortgesetzt, bis der Rettungsdienst eintrifft, der Helfer zu erschöpft ist, um fortzufahren, oder das Herz wieder zu arbeiten beginnt.

Verschlucken

Bei Fremdkörpern in den Atemwegen bzw. beim Verschlucken können Erste-Hilfe-Maßnahmen lebensrettend sein. Erwachsene verschlucken sich meist an Nahrung, wie einem großen, unzerkauten Stück Fleisch. Da die Schluckreflexe von Babys und Kleinkindern noch nicht voll entwickelt sind, können sie sich leicht an kleinen Gegenständen wie Erdnüssen und Bonbons verschlucken. Außerdem verschlucken sie sich häufig an Spielzeugen, Münzen und anderen nichtessbaren Gegenständen, die sie aus Neugier in den Mund nehmen.

Der Hustenanfall nach einem Verschlucken ist manchmal so stark, dass der Betroffene nicht um Hilfe rufen kann. Er greift sich dann vielleicht stattdessen an den Hals. Atmen und Sprechen ist letztlich unmöglich. Hohe Pfeiftöne und Schnarchlaute können auftreten. Schließlich verfärbt sich die Haut blau, es kommt zu Krampfanfällen und Ohnmacht.

Erste-Hilfe-Maßnahmen

Beim Verschlucken hat die Entfernung des Atemhindernisses Vorrang vor dem Notruf.

Häufig lässt sich der Fremdkörper durch kräftiges Husten ausstoßen. Deshalb soll man nicht versuchen, dies zu unterbinden. Wer noch normal sprechen kann, hustet meist auch stark. Reicht das Husten allein nicht aus, sollte sich der Helfer mit aufgestelltem Bein neben die Person knien und deren Oberkörper über seinen Oberschenkel beugen. Nun schlägt er mit der

Heimlich-Handgriff

Der Helfer umgreift den Oberkörper der betroffenen Person. Er legt seine geballte Faust auf halbem Weg zwischen Brustbein und Nabel und die andere Hand darüber. Nun drückt er sehr plötzlich mit einer nach oben gerichteten Bewegung gegen den Bauch.

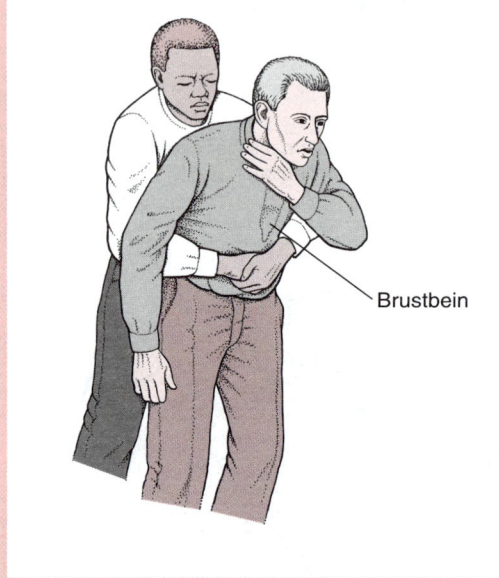

Brustbein

flachen Hand zwischen die Schulterblätter der Person.

Ist die Person bei Bewusstsein, stellt sich der Helfer hinter sie und umgreift ihren Oberkörper. Nun legt er die geballte Faust mit inwärts liegendem Daumen in die Magengrube zwischen Brustbein und Nabel und die andere Hand fest darüber. Nun drückt der Helfer sehr plötzlich mit einer nach oben gerichteten Bewegung fünfmal in Folge gegen den Bauch. Bei Kindern über sieben Jahren kann der Griff ebenfalls angewandt werden, allerdings mit weniger Druck. Dieser 5er-Zyklus sollte so lange fortgeführt werden, bis der Fremdkörper ausgestoßen wird.

Wenn die Person allerdings das Bewusstsein verliert, muss der Mundraum auf Fremdkörper abgetastet werden, die ggf. entfernt werden; dann wird mit der Atemspende ▲ begonnen.

Bei Babys und Kleinkindern geht man anders

▲ siehe Seite 1672   ■ siehe Seite 135
★ siehe Seite 1667

vor. Das Kind wird auf den Bauch gelegt, die Brust ruht auf dem Unterarm des Helfers. Nun schlägt der Helfer mit der flachen Hand fünfmal zwischen die Schulterblätter. Der Schlag sollte kräftig sein, jedoch nicht so fest, dass er eine Verletzung verursacht. Nun wird der Mundraum des Kindes auf Fremdkörper geprüft und diese gegebenenfalls entfernt. Verschwindet das Atemhindernis nicht, dreht der Helfer das Kind auf den Rücken und drückt mit Zeige- und Mittelfinger fünfmal in einer nach oben gerichteten Bewegung gegen das Brustbein

Innere Blutungen

In Bauchhöhle und Brusthöhle, im Verdauungstrakt und in den einen Knochenbruch umgebenden Geweben kann es zu schweren inneren Blutungen kommen.

Am Anfang verursacht die innere Blutung keine Symptome, das verletzte Organ, aus dem das Blut austritt, schmerzt jedoch oft. Aufgrund anderer Verletzungen nimmt der Verletzte diesen Schmerz jedoch möglicherweise nicht richtig wahr, oder er kann seinen Schmerz nicht zum Ausdruck bringen, da er verwirrt, benommen oder gar bewusstlos ist. Letztlich wird die innere Blutung auch außen sichtbar, indem z. B. bei Blutungen im Verdauungstrakt Blut erbrochen oder mit dem Kot ausgeschieden wird. Ein massiver Blutverlust verursacht niedrigen Blutdruck sowie ein Schwäche- und Schwindelgefühl. Durch längeres Stehen und Sitzen kann eine Ohnmacht ausgelöst werden. Bei extrem niedrigem Blutdruck kommt es zur Bewusstlosigkeit.

Erste-Hilfe-Behandlung

Ein Laie kann innere Blutungen nicht stoppen. Wenn die Blutung stark ist und Benommenheit und Symptome eines Schockzustands ■ verursacht, sollte der Verletzte mit hoch gelagerten Beinen bequem hingelegt werden. Der Rettungsdienst muss so schnell wie möglich gerufen werden.

Wunden

Schnitt-, Riss, Schürf- und Stichwunden können durch Bisse ★ und andere Verletzungen verursacht werden. Wunden, die nicht durch Bisse entstanden sind, heilen gewöhnlich problemlos. Einige Wunden können einen massiven Blutverlust verursachen. Bei anderen kann es zu Komplikationen durch Infektionen und eine Verletzung von Nerven, Sehnen und Blutgefäßen kommen. Schließlich kann auch ein Fremdkörper in einer Wunde stecken.

Oberflächliche Schnittwunden verursachen selten starke Blutungen und diese stoppen meist von selbst wieder. Schnittverletzungen der Hand und der Kopfhaut sowie der Arterien und großen Venen bluten dagegen oft massiv.

Ist die Wunde mit Schmutz und Bakterien verunreinigt, kann sich eine Infektion entwickeln. Grundsätzlich können zwar bei jedem Verletzungstyp Infektionen auftreten, besonders groß ist die Gefahr jedoch bei tiefen Schürfwunden, bei denen die Schmutzpartikel in die Haut gerieben werden, und bei Stichwunden, bei denen die Verunreinigung tief ins Gewebe dringt. Kleine Fremdkörper in der Wunde, z. B. Glas- oder Holzsplitter oder Partikel von Textilien, verursachen meist eine Infektion. Je länger die Wunde verunreinigt bleibt, desto größer ist die Infektionsgefahr.

Wunden schmerzen zwar anfangs, üblicherweise klingt der Schmerz aber allmählich ab. Sind Nerven oder Sehnen verletzt, ist der betroffene Körperteil möglicherweise nicht mehr voll beweglich. Manche Nervenverletzungen gehen mit einem Taubheitsgefühl einher. Wenn ein Fremdkörper in einer Stichwunde stecken bleibt, ist der umliegende Bereich meist berührungsschmerzhaft.

Nehmen die Schmerzen am Tag nach der Verletzung oder später zu, ist dies oft das erste Zeichen für eine Infektion. Im späteren Verlauf rötet sich die Wunde, schwillt an, möglicherweise bildet sich Eiter. Es kann Fieber auftreten.

Erste-Hilfe-Maßnahmen

Als Erstes gilt es, die Blutung zu stoppen. Meist genügt es, mindestens fünf Minuten fest auf den Blutungsbereich zu drücken. Wenn möglich, wird der verletzte Körperteil über Herzniveau gelagert. Mit Gummibinden oder -schläuchen werden Gliedmaßen nur selten abgebunden, da sie die gesamte Blutzufuhr unterbrechen.

Um eine Wundinfektion zu verhindern, werden Verunreinigungen und Partikel, die auf der Wundoberfläche liegen, vorsichtig entfernt und die Wundumgebung gereinigt. Dann wird ein steriler Verband aufgelegt. Aggressive Mittel wie Alkohol, Jod und Peroxid können das Gewebe schädigen und die Wundheilung stören. Tiefe Schürfwunden müssen geschrubbt werden. Nach der Reinigung wird die Wunde mit einem Wunddesinfektionsmittel behandelt und ein steriler Verband oder, bei kleineren Wunden, ein Pflas-

Entfernen von Atemhindernissen beim Säugling

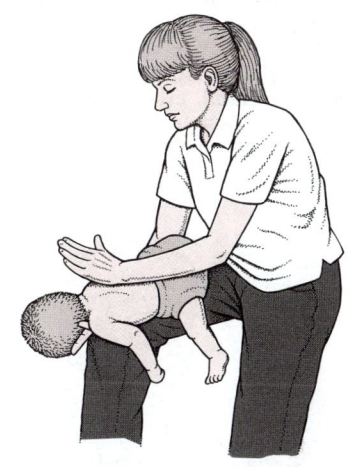

Das Baby wird bäuchlings auf den Unterarm des Helfers gelegt, der vom Oberschenkel gestützt wird. Nun schlägt der Helfer mit der flachen Hand fünfmal zwischen die Schulterblätter des Kindes.

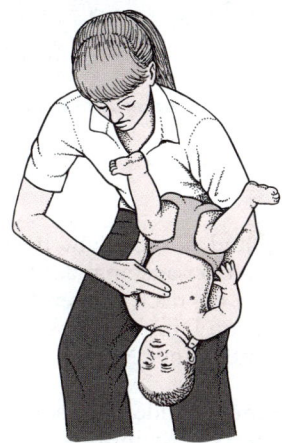

Dann dreht der Helfer das Kind auf den Rücken, mit dem Kopf am tiefsten Punkt. Nun drückt er mit Zeige- und Mittelfinger fünfmal in einer Richtung Kinderkopf ausgeführten Bewegung gegen das Brustbein.

ter angelegt. Sehr tiefe oder breite Schnittwunden müssen eventuell genäht werden.

Eine ärztliche Behandlung ist erforderlich:
• Bei Schnittwunden, die mehr als einen Zenti-

Verbände zur Ruhigstellung

Mit dem Ruhigstellungsverband sollen eine weitere Verletzung verhindert und Schmerzen auf ein Minimum reduziert werden. Hierzu muss der Verband bzw. die Schiene das Gelenk ober- und unterhalb der Verletzung ruhig stellen.

Um diese Art von Behelfsschiene anzufertigen, wird normalerweise ein harter, gerader Gegenstand, wie ein Brett, an der Gliedmaße fixiert. Ist nichts Entsprechendes zur Hand, erfüllt ersatzweise auch jedes andere Material, wie eine Zeitschrift oder ein Packen Zeitungen, seinen Zweck. Bei Handgelenk-, Schlüsselbein- und Armverletzungen kann der Unterarm auch noch mit einer Schlinge gestützt werden.

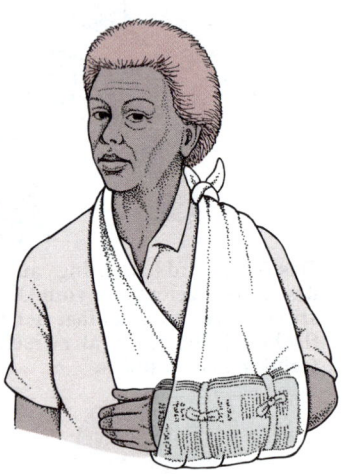

Geschienter Arm in einer Schlinge

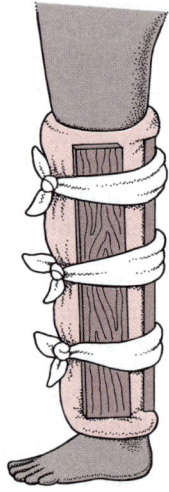

Geschientes Bein

meter lang sind, im Gesicht liegen, tief zu sein scheinen oder auseinander klaffen
- Bei Blutungen, die nach einigen Minuten oder Anwendung von Druck nicht stoppen
- Bei Symptomen einer Nerven- oder Sehnenverletzung
- Bei tiefen Schürfwunden und solchen, die mit Schmutz oder Partikeln, die sich nicht entfernen lassen, verunreinigt sind
- Bei Stichwunden, vor allem wenn vermutlich ein Fremdkörper in ihnen steckt
- Die letzte Tetanusimpfung liegt länger als fünf Jahre zurück

Alle Wunden müssen in den ersten Tagen nach der Verletzung auf Symptome einer Infektion hin beobachtet werden. Zeigt sich Derartiges, ist ärztliche Behandlung nötig.

Weichteilverletzungen

Zu den Weichteilverletzungen zählen Beulen und Prellungen (Kontusionen), Risse und Zerrungen von Muskeln, Sehnen und Bändern.

Prellungen sowie leichte Zerrungen und Verrenkungen verursachen leichte bis mäßige Schmerzen und Schwellungen. Der Körperteil ist meist weiter bewegungsfähig. Liegen ernstere Symptome vor, wie Schmerzen oder Verformungen, kann der Betroffene den verletzten Körperteil nicht mehr richtig einsetzen, kann eine schwere Verrenkung oder Zerrung vorliegen.

Möglich ist auch, dass die Knochen, die das Gelenk bilden, verschoben sind (Luxation), sich die Gelenkflächen noch teilweise gegenüber stehen (Subluxation) oder ein Knochenbruch ▲ oder eine andere schwere Verletzung vorliegt. Schwere Symptome machen eine ärztliche Versorgung nötig.

▲ siehe Kasten Seite 332

Erste-Hilfe-Maßnahmen

Prellungen sowie leichte Verrenkungen und Zerrungen lassen sich daheim nach der PECH-Regel behandeln: **P**ause, **E**is, **C**ompression, **H**ochlagern. Das beschleunigt den Heilungsprozess und reduziert Schmerzen und Schwellung. Bei Verdacht auf einen Knochenbruch, eine starke Zerrung oder Verstauchung, eine unvollständige Luxation oder Luxation sollte eine Behelfsschiene angelegt werden, bis ärztliche Hilfe eintrifft.

Abgetrennte und abgeschnürte Gliedmaßen, Finger und Zehen

Körperteile wie Finger oder Zehen können abgetrennt werden. Darüber hinaus kann Gewebe absterben, wenn der Blutfluss durch Ringe und andere einschnürende Gegenstände unterbrochen wird.

Abgetrennte Gliedmaßen können manchmal, wenn sie korrekt aufbewahrt werden, im Krankenhaus wieder angenäht werden. Um den Gewebetod möglichst hinauszuschieben, muss das Amputat in einen Plastikbeutel gegeben und dieser luftdicht verschlossen werden. Dieser Beutel wird in einen zweiten, mit Eis und kaltem Wasser gefüllten Plastikbeutel gehängt. Trockeneis ist nicht geeignet.

Ein Ring oder ein anderer Gegenstand, der einen Körperteil, wie einen Finger oder Arm, einschnürt, muss entfernt werden, bevor sich eine Schwellung bildet. Mit sanftem Dauerzug lassen sich Ringe meist abziehen, vor allem wenn die Haut mit Wasser und Seife gleitfähiger gemacht wird. Bleiben diese Maßnahmen erfolglos, ist ärztliche Behandlung nötig.

SONDERTHEMEN

KAPITEL 298

Medizinische Entscheidungsfindung

Für eine effektive medizinische Versorgung müssen Arzt und Patient kooperieren. Die besten und angemessensten Entscheidungen ergeben sich aus dem Zusammenspiel der ärztlichen Erfahrung und Kenntnisse auf der einen Seite und der Kenntnisse, Wünsche und Wertvorstellungen des Patienten auf der anderen Seite.

Damit beide Parteien ihre jeweiligen Bedingungen einbringen können, ist ein offenes, von Vertrauen getragenes Gespräch erforderlich.

Informationsquellen

Der wichtigste Ansprechpartner für Gesundheitsinformationen ist für die meisten Menschen immer noch der Arzt. Doch viele Menschen informieren sich mittlerweile auch anhand von Gesundheitsratgebern und im Internet.

Basis des medizinischen Vorgehens bei Ärzten ist das, was sie in ihrer Ausbildung gelernt haben. Danach können sie sich durch Fachzeit-

schriften, Teilnahme an Kongressen und Fort-
bildungsveranstaltungen auf dem Stand der medizinischen Forschung halten. Darüber hinaus
können Empfehlungen von Expertengruppen,
so genannte Leitlinien, eine wichtige Entschei-
dungshilfe darstellen. Letztlich ist die Diagno-
se- und Behandlungsweise der meisten Ärzte
aber stark von ihrer Erfahrung geprägt.

Leitlinien werden auf der Basis von internationalen, in anerkannten Fachzeitschriften veröffentlichten Forschungsergebnissen erstellt.
Die verschiedenen Studientypen liefern unterschiedliche Informationen:

Bei einer Querschnittstudie werden die inte-
ressierenden Daten aller Studienteilnehmer zum
selben Zeitpunkt erhoben. Anhand der Studien-
ergebnisse werden die Teilnehmer nach gesunden und erkrankten Personen unterteilt. Quer-
schnittstudien werden häufig herangezogen, um
den Wert von Diagnoseverfahren zu bestimmen.

Bei Fall-Kontroll-Studien wird die Krankengeschichte von Erkrankten mit der von ähnlichen Personen, die nicht an dieser Krankheit
leiden, verglichen. Dieser Studientyp dient dazu, Beziehungen zwischen Ursache und Wirkung aufzudecken.

Bei Kohortenstudien werden Personengruppen
über einen bestimmten Zeitraum hinweg betrachtet. Mit ihnen wird die Neuerkrankungsrate
bei Vorliegen bestimmter Risikofaktoren und der
Verlauf der Erkrankung (Prognose) bestimmt.

Klinische Studien sind für Behandlungsent-
scheidungen in der Praxis am wertvollsten. Bei
einer plazebokontrollierten klinischen Studie
werden verschiedene Patientengruppen gebildet, die unterschiedlich behandelt werden. Eine
Gruppe erhält die neue Behandlung, eine zweite
ein Scheinmedikament, das Plazebo. Eventuell
kann noch eine dritte Gruppe gebildet werden,
welche eine bekannte Behandlung erhält, mit
der die neue Therapie verglichen werden soll. In
einer randomisierten, kontrollierten klinischen
Studie werden die Patienten den einzelnen The-
rapiegruppen nach dem Zufallsprinzip (Ran-
domisation) zugeteilt. Bei diesen Studien ist
strikt geregelt, welche Eigenschaften und Merkmale die Studienteilnehmer haben müssen bzw.
nicht haben dürfen.

In manchen Studien werden die Kosten verschiedener Behandlungsansätze miteinander
verglichen. Die bekanntesten Formen dieser
Kategorie sind die Kosten-Nutzen-Studien und
Kosten-Wirksamkeit-Studien. Diese Untersuchungen werden für gesundheitspolitische Entscheidungen zunehmend wichtiger.

Unterschiede in der Studienplanung und
-ausführung haben zur Folge, dass selbst Studien mit demselben Studiengegenstand widersprüchliche Ergebnisse liefern. Eine Möglichkeit, diese unterschiedlichen Studienbefunde
vergleichbar zu machen, besteht in einer systematischen Übersicht, bei der die Ergebnisse
sämtlicher Studien zu dem Thema in einer
Übersicht zusammengefasst werden, um sie danach auszuwerten und miteinander zu vergleichen. Eine weitere Methode ist die Meta-
analyse. Das ist ein statistisches Verfahren, das
die Resultate aus verschiedenen, aber vergleichbaren Studien miteinander vereint. Sie wird
meist im Rahmen einer systematischen Übersicht verwendet, um Aussagen über eine größere Anzahl von Studienteilnehmern zu erhalten.

Kriterien für den Einsatz von Tests und Diagnoseverfahren

Mit medizinischen Tests kann man nach
Krankheiten suchen (Screening), sie diagnostizieren, ihren Schweregrad bestimmen und den
Verlauf einer Krankheit, vor allem ihr Ansprechen auf eine Behandlung, überwachen.

Der Screening- oder Suchtest sucht nach einer
bestimmten Erkrankung bei Personen, die noch
kein Anzeichen für diese Krankheit aufweisen.
So kann man beispielsweise nach der Bestimmung der Blutfettwerte das Risiko für eine
Herz-Kreislauf-Krankheit abschätzen. Damit ein
Screeningtest nützlich ist, muss er verlässlich
und präzise, möglichst kostengünstig und risi-
kofrei sein und darf den Untersuchten nicht
belasten.

Ziel der Diagnoseverfahren ist es, vermutete
Krankheiten bei Personen, die Symptome aufweisen, zu bestätigen oder auszuschließen. Bei
Verdacht auf eine schwere Herzerkrankung kann
beispielsweise eine Herzkatheterisierung sinnvoll sein. Als Screeningtest wäre dieses Verfahren ungeeignet, weil es ernsthafte Risiken birgt,
den Patienten belastet und zudem teuer ist.

Nachdem eine Krankheit diagnostiziert wurde, kann versucht werden, ihren Schweregrad zu
bestimmen und zu klassifizieren. Ausgehend
von diesen Untersuchungsergebnissen können
spezifischere und damit effektivere Behandlungsmethoden gewählt werden. Im Anschluss
an die Diagnose Brustkrebs werden beispielsweise weitere Untersuchungen durchgeführt,
um festzustellen, ob und wohin sich der Krebs
ausgebreitet hat.

Schließlich gibt es auch noch Tests, um den
Krankheitsverlauf und die Medikamentenkon-

zentration zu überwachen. Damit lässt sich feststellen, ob die Behandlung greift. So wird beispielsweise bei Patienten mit Schilddrüsenunterfunktion regelmäßig das Blut untersucht, um festzustellen, ob die Schilddrüsenhormone richtig dosiert sind.

Bei der Entscheidung, welches Verfahren eingesetzt wird – das gilt besonders für Diagnosezwecke –, muss der Arzt beurteilen, wie wahrscheinlich eine bestimmte Krankheit vorliegt. Hierzu dienen ihm Daten, wie häufig diese Erkrankung vorkommt (Prävalenz), und wie oft es innerhalb eines bestimmten Zeitraums Neuerkrankungen gibt (Inzidenz). Berücksichtigt werden ferner Eigenschaften und Risikofaktoren, die das Erkrankungsrisiko beeinflussen. Auf Grundlage dieser Informationen kann der Arzt dann gezielt das am besten geeignete Verfahren zum Nachweis der Erkrankung auswählen.

Nun liefert aber nicht jeder Test eindeutige und sichere Aussagen. So kann es normale Befunde geben, obwohl der Untersuchte an der fraglichen Krankheit leidet (falschnegatives Ergebnis). Ebenso kann es abweichende Befunde geben, obwohl der Untersuchte die fragliche Krankheit nicht hat (falschpositives Ergebnis). Die Sensitivität, d. h. wie wahrscheinlich der Test Erkrankungen richtig aufdeckt, ist ein wichtiges Kriterium von Untersuchungsmethoden.

Ein weiteres Testmerkmal ist seine Zuverlässigkeit. Zuverlässige Methoden kommen bei Wiederholung stets zum selben Ergebnis. Die Ergebnisse eines weniger zuverlässigen Tests können sich dagegen willkürlich ändern.

Bevor die Entscheidung für eine Untersuchungsmethode fällt, müssen die Risiken des Verfahrens gegen den möglichen Nutzen, den die Testergebnisse liefern, abgewogen werden. Vor allem muss vorher überlegt werden, wie die Untersuchungsergebnisse genutzt werden sollen. Ein Test, dessen Ergebnis nicht zu einer besseren Therapie beiträgt, ist nicht gerechtfertigt. Kommt beispielsweise für einen Patienten eine bestimmte Behandlung nicht infrage, erübrigt sich eine Untersuchung, die diese Behandlungsoption abklären soll.

Kriterien für Behandlungsentscheidungen

Bevor die Entscheidung für eine bestimmte Therapie fällt, müssen die möglichen Behandlungsrisiken gegen den Therapienutzen abgewogen werden. Der Therapienutzen kann in der Besserung der Symptome bestehen, wie einer

Schmerzlinderung, oder in einer Funktionsverbesserung, z. B. einem größeren Aktionsradius. Eine Heilung ist nicht immer möglich. Manchmal soll die Behandlung auch das Risiko für Krankheitskomplikationen senken.

Unter Risiko versteht man die Wahrscheinlichkeit, dass jemand in einem definierten Zeitraum ein definiertes Krankheitsereignis erleidet. Wenn z. B. entschieden werden soll, ob jemand ein bestimmtes Medikament einnehmen soll, um sein Schlaganfallrisiko zu senken, kann eine kontrollierte klinische Studie mit diesem Medikament herangezogen werden. Wenn diese Studie zeigt, dass von 1 000 Personen, die dieses Medikament erhalten haben, 20 einen Schlaganfall erlitten, während von 1 000 Personen, die das Medikament nicht erhalten haben, 40 einen Schlaganfall erlitten, zeigt das, dass das Medikament das Schlaganfallrisiko um 50 Prozent senkt (relative Risikoreduktion). Man könnte aber auch sagen, dass das Medikament lediglich bei 20 von 1 000 Personen einen Schlaganfall verhindert (absolute Risikoreduktion).

Das Schlaganfallrisiko um 50 Prozent zu senken, klingt zwar beeindruckend. Dennoch ist zu überlegen, ob eine Behandlung, die nur 20 von 1 000 Personen nützt, das Richtige für diesen speziellen Patienten ist. Bei dieser Entscheidung kann dann eine Reihe von Informationen eine Rolle spielen, z. B. wie groß die Wahrscheinlichkeit von unerwünschten Wirkungen ist.

Forschungsstudien liefern Informationen, wie stark sich durch eine Behandlung das Risiko für ein bestimmtes Ereignis senken lässt. Diese Durchschnittswerte erlauben jedoch nicht unbedingt eine Aussage, wie eine individuelle Person auf die Behandlung ansprechen wird.

An medizinischen Entscheidungsprozessen teilnehmen

Um medizinische Entscheidungen mit zu tragen, müssen Arzt und Patient eng zusammenarbeiten. Patienten, die sich zusätzliche Informationen suchen, greifen vielleicht zu Ratgebern, Broschüren, Mitteilungsblättern und Zeitschriften mit medizinischen, für den Laien aufbereiteten Inhalten, sowie Daten aus dem Internet. Dabei ist es wichtig, sich stets der Quelle bzw. der Intention, die hinter der Information steht, bewusst zu sein.

Wird eine Behandlung beispielsweise in einem Erfahrungsbericht als hilfreich dargestellt, muss das nicht heißen, dass sie auch dem Rat Suchenden hilft. Diese Art Recherche kann weitere Fragen aufwerfen, die dann mit dem Arzt diskutiert werden sollten ▲. Ein anderer Weg ist es, eine zweite Meinung bei einem anderen Arzt, mit möglicherweise mehr oder Spezialerfahrung auf diesem Gebiet, einzuholen.

Der Patient sollte mit dem Arzt offen darüber sprechen, wie er sich seine Behandlung wünscht und was er vom Arzt erwartet. Das gilt vor allem dann, wenn die Erkrankung diese Willensäußerung ■ zu einem späteren Zeitpunkt nicht mehr zulässt, z. B. bei einer unheilbaren Krankheit.

Entscheidungsfindung in der Realität

Vor jeder Therapie- und Diagnoseentscheidung muss der Arzt zwei Aufgaben bewältigen: Er muss aus einer Vielzahl von Informationsquellen die auswählen, die die besten Handlungsmöglichkeiten bieten. Sodann muss er dieses Wissen auf die individuelle Situation des Patienten anwenden.

Die Entscheidungsfindung wird schwierig, wenn schnell gehandelt werden muss. Dann fehlt die Zeit, um alle Informationen zusammenzutragen und zu bewerten. Darüber hinaus muss die Qualität der aus den verschiedenen Quellen stammenden Informationen richtig gewichtet werden. So kann der Arzt beispielsweise seiner persönlichen Erfahrung mehr Bedeutung beimessen als den Ergebnissen einer klinischen Studie.

Der Arzt muss die Auswirkungen von Diagnoseempfehlungen beurteilen. Er muss dem Patienten dabei helfen, abzuwägen, welche Folgen es für ihn haben kann, wenn eine schwere Erkrankung unerkannt bleibt. Das gilt auch dann, wenn eine entsprechende Diagnose unwahrscheinlich ist.

Genauso ist es bei Therapieentscheidungen. Leichte Erkrankungen, die letztlich von selbst wieder vergehen, erlauben keine Behandlung, die ernsthafte Nebenwirkungen verursachen kann. Bei schweren Erkrankungen kann dieses Risiko eher in Kauf genommen werden.

Arzt und Patient können das Risiko von Nebenwirkungen unterschiedlich bewerten. So kann ein Patient große Bedenken gegenüber einem Arzneimittel haben, das eine schwere Nebenwirkung verursachen kann – gleichgültig, wie häufig diese vorkommt. Der Arzt dagegen sieht möglicherweise keinen Grund zur Sorge, da diese Nebenwirkung sehr selten ist. Andererseits kann es sein, dass ein Patient eine Nebenwirkung, die die meisten anderen kaum stört, als ernsthafte Belastung empfindet. Beispielsweise ist es für einen Berufskraftfahrer problematisch, regelmäßig ein Medikament einzunehmen, das die Fahrtüchtigkeit beeinträchtigt.

Oft ist das Nutzen-Risiko-Verhältnis nicht so leicht abzuschätzen. Bei der Wichtung der Behandlungsmöglichkeiten kann es hilfreich sein, die jeweiligen Risiken zu kennen. Der Arzt kann verschiedene Behandlungen darstellen und dem Patienten die Wahl lassen, die er nach seinem eigenen Wertesystem trifft.

KAPITEL 299

Operationen

Als Operation bezeichnet man in der Medizin traditionell jeden chirurgischen Eingriff, bei dem Gewebe geschnitten oder genäht werden muss. Die Fortschritte bei den chirurgischen Techniken haben diese Definition jedoch mittlerweile aufgeweicht, da heute außer mit dem Skalpell auch mit dem Laser Gewebe geschnit-

ten wird und Wunden ohne Stiche geschlossen werden können.

Chirurgische Eingriffe umfassen viele verschiedene Techniken. Bei einigen Verfahren wird Gewebe entfernt, bei anderen werden Verschlüsse geöffnet. Wieder andere schaffen neue Anschlüsse für Arterien und Venen, um unterversorgte Gebiete mit zusätzlichem Blut zu versorgen. Es können Transplantate – manchmal aus künstlichem Material – als Hautersatz

▲ siehe Seite 22   ■ siehe Seite 51

eingepflanzt werden und Knochenbrüche werden mit Metallstäben stabilisiert.

Manche chirurgische Eingriffe dienen diagnostischen Zwecken, so z. B. die Biopsie, bei der ein Stück Gewebe entnommen und unter dem Mikroskop untersucht wird.

Nach ihrer Dringlichkeit lassen sich drei Formen von Operation unterscheiden: die geplante (elektive), die dringliche und die Notoperation. Eine Notoperation wird so schnell wie möglich durchgeführt, z. B. um eine massive innere Blutung zu stoppen. Hier sind Minuten entscheidend. Eine dringliche Operation, wie die Entfernung eines entzündeten Blinddarms, sollte innerhalb von Stunden stattfinden. Eine elektive Operation, wie der Ersatz eines Kniegelenks, kann so lange warten, bis optimale Voraussetzungen dafür gegeben sind.

Anästhesie: Vor einem chirurgischen Eingriff wird der Patient in irgendeiner Form betäubt. Die Anästhesie unterdrückt die Schmerzempfindung oder schaltet sie ganz aus. Es wird zwischen örtlicher Betäubung (Lokalanästhesie), regionaler Betäubung (Regionalanästhesie) und Vollnarkose (Allgemeinanästhesie) unterschieden.

Bei der Lokal- und Regionalanästhesie wird in bestimmte Körperbereiche ein Medikament, wie Lidokain und Bupivakain, gespritzt, das zur Schmerz- bzw. Empfindungslosigkeit führt. Bei der Lokalanästhesie wird das Betäubungsmittel direkt im Operationsgebiet unter die Haut gespritzt; damit wird nur genau dieser Bereich betäubt. Bei der Regionalanästhesie wird der Schmerz dagegen in der gesamten Körperregion, an der operiert wird, ausgeschaltet. Hierzu wird das Betäubungsmittel in die Nähe der Nerven gespritzt, die das Operationsgebiet versorgen. Bei der intravenösen Regionalanästhesie wird das Betäubungsmittel in eine Vene gespritzt. Das ist besonders für kleine Eingriffe an Hand und Unterarm oder Fuß und Unterschenkel geeignet. Hierzu wird das Gliedmaß mit einer Staumanschette abgebunden, sodass sich das gespritzte Lokalanästhetikum nur in diesem Bereich verteilt.

Bei einer Lokal- und Regionalanästhesie bleibt der Patient bei Bewusstsein. Damit er während der OP jedoch ruhig und entspannt ist, bekommt er häufig begleitend Angst lösende Medikamente. Lokal- und Regionalanästhesie belasten lebenswichtige Organe, wie Herz, Lunge, Gehirn, Leber und Nieren kaum. Selten können im Operationsgebiet noch Tage und Wochen nach der Betäubung ein Taubheits- und Kribbelgefühl oder Schmerzen bestehen bleiben.

Kosmetische Chirurgie

Zur kosmetischen Chirurgie gehören die Gesichts- und Halsstraffung, die den Bereich faltenärmer macht, die Bauchplastik, bei der Fett- und Hautgewebe entfernt wird, die Brustvergrößerung und -verkleinerung, die Haartransplantation, die Korrektur von Kiefer- und Wangenpartie, der Augenlider und der Nase, die Entfernung von Fettgewebe (Liposuktion) und die von Krampfadern.

Solche »verschönernden« Eingriffe sind zwar verlockend, aber nicht ungefährlich. Schwere gesundheitliche Risiken verbinden sich damit ebenso wie die Gefahr, dass man nach dem Eingriff mit seinem Aussehen noch unzufriedener ist als vorher. Für kosmetische Operationen sollte man sich nur in die Hände von Fachärzten begeben, am besten solchen für das zu operierende Organ, also z. B. einen HNO-Arzt bei Nasenkorrekturen, die darüber hinaus die Zusatzbezeichnung »plastische Chirurgie« führen dürfen. Über Spezialisten geben die Vereinigung der Deutschen Plastischen Chirurgen und die Vereinigung der Deutschen ästhetisch-plastischen Chirurgen Auskunft.

Die Spinal- und Epiduralanästhesie sind spezielle Formen der Regionalanästhesie, bei denen das Betäubungsmittel im unteren Lendenwirbelbereich in den Rückenmarkkanal gespritzt wird. Je nachdem, wo die Injektionsstelle sitzt, können ausgedehnte Bereiche, z. B. von der Hüfte abwärts bis zu den Zehen, betäubt werden. Die Spinal- und Epiduralanästhesie bietet sich für Eingriffe am Unterkörper an, z. B. für Bruchoperationen, Prostata-, Rektum-, Blasen- und Beinoperationen sowie für einige gynäkologische und geburtshilfliche Eingriffe. Nach der Spinalanästhesie treten gelegentlich Kopfschmerzen auf.

Bei der Vollnarkose wird das Betäubungsmittel in die Blutbahn gespritzt und erreicht so das Gehirn. Nach wenigen Sekunden erlischt das Bewusstsein. Das Anästhetikum kann gespritzt und als Gas inhaliert werden. Da die Narkose die Atmung beeinträchtigt, wird der Patient bei längeren Operationen über einen Beatmungsschlauch künstlich beatmet. Bei kurzen Operationen kann stattdessen die Atmung über eine

Schlüssellochchirurgie

Endoskopische Operationen werden auch als »Schlüssellochchirurgie« bezeichnet. Dazu wird durch einen sehr kleinen Schnitt das so genannte Endoskop, das mit einer Lichtquelle und Kamera ausgerüstet ist, in das Körperinnere geschoben. Unter Sicht der Bilder, die die Kamera auf einen Monitor übermittelt, kann der Chirurg dann mit schmalen Instrumenten, die durch spezielle Arbeitskanäle am Endoskop oder durch einen weiteren kleinen Schnitt eingeführt werden, operieren. Je nach Operationsgebiet spricht man von einer Laparoskopie (OP im Bauchraum), einer Thorakoskopie (OP in der Brusthöhle) und von einer Arthroskopie (Gelenkoperationen).

Da bei diesen Verfahren nur wenig Gewebe zerstört wird, ist der notwendige Krankenhausaufenthalt üblicherweise nur kurz, die Schmerzen nach der Operation sind gering und es gibt kaum Narben. Die Probleme dieser minimal invasiven Chirurgie (MIC) werden jedoch häufig unterschätzt. Da der Chirurg das Operationsgebiet nur auf dem Bildschirm sieht, hat er auch nur eine zweidimensionale Sicht der Dinge. Die Handhabung der Instrumente mit ihrem langen Griff ist schwierig und da nur indirekt von außen manipuliert wird, kann der Chirurg das operierte Gewebe nicht ertasten. Oftmals dauert eine endoskopische Operation länger als die sonstige Technik. Auf Patientenseite besteht das Risiko, dass sich die Operierten zu schnell wieder belasten. Das Fehlen einer größeren sichtbaren Wunde darf nicht darüber hinwegtäuschen, dass im Körperinneren doch ein erheblicher Wundbereich entstanden sein kann, der ausheilen muss.

Gesichts- oder Larynxmaske unterstützt werden. Da eine Vollnarkose auf die lebenswichtigen Organe einwirkt, überwacht der Anästhesist Herzfrequenz, Herzrhythmus, Atmung, Körpertemperatur und Blutdruck, bis der Patient aus der Narkose erwacht.

Größere und kleinere Operation: Größere Operationen finden in der Regel in Vollnarkose im Operationssaal statt und werden von einem Operationsteam durchgeführt. Oft wird dabei eine große Körperhöhle eröffnet – Bauchhöhle (Laparotomie), Brusthöhle (Thorakotomie) und Schädel (Kraniotomie). Eine größere Operation kann die Funktion lebenswichtiger Organe beeinträchtigen. Nach einer solchen Operation muss der Patient noch mindestens eine Nacht im Krankenhaus bleiben.

Eine kleinere Operation kommt mit einer Lokal- oder Regionalanästhesie aus. Sie können in der Notaufnahme, einem ambulanten Operationszentrum und in der ärztlichen Praxis durchgeführt werden. Lebenswichtige Organe bleiben in der Regel unbeeinflusst. Den Eingriff kann ein einzelner Arzt, der nicht unbedingt Chirurg sein muss, durchführen. Der Patient kann meist noch am selben Tag wieder nach Hause gehen.

Zweite Meinung: Manchmal bestehen Zweifel, ob eine Operation notwendig ist, oder es stehen mehrere chirurgische Verfahren zur Wahl. Bei elektiven Operationen kann der Patient eine Zweitmeinung, ein zweites ärztliches Gutachten, einholen. Die Krankenkassen übernehmen dafür die Kosten.

Vorbereitung auf die Operation

Es ist sinnvoll, sich auf einen chirurgischen Eingriff vorzubereiten, da Menschen mit gutem Gesundheitszustand schneller genesen.

Vor einem Eingriff in Vollnarkose ist der Tabak- und Alkoholkonsum am besten ganz einzustellen, zumindest aber einzuschränken. Wird noch kurze Zeit vor der Operation geraucht, steigt das Risiko für Herzrhythmusstörungen sowie für eine Beeinträchtigung der Lungenfunktion. Ein übermäßiger Alkoholkonsum kann die Leber schädigen, die Blutungen verstärken und die Wirkung des Anästhetikums unvorhersehbar verändern.

Der Arzt untersucht den Patienten und nimmt seine Krankengeschichte auf: Symptome, durchgemachte Krankheiten, Tabak- und Alkoholkonsum sowie etwaige Allergien. Ganz wichtig sind die aktuell eingenommenen Medikamente, zu denen die selbst gekauften ebenso gehören wie die verordneten.

Vor der Operation werden Blut- und Urintests, ein Elektrokardiogramm, Röntgenaufnahmen und eventuell ein Lungenfunktionstest durchgeführt. Mit ihnen lässt sich feststellen, in welchem Zustand die lebenswichtigen Organe sind. Sind sie in ihrer Funktion beeinträchtigt, können der Operationsstress und die Anästhesie Probleme bereiten. Diese Untersuchungen können auch eine Infektion aufdecken, die bisher unbemerkt geblieben ist, und die einen Operationsaufschub erforderlich macht.

Vor Eingriffen, bei denen eine Blutübertragung zu erwarten ist, kann der Patient für sich selbst Blut spenden. Diese Eigenblutspende ▲ schaltet das Risiko einer transfusionsbedingten Infektion und der meisten anderen Transfusionsreaktionen aus. Hierzu wird dem Patienten ein- oder mehrmals Blut entnommen und bis zur Operation aufbewahrt. Der Körper ersetzt das entnommene Blut innerhalb weniger Tage.

In der Regel haben Anästhesist und Patient vor der Operation ein Gespräch, um die Testergebnisse zu besprechen und medizinische Zustände aufzudecken, die die Wahl der Anästhesie beeinflussen können.

Patienten, die das wünschen, können eine so genannte Patientenverfügung und eine Vorsorgevollmacht ■ hinterlegen, für den Fall, dass eine Situation eintritt, in der sie keine eigenen Entscheidungen treffen oder sich nicht mehr mitteilen können.

Vor dem Eingriff muss der Chirurg seiner Aufklärungspflicht nachkommen und im Anschluss daran die schriftliche Einwilligung zur Operation einholen. Hierbei muss er über alle Risiken und therapeutischen Nutzen des geplanten Eingriffes aufklären und Fragen des Patienten beantworten. Anschließend liest und unterschreibt der Patient das Einwilligungsformular. Wenn der Patient selbst nicht in der Lage ist, seine Einwilligung zu dem Eingriff zu geben, wird versucht, die Familie zu kontaktieren. Bei Lebensgefahr wird jedoch auch operiert, bevor Angehörige informiert wurden.

Da der Patient während des Eingriffs erbrechen kann, darf er mindestens acht Stunden vorher nicht essen und trinken. Bei Operationen im Magen-Darm-Trakt erhält der Patient ein bis zwei Tage vorher Abführmittel.

Nagellack und künstliche Nägel müssen vor der Operation entfernt werden, da der Sauerstoffgehalt im Blut mittels Fingerclip überprüft wird.

Der Operationstag

Vor der Operation zieht sich der Patient aus, legt Schmuck, Hörhilfen, Zahnprothesen und Kontaktlinsen oder Brille ab und zieht einen OP-Kittel an. Die letzten OP-Vorbereitungen werden in einem speziellen Vorbereitungsraum oder im OP-Saal selbst vorgenommen. Die Haut im Operationsbereich wird mit einem Antiseptikum geschrubbt, um Bakterien, die eine Infektion verursachen können, abzutöten. Gegebenenfalls muss das Hautareal, in dem der

Schnitt erfolgt, rasiert werden. In eine Vene am Handrücken wird ein Plastikschlauch eingeführt, durch den Flüssigkeit und Medikamente zugeführt werden können. Häufig erhält der Patient ein Beruhigungsmittel.

Nach den letzten Vorbereitungen wird der Patient in den Operationssaal geschoben. Zu diesem Zeitpunkt kann er noch wach, wenn auch benommen, oder bereits eingeschlafen sein. Jetzt wird der Patient auf den Operationstisch gelegt, über dem helle Operationsleuchten angebracht sind. Ärzte, Schwestern und das übrige Pflegepersonal, die in direkten Kontakt mit dem Patienten und der Operationsstelle kommen, haben ihre Hände mit einer Desinfektionsseife gründlich geschrubbt, um den Operationssaal möglichst bakterien- und virenfrei zu halten. Für die Operation trägt das OP-Team sterile Schutzkleidung: Mantel, Kopfbedeckung, Gesichtsmaske, Schutzbrille, Handschuhe und Schuhe.

Dann wird die Lokal-, Regional- oder Allgemeinnarkose eingeleitet.

Nach der Operation

Nach der Operation wird der Patient in den Aufwachraum verlegt und dort noch ein bis zwei Stunden engmaschig überwacht. Die meisten Patienten fühlen sich, vor allem nach einer größeren Operation, beim Aufwachen noch benommen. Manche verspüren Übelkeit, anderen ist kalt.

Je nach Art der Operation und der Narkose kann der Patient aus dem Aufwachraum direkt nach Hause entlassen werden, oder er wird vom OP-Saal auf die Intensivstation und von dort nach Stabilisierung des Zustands in die entsprechende Fachabteilung verlegt. Um nach Hause entlassen werden zu können, muss der Patient bei klarem Bewusstsein sein, normal atmen, Flüssigkeit zu sich nehmen und Wasser lassen können. Außerdem muss er allein gehen können und darf keine starken Schmerzen haben. Die Operationsstelle darf nicht mehr bluten und nicht ungewöhnlich geschwollen sein.

Nach einer großen Operation kann es sein, dass sich der Patient beim Aufwachen an Schläuche und Geräte angeschlossen findet: z. B. ein Beatmungsschlauch im Rachen, Haftelektroden auf der Brust, um den Herzschlag zu überwachen, ein Fingerclip, um den Sauerstoffgehalt im Blut zu messen, ein Verband über der Operationswunde, ein Schlauch in Mund oder

▲ siehe Seite 975   ■ siehe Seite 52

Der Operationssaal (OP)

Im Operationssaal herrscht die für eine Operation nötige sterile Umgebung.

Das OP-Team besteht aus dem Chirurgen, der die Operation leitet, einem oder mehreren Assistenzchirurgen, dem Anästhesisten, der die Narkose durchführt und den Zustand des Patienten engmaschig überwacht, operationstechnischen Assistenten oder Instrumentierpflegepersonal, die dem Chirurgen die Instrumente zureichen und dem »Springer«, der das OP-Team mit allen zusätzlich benötigten Dingen versorgt und für alle anfallenden Arbeiten zuständig ist.

Der OP-Saal ist üblicherweise mit einem Monitor ausgestattet, die zentrale Überwachungseinheit des Patienten, die die zur Überwachung relevanten Daten kontinuierlich erfasst. Zu den festen Bestandteilen gehören ebenfalls ein Instrumententisch und OP-Leuchten. Das Anästhesiegerät verabreicht das Narkosegas. Mit einem Absauggerät und einem -katheter werden Blut und andere störende Flüssigkeiten entfernt, die die Sicht auf das Operationsgebiet behindern.

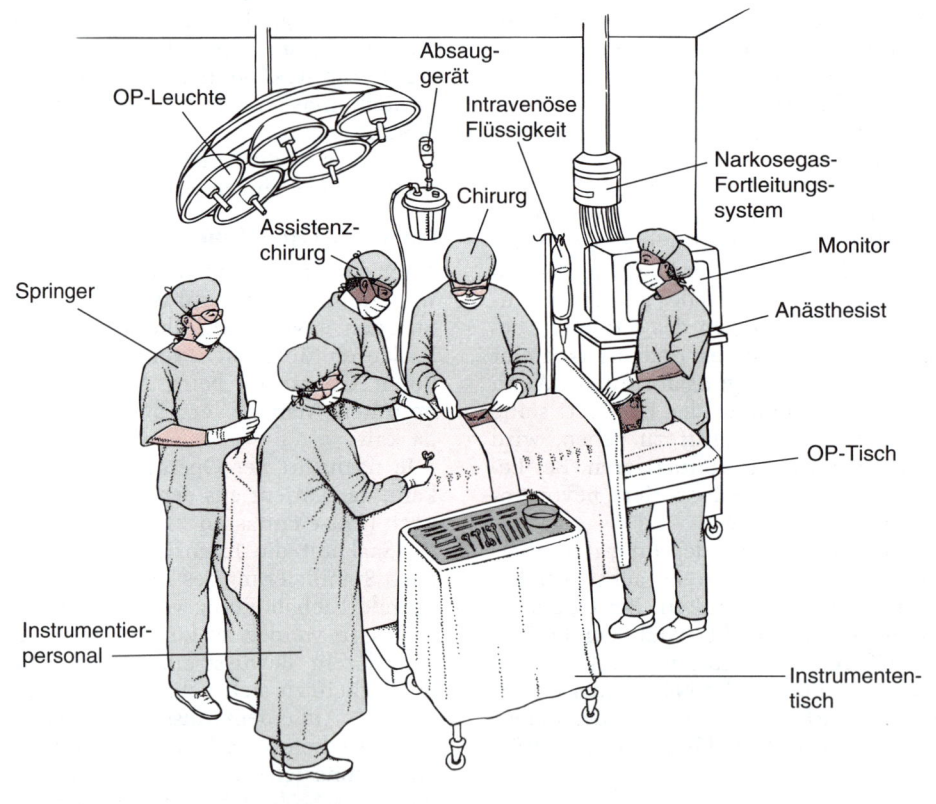

Nase und ein oder mehrere Katheter in den Venen.

Nach den meisten Operationen ist mit Schmerzen zu rechnen, die sich aber praktisch immer lindern lassen. Schmerzmittel können gespritzt, eingenommen oder als Hautpflaster angewendet werden. Durch die im Handrücken belassene Kanüle können opioide Schmerzmittel wie Morphin eingeleitet werden. Darüber hinaus stehen weitere Möglichkeiten der Schmerztherapie zur Verfügung ▲.

In den Tagen nach der Operation können Fieber, Blutgerinnsel und Infektionen auftreten.

▲ siehe Seite 433

Die häufigsten Ursachen für Fieber sind eine Atelektase, bei der kleine Bereiche der Lunge zusammenfallen, Harnweginfektionen sowie Infektionen an der Operationsstelle. Eine Atelektase lässt sich oft durch den Einsatz eines so genannten Atemtrainers und der damit unterstützten gleichmäßigen, tiefen, langsamen Atmung vermeiden.

Bei langer Bettlägerigkeit können sich in den Beinen Blutgerinnsel bilden (tiefe Venenthrombose). Sie können sich lösen und mit dem Blut Richtung Lunge wandern. Bleibt ein solches Gerinnsel in einer Lungenarterie stecken, verhindert es, dass der entsprechende Lungenbereich ausreichend mit Blut und Nährstoffen versorgt wird (Lungenembolie). Als Folge davon kann die Sauerstoffversorgung des restlichen Körpers vermindert sein, manchmal kommt es zum Blutdruckabfall. Praktisch alle Krankenhauspatienten müssen Antithrombose- bzw. Kompressionsstrümpfe anziehen, um das Risiko für die Bildung von Blutgerinnseln zu verringern. Patienten, die längere Zeit liegen müssen oder die eine Operationen durchmachen, die mit einem erhöhten Thromboserisiko einhergeht, können vorbeugend Mittel erhalten, die die Blutgerinnungsneigung verringern.

Nach Eingriffen im Verdauungstrakt bekommt der Operierte Nährstoffe über eine Vene verabreicht (parenterale Ernährung). Ist der Verdauungstrakt funktionsfähig, der Patient kann aber aus anderen Gründen nicht essen, können die Nährstoffe über eine Magensonde zugeführt werden. Solche Sonden können durch den Mund, die Nase und die Bauchwand eingeführt werden.

Um das Infektionsrisiko zu senken, wird die Operationswunde steril verbunden. Der Verband saugt die Wundflüssigkeit, die aus dem Schnitt sickert, auf. Der Verband wird meist täglich gewechselt.

Manchmal beginnen die zusammengenähten Wundränder auseinander zu klaffen (Dehiszenz). Die Operationsstelle kann sich auch infizieren. In diesem Fall stellen sich meist ein Tag nach der Operation oder später zunehmende Schmerzen ein, die Operationsstelle rötet sich und schwillt an, oder es tritt Eiter und Wundflüssigkeit aus. Fieber kann auftreten. Sobald Symptome einer Infektion auftreten, muss der Arzt kontaktiert werden.

Wenn der Patient nach Hause entlassen wird, muss klar sein, wer die Nachsorge übernimmt. In der Regel ist das der Hausarzt. Er bekommt auch den Operationsbericht und die Informationen über die medikamentöse Behandlung.

Operierte brauchen noch eine Zeit der Schonung. Möglicherweise sollen sie vorübergehend Treppensteigen, Autofahren, Schwerheben und Geschlechtsverkehr meiden. Später nehmen sie dann allmählich ihre gewohnten Aktivitäten wieder auf. Bei manchen Erkrankungen empfiehlt sich eine spezielle Anschlussheilbehandlung ▲. So brauchen Menschen, die eine Hüftprothese erhalten haben, anschließend eine Rehabilitation, in der sie ihre Muskulatur wieder trainieren und die Hüftbeweglichkeit wiederherstellen können.

▲ siehe Seite 37

KAPITEL 300

Komplementär- und Alternativmedizin

Zur Komplementär- und Alternativmedizin gehören viele Methoden und Verfahren, die ihren Ursprung in verschiedenen Ländern haben, auf unterschiedlichen Theorien und Philosophien basieren und mit fremden Religionen verbunden sind. Viele Aspekte wurzeln in alten Medizinsystemen, z. B. denen Chinas, Indiens, Tibets und Afrikas. Die meisten Verfahren der Komplementär- und Alternativmedizin werden in der medizinischen Hochschulausbildung nicht gelehrt; die Krankenkassen bezahlen solche Behandlungen – von Ausnahmen abgesehen – nicht.

»Komplementäre« Verfahren werden ergänzend zur wissenschaftlichen Medizin angewandt; »alternativ« sind Methoden, die allein, anstelle der üblichen Medizin eingesetzt werden. Die Allgemeinheit trifft solche Unterscheidungen allerdings kaum; Laien fassen all diese Methoden vielmehr häufig unter der Bezeichnung »Naturheilverfahren« zusammen.

Es ist zwar nicht leicht zu bestimmen, worin sich Schulmedizin und Naturheilverfahren unterscheiden, doch es gibt einen grundsätzlichen Unterschied im Ansatz. Die Schulmedizin definiert Gesundheit im Allgemeinen als die Abwesenheit von Krankheit. Die Hauptursachen für Krankheit werden meist als isolierte Faktoren betrachtet, z. B. Krankheitserreger und biochemische Ungleichgewichte. Medikamenten und operativen Eingriffen kommt bei der Behandlung große Bedeutung zu. Die Naturheilverfahren definieren Gesundheit »ganzheitlich«: Sind Körper, Geist und Seele nicht im Einklang, entsteht Krankheit. Die Behandlung besteht primär darin, die körpereigenen Abwehrkräfte zu stärken und das Gleichgewicht wiederherzustellen. Ein Anliegen der Naturheilverfahren ist die Vorbeugung von Gesundheitsstörungen.

Am häufigsten wird bei funktionellen Störungen und solchen der Befindlichkeit auf Naturheilverfahren zurückgegriffen, so z. B. Rückenschmerzen, Kopfschmerzen, Gelenkprobleme und Allergien. Oftmals suchen Menschen ihr Heil bei unkonventionellen Methoden, wenn die Methoden der üblichen Medizin an ihre Grenzen gestoßen sind.

Wirksamkeit und Sicherheit

Einige naturheilkundliche Verfahren haben sich bei der Behandlung spezieller Störungen als wirksam erwiesen. Die meisten sind jedoch nicht wissenschaftlich untersucht. Ein mangelnder Nachweis heißt nicht, dass die Therapie unwirksam ist. Ist seine Unwirksamkeit tatsächlich erwiesen, wäre es nicht mehr vertretbar, es einzusetzen. Vielmehr bedeutet es, dass die Wirksamkeit nicht belegt ist. Darin liegt eine Gefahr der alternativmedizinischen Behandlung: Sie könnte anstelle einer wissenschaftlich begründeten schulmedizinischen Behandlung angewandt werden, und der Betreffende könnte dadurch zu Schaden kommen, dass eine rechtzeitige angemessene Behandlung unterbleibt.

Über die Sicherheit dieser Verfahren bzw. die Unbedenklichkeit ihrer Anwendung ist deutlich weniger bekannt als bei den üblichen Therapien. Pflanzliche Arzneimittel ▲ wie auch die homöopathischen und anthroposophischen Mittel müssen nach dem Arzneimittelgesetz bestimmte Auflagen erfüllen, damit sie in Deutschland verkauft werden dürfen. Bei ihnen ist das Sicherheitsrisiko denkbar gering.

Anders kann das bei Verfahren sein, bei denen am Körper manipuliert wird, chemische Substanzen gespritzt werden und bei denen Produkte eingesetzt werden, die gemäß der deutschen Gesetzgebung nicht verkehrsfähig sind.

Formen der Naturheilverfahren

Die »klassischen« Naturheilverfahren umfassen Ernährung, Bewegung, die Anwendung von Wasser, Kälte, Wärme und Licht, Pflanzenmittel und Entspannung. Sie alle gehören zum Konzept der Kneipp-Therapie. Die Beschäftigung mit diesen Therapieprinzipien gehört dazu, um die Zusatzbezeichnung »Arzt für Naturheilverfahren« zu erlangen.

▲ siehe Seite 93

Die anderen Methoden, die darüber hinaus vielfach eingesetzt werden, lassen sich in fünf Bereiche unterteilen: alternative Medizinsysteme, Körper-Geist-Techniken, biologisch orientierte Verfahren, körperorientierte Verfahren und Energietherapien. Einige dieser Verfahren sind von der Schulmedizin anerkannt, andere sind mit ihr nicht vereinbar.

Alternative Medizinsysteme

Zu den alternativen Medizinsysteme zählen die traditionelle chinesische Medizin, Ayurveda, Homöopathie und Akupunktur.

Traditionelle chinesische Medizin: Die TCM ist ein über Jahrtausende entwickeltes Diagnose- und Behandlungssystem, das seine Wurzeln im alten China hat. Im Mittelpunkt dieses Medizinsystems steht die Vorstellung von einer im Körper fließenden Lebenskraft oder Lebensenergie, chinesisch Qi. Indem die beiden gegensätzlichen Kräfte Yin und Yang – mit den Ausprägungen Kälte und Hitze, Inneres und Äußeres, Mangel und Fülle – wieder ins Gleichgewicht gebracht werden, wird das Qi wieder normalisiert. Um die Gesundheit wiederherzustellen oder zu stärken, arbeitet die TCM z. B. mit Heilpflanzen, Massage, Meditation und Akupunktur.

Akupunktur: Auch in der westlichen Welt ist Akupunktur ein sehr weit verbreitetes Verfahren. Ausgebildete Akupunkteure müssen keine Ärzte sein. In Deutschland können Ärzte eine Ausbildung absolvieren, die sie berechtigt, die Zusatzbezeichnung »Akupunktur« zu tragen. Bei der Akupunktur werden spezielle Punkte am Körper stimuliert. Dazu werden im Allgemeinen ganz feine Nadeln in die Haut und in das darunter liegende Gewebe gestochen. Die Nadeln können zusätzlich erwärmt werden, oder es wird ein elektrischer Impuls angelegt. Die Stimulierung dieser speziellen Akupunkturpunkte soll die Blockade der Lebensenergie entlang der Energiewege, der so genannten Meridiane, aufheben; damit gelangen Yin und Yang wieder ins Gleichgewicht. Das Nadeln kann ein Kribbelgefühl verursachen. (Eine spezielle Art der Akupunktur ist die Akupressur, die mit Fingerdruck statt mit Nadeln arbeitet.)

Akupunktur setzt nachgewiesenermaßen im Gehirn chemische Botenstoffe frei. Diese so genannten Neurotransmitter, zu denen auch Serotonin gehört, wirken wie natürliche Schmerzmittel. Neben dieser schmerzlindernden Wirkung kann Akupunktur Übelkeit und Erbrechen nach Operationen lindern. Zur Raucherentwöhnung und Gewichtsreduktion konnte Aku-

punktur seine Wirksamkeit jedoch nicht nachweisen.

Bei korrekter Anwendung hat Akupunktur keine unerwünschten Wirkungen. Am häufigsten wird eine vorübergehende Verschlimmerung von Symptomen berichtet. Infektionen kommen nur vor, wenn keine Einmalnadeln verwendet werden.

Ayurveda: Ayurveda ist das traditionelle Medizinsystem Indiens und mehr als 4 000 Jahre alt. Gemäß dem Ayurveda ist die Gesundheit vom richtigen Fließen von Prana, der Lebenskraft, durch den Körper abhängig. Ist der Fluss der Lebenskräfte gestört, entsteht Krankheit. Damit die Lebenskraft Prana richtig fließen kann, müssen die drei Grundkräfte, die so genannten Doshas Vata, Pitta und Kapha, im Gleichgewicht sein. Bei den meisten Menschen dominiert ein Dosha, die Verteilung zwischen den drei Doshas ist jedoch für jeden Menschen einzigartig. Die ayurvedische Medizin arbeitet mit Kräutern, Massage, Yoga und innerer Reinigung, um ein inneres Gleichgewicht zu erreichen und den Einklang mit der Natur wieder herzustellen.

Homöopathie: Die Homöopathie geht auf den deutschen Arzt Samuel Hahnemann zurück, der im späten 18. Jahrhundert lebte. Sie basiert auf dem Grundsatz, dass Ähnliches mit Ähnlichem zu heilen sei. Hiervon leitet sich auch der Name ab: »homoios« für griechisch »ähnlich« und »pathos« für griechisch »Leiden«. Mit dieser Ähnlichkeitsregel ist gemeint, dass in der Homöopathie eine Erkrankung mit einer kleinen Menge des Naturstoffs behandelt wird, die, am gesunden Menschen in größerer Dosis verabreicht, zu ähnlichen Symptomen führt, wie sie für eine bestimmte Erkrankung charakteristisch sind.

Homöopathische Heilmittel werden aus natürlichen Materialien gewonnen, darunter Pflanzenextrakte und Mineralien. Mit ihnen wird die dem Körper innewohnende Kraft zur Selbstheilung angeregt. Je stärker ein Homöopathikum verdünnt ist, desto größer wird seine Potenz eingestuft.

Eine wissenschaftliche Erklärung für dieses Wirkprinzip, nach dem sich mit hoch verdünnten Naturstoffen Krankheiten heilen lassen, gibt es nicht. Die Homöopathie gilt als gefahrlos; allergische und toxische Reaktionen sind jedoch nicht ausgeschlossen.

Nach einer verlässlichen Schätzung setzen etwa 16 000 Ärzte in Deutschland regelmäßig Homöopathie ein. Seit Anfang der 1990er Jahre lernt jeder Mediziner während seines Studiums etwas über das »therapeutische Handeln am Rande der Schulmedizin«, wozu der Gegenstandkatalog der Prüfungsfragen auch die Homöopathie zählt. Zudem gibt es derzeit etwa 2000 Ärzte mit der Zusatzbezeichnung Homöopathie.

Körper-Geist-Techniken

Körper-Geist-Techniken basieren auf der Vorstellung, dass geistige und emotionale Faktoren die physische Gesundheit beeinflussen. Hier wird mit Verfahren aus der Verhaltenstherapie sowie soziopsychologischen und spirituellen Verfahren gearbeitet, um Gesundheit zu erhalten sowie Krankheit zu verhindern und zu heilen.

Aufgrund der Fülle wissenschaftlicher Nachweise zum Nutzen der Körper-Geist-Techniken gelten viele ihrer Verfahren heute als etabliert. Verfahren wie Entspannung, kognitive Verhaltenstherapie, Meditation, Imagination, Biofeedback und Hypnose beispielsweise werden zur Behandlung von Herzkranzgefäßerkrankungen, Kopfschmerzen, Schlafstörungen und Harninkontinenz eingesetzt. Sie können die Geburt und die Bewältigung einer Krebserkrankung und ihrer Behandlung unterstützen und helfen Patienten vor operativen Eingriffen. Diese Techniken werden – allerdings weniger erfolgreich – ebenfalls bei der Behandlung von Bluthochdruck, Asthma, Arthritis, Schmerzen und Ohrgeräuschen (Tinnitus) angewandt.

Für den Einsatz dieser Techniken sind kaum Risiken bekannt.

Meditation: Ziel der Meditation ist es, den Geist zu beruhigen und die Selbstwahrnehmung zu stärken. Meditation wird normalerweise im Sitzen, oft mit geschlossenen Augen, ausgeübt. Um den Geist zu konzentrieren, kann der Meditierende mit einem Mantra arbeiten, das ist ein Ton oder Wort, der bzw. das immer wieder wiederholt wird. Die meisten Meditationsübungen finden in religiösem oder spirituellem Kontext statt, mit dem höchsten Ziel, spirituelles Wachstum und persönliche Reife zu erlangen oder eine transzendentale Erfahrung zu machen. Im Bereich der Medizin kann Meditation unabhängig vom jeweiligen kulturellen und religiösen Hintergrund der betreffenden Person wirksam sein. Meditation hat nachweislich einen gesundheitlichen Nutzen; zudem lindert es Stress und Schmerzen.

Entspannungsverfahren: Mit diesen Verfahren werden Spannungen abgebaut und Verspannungen gelöst. Es kann versucht werden, mit ihnen den Blutdruck zu senken, Muskelspannung zu lindern und die Stoffwechselrate zu senken.

Imagination: Die geleitete Imagination arbeitet mit geistigen und inneren Bildern, um Entspannung zu fördern, das Wohlbefinden zu steigern und einen Heilungsprozess, z.B. bei Krebserkrankungen und psychischen Traumata, zu unterstützen. Die Bilder können alle Sinne betreffen und entweder selbst gesteuert oder vom Therapeuten geführt werden, letzteres manchmal auch in Gruppensitzungen. Bei einer Krebserkrankung kann der Patient beispielsweise aufgefordert werden sich vorzustellen, wie eine Armee kleiner Blutzellen die Krebszellen bekämpft.

Hypnosetherapie: Bei der Hypnosetherapie wird die Person in eine Tiefenentspannung, einen schlafähnlichen Bewusstseinszustand, geführt, in der sie ihre Umgebung kaum noch wahrnimmt. In diesem Trancezustand erlebt der Behandelte seine Gefühle und Gedanken intensiver und meist in Form von Bildern, die Aufmerksamkeit ist nach innen gerichtet. Mithilfe von Hypnose lassen sich einige Erkrankungen, wie bestimmte Schmerzsyndrome und Konversionsstörungen, behandeln, bei denen die körperliche Erkrankung durch psychischen Stress und Konflikte verursacht ist. Zur Raucherentwöhnung und Gewichtsabnahme ist Hypnose bei manchen Menschen mit einigem Erfolg eingesetzt worden. Manche Menschen können Selbsthypnose, wie z.B. autogenes Training, erlernen.

Biofeedback: Beim Biofeedback messen elektrische Geräte Parameter von biologischen Funktionen, z.B. Puls, Blutdruck und Muskelspannung. Diese Informationen sollen dem Betreffenden zeigen, wann sich diese Funktionen verändern und wie er sie regulieren kann. Typische Anwendungsgebiete für Biofeedbackverfahren sind Schmerzlinderung ▲, Stress, Schlafstörungen, Kopfschmerzen und Muskelverletzungen.

Biologisch orientierte Therapien

Biologisch orientierte Therapien arbeiten mit chemischen Substanzen meist natürlicher Herkunft.

Pflanzenheilkunde: Die so genannte Phytotherapie ist die älteste bekannte Heilweise. Um Krankheiten zu behandeln und Gesundheit zu fördern, werden Pflanzen eingesetzt – einzeln oder miteinander kombiniert. Bei der TCM enthalten solche Mischungen auch mineralische und tierische Bestandteile. Anders als schulmedizinisch hergestellte Arzneimittel, die iso-

▲ siehe Seite 439

lierte Pflanzenwirkstoffe verwendet, setzt die Phytotherapie meist einen Pflanzenextrakt ein. Pflanzliche Mittel gibt es als wässrige und alkoholische Auszüge (Extrakte, Tinkturen) zum Einnehmen, sie werden als Teeaufguss getrunken, zu Tabletten und Pulver verarbeitet und als Wickel und Kräuterauflagen auf die Haut aufgebracht. Für die Zulassung von Phytopharmaka als Arzneimittel gelten die gleichen Bestimmungen wie für alle arzneilich verwendeten Therapeutika ▲.

Orthomolekulare Medizin: Die orthomolekulare Medizin basiert darauf, dass der Körper die richtigen Nährstoffe braucht, um gesund zu bleiben oder zu werden. Um Krankheiten zu behandeln, setzt sie Kombinationen aus Vitaminen, Mineralstoffen und Aminosäuren ein, die im Körper vorkommen. Dieses Verfahren empfiehlt, täglich hohe Dosen dieser Substanzen, vor allem Vitamine, zuzuführen (Megavitamintherapie).

Körperorientierte Therapien

Körperorientierte Therapien arbeiten mit Verfahren, in deren Mittelpunkt die Körpermanipulation steht.

Chirotherapie: Die Chirotherapie, oder »manuelle Medizin«, entstand in Deutschland nach dem Zweiten Weltkrieg aus der Beschäftigung mit zwei in den USA entwickelten Techniken: der Osteopathie und der Chiropraktik. Im Zentrum des Verfahrens stehen die Wirbelsäule und die Gelenke. Wenn deren Beweglichkeit eingeschränkt ist, soll das Verspannungen auslösen und Nervenleitungen und Gefäße beeinträchtigen, in deren Folge vielerlei Beschwerden entstehen, die sich nicht nur auf den Bewegungsapparat beschränken.

Zur Behandlung hat die Chirotherapie Handgriffe aus beiden Ursprungsverfahren übernommen und abgewandelt. Es wird auf die Gelenke gedrückt, mit sanftem Druck an ihnen gezogen, und es werden kräftige Handgriffe eingesetzt (Manipulationen, »Knacksen«).

Chirotherapie wird an deutschen Universitäten gelehrt; es gibt die Bezeichnung »Arzt für Chirotherapie«. Chirotherapie wird vor allem bei Problemen im Bewegungsapparat, wie Rückenschmerzen, eingesetzt und bei Kopfschmerzen.

Die sanften Behandlungstechniken bergen kaum Risiken. Manipulationen an der Wirbelsäule des Rumpfes können jedoch, wenn auch selten, zu Bandscheibenschäden, Nervenlähmungen und Verschlimmerung bestehender Leiden führen. Manipulationen an der Brust-

wirbelsäule sind mit dem Risiko verbunden, dass Schlagadern, die das Gehirn versorgen, eingeengt oder geschädigt werden. In der Folge kann es zu einem Schlaganfall kommen.

Massagetherapie: Bei der Massagetherapie wird Körpergewebe manipuliert, um Spannungen zu lösen und damit Schmerzen zu lindern. Als Nebeneffekt steigert Massage das Wohlbefinden und reduziert Stress. Die Massagetherapie umfasst viele verschiedene Techniken: Streichungen und Knetungen sind für die schwedische Massage charakteristisch, die Manipulation von Druckpunkten wird im Rahmen von Shiatsu, Akupressur und neuromuskulärer Massage durchgeführt.

Massage lindert Schmerzen, die z. B. durch Rückenverletzungen, Muskelverspannungen, Fibromyalgie und Verspannungen verursacht werden. Sie ist wirksam, um den Geburtsvorgang zu erleichtern, eine chronische Verstopfung zu bessern und um mit Asthma zurechtzukommen.

Rolfing: Rolfing (»strukturelle Integration«) geht davon aus, dass eine ausgewogene, aufrechte und in sich gestützte Körperstruktur für Gesundheit und Wohlbefinden von großer Bedeutung ist. Bei Rolfing handelt es sich um eine tiefe Gewebemassage, die normalerweise als Folge von mehreren Sitzungen läuft. Die richtige Ausrichtung der Knochen und Muskeln wird durch Manipulation und Dehnung der Bindegewebehülle, die die Muskeln umgibt, erreicht.

Reflexzonentherapie: Die Reflexzonentherapie arbeitet mit manuellem Druck an bestimmten Reflexzonen, vornehmlich am Fuß, aber auch an den Händen und Ohren, die mit von diesen Punkten entfernten Körperstellen in Verbindung stehen sollen. Eine Stimulierung dieser Zonen soll Energieblockaden, die Schmerzen und Krankheit in dem entsprechenden Körperbereich verursachen, aufheben.

Energietherapien

Alle Energietherapien basieren im Kern auf dem Gedanken, dass es eine universelle Lebenskraft oder subtile, feinstoffliche Energie gibt, die in und um den Körper herum existiert. Sie setzen unter anderem externe Energiequellen (elektromagnetische Felder) ein, um die Gesundheit und den Heilungsprozess zu beeinflussen.

Typischerweise hält der Therapeut seine Hände in Nähe oder Kontakt mit dem Körper des Patienten, um sein Energiefeld zu manipulieren.

▲ siehe Seite 93

Bioelektromagnetische Energieregulation: Die bioelektromagnetische Energieregulation arbeitet mit pulsierenden Magnetfeldern oder Wechsel- und Gleichstrom. Der Einsatz von Magneten zur Behandlung von Muskel-Skelett-Erkrankungen hat besonders großen Zulauf erfahren. Magnete finden sich heute eingearbeitet in Kleidungs- und Schmuckstücken und Matratzen und sollen Schmerzen lindern. Ein wissenschaftlicher Nachweis für ihren therapeutischen Nutzen liegt jedoch nicht vor.

Reiki: Reiki ist eine ursprünglich japanische Heiltechnik, bei der der Therapeut durch seine Hand Lebensenergie kanalisiert und in den Körper seines Patienten einfließen lässt und so angeblich Heilungsprozesse unterstützt.

Therapeutische Berührung: Dieses so genannte »Handauflegen« kommt in Wirklichkeit ohne Berührung aus. Der Therapeut setzt seine heilende Energie ein, um Ungleichgewichte und Störungen im Biofeld seines Patienten aufzuspüren und zu beheben.

KAPITEL 301

Gesund reisen

Gesundheitliche Probleme sind heute kein größeres Reisehindernis mehr. Dennoch sollten Reisen vorausschauend geplant werden. Besonders nach der Rückkehr von Fernreisen ist auf Krankheitssymptome zu achten.

Reisevorbereitungen

Eine richtige Vorbereitung sorgt dafür, dass die Reise nicht durch gesundheitliche Probleme gestört wird. Auch Gesunde müssen zum Schutz ihrer Gesundheit planen.

Reiseapotheke

In die Reiseapotheke gehören ein Erste-Hilfe-Set, Schmerzmittel, wie Parazetamol oder nichtsteroidale Entzündungshemmer, und ggf. Mittel gegen Durchfall, wie Loperamid. Alles Weitere können Reisende innerhalb Europas in jeder Apotheke am Reiseort einkaufen.

Krankenversicherung im Ausland

Unfälle und unvorhersehbare Bedingungen machen es manchmal notwendig, auch im Ausland ärztliche Hilfe in Anspruch zu nehmen. Mitglieder der gesetzlichen Krankenversicherung können sich dafür bei ihrer jeweiligen Krankenkasse einen Auslandskrankenschein ausstellen lassen. Er gilt in allen EU-Staaten, mit denen ein Abkommen zum Sozialversicherungsschutz besteht. Damit ist zwar die ärztliche Versorgung am Urlaubsort abgesichert, nicht jedoch Zusatzzahlungen zu Medikamenten und auch kein Krankenrücktransport, wie er manchmal notwendig wird.

Vor allem, um einen solchen Transport ins Heimatland abzusichern, aber auch für einen Versicherungsschutz in den Ländern, in denen der Auslandskrankenschein nicht gilt – dazu gehören die USA, Asien und die Karibik –, gibt es private Zusatzversicherungen. Sie können für eine einzelne Reise abgeschlossen werden und für längere Zeiträume. Welche Leistungen die Versicherung abdeckt, ist ganz individuell zu vereinbaren.

Personen, die aus beruflichen Gründen ins Ausland reisen, und solche, die keine Reisekrankenversicherung abschließen können, weil sie chronisch krank oder sehr betagt sind, sollten sich bei ihrer Krankenkasse erkundigen, welche Möglichkeiten sie hinsichtlich der ärztlichen Betreuung im Ausland haben.

Privatversicherte informieren sich in ihren Versicherungsunterlagen, inwieweit ihr Vertrag Auslandsreisen abdeckt. Gegebenenfalls ist auch für sie eine zeitlich begrenzte Zusatzversicherung notwendig.

Reiseimpfungen

Für die meisten Fernreisen sind bestimmte Impfungen wichtig und bei manchen Ländern sogar Voraussetzung für die Einreise. Häufige durch Impfung vermeidbare Infektionen sind Hepatitis A und B, Poliomyelitis und Gelbfieber. Da manche Impfungen bis zu sechs Monate

REISEIMPFUNGEN *,†, ‡

INFEKTION	REGION, FÜR DIE DIE IMPFUNG EMPFOHLEN WIRD	KOMMENTAR
Hepatitis A	Regionen, in denen Hepatitis A häufig vorkommt (Auskunft u. a. bei Reisemedizinern)	Anzahl der Impfungen gemäß Herstellerangaben
Hepatitis B	Regionen, in denen Hepatitis B häufig vorkommt (Auskunft u. a. bei Reisemedizinern), wenn längerer Aufenthalt geplant oder enger Kontakt zur einheimischen Bevölkerung zu erwarten ist	
FSME	Regionen, in denen FSME-Viren-tragende Zecken vorkommen (Auskunft über innerdeutsche Regionen beim Robert-Koch-Institut)	Osteuropa und Russland sind FSME-Risikogebiete. Impfung nur relevant für Menschen mit Kontakt zur Natur
Meningokokken	Regionen, in denen M.-Infektionen häufig vorkommen (WHO-Länderhinweise beachten) oder es Krankheitsausbrüche gab, besonders bei engem Kontakt zur einheimischen Bevölkerung	Unterschiedliche Impfstoffe für Kinder und Erwachsene je nach Erregertyp
Tollwut	Regionen mit großer Tollwutgefährdung, z. B: durch streunende Hunde	Bei Tierbiss Infektionsprophylaxe abhängig von der Tierart, Verletzungsart und dem Körperbereich
Typhus	Regionen, in denen Typhus häufig vorkommt (Auskunft u. a. bei Reisemedizinern)	Impfstoff zum Spritzen und Schlucken. Schützt gut, aber nicht lückenlos. Vorsicht bei Nahrungs- und Getränkeauswahl und allgemeine Hygiene dennoch erforderlich
Gelbfieber	Regionen, in denen Gelbfieber häufig vorkommt (tropisches Afrika, Südamerika; Hinweise der WHO beachten)	Die Impfung ist bei vielen Ländern Voraussetzung für Einreise und Durchreise. Impfung nur in zugelassenen Gelbfieber-Impfstellen. Alle zehn Jahre Auffrischimpfung erforderlich

* siehe auch Kapitel 189

† Neben den aufgeführten Empfehlungen bzw. Vorschriften sollten die Standardimpfungen gegen Tetanus, Diphtherie und Polio auf dem Laufenden sein.

‡ Die Empfehlungen werden von der »Ständigen Impfkommission« laufend aktualisiert.

brauchen, um ihre volle Wirkung zu entfalten, ist eine frühzeitige Planung unumgänglich. In dem international anerkannten gelben Impfbuch – erstellt nach den Richtlinien der Weltgesundheitsorganisation –, werden die Namen der verabreichten Impfstoffe und das Impfdatum eingetragen.

Reisen mit einer gesundheitlichen Störung

Menschen, die eine gesundheitliche Störung haben und auf Reisen gehen, müssen besonders aufmerksam planen. Sie sollten ihren Arzt vor der Abreise kontaktieren und sich versichern lassen, dass ihr Zustand stabil ist. Wichtig ist auch abzuklären, ob sie die Medikamenteneinnahme ändern müssen. Personen mit einer lebensbedrohlichen Erkrankung sollten einen mehrsprachigen Notfallausweis mit sich führen, ferner einen Nachweis der Krankenversicherung.

Erforderliche Medikamente sollten im Originalbehältnis aufbewahrt werden, damit der Name des Arzneimittels sowie die Einnahmeempfehlungen im Notfall geprüft werden können. Der Name des Wirkstoffs ist wichtiger als der Präparatename, da dieser von Land zu Land verschieden sein kann.

Eine eiserne Reserve der erforderlichen Medikamente sollte im Handgepäck mitgeführt werden, für den Fall, dass das Reisegepäck verloren geht, verspätet eintrifft oder sich die Rückreise verzögert. Da Opioide, Spritzen und ungewöhnlich große Mengen an Medikamenten auf Sicherheits- und Zollbeamte verdächtig wirken können, sollte in diesen Fällen ein ärztliches Attest mitgeführt werden, das einen entsprechenden Bedarf beglaubigt. Außerdem sollten Spritzen stets mit den durch sie verabreichten Medikamenten zusammengepackt werden.

Probleme unterwegs

Von einigen Reisebeschwerden sind auch Gesunde häufig betroffen.

Reisekrankheit

Bei Luft-, See-, Zug-, Bus- und Autoreisen entsteht eine Reisekrankheit dadurch, dass das Gehirn von Gleichgewichtsorgan und Auge widersprüchliche Informationen erhält ▲. Reisekrankheit wird häufig durch Turbulenzen und Vibrationen ausgelöst und durch Wärme, Angst, einen leeren oder einen vollen Magen verschlimmert. Die Hauptsymptome sind Magenverstimmung, Übelkeit, Erbrechen, Schweißausbrüche und Schwindel.

Gegen Reisekrankheit hilft es, vor und während der Reise die Nahrungs- und Flüssigkeitsaufnahme sowie den Alkoholkonsum zu begrenzen. Hilfreich ist es auch, einen festen Punkt, z. B. am Horizont, zu fixieren oder sich mit geschlossenen Augen flach zu lagern. Schließlich spielt auch der richtige Sitzplatz eine wichtige Rolle – im Flugzeug ist ein Platz im Mittelgang in Höhe der Tragflächen ideal –, ebenso ausreichende Frischluftzufuhr. Auf Lesen sollte verzichtet werden. Bei Schiffsreisen spürt man in Kabinen in der Mitte des Schiffes unmittelbar über der Wasserlinie den Seegang am wenigsten. Ein Skopolamin-Pflaster und Antihistaminika können bei Reisekrankheit helfen, vor allem wenn sie vor Beginn der Reise angewendet werden. Die Mittel können Benommenheit, Schläfrigkeit und Mundtrockenheit verursachen und bei älteren Menschen Verwirrtheit, Stürze und andere Probleme zur Folge haben.

Blutgerinnsel

Durch langes Sitzen während Flug-, Zug-, Bus- und Autoreisen können sich Blutgerinnsel bilden. Davon betroffen sind meist ältere Menschen, Übergewichtige, Raucher, Personen mit Krampfadern und Frauen, die Hormone einnehmen, Schwangere, Frischoperierte und Personen, die früher schon einmal eine Thrombose hatten, sowie solche, die lange Zeit körperlich inaktiv waren. Die Blutgerinnsel können sich in den Bein- und Beckenvenen (tiefe Venenthrombose ■) bilden und sich lösen und zur Lunge wandern (Lungenembolie ★). Manche Blutgerinnsel in den Beinen verursachen keine Beschwerden, andere dagegen Krämpfe, Schwellungen und Farbveränderung der Haut an Waden und Füßen. Eine Lungenembolie ist gefährlich. Das erste Zeichen dafür ist häufig ein allgemeines Unwohlsein, auf das Atemnot, Schmerzen in der Brust und Ohnmacht folgen.

Die Bildung von Blutgerinnsel lässt sich vermeiden, indem häufig die Position gewechselt, die Beine im Sitzen häufig ausgestreckt und bewegt werden und man alle ein bis zwei Stunden aufsteht und umhergeht. Längeres Übereinanderschlagen der Beine kann die Durchblutung abschnüren. Ebenfalls vorbeugend wirkt eine ausreichende Flüssigkeitszufuhr, Koffein-, Rauch- und Alkoholverzicht. Außerdem sollten keine Kniestrümpfe, Strumpfhosen und Unterhosen mit engem Bündchen getragen werden. Kompressionsstrümpfe verbessern die Durchblutung in den Beinen und wirken ebenfalls vorbeugend.

Druck auf den Ohren und in den Nebenhöhlen

Bei Flugreisen entsteht häufig ein Druckgefühl in den Ohren und in den Nebenhöhlen; es beruht auf Luftdruckveränderungen. Wenn der Kabinendruck beim Startvorgang sinkt, dehnen sich die luftgefüllten Hohlräume im Mittelohr und in den Nebenhöhlen aus und verursachen Ohrendruck sowie leichten Druck und Schmerzen in den Nebenhöhlen. Beim Landeanflug entstehen durch den Luftdruckanstieg ähnliche Symptome. Sobald der Luftdruck in den Ohren und Nebenhöhlen einerseits und in der Kabine andererseits wieder ausgeglichen ist, verschwinden die Beschwerden meist wieder.

Häufiges Schlucken und provoziertes Gähnen helfen, den Druck auszugleichen. Mit diesen Maßnahmen lassen sich normalerweise leichte Ohr- und Nebenhöhlenbeschwerden lindern. Bei Allergien, Nebenhöhlenerkrankungen, Erkältung und Schnupfen ist der Druck-

▲ siehe Seite 448   ■ siehe Seite 219
★ siehe Seite 268

ausgleich behindert, weil der Gang, der die Ohren und Nebenhöhlen mit Nase und Mund verbindet, blockiert ist. Flugreisende mit diesen Problemen können vor Abflug abschwellende Nasenmittel anwenden. Um den Druck auszugleichen, kann man sich auch bei geschlossenem Mund die Nase zuhalten und Luft in den Nasenraum pressen, als ob man ausatmen würde.

Kinder leiden besonders stark an den Luftdruckdifferenzen. Sie können bei Start und Landung vorsorglich Kaugummi kauen, einen Bonbon lutschen oder etwas trinken, um durch häufiges Schlucken den Druck auszugleichen. Babys können die Brust, die Flasche oder einen Nuckel bekommen.

Schlafstörungen

Schlafstörungen sind eine häufige Begleiterscheinung von Flugreisen, die über mehr als drei Zeitzonen gehen (Jetlag). Bei See-, Zug- und Autoreisen treten sie nicht auf, da der Reisende hier genügend Zeit hat, sich an die Zeitveränderungen anzupassen.

Das offensichtlichste Symptom ist Müdigkeit bei der Ankunft. Weitere Symptome sind Reizbarkeit, Schlafstörungen, Kopfschmerzen und Konzentrationsstörungen.

Hilfreich ist es, bereits ein bis zwei Tage vor dem Abflug die Einschlafzeit entsprechend der Zeitveränderung zu verschieben. Während des Fluges sollte auf eine ausreichende Flüssigkeitszufuhr geachtet und auf Rauchen, Kaffee und exzessiven Alkoholkonsum verzichtet werden.

Manchen Menschen hilft es, Melatonintabletten einzunehmen. Dieses körpereigene Hormon, das in den USA frei verkäuflich, in Deutschland jedoch nicht erhältlich ist, stellt der Körper normalerweise nachts bei fehlendem Lichteinfall her. Wird Melatonin eine Stunde vor der regulär geplanten Schlafenszeit eingenommen, leitet es den Schlaf ein, ohne am nächsten Tag ein »Hangover« zu verursachen. Melatonin ist bei Reisen gen Osten effektiver, da die Tageslichteinstrahlung während der Reise kürzer ist und die Dunkelheit früher einbricht.

Kurz wirksame Beruhigungsmittel können ebenfalls hilfreich sein, können jedoch tagsüber Schläfrigkeit, Gedächtnisausfall und nächtliche Schlaflosigkeit verursachen. Bei der Ankunft sollte der Reisende tagsüber möglichst wenig schlafen, sich dafür viel im Sonnenlicht aufhalten und bis zum Abend körperlich aktiv bleiben.

Gesundheitsstörungen und Reisen

Gesundheitsstörungen können auf Reisen spezielle Probleme aufwerfen.

Herzerkrankung

Personen mit Angina pectoris, Herzinsuffizienz und Herzrhythmusstörungen, die in Ruhe oder bereits bei nur geringer Belastung Symptome verursachen, sollten auf Reisen verzichten. Dasselbe gilt für Personen, die in den vorausgegangenen 14 Tagen einen Herzinfarkt oder in den letzten acht Wochen einen Herzinfarkt, der einen kardiogenen Schock oder Herzversagen verursacht hat, erlitten haben.

Herzkranke Reisende sollten immer eine Kopie ihres letzten EKGs mit sich führen. Träger von Herzschrittmachern, implantierten Defibrillatoren und Koronarstents sollten einen entsprechenden Ausweis oder ein entsprechendes ärztliches Attest mit sich führen, das Auskunft über das Vorhandensein, den Typ, den Sitz und die elektronischen Eigenschaften des implantierten medizinischen Geräts gibt. Ein implantierter metallischer Gegenstand kann bei der Sicherheitskontrolle im Flughafen Probleme bereiten. Die elektronischen Kontrollgeräte beeinträchtigen im Allgemeinen zwar die Funktion eines implantierbaren Defibrillators nicht, dennoch sollten sich solche Reisende nicht länger als 15 Sekunden in den begehbaren Metalldetektoren aufhalten. Handdetektoren stellen für Personen mit implantiertem Defibrillator keine Gefahr dar. Ein länger dauernder Kontakt, bei dem der Detektor beispielsweise länger als fünf Sekunden über dem Defibrillator gehalten wird, sollte jedoch vermieden werden.

Die meisten großen Luftlinien servieren auf Flügen auch natrium- und fettarmes Essen, wenn der entsprechende Bedarf 24 Stunden vorher angemeldet wird. Bei rechtzeitiger Voranmeldung bieten auch viele Kreuzfahrtlinien diesen Service an.

Lungenerkrankung

Wer an Lungenzysten, schwerem Lungenemphysem oder einer großen Flüssigkeitsansammlung in der Lunge leidet, eine frische Brust-OP hinter sich hat oder vor kurzem erst einen Lungenkollaps hatte, kann durch die beim Flug auftretenden Luftdruckveränderungen Komplikationen entwickeln und sollte deshalb nicht ohne Zustimmung des behandelnden Arztes fliegen.

Andere Lungenerkrankungen können während des Fluges die zusätzliche Gabe von Sauerstoff erforderlich machen. Ob und wie viel Sauerstoff an Bord erforderlich sein wird, kann der Arzt durch Messung des Sauerstoffgehalts im Blut bestimmen. Die Fluggesellschaften stellen den notwendigen Sauerstoff an Bord bereit, sofern eine entsprechende ärztliche Bescheinigung vorliegt und der Bedarf 48 Stunden vorher angemeldet wird. Das Mitnehmen eigener Sauerstoffflaschen ist in der Regel nicht erlaubt. Reisende, die während der Zwischenlandung Sauerstoff brauchen, müssen die entsprechenden Vorkehrungen selbst treffen, erhalten als Dauerkunde dabei jedoch von den meisten Sauerstofflieferanten kostenlose Unterstützung. Sonstige Atemtherapiegeräte, wie CPAP-Geräte, können mit an Bord gebracht werden. Reisende mit dieser Ausrüstung im Gepäck sollten ein zusätzliches Zeitpolster für die Sicherheitskontrolle einplanen.

Bei Reisen in großer Höhe können aufgrund des im Vergleich zum Meeresniveau niedrigeren Sauerstoffgehalts besondere Probleme auftreten. Bei leichten und mittelschweren Lungenerkrankungen steigt ab 1500 Metern Höhe das Risiko für Komplikationen. Lungenkranke, die in diesen Höhenlagen reisen, sollten dieselben Sicherheitsvorkehrungen treffen wie für eine Flugreise.

Lungenkranke können problemlos mit Bus, Zug, Auto und Schiff verreisen, müssen aber ihre nötige Sauerstoffversorgung planen. Viele kommerzielle Anbieter koordinieren die Sauerstoffversorgung für Reisende überall in der Welt.

Diabetes

Der Blutzuckerspiegel lässt sich auf Reisen am besten durch häufige Messungen und entsprechende Anpassungen der Nahrungszufuhr und Medikamentendosis kontrollieren. Diabetiker sollten Traubenzucker, Fruchtsaft, Kekse oder Obst für den Fall einer Unterzuckerung im Handgepäck haben. Bringt die Reise mehrstündige Zeitverschiebungen mit sich, sollte der Diabetiker mit seinem behandelnden Arzt den Einnahmeplan für seine Medikamente darauf abstimmen. Insulin kann viele Tage lang ungekühlt aufbewahrt werden, sollte jedoch vor extremer Hitze geschützt werden.

Die meisten großen Luftlinien servieren auf Flügen spezielle Diabetikermahlzeiten, wenn 24 Stunden vorher entsprechender Bedarf angemeldet wird. Wichtig ist auch, während des Fluges genug zu trinken.

Bei der Ankunft am Urlaubsort sollte der Blutzuckerspiegel engmaschig kontrolliert werden, da die Aktivitäten und die Kost hier häufig anders sind als zu Hause. Diabetiker sollten sich auch auf Reisen strikt an ihren Ernährungsplan halten, so groß die Versuchung auch sein mag, neue Nahrungsmittel auszuprobieren und häufiger oder außerhalb der gewohnten Zeiten zu essen. Wichtig sind auch bequeme Socken und Schuhe, tägliche Fußkontrolle und der Verzicht auf Barfußgehen, um kleinere Verletzungen zu vermeiden, die sich infizieren können.

Schwangerschaft

Eine Schwangerschaft ist normalerweise kein Hinderungsgrund für Reisen. Frauen, die kurz vor dem Entbindungstermin stehen oder bei denen das Risiko für eine Fehlgeburt, vorzeitige Entbindung oder Plazentaablösung besteht, sollten jedoch auf Fernreisen verzichten. Die meisten Fluggesellschaften haben spezielle Bestimmungen für die Beförderung von Schwangeren, über die man sich vor der Buchung informieren sollte. Vor Fernreisen sollten Schwangere Vorkehrungen treffen, um das Thromboserisiko und Austrocknung zu vermeiden. Schwangere sollten den Sicherheitsgurt über den Oberschenkeln und nicht über dem Bauch tragen, um eine Verletzung des Fetus zu vermeiden.

Hinsichtlich der Frage, welche Impfstoffe für schwangere Frauen einsetzbar sind, sollte sich die Betroffene mit ihrem Arzt besprechen.

Schwangere, die eine Reise in eine Malariaregion nicht aufschieben können, müssen abwägen, was gefährlicher ist: Malariamittel einzunehmen, deren Risiko für den Fetus nicht genau bekannt ist, oder ohne ausreichenden Malariaschutz zu reisen. Malariainfektionen verlaufen bei Schwangeren, selbst unter Einfluss von vorbeugenden Medikamenten, häufig schwerer als bei nicht schwangeren Frauen.

Sonstige Erkrankungen

Reisende mit Sichelzellenkrankheit können durch die in der Flugzeugkabine herrschende niedrige Luftfeuchtigkeit und geringe Sauerstoffkonzentration Schmerzen bekommen (Sichelzellenkrise). Eine ausreichende Flüssigkeits- und Sauerstoffzufuhr helfen, dieses Risiko zu senken.

Kolostomieträger sollten für Flugreisen einen großen Beutel tragen und Ersatzbeutel mitnehmen, da die Kotmenge durch die Ausdehnung von Darmgasen während des Fluges zunehmen kann. Da sich Gase während des Fluges ausdehnen, sollte in Geräten und Vorrichtungen, die mit luftgefüllten Manschetten oder Ballons betrieben werden, wie z.B. Ernährungssonden und Harnkatheter, die Luft durch Wasser ersetzt werden.

Kontaktlinsenträger, die Probleme mit der geringen Luftfeuchtigkeit im Flugzeug haben, können unterwegs eine Brille tragen oder ihre Kontaktlinsen zwischendurch befeuchten. Generell ist es ratsam, eine Ersatzbrille oder ein zweites Paar Kontaktlinsen in Reserve zu haben. Eine ausreichend große Batteriereserve für Hörhilfen ist ebenfalls sinnvoll.

Reisende mit schwerer Geistesstörung, wie schlecht kontrollierte Schizophrenie, können für sich und andere eine Gefahr darstellen und sollten nur mit einem verantwortlichen Begleiter auf Reisen gehen.

Die meisten Fluggesellschaften stellen behinderten Menschen für Verkehrsflüge einen Rollstuhl oder eine Tragbahre bereit. Manche Fluggesellschaften versorgen Reisende auch mit Spezialbedarf wie Infusions- und Beatmungsgeräten, sofern speziell ausgebildetes Personal den Flug begleitet und der entsprechende Bedarf rechtzeitig angemeldet wird.

Allgemeine Empfehlungen zum Reisen mit bestimmten Erkrankungen geben der medizinische Dienst der großen Fluggesellschaften, das regional zuständige Landesluftfahrtamt, reisemedizinische Seiten zum Thema Flugreisen im Internet und lokale reisemedizinische Ambulanzen.

Medizinische Probleme am Urlaubsort

Medizinische Probleme am Urlaubsort sind vor allem bei internationalen Reisen bedeutsam. Die meiste Reisenden fürchten sich vor allem vor Infektionen, die Durchfall verursachen.

Reisedurchfall

Um sich vor Reisedurchfall ▲ zu schützen, sollten Reisende nur in original verschlossenen Flaschen abgefülltes oder mit Entkeimungstabletten aufbereitetes Wasser trinken und die Zähne putzen. Auf Eiswürfel in Getränken sollten sie verzichten. Nahrungsmittel sollten frisch zubereitet und durchgegart sein. Obst und Ge-

müse sollten vor dem Verzehr immer geschält bzw. gepellt werden, und die Straßenhändler sollte man meiden. Auch häufiges Händewaschen und der Verzicht auf Nahrungsmittel, auf denen Fliegen gesessen haben, sind eine wichtige Schutzmaßnahme.

Meist klingt ein Reisedurchfall von allein ab; er erfordert lediglich eine stetige Flüssigkeitszufuhr. Wer darauf jedoch nicht warten kann oder will, kann das Durchfallmittel Loperamid einnehmen.

Elektrolytlösungen sind hilfreich, um die bei Durchfall verloren gegangene Flüssigkeit samt Mineralsalzen zu ersetzen.

Malaria

Malaria ■ ist in Afrika, Südostasien und einigen Teilen Südamerikas verbreitet. Zum Schutz vor den Malaria übertragenden Insekten sollte man langärmelige Oberbekleidung und lange Hosen tragen (vor allem in der Dämmerung, wenn die Moskitos am aktivsten sind) und unter einem mit Insektiziden imprägnierten Moskitonetz schlafen. Insektenabwehrmittel, die Diethylmethylbenzamid (DEET) enthalten, schützen ebenfalls vor dem Stich der Malariamücke. Trotzdem empfiehlt sich meist eine geeignete medikamentöse Malariaprophylaxe dringend.

Medizinische Probleme nach der Heimkehr

Symptome oder Störungen, die während der Reise aufgetaucht sind und bei Ankunft zu Hause immer noch bestehen, machen einen Arztbesuch erforderlich. Manche Symptome entwickeln sich auch erst Wochen oder Monate nach der Rückkehr. Besonders häufig nach Fernreisen ist Fieber. Ist die Verbindung zwischen den neu aufgetretenen Symptomen und einer Reise auch nicht offensichtlich, so kann doch die Information über eine zurückliegende Reise ein wichtiger Schlüssel zur Diagnose sein.

▲ siehe Seite 718   ■ siehe Seite 1128

KAPITEL 302

Amyloidose

Amyloidose ist eine seltene Krankheit, bei der sich das Eiweiß Amyloid in Geweben und Organen einlagert und eine Funktionsstörung verursacht.

Die Amyloidose verursacht bei manchen Menschen wenige oder gar keine Symptome, andere dagegen entwickeln lebensbedrohliche Störungen. Der Schweregrad der Krankheit hängt davon ab, in welchen Organen sich das Amyloid eingelagert hat.

Amyloidose kommt bei Männern doppelt so häufig vor wie bei Frauen und ist bei alten Menschen häufiger als bei jungen.

Die verschiedenen Formen von Amyloidose lassen sich in vier Gruppen unterteilen: primäre, sekundäre, familiäre und Altersamyloidose.

Die **primäre Amyloidose** (Leichtketten-Amyloidose) ist durch eine Fehlfunktion der Plasmazellen geprägt und geht häufig mit einem multiplen Myelom einher (Plasmozytom ▲ bzw. Plasmazellen-Neubildung). Bei der primären Amyloidose wird das Amyloid hauptsächlich in Herz, Lunge, Haut, Zunge, Schilddrüse, Darm, Leber, Nieren und Blutgefäßen eingelagert.

Die **sekundäre Amyloidose** kann eine Reaktion auf Krankheiten sein, die hartnäckige Infektionen und Entzündungen auslösen, wie Tuberkulose, rheumatoide Arthritis und familiäres Mittelmeerfieber. Typischerweise sind von der Amyloidablagerung vor allem die Organe Milz, Leber, Nieren, Nebennieren und Lymphknoten betroffen.

Die **familiäre Amyloidose** ist eine Erbkrankheit, die z. B. in Portugal, Schweden und Japan gehäuft vorkommt. Bei dieser Form von Amyloidose kommt es zur progressiven Amyloidablagerung in Nerven, Herz, Blutgefäßen und Nieren.

Die **Altersamyloidose** betrifft normalerweise das Herz. Welche andere Faktoren außer dem Alter dazu führen, dass sich Amyloid im Herzen ablagert, ist nicht bekannt. Vermehrte Amyloidablagerungen finden sich auch im Gehirn von Alzheimerpatienten (Amyloidplaques) und sollen an der Entstehung der Alzheimer-Erkrankung beteiligt sein.

FOLGEN DER AMYLOID-ABLAGERUNG

BETROFFENES ORGAN	MÖGLICHE FOLGEN
Gehirn	Alzheimer-Krankheit
Herz	Herzschwäche, Herzrhythmusstörungen, Herzvergrößerung
Nieren	Niereninsuffizienz, Flüssigkeitsansammlung in Geweben (Ödem)
Nervensystem	Taubheits-, Kribbelgefühl, Schwäche
Verdauungssystem	Darmverschluss, schlechte Nährstoffaufnahme, verdickte Zunge
Blut, Blutgefäße	Neigung zu Blutergüssen
Lunge	Atembeschwerden
Haut	Hautpapeln, Blutergüsse, vergrößerte Lymphknoten
Schilddrüse	Vergrößerung
Leber	Vergrößerung
Muskel- und Skelettsystem	Karpaltunnelsyndrom
Lymphknoten	Vergrößerte Lymphknoten

Symptome und Diagnose

Die Ablagerung großer Amyloidmengen kann zur Fehlfunktion vieler Organe führen. Viele Menschen haben kaum Symptome, allenfalls Gewichtsverlust. Bei manchen entwickelt sich jedoch eine lebensbedrohliche Krankheit. Deren Symptome hängen davon ab, wo das Amyloid eingelagert wird.

Eine Amyloidose ist schwer zu diagnostizieren. Der Verdacht fällt auf diese Erkrankung, wenn mehrere Organe geschwächt sind, sich in den Geweben Flüssigkeit ansammelt und wenn es ohne erkennbaren Grund immer wieder schnell zu Blutungen, speziell in der Haut,

▲ siehe Seite 1000

kommt. Die familiäre Form wird vermutet, wenn in der Familie eine ererbte Erkrankung der peripheren Nerven diagnostiziert wurde.

Zur Diagnose wird meist etwas Fett aus dem Bauchraum entnommen; dazu wird eine Nadel in der Nähe des Nabels eingestochen. Auch eine Gewebeprobe von Haut, Enddarm, Zahnfleisch, Nieren und Leber kann mikroskopisch mithilfe bestimmter Farbstoffe auf Amyloid hin untersucht werden.

Prognose und Behandlung

Die Amyloidose ist nicht heilbar. Der Krankheitsverlauf der sekundären Amyloidose lässt sich jedoch verlangsamen bzw. die Amyloidose bildet sich sogar zurück, wenn die Grunderkrankung behandelt wird. Die primäre Amyloidose mit und ohne multiplem Myelom hat eine schlechtere Prognose. Das Gleiche gilt für Patienten, die aufgrund der Amyloidose eine Herzinsuffizienz entwickeln.

Maßnahmen, um die Symptome zu lindern, und Komplikationen aufzufangen, sind meist nur mäßig erfolgreich. Chemotherapie – die Einnahme von Prednison oder Melphalan, manchmal in Kombination mit Kolchizin – und eine Stammzellentransplantation lindern bei manchen Menschen die Beschwerden. Ist Mittelmeerfieber der Auslöser, kann Kolchizin, das ansonsten bei Gicht angewendet wird, allein helfen. Anhäufungen von Amyloid in einem bestimmten Bereich des Körpers können manchmal operativ entfernt werden.

Bei einigen Patienten mit amyloidverursachtem Organversagen hat eine Organtransplantation das Leben verlängert. Da die Krankheit jedoch meist fortschreitet, lagert sich schließlich auch in dem transplantierten Organ Amyloid ab. Eine Ausnahme stellt die Lebertransplantation ▲ dar, mit der sich die familiäre Form der Amyloidose normalerweise aufhalten lässt.

Krankheiten unbekannter Ursache

Manche Menschen leiden unter Störungen, für die sich keine spezifischen Ursachen finden lassen. Einige Mediziner halten diese Störungen für psychisch bedingt, andere machen Erreger, wie Viren oder giftige Chemikalien, oder eine Immunstörung dafür verantwortlich. Dennoch unterziehen sich viele Betroffenen auf der Suche nach einer Diagnose und Linderung ihrer Beschwerden immer wieder umfangreichen Untersuchungen und Behandlungen, teilweise nutzen sie auch alternativmedizinische Angebote ohne nachgewiesene Wirksamkeit.

Chronisches Müdigkeitssyndrom (CFS)

Das chronische Müdigkeitssyndrom bezeichnet eine lang dauernde schwere und entkräftende Müdigkeit ohne nachweisbare körperliche und psychische Ursache.

Das chronische Müdigkeitssyndrom (CFS von engl. chronic fatigue syndrome) tritt in erster Linie bei Erwachsenen im Alter zwischen 20 und 50 Jahren auf und betrifft Frauen eineinhalbmal häufiger als Männer.

Ursache

Die Ursache liegt immer noch im Dunkeln. Unklar ist, ob dem chronischen Erschöpfungszustand eine einzelne Ursache zugrunde liegt oder mehrere und ob er körperlich oder psychisch bedingt ist.

Frühere Studien deuteten auf eine Epstein-Barr-Virus-Infektion, auf Röteln oder eine Herpesinfektion als mögliche Ursache hin. Neuere Forschungsergebnisse sprechen jedoch eher gegen eine Virusinfektion, wobei nicht ausgeschlossen ist, dass sie in manchen Fällen den Ausbruch der Symptome beschleunigt.

▲ siehe Seite 1075

Die Diagnose des chronischen Müdigkeitssyndroms

Die Centers for Disease Control and Prevention in den USA (CDC) haben folgende Kriterien zur Diagnose von CFS festgelegt:

1. Ungeklärte, dauerhafte oder wiederkehrende chronische Erschöpfung, mit neuem oder zeitlich bestimmbarem Beginn, die nicht Folge einer anhaltenden Überlastung ist, keine spürbare Besserung durch Ruhe aufweist und zu einer erheblichen Einschränkung früherer Aktivitäten in Ausbildung und Beruf sowie im sozialen und persönlichen Bereich führt.

2. Vier oder mehr der folgenden Symptome, die frühestens mit Beginn der Erschöpfung aufgetreten sein dürfen, müssen mindestens sechs aufeinander folgende Krankheitsmonate anhaltend oder wiederkehrend nebeneinander bestanden haben:

- Einschränkungen des Kurzzeitgedächtnisses oder der Konzentration, die schwer genug sind, um eine nennenswerte Verringerung des früheren Aktivitätsgrades in Ausbildung und Beruf sowie im sozialen und persönlichen Bereich zu verursachen
- Halsschmerzen
- Berührungsempfindliche Hals- und Achsellymphknoten
- Schmerzen mehrerer Gelenke ohne Schwellung und Berührungsempfindlichkeit
- Kopfschmerzen eines neuen Typs, Musters oder Schweregrades
- Kein erholsamer Schlaf
- Zustandsverschlechterung für mehr als 24 Stunden nach körperlicher Anstrengung.

Möglicherweise handelt es sich auch um eine Störung des Immunsystems. Weitere denkbare Ursachen sind Allergien, Hormonstörungen, niedriger Blutdruck, eine verminderte Hirndurchblutung sowie ein Mangel an bestimmten Nährstoffen.

Das chronische Müdigkeitssyndrom scheint familiär gehäuft aufzutreten, was für eine Infektion als Krankheitsursache spricht. Andererseits kann es genauso gut sein, dass die Mitglieder einer Familie ähnlich auf körperlichen und psychosozialen Stress reagieren.

Wiederum andere Forscher vermuten, dass längere Bettruhe in der Rekonvaleszenz nach einer Erkrankung eine Rolle bei der Krankheitsentstehung spielen kann.

Symptome und Diagnose

Das Hauptsymptom des chronischen Müdigkeitssyndroms ist eine schwere Abgeschlagenheit für mindestens sechs Monate, die zu einer starken Einschränkung der früheren Aktivität führt. Der Erschöpfungszustand besteht bereits beim Aufwachen und hält den Rest des Tages an. Körperliche Betätigung und psychischer Stress verschlimmern den Zustand häufig. Muskelschwäche oder eine Gelenk- und Nervenbeteiligung sind jedoch selten. Die Symptome beginnen häufig nach einer erkältungsähnlichen Erkrankung, die mit geschwollenen, druckempfindlichen und schmerzhaften Lymphknoten einhergeht. Die extreme Müdigkeit beginnt mit Fieber, Fließschnupfen und einem Stauungsgefühl in der Brust aufgrund einer Flüssigkeitsansammlung in den Lungenbläschen.

Weitere Symptome sind Konzentrationsschwäche und Schlafstörungen, Halsentzündung, Kopfschmerzen, Gelenk- und Muskelschmerzen sowie Bauchschmerzen.

Es gibt keine Laboruntersuchung zum Nachweis von CFS. Der Weg führt nur über eine Ausschlussdiagnose, bei der andere Erkrankungen, die ähnliche Symptome hervorbringen, wie Schilddrüsenerkrankung, Psychose und Alkoholismus, ausgeschlossen werden.

Behandlung

Meist werden die Symptome des chronischen Müdigkeitssyndroms mit der Zeit schwächer.

Regelmäßiger Ausdauersport, wie Walking, Schwimmen, Radfahren und Jogging, kann die Müdigkeit vermindern und die körperliche Funktion verbessern. Psychotherapeutische Einzel- und Gruppentherapie kann ebenfalls hilfreich sein.

Die medikamentöse Therapie ist unterschiedlich erfolgreich. In einigen Fällen haben sich Antidepressiva und Kortison als wirksam erwiesen, wenngleich es bislang keinen Nachweis für deren Sicherheit und Wirksamkeit bei der Behandlung des chronischen Müdigkeitssyndroms gibt. Zahlreiche andere medikamentöse Therapien, darunter die Gabe von Interferon und Virustatika, erbrachten enttäuschende Ergebnisse. Der Nutzen von Nachtkerzenöl,

Fischölpräparate sowie hoch dosierten Vitaminpräparaten ist ebenfalls fraglich. Durch intramuskulär gespritztes Magnesiumsulfat ließ sich in einigen wenigen Fällen eine Stimmungsaufhellung sowie eine Besserung des Energiestatus erreichen. Die intravenöse Gabe von Immunglobulin mag zwar bei einigen Menschen mit CFS durchaus positiv wirken, das Mittel kann jedoch ernste Nebenwirkungen haben.

Ausgedehnte Bettruhe und lange Phasen körperlicher Inaktivität können die Symptome des chronischen Müdigkeitssyndroms verschlimmern.

Multiple chemische Sensibilität (MCS)

Beim MCS-Syndrom handelt es sich um Beschwerden, die durch eine Sensibilität gegenüber viele Umweltchemikalien in geringer Konzentration ausgelöst werden.

An MCS erkranken mehr Frauen als Männer. Außerdem trifft es vielfach an chronischem Müdigkeitssyndrom Erkrankte und solche mit Fibromyalgie.

Manche Ärzte halten die multiple chemische Sensibilität für psychisch bedingt, für eine Form von Angststörung ▲. Wiederum andere sehen eine Art allergische Reaktion ■ darin – eine Theorie, die durch die Veränderungen im Immunsystem, die mit der MCS einhergehen, gestützt zu werden scheint. Diese Veränderungen zeigen jedoch bei den MCS-Betroffenen kein einheitliches Muster; damit bleibt die Erkrankungsursache weiterhin unbekannt.

Symptome und Diagnose

Manche Menschen entwickeln Symptome, nachdem sie einmal einer hohen Konzentrationen einer Vielzahl giftiger Chemikalien ausgesetzt waren. Der Verdacht auf einen Zusammenhang zwischen Exposition und Symptomen ist da, der Nachweis dafür bleibt meist aus.

Zu den Symptomen zählen Herzjagen, Schmerzen in der Brust, Schweißausbrüche, Kurzatmigkeit, Müdigkeit, Hitzegefühl, Schwindel, Übelkeit, Husten, Erstickungsgefühl, Zittern, Taubheitsgefühl, Heiserkeit und Konzentrationsschwäche.

Die Diagnose MCS wird anhand der Symptome gestellt. Den Diagnosekriterien zufolge müssen die Symptome folgende Bedingungen erfüllen: Sie müssen nach wiederholter Exposition mit der chemischen Substanz wieder auftreten; sie müssen nach einer Konzentration auftreten, die weit unter dem Toleranzbereich liegt, den der Betroffenen früher gut vertragen hat bzw. der bei anderen Personen keine Beschwerden verursacht; sie müssen nach Verlassen der belastenden Umgebung verschwinden; und sie müssen sich nach Kontakt mit vielen, chemisch nicht verwandten Substanzen einstellen.

Behandlung

Die Behandlung besteht in erster Linie darin, den Kontakt mit den mutmaßlichen symptomauslösenden Substanzen zu vermeiden. Dieses kann sich jedoch schwierig gestalten, da viele dieser Substanzen weit verbreitet sind. In manchen Fällen kann Psychotherapie hilfreich sein.

Sick-Building-Syndrom

Das Sick-Building-Syndrom kennzeichnet einen Komplex unspezifischer Symptome, von dem mehrere Personen in einem bestimmten Gebäude betroffen sind und für die sich keine eindeutige Ursache finden lässt. Diese gebäudebedingten Reaktionen werden durch eine geringe Exposition gegenüber verschiedenen schädlichen Substanzen im Innenraum ausgelöst.

Das Sick-Building-Syndrom betrifft im Allgemeinen Büroangestellte oder in einem Gebäudeteil oder Gebäude mit hoher Belegungsdichte Arbeitende. Meist tritt es in neueren Gebäuden auf, die als energiesparend ausgewiesen sind, deren Fenster nicht zu öffnen sind und die über eine zentrale Klimaanlage verfügen.

Hohe Kohlendioxidwerte, die für diese Gebäude typisch sind, sind eine häufige Ursache

---

Berichtete MCS-Auslöser

- Alkohol und Arzneimittel
- Koffein und Nahrungsmittelzusätze
- Ausdünstungen aus Teppichen und Möbeln
- Duftstoffe in Kraftstoffen und Abgasen
- Malerbedarf
- Parfums und parfümierte Produkte
- Pestizide und Herbizide

▲ siehe Seite 593   ■ siehe Seite 1059

für das Sick-Building-Syndrom. Chemische Substanzen in Bau- und Renovierungsmaterial, Reinigungslösungen und die Betriebseinrichtung können weitere Ursachen sein. Schimmelpilzsporen und Bakterien, die in älteren schlecht unterhaltenen Häusern aufgrund von Wasserschäden ideale Wachstumsbedingungen finden, können ebenfalls das SBS verursachen. Auch Abgase aus Motoren im Leerlauf in der Nähe von Lüftungseinlässen können zu einer erhöhten Belastung mit Kohlendioxid und Dieselabgasen führen. Schlechte Beleuchtung, Lärmbelästigung und schlechte Klimatisierung in der Arbeitsumgebung verschlimmern die SBS-Symptome.

Die Betroffenen entwickeln Angstzustände und atmen zu schnell (hyperventilieren). Muskelkrämpfe und Kurzatmigkeit können ebenfalls auftreten. Außerdem möglich sind Kopfschmerzen, Müdigkeit, Halsentzündung, Husten, trockene Augen, Hautausschlag und Juckreiz. Manche SBS-Betroffene nehmen plötzlich unangenehme Gerüche wahr.

Behandlung und Prognose

Die Symptome verschwinden beim Verlassen der symptomauslösenden Umgebung. Bei Verdacht auf SBS sollte das mutmaßlich krank machende Gebäude geprüft und notwendige Veränderungen sollten vorgenommen werden. Für eine angemessene Belüftung ist zu sorgen.

Das Sick-Building-Syndrom verursacht keine Dauerbeschwerden.

ANHANG

ANHANG I

Maßeinheiten

In der Medizin sind präzise Maßangaben notwendig – beispielsweise, wenn bei Laboruntersuchungen verschiedene Substanzen gemessen werden, um den Gesundheitszustand eines Menschen zu beurteilen oder eine Diagnose zu stellen. Dazu können, je nach Substanz, unterschiedliche Maßeinheiten verwendet werden. In der Regel wird das metrische System, das auf einem Vielfachen von zehn aufbaut, verwendet, um Masse, Volumen und Menge zu messen. Die Masse, also die feste Materie eines Gegenstands, wird in Gramm angegeben; eng verwandt mit der Masse ist das Gewicht, allerdings wird das Gewicht von der Schwerkraft beeinflusst. Das Volumen, also der Rauminhalt eines Gegenstands, wird in Litern gemessen. Meter bezeichnet die Länge.

Der Basiseinheit können Buchstaben vorgesetzt werden, die anzeigen, welches Vielfache von zehn gemeint ist, wie etwa bei Messeinheiten, wie Meter (m), Liter (l) oder Gramm (g). Das macht die Werte leichter lesbar. Zu den am häufigsten verwendeten Buchstaben gehören Kilo (k), Dezi (d), Zenti (c), Milli (m) und Mikro (µ).

Andere Einheiten geben verschiedene Eigenschaften einer Substanz an. Zum Beispiel bezeichnet das Mol (mol) die Anzahl der Einzelteilchen (Moleküle oder Ionen) in einer Substanz. Unabhängig von der jeweiligen Substanz bezeichnet ein Mol immer die gleiche Anzahl von Teilchen. Wie viel Gramm jedoch ein Mol wiegt, kann von Substanz zu Substanz sehr stark variieren. Ein Mol entspricht dem Molekular- oder Atomgewicht des Stoffes in Gramm. Beispielsweise ist das Molekulargewicht von Kalzium 40; folglich entspricht ein Mol Kalzium 40 Gramm. Osmol (osm) und Milliosmol (mosm) weisen auf die Zahl der Teilchen in einer spezifischen Menge Flüssigkeit hin. Äquivalente (eq) und Milliäquivalente (meq) stehen für die Fähigkeit eines Stoffes, sich mit einem anderen zu verbinden. Ein Milliäquivalent entspricht ungefähr einem Milliosmol.

Mit Formeln wird der Messwert von einer Einheit in eine andere umgerechnet. Der gleiche Wert kann häufig in unterschiedlichen Einheiten ausgedrückt werden. Zum Beispiel beträgt der Kalziumgehalt des Blutes normalerweise ungefähr zehn Milligramm in einem Deziliter (mg/dl), 2,5 Millimol in einem Liter (mmol/l) oder fünf Milliäquivalente in einem Liter (meq/l) Blut.

Messwerte beispielsweise in mg/dl oder in mg % anzugeben, ist in Deutschland immer noch üblich, obwohl es gesetzlich vorgeschrieben ist, die SI-Einheiten zu verwenden. SI-Einheiten sind die Basiseinheiten bzw. hiervon abgeleitete Einheiten des Système International d'Unités. Die »alten« Einheiten, die aus historischen oder praktischen Gründen immer noch gebraucht werden, sind so schnell nicht zu verdrängen. Beispielsweise sprechen noch alle von Kalorien, obwohl schon längst die SI-Einheit Joule gilt.

BEZEICHNUNGEN IM METRISCHEN SYSTEM

VORSILBE	VIELFACHES VON 10	VERGLEICH	
Kilo (kg)	1000	1 Kilometer (km) = 1000 Meter (m)	1 m = 0,001 km
Dezi (d)	0,1	1 Deziliter (dl) = 0,1 Liter (l)	1 l = 10 dl
Zenti (c)	0,01	1 Zentimeter (cm) = 0,01 m	1 m = 100 cm
Milli (m)	0,001	1 Milliliter (ml) = 0,001 l	1 l = 1000 ml
Mikro (µ)	0,000 001	1 Mikroliter (µl) = 0,000 001 l	1 l = 1 Million µl
Nano (n)	0,000 000 001	1 Nanoliter (nl) = 0,000 000 001 l	1 l = 1 Milliarde nl
Pico (p)	0,000 000 000 001	1 Pikoliter (pl) = 0,000 000 000 001 l	1 l = 1 Billion pl
Femto (f)	0,000 000 000 000 001	1 Femtoliter (fl) = 0,000 000 000 000 001 l	1 l = 1 Billiarde fl

DIE SI-BASISEINHEITEN

MESSGRÖSSE	EINHEIT	ZEICHEN
Länge	Meter	m
Zeit	Sekunde	s
Masse	Kilogramm	kg
Stoffmenge	Mol	mol
Elektrische Stromstärke	Ampere	A
Thermodynamische Temperatur	Kelvin	K
Lichtstärke	Candela	cd

»ALTE« UND »NEUE« EINHEITEN

MESSGRÖSSE	»ALTE« EINHEIT (ZEICHEN)	SI-EINHEIT
Volumen	Liter (l)	10^{-3} m^3
Masse	Gramm (g)	10^{-3} kg
Zeit	Minute (min)	60 s
Stunde (h)	60x60 s	
Geschwindigkeit	Kilometer/Stunde (km/h)	$3,6^{-1}$ ms^{-1}
Druck	Bar (bar)	105 Pa
Der Blutdruck kann weiterhin in mmHg angegeben werden.		
Temperatur	Grad Celsius	t (°C)

EINIGE ABGELEITETE SI-EINHEITEN

MESSGRÖSSE	EINHEIT	ZEICHEN
Fläche	Quadratmeter	m^2
Volumen	Kubikmeter	m^3
Dichte	Kilogramm/Kubikmeter	kg/m^3
Frequenz	Hertz	Hz
Geschwindigkeit	Meter/Sekunde	m/s
Kraft	Newton	N
Druck	Pascal	Pa
Energie, Arbeit	Joule	J
Leistung	Watt	W
Elektrische Spannung	Volt	V
Elektrischer Widerstand	Ohm	I
Elektrische Stromstärke	Ampere	A
Elektrische Feldstärke	Volt/Meter	V/m
Magnetische Feldstärke	Ampere/Meter	A/m
Beleuchtungsstärke	Lux	lx
Aktivität einer radioaktiven Substanz	Bequerel	Bq
Energiedosis	Gray	Gy
Äquivalentdosis	Sievert	Sv
Stoffmenge	Mol	mol
Stoffmengenbezogene (molare) Masse	Kilogramm/Mol	kg/mol
Brechkraft optischer Systeme	Dioptrie	dpt

Untersuchungsmethoden und -werte

Es gibt viele verschiedene Untersuchungsmethoden. Viele Tests sind speziell auf bestimmte Erkrankungen zugeschnitten. In diesem Buch werden die speziellen Untersuchungsverfahren gewöhnlich im Zusammenhang mit den entsprechenden Krankheiten beschrieben. Zahlreiche Untersuchungen sind aber sehr verbreitet und werden zur Diagnose vieler verschiedener Krankheiten durchgeführt.

Tests werden aus verschiedenen Gründen gemacht: zur Früherkennung und Diagnose von Krankheiten, zur Bewertung, wie schwer eine Erkrankung ist, um Anhaltspunkte für die Behandlung zu bekommen, um den Behandlungserfolg zu überprüfen. Manchmal kann ein Test mehr als einen Zweck erfüllen. Eine Blutuntersuchung kann zeigen, dass jemand zu wenig rote Blutkörperchen hat. Nach der Behandlung wird der gleiche Test wiederholt, um zu sehen, ob die Zahl der roten Blutkörperchen wieder normal ist. Manchmal dient eine Methode gleichzeitig der Erkennung und Behandlung. Wenn beispielsweise bei einer endoskopischen Untersuchung des Dickdarms Wucherungen entdeckt werden, können sie während derselben Untersuchung entfernt werden.

Testarten

Medizinische Untersuchungsmethoden lassen sich in sechs Kategorien unterteilen: Analyse von Körperflüssigkeiten, bildgebende Verfahren, Endoskopie, Messung von Körperfunktionen, Biopsie und Analyse von genetischem Material in Zellen. Diese Grenzen sind aber variabel. So kann bei einer Gastroskopie das Innere des Magens betrachtet und gleichzeitig eine Gewebeprobe für einen Labortest entnommen werden.

Die **Analyse von Körperflüssigkeiten** bedeutet gewöhnlich, dass Blut, Harn oder Gehirn-Rückenmark-Flüssigkeit untersucht werden. Nicht so häufig analysiert man Schweiß, Speichel und Flüssigkeit aus dem Verdauungstrakt (z.B. Magensaft). Manchmal gibt es die untersuchten Flüssigkeiten nur bei einer Krankheit; so sammelt sich beispielsweise bei einer Bauchwassersucht Flüssigkeit im Bauchraum an.

Bildgebende Verfahren liefern Bilder aus dem Körperinneren, die entweder Teile oder eine Gesamtansicht zeigen. Am häufigsten werden Röntgenaufnahmen gemacht. Andere Methoden sind Ultraschallaufnahmen, Szintigraphie, Computertomographie, Kernspintomographie und Positronenemissionstomographie.

Bei der **Endoskopie** wird mithilfe eines optischen Instruments das Innere von Organen und Körperhöhlen direkt betrachtet. Die meisten Endoskope sind biegsam und an der Spitze mit einer Lichtquelle und einer Kamera versehen. So können die Bilder auf einem Monitor betrachtet werden, während der untersuchende Arzt durch das Endoskop schaut. Werkzeuge, wie z.B. eine Zange zur Entnahme von Gewebe, werden oft durch einen eigenen Kanal im Endoskop eingeführt.

Der Endoskopieschlauch wird gewöhnlich durch eine Köröffnung eingeführt. Bei der endoskopischen Untersuchung von Speiseröhre, Magen und Zwölffingerdarm ist das der Mund, bei einer endoskopischen Untersuchung des Dickdarms der After. Manchmal muss eine solche Öffnung, durch die das Endoskop in die Körperhöhle hineingeschoben werden kann, auch erst geschaffen werden. Das ist z.B. bei einer Laparoskopie der Fall, bei der in das Innere des Bauches geschaut wird. Auch bei einer Arthroskopie wird das Endoskop durch einen Einschnitt eingeführt, um z.B. das Knie- oder Schultergelenk von innen anschauen zu können.

Bei der **Messung von Körperfunktionen** wird die Aktivität von Organen aufgezeichnet und geprüft. So werden die elektrische Aktivität des Herzens mit der Elektrokardiographie und die des Gehirns mit der Elektroenzephalographie gemessen.

Biopsie bedeutet, dass Gewebeproben entnommen und – meist mikroskopisch – untersucht werden. Die Untersuchung konzentriert sich auf ungewöhnliche, veränderte Zellen, die auf eine Entzündung oder eine Krankheit wie Krebs hinweisen können. Häufige Gewebeentnahmeorte sind Haut, Brust, Lunge, Leber, Nieren und die Knochen.

Bei der **Analyse von genetischem Material** werden normalerweise Zellen aus der Haut, dem Blut oder dem Knochenmark untersucht. Bei genetischen Tests werden die Chromosomen oder Gene oder beide auf Störungen untersucht. Bei Genuntersuchungen wird auch eine

DNA-Analyse gemacht. Bei Feten kann mit einem genetischen Test festgestellt werden, ob sie eine genetisch bedingte Erkrankung haben. Bei Paaren, die berechtigte Sorge haben, ein genetisch belastetes Kind zu bekommen, kann im Rahmen einer humangenetischen Beratung ebenfalls eine solche Genanalyse gemacht werden.

Risiken und Ergebnisse

Jede Untersuchung birgt ein bestimmtes Risiko. Möglicherweise besteht es darin, dass weitere Tests und auch eingreifendere Untersuchungen folgen, wenn das erste Ergebnis ungewöhnlich ausfällt; es kann auch sein, dass es bei der Untersuchung zu einer Verletzung kommt. Die Ärzte wägen das mögliche Risiko eines Tests ab gegenüber dem Nutzen, den sie aus der Information ziehen.

Die Normalwerte von Untersuchungsergebnissen umschreiben einen Bereich, der auf den Durchschnittswerten basiert, wie sie die gesunde Bevölkerung aufweist; 95 Prozent der gesunden Menschen haben Werte innerhalb dieses Bereichs. Die Durchschnittswerte unterscheiden sich bei Frauen und Männern etwas, und sie können sich auch mit dem Alter ändern. Darüber hinaus variieren manche Werte oft von Labor zu Labor.

BLUTUNTERSUCHUNGEN

TEST	REFERENZBEREICH
Alkohol	0 mg/dl (mehr als 0,1 mg/dl weist auf eine Vergiftung hin)
Ammoniak	15–50 µmol/l
Amylase	53–123 U/l
Antinukleäre Antikörper (ANA; andere Antikörper können auch bestimmt werden)	0 (negatives Ergebnis)
Bikarbonat (Kohlendioxidgehalt)	18–23 mÄq/l
Bilirubin	Direkt: bis 5 µmol/l
	Gesamt: bis 17 µmol/l
Blei	20 µg/dl oder weniger (viel weniger bei Kindern)
Blutkörperchen, rote	4,2–5,9 Millionen/mm^3
Blutkörperchen, weiße	4 300–10 800 Zellen/mm^3
Blutkörperchensenkungsgeschwindigkeit (BSG)	Männer: 1–13 mm/Stunde Frauen: 1–20 mm/Stunde
Blutmenge	8,5–9,1 % des Körpergewichts
Blutzellen (gesamt)	siehe Einzelnachweise: Hämoglobin, Hämatokrit, Hämoglobingehalt der Erythrozyten (MCH), mittlere korpuskuläre Hämoglobinkonzentration (MCHC), Erythrozytenvolumen (MCV), Thrombozyten, weiße Blutzellen
CD4-Zellen	500–1500 Zellen/µl
Caeruloplasmin	15–60 mg/dl
Chlorid	98–106 mmol/l
Eisen	6,6–26 µmol/l (höher bei Männern)
Eisenbindungskapazität (EBK)	250–460 µg/dl
Eiweiß:	
Gesamt	60–84 g/l

Tabelle wird auf den folgenden Seiten fortgesetzt.

BLUTUNTERSUCHUNGEN *(Fortsetzung)*

TEST	REFERENZBEREICH
Albumin	35–50 g/l
Globulin	23–35 g/l
Elektrolyte	siehe Einzelnachweise: Routinemäßig werden getestet Kalzium, Chlorid, Magnesium, Kalium, Natrium (= 3,6–5,6 mmol/l)
Glukose	Nüchtern: 70–110 mg/dl
Hämatokrit	Männer: 45–52 %
	Frauen: 37–48 %
Hämoglobin	Männer: 13–18 g/dl
	Frauen: 12–16 g/dl
Harnsäure	3,0–7,0 mg/dl
Harnstoff-N (BUN)	7–18 mg/dl
Kalium	3,5–5,0 mmol/l
Kalzium	8,5–10,5 mg/dl (etwas mehr bei Kindern)
Kohlendioxid-Partialdruck (ausgedrückt als Vergleich mit dem Ansteigen von Quecksilber [Hg] in einem Röhrchen bei einem Luftdruck auf Meereshöhe)	35–45 mmHg
Kohlenmonoxid im Hämoglobin (Carboxyhämoglobin)	Weniger als 5 % des gesamten Hämoglobins
Kreatinin	0,6–1,2 mg/dl
Kreatinkinase (CK oder CPK)	Männer: 38–174 U/l
	Frauen: 96–140 U/l
Kreatinkinase-Isoenzyme	5 % MB oder weniger
Kupfer	70–150 µg/dl
Laktat (Milchsäure)	Venös: 4,5–19,8 mg/dl
	Arteriell: 4,5–14,4 mg/dl
Laktatdehydrogenase (LDH)	50–150 U/l
Leberfunktionsprüfung	Bestimmung von Bilirubin (total), alkalischer Phosphatase, Eiweiß (gesamt und Albumin), Transaminasen (Alanin und Aspartase), Prothrombin
Lipase	10–150 U/l
Lipide:	
Cholesterin	bis 200 mg/dl (zwischen 40 und 49; nimmt mit dem Alter zu)
High-Density-Lipoprotein (HDL)	30–70 mg/dl
Low-Density-Lipoprotein (LDL)	60 mg/dl
Triglyzeride	40–150 mg/dl (höher bei Männern)
Magnesium	1,5–2,0 mg/dl
Mittleres korpuskuläres Hämoglobin (MCH, Färbekoeffizient)	27–32 pg/Zelle

BLUTUNTERSUCHUNGEN *(Fortsetzung)*

TEST	REFERENZBEREICH
Mittlere korpuskuläre Hämoglobin-konzentration (MCHC)	330–360 g/l
Mittleres korpuskuläres Volumen (des einzelnen Erythrozyten, MCV)	76–100 fl
Natrium	135–145 mmol/l
Osmolalität	280–296 mOsm/kg Plasma
Phosphatase, alkalische	50–160 U/l (bei Kindern und Jugendlichen höher; bei Frauen niedriger)
Phosphor	3–4,5 mg/dl
pH-Wert (Azidität)	7,35–7,45
Prostataspezifisches Antigen (PSA)	Bis 4 ng/ml (nimmt mit dem Alter zu)
Sauerstoff-Partialdruck (ausgedrückt als Vergleich mit dem Ansteigen von Queck-silber [Hg] in einem Röhrchen bei einem Luftdruck auf Meereshöhe)	83–100 mmHg
Sauerstoffsättigung (arteriell)	96–100 %
Schilddrüsenstimulierendes Hormon (TSH)	0,5–5,0 mU/l
Transaminasen:	
Alanin (ALT)	1–21 U/l
Aspartat (AST)	7–27 U/l
Troponin:	
I	unter 1,6 ng/ml
T	unter 0,1 ng/ml
Vitamin A (andere Vitamine können auch gemessen werden)	30–65 µg/dl
Vitamin C (Askorbinsäure)	0,4–1,5 mg/dl

UNTERSUCHUNGSMETHODEN

METHODE	UNTERSUCHTER KÖRPERBEREICH	BESCHREIBUNG	WEITERE INFORMATIONEN (SEITENZAHL)
Amniozentese	Fruchtwasser aus der Fruchtblase	Untersuchung des Fruchtwassers, um Fehlbildungen beim Fetus festzustellen	1407 (Kasten), 1408
Arteriographie (Angiographie)	Jede Arterie des Körpers, üblicherweise die in Gehirn, Herz, Nieren oder Beinen und die Aorta	Röntgenaufnahme, um eine geschädigte oder blockierte Arterie zu entdecken	116 ff., 241, 428, 783, 820
Audiometrie	Ohren	Überprüfung der Hörfähigkeit und der Fähigkeit, Töne verschiedener Lautstärke und Frequenzen zu unterscheiden	1233
Auskultation	Herz	Mit dem Stethoskop auf ungewöhnliche Herzgeräusche horchen	109
Barium-Röntgenkontrastaufnahme	Speiseröhre, Magen, Zwölffingerdarm, Darm	Röntgenaufnahme, um Geschwüre, Tumoren und andere Erkrankungen zu erkennen	696 f.
Biopsie	Jedes Gewebe im Körper	Mikroskopische Untersuchung einer Gewebeprobe auf bösartige oder andere krankhafte Zellen	242 f., 324, 783 ff., 820 f., 1035 f., 1538
Blutdruckmessung	Gewöhnlich am Arm	Feststellen eines zu hohen oder zu niedrigen Blutdrucks	123 (Kasten)
Blutuntersuchung	Blutabnahme, gewöhnlich am Arm	Bestimmung von Substanzen im Blut, um Organfunktionen zu überprüfen, die Diagnose zu stellen und Krankheiten zu überwachen	323 f., 783 (Kasten), 970 ff., 971 (Kasten)
Bronchoskopie	Atemwege	Direkte visuelle Suche nach einem Tumor oder anderen Besonderheiten	242 f.
Chorionzottenbiopsie	Plazenta	Mikroskopische Untersuchung einer Gewebeprobe auf Fehlbildungen beim Fetus	1407, 1407 (Kasten)
Chromosomenanalyse	Blut	Mikroskopische Untersuchung, um eine genetische Störung zu erkennen oder um das Geschlecht des Kindes zu ermitteln	1405
Computertomographie (CT)	Jeder Teil des Körpers	Computergestützte Röntgenaufnahme, um Gewebeveränderungen zu finden	113, 241, 324, 425 f., 697, 783, 820
Durchleuchtung	Verdauungssystem, Herz, Lunge	Röntgenmethode zur kontinuierlichen Beobachtung innerer Organen und ihrer Funktionen	112, 696 f.
Echokardiographie	Herz	Prüfung der Herzstruktur und -funktion mit Ultraschall	113 f.
Elektroenzephalographie (EEG)	Gehirn	Prüfung der elektrischen Aktivität des Gehirns	428 f.
Elektrokardiographie (EKG)	Herz	Prüfung der elektrischen Aktivität des Herzens	110 f., 112 (Kasten)

UNTERSUCHUNGSMETHODEN *(Fortsetzung)*

METHODE	UNTERSUCHTER KÖRPERBEREICH	BESCHREIBUNG	WEITERE INFORMATIONEN (SEITENZAHL)
Elektromyographie	Muskel	Aufzeichnung der elektrischen Aktivität eines Muskels	324, 429
Elektrophysiologischer Test	Herz	Prüfung des Herzrhythmus' und auf Fehler in der Erregung des Herzens	112
ELISA (enzyme-linked immuno-sorbent assay)	Blut	Die Probe wird mit Allergenen oder Mikroorganismen vermischt, um spezifische Antikörper nachzuweisen	1157
Endoskopie	Verdauungssystem	Direkte visuelle Untersuchung innerer Strukturen durch ein Endoskop	695 f., 696 (Kasten)
Endoskopische retrograde Cholangiopankreatikographie (ERCP)	Gallenwege	Röntgenaufnahme der Gallenwege nach Injektion eines Kontrastmittels durch ein Endoskop	783, 784 (Kasten)
Erweiterung und Ausschabung	Gebärmuttermund und Gebärmutter	Mikroskopische Untersuchung einer Gewebeprobe auf Veränderungen in der Gebärmutterschleimhaut	1338 (Kasten)
Gelenkpunktion	Gelenke zwischen Knochen, vor allem Schulter, Ellenbogen, Finger, Hüfte, Knie, Knöchel, Zehen	Untersuchung der Flüssigkeit aus dem Gelenkzwischenraum auf Blutzellen, Kristalle und Mikroorganismen	324
Harnuntersuchung	Nieren und Harnwege	Chemische Prüfung einer Urinprobe auf Eiweiß, Zucker, Ketone und Blutzellen	818 f.
Hauttest auf Allergien	Meist an Arm oder Rücken	Allergietests	1059 f., 1172
Herzkatheter	Herz	Prüfung der Herzfunktion und -struktur	116 f.
Hysteroskopie	Gebärmutter	Direkte visuelle Untersuchung des Inneren der Gebärmutter durch ein Endoskop	1338
Intravenöse Urographie	Nieren, Harnwege	Röntgenaufnahme nach der intravenösen Injektion eines Kontrastmittels	819 (Kasten), 820
Kernspintomographie (NMR) = Magnetresonanztomographie (MRT)	Jeder Teil des Körpers	Bilder, in denen aufgefangene elektromagnetische Wellen Auskunft geben über Gewebestrukturen	114 f., 241, 324, 426 f., 697, 783, 820
Knochendichtemessung (quantitative, digitale Radiographie)	Skelett, vor allem Hüfte, Wirbelsäule und Handgelenk	Röntgenuntersuchung zur Bestimmung der Dicke von Knochen	324
Knochenmarkbiopsie	Hüftknochen oder Brustbein	Mikroskopische Untersuchung des Knochenmarks auf fehlgebildete Blutzellen	972 (Kasten)

UNTERSUCHUNGSMETHODEN *(Fortsetzung)*

METHODE	UNTERSUCHTER KÖRPERBEREICH	BESCHREIBUNG	WEITERE INFORMATIONEN (SEITENZAHL)
Koloskopie	Dickdarm	Direkte visuelle Suche nach einem Tumor oder anderen Besonderheiten	695
Kolposkopie	Gebärmuttermund	Direkte visuelle Untersuchung des Gebärmuttermunds mit einem Vergrößerungsglas	1337
Konisation	Gebärmuttermund	Entnahme eines kegelförmigen Gewebestücks für eine Biopsie	1384
Kulturverfahren	Probe aus jedem Bereich des Körpers (meistens eine Flüssigkeit wie Blut oder Urin)	Untersuchung auf Mikroorganismen, die aus einer Probe gezüchtet werden, um eine Infektion mit Bakterien oder Pilzen zu bestimmen	347, 818
Laparoskopie	Bauch	Direkte Sicht in den Bauchraum zur Diagnose und Behandlung von Veränderungen	696, 1339
Lumbalpunktion	Rückenmarkkanal	Prüfung auf Veränderungen in der Gehirn-Rückenmark-Flüssigkeit	424 f., 426 (Kasten)
Lungenfunktionsprüfung	Lunge	Tests, wie viel Luft die Lunge fasst, wie viel sie in den Körper hinein- und hinausbefördern kann und wie gut sie Sauerstoff und Kohlendioxid austauschen kann	239 f.
Mammographie	Brust	Röntgenuntersuchung auf Brustkrebs	1339 (Kasten)
Mediastinoskopie	Brustkorb	Direkte visuelle Untersuchung des Brustkorbbereichs zwischen den Lungenflügeln	243
Myelographie	Rückenmarkkanal	Röntgenaufnahme oder Computertomographie nach der Injektion eines Kontrastmittels	428
Nervenleitungstest	Nerven	Test, bestimmt wie schnell ein Impuls weitergeleitet wird	324, 429
Ophthalmoskopie	Augen	Direkte visuelle Untersuchung, um Veränderungen im Augenhintergrund zu erkennen	1268 (Kasten)
Papanicolaou-(Pap)Test	Gebärmuttermund	Mikroskopische Prüfung von Zellen des Gebärmuttermunds auf Krebs	1337 (Kasten)
Parazentese	Bauch	Das Einstechen einer Nadel in den Bauchraum, um Flüssigkeit für eine Untersuchung zu gewinnen	697 f.
Perkutane transhepatische Cholangiographie	Leber, Gallenwege	Röntgenuntersuchung von Leber und Gallenwegen nach der Injektion eines Kontrastmittels in die Leber	783, 784 (Kasten)
Phlebographie (Venographie)	Venen	Röntgenaufnahme, um blockierte Venen zu erkennen	841

UNTERSUCHUNGSMETHODEN *(Fortsetzung)*

METHODE	UNTERSUCHTER KÖRPERBEREICH	BESCHREIBUNG	WEITERE INFORMATIONEN (SEITENZAHL)
Positronen-emissionstomo-graphie (PET)	Gehirn und Herz	Aufnahme, die durch sichtbar gemachte Röntgenstrahlung entsteht, und Veränderungen oder Körperfunktionen aufzeigt	115 f., 427
Reflexprüfung	Sehnen	Prüfung auf veränderte Nervenfunktionen	422
Retrograde Urographie	Blase, Harnleiter	Röntgenaufnahme nach der Instillation eines Kontrastmittels	819 (Kasten), 820
Sigmoidoskopie	Rektum oder unterer Dickdarm	Direkte visuelle Untersuchung auf Tumoren und andere Veränderungen	695
Spirometrie	Lunge	Lungenfunktionsprüfung, bei der in ein Messgerät hineingepustet werden muss	239 f., 240 (Kasten)
Stresstest (Belastungs-EKG)	Herz	Prüfung der Herzfunktion bei Belastung	111
Szintigraphie	Viele Organe	Aufnahme, die durch sichtbar gemachte Röntgenstrahlung entsteht, und Veränderungen von Durchblutung, Struktur oder Funktion anzeigt	115, 241, 324, 783, 820
Test auf okkultes Blut	Dickdarm	Prüfung auf Blut im Stuhl	698
Thorakoskopie	Lunge	Untersuchung des Brustfells und der Pleurahöhle durch ein Endoskop	243
Thorakozentese	Pleuralflüssigkeit	Entnahme von Flüssigkeit aus der Brusthöhle mit der Nadel, um Veränderungen aufzuspüren	241 f.
Tympanometrie	Ohren	Messung der Impedanz (Wellenwiderstand bei der Ausbreitung von Schallwellen) des Mittelohrs, um die Ursache eines Gehörverlusts zu ermitteln	1233
Ultraschallaufnahme (Sonographie)	Jeder Teil des Körpers	Ultraschallbild, um strukturelle oder funktionelle Abweichungen festzustellen	113 f., 241, 428, 697, 782 f., 819, 1338 f., 1406 f.

Arzneistoffe und Handelsnamen

Die meisten Arzneimittel haben einen Markennamen (auch Warenzeichen, eingetragener Name oder Spezialitätenname genannt), um sie als das Produkt eines bestimmten Herstellers zu kennzeichnen, der es produziert und verkauft. Dieser Name wird mit der Zulassung des Mittels durch das Bundesinstitut für Arzneimittel und Medizinprodukte exklusiv vergeben. Ein Arzneimittel mit einem Markennamen kann einen einzigen Wirkstoff (mit oder ohne Hilfsstoffe) enthalten, aber auch zwei und mehr Wirkstoffe.

Ein Wirkstoff, der von mehreren Firmen vertrieben wird, ist unter verschiedenen Markennamen im Handel. Ein Arzneimittel, das in einem Land hergestellt, aber in vielen Ländern vermarktet wird, kann in den jeweiligen Ländern verschiedene Markennamen tragen.

In diesem Buch wurde, wann immer es möglich war, die Bezeichnung der Arzneiwirkstoffe angegeben. Da jedoch im allgemeinen Sprachgebrauch eher die Markennamen gebraucht werden und deshalb besser im Gedächtnis sind, wurden die meisten Wirkstoffe nachfolgend in alphabetischer Reihenfolge mit dem vermutlich bekanntesten Markennamen aufgeführt. Aufgenommen wurden jedoch nur Präparate mit einem einzelnen Wirkstoff, keine Kombinationspräparate.

Die Liste beschränkt sich auf jene Medikamente, die in Deutschland gebräuchlich sind. Sie ist keinesfalls vollständig, und es war weder beabsichtigt noch möglich, jeden Markennamen für die zur Zeit gültige Anwendung aufzuführen. Die Nennung eines Medikamentes ist nicht mit einer Empfehlung für seinen Gebrauch gleichzusetzen und sagt nichts darüber aus, ob es wirksam oder sicher ist.

Bei vielen Arzneimitteln erreichen die generischen Produkte mittlerweile höhere Verkaufsanteile als die ursprünglichen Markenprodukte. Da sich der Produktname dieser Generika aber meist aus der Wirkstoffbezeichnung und dem Namen des Herstellers zusammensetzt, was dem Leser keine neuen Informationen bietet, wurden diese Produkte in die Liste nicht aufgenommen.

Die Wahl eines Medikamentes muss jeder Arzt selbst treffen, weil er jeden Patienten individuell beurteilen muss. Neue Forschungen und klinische Untersuchungen liefern außerdem ständig weitere Informationen, die die Wahl der Behandlungsmethode beeinflussen können. Schließlich sind sich auch die wissenschaftlichen Experten nicht immer einig über die beste Art der Behandlung.

Patienten fahren am besten, wenn sie über die Arzneimittel, die sie einnehmen, gut Bescheid wissen. Deshalb sollten sie sich auch nicht scheuen, Ärzte oder Apotheker bzw. die Mitarbeiter in der Apotheke nach ihren Medikamenten zu fragen. Bevor jemand ein Medikament anwendet, sollte er unbedingt die Hinweise auf der Packung und den Beipackzettel lesen. Bei Fragen sollte er mit einem Apotheker oder Arzt sprechen.

℞ ARZNEISTOFFE UND HANDELSNAMEN

ARZNEISTOFF	HANDELSNAME (BEISPIEL)	ARZNEISTOFF	HANDELSNAME (BEISPIEL)
Abacavir	ZIAGEN	Azathioprin	IMUREK
Abciximab	REOPRO	Azelainsäure	SKINOREN
Acarbose	GLUCOBAY	Azelastin	ALLERGODIL
Acebutolol	PRENT	Azetazolamid	DIAMOX
Aciclovir	ZOVIRAX	Azetylsalizylsäure	ASPIRIN
Adapalen	DIFFERIN	Azetylzystein	FLUIMUCIL
Adrenalin	SUPRARENIN	Azithromyzin	ZITHROMAX
Albendazol	ESKAZOLE	Aztreonam	AZACTAM
Alclometason	DELONAL	Baclofen	LIORESAL
Alemtuzumab	MABCAMPATH	Basiliximab	SIMULECT
Alendronat*	FOSAMAX	Beclometason	SANASTHMYL
Allopurinol	ZYLORIC	Benazepril	CIBACEN
Almotriptan	ALMOGRAN	Benzoylperoxid	AKNEROXID
Alprazolam	TAFIL	Betamethason	BETNESOL
Alprostadil	CAVERJECT	Betaxolol	KERLONE
Aluminiumhydroxid	ALUDROX	Bethanechol	MYOCHOLINE-GLENWOOD
Aluminium-Magne-sium-Silikat	GELUSIL	Bicalutamid	CASODEX
Amantadin	PK-MERZ	Bimatoprost	LUMIGAN
Amcinonid	AMCIDERM	Bisacodyl	DULCOLAX
Amikacin	BIKLIN	Bisoprolol	CONCOR
Amiodaron	CORDAREX	Bleomyzin	BLEOMEDAC
Amitriptylin	SAROTEN	Brimonidin	ALPHAGAN
Amlodipin	NORVASC	Brinzolamid	AZOPT
Amorolfin	LOCERYL	Bromocriptin	PRAVIDEL
Amoxizillin	CLAMOXYL	Budesonid	PULMICORT
Amphotericin B	AMPHO-MORONAL	Bumetanid	BURINEX
Ampizillin	BINOTAL	Buprenorphin	TEMGESIC
Amprenavir	AGENERASE	Bupropion	ZYBAN
Anastrozol	ARIMIDEX	Buspiron	ANXUT
Anistreplase	EMINASE	Busulfan	MYLERAN
Apraclonidin	IOPIDINE	Cabergolin	DOSTINEX
Asparaginase	ASPARAGINASE	Candesartan	ATACAND
Atenolol	TENORMIN	Captopril	LOPIRIN
Atorvastatin	SORTIS	Carbachol	CARBAMANN
Atovaquon	WELLVONE	Carbamazepin	TEGRETAL
Atracuriumbesilat	TRACRIUM	Carbimazol	NEO-THYREOSTAT
Auranofin	RIDAURA	Carboplatin	CARBOPLAT
		Carteolol	ENDAC
* siehe auch		Carvedilol	DILATREND
Natrium-Alendronat	FOSAMAX	Caspofungin	CANCIDAS

℞ ARZNEISTOFFE UND HANDELSNAMEN

ARZNEISTOFF	HANDELSNAME (BEISPIEL)	ARZNEISTOFF	HANDELSNAME (BEISPIEL)
Cefaclor	PANORAL	Clotrimazol	CANESTEN
Cefadroxil	GRÜNCEF	Clozapin	LEPONEX
Cefalexin	ORACEF	Colestipol	COLESTID
Cefazolin	ELZOGRAM	Colestyramin	QUANTALAN
Cefepim	MAXIPIME	Colistin	COLISTIN
Cefixim	SUPRAX	Cotrimoxazol	BACTRIM
Cefotaxim	CLAFORAN	Cyclandelat	NATIL
Cefotiam	SPIZEF	Cyclopentolat	ZYKLOLAT
Cefoxitin	MEFOXITIN	Cyclophosphamid	ENDOXAN
Cefpodoxim	ORELOX	Cyproheptadin	PERITOL
Ceftazidim	FORTUM	Cytarabin	ALEXAN
Ceftibuten	KEIMAX	Dacarbazin	DETIMEDAC
Ceftriaxon	ROCEPHIN	Daclizumab	ZENAPAX
Cefuroxim	ELOBACT	Dactinomyzin	LYOVAC-COSMEGEN
Celecoxib	CELEBREX	Dalfopristin	SYNERCID
Cetirizin	ZYRTEC	Danazol	WINOBANIN
Chlorambucil	LEUKERAN	Dantrolen	DANTAMACRIN
Chloramphenicol	PARAXIN	Darbepoetin alfa	ARANESP
Chlordiazepoxid	LIBRIUM	Daunorubizin	DAUNOBLASTIN
Chlorhexidin	CHLORHEXAMED	Deferoxamin	DESFERAL
Chloroquin	RESOCHIN	Desipramin	PERTOFRAN
Chlorpromazin	PROPAPHENIN	Desloratadin	AERIUS
Chlortalidon	HYGROTON	Desmopressin	MINIRIN
Cholinsalizylat	MUNDISAL	Desoximetason	TOPISOLON
Ciclopirox	BATRAFEN	Dexamethason	FORTECORTIN
Ciclosporin	SANDIMMUN	Dexchlorpheniramin	POLARONIL
Cidofovir	VISTIDE	Dextromethorphan	WICK FORMEL 44
Cimetidin	TAGAMET	Diazepam	VALIUM
Ciprofloxazin	CIPROBAY	Diazoxid	PROGLICEM
Cisplatin	PLATINEX	Diclofenac	VOLTAREN
Citalopram	CILEX	Dicloxazillin	DICHLOR-STAPENOR
Clarithromyzin	KLACID, MAVID	Didanosin	VIDEX
Clindamyzin	SOBELIN	Diflorason	FLORONE
Clocortolon	KABAN	Digoxin	LANICOR
Clofibrat	REGELAN N	Dihydroergotamin	DIHYDERGOT
Clomifen	DYNERIC	Dikaliumclorazepat	TRANXILIUM
Clomipramin	ANAFRANIL	Diltiazem	DILZEM
Clonazepam	RIVOTRIL	Dimenhydrinat	VOMEX A
Clonidin	CATAPRESAN	Dimercaprol	MERCUVAL
Clopidogrel	ISCOVER	Diphenhydramin	BENADRYL N

℞ ARZNEISTOFFE UND HANDELSNAMEN

ARZNEISTOFF	HANDELSNAME (BEISPIEL)	ARZNEISTOFF	HANDELSNAME (BEISPIEL)
Diphenoxylat	REASEC	Famotidin	GANOR
Dipivefrin	D EPIFRIN	Felbamat	TALOXA
Disopyramid	RYTHMODUL	Felodipin	MODIP
Disulfiram	ANTABUS	Fentanyl	DUROGESIC
Dobutamin	DOBUTAMIN	Fexofenadin	TELFAST
Docetaxel	TAXOTERE	Finasterid	PROSCAR
Donepezil	ARICEPT	Flecainid	TAMBOCOR
Dopamin	DOPAMIN	Fluconazol	DIFLUCAN
Dorzolamid	TRUSOPT	Flucytosin	ANCOTIL
Doxazosin	CARDULAR	Fludarabin	FLUDARA
Doxepin	APONAL	Fludrokortison	ASTONIN H
Doxorubizin	ADRIBLASTIN	Flunisolid	INHACORT
Doxylamin	MEREPRINE	Fluocinoid	TOPSYM
Doxyzyklin	VIBRAMYCIN	Fluocinolon	JELLIN
Drotrecogin alfa	XIGRIS	Fluorouracil	EFUDOX
Econazol	EPI-PEVARYL	Fluoxetin	FLUCTIN
Efavirenz	SUSTIVA	Fluphenazin	DAPOTUM
Eisensulfat	PLASTULEN	Flurazepam	DALMADORM
Emedastin	EMADINE	Flurbiprofen	FROBEN
Enalapril	PRES	Flutamid	FUGEREL
Enoxaparin	CLEXANE	Fluticason	ATEMUR
Enoxazin	ENOXOR	Fluvastatin	CRANOC
Entacapon	COMTESS	Fluvoxamin	FEVARIN
Epinephrin	SUPRARENIN	Foscarnet-Natrium	FOSCAVIR
Epirubizin	FARMORUBICIN	Fosfomyzin	MONURIL
Epoetin alfa	ERYPO	Fosinopril	DYNACIL
Eprosartan	TEVETEN	Fulvestrant	FASLODEX
Eptifibatid	INTEGRILIN	Furosemid	LASIX
Ergotamin	ERGO-KRANIT	Gabapentin	NEURONTIN
Ertapenem-Natrium	INVANZ	Galantamin	REMINYL
Erythromyzin	PAEDIATHROCIN	Ganciclovir	CYMEVEN
Escitalopram	CIPRALEX	Gatifloxazin	BONOQ
Estradiol	ESTRADERM	Gemcitabin	GEMZAR
Etacrynsäure	HYDROMEDIN I.V.	Gemfibrozil	GEVILON
Etanercept	ENBREL	Gentamizin	REFOBACIN
Ethambutol	MYAMBUTOL	Glatiramer	COPAXONE
Ethosuximid	PETNIDAN	Glibenclamid	EUGLUCON
Etidronsäure	DIDRONEL	Glimepirid	AMARYL
Etoricoxib	ARCOXIA	Goserelin	ZOLADEX
Famciclovir	FAMVIR	Granisetron	KEVATRIL

℞ ARZNEISTOFFE UND HANDELSNAMEN

ARZNEISTOFF	HANDELSNAME (BEISPIEL)	ARZNEISTOFF	HANDELSNAME (BEISPIEL)
Griseofulvin	FULCIN	Kanamyzin	KANAMYTREX
Guaifenesin	FAGUSAN	Kaolin	KAOPECTATE
Haloperidol	HALDOL	Ketokonazol	NIZORAL
Hydrochlorothiazid	ESIDRIX	Ketoprofen	ZADITEN
Hydrokortison	HYDRODERM	Ketorolac	ACULAR
Hydromorphon	DILAUDID	Kodein	DICTON
Hydroxychloroquin	QUENSYL	Kortikotropin	SYNACTHEN
Hydroxykarbamid	LITALIR	Laktulose	BIFITERAL
Hydroxyprogesteron	GRAVIBINON	Lamivudin	EPIVIR
Hydroxyzin	ATARAX	Lamotrigin	LAMICTAL
Ibuprofen	BRUFEN	Lansoprazol	AGOPTON
Idarubizin	ZAVEDOS	Latanoprost	XALATAN
Imatinib	GLIVEC	Leflunomid	ARAVA
Imipenem-Cilastatin	ZIENAM	Lepirudin	REFLUDAN
Imipramin	TOFRANIL	Leuprorelin	ENANTONE
Imiquimod	ALDARA	Levarterenol	ARTERENOL
Indapamid	NATRILIX	Levobunolol	VISTAGAN
Indinavir	CRIXIVAN	Levodopa	DOPAFLEX
Indometazin	AMUNO	Levodopa + Benserazid	MADOPAR
Infliximab	REMICADE	Levodopa + Carbidopa	NARCOM
Insulin	ACTRAPHANE		
Interferon alfa-2a	ROFERON	Levofloxazin	TAVANIC
Interferon alfa-2b	INTRONA	Levonorgestrel	MICROLUT
Interferon alfacon-1	INFERAX	Levothyroxin	L-THYROXIN
Interferon beta human	FIBLAFERON	Lidokain	XYLOCAIN
		Lindan	JACUTIN
Interferon beta-1a	REBIF	Liothyronin	THYBON
Interferon beta-1b	BETAFERON	Lisinopril	ACERBON
Interferon gamma-1b	IMUKIN	Lithiumsalz	HYPNOREX
Ipratropium	ATROVENT	Lomefloxazin	OKACIN
Irbesartan	APROVEL	Loperamid	IMODIUM
Irinotecan	CAMPTO	Lopinavir	KALETRA
Isoniazid	ISOZID	Loracarbef	LORAFEM
Isosorbiddinitrat	ISOKET	Loratadin	LISINO
Isosorbidmononitrat	ELANTAN	Lorazepam	TAVOR
Isotretinoin	ROACCUTAN	Losartan	LORZAAR
Isradipin	LOMIR	Lovastatin	MEVINACOR
Itrakonazol	SEMPERA	Maprotilin	LUDIOMIL
Kalzitonin	KARIL	Mebendazol	VERMOX
Kalzitriol	ROCALTROL	Meclizin	POSTAFEN
Kalziumkarbonat	OSPUR		

℞ ARZNEISTOFFE UND HANDELSNAMEN

ARZNEISTOFF	HANDELSNAME (BEISPIEL)	ARZNEISTOFF	HANDELSNAME (BEISPIEL)
Meclofenoxat	CERUTIL	Montelukast	SINGULAIR
Medroxyprogesteron	CLINOFEM	Morphin	KAPANOL
Mefenaminsäure	PARKEMED	Moxifloxazin	AVALOX
Mefloquin	LARIAM	Mupirozin	TURIXIN
Meloxicam	MOBEC	Muromonab-CD3	ORTHOKLONE OKT3
Melphalan	ALKERAN	Mycophenoltamofetil	CELLCEPT
Mercaptopurin	PURI-NETHOL	Nadolol	SOLGOL
Meropenem	MERONEM	Naftifin	EXODERIL
Mesalazin	CLAVERSAL	Naloxon	NARCANTI
Metformin	GLUCOPHAGE	Naltrexon	NEMEXIN
Methadon	POLAMIDON	Naphazolin	PRIVIN
Methenamin	MANDELAMINE	Naproxen	PROXEN
Methocarbamol	ORTOTON	Naratriptan	NARAMIG
Methotrexat	METHOTREXAT »LEDERLE«	Nateglinid	STARLIX
Methoxsalen	MELADININE	Natrium-Alendronat	FOSAMAX
Methyldopa	PRESINOL	Nedocromil	IRTAN
Methylphenidat	RITALIN	Nefazodon	NEFADAR
Methylprednisolon	DECORTILEN	Nelfiavir	VIRACEPT
Metipranolol	BETAMANN	Netilmicin	CERTOMYCIN
Metoclopramid	PASPERTIN	Nevirapin	VIRAMUNE
Metolazon	ZAROXOLYN	Nicardipin	ANTAGONIL
Metoprolol	BELOC	Niclosamid	YOMESAN
Metronidazol	CLONT	Nifedipin	ADALAT
Mexiletin	MEXITIL	Nikotin	NICORETTE
Miconazol	DAKTAR	Nimodipin	NIMOTOP
Midazolam	DORMICUM	Nisoldipin	BAYMYCARD
Midodrin	GUTRON	Nitrazepam	MOGADAN
Mifepriston	MIFEGYNE	Nitrofurantoin	FURADANTIN
Miglitol	DIASTABOL	Nitroglyzerin	NITROLINGUAL
Milrinon	COROTROP	Nitroprussid-Natrium	NIPRUSS
Minoxidil	LONOLOX	Nizatidin	GASTRAX
Minozyklin	KLINOMYCIN	Noradrenalin, Norepinephrin	ARTERENOL
Mirtazapin	REMERGIL	Norfloxazin	BARAZAN
Misoprostol	CYTOTEC	Nortriptylin	NORTRILEN
Mitomyzin	AMETYCINE	Nystatin	MORONAL
Mitoxantron	ONKOTRONE	Octreotid	SANDOSTATIN
Modafinil	VIGIL	Ofloxazin	TARIVID
Moexipril	FEMPRESS	Olanzapin	ZYPREXA
Molsidomin	CORVATON	Olopatadin	OPATANOL
Mometasonfuroat	ECURAL	Olsalazin	DIPENTUM

℞ ARZNEISTOFFE UND HANDELSNAMEN

ARZNEISTOFF	HANDELSNAME (BEISPIEL)	ARZNEISTOFF	HANDELSNAME (BEISPIEL)
Omeprazol	ANTRA	Phenytoin	EPANUTIN
Orlistat	XENICAL	Physostigmin	ANTICHOLIUM
Oseltamivir	TAMIFLU	Pilokarpin	SALAGEN
Oxaprozin	DAYRUN	Pimozid	ORAP
Oxazepam	ADUMBRAN	Pindolol	VISKEN
Oxazillin	STAPENOR	Pioglitazon	ACTOS
Oxcarbazepin	TIMOX	Piperazillin	PIPRIL
Oxiconazol	OCERAL GB	Pirazetam	NOOTROP
Oxybutynin	DRIDASE	Piroxicam	FELDEN
Oxykodon	OXYGESIC	Podophyllotoxin	CONDYLOX
Oxymetazolin	NASIVIN	Pramipexol	SIFROL
Oxytetrazyklin	OXYTETRACYCLIN	Pravastatin	LIPREVIL
Oxytozin	SYNTOCINON	Praziquantel	BILTRICIDE
Paclitaxel	TAXOL	Prazosin	MINIPRESS
Palivizumab	SYNAGIS	Prednisolon	DECORTIN H
Pamidronsäure	AREDIA	Prednison	DECORTIN
Pancuroniumbromid	PANCURONIUM	Primidon	LISKANTIN
Pantoprazol	PANTOZOL	Probenecid	PROBENECID
Parazetamol	BEN-U-RON	Prokain	NOVOCAIN
Paromomyzin	HUMATIN	Prokarbazin	NATULAN
Paroxetin	SEROXAT	Promethazin	ATOSIL
Peginterferon alfa-2b	PEGINTRON	Propafenon	RYTMONORM
Pemolin	TRADON	Propranolol	DOCITON
Penbutolol	BETAPRESSIN	Psyllium	METAMUCIL
Penciclovir	VECTAVIR	Pyrantel	HELMEX
Penizillamin	METALCAPTASE	Pyridostigmin	MESTINON
Pentamidin	PENTACARINAT	Pyrimethamin	DARAPRIM
Pentazocin	FORTRAL	Quetiapin	SEROQUEL
Pentosanpolysulfat	FIBREZYM	Quinapril	ACCUPRO
Pentostatin	NIPENT	Rabeprazol	PARIET
Pentoxyphyllin	TRENTAL	Ramipril	DELIX
Pergolid	PARKOTIL	Ranitidin	SOSTRIL
Perindopril	COVERSUM	Repaglinide	NOVONORM
Permethrin	INFECTOPEDICUL	Reteplase	RAPILYSIN
Perphenazin	DECENTAN	Ribavirin	VIRAZOLE
Phenazon	MONO-MIGRÄNIN	Rifabutin	ALFACID
Phenobarbital	LUMINAL	Rifampizin	EREMFAT
Phenoxybenzamin	DIBENZYRAN	Risperidon	RISPERDAL
Phenprocoumon	MARCUMAR	Ritodrin	PRE-PAR
Phenylephrin	VISADRON	Rituximab	MABTHERA

℞ ARZNEISTOFFE UND HANDELSNAMEN

ARZNEISTOFF	HANDELSNAME (BEISPIEL)	ARZNEISTOFF	HANDELSNAME (BEISPIEL)
Rizatriptan	MAXALT	Tetrakain	GINGICAIN
Ropinirol	REQUIP	Tetrazyklin	ACHROMYCIN
Salbutamol	SULTANOL	Theophyllin	AFONILUM
Salmeterol	AEROMAX	Thiopental	TRAPANAL
Saquinavir	FORTOVASE	Thioridazin	MELLERIL
Selegilin	MOVERGAN	Tiagabin	GABITRIL
Selendisulfid	SELSUN	Ticarzillin	BETABACTYL
Senna	RAMEND	Ticlopidin	TIKLYD
Sertralin	GLADEM	Timolol	DISPATIM
Sibutramin	REDUCTIL	Tioconazol	MYKONTRAL
Sildenafil	VIAGRA	Tiopronin	CAPTIMER
Simethicon	LEFAX	Tirofiban	AGGRASTAT
Simvastatin	ZOCOR	Tizanidin	SIRDALUD
Sirolimus	RAPAMUNE	Tobramyzin	BRULAMYCIN
Skopolamin	SCOPODERM TTS	Tocainid	XYLOTACAN
Sotalol	SOTALEX	Tolbutamid	ORABET
Spectinomyzin	STANILO	Tolnaftat	TONOFTAL
Spironolacton	ALDACTONE	Tolterodin	DETRUSITOL
Stavudin	ZERIT	Topiramat	TOPAMAX
Streptokinase	KABIKINASE	Torasemid	TOREM
Sukralfat	ULCOGANT	Trandolapril	GOPTEN
Sulbactam	COMBACTAM	Tranylcypromin	JATROSOM N
Sulfadiazin-Silber	FLAMMAZINE	Trastuzumab	HERCEPTIN
Sulfasalazin	AZULFIDINE	Travoprost	TRAVATAN
Sumatriptan	IMIGRAN	Trazodon	THOMBRAN
Tacrin	COGNEX	Tretinoin	EPI ABEREL
Tacrolimus	PROGRAF	Triamcinolon	DELPHICORT
Tamoxifen	NOLVADEX	Triamteren	JATROPUR
Tamsulosin	ALNA	Triazolam	HALCION
Tazaroten	ZORAC	Triflupromazin	PSYQUIL
Telmisartan	KINZALMONO	Trifluridin	TRIFLUMANN
Temazepam	NORKOTRAL	Trihexyphenidyl	ARTANE
Tenofovir	VIREAD	Trimethoprim	INFECTOTRIMET
Terazosin	FLOTRIN	Trimipramin	STANGYL
Terbinafin	LAMISIL	Tripelenamin	FENISTIL
Terbutalin	BRICANYL	Tropicamid	MYDRIATICUM STULLN
Terfenadin	HISFEDIN	Valacilcovir	VALTREX
Testosteron	ANDRIOL	Valdecoxib	BEXTRA
Tetanus Immunglobulin (vom Menschen)	TETANOBULIN	Valganciclovir	VALCYTE
		Valproinsäure	ERGENYL

℞ ARZNEISTOFFE UND HANDELSNAMEN

ARZNEISTOFF	HANDELSNAME (BEISPIEL)	ARZNEISTOFF	HANDELSNAME (BEISPIEL)
Valsartan	DIOVAN	Xylometazolin	OTRIVEN
Vancomyzin	VANCO	Yohimbin	YOHIMBIN
Venlafaxin	TREVILOR	Zalcitabin	HIVID
Verapamil	ISOPTIN	Zanamivir	RELENZA
Vigabatrin	SABRIL	Zidovudin	RETROVIR
Vinblastin	VELBE	Ziprasidon	ZELDOX
Vincristin	FARMISTIN	Zoledronsäure	ZOMETA
Vinorelbin	NAVELBINE	Zolmitriptan	ASCOTOP
Voriconazol	VFEND	Zolpidem	BIKALM
Warfarin	COUMADIN		

℞ HANDELSNAMEN UND ARZNEISTOFFE

HANDELSNAME (BEISPIEL)	ARZNEISTOFF	HANDELSNAME (BEISPIEL)	ARZNEISTOFF
ACCUPRO	Quinapril	APONAL	Doxepin
ACERBON	Lisinopril	APROVEL	Irbesartan
ACHROMYCIN	Tetrazyklin	ARANESP	Darbepoetin alfa
ACTOS	Pioglitazon	ARAVA	Leflunomid
ACTRAPHANE	Insulin	ARCOXIA	Etoricoxib
ACULAR	Ketorolac	AREDIA	Pamidronsäure
ADALAT	Nifedipin	ARICEPT	Donepezil
ADRENALIN	siehe Epinephrin	ARIMIDEX	Anastrozol
ADRIBLASTIN	Doxorubizin	ARTANE	Trihexyphenidyl
ADUMBRAN	Oxazepam	ARTERENOL	Noradrenalin, Norepinephrin, Levarterenol
AERIUS	Desloratadin		
AEROMAX	Salmeterol	ASCOTOP	Zolmitriptan
AFONILUM	Theophyllin	ASPIRIN	Azetylsalizylsäure
AGENERASE	Amprenavir	ASTONIN H	Fludrokortison
AGGRASTAT	Tirofiban	ATACAND	Candesartan
AGOPTON	Lansoprazol	ATARAX	Hydroxyzin
AKNEROXID	Benzoylperoxid	ATEMUR	Fluticason
ALDACTONE	Spironolacton	ATOSIL	Promethazin
ALDARA	Imiquimod	ATROVENT	Ipratropium
ALEXAN	Cytarabin	AVALOX	Moxifloxazin
ALFACID	Rifabutin	AZACTAM	Aztreonam
ALKERAN	Melphalan	AZOPT	Brinzolamid
ALLERGODIL	Azelastin	AZULFIDINE	Sulfasalazin
ALMOGRAN	Almotriptan	BACTRIM	Cotrimoxazol
ALNA	Tamsulosin	BARAZAN	Norfloxazin
ALPHAGAN	Brimonidin	BATRAFEN	Ciclopirox
ALUDROX	Aluminiumhydroxid	BAYMYCARD	Nisoldipin
AMARYL	Glimepirid	BELOC	Metoprolol
AMCIDERM	Amcinonid	BENADRYL N	Diphenhydramin
AMETYCINE	Mitomyzin	BEN-U-RON	Parazetamol
AMPHO-MORONAL	Amphotericin B	BETABACTYL	Ticarzillin
AMUNO	Indometazin	BETAFERON	Interferon beta-1b
ANAFRANIL	Clomipramin	BETAMANN	Metipranolol
ANCOTIL	Flucytosin	BETAPRESSIN	Penbutolol
ANDRIOL	Testosteron	BETNESOL	Betamethason
ANTABUS	Disulfiram	BEXTRA	Valdecoxib
ANTAGONIL	Nicardipin	BIFITERAL	Laktulose
ANTICHOLIUM	Physostigmin	BIKALM	Zolpidem
ANTRA	Omeprazol	BIKLIN	Amikacin
ANXUT	Buspiron	BILTRICIDE	Praziquantel

℞   HANDELSNAMEN UND ARZNEISTOFFE

HANDELSNAME (BEISPIEL)	ARZNEISTOFF	HANDELSNAME (BEISPIEL)	ARZNEISTOFF
BINOTAL	Ampizillin	CORDAREX	Amiodaron
BLEOMEDAC	Bleomyzin	COROTROP	Milrinon
BONOQ	Gatifloxazin	CORVATON	Molsidomin
BRICANYL	Terbutalin	COUMADIN	Warfarin
BRUFEN	Ibuprofen	COVERSUM	Perindopril
BRULAMYCIN	Tobramyzin	CRANOC	Fluvastatin
BURINEX	Bumetanid	CRIXIVAN	Indinavir
CAMPTO	Irinotecan	CYTOTEC	Misoprostol
CANCIDAS	Caspofungin	CYMEVEN	Ganciclovir
CANESTEN	Clotrimazol	D EPIFRIN	Dipivefrin
CAPTIMER	Tiopronin	DAKTAR	Miconazol
CARBAMANN	Carbachol	DALMADORM	Flurazepam
CARBOPLAT	Carboplatin	DANTAMACRIN	Dantrolen
CARDULAR	Doxazosin	DAPOTUM	Fluphenazin
CASODEX	Bicalutamid	DARAPRIM	Pyrimethamin
CATAPRESAN	Clonidin	DAUNOBLASTIN	Daunorubizin
CAVERJECT	Alprostadil	DAYRUN	Oxaprozin
CELEBREX	Celecoxib	DECENTAN	Perphenazin
CELLCEPT	Mycophenol tamofetil	DECORTILEN	Methylprednisolon
		DECORTIN H	Prednisolon
CERTOMYCIN	Netilmicin	DECORTIN	Prednison
CERUTIL	Meclofenoxat	DELIX	Ramipril
CHLORHEXAMED	Chlorhexidin	DELONAL	Alclometason
CIBACEN	Benazepril	DELPHICORT	Triamcinolon
CILEX	Citalopram	DENAN	Simvastatin
CIPRALEX	Escitalopram	DESFERAL	Deferoxamin
CIPROBAY	Ciprofloxazin	DETIMEDAC	Dacarbazin
CLAFORAN	Cefotaxim	DETRUSITOL	Tolterodin
CLAMOXYL	Amoxizillin	DIAMOX	Azetazolamid
CLAVERSAL	Mesalazin	DIASTABOL	Miglitol
CLEXANE	Enoxaparin	DIBENZYRAN	Phenoxybenzamin
CLINOFEM	Medroxyprogesteron	DICHLOR-S TAPENOR	Dicloxazillin
CLONT	Metronidazol		
COGNEX	Tacrin	DICTON	Kodein
COLESTID	Colestipol	DIDRONEL	Etidronsäure
COLISTIN	Colistin	DIFFERIN	Adapalen
COMBACTAM	Sulbactam	DIFLUCAN	Fluconazol
COMTESS	Entacapon	DIHYDERGOT	Dihydroergotamin
CONCOR	Bisoprolol	DILATREND	Carvedilol
CONDYLOX	Podophyllotoxin	DILAUDID	Hydromorphon
COPAXONE	Glatiramer	DILZEM	Diltiazem

℞ HANDELSNAMEN UND ARZNEISTOFFE

HANDELSNAME (BEISPIEL)	ARZNEISTOFF	HANDELSNAME (BEISPIEL)	ARZNEISTOFF
DIOVAN	Valsartan	FARMORUBICIN	Epirubizin
DIPENTUM	Olsalazin	FASLODEX	Fulvestrant
DISPATIM	Timolol	FELDEN	Piroxicam
DOCITON	Propranolol	FEMPRESS	Moexipril
DOPAFLEX	Levodopa	FENISTIL	Tripelenamin
DORMICUM	Midazolam	FEVARIN	Fluvoxamin
DOSTINEX	Cabergolin	FIBLAFERON	Interferon beta human
DRIDASE	Oxybutynin		
DULCOLAX	Bisacodyl	FIBREZYM	Pentosanpolysulfat
DUROGESIC	Fentanyl	FLAMMAZINE	Sulfadiazin-Silber
DYNACIL	Fosinopril	FLORONE	Diflorason
DYNERIC	Clomifen	FLOTRIN	Terazosin
ECURAL	Mometasonfuroat	FLUCTIN	Fluoxetin
EFUDOX	Fluorouracil	FLUDARA	Fludarabin
ELANTAN	Isosorbidmononitrat	FLUIMUCIL	Azetylzystein
ELOBACT	Cefuroxim	FORTECORTIN	Dexamethason
ELZOGRAM	Cefazolin	FORTOVASE	Saquinavir
EMADINE	Emedastin	FORTRAL	Pentazocin
EMINASE	Anistreplase	FORTUM	Ceftazidim
ENANTONE	Leuprorelin	FOSAMAX	(Natrium-)Alendronat
ENBREL	Etanercept	FOSCAVIR	Foscarnet-Natrium
ENDAC	Carteolol	FROBEN	Flurbiprofen
ENDOXAN	Cyclophosphamid	FUGEREL	Flutamid
ENOXOR	Enoxazin	FULCIN	Griseofulvin
EPANUTIN	Phenytoin	FURADANTIN	Nitrofurantoin
EPI ABEREL	Tretinoin	GABITRIL	Tiagabin
EPI-PEVARYL	Econazol	GANOR	Famotidin
EPIVIR	Lamivudin	GASTRAX	Nizatidin
EREMFAT	Rifampizin	GELUSIL	Aluminium-Magnesium-Silikat
ERGENYL	Valproinsäure		
ERGO-KRANIT	Ergotamin	GEMZAR	Gemcitabin
ERYPO	Epoetin alfa	GEVILON	Gemfibrozil
ESIDRIX	Hydrochlorothiazid	GINGICAIN	Tetrakain
ESKAZOLE	Albendazol	GLADEM	Sertralin
ESTRADERM	Estradiol	GLIVEC	Imatinib
EUGLUCON	Glibenclamid	GLUCOBAY	Acarbose
EXODERIL	Naftifin	GLUCOPHAGE	Metformin
FAGUSAN	Guaifenesin	GOPTEN	Trandolapril
FAMVIR	Famciclovir	GRAVIBINON	Hydroxyprogesteron
FARMISTIN	Vincristin	GRÜNCEF	Cefadroxil
		GUTRON	Midodrin

℞ HANDELSNAMEN UND ARZNEISTOFFE

HANDELSNAME (BEISPIEL)	ARZNEISTOFF	HANDELSNAME (BEISPIEL)	ARZNEISTOFF
HALCION	Triazolam	KERLONE	Betaxolol
HALDOL	Haloperidol	KEVATRIL	Granisetron
HELMEX	Pyrantel	KINZALMONO	Telmisartan
HERCEPTIN	Trastuzumab	KLACID, MAVID	Clarithromyzin
HISFEDIN	Terfenadin	KLINOMYCIN	Minozyklin
HIVID	Zalcitabin	LAMICTAL	Lamotrigin
HUMATIN	Paromomyzin	LAMISIL	Terbinafin
HYDRODERM	Hydrokortison	LANICOR	Digoxin
HYDROMEDIN I.V.	Etacrynsäure	LARIAM	Mefloquin
HYGROTON	Chlortalidon	LASIX	Furosemid
HYPNOREX	Lithiumsalze	LEFAX	Simethicon
IMIGRAN	Sumatriptan	LEPONEX	Clozapin
IMODIUM	Loperamid	LEUKERAN	Chlorambucil
IMUKIN	Interferon gamma-1b	LIBRIUM	Chlordiazepoxid
IMUREK	Azathioprin	LIORESAL	Baclofen
INFECTOPEDICUL	Permethrin	LIPREVIL	Pravastatin
INFECTOTRIMET	Trimethoprim	LISINO	Loratadin
INFERAX	Interferon alfacon-1	LISKANTIN	Primidon
INHACORT	Flunisolid	LITALIR	Hydroxykarbamid
INTEGRILIN	Eptifibatid	LOCERYL	Amorolfin
INTRONA	Interferon alfa-2b	LOMIR	Isradipin
INVANZ	Ertapenem-Natrium	LONOLOX	Minoxidil
IOPIDINE	Apraclonidin	LOPIRIN	Captopril
IRTAN	Nedocromil	LORAFEM	Loracarbef
ISCOVER	Clopidogrel	LORZAAR	Losartan
ISOKET	Isosorbiddinitrat	L-THYROXIN	Levothyroxin
ISOPTIN	Verapamil	LUDIOMIL	Maprotilin
ISOZID	Isoniazid	LUMIGAN	Bimatoprost
JACUTIN	Lindan	LUMINAL	Phenobarbital
JATROPUR	Triamteren	LYOVAC-COSMEGEN	Dactinomyzin
JATROSOM N	Tranylcypromin	MABCAMPATH	Alemtuzumab
JELLIN	Fluocinolon	MABTHERA	Rituximab
KABAN	Clocortolon	MADOPAR	Levodopa + Benserazid
KABIKINASE	Streptokinase		
KALETRA	Lopinavir	MANDELAMINE	Methenamin
KANAMYTREX	Kanamyzin	MARCUMAR	Phenprocoumon
KAOPECTATE	Kaolin	MAXALT	Rizatriptan
KAPANOL	Morphin	MAXIPIME	Cefepim
KARIL	Kalzitonin	MEFOXITIN	Cefoxitin
KEIMAX	Ceftibuten	MELADININE	Methoxsalen
		MELLERIL	Thioridazin

R̶ₓ HANDELSNAMEN UND ARZNEISTOFFE

HANDELSNAME (BEISPIEL)	ARZNEISTOFF	HANDELSNAME (BEISPIEL)	ARZNEISTOFF
MERCUVAL	Dimercaprol	NICORETTE	Nikotin
MEREPRINE	Doxylamin	NIMOTOP	Nimodipin
MERONEM	Meropenem	NIPENT	Pentostatin
MESTINON	Pyridostigmin	NIPRUSS	Nitroprussid-Natrium
METALCAPTASE	Penizillamin	NITROLINGUAL	Nitroglyzerin
METAMUCIL	Psyllium	NIZORAL	Ketokonazol
METHOTREXAT »LEDERLE«	Methotrexat	NOLVADEX	Tamoxifen
		NOOTROP	Pirazetam
MEVINACOR	Lovastatin	NORADRENALIN	siehe Levarterenol
MEXITIL	Mexiletin	NORADRENALIN	siehe Norepinephrin
MICROLUT	Levonorgestrel	NORKOTRAL	Temazepam
MIFEGYNE	Mifepriston	NORTRILEN	Nortriptylin
MINIPRESS	Prazosin	NORVASC	Amlodipin
MINIRIN	Desmopressin	NOVOCAIN	Prokain
MOBEC	Meloxicam	NOVONORM	Repaglinide
MODIP	Felodipin	OCERAL GB	Oxiconazol
MOGADAN	Nitrazepam	OKACIN	Lomefloxazin
MONO-MIGRÄNIN	Phenazon	ONKOTRONE	Mitoxantron
MONURIL	Fosfomyzin	OPATANOL	Olopatadin
MORONAL	Nystatin	ORABET	Tolbutamid
MOVERGAN	Selegilin	ORACEF	Cefalexin
MUNDISAL	Cholinsalizylat	ORAP	Pimozid
MYAMBUTOL	Ethambutol	ORELOX	Cefpodoxim
MYDRIATICUM STULLN	Tropicamid	ORTHOKLONE OKT3	Muromonab-CD3
MYKONTRAL	Tioconazol	ORTOTON	Methocarbamol
MYLERAN	Busulfan	OSPUR	Kalziumkarbonat
MYOCHOLINE-GLENWOOD	Bethanechol	OTRIVEN	Xylometazolin
		OXYGESIC	Oxykodon
NARAMIG	Naratriptan	OXYTETRACYCLIN	Oxytetrazyklin
NARCANTI	Naloxon	PAEDIATHROCIN	Erythromyzin
NARCOM	Levodopa + Carbidopa	PANCURONIUM	Pancuroniumbromid
NASIVIN	Oxymetazolin	PANORAL	Cefaclor
NATIL	Cyclandelat	PANTOZOL	Pantoprazol
NATRILIX	Indapamid	PARAXIN	Chloramphenicol
NATULAN	Prokarbazin	PARIET	Rabeprazol
NAVELBINE	Vinorelbin	PARKEMED	Mefenaminsäure
NEFADAR	Nefazodon	PARKOTIL	Pergolid
NEMEXIN	Naltrexon	PASPERTIN	Metoclopramid
NEO-THYREOSTAT	Carbimazol	PEGINTRON	Peginterferon alfa-2b
NEURONTIN	Gabapentin	PENTACARINA	Pentamidin

℞ HANDELSNAMEN UND ARZNEISTOFFE

HANDELSNAME (BEISPIEL)	ARZNEISTOFF	HANDELSNAME (BEISPIEL)	ARZNEISTOFF
PERITOL	Cyproheptadin	REQUIP	Ropinirol
PERTOFRAN	Desipramin	RESOCHIN	Chloroquin
PETNIDAN	Ethosuximid	RETROVIR	Zidovudin
PIPRIL	Piperazillin	RIDAURA	Auranofin
PK-MERZ	Amantadin	RISPERDAL	Risperidon
PLASTULEN	Eisensulfat	RITALIN	Methylphenidat
PLATINEX	Cisplatin	RIVOTRIL	Clonazepam
POLAMIDON	Methadon	ROACCUTAN	Isotretinoin
POLARONIL	Dexchlorpheniramin	ROCALTROL	Kalzitriol
POSTAFEN	Meclizin	ROCEPHIN	Ceftriaxon
PRAVIDEL	Bromocriptin	ROFERON	Interferon alfa-2a
PRENT	Acebutolol	RYTHMODUL	Disopyramid
PRE-PAR	Ritodrin	RYTMONORM	Propafenon
PRES	Enalapril	SABRIL	Vigabatrin
PRESINOL	Methyldopa	SALAGEN	Pilokarpin
PRIVIN	Naphazolin	SANASTHMYL	Beclometason
PROGLICEM	Diazoxid	SANDIMMUN	Ciclosporin
PROGRAF	Tacrolimus	SANDOSTATIN	Octreotid
PROPAPHENIN	Chlorpromazin	SAROTEN	Amitriptylin
PROSCAR	Finasterid	SCOPODERM TTS	Skopolamin
PROXEN	Naproxen	SELSUN	Selendisulfid
PSYQUIL	Triflupromazin	SEMPERA	Itrakonazol
PULMICORT	Budesonid	Seroquel	Quetiapin
PURI-NETHOL	Mercaptopurin	SEROXAT	Paroxetin
QUANTALAN	Colestyramin	SIFROL	Pramipexol
QUENSYL	Hydroxychloroquin	SIMULECT	Basiliximab
RAMEND	Senna	SINGULAIR	Montelukast
RAPAMUNE	Sirolimus	SIRDALUD	Tizanidin
RAPILYSIN	Reteplase	SKINOREN	Azelainsäure
REASEC	Diphenoxylat	SOBELIN	Clindamyzin
REBIF	Interferon beta-1a	SOLGOL	Nadolol
REDUCTIL	Sibutramin	SORTIS	Atorvastatin
REFLUDAN	Lepirudin	SOSTRIL	Ranitidin
REFOBACIN	Gentamizin	SOTALEX	Sotalol
REGELAN N	Clofibrat	SPIZEF	Cefotiam
RELENZA	Zanamivir	STANGYL	Trimipramin
REMERGIL	Mirtazapin	STANILO	Spectinomyzin
REMICADE	Infliximab	STAPENOR	Oxazillin
REMINYL	Galantamin	STARLIX	Nateglinid
REOPRO	Abciximab	SULTANOL	Salbutamol

℞ HANDELSNAMEN UND ARZNEISTOFFE

HANDELSNAME (BEISPIEL)	ARZNEISTOFF	HANDELSNAME (BEISPIEL)	ARZNEISTOFF
SUPRARENIN	Adrenalin, Epinephrin	TRENTAL	Pentoxyphyllin
SUPRAX	Cefixim	TREVILOR	Venlafaxin
SUSTIVA	Efavirenz	TRIFLUMANN	Trifluridin
SYNACTHEN	Kortikotropin	TRUSOPT	Dorzolamid
SYNAGIS	Palivizumab	TURIXIN	Mupirozin
SYNERCID	Dalfopristin	ULCOGANT	Sukralfat
SYNTOCINON	Oxytozin	VALCYTE	Valganciclovir
TAFIL	Alprazolam	VALIUM	Diazepam
TAGAMET	Cimetidin	VALTREX	Valacilcovir
TALOXA	Felbamat	VANCO	Vancomyzin
TAMBOCOR	Flecainid	VECTAVIR	Penciclovir
TAMIFLU	Oseltamivir	VELBE	Vinblastin
TARIVID	Ofloxazin	VERMOX	Mebendazol
TAVANIC	Levofloxazin	VFEND	Voriconazol
TAVOR	Lorazepam	VIAGRA	Sildenafil
TAXOL	Paclitaxel	VIBRAMYCIN	Doxyzyklin
TAXOTERE	Docetaxel	VIDEX	Didanosin
TEGRETAL	Carbamazepin	VIGIL	Modafinil
TELFAST	Fexofenadin	VIRACEPT	Nelfiavir
TEMGESIC	Buprenorphin	VIRAMUNE	Nevirapin
TENORMIN	Atenolol	VIRAZOLE	Ribavirin
TETANOBULIN	Tetanus Immunglobulin vom Menschen)	VIREAD	Tenofovir
		VISADRON	Phenylephrin
		VISKEN	Pindolol
TEVETEN	Eprosartan	VISTAGAN	Levobunolol
THOMBRAN	Trazodon	VISTIDE	Cidofovir
THYBON	Liothyronin	VOLTAREN	Diclofenac
TIKLYD	Ticlopidin	VOMEX A	Dimenhydrinat
TIMOX	Oxcarbazepin	WELLVONE	Atovaquon
TOFRANIL	Imipramin	WICK FORMEL 44	Dextromethorphan
TONOFTAL	Tolnaftat	WINOBANIN	Danazol
TOPAMAX	Topiramat	XALATAN	Latanoprost
TOPISOLON	Desoximetason	XENICAL	Orlistat
TOPSYM	Fluocinoid	XIGRIS	Drotrecogin alfa
TOREM	Torasemid	XYLOCAIN	Lidokain
TRACRIUM	Atracuriumbesilat	XYLOTACAN	Tocainid
TRADON	Pemolin	YOMESAN	Niclosamid
TRANXILIUM	Dikaliumclorazepat	ZADITEN	Ketoprofen
TRAPANAL	Thiopental	ZAROXOLYN	Metolazon
TRAVATAN	Travoprost	ZAVEDOS	Idarubizin

R̲x̲   **HANDELSNAMEN UND ARZNEISTOFFE**

HANDELSNAME (BEISPIEL)	ARZNEISTOFF	HANDELSNAME (BEISPIEL)	ARZNEISTOFF
ZELDOX	Ziprasidon	ZOMETA	Zoledronsäure
ZENAPAX	Daclizumab	ZORAC	Tazaroten
ZERIT	Stavudin	ZOVIRAX	Aciclovir
ZIAGEN	Abacavir	ZYBAN	Bupropion
ZIENAM	Imipenem-Cilastatin	ZYKLOLAT	Cyclopentolat
ZITHROMAX	Azithromyzin	ZYLORIC	Allopurinol
ZOCOR	Simvastatin	ZYPREXA	Olanzapin
ZOLADEX	Goserelin	ZYRTEC	Cetirizin

Information, Hilfe, Adressen

ABHÄNGIGKEIT UND SUCHT

Deutsche Hauptgeschäftsstelle gegen die Suchtgefahren e.V. (DHS)
Westring 2
59065 Hamm
Tel.: 02381 9015-0
Fax: 02381 901530
www.dhs.de
info@dhs.de

Synanon Suchthilfe
Bernburgerstraße 10
10963 Berlin
Tel.: 030 55000-0
Fax: 030 55000-220
www.synanon.de
info@synanon.de

Verband ambulanter Behandlungsstellen für Suchterkrankte und Drogenabhängige e.V.
Karlstraße 40
79104 Freiburg
Tel.: 0761 200363
Fax: 0761 200530
www.vabs.caritas.de
vabs@caritas.de

Selbsthilfe junger Abhängiger
Bundesweite Koordinationsstelle der Caritas
Große Hamburger Straße 18
10115 Berlin
Tel.: 030 2805112
Fax: 030 2826574

AIDS

Deutsche AIDS-Hilfe e.V.
Dieffenbachstraße 33
10967 Berlin
Tel.: 030 690087-0
Fax: 030 690087-42
www.aidshilfe.de
dah@aidshilfe.de

Kinder-Aids-Hilfe Deutschland e.V. (KAH)
Kasernenstraße 59
40213 Düsseldorf
Tel.: 0211 326702
Fax: 0211 134736

Elterninitiative HIV-betroffener Kinder
Burscheider Straße 33
40591 Düsseldorf
Tel.: 0211 767237
Fax: 0211 762104
Weitere Informationen z. B.
unter www.kidnet.de

ALKOHOL

Anonyme Alkoholiker Deutschland (AA)
Postfach 46 02 27
80910 München
Tel.: 089 316950-0
Fax: 089 3165100
www.anonyme-alkoholiker.de
info@anonyme-alkoholiker.de

Al-Anon Familiengruppen / Alateen
Emilienstraße 4
45128 Essen
Tel.: 0201 773007
Fax: 0201 773008
www.al-anon-alateen.org/de
al-anon.dbz@t-online.de

ALLERGIEN UND ASTHMA

Allergiker Selbsthilfe Bundesverband
Hermann-Löns-Weg 11a
65779 Kelkheim
Tel.+ Fax: 06195 910674
Tmweigert@aol.com

Deutsche Atemwegsliga e.V.
Geschäftsstelle
Burgstraße 12
33175 Bad Lippspringe
Tel.: 05252 933615
Fax: 05252 953616
Faxabruf: 05252 933683
www.atemwegsliga.de
Atemwegsliga.Lippspringe@t-online.de

Deutscher Allergie und Asthmabund e.V.
Hindenburgstraße 110
41061 Mönchengladbach
Tel.: 02161 814940
Fax: 02161 8149430
www.daab.de
daab@vva.com

Arbeitsgemeinschaft allergiekrankes Kind e.V.
Nassaustraße 32
35745 Herborn
Tel.: 02772 9287-0
Fax: 02772 9287-48
www.aak.de
aak-ev@t-online.de

Allergie- und umweltkrankes Kind e.V.
Westerholter Straße 142
45892 Gelsenkirchen
Tel.: 0209 30530 und 369306
Fax: 0209 30530
AUKGE@aol.com
www.members.aol.com/AUKGE

ALTER

Bundesinteressenvertretung der Altenheimbewohner e.V. (BIVA)
Vorgebirgsstraße 1
53913 Swisttal
Tel.: 02254 7045
Fax: 02254 7046
www.biva.de
info@biva.de

Familien- und Altenhilfe, Notmütterdienst e.V. (NMD)
Sophienstraße 28
60487 Frankfurt/Main
Tel.: 069 779081 und 776611
Fax: 069 779083
www.notmuetterdienst.org
info@altenhilfe.de

Bundesverband privater Alten- und Pflegeheime und sozialer Dienste
Hannoverschestraße 19
10115 Berlin
Tel.: 030 30878889
Fax: 030 308788-60
www.bpa.de
bund@bpa.de

Deutsches Zentrum für Altersfragen
Manfred-v.-Richthofen-Straße 2
12101 Berlin
Tel.: 030 2607400
Fax: 030 7854350
www.dza.de
dza@dza.de

Kuratorium Deutsche Altershilfe
Wilhelm-Lübke-Stiftung
An der Pauluskirche 3
50677 Köln
Tel.: 0221 931847-0
Fax: 0221 931847-6
www.kda.de

Bund Deutscher Senioren (BDS) e.V.
Genthiner Straße 24–28
10785 Berlin
Tel.: 030 2613016
Fax: 030 25446105
senioren-berlin@t-online.de

ALZHEIMER-KRANKHEIT UND ANDERE DEMENZERKRANKUNGEN

Deutsche Alzheimer Gesellschaft e.V.
Kantstraße 152
10623 Berlin
Tel.: 030 31505733
Fax: 030 31505735
www.deutsche-alzheimer.de
deutsche.alzheimer.ges@t-online.de

APHASIE

Bundesverband für die Rehabilitation der Aphasiker e.V.
Bundesgeschäftsstelle
Wenzelstraße 19
97084 Würzburg
Tel.: 0931 250130-0
Fax: 0931 250130-39
www.aphasiker.de

ARTHROSE

Deutsche Arthrosehilfe e.V.
Postfach 110551
60040 Frankfurt/Main
Tel.: 06831 946677
Fax: 06831 946678
www.arthrose.de
service@arthrose.de

ATEMWEGE

Patientenliga Atemwegserkrankungen e.V.
Geschäftsstelle
Wormser Straße 81
55276 Oppenheim
Tel.: 06133 3543
patientenliga@pharmedico.de

AUFMERKSAMKEITSSTÖRUNG

**Bundesverband Aufmerksamkeitsstörung/
Hyperaktivität e.V.**
Pautzfelderstraße 15
91301 Forchheim
Tel.: 09191 704260
Fax: 09191 34874
www.bv-ah.de
bv-ah@t-online.de

Arbeitskreis überaktives Kind
Dietrichstraße 9
30159 Hannover
Tel.: 0511 3632729
Fax: 0511 3632772

**Bundesgeschäftsstelle
Aufmerksamkeitsstörung/Hyperaktivität**
Postfach 410724
12117 Berlin
www.bv-auek.de

Selbsthilfe bei Teilleistungsstörungen
Niedererdstraße 105
67071 Ludwigshafen
Tel.: 0621 6858842
Fax: 0621 6858743
www.seht.de
bv-v@seht.de

**Verein zur Förderung von
Wahrnehmungsstörungen bei Kindern e.V.**
Ben-Gurion-Ring 161
60437 Frankfurt/Main
Tel.: 069 954318-0
Fax: 069 954318-17
www.wahrnehmungstoerung.com
info@wahrnehmungsstoerung.com

AUTISMUS

**Bundesverband Hilfe für das autistische
Kind –Vereinigung zur Förderung autistischer
Menschen e.V.**
Bebelallee 141
22297 Hamburg
Tel.: 040 5115604
Fax: 040 5110813
www.autismus.de
autismus-bv-hak@t-online.de

BECHTEREW KRANKHEIT

**Deutsche Vereinigung MORBUS
BECHTEREW e.V. – Selbsthilfeorganisation**
Metzgergasse 16
97421 Schweinfurt
Tel.: 09721 22033
Fax: 09721 22955
www.bechterew.de
www.bechterew-selbsthilfe.de

BEHINDERUNGEN

**Bundesverband für Körper- und
Mehrfachbehinderte**
Brehmstraße 5–7
40239 Düsseldorf
Tel.: 0211 612098
Fax: 0211 613972
www.bvkm.de
info@bvkm.de

Amputierten-Initiative
Spanische Allee 158
14129 Berlin
Tel.: 030 8032675
Fax: 030 80491635
www.amputierten-initiative.de
info@amputierten-initiative.de

**Bundesarbeitsgemeinschaft Hilfe
für Behinderte**
Kirchfeldstraße 149
40215 Düsseldorf
Tel.: 0211 31006-0
Fax: 0211 31006-48
www.bagh.de

**Bundesvereinigung Lebenshilfe für Menschen
mit geistiger Behinderung**
Raiffeisenstraße 18
35043 Marburg
Tel.: 06421 4910
Fax: 06421 491167
www.lebenshilfe.de
bundesvereinigung@lebenshilfe.de

**Fördergemeinschaft der
Querschnittsgelähmten in Deutschland**
Silcherstraße 15
67591 Mölsheim
Tel.: 06243 5256
Fax: 06243 905920
www.fgq.de
fgq-moelsheim@t-online.de

BLUTHOCHDRUCK

**Deutsche Liga zur Bekämpfung des hohen
Blutdrucks e.V. – Deutsche Hypertonie
Gesellschaft**
Berliner Straße 46
69120 Heidelberg
Tel.: 06221 411774
Fax: 06221 402274
www.hochdruckliga.info
Hochdruckliga@t-online.de

BORRELIOSE

**Borreliose-Liga
Selbsthilfegruppe von Zeckeninfektionen**
Rheinstraße 38
76676 Graben-Neudorf
Tel.: 07255 725555
Fax: 07255 725556

Borreliose Bund Deutschland
Große Straße 205
21075 Hamburg
Tel.: 040 7905788
Fax: 040 7924249
www.borreliose-bund.de
Info@borreliose-bund.de

DEPRESSIONEN

Verein Hilfe für Depressivkranke
Wermbachstraße 13
63739 Aschaffenburg
Tel.: 06021 23626

**Bündnis gegen Depression
Psychiatrische Klinik der LMU München
Neurophysiologie**
Nussbaumstraße 7
80336 München
Tel.: 089 5160-5540
Fax: 089 5160-5542
www.kompetenznetz-depression.de
uhegerl@med.uni-muenchen.de

DIABETES

Deutscher Diabetiker Bund
Goethestraße 17
34119 Kassel
Tel.: 0561 7034770
Fax: 0561 7034771
www.diabetikerbund.de

**Deutsche Diabetes Gesellschaft Berufs-
genossenschaftliche Kliniken Bergmannsheil
Klinikum der Ruhr-Universität Bochum**
Bürkle-de-la-Camp-Platz 1
44789 Bochum
Tel.: 0234 97889-0
Fax: 0234 97889-21
www.deutsche-diabetes-gesellschaft.de
info@ddg.info

**Bund diabetischer Kinder und Jugendlicher e.V.
Deutscher Diabetiker-Verband**
Hahnbrunner Straße 46
67659 Kaiserslautern
Tel.: 0631 76488
Fax: 0631 97222
www.bund-diabetischer-kinder.de
diabeteskl@aol.com

Bundesverband der Insulinpumpenträger
Reinekestraße 31
51145 Köln
Tel.: 02203 25862
Fax: 02203 27100
www.insulinpumpentraeger.de

DIALYSE

**KfH Kuratorium für Dialyse und Nieren-
transplantationen e.V.**
Martin-Behaim-Straße 20
63263 Neu-Isenburg
Tel.: 06102 359-0
Fax: 06102 359-344
www.kfh-dialyse.de
info@kfh-dialyse.de

Dialysepatienten Deutschlands e.V.
Weberstraße 2
55130 Mainz
Tel.: 06131 85152
Fax: 06131 835198
www.dialysepatienten-deutschlands.de
Geschaeftsstelle@DDeV.de

DOWN-SYNDROM

Arbeitskreis Down Syndrom
Gadderbaumerstraße 28
33602 Bielefeld
Tel.: 0521 442998
Fax: 0521 942904
www.down-syndrom.org
ak@down-syndrom.org

EPILEPSIE

Informationszentrum Epilepsie
Herforderstraße 5–7
33602 Bielefeld
Tel.: 0521 124117
Fax: 0521 124172
www.izepilepsie.de
ize@izepilepsie.de

**Bodelschwingh'sche Anstalten
Krankenhaus Mara**
Maraweg 21
33617 Bielefeld
Tel.: 0521 1 443697

Deutsche Epilepsievereinigung e.V.
Zillestraße 102
10585 Berlin
Tel.: 030 3424414
Fax: 030 3424466
www.epilepsie.de
dezille@aol.com

Deutsche Gesellschaft für Epileptologie
Herforder Straße 5–7
33602 Bielefeld
Tel.: 0521 124192
www.ligaepilepsie.de
office@dgfe.info

ERNÄHRUNG

Deutsche Gesellschaft für Ernährung e.V.
Postfach 930201
60457 Frankfurt/Main
Tel.: 069 976803-0
Fax: 069 976803-99
www.dge.de

ERSCHÖPFUNGSSYNDROM

**Bundesverband chronisches Erschöpfungs-
syndrom Fatigatio e.V.**
Goethestraße 26–30
10625 Berlin
Tel.: 030 3101889-0
Fax: 030 3101889-20
www.fatigatio.de
info@fatigatio.de

**Deutsche Selbsthilfegruppe Chronisches
Müdigkeitssyndrom Immundysfunktion e.V.**
Am Pflanzkamp 60
40229 Düsseldorf
Tel.: 0211 218724
Fax: 0211 212922

ESSSTÖRUNGEN

**ANAD e.V. – Beratungsstelle
für Essstörungen**
Seitzstraße 5
80538 München
Tel.: 089 24239960
Fax: 089 24239966
www.anad-pathways.de
kontakt@ANAD-pathways.de

**Dick & Dünn – Beratungszentrum
bei Essstörungen e.V.**
Innsbrucker Straße 25
10825 Berlin
Tel.: 030 8544994
Fax: 030 8548442

Die Brücke e.V.
Walddörferstraße 337
22047 Hamburg
Tel.: 040 666133
www.bruecke-online.de
info@bruecke-online.de

Frankfurter Zentrum für Essstörungen GmbH
Hansaallee 18
60322 Frankfurt/Main
Tel.: 069 550176
Fax: 069 5961723
www.essstoerungen-frankfurt.de

FRAUENGESUNDHEIT

Dachverband der Frauengesundheitszentren in Deutschland
Goetheallee 9
37073 Göttingen
Tel. + Fax: 0551 487025
dv-frauengesundheitszentren@gmx.de

Feministisches Frauengesundheitszentrum
Bamberger Str. 51
10777 Berlin
Tel.: 030 2139597
Fax: 030 2141927
Mo, Di, Do, Fr 10–13 Uhr
Do 17–19 Uhr
www.ffgz.de
ffgzberlin@snafu.de

Frauengesundheitszentrum Bremen
Elsflether Straße 29
28219 Bremen
Tel.: 0421 3809747
Fax: 0421 382671
www.fgz-bremen.de

GALAKTOSÄMIE

Elterninitiative Galaktosämie e.V.
Barbara und Anton Fuchs
Evenaristraße 39
64293 Darmstadt
Tel.: 06151 957515
www.galaktosaemie.de
kontakt@galaktosaemie.de

GAUCHER-KRANKHEIT

Gaucher-Gesellschaft Deutschland
An der Ausschacht 9
59556 Lippstadt
Tel. + Fax: 02941 18870
www.ggd-ev.de

GEFÄSSE

Deutsche Venen Liga e.V.
Sonnenstraße 6
56864 Bad Bertrich
Tel.: 02674 1448
Fax: 02674 910115
www.venenliga.de
info@venenliga.de

Deutsche Liga zur Bekämpfung von Gefäß-erkrankungen e.V. - Deutsche Gefäßliga e.V.
Postfach 4038
69254 Malsch
Tel.: 07253 26228
Fax: 07253 278160
www.deutsche-gefaessliga.de
info@deutsche-gefaessliga.de

GENETISCHE ERKRANKUNGEN

Interessengemeinschaft Fragiles-X-Syndrom e.V.
Goethering 42
24576 Bad Bramstedt
Tel. + Fax: 04192 4053
www.frax.de
info@frax.de

GEWALT UND SEXUELLE GEWALT GEGEN KINDER

Deutscher Kinderschutzbund
Hinüberstraße 8
20175 Hannover
Tel.: 0511 30485-0
Fax: 0511 30485-49
www.dksb.de
info@dksb.de

Wildwasser
Friesenstraße 6
10965 Berlin
Tel.: 030 6339192
www.wildwasser-berlin.de
selbsthilfe@wildwasser-berlin.de

Zartbitter
Sachsenring 2–4
50677 Köln
Tel.: 0221 405780
www.zartbitter.de

GUILLAIN-BARRÉ-SYNDROM

Guillain-Barré-Syndrom Selbsthilfegruppe
Kreuzäcker 103
74889 Sinsheim-Bilsbach
Tel.: 07260 1584
Fax: 07260 8290
www.gbs-shg.de
Kontakt@gbs-shg.de

HÄMANGIOME

Selbsthilfegruppe Hämangiome bei Säuglingen und Kleinkindern
Hämmern 15
51688 Wipperfürth
Tel.: 02267 1663

HÄMOPHILIE

Deutsche Gesellschaft zur Bekämpfung der Blutungskrankheiten
Neumann-Reichardt-Straße 34
22041 Hamburg
Tel.: 040 6722970
Fax: 040 6724944
www.dhg.de
dhg@dhg.de

Deutsche Hämophilieberatung – Verein zur Beratung von Blutungskrankheiten
Königsstraße 53
47051 Duisburg
Tel.: 0203 300980
Fax: 0203 3009899
www.bzd.de

HEPATITIS

Deutsche Hepatitis-Liga e.V.
Postfach 200666
80006 München
Tel.: 08133 92944
Fax: 08133 92945

Deutsches Hepatitis C Forum e.V.
Postfach 1331
49783 Lingen
Tel.: 0591 8079579
Fax: 0591 8079578
www.hepatitis-c.de
forum@hepatitis-c.de

HERZ- UND GEFÄSS-ERKRANKUNGEN

Deutsche Herzstiftung e.V.
Vogtstraße 50
60322 Frankfurt/Main
Tel.: 069 955128-129
Fax: 069 955128-313
www.herzstiftung.de

Selbsthilfe Organisation Herzkranker Menschen (SOHM) e.V.
Störrenstraße 14
72135 Dettenhausen
Tel.: 07157 64505
www.sohmev.de

Selbsthilfegruppe für Patienten mit künstlichen Herzklappen
Neidsteiner Straße 11
90482 Nürnberg
Tel.: 0911 5048668
www.medizinforum.de/herzklappen
mail@herzklappen-shg.de

HERZKRANKE KINDER

Bundesverband herzkranker Kinder
Kasinostraße 84
52066 Aachen
Tel.: 0241 912332
Fax: 0241 912333
www.herzkranke-kinder-bvhk.de
bvhk-aachen@t-online.de

HÖRSCHÄDEN UND TAUBHEIT

Deutscher Schwerhörigenbund
Breite Straße 3
13187 Berlin
Tel.: 030 47541114
Fax: 030 47541116
www.schwerhoerigen-netz.de

Deutscher Gehörlosen-Bund
Hasseerstraße 47
24113 Kiel
Tel.: 0431 6434468
Fax: 0431 6434493
www.gehoerlosen-bund.de

**Institut für Gebärdensprache
und Kommunikation Gehörloser**
Binderstraße 34
20146 Hamburg
Tel.: 040 41233240
Fax: 040 41236109
www.sign-lang.uni-hamburg.de

**BEST Berufs- und Studienberatung
für Schwerhörige und Gehörlose**
Dachstraße 19
81243 München
Tel.: 089 82990021
Fax: 089 82990014
www.best-news.de
BEST-News@t-online.de

HUNTINGTON

Deutsche Huntington Hilfe e.V.
Postfach 28 12 51
47241 Duisburg
Tel.: 0203 788777
Fax: 0203 782504

ILEOSTOMIE SIEHE KOLOSTOMIE

IMPFUNGEN

Schutzverband für Impfgeschädigte e.V.
Postfach 52 28
58829 Plettenberg
Tel.+ Fax: 04433 918315
www.impfschutzverband.de

INKONTINENZ

Gesellschaft für Inkontinenzhilfe
Friedrich-Ebert-Straße 124
34119 Kassel
Tel.: 0561 780604
Fax: 0561 776770
www.gih.de
GIH-kassel@t-online.de

Selbsthilfeverband Inkontinenz e.V.
Bahnhofsstraße 14
86150 Augsburg
Tel.: 0821 31983790
Fax: 0821 31983791
www.selbsthilfeverband-inkontinenz.org
info@selbsthilfeverband-inkontinenz.org

KEHLKOPF

Bundesverband der Kehlkopflosen
Annabergstraße 231
09120 Chemnitz
Tel.: 0371 221118
Fax: 0371 221125
www.kehlkopflosenverband.de

KLEINWUCHS

**Bundesverband kleinwüchsige Menschen
und ihre Familien**
Hillmannplatz 6
28195 Bremen
Tel.: 0421 502122
Fax.: 0421 505752
www.bkmf.de
info@bkmf.de

**Bundesselbsthilfeverband Kleinwüchsiger
Menschen**
Hauptstraße 14
56587 Oberhonnefeld
Tel.: 02634 956051
Fax: 02634 956052
www.kleinwuchs.de
info@vkm.de

KLINEFELTER-SYNDROM

Deutsche Klinefelter-Syndrom Vereinigung e.V.
Markusweg 4
93167 Falkenstein
Tel.: 09462 5673
Fax: 09462 911714
www.klinefelter.org
dksv@klinefelter.org

KNOCHEN

Deutsche Gesellschaft für Osteogenesis imperfecta (Glasknochen) Betroffene e.V.
An der Untertrave 65
23552 Lübeck
Tel.: 0451 7070361
www.oi-gesellschaft.de

KOLOSTOMIE, ILEOSTOMIE

Deutsche ILCO
Landshuterstraße 30
85356 Freising
Tel.: 08161 934301 (Mo–Fr: 8–13 Uhr)
Fax: 08161 934304
www.ilco.de
info@ilco.de

KRANKENHAUS

Aktionskomitee Kind im Krankenhaus e.V.
Kirchstraße 34
61440 Oberursel
Tel.: 06172 303600
Fax: 06172 997936
www.akik-bundesverband.de
info@akik-bundesverband.de

KREBS UND ANDERE BÖSARTIGE TUMOREN

Deutsche Krebshilfe e.V.
Thomas-Mann-Straße 40
53111 Bonn
Tel.: 0228 72990-0
Fax: 0228 72990-11
www.krebshilfe.de
blanke@krebshilfe.de

Frauenselbsthilfe nach Krebs e.V.
B 6, 10/11
68159 Mannheim
Tel.: 0621 24434
Fax: 0621 154877
www.frauenselbsthilfe.de
kontakt@frauenselbsthilfe.de

Psychosoziale Beratungsstelle für Krebskranke und Angehörige Selbsthilfe Krebs e.V.
Albrecht-Achilles-Straße 65
10709 Berlin
Tel.: 030 89409040
Fax: 030 89409044
www.krebsberatung-berlin.de

Krebsinformationsdienst (KID) des Deutschen Krebsforschungszentrums Heidelberg
In Neuenheimer Feld 280
69120 Heidelberg
Tel.: 06221 410121
Fax: 06221 401806
www.krebsinformation.de
kid@dkfz-heidelberg.de

Bundesarbeitsgemeinschaft Prostatakrebs Selbsthilfe e.V.
Franzburger Straße 1
30989 Gehrden
Tel.: 05108 926646
Fax: 05108 926647
www.prostatakrebs-bps.de
bpsev@t-online.de

LEBERKRANKHEITEN

Deutsche Leberhilfe e.V.
Luxemburger Str. 150
50937 Köln
Tel.: 0221 28299-80
Fax: 0221 28299-81
www.leberhilfe.org
info@leberhilfe.org

Verein Selbsthilfegruppe Lebertransplantierter
Karlsbader Ring 28
68782 Brühl
Tel.: 06202 702856
Fax: 06202 780015
www.lebertransplantation.de

Verein Leberkrankes Kind e.V.
Windmühlenstraße 19
29399 Wahrenholz
Tel. + Fax: 05835 8241
www.leberkrankes-kind.de

LEGASTHENIE

Bundesverband Legasthenie + Dyskalkulie e.V.
Königstraße 32
30175 Hannover
Tel.: 0511 318738
Fax: 0511 318739
www.legasthenie.net
info@bvl-hannover.de

LERNSTÖRUNGEN

Bundesverband zur Förderung Lernbehinderter
Gerberstraße 17
70178 Stuttgart
Tel.: 0711 6338438
Fax: 0711 6338439
www.lernen-foerdern.de
post@lernen-foerdern.de

LIPPEN-GAUMEN-FEHLBILDUNGEN

Selbsthilfevereinigung Lippen-Gaumen-Fehlbildungen
Hauptstraße 184
35625 Hüttenberg
Tel. + Fax: 06403 5575
www.lkg-selbsthilfe.de

Initiativkreis Lippe-, Kiefer-, Gaumen-spaltenbetroffene e.V.
Tannenstraße 9
97273 Kirnach
Tel.: 09367 1254
www.lkg-initiative.de

MAGEN-DARM-ERKRANKUNGEN

CED-Hilfe e.V.
Hilfe bei chronisch entzündlichen Darmerkrankungen
Fuhlsbütteler Straße 401
22309 Hamburg
Tel. + Fax: 040 6323740
www.ced-hilfe.de
CED-Hilfe@t-online.de

Deutsche Morbus Crohn Colitis ulcerosa Vereinigung
Paracelsusstraße 15
51375 Leverkusen
Tel.: 0214 876080
Fax: 0214 8760888
www.dccv.de
info@dccv.de

MÄNNERGESUNDHEIT

White Ribbon (Missbrauch in der Kindheit, Homosexualität) c/o Sozialwerk im SCHULZ
Karthäuser Wall 18
50678 Köln
Tel.: 0221 19446
www.whiteribbon.de
info@whiteribbon.de

Informationszentrum für Männerfragen e.V.
Sandweg 49
60316 Frankfurt/Main
Tel.: 069 4950446
Fax: 069 94948564
www.maennerfragen.de
infozentrum@maennerfragen.de

Selbsthilfegruppe Erektile Dysfunktion
Bayerstraße 77a
80335 München
Tel.: 08142 597099
www.impotenz-selbsthilfe.de
kontakt@impotenz-selbsthilfe.de

MINIMALE ZEREBRALE DYSFUNKTION

Verein zur Förderung der Kinder mit minimaler cerebraler Dysfunktion (MCD) e.V.
Friedemann-Bach-Straße 1
82166 Gräfelfing
Tel.: 089 8543141
Fax: 089 852166
mcd@mcd.de

MULTIPLE SKLEROSE

Deutsche Multiple Sklerose Gesellschaft e.V.
Küsterstraße 8
30519 Hannover
Tel.: 0511 96834-0
Fax: 0511 96834-50
www.dmsg.de
dmsg@dmsg.de

Selbsthilfe Multiple Sklerose Kranker e.V.
Schelmengrubweg 29
69198 Schriesheim
Tel.: 06203 65831
Fax: 06203 65831
www.multiple-sklerose-e-v.de
MSKeV.Dittmann@t-online.de

MUSKELERKRANKUNGEN

Deutsche Gesellschaft für Muskelkranke e.V.
Im Moos 4
79112 Freiburg
Tel.: 07665 9447-0
Fax: 07665 9447-20
Beratungstelefon: 0180 5944470
www.dgm.org
DGM-FR@t-online.de

MYASTHENIA GRAVIS

Deutsche Myasthenie Gesellschaft e.V.
Langemarckstr. 106
28199 Bremen
Tel.: 0421 592060
Fax: 0421 508226
www.dmg-online.de
info@dmg-online.de

NEURODERMITIS

Bundesverband Neurodermitiskranker in Deutschland e.V.
Oberstraße 171
56154 Boppard
Tel.: 06742 8713-0
Fax: 06742 2795
www.neurodermitis.net
info@neurodermitis.net

Deutscher Neurodermitis Bund e.V.
Spaldingstraße 210
20097 Hamburg
Tel.: 040 230810
Fax: 040 231008
Hotline: 0190 251051
www.dnb-ev.de
info@dnb-ev.de

OSTEOPOROSE

Bundesselbsthilfeverband für Osteoporose e.V.
Kirchfeldstraße 149
40215 Düsseldorf
Tel.: 0211 3100621
Fax: 0211 332202
www.bfo-aktuell.de
info@bfo-aktuell.de

Kuratorium Knochengesundheit e.V.
Leipziger Str. 6
74889 Sinsheim
Service-Tel.: 0190 0854525 (0,25 €/min)
www.osteoporose.org

PARKINSON-KRANKHEIT

Deutsche Parkinson Vereinigung (dPV)
Moselstraße 31
41464 Neuss
Tel.: 02131 41016-17
Fax: 02131 45445
www.parkinson-vereinigung.de
info@parkinson-vereinigung.de

PATIENTENVERFÜGUNG UND VORSORGEVOLLMACHT

Sammlung von Musterverfügungen beim
Zentrum für medizinische Ethik in Bochum
www.medizinethik.de/verfuegungen.htm

**Arbeitsgruppe Patientenautonomie am
Lebensende**
(eingesetzt von der Bundesregierung)
www.bmj.de

PHENYLKETONURIE

**Deutsche Interessengemeinschaft Phenyl-
ketonurie und verwandter angeborener
Stoffwechselstörungen**
Adlerstraße 6
91077 Kleinsendelbach
Tel.: 09126 4453
Fax: 09126 30946
www.dig-pku.de

PLÖTZLICHER KINDSTOD

**Gesellschaft zur Erforschung des plötzlichen
Kindstodes GEPS**
Rheinstraße 26
30159 Hannover
Tel.+ Fax: 0511 8386202
www.geps-online.de

PSORIASIS

Deutscher Psoriasis Bund e. V.
Seewartenstraße 10
20459 Hamburg
Tel.: 040 223399-0
Fax: 040 223399-22
www.psoriasis-bund.de
info@psoriasis-bund.de

PSYCHISCHE ERKRANKUNGEN

Agoraphobie e.V.
Beratungsstelle Angst, Panik und Phobien
Taunusstraße 5
12161 Berlin
Tel.+ Fax: 030 8515824
www.angstzentrum-berlin.de

Bundesverband Psychiatrie-Erfahrener
Wittener Str. 87
44789 Bochum
Tel.: 0234 68705552
Fax: 0234 6405103
www.bpe-online.de
kontakt-info@bpe-online.de

**Bundesverband der Angehörigen psychisch
Kranker e.V.**
Am Michaelshof 4b
53117 Bonn
Tel.: 0228 632646
Di und Do: 14–17 Uhr
Fax: 0228 658063
www.psychiatrie.de
bapk@psychiatrie.de

Psychotherapie-Informations-Dienst
Telefonberatung 0228 746699
Mo, Di, Do, Fr: 9–12 Uhr
Mi, Do: 13–16 Uhr
www.psychotherapiesuche.de
wd-pid@t-online.de

**Deutsche Gesellschaft Zwangserkran-
kungen e.V.**
Postfach 15 45
49005 Osnabrück
Tel.: 0541 3574433
Fax: 0541 3574435
www.zwaenge.de
zwang@t-online.de

REISEMEDIZIN

**Deutsche Gesellschaft für Reise- und
Touristikmedizin**
Alexandrinenplatz 10
18209 Bad Doberan
Tel.: 0382 03919124
Fax: 0382 03919191
www.drtm.de

REHABILITATION

Bundesarbeitsgemeinschaft für Rehabilitation
Walter-Kolb-Straße 9-11
60594 Frankfurt/Main
Tel.: 069 605018-0
Fax: 069 605018-29
www.bar-frankfurt.de

RHEUMA UND BINDEGEWEBE-ERKRANKUNGEN

Deutsche Rheuma-Liga e.V.
Maximilianstraße 14
53111 Bonn
Tel.: 0228 766060
Fax: 0228 7660620
www.rheuma-liga.de
bv@rheuma-liga.de

Lupus erythematodes Selbsthilfegemeinschaft
Döppersberg 20
42103 Wuppertal
Tel.: 0202 4968797
Fax: 0202 4968798
www.lupus.rheumanet.org

Selbsthilfegruppe Sklerodermie Deutschland
Am Wollhaus 2
74072 Heilbronn
Tel.: 07131 3902425
Fax: 07131 3902426
www.sklerodermie-selbsthilfe.de
sklerodermie@t-online.de

Deutsche Fibromyalgie Vereinigung (DFV) e.V.
Postfach 11 40
74743 Seckach
Tel.: 06292 928758
Fax: 06292 928761
www.fibromyalgie-fms.de
fibromyalgie-fms@t-online.de

SARKOIDOSE

Deutsche Sarkoidose-Vereinigung gem. e.V.
Postfach 30 43
40650 Meerbusch
Tel. + Fax: 02150 7360
www.sarkoidose.de
sarkoidose@aol.com

SCHILDDRÜSE

Schilddrüsen-Liga Deutschland
Ev. Krankenhaus Bad Godesberg
Waldstraße 73
53177 Bonn
Tel.: 0228 3869060
www.schilddruesenliga.de

SCHLAFSTÖRUNGEN

Deutsche Gesellschaft für Schlafforschung und Schlafmedizin DGSM c/o Hephata-Klinik
Schimmelpfengstraße 2
34618 Schwalmstadt-Treysa
Tel.: 06691 2733
Fax: 06691 2832

Schlafapnoe e.V.
Am Burgholz 6
42349 Wuppertal
Tel.: 0202 408917
Fax: 0202 4087646
www.schlafapnoe-online.de
info@schlafapnoe-online.de

Deutsche Narkolepsie Gesellschaft e.V.
Postfach 1107
42755 Hahn
Tel.: 02104 145526
Fax: 02104 145527
www.dng-ev.de

SCHLAGANFALL

Stiftung Deutsche Schlaganfall-Hilfe
Carl-Bertelsmann-Straße 256
33311 Gütersloh
Tel.: 05241 9770-0
Fax: 05241 7020-71
www.schlaganfall-hilfe.de
info@schlaganfall-hilfe.de

Schlaganfall Selbsthilfegruppe Nürnberg
Weißenburger Straße 126
90451 Nürnberg
Tel.: 0911 266197
Fax: 0911 6497530
www.schlaganfall-nuernberg.de
info@schlaganfall-nuernberg.de

SCHMERZEN UND KOPFSCHMERZEN

Bundesverband Deutsche Schmerzhilfe e.V.
Sietwende 20
21720 Grünendeich
Tel.: 04142 810434
Fax: 04142 810435

Deutsche Migräne- und Kopfschmerzgesellschaft e.V.
Universitätsstraße 84
93053 Regensburg
Tel.+ Fax: 0941 9413075
www.dmkg.org

SCHWANGERSCHAFT UND GEBURT

Gesellschaft zur Geburtsvorbereitung Bundesverband
Antwerpenerstraße 43
13353 Berlin
Tel.: 030 45026920
Fax: 030 45026921
www.gfg-bv.de
gfg@gfg-bv.de

Arbeitskreis Kunstfehler in der Geburtshilfe
Münsterstraße 261
44145 Dortmund
Tel.: 0231 525872
Fax: 0231 526048
www.ak-kunstfehler-geburtshilfe.de

Arbeitsgemeinschaft Gestose-Frauen e.V. Schwangerschaftsvergiftung
Kapellener Straße 67a
47661 Issum
Tel.: 02835 2628
Fax: 02835 2945
www.gestose-frauen.de
info@gestose-frauen.de

Initiative Regenbogen »Glücklose Schwangerschaft« e.V.
In der Schweiz 9
72636 Frickenhausen
Tel.: 05565 9119113
www.initiative-regenbogen.de
ms@initiative-regenbogen.de

SEHBEHINDERUNG UND BLINDHEIT

Deutscher Blindenverband
Rungestraße 19
10179 Berlin
Tel.: 030 285387-0
Fax: 030 285387-20
www.dbsv.org

Pro Retina Deutschland
Vaalserstraße 108
57074 Aachen
Tel.: 0241 870018
Fax: 0241 873961
www.pro-retina.de

SELBSTHILFE

Nationale Kontakt- und Informationsstelle Zur Anregung und Unterstützung von Selbsthilfegruppen NAKOS
Wilmersdorferstraße 39
10627 Berlin
Tel.: 030 31018960
Fax: 030 31018970
selbsthilfe@nakos.de

SELBSTMORD

Deutsche Gesellschaft für Suizidprävention – Hilfe in Lebenskrisen e.V. Geschäftsstelle am Bezirkskrankenhaus Bayreuth
Klinik für Psychiatrie und Psychotherapie
Nordring 2
95445 Bayreuth
Tel.: 0921 283300
Fax: 0921 283777
www.suizidprophylaxe.de
dgs@suizidprophylaxe.de

AGUS Angehörige um Suizid
Wichernstraße 1
95447 Bayreuth
Tel.: 0921 283777

SEXUALITÄT

Pro Familia Deutsche Gesellschaft für Sexualpädagogik und Sexualberatung
Stresemannallee 3
60596 Frankfurt/Main
Tel.: 069 639002
Fax: 069 639852
www.profamilia.de

VIVA TS München
Selbsthilfeverein für Menschen mit
abweichender Geschlechtsidentität
Baumgärtnerstraße 18
81373 München
Tel.: 089 89197981
Fax: 089 89197982
www.vivats.de

Deutsche Gesellschaft für Transidentität
und Intersexualität
Godorfer Hauptstraße 60
50997 Köln
Tel.: 02236 839018
www.dgti.org

Lesben- und Schwulenverband in
Deutschland (LSVD) e.V.
Pipinstraße 7
50667 Köln
Tel.: 0221 925961-0
Fax: 0221 925961-11
www.lsvd.de
lsvd@lsvd.de

SKOLIOSE

Bundesverband Skoliose Selbsthilfe e.V.
– Interessengemeinschaft für Wirbelsäulen-
geschädigte – Geschäftsstelle
Mühlweg 12
74838 Limbach
Tel.: 06287 737
Fax: 06287 4792
www.bundesverband-skoliose.de

SPINA BIFIDA

Arbeitsgemeinschaft Spina bifida und
Hydrocephalus
Münsterstraße 13
44145 Dortmund
Tel.: 0231 8610500
Fax: 0231 86105050
www.asbh.de

STERBEN UND TOD

Verwaiste Eltern in Deutschland
Seelhorststraße 11
30175 Hannover
Tel.: 0511 3372726
Fax: 0511 3372724
www.veid.de

Deutsche Hospiz Stiftung
Europaplatz 7
44269 Dortmund
Tel.: 0231 7380730
Fax: 0231 7380731
www.hospize.de

Deutsche Gesellschaft für humanes Sterben
Lange Gasse 2–4
86152 Augsburg
Tel.: 0821 502350
Fax: 0821 5023555
www.dghs.de

STOTTERN

Bundesvereinigung Stotterer-Selbsthilfe e.V.
Gereonswall 112
50670 Köln
Tel.: 0221 13911-06/-07
Fax: 0221 1391370
www.bvss.de
info@bvss.de

TINNITUS

Deutsche Tinnitus Liga
Am Lohsiepen 18
42369 Wuppertal
Tel.: 0202 46520
Fax: 0202 2465220
www.tinnitus-liga.de

TRANSPLANTATIONEN

Bundesverband der Organtransplantierten e.V.
Ansprechpartner für Patienten vor und nach
Lungen- bzw. Herz-Lungentransplantation
Geschäfts- und Beratungsstelle
Paul-Rücker-Str. 22
47059 Duisburg
Tel.: 0203 442010
Fax: 0203 442127
www.bdo-ev.de
geschaeftsstelle@bdo-ev.de

Herztransplantation Südwest e.V.
Alte Eppelheimer Straße 38
69115 Heidelberg
Tel.: 07264 205758
Fax: 07264 2500
www.herztransplantation.de

Kontaktkreise Organspende und
Transplantation
Justinus-Kerner-Straße 2
74388 Talheim
Tel.: 0170 3006063
Fax: 07133 96448
www.kkot-heilbronn.de

UNFRUCHTBARKEIT

Bundesverband der Selbsthilfegruppen
für Fragen ungewollter Kinderlosigkeit
Rungestraße 3–6
10179 Berlin
Tel. + Fax: 030 69040838

VERGIFTUNGEN

Giftinformationszentrum Berlin
Landesberatungsstelle für Vergiftungserscheinungen und Embryonaltoxikologie
Spandauer Damm 130
14050 Berlin
Tel.: 030 19240
Fax: 030 30686721
berlintox@aol.com (für allgemeine Anfragen)
embryotox@aol.com (Embryonaltoxikologie)
giftnotr@aol.com (Technische Anfragen)

Berlin
Giftberatung Virchow-Klinikum
Medizinische Fakultät der Humboldt-
Universität zu Berlin
Abteilung Innere Medizin
Augustenburger Platz 1
13353 Berlin
Tel.: 030 45053555
Fax: 030 45053915

Bonn
Informationszentrale gegen Vergiftungen
Zentrum für Kinderheilkunde der Rheinischen
Friedrich-Wilhelms-Universität
Adenauerallee 119
53113 Bonn
Tel.: 0228 2873211
Fax: 0228 2873314
www.meb.uni-bonn.de/giftzentrale

Erfurt
Gemeinsames Giftinformationszentrum der
Länder Mecklenburg-Vorpommern, Sachsen,
Sachsen-Anhalt und Thüringen
Nordhäuser Straße 74
99089 Erfurt
Tel.: 0361 730730
Fax: 0361 7307317

Freiburg
Universitätskinderklinik Freiburg
Informationszentrale für Vergiftungen
Mathildenstraße 1
79106 Freiburg
Tel.: 0761 27043-00/-01
Fax: 0761 2704457

Göttingen
Giftinformationszentrum-Nord (GIZ-Nord)
Zentrum Pharmakologie und Toxikologie der
Universität
Robert-Koch-Straße 40
37075 Göttingen
Tel.: 0551 38318-0
Fax: 0551 38318-81
www.giz-nord.de
giznord@med.uni-goettingen.de

Homburg
Informations- und Beratungszentrum für
Vergiftungsfälle
Klinik für Kinder- und Jugendmedizin
Robert-Koch-Straße
Gebäude 9
66421 Homburg/Saar
Tel.: 06841 19240
Fax: 06841 168314

Mainz
Beratungsstelle bei Vergiftungen
II. Medizinische Klinik und Poliklinik der
Universität
Langenbeckstraße 1
55131 Mainz
Tel.: 06131 19240
Infoline: 06131 222366
Fax: 06131 176605
www.giftinfo.uni-mainz.de

München
Giftnotruf München
Toxikologische Abteilung der II. Medi-
zinischen Klinik rechts der Isar der
Technischen Universität
Ismaninger Straße 22
81675 München
Tel.: 089 19240
Fax: 089 41402467

Nürnberg
II. Medizinische Klinik des städtischen
Krankenhauses Nürnberg-Nord
Toxikologische Intensivstation
Prof-Ernst-Nathan-Straße 1
90419 Nürnberg
Tel.: 0911 3982451
Fax: 0911 3982205

WOHLFAHRTSVERBÄNDE

Arbeiter-und Samariter Bund
Sulzbergerstraße 140
50937 Köln
Tel.: 0221 47605-0
Fax: 0221 47605288
www.asb.de

Johanniter-Ordenszentrum
Finckensteinallee 111
12205 Berlin
Tel.: 030 2309970-0
Fax: 030 2309970-2 49
www.johanniter.de

Deutscher Malteser
Kalker Hauptstraße 22–24
51103 Köln
Tel.: 0221 982201
www.malteser.de

Caritas
Chausseestraße 128 a
10115 Berlin
Tel.: 030 2844476
Fax: 030 28444788
www.caritas.de
hvberlin@caritas.de

ZÖLIAKIE

Deutsche Zöliakie-Gesellschaft
Filderhauptstraße 61
70599 Stuttgart
Tel.: 0711 459981-0
Fax: 0711 459981-50
www.dzg-online.de

ZYSTISCHE FIBROSE

CF-Selbsthilfe Bundesverband
Meyerholz 3
28832 Achim
Tel. und Fax: 04202 82280
www.cf-bv.de
CF-Selbsthilfe-BV@t-online.de

Mukoviszidose Gesellschaft
Bendenweg 101
53121 Bonn
Tel.: 0228 98780-0
Fax: 0228 98780-77
www.mukoviszidose-ev.de

Autoren

David B. Acker, M.D.
Associate Professor für Geburtshilfe, Gynäkologie und Reproduktionsbiologie, Harvard Universität; Leiter der Abteilung für Geburtshilfe am Brigham and Women's Hospital

James K. Alexander, M.D.
Professor für Medizin am Baylor College of Medicine

Timothy Aliff, M.D.
Clinical Assistant im Memorial Sloan-Kettering Krebszentrum

Roy D. Altman, M.D.
Professor für Medizin und Leiter der Fachbereiche Rheumatologie und Immunologie an der Universität Miami; Direktor für Klinische Forschung, Geriatrieforschung und Ausbildung sowie Leiter des Clinical Center am Miami VA Medical Center

Karl E. Anderson, M.D.
Professor für Präventivmedizin und Sozialmedizin, Innere Medizin, Pharmakologie und Toxikologie an der Medizinischen Fakultät der Universität Texas in Galveston

Brian R. Apatoff, M.D., Ph.D.
Direktor des Pflege- und Forschungszentrums für Multiple Sklerose, Abteilung für Neurologie und Neurowissenschaft am New York-Presbyterian Hospital-Cornell Medical Center

Noel A. Armenakas, M.D.
Clinical Associate Professor am Weill Medical College der Cornell Universität; Chirurg am Lenox Hill Hospital und am New York-Presbyterian Hospital

Malcolm Arnold, M.D.
Professor für Medizin an der Universität Western Ontario; Vorsitzender des Forschungsausschusses der Kardiologischen Abteilung im London Health Sciences Center; Programmleiter der Kreislaufgruppe am Lawson Health Research Institute, London, Ontario, Kanada

John A. Astin, Ph.D.
Wissenschaftler am California Pacific Medical Center

Ercem S. Atillasoy, M.D., F.A.A.D.
Adjunct Professor an der Klinischen Fakultät der Dermatologischen Abteilungen der Thomas Jefferson Universität und der Universität Yale; Seniordirektor bei Merck & Co., Inc., USA

Hervy E. Averette, M.D.
Professor für Klinische Onkologie an der Universität Miami; American-Cancer-Society-Professur und Sylvester-Professur für Gynäkologische Onkologie

George L. Bakris, M.D.
Professor für Präventivmedizin und Innere Medizin am Rush Presbyterian-St. Luke's Medical Center; Direktor des Klinischen Forschungszentrum für Bluthochdruck in Chicago

Gabriele M. Barthlen, M.D.
Technische Universität München

John G. Bartlett, M.D.
Professor für Medizin und Leiter der Abteilung Infektionskrankheiten an der John-Hopkins-Universität

Nir Barzilai, M.D.
Direktor des Instituts für Alterungsforschung am Albert Einstein College of Medicine

Mark H. Beers, M.D.
Herausgeber der MSD Manuals und Leiter der Abteilungen Geriatrie und Klinische Literatur bei Merck & Co., Inc., USA; Clinical Professor für Medizin an der Drexel-Universität

James R. Berenson, M.D.
Professor für Medizin an der Universität Kalifornien in Los Angeles; Leiter der Programme für Multiple Myelome und Knochenmetastasen am Cedars Sinai Medical Center

Brian M. Berman, M.D.
Professor für Familienmedizin an der Medizinischen Fakultät der Universität Maryland; Leiter des Programms für Komplementärmedizin an der Universität Maryland

Richard W. Besdine, M.D.
Professor für Medizin und Gesundheitswesen; Interimsdekan für Biologie und Medizin sowie Direktor des Zentrums für Gerontologie und Gesundheitsforschung an der Brown Medical School

Ann S. Botash, M.D.
Associate Professor für Pädiatrie, SUNY Upstate Medical University; Leiterin des Überweisungs- und Evaluationsprogramms für Kindesmisshandlung, Syracuse, NY

Alfred A. Bove, M.D., Ph.D.
Professor für Medizin (em.) an der Medizinischen Fakultät der Temple-Universität

Marjorie A. Bowman, M.D., M.P.A.
Professorin und Leiterin der Allgemein- und Sozialmedizin an der Medizinischen Fakultät der Universität Pennsylvania

Thomas G. Boyce, M.D.
Assistant Professor für Pädiatrie, Mayo Medical School; Senior Associate Consultant an der Mayo Clinic, Rochester, MN

Joseph D. Brain, Sc.D.
Drinker-Professur für Umweltphysiologie und Leiter der Abteilung Umwelt & Gesundheit an der Harvard School of Public Health (Gesundheitswesen)

Lewis E. Braverman, M.D.
Professor für Medizin an der Medizinischen Fakultät der Universität Boston; Leiter der Abteilung für Endokrinologie, Diabetes und Ernährung am Boston Medical Center

Peter C. Brazy, M.D.
Professor für Medizin an der Universität Wisconsin in Madison

Itzhak Brook, M.D., M.Sc.
Professor für Pädiatrie an der Medizinischen Fakultät der Universität Georgetown

George R. Brown, M.D., F.A.P.A.
Professor und Associate Chairman für Psychiatrie an der East Tennessee State University; Leiter der Psychiatrie im Mountain Home VA Medical Center

J. Raymond Buncic, M.D.
Professor für Augenheilkunde an der Universität Toronto; Leiter der augenärztlichen Abteilung am Kinderkrankenhaus Toronto, Ontario, Kanada

John F. Burke, M.D.
Helen-Andrus-Benedict-Professur für Chirurgie (em.) an der Universität Harvard; Leiter der Trauma-Abteilung (em.) am Massachussetts General Hospital

John J. Caronna, M.D.
Professor für Klinische Neurologie am Weill Medical College der Cornell Universität; Neurologe im New-York-Presbyterian-Hospital

Mary T. Caserta, M.D.
Associate Professor für Pädiatrie an der Medizinischen Fakultät der Universität Rochester; Ärztin im Golisano-Kinderkrankenhaus, Strong

Bartolome R. Celli, M.D.
Professor für Medizin an der Tufts-Universität; Leiter der Abteilungen für Lungen- und Intensivmedizin am St. Elizabeth's Medical Center, Boston

Bruce A. Chabner, M.D.
Professor für Medizin an der Harvard Medical School; Klinischer Direktor des Krebszentrums im Massachusetts General Hospital

Ian M. Chapman, M.B.B.S., Ph.D.
Dozent für Endokrinologie an der Medizinischen Fakultät der Universität Adelaide, Royal Adelaide Hospital, Australien

William D. Chey, M.D., F.A.C.G., F.A.C.P.
Associate Professor für Innere Medizin und Direktor des Labors für Gastrointestinale Physiologie an der Universität Michigan Health System

David Christiani, M.D.
Professor für Medizin an der Medizinischen Fakultät Harvard; Professor für Arbeitsmedizin und Epidemiologie an der Harvard School of Public Health; Arzt am Massachusetts General Hospital

Alan S. Cohen, M.D.
Distinguished Professor für Medizin in Rheumatologie (em.) an der Medizinischen Fakultät der Universität Boston; Herausgeber von *Amyloid, The Journal of Protein Folding Disorders*

Philip L. Cohen, M.D.
Professor für Medizin an der Universität Pennsylvania; Arzt im Philadelphia VA Medical Center

Robert B. Cohen, D.M.D.
Clinical Assistant Professor an der Zahnmedizinischen Fakultät der Tufts-Universität

Kathryn Colby, M.D., Ph.D.
Direktorin des klinischen Forschungszentrums, Abteilung für Augenheilkunde, am Massachusetts Eye and Ear Infirmary der Harvard Medical School

Eve R. Colson, M.D.
Assistant Professor für Kinderheilkunde an der Medizinischen Fakultät der Universität Yale; Direktorin der Säuglingsstation im Kinderkrankenhaus Yale, New Haven

Mary Ann Cooper, M.D.
Professorin für Notfallmedizin an der Universität Illinois, Chicago; Direktorin des Forschungsprogramms Blitzverletzungen an der Universität Illinois, Chicago

Ralph E. Cutler, M.D.
Professor für Medizin und Pharmakologie an der Medizinischen Fakultät der Loma Linda Universität

Patricia A. Daly, M.D.
Klinische Endokrinologin am Warren Memorial Hospital, Front Royal, VA

Anne L. Davis, M.D.
Associate Professor für Klinische Medizin an der Medizinischen Fakultät der Universität New York; Ärztin im Bellevue Hospital Center

Norman L. Dean, M.D.
Direktor der Lungenklinik im Frauengefängnis North Carolina

Ronald Dee, M.D.
Associate Clinical Professor für Chirurgie am Albert Einstein College of Medizin; Chirurg am Stamford Hospital

Ara DerMarderosian, Ph.D.
Professor für Pharmakognosie und Medizinische Chemie, Roth-Professur für Naturprodukte, und wissenschaftlicher Direktor des Instituts für Komplementär- und Alternativmedizin am College für Pharmazie der wissenschaftlichen Universität Philadelphia

Eugene P. DiMagno, M.D.
Professor für Medizin an der Mayo Medical School; Konsulararzt für Gastroenterologie und Innere Medizin an der Mayo Clinic, Rochester, MN

George E. Downs, Pharm.D.
Professor für Klinische Pharmazie und Dekan am Philadelphia College für Pharmazie der wissenschaftlichen Universität Philadelphia

Douglas A. Drossmann, M.D.
Professor für Medizin und Psychiatrie und Codirektor des Zentrums für funktionelle und gastrointestinale Motilitätsstörungen an der Medizinischen Fakultät der Universität North Carolina

Nancy Neveloff Dubler, L.L.B.
Professorin für Epidemiologie und Sozialmedizin am Albert Einstein College of Medicine; Direktorin der Abteilung Bioethik am Montefiore Medical Center

John E. Edwards, Jr., M.D.
Professor für Medizin an der Medizinischen Fakultät der Universität Kalifornien, Los Angeles; Leitung der Abteilung Infektionskrankheiten am Harbor-UCLA Medical Center

David Eidelberg, M.D.
Professor für Neurologie und Neurochirurgie an der Medizinischen Fakultät der Universität New York; Leiter des Zentrums für Neurowissenschaften am Forschungsinstitut North Shore-LIJ in Manhasset

Sherman Elias, M.D.
G.-William-Arends-Lehrstuhl und Phillip-C.- und-Beverly-Goldstick-Professur sowie Leiter der Abteilung für Geburtshilfe und Gynäkologie; Professor in der Abteilung für Molekulargenetik an der Universität Illinois, Chicago

Elizabeth A. Erwin, M.D.
Fellow der Universität Virginia

Walter H. Ettinger, M.D.
Geschäftsführender Vizepräsident von Virtua Health, Inc.

E. Dale Everett, M.D.
Professor für Medizin an der Universität Missouri-Columbia

Harrison W. Farber, M.D.
Professor für Medizin an der Medizinischen Fakultät der Universität Boston

Norah C. Feeny, Ph.D.
Assistant Professor an der Case Western Reserve Universität; Assistant Professor am Universitätskrankenhaus Cleveland

Wayne S. Fenton, M.D.
Nationales Institut für Geistige Gesundheit, Bethesda, MD

Andrew J. Fletcher, M.B., B.Chir.
Adjunct Professor für Pharmazeutische Gesundheitspflege an der Pharmazeutischen Fakultät der Temple-Universität; Mitherausgeber des *MSD Manual für Diagnostik und Therapie sowie MSD Manual Handbuch Gesundheit*

Michael R. Foley, M.D.
Clinical Professor für Geburtshilfe und Gynäkologie am Zentrum für Gesundheitswissenschaften der Universität Arizona; medizinischer Direktor der Phoenix Perinatal Associates/ Obstetrix Medical Group

Arnold S. Freedman, M.D.
Associate Professor für Medizin an der Harvard Medical School

Eugene P. Frenkel, M.D.
Professor für Innere Medizin und Radiologie, Patsy-R.-und-Raymond-D.-Nasher-Lehrstuhl für Krebsforschung und A.-Kenneth-Pye-Professur für Krebsforschung am Southwestern Medical Center der Universität Texas in Dallas

Mitchell H. Friedlaender, M.D.
Adjunct Professor am The Scripps Forschungsinstitut; Leiter der Abteilung Augenheilkunde der Scripps Clinic in La Jolla

Steven M. Fruchtman, M.D.
Direktor des Programms Myeloproliferative Erkrankung und Direktor (em.) der Stammzellentransplantation am Mount Sinai Medical Center in New York; Associate Professor für Medizin an der Mount Sinai School of Medicine

Glen O. Gabbard, M.D.
Professor für Psychiatrie am Baylor College of Medicine

Marc Galanter, M.D.
Professor für Psychiatrie und Direktor der Abteilung für Alkoholismus und Drogenmissbrauch an der Medizinischen Fakultät der Universität New York

Pierluigi Gambetti, M.D.
Professor und Direktor der Neuropathologie an der Case Western Reserve Universität; Direktor des Nationalen Pathologischen Überwachungszentrums für Prionenerkrankungen in Cleveland

Bruce J. Gantz, M.D.
Professor und Leiter der Abteilung für otolaryngologische Kopf- und Halschirurgie sowie Brian-F.-McCabe-Lehrstuhl für otolaryngologische Kopf- und Halschirurgie an der Universitätsklinik Iowa

James Garrity, M.D.
Professor für Augenheilkunde an der Mayo Clinic, Rochester, MN

Robert H. Gelber, M.D.
Clinical Professor für Medizin und Dermatologie an der Universität Kalifornien in San Francisco

Tobin N. Gerhart, M.D.
Assistant Clinical Professor für Orthopädische Chirurgie an der Harvard Medical School

John P. Glazer, M.D.
Professor für Psychiatrie und Kinderheilkunde; Direktor der Abteilung Kinder- und Jugendlichenpsychiatrie an der Medizinischen Fakultät der Universität Rochester

Barry Steven Gold, M.D.
Assistant Professor für Medizin an der Medizinischen Fakultät der Johns Hopkins-Universität; Assistant Professor für Medizin an der Medizinischen Fakultät der Universität Maryland

Anne Carol Goldberg, M.D.

Associate Professor für Medizin an der Medizinischen Fakultät der Washington-Universität, St. Louis

Stephen E. Goldfinger, M.D.

Professor für Medizin an der Harvard Medical School

Steven A. Goldman, M.D., Ph.D.

Professor für Neurologie und Neurowissenschaften am Weill Medical College der Cornell-Universität; Neurologe am New York-Presbyterian Hospital

M. Jay Goodkind, M.D.

Clinical Associate Professor für Medizin an der Universität Pennsylvania; Leiter (im Ruhestand) des Fachbereichs Kardiologie am Mercer Medical Center

Michael F. Greene, M.D.

Associate Professor für Geburtshilfe, Gynäkologie und Reproduktionsbiologie an der Medizinischen Fakultät Harvard; Direktor der Abteilung Schwangerschaft und Geburtshilfe im General Hospital Massachusetts

John H. Greist, M.D.

Clinical Professor für Psychiatrie an der Medizinischen Fakultät der Universität Wisconsin; wissenschaftlicher Vorstand am Madison Institute of Medicine

Ashley B. Grossman, M.D., F.R.C.P., F.Med.Sci.

Professor für Neuroendokrinologie an der St. Bartholomew's and The Royal London School of Medicine and Dentistry in London

John Gunderson, M.D.

Professor für Psychiatrie an der Medizinischen Fakultät Harvard; Direktor des Fachbereichs für Persönlichkeits- und Psychosoziale Forschung am McLean Hospital

H. Roger Hadley, M.D.

Professor für Urologie an der Medizinischen Fakultät der Loma Linda-Universität; Leiter der Urologie am Medical Center der Loma Linda-Universität

John W. Hallett, Jr., M.D.

Clinical Professor für Chirurgie an der Medizinischen Fakultät Tufts; Direktor des Gefäßzentrums am Eastern Maine Medical Center

Susan L. Hendrix, D.O.

Associate Professor für Geburtshilfe und Gynäkologie sowie Forschungsleiterin und Direktorin der Frauengesundheitsinitiative an der Medizinischen Fakultät der Wayne State-Universität

Paula J. Adams Hillard, M.D.

Professorin für Geburtshilfe, Gynäkologie und Kinderheilkunde am Medical Center des Kinderkrankenhauses Cincinnati; Direktorin für Frauengesundheit am College of Medicine der Universität Cincinnati

Alan T. Hirsch, M.D.

Associate Professor für Medizin und Radiologie, Programm für Gefäßmedizin im Zentrum für Gefäßerkrankungen, Minnesota, an der Medizinischen Fakultät der Universität Minnesota

Robert M. A. Hirschfeld, M.D.

Titus-H.-Harris-Lehrstuhl; Professur und Lehrstuhl für Psychiatrie und Verhaltenswissenschaften am Medical Branch der Universität Texas in Galveston

Paul D. Hoeprich, M.D.

Professor der Medizin (em.) an der Medizinischen Fakultät der Universität Kalifornien in Davis

Brian D. Hoit, M.D.

Professor für Medizin an der Case Western Reserve-Universität; Direktor des Fachbereichs Echokardiographie im Universitätskrankenhaus Cleveland

Waun Ki Hong, M.D.

American-Cancer-Society-Professur und Leiter der Abteilung für Krebsmedizin am M.D. Anderson-Krebszentrum der Universität Texas

Charles S. Houston, M.D.

Professor für Medizin (em.) am College of Medicine der Universität Vermont

Daniel A. Hussar, Ph.D.

Remington-Professur für Pharmazie am Philadelphia College für Pharmazie der Wissenschaftlichen Universität Philadelphia

Masayoshi Itoh, M.D., M.P.H.
Clinical Professor für Rehabilitationsmedizin
an der Universität New York; Vorstand der Mana-
gementberatung Am Coler/Goldwater Specialty
Hospital and Nursing Facility, New York

Michael Jacewicz, M.D.
Professor für Neurologie am College of Medicine der Universität Tennessee; stellvertretender
Leiter der Neurologie am VA Medical Center
in Memphis

Harry S. Jacob, M.D.
Professor für Medizin an der Medizinischen
Fakultät der Universität Minnesota

James W. Jefferson, M.D.
Clinical Professor für Psychiatrie der Medizinischen Fakultät der Universität Wisconsin;
wissenschaftlicher Vorstand am Madison Institute of Medicine

Larry E. Johnson, M.D., Ph.D.
Associate Professor für Geriatrische Medizin
sowie für Familien- und Sozialmedizin an der
Universität Arkansas (Medical Sciences); medizi-
nischer Direktor für Intensivpflege im Central
Arkansas Veterans Healthcare System

Robert G. Johnson, M.D.
Lehrstuhl und C.-Rollins-Hanlon-Professur für
Chirurgie am Zentrum für Gesundheitswissen-
schaften der Universität Saint Louis

Steven Jonas, M.D., M.P.H., M.S.
Professor für Präventivmedizin an der Medizi-
nischen Fakultät der Staatlichen Universität
New York in Stony Brook

Thomas V. Jones, M.D., M.P.H.
Clinical Associate Professor für Medizin an der
Medizinischen Fakultät der Temple-Universität;
Mitherausgeber des *MSD Manual für Diagnostik
und Therapie* sowie des *MSD Manual Handbuch
Gesundheit*, Merck & Co., Inc., USA

Nicholas Jospe, M.D.
Associate Professor für Kinderheilkunde an der
Medizinischen und Zahnmedizinischen Fakultät
der Universität Rochester

Fran E. Kaiser, M.D.
Medizinischer Vorstand der South Central Region
bei Merck & Co., Inc., USA; Clinical Professor
für Medizin am Southwestern Medical Center der
Universität Texas; Adjunct Professor für Medizin
an der Universität Saint Louis

Harold S. Kaplan, M.D.
Professor für Klinische Pathologie und Direktor
der Labormedizin im New York-Presbyterian
Hospital der Columbia-Universität

Justin L. Kaplan, M.D.
Clinical Associate Professor für Notfallmedizin
an der Thomas Jefferson-Universität; Mitheraus-
geber des *MSD Manual für Diagnostik und
Therapie* sowie des *MSD Manual Handbuch
Gesundheit*, Merck & Co., Inc., USA

David W. Kennedy, M.D.
Professor und Leiter des Fachbereichs Hals-
Nasen-Ohren-Heilkunde; Vizedekan für berufliche Angelegenheiten an der Universität Pennsylvania; Vizepräsident im Vorstand des Bereichs
Gesundheitssystem an der Universität Pennsylvania

Talmadge E. King, Jr., M.D.
Constance-B.-Wofsy-Ehren-Professur für Medizin
an der Universität Kalifornien in San Francisco;
Leitung der Medical Services am San Francisco
General Hospital

Richard P. Kluft, M.D.
Clinical Professor für Psychiatrie an der Medizinischen Fakultät der Temple-Universität

Cheryl M. Kodjo, M.D., M.P.H.
Dozentin für Kinderheilkunde und Jugendmedizin an der Universität Rochester

Arthur E. Kopelmann, M.D.
Professor für Kinderheilkunde und Neonatologie
an The Brody School of Medicine der Universität
East Carolina

David N. Korones, M.D.
Associate Professor für Kinderheilkunde und
Onkologie am Golisano Kinderkrankenhaus in
Strong, Medizinische und Zahnmedizinische
Fakultät der Universität Rochester

Steven H. Kroft, M.D.
Associate Professor für Pathologie an der Southwestern Medical School der Universität Texas; Direktor des hämatologischen Labors im Parkland Memorial Hospital

Jules Y. T. Lam, M.D., F.R.C.P. (C)
Associate Professor für Medizin an der Universität Montreal; Kardiologe am Montreal Heart Institute in Montreal, Quebec, Kanada

Lewis Landsberg, M.D.
Vizepräsident für Medizinische Angelegenheiten und Dekan von The Feinberg School of Medicine der Northwestern-Universität

Nancy Ebbesmeyer Lanphear, M.D.
Assistant Professor für Kinderheilkunde am Medical Center des Kinderkrankenhauses Cincinnatic, Universität Cincinnati

Ruth A. Lawrence, M.D.
Professorin für Kinderheilkunde, Geburtshilfe und Gynäkologie an der Medizinischen und Zahnmedizinischen Fakultät der Universität Rochester; Leiterin der Säuglingsstation am Strong Memorial Hospital

Amy Lee, M.D.
Associate Clinical Professor im Fachbereich Medizin der Universität von Kalifornien in Irvine

Mathew H.M. Lee, M.D.
Howard-A.-Rusk-Professur für Rehabilitationsmedizin an der Medizinischen Fakultät der Universität New York

Daniel Levinson, M.D.
Associate Professor (em.) für Familien- und Sozialmedizin sowie Clinical Assistant Professor für Psychiatrie am College of Medicine der Universität Arizona

Matthew E. Levison, M.D.
Professor für Medizin und Gesundheitswesen im Fachbereich Infektionskrankheiten der Medizinischen Fakultät der Drexel-Universität

James L. Lewis III, M.D.
Nephrology Associates, PC, Birmingham

Lewis A. Lispitz, M.D.
Professor und Direktor des Fachbereichs Alterung, Harvard; Usen-Codirektor des hebräischen Rehabilitationszentrum für Betagte am Forschungs- und Ausbildungsinstitut Boston; Leiter der gerontologischen Abteilung im Beth Israel Deaconess Medical Center

Gregory S. Liptak, M.D., M.P.H.
Associate Professor für Kinderheilkunde am Medical Center der Universität Rochester; medizinische Leitung des Andrew-J.-Kirch-Zentrums für Entwicklungsauffälligkeiten

Paul Lui, M.D.
Associate Professor für Chirurgie des Fachbereichs Urologie der Medizinischen Fakultät der Loma Linda Universität

Joanne Lynn, M.D.
Direktorin des Washington Home Center für Studien zur Palliativpflege in Washington, DC; Präsidentin von »Americans for Better Care of the Dying«

Maren L. Mahowald, M.D.
Professorin für Medizin an der Universität Minnesota; Leiterin der Rheumatologie am Minneapolis VA Medical Center

Scott Manaker, M.D., Ph.D.
Associate Professor für Medizin und Pharmakologie an der Universität Pennsylvania

Gerald L. Mandell, M.D., M.A.C.P.
Owen-R.-Cheatham-Professur für Wissenschaften und Professor für Medizin am Gesundheitszentrum der Universität Virginia

Edward R. Marcantiono, M.D.
Assistant Professor für Medizin an der Harvard Medical School; Direktor für Qualität und Ergebnisforschung am Hebrew Rehabilitation Center for Aged

Richard J. Martin, M.D.
Professor für Medizin am gesundheitswissenschaftlichen Zentrum der Universität Colorado; Leitung des Fachbereichs Lunge und Vizevorstand der Abteilung für Medizin am Nationalen Jüdischen Medizin- und Forschungszentrum

Alfonse T. Masi, M.D., Dr. P.H.
Professor für Medizin am College of Medicine
der Universität Illinois in Peoria; Professor für
Epidemiologie an der Fakultät für Gesundheitswesen der Universität Illinois

Richard G. Masson, M.D.
Associate Professor für Medizin an der Medizi-
nischen Fakultät der Universität Massachusetts;
Leitung der Lungenheilkunde im Framingham
Union Hospital

John T. McBride, M.D.
Professor und Vizevorstand der Abteilung für
Kinderheilkunde am College of Medicine der
Northeastern Ohio Universitäten; Vizevorstand
der Abteilung für Kinderheilkunde am Medical
Center des Kinderkrankenhauses von Akron

Daniel J. McCarty, M.D.
Will-und-Cava-Ross-Professur für Medizin (em.)
am Medical College von Wisconsin

J. Allen McCutchan, M.D.
Professor für Medizin an der Universität
Kalifornien in San Diego

Noshir R. Mehta, D.M.D., M.D.S., M.S.
Vorstand der allgemeinen Zahnmedizin an der
Medizinischen Fakultät der Tufts-Universität;
Direktor des Gelb Orofacial Pain Center in
Boston

Daniel L. Menkes, M.D.
Associate Professor für Neurologie und Leiter
der Abteilung Klinische Neurophysiologie an
der Universität Tennessee in Memphis

Daniel R. Mishell, Jr., M.D.
Lyle-G.-McNeile-Professur und Vorstand der
Abteilung für Geburtshilfe und Gynäkologie an
der Keck School of Medicine der Universität
Southern California in Los Angeles

L. Brent Mitchell, M.D.
Professor für Medizin an der Universität Calgary; Leiter der Abteilung wissenschaftliche
Kardiologie der regionalen Gesundheitsbehörde
von Calgary, Alberta, Kanada

Joel L. Moake, M.D.
Professor für Medizin am Baylor College of
Medicine; Associate Director des Labors für
Biomedizin der Rice-Universität

Pamela A. Moalli, M.D., Ph.D.
Assistant Professor an der Medizinischen
Fakultät der Universität Pittsburgh; Assistant
Professor am Magee-Womens Hospital

Mark Monane, M.D., M.S.
Adjunct Associate Clinical Professor am Rutgers
College of Pharmacy; Direktor der Biotechnology
& Life Sciences, Needham and Company, Inc.,
New York

Pekka Mooar, M.D.
Associate Professor für orthopädische Chirurgie
an der Medizinischen Fakultät der Drexel-Universität

John E. Morley, M.B., B.Ch.
Direktor der geriatrischen Medizin am Zentrum
für Gesundheitswissenschaften der Universität
Saint Louis; Leiter der Geriatrieforschung,
Ausbildung und des Klinischen Zentrums am
St. Louis VA Medical Center

David F. Murchison, D.D.S., M.M.S.
Colonel der U.S. Airforce, D.C.; Commander
der 35. Dental Squadron in der Misawa Air Base
in Japan

Edward A. Nardell, M.D.
Associate Professor an der Medizinischen Fakultät und der Fakultät für Gesundheitswesen in
Harvard; Leiter der Tuberkuloseforschung und
des Programms für Infektionskrankheiten und
soziale Veränderungen

Linda P. Nelson, D.M.D., M.Sc.D.
Assistant Professor für Mund- und Entwick-
lungsbiologie an der Zahnmedizinischen Fakultät
Harvard; leitende Kinderzahnärztin am Kinderkrankenhaus Boston

John D. Norante, M.D.
Associate Professor für Otolaryngologie am
Medical Center der Universität Rochester

Joseph G. Ouslander, M.D.
Professor für Medizin und Krankenpflege, Direk-
tor der Abteilung für geriatrische Medizin und
Gerontologie sowie medizinischer Leiter am
Wesley Woods Center der Emory-Universität;
Direktor am Emory-Zentrum für gesundes
Altern; klinischer Direktor des Atlanta VA For-
schungs- und Entwicklungszentrums für
Rehabilitation

J.D. Overton, D.D.S.
Zahnarzt mit Privatpraxis in Biloxi, MS

Elizabeth J. Palumbo, M.D.
Privatpraxis der Pediatric Group in Fairfax, VA

Dhavalkumar D. Patel, M.D., Ph.D.
Associate Professor der Medizin und Leiter der
Abteilung für Allergie und klinische Immuno-
logie am Medical Center der Duke-Universität

Richard D. Pearson, M.D.
Professor für Medizin und Pathologie an den
Fachbereichen für Geographische und Interna-
tionale Medizin und Infektionskrankheiten der
Medizinischen Fakultät der Universität Virginia

Lawrence L. Pelletier, Jr., M.D.
Professor für Innere Medizin an der Medizinischen Fakultät der Universität Kansas; Arzt
im Wichita VA Medical Center

Hart Peterson, M.D.
Clinical Professor für Kinderneurologie (i. R.)
an der Cornell-Universität; Neurologe und
Kinderarzt (i. R.) im New York Hospital

William A. Petri, Jr., M.D., Ph.D.
Professor für Medizin, Mikrobiologie und Pathologie sowie Arzt und Leiter der Abteilung Infektionskrankheiten im Health System der Universität Virginia

David G. Pfister, M.D.
Associate Professor am Weill Medical College
der Cornell-Universität; Arzt und Gruppenleiter
im Team für die Behandlung von Kopf- und Halstumoren am Memorial Sloan-Kettering Krebszentrum

Katharine A. Phillips, M.D.
Associate Professor für Psychiatrie an der
Medizinischen Fakultät der Brown-Universität;
Direktorin des Programms Körperliche Fehl-
bildungen am Butler Hospital in Providence

Sidney F. Phillips, M.D.
Professor für Medizin (em.), Karl-F.-und-Marjory-
Hasselmann-Forschungs-Professur an der Mayo
Medical School; Konsiliararzt an der Mayo Clinic
in Rochester, MN

Harold C. Pillsbury III, M.D.
Thomas J. Dark Distinguished Professor und
Vorsitzender des Fachbereichs für otolaryngologische Kopf- und Halschirurgie an der Medizinischen Fakultät der Universität North Carolina

Thomas A. E. Platts-Mills, M.D.
Professor für Innere Medizin und Mikrobiologie
sowie Leiter des Zentrums für Asthma und allergische Erkrankungen an der Universität Virginia

Russel K. Portenoy, M.D.
Professor für Neurologie am Albert Einstein Col-
lege of Medicine; Vorsitzender des Fachbereichs
Schmerzmedizin und Palliativpflege am Beth
Israel Medical Center

Jerome B. Posner, M.D.
Professor für Neurologie und Neurowissenschaften am Weill Medical College der Cornell-Universität; Neurologe am Memorial Sloan-Kettering
Krebszentrum

Glenn M. Preminger, M.D.
Professor für chirurgische Urologie und
Direktor des Duke-Nierensteinzentrums im
Medical Center der Duke-Universität

Douglas J. Pritchard, M.D.
Konsiliararzt für orthopädische Chirurgie an
der Mayo Clinic in Rochester, MN

**Mirza I. Rahman, M.D., M.P.H., F.A.A.F.P.,
F.A.C.P.M.**
Adjunct Professor für Pharmakoepidemiologie
an der Pharmazeutischen Fakultät der Temple-
Universität; Direktor der Medical Services bei
Merck & Co., Inc., USA

Lawrence G. Raisz, M.D.
Professor für Medizin und Direktor des
Osteoporosezentrums im Gesundheitszentrum
der Universität Connecticut

Robert W. Rebar, M.D.
Associate Executive Director der Amerikani-
schen Gesellschaft für Reproduktionsmedizin in
Birmingham; Volunteer Clinical Professor in der
Abteilung Geburtshilfe und Gynäkologie der
Universität Alabama in Birmingham

Jeffrey B. Reich, M.D.
Assistant Professor der Neurologie am Medical
College der Cornell-Universität

Norman B. Relkin, M.D., Ph.D.
Ass. Prof. für Klin. Neurologie und Neurowissenschaften am Weill Cornell Medical College;
Direktor des Cornell Programms für Gedächtnisstörungen am New York-Presbyterian Hospital

Hal B. Richerson, M.D.
Professor für Innere Medizin (em.) an der Universität Iowa

Joel E. Richter, M.D.
Professor der Medizin im Zentrum für Gesundheitswissenschaften an der Cleveland Clinic,
Staatliche Universität Ohio; Vorstand der Gastroenterologie in der Cleveland Clinic Foundation

Melvin I. Roat, M.D., F.A.C.S.
Chirurg am Wills Eye Hospital in Philadelphia

William O. Robertson, M.D.
Professor für Pädiatrie an der Universität
Washington; medizinischer Direktor der
Vergiftungszentrale Washington

Austin S. Rose, M.D.
Fellow der otolaryngologischen Kinderheilkunde
im Fachbereich otolaryngologische Kopf- und
Halschirurgie an der Medizinischen Fakultät der
Johns Hopkins-Universität

Beryl J. Rosenstein, M.D.
Professor für Kinderheilkunde an der Medizinischen Fakultät der Johns Hopkins-Universität;
Direktorin des Zentrums für Zystische Fibrose
am Johns Hopkins Hospital

G. Victor Rossi, Ph.D.
Leonard-und-Medlyn-Abramson-Professur für
Pharmakologie am Philadelphia College für
Pharmazie und Naturwissenschaft der wissen-
schaftlichen Universität Philadelphia

Thomas M. Rossi, M.D.
Professor für Kinderheilkunde in der Abteilung
Gastroenterologie und Ernährung an der Medizi-
nischen und Zahnmedizinischen Fakultät der
Universität Rochester

Robert J. Ruben, M.D.
Distinguished University Professor, Professor
für Otolaryngologie und Kinderheilkunde am
Albert Einstein College of Medicine; Vorstand
(em.) am Montefiore Medical Center und am
Albert Einstein College of Medicine

Fred H. Rubin, M.D.
Gastprofessor für Medizin an der Medizinischen
Fakultät der Universität Pittsburgh; medizinischer Vorstand des Medical Center der Universität Pittsburgh im Shadyside Hospital

Michael Rubin, M.D.
Professor für Klinische Neurologie am Weill
Medical College der Cornell-Universität; Neu-
rologe im New York-Presbyterian Hospital

Attendoro Marciano R. Ruiz, Jr., M.D.
Arzt in der Abteilung Gastroenterologie am
Christiana Care Hospital in Newark, DE; Mit-
glied im Institut für Verdauungskrankheiten
am St. Luke's Medical Center in Quezon City,
Philippinen

Albert A. Rundio, Jr., Ph.D.
Associate Professor für Säuglingspflege an der
Drexel-Universität für Gesundheitswissenschaften

Paul S. Russell, M.D.
John-Homans-Professur für Chirurgie an der
Medizinischen Fakultät Harvard; leitender
Chirurg am Massachusetts General Hospital

David B. Sachar, M.D.
Clinical Professor für Medizin an der Mount
Sinai School of Medicine; Leiter (em.) der Gastro-
enterologie im Mount Sinai Hospital

Steven A. Sahn, M.D.
Professor für Medizin und Leiter der Lungen-
und Intensivmedizin an der Medizinischen Universität South Carolina

Tracey Schefter, M.D.
Assistant Professor für Strahlen-Onkologie im
Krebszentrum der Universität Colorado

Charles A. Schiffer, M.D.
Professor für Medizin und Onkologie am Kar-
manos-Krebsinstitut der Medizinischen Fakultät
der Staatlichen Universität Wayne

Rodney J. Schlosser, M.D.
Assistant Professor und Direktor der Rhinologie
und Sinuschirurgie im Fachbereich Otolaryngologie der Medizinischen Universität South
Carolina

John T. Schulz III, M.D., Ph.D.
Dozent für Chirurgie an der Medizinischen Fakultät Harvard; Arzt mit Schwerpunkt Verbrennungen, Traumata und allgemeine Chirurgie am Massachusetts General Hospital

H. Ralph Schumacher, Jr., M.D.
Professor für Medizin an der Medizinischen Fakultät der Universität Pennsylvania; Direktor des Zentrums für Arthritis und Immunologie am VA Medical Center in Philadelphia

Yasmin Suzanne N. Senturias, M.D.
Postdoktorandin am Fachbereich für Entwicklungs- und Verhaltensmedizin bei Kindern an der Medizinischen Fakultät der Yale-Universität

Eldon A. Shaffer, M.D., F.R.C.P.(C)
Professor für Medizin an der Universität Calgary in Calgary, Alberta, Kanada

Nicholas J. Shaheen, M.D., M.P.H.
Assistant Professor für Medizin an der Universität South Carolina

Stewart Shankel, M.D.
Clinical Professor für Medizin an der Universität Kalifornien in Riverside; Direktor des Fachbereichs Klinische Lehre, UCR/UCLA Thomas Haider Programm für Biomedizin

William R. Shapiro, M.D.
Leiter der Neuro-Onkologie am Neurologischen Institut Barrow in Phoenix; Professor für Klinische Neurologie am College of Medicine der Universität Arizona in Tucson

Harold Silverman, Pharm.D.
Medizinischer Direktor für praktische Gesundheitspflege bei Manning, Selvage and Lee in Washington, DC

Jerome B. Simon, M.D., F.R.C.P.(C), F.A.C.P.
Professor für Medizin an der Queen's Universität in Kingston, Ontario, Kanada

Arthur T. Skarin, M.D.
Associate Professor für Medizin an der Harvard Medical School; Arzt für medizinische Onkologie am Dana-Farber-Krebsinstitut und in der medizinischen Abteilung des Brigham and Women's Hospital

Donna L. Skerrett, M.D.
Assistant Professor für Pathologie und Leiterin der Transfusionsmedizin am Columbia Presbyterian Medical Center

Richard V. Smith, M.D.
Associate Professor und Vizevorsitzender des Fachbereichs Otolaryngologie am Albert Einstein College of Medicine; Leiter der Kopf- und Halschirurgie am Montefiore Medical Center

Gordon L. Snider, M.D.
Maurice-B.-Strauss-Professur für Medizin an der Medizinischen Fakultät der Universität Boston

Norman Sohn, M.D.
Clinical Assistant Professor für Chirurgie an der Medizinischen Fakultät der Universität New York

Spotswood L. Spruance, M.D.
Professor für Medizin, Adjunct Professor für Dermatologie und Adjunct Professor für Pharmazeutika und pharmazeutische Chemie an der Universität Utah

Scott Steidl, M.D., D.M.A.
Leiter des Fachbereichs Vitreoretinale Erkrankungen am Medical Center der Universität Maryland

David R. Steinberg, M.D.
Associate Professor für orthopädische Chirurgie und Leiter des Hand- und Mikrochirurgie Fellowship Program an der Universität Pennsylvania

E. Richard Stiehm, M.D.
Professor für Pädiatrie und Leiter der Abteilung Immunologie, Allergie und Rheumatologie am Mattel Kinderkrankenhaus in UCLA

Matthew J. Stiller, M.D.
Associate Professor für klinische Dermatologie am College of Physicians & Surgeons der Columbia-Universität

Albert J. Stunkard, M.D.
Professor für Psychiatrie an der Universität Pennsylvania

Stephen Brian Sulkes, M.D.
Associate Professor für Kinderheilkunde am Strong Zentrum für Entwicklungsbehinderungen, Golisano Kinderkrankenhaus in Strong, Medizinische und Zahnmedizinische Fakultät der Universität Rochester

Norman Sussman, M.D.
Clinical Professor für Psychiatrie an der Medizinischen Fakultät der Universität New York; Leiter der Abteilung Psychopharmakologische Forschung und Beratungsservice am Bellevue Hospital Center

David A. Swanson, M.D.
N.G. and Helen Hawkins-Distinguished Professor für Krebsforschung und Vorstand der Urologie am M.D. Anderson Krebszentrum der Universität Texas

Moira Szilagyi, M.D.
Assistant Professor für Kinderheilkunde an der Universität Rochester; medizinische Leiterin des Bereichs Pflegekinder im Monroe County Health Department in Rochester, NY

Paul H. Tanser, M.D., F.R.C.P.(C), F.R.C.P. (Glasgow)
Professor (em.) für Medizin der McMaster Universität; leitender Kardiologe am St. Joseph's Hospital in Hamilton, Ontario, Kanada

Annette Terebuh, M.D.
Mary Rutan Hospital in Bellefontaine, OH

Josip Terebuh, M.D.
Augenarzt und Chirurg am Mary Rutan Hospital in Bellefontaine, OH

Mary Territo, M.D.
Professorin für Medizin an der Universität Kalifornien in Los Angeles

Françoise Thierfelder, M.D.
Fellow für Entwicklungs- und Verhaltenspädiatrie an der Medizinischen Fakultät der Universität Yale

David R. Thomas, M.D., F.A.C.P., F.A.G.S.
Professor für Medizin an der Universität St. Louis

B. Taylor Thompson, M.D.
Associate Professor für Medizin an der Medizinischen Fakultät Harvard; Leiter der Intensivstation am Massachusetts General Hospital

Elizabeth Chabner Thompson, M.D., M.P.H.
21st Century Onkology, Yonkers, NY

Ronald G. Tompkins, M.D., Sc.D.
John-F.-Burke-Professur für Chirurgie an der Universität Harvard; Belegchirurg am Massachusetts General Hospital

Courtney M. Townsend, Jr., M.D.
Professor und John Woods Harris Distinguished Chairman für Chirurgie am Medical Branch der Universität Texas in Galveston

Thomas N. Tozer, Ph.D.
Professor (em.) für Biopharmazie und pharmazeutische Chemie an der Universität Kalifornien in San Francisco

James T. Ubertalli, D.M.D.
Assistant Clinical Professor für Periodontologie an der Zahnmedizinischen Fakultät der Universität Tufts; Privatpraxis in Hingham, MA

Victor G. Vogel, M.D., M.H.S.
Professor für Medizin und Epidemiologie an der Medizinischen Fakultät der Universität Pittsburgh; Leiter des Brustprogramms des Magee/Universität Pittburg Krebsinstituts am Magee-Frauenkrankenhaus

Jakob S. Walfish, M.D.
Assistant Clinical Professor für Medizin an der Mount Sinai School of Medicine

J. Wayne Warnica, M.D., F.R.C.P.(C)
Professor für Medizin an der Universität Calgary; Leiter der kardiologischen Intensivstation am Foothills Medical Center in Calgary, Alberta, Kanada

Geoffrey A. Weinberg, M.D.
Associate Professor für Kinderheilkunde an der Medizinischen und Zahnmedizinischen Fakultät der Universität Rochester; Arzt und Leiter des Kinder-HIV-Programms am Strong Memorial Hospital

Kendrick Alan Whitney, D.P.M.
Assistant Professor am Fachbereich Orthopädie
in der Fakultät für Fußmedizin

Barbara Braunstein Wilson, M.D.
Edward P. Cawley Associate Professor für Dermatologie an der Universität Virginia

Margaret-Mary G. Wilson, M.D.
Assistant Professor für Innere Medizin und
Geriatrie am Zentrum für Gesundheitswissenschaften der Universität Saint Louis, St. Louis
VA Medical Center

Marilyn Wright, M.S., M.P.H.
Leiterin des Community Case Management am
Beth Israel Deaconess Medical Center in Boston

Lowell S. Young, M.D.
Clinical Professor für Medizin an der Universität
Kalifornien in San Francisco; Direktor des Kuzell
Instituts für Arthritis und Infektionskrankheiten
in San Francisco

Thomas M. Zizic, M.D.
Associate Professor für Medizin an der Medizinischen Fakultät der Johns Hopkins Universität;
Co-Direktor bei Chesapeake Medical Research

Herausgeber

Mark H. Beers, M.D.
Leitender Direktor für Geriatrie und Klinische Literatur bei Merck & Co., Inc., USA,
und Clinical Professor für Medizin an der Drexel-Universität

Mitherausgeber

Andrew J. Fletcher, M.B., B. Chir.
Merck & Co., Inc., USA, und
Adjunct Professor für pharmazeutische
Gesundheitsfürsorge an der Pharmazeutischen
Fakultät der Temple-Universität

Thomas V. Jones, M.D., M.P.H.
Merck & Co., Inc., USA, und Clinical
Associate Professor für Medizin an der Medizi-
nischen Fakultät der Temple-Universität

Robert Porter, M.D.
Merck & Co., Inc. USA,
und Clinical Assistant Professor für Notfallmedizin an der
Thomas-Jefferson-Universität

Michael Berkwits, M.D.
Merck & Co., Inc., USA, und Adjunct Assistant
Professor für Medizin an der Medizinischen
Fakultät der Universität Pennsylvania

Justin L. Kaplan, M.D.
Merck & Co., Inc., USA, und Clinical
Associate Professor für Notfallmedizin an
der Thomas-Jefferson-Universität

Fachberater

Robert B. Cohen, D.M.D.
Clinical Assistant Professor der Zahnmedizinischen Fakultät der Universität Tufts

Ralph E. Cutler, M.D.
Professor für Medizin und Pharmakologie an
der Medizinischen Fakultät der Loma Linda
Universität

Thomas Habif, M.D.
Adjunct Professor für Medizin (Dermatologie)
an der Dartmouth Medical School

Bruce C. Paton, M.D., F.R.C.P. (E)
Clinical Professor für Chirurgie (em.) im
Zentrum für Gesundheitswissenschaften
der Universität Colorado

Melvin I. Roat, M.D., F.A.C.S.
Assistant Surgeon am Wills Eye Hospital,
Philadelphia

Robert J. Ruben, M.D.
Distinguished University Professor; Professor
für Otolaryngologie und Professor für Pädiatrie
am Albert Einstein College für Medizin; Vorsitzender (em.) des Montefiore Medical Center
und des Albert Einstein College of Medicine

Danksagung

Wir danken David G. Armstrong, D.P.M., und Andrew J.M. Boulton, M.D., für ihren Beitrag »Der diabetische Fuß« im Kapitel 165. Ebenso danken wir Mirza I. Rahman, M.D., M.P.H., für die Assistenz bei der
Erstredaktion dieses Werkes.

Redaktionsbeirat

REGISTER

Seitenangaben in *Kursivdruck* verweisen auf graphische Darstellungen, Tabellen
sowie Übersichtstafeln.

G

J

N

Q

R

———————— S ————————

——————————— V ———————————